Guide des médicaments

2e édition

Guide des médicaments

2e édition

Judith Hopfer Deglin
April Hazard Vallerand

Adaptation française

Yip-Lann Chau, B.Pharm., M.Sc.
Josée Mainville, B.Pharm.
Sadimka Pandev, B.Pharm.
Valérie Phaneuf, B.Pharm.
Nathalie Salvas, B.Pharm., M.Sc.

Sous la direction de

Nathalie Archambault, B.Pharm., M.Sc.
Sylvie Delorme, B.Pharm., M.Sc.

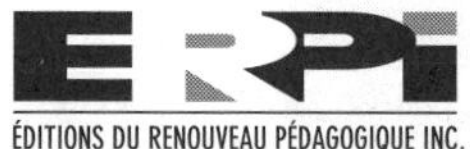

5757, RUE CYPIHOT, SAINT-LAURENT (QUÉBEC) H4S 1R3
TÉLÉPHONE : (514) 334-2690 TÉLÉCOPIEUR : (514) 334-4720
COURRIEL : erpidlm@erpi.com www.erpi.com

Les auteurs et l'éditeur ont fait en sorte, dans la mesure du possible, que les renseignements sur les médicaments ainsi que les posologies mentionnées soient justes et conformes aux recommandations des fabricants et de la Direction générale des produits de santé et des aliments (DGPSA) au moment de la publication de cet ouvrage. Cependant, étant donné l'évolution rapide des connaissances en pharmacologie, il est nécessaire de consulter la notice contenue à l'intérieur du conditionnement avant d'administrer un médicament afin de vérifier la posologie conseillée, les contre-indications, la mise en garde et les précautions. Cela est particulièrement important en ce qui concerne les nouveaux médicaments, les médicaments peu utilisés et les médicaments très toxiques. Par ailleurs, les renseignements mentionnés ne peuvent être considérés comme absolus ou universels. On ne saurait trop insister sur le fait que le traitement médicamenteux doit tenir compte des particularités de chaque patient. Les auteurs, les traducteurs et l'éditeur ne sauraient être tenus responsables des erreurs dans la publication et de conséquences, quelles qu'elles soient, qui pourraient résulter de l'utilisation des renseignements contenus dans cet ouvrage.

Supervision éditoriale : Christiane Desjardins et Sylvie Chapleau
Traduction : Sylvie Beaupré, Isabelle Laporte et Josée Vidal
Révision linguistique : Véra Pollak
Correction d'épreuves : Michel Boyer
Recherche iconographique : Chantal Bordeleau
Couverture : Philippe Morin (photographie de base : Rolland Renaud)
Édition électronique : Info GL
Supervision de la production : Philippe Morin

Dans cet ouvrage, le générique masculin est utilisé sans aucune discrimination et uniquement pour alléger le texte.

Cet ouvrage est une version française de Davis's Drug Guide for Nurses (7e édition), de Judith Hopfer Deglin et April Hazard Vallerand, publiée et vendue à travers le monde avec l'autorisation de F.A. Davis Company, Philadelphie, Pennsylvanie, É.-U.

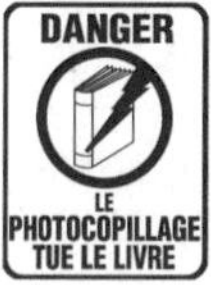

Dépôt légal : 2e trimestre 2003
Bibliothèque nationale du Québec
Bibliothèque nationale du Canada
Imprimé au Canada

ISBN 2-7613-1281-3

34567890 IE 098765
20226 BCD VO66

Avant-propos

La version française de ce guide a été entièrement revue et adaptée au contexte canadien. Tout d'abord, les indications des médicaments sont celles qui ont été approuvées par la Direction générale des produits de santé et des aliments (DGPSA) au Canada et qui paraissent dans la monographie canadienne officielle. D'autres indications qui n'ont pas encore été officiellement approuvées au Canada apparaissent sous le titre « Usages non approuvés». Les noms commerciaux canadiens les plus courants sont mentionnés sous le nom générique, sauf si un médicament n'est pas commercialisé au Canada.

Les contre-indications ainsi que les voies d'administration et posologies ont également été revues à la lumière des informations qui paraissent dans les monographies canadiennes officielles de la DGPSA. Toutefois, lorsqu'un médicament n'est pas commercialisé au Canada, nous avons laissé la posologie mentionnée dans la version anglaise du présent guide, sauf dans les cas où un tel médicament était inscrit sous une classe pharmacologique ; nous avons alors retiré la posologie du ou des médicaments non commercialisés au Canada afin de ne pas alourdir le texte.

Les présentations mentionnées sont celles qui sont offertes sur le marché canadien, et les résultats des examens biochimiques sont donnés en unités internationales (système SI).

Nathalie Archambault
Sylvie Delorme

Les nouveautés, en un coup d'œil

Voici les caractéristiques et les nouveautés qui font de ce *Guide des médicaments* la meilleure source de référence.

- Cette édition rend compte des nouvelles normes en matière de soins infirmiers, tout en présentant un contenu pharmacologique élaboré.
- Le *Guide* comprend **120 nouvelles monographies, soit plus de 600 monographies au total, et plus de 50 classifications médicamenteuses : il est plus complet que n'importe quel autre.**
- Il donne accès à un **Compagnon Web (www.erpi.com/deglin.cw)** où s'ajoutent, au fur et à mesure, les nouveaux médicaments ainsi que les données les plus récentes sur les interactions médicamenteuses mettant la vie des patients en danger et sur les effets secondaires dangereux.
- Il est offert dans un **nouveau format** plus pratique.
- L'ouvrage inclut un tableau de compatibilité **des médicaments administrés en dérivé (Y).**
- Dans une annexe, il présente les **doses équivalentes** d'analgésiques opiacés.
- Il est enrichi d'une section fort intéressante, intitulée **Problèmes reliés à la pharmacothérapie : Le rôle de l'infirmière dans le dépistage, la prévention et la documentation des réactions indésirables et des erreurs posologiques.**
- Pour plus de facilité, de nombreux médicaments d'usage clinique courant ont été regroupés en une seule monographie, par exemple les bronchodilatateurs.

Chacune des monographies fournit le profil pharmacologique et le mécanisme d'action des médicaments, tout en faisant le lien avec des données essentielles pour les infirmières, telles que les paramètres à évaluer chez le patient qui prend l'agent en question, les diagnostics infirmiers applicables, le mode d'administration, les moyens d'en évaluer l'efficacité.

- La **liste des médicaments génériques** sur le marché permet de renseigner les patients sur les produits qu'ils peuvent se procurer à meilleur prix.
- Une section **Présentation** liste toutes les formes pharmaceutiques existantes ainsi que les teneurs. Elle indique si les médicaments sont vendus sur ordonnance (^{Pr}), s'ils sont en vente libre (^{VL}), s'il s'agit de drogues contrôlées (^{C}), de narcotiques (^{N}) ou de benzodiazépines et autres substances ciblées ($^{T/C}$).
- La mention des **saveurs des sirops et des comprimés à croquer** est importante lorsqu'on cherche à favoriser l'observance chez les jeunes patients.
- Les renseignements posologiques incluent les écarts recommandés par les fabricants et approuvés au Canada par la DGPSA (Direction générale des produits de santé et des aliments).

- On trouve des **remarques spéciales concernant la posologie chez le plus large éventail de patients possible**: adultes, personnes âgées, enfants, nouveau-nés, patients souffrant d'insuffisance hépatique et rénale.
- Les **données sur le traitement IV** et sur les **vitesses de perfusion** ont été complètement revues et mises à jour, et incluent les répercussions de l'administration des médicaments à un débit inapproprié.
- Les données sur **les associations compatibles dans la même seringue, dans les tubulures en Y, en addition au soluté et en solution** rendent compte des problèmes qui pourraient survenir si le médicament utilisé n'est pas compatible avec un autre produit qu'on doit administrer en perfusion.
- L'utilisation des petites majuscules **permet de relier les effets secondaires mettant la vie du patient en danger à l'Évaluation de la situation et à l'Enseignement au patient et à ses proches**.
- Des mentions telles que **Il ne faut pas confondre...** ou **Extrême prudence**, également en petites majuscules, attirent l'attention sur les données qui pourraient mener à des erreurs mettant la vie du patient en danger.
- La rubrique **Précautions/mises en garde** indique les additifs qui pourraient être dangereux chez les patients qui ne les tolèrent pas (par exemple l'alcool, les bisulfites, l'alcool benzylique ou la tartrazine).

Cette édition comble donc les besoins en information des étudiantes et des infirmières, en mettant l'accent sur le rôle de celles-ci dans le dépistage, la prévention et la documentation des réactions indésirables et des erreurs de médication.

L'ÉDITEUR

Table des matières

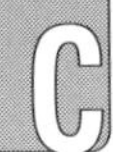

Comment utiliser le *Guide des médicaments*

Ce guide donne des renseignements pratiques et clairs sur les médicaments le plus souvent utilisés. Pour en faciliter la consultation, nous présentons ici le contenu des diverses sections et le type de renseignements fournis pour chacun des médicaments inscrits.

Consignes posologiques pour les cas particuliers

La posologie moyenne recommandée pour l'adulte peut parfois s'avérer inadéquate sur le plan clinique. Les consignes générales contenues dans cette section aideront l'infirmière à obtenir des résultats thérapeutiques optimaux dans certaines circonstances particulières.

Classification

Cette section présente les principales classes de médicaments. On y fournit une brève description de chacune d'entre elles, puis la liste des médicaments répertoriés avec la page où se trouve sa monographie détaillée. Les classes sont présentées par ordre alphabétique.

MONOGRAPHIES

Voici les renseignements fournis pour chaque médicament.

Nom générique et noms commerciaux

Le nom générique apparaît en premier. Il est suivi des noms commerciaux canadiens les plus fréquents, classés par ordre alphabétique. Le nom générique, ou dénomination commune du médicament, est le nom adopté d'un commun accord par les organismes de réglementation pharmaceutique. Dans de nombreux établissements, les médicaments sont classés selon leur nom générique. Le lecteur qui ne connaît pas le nom générique d'un médicament trouvera dans l'index la liste des dénominations communes, des noms commerciaux et des classifications.

Classification

Les médicaments peuvent être classés de différentes façons. Par exemple, le propranolol (Indéral) est d'abord un antiangineux, mais il est également un antiarythmique, un antihypertenseur et un bêta-bloquant. Pour mieux comprendre le principe de classification des médicaments, le lecteur est prié de consulter la section intitulée Classification (page C1).

Grossesse – catégorie

La Direction générale des produits de santé et des aliments (DGPSA) n'ayant pas publié de règles concernant l'administration des médicaments pendant la grossesse, nous utilisons les catégories établies par la Food and Drug Administration (FDA) des États-Unis. À l'annexe D, nous expliquons plus en détail la signification de ces catégories (A, B, C, D et X), qui permettent à l'infirmière d'évaluer les risques auxquels est exposé le fœtus lorsque le médicament est administré à une femme enceinte ou à une femme qui peut le devenir.

Indications

On mentionne ici les usages du médicament approuvés par la Direction générale des produits de santé et des aliments (DGPSA), ainsi que certaines indications pour les médicaments commercialisés aux États-Unis. Les principaux usages qui n'ont pas encore été officiellement approuvés au Canada apparaissent sous le titre **Usages non approuvés**.

Mécanisme d'action

Le mode d'action connu ou présumé par lequel le médicament produit l'effet thérapeutique souhaité est expliqué brièvement ici.

Pharmacocinétique

Les données qui paraissent sous cette rubrique portent sur le cheminement du médicament après son administration, à travers les étapes suivantes.

Absorption: C'est l'ensemble des mécanismes qui permettent au médicament de pénétrer dans la circulation générale. Ainsi, si seulement une petite fraction de la dose est absorbée après l'administration par voie orale (biodisponibilité réduite), il faut une dose beaucoup plus élevée que par voie parentérale. Le médicament peut également être absorbé et atteindre la circulation générale par voie topique, transdermique, intramusculaire, sous-cutanée, rectale et ophtalmique. La biodisponibilité d'un médicament administré par voie intraveineuse est de 100 %.

Distribution: Après leur absorption, les médicaments se répartissent, parfois de manière spécifique, dans les différents tissus et liquides organiques. Il est important de tenir compte de ce facteur lorsqu'on choisit un médicament plutôt qu'un autre. Par exemple, les antibiotiques doivent pénétrer dans le système nerveux central lors du traitement de la méningite, ou encore on doit éviter d'administrer un médicament qui traverse le placenta pendant la grossesse ou qui s'accumule dans le lait maternel pendant l'allaitement. Pendant la distribution, plusieurs médicaments se lient à des récepteurs spécifiques et exercent ainsi leur effet pharmacologique.

Métabolisme et excrétion: Après qu'il a exercé l'effet souhaité, le médicament est éliminé de l'organisme, soit par transformation hépatique en composés inactifs (métabolisme et biotransformation) qui sont ensuite excrétés par les reins, soit par élimination rénale à l'état inchangé. En outre, certains médicaments peuvent être éliminés par d'autres voies telles que l'excrétion biliaire, la transpiration, les fèces et la respiration. Si un certain médicament subit un métabolisme hépatique important, il faudrait probablement en diminuer les doses chez les patients qui souffrent d'une maladie hépatique grave. Par contre, si le rein constitue le principal organe excréteur, on doit ajuster la posologie en cas d'insuffisance rénale. Dans le cas des médicaments éliminés par les reins, la clairance de la créatinine (Cl_{Cr}), calculée au moyen de formules mathématiques (voir l'annexe E), permet de quantifier la fonction rénale et d'adapter la dose en conséquence. On devrait également diminuer la dose ou espacer les intervalles posologiques pour les très jeunes enfants (prématurés et nouveau-nés) et les personnes âgées de plus de 60 ans, chez qui l'excrétion rénale et le métabolisme hépatique sont réduits.

Demi-vie: La demi-vie d'un médicament est une donnée utile pour établir un schéma posologique efficace, car elle équivaut approximativement à la durée d'action du médicament. Les demi-vies indiquées dans ce guide correspondent à celles qu'on note chez les patients ayant une fonction rénale ou hépatique normale. On précise également les maladies qui pourraient modifier la demi-vie.

Contre-indications et précautions/mises en garde

Cette rubrique présente les cas où l'on devrait éviter l'administration du médicament et envisager des solutions de rechange. En général, la plupart des médicaments sont contre-indiqués pendant la grossesse ou l'allaitement, à moins que les avantages éventuels ne dépassent les risques auxquels sont exposés la mère ou son enfant (comme c'est le cas des anticonvulsivants et des antihypertenseurs). Les contre-indications peuvent être absolues (le médicament ne doit absolument pas être administré) ou relatives (dans certaines circonstances cliniques on peut administrer le médicament avec prudence). La section des précautions porte sur les maladies ou les circonstances cliniques où l'administration du médicament peut comporter des risques particuliers ou encore celles qui dictent une modification de la posologie.

Réactions indésirables et effets secondaires

Les réactions indésirables et les effets secondaires sont classés par système, de la tête aux pieds, chaque fois que cela est possible. Comme on ne peut évidemment pas mentionner toutes les réactions déclarées, ce sont les plus importantes qui sont signalées ici. Les réactions indésirables ou les effets secondaires qui mettent la vie en danger sont indiqués en PETITES MAJUSCULES et ceux qui se manifestent le plus souvent sont soulignés. En général, les effets soulignés ont une incidence de 10 % ou plus ; les autres surviennent chez moins de 10 %, mais chez plus de 1 % des patients. Même si les réactions mettant la vie en danger peuvent être rares (incidence de moins de 1 %), elles sont incluses en raison de leur importance. Les abréviations suivantes sont utilisées :

SNC : Système nerveux central
ORLO : Yeux, oreilles, nez, gorge
Resp. : Système respiratoire
CV : Système cardiovasculaire
GI : Système gastro-intestinal
GU : Système génito-urinaire
End. : Système endocrinien
HÉ : Équilibre hydroélectrolytique
Tég. : Système tégumentaire
Hémat. : Système hématologique
Métab. : Métabolisme
Loc. : Système locomoteur
SN : Système nerveux
Locaux : Effets locaux
Divers : Effets divers

Interactions

Plus le nombre de médicaments qu'un patient reçoit augmente, plus le risque d'interactions entre les divers agents est grand. On énumère ici les interactions médicamenteuses les plus importantes en précisant leurs effets, ainsi que les principales interactions entre les médicaments et les aliments. On présente également des recommandations permettant d'éviter ou de réduire ces interactions.

Voies d'administration et posologie

On trouve sous cette rubrique les voies d'administration et les posologies recommandées par les fabricants et autorisées par la DGPSA pour les adultes, les enfants et les groupes d'âge particuliers, ainsi que pour les insuffisants rénaux et hépatiques, s'il y a lieu. Les unités de mesure des doses correspondent à celles qui sont prescrites le plus souvent (par exemple, la posologie de la pénicilline G est donnée en unités plutôt qu'en milligrammes).

Présentation

On indique ici les teneurs et concentrations des diverses formes pharmaceutiques commercialisées au Canada. Ces renseignements sont utiles pour choisir le schéma le plus pratique (moins de comprimés ou de capsules, plus petit volume d'injection) ou la forme la plus appropriée (suppositoires, concentrés oraux, comprimés retard ou à libération prolongée). On précise si les médicaments sont vendus sur ordonnance (^{Pr}), s'ils sont en vente libre (^{VL}), s'il s'agit de drogues contrôlées ©, de stupéfiants (^{N}) ou de benzodiazépines et autres substances ciblées ($^{T/C}$) ; le lecteur pourra consulter l'annexe B pour connaître la classification officielle des substances contrôlées. On indique également, le cas échéant, les saveurs des préparations liquides et des comprimés à mâcher, dans le but d'améliorer l'observance thérapeutique chez les enfants.

Pharmacodynamie

Grâce aux données fournies sous cette rubrique, l'infirmière peut connaître le début d'action du médicament, son effet maximal (pic) et sa durée d'action et ainsi mieux planifier le schéma posologique. La pharmacodynamie est présentée sous forme de tableau, selon la voie d'administration, de façon à rendre compte des différences auxquelles on peut s'attendre si l'on choisit une voie plutôt qu'une autre. En général, on ne mentionne pas la durée d'action des anti-infectieux, car la durée d'action de ces agents et leurs concentrations dans le sang ne sont pas nécessairement comparables. En effet, la plupart des schémas posologiques de ces préparations sont établis de façon à éviter la toxicité tout en produisant des concentrations sanguines suffisamment élevées pour que le médicament puisse exercer son effet anti-infectieux.

Soins infirmiers

Grâce aux données qu'elle trouve sous les différentes rubriques de cette section, l'infirmière peut appliquer la démarche des soins infirmiers à la pharmacothérapie en suivant les étapes liées à l'administration des médicaments.

Évaluation de la situation : Se trouvent ici les renseignements concernant les antécédents et l'état physique du patient dont l'infirmière doit tenir compte avant de lui administrer le médicament et pendant toute la durée du traitement. Ils incluent des directives générales ainsi que des observations particulières aux diverses indications du médicament. Sous la rubrique Tests de laboratoire, l'infirmière trouve les résultats des tests de laboratoire qu'elle doit vérifier attentivement, mais aussi la façon dont le médicament peut influer sur ces résultats. Sous la rubrique Toxicité et surdosage sont précisés les concentrations sériques thérapeutiques, les signes et les symptômes de toxicité ainsi que l'antidote et le traitement qui conviennent en cas de toxicité ou de surdosage.

Diagnostics infirmiers possibles : Il s'agit des diagnostics infirmiers approuvés par l'Association nord-américaine pour le diagnostic infirmier (ANADI). On indique ici les deux ou trois principaux diagnostics qui peuvent s'appliquer à la situation du patient qui reçoit le médicament en question. À la suite de chaque diagnostic, la rubrique à laquelle le diagnostic se rapporte est indiquée entre parenthèses, par exemple « Risque d'infection (Indications, Effets secondaires) ». La liste complète des diagnostics infirmiers approuvés par l'ANADI se trouve à l'annexe Q.

Interventions infirmières : On trouve ici les directives particulières à l'administration du médicament, à savoir le moment où l'administration est le plus propice et divers autres détails concernant les soins, puis des précisions concernant les diverses voies d'administration. Ainsi, pour la voie orale (PO), on indique quand administrer le médicament, si les comprimés peuvent être écrasés ou si les capsules peuvent être ouvertes et si le médicament doit être administré à jeun, avec des aliments ou autrement. Pour la voie intraveineuse (IV) (Intraveineuse directe, Perfusion intermittente et Perfusion continue), on fournit des détails concernant la reconstitution du médicament et sa dilution, le débit auquel il faut l'administrer (Vitesse d'administration), ainsi que la stabilité des préparations. On présente également les Associations compatibles et incompatibles dans la même seringue, ce genre de compatibilité se limitant habituellement à 15 minutes après le mélange, les Compatibilités et incompatibilités (tubulure en Y), valables aussi pour une tubulure à trois voies, les Compatibilités et incompatibilités en addition au soluté, qui se limitent habituellement à 24 heures, et les Compatibilités et incompatibilités dans une même solution. Les données sur la compatibilité sont tirées de Trissel (1998) (voir la bibliographie, p. 1167).

Enseignement au patient et à ses proches : Les renseignements que l'infirmière devrait transmettre au patient et à ses proches comprennent, par exemple, les effets secondaires à signaler à un professionnel de la santé, les mesures à prendre pour réduire les réactions indésirables, certains détails concernant l'administration du médicament ainsi que l'importance des examens de suivi. L'infirmière devrait également consulter les rubriques **Réactions indésirables et effets secondaires** et **Interactions médicamenteuses** pour établir un plan d'enseignement plus complet.

Vérification de l'efficacité thérapeutique : Cette section renferme les critères permettant de déterminer si le traitement médicamenteux a donné les résultats escomptés.

Consignes posologiques pour les cas particuliers

La plupart des médicaments doivent être administrés dans les limites d'une plage posologique. Toutefois, il existe de nombreux cas où la dose moyenne est soit toxique, soit inefficace. Nous indiquons ici les circonstances où il faut envisager des ajustements particuliers pour que le traitement procure l'effet escompté. Ces directives sont générales, mais elles devraient permettre à l'infirmière de mieux évaluer les paramètres individuels. Lorsqu'elle se trouve devant un cas particulier, l'infirmière devrait examiner attentivement les doses prescrites et prévenir, selon le cas, le médecin ou un autre professionnel de la santé, afin qu'ils puissent recommander les ajustements qui s'imposent. De nombreuses situations cliniques changent au fil du temps (insuffisance rénale ou hépatique, taille, âge), ce qui dicte une réévaluation de la posologie à intervalles réguliers.

Enfants

C'est essentiellement en raison de leur petite taille que l'on doit ajuster la posologie chez les enfants. La plupart des doses de médicaments destinés à cette population sont indiquées en fonction du poids, en milligrammes par kilogramme (mg/kg) ou, d'une façon encore plus précise, en fonction de la surface corporelle. La surface corporelle est déterminée à l'aide des nomogrammes qu'on trouve à l'annexe F ou des formules présentées à l'annexe E.

Dans le cas du nouveau-né et de l'enfant prématuré, des ajustements supplémentaires s'imposent. Chez ce groupe, l'absorption après l'administration par voie orale peut être incomplète ou modifiée à cause de variations dans le pH gastrique ou dans la motilité gastro-intestinale ; la distribution peut être modifiée à cause de variations dans l'équilibre hydrique, alors que le métabolisme et l'excrétion peuvent être retardés étant donné que le foie et le rein ne sont pas encore totalement développés. Pour assurer chez l'enfant prématuré ou le nouveau-né un traitement médicamenteux optimal, il faut faire des ajustements fréquents de la posologie qui tiennent compte de la maturation de ces organes. Les changements rapides de poids qui caractérisent ce groupe d'âge dictent, eux aussi, des ajustements additionnels.

L'infirmière devrait tenir compte d'autres variables également. La voie d'administration pour laquelle on opte chez les enfants dépend souvent de la gravité de la maladie. Il faut prendre en considération le niveau de développement de l'enfant et sa capacité de compréhension. Le jeune enfant pourrait redouter les injections intraveineuses ou intramusculaires et les parents pourraient aussi nourrir des inquiétudes à l'égard de ce type d'administration. L'infirmière doit alors donner les explications nécessaires à l'enfant et aux parents, et les réconforter. Il faut choisir avec attention les points d'injection sous-cutanée et intramusculaire chez ce groupe d'âge, afin de prévenir les lésions des nerfs ou des tissus.

Personnes âgées

Chez les personnes qui ont plus de 55 ou de 60 ans, la pharmacocinétique des médicaments change. L'absorption du médicament peut être retardée par suite d'une motilité gastro-intestinale réduite (à cause de l'âge ou d'autres médicaments que la personne âgée doit prendre en concomitance) ou de la congestion passive des vaisseaux sanguins abdominaux qui caractérise, par exemple, l'insuffisance cardiaque. La distribution du médicament peut être modifiée en raison des faibles concentrations de protéines plasmatiques, particulièrement chez les patients qui souffrent de malnutrition. En présence d'une réduction de la concentration des protéines plasmatiques, une plus grande quantité de médicament reste libre (ne se lie pas) et, pour cette raison, son effet sera accru; certains médicaments administrés à la dose habituelle pourraient alors être toxiques. Comme le métabolisme hépatique et l'excrétion rénale ralentissent avec l'âge, les médicaments peuvent avoir un effet excessif et prolongé. La physiologie de l'organisme change également avec l'âge : il y a augmentation des tissus adipeux et diminution des muscles squelettiques et de la quantité totale d'eau contenue dans l'organisme; habituellement, la taille et le poids diminuent également. La posologie qui était adéquate chez le patient robuste, âgé d'une cinquantaine d'années, peut s'avérer trop élevée chez le même patient 20 ans plus tard.

Il faut également tenir compte du fait que la plupart des personnes âgées prennent un grand nombre de médicaments. Plus le nombre de médicaments est grand, plus il y a de risques qu'un médicament modifie ou entrave les effets des autres (interactions médicamenteuses). En général, chez cette population, il faudrait diminuer les doses de la plupart des médicaments. Les médicaments qui demandent une attention particulière sont les dérivés digitaliques (la digoxine), les hypnosédatifs, les anticoagulants oraux, les anti-inflammatoires non stéroïdiens et les antihypertenseurs.

Les schémas posologiques devraient être simples, étant donné que la plupart des personnes âgées prennent plusieurs médicaments à la fois. Il faudrait déterminer le moment de l'administration de façon que le patient n'ait pas à interrompre ses activités plusieurs fois par jour pour prendre ses médicaments. L'administration d'associations médicamenteuses à des doses fixes peut simplifier le traitement. Toutefois, certaines de ces associations coûtent plus cher que les médicaments pris séparément.

Au moment d'expliquer les schémas posologiques aux personnes âgées, l'infirmière devrait se rappeler que les troubles de l'ouïe sont courants chez ce groupe de patients. Les patients peuvent hésiter à révéler cette information et l'observance du traitement peut se trouver réduite. Les consignes verbales et écrites devraient également être transmises dans la langue que les patients comprennent le mieux et en utilisant une terminologie adaptée à leur compréhension.

Femmes enceintes

Au cours de la grossesse, on doit tenir compte des risques auxquels sont exposés la mère et le fœtus. Le placenta, qui était considéré autrefois comme une barrière protectrice, n'est en fait qu'une simple membrane pouvant protéger le fœtus uniquement contre des molécules très volumineuses. Cette membrane assure le transport passif et actif des médicaments. Le fœtus est particulièrement vulnérable au cours du premier et du dernier trimestre. Au cours du premier trimestre, les organes vitaux se forment. Pendant cette étape de la grossesse, la prise de médicaments qui peuvent être nuisibles (agents pouvant avoir des effets tératogènes) risque d'entraîner des malformations chez le fœtus ou de provoquer un avortement. Malheureusement, c'est l'étape de la grossesse où la femme ignore souvent son état. Par conséquent, il serait sage d'informer toutes les femmes en âge de procréer des risques auxquels le fœtus est exposé. Au cours du troisième trimestre, et particulièrement vers la fin de la grossesse, les médicaments administrés à la mère, et qui traversent le placenta, pourraient ne pas être métabolisés et excrétés de façon adéquate par l'organisme du fœtus. Si les médicaments sont administrés juste avant l'accouchement, ils s'accumulent dans l'organisme du fœtus et peuvent l'intoxiquer. Après l'accouchement, le placenta ne sert plus à l'excrétion du médicament.

On ne peut pas ignorer le fait que certains médicaments peuvent altérer la qualité et la quantité des spermatozoïdes. Il faudrait informer de ce risque les futurs pères qui prennent ce genre d'agents.

Parfois, pour préserver la santé de la mère et pour protéger le fœtus, il faut administrer certains médicaments tout au long de la grossesse, par exemple aux patientes épileptiques ou hypertendues. Dans ce cas, il faut choisir le médicament le plus sûr et l'administrer aux doses les plus faibles qui restent efficaces. À cause des modifications éventuelles de l'effet des médicaments pendant la grossesse, on doit ajuster la posologie pendant toute cette période, et même après l'accouchement. Dans le cas des toxicomanes et des alcooliques, l'effet des médicaments pose des problèmes particuliers pendant la grossesse. En effet, les nouveau-nés dont les mères sont alcooliques ou toxicomanes (abus de sédatifs, comprenant les benzodiazépines, l'héroïne ou la cocaïne) peuvent avoir un poids inférieur à la normale, manifester des réactions de sevrage après la naissance et connaître un retard de croissance. L'évaluation attentive des données relatives aux antécédents devrait mettre en garde l'infirmière contre ces risques.

Maladies rénales

Les reins sont les principaux organes excréteurs. Certains médicaments sont excrétés seulement après avoir été métabolisés ou après avoir subi une biotransformation hépatique, alors que d'autres peuvent être éliminés tels quels par les reins. Il ne faut pas oublier que, chez l'enfant prématuré, la fonction rénale est insuffisamment développée et, chez la personne âgée, elle est diminuée. Pour pouvoir ajuster correctement les doses chez les patients qui souffrent d'insuffisance rénale, on doit connaître la gravité de l'atteinte et déterminer le pourcentage de médicament qui est éliminé par les reins. Le degré d'atteinte peut être établi par des tests de laboratoire, dont le plus courant est celui qui détermine la clairance de la créatinine, ou peut être évalué approximativement à l'aide de calculs (voir l'annexe E). Le pourcentage de médicament excrété par les reins peut être déterminé à partir de divers paramètres pharmacocinétiques. En outre, pour que la posologie soit la plus efficace possible, on peut mesurer les concentrations sanguines de médicament chez chaque patient et apporter les modifications qui s'imposent. On procède souvent à ce genre d'ajustement dans le cas de la digoxine et des aminosides (amikacine, gentamicine et tobramycine).

Maladies hépatiques

Le foie est le principal organe où a lieu le métabolisme des médicaments. Pour la plupart des agents, il s'agit d'une étape d'inactivation. Les métabolites inactifs sont par la suite excrétés par les reins. Habituellement, lors de ce processus de transformation, le médicament qui est relativement liposoluble devient plus hydrosoluble. Il est plus difficile de déterminer l'état de la fonction hépatique que celui de la fonction rénale. On ne peut donc pas prévoir la posologie uniquement d'après les tests de laboratoire chez le patient souffrant d'insuffisance hépatique. Par ailleurs, même si la fonction hépatique est très fortement diminuée, le métabolisme du médicament peut être adéquat.

Chez le patient qui souffre d'un ictère grave ou qui présente des concentrations très faibles de protéines sériques (particulièrement d'albumine), tout comme chez l'alcoolique chronique, le métabolisme des médicaments peut poser des problèmes. En cas de maladie hépatique avancée, l'absorption des médicaments peut également être altérée à cause de la congestion du système porte. Les faibles concentrations de protéines sériques peuvent également modifier la quantité de médicament qui peut être liée. Si une moindre quantité de médicament se lie aux protéines, une quantité accrue de médicament reste libre et peut exercer des effets pharmacologiques. La théophylline, les diurétiques et les sédatifs qui sont métabolisés par le foie font partie des médicaments dont la posologie doit être ajustée très attentivement chez les patients souffrant de maladie hépatique. L'usage de certains promédicaments, dont l'activation a lieu dans le foie (comme le sulindac ou le cyclophosphamide), devrait être évité chez les patients qui présentent un dysfonctionnement hépatique prononcé.

Insuffisance cardiaque

Il faut également modifier la posologie des agents administrés aux patients souffrant d'insuffisance cardiaque, car, dans leur cas, l'absorption des médicaments peut être entravée à cause de la congestion passive des vaisseaux sanguins qui alimentent le tractus gastro-intestinal. Du fait de cette congestion passive, le transport du médicament au foie ainsi que son métabolisme sont ralentis. En outre, la fonction rénale peut être atteinte : l'élimination du médicament est alors retardée et son effet, prolongé. Un grand nombre de patients qui souffrent d'insuffisance cardiaque sont d'autant plus vulnérables qu'ils sont âgés. Chez les patients qui souffrent d'insuffisance cardiaque manifeste, il faut réduire la posologie des médicaments qui sont surtout métabolisés par le foie ou excrétés par les reins.

Taille et poids

Dans la plupart des cas, la posologie du médicament doit être ajustée selon le poids corporel total. Certains médicaments (par exemple, la digoxine et la gentamicine) pénètrent difficilement dans les tissus adipeux et, si on les administre à un patient obèse, il faut en déterminer la posologie selon le poids idéal ou selon une estimation du poids maigre. On peut calculer les doses à partir de tableaux de poids souhaitables ou à partir d'une formule permettant de déterminer le poids maigre lorsque la taille et le poids du patient sont connus (voir l'annexe E). Sans ce type d'ajustement, les risques de toxicité sont considérables.

La taille corporelle devrait également être évaluée chez les patients très maigres. Chez les personnes âgées, les alcooliques chroniques, les personnes atteintes du sida, de cancer ou de toute autre maladie chronique et débilitante en phase terminale, il faut porter une attention toute particulière à la posologie, dont le calcul peut être fondé sur celle qu'on administre à l'adulte dont le poids est normal (70 kg). De même, on devrait considérer une modification de la posologie chez les patients amputés.

Transport du médicament à son lieu d'action

Pour que le traitement donne les résultats escomptés, le médicament doit atteindre le lieu d'action ou le point d'impact auquel il est destiné. Dans le meilleur des cas, le médicament n'aura qu'un effet minime sur les autres tissus ou appareils. Par exemple, les préparations topiques, destinées au traitement des maladies cutanées, ne sont que faiblement absorbées. Dans le cas de la plupart des maladies, cependant, cette voie d'administration n'est ni possible ni pratique. On doit parfois emprunter des voies d'administration inhabituelles pour assurer la présence du médicament à son lieu d'action. Chez les patients souffrant de méningite bactérienne, par exemple, l'administration de médicaments par voie parentérale ne peut pas toujours assurer des concentrations suffisamment élevées dans le liquide céphalorachidien. On doit parfois administrer le médicament par voie intrathécale et, en même temps, par voie parentérale, comme dans le cas des aminosides (amikacine, gentamicine et tobramycine). L'œil constitue également une barrière relativement imperméable à de nombreux médicaments. Afin qu'ils puissent la traverser, il faut qu'on les administre par instillation ou par injection locale.

Dans certains cas, l'absorption locale étant entravée, le médicament ne peut pas exercer l'effet général escompté. Chez les patients en état de choc ou présentant une irrigation tissulaire réduite, attribuable à une autre cause, le médicament peut ne pas être absorbé dans la circulation générale à partir des points d'injection sous-cutanée.

Pour déterminer la voie d'administration qui convient, on doit connaître le lieu où le médicament doit agir en premier lieu, car, pour qu'il puisse exercer un effet maximal, il doit être délivré au lieu d'action auquel il est destiné.

Interactions médicamenteuses

Il peut également être nécessaire d'ajuster la posologie lorsque le patient prend plusieurs médicaments en concomitance. Les médicaments qui se lient fortement aux protéines plasmatiques, comme la warfarine et la phénytoïne, peuvent être déplacés par d'autres médicaments ayant cette même propriété. Lorsque ce phénomène se produit, le médicament qui a été déplacé devient plus actif étant donné que c'est toujours la forme libre qui est active.

Certains agents, comme la cimétidine et le chloramphénicol, diminuent la capacité du foie de métaboliser d'autres médicaments. Il faut parfois réduire la posologie des médicaments fortement métabolisés par le foie qui sont administrés en concomitance. Par ailleurs, certains agents, comme le phénobarbital, d'autres barbituriques et la rifampine, peuvent accélérer le métabolisme hépatique des médicaments ; il faut alors en augmenter la dose.

Les médicaments qui modifient fortement le pH de l'urine peuvent affecter l'élimination d'autres substances dont l'excrétion dépend du pH. L'alcalinisation de l'urine accélère l'excrétion des médicaments acides. L'acidification de l'urine augmente la réabsorption des médicaments acides, ce qui en prolonge et en intensifie l'action. Par contre, les médicaments qui acidifient l'urine accélèrent l'excrétion des médicaments alcalins. Par exemple, on administre du bicarbonate de sodium en cas de surdosage par l'aspirine, car l'alcalinisation de l'urine favorise l'excrétion rénale de l'acide acétylsalicylique.

Certains médicaments modifient l'activité des enzymes qui interviennent dans le métabolisme d'autres agents. L'allopurinol inhibe l'enzyme qui participe à la production de l'acide urique, mais il inhibe également le métabolisme de la 6-mercaptopurine (inactivation), ce qui en augmente grandement la toxicité. Il faut, par conséquent, réduire considérablement la posologie de la mercaptopurine lorsqu'elle est administrée en même temps que l'allopurinol.

De nombreux produits naturels exposent le patient au même risque d'interactions.

Présentation (formes pharmaceutiques)

La forme de la préparation pose souvent des problèmes à l'infirmière. Certains médicaments ne sont pas offerts sous forme de solution ou de comprimés à croquer. Le pharmacien doit alors préparer la forme pharmaceutique demandée pour le patient particulier. D'autres fois, pour que le patient reste fidèle à son traitement, il faut camoufler le goût ou l'aspect du médicament en le mélangeant à des aliments ou à une boisson. Enfin, certaines formes pharmaceutiques, comme les préparations en aérosol pour inhalation, peuvent ne pas convenir à de très jeunes enfants, car leur administration nécessite de la part du patient une collaboration que ces enfants sont incapables de fournir.

Avant de modifier la forme pharmaceutique (réduire en poudre les comprimés ou ouvrir les capsules) ou d'utiliser une voie d'administration pour laquelle elle n'est pas prévue, il faut s'assurer que l'effet et l'innocuité du médicament ne changeront pas. En général, il est déconseillé de réduire en poudre les préparations à libération lente ou prolongée ou d'ouvrir les capsules contenant des granules, car on risque de raccourcir la durée d'action et d'intensifier l'effet du médicament. D'autres présentations (comme les préparations à saupoudrer) doivent au contraire être ouvertes. Les comprimés à enrobage entérique, qui semblent recouverts de sucre, ne devraient pas être réduits en poudre, car cet enrobage protège souvent l'estomac de leurs effets irritants. Les préparations réduites en poudre mettent en contact les parois de l'estomac avec le médicament et augmentent l'irritation gastro-intestinale. Si une préparation doit être réduite en poudre, on peut mélanger la poudre avec de la compote de fruits ou de la nourriture en purée ou on peut également mélanger la poudre avec une petite quantité d'eau afin de faciliter son administration au patient. Si on fait un tel mélange, on doit l'ingérer immédiatement.

Facteurs ambiants

La fumée de cigarette peut accélérer le métabolisme des médicaments par les enzymes hépatiques. Il faut donc administrer des doses plus importantes de médicaments métabolisés par le foie aux patients qui fument et même, parfois, aux patients qui sont tout simplement exposés à la fumée de cigarette. L'effet du tabac sur le métabolisme des médicaments peut persister pendant plusieurs mois après que la personne a cessé de fumer.

Aliments

La présence de certains aliments dans l'appareil gastro-intestinal peut également modifier le sort de certains médicaments. Le calcium alimentaire, que l'on trouve en grande concentration dans les produits laitiers, se lie à la tétracycline (chélation) et en empêche l'absorption. De nombreux antibiotiques sont mieux absorbés s'ils sont administrés à jeun. Les aliments riches en pyridoxine (vitamine B_6) peuvent inhiber l'effet antiparkinsonien de la lévodopa (effet qu'on peut contrecarrer par l'administration concomitante de carbidopa). Les aliments qui peuvent modifier le pH de l'urine sont également susceptibles d'entraver l'excrétion des médicaments, ce qui en augmente ou diminue l'efficacité. Puisqu'il n'existe pas de directives générales à cet égard, il est prudent de vérifier si des problèmes d'interaction existent et s'ils peuvent expliquer l'échec du traitement, puis d'effectuer les ajustements de posologie qui s'imposent.

Résumé

La posologie moyenne d'un médicament est calculée en fonction du patient moyen. Toutefois, chaque patient constitue un cas particulier, car le cheminement du médicament après son administration est chaque fois différent. Il faut donc tenir compte des données exposées ici pour pouvoir planifier un traitement médicamenteux qui soit adapté au patient et qui permette d'obtenir les résultats escomptés tout en réduisant au minimum le risque de toxicité.

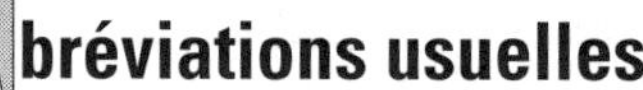

Abréviations usuelles

ACT	temps de coagulation activé
ACTH	adrénocorticotrophine (hormone adrénocorticotrope)
ADN	acide désoxyribonucléique
AINS	anti-inflammatoire non stéroïdien
ALT (SGPT)	transaminase glutamique pyruvique sérique (alanine aminotransférase)
aPTT	temps de céphaline activé
ARN	acide ribonucléique
Asp	acide aspartique
AST (SGOT)	transaminase glutamique oxaloacétique sérique (aspartate aminotransférase)
AV	auriculoventriculaire
AVC	accident vasculaire cérébral
b.p.m.	battements par minute
C	drogue contrôlée
cc	centimètre cube
Cl_{Cr}	clairance de la créatinine
cm	centimètre
CPK	créatine phospho-kinase
CV	système cardiovasculaire
D	dextrose ou glucose
dL	décilitre
ECA	enzyme de conversion de l'angiotensine
ÉCG	électrocardiogramme
ÉEG	électroencéphalogramme
End.	système endocrinien
É.-U.	États-Unis
FSH	hormone folliculostimulante (*follicle stimulating hormone*)
g	gramme
G	glucose ou dextrose
GGTP	gamma-glutamyl transpeptidase
GI	système gastro-intestinal
GMPc	guanosine monophosphate cyclique
GU	système génito-urinaire
h	heure
HDL	lipoprotéines de haute densité
HÉ	équilibre hydroélectrolytique
Hémat.	système hématologique
IECA	inhibiteur de l'enzyme de conversion de l'angiotensine
IM	intramusculaire
IMAO	inhibiteur de la monoamine-oxydase
IR	intrarectal
ISRS	inhibiteur sélectif du recaptage de la sérotonine
IV	intraveineux
J	joule
kg	kilogramme
L	litre
LDH	lactate déshydrogénase

LDL	lipoprotéines de faible densité
LH	hormone lutéinisante (*luteinizing hormone*) ou lutéinostimuline
LH-RH	hormone de libération de la lutéostimuline
Loc.	système locomoteur
LP	libération prolongée
MAO	monoamine-oxydase
mÉq	milliéquivalent
μg, mcg	microgramme (10^{-6} g)
mg	milligramme
μmol	micromole (10^{-6} g)
Métab.	métabolisme
μg	microgramme
μm	micromètre
mg	milligramme
min	minute
mL	millilitre
mmol	millimole
N	narcotique (opiacé ou stupéfiant)
Na	sodium
NaCl	chlorure de sodium
NaCl 0,9	chlorure de sodium à 0,9 %, soluté salin
ng	nanogramme
ORLO	yeux, oreilles, nez, gorge
PO	voie orale (*per os*)
Pr	prescription requise
PR	voie rectale (*per rectum*)
PT	temps de prothrombine
PTT	temps de céphaline
RAR	rations alimentaires recommandées
RIN	rapport international normalisé
Resp.	système respiratoire
RI	réaction indésirable
SC	sous-cutané
SL	sublingual
s	seconde
Sida	syndrome d'immunodéficience acquise
SNA	système nerveux autonome
SNC	système nerveux central
SRS-A	substance à réaction différée de l'anaphylaxie
SV	sinoventriculaire
T\C	substances ciblées (benzodiazépines et autres)
Tég.	système tégumentaire
THADA	trouble déficitaire de l'attention avec hyperactivité
TOC	trouble obsessionnel compulsif
TPSV	tachycardie paroxystique supraventriculaire
TT	temps de thrombine
U	unité
UI	unité internationale
VHS	virus de l'herpès simplex
VIH	virus de l'immunodéficience humaine
VL	en vente libre
VLDL	lipoprotéines de très faible densité

Problèmes reliés à la pharmacothérapie : le rôle de l'infirmière dans le dépistage, la prévention et la documentation des réactions indésirables et des erreurs médicamenteuses

Selon un rapport récent et souvent évoqué, publié par l'Institute of Medicine, les erreurs médicales tuent plus de gens que les accidents de la route, le sida, le cancer du sein ou les accidents en milieu de travail[1]. La plupart de ces erreurs ont trait à la pharmacothérapie. La médiatisation de tels incidents a contribué à accroître la vigilance en cette matière.

Les problèmes de réponse imprévue ou non souhaitée à la pharmacothérapie incluent les réactions indésirables et les erreurs médicamenteuses[2] qui ont des conséquences néfastes[3]. L'infirmière devrait être en mesure de déceler ce type de problème, de le prévenir (si possible) et de le documenter. Pour commencer, elle devrait noter les antécédents pharmacologiques du patient de façon détaillée et précise, sans oublier de poser des questions sur les médicaments en vente libre, les habitudes alimentaires et sociales (usage du tabac, de l'alcool ou de drogues) et les réactions (allergiques et non allergiques) qu'aurait déjà manifestées le patient.

RÉACTIONS INDÉSIRABLES

Les réactions indésirables se répartissent en plusieurs catégories. Le fait de bien les connaître peut protéger le patient de problèmes ultérieurs au moment où il doit recevoir le même médicament ou un médicament doté de propriétés chimiques ou pharmacologiques similaires. Avant d'administrer des médicaments, particulièrement pour la première fois, il est sage de prendre connaissance des réactions indésirables les plus fréquentes (soulignées dans la section **Réactions indésirables et effets secondaires** de chaque monographie). Dès leur apparition, l'infirmière devrait être au fait des mesures qu'elle doit prendre et de leur séquence. En plus des réactions courantes, elle devrait également connaître les réactions plus rares mais ayant des conséquences plus graves (en PETITES MAJUSCULES dans la section **Réactions indésirables et effets secondaires** de chaque monographie). Ces réactions peuvent exiger une intervention immédiate, au moment où elles surviennent, ou une préparation préalable à l'administration, pour parer à toute éventualité.

On devrait soupçonner une réaction indésirable chaque fois que survient un changement dans l'état d'un patient qui ne peut être interprété comme une réponse thérapeutique au médicament administré, particulièrement au début de l'administration d'un nouvel agent. Bien qu'une maladie concomitante ou en évolution puisse également expliquer l'apparition ou l'aggravation des symptômes, les réactions indésirables et les effets secondaires devraient toujours être envisagés parmi les causes possibles.

Réactions liées à la dose (réactions de toxicité)

En général, les réactions liées à la dose signifient que celle-ci est excessive. Ce genre de réaction peut avoir des causes évidentes, par exemple : on n'a pas pris en considération la taille du patient (patient cachectique, âgé ou débilité), on n'a pas évalué la distribution du médicament (certains médicaments pénètrent mal dans les tissus adipeux ; l'erreur de calculer la dose en fonction du poids véritable plutôt que du poids idéal du patient peut entraîner une toxicité), on n'a pas évalué les capacités d'élimination ou de métabolisme du patient (qui peut souffrir d'insuffisance rénale ou hépatique due à une maladie sous-jacente ou à l'âge), on n'a pas déterminé l'effet des médicaments pris en concomitance (déplacement de certains médicaments en raison d'une liaison aux mêmes protéines plasmatiques) ou on n'a pas tenu compte de la sensibilité accrue du patient due à une maladie sous-jacente (les patients souffrant d'hypothyroïdie sont très sensibles aux effets de la digoxine).

Dans tous les cas, il faut tout d'abord cesser temporairement l'administration du médicament, puis en réduire la dose ou augmenter l'intervalle posologique, selon le cas. Pour évaluer ces réactions, on peut surveiller les concentrations sanguines du médicament, ce qui permet de se faire une idée plus juste de la situation. On devrait aussi informer les patients que, malgré la survenue d'une réaction, ils peuvent continuer de recevoir le médicament en question. Il faut dissiper dans l'esprit du patient l'idée qu'il est « allergique » au médicament. Il est important de préciser le fait que la réaction est liée à la dose, parce qu'ainsi on n'écarte pas la possibilité de recourir au médicament en question et on précise davantage les paramètres du patient qui pourraient aider à déterminer la dose d'autres médicaments.

Effets secondaires

Les effets secondaires sont généralement des symptômes consécutifs à l'administration d'un médicament et non liés à son action souhaitée ou escomptée. Même s'ils sont indésirables et peuvent être gênants, les effets secondaires surviennent à la prise de doses habituelles, assez souvent pour que les patients soient mis au courant du risque et de la conduite à tenir le cas échéant.

Certains effets secondaires sont si minimes qu'il n'est pas nécessaire de cesser l'administration du médicament qui les a induits. On peut donner l'exemple des céphalées qui accompagnent habituellement l'administration de la nitroglycérine ; lors d'un traitement prolongé, cette réaction se dissipe et elle peut être traitée au départ par de l'acétaminophène. D'autres effets secondaires demandent une modification de la dose, l'ajout d'un autre agent ou l'arrêt de la médication, selon la réponse du patient ou la gravité de sa réaction. Ainsi, certains antihypertenseurs peuvent entraîner l'impuissance ; si le patient juge cet effet inacceptable, on devrait chercher une autre option pharmacologique. Les analgésiques opiacés entraînent souvent la constipation ; cependant, l'ajout d'un laxatif au schéma thérapeutique ou de simples modifications des habitudes alimentaires peuvent éliminer ce problème ou le prévenir. L'apparition du syndrome malin des neuroleptiques, une réaction pouvant mettre la vie du patient en danger, qui peut être associé au traitement par des phénothiazines, exige l'abandon du médicament en cause.

La documentation des effets secondaires devrait inclure le nom de l'agent en cause et le moment où les effets surviennent. Elle peut aider à éviter toute nouvelle administration du médicament si l'effet secondaire est grave ou à renseigner le patient si le médicament doit lui être administré de nouveau.

Réactions idiosyncrasiques

Les réactions idiosyncrasiques sont sans rapport avec la dose, et leur apparition est imprévisible et sporadique. Elles peuvent se manifester de nombreuses façons différentes, incluant la fièvre, la dyscrasie, les effets cardiovasculaires ou des modifications de l'état mental. Le temps qui s'écoule entre le début du traitement et l'apparition du problème est parfois le seul indice qui lie le médicament au symptôme.

Ces réactions sont problématiques pour de nombreuses raisons. La première est que la réaction peut ou non se reproduire lors d'une deuxième exposition du patient au même médicament. De toute évidence, la décision d'administrer de nouveau le médicament dépend de la nécessité de poursuivre le traitement et de l'existence de solutions de rechange. On doit également se demander si la réaction est susceptible de se produire lors de l'administration de médicaments similaires. Cette décision doit également être prise en fonction de chaque cas individuel. Certaines réactions idiosyncrasiques peuvent s'expliquer par des différences génétiques dans les enzymes qui métabolisent les médicaments.

Il est très important de bien renseigner le patient, qui doit comprendre la nature imprévisible de telles réactions. Il doit également comprendre que le médecin qui a prescrit le médicament a pris en considération les bienfaits potentiels de ce traitement et les a comparés aux risques qu'il peut comporter. La survenue d'une réaction idiosyncrasique n'écarte pas la possibilité de poursuivre le traitement par des agents similaires, mais on doit la documenter afin de pouvoir en tenir compte lors de la planification des schémas thérapeutiques suivants.

Réactions d'hypersensibilité

En général, les réactions d'hypersensibilité sont de nature allergique et impliquent une exposition préalable à l'agent. Les manifestations d'hypersensibilité vont de légers rash de tous types jusqu'à la néphrite, à la pneumonite ou à l'anémie hémolytique, voire à des manifestations d'anaphylaxie pouvant mettre la vie du patient en danger. Les médicaments à base de protéines (comme les vaccins ou les enzymes) sont plus susceptibles d'induire des réactions d'hypersensibilité lors d'expositions ultérieures.

Dans de nombreux cas, la formation d'anticorps intervient dans le processus. Lorsque ces réactions surviennent, on doit prendre en considération le risque de sensibilité croisée. Le meilleur exemple est l'hypersensibilité à la pénicilline. Si le patient a des antécédents de réaction à la pénicilline, on peut s'attendre à ce qu'il manifeste des réactions similaires à d'autres anti-infectieux, comme d'autres pénicillines ou des céphalosporines. C'est pour cette raison qu'il est très important de documenter les réactions d'hypersensibilité. On devrait éviter par la suite de prescrire de tels agents ou, s'ils sont nécessaires, on devrait administrer un prétraitement (par des antihistaminiques ou des corticostéroïdes) ou un traitement de désensibilisation.

Réactions qui surviennent lors de l'ajout d'un deuxième (ou d'un troisième ou quatrième) agent au schéma thérapeutique (interactions médicamenteuses)

Certaines réactions indésirables ou certains effets secondaires peuvent se manifester seulement en présence d'un autre agent. Aucun des agents, administré individuellement, ne peut avoir causé le problème, qui s'est néanmoins produit. Il s'agit alors de porter attention au médicament qui a été administré en premier, au moment où le deuxième agent a été ajouté et au temps qui s'est écoulé avant la manifestation de la réaction.

Prenons l'exemple de l'interaction entre la digoxine et la quinidine. Lorsqu'on ajoute de la quinidine au traitement d'un patient dont l'état a été stabilisé par une dose appropriée de digoxine, il arrive souvent que des problèmes gastro-intestinaux (nausées, vomissements) surgissent au cours des premiers jours. À première vue, il peut sembler que la quinidine, qu'on vient de commencer à administrer, soit à l'origine du problème. Cependant, on sait que la présence de quinidine augmente de façon marquée les concentrations sériques de digoxine au cours des premiers jours de traitement. En prévision de cette interaction, il pourrait s'avérer nécessaire de réduire la dose de digoxine jusqu'à 50 %, avant d'ajouter la quinidine.

Si une interaction médicamenteuse survient ou est soupçonnée, on devrait évaluer le besoin de continuer d'administrer les deux agents et changer la dose ou le médicament utilisé. Le fait de documenter ces réactions pourrait aider à prévenir leur récurrence.

Certaines classes de médicaments sont plus susceptibles d'entraîner des interactions médicamenteuses graves, et les patients qui reçoivent ces agents devraient être surveillés de près. De plus, il est utile de conseiller à ces patients d'être vigilants lors de l'ajout de nouveaux médicaments et de toujours consulter un médecin ou un pharmacien avant de prendre des médicaments en vente libre. Les médicaments pouvant entraîner de graves interactions médicamenteuses sont les anticoagulants oraux, les hypoglycémiants oraux, les anti-inflammatoires non stéroïdiens, la théophylline, les inhibiteurs de la monoamine-oxydase, les antihypertenseurs, les anticonvulsivants, la cimétidine, le lithium et les dérivés digitaliques.

ERREURS DE MÉDICATION

Les réactions indésirables se distinguent des erreurs de médication avant tout par le fait que ces dernières peuvent être prévenues. Si l'objectif de la pharmacothérapie optimale est la prise du bon médicament, par le bon patient, à la bonne dose, par la bonne voie d'administration, au bon moment et pour la bonne indication, le processus comporte un énorme potentiel d'erreur. Il y a également de nombreux points de contrôle tout au long du processus, et les multiples personnes qui en sont chargées jouent un rôle dans le dépistage des erreurs possibles, ainsi que dans la prévention et dans la documentation des effets secondaires. Les étapes sont les suivantes : la prescription (par les médecins), la transcription (par une secrétaire ou une infirmière), l'exécution de l'ordonnance (par les pharmaciens) et l'administration (par les infirmières).

Comme les infirmières sont chargées d'administrer les médicaments, elles sont souvent le dernier et le plus important maillon de la chaîne. Bien que des erreurs puissent survenir à cette étape, elles peuvent aussi y être décelées et prévenues. Les recommandations additionnelles suivantes ont été faites à l'intention des infirmières[4] :

- Bien connaître le processus de prescription de l'établissement et le système d'administration. Savoir comment obtenir des médicaments pour un patient particulier à un moment particulier. Les fournitures nécessaires sont-elles toujours en stock ? Les doses initiales ou habituelles sont-elles administrées à l'aide de dispositifs automatisés (comme Omnicell® ou Pyxis®) ? L'établissement utilise-t-il un système de distribution des médicaments par doses unitaires ? Bon nombre de ces systèmes incluent des points de contrôle additionnels.
- Savoir où trouver des informations sur les médicaments. Les ressources incluent les médecins, les pharmaciens, les bibliothèques et les ouvrages de référence. On sait que le manque d'information est à l'origine de nombreuses réactions indésirables. La plupart de ces renseignements peuvent être consultés rapidement et facilement sous forme électronique ou dans Internet[3].
- Vérifier les ordonnances dans la mesure du possible. Le processus de transcription est une mine d'erreurs potentielles.

- Utiliser les heures d'administration standard pour éviter la confusion, particulièrement lorsque des tests de laboratoire doivent être effectués après un certain laps de temps après l'administration du médicament.
- Au moment d'administrer un médicament, inspecter les produits pour déceler tout défaut (fissures dans les capsules, solution trouble pour injection, présence de sédiments dans les solutions). Signaler ces problèmes aussitôt que possible. Vérifier l'identité du patient avant de lui administrer un agent, quel qu'il soit. Garder les médicaments dans des flacons dûment étiquetés aussi longtemps que possible (laisser le médicament dans son emballage d'origine jusqu'au chevet du patient). Documenter l'administration dans les dossiers appropriés. Si un médicament n'est pas disponible, résister à la tentation d'emprunter celui qui est destiné à un autre patient. Se renseigner sur les raisons pour lesquelles le médicament n'est pas disponible, certaines raisons pouvant exiger la confirmation préalable de l'ordonnance (risque d'interaction, antécédents de réactions).
- Observer l'apparition des effets des médicaments, incluant les réactions indésirables. Il est aussi important de documenter l'issue thérapeutique souhaitée que de signaler un rash.
- S'il est nécessaire de calculer la dose, il est sage de faire vérifier les calculs par une autre personne (médecin, pharmacien, infirmière). Il peut être utile de consulter les tableaux de concentrations ou de vitesses d'administration standards (voir l'annexe C).
- Bien connaître les dispositifs d'administration avant de les utiliser et comprendre leurs avantages ainsi que leurs inconvénients possibles. La grande variété de systèmes perfectionnés d'administration (pompes à perfusion, inhalateurs, timbres cutanés) demande une attention toute particulière.
- Renseigner le plus possible les patients sur leurs médicaments. Présenter ces renseignements dans un langage qui leur est accessible. Déterminer les capacités de lecture et de compréhension avant de donner les consignes et vérifier la compréhension pendant la présentation des renseignements et après. Recourir à des documents écrits en gros caractères, à des images ou aux services d'interprètes ou à tout autre moyen permettant de s'assurer que le patient a bien compris. Présenter les renseignements dès l'administration de la première dose et reprendre les explications lors de l'administration des doses ultérieures.
- Si un médicament n'est pas administré comme il a été prescrit, la raison, quelle qu'elle soit, doit être documentée.

Consignes générales concernant les ordonnances

On devrait prendre des mesures pour éviter certains des pièges courants suivants, qui peuvent mener à des erreurs de médication.

Abréviations: On devrait éviter d'abréger les noms des médicaments ou les directives concernant leur administration. Par exemple, AZT pourrait signifier azathioprine, zidovudine ou aztréonam. On devrait utiliser les noms génériques ou commerciaux. Dans le cas des noms pouvant porter à confusion, on devrait utiliser le nom générique et le nom commercial, pour éviter tout malentendu. On devrait aussi éviter les abréviations du genre « qd » (tous les jours), qui pourrait être lu « qid » (quatre fois par jour) ou « qod » (tous les deux jours).

Consignes ambiguës: On doit énoncer clairement les consignes concernant l'administration des médicaments, en évitant les expressions telles que « Prendre selon les directives ». On devrait noter toute consigne additionnelle qui peut modifier la réponse au traitement ou prévenir l'apparition d'une réaction indésirable, par exemple si le médicament doit être pris avec des aliments ou à jeun.

Problèmes reliés à la posologie: Il faut noter les doses sous forme de teneur plutôt que sous forme d'unités posologiques (c.-à-d. en mg et non en comprimés ou en demi-comprimés). On devrait transcrire clairement les teneurs qui pourraient prêter à confusion, comme les milligrammes et les microgrammes, en évitant d'utiliser des abréviations (mg, µg). Lorsque la teneur est indiquée en unités, le mot « unités » devrait être écrit au long, pour éviter la confusion possible entre la lettre U et le chiffre 0.

Décimales: Les zéros précédant la décimale devraient toujours être clairement indiqués (par exemple 0,3), tandis que les zéros suivant la décimale devraient être omis, parce qu'ils pourraient mener à une multiplication par dix de la véritable posologie (par exemple, on pourrait lire 50 au lieu de 5,0).

Système de mesure: Dans la mesure du possible, on devrait utiliser le système métrique, car les anciennes mesures d'apothicaire n'ont pas été uniformisées et il est facile de confondre leurs abréviations avec d'autres unités de mesure.

Noms similaires: De nombreux médicaments ont des noms similaires, par exemple vincristine et vinblastine, carboplatine et cisplatine, Coumadin et Kemadrin, Losec et Lasix. Lorsqu'un doute est possible, on devrait écrire et le nom générique et le nom commercial pour bien identifier le médicament. Bien entendu, on devrait s'assurer que la posologie est réellement celle de l'agent en question. Il peut être utile de préciser l'indication.

Médicaments d'apparence similaire: Certains médicaments sont commercialisés dans des conditionnements similaires, ce qui a déjà entraîné la mort de patients auxquels on avait administré le mauvais médicament. On doit éviter de garder ces médicaments l'un près de l'autre et noter les codes de couleur du fabricant et autres moyens permettant d'éviter toute confusion. Ces mesures ne devraient pas remplacer une inspection répétée et attentive.

Ordonnances verbales: Les ordonnances verbales ou téléphoniques devraient être mises par écrit le plus tôt possible. L'infirmière devrait répéter clairement l'énoncé et s'assurer qu'elle a bien compris les valeurs numériques.

Ordonnances en attente: Les consignes pour l'interruption temporaire d'un médicament devraient inclure les conditions dans lesquelles le traitement peut être repris. Les lignes directrices de l'établissement devraient indiquer le laps de temps qui peut s'écouler, et ce afin d'éviter toute confusion. Il peut être plus logique de simplement cesser un traitement pour le prescrire de nouveau plus tard.

Jugement et discernement: On devrait confirmer toute ordonnance qui ne semble pas logique, qui comporte la prise d'un grand nombre de comprimés ou l'administration d'un gros volume d'injection ou qui vise à traiter une maladie ou un problème que le patient ne présente pas. On devrait également vérifier les directives concernant un mode d'administration qui semble inadéquat, par exemple l'administration d'un médicament par voie intramusculaire lorsque le patient peut très bien avaler des comprimés.

Codes d'alerte: Des réactions indésirables sont plus courantes dans certains cas, et certaines classes de médicaments entraînent un risque plus important de telles réactions, qui sont également plus susceptibles de se produire dans les unités de soins intensifs. Dans un milieu où le stress est déjà élevé et où la vitesse et la précision déterminent souvent l'issue clinique, on devrait faire preuve d'une extrême vigilance au moment d'administrer les médicaments. Parmi tous les agents utilisés, les analgésiques, les anesthésiques, les sédatifs et les antipsychotiques sont ceux qui exposent le patient au plus grand risque de réactions indésirables. On doit éviter le surdosage, mais aussi les doses insuffisantes, et on doit personnaliser les schémas en fonction de l'âge, de la taille, des médicaments pris en concomitance et des maladies intercurrentes[3].

En cas d'erreur

Si malgré toutes ces préventions une erreur de médication survient, il est essentiel de documenter l'incident, même si le patient n'en a pas souffert. La documentation des erreurs doit être orientée de façon à évaluer le problème et à indiquer des mesures préventives, plutôt qu'à chercher à punir la personne ayant signalé le problème.

Dans un effort de compilation des données entourant les circonstances qui contribuent aux erreurs de médication, l'Association des hôpitaux du Québec a élaboré le formulaire intitulé « Rapport d'incident/accident », qui sert à recueillir, à analyser et à diffuser les renseignements. Espérons que cette mesure contribuera à prévenir l'occurrence et la récurrence des erreurs de médication, ainsi que la morbidité et la mortalité qui y sont associées. Nous encourageons fortement les infirmières à remplir ce formulaire, qui est reproduit à l'annexe P.

RÉFÉRENCES

1. Kohn, L.T., J.M. Corrigan et M.S. Donaldson (sous la dir. de), *To Err is Human: Building a Safer Health System*, Washington, DC, National Academy Press, 1999.
2. Manasse, H.R. Jr., « Medication Use in an Imperfect World : Drug Misadventuring as an Issue of Public Policy », 1re partie, *The American Journal of Health-System Pharmacy*, 1989, vol. 46, p. 929-44.
3. Bates, D.W., D.J. Cullen, N. Laird et coll., « Incidence of Adverse Drug Events and Potential Adverse Drug Events », *The Journal of the American Medical Association*, 1995, n° 274, p. 29-34.
4. « ASHP Report : ASHP Guidelines for Preventing Medication Errors in Hospitals », *The American Journal of Health-System Pharmacy*, 1993, vol. 50, p. 305-314.

Classification

Nous présentons dans cette section les généralités des principales classes médicamenteuses. Pour une information plus détaillée et spécifique, consulter les monographies de chacun des médicaments.

AGENTS UTILISÉS DANS LE TRAITEMENT DE L'IMPUISSANCE

INDICATIONS

Traitement du dysfonctionnement érectile.

MÉCANISME D'ACTION

Le sildénafil inhibe l'enzyme qui inactive le GMP cyclique ; ce dernier entraîne le relâchement des muscles lisses des corps caverneux, ce qui intensifie l'afflux de sang dans le pénis et renforce l'érection qui s'ensuit. L'alprostadil est une prostaglandine qui agit localement pour relâcher les muscles lisses trabéculaires et pour dilater les artères caverneuses.

CONTRE-INDICATIONS ET PRÉCAUTIONS/MISES EN GARDE

Contre-indications : Hypersensibilité. *Sildénafil* – Administration concomitante de dérivés nitrés (nitroglycérine, isosorbide). *Alprostadil* – Présence d'un implant pénien ou d'une anomalie structurelle ou pathologique du pénis. Affection qui pourrait prédisposer au priapisme (anémie drépanocytaire, myélome multiple, leucémie, thrombocytémie, etc.)

Précautions/mises en garde : *Sildénafil* – Maladie cardiovasculaire grave sous-jacente, traitement par des antihypertenseurs ou du glipizide, malformation anatomique du pénis ; maladies associées au priapisme et aux troubles de saignement, ulcère gastro-duodénal en évolution (la prudence est de mise). *Alprostadil* – Anomalies de la coagulation (la prudence est de mise).

INTERACTIONS

La cimétidine, l'érythromycine, le kétoconazole et l'itraconazole peuvent élever les concentrations sanguines de sildénafil. Risque accru d'hypotension grave lorsque le sildénafil est utilisé en concomitance avec des dérivés nitrés (l'administration concomitante est donc contre-indiquée).

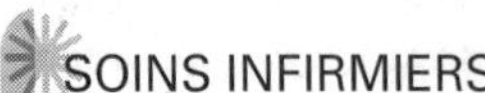

SOINS INFIRMIERS

ÉVALUATION DE LA SITUATION

- Déterminer le degré de dysfonctionnement érectile avant l'administration du médicament. Le sildénafil n'a aucun effet en l'absence d'une stimulation sexuelle.
- Écarter la présence de troubles vasculaires et de lésions aux corps caverneux avant d'administrer l'alprostadil, car ce médicament est inefficace en ce cas.

DIAGNOSTICS INFIRMIERS POSSIBLES

- Dysfonctionnement sexuel (Indications).
- Connaissances insuffisantes sur le traitement médicamenteux (Enseignement au patient et à ses proches).

INTERVENTIONS INFIRMIÈRES

- Le sildénafil est administré par voie orale. La dose doit habituellement être administrée 1 heure avant les rapports sexuels. On peut aussi l'administrer de 30 minutes à 4 heures avant les rapports sexuels.
- L'alprostadil est administré par voie intracaverneuse ou transurétrale. Lorsqu'il est administré par voie intracaverneuse, il doit être injecté dans la face dorsolatérale du tiers proximal du pénis en évitant les veines visibles. Alterner les points d'injection d'un côté et de l'autre. La dose est déterminée dans le cabinet du médecin.

ENSEIGNEMENT AU PATIENT ET À SES PROCHES

- Expliquer au patient qu'il doit prendre le sildénafil 1 heure avant les rapports sexuels et pas plus de 1 fois par jour.
- Avertir le patient que l'administration du sildénafil chez les femmes n'a pas été approuvée.
- Mettre en garde le patient contre la prise concomitante de sildénafil et de dérivés nitrés.
- Expliquer au patient sous traitement par l'alprostadil qu'il ne doit pas prendre cet agent plus de 1 fois en 24 heures ni plus de 3 fois par semaine par voie intracaverneuse, et pas plus de 2 fois en 24 heures par voie transurétrale.
- Avertir le patient que le priapisme (érection prolongée durant plus de 60 minutes) est dangereux et que, le cas échéant, il doit consulter immédiatement un médecin. Si le priapisme n'est pas traité, il y a risque de lésions permanentes irréversibles.
- Expliquer au patient que les médicaments qui traitent le dysfonctionnement érectile ne le protègent pas contre les maladies transmissibles sexuellement. Lui conseiller de prendre les mesures nécessaires pour se protéger contre les maladies transmissibles sexuellement et l'infection par le VIH.

VÉRIFICATION DE L'EFFICACITÉ THÉRAPEUTIQUE

L'efficacité du traitement peut être démontrée par: une érection suffisante pour permettre à l'homme de s'engager dans des rapports sexuels sans manifestation d'effets indésirables.

AGENTS UTILISÉS DANS LE TRAITEMENT DE L'IMPUISSANCE INCLUS DANS LE *GUIDE*

alprostadil, 50
sildénafil, 1004

AGENTS UTILISÉS DANS LE TRAITEMENT DES CÉPHALÉES VASCULAIRES

INDICATIONS

Traitement de courte durée des céphalées vasculaires (migraine, céphalées vasculaires de Horton, variantes migraineuses). On administre d'autres agents en prophylaxie, comme certains bêta-bloquants et bloqueurs des canaux calciques, pour supprimer les céphalées vasculaires récurrentes.

MÉCANISME D'ACTION

Les dérivés de l'ergot (ergotamine, dihydroergotamine) stimulent directement les récepteurs alpha-adrénergiques et sérotoninergiques, ce qui entraîne une vasoconstriction des muscles vasculaires lisses. Le sumatriptan, le naratriptan, le rizatriptan et le zolmitriptan entraînent la vasoconstriction, grâce à leurs propriétés agonistes de la sérotonine. Quant aux composés de butalbital, le butalbital exerce un effet sédatif alors que le soulagement de la douleur est assuré par l'ingrédient analgésique (AAS ou acétaminophène).

CONTRE-INDICATIONS ET PRÉCAUTIONS/MISES EN GARDE

Contre-indications: Les dérivés de l'ergot et les agonistes sérotoninergiques sont déconseillés chez les patients souffrant de maladie cardiovasculaire ou qui ont des antécédents de cet ordre (agonistes sérotoninergiques). Les composés de butalbital sont contre-indiqués en présence d'hypersensibilité à l'un des ingrédients de ces composés, de porphyrie, d'ulcère gastro-intestinal et de surdosage à l'alcool, aux hypnotiques, aux analgésiques ou aux médicaments psychotropes, ou en cas d'intoxication à l'une de ces substances.

Précautions/mises en garde: On doit administrer ces médicaments avec prudence aux patients ayant des antécédents de maladie cardiovasculaire ou qui sont exposés au risque de souffrir de maladies cardiovasculaires. Les composés de butalbital doivent être administrés avec prudence notamment dans les cas suivants: coma, dépression préexistante du SNC, prédisposition à la dépression respiratoire.

INTERACTIONS

Éviter l'administration concomitante de dérivés de l'ergot et d'agonistes de la sérotonine. Consulter la monographie de chaque médicament.

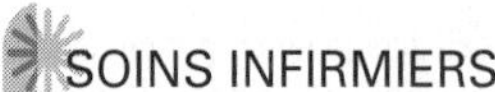

SOINS INFIRMIERS

ÉVALUATION DE LA SITUATION

Déterminer le siège, l'intensité et la durée de la douleur ainsi que les symptômes connexes (photophobie, phonophobie, nausées, vomissements) durant les crises de migraine.

DIAGNOSTICS INFIRMIERS POSSIBLES

- Douleur aiguë (Indications).
- Connaissances insuffisantes sur le traitement médicamenteux (Enseignement au patient et à ses proches).

INTERVENTIONS INFIRMIÈRES

Le médicament devrait être administré dès le premier signe de céphalée imminente.

ENSEIGNEMENT AU PATIENT ET À SES PROCHES

- Expliquer au patient que le médicament ne devrait être utilisé que lors des crises de migraine. Il est destiné au soulagement de ces crises, mais non à leur prévention ni à la réduction de leur fréquence.

- Informer le patient que le fait de se reposer dans une pièce sombre après avoir pris le médicament pourrait l'aider à soulager davantage la douleur.
- Prévenir le patient que le médicament peut provoquer de la somnolence ou des étourdissements. Lui conseiller de ne pas conduire et d'éviter les activités qui exigent sa vigilance jusqu'à ce qu'on ait la certitude que le médicament n'entraîne pas ces effets chez lui.
- Recommander au patient de ne pas boire d'alcool, puisque cette substance peut aggraver les céphalées.
- Après un traitement prolongé, interrompre l'administration graduellement pour prévenir les symptômes de sevrage.

VÉRIFICATION DE L'EFFICACITÉ THÉRAPEUTIQUE

L'efficacité du traitement peut être démontrée par: le soulagement de la douleur provoquée par les crises de migraine.

AGENTS UTILISÉS DANS LE TRAITEMENT DES CÉPHALÉES VASCULAIRES INCLUS DANS LE *GUIDE*

agonistes de la sérotonine (5-hydroxytryptamine)
naratriptan, 745
rizatriptan, 976
sumatriptan, 1034
zolmitriptan, 1162

dérivés de l'ergot
dihydroergotamine, 383
ergotamine, 383

divers
butalbital, composés de, 1141

AGENTS UTILISÉS PENDANT LA GROSSESSE ET L'ALLAITEMENT

INDICATIONS

Les médicaments qui sont utilisés au cours du travail et de l'accouchement incluent les agents tocolytiques et ocytociques. Les agents tocolytiques inhibent l'activité des muscles utérins afin de prévenir l'accouchement prématuré. Les agents ocytociques sont utilisés pour stimuler les muscles utérins dans le but de déclencher le travail, le stimuler ou le renforcer, comme adjuvant au traitement de l'avortement incomplet ou inévitable et pour réprimer l'hémorragie post-partum.

MÉCANISME D'ACTION

Les agents tocolytiques (qui ne sont pas traités dans ce guide) incluent les agents bêta-sympathomimétiques (ritodrine) et le sulfate de magnésium. Les agents bêta-sympathomimétiques relâchent les muscles lisses de l'utérus en se fixant aux récepteurs bêta$_2$. Les agents ocytociques (prostaglandines, oxytocine synthétique et méthylergonovine) stimulent les contractions des muscles lisses de l'utérus.

CONTRE-INDICATIONS ET PRÉCAUTIONS/MISES EN GARDE

Contre-indications: *Agents bêta-sympathomimétiques* – Antécédents de maladie cardiaque, rénale ou hépatique; migraines, hyperthyroïdie, asthme ou hypertension. *Oxytocine* – Hypersensibilité ou accouchement prévu par césarienne. *Alcaloïdes de l'ergot* – Hypersensibilité, insuffisance hépatique et rénale, hypertension et maladie cardiovasculaire. Ne pas utiliser ces agents pour déclencher le travail de l'accouchement.

Carboprost – Hypersensibilité, affection cardiaque, pulmonaire, rénale ou hépatique active avérée, pelvipéritonite aiguë. *Dinoprostone* – Hypersensibilité. L'usage du gel ou de l'insertion vaginale est déconseillé lorsqu'il faut éviter des contractions utérines prolongées (p. ex., dans les cas d'antécédents de césarienne ou de chirurgie utérine).

Précautions/mises en garde : *Oxytocine* – Première et deuxième phases du travail, en présence de maladie cardiovasculaire, d'hypertension et de maladie rénale (la prudence est de mise). *Agents bêta-sympathomimétiques* – diabète (la prudence est de mise). *Carboprost* – Antécédents d'asthme, d'hypotension ou d'hypertension artérielle, d'affection cardiovasculaire, rénale ou hépatique, d'anémie, d'ictère, de diabète ou d'épilepsie, ainsi que chez les patientes dont l'utérus est cicatriciel. Ne pas allaiter pendant au moins 6 heures après l'administration du médicament. *Dinoprostone* – Tissus utérins cicatriciels, asthme, hypotension, maladie cardiaque, troubles surrénaliens, anémie, ictère, diabète, glaucome, maladie pulmonaire, rénale ou hépatique, multiparité (jusqu'à 5 grossesses à terme).

INTERACTIONS

Oxytocine : Risque d'hypertension grave lorsque l'oxytocine est administrée après des vasopresseurs. L'anesthésie simultanée avec le cyclopropane peut entraîner une hypotension excessive. **Méthylergonovine :** Risque de vasoconstriction excessive lorsque l'agent est utilisé en concomitance avec d'autres vasopresseurs. **Agents bêta-sympathomimétiques (ritodrine) :** Effets secondaires adrénergiques additifs lors de l'administration d'autres agents sympathomimétiques. Risque de crise hypertensive lors de l'utilisation concomitante d'IMAO.

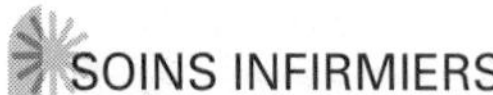

SOINS INFIRMIERS

ÉVALUATION DE LA SITUATION

- Déterminer la fréquence, la durée et la force des contractions ainsi que le tonus utérin au repos. On peut administrer des opiacés pour soulager les douleurs utérines.
- Mesurer la température, le pouls et la pression artérielle à intervalles réguliers pendant toute la durée du traitement pour déceler tout signe de maturation du col ou d'avortement.

DIAGNOSTICS INFIRMIERS POSSIBLES

Connaissances insuffisantes sur le traitement médicamenteux (Enseignement au patient et à ses proches).

INTERVENTIONS INFIRMIÈRES

- Administrer l'immunoglobuline Rh_0 (D) dans le muscle deltoïde dans les 3 heures et jusqu'à 72 heures après l'accouchement, la fausse couche, l'avortement ou la transfusion.
- Placer l'insertion vaginale transversalement dans le cul-de-sac postérieur du vagin, immédiatement après l'avoir retiré de son emballage d'aluminium. Consulter la monographie du dinoprostone pour en connaître le mode d'emploi.
- Déterminer le degré d'effacement du col avant d'utiliser le gel. Ne pas le déposer au-delà de l'orifice cervical. Suivre les directives du fabricant concernant l'administration.
- Pour éviter tout risque d'absorption par la peau, porter des gants lors de la manipulation du gel. En cas de contact avec la peau, se laver les mains immédiatement.

ENSEIGNEMENT AU PATIENT ET À SES PROCHES

- Expliquer à la patiente le but de la maturation du col, de l'administration des agents abortifs ainsi que la nécessité de se soumettre à des examens vaginaux. Lui recommander de prévenir un professionnel de la santé si les contractions se prolongent.
- Assurer un soutien moral tout au long du traitement.
- Recommander à la patiente qui prend un agent abortif de signaler immédiatement à un professionnel de la santé la fièvre et les frissons, les pertes vaginales nauséabondes, la douleur abdominale basse ou l'intensification des saignements.

VÉRIFICATION DE L'EFFICACITÉ THÉRAPEUTIQUE

L'efficacité du traitement peut être démontrée par : l'avortement complet ▪ la maturation du col et le déclenchement du travail ▪ la prévention de l'accouchement prématuré.

AGENTS UTILISÉS PENDANT LA GROSSESSE ET L'ALLAITEMENT INCLUS DANS LE *GUIDE*

abortifs
carboprost, A60
dinoprostone, 321

ocytociques
carboprost, A60
dinoprostone, 321
ergonovine, 381
méthylergonovine, 684
oxytocine, 812

divers
immunoglobuline Rh_0 (D), 537

ANALGÉSIQUES NON OPIACÉS

INDICATIONS

Acétaminophène et salicylates : Soulagement de la douleur légère à modérée, abaissement de la fièvre. **Phénazopyridine :** Traitement des douleurs associées aux voies urinaires seulement. **Capsaïcine :** traitement topique de divers syndromes douloureux. **Tramadol :** Traitement de la douleur modérée à modérément grave. **Chlorzoxazone :** Complément pharmaceutique au repos, à la physiothérapie et à d'autres mesures visant le soulagement du spasme musculaire associé aux maladies musculo-squelettiques aiguës douloureuses.

MÉCANISME D'ACTION

La plupart des analgésiques non opiacés inhibent la synthèse des prostaglandines en périphérie (effet analgésique) et au centre (effet antipyrétique). Consulter les monographies de chaque médicament pour connaître le mécanisme d'action exact.

CONTRE-INDICATIONS ET PRÉCAUTIONS/MISES EN GARDE

Contre-indications : Risque d'hypersensibilité et de réactions de sensibilité croisée avec des AINS. *Chlorzoxazone* – Prophyrie, troubles hépatiques. *Capsaïcine* – Hypersensibilité à la capsaïcine ou aux piments forts. Usage près des yeux, sur une lésion ouverte ou sur une peau écorchée.

Précautions/mises en garde : Maladie hépatique ou rénale, alcoolisme chronique ou abus, malnutrition. Le tramadol est doté de propriétés entraînant une dépression du SNC. La chlorzoxazone doit être utilisée avec prudence chez les patients ayant une maladie cardiovasculaire sous-jacente ou de l'insuffisance rénale.

INTERACTIONS

L'administration concomitante prolongée d'acétaminophène et d'AINS peut augmenter le risque de réactions rénales indésirables. L'administration prolongée de doses élevées d'acétaminophène en concomitance avec la warfarine peut accroître le risque de saignement. Effets hépatotoxiques additifs lors de l'administration concomitante d'autres substances hépatotoxiques incluant l'alcool. La chlorzoxazone exerce un effet additif sur la dépression du SNC s'il y a usage concomitant d'autres dépresseurs du SNC (tels alcool, hypnosédatifs, antidépresseurs).

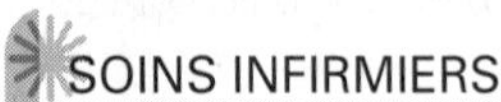

SOINS INFIRMIERS

ÉVALUATION DE LA SITUATION

Les patients souffrant d'asthme, d'allergies et de polypes nasaux ou qui sont allergiques à la tartrazine, sont davantage prédisposés à des réactions d'hypersensibilité.

Douleur: Évaluer la douleur et l'amplitude du mouvement des articulations et noter le type de douleur, son siège et son intensité, avant l'administration du médicament et au moment de son plein effet (voir Pharmacodynamie).

Fièvre: Prendre la température et noter les signes connexes suivants: diaphorèse, tachycardie, malaise, frissons.

Tests de laboratoire: Obtenir les résultats des tests de l'exploration fonctionnelle hépatique, hématologique et rénale à intervalles réguliers, tout au long d'un traitement prolongé à des doses élevées. L'aspirine et la plupart des salicylates allongent le temps de saignement en raison de l'inhibition de l'agrégation plaquettaire et, à des doses élevées, peuvent allonger le temps de prothrombine. Mesurer l'hématocrite à intervalles réguliers pendant toute la durée d'un traitement prolongé à doses élevées afin de déceler une hémorragie gastro-intestinale.

DIAGNOSTICS INFIRMIERS POSSIBLES

- Douleur aiguë (Indications).
- Risque de température corporelle anormale (Indications).
- Connaissances insuffisantes sur le traitement médicamenteux (Enseignement au patient et à ses proches).

INTERVENTIONS INFIRMIÈRES

PO: Administrer les salicylates avec des aliments ou après les repas ou encore en même temps qu'un antiacide pour réduire l'irritation gastrique.

ENSEIGNEMENT AU PATIENT ET À SES PROCHES

- Expliquer au patient qu'il doit prendre les salicylates avec un grand verre d'eau et rester en position verticale pendant 15 à 30 minutes après les avoir pris.
- Les adultes ne devraient pas prendre de l'acétaminophène pendant plus de 10 jours et les enfants, pendant plus de 5 jours, sauf recommandation médicale contraire. Lors d'un traitement d'association de courte durée par l'acétaminophène et un salicylate ou un AINS, il ne faut pas dépasser les doses quotidiennes recommandées pour chacun des médicaments.
- Inciter le patient à ne pas consommer d'alcool en même temps que ces médicaments afin de minimiser le risque d'irritation gastrique; 3 verres ou plus d'alcool par jour peuvent augmenter le risque d'hémorragie digestive en cas de prise de salicylates ou d'AINS. Recommander au patient de ne pas prendre en concomitance de l'acétaminophène, des salicylates ou des AINS, pendant plus de quelques jours, sauf recommandation contraire, afin de prévenir la néphropathie induite par les analgésiques.

- Recommander au patient qui suit un traitement prolongé et qui doit subir une intervention chirurgicale d'avertir le professionnel de la santé qu'il suit un traitement par ce type de médicament. Il peut s'avérer nécessaire d'interrompre le traitement par l'aspirine ou les salicylates avant une chirurgie.
- Conseiller au patient qui prend de la chlorzoxazone d'éviter de boire de l'alcool et de prendre d'autres dépresseurs du SNC en même temps que ce médicament.

VÉRIFICATION DE L'EFFICACITÉ THÉRAPEUTIQUE

L'efficacité du traitement peut être démontrée par: le soulagement de la douleur légère à modérée ■ la baisse de la fièvre.

ANALGÉSIQUES NON OPIACÉS INCLUS DANS LE *GUIDE*

anti-inflammatoires non stéroïdiens (AINS)
Voir cette classe pour la liste des médicaments.

salicylates
aspirine (acide acétylsalicylique), 986
salicylates de choline et de magnésium, 986
salsalate, 986

divers
acétaminophène, 3
capsaïcine, 156
chlorzoxazone, 209
phénazopyridine, 853
tramadol, 1101

ANALGÉSIQUES OPIACÉS

INDICATIONS

Soulagement de la douleur modérée à grave. **Alfentanil, fentanyl et sufentanil**: Médicaments d'appoint lors d'une anesthésie générale.

MÉCANISME D'ACTION

Liaison aux récepteurs opiacés du SNC, où ces agents agissent comme agonistes des peptides opiacés endogènes (enképhalines et endorphines). Il en résulte une modification de la perception de la douleur et de la réaction aux stimuli douloureux.

CONTRE-INDICATIONS ET PRÉCAUTIONS/MISES EN GARDE

Contre-indications: Hypersensibilité à chacun de ces agents.
Précautions/mises en garde: Douleurs abdominales non diagnostiquées, pathologie ou traumatisme crânien, maladie hépatique, antécédents d'abus d'opiacés. Administrer initialement de plus faibles doses aux personnes âgées et aux sujets souffrant de maladies respiratoires. Le traitement prolongé peut entraîner la tolérance et le besoin de recourir à des doses plus élevées pour soulager la douleur. Risque de dépendance psychologique ou physique.

INTERACTIONS

Dépression additive du SNC lors de l'usage concomitant d'autres agents, incluant l'alcool, les antihistaminiques, les antidépresseurs, les hypnosédatifs, les phénothiazines et les IMAO. L'administration d'analgésiques opiacés antagonistes partiels (butorphanol, nalbuphine et pentazocine) peut déclencher des symptômes de sevrage chez les patients présentant une dépendance physique aux opiacés. Risque de réactions paradoxales graves (particulièrement avec la mépéridine) lors de l'administration d'IMAO ou de procarbazine. La nalbuphine ou la pentazocine peuvent diminuer l'analgésie induite par d'autres analgésiques opiacés administrés en concomitance.

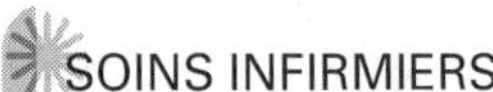

SOINS INFIRMIERS

ÉVALUATION DE LA SITUATION

- Déterminer le type de douleur, son siège et son intensité, avant l'administration du médicament et au moment de son plein effet. Lorsqu'on majore la dose d'un opiacé, on devrait l'augmenter de 25 à 50 % jusqu'à ce qu'on note une réduction de 50 % de la douleur, selon l'évaluation qu'en fait le patient sur une échelle numérique ou visuelle ou jusqu'à ce que le patient signale un soulagement adéquat de la douleur. On peut administrer sans danger une dose de plus au moment du pic de l'effet, si la dose précédente s'est avérée inefficace et si les effets secondaires sont minimes. Chez les patients ayant besoin de doses plus élevées d'opiacés agonistes-antagonistes, on devrait opter pour un opiacé agoniste. Les opiacés agonistes-antagonistes ne sont pas recommandés en administration prolongée ni en traitement de première intention dans les cas de douleurs aiguës ou de douleurs dues au cancer.
- Utiliser un tableau d'équivalences de doses (voir l'annexe A) au moment de changer de voie d'administration ou d'opter pour un autre type d'opiacé.
- Mesurer la pression artérielle, le pouls et la fréquence respiratoire avant et à intervalles réguliers tout au long de l'administration de ce type de médicaments. Si la fréquence respiratoire est < 10/minute, évaluer le degré de sédation. Une stimulation physique peut s'avérer suffisante pour prévenir une hypoventilation importante. Il peut s'avérer nécessaire de réduire la dose de 25 à 50 %. La somnolence initiale disparaît au fil du traitement.
- Déterminer les antécédents de réactions aux analgésiques. Les propriétés antagonistes des opiacés agonistes-antagonistes peuvent déclencher des symptômes de sevrage (vomissements, agitation, crampes abdominales, élévation de la pression artérielle et de la température) chez les patients présentant une dépendance physique aux opiacés.
- L'usage prolongé peut entraîner la dépendance physique et psychologique ainsi qu'une tolérance aux effets du médicament, mais cela ne doit pas empêcher le patient de recevoir une quantité suffisante d'analgésiques. La dépendance psychologique est rare chez la plupart des patients qui reçoivent des analgésiques opiacés pour soulager la douleur. Lors d'un traitement prolongé, il faut parfois administrer des doses de plus en plus élevées pour soulager la douleur.
- Examiner la fonction intestinale du patient à intervalles réguliers. La consommation accrue de liquides et d'aliments riches en fibres et la prise de laxatifs ordinaires ou de laxatifs émollients peuvent réduire les effets constipants de ces médicaments. Sauf contre-indication, des laxatifs stimulants devraient être administrés de façon systématique si le traitement par un opiacé dure plus de 2 ou 3 jours.
- Effectuer le bilan quotidien des ingesta et des excreta. En cas d'écarts importants, rester à l'affût de la rétention urinaire et en avertir un médecin ou un autre professionnel de la santé.

Toxicité et surdosage : S'il est nécessaire d'administrer un antagoniste opiacé pour renverser la dépression respiratoire ou le coma, l'antidote est la naloxone (Narcan). Diluer l'ampoule de naloxone à 0,4 mg dans 10 mL de solution de NaCl 0,9 % et administrer 0,5 mL (0,02 mg) par voie IV directe, toutes les 2 minutes. Dans le cas des enfants et des patients pesant moins de 40 kg, diluer 0,1 mg de naloxone dans 10 mL de solution de NaCl 0,9 % pour obtenir une concentration de 10 μg/mL et administrer 0,5 μg/kg, toutes les 2 minutes. Les doses peuvent fortement varier selon l'état du patient. Consulter la monographie pour obtenir plus d'informations. Ajuster la dose pour prévenir les symptômes de sevrage, les convulsions et la douleur intense. L'administration ultérieure de doses supplémentaires pourra s'avérer nécessaire, selon l'opiacé en cause et sa durée d'action.

DIAGNOSTICS INFIRMIERS POSSIBLES

- Douleur aiguë (Indications).
- Trouble de la perception visuelle et auditive (Effets secondaires).
- Risque d'accident (Effets secondaires).
- Connaissances insuffisantes sur le traitement médicamenteux (Enseignement au patient et à ses proches).

INTERVENTIONS INFIRMIÈRES

- Ne pas confondre la morphine avec l'hydromorphone ou la mépéridine ; des erreurs ont mené à une issue fatale.
- Pour augmenter l'effet analgésique du médicament, avant de l'administrer, expliquer au patient sa valeur thérapeutique.
- Les doses administrées selon un horaire fixe peuvent être plus efficaces que celles administrées sur demande (au besoin). L'analgésique s'avère plus efficace s'il est administré avant que la douleur ne devienne intense.
- L'association avec des analgésiques non opiacés peut avoir des effets analgésiques additifs et permettre d'administrer des doses plus faibles.
- Après un traitement prolongé, interrompre l'administration graduellement pour prévenir les symptômes de sevrage.

ENSEIGNEMENT AU PATIENT ET À SES PROCHES

- Expliquer au patient ce qu'on entend par administration sur demande et à quel moment il doit réclamer l'analgésique.
- Expliquer au patient les propriétés pharmacocinétiques (début, durée de l'effet, etc.) des différentes préparations disponibles (courte action, action prolongée pendant 12 ou 24 heures, timbre transdermique, injection, etc.).
- Prévenir le patient que le médicament peut provoquer de la somnolence et des étourdissements. Lui recommander de demander de l'aide lorsqu'il se déplace et de ne pas fumer lorsqu'il est seul. Lui conseiller de ne pas conduire et d'éviter les activités qui exigent sa vigilance jusqu'à ce qu'on ait la certitude que le médicament n'entraîne pas ces effets chez lui.
- Recommander au patient de changer lentement de position pour diminuer le risque d'hypotension orthostatique.
- Inciter le patient à ne pas boire d'alcool et à ne pas prendre d'autres dépresseurs du SNC en même temps que ces médicaments.
- Conseiller au patient de se tourner dans le lit, de tousser et de faire des exercices de respiration profonde toutes les 2 heures pour prévenir l'atélectasie.

VÉRIFICATION DE L'EFFICACITÉ THÉRAPEUTIQUE

L'efficacité du traitement peut être démontrée par : la diminution de l'intensité de la douleur sans modification importante de l'état de la conscience ou de l'état de la respiration.

ANALGÉSIQUES OPIACÉS INCLUS DANS LE *GUIDE*

ANESTHÉSIQUES ET ADJUVANTS ANESTHÉSIQUES

INDICATIONS

On utilise les anesthésiques (à action générale, locale ou régionale) pour induire l'anesthésie au cours d'une intervention chirurgicale, d'un accouchement, d'un procédé diagnostique ou dentaire et d'autres traitements. On administre l'anesthésie générale par voie parentérale ou par inhalation afin d'induire une dépression du SNC par stades progressifs et réversibles. Les anesthésiques locaux (par voie topique ou en injection) induisent l'anesthésie dans de petits territoires circonscrits. Les anesthésiques régionaux couvrent des territoires plus étendus (rachianesthésie ou anesthésie épidurale). Les adjuvants anesthésiques (anxiolytiques et hypnosédatifs, agents anticholinergiques, analgésiques opiacés, bloqueurs neuromusculaires) sont administrés avant, pendant ou après une intervention chirurgicale pour intensifier l'effet des anesthésiques.

MÉCANISME D'ACTION

Les anesthésiques locaux exercent une inhibition réversible du passage des ions à travers les membranes neuronales, empêchant ainsi le déclenchement et la transmission des influx nerveux normaux. Les adjuvants à l'anesthésie (alfentanil, fentanyl et sufentanil) se lient aux récepteurs opiacés du SNC modifiant ainsi la perception de la douleur et la réaction à celle-ci et entraînent une dépression du SNC. Le mécanisme d'action du propofol est inconnu, mais on sait qu'il exerce un effet hypnotique de courte durée et induit l'amnésie. Il ne possède aucune propriété analgésique.

CONTRE-INDICATIONS ET PRÉCAUTIONS/MISES EN GARDE

Contre-indications: Hypersensibilité et risque d'hypersensibilité croisée.
Précautions/mises en garde: Maladie hépatique, maladie cardiaque, hyperthyroïdie, dépression respiratoire, choc ou bloc cardiaque. Grossesse ou allaitement (la prudence est de mise, car l'innocuité de ces agents n'a pas été établie).

INTERACTIONS

Dépression additive du SNC lors de l'administration concomitante d'autres dépresseurs du SNC. Dépression et toxicité cardiaques additives lors de l'administration concomitante de phénytoïne, de quinidine, de procaïnamide ou de propranolol.

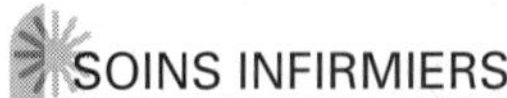

SOINS INFIRMIERS

ÉVALUATION DE LA SITUATION

- Déterminer le degré d'engourdissement de la région à anesthésier.
- Avant d'utiliser les anesthésiques par voie topique, il faut déceler la présence d'une éventuelle lésion. Appliquer seulement sur une peau intacte.
- Lors de l'utilisation du timbre de lidocaïne/prilocaïne, évaluer l'effet anesthésique sur la surface d'application après le retrait du timbre et avant l'intervention.
- Rester à l'affût des signes de toxicité générale, d'hypotension orthostatique et de déficit sensoriel et moteur non souhaité lors de l'administration d'agents épiduraux locaux.
- Lors de l'utilisation d'un agent à action générale (propofol), mesurer le pouls et la pression artérielle et suivre de près la fonction respiratoire et le niveau de conscience du patient, tout au long de l'administration du médicament et après le traitement.
- Consulter l'annexe G pour connaître la méthode d'administration des produits ophtalmiques.

DIAGNOSTICS INFIRMIERS POSSIBLES

- Douleur aiguë (Indications).
- Mobilité physique réduite (Réactions indésirables).
- Mode de respiration inefficace (Réactions indésirables).
- Connaissances insuffisantes sur le traitement médicamenteux (Enseignement au patient et à ses proches).

INTERVENTIONS INFIRMIÈRES

Infiltration locale: La lidocaïne peut être administrée en concomitance avec l'épinéphrine pour réduire l'absorption par voie générale et pour prolonger l'anesthésie locale.

Lidocaïne/prilocaïne: Appliquer une couche épaisse de médicament sur la région à anesthésier et couvrir d'un pansement occlusif au moins 1 heure avant le début de l'intervention.

Médicaments épiduraux: La dose est adaptée selon la réponse du patient jusqu'à ce qu'on ait obtenu le niveau d'anesthésie souhaité.

Propofol: La dose de propofol doit être adaptée selon la réponse du patient. Le propofol n'exerce aucun effet sur le seuil de la douleur. On devrait toujours assurer une analgésie appropriée lorsque le propofol est administré lors des interventions chirurgicales. Bien agiter la solution avant de l'administrer par voie IV et utiliser une technique aseptique rigoureuse lors de l'administration.

ENSEIGNEMENT AU PATIENT ET À SES PROCHES

Bloc ou infiltration locale: Recommander au patient de prévenir un professionnel de la santé dès qu'il ressent la moindre douleur.

Lidocaïne/prilocaïne: Expliquer au patient ou à ses parents l'objectif du traitement par la crème et le pansement occlusif.

Médicaments épiduraux: Recommander au patient de signaler à l'infirmière tout signe de toxicité générale.

Propofol: Expliquer au patient que ce médicament entraînera une perte de la mémoire et, de ce fait, ses souvenirs de l'intervention seront estompés. Lui recommander d'éviter de boire de l'alcool et de prendre d'autres dépresseurs du SNC dans les 24 heures qui suivent l'administration du médicament. Lui conseiller également de ne pas conduire et d'éviter les activités qui exigent sa vigilance pendant les 24 heures qui suivent l'administration de ce médicament.

VÉRIFICATION DE L'EFFICACITÉ THÉRAPEUTIQUE

L'efficacité du traitement peut être démontrée par : *Infiltration locale et médicaments épiduraux* – l'inhibition complète de la sensation de douleur ▪ *Lidocaïne/prilocaïne* – l'anesthésie de la surface sur laquelle le produit est appliqué ▪ *Propofol* – l'induction et le maintien de l'anesthésie ; l'amnésie.

ANESTHÉSIQUES ET ADJUVANTS ANESTHÉSIQUES INCLUS DANS LE *GUIDE*

ANTIANGINEUX

INDICATIONS

Les dérivés nitrés sont utilisés pour traiter et prévenir les crises d'angine. Seuls les dérivés nitrés (administrés par voie sublinguale, par voie linguale en pulvérisateur ou par voie IV) peuvent être utilisés dans le traitement des crises aiguës d'angine de poitrine. Les bloqueurs des canaux calciques et les bêta-bloquants sont utilisés en prophylaxie, lors du traitement prolongé de l'angine.

MÉCANISME D'ACTION

Plusieurs groupes différents de médicaments sont destinés au traitement de l'angine de poitrine. Les dérivés nitrés (dinitrate d'isosorbide, mononitrate d'isosorbide et nitroglycérine) sont conditionnés en pulvérisateur pour administration linguale ou sont présentés sous forme de comprimés sublinguaux, de solutions parentérales, de timbres cutanés et de préparations orales à libération prolongée. Les dérivés nitrés dilatent les coronaires et entraînent une vasodilatation systémique (diminution de la précharge). Les bloqueurs des canaux calciques dilatent les coronaires (certains ralentissent également la fréquence cardiaque). Les bêta-bloquants réduisent la consommation d'oxygène du myocarde en ralentissant la fréquence cardiaque. On peut associer deux ou même plusieurs agents, si on cherche à diminuer les effets secondaires ou les réactions indésirables.

CONTRE-INDICATIONS ET PRÉCAUTIONS/MISES EN GARDE

Contre-indications : Hypersensibilité. Éviter l'administration des bêta-bloquants et des bloqueurs des canaux calciques en présence d'un bloc cardiaque de stade avancé, d'un choc cardiogénique ou d'une insuffisance cardiaque non traitée.
Précautions/mises en garde : L'administration des bêta-bloquants aux patients souffrant de diabète, de maladie pulmonaire ou d'hypothyroïdie doit s'accompagner de prudence.

INTERACTIONS

Les dérivés nitrés, les bloqueurs des canaux calciques et les bêta-bloquants peuvent induire de l'hypotension lors de l'administration simultanée d'autres antihypertenseurs ou lors de l'ingestion de quantités importantes d'alcool. Le vérapamil, le diltiazem et les bêta-bloquants peuvent exercer des effets dépresseurs additifs sur le myocarde lors de l'administration simultanée d'autres agents qui modifient la fonction cardiaque. Le vérapamil est associé à de nombreuses autres interactions médicamenteuses importantes.

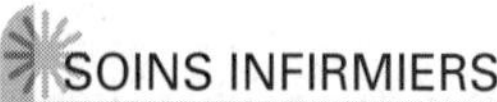

SOINS INFIRMIERS

ÉVALUATION DE LA SITUATION

- Déterminer le siège, la durée et l'intensité des douleurs angineuses et les facteurs qui les déclenchent.
- Mesurer la pression artérielle et le pouls à intervalles réguliers pendant toute la durée du traitement.

DIAGNOSTICS INFIRMIERS POSSIBLES

- Douleur aiguë (Indications).
- Irrigation tissulaire inefficace (Indications).
- Connaissances insuffisantes sur le traitement médicamenteux (Enseignement au patient et à ses proches).

INTERVENTIONS INFIRMIÈRES

Ces médicaments sont présentés sous diverses formes. Consulter la monographie de chaque médicament pour obtenir des renseignements sur la méthode d'administration.

ENSEIGNEMENT AU PATIENT ET À SES PROCHES

- Expliquer au patient qui prend simultanément des dérivés nitrés et des médicaments destinés au traitement prophylactique de l'angine qu'il doit continuer de suivre ces deux traitements en même temps, en respectant la prescription du médecin, et qu'il doit prendre la nitroglycérine par voie sublinguale, selon les besoins, en cas de crise d'angine.
- Demander au patient de prévenir immédiatement un professionnel de la santé si les douleurs thoraciques persistent ou s'aggravent après le traitement ou si elles sont accompagnées de diaphorèse, d'essoufflement ou de céphalées graves et persistantes.
- Conseiller au patient de changer lentement de position pour réduire les risques d'hypotension orthostatique.
- Recommander au patient d'éviter de boire de l'alcool pendant qu'il prend ces médicaments.

VÉRIFICATION DE L'EFFICACITÉ THÉRAPEUTIQUE

L'efficacité du traitement peut être démontrée par: la diminution de la fréquence et de la gravité des crises d'angine ▪ l'augmentation de la tolérance à l'effort.

ANTIANGINEUX INCLUS DANS LE *GUIDE*

bêta-bloquants
acébutolol, 1
aténolol, 82
métoprolol, 693
nadolol, 732
pindolol, 870
propranolol, 925

bloqueurs des canaux calciques
amlodipine, 47
bépridil, 103

diltiazem, 315
isradipine, 582
nifédipine, 761
vérapamil, 1129

dérivés nitrés et nitrates
isosorbide, dinitrate d', 579
isosorbide, mononitrate d', 580
nitroglycérine, 771

ANTIARYTHMIQUES

INDICATIONS

Suppression des arythmies cardiaques.

MÉCANISME D'ACTION

Ces médicaments corrigent les arythmies cardiaques par divers mécanismes, selon la classe d'agents utilisée. L'objectif thérapeutique est de diminuer la symptomatologie et d'augmenter le rendement hémodynamique. Le choix du médicament dépend de l'étiologie des arythmies et des caractéristiques de chaque patient. Avant d'amorcer la pharmacothérapie, il faut corriger, dans la mesure du possible, la cause de l'arythmie (par exemple, les troubles électrolytiques). Les principaux antiarythmiques sont généralement classés selon leurs effets sur les tissus qui assurent la conduction cardiaque (voir le tableau ci-dessous). On utilise également comme antiarythmiques, l'adénosine, l'atropine et la digoxine.

MÉCANISME D'ACTION DES PRINCIPAUX ANTIARYTHMIQUES

Classe	Médicament	Mécanisme
IA	disopyramide, procaïnamide, quinidine	Dépression de la conductance du sodium, prolongation de la période réfractaire efficace et de la durée du potentiel d'action, diminution de la capacité de réponse de la membrane
IB	fosphénytoïne, lidocaïne, mexilétine, phénytoïne, tocaïnide	Augmentation de la conductance du potassium, raccourcissement de la période réfractaire efficace et de la durée du potentiel d'action
IC	flécaïnide, propafénone	Ralentissement prononcé de la conduction, dépression marquée de la phase 0
II	acébutolol, esmolol, métoprolol, propranolol, sotalol	Interférence avec la conductance du sodium, dépression de la membrane cellulaire, diminution de l'automaticité, prolongation de la période réfractaire efficace du nœud A-V, inhibition d'une activité sympathique excessive
III	amiodarone, brétylium, ibutilide, sotalol	Interférence avec la norépinéphrine, prolongation de la durée du potentiel d'action et de la période réfractaire efficace
IV	diltiazem, vérapamil	Augmentation de la période réfractaire efficace du nœud A-V, inhibition des canaux calciques

CONTRE-INDICATIONS ET PRÉCAUTIONS/MISES EN GARDE

Contre-indications : Très différentes, selon l'agent administré. Consulter la monographie de chaque médicament.

Précautions/mises en garde : Très différentes, selon l'agent administré. Chez les personnes âgées et chez les patients souffrant d'insuffisance rénale ou hépatique, il faut ajuster la posologie en fonction du médicament administré. On doit évaluer les causes qu'il est possible de corriger (troubles électrolytiques, toxicité médicamenteuse). Consulter la monographie de chaque médicament.

INTERACTIONS

Très différentes, selon l'agent administré. Consulter la monographie de chaque médicament.

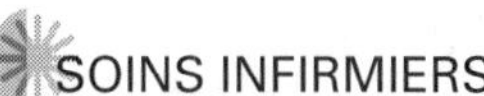

SOINS INFIRMIERS

ÉVALUATION DE LA SITUATION

Surveiller l'ÉCG et mesurer le pouls et la pression artérielle tout au long de l'administration par voie IV et à intervalles réguliers pendant le traitement par voie orale.

DIAGNOSTICS INFIRMIERS POSSIBLES

- Débit cardiaque diminué (Indications).
- Connaissances insuffisantes sur le traitement médicamenteux (Enseignement au patient et à ses proches)

INTERVENTIONS INFIRMIÈRES

- Mesurer le pouls à l'apex du cœur avant d'administrer le médicament par voie orale. Si la fréquence cardiaque est inférieure à 50 b.p.m., ne pas administrer l'agent et en informer le médecin ou un autre professionnel de la santé.
- Administrer les médicaments par voie orale avec un grand verre d'eau. La plupart des préparations à libération prolongée doivent être avalées telles quelles. Recommander au patient de ne pas briser, réduire en poudre ni croquer les comprimés et de ne pas ouvrir les capsules, à moins d'avoir reçu des consignes claires à ce sujet.

ENSEIGNEMENT AU PATIENT ET À SES PROCHES

- Expliquer au patient qu'il doit prendre le médicament par voie orale, à intervalles réguliers, 24 heures sur 24, en respectant scrupuleusement la posologie recommandée, même s'il se sent mieux.
- Montrer au patient ou à ses proches comment prendre le pouls. Recommander au patient de contacter un professionnel de la santé si la fréquence ou le rythme du pouls change.
- Conseiller au patient de consulter un professionnel de la santé avant de prendre un médicament en vente libre.
- Conseiller au patient de toujours porter sur lui une pièce d'identité où sont inscrits son problème de santé et son traitement médicamenteux.
- Insister sur l'importance des examens de suivi permettant d'évaluer les bienfaits du traitement.

VÉRIFICATION DE L'EFFICACITÉ THÉRAPEUTIQUE

L'efficacité du traitement peut être démontrée par: la réduction des arythmies cardiaques sans que des effets nocifs se manifestent.

ANTIARYTHMIQUES INCLUS DANS LE *GUIDE*

classe II
acébutolol, 1
esmolol, 389
métoprolol, 693
propranolol, 925
sotalol, 1017

classe III
amiodarone, 40
brétylium, A9
ibutilide, 524
sotalol, 1017

classe IV
diltiazem, 315
vérapamil, 1129

divers
adénosine, 15
atropine, 86
digoxine, 311

ANTICHOLINERGIQUES

INDICATIONS

Atropine: Bradyarythmies. **Scopolamine**: Nausées et vomissements provoqués par le mal des transports et le vertige. **Propanthéline** et **glycopyrrolate**: Diminution des sécrétions gastriques et augmentation du tonus du sphincter œsophagien. L'atropine et la scopolamine sont également des mydriatiques. **Oxybutynine** et **toltérodine**: Traitement des symptômes urinaires pouvant être associés à une vessie neurogène : p. ex., mictions fréquentes, mictions impérieuses, nycturies, incontinence, dysurie.

MÉCANISME D'ACTION

Inhibition compétitive de l'effet de l'acétylcholine. En plus, les anticholinergiques présentés dans ce guide ont des effets antimuscariniques puisqu'ils inhibent l'action de l'acétylcholine aux sites innervés par les nerfs cholinergiques post-ganglionnaires.

CONTRE-INDICATIONS ET PRÉCAUTIONS/MISES EN GARDE

Contre-indications: Hypersensibilité, glaucome à angle fermé, hémorragie grave, tachycardie (provoquée par la thyrotoxicose ou l'insuffisance cardiaque), myasthénie grave. **Précautions/mises en garde**: Les personnes âgées et les enfants sont davantage prédisposés à des réactions indésirables. Administrer avec prudence aux patients souffrant de troubles des voies urinaires, aux patients qui présentent un risque d'obstruction du tractus gastro-intestinal et à ceux souffrant de maladies rénale, cardiaque, hépatique ou pulmonaire chroniques.

INTERACTIONS

Effets anticholinergiques additifs, par exemple, sécheresse de la bouche (xérostomie), sécheresse des yeux (xérophtalmie), vision trouble, constipation, lors de l'administration d'autres agents ayant des effets anticholinergiques, dont les antihistaminiques, les antidépresseurs, la quinidine et le disopyramide. Ces agents peuvent modifier l'absorption gastro-intestinale d'autres médicaments en inhibant la motilité gastrique et en prolongeant le transit intestinal. Les antiacides peuvent diminuer l'absorption des anticholinergiques.

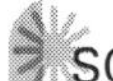

SOINS INFIRMIERS

ÉVALUATION DE LA SITUATION

- Mesurer les signes vitaux et examiner l'ÉCG fréquemment pendant l'administration par voie IV. Signaler rapidement au médecin toute modification importante de la fréquence cardiaque ou de la pression artérielle, tout comme l'angine et l'aggravation des extrasystoles ventriculaires.

- Effectuer le bilan des ingesta et des excreta chez les personnes âgées ou chez les patients ayant subi une intervention chirurgicale; les anticholinergiques peuvent provoquer une rétention urinaire.
- Suivre de près les signes de distension abdominale et ausculter les bruits intestinaux. La constipation peut devenir un problème. L'augmentation de l'apport de liquides et d'aliments riches en fibres peut aider à la soulager.
- Suivre à intervalles réguliers, pendant toute la durée du traitement, les mictions impérieuses ou fréquentes et l'incontinence urinaire par besoin impérieux.

DIAGNOSTICS INFIRMIERS POSSIBLES

- Débit cardiaque diminué (Indications).
- Atteinte à l'intégrité de la muqueuse buccale (Effets secondaires).
- Constipation (Effets secondaires).
- Élimination urinaire altérée (Indications).

INTERVENTIONS INFIRMIÈRES

Les timbres transdermiques de scopolamine doivent être appliqués au moins 4 heures avant les déplacements susceptibles d'entraîner le mal des transports.

PO: Administrer les doses orales d'atropine, de glycopyrrolate, de propanthéline ou de scopolamine, 30 minutes avant les repas.

ENSEIGNEMENT AU PATIENT ET À SES PROCHES

- Conseiller au patient de se rincer fréquemment la bouche, de consommer de la gomme à mâcher ou des bonbons sans sucre et de pratiquer une bonne hygiène orale pour soulager la sécheresse de la bouche.
- Prévenir le patient que les anticholinergiques peuvent provoquer de la somnolence. Lui conseiller de ne pas conduire et d'éviter les autres activités qui exigent sa vigilance jusqu'à ce qu'on ait la certitude que le médicament n'entraîne pas cet effet chez lui.

Usage ophtalmique: Prévenir le patient que les préparations ophtalmiques peuvent rendre passagèrement la vision trouble et entraver la capacité d'apprécier les distances. Lui conseiller de porter des verres fumés pour se protéger contre la lumière vive.

VÉRIFICATION DE L'EFFICACITÉ THÉRAPEUTIQUE

L'efficacité du traitement peut être démontrée par: l'augmentation de la fréquence cardiaque ■ la diminution des nausées et des vomissements provoqués par le mal des transports ou le vertige ■ la sécheresse de la bouche (xérostomie) ■ la dilatation des pupilles ■ la diminution de la motilité gastro-intestinale ■ la résolution des symptômes de la maladie de Parkinson ■ le soulagement du spasme de la vessie et des symptômes connexes (mictions fréquentes ou impérieuses, nycturie et incontinence) chez les patients présentant une vessie neurogène.

ANTICHOLINERGIQUES INCLUS DANS LE *GUIDE*

ANTICOAGULANTS

INDICATIONS

Prévention et traitement des thromboembolies, comprenant la thrombose veineuse profonde, l'embolie pulmonaire et la fibrillation auriculaire accompagnée d'embolie.

MÉCANISME D'ACTION

Ces agents préviennent la formation et la prolifération des caillots sanguins, sans pour autant pouvoir dissoudre les caillots existants. Les deux types d'anticoagulants administrés le plus souvent sont les héparines, par voie parentérale, et la warfarine, par voie orale. On amorce habituellement le traitement avec de l'héparine, en raison de son début d'action rapide. Comme les effets anticoagulants de la warfarine ne se manifestent qu'après plusieurs jours, ce médicament est administré en traitement d'entretien. Si la thromboembolie est grave, le traitement à l'héparine peut être précédé par un traitement thrombolytique (alteplase, retéplase, streptokinase ou tenecteplase). On utilise surtout les faibles doses d'héparine et les héparines de faible poids moléculaire pour prévenir la thrombose veineuse profonde après certaines interventions chirurgicales. Les faibles doses d'héparine sont aussi utilisées dans certaines circonstances où l'alitement prolongé augmente le risque de thromboembolie. Le danaparoïde est, quant à lui, surtout utilisé chez les patients souffrant d'une thrombocytopénie aiguë provoquée par l'héparine (TIH) accompagnée ou non d'épisodes thrombotiques, ainsi que chez ceux qui ont des antécédents bien documentés de TIH.

CONTRE-INDICATIONS ET PRÉCAUTIONS/MISES EN GARDE

Contre-indications : Troubles de coagulation sous-jacents, ulcère gastro-intestinal, cancer, intervention chirurgicale récente ou hémorragie active. L'administration de la warfarine aux femmes enceintes est contre-indiquée.

Précautions/mises en garde : L'administration d'un anticoagulant aux patients qui présentent un risque de saignement doit s'accompagner de prudence. L'héparine ne traverse pas le placenta. L'héparine et les agents apparentés devraient être utilisés avec prudence chez les patients qui reçoivent une analgésie épidurale.

INTERACTIONS

La warfarine se lie fortement aux protéines et peut déplacer d'autres médicaments doués de cette propriété ou être déplacée par eux. Les interactions qui en résultent dépendent du médicament qui a été déplacé. Les saignements peuvent être aggravés par l'aspirine, par de fortes doses de pénicilline ou de médicaments apparentés, comme le céfamandole, la céfotétane, la céfopérazone, tout comme par la plicamycine, l'acide valproïque, ou les AINS.

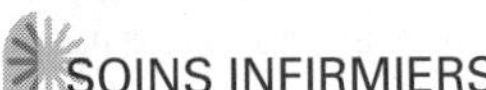

SOINS INFIRMIERS

ÉVALUATION DE LA SITUATION

- Rechercher les signes de saignement et d'hémorragie (saignement des gencives et du nez ; contusions inhabituelles ; selles noires, goudronneuses ; hématurie, chute de l'hématocrite ou de la pression artérielle ; présence de sang occulte dans les selles, l'urine ou les échantillons prélevés par aspiration nasogastrique).

- Rechercher les signes et les symptômes qui révèlent une aggravation ou l'apparition d'une thrombose. Les symptômes dépendent du territoire touché.

Tests de laboratoire:

- Noter à intervalles fréquents le temps de céphaline activé (aPTT) pendant le traitement à l'héparine administrée à pleine dose, le temps de prothrombine (PT) ou le rapport international normalisé (RIN) pendant le traitement à la warfarine, ainsi que l'hématocrite et les autres facteurs de coagulation pour les deux types de traitement.
- Surveiller le temps de saignement tout au long du traitement antiplaquettaire. Une prolongation du temps de saignement, dépendante de la dose et du temps écoulé depuis l'administration, est prévisible.

Toxicité et surdosage: En cas de surdosage ou d'une anticoagulation qu'il faut renverser sans délai, l'antidote des héparines est le sulfate de protamine et celui de la warfarine, la vitamine K (phytonadione). En cas d'hémorragie grave provoquée par la warfarine, l'administration de sang complet ou de plasma peut également s'avérer nécessaire en raison du délai d'action de la vitamine K.

DIAGNOSTICS INFIRMIERS POSSIBLES

- Irrigation tissulaire inefficace (Indications).
- Risque d'accident (Effets secondaires).
- Connaissances insuffisantes sur le traitement médicamenteux (Enseignement au patient et à ses proches).

INTERVENTIONS INFIRMIÈRES

- Signaler à tous les membres de l'équipe de soins que le patient suit un traitement anticoagulant. Appliquer une pression sur les points d'injection et de ponction veineuse pour éviter le saignement ou la formation d'un hématome.
- Lors des perfusions continues, administrer la solution par une pompe à perfusion afin de s'assurer que le patient reçoit la dose exacte.

ENSEIGNEMENT AU PATIENT ET À SES PROCHES

- Recommander au patient d'éviter les activités pendant lesquelles il pourrait se blesser, d'utiliser une brosse à dents à poils doux et un rasoir électrique et de signaler immédiatement à un professionnel de la santé un saignement ou une contusion inhabituelles.
- Conseiller au patient de consulter un professionnel de la santé avant de prendre des médicaments en vente libre, particulièrement ceux qui contiennent de l'aspirine, des AINS ou de l'alcool.
- Passer en revue avec le patient qui prend de la warfarine les aliments riches en vitamine K (voir l'annexe J). Lui expliquer qu'il devrait consommer les aliments de ce type en quantité limitée, en tout temps, étant donné que la vitamine K contrecarre l'effet de la warfarine. L'avertir qu'une consommation de tels aliments, qui varie fortement, pourrait entraîner des fluctuations dans le temps de prothrombine et dans le rapport international normalisé.
- Expliquer au patient qu'il est important de se soumettre fréquemment à des tests permettant d'analyser les facteurs de coagulation.
- Conseiller au patient de porter constamment sur lui une pièce d'identité où est inscrit son traitement médicamenteux et d'informer tous les membres de l'équipe de soins qu'il suit un traitement anticoagulant, avant de se soumettre à des examens diagnostiques, à un quelconque traitement ou à une intervention chirurgicale.

VÉRIFICATION DE L'EFFICACITÉ THÉRAPEUTIQUE

L'efficacité du traitement peut être démontrée par: la prévention d'une coagulation indésirable et de ses séquelles sans signes d'hémorragie ▪ la prévention des AVC, des infarctus du myocarde et du décès par maladie vasculaire chez les patients exposés à ce risque.

ANTICOAGULANTS INCLUS DANS LE *GUIDE*

ANTICONVULSIVANTS

INDICATIONS

Voir le tableau ci-dessous.

MÉCANISME D'ACTION

Les anticonvulsivants englobent un grand nombre d'agents capables d'inhiber les décharges neuronales anormales du SNC, qui pourraient entraîner des crises convulsives. Selon le groupe auquel ils appartiennent, ces agents peuvent prévenir la propagation de l'activité convulsive, déprimer le centre moteur du cortex, élever le seuil de convulsion ou modifier les concentrations de neurotransmetteurs. Consulter la monographie de chaque médicament.

PRINCIPALES CLASSES D'ANTICONVULSIVANTS : MÉDICAMENTS ET INDICATIONS

CLASSE	MÉDICAMENT	TYPE DE CRISE
Barbituriques	pentobarbital	Traitement d'urgence de certains états convulsifs associés au tétanos, à l'état de mal épileptique et aux réactions toxiques à la strychnine ou aux anesthésiques locaux
	phénobarbital	Crises tonicocloniques généralisées complexes, crises partielles, état de mal épileptique
	primidone	Traitement des crises généralisées et tonicocloniques et des crises épileptiques focales ou partielles à sémiologie complexe
Benzodiazépines	clonazépam	Prophylaxie : petit mal, petit mal variant (syndrome de Lennox-Gastaut), crises akinétiques, crises myocloniques
	clorazépate	Crises épileptiques partielles (usage non approuvé)
	diazépam (voie IV)	État de mal épileptique, y compris les crises graves et récurrentes
	lorazépam (voie IV)	État de mal épileptique
Hydantoïnes	fosphénytoïne	Traitement parentéral à court terme des crises épileptiques, traitement/prévention des convulsions pendant une neurochirurgie
	phénytoïne	Crises tonicocloniques, crises épileptiques partielles à symptomatologie complexe
Valproates	acide valproïque, divalproex sodique, valproate sodique	Crises tonicocloniques. Absences à symptomatologie simple ou complexe

CLASSE	MÉDICAMENT	TYPE DE CRISE
Divers	carbamazépine	Crises tonicocloniques, crises partielles à symptomatologie complexe, crises mixtes
	gabapentine	Traitement adjuvant
	lamotrigine	Traitement d'appoint chez les adultes atteints d'épilepsie dont l'état n'est pas maîtrisé de façon satisfaisante par les traitements traditionnels En monothérapie chez les adultes, après l'arrêt du traitement par les antiépileptiques administrés en concomitance Traitement d'appoint chez les enfants et les adultes présentant des crises épileptiques associées au syndrome de Lennox-Gastaut
	magnésium, sulfate de	Éclampsie ou pré-éclampsie graves
	oxcarbazépine	Monothérapie ou traitement d'appoint des crises partielles chez les adultes Traitement d'appoint des crises partielles chez les enfants âgés de 4 à 16 ans
	tiagabine	Traitement adjuvant des crises partielles
	topiramate	Traitement adjuvant des crises partielles ou épileptiques tonico-cloniques primaires généralisées

CONTRE-INDICATIONS ET PRÉCAUTIONS/MISES EN GARDE

Contre-indications: Très différentes selon l'agent administré. Consulter la monographie de chaque médicament.

Précautions/mises en garde: Maladie hépatique ou rénale grave (administrer ces agents avec prudence dans ce cas). Chez les patients atteints d'une telle maladie, un ajustement de la posologie peut s'imposer. Choisir soigneusement les agents à administrer pendant la grossesse et l'allaitement. Risque de syndrome fœtal de l'hydantoïne, si la mère a reçu de la phénytoïne au cours de la grossesse.

INTERACTIONS

Les barbituriques stimulent le métabolisme d'autres médicaments métabolisés par le foie et en diminuent l'efficacité. Les hydantoïnes se lient très fortement aux protéines et peuvent déplacer les autres médicaments doués de cette propriété ou être déplacées par eux. La lamotrigine, la tiagabine et le topiramate peuvent interagir avec plusieurs autres anticonvulsivants. On trouve plus de détails sur les interactions spécifiques dans la monographie de chaque médicament. De nombreux médicaments, dont les antidépresseurs tricycliques et les phénothiazines, peuvent abaisser le seuil de convulsion et diminuer l'efficacité des anticonvulsivants.

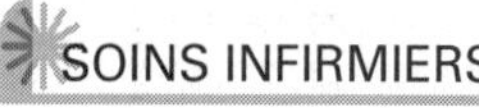

SOINS INFIRMIERS

ÉVALUATION DE LA SITUATION

Déterminer le siège, la durée et les caractéristiques des crises.

Toxicité et surdosage : Suivre de près les concentrations sériques de médicament pendant toute la durée du traitement anticonvulsivant, particulièrement lors de l'ajout ou de l'abandon d'autres agents.

DIAGNOSTICS INFIRMIERS POSSIBLES

- Risque d'accident (Indications, Effets secondaires).

- Connaissances insuffisantes sur le traitement médicamenteux (Enseignement au patient et à ses proches).

INTERVENTIONS INFIRMIÈRES

- Administrer les anticonvulsivants 24 heures sur 24. Le sevrage brusque peut déclencher l'état de mal épileptique.
- Prendre les mesures qui s'imposent en cas de crise.

ENSEIGNEMENT AU PATIENT ET À SES PROCHES

- Expliquer au patient qu'il doit prendre le médicament tous les jours, en respectant scrupuleusement la posologie recommandée.
- Prévenir le patient que ces médicaments peuvent provoquer de la somnolence. Lui conseiller de ne pas conduire et d'éviter les activités qui exigent sa vigilance jusqu'à ce qu'on ait la certitude que le médicament n'entraîne pas cet effet chez lui. Lui expliquer qu'il ne pourra reprendre la conduite automobile que si le médecin lui en donne l'autorisation, une fois que les crises ont été stabilisées.
- Recommander au patient de ne pas boire d'alcool et de ne pas prendre d'autres dépresseurs du SNC en même temps que ces médicaments.
- Conseiller au patient de porter constamment sur lui une pièce d'identité où sont inscrits son problème de santé et son traitement médicamenteux.

VÉRIFICATION DE L'EFFICACITÉ THÉRAPEUTIQUE

L'efficacité du traitement peut être démontrée par: la diminution de la fréquence ou la suppression des crises, sans sédation excessive.

ANTICONVULSIVANTS INCLUS DANS LE *GUIDE*

barbituriques
pentobarbital, 846
phénobarbital, 855
primidone, 87

benzodiazépines
clonazépam, 229
clorazépate, 235
diazépam, 301
lorazépam, 632

hydantoïnes
fosphénytoïne, 860
phénytoïne, 860

valproates
acide valproïque, 1121
divalproex sodique, 1121
valproate sodique, 1121

divers
carbamazépine, 157
gabapentine, 465
lamotrigine, 602
magnésium, sulfate de, 642
oxcarbazépine, 806
tiagabine, 1076
topiramate, 1095

ANTIDÉPRESSEURS

INDICATIONS

Traitement des diverses formes de dépression endogène, souvent en association avec la psychothérapie. Les autres indications comprennent: le traitement de l'anxiété (doxépine) ■ l'énurésie (imipramine) ■ la douleur chronique (amitriptyline, doxépine, imipramine et nortriptyline) [usage non approuvé] ■ l'abandon de la cigarette (bupropion) ■ la boulimie (fluoxétine) ■ le trouble obsessionnel-compulsif (clomipramine, fluoxétine, fluvoxamine, paroxétine et sertraline) ▪ le trouble panique (fluoxétine [usage non approuvé], paroxétine et sertraline) ▪ la phobie sociale (paroxétine).

MÉCANISME D'ACTION

L'effet antidépresseur de ces médicaments est vraisemblablement attribuable à la prévention du recaptage de la dopamine, de la noradrénaline ou de la sérotonine (selon l'agent) par les neurones présynaptiques, ce qui entraîne une accumulation de ces neurotransmetteurs. Les deux principales classes d'antidépresseurs sont les antidépresseurs tricycliques et les inhibiteurs sélectifs du recaptage de la sérotonine (ISRS). La plupart des antidépresseurs tricycliques sont doués de propriétés anticholinergiques et sédatives importantes, ce qui explique bon nombre de leurs effets secondaires (amitriptyline, clomipramine, doxépine, imipramine, nortriptyline). Les ISRS sont particulièrement susceptibles d'induire l'insomnie (fluoxétine, fluvoxamine, paroxétine et sertraline).

CONTRE-INDICATIONS ET PRÉCAUTIONS/MISES EN GARDE

Contre-indications: Hypersensibilité. L'administration de ces agents est déconseillée en présence d'un glaucome à angle fermé. Administration déconseillée pendant la grossesse et l'allaitement et immédiatement après un infarctus du myocarde.

Précautions/mises en garde: Administrer ce type de médicament avec prudence aux personnes âgées et aux patients souffrant de maladie cardiovasculaire. Les hommes âgés, souffrant d'hypertrophie de la prostate, peuvent être davantage prédisposés à la rétention urinaire. Les effets secondaires anticholinergiques, par exemple, sécheresse des yeux (xérophtalmie), sécheresse de la bouche (xérostomie), vision trouble et constipation, peuvent dicter la modification de la posologie ou l'abandon du traitement. La posologie doit être ajustée lentement; la réponse thérapeutique peut commencer à se manifester de 2 à 4 semaines plus tard. Ces médicaments, et particulièrement le bupropion, peuvent abaisser le seuil de convulsion.

INTERACTIONS

Antidépresseurs tricycliques: Ces médicaments peuvent provoquer de l'hypertension, de la tachycardie et des convulsions lors de l'administration concomitante d'IMAO. Ils peuvent empêcher la réponse thérapeutique à certains antihypertenseurs. Effets additifs sur la dépression du système nerveux central, lors de l'administration simultanée d'autres dépresseurs du SNC. L'activité sympathomimétique peut être intensifiée lors de l'administration concomitante d'autres sympathomimétiques. Effets anticholinergiques additifs lors de l'administration simultanée d'autres médicaments doués de telles propriétés. **IMAO**: Une crise hypertensive peut être déclenchée par l'administration simultanée d'IMAO et d'amphétamines, de méthyldopa, de lévodopa, de dopamine, d'épinéphrine, de norépinéphrine, de désipramine, d'imipramine, de guanéthidine, de réserpine ou de vasoconstricteurs. Les aliments contenant de la tyramine peuvent aussi déclencher une crise hypertensive. Risque d'hypertension ou d'hypotension, de coma, de convulsions et de décès lors de l'administration simultanée de la mépéridine ou d'autres analgésiques opiacés et d'IMAO. Risques additifs d'hypotension lors de l'administration concomitante d'antihypertenseurs ou d'une rachianesthésie et d'IMAO. Risques additifs d'hypoglycémie lors de l'administration simultanée d'insuline ou d'hypoglycémiants oraux et d'IMAO. **Fluoxétine, fluvoxamine, bupropion, citalopram, paroxétine, sertraline ou venlafaxine**: Ne pas les administrer en association avec des IMAO ou dans les semaines suivant un traitement par ces agents (voir la monographie de chaque médicament). Le risque de réactions indésirables peut être accru par le **rizatriptan**, le **naratriptan**, le **sumatriptan** ou le **zolmitriptan**.

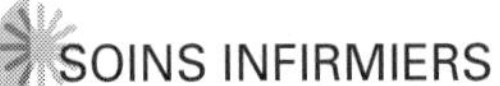

SOINS INFIRMIERS

ÉVALUATION DE LA SITUATION

Observer l'état de conscience et l'affect du patient. Déceler les tendances suicidaires, particulièrement au début du traitement. Réduire la quantité de médicament dont le patient peut disposer.

Toxicité et surdosage: La consommation d'aliments contenant de la tyramine lors d'un traitement par les IMAO peut déclencher une crise hypertensive. Les symptômes comprennent des douleurs thoraciques, des céphalées graves, la raideur de la nuque, des nausées et des vomissements, la photosensibilité et la dilatation des pupilles. Traitement: phentolamine par voie IV.

DIAGNOSTICS INFIRMIERS POSSIBLES

- Stratégies d'adaptation inefficaces (Indications).
- Risque d'accident (Effets secondaires).
- Connaissances insuffisantes sur le traitement médicamenteux (Enseignement au patient et à ses proches).

INTERVENTIONS INFIRMIÈRES

Administrer les médicaments qui entraînent la sédation au coucher, pour éviter une somnolence diurne excessive, et les médicaments qui entraînent l'insomnie (fluoxétine, fluvoxamine, paroxétine, sertraline, IMAO), dans la matinée. Administrer le bupropion en doses fractionnées seulement.

ENSEIGNEMENT AU PATIENT ET À SES PROCHES

- Recommander au patient d'éviter de boire de l'alcool et de prendre des dépresseurs du SNC en même temps que ces médicaments. Inciter le patient qui reçoit des IMAO à ne pas prendre des médicaments en vente libre et à ne pas consommer des aliments et des boissons qui contiennent de la tyramine (voir l'annexe J) pendant le traitement et pendant au moins deux semaines après l'arrêt de la médication, pour éviter les risques de crise hypertensive. Conseiller au patient de signaler immédiatement à un professionnel de la santé tout symptôme qui peut évoquer une crise hypertensive.
- Prévenir le patient que les antidépresseurs peuvent provoquer des étourdissements ou de la somnolence. Lui conseiller de ne pas conduire et d'éviter les activités qui exigent sa vigilance jusqu'à ce qu'on ait la certitude que le médicament n'entraîne pas ces effets chez lui.
- Conseiller au patient de changer lentement de position afin de réduire les risques d'hypotension orthostatique.
- Recommander au patient de signaler à un professionnel de la santé les symptômes suivants: sécheresse de la bouche, rétention urinaire, constipation. Lui expliquer qu'il peut aider à soulager la sécheresse de la bouche en se rinçant souvent la bouche, en pratiquant une bonne hygiène orale et en consommant des bonbons ou de la gomme à mâcher sans sucre. Lui expliquer également que pour aider à prévenir la constipation il doit consommer plus de liquides et d'aliments riches en fibres et faire régulièrement de l'exercice.
- Recommander au patient qui doit suivre un traitement ou subir une intervention chirurgicale de prévenir le professionnel de la santé qu'il suit un traitement médicamenteux. Il faut habituellement arrêter le traitement aux IMAO au moins deux semaines avant l'administration d'agents anesthésiques.

- Expliquer au patient l'importance de la psychothérapie et des examens de suivi permettant de déterminer les bienfaits du traitement.

VÉRIFICATION DE L'EFFICACITÉ THÉRAPEUTIQUE

L'efficacité du traitement peut être démontrée par: la résolution de l'état dépressif ▪ l'apaisement de l'anxiété ▪ la maîtrise de l'énurésie chez les enfants de plus de 5 ans ▪ le soulagement de la douleur chronique d'origine neurologique ▪ la maîtrise du trouble panique, de la phobie sociale, de la boulimie et du trouble obsessionnel-compulsif ▪ l'abandon de la cigarette.

ANTIDÉPRESSEURS INCLUS DANS LE *GUIDE*

inhibiteurs de la monoamine-oxydase (IMAO)
phénelzine, 548
tranylcypromine, 548

inhibiteurs sélectifs du recaptage de la sérotonine (ISRS)
citalopram, 218
fluoxétine, 446
fluvoxamine, 457
paroxétine, 825
sertraline, 999

tricycliques
amitriptyline, 44
clomipramine, 227
doxépine, 354
imipramine, 534
nortriptyline, 777

divers
bupropion, 134
mirtazapine, 709
néfazodone, 747
trazodone, 1105
venlafaxine, 1127

ANTIDIABÉTIQUES

INDICATIONS

On administre l'insuline dans le traitement du diabète insulinodépendant (DID, diabète de type 1). On peut également l'administrer pour traiter le diabète non insulinodépendant (DNID, diabète de type 2), lorsque la diétothérapie et le traitement par un agent oral ne réussissent pas à équilibrer adéquatement la glycémie. Le choix de la préparation d'insuline (action rapide, action intermédiaire ou action prolongée) et de sa source (bovine, bovine et porcine ou humaine) dépendent du degré de maîtrise souhaité, des fluctuations quotidiennes de la glycémie et des réactions préalables. Les préparations orales ne doivent être administrées qu'en cas de diabète non insulinodépendant (DNID, diabète de type 2). L'administration des médicaments par voie orale n'est justifiée que si la diétothérapie et l'exercice physique n'équilibrent pas la glycémie et ne permettent pas de supprimer les symptômes de diabète. Certains agents oraux peuvent être administrés en même temps que l'insuline.

MÉCANISME D'ACTION

L'insuline, hormone produite par le pancréas, abaisse la glycémie en augmentant le transport du glucose vers les cellules et en favorisant la transformation du glucose en glycogène. Elle favorise également la transformation des acides aminés en protéines dans le tissu musculaire, stimule la formation des triglycérides et inhibe la libération d'acides gras libres. Les sulfonylurées et le répaglinide abaissent la glycémie, en stimulant la sécrétion endogène d'insuline par les cellules bêta du pancréas, alors que les sulfonylurées et la metformine augmentent la sensibilité à l'insuline au niveau des sites des récepteurs intracellulaires. La metformine diminue également la production de glucose par le foie et son absorption par les intestins. Les hypoglycémiants oraux ne doivent être administrés que si la fonction pancréatique est intacte. Le miglitol retarde la digestion des glucides, ce qui abaisse la glycémie, particulièrement après les repas. On peut l'administrer avec des sulfonylurées. Les thiazolidinediones améliorent la sensibilité à l'insuline par un effet agoniste au niveau des sites récepteurs jouant un rôle dans la réactivité de l'insuline et la production et l'utilisation du glucose qui s'ensuit. L'action ne peut se manifester qu'en présence d'insuline.

CONTRE-INDICATIONS ET PRÉCAUTIONS/MISES EN GARDE

Contre-indications: *Insuline* – Hypoglycémie. *Hypoglycémiants oraux* – Hypersensibilité (une sensibilité croisée peut se produire lors de l'administration d'autres sulfonylurées ou sulfamides). Hypoglycémie. DID, diabète de type 1. Précoma, coma diabétique ou acidocétose. Éviter l'administration de ces médicaments aux patients souffrant de dysfonctionnement grave des reins, du foie et de la thyroïde ou d'autres dysfonctionnements des glandes endocrines. Ne pas administrer ces médicaments aux femmes enceintes ou à celles qui allaitent. *Metformine* – Hypersensibilité, DID, acidose métabolique et antécédents d'acidocétose ou d'acidose lactique, insuffisance rénale, études radiographiques concomitantes nécessitant l'administration IV d'une substance de contraste iodée (interrompre temporairement l'administration de la metformine), grossesse. *Répaglinide* – Hypersensibilité, grossesse ou allaitement, acidocétose diabétique avec ou sans coma, DID. *Miglitol* – Hypersensibilité, acidocétose diabétique, maladie inflammatoire de l'intestin ou autre maladie intestinale chronique qui entrave l'absorption ou qui prédispose à l'occlusion intestinale, allaitement. *Thiazolidinediones* – Hypersensibilité, insuffisance hépatique grave, insuffisance cardiaque aiguë, DID, acidocétose diabétique.

Précautions/mises en garde: *Insuline* – L'infection, le stress ou les modifications d'ordre diététique peuvent modifier les besoins en insuline. *Hypoglycémiants oraux* – Administrer ces agents avec prudence aux personnes âgées; une réduction de la posologie peut être nécessaire. L'infection, le stress ou les modifications diététiques peuvent modifier les besoins en hypoglycémiants. Faire preuve de prudence lors de l'administration de ces agents chez les patients ayant des antécédents de maladie cardiovasculaire. *Metformine* – La metformine peut provoquer une acidose lactique. Faire preuve de prudence en administrant ce médicament chez des gens âgés ou débilités; il est parfois nécessaire de diminuer la dose. Hypoxie. *Miglitol* – Fièvre, infection, traumatisme, stress, insuffisance rénale. *Répaglinide* – Insuffisance hépatique. *Thiazolidinediones* – Œdème.

INTERACTIONS

Insuline: Effets hypoglycémiants additifs lors de l'administration concomitante d'hypoglycémiants oraux. **Hypoglycémiants oraux:** L'alcool, pris en même temps que certains de ces agents, peut entraîner une réaction similaire à la réaction au disulfirame. L'alcool, les corticostéroïdes, la rifampine, le glucagon et les diurétiques thiazidiques peuvent diminuer l'efficacité de ces médicaments. Les stéroïdes anabolisants, le chloramphénicol, le clofibrate, les IMAO, la plupart des anti-inflammatoires non stéroïdiens, les salicylates, les sulfamides et la warfarine peuvent en augmenter l'effet hypoglycémiant. Les bêta-bloquants peuvent provoquer une hypoglycémie et en masquer les signes et les symptômes. **Metformine:** L'administration d'une substance de contraste à base d'iode ou une consommation excessive ou prolongée d'alcool peuvent élever le risque d'acidose lactique.

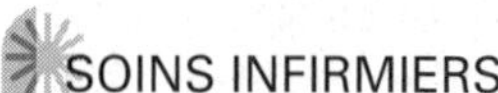

SOINS INFIRMIERS

ÉVALUATION DE LA SITUATION

- Suivre de près les signes et les symptômes d'hypoglycémie.
- Les thiazolidinediones et le miglitol ne provoquent pas d'hypoglycémie lorsqu'ils sont administrés seuls, mais peuvent intensifier l'effet hypoglycémiant des autres agents hypoglycémiants.
- Chez les patients dont la glycémie a été bien équilibrée par la metformine, mais qui manifestent une maladie ou dont les épreuves de laboratoire révèlent des anomalies, on devrait rechercher des signes d'acidocétose ou d'acidose lactique. Noter les taux d'électrolytes sériques, les corps cétoniques, la glycémie et, au besoin, le pH sanguin, les concentrations de lactate, de pyruvate et de metformine. Si l'une de ces formes d'acidose est présente, cesser immédiatement l'administration de la metformine et traiter l'acidose.

Tests de laboratoire: Il faudrait suivre de près les taux de glucose sérique et d'hémoglobine glyquée à intervalles réguliers tout au long du traitement afin d'en déterminer les bienfaits.

DIAGNOSTICS INFIRMIERS POSSIBLES

- Alimentation excessive (Indications).
- Connaissances insuffisantes sur le traitement médicamenteux (Enseignement au patient et à ses proches).
- Non-observance du traitement médicamenteux (Enseignement au patient et à ses proches).

INTERVENTIONS INFIRMIÈRES

- Administrer l'insuline selon une échelle aux patients dont la glycémie est équilibrée, mais qui sont soumis à un stress, qui ont de la fièvre, qui souffrent de traumatismes ou d'infection ou qui doivent subir une intervention chirurgicale. En présence d'un épisode aigu, cesser l'administration de metformine ; ne la reprendre qu'une fois que l'épisode a été maîtrisé.
- Chez les patients qui passent des doses quotidiennes d'insuline aux hypoglycémiants oraux, la substitution doit se faire parfois graduellement.

Insuline: Il existe différents types d'insuline, provenant de différentes sources. Vérifier le type, la source, la dose et la date de péremption de l'insuline en présence d'une autre infirmière diplômée. Ne pas substituer une insuline à une autre sans l'ordre explicite du médecin. Toujours utiliser une seringue à insuline pour prélever la dose.

ENSEIGNEMENT AU PATIENT ET À SES PROCHES

- Expliquer au patient que le médicament équilibre l'hyperglycémie, mais ne guérit pas le diabète. Le traitement est de longue durée.
- Expliquer au patient les signes d'hypoglycémie et d'hyperglycémie. En cas d'hypoglycémie, recommander au patient de prendre un verre de jus d'orange, ou deux ou trois cuillerées à thé de sucre, de miel ou de sirop de maïs dans de l'eau (les patients sous miglitol doivent prendre du glucose, et non du sucre ordinaire) et d'en informer immédiatement un professionnel de la santé.
- Inciter le patient à suivre la diétothérapie, la pharmacothérapie et le programme d'exercices prescrits afin de prévenir les épisodes d'hypoglycémie ou d'hyperglycémie.

- Montrer au patient comment mesurer la glycémie et la cétonémie.
- Recommander au patient de signaler à un professionnel de la santé les nausées, les vomissements et la fièvre, et de le prévenir s'il est incapable de suivre son régime alimentaire habituel ou si sa glycémie n'est pas équilibrée.
- Inciter le patient à toujours avoir sur lui du sucre ou une forme de glucose et à porter en tout temps un bracelet d'identité où est inscrit son traitement médicamenteux.
- Pendant la grossesse, on recommande d'utiliser l'insuline pour maîtriser la glycémie. Conseiller aux patientes d'utiliser une méthode contraceptive autre que les contraceptifs oraux et d'aviser sans délai le médecin si une grossesse est prévue ou soupçonnée.

Insuline : Faire une démonstration de la technique d'auto-injection et informer le patient du type d'insuline qu'il doit utiliser ainsi que des fournitures médicales dont il doit se munir (seringue et stylo-cartouche). Lui expliquer comment conserver l'insuline et comment mettre au rebut les seringues. Lui expliquer aussi qu'il est important de ne pas changer de marque d'insuline ou de seringue. Lui montrer comment choisir les points d'injection et comment en effectuer la rotation. Insister sur la nécessité d'observer rigoureusement le traitement.

Sulfonylurées : Prévenir le patient que la consommation simultanée d'alcool peut entraîner une réaction semblable à la réaction au disulfirame (crampes abdominales, nausées, bouffées vasomotrices, céphalées et hypoglycémie).

Metformine : Mettre en garde le patient contre le risque d'acidose lactique et lui expliquer qu'il pourrait être nécessaire d'arrêter le traitement par cet agent, en cas d'infection grave, de déshydratation ou de diarrhée grave ou persistante, ou si des tests médicaux ou une intervention chirurgicale s'imposent.

Thiazolidinediones : Conseiller au patient d'informer un professionnel de la santé si des signes de dysfonctionnement hépatique se manifestent (nausées, vomissements, douleurs abdominales, fatigue, anorexie, urines foncées, jaunisse).

VÉRIFICATION DE L'EFFICACITÉ THÉRAPEUTIQUE

L'efficacité du traitement peut être démontrée par : la maîtrise de la glycémie sans épisodes d'hypoglycémie ou d'hyperglycémie.

ANTIDIABÉTIQUES INCLUS DANS LE *GUIDE*

ANTIDIARRHÉIQUES

INDICATIONS

Soulagement de la diarrhée aiguë et chronique non spécifique et suppression des symptômes.

MÉCANISME D'ACTION

Le diphénoxylate avec de l'atropine et le lopéramide ralentissent la motilité intestinale et le péristaltisme. Le sous-salicylate de bismuth modifie le contenu en liquides des selles. Le polycarbophile est un antidiarrhéique qui capte l'eau contenue dans la lumière de l'intestin, favorisant ainsi l'élimination de selles bien formées. L'octréotide est surtout administré en cas de diarrhée associée à des tumeurs gastro-intestinales endocrines. La cholestyramine est utilisée pour le traitement symptomatique de la diarrhée induite par les acides biliaires.

CONTRE-INDICATIONS ET PRÉCAUTIONS/MISES EN GARDE

Contre-indications : Antécédents d'hypersensibilité. Douleurs abdominales graves, d'étiologie inconnue, particulièrement lorsqu'elles s'accompagnent de fièvre. *Cholestyramine* – Obstruction biliaire totale. Phénylcétonurie (certains produits contiennent de l'aspartame).

Précautions/mises en garde : Administrer ces agents avec prudence aux patients souffrant de maladie intestinale inflammatoire ou de maladie hépatique grave. L'innocuité des antidiarrhéiques pendant la grossesse et l'allaitement n'a pas été établie (diphénoxylate avec atropine et lopéramide). L'octréotide peut aggraver la cholécystopathie. *Cholestyramine* – Enfants (risque d'obstruction intestinale ; des décès ont été signalés).

INTERACTIONS

Le polycarbophile diminue l'absorption des tétracyclines. L'octréotide peut modifier la réponse à l'insuline ou aux hypoglycémiants oraux. La cholestyramine peut diminuer l'absorption et les effets de plusieurs médicaments administrés par voie orale.

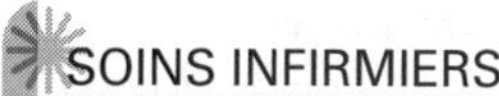

SOINS INFIRMIERS

ÉVALUATION DE LA SITUATION

- Observer la fréquence et la consistance des selles et ausculter les bruits intestinaux, avant l'administration du médicament et pendant toute la durée du traitement.
- Effectuer le bilan hydro-électrolytique et observer la turgescence de la peau pour déceler les signes de déshydratation.

DIAGNOSTICS INFIRMIERS POSSIBLES

- Diarrhée (Indications).
- Constipation (Effets secondaires).
- Connaissances insuffisantes sur le traitement médicamenteux (Enseignement au patient et à ses proches).

INTERVENTIONS INFIRMIÈRES

Bien mélanger les préparations liquides avant de les administrer.

ENSEIGNEMENT AU PATIENT ET À SES PROCHES

Recommander au patient de contacter un professionnel de la santé si la diarrhée persiste, et de lui signaler les symptômes suivants : fièvre, douleurs abdominales, palpitations.

VÉRIFICATION DE L'EFFICACITÉ THÉRAPEUTIQUE

L'efficacité du traitement peut être démontrée par : la diminution de la diarrhée.

ANTIDIARRHÉIQUES INCLUS DANS LE *GUIDE*

ANTIDOTES

INDICATIONS

Voir le tableau ci-dessous.

MÉCANISME D'ACTION

Les antidotes sont utilisés dans le traitement du surdosage accidentel ou intentionnel par des médicaments ou des substances toxiques. L'objectif du traitement par un antidote est de diminuer les complications systémiques du surdosage tout en assurant le maintien des fonctions vitales. Un examen attentif des antécédents du patient permettra de déterminer le type de traitement, le choix du médicament et la dose à administrer. Certains antidotes permettent d'évacuer la substance nocive avant son absorption par voie générale ou d'en accélérer l'élimination (charbon activé), alors que d'autres agissent de façon plus spécifique. On doit, dans ce cas, avoir des données plus précises quant au type et à la quantité de substance nocive ingérée.

SUBSTANCES TOXIQUES ET ANTIDOTES SPÉCIFIQUES

Substance toxique	Antidote
acétaminophène	acétylcystéine
anticholinestérases	atropine
benzodiazépines	flumazénil
cyclophosphamide	mesna
digoxine, digitoxine	fragments d'anticorps spécifiques de la digoxine [Fab (ovins)]
doxorubicine	dexrazoxane
héparine	protamine, sulfate de
fer	déféroxamine
plomb	succimer
méthotrexate	leucovorine calcique
opiacés (analgésiques), héroïne	naloxone
warfarine	phytonadione (vitamine K_1)

CONTRE-INDICATIONS ET PRÉCAUTIONS/MISES EN GARDE

Contre-indications : Consulter la monographie de chaque médicament.

Précautions/mises en garde : Consulter la monographie de chaque médicament.

INTERACTIONS

Consulter la monographie de chaque médicament.

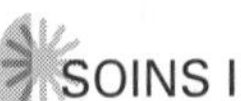

SOINS INFIRMIERS

ÉVALUATION DE LA SITUATION

- Se renseigner sur le type de médicament ou de substance toxique ingéré et sur le moment de l'ingestion.
- Consulter les références, un centre anti-poisons ou le médecin pour connaître les symptômes de toxicité de la substance ingérée et son antidote. Prendre les signes vitaux, observer de près les systèmes touchés et examiner attentivement les concentrations sériques.
- Déceler les idées suicidaires et prendre les mesures nécessaires pour empêcher une tentative de suicide, le cas échéant.

DIAGNOSTICS INFIRMIERS POSSIBLES

- Stratégies d'adaptation inefficaces (Indications).
- Risque d'intoxication (Enseignement au patient et à ses proches).
- Connaissances insuffisantes sur le traitement médicamenteux (Enseignement au patient et à ses proches).

INTERVENTIONS INFIRMIÈRES

On peut administrer les antidotes pendant qu'on essaie de faire vomir le patient, qu'on effectue l'aspiration et le lavage gastriques, qu'on administre des cathartiques et des substances qui modifient le pH de l'urine, et qu'on prend les mesures de soutien nécessaires pour combattre les effets respiratoires et cardiaques du surdosage ou de l'intoxication.

ENSEIGNEMENT AU PATIENT ET À SES PROCHES

Exposer les risques d'empoisonnement à domicile et expliquer au patient les méthodes de prévention et la nécessité de consulter un centre anti-poisons, un médecin ou le personnel d'un service des urgences avant d'administrer du sirop d'ipéca. Insister sur la nécessité d'apporter au service des urgences un échantillon de la substance ingérée afin qu'on puisse en déterminer la nature. Insister également sur le fait qu'il faut garder tous les médicaments et substances dangereuses hors de la portée des enfants.

VÉRIFICATION DE L'EFFICACITÉ THÉRAPEUTIQUE

L'efficacité du traitement peut être démontrée par : la prévention ou la suppression des effets secondaires toxiques de la substance ingérée.

ANTIDOTES INCLUS DANS LE *GUIDE*

ANTIÉMÉTIQUES

INDICATIONS

Les phénothiazines, le dolasétron, le granisétron, le métoclopramide et l'ondansétron sont utilisés pour traiter les nausées et les vomissements de diverses causes, comprenant les interventions chirurgicales, l'anesthésie, la chimiothérapie anticancéreuse et la radiothérapie. Le dimenhydrinate, la scopolamine et la méclizine sont utilisés presque exclusivement pour la prévention du mal des transports. Le dropéridol est utilisé pour diminuer les nausées et les vomissements consécutifs à une intervention chirurgicale ou à une autre intervention effractive.

MÉCANISME D'ACTION

Les phénothiazines inhibent les nausées et les vomissements en agissant sur la zone gâchette chémoréceptrice. Le dimenhydrinate, la scopolamine et la méclizine diminuent surtout les nausées engendrées par le mal des transports. Le métoclopramide diminue les nausées et les vomissements en accélérant la vidange gastrique. Le dolasétron, le granisétron et l'ondansétron bloquent les effets de la sérotonine. Le dropéridol modifie les effets de la dopamine dans le SNC.

CONTRE-INDICATIONS ET PRÉCAUTIONS/MISES EN GARDE

Contre-indications: Antécédents d'hypersensibilité.

Précautions/mises en garde: Administrer les phénothiazines avec prudence aux enfants qui peuvent souffrir d'une maladie virale. Choisir soigneusement les agents destinés aux femmes enceintes (l'innocuité de ces agents pendant la grossesse n'a pas été établie).

INTERACTIONS

Effets additifs sur la dépression du système nerveux central lors de l'administration simultanée d'autres dépresseurs du SNC, y compris les antidépresseurs, les antihistaminiques, les analgésiques opiacés et les hypnosédatifs. Les phénothiazines peuvent provoquer l'hypotension lors de l'administration simultanée d'antihypertenseurs et de dérivés nitrés ou lors de l'ingestion de quantités importantes d'alcool.

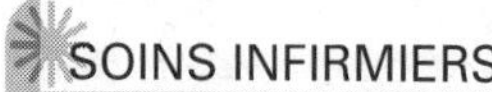

SOINS INFIRMIERS

ÉVALUATION DE LA SITUATION

- Suivre de près les nausées et les vomissements, ausculter les bruits intestinaux et observer les douleurs abdominales, avant et après l'administration de l'antiémétique.
- Evaluer le niveau d'hydratation du patient ainsi que les ingesta et les excreta. Chez les patients souffrant de nausées et de vomissements graves, il faut parfois administrer des liquides par voie IV en même temps que l'antiémétique.

DIAGNOSTICS INFIRMIERS POSSIBLES

- Déficit de volume liquidien (Indications).
- Alimentation déficiente (Indications).
- Risque d'accident (Effets secondaires).

INTERVENTIONS INFIRMIÈRES

- Lors d'une administration prophylactique, suivre le mode d'emploi de chaque médicament de façon à ce que son effet maximal puisse s'exercer au moment où l'on prévoit l'apparition des nausées.
- On devrait cesser le traitement par les phénothiazines 48 heures avant la myélographie et attendre 24 heures avant de le reprendre, étant donné que ces agents abaissent le seuil de convulsion.

ENSEIGNEMENT AU PATIENT ET À SES PROCHES

- Expliquer au patient et à ses proches les mesures habituelles qui permettent de diminuer les nausées: commencer par prendre quelques gorgées de liquides, consommer des repas légers, pauvres en matières grasses, pratiquer une bonne hygiène orale et éliminer les stimuli nocifs du milieu ambiant.
- Prévenir le patient que l'administration des antiémétiques peut entraîner de la somnolence. L'encourager à demander de l'aide lors de ses déplacements. Lui conseiller de ne pas conduire et d'éviter les activités exigeant sa vigilance jusqu'à ce qu'on ait la certitude que le médicament n'entraîne pas cet effet chez lui.
- Conseiller au patient de changer lentement de position pour réduire les risques d'hypotension orthostatique.

VÉRIFICATION DE L'EFFICACITÉ THÉRAPEUTIQUE

L'efficacité du traitement peut être démontrée par: la prévention ou la diminution des nausées et des vomissements.

ANTIÉMÉTIQUES INCLUS DANS LE *GUIDE*

antagonistes de la sérotonine (5-HT$_3$)
dolasétron, 348
granisétron, 480
ondansétron, 795

anticholinergique
scopolamine, 994

antihistaminiques
dimenhydrinate, 319
méclizine, 651

phénothiazines
chlorpromazine, 205
méthotriméprazine, 679
prochlorpérazine, 907
prométhazine, 913
trifluopérazine, 1109

divers
dropéridol, 363
métoclopramide, 688

ANTIFONGIQUES

INDICATIONS

Traitement des infections fongiques. Les infections de la peau ou des muqueuses peuvent être traitées avec des préparations topiques ou vaginales. Pour traiter les infections profondes ou généralisées, il faut administrer une préparation par voie orale ou parentérale. Les nouvelles préparations parentérales d'amphotéricine sont conditionnées selon un procédé d'encapsulation lipidique, visant à diminuer la toxicité.

MÉCANISME D'ACTION

Les antifongiques détruisent les champignons sensibles (effet fongicide) ou en inhibent la prolifération (effet fongistatique), en modifiant la perméabilité de la membrane des cellules fongiques ou la synthèse des protéines à l'intérieur même de la cellule.

CONTRE-INDICATIONS ET PRÉCAUTIONS/MISES EN GARDE

Contre-indications: Antécédents d'hypersensibilité.

Précautions/mises en garde: Étant donné que la plupart des antifongiques à action systémique peuvent exercer des effets indésirables sur la fonction médullaire, il faut les administrer avec prudence aux patients dont la réserve médullaire est réduite. L'amphotéricine B provoque souvent une insuffisance rénale. On devrait ajuster la posologie du fluconazole chez les insuffisants rénaux. Chez les patients séropositifs (VIH), les réactions indésirables au fluconazole peuvent être plus importantes.

INTERACTIONS

Très différentes, selon l'antifongique administré. Consulter la monographie de chaque médicament.

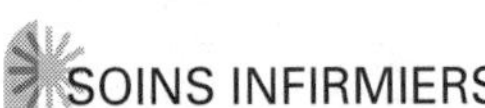

SOINS INFIRMIERS

ÉVALUATION DE LA SITUATION

Suivre de près les signes d'infection. Observer les muqueuses et les territoires cutanés atteints avant l'administration de l'antifongique et pendant toute la durée du traitement. Une aggravation de l'irritation de la peau peut indiquer la nécessité d'arrêter la médication.

DIAGNOSTICS INFIRMIERS POSSIBLES

- Risque d'infection (Indications).
- Atteinte à l'intégrité de la peau (Indications).
- Connaissances insuffisantes sur le traitement médicamenteux (Enseignement au patient et à ses proches).

INTERVENTIONS INFIRMIÈRES

Les antifongiques sont présentés sous diverses formes. Consulter la monographie de chaque médicament pour en déterminer la méthode d'administration.

Antifongiques topiques: Avant d'appliquer le médicament, se renseigner auprès du médecin ou d'un autre professionnel de la santé de la méthode de nettoyage qu'il préconise. Porter des gants au cours de l'application. Ne pas appliquer de pansements occlusifs, sauf si le médecin ou un autre professionnel de la santé le recommande expressément.

ENSEIGNEMENT AU PATIENT ET À SES PROCHES

- Expliquer au patient la méthode d'administration de l'agent prescrit.
- Conseiller au patient de mener à terme son traitement, en respectant scrupuleusement la posologie prescrite, même s'il se sent mieux.
- Recommander au patient de prévenir un professionnel de la santé si l'irritation de la peau s'aggrave ou si aucune réponse thérapeutique ne se manifeste.

VÉRIFICATION DE L'EFFICACITÉ THÉRAPEUTIQUE

L'efficacité du traitement peut être démontrée par: la résolution des signes et des symptômes de l'infection. Le délai de guérison dépend du micro-organisme infectant et du siège de l'infection. En cas d'infections fongiques profondes, le traitement doit parfois se prolonger pendant plusieurs semaines ou mois. Les infections fongiques récurrentes peuvent être le signe d'une maladie grave, intéressant l'organisme entier.

ANTIFONGIQUES INCLUS DANS LE *GUIDE*

par voie générale
amphotéricine B, désoxycholate d', 54
amphotéricine B, sulfate de cholestéryle, 54
amphotéricine B, complexe lipidique d', 54
amphotéricine B liposomique, 54
fluconazole, 429
griséofulvine, 482
itraconazole, 584
kétoconazole, 588
nystatine, 780
terbinafine, 1050

topiques
amphotéricine B, désoxycholate d', 54
buténafine, 74
ciclopirox olamine, 74
clotrimazole, 74
éconazole, 74
kétoconazole, 75, 588
miconazole, 75
nystatine, 75
oxiconazole, 75
terbinafine, 75
tioconazole, 75
tolnaftate, 75

vaginaux
clotrimazole, 77
miconazole, 77
nystatine, 77
terconazole, 77
tioconazole, 77

ANTIHISTAMINIQUES

INDICATIONS

Soulagement des symptômes associés aux allergies, y compris la rhinite, l'urticaire et l'angio-œdème. Traitement d'appoint des réactions anaphylactiques. Traitement d'appoint d'affections allergiques incluant la rhinite et l'asthme (stabilisateurs des mastocytes). Prévention des bronchospasmes induits par des facteurs déclenchants connus : l'effort, l'air froid, les allergènes et les polluants atmosphériques (stabilisateurs des mastocytes). Certains antihistaminiques sont utilisés dans le traitement du mal des transports (dimenhydrinate et méclizine), de l'insomnie (diphenhydramine), des réactions de type parkinsonien (diphenhydramine) et d'autres affections non allergiques.

MÉCANISME D'ACTION

Les antihistaminiques bloquent les effets de l'histamine au site des récepteurs H_1. Ils n'inhibent pas la libération de l'histamine, la production d'anticorps ni les réactions antigène-anticorps. Les stabilisateurs des mastocytes, quant à eux, préviennent la libération de l'histamine et de la SRS-A des mastocytes sensibilisés. La plupart des antihistaminiques sont doués de propriétés anticholinergiques. Ils peuvent rendre la vision trouble et provoquer la constipation, la sécheresse des yeux (xérophtalmie) et la sécheresse de la bouche (xérostomie). En outre, un grand nombre d'antihistaminiques peuvent provoquer la sédation. Les stabilisateurs des mastocytes n'entraînent pas ces effets indésirables. Certaines phénothiazines sont douées de fortes propriétés antihistaminiques (hydroxyzine et prométhazine).

CONTRE-INDICATIONS ET PRÉCAUTIONS/MISES EN GARDE

Contre-indications : Hypersensibilité. Glaucome à angle fermé (sauf pour les stabilisateurs des mastocytes). Ne pas administrer ces agents aux nouveau-nés ni aux enfants prématurés. Crises aiguës d'asthme (stabilisateurs des mastocytes).

Précautions/mises en garde: Les personnes âgées peuvent être plus sensibles aux effets anticholinergiques indésirables des antihistaminiques. Administrer ces agents avec prudence aux patients qui souffrent d'obstruction du pylore, d'hypertrophie bénigne de la prostate, d'hyperthyroïdie, de maladie cardiovasculaire ou de maladie hépatique grave. Il faut également les administrer avec prudence aux femmes enceintes et à celles qui allaitent.

INTERACTIONS

Effets sédatifs additifs lors de la prise simultanée d'autres dépresseurs du SNC, dont l'alcool, les antidépresseurs, les analgésiques opiacés et les hypnosédatifs. Les stabilisateurs des mastocytes ne causent pas de sédation. Les IMAO prolongent et accentuent les propriétés anticholinergiques des antihistaminiques.

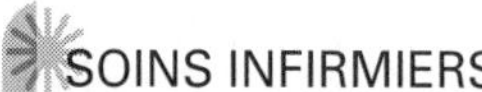

SOINS INFIRMIERS

ÉVALUATION DE LA SITUATION

- Suivre de près les symptômes d'allergie (rhinite, conjonctivite et urticaire) avant l'administration du médicament et à intervalles réguliers pendant toute la durée du traitement.
- Mesurer le pouls et la pression artérielle avant d'amorcer le traitement et tout au long de l'administration par voie IV.
- Ausculter les murmures vésiculaires et noter les caractéristiques des sécrétions bronchiques. Maintenir l'apport de liquides entre 1 500 et 2 000 mL par jour pour diminuer la viscosité des sécrétions.
- Chez les patients asthmatiques, examiner les résultats des tests de l'exploration fonctionnelle pulmonaire avant d'amorcer le traitement avec les stabilisateurs des mastocytes par inhalation.
- Noter le murmure vésiculaire et la fonction respiratoire avant le début du traitement et à intervalles réguliers pendant toute sa durée (stabilisateurs des mastocytes par inhalation).

Traitement des nausées et vomissements: Noter l'intensité des nausées ainsi que la fréquence et la gravité des vomissements.

Traitement de l'anxiété: Évaluer l'état mental, l'humeur et le comportement du patient.

Traitement du prurit: Noter les caractéristiques, l'emplacement et l'étendue de la région cutanée atteinte.

DIAGNOSTICS INFIRMIERS POSSIBLES

- Dégagement inefficace des voies respiratoires (Indications).
- Risque d'accident (Réactions indésirables).
- Connaissances insuffisantes sur le traitement médicamenteux (Enseignement au patient et à ses proches).

INTERVENTIONS INFIRMIÈRES

- Prophylaxie du mal des transports: administrer au moins 30 minutes et, de préférence, une à deux heures avant que le patient ne soit exposé aux facteurs qui peuvent déclencher le mal des transports.
- Lors d'une administration concomitante d'analgésiques opiacés (hydroxyzine, prométhazine), surveiller attentivement les déplacements du patient pour éviter les accidents dus à une sédation accrue.

ENSEIGNEMENT AU PATIENT ET À SES PROCHES

- Prévenir le patient que le médicament peut provoquer de la somnolence. Lui conseiller de ne pas conduire et d'éviter les activités qui exigent sa vigilance jusqu'à ce qu'on ait la certitude que le médicament n'entraîne pas cet effet chez lui.
- Mettre en garde le patient contre la consommation d'alcool ou d'autres dépresseurs du SNC.
- Conseiller au patient de pratiquer une bonne hygiène orale, de se rincer la bouche fréquemment avec de l'eau et de consommer de la gomme à mâcher ou des bonbons sans sucre pour diminuer la sécheresse de la bouche.
- Demander au patient de prévenir un professionnel de la santé si les symptômes persistent.

VÉRIFICATION DE L'EFFICACITÉ THÉRAPEUTIQUE

L'efficacité du traitement peut être démontrée par: la diminution des symptômes allergiques ■ la prévention ou la diminution de la gravité des nausées et des vomissements ■ la diminution de l'anxiété ■ le soulagement du prurit ■ la sédation si l'on recherche un effet hypnosédatif.

ANTIHISTAMINIQUES INCLUS DANS LE *GUIDE*

ANTIHYPERTENSEURS

INDICATIONS

Traitement de l'hypertension de diverses étiologies et surtout de l'hypertension essentielle. Les médicaments administrés par voie parentérale sont destinés au traitement des urgences hypertensives. Le traitement par voie orale devrait être amorcé aussitôt que possible et adapté à chaque cas particulier pour favoriser l'observance du traitement prolongé. On amorce le traitement par les antihypertenseurs ayant les effets secondaires les plus faibles. Si ce traitement ne donne pas les résultats escomptés, afin de normaliser la pression artérielle, on doit ajouter au régime thérapeutique des médicaments plus puissants, ayant des effets secondaires différents, et provoquant le moins de réactions indésirables possible. On utilise les bêta-bloquants pour usage ophtalmique pour traiter l'hypertension oculaire, par exemple chez les patients qui souffrent de glaucome à angle ouvert.

MÉCANISME D'ACTION

Les antihypertenseurs, en tant que classe thérapeutique, sont destinés à normaliser la pression artérielle (pression diastolique inférieure à 90 mm Hg et pression systolique inférieure à 140 mm Hg) ou à la ramener à la valeur la plus basse tolérée. Le but de tout traitement antihypertenseur est de prévenir la lésion des organes cibles. Les antihypertenseurs sont divisés en divers groupes selon leur lieu d'action : à savoir, les antagonistes alpha-adrénergiques à action périphérique, les agonistes alpha-adrénergiques à action centrale, les bêta-bloquants, les vasodilatateurs, les inhibiteurs de l'enzyme de conversion de l'angiotensine (IECA), les antagonistes des récepteurs de l'angiotensine II, les bloqueurs des canaux calciques, les diurétiques et l'indapamide, diurétique doué de propriétés vasodilatatrices. Les urgences hypertensives peuvent être traitées par voie parentérale avec un vasodilatateur comme le nitroprussiate ou l'énalaprilate.

CONTRE-INDICATIONS ET PRÉCAUTIONS/MISES EN GARDE

Contre-indications : Hypersensibilité à l'un des médicaments. Consulter la monographie de chaque médicament.

Précautions/mises en garde : Choisir attentivement les médicaments à administrer aux femmes enceintes ou à celles qui allaitent tout comme aux patients recevant des dérivés digitaliques. Ne pas administrer au cours de la grossesse des IECA ou des antagonistes des récepteurs de l'angiotensine II. Les agonistes alpha-adrénergiques et les bêta-bloquants ne devraient être administrés qu'aux patients qui suivront fidèlement le traitement, car le sevrage brusque peut provoquer une élévation rapide et exagérée de la pression artérielle (phénomène de rebond). Les diurétiques thiazidiques peuvent augmenter les besoins en insuline ou en hypoglycémiants oraux et dicter certaines modifications diététiques chez les patients souffrant de diabète. Les vasodilatateurs peuvent provoquer une tachycardie, s'ils sont administrés seuls ; on les administre généralement en association avec des bêta-bloquants. La plupart des antihypertenseurs (sauf les bêta-bloquants, les IECA, les antagonistes des récepteurs de l'angiotensine II et les bloqueurs des canaux calciques) entraînent une rétention hydrosodée. On les administre habituellement en association avec un diurétique. L'absorption systémique des bêta-bloquants pour usage ophtalmique est minime mais elle peut entraîner des effets cardiovasculaires indésirables (bradycardie, hypotension) et des bronchospasmes ou du délirium.

INTERACTIONS

Un grand nombre de médicaments, comme les antihistaminiques, les AINS, les bronchodilatateurs sympathomimétiques, les décongestionnants, les anorexigènes, les antidépresseurs et les IMAO, peuvent neutraliser l'efficacité thérapeutique des antihypertenseurs. L'hypokaliémie induite par les diurétiques peut augmenter les risques de toxicité digitalique. L'administration de suppléments de potassium et de diurétiques épargneurs de potassium en même temps que les IECA peut provoquer une hyperkaliémie.

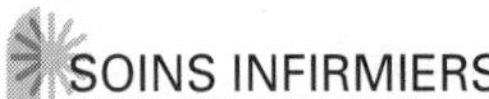

SOINS INFIRMIERS

ÉVALUATION DE LA SITUATION

- Mesurer souvent la pression artérielle et le pouls pendant la période d'ajustement de la posologie et à intervalles réguliers pendant toute la durée du traitement.
- Effectuer le bilan quotidien des ingesta et des excreta et noter le poids du patient tous les jours.
- Vérifier la fréquence de renouvellement des ordonnances pour s'assurer que le patient observe son traitement.

DIAGNOSTICS INFIRMIERS POSSIBLES

- Irrigation tissulaire inefficace (Indications).
- Connaissances insuffisantes sur le traitement médicamenteux (Enseignement au patient et à ses proches).
- Non-observance du traitement médicamenteux (Enseignement au patient et à ses proches).

INTERVENTIONS INFIRMIÈRES

Pour favoriser l'observance du traitement, de nombreux antihypertenseurs sont présentés sous forme d'associations médicamenteuses.

ENSEIGNEMENT AU PATIENT ET À SES PROCHES

- Expliquer au patient qu'il doit continuer à prendre le médicament même s'il se sent bien. Le prévenir que le sevrage brusque peut déclencher une hypertension de rebond et que le médicament stabilise la pression artérielle, mais ne guérit pas l'hypertension.
- Inciter le patient à suivre d'autres mesures de réduction de l'hypertension : perdre du poids, réduire sa consommation de sel, faire régulièrement de l'exercice, cesser de fumer, boire avec modération et diminuer le stress.
- Montrer au patient et à ses proches comment mesurer la pression artérielle. Leur demander de prendre la pression artérielle une fois par semaine et leur recommander de signaler au médecin tout changement important.
- Recommander au patient de changer lentement de position pour prévenir les risques d'hypotension orthostatique. Prévenir le patient que l'effort ou la chaleur peuvent intensifier les effets hypotensifs du médicament.
- Conseiller au patient de consulter un professionnel de la santé avant de prendre un médicament en vente libre, et particulièrement des médicaments contre le rhume.
- Recommander au patient qui doit suivre un traitement ou subir une intervention chirurgicale de prévenir le professionnel de la santé qu'il suit un traitement antihypertenseur.
- Les patientes qui prennent des IECA ou des antagonistes des récepteurs de l'angiotensine II devraient contacter un professionnel de la santé si une grossesse est prévue ou soupçonnée.
- Expliquer au patient qu'il est important de se soumettre à des examens de suivi permettant d'évaluer les bienfaits du traitement.

VÉRIFICATION DE L'EFFICACITÉ THÉRAPEUTIQUE

L'efficacité du traitement peut être démontrée par : la baisse de la pression artérielle.

ANTIHYPERTENSEURS INCLUS DANS LE *GUIDE*

bêta-bloquants
acébutolol, 1
aténolol, 82
bétaxolol, 105
bisoprolol, 116
cartéolol, 167
carvédilol, 170
labétalol, 595
métoprolol, 693
nadolol, 732
pindolol, 870
propranolol, 925
timolol, 1083

bêta-bloquants pour usage ophtalmique
bétaxolol, A50
lévobunolol, A50
timolol, A50

bloqueurs des canaux calciques
amlodipine, 47
diltiazem, 315
félodipine, 406
isradipine, 582
nifédipine, 761
nisoldipine, 768
vérapamil, 1129

diurétiques
Voir cette classe pour la liste des médicaments.

inhibiteurs de l'enzyme de conversion de l'angiotensine (IECA)
Voir cette classe pour la liste des médicaments.

vasodilatateurs
diazoxide, 304
fénoldopam, 411
hydralazine, 503
minoxidil, 707
nitroprusside, 775

ANTI-INFECTIEUX

INDICATIONS

Traitement et prophylaxie de diverses infections bactériennes. Consulter la monographie de chaque médicament pour en connaître le spectre d'action et les indications. Dans le cas de certaines infections, une intervention chirurgicale et un traitement de soutien peuvent également s'imposer.

MÉCANISME D'ACTION

Les anti-infectieux peuvent détruire les bactéries pathogènes sensibles (effet bactéricide) ou en inhiber la prolifération (effet bactériostatique). Ils n'ont aucun effet sur les virus et les champignons. Les anti-infectieux sont divisés en plusieurs catégories selon la similitude de leurs structures chimiques et de leur spectre antimicrobien.

CONTRE-INDICATIONS ET PRÉCAUTIONS/MISES EN GARDE

Contre-indications: Antécédents d'hypersensibilité à l'un des médicaments. Risque de réactions de sensibilité croisée en cas d'administration de substances semblables.

Précautions/mises en garde: Pour rendre le traitement aussi efficace que possible, il est souhaitable d'analyser les cultures et d'effectuer les antibiogrammes. Chez les patients souffrant d'insuffisance hépatique ou rénale, une modification de la posologie peut être nécessaire. L'administration pendant la grossesse et l'allaitement doit s'accompagner de prudence. L'administration prolongée et inopportune d'anti-infectieux ayant un large spectre peut provoquer une surinfection par des champignons ou des bactéries résistantes.

INTERACTIONS

Les pénicillines et les aminosides s'inactivent réciproquement sur le plan chimique ; il faut, par conséquent, éviter de les mélanger en solution. Les érythromycines peuvent diminuer le métabolisme hépatique d'autres médicaments. Le probénécide élève les concentrations sériques des pénicillines et des préparations similaires. Certains anti-infectieux qui se lient fortement aux protéines, comme les sulfamides, peuvent déplacer d'autres médicaments doués de cette propriété ou être déplacés par eux. Consulter la monographie de chaque médicament. Les pénicillines à très large spectre (ticarcilline, pipéracilline) et certaines céphalosporines (céfotétane) peuvent augmenter le risque de saignement lors de l'administration simultanée d'anticoagulants, d'antiplaquettaires ou d'AINS. Les antiacides, le sous-salicylate de bismuth, les sels de fer, le sucralfate et les sels de zinc réduisent l'absorption des fluoroquinolones.

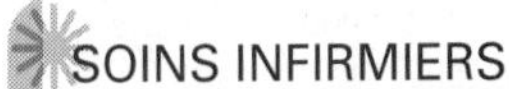

SOINS INFIRMIERS

ÉVALUATION DE LA SITUATION

- Suivre de près les signes et les symptômes d'infection avant l'administration du médicament et pendant toute la durée du traitement.
- Interroger les patients qui doivent recevoir des pénicillines ou des céphalosporines sur leurs antécédents d'hypersensibilité.
- Prélever des échantillons pour l'analyse des cultures et les antibiogrammes avant le début du traitement. On peut administrer la première dose avant de recevoir les résultats de ces analyses.

DIAGNOSTICS INFIRMIERS POSSIBLES

- Risque d'infection (Indications).
- Connaissances insuffisantes sur le traitement médicamenteux (Enseignement au patient et à ses proches).
- Non-observance du traitement médicamenteux (Enseignement au patient et à ses proches).

INTERVENTIONS INFIRMIÈRES

- La plupart des anti-infectieux doivent être administrés à intervalles réguliers, 24 heures sur 24, afin d'assurer le maintien de concentrations sériques thérapeutiques.

ENSEIGNEMENT AU PATIENT ET À SES PROCHES

- Expliquer au patient qu'il doit prendre toute la quantité de médicament qui lui a été prescrite, 24 heures sur 24, même s'il se sent mieux.
- Recommander au patient de signaler à un professionnel de la santé les allergies et les signes de surinfection suivants : excroissances noires et pileuses sur la langue, démangeaisons ou écoulements vaginaux, selles molles ou nauséabondes.
- Conseiller au patient d'informer un professionnel de la santé de l'apparition de fièvre et de diarrhée, particulièrement si les selles contiennent du pus, du sang ou du mucus. Recommander au patient de ne pas traiter la diarrhée sans avoir consulté un professionnel de la santé au préalable.
- Conseiller au patient de consulter un professionnel de la santé si les symptômes persistent.

VÉRIFICATION DE L'EFFICACITÉ THÉRAPEUTIQUE

L'efficacité du traitement peut être démontrée par: la disparition des signes et des symptômes d'infection. Le temps de résolution dépend du micro-organisme infectant et du siège de l'infection.

ANTI-INFECTIEUX INCLUS DANS LE *GUIDE*

ANTI-INFLAMMATOIRES NON STÉROÏDIENS (AINS)

INDICATIONS

Traitement des douleurs légères à modérées, de la fièvre et de diverses maladies inflammatoires, telles que la polyarthrite rhumatoïde et l'arthrose. AINS pour usage ophtalmique: diminution de l'inflammation oculaire postopératoire, inhibition du myosis périopératoire et réduction de l'inflammation attribuable à des allergies.

MÉCANISME D'ACTION

Les AINS sont dotés de propriétés analgésiques, antipyrétiques et anti-inflammatoires. Les effets analgésiques et anti-inflammatoires sont dus à l'inhibition de la synthèse des prostaglandines. L'effet antipyrétique est attribuable à la vasodilatation et à l'inhibition de la synthèse des prostaglandines au niveau du SNC.

CONTRE-INDICATIONS ET PRÉCAUTIONS/MISES EN GARDE

Contre-indications: Hypersensibilité à l'aspirine ou à un AINS (tous les AINS). Risque de réactions de sensibilité croisée.
Précautions/mises en garde: Utiliser avec prudence chez les patients ayant des antécédents de saignements, d'hémorragie digestive et de maladies hépatique, rénale ou cardiovasculaire grave. L'innocuité de ces médicaments pendant la grossesse n'a pas été établie. L'administration devrait donc être évitée pendant la deuxième moitié de la grossesse.

INTERACTIONS

Risque accru de saignement lors de l'administration concomitante d'AINS et d'anticoagulants oraux, d'agents thrombolytiques, d'agents antiplaquettaires, de certaines céphalosporines ou d'acide valproïque. L'utilisation prolongée de ces agents en même temps que l'aspirine peut entraîner des effets secondaires gastro-intestinaux accrus et une efficacité réduite. Les AINS peuvent également diminuer la réponse au traitement par les diurétiques ou par les antihypertenseurs.

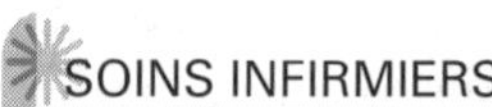

SOINS INFIRMIERS

ÉVALUATION DE LA SITUATION

Les patients souffrant d'asthme, d'allergies et de polypes nasaux ou qui sont allergiques à la tartrazine, sont davantage prédisposés à des réactions d'hypersensibilité.
Douleur: Évaluer la douleur et l'amplitude du mouvement des articulations et noter le type de douleur, son siège et son intensité, avant l'administration du médicament et à son plein effet (voir Pharmacodynamie).
Fièvre: Prendre la température et noter les signes connexes suivants: diaphorèse, tachycardie, malaise, frissons.
Tests de laboratoire: La plupart des AINS allongent le temps de saignement en raison de l'inhibition de l'agrégation plaquettaire et, à des doses élevées, peuvent allonger le temps de prothrombine. Mesurer l'hématocrite à intervalles réguliers pendant toute la durée d'un traitement prolongé à doses élevées afin de déceler une hémorragie gastro-intestinale.

DIAGNOSTICS INFIRMIERS POSSIBLES

- Douleur aiguë (Indications).
- Risque de température corporelle anormale (Indications).
- Connaissances insuffisantes sur le traitement médicamenteux (Enseignement au patient et à ses proches).

INTERVENTIONS INFIRMIÈRES

PO: Administrer les AINS avec des aliments ou après les repas ou encore en même temps qu'un antiacide pour réduire l'irritation gastrique.

ENSEIGNEMENT AU PATIENT ET À SES PROCHES

- Expliquer au patient qu'il doit prendre les AINS avec un grand verre d'eau et rester en position verticale pendant 15 à 30 minutes après l'avoir pris.
- Inciter le patient à ne pas consommer d'alcool en même temps que ces médicaments afin de minimiser le risque d'irritation gastrique; 3 verres ou plus d'alcool par jour peuvent augmenter le risque d'hémorragie digestive lors de la prise de salicylates ou d'AINS. Recommander au patient de ne pas prendre en même temps de l'acétaminophène, des salicylates ou des AINS, pendant plus de quelques jours, sauf recommandation contraire, afin de prévenir la néphropathie induite par les analgésiques.
- Recommander au patient qui suit un traitement prolongé et qui doit subir une intervention chirurgicale d'avertir le professionnel de la santé qu'il suit un traitement par ce type de médicament. Il peut s'avérer nécessaire d'interrompre le traitement par l'AINS avant une chirurgie.

VÉRIFICATION DE L'EFFICACITÉ THÉRAPEUTIQUE

L'efficacité du traitement peut être démontrée par: le soulagement de la douleur légère à modérée ▪ la baisse de la fièvre.

ANTI-INFLAMMATOIRES NON STÉROÏDIENS INCLUS DANS LE *GUIDE*

ANTINÉOPLASIQUES

INDICATIONS

Traitement de diverses tumeurs solides, lymphomes et leucémies. Certains antinéoplasiques sont également utilisés dans le traitement de certaines maladies autoimmunes comme la polyarthrite rhumatoïde (cyclophosphamide [usage non approuvé], méthotrexate).

On les administre souvent sous forme d'association médicamenteuse pour réduire la toxicité de chacun des agents et pour intensifier la réponse thérapeutique. La chimiothérapie peut être associée à d'autres modes de traitement, comme les interventions chirurgicales et la radiothérapie. Les posologies varient grandement selon la gravité de la maladie, les autres médicaments administrés et l'état du patient. Certaines préparations nouvelles (daunorubicine, doxorubicine), encapsulées dans une membrane lipidique, sont moins toxiques tout en étant plus efficaces.

MÉCANISME D'ACTION

Les mécanismes d'action des antinéoplasiques sont très différents (voir le tableau ci-dessous). Le plus souvent, ces médicaments modifient la synthèse ou la fonction de l'ADN. Cependant, leur effet peut ne pas se limiter aux cellules néoplasiques seules.

MÉCANISME D'ACTION DE DIVERS ANTINÉOPLASIQUES

Mécanisme d'action	Agent		Effet sur le cycle cellulaire
Les **agents hormonaux inhibiteurs de l'aromatase** inhibent l'enzyme responsable de l'activation des œstrogènes.	anastrazole létrozole		Inconnu.
Les **alcaloïdes extraits de la pervenche** entravent la mitose.	vinblastine vincristine vinorelbine		Effet spécifique sur la phase M du cycle cellulaire (mitose).
Les **alkylants** entraînent la formation d'une liaison entre deux chaînes d'ADN.	busulfan carboplatine carmustine chlorambucil cisplatine cyclophosphamide	ifosfamide méchloréthamine melphalan procarbazine témozolamide	Effet non spécifique.
Les **anthracyclines** entravent la synthèse de l'ADN et de l'ARN.	daunorubicine doxorubicine	épirubicine idarubicine	Effet non spécifique.
Les **antibiotiques antitumoraux** entravent la synthèse de l'ADN et de l'ARN.	bléomycine mitomycine	mitoxantrone plicamycine	Effet non spécifique (sauf pour la bléomycine).
Les **antimétabolites** se substituent aux protéines normales.	capécitabine cytarabine fluorouracile	gemcitabine hydroxyurée méthotrexate	Effet spécifique qui s'exerce surtout au cours de la phase S de la synthèse de l'ADN.
Les **dérivés de la podophyllotoxine** affectent l'ADN avant la mitose.	étoposide		Effet spécifique sur une phase du cycle cellulaire.
Les **enzymes** provoquent la déplétion de l'asparagine.	asparaginase pégaspargase		Effet spécifique sur une phase du cycle cellulaire.
Les **inhibiteurs enzymatiques** inhibent la topoisomérase.	irinotécan topotécan		Effet spécifique sur une phase du cycle cellulaire.
Les **hormones de synthèse** et les **bloqueurs des œstrogènes** modifient l'équilibre hormonal dans les tumeurs sensibles.	bicalutamide flutamide goséréline leuprolide	médroxyprogestérone mégestrol nilutamide tamoxifène	Inconnu.
Les **immunomodulateurs** modulent la réponse immunitaire.	aldesleukine trastuzumab		Inconnu.
Les **taxoïdes** interrompent l'interphase et la mitose.	docétaxel paclitaxel		Effet spécifique sur une phase du cycle cellulaire.
Mécanismes divers.	altrétamine		Inconnu.

CONTRE-INDICATIONS ET PRÉCAUTIONS/MISES EN GARDE

Contre-indications: Antécédents d'hypersensibilité; consulter la monographie de chaque médicament.

Précautions/mises en garde: Administrer ces agents avec prudence en présence d'une infection, d'une diminution de la réserve médullaire ou d'une autre maladie débilitante. Il faut également les administrer avec prudence aux patients qui suivent une radiothérapie et aux patientes en âge de procréer.

INTERACTIONS

L'allopurinol diminue le métabolisme de la mercaptopurine. La toxicité par le méthotrexate peut être aggravée par d'autres médicaments néphrotoxiques ou par de fortes doses d'aspirine ou d'AINS. Effet additif sur la dépression de la moelle osseuse. Consulter la monographie de chaque médicament.

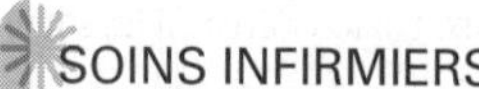

SOINS INFIRMIERS

ÉVALUATION DE LA SITUATION

- Surveiller les signes d'aplasie médullaire. Suivre de près les saignements (saignement des gencives, ecchymoses, pétéchies, présence de sang occulte dans les selles, dans l'urine et dans les vomissements). En cas de thrombopénie, éviter les injections IM et la prise de température par voie rectale. Appliquer une pression sur les points de ponction veineuse pendant dix minutes. Évaluer les signes d'infection en présence de neutropénie. Une anémie peut survenir. Rechercher les signes de fatigue accrue, de dyspnée et d'hypotension orthostatique.
- Effectuer le bilan des ingesta et des excreta, noter l'appétit du patient et son apport nutritionnel. On peut administrer des antiémétiques en prophylaxie. La modification de l'alimentation en fonction des aliments que le patient tolère peut permettre de maintenir l'équilibre hydro-électrolytique et une nutrition adéquate.
- Évaluer avec soin les points d'injection IV et s'assurer du bon fonctionnement du matériel de perfusion. Arrêter immédiatement la perfusion en cas de douleur, d'érythème qui se forme le long de la veine ou d'infiltration. L'infiltration de certains médicaments peut provoquer l'ulcération et la nécrose des tissus.
- Suivre de près les symptômes de goutte (concentrations accrues d'acide urique, douleurs articulaires et œdème). Encourager le patient à boire au moins deux litres de liquide par jour. On peut administrer de l'allopurinol pour diminuer les concentrations d'acide urique. Le médecin peut recommander l'alcalinisation de l'urine pour favoriser l'excrétion d'acide urique.

DIAGNOSTICS INFIRMIERS POSSIBLES

- Risque d'infection (Effets secondaires).
- Alimentation déficiente (Réactions indésirables).
- Connaissances insuffisantes sur le traitement médicamenteux (Enseignement au patient et à ses proches).

INTERVENTIONS INFIRMIÈRES

- Préparer les solutions à injecter sous une hotte à flux laminaire. Porter des gants, une blouse et un masque pendant la manipulation de ces médicaments. Mettre au rebut le matériel dans les contenants réservés à cet effet (voir à l'annexe H les directives destinées au personnel qui administre des antinéoplasiques).

- Vérifier soigneusement la dose à administrer. On a signalé des décès à la suite d'erreurs de posologie.

ENSEIGNEMENT AU PATIENT ET À SES PROCHES

- Expliquer au patient qu'il doit éviter les foules et les personnes contagieuses. Lui recommander de signaler immédiatement à un professionnel de la santé tout symptôme d'infection.
- Recommander au patient de signaler les saignements inhabituels. Lui expliquer les précautions à prendre lors de l'apparition d'une thrombopénie.
- Prévenir le patient que ces médicaments peuvent provoquer une diminution du fonctionnement des gonades; lui conseiller cependant de continuer à prendre des mesures de contraception, car la plupart de ces médicaments sont doués de propriétés tératogènes. Recommander à la patiente d'informer immédiatement un professionnel de la santé si elle pense être enceinte.
- Expliquer au patient qu'il risque de perdre ses cheveux. Explorer avec lui les stratégies lui permettant de s'adapter à ce changement.
- Recommander au patient d'observer ses muqueuses buccales à la recherche de signes d'érythème et d'ulcération. Si une ulcération se manifeste, conseiller au patient de remplacer la brosse à dents par une brosse-éponge et de se rincer la bouche avec de l'eau après avoir bu ou mangé. On peut administrer des agents topiques si la douleur l'empêche de manger. La douleur associée à la stomatite peut dicter le traitement par des analgésiques opiacés.
- Expliquer au patient qu'il ne doit pas se faire vacciner sans recommandation expresse d'un professionnel de la santé. Les antinéoplasiques peuvent réduire la réponse des anticorps et augmenter le risque de réactions indésirables.
- Expliquer au patient la nécessité des examens de suivi et d'examens diagnostiques fréquents.

VÉRIFICATION DE L'EFFICACITÉ THÉRAPEUTIQUE

L'efficacité du traitement peut être démontrée par: la diminution de la taille et de l'étendue de la tumeur ▪ l'amélioration de l'hématopoïèse chez les patients souffrant de leucémie.

ANTINÉOPLASIQUES INCLUS DANS LE *GUIDE*

antimétabolites
capécitabine, 154
cytarabine, 275
fluorouracile, 441
gemcitabine, 469
hydroxyurée, 513
méthotrexate, 675

bloqueurs des œstrogènes
tamoxifène, 1041
torémifène, 1099

dérivé de la podophyllotoxine
étoposide, 402

enzymes
asparaginase, 79
pegaspargase, 828

hormones de synthèse
bicalutamide, 109
flutamide, 456
goséréline, 478
leuprolide, 612
médroxyprogestérone, 652
mégestrol, 655
nilutamide, 764
tamoxifène, 1041

immunomodulateurs
aldesleukine, 17
trastuzumab, 1103

inhibiteurs enzymatiques
irinotécan, 575
topotécan, 1097

taxoïdes
docétaxel, 343
paclitaxel, 815

divers
altrétamine, 29

ANTIPARKINSONIENS

INDICATIONS

Traitement de la maladie de Parkinson de diverses étiologies, dont maladie dégénérative, intoxication, infection, cancer ou trouble d'origine médicamenteuse.

MÉCANISME D'ACTION

Le traitement médicamenteux du syndrome parkinsonien et des autres dyskinésies vise à rétablir l'équilibre naturel de deux neurotransmetteurs importants du SNC, l'acétylcholine et la dopamine. Ce déséquilibre correspond à un déficit en dopamine qui entraîne une activité cholinergique excessive. Les médicaments utilisés sont soit des anticholinergiques (benztropine, bipéridène et trihexyphénidyle) soit des agonistes des récepteurs dopaminergiques (bromocriptine, lévodopa, pergolide, etc.). On trouve également les inhibiteurs de la cathécol-O-méthyl-transférase (entacapone) et l'inhibiteur sélectif (type B) de la monoamine-oxydase (sélégiline). Le pramipexole et le ropinirole sont deux agonistes de la dopamine qui ne sont pas dérivés de l'ergot de seigle. L'entacapone inhibe l'enzyme qui décompose la dopamine. De ce fait, ses effets sont intensifiés. La cabergoline inhibe la sécrétion de la prolactine par une action dopaminergique de type agoniste. La sélégiline inactive la monoamine-oxydase en se liant à elle de façon irréversible aux sites de type B. Cette inactivation entraîne une élévation des concentrations de dopamine dans le SNC.

CONTRE-INDICATIONS ET PRÉCAUTIONS/MISES EN GARDE

Contre-indications: *Glaucome à angle fermé* – L'administration d'anticholinergiques est déconseillée. La sélégiline est contre-indiquée si le patient reçoit un traitement concomitant par la mépéridine ou par un analgésique opiacé (risque de réactions d'issue fatale).

Précautions/mises en garde: Chez les patients qui souffrent de cardiopathie grave, d'obstruction du pylore ou d'hypertrophie de la prostate, l'administration de plusieurs de ces agents doit s'accompagner de prudence. *Sélégiline* – L'administration de doses supérieures à 10 mg/jour entraîne un risque accru de réactions hypertensives en présence d'aliments contenant de la tyramine ou de certains médicaments.

INTERACTIONS

La pyridoxine, les IMAO, les benzodiazépines, la phénytoïne, les phénothiazines et l'halopéridol peuvent neutraliser les effets de la lévodopa (effet antagoniste). Les antagonistes de la dopamine (phénothiazines, métoclopramide) peuvent réduire l'efficacité des agonistes de la dopamine. L'administration concomitante de mépéridine ou d'autres analgésiques opiacés avec la sélégiline peut provoquer une réaction d'issue fatale (exitation, transpiration, rigidité, hypertension ou hypotension et coma).

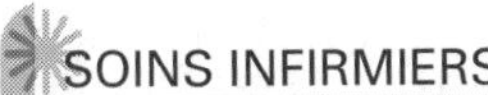

SOINS INFIRMIERS

ÉVALUATION DE LA SITUATION

- Suivre de près, avant l'administration du médicament et pendant toute la durée du traitement, les symptômes parkinsoniens et extrapyramidaux suivants: akinésie, rigidité, tremblements, mouvements d'émiettement, faciès figé, démarche traînante, spasmes musculaires, mouvements de torsion et bouche ouverte laissant s'échapper la salive (sialorrhée). À cause des fluctuations dans les réactions aux médicaments (effet *on – off*), les symptômes peuvent apparaître ou disparaître soudainement.
- Mesurer la pression artérielle à intervalles fréquents, pendant toute la durée du traitement. Inciter le patient à demeurer en position couchée lors de l'administration de la première dose de bromocriptine et pendant plusieurs heures par la suite, à cause des risques d'hypotension grave.

DIAGNOSTICS INFIRMIERS POSSIBLES

- Mobilité physique réduite (Indications).
- Risque d'accident (Indications).
- Connaissances insuffisantes sur le traitement médicamenteux (Enseignement au patient et à ses proches).

INTERVENTIONS INFIRMIÈRES

Association de carbidopa et de lévodopa ou de bensérazide et de lévodopa: les nombres qui suivent le nom de chaque médicament correspondent à la teneur respective en milligrammes.

ENSEIGNEMENT AU PATIENT ET À SES PROCHES

- Prévenir le patient que le médicament peut provoquer de la somnolence ou des étourdissements. Lui conseiller de ne pas conduire et d'éviter les activités qui exigent sa vigilance jusqu'à ce qu'on ait la certitude que le médicament n'entraîne pas ces effets chez lui.
- Conseiller au patient de changer lentement de position afin de réduire les risques d'hypotension orthostatique.
- Conseiller au patient de se rincer fréquemment la bouche, de pratiquer une bonne hygiène orale et de consommer de la gomme ou des bonbons sans sucre pour soulager la sécheresse de la bouche. Lui recommander de prévenir un professionnel de la santé si la sécheresse de la bouche persiste. (On pourrait lui prescrire des substituts

de salive.) Lui recommander également de consulter le dentiste si la sécheresse de la bouche gêne le port des prothèses dentaires.

- Conseiller au patient de consulter le médecin ou le pharmacien avant de prendre un médicament en vente libre, particulièrement un médicament contre le rhume, et avant de consommer des boissons alcoolisées. Prévenir le patient qui prend de la lévodopa que les multivitamines lui sont déconseillées. La vitamine B_6 (pyridoxine) peut contrecarrer l'effet de la lévodopa.
- Prévenir le patient que le médicament peut diminuer la sécrétion de sueur et que la chaleur pourrait l'incommoder. Lui conseiller de rester dans une pièce climatisée par temps chaud.
- Recommander au patient de faire de l'exercice et de consommer plus d'aliments riches en fibres et plus de liquides pour réduire les effets constipants du médicament.
- Recommander au patient de signaler à un professionnel de la santé les symptômes suivants : confusion, rash, rétention urinaire, constipation grave, modification de la vision, ainsi que l'aggravation des symptômes parkinsoniens.
- Expliquer au patient qui prend de la sélégiline et à ses proches les signes et les symptômes de la crise hypertensive déclenchée par les IMAO (céphalées graves, douleurs thoraciques, nausées, vomissements, photosensibilité, pupilles dilatées). Conseiller au patient de signaler immédiatement à un professionnel de la santé les céphalées graves ou tout autre symptôme inhabituel.

VÉRIFICATION DE L'EFFICACITÉ THÉRAPEUTIQUE

L'efficacité du traitement peut être démontrée par : la disparition des signes et des symptômes parkinsoniens ▪ la résolution des symptômes extrapyramidaux induits par les médicaments.

ANTIPARKINSONIENS INCLUS DANS LE *GUIDE*

agonistes de la dopamine
bromocriptine, 121
bensérazide/lévodopa, 99
cabergoline, 1146
carbidopa/lévodopa, 160
lévodopa, 617
pergolide, 850
pramipexole, 893
ropinirole, 980

anticholinergiques
benztropine, 101
bipéridène, 111
trihexyphénidyle, 1112

inhibiteur de la cathécol-O-méthyltransférase
entacapone, 367

inhibiteur sélectif (type B) de la monoamine-oxydase
sélégiline, 996

ANTIPLAQUETTAIRES

INDICATIONS

Les agents antiplaquettaires sont utilisés dans le traitement et la prévention des épisodes thromboemboliques, tels que l'accident vasculaire cérébral et l'infarctus du myocarde. Le dipyridamole est couramment utilisé après une chirurgie cardiaque.

MÉCANISME D'ACTION

Inhibition de l'agrégation plaquettaire et prolongation du temps de saignement. Les agents antiplaquettaires sont utilisés dans la prévention des infarctus du myocarde ou des accidents vasculaires cérébraux (aspirine, clopidogrel, dipyridamole, ticlopidine). L'abciximab, l'eptifibatide et le tirofiban sont utilisés dans le traitement de divers syndromes coronariens aigus. Ces agents ont été administrés de façon concomitante ou séquentielle avec des agents anticoagulants et thrombolytiques. Le cilostazol réduit les symptômes de claudication intermittente.

CONTRE-INDICATIONS ET PRÉCAUTIONS/MISES EN GARDE

Contre-indications: Hypersensibilité, ulcère, hémorragie et chirurgie récente.

Précautions/mises en garde: Patients présentant un risque de saignement (traumatisme, intervention chirurgicale). Antécédents d'hémorragie digestive ou d'ulcère. Grossesse, allaitement ou enfants (l'innocuité de ces agents n'a pas été établie).

INTERACTIONS

Risque accru de saignements lors de l'administration concomitante d'AINS, d'héparine, d'agents thrombolytiques ou de warfarine.

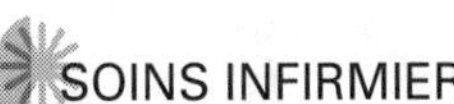

SOINS INFIRMIERS

ÉVALUATION DE LA SITUATION

- Rester à l'affût des signes de saignement et d'hémorragie (saignement des gencives, épistaxis, formation inhabituelle d'ecchymoses, selles noires et goudronneuses, hématurie, chute de l'hématocrite ou de la pression artérielle, présence de sang occulte dans les selles, dans l'urine ou dans les produits d'aspiration nasogastrique).
- Examiner le patient pour déceler tout signe de thrombose additionnelle ou accrue. Les symptômes dépendront de la région touchée.
- Observer le patient prenant des agents antiplaquettaires, à intervalles réguliers pendant toute la durée du traitement, à la recherche des symptômes d'accident vasculaire cérébral, de maladie vasculaire périphérique ou d'infarctus du myocarde.

Tests de laboratoire:

- Mesurer, à intervalles fréquents au cours du traitement, le temps de céphaline activé (aPTT), lors du traitement par l'héparine à pleine dose, le temps de prothrombine (PT) ou le rapport international normalisé (RIN), lors du traitement par la warfarine ainsi que l'hématocrite et les autres facteurs de coagulation pour les deux types de traitement.
- Noter le temps de saignement pendant toute la durée du traitement antiplaquettaire. On prévoit un temps de saignement prolongé qui dépend de la dose et du temps écoulé depuis l'administration.

Toxicité et surdosage: En cas de surdosage ou si l'anticoagulation doit être immédiatement interrompue, l'antidote pour les héparines est le sulfate de protamine et pour la warfarine, la vitamine K (phytonadione). L'administration de sang complet ou de plasma peut également s'avérer nécessaire en cas d'hémorragie grave (due à la warfarine), en raison de l'action retardée de la vitamine K.

DIAGNOSTICS INFIRMIERS POSSIBLES

- Irrigation tissulaire inefficace (Indications).
- Risque d'accident (Effets secondaires).
- Connaissances insuffisantes sur le traitement médicamenteux (Enseignement au patient et à ses proches).

INTERVENTIONS INFIRMIÈRES

- Informer tout le personnel soignant que des patients suivent un traitement anticoagulant. Il faut appliquer une pression sur les points de ponction veineuse et sur les points d'injection pour prévenir l'hémorragie ou la formation d'un hématome.
- Utiliser une pompe de perfusion lors des perfusions continues pour s'assurer que le patient reçoit la dose appropriée.
- Ne pas administrer le cilostazol avec du jus de pamplemousse en raison du risque d'élévation des concentrations de médicament.

ENSEIGNEMENT AU PATIENT ET À SES PROCHES

- Recommander au patient d'éviter les activités qui pourraient entraîner des blessures, d'utiliser une brosse à dents à poils doux et un rasoir électrique et de signaler immédiatement à un professionnel de la santé tout saignement ou ecchymose inhabituels.
- Conseiller au patient de consulter un professionnel de la santé avant de prendre un médicament en vente libre, particulièrement des préparations renfermant de l'aspirine, des AINS ou de l'alcool.
- Renseigner le patient prenant de la warfarine sur les aliments riches en vitamine K (voir annexe J). Le patient devrait consommer ces aliments de façon constante, mais en quantités limitées, étant donné que la vitamine K est l'antidote de la warfarine et qu'une consommation trop variable de ces aliments entraîne des fluctuations dans le temps de prothrombine et dans le rapport international normalisé.
- Insister sur l'importance des épreuves de laboratoire à intervalles fréquents visant à évaluer les concentrations des facteurs de coagulation.
- Conseiller au patient de toujours avoir sur lui une pièce d'identité où est inscrit son traitement médicamenteux et d'informer tous les professionnels de la santé qu'il suit un traitement anticoagulant avant de se soumettre à des tests, à des traitements ou à une intervention chirurgicale.

VÉRIFICATION DE L'EFFICACITÉ THÉRAPEUTIQUE

L'efficacité du traitement peut être démontrée par: la prévention d'une coagulation non souhaitée et de ses séquelles sans signes d'hémorragie ▪ la prévention des accidents vasculaires cérébraux, des infarctus du myocarde et des décès par atteinte vasculaire chez les patients à risque ▪ le soulagement des crampes dans les muscles des mollets, des fesses, des cuisses et des pieds pendant l'effort (cilostazol) ▪ l'amélioration de la tolérance à la marche (cilostazol).

ANTIPLAQUETTAIRES INCLUS DANS LE *GUIDE*

ANTIPSYCHOTIQUES

INDICATIONS

Traitement des psychoses aiguës et chroniques, particulièrement lorsqu'elles s'accompagnent d'une activité psychomotrice accrue. L'administration de la clozapine est réservée au traitement de la schizophrénie réfractaire aux interventions classiques. Certains antipsychotiques sont également doués de propriétés antihistaminiques ou antiémétiques. La chlorpromazine est également administrée pour traiter le hoquet incoercible.

MÉCANISME D'ACTION

Les antipsychotiques bloquent les récepteurs dopaminergiques du cerveau et inhibent la libération de la dopamine et son cycle de reconstitution (turnover). Ils sont également doués de propriétés anticholinergiques et ils bloquent les récepteurs alpha-adrénergiques. Les principaux antipsychotiques sont des phénothiazines, sauf l'halopéridol, qui est une butyrophénone, et la clozapine, l'olanzapine, la quétiapine et la rispéridone, qui font partie des agents divers. Les nouveaux agents, comme l'olanzapine, la quétiapine et la rispéridone peuvent entraîner moins de réactions indésirables. Les phénothiazines n'entraînent pas toutes le même degré de sédation (la chlorpromazine et la thioridazine provoquent la sédation la plus forte) ni les mêmes effets extrapyramidaux (la prochlorpérazine et la trifluopérazine provoquent les effets les plus marqués) ou anticholinergiques (la chlorpromazine induit les effets les plus marqués).

CONTRE-INDICATIONS ET PRÉCAUTIONS/MISES EN GARDE

Contre-indications: Hypersensibilité. Risque de réactions de sensibilité croisée entre les phénothiazines. Ne pas administrer ces agents aux patients qui souffrent de glaucome à angle fermé ni aux patients atteints d'une dépression du SNC.

Précautions/mises en garde: L'innocuité de ces médicaments pendant la grossesse et l'allaitement n'a pas été établie. Administrer ces médicaments avec prudence aux patients souffrant de maladie cardiaque symptomatique. Pendant le traitement par ces médicaments, les patients devraient éviter les températures extrêmes. Administrer les antipsychotiques avec prudence aux patients gravement malades ou débilités, aux patients diabétiques et à ceux souffrant d'insuffisance respiratoire, d'hypertrophie de la prostate ou d'obstruction intestinale. Ces médicaments peuvent abaisser le seuil de convulsion. La clozapine peut entraîner l'agranulocytose. La plupart des agents peuvent induire le syndrome malin des neuroleptiques.

INTERACTIONS

Les antihypertenseurs ou les dérivés nitrés, administrés simultanément, ou l'alcool consommé en même temps peuvent exercer des effets hypotensifs additifs. Les antiacides peuvent diminuer l'absorption des antipsychotiques. Le phénobarbital peut en accélérer le métabolisme et en diminuer l'efficacité. Effets additifs sur la dépression du système nerveux central lors de l'administration concomitante d'autres dépresseurs du SNC dont l'alcool, les antihistaminiques, les antidépresseurs, les analgésiques opiacés ou les hypnosédatifs. Le lithium peut diminuer les concentrations sanguines des phénothiazines ainsi que leur efficacité. Les antipsychotiques peuvent réduire la réponse thérapeutique à la lévodopa. L'administration concomitante d'agents antithyroïdiens peut augmenter les risques d'agranulocytose.

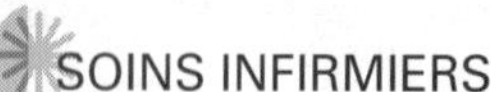

SOINS INFIRMIERS

ÉVALUATION DE LA SITUATION

- Noter l'état de conscience du patient (orientation, humeur, comportement), avant l'administration du médicament et à intervalles réguliers tout au long du traitement.

- Mesurer la pression artérielle (en position assise, debout et couchée) ainsi que le pouls et la fréquence respiratoire, avant l'administration du médicament et à intervalles fréquents pendant la période d'ajustement de la posologie.
- Observer attentivement le patient pendant qu'il prend le médicament pour s'assurer qu'il l'a bien avalé.
- Suivre de près l'apparition de l'akathisie (agitation ou désir de bouger continuellement) et de symptômes extrapyramidaux, ainsi que de symptômes parkinsoniens (difficulté d'élocution ou de déglutition, perte de l'équilibre, mouvements d'émiettement, faciès figé, démarche traînante, rigidité, tremblements) et de symptômes dystoniques (spasmes musculaires, torsions, secousses musculaires, incapacité de bouger les yeux, faiblesse des bras ou des jambes), tous les 2 mois pendant la durée du traitement et de 8 à 12 semaines après qu'il a pris fin. Les effets parkinsoniens sont plus courants chez les personnes âgées et les symptômes dystoniques, chez les jeunes patients. Informer immédiatement un professionnel de la santé de l'apparition de ces symptômes ; il peut s'avérer nécessaire de réduire la dose ou d'abandonner le traitement. Le médecin peut recommander l'administration de trihexyphénidyle ou de diphenhydramine pour maîtriser ces symptômes.
- Suivre de près l'apparition des symptômes suivants de dyskinésie tardive : mouvements rythmiques et incontrôlés de la bouche, du visage et des membres ; émission de bruits secs avec les lèvres, moue ; gonflement des joues ; mastication incontrôlée ; mouvements rapides de la langue. Signaler immédiatement à un professionnel de la santé ces symptômes, qui peuvent être irréversibles.
- Rester à l'affût des symptômes suivants du syndrome malin des neuroleptiques : fièvre, détresse respiratoire, tachycardie, convulsions, diaphorèse, hypertension ou hypotension, pâleur, fatigue, forte rigidité musculaire, perte de contrôle de la vessie. Informer immédiatement un professionnel de la santé de l'apparition de ces symptômes.

DIAGNOSTICS INFIRMIERS POSSIBLES

- Opérations de la pensée perturbées (Indications).
- Connaissances insuffisantes sur le traitement médicamenteux (Enseignement au patient et à ses proches).
- Non-observance du traitement médicamenteux (Enseignement au patient et à ses proches).

INTERVENTIONS INFIRMIÈRES

- Recommander au patient de rester couché pendant au moins 30 minutes après l'administration parentérale du médicament afin d'en réduire les effets hypotensifs.
- Éviter les éclaboussures des solutions sur les mains, étant donné les risques de dermatite de contact.
- Interrompre le traitement aux phénothiazines, 48 heures avant une myélographie, et ne le reprendre que 24 heures plus tard, car ces médicaments abaissent le seuil de convulsion.

PO :

- Administrer ces médicaments avec des aliments, du lait ou un grand verre d'eau afin de diminuer l'irritation gastrique.
- Diluer la plupart des concentrés oraux dans 120 mL d'eau distillée ou d'eau courante acidifiée ou de jus de fruits, juste avant de les administrer.

ENSEIGNEMENT AU PATIENT ET À SES PROCHES

- Expliquer au patient qu'il doit respecter scrupuleusement la posologie recommandée. L'avertir qu'il ne doit jamais sauter de dose ni remplacer une dose manquée par une double dose. Le sevrage brusque peut provoquer une gastrite, des nausées, des vomissements, des étourdissements, des céphalées, de la tachycardie et de l'insomnie.

- Recommander au patient de changer lentement de position afin de réduire les risques d'hypotension orthostatique.
- Prévenir le patient que le médicament peut provoquer de la somnolence. Lui conseiller de ne pas conduire et d'éviter les activités qui exigent sa vigilance jusqu'à ce qu'on ait la certitude que le médicament n'entraîne pas cet effet chez lui.
- Mettre en garde le patient contre la consommation d'alcool ou d'autres dépresseurs du SNC en même temps qu'un antipsychotique.
- Recommander au patient d'utiliser des crèmes solaires et de porter des vêtements protecteurs lors des expositions au soleil pour prévenir les réactions de photosensibilité. Lui recommander également d'éviter les températures extrêmes, car ces médicaments altèrent la thermorégulation.
- Recommander au patient de faire de l'exercice et de consommer plus d'aliments riches en fibres et plus de liquides pour réduire les effets constipants du médicament.
- Conseiller au patient de se rincer fréquemment la bouche, de pratiquer une bonne hygiène orale et de consommer de la gomme ou des bonbons sans sucre pour soulager la sécheresse de la bouche.
- Recommander au patient qui doit suivre un autre traitement ou subir une intervention chirurgicale d'avertir le professionnel de la santé qu'il suit un traitement avec un agent de cette classe.
- Expliquer au patient l'importance des examens réguliers de suivi et de la psychothérapie, le cas échéant.

VÉRIFICATION DE L'EFFICACITÉ THÉRAPEUTIQUE

L'efficacité du traitement peut être démontrée par: la diminution de l'excitation et un moindre recours à des comportements paranoïdes ou au repli sur soi ▪ le soulagement des nausées et des vomissements ▪ la disparition du hoquet incoercible.

ANTIPSYCHOTIQUES INCLUS DANS LE *GUIDE*

butyrophénones
dropéridol, 363
halopéridol, 488

phénothiazines
chlorpromazine, 205
fluphénazine, 449
méthotriméprazine, 679
prochlorpérazine, 907
thioridazine, 1064
trifluopérazine, 1109

divers
clozapine, 237
loxapine, 635
olanzapine, 791
quétiapine, 945
rispéridone, 970

ANTIPYRÉTIQUES

INDICATIONS

Abaissement de la fièvre de diverses étiologies: infection, inflammation et néoplasmes.

MÉCANISME D'ACTION

Les antipyrétiques abaissent la fièvre en modifiant la thermorégulation du système nerveux central et en inhibant en périphérie l'activité des prostaglandines. Par rapport aux autres salicylates et à l'ibuprofène, l'aspirine a l'effet le plus marqué sur la fonction plaquettaire.

CONTRE-INDICATIONS ET PRÉCAUTIONS/MISES EN GARDE

Contre-indications : Ne pas administrer de l'aspirine ou de l'ibuprofène aux patients souffrant de maladies hémorragiques (le risque de saignement est moindre lors de l'administration d'autres salicylates). Éviter également d'administrer de l'aspirine ou d'autres salicylates aux enfants et aux adolescents.
Précautions/mises en garde : L'administration d'aspirine ou d'ibuprofène doit s'accompagner de prudence chez les patients souffrant d'ulcère. Éviter l'administration prolongée de fortes doses d'acétaminophène.

INTERACTIONS

Les doses élevées d'aspirine peuvent déplacer d'autres médicaments qui se lient fortement aux protéines. L'administration simultanée d'aspirine, d'ibuprofène, d'autres anti-inflammatoires non stéroïdiens (AINS) ou de corticostéroïdes a des effets irritants additifs sur le tractus gastro-intestinal. L'aspirine, l'ibuprofène ou d'autres AINS peuvent augmenter les risques d'hémorragie lorsqu'ils sont administrés en même temps que d'autres agents qui affectent l'hémostase (anticoagulants, thrombolytiques, antinéoplasiques et certains anti-infectieux).

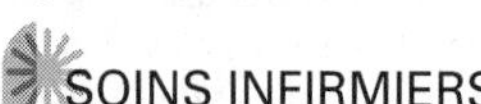

SOINS INFIRMIERS

ÉVALUATION DE LA SITUATION

Mesurer la température ; suivre de près les symptômes connexes suivants : diaphorèse, tachycardie et malaise.

DIAGNOSTICS INFIRMIERS POSSIBLES

- Risque de température corporelle anormale (Indications).
- Connaissances insuffisantes sur le traitement médicamenteux (Enseignement au patient et à ses proches).

INTERVENTIONS INFIRMIÈRES

- Administrer l'agent avec des aliments ou des antiacides pour réduire l'irritation gastro-intestinale (aspirine, ibuprofène).
- Présentation : préparations orales, préparations rectales et associations avec d'autres médicaments.

ENSEIGNEMENT AU PATIENT ET À SES PROCHES

- Recommander au patient de consulter un professionnel de la santé si la fièvre ne diminue pas lors de la prise de doses habituelles, si la température est supérieure à 39,5 °C ou si la fièvre dure plus de trois jours.
- Les centres épidémiologiques mettent en garde contre l'administration de l'aspirine aux enfants et aux adolescents souffrant de varicelle, de maladies pseudo-grippales ou de maladies virales, en raison du risque d'apparition du syndrome de Reye.

VÉRIFICATION DE L'EFFICACITÉ THÉRAPEUTIQUE

L'efficacité du traitement peut être démontrée par : la diminution de la fièvre.

ANTIPYRÉTIQUES INCLUS DANS LE *GUIDE*

acétaminophène, 3
acide acétylsalicylique (aspirine), 8
ibuprofène, 522
salicylates de choline et de magnésium, 986
salsalate, 986

ANTIRÉTROVIRAUX

INDICATIONS

Le but du traitement antirétroviral dans la prise en charge de l'infection au VIH est l'augmentation du nombre de lymphocytes CD4 et la diminution de la charge virale. Le succès thérapeutique se traduit généralement par un ralentissement de l'évolution de la maladie, une amélioration de la qualité de vie et une diminution du risque d'infections opportunistes. L'usage périnatal de ces agents permet également de prévenir la transmission du virus au fœtus. On recommande également un traitement prophylactique par des antirétroviraux à la suite d'une exposition au virus.

MÉCANISME D'ACTION

En raison de l'émergence rapide d'une résistance et des effets toxiques des différents agents, l'infection au VIH est presque toujours traitée par une polythérapie. Le choix des agents et la posologie recommandée dépendent des effets toxiques de chaque agent, des maladies sous-jacentes, des traitements médicamenteux concomitants et de la gravité de la maladie. On utilise diverses associations pouvant inclure jusqu'à quatre agents administrés simultanément. À l'heure actuelle, des études sont menées sur plus de 100 agents, en plus de ceux déjà approuvés par les autorités de réglementation.

CONTRE-INDICATIONS ET PRÉCAUTIONS/MISES EN GARDE

Contre-indications : Hypersensibilité. Puisque les effets toxiques de ces agents sont très différents, consulter la monographie de chaque médicament pour obtenir de plus amples renseignements à ce sujet.

Précautions/mises en garde : En présence d'une insuffisance rénale, il faut ajuster la posologie de bon nombre de ces agents. Les inhibiteurs de la protéase peuvent induire l'hyperglycémie et devraient être utilisés avec prudence chez les diabétiques. Ils peuvent également entraîner un risque de saignement chez les hémophiles. Consulter la monographie de chaque médicament pour obtenir de plus amples renseignements à ce sujet.

INTERACTIONS

On note de nombreuses interactions importantes. Les antirétroviraux sont affectés par les médicaments qui modifient le métabolisme ; certains agents modifient eux-mêmes le métabolisme. Voir la monographie de chaque médicament.

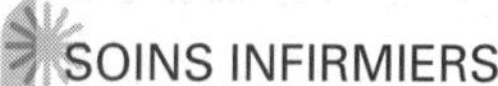

SOINS INFIRMIERS

ÉVALUATION DE LA SITUATION

Observer étroitement le patient pour déceler tout changement dans la gravité des symptômes de l'infection au VIH et l'apparition des symptômes d'infections opportunistes tout au long du traitement.

Tests de laboratoire : Surveiller la charge virale et la numération des lymphocytes CD4, avant l'administration initiale du traitement et à intervalles réguliers pendant toute sa durée.

DIAGNOSTICS INFIRMIERS POSSIBLES

- Risque d'infection (Indications).

- Connaissances insuffisantes sur le traitement médicamenteux (Enseignement au patient et à ses proches).
- Non-observance du traitement médicamenteux (Enseignement au patient et à ses proches).

INTERVENTIONS INFIRMIÈRES

Administrer les doses 24 heures sur 24.

ENSEIGNEMENT AU PATIENT ET À SES PROCHES

- Inciter le patient à respecter scrupuleusement la posologie recommandée et à prendre le médicament aux intervalles prescrits, 24 h sur 24, même s'il doit interrompre son sommeil. Insister sur le fait qu'il est important d'observer ce traitement, de ne pas prendre une quantité plus grande de médicament que celle qui a été prescrite et de ne pas abandonner le traitement sans consulter un professionnel de la santé au préalable. Prévenir le patient que s'il n'a pu prendre le médicament au moment habituel, il doit le prendre dès que possible à moins que ce ne soit presque l'heure prévue pour la dose suivante. Lui conseiller de ne jamais remplacer une dose manquée par une double dose. Informer le patient qu'on ne connaît pas les effets à long terme de ces médicaments.
- Expliquer au patient qu'il ne faut pas donner d'antirétroviraux à une autre personne.
- Expliquer au patient que les antirétroviraux ne guérissent pas le sida et qu'ils ne réduisent pas le risque de transmission du VIH à d'autres personnes par les rapports sexuels ou par la contamination du sang. Inciter le patient à utiliser un condom lors des rapports sexuels, à ne pas se servir des mêmes aiguilles qu'une autre personne et à ne pas donner du sang, afin de prévenir la transmission du virus du sida à autrui.
- Recommander au patient d'éviter de prendre des médicaments sur ordonnance ou en vente libre sans consulter au préalable un professionnel de la santé.
- Insister sur le fait qu'il est important de se soumettre à intervalles réguliers à des examens de suivi et à des analyses de sang permettant de déceler les effets secondaires et les bienfaits du traitement.

VÉRIFICATION DE L'EFFICACITÉ THÉRAPEUTIQUE

L'efficacité du traitement peut être démontrée par: la diminution de la charge virale et l'augmentation du nombre de lymphocytes CD4 chez les patients infectés par le VIH.

ANTIRÉTROVIRAUX INCLUS DANS LE *GUIDE*

ANTITHYROÏDIENS

INDICATIONS

Traitement de l'hyperthyroïdie de diverses causes (maladie de Graves, goitre multinodulaire, thyroïdite et crise thyrotoxique) chez les enfants, les femmes enceintes et d'autres patients chez lesquels l'hyperthyroïdie est censée être passagère. Préparation du patient à la thyroïdectomie. Ces médicaments sont également indiqués lorsque la thyroïdectomie est déconseillée. On administre parfois des bêta-bloquants (propranolol) en association avec des antithyroïdiens pour maîtriser les symptômes d'hyperthyroïdie (tachycardie et tremblements), mais ces médicaments n'ont pas d'effet sur la fonction thyroïdienne. On administre également l'iode et les iodures pour protéger le patient contre les radiations.

MÉCANISME D'ACTION

Ces médicaments inhibent la synthèse de l'hormone thyroïdienne (iode) ou l'oxydation de l'iode (méthimazole et propylthiouracile).

CONTRE-INDICATIONS ET PRÉCAUTIONS/MISES EN GARDE

Contre-indications : Hypersensibilité. Antécédents d'aplasie médullaire.

Précautions/mises en garde : Administrer le méthimazole avec prudence aux patients dont la réserve médullaire est diminuée.

INTERACTIONS

Le lithium peut induire des anomalies thyroïdiennes et entraver la réaction au traitement antithyroïdien. Les phénothiazines peuvent augmenter le risque d'agranulocytose.

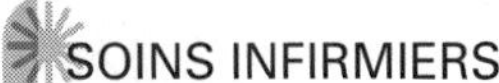

SOINS INFIRMIERS

ÉVALUATION DE LA SITUATION

- Suivre de près les symptômes d'hyperthyroïdie ou de thyrotoxicose : tachycardie, palpitations, nervosité, insomnie, fièvre, diaphorèse, intolérance à la chaleur, tremblements, perte de poids, diarrhée.
- Suivre de près l'apparition de symptômes d'hypothyroïdie : intolérance au froid, constipation, peau sèche, céphalées, apragmatisme, fatigue ou faiblesse. Un ajustement de la posologie peut être nécessaire.
- Suivre de près les éruptions cutanées ou l'œdème des ganglions lymphatiques du cou, symptômes qui peuvent dicter l'arrêt du traitement.
- Étudier les résultats des tests d'exploration de la fonction thyroïdienne avant l'administration du médicament et pendant toute la durée du traitement.

Iodures : Suivre de près les signes et les symptômes d'iodisme (goût métallique, stomatite, lésions cutanées, symptômes de rhume, irritation gastro-intestinale grave) ou d'anaphylaxie. Signaler immédiatement ces symptômes au médecin.

DIAGNOSTICS INFIRMIERS POSSIBLES

Connaissances insuffisantes sur le traitement médicamenteux (Enseignement au patient et à ses proches).

INTERVENTIONS INFIRMIÈRES

Servir les solutions d'iodure dans un grand verre de jus de fruits, d'eau ou de lait. Administrer la préparation après les repas pour réduire l'irritation gastro-intestinale.

ENSEIGNEMENT AU PATIENT ET À SES PROCHES

- Expliquer au patient qu'il doit respecter scrupuleusement la posologie recommandée et l'avertir qu'une dose manquée peut déclencher l'hyperthyroïdie.
- Conseiller au patient de demander à un professionnel de la santé quels sont les aliments riches en iode qu'il peut consommer (sel iodé, crustacés, chou, chou frisé, navets).
- Recommander au patient de porter sur lui en tout temps un bracelet d'identité où sont inscrits son problème de santé et son traitement et de prévenir le professionnel de la santé qu'il suit un traitement médicamenteux avant de se soumettre à un autre traitement ou à une intervention chirurgicale.
- Expliquer au patient l'importance des examens réguliers permettant d'évaluer les bienfaits du traitement et de déceler les effets secondaires du médicament.

VÉRIFICATION DE L'EFFICACITÉ THÉRAPEUTIQUE

L'efficacité du traitement peut être démontrée par : la diminution de la gravité des symptômes d'hyperthyroïdie ■ la réduction de la vascularité et de la friabilité de la glande thyroïde pour préparer le patient à une intervention chirurgicale ■ la protection de la thyroïde en cas de radiothérapie d'urgence.

ANTITHYROÏDIENS INCLUS DANS LE *GUIDE*

ANTITUBERCULEUX

INDICATIONS

Traitement et prévention de la tuberculose et des maladies provoquées par d'autres mycobactéries, incluant le complexe *Mycobacterium avium* (MAC), présent surtout chez les patients infectés par le VIH. On administre des associations médicamenteuses dans le traitement de la tuberculose évolutive pour enrayer rapidement l'infection et pour retarder ou prévenir l'apparition de souches résistantes. Dans certains cas particuliers, la posologie peut être intermittente (deux fois par semaine). La streptomycine est également douée de propriétés antituberculeuses. L'azithromycine et la clarithromycine, deux anti-infectieux, sont utiles dans la prévention et le traitement de l'infection à MAC. La rifampine est utilisée en prophylaxie de la méningite méningococcique et de l'infection à *Hæmophilus influenzæ* de type B.

MÉCANISME D'ACTION

Ces médicaments tuent les bactéries *Mycobacterium tuberculosis* (effet tuberculocide) ou en inhibent la prolifération (effet tuberculostatique). Il faut traiter le patient avec une association de deux ou de plusieurs agents, à moins que le médicament ne soit administré en prophylaxie (isoniazide).

CONTRE-INDICATIONS ET PRÉCAUTIONS/MISES EN GARDE

Contre-indications: Hypersensibilité. Maladie hépatique grave.

Précautions/mises en garde: Administrer ces médicaments avec prudence aux patients ayant des antécédents de maladie hépatique, aux personnes âgées et aux patients débilités. Le traitement à l'éthambutol dicte un suivi ophtalmique. L'innocuité de ces médicaments pendant la grossesse et l'allaitement n'a pas été établie, bien que certains agents aient été utilisés sans que des effets indésirables se manifestent chez le fœtus. L'observance du traitement est essentielle.

INTERACTIONS

L'isoniazide inhibe le métabolisme de la phénytoïne. La rifampine diminue de façon marquée les concentrations de saquinavir (association déconseillée).

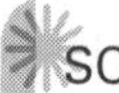

SOINS INFIRMIERS

ÉVALUATION DE LA SITUATION

- Examiner les résultats des tests de dépistage de *Mycobacterium* ou les antibiogrammes avant l'administration du médicament et à intervalles réguliers tout au long du traitement, pour déceler une éventuelle résistance.
- Ausculter le murmure vésiculaire et noter les caractéristiques et la quantité des expectorations à intervalles réguliers tout au long du traitement.

DIAGNOSTICS INFIRMIERS POSSIBLES

- Risque d'infection (Indications).
- Connaissances insuffisantes sur le traitement médicamenteux (Enseignement au patient et à ses proches).
- Non-observance du traitement médicamenteux (Enseignement au patient et à ses proches).

INTERVENTIONS INFIRMIÈRES

Si une irritation gastrique survient, on peut administrer la plupart des médicaments avec des aliments ou un antiacide.

ENSEIGNEMENT AU PATIENT ET À SES PROCHES

- Expliquer au patient qu'il est important de poursuivre le traitement même après la disparition des symptômes.
- Insister sur l'importance des examens réguliers de suivi permettant d'évaluer les bienfaits du traitement et de déceler les effets secondaires du médicament.
- Prévenir le patient que la rifampine peut faire virer la couleur de la salive, des expectorations, de la sueur, des larmes, de l'urine et des selles au rouge orangé ou au rouge-brun et modifier la couleur des verres de contact de façon permanente.

VÉRIFICATION DE L'EFFICACITÉ THÉRAPEUTIQUE

L'efficacité du traitement peut être déterminée par: la résolution des signes et des symptômes de tuberculose ▪ des résultats négatifs aux analyses des cultures des expectorations.

ANTITUBERCULEUX INCLUS DANS LE *GUIDE*:

ANTITUSSIFS

INDICATIONS

Soulagement symptomatique de la toux de diverses étiologies, y compris de la toux provoquée par les infections virales des voies respiratoires supérieures. L'usage prolongé des antitussifs est déconseillé.

MÉCANISME D'ACTION

Les antitussifs (codéine, dextrométhorphane, diphenhydramine, hydrocodone) suppriment la toux par une action centrale. Le benzonatate aide à diminuer la toux par une action anesthésique locale. La toux productive ne doit être supprimée que dans la mesure où elle perturbe le sommeil ou les activités de la vie quotidienne. Les liquides, consommés en grande quantité, restent probablement les meilleurs expectorants, étant donné qu'ils diminuent la viscosité des sécrétions, ce qui en facilite l'expulsion.

CONTRE-INDICATIONS ET PRÉCAUTIONS/MISES EN GARDE

Contre-indications: Hypersensibilité.

Précautions/mises en garde: Administrer ces agents avec prudence aux enfants. On ne doit pas les utiliser pendant des périodes prolongées, sauf sur recommandation du médecin ou d'un autre professionnel de la santé.

INTERACTIONS

Les antitussifs à action centrale, administrés en même temps que des dépresseurs du SNC, peuvent exercer des effets dépresseurs additifs sur le SNC.

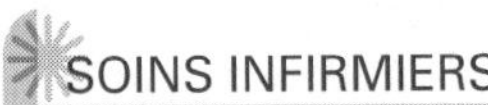

SOINS INFIRMIERS

ÉVALUATION DE LA SITUATION

Noter la fréquence et la nature de la toux, ausculter le murmure vésiculaire et noter la quantité et le type d'expectorations.

DIAGNOSTICS INFIRMIERS POSSIBLES

- Dégagement inefficace des voies respiratoires (Indications).
- Connaissances insuffisantes sur le traitement médicamenteux (Enseignement au patient et à ses proches).

INTERVENTIONS INFIRMIÈRES

Sauf contre-indication, maintenir l'apport quotidien de liquides entre 1 500 et 2 000 mL pour diminuer la viscosité des sécrétions bronchiques.

ENSEIGNEMENT AU PATIENT ET À SES PROCHES

- Expliquer au patient les méthodes lui permettant de tousser efficacement; lui conseiller de s'asseoir et de prendre plusieurs respirations profondes avant de tousser.
- Expliquer au patient qu'il peut calmer la toux en évitant les agents irritants (fumée de cigarette, autres fumées, poussière). Lui conseiller d'humidifier l'air de la pièce, de prendre des gorgées fréquentes d'eau et de sucer des bonbons durs sans sucre pour diminuer la fréquence des accès de toux sèche irritante.
- Recommander au patient d'éviter de boire de l'alcool et de ne pas prendre des dépresseurs du SNC en même temps que ces médicaments.
- Prévenir le patient que ces médicaments peuvent provoquer des étourdissements ou de la somnolence. Lui conseiller de ne pas conduire et d'éviter les activités qui

exigent sa vigilance jusqu'à ce qu'on ait la certitude que le médicament n'entraîne pas ces effets chez lui.
- Recommander au patient de prévenir le médecin si la toux persiste au-delà d'une semaine ou si elle s'accompagne de fièvre, de douleurs thoraciques, de céphalées persistantes ou de rash.

VÉRIFICATION DE L'EFFICACITÉ THÉRAPEUTIQUE

L'efficacité du traitement peut être démontrée par: la diminution de la fréquence et de l'intensité de la toux, sans suppression du réflexe tussigène.

ANTITUSSIFS INCLUS DANS LE *GUIDE*:

ANTI-ULCÉREUX

INDICATIONS

Traitement et prophylaxie de l'ulcère gastro-duodénal et des maladies caractérisées par une hypersécrétion gastrique, comme le syndrome de Zollinger-Ellison. Pour traiter le reflux gastro-œsophagien, on utilise également des antagonistes des récepteurs H_2 de l'histamine et les inhibiteurs de la pompe à protons.

MÉCANISME D'ACTION

Étant donné que la grande majorité des ulcères gastro-duodénaux ont pour origine une infection du tractus gastro-intestinal due à *Helicobacter pylori*, l'éradication de cette bactérie réduit les symptômes et la récurrence. Les anti-infectieux qui sont très efficaces contre ce micro-organisme incluent l'amoxicilline, la clarithromycine, le métronidazole et la tétracycline. Le bismuth exerce également des effets anti-infectieux contre *H. pylori*. Les schémas thérapeutiques peuvent combiner deux anti-infectieux, associés à un inhibiteur de la pompe à protons (lansoprazole, oméprazole) ou trois anti-infectieux, associés à un inhibiteur de la pompe à protons.

EXEMPLES DE SCHÉMAS THÉRAPEUTIQUES D'ÉRADICATION DE *H. PYLORI*

Schéma	Posologie
oméprazole	40 mg, 1 fois par jour, le premier jour, puis 20 mg, 1 fois par jour, pendant 2 semaines
clarithromycine	500 mg, 3 fois par jour, pendant 2 semaines
ranitidine, citrate de bismuth	400 mg, 2 fois par jour, pendant 4 semaines
clarithromycine	500 mg, 3 fois par jour, pendant 2 semaines
métronidazole	250 mg, 4 fois par jour (aux repas et au coucher), pendant 2 semaines
tétracycline	500 mg, 4 fois par jour (aux repas et au coucher), pendant 2 semaines
bismuth, sous-salicylate de	525 mg, 4 fois par jour (aux repas et au coucher), pendant 2 semaines
lansoprazole	30 mg, 1 fois par jour, pendant 2 semaines
clarithromycine	500 mg, 2 fois par jour, pendant 2 semaines
amoxicilline	1g, 2 fois par jour, pendant 2 semaines
lansoprazole	30 mg, 1 fois par jour, pendant 2 semaines
amoxicilline	1 g, 3 fois par jour, pendant 2 semaines

Les autres médicaments utilisés dans le traitement des ulcères gastro-duodénaux visent à neutraliser l'acide gastrique (antiacides), à réduire la sécrétion d'acide (antagonistes des récepteurs H_2 de l'histamine, inhibiteurs de la pompe à protons, misoprostol) ou à protéger la surface de l'ulcère contre d'autres lésions (misoprostol, sucralfate). Les antagonistes des récepteurs H_2 de l'histamine entraînent une inhibition compétitive de l'activité de l'histamine au niveau des récepteurs H_2, situés surtout dans les cellules pariétales gastriques, ce qui entraîne l'inhibition de la sécrétion d'acide gastrique. Le misoprostol réduit la sécrétion d'acide gastrique et augmente la production de mucus protecteur. Les inhibiteurs de la pompe à protons empêchent la libération des ions hydrogène dans la lumière gastrique.

CONTRE-INDICATIONS ET PRÉCAUTIONS/MISES EN GARDE

Contre-indications: Hypersensibilité.

Précautions/mises en garde: On recommande de réduire la posologie de la plupart des antagonistes des récepteurs H_2 de l'histamine chez les patients souffrant d'insuffisance rénale et chez les personnes âgées. Les antiacides à base de magnésium devraient être utilisés avec prudence chez les insuffisants rénaux, tout comme le misoprostol chez les femmes en âge de procréer.

INTERACTIONS

Les antiacides renfermant du calcium et du magnésium diminuent l'absorption de la tétracycline et des fluoroquinolones. La cimétidine inhibe le métabolisme hépatique de plusieurs médicaments, ce qui peut augmenter les risques de toxicité par la warfarine, les antidépresseurs tricycliques, la théophylline, le métoprolol, la phénytoïne, le propranolol ou la lidocaïne. L'oméprazole diminue le métabolisme de la phénytoïne, du diazépam et de la warfarine. Tous les agents qui élèvent le pH gastrique diminuent l'absorption du kétoconazole.

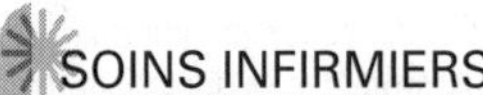

SOINS INFIRMIERS

ÉVALUATION DE LA SITUATION

Suivre de près la douleur épigastrique ou abdominale et la présence de sang occulte ou franc dans les selles, les vomissements et les échantillons prélevés par aspiration gastrique.

Antiacides: Rester à l'affût des brûlures d'estomac et de l'indigestion; déterminer l'emplacement, la durée et les caractéristiques de la douleur gastrique ainsi que les facteurs qui les déclenchent.

Antagonistes des récepteurs H_2 de l'histamine: Observer étroitement les personnes âgées et les patients gravement malades, pour déceler les signes de confusion et en prévenir immédiatement le médecin ou un autre professionnel de la santé.

Misoprostol: Dans les deux semaines précédant le début du traitement, faire passer un test sérique de grossesse aux patientes en âge de procréer. On amorce habituellement le traitement le 2e ou le 3e jour du cycle menstruel si le test de grossesse est négatif.

Tests de laboratoire:

- Les antagonistes des récepteurs H_2 de l'histamine contrecarrent les effets de la pentagastrine et de l'histamine lors du test de sécrétion de l'acidité gastrique. Ne pas administrer ces agents dans les 24 heures qui précèdent cette analyse.
- Le traitement peut entraîner des résultats faussement négatifs aux tests cutanés effectués au moyen d'extraits d'allergènes. Ne pas administrer ces médicaments pendant les 24 heures qui précèdent ce test.

DIAGNOSTICS INFIRMIERS POSSIBLES

- Douleur aiguë (Indications).
- Connaissances insuffisantes sur le traitement médicamenteux (Enseignement au patient et à ses proches).

INTERVENTIONS INFIRMIÈRES

Antiacides:

- Les antiacides entraînent une dissolution et une absorption prématurées des comprimés entérosolubles et peuvent entraver l'absorption des autres médicaments pris par voie orale. Si ces derniers sont administrés en même temps que des antiacides, prévoir au moins une heure d'intervalle entre les deux administrations.
- Bien agiter les préparations liquides avant de les verser. Après l'administration du médicament, faire boire un grand verre d'eau au patient pour s'assurer que le médicament se rend jusqu'à l'estomac. Les présentations sous forme de liquide et de poudre sont considérées comme plus efficaces que les comprimés à croquer.
- Les comprimés à croquer doivent être bien mâchés avant d'être avalés. Le patient doit ensuite boire un demi-verre d'eau.
- Administrer le médicament 1 h et 3 h après les repas et à l'heure du coucher pour obtenir un effet antiacide maximal.

Misoprostol: Administrer cet agent avec des aliments et à l'heure du coucher pour réduire la gravité de la diarrhée.

Pantoprazole, rabéprazole, oméprazole, esoméprazole et lansoprazole:

- Administrer ces agents avant les repas, de préférence le matin. Les capsules doivent être avalées telles quelles, sans être ouvertes, broyées ou mâchées.
- Ces agents peuvent être pris en même temps que des antiacides.

Sucralfate: Administrer à jeun, 1 h avant les repas et à l'heure du coucher. Prévenir le patient qu'il ne faut pas broyer ou mâcher les comprimés. Bien agiter la suspension avant de l'administrer. En cas d'administration naso-gastrique, consulter un pharmacien, étant donné qu'en raison de ses propriétés de liaison aux protéines, le sucralfate peut entraîner la formation d'un bézoard, si on l'administre en même temps qu'une alimentation entérale ou d'autres médicaments.

ENSEIGNEMENT AU PATIENT ET À SES PROCHES

- Expliquer au patient qu'il doit respecter scrupuleusement la posologie recommandée et qu'il doit continuer à prendre le médicament même s'il se sent mieux. S'il n'a pu le prendre au moment habituel, il doit le prendre dès que possible à moins que ce ne soit presque l'heure prévue pour la dose suivante. Lui conseiller de ne jamais remplacer une dose manquée par une double dose.
- Conseiller au patient de ne pas boire d'alcool, de ne pas prendre des préparations contenant de l'aspirine ou des AINS et de ne pas consommer des aliments qui peuvent aggraver l'irritation gastro-intestinale.
- Recommander au patient de prévenir rapidement le médecin ou un autre professionnel de la santé si ses selles deviennent noires ou goudronneuses.
- Expliquer au patient que l'abandon de la cigarette peut aider à prévenir la récurrence des ulcères gastro-duodénaux.

Antiacides: Inciter le patient à consulter un professionnel de la santé s'il doit prendre des antiacides pendant plus de 2 semaines ou si le problème récidive. Lui recommander de consulter également un professionnel de la santé si la douleur n'est pas soulagée ou si les symptômes suivants de saignements gastro-intestinaux se manifestent: selles noires ou goudronneuses et vomissements ayant l'aspect du marc de café.

Misoprostol :

- Insister sur le fait qu'il peut être dangereux de donner ce médicament à une autre personne.
- Prévenir la patiente que le misoprostol peut provoquer des fausses couches. Il faut informer de cet effet verbalement et par écrit toute femme en âge de procréer et lui recommander de prendre des mesures de contraception pendant toute la durée du traitement. Si on soupçonne une grossesse, il faut arrêter de prendre le misoprostol et prévenir immédiatement un professionnel de la santé.

Sucralfate :

- Recommander au patient de poursuivre le traitement pendant 4 à 8 semaines, même s'il se sent mieux, pour assurer la guérison complète de l'ulcère.
- Recommander au patient d'augmenter sa consommation de liquides et d'aliments riches en fibres et de faire de l'exercice pour essayer de prévenir la constipation induite par le médicament.

VÉRIFICATION DE L'EFFICACITÉ THÉRAPEUTIQUE

L'efficacité du traitement peut être démontrée par : la diminution des douleurs et de l'irritation gastro-intestinales ▪ la prévention des saignements ou de l'irritation gastriques. La guérison des ulcères duodénaux peut être confirmée par un examen radiologique ou l'endoscopie. Après l'épisode initial, il faut poursuivre le traitement par les antagonistes des récepteurs H_2 de l'histamine pendant au moins six semaines ▪ la diminution des symptômes de reflux gastro-œsophagien ▪ l'augmentation du pH des sécrétions gastriques (antiacides) ▪ la prévention des ulcères gastriques chez les patients recevant un traitement prolongé par des AINS (misoprostol seulement).

ANTI-ULCÉREUX INCLUS DANS LE *GUIDE*

ANTIVIRAUX

INDICATIONS

L'acyclovir, le famciclovir et le valacyclovir sont utilisés pour le traitement des infections par l'herpèsvirus. L'acyclovir est également utilisé pour traiter la varicelle. Le zanamivir et l'oseltamivir sont principalement utilisés pour le traitement des infections par le virus de l'influenza de type A. Le cidofovir, le ganciclovir et le foscarnet sont destinés au traitement de la rétinite à cytomégalovirus. La ribavirine en inhalation est utilisée chez les nourrissons et les jeunes enfants pour le traitement des infections graves des voies respiratoires inférieures dues au virus respiratoire syncytial. La ribavirine par voie orale est utilisée en association avec l'interféron alfa-2b pour le traitement des patients souffrant d'hépatite C chronique qui n'ont pas répondu aux traitements antérieurs. La trifluridine ophtalmique est indiquée pour le traitement de la kératoconjonctivite primaire et de la kératite épithéliale récurrente causées par les virus de l'herpès simplex de types 1 et 2.

MÉCANISME D'ACTION

La plupart des agents inhibent la réplication virale.

CONTRE-INDICATIONS ET PRÉCAUTIONS/MISES EN GARDE

Contre-indications: Antécédents d'hypersensibilité.

Précautions/mises en garde: En présence d'une insuffisance rénale, il faut ajuster la posologie de tous ces médicaments, sauf du zanamivir. L'acyclovir peut parfois provoquer une insuffisance rénale. L'acyclovir peut provoquer une toxicité du SNC. Le foscarnet augmente le risque de convulsions.

INTERACTIONS

Risque de toxicité du SNC et de néphrotoxicité additives, si l'acyclovir est administré en même temps que d'autres médicaments qui provoquent des réactions indésirables similaires.

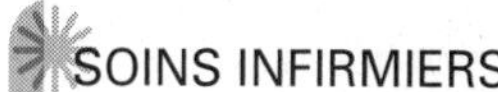

SOINS INFIRMIERS

ÉVALUATION DE LA SITUATION

Suivre de près les signes et les symptômes d'infection avant l'administration du médicament et pendant toute la durée du traitement.

Préparations ophtalmiques: Examiner les lésions oculaires avant l'administration de la préparation et quotidiennement pendant toute la durée du traitement.

Préparations topiques: Examiner les lésions avant l'application de la préparation et quotidiennement pendant toute la durée du traitement.

DIAGNOSTICS INFIRMIERS POSSIBLES

- Risque d'infection (Indications).
- Atteinte à l'intégrité de la peau (Indications).
- Connaissances insuffisantes sur le traitement médicamenteux (Enseignement au patient et à ses proches).

INTERVENTIONS INFIRMIÈRES

La plupart des antiviraux à action générale doivent être administrés 24 heures sur 24 pour maintenir des concentrations thérapeutiques de médicament dans le sang.

ENSEIGNEMENT AU PATIENT ET À SES PROCHES

- Expliquer au patient qu'il doit prendre son médicament 24 heures sur 24, pendant toute la durée du traitement, même s'il se sent mieux.

- Prévenir le patient que les antiviraux et les antirétroviraux ne réduisent pas le risque de transmission du virus. Des précautions doivent être prises pour éviter la transmission du virus à d'autres personnes.
- Montrer au patient comment appliquer les préparations topiques et ophtalmiques.
- Recommander au patient de prévenir un professionnel de la santé si les symptômes ne s'améliorent pas.

VÉRIFICATION DE L'EFFICACITÉ THÉRAPEUTIQUE

L'efficacité du traitement peut être démontrée par: la prévention ou la résolution des signes et des symptômes d'infection virale. Le temps de guérison dépend du micro-organisme infectant et du siège de l'infection.

ANTIVIRAUX INCLUS DANS LE *GUIDE*

acyclovir, 12
cidofovir, 211
famciclovir, 405
foscarnet, 459
ganciclovir, 466
ribavirine, 959
valacyclovir, 1120

inhibiteurs sélectifs de la neuraminidase
oseltamivir
zanamivir, 1157

pour usage ophtalmique
trifluridine, A49

ANXIOLYTIQUES ET HYPNOSÉDATIFS

INDICATIONS

Les anxiolytiques et les sédatifs sont destinés au traitement des troubles de l'anxiété. On les administre également pour assurer une sédation préopératoire. Les hypnotiques sont destinés au traitement de l'insomnie. Certains agents ont des effets anticonvulsivants (clorazépate, diazépam, phénobarbital), d'autres sont des relaxants des muscles squelettiques (diazépam). On les utilise comme médicaments d'appoint pour traiter les symptômes du sevrage alcoolique (chlordiazépoxide, clorazépate, diazépam, oxazépam), comme adjuvants des anesthésiques à action générale (dropéridol) et comme amnésiques (midazolam, diazépam).

MÉCANISME D'ACTION

Dépression généralisée du SNC. Risque de tolérance lors d'un usage prolongé et de dépendance physique et psychologique. Ils sont dénués de propriétés analgésiques.

CONTRE-INDICATIONS ET PRÉCAUTIONS/MISES EN GARDE

Contre-indications: Hypersensibilité. Patients comateux ou dépression préexistante du SNC. Douleurs intenses, non maîtrisées. Grossesse ou allaitement.

Précautions/mises en garde: Dysfonctionnement hépatique, insuffisance rénale grave ou maladie pulmonaire grave sous-jacente (la prudence est de mise). Idées suicidaires ou antécédents de tentatives de suicide ou de toxicomanie. L'administration d'hypnotiques devrait être de courte durée. Les personnes âgées peuvent être plus sensibles aux effets des dépresseurs du SNC (la réduction de la dose initiale peut s'avérer nécessaire).

INTERACTIONS

Dépression additive du SNC lors de l'usage concomitant d'alcool, d'antihistaminiques, d'antidépresseurs, d'analgésiques opiacés ou de phénothiazines. Les barbituriques déclenchent la libération d'enzymes hépatiques qui métabolisent les médicaments et peuvent diminuer l'efficacité des agents métabolisés par le foie. Éviter l'administration concomitante d'IMAO.

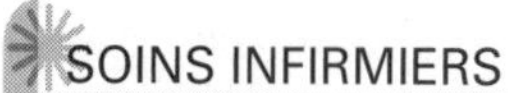

SOINS INFIRMIERS

ÉVALUATION DE LA SITUATION

- Mesurer la pression artérielle, le pouls et la fréquence respiratoire à intervalles fréquents pendant toute la durée de l'administration par voie IV.
- Le traitement prolongé à des doses élevées peut entraîner une dépendance psychologique ou physique. Limiter la quantité de médicament dont peut disposer le patient, particulièrement s'il est déprimé ou suicidaire ou s'il a des antécédents de toxicomanie.

Insomnie : Déterminer les habitudes de sommeil, avant le traitement et à intervalles réguliers pendant toute sa durée.

Anxiété : Noter le degré d'anxiété et de sédation (ataxie, étourdissements, troubles d'élocution), avant le traitement et à intervalles réguliers pendant toute sa durée.

Convulsions : Observer et consigner dans le dossier l'intensité, la durée et les caractéristiques des convulsions. Prendre les précautions qui s'imposent en cas de crise.

Spasmes musculaires : Suivre de près les spasmes musculaires, déterminer la douleur qui les accompagne et les limites des mouvements, avant l'administration du médicament et pendant toute la durée du traitement.

Sevrage alcoolique : En cas de sevrage alcoolique, suivre de près les tremblements, l'agitation, le délire et les hallucinations. Protéger le patient contre les accidents.

DIAGNOSTICS INFIRMIERS POSSIBLES

- Habitudes de sommeil perturbées (Indications).
- Risque d'accident (Effets secondaires).
- Connaissances insuffisantes sur le traitement médicamenteux (Enseignement au patient et à ses proches).

INTERVENTIONS INFIRMIÈRES

Suivre de près le patient lors de ses déplacements et des transferts, après l'administration de doses hypnotiques. Lui retirer les cigarettes. Soulever les ridelles du lit, garder le lit en position basse et placer la sonnette d'appel à portée de la main.

ENSEIGNEMENT AU PATIENT ET À SES PROCHES

- Expliquer au patient l'importance de préparer un cadre propice au sommeil : la pièce doit être sombre et calme ; la nicotine et la caféine sont à proscrire. Le prévenir qu'il ne doit pas augmenter la dose si elle devient moins efficace après quelques semaines, sans consulter au préalable un professionnel de la santé. Un retrait graduel du médicament peut s'avérer nécessaire pour prévenir les réactions de sevrage provoquées par un traitement prolongé.
- Prévenir le patient que ce type de médicament peut provoquer de la somnolence diurne. Lui conseiller de ne pas conduire et d'éviter les activités qui exigent sa vigilance jusqu'à ce qu'on ait la certitude que le médicament n'entraîne pas cet effet chez lui.

- Recommander au patient d'éviter de boire de l'alcool et d'éviter de prendre d'autres dépresseurs du SNC en même temps que ces médicaments.
- Conseiller à la patiente de prévenir un professionnel de la santé si elle pense être enceinte ou si elle souhaite le devenir.

VÉRIFICATION DE L'EFFICACITÉ THÉRAPEUTIQUE

L'efficacité du traitement peut être démontrée par: l'amélioration du sommeil ▪ la diminution de l'anxiété ▪ la maîtrise des convulsions ▪ la diminution des spasmes musculaires ▪ la diminution des tremblements ▪ une idéation plus rationnelle lors du traitement des symptômes du sevrage alcoolique.

ANXIOLYTIQUES ET HYPNOSÉDATIFS INCLUS DANS LE *GUIDE*

BRONCHODILATATEURS

INDICATIONS

Traitement de l'obstruction réversible des voies respiratoires attribuable à l'asthme ou à la bronchopneumopathie chronique obstructive. Les lignes directrices concernant le traitement de l'asthme recommandent que les agonistes bêta-adrénergiques à action rapide, administrés par inhalation (sauf le salmétérol) soient réservés au traitement immédiat des bronchospasmes; l'usage répété ou prolongé indique le besoin de recourir à des agents additionnels destinés au traitement prolongé, comme les corticostéroïdes pris par inhalation, les stabilisants mastocytaires, les bronchodilatateurs à action prolongée (les agonistes bêta-adrénergiques ou la théophylline par voie orale) et les antagonistes des récepteurs des leucotriènes (montélukast, zafirlukast). Le rôle du zafirlukast, un nouvel agent, n'a pas encore été établi.

MÉCANISME D'ACTION

Les agonistes bêta-adrénergiques (épinéphrine, lévalbutérol, orciprénaline, salbutamol, salmétérol et terbutaline) entraînent la bronchodilatation en stimulant la production de l'adénosine monophosphate cyclique (AMPc). Les bronchodilatateurs plus nouveaux (salbutamol, orciprénaline et terbutaline) se lient de façon relativement spécifique aux récepteurs pulmonaires (bêta$_2$) alors que les bronchodilatateurs plus anciens ont comme effet la stimulation cardiaque (effet sur les récepteurs bêta$_1$-adrénergiques) en plus de leur effet bronchodilatateur. Le début rapide d'action de ces médicaments leur permet d'être utilisés dans le traitement des crises aiguës, sauf le salmétérol, dont le début d'action est retardé. Les inhibiteurs de la phosphodiestérase (aminophylline, oxtriphylline et théophylline) inhibent la décomposition de l'AMPc. L'ipratropium est un agent anticholinergique qui entraîne la bronchodilatation en bloquant l'action de l'acétylcholine dans les voies respiratoires. Le montélukast et le zafirlukast sont des antagonistes des récepteurs des leucotriènes. Les leucotriènes sont des constituants de la substance SRS-A, qui pourrait être l'une des causes des bronchospasmes.

CONTRE-INDICATIONS ET PRÉCAUTIONS/MISES EN GARDE

Contre-indications: Hypersensibilité aux ingrédients actifs, aux agents de conservation (bisulfites) ou aux agents pulseurs qui entrent dans la composition de la préparation. Éviter l'administration de ces médicaments en cas d'arythmies cardiaques rebelles.

Précautions/mises en garde: Administrer ces agents avec prudence aux patients souffrant de diabète, de maladie cardiovasculaire ou d'hyperthyroïdie.

INTERACTIONS

Les bêta-bloquants, administrés simultanément, peuvent neutraliser l'efficacité de ces médicaments. Effets sympathomimétiques additifs lors de l'administration concomitante d'autres adrénergiques (qui agissent sur le système sympathique), y compris les vasopresseurs et les décongestionnants. Les effets cardiovasculaires peuvent être potentialisés par les antidépresseurs et les IMAO.

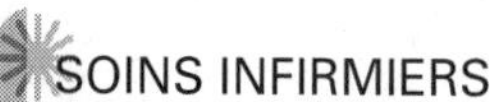

SOINS INFIRMIERS

ÉVALUATION DE LA SITUATION

- Mesurer la pression artérielle et le pouls, ausculter la respiration et le murmure vésiculaire, noter les caractéristiques des sécrétions, avant l'administration du médicament et pendant toute la durée du traitement.
- Relever les modifications électrocardiographiques et suivre de près les douleurs thoraciques chez les patients ayant des antécédents de troubles cardiovasculaires.

DIAGNOSTICS INFIRMIERS POSSIBLES

- Dégagement inefficace des voies respiratoires (Indications).
- Intolérance à l'activité (Indications).
- Connaissances insuffisantes sur le traitement médicamenteux (Enseignement au patient et à ses proches).

INTERVENTIONS INFIRMIÈRES

Administrer ces agents 24 heures sur 24 pour maintenir des concentrations thérapeutiques dans le sang.

ENSEIGNEMENT AU PATIENT ET À SES PROCHES

- Expliquer au patient qu'il est important de prendre uniquement la dose prescrite, aux intervalles de temps prescrits.
- Recommander au patient de boire suffisamment de liquides (2 000 mL par jour, au minimum) pour diminuer la viscosité des sécrétions des voies respiratoires.
- Conseiller au patient de consulter un professionnel de la santé avant de prendre un médicament en vente libre contre la toux, le rhume ou les difficultés respiratoires et de consommer le moins possible d'aliments ou de boissons contenant des xanthines

(boissons à base de cola, café et chocolat), étant donné les risques accrus d'arythmies et d'effets secondaires.

- Conseiller au patient de cesser de fumer et d'éviter les autres agents qui irritent les voies respiratoires.
- Montrer au patient comment utiliser les aérosols doseurs (voir l'annexe G).
- Conseiller au patient d'informer sans délai un professionnel de la santé si la dose habituelle de médicament ne produit pas les résultats escomptés, si les symptômes s'aggravent après le traitement ou si des effets toxiques surviennent.
- Expliquer au patient qui prend des bronchodilatateurs en même temps que d'autres médicaments par inhalation de commencer par le bronchodilatateur et d'attendre cinq minutes avant de prendre l'autre médicament, sauf si le professionnel de la santé le lui recommande autrement.

VÉRIFICATION DE L'EFFICACITÉ THÉRAPEUTIQUE

L'efficacité du traitement peut être démontrée par: la diminution des bronchospasmes ■ une moindre difficulté respiratoire.

BRONCHODILATATEURS INCLUS DANS LE *GUIDE*

agonistes bêta-adrénergiques
épinéphrine, 369
levalbuterol, 615
orciprénaline, 799
salbutamol, 984
salmétérol, 990
terbutaline, 1051

antagonistes des récepteurs des leucotriènes
montélukast, 720
zafirlukast, 1152

anticholinergique
ipratropium, 572

inhibiteurs de la phosphodiestérase (xanthines)
aminophylline, 124
oxtriphylline, 124
théophylline, 124

CHOLINERGIQUES

INDICATIONS

Traitement de la rétention urinaire non obstructive et comme adjuvant au traitement du reflux gastro-œsophagien avec pyrosis réfractaire au traitement classique (béthanécol); traitement de la myasthénie grave (néostigmine et pyridostigmine). On peut administrer les inhibiteurs de la cholinestérase pour renverser l'effet des bloqueurs neuromusculaires de type non dépolarisant (néostigmine, pyridostigmine). Le donépézil et la tacrine sont utilisés pour le traitement de la démence légère à modérée associée à la maladie d'Alzheimer.

MÉCANISME D'ACTION

Les cholinergiques intensifient et prolongent l'action de l'acétylcholine en simulant ses effets aux sites des récepteurs cholinergiques (béthanécol) ou en prévenant la décomposition de l'acétylcholine par l'inhibition de la cholinestérase (donépézil, néostigmine, tacrine, pyridostigmine). Les effets comprennent l'élévation du tonus des muscles génito-urinaires et squelettiques, la diminution de la pression intraoculaire, l'augmentation des sécrétions et la diminution de la capacité de la vessie. Le donépézil et la tacrine améliorent le fonctionnement cognitif chez les patients atteints de la maladie d'Alzheimer.

CONTRE-INDICATIONS ET PRÉCAUTIONS/MISES EN GARDE

Contre-indications: Hypersensibilité. Ne pas administrer ces agents aux patients qui pourraient présenter une obstruction des voies gastro-intestinales ou génito-urinaires.

Précautions/mises en garde: L'administration des cholinergiques aux patients ayant des antécédents d'asthme, d'ulcère gastro-duodénal, de maladie cardiovasculaire, d'épilepsie ou d'hyperthyroïdie doit s'accompagner d'une extrême prudence. L'innocuité des cholinergiques pendant la grossesse et l'allaitement n'a pas été établie. Garder de l'atropine à portée de la main pour traiter une dose excessive.

INTERACTIONS

Effets cholinergiques additifs. Ne pas administrer ces médicaments en même temps que des agents neuromusculaires de type dépolarisant. L'administration simultanée de ganglioplégiques peut provoquer une hypotension grave.

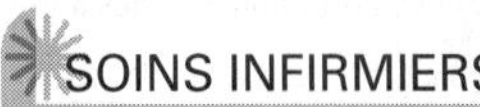

SOINS INFIRMIERS

ÉVALUATION DE LA SITUATION

Mesurer souvent le pouls, la fréquence respiratoire et la pression artérielle tout au long de l'administration par voie parentérale.

Myasthénie grave:

- Noter l'état du système neuromusculaire (ptosis, diplopie, capacité vitale, capacité de déglutition et force des membres) avant l'administration et au moment où le pic de l'effet se manifeste.
- Suivre de près les symptômes suivants de surdosage, d'insensibilité au médicament (dose insuffisante) ou de résistance à ses effets thérapeutiques: faiblesse musculaire, dyspnée et dysphagie. Ces symptômes sont similaires, mais ceux du surdosage se manifestent habituellement dans l'heure qui suit l'administration alors que ceux de l'insensibilité au médicament apparaissent trois heures après l'administration, sinon plus tard. Un test avec Tensilon (chlorure d'édrophonium) permet de distinguer les symptômes de surdosage de ceux d'insensibilité au médicament.

Antidote des agents de blocage neuromusculaire de type non dépolarisant: Déterminer la suppression des effets de ces agents par la stimulation des nerfs périphériques.

Rétention urinaire: Effectuer le bilan des ingesta et des excreta. Palper l'abdomen pour déceler la distension de la vessie. Le médecin peut prescrire le cathétérisme pour évaluer les résidus post-mictionnels.

Maladie d'Alzheimer: Évaluer le fonctionnement cognitif (mémoire, attention, raisonnement, langage, capacité à accomplir des tâches simples) à intervalles réguliers pendant toute la durée du traitement. Mesurer la fréquence cardiaque à intervalles réguliers pendant toute la durée du traitement. Le donépézil et la tacrine peuvent induire la bradycardie.

Toxicité et surdosage: L'antidote spécifique des cholinergiques est l'atropine.

DIAGNOSTICS INFIRMIERS POSSIBLES

- Élimination urinaire altérée (Indications).
- Mode de respiration inefficace (Indications).
- Connaissances insuffisantes sur le traitement médicamenteux (Enseignement au patient et à ses proches).

INTERVENTIONS INFIRMIÈRES

Myasthénie grave : Chez les patients qui ont de la difficulté à mâcher, on peut administrer le médicament 30 minutes avant les repas.

ENSEIGNEMENT AU PATIENT ET À SES PROCHES

Recommander au patient souffrant de myasthénie grave de respecter scrupuleusement la posologie recommandée. Lui expliquer que s'il prend le médicament avec retard, il risque de déclencher une crise myasthénique alors que s'il le prend prématurément, il risque de déclencher une crise cholinergique. Prévenir le patient qu'il doit prendre le médicament toute sa vie durant.

VÉRIFICATION DE L'EFFICACITÉ THÉRAPEUTIQUE

L'efficacité du traitement peut être démontrée par : la suppression des symptômes au niveau du SNC, provoqués par un effet anticholinergique exagéré, induit par un surdosage médicamenteux ou l'ingestion de substances vénéneuses ■ l'amélioration du tonus et du fonctionnement de la vessie ■ la diminution de la distension abdominale ■ le soulagement des symptômes myasthéniques ■ la capacité de distinguer les crises myasthéniques des crises cholinergiques ■ le renversement de la paralysie après anesthésie ■ la suppression de la tachycardie supraventriculaire ■ l'amélioration du fonctionnement cognitif chez les patients souffrant de la maladie d'Alzheimer.

CHOLINERGIQUES INCLUS DANS LE *GUIDE*

cholinomimétique
béthanéchol, 107

inhibiteurs de la cholinestérase
donépézil, 349
néostigmine, 751
pyridostigmine, 938
tacrine, 1037

CORTICOSTÉROÏDES

INDICATIONS

Traitement de substitution (dose de 20 mg d'hydrocortisone ou l'équivalent) dans le traitement de l'insuffisance corticosurrénalienne. Les doses élevées sont habituellement utilisées pour leurs propriétés anti-inflammatoires, immunosuppressives ou antinéoplasiques. Traitement d'appoint dans de nombreux cas dont l'hypercalcémie et les maladies auto-immunes. Les corticostéroïdes topiques sont utilisés dans le traitement de diverses maladies allergiques ou inflammatoires. Les corticostéroïdes par inhalation sont administrés dans le traitement d'entretien des maladies réversibles des voies respiratoires (asthme) ; les corticostéroïdes administrés par voie intranasale ou ophtalmique sont utilisés dans le traitement des maladies allergiques et inflammatoires chroniques.

MÉCANISME D'ACTION

Tous les agents ont de nombreux effets métaboliques intenses en plus d'entraîner une suppression de l'inflammation et une modification de la réponse immunitaire normale. Ils existent sous plusieurs formes pharmaceutiques, incluant les préparations orales, topiques ou injectables et celles administrées par inhalation. L'utilisation prolongée de grandes quantités des agents topiques ou de ceux administrés par inhalation peut entraîner l'absorption par voie générale et la suppression de la fonction des surrénales.

CONTRE-INDICATIONS ET PRÉCAUTIONS/MISES EN GARDE

Contre-indications: Infections graves (sauf en présence de certaines formes de méningite). Ne pas administrer de vaccins à virus vivants aux patients recevant de plus fortes doses.

Précautions/mises en garde: Suppression des surrénales en cas de traitement prolongé. Ne pas arrêter le traitement brusquement. En période de stress (intervention chirurgicale, infections), il peut s'avérer nécessaire d'administrer des doses supplémentaires. Grossesse et allaitement (l'innocuité du médicament n'a pas été établie). Enfants (le traitement prolongé entraîne le ralentissement de la croissance). Ces médicaments peuvent masquer les signes d'infection. Administrer la plus faible dose pendant le moins longtemps possible. En cas de traitement prolongé, il est préférable d'administrer ce type de médicament un jour sur deux.

INTERACTIONS

Effets hypokaliémiques additifs lors de l'administration concomitante d'amphotéricine B, de diurétiques épargneurs de potassium, de pipéracilline ou de ticarcilline. L'hypokaliémie peut augmenter le risque de toxicité digitalique. Le traitement par des corticostéroïdes peut augmenter les besoins en insuline ou en hypoglycémiants oraux. La phénytoïne, le phénobarbital et la rifampine accélèrent le métabolisme et peuvent diminuer l'efficacité des corticostéroïdes. Les contraceptifs oraux peuvent inhiber le métabolisme des corticostéroïdes. La cholestyramine et le colestipol peuvent diminuer l'absorption de ces agents.

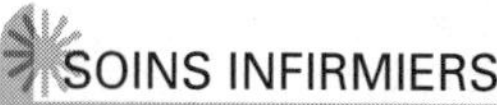

SOINS INFIRMIERS

ÉVALUATION DE LA SITUATION

- Ces médicaments sont indiqués dans le traitement de nombreuses maladies. Évaluer les systèmes touchés avant le traitement et, à intervalles réguliers, pendant toute sa durée.
- Avant le traitement et à intervalles réguliers pendant toute sa durée, surveiller l'apparition des signes suivants d'insuffisance surrénalienne: hypotension, perte de poids, faiblesse, nausées, vomissements, anorexie, léthargie, confusion, agitation.
- Noter à intervalles réguliers la croissance chez les enfants.

DIAGNOSTICS INFIRMIERS POSSIBLES

- Risque d'infection (Effets secondaires).
- Connaissances insuffisantes sur le traitement médicamenteux (Enseignement au patient et à ses proches).
- Image corporelle perturbée (Effets secondaires).

INTERVENTIONS INFIRMIÈRES

Si le médicament doit être pris tous les jours ou tous les deux jours, administrer la dose le matin pour faire coïncider la prise avec les sécrétions naturelles de cortisol.

PO: Administrer le médicament avec des aliments pour réduire l'irritation gastrique.

ENSEIGNEMENT AU PATIENT ET À SES PROCHES

- Conseiller au patient de respecter scrupuleusement la posologie recommandée. Lui expliquer que le sevrage brusque peut entraîner des symptômes d'insuffisance surrénalienne, qui peuvent mettre sa vie en danger.

- Inciter le patient suivant un traitement prolongé à adopter un régime riche en protéines, en calcium et en potassium et pauvre en sodium et en glucides.
- Expliquer au patient que ces médicaments ont des effets immunosuppresseurs et qu'ils peuvent masquer les symptômes d'infection. Lui conseiller d'éviter tout contact avec des personnes contagieuses et de signaler immédiatement à un professionnel de la santé tout signe d'infection. Conseiller au patient de ne pas se faire vacciner avant d'avoir consulté un professionnel de la santé au préalable.
- Prévenir le patient que le traitement pourrait affecter son image corporelle. Explorer avec lui les stratégies d'adaptation auxquelles il pourrait recourir.
- Conseiller au patient de toujours porter sur lui une pièce d'identité où sont inscrits son problème de santé et son traitement médicamenteux pour parer à toute urgence dans le cas où il serait incapable de communiquer ses antécédents médicaux.

VÉRIFICATION DE L'EFFICACITÉ THÉRAPEUTIQUE

L'efficacité du traitement peut être démontrée par: la suppression des réponses inflammatoire et immunitaire en présence de maladies auto-immunes, de réactions allergiques ou de greffes d'organes ■ la maîtrise des symptômes d'insuffisance surrénalienne grâce au traitement de substitution ■ la disparition de l'inflammation, du prurit ou d'autres troubles dermatologiques.

CORTICOSTÉROÏDES INCLUS DANS LE *GUIDE*

DIURÉTIQUES

INDICATIONS

Les diurétiques thiazidiques et les diurétiques de l'anse sont administrés seuls ou en association pour traiter l'hypertension ou l'œdème dû à l'insuffisance cardiaque ou à d'autres causes. Les diurétiques épargneurs de potassium ont de faibles propriétés diurétiques et antihypertensives ; ils sont surtout administrés pour empêcher l'élimination de potassium chez les patients recevant des diurétiques thiazidiques ou des diurétiques de l'anse. Le diurétique osmotique est souvent utilisé dans le traitement de l'œdème cérébral.

MÉCANISME D'ACTION

Les diurétiques améliorent la diurèse de certains électrolytes et de l'eau en modifiant le mécanisme de sécrétion et de réabsorption des tubules rénaux. Les médicaments couramment administrés font partie des classes suivantes: diurétiques thiazidiques et dérivés ayant une structure proche (chlorthalidone, hydrochlorothiazide, indapamide et métolazone), diurétiques de l'anse (bumétanide et furosémide), diurétiques épargneurs de potassium (amiloride, spironolactone et triamtérène), diurétiques osmotiques (mannitol). Les mécanismes varient d'un médicament à l'autre.

CONTRE-INDICATIONS ET PRÉCAUTIONS/MISES EN GARDE

Contre-indications : Hypersensibilité. Risque de réactions de sensibilité croisée lors de l'administration de sulfamides.

Précautions/mises en garde : Administrer ces médicaments avec prudence aux patients souffrant de maladie rénale ou hépatique. L'innocuité des diurétiques pendant la grossesse et l'allaitement n'a pas été établie.

INTERACTIONS

Effets additifs sur l'hypokaliémie lors de l'administration simultanée de corticostéroïdes, d'amphotéricine B, de mezlocilline, de pipéracilline ou de ticarcilline. L'hypokaliémie augmente la toxicité des dérivés digitaliques. Les diurétiques kaliurétiques diminuent l'excrétion du lithium et peuvent provoquer une toxicité. Effets additifs sur l'hypotension lors de l'administration simultanée d'autres antihypertenseurs ou de dérivés nitrés. Les diurétiques épargneurs de potassium peuvent provoquer l'hyperkaliémie, s'ils sont administrés en même temps que des suppléments de potassium ou des inhibiteurs de l'enzyme de conversion de l'angiotensine (IECA).

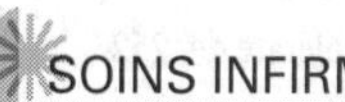

SOINS INFIRMIERS

ÉVALUATION DE LA SITUATION

- Suivre de près l'équilibre hydrique pendant toute la durée du traitement. Noter tous les jours le poids du patient, effectuer le bilan quotidien des ingesta et des excreta, déterminer l'étendue et le siège de l'œdème, ausculter le murmure vésiculaire et examiner l'intégrité de la peau et des membranes muqueuses.
- Suivre de près les signes et symptômes suivants : anorexie, faiblesse musculaire, engourdissement, picotements, paresthésie, confusion et soif incoercible. Prévenir le médecin ou un autre professionnel de la santé dès l'apparition de ces signes de déséquilibre électrolytique.

Hypertension: Mesurer la pression artérielle et le pouls avant et pendant l'administration. Vérifier la fréquence du renouvellement des ordonnances pour s'assurer que le patient est fidèle au traitement antihypertenseur.

Pression intracrânienne accrue: Déterminer l'état neurologique et mesurer la pression intracrânienne des patients qui reçoivent des diurétiques osmotiques pour réduire l'œdème cérébral.

Pression intraoculaire accrue: Suivre de près les douleurs oculaires persistantes ou accrues ou la diminution de l'acuité visuelle.

Tests de laboratoire:

- Noter les concentrations d'électrolytes (particulièrement de potassium), d'urée et d'acide urique sérique ainsi que la glycémie, avant l'administration du diurétique et à des intervalles réguliers tout au long du traitement.
- Les diurétiques thiazidiques peuvent élever les concentrations sanguines de cholestérol, de lipoprotéines de faible densité (LDL) et de triglycérides.

DIAGNOSTICS INFIRMIERS POSSIBLES

- Excès de volume liquidien (Indications).
- Connaissances insuffisantes sur le traitement médicamenteux (Enseignement au patient et à ses proches).
- Non-observance du traitement médicamenteux (Enseignement au patient et à ses proches).

INTERVENTIONS INFIRMIÈRES

- Administrer les diurétiques par voie orale le matin pour prévenir l'interruption du cycle du sommeil.
- De nombreux diurétiques sont disponibles en association avec des antihypertenseurs ou des diurétiques épargneurs de potassium.

ENSEIGNEMENT AU PATIENT ET À SES PROCHES

- Expliquer au patient qu'il doit respecter scrupuleusement la posologie recommandée. Conseiller au patient sous traitement antihypertenseur de continuer à prendre le médicament même s'il se sent mieux. Ces agents aident à maîtriser la tension artérielle, mais ne guérissent pas l'hypertension.
- Conseiller au patient de changer lentement de position pour réduire le risque d'hypotension orthostatique. Le prévenir que la consommation d'alcool, l'effort par temps chaud ou la station debout pendant de longues périodes peuvent aggraver l'hypotension orthostatique durant ce traitement.
- Conseiller au patient de demander à un professionnel de la santé quelles sont les recommandations concernant la consommation de potassium d'origine alimentaire.
- Demander au patient de se peser toutes les semaines et de signaler tout changement de poids important.
- Recommander au patient d'utiliser des écrans solaires et de porter des vêtements de protection pour prévenir les réactions de photosensibilité.
- Conseiller au patient de consulter un professionnel de la santé avant de prendre un médicament en vente libre en même temps qu'un diurétique.
- Recommander au patient qui doit suivre un traitement dentaire ou subir une intervention chirurgicale d'avertir le dentiste ou le médecin qu'il suit ce traitement médicamenteux.

- Recommander au patient de signaler immédiatement à un professionnel de la santé les symptômes suivants: faiblesse musculaire, crampes, nausées, étourdissements, engourdissement ou picotements au niveau des membres.
- Expliquer au patient l'importance des examens de suivi réguliers.

Hypertension:

- Inciter le patient à appliquer d'autres mesures de réduction de l'hypertension, comme perdre du poids, faire régulièrement de l'exercice, réduire sa consommation de sel, diminuer le stress, boire de l'alcool avec modération et cesser de fumer.
- Montrer au patient souffrant d'hypertension comment mesurer sa pression artérielle et lui recommander de prendre cette mesure toutes les semaines.

VÉRIFICATION DE L'EFFICACITÉ THÉRAPEUTIQUE

L'efficacité du traitement peut être démontrée par: la baisse de la pression artérielle ▪ l'augmentation du débit urinaire ▪ la réduction de l'œdème ▪ la baisse de la pression intracrânienne ▪ la prévention de l'hypokaliémie chez les patients prenant des diurétiques ▪ la diminution de l'hypersécrétion d'aldostérone ▪ la baisse de la pression intraoculaire.

DIURÉTIQUES INCLUS DANS LE *GUIDE*

HORMONES ANDROGÈNES ET STÉROÏDES ANABOLISANTS

INDICATIONS

Les hormones androgènes (testostérone) sont indiquées en cas de carence en hormones androgènes en présence d'hypogonadisme. La testostérone est également indiquée dans le traitement du retard pubertaire chez les hommes et dans le traitement palliatif du cancer du sein sensible aux androgènes. Elle est également utilisée comme traitement androgénique adjuvant chez la femme. Le danazol, qui est aussi une hormone androgène, est administré dans le traitement de l'endométriose, de la maladie fibrokystique du sein et du traitement de courte durée de la ménorragie primaire. Le danazol a aussi été utilisé pour la prophylaxie de l'angio-œdème héréditaire (usage non approuvé). La nandrolone (stéroïde anabolisant) est utilisée dans le traitement adjuvant de l'ostéoporose sénile et post-ménopausique, du nanisme pituitaire et dans le traitement des états dans lesquels il est souhaitable d'amorcer une puissante action régénératrice des tissus ou de ménager les protéines. On l'utilise également dans le traitement de l'anémie associée à une insuffisance rénale chronique (usage non approuvé).

MÉCANISME D'ACTION

La testostérone est essentielle, chez l'homme, à la formation des organes sexuels et au développement des caractères sexuels primaires et secondaires.

CONTRE-INDICATIONS ET PRÉCAUTIONS/MISES EN GARDE

Contre-indications: Grossesse ou allaitement; patients de sexe masculin atteints d'un cancer du sein ou de la prostate; maladie hépatique; hypercalcémie; coronaropathie.
Précautions/mises en garde: Hommes âgés exposés à un risque accru d'hypertrophie et de cancer de la prostate; antécédents de maladie hépatique ou cardiaque.

INTERACTIONS

Hypersensibilité accrue lors de l'administration concomitante d'anticoagulants oraux, d'insuline, d'AINS et d'hypoglycémiants oraux. Risque accru d'œdème lors d'une corticothérapie concomitante. Le danazol peut élever les concentrations sériques de cyclosporine. La nandrolone augmente le risque de réactions hépatotoxiques aux médicaments.

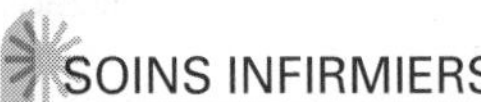

SOINS INFIRMIERS

ÉVALUATION DE LA SITUATION

Effectuer le bilan quotidien des ingesta et des excreta, peser le patient deux fois par semaine et l'observer pour déceler tout signe d'œdème. Signaler tout changement important, car il s'agit de signes de rétention liquidienne.

Hommes:

- Observer chez les garçons les signes de puberté précoce (acné, brunissement de la peau, apparition des caractères sexuels mâles secondaires, à savoir augmentation de la taille du pénis, érections fréquentes, pilosité accrue; il faudrait établir l'âge osseux tous les 6 mois pour déterminer la vitesse de maturation des os et les effets sur la soudure des cartilages épiphysaires).
- Suivre de près l'augmentation du volume des seins, les érections fréquentes et le besoin urgent d'uriner chez les hommes. Observer chez les hommes âgés les difficultés de miction, car il y a risque d'hypertrophie de la prostate.

Femmes:

- Évaluer les signes de virilisation (voix grave, croissance ou perte de cheveux inhabituelle, hypertrophie du clitoris, acné, cycle menstruel irrégulier).
- Chez les femmes souffrant d'un cancer du sein métastatique, suivre les symptômes d'hypercalcémie (nausées, vomissements, constipation, léthargie, perte du tonus musculaire, soif, polyurie).

Danazol: Évaluer les douleurs endométriales avant le traitement et à intervalles réguliers pendant toute sa durée.
Nandrolone: Évaluer l'amélioration des symptômes d'anémie.

DIAGNOSTICS INFIRMIERS POSSIBLES

- Dysfonctionnement sexuel (Indications, Effets secondaires).
- Connaissances insuffisantes sur le traitement médicamenteux (Enseignement au patient et à ses proches).

INTERVENTIONS INFIRMIÈRES

- Faire faire aux patients alités des exercices d'amplitude des mouvements afin de prévenir les pertes de calcium des os.

- Chez les patientes souffrant d'endométriose ou de maladie fibrokystique du sein, le traitement par le danazol doit être amorcé durant la menstruation ou être précédé par un test de grossesse.

IM: Administrer l'injection en profondeur dans le muscle fessier.

Transdermique: Appliquer le timbre sur une peau glabre, propre et sèche.

ENSEIGNEMENT AU PATIENT ET À SES PROCHES

- Recommander au patient de signaler rapidement les signes et les symptômes suivants: *chez l'homme* – priapisme (érection soutenue et souvent douloureuse) ou gynécomastie; *chez la femme* – signes de virilité (qui peuvent être réversibles si le traitement est interrompu aussitôt qu'on note des changements), hypercalcémie (nausées, vomissements, constipation et faiblesse), œdème (gain de poids inattendu, enflure des pieds), hépatite (jaunissement de la peau ou des yeux et douleurs abdominales), saignements inhabituels ou formation d'ecchymoses.
- Expliquer au patient la raison pour laquelle il est interdit d'utiliser ces médicaments pour augmenter la performance athlétique. La testostérone n'est ni sûre ni efficace, mais son utilisation peut entraîner des effets secondaires graves.
- Conseiller au patient diabétique de mesurer sa glycémie pour déceler toute modification.
- Insister sur l'importance des examens de suivi réguliers, des épreuves de laboratoire et des radiographies permettant d'évaluer l'efficacité du traitement.
- Recommander à la patiente d'utiliser une méthode de contraception non hormonale pendant la durée du traitement.
- Prévenir le patient ou ses parents que les enfants prépubères doivent être soumis, tous les 6 mois, à des examens radiologiques permettant de déterminer l'âge osseux afin d'établir le degré de la maturation osseuse et les effets du médicament sur les cartilages épiphysaires.

Transdermique: Conseiller au patient de prévenir un professionnel de la santé si sa partenaire sexuelle développe des signes légers de virilité.

VÉRIFICATION DE L'EFFICACITÉ THÉRAPEUTIQUE

L'efficacité du traitement peut être démontrée par: la disparition des signes de carence en hormone androgène sans effets secondaires; la durée du traitement ne doit habituellement pas dépasser de 3 à 6 mois et il doit être suivi de tests qui établissent le degré de croissance et de maturation des os ▪ l'augmentation de la tolérance à l'effort ▪ la diminution de la taille de la tumeur et de la propagation des métastases chez les femmes ménopausées atteintes d'un cancer du sein; dans le cas d'un traitement antinéoplasique, la réponse peut ne se manifester qu'après 3 mois; si des signes d'évolution de la maladie apparaissent, le traitement devrait être abandonné ▪ la diminution des symptômes d'endométriose ▪ l'augmentation du volume des globules rouges et de l'hémoglobine, accompagnée de la diminution des symptômes d'anémie.

HORMONES ANDROGÈNES ET STÉROÏDES ANABOLISANTS INCLUS DANS LE *GUIDE*

HYPOLIPIDÉMIANTS

INDICATIONS

Traitement d'appoint dans le cadre d'un programme global comprenant la diétothérapie et l'exercice, visant à abaisser les concentrations des lipides sanguins, pour essayer de réduire par cette voie la morbidité et la mortalité attribuables à la maladie cardiovasculaire athéroscléreuse et à ses séquelles.

MÉCANISME D'ACTION

Les inhibiteurs de l'HMG-CoA réductase (fluvastatine, lovastatine, pravastatine, simvastatine) inhibent une enzyme qui intervient dans la synthèse du cholestérol. Les chélateurs des acides biliaires (cholestyramine, colestipol) se lient au cholestérol dans le tractus gastro-intestinal. La niacine, le fénofibrate et le gemfibrozil agissent par d'autres mécanismes (consulter la monographie de chaque médicament).

CONTRE-INDICATIONS ET PRÉCAUTIONS/MISES EN GARDE

Contre-indications: Hypersensibilité.

Précautions/mises en garde: L'innocuité de ces médicaments chez les femmes enceintes ou chez celles qui allaitent et chez les enfants n'a pas été établie. Consulter la monographie de chaque médicament. Il est conseillé d'essayer dans un premier temps d'abaisser les taux des lipides sanguins par la diétothérapie, pendant deux ou trois mois, avant d'amorcer un traitement médicamenteux.

INTERACTIONS

Les chélateurs des acides biliaires (cholestyramine et colestipol) peuvent lier les vitamines liposolubles (A, D, E et K) et empêcher l'absorption de certains médicaments au niveau du tractus gastro-intestinal. L'administration concomitante de niacine, d'érythromycine, de gemfibrozil, de fénofibrate et de cyclosporine augmente le risque de myopathie induite par les inhibiteurs de l'HMG-CoA réductase.

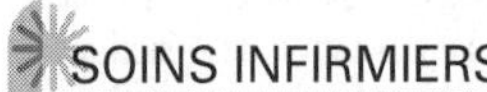

SOINS INFIRMIERS

ÉVALUATION DE LA SITUATION

Recueillir des données sur les habitudes alimentaires du patient, notamment sur sa consommation de matières grasses et d'alcool.

Tests de laboratoire:

- Examiner les concentrations de cholestérol et de triglycérides avant l'administration de l'agent et à intervalles réguliers pendant toute la durée du traitement. Ne pas administrer ces agents en cas d'élévation paradoxale des concentrations de cholestérol.
- Examiner les résultats des tests d'exploration de la fonction hépatique avant le traitement et à intervalles réguliers pendant toute sa durée. Certains hypolipidémiants peuvent élever les concentrations enzymatiques.

DIAGNOSTICS INFIRMIERS POSSIBLES

- Connaissances insuffisantes sur le traitement médicamenteux (Enseignement au patient et à ses proches).
- Non-observance du traitement médicamenteux (Enseignement au patient et à ses proches).

INTERVENTIONS INFIRMIÈRES

Consulter la monographie de chaque médicament pour déterminer s'il faut l'administrer avec des aliments ou en dehors des repas.

ENSEIGNEMENT AU PATIENT ET À SES PROCHES

Expliquer au patient que le traitement médicamenteux ne peut être efficace que s'il suit en même temps un régime alimentaire pauvre en matières grasses, en cholestérol et en glucides, s'il évite de boire de l'alcool, s'il fait de l'exercice et s'il cesse de fumer.

VÉRIFICATION DE L'EFFICACITÉ THÉRAPEUTIQUE

L'efficacité du traitement peut être démontrée par: une baisse des concentrations sériques de triglycérides et de cholestérol-LDL (lipoprotéines de basse densité) et une élévation des concentrations de cholestérol-HDL (lipoprotéines de haute densité). Il faut habituellement arrêter le traitement si aucune réponse clinique ne se manifeste après trois mois.

HYPOLIPIDÉMIANTS INCLUS DANS LE *GUIDE*

chélateurs des acides biliaires
cholestyramine, 193
colestipol, 193

inhibiteurs de l'HMG-CoA réductase
atorvastatine, 560
fluvastatine, 560
lovastatine, 560
pravastatine, 560
simvastatine, 560

divers
fénofibrate, 409
gemfibrozil, 472
niacine, niacinamide, 755

IMMUNOSUPPRESSEURS

INDICATIONS

Azathioprine, basiliximab, cyclosporine, daclizumab, mycophénolate, sirolimus et tacrolimus: Traitement d'association avec des glucocorticoïdes dans la prévention des réactions de rejet d'une greffe. **Muromonab-CD3:** Traitement des réactions de rejet qui n'ont pas répondu à d'autres agents. **Azathioprine, cyclosporine et méthotrexate:** Traitement de maladies auto-immunes spécifiques (syndrome néphrotique de l'enfance et polyarthrite rhumatoïde grave). **Cyclophosphamide:** Traitement de la polyarthrite rhumatoïde grave ou de la granulomatose de Wegener et dans le traitement du syndrome néphrotique pur chez les enfants (usages non approuvés).

MÉCANISME D'ACTION

Inhibition des réponses immunitaires à médiation cellulaire par différents mécanismes. En plus de l'azathioprine et de la cyclosporine, qui sont principalement utilisées pour leurs propriétés d'immunomodulation, le cyclophosphamide et le méthotrexate sont utilisés pour supprimer les réponses immunitaires dans le cas de certaines maladies (syndrome néphrotique de l'enfance et polyarthrite rhumatoïde grave). Le muromonab-CD3 est un anticorps d'immunoglobuline purifiée recombinante qui modifie la fonction des lymphocytes T. Le basiliximab et le daclizumab sont des anticorps monoclonaux. Le mofétilmycophénolate bloque la prolifération des lymphocytes T et B. Le sirolimus et le tacrolimus inhibent l'activation des lymphocytes T. Le sirolimus inhibe aussi la prolifération des lymphocytes T et la production d'anticorps.

CONTRE-INDICATIONS ET PRÉCAUTIONS/MISES EN GARDE

Contre-indications: Hypersensibilité au médicament ou à l'excipient.

Précautions/mises en garde: Infections. Grossesse ou allaitement (l'innocuité de ces agents n'a pas été établie).

INTERACTIONS

L'allopurinol inhibe le métabolisme de l'azathioprine. Les médicaments qui modifient les étapes du métabolisme hépatique peuvent aussi modifier l'effet de la cyclosporine. Risque de toxicité additive du méthotrexate lors de l'administration concomitante d'autres médicaments néphrotoxiques, de doses élevées d'aspirine ou d'AINS. L'effet immunosuppresseur du muromonab-CD3 est augmenté lors de l'administration concomitante d'autres agents immunosuppresseurs; leurs doses devraient être réduites ou le traitement interrompu. Plusieurs interactions sont rapportées avec le sirolimus, le mofétilmycophénolate ou le tacrolimus et d'autres médicaments ou aliments. Consulter la monographie de chaque médicament.

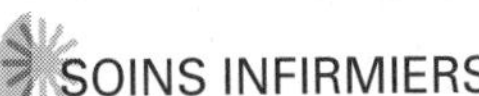

SOINS INFIRMIERS

ÉVALUATION DE LA SITUATION

Rester à l'affût des signes suivants d'infection: altération des signes vitaux, aspect des crachats, de l'urine et des selles, accroissement du nombre de leucocytes. Prévenir immédiatement le médecin ou un autre professionnel de la santé si ces symptômes se manifestent.

Prévention du rejet d'une greffe: Suivre de près, pendant toute la durée du traitement, les symptômes de rejet d'organe.

Tests de laboratoire: Noter la numération globulaire et la formule leucocytaire pendant toute la durée du traitement.

DIAGNOSTICS INFIRMIERS POSSIBLES

- Risque d'infection (Effets secondaires).
- Connaissances insuffisantes sur le traitement médicamenteux (Enseignement au patient et à ses proches).

INTERVENTIONS INFIRMIÈRES

- Le patient ayant subi une transplantation doit être isolé des membres du personnel et des visiteurs qui pourraient être contagieux.
- Maintenir l'isolement de protection, selon le protocole de l'établissement.

ENSEIGNEMENT AU PATIENT ET À SES PROCHES

- Expliquer au patient qu'il doit suivre ce traitement toute sa vie durant pour prévenir le rejet de l'organe transplanté. Passer en revue les symptômes de rejet d'un organe greffé et insister sur le fait qu'il faut prévenir un professionnel de la santé dès que ces symptômes apparaissent.
- Recommander au patient d'éviter les personnes contagieuses et celles qui ont récemment reçu le vaccin Salk inactivé (antipoliomyélitique) par voie orale. Le prévenir qu'il ne doit pas se faire vacciner sans avoir consulté au préalable un professionnel de la santé.
- Insister sur l'importance des examens de suivi et des tests de laboratoire.

VÉRIFICATION DE L'EFFICACITÉ THÉRAPEUTIQUE

L'efficacité du traitement peut être démontrée par: la prévention ou la résolution des symptômes associés aux réactions de rejet des greffes ou la diminution des symptômes de maladies auto-immunes.

IMMUNOSUPPRESSEURS INCLUS DANS LE *GUIDE*

azathioprine, 89
basiliximab, 96
cyclophosphamide, 266
cyclosporine, 269
méthotrexate, 675
mofétilmycophénolate, 718
muromonab-CD3, 726
sirolimus, 1007
tacrolimus, 1038

INHIBITEURS DE L'ENZYME DE CONVERSION DE L'ANGIOTENSINE (IECA)

Voir Antihypertenseurs, page C38.

IECA INCLUS DANS LE *GUIDE*

bénazépril, 554
captopril, 554
cilazapril, 554
énalapril, énalaprilate, 554
fosinopril, 554
lisinopril, 554
périndopril, 554
quinapril, 554
ramipril, 554
trandolapril, 554

INOTROPES ET CARDIOTONIQUES

INDICATIONS

Traitement de courte durée de l'insuffisance cardiaque ou de la décompensation cardiaque rebelle au traitement habituel par des dérivés digitaliques, des diurétiques ou des vasodilatateurs. Administration au cours d'une chirurgie cardiaque.

MÉCANISME D'ACTION

Élévation du débit cardiaque, principalement par des effets directs sur le myocarde et par certains effets vasculaires périphériques. La milrinone augmente la contractilité cardiaque en raison de l'inhibition de l'enzyme adénosine-monophosphate cyclique (AMP_c)-phosphodiestérase, ce qui augmente les concentrations d'AMP_c intracellulaire.

CONTRE-INDICATIONS ET PRÉCAUTIONS/MISES EN GARDE

Contre-indications: Hypersensibilité. Patients souffrant de cardiomyopathie hypertrophique (usage déconseillé).

Précautions/mises en garde: Grossesse, allaitement, enfants (l'innocuité de ces médicaments n'a pas été établie).

INTERACTIONS

Les agents qui provoquent l'hypokaliémie, l'hypomagnésémie ou l'hypercalcémie augmentent le risque de toxicité digitalique. Risque de bradycardie additive lors de l'administration concomitante de bêta-bloquants et de dérivés digitaliques. La quinidine élève les concentrations sériques de digoxine.

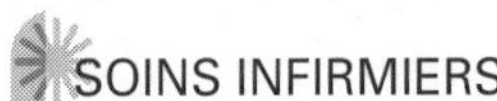

SOINS INFIRMIERS

ÉVALUATION DE LA SITUATION

- Mesurer la pression artérielle, le pouls et la fréquence respiratoire avant le traitement et pendant toute sa durée.
- Effectuer le bilan quotidien des ingesta et des excreta et peser le patient tous les jours. Observer le patient, pendant toute la durée du traitement, pour déterminer la présence des signes et des symptômes suivants d'insuffisance cardiaque: œdème périphérique, râles et crépitations, dyspnée, gain pondéral, turgescence des jugulaires.
- Avant d'administrer la dose d'attaque initiale, déterminer si le patient a déjà pris des préparations digitaliques au cours des 2 à 3 semaines précédentes.

Tests de laboratoire: Examiner à intervalles réguliers pendant toute la durée du traitement les concentrations des électrolytes sériques, particulièrement de potassium, de magnésium et de calcium, ainsi que les résultats des tests de l'exploration fonctionnelle rénale et hépatique.

Toxicité et surdosage: Chez les patients prenant des dérivés digitaliques, on devrait mesurer à intervalles réguliers les concentrations sériques de ces médicaments.

DIAGNOSTICS INFIRMIERS POSSIBLES

- Débit cardiaque diminué (Indications).
- Connaissances insuffisantes sur le traitement médicamenteux (Enseignement au patient et à ses proches).

INTERVENTIONS INFIRMIÈRES

- Corriger l'hypokaliémie avant d'administrer la milrinone ou la digoxine.
- Corriger l'hypovolémie par des agents qui augmentent le volume plasmatique avant d'administrer ces agents.

ENSEIGNEMENT AU PATIENT ET À SES PROCHES

- Conseiller au patient de prévenir un professionnel de la santé si les symptômes ne diminuent pas ou s'ils s'aggravent.
- Recommander au patient de prévenir immédiatement l'infirmière en cas de douleur ou de gêne au point de ponction au cours de l'administration par voie IV.

VÉRIFICATION DE L'EFFICACITÉ THÉRAPEUTIQUE

L'efficacité du traitement peut être démontrée par: l'élévation du débit cardiaque ■ la réduction de la gravité de l'insuffisance cardiaque ■ l'augmentation du débit urinaire.

INOTROPES ET CARDIOTONIQUES INCLUS DANS LE *GUIDE*

LAXATIFS

INDICATIONS

Traitement ou prévention de la constipation ou préparation des intestins à la radiologie ou à l'endoscopie.

MÉCANISME D'ACTION

Les laxatifs entraînent une ou plusieurs défécations par jour. Il existe plusieurs types de laxatifs : les laxatifs stimulants (bisacodyl, séné), les laxatifs salins (sels de magnésium et phosphates), les laxatifs émollients (docusate), les agents de masse (polycarbophile et psyllium), les laxatifs osmotiques (lactulose, polyéthylène glycol avec électrolytes) et les lubrifiants (huile minérale). L'augmentation de l'apport de liquides, l'exercice et la consommation accrue d'aliments riches en fibres permettent également de soulager la constipation chronique.

CONTRE-INDICATIONS ET PRÉCAUTIONS/MISES EN GARDE

Contre-indications : Hypersensibilité ; douleurs abdominales persistantes, nausées ou vomissements d'étiologie inconnue, particulièrement s'ils s'accompagnent de fièvre ou d'autres signes d'abdomen aigu.
Précautions/mises en garde : L'utilisation excessive ou prolongée de laxatifs peut entraîner la dépendance. Ne pas administrer ces médicaments aux enfants, sauf si le médecin ou un autre professionnel de la santé le recommande.

INTERACTIONS

En théorie, les laxatifs peuvent diminuer l'absorption des autres médicaments administrés par voie orale en accélérant le transit intestinal. L'huile minérale diminue l'absorption des vitamines liposolubles (A, D, E et K). L'administration concomitante de docusate et d'huile minérale est contre-indiquée.

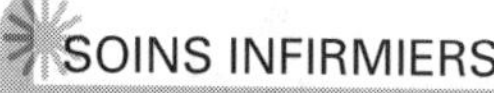

SOINS INFIRMIERS

ÉVALUATION DE LA SITUATION

- Noter la présence d'une distension abdominale, ausculter les bruits intestinaux, observer les habitudes normales d'élimination.
- Noter la couleur, la consistance et la quantité des selles produites.

DIAGNOSTICS INFIRMIERS POSSIBLES

- Constipation (Indications).
- Connaissances insuffisantes sur le traitement médicamenteux (Enseignement au patient et à ses proches).

INTERVENTIONS INFIRMIÈRES

- On peut administrer de nombreux laxatifs au coucher pour que l'élimination intestinale ait lieu le lendemain matin.
- L'administration des médicaments par voie orale à jeun produit habituellement des résultats plus rapides.
- Demander au patient de ne pas écraser ni croquer les comprimés à délitement entérique ; lui conseiller plutôt de les prendre avec un grand verre d'eau ou de jus.
- Parfois, les laxatifs émollients et les agents de masse n'entraînent pas d'élimination intestinale avant plusieurs jours.

ENSEIGNEMENT AU PATIENT ET À SES PROCHES

- Prévenir le patient (sauf s'il souffre de lésion de la moelle épinière) que les laxatifs ne sont destinés qu'à un traitement de courte durée. Lui expliquer que le traitement prolongé peut entraîner un déséquilibre électrolytique et la dépendance.
- Inciter le patient à boire plus de liquides pendant le traitement (au minimum, de 1 500 à 2 000 mL par jour) pour prévenir la déshydratation.
- Recommander au patient de prendre d'autres mesures qui favorisent l'élimination intestinale : boire plus de liquides, manger plus d'aliments riches en fibres, faire de l'exercice. Expliquer au patient que chaque personne a ses propres habitudes d'élimination et qu'il est tout aussi normal de déféquer trois fois par jour que trois fois par semaine.
- Recommander au patient souffrant de maladie cardiaque d'éviter les efforts de défécation (manœuvre de Valsalva).
- Prévenir le patient que les laxatifs sont déconseillés si la constipation s'accompagne de douleurs abdominales, de fièvre, de nausées et de vomissements.

VÉRIFICATION DE L'EFFICACITÉ THÉRAPEUTIQUE

L'efficacité du traitement peut être démontrée par : l'émission de selles molles et bien moulées ▪ l'évacuation des résidus alimentaires du côlon.

LAXATIFS INCLUS DANS LE *GUIDE*

agents de masse
polycarbophile, 882
psyllium, 934

émollient
docusate, 346

lubrifiant
huile minérale, 501

osmotiques
lactulose, 598
polyéthylène glycol 3350/électrolytes, 884

salins
phosphate/biphosphate, 865
sels de magnésium, 638

stimulants
bisacodyl, 113
séné, sennosides, 998

MÉDICAMENTS OPHTALMIQUES

Voir l'annexe N.

MINÉRAUX ET ÉLECTROLYTES

INDICATIONS

Électrolytes : Prévention ou traitement des déséquilibres hydro-électrolytiques et maintien de l'équilibre acido-basique et de la pression osmotique. **Minéraux** : Prévention ou traitement des carences en oligo-éléments.

MÉCANISME D'ACTION

Électrolytes : Éléments essentiels à l'homéostasie. Le maintien des concentrations d'électrolytes dans les limites normales est indispensable à de nombreuses fonctions physiologiques, telles que les fonctions cardiaque, nerveuse et musculaire, la croissance et la stabilité osseuses, etc. **Minéraux:** Éléments nécessaires à une croissance et à des fonctions normales; ils jouent le rôle de cofacteurs dans les réactions enzymatiques et de facteurs stabilisants dans la synthèse de l'hémoglobine, dans la synthèse des protéines et dans de nombreux autres processus physiologiques.

CONTRE-INDICATIONS ET PRÉCAUTIONS/MISES EN GARDE

Contre-indications: Cas où l'administration pourrait entraîner des concentrations en excès ou en présence de facteurs de risque de rétention hydrique.
Précautions/mises en garde: Maladies où des déséquilibres électrolytiques sont fréquents, par exemple, maladie hépatique ou rénale, troubles surrénaliens ou hypophysaires et diabète.

INTERACTIONS

Consulter la monographie de chaque agent.

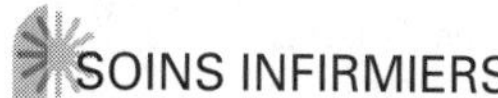

SOINS INFIRMIERS

ÉVALUATION DE LA SITUATION

Observer le patient avec attention pour déceler tout signe d'excès ou de carence électrolytique. Vérifier les résultats des tests de laboratoire avant le traitement et à intervalles réguliers pendant toute sa durée.

DIAGNOSTICS INFIRMIERS POSSIBLES

- Alimentation déficiente (Indications).
- Connaissances insuffisantes sur le traitement médicamenteux (Enseignement au patient et à ses proches).

INTERVENTIONS INFIRMIÈRES

Chlorure de potassium: N'administrer la préparation parentérale de chlorure de potassium qu'après dilution.

ENSEIGNEMENT AU PATIENT ET À SES PROCHES

Passer en revue avec le patient atteint d'un déséquilibre électrolytique chronique les modifications qu'il doit apporter à son alimentation.

VÉRIFICATION DE L'EFFICACITÉ THÉRAPEUTIQUE

L'efficacité du traitement peut être démontrée par: le rétablissement des concentrations sériques normales d'électrolytes et la disparition des symptômes cliniques de déséquilibres électrolytiques ■ la modification du pH ou de la composition de l'urine, prévenant ainsi la formation de calculs rénaux.

MINÉRAUX ET ÉLECTROLYTES INCLUS DANS LE *GUIDE*

suppléments de phosphate
phosphate de potassium, 887
phosphate de potassium monobasique, 887
phosphate de sodium, 1016

suppléments de potassium
acétate de potassium, 889
chlorure de potassium, 889
citrate de potassium, 890
gluconate de potassium, 890

divers
bicarbonate de sodium, 1009
chlorure de sodium, 11012
citrate de sodium et acide citrique, 1014
sulfate de zinc, 1161

ŒSTROGÈNES, PROGESTATIFS OU CONTRACEPTIFS HORMONAUX

INDICATIONS

Traitement de diverses carences hormonales chez les femmes ménopausées pour réduire les symptômes vasomoteurs et pour prévenir et traiter l'ostéoporose. Les œstrogènes et les progestatifs sont efficaces comme contraceptifs oraux chez les femmes en âge de procréer.

MÉCANISME D'ACTION

Les contraceptifs hormonaux bloquent l'ovulation par un mécanisme de rétroaction négatif qui agit sur l'hypothalamus, en arrêtant la production de l'hormone folliculostimulante et l'hormone lutéinisante. En plus de supprimer l'ovulation, ces agents modifient le mouvement de l'ovule et des spermatozoïdes et créent un milieu qui n'est pas propice à la nidation de l'ovule fécondé. Les œstrogènes favorisent la croissance et le développement des organes sexuels et maintiennent les caractéristiques sexuelles secondaires chez la femme. Les œstrogènes inhibent la résorption osseuse, d'où leur utilité dans la prévention et le traitement de l'ostéoporose.

CONTRE-INDICATIONS ET PRÉCAUTIONS/MISES EN GARDE

Contre-indications: Maladie thromboembolique, accident vasculaire cérébral ou antécédents de coronaropathie ou de cardiopathie ischémique. Grossesse, cancer du sein ou antécédents de cancer du sein et maladie hépatique grave.
Précautions/mises en garde: Administrer avec prudence chez les femmes âgées de plus de 35 ans qui fument beaucoup et chez les patientes souffrant d'hypertension, de diabète, de maladie rénale, ou ayant des antécédents familiaux d'hyperlipidémie ainsi que chez les femmes qui allaitent.

INTERACTIONS

Modification possible des besoins en anticoagulants oraux, en hypoglycémiants oraux ou en insuline. Les antibiotiques et les anticonvulsivants (sauf l'acide valproïque) peuvent diminuer l'efficacité de ces agents. Le tabagisme augmente le risque d'effets cardiovasculaires indésirables.

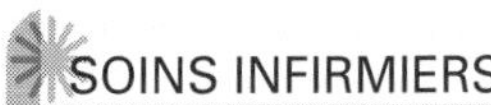

SOINS INFIRMIERS

ÉVALUATION DE LA SITUATION

- Mesurer la pression artérielle avant le traitement et à intervalles réguliers pendant toute sa durée.

- Écarter la présence de thrombophlébite et de cancer du sein par la prise des antécédents et un examen physique avant d'amorcer le traitement par un de ces agents.
- Exclure toute possibilité de grossesse avant d'amorcer le traitement par un de ces agents.
- Évaluer les habitudes de tabagisme de la patiente et l'inciter à arrêter de fumer pendant l'hormonothérapie.
- Évaluer les antécédents de maladie de la vésicule biliaire, d'hypertension, de dysfonctionnement hépatique, d'obésité et de maladies qui peuvent être aggravées par la rétention liquidienne. Suivre ces patientes de très près.

DIAGNOSTICS INFIRMIERS POSSIBLES

- Non-observance du traitement médicamenteux (Enseignement au patient et à ses proches).
- Connaissances insuffisantes sur le traitement médicamenteux (Enseignement au patient et à ses proches).

INTERVENTIONS INFIRMIÈRES

- Pour réduire les nausées, on peut prendre les agents administrés par voie orale pendant les repas ou immédiatement après.
- On effectue l'implantation sous-cutanée des 6 capsules par une incision au milieu de la partie supérieure du bras, à environ 8 à 10 cm au-dessus du pli du coude. Les professionnels de la santé devraient recevoir une formation sur le mode d'implantation ou de retrait des capsules avant de pratiquer ces interventions.
- Injecter les doses par voie IM profondément dans le muscle fessier ou le muscle deltoïde.

ENSEIGNEMENT AU PATIENT ET À SES PROCHES

- Recommander à la patiente de prendre le médicament par voie orale selon la posologie recommandée à la même heure, tous les jours. Les comprimés devraient être pris selon la séquence appropriée, et conservés dans l'emballage d'origine.
- Conseiller à la patiente d'utiliser une autre méthode de contraception pendant les 3 premières semaines du traitement par des contraceptifs oraux.
- Prévenir la patiente que d'autres médicaments (par exemple, certains antibiotiques) peuvent entraver l'effet des contraceptifs oraux. Lui rappeler qu'elle doit informer le professionnel de la santé de son traitement lorsqu'il lui recommande un autre médicament.
- Si les nausées deviennent gênantes, recommander à la patiente de consommer des aliments solides qui peuvent souvent apporter un soulagement.
- Recommander à la patiente de prévenir un professionnel de la santé de tout signe de rétention hydrique, de troubles thromboemboliques, de dépression, de dysfonctionnement hépatique ou de saignements vaginaux anormaux.
- Recommander à la patiente d'arrêter le traitement et de prévenir un professionnel de la santé si elle pense être enceinte.
- Prévenir la patiente que l'usage du tabac pendant l'œstrogénothérapie l'expose à des risques accrus d'effets secondaires graves, particulièrement si elle est âgée de plus de 35 ans.
- Inciter la patiente à utiliser des écrans solaires et à porter des vêtements protecteurs afin de prévenir l'hyperpigmentation.
- Informer la patiente que l'usage d'un contraceptif oral ne la protège pas contre les infections dues au VIH ni contre les maladies transmissibles sexuellement.

- Recommander à la patiente qui doit suivre un autre traitement ou subir une intervention chirurgicale, d'avertir le professionnel de la santé qu'elle suit ce traitement hormonal.
- Insister sur l'importance des examens réguliers de suivi, tous les 6 à 12 mois, comprenant la prise de la pression artérielle, l'examen des seins, de l'abdomen et du pelvis ainsi que le test de Papanicolaou.

VÉRIFICATION DE L'EFFICACITÉ THÉRAPEUTIQUE

L'efficacité du traitement peut être démontrée par: la prévention de la grossesse ■ la normalisation du cycle menstruel ■ la diminution de l'acné ■ la maîtrise des symptômes de la ménopause.

ŒSTROGÈNES, PROGESTATIFS OU CONTRACEPTIFS HORMONAUX INCLUS DANS LE *GUIDE*

contraceptifs hormonaux d'urgence
éthinylœstradiol/lévonorgestrel, 245
lévonorgestrel, 245

contraceptifs hormonaux monophasiques et biphasiques
désogestrel/éthinylœstradiol, 244
éthynodiol/éthinylœstradiol, 244
lévonorgestrel/éthinylœstradiol, 244
noréthindrone/éthinylœstradiol, 244
noréthindrone/mestranol, 244
norgestimate/éthinylœstradiol, 244
norgestrel/éthinylœstradiol, 244

contraceptifs hormonaux triphasiques
lévonorgestrel/éthinylœstradiol, 244
noréthindrone/éthinylœstradiol, 244
norgestimate/éthinylœstradiol, 244

contraceptif sous forme d'implant
lévonorgestrel, 245

œstrogènes
œstradiol, 784
œstrogènes conjugués, 788
estropipate, 392

progestatifs
médroxyprogestérone, 652
mégestrol, 655
progestérone, 911
noréthindrone, 244

RÉGULATEURS DU MÉTABOLISME OSSEUX

Pour plus d'informations sur cette classe, voir la monographie de chaque médicament.

bisphosphonates
acide zolédronique
alendronate, 20
clodronate
étidronate, 397
pamidronate, 818
risédronate, 1969
tiludronate, 1082

RELAXANTS MUSCULO-SQUELETTIQUES

INDICATIONS

Les deux principales indications de ces agents sont la spasticité associée aux lésions de la moelle épinière ou aux maladies médullaires (baclofène et dantrolène) et le traitement d'appoint des symptômes des maladies musculo-squelettiques douloureuses aiguës (carisoprodol, chlorzoxazone, cyclobenzaprine, diazépam, méthocarbamol et orphénadrine). Le dantrolène par voie IV est également administré pour traiter et prévenir l'hyperthermie maligne, alors que la voie orale est utilisée en prévention de cet état.

MÉCANISME D'ACTION

Ces agents exercent un effet central (baclofène, carisoprodol, chlorzoxazone, cyclobenzaprine, diazépam, méthocarbamol et orphénadrine) ou un effet direct (dantrolène).

CONTRE-INDICATIONS ET PRÉCAUTIONS/MISES EN GARDE

Contre-indications: Le dantrolène par voie orale est contre-indiqué lorsque la spasticité permet au patient de maintenir son équilibre et sa position. L'orphénadrine est contre-indiqué entre autres dans les cas d'ulcère peptique sténosant, d'hypertrophie de la prostate, de glaucome, de cardiospasme et de myasthénie grave.

Précautions/mises en garde: L'innocuité de ces médicaments pendant la grossesse et l'allaitement n'a pas été établie. Les administrer avec prudence aux patients ayant des antécédents de maladie hépatique. Le baclofène doit être utilisé avec prudence lorsque la spasticité permet au patient de maintenir son équilibre et sa position.

INTERACTIONS

Effets additifs sur la dépression du SNC lors de l'absorption simultanée d'autres dépresseurs du système nerveux central, incluant l'alcool, les antihistaminiques, les antidépresseurs, les analgésiques opiacés et les hypnosédatifs.

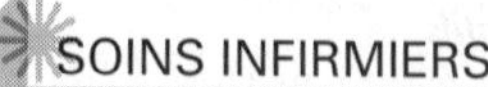

SOINS INFIRMIERS

ÉVALUATION DE LA SITUATION

Noter l'intensité de la douleur, mesurer le degré de rigidité musculaire et l'amplitude des mouvements avant l'administration du médicament et à intervalles réguliers tout au long du traitement.

DIAGNOSTICS INFIRMIERS POSSIBLES

- Douleur aiguë (Indications).
- Mobilité physique réduite (Indications).
- Risque d'accident (Effets secondaires).

INTERVENTIONS INFIRMIÈRES

Prendre les mesures de sécurité qui s'imposent. Suivre de près les déplacements et le transfert du patient.

ENSEIGNEMENT AU PATIENT ET À SES PROCHES

- Encourager le patient à suivre les autres traitements prescrits pour soulager les spasmes musculaires: repos, physiothérapie, application de chaleur.
- Prévenir le patient que le médicament peut provoquer de la somnolence. Lui conseiller de ne pas conduire et d'éviter les activités qui exigent sa vigilance jusqu'à ce qu'on ait la certitude que le médicament n'entraîne pas cet effet chez lui.
- Conseiller au patient de ne pas boire d'alcool et de ne pas prendre d'autres dépresseurs du SNC en même temps que ces médicaments.

VÉRIFICATION DE L'EFFICACITÉ THÉRAPEUTIQUE

L'efficacité du traitement peut être démontrée par: la diminution de l'intensité des douleurs musculo-squelettiques ▪ la diminution de la spasticité musculaire ▪ l'augmentation de l'amplitude des mouvements ▪ la prévention ou la diminution de la fièvre et de la rigidité squelettique en cas d'hyperthermie maligne.

RELAXANTS MUSCULO-SQUELETTIQUES INCLUS DANS LE *GUIDE*

à action centrale
baclofène, 95
carisoprodol, 163
chlorzoxazone, 209
cyclobenzaprine, 265
diazépam, 301
méthocarbamol, 673
orphénadrine, 57

à action directe
dantrolène, 282

STIMULANTS DU SYSTÈME NERVEUX CENTRAL (SNC)

INDICATIONS

Traitement d'appoint du trouble déficitaire de l'attention accompagné d'hyperactivité (THADA) et traitement de la narcolepsie.

MÉCANISME D'ACTION

Stimulation du SNC entraînant la prolongation de la durée de la concentration en cas de trouble déficitaire de l'attention accompagné d'hyperactivité (THADA), ainsi qu'une activité motrice et une vigilance accrues et la diminution de la fatigue chez les patients narcoleptiques.

CONTRE-INDICATIONS ET PRÉCAUTIONS/MISES EN GARDE

Contre-indications: Hypersensibilité. Grossesse ou allaitement. Maladie psychiatrique, toxicomanie, pharmacodépendance.
Précautions/mises en garde: Maladie cardiovasculaire, hypertension, diabète ou troubles convulsifs.

INTERACTIONS

Effets sympathomimétiques additifs lors de l'administration concomitante d'autres agents adrénergiques. L'usage simultané d'IMAO peut déclencher une crise hypertensive.

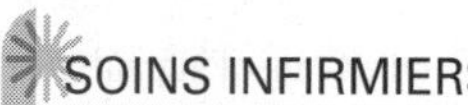

SOINS INFIRMIERS

ÉVALUATION DE LA SITUATION

- Mesurer la pression artérielle, le pouls et la fréquence respiratoire avant l'administration et à intervalles réguliers pendant toute la durée du traitement.
- En présence de THADA, peser le patient 2 fois par semaine et prévenir le médecin s'il y a perte de poids importante. Mesurer la taille de l'enfant à intervalles réguliers et informer le médecin en cas d'arrêt de la croissance.
- Chez les patients atteints de narcolepsie, observer la fréquence des épisodes de narcolepsie et les consigner dans les dossiers.
- Noter la durée de l'attention, les tics moteurs ou verbaux, la maîtrise des impulsions et les interactions avec autrui chez les enfants atteints de THADA.

- Les stimulants du SNC peuvent provoquer un faux sentiment d'euphorie et de bien-être. Observer le patient et l'inciter à se reposer.
- L'usage de ces agents comporte des risques élevés de dépendance et d'abus. La tolérance survient rapidement; ne pas augmenter la dose.

DIAGNOSTICS INFIRMIERS POSSIBLES

- Opérations de la pensée perturbées (Effets secondaires).
- Habitudes de sommeil perturbées (Effets secondaires).
- Connaissances insuffisantes sur le traitement médicamenteux (Enseignement au patient et à ses proches).

INTERVENTIONS INFIRMIÈRES

- Administrer la plus faible dose possible.
- Les comprimés à libération prolongée devraient être avalés tels quels sans être brisés, écrasés ou croqués.

THADA: Lorsque les symptômes du THADA sont maîtrisés, on peut réduire la dose ou interrompre le traitement durant l'été. On peut aussi administrer le médicament les 5 jours d'école seulement et en arrêter la prise pendant la fin de semaine ou les jours de congé.

ENSEIGNEMENT AU PATIENT ET À SES PROCHES

- Recommander au patient de prendre le médicament au moins 6 heures avant l'heure du coucher afin de prévenir les troubles du sommeil.
- Expliquer au patient qu'il peut soulager la sécheresse de la bouche en se rinçant souvent la bouche avec de l'eau et en consommant de la gomme ou des bonbons sans sucre.
- Conseiller au patient d'éviter de consommer des boissons à base de caféine.
- Prévenir le patient que ce type de médicament peut altérer le bon jugement et provoquer des étourdissements ou une vision trouble. Lui conseiller de ne pas conduire et d'éviter les activités qui exigent sa vigilance.
- Recommander au patient de prévenir un professionnel de la santé si les symptômes de nervosité, d'agitation, d'insomnie, d'anorexie ou de sécheresse de la bouche s'aggravent.
- Informer le patient que le médecin peut prescrire des arrêts temporaires de la médication lui permettant d'évaluer les bienfaits du traitement et de diminuer le risque de dépendance.
- Recommander au patient de se peser deux fois par semaine et de signaler à un professionnel de la santé toute perte de poids.
- Conseiller aux parents d'un enfant atteint d'un THADA d'informer l'infirmière de l'école du traitement que suit leur enfant.

VÉRIFICATION DE L'EFFICACITÉ THÉRAPEUTIQUE

L'efficacité du traitement peut être démontrée par: un effet calmant associé à une moindre hyperactivité et à une durée prolongée de l'attention chez les enfants souffrant d'un THADA ■ la diminution de la fréquence des symptômes narcoleptiques.

STIMULANTS DU SYSTÈME NERVEUX CENTRAL INCLUS DANS LE *GUIDE*

THROMBOLYTIQUES

INDICATIONS

Traitement d'urgence de la thrombose coronaire (infarctus du myocarde). **Streptokinase**: Traitement de l'embolie pulmonaire massive, de la thrombose veineuse profonde et de la thrombo-embolie artérielle. Désobstruction des canules ou des cathéters bouchés. **Alteplase**: Traitement des accidents vasculaires cérébraux ischémiques aigus.

MÉCANISME D'ACTION

Transformation du plasminogène en plasmine, entraînant la décomposition de la fibrine contenue dans les caillots. **Alteplase, retéplase et tenecteplase**: Activation directe du plasminogène. **Streptokinase**: Liaison au plasminogène pour former un complexe activateur qui transforme à son tour le plasminogène en plasmine, entraînant par la suite la lyse du thrombus des artères coronaires, de l'embole pulmonaire ou du thrombus veineux profond. Ces agents permettent également de déloger les caillots qui bouchent les canules ou les cathéters.

CONTRE-INDICATIONS ET PRÉCAUTIONS/MISES EN GARDE

Contre-indications: Hypersensibilité. Hémorragie interne en poussée évolutive, antécédents d'accident vasculaire cérébral, chirurgie ou traumatisme récents au niveau du SNC, néoplasme ou malformation artérioveineuse. Hypertension grave non maîtrisée et prédisposition aux saignements.

Précautions/mises en garde: Chirurgie majeure récente (depuis moins de 10 jours), traumatisme, hémorragie digestive ou urinaire. Maladie hépatique ou rénale grave. Endocardite bactérienne subaiguë ou péricardite aiguë. Personnes âgées. Grossesse, allaitement ou enfants (l'innocuité de ces agents n'a pas été établie).

INTERACTIONS

Risque accru d'hémorragie lors de l'usage concomitant d'aspirine, d'AINS, d'anticoagulants oraux, d'héparine, d'abciximab, de ticlopidine ou de dipyridamole, bien que ces agents soient souvent administrés en même temps ou en séquence. Risque accru de saignement lors de l'usage concomitant de céfotétane, de céfopérazone et d'acide valproïque.

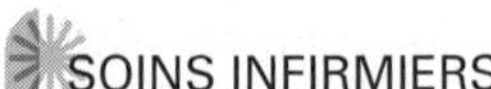

SOINS INFIRMIERS

ÉVALUATION DE LA SITUATION

- Amorcer le traitement dès la manifestation des symptômes.
- Noter de façon continue les signes vitaux, incluant la température, pour déceler tout signe de thrombose coronaire et au moins toutes les 4 heures, pendant la durée du traitement, dans le cas de toutes les autres indications. Ne pas mesurer la pression artérielle au niveau des membres inférieurs.
- Observer attentivement le patient à la recherche de signes de saignements, toutes les 15 minutes pendant la première heure de traitement, toutes les 15 à 30 minutes, pendant les 8 heures suivantes et au moins toutes les 4 heures, pendant toute la durée du traitement. Des saignements francs peuvent se manifester au niveau des sites d'interventions effractives ou des orifices corporels. Une hémorragie interne peut également survenir (état neurologique diminué, douleurs abdominales accompagnées de vomissures ayant l'aspect du marc de café ou de selles goudronneuses, hématurie,

douleurs articulaires). En cas d'hémorragie impossible à réprimer, cesser l'administration du médicament et prévenir immédiatement le médecin.

- Demander au patient s'il a déjà eu des réactions au traitement par la streptokinase. Observer les réactions d'hypersensibilité (rash, dyspnée, fièvre, changement de la couleur du visage, œdème des yeux, respiration sifflante). En cas de symptômes, prévenir le médecin sur-le-champ. Garder à portée de la main de l'épinéphrine, un antihistaminique et le matériel de réanimation pour parer à toute réaction anaphylactique.
- Demander au patient s'il a contracté récemment une infection streptococcique. La streptokinase peut être moins efficace si elle est administrée entre 5 jours et 6 mois après une telle infection.
- Évaluer l'état neurologique du patient pendant toute la durée du traitement.
- Des modifications sur le plan sensoriel ou neurologique peuvent être des indices d'hémorragie intracrânienne.

Thrombose coronaire :

- Suivre constamment le tracé de l'ÉCG. Prévenir le médecin en cas d'arythmies importantes. Ce dernier peut prescrire de la lidocaïne ou du procaïnamide par voie IV (Pronestyl) comme traitement prophylactique. Mesurer les concentrations d'enzymes cardiaques. Une tomodensitométrie isotopique cardiaque ou une angiographie coronarienne peuvent être recommandées de 7 à 10 jours après la fin du traitement pour en vérifier l'efficacité.
- Ausculter les bruits du cœur et de la respiration à intervalles fréquents. Informer le médecin si des signes d'insuffisance cardiaque se manifestent (râles ou crépitations, dyspnée, présence d'un bruit cardiaque B3, turgescence des jugulaires, pression veineuse centrale réduite).

Embolie pulmonaire : Mesurer le pouls et la pression artérielle et évaluer l'hémodynamie et l'état de la respiration (fréquence, degré de dyspnée, gazométrie du sang artériel).

Thrombose veineuse profonde/occlusion artérielle aiguë : Observer les membres du patient et palper les pouls des membres atteints toutes les heures. Prévenir immédiatement le médecin en cas d'insuffisance circulatoire. On peut utiliser la tomodensitométrie, la pléthysmographie par impédance, les mesures quantitatives d'effet Doppler ou l'angiographie ou la veinographie pour déterminer le rétablissement du flux sanguin et la durée du traitement ; toutefois, il n'est pas recommandé d'effectuer des veinographies à répétition.

Occlusion d'une canule ou d'un cathéter : Vérifier la capacité d'aspiration du sang pour avoir un indice de la perméabilité de la canule ou du cathéter. S'assurer que le patient expire et retient sa respiration lors de la mise en place ou du retrait de la seringue IV afin d'éviter tout risque d'embolie gazeuse.

Accident ischémique cérébral aigu : Évaluer l'état neurologique du patient. Déterminer le moment où les symptômes d'accident vasculaire cérébral se sont installés. L'alteplase doit être administré dans les 3 heures qui suivent l'apparition des symptômes.

Tests de laboratoire : On peut évaluer avant le traitement et à intervalles fréquents pendant toute sa durée les éléments suivants : l'hématocrite, l'hémoglobine, la numération plaquettaire, la concentration du fibrinogène, le temps de prothrombine, le temps de thrombine et le temps de céphaline activée. Le temps de saignement peut être déterminé avant le traitement, si le patient a reçu des inhibiteurs de l'agrégation plaquettaire. Obtenir le groupe sanguin et le résultat de l'épreuve de compatibilité croisée et garder à portée de la main des sacs de sang pour parer à une hémorragie. On devrait analyser, à intervalles réguliers pendant le traitement, les selles pour déceler la présence de sang occulte, et l'urine, pour évaluer l'hématurie.

Toxicité et surdosage: En cas de saignement local, appliquer une pression sur le territoire affecté. S'il survient une hémorragie grave ou interne, arrêter la perfusion. Les facteurs de coagulation ou le volume sanguin peuvent être rétablis par des perfusions de sang total, de culot globulaire, de plasma frais congelé ou de cryoprécipité. Ne pas administrer de dextran, car il est pourvu d'une activité antiplaquettaire. L'acide aminocaproïque (Amicar) peut être utilisé comme antidote.

DIAGNOSTICS INFIRMIERS POSSIBLES

- Irrigation tissulaire inefficace (Indications).
- Risque d'accident (Effets secondaires).
- Connaissances insuffisantes sur le traitement médicamenteux (Enseignement au patient et à ses proches).

INTERVENTIONS INFIRMIÈRES

- On ne devrait utiliser ces médicaments que dans des endroits où on peut suivre de façon adéquate la fonction hématologique du patient et sa réponse clinique au traitement.
- Il est recommandé d'amorcer la perfusion par deux tubulures IV avant de commencer le traitement; l'une qui servira à administrer l'agent thrombolytique, l'autre, à toute perfusion supplémentaire.
- Éviter pendant ce traitement les interventions effractives telles que les injections par voie IM ou les ponctions artérielles. Si une telle intervention s'avère nécessaire, appliquer une pression sur tous les points de ponction veineuse et artérielle pendant au moins 30 minutes. Ne pas faire de ponction veineuse dans des régions où on ne peut exercer de pression (veine jugulaire, région sous-clavière).
- Un traitement anticoagulant par l'héparine est habituellement amorcé plusieurs heures après la fin du traitement thrombolytique.
- Le médecin peut prescrire de l'acétaminophène pour faire baisser la fièvre.

ENSEIGNEMENT AU PATIENT ET À SES PROCHES

- Expliquer au patient et à ses proches le but du traitement et la nécessité d'un suivi étroit. Recommander au patient de signaler les réactions d'hypersensibilité (rash, dyspnée), les saignements et les ecchymoses.
- Expliquer au patient qu'il doit rester couché et faire le moins de mouvements possibles afin d'éviter les accidents. Lui conseiller d'éviter toute activité non essentielle, par exemple, se raser et se brosser vigoureusement les dents.

VÉRIFICATION DE L'EFFICACITÉ THÉRAPEUTIQUE

L'efficacité du traitement peut être démontrée par: la lyse du thrombus et le rétablissement du flux sanguin ▪ la prévention des séquelles neurologiques dans le cas d'un accident vasculaire cérébral ischémique aigu ▪ la perméabilité de la canule ou du cathéter.

THROMBOLYTIQUES INCLUS DANS LE *GUIDE*

alteplase, 1067
retéplase, 1067
streptokinase, 1067
tenecteplase, 1067

VITAMINES

INDICATIONS

Prévention et traitement des carences vitaminiques. Suppléments nutritifs permettant d'équilibrer divers troubles du métabolisme. Vitamine K : consulter la monographie du produit.

MÉCANISME D'ACTION

Les vitamines font partie des systèmes enzymatiques qui servent de catalyseur à un grand nombre de réactions métaboliques. Elles sont indispensables à l'homéostasie. Les vitamines hydrosolubles (vitamines B et C) sont rarement toxiques. Les vitamines liposolubles (vitamines A, D, E et K) peuvent s'accumuler dans les tissus et provoquer une intoxication.

CONTRE-INDICATIONS ET PRÉCAUTIONS/MISES EN GARDE

Contre-indications : Hypersensibilité aux additifs, aux agents de conservation ou aux colorants.

Précautions/mises en garde : Ajuster la posologie pour éviter la toxicité, particulièrement dans le cas des vitamines liposolubles.

INTERACTIONS

La pyridoxine, administrée à doses élevées, peut contrecarrer l'efficacité de la lévodopa. La cholestyramine, le colestipol et l'huile minérale diminuent l'absorption des vitamines liposolubles.

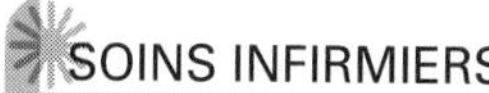

SOINS INFIRMIERS

ÉVALUATION DE LA SITUATION

- Suivre de près les signes de carence vitaminique avant l'administration de l'agent et à intervalles réguliers pendant tout le traitement.
- Effectuer le bilan nutritionnel du patient en recueillant des données sur son alimentation des 24 dernières heures. Déterminer la fréquence à laquelle il consomme des aliments riches en vitamines.

DIAGNOSTICS INFIRMIERS POSSIBLES

- Alimentation déficiente (Indications).
- Connaissances insuffisantes sur le traitement médicamenteux (Enseignement au patient et à ses proches).

INTERVENTIONS INFIRMIÈRES

Étant donné qu'il est rare qu'une seule carence vitaminique soit présente, on administre le plus souvent des associations de plusieurs vitamines.

ENSEIGNEMENT AU PATIENT ET À SES PROCHES

- Encourager le patient à respecter scrupuleusement les recommandations diététiques du médecin ou d'un autre professionnel de la santé. Lui expliquer que la meilleure source de vitamines est une alimentation bien équilibrée. Lui recommander de suivre un régime comprenant des aliments provenant des quatre principaux groupes alimentaires.

- Recommander au patient qui pratique l'auto-médication par des suppléments vitaminiques de ne pas dépasser les taux quotidiens recommandés d'éléments nutritifs (voir l'annexe K). Les doses massives ne se sont pas avérées efficaces pour traiter les divers problèmes de santé ; elles peuvent par contre provoquer des effets secondaires et une toxicité.

VÉRIFICATION DE L'EFFICACITÉ THÉRAPEUTIQUE

L'efficacité du traitement peut être démontrée par : la prévention ou la diminution des symptômes de carence vitaminique.

VITAMINES INCLUSES DANS LE *GUIDE*

ACÉBUTOLOL

Apo-Acébutolol, Gen-Acébutolol, Monitan, Novo-Acébutolol, Nu-Acébutolol, Rhotral, Sectral

CLASSIFICATION :

Antiarythmique (classe II), antihypertenseur (bêta-bloquant), antiangineux

Grossesse – catégorie B

INDICATIONS

Traitement de l'hypertension en monothérapie ou en association avec d'autres antihypertenseurs ■ Traitement à long terme des patients qui présentent une angine de poitrine due à une ischémie myocardique. **Usages non approuvés**: Prophylaxie de l'infarctus du myocarde, traitement de l'anxiété, des tremblements, de la thyrotoxicose, du prolapsus valvulaire mitral et du rétrécissement aortique sous-valvulaire hypertrophique idiopathique. Traitement des tachyarythmies ventriculaires.

MÉCANISME D'ACTION

Blocage des récepteurs bêta$_1$-adrénergiques (du myocarde), sans affecter habituellement les sites des récepteurs bêta$_2$ (pulmonaires, vasculaires ou utérins) ■ Légère activité sympathomimétique intrinsèque. ***Effets thérapeutiques :*** Diminution de la fréquence cardiaque ■ Diminution de la conduction du nœud AV ■ Abaissement de la pression artérielle.

PHARMACOCINÉTIQUE

Absorption: Bonne absorption par suite de l'administration par voie orale, mais le médicament est rapidement métabolisé.

Distribution: Très faible pénétration du SNC. Le médicament traverse le placenta et pénètre, en petites quantités, dans le lait maternel.

Métabolisme et excrétion: La plus grande partie du médicament est transformée en diacétolol, qui est aussi un bêta-bloquant.

Demi-vie: De 3 à 4 heures (diacétolol: de 8 à 13 heures).

CONTRE-INDICATIONS ET PRÉCAUTIONS/MISES EN GARDE

Contre-indications: Insuffisance cardiaque non compensée ■ Insuffisance ventriculaire droite consécutive à une hypertension pulmonaire ■ Œdème pulmonaire ■ Choc cardiogénique ■ Bradycardie ou bloc cardiaque ■ Anesthésie par des produits entraînant une dépression du myocarde (éther).

Précautions/mises en garde: Insuffisance rénale ou hépatique (réduire la dose si la Cl_{Cr} < 50 mL/minute/1,73 m^2) ■ Personnes âgées (sensibilité accrue) ■ Thyrotoxicose (l'acébutolol peut en masquer les symptômes) ■ Diabète (l'acébutolol peut masquer les symptômes d'hypoglycémie) ■ Grossesse, allaitement, enfants (l'innocuité du médicament n'a pas été établie ; rares cas de bradycardie néonatale, d'hypotension, d'hypoglycémie et de dépression respiratoire) ■ Antécédents de réactions allergiques graves (risque d'intensification de ces réactions) ■ Maladie respiratoire obstructive, incluant l'asthme.

RÉACTIONS INDÉSIRABLES ET EFFETS SECONDAIRES

SNC: fatigue, faiblesse, anxiété, dépression, étourdissements, somnolence, insomnie, perte de mémoire, nervosité, cauchemars.

ORLO: vision trouble, congestion nasale.

Resp.: bronchospasme, respiration sifflante.

CV: BRADYCARDIE, INSUFFISANCE CARDIAQUE, ŒDÈME PULMONAIRE, hypotension, vasoconstriction périphérique.

GI: constipation, diarrhée, nausées, vomissements.

GU: impuissance, baisse de la libido, mictions fréquentes.

Tég.: rash.

End.: hyperglycémie, hypoglycémie.

Loc.: douleurs articulaires, arthralgie.

Divers: syndrome lupoïde induit par le médicament.

INTERACTIONS

Médicament-médicament: L'**anesthésie générale**, la **phénytoïne par voie IV** et le **vérapamil** peuvent exercer un effet additif sur la dépression du myocarde ■ La **digoxine** ou la **digitoxine**, utilisées en concomitance avec le médicament, peuvent exercer un effet bradycardique additif ■ Les **antihypertenseurs** et les **dérivés nitrés**, ainsi que des quantités importantes d'**alcool**, peuvent exercer des effets hypotenseurs additifs ■ L'**épinéphrine**, administrée à un patient recevant de l'acébutolol, peut entraîner une stimulation alpha-adrénergique à laquelle rien ne s'oppose ■ L'**hormonothérapie thyroïdienne**, administrée en concomitance, peut diminuer l'efficacité de l'acébutolol ■ L'**insuline**, administrée à un patient recevant de l'acébutolol, peut prolonger l'hypoglycémie ■ L'acébutolol peut réduire l'efficacité de la **théophylline**.

A

VOIES D'ADMINISTRATION ET POSOLOGIE

Hypertension

- **PO (adultes)**: *Dose initiale*: 100 mg, 2 fois par jour. *Dose d'entretien*: de 400 à 800 mg par jour. Si la dose quotidienne est supérieure à 400 mg, diviser la dose totale en 2 prises égales.

Angine de poitrine

- **PO (adultes)**: *Dose initiale*: 200 mg, 2 fois par jour. *Dose d'entretien*: de 200 à 600 mg par jour, administrés en 2 prises.
- **PO (personnes âgées)**: La biodisponibilité de l'acébutolol étant doublée dans le cas de ces patients, diminuer la dose d'entretien.

Insuffisance rénale

- **PO (adultes)**: Si la Cl_{Cr} < 50 mL/minute/1,73 m^2, administrer 50 % de la dose normale. Si la Cl_{Cr} < 25 mL/minute/1,73 m^2, administrer 25 % de la dose normale.

PRÉSENTATION (version générique disponible)

Comprimés: 100 mg[Pr], 200 mg[Pr], 400 mg[Pr].

PHARMACODYNAMIE

	Début d'action	Pic	Durée
PO (effet sur la pression artérielle)	1 – 1,5 h	2 – 8 h	12 – 24 h
PO (effet antiarythmique)	1 h	4 – 6 h	jusqu'à 10 h

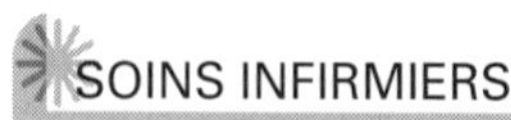

SOINS INFIRMIERS

ÉVALUATION DE LA SITUATION

- Mesurer souvent la pression artérielle et le pouls; suivre de près l'ÉCG, pendant la période d'ajustement posologique et à intervalles réguliers pendant toute la durée du traitement.
- Effectuer le bilan quotidien des ingesta et des excreta, et noter le poids du patient tous les jours. OBSERVER RÉGULIÈREMENT LE PATIENT POUR DÉCELER DES SIGNES ET DES SYMPTÔMES D'INSUFFISANCE CARDIAQUE (dyspnée, râles ou crépitations, gain pondéral, œdème périphérique, turgescence des jugulaires).
- Vérifier la fréquence de renouvellement des ordonnances afin d'évaluer l'observance du traitement.

Tests de laboratoire:

- Ce médicament peut entraîner l'élévation des concentrations d'urée ainsi que des concentrations sériques de lipoprotéines, de potassium, de triglycérides et d'acide urique.
- Il peut entraîner une élévation des concentrations sériques de phosphatase alcaline, de LDH, d'AST et d'ALT.
- L'acébutolol peut entraîner une élévation des titres des anticorps antinucléaires.
- Il peut provoquer une élévation de la glycémie.

DIAGNOSTICS INFIRMIERS POSSIBLES

- Débit cardiaque diminué (Effets secondaires).
- Connaissances insuffisantes sur le traitement médicamenteux (Enseignement au patient et à ses proches).
- Non-observance du traitement médicamenteux (Enseignement au patient et à ses proches).

INTERVENTIONS INFIRMIÈRES

- MESURER LE POULS À L'APEX DU CŒUR AVANT D'ADMINISTRER LE MÉDICAMENT. S'il est inférieur à 50 battements par minute ou s'il y a arythmie, ne pas administrer l'acébutolol et en avertir le médecin ou un autre professionnel de la santé.
- Administrer le médicament à jeun ou avec des aliments.

ENSEIGNEMENT AU PATIENT ET À SES PROCHES

- Conseiller au patient de respecter scrupuleusement la posologie recommandée et de prendre le médicament à la même heure tous les jours même s'il se sent bien; l'avertir qu'il ne doit jamais sauter de dose ni remplacer une dose manquée par une double dose. S'il n'a pu prendre son médicament au moment habituel, il doit le prendre aussitôt que possible, mais au moins quatre heures avant l'heure prévue pour la dose suivante. Un sevrage brusque peut provoquer des arythmies mettant sa vie en danger, l'hypertension ou l'ischémie du myocarde.
- Conseiller au patient d'avoir une réserve suffisante de médicament pour les fins de semaine, les congés et les vacances. Lui conseiller aussi de conserver une ordonnance dans son portefeuille pour parer à toute urgence.
- Montrer au patient et à ses proches comment mesurer le pouls et la pression artérielle. Leur recommander de mesurer le pouls tous les jours et la pression artérielle, deux fois par semaine. Leur recommander également de signaler à un

*Empracet = tylenol + Codéine

professionnel de la santé tout changement important.

- Prévenir le patient que l'acébutolol peut parfois provoquer de la somnolence ou des étourdissements. Lui conseiller de ne pas conduire et d'éviter les activités qui exigent sa vigilance jusqu'à ce qu'on ait la certitude que le médicament n'entraîne pas ces effets chez lui.
- Prévenir le patient que le médicament peut le rendre plus sensible au froid.
- Conseiller au patient de consulter un professionnel de la santé avant de prendre un médicament en vente libre, particulièrement des préparations contre le rhume, en même temps que l'acébutolol.
- Recommander au patient diabétique de mesurer sa glycémie, particulièrement lorsqu'il se sent fatigué, faible ou irritable ou lorsqu'il ressent un malaise. L'acébutolol peut masquer la tachycardie ou les changements de pression artérielle, signes d'hypoglycémie. Cependant, il n'inhibe pas les étourdissements et les sueurs qui peuvent survenir, et qui sont des signes d'hypoglycémie.
- Recommander au patient de signaler à un professionnel de la santé les symptômes suivants : ralentissement du pouls, difficultés respiratoires, mains et pieds froids, étourdissements, sensation de tête légère, confusion, dépression, rash, fièvre, maux de gorge, saignements inhabituels ou ecchymoses.
- Recommander au patient qui doit suivre un traitement ou subir une intervention chirurgicale d'avertir le professionnel de la santé qu'il suit un traitement par ce médicament.
- Conseiller au patient de porter en tout temps un bracelet d'identité où sont inscrits son problème de santé et son traitement médicamenteux.

Hypertension : Encourager le patient à prendre des mesures non pharmacologiques pour favoriser la maîtrise de l'hypertension: perdre du poids, réduire la consommation de sel, diminuer le stress, faire régulièrement de l'exercice, boire de l'alcool avec modération et cesser de fumer. L'acébutolol stabilise la pression artérielle, mais ne guérit pas l'hypertension.

VÉRIFICATION DE L'EFFICACITÉ THÉRAPEUTIQUE

L'efficacité du traitement peut être démontrée par : la baisse de la pression artérielle ▪ la réduction des arythmies sans apparition d'effets indésirables. ✳

ACÉTAMINOPHÈNE

Abenol, Apo-Acetaminophen, Atasol, Novogesic, Tempra, Tylenol

CLASSIFICATION :

Antipyrétique, analgésique non opiacé

Grossesse – catégorie B

INDICATIONS

Douleur légère à modérée ▪ Fièvre.

MÉCANISME D'ACTION

Inhibition de la synthèse des prostaglandines qui pourraient être des médiateurs de la douleur et de la fièvre, surtout au niveau du SNC ▪ Aucune propriété anti-inflammatoire notable ni effets toxiques gastro-intestinaux. ***Effets thérapeutiques :*** Analgésie ▪ Antipyrèse.

PHARMACOCINÉTIQUE

Absorption : Bonne absorption par suite de l'administration par voie orale. Par suite de l'administration par voie rectale, l'absorption est variable.

Distribution : Le médicament se répartit dans tout l'organisme. Il traverse le placenta et pénètre dans le lait maternel.

Liaison aux protéines : Faible aux doses thérapeutiques ; de 20 à 50 % aux doses toxiques.

Métabolisme et excrétion : Métabolisme hépatique de l'ordre de 85 à 95 %. En cas de surdosage, les métabolites peuvent être toxiques. Les métabolites sont excrétés par les reins.

Demi-vie : De 1 à 4 heures.

CONTRE-INDICATIONS ET PRÉCAUTIONS/MISES EN GARDE

Contre-indications : Antécédents d'hypersensibilité à l'acétaminophène ▪ Hypersensibilité ou intolérance à l'alcool, à l'aspartame, à la saccharine, au sucre ou à la tartrazine (FD&C 5) (ne pas administrer les préparations qui contiennent ces ingrédients à ce type de patients).

Précautions/mises en garde : Maladie hépatique ▪ Maladie rénale ▪ Alcoolisme, consommation régulière d'alcool ▪ Malnutrition.

RÉACTIONS INDÉSIRABLES ET EFFETS SECONDAIRES

GI : INSUFFISANCE HÉPATIQUE, HÉPATOTOXICITÉ (surdosage).

GU : insuffisance rénale (doses élevées/usage prolongé).
Tég. : rash, urticaire.

INTERACTIONS

Médicament-médicament : L'administration prolongée de doses élevées (> 2 g/jour) d'acétaminophène avec la **warfarine** peut accroître le risque de saignement (il faut surveiller régulièrement le temps de prothrombine et s'assurer que le RIN ne dépasse pas 4) ■ Effets hépatotoxiques additifs lors de l'administration concomitante d'autres **substances hépatotoxiques**, incluant l'**alcool** ■ L'administration concomitante de **diflunisal**, d'**isoniazide**, de **rifampine**, de **rifabutine**, de **phénytoïne**, de **barbituriques** et de **carbamazépine** peut accroître le risque de lésions du foie induites par l'acétaminophène (restreindre l'automédication) ■ La **cholestyramine** et le **colestipol** diminuent l'absorption de l'acétaminophène et en réduisent l'efficacité (espacer les prises de ces médicaments de deux heures) ■ L'administration concomitante de **salicylates** ou d'**AINS** augmente le risque de réactions indésirables sur les reins.

VOIES D'ADMINISTRATION ET POSOLOGIE

Formes posologiques à libération immédiate (par voie orale ou rectale)

- **Adultes** : De 325 à 650 mg, toutes les 4 à 6 heures (dose maximale : 4 g en 24 heures).
- **Enfants** : De 10 à 15 mg/kg, toutes les 4 à 6 heures (dose maximale : 65 mg/kg/24 heures). Ne pas administrer plus de 5 doses en l'espace de 24 heures à des enfants de moins de 12 ans, sans en prévenir au préalable le médecin ou un autre professionnel de la santé.

PRÉSENTATION (version générique disponible)

Comprimés à croquer (aromatisés aux fruits, à la « gomme balloune » ou aux raisins) : 80 mg[VL], 160 mg[VL] ■ **Comprimés** : 160 mg[VL], 325 mg[VL], 500 mg[VL] ■ **Comprimés à libération retard : (Tylenol, caplets longue durée)** : 650 mg[VL] ■ **Solution (aromatisée aux fruits et aux raisins)** : 80 mg/mL[VL], 80 mg/5 mL[VL], 160 mg/5 mL[VL], 16 mg/mL[VL], 32 mg/mL[VL] ■ **Élixir (aromatisé aux raisins et à la cerise)** : 160 mg/5mL[VL], 80 mg/mL[VL], 32 mg/mL[VL] ■ **Suspension** : 32 mg/mL[VL], 80 mg/mL[VL], 160 mg/5 mL[VL] ■ **Sirop** : 16 mg/mL[VL], 32 mg/mL[VL], 80 mg/5mL[VL], 160 mg/5 mL[VL] ■ **Suppositoires** : 120 mg[VL], 325 mg[VL], 650 mg[VL] ■ **Gelcaps** : 500 mg[VL] ■ **En association avec** : bon nombre d'autres médicaments (avec codéine : Empracet ; avec oxycodone : Percocet ; etc.).

PHARMACODYNAMIE (effet analgésique et antipyrétique)

	Début d'action	Pic	Durée
PO	0,5 – 1 h	1 – 3 h	3 – 8 h†
PR	0,5 – 1 h	1 – 3 h	3 – 4 h

† Varie selon la dose.

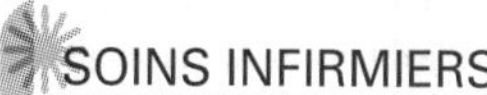

SOINS INFIRMIERS

ÉVALUATION DE LA SITUATION

- Avant d'administrer l'acétaminophène, il faut évaluer l'état général du patient et connaître sa consommation d'alcool. Les patients qui souffrent de malnutrition ou les alcooliques sont exposés à un risque plus élevé d'hépatotoxicité, si le traitement par ce médicament, aux doses habituelles, se prolonge.
- Évaluer la quantité, le type de médicament ainsi que la fréquence des prises chez les patients ayant recours à l'automédication, particulièrement à l'aide de médicaments en vente libre. L'utilisation prolongée d'acétaminophène en monothérapie ou en association avec des salicylates ou des AINS augmente le risque de toxicité rénale. Lorsqu'on doit prendre en concomitance, pendant une courte période, l'acétaminophène avec des salicylates, on ne devrait pas dépasser la dose recommandée pour chacun de ces médicaments, administrés séparément.

Douleur : Déterminer le type de douleur, son siège et son intensité, avant et 30 à 60 minutes après l'administration du médicament.

Fièvre : Mesurer la température du patient ; rester à l'affût de signes associés à la fièvre : diaphorèse, tachycardie et malaise.

Tests de laboratoire :

- Noter les résultats des analyses de sang et l'état de la fonction hépatique et rénale à des intervalles réguliers, tout au long d'un traitement prolongé à des doses élevées.
- L'acétaminophène peut fausser à la baisse la mesure de la glycémie par la méthode glucose-oxydase/peroxydase, mais non par la méthode hexokinase/glucose-6-phosphate-déshydrogénase. Le médicament peut aussi fausser à la hausse les mesures prises avec certains instru-

ments ; consulter le guide d'utilisation du fabricant.

- Des concentrations accrues de bilirubine, de LDH, d'AST et d'ALT ainsi que l'allongement du temps de prothrombine peuvent être des indices d'hépatotoxicité.

Toxicité et surdosage : En cas de surdosage, administrer comme antidote de l'**acétylcystéine** (Mucomyst).

DIAGNOSTICS INFIRMIERS POSSIBLES

- Douleur aiguë (Indications).
- Risque de température corporelle anormale (Indications).
- Connaissances insuffisantes sur le traitement médicamenteux (Enseignement au patient et à ses proches).

INTERVENTIONS INFIRMIÈRES

Lorsque l'acétaminophène est administré en association avec un analgésique opiacé, il ne faut pas dépasser la dose quotidienne recommandée d'acétaminophène.

PO :

- Administrer le médicament avec un grand verre d'eau.
- On peut prendre le médicament à jeun ou avec des aliments.

ENSEIGNEMENT AU PATIENT ET À SES PROCHES

- Conseiller au patient de suivre scrupuleusement la posologie recommandée et de ne pas dépasser la dose prescrite. L'ACÉTAMINOPHÈNE EN TRAITEMENT PROLONGÉ OU À DES DOSES ÉLEVÉES PEUT PROVOQUER DES LÉSIONS HÉPATIQUES GRAVES ET PERMANENTES. L'acétaminophène en traitement prolongé, administré seul ou en association avec des salicylates ou des AINS, peut provoquer des lésions rénales. Les adultes ne devraient pas prendre de l'acétaminophène pendant plus de 10 jours et les enfants, pendant plus de 5 jours, sauf recommandation médicale contraire. Lors d'un traitement d'association de courte durée d'acétaminophène avec un salicylate ou un AINS, ne pas dépasser les doses quotidiennes recommandées pour chacun des médicaments, séparément.
- Inciter le patient à ne pas consommer d'alcool (3 verres ou plus par jour augmentent le risque de lésions hépatiques), s'il prend plus de une ou de deux doses d'acétaminophène à l'occasion. Lui expliquer qu'il ne doit pas prendre de l'acétaminophène en même temps que des salicylates ou des AINS, pendant plus de quelques jours, sauf recommandation médicale contraire.
- RECOMMANDER AU PATIENT DE VÉRIFIER LES CONCENTRATIONS DES PRÉPARATIONS LIQUIDES, CAR À CAUSE D'ERREURS DE POSOLOGIE, DE GRAVES LÉSIONS HÉPATIQUES SONT SURVENUES.
- Informer le patient diabétique que l'acétaminophène peut fausser les mesures de la glycémie. Lui conseiller de consulter un professionnel de la santé s'il remarque des changements.
- Inciter le patient à consulter un professionnel de la santé si la douleur ou la fièvre ne sont pas soulagées par les doses habituelles de ce médicament ou encore si la fièvre s'élève au-dessus de 39,5 °C (103 °F) ou si elle persiste pendant plus de trois jours.

VÉRIFICATION DE L'EFFICACITÉ THÉRAPEUTIQUE

L'efficacité du traitement peut être démontrée par : le soulagement de la douleur légère à modérée ■ la baisse de la fièvre. ✳

ACÉTAZOLAMIDE,

voir Inhibiteurs de l'anhydrase carbonique (voie orale)

ACÉTYLCYSTÉINE

Mucomyst, Parvolex

CLASSIFICATION :

Antidote (surdosage par l'acétaminophène), mucolytique

Grossesse – catégorie B

INDICATIONS

PO, IV : Traitement d'urgence (dans les 24 heures) du surdosage à l'acétaminophène exposant le patient à un risque d'hépatotoxicité ■ **Inhalation** : Mucolytique : traitement adjuvant des affections caractérisées par des sécrétions visqueuses et épaisses.

MÉCANISME D'ACTION

PO, IV : Diminution de l'accumulation des métabolites hépatotoxiques en cas de surdosage par l'acétaminophène ■ **Inhalation** : Liquéfaction des

A

sécrétions bronchiques favorisant ainsi leur mobilisation et leur expectoration. ***Effets thérapeutiques :*** **PO ou IV** : Prévention des lésions hépatiques induites par un surdosage par l'acétaminophène ■ **Inhalation** : Diminution de la viscosité des sécrétions bronchiques.

PHARMACOCINÉTIQUE

Absorption : Par suite de l'administration par voie orale, le médicament est absorbé par le tractus gastro-intestinal. Administré par inhalation, il exerce un effet local ; les fractions résiduelles peuvent être absorbées à partir de l'épithélium pulmonaire.

Distribution : Inconnue.

Liaison aux protéines : Liaison d'environ 50 %, après administration de la dose.

Métabolisme et excrétion : Le médicament est métabolisé par le foie (une fraction de 70 % du médicament est éliminée par une voie autre que rénale).

Demi-vie : 6,25 heures.

CONTRE-INDICATIONS ET PRÉCAUTIONS/ MISES EN GARDE

Contre-indications : Hypersensibilité à l'acétylcystéine.

Précautions/mises en garde : Insuffisance respiratoire grave ou asthme ■ Personnes âgées ou patients débilités ■ Encéphalopathie résultant de lésions hépatiques ■ Antécédents d'hémorragie gastro-intestinale (voie orale seulement) ■ Grossesse ou allaitement (l'innocuité du médicament n'a pas été établie).

RÉACTIONS INDÉSIRABLES ET EFFETS SECONDAIRES

Inhalation ou instillation, sauf indications contraires

SNC : somnolence.

ORLO : rhinorrhée.

Resp. : irritation des bronches ou de la trachée, bronchoconstriction, striction thoracique, augmentation des sécrétions.

GI : nausées, vomissements, stomatite.

Tég. : moiteur, urticaire.

Divers : frissons, fièvre.

INTERACTIONS

Médicament-médicament : Le **charbon activé** peut adsorber l'acétylcystéine, administrée comme antidote, et en diminuer l'efficacité.

VOIES D'ADMINISTRATION ET POSOLOGIE

Surdosage par l'acétaminophène

- **PO (adultes et enfants)** : Initialement, 140 mg/kg, ensuite, 70 mg/kg toutes les 4 heures, jusqu'à concurrence de 17 doses supplémentaires.
- **IV (adultes et enfants)** : Initialement, 150 mg/kg, perfusés en 15 minutes, puis 50 mg/kg, perfusés en 4 heures et 100 mg/kg, perfusés en 16 heures.

Mucolytique

- **Inhalation (adultes et enfants)** : *Nébulisation (masque facial)* – dose habituelle : de 3 à 5 mL de la solution à 20 %, 3 ou 4 fois par jour (écart posologique habituel : de 1 à 10 mL de la solution à 20 %, toutes les 2 à 6 heures) ; *nébulisation (tente ou croupette)* – volume de solution à 10 ou à 20 % permettant de produire une buée très dense ; *instillation directe* – 1 ou 2 mL de la solution à 10 ou à 20 %, toutes les 1 à 4 heures ; *instillation intra-trachéale par trachéotomie* – 1 ou 2 mL de la solution à 10 ou à 20 %, toutes les 1 à 4 heures (jusqu'à concurrence de 2 à 5 mL de la solution à 20 % par sonde introduite dans un segment donné de l'arbre broncho-pulmonaire).

PRÉSENTATION
(version générique disponible)

Solution : solution à 20 % dans des fioles de 10 mL[VL] et de 30 mL[VL].

PHARMACODYNAMIE

	Début d'action	Pic	Durée
PO (antidote)	inconnu	inconnu	4 h
Inhalation (mucolytique)	1 min	5 – 10 min	courte

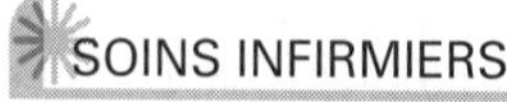

SOINS INFIRMIERS

ÉVALUATION DE LA SITUATION

Antidote en cas de surdosage par l'acétaminophène :

- Déterminer l'heure de l'ingestion ainsi que le type et la quantité d'acétaminophène ingérés. Évaluer les concentrations plasmatiques d'acétaminophène. Les concentrations initiales doivent être établies au moins 4 heures après l'ingestion de l'acétaminophène. Il peut être difficile d'interpréter les concentrations plasmatiques exactes par suite de l'ingestion d'une préparation à libération prolongée. Amorcer le traitement sans attendre les résultats des analyses.

- Suivre de près les concentrations d'AST, d'ALT et de bilirubine ainsi que le temps de prothrombine, toutes les 24 heures pendant 96 heures, chez les patients présentant des concentrations plasmatiques d'acétaminophène qui évoquent un risque d'hépatotoxicité.
- Surveiller les fonctions cardiaque et rénale (créatinine, urée), la glycémie et les électrolytes. Maintenir l'équilibre hydro-électrolytique, corriger l'hypoglycémie et administrer de la vitamine K_1 ou du plasma frais congelé ou encore un concentré de facteur de coagulation, si le ratio du temps de prothrombine ou le RIN dépassent 1,5 ou 3, respectivement.
- Déceler la présence de nausées, de vomissements ou d'urticaire. En informer le médecin, le cas échéant.

Mucolytique : Afin de déterminer l'efficacité du médicament, suivre de près la fonction respiratoire (murmure vésiculaire, dyspnée) et noter la couleur, la quantité et la consistance des sécrétions avant le traitement et immédiatement après.

DIAGNOSTICS INFIRMIERS POSSIBLES

- Risque de violence envers soi (Indications).
- Dégagement inefficace des voies respiratoires (Indications).
- Connaissances insuffisantes sur le traitement médicamenteux (Enseignement au patient et à ses proches).

INTERVENTIONS INFIRMIÈRES

- Après ouverture de la fiole, la solution peut virer au violet pâle, sans que cela modifie la puissance du médicament. Réfrigérer les fioles ouvertes et jeter les portions inutilisées après 96 heures.
- Une réaction se produit au contact du médicament avec du caoutchouc et des métaux (fer, nickel, cuivre) ; éviter tout contact avec ces matériaux.

PO – Surdosage par l'acétaminophène : Il faut d'abord vider l'estomac par lavage ou en provoquant des vomissements. Afin d'améliorer le goût du médicament et d'en faciliter l'administration par voie orale, diluer la solution à 20 % dans une boisson à base de cola, dans de l'eau ou dans du jus jusqu'à l'obtention d'une concentration finale de 1 : 3, pour les patients dont le poids ne dépasse pas 20 kg, ou dans une quantité de diluant suffisante pour obtenir une solution à 5 %, pour les patients de plus de 20 kg. Si le patient est incapable d'avaler, lui administrer le médicament par une sonde duodénale. Si le patient vomit la dose d'attaque ou les doses d'entretien dans l'heure qui suit l'administration, administrer une nouvelle dose.

IV – Surdosage par l'acétaminophène : Les dilutions recommandées doivent être préparées avec du D5%E, selon les proportions recommandées par le fabricant. Les fioles d'acétylcystéine pour injection IV doivent être considérées comme des doses unitaires. Les solutions doivent être préparées extemporanément et n'être injectées que dans le laps de temps stipulé.

Inhalation – Mucolytique :

- Inciter le patient à consommer suffisamment de liquides (de 2 000 à 3 000 mL par jour) pour diminuer la viscosité des sécrétions.
- *Nébulisation* – On peut diluer la solution à 20 % dans une solution de NaCl 0, 9 % pour injection ou pour inhalation ou dans de l'eau stérile pour injection ou pour inhalation. On peut administrer le médicament par nébulisation ou instiller de 1 à 2 mL directement dans les voies respiratoires. Au cours de l'administration, lorsqu'une fraction de 25 % du médicament reste dans le nébuliseur, la diluer avec une quantité égale de NaCl 0,9 % ou d'eau stérile.
- Après administration du médicament, le volume des sécrétions bronchiques liquéfiées peut augmenter. Lors du traitement administré aux patients qui sont incapables de dégager adéquatement leurs voies aériennes, garder à portée de la main le matériel de succion nécessaire.
- Si un bronchospasme survient pendant le traitement, arrêter l'administration du médicament et demander à un professionnel de la santé si l'on peut ajouter un bronchodilatateur à la pharmacothérapie. Pour prévenir les bronchospasmes chez les patients atteints d'asthme ou d'une maladie des voies aériennes hyperréactives, il faudrait administrer un bronchodilatateur avant le traitement par l'acétylcystéine.
- Rincer la bouche du patient et lui laver le visage après le traitement, car le médicament laisse des résidus collants.

ENSEIGNEMENT AU PATIENT ET À SES PROCHES

Surdosage par l'acétaminophène : Expliquer au patient le but du traitement.

Inhalation :

- Avant le traitement par aérosol, demander au patient de tousser fortement pour dégager ses voies respiratoires.

- Prévenir le patient que l'odeur désagréable de ce médicament s'estompe au fur et à mesure que le traitement avance.

VÉRIFICATION DE L'EFFICACITÉ THÉRAPEUTIQUE

L'efficacité du traitement peut être démontrée par : la diminution des concentrations d'acétaminophène ▪ l'arrêt de l'évolution de l'atteinte hépatique en cas de traitement du surdosage par l'acétaminophène ▪ la diminution de la dyspnée et la disparition du murmure vésiculaire lorsque le médicament est utilisé comme mucolytique. ✱

ACIDE ACÉTYLSALICYLIQUE,

voir Salicylates

ACIDE ASCORBIQUE

Apo-C, Ester-C, Vita-C, Vitamine C

CLASSIFICATION :

Vitamine C (hydrosoluble)

Grossesse – catégorie C

INDICATIONS

Traitement et prévention des carences en vitamine C (scorbut) en association avec un apport alimentaire additionnel ▪ Traitement supplétif en présence de certaines maladies gastro-intestinales, au cours d'une alimentation parentérale prolongée ou d'une hémodialyse de long cours ▪ Circonstances où les demandes en vitamines C sont accrues, telles que : grossesse ▪ allaitement ▪ stress ▪ hyperthyroïdie ▪ trauma ▪ brûlures ▪ très jeune âge.

MÉCANISME D'ACTION

Élément essentiel à la formation du collagène et à la réparation des tissus ▪ Participation active aux réactions d'oxydo-réduction, au métabolisme de la tyrosine, de l'acide folique, du fer et des glucides, à la synthèse des lipides et des protéines, à la respiration cellulaire et à la résistance aux infections.

Effets thérapeutiques : Supplément lors de carences ▪ Supplément en présence de besoins accrus.

PHARMACOCINÉTIQUE

Absorption : Absorption active à la suite de l'administration par voie orale, par le biais d'un processus saturable.

Distribution : L'acide ascorbique se répartit dans tout l'organisme, traverse le placenta et pénètre dans le lait maternel.

Métabolisme et excrétion : Transformation en composés qui sont excrétés par les reins.

Demi-vie : Inconnue.

CONTRE-INDICATIONS ET PRÉCAUTIONS/ MISES EN GARDE

Contre-indications : Hypersensibilité à la tartrazine (certaines préparations contiennent cette substance ou du colorant jaune FDC n° 5 ; voir les directives du fabricant).

Précautions/mises en garde : Calculs rénaux récurrents ▪ Grossesse (éviter l'usage prolongé à des doses élevées).

RÉACTIONS INDÉSIRABLES ET EFFETS SECONDAIRES

SNC : étourdissements, fatigue, céphalées, insomnie.

GI : crampes, diarrhée, brûlures épigastriques, nausées, vomissements.

GU : calculs rénaux.

Tég. : rougeurs.

Hémat. : thrombose veineuse profonde, hémolyse (en cas de déficit en glucose-6-phosphate-déshydrogénase), drépanocytose.

Locaux : douleur au point d'injection SC ou IM.

INTERACTIONS

Médicament-médicament : En cas d'acidification de l'urine, l'excrétion de la **mexilétine**, des **amphétamines** ou des **antidépresseurs tricycliques** peut être accrue et les effets de ces médicaments, diminués ▪ Les dose élevées d'acide ascorbique (> 10 g par jour) peuvent diminuer la réponse à la **warfarine** ▪ La vitamine C, administrée en même temps que la **déféroxamine**, augmente la toxicité du fer.

VOIES D'ADMINISTRATION ET POSOLOGIE

PO, IM (adultes) : *Scorbut* – 500 mg par jour, pendant au moins 14 jours.

PO : *Prévention d'une carence* – de 50 à 100 mg par jour.

PO, IM (enfants) : *Scorbut* – de 100 à 300 mg par jour, pendant au moins 14 jours. **PO :** *Prévention d'une carence* – de 30 à 45 mg par jour.

IV (adultes et enfants) : *Prévention d'une carence* – posologie à établir selon les besoins.

A

PRÉSENTATION (version générique disponible)

Nombreuses présentations : comprimés, comprimés à croquer, comprimés à libération retard, capsules à libération retard, solution pour injection ■ **Différentes teneurs :** 100, 250, 500, 1 000 mg, etc. ■ **En association avec :** autres vitamines et minéraux dans des préparations multivitaminiques.

PHARMACODYNAMIE (réponse aux modifications squelettiques et hématologiques provoquées par le scorbut)

	DÉBUT D'ACTION	PIC	DURÉE
PO, IM, IV, SC	2 jours – 3 semaines	inconnu	inconnue

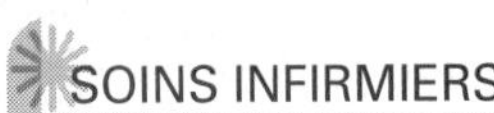

SOINS INFIRMIERS

ÉVALUATION DE LA SITUATION

Carence en vitamine C : Avant l'administration de la vitamine C et pendant toute la durée du traitement, rester à l'affût des signes suivants de carence : développement anormal des os et des dents, gingivite, saignements des gencives et déchaussement des dents.

Tests de laboratoire :

- Les mégadoses d'acide ascorbique (> 10 fois l'apport quotidien recommandé) peuvent entraîner des résultats faussement négatifs aux tests de dépistage du sang occulte dans les selles.
- L'acide ascorbique peut diminuer les concentrations sériques de bilirubine et augmenter les concentrations urinaires d'oxalate, d'urate et de cystéine.

DIAGNOSTICS INFIRMIERS POSSIBLES

- Alimentation déficiente (Indications).
- Connaissances insuffisantes sur l'alimentation et sur le traitement médicamenteux (Enseignement au patient et à ses proches).

INTERVENTIONS INFIRMIÈRES

- L'acide ascorbique fait souvent partie d'une multivitaminothérapie, car une alimentation inadéquate entraîne souvent une carence de plusieurs vitamines.
- La pression à l'intérieur des ampoules peut être accrue à la température ambiante ; enrouler une gaine de protection autour de l'ampoule avant de la casser.

PO : Les capsules et les comprimés à libération retard doivent être avalés tels quels, sans les écraser, les mâcher ou les croquer ; on peut mélanger le contenu des capsules avec de la gelée ou de la confiture. Les comprimés à croquer doivent être bien mâchés ou écrasés avant d'être avalés. On peut boire les solutions destinées à la voie orale directement ou les mélanger avec du jus de fruits, des céréales ou d'autres aliments.

IM : Cette voie d'administration est la voie parentérale de prédilection.

Perfusion continue : Diluer l'acide ascorbique dans une grande quantité de D5%E ou D10%E, de NaCl 0,9 % ou de NaCl 0,45 %, ou dans de la solution de lactate de Ringer ou de la solution de Ringer ou encore dans une solution combinée de dextrose/soluté salin ou de dextrose/solution de Ringer. Consulter les directives de chaque fabricant avant de reconstituer la préparation.

Vitesse de perfusion : Perfusion lente.

Association compatible dans la même seringue : métoclopramide.

Associations incompatibles dans la même seringue : céphazoline ■ doxapram.

Compatibilité en addition au soluté : amikacine ■ calcium, chlorure de ■ calcium, gluceptate de ■ calcium, gluconate de ■ céphalothine ■ chloramphénicol ■ chlorpromazine ■ colistiméthate ■ cyanocobalamine ■ diphenhydramine ■ héparine ■ kanamycine ■ méthicilline ■ méthyldopa ■ pénicilline G potassique ■ polymyxine B ■ prednisolone ■ procaïne ■ prochlorpérazine ■ prométhazine ■ vérapamil.

Incompatibilité en addition au soluté : bléomycine ■ céphapirine ■ nafcilline ■ sodium, bicarbonate de ■ warfarine.

ENSEIGNEMENT AU PATIENT ET À SES PROCHES

Conseiller au patient de respecter la posologie recommandée et de ne pas dépasser les doses prescrites. Les excès peuvent entraîner de la diarrhée et la formation de calculs urinaires. Si le patient a oublié de prendre une dose, il peut la sauter et reprendre ensuite son horaire habituel.

Carence en vitamine C :

- Encourager le patient à suivre les recommandations diététiques du professionnel de la santé. Lui expliquer que la meilleure source de vitamines est une alimentation bien équilibrée.
- Informer le patient que les aliments riches en acide ascorbique sont : les agrumes, les tomates, les fraises, le cantaloup et les poivrons crus. Lui

A

expliquer qu'il y a une déperdition d'acide ascorbique si les aliments frais sont gardés pendant plusieurs jours, mais non s'ils sont surgelés. La déperdition est également rapide si les aliments sont séchés, salés ou cuits.

- Prévenir le patient qui pratique l'automédication par des suppléments vitaminiques qu'il ne doit pas dépasser la dose quotidienne recommandée (voir l'annexe K). L'efficacité de mégadoses de vitamines dans le traitement de divers problèmes de santé n'a pas été prouvée. Par contre, de telles doses peuvent entraîner des effets secondaires. Le sevrage brusque, après l'administration de mégadoses d'acide ascorbique peut provoquer une carence rebond.

VÉRIFICATION DE L'EFFICACITÉ THÉRAPEUTIQUE

L'efficacité du traitement peut être démontrée par: la diminution des symptômes de carence en acide ascorbique. ✳

ACIDE 5-AMINOSALICYLIQUE,
voir Mésalamine

ACIDE FOLINIQUE,
voir Leucovorine calcique

ACIDE FOLIQUE

Synonyme : folate

Acide Folique, Apo-Folic, Folvite, Novo-Folacid

CLASSIFICATION :

Vitamine B, traitement de l'anémie

Grossesse – catégorie C

INDICATIONS

Prévention et traitement des anémies mégaloblastiques et macrocytaires ■ Administration au cours de la grossesse pour favoriser le développement normal du fœtus ; prophylaxie de la malformation du tube neural ■ Traitement de la sprue tropicale ■ prévention de la toxicité du méthotrexate.

MÉCANISME D'ACTION

Élément indispensable à la synthèse des protéines et au fonctionnement des érythrocytes. Stimulation de la formation des globules rouges et blancs et des plaquettes. Élément essentiel au développement du fœtus. ***Effets thérapeutiques :*** Rétablissement et maintien d'une hématopoïèse normale.

PHARMACOCINÉTIQUE

Absorption : Bonne absorption depuis le tractus gastro-intestinal et les points d'injections IM et SC.

Distribution : La moitié de la réserve de ce médicament se retrouve dans le foie. L'acide folique pénètre dans le lait maternel et traverse le placenta.

Liaison aux protéines : Importante.

Métabolisme et excrétion : L'agent est transformé par le foie en dihydrofolate-réductase, son métabolite actif. Les quantités en trop sont excrétées à l'état inchangé par les reins.

Demi-vie : Inconnue.

CONTRE-INDICATIONS ET PRÉCAUTIONS/ MISES EN GARDE

Précautions/mises en garde : Anémie pernicieuse non corrigée (les lésions neurologiques évolueront malgré la correction des anomalies hématologiques) ■ Nouveau-nés (ne pas administrer les préparations contenant de l'alcool benzylique) ■ Anémie non diagnostiquée.

RÉACTIONS INDÉSIRABLES ET EFFETS SECONDAIRES

Tég. : rash.

Divers : fièvre.

INTERACTIONS

Médicament-médicament : Les **sulfamides**, le **méthotrexate** et le **triamtérène** empêchent l'activation de l'acide folique ■ La **sulfasalazine** diminue l'absorption de l'acide folique ■ Les **œstrogènes**, la **phénytoïne** la **carbamazépine** ou les **glucocorticoïdes** augmentent les besoins en acide folique.

VOIES D'ADMINISTRATION ET POSOLOGIE

Dose thérapeutique

- **PO, IM, IV, SC (adultes et enfants) :** De 0,25 à 1 mg par jour. *Sprue tropicale* – de 3 à 15 mg par jour. *Prévention de la toxicité au méthotrexate* – de 0,4 à 1 mg par jour.

Dose d'entretien

- **PO, IM, IV, SC (adultes et enfants ≥ 4 ans) :** 0,4 mg par jour.
- **PO, IM, IV, SC (adultes, femmes enceintes ou allaitantes) :** 0,8 mg par jour. *Prophylaxie de la malformation du tube neural* – 0,4 mg par jour, pendant 10 à 12 semaines après la dernière

menstruation. *Antécédents de grossesse compliquée par une malformation du tube neural* – 4 mg par jour. *Femmes à risque* – de 1 à 4 mg par jour ; poursuivre pendant 10 à 12 semaines après la dernière menstruation.

- **PO, IM, IV, SC (enfants < 4 ans) :** Jusqu'à 0,3 mg par jour.
- **PO, IM, IV, SC (nourrissons) :** 0,1 mg par jour.

PRÉSENTATION (version générique disponible)

Comprimés : 0,4 mg[VL], 0,8 mg[VL], 1 mg[VL], 5 mg[Pr] ▪ **Solution pour injection :** 5 mg/mL[Pr] ▪ **En association avec :** autres vitamines et minéraux sous forme de multivitamines[VL].

PHARMACODYNAMIE (augmentation de la numération des réticulocytes)

	Début d'action	Pic	Durée
PO, IM, SC, IV	3 – 5 jours	5 – 10 jours	inconnue

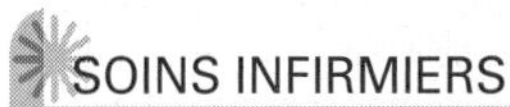

SOINS INFIRMIERS

ÉVALUATION DE LA SITUATION

Observer le patient avant le traitement et à intervalles réguliers pendant toute sa durée à la recherche des signes suivants d'anémie mégaloblastique : fatigue, faiblesse, dyspnée.

Tests de laboratoire :

- Examiner les concentrations plasmatiques d'acide folique, les concentrations d'hémoglobine, l'hématocrite et la numération réticulocytaire avant le traitement et à intervalles réguliers pendant toute sa durée.
- L'acide folique, administré continuellement à dose élevée, peut entraîner la diminution des concentrations sériques de vitamine B.

DIAGNOSTICS INFIRMIERS POSSIBLES

- Alimentation déficiente (Indications).
- Intolérance à l'activité (Indications).
- Connaissances insuffisantes sur le traitement médicamenteux (Enseignement au patient et à ses proches).

INTERVENTIONS INFIRMIÈRES

- On administre habituellement l'acide folique en association avec d'autres vitamines, car il est rare que le patient ne présente que ce seul type d'avitaminose.
- Lorsque l'administration par voie orale est impossible, l'acide folique peut être administré par voie SC, par voie IM profonde ou par voie IV.

IV : La couleur de la solution varie de jaune à orange.

IV directe : Administrer à un débit de 5 mg pendant au moins 1 minute.

Perfusion continue : On peut ajouter l'acide folique à une solution destinée à l'alimentation parentérale. Consulter les directives de chaque fabricant avant de reconstituer la préparation.

Compatibilité (tubulure en Y) : famotidine.

Compatibilité en addition au soluté : D20%E.

Incompatibilité en addition au soluté : D50%E ▪ gluconate de calcium.

ENSEIGNEMENT AU PATIENT ET À SES PROCHES

- Conseiller au patient de respecter scrupuleusement les recommandations diététiques du professionnel de la santé. Lui expliquer que la meilleure source de vitamines est une alimentation bien équilibrée, contenant des aliments provenant des quatre principaux groupes. Si le médecin essaie de diagnostiquer la carence en acide folique, sans écarter l'anémie pernicieuse, il prescrira un régime pauvre en vitamine B et en folate.
- Les aliments riches en acide folique comprennent les légumes, les fruits et les abats ; l'acide folique contenu dans les aliments est détruit par la chaleur.
- Recommander au patient qui pratique l'automédication par des suppléments vitaminiques de ne pas dépasser les taux quotidiens recommandés (voir l'annexe K). L'efficacité des mégadoses dans le traitement de diverses affections n'a pas été prouvée et elles peuvent entraîner des effets secondaires.
- Expliquer au patient que l'acide folique peut rendre l'urine d'un jaune plus foncé.
- Conseiller au patient de signaler à un professionnel de la santé le rash qui peut être un signe d'hypersensibilité.
- Insister sur l'importance des examens de suivi permettant d'évaluer les bienfaits du traitement.

VÉRIFICATION DE L'EFFICACITÉ THÉRAPEUTIQUE

L'efficacité du traitement peut être démontrée par : la réticulocytose se manifestant de 2 à 5 jours après le début du traitement ▪ la résolution des symptômes d'anémie mégaloblastique.

A

ACIDE VALPROÏQUE,
voir Valproates

ACYCLOVIR
Apo-Acyclovir, Avirax, Gen-Acyclovir, Nu-Acyclovir, Zovirax

CLASSIFICATION :
Antiviral

Grossesse – catégories B (PO, IV) et C (topique)

INDICATIONS
PO : Traitement des primo-infections et prophylaxie des infections génitales herpétiques récurrentes (6 épisodes ou plus par année.) Traitement de la phase aiguë des lésions cutanées localisées provoquées par l'herpès zoster (zona) et la varicelle ▪ **IV** : Traitement des épisodes initiaux (primo-infections) graves d'herpès simplex chez les patients non immunodéprimés ▪ Traitement des infections muqueuses ou cutanées provoquées par l'herpès simplex ou des infections provoquées par l'herpès zoster chez les patients immunodéprimés ▪ **Usage topique** : Traitement des primo-infections génitales d'herpès simplex. L'agent est également indiqué chez les patients immunodéprimés dans le traitement des infections cutanées circonscrites, provoquées par l'herpès simplex, qui ne mettent pas la vie en danger. Un traitement par voie systémique est cependant préférable. **Usages non approuvés** : **IV** – Traitement de l'encéphalite provoquée par l'herpès simplex.

MÉCANISME D'ACTION
Inhibition de la synthèse de l'ADN viral. ***Effets thérapeutiques :*** Inhibition de la réplication et diminution de l'excrétion du virus, et accélération du temps de cicatrisation des lésions.

PHARMACOCINÉTIQUE
Absorption : L'absorption par suite de l'administration par voie orale est faible (de l'ordre de 15 à 30 %), cependant les concentrations sanguines atteintes sont thérapeutiques.

Distribution : Le médicament se répartit dans tout l'organisme. La concentration dans le liquide céphalorachidien correspond à 50 % de la concentration plasmatique. L'acyclovir traverse le placenta.

Liaison aux protéines : Faible (de 9 à 33 %).

Métabolisme et excrétion : Élimination rénale de plus de 90 % du médicament à l'état inchangé ; la fraction restante est métabolisée par le foie.

Demi-vie : De 2,1 à 3,5 heures (prolongée en cas d'insuffisance rénale).

CONTRE-INDICATIONS ET PRÉCAUTIONS/ MISES EN GARDE
Contre-indications : Hypersensibilité à l'acyclovir ou au valacyclovir ou à un autre ingrédient de la préparation.

Précautions/mises en garde : Graves anomalies neurologiques, hépatiques, pulmonaires et hydro-électrolytiques préexistantes ▪ Insuffisance rénale (réduire la dose si la Cl_{Cr} < 50 mL/minute ▪ Patients obèses (établir la dose d'après le poids idéal) ▪ Grossesse et allaitement (l'innocuité du médicament n'a pas été établie).

RÉACTIONS INDÉSIRABLES ET EFFETS SECONDAIRES
SNC : CONVULSIONS, étourdissements, céphalées, hallucinations, tremblements.

GI : diarrhée, nausées, vomissements, douleurs abdominales, anorexie.

GU : INSUFFISANCE RÉNALE, cristallurie, hématurie.

Tég. : acné, éruptions urticariennes, rash, sécrétion de sueur inhabituelle.

End. : modifications du cycle menstruel.

Hémat. : PURPURA THROMBOCYTOPÉNIQUE THROMBOTIQUE, SYNDROME HÉMOLYTIQUE ET URÉMIQUE (doses élevées chez les patients immunodéprimés).

Locaux : douleur, phlébite.

Loc. : douleurs articulaires.

Divers : polydipsie.

INTERACTIONS
Médicament-médicament : Le **probénécide** augmente les concentrations sanguines d'acyclovir ▪ L'utilisation concomitante d'autres **médicaments néphrotoxiques** augmente le risque d'effets rénaux indésirables ▪ La **zidovudine** ainsi que le **méthotrexate par voie intrathécale** augmentent le risque d'effets secondaires sur le SNC.

VOIES D'ADMINISTRATION ET POSOLOGIE
Infection herpétique génitale primaire

- **PO (adultes)** : 200 mg, toutes les 4 heures, lorsque le patient est éveillé (5 fois par jour), pendant 7 à 10 jours.

- **IV (adultes)**: 5 mg/kg, toutes les 8 heures, pendant 5 jours.
- **Usage topique (adultes)**: Appliquer un ruban de 1,25 cm d'onguent ou de crème à 5 % par 10 cm^2 de peau, de 4 à 6 fois par jour, pendant un maximum de 10 jours.

Traitement suppressif prolongé des infections génitales herpétiques récurrentes

- **PO (adultes)**: 400 mg, 2 fois par jour **ou** 200 mg, de 3 à 5 fois par jour, pendant 12 mois au maximum.

Traitement intermittent des infections génitales herpétiques récurrentes

- **PO (adultes)**: 200 mg, toutes les 4 heures, lorsque le patient est éveillé (5 fois par jour), pendant 5 jours; amorcer le traitement dès l'apparition des symptômes.

Zona aigu

- **PO (adultes)**: 800 mg, toutes les 4 heures, lorsque le patient est éveillé (5 fois par jour), pendant 7 à 10 jours.

Varicelle

- **PO (adultes et enfants)**: 20 mg/kg (ne pas dépasser 800 mg/dose), 4 fois par jour, pendant 5 jours.

Infections mucocutanées provoquées par l'herpès simplex chez les patients immunodéprimés

- **IV (adultes)**: 5 mg/kg, toutes les 8 heures, pendant 7 jours.
- **IV (enfants de moins de 12 ans)**: 250 mg/m^2, toutes les 8 heures, pendant 7 jours.
- **Usage topique (adultes)**: Un ruban de 1,25 cm d'onguent ou de crème à 5 % par 10 cm^2 de peau, de 4 à 6 fois par jour, pendant un maximum de 10 jours.

Infections provoquées par l'herpèsvirus varicellæ chez les patients immunodéprimés

- **IV (adultes)**: 10 mg/kg, toutes les 8 heures, pendant 7 jours.
- **IV (enfants de moins de 12 ans)**: 500 mg/m^2, toutes les 8 heures, pendant 7 jours.

Insuffisance rénale

- **PO, IV (adultes et enfants)**: *Cl_{Cr} > 50 mL/minute/1,73 m^2*: 100 % de la dose toutes les 8 heures; *Cl_{Cr} de 25 à 50 mL/minute/1,73 m^2*: 100 % de la dose toutes les 12 heures; *Cl_{Cr} de 10 à 25 mL/minute/1,73 m^2*: 100 % de la dose toutes les 24 heures; *Cl_{Cr} de 0 à 10 mL/minute/1,73 m^2*: 50 % de la dose, toutes les 24 à 48 heures.

PRÉSENTATION (version générique disponible)

Comprimés: 200 mg[Pr], 400 mg[Pr], 800 mg[Pr] ■ **Suspension orale**: 200 mg/5 mL[Pr] ■ **Solution pour injection**: fioles de 500 mg[Pr] et de 1 000 mg[Pr].

PHARMACODYNAMIE: (concentrations sanguines antivirales)

	DÉBUT D'ACTION	PIC	DURÉE
PO	inconnu	1,5 – 2,5 h	4 h
PO	rapide	fin de la perfusion	8 h

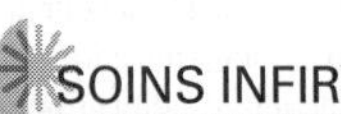

SOINS INFIRMIERS

ÉVALUATION DE LA SITUATION

- Examiner les lésions avant le début du traitement et quotidiennement pendant toute sa durée.
- Examiner l'état neurologique des patients souffrant d'encéphalite herpétique.

Tests de laboratoire: Noter les concentrations sériques d'urée et de créatinine ainsi que la clairance de la créatinine avant et pendant le traitement. Des concentrations sériques accrues de créatinine et d'urée ou une clairance diminuée de la créatinine peuvent être des indices d'insuffisance rénale.

DIAGNOSTICS INFIRMIERS POSSIBLES

- Risque d'atteinte à l'intégrité de la peau (Indications).
- Risque de contagion (Enseignement au patient et à ses proches).
- Connaissances insuffisantes sur l'évolution de la maladie et sur le traitement médicamenteux (Enseignement au patient et à ses proches).

INTERVENTIONS INFIRMIÈRES

Il faut commencer le traitement à l'acyclovir dès l'apparition des symptômes d'herpès simplex et dans les 24 heures suivant une flambée de zona.

PO:

- On peut prendre l'acyclovir à jeun ou avec des aliments; l'administrer avec un grand verre d'eau.
- Bien agiter la suspension orale avant de l'administrer.

IV:

- Pour prévenir la cristallurie, il faut maintenir une hydratation suffisante (de 2 000 à 3 000 mL/jour), particulièrement au cours des deux premières heures qui suivent la perfusion IV.

A

- Observer le point de perfusion pour déceler les signes de phlébite. Pour la prévenir, assurer la rotation des points de perfusion.
- L'acyclovir pour injection ne doit pas être administré par voies topique, IM, SC ou PO ni dans les yeux.

Perfusion intermittente : Reconstituer le contenu d'une fiole de 500 mg ou de 1 g avec 10 mL ou 20 mL, respectivement, d'eau stérile pour injection pour obtenir une concentration de 50 mg/mL. Ne pas reconstituer avec de l'eau bactériostatique contenant de l'alcool benzylique ou des parabènes. Bien agiter pour dissoudre tout le médicament. Solutions pour perfusion IV: solution de D5% pour injection, de D5%/NaCl 0,9 % pour injection, de D5%/NaCl 0,2 % pour injection, de Ringer pour injection, solution saline normale pour injection, solution de lactate de Ringer pour injection. Des concentrations supérieures à 10 mg/mL ne sont pas recommandées. Utiliser la solution reconstituée dans les 12 heures qui suivent sa préparation. La solution destinée à la perfusion doit être utilisée dans les 24 heures qui suivent sa dilution. La réfrigération entraîne la formation de précipités qui se dissolvent à la température ambiante. Consulter les directives de chaque fabricant avant de reconstituer la préparation.

Vitesse d'administration : Administrer à l'aide d'une pompe de perfusion pendant au moins 1 heure afin de réduire le risque de lésion rénale.

Compatibilité (tubulure en Y) : allopurinol ■ amikacine ■ ampicilline ■ céfamandole ■ céfazoline ■ céfonicide ■ céfopérazone ■ céfotaxime ■ céfoxitine ■ ceftazidime ■ ceftizoxime ■ ceftriaxone ■ céfuroxime ■ céphapirine ■ chloramphénicol ■ cimétidine ■ clindamycine ■ dexaméthasone sodique, phosphate de ■ dimenhydrinate ■ diphenhydramine ■ doxycycline ■ érythromycine, lactobionate de ■ famotidine ■ filgrastrim ■ fluconazole ■ gallium, nitrate de ■ gentamicine ■ granisetron ■ héparine ■ hydrocortisone sodique, succinate de ■ hydromorphone ■ imipénem avec cilastatine ■ lorazépam ■ magnésium, sulfate de ■ melphalan ■ méthylprednisolone sodique, succinate de ■ métoclopramide ■ métronidazole ■ multivitamines pour perfusion ■ nafcilline ■ oxacilline ■ paclitaxel ■ pénicilline G potassique ■ pentobarbital ■ perphénazine ■ pipéracilline ■ potassium, chlorure de ■ propofol ■ ranitidine ■ sodium, bicarbonate de ■ tacrolimus ■ téniposide ■ théophylline ■ thiotépa ■ ticarcilline ■ tobramycine ■ timéthroprime/sulfaméthoxazole ■ vancomycine ■ zidovudine.

Incompatibilité (tubulure en Y) : amifostine ■ aztréonam ■ céfépime ■ dobutamine ■ dopamine ■ fludarabine ■ foscarnet ■ idarubicine ■ ondansétron ■ pipéracilline/tazobactam ■ sargramostim ■ vinorelbine.

Compatibilité en addition au soluté : fluconazole.

Incompatibilité en addition au soluté : produits du sang ■ solutions qui contiennent des protéines.

Usage topique : Appliquer sur les lésions cutanées seulement ; ne pas administrer dans les yeux.

ENSEIGNEMENT AU PATIENT ET À SES PROCHES

- Inciter le patient à suivre scrupuleusement la posologie recommandée pendant toute la durée du traitement. S'il n'a pu prendre le médicament au moment habituel, il doit le prendre le plus rapidement possible sauf si c'est presque l'heure prévue pour la dose suivante. Avertir le patient qu'il ne faut jamais remplacer une dose manquée par une dose double. L'acyclovir ne doit pas être utilisé plus fréquemment ni plus longtemps qu'il n'a été prescrit.
- Signaler au patient que l'application concomitante de crèmes, de lotions et d'onguents en vente libre peut retarder la guérison et provoquer la dissémination des lésions.
- Prévenir le patient que l'acyclovir ne guérit pas l'infection par le virus, étant donné que celui-ci reste à l'état latent dans les ganglions. Le médicament ne prévient pas, non plus, la transmission de l'infection à d'autres personnes.
- Inciter le patient à utiliser des préservatifs pendant les rapports sexuels et à éviter les rapports sexuels pendant que les lésions sont présentes.
- Prévenir le patient qu'il doit consulter un professionnel de la santé si les symptômes ne sont pas soulagés après un traitement topique d'une durée de sept jours ou si l'acyclovir par voie orale ne diminue pas la fréquence ou la gravité des récurrences. Chez les patients immunodéprimés, la formation de croûtes recouvrant les lésions peut prendre plus de temps, habituellement deux semaines.
- Prévenir les patientes qui souffrent d'herpès génital qu'elles devraient se soumettre tous les ans à un test de Papanicolaou, étant donné qu'elles sont davantage prédisposées au cancer du col.

Usage topique :

- Expliquer au patient qu'il doit appliquer l'onguent ou la crème toutes les 3 heures, 6 fois par jour, pendant 7 jours. Un ruban d'onguent ou de crème de 1,25 cm recouvre environ 10 cm^2 de peau. Utiliser un doigtier ou un gant lors de l'application de l'onguent ou de la crème afin d'éviter la contamination d'autres parties du corps ou la transmission de l'infection à d'autres personnes. Garder les parties atteintes propres et sèches. Pour prévenir l'irritation, recommander au patient de porter des vêtements amples.

- Expliquer au patient qu'il doit éviter le contact du médicament avec l'œil ou la région périoculaire. Lui demander de signaler sans délai à un professionnel de la santé tous les symptômes oculaires inexpliqués, étant donné qu'une infection oculaire par l'herpèsvirus peut mener à la cécité.

VÉRIFICATION DE L'EFFICACITÉ THÉRAPEUTIQUE

L'efficacité du traitement peut être démontrée par: la formation de croûtes et la cicatrisation des lésions cutanées ▪ la diminution de la fréquence et de la gravité des récurrences ▪ le raccourcissement du délai de cicatrisation complète des lésions provoquées par le zona et le soulagement de la douleur ▪ la diminution de la gravité de la varicelle. ✳

ADÉNOSINE

Adenocard

CLASSIFICATION:

Antiarythmique

Grossesse – catégorie C

INDICATIONS

Conversion des tachyarythmies ventriculaires paroxystiques en rythme sinusal normal lorsque les manœuvres vagales échouent. **Usages non approuvés:** Appoint dans le diagnostic des tachycardies supraventriculaires complexes en présence d'ondes larges ou étroites.

MÉCANISME D'ACTION

Rétablissement du rythme sinusal normal en bloquant la réentrée dans le nœud AV ▪ Ralentissement du temps de conduction par le nœud AV ▪ Vasodilatation des artères coronaires. ***Effets thérapeutiques:*** Rétablissement du rythme sinusal normal.

PHARMACOCINÉTIQUE

Absorption: Par suite de l'administration IV, l'absorption est complète.

Distribution: L'adénosine est captée par les érythrocytes et l'endothélium vasculaire.

Métabolisme et excrétion: Transformation rapide en inosine et en monophosphate d'adénosine.

Demi-vie: Moins de 10 secondes.

CONTRE-INDICATIONS ET PRÉCAUTIONS/MISES EN GARDE

Contre-indications: Hypersensibilité ▪ Bloc AV du 2e ou du 3e degré, syndrome du sinus malade ou bradycardie symptomatique, sauf en présence d'un stimulateur cardiaque artificiel qui fonctionne bien.

Précautions/mises en garde: Antécédents d'asthme (risque de bronchospasme) ▪ Angine instable ▪ Grossesse et allaitement ▪ Enfants ▪ Usage sous monitorage cardiaque approprié seulement.

RÉACTIONS INDÉSIRABLES ET EFFETS SECONDAIRES

SNC: appréhension, étourdissements, céphalées, pression crânienne, sensation de tête légère.

ORLO: vision trouble, constriction de la gorge.

Resp.: essoufflements, pression thoracique, hyperventilation.

CV: rougeurs du visage, arythmies transitoires, douleurs thoraciques, hypotension, palpitations.

GI: goût métallique, nausées.

Tég.: sensation de brûlure, rougeur du visage, transpiration.

Loc.: douleurs cervicales et lombaires.

SN: engourdissements, picotements.

Divers: sensation de lourdeur dans les bras, sensation de pression dans l'aine.

INTERACTIONS

Médicament-médicament: La **carbamazépine** peut accroître le risque de bloc cardiaque évolutif ▪ Le **dipyridamole** potentialise les effets de l'adénosine (il est recommandé de diminuer la dose d'adénosine) ▪ Les effets de l'adénosine peuvent être diminués par la **théophylline** ou la **caféine** (des doses plus élevées d'adénosine pourraient s'avérer nécessaires) ▪ L'administration concomitante de **digoxine** et de **vérapamil** peut accroître le risque de fibrillation ventriculaire.

A

VOIES D'ADMINISTRATION ET POSOLOGIE

IV (adultes et enfants > 50 kg) : *Antiarythmique* – 6 mg par bolus IV rapide, administré en 1 ou 2 secondes ; en l'absence de résultats, répéter l'administration 1 ou 2 minutes plus tard en injectant rapidement un bolus de 12 mg. Cette dose peut être répétée (ne pas dépasser 12 mg par dose). *Agent diagnostique* – 140 µg/kg/min, pendant 6 minutes (0,84 mg/kg au total).

IV (enfants < 50 kg) : *Antiarythmique* – de 0,05 à 0,1 mg/kg par bolus IV rapide, administré en 1 ou 2 secondes ; cette dose peut être répétée 1 ou 2 minutes plus tard. En cas de réponse insuffisante, on peut augmenter la dose de 0,05 ou 0,1 mg/kg jusqu'au rétablissement du rythme sinusal ou jusqu'à l'atteinte de la dose maximale, soit 0,3 mg/kg.

PRÉSENTATION

Solution pour injection : fioles unidose de 6 mg/2 mL[Pr] ; seringues préremplies de 2 et de 4 mL[Pr], dosées à 3mg/mL.

PHARMACODYNAMIE (effet antiarythmique)

	Début d'action	Pic	Durée
IV	immédiat	inconnu	1 – 2 min

SOINS INFIRMIERS

ÉVALUATION DE LA SITUATION

- Mesurer souvent la fréquence cardiaque (toutes les 15 secondes) et suivre de près l'ÉCG tout au long du traitement. Une courte période transitoire de bloc cardiaque du 1er, du 2e ou du 3e degré ou une pause cardiaque peut survenir après l'injection ; habituellement, ce phénomène disparaît rapidement en raison de la courte durée de l'effet de l'adénosine. Une fois que le rythme sinusal est rétabli, des arythmies transitoires (contractions ventriculaires prématurées, contractions auriculaires prématurées, tachycardie sinusale, bradycardie sinusale, extrasystoles, bloc du nœud AV) peuvent se manifester, mais elles ne durent généralement que quelques secondes.
- Mesurer la pression artérielle tout au long du traitement.
- Suivre de près l'état de la respiration (murmure vésiculaire et fréquence respiratoire) après l'administration. Un bronchospasme peut se manifester chez les patients ayant des antécédents d'asthme.

DIAGNOSTICS INFIRMIERS POSSIBLES

- Débit cardiaque diminué (Indications).
- Connaissances insuffisantes sur le traitement médicamenteux (Enseignement au patient et à ses proches).

INTERVENTIONS INFIRMIÈRES

- NE PAS CONFONDRE L'ADÉNOSINE (ADENOCARD) AVEC LE PHOSPHATE D'ADÉNOSINE.
- Si l'adénosine est réfrigérée, des cristaux peuvent se former ; pour les dissoudre, laisser reposer le médicament à la température ambiante. Il ne faut utiliser que les solutions transparentes. Jeter toute portion inutilisée.

IV directe : Administrer la solution sans la diluer.
Vitesse d'administration : Administrer en 1 ou 2 secondes par voie IV directe ou dans une tubulure IV proximale. Poursuivre avec un rinçage rapide au soluté pour s'assurer que le médicament injecté pénètre dans la circulation générale. Une administration lente risque d'élever la fréquence cardiaque en réponse à la vasodilatation.
Perfusion continue : Administrer le contenu non dilué d'une fiole de 30 mL en perfusion périphérique. Ne pas administrer les solutions qui sont décolorées ou qui renferment des particules. Jeter toute portion inutilisée.
Vitesse de perfusion : Administrer à une vitesse de 140 µg/kg/minute en 6 minutes, pour une dose totale de 0,84 mg/kg. Le thallium-201 doit être injecté le plus près possible de l'accès veineux, au milieu de la perfusion d'adénosine (c'est-à-dire 3 minutes après le début de la perfusion).
Compatibilité (tubulure en Y) : thallium-201.

ENSEIGNEMENT AU PATIENT ET À SES PROCHES

- Conseiller au patient de changer lentement de position pour réduire l'hypotension orthostatique. Des doses supérieures à 12 mg diminuent la pression artérielle en réduisant la résistance vasculaire périphérique.
- Recommander au patient de signaler à un professionnel de la santé les symptômes suivants : rougeur du visage, essoufflements, étourdissements.

VÉRIFICATION DE L'EFFICACITÉ THÉRAPEUTIQUE

L'efficacité du traitement peut être démontrée par : la conversion des tachycardies supraventriculaires en rythme sinusal normal ■ le diagnostic d'altération de la perfusion du myocarde.

ALATROFLOXACINE, voir Fluoroquinolones

ALDESLEUKINE

Proleukin

CLASSIFICATION :

Antinéoplasique (immunomodulateur), analogue de l'interleukine-2 humaine

Grossesse – catégorie C

INDICATIONS

Traitement d'adultes atteints d'un adénocarcinome rénal métastatique ■ Traitement d'adultes atteints d'un mélanome malin métastatique.

MÉCANISME D'ACTION

Augmentation de l'immunité cellulaire (caractérisée par la lymphocytose et éosinophilie), de la production de cytokines (incluant le facteur de nécrose des tumeurs, l'interleukine-1 et l'interféron gamma) et inhibition de la croissance de la tumeur. ***Effets thérapeutiques :*** Régression du cancer des cellules rénales.

PHARMACOCINÉTIQUE

Absorption : L'administration par voie IV entraîne une biodisponibilité complète.

Distribution : Le médicament est rapidement distribué dans les espaces intravasculaires et extracellulaires. Une fraction de 70 % est absorbée par le foie, les reins et les poumons.

Métabolisme et excrétion : L'aldesleukine est métabolisée en acides aminés par les cellules des tubules rénaux.

Demi-vie : 85 minutes.

CONTRE-INDICATIONS ET PRÉCAUTIONS/ MISES EN GARDE

Contre-indications : Hypersensibilité à l'interleukine-2 ou à tout autre composant entrant dans la composition du produit ■ Antécédents de maladie cardiaque ou pulmonaire, corroborés par des résultats anormaux à l'épreuve d'effort au thallium ou au test de l'exploration fonctionnelle pulmonaire ■ Antécédents des réactions suivantes, manifestées lors de cures antérieures par l'aldesleukine : ■ tachycardie ventriculaire soutenue (≥ 5 battements) ■ angine ou infarctus du myocarde confirmés par des modifications de l'ÉCG ■ problèmes respiratoires dictant l'intubation pendant plus de 72 heures ■ tamponnade péricardique ■ toxicité rénale dictant plus de 72 heures de dialyse ■ dérèglement du SNC caractérisé par une psychose ou un coma se prolongeant au-delà de 48 heures ■ crises convulsives difficiles à calmer ■ perforation ou ischémie de l'intestin ■ hémorragie gastro-intestinale nécessitant une intervention chirurgicale ■ Allogreffe d'organe (risque accru de rejet).

Précautions/mises en garde : Risque de sensibilité croisée avec des protéines dérivées de *Escherichia coli* ■ Antécédents de maladie cardiovasculaire, respiratoire, hépatique ou rénale ■ Antécédents de convulsions ou présence soupçonnée de métastases au niveau du SNC (accentuation des symptômes et risque de convulsions) ■ Patientes en âge de procréer ■ Grossesse, allaitement ou enfants de moins de 18 ans (l'innocuité du médicament n'a pas été établie).

RÉACTIONS INDÉSIRABLES ET EFFETS SECONDAIRES

Resp. : APNÉE, INSUFFISANCE RESPIRATOIRE, dyspnée, congestion pulmonaire, œdème pulmonaire, hémoptysie, épanchement pleural, pneumothorax, tachypnée, respiration sifflante.

CV : ARRÊT CARDIAQUE, INSUFFISANCE CARDIAQUE, INFARCTUS DU MYOCARDE, ACCIDENT VASCULAIRE CÉRÉBRAL, arythmies, hypotension, tachycardie, ischémie myocardique, épanchement péricardique, thrombose.

GI : PERFORATION INTESTINALE, diarrhée, jaunisse, nausées, stomatite, vomissements, ascites, hépatomégalie.

GU : oligurie/anurie, protéinurie, dysurie, hématurie, insuffisance rénale.

Tég. : ÉRYTHRODERMIE, prurit, eczema exfoliatif.

HÉ : acidose, hypocalcémie, hypokaliémie, hypomagnésémie, hypophosphatémie, alcalose, hyperkaliémie, hyperuricémie, hyponatrémie.

Hémat. : anémie, troubles de la coagulation, leucopénie, thrombocytopénie, éosinophilie, leucocytose.

Divers : SYNDROME DE FUITE CAPILLAIRE, frissons, fièvre, gain pondéral, perte pondérale.

INTERACTIONS

Médicament-médicament : L'administration concomitante de **glucocorticoïdes** diminue l'efficacité antinéoplasique. Éviter un traitement d'association ■ Une hypotension additive peut survenir lors de l'administration concomitante d'**antihypertenseurs** ■ L'administration concomitante d'agents **cardiotoxique**, **hépatotoxique**, **myélotoxique** ou **néphrotoxique** augmente le risque de toxicité au niveau de ces organes.

VOIES D'ADMINISTRATION ET POSOLOGIE

IV (adultes) : 1 dose de 600 000 UI/kg (0,037 mg/kg) en perfusion IV de 15 minutes, toutes les 8 heures, à 14 reprises. La cure est répétée 1 fois, après un repos de 9 jours, jusqu'à concurrence de 28 doses, aussi longtemps que les doses sont tolérées. Après une période de repos de 7 semaines, on devrait évaluer l'état des patients qui ont bien répondu au traitement pour déterminer s'ils peuvent se soumettre à des cures additionnelles.

PRÉSENTATION

Flacons : 22 millions UI[Pr] (1,3 mg) sous forme de poudre lyophilisée.

PHARMACODYNAMIE (régression de la tumeur après la première cure)

	DÉBUT D'ACTION	PIC	DURÉE
IV	4 semaines	inconnu	12 mois

SOINS INFIRMIERS

ÉVALUATION DE LA SITUATION

- Surveiller l'ÉCG pendant toute la durée de la perfusion. Avant d'amorcer le traitement, il faut évaluer la fonction cardiaque par une épreuve d'effort au thallium, entre autres. Les arythmies supraventriculaires peuvent répondre au traitement par la digoxine ou le vérapamil et disparaissent habituellement après la fin du traitement.
- Mesurer les signes vitaux au moins 1 fois par jour pendant la durée du traitement. La fièvre, les frissons, la rigidité et les malaises surviennent habituellement dans les heures qui suivent le début du traitement. Afin d'abaisser la fièvre, on devrait administrer de l'acétaminophène et un AINS, comme l'indométhacine, avant d'amorcer le traitement par l'aldesleukine. On peut administrer de la mépéridine pour enrayer la raideur qui accompagne la fièvre.
- Observer les signes du SYNDROME DE FUITE CAPILLAIRE (hypotension, hypovolémie, œdème, ascites, épanchements pleuraux). Ce phénomène se manifeste d'abord par une chute de la tension artérielle dans les 2 à 12 heures qui suivent le début de l'administration. Si la tension artérielle baisse en dessous de 90 mm Hg, il est recommandé de surveiller constamment l'ÉCG et la pression veineuse centrale et de mesurer les signes vitaux toutes les heures.
- Évaluer fréquemment la fonction respiratoire et l'oxymétrie du pouls. Il faut évaluer les tests de l'exploration pulmonaire, incluant la gazométrie du sang artériel, et les radiographies pulmonaires, avant le traitement et à intervalles réguliers pendant toute sa durée. La toxicité pulmonaire (insuffisance respiratoire, tachypnée, respiration sifflante) et l'infiltrat pulmonaire peuvent devenir manifestes vers le 4e jour de traitement et disparaissent habituellement dans les quelques semaines qui suivent la fin du traitement. EN CAS D'INSUFFISANCE RESPIRATOIRE, L'INTUBATION DU PATIENT PEUT S'AVÉRER NÉCESSAIRE.
- PESER LE PATIENT TOUS LES JOURS. LE GAIN PONDÉRAL DURANT LE TRAITEMENT PEUT DÉPASSER 10 % DU POIDS INITIAL. LA PERTE DE CE GAIN PONDÉRAL PAR DIURÈSE PEUT PRENDRE JUSQU'À 1 À 2 SEMAINES APRÈS LA FIN DU TRAITEMENT.
- Surveiller tout changement de l'état mental. Interrompre l'administration en présence de léthargie ou de somnolence modérée à grave. On a déjà utilisé de faibles doses d'halopéridol pour traiter les modifications invalidantes de l'état mental.
- Rester à l'affût des signes d'infection, particulièrement de septicémie et d'endocardite bactérienne. On peut administrer en prophylaxie une antibiothérapie efficace contre *Staphylococcus aureus* aux patients qui reçoivent l'agent par une tubulure centrale. Toute infection intercurrente doit être traitée vigoureusement. L'aldesleukine altère la fonction leucocytaire.
- Déceler les signes d'anémie (fatigue accrue, dyspnée, hypotension orthostatique) et d'hémorragie (saignements des gencives, ecchymoses, pétéchies, présence de sang occulte dans les selles, dans l'urine et dans les vomissements). On peut administrer de la ranitidine ou de la cimétidine en traitement prophylactique de l'irri-

tation et des hémorragies gastro-intestinales. Une transfusion de globules rouges et (ou) de plaquettes peut s'avérer nécessaire.

- Effectuer le bilan des ingesta et des excréta. En présence de stomatite, il peut être nécessaire d'amorcer une diète liquide ou l'alimentation par voie parentérale. Les nausées, les vomissements et la diarrhée surviennent chez la plupart des patients et peuvent entraîner l'hypokaliémie et l'acidose. On peut administrer des antiémétiques et des antidiarrhéiques, selon les besoins. Ces traitements sont habituellement arrêtés 12 heures après l'administration de la dernière dose d'aldesleukine.
- Examiner la peau tous les jours afin de déceler la présence de rash ou d'ampoules. Le cas échéant, en informer le médecin; LA DERMATITE EXFOLIATIVE PEUT ÊTRE D'ISSUE FATALE.

Tests de laboratoire:

- Noter la numération globulaire, la formule leucocytaire, la numération plaquettaire, la chimie sanguine, incluant les électrolytes, et l'état des fonctions hépatique et rénale, avant le traitement et tous les jours, pendant toute sa durée. Le médicament peut entraîner une élévation des concentrations de bilirubine, d'urée, de créatinine sérique, de transaminases et de phosphatase alcaline. Il peut provoquer l'anémie, la thrombocytopénie, l'hypomagnésémie, l'acidose, l'hypocalcémie, l'hypophosphatémie, l'hypokaliémie, l'hyperuricémie, l'hypoalbuminémie et l'hypoprotéinémie.
- Surveiller la fonction thyroïdienne à intervalles réguliers pendant toute la durée du traitement.

DIAGNOSTICS INFIRMIERS POSSIBLES

- Risque d'infection (Réactions indésirables).
- Connaissances insuffisantes sur le traitement médicamenteux (Enseignement au patient et à ses proches).

INTERVENTIONS INFIRMIÈRES

Le traitement par l'aldesleukine ne devrait être entrepris que dans les centres hospitaliers dotés d'une unité de soins intensifs.

Perfusion intermittente:

- Reconstituer le contenu de chaque flacon avec 1,2 mL d'eau stérile pour injection pour obtenir une concentration de 18 millions UI (1,1 mg)/mL. Lors de la reconstitution, on devrait diriger l'eau stérile vers la paroi du flacon et le remuer délicatement pour empêcher la formation de mousse. Ne pas agiter. La solution devrait être transparente, d'incolore à légèrement jaunâtre. Administrer dans les 48 heures suivant la reconstitution. Jeter toute portion inutilisée. Consulter les directives de chaque fabricant avant de reconstituer.
- Diluer la dose reconstituée dans 50 mL de D5%E. Ne pas reconstituer ni diluer dans de l'eau bactériostatique pour injection, dans une solution de NaCl 0,9 % ou dans de l'albumine.
- Ne pas employer de filtres internes intratubulaires pendant l'administration d'aldesleukine.

Vitesse d'administration: Perfuser la dose en 15 minutes.

Compatibilité (tubulure en Y): amphotéricine B ▪ calcium, gluconate de ▪ diphenhydramine ▪ dopamine ▪ fluconazole ▪ foscarnet ▪ héparine ▪ magnésium, sulfate de ▪ métoclopramide ▪ ondansétron ▪ potassium, chlorure de ▪ ranitidine ▪ thiéthylpérazine ▪ triméthoprim/sulfaméthoxazole.

Incompatibilité (tubulure en Y): ganciclovir ▪ lorazépam ▪ pentamidine ▪ prochlorpérazine ▪ prométhazine.

Incompatibilité en addition au soluté: Ne pas mélanger avec d'autres médicaments.

ENSEIGNEMENT AU PATIENT ET À SES PROCHES

- Recommander au patient de signaler à un professionnel de la santé les symptômes suivants: dyspnée, maux de gorge, fièvre, frissons, jaunissement de la peau, saignements ou ecchymoses inhabituels, fatigue. Conseiller au patient d'éviter les foules et les personnes contagieuses. Lui recommander d'utiliser une brosse à dents à poils doux et un rasoir électrique et de prendre garde aux chutes. Le prévenir qu'il ne faut pas consommer des boissons alcoolisées ni prendre des AINS ou des médicaments à base d'aspirine, étant donné que ces agents peuvent déclencher une hémorragie gastro-intestinale.
- Informer le patient que les troubles visuels, qui sont réversibles, se manifestent habituellement peu de temps après l'administration de l'aldesleukine et peuvent persister pendant plusieurs semaines.
- Inciter la patiente à utiliser pendant toute la durée du traitement une méthode de contraception non hormonale.

VÉRIFICATION DE L'EFFICACITÉ THÉRAPEUTIQUE

L'efficacité du traitement peut être démontrée par: la diminution de la tumeur ou le ralentissement de la propagation du cancer des cellules rénales. ✳

A

ALENDRONATE

Fosamax

CLASSIFICATION :

Régulateur du métabolisme osseux (bisphosphonate)

Grossesse – catégorie C

INDICATIONS

Traitement et prévention de l'ostéoporose postménopausique et prévention de l'ostéoporose chez les femmes ménopausées prédisposées à l'ostéoporose ▪ Traitement de la maladie osseuse de Paget ▪ Traitement de l'ostéoporose induite par les corticostéroïdes chez les hommes et les femmes qui reçoivent quotidiennement au moins 7,5 mg de prednisone, ou l'équivalent, et qui présentent une diminution patente du contenu en minerais des os.

MÉCANISME D'ACTION

Inhibition de la résorption osseuse par l'inhibition de l'activité des ostéoclastes. ***Effets thérapeutiques :*** Inhibition de l'évolution de l'ostéoporose, accompagnée d'une baisse du nombre de fractures ▪ Ralentissement de l'évolution de la maladie osseuse de Paget.

PHARMACOCINÉTIQUE

Absorption : Faible absorption (de 0,6 à 0,8 %) après l'administration par voie orale.

Distribution : Le médicament se répartit de façon passagère dans les tissus mous avant d'atteindre les os.

Métabolisme et excrétion : Le médicament est excrété dans l'urine.

Demi-vie : 10 ans (signe probable de libération de médicament à partir du squelette).

CONTRE-INDICATIONS ET PRÉCAUTIONS/ MISES EN GARDE

Contre-indications : Anomalies œsophagiennes retardant la vidange de l'œsophage (sténose ou achalasie) ▪ Incapacité de rester debout ou assis, le dos droit, durant au moins 30 minutes ▪ Insuffisance rénale (Cl_{Cr} < 35 mL/minute) ▪ Grossesse ou allaitement.

Précautions/mises en garde : Troubles gastro-intestinaux évolutifs (dysphagie, maladie de l'œsophage, gastrite, duodénite, ulcères) ▪ Antécédents d'hypocalcémie ou carence en vitamine D.

RÉACTIONS INDÉSIRABLES ET EFFETS SECONDAIRES

SNC : céphalées.

GI : distension abdominale, douleurs abdominales, régurgitations acides, constipation, diarrhée, dyspepsie, dysphagie, ulcère de l'œsophage, flatulence, gastrite, nausées, altération du goût, vomissements.

Tég. : érythème, photosensibilité, rash.

Loc. : douleurs musculo-squelettiques.

INTERACTIONS

Médicament-médicament : L'administration concomitante de **suppléments calciques**, d'**antiacides** et d'autres **médicaments administrés par voie orale** diminue l'absorption de l'alendronate ▪ Les doses supérieures à 10 mg/jour augmentent le risque de réactions gastro-intestinales lorsqu'elles sont administrées en concomitance avec les **AINS**.

Médicament-aliments : Les **aliments** diminuent nettement l'absorption de l'alendronate ▪ La **caféine (café, thé, cola)**, l'**eau minérale** et le **jus d'orange** en diminuent aussi l'absorption.

VOIES D'ADMINISTRATION ET POSOLOGIE

PO (adultes) : *Traitement de l'ostéoporose* – 10 mg, 1 fois par jour. *Prévention de l'ostéoporose* – 5 mg, 1 fois par jour. *Maladie osseuse de Paget* – 40 mg, 1 fois par jour, pendant 6 mois. On peut envisager la reprise du traitement en cas de rechute. *Traitement de l'ostéoporose induite par les corticostéroïdes chez les hommes et les femmes* – 5 mg, 1 fois par jour. *Traitement de l'ostéoporose induite par les corticostéroïdes chez les femmes ménopausées qui ne suivent pas d'œstrogénothérapie* – 10 mg, 1 fois par jour.

PRÉSENTATION

Comprimés : 5 mg[Pr], 10 mg[Pr], 40 mg[Pr].

PHARMACODYNAMIE (inhibition de la résorption osseuse)

	Début d'action	Pic	Durée
PO	1 mois	3 – 6 mois	3 semaines – 7 mois[†]

† Après l'arrêt du traitement par l'alendronate.

A

SOINS INFIRMIERS

ÉVALUATION DE LA SITUATION

Ostéoporose : Évaluer l'état du patient pour déceler une faible masse osseuse, avant le traitement et à intervalles réguliers pendant toute sa durée.
Maladie osseuse de Paget : Rester à l'affût des symptômes de maladie osseuse de Paget (douleur aux os, céphalées, baisse de l'acuité visuelle et auditive, augmentation de la taille du crâne).
Tests de laboratoire :

- *Ostéoporose :* Évaluer les concentrations sériques de calcium avant le traitement et à intervalles réguliers pendant toute sa durée. Il faut traiter l'hypocalcémie et les carences en vitamine D avant d'amorcer le traitement par l'alendronate. Le médicament peut entraîner une faible élévation passagère des concentrations de calcium et de phosphate.
- *Maladie osseuse de Paget :* Noter les concentrations de phosphatase alcaline avant le traitement et à intervalle régulier pendant toute sa durée. L'alendronate est indiqué chez les patients présentant des concentrations de phosphatase alcaline deux fois supérieures à la limite normale.

DIAGNOSTICS INFIRMIERS POSSIBLES

- Risque d'accident (Indications).
- Connaissances insuffisantes sur le traitement médicamenteux (Enseignement au patient et à ses proches).

INTERVENTIONS INFIRMIÈRES

Administrer le matin, à la première heure, avec un grand verre d'eau, 30 minutes avant la prise d'autres médicaments, de boissons ou d'aliments.

ENSEIGNEMENT AU PATIENT ET À SES PROCHES

- Expliquer au patient qu'il est important de prendre le médicament exactement comme il a été prescrit, le matin, à la première heure, 30 minutes avant de prendre d'autres médicaments, des boissons ou des aliments. On peut améliorer l'absorption du médicament si on attend plus de 30 minutes. Il faut prendre l'alendronate avec un grand verre d'eau (l'eau minérale, le jus d'orange, le café et les autres boissons en réduisent l'absorption). Si le patient oublie une dose, il doit la sauter et reprendre le traitement le lendemain matin ; il ne faut pas doubler la dose ni la prendre plus tard dans la journée. Le prévenir qu'il ne doit pas arrêter le traitement sans consulter un professionnel de la santé au préalable.
- Conseiller au patient de rester debout pendant les 30 minutes qui suivent la prise de la dose afin de faciliter le passage du médicament par l'estomac et de diminuer le risque d'irritation de l'œsophage.
- Recommander au patient de suivre un régime équilibré et de consulter un professionnel de la santé concernant le besoin de prendre un supplément de calcium ou de vitamine D.
- Encourager le patient à faire régulièrement de l'exercice et à modifier les comportements qui accroissent le risque d'ostéoporose (usage du tabac, consommation d'alcool).
- Conseiller au patient d'utiliser un écran solaire et des vêtements protecteurs pour prévenir les réactions de photosensibilité.
- Recommander à la patiente d'informer un professionnel de la santé si elle pense être enceinte ou si elle veut le devenir ou, encore, si elle allaite.

VÉRIFICATION DE L'EFFICACITÉ THÉRAPEUTIQUE

L'efficacité du traitement peut être démontrée par : la prévention de l'ostéoporose ou le ralentissement de son évolution chez les femmes ménopausées ▪ le ralentissement de l'évolution de la maladie de Paget ▪ le traitement de l'ostéoporose induite par les corticostéroïdes.

ALFACALCIDOL,

voir Vitamine D (composés de)

ALFENTANIL

Alfenta

CLASSIFICATION :

Analgésique opiacé (agoniste) – adjuvant anesthésique (à action générale)

Grossesse – catégorie C

INDICATIONS

Adjuvant analgésique administré en doses croissantes successives pour maintenir l'anesthésie par association à base de barbituriques, de protoxyde d'azote et d'oxygène pour des interventions chirurgicales de courte durée ▪ Analgésie par perfusion continue, en association avec du protoxyde d'azote et de l'oxygène pendant le maintien de l'anesthésie générale ▪ Administration en perfusion continue, comme analgésique et inhibiteur de la fonction respiratoire, pour aider le patient à s'adapter au respirateur et pour faciliter l'acceptation de la sonde endotrachéale.

MÉCANISME D'ACTION

Liaison aux récepteurs des opiacés du SNC modifiant la réaction à la douleur et sa perception, et entraînant une dépression généralisée du système nerveux central. ***Effets thérapeutiques :*** Soulagement de la douleur modérée à grave ▪ Anesthésie.

PHARMACOCINÉTIQUE

Absorption : Par suite de l'administration IV, l'absorption du médicament est virtuellement complète.

Distribution : L'alfentanil pénètre difficilement dans les tissus adipeux. Il traverse le placenta et pénètre dans le lait maternel.

Métabolisme et excrétion : Métabolisme hépatique à plus de 95 %.

Demi-vie : De 60 à 130 minutes.

CONTRE-INDICATIONS ET PRÉCAUTIONS/ MISES EN GARDE

Contre-indications : Hypersensibilité ▪ Intolérance connue.

Précautions/mises en garde : Personnes âgées ▪ Patients débilités ou très malades ▪ Diabète ▪ Maladies pulmonaire ou hépatique graves ▪ Tumeur du SNC ▪ Pression intracrânienne accrue ▪ Traumatisme crânien ▪ Insuffisance surrénalienne ▪ Douleur abdominale non diagnostiquée ▪ Hypothyroïdisme ▪ Alcoolisme ▪ Maladie cardiaque ▪ Grossesse, allaitement et enfants de moins de 12 ans (l'innocuité du médicament n'a pas été établie).

RÉACTIONS INDÉSIRABLES ET EFFETS SECONDAIRES

SNC : étourdissements, somnolence.

ORLO : vision trouble.

CV : bradycardie, tachycardie, hypotension, hypertension, arythmies.

Resp. : apnée.

GI : nausées, vomissements.

Loc. : rigidité des muscles thoraciques, rigidité des muscles squelettiques.

INTERACTIONS

Médicament-médicament : L'usage concomitant d'**alcool**, d'**antihistaminiques**, d'**antidépresseurs** et d'**autres hypnosédatifs** peut entraîner une dépression accrue du SNC ▪ Éviter l'administration d'**IMAO** pendant les 14 jours qui précèdent le traitement avec ce médicament ▪ La **cimétidine** ou l'**érythromycine** peuvent retarder le réveil ▪ Les **benzodiazépines**, administrées en concomitance, peuvent augmenter le risque d'hypotension ▪ La **nalbuphine** et la **pentazocine** peuvent réduire les propriétés analgésiques du médicament.

VOIES D'ADMINISTRATION ET POSOLOGIE

Injection par doses successives (durée de l'anesthésie ≤ 30 minutes)

- ***Période d'induction*** **– IV (adultes) :** De 5 à 20 µg/kg.
- ***Période d'entretien*** **– IV (adultes) :** 2,5 µg/kg par doses successives (dose totale : de 5 à 40 µg/kg).

Injection par doses successives (durée de l'anesthésie de 30 à 60 minutes)

- ***Période d'induction*** **– IV (adultes) :** De 20 à 50 µg/kg.
- ***Période d'entretien*** **– IV (adultes) :** De 5 à 15 µg/kg, par doses successives (jusqu'à une dose totale de 75 µg/kg).

Perfusion continue (durée de l'anesthésie > 45 minutes)

- ***Induction*** **– IV (adultes) :** De 50 à 75 µg/kg.
- ***Dose d'entretien*** **– IV (adultes) :** De 0,5 à 1,5 µg/kg/minute. Si l'effet de l'anesthésie commence à s'épuiser ou si certains changements des signes vitaux indiquent un stress chirurgical, on peut augmenter la vitesse de perfusion pour la passer à 1,5 µg/kg/minute ou administrer jusqu'à 3 bolus de 7 µg/kg en 5 à 10 minutes. En l'absence de ces changements, on abaissera la vitesse de perfusion jusqu'au minimum efficace.

Anesthésie sous ventilation mécanique dans l'unité de soins intensifs

- ***Induction*** **– IV (adultes) :** De 0 à 50 µg/kg
- ***Dose d'entretien*** **– IV (adultes) :** De 0,2 à 2,0 µg/kg/minute.
- ***Bolus supplémentaires*** **:** De 10 à 20 µg/kg au besoin.

PRÉSENTATION

Solution pour injection : 500 µg/mL[N], ampoules de 2 mL et 5 mL.

PHARMACODYNAMIE (analgésie et dépression respiratoire)

	DÉBUT D'ACTION	PIC	DURÉE
IV	immédiat	1 – 1,5 min	5 – 10 min

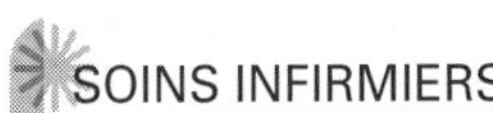

SOINS INFIRMIERS

ÉVALUATION DE LA SITUATION

Suivre de près les signes vitaux, particulièrement la fonction respiratoire et l'ÉCG durant et après l'administration. Signaler immédiatement au médecin toute modification importante.

Tests de laboratoire: Le médicament peut élever les concentrations sériques d'amylase et de lipase.

Toxicité et surdosage: Les symptômes de toxicité comprennent la dépression respiratoire, l'hypotension, les arythmies, la bradycardie et l'asystolie. On peut renverser la dépression respiratoire avec de la naloxone. La bradycardie peut être traitée avec de l'atropine. Au cours de l'administration de l'alfentanil, garder à portée de la main des antagonistes des opiacés, de l'oxygène et le matériel de réanimation.

DIAGNOSTICS INFIRMIERS POSSIBLES

- Douleur aiguë (Indications).
- Mode de respiration inefficace (Réactions indésirables).
- Risque d'accident (Effets secondaires).

INTERVENTIONS INFIRMIÈRES

- On peut administrer des benzodiazépines avant d'administrer l'alfentanil pour réduire la dose nécessaire à l'induction et la durée de la perte de connaissance. Cette association peut accroître le risque d'hypotension.
- La durée d'action de l'alfentanil est brève. Pour soulager les douleurs postopératoires, il faudrait amorcer le traitement analgésique dès le début de la période de réveil.

IV directe: Lors de l'administration de petits volumes, utiliser une seringue à tuberculine pour s'assurer qu'on délivre la dose exacte.

Vitesse d'administration: L'injection doit prendre de 90 secondes à 3 minutes. L'administration IV lente peut réduire la fréquence et la gravité de la rigidité musculaire, de la bradycardie ou de l'hypotension. Pour diminuer la rigidité musculaire, on peut administrer simultanément des agents de blocage neuromusculaires.

Perfusion continue:

- Pour administrer en perfusion continue, diluer jusqu'à une concentration de 25 à 80 µg/mL (20 mL d'alfentanil dans 230 mL de diluant forment une solution de 40 µg/mL) dans une solution de NaCl 0,9 %, de D5%E, de D5%/NaCl 0,9 % ou dans une solution de lactate Ringer.
- Arrêter la perfusion IV au moins 10 à 15 minutes avant la fin de l'intervention chirurgicale.

ENSEIGNEMENT AU PATIENT ET À SES PROCHES

- Avant l'intervention chirurgicale, expliquer au patient le mode d'administration des agents anesthésiques et les sensations auxquelles il doit s'attendre.
- Expliquer au patient que l'alfentanil peut provoquer de la somnolence et des étourdissements. Lui recommander de demander de l'aide lorsqu'il doit se déplacer et de ne pas fumer lorsqu'il est seul.
- Recommander au patient de changer de position lentement pour réduire les risques d'hypotension orthostatique.
- Prévenir le patient ayant subi une intervention chirurgicale dans le service de consultations externes, qu'il ne doit pas prendre d'alcool ni d'autres dépresseurs du SNC dans les 24 heures qui suivent l'administration de l'alfentanil.

VÉRIFICATION DE L'EFFICACITÉ THÉRAPEUTIQUE

L'efficacité du traitement peut être démontrée par: une sensation générale d'apaisement ■ la diminution de l'activité motrice ■ l'analgésie profonde.

ALITRÉTINOÏNE

Panretin

CLASSIFICATION:

Agent dermatologique (rétinoïde), modificateur de la réponse biologique

Grossesse – catégorie D

INDICATIONS

Traitement topique des lésions cutanées associées à la maladie de Kaposi liée au sida.

A

MÉCANISME D'ACTION

Le médicament se lie aux récepteurs des rétinoïdes et les active, ce qui entraîne l'inhibition des cellules de la maladie de Kaposi. ***Effets thérapeutiques :*** Diminution du nombre de lésions entraînées par la maladie de Kaposi.

PHARMACOCINÉTIQUE

Absorption : De petites quantités sont absorbées.
Distribution : Inconnue.
Métabolisme et excrétion : Le médicament subit un certain métabolisme.
Demi-vie : Inconnue.

CONTRE-INDICATIONS ET PRÉCAUTIONS/ MISES EN GARDE

Contre-indications : Hypersensibilité aux rétinoïdes ou à l'une des composantes du produit ▪ Grossesse et allaitement ▪ Traitement systémique anti-SK (gel d'alitrétinoïne).
Précautions/mises en garde : Patientes en âge de procréer (la prudence est de mise) ▪ Enfants (l'innocuité de l'agent n'a pas été établie).

RÉACTIONS INDÉSIRABLES ET EFFETS SECONDAIRES

Locaux : douleur, prurit, rash, œdème, dermatite exfoliative, paresthésie.

INTERACTIONS

Médicament-médicament : Ne pas utiliser en concomitance avec des insectifuges renfermant du **N,N-diéthyl-m-toluamide (DEET)**. L'alitrétinoïde augmente l'absorption du **DEET**.

VOIES D'ADMINISTRATION ET POSOLOGIE

Usage topique (adultes) : Initialement, appliquer généreusement sur les lésions entraînées par la maladie de Kaposi, 2 ou 3 fois par jour ; on peut ensuite appliquer le médicament jusqu'à 4 fois par jour.

PRÉSENTATION

Gel topique à 0,1 %, en tubes de 60 g[Pr].

PHARMACODYNAMIE (réponse au niveau des lésions provoquées par la maladie de Kaposi)

	Début d'action	Pic	Durée
Usage topique	2 semaines	4 – 14 semaines	inconnue

SOINS INFIRMIERS

ÉVALUATION DE LA SITUATION

- Évaluer les lésions cutanées avant le traitement et à intervalles réguliers pendant toute sa durée pour établir l'efficacité du traitement.
- Rester à l'affût des effets toxiques cutanés pendant toute la durée du traitement. Le médicament peut entraîner des effets toxiques se manifestant d'abord par l'érythème, qui peut s'intensifier ; un œdème peut se former lors d'un traitement de longue durée. La toxicité grave (caractérisée par la présence d'érythème, d'œdème ou de vésicules) peut limiter le traitement. En cas de toxicité, réduire la fréquence des applications. En cas d'irritation grave, arrêter le traitement pendant quelques jours, jusqu'à la disparition des symptômes.

DIAGNOSTICS INFIRMIERS POSSIBLES

- Atteinte à l'intégrité de la peau (Indications, Réactions indésirables).
- Connaissances insuffisantes sur le traitement médicamenteux (Enseignement au patient et à ses proches).

INTERVENTIONS INFIRMIÈRES

Initialement, appliquer 2 fois par jour une quantité suffisante de gel pour couvrir les lésions d'une couche généreuse. On peut appliquer le gel 3 ou 4 fois par jour, si le patient tolère le médicament. Laisser le gel sécher pendant 3 à 5 minutes avant de couvrir les lésions par des vêtements. Éviter d'appliquer le gel sur la peau saine entourant les lésions, sur les muqueuses ou près d'elles ; la peau peut devenir irritée. Ne pas couvrir les lésions avec des pansements occlusifs.

ENSEIGNEMENT AU PATIENT ET À SES PROCHES

- Enseigner au patient la méthode d'application appropriée. Insister sur l'importance de poursuivre le traitement, même si les résultats ne sont pas notables. Un traitement prolongé peut s'avérer nécessaire.
- Recommander au patient d'informer un professionnel de la santé en cas de signes de toxicité cutanée.
- Recommander au patient d'éviter d'exposer les lésions traitées au soleil ou aux lampes solaires pour prévenir les réactions de photosensibilité.

- Conseiller au patient d'éviter l'utilisation de produits, comme les insectifuges, qui renferment du N,N-diéthyl-m-toluamide (DEET). L'alitrétinoïde peut accroître la toxicité du DEET.

VÉRIFICATION DE L'EFFICACITÉ THÉRAPEUTIQUE

L'efficacité du traitement peut être démontrée par : la diminution du nombre de lésions cutanées associées à la maladie de Kaposi. Les effets peuvent se manifester dans les 2 semaines suivant le début du traitement, mais dans la plupart des cas, il faut compter de 4 à 8 semaines avant qu'une réponse soit évidente. Chez certains patients, il faut compter plus de 14 semaines avant de pouvoir remarquer une amélioration notable. Il faut continuer l'application du gel aussi longtemps que le patient en ressent les bienfaits. ✳

ALLOPURINOL

Alloprin, Apo-Allopurinol, Novo-Purol, Riva-Purinol, Zyloprim

CLASSIFICATION :

Traitement de la goutte (inhibiteur de la xanthine-oxydase)

Grossesse – catégorie C

INDICATIONS

PO : Traitement de la goutte ▪ Prophylaxie des lithiases rénales calciques ▪ Prévention de la néphropathie urique au cours d'un traitement intensif des maladies néoplasiques.

MÉCANISME D'ACTION

Inhibition de la production d'acide urique. ***Effets thérapeutiques :*** Diminution des concentrations sériques d'acide urique.

PHARMACOCINÉTIQUE

Absorption : Bonne absorption (80 %) par suite de l'administration par voie orale.

Distribution : Le médicament se répartit dans tous les liquides tissulaires.

Métabolisme et excrétion : Lors du métabolisme, l'allopurinol est transformé en oxypurinol, composé actif ayant une longue demi-vie. Une fraction de 12 % est excrétée sous forme inchangée et une fraction de 76 %, sous forme d'oxypurinol.

Demi-vie : De 2 à 3 heures (oxypurinol, 24 heures).

CONTRE-INDICATIONS ET PRÉCAUTIONS/ MISES EN GARDE

Contre-indications : Hypersensibilité ▪ Allaitement ▪ Enfants (sauf chez ceux qui présentent une hyperuricémie consécutive à une affection maligne).

Précautions/mises en garde : Crises aiguës de goutte ▪ Insuffisance rénale (réduire la dose si la Cl_{Cr} < 20 mL/minute) ▪ Déshydratation (assurer une hydratation adéquate) ▪ Grossesse.

RÉACTIONS INDÉSIRABLES ET EFFETS SECONDAIRES

SNC : somnolence.

GI : diarrhée, hépatite, nausées, vomissements.

GU : insuffisance rénale.

Tég. : <u>rash</u>, urticaire.

Hémat. : aplasie médullaire.

Divers : réactions d'hypersensibilité.

INTERACTIONS

Médicament-médicament : L'administration concomitante d'allopurinol et de **mercaptopurine** ou d'**azathioprine** intensifie les effets médullodépressifs de ces médicaments. Il faudrait en réduire la dose ▪ L'administration concomitante d'**ampicilline** ou d'**amoxicilline** augmente le risque de rash ▪ L'administration concomitante d'**hypoglycémiants oraux** ou de **warfarine** augmente les effets de ces médicaments ▪ L'administration concomitante de **diurétiques thiazidiques** ou d'**inhibiteurs de l'enzyme de conversion de l'angiotensine (IECA)** augmente les risques de réactions d'hypersensibilité ▪ L'administration de fortes doses d'allopurinol peut accroître le risque de toxicité associée à la **théophylline**.

VOIES D'ADMINISTRATION ET POSOLOGIE

Traitement de la goutte

- **PO (adultes) :** *Dose initiale* – 100 mg/jour ; augmenter la dose à intervalles hebdomadaires selon les concentrations sériques d'acide urique (ne pas dépasser 800 mg/jour). Les doses de plus de 300 mg/jour doivent être fractionnées. *Dose d'entretien* – de 100 à 200 mg, 2 ou 3 fois par jour. Les doses de 300 mg ou moins peuvent être administrées 1 fois par jour.

A

Prophylaxie des lithiases rénales calciques : De 100 à 300 mg par jour en une seule dose ou en doses fractionnées.

Prévention de la néphropathie urique au cours d'un traitement intensif des maladies néoplasiques

- **PO (adultes) :** De 600 à 800 mg/jour en doses fractionnées. Amorcer le traitement de 12 heures à 3 jours avant le début de la chimiothérapie ou de la radiothérapie.
- **PO (enfants de 6 à 10 ans) :** 10 mg/kg/jour.

Insuffisance rénale

- **PO (adultes) :** Cl_{Cr} *de 10 à 20 mL/minute* – 200 mg/jour, Cl_{Cr} *< 10 mL/minute* – 100 mg/jour, Cl_{Cr} *< 3 mL/minute* – allonger l'intervalle entre les doses.

PRÉSENTATION (version générique disponible)

Comprimés : 100 mg[Pr], 200 mg[Pr], 300 mg[Pr].

PHARMACODYNAMIE (effet hypouricémique)

	Début d'action	Pic	Durée†
PO	2 – 3 jours	1 – 3 semaines	1 – 2 semaines

† Après l'arrêt du traitement à l'allopurinol.

SOINS INFIRMIERS

ÉVALUATION DE LA SITUATION

- Effectuer le bilan des ingesta et des excreta. En présence d'insuffisance rénale, le médicament peut s'accumuler dans les tissus et exercer des effets toxiques. Assurer une consommation suffisante de liquides (de 2 500 à 3 000 mL par jour, au minimum) pour réduire le risque de formation de calculs rénaux.
- Évaluer le patient afin de déceler un rash ou tout signe de réactions d'hypersensibilité graves. Arrêter immédiatement l'administration de l'allopurinol en présence de rash. Il faut abandonner le traitement définitivement si la réaction est grave. On peut reprendre le traitement, à une plus faible dose (50 mg/jour ; majorer la dose très graduellement) après la disparition d'une réaction qui a été légère. En cas de récurrence du rash, abandonner définitivement le traitement.

Goutte : Suivre de près la douleur et l'enflure des articulations. L'ajout de colchicine ou d'un AINS peut s'avérer nécessaire pour contrer une crise aiguë. L'administration prophylactique de colchicine ou d'un AINS devrait se faire en concomitance pendant les 3 à 6 premiers mois de traitement, car la fréquence des crises aiguës de goutte peut augmenter en début de traitement.

Tests de laboratoire :

- Les concentrations urinaires et sériques d'acide urique commencent habituellement à diminuer 2 ou 3 jours après le début du traitement par voie orale.
- Noter la glycémie chez les patients qui reçoivent des hypoglycémiants oraux. Le médicament peut déclencher l'hypoglycémie.
- Noter les résultats des analyses de sang ainsi que ceux des tests de l'exploration fonctionnelle rénale et hépatique, avant l'administration initiale et à intervalles réguliers tout au long du traitement, particulièrement durant les tout premiers mois. L'allopurinol peut entraîner l'élévation des concentrations sériques de phosphatase alcaline, de bilirubine, d'AST et d'ALT. Un hémogramme faisant état d'une diminution du nombre de globules sanguins ou de plaquettes peut être un signe d'aplasie médullaire. Des concentrations sériques élevées d'urée et de créatinine ainsi que l'élévation de la Cl_{Cr} peuvent être des indices de toxicité rénale, qui est habituellement renversée à l'arrêt du traitement.

DIAGNOSTICS INFIRMIERS POSSIBLES

- Douleur aiguë (Indications).
- Connaissances insuffisantes sur le traitement médicamenteux (Enseignement au patient et à ses proches).

INTERVENTIONS INFIRMIÈRES

L'allopurinol peut être administré avec du lait ou des aliments pour réduire l'irritation gastrique. Dans le cas des patients ayant des difficultés de déglutition, on peut écraser le comprimé et l'administrer avec des liquides ou le mélanger à la nourriture.

ENSEIGNEMENT AU PATIENT ET À SES PROCHES

- Expliquer au patient qu'il doit suivre scrupuleusement la posologie recommandée. S'il a oublié de prendre le médicament au moment habituel, il doit le prendre aussitôt que possible. Si le médecin a prescrit une dose uniquotidienne, il ne faut pas prendre la dose manquée le jour suivant. Si le médicament doit être pris plusieurs fois par jour, on peut augmenter la dose suivante, pour la passer à 300 mg.

- Expliquer au patient qu'il doit continuer de prendre l'allopurinol en association avec un AINS ou la colchicine pendant une crise aiguë de goutte. L'allopurinol aide à prévenir les crises de gouttes, mais ne les soulage pas.
- Le médecin peut prescrire un régime alcalin. L'acidification de l'urine avec des doses élevées de vitamine C ou d'autres acides peut augmenter le risque de formation de calculs rénaux (voir l'annexe J). Prévenir le patient qu'il doit augmenter sa consommation de liquides.
- Prévenir le patient que l'allopurinol peut parfois provoquer la somnolence. Lui conseiller de ne pas conduire et d'éviter les activités qui exigent sa vigilance jusqu'à ce qu'on ait la certitude que le médicament n'entraîne pas cet effet chez lui.
- Conseiller au patient de signaler rapidement à un professionnel de la santé tout nouveau rash ou tout symptôme de grippe (frissons, fièvre, douleurs musculaires, nausées ou vomissements) accompagnant ou survenant peu après l'apparition d'un rash ; ces réactions pourraient être des signes d'hypersensibilité.
- Prévenir le patient que les quantités importantes d'alcool augmentent les concentrations d'acide urique et peuvent diminuer l'efficacité de l'allopurinol.
- Insister sur l'importance d'un suivi médical permettant de déterminer l'efficacité du médicament et ses effets secondaires.

VÉRIFICATION DE L'EFFICACITÉ THÉRAPEUTIQUE

L'efficacité du traitement peut être démontrée par : la diminution des concentrations sériques et urinaires d'acide urique. L'amélioration pourrait ne pas être notable avant 2 à 6 semaines chez les patients atteints de goutte. ✳

ALPRAZOLAM

Alti-Alprazolam, Apo-Alpraz, Gen-Alprazolam, Novo-Alprazol, Nu-Alpraz, Xanax, Xanax TS

CLASSIFICATION :

Anxiolytique et hypnosédatif (benzodiazépine), antipanique

Grossesse – catégorie D

INDICATIONS

Traitement de l'anxiété ▪ Maîtrise des crises de panique. **Usages non approuvés :** Traitement des symptômes du syndrome prémenstruel (SPM).

MÉCANISME D'ACTION

Effet anxiolytique à plusieurs niveaux du SNC ▪ Risque de dépression du SNC ▪ Effets probablement attribuables à l'acide gamma-aminobutyrique (GABA), un neurotransmetteur inhibiteur. ***Effets thérapeutiques :*** Soulagement de l'anxiété.

PHARMACOCINÉTIQUE

Absorption : L'absorption depuis le tractus gastro-intestinale est lente, mais complète.

Distribution : L'agent se répartit dans tout l'organisme et traverse la barrière hémato-encéphalique. Il traverse probablement le placenta et pénètre dans le lait maternel. L'accumulation est minime.

Métabolisme et excrétion : L'aprazolam est métabolisé par le foie et transformé en un composé actif qui est, par la suite, métabolisé rapidement.

Demi-vie : De 12 à 15 heures.

CONTRE-INDICATIONS ET PRÉCAUTIONS/ MISES EN GARDE

Contre-indications : Hypersensibilité ▪ Risque de sensibilité croisée avec d'autres benzodiazépines ▪ Dépression préexistante du SNC ▪ Douleurs intenses non maîtrisées ▪ Glaucome à angle fermé ▪ Myasthénie grave.

Précautions/mises en garde : Dysfonctionnement hépatique (réduire la dose) ▪ Patients suicidaires ou ayant des antécédents de toxicomanie ▪ Personnes âgées ou patients débilités (réduire la dose) ▪ Grossesse (administration déconseillée) ▪ Allaitement (s'abstenir d'allaiter).

RÉACTIONS INDÉSIRABLES ET EFFETS SECONDAIRES

SNC : étourdissements, somnolence, léthargie, confusion, sensation « droguée », céphalées, dépression, excitation paradoxale.

ORLO : vision trouble.

GI : constipation, diarrhée, nausées, vomissements.

Tég. : rash.

Divers : dépendance physique, dépendance psychologique, tolérance aux effets du médicament.

INTERACTIONS

Médicament-médicament : L'usage concomitant d'**alcool**, d'**antidépresseurs**, d'autres **benzodiazépines**,

d'**antihistaminiques** et d'**analgésiques opiacés** entraîne une dépression accrue du SNC ■ La **cimétidine**, les **contraceptifs oraux**, le **disulfiram**, l'**érythromycine**, la **fluoxétine**, l'**isoniazide**, le **kétoconazole**, le **métoprolol**, le **propoxyphène**, le **propranolol** ou l'**acide valproïque** peuvent ralentir le métabolisme de l'alprazolam et en accroître les effets ■ L'alprazolam peut diminuer l'efficacité de la **lévodopa** ■ La **rifampine** ou les **barbituriques** peuvent accélérer le métabolisme de l'alprazolam et en diminuer l'efficacité ■ La **théophylline** peut diminuer les effets sédatifs de l'alprazolam.
Médicament-aliments : L'ingestion concomitante de **jus de pamplemousse** augmente les concentrations sanguines du médicament.

VOIES D'ADMINISTRATION ET POSOLOGIE

Anxiété

- **PO (adultes) :** 0,25 mg, 2 ou 3 fois/jour ; augmenter par paliers de 0,25 mg selon la réponse (ne pas dépasser 3 mg/jour ; commencer par 0,125 mg, 2 ou 3 fois/jour chez les patients âgés ou débilités).

Crises de panique

- **PO (adultes) :** De 0,5 mg à 1 mg, au coucher, ou 0,5 mg 3 fois/jour ; on peut augmenter la dose, au besoin (ne pas dépasser 10 mg/jour).

PRÉSENTATION

Comprimés : 0,25 mg[T\C], 0,5 mg[T\C], 1 mg[T\C], 2 mg[T\C].

PHARMACODYNAMIE (sédation)

	Début d'action	Pic	Durée
PO	1 - 2 h	1 - 2 h	jusqu'à 24 h

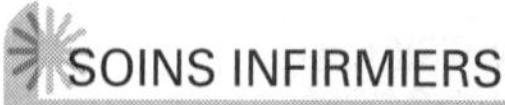

SOINS INFIRMIERS

ÉVALUATION DE LA SITUATION

- Déterminer le degré d'anxiété et ses manifestations ainsi que l'état de la conscience avant le traitement et à intervalles réguliers pendant toute sa durée.
- Suivre de près les symptômes suivants : somnolence, sensation de tête légère et étourdissements. Ces symptômes disparaissent habituellement avec le temps. Réduire la dose s'ils persistent.
- Le traitement prolongé à des doses élevées peut entraîner une dépendance psychologique ou physique. Le risque est plus élevé chez les patients qui reçoivent plus de 4 mg/jour. Réduire la quantité du médicament dont le patient peut disposer.

Tests de laboratoire : Surveiller la numération globulaire et l'état de la fonction rénale et hépatique à intervalles réguliers, au cours d'un traitement prolongé. Le médicament peut entraîner une diminution de l'hématocrite et la neutropénie.

DIAGNOSTICS INFIRMIERS POSSIBLES

- Anxiété (Indications).
- Risque d'accident (Effets secondaires).
- Connaissances insuffisantes sur le traitement médicamenteux (Enseignement au patient et à ses proches).

INTERVENTIONS INFIRMIÈRES

En cas d'anxiété, se manifestant tôt le matin ou entre les doses, la même dose quotidienne totale devrait être divisée et prise à des intervalles plus fréquents.
PO :

- En présence de réactions gastro-intestinales indésirables, le médicament peut être administré avec des aliments.
- Si le patient a des difficultés de déglutition, on peut écraser les comprimés et les administrer avec des aliments ou des liquides.

ENSEIGNEMENT AU PATIENT ET À SES PROCHES

- Expliquer au patient qu'il doit respecter scrupuleusement la posologie recommandée ; l'avertir qu'il ne doit jamais sauter une dose, ni remplacer une dose manquée par une double dose. S'il n'a pu prendre le médicament au moment habituel, il doit le prendre en l'espace de une heure ; sinon, il doit sauter cette dose et revenir à l'horaire habituel. Si le médicament s'avère moins efficace après quelques semaines, il faut prévenir un professionnel de la santé sans augmenter soi-même les doses. Le sevrage brusque peut provoquer la transpiration, des vomissements, des crampes musculaires, des tremblements et des convulsions.
- Prévenir le patient que l'alprazolam peut provoquer de la somnolence ou des étourdissements. Lui conseiller de ne pas conduire et d'éviter les activités qui exigent sa vigilance jusqu'à ce qu'on ait la certitude que le médicament n'entraîne pas ces effets chez lui.
- Prévenir le patient qu'il ne doit pas consommer d'alcool ni prendre des dépresseurs du SNC en

même temps que ce médicament. Lui conseiller de consulter un professionnel de la santé avant de prendre un médicament en vente libre en même temps que l'alprazolam.

VÉRIFICATION DE L'EFFICACITÉ THÉRAPEUTIQUE

L'efficacité du traitement peut être démontrée par : la diminution de la sensation d'anxiété ■ une capacité accrue d'adaptation ■ la diminution de la fréquence et de la gravité des crises de panique ; la prise de ce médicament ne doit pas se prolonger au-delà de 4 mois sans une réévaluation du besoin de poursuivre le traitement ■ la réduction des symptômes du syndrome prémenstruel.

ALTEPLASE,

voir Thrombolytiques

ALTRÉTAMINE

Hexalen

CLASSIFICATION :

Antinéoplasique

Grossesse – catégorie D

INDICATIONS

Traitement du cancer ovarien rebelle au traitement par d'autres agents.

MÉCANISME D'ACTION

Mécanisme inconnu, mais qui semble arrêter la synthèse de l'ADN et de l'ARN. ***Effets thérapeutiques :*** Destruction des cellules à réplication rapide et, particulièrement, des cellules malignes.

PHARMACOCINÉTIQUE

Absorption : Par suite de l'administration par voie orale, le médicament est bien absorbé. Il doit être métabolisé pour être transformé en ses composés antinéoplasiques.

Distribution : Concentrations élevées dans le foie, les reins et l'intestin grêle. Faible pénétration dans le cerveau.

Métabolisme et excrétion : L'altrétamine est fortement métabolisée par le foie en des composés dotés d'effets antinéoplasiques.

Demi-vie : De 4,7 à 10,2 heures.

CONTRE-INDICATIONS ET PRÉCAUTIONS/ MISES EN GARDE

Contre-indications : Hypersensibilité ■ Myélosuppression sévère (leucopénie, thrombocytopénie, anémie).

Précautions/mises en garde : Maladies neurologiques préexistantes ■ Femmes en âge de procréer ■ Grossesse ■ Allaitement (cesser le traitement à l'altrétamine) ■ Infections ■ Aplasie médullaire ■ Autres maladies chroniques débilitantes ■ Enfants (l'innocuité du médicament n'a pas été établie).

RÉACTIONS INDÉSIRABLES ET EFFETS SECONDAIRES

SNC : CONVULSIONS, fatigue.

GI : nausées, vomissements, anorexie, toxicité hépatique.

GU : suppression de la fonction des gonades, toxicité rénale.

Tég. : alopécie, prurit, rash.

Hémat. : anémie, leucopénie, thrombocytopénie.

SN : neuropathie périphérique.

INTERACTIONS

Médicament-médicament : L'administration concomitante d'**IMAO** peut déclencher une hypotension orthostatique ■ Le médicament peut diminuer la réponse immunitaire et augmenter le risque de réactions indésirables dues aux **vaccins à virus vivants** ■ Une aplasie médullaire additive peut survenir lors de l'administration concomitante d'autres **agents antinéoplasiques** ou d'une **radiothérapie** ■ La **cimétidine** augmente les concentrations sanguines du médicament et le risque de toxicité.

VOIES D'ADMINISTRATION ET POSOLOGIE

PO (adultes) : *En monothérapie* – 260 mg/m² (de 6 à 8 mg/kg) en 3 ou 4 prises fractionnées, pour les cycles de 14 à 21 jours. On recommande une période sans médicament de 7 à 14 jours entre les cycles. *En association avec d'autres antinéoplasiques* – 150 mg/m² (de 4 à 6 mg/kg) en 3 ou 4 prises fractionnées, pour des cycles de 7 à 14 jours. On recommande une période sans médicament de 14 à 21 jours entre les cycles. En présence d'effets indésirables insupportables, réduire la posologie ou cesser temporairement l'emploi du médicament.

PRÉSENTATION

Gélules : 50 mg[Pr].

PHARMACODYNAMIE (effets sur les numérations globulaires)

	Début d'action	Pic	Durée
PO	Inconnu	3 – 4 semaines	6 semaines

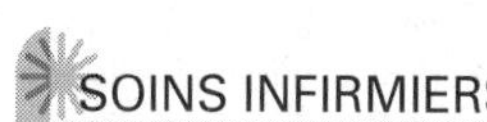

SOINS INFIRMIERS

ÉVALUATION DE LA SITUATION

- Fréquemment, des nausées et des vomissements surviennent graduellement. Cependant, une tolérance à ces effets peut être notée après plusieurs semaines de traitement. Pour contrer ces réactions, on peut administrer des antiémétiques ou réduire la dose. Dans de rares cas, il faut arrêter le traitement. Noter la quantité de vomissures et prévenir le médecin si elle est supérieure à celle indiquée dans les directives concernant la prévention de la déshydratation.
- Surveiller tout au long du traitement les signes d'aplasie médullaire. Bien que la patiente soit souvent asymptomatique, les symptômes peuvent être les suivants : anémie (fatigue inhabituelle), leucopénie (fièvre, frissons, maux de gorge, toux ou raucité de la voix, douleurs lombaires ou latérales basses, mictions difficiles ou douloureuses) et thrombocytopénie (saignement des gencives, formation d'ecchymoses, pétéchies, présence de sang occulte dans les selles, l'urine et les vomissures). Signaler ces symptômes au médecin.
- Éviter les injections IM et la prise de la température rectale. Appliquer une pression sur les points de ponction veineuse pendant 10 minutes.
- Observer les signes suivants de neurotoxicité, incluant les effets sur le SNC (anxiété, maladresse, confusion, étourdissements, dépression, faiblesse, convulsions) et de neuropathie périphérique (engourdissements, picotements, paresthésie), avant le début de chaque cure et à intervalles réguliers pendant toute sa durée. La neuropathie périphérique est habituellement réversible à l'arrêt du traitement ; l'administration concomitante de pyridoxine permet de réduire les effets toxiques neurologiques de l'altrétamine. Si la neurotoxicité persiste après la réduction de la dose, il faut interrompre le traitement.

Tests de laboratoire : Noter le nombre de globules sanguins et de plaquettes, avant chaque cure, mensuellement ou selon l'état clinique de la patiente. Pendant une cure de 21 jours, la leucopénie et la thrombocytopénie atteignent leur nadir au bout de 3 à 4 semaines, mais elles reviennent à la normale en l'espace de 6 semaines. Les nadirs sont atteints en l'espace de 6 à 8 semaines à la suite d'un traitement continu. Interrompre l'administration pendant 14 jours ou plus et reprendre le traitement à une posologie plus faible dans les cas suivants : intolérance gastro-intestinale rebelle au traitement habituel, nombre de leucocytes $< 2,0 \times 10^9/L$, de granulocytes $< 1,0 \times 10^9/L$ et de plaquettes $< 75 \times 10^9/L$, ou toxicité neurologique évolutive.

DIAGNOSTICS INFIRMIERS POSSIBLES

- Risque d'infection (Réactions indésirables).
- Risque d'accident (Effets secondaires).
- Connaissances insuffisantes sur le traitement médicamenteux (Enseignement au patient et à ses proches).

INTERVENTIONS INFIRMIÈRES

Administrer le médicament après les repas et au coucher pour réduire les nausées et les vomissements.

ENSEIGNEMENT AU PATIENT ET À SES PROCHES

- Recommander à la patiente de signaler rapidement à un professionnel de la santé les symptômes suivants : fièvre, maux de gorge, signes d'infection, saignements des gencives, formation d'ecchymoses, pétéchies, présence de sang dans les selles, l'urine ou les vomissures, fatigue accrue, dyspnée ou hypotension orthostatique. Conseiller à la patiente d'éviter les foules et les personnes contagieuses. Lui recommander d'utiliser une brosse à dents à poils doux et un rasoir électrique, et de prendre garde aux chutes. La prévenir qu'il ne faut pas consommer des boissons alcoolisées ni prendre des médicaments à base d'aspirine ou d'AINS, étant donné que ces substances peuvent déclencher une hémorragie gastro-intestinale.
- Informer la patiente qu'elle doit prévenir le médecin en cas d'engourdissements ou de picotements au niveau des membres.
- Prévenir la patiente qu'elle ne doit pas se faire vacciner sans avoir consulté au préalable un professionnel de la santé.

- Inciter la patiente à prendre des mesures de contraception.
- Souligner le besoin de se soumettre à des examens biochimiques périodiques permettant de déceler les effets secondaires du médicament.

VÉRIFICATION DE L'EFFICACITÉ THÉRAPEUTIQUE

L'efficacité du traitement peut être démontrée par : la diminution de la tumeur ou le ralentissement de la propagation de la maladie. ✱

ALUMINIUM, HYDROXYDE D'

Alugel, Alu-Tab, Amphojel, Basaljel-Cap

CLASSIFICATION :

Anti-ulcéreux (antiacide), agent gastro-intestinal de fixation du phosphate

Grossesse – catégorie inconnue

Voir aussi Magnésium et d'aluminium, sels de.

INDICATIONS

Diminution des concentrations de phosphate chez les patients souffrant d'insuffisance rénale chronique (Basaljel-Cap) ■ Traitement symptomatique de l'hyperchlorhydrie reliée aux états suivants : ulcères gastroduodénaux ■ gastrite ■ œsophagite de reflux ■ brûlures d'estomac ■ indigestion.

MÉCANISME D'ACTION

Liaison au phosphate dans le tractus gastro-intestinal ■ Neutralisation de l'acide gastrique et inactivation de la pepsine. ***Effets thérapeutiques :*** Diminution des concentrations sériques de phosphate ■ Guérison des ulcères et diminution de la douleur provoquée par les ulcères ou l'hyperacidité gastrique ■ Puisque ce médicament provoque la constipation, son usage en monothérapie des maladies ulcéreuses est limité ■ L'hydroxyde d'aluminium est souvent présenté en association avec des composés contenant du magnésium.

PHARMACOCINÉTIQUE

Absorption : Lors d'un usage prolongé, de petites quantités d'aluminium sont absorbées par voie systémique.

Distribution : Lorsqu'il y a absorption systémique, l'hydroxyde d'aluminium est largement distribué dans les tissus, traverse le placenta et est excrété dans le lait maternel. Lors d'un usage prolongé, l'aluminium se concentre dans le SNC.

Métabolisme et excrétion : La plus grande partie du médicament est excrétée dans les fèces. Les petites quantités absorbées sont excrétées par les reins.

Demi-vie : Inconnue.

CONTRE-INDICATIONS ET PRÉCAUTIONS/ MISES EN GARDE

Contre-indications : Patients débilités ■ Dysfonctionnement rénal ■ Idiosyncrasie à l'hydroxyde d'aluminium ou au sucrose (Basaljel-Cap) ■ Traitement antiacide de routine (Basaljel-Cap).

Précautions/mises en garde : Hypercalcémie ■ Hypophosphatémie ■ Grossesse (bien que l'innocuité de ce médicament ne soit pas remise en question, le traitement prolongé avec des doses élevées est à éviter) ■ Douleurs abdominales sévères de cause inconnue.

RÉACTIONS INDÉSIRABLES ET EFFETS SECONDAIRES

GI : constipation.

HÉ : hypophosphatémie.

INTERACTIONS

Médicament-médicament : L'absorption des **tétracyclines**, de la **chlorpromazine**, des **sels ferreux**, de l'**isoniazide**, de la **digoxine** ou des **fluoroquinolones** peut être diminuée lors d'un traitement concomitant ■ L'agent peut diminuer les concentrations sanguines de **salicylates** ■ Les concentrations de **quinidine**, de **mexilétine** et d'**amphétamine** peuvent être accrues si la quantité d'antiacide ingérée est suffisante pour élever le pH de l'urine.

VOIES D'ADMINISTRATION ET POSOLOGIE

Agent hypophosphatémique

- **PO (adultes) :** De 1 à 6 g/jour selon la phosphatémie.

Antiacide

- **PO (adultes) :** 1 comprimé (600 mg) ou 10 mL (640 mg), 5 ou 6 fois par jour, entre les repas et au coucher.

PRÉSENTATION (version générique disponible)

Capsules : 500 mg^VL ■ **Comprimés :** 600 mg^VL ■ **Suspension :** 300 mg/5 mL^VL, 320 mg/5 mL^VL.

A

PHARMACODYNAMIE

	DÉBUT D'ACTION	PIC	DURÉE
PO†	plusieurs heures – jours	plusieurs jours – semaines	plusieurs jours
PO‡	15 – 30 min	30 min	30 min – 3 h

† Effet hypophosphatémique.
‡ Effet antiacide.

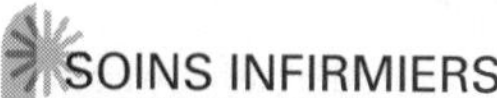

SOINS INFIRMIERS

ÉVALUATION DE LA SITUATION

- Déterminer l'emplacement, la durée et les caractéristiques de la douleur gastrique ainsi que les facteurs qui la déclenchent.

Tests de laboratoire :

- Pendant un traitement prolongé avec l'hydroxyde d'aluminium, surveiller à intervalles réguliers les concentrations sériques de calcium et de phosphate.
- L'agent peut augmenter les concentrations sériques de gastrine et diminuer les concentrations sériques de phosphate.
- Lors du traitement des maladies ulcéreuses graves, rechercher le sang occulte dans les selles et les vomissures par la méthode au gaïac et noter le pH des sécrétions gastriques.

DIAGNOSTICS INFIRMIERS POSSIBLES

- Douleur aiguë (Indications).
- Constipation (Effets indésirables).
- Connaissances insuffisantes sur le traitement médicamenteux (Enseignement au patient et à ses proches).

INTERVENTIONS INFIRMIÈRES

- Les antiacides entraînent la dissolution et l'absorption prématurées des comprimés à enrobage entérique et peuvent entraver l'absorption d'autres médicaments administrés par voie orale. Espacer d'au moins une heure ou deux les prises d'hydroxyde d'aluminium et des autres médicaments par voie orale.
- Demander au patient de bien croquer les comprimés avant de les avaler afin que le médicament ne pénètre pas dans l'intestin grêle avant sa dissolution Faire boire au patient un verre d'eau.
- Bien agiter les préparations liquides avant de les verser. Pour s'assurer du passage du médicament dans l'estomac, demander au patient de boire de l'eau après l'avoir pris.
- Les préparations sous forme de liquide sont considérées comme plus efficaces que les comprimés.

Agent hypophosphatémique : faire boire au patient un verre d'eau ou de jus de fruits après lui avoir administré le médicament.

Antiacide :

- On peut administrer le médicament conjointement avec des antiacides contenant du magnésium pour réduire le risque de constipation, sauf chez les patients souffrant d'insuffisance rénale. Administrer 1 et 3 heures après les repas et au coucher pour obtenir un effet antiacide maximal.
- Pour le traitement de l'ulcère gastroduodénal, on peut administrer l'hydroxyde d'aluminium toutes les heures ou deux, en respectant le sommeil du patient ; on peut également le diluer dans deux ou trois parties d'eau et l'administrer par sonde gastrique, toutes les 30 minutes, pendant 12 heures ou plus par jour. Le médecin peut demander de faire clamper la sonde nasogastrique après l'administration du médicament.
- En présence d'une œsophagite par reflux, administrer 15 mL, de 20 à 40 minutes après les repas et au coucher.

ENSEIGNEMENT AU PATIENT ET À SES PROCHES

- Conseiller au patient de suivre scrupuleusement la posologie recommandée. S'il a oublié de prendre une dose, il doit la prendre aussitôt que possible, à moins que ce ne soit presque l'heure prévue pour la dose suivante ; il ne faut jamais remplacer une dose manquée par une double dose.
- Conseiller au patient d'espacer d'au moins une heure ou deux la prise d'hydroxyde d'aluminium et des autres médicaments et de ne pas changer cette pratique sans avoir consulté au préalable un professionnel de la santé.
- Conseiller au patient de vérifier sur l'étiquette la teneur en sodium de l'agent. Les patients souffrant d'insuffisance cardiaque ou d'hypertension et ceux qui doivent suivre un régime hyposodé ne devraient prendre que les préparations à faible teneur en sodium.
- Prévenir le patient que l'hydroxyde d'aluminium peut avoir des effets constipants.

Agent hypophosphatémique : Expliquer au patient qui prend de l'hydroxyde d'aluminium pour traiter l'hypophosphatémie qu'il doit suivre un régime alimentaire à faible teneur en phosphate.

Antiacide: Prévenir le patient qu'il doit consulter un professionnel de la santé: s'il doit prendre des antiacides pendant plus de 2 semaines pour des troubles récurrents, s'il prend d'autres médicaments, si la douleur n'est pas soulagée ou si des symptômes de saignement gastrique (selles goudronneuses noires, vomissures ayant l'aspect du marc de café) se manifestent.

VÉRIFICATION DE L'EFFICACITÉ THÉRAPEUTIQUE

L'efficacité du traitement peut être démontrée par: la diminution des concentrations sériques de phosphate ▪ le soulagement de la douleur et de l'irritation gastro-intestinales ▪ l'augmentation du pH des sécrétions gastriques. Puisqu'il n'y a pas de lien entre la disparition des symptômes d'ulcère gastroduodénal et la cicatrisation de l'ulcère, il faut poursuivre l'administration des antiacides pendant au moins 4 à 6 semaines après la disparition de tous les symptômes. ✳

AMCINONIDE,
voir Corticostéroïdes (topiques)

AMIFOSTINE

Éthyol

CLASSIFICATION:

Agent cytoprotecteur

Grossesse – catégorie C

INDICATIONS

Agent cytoprotecteur contre les effets toxiques rénaux cumulatifs associés au cisplatine et contre les effets hématologiques associés au cyclophosphamide et aux antinéoplasiques à base de platine, chez les patients atteints de tumeurs solides avancées, d'origine non germinale. **Usages non approuvés**: Diminution de l'incidence de la sécheresse de la bouche (xérostomie) modérée à sévère, chez les patients qui reçoivent une radiothérapie postopératoire comme traitement contre le cancer du cou et de la tête et chez lesquels la zone de radiation inclut une bonne partie des glandes parotides.

MÉCANISME D'ACTION

La phosphatase alcaline transforme le médicament dans les tissus en un composé thiol libre qui se fixe aux métabolites nuisibles du cisplatine et aux molécules réactives d'oxygène, générées par la radiothérapie, et qui les détoxifie. ***Effets thérapeutiques:*** Réduction des effets toxiques rénaux du cisplatine ▪ Diminution de la gravité de la sécheresse de la bouche (xérostomie) induite par la radiothérapie contre le cancer du cou et de la tête.

PHARMACOCINÉTIQUE

Absorption: À la suite de l'administration par voie IV, la biodisponibilité est complète.

Distribution: Inconnue.

Métabolisme et excrétion: L'agent est rapidement éliminé du plasma et transformé par la phosphatase alcaline au niveau des tissus en composés cytoprotecteurs.

Demi-vie: 8 minutes.

CONTRE-INDICATIONS ET PRÉCAUTIONS/ MISES EN GARDE

Contre-indications: Hypersensibilité connue aux composés aminothiol.

Précautions/mises en garde: Personnes âgées ou patients souffrant d'une maladie cardiovasculaire (risque accru de réactions indésirables) ▪ Grossesse ou enfants (l'innocuité du médicament n'a pas été établie) ▪ Hypotension ou déshydratation ▪ Allaitement (il est recommandé d'interrompre l'allaitement) ▪ Traitement antinéoplasique concomitant d'autres tumeurs (particulièrement des cancers d'origine germinale).

RÉACTIONS INDÉSIRABLES ET EFFETS SECONDAIRES

SNC: étourdissements, somnolence.

ORLO: éternuements.

CV: <u>hypotension</u>.

GI: hoquet, <u>nausées</u>, <u>vomissements</u>.

Tég.: bouffées vasomotrices.

HÉ: hypocalcémie.

Divers: réactions allergiques, frissons.

INTERACTIONS

Médicament-médicament: L'administration concomitante d'**antihypertenseurs** peut accroître le risque d'hypotension.

A

VOIES D'ADMINISTRATION ET POSOLOGIE

Diminution des effets toxiques rénaux cumulatifs associés au cisplatine et des effets hématologiques associés au cyclophosphamide et aux antinéoplasiques à base de platine

- **IV (adultes)**: 910 mg/m^2, 1 fois par jour, dans les 30 minutes qui précèdent la chimiothérapie. Si le patient ne tolère pas la pleine dose, il faudrait réduire les doses ultérieures pour les passer à 740 mg/m^2.

PRÉSENTATION

Poudre lyophilisée stérile: 500 mg/fiole[Pr].

PHARMACODYNAMIE

	Début d'action	Pic	Durée
IV	inconnu	inconnu	inconnue

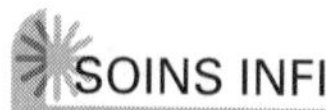

SOINS INFIRMIERS

ÉVALUATION DE LA SITUATION

- Mesurer la pression artérielle avant la perfusion et toutes les 5 minutes, pendant toute sa durée. En cas d'hypotension importante dictant l'arrêt du traitement, placer le patient en position de Trendelenburg et administrer une perfusion de NaCl 0,9 % par une tubulure de perfusion séparée. Si la pression artérielle revient à la normale en 5 minutes et si le patient est asymptomatique, on peut reprendre la perfusion pour lui administrer le restant de la dose.
- Évaluer l'état de l'hydratation avant l'administration de l'agent. Corriger la déshydratation avant d'amorcer le traitement. Puisque les nausées et les vomissements sont fréquents et qu'ils peuvent être sévères, il faut administrer des agents antiémétiques, tels que la dexaméthasone 20 mg, par voie IV, et un antiémétique antagoniste de la sérotonine (ondansétron, dolasétron, granisétron), avant et pendant la perfusion de l'amifostine. Continuer de suivre de près l'état de l'hydratation du patient.

Tests de laboratoire: L'amifostine peut entraîner l'hypocalcémie; surveiller les concentrations sériques de calcium avant le traitement et à intervalles réguliers, pendant toute sa durée. Il peut s'avérer nécessaire d'administrer des suppléments de calcium.

DIAGNOSTICS INFIRMIERS POSSIBLES

- Risque d'accident (Indications).
- Connaissances insuffisantes sur le traitement médicamenteux (Enseignement au patient et à ses proches).

INTERVENTIONS INFIRMIÈRES

Perfusion intermittente: Diluer la poudre avec 9,7 mL d'une solution stérile de NaCl 0,9 %. Diluer avec une quantité supplémentaire de solution de NaCl 0,9 % pour obtenir une concentration se situant entre 5 et 40 mg/mL. Ne pas administrer une solution qui a changé de couleur ou qui contient des particules. La solution est stable pendant 6 heures à la température ambiante ou jusqu'à 24 heures au réfrigérateur. Se référer aux directives de chaque fabricant avant de reconstituer la préparation.

Vitesse d'administration: Administrer la perfusion en 15 minutes, dans les 30 minutes qui précèdent la chimiothérapie. Des périodes de perfusion plus longues seraient moins bien tolérées.

Compatibilité (tubulure en Y): amikacine ■ aminophylline ■ ampicilline ■ ampicilline/sulbactam ■ aztréonam ■ bléomycine ■ bumétanide ■ buprénorphine ■ butorphanol ■ calcium, gluconate de ■ carboplatine ■ carmustine ■ céfazoline ■ céfonicid ■ céfotaxime ■ céfotétane ■ céfoxitine ■ ceftazidime ■ ceftizoxime ■ ceftriaxone ■ céfuroxime ■ cimétidine ■ ciprofloxacine ■ clindamycine ■ cyclophosphamide ■ cytarabine ■ dacarbazine ■ dactinomycine ■ daunorubicine ■ dexaméthasone ■ diphenhydramine ■ dobutamine ■ dopamine ■ doxorubicine ■ doxycycline ■ dropéridol ■ énalaprilate ■ étoposide ■ famotidine ■ floxuridine ■ fluconazole ■ fludarabine ■ fluorouracile ■ furosémide ■ gallium, nitrate de ■ gentamicine ■ halopéridol ■ héparine ■ hydrocortisone ■ hydromorphone ■ idarubicine ■ ifosfamide ■ imipénem/cilastatine ■ leucovorine ■ lorazépam ■ magnésium, sulfate de ■ mannitol ■ méchloréthamine ■ mépéridine ■ mesna ■ méthotrexate ■ méthylprednisolone ■ métoclopramide ■ métronidazole ■ mezlocilline ■ mitomycine ■ mitoxantrone ■ morphine ■ nalbuphine ■ nétilmicine ■ ondansétron ■ pipéracilline ■ plicamycine ■ potassium, chlorure de ■ prométhazine ■ ranitidine ■ sodium, bicarbonate de ■ streptozocine ■ téniposide ■ thiotépa ■ ticarcilline ■ ticarcilline/clavulanate ■ tobramycine ■ triméthoprime/sulfaméthoxazole ■ trimétrexate ■ vancomycine ■ vinblastine ■ vincristine ■ zidovudine.

- **Incompatibilité (tubulure en Y)**: amphotéricine B ■ céfopérazone ■ cisplatine ■ miconazole ■ minocycline ■ prochlorpérazine.
- **Incompatibilité en addition au soluté**: Ne pas mélanger à d'autres solutions ou médicaments.

ENSEIGNEMENT AU PATIENT ET À SES PROCHES

- Expliquer au patient le but de la perfusion de l'amifostine.
- Informer le patient que l'amifostine peut entraîner les effets suivants: hypotension, nausées, vomissements, bouffées vasomotrices, frissons, étourdissements, somnolence, hoquets et éternuements.

VÉRIFICATION DE L'EFFICACITÉ THÉRAPEUTIQUE

L'efficacité du traitement peut être démontrée par: la prévention de la toxicité rénale associée à une administration répétée de cisplatine ■ la diminution de la sécheresse de la bouche (xérostomie) induite par la radiothérapie administrée contre le cancer du cou et de la tête.

AMIKACINE, voir Aminosides

AMILORIDE, voir Diurétiques (épargneurs de potassium)

AMINOPHYLLINE, voir Bronchodilatateurs (xanthines)

AMINOSIDES

amikacine[†]
Amikin

gentamicine[†]
Garamycin, Gentamicine

kanamycine
Ce médicament n'est pas commercialisé au Canada.

néomycine
Neosporin

nétilmicine
Netromycin

streptomycine
Streptomycine Sulfate

tobramycine[†]
Nebcin, TOBI

CLASSIFICATION:
Anti-infectieux (aminosides)

Grossesse – catégories C (gentamicine, usage topique pour les autres) et D (amikacine, kanamycine, nétilmicine, streptomycine, tobramycine)

† Pour l'usage ophtalmique, voir l'annexe N.

INDICATIONS

Amikacine, gentamicine, kanamycine, nétilmicine et tobramycine: Traitement des infections graves par les bacilles à Gram négatif et des infections dues aux staphylocoques, lorsque les pénicillines ou les autres médicaments moins toxiques sont contre-indiqués ■ **Streptomycine:** En association avec d'autres agents pour traiter la tuberculose évolutive ■ En association avec d'autres agents pour traiter la tularémie, la peste, l'endocardite à streptocoque et à entérocoque et la brucellose ■ **Néomycine par voie topique en association avec d'autres agents:** Traitement d'infections dermatologiques et traitement prophylactique de brûlures, greffes de peau et autres lésions de la peau ■ Irrigation intravésicale prophylactique chez les sujets devant porter un cathéter urinaire ■ **Tobramycine:** Traitement des infections suivantes dues aux bactéries sensibles: septicémie ■ infections urinaires compliquées et récurrentes ■ infections des voies respiratoires inférieures, infections graves de la peau et des muqueuses ■ **Tobramycine par inhalation:** Diminution de la population de *Pseudomonas æruginosa* chez les patients souffrant de fibrose kystique ■ **Gentamicine, streptomycine:** En association avec d'autres agents pour traiter les infections entérococciques graves et autres infections dues à des micro-organismes Gram positif et Gram négatif ■ **Préparation topique et ophtalmique de gentamicine et de tobramycine:** Traitement des infections localisées dues à des micro-organismes sensibles ■ **Gentamicine par voie IM, IV:** Agent administré dans le cadre du traitement prophylactique de l'endocardite (voir l'annexe M). **Usages non approuvés: Amikacine:** En association avec d'autres agents pour traiter les infections complexes dues à *Mycobacterium avium* ■ **Kanamycine, néomycine:** Administration par voie orale pour préparer le tractus gastro-intestinal à une chirurgie ■ Diminution de la population de bactéries produisant de l'ammoniaque dans l'intestin dans le cadre du traitement de l'encéphalopathie hépatique ■ Traitement de certaines formes de diarrhée infectieuse.

A

MÉCANISME D'ACTION

Inhibition de la synthèse des protéines bactériennes au niveau du ribosome 30S. ***Effets thérapeutiques:*** Effet bactéricide. ▪ **Spectre d'action:** La plupart des aminosides exercent un effet contre: *P. æruginosa* ▪ *Klebsiella pneumoniæ* ▪ *Escherichia coli* ▪ *Proteus* ▪ *Serratia* ▪ *Acinetobacter* ▪ *Staphylococcus aureus* ▪ Traitement des infections à entérocoques, en association avec une pénicilline ▪ La streptomycine et l'amikacine sont également actives contre *Mycobacterium*.

PHARMACOCINÉTIQUE

Absorption: Bonne absorption par suite de l'administration par voie IM. Après administration par voie IV, la biodisponibilité est complète. Les aminosides sont partiellement absorbés par suite de l'administration par les autres voies.

Distribution: Les agents se répartissent dans tous les liquides extracellulaires; ils traversent le placenta et se retrouvent en petites quantités dans le lait maternel. La pénétration dans le liquide céphalorachidien est faible.

Métabolisme et excrétion: Excrétion surtout rénale (> 90 %).

Demi-vie: De 2 à 4 heures (prolongée en cas d'insuffisance rénale).

CONTRE-INDICATIONS ET PRÉCAUTIONS/ MISES EN GARDE

Contre-indications: Hypersensibilité ▪ Intolérance aux bisulfites (la plupart des produits parentéraux contiennent ces substances et leur administration devrait être évitée chez ce type de patients) ▪ Nouveau-nés (éviter l'administration de produits renfermant de l'alcool benzylique) ▪ Risque de réactions d'hypersensibilité croisée avec les autres aminosides.

Précautions/mises en garde: Insuffisance rénale (des ajustements posologiques sont nécessaires; le suivi des concentrations sanguines est utile pour prévenir l'ototoxicité et la néphrotoxicité) ▪ Troubles auditifs ▪ Personnes âgées et enfants prématurés (difficulté à évaluer les fonctions auditive et vestibulaire; insuffisance rénale liée au vieillissement) ▪ Maladies neuromusculaires, telle la myasthénie grave ▪ Patients obèses (la dose doit être calculée selon le poids corporel idéal) ▪ Grossesse (la tobramycine et la streptomycine peuvent entraîner la surdité congénitale) ▪ Nouveau-nés (risque accru de blocage neuromusculaire; difficulté à évaluer les fonctions auditive et vestibulaire; fonction rénale n'ayant pas atteint la pleine maturité) ▪ Allaitement et nourrissons (l'innocuité du médicament n'a pas été établie).

RÉACTIONS INDÉSIRABLES ET EFFETS SECONDAIRES

ORLO: ototoxicité (vestibulaire et cochléaire).

GU: néphrotoxicité.

HÉ: hypomagnésémie.

Loc.: paralysie musculaire (à des doses élevées administrées par voie parentérale).

Divers: réactions d'hypersensibilité.

INTERACTIONS

Médicament-médicament: Les **pénicillines** et les **céphalosporines** peuvent inactiver les aminosides lors d'une administration en association chez les patients souffrant d'insuffisance rénale ▪ Après inhalation d'**anesthésiques** ou administration de **bloqueurs neuromusculaires**, risque de paralysie respiratoire ▪ Risque accru d'ototoxicité lors de l'administration concomitante de **diurétiques de l'anse** ▪ L'administration d'autres **médicaments néphrotoxiques** peut augmenter le risque de toxicité rénale.

VOIES D'ADMINISTRATION ET POSOLOGIE

Amikacine

- **IM, IV (adultes et enfants):** 7,5 mg/kg, toutes les 12 heures.
- **IM, IV (nourrissons):** 7,5 mg/kg, toutes les 12 heures.
- **IM, IV (nouveau-nés):** 7,5 mg/kg, toutes les 12 heures; *prématurés* – 7,5 mg/kg, toutes les 12 heures.
- **Insuffisance rénale**

  IM, IV (adultes): 7,5 mg/kg; les doses et les intervalles ultérieurs sont déterminés d'après l'évaluation de la fonction rénale et des concentrations sanguines.

Gentamicine

On utilise de nombreux régimes thérapeutiques; la plupart nécessitent des ajustements posologiques d'après l'évaluation de la fonction rénale et des concentrations sanguines. Pour le traitement prophylactique de l'endocardite, voir l'annexe M.

- **IM, IV (adultes):** 1 mg/kg, toutes les 8 heures (jusqu'à 5 mg/kg/jour en 3 doses fractionnées). *Posologie uniquotidienne (usage non approuvé)* – 3 mg/kg toutes les 24 heures.
- **IM, IV (enfants):** 6 mg/kg/jour, en 3 doses fractionnées, toutes les 8 heures.

- **IM, IV (nourrissons et nouveau-nés > 1 semaine) :** 6 mg/kg/jour en 2 doses fractionnées, toutes les 12 heures.
- **IM, IV (nourrissons et nouveau-nés ≤ 1 semaine) :** 6 mg/kg/jour en 2 doses fractionnées, toutes les 12 heures.
- **Insuffisance rénale**

  IM, IV (adultes) : Dose initiale de 1 à 1,7 mg/kg ; les doses et les intervalles ultérieurs sont déterminés d'après l'évaluation de la fonction rénale et des concentrations sanguines.

  Usage topique (adultes et enfants) : Appliquer la crème ou l'onguent 3 ou 4 fois par jour.

Néomycine

- **Usage topique (adultes et enfants) :** Appliquer la préparation topique de 1 à 5 fois par jour.

Nétilmicine

- **IM, IV (adultes) :** *La plupart des infections* – de 4 à 6 mg/kg/jour en 2 ou 3 doses fractionnées, toutes les 12 ou 8 heures (jusqu'à 7,5 mg/kg/jour). *Infections compliquées des voies urinaires* – 4 mg/kg/jour, en 2 doses fractionnées, toutes les 12 heures. *Posologie uniquotidienne* – 4 à 8 mg/kg, toutes les 24 heures (usage non approuvé).
- **IM, IV (enfants) :** De 6 à 7,5 mg/kg/jour en 3 doses fractionnées, toutes les 8 heures.
- **IM, IV (nourrissons âgés de plus d'une semaine) :** De 7,5 à 9 mg/kg/jour en 3 doses fractionnées, toutes les 8 heures.
- **IM, IV (nourrissons < 1 semaines) :** 6 mg/kg/jour en 2 doses fractionnées, toutes les 12 heures.
- **Insuffisance rénale**

  IM, IV (adultes) : Dose initiale de 4 à 6 mg/kg/jour, en 2 ou 3 doses fractionnées, toutes les 12 ou 8 heures ; les doses et les intervalles ultérieurs seront déterminés d'après l'évaluation de la fonction rénale et des concentrations sanguines.

Streptomycine

- **IM (adultes) :** *Tuberculose* – dose initiale de 1 g/ jour ou de 15 mg/kg/jour ; réduire jusqu'à 1 g ou 25 mg/kg/jour, 2 ou 3 fois par semaine. *Autres infections* – de 250 mg à 1 g toutes les 6 heures *ou* de 500 mg à 2 g, toutes les 12 heures.
- **IM (enfants) :** *Tuberculose* – 20 mg/kg/jour (ne pas dépasser 1 g/jour). *Autres infections* – de 5 à 10 mg/kg toutes les 6 heures *ou* de 10 à 20 mg/kg toutes les 12 heures.
- **Insuffisance rénale**
- **IM (adultes) :** Dose initiale de 1 g ; les doses ultérieures sont déterminées d'après l'évaluation de la fonction rénale et des concentrations sanguines. Dose recommandée chez les personnes âgées : 10 mg/kg/jour ; ne pas dépasser 750 mg par jour.

Tobramycine

- **IM, IV (adultes) :** 1 mg/kg toutes les 8 heures (jusqu'à 10 mg/kg/jour chez les patients souffrant de fibrose kystique). *Infections mettant la vie du patient en danger* – jusqu'à 5 mg/kg/ jour en 3 ou 4 doses fractionnées, toutes les 6 ou 8 heures.
- **IM, IV (enfants et nourrissons plus âgés) :** De 6 à 7,5 mg/kg/jour en 3 ou 4 doses fractionnées, toutes les 6 ou 8 heures, jusqu'à concurrence de 10 mg/kg/jour, chez les patients souffrant de fibrose kystique (on utilise divers intervalles posologiques : on peut administrer les doses toutes les 4 heures tout comme toutes les 24 heures, selon l'état clinique du patient).
- **IM, IV (nourrissons < 1 semaine) :** Jusqu'à 4 mg/kg/ jour en 2 doses fractionnées, toutes les 12 heures.
- **Insuffisance rénale**

  IM, IV (adultes) : Dose initiale de 1 mg/kg ; les doses ultérieures sont déterminées d'après l'évaluation de la fonction rénale et des concentrations sanguines.

  Inhalation (adultes et enfants ≥ 6 ans) : 300 mg, 2 fois par jour, pendant 28 jours ; prévoir une période de 28 jours sans médication, puis répéter la cure.

PRÉSENTATION

- **Amikacine**

  Solution pour injection : 250 mg/mL^{Pr}, en fioles de 2 mL.
- **Gentamicine (version générique disponible)**

  Solution pour injection : 10 mg/mL^{Pr}, en fioles de 2 mL, 40 mg/mL^{Pr}, en fioles de 2 mL et de 20 mL ▪ **Solution prémélangée pour injection :** 60 mg/ 50 mL^{Pr}, 80 mg/50 mL^{Pr}, 80 mg/100 mL^{Pr}, 100 mg/ 100 mL^{Pr}, 120 mg/100 mL^{Pr} ▪ **Crème topique :** 0,1 %^{Pr} ▪ **Onguent topique :** 0,1 %^{Pr}.
- **Kanamycine**

  Ce médicament n'est pas commercialisé au Canada.
- **Néomycine**

  Ce médicament seul n'est pas commercialisé au Canada. **En association avec :** autres antibiotiques topiques ou agents anti-inflammatoires pour traiter les infections de la peau, des oreilles et des yeux.
- **Nétilmicine**

  Solution pour injection : 100 mg/mL^{Pr}, en fioles de 20 mL ; 50 mg/mL^{Pr}, en fioles de 2 mL.

A

- **Streptomycine**
Solution pour injection : 1 g^Pr, en fioles de 2,5 mL.
- **Tobramycine (version générique disponible)**
Solution pour injection : 10 mg/mL^Pr, en fioles de 2 mL, 40 mg/mL^Pr, en fioles de 2 mL et de 1,2 g^Pr ■ **Solution pour nébuliseur :** 300 mg/5 mL^Pr, en ampoules de 5 mL.

PHARMACODYNAMIE (concentrations sanguines†)

	Début d'action	Pic	Durée
IM	rapide	30 – 90 min	inconnue
IV	rapide	15 – 30 min‡	inconnue

† Pour tous les aminosides administrés par voie parentérale.
‡ Le pic après distribution se produit 30 minutes après la fin d'une perfusion de 30 minutes et 15 minutes après la fin d'une perfusion de 1 heure.

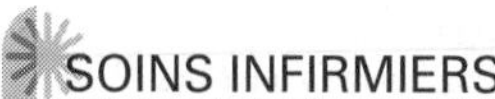

SOINS INFIRMIERS

ÉVALUATION DE LA SITUATION

- Au début du traitement et pendant toute sa durée, suivre de près les signes suivants d'infection : altération des signes vitaux, aspect de la plaie, des crachats, de l'urine et des selles, accroissement du nombre de leucocytes.
- Prélever des échantillons pour les cultures et les antibiogrammes avant le début du traitement. La première dose peut être administrée avant même que les résultats soient connus.
- Mesurer par audiogramme la fonction auditive avant l'administration initiale et tout au long du traitement. La perte de l'ouïe se situe habituellement au niveau des sons à haute fréquence. Un diagnostic et une intervention rapides sont essentiels pour prévenir la surdité permanente. Rester à l'affût des symptômes suivants de dysfonctionnement vestibulaire : vertiges, ataxie, nausées, vomissements. Ce dysfonctionnement de la huitième paire de nerfs crâniens est associé à la persistance de concentrations élevées d'aminosides. On devrait donc arrêter le traitement en présence d'acouphènes ou d'une perte auditive subjective.
- Effectuer le bilan quotidien des ingesta et des excreta et peser le patient tous les jours pour évaluer le niveau d'hydratation et la fonction rénale.
- Observer le patient à la recherche des signes suivants de surinfection : fièvre, infection des voies respiratoires supérieures, démangeaisons ou pertes vaginales, malaise accru, diarrhée. Signaler ces réactions au médecin ou à un autre professionnel de la santé.

Encéphalopathie hépatique : Suivre de près l'état neurologique du patient. Avant de lui administrer un médicament par voie orale, il faut évaluer ses capacités de déglutition.

Tests de laboratoire :

- Suivre de près la fonction rénale en notant les résultats des analyses d'urine, la densité de l'urine, les concentrations sériques d'urée et de créatinine ainsi que la clairance de la créatinine avant l'administration initiale du médicament et tout au long du traitement.
- Les aminosides peuvent entraîner une élévation des concentrations d'urée, d'AST, d'ALT, de phosphatase alcaline sérique, de bilirubine, de créatinine et de LDH.
- Les aminosides peuvent diminuer les concentrations sériques de calcium, de magnésium, de sodium et de potassium.

Toxicité et surdosage : Noter les concentrations sériques de médicament à intervalles réguliers pendant toute la durée du traitement. Pour interpréter correctement les résultats, il est important de bien choisir le moment où l'on examine les concentrations sériques. Pour déterminer les pics, prélever un échantillon de sang 1 heure après l'injection par voie IM et 30 minutes après la fin d'une perfusion IV de 30 minutes. Pour déterminer les creux, prélever l'échantillon juste avant l'administration de la dose suivante. Les pics acceptables pour l'**amikacine** et la **kanamycine** ne devraient pas dépasser 35 µg/mL ; les creux ne devraient pas dépasser 5 µg/mL. Les pics acceptables pour la **gentamicine** et la **tobramycine** ne devraient pas dépasser 10 µg/mL ; les creux ne devraient pas dépasser 2 µg/mL. Les pics acceptables pour la **nétilmicine** ne devraient pas dépasser 16 µg/mL ; les creux ne devraient pas dépasser 2 µg/mL. Les pics acceptables pour la **streptomycine** ne devraient pas dépasser 25 µg/mL.

DIAGNOSTICS INFIRMIERS POSSIBLES

- Risque d'infection (Indications).
- Trouble de la perception sensorielle auditive (Effets secondaires).
- Connaissances insuffisantes sur le traitement médicamenteux (Enseignement au patient et à ses proches).

INTERVENTIONS INFIRMIÈRES

Assurer une bonne hydratation (de 1 500 à 2 000 mL de liquides par jour) pendant toute la durée du traitement.

Préparation préopératoire d'une chirurgie intestinale: La néomycine est habituellement utilisée en association avec l'érythromycine, une alimentation pauvre en résidus ainsi qu'avec un agent cathartique ou un lavement.

IM: Injecter profondément dans une masse musculaire bien développée. Assurer la rotation des points de ponction.

Amikacine

Perfusion intermittente: Diluer 500 mg d'amikacine dans 100 à 200 mL de solution de D5%E ou de D10%E, de NaCl 0,9 %, de D5%/NaCl 0,9 %, de D5%/NaCl 0,45 %, de D5%/NaCl 0,25 % ou de solution de lactate de Ringer. La solution peut être jaune pâle sans qu'elle perde de son efficacité. Elle est stable pendant 24 heures à la température ambiante. Consulter les directives de chaque fabricant avant de reconstituer la préparation.

Vitesse d'administration: Administrer en perfusion pendant 30 à 60 minutes (1 à 2 heures dans le cas des nourrissons).

Associations incompatibles dans la même seringue: héparine.

Compatibilité (tubulure en Y): acyclovir ■ amifostine ■ amiodarone ■ aztréonam ■ cyclophosphamide ■ dexaméthasone sodique, phosphate de ■ diltiazem ■ énalaprilate ■ esmolol ■ filgrastim ■ fluconazole ■ fludarabine ■ foscarnet ■ furosémide ■ granisétron ■ idarubicine ■ labétalol ■ lorazépam ■ magnésium, sulfate de ■ melphalan ■ midazolam ■ morphine ■ ondansétron ■ paclitaxel ■ perphénazine ■ sargramostim ■ téniposide ■ thiotépa ■ vinorelbine ■ warfarine ■ zidovudine.

Incompatibilité (tubulure en Y): allopurinol sodique ■ amidon ■ propofol ■ S'il faut administrer en même temps des aminosides et des pénicillines ou des céphalosporines, les injecter à des points différents en espaçant les injections d'au moins une heure.

Incompatibilité en addition au soluté: Le fabricant recommande de ne pas faire de mélanges.

Gentamicine

Perfusion intermittente: Diluer chaque dose de gentamicine dans 50 à 200 mL de solution de D5%E, de NaCl 0,9 % ou de solution de lactate de Ringer pour obtenir une concentration qui ne dépasse pas 1 mg/mL. Le médicament est aussi présenté en solution pour injection prête à être administrée par une tubulure en Y. Ne pas utiliser la solution si elle a changé de couleur et si elle renferme un précipité. Consulter les directives de chaque fabricant avant de reconstituer la préparation.

Vitesse d'administration: Administrer lentement la perfusion pendant 30 minutes à 2 heures. Chez les enfants, le volume de diluant peut être réduit, mais devrait être suffisant pour faire durer la perfusion de 30 minutes à 2 heures.

Associations incompatibles dans la même seringue: ampicilline ■ céfamandole ■ héparine.

Compatibilité (tubulure en Y): acyclovir ■ amifostine ■ amiodarone ■ atracurium ■ aztréonam ■ ciprofloxacine ■ cyclophosphamide ■ cytarabine ■ diltiazem ■ énalaprilate ■ esmolol ■ famotidine ■ fluconazole ■ fludarabine ■ foscarnet ■ granisétron ■ hydromorphone ■ insuline ■ labétalol ■ lorazépam ■ magnésium ■ melphalan ■ mépéridine ■ méropenem ■ midazolam ■ morphine ■ multivitamines ■ ondansétron ■ paclitaxel ■ pancuronium ■ perphénazine ■ sargramostim ■ tacrolimus ■ téniposide ■ théophylline ■ thiotépa ■ tolazoline ■ vécuronium ■ vinorelbine ■ vitamines du complexe B avec C ■ zidovudine.

Incompatibilité (tubulure en Y): amidon ■ allopurinol ■ furosémide ■ héparine ■ idarubicine ■ indométhacine ■ warfarine.

Compatibilité en addition au soluté: atracurium ■ aztréonam ■ bléomycine ■ cimétidine ■ ciprofloxacine ■ métronidazole ■ ofloxacine ■ ranitidine.

Incompatibilité en addition au soluté: amphotéricine B ■ héparine.

Nétilmicine

Perfusion intermittente: Diluer chaque dose de nétilmicine dans 50 à 200 mL de solution de D5% dans une solution de lactate de Ringer, de D5%/NaCl 0,9 %, de D5%E, de D10%E, de solution de Ringer ou de solution de lactate de Ringer ou encore dans une solution de NaCl 0,9 %, 3 % ou 5 %. Diluer dans un volume proportionnellement plus petit si on administre la nétilmicine à des enfants. La solution est transparente et incolore ou jaune pâle. Elle est stable pendant 72 heures à la température ambiante. Consulter les directives de chaque fabricant avant de reconstituer la préparation.

Vitesse d'administration: Perfuser lentement pendant 30 minutes à 2 heures.

Associations incompatibles dans la même seringue: héparine.

Compatibilité (tubulure en Y): amifostine ■ aminophylline ■ aztréonam ■ calcium, gluconate de ■ filgrastim ■ fludarabine ■ granisétron ■ melphalan ■ sargramostim ■ téniposide ■ thiotépa ■ vinorelbine.

Incompatibilité (tubulure en Y): furosémide ■ héparine ■ propofol.

A

Compatibilité en addition au soluté: acide aminocaproïque ■ atropine ■ calcium disodique, édétate de ■ clindamycine ■ dexaméthasone sodique, phosphate de ■ fibrinolysine et désoxyribonucléase ■ hydrocortisone sodique, succinate d' ■ métronidazole ■ multivitamines ■ potassium, chlorure de ■ vitamines du complexe B ■ vitamines du complexe B avec C.

Tobramycine

Perfusion intermittente: Diluer chaque dose de tobramycine dans 50 à 100 mL de D5%E, de D10%E, de D5%/NaCl 0,9 %, de NaCl 0,9 %, de solution de Ringer ou de solution de lactate de Ringer, pour obtenir une concentration qui ne dépasse pas 1 mg/mL. Diluer dans un volume proportionnellement plus petit si on administre la tobramycine à des enfants. La solution est stable pendant 24 heures à la température ambiante et pendant 96 heures au réfrigérateur. Le médicament est aussi présenté en solution pour injection prête à être administrée par une tubulure en Y. Consulter les directives de chaque fabricant avant de reconstituer la préparation.

Vitesse d'administration: Perfuser lentement pendant 30 à 60 minutes chez les adultes et les enfants.

Associations incompatibles dans la même seringue: céfamandole ■ clindamycine ■ héparine.

Compatibilité (tubulure en Y): acyclovir ■ amifostine ■ amiodarone ■ aztréonam ■ ciprofloxacine ■ cyclophosphamide ■ diltiazem ■ énalaprilate ■ esmolol ■ filgrastim ■ fluconazole ■ fludarabine ■ foscarnet ■ furosémide ■ granisétron ■ hydromorphone ■ insuline ■ labétalol ■ magnésium, sulfate de ■ melphalan ■ mépéridine ■ midazolam ■ morphine ■ perphénazine ■ tacrolimus ■ téniposide ■ thiotépa ■ tolazoline ■ vinorelbine ■ zidovudine.

Incompatibilité (tubulure en Y): amidon ■ héparine ■ indométhacine ■ propofol ■ sargramostim.

Incompatibilité en addition au soluté: Le fabricant recommande d'administrer le médicament séparément et de ne pas faire de mélanges.

Usage topique: Nettoyer la peau avant l'application. Porter des gants pendant l'application.

ENSEIGNEMENT AU PATIENT ET À SES PROCHES

- Conseiller au patient de signaler à un professionnel de la santé les signes d'hypersensibilité, les acouphènes, les vertiges, la surdité, le rash, les étourdissements ou les mictions difficiles.
- Insister sur l'importance de boire beaucoup de liquides.
- Expliquer au patient ayant des antécédents de cardite rhumatismale ou ayant subi un remplacement valvulaire l'importance de la prophylaxie antimicrobienne avant une intervention dentaire ou médicale effractive.

Usage topique: Expliquer au patient qu'il doit nettoyer délicatement la peau affectée et l'assécher par tapotements. Il doit ensuite appliquer une mince couche d'onguent et ne recouvrir d'un pansement occlusif que si un professionnel de la santé l'a recommandé. Le patient devrait examiner sa peau et informer un professionnel de la santé si une irritation se manifeste ou si l'infection s'aggrave.

Inhalation: Recommander au patient de faire une inhalation deux fois par jour en espaçant, dans la mesure du possible, les doses d'environ 12 heures, mais de pas moins de 6 heures. Il doit inhaler le médicament pendant 10 à 15 minutes, à l'aide du nébuliseur réutilisable PARI LC PLUS, muni d'un compresseur *DeVilbiss Pulmo-Aide*. Lui préciser qu'il ne doit pas mélanger l'agent avec la dornase alpha dans le nébuliseur. Conseiller au patient qui suit plusieurs traitements de prendre les autres médicaments en premier et la tobramycine en dernier. On peut réduire le bronchospasme induit par la tobramycine, si elle est administrée après les bronchodilatateurs. Conseiller au patient de s'asseoir ou de se tenir debout pendant l'inhalation et de respirer normalement par la pièce buccale du nébuliseur. Un pince-nez pourrait aider le patient à respirer par la bouche.

VÉRIFICATION DE L'EFFICACITÉ THÉRAPEUTIQUE

L'efficacité du traitement peut être démontrée par: la résolution des signes et des symptômes d'infection; s'il n'y a pas d'amélioration dans les 3 à 5 jours suivant le début du traitement, il faudrait remettre de nouveaux prélèvements en culture ■ la prévention des infections en cas de chirurgie intestinale ■ l'amélioration de l'état neurologique en présence d'une encéphalopathie hépatique ■ la prophylaxie de l'endocardite. ✵

AMIODARONE

Alti-Amiodarone, Cordarone, Cordarone I.V., Gen-Amiodarone, Novo-Amiodarone, PMS-Amiodarone

CLASSIFICATION:

Antiarythmique (classe III)

Grossesse – catégorie C

INDICATIONS

Traitement et prophylaxie des arythmies ventriculaires mettant la vie du patient en danger chez les sujets qui ne répondent pas à d'autres agents moins toxiques.

MÉCANISME D'ACTION

Prolongation du potentiel d'action et de la période réfractaire ■ Inhibition de la stimulation adrénergique ■ Ralentissement du rythme sinusal, allongement des intervalles PR et QT et diminution de la résistance vasculaire périphérique (vasodilatation). ***Effets thérapeutiques :*** Suppression des arythmies.

PHARMACOCINÉTIQUE

Absorption : Par suite de l'administration par voie IV, la biodisponibilité est complète. L'absorption à partir du tractus gastro-intestinal est lente et variable (de 35 à 65 %).

Distribution : Le médicament se répartit et s'accumule lentement dans la plupart des tissus. Il atteint des concentrations élevées dans les tissus adipeux, les muscles, le foie, les poumons et la rate. Il traverse le placenta et pénètre dans le lait maternel.

Liaison aux protéines : Liaison à 96 % aux protéines plasmatiques.

Métabolisme et excrétion : Métabolisme hépatique, excrétion dans la bile. L'excrétion rénale est minime. Un métabolite exerce une activité antiarythmique.

Demi-vie : De 13 à 107 jours.

CONTRE-INDICATIONS ET PRÉCAUTIONS/ MISES EN GARDE

Contre-indications : Dysfonctionnement marqué du nœud sinusal ■ Bloc AV du 2e et du 3e degré ■ Bradycardie (en l'absence d'un stimulateur cardiaque, le médicament a déjà provoqué des syncopes) ■ Choc cardiogénique ■ Hypersensibilité.

Précautions/mises en garde : Antécédents d'insuffisance cardiaque ■ Troubles thyroïdiens ■ Maladie pulmonaire ou hépatique grave ■ Enfants (l'innocuité du médicament n'a pas été établie) ■ Grossesse et allaitement.

RÉACTIONS INDÉSIRABLES ET EFFETS SECONDAIRES

SNC : étourdissements, fatigue, malaise, céphalées, insomnie.

ORLO : micro-dépôts cornéens, altération de l'odorat, xérophtalmie, névrite optique et neuropathie oculaire, photophobie.

Resp. : SYNDROME DE DÉTRESSE RESPIRATOIRE, FIBROSE PULMONAIRE.

CV : INSUFFISANCE CARDIAQUE, AGGRAVATION DES ARYTHMIES, bradycardie, hypotension.

GI : ALTÉRATION DE LA FONCTION HÉPATIQUE, anorexie, constipation, nausées, vomissements, douleurs abdominales, altération du goût.

GU : baisse de la libido, épididymite.

Tég. : NÉCROLYSE ÉPIDERMIQUE TOXIQUE, photosensibilité, coloration bleue de la peau.

End. : hypothyroïdie, hyperthyroïdie.

SN : ataxie, mouvements involontaires, paresthésie, neuropathie périphérique, perte de la coordination, tremblements.

INTERACTIONS

Médicament-médicament : L'amiodarone élève les concentrations sanguines de **digoxine** et peut entraîner une toxicité (diminuer la dose de digoxine de 50 %) ■ L'amiodarone élève les concentrations sanguines des autres **antiarythmiques de classe I** (**quinidine**, **procaïnamide**, **mexilétine**, **lidocaïne** ou **flécaïnide**) et peut entraîner une toxicité (diminuer la dose des autres agents de 30 à 50 %) ■ L'amiodarone élève les concentrations de **cyclosporine**, de **dextrométhorphane**, de **méthotrexate**, de **phénytoïne** et de **théophylline** ■ La **phénytoïne** diminue les concentrations sanguines d'amiodarone ■ L'amiodarone intensifie l'activité de la **warfarine** (diminuer la dose de la warfarine de 33 à 50 %) ■ Lors de l'administration concomitante de **bêta-bloquants** ou de **bloqueurs des canaux calciques**, le risque de bradycardie, d'arrêt sinusal ou de bloc AV est accru ■ La **cholestyramine** peut diminuer les concentrations sanguines d'amiodarone ■ La **cimétidine** élève les concentrations sanguines d'amiodarone ■ Le risque de dépression myocardique est accru lors de l'administration d'**anesthésiques volatils** ou d'**anesthésiques d'appoint**.

VOIES D'ADMINISTRATION ET POSOLOGIE

Arythmies ventriculaires

- **PO (adultes) :** De 800 à 1 600 mg/jour en 1 ou 2 doses, pendant 1 à 3 semaines ; puis, de 600 à 800 mg/jour en 1 ou 2 doses, pendant 1 mois, et, enfin, de 200 mg à 400 mg/jour (parfois 600 mg) comme dose d'entretien.

A

- **IV (adultes)** : Perfusion de 150 mg en 10 minutes, suivie de 360 mg pendant les 6 heures suivantes et, ensuite, de 540 mg pendant les 18 heures suivantes. Continuer la perfusion à un débit de 0,5 mg/minute jusqu'à ce que l'on puisse amorcer le traitement par voie orale. En cas d'un nouvel épisode d'arythmie, administrer une faible dose de 150 mg en perfusion pendant 10 minutes ; on peut, cependant, accélérer la vitesse de la perfusion d'entretien. *Passage de la voie IV à la voie orale* – si la perfusion IV a été administrée pendant < 1 semaine, la dose initiale devrait être de 800 à 1 600 mg/jour ; si elle a été administrée pendant 1 à 3 semaines, la dose initiale devrait être de 600 à 800 mg/jour ; si elle a duré > 3 semaines, la dose initiale devrait être de 400 mg/jour.

PRÉSENTATION (version générique disponible)

Comprimés : 200 mg[Pr] ■ **Solution pour injection** : 50 mg/mL, en ampoules de 3 mL[Pr].

PHARMACODYNAMIE (suppression des arythmies ventriculaires)

	DÉBUT D'ACTION	PIC	DURÉE
PO	2 – 3 jours (jusqu'à 2 – 3 mois)	3 – 7 h	plusieurs semaines – mois
IV	2 h	3 – 7 h	inconnue

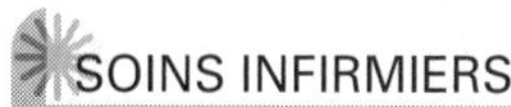

SOINS INFIRMIERS

ÉVALUATION DE LA SITUATION

- SUIVRE DE PRÈS L'ÉCG au cours du traitement par voie IV et au début du traitement par voie orale. Mesurer le rythme et la fréquence cardiaques tout au long du traitement. Les anomalies électrocardiographiques suivantes peuvent se produire : allongement des intervalles PR, léger élargissement des espaces QRS, réduction de l'amplitude des ondes T avec élargissement, bifurcation et apparition d'ondes U. L'allongement des intervalles QT peut traduire une aggravation de l'arythmie, il faut donc suivre de près ce signe pendant le traitement IV. Signaler sans délai au médecin l'apparition de la bradycardie ou l'aggravation des arythmies. Chez les patients recevant un traitement IV, il peut s'avérer nécessaire de ralentir la vitesse de perfusion, d'arrêter la perfusion ou d'installer temporairement un stimulateur cardiaque.
- OBSERVER L'APPARITION DES SIGNES SUIVANTS DE TOXICITÉ PULMONAIRE : râles et crépitations, diminution des bruits respiratoires, frottement pleural, fatigue, dyspnée, toux, douleur pleurale, fièvre. On recommande une radiographie pulmonaire et des tests d'exploration de la fonction pulmonaire avant de commencer le traitement. Tout au long du traitement, effectuer une radiographie pulmonaire tous les 3 à 6 mois, afin de déceler la présence d'une atteinte interstitielle diffuse ou d'un infiltrat alvéolaire. Pour poser un diagnostic, on peut aussi recourir à la bronchoscopie ou à la scintigraphie au gallium. Ces symptômes sont habituellement réversibles après l'arrêt du traitement, mais quelques décès sont survenus.

IV :

- SUIVRE DE PRÈS LES SIGNES ET LES SYMPTÔMES DU SYNDROME DE DÉTRESSE RESPIRATOIRE pendant toute la durée du traitement. Signaler immédiatement au médecin tout signe de dyspnée ou de tachypnée ainsi que les râles et les crépitations. On peut observer sur la radiographie pulmonaire la présence d'infiltrats pulmonaires diffus bilatéraux.
- Mesurer fréquemment la pression artérielle. L'hypotension survient habituellement au cours des premières heures de traitement et elle est reliée à la vitesse de perfusion. En cas d'hypotension, ralentir la vitesse de perfusion.

PO :

- Demander au patient de se soumettre à des examens ophtalmiques avant le traitement et, à intervalles réguliers, pendant toute sa durée ou si les symptômes visuels suivants se manifestent : photophobie, halos autour des lumières, acuité visuelle réduite. Le traitement peut entraîner une cécité permanente.
- Surveiller les signes de dysfonctionnement de la thyroïde, particulièrement au cours du traitement initial. La léthargie, le gain de poids, l'œdème des mains, des pieds et de la région périorbitale ainsi qu'une peau pâle et froide évoquent l'hypothyroïdie. Dans ce cas, une diminution des doses ou l'arrêt du traitement et l'administration d'une hormonothérapie thyroïdienne substitutive peuvent s'imposer. La tachycardie, la perte de poids, la nervosité, la sensibilité à la chaleur, l'insomnie et une peau chaude, rouge et moite évoquent l'hyperthyroïdie ; ces symptômes peuvent dicter l'arrêt du

traitement et l'administration d'agents antithyroïdiens.

Tests de laboratoire :

- INTERPRÉTER LES RÉSULTATS DES TESTS DE L'EXPLORATION FONCTIONNELLE HÉPATIQUE ET THYROÏDIENNE, AVANT LE TRAITEMENT ET À INTERVALLES RÉGULIERS PENDANT TOUTE SA DURÉE. Les effets du médicament persistent longtemps après l'arrêt du traitement. Les altérations de la fonction thyroïdienne sont fréquentes, mais le dysfonctionnement thyroïdien clinique est rare.
- VÉRIFIER LES CONCENTRATIONS D'AST, D'ALT ET DE PHOSPHATASE ALCALINE, À INTERVALLES RÉGULIERS, TOUT AU LONG DU TRAITEMENT, PARTICULIÈREMENT CHEZ LES PATIENTS RECEVANT DES DOSES D'ENTRETIEN ÉLEVÉES. ON DEVRAIT RÉDUIRE LA DOSE SI LES RÉSULTATS DES TESTS DE L'EXPLORATION FONCTIONNELLE HÉPATIQUE SONT 3 FOIS PLUS ÉLEVÉS QUE LA NORMALE OU EN PRÉSENCE D'UNE HÉPATOMÉGALIE. CHEZ LES PATIENTS PRÉSENTANT DES CONCENTRATIONS INITIALES ÉLEVÉES, ON DEVRAIT RÉDUIRE LA DOSE, SI LES RÉSULTATS DES TESTS DE L'EXPLORATION FONCTIONNELLE HÉPATIQUE ONT DOUBLÉ.
- L'amiodarone peut entraîner des élévations asymptomatiques du titre des anticorps antinucléaires.

DIAGNOSTICS INFIRMIERS POSSIBLES

- Débit cardiaque diminué (Indications).
- Échanges gazeux perturbés (Effets secondaires).
- Connaissances insuffisantes sur le traitement médicamenteux (Enseignement au patient et à ses proches).

INTERVENTIONS INFIRMIÈRES

- Pendant le traitement IV et au début du traitement par voie orale, les patients doivent être hospitalisés et suivis de près. Le traitement IV devrait être administré seulement par des médecins ayant de l'expérience dans le traitement des arythmies qui mettent la vie du patient en danger.
- NE PAS CONFONDRE L'AMIODARONE ET L'AMRINONE (sur les ordonnances, le nom commercial devrait être précisé).
- L'hypokaliémie et l'hypomagnésémie peuvent diminuer l'efficacité de l'amiodarone ou provoquer des arythmies supplémentaires. Il faut donc les corriger avant le début du traitement.
- Aider le patient pendant qu'il se déplace afin de prévenir les chutes attribuables aux troubles neurologiques. La neurotoxicité (ataxie, faiblesse des muscles proximaux, picotements ou engourdissements au niveau des doigts ou des orteils, mouvements involontaires, tremblements) est courante lors du traitement initial, mais elle peut aussi survenir une semaine ou plusieurs mois après le début du traitement et persister pendant plus de un an après qu'il a été arrêté. Une réduction de la dose est donc recommandée.
- Suivre de près l'état du patient, surtout dans le cas du patient âgé, lors du passage de la voie IV à la voie orale.

PO : En présence d'intolérance gastro-intestinale, administrer le médicament avec des aliments ou en doses fractionnées.

IV :

- Administrer à l'aide d'une pompe volumétrique ; la taille des gouttes peut être réduite, d'où risque d'administration d'une dose insuffisante lorsqu'on emploie un appareil de perfusion à compte-gouttes.
- Dans le cas des perfusions qui durent plus de 1 heure, on ne devrait pas dépasser une concentration de 2 mg/mL, à moins qu'on ne les administre par un cathéter veineux central.
- Utiliser un filtre durant la perfusion.
- Pour des perfusions qui durent plus de 2 heures, le médicament doit être conditionné dans des flacons de verre ou de polyoléfine pour prévenir l'adsorption. Toutefois, on doit utiliser une tubulure de polychlorure de vinyle (PVC) au cours de l'administration, car les recommandations concernant les concentrations et les vitesses de perfusion sont faites en fonction de ce type de tubulure.

Perfusion intermittente : La dose de départ recommandée d'environ 1 000 mg doit être administrée au cours des 24 premières heures de traitement, selon le schéma posologique d'attaque et d'entretien.

- **Dose initiale d'attaque**

  Ajouter 3 mL (150 mg) d'amiodarone à 100 mL de solution de D5%E pour obtenir une concentration de 1,5 mg/mL.

  Vitesse d'administration : Administrer rapidement en 10 minutes (voir l'annexe C).
- **Perfusion d'attaque**

  Ajouter 18 mL (900 mg) d'amiodarone à 500 mL de solution de D5%E pour obtenir une concentration de 1,8 mg/mL.

  Vitesse d'administration : Administrer lentement 360 mg pendant les 6 heures suivantes, à une vitesse de 1 mg/minute.

A

- **Perfusion d'entretien**
  Administrer le reste de la solution destinée à la perfusion d'attaque.
  Vitesse d'administration : Administrer 540 mg pendant les 18 heures restantes, à une vitesse de 0,5 mg/minute.

Perfusion continue : Après les 24 premières heures, on peut poursuivre la perfusion à une concentration de 1 à 6 mg/mL. Administrer les concentrations > 2 mg/mL par un cathéter veineux central.
Vitesse d'administration : Administrer à la vitesse de la perfusion d'entretien de 0,5 mg/minute (720 mg/24 heures). On peut accélérer la perfusion pour obtenir une suppression efficace des arythmies, mais on ne devrait pas dépasser 30 mg/minute.

Perfusions d'appoint : En cas d'épisodes soudains de fibrillation ventriculaire ou de tachycardie ventriculaire s'accompagnant d'une instabilité hémodynamique, administrer 150 mg d'amiodarone dilués dans 100 mL d'une solution de D5%E.
Vitesse d'administration : Administrer pendant 10 minutes pour réduire l'hypotension.

Compatibilité (tubulure en Y) : amikacine ▪ brétylium ▪ clindamycine ▪ dobutamine ▪ dopamine ▪ doxycycline ▪ érythromycine, lactobionate d' ▪ esmolol ▪ gentamicine ▪ insuline ▪ isoprotérénol ▪ labétalol ▪ lidocaïne ▪ métaraminol ▪ métronidazole ▪ midazolam ▪ morphine ▪ nitroglycérine ▪ norépinéphrine ▪ pénicilline G potassique ▪ phentolamine ▪ phényléphrine ▪ potassium, chlorure de ▪ procaïnamide ▪ tobramycine ▪ vancomycine.

Incompatibilité (tubulure en Y) : aminophylline ▪ céfamandole ▪ céfazoline ▪ héparine ▪ mezlocilline ▪ sodium, bicarbonate de.

Incompatibilité en addition au soluté : aminophylline ▪ céfamandole ▪ céfazoline ▪ héparine ▪ mezlocilline ▪ sodium, bicarbonate de.

ENSEIGNEMENT AU PATIENT ET À SES PROCHES

- Expliquer au patient qu'il doit respecter scrupuleusement la posologie recommandée. S'il n'a pu prendre le médicament au moment habituel, il doit sauter cette dose. L'inciter à prévenir un professionnel de la santé s'il a sauté plus de deux doses.
- Informer le patient que les effets secondaires peuvent n'apparaître que plusieurs jours, semaines, voire années, après le début du traitement et qu'ils peuvent persister pendant plusieurs mois après qu'on l'a arrêté.
- Montrer au patient comment mesurer son pouls. Lui conseiller de prendre son pouls tous les jours et de signaler à un professionnel de la santé toute anomalie.
- Expliquer au patient que des réactions de photosensibilité peuvent se produire s'il se tient près d'une fenêtre ensoleillée, s'il porte des vêtements trop légers ou s'il utilise des écrans solaires qui ne le protègent pas totalement. Lui recommander de porter des vêtements de protection et d'appliquer un écran solaire total pendant le traitement et jusqu'à 4 mois après l'avoir arrêté. En cas de réaction de photosensibilité, une réduction de la dose peut s'avérer utile.
- Expliquer au patient que la coloration bleuâtre que peuvent prendre son visage, son cou et ses bras est un effet secondaire possible du médicament lors d'un traitement prolongé. Ces symptômes sont réversibles et disparaissent en l'espace de plusieurs mois. Lui conseiller de signaler ce symptôme à un professionnel de la santé.
- Recommander aux patients de sexe masculin de signaler à un professionnel de la santé tout signe d'épididymite (douleurs et œdème au niveau du scrotum). Dans ce cas, il peut s'avérer nécessaire de réduire la dose.
- Conseiller au patient d'informer le professionnel de la santé de son traitement médicamenteux avant de se soumettre à une chirurgie ou à un autre traitement.
- Expliquer au patient qu'il doit se soumettre à des examens médicaux réguliers, incluant les radiographies pulmonaires et les tests d'exploration de la fonction pulmonaire, effectués tous les 3 à 6 mois, et à des examens ophtalmiques, 6 mois après le début du traitement et, tous les ans, par la suite.

VÉRIFICATION DE L'EFFICACITÉ THÉRAPEUTIQUE

L'efficacité du traitement peut être démontrée par : l'arrêt des arythmies ventriculaires qui mettent en danger la vie du patient. Les effets indésirables peuvent ne disparaître qu'au bout de 4 mois. ✳

AMITRIPTYLINE

Apo-Amitriptyline, Elavil, Levate, Novo-Tryptin, PMS-Amitriptyline

CLASSIFICATION :

Antidépresseur (tricyclique)

Grossesse – catégorie D

INDICATIONS

Traitement de la dépression, souvent en association avec une psychothérapie. **Usages non approuvés:** Traitement des divers syndromes douloureux chroniques.

MÉCANISME D'ACTION

Potentialisation des effets de la sérotonine et de la noradrénaline au niveau du SNC ▪ L'amitriptyline est dotée de propriétés anticholinergiques importantes. ***Effets thérapeutiques:*** Effet antidépresseur.

PHARMACOCINÉTIQUE

Absorption: Bonne absorption à partir du tractus gastro-intestinal.
Distribution: Le médicament se répartit dans tout l'organisme.
Liaison aux protéines: Liaison aux protéines plasmatiques de l'ordre de 95 %.
Métabolisme et excrétion: L'amitriptyline subit un fort métabolisme hépatique. Certains métabolites exercent des effets antidépresseurs. Le médicament traverse plusieurs cycles entérohépatiques et il est sécrété dans les sucs gastriques. Il semble traverser le placenta et pénétrer dans le lait maternel.
Demi-vie: De 10 à 50 heures.

CONTRE-INDICATIONS ET PRÉCAUTIONS/ MISES EN GARDE

Contre-indications: Hypersensibilité ▪ Administration en association avec un IMAO ▪ Grossesse et allaitement.
Précautions/mises en garde: Personnes âgées (risque accru de réactions indésirables) ▪ Maladie cardiovasculaire préexistante ▪ Hypertrophie bénigne de la prostate (risque accru de rétention urinaire) ▪ Antécédents de convulsions (le seuil de crise peut être abaissé) ▪ Glaucome à angle fermé.

RÉACTIONS INDÉSIRABLES ET EFFETS SECONDAIRES

SNC: léthargie, sédation.
ORLO: vision trouble, xérophtalmie, sécheresse de la bouche (xérostomie).
CV: ARYTHMIES, hypotension, modifications de l'ÉCG.
GI: constipation, hépatite, iléus paralytique.
GU: rétention urinaire.
Tég.: photosensibilité.
End.: modifications de la glycémie, gynécomastie.
Hémat.: dyscrasie.
Divers: gain d'appétit, gain de poids.

INTERACTIONS

Médicament-médicament: L'amitriptyline est métabolisée dans le foie par l'enzyme 2D6 du cytochrome P450, et ses effets peuvent être modifiés par les médicaments qui sont aussi métabolisés par cette enzyme, incluant d'autres **antidépresseurs**, les **phénothiazines**, la **carbamazépine**, les **antiarythmiques de type 1C**, dont la **propafénone**, et le **flécaïnide**. Lors de l'administration concomitante de ces agents et de l'amitriptyline, il peut s'avérer nécessaire de réduire la dose de l'un ou l'autre de ces deux médicaments ou des deux à la fois ▪ L'usage concomitant d'autres médicaments qui inhibent l'activité de cette enzyme, incluant la **cimétidine**, la **quinidine**, l'**amiodarone** et le **ritonavir**, peut accroître les effets de l'amitriptyline ▪ L'amitriptyline peut provoquer l'hypotension, la tachycardie et des réactions qui peuvent être mortelles lors de l'administration concomitante d'**IMAO** (éviter l'administration conjointe; interrompre le traitement deux semaines avant d'administrer l'amitriptyline) ▪ Il faudrait éviter l'usage concomitant d'**antidépresseurs du type ISRS**, car ils peuvent entraîner une toxicité accrue (le traitement par la **fluoxétine** doit être interrompu 5 semaines avant de commencer l'administration de l'amitriptyline) ▪ L'amitriptyline peut inhiber la réponse thérapeutique à la **guanéthidine** ▪ L'usage concomitant d'amitriptyline et de **clonidine** peut provoquer une crise hypertensive; il faudrait donc éviter d'administrer ces deux agents en même temps ▪ L'administration concomitante d'amitriptyline et de **lévodopa** peut retarder et diminuer l'absorption de cette dernière ou provoquer l'hypertension ▪ Les concentrations sanguines du médicament et ses effets peuvent être diminués par les **rifamycines** (**rifampine**, **rifapentine** et **rifabutine**) ▪ L'usage concomitant de **sparfloxacine** augmente le risque de réactions cardiovasculaires indésirables ▪ Effet dépresseur additif sur le SNC, lors de l'usage concomitant d'autres **dépresseurs du système nerveux central**, incluant l'**alcool**, les **antihistaminiques**, la **clonidine**, les **analgésiques opiacés** et les **hypnosédatifs** ▪ Les **barbituriques** peuvent modifier les concentrations sanguines de l'amitriptyline et ses effets ▪ Les effets secondaires **adrénergiques** et **anticholinergiques** peuvent être additifs lors de l'administration simultanée d'autres **agents dotés de ces propriétés** ▪ Les **phénothiazines** et les **contraceptifs oraux** augmentent les concentrations d'amitriptyline et peuvent entraîner une toxicité ▪ Le **tabac** peut accélérer le métabolisme du médicament et en diminuer les effets.

A

VOIES D'ADMINISTRATION ET POSOLOGIE

PO (adultes): 75 mg/jour en doses fractionnées; on peut augmenter cette dose jusqu'à 150 mg/jour *ou* de 50 à 100 mg au coucher, dose qu'on peut augmenter par paliers de 25 à 50 mg, jusqu'à concurrence de 150 mg (chez les patients hospitalisés, on peut commencer le traitement par une dose de 100 mg/jour et l'augmenter jusqu'à l'atteinte d'une dose quotidienne totale de 300 mg).

PO (personnes âgées et adolescents): 10 mg, 3 fois par jour et 20 mg, au coucher *ou* 25 mg au coucher, initialement; puis augmenter la dose graduellement jusqu'à concurrence de 100 mg/jour en une seule prise, au coucher, ou en prises fractionnées.

PRÉSENTATION

Comprimés: 10 mg[Pr], 25 mg[Pr], 50 mg[Pr], 75 mg[Pr] ■ **En association avec:** perphénazine: Apo-Peram[Pr], Etrafon[Pr], PMS-Levazine[Pr], Proavil[Pr], Triavil[Pr].

PHARMACODYNAMIE (effet antidépresseur)

	DÉBUT D'ACTION	PIC	DURÉE
PO	2 – 3 semaines (jusqu'à 30 jours)	2 – 6 semaines	plusieurs jours ou semaines

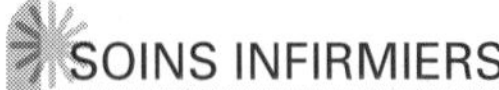

SOINS INFIRMIERS

ÉVALUATION DE LA SITUATION

- Mesurer la pression artérielle et le pouls avant l'administration du médicament et en début de traitement. Signaler au médecin ou à un autre professionnel de la santé les chutes de pression artérielle (de 10 à 20 mm Hg) ou l'élévation soudaine de la fréquence du pouls. LES PATIENTS RECEVANT DES DOSES ÉLEVÉES OU AYANT DES ANTÉCÉDENTS DE MALADIE CARDIOVASCULAIRE DEVRAIENT SE SOUMETTRE À UN ÉCG AVANT LE TRAITEMENT ET À INTERVALLES RÉGULIERS PENDANT TOUTE SA DURÉE.
- Les personnes âgées qui commencent un traitement par l'amitriptyline sont exposées à un risque plus élevé de chute; amorcer le traitement avec une faible dose et suivre de près l'état du patient.

Dépression: Suivre de près l'état mental du patient et son affect. Rester à l'affût des tendances suicidaires, particulièrement au début du traitement. Limiter la quantité de médicament dont le patient peut disposer.

Douleur: Évaluer l'intensité, le type et le siège de la douleur, à intervalles réguliers, tout au long du traitement. Les effets du médicament peuvent ne se manifester qu'après plusieurs semaines.

Tests de laboratoire: Examiner la numération et la formule leucocytaire, les résultats des tests de l'exploration fonctionnelle hépatique et la glycémie avant le traitement et à intervalles réguliers pendant toute sa durée. Le médicament peut entraîner une élévation des concentrations de bilirubine sérique et de phosphatase alcaline ainsi qu'une aplasie médullaire. La glycémie peut être accrue ou réduite.

DIAGNOSTICS INFIRMIERS POSSIBLES

- Stratégies d'adaptation inefficaces (Indications).
- Risque d'accident (Effets secondaires).
- Connaissances insuffisantes sur le traitement médicamenteux (Enseignement au patient et à ses proches).

INTERVENTIONS INFIRMIÈRES

Les majorations des doses devraient s'effectuer au coucher en raison du risque de sédation. L'adaptation posologique est un processus lent qui peut prendre plusieurs semaines ou mois. L'effet sédatif peut être apparent avant que l'effet antidépresseur ne puisse être observé.

PO: Administrer le médicament au moment des repas ou immédiatement après pour réduire la gêne gastro-intestinale. On peut écraser les comprimés et les administrer avec des aliments ou des liquides.

ENSEIGNEMENT AU PATIENT ET À SES PROCHES

- Expliquer au patient qu'il doit respecter scrupuleusement la posologie recommandée. S'il n'a pu prendre le médicament au moment habituel, il doit le prendre aussitôt que possible à moins que ce ne soit presque l'heure prévue pour la dose suivante. Si le patient prend le médicament 1 fois par jour, au coucher, il ne devrait pas prendre la dose manquée le lendemain matin en raison du risque d'effets secondaires. Prévenir le patient que les effets du médicament peuvent ne pas se manifester avant au moins deux semaines. L'arrêt brusque du traitement peut provoquer des nausées, des vomissements, la diarrhée, des céphalées, des troubles du sommeil s'accompagnant de rêves saisissants et d'irritabilité.
- Prévenir le patient que l'amitriptyline peut parfois provoquer de la somnolence et rendre la vision trouble. Lui conseiller de ne pas conduire

et d'éviter les activités qui exigent sa vigilance jusqu'à ce qu'on ait la certitude que le médicament n'entraîne pas ces effets chez lui.

- Prévenir le patient que l'hypotension orthostatique, la sédation et la confusion sont des effets courants de l'amitriptyline au cours de l'étape initiale du traitement, particulièrement chez les personnes âgées. Protéger le patient des chutes et lui recommander de changer lentement de position.
- Recommander au patient de ne pas boire d'alcool et de ne pas prendre d'autres médicaments dépresseurs du SNC pendant toute la durée du traitement et pendant les 3 à 7 jours qui suivent l'arrêt de la médication.
- Conseiller au patient de prévenir un professionnel de la santé en cas de rétention urinaire, de sécheresse de la bouche ou de constipation persistante. Lui expliquer que les bonbons ou la gomme à mâcher sans sucre peuvent diminuer la sécheresse de la bouche et qu'une consommation accrue de liquides et d'aliments riches en fibres peut prévenir la constipation. Si ces symptômes persistent, une réduction de la dose ou l'arrêt du traitement pourraient s'avérer nécessaires. Lui conseiller de consulter un professionnel de la santé si la sécheresse de la bouche persiste pendant plus de deux semaines.
- Recommander au patient d'utiliser des écrans solaires et des vêtements protecteurs afin de prévenir les réactions de photosensibilité.
- Inciter le patient à surveiller son alimentation, car le médicament peut lui donner plus d'appétit, ce qui risque d'entraîner un gain de poids indésirable.
- Conseiller à la patiente de prévenir un professionnel de la santé si elle prévoit être enceinte, si elle pense l'être ou si elle allaite.
- Prévenir le patient qu'avant tout nouveau traitement ou avant une intervention chirurgicale, il doit informer le professionnel de la santé qu'il suit ce traitement médicamenteux. Il est possible qu'on lui recommande d'interrompre ce traitement avant une chirurgie.
- Prévenir le patient que le traitement de la dépression est habituellement long et qu'il devrait le prolonger pendant au moins 3 mois pour prévenir les rechutes. Insister sur l'importance d'un suivi régulier permettant de déterminer les bienfaits du traitement et de déceler les effets secondaires.

VÉRIFICATION DE L'EFFICACITÉ THÉRAPEUTIQUE

L'efficacité du traitement peut être démontrée par: un sentiment de mieux-être ■ un regain d'intérêt pour l'entourage ■ un gain d'appétit ■ un regain d'énergie ■ l'amélioration du sommeil ■ la diminution des symptômes douloureux chroniques ■ Les pleins effets thérapeutiques pourraient ne se manifester que de 2 à 6 semaines après le début du traitement. ✳

AMLODIPINE

Norvasc

CLASSIFICATION:

Antiangineux, antihypertenseur (bloqueur des canaux calciques)

Grossesse – catégorie C

INDICATIONS

En monothérapie ou en association avec d'autres agents dans le traitement de l'hypertension et de l'angine chronique stable.

MÉCANISME D'ACTION

Inhibition du transport du calcium dans les cellules musculaires lisses myocardiques et vasculaires, entraînant une inhibition du couplage excitation-contraction et de la contraction qui suit. ***Effets thérapeutiques:*** Vasodilatation systémique entraînant une chute de la pression artérielle ■ Vasodilatation coronarienne se traduisant par une diminution de la fréquence et de la gravité des crises d'angine.

PHARMACOCINÉTIQUE

Absorption: Par suite de l'administration par voie orale, le médicament est bien absorbé (de 64 à 90 %).

Distribution: Le médicament traverse probablement le placenta.

Liaison aux protéines: De 95 à 98 %.

Métabolisme et excrétion: Le médicament est surtout métabolisé par le foie.

Demi-vie: De 30 à 50 heures (prolongée chez les patients âgés et les insuffisants hépatiques).

CONTRE-INDICATIONS ET PRÉCAUTIONS/ MISES EN GARDE

Contre-indications: Hypersensibilité ■ Pression artérielle < 90 mm Hg.

A

Précautions/mises en garde: Insuffisance hépatique grave (réduire la dose) ■ Patients âgés (réduire la dose; risque accru d'hypotension) ■ Sténose aortique ■ Antécédents d'insuffisance cardiaque ■ Grossesse, allaitement ou enfants (l'innocuité de l'agent n'a pas été établie).

RÉACTIONS INDÉSIRABLES ET EFFETS SECONDAIRES

SNC: céphalées, étourdissements, fatigue.

CV: œdème périphérique, angine, bradycardie, hypotension, palpitations.

GI: hyperplasie gingivale, nausées.

Tég.: bouffées vasomotrices.

INTERACTIONS

Médicament-médicament: Une hypotension additive peut survenir lors de l'administration concomitante de **fentanyl**, d'autres agents **antihypertenseurs**, de **dérivés nitrés** et de **quinidine** ou d'une consommation excessive d'**alcool** ■ Les effets antihypertenseurs peuvent être réduits par l'usage concomitant d'**anti-inflammatoires non stéroïdiens** ■ Lors de l'administration concomitante de **lithium**, le risque de neurotoxicité est accru.

Médicament-aliments: La consommation conjointe de **jus de pamplemousse** élève les concentrations sanguines d'amlodipine.

VOIES D'ADMINISTRATION ET POSOLOGIE

- **PO (adultes)**: *Dose initiale* – 5 mg, 1 fois par jour; augmenter la dose, selon la réponse au traitement ou la tolérance du patient (jusqu'à 10 mg/jour).
- **PO (patients âgés ou insuffisant rénaux)**: *Dose initiale* – 5 mg, 1 fois par jour; augmenter graduellement la dose, si besoin est, selon la réponse au traitement et la tolérance du patient.
- **Insuffisance hépatique**

  PO (adultes): *Dose initiale* – 2,5 mg/jour; augmenter la dose graduellement, selon la réponse au traitement ou la tolérance du patient.

PRÉSENTATION

Comprimés: 5 mg^{Pr}, 10 mg^{Pr}.

PHARMACODYNAMIE (effets cardiovasculaires)

	DÉBUT D'ACTION	PIC	DURÉE
PO	inconnu	6 – 9 h	24 h

SOINS INFIRMIERS

ÉVALUATION DE LA SITUATION

- Mesurer la pression artérielle et le pouls avant le traitement, pendant la période d'adaptation posologique et, à intervalles réguliers, pendant toute la durée du traitement. Effectuer des ÉCG, à intervalles réguliers, au cours d'un traitement prolongé.
- Effectuer le bilan quotidien des ingesta et des excreta et peser le patient tous les jours. Rester à l'affût des signes d'insuffisance cardiaque (œdème périphérique, râles/crépitations, dyspnée, gain de poids, turgescence de la veine jugulaire).

Angine: Déterminer le siège, la durée et l'intensité de la douleur angineuse ainsi que les facteurs qui la déclenchent.

***Tests de laboratoire*:** Les concentrations totales de calcium sérique ne sont pas affectées par les bloqueurs des canaux calciques.

DIAGNOSTICS INFIRMIERS POSSIBLES

- Irrigation tissulaire inefficace (Indications).
- Douleur aiguë (Indications).
- Connaissances insuffisantes sur le traitement médicamenteux (Enseignement au patient et à ses proches).

INTERVENTIONS INFIRMIÈRES

L'amlodipine peut être administrée sans égard aux repas.

ENSEIGNEMENT AU PATIENT ET À SES PROCHES

- Expliquer au patient qu'il doit respecter scrupuleusement la posologie recommandée, même s'il se sent mieux. S'il n'a pu prendre le médicament au moment habituel, il doit le prendre aussitôt que possible à moins que ce ne soit presque l'heure prévue pour la dose suivante. Le prévenir qu'il ne doit jamais remplacer une dose manquée par une double dose. Le traitement doit être interrompu graduellement.
- Montrer au patient comment prendre correctement son pouls. Lui conseiller de communiquer avec un professionnel de la santé si la fréquence cardiaque est < 50 bpm.
- Recommander au patient de changer lentement de position pour réduire le risque d'hypotension orthostatique.
- Prévenir le patient que l'amlodipine peut provoquer de la somnolence ou des étourdissements.

Lui conseiller de ne pas conduire et d'éviter les activités qui exigent sa vigilance jusqu'à ce qu'on ait la certitude que le médicament n'entraîne pas ces effets chez lui.

- Expliquer au patient qu'il est important de pratiquer une bonne hygiène buccale et de consulter fréquemment le dentiste pour faire nettoyer ses dents afin de prévenir la sensibilité et le saignement des gencives, ainsi qu'une hyperplasie gingivale (hypertrophie des gencives).
- Expliquer au patient qu'il doit éviter de consommer de l'alcool ou des médicaments en vente libre, particulièrement des médicaments contre le rhume, sans avoir consulté au préalable un professionnel de la santé.
- Recommander au patient de signaler à un professionnel de la santé les symptômes suivants : battements cardiaques irréguliers, dyspnée, œdème des mains et des pieds, étourdissements prononcés, nausées, constipation, hypotension ou céphalées graves ou persistantes.
- Conseiller au patient de porter des vêtements de protection et d'utiliser un écran solaire pour prévenir les réactions de photosensibilité.
- Conseiller au patient de signaler au professionnel de la santé les médicaments qu'il reçoit avant de se soumettre à une intervention chirurgicale ou à un nouveau traitement.

Angine :

- Recommander au patient qui suit un traitement en association avec un dérivé nitré ou un bêtabloquant de continuer à prendre les deux médicaments selon la posologie recommandée, et d'utiliser la nitroglycérine sublinguale, au besoin, en cas de crises d'angine.
- Conseiller au patient de prévenir un professionnel de la santé si les douleurs thoraciques ne diminuent pas ou si elles s'aggravent après le traitement et si elles s'accompagnent de diaphorèse, ou si des essoufflements ou des céphalées graves et persistantes se manifestent.
- Inciter le patient à discuter avec un professionnel de la santé des restrictions à respecter sur le plan de l'effort avant de faire de l'exercice.

Hypertension :

- Encourager le patient à appliquer d'autres mesures visant à stabiliser la pression artérielle (perdre du poids, suivre un régime hyposodé, cesser de fumer, consommer de l'alcool avec modération, faire régulièrement de l'exercice, gérer le stress). Le prévenir que le médicament stabilise la pression artérielle, mais ne guérit pas l'hypertension.
- Montrer au patient et à ses proches comment prendre la pression artérielle. Lui recommander de la mesurer toutes les semaines et de signaler tout changement important à un professionnel de la santé.

VÉRIFICATION DE L'EFFICACITÉ THÉRAPEUTIQUE

L'efficacité du traitement peut être démontrée par : une baisse de la pression artérielle ■ une diminution de la fréquence et de la gravité des crises d'angine ■ un moindre recours à des dérivés nitrés ■ une augmentation de la tolérance à l'effort et un sentiment de mieux-être. ✳

AMOXICILLINE

Amox, Amoxil, Apo-Amoxi, Gen-Amoxicillin, Lin-Amox, Novamoxin, Nu-Amoxi, Pro-Amox, Riva-Amoxicillin, Schein-Amoxicillin

CLASSIFICATION :

Anti-infectieux (pénicilline), anti-ulcéreux (anti-infectieux)

Grossesse – catégorie B

INDICATIONS

Traitement des infections suivantes : otite moyenne ■ sinusite ■ infections des voies respiratoires ■ infections génito-urinaires ■ Prophylaxie de l'endocardite ■ Traitement de l'ulcère gastro-duodénal dû à *Helicobacter pylori* ■ Traitement de la maladie de Lyme ■ Traitement de la fièvre typhoïde.

MÉCANISME D'ACTION

Liaison à la paroi de la cellule bactérienne entraînant la destruction de la bactérie. ***Effets thérapeutiques :*** Effet bactéricide ; spectre plus large que celui de la pénicilline. **Spectre d'action :** L'amoxicilline est active contre : les streptocoques ■ les pneumocoques ■ les entérocoques ■ *Hæmophilus influenzæ* ■ *Escherichia coli* ■ *Proteus mirabilis* ■ *Neisseria meningitidis* ■ *Shigella* ■ *Chlamydia trachomatis* ■ *Salmonella* ■ *Borrelia burgdorferi* ■ *H. pylori*.

PHARMACOCINÉTIQUE

Absorption : Bonne absorption à partir du duodénum (de 75 à 90 %). L'amoxicilline résiste mieux à

A

l'inactivation par les acides que les autres pénicillines.

Distribution : Le médicament diffuse rapidement dans la plupart des tissus et liquides corporels. La pénétration dans le liquide céphalorachidien est accrue en présence d'une inflammation des méninges. L'amoxicilline traverse le placenta et pénètre en petites quantités dans le lait maternel.

Métabolisme et excrétion : Une fraction de 70 % du médicament est excrétée à l'état inchangé dans l'urine ; une fraction de 30 % est métabolisée par le foie.

Demi-vie : De 1 à 1,3 heures.

CONTRE-INDICATIONS ET PRÉCAUTIONS/ MISES EN GARDE

Contre-indications : Hypersensibilité à la pénicilline.

Précautions/mises en garde : Insuffisance rénale grave (réduire la dose si la Cl_{Cr} < 30 mL/minute) ▪ Mononucléose infectieuse (incidence accrue de rash) ▪ Grossesse et allaitement (précédents d'usage sans danger).

RÉACTIONS INDÉSIRABLES ET EFFETS SECONDAIRES

SNC : CONVULSIONS (doses élevées).

GI : COLITE PSEUDOMEMBRANEUSE, diarrhée, nausées, vomissements.

Tég. : rash, urticaire.

Hémat. : dyscrasie.

Divers : réactions allergiques incluant l'ANAPHYLAXIE et la MALADIE SÉRIQUE, surinfection.

INTERACTIONS

Médicament-médicament : Le **probénécide** diminue l'excrétion rénale et augmente les concentrations sanguines d'amoxicilline. Une association médicamenteuse est parfois utilisée à cette fin ▪ L'amoxicilline peut potentialiser les effets de la **warfarine** ▪ L'amoxicilline peut diminuer l'efficacité des **contraceptifs oraux**.

VOIES D'ADMINISTRATION ET POSOLOGIE

La plupart des infections

- **PO (adultes et enfants > 20 kg) :** De 250 à 500 mg, toutes les 8 heures.
- **PO (enfants < 20 kg et âgés de plus de 1 mois) :** De 20 à 40 mg/kg/jour, en doses fractionnées, toutes les 8 heures.

***Infections dues à* H. pylori**

- **PO (adultes) :** *Trithérapie* – 1 000 mg d'amoxicilline, 2 fois par jour, avec 30 mg de lansoprazole, 2 fois par jour, et 500 mg de clarithromycine, 2 fois par jour, pendant 7 à 14 jours *ou* 1 000 mg d'amoxicilline, 2 fois par jour, avec 20 mg d'oméprazole, 2 fois par jour, et 500 mg de clarithromycine, 2 fois par jour, pendant 7 à 14 jours.

Prophylaxie de l'endocardite

- **PO (adultes) :** 2 g, une heure avant l'intervention.
- **PO (enfants) :** 50 mg/kg (jusqu'à 2 g), une heure avant l'intervention.

Gonorrhée

- **PO (adultes et enfants > 45 kg) :** Une seule dose de 3 g en association avec une dose de probénécide de 1 g.
- **PO (enfants ≥ 2 ans et < 45 kg) :** 50 mg/kg (jusqu'à 3 g) en association avec du probénécide, à une dose de 25 mg/kg (jusqu'à 1 g).

Insuffisance rénale

- **PO (adultes) :** *Cl_{Cr} de 10 à 50 mL/minute)* – augmenter l'intervalle de 8 à 12 heures.
- **PO (adultes) :** *Cl_{Cr} < 10 mL/minute* – augmenter l'intervalle de 12 à 24 heures.

PRÉSENTATION (version générique disponible)

Comprimés à croquer : 125 mg[Pr], 250 mg[Pr] ▪ **Capsules :** 250 mg[Pr], 500 mg[Pr] ▪ **Suspension orale :** 125 mg/5 mL[Pr], 250 mg/5 mL[Pr] (préparations sans sucre ou légères disponibles) ▪ **En association avec :** clarithromycine et lansoprazole dans des plaquettes alvéolées, destinées à faciliter l'administration quotidienne (Hp-PAC[Pr]).

PHARMACODYNAMIE (concentrations sanguines)

	DÉBUT D'ACTION	PIC	DURÉE
PO	30 min	1 – 2 h	8 – 12 h

SOINS INFIRMIERS

ÉVALUATION DE LA SITUATION

- Surveiller, au début du traitement et pendant toute sa durée, les signes suivants d'infection : altération des signes vitaux, aspect de la plaie, des crachats, de l'urine et des selles, accroissement du nombre de globules blancs.
- Recueillir les antécédents du patient avant d'amorcer le traitement afin de déterminer ses réactions antérieures à une pénicilline ou à une céphalosporine. Même les personnes n'ayant

jamais manifesté de sensibilité à la pénicilline peuvent manifester une réaction allergique.

- Suivre de près les signes et les symptômes suivants d'anaphylaxie : rash, prurit, œdème laryngé, respiration sifflante. Signaler immédiatement ces symptômes au médecin ou à un autre professionnel de la santé.
- Prélever des échantillons pour les cultures et les antibiogrammes avant le début du traitement. La première dose peut être administrée avant même que les résultats soient connus.
- Suivre de près la fonction intestinale. On devrait signaler rapidement à un professionnel de la santé les symptômes suivants de colite pseudomembraneuse : diarrhée, crampes abdominales, fièvre et selles sanglantes. Une colite pseudomembraneuse peut apparaître plusieurs semaines après l'arrêt du traitement.

Tests de laboratoire :

- Le médicament peut entraîner l'élévation des concentrations sériques de phosphatase alcaline, de LDH, d'AST et d'ALT.
- Le médicament peut entraîner des résultats faussement positifs au test de Coombs direct.

DIAGNOSTICS INFIRMIERS POSSIBLES

- Risque d'infection (Indications, Effets secondaires).
- Connaissances insuffisantes sur le traitement médicamenteux (Enseignement au patient et à ses proches).
- Non-observance du traitement médicamenteux (Enseignement au patient et à ses proches).

INTERVENTIONS INFIRMIÈRES

- Administrer le médicament 24 heures sur 24, sans égard aux repas. On peut l'administrer avec des aliments pour diminuer les effets secondaires gastro-intestinaux. On peut vider le contenu des capsules et l'avaler avec du liquide. Les comprimés à croquer doivent être écrasés ou croqués et mâchés avant d'être avalés avec du liquide.
- Bien mélanger la suspension orale avant de l'administrer. La suspension peut être administrée telle quelle ou mélangée avec une préparation pour nourrissons, du lait, du jus de fruits, de l'eau ou du *ginger ale* (boisson gazeuse). L'administrer immédiatement après l'avoir mélangée. Jeter la suspension reconstituée et réfrigérée après 10 à 14 jours (consulter les directives de chaque fabricant).

ENSEIGNEMENT AU PATIENT ET À SES PROCHES

- Expliquer au patient qu'il doit prendre le médicament 24 heures sur 24 et qu'il doit finir toute la quantité qui lui a été prescrite, même s'il se sent mieux. Insister sur le fait qu'il peut être dangereux de donner ce médicament à une autre personne.
- Recommander à la patiente qui prend des contraceptifs oraux d'utiliser une autre méthode de contraception non hormonale différente ou supplémentaire, tout au long du traitement par l'amoxicilline et jusqu'aux prochaines règles.
- Conseiller au patient de signaler à un professionnel de la santé tout signe de surinfection (excroissance pileuse sur la langue, pertes et démangeaisons vaginales, selles molles ou nauséabondes) et d'allergie.
- Conseiller au patient de prévenir immédiatement un professionnel de la santé en cas de diarrhée, de crampes abdominales, de fièvre, de selles sanglantes, et de ne prendre aucun agent antidiarrhéique avant de consulter un professionnel de la santé.
- Recommander au patient de prévenir un professionnel de la santé si les symptômes ne s'améliorent pas.
- Expliquer au patient ayant des antécédents de cardite rhumatismale ou de remplacement valvulaire qu'il est important de suivre un traitement antimicrobien prophylactique avant de se soumettre à une intervention médicale ou dentaire effractive (voir l'annexe M).

VÉRIFICATION DE L'EFFICACITÉ THÉRAPEUTIQUE

L'efficacité du traitement peut être démontrée par : la disparition des signes et des symptômes d'infection ; le temps de résolution dépend du micro-organisme infectant et du siège de l'infection ■ la prophylaxie de l'endocardite ■ l'éradication de *H. pylori* avec disparition des symptômes d'ulcère. ✳

AMOXICILLINE/ CLAVULANATE

Clavulin, Clavulin bid

CLASSIFICATION :

Anti-infectieux (pénicilline), inhibiteur des bêta-lactamases

Grossesse – catégorie B

A

INDICATIONS

Traitement d'un grand nombre d'infections comprenant : les infections de la peau et des tissus mous ■ l'otite moyenne ■ la sinusite ■ les infections respiratoires ■ les infections urinaires.

MÉCANISME D'ACTION

Liaison à la paroi de la cellule bactérienne entraînant la destruction de la bactérie ; le spectre d'action de l'amoxicilline est plus large que celui de la pénicilline. L'association avec le clavulanate augmente la résistance à l'action des bêta-lactamases, enzymes produites par les bactéries qui sont capables d'inactiver certaines pénicillines. ***Effets thérapeutiques :*** Effet bactéricide contre les bactéries sensibles. **Spectre d'action :** L'amoxicilline avec clavulanate est active contre : les streptocoques ■ les pneumocoques ■ les entérocoques ■ *Hæmophilus influenzæ* ■ *Escherichia coli* ■ *Proteus mirabilis* ■ *Neisseria meningitidis* ■ *Shigella* ■ *Salmonella* ■ *Moraxella catarrhalis.*

PHARMACOCINÉTIQUE

Absorption : Bonne absorption à partir du duodénum (de 75 à 90 %). Le médicament résiste mieux à l'inactivation par les acides que les autres pénicillines.

Distribution : Le médicament diffuse rapidement dans la plupart des tissus et liquides corporels. La pénétration dans le liquide céphalorachidien est accrue en présence d'une inflammation des méninges. L'amoxicilline avec clavulanate traverse le placenta et pénètre en petites quantités dans le lait maternel.

Métabolisme et excrétion : Une fraction de 70 % du médicament est excrétée à l'état inchangé dans l'urine ; une fraction de 30 % est métabolisée par le foie.

Demi-vie : De 1 à 1,3 heures.

CONTRE-INDICATIONS ET PRÉCAUTIONS/ MISES EN GARDE

Contre-indications : Hypersensibilité à la pénicilline ■ Hypersensibilité au clavulanate ■ Hypersensibilité aux céphalosporines ■ Mononucléose infectieuse ■ Hépatotoxicité reliée au produit ■ Phénylcétonurie (ne pas administrer la suspension et les comprimés à croquer, s'ils renferment de l'aspartame).

Précautions/mises en garde : Insuffisance rénale grave (réduire la dose) ■ Insuffisance hépatique (administrer avec précaution ; suivre de près la fonction hépatique).

RÉACTIONS INDÉSIRABLES ET EFFETS SECONDAIRES

SNC : CONVULSIONS (doses élevées).

GI : COLITE PSEUDOMEMBRANEUSE, diarrhée, dysfonctionnement hépatique, nausées, vomissements.

Tég. : rash, urticaire.

Hémat. : dyscrasie.

Divers : réactions allergiques incluant l'ANAPHYLAXIE et la MALADIE SÉRIQUE, surinfection.

INTERACTIONS

Médicament-médicament : Le **probénécide** diminue l'excrétion rénale et augmente les concentrations sanguines d'amoxicilline ; une association médicamenteuse est parfois utilisée à cette fin ■ L'association de l'amoxicilline avec le clavulanate peut potentialiser les effets de la **warfarine** ■ Un traitement concomitant par l'**allopurinol** augmente le risque de rash ■ Le médicament peut diminuer l'efficacité des **contraceptifs oraux**.

VOIES D'ADMINISTRATION ET POSOLOGIE

La plupart des infections

- **PO (adultes et enfants > 38 kg) :** *Comprimés* – 500 mg, toutes les 12 heures, *ou* 250 mg, toutes les 8 heures. *Suspension* – 500 mg, toutes les 12 heures, de la préparation à 125 mg/5 mL ou à 250 mg/5 mL.

Infections graves et infections respiratoires

- **PO (adultes et enfants > 38 kg) :** 875 mg, toutes les 12 heures, *ou* 500 mg, toutes les 8 heures.

Otite moyenne, sinusite, infections des voies respiratoires inférieures, infections graves

- **PO (enfants ≥ 3 mois) :** *Suspension de 200 mg/5 mL ou de 400 mg/5 mL* – 22,5 mg/kg, toutes les 12 heures ; *suspension de 125 mg/5 mL ou de 250 mg/5 mL* – 13,3 mg/kg, toutes les 8 heures.

Infections moins graves

- **PO (enfants ≥ 3 mois) :** *Suspension de 200 mg/5 mL ou de 400 mg/5 mL* – 12,5 mg/kg, toutes les 12 heures ; *suspension de 125 mg/5 mL ou de 250 mg/5 mL* – 6,6 mg/kg, toutes les 8 heures.
- **PO (enfants < 3 mois) :** 15 mg/kg, toutes les 12 heures (on recommande la suspension de 125 mg/ 5 mL).

PRÉSENTATION

Comprimés: 250 mg d'amoxicilline avec 125 mg d'acide clavulanique[Pr], 500 mg d'amoxicilline avec 125 mg de clavulanate[Pr], 875 mg d'amoxicilline avec 125 mg de clavulanate[Pr] ■ **Suspension orale (125 mg/5 mL et 250 mg/5 mL; 200 mg/5 mL et 400 mg/5 mL)**: 125 mg d'amoxicilline avec 31,25 mg d'acide clavulanique/5 mL[Pr], 200 mg d'amoxicilline avec 28,5 mg d'acide clavulanique/5 mL[Pr], 250 mg d'amoxicilline avec 62,5 mg de clavulanate/5 mL[Pr], 400 mg d'amoxicilline avec 57 mg d'acide clavulanique/5 mL[Pr].

PHARMACODYNAMIE (pics sanguins)

	DÉBUT D'ACTION	PIC	DURÉE
PO	30 min	1-2 h	8 h

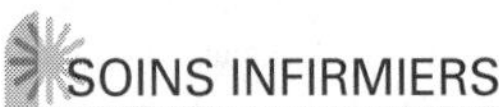

SOINS INFIRMIERS

ÉVALUATION DE LA SITUATION

- Surveiller, au début du traitement et pendant toute sa durée, les signes suivants d'infection: altération des signes vitaux, aspect de la plaie, des crachats, de l'urine et des selles, accroissement du nombre de globules blancs.
- Recueillir les antécédents du patient avant d'amorcer le traitement afin de déterminer ses réactions antérieures à une pénicilline ou à une céphalosporine. Même les personnes n'ayant jamais manifesté de sensibilité à la pénicilline peuvent manifester une réaction allergique.
- SUIVRE DE PRÈS LES SIGNES ET LES SYMPTÔMES SUIVANTS D'ANAPHYLAXIE: rash, prurit, œdème laryngé, respiration sifflante. Signaler immédiatement ces symptômes au médecin ou à un autre professionnel de la santé.
- Prélever les échantillons pour les cultures et les antibiogrammes avant le début du traitement. La première dose peut être administrée avant même que les résultats soient connus.
- SUIVRE DE PRÈS LA FONCTION INTESTINALE. On devrait signaler rapidement à un professionnel de la santé les symptômes suivants de colite pseudomembraneuse: diarrhée, crampes abdominales, fièvre et selles sanglantes. Une colite pseudomembraneuse peut apparaître plusieurs semaines après l'arrêt du traitement.

Tests de laboratoire:

- Le médicament peut entraîner l'élévation des concentrations sériques de phosphatase alcaline, de LDH, d'AST et d'ALT. Les hommes âgés et les patients recevant un traitement prolongé sont exposés à un risque accru de dysfonctionnement hépatique.
- Le médicament peut entraîner des résultats faussement positifs au test de Coombs direct.

DIAGNOSTICS INFIRMIERS POSSIBLES

- Risque d'infection (Indications, Effets secondaires).
- Connaissances insuffisantes sur le traitement médicamenteux (Enseignement au patient et à ses proches).
- Non-observance du traitement médicamenteux (Enseignement au patient et à ses proches).

INTERVENTIONS INFIRMIÈRES

- Administrer le médicament 24 heures sur 24, sans égard aux repas. On peut l'administrer avec des aliments pour diminuer les effets secondaires gastro-intestinaux. Bien mélanger la suspension orale avant de l'administrer. Jeter la suspension reconstituée et réfrigérée après 10 jours (125 mg/5mL et 250 mg/5mL) ou après 7 jours (200 mg/5mL et 400 mg/5mL). (Consulter les directives de chaque fabricant).
- Deux comprimés à 250 mg et un comprimé à 500 mg ne sont pas bioéquivalents.
- *Enfants*: Il est recommandé d'administrer aux enfants < 3 mois la solution orale à 125 mg/5 mL.

ENSEIGNEMENT AU PATIENT ET À SES PROCHES

- Expliquer au patient qu'il doit prendre le médicament 24 heures sur 24 et qu'il doit finir toute la quantité qui lui a été prescrite, même s'il se sent mieux. Insister sur le fait qu'il peut être dangereux de donner ce médicament à une autre personne.
- Recommander à la patiente qui prend des contraceptifs oraux d'utiliser une méthode de contraception non hormonale supplémentaire parallèlement aux contraceptifs oraux, au cours du traitement par l'amoxicilline et jusqu'aux règles suivantes.
- Conseiller au patient de signaler tout signe de surinfection (excroissance pileuse sur la langue, pertes et démangeaisons vaginales, selles molles ou nauséabondes) et d'allergie.
- CONSEILLER AU PATIENT DE PRÉVENIR IMMÉDIATEMENT UN PROFESSIONNEL DE LA SANTÉ EN CAS DE DIARRHÉE, DE CRAMPES ABDOMINALES,

A

DE FIÈVRE, DE SELLES SANGLANTES et de ne prendre aucun agent antidiarrhéique avant de consulter un professionnel de la santé.

- Recommander au patient de prévenir un professionnel de la santé si les symptômes ne s'améliorent pas ou si les nausées et vomissements persistent même lorsque le médicament est pris avec des aliments.

VÉRIFICATION DE L'EFFICACITÉ THÉRAPEUTIQUE

L'efficacité du traitement peut être démontrée par: la disparition des signes et des symptômes d'infection. Le temps de résolution dépend du microorganisme infectant et du siège de l'infection.

AMPHOTÉRICINE B, DÉSOXYCHOLATE D'

Fungizone

AMPHOTÉRICINE B, SULFATE DE CHOLESTÉRYLE

Ce médicament n'est pas commercialisé au Canada.

AMPHOTÉRICINE B, COMPLEXE LIPIDIQUE D'

Abelcet

AMPHOTÉRICINE B LIPOSOMIQUE

AmBisome

CLASSIFICATION:

Antifongique

Grossesse – catégorie B

INDICATIONS

IV: Traitement des infections fongiques manifestes, évolutives, qui risquent d'être mortelles ■ **Amphotéricine B liposomique:** Traitement des infections générales ou disséminées chez les patients réfractaires ou intolérants au traitement à l'amphotéricine B classique ou chez les patients atteints d'insuffisance rénale ■ Cryptococcose disséminée chez des patients atteints du sida. ■ **Complexe lipidique d'amphotéricine B:** Traitement d'infections fongiques envahissantes chez les patients résistants ou intolérants au traitement par l'amphotéricine B classique ■ **Autres voies:** orale, topique, irrigation vésicale, administration par aérosol dans les yeux ou dans les oreilles. **Usages non approuvés: Amphotéricine B liposomique** – Traitement des infections fongiques soupçonnées chez les patients neutropéniques fébriles ■ Traitement de la leishmaniose viscérale

MÉCANISME D'ACTION

Liaison à la membrane de la cellule fongique favorisant l'écoulement du contenu cellulaire ■ La toxicité (particulièrement, les réactions aiguës reliées à la perfusion et la néphrotoxicité) est moindre si on administre des préparations lipidiques. ***Effets thérapeutiques:*** Action fongistatique. **Spectre d'action:** L'amphotéricine B est active contre: *Aspergillus* ■ *Blastomyces* ■ *Candida* ■ *Coccidioides* ■ *Cryptococcus* ■ *Hystoplasma* ■ *Leishmania* ■ les champignons responsables de la mucormycose.

PHARMACOCINÉTIQUE

Absorption: Par suite de l'administration par voie orale, le médicament n'est pas absorbé. Les préparations topiques sont peu absorbées.

Distribution: Après l'administration, le médicament se répartit dans les tissus et les liquides corporels. Il pénètre en faibles quantités dans le liquide céphalorachidien. *Cholestéryle* – l'agent est capté par le foie, la rate et la moelle osseuse, puis est libéré lentement.

Métabolisme et excrétion: L'élimination est très lente. On peut déceler le médicament dans l'urine jusqu'à 7 semaines après l'arrêt du traitement.

Demi-vie: *Deux phases* – la première est de 24 à 48 heures et la deuxième, de 15 jours. *Cholestéryle* – 28 heures. *Liposomique* – 174 heures.

CONTRE-INDICATIONS ET PRÉCAUTIONS/ MISES EN GARDE

Contre-indications: Hypersensibilité.

Précautions/mises en garde: Insuffisance rénale ou anomalies électrolytiques ■ Patients recevant en même temps des transfusions de leucocytes (risque accru de toxicité pulmonaire avec la préparation de complexe lipidique seulement) ■ Grossesse (précédents d'usage sans danger) ■ Allaitement.

RÉACTIONS INDÉSIRABLES ET EFFETS SECONDAIRES

SNC: céphalées, étourdissements, tremblements.

Resp.: dyspnée, hypoxie, respiration sifflante.

CV : hypotension, arythmies.

GI : diarrhée, nausées, vomissements, douleurs abdominales, abdomen dilaté.

GU : néphrotoxicité, hématurie.

HÉ : hypokaliémie, hypocalcémie (cholestéryle seulement), hypomagnésémie.

Hémat. : anémie, dyscrasie.

Locaux : phlébite.

Loc. : arthralgie, myalgie.

SN : neuropathie périphérique.

Divers : RÉACTIONS D'HYPERSENSIBILITÉ, frissons, fièvre, réactions aiguës reliées à la perfusion.

INTERACTIONS

Médicament-médicament : Risque accru de toxicité rénale, de bronchospasme et d'hypotension lors de l'administration concomitante d'**agents antinéoplasiques** ▪ L'usage concomitant de **corticostéroïdes** ou de **corticotrophine** augmente le risque d'hypokaliémie et de dysfonctionnement cardiaque ▪ L'administration simultanée de **zidovudine** peut accroître le risque de myélotoxicité et de néphrotoxicité ▪ La **cyclosporine** augmente le risque de néphrotoxicité ▪ L'association avec la **flucytosine** accentue l'activité antifongique, mais peut augmenter le risque de toxicité induite par la flucytosine ▪ L'association avec des **agents antifongiques de type azole** peut induire une résistance ▪ Risque accru de néphrotoxicité lors de l'administration d'autres **agents néphrotoxiques** ▪ Les **diurétiques thiazidiques** et les **corticostéroïdes** peuvent potentialiser l'hypokaliémie ▪ L'hypokaliémie due à l'amphotéricine augmente le risque de toxicité **digitalique** ▪ L'hypokaliémie peut accentuer les effets curariformes des **myorelaxants**.

VOIES D'ADMINISTRATION ET POSOLOGIE

La dose à administrer et la durée du traitement dépendent de la nature de l'infection à traiter.

Désoxycholate d'amphotéricine B (Fungizone)

- **IV (adultes)** : *Dose initiale* – 0,25 mg/kg ; augmenter lentement les doses quotidiennes jusqu'à 1 mg/kg, selon la tolérance du patient (certaines infections peuvent dicter l'administration de 1,5 mg/kg lorsque le médicament est administré tous les 2 jours).

Complexe lipidique d'amphotéricine B (Abelcet)

- **IV (adultes et enfants)** : 5 mg/kg/jour.

Amphotéricine B liposomique (AmBisome)

- **IV (adultes et enfants)** : *Mycoses générales* : *Dose initiale* – 1 mg/kg/jour, qu'on augmente graduellement jusqu'à 5 mg/kg/jour, au besoin.

PRÉSENTATION

- **Désoxycholate d'amphotéricine B**
  Poudre pour injection : fioles de 50 mg[Pr].
- **Complexe lipidique d'amphotéricine B**
  Suspension pour injection : 50 mg, en fioles de 10 mL[Pr], 100 mg, en fioles de 20 mL[Pr].
- **Amphotéricine B liposomique**
  Poudre pour injection : fioles de 50 mg[Pr].

PHARMACODYNAMIE (taux sériques)

	DÉBUT D'ACTION	PIC	DURÉE
IV	rapide	fin de la perfusion	24 h

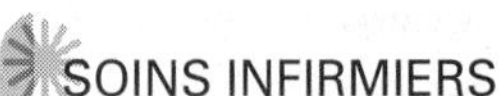

SOINS INFIRMIERS

ÉVALUATION DE LA SITUATION

- Au cours des deux premières heures qui suivent le début de la perfusion de chaque dose, rester à l'affût des symptômes suivants : fièvre, frissons, céphalées, anorexie, nausées ou vomissements. L'administration préalable d'agents antipyrétiques, de corticostéroïdes, d'antihistaminiques, de mépéridine et d'antiémétiques et le maintien de l'équilibre sodique peuvent diminuer ces réactions. La réaction fébrile disparaît habituellement dans les 4 heures qui suivent la fin de la perfusion.
- Observer fréquemment le point d'injection pour déceler des signes de thrombophlébite ou les fuites. Le médicament irrite fortement les tissus. L'ajout d'héparine à la solution IV peut diminuer le risque de thrombophlébite.
- NOTER LES SIGNES VITAUX TOUTES LES 30 MINUTES, AU COURS DES 2 À 4 HEURES QUI SUIVENT L'ADMINISTRATION. On a déjà administré de la mépéridine et du dantrolène pour prévenir et pour traiter les frissons. Évaluer l'état des voies respiratoires (murmure vésiculaire, dyspnée) tous les jours. Prévenir le médecin de tout changement. En cas de détresse respiratoire, arrêter immédiatement la perfusion, car il y a risque d'anaphylaxie. Le matériel de réanimation cardiopulmonaire devrait être toujours à portée de la main.

A

- Effectuer le bilan quotidien des ingesta et des excreta et peser le patient tous les jours. Une hydratation adéquate (de 2 000 à 3 000 mL/jour) peut réduire le risque de néphrotoxicité.

Tests de laboratoire: EXAMINER TOUTES LES SEMAINES LA NUMÉRATION GLOBULAIRE ET LA NUMÉRATION PLAQUETTAIRE. MESURER UN JOUR SUR DEUX LES CONCENTRATIONS D'URÉE ET DE CRÉATININE SÉRIQUE PENDANT LES MAJORATIONS DE DOSE, PUIS, 2 FOIS PAR SEMAINE; MESURER LES CONCENTRATIONS DE POTASSIUM ET DE MAGNÉSIUM, 2 FOIS PAR SEMAINE. UNE HYPOKALIÉMIE MORTELLE PEUT SURVENIR APRÈS L'ADMINISTRATION DE CHAQUE DOSE. Si les concentrations d'urée dépassent 14 mmol/L ou si celles de créatinine sérique dépassent 273 µmol/L, on devrait réduire la dose ou arrêter l'administration jusqu'à ce que la fonction rénale s'améliore. Le médicament peut diminuer les concentrations d'hémoglobine et de magnésium, ainsi que l'hématocrite.

DIAGNOSTICS INFIRMIERS POSSIBLES

- Risque d'infection (Indications).
- Connaissances insuffisantes sur le traitement médicamenteux (Enseignement au patient et à ses proches).

INTERVENTIONS INFIRMIÈRES

- Ne pas confondre le sulfate de cholestéryle d'amphotéricine B, le désoxycholate d'amphotéricine B (Fungizone), le complexe lipidique d'amphotéricine B (Abelcet) et l'amphotéricine B liposomique (AmBisome), car ils ne sont pas interchangeables.
- Ce médicament devrait être administré par voie IV seulement aux patients hospitalisés ou à ceux qui se trouvent sous une étroite surveillance. On doit confirmer le diagnostic avant de commencer l'administration.

Désoxycholate d'amphotéricine B

IV: Reconstituer le contenu d'une fiole de 50 mg avec 10 mL d'eau stérile pour injection sans agent bactériostatique. La concentration obtenue sera de 5 mg/mL. Bien mélanger la solution jusqu'à ce qu'elle devienne transparente. Diluer de nouveau chaque mg avec au moins 10 mL de solution de D5%E (pH > 4,2) pour obtenir une concentration de 100 µg (0,1 mg)/mL. Ne pas utiliser d'autres diluants. Éviter d'utiliser une solution contenant un précipité. Utiliser une aiguille de calibre 20; changer d'aiguille à chaque étape de la dilution. Porter des gants au cours de la manipulation de ce médicament. Conserver le médicament à l'abri de la lumière. La solution reconstituée est stable pendant 24 heures à température ambiante et pendant une semaine au réfrigérateur.

Perfusion intermittente: Administrer de préférence par une tubulure centrale. Si on administre par une tubulure périphérique, changer l'emplacement de l'aiguille lors de l'administration de chaque dose pour éviter la phlébite. Si on utilise un filtre intégré, le diamètre moyen des pores ne devrait pas être inférieur à 1 micron. Une brève exposition à la lumière (8 heures) ne modifie pas la puissance du médicament.

Vitesse d'administration: Administrer lentement par une pompe de perfusion pendant environ 6 heures.

Association compatible dans la même seringue: héparine.

Compatibilité (tubulure en Y): aldesleukine ■ diltiazem ■ famotidine ■ tacrolimus ■ téniposide ■ thiotépa ■ zidovudine.

Incompatibilité (tubulure en Y): allopurinol sodique ■ amifostine ■ aztréonam ■ énalaprilate ■ filgrastim ■ fluconazole ■ fludarabine ■ foscarnet ■ granisétron ■ melphalan ■ méropenem ■ ondansétron ■ paclitaxel ■ pipéracilline/tazobactam ■ propofol ■ vinorelbine.

Compatibilité en addition au soluté: héparine ■ hydrocortisone ■ sodium, bicarbonate de.

Incompatibilité en addition au soluté: calcium, chlorure de ■ calcium, gluconate de ■ cimétidine ■ diphenhydramine ■ potassium, chlorure de ■ ranitidine.

Incompatibilité avec des solutions: solution de lactate de Ringer pour injection ■ solutions salées.

Complexe lipidique d'amphotéricine B

IV: Préparer la solution juste avant de l'administrer. Secouer délicatement la fiole jusqu'à ce que le sédiment jaune soit dissous. Retirer la dose du nombre nécessaire de fioles avec une aiguille de calibre 18. Remplacer l'aiguille de la seringue remplie de complexe lipidique d'amphotéricine B par une aiguille à filtre de 5 microns. On peut utiliser une même aiguille à filtre pour filtrer le contenu d'un maximum de 4 fioles de 100 mg ou de 8 fioles de 50 mg. Introduire l'aiguille à filtre dans un sac IV contenant une solution de D5%E et vider le contenu de la seringue dans le sac pour obtenir une concentration de 1 mg/mL (2 mg/mL pour les enfants ou les patients qui ne peuvent tolérer de gros volumes de liquides). Ne pas utiliser des mélanges contenant des particules étrangères. Les fioles sont destinées à un usage unique; jeter toute quantité inutilisée. Réfrigérer la solution après dilution. Elle peut être conservée au réfrigérateur pen-

dant 48 heures au maximum et pendant 6 heures supplémentaires à la température ambiante.
Perfusion intermittente : Ne pas utiliser de filtre intégré.
Vitesse d'administration : Administrer à une vitesse de 2,5 mg/kg/heure par une pompe de perfusion. Si le temps de perfusion dépasse 2 heures, mélanger le contenu toutes les 2 heures en agitant le sac.
Incompatibilité (tubulure en Y) : Rincer la tubulure IV avec une solution de D5%E avant la perfusion ou utiliser une tubulure séparée.
Incompatibilité en addition au soluté : électrolytes.
Incompatibilité avec des solutions : solutions salées.
Usage topique non approuvé : Enfiler des gants ; appliquer la préparation topique généreusement et frotter pour bien la faire pénétrer. Bien agiter la lotion avant de l'appliquer. Ne pas recouvrir de pansements occlusifs. Cesser le traitement si les lésions s'aggravent ou si des signes d'hypersensibilité apparaissent.

Amphotéricine B liposomique
Perfusion intermittente : Pour reconstituer la solution, ajouter 12 mL d'eau stérile sans agent bactériostatique à une fiole de 50 mg pour obtenir une concentration de 4 mg/mL. Secouer immédiatement la fiole avec vigueur, pendant au moins 30 secondes jusqu'à ce toutes les particules soient complètement dispersées. Retirer le volume nécessaire à la dilution. À l'aide d'un filtre de 5 microns, fixé à la seringue, diluer la préparation dans une solution de D5%E pour obtenir une concentration de 0,2 à 2 mg/mL. La solution reconstituée est stable pendant 24 heures au réfrigérateur. La solution diluée devrait être utilisée dans les 6 heures qui suivent la dilution.
Vitesse d'administration : Perfuser en 30 à 60 minutes. Si le patient éprouve un malaise pendant la perfusion, on peut en prolonger la durée. Elle peut être administrée par un filtre intégré dont le diamètre des pores est d'au moins 1 micron.
Incompatibilité (tubulure en Y) : Si la solution est administrée par une tubulure déjà en place, la rincer avec une solution de D5%E, avant la perfusion ou utiliser une tubulure séparée.
Incompatibilité avec des solutions : Ne pas diluer ni mélanger avec des solutions salées, d'autres médicaments ou une solution contenant un agent bactériostatique.

ENSEIGNEMENT AU PATIENT ET À SES PROCHES

Expliquer au patient le besoin de recourir à un traitement prolongé par voie IV ou par voie topique.
PO : Conseiller au patient de faire rouler le médicament dans la bouche aussi longtemps que possible avant de l'avaler.
IV : Informer le patient des effets secondaires possibles et du risque de douleur au point de ponction IV. En cas d'effet secondaire, lui conseiller de le signaler à un professionnel de la santé.
Soins à domicile : Expliquer au membre de la famille ou au soignant la méthode de dilution, la vitesse d'administration, le mode d'administration du médicament et l'entretien approprié du matériel IV.
Usage topique : Prévenir le patient que la préparation topique peut tacher les vêtements. La crème ou la lotion peut être enlevée avec du savon et de l'eau tiède et l'onguent, avec un liquide nettoyant.

VÉRIFICATION DE L'EFFICACITÉ THÉRAPEUTIQUE

L'efficacité du traitement peut être démontrée par : la disparition des signes et des symptômes d'infection. Pour éviter les rechutes, il peut s'avérer nécessaire d'administrer le traitement pendant plusieurs semaines et même pendant plusieurs mois. ✳

AMPICILLINE

Ampicin, Apo-Ampi, Novo-Ampicillin, Nu-Ampi, Pro-Ampi

CLASSIFICATION :
Anti-infectieux (pénicilline)
Grossesse – catégorie B

INDICATIONS

Traitement des infections suivantes dues à des micro-organismes sensibles Gram négatif et Gram positif : otite moyenne ▪ sinusite ▪ infections respiratoires ▪ infections génito-urinaires ▪ infections gastro-intestinales. **Usages non approuvés :** Prévention de l'infection chez certaines patientes exposées à un risque élevé qui doivent subir une césarienne ▪ Infections de la peau et de ses annexes, infections des tissus mous ▪ Méningite ▪ Septicémie ▪ Prophylaxie de l'endocardite.

MÉCANISME D'ACTION

Liaison à la paroi de la cellule bactérienne entraînant la destruction de la bactérie. ***Effets thérapeutiques :*** Effet bactéricide ; spectre plus large que celui de la pénicilline. **Spectre d'action :** L'ampicilline

A

est active contre : les streptocoques ■ les pneumocoques ■ les entérocoques ■ *Hæmophilus influenzæ* ■ *Escherichia coli* ■ *Proteus mirabilis* ■ *Neisseria meningitidis* ■ *N. gonorrhϾæ* ■ *Shigella* ■ *Salmonella*.

PHARMACOCINÉTIQUE

Absorption : Absorption modérée à partir du duodénum (de 30 à 50 %).

Distribution : Le médicament diffuse rapidement dans les tissus et liquides corporels. La pénétration dans le liquide céphalorachidien est accrue en présence d'une inflammation des méninges. L'ampicilline traverse le placenta et pénètre en petites quantités dans le lait maternel.

Métabolisme et excrétion : Métabolisme hépatique variable (entre 12 et 50 %). Excrétion rénale variable (de 25 à 60 %, après administration par voie orale et de 50 à 85 %, après administration par voie IM).

Demi-vie : De 1 à 1,5 heure (prolongée dans le cas d'insuffisance rénale).

CONTRE-INDICATIONS ET PRÉCAUTIONS/ MISES EN GARDE

Contre-indications : Hypersensibilité aux pénicillines ou aux céphalosporines.

Précautions/mises en garde : Insuffisance rénale grave (la réduction de la dose s'avère nécessaire si la Cl_{Cr} < 10 mL/minute) ■ Mononucléose infectieuse (incidence accrue de rash) ■ Grossesse et allaitement (précédents d'usage).

RÉACTIONS INDÉSIRABLES ET EFFETS SECONDAIRES

SNC : CONVULSIONS (doses élevées).

GI : COLITE PSEUDOMEMBRANEUSE, diarrhée, nausées, vomissements

Tég. : rash, urticaire.

Hémat. : dyscrasie.

Divers : réactions allergiques incluant l'ANAPHYLAXIE et la MALADIE SÉRIQUE, surinfection.

INTERACTIONS

Médicament-médicament : Le **probénécide** diminue l'excrétion rénale et augmente les concentrations sanguines d'ampicilline. Une association médicamenteuse est parfois utilisée à cette fin ■ Des doses élevées d'ampicilline peuvent accroître le risque de saignements lors de l'usage concomitant de **warfarine** ■ L'incidence de rash est plus élevée lors de l'administration concomitante d'**allopurinol** ■ L'ampicilline peut diminuer l'efficacité des **contraceptifs hormonaux**.

VOIES D'ADMINISTRATION ET POSOLOGIE

Infections des oreilles, du nez, de la gorge et des voies respiratoires

- **PO (adultes et enfants > 20 kg) :** 250 mg, toutes les 6 heures.
- **PO (enfants ≤ 20 kg) :** *Jusqu'à 5 kg* – de 250 à 500 mg par jour, en doses fractionnées, toutes les 6 heures ; *> 5 kg et jusqu'à 20 kg* – de 25 à 100 mg/kg/jour, en doses fractionnées, toutes les 6 heures.
- **IM, IV (adultes) :** De 250 à 500 mg, toutes les 6 heures.
- **IM, IV (enfants) :** De 25 à 50 mg/kg/jour, en doses fractionnées, toutes les 6 heures.

Infections GI/GU

- **PO (adultes et enfants > 20 kg) :** 500 mg, toutes les 6 à 8 heures (administrer des doses plus élevées pour traiter les infections plus graves ou chroniques).
- **PO (enfants ≤ 20 kg) :** *Jusqu'à 5 kg* – de 250 à 500 mg par jour, en doses fractionnées, toutes les 6 heures ; *> 5 kg et jusqu'à 20 kg* – de 25 à 100 mg/kg/jour, en doses fractionnées, toutes les 6 heures.
- **IM, IV (adultes) :** 500 mg, toutes les 6 heures
- **IM, IV (enfants) :** 50 mg/kg/jour, en doses fractionnées, toutes les 6 heures.

PRÉSENTATION

Capsules : 250 mg[Pr], 500 mg[Pr] ■ **Suspension orale (parfum de cerise sauvage) :** 125 mg/5 mL[Pr], 250 mg/5 mL[Pr], 500 mg/5 mL[Pr] ■ **Solution pour injection :** fioles à 125 mg[Pr], 250 mg[Pr], 500 mg, 1 et 2 g[Pr].

PHARMACODYNAMIE (taux sériques)

	DÉBUT D'ACTION	PIC	DURÉE
PO	rapide	1,5 – 2 h	4 – 6 h
IM	rapide	1 h	4 – 6 h
IV	rapide	fin de la perfusion	4 – 6 h

SOINS INFIRMIERS

ÉVALUATION DE LA SITUATION

- Surveiller, au début du traitement et pendant toute sa durée, les signes suivants d'infection : altération des signes vitaux, aspect de la plaie, des crachats, de l'urine et des selles, accroissement du nombre de leucocytes.

- Recueillir les antécédents du patient avant d'amorcer le traitement afin de déterminer ses réactions antérieures à une pénicilline ou à une céphalosporine. Même les personnes n'ayant jamais manifesté de sensibilité à la pénicilline peuvent manifester une réaction allergique.
- Prélever des échantillons pour les cultures et les antibiogrammes avant le début du traitement. La première dose peut être administrée avant même que les résultats soient connus.
- SUIVRE DE PRÈS LES SIGNES ET LES SYMPTÔMES SUIVANTS D'ANAPHYLAXIE : rash, prurit, œdème laryngé, respiration sifflante. Interrompre l'administration du médicament et signaler immédiatement ces symptômes au médecin ou à un autre professionnel de la santé. Garder à portée de la main de l'épinéphrine, un antihistaminique et le matériel de réanimation pour parer à une réaction anaphylactique.
- Évaluer l'état de la peau à la recherche d'un rash induit par l'ampicilline, qui se présente sous la forme d'une éruption non allergique, maculaire ou maculopapulaire, légèrement prurigineuse, d'un rouge mat.

Tests de laboratoire :

- Le médicament peut entraîner l'élévation des concentrations sériques d'AST et d'ALT.
- Le médicament peut provoquer des diminutions passagères des concentrations d'œstradiol, d'œstriol conjugué total, d'œstriol-glucuronide ou d'œstrone conjuguée chez les femmes enceintes.
- Le médicament peut entraîner des résultats faussement positifs au test de Coombs direct.

DIAGNOSTICS INFIRMIERS POSSIBLES

- Risque d'infection (Indications, Effets secondaires).
- Connaissances insuffisantes sur le traitement médicamenteux (Enseignement au patient et à ses proches).
- Non-observance du traitement médicamenteux (Enseignement au patient et à ses proches).

INTERVENTIONS INFIRMIÈRES

Réserver l'administration par voie IM ou IV aux infections modérément graves ou graves ou chez les patients incapables d'utiliser la voie orale. Substituer à ces voies la voie orale aussitôt que possible.

PO : Administrer le médicament 24 heures sur 24. Il doit être pris à jeun, avec un grand verre d'eau, au moins 1 heure avant ou 2 heures après les repas. On peut vider le contenu des capsules dans un verre d'eau. La suspension orale reconstituée garde son efficacité pendant 21 jours au réfrigérateur (consulter les directives de chaque fabricant). L'association avec le probénécide devrait être utilisée immédiatement après la reconstitution de la solution.

IM : Reconstituer les préparations IM et IV en ajoutant de 0,9 à 1,2 mL d'eau stérile pour injection à une fiole de 125 mg, de 0,9 à 1,9 mL à une fiole de 250 mg, de 1,2 à 1,8 mL à une fiole de 500 mg, de 2,4 à 7,4 mL à une fiole de 1 g et 6,8 mL à une fiole de 2 g. Consulter les directives de chaque fabricant avant de reconstituer la préparation.

IV directe : Ajouter le volume d'eau stérile pour injection recommandé par le fabricant et rediluer de façon à obtenir une concentration de 50 mg/mL.

Vitesse d'administration : Les doses de 125 à 500 mg peuvent être administrées en perfusion pendant 3 à 5 minutes, dans l'heure qui suit la reconstitution. Une administration rapide peut provoquer des convulsions.

Perfusion intermittente : Diluer dans 50 mL ou plus de solution de NaCl 0,9 %, de D5%E, de D5%/NaCl 0,45 % ou de solution de lactate de Ringer, jusqu'à l'obtention d'une concentration maximale de 30 mg/mL et administrer en l'espace de 4 heures (la solution est plus stable si elle contient du NaCl).

Vitesse d'administration : Administrer les doses (de 1 à 2 g) en perfusion pendant 10 à 15 minutes.

Associations compatibles dans la même seringue : chloramphénicol ▪ héparine ▪ procaïne.

Associations incompatibles dans la même seringue : érythromycine, lactobionate d' ▪ gentamicine ▪ kanamycine ▪ métoclopramide.

Compatibilité (tubulure en Y) : acyclovir ▪ allopurinol sodique ▪ amifostine ▪ aztréonam ▪ cyclophosphamide ▪ énalaprilate ▪ esmolol ▪ famotidine ▪ filgrastim ▪ fludarabine ▪ foscarnet ▪ granisétron ▪ héparine ▪ insuline régulière ▪ labétalol ▪ magnésium, sulfate de ▪ melphalan ▪ mépéridine ▪ morphine ▪ multivitamines ▪ ofloxacine ▪ perphénazine ▪ phytonadione ▪ potassium, chlorure de ▪ propofol ▪ tacrolimus ▪ téniposide ▪ théophylline ▪ thiotépa ▪ tolazoline ▪ vitamines du complexe B avec C.

Incompatibilité (tubulure en Y) : épinéphrine ▪ fluconazole ▪ hydralazine ▪ midazolam ▪ ondansétron

A

■ sargramostim ■ vérapamil ■ vinorelbine ■ Si les aminosides et les pénicillines doivent être administrés en concomitance, choisir des points de ponction différents et espacer les injections de une heure.

Incompatibilité en addition au soluté: amikacine ■ gentamicine ■ kanamycine ■ tobramycine.

ENSEIGNEMENT AU PATIENT ET À SES PROCHES

- Expliquer au patient qu'il doit prendre le médicament 24 heures sur 24 et qu'il doit finir toute la quantité qui lui a été prescrite, même s'il se sent mieux. Insister sur le fait qu'il peut être dangereux de donner ce médicament à une autre personne.
- Conseiller au patient de signaler à un professionnel de la santé les signes de surinfection (excroissance pileuse sur la langue, pertes et démangeaisons vaginales, selles molles ou nauséabondes) et les allergies.
- Recommander à la patiente qui prend un contraceptif oral de recourir à un moyen de contraception non hormonal différent ou supplémentaire durant le traitement par l'ampicilline et jusqu'aux prochaines règles.
- RECOMMANDER AU PATIENT DE COMMUNIQUER AVEC UN PROFESSIONNEL DE LA SANTÉ EN CAS DE FIÈVRE ET DE DIARRHÉE, PARTICULIÈREMENT EN PRÉSENCE DE SANG, DE PUS OU DE MUCUS DANS LES SELLES. LUI CONSEILLER DE NE PAS TRAITER LA DIARRHÉE SANS AVOIR CONSULTÉ UN PROFESSIONNEL DE LA SANTÉ. CES SYMPTÔMES PEUVENT SE MANIFESTER MÊME PLUSIEURS SEMAINES APRÈS L'ARRÊT DU TRAITEMENT.
- Recommander au patient de prévenir un professionnel de la santé si les symptômes ne s'améliorent pas.
- Expliquer au patient ayant des antécédents de cardite rhumatismale ou de remplacement valvulaire qu'il est important de suivre un traitement antimicrobien prophylactique avant de se soumettre à une intervention médicale ou dentaire effractive (voir l'annexe M).

VÉRIFICATION DE L'EFFICACITÉ THÉRAPEUTIQUE

L'efficacité du traitement peut être démontrée par: la disparition des signes et des symptômes d'infection. Le temps de résolution complète dépend du micro-organisme infectant et du siège de l'infection ■ la prophylaxie de l'endocardite. ✱

AMPRÉNAVIR

Agenerase

CLASSIFICATION:

Antirétroviral (inhibiteur de la protéase)

Grossesse – catégorie C

INDICATIONS

Traitement des infections par le VIH en association avec d'autres agents antirétroviraux chez les patients qui ont déjà pris un inhibiteur de la protéase.

MÉCANISME D'ACTION

Inhibition des effets de la protéase du VIH et prévention du clivage des polyprotéines virales. ***Effets thérapeutiques:*** Augmentation du nombre de cellules CD4 et diminution de la charge virale, ce qui ralentit l'évolution du VIH et de ses séquelles.

PHARMACOCINÉTIQUE

Absorption: Par suite de l'administration par voie orale, l'absorption est rapide. La biodisponibilité de l'amprénavir en solution buvable est de 14 % inférieure à celle de l'amprénavir sous forme de capsules.

Distribution: Le médicament se lie à 90 % aux protéines plasmatiques.

Métabolisme et excrétion: L'amprénavir est surtout métabolisé par le foie; une fraction < 3 % est excrétée à l'état inchangé par les reins.

Demi-vie: De 7,1 à 10,6 heures.

CONTRE-INDICATIONS ET PRÉCAUTIONS/ MISES EN GARDE

Contre-indications: Hypersensibilité cliniquement importante à l'un des ingrédients des formulations ■ Administration concomitante d'astémizole, de cisapride, de diazépam, de dihydroergotamine, d'ergotamine, de flurazépam, de midazolam, de pimozide, de terfénadine et de triazolam (risque de toxicité grave pouvant mener à une issue fatale) ■ Administration concomitante de rifampine ■ *Solution buvable (à cause du risque de toxicité attribuable à la forte teneur en propylène glycol)* – nourrissons ■ enfants de moins de 4 ans ■ femmes enceintes ■ insuffisance rénale ■ insuffisance hépatique ■ administration concomitante de disulfiram ou de métronidazole.

Précautions/mises en garde: Hypersensibilité aux sulfamides ■ Insuffisance hépatique (réduire la dose) ▪ Hémophilie (risque accru de saignements) ▪ Diabète (risque d'aggravation de l'hyperglycémie) ▪ Grossesse et allaitement (l'innocuité du médicament n'a pas été établie ; il est déconseillé aux patientes infectées par le VIH d'allaiter) ▪ Administration concomitante de vitamine E.

Extrême prudence : ADMINISTRATION CONCOMITANTE D'AMIODARONE, DE LIDOCAÏNE PAR VOIE PARENTÉRALE, D'ANTIDÉPRESSEURS TRICYCLIQUES OU DE QUINIDINE (RISQUE D'INTERACTIONS MÉDICAMENTEUSES POUVANT METTRE LA VIE DU PATIENT EN DANGER).

RÉACTIONS INDÉSIRABLES ET EFFETS SECONDAIRES

SNC : dépression, troubles de l'humeur.
GI : diarrhée, nausées, altération du goût, vomissements.
Tég. : rash.
End. : hyperglycémie.
Métab. : hyperlipidémie.

INTERACTIONS

Médicament-médicament : L'administration concomitante de **midazolam**, de **triazolam**, de **bépridil**, de **dihydroergotamine**, d'**ergotamine** et de **cisapride** entraîne une élévation des concentrations sanguines et du risque de toxicité de ces médicaments ; l'administration concomitante est donc contre-indiquée ▪ L'administration concomitante d'**amiodarone**, de **lidocaïne (par voie parentérale)**, de **quinidine**, d'**antidépresseurs tricycliques** et de **warfarine** entraîne une élévation des concentrations sanguines et du risque de toxicité de ces médicaments ; une observation étroite des patients s'impose ▪ Élévation marquée des concentrations sanguines de **rifabutine** ; diminuer la dose de rifabutine d'au moins 50 % en cas d'administration concomitante ▪ L'administration concomitante d'**atorvastatine**, de **cérivastatine**, de **lovastatine**, de **pravastatine**, de **simvastatine**, d'**érythromycine**, de **dapsone**, d'**itraconazole**, d'**alprazolam**, de **diazépam**, de **flurazépam**, de **diltiazem**, de **nicardipine**, de **nifédipine**, de **nimodipine**, de **clozapine**, de **carbamazépine**, de **loratadine** et de **pimozide** peut entraîner une élévation des concentrations sanguines et du risque de toxicité de ces médicaments ▪ L'administration concomitante de **sildénafil** augmente le risque de priapisme, d'hypotension et de troubles de la vue ▪ La **rifampine** abaisse considérablement les concentrations sanguines et l'efficacité de l'amprénavir ; l'administration concomitante de ces deux médicaments est contre-indiquée ▪ Le **phénobarbital**, la **phénytoïne**, la **carbamazépine**, l'**éfavirenz** et la **névirapine** abaissent les concentrations de l'amprénavir et peuvent réduire son effet antirétroviral ▪ Le médicament peut modifier les effets des **contraceptifs hormonaux** ▪ La **cimétidine** et le **ritonavir** peuvent élever les concentrations d'amprénavir ▪ Les **antiacides** et la **didanosine** (en raison du tampon qu'elle contient) peuvent réduire l'absorption de l'amprénavir (espacer les administrations de 1 heure).

Médicament-aliments : Risque de diminution de l'absorption du médicament si le patient prend un **repas riche en matières grasses**.

VOIES D'ADMINISTRATION ET POSOLOGIE

- **PO (adultes, adolescents de plus de 12 ans) :** 1 200 mg (8 capsules de 150 mg), 2 fois par jour, en association avec d'autres agents antirétroviraux, à part le ritonavir. La dose recommandée est de 600 mg d'amprénavir et de 100 mg de ritonavir, 2 fois par jour, lorsqu'on administre ces deux médicaments en association en plus d'autres antirétroviraux.
- **Patients incapables d'avaler les capsules :** 22,5 mg (1,5 mL)/kg, 2 fois par jour ou 17 mg (1,1 mL)/kg, 3 fois par jour, en association avec d'autres antirétroviraux, jusqu'à concurrence de 2 800 mg par jour.

Insuffisance hépatique

- **PO (adultes) :** *Score de Child-Pugh de 5 à 8 :* capsules : 450 mg, 2 fois par jour ; solution buvable : 513 mg (34 mL), 2 fois par jour en association avec d'autres agents antirétroviraux ; *score de Child-Pugh de 9 à 12 :* capsules : 300 mg, 2 fois par jour ; solution buvable : 342 mg (23 mL), 2 fois par jour en association avec d'autres agents antirétroviraux.

PRÉSENTATION

Les capsules et la solution buvable renferment une quantité de vitamine E qui dépasse l'apport quotidien recommandé.

Capsules : 50 mg[Pr], 150 mg[Pr] ▪ **Solution buvable (parfum de raisin, de « gomme balloune », de menthe poivrée) :** 15 mg/mL[Pr].

PHARMACODYNAMIE (taux sériques)

	DÉBUT D'ACTION	PIC	DURÉE
PO	rapide	1 – 2 h	8 – 12 h

A

SOINS INFIRMIERS

ÉVALUATION DE LA SITUATION

- Suivre de près le patient pour déceler tout changement dans la gravité des symptômes associés au VIH; rester à l'affût des symptômes d'infections opportunistes pendant toute la durée du traitement.
- Déceler les signes d'allergie aux sulfamides. Risque de sensibilité croisée.
- SUIVRE DE PRÈS LE PATIENT POUR DÉCELER LES RÉACTIONS CUTANÉES TOUT AU LONG DU TRAITEMENT. Ces réactions peuvent être graves et même mortelles. Cesser le traitement en cas de réactions graves ou de rash modéré s'accompagnant de symptômes généraux.

Tests de laboratoire: Noter la charge virale et le nombre de cellules CD4 à intervalles réguliers tout au long du traitement. Le médicament peut élever la glycémie, la cholestérolémie et les taux de triglycérides.

DIAGNOSTICS INFIRMIERS POSSIBLES

- Risque d'infection (Indications).
- Connaissances insuffisantes sur la maladie et sur le traitement médicamenteux (Enseignement au patient et à ses proches).
- Non-observance du traitement médicamenteux (Enseignement au patient et à ses proches).

INTERVENTIONS INFIRMIÈRES

Administrer les antiacides ou la didanosine au moins 1 heure avant ou après l'amprénavir.

PO:

- Le médicament peut être administré avec ou sans aliments. Éviter de servir au patient des repas riches en matières grasses qui pourraient réduire l'absorption de l'amprénavir. Les capsules et la solution buvable peuvent être conservées à la température ambiante; ne pas réfrigérer ni congeler la préparation.
- La solution buvable et les capsules ne sont pas interchangeables mg pour mg.

ENSEIGNEMENT AU PATIENT ET À SES PROCHES

- Expliquer au patient qu'il doit respecter scrupuleusement la posologie recommandée. Le médicament doit toujours être administré en association avec d'autres agents antirétroviraux. Prévenir le patient qu'il ne doit pas dépasser la dose qui lui a été prescrite et qu'il ne doit pas arrêter le traitement sans avoir consulté un professionnel de la santé. S'il n'a pas pu prendre une dose, il doit la prendre aussitôt que possible dans les 4 heures suivant l'heure prévue, puis reprendre l'horaire habituel. Si plus de 4 heures se sont écoulées, il doit sauter cette dose et prendre la dose suivante à l'heure prévue, sans jamais remplacer une dose manquée par une double dose.
- Expliquer au patient qu'il ne doit pas donner de l'amprénavir à une autre personne.
- Expliquer au patient que l'amprénavir ne guérit pas le sida, n'empêche pas l'apparition d'infections associées ou opportunistes et ne réduit pas le risque de transmission du VIH à d'autres personnes par les rapports sexuels ou par la contamination du sang. Inciter le patient à utiliser un condom, à ne pas se servir des mêmes aiguilles qu'une autre personne et à ne pas donner du sang afin de prévenir la transmission du virus du sida à autrui. Informer le patient que les effets à longue échéance de l'amprénavir sont encore inconnus.
- Conseiller au patient d'informer tous les professionnels de la santé de tous les médicaments qu'il prend et lui recommander de les consulter avant de prendre un médicament sur ordonnance ou en vente libre en raison du risque d'interactions médicamenteuses graves. Il doit éviter de prendre des suppléments de vitamine E tout au long du traitement par l'amprénavir.
- L'amprénavir peut réduire l'efficacité des contraceptifs oraux; conseiller à la patiente d'utiliser un autre moyen de contraception non hormonal pendant toute la durée du traitement.
- Recommander au patient de signaler à un professionnel de la santé si des nausées, des vomissements, de la diarrhée ou un rash surviennent durant le traitement.
- Insister sur le fait qu'il est important de se soumettre à intervalles réguliers à des examens de suivi et à des analyses de sang permettant de déterminer les bienfaits du médicament et d'en déceler les effets secondaires.

VÉRIFICATION DE L'EFFICACITÉ THÉRAPEUTIQUE

L'efficacité du traitement peut être démontrée par: le ralentissement de l'évolution du sida et la diminution de la fréquence d'infections opportunistes chez les patients infectés par le virus de l'immunodéficience humaine (VIH) ▪ la diminution de la charge virale et l'augmentation du nombre de cellules CD4. ✳

ANASTRAZOLE

Arimidex

CLASSIFICATION :

Antinéoplasique (agent hormonal – inhibiteur de l'aromatase)

Grossesse – catégorie D

INDICATIONS

Traitement du cancer du sein d'un stade avancé chez les patientes ménopausées, chez lesquelles la maladie a évolué malgré le traitement par le tamoxiphène.

MÉCANISME D'ACTION

Inhibition de l'enzyme aromatase, qui est partiellement responsable de la transformation des précurseurs des œstrogènes. ***Effets thérapeutiques :*** Abaissement des concentrations d'œstrogènes circulants, ce qui pourrait arrêter l'évolution des tumeurs sensibles aux œstrogènes.

PHARMACOCINÉTIQUE

Absorption : Une fraction de 83 à 85 % est absorbée par suite de l'administration par voie orale.
Distribution : Inconnue.
Métabolisme et excrétion : Une fraction de 85 % est métabolisée par le foie ; une fraction de 11 % est excrétée par les reins.
Demi-vie : 50 heures.

CONTRE-INDICATIONS ET PRÉCAUTIONS/ MISES EN GARDE

Contre-indications : Grossesse et allaitement ▪ Hypersensibilité au médicament ou à un de ses ingrédients.
Précautions/mises en garde : Femmes en âge de procréer ▪ Allaitement ou enfants (l'innocuité du médicament n'a pas été établie).

RÉACTIONS INDÉSIRABLES ET EFFETS SECONDAIRES

SNC : céphalées, faiblesse, étourdissements.
ORLO : pharyngite.
Resp. : dyspnée, toux accrue.
CV : œdème périphérique.
GI : nausées, douleurs abdominales, anorexie, constipation, diarrhée, sécheresse de la bouche (xérostomie), vomissements.
GU : douleurs pelviennes, saignements vaginaux, sécheresse vaginale.
Tég. : rash, transpiration.
Métab. : gain pondéral.
Loc. : douleurs au dos, douleurs aux os.
SN : paresthésie.
Divers : bouffées vasomotrices, douleurs.

INTERACTIONS

Médicament-médicament : Aucune interaction notable.

VOIES D'ADMINISTRATION ET POSOLOGIE

PO (adultes) : 1 mg par jour.

PRÉSENTATION

Comprimés : 1mg[Pr].

PHARMACODYNAMIE (abaissement des concentrations sériques d'œstradiol)

	Début d'action	Pic	Durée
PO	dans les 24 h	14 jours	6 jours†

† Après l'arrêt du traitement.

✳ SOINS INFIRMIERS

ÉVALUATION DE LA SITUATION

Suivre la patiente à intervalles réguliers, pendant toute la durée du traitement, pour évaluer l'intensité de la douleur et pour déceler les autres effets secondaires.
Tests de laboratoire : Le médicament peut entraîner une élévation des concentrations de GGT, d'AST, d'ALT, de phosphatase alcaline, de cholestérol total et de cholestérol LDL.

DIAGNOSTICS INFIRMIERS POSSIBLES

- Douleur aiguë (Effets secondaires).
- Connaissances insuffisantes sur le traitement médicamenteux (Enseignement au patient et à ses proches).

INTERVENTIONS INFIRMIÈRES

Recommander à la patiente de toujours prendre le médicament de la même façon par rapport aux repas.

ENSEIGNEMENT AU PATIENT ET À SES PROCHES

- Recommander à la patiente de prendre le médicament exactement comme il lui a été prescrit.
- Indiquer à la patiente les réactions indésirables possibles et lui conseiller de communiquer avec un professionnel de la santé si ces réactions l'incommodent.
- Expliquer à la patiente que des saignements vaginaux peuvent survenir au cours des premières semaines qui suivent le passage à cette hormonothérapie. Lui préciser cependant que les saignements prolongés doivent être évalués.
- Prévenir la patiente qu'elle doit signaler l'intensification des douleurs afin qu'un traitement puisse être amorcé.

VÉRIFICATION DE L'EFFICACITÉ THÉRAPEUTIQUE

L'efficacité du traitement peut être démontrée par : le ralentissement de l'évolution de la maladie chez les femmes atteintes d'un cancer du sein d'un stade avancé. ✳

ANESTHÉSIQUES ÉPIDURAUX À ACTION LOCALE

bupivacaïne
Bupivacaine, Marcaine, Sensorcaine

lévobupivacaïne
Ce médicament n'est pas commercialisé au Canada.

ropivacaïne
Naropin

CLASSIFICATION :
Anesthésiques et adjuvants anesthésiques (épiduraux à action locale)

Grossesse – catégories C (bupivacaïne, ropivacaïne) et B (lévobupivacaïne)

INDICATIONS

Anesthésie et analgésie locale ou régionale par bloc épidural.

MÉCANISME D'ACTION

Les anesthésiques locaux inhibent le déclenchement et la transmission des influx nerveux en modifiant l'influx de sodium et la sortie de potassium au niveau des neurones, ce qui entraîne le ralentissement ou l'arrêt de la transmission de la douleur. L'administration péridurale entraîne un effet au niveau des racines des nerfs rachidiens dans le territoire adjacent au point d'injection. Le cathéter doit être placé aussi près que possible des dermatomes (territoires cutanés innervés par un seul nerf rachidien ou par un groupe de nerfs rachidiens), entraînant un blocage permettant de répandre l'analgésie dans le territoire douloureux de la manière la plus efficace possible. ***Effets thérapeutiques :*** Diminution de la douleur ; les faibles doses exercent un effet minimal sur les fonctions sensorielle et motrice ; les doses élevées peuvent produire un blocage moteur complet. L'installation d'un cathéter permet de circonscrire cet effet.

PHARMACOCINÉTIQUE

Absorption : Par suite de l'administration péridurale, le médicament est absorbé par voie générale, mais la quantité absorbée dépend de la dose administrée.

Distribution : Les agents sont liposolubles, ce qui les maintient de façon spécifique dans l'espace épidural et limite leur absorption par voie générale. En cas d'absorption par voie générale, ces agents se répartissent dans tout l'organisme et traversent le placenta.

Métabolisme et excrétion : Les petites quantités qui pourraient entrer dans la circulation générale sont surtout métabolisées par le foie. Puisque seules de petites quantités sont éliminées par les reins, l'état de la fonction rénale n'est pas un facteur important à considérer.

Demi-vie : *Bupivacaïne* – 5 heures (après administration péridurale) ; *lévobuvicaïne* – 1,3 heure (après administration IV) ; *ropivacaïne* – 3 heures (après administration péridurale).

CONTRE-INDICATIONS ET PRÉCAUTIONS/ MISES EN GARDE

Contre-indications : Hypersensibilité, risque de sensibilité croisée avec d'autres anesthésiques locaux de type amide (étidocaïne, lidocaïne, mépivacaïne, prilocaïne) ■ Anesthésie obstétricale par bloc paracervical ■ Inflammation et/ou infection près du point d'injection ■ Anesthésie par voie IV (bloc de Bier, phléboanesthésie) ■ Hypotension marquée comme en cas de choc cardiogénique et de choc hypovolémique ■ Usage rachidien sauf certaines exceptions.

Précautions/mises en garde : Usage concomitant d'autres anesthésiques locaux ■ Maladie hépatique ■ Administration concomitante d'anticoagulants (incluant de faibles doses d'héparine et d'héparine de faible poids moléculaire/héparinoïdes) – risque accru de formation d'un hématome épidural ou rachidien ■ Enfants (l'innocuité de ces agents n'a pas été établie) ■ Antécédents d'intolérance aux bisulfites (la bupivacaïne renferme des bisulfites et ne devrait pas être administrée aux patients qui ne les tolèrent pas).

RÉACTIONS INDÉSIRABLES ET EFFETS SECONDAIRES

Surtout signalés lors du traitement de la douleur.
SNC : CONVULSIONS, céphalées, irritabilité, ralentissement de l'élocution, contractions musculaires.
ORLO : acouphènes.
CV : COLLAPSUS CARDIOVASCULAIRE, arythmies, bradycardie, hypotension.
GI : goût métallique.
GU : rétention urinaire.
Tég. : prurit.
HÉ : acidose.
SN : picotements/engourdissement péribuccaux.
Divers : réactions allergiques, fièvre.

INTERACTIONS

Médicament-médicament : Risque de toxicité additive lors de l'administration concomitante d'autres **anesthésiques locaux de type amide**, dont la **lidocaïne**, la **mépivacaïne** et la **prilocaïne**.

VOIES D'ADMINISTRATION ET POSOLOGIE

La posologie des anesthésiques locaux, utilisés par voie épidurale, est plutôt complexe et dépend de plusieurs facteurs ; il est important de se référer aux ouvrages spécialisés dans le domaine pour connaître la posologie exacte qu'il faut administrer lors de chacune des interventions spécifiques de blocage épidural. La posologie donnée ci-dessous ne représente qu'un résumé très succinct.

Bupivacaïne

- **Voie péridurale (adultes)** : *Blocage moteur partiel à intermédiaire* – jusqu'à un maximum de 25 à 50 mg/dose ; *blocage moteur intermédiaire à complet* – jusqu'à un maximum de 50 à 100 mg/dose ; *blocage moteur complet* – jusqu'à un maximum de 75 à 150 mg/dose.

Ropivacaïne

- **Voie péridurale (adultes)** : *Soulagement de la douleur aiguë par bloc péridural au niveau lombaire – par injections intermittentes* : de 20 à 30 mg ; – *par perfusion continue* : de 12 à 28 mg/heure. *Anesthésie chirurgicale par bloc péridural au niveau lombaire* – de 75 à 200 mg selon l'intervention.

PRÉSENTATION

- **Bupivacaïne**
  Solutions pour injection : 0,25 %[Pr], 0,5 %[Pr], 0,75 %[Pr] ■ **En association avec** : épinéphrine[Pr].
- **Lévobupivacaïne**
  Ce médicament n'est pas commercialisé au Canada.
- **Ropivacaïne**
  Solutions pour injection : 0,2 %[Pr], 0,5 %[Pr], 0,75 %[Pr], 1 %[Pr] ■ **En association avec** : épinéphrine.

PHARMACODYNAMIE (analgésie)

	Début d'action	Pic	Durée
Voie péridurale	5 – 20 min	inconnu	jusqu'à 6 h†

† Durée de l'anesthésie par blocage nerveux.

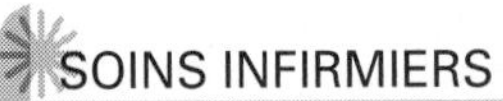

SOINS INFIRMIERS

ÉVALUATION DE LA SITUATION

Toxicité et surdosage : Observer le patient à chaque quart de travail pour déceler les signes suivants de toxicité générale : picotements et engourdissement péribuccaux, acouphènes, goût métallique, ralentissement de l'élocution, irritabilité, contractions musculaires, convulsions, dysrythmie cardiaque. Le cas échéant, les signaler à l'anesthésiste. Le traitement inclut le retrait des analgésiques locaux de la solution analgésique.
Hypotension orthostatique : Mesurer la fréquence cardiaque et la pression artérielle, incluant la pression orthostatique, avant de permettre au patient de se lever et les vérifier régulièrement jusqu'à ce qu'on ait stabilisé la dose ou que l'on se soit assuré que l'hypotension ne pose plus de problème. Une légère hypotension est courante puisque l'effet de l'anesthésique entraîne le blocage des fibres nerveuses du système nerveux sympathique, ce qui entraîne une vasodilatation. Une hypotension et une bradycardie graves peuvent survenir, particulièrement lorsque le patient se lève ou lorsqu'on majore la dose de façon notable ou qu'on administre le médicament sous forme de bolus. Le traitement de l'hypotension rebelle peut inclure l'hydratation, le ralentissement de la vitesse de perfusion et (ou) le retrait de l'anesthésique local de la solution analgésique.

Déficit moteur ou sensoriel indésirable :

- Lorsqu'on ajoute de faibles doses d'anesthésiques locaux à des opiacés administrés par voie péridurale pour traiter la douleur, on cherche à obtenir l'analgésie et non l'anesthésie. Le patient devrait pouvoir se déplacer si son état le permet ; l'analgésie péridurale ne devrait pas l'empêcher de poursuivre cette activité importante du processus de guérison. Toutefois, de nombreux facteurs, dont l'emplacement du cathéter, la dose d'anesthésique et la variabilité de la réponse, peuvent entraîner des déficits moteurs et sensoriels indésirables. La douleur est la première sensation à disparaître, suivie de la sensibilité thermique, du toucher, de la proprioception et du tonus des muscles squelettiques.
- À chaque quart de travail, observer le patient afin de déceler tout signe de déficit sensoriel. Lui demander d'indiquer les territoires cutanés où il ressent une sensation de picotement ou d'engourdissement (la sensation de picotement et d'engourdissement au point d'incision est normale).
- Suivre de près le patient à la recherche des signes de déficit moteur. Lui demander de plier les genoux et de soulever ses fesses du matelas. La plupart des patients peuvent le faire sans difficulté. Établir la capacité du patient de porter un poids. Aider le patient lorsqu'il se déplace. Informer l'anesthésiste de tout déficit moteur et sensoriel indésirable.
- Les déficits moteurs et sensoriels peuvent souvent être corrigés par un simple traitement. Par exemple, un changement de position peut permettre de soulager une perte de sensation passagère au niveau de l'un des membres. On traite souvent une légère faiblesse des muscles des membres en ralentissant la vitesse de perfusion et en maintenant le patient au lit jusqu'à la disparition de cette faiblesse. Il est parfois nécessaire de retirer l'anesthésique local de la solution analgésique, par exemple, en présence de signes de toxicité attribuables à l'analgésique local ou en cas d'échec du traitement simple des déficits moteurs et sensoriels.

DIAGNOSTICS INFIRMIERS POSSIBLES

- Douleur aiguë (Indications).
- Mobilité physique réduite (Réactions indésirables).
- Connaissances insuffisantes sur le traitement médicamenteux (Enseignement au patient et à ses proches).

INTERVENTIONS INFIRMIÈRES

Consulter la section « Voies d'administration et posologie ».

ENSEIGNEMENT AU PATIENT ET À SES PROCHES

- Conseiller au patient de prévenir l'infirmière s'il note des signes ou des symptômes de toxicité générale.
- Recommander au patient de demander de l'aide lorsqu'il se déplace jusqu'à ce que l'on se soit assuré qu'il ne manifeste pas d'hypotension orthostatique et de déficits moteurs.

VÉRIFICATION DE L'EFFICACITÉ THÉRAPEUTIQUE

L'efficacité du traitement peut être démontrée par : la diminution de la douleur postopératoire sans déficits moteurs ou sensoriels. ✳

ANTAGONISTES DES RÉCEPTEURS DE L'ANGIOTENSINE II

candésartan
Atacand

éprosartan
Teveten

irbesartan
Avapro

losartan
Cozaar

telmisartan
Micardis

valsartan
Diovan

CLASSIFICATION :
Antihypertenseurs (antagonistes des récepteurs de l'angiotensine II)

Grossesse – catégories C (premier trimestre) et D (deuxième et troisième trimestres)

INDICATIONS

Traitement de l'hypertension en monothérapie ou en association avec d'autres agents.

MÉCANISME D'ACTION

Inhibition de la sécrétion d'aldostérone et des effets vasoconstricteurs de l'angiotensine II par blocage sélectif de la liaison de l'angiotensine II aux récepteurs de type 1 (AT_1), présents dans de nombreux tissus dont ceux des muscles lisses vasculaires et des surrénales. ***Effets thérapeutiques:*** Abaissement de la tension artérielle.

PHARMACOCINÉTIQUE

Absorption: *Candésartan* – le cilexétil de candésartan est transformé en candésartan dans le tractus gastro-intestinal au cours de l'absorption ; une fraction de 15 % est absorbée ; *éprosartan* – une fraction de 13 % est absorbée ; *irbesartan* – une fraction de 60 à 80 % est absorbée ; *losartan* – le médicament est bien absorbé, mais il subit un important métabolisme hépatique de premier passage entraînant une biodisponibilité de 33 % ; *telmisartan* – une fraction de 42 à 58 % est absorbée par suite de l'administration par voie orale (la biodisponibilité est accrue chez les insuffisants hépatiques) ; *valsartan* – absorption d'une fraction de 25 % par suite de l'administration par voie orale.

Distribution: Inconnue ; *candésartan* – une faible quantité traverse la barrière hémato-encéphalique.

Métabolisme et excrétion: *Candésartan* – le médicament est principalement excrété sous forme inchangée dans l'urine et les fèces (par la bile) ; léger métabolisme hépatique. *Éprosartan* – élimination par excrétion biliaire et rénale, principalement sous forme de composé inchangé. *Irbesartan* – le médicament subit un certain métabolisme hépatique ; une petite quantité est excrétée par la bile et une petite fraction est éliminée sous forme inchangée dans l'urine. *Losartan* – le médicament subit un important métabolisme hépatique de premier passage ; une fraction de 14 % est transformée en métabolite actif ; une fraction de 4 % est excrétée sous forme inchangée par les reins. Une fraction de 6 % du métabolite actif est excrétée sous forme inchangée par les reins, on note également une faible élimination biliaire. *Telmisartan* – le médicament est éliminé principalement sous forme inchangée dans les fèces par excrétion biliaire ; une fraction de 11 % est métabolisée par le foie. *Valsartan* – une fraction de 20 % est métabolisée par le foie ; le médicament est surtout excrété dans les fèces par la bile.

Demi-vie: *Candésartan* – 9 heures ; *éprosartan* – de 5 à 9 heures ; *irbesartan* – de 11 à 15 heures ; *losartan* – 2 heures (de 6 à 9 heures dans le cas du métabolite) ; *telmisartan* – 24 heures ; *valsartan* – 6 heures.

CONTRE-INDICATIONS ET PRÉCAUTIONS/ MISES EN GARDE

Contre-indications: Hypersensibilité.

Précautions/mises en garde: Patients présentant une déplétion volémique ou une déplétion sodée ou patients recevant des doses élevées de diurétiques (corriger ces déficits avant d'amorcer le traitement ou commencer le traitement à de plus faibles doses) ■ Patients de race noire (le médicament pourrait ne pas être aussi efficace en monothérapie ; l'ajout d'autres agents pourrait s'avérer nécessaire) ■ Insuffisance rénale attribuable à l'insuffisance cardiaque ou à une néphropathie primaire (risque d'aggravation de l'insuffisance rénale) ■ Troubles biliaires obstructifs ou insuffisance hépatique (il est recommandé d'abaisser la dose initiale d'éprosartan, de losartan, de telmisartan ou de valsartan) ■ Grossesse et allaitement ■ Patientes en âge de procréer ■ Enfants < 18 ans (l'innocuité du médicament n'a pas été établie).

RÉACTIONS INDÉSIRABLES ET EFFETS SECONDAIRES

SNC: étourdissements, fatigue, céphalées.

CV: hypotension.

GI: diarrhée, hépatite induite par le médicament.

GU: altération de la fonction rénale.

HÉ: hyperkaliémie.

INTERACTIONS

Médicament-médicament: La **cimétidine** peut intensifier les effets du losartan ■ Les **AINS** et le **phénobarbital** peuvent diminuer les effets antihypertenseurs de ces médicaments ■ L'administration concomitante d'autres **antihypertenseurs** et de **diurétiques** entraîne des effets antihypertenseurs additifs ■ L'administration concomitante de **diurétiques** peut accroître le risque d'hypotension (administrer une plus faible dose initiale) ■ Le telmisartan élève les concentrations sériques de **digoxine**.

VOIES D'ADMINISTRATION ET POSOLOGIE

Candésartan

- **PO (adultes):** De 8 à 16 mg, 1 fois par jour. *Patients sous diurétiques ou présentant une déplétion volémique* – commencer le traitement à une plus faible dose.

A

- **Insuffisance rénale et hépatique**
  PO (adultes): Commencer le traitement à une plus faible dose.

Éprosartan

- **PO (adultes)**: 600 mg, 1 fois par jour; la dose peut être augmentée jusqu'à 800 mg par jour, administrée en 1 ou 2 prises.
- **PO (patients âgés)**: Commencer le traitement à une dose de 400 mg, 1 fois par jour.
- **Insuffisance rénale et hépatique**
  PO (adultes): Commencer le traitement à une dose de 400 mg, 1 fois par jour.

Irbesartan

- **PO (adultes)**: 150 mg, 1 fois par jour; on peut majorer la dose jusqu'à 300 mg, 1 fois par jour. *Patients présentant une déplétion volémique ou qui sont sous hémodialyse* – commencer le traitement à une dose de 75 mg, 1 fois par jour.

Losartan

- **PO (adultes)**: 50 mg, 1 fois par jour; la dose peut être majorée jusqu'à 100 mg par jour, administrés en 1 ou 2 prises. *Patients présentant une déplétion volémique* – commencer le traitement à une dose de 25 mg, 1 fois par jour.
- **Insuffisance hépatique**
  PO (adultes): Commencer le traitement à une dose de 25 mg, 1 fois par jour.

Telmisartan

- **PO (adultes)**: 80 mg, 1 fois par jour.
- **Insuffisance hépatique**
  PO (adultes): Commencer le traitement à une dose de 40 mg, 1 fois par jour.

Valsartan

- **PO (adultes)**: 80 mg, 1 fois par jour; on peut majorer la dose jusqu'à 160 mg, 1 fois par jour.

PRÉSENTATION

- **Candésartan**
  Comprimés: 8 mg[Pr], 16 mg[Pr].
- **Éprosartan**
  Comprimés: 300 mg[Pr], 400 mg[Pr].
- **Irbesartan**
  Comprimés: 75 mg[Pr], 150 mg[Pr], 300 mg[Pr] ■ **En association avec**: hydrochlorothiazide (Avalide[Pr]).
- **Losartan**
  Comprimés: 25 mg[Pr], 50 mg[Pr] ■ **En association avec**: hydrochlorothiazide (Hyzaar[Pr]).
- **Telmisartan**
  Comprimés: 40 mg[Pr], 80 mg[Pr].
- **Valsartan**
  Capsules: 80 mg[Pr], 160 mg[Pr] ■ **En association avec**: hydrochlorothiazide (Diovan-HCT[Pr]).

PHARMACODYNAMIE (effet antihypertenseur†)

	DÉBUT D'ACTION	PIC	DURÉE
Candésartan	2–4 h	6–8 h	24 h
Éprosartan	inconnu	inconnu	24 h
Irbesartan	dans les 2 h	3–14 h	24 h
Losartan	inconnu	6 h	24 h
Telmisartan	dans les 3 h	inconnu	24 h
Valsartan	dans les 2 h	4–6 h	24 h

† Début de l'effet antihypertenseur lors du traitement prolongé.

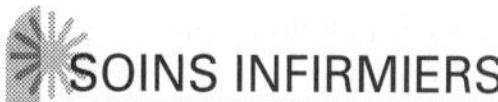

SOINS INFIRMIERS

ÉVALUATION DE LA SITUATION

- Mesurer le pouls et la tension artérielle (en position couchée, debout et assise), à intervalles réguliers, pendant toute la durée du traitement.
- Vérifier la fréquence de renouvellement des ordonnances afin de déterminer l'observance du traitement.
- Rester à l'affût des signes d'angio-œdème (dyspnée, œdème facial). Ces médicaments peuvent provoquer rarement un angio-œdème; cette réaction est plus courante chez les patients qui ont manifesté cet effet lors d'un traitement par les inhibiteurs de l'ECA.

***Tests de laboratoire*:**

- Ces médicaments peuvent entraîner, dans de rares cas, une élévation des concentrations d'urée et de créatinine sérique.
- Ces médicaments peuvent provoquer une élévation des concentrations sériques de bilirubine.
- Ils peuvent parfois entraîner l'hyperkaliémie.
- Ils peuvent entraîner une élévation des concentrations d'ALT et d'AST.
- Ils peuvent entraîner une légère diminution de l'hémoglobine et de l'hématocrite.

DIAGNOSTICS INFIRMIERS POSSIBLES

- Risque d'accident (Réactions indésirables).
- Connaissances insuffisantes sur le traitement médicamenteux (Enseignement au patient et à ses proches).
- Non-observance du traitement médicamenteux (Enseignement au patient et à ses proches).

INTERVENTIONS INFIRMIÈRES

- Dans la mesure du possible, il faut corriger la déplétion volémique avant d'amorcer le traitement.
- Ces médicaments peuvent être administrés sans égard aux repas.

ENSEIGNEMENT AU PATIENT ET À SES PROCHES

- Conseiller au patient de respecter scrupuleusement la posologie recommandée et de continuer à prendre le médicament même s'il se sent bien. S'il n'a pas pu prendre le médicament au moment habituel, il doit le prendre aussitôt que possible à moins qu'il ne soit presque l'heure de prendre la dose suivante ; l'avertir qu'il ne doit jamais remplacer une dose manquée par une double dose. Le prévenir que ce médicament stabilise la pression artérielle mais ne guérit pas l'hypertension. Recommander au patient de prendre le médicament à la même heure tous les jours. Il est conseillé de réduire graduellement la dose avant de cesser le traitement.
- Inciter le patient à appliquer d'autres mesures pour maîtriser l'hypertension : perdre du poids, adopter un régime hyposodé, cesser de fumer, boire de l'alcool avec modération, faire de l'exercice régulièrement et diminuer le stress.
- Montrer au patient et à ses proches comment mesurer la pression artérielle. Leur demander de mesurer la pression artérielle au moins 1 fois par semaine et de signaler au médecin ou à un autre professionnel de la santé tout changement important.
- Conseiller au patient de changer de position lentement afin de réduire les risques d'hypotension orthostatique. Lui expliquer que la consommation d'alcool, la position debout pendant une période prolongée, l'effort ou la chaleur peuvent augmenter les risques d'hypotension orthostatique.
- Inciter la patiente en âge de procréer à utiliser une méthode de contraception et d'informer un professionnel de la santé si elle pense être enceinte ou désire le devenir.
- Prévenir le patient que ce médicament peut parfois provoquer des étourdissements. Lui conseiller de ne pas conduire et d'éviter les activités qui exigent sa vigilance jusqu'à ce qu'on ait la certitude que le médicament n'entraîne pas cet effet chez lui.
- Conseiller au patient de consulter un professionnel de la santé avant de prendre un médicament en vente libre contre la toux, le rhume ou les allergies ou tout autre médicament, quel qu'il soit.
- Recommander au patient qui doit suivre un autre traitement ou subir une intervention chirurgicale, d'avertir le professionnel de la santé qu'il suit un traitement avec ce médicament.
- Insister sur l'importance des examens de suivi permettant d'évaluer l'efficacité du traitement.

VÉRIFICATION DE L'EFFICACITÉ THÉRAPEUTIQUE

L'efficacité du traitement peut être démontrée par : la baisse de la pression artérielle sans manifestation de réactions indésirables excessives. ✳

ANTAGONISTES DES RÉCEPTEURS H_2 DE L'HISTAMINE

cimétidine
Apo-Cimetidine, Novo-Cimetine, Tagamet

famotidine
Pepcid, Pepcid AC

nizatidine
Axid

ranitidine
Apo-Ranitidine, Zantac, Zantac 75

ranitidine, citrate de bismuth de
Pylorid

CLASSIFICATION :
Anti-ulcéreux

Grossesse – catégories B et C (citrate de bismuth de ranitidine [avec la clarithromycine])

INDICATIONS

Traitement de courte durée de l'ulcère duodénal en poussée active et de l'ulcère gastrique bénin ■ Prophylaxie de l'ulcère duodénal ou gastrique (doses peu élevées) ■ Traitement du reflux gastro-œsophagien ■ **Cimétidine :** Traitement d'appoint de la fibrose kystique chez l'enfant ■ Traitement et prévention des brûlures d'estomac, de l'acidité gastrique et des aigreurs d'estomac (préparations en vente libre) ■ **Cimétidine, famotidine, ranitidine :** Traitement de l'hypergastrinémie (tel le syndrome de Zollinger-Ellison) ■ Traitement et prévention des symptômes gastro-intestinaux associés à l'usage d'AINS ■ **Ranitidine :** Prophylaxie des hémorragies gastro-intestinales par ulcération due au stress chez les grands malades et des hémorragies récidivantes des ulcères hémorragiques, prévention du syndrome de Mendelson ▪ **Famotidine IV** : traitement de certains patients hospitalisés atteints d'hypersécrétion gastrique ou d'ulcères réfractaires ▪ **Citrate de bismuth de ranitidine** : en association avec la clarithromycine pour éradiquer *Helicobacter pylori* dans le traitement de l'ulcère duodénal (on ne devrait pas administrer le bismuth seul pour traiter l'ulcère duodénal). **Usages non approuvés** : Pneumonie de déglutition ▪ Prévention de l'inactivation, par l'acidité, des enzymes pancréatiques de substitution administrées aux patients souffrant d'insuffisance pancréatique ▪ Traitement de l'urticaire. ▪ **Cimétidine** : Prévention et traitement de l'hémorragie digestive haute, induite par le stress, chez les patients très malades.

MÉCANISME D'ACTION

Inhibition de l'activité de l'histamine au niveau des récepteurs H_2 situés pour leur majorité dans les cellules pariétales de l'estomac, ce qui se traduit par l'inhibition de la sécrétion d'acide gastrique ▪ De plus, le citrate de bismuth de ranitidine exerce un certain effet antibactérien contre *H. pylori*. ***Effets thérapeutiques :*** Cicatrisation et prophylaxie des ulcères ▪ Réduction des symptômes de reflux œsophagien ▪ Diminution de la sécrétion d'acide gastrique.

PHARMACOCINÉTIQUE

Absorption : *Cimétidine* – bonne absorption par suite de l'administration PO et IM. *Famotidine* – une fraction de 40 à 45 % est absorbée par suite de l'administration PO. *Nizatidine* – une fraction de 70 à 95 % est absorbée par suite de l'administration PO. *Ranitidine* – une fraction de 50 % est absorbée par suite de l'administration PO et IM. *Citrate de bismuth de ranitidine* – l'agent se décompose en ranitidine et en bismuth dans le tractus gastro-intestinal ; le bismuth n'est pas absorbé.

Distribution : Tous les agents pénètrent dans le lait maternel et le liquide céphalorachidien.

Métabolisme et excrétion : *Cimétidine* – une fraction de 30 % est métabolisée par le foie ; le reste est éliminé sous forme inchangée par les reins. *Famotidine* – une fraction allant jusqu'à 70 % est éliminée sous forme inchangée par les reins, le reste est métabolisé par le foie. *Nizatidine* – une fraction de 60 % est éliminée sous forme inchangée par les reins ; un certain métabolisme hépatique intervient ; au moins un métabolite bloque l'activité de l'histamine. *Ranitidine* – l'agent est métabolisé par le foie, principalement lors du premier passage ; une fraction de 30 % est éliminée sous forme inchangée par les reins par suite de l'administration PO ; elle est de 70 à 80 % dans le cas de l'administration parentérale.

Demi-vie : *Cimétidine* – 2 heures ; *famotidine* – de 2,5 à 3,5 heures ; *nizatidine* – 1,6 heure ; *ranitidine* – de 1,7 à 3 heures (toutes ces demi-vies sont prolongées en cas d'insuffisance rénale).

CONTRE-INDICATIONS ET PRÉCAUTIONS/ MISES EN GARDE

Contre-indications : Hypersensibilité ▪ Risque de réactions de sensibilité croisée ▪ Intolérance à l'alcool (certaines préparations orales en contiennent et ne devraient pas être administrées aux patients qui ne le tolèrent pas) ▪ Porphyrie (citrate de bismuth de ranitidine seulement). ▪ Patients insuffisants rénaux dont la Cl_{Cr} < 25 mL/minute (citrate de bismuth de ranitidine seulement).

Précautions/mises en garde : Insuffisance rénale (prédisposition accrue aux effets indésirables sur le SNC ; on recommande de prolonger l'écart posologique de la *cimétidine* en cas d'insuffisance rénale grave, de la *famotidine*, si la Cl_{Cr} < 10 mL/minute, de la *nizatidine*, si la Cl_{Cr} < 50 mL/minute et de la *ranitidine*, si la Cl_{Cr} < 50 mL/minute ; le citrate de bismuth de ranitidine ne devrait pas être utilisé si la Cl_{Cr} < 25 mL/minute ▪ Personnes âgées (prédisposition accrue aux effets indésirables sur le SNC ; on recommande de réduire la dose) ▪ Grossesse ou allaitement.

RÉACTIONS INDÉSIRABLES ET EFFETS SECONDAIRES

SNC : confusion, étourdissements, somnolence, hallucinations, céphalées.

CV : ARYTHMIES.

GI : dysgueusie, langue noire (citrate de bismuth de ranitidine seulement), constipation, selles de couleur foncée (citrate de bismuth de ranitidine seulement), diarrhée, hépatite (nizatidine, cimétidine), nausées.

GU : diminution du nombre de spermatozoïdes, impuissance.

End. : gynécomastie.

Hémat. : AGRANULOCYTOSE, ANÉMIE APLASIQUE, anémie, neutropénie, thrombocytopénie.

Locaux : douleur au point d'injection IM.

Divers : réactions d'hypersensibilité.

INTERACTIONS

Médicament-médicament: La cimétidine inhibe les enzymes participant au métabolisme hépatique de plusieurs médicaments, ce qui peut entraîner une augmentation des concentrations sanguines et de la toxicité des agents suivants: certaines **benzodiazépines** (particulièrement le **chlordiazépoxide**, le **diazépam** et le **midazolam**), certains **bêtabloquants (labétalol, métoprolol, propranolol)**, la **caféine**, les **bloqueurs des canaux calciques**, la **carbamazépine**, la **chloroquine**, la **lidocaïne**, le **métronidazole**, la **moricizine**, le **pentoxifylline**, la **phénytoïne**, le **propafénone**, la **quinidine**, la **quinine**, la **metformine**, les **sulfonylurées**, la **tacrine-théophylline**, le **triamtérène**, les **antidépresseurs tricycliques**, l'**acide valproïque** et la **warfarine** ■ La famotidine, la nizatidine et la ranitidine ont un effet bien plus restreint et bien moins important sur le métabolisme des autres médicaments ■ Les effets de la **succinylcholine**, du **flécaïnide**, du **procaïnamide**, de la **carmustine** et du **fluorouracile** sont accrus par la cimétidine ■ Tous les agents réduisent l'absorption du **kétoconazole** ■ Les **antiacides** et le **sucralfate** réduisent l'absorption de tous les agents ■ La **clarithromycine** accroît les concentrations de ranitidine.

VOIES D'ADMINISTRATION ET POSOLOGIE

Cimétidine

- **PO (adultes)**: *Traitement de courte durée des crises d'ulcère* – 300 mg, 4 fois par jour ou 800 mg au coucher ou de 400 à 600 mg, 2 fois par jour (ne pas dépasser 2,4 g par jour). *Prophylaxie de l'ulcère duodénal* – 300 mg, 2 fois par jour ou 400 mg au coucher. *Reflux gastro-œsophagien* – de 800 à 1 200 mg par jour, en doses fractionnées. *Maladies caractérisées par une hypersécrétion gastrique* – de 300 à 600 mg, toutes les 6 heures (on a utilisé jusqu'à 12 g par jour).
- **PO (enfants 1 à 12 ans)**: *Traitement de courte durée des crises d'ulcère* – de 20 à 25 mg/kg par jour, en doses fractionnées, toutes les 4 à 6 heures.
- **Insuffisance rénale**

  PO (adultes): *Insuffisance rénale grave* – 300 mg, toutes les 12 heures.

  PO (enfants): De 10 à 15 mg/kg par jour.

Famotidine

- **PO (adultes)**: *Traitement de courte durée des crises d'ulcère* – 40 mg par jour, au coucher ou 20 mg, 2 fois par jour, pendant un maximum de 8 semaines. *Prophylaxie de l'ulcère duodénal* – 20 mg, 1 fois par jour, au coucher. *Reflux gastro-œsophagien* – 20 mg, 2 fois par jour; jusqu'à 40 mg, 2 fois par jour. *Maladies caractérisées par une hypersécrétion gastrique* – initialement 20 mg, toutes les 6 heures, jusqu'à 160 mg, toutes les 6 heures. *Préparations en vente libre* – 10 mg pour le soulagement des symptômes; en cas d'usage prophylactique, 15 minutes avant la consommation d'aliments ou de boissons provoquant les brûlures d'estomac (ne pas dépasser 20 mg en 24 heures, pendant un maximum de 2 semaines).
- **Insuffisance rénale**

  PO (adultes): *Cl_{Cr} < 10 mL/minute* – 20 mg au coucher; il peut s'avérer nécessaire de prolonger l'écart posologique pour n'administrer la préparation que toutes les 36 à 48 heures.

  IV (adultes): 20 mg, toutes les 12 heures.

Nizatidine

- **PO (adultes)**: *Traitement de courte durée des crises d'ulcère* – 300 mg, 1 fois par jour, au coucher. *Prophylaxie de l'ulcère duodénal* – 150 mg, 1 fois par jour, au coucher. *Reflux gastro-œsophagien* – 150 mg, 2 fois par jour.
- **Insuffisance rénale**

  PO (adultes): *Traitement de courte durée des crises d'ulcère – Cl_{Cr} de 20 – 50 mL/minute* – 150 mg, 1 fois par jour; *Cl_{Cr} < 20 mL/minute* – 150 mg, tous les 2 jours. *Prophylaxie de l'ulcère duodénal – Cl_{Cr} de 20 à 50 mL/minute* – 150 mg, tous les 2 jours; *Cl_{Cr} < 20 mL/minute* – 150 mg, tous les 3 jours.

Ranitidine

- **PO (adultes)**: *Traitement de courte durée des crises d'ulcère* – 150 mg, 2 fois par jour ou 300 mg, 1 fois par jour, au coucher. *Prophylaxie de l'ulcère duodénal* – 150 mg, 1 fois par jour, au coucher. *Reflux gastro-œsophagien* – 150 mg, 2 fois par jour. *Œsophagite érosive* – initialement, 150 mg, 4 fois par jour, puis 150 mg, 2 fois par jour, en traitement d'entretien. *Maladies caractérisées par une hypersécrétion gastrique* – initialement, 150 mg, 3 fois par jour; on a utilisé jusqu'à 6 g par jour. *Préparations en vente libre* – 75 mg, en cas de symptômes (jusqu'à 2 fois par jour).
- **IV, IM (adultes)**: 50 mg, toutes les 6 à 8 heures (ne pas dépasser 400 mg par jour). *Perfusion IV continue* – 0,125 mg à 0,250 mg/kg/heure.

A

- **Insuffisance rénale**
  PO (adultes) : *Cl_{Cr} < 50 mL/minute* – 150 mg, toutes les 24 heures ; cette dose peut être majorée jusqu'à 150 mg, toutes les 12 heures ou plus fréquemment, au besoin ; il peut s'avérer nécessaire de réduire davantage la dose en cas d'insuffisance hépatique concomitante.

Citrate de bismuth de ranitidine

- **PO (adultes) :** 400 mg, 2 fois par jour, pendant 4 semaines, en association avec la clarithromycine à 500 mg, 3 fois par jour, pendant les 2 premières semaines.

PRÉSENTATION

- **Cimétidine (version générique disponible)**
  Comprimés : 300 mg[Pr], 400 mg[Pr], 600 mg[Pr], 800 mg[Pr] ■ **Préparation orale :** 300 mg/5 mL[Pr].
- **Famotidine**
  Comprimés : 10 mg[VL], 20 mg[Pr], 40 mg[Pr] ■ **Comprimés à croquer avec aspartame :** 10 mg[VL] ■ **Solution pour injection :** 10 mg/mL[Pr].
- **Nizatidine**
  Capsules : 150 mg[Pr], 300 mg[Pr].
- **Ranitidine**
  Comprimés : 75 mg[VL], 150 mg[Pr], 300 mg[Pr] ■ **Sirop :** 15 mg/mL[Pr] ■ **Solution pour injection :** 25 mg/mL[Pr].
- **Citrate de bismuth de ranitidine**
  Comprimés : 400 mg[Pr].

PHARMACODYNAMIE

	Début d'action	Pic	Durée
cimétidine PO	30 min	45 – 90 min	4 – 5 h
cimétidine IM, IV	10 min	30 min	4 – 5 h
famotidine PO	en l'espace de 60 min	1 – 4 h	6 – 12 h
famotidine IV	en l'espace de 60 min	0,5 – 3 h	8 – 15 h
nizatidine PO	inconnu	inconnu	8 – 12 h
ranitidine PO	inconnu	1 – 3 h	8 – 12 h
ranitidine IM	inconnu	15 min	8 – 12 h
ranitidine IV	inconnu	15 min	8 – 12 h

SOINS INFIRMIERS

ÉVALUATION DE LA SITUATION

- Suivre de près la douleur épigastrique ou abdominale et la présence de sang occulte ou franc dans les selles, les vomissures et les échantillons prélevés par aspiration gastrique.
- Observer les personnes âgées et les patients débilités pour déceler les signes de confusion. Prévenir immédiatement le médecin s'ils se manifestent.

Tests de laboratoire :

- NOTER LA NUMÉRATION GLOBULAIRE ET LA FORMULE LEUCOCYTAIRE À INTERVALLES RÉGULIERS, PENDANT TOUTE LA DURÉE DU TRAITEMENT.
- Les effets de ces agents s'opposent à ceux de la pentagastrine et de l'histamine lors de l'analyse de l'acidité gastrique. Ne pas administrer ces agents dans les 24 heures qui précèdent cette analyse.
- Ces agents peuvent entraîner des résultats faussement négatifs aux tests cutanés effectués au moyen d'extraits d'allergène. Ne pas administrer ces agents pendant les 24 heures qui précèdent ce test.
- Ces agents peuvent entraîner une élévation des concentrations sériques de transaminases et de créatinine.
- Les concentrations sériques de prolactine peuvent s'élever à la suite de l'administration de la *cimétidine* par bolus IV. La cimétidine peut également diminuer les concentrations d'hormone parathyroïdienne.
- La *nizatidine* peut entraîner l'élévation des concentrations de phosphatase alcaline ou des résultats faussement positifs lors de la recherche d'urobilinogène.
- La *ranitidine* peut entraîner des résultats faussement négatifs au dosage des protéines urinaires ; effectuer le test avec de l'acide sulfosalicylique.

DIAGNOSTICS INFIRMIERS POSSIBLES

- Douleur aiguë (Indications).
- Connaissances insuffisantes sur le traitement médicamenteux (Enseignement au patient et à ses proches).

INTERVENTIONS INFIRMIÈRES

Si l'on administre en même temps des antiacides ou du sucralfate pour soulager la douleur, ne pas administrer les antiacides dans les 30 à 60 minutes qui suivent la prise de l'antagoniste des récepteurs H_2 de l'histamine et administrer le sucralfate, 2 heures après l'administration des antagonistes des récepteurs H_2 de l'histamine ; ces agents peuvent réduire l'absorption des antagonistes des récepteurs H_2 de l'histamine.

PO :

- Administrer les antagonistes des récepteurs H_2 de l'histamine aux repas ou immédiatement après et au coucher pour en prolonger l'effet.

- Les doses administrées une fois par jour devraient être prises au coucher pour en prolonger l'effet.
- Les comprimés de cimétidine dégagent une odeur particulière.
- Agiter la suspension orale avant de l'administrer. Jeter toute portion inutilisée après 30 jours.
- Retirer les *granules ou les comprimés effervescents de ranitidine* du papier d'aluminium et les dissoudre dans 175 à 250 mL d'eau avant de faire boire la préparation au patient.

Famotidine

- **IV directe :** Diluer 2 mL (10 mg/mL de solution) dans 5 ou 10 mL de solution de NaCl 0,9 % pour injection.
- ***Vitesse d'administration :*** Administrer la préparation en au moins 2 minutes. L'administration rapide peut entraîner de l'hypotension.
- **Perfusion intermittente :** Diluer à raison de 20 mg dans 100 mL de solution de NaCl 0,9 %, de D5%E ou de D10%E ou de solution de lactate de Ringer pour obtenir une concentration de 0,2 mg/mL. La solution diluée est stable pendant 48 heures à la température ambiante. Ne pas administrer la solution si elle change de couleur ou si elle renferme un précipité.
- ***Vitesse d'administration :*** Administrer la préparation en 15 à 30 minutes. Consulter les directives de chaque fabricant avant de reconstituer la préparation.
- **Compatibilité (tubulure en Y) :** acide folique ▪ amifostine ▪ aminophylline ▪ ampicilline ▪ ampicilline/sulbactam ▪ amrinone ▪ atropine ▪ aztréonam ▪ brétyllium ▪ calcium, gluconate de ▪ céfazoline ▪ céfopérazone ▪ céfotaxime ▪ céfotétane ▪ céfoxitine ▪ ceftazidime ▪ ceftizoxime ▪ céfuroxime ▪ céphalothine ▪ céphapirine ▪ cisatracurium ▪ cisplatine ▪ cyclophosphamide ▪ cytarabine ▪ dexaméthasone ▪ dextran 40 ▪ digoxine ▪ dobutamine ▪ dopamine ▪ doxorubicine ▪ doxorubicine liposomale ▪ énalaprilate ▪ épinéphrine ▪ érythromycine, lactobionate de ▪ esmolol ▪ filgrastim ▪ fluconazole ▪ fludarabine ▪ furosémide ▪ gentamicine ▪ halopéridol ▪ héparine ▪ hydrocortisone, succinate sodique d' ▪ imipénem/cilastatine ▪ insuline ▪ isoprotérénol ▪ labétalol ▪ lidocaïne ▪ magnésium, sulfate de ▪ melphalan ▪ mépéridine ▪ méthylprednisolone ▪ métoclopramide ▪ mezlocilline ▪ midazolam ▪ morphine ▪ nafcilline ▪ nitroglycérine ▪ nitroprusside ▪ norépinéphrine ▪ ondansétron ▪ oxacilline ▪ paclitaxel ▪ perphénazine ▪ phényléphrine ▪ phénytoïne ▪ phytonadione ▪ pipéracilline ▪ potassium, chlorure de ▪ potassium, phosphate de ▪ procaïnamide ▪ rémifentanil ▪ sargramostim ▪ sodium, bicarbonate de ▪ téniposide ▪ théophylline ▪ thiamine ▪ thiotépa ▪ ticarcilline ▪ ticarcilline/clavulanate ▪ vérapamil ▪ vinorelbine.
- **Incompatibilité (tubulure en Y) :** amphotéricine B, cholestéryle d' ▪ céfépime ▪ pipéracilline/tazobactam.

Ranitidine

- **IV directe :** Diluer à raison de 50 mg dans 20 mL de solution de NaCl 0,9 % ou de D5%E pour injection.
- ***Vitesse d'administration :*** Administrer la préparation en au moins 5 minutes. L'administration rapide peut provoquer de l'hypotension et des arythmies.
- **Perfusion intermittente :** Diluer à raison de 50 mg dans 100 mL de solution de NaCl 0,9 % ou de D5%E. La solution diluée est stable pendant 48 heures à la température ambiante. Ne pas administrer la solution si elle change de couleur ou si elle renferme un précipité.
- ***Vitesse d'administration :*** Administrer la préparation en 15 à 20 minutes.
- **Perfusion continue :** Diluer la ranitidine dans une solution de D5%E pour obtenir une concentration de 150 mg/250 mL (ne pas dépasser 2,5 mg/mL dans le cas des patients souffrant du syndrome de Zollinger-Ellison). Consulter les directives de chaque fabricant avant de reconstituer la préparation.
- ***Vitesse d'administration :*** Administrer à un débit de 6,25 mg/heure. Chez les patients souffrant du syndrome de Zollinger-Ellison, amorcer la perfusion à un débit de 1 mg/kg/heure. Si la sécrétion d'acide gastrique est supérieure à 10 mmol/heure ou si les symptômes réapparaissent après 4 heures, augmenter la dose par paliers de 0,5 mg/kg/heure et mesurer de nouveau les sécrétions d'acide gastrique.
- **Associations compatibles dans la même seringue :** atropine ▪ cyclizine ▪ dexaméthasone ▪ dimenhydrinate ▪ diphenhydramine ▪ fentanyl ▪ glycopyrrolate ▪ hydromorphone ▪ mépéridine ▪ métoclopramide ▪ morphine ▪ nalbuphine ▪ oxymorphone ▪ pentazocine ▪ perphénazine ▪ prochlorpérazine ▪ prométhazine ▪ scopolamine ▪ thiéthylpérazine.
- **Associations incompatibles dans la même seringue :** hydroxyzine ▪ méthotriméprazine ▪ midazolam ▪ pentobarbital ▪ phénobarbital.

- **Compatibilité (tubulure en Y)** : acyclovir ■ aldesleukine ■ amifostine ■ aminophylline ■ atracurium ■ aztréonam ■ brétyllium ■ céfépime ■ cefmétazole ■ ceftazidime ■ ciprofloxacine ■ cisatracurium ■ cisplatine ■ cyclophosphamide ■ cytarabine ■ diltiazem ■ dobutamine ■ dopamine ■ doxorubicine ■ doxorubicine liposomale ■ énalaprilate ■ esmolol ■ filgrastim ■ fluconazole ■ fludarabine ■ foscarnet ■ gallium ■ granisétron ■ héparine ■ hydromorphone ■ idarubicine ■ labétalol ■ lorazépam ■ melphalan ■ mépéridine ■ méthotrexate ■ midazolam ■ milrinone ■ morphine ■ nitroglycérine ■ ondansétron ■ paclitaxel ■ pancuronium ■ pipéracilline ■ pipéracilline/tazobactam ■ procaïnamide ■ rémifentanil ■ sargramostim ■ tacrolimus ■ téniposide ■ thiotépa ■ vécuronium ■ vinorelbine ■ warfarine ■ zidovudine.
- **Compatibilité en addition au soluté** : amikacine ■ amphotéricine B, cholestéryle d' ■ chloramphénicol ■ doxycycline ■ furosémide ■ gentamicine ■ héparine ■ insuline régulière ■ lidocaïne ■ pénicilline G sodique ■ potassium, chlorure de ■ ticarcilline ■ tobramycine ■ vancomycine.
- **Incompatibilité en addition au soluté** : amphotéricine B ■ clindamycine.

ENSEIGNEMENT AU PATIENT ET À SES PROCHES

- Expliquer au patient qu'il doit respecter scrupuleusement la posologie recommandée et continuer à prendre son médicament même s'il se sent mieux. S'il n'a pas pu prendre le médicament au moment habituel, il doit le prendre aussitôt que possible, à moins que ce ne soit presque l'heure prévue pour la dose suivante. L'avertir qu'il ne doit jamais remplacer une dose manquée par une double dose.
- Conseiller au patient qui prend une préparation en vente libre de ne pas prendre la dose maximale de façon continue pendant plus de 2 semaines sans consulter un professionnel de la santé. Lui recommander de consulter également un professionnel de la santé en cas de difficultés de déglutition ou de douleurs abdominales persistantes.
- Expliquer au patient que le tabac entrave l'effet de ces agents. L'encourager à cesser de fumer ou, au moins, à ne pas fumer après la prise de la dernière dose de la journée.
- Prévenir le patient que ces agents peuvent provoquer de la somnolence ou des étourdissements. Lui conseiller de ne pas conduire et d'éviter les activités qui exigent sa vigilance jusqu'à ce qu'on ait la certitude que le médicament n'entraîne pas ces effets chez lui.
- Conseiller au patient d'éviter de boire de l'alcool et de prendre des préparations contenant de l'aspirine ou des AINS ainsi que des aliments qui peuvent aggraver l'irritation gastrique.
- Conseiller au patient d'augmenter sa consommation de liquides et d'aliments riches en fibres et de faire de l'exercice pour réduire la constipation.
- Recommander au patient de signaler rapidement à un professionnel de la santé les symptômes suivants : selles noires ou goudronneuses, fièvre, maux de gorge, diarrhée, étourdissements, rash, confusion ou hallucinations.

Citrate de bismuth seulement : Informer le patient que le médicament peut rendre passagèrement les selles ou la langue grisâtres ou noirâtres.

VÉRIFICATION DE L'EFFICACITÉ THÉRAPEUTIQUE

L'efficacité du traitement peut être démontrée par : la diminution des douleurs abdominales ■ la prévention et le traitement de l'irritation ou de l'hémorragie gastrique ; la cicatrisation des ulcères duodénaux peut être révélée par les radiographies ou l'endoscopie ; il faut poursuivre le traitement de l'ulcère pendant au moins 6 semaines, mais généralement pendant un maximum de 8 semaines ■ la diminution des symptômes du reflux œsophagien ■ le traitement des brûlures d'estomac, de l'acidité gastrique et des aigreurs d'estomac (préparations en vente libre) ■ l'éradication de *H. pylori* dans le traitement des ulcères duodénaux (ranitidine et citrate de bismuth seulement, en association avec des anti-infectieux). ✳

ANTIFONGIQUES TOPIQUES

buténafine
Dr. Scholl's Pied d'athlète crème

ciclopirox olamine
Loprox

clotrimazole
Canesten, Clotrimaderm, Myclo-Derm, Neo-Zol

éconazole
Ecostatin

haloprogine
Ce médicament n'est pas commercialisé au Canada.

kétoconazole
Nizoral

miconazole
Micatin, Micozole, Monistat-Derm

naftifine
Ce médicament n'est pas commercialisé au Canada.

nystatine
Candistatin, Mycostatin, Nadostine, Nilstat, Nyaderm

oxiconazole
Oxizole

sulconazole
Ce médicament n'est pas commercialisé au Canada.

terbinafine
Lamisil

tioconazole
Trosyd AF, Trosyd J

tolnaftate
Absorbine Jr. antifongique liquide, Dr. Scholl's Pied d'athlète poudre, poudre aérosol et gel, Pitrex, Tinactin, Ting, Zeasorb AF

CLASSIFICATION:
Antifongiques (topiques)

Grossesse – catégories B (buténafine, ciclopirox olamine, clotrimazole, haloprogine, naftifine, oxiconazole, terbinafine), C (éconazole, kétoconazole, sulconazole) et inconnue (miconazole, nystatine, tolnaftate)

INDICATIONS

Traitement de diverses infections fongiques cutanées dont la candidose cutanée, le *tinea pedis* (pied d'athlète), le *tinea cruris,* le *tinea corporis,* et le pityriasis versicolor ■ Exceptionnellement, le kétoconazole, crème et shampooing, sont aussi indiqués dans le traitement de la dermatite séborrhéique ; le shampooing est aussi indiqué dans le traitement et la prévention topique des infections dues notamment au *pityriasis capitis*.

MÉCANISME D'ACTION

La buténafine, la nystatine, le clotrimazole, l'éconazole, le kétoconazole, le miconazole et l'oxiconazole agissent sur la synthèse de la paroi de la cellule fongique, favorisant la libération du contenu intracellulaire. ***Effets thérapeutiques :*** Effet fongicide ou fongistatique, selon l'agent et la concentration utilisés, entraînant la diminution des symptômes d'infection fongique.

PHARMACOCINÉTIQUE

Absorption : La plupart de ces médicaments ne sont que très peu absorbés par une peau intacte, sinon pas du tout.
Distribution : Par suite de l'administration par voie topique, la distribution est inconnue. L'action est surtout locale.
Métabolisme et excrétion : Par suite de l'application locale, le métabolisme et l'excrétion sont inconnus.
Demi-vie : *Ciclopirox olamine* – 1,7 heure ; *miconazole* – 24,1 heures (terminale).

CONTRE-INDICATIONS ET PRÉCAUTIONS/ MISES EN GARDE

Contre-indications : Hypersensibilité aux ingrédients actifs, aux additifs, aux agents de conservation ou aux excipients ■ Certains agents renfermant de l'alcool ou des bisulfites, il ne faut pas les administrer aux patients présentant une intolérance à ces ingrédients.
Précautions/mises en garde : Infections des ongles et du cuir chevelu (un traitement additionnel, par voie générale, pourrait être de mise) ■ Grossesse et allaitement (l'innocuité de ces agents n'a pas été établie).

RÉACTIONS INDÉSIRABLES ET EFFETS SECONDAIRES

Locales : brûlures, démangeaisons, réactions locales d'hypersensibilité, rougeurs, douleur cuisante.

INTERACTIONS

Médicament-médicament : Si une quantité suffisante de kétoconazole est absorbée par la peau, la cardiotoxicité associée à l'**astémizole** ou la néphrotoxicité associée à la **cyclosporine** peuvent être accrues.

VOIES D'ADMINISTRATION ET POSOLOGIE

Buténafine

- **Usage topique (adultes) :** Appliquer 1 fois par jour, pendant 4 semaines.

Ciclopirox olamine

- **Usage topique (adultes) :** Appliquer la crème ou la lotion, 2 fois par jour, pendant 2 à 4 semaines, selon les indications.

A

Clotrimazole

- **Usage topique (adultes)** : Appliquer la crème ou la solution, 2 fois par jour, pendant 1 à 4 semaines.

Éconazole

- **Usage topique (adultes)** : Appliquer la crème, 2 fois par jour. Le traitement doit être poursuivi pendant 2 à 4 semaines.

Kétoconazole

- **Usage topique (adultes)** : Appliquer la crème, 1 fois par jour, pour traiter la candidose cutanée ou 2 fois par jour pour traiter la dermite séborrhéique. Pour traiter les pellicules, utiliser le shampooing 2 fois par semaine (en espaçant les traitements de 3 jours), pendant 2 à 4 semaines, puis par intermittence. Pour prévenir les pellicules : utiliser le shampooing 1 fois, toutes les 1 à 2 semaines.

Miconazole

- **Usage topique (adultes)** : Appliquer la crème ou le produit en aérosol, 2 fois par jour, pendant une période allant de 2 à 4 semaines.

Nystatine

- **Usage topique (adultes et enfants)** : Appliquer la crème, l'onguent ou la poudre, 1 à 4 fois par jour, jusqu'à la guérison complète.

Oxiconazole

- **Usage topique (adultes)** : Appliquer la crème ou la lotion, 2 fois par jour, pendant une période allant jusqu'à 4 semaines.

Terbinafine

- **Usage topique (adultes)** : Appliquer l'agent 1 ou 2 fois par jour. Le traitement doit être poursuivi pendant 1 ou 2 semaines.

Tioconazole

- **Usage topique (adultes)** : Appliquer la crème 2 fois par jour. La durée du traitement varie selon les indications cliniques : *pityriasis versicolor* : de 7 à 28 jours, *tinea pedis* : jusqu'à 6 semaines, candidose cutanée : de 2 à 4 semaines, *tinea cruris* : jusqu'à 14 jours.

Tolnaftate

- **Usage topique (adultes)** : Appliquer l'agent 2 fois par jour, pendant 2 ou 3 semaines.

PRÉSENTATION

- **Buténafine**
  Crème : 1 %^{VL}.
- **Ciclopirox olamine**
  Crème : 1 %^{Pr} ■ **Lotion** : 1 %^{Pr}.
- **Clotrimazole**
  Crème : 1 %^{VL} ■ **Solution** : 1 %^{VL} ■ **En association avec** : bétaméthasone (Lotridem)^{Pr}.
- **Éconazole**
  Crème : 1 %^{Pr}.
- **Kétoconazole**
  Crème : 2 %^{Pr} ■ **Shampooing** : 2 %^{VL}.
- **Miconazole**
  Crème : 2 %^{VL} ■ **Poudre en aérosol** : 2 %^{VL} ■ **Aérosol** : 2 %^{VL}.
- **Nystatine**
  Crème : 100 000 unités/g^{VL} ■ **Onguent** : 100 000 unités/g^{VL} ■ **Poudre** : 100 000 unités/g^{VL} ■ **En association avec** : triamcinolone/gramicidine/néomycine (Kenacomb, Viaderm-K.C., Triacomb)^{Pr}.
- **Oxiconazole**
  Crème : 1 %^{VL} ■ **Lotion** : 1 %^{VL}.
- **Terbinafine**
  Crème : 1 %^{Pr} ■ **Vaporisateur** : 1 %^{Pr}.
- **Tioconazole**
  Crème : 1 %^{VL}.
- **Tolnaftate**
  Crème : 1 %^{VL} ■ **Solution** : 1 %^{VL} ■ **Gel** : 1 %^{VL} ■ **Poudre** : 1 %^{VL} ■ **Poudre en aérosol** : 1 %^{VL} ■ **Liquide en aérosol** : 1 %^{VL}.

PHARMACODYNAMIE (disparition des symptômes et cicatrisation des lésions)

	Début d'action	Pic	Durée
Buténafine	inconnu	jusqu'à 4 semaines	inconnue
Ciclopirox	en 1 semaine	inconnu	12 h
Clotrimazole	en 1 semaine	inconnu	12 h
Miconazole	2 – 3 jours	2 semaines	12 – 24 h

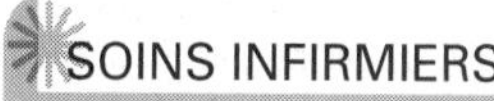

SOINS INFIRMIERS

ÉVALUATION DE LA SITUATION

Observer les territoires cutanés et muqueux atteints avant l'administration et à intervalles réguliers pendant toute la durée du traitement. Une irritation cutanée accrue peut dicter l'arrêt du traitement.

DIAGNOSTICS INFIRMIERS POSSIBLES

- Risque d'atteinte à l'intégrité de la peau (Indications).
- Risque d'infection (Indications).
- Connaissances insuffisantes sur le traitement médicamenteux (Enseignement au patient et à ses proches).

INTERVENTIONS INFIRMIÈRES

- Avant d'appliquer le médicament, se renseigner auprès du médecin ou d'un autre professionnel de la santé sur la méthode de nettoyage préconisée.
- Le choix du véhicule dépend de l'usage auquel on destine le médicament. Les onguents, les crèmes et les liquides sont surtout utilisés en traitement de première intention. On choisira habituellement la lotion pour traiter les régions intertrigineuses. Si on choisit la crème, il faut l'appliquer avec modération pour éviter la macération de la peau. Les poudres sont habituellement utilisées comme traitement d'appoint, mais on peut aussi y recourir en première intention, en présence d'infections bénignes.

Usage topique: Appliquer une petite quantité pour couvrir complètement la région affectée. Ne pas utiliser de pansements occlusifs sauf recommandation contraire du médecin ou d'un autre professionnel de la santé.

Shampooing – kétoconazole: Bien mouiller les cheveux et le cuir chevelu avec de l'eau. Appliquer suffisamment de shampooing pour produire une mousse permettant de laver le cuir chevelu et les cheveux. Masser délicatement le cuir chevelu pendant environ 1 minute. Bien rincer les cheveux avec de l'eau chaude. Répéter l'opération en laissant le shampooing sur les cheveux pendant 3 minutes. Après le deuxième shampooing, rincer et sécher les cheveux avec une serviette ou à l'air chaud. Utiliser le shampooing 2 fois par semaine, pendant 4 semaines, en espaçant les applications d'au moins 3 jours. Utiliser ensuite de façon intermittente, selon les besoins, pour maintenir la santé du cuir chevelu.

ENSEIGNEMENT AU PATIENT ET À SES PROCHES

- Expliquer au patient qu'il doit utiliser ces médicaments, en respectant scrupuleusement les recommandations, même s'il se sent mieux. Insister sur l'importance d'éviter tout contact avec les yeux.
- Prévenir le patient que certains produits peuvent tacher les tissus, la peau et les cheveux. Lui recommander de lire les mentions portées sur l'étiquette. Les tissus tachés avec les crèmes ou les lotions peuvent être lavés à la main avec du savon et de l'eau chaude. Pour faire disparaître les taches d'onguent, on peut habituellement recourir aux solutions nettoyantes ordinaires.
- Recommander au patient atteint du pied d'athlète de porter des chaussures qui ne serrent pas les pieds et qui laissent respirer la peau. Lui conseiller de changer de souliers et de bas au moins 1 fois par jour.
- Conseiller au patient de prévenir un professionnel de la santé si l'irritation de la peau s'aggrave ou s'il ne remarque aucune réponse au traitement.

VÉRIFICATION DE L'EFFICACITÉ THÉRAPEUTIQUE

L'efficacité du traitement peut être démontrée par: une diminution de l'irritation de la peau et la guérison de l'infection. Les premiers signes de résolution des symptômes peuvent se manifester en l'espace de 2 ou de 3 jours. En cas de candidose, de *tinea cruris* et de *tinea corporis*, la réponse au traitement peut ne pas se manifester avant 2 semaines, et en cas de *tinea pedis*, elle peut prendre 3 ou 4 semaines. Les infections fongiques récurrentes peuvent être un signe de maladie généralisée. ✱

ANTIFONGIQUES VAGINAUX

butoconazole
Ce médicament n'est pas commercialisé au Canada.

clotrimazole
Canesten, Clotrimaderm, Neo-Zol

miconazole
Miconazole, Micozole, Monazole 7, Monistat

nystatine
Mycostatin, Nilstat, Nyaderm

terconazole
Terazol

tioconazole
Gynecure

CLASSIFICATION:
Antifongiques (vaginaux)

Grossesse – catégories A (nystatine), B (clotrimazole, miconazole), C (butoconazole, terconazole) et inconnue (tioconazole)

INDICATIONS

Traitement local de la candidose vulvo-vaginale.

A

MÉCANISME D'ACTION

Altération de la membrane de la cellule fongique entraînant la libération du contenu intracellulaire. Aucun effet sur les bactéries. ***Effets thérapeutiques:*** Inhibition de la prolifération des souches sensibles de *Candida* et destruction de ces agents pathogènes, entraînant la diminution des symptômes suivants de vulvo-vaginite: sensation de brûlure, démangeaisons et écoulements vaginaux.

PHARMACOCINÉTIQUE

Absorption: La *nystatine*, le *miconazole* et le *tioconazole* sont très peu absorbés; par suite de l'administration par voie intravaginale, une fraction de 5,5 % de *butoconazole*, une fraction de 3 à 10 % de *clotrimazole* et une fraction de 5 à 15 % de *terconazole* sont absorbées.

Distribution: Inconnue. L'action est surtout locale.

Métabolisme et excrétion: De petites quantités de *clotrimazole* sont absorbées et rapidement métabolisées.

Demi-vie: *Miconazole* – de 20 à 25 heures (par suite de l'administration par voie parentérale).

CONTRE-INDICATIONS ET PRÉCAUTIONS/ MISES EN GARDE

Contre-indications: Hypersensibilité aux ingrédients actifs, aux additifs ou aux agents de conservation ■ Le butoconazole est contre-indiqué au cours du premier trimestre de grossesse.

Précautions/mises en garde: Patientes présentant des infections vulvo-vaginales récurrentes dues aux levures ■ Allaitement.

RÉACTIONS INDÉSIRABLES ET EFFETS SECONDAIRES

SNC: *terconazole* – céphalées.

Locales: irritation, sensibilisation, brûlures vulvo-vaginales.

Divers: réactions d'hypersensibilité; *terconazole* – douleurs dans tout le corps.

INTERACTIONS

Médicament-médicament: Aucune interaction notable.

VOIES D'ADMINISTRATION ET POSOLOGIE

Clotrimazole

- **Préparation vaginale (adultes et adolescentes):** *Comprimés vaginaux* – 200 mg, au coucher, pendant 3 jours, *ou* une seule dose de 500 mg (un comprimé vaginal de 500 mg), au coucher. *Crème vaginale* – le contenu d'un applicateur, au coucher; la durée du traitement varie selon le produit.

Miconazole

- **Préparation vaginale (adultes et adolescentes):** *Ovules vaginaux* – une seule dose de 1 200 mg (ovule de 1 200 mg), au coucher, ou un ovule de 400 mg, au coucher, pendant 3 jours. *Suppositoires vaginaux* – 100 mg, au coucher, pendant 7 jours. *Crème vaginale* – le contenu d'un applicateur, au coucher, pendant 7 jours. Les Duopak renferment les ovules ou les suppositoires et la crème; la crème est indiquée pour soulager les démangeaisons externes.

Nystatine

- **Préparation vaginale (adultes et adolescentes):** *Crème vaginale* – le contenu d'un applicateur (4 grammes: 100 000 unités) 1 ou 2 fois par jour, pendant 2 semaines. *Comprimés vaginaux* – 100 000 unités (1 comprimé) 1 ou 2 fois par jour, pendant 2 semaines.

Terconazole

- **Préparation vaginale (adultes et adolescentes):** *Crème vaginale* – le contenu d'un applicateur (5 g) de crème à 0,4 %, au coucher, pendant 7 jours ou le contenu d'un applicateur (5 g) de crème à 0,8 %, au coucher, pendant 3 jours. *Ovules vaginaux* – un ovule (80 mg), au coucher, pendant 3 jours.

Tioconazole

- **Préparation vaginale (adultes et adolescentes):** *Onguent vaginal* – le contenu d'un seul applicateur (4,6 g), au coucher (traitement de 1 jour). *Ovules vaginaux* – un ovule (300 mg), au coucher (traitement de 1 jour).

PRÉSENTATION

- **Clotrimazole (version générique disponible)**
  Comprimés vaginaux: 200 mg^VL^, 500 mg^VL^ ■ **Crème vaginale:** 1 %^VL^, 2 %^VL^, 10 %^VL^ ■ **En association avec:** Combi-Pak: crème ou comprimés vaginaux et un tube de crème de clotrimazole à 1 % pour application externe^VL^.
- **Miconazole (version générique disponible)**
  Crème vaginale: 2 %^VL^ ■ **Ovules vaginaux:** 100 mg^VL^, 400 mg^VL^, 1 200 mg^VL^ ■ **En association avec:** Duopak – 3 ovules à 400 mg et un tube de crème à 2 %^VL^.
- **Nystatine (version générique disponible)**
  Comprimés vaginaux: 100 00 unités^Pr^.

- **Terconazole**
  Crème vaginale : 0,4 %[Pr], 0,8 %[Pr] ▪ **Ovules vaginaux :** 80 mg[Pr] ▪ **En association avec :** Duopak – 3 ovules à 80 mg et un tube de crème vaginale pour application externe à 0,8 %[Pr].
- **Tioconazole**
  Onguent vaginal : 6,5 %[VL] ▪ **Ovules vaginaux :** 300 mg[VL] ▪ **Crème pour appliquer au niveau de la vulve (usage externe) :** 1 %[VL] ▪ **En association avec :** Emballage duo – un applicateur d'onguent à 6,5 % ou 1 ovule à 300 mg et un tube de crème à 1 % pour usage externe[VL].

PHARMACODYNAMIE

	DÉBUT D'ACTION	PIC	DURÉE
Tous les agents	rapide	inconnu	24 h

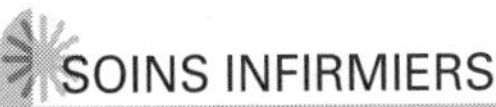

SOINS INFIRMIERS

ÉVALUATION DE LA SITUATION

Observer les territoires atteints de la peau et des muqueuses avant l'administration du médicament et à intervalles réguliers pendant toute la durée du traitement. Une irritation cutanée accrue peut dicter l'arrêt du traitement.

DIAGNOSTICS INFIRMIERS POSSIBLES

- Risque d'infection (Indications).
- Risque d'atteinte à l'intégrité de la peau (Indications).
- Connaissances insuffisantes sur le traitement médicamenteux (Enseignement au patient et à ses proches).

INTERVENTIONS INFIRMIÈRES

Avant d'administrer le médicament, se renseigner auprès du médecin ou d'un autre professionnel de la santé sur la méthode de nettoyage préconisée. Le médecin peut prescrire à la patiente de prendre des bains de siège et des douches vaginales pendant qu'elle suit ce traitement.

Préparation vaginale : Les applicateurs sont fournis avec les agents destinés à l'administration par voie intravaginale.

ENSEIGNEMENT AU PATIENT ET À SES PROCHES

- Expliquer à la patiente qu'elle doit utiliser toute la quantité de médicament prescrite, même si elle se sent mieux. La prévenir qu'elle doit continuer le traitement pendant les règles.
- Montrer à la patiente comment utiliser l'applicateur. Lui recommander d'introduire la préparation profondément dans le vagin, au coucher, et de rester ensuite en position couchée pendant au moins 30 minutes. Lui conseiller d'utiliser des serviettes hygiéniques pour ne pas tacher les vêtements ou la literie.
- Recommander à la patiente de demander à un professionnel de la santé si elle peut prendre des douches vaginales et avoir des rapports sexuels pendant le traitement. Les préparations vaginales peuvent provoquer une légère irritation cutanée chez le partenaire. Conseiller à la patiente d'éviter les rapports sexuels pendant le traitement ou de s'assurer que son partenaire porte un condom. Certains produits peuvent altérer les propriétés des préservatifs en latex.
- Conseiller à la patiente de prévenir un professionnel de la santé si l'irritation cutanée s'aggrave ou si elle ne remarque aucune réponse au traitement. Un deuxième traitement pourrait être nécessaire si les symptômes persistent.

VÉRIFICATION DE L'EFFICACITÉ THÉRAPEUTIQUE

L'efficacité du traitement peut être démontrée par : une diminution de l'irritation cutanée et de la gêne vaginale. La réponse thérapeutique se manifeste habituellement après une semaine. Le diagnostic devrait être reconfirmé par des frottis ou par une mise en culture avant l'amorce d'un deuxième traitement, afin d'écarter la présence d'autres micro-organismes associés aux vulvovaginites. Les infections vaginales récurrentes peuvent être un signe de maladie généralisée. ✳

ASPARAGINASE

Kidrolase

CLASSIFICATION :

Antinéoplasique (enzyme)

Grossesse – catégorie C

INDICATIONS

Élément d'une chimiothérapie d'association de la leucémie lymphoblastique aiguë.

A

MÉCANISME D'ACTION

Catalyseur de la transformation de l'asparagine (un acide aminé) en acide aspartique et en ammoniaque ▪ Déplétion de l'asparagine dans les cellules leucémiques. ***Effets thérapeutiques:*** Destruction des cellules leucémiques.

PHARMACOCINÉTIQUE

Absorption: Le médicament est absorbé depuis le point d'injection IM.

Distribution: L'agent demeure dans le compartiment intravasculaire; faible pénétration dans le liquide céphalorachidien.

Métabolisme et excrétion: Séquestration lente dans le système réticuloendothélial.

Demi-vie: *IV* – de 8 à 30 heures; *IM* – de 39 à 49 heures.

CONTRE-INDICATIONS ET PRÉCAUTIONS/ MISES EN GARDE

Contre-indications: Hypersensibilité.

Précautions/mises en garde: Grossesse ou allaitement ▪ Antécédents de réactions d'hypersensibilité ▪ Maladie hépatique grave ▪ Néphropathie ou maladie pancréatique ▪ Dépression du SNC ▪ Anomalies de coagulation ▪ Maladies chroniques débilitantes ▪ Patientes en âge de procréer.

RÉACTIONS INDÉSIRABLES ET EFFETS SECONDAIRES

SNC: CONVULSIONS, agitation, coma, confusion, dépression, étourdissements, fatigue, hallucinations, céphalées, irritabilité, somnolence.

GI: nausées, vomissements, anorexie, crampes, hépatotoxicité, pancréatite, perte de poids.

Tég.: rash, urticaire.

End.: hyperglycémie.

Hémat.: anomalies de coagulation, hypoplasie médullaire transitoire.

Métab.: hyperammonémie, hyperuricémie.

Divers: réactions d'hypersensibilité incluant l'ANAPHYLAXIE.

INTERACTIONS

Médicament-médicament: L'asparaginase peut contrecarrer l'effet antinéoplasique du **méthotrexate** ▪ Le médicament peut augmenter l'hépatotoxicité induite par d'autres **médicaments hépatotoxiques** ▪ L'administration simultanée d'asparaginase et de **vincristine** ou de **prednisone** ou une administration qui précède immédiatement celle de ces deux médicaments peut aggraver la neurotoxicité et l'hyperglycémie ▪ L'administration de l'asparaginase peut modifier la réponse aux **vaccins à virus vivants** (diminution de la réponse des anticorps, risque accru de réactions indésirables).

VOIES D'ADMINISTRATION ET POSOLOGIE

D'autres schémas thérapeutiques peuvent aussi être utilisés.

Monothérapie de la leucémie lymphoblastique aiguë

- **IV, IM:** Administrer dans la tubulure d'une perfusion en marche d'un soluté glucosé isotonique ou d'un soluté physiologique ne contenant pas d'agent de conservation. La dose recommandée est de 200 à 1 000 UI/kg/jour pendant 28 jours consécutifs (il s'agit de la méthode habituelle la moins susceptible de provoquer des effets secondaires). Après cette période, si l'on a obtenu une rémission complète, on passe au traitement d'entretien, sinon le traitement d'induction peut être poursuivi pendant 14 jours supplémentaires. L'asparaginase peut aussi être administrée de façon intermittente, à raison de 3 injections par semaine, pendant 4 semaines. Dans ce cas, il faudrait préférer la voie IM.

Polychimiothérapie de la leucémie

- **IV, IM:** Lorsque l'asparaginase est administrée dans le cadre d'une polychimiothérapie, les doses utilisées sont les mêmes. Le choix des doses est en fonction des circonstances particulières à chaque cas.

PRÉSENTATION

Flacon de poudre lyophilisée: contenant 10 000 UI de L-asparaginase[Pr].

PHARMACODYNAMIE (déplétion de l'asparagine)

	DÉBUT D'ACTION	PIC[†]	DURÉE
IM	immédiat	14 – 24 h	23 – 33 jours
IV	immédiat	inconnu	23 – 33 jours

† Concentrations plasmatiques d'asparaginase.

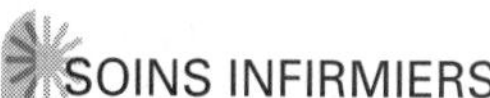

ÉVALUATION DE LA SITUATION

- Suivre de près les signes vitaux avant l'administration de l'asparaginase et, à intervalles fréquents, pendant toute la durée du traitement.

Prévenir le médecin si de la fièvre ou des frissons se manifestent.

- Effectuer le bilan des ingesta et des excreta. Signaler au médecin tout écart important. Recommander au patient de boire de 2 000 à 3 000 mL de liquides par jour pour favoriser l'excrétion d'acide urique. Le médecin peut prescrire de l'allopurinol ou un agent alcalinisant de l'urine pour prévenir la formation de calculs d'urate.
- RESTER À L'AFFÛT DES RÉACTIONS D'HYPERSENSIBILITÉ SUIVANTES : urticaire, diaphorèse, boursouflure du visage, douleurs articulaires, hypotension, bronchospasme. Garder de l'épinéphrine et le matériel de réanimation à portée de la main. Des réactions peuvent survenir jusqu'à 2 heures après l'administration du médicament. Si le traitement doit être de longue durée, la pégaspargase constitue une solution de rechange.
- Évaluer l'intensité des nausées et des vomissements ainsi que l'appétit du patient. Peser le patient toutes les semaines. Un antiémétique peut être administré avant le traitement.
- Observer l'affect et les signes neurologiques du patient. Signaler au médecin la dépression, la somnolence ou les hallucinations. Ces symptômes disparaissent habituellement en l'espace de 2 ou 3 jours après l'arrêt du traitement.

Tests de laboratoire :

- Examiner la numération globulaire avant le traitement et à intervalles réguliers pendant toute sa durée. Le médicament peut modifier les résultats des tests de la coagulation. Les temps de prothrombine et de thrombine peuvent s'allonger et le nombre de plaquettes peut être augmenté. Le médicament peut élever les concentrations d'urée.
- L'hépatotoxicité peut se traduire par une élévation des concentrations d'AST, d'ALT, de phosphatase alcaline, de bilirubine ou de cholestérol. Les résultats de tests de l'exploration fonctionnelle hépatique se normalisent habituellement après le traitement. Le médicament peut provoquer une pancréatite ; suivre de près l'élévation des concentrations d'amylase ou de glucose.
- Évaluer la glycémie pendant toute la durée du traitement. Le médicament peut provoquer une hyperglycémie, qu'on peut traiter en administrant des liquides et de l'insuline. L'hyperglycémie peut mener à une issue fatale.
- Le médicament peut élever les concentrations sériques et urinaires d'acide urique.
- L'asparaginase peut modifier les résultats des tests de l'exploration fonctionnelle thyroïdienne.

DIAGNOSTICS INFIRMIERS POSSIBLES

- Risque d'accident (Effets secondaires).
- Risque d'infection (Effets secondaires).
- Connaissances insuffisantes sur le traitement médicamenteux (Enseignement au patient et à ses proches).

INTERVENTIONS INFIRMIÈRES

- Les solutions doivent être préparées sous une hotte à flux laminaire. Il faut porter des gants, une blouse et un masque pendant qu'on manipule ce médicament. Jeter le matériel dans les contenants réservés à cette fin (voir l'annexe H).
- En cas de coagulopathie, appliquer une pression sur les points de ponction veineuse ; éviter les injections IM.

Vitesse d'administration : Administrer par une tubulure en Y à écoulement rapide, par laquelle on fait passer une solution de D5%E ou de NaCl 0,9 %, pendant au moins 30 minutes. Maintenir la perfusion IV pendant 2 heures après l'administration de la dose. Consulter les directives du fabricant avant de reconstituer la préparation.

Compatibilité (tubulure en Y) : méthotrexate ■ sodium, bicarbonate de.

Incompatibilité (en addition au soluté) : Aucune donnée disponible. Ne pas mélanger la solution à d'autres médicaments.

ENSEIGNEMENT AU PATIENT ET À SES PROCHES

- Demander au patient de signaler à un professionnel de la santé les symptômes suivants : douleurs abdominales, nausées et vomissements graves, jaunisse, fièvre, frissons, maux de gorge, saignement ou formation d'ecchymoses, soif ou miction excessives, aphtes. Recommander au patient d'éviter les foules et les personnes contagieuses. Lui conseiller d'utiliser une brosse à dents à poils doux et un rasoir électrique et de prendre garde aux chutes. Recommander également au patient d'éviter de boire des boissons alcoolisées et de ne pas prendre de médicaments contenant de l'aspirine ou des AINS en raison du risque de déclencher une hémorragie gastrique.
- Expliquer à la patiente qu'elle doit prendre des mesures contraceptives en raison des effets tératogènes de l'asparaginase.
- Prévenir le patient qu'il ne doit recevoir aucun vaccin sans demander au préalable l'avis d'un professionnel de la santé. Informer les parents

que le traitement peut modifier le calendrier de vaccination.
- Insister auprès du patient sur la nécessité de se soumettre à intervalles réguliers à des examens diagnostiques permettant de suivre l'apparition d'effets secondaires.

VÉRIFICATION DE L'EFFICACITÉ THÉRAPEUTIQUE

L'efficacité du traitement peut être démontrée par : l'amélioration de l'hématopoïèse chez les patients souffrant de leucémie. ✳

ASPIRINE, voir Salicylates

ATÉNOLOL

Apo-Aténolol, Gen-Atenolol, Novo-Aténolol, Nu-Atenolol, PMS-Atenolol, Rhoxal-Atenolol, Riva-Atenolol, Tenolin, Tenormin

CLASSIFICATION :
Antiangineux, antihypertenseur (bêta-bloquant)

Grossesse – catégorie D

INDICATIONS

Hypertension ▪ Angine de poitrine. **Usages non approuvés :** Prévention des décès chez les patients ayant subi un infarctus du myocarde.

MÉCANISME D'ACTION

Blocage de la stimulation des récepteurs $bêta_1$ adrénergiques (myocardiques). Habituellement, les doses thérapeutiques n'affectent pas les récepteurs $bêta_2$ (pulmonaires, vasculaires ou utérins). ***Effets thérapeutiques :*** Abaissement de la pression artérielle et ralentissement de la fréquence cardiaque ▪ Réduction de la fréquence des crises d'angine de poitrine ▪ Prévention de l'infarctus du myocarde.

PHARMACOCINÉTIQUE

Absorption : Une fraction de 50 à 60 % est absorbée après l'administration par voie orale.
Distribution : Seule une petite fraction de médicament pénètre dans le SNC. L'aténolol traverse le placenta et pénètre dans le lait maternel.
Métabolisme et excrétion : Une fraction de 40 à 50 % est excrétée à l'état inchangé par les reins. Le reste est excrété dans les fèces sous forme de médicament non absorbé.
Demi-vie : De 6 à 9 heures.

CONTRE-INDICATIONS ET PRÉCAUTIONS/ MISES EN GARDE

Contre-indications : Insuffisance cardiaque congestive ▪ Œdème pulmonaire ▪ Choc cardiogénique ▪ Bradycardie ou bloc cardiaque ▪ Maladie du sinus ▪ Insuffisance ventriculaire droite attribuable à l'hypertension pulmonaire ▪ Hypotension ▪ Maladies artérielles périphériques graves ▪ Anesthésie au moyen d'agents dépresseurs du myocarde ▪ Phéochromocytome en l'absence de récepteurs alpha ▪ Acidose métabolique ▪ Hypersensibilité aux ingrédients.
Précautions/mises en garde : Insuffisance rénale (réduire la dose si la $Cl_{Cr} \leq 35$ mL/minute) ▪ Insuffisance hépatique ▪ Personnes âgées (sensibilité accrue aux bêta-bloquants ; réduire la dose initiale) ▪ Maladie pulmonaire (y compris l'asthme ; la sélectivité pour les récepteurs bêta peut disparaître lors de l'administration de doses élevées) ▪ Diabète (le médicament peut masquer les symptômes d'hypoglycémie) ▪ Thyrotoxicose (le médicament peut en masquer les symptômes) ▪ Antécédents de réactions allergiques graves (les réactions peuvent être aggravées) ▪ Grossesse, allaitement, enfants (l'innocuité du médicament n'a pas été établie) ; tous les agents traversent le placenta et peuvent entraîner la bradycardie, l'hypotension, l'hypoglycémie ou la dépression respiratoire chez le fœtus ou le nouveau-né.

RÉACTIONS INDÉSIRABLES ET EFFETS SECONDAIRES

SNC : fatigue, faiblesse, anxiété, dépression, étourdissements, somnolence, insomnie, perte de mémoire, modifications intervenant dans l'état mental, nervosité, cauchemars.
ORLO : vision trouble, enchifrènement.
Resp. : bronchospasme, respiration sifflante.
CV : BRADYCARDIE, INSUFFISANCE CARDIAQUE, ŒDÈME PULMONAIRE, hypotension, vasoconstriction périphérique.
GI : constipation, diarrhée, anomalies de la fonction hépatique, nausées, vomissements.
GU : impuissance, baisse de la libido, mictions fréquentes.
Tég. : rash.
End. : hyperglycémie, hypoglycémie.
Loc. : arthralgie, douleurs lombaires, douleurs articulaires.
Divers : lupus iatrogénique.

INTERACTIONS

Médicament-médicament: Les **anesthésiques généraux**, la **phénytoïne administrée par voie IV** et le **vérapamil** peuvent exercer des effets additifs sur la dépression du myocarde ▪ Risque accru de bradycardie lors de l'administration concomitante de **dérivés digitaliques** ▪ Les **antihypertenseurs** ou les **dérivés nitrés** ainsi que l'ingestion rapide de grandes quantités d'**alcool** peuvent entraîner des effets hypotenseurs additifs ▪ L'usage concomitant d'**amphétamines**, de **cocaïne**, d'**éphédrine**, d'**épinéphrine**, de **norépinéphrine**, de **phényléphrine** ou de **pseudoéphédrine** peut provoquer une stimulation des récepteurs alpha-adrénergiques à laquelle rien ne s'oppose (hypertension excessive, bradycardie) ▪ L'administration simultanée de **thyroxine** peut diminuer l'efficacité de l'aténolol ▪ L'aténolol peut diminuer l'efficacité de l'**insuline** ou des **hypoglycémiants oraux** (il peut être nécessaire de modifier la dose) ▪ L'aténolol peut réduire l'efficacité de la **théophylline** ▪ Le médicament peut diminuer les effets cardiovasculaires bénéfiques sur les récepteurs $bêta_1$ de la **dopamine** et de la **dobutamine** ▪ Administrer le médicament avec prudence dans les 14 jours qui suivent un traitement par un **IMAO** (risque d'hypertension).

VOIES D'ADMINISTRATION ET POSOLOGIE

- **PO (adultes)**: *Antiangineux* – 50 mg, 1 fois par jour; après 1 semaine, on peut augmenter la dose pour la faire passer à 100 mg par jour (jusqu'à concurrence de 200 mg par jour). *Antihypertenseur* – de 25 à 50 mg, 1 fois par jour; après 2 semaines, on peut augmenter la dose pour la faire passer à 50 à 100 mg, 1 fois par jour.

Insuffisance rénale

- **PO (adultes)**: *Cl_{Cr} de 15 à 35 mL/min* – ne pas dépasser 50 mg par jour; *Cl_{Cr} < 15 mL/minute* – ne pas dépasser 50 mg tous les 2 jours.

PRÉSENTATION (version générique disponible)

Comprimés: 50 mg[Pr], 100 mg[Pr] ▪ **En association avec**: chlorthalidone (Tenoretic[Pr]).

PHARMACODYNAMIE (effets cardiovasculaires)

	DÉBUT D'ACTION	PIC	DURÉE
PO	1 h	2 – 4 h	24 h

SOINS INFIRMIERS

ÉVALUATION DE LA SITUATION

- MESURER LA PRESSION ARTÉRIELLE ET LE POULS ET SUIVRE L'ÉCG À INTERVALLES FRÉQUENTS PENDANT TOUTE LA PÉRIODE D'ADAPTATION POSOLOGIQUE ET, À INTERVALLES RÉGULIERS, PENDANT TOUTE LA DURÉE DU TRAITEMENT.
- EFFECTUER LE BILAN QUOTIDIEN DES INGESTA ET DES EXCRÉTA; PESER LE PATIENT TOUS LES JOURS. RESTER À L'AFFÛT DES SIGNES ET DES SYMPTÔMES SUIVANTS D'INSUFFISANCE CARDIAQUE: DYSPNÉE, RÂLES OU CRÉPITATIONS, GAIN PONDÉRAL, ŒDÈME PÉRIPHÉRIQUE, TURGESCENCE DES JUGULAIRES.

Angine: Évaluer la fréquence et les caractéristiques des crises d'angine à intervalles réguliers pendant toute la durée du traitement.

***Tests de laboratoire*:**

- L'aténolol peut élever les concentrations sériques d'urée, des lipoprotéines, du potassium, des triglycérides et d'acide urique.
- Le médicament peut accroître les titres des anticorps antinucléaires.
- L'aténolol peut élever la glycémie.

***Toxicité et surdosage*:** Suivre de près les patients recevant des bêta-bloquants afin de déceler les signes suivants de surdosage: bradycardie, étourdissements graves ou évanouissements, somnolence prononcée, dyspnée, ongles ou paumes des mains bleutés, convulsions. Prevenir immédiatement le médecin si ces signes se manifestent.

DIAGNOSTICS INFIRMIERS POSSIBLES

- Débit cardiaque diminué (Effets secondaires).
- Connaissances insuffisantes sur le traitement médicamenteux (Enseignement au patient et à ses proches).
- Non-observance du traitement médicamenteux (Enseignement au patient et à ses proches).

INTERVENTIONS INFIRMIÈRES

Mesurer le pouls à l'apex du cœur avant d'administrer le médicament. S'il est inférieur à 50 battements par minute ou si des arythmies se produisent, ne pas administrer l'aténolol et en informer le médecin ou un autre professionnel de la santé.

ENSEIGNEMENT AU PATIENT ET À SES PROCHES

- Prévenir le patient qu'il doit prendre l'aténolol tous les jours au même moment de la journée,

A

même s'il se sent bien. L'avertir qu'il ne doit jamais sauter de dose ni remplacer une dose manquée par une double dose. S'il n'a pu prendre son médicament au moment habituel, il doit le prendre aussitôt que possible, mais au moins 8 heures avant l'heure prévue pour la dose suivante. Un sevrage brusque peut provoquer des arythmies mortelles, de l'hypertension ou une ischémie du myocarde.

- Conseiller au patient d'avoir une réserve suffisante de médicament pour les fins de semaine, les congés et les vacances. Lui conseiller également de conserver une ordonnance dans son portefeuille pour parer à toute urgence.
- Montrer au patient et à ses proches comment prendre le pouls et la pression artérielle. Leur demander de mesurer le pouls tous les jours et la pression artérielle deux fois par semaine. Leur recommander de signaler tout changement important à un professionnel de la santé.
- Prévenir le patient que l'aténolol peut parfois provoquer de la somnolence ou des étourdissements. Lui conseiller de ne pas conduire et d'éviter les activités qui exigent sa vigilance jusqu'à ce qu'on ait la certitude que le médicament n'entraîne pas cet effet chez lui
- Conseiller au patient de changer lentement de position pour réduire les risques d'hypotension orthostatique.
- Prévenir le patient que le médicament peut le rendre plus sensible au froid.
- Conseiller au patient de consulter un professionnel de la santé avant de prendre des médicaments en vente libre, particulièrement des préparations contre le rhume, en même temps que l'aténolol.
- Recommander au patient diabétique de suivre sa glycémie de près, particulièrement lorsqu'il se sent fatigué, faible ou irritable ou lorsqu'il ressent un malaise. La transpiration est un signe d'hypoglycémie qui n'est pas masquée par l'aténolol.
- Recommander au patient de signaler à un professionnel de la santé les symptômes suivants : ralentissement du pouls, difficultés respiratoires, respiration sifflante, mains et pieds froids, étourdissements, sensation de tête légère, confusion, dépression, rash, fièvre, maux de gorge, saignements inhabituels ou ecchymoses.
- Recommander au patient qui doit suivre un traitement ou subir une intervention chirurgicale d'informer le professionnel de la santé des médicaments qu'il prend.
- Conseiller au patient de porter sur lui en tout temps un bracelet d'identité où sont inscrits ses problèmes de santé et sa médication.

Hypertension : Prévenir le patient qu'il doit continuer à appliquer les autres mesures non pharmacologiques de réduction de l'hypertension : perdre du poids, réduire sa consommation de sel, diminuer le stress, faire régulièrement de l'exercice, boire avec modération et cesser de fumer. L'aténolol stabilise la pression artérielle, mais ne guérit pas l'hypertension.

VÉRIFICATION DE L'EFFICACITÉ THÉRAPEUTIQUE

L'efficacité du traitement peut être démontrée par : la baisse de la pression artérielle ▪ la réduction de la fréquence des crises d'angine ▪ la tolérance accrue à l'effort ▪ la prévention des infarctus du myocarde.

ATORVASTATINE,

voir Inhibiteurs de l'HMG-CoA réductase

ATOVAQUONE

Mepron

CLASSIFICATION :

Anti-infectieux (antiprotozoaire)

Grossesse – catégorie C

INDICATIONS

Traitement de la pneumonie légère à modérée due à *Pneumocystis carinii* chez les patients qui ne peuvent tolérer l'association de triméthoprime et de sulfaméthoxazole.

MÉCANISME D'ACTION

Inhibition de l'action des enzymes nécessaires à la synthèse de l'acide nucléique et de l'adénosine triphosphate chez les protozoaires. ***Effets thérapeutiques :*** Activité antiprotozoaire dirigée contre *Pneumocystis carinii*.

PHARMACOCINÉTIQUE

Absorption : L'absorption est relativement faible, mais elle est considérablement accrue en présence d'aliments, particulièrement de matières grasses.

Distribution : L'atovaquone pénètre dans le liquide céphalorachidien à de très faibles concentrations (moins de 1 % des concentrations plasmatiques).

Métabolisme et excrétion : L'agent subit plusieurs cycles entérohépatiques et est éliminé dans les fèces.

Demi-vie : De 2,2 à 2,9 jours.

CONTRE-INDICATIONS ET PRÉCAUTIONS/ MISES EN GARDE

Contre-indications : Hypersensibilité.

Précautions/mises en garde : Troubles gastro-intestinaux (l'absorption peut être moindre) ▪ Grossesse, allaitement ou enfants (l'innocuité du médicament n'a pas été établie) ▪ Insuffisance hépatique, rénale ou cardiaque (une modification de la posologie peut s'avérer nécessaire).

RÉACTIONS INDÉSIRABLES ET EFFETS SECONDAIRES

SNC : céphalées, insomnie, faiblesse, étourdissements, anxiété.

ORLO : sinusite, rhinite.

GI : nausées, diarrhée, vomissements, douleurs abdominales, constipation, résultats anormaux aux épreuves de l'exploration fonctionnelle hépatique, anorexie, goût anormal.

Tég. : rash, prurit.

End. : hypoglycémie, hyperglycémie.

HÉ : hyponatrémie.

Hémat. : anémie, neutropénie.

Divers : fièvre, moniliase, transpiration, douleur.

INTERACTIONS

Médicament-médicament : Interaction possible avec les **médicaments qui se lient fortement aux protéines plasmatiques**, mais l'atovaquone ne semble pas interagir avec la phénytoïne.

Médicament-aliments : Les **aliments** favorisent l'absorption de l'atovaquone.

VOIES D'ADMINISTRATION ET POSOLOGIE

PO (adultes) : 750 mg, 2 fois par jour, avec des aliments, pendant 21 jours.

PRÉSENTATION

Suspensions : 750 mg/5 mL[Pr] ▪ **En association avec :** proguanil (Malarone[Pr]).

PHARMACODYNAMIE (concentrations sanguines)

	DÉBUT D'ACTION	PIC†	DURÉE
PO	inconnu	1 – 8 h 24 – 96 h	inconnue

† L'existence de deux pics est attribuable au cycle entérohépatique.

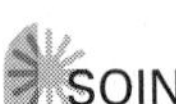

SOINS INFIRMIERS

ÉVALUATION DE LA SITUATION

- Au début du traitement et pendant toute sa durée, suivre de près les signes suivants de pneumonie due à *Pneumocystis carinii* : altération des signes vitaux, murmure vésiculaire, aspect des crachats, accroissement du nombre de leucocytes.
- Prélever des échantillons pour les cultures avant le début du traitement. On peut administrer la première dose avant même que les résultats ne soient connus.

Tests de laboratoire :

- Surveiller les fonctions hématologique et hépatique. L'atovaquone peut entraîner l'anémie et la neutropénie. Elle peut également entraîner une élévation des concentrations sériques d'AST, d'ALT et de phosphatase alcaline.
- Noter les concentrations d'électrolytes, car l'atovaquone peut entraîner l'hyponatrémie.
- L'atovaquone peut modifier la glycémie. Suivre de près les patients diabétiques.

DIAGNOSTICS INFIRMIERS POSSIBLES

- Risque d'infection (Indications).
- Connaissances insuffisantes sur le traitement médicamenteux (Enseignement au patient et à ses proches).

INTERVENTIONS INFIRMIÈRES

Administrer le médicament 2 fois par jour, avec des aliments, pendant 21 jours.

ENSEIGNEMENT AU PATIENT ET À SES PROCHES

- Expliquer au patient qu'il doit respecter scrupuleusement la posologie recommandée. Insister sur la nécessité de prendre l'atovaquone avec des aliments, particulièrement avec des aliments riches en matières grasses. Si le médicament est

A

pris sans aliments, les concentrations plasmatiques peuvent être diminuées et l'efficacité réduite.

- Recommander au patient de prévenir un professionnel de la santé si un rash survient.

VÉRIFICATION DE L'EFFICACITÉ THÉRAPEUTIQUE

L'efficacité du traitement peut être démontrée par: la disparition des signes et des symptômes de pneumonie due à *Pneumocystis carinii*.

ATROPINE

Atropine

CLASSIFICATION:

Antiarythmique, antidote, anticholinergique (antimuscarinique), parasympatholytique

Grossesse – catégorie C

Pour l'usage ophtalmique, voir l'annexe N

INDICATIONS

En administration préopératoire, pour diminuer les sécrétions excessives des voies respiratoires et de la bouche ▪ Traitement de la bradycardie sinusale et du bloc cardiaque ▪ Traitement de l'empoisonnement par des anticholinestérasiques (insecticides organophosphorés) ▪ Antidote en cas d'intoxications attribuables à la muscarine (présente dans certains champignons comme l'*Amanita muscaria*). **Usages non approuvés:** Renversement des effets muscariniques indésirables des agents anticholinestérasiques (néostigmine, physostigmine ou pyridostigmine).

MÉCANISME D'ACTION

Inhibition de l'effet de l'acétylcholine aux sites des récepteurs postganglionnaires situés dans: les muscles lisses ▪ les glandes exocrines ▪ le système nerveux central (activité antimuscarinique) ▪ Les faibles doses diminuent: la sécrétion de sueur ▪ la salivation ▪ les sécrétions des voies respiratoires ▪ Les doses moyennes entraînent: la mydriase (dilatation des pupilles) ▪ la cycloplégie (paralysie de l'accommodation visuelle) ▪ l'élévation de la fréquence cardiaque ▪ Les doses élevées diminuent la motilité du tractus gastro-intestinal et des voies génito-urinaires. ***Effets thérapeutiques:*** Élévation de la fréquence cardiaque ▪ Diminution des sécrétions du tractus gastro-intestinal et des voies respiratoires ▪ Renversement des effets de la muscarine ▪ Effets spasmolytiques possibles sur les voies biliaire et génito-urinaires.

PHARMACOCINÉTIQUE

Absorption: Bonne absorption par suite de l'administration PO, SC ou IM.
Distribution: Le médicament traverse rapidement la barrière hémato-encéphalique. Il traverse le placenta et pénètre dans le lait maternel.
Métabolisme et excrétion: La plus grande partie du médicament est métabolisée par le foie; une fraction de 30 à 50 % est excrétée sous forme inchangée par les reins.
Demi-vie: De 13 à 38 heures.

CONTRE-INDICATIONS ET PRÉCAUTIONS/ MISES EN GARDE

Contre-indications: Hypersensibilité ▪ Glaucome à angle fermé ▪ Sténose pylorique (sauf aux doses habituellement utilisées en pré-anesthésie) ▪ Hypertrophie de la prostate (sauf aux doses habituellement utilisées en pré-anesthésie) ▪ Hémorragie aiguë ▪ Tachycardie secondaire à l'insuffisance cardiaque ou à la thyrotoxicose.
Précautions/mises en garde: Personnes âgées de plus de 40 ans et très jeunes enfants (prédisposition accrue aux réactions indésirables) ▪ Infections intra-abdominales ▪ Maladies rénale, hépatique, pulmonaire ou cardiaque chroniques ▪ Grossesse et allaitement (l'innocuité du médicament n'a pas été établie).

RÉACTIONS INDÉSIRABLES ET EFFETS SECONDAIRES

SNC: somnolence, confusion.
ORLO: vision trouble, cycloplégie, xérophtalmie, mydriase.
CV: tachycardie, palpitations.
GI: sécheresse de la bouche (xérostomie), constipation.
GU: retard de la miction avec effort pour uriner, rétention urinaire.
Divers: diminution de la sécrétion de sueur.

INTERACTIONS

Médicament-médicament: Effets anticholinergiques additifs lors de l'administration d'autres **composés anticholinergiques** comprenant les **antihistaminiques**, les **antidépresseurs tricycliques**, la **quinidine** et le **disopyramide** ▪ Les anticholinergiques peuvent modifier l'absorption d'autres **médicaments administrés par voie orale** en ralentissant la motilité du tractus gastro-intestinal ▪ Les **antia-**

cides diminuent l'absorption des anticholinergiques ■ L'atropine peut aggraver les lésions de la muqueuse gastro-intestinale chez les patients qui prennent des **comprimés de chlorure de potassium par voie orale**.

VOIES D'ADMINISTRATION ET POSOLOGIE

Le sulfate d'atropine injectable peut être administré par voie SC, IM ou IV. La posologie moyenne chez l'adulte est de 0,5 mg, soit entre 0,4 et 0,6 mg.

Pré-anesthésie (pour diminuer la salivation et les sécrétions)

- **IM, IV, SC (adultes)**: De 0,4 à 0,6 mg, de 30 à 60 minutes avant l'intervention.

Bradycardie

- **IV (adultes)**: De 0,4 à 1 mg, à intervalles de 1 ou de 2 heures, les doses maximales pouvant aller jusqu'à 2 mg.

Empoisonnement par les insecticides organophosphorés

- **IM, IV (adultes)**: 2 ou 3 mg, répéter l'administration selon les besoins ou jusqu'à l'apparition de signes de surdosage atropinique. Ce traitement peut être suivi d'un traitement par voie orale. On peut administrer de la pralidoxime simultanément.

PRÉSENTATION (version générique disponible)

Solution pour injection: 0,3 mg/mL^Pr 0,4 mg/mL^Pr, 0,6 mg/mL^Pr, 1 mg/mL^Pr ■ **En association avec**: diphénoxylate^Pr, hyoscyamine^Pr ■ **Gouttes et onguent pour usage ophtalmique**: voir l'annexe N.

PHARMACODYNAMIE (inhibition de la salivation)

	DÉBUT D'ACTION	PIC	DURÉE
PO	30 min	30 – 60 min	4 – 6 h
IM, SC	rapide	15 – 50 min	4 – 6 h
IV	immédiat	2 – 4 min	4 – 6 h

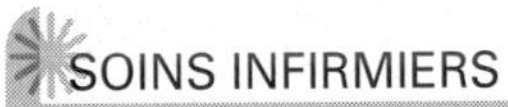

SOINS INFIRMIERS

ÉVALUATION DE LA SITUATION

- Suivre les signes vitaux et l'ÉCG à intervalles fréquents, pendant toute la durée du traitement par voie IV. Signaler immédiatement au médecin toute modification importante de la fréquence cardiaque ou de la pression artérielle ainsi que l'aggravation des extrasystoles ventriculaires ou de l'angine.
- Effectuer le bilan quotidien des ingesta et des excreta chez les personnes âgées ou chez les patients ayant subi une intervention chirurgicale, car l'atropine peut provoquer de la rétention urinaire.
- Observer le patient à intervalles réguliers à la recherche de signes de distension abdominale et ausculter les bruits intestinaux. Si la constipation devient gênante, augmenter la consommation de liquides et ajouter au régime des aliments riches en fibres pour soulager les effets constipants de l'atropine.

Toxicité et surdosage: En cas de surdosage, administrer de la physostigmine comme antidote.

DIAGNOSTICS INFIRMIERS POSSIBLES

- Débit cardiaque diminué (Indications).
- Atteinte à l'intégrité de la muqueuse buccale (Effets secondaires).
- Constipation (Effets secondaires).

INTERVENTIONS INFIRMIÈRES

IM: Une forte rougeur du visage et du tronc peut se produire de 15 à 20 minutes après l'administration IM. En pédiatrie, cette réaction, qui n'est pas nocive, porte le nom de « rougeur atropinique ».

IV directe: Administrer l'atropine par voie IV sans la diluer ou la diluer avec 10 mL d'eau stérile. Consulter les directives de chaque fabricant avant d'administrer la préparation.

Vitesse d'administration: Administrer à un débit de 0,6 mg/minute. Ne pas ajouter l'atropine à des solutions IV. Injecter par une tubulure en Y ou par un robinet à trois voies. Administrée par voie IV à des doses inférieures à 0,4 mg ou pendant plus de 1 minute, l'atropine peut provoquer une bradycardie paradoxale qui disparaît habituellement en l'espace de 2 minutes environ.

Associations compatibles dans la même seringue: benzquinamide ■ butorphanol ■ chlorpromazine ■ cimétidine ■ dimenhydrinate ■ diphenhydramine ■ dropéridol ■ fentanyl ■ glycopyrrolate ■ héparine ■ hydromorphone ■ hydroxyzine ■ mépéridine ■ métoclopramide ■ midazolam ■ milrinone ■ morphine ■ nalbuphine ■ pentazocine ■ perphénazine ■ prochlorpérazine ■ promazine ■ prométhazine ■ propiomazine ■ ranitidine ■ scopolamine ■ sufentanil.

Compatibilité (tubulure en Y): amrinone ■ étomidate ■ famotidine ■ héparine ■ hydrocortisone sodique, succinate d' ■ méropenem ■ nafcilline ■ potassium, chlorure de ■ sufentanil ■ vitamines du complexe B avec C.

Incompatibilité (tubulure en Y): thiopental.

A

ENSEIGNEMENT AU PATIENT ET À SES PROCHES

- Expliquer au patient qu'il doit respecter scrupuleusement la posologie recommandée. S'il n'a pu prendre le médicament au moment habituel, il doit le prendre dès que possible à moins que ce ne soit presque l'heure prévue pour la dose suivante. Le prévenir qu'il ne doit jamais remplacer une dose manquée par une double dose.
- Prévenir le patient que l'atropine peut provoquer de la somnolence. Lui recommander de ne pas conduire et d'éviter les autres activités qui exigent sa vigilance jusqu'à ce qu'on ait la certitude que le médicament n'entraîne pas cet effet chez lui.
- Expliquer au patient que pour soulager la sécheresse de la bouche, il devrait se rincer fréquemment la bouche, consommer des bonbons ou de la gomme à mâcher sans sucre et pratiquer une bonne hygiène orale.
- Prévenir le patient que l'atropine peut altérer la thermorégulation et qu'il y a risque de coup de chaleur s'il poursuit des activités physiques vigoureuses dans un milieu surchauffé.
- Conseiller au patient de consulter un professionnel de la santé avant de prendre un médicament en vente libre en même temps que l'atropine.
- Informer le patient qui souffre d'hypertrophie bénigne de la prostate que l'atropine peut provoquer la rétention urinaire et un retard de la miction avec effort pour uriner. Lui recommander de signaler à un professionnel de la santé toute modification du jet de la miction.

VÉRIFICATION DE L'EFFICACITÉ THÉRAPEUTIQUE

L'efficacité du traitement peut être démontrée par : l'accélération de la fréquence cardiaque ■ la sécheresse de la bouche (xérostomie) ■ le renversement des effets muscariniques. ✳

AZATADINE

Optimine

CLASSIFICATION :

Antihistaminique

Grossesse – catégorie B

INDICATIONS

Soulagement des symptômes d'allergie (rhinite, pollinose [rhume des foins], urticaire, œdème angioneurotique, eczéma, piqûres d'insectes, prurit, réactions sériques et médicamenteuses, dermographisme, réactions anaphylactiques, etc.) provoquée par la libération d'histamine.

MÉCANISME D'ACTION

Blocage des effets de l'histamine au niveau des récepteurs H_1 ; le médicament ne se lie pas à l'histamine ni ne l'inactive. ***Effets thérapeutiques :*** Diminution des symptômes associés aux excès d'histamine (éternuements, rhinorrhée, prurit nasal et oculaire, yeux larmoyants et rouges).

PHARMACOCINÉTIQUE

Absorption : Bonne absorption par suite de l'administration PO.

Distribution : Le médicament traverse probablement le placenta.

Métabolisme et excrétion : Fort métabolisme hépatique. Une fraction de 20 % du médicament est excrétée à l'état inchangé par les reins.

Demi-vie : 12 heures.

CONTRE-INDICATIONS ET PRÉCAUTIONS/ MISES EN GARDE

Contre-indications : Hypersensibilité ■ Traitement des symptômes des affections des voies respiratoires inférieures ■ Traitement concomitant par un IMAO et pendant les 10 jours suivant l'arrêt de ce traitement.

Précautions/mises en garde : Glaucome à angle fermé ■ Maladie hépatique ■ Personnes âgées (plus grande prédisposition aux réactions indésirables) ■ Hyperthyroïdie ■ Hypertension ■ Grossesse ou enfants < 6 ans (l'innocuité du médicament n'a pas été établie).

RÉACTIONS INDÉSIRABLES ET EFFETS SECONDAIRES

SNC : étourdissements, sédation, excitation, céphalées, convulsions.

ORLO : acouphènes, vision trouble, congestion nasale.

Resp. : sécrétions bronchiques épaissies, respiration sifflante.

CV : hypertension, arythmies, oppression thoracique, hypotension, palpitations, tachycardie.

GI : douleurs épigastriques, anorexie, constipation, diarrhée, sécheresse de la bouche (xérostomie), vomissements.

GU : apparition précoce des règles, retard de la miction avec effort pour uriner, rétention urinaire.
Tég. : transpiration.
Hémat. : AGRANULOCYTOSE, anémie, thrombocytopénie.

INTERACTIONS

Médicament-médicament : Effets additifs sur la dépression du système nerveux central lors de l'usage concomitant d'**autres dépresseurs du SNC** comprenant l'**alcool**, les **analgésiques opiacés** et les **hypnosédatifs** ■ Les **IMAO** intensifient et prolongent les effets anticholinergiques des antihistaminiques.

VOIES D'ADMINISTRATION ET POSOLOGIE

PO (adultes et enfants > 12 ans) : De 1 à 2 mg, toutes les 12 heures.
PO (enfants < 12 ans) : De 0,5 à 1 mg, 2 fois par jour.

PRÉSENTATION

Comprimés : 1 mg[Pr] ■ **En association avec :** pseudoéphédrine (Trinalin[Pr]).

PHARMACODYNAMIE (effets antihistaminiques)

	Début d'action	Pic	Durée
PO	15 – 60 min	4 h	12 h

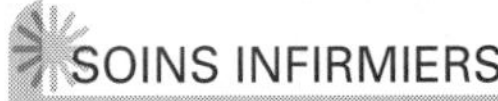

SOINS INFIRMIERS

ÉVALUATION DE LA SITUATION

- Avant le traitement et à intervalles réguliers pendant toute sa durée, rester à l'affût des symptômes suivants d'allergie : rhinite, conjonctivite, urticaire.
- Ausculter le murmure vésiculaire et déterminer les caractéristiques des sécrétions bronchiques. Maintenir l'apport liquidien entre 1 500 et 2 000 mL par jour pour diminuer la viscosité des sécrétions.

Tests de laboratoire : L'azatadine peut entraîner des résultats faussement négatifs aux épreuves de sensibilité cutanée. Interrompre l'administration des antihistaminiques au moins 4 jours avant ces tests.

DIAGNOSTICS INFIRMIERS POSSIBLES

- Dégagement inefficace des voies respiratoires (Indications).
- Risque d'accident (Effets secondaires).
- Connaissances insuffisantes sur le traitement médicamenteux (Enseignement au patient et à ses proches).

INTERVENTIONS INFIRMIÈRES

Administrer les comprimés avec des aliments ou du lait pour diminuer l'irritation gastro-intestinale.

ENSEIGNEMENT AU PATIENT ET À SES PROCHES

- Prévenir le patient qu'il doit respecter scrupuleusement la posologie recommandée. S'il n'a pu prendre le médicament au moment habituel, il doit le prendre dès que possible à moins que ce ne soit presque l'heure prévue pour la dose suivante. Le prévenir qu'il ne doit jamais remplacer une dose manquée par une double dose.
- Prévenir le patient que l'azatadine peut provoquer de la somnolence. Lui recommander de ne pas conduire et d'éviter les autres activités qui exigent sa vigilance jusqu'à ce qu'on ait la certitude que le médicament n'entraîne pas cet effet chez lui.
- Recommander au patient d'éviter de boire de l'alcool ou de prendre d'autres dépresseurs du SNC en même temps que ce médicament.
- Expliquer au patient que pour aider à soulager la sécheresse de la bouche, il doit se rincer fréquemment la bouche, consommer des bonbons ou de la gomme à mâcher sans sucre et pratiquer une bonne hygiène orale. Recommander au patient de consulter le dentiste si la sécheresse de la bouche persiste pendant plus de deux semaines.
- Prévenir le patient que les personnes âgées sont prédisposées à l'hypotension orthostatique. Lui conseiller de changer lentement de position.
- Recommander au patient de consulter un professionnel de la santé si les symptômes persistent.

VÉRIFICATION DE L'EFFICACITÉ THÉRAPEUTIQUE

L'efficacité du traitement peut être démontrée par : la diminution des symptômes d'allergie.

AZATHIOPRINE

Alti-Azathioprine, Gen-Azathioprine, Imuran

CLASSIFICATION :
Immunosuppresseur

Grossesse – catégorie D

A

INDICATIONS

Traitement d'appoint pour prévenir le rejet de l'allogreffe rénale ▪ Traitement des poussées graves de polyarthrite rhumatoïde chronique, réfractaire à un traitement plus traditionnel. **Usages non approuvés :** Traitement de la maladie de Crohn.

MÉCANISME D'ACTION

Effet antagoniste sur le métabolisme de la purine avec inhibition ultérieure de la synthèse de l'ADN et de l'ARN. ***Effets thérapeutiques :*** Suppression de l'immunité à médiation cellulaire et formation d'anticorps modifiés.

PHARMACOCINÉTIQUE

Absorption : Absorption rapide par suite de l'administration PO.

Distribution : Le médicament traverse le placenta et de faibles concentrations pénètrent dans le lait maternel.

Métabolisme et excrétion : Pendant le métabolisme, l'azathioprine est transformée en mercaptopurine qui subit, par la suite, un nouveau métabolisme. L'excrétion rénale du médicament à l'état inchangé est minime.

Demi-vie : 3 heures.

CONTRE-INDICATIONS ET PRÉCAUTIONS/ MISES EN GARDE

Contre-indications : Hypersensibilité ▪ Grossesse et enfants (polyarthrite rhumatoïde) ▪ Les patients atteints de polyarthrite rhumatoïde ayant déjà pris des alcoylants peuvent être exposés à des risques très élevés de néoplasie s'ils sont traités par l'azathioprine.

Précautions/mises en garde : Infections ▪ Tumeurs malignes ▪ Aplasie médullaire ▪ Radiothérapie antérieure ou concomitante ▪ Usage concomitant de mycophénolate ▪ Autres maladies chroniques débilitantes ▪ Insuffisance rénale grave ou oligurie (sensibilité accrue) ▪ Patientes en âge de procréer ▪ Grossesse ou allaitement.

RÉACTIONS INDÉSIRABLES ET EFFETS SECONDAIRES

ORLO : rétinopathie.

Resp. : œdème pulmonaire.

GI : <u>anorexie</u>, <u>hépatotoxicité</u>, <u>nausées</u>, <u>vomissements</u>, diarrhée, mucosite, pancréatite.

Tég. : alopécie, rash.

Hémat. : <u>anémie</u>, <u>leucopénie</u>, <u>pancytopénie</u>, <u>thrombocytopénie</u>.

Loc. : arthralgie.

Divers : MALADIE SÉRIQUE, <u>frissons</u>, <u>fièvre</u>, phénomène de Raynaud.

INTERACTIONS

Médicament-médicament : Effets myélodépressifs additifs lors de l'administration concomitante d'**antinéoplasiques**, de **cyclosporine** ou d'**agents myélodépresseurs** ▪ L'**allopurinol** inhibe le métabolisme de l'azathioprine en augmentant sa toxicité. Lors d'un traitement simultané à l'allopurinol, il faudrait diminuer la dose d'azathioprine à 25 à 33 % ▪ L'administration de l'azathioprine peut diminuer la réponse des anticorps aux **vaccins à virus vivants** et accroître le risque de réactions indésirables.

VOIES D'ADMINISTRATION ET POSOLOGIE

Prévention du rejet d'allogreffe rénale

- **PO, IV (adultes et enfants) :** Initialement, de 3 à 5 mg/kg par jour ; dose d'entretien de 1 à 3 mg/kg par jour.

Polyarthrite rhumatoïde

- **PO (adultes) :** 1 mg/kg par jour, pendant 6 à 8 semaines ; augmenter la dose de 0,5 mg/kg par jour, toutes les 4 semaines, jusqu'au moment où une réponse se manifeste ou jusqu'à concurrence de 2,5 mg/kg par jour, puis réduire la dose de 0,5 mg/kg par jour, toutes les 4 à 8 semaines jusqu'à l'atteinte de la plus faible dose efficace.

PRÉSENTATION (version générique disponible)

Comprimés : 50 mg[Pr] ▪ **Injection :** fioles de 100 mg[Pr].

PHARMACODYNAMIE

	DÉBUT D'ACTION	PIC	DURÉE
PO (anti-inflammatoire)	6 – 8 semaines	12 semaines	inconnue
IV (immuno-suppresseur)	plusieurs jours – semaines	inconnu	plusieurs jours – semaines

SOINS INFIRMIERS

ÉVALUATION DE LA SITUATION

- Pendant toute la durée du traitement, rester à l'affût des signes suivants d'infection : altération des signes vitaux, aspect des crachats, de l'urine et des selles, accroissement du nombre de leucocytes.

- Effectuer le bilan quotidien des ingesta et des excreta et peser le patient tous les jours. La diminution du débit urinaire peut entraîner une toxicité reliée à ce médicament.

Polyarthrite rhumatoïde : Avant le traitement et à intervalles réguliers pendant toute sa durée, évaluer l'amplitude des mouvements articulaires, l'enflure, la douleur et la force des articulations atteintes ainsi que la capacité du patient de poursuivre diverses activités de la vie quotidienne.

Tests de laboratoire :

- Examiner les résultats des tests de l'exploration fonctionnelle des reins, du foie et des organes formateurs du sang, avant l'administration initiale et, ensuite, hebdomadairement, pendant le premier mois de traitement, deux fois par mois, pendant les 2 ou 3 mois qui suivent et tous les mois par la suite, pendant toute la durée du traitement.
- Prévenir le médecin si le nombre de leucocytes est inférieur à 3 000 ou si le nombre de plaquettes est inférieur à 100 000/mm^3 ; dans ce cas, une réduction de la dose ou une interruption passagère du traitement pourraient s'imposer.
- La diminution du taux d'hémoglobine peut indiquer la présence d'une hypoplasie médullaire.
- L'hépatotoxicité peut se traduire par une augmentation des concentrations de phosphatase alcaline, de bilirubine, d'AST, d'ALT et d'amylase. Cet effet survient habituellement dans les 6 mois suivant la greffe ; il se manifeste rarement dans les cas de polyarthrite rhumatoïde et il est réversible à l'arrêt du traitement par l'azathioprine.
- Le médicament peut diminuer les concentrations sériques et urinaires d'acide urique et les concentrations plasmatiques d'albumine.

DIAGNOSTICS INFIRMIERS POSSIBLES

- Risque d'infection (Indications).
- Connaissances insuffisantes sur le traitement médicamenteux (Enseignement au patient et à ses proches).

INTERVENTIONS INFIRMIÈRES

Le patient ayant subi une transplantation doit être protégé des membres du personnel et des visiteurs qui pourraient être contagieux. Maintenir l'isolement de protection, selon les besoins.

PO : Pour réduire les nausées, administrer le médicament avec ou après les repas ou en doses fractionnées.

IV :

- Reconstituer la dose de 100 mg avec 10 mL d'eau stérile pour injection. Agiter délicatement la fiole jusqu'à dissolution complète. Les solutions reconstituées peuvent être administrées jusqu'à 24 heures après la préparation. Consulter les directives de chaque fabricant avant de reconstituer la préparation.
- Il faut préparer la solution sous une hotte à flux laminaire. Porter des gants, une blouse et un masque pendant la manipulation du médicament. Jeter le matériel utilisé dans les contenants prévus à cette fin (voir l'annexe H).

Perfusion intermittente : On peut effectuer une dilution supplémentaire dans 50 mL de solution de NaCl 0,9 % ou de NaCl 0,45 % ou dans une solution de D5%E. Ne pas effectuer d'admixtion.

Vitesse d'administration : La perfusion dure habituellement de 30 à 60 minutes ; sa durée pourra cependant varier de 5 minutes à 8 heures.

ENSEIGNEMENT AU PATIENT ET À SES PROCHES

- Conseiller au patient de prendre l'azathioprine en respectant scrupuleusement la posologie recommandée. Expliquer au patient qui doit prendre une seule dose par jour que, s'il a oublié de prendre son médicament une journée, il doit omettre cette dose. S'il prend le médicament plusieurs fois par jour, il doit le prendre le plus rapidement possible ou doubler la dose suivante. Lui recommander de prévenir un professionnel de la santé s'il a oublié de prendre plus d'une dose ou si les vomissements surviennent rapidement après qu'il a pris le médicament. L'informer qu'il ne doit pas abandonner le traitement sans avoir consulté le professionnel de la santé au préalable.
- Recommander au patient de signaler sans tarder à un professionnel de la santé toute fatigue ou faiblesse inhabituelle, la toux ou la raucité de la voix, la fièvre ou les frissons, les douleurs lombaires ou latérales, les mictions douloureuses ou difficiles, la diarrhée grave, les selles noires, goudronneuses, la présence de sang dans les urines ou le rejet de l'organe transplanté.
- Expliquer au patient qu'il doit suivre ce traitement toute sa vie durant pour prévenir le rejet de l'organe transplanté.

A

- Conseiller au patient de consulter un professionnel de la santé avant de prendre un médicament en vente libre en même temps que ce médicament ou avant de se faire vacciner pendant qu'il suit ce traitement.
- Expliquer au patient qu'il doit éviter tout contact avec des personnes contagieuses ou avec celles ayant reçu depuis peu un vaccin par voie orale contre le virus de la polio.
- Prévenir la patiente que le médicament peut être doté de propriétés tératogènes. Lui conseiller de prendre des mesures contraceptives pendant toute la durée du traitement et pendant au moins 4 mois après l'avoir arrêté.
- Insister sur l'importance des examens médicaux de suivi et des tests de laboratoire.

Polyarthrite rhumatoïde : Prévenir le patient qu'un traitement concomitant avec des salicylates, des anti-inflammatoires non stéroïdiens ou des glucocorticoïdes pourrait s'avérer nécessaire. Lui recommander de continuer la physiothérapie et de se reposer suffisamment. Lui expliquer que les lésions articulaires ne peuvent être guéries ; le but du traitement est de ralentir ou d'arrêter l'évolution de la maladie.

VÉRIFICATION DE L'EFFICACITÉ THÉRAPEUTIQUE

L'efficacité du traitement peut être démontrée par : la prévention du rejet de l'organe transplanté ■ la diminution de la rigidité, de la douleur et de l'enflure des articulations affectées, en l'espace de 6 à 8 semaines, en présence de polyarthrite rhumatoïde. Si aucune amélioration ne se manifeste en l'espace de 12 semaines, il faut arrêter le traitement. ✳

AZITHROMYCINE

Zithromax, Z-Pak

CLASSIFICATION :

Anti-infectieux (macrolide)

Grossesse – catégorie B

INDICATIONS

Traitement des infections suivantes dues aux microorganismes sensibles ■ Adultes : infections des voies respiratoires supérieures, incluant la pharyngite et l'amygdalite dues aux streptocoques ■ infections des voies respiratoires inférieures, y compris la bronchite et la pneumonie ■ infections de la peau et de ses annexes ■ urétrite non gonococcique, cervicite, gonorrhée et chancre mou ■ Prévention des infections disséminées à *Mycobacterium avium intracellulare* (MAI), chez les patients atteints d'une infection par le VIH d'un stade avancé ■ Enfants : otite moyenne aiguë ■ pharyngite et amygdalite ■ pneumonie extra-hospitalière. **Usages non approuvés :** Prévention de l'endocardite bactérienne.

MÉCANISME D'ACTION

Inhibition de la synthèse des protéines au niveau de la sous-unité 50S des ribosomes bactériens. ***Effets thérapeutiques :*** Effet bactériostatique contre les bactéries sensibles. **Spectre d'action :** Le médicament est efficace contre les bactéries aérobies Gram positif suivantes : *Staphylococcus aureus* ■ *Streptococcus pneumoniæ* ■ *Streptococcus pyogenes (du groupe A)* ■ L'azithromycine est efficace contre les bactéries aérobies Gram négatif suivantes : *Haemophilus influenzæ* ■ *Moraxella catarrhalis* ■ *Neisseria gonorrhoeæ* ■ Le médicament est aussi efficace contre : *Mycoplasma* ■ *Legionella* ■ *Chlamydia trachomatis* ■ *Ureaplasma urealyticum* ■ *Borrelia burgdorferi* ■ *M. avium* ■ Il n'est pas efficace contre *S. aureus* méthicillinorésistant.

PHARMACOCINÉTIQUE

Absorption : Le médicament est rapidement absorbé (40 %) par suite de l'administration PO. La biodisponibilité est totale par suite de l'administration IV.
Distribution : L'azithromycine se répartit dans les tissus et les liquides corporels. Les concentrations intracellulaires et tissulaires sont plus élevées que les concentrations sériques ; les concentrations dans le liquide céphalorachidien sont faibles.
Métabolisme et excrétion : Le médicament est surtout excrété sous forme inchangée dans la bile ; une fraction de 4,5 % est excrétée sous forme inchangée dans l'urine.
Demi-vie : De 11 à 14 heures, après l'administration d'une dose unique ; 68 heures, après l'administration de plusieurs doses.

CONTRE-INDICATIONS ET PRÉCAUTIONS/ MISES EN GARDE

Contre-indications : Hypersensibilité à l'azithromycine, à l'érythromycine ou à tout autre macrolide.
Précautions/mises en garde : Insuffisance hépatique grave (il peut être nécessaire d'adapter la posologie) ■ Grossesse et allaitement, enfants < 2 ans (l'innocuité du médicament n'a pas été établie).

RÉACTIONS INDÉSIRABLES ET EFFETS SECONDAIRES

SNC : étourdissements, somnolence, fatigue, céphalée.

CV : douleurs thoraciques, palpitations.

GI : COLITE PSEUDOMEMBRANEUSE, douleur abdominale, diarrhée, nausées, jaunisse cholestatique, dyspepsie, flatulences, méléna.

GU : néphrite, vaginite.

Tég. : photosensibilité, rash.

End. : hyperglycémie.

HÉ : hyperkaliémie.

Divers : ANGIO-ŒDÈME.

INTERACTIONS

Médicament-médicament : L'administration concomitante d'**antiacides renfermant de l'aluminium et du magnésium** réduit les concentrations sériques de pointe de l'azithromycine ■ Le médicament peut accroître les concentrations sériques de **pimozide** ou de **carbamazépine** et le risque de toxicité qui y est associé ■ L'azithromycine peut augmenter l'effet de la **warfarine**.

Médicament-aliments : Les **aliments** réduisent l'absorption de l'azithromycine.

VOIES D'ADMINISTRATION ET POSOLOGIE

La plupart des infections des voies respiratoires et de la peau

- **PO (adultes)** : 500 mg le premier jour, puis 250 mg par jour pendant 4 jours (la dose totale est de 1,5 g).

Pneumonie extra-hospitalière

- **IV, PO (adultes)** : 500 mg IV, toutes les 24 heures, pendant au moins 2 jours, puis 500 mg PO, toutes les 24 heures, pour une durée totale de traitement de 7 à 10 jours.

Infection génitale haute

- **IV, PO (adultes)** : 500 mg IV, toutes les 24 heures, pendant 1 jour au moins, puis 250 mg PO, toutes les 24 heures, pour une durée totale de traitement de 7 jours.

Urétrite ou cervicite non gonococcique, chancre mou, chlamydia

- **PO (adultes)** : 1 seule dose de 1 g.

Gonorrhée

- **PO (adultes)** : 1 seule dose de 2 g.

Prévention des infections disséminées à* Mycobacterium avium intracellulare *(MAI)

- **PO (adultes)** : 1,2 g, 1 fois par semaine (en monothérapie ou en association avec la rifabutine).

Otite moyenne aiguë et pneumonie extra-hospitalière

- **PO (enfants)** : 10 mg/kg (maximum : 500 mg), le premier jour, puis 5 mg/kg (maximum : 250 mg), toutes les 24 heures pendant 4 jours.

Pharyngite et amygdalite

- **PO (enfants)** : 12 mg/kg (maximum : 500 mg) toutes les 24 heures, pendant 5 jours.

PRÉSENTATION

Comprimés : 250 mg[Pr], 600 mg[Pr] ■ **Suspension orale (saveur de cerise)** : 100 mg/5 mL[Pr] en flacons de 15 mL, 200 mg/5 mL[Pr] en flacons de 15 et de 22,5 mL ■ **Poudre pour injection** : 500 mg[Pr].

PHARMACODYNAMIE (concentrations sériques)

	DÉBUT D'ACTION	PIC	DURÉE
PO	rapide	2,5 – 3,2 h	24 h
IV	rapide	fin de la perfusion	24 h

SOINS INFIRMIERS

ÉVALUATION DE LA SITUATION

- Au début du traitement et pendant toute sa durée, suivre de près les signes suivants d'infection : altération des signes vitaux, aspect de la plaie, des crachats, de l'urine et des selles, accroissement du nombre de leucocytes.
- Prélever des échantillons pour les cultures et les antibiogrammes avant le début du traitement. La première dose peut être administrée avant même que les résultats soient connus.
- OBSERVER LE PATIENT À LA RECHERCHE DES SIGNES ET SYMPTÔMES SUIVANTS D'ANAPHYLAXIE : rash, prurit, œdème laryngé, respiration sifflante. Signaler immédiatement ces réactions au médecin ou à un autre professionnel de la santé.

Tests de laboratoire :

- L'azithromycine peut entraîner une élévation des concentrations sériques de bilirubine, d'AST, d'ALT, de LDH et de phosphatase alcaline.
- Le médicament peut entraîner une élévation des concentrations de créatine phosphokinase, de potassium, d'urée, de créatinine et de la glycémie ; il peut aussi allonger le temps de prothrombine.

A

- L'azithromycine peut parfois réduire le nombre de leucocytes et de plaquettes.

DIAGNOSTICS INFIRMIERS POSSIBLES

- Risque d'infection (Indications, Effets secondaires).
- Connaissances insuffisantes sur le traitement médicamenteux (Enseignement au patient et à ses proches).
- Non-observance du traitement médicamenteux (Enseignement au patient et à ses proches).

INTERVENTIONS INFIRMIÈRES

PO: Administrer l'azithromycine une heure avant ou deux heures après les repas.

Perfusion intermittente: Reconstituer le contenu d'une fiole de 500 mg avec 4,8 mL d'eau stérile pour injection et bien agiter jusqu'à ce que la poudre soit dissoute, pour obtenir une concentration de 100 mg/mL. Puisque l'azithromycine est conditionnée sous vide, il faut utiliser une seringue standard de 5 mL pour s'assurer qu'on ajoute la quantité exacte d'eau stérile, soit 4,8 mL. Ne pas administrer la solution si elle contient des particules. Diluer davantage la solution en transvidant 5 mL de la solution à 100 mg/mL dans 250 ou 500 mL de solution de NaCl 0,9 % ou de NaCl 0,45 %, de D5%E, de solution de lactate de Ringer, de solution de D5%/NaCl 0,45 % ou de D5%/solution de lactate de Ringer, pour obtenir une concentration de 2 mg/mL ou de 1 mg/mL, respectivement. La solution est stable pendant 24 heures à la température ambiante ou pendant 7 jours au réfrigérateur. Consulter les directives de chaque fabricant avant de reconstituer la préparation.

Vitesse d'administration: Administrer la solution à 1 mg/mL en 3 heures ou la solution à 2 mg/mL en 1 heure. Ne pas administrer en bolus.

ENSEIGNEMENT AU PATIENT ET À SES PROCHES

- Expliquer au patient l'importance de respecter la posologie recommandée et de suivre le traitement jusqu'à la fin, même s'il se sent mieux. S'il n'a pu prendre le médicament au moment habituel, il doit le prendre aussitôt que possible à moins que ce ne soit presque l'heure prévue pour la dose suivante. Le prévenir qu'il ne doit jamais remplacer une dose manquée par une double dose. Lui expliquer qu'il peut être dangereux de donner ce médicament à une autre personne.
- Recommander au patient de ne pas prendre l'azithromycine avec des aliments ou des antiacides.
- Prévenir le patient que l'azithromycine peut parfois provoquer de la somnolence et des étourdissements. Lui conseiller de ne pas conduire et d'éviter les activités qui exigent sa vigilance jusqu'à ce qu'on ait la certitude que le médicament n'entraîne pas ces effets chez lui.
- Conseiller au patient d'utiliser un écran solaire et de porter des vêtements protecteurs pour prévenir les réactions de photosensibilité.
- Conseiller au patient de signaler à un professionnel de la santé les signes suivants de surinfection : excroissance pileuse sur la langue, pertes et démangeaisons vaginales, selles molles ou nauséabondes.
- INCITER LE PATIENT À PRÉVENIR LE PROFESSIONNEL DE LA SANTÉ EN CAS DE FIÈVRE ET DE DIARRHÉE, PARTICULIÈREMENT SI SES SELLES CONTIENNENT DU SANG, DU PUS OU DU MUCUS. RECOMMANDER AU PATIENT DE NE PAS TRAITER LA DIARRHÉE AVANT D'AVOIR CONSULTÉ UN PROFESSIONNEL DE LA SANTÉ.
- Prévenir la patiente qu'elle doit informer le médecin si elle prévoit devenir enceinte ou croit l'être.
- Informer le patient traité en raison d'une urétrite ou d'une cervicite non gonococcique que les partenaires sexuels doivent aussi être traités.
- Conseiller au patient de prévenir un professionnel de la santé s'il ne note aucune amélioration des symptômes.

VÉRIFICATION DE L'EFFICACITÉ THÉRAPEUTIQUE

L'efficacité du traitement peut être démontrée par: La disparition des signes et des symptômes d'infection. Le temps de résolution dépend du microorganisme infectant et du siège de l'infection. ✳

BACLOFÈNE

Apo-Baclofen, Baclofen, Dom-Baclofen, Ftp-Baclofen, Gen-Baclofen, Lioresal, Liotec, Med-Baclofen, Novo-Baclofen, Nu-Baclofen, PMS-Baclofen

CLASSIFICATION:

Relaxant musculosquelettique (à action centrale)

Grossesse – catégorie C

INDICATIONS

PO : Traitement de la spasticité réversible, attribuable à la sclérose en plaques ou aux lésions de la moelle épinière ■ **IT :** Traitement de la spasticité grave provenant de lésions de la moelle épinière ou due à la sclérose en plaques. **Usages non approuvés :** Soulagement des douleurs provoquées par la névralgie du trijumeau.

MÉCANISME D'ACTION

Inhibition des réflexes au niveau de la moelle épinière. ***Effets thérapeutiques :*** Soulagement de la spasticité musculaire ; amélioration possible de la fonction intestinale et vésiculaire.

PHARMACOCINÉTIQUE

Absorption : Bonne absorption par suite de l'administration par voie orale.

Distribution : Le baclofène se répartit dans tout l'organisme et traverse le placenta.

Métabolisme et excrétion : Une fraction de 70 à 80 % est éliminée à l'état inchangé par les reins.

Demi-vie : De 2,5 à 4 heures.

CONTRE-INDICATIONS ET PRÉCAUTIONS/ MISES EN GARDE

Contre-indication : Hypersensibilité.

Précautions/mises en garde : Patients chez lesquels la spasticité permet de maintenir la posture et l'équilibre ■ Épilepsie (le médicament peut abaisser le seuil des convulsions) ■ Personnes âgées (prédisposition accrue aux effets secondaires exercés sur le SNC) ■ Insuffisance rénale (une réduction de la dose peut s'avérer nécessaire) ■ Grossesse, allaitement et enfants (l'innocuité du médicament n'a pas été établie).

RÉACTIONS INDÉSIRABLES ET EFFETS SECONDAIRES

SNC : CONVULSIONS (IT), étourdissements, somnolence, fatigue, faiblesse, confusion, dépression, céphalées, insomnie.

ORLO : congestion nasale, acouphènes.

CV : œdème, hypotension.

GI : nausées, constipation.

GU : mictions fréquentes.

Tég. : prurit, rash.

Métab. : hyperglycémie, gain pondéral.

SN : ataxie.

Divers : réactions d'hypersensibilité, transpiration.

INTERACTIONS

Médicament-médicament : Effets additifs sur la dépression du SNC, lors de l'usage concomitant d'autres **dépresseurs du SNC** dont l'**alcool**, les **antihistaminiques**, les **analgésiques opiacés** et les **hypnosédatifs** ■ L'administration simultanée d'**IMAO** peut aggraver la dépression du SNC ou l'hypotension.

VOIES D'ADMINISTRATION ET POSOLOGIE

PO (adultes) : 5 mg, 3 fois par jour. On peut augmenter la dose tous les 3 jours, à raison de 5 mg par dose, jusqu'à un maximum de 80 mg par jour (la dose quotidienne totale peut également être administrée en prises fractionnées, 4 fois par jour).

IT (adultes) : Traitement d'entretien : Pour la plupart des patients, de 300 à 800 µg par jour, par perfusion intrathécale ; la dose est déterminée par la réponse obtenue au cours de l'épreuve de sélection.

PRÉSENTATION (version générique disponible)

Comprimés : 10 mg[Pr], 20 mg[Pr] ■ **Solution pour injection par voie intrathécale :** 50 µg/1 mL, 10 mg/20 mL (500 µg/mL)[Pr], 10 mg/5 mL (2 000 µg/mL)[Pr].

PHARMACODYNAMIE (effets sur la spasticité)

	DÉBUT D'ACTION	PIC	DURÉE
PO	plusieurs heures – semaines	inconnu	inconnue
IT	0,5 – 1 h	4 h	4 – 8 h

SOINS INFIRMIERS

ÉVALUATION DE LA SITUATION

- Noter le degré de spasticité musculaire avant le début du traitement et, à intervalles réguliers, pendant toute sa durée.
- Rester à l'affût des symptômes suivants : somnolence, étourdissements, ataxie. Une modification de la dose peut les soulager.

B

IT: Suivre de près l'état du patient lors de l'administration de la dose d'essai et pendant la période d'adaptation posologique. Garder à portée de la main le matériel de réanimation nécessaire pour parer à des effets secondaires intolérables ou qui mettent la vie du patient en danger.

Tests de laboratoire : Le médicament peut entraîner l'élévation de la glycémie et des concentrations sériques de phosphatase alcaline, d'AST et d'ALT.

DIAGNOSTICS INFIRMIERS POSSIBLES

- Mobilité physique réduite (Indications).
- Risque d'accident (Réactions indésirables).
- Connaissances insuffisantes sur le traitement médicamenteux (Enseignement au patient et à ses proches).

INTERVENTIONS INFIRMIÈRES

PO : Le médicament peut être administré avec du lait ou avec des aliments pour réduire l'irritation gastrique.

IT : *Pour l'épreuve de sélection*, la dose test initiale habituelle est de 25 ou 50 µg. La dose test devrait être administrée pendant au moins une minute. Suivre de près l'état du patient pour déceler une diminution importante du tonus musculaire, de la fréquence et/ou de la gravité des spasmes. Si la réponse n'est pas adéquate, on peut administrer deux doses test supplémentaires, à 24 heures d'intervalle, de 75 µg/1,5 mL et de 100 µg/2 mL, respectivement. Les patients qui ne répondent pas adéquatement à ces doses ne devraient pas recevoir de traitement prolongé par voie intrathécale.

- L'adaptation posologique dans le cas d'une administration par pompe IT implantable devrait se fonder sur la réponse du patient. Si, après la majoration de la dose, la réponse n'est pas notable, il faut vérifier le fonctionnement de la pompe et la perméabilité du cathéter.

ENSEIGNEMENT AU PATIENT ET À SES PROCHES

- Expliquer au patient qu'il doit respecter scrupuleusement la posologie recommandée. S'il n'a pas pu prendre le médicament au moment habituel, il doit le prendre dans l'heure qui suit ; le prévenir qu'il ne doit jamais remplacer une dose manquée par une double dose. Mettre en garde le patient contre l'arrêt brusque du traitement en raison du risque de réactions de sevrage aiguës : hallucinations, spasticité accrue, convulsions, modifications de l'état mental, agitation. Le traitement par le baclofène devrait être abandonné graduellement au cours d'une période d'au moins deux semaines.
- Prévenir le patient que le baclofène peut parfois provoquer de la somnolence et des étourdissements ; lui conseiller de ne pas conduire et d'éviter les activités qui exigent sa vigilance jusqu'à ce qu'on ait la certitude que le médicament n'entraîne pas ces effets chez lui.
- Conseiller au patient de changer de position lentement afin de réduire les risques d'hypotension orthostatique.
- Avertir le patient qu'il ne doit pas consommer de l'alcool ou des dépresseurs du SNC en même temps qu'il prend ce médicament.
- Recommander au patient de prévenir un professionnel de la santé si les symptômes suivants persistent : besoin urgent et fréquent d'uriner, mictions douloureuses, constipation, nausées, céphalées, insomnie, acouphènes, dépression ou confusion. L'informer qu'il doit signaler rapidement à un professionnel de la santé les signes et les symptômes suivants d'hypersensibilité : rash, démangeaisons.

VÉRIFICATION DE L'EFFICACITÉ THÉRAPEUTIQUE

L'efficacité du traitement peut être démontrée par : la diminution de la spasticité musculaire et de la douleur musculosquelettique connexe, accompagnée d'une capacité accrue de mener à bien les activités de la vie quotidienne ▪ le soulagement de la douleur chez le patient souffrant de névralgie du trijumeau. Parfois, le plein effet du traitement peut ne se manifester qu'après plusieurs semaines. ✳

BASILIXIMAB

Simulect

CLASSIFICATION :

Immunosuppresseur (anticorps monoclonal)

Grossesse – catégorie B

INDICATIONS

Prévention des réactions aiguës de rejet chez les patients subissant une greffe de rein ; ce médicament doit être administré en association avec des corticostéroïdes et la cyclosporine.

MÉCANISME D'ACTION

Liaison aux sites des récepteurs spécifiques de l'interleukine-2 (IL-2), qui se trouvent sur les lymphocytes T activés, et blocage de ces sites. ***Effets thérapeutiques :*** Prévention des réactions aiguës de rejet après une greffe rénale.

PHARMACOCINÉTIQUE

Absorption : Par suite de l'administration par voie IV, la biodisponibilité est totale.
Distribution : Inconnue.
Métabolisme et excrétion : Inconnus.
Demi-vie : 7,2 jours.

CONTRE-INDICATIONS ET PRÉCAUTIONS/ MISES EN GARDE

Contre-indications : Hypersensibilité.
Précautions/mises en garde : Femmes en âge de procréer ▪ Grossesse ou allaitement ▪ Personnes âgées.

RÉACTIONS INDÉSIRABLES ET EFFETS SECONDAIRES

(chez les patients recevant des corticostéroïdes et de la cyclosporine en plus du basiliximab)
SNC : étourdissements, céphalées, insomnie, faiblesse.
ORLO : vision anormale, formation de cataractes.
Resp. : toux.
CV : INSUFFISANCE CARDIAQUE, œdème, hypertension, angine, arythmies, hypotension.
GI : hémorragie gastro-intestinale, douleurs abdominales, constipation, diarrhée, dyspepsie, candidose, nausées, vomissements, hyperplasie gingivale, stomatite.
Tég. : acné, complications de plaies, hypertrichose, prurit.
End. : hyperglycémie, hypoglycémie.
HÉ : acidose, hypercholestérolémie, hyperkaliémie, hyperuricémie, hypocalcémie, hypokaliémie, hypophosphatémie.
Hémat. : hémorragie, anomalies de la coagulation.
Loc. : douleurs dorsales, douleurs aux jambes.
SN : tremblements, neuropathie, paresthésie.
Divers : infection, gain pondéral, frissons, réactions d'hypersensibilité.

INTERACTIONS

Médicament-médicament : Effets immunosuppresseurs additifs lors de l'administration simultanée d'autres **agents immunosuppresseurs**.

VOIES D'ADMINISTRATION ET POSOLOGIE

IV (adultes) : 20 mg, administrés au cours des 2 heures qui précèdent la transplantation ; répéter l'administration 4 jours après la transplantation.

PRÉSENTATION

Poudre à reconstituer : 20 mg/fiole[Pr].

PHARMACODYNAMIE (effet sur la fonction immunitaire)

	DÉBUT D'ACTION	PIC	DURÉE
IV	2 h	inconnu	inconnue

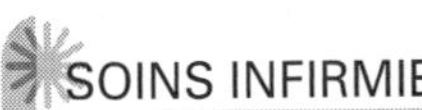

SOINS INFIRMIERS

ÉVALUATION DE LA SITUATION

- Lors de l'administration de chaque dose, observer le patient à la recherche des signes de réactions anaphylactiques ou de réactions d'hypersensibilité. Garder à portée de la main le matériel de réanimation nécessaire pour parer à toute urgence.
- Observer le patient à la recherche des signes suivants d'infection : fièvre, frissons, rash, maux de gorge, écoulements purulents, dysurie. Prévenir immédiatement le médecin si ces symptômes se manifestent, car ils peuvent dicter l'arrêt du traitement.

Tests de laboratoire :

- L'agent peut entraîner une élévation ou une diminution de l'hémoglobine, de l'hématocrite, de la glycémie et des concentrations de potassium et de calcium.
- Il peut élever les taux sériques de cholestérol.
- Il peut entraîner une élévation des concentrations d'urée, de créatinine sérique et d'acide urique.
- Il peut diminuer les concentrations sériques de magnésium et de phosphate ainsi que le nombre de plaquettes.

DIAGNOSTICS INFIRMIERS POSSIBLES

- Risque d'infection (Réactions indésirables).
- Connaissances insuffisantes sur le traitement médicamenteux (Enseignement au patient et à ses proches).

INTERVENTIONS INFIRMIÈRES

Le basiliximab est habituellement administré en concomitance avec la cyclosporine et des corticostéroïdes.
Perfusion intermittente : Reconstituer avec 5 mL d'eau stérile pour injection. Agiter délicatement pour dissoudre la poudre. Diluer de nouveau avec 50 mL de solution de NaCl 0,9 % ou de D5%E. Retourner le sac pour bien mélanger le contenu, sans

B

l'agiter, pour éviter la formation de mousse. La solution doit être transparente jusqu'à opalescente, et incolore ; ne pas administrer une solution qui a changé de couleur ou qui contient des particules. Jeter toute portion inutilisée. Administrer la préparation dans les 4 heures qui suivent sa reconstitution. On peut la garder au réfrigérateur pendant une période allant jusqu'à 24 heures. Jeter ensuite toute portion qui n'a pas été utilisée. Consulter les directives de chaque fabricant avant de reconstituer la préparation.

Vitesse d'administration : Administrer la préparation en perfusion IV pendant 20 à 30 minutes ou en bolus, par une voie périphérique ou centrale.

Compatibilité : Ne pas faire d'admixtion ; ne pas administrer par une tubulure IV par laquelle s'écoulent d'autres médicaments.

ENSEIGNEMENT AU PATIENT ET À SES PROCHES

- Expliquer au patient le rôle thérapeutique de ce médicament. Le prévenir qu'après l'arrêt du traitement par le basiliximab, il devra reprendre les autres traitements immunosuppresseurs et les poursuivre pendant toute sa vie.
- Prévenir le patient que le basiliximab peut provoquer des étourdissements. Lui conseiller de ne pas conduire et d'éviter les activités qui exigent sa vigilance jusqu'à ce qu'on ait la certitude que le médicament n'entraîne pas cet effet chez lui.
- Conseiller au patient d'éviter les foules et les personnes contagieuses, car ce médicament supprime le système immunitaire.

VÉRIFICATION DE L'EFFICACITÉ THÉRAPEUTIQUE

L'efficacité du traitement peut être démontrée par : la prévention des réactions aiguës de rejet chez les patients qui subissent une greffe de rein. ✳

BÉCAPLERMINE

Regranex

CLASSIFICATION :

Agent dermatologique (facteur de croissance dérivé de la forme recombinante des plaquettes humaines)

Grossesse – catégorie C

INDICATIONS

Cicatrisation des ulcères de pleine épaisseur des extrémités inférieures chez les patients diabétiques.

MÉCANISME D'ACTION

Stimulation de la chimiotaxie des cellules qui jouent un rôle dans la cicatrisation des plaies et stimulation de la formation de tissus de granulation. ***Effets thérapeutiques :*** Accélération de la cicatrisation.

PHARMACOCINÉTIQUE

Absorption : Absorption minime (< 3 %).

Distribution : Le médicament agit surtout localement.

Métabolisme et excrétion : Inconnus.

Demi-vie : Inconnue.

CONTRE-INDICATIONS ET PRÉCAUTIONS/ MISES EN GARDE

Contre-indications : Néoplasie connue aux lieux d'application.

Précautions/mises en garde : Grossesse, allaitement ou enfants âgés de < 18 ans (l'innocuité du médicament n'a pas été établie) ■ Cancer.

RÉACTIONS INDÉSIRABLES ET EFFETS SECONDAIRES

Tég. : rash érythémateux au lieu de l'application.

INTERACTIONS

Médicament-médicament : Aucune connue ■ Ne pas appliquer sur l'ulcère en même temps que d'autres médicaments topiques.

VOIES D'ADMINISTRATION ET POSOLOGIE

Usage topique (adultes) : Appliquer une couche mince et uniforme sur toutes les régions atteintes, 1 fois par jour, jusqu'à ce qu'elles soient complètement cicatrisées.

PRÉSENTATION

Gel : 100 μg/g (0,01 %) en tubes de 15 g[Pr].

PHARMACODYNAMIE (cicatrisation accélérée de l'ulcère)

	Début d'action	Pic	Durée
Usage topique	en l'espace de 10 semaines	inconnu	inconnue

SOINS INFIRMIERS

ÉVALUATION DE LA SITUATION

Évaluer la taille et la couleur de l'ulcère, la consistance des écoulements et l'état de la peau environnant la plaie, toutes les semaines ou deux fois par semaine.

DIAGNOSTICS INFIRMIERS POSSIBLES

- Atteinte à l'intégrité des tissus (Indications).
- Connaissances insuffisantes sur le traitement médicamenteux (Enseignement au patient et à ses proches).

INTERVENTIONS INFIRMIÈRES

- À l'aide d'un applicateur propre (tel qu'un abaisse-langue ou un bâtonnet ouaté), appliquer une couche mince et uniforme de bécaplermine, 1 fois par jour sur toutes les régions atteintes. Recouvrir ensuite chaque région traitée d'un pansement non-adhésif, qui maintient un milieu humide, propice à la cicatrisation. Avant l'application suivante, nettoyer délicatement la plaie à l'aide d'une solution physiologique saline pour enlever le résidu de gel. Répéter le traitement tous les jours.
- Conserver le gel au réfrigérateur ; ne pas congeler. Ne pas utiliser le gel après la date de péremption inscrite sur le repli du tube.

ENSEIGNEMENT AU PATIENT ET À SES PROCHES

- Montrer au patient la technique appropriée d'application : se laver les mains avant d'appliquer le gel et utiliser un bâtonnet ouaté ou un abaisse-langue pour en faciliter l'application. Le bout du tube ne devrait entrer en contact ni avec la plaie ni avec une autre surface ; bien refermer le tube après usage. Faire sortir la quantité de gel sur une surface propre, solide et non absorbante (par exemple, un morceau de papier ciré). Répandre le gel à l'aide du bâtonnet ouaté ou de l'abaisse-langue sur la surface de la plaie en une couche mince et uniforme. Recouvrir d'un pansement de gaze humidifié avec une solution physiologique saline.
- Prévenir le patient que l'application d'une couche très épaisse de gel n'accélère pas la cicatrisation. S'il n'a pas pu appliquer le gel à l'heure habituelle, il devrait le faire aussitôt que possible. S'il oublie de l'appliquer pendant une journée, il devrait reprendre le lendemain l'horaire habituel sans jamais remplacer une dose manquée par une double dose.
- Insister sur l'importance des soins rigoureux des plaies et d'un programme visant la mise au repos des membres inférieurs.

VÉRIFICATION DE L'EFFICACITÉ THÉRAPEUTIQUE

L'efficacité du traitement peut être démontrée par : l'accélération de la cicatrisation des plaies. Si la taille de la plaie ne diminue pas de 30 % dans les 10 semaines qui suivent le début du traitement ou si la guérison n'est pas complète en l'espace de 20 semaines, il faudrait décider s'il y a lieu de poursuivre le traitement.

BÉCLOMÉTHASONE, voir Corticostéroïdes (inhalation) et Corticostéroïdes (voie intranasale)

BÉNAZÉPRIL, voir Inhibiteurs de l'enzyme de conversion de l'angiotensine (IECA)

BENSÉRAZIDE/ LÉVODOPA, voir Lévodopa

BENZONATATE

Ce médicament n'est pas commercialisé au Canada.

CLASSIFICATION :

Antitussif

Grossesse – catégorie C

INDICATIONS

Soulagement de la toux non productive due à une irritation mineure de la gorge ou des bronches, attribuable à l'inhalation d'irritants ou au rhume.

MÉCANISME D'ACTION

Effet anesthésiant sur le réflexe tussigène ou sur les mécanorécepteurs musculaires des fibres afférentes du nerf vague situées dans les poumons, la

B

plèvre et les voies respiratoires. Diminution possible de la transmission du réflexe tussigène au niveau central. ***Effets thérapeutiques:*** Diminution de la toux.

PHARMACOCINÉTIQUE

Absorption: Inconnue.
Distribution: Inconnue.
Métabolisme et excrétion: Inconnus.
Demi-vie: Inconnue.

CONTRE-INDICATIONS ET PRÉCAUTIONS/ MISES EN GARDE

Contre-indications: Hypersensibilité au benzonatate ■ Risque de sensibilité croisée avec d'autres anesthésiques locaux de type ester (tétracaïne, procaïne, etc.).
Précautions/mises en garde: Grossesse, allaitement ou enfants âgés < 10 ans (l'innocuité du médicament n'a pas été établie).

RÉACTIONS INDÉSIRABLES ET EFFETS SECONDAIRES

SNC: céphalées, étourdissements légers, sédation.
ORLO: sensation de brûlure au niveau des yeux, congestion nasale.
GI: constipation, irritation gastrique, nausées.
Tég.: prurit, éruptions cutanées.
Divers: engourdissement au niveau de la poitrine, frissons, réactions d'hypersensibilité.

INTERACTIONS

Médicament-médicament: Effets dépressifs additifs sur le SNC lors de l'usage concomitant d'**antihistaminiques**, d'**alcool**, d'**opiacés** et d'**hypnosédatifs**.

VOIES D'ADMINISTRATION ET POSOLOGIE

PO (adultes et enfants ≥ 10 ans): 100 mg, 3 fois par jour (jusqu'à 600 mg par jour).

PRÉSENTATION

Ce médicament n'est pas commercialisé au Canada.

PHARMACODYNAMIE (effet antitussif)

	Début d'action	Pic	Durée
PO	15 – 20 min	inconnu	3 – 8 h

SOINS INFIRMIERS

ÉVALUATION DE LA SITUATION

Évaluer le type de toux et sa fréquence, ainsi que les bruits respiratoires et la quantité et le type des expectorations produites. À moins de contre-indications, assurer un apport liquidien de 1 500 à 2 000 mL pour diminuer la viscosité des sécrétions bronchiques.

DIAGNOSTICS INFIRMIERS POSSIBLES

- Dégagement inefficace des voies respiratoires (Indications).
- Connaissances insuffisantes sur le traitement médicamenteux (Enseignement au patient et à ses proches).

INTERVENTIONS INFIRMIÈRES

Les capsules doivent être avalées telles quelles, sans qu'elles soient mâchées, car la libération du benzonatate peut exercer un effet anesthésique local et entraîner la suffocation.

ENSEIGNEMENT AU PATIENT ET À SES PROCHES

- Expliquer au patient qu'il doit respecter scrupuleusement la posologie recommandée. S'il n'a pu prendre le médicament au moment habituel, il doit le prendre aussitôt que possible à moins qu'il ne soit presque l'heure prévue pour la dose suivante; l'avertir qu'il ne doit jamais remplacer une dose manquée par une double dose.
- Prévenir le patient qu'il ne doit pas mâcher les capsules.
- Expliquer au patient que pour tousser efficacement, il doit s'asseoir bien droit et prendre plusieurs respirations profondes avant de tousser.
- Expliquer au patient que pour calmer la toux il doit éviter les agents irritants comme la fumée de cigarette, les émanations de vapeurs dangereuses et la poussière. Pour réduire la fréquence d'une toux sèche et irritante, il devrait humidifier l'air de la pièce, boire souvent de petites gorgées d'eau et sucer des bonbons durs sans sucre.
- Prévenir le patient qu'il ne doit pas consommer d'alcool ni prendre des dépresseurs du SNC en même temps que ce médicament.
- Prévenir le patient que le benzonatate peut parfois provoquer des étourdissements ou de la

somnolence. Lui conseiller de ne pas conduire et d'éviter les activités qui exigent sa vigilance jusqu'à ce qu'on ait la certitude que le médicament n'entraîne pas ces effets chez lui.

- Recommander au patient de consulter un professionnel de la santé si la toux persiste au-delà de une semaine ou si elle s'accompagne de fièvre, de douleurs thoraciques, de céphalées persistantes ou de rash.
- Recommander au patient de prévenir un professionnel de la santé si les symptômes suivants de surdosage se manifestent : convulsions, agitation, tremblements.

VÉRIFICATION DE L'EFFICACITÉ THÉRAPEUTIQUE

L'efficacité du traitement peut être démontrée par : une diminution de la fréquence et de l'intensité de la toux, sans élimination du réflexe tussigène.

BENZTROPINE

Apo-Benztropine, Cogentin, PMS-Benztropine

CLASSIFICATION :

Antiparkinsonien (anticholinergique)

Grossesse – catégorie C

INDICATIONS

Traitement d'appoint de toutes les formes de la maladie de Parkinson, incluant les effets extrapyramidaux induits par les médicaments et les réactions dystoniques aiguës.

MÉCANISME D'ACTION

Blocage de l'activité cholinergique dans le SNC, en partie responsable des symptômes de la maladie de Parkinson ▪ Rétablissement de l'équilibre naturel des neurotransmetteurs du SNC. ***Effets thérapeutiques :*** Diminution de la rigidité et des tremblements.

PHARMACOCINÉTIQUE

Absorption : Bonne absorption par suite de l'administration PO et IM.
Distribution : Inconnue.
Métabolisme et excrétion : Inconnus.
Demi-vie : Inconnue.

CONTRE-INDICATIONS ET PRÉCAUTIONS/ MISES EN GARDE

Contre-indications : Hypersensibilité ▪ Enfants âgés < 3 ans ▪ Glaucome à angle fermé ▪ Dyskinésie tardive.
Précautions/mises en garde : Personnes âgées (risque accru de réactions indésirables) ▪ Hypertrophie de la prostate ▪ Troubles convulsifs ▪ Arythmies ▪ Grossesse et allaitement (l'innocuité du médicament n'a pas été établie).

RÉACTIONS INDÉSIRABLES ET EFFETS SECONDAIRES

SNC : confusion, dépression, étourdissements, hallucinations, céphalées, sédation, faiblesse.
ORLO : vision trouble, xérophtalmie, mydriase.
CV : arythmies, hypotension, palpitations, tachycardie.
GI : constipation, sécheresse de la bouche (xérostomie), iléus, nausées.
GU : retard de la miction, rétention urinaire.
Divers : diminution de la sécrétion de sueur.

INTERACTIONS

Médicament-médicament : Effets anticholinergiques additifs lors de l'administration concomitante de **médicaments dotés de propriétés anticholinergiques**, tels que les **antihistaminiques**, les **phénothiazines**, la **quinidine**, le **disopyramide** et les **antidépresseurs tricycliques** ▪ La benztropine contrecarre les effets cholinergiques du **béthanécol** ▪ Les **antiacides** et les **antidiarrhéiques** peuvent diminuer l'absorption de la benztropine.

VOIES D'ADMINISTRATION ET POSOLOGIE

Parkinsonisme

- **PO (adultes) :** De 1 à 2 mg/jour, en une seule dose ou en 2 doses fractionnées (écart posologique de 0,5 à 6 mg/jour).

Réactions dystoniques aiguës

- **IM, IV (adultes) :** De 1 à 2 mg, puis de 1 à 2 mg par voie orale, 2 fois par jour.

Effets extrapyramidaux induits par les médicaments

- **PO, IM, IV (adultes) :** 1 ou 2 mg, 2 ou 3 fois par jour, par voie orale.

PRÉSENTATION (version générique disponible)

Comprimés : 0,5 mg^{Pr}, 1 mg^{Pr}, 2 mg^{Pr} ▪ **Solution orale :** 0,4mg/mL^{Pr} ▪ **Solution pour injection :** 1 mg/mL^{Pr}, en flacons de 2 mL.

PHARMACODYNAMIE (activité antidyskinétique)

	Début d'action	Pic	Durée
PO	1 – 2 h	plusieurs jours	24 h
IM, IV	quelques minutes	inconnu	24 h

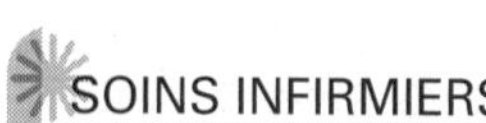

SOINS INFIRMIERS

ÉVALUATION DE LA SITUATION

- Observer le patient avant le traitement et pendant toute sa durée, à la recherche de symptômes parkinsoniens et extrapyramidaux tels que : agitation ou akinésie, rigidité, tremblements, mouvements d'émiettement, faciès figé, démarche traînante, spasmes musculaires, mouvements de torsion, troubles d'élocution ou de déglutition, perte d'équilibre.
- Noter quotidiennement la fréquence des selles. Suivre de près la constipation, la douleur et la distension abdominales ou l'absence de bruits intestinaux.
- Effectuer le bilan quotidien des ingesta et des excreta et observer le patient à la recherche des signes suivants de rétention urinaire : dysurie, distension abdominale, mictions peu fréquentes de petites quantités d'urine, incontinence par regorgement.
- Chez les patients souffrant de maladie mentale, le risque d'exacerbation des symptômes de leur maladie est accru au début du traitement par la benztropine. Interrompre l'administration du médicament et prévenir le médecin ou un autre professionnel de la santé si des changements de comportement importants se produisent.

IM, IV : Mesurer attentivement le pouls et la pression artérielle et demander au patient de garder le lit pendant l'heure qui suit l'administration du médicament. Lui conseiller de changer lentement de position afin de réduire les risques d'hypotension orthostatique.

DIAGNOSTICS INFIRMIERS POSSIBLES

- Mobilité physique réduite (Indications).
- Risque d'accident (Indications).
- Connaissances insuffisantes sur le traitement médicamenteux (Enseignement au patient et à ses proches).

INTERVENTIONS INFIRMIÈRES

PO : Administrer la benztropine avec des aliments ou immédiatement après les repas afin de réduire l'irritation gastrique. Si le patient éprouve des difficultés de déglutition, on peut écraser les comprimés et les administrer avec des aliments.

IM : Ce médicament n'est administré par voie parentérale que dans les cas de réactions dystoniques.

IV directe : La voie IV est rarement utilisée, car les effets se manifestent aussi rapidement lors de l'administration par voie IM.

Vitesse d'administration : Administrer la préparation à un débit de 1 mg à la minute.

Association compatible dans la même seringue : métoclopramide.

Compatibilité (tubulure en Y) : fluconazole ▪ tacrolimus.

ENSEIGNEMENT AU PATIENT ET À SES PROCHES

- Conseiller au patient de respecter rigoureusement la posologie recommandée. S'il n'a pu prendre le médicament au moment habituel, il doit le prendre dès que possible, mais pas plus tard que 2 heures avant l'heure prévue pour la dose suivante. Avant d'arrêter le traitement par la benztropine, on doit diminuer graduellement la dose pour éviter les réactions suivantes de sevrage : anxiété, tachycardie, insomnie, réapparition des symptômes parkinsoniens ou extrapyramidaux.
- Prévenir le patient que la benztropine peut parfois provoquer de la somnolence ou des étourdissements. Lui conseiller de ne pas conduire et d'éviter les activités qui exigent sa vigilance jusqu'à ce qu'on ait la certitude que le médicament n'entraîne pas ces effets chez lui.
- Conseiller au patient de se rincer fréquemment la bouche, de pratiquer une bonne hygiène buccale et de consommer de la gomme à mâcher ou des bonbons sans sucre pour diminuer la sécheresse de la bouche. Lui recommander de consulter un professionnel de la santé si la sécheresse de la bouche persiste (des substituts de salive pourraient lui être prescrits). Lui recommander également de prévenir le dentiste si la sécheresse de la bouche l'empêche de porter sa prothèse dentaire.
- Conseiller au patient de changer lentement de position afin de réduire les risques d'hypotension orthostatique.
- Recommander au patient de signaler à un professionnel de la santé les symptômes suivants : difficultés à la miction, constipation, douleurs abdominales, battements cardiaques rapides ou très forts, confusion, douleurs oculaires ou rash.

- Conseiller au patient de consulter un professionnel de la santé avant de prendre un médicament en vente libre, particulièrement des préparations contre le rhume, et d'éviter de consommer des boissons alcoolisées.
- Prévenir le patient que ce médicament peut diminuer la sécrétion de la sueur et qu'il y a risque d'hyperthermie par temps chaud. Lui conseiller de prévenir un professionnel de la santé s'il lui est impossible de rester dans une pièce climatisée par temps chaud.
- Conseiller au patient de ne pas prendre des antiacides ou des antidiarrhéiques dans l'heure ou dans les deux heures qui suivent la prise de ce médicament.
- Insister sur l'importance des examens de suivi réguliers.

VÉRIFICATION DE L'EFFICACITÉ THÉRAPEUTIQUE

L'efficacité du traitement peut être démontrée par: la diminution des tremblements et de la rigidité et l'amélioration de la démarche et de l'équilibre. Les effets thérapeutiques se manifestent habituellement dans les 2 ou 3 jours qui suivent le début du traitement. ✳

BÉPRIDIL

Ce médicament n'est pas commercialisé au Canada.

CLASSIFICATION:

Antiangineux (bloqueur des canaux calciques)

Grossesse – catégorie C

INDICATIONS

Traitement de l'angine de poitrine.

MÉCANISME D'ACTION

Inhibition du transport des ions calcium dans les cellules des muscles lisses vasculaires et myocardiques, ce qui entraîne l'inhibition du couplage excitation-contraction et de la contraction suivante ■ Inhibition de l'influx rapide des ions sodium dans les cellules des muscles lisses vasculaires et myocardiques ■ Effets sur la conduction pouvant déclencher de nouvelles arythmies graves (action proarythmique). ***Effets thérapeutiques:*** Vasodilatation coronarienne, accompagnée d'une diminution ultérieure de la fréquence et de la gravité des crises d'angine.

PHARMACOCINÉTIQUE

Absorption: Le médicament est bien absorbé par suite de l'administration par voie orale.

Distribution: Le bépridil traverse le placenta et pénètre dans le lait maternel.

Métabolisme et excrétion: Le médicament est surtout métabolisé par le foie. Les métabolites inactifs sont excrétés par les reins.

Demi-vie: 42 heures (après l'arrêt du traitement prolongé).

CONTRE-INDICATIONS ET PRÉCAUTIONS/ MISES EN GARDE

Contre-indications: Hypersensibilité ■ Syndrome du sinus malade ■ Bloc AV du 2e et du 3e degré (sauf en présence d'un stimulateur cardiaque) ■ Pression artérielle < 90 mm Hg ■ Arythmies ventriculaires graves, insuffisance cardiaque grave, allongement des intervalles QT.

Précautions/mises en garde: Insuffisance hépatique grave (il est recommandé de réduire la dose) ■ Personnes âgées (il est recommandé de réduire la dose; risque accru d'hypotension) ■ Insuffisance rénale grave (il est recommandé de réduire la dose) ■ Antécédents d'arythmies ventriculaires graves ou d'insuffisance cardiaque ■ Grossesse, allaitement ou enfants (l'innocuité du médicament n'a pas été établie).

RÉACTIONS INDÉSIRABLES ET EFFETS SECONDAIRES

SNC: étourdissements, céphalées, nervosité, rêves bizarres, anxiété, confusion, troubles psychiatriques, sédation, tremblements, faiblesses.

ORLO: vision trouble, perte d'équilibre, épistaxis, acouphènes.

Resp.: congestion, toux, dyspnée, essoufflements.

CV: ARYTHMIES, INSUFFISANCE CARDIAQUE, œdème périphérique, bradycardie, douleurs thoraciques, hypotension, palpitations, syncope, tachycardie.

GI: nausées, résultats anormaux aux tests d'exploration fonctionnelle hépatique, anorexie, constipation, diarrhée, sécheresse de la bouche (xérostomie), dysgueusie, dyspepsie, vomissements.

GU: dysurie, nycturie, polyurie, dysfonctionnement sexuel, mictions fréquentes.

Tég.: dermatite et rash, érythème polymorphe, sécrétion accrue de sueur, photosensibilité, prurit et urticaire.

End.: gynécomastie, hyperglycémie.

Hémat.: anémie, leucopénie, thrombocytopénie.

Métab.: gain pondéral.

Loc.: rigidité des articulations, crampes musculaires.
SN: paresthésie, tremblements.
Divers: SYNDROME DE STEVENS-JOHNSON, hyperplasie gingivale.

INTERACTIONS

Médicament-médicament: Effets hypotensifs additifs lors de l'administration concomitante de **fentanyl** ▪ L'administration concomitante d'**antiarythmiques** (**quinidine**, **procaïnamide**), d'**antidépresseurs tricycliques** ou de **dérivés digitaliques** peut augmenter le risque d'arythmies ventriculaires.

VOIES D'ADMINISTRATION ET POSOLOGIE

PO (adultes): 200 mg, 1 fois par jour; après 10 jours, on peut augmenter la dose pour atteindre 300 mg par jour (ne pas dépasser 400 mg par jour).

PRÉSENTATION

Ce médicament n'est pas commercialisé au Canada.

PHARMACODYNAMIE

	Début d'action	Pic	Durée
PO	8 jours†	inconnu	24 h

† Début de l'effet antiangineux à l'état d'équilibre lors d'une administration prolongée.

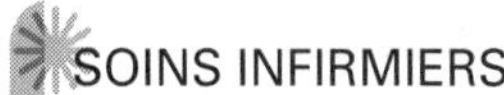

SOINS INFIRMIERS

ÉVALUATION DE LA SITUATION

- MESURER LA PRESSION ARTÉRIELLE ET LE POULS AVANT LE TRAITEMENT, AU COURS DE L'ADAPTATION DE LA POSOLOGIE ET À INTERVALLES RÉGULIERS, PENDANT TOUTE LA DURÉE DU TRAITEMENT. SUIVRE L'ÉCG À INTERVALLES RÉGULIERS PENDANT TOUTE LA DURÉE DU TRAITEMENT PROLONGÉ. LE BÉPRIDIL PEUT ENTRAÎNER L'ALLONGEMENT DES INTERVALLES QT ET LA MODIFICATION DE LA MORPHOLOGIE DES ONDES T.
- EFFECTUER LE BILAN QUOTIDIEN DES INGESTA ET DES EXCRETA ET PESER LE PATIENT TOUS LES JOURS. RESTER À L'AFFÛT DES SIGNES ET DES SYMPTÔMES SUIVANTS D'INSUFFISANCE CARDIAQUE : œdème périphérique, râles ou crépitations, dyspnée, gain pondéral, turgescence des jugulaires.

Angine: Déterminer le siège, la durée et l'intensité de la douleur angineuse, ainsi que les facteurs qui la déclenchent.

***Tests de laboratoire*:**

- Les concentrations totales de calcium sérique ne sont pas modifiées par les inhibiteurs calciques.
- Mesurer, à intervalles réguliers, les concentrations sériques de potassium. L'hypokaliémie augmente le risque d'arythmies et devrait être traitée.
- Effectuer, à intervalles réguliers, des tests d'exploration fonctionnelle hépatique et rénale chez les patients qui suivent un traitement prolongé. Après plusieurs jours de traitement, les concentrations d'enzymes hépatiques peuvent augmenter; elles reviennent à la normale après l'arrêt du traitement.

DIAGNOSTICS INFIRMIERS POSSIBLES

- Irrigation tissulaire inefficace (Indications).
- Douleur aiguë (Indications).
- Connaissances insuffisantes sur le traitement médicamenteux (Enseignement au patient et à ses proches).

INTERVENTIONS INFIRMIÈRES

PO: On peut administrer le médicament avec des aliments ou du lait pour diminuer le risque d'irritation gastrique.

ENSEIGNEMENT AU PATIENT ET À SES PROCHES

- Conseiller au patient de suivre scrupuleusement la posologie recommandée même s'il se sent bien. S'il n'a pu prendre le médicament au moment habituel, il doit le prendre aussitôt que possible, à moins que ce ne soit presque l'heure prévue pour la dose suivante. L'avertir qu'il ne doit jamais remplacer une dose manquée par une double dose. Avant d'arrêter le traitement au bépridil, il faut diminuer la dose graduellement.
- Montrer au patient comment mesurer son pouls. Lui conseiller de voir un professionnel de la santé si sa fréquence cardiaque est < 50 battements par minute.
- Recommander au patient de changer lentement de position pour réduire le risque d'hypotension orthostatique.
- Prévenir le patient que le bépridil peut parfois provoquer de la somnolence ou des étourdissements. Lui conseiller de ne pas conduire et d'éviter les activités qui exigent sa vigilance jusqu'à ce qu'on ait la certitude que le médicament n'entraîne pas ces effets chez lui.

- Expliquer au patient qu'il est important de pratiquer une bonne hygiène buccale et de voir régulièrement le dentiste pour se faire nettoyer les dents afin de prévenir la sensibilité et le saignement des gencives ainsi qu'une hyperplasie gingivale (hypertrophie des gencives).
- Conseiller au patient de ne pas boire d'alcool et de consulter un professionnel de la santé avant de prendre des médicaments en vente libre, surtout des préparations contre le rhume, en même temps que le bépridil.
- Recommander au patient de communiquer avec un professionnel de la santé si les symptômes suivants se manifestent : battements cardiaques irréguliers, dyspnée, enflure des mains et des pieds, étourdissements prononcés, nausées, constipation, hypotension ou céphalées graves ou persistantes.
- Conseiller au patient d'informer tout professionnel de la santé de son traitement médicamenteux avant de se soumettre à une intervention chirurgicale ou à un autre traitement.

Angine :

- Inciter le patient qui suit en concomitance un traitement par des dérivés nitrés ou un bêtabloquant à continuer de prendre les deux médicaments selon les recommandations du médecin et à prendre de la nitroglycérine sublinguale, selon les besoins, en cas de crise d'angine.
- Recommander au patient de prévenir un professionnel de la santé si les douleurs thoraciques ne sont pas soulagées par le traitement, si elles s'aggravent ou si elles s'accompagnent de diaphorèse, ou encore s'il souffre d'essoufflements ou de céphalées graves persistantes.
- Conseiller au patient de s'informer auprès d'un professionnel de la santé des restrictions à respecter sur le plan de l'effort avant de s'engager dans un programme d'exercices.

VÉRIFICATION DE L'EFFICACITÉ THÉRAPEUTIQUE

L'efficacité du traitement peut être démontrée par : la diminution de la fréquence et de la gravité des crises d'angine ■ un besoin moindre de recourir à des dérivés nitrés ■ l'augmentation de la tolérance à l'effort et un sentiment de mieux-être.

BÉTAMÉTHASONE,

voir Corticostéroïdes (topiques) et Corticostéroïdes (voie générale)

BÉTAXOLOL

Ce médicament n'est pas commercialisé au Canada.

CLASSIFICATION :

Antihypertenseur (bêta-bloquant)

Grossesse – catégorie C

Pour l'usage ophtalmique, voir l'annexe N.

INDICATIONS

Traitement de l'hypertension.

MÉCANISME D'ACTION

Blocage de la stimulation des récepteurs bêta$_1$-adrénergiques (myocardiques). Habituellement, aucun effet sur les récepteurs bêta$_2$-adrénergiques (pulmonaires, vasculaires, utérins). ***Effets thérapeutiques :*** Abaissement de la tension artérielle et de la fréquence cardiaque.

PHARMACOCINÉTIQUE

Absorption : Le bétaxolol est bien absorbé par suite de l'administration par voie orale.

Distribution : Le médicament se répartit dans tout l'organisme.

Métabolisme et excrétion : La plus grande partie du médicament est métabolisée par le foie ; une fraction de 20 % est excrétée à l'état inchangé par les reins.

Demi-vie : De 15 à 20 heures.

CONTRE-INDICATIONS ET PRÉCAUTIONS/ MISES EN GARDE

Contre-indications : Insuffisance cardiaque non compensée ■ Œdème pulmonaire ■ Choc cardiogénique ■ Bradycardie ou bloc cardiaque.

Précautions/mises en garde : Insuffisance rénale ou hépatique ■ Personnes âgées (sensibilité accrue aux bêta-bloquants ; il est recommandé de réduire la dose initiale) ■ Maladie pulmonaire (incluant l'asthme ; la spécificité pour les récepteurs bêta$_1$ peut disparaître si le patient prend des doses plus élevées ; dans la mesure du possible, en éviter l'usage) ■ Diabète ■ Thyrotoxicose ■ Antécédents de réactions allergiques graves (l'intensité des réactions peut être accrue) ■ Grossesse, allaitement ou enfants (l'innocuité du médicament n'a pas été établie ; tous les agents traversent le placenta et peuvent provoquer la bradycardie, l'hypotension, l'hypoglycémie ou une dépression respiratoire chez le fœtus et le nouveau-né).

B

RÉACTIONS INDÉSIRABLES ET EFFETS SECONDAIRES

SNC: fatigue, faiblesse, anxiété, dépression, étourdissements, somnolence, insomnie, perte de mémoire, modifications de l'état mental, cauchemars.
ORLO: vision trouble, congestion nasale.
Resp.: bronchospasme, sifflements.
CV: BRADYCARDIE, INSUFFISANCE CARDIAQUE, ŒDÈME PULMONAIRE, hypotension, vasoconstriction périphérique.
GI: constipation, diarrhée, dysfonctionnement hépatique, nausées, vomissements.
GU: impuissance, baisse de la libido, mictions fréquentes.
Tég.: rash.
End.: hyperglycémie, hypoglycémie.
Loc.: arthralgie, douleurs lombaires, douleurs articulaires.
Divers: syndrome de lupus érythémateux médicamenteux.

INTERACTIONS

Médicament-médicament: Les **anesthésiques à action générale**, la **phénytoïne IV** et le **vérapamil** peuvent accentuer la dépression myocardique ■ Les **dérivés digitaliques** peuvent entraîner une bradycardie additive ■ L'ingestion de grandes quantités d'**alcool** ou l'administration concomitante d'autres **antihypertenseurs** ou de **dérivés nitrés** peut provoquer l'hypotension ■ La prise concomitante d'**amphétamines**, de **cocaïne**, d'**éphédrine**, d'**épinéphrine**, de **norépinéphrine**, de **phényléphrine** ou de **pseudoéphédrine** peut entraîner une stimulation alpha-adrénergique à laquelle rien ne s'oppose (hypertension excessive, bradycardie) ■ Les **préparations d'agents thyroïdiens**, administrées en concomitance, peuvent diminuer l'efficacité du médicament ■ Le médicament peut entraver l'efficacité de l'**insuline** ou des **hypoglycémiants oraux** (des adaptations de la posologie peuvent s'avérer nécessaire) ■ Le médicament peut réduire l'efficacité de la **théophylline** ■ Le médicament peut diminuer les effets cardiovasculaires bénéfiques que la **dopamine** ou la **dobutamine** exercent sur les récepteurs bêta$_1$ ■ Le bétaxolol doit être administré avec prudence dans les 14 jours qui suivent un traitement par un **IMAO** (risque d'hypertension).

VOIES D'ADMINISTRATION ET POSOLOGIE

- **PO (adultes)**: 10 mg, 1 fois par jour; après 7 jours, on peut augmenter la dose jusqu'à 20 mg. Chez les personnes âgées, amorcer le traitement par une dose de 5 mg.

Insuffisance rénale

- **PO (adultes)**: Amorcer le traitement par une dose uniquotidienne de 5 mg.

PRÉSENTATION

Ce médicament n'est pas commercialisé au Canada.

PHARMACODYNAMIE (effet antihypertenseur)

	DÉBUT D'ACTION	PIC	DURÉE
PO	3–4 h	3–4 h	24 h

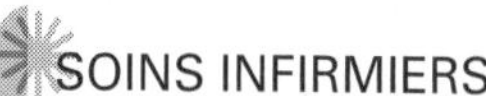

SOINS INFIRMIERS

ÉVALUATION DE LA SITUATION

- SUIVRE DE PRÈS LA PRESSION ARTÉRIELLE, L'ÉCG ET LE POULS AU COURS DE LA PÉRIODE D'ADAPTATION DE LA POSOLOGIE ET À INTERVALLES RÉGULIERS PENDANT LA DURÉE DU TRAITEMENT.
- EFFECTUER LE BILAN QUOTIDIEN DES INGESTA ET DES EXCRETA ET PESER LE PATIENT TOUS LES JOURS. ÉVALUER, À INTERVALLES RÉGULIERS, LES SIGNES ET LES SYMPTÔMES SUIVANTS D'INSUFFISANCE CARDIAQUE: dyspnée, râles ou crépitations, gain pondéral, œdème périphérique, turgescence des jugulaires.

Angine: Évaluer la fréquence et les caractéristiques des douleurs angineuses à intervalles réguliers, tout au long du traitement.

Tests de laboratoire:

- L'agent peut élever les concentrations d'urée et les concentrations sériques de lipoprotéines, de potassium, des triglycérides et d'acide urique.
- L'agent peut élever les titres d'ANA (anticorps antinucléaires).
- L'agent peut élever la glycémie.

Toxicité et surdosage:

- Suivre de près les patients recevant des bêtabloquants pour déceler les signes suivants de surdosage: bradycardie, étourdissements sévères, évanouissements, somnolence prononcée, dyspnée, coloration bleuâtre des ongles ou des paumes, convulsions. Prévenir immédiatement un médecin ou un professionnel de la santé si ces signes se manifestent.
- On a déjà administré du glucagon pour traiter la bradycardie et l'hypotension.

DIAGNOSTICS INFIRMIERS POSSIBLES

- Débit cardiaque diminué (Effets secondaires).
- Connaissances insuffisantes sur le traitement médicamenteux (Enseignement au patient et à ses proches).
- Non-observance du traitement médicamenteux (Enseignement au patient et à ses proches).

INTERVENTIONS INFIRMIÈRES

- Mesurer le pouls à la pointe du cœur avant d'administrer le médicament. Si le pouls est < 50 bpm ou si des arythmies se manifestent, ne pas administrer le bétaxolol et prévenir le médecin ou un professionnel de la santé.
- Le médicament peut être administré sans égard aux repas.

ENSEIGNEMENT AU PATIENT ET À SES PROCHES

- Conseiller au patient de suivre scrupuleusement la posologie recommandée et de prendre le médicament à la même heure, tous les jours, même s'il se sent mieux; l'avertir qu'il ne doit jamais sauter une dose, ni remplacer une dose manquée par une double dose. S'il n'a pu prendre le médicament au moment habituel, il doit le prendre aussitôt que possible mais pas plus tard que 4 heures avant l'heure prévue pour la dose suivante. Le prévenir que le sevrage brusque peut provoquer des arythmies, l'hypertension ou une ischémie myocardique qui pourraient mettre sa vie en danger.
- Conseiller au patient d'avoir toujours à sa disposition une quantité suffisante de médicament pour les fins de semaine, les congés et les vacances. Il devrait garder dans son portefeuille une ordonnance pour parer à toute urgence.
- Montrer au patient et à ses proches comment mesurer le pouls et la pression artérielle. Lui recommander de noter le pouls tous les jours et la pression artérielle, deux fois par semaine, et de signaler tout changement important à un professionnel de la santé.
- Prévenir le patient que le bétaxolol peut parfois provoquer de la somnolence ou des étourdissements. Lui conseiller de ne pas conduire et d'éviter les activités qui exigent sa vigilance jusqu'à ce qu'on ait la certitude que le médicament n'entraîne pas ces effets chez lui.
- Recommander au patient de changer lentement de position pour réduire le risque d'hypotension orthostatique.
- Prévenir le patient que ce médicament peut le rendre plus sensible au froid.
- Avertir le patient qu'il ne doit pas prendre de médicaments en vente libre, particulièrement des préparations contre le rhume, sans avoir consulté au préalable un professionnel de la santé.
- Prévenir le patient diabétique qu'il doit suivre de près sa glycémie, particulièrement en cas de faiblesse, de malaise, d'irritabilité ou de fatigue. Le bétaxolol peut masquer certains signes d'hypoglycémie, mais la transpiration et des étourdissements sont des symptômes courants.
- Recommander au patient de signaler à un professionnel de la santé les symptômes suivants: pouls ralenti, problèmes respiratoires, respiration sifflante, mains et pieds froids, étourdissements, confusion, dépression, rash, fièvre, maux de gorge, saignements ou ecchymoses inhabituels.
- Conseiller au patient d'informer tout professionnel de la santé de son traitement médicamenteux avant de se soumettre à une intervention chirurgicale ou à un autre traitement.
- Conseiller au patient de porter sur lui en tout temps une pièce d'identité où sont inscrits son problème de santé et son traitement.

Hypertension: Encourager le patient à prendre d'autres mesures permettant de maîtriser l'hypertension : perdre du poids, consommer moins de sel, réduire le stress, faire régulièrement de l'exercice, diminuer sa consommation d'alcool et arrêter de fumer. Le prévenir que le médicament stabilise la pression artérielle, mais ne guérit pas l'hypertension.

VÉRIFICATION DE L'EFFICACITÉ THÉRAPEUTIQUE

L'efficacité du traitement peut être démontrée par: une baisse de la pression artérielle sans que des effets indésirables se manifestent.

BÉTHANÉCHOL

Duvoid, Myotonachol, PMS-Béthanechol, Urecholine

CLASSIFICATION:

Cholinergique, parasympathomimétique

Grossesse – catégorie C

B

INDICATIONS

Traitement de la rétention urinaire non obstructive postpartum ou en période postopératoire ou traitement de la rétention urinaire entraînée par une vessie neurogène ■ Mesure adjuvante au traitement du reflux gastro-œsophagien avec pyrosis, réfractaire au traitement classique.

MÉCANISME D'ACTION

Stimulation des récepteurs cholinergiques. Les effets du médicament comprennent: ■ la contraction de la vessie ■ la diminution de la capacité de la vessie ■ l'augmentation de la fréquence des rythmes péristaltiques urétéraux ■ l'augmentation du tonus et du péristaltisme du tractus gastro-intestinal ■ l'augmentation de la pression du sphincter œsophagien inférieur ■ l'augmentation des sécrétions gastriques. ***Effets thérapeutiques:*** Vidange de la vessie.

PHARMACOCINÉTIQUE

Absorption: L'absorption par suite de l'administration par voie orale étant faible, il faut administrer des doses plus élevées par voie orale que par voie sous-cutanée.

Distribution: Le médicament ne traverse pas la barrière hémato-encéphalique.

Métabolisme et excrétion: Inconnus.

Demi-vie: Inconnue.

CONTRE-INDICATIONS ET PRÉCAUTIONS/ MISES EN GARDE

Contre-indications: Hypersensibilité ■ Obstruction mécanique des voies gastro-intestinales ou génito-urinaires ■ Asthme bronchique latent ou évolutif ■ Ulcère ■ Bradycardie marquée ou hypotension, instabilité vasomotrice ■ Coronaropathie ■ Épilepsie ■ Hyperthyroïdie ■ Syndrome parkinsonien ■ Grossesse et allaitement (l'innocuité du médicament n'a pas été établie).

Précautions/mises en garde: Sensibilité aux agents cholinergiques ou à leurs effets ■ Enfants (l'innocuité du médicament n'a pas été établie).

RÉACTIONS INDÉSIRABLES ET EFFETS SECONDAIRES

SNC: céphalées, malaises.

ORLO: larmoiement, myosis.

Resp.: bronchospasme.

CV: BLOC CARDIAQUE, SYNCOPE ACCOMPAGNÉE D'ARRÊT CARDIAQUE, bradycardie, hypotension.

GI: gêne abdominale, diarrhée, nausées, salivation, vomissements.

GU: mictions impérieuses.

Divers: bouffées vasomotrices, transpiration, hypothermie.

INTERACTIONS

Médicament-médicament: La **quinidine** et le **procaïnamide** peuvent contrecarrer les effets cholinergiques du béthanéchol ■ Le béthanéchol peut exercer des effets cholinergiques additifs lors de l'administration simultanée d'**inhibiteurs de la cholinestérase** ■ L'administration concomitante d'**agents ganglioplégiques** peut entraîner une hypotension grave ■ L'administration simultanée de **bloqueurs neuromusculaires du type dépolarisant** est déconseillée ■ L'efficacité du béthanéchol est diminuée lors de l'administration concomitante d'**agents anticholinergiques**.

VOIES D'ADMINISTRATION ET POSOLOGIE

- **PO (adultes)**: De 10 à 50 mg, 3 ou 4 fois par jour. Pour déterminer la dose efficace, on peut administrer de 5 à 10 mg toutes les heures, jusqu'à l'obtention d'une réponse ou jusqu'à concurrence d'une dose maximale de 50 mg.
- **SC (adultes)**: 2,5 à 5 mg, 3 ou 4 fois par jour. Pour déterminer la dose efficace, on peut administrer 2,5 mg toutes les 15 à 30 minutes jusqu'à l'obtention d'une réponse ou jusqu'à concurrence de 4 doses.

Reflux gastro-œsophagien avec pyrosis

- **PO(adultes)**: 25 mg, 4 fois par jour, 30 minutes avant les repas et au coucher.

PRÉSENTATION (version générique disponible)

Comprimés: 10 mg^{Pr}, 25 mg^{Pr}, 50 mg^{Pr} ■ **Solution pour injection**: 5 mg/mL^{Pr}.

PHARMACODYNAMIE (réponse au niveau des muscles de la vessie)

	Début d'action	Pic	Durée
PO	30 – 90 min	1 h	6 h
SC	5 – 15 min	15 – 30 min	2 h

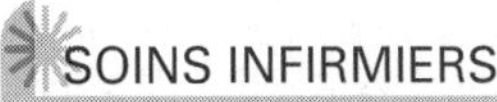

SOINS INFIRMIERS

ÉVALUATION DE LA SITUATION

- Mesurer la pression artérielle, le pouls et la fréquence respiratoire avant d'administrer le médicament et pendant au moins 1 heure après l'administration par voie sous-cutanée.

- Effectuer le bilan des ingesta et des excreta. Palper l'abdomen pour déterminer si la vessie est distendue. Prévenir le médecin ou un autre professionnel de la santé si le médicament ne soulage pas les symptômes de la maladie pour laquelle il a été prescrit. On peut prescrire le cathétérisme pour analyser l'urine résiduelle postmictionnelle.

Tests de laboratoire : Le médicament peut entraîner l'élévation des concentrations sériques d'AST, d'amylase et de lipase.

Toxicité et surdosage : Observer le patient à la recherche des signes et des symptômes suivants de toxicité médicamenteuse : transpiration, bouffées vasomotrices, crampes abdominales, nausées, salivation. En cas de surdosage, le sulfate d'atropine fait partie du traitement (antidote spécifique).

DIAGNOSTICS INFIRMIERS POSSIBLES

- Élimination urinaire altérée (Indications).
- Connaissances insuffisantes sur le traitement médicamenteux (Enseignement au patient et à ses proches).

INTERVENTIONS INFIRMIÈRES

- Il est d'usage d'administrer une dose d'épreuve avant le traitement d'entretien pour déterminer la dose minimale efficace.
- Les doses orales et sous-cutanées *ne sont pas* interchangeables.

PO : Administrer le médicament à jeun, 1 heure avant ou 2 heures après les repas, afin de prévenir les nausées et les vomissements.

SC :

- La solution parentérale est uniquement destinée à l'administration sous-cutanée. Ne pas administrer le médicament par voie IM ou IV, en raison du risque d'hyperstimulation cholinergique (collapsus cardiovasculaire, chute de la pression artérielle, crampes abdominales, diarrhée sanguinolente, choc et arrêt cardiaque).
- Ne pas administrer les solutions qui ont changé de couleur ou qui contiennent un précipité.

ENSEIGNEMENT AU PATIENT ET À SES PROCHES

- Conseiller au patient de respecter scrupuleusement la posologie recommandée. S'il n'a pas pu prendre le médicament au moment habituel, il doit le prendre dans les deux heures qui suivent ; sinon, il doit reprendre son horaire habituel. Le prévenir qu'il ne doit jamais remplacer une dose manquée par une double dose.
- Conseiller au patient de changer lentement de position afin de réduire le risque d'hypotension orthostatique.
- Inciter le patient à signaler à un professionnel de la santé les symptômes suivants : gêne abdominale, salivation, transpiration ou bouffées vasomotrices.

VÉRIFICATION DE L'EFFICACITÉ THÉRAPEUTIQUE

L'efficacité du traitement peut être démontrée par : l'amélioration du tonus et du fonctionnement de la vessie ■ la diminution du pyrosis. ✳

BICALUTAMIDE

Casodex

CLASSIFICATION :

Antinéoplasique (hormone de synthèse)

Grossesse – catégorie X

INDICATIONS

Traitement d'association avec un analogue de la LH-RH ou avec la castration chirurgicale dans le traitement du cancer de la prostate avec métastases (stade D2).

MÉCANISME D'ACTION

Inhibition des effets des hormones androgènes au niveau cellulaire. ***Effets thérapeutiques :*** Ralentissement de la propagation du cancer de la prostate.

PHARMACOCINÉTIQUE

Absorption : Bonne absorption par suite de l'administration par voie orale.

Distribution : Inconnue.

Liaison aux protéines : 96 %.

Métabolisme et excrétion : Le bicalutamide est surtout métabolisé par le foie.

Demi-vie : 5,8 jours.

CONTRE-INDICATIONS ET PRÉCAUTIONS/ MISES EN GARDE

Contre-indications : Hypersensibilité ■ Grossesse et allaitement.

Précautions/mises en garde : Insuffisance hépatique modérée à grave ■ Patients en âge de procréer.

B

RÉACTIONS INDÉSIRABLES ET EFFETS SECONDAIRES

SNC: faiblesse, étourdissements, céphalées, insomnie.
Resp.: dyspnée.
CV: douleurs thoraciques, hypertension, œdème périphérique.
GI: constipation, diarrhée, nausées, douleurs abdominales, élévations des concentrations des enzymes hépatiques, vomissements.
GU: hématurie, impuissance, incontinence, nycturie, infections urinaires.
Tég.: alopécie, rash, transpiration.
End.: douleurs à la poitrine, gynécomastie.
Hémat.: anémie.
Métab.: hyperglycémie, perte pondérale.
Loc.: douleurs lombaires, douleurs pelviennes, douleurs osseuses.
SN: paresthésie.
Divers: douleurs généralisées, bouffées vasomotrices, syndrome pseudo-grippal, infection.

INTERACTIONS

Médicament-médicament: Le bicalutamide peut accentuer l'effet de la **warfarine**.

VOIES D'ADMINISTRATION ET POSOLOGIE

PO (adultes): 50 mg, 1 fois par jour (administrer en concomitance avec un analogue de la LH-RH ou après une castration chirurgicale).

PRÉSENTATION

Comprimés: 50 mg[Pr].

PHARMACODYNAMIE (concentrations sanguines)

	Début d'action	Pic	Durée
PO	inconnu	31,3 h	inconnue

SOINS INFIRMIERS

ÉVALUATION DE LA SITUATION

Suivre l'état du patient pour déceler les effets gastro-intestinaux indésirables. La diarrhée est la raison la plus fréquente d'abandon du traitement.

Tests de laboratoire :

- Mesurer, à intervalles réguliers, les concentrations sériques de l'antigène prostatique spécifique (APS), pour déterminer la réponse au traitement. Si les concentrations d'antigène s'élèvent, évaluer l'évolution de la maladie. Il peut s'avérer nécessaire d'administrer à intervalles réguliers un analogue de la LH-RH sans le bicalutamide.
- Effectuer des tests d'exploration fonctionnelle hépatique, avant le traitement et à intervalles réguliers pendant toute sa durée. Le bicalutamide peut entraîner une élévation des concentrations de phosphatase alcaline sérique, d'AST, d'ALT et de bilirubine. Si les concentrations de transaminases augmentent à des niveaux deux fois supérieurs à la normale, il faudrait interrompre le traitement par le bicalutamide ; les concentrations reviennent habituellement à la normale après l'arrêt du traitement.
- Le bicalutamide peut entraîner une élévation des concentrations d'urée et de la créatinine sérique et une diminution des concentrations d'hémoglobine et du nombre de globules blancs.

DIAGNOSTICS INFIRMIERS POSSIBLES

- Diarrhée (Réactions indésirables).
- Connaissances insuffisantes sur le traitement médicamenteux (Enseignement au patient et à ses proches).

INTERVENTIONS INFIRMIÈRES

- Amorcer le traitement par le bicalutamide en même temps que celui par un analogue de la LH-RH.
- Le médicament peut être administré le matin ou le soir, sans égard aux repas.

ENSEIGNEMENT AU PATIENT ET À SES PROCHES

- Expliquer au patient qu'il doit respecter scrupuleusement la posologie recommandée et qu'il doit prendre le bicalutamide à la même heure, tous les jours. Le prévenir qu'il ne doit pas interrompre le traitement sans avoir consulté au préalable un professionnel de la santé.
- Prévenir le patient qu'il ne doit pas prendre d'autres médicaments sans avoir consulté au préalable un professionnel de la santé.
- Recommander au patient de signaler à un professionnel de la santé la présence d'une diarrhée grave ou persistante.
- Prévenir le patient qu'il risque de perdre ses cheveux. Explorer avec lui les stratégies lui permettant de s'adapter à ce changement.

- Insister sur l'importance de se soumettre régulièrement à des examens de suivi et à des analyses sanguines permettant de déterminer l'évolution de la maladie et de déceler les effets secondaires.

VÉRIFICATION DE L'EFFICACITÉ THÉRAPEUTIQUE

L'efficacité du traitement peut être démontrée par : le ralentissement de la propagation du cancer de la prostate.

BIPÉRIDÈNE

Akineton

CLASSIFICATION :

Antiparkinsonien (anticholinergique)

Grossesse – catégorie C

INDICATIONS

Traitement d'appoint de toutes les formes de la maladie de Parkinson, incluant les effets extrapyramidaux induits par les médicaments et les réactions dystoniques aiguës.

MÉCANISME D'ACTION

Blocage de l'activité cholinergique qui s'exerce dans le SNC, activité qui est en partie responsable des symptômes de la maladie de Parkinson ■ Rétablissement de l'équilibre naturel des neurotransmetteurs du SNC. ***Effets thérapeutiques :*** Diminution de la rigidité et des tremblements.

PHARMACOCINÉTIQUE

Absorption : Par suite de l'administration PO, le médicament est bien absorbé.

Distribution : Inconnue.

Métabolisme et excrétion : Inconnus.

Demi-vie : Inconnue.

CONTRE-INDICATIONS ET PRÉCAUTIONS/ MISES EN GARDE

Contre-indications : Hypersensibilité ■ Glaucome à angle fermé non traité ■ Obstruction intestinale ■ Mégacôlon.

Précautions/mises en garde : Personnes âgées (risque accru de réactions indésirables ; l'administration de doses plus faibles peut s'avérer nécessaire) ■ Hypertrophie de la prostate ■ Crises convulsives ■ Arythmies cardiaques ■ Dyskinésie tardive ■ Grossesse et allaitement (l'innocuité du médicament n'a pas été établie).

RÉACTIONS INDÉSIRABLES ET EFFETS SECONDAIRES

SNC : confusion, dépression, étourdissements, hallucinations, céphalées, sédation, faiblesse.

ORLO : vision trouble, xérophtalmie, mydriase.

CV : arythmies, hypotension, palpitations, tachycardie.

GI : constipation, sécheresse de la bouche (xérostomie), iléus, nausées.

GU : retard de la miction, rétention urinaire.

Divers : diminution des sécrétions de sueur.

INTERACTIONS

Médicament-médicament : Effets anticholinergiques additifs, lors de l'administration concomitante d'autres **médicaments doués de propriétés anticholinergiques**, tels que les **antihistaminiques**, les **phénothiazines**, la **quinidine**, le **disopyramide** et les **antidépresseurs tricycliques** ■ La bipéridène contrecarre les effets cholinergiques du **béthanechol** ■ L'administration simultanée d'**antiacides** ou d'**antidiarrhéiques** peut diminuer l'absorption de la bipéridène.

VOIES D'ADMINISTRATION ET POSOLOGIE

Maladie de Parkinson

- **PO (adultes) :** 1 mg, 2 fois par jour. Augmenter la dose de 2 mg/jour jusqu'à un maximum de 16 mg par jour. Dose moyenne de 2 mg, 3 ou 4 fois par jour.

Réactions extrapyramidales induites par les médicaments

- **PO (adultes) :** 2 mg, de 1 à 3 fois par jour.

PRÉSENTATION

Comprimés : 2 mg[Pr].

PHARMACODYNAMIE (soulagement des symptômes)

	Début d'action	Pic	Durée
PO	inconnu	inconnu	inconnue

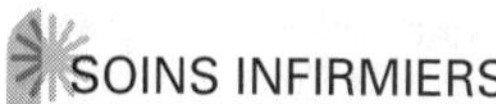

SOINS INFIRMIERS

B

ÉVALUATION DE LA SITUATION

- Observer le patient, avant le traitement et pendant toute sa durée, à la recherche des symptômes parkinsoniens et extrapyramidaux suivants : agitation ou akinésie, rigidité, tremblements, mouvements d'émiettement, faciès figé, démarche traînante, spasmes musculaires, mouvements de torsion, troubles d'élocution ou de déglutition, perte d'équilibre.
- Noter quotidiennement le mode d'élimination intestinale. Suivre de près la constipation, la douleur et la distension abdominales ou l'absence de bruits intestinaux.
- Effectuer le bilan quotidien des ingesta et des excreta et observer le patient à la recherche des signes suivants de rétention urinaire : dysurie, distension abdominale, mictions peu fréquentes avec élimination de petites quantités d'urine, incontinence par regorgement.
- Chez les patients atteints de maladie mentale, il y a risque d'exacerbation des symptômes de leur maladie au début du traitement par la bipéridène. Interrompre l'administration du médicament et prévenir le médecin ou un autre professionnel de la santé si des changements de comportement importants se produisent.

DIAGNOSTICS INFIRMIERS POSSIBLES

- Mobilité physique réduite (Indications).
- Connaissances insuffisantes sur le traitement médicamenteux (Enseignement au patient et à ses proches).

INTERVENTIONS INFIRMIÈRES

Administrer la bipéridène avec des aliments ou immédiatement après les repas afin de réduire l'irritation gastrique.

ENSEIGNEMENT AU PATIENT ET À SES PROCHES

- Conseiller au patient de suivre rigoureusement la posologie recommandée. S'il n'a pu prendre son médicament au moment habituel, il doit le prendre dès que possible, mais pas plus tard que 2 heures avant l'heure prévue pour la dose suivante. Avant d'arrêter le traitement par la bipéridène, on doit diminuer graduellement la dose pour éviter les réactions suivantes de sevrage : anxiété, tachycardie, insomnie, symptômes parkinsoniens ou extrapyramidaux de rebond.
- Prévenir le patient que la bipéridène peut parfois provoquer de la somnolence, des étourdissements ou une vision trouble. Lui conseiller de ne pas conduire et d'éviter les activités qui exigent sa vigilance jusqu'à ce qu'on ait la certitude que le médicament n'entraîne pas ces effets chez lui.
- Conseiller au patient de changer lentement de position afin de réduire les risques d'hypotension orthostatique.
- Conseiller au patient de se rincer fréquemment la bouche, de pratiquer une bonne hygiène buccale et de consommer de la gomme à mâcher ou des bonbons sans sucre pour diminuer la sécheresse de la bouche. Lui recommander de consulter un professionnel de la santé si la sécheresse de la bouche persiste (des substituts de salive pourraient lui être prescrits). Lui recommander également de prévenir le dentiste si la sécheresse de la bouche l'empêche de porter sa prothèse dentaire.
- Recommander au patient de signaler à un professionnel de la santé les symptômes suivants : difficultés de miction, constipation, douleurs abdominales, battements de cœur rapides ou très forts, confusion, douleurs oculaires ou rash.
- Conseiller au patient de consulter un professionnel de la santé avant de prendre un médicament en vente libre, particulièrement des préparations contre le rhume, et d'éviter de consommer des boissons alcoolisées.
- Avertir le patient que ce médicament peut diminuer les sécrétions de sueur et qu'il y a risque d'hyperthermie par temps chaud. Lui conseiller de prévenir un professionnel de la santé s'il lui est impossible de rester dans une pièce climatisée par temps chaud.
- Conseiller au patient de ne pas prendre des antiacides ou des antidiarrhéiques dans l'heure ou les deux heures qui suivent la prise de ce médicament.
- Insister sur l'importance des examens de suivi réguliers.

VÉRIFICATION DE L'EFFICACITÉ THÉRAPEUTIQUE

L'efficacité du traitement peut être démontrée par : la diminution des tremblements et de la rigidité qui caractérisent la maladie de Parkinson et une amélioration de la démarche et de l'équilibre ■ la disparation des symptômes extrapyramidaux induits par le médicament. ✳

BISACODYL

Alophen, Apo-Bisacodyl, Bisacolax, Correctol, Dulcolax, Feen-a-mint, Laxcodyl, Petites pilules Carter's, PMS-Bisacodyl, Soflax

CLASSIFICATION :
Laxatif (stimulant)

Grossesse – catégorie inconnue

INDICATIONS

Traitement de la constipation occasionnelle ▪ Évacuation intestinale avant un examen radiologique ou une intervention chirurgicale ▪ Sous supervision médicale, dans les cas où la défécation doit être facilitée.

MÉCANISME D'ACTION

Stimulation du péristaltisme ▪ Modification du transport des liquides et des électrolytes favorisant l'accumulation de liquides dans le côlon. ***Effets thérapeutiques :*** Évacuation des matières accumulées dans le côlon.

PHARMACOCINÉTIQUE

Absorption : L'absorption par voie orale est variable, l'absorption par voie rectale est minime. Le médicament agit au niveau du côlon seulement.

Distribution : De petites quantités de métabolites sont excrétées dans le lait maternel.

Métabolisme et excrétion : Les petites quantités absorbées sont métabolisées par le foie.

Demi-vie : Inconnue.

CONTRE-INDICATIONS ET PRÉCAUTIONS/MISES EN GARDE

Contre-indications : Hypersensibilité ▪ Douleurs abdominales ▪ Obstruction ▪ Nausées ou vomissements (particulièrement lorsqu'ils s'accompagnent de fièvre ou d'autres signes d'abdomen aigu).

Précautions/mises en garde : Maladie cardiovasculaire grave ▪ Fissures anales ou rectales ▪ Doses élevées ou traitement prolongé (risque d'accoutumance) ▪ Risque accru d'hépatotoxicité (les produits renfermant de l'acide tannique ne doivent pas être utilisés en lavements à répétition) ▪ Grossesse ou allaitement (précédents d'usage).

RÉACTIONS INDÉSIRABLES ET EFFETS SECONDAIRES

GI : crampes abdominales, nausées, diarrhée, brûlures rectales.
HÉ : hypokaliémie (administration prolongée).
Loc. : faiblesse musculaire (administration prolongée).
Divers : entéropathie exsudative, tétanie (administration prolongée).

INTERACTIONS

Médicament-médicament : Les **antiacides**, les **antagonistes des récepteurs H_2 de l'histamine** et les **inhibiteurs de la pompe d'acide gastrique** peuvent dissoudre l'enrobage des comprimés à enrobage entérique ▪ Le bisacodyl peut réduire l'absorption d'autres **médicaments administrés par voie orale** en raison d'une motilité accrue et d'un transit intestinal réduit.

VOIES D'ADMINISTRATION ET POSOLOGIE

Constipation

- **PO (adultes) :** De 5 à 15 mg, au coucher ou le matin, avant le déjeuner, afin de produire une défécation environ 8 heures plus tard.
- **PO (enfants de 6 à 12 ans) :** Un comprimé à 5 mg, au coucher ou le matin, avant le déjeuner, afin de produire une défécation environ 8 heures plus tard.
- **PR (adultes) :** Un suppositoire à 10 mg ou le contenu d'un micro-lavement, pour produire, en général, une défécation en 30 minutes.
- **PR (enfants de 6 à 12 ans) :** Un suppositoire à 5 mg ou la moitié du contenu d'un micro-lavement, pour produire généralement une défécation en 30 minutes.

Interventions diagnostiques ou préopératoires

- **PO, PR (adultes) :** De 10 à 20 mg, au coucher et un suppositoire à 10 mg ou un micro-lavement, le lendemain matin.
- **PO, PR (enfants de 6 à 12 ans) :** Un comprimé à 5 mg, au coucher et un suppositoire à 5 mg ou la moitié d'un micro-lavement, le lendemain matin.

PRÉSENTATION (version générique disponible)

Comprimés : 5 mg^{VL} ▪ **Comprimés à enrobage entérique :** 5 mg^{VL} ▪ **Suppositoires :** 5 mg^{VL}, 10 mg^{VL} ▪

B

Micro-lavement: 10 mg/5 mL[VL] ■ **En association avec**: docusate (fruitatives[VL]), citrate de magnésium (Royvac Bowel Evacuant kit[VL]).

PHARMACODYNAMIE (évacuation des matières accumulées dans le côlon)

	DÉBUT D'ACTION	PIC	DURÉE
PO	6 – 12 h	inconnu	inconnue
PR	15 – 60 min	inconnu	inconnue

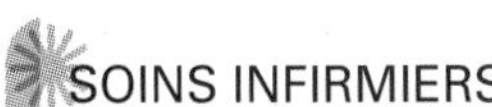

SOINS INFIRMIERS

ÉVALUATION DE LA SITUATION

- Déterminer le degré de distension abdominale, ausculter les bruits intestinaux, noter les habitudes normales d'élimination.
- Noter la couleur, la consistance et la quantité des selles.

DIAGNOSTICS INFIRMIERS POSSIBLES

- Constipation (Indications).
- Connaissances insuffisantes sur le traitement médicamenteux (Enseignement au patient et à ses proches).

INTERVENTIONS INFIRMIÈRES

Administrer le médicament au coucher pour favoriser la défécation le lendemain matin.

PO:

- Les préparations orales, administrées à jeun, produisent des résultats plus rapides.
- Il ne faut pas écraser ni croquer les comprimés à enrobage entérique. Demander au patient de les avaler avec un grand verre d'eau ou de jus.
- Si le patient a pris du lait ou des antiacides, éviter d'administrer la préparation orale dans l'heure qui suit, car le comprimé risque d'être prématurément dissous, ce qui peut entraîner une irritation gastrique ou duodénale.

PR: Administrer le suppositoire ou le lavement au moment où l'élimination est souhaitée. Lubrifier le suppositoire avec de l'eau ou un lubrifiant hydrosoluble avant de l'administrer. Inciter le patient à retenir le suppositoire ou le lavement pendant 15 à 30 minutes avant d'évacuer les selles.

ENSEIGNEMENT AU PATIENT ET À SES PROCHES

- Prévenir le patient que les laxatifs ne sont destinés qu'à un traitement de courte durée (sauf dans le cas du patient souffrant de lésions de la moelle épinière). Lui expliquer que le traitement prolongé peut entraîner un déséquilibre électrolytique et l'accoutumance.
- Recommander au patient d'augmenter sa consommation de liquides pendant le traitement et de boire de 1 500 à 2 000 mL de liquide par jour au minimum pour prévenir la déshydratation.
- Recommander au patient de prendre d'autres mesures qui favorisent la défécation: augmenter la consommation d'aliments riches en fibres, boire plus de liquides, faire de l'exercice. Expliquer au patient que chaque personne a ses propres habitudes d'élimination et qu'il est tout aussi normal de déféquer trois fois par jour que trois fois par semaine.
- Recommander au patient souffrant de maladie cardiaque d'éviter les efforts de défécation (manœuvre de Valsalva).
- Prévenir le patient que le bisacodyl est déconseillé si la constipation s'accompagne de douleurs abdominales, de fièvre, de nausées ou de vomissements.

VÉRIFICATION DE L'EFFICACITÉ THÉRAPEUTIQUE

L'efficacité du traitement peut être démontrée par: l'émission de selles molles et moulées, lorsque le bisacodyl est utilisé contre la constipation ■ l'évacuation des matières accumulées dans le côlon chez le patient qui doit subir une intervention chirurgicale ou un examen radiologique.

BISMUTH, SOUS-SALICYLATE DE

Bismed, Bismylate-bismuth subsalicylate, Pepto-Bismol, Personnel sous-salicylate bismuth

CLASSIFICATION:

Antidiarrhéique, anti-ulcéreux

Grossesse – catégorie C

INDICATIONS

Traitement d'appoint de la diarrhée légère à modérée ■ Traitement des nausées, des crampes abdominales, des brûlures d'estomac et de l'indigestion qui peuvent accompagner les maladies diarrhéiques.

Usages non approuvés : ■ En association avec des anti-infectieux dans le traitement de l'ulcère dû à *Helicobacter pylori* ■ Traitement et prévention de la diarrhée des voyageurs (due à *Escherichia coli* entérotoxigène).

MÉCANISME D'ACTION

Effet favorable sur l'adsorption intestinale de liquides et d'électrolytes ■ Diminution de la synthèse des prostaglandines intestinales. ***Effets thérapeutiques :*** Soulagement de la diarrhée.

PHARMACOCINÉTIQUE

Absorption : Le bismuth n'est pas absorbé ; le salicylate séparé du composé mère est absorbé à > 90 % depuis l'intestin grêle. Le salicylate est fortement lié à l'albumine.
Distribution : Le salicylate traverse le placenta et pénètre dans le lait maternel.
Métabolisme et excrétion : Le bismuth est excrété à l'état inchangé dans les fèces. Le salicylate est fortement métabolisé par le foie.
Demi-vie : Salicylate – de 2 à 3 heures, dans le cas des doses faibles ; de 15 à 30 heures, dans le cas de doses plus élevées.

CONTRE-INDICATIONS ET PRÉCAUTIONS/ MISES EN GARDE

Contre-indications : Personnes âgées souffrant de fécalome ■ Enfants ou adolescents qui souffrent de varicelle ou de syndrome pseudo-grippal ou qui sont en convalescence (en raison du contenu en salicylate) ■ Hypersensibilité à l'aspirine (acide acétylsalicylique) ; risque de sensibilité croisée avec les AINS ou l'essence de wintergreen.
Précautions/mises en garde : Nourrissons, personnes âgées ou patients débilités (risque de formation d'un fécalome) ■ Examen radiologique de l'appareil gastro-intestinal (le bismuth est opaque aux rayons X) ■ Diabète ■ Goutte ■ Grossesse ou allaitement (l'innocuité du médicament n'a pas été établie ; éviter l'administration prolongée de doses élevées).

RÉACTIONS INDÉSIRABLES ET EFFETS SECONDAIRES

GI : constipation, selles gris-noir, fécalome.

INTERACTIONS

Médicament-médicament : L'administration simultanée d'**aspirine** peut exacerber les signes de toxicité par les salicylates ■ Le sous-salicylate de bismuth peut diminuer l'absorption de la **tétracycline** ou de l'**énoxacine** (comprimés à croquer seulement) ■ Le médicament peut modifier l'efficacité du **probénécide** (doses élevées).

VOIES D'ADMINISTRATION ET POSOLOGIE

PO (adultes) : 2 comprimés ou 30 mL ; on peut répéter l'administration toutes les 30 à 60 minutes, jusqu'à concurrence de 8 doses en 24 heures.
PO (enfants de 10 à 14 ans) : 1 comprimé ou 15 mL ; on peut répéter l'administration toutes les 30 à 60 minutes, jusqu'à concurrence de 8 doses en 24 heures.
PO (enfants de 5 à 9 ans) : 7,5 mL ; on peut répéter l'administration toutes les 30 à 60 minutes, jusqu'à concurrence de 8 doses en 24 heures.
PO (enfants de 2 à 4 ans) : 5 mL ; on peut répéter l'administration toutes les 30 à 60 minutes, jusqu'à concurrence de 8 doses en 24 heures.
PO (enfants < 2 ans) : Sur recommandation du médecin seulement.

PRÉSENTATION (version générique disponible)

Comprimés : 262 mg[VL] ■ **Comprimés à croquer :** 262 mg[VL] (renferment du carbonate de calcium à 308 mg, 350 mg ou 675 mg) ■ **Suspension liquide :** 17,6 mg/mL[VL], 35,2 mg/mL[VL] ■ **En association avec :** Pectin/Phenyl salicylate (Watkins settelz[VL]).

PHARMACODYNAMIE (soulagement de la diarrhée et d'autres symptômes GI)

	Début d'action	Pic	Durée
PO	en 24 h	inconnu	inconnue

SOINS INFIRMIERS

ÉVALUATION DE LA SITUATION

Diarrhée :

- Observer la fréquence et la consistance des selles, noter la présence des nausées et de l'indigestion et ausculter les bruits intestinaux avant l'administration initiale et pendant toute la durée du traitement.
- Effectuer le bilan hydro-électrolytique et observer la turgescence de la peau à la recherche de signes de déshydratation en cas de diarrhée prolongée.

B

Ulcère: Rester à l'affût des douleurs épigastriques ou abdominales; déceler la présence de sang apparent ou occulte dans les selles, les vomissements ou les liquides d'aspiration gastrique.

Tests de laboratoire:

- L'administration prolongée de doses élevées peut entraîner des concentrations d'acide urique faussement élevées lors du test colorimétrique. Le médicament peut également élever ou diminuer les concentrations urinaires d'acide vanylmandélique.
- Le médicament peut modifier les résultats de l'examen radiologique de l'appareil gastro-intestinal.
- Il peut entraîner des résultats anormaux aux tests de dosage de la phosphatase alcaline, de l'AST ou de l'ALT.
- Il peut abaisser les concentrations de potassium et de thyroxines sériques T3 et T4.
- Les doses plus élevées de salicylates peuvent également prolonger le temps de prothrombine.
- Pour en savoir plus sur les épreuves diagnostiques et biochimiques qui peuvent être modifiées par le contenu de salicylate, consulter la monographie des salicylates.

DIAGNOSTICS INFIRMIERS POSSIBLES

- Diarrhée (Indications).
- Constipation (Effets secondaires).
- Connaissances insuffisantes sur le traitement médicamenteux (Enseignement au patient et à ses proches).

INTERVENTIONS INFIRMIÈRES

Bien agiter la préparation liquide avant de l'administrer. Les comprimés à croquer peuvent être mâchés ou dissous avant d'être avalés.

ENSEIGNEMENT AU PATIENT ET À SES PROCHES

- Conseiller au patient de respecter scrupuleusement la posologie recommandée.
- Expliquer au patient que le médicament peut passagèrement colorer ses selles et sa langue en gris-noir.
- Prévenir le patient que ce médicament contient de l'aspirine et qu'il doit cesser de prendre le sous-salicylate de bismuth avec des produits à base d'acide acétylsalicylique en cas d'acouphènes.

Diarrhée:

- Conseiller au patient de prévenir un professionnel de la santé si la diarrhée persiste pendant plus de 2 jours ou si elle s'accompagne d'une forte fièvre.
- Prévenir le patient que les centres épidémiologiques mettent en garde contre l'administration de préparations de salicylates aux enfants ou aux adolescents souffrant de varicelle, de maladie virale ou de syndrome pseudo-grippal étant donné le risque d'apparition du syndrome de Reye.

Ulcère: Conseiller au patient de consulter un professionnel de la santé avant de prendre d'autres médicaments anti-ulcéreux en vente libre en même temps que le sous-salicylate de bismuth.

VÉRIFICATION DE L'EFFICACITÉ THÉRAPEUTIQUE

L'efficacité du traitement peut être démontrée par: la diminution de la diarrhée ■ la diminution des symptômes d'indigestion ■ la prévention de la diarrhée des voyageurs ■ le traitement de l'ulcère.

BISOPROLOL

Monocor

CLASSIFICATION:

Antihypertenseur (bêta-bloquant)

Grossesse – catégorie C

INDICATIONS

Traitement de l'hypertension légère à modérée.

MÉCANISME D'ACTION

Blocage de la stimulation des récepteurs bêta$_1$-adrénergiques (myocardiques). Habituellement, aucun effet sur les récepteurs bêta$_2$-adrénergiques (pulmonaires, vasculaires, utérins). ***Effets thérapeutiques:*** Abaissement de la pression artérielle et de la fréquence cardiaque.

PHARMACOCINÉTIQUE

Absorption: Le bisoprolol est bien absorbé par suite de l'administration par voie orale, mais une fraction de 20 % subit un métabolisme hépatique de premier passage.

Distribution: Inconnue.

Métabolisme et excrétion: Une fraction de 50 % est excrétée à l'état inchangé par les reins; le reste est excrété par les reins sous forme de métabolites; une fraction de 2 % se retrouve dans les fèces.

Demi-vie: De 9 à 12 heures.

CONTRE-INDICATIONS ET PRÉCAUTIONS/ MISES EN GARDE

Contre-indications : Insuffisance cardiaque non compensée ■ Œdème pulmonaire ■ Insuffisance ventriculaire droite secondaire à une hypertension pulmonaire ■ Choc cardiogénique ■ Bradycardie ou bloc cardiaque.

Précautions/mises en garde : Insuffisance rénale (on recommande de réduire la dose) ■ Insuffisance hépatique (on recommande de réduire la dose) ■ Personnes âgées (sensibilité accrue aux bêtabloquants ; on recommande de réduire la dose initiale) ■ Maladie pulmonaire (incluant l'asthme ; cette sélectivité pour les récepteurs bêta$_1$ peut disparaître aux doses plus élevées) ; dans la mesure du possible, en éviter l'usage ■ Diabète (le médicament peut masquer les signes d'hypoglycémie) ■ Thyrotoxicose (le médicament peut en masquer les symptômes) ■ Antécédents de réactions allergiques graves (l'intensité des réactions peut être accrue) ■ Grossesse, allaitement ou enfants (l'innocuité du médicament n'a pas été établie ; l'agent traverse le placenta et peut entraîner la bradycardie, l'hypotension, l'hypoglycémie ou la dépression respiratoire chez le fœtus ou le nouveau-né).

RÉACTIONS INDÉSIRABLES ET EFFETS SECONDAIRES

SNC : fatigue, faiblesse, anxiété, dépression, étourdissements, somnolence, insomnie, perte de mémoire, modifications des opérations de la pensée, nervosité, cauchemars.

ORLO : vision trouble, congestion nasale.

Resp. : bronchospasme, respiration sifflante.

CV : BRADYCARDIE, INSUFFISANCE CARDIAQUE, ŒDÈME PULMONAIRE, hypotension, vasoconstriction périphérique.

GI : constipation, diarrhée, dysfonctionnement hépatique, nausées, vomissements.

GU : impuissance, baisse de la libido, mictions fréquentes.

Tég. : rash.

End. : hyperglycémie, hypoglycémie.

Loc. : arthralgie, douleurs lombaires, douleurs articulaires.

Divers : syndrome lupoïde induit par le médicament.

INTERACTIONS

Médicament-médicament : Les **anesthésiques à action générale**, la **phénytoïne IV** et le **vérapamil** peuvent exercer des effets additifs sur la dépression myocardique ■ Risque accru de bradycardie lors de l'administration de **dérivés digitaliques** ■ La consommation de grandes quantités d'**alcool** sur une courte période ou l'administration concomitante d'autres **antihypertenseurs** ou de **dérivés nitrés** peut provoquer des effets hypotensifs additifs ■ L'usage concomitant d'**amphétamines**, de **cocaïne**, d'**éphédrine**, d'**épinéphrine**, de **norépinéphrine**, de **phényléphrine** ou de **pseudoéphédrine** peut entraîner une stimulation alpha-adrénergique à laquelle rien ne s'oppose (hypertension excessive, bradycardie) ■ L'administration concomitante d'**hormones thyroïdiennes** peut diminuer l'efficacité du médicament ■ Le médicament peut entraver les effets de l'**insuline** ou des **hypoglycémiants oraux** (un ajustement de la dose peut s'avérer nécessaire) ■ Le bisoprolol peut réduire l'efficacité de la **théophylline** ■ Le médicament peut diminuer les effets cardiovasculaires bénéfiques sur les récepteurs bêta$_1$ de la **dopamine** ou de la **dobutamine** ■ Risque d'hypertension lors de l'administration concomitante d'un **IMAO** ; administrer le bisoprolol avec prudence dans les 14 jours qui suivent ou qui précèdent ce traitement.

VOIES D'ADMINISTRATION ET POSOLOGIE

- **PO (adultes) :** 5 mg, 1 fois par jour ; on peut augmenter la dose jusqu'à 10 mg, 1 fois par jour (écart posologique de 5 à 20 mg par jour).

Insuffisance rénale et insuffisance hépatique

- **PO (adultes) :** $Cl_{Cr} < 40$ *mL/minute* – amorcer le traitement par une dose uniquotidienne de 5 mg ; augmenter la dose avec prudence.

PRÉSENTATION

Comprimés : 5 mg^{Pr}, 10 mg^{Pr}.

PHARMACODYNAMIE (effet antihypertenseur)

	Début d'action	Pic	Durée
PO	inconnu	1 – 4 h	24 h

SOINS INFIRMIERS

ÉVALUATION DE LA SITUATION

- MESURER LA PRESSION ARTÉRIELLE ET LE POULS, SUIVRE DE PRÈS L'ÉCG À INTERVALLES FRÉQUENTS TOUT AU LONG DE LA PÉRIODE D'AJUSTEMENT POSOLOGIQUE ET, À INTERVALLES

RÉGULIERS, PENDANT TOUTE LA DURÉE DU TRAITEMENT.

- EFFECTUER LE BILAN QUOTIDIEN DES INGESTA ET DES EXCRETA ; PESER LE PATIENT TOUS LES JOURS. RESTER À L'AFFÛT DES SIGNES ET DES SYMPTÔMES SUIVANTS D'INSUFFISANCE CARDIAQUE : dyspnée, râles ou crépitations, gain pondéral, œdème périphérique, turgescence des jugulaires.
- Suivre de près la fréquence de renouvellement des ordonnances afin de déterminer l'observance du traitement.

Tests de laboratoire :

- L'agent peut élever les taux d'urée et les concentrations sériques des lipoprotéines, de potassium, des triglycérides et d'acide urique.
- L'agent peut accroître les titres d'anticorps antinucléaires (ANA).
- L'agent peut élever la glycémie.

DIAGNOSTICS INFIRMIERS POSSIBLES

- Débit cardiaque diminué (Effets secondaires).
- Connaissances insuffisantes sur le traitement médicamenteux (Enseignement au patient et à ses proches).
- Non-observance du traitement médicamenteux (Enseignement au patient et à ses proches).

INTERVENTIONS INFIRMIÈRES

- Mesurer le pouls à l'apex du cœur avant d'administrer le médicament. S'il est < 50 bpm ou si des arythmies se manifestent, ne pas administrer le médicament et prévenir le médecin ou un professionnel de la santé.
- Le médicament peut être administré sans égard aux repas.

ENSEIGNEMENT AU PATIENT ET À SES PROCHES

- Conseiller au patient de suivre scrupuleusement la posologie recommandée et de prendre le médicament à des heures fixes, tous les jours, même s'il se sent mieux ; l'avertir qu'il ne doit jamais sauter de dose, ni remplacer une dose manquée par une double dose. S'il n'a pu prendre le médicament au moment habituel, il doit le prendre aussitôt que possible mais pas plus tard que 4 heures avant l'heure prévue pour la dose suivante. Le sevrage brusque peut provoquer des arythmies menaçantes pour la vie, de l'hypertension ou l'ischémie du myocarde.
- Montrer au patient et à ses proches comment mesurer le pouls et la pression artérielle. Leur recommander de noter le pouls tous les jours et la pression artérielle, deux fois par semaine et de signaler tout changement important à un professionnel de la santé.
- Prévenir le patient que le bisoprolol peut parfois provoquer de la somnolence. Lui conseiller de ne pas conduire et d'éviter les activités qui exigent sa vigilance jusqu'à ce qu'on ait la certitude que le médicament n'entraîne pas cet effet chez lui.
- Recommander au patient de changer lentement de position pour réduire le risque d'hypotension orthostatique.
- Prévenir le patient que ce médicament peut exacerber sa sensibilité au froid.
- Expliquer au patient qu'il doit éviter de prendre en même temps des médicaments en vente libre, particulièrement des préparations contre le rhume, sans avoir consulté au préalable un professionnel de la santé. Le prévenir qu'il devrait également éviter de consommer des quantités excessives de café, de thé ou de boissons de type cola.
- Recommander au patient diabétique de suivre de près sa glycémie, particulièrement en présence de faiblesse, de malaise, d'irritabilité ou de fatigue. Cependant, le bisoprolol ne bloque pas la transpiration et les étourdissements qui sont des signes d'hypoglycémie.
- Recommander au patient de signaler à un professionnel de la santé les symptômes suivants : ralentissement du pouls, difficultés respiratoires, respiration sifflante, mains et pieds froids, étourdissements, sensation de tête légère, confusion, dépression, rash, fièvre, maux de gorge, saignements ou ecchymoses inhabituels.
- Conseiller au patient d'informer tous les professionnels de la santé de son traitement médicamenteux avant de se soumettre à une intervention chirurgicale ou à un autre traitement.
- Conseiller au patient de porter sur lui en tout temps une pièce d'identité où sont inscrits son problème de santé et son traitement.

Hypertension : Inciter le patient à appliquer des mesures non pharmacologiques pour favoriser la réduction de l'hypertension : perdre du poids, consommer moins de sel, diminuer le stress, faire régulièrement de l'exercice, boire de l'alcool avec modération et cesser de fumer. Le prévenir que le médicament stabilise la pression artérielle, mais ne guérit pas l'hypertension.

VÉRIFICATION DE L'EFFICACITÉ THÉRAPEUTIQUE

L'efficacité du traitement peut être démontrée par: l'abaissement de la pression artérielle.

BLÉOMYCINE

Blenoxane

CLASSIFICATION:

Antinéoplasique (antibiotique antitumoral)

Grossesse – catégorie D

INDICATIONS

Traitement des cancers suivants: lymphome ■ épithélioma malpighien ■ choriocarcinome ■ carcinome embryonnaire ■ tératocarcinome ■ Traitement et prévention des récurrences des épanchements pleuraux malins (administration intrapleurale) ■ Autres tumeurs malignes: réponse favorable dans certains cas de cancer du rein et de sarcome des tissus mous.

MÉCANISME D'ACTION

Inhibition de la synthèse de l'ADN et de l'ARN. ***Effets thérapeutiques:*** Élimination des cellules à réplication rapide, particulièrement des cellules malignes.

PHARMACOCINÉTIQUE

Absorption: Le médicament est bien absorbé à partir des points d'injection IM et SC. Il est également absorbé par suite de l'administration intrapleurale et intrapéritonéale.

Distribution: Le médicament se répartit dans tout l'organisme et se concentre dans la peau, les poumons, le péritoine, les reins et le système lymphatique.

Métabolisme et excrétion: Une fraction de 60 à 70 % du médicament est excrétée à l'état inchangé par les reins.

Demi-vie: 2 heures (prolongée en cas d'insuffisance rénale).

CONTRE-INDICATIONS ET PRÉCAUTIONS/ MISES EN GARDE

Contre-indications: Hypersensibilité.

Précautions/mises en garde: Insuffisance rénale (la réduction de la dose s'avère nécessaire si la Cl_{Cr} est < 35 mL/minute) ■ Insuffisance pulmonaire ■ Maladie débilitante chronique non maligne ■ Personnes âgées (risque accru de toxicité pulmonaire) ■ Femmes en âge de procréer ■ Grossesse ou allaitement.

RÉACTIONS INDÉSIRABLES ET EFFETS SECONDAIRES

SNC: comportement agressif, désorientation, faiblesse.

Resp.: FIBROSE PULMONAIRE, pneumopathie inflammatoire.

CV: hypotension, vasoconstriction périphérique.

GI: anorexie, nausées, stomatite, vomissements.

Tég.: hyperpigmentation, toxicité muco-cutanée, alopécie, érythème, rash, urticaire, vésication.

Hémat.: anémie, leucopénie, thrombocytopénie.

Locaux: douleur au siège de la tumeur, phlébite au point d'injection IV.

Métab.: perte de poids.

Divers: RÉACTIONS ANAPHYLACTOÏDES, frissons, fièvre.

INTERACTIONS

Médicament-médicament: La **radiothérapie** et les **autres agents antinéoplasiques**, administrés en concomitance, peuvent accroître la toxicité hématologique ■ L'administration concomitante de **cisplatine** diminue l'élimination de la bléomycine et peut en augmenter la toxicité ■ L'administration en concomitance d'autres **agents antinéoplasiques** ou d'une **radiothérapie** thoracique peut augmenter le risque de toxicité pulmonaire ■ L'**anesthésie générale** augmente le risque de toxicité pulmonaire ■ Risque accru d'apparition du syndrome de Raynaud si la bléomycine est administrée en association avec la **vinblastine**.

VOIES D'ADMINISTRATION ET POSOLOGIE

Les patients souffrant de lymphome devraient recevoir initialement deux doses-test de 2 unités ou moins.

IV, IM, SC (adultes): Initialement, de 0,25 à 0,5 unités/kg (de 10 à 20 unités/m^2), une ou deux fois par semaine. Si la réponse est satisfaisante, on peut administrer des doses d'entretien plus faibles (1 unité par jour ou 5 unités par semaine par voie IV ou IM).

Voie intrapleurale (adultes): 60 unités, instillées en 4 heures, puis cesser l'administration.

PRÉSENTATION

Solution pour injection: 15 unités/fiole[Pr].

B

PHARMACODYNAMIE (réponse tumorale)

	DÉBUT D'ACTION	PIC	DURÉE
IM, IV, SC	2 – 3 semaines	inconnu	inconnue

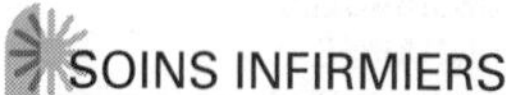

SOINS INFIRMIERS

ÉVALUATION DE LA SITUATION

- Mesurer les signes vitaux avant le traitement et à intervalles fréquents pendant toute sa durée.
- Suivre de près la fièvre et les frissons qui peuvent se manifester de 3 à 6 heures après l'administration de la bléomycine et durer de 4 à 12 heures.
- OBSERVER LE PATIENT À LA RECHERCHE DE RÉACTIONS ANAPHYLACTIQUES (FIÈVRE, FRISSONS, HYPOTENSION, RESPIRATION SIFFLANTE) ET IDIOSYNCRASIQUES (CONFUSION, HYPOTENSION, FIÈVRE, FRISSONS, RESPIRATION SIFFLANTE). Garder les médicaments et le matériel de réanimation à portée de la main. Les patients souffrant de lymphome sont particulièrement prédisposés à des réactions idiosyncrasiques qui peuvent se manifester immédiatement ou plusieurs heures après le traitement, habituellement après l'administration de la première ou de la deuxième dose.
- Suivre de près la fonction respiratoire pour déceler la dyspnée, les râles ou les crépitations. Des radiographies pulmonaires devraient être effectuées avant le traitement et à intervalles réguliers pendant toute sa durée. La toxicité pulmonaire survient principalement chez les personnes âgées (de 70 ans ou plus) ayant reçu une dose supérieure ou égale à 400 unités ou, à des doses plus faibles, chez les patients ayant également reçu d'autres agents antinéoplasiques ou ayant subi une radiothérapie thoracique. Cette toxicité peut se manifester de 4 à 10 semaines après la fin du traitement. En cas de toxicité pulmonaire, interrompre le traitement et ne pas reprendre l'administration de la bléomycine.
- Suivre de près les nausées, les vomissements et l'appétit. Peser le patient toutes les semaines. Modifier l'alimentation selon sa tolérance. On peut administrer un antiémétique avant le traitement.

Tests de laboratoire :

- NOTER LA NUMÉRATION GLOBULAIRE AVANT LE TRAITEMENT ET À INTERVALLES RÉGULIERS PENDANT TOUTE SA DURÉE. LA BLÉOMYCINE PEUT PROVOQUER LA THROMBOCYTOPÉNIE ET LA LEUCOPÉNIE (LE NADIR SE PRODUIT EN 12 JOURS ET REVIENT HABITUELLEMENT AUX VALEURS AVANT TRAITEMENT VERS LE 17e JOUR).
- Noter l'état des fonctions rénale et hépatique avant le traitement et à intervalles réguliers pendant toute sa durée.

DIAGNOSTICS INFIRMIERS POSSIBLES

- Risque d'accident (Effets secondaires).
- Image corporelle perturbée (Effets secondaires).
- Connaissances insuffisantes sur le traitement médicamenteux (Enseignement au patient et à ses proches).

INTERVENTIONS INFIRMIÈRES

- Préparer les solutions sous une hotte à flux laminaire. Porter des vêtements protecteurs, des gants et un masque pendant la manipulation de ce médicament. Mettre au rebut le matériel dans les contenants réservés à cette fin (voir l'annexe H).
- Les patients souffrant de lymphome devraient recevoir une dose-test de 1 ou de 2 unités, de 2 à 4 heures avant le début du traitement. Suivre de près ces patients pour déceler les réactions anaphylactiques.
- Un prétraitement par l'acétaminophène, des corticostéroïdes et la diphenhydramine peut diminuer la fièvre induite par le médicament et le risque d'anaphylaxie.
- Voir les recommandations du fabricant concernant la stabilité de la solution une fois reconstituée.
- Consulter les directives de chaque fabricant avant de reconstituer la préparation.

IM, SC : Diluer le contenu de la fiole avec 1 à 5 mL d'eau stérile pour injection, de solution de NaCl 0,9 % ou d'eau bactériostatique pour injection. Ne pas reconstituer la solution destinée aux nouveau-nés avec des diluants contenant de l'alcool benzylique.

IV directe : Diluer le contenu d'une fiole de 15 unités dans au moins 5 mL de solution de NaCl 0,9 %. ***Vitesse d'administration :*** Administrer le médicament lentement pendant 10 minutes.

Associations compatibles dans la même seringue : cisplatine ■ cyclophosphamide ■ doxorubicine ■ dropéridol ■ fluorouracile ■ furosémide ■ héparine ■ leucovorine calcique ■ méthotrexate ■ métoclopramide ■ mitomycine ■ vinblastine ■ vincristine.

Compatibilité (tubulure en Y) : allopurinol ■ amifostine ■ aztréonam ■ céfépime ■ cisplatine ■ cyclophosphamide ■ doxorubicine ■ dropéridol ■ filgrastim ■ fludarabine ■ fluorouracile ■ granisétron ■ héparine ■ leucovorine calcique ■ melphalan ■ méthotrexate ■ métoclopramide ■ mitomycine ■ ondansétron ■ paclitaxel ■ péracilline/tazobactam ■ sargramostim ■ téniposide ■ thiotépa ■ vinblastine ■ vincristine ■ vinorelbine.

Voie intrapleurale :

- Dissoudre 60 unités dans 50 à 100 mL d'une solution de NaCl 0,9 %.
- Le médecin peut administrer le médicament par une sonde introduite par thoracotomie. Aider le patient à se placer dans la position recommandée.

ENSEIGNEMENT AU PATIENT ET À SES PROCHES

- Conseiller au patient de signaler à un professionnel de la santé les symptômes suivants : fièvre, frissons, respiration sifflante, évanouissements, diaphorèse, essoufflements, nausées et vomissements prolongés ou aphtes buccaux.
- Inciter le patient à ne pas fumer pour ne pas aggraver la toxicité pulmonaire.
- Expliquer au patient que la toxicité cutanée peut se manifester sous forme d'hypersensibilité de la peau ou d'hyperpigmentation (particulièrement dans les plis cutanés et les régions irritées), de rash et d'épaississement de la peau.
- Recommander au patient d'examiner ses muqueuses buccales pour déceler l'érythème et les aphtes. En cas d'aphtes, lui conseiller de remplacer la brosse à dent par une brosse-éponge et de se rincer la bouche avec de l'eau après avoir bu ou mangé. L'administration d'analgésiques de type opiacé peut s'avérer nécessaire si les douleurs empêchent le patient de manger.
- Expliquer au patient qu'il risque de perdre ses cheveux. Explorer avec lui les stratégies lui permettant de s'adapter à ce changement.
- Inciter la patiente à prendre des mesures contraceptives.
- Expliquer au patient qu'il ne doit pas se faire vacciner sans recommandation expresse d'un professionnel de la santé.
- Insister sur la nécessité de se soumettre à des examens biochimiques réguliers permettant de déceler les effets secondaires du médicament.

VÉRIFICATION DE L'EFFICACITÉ THÉRAPEUTIQUE

L'efficacité du traitement peut être démontrée par : la diminution de la taille de la tumeur sans signe d'hypersensibilité ni de toxicité pulmonaire. ✳

BROMOCRIPTINE

Apo-Bromocriptine, Dom-Bromocriptine, Parlodel, PMS-Bromocriptine

CLASSIFICATION :

Antiparkinsonien (agoniste de la dopamine), inhibiteur de la prolactine, inhibiteur de l'hormone de croissance en présence d'acromégalie

Grossesse – catégorie B

INDICATIONS

Adjuvant à la lévodopa dans le traitement de la maladie de Parkinson ■ Traitement de l'hyperprolactinémie (aménorrhée/galactorrhée) ■ Troubles du cycle menstruel prolactinodépendants et stérilité (p. ex. : insuffisance ovulatoire, phase lutéale courte) ■ Traitement de l'acromégalie en monothérapie ou en traitement d'appoint ■ Traitement des adénomes à prolactine. **Usages non approuvés :** Traitement du syndrome malin des neuroleptiques.

MÉCANISME D'ACTION

Activation des récepteurs de la dopamine situés dans le SNC ■ Réduction des sécrétions de prolactine. ***Effets thérapeutiques :*** Soulagement de la rigidité et des tremblements qui caractérisent la maladie de Parkinson ■ Rétablissement de la fécondité chez les femmes souffrant d'hyperprolactinémie ■ Diminution des sécrétions de somatotrophine en cas d'acromégalie.

PHARMACOCINÉTIQUE

Absorption : Le médicament est peu absorbé depuis le tractus gastro-intestinal (30 %).

Distribution : Inconnue.

Métabolisme et excrétion : Le médicament est entièrement métabolisé par le foie.

Demi-vie : Biphasique – phase initiale, de 4 à 4,5 heures, phase terminale, de 45 à 50 heures.

CONTRE-INDICATIONS ET PRÉCAUTIONS/ MISES EN GARDE

Contre-indications : Hypersensibilité à la bromocriptine, aux alcaloïdes de l'ergot de seigle ou aux bisulfites ■ Hypertension non maîtrisée, troubles hypertensifs gravidiques (p. ex. : l'éclampsie), hypertension du postpartum et de la période puerpérale ■ Maladie cardiovasculaire ou maladie vasculaire périphérique graves ■ Antécédents de troubles psychiques graves.

Précautions/mises en garde: Cardiopathie ■ Troubles mentaux ■ Risque de rétablissement de la fécondité (des mesures contraceptives supplémentaires sont conseillées si une grossesse n'est pas souhaitée) ■ Insuffisance hépatique grave (réduire la dose) ■ Grossesse et enfants < 15 ans (l'innocuité du médicament n'a pas été établie) ■ Allaitement.

RÉACTIONS INDÉSIRABLES ET EFFETS SECONDAIRES

SNC: étourdissements, confusion, somnolence, hallucinations, céphalées, insomnie, cauchemars.

ORLO: sensations de brûlures oculaires, congestion nasale, troubles visuels.

Resp.: épanchement pleural, infiltrats pulmonaires.

CV: INFARCTUS DU MYOCARDE, hypotension.

GI: nausées, douleurs abdominales, anorexie, sécheresse de la bouche (xérostomie), goût métallique, vomissements.

Tég.: urticaire.

Loc.: crampes dans les jambes.

Divers: angiospasme digital (acromégalie seulement).

INTERACTIONS

Médicament-médicament: Effets hypotenseurs additifs, lors de l'administration concomitante d'**antihypertenseurs** ■ Effets dépressifs additifs sur le SNC, lors de l'administration concomitante d'**antihistaminiques**, d'**analgésiques opiacés** et d'**hypnosédatifs** ou lors de l'ingestion d'**alcool** ■ Effets neurologiques additifs lors de l'administration concomitante de **lévodopa** ■ Les effets de la bromocriptine sur les concentrations de prolactine peuvent être contrecarrés par les **phénothiazines**, l'**halopéridol**, la **méthyldopa**, les **antidépresseurs tricycliques** et la **réserpine**.

VOIES D'ADMINISTRATION ET POSOLOGIE

Syndrome parkinsonien

- **PO (adultes):** 1,25 mg, 1 ou 2 fois par jour; on peut augmenter la dose par paliers de 2,5 mg par jour, à intervalles de 2 à 4 semaines. La dose maximale recommandée par le fabricant est de 40 mg par jour.

Galactorrhée avec ou sans aménorrhée imputable à une hyperprolactinémie

- **PO (adultes):** La dose initiale est de 1,25 à 2,5 mg par jour; on peut l'augmenter graduellement, tous les 3 à 7 jours, pour atteindre 2,5 mg, 2 ou 3 fois par jour.

Acromégalie

- **PO (adultes):** De 1,25 à 2,5 mg par jour, pendant 3 jours; on peut augmenter la dose par paliers de 1,25 à 2,5 mg, tous les 3 à 7 jours, jusqu'à l'atteinte de la réponse optimale. La dose maximale recommandée par le fabricant est de 20 mg par jour.

Adénomes hypophysaires à prolactine

- **PO (adultes):** 1,25 mg, 2 ou 3 fois par jour; on peut augmenter graduellement la dose pendant plusieurs semaines (écart posologique: de 2,5 à 20 mg/jour).

PRÉSENTATION (version générique disponible)

Comprimés: 2,5 mg[Pr] ■ **Gélules:** 5 mg[Pr].

PHARMACODYNAMIE (suppression des divers paramètres)

	DÉBUT D'ACTION	PIC	DURÉE
PO†	30 – 90 min	1 – 2 h	8 – 12 h
PO‡	2 h	8 h	24 h
PO§	1 – 2 h	4 – 8 semaines¶	4 – 8 h

† Effet sur les symptômes parkinsoniens.
‡ Effet sur les concentrations sériques de prolactine.
§ Effet sur la somatotrophine.
¶ Pendant un traitement prolongé.

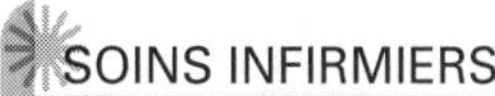

SOINS INFIRMIERS

ÉVALUATION DE LA SITUATION

- Rester à l'affût d'une allergie aux dérivés de l'ergot de seigle.
- Mesurer la pression artérielle avant le traitement et à intervalles réguliers pendant toute sa durée. Inciter le patient à rester couché au cours de l'administration de la première dose de bromocriptine et plusieurs heures après, en raison du risque d'hypotension grave. Suivre de près les déplacements du patient pendant le traitement initial pour prévenir les accidents dus à l'hypotension.

Maladie de Parkinson: Observer le patient, avant le traitement et pendant toute sa durée, à la recherche des symptômes parkinsoniens suivants: agitation ou désir incessant de bouger, rigidité, tremblements, mouvements d'émiettement, faciès figé, démarche traînante, spasmes musculaires, mouvements de torsion, troubles d'élocution ou de déglutition, perte d'équilibre.

Acromégalie : On devrait effectuer un examen physique, pendant toute la durée du traitement, incluant la mesure de la taille de l'annulaire, de l'épaisseur du coussinet plantaire et du volume des tissus mous.

Hyperprolactinémie : On devrait évaluer la selle turcique, par tomodensitométrie (scanographie) ou par résonance magnétique nucléaire (RMN), avant le traitement et annuellement, par la suite.

Syndrome malin des neuroleptiques : Rester à l'affût des symptômes suivants : fièvre, détresse respiratoire, tachycardie, convulsions, diaphorèse, hypertension, hypotension, pâleur, fatigue.

Tests de laboratoire :

- Le médicament peut entraîner l'élévation de l'urée et des concentrations sériques d'ALT, d'AST, de créatine-kinase, de phosphatase alcaline et d'acide urique. Ces élévations sont habituellement passagères et n'ont aucun effet sur le plan clinique.
- *Stérilité chez la femme :* Mesurer, avant d'amorcer le traitement, les concentrations sériques de prolactine et évaluer le fonctionnement de l'hypophyse antérieure. Suivre de près l'ovulation tout au long du traitement.
- *Acromégalie :* Mesurer à intervalles réguliers tout au long du traitement les concentrations sériques de somatotrophine et du facteur de croissance semblable à l'insuline (IGF).
- *Hyperprolactinémie :* Pour déterminer l'efficacité du traitement, évaluer mensuellement les concentrations sériques de prolactine au cours du traitement initial, et, semestriellement, pendant le traitement d'entretien.

DIAGNOSTICS INFIRMIERS POSSIBLES

- Mobilité physique réduite (Indications).
- Risque d'accident (Indications, Effets secondaires).
- Connaissances insuffisantes sur le traitement médicamenteux (Enseignement au patient et à ses proches).

INTERVENTIONS INFIRMIÈRES

Directives générales : Pour le traitement de la maladie de Parkinson, le médicament est souvent administré avec la lévodopa ou avec une association de carbidopa et de lévodopa.

PO : Administrer le médicament avec des aliments ou du lait afin de réduire l'irritation gastrique. Le patient peut croquer les comprimés s'il éprouve des difficultés de déglutition. Pour réduire les nausées, administrer le médicament au coucher.

ENSEIGNEMENT AU PATIENT ET À SES PROCHES

- Inciter le patient à suivre scrupuleusement la posologie recommandée. S'il n'a pu prendre le médicament au moment habituel, il doit le prendre au moins 4 heures avant l'heure prévue pour la dose suivante ; sinon il doit sauter cette dose. Le prévenir qu'il ne doit pas remplacer une dose manquée par une double dose.
- Prévenir le patient que la bromocriptine peut provoquer de la somnolence et des étourdissements. Lui conseiller de ne pas conduire et d'éviter les activités qui exigent sa vigilance jusqu'à ce qu'on ait la certitude que le médicament n'entraîne pas ces effets chez lui.
- Mettre en garde le patient contre la consommation concomitante d'alcool pendant le traitement.
- CONSEILLER AU PATIENT DE PRÉVENIR IMMÉDIATEMENT UN PROFESSIONNEL DE LA SANTÉ SI LES SIGNES SUIVANTS D'INFARCTUS DU MYOCARDE SE MANIFESTENT : DOULEURS THORACIQUES INTENSES, ÉVANOUISSEMENTS, RYTHME CARDIAQUE RAPIDE, SÉCRÉTION ACCRUE DE SUEUR, NAUSÉES ET VOMISSEMENTS GRAVES OU CONTINUS, NERVOSITÉ, ESSOUFFLEMENTS, FAIBLESSE, OU SI LES ESSOUFFLEMENTS S'AGGRAVENT, CAR LE TRAITEMENT PROLONGÉ PEUT AUGMENTER LE RISQUE DE FORMATION D'INFILTRATS PULMONAIRES ET D'ÉPANCHEMENT PLEURAL.
- Recommander à la patiente de s'informer auprès d'un professionnel de la santé au sujet d'une méthode de contraception non hormonale. L'inciter à prévenir immédiatement un professionnel de la santé si elle pense être enceinte.
- Insister sur l'importance des examens réguliers de suivi permettant de déterminer l'efficacité du traitement et de déceler les effets secondaires.

Stérilité : Conseiller à la patiente qui suit un traitement contre la stérilité de prendre tous les jours sa température basale afin de déterminer le moment de l'ovulation.

Tumeurs hypophysaires : Conseiller au patient qui reçoit la bromocriptine pour le traitement d'une tumeur hypophysaire de prévenir immédiatement un professionnel de la santé s'il note les signes suivants d'augmentation de la masse tumorale : vision trouble, céphalées soudaines, nausées graves et vomissements.

B

VÉRIFICATION DE L'EFFICACITÉ THÉRAPEUTIQUE

L'efficacité du traitement peut être démontrée par : la diminution des tremblements, de la rigidité et de la bradykinésie ■ l'amélioration de l'équilibre et de la démarche chez les patients atteints de la maladie de Parkinson ■ la diminution de la galactorrhée chez les patientes souffrant d'hyperprolactinémie ■ le rétablissement de cycles menstruels normaux et de la fécondité (chez les patientes souffrant d'aménorrhée et de galactorrhée, les règles reviennent habituellement dans les 6 à 8 semaines et la galactorrhée disparaît dans les 8 à 12 semaines qui suivent le début du traitement) ■ la diminution des concentrations sériques de somatotrophine chez les patients atteints d'acromégalie ■ la diminution des symptômes qui caractérisent le syndrome malin des neuroleptiques. ✳

BRONCHODILATATEURS (XANTHINES)

aminophylline
Phyllocontin

dyphylline
Ce médicament n'est pas commercialisé au Canada.

oxtriphylline
Apo-Oxtriphylline, Choledyl, Choledyl SA, PMS-Oxtriphylline

théophylline
Apo-Theo LA, Novo-theophyl SR, Quibron-T/SR, Theochron SR, Theo-Dur, Theolair, Theolair SR, Uniphyl

CLASSIFICATION :
Bronchodilatateurs (inhibiteurs de la phosphodiestérase)

Grossesse – catégories B (aminophylline), inconnue (dyphylline) et C (oxtriphylline, théophylline)

INDICATIONS

Bronchodilatation lors du traitement prolongé des obstructions réversibles des voies respiratoires, attribuables à l'asthme, à la bronchopneumopathie chronique obstructive, à la bronchite chronique et aux troubles bronchospastiques connexes. **Usages non approuvés :** Myocardiotonique et analeptique respiratoire pour traiter l'apnée du nouveau-né.

MÉCANISME D'ACTION

Inhibition de la phosphodiestérase, ce qui mène à des concentrations élevées d'adénosine monophosphate cyclique (AMPc) dans les tissus. Les concentrations élevées d'AMPc entraînent : la bronchodilatation ■ la stimulation du SNC ■ des effets inotropes et chronotropes positifs ■ la diurèse ■ des sécrétions d'acide gastrique ■ L'aminophylline est un sel de théophylline ; après être administrée, elle libère de la théophylline libre. ***Effets thérapeutiques :*** Bronchodilatation.

PHARMACOCINÉTIQUE

Absorption : Après l'administration, l'aminophylline et l'oxtriphylline libèrent de la théophylline. *Aminophylline* – bonne absorption par suite de l'administration PO ; l'absorption des préparations à libération prolongée est lente mais complète. *Dyphylline* – bonne absorption (75 %) par suite de l'administration PO. *Oxtriphylline* – bonne absorption par suite de l'administration PO ; l'absorption des comprimés à enrobage entérique et à libération prolongée peut être retardée et imprévisible. *Théophylline* – bonne absorption par suite de l'administration PO ; l'absorption des préparations à libération prolongée est lente mais complète.

Distribution : *Aminophylline* et *oxtriphylline* – ces deux médicaments se répartissent dans tout l'organisme sous forme de théophylline ; ils traversent le placenta et on les retrouve dans le lait maternel à une concentration correspondant à 70 % des concentrations plasmatiques ; ils ne se déposent pas dans les tissus adipeux. *Dyphylline* – on en retrouve de fortes concentrations dans le lait maternel. *Théophylline* – le médicament se répartit dans tout l'organisme ; il traverse le placenta et on le retrouve dans le lait maternel à une concentration correspondant à 70 % des concentrations plasmatiques ; il ne se dépose pas dans les tissus adipeux.

Métabolisme et excrétion : *Aminophylline, oxtriphylline* et *théophylline* – l'aminophylline et l'oxtriphylline sont transformées en théophylline ; la théophylline est surtout métabolisée par le foie (90 %) et transformée en caféine qui peut s'accumuler chez les nouveau-nés ; les métabolites sont excrétés par les reins ; une fraction de 10 % est excrétée à l'état inchangé par les reins. *Dyphylline* –

une fraction de 85 % est excrétée à l'état inchangé par les reins.

Demi-vie : *Théophylline* – de 3 à 13 heures (prolongée chez les personnes > 60 ans, les nouveau-nés et les patients souffrant d'insuffisance cardiaque ou de maladie hépatique ; écourtée chez les fumeurs et les enfants). *Dyphylline* – de 1,8 à 2,1 heures (prolongée en cas d'insuffisance rénale).

CONTRE-INDICATIONS ET PRÉCAUTIONS/ MISES EN GARDE

Contre-indications : Arythmies non maîtrisées ▪ Hypersensibilité aux xanthines ▪ Ulcère gastroduodénal ▪ Cardiopathie ischémique (lorsque le médecin estime qu'une stimulation cardiaque pourrait nuire au patient).

Précautions/mises en garde : Personnes âgées (> 60 ans), insuffisance cardiaque ou maladie hépatique (réduire la dose) ▪ Patients obèses (la dose devrait être calculée selon le poids corporel idéal) ▪ Grossesse (précédents d'usage sans apparition d'effets nocifs) ▪ Hyperthyroïdie.

RÉACTIONS INDÉSIRABLES ET EFFETS SECONDAIRES

SNC : CONVULSIONS, anxiété, céphalées, insomnie.
CV : ARYTHMIES, tachycardie, angine, palpitations.
GI : nausées, vomissements, anorexie, crampes.
SN : tremblements.

INTERACTIONS

Médicament-médicament : Les **amines sympathomimétiques**, administrées simultanément, exercent des effets secondaires additifs sur l'appareil cardiovasculaire et le SNC ▪ Les bronchodilatateurs peuvent diminuer l'effet thérapeutique du **lithium** ▪ La **nicotine** (cigarettes, gomme, timbre transdermique), les **amines sympathomimétiques**, les **barbituriques**, la **phénytoïne**, le **kétoconazole** et la **rifampine** peuvent accélérer le métabolisme des bronchodilatateurs et en diminuer l'efficacité ▪ L'**érythromycine**, les **bêta-bloquants**, la **clarithromycine**, la **cimétidine**, le **vaccin anti-grippal**, les **contraceptifs oraux**, les **corticostéroïdes**, le **disulfiram**, la **fluvoxamine**, les **interférons**, la **méxilétine**, le **thiabendazole**, certaines **fluoroquinolones** et des doses élevées d'**allopurinol** ralentissent le métabolisme des bronchodilatateurs et peuvent entraîner une toxicité ▪ L'administration concomitante d'**halothane** augmente le risque d'arythmies ▪ L'**isoniazide**, la **carbamazépine** et les **diurétiques de l'anse** peuvent augmenter ou diminuer les concentrations de théophylline.

Médicament-aliments : La consommation régulière et excessive d'**aliments grillés sur le charbon de bois** peut diminuer l'efficacité des bronchodilatateurs ▪ La consommation excessive d'**aliments ou de boissons (cola, café, chocolat) à base de xanthines** peut augmenter le risque d'effets secondaires au niveau de l'appareil cardiovasculaire ou du SNC.

VOIES D'ADMINISTRATION ET POSOLOGIE

La posologie des bronchodilatateurs doit être déterminée d'après les concentrations sériques de théophylline (sauf pour la dyphylline). La dose d'attaque devrait être diminuée ou éliminée si une préparation à la théophylline a été administrée dans les 24 heures précédentes. L'aminophylline est composée de 85 % de théophylline et l'oxtriphylline, de 64 %. La dyphylline n'est pas un sel de la théophylline. Les produits à libération prolongée (à libération lente) peuvent être administrés toutes les 8 à 24 heures.

Aminophylline/théophylline

La posologie habituelle pour adultes se situe entre 400 et 900 mg par jour ; la dose quotidienne totale peut être fractionnée et administrée, dans le cas de la préparation à libération prolongée, toutes les 12 à 24 heures.

- **PO (adultes) :** *Dose d'attaque* – 6 mg/kg, suivie de 2 doses de 3 mg/kg, administrées à intervalles de 6 heures, puis, d'une dose d'entretien de 3 mg/kg, administrée toutes les 8 heures (jusqu'à concurrence de13 mg/kg ou de 900 mg/jour).
- **PO (adultes souffrant d'insuffisance cardiaque) :** *Dose d'attaque* – 6 mg/kg, suivie de 2 doses de 2 mg/kg, administrées à intervalles de 8 heures, puis, d'une dose d'entretien de 1 à 2 mg/kg, administrée toutes les 12 heures.
- **PO (personnes âgées et adultes présentant un cœur pulmonaire) :** *Dose d'attaque* – 6 mg/kg, suivie de 2 doses de 2 mg/kg, administrées à intervalles de 6 heures, puis, d'une dose d'entretien de 2 mg/kg, administrée toutes les 8 heures.
- **PO (enfants de 9 à 16 ans ou jeunes adultes fumeurs) :** *Dose d'attaque* – 6 mg/kg, suivie de 3 doses de 3 mg/kg, administrées à intervalles de 4 heures, puis, d'une dose d'entretien de 3 mg/kg, administrée toutes les 6 heures (jusqu'à concurrence de 20 mg/kg/jour chez les enfants de 9 à 12 ans ou de 18 mg/kg/jour chez ceux de 12 à 16 ans).

B

- **PO (enfants de 1 à 9 ans) :** *Dose d'attaque* – de 5 à 6 mg/kg, puis une dose de 12 à 24 mg/kg/jour, en prises fractionnées, toutes les 6 heures.
- **IV (adultes) :** *Dose d'attaque* – 5 mg/kg, suivie d'une perfusion d'entretien, administrée à une vitesse de 0,36 mg/kg/heure.
- **IV (adultes souffrant d'insuffisance cardiaque ou d'insuffisance hépatique) :** *Dose d'attaque* – 5 mg/kg, suivie d'une perfusion d'entretien, administrée à une vitesse de 0,08 à 0,16 mg/kg/heure.
- **IV (personnes âgées et adultes présentant un cœur pulmonaire) :** *Dose d'attaque* – 5 mg/kg, suivie d'une perfusion d'entretien, administrée à une vitesse de 0,24 mg/kg/heure.
- **IV (enfants de 9 à 16 ans ou jeunes adultes fumeurs) :** 5 mg/kg, suivie d'une perfusion d'entretien, administrée à une vitesse de 0,63 mg/kg/heure.
- **IV (enfants de 6 mois à 9 ans) :** 5 mg/kg, suivie d'une perfusion d'entretien, administrée à une vitesse de 0,79 mg/kg/heure.

Oxtriphylline

La dose quotidienne peut être fractionnée et administrée sous forme de préparation à libération lente (comprimés retard), toutes les 12 heures.

- **PO (adultes) :** De 200 à 400 mg, toutes les 6 à 8 heures.
- **PO (enfants de 10 à 14 ans) :** 4,7 mg/kg, toutes les 6 heures.
- **PO (enfants de 5 à 9 ans) :** De 200 à 400 mg par jour, en 4 doses également fractionnées.
- **PO (enfants < 5 ans) :** De 24 à 36 mg/kg par jour, en 3 doses également fractionnées.

PRÉSENTATION

- **Aminophylline (version générique disponible)**

  Comprimés à libération prolongée : 225 mg[Pr], 350 mg[Pr] ▪ **Solution pour injection :** 25 mg/mL[Pr], 50 mg/mL[Pr].
- **Oxtriphylline**

  Comprimés : 100 mg[Pr], 200 mg[Pr] et 300 mg[Pr] ▪ **Comprimés à libération lente :** 400 mg[Pr] et 600 mg[Pr] ▪ **Sirop :** 50 mg/5mL[Pr] ▪ **Élixir :** 100 mg/5mL[Pr].
- **Théophylline (version générique disponible)**

  Ce médicament est disponible en comprimés et en capsules, à libération immédiate et prolongée, en sirop, en élixir, en solution pour injection de teneurs diverses. Voir la monographie de chacun des produits.

PHARMACODYNAMIE (bronchodilatation)

	DÉBUT D'ACTION†	PIC	DURÉE
Aminophylline PO	15 – 60 min	1 – 2 h	6 – 8 h
Aminophylline à libération prolongée PO	inconnu	4 – 7 h	8 – 12 h
Aminophylline IV	rapide	fin de la perfusion	6 – 8 h
Oxtriphylline PO – préparations liquides	inconnu	1 h	inconnue
Oxtriphylline PO – comprimés	15 – 60 min	5 h	6 – 8 h
Oxtriphylline PO – comprimés à libération lente	inconnu	4 – 7 h	12 h
Théophylline PO	rapide	1 – 2 h	6 h
Théophylline à libération prolongée, PO	retardé	4 – 8 h	8 – 24 h
Théophylline IV	rapide	fin de la perfusion	6 – 8 h

† Dans la mesure où une dose d'attaque a été administrée et les concentrations sanguines à l'état d'équilibre ont été atteintes.

SOINS INFIRMIERS

ÉVALUATION DE LA SITUATION

- Mesurer la pression artérielle et le pouls, examiner la fonction respiratoire (fréquence des respirations, murmure vésiculaire, utilisation des muscles accessoires) avant le traitement et pendant toute sa durée. S'assurer que l'oxygénothérapie a été correctement amorcée en cas de crises d'asthme aiguës.
- Effectuer le bilan des ingesta et des excreta pour déceler une augmentation de la diurèse ou une surcharge liquidienne.
- CHEZ LES PATIENTS AYANT DES ANTÉCÉDENTS DE TROUBLES CARDIOVASCULAIRES, SUIVRE DE PRÈS LES DOULEURS THORACIQUES ET LES MODIFICATIONS DE L'ÉCG (CONTRACTIONS AURICULAIRES PRÉMATURÉES, TACHYCARDIE SUPRAVENTRICULAIRE, EXTRASYSTOLES VENTRICULAIRES, TACHYCARDIE VENTRICULAIRE). GARDER À PORTÉE DE LA MAIN LE MATÉRIEL DE RÉANIMATION.
- Suivre de près les résultats des tests d'exploration de la fonction pulmonaire, avant le traitement et à intervalles réguliers pendant toute sa durée, afin de vérifier si le médicament agit efficacement chez les patients souffrant de bronchite chronique ou d'emphysème.

Tests de laboratoire : Noter les concentrations des gaz du sang artériel, l'équilibre acido-basique et hydro-électrolytique chez les patients recevant le traitement par voie parentérale ou lorsque l'état du patient le dicte.

Toxicité et surdosage :

- Suivre les concentrations de médicament à intervalles réguliers, particulièrement chez les patients ayant besoin de doses élevées ou d'un traitement intensif prolongé. Prélever un échantillon de sérum au moment du pic de l'absorption. On devrait noter les concentrations de pointe de 15 à 30 minutes après l'administration par voie IV de la dose d'attaque, de 1 à 2 heures après l'administration des préparations à libération immédiate et de 4 à 12 heures après l'administration des préparations à libération prolongée. Les concentrations plasmatiques thérapeutiques se situent habituellement entre 5 et 15 µg/mL. Des concentrations supérieures à 20 µg/mL sont associées à une toxicité. La consommation de caféine peut entraîner une fausse élévation des concentrations de bronchodilatateur.
- Suivre de près les symptômes suivants de toxicité médicamenteuse : anorexie, nausées, vomissements, crampes d'estomac, diarrhée, confusion, céphalées, agitation, bouffées vasomotrices, mictions fréquentes, insomnie, tachycardie, arythmies, convulsions. Si ces symptômes se manifestent, en informer sans délai le médecin ou un autre professionnel de la santé. La tachycardie, les arythmies ventriculaires ou les convulsions peuvent être les premiers signes de toxicité.

DIAGNOSTICS INFIRMIERS POSSIBLES

- Dégagement inefficace des voies respiratoires (Indications).
- Intolérance à l'activité (Indications).
- Connaissances insuffisantes sur le traitement médicamenteux (Enseignement au patient et à ses proches).

INTERVENTIONS INFIRMIÈRES

- Administrer le bronchodilatateur 24 heures sur 24, afin de maintenir des concentrations thérapeutiques dans le plasma. Les doses uniquotidiennes devraient être administrées le matin.
- Ne pas réfrigérer les élixirs, les solutions, les sirops ou les suspensions, car des cristaux peuvent se former. Ces derniers devraient se dissoudre lorsque le liquide est réchauffé à la température ambiante.
- Attendre au moins de 4 à 6 heures après l'arrêt du traitement IV avant d'administrer la préparation orale à libération immédiate. Administrer la première dose de la préparation PO à libération prolongée au moment où l'on arrête le traitement IV.

PO : Administrer les préparations orales avec des aliments ou un grand verre d'eau pour réduire l'irritation gastro-intestinale. Les aliments ralentissent l'absorption du médicament, mais ne la réduisent pas. Pour accélérer l'absorption du bronchodilatateur, on peut l'administrer 1 heure avant ou 2 heures après les repas. Utiliser un récipient gradué pour mesurer avec précision les doses de préparation liquide. Les comprimés doivent être avalés tels quels ; les comprimés à enrobage entérique ou à libération prolongée ne doivent pas être écrasés, croqués ou mâchés (les comprimés à libération prolongée sécables peuvent être brisés).

IM :

- Ne pas utiliser la solution si elle contient un précipité. La présence d'un précipité peut indiquer que la solution a été exposée au froid.
- Injecter lentement ; éviter l'administration IV.

Aminophylline

- **IV :** Le médicament peut être dilué dans une solution de D5%E, de D10%E, de D20%E, de NaCl 0,9 %, de NaCl 0,45 %, de D5%E/NaCl 0,9 %, de D5%E/NaCl 0,45 %, de D5%E/NaCl 0,25 % ou de solution de lactate de Ringer. La solution est stable pendant 24 heures au réfrigérateur. Consulter les directives du fabricant avant de diluer la préparation. ■ Ne pas administrer une solution qui a changé de couleur ou qui contient des précipités. Rincer la tubulure IV principale avant l'administration du médicament. ■ En cas d'extravasation, injecter localement de la procaïne à 1 % et appliquer de la chaleur afin de soulager la douleur et de favoriser la vasodilatation.
- **Dose d'attaque :** Administrer cette dose pendant 20 à 30 minutes.

  Vitesse d'administration : Ne pas dépasser un débit de 20 à 25 mg/minute. Administrer par une pompe à perfusion pour s'assurer que le patient reçoit la dose exacte. Une administration rapide peut entraîner les symptômes suivants : douleurs thoraciques, étourdissements, hypotension, tachypnée, bouffées vasomotrices, arythmies, réactions à la solution ou à la méthode d'administration utilisées (frissons, fièvre, rougeur, douleurs ou œdème au point d'injection).
- **Perfusion continue :** La dose d'attaque est habituellement administrée dans un petit volume, suivie d'une perfusion continue, dans un plus grand volume.

B

Vitesse d'administration : Voir la section « Voies d'administration et posologie ».

- **Associations compatibles dans la même seringue :** héparine ■ métoclopramide.
- **Associations incompatibles dans la même seringue :** doxapram.
- **Compatibilité (tubulure en Y) :** allopurinol ■ amifostine ■ amrinone ■ aztréonam ■ ceftazidime ■ cimétidine ■ cladribine ■ énalaprilate ■ esmolol ■ famotidine ■ filgrastim ■ fluconazole ■ fludarabine ■ foscarnet ■ gallium, nitrate de ■ granisétron ■ labétalol ■ melphalan ■ méropenem ■ morphine ■ netilmicine ■ paclitaxel ■ pancuronium ■ pipéracilline/tazobactam ■ potassium, chlorure de ■ propofol ■ ranitidine ■ sargramostim ■ tacrolimus ■ téniposide ■ thiotépa ■ tolazoline ■ vécuronium ■ vitamines du complexe B avec C.
- **Incompatibilité (tubulure en Y) :** amiodarone ■ ciprofloxacine ■ dobutamine ■ hydralazine ■ ondansétron ■ vinorelbine.
- **Incompatibilité en addition au soluté :** Les additions au soluté ne sont pas recommandées en raison des ajustements posologiques fréquemment nécessaires et des incompatibilités.

Théophylline

- **Perfusion continue :** La solution de théophylline et de dextrose à 5 %, destinée à l'administration IV, est emballée dans une surenveloppe étanche. Sortir le sac de l'emballage juste avant l'administration et le comprimer pour s'assurer qu'il ne fuit pas. Jeter toute solution qui n'est pas transparente. Consulter les directives du fabricant avant d'utiliser la préparation.
- **Dose d'attaque :** Administrer cette dose pendant 20 à 30 minutes. Si le patient a reçu une autre forme de théophylline avant la dose d'attaque, il faut mesurer les concentrations sériques de médicament au préalable et réduire proportionnellement la dose d'attaque.
- ***Vitesse d'administration :*** Ne pas dépasser un débit de 20 à 25 mg/minute. Une administration rapide peut entraîner les symptômes suivants : douleurs thoraciques, étourdissements, hypotension, tachypnée, bouffées vasomotrices, arythmies, réactions à la solution ou à la méthode d'administration utilisée (frissons, fièvre, rougeur, douleurs ou œdème au point d'injection). La vitesse de perfusion peut être augmentée après 12 heures. Administrer par une pompe à perfusion pour s'assurer que le patient reçoit la dose exacte. Suivre continuellement l'ÉCG en raison des risques de tachyarythmies.
- **Compatibilité (tubulure en Y) :** acyclovir ■ ampicilline ■ ampicilline/sulbactam ■ aztréonam ■ céfazoline ■ céfotétane ■ ceftazidime ■ ceftriaxone ■ cimétidine ■ clindamycine ■ dexaméthasone ■ diltiazem ■ dobutamine ■ dopamine ■ doxycycline ■ érythromycine, lactobionate d' ■ famotidine ■ fluconazole ■ gentamicine ■ halopéridol ■ héparine ■ hydrocortisone sodique, succinate d' ■ lidocaïne ■ méthyldopa ■ méthylprednisolone sodique, succinate d' ■ métronidazole ■ midazolam ■ nafcilline ■ nitroglycérine ■ nitroprusside ■ pénicilline G potassique ■ pipéracilline ■ potassium, chlorure de ■ ranitidine ■ ticarcilline ■ ticarcilline/clavulanate ■ tobramycine ■ vancomycine.
- **Incompatibilité (tubulure en Y) :** heta-starch ■ phénytoïne.
- **Incompatibilité en addition au soluté :** Les additions au soluté ne sont pas recommandées en raison des ajustements posologiques fréquemment nécessaires et des incompatibilités.

ENSEIGNEMENT AU PATIENT ET À SES PROCHES

- Expliquer au patient qu'il est important de ne prendre que la dose qui lui a été prescrite, aux heures prescrites. S'il n'a pu prendre le médicament au moment habituel, il doit le prendre dès que possible à moins que ce ne soit presque l'heure prévue pour la dose suivante.
- Inciter le patient à boire suffisamment de liquides (2 000 mL par jour, au minimum) pour diminuer la viscosité des sécrétions des voies respiratoires.
- Conseiller au patient de consulter un professionnel de la santé avant de prendre un médicament en vente libre pour traiter la toux, le rhume ou les difficultés respiratoires, en même temps que la théophylline. Ces médicaments peuvent intensifier les effets secondaires des bronchodilatateurs et déclencher des arythmies.
- Inciter le patient à ne pas fumer. Lui recommander d'informer un professionnel de la santé si l'usage qu'il fait du tabac change, car, dans un tel cas, il faudrait éventuellement modifier la posologie des bronchodilatateurs.
- Conseiller au patient de réduire sa consommation d'aliments ou de boissons à base de xanthines (cola, café, chocolat) et de ne pas manger tous les jours des aliments grillés sur le charbon de bois.

- Recommander au patient de ne pas changer de marque de médicament sans consulter un professionnel de la santé au préalable.
- Recommander au patient de prévenir immédiatement un professionnel de la santé si la dose habituelle de médicament ne produit pas les résultats escomptés, si les symptômes s'aggravent après le traitement ou si des effets toxiques se manifestent.
- Expliquer au patient qu'il est important d'effectuer un dosage des concentrations sériques à intervalles de 6 à 12 mois.

VÉRIFICATION DE L'EFFICACITÉ THÉRAPEUTIQUE

L'efficacité du traitement peut être démontrée par : une respiration plus facile ▪ le dégagement des champs pulmonaires, vérifiable par auscultation ▪ la stimulation du myocarde et des voies respiratoires, en cas d'apnée du nouveau-né. ✳

BUDÉSONIDE,

voir Corticostéroïdes (inhalation) et Corticostéroïdes (voie intranasale)

BUMÉTANIDE

Burinex

CLASSIFICATION :

Diurétique (de l'anse), antihypertenseur

Grossesse – catégorie C

Voir aussi Diurétiques (de l'anse)

INDICATIONS

Traitement de l'œdème dû à l'insuffisance cardiaque, à la cirrhose du foie et aux maladies rénales, y compris le syndrome néphrotique. **Usages non approuvés :** Traitement de l'hypertension.

MÉCANISME D'ACTION

Inhibition de la réabsorption du sodium et des chlorures depuis l'anse de Henle et du tubule contourné distal ▪ Augmentation de l'excrétion rénale de l'eau, du sodium, des chlorures, du magnésium, de l'hydrogène et du calcium ▪ Dilatation possible des vaisseaux rénaux et périphériques ▪ Efficacité inaltérée même en présence d'une insuffisance rénale. ***Effets thérapeutiques :*** Diurèse avec élimination des liquides en excès (œdème, épanchement pleural) ▪ Abaissement de la pression artérielle.

PHARMACOCINÉTIQUE

Absorption : Le médicament est rapidement et entièrement absorbé par suite de l'administration par voies orale ou IM.

Distribution : Inconnue.

Liaison aux protéines : De 94 à 96 %.

Métabolisme et excrétion : Le médicament est partiellement métabolisé par le foie. Une fraction de 50 % est éliminée à l'état inchangé par les reins et une fraction de 20 % est excrétée dans les fèces.

Demi-vie : De 60 à 90 minutes (de 6 à 15 heures chez les nouveau-nés).

CONTRE-INDICATIONS ET PRÉCAUTIONS/MISES EN GARDE

Contre-indications : Hypersensibilité ▪ Risque d'allergie croisée avec les dérivés thiazidiques et les autres dérivés sulfamides ▪ Déséquilibre électrolytique non corrigé, coma hépatique ou anurie.

Précautions/mises en garde : Maladie hépatique grave accompagnée de cirrhose ou d'ascite (risque de coma hépatique ; il peut s'avérer nécessaire d'administrer en même temps des diurétiques épargneurs de potassium) ▪ Déplétion électrolytique ▪ Personnes âgées (difficultés d'évaluation de l'audition ; risque accru d'hypotension) ▪ Diabète ▪ Azotémie accrue ▪ Grossesse, allaitement ou enfants < 18 ans (l'innocuité du médicament n'a pas été établie ; le bumétanide déplace fortement la bilirubine et devrait être utilisé avec précaution chez les nouveau-nés très malades ou chez ceux souffrant d'ictère, en raison du risque de kernictère).

RÉACTIONS INDÉSIRABLES ET EFFETS SECONDAIRES

SNC : étourdissements, encéphalopathie, céphalées, insomnie, agitation.

ORLO : surdité, acouphènes.

CV : hypotension.

GI : constipation, diarrhée, sécheresse de la bouche (xérostomie), dyspepsie, nausées, vomissements.

GU : mictions fréquentes.

Tég. : photosensibilité, rash.

End. : hyperglycémie.

HÉ : déshydratation, hypochlorémie, hypokaliémie, hypomagnésémie, hyponatrémie, hypovolémie, alcalose métabolique.

Métab. : hyperglycémie, hyperuricémie.

Loc. : arthralgie, crampes musculaires, myalgie.

Divers : élévation des concentrations d'urée.

B

INTERACTIONS

Médicament-médicament : Effets hypotensifs additifs lors de l'administration concomitante d'**antihypertenseurs** ou de **dérivés nitrés** ou lors d'une consommation excessive d'**alcool** ■ Effets hypokaliémiques additifs lors de l'administration concomitante d'autres **diurétiques**, de **mézlocilline**, de **pipéracilline**, d'**amphotéricine B** et de **corticostéroïdes** ■ L'hypokaliémie peut augmenter la toxicité **digitalique** ■ Le bumétanide diminue l'excrétion du **lithium** et peut entraîner une intoxication ■ Risque accru d'ototoxicité lors de l'administration concomitante d'**aminosides** ■ Le bumétanide peut accentuer l'effet de la **warfarine**, des **agents thrombolytiques** ou des **anticoagulants**.

VOIES D'ADMINISTRATION ET POSOLOGIE

PO (adultes) : Une seule dose de 0,5 à 2 mg par jour. On peut administrer jusqu'à 2 doses additionnelles au cours de la journée, toutes les 4 à 5 heures (jusqu'à concurrence de 10 mg par jour). On peut également administrer les doses un jour sur deux ou pendant des périodes de 3 ou de 4 jours, suivies de périodes de repos de 1 ou de 2 jours.

PRÉSENTATION (version générique disponible)

Comprimés : 5 mg^Pr^, 1 mg^Pr^, 2 mg^Pr^.

PHARMACODYNAMIE (effet diurétique)

	DÉBUT D'ACTION	PIC	DURÉE
PO	30 – 60 min	1 – 2 h	3 – 6 h

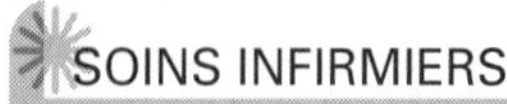

SOINS INFIRMIERS

ÉVALUATION DE LA SITUATION

- Suivre de près l'hydratation pendant toute la durée du traitement. Peser le patient tous les jours, effectuer le bilan quotidien des ingesta et des excreta, déterminer l'étendue et l'emplacement de l'œdème, ausculter le murmure vésiculaire et inspecter la peau et les muqueuses. Prévenir le médecin ou un autre professionnel de la santé en cas de soif incoercible, de sécheresse de la bouche (xérostomie), de léthargie, de faiblesse, d'hypotension ou d'oligurie.
- Mesurer la pression artérielle et le pouls avant et pendant l'administration. Suivre la fréquence de renouvellement des ordonnances pour déterminer l'observance du traitement chez les patients qui reçoivent ce médicament pour le traitement de l'hypertension.
- Observer le patient qui reçoit des dérivés digitaliques à la recherche des signes et des symptômes suivants : anorexie, nausées, vomissements, crampes musculaires, paresthésie et confusion. Les patients prenant ces médicaments sont exposés à un risque accru de toxicité digitalique en raison de l'effet de déplétion potassique du diurétique. On peut administrer en concomitance des suppléments de potassium ou des diurétiques épargneurs de potassium pour prévenir l'hypokaliémie.
- Déterminer la présence d'acouphènes et le degré de la perte de l'acuité auditive. L'audiométrie est recommandée chez les patients recevant un traitement IV prolongé à des doses élevées. La surdité survient le plus souvent après l'administration IV d'une dose élevée ou après une injection IV trop rapide chez les patients dont la fonction rénale est diminuée ou chez ceux qui prennent de façon concomitante d'autres médicaments ototoxiques.
- Évaluer le risque d'allergie aux sulfamides.

Tests de laboratoire :

- Noter les concentrations d'électrolytes, les résultats des tests de l'exploration fonctionnelle rénale et hépatique, la glycémie et les concentrations d'acide urique, avant le traitement et à intervalles réguliers pendant toute sa durée. Le bumétanide peut entraîner la diminution des concentrations sériques de potassium, de calcium et de magnésium et l'élévation de la glycémie et des concentrations d'urée, de créatinine et d'acide urique.
- Le bumétanide peut aussi élever les concentrations urinaires de phosphate.

DIAGNOSTICS INFIRMIERS POSSIBLES

- Excès de volume liquidien (Indications).
- Déficit de volume liquidien (Effets secondaires).
- Connaissances insuffisantes sur le traitement médicamenteux (Enseignement au patient et à ses proches).

INTERVENTIONS INFIRMIÈRES

- Administrer le médicament le matin pour ne pas interrompre le cycle du sommeil.

- Administrer le médicament avec des aliments ou du lait afin de réduire l'irritation gastrique.

ENSEIGNEMENT AU PATIENT ET À SES PROCHES

- Conseiller au patient de respecter scrupuleusement la posologie recommandée. S'il n'a pas pu prendre le médicament au moment habituel, il doit le prendre dès que possible sans jamais doubler les doses.
- Conseiller au patient de changer lentement de position pour réduire le risque d'hypotension orthostatique. Lui expliquer que la consommation d'alcool, l'effort par temps chaud ou la station debout pendant de longues périodes peuvent aggraver l'hypotension orthostatique durant le traitement au bumétanide.
- Conseiller au patient de demander à un professionnel de la santé s'il doit suivre un régime alimentaire riche en potassium (voir l'annexe J).
- Conseiller au patient de consulter un professionnel de la santé avant de prendre un médicament en vente libre en même temps que ce médicament.
- Recommander au patient qui doit suivre un autre traitement ou subir une intervention chirurgicale d'avertir le professionnel de la santé qu'il suit un traitement par ce médicament.
- Recommander au patient d'utiliser des écrans solaires et des vêtements protecteurs afin de prévenir les réactions de photosensibilité.
- Recommander au patient de signaler immédiatement à un professionnel de la santé les symptômes suivants : faiblesse musculaire, crampes, nausées, étourdissements, engourdissements ou picotements au niveau des membres.
- Insister sur l'importance des examens de suivi réguliers.
- Conseiller au patient qui suit un traitement antihypertenseur de continuer à prendre le médicament même s'il se sent mieux. Lui expliquer que le bumétanide stabilise la pression artérielle, mais ne guérit pas l'hypertension.
- Inciter le patient à appliquer d'autres mesures de réduction de l'hypertension : perdre du poids, faire régulièrement de l'exercice, réduire sa consommation de sel, diminuer le stress, boire avec modération de l'alcool et cesser de fumer.

VÉRIFICATION DE L'EFFICACITÉ THÉRAPEUTIQUE

L'efficacité du traitement peut être démontrée par : la diminution de l'œdème ■ la diminution du volume de l'abdomen ■ l'augmentation des excreta urinaires ■ la baisse de la pression artérielle ■ la diminution des concentrations sériques de calcium lorsque le bumétanide est utilisé pour traiter l'hypercalcémie.

BUPIVACAÏNE,

voir Anesthésiques épiduraux à action locale

BUPRÉNORPHINE

Buprenex

CLASSIFICATION :

Analgésique opiacé (agoniste-antagoniste)

Grossesse – catégorie C

INDICATIONS

Soulagement de la douleur aiguë, modérée à grave.

MÉCANISME D'ACTION

Liaison aux récepteurs des opiacés du SNC ■ Modification de la perception de la douleur et de la réaction aux stimuli douloureux avec dépression généralisée du SNC ■ Propriétés antagonistes partielles qui peuvent entraîner des symptômes de sevrage aux opiacés en cas de pharmacodépendance physique. ***Effets thérapeutiques :*** Diminution de l'intensité de la douleur.

PHARMACOCINÉTIQUE

Absorption : Bonne absorption à partir des points d'injection IM.

Distribution : Le médicament traverse le placenta et pénètre dans le lait maternel. Les concentrations dans le SNC représentent de 15 à 25 % des concentrations plasmatiques.

Métabolisme et excrétion : Le médicament est surtout métabolisé par le foie.

Demi-vie : De 2 à 3 heures.

CONTRE-INDICATIONS ET PRÉCAUTIONS/ MISES EN GARDE

Contre-indications : Hypersensibilité.

Précautions/mises en garde : Pression intracrânienne accrue ■ Maladies rénale, hépatique ou pulmonaire graves ■ Hypothyroïdie ■ Insuffisance surrénalienne ■ Alcoolisme ■ Personnes âgées ou patients débilités (réduire la dose) ■ Douleurs abdominales non diagnostiquées ■ Hypertrophie de la prostate ■ Grossesse, travail de l'accouchement, allaitement ou enfants < 13 ans (l'innocuité du médicament n'a pas été établie).

RÉACTIONS INDÉSIRABLES ET EFFETS SECONDAIRES

SNC: confusion, dysphorie, hallucinations, sédation, étourdissements, euphorie, sensation de flottement, céphalées, rêves bizarres.

ORLO: vision trouble, diplopie, myosis (doses élevées).

Resp.: dépression respiratoire.

CV: hypertension, hypotension, palpitations.

GI: nausées, constipation, sécheresse de la bouche (xérostomie), iléus, vomissements.

GU: rétention urinaire.

Tég.: transpiration, sensation de peau moite et froide.

Divers: dépendance physique, dépendance psychologique, tolérance aux effets du médicament.

INTERACTIONS

Médicament-médicament: La buprénorphine doit être administrée avec prudence chez les patients recevant des **IMAO** (dépression accrue du SNC et de l'appareil respiratoire et hypotension ; diminuer la dose de buprénorphine de 50 %, et, au besoin, diminuer la dose de l'IMAO) ■ Effet dépressif additif sur le SNC, lors de l'usage concomitant d'**antihistaminiques**, d'**antidépresseurs**, d'**hypnosédatifs** ou de la consommation d'**alcool** ■ La buprénorphine peut réduire l'efficacité d'autres **analgésiques opiacés**.

VOIES D'ADMINISTRATION ET POSOLOGIE

IM, IV (adultes): 0,3 mg, toutes les 4 à 6 heures, selon les besoins. On peut répéter la dose initiale après 30 minutes (jusqu'à 0,3 mg, toutes les 4 heures ou jusqu'à 0,6 mg, toutes les 6 heures) ; les doses de 0,6 mg devraient être administrées seulement par voie IM.

IM, IV (enfants de 2 à 12 ans): de 2 à 6 µg (de 0,002 à 0,006 mg)/kg, toutes les 4 à 6 heures.

PRÉSENTATION

Solution pour injection: 300 µg (0,3 mg)/mL[Pr].

PHARMACODYNAMIE (effet analgésique)

	Début d'action	Pic	Durée
IM	15 min	60 min	6 h†
IV	rapide	moins de 60 min	6 h†

† De 4 à 5 heures chez les enfants.

SOINS INFIRMIERS

ÉVALUATION DE LA SITUATION

- Noter le type, l'emplacement et l'intensité de la douleur, avant l'administration du médicament et 1 heure après l'administration par voie IM ou 5 minutes (pic) après l'administration par voie IV. Lors de l'adaptation des doses d'analgésiques opiacés, on devrait administrer les doses majorées de 25 à 50 % jusqu'à ce qu'il y ait une réduction de 50 % de la douleur, selon l'évaluation du patient par une échelle numérique ou analogique visuelle, ou jusqu'à l'obtention d'un soulagement adéquat de la douleur, signalé par le patient. On peut administrer sans danger une deuxième dose au moment du pic des concentrations de médicament si la dose précédente s'est avérée inefficace et si les effets secondaires ont été minimes. Des doses uniques de 600 µg (0,6 mg) devraient être administrées par voie IM. Chez les patients ayant besoin de doses supérieures à 600 µg (0,6 mg), on peut substituer à la buprénorphine un agoniste opiacé. La buprénorphine n'est pas recommandée en traitement prolongé ou en traitement de première intention des douleurs aiguës ou de celles dues au cancer.
- On devrait utiliser le tableau des équivalences de l'annexe A lorsqu'on change la voie d'administration ou qu'on substitue un opiacé à un autre.
- Évaluer l'état de conscience du patient ainsi que sa fonction respiratoire et mesurer sa pression artérielle et son pouls avant l'administration du médicament et à intervalles réguliers pendant toute la durée du traitement. Si la fréquence respiratoire est inférieure à 10 respirations à la minute, évaluer le niveau de sédation. Il peut s'avérer nécessaire de diminuer la dose de 25 à 50 %. Une dose de 0,3 à 0,4 mg de buprénorphine produit des effets analgésiques et une dépression respiratoire presque équivalents à ceux entraînés par 10 mg de morphine.

- Déterminer les antécédents de prise d'analgésiques du patient. En raison de ses propriétés antagonistes, le médicament peut induire chez les patients présentant une dépendance physique aux analgésiques opiacés les symptômes suivants de sevrage : vomissements, agitation, crampes abdominales, pression artérielle accrue et fièvre. Ces symptômes peuvent se manifester jusqu'à 15 jours après l'abandon du traitement et persister pendant 1 à 2 semaines.
- Bien que le risque de dépendance à la buprénorphine soit plus faible que dans le cas de l'administration d'autres opiacés, un traitement prolongé avec cet agent peut entraîner une pharmacodépendance physique et psychologique ainsi que la tolérance aux effets du médicament, ce qui ne doit pas empêcher le patient de recevoir une quantité suffisante d'analgésique. La dépendance psychologique est rare chez la plupart des patients qui reçoivent la buprénorphine pour soulager la douleur. Si une tolérance au médicament se développe, il faudrait alors envisager l'administration d'un autre agoniste opiacé pour soulager efficacement la douleur.

Tests de laboratoire : Le médicament peut entraîner l'élévation des concentrations sériques d'amylase et de lipase.

Toxicité et surdosage : En cas de surdosage par la buprénorphine, la dépression respiratoire ou le coma peuvent être renversés par la naloxone (Narcan) qui en est l'antidote. Diluer le contenu d'une ampoule à 0,4 mg de naloxone dans 10 mL de solution de NaCl 0,9 % et administrer 0,5 mL (0,02 mg) par bolus IV direct, toutes les 2 minutes. Chez les enfants et les patients pesant moins de 40 kg, diluer 0,1 mg de naloxone dans 10 mL de solution de NaCl 0,9 % pour obtenir une concentration de 10 µg/mL et administrer 0,5 µg/kg, toutes les 1 à 2 minutes. Adapter la dose pour éviter les symptômes de sevrage, les convulsions et les douleurs intenses.

DIAGNOSTICS INFIRMIERS POSSIBLES

- Douleur aiguë (Indications).
- Risque d'accident (Effets secondaires).
- Connaissances insuffisantes sur le traitement médicamenteux (Enseignement au patient et à ses proches).

INTERVENTIONS INFIRMIÈRES

- Pour augmenter l'effet analgésique de la buprénorphine, expliquer au patient la valeur thérapeutique de ce médicament avant de l'administrer.
- Les doses administrées selon un horaire fixe peuvent être plus efficaces que celles administrées au besoin. L'analgésie s'avère plus efficace si le médicament est administré avant que la douleur ne devienne intense.
- Les analgésiques non opiacés, administrés simultanément, peuvent exercer des effets analgésiques additifs, ce qui permet de diminuer les doses d'opiacé.

IM : Administrer les injections IM profondément dans un muscle bien développé. Assurer la rotation des points d'injection.

IV directe : On peut administrer le médicament par voie IV sans le diluer. Injecter lentement. L'administration rapide peut entraîner une dépression respiratoire, de l'hypotension et l'arrêt cardiaque.

Association compatible dans la même seringue : midazolam.

Compatibilité (tubulure en Y) : allopurinol ▪ amifostine ▪ aztréonam ▪ céfépime ▪ cladribine ▪ filgrastim ▪ granisétron ▪ melphalan ▪ pipéracilline/tazobactam ▪ propofol ▪ téniposide ▪ thiotépa ▪ vinorelbine.

Compatibilité en addition au soluté : solution de NaCl 0,9 % ▪ solution de D5%E ▪ solution de NaCl 0,9 %/D5%E ▪ solution de lactate de Ringer pour injection ▪ solution de Ringer pour injection.

ENSEIGNEMENT AU PATIENT ET À SES PROCHES

- Expliquer au patient ce qu'on entend par administration au besoin et à quel moment il doit demander un analgésique.
- Prévenir le patient que la buprénorphine peut provoquer de la somnolence ou des étourdissements. Lui recommander de demander de l'aide lorsqu'il se déplace et lui conseiller de ne pas conduire et d'éviter les activités qui exigent sa vigilance jusqu'à ce qu'on ait la certitude que le médicament n'entraîne pas ces effets chez lui.
- Recommander au patient de se tourner dans le lit, de tousser et de faire des exercices de respiration profonde toutes les 2 heures pour prévenir l'atélectasie.
- Recommander au patient de changer lentement de position pour diminuer le risque d'hypotension orthostatique.
- Mettre en garde le patient contre l'usage concomitant d'alcool ou d'autres dépresseurs du SNC.
- Conseiller au patient de pratiquer une bonne hygiène orale, de se rincer la bouche fréquemment

et de consommer de la gomme ou des bonbons sans sucre pour diminuer la sécheresse de la bouche.

B

VÉRIFICATION DE L'EFFICACITÉ THÉRAPEUTIQUE

L'efficacité du traitement peut être démontrée par : la diminution de l'intensité de la douleur sans altération importante du niveau de la conscience ni de la fonction respiratoire. ✳

BUPROPION

Wellbutrin, Zyban

CLASSIFICATION :

Antidépresseur, aide antitabagique

Grossesse – catégorie B

INDICATIONS

Soulagement symptomatique de la dépression (Wellbutrin) ▪ Aide antitabagique, conjointement avec une modification du comportement (Zyban).

MÉCANISME D'ACTION

Diminution du recaptage de la dopamine par les neurones du SNC ▪ Diminution du recaptage de la sérotonine et de la noradrénaline (action moindre que celle des antidépresseurs tricycliques). ***Effets thérapeutiques :*** Diminution des symptômes de dépression ▪ Diminution de l'envie de fumer.

PHARMACOCINÉTIQUE

Absorption : Bien que le médicament soit bien absorbé, il subit un métabolisme hépatique marqué et rapide.

Distribution : Inconnue.

Métabolisme et excrétion : Le bupropion est fortement métabolisé par le foie. Une fraction du médicament est transformée en métabolites actifs.

Demi-vie : 14 heures (les métabolites actifs peuvent avoir une demi-vie plus longue).

CONTRE-INDICATIONS ET PRÉCAUTIONS/MISES EN GARDE

Contre-indications : Hypersensibilité au bupropion ou à d'autres ingrédients de la préparation ▪ Antécédents de convulsions, de boulimie et d'anorexie mentale ▪ Administration concomitante de tout autre médicament contenant du bupropion ▪ Traitement concomitant par les IMAO.

Précautions/mises en garde : Antécédents de traumatisme crânien ▪ Insuffisance rénale ou hépatique (une réduction de la dose est recommandée) ▪ Infarctus du myocarde récent ▪ Personnes âgées (risque accru d'accumulation médicamenteuse ; sensibilité accrue aux effets du médicament) ▪ État cardiovasculaire instable ▪ Grossesse, allaitement ou enfants (l'innocuité du médicament n'a pas été établie).

RÉACTIONS INDÉSIRABLES ET EFFETS SECONDAIRES

SNC : CONVULSIONS, agitation, céphalées, insomnie, manie, psychoses.

GI : sécheresse de la bouche (xérostomie), nausées, vomissements, modification de l'appétit, gain de poids, perte de poids.

Tég. : photosensibilité.

End. : hyperglycémie, hypoglycémie, syndrome d'antidiurèse inappropriée.

SN : tremblements.

INTERACTIONS

Médicament-médicament : L'administration concomitante de **lévodopa** ou d'un **IMAO** peut accroître le risque de réactions indésirables ▪ L'administration concomitante de **phénothiazines**, d'**antidépresseurs**, de **théophylline**, de **corticostéroïdes**, de **stimulants** ou d'**anorexigènes en vente libre**, ou le sevrage des **benzodiazépines** ou de l'**alcool** peuvent accroître le risque de convulsions.

VOIES D'ADMINISTRATION ET POSOLOGIE

PO (adultes) :

- *Dépression* – La posologie initiale est de 100 à 150 mg/jour, jusqu'à un maximum de 300 mg/jour. Augmenter la dose à intervalles d'au moins 1 semaine. Les doses uniques de bupropion ne doivent pas dépasser 150 mg afin de réduire les risques de convulsions. Les doses supérieures à 150 mg doivent être fractionnées en 2 et prises à intervalles d'au moins 8 heures.
- *Abandon de la cigarette* – 150 mg, 1 fois par jour, pendant 3 jours ; puis, 150 mg, 2 fois par jour, pendant 7 à 12 semaines (il faut espacer les doses d'au moins 8 heures).

PRÉSENTATION

Comprimés à libération prolongée : 100 mg[Pr], 150 mg[Pr].

PHARMACODYNAMIE (effet antidépresseur)

	DÉBUT D'ACTION	PIC	DURÉE
PO	1 – 3 semaines	inconnu	inconnue

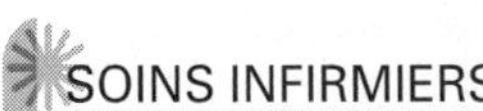

SOINS INFIRMIERS

ÉVALUATION DE LA SITUATION

- Suivre de près les changements d'humeur. Signaler au médecin ou à un autre professionnel de la santé l'aggravation de l'anxiété, de l'agitation ou de l'insomnie.
- Surveiller les tendances suicidaires, particulièrement en début de traitement. Réduire la quantité de médicament dont le patient peut disposer.

Tests de laboratoire : Suivre de près la fonction hépatique et rénale chez les patients présentant une insuffisance rénale ou hépatique pour prévenir l'élévation des concentrations de bupropion dans le sérum et les tissus.

DIAGNOSTICS INFIRMIERS POSSIBLES

- Stratégies d'adaptation inefficaces (Indications).
- Connaissances insuffisantes sur le traitement médicamenteux (Enseignement au patient et à ses proches).

INTERVENTIONS INFIRMIÈRES

- ADMINISTRER LES DOSES JOURNALIÈRES À INTERVALLES ÉGAUX AFIN DE RÉDUIRE LES RISQUES DE CONVULSIONS.
- Initialement, on peut administrer le bupropion en association avec des sédatifs pour réduire l'agitation. Après la première semaine, l'administration des sédatifs peut habituellement être arrêtée.
- Pour diminuer l'insomnie, ne pas administrer le médicament au coucher.
- Pour réduire l'irritation gastrique, on peut administrer le bupropion avec des aliments.
- Le patient peut utiliser des timbres à la nicotine en même temps qu'il prend le bupropion.
- Les comprimés à libération prolongée doivent être avalés tels quels, sans les couper, les écraser ou les mâcher.

ENSEIGNEMENT AU PATIENT ET À SES PROCHES

- Conseiller au patient de respecter scrupuleusement la posologie recommandée. Lorsque le médicament lui est prescrit pour le traitement de la dépression, s'il n'a pas pu prendre une dose au moment habituel, il doit la prendre aussitôt que possible et espacer les autres doses de la journée à intervalles égaux d'au moins 8 heures. Lorsqu'il prend le médicament pour cesser de fumer, il doit sauter la dose manquée. Lui recommander de ne jamais prendre une double dose ni une dose plus grande que celle qui lui a été prescrite. Les pleins effets du médicament peuvent ne se manifester qu'après 4 semaines ou même davantage. Lui conseiller de ne pas cesser le traitement avant d'avoir consulté un professionnel de la santé. Il peut s'avérer nécessaire de réduire graduellement la dose avant d'arrêter le traitement.
- Prévenir le patient que le bupropion peut altérer sa capacité de jugement ainsi que ses capacités motrices et cognitives. Lui recommander de ne pas conduire et d'éviter les activités qui exigent sa vigilance jusqu'à ce qu'on ait la certitude que le médicament n'entraîne pas ces effets chez lui.
- Conseiller au patient d'éviter la consommation d'alcool pendant le traitement et de consulter un professionnel de la santé avant de prendre d'autres médicaments en même temps que le bupropion.
- Expliquer au patient qu'il peut soulager la sécheresse de la bouche en se rinçant souvent la bouche, en pratiquant une bonne hygiène orale et en consommant des bonbons ou de la gomme à mâcher sans sucre. Si la sécheresse de la bouche persiste pendant plus de 2 semaines, lui recommander de consulter un professionnel de la santé qui pourrait lui prescrire des substituts de salive.
- Conseiller au patient de signaler à un professionnel de la santé si un rash ou d'autres effets indésirables se manifestent.
- Recommander au patient d'utiliser des écrans solaires et des vêtements protecteurs afin de prévenir les réactions de photosensibilité.
- Conseiller à la patiente de prévenir le professionnel de la santé si elle prévoit devenir enceinte ou si elle pense l'être.
- Recommander au patient qui doit suivre un autre traitement ou subir une intervention chirurgicale de prévenir le professionnel de la santé qu'il suit un traitement avec ce médicament.
- Expliquer au patient l'importance des examens de suivi qui permettent de déterminer les bienfaits du traitement. Encourager le patient à s'engager dans une psychothérapie.

B

Désaccoutumance au tabac : Expliquer au patient qu'il devrait cesser de fumer au cours de la deuxième semaine de traitement pour que les effets du bupropion puissent s'installer et pour maximiser ses chances d'abandonner l'usage du tabac.

VÉRIFICATION DE L'EFFICACITÉ THÉRAPEUTIQUE

L'efficacité du traitement peut être démontrée par : une sensation de mieux-être ▪ un regain d'intérêt à l'égard de l'entourage ; pour contrer les épisodes aigus de dépression, il faut parfois poursuivre le traitement pendant plusieurs mois ▪ l'abandon de la cigarette. ✳

BUSPIRONE

Apo-Buspirone, BuSpar, Gen-Buspirone, Novo-Buspirone, PMS-Buspirone.

CLASSIFICATION :
Anxiolytique

Grossesse – catégorie B

INDICATIONS

Traitement symptomatique de courte durée de l'anxiété chez les patients souffrant d'anxiété généralisée (l'efficacité du médicament, utilisé pendant > 4 semaines, n'a pas été établie).

MÉCANISME D'ACTION

Liaison aux récepteurs sérotoninergiques et dopaminergiques du cerveau ▪ Accélération du métabolisme cérébral de la noradrénaline. ***Effets thérapeutiques :*** Apaisement de l'anxiété.

PHARMACOCINÉTIQUE

Absorption : Le médicament est rapidement absorbé.
Distribution : Inconnue.
Liaison aux protéines : Liaison à 95 % aux protéines plasmatiques.
Métabolisme et excrétion : La buspirone est fortement métabolisée par le foie. Une fraction de 20 à 40 % est excrétée dans les fèces.
Demi-vie : De 2 à 3 heures.

CONTRE-INDICATIONS ET PRÉCAUTIONS/ MISES EN GARDE

Contre-indications : Hypersensibilité à la buspirone ou à l'un des ingrédients inactifs ▪ Insuffisance hépatique ou rénale grave.

Précautions/mises en garde : Patients recevant d'autres anxiolytiques (l'administration des autres agents devrait être arrêtée graduellement afin de prévenir les symptômes de sevrage ou l'anxiété rebond) ▪ Patients recevant d'autres agents psycho-actifs ▪ Grossesse, allaitement et enfants (l'innocuité du médicament n'a pas été établie).

RÉACTIONS INDÉSIRABLES ET EFFETS SECONDAIRES

SNC : étourdissements, somnolence, excitation, fatigue, céphalées, insomnie, agitation, faiblesse, modifications de la personnalité.
ORLO : vision trouble, congestion nasale, maux de gorge, acouphènes, altération du goût ou de l'odorat, conjonctivite.
Resp. : congestion thoracique, hyperventilation, essoufflements.
CV : douleurs thoraciques, palpitations, tachycardie, hypertension, hypotension, syncope.
GI : nausées, douleurs abdominales, constipation, diarrhée, sécheresse de la bouche (xérostomie), vomissements.
GU : modification de la libido, dysurie, mictions fréquentes, retard de la miction.
Tég. : rash, chute des cheveux (alopécie), phlyctènes, peau sèche, apparition d'ecchymoses au moindre traumatisme, œdème, rougeurs du visage, prurit.
End. : troubles du cycle menstruel.
Loc. : myalgie.
SN : manque de coordination, engourdissements, paresthésie, tremblements.
Divers : peau moite et froide, transpiration, fièvre.

INTERACTIONS

Médicament-médicament : Risque d'hypertension lors de l'administration concomitante d'**IMAO** ▪ La buspirone peut augmenter le risque d'apparition des effets hépatiques induits par la **trazodone** ▪ L'utilisation concomitante d'**itraconazole** ou d'**érythromycine** élève les concentrations sanguines de buspirone ; il peut s'avérer nécessaire de réduire la dose ▪ La consommation d'**alcool** est déconseillée.

VOIES D'ADMINISTRATION ET POSOLOGIE

PO (adultes) : 5 mg, 2 ou 3 fois par jour ; augmenter la dose de 5 mg, tous les 2 ou 3 jours, selon les besoins (ne pas dépasser 45 mg par jour, ou, pour les personnes âgées, 30 mg par jour, pendant 4 semaines). La dose habituelle est de 20 à 30 mg par jour.

PRÉSENTATION

Comprimés : 5 mg[Pr], 10 mg[Pr].

PHARMACODYNAMIE (apaisement de l'anxiété)

	DÉBUT D'ACTION	PIC	DURÉE
PO	7 – 10 jours	3 – 4 semaines	inconnue

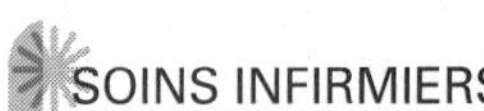

SOINS INFIRMIERS

ÉVALUATION DE LA SITUATION

- Déterminer le degré d'anxiété et la fréquence de ses manifestations, avant le traitement et à intervalles réguliers pendant toute sa durée.
- La buspirone ne semble pas entraîner de dépendance physique ou psychologique ni de tolérance. Toutefois, chez le patient ayant des antécédents de toxicomanie ou de pharmacodépendance, il faudrait surveiller l'accoutumance ou la tolérance aux effets du médicament et limiter la quantité de médicament dont il peut disposer.

DIAGNOSTICS INFIRMIERS POSSIBLES

- Anxiété (Indications).
- Risque d'accident (Effets secondaires).
- Connaissances insuffisantes sur le traitement médicamenteux (Enseignement au patient et à ses proches).

INTERVENTIONS INFIRMIÈRES

- Lorsque l'on substitue la buspirone à un autre anxiolytique, il faut diminuer graduellement les doses de ce dernier, car la buspirone ne peut pas prévenir les symptômes de sevrage.
- Afin de réduire les risques d'irritation gastrique, administrer la buspirone avec des aliments, lesquels ralentissent l'absorption du médicament, mais n'en modifient pas la quantité totale absorbée.

ENSEIGNEMENT AU PATIENT ET À SES PROCHES

- Inciter le patient à respecter scrupuleusement la posologie recommandée. S'il n'a pu prendre le médicament au moment habituel, il doit le prendre aussitôt que possible, à moins que ce ne soit presque l'heure prévue pour la dose suivante. Le prévenir qu'il ne faut jamais remplacer une dose manquée par une double dose. Insister sur le fait qu'il ne faut pas prendre plus que la dose prescrite.
- Expliquer au patient que la buspirone peut provoquer des étourdissements ou de la somnolence. Lui conseiller de ne pas conduire ou d'éviter les activités qui exigent sa vigilance jusqu'à ce qu'on ait la certitude que le médicament n'entraîne pas ces effets chez lui.
- Recommander au patient de ne pas boire d'alcool et de ne pas prendre d'autres dépresseurs du SNC en même temps que la buspirone.
- Conseiller au patient de consulter un professionnel de la santé avant de prendre un médicament en vente libre en même temps que la buspirone.
- Conseiller au patient de signaler à un professionnel de la santé tout mouvement anormal persistant, tel que la dystonie, l'agitation motrice, les mouvements involontaires des muscles cervicaux ou faciaux.
- Inciter la patiente à communiquer avec un professionnel de la santé si elle pense être enceinte.
- Insister sur l'importance des examens de suivi permettant d'évaluer les bienfaits du traitement.

VÉRIFICATION DE L'EFFICACITÉ THÉRAPEUTIQUE

L'efficacité du traitement peut être démontrée par : une sensation de mieux-être ■ la diminution de la sensation subjective d'anxiété. On peut observer une certaine amélioration après 7 à 10 jours. Les résultats optimaux peuvent ne se manifester qu'après 3 à 4 semaines de traitement. La buspirone est habituellement administrée en traitement de courte durée (de 3 à 4 semaines). Si elle est prescrite en traitement prolongé, son efficacité doit être évaluée à intervalles réguliers. ✳

BUSULFAN

Busulfex, Myleran

CLASSIFICATION :

Antinéoplasique (alkylant)

Grossesse – catégorie D

INDICATIONS

PO : Traitement de la leucémie granulocytaire chronique en vue d'obtenir une rémission ■ **IV :** En association avec d'autres agents antinéoplasiques ou la radiothérapie comme traitement de préparation à la transplantation de cellules souches hématopoïétiques, y compris dans le cadre du traitement de la leucémie lymphoblastique, non lymphocitaire ou myéloïde ainsi que dans celui du lymphome, du myélome multiple, de la maladie de Hodgkin, du syndrome myélodysplasique, du cancer du sein et de l'ovaire et de plusieurs maladies génétiques.

MÉCANISME D'ACTION

Blocage des fonctions de l'acide nucléique et de la synthèse protéique (effet non spécifique sur le cycle cellulaire). ***Effets thérapeutiques:*** Destruction des cellules à croissance rapide, particulièrement les cellules malignes.

PHARMACOCINÉTIQUE

Absorption : Le médicament est rapidement absorbé depuis le tractus gastro-intestinal.

Distribution : Inconnue.

Métabolisme et excrétion : Le busulfan est fortement métabolisé par le foie.

Demi-vie : 2,5 heures.

CONTRE-INDICATIONS ET PRÉCAUTIONS/ MISES EN GARDE

Contre-indications : Hypersensibilité au médicament ou à ses excipients ■ Absence de réponse à des cures antérieures ■ Diminution du nombre de neutrophiles ou de plaquettes.

Précautions/mises en garde : Infections évolutives ■ Diminution de l'hématopoïèse médullaire ■ Patients obèses (la dose est calculée en fonction du poids corporel idéal) ■ Autres maladies chroniques débilitantes ■ Patientes en âge de procréer, grossesse et allaitement.

RÉACTIONS INDÉSIRABLES ET EFFETS SECONDAIRES

L'incidence et la gravité des réactions indésirables et des effets secondaires sont accrues lors de l'administration par voie IV.

SNC : IV – HÉMORRAGIE CÉRÉBRALE, COMA, CONVULSIONS, anxiété, confusion, dépression, étourdissements, céphalées, encéphalopathie, modifications de l'état mental, faiblesse.

ORLO : PO – cataractes ■ **IV** – épistaxis, pharyngite, maladies touchant l'oreille.

Resp. : PO – FIBROSE PULMONAIRE ■ **IV** – hémorragie alvéolaire, asthme, atélectasie, toux, hémoptysie, hypoxie, épanchement pleural, pneumonie, rhinite, sinusite.

CV : PO – TAMPONNADE CARDIAQUE (EN PRÉSENCE DE DOSES ÉLEVÉES DE CYCLOPHOSPHAMIDE) ■ **IV** – douleurs thoraciques, hypotension, tachycardie, thrombose, arythmies, fibrillation auriculaire, cardiomégalie, modifications de l'ÉCG, œdème, bloc cardiaque, hypertension, insuffisance cardiaque gauche, épanchement péricardique, extrasystoles ventriculaires.

GI : PO – hépatite induite par le médicament, nausées, vomissements ■ **IV** – distension abdominale, anorexie, constipation, diarrhée, sécheresse de la bouche (xérostomie), hématémèse, nausées, gêne rectale, vomissements, douleurs abdominales, dyspepsie, hépatomégalie, pancréatite, stomatite.

GU : oligurie, dysurie, hématurie.

Tég. : PO – démangeaisons, rash, acné, alopécie, érythème noueux, dermatite exfoliative, hyperpigmentation.

End. : PO – stérilité, gynécomastie.

HÉ : hypokaliémie, hypomagnésémie, hypophosphatémie.

Hémat. : APLASIE MÉDULLAIRE.

Locaux : inflammation et douleurs au point d'injection.

Métab. : PO et IV – hyperuricémie ■ **IV** – hyperglycémie.

Loc. : arthralgie, myalgie, douleurs lombaires.

Divers : réactions allergiques, frissons, fièvre, infection.

INTERACTIONS

Médicament-médicament : L'usage concomitant ou préalable (dans les 72 heures qui précèdent) d'**acétaminophène** peut diminuer l'élimination du busulfan et augmenter le risque de toxicité ■ L'administration concomitante de doses élevées de **cyclophosphamide** chez les patients thalassémiques peut entraîner une tamponnade cardiaque ■ L'usage concomitant d'**itraconazole** ou de **phénytoïne** diminue les concentrations sanguines de busulfan réduisant ainsi son efficacité ■ Un traitement continu et prolongé par la **thioguanine**, administrée simultanément, peut augmenter le risque de toxicité hépatique ■ La **radiothérapie** ou d'autres **agents antinéoplasiques**, administrés simultanément, peuvent aggraver l'aplasie médullaire ■ Le busulfan peut diminuer la réponse aux **vaccins à virus vivants** et accroître le risque de réactions indésirables.

VOIES D'ADMINISTRATION ET POSOLOGIE

Outre les suivants, de nombreux traitements sont utilisés. Voir les protocoles en vigueur pour déterminer les doses les plus récentes administrées.

PO (adultes): *Traitement d'induction* – initialement, 1,8 mg/m²/jour ou 0,06 mg/kg/jour, jusqu'à ce qu'on note une amélioration sur les plans hématologique et clinique. La dose maximale quotidienne est de 4 mg. *Traitement d'entretien* – de 1 à 3 mg par jour.
IV (adultes): 0,8 mg/kg, toutes les 6 heures, pendant 4 jours consécutifs, jusqu'à concurrence de 16 doses. La dose est calculée selon le poids corporel idéal ou le poids réel, selon la valeur la plus basse; chez les patients obèses, la dose devrait être calculée selon le poids corporel idéal. Le busulfan doit être administré par voie IV au moyen d'un cathéter central, en perfusion d'une durée de 2 heures. On l'administre en concomitance avec le cyclophosphamide.

PRÉSENTATION

Comprimés: 2 mg[Pr] ▪ **Solution pour injection**: 6 mg/mL, en ampoules de 10 mL (60 mg)[Pr].

PHARMACODYNAMIE (effets sur les numérations sanguines)

	DÉBUT D'ACTION	PIC	DURÉE
PO	1 – 2 semaines	plusieurs semaines	jusqu'à 1 mois†
IV	inconnu	inconnu	13 jours‡

† Le rétablissement complet peut prendre jusqu'à 20 mois.
‡ Après l'administration de la dernière dose.

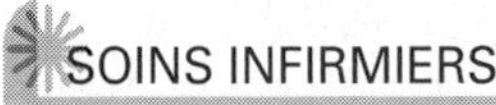

SOINS INFIRMIERS

ÉVALUATION DE LA SITUATION

- OBSERVER LES SIGNES D'APLASIE MÉDULLAIRE. SUIVRE DE PRÈS LES SIGNES ET LES SYMPTÔMES DE SAIGNEMENTS: GENCIVES QUI SAIGNENT, FORMATION D'ECCHYMOSES, PÉTÉCHIES, PRÉSENCE DE SANG OCCULTE DANS LES SELLES, DANS L'URINE ET DANS LES VOMISSEMENTS. ÉVITER LES INJECTIONS PAR VOIE IM ET LA PRISE DE LA TEMPÉRATURE PAR VOIE RECTALE. EXERCER UNE PRESSION SUR TOUS LES POINTS DE PONCTION VEINEUSE PENDANT AU MOINS 10 MINUTES. EN PRÉSENCE D'UNE NEUTROPÉNIE, RESTER À L'AFFÛT DES SIGNES SUIVANTS D'INFECTION: FIÈVRE, FRISSONS, MAUX DE GORGE, TOUX, ENROUEMENT, DOULEURS AU DOS OU AUX FLANCS, MICTIONS DIFFICILES OU DOULOUREUSES. UNE ANÉMIE PEUT SURVENIR. OBSERVER LE PATIENT POUR DÉCELER LA FATIGUE ACCRUE, LA DYSPNÉE ET L'HYPOTENSION ORTHOSTATIQUE. SI CES SYMPTÔMES SE MANIFESTENT, EN INFORMER LE MÉDECIN.
- Effectuer le bilan quotidien des ingesta et des excreta et peser le patient tous les jours. Prévenir le médecin si des modifications importantes des valeurs totales surviennent.
- Observer le patient à la recherche des symptômes suivants de goutte: concentration accrue d'acide urique, douleurs articulaires, douleurs au dos ou aux flancs, œdème des pieds et du bas des jambes. Inciter le patient à boire au moins 2 litres de liquide par jour. On peut administrer de l'allopurinol pour diminuer les concentrations d'acide urique. Le médecin peut prescrire l'alcalinisation de l'urine pour augmenter l'excrétion de l'acide urique.
- OBSERVER LE PATIENT, À INTERVALLES RÉGULIERS PENDANT ET APRÈS LE TRAITEMENT, POUR DÉCELER LES SIGNES SUIVANTS DE FIBROSE PULMONAIRE: FIÈVRE, TOUX, ESSOUFFLEMENTS. INTERROMPRE LE TRAITEMENT DÈS LE PREMIER SIGNE DE FIBROSE PULMONAIRE QUI SE MANIFESTE HABITUELLEMENT DE 8 MOIS À 10 ANS (4 ANS EN MOYENNE) APRÈS LE DÉBUT DU TRAITEMENT.

IV:

- ADMINISTRER UN PRÉTRAITEMENT PAR LA PHÉNYTOÏNE AVANT L'ADMINISTRATION IV AFIN DE RÉDUIRE LE RISQUE DE CONVULSIONS.
- Des agents antiémétiques devraient être administrés avant l'administration IV et à intervalles fixes pendant toute la durée du traitement par voie IV.

Tests de laboratoire:

- SUIVRE DE PRÈS LES NUMÉRATIONS GLOBULAIRE ET PLAQUETTAIRE AINSI QUE LA FORMULE LEUCOCYTAIRE AVANT L'ADMINISTRATION INITIALE ET TOUTES LES SEMAINES, TOUT AU LONG DU TRAITEMENT. Le nadir de la leucopénie se produit en l'espace de 10 à 15 jours et celui des leucocytes, en l'espace de 11 à 30 jours. Les taux se rétablissent habituellement en l'espace de 12 à 20 semaines. Prévenir le médecin si le nombre de leucocytes est $< 15 \times 10^9$/L ou s'il chute brusquement. Si le nombre de plaquettes est $< 150 \times 10^9$/L, prendre les mesures qui s'imposent en cas de thrombocytopénie. L'aplasie médullaire peut être grave et graduelle; le rétablissement survient en l'espace de 1 mois à 2 ans après l'arrêt du traitement.
- Mesurer les concentrations sériques d'ALT, de bilirubine, de phosphatase alcaline et d'acide urique avant le traitement et à intervalles réguliers pendant toute sa durée. Le busulfan peut

entraîner l'élévation des concentrations d'acide urique.
- Le busulfan peut entraîner des résultats faussement positifs aux études cytologiques des tissus des seins, de la vessie, du col et des poumons.

DIAGNOSTICS INFIRMIERS POSSIBLES

- Image corporelle perturbée (Indications).
- Risque d'accident (Effets secondaires).
- Risque d'infection (Effets secondaires).

INTERVENTIONS INFIRMIÈRES

PO : Administrer le busulfan à la même heure chaque jour. Il faut le prendre à jeun pour réduire les nausées et les vomissements.

IV : Préparer les solutions destinées à l'administration IV sous une hotte à flux laminaire. Porter des vêtements protecteurs, des gants et un masque pendant la manipulation de ce médicament. Mettre au rebut le matériel servant à l'administration IV dans les contenants réservés à cette fin (voir l'annexe H).

Perfusion intermittente : Diluer le busulfan dans 10 fois son volume avec une solution de NaCl 0,9 % ou de D5%E, pour obtenir une concentration finale ≥ 0,5 mg/mL. Pour prélever le busulfan de la fiole, utiliser une aiguille avec filtre de 5 microns, aspirer le volume à prélever, retirer l'aiguille et le filtre, remplacer l'aiguille de la seringue par une autre et injecter le busulfan dans le diluant. Utiliser seulement les filtres fournis avec le médicament. Ajouter toujours le busulfan au diluant et non pas le diluant au busulfan. La préparation reconstituée avec de la solution de NaCl 0,9 % ou de D5%E est stable pendant 8 heures à la température ambiante et celle reconstituée avec de la solution de NaCl 0,9 % est stable pendant 12 heures, si elle est gardée au réfrigérateur. L'administration doit être terminée dans ce laps de temps.

Vitesse d'administration : Administrer la préparation par un cathéter veineux central en 2 heures, toutes les 6 heures, pendant 4 jours, pour un total de 16 doses. Utiliser une pompe de perfusion pour s'assurer qu'on a administré toute la dose en 2 heures.

Incompatibilité (tubulure en Y) : Ne pas administrer le busulfan avec d'autres solutions. Rincer le cathéter avec de la solution de NaCl 0,9 % ou de D5%E, avant et après l'administration.

ENSEIGNEMENT AU PATIENT ET À SES PROCHES

- Encourager le patient à suivre scrupuleusement la posologie recommandée et à prendre le médicament à la même heure chaque jour même si les nausées et les vomissements deviennent gênants. Lui conseiller d'informer un professionnel de la santé si les vomissements se produisent peu de temps après la prise de la dose. S'il n'a pas pu prendre une dose, il ne doit pas la reprendre. Le prévenir qu'il ne doit jamais remplacer une dose manquée par une double dose.
- Recommander au patient de signaler à un professionnel de la santé la fièvre, les maux de gorge, les signes d'infection, les douleurs au dos ou aux flancs, les mictions difficiles ou douloureuses, les ulcérations dans la bouche ou sur les lèvres, les frissons, la dyspnée, une toux persistante, les saignements des gencives, la formation d'ecchymoses, les pétéchies ou la présence de sang dans les urines, les selles ou les vomissements. Lui conseiller d'utiliser une brosse à dent à poils doux et un rasoir électrique. Mettre en garde le patient contre la consommation de boissons alcoolisées, de produits contenant de l'aspirine ou des anti-inflammatoires non stéroïdiens.
- Expliquer au patient qu'il doit éviter les foules et les personnes contagieuses. Lui recommander de signaler immédiatement à un professionnel de la santé tout symptôme d'infection.
- Expliquer au patient qu'il risque de perdre ses cheveux. Explorer avec lui les stratégies lui permettant de s'adapter à ce changement.
- Expliquer à la patiente la nécessité d'utiliser des méthodes de contraception pendant le traitement. Il faut prendre des mesures contraceptives même si l'aménorrhée survient.
- Expliquer au patient qu'il ne doit pas se faire vacciner sans recommandation expresse d'un professionnel de la santé.
- Recommander au patient de signaler à un professionnel de la santé les signes et les symptômes suivants : saignements inhabituels, formation d'ecchymoses, douleurs lombaires, gastriques ou articulaires.
- Conseiller au patient qui suit un traitement prolongé de signaler immédiatement à un professionnel de la santé la toux, les essoufflements et la fièvre ou de le prévenir si sa peau devient plus foncée et si la diarrhée, les étourdissements, la fatigue, l'anorexie, la confusion ou les nausées et les vomissements s'aggravent.
- Prévenir le patient que le traitement au busulfan accroît le risque qu'un deuxième cancer survienne.

VÉRIFICATION DE L'EFFICACITÉ THÉRAPEUTIQUE

L'efficacité du traitement peut être démontrée par: la diminution du nombre de leucocytes jusqu'aux limites normales ■ la diminution des sécrétions nocturnes de sueur ■ un gain d'appétit ■ une sensation de mieux-être. On arrête le traitement lorsque le nombre de leucocytes atteint 50 000/mm^3.

BUTALBITAL, COMPOSÉS DE

butalbital, acétaminophène†
Cette association n'est pas commercialisée au Canada.

butalbital, acétaminophène, caféine†
Cette association n'est pas commercialisée au Canada.

butalbital, AAS‡
Cette association n'est pas commercialisée au Canada.

butalbital, AAS, caféine‡
Fiorinal, Tecnal, Trianal

butalbital, AAS, caféine, codéine‡
Fiorinal-C1/4, Fiorinal-C1/2, Tecnal-C1/4, Tecnal-C1/2, Trianal-C1/2

CLASSIFICATION:
Analgésiques, sédatifs

Grossesse – catégorie D

† Les renseignements sur l'acétaminophène contenu dans ces composés se trouvent dans la monographie de cet agent.
‡ Les renseignements sur l'aspirine contenue dans ces composés se trouvent dans la monographie des salicylates.

INDICATIONS

Soulagement de la douleur légère, modérée ou intense, qu'elle soit aiguë ou chronique, ou toute indication nécessitant une sédation et une action analgésique simultanée.

MÉCANISME D'ACTION

Soulagement de la douleur par l'ingrédient analgésique (AAS ou acétaminophène) ; effet sédatif exercé par l'ingrédient barbiturique (butalbital) ; la caféine contenue dans certains composés aurait un effet bénéfique en cas de céphalées vasculaires. ***Effets thérapeutiques:*** Diminution de l'intensité de la douleur s'accompagnant d'une certaine sédation.

PHARMACOCINÉTIQUE

Absorption: Le médicament est bien absorbé.

Distribution: L'agent se répartit dans tout l'organisme, il traverse le placenta et pénètre dans le lait maternel.

Métabolisme et excrétion: L'agent est surtout métabolisé par le foie.

Demi-vie: 35 heures.

CONTRE-INDICATIONS ET PRÉCAUTIONS/ MISES EN GARDE

Contre-indications: Hypersensibilité à l'un des ingrédients de ces composés ■ Porphyrie ■ Ulcère gastro-intestinal ■ Surdosage à l'alcool, aux hypnotiques, aux analgésiques ou aux médicaments psychotropes ou intoxication à l'une de ces substances.

Précautions/mises en garde: Risque d'allergie croisée ■ Coma ou dépression du SNC préexistante ■ Prédisposition à la dépression respiratoire ■ Douleurs intenses qu'on ne peut maîtriser ■ Troubles hémorragiques ou thrombocytopénie (AAS à éviter) ■ Insuffisance hépatique ou rénale grave (acétaminophène à éviter) ■ Maladie cardiovasculaire grave (caféine à éviter) ■ Grossesse ou allaitement ■ Tendances suicidaires ou antécédents de toxicomanie ou de pharmacodépendance ■ Consommation excessive d'alcool ou alcoolisme (précautions en ce qui concerne l'usage d'AAS et d'acétaminophène) ■ Personnes âgées (réduire la dose) ■ Usage réservé à un traitement de courte durée ■ Enfants (l'innocuité du médicament n'a pas été établie) ■ Syndrome de Reye (éviter l'AAS chez les enfants, adolescents ou jeunes adultes qui ont la grippe ou la varicelle).

RÉACTIONS INDÉSIRABLES ET EFFETS SECONDAIRES

SNC: *caféine* – somnolence, sensation de tête légère, délirium, dépression, excitation, céphalées (lors d'un usage prolongé), insomnie, irritabilité, léthargie, nervosité, vertiges.

Resp.: dépression respiratoire.

CV: *caféine* – palpitations, tachycardie.

GI: *caféine* – constipation, diarrhée, épigastralgie, brûlures d'estomac, nausées, vomissements.

Tég.: dermatite, rash.

Divers: réactions d'hypersensibilité incluant l'ŒDÈME ANGIONEUROTIQUE et la DÉPENDANCE PHYSIQUE, dépendance psychologique, tolérance aux effets du médicament.

B

INTERACTIONS

Médicament-médicament: Effets dépressifs additifs sur le SNC, lors de l'usage concomitant d'autres **dépresseurs du SNC**, tels l'**alcool**, les **antihistaminiques**, les **antidépresseurs**, les **analgésiques opiacés** et les **hypnosédatifs** ▪ Augmentation du métabolisme hépatique et diminution de l'efficacité d'autres médicaments dont les **contraceptifs oraux**, le **chloramphénicol**, l'**acébutolol**, le **propranolol**, le **métoprolol**, le **timolol**, la **doxycycline**, les **glucocorticoïdes**, les **antidépresseurs tricycliques**, les **phénothiazines**, le **phénylbutazone** et la **quinidine** ▪ Les **IMAO**, la **primidone** et l'**acide valproïque** peuvent prévenir le métabolisme et augmenter l'efficacité du butalbital ▪ Le médicament peut augmenter la toxicité hématologique du **cyclophosphamide**.

VOIES D'ADMINISTRATION ET POSOLOGIE

PO (adultes): 1 ou 2 capsules ou comprimés (de 50 à 100 mg de butalbital), suivis de 1 capsule ou 1 comprimé, toutes les 3 à 4 heures, selon les besoins, jusqu'à 6 comprimés ou capsules par jour ou suivre les recommandations du médecin.

PRÉSENTATION

Comprimés et capsules: (butalbital à 50 mg, AAS à 330 mg, caféine à 40 mg)[C] ▪ **Capsules:** (butalbital à 50 mg, AAS à 330 mg, caféine à 40 mg, codéine à 15 mg)[N] ▪ **Capsules:** (butalbital à 50 mg, AAS à 330 mg, caféine à 40 mg, codéine à 30 mg)[N].

PHARMACODYNAMIE

	Début d'action	Pic	Durée
PO	15 – 30 min	1 – 2 h	2 – 6 h

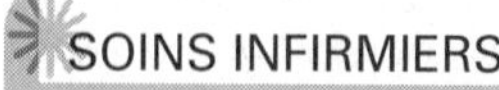

SOINS INFIRMIERS

ÉVALUATION DE LA SITUATION

- Déterminer le type, l'emplacement et l'intensité de la douleur avant et 60 minutes après l'administration du médicament.
- L'usage prolongé de cet agent peut entraîner une dépendance physique et psychologique ainsi qu'une tolérance aux effets du médicament, mais cela ne doit pas empêcher le patient de recevoir une quantité suffisante d'analgésique. La dépendance psychologique est rare chez la plupart des patients qui reçoivent des préparations de butalbital pour des raisons médicales.
- Évaluer la fréquence d'usage. Un usage fréquent et prolongé peut entraîner des céphalées quotidiennes chez les personnes prédisposées aux céphalées en raison d'une dépendance physique à la caféine et aux autres composés. Les céphalées chroniques dues à une surmédication sont difficiles à traiter et peuvent nécessiter l'hospitalisation du patient afin qu'il reçoive un traitement ou un médicament prophylactique.

DIAGNOSTICS INFIRMIERS POSSIBLES

- Douleur aiguë (Indications).
- Risque d'accident (Effets secondaires).
- Connaissances insuffisantes sur le traitement médicamenteux (Enseignement au patient et à ses proches).

INTERVENTIONS INFIRMIÈRES

- Pour augmenter l'effet analgésique de ce médicament, avant de l'administrer, en expliquer au patient la valeur thérapeutique.
- Les doses administrées selon un horaire fixe sont plus efficaces que celles administrées sur demande. L'analgésie s'avère plus efficace si le médicament est administré avant que la douleur ne devienne intense.
- Après un traitement prolongé, interrompre l'administration graduellement pour prévenir les symptômes de sevrage.

PO: Administrer les préparations orales avec des aliments, du lait ou un grand verre d'eau afin de réduire l'irritation gastrique.

ENSEIGNEMENT AU PATIENT ET À SES PROCHES

- Conseiller au patient de respecter scrupuleusement la posologie recommandée. Lui recommander de ne pas augmenter la dose en raison du risque d'accoutumance au butalbital. Si le médicament semble moins efficace après quelques semaines, il faut consulter un professionnel de la santé. Prévenir le patient que l'usage prolongé ou l'administration de doses élevées d'acétaminophène peut entraîner des lésions hépatiques graves et permanentes, que l'administration prolongée d'acétaminophène ou d'aspirine peut entraîner des lésions rénales et que les doses d'acétaminophène ou d'aspirine qui entrent dans la composition des préparations de butalbital ne devraient pas dépasser les doses maximales quotidiennes recommandées.

- Recommander au patient souffrant de céphalées vasculaires de prendre le médicament dès le premier signe de douleur. Lui conseiller également de se coucher dans une pièce sombre et calme. Le prévenir que si on lui a prescrit un médicament en prophylaxie, il doit continuer de le prendre.
- Prévenir le patient que les composés de butalbital peuvent provoquer de la somnolence ou des étourdissements. Lui conseiller de ne pas conduire et d'éviter les activités qui exigent sa vigilance jusqu'à ce qu'on ait la certitude que le médicament n'entraîne pas ces effets chez lui.
- Recommander au patient de ne pas boire d'alcool et de ne pas prendre d'autres dépresseurs du SNC en même temps que ce médicament.
- Recommander à la patiente d'utiliser une méthode de contraception supplémentaire non hormonale pendant la prise de composés de butalbital.

VÉRIFICATION DE L'EFFICACITÉ THÉRAPEUTIQUE

L'efficacité du traitement peut être démontrée par : la diminution de l'intensité de la douleur sans modification importante de l'état de la conscience.

BUTÉNAFINE,

voir Antifongiques topiques

BUTORPHANOL

Apo-Butorphanol, Stadol NS

CLASSIFICATION :

Analgésique opiacé (agoniste-antagoniste)

Grossesse – catégorie C

INDICATIONS

Soulagement de la douleur modérée à grave (l'efficacité du médicament, administré pendant plus de 3 jours, n'a pas été établie).

MÉCANISME D'ACTION

Liaison aux récepteurs des opiacés du SNC ▪ Modification de la perception de la douleur et de la réaction aux stimuli douloureux avec une dépression généralisée du SNC ▪ Propriétés antagonistes partielles qui peuvent entraîner des symptômes de sevrage aux opiacés en cas de pharmacodépendance physique. ***Effets thérapeutiques :*** Diminution de l'intensité de la douleur.

PHARMACOCINÉTIQUE

Absorption : Bonne absorption à partir des muqueuses nasales.

Distribution : Le butorphanol traverse le placenta et pénètre dans le lait maternel.

Métabolisme et excrétion : Le médicament est presque entièrement métabolisé par le foie. Une fraction de 11 à 14 % est excrétée dans les fèces. Des quantités infimes sont excrétées par les reins.

Demi-vie : De 3 à 4 heures.

CONTRE-INDICATIONS ET PRÉCAUTIONS/ MISES EN GARDE

Contre-indications : Hypersensibilité au butorphanol ou à l'un des ingrédients de la préparation.

Précautions/mises en garde : Traumatisme crânien ▪ Pression intracrânienne accrue ▪ Maladies rénale, hépatique ou pulmonaire graves (initialement, prolonger l'intervalle entre les prises jusqu'à 6 à 8 heures en présence d'insuffisance hépatique ou rénale) ▪ Hypothyroïdie ▪ Insuffisance surrénalienne ▪ Alcoolisme ▪ Personnes âgées ou patients débilités (chez les personnes âgées, réduire la dose habituelle de 50 % ; initialement, doubler l'intervalle posologique habituel) ▪ Douleurs abdominales non diagnostiquées ▪ Hypertrophie de la prostate ▪ Grossesse, allaitement ou enfants < 18 ans (l'innocuité du médicament n'a pas été établie) ▪ Toxicomanes présentant une dépendance physique aux narcotiques (risque accru de symptômes de sevrage).

RÉACTIONS INDÉSIRABLES ET EFFETS SECONDAIRES

SNC : confusion, dysphorie, hallucinations, sédation, euphorie, sensation de flottement, céphalées, rêves bizarres.

ORLO : vision trouble, diplopie, myosis (doses élevées).

Resp. : dépression respiratoire.

CV : hypertension, hypotension, palpitations.

GI : nausées, constipation, sécheresse de la bouche (xérostomie), iléus, vomissements.

GU : rétention urinaire.

Tég. : transpiration, sensation de peau moite et froide.

Divers: dépendance physique, dépendance psychologique, tolérance aux effets du médicament.

B

INTERACTIONS

Médicament-médicament : LE BUTORPHANOL DOIT ÊTRE ADMINISTRÉ AVEC UNE EXTRÊME PRUDENCE AUX PATIENTS RECEVANT DES **IMAO** (il peut entraîner des réactions graves et même mortelles ; réduire la dose initiale de butorphanol à 25 % de la dose habituelle) ■ Effet dépressif additif sur le SNC lors de l'usage simultané d'**alcool**, d'**antidépresseurs**, d'**antihistaminiques** et d'**hypnosédatifs** ■ La prise de ce médicament peut déclencher des symptômes de sevrage chez les patients qui présentent une dépendance physique aux **hypnosédatifs** et qui n'ont pas été désintoxiqués ■ Le butorphanol peut diminuer les effets des opiacés administrés en concomitance.

VOIES D'ADMINISTRATION ET POSOLOGIE

Voie intranasale (adultes) : Initialement, 1 mg (une vaporisation dans une narine). Si la douleur n'est pas adéquatement soulagée dans les 60 à 90 minutes qui suivent, on peut administrer une dose supplémentaire de 1 mg. La posologie et la séquence d'administration initiales peuvent être répétées 3 ou 4 heures plus tard, selon les besoins. Si la douleur est intense et si le patient demeure en position couchée, on peut administrer initialement une dose de 2 mg (une vaporisation dans chaque narine). Dans ce cas, il ne faudrait pas administrer de dose supplémentaire pendant 3 ou 4 heures. La dose maximale est de 16 mg/jour.

Voie intranasale (personnes âgées) : Initialement, 1 mg (une vaporisation dans une narine). On peut administrer une dose supplémentaire de 90 à 120 minutes plus tard. Espacer les doses ultérieures d'au moins 6 heures.

PRÉSENTATION

Solution pour vaporisation intranasale : 10 mg/mL – flacons de 2,5 mL avec vaporisateur-doseur (le flacon de 2,5 mL donne 14 ou 15 doses en moyenne ; 1 mg/vaporisation)[C].

PHARMACODYNAMIE (analgésie)

	Début d'action	Pic	Durée
Voie intranasale	en 15 min	1 – 2 h	4 – 5 h

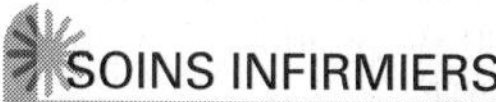

SOINS INFIRMIERS

ÉVALUATION DE LA SITUATION

- Noter le type, l'emplacement et l'intensité de la douleur, avant l'administration du médicament, et de 60 à 90 minutes après l'administration par voie intranasale.
- Mesurer la pression artérielle et le pouls et évaluer la fonction respiratoire avant l'administration du médicament et à intervalles réguliers pendant toute la durée du traitement. Si la fréquence respiratoire est < 10 respirations à la minute, évaluer le niveau de sédation. Il peut s'avérer nécessaire de diminuer la dose de 25 à 50 %. Lorsqu'on augmente la dose du médicament, la dépression respiratoire ne s'aggrave pas, mais elle dure plus longtemps.
- Déterminer les antécédents de prises d'analgésiques du patient. En raison de ses propriétés antagonistes, le médicament peut induire chez les patients présentant une dépendance physique aux analgésiques opiacés les symptômes suivants de sevrage : vomissements, agitation, crampes abdominales, pression artérielle accrue et fièvre.
- Bien que le risque de dépendance au butorphanol soit plus faible que dans le cas des autres opiacés, l'administration prolongée de cet agent peut entraîner une pharmacodépendance physique et psychologique ainsi qu'une tolérance aux effets du médicament, ce qui ne doit pas empêcher le patient de recevoir une quantité suffisante d'analgésique. La dépendance psychologique est rare chez la plupart des patients qui reçoivent le butorphanol pour soulager la douleur. Si une tolérance aux effets du médicament se développe, il faudrait alors envisager l'administration d'un autre agoniste opiacé pour soulager la douleur.

Tests de laboratoire : Le médicament peut entraîner l'élévation des concentrations sériques d'amylase et de lipase.

Toxicité et surdosage : En cas de surdosage, la dépression respiratoire ou le coma peut être renversé par la naloxone (Narcan) qui est l'antidote du butorphanol. Diluer le contenu d'une ampoule à 0,4 mg de naloxone dans 10 mL d'une solution de NaCl 0,9 % et administrer 0,5 mL (0,02 mg) par bolus IV direct, toutes les 2 minutes. Chez les enfants et les patients pesant moins de 40 kg, diluer 0,1 mg de naloxone dans 10 mL de NaCl 0,9 % pour obtenir une concentration de 10 µg/mL et administrer 0,5 µg/kg, toutes les 1 à 2 minutes. Adapter la dose pour éviter les symptômes de sevrage, les convulsions et les douleurs intenses.

DIAGNOSTICS INFIRMIERS POSSIBLES

- Douleur aiguë (Indications).
- Risque d'accident (Effets secondaires).

- Trouble de la perception sensorielle (visuelle, auditive) (Effets secondaires).
- Connaissances insuffisantes sur le traitement médicamenteux (Enseignement au patient et à ses proches).

INTERVENTIONS INFIRMIÈRES

- Pour augmenter l'effet analgésique du butorphanol, expliquer au patient la valeur thérapeutique de ce médicament, avant de l'administrer.
- Les doses administrées selon un horaire fixe peuvent être plus efficaces que celles administrées au besoin. L'analgésie s'avère plus efficace si le médicament est administré avant que la douleur ne devienne intense.
- Les analgésiques non opiacés, administrés simultanément, peuvent exercer des effets analgésiques additifs, ce qui permet de diminuer les doses d'opiacé.

Voie intranasale: Administrer une vaporisation dans une narine.

ENSEIGNEMENT AU PATIENT ET À SES PROCHES

- Expliquer au patient ce qu'on entend par administration au besoin et à quel moment il doit demander un analgésique.
- Prévenir le patient que le butorphanol peut provoquer de la somnolence ou des étourdissements. Lui recommander de demander de l'aide lorsqu'il se déplace et lui conseiller de ne pas conduire et d'éviter les activités qui exigent sa vigilance jusqu'à ce qu'on ait la certitude que le médicament n'entraîne pas ces effets chez lui.
- Recommander au patient de se tourner dans le lit, de tousser et de faire des exercices de respiration profonde toutes les 2 heures pour prévenir l'atélectasie.
- Recommander au patient de changer lentement de position pour diminuer le risque d'hypotension orthostatique.
- Mettre en garde le patient contre l'usage concomitant d'alcool ou d'autres dépresseurs du SNC.
- Conseiller au patient de pratiquer une bonne hygiène orale, de se rincer la bouche fréquemment et de consommer de la gomme ou des bonbons sans sucre pour diminuer la sécheresse de la bouche.

Vaporisation intranasale:

- Expliquer au patient comment utiliser le vaporisateur nasal. Lui recommander de consulter la notice de conditionnement pour connaître le mode d'emploi détaillé. Lui expliquer qu'il doit replacer la pince de protection et le capuchon après usage et ranger le vaporisateur-doseur dans son contenant à l'épreuve des enfants. Prévenir le patient que le médicament ne devrait pas être utilisé par une autre personne que celle à laquelle il a été prescrit. L'informer qu'il doit mettre au rebut le médicament inutilisé dès qu'il ne s'en sert plus. Pour ce faire, il doit dévisser le bouchon, rincer le flacon en pompant de l'eau à l'intérieur et jeter le contenant à la poubelle.
- Expliquer au patient que si une dose de 2 mg (2 vaporisations) lui est prescrite, il doit administrer une vaporisation dans chaque narine. Prévenir le patient que le butorphanol peut entraîner des étourdissements et de la torpeur. Lui conseiller de rester couché après avoir pris une dose de 2 mg jusqu'à ce que sa réponse au médicament soit connue.

VÉRIFICATION DE L'EFFICACITÉ THÉRAPEUTIQUE

L'efficacité du traitement peut être démontrée par: la diminution de l'intensité de la douleur sans altération importante du niveau de la conscience ni de la fonction respiratoire. ✳

C

CABERGOLINE

Dostinex

CLASSIFICATION :

Antiparkinsonien (agoniste de la dopamine)

Grossesse – catégorie B

INDICATIONS

Traitement de l'hyperprolactinémie (idiopathique ou hypophysaire) ▪ Inhibition de la lactation physiologique.

MÉCANISME D'ACTION

Inhibition de la sécrétion de prolactine, par une action dopaminergique de type agoniste. ***Effets thérapeutiques :*** Diminution de la sécrétion de prolactine.

PHARMACOCINÉTIQUE

Absorption : Le médicament est bien absorbé, mais subit un fort métabolisme hépatique de premier passage.

Distribution : Le médicament se répartit dans tous les tissus, mais s'accumule dans l'hypophyse.

Métabolisme et excrétion : Fort métabolisme hépatique ; une fraction inférieure à 4 % est excrétée à l'état inchangé par les reins.

Demi-vie : De 63 à 69 heures.

CONTRE-INDICATIONS ET PRÉCAUTIONS/ MISES EN GARDE

Contre-indications : Hypersensibilité à la cabergoline ou aux alcaloïdes de l'ergot ▪ Hypertension non maîtrisée.

Précautions/mises en garde : Grossesse ou allaitement ▪ Insuffisance hépatique ▪ Enfants (l'innocuité de l'agent n'a pas été établie).

RÉACTIONS INDÉSIRABLES ET EFFETS SECONDAIRES

SNC : étourdissements, céphalées, dépression, somnolence, fatigue, nervosité, vertiges, faiblesse.

ORLO : vision anormale.

CV : hypotension orthostatique.

GI : constipation, nausées, douleurs abdominales, dyspepsie, vomissements.

GU : dysménorrhée.

End. : douleurs mammaires.

Métab. : bouffées vasomotrices.

SN : paresthésie.

INTERACTIONS

Médicament-médicament : Risque accru d'hypotension lors de l'administration concomitante d'**agents antihypertenseurs** ▪ L'efficacité de l'agent peut être réduite par les **phénothiazines**, les **butyrophénones (halopéridol)**, les **thioxanthènes** ou le **métoclopramide** (éviter l'usage concomitant).

VOIES D'ADMINISTRATION ET POSOLOGIE

PO (adultes) : *Hyperprolactinémie* – initialement, 0,5 mg par semaine (en 1 ou 2 prises) ; la dose peut être majorée à des intervalles de 4 semaines, jusqu'à 1 mg, 2 fois par semaine. *Inhibition de la lactation physiologique* – 1 mg en une seule prise, dose qui devrait être administrée le premier jour post-partum.

PRÉSENTATION

Comprimés : 0,5 mg[Pr].

PHARMACODYNAMIE (effet sur les taux sériques de prolactine)

	Début d'action	Pic	Durée
PO	inconnu	4 semaines	inconnue

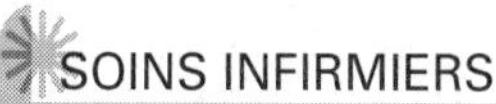

SOINS INFIRMIERS

ÉVALUATION DE LA SITUATION

Mesurer la pression artérielle avant l'administration du médicament et à intervalles fréquents pendant le traitement initial. Des doses initiales supérieures à 1 mg peuvent provoquer une hypotension orthostatique. Faire preuve de prudence lors de l'administration concomitante d'autres médicaments qui abaissent la pression artérielle. Surveiller attentivement les déplacements du patient pendant la période initiale d'adaptation de la posologie pour éviter les accidents dus à l'hypotension.

Tests de laboratoire : On devrait mesurer les concentrations sériques de prolactine tous les mois, jusqu'à ce qu'elles aient été normalisées (< 20 µg/L chez les femmes et < 15 µg/L chez les hommes).

DIAGNOSTICS INFIRMIERS POSSIBLES

- Risque d'accident (Effets secondaires).
- Connaissances insuffisantes sur le traitement médicamenteux (Enseignement au patient et à ses proches).

INTERVENTIONS INFIRMIÈRES

Cet agent peut être pris avec ou sans aliments.

ENSEIGNEMENT AU PATIENT ET À SES PROCHES

- Recommander au patient de respecter scrupuleusement la posologie recommandée. S'il n'a pu prendre son médicament au moment habituel, il doit le prendre aussitôt que possible, le lendemain ou le surlendemain. S'il ne l'a pas pris jusqu'au jour où il doit prendre la dose suivante, il ne doit pas doubler la dose. Lui conseiller de prévenir un professionnel de la santé s'il souffre de nausées.
- Prévenir le patient que le médicament peut provoquer de la somnolence et des étourdissements. Lui conseiller de ne pas conduire et d'éviter les activités qui exigent sa vigilance jusqu'à ce qu'on ait la certitude que le médicament n'entraîne pas ces effets chez lui.
- Recommander au patient de changer lentement de position pour prévenir les risques d'hypotension orthostatique.
- Recommander au patient d'éviter de boire de l'alcool pendant qu'il prend ce médicament.
- Conseiller à la patiente d'utiliser une méthode contraceptive qui n'est pas à base d'hormones et de prévenir un professionnel de la santé sans délai si elle prévoit devenir enceinte ou si elle pense l'être.
- Recommander au patient qui prend la cabergoline pour traiter une tumeur hypophysaire d'informer immédiatement un professionnel de la santé si les signes suivants qui évoquent l'accroissement de la taille de la tumeur se manifestent : vision trouble, céphalées soudaines, nausées graves et vomissements.
- Insister sur l'importance des examens de suivi réguliers permettant d'évaluer l'efficacité du traitement et de surveiller les effets secondaires.

VÉRIFICATION DE L'EFFICACITÉ THÉRAPEUTIQUE

L'efficacité du traitement peut être démontrée par : la diminution de la galactorrhée chez les patients souffrant d'hyperprolactinémie ▪ On peut abandonner le traitement à la cabergoline si les taux sériques normaux de prolactine se maintiennent pendant plus de six mois. On devrait mesurer ces taux à intervalles réguliers pour déterminer s'il est nécessaire de reprendre le traitement par la cabergoline.

CALCITONINE (HUMAINE)

Ce médicament n'est pas commercialisé au Canada.

CALCITONINE (SAUMON)

Synonyme : salcatonine

Calcimar, Caltine, Miacalcin NS

CLASSIFICATION :

Hormones de régularisation du calcium et du phosphore : traitement de l'hypercalcémie, traitement de la maladie de Paget

Grossesse – catégorie C

INDICATIONS

IM, SC : Traitement de la maladie osseuse de Paget ▪ Traitement d'appoint de l'hypercalcémie ▪ **Voie intranasale :** Traitement de l'ostéoporose postménopausique.

MÉCANISME D'ACTION

Diminution de la concentration de calcium sérique par un effet direct sur les os, les reins et le tractus gastro-intestinal ▪ Activation de l'excrétion rénale du calcium. ***Effets thérapeutiques :*** Inhibition de la résorption osseuse accélérée ▪ Diminution des concentrations de calcium sérique.

PHARMACOCINÉTIQUE

Absorption : L'absorption est complète à partir des points d'injection IM et SC. Le médicament est rapidement absorbé à partir des muqueuses nasales ; l'absorption présente un écart de 3 % par rapport à l'administration parentérale.

Distribution : Inconnue.

Métabolisme et excrétion : Le métabolisme dans les reins, le sang et les tissus est rapide.

Demi-vie : De 70 à 90 minutes.

CONTRE-INDICATIONS ET PRÉCAUTIONS/MISES EN GARDE

Contre-indications : Hypersensibilité aux protéines de saumon ou aux diluants de gélatine.

Précautions/mises en garde : Grossesse et allaitement (l'usage de ces agents est déconseillé) ▪ Enfants (l'innocuité de ces agents n'a pas été établie).

RÉACTIONS INDÉSIRABLES ET EFFETS SECONDAIRES

SNC : céphalées.

C

ORLO: *voie nasale seulement* – épistaxis, irritation nasale, rhinite.
GI: *IM, SC* – nausées, vomissements, goût inusité, diarrhée.
GU: *IM, SC* – mictions fréquentes.
Tég.: rash.
Locaux: réactions au point d'injection.
Loc.: *voie nasale* – arthralgie, douleurs lombaires.
Divers: réactions allergiques incluant l'ANAPHYLAXIE, rougeur du visage, enflure, picotements et sensibilité au niveau des mains.

INTERACTIONS

Médicament-médicament: Un traitement antérieur par un biphosphonate, incluant l'**étidronate,** l'**alendronate** et le **pamidronate**, peut réduire la réponse à la calcitonine.

VOIES D'ADMINISTRATION ET POSOLOGIE

Ostéoporose postménopausique

Voie intranasale (adultes): 200 UI par jour.

Maladie de Paget

IM, SC (adultes): Initialement, 100 UI par jour; ensuite environ 50 UI par jour ou de 50 à 100 UI, 3 fois par semaine comme dose d'entretien.

Hypercalcémie

IM, SC (adultes): 4 UI/kg toutes les 12 heures; on peut augmenter la dose après 1 ou 2 jours jusqu'à 8 UI/kg, toutes les 12 heures et, si besoin est, on peut, après 2 autres jours, aller jusqu'à 8 UI/kg, toutes les 6 heures.

PRÉSENTATION

Solution pour injection: 100 UI/mL[Pr], 200 UI/mL[Pr] ■ **Vaporisateur nasal**: 200 UI/vaporisation[Pr].

PHARMACODYNAMIE

	DÉBUT D'ACTION	PIC	DURÉE
IM, SC†	inconnu	2 h	6 – 8 h
Voie intranasale‡	rapide	31 – 39 min	inconnue

† Effets sur les concentrations sériques de calcium.
‡ Concentrations sériques de la calcitonine administrée.

SOINS INFIRMIERS

ÉVALUATION DE LA SITUATION

- OBSERVER L'APPARITION DES SIGNES SUIVANTS D'HYPERSENSIBILITÉ: RASH, FIÈVRE, ÉRUPTIONS URTICARIENNES, ANAPHYLAXIE, MALADIE SÉRIQUE. GARDER DE L'ÉPINÉPHRINE, DES ANTIHISTAMINIQUES ET DE L'OXYGÈNE À PORTÉE DE LA MAIN POUR PARER À UNE ÉVENTUELLE RÉACTION ANAPHYLACTIQUE.
- Au cours de l'administration des premières doses de calcitonine, observer l'apparition des signes suivants de tétanie hypocalcémique: nervosité, irritabilité, paresthésie, soubresauts musculaires, spasmes tétaniques, convulsions. Garder à portée de la main du calcium destiné à l'administration par voie parentérale, comme du gluconate de calcium, pour parer à cette éventualité.

Tests de laboratoire:

- Noter à intervalles réguliers pendant toute la durée du traitement, les concentrations sériques de phosphatase alcaline et de calcium. Ces concentrations devraient se normaliser dans les quelques mois qui suivent le début du traitement.
- Suivre à intervalles réguliers l'hydroxyprolinurie (24 heures), chez les patients souffrant de la maladie de Paget.

DIAGNOSTICS INFIRMIERS POSSIBLES

- Douleur aiguë (Indications).
- Risque d'accident (Indications, Effets secondaires).
- Connaissances insuffisantes sur le traitement médicamenteux (Enseignement au patient et à ses proches).

INTERVENTIONS INFIRMIÈRES

- Avant le début du traitement, déterminer la sensibilité à la calcitonine de saumon, en administrant par voie intradermique une dose d'épreuve (1 UI) dans la face intérieure de l'avant-bras. Pour préparer une dose d'épreuve, faire une dilution de 10 UI/mL en prélevant 0,05 mL (10 UI) d'une solution à 200 UI/mL ou 0,1 mL (10 UI) d'une solution à 100 UI/mL dans une seringue à tuberculine que l'on remplira jusqu'à concurrence de 1 mL avec une solution de NaCl 0,9 % pour injection. Bien mélanger et jeter 0,9 mL. Administrer 0,1 mL (1 UI) et observer le point d'injection pendant 15 minutes. La présence d'un érythème plus que léger ou d'une papule signifie que le patient est allergique à ce médicament.
- Garder la solution au réfrigérateur.

IM, SC:

- Observer le point d'injection pour déceler la rougeur, l'enflure ou la douleur. Assurer la rotation des points d'injection. La voie SC est la voie d'administration privilégiée. Administrer par voie IM si la dose est supérieure à 2 mL. Utiliser plusieurs points d'injection pour diminuer le risque de réaction inflammatoire.

- Ne pas administrer la solution si elle a changé de couleur ou si elle renferme des particules.

ENSEIGNEMENT AU PATIENT ET À SES PROCHES

- Conseiller au patient de respecter scrupuleusement la posologie recommandée. S'il n'a pu prendre le médicament au moment habituel et si le médecin lui a prescrit 2 doses par jour, il ne doit s'auto-administrer l'injection que dans les 2 heures qui suivent l'heure habituelle. Si le médecin lui a prescrit une seule dose par jour, il ne doit s'auto-administrer la dose manquée que le jour même. S'il doit s'auto-administrer le médicament tous les 2 jours, il doit s'injecter la dose manquée dès que possible et reprendre ensuite le programme recommandé d'un jour sur deux. Si le médecin lui a prescrit 1 dose, 3 fois par semaine (lundi, mercredi, vendredi), il doit prendre la dose manquée le lendemain et reporter chaque injection d'une journée ; il doit ensuite reprendre l'horaire habituel la semaine suivante. Le prévenir qu'il ne faut jamais remplacer une dose manquée par une double dose.
- Faire la démonstration de la méthode d'auto-administration de l'injection.
- Recommander au patient de signaler rapidement à un professionnel de la santé toute réaction allergique et les signes suivants d'hypercalcémie récidivante : douleur profonde des os ou du flanc, calculs rénaux, anorexie, nausées, vomissements, soif, léthargie.
- Expliquer au patient que les bouffées vasomotrices et la sensation de chaleur qu'il risque de manifester après l'injection sont passagères et ne durent habituellement qu'environ 1 heure.
- Expliquer au patient que les nausées qui se manifestent après l'injection ont tendance à diminuer avec le temps, même s'il poursuit le traitement.
- Recommander au patient de ne consommer des aliments à faible teneur de calcium que si un professionnel de la santé a prescrit un tel régime (voir l'annexe J). Les femmes souffrant d'ostéoporose postménopausique devraient consommer des aliments riches en calcium et en vitamine D.

Ostéoporose : Expliquer au patient qui reçoit de la calcitonine pour le traitement de l'ostéoporose que l'exercice semble arrêter, voire même renverser, le processus de résorption osseuse. Lui recommander de demander à un professionnel de la santé, avant de s'engager dans un programme d'exercices, s'il lui faut restreindre ses activités physiques.

Voie intranasale :

- Montrer au patient comment utiliser le vaporisateur nasal. Il faut d'abord activer la pompe en la tenant droite et en ramenant les ailerons blancs vers le flacon, et ce à la première utilisation seulement (suivre les recommandations du fabricant). Après l'activation, introduire l'embout fermement dans la narine, en gardant la tête droite, puis actionner la pompe.
- Recommander au patient de signaler à un professionnel de la santé une irritation nasale importante.

VÉRIFICATION DE L'EFFICACITÉ THÉRAPEUTIQUE

L'efficacité du traitement peut être démontrée par : la diminution des concentrations sériques de calcium ▪ la diminution des douleurs osseuses ▪ le ralentissement de l'évolution de l'ostéoporose postménopausique. Une amélioration marquée de la densité osseuse peut être observée dès le premier mois de traitement. ✳

CALCITRIOL,

voir Vitamine D (composés de)

CALCIUM, SELS DE

acétate de calcium (25 % de Ca ou 6,3 mmol/g)
Acétate de calcium

carbonate de calcium (40 % de Ca ou 10 mmol/g)
Apo-Cal, Calci-forte, Calcite, Cal-citrus, Calcium Rougier, Calcium Sandoz, Cal-Plus, Calsan, Caltrate, Neo-cal, Nu-Cal, Os-Cal, Tums, Tums E-X, Viactiv

chlorure de calcium (27 % de Ca ou 6,8 mmol/g)
Calciject, Chlorure de calcium

citrate de calcium (21 % de Ca ou 6 mmol/g)
Citracal, Citrate de calcium

glubionate de calcium (6,4 % de Ca ou 1,6 mmol/g)
Ce médicament n'est pas commercialisé au Canada.

gluceptate de calcium (8,2 % de Ca ou 2,05 mmol/g)
Ce médicament n'est pas commercialisé au Canada.

C

gluconate de calcium (9 % de Ca ou 2,25 mmol/g)
Gluconate de calcium

lactate de calcium (13 % de Ca ou 3,25 mmol/g)
Lactate de calcium

phosphate de tricalcium (39 % de Ca ou 9,75 mmol/g)
Ce médicament n'est pas commercialisé au Canada.

CLASSIFICATION :
Minéraux et électrolytes (suppléments de calcium)

Grossesse – catégories C (acétate de calcium, chlorure de calcium, gluceptate de calcium, injections de gluconate de calcium) et inconnue (carbonate de calcium, citrate de calcium, glubionate de calcium, lactate de calcium, phosphate de tricalcium)

INDICATIONS

PO, IV : Traitement et prévention de l'hypocalcémie ■ Tétanie ■ **PO** : Traitement d'appoint pour prévenir l'ostéoporose postménopausique ■ Hypoparathyroïdie ■ Pseudohypoparathyroïdie ■ **IV** : Traitement d'urgence de l'hyperkaliémie et de l'hypermagnésémie et traitement d'appoint en cas d'arrêt cardiaque (chlorure de calcium, gluconate de calcium, glubionate de calcium) ■ Traitement d'appoint dans un certain nombre de cas comme les morsures où les piqûres d'insectes, les réactions allergiques caractérisées par de l'urticaire ou de l'angio-œdème, le surdosage au sulfate de magnésium, la colique saturnine ■ **Carbonate de calcium** : Usage possible à titre d'antiacide ■ **Acétate et carbonate de calcium** : Maîtrise de l'hyperphosphatémie en présence de néphropathie terminale.

MÉCANISME D'ACTION

Élément essentiel pour le fonctionnement du système nerveux et de l'appareil locomoteur ■ Maintien de la perméabilité des membranes cellulaires et des capillaires ■ Activation de la transmission des influx nerveux et de la contraction des muscles squelettiques et cardiaques et des muscles lisses ■ Élément essentiel pour la formation osseuse et la coagulation du sang. ***Effets thérapeutiques*** : Substitution du calcium en présence des maladies de carence ■ Maîtrise de l'hyperphosphatémie en présence de néphropathie terminale, sans que l'absorption de l'aluminium (acétate de calcium et carbonate de calcium) en soit accrue.

PHARMACOCINÉTIQUE

Absorption : L'absorption à partir du tractus gastro-intestinal ne peut se faire qu'en présence de la vitamine D. L'administration par voie IV assure une biodisponibilité complète.

Distribution : Pénétration rapide dans le liquide extracellulaire. Le calcium traverse le placenta et pénètre dans le lait maternel.

Métabolisme et excrétion : L'excrétion est surtout fécale ; une fraction de 20 % est éliminée par les reins.

Demi-vie : Inconnue.

CONTRE-INDICATIONS ET PRÉCAUTIONS/ MISES EN GARDE

Contre-indications : Hypercalcémie ■ Fibrillation ventriculaire ■ Cardiopathie grave ■ Néphropathie ■ Hypercalciurie ■ Perte de calcium due à l'immobilisation.

Précautions/mises en garde : Patients recevant des dérivés digitaliques ■ Insuffisance respiratoire grave ■ Maladie rénale ■ Calculs rénaux ■ Maladie cardiaque.

RÉACTIONS INDÉSIRABLES ET EFFETS SECONDAIRES

SNC : syncope (voie IV seulement), picotements.

CV : ARRÊT CARDIAQUE (voie IV seulement), arythmies, bradycardie.

GI : constipation, nausées, vomissements.

GU : calculs, hypercalciurie.

Locaux : phlébite (voie IV seulement).

INTERACTIONS

Médicament-médicament : L'hypercalcémie augmente le risque de toxicité par les **dérivés digitaliques** ■ L'utilisation prolongée de calcium avec des **antiacides** peut induire, en présence d'une insuffisance rénale, le syndrome du lait et des alcalins (syndrome de Burnett) ■ La prise par voie orale de ces préparations de calcium diminue l'absorption des **tétracyclines**, des **fluoroquinolones**, de la **phénytoïne** et des **sels de fer**, administrés par voie orale ■ Les préparations à base de calcium, prises en quantités excessives, peuvent diminuer les effets des **bloqueurs des canaux calciques** ■ Ces agents diminuent l'absorption de l'**étidronate** (ne pas prendre ce médicament dans les deux heures précédant ou suivant la prise de suppléments de calcium) ■ Les suppléments de calcium peuvent diminuer l'efficacité de l'**aténolol** ■ L'usage concomitant de **diurétiques thiazidiques** peut induire une hypercalcémie ■ Les sels de calcium peuvent diminuer la capacité du **sulfonate de polystyrène de sodium** de réduire les taux de potassium sérique.

Médicament-aliments : Les **produits céréaliers**, les **épinards** ou la **rhubarbe** peuvent diminuer l'absorption des suppléments de calcium ■ L'acétate de calcium ne devrait pas être administré en même temps que d'**autres suppléments de calcium**.

VOIES D'ADMINISTRATION ET POSOLOGIE

Les doses sont indiquées en mg, en g ou en mmol de calcium.

PO (adultes) : *Prévention de l'hypocalcémie, traitement des carences, ostéoporose* – de 1 à 2 g/jour. *Antiacide* – de 0,5 à 1,5 g, selon les besoins (carbonate de calcium seulement). *Hyperphosphatémie en présence d'une néphropathie terminale (acétate de calcium et carbonate de calcium)* – quantité nécessaire pour normaliser les taux sériques de phosphate et de calcium.

PO (enfants) : *Supplément* – de 45 à 65 mg/kg/jour.

PO (nourrissons) : *Hypocalcémie du nourrisson* – de 50 à 150 mg/kg (ne pas dépasser 1 g).

IV (adultes) : *Traitement d'urgence de l'hypocalcémie, réanimation cardiaque* – de 3,5 à 7 mmol. *Tétanie hypocalcémique* – de 2,25 à 8 mmol ; répéter l'administration 1 fois par jour jusqu'à ce que les symptômes soient maîtrisés. *Hyperkaliémie avec cardiotoxicité* – de 1,25 à 7 mmol ; répéter, au besoin, après 1 ou 2 minutes. *Hypermagnésémie* – 2,5 à 5 mmol.

IV (enfants) : *Traitement d'urgence de l'hypocalcémie* – de 0,5 à 3,5 mmol. *Tétanie hypocalcémique* – de 0,25 à 0,35 mmol/kg, 3 ou 4 fois par jour.

IV (nourissons) : *Traitement d'urgence de l'hypocalcémie* – < 0,5 mmol. *Tétanie hypocalcémique* – 1,2 mmol/kg/jour en doses fractionnées.

PRÉSENTATION (version générique disponible)

- **Carbonate de calcium**
  Consulter les monographies de chaque fabricant pour connaître les différentes préparations offertes.
- **Chlorure de calcium**
  Solution pour injection : 10 % (0,7 mmol/mL)[Pr].
- **Gluconate de calcium**
  Comprimés : 500 mg (45 mg de Ca)[VL], 650 mg (58,5 mg de Ca)[VL], 975 mg (87,75 mg de Ca)[VL], 1 g (90 mg de Ca)[VL] ▪ **Solution pour injection** : 10 % (0,23 mmol/mL)[Pr].
- **Lactate de calcium**
  Comprimés : 650 mg (84,5 mg de Ca)[VL].

Les sels de calcium sont offerts sous de nombreuses formes pharmaceutiques : comprimés (ordinaires, à croquer, effervescents, etc.), capsules, liquide, poudre et solution pour injection de teneurs. Consulter la monographie du fabricant pour plus de détails.

PHARMACODYNAMIE (effets sur les taux de calcium sérique)

	Début d'action	Pic	Durée
PO	inconnu	inconnu	inconnue
IV	immédiat	immédiat	0,5 – 2 h

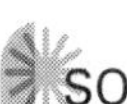

SOINS INFIRMIERS

ÉVALUATION DE LA SITUATION

Supplément de calcium ou traitement de supplémentation calcique :

- Rester à l'affût des signes suivants d'hypocalcémie : paresthésie, soubresauts musculaires, laryngospasme, coliques, arythmies cardiaques et signe de Chvostek ou de Trousseau. En signaler l'apparition au médecin ou à un autre professionnel de la santé. Pour protéger les patients qui manifestent des symptômes d'hypocalcémie, remonter et rembourrer les ridelles du lit ; garder le lit en position basse.
- Mesurer souvent la pression artérielle et le pouls ; suivre l'ÉCG pendant toute la durée du traitement par voie parentérale. Le médicament peut induire la vasodilatation et, par voie de conséquence, l'hypotension, une bradycardie, des arythmies et l'arrêt cardiaque. Une élévation passagère de la pression artérielle peut survenir durant l'administration par voie IV, particulièrement chez les patients âgés ou hypertendus.
- Vérifier la perméabilité de la tubulure IV. L'extravasation peut provoquer la cellulite, la nécrose et la desquamation tissulaire.
- Suivre de près le patient prenant des dérivés digitaliques, pour déceler les signes de toxicité digitalique.

Antiacide : Lorsqu'on administre le médicament en tant qu'antiacide, rester à l'affût des symptômes suivants : pyrosis, indigestion, douleurs abdominales. Inspecter l'abdomen ; ausculter les bruits intestinaux.

Tests de laboratoire :

- Examiner les concentrations sériques de calcium ou de calcium ionisé, de chlorure, de sodium, de potassium, de magnésium, d'albumine et d'hormone parathyroïdienne (PTH),

C

avant l'administration de ces agents et à intervalles réguliers pendant toute la durée du traitement de l'hypocalcémie.
- En cas d'administration prolongée ou excessive, l'agent peut entraîner une baisse des concentrations sériques de phosphate. Dans le traitement de l'hyperphosphatémie chez les patients souffrant d'insuffisance rénale, surveiller les concentrations de phosphate.

Toxicité et surdosage : Suivre de près le patient pour déceler l'apparition des symptômes suivants d'hypercalcémie : nausées, vomissements, anorexie, soif, constipation grave, iléus paralytique et bradycardie. Signaler immédiatement au médecin ces symptômes.

DIAGNOSTICS INFIRMIERS POSSIBLES

- Alimentation déficiente (Indications).
- Risque d'accident relié à l'ostéoporose et au déséquilibre électrolytique (Indications).
- Connaissances insuffisantes sur le traitement médicamenteux (Enseignement au patient et à ses proches).

INTERVENTIONS INFIRMIÈRES

- LES DOSES EN MILLIGRAMMES DE CHLORURE DE CALCIUM, DE GLUCONATE DE CALCIUM ET DE GLUCEPTATE DE CALCIUM NE SONT PAS ÉQUIVALENTES ; ÉVITER DE SUBSTITUER CES AGENTS L'UN À L'AUTRE. On peut généralement trouver sur le chariot de réanimation du chlorure de calcium et du gluconate de calcium. Le médecin doit préciser la forme de calcium qu'il souhaite administrer. Les doses devraient être exprimées en mmol.
- En cas d'arrêt cardiaque, l'administration de chlorure de calcium est maintenant réservée aux patients souffrant d'hyperkaliémie, d'hypocalcémie et de toxicité par les bloqueurs des canaux calciques.

PO : Administrer les sels de calcium (sauf le lactate) avec les repas pour en augmenter l'absorption. Demander au patient de bien mâcher les comprimés à croquer avant de les avaler. Dissoudre les comprimés effervescents dans un verre d'eau. Demander au patient de boire un grand verre d'eau après avoir pris une dose par voie orale, sauf s'il s'agit de carbonate de calcium utilisé comme chélateur de phosphore lors d'une dialyse rénale. Administrer le sirop de glubionate de calcium avant les repas ; on peut le diluer dans de l'eau ou dans du jus de fruit pour l'administrer aux nourrissons ou aux enfants. Dans le traitement de l'hyperphosphatémie, administrer le supplément de calcium avec les repas.

IM : Dans les situations d'urgence, on peut administrer le gluconate de calcium par voie IM si les veines sont inaccessibles. Chez l'enfant, n'administrer l'injection que dans la cuisse. Chez l'adulte, n'administrer l'injection que dans le muscle fessier. Ne pas administrer le chlorure de calcium par voie IM.

IV :

- Réchauffer les solutions IV à la température du corps et les administrer par une aiguille de petit diamètre dans une grosse veine pour diminuer les risques de phlébite. Ne pas administrer la préparation dans une veine du cuir chevelu. L'injection peut provoquer une sensation de brûlure, une vasodilatation périphérique et une chute de la pression artérielle. Demander au patient de rester couché pendant 30 à 60 minutes après l'administration IV. Administrer la solution lentement. Des concentrations élevées peuvent provoquer l'arrêt cardiaque. Consulter les directives de chaque fabricant avant d'administrer la préparation.
- En cas d'infiltration, arrêter l'administration IV. On peut surélever la région atteinte ou appliquer de la chaleur et infiltrer localement un soluté ordinaire, du chlorhydrate de procaïne à 1 % ou de l'hyaluronidase.
- L'administration rapide peut provoquer des picotements, une sensation de chaleur ou un goût métallique. Arrêter la perfusion si ces symptômes se manifestent et la reprendre à un débit plus lent lorsqu'ils disparaissent.
- La solution doit être transparente. Ne pas l'utiliser si des cristaux se sont formés.

Chlorure de calcium

- **IV directe :** On peut administrer le chlorure de calcium sans dilution préalable par injection IV directe.
- **Perfusion intermittente ou continue :** On peut diluer le chlorure de calcium dans une solution de D5%E ou de D10%E, dans une solution de NaCl 0,9 %, dans une solution de D5%E et de NaCl 0,25 %, 0,45 % ou 0,9 % ou dans une solution de D5%E et de soluté lactate de Ringer.
- ***Vitesse d'administration :*** Le débit maximal chez l'adulte est de 0,35 à 0,75 mmol/minute (de 0,5 à 1 mL de solution à 10 %) ; chez les enfants, il est de 0,5 mL/minute. Consulter les directives de chaque fabricant avant d'administrer la préparation.

- **Association compatible dans la même seringue** : milrinone.
- **Compatibilité (tubulure en Y)** : amrinone ■ dobutamine ■ épinéphrine ■ esmolol ■ morphine ■ paclitaxel.
- **Incompatibilité (tubulure en Y)** : propofol ■ sodium, bicarbonate de.

Gluconate de calcium

- **IV directe** : Administrer lentement par injection IV directe.
- ***Vitesse d'administration*** : Le débit maximal chez l'adulte est de 1,5 mL à la minute (de 0,35 à 0,75 mmol/minute). Consulter les directives de chaque fabricant avant d'administrer la préparation.
- **Perfusion continue** : On peut effectuer une dilution supplémentaire dans 1 000 mL de solution de D5%E, D10%E ou D20%E, de solution de D5%/NaCl 0,9 %, de solution de NaCl 0,9 %, de solution de D5%E et de lactate de Ringer ou de soluté lactate de Ringer.
- **Association incompatible dans la même seringue** : métoclopramide.
- **Compatibilité (tubulure en Y)** : aldesleukine ■ allopurinol ■ amifostine ■ aztréonam ■ céfazoline ■ céfépime ■ ciprofloxacine ■ cladribine ■ dobutamine ■ énalaprilate ■ épinéphrine ■ famotidine ■ filgrastim ■ granisétron ■ labétol ■ melphalan ■ méropenem ■ midazolam ■ nétilmicine ■ pipéracilline/tazobactam ■ potassium, chlorure de ■ prochlorpérazine, édisylate de ■ propofol ■ sargramostim ■ tacrolimus ■ téniposide ■ thiotépa ■ tolazoline ■ vinorelbine ■ vitamine du complexe B avec C.
- **Incompatibilité (tubulure en Y)** : fluconazole ■ indométhacine.

ENSEIGNEMENT AU PATIENT ET À SES PROCHES

- Recommander au patient de ne pas prendre des comprimés à délitement entérique une heure avant de prendre le carbonate de calcium ou une heure après l'avoir pris étant donné le risque de dissolution prématurée de ces comprimés.
- Expliquer au patient qu'il ne doit pas prendre des préparations de calcium en même temps que des aliments riches en acide oxalique (épinards, rhubarbe), en acide phytique (son, produits céréaliers) ou en phosphore (lait ou produits laitiers). Lui expliquer que s'il prend ces suppléments en même temps que des produits laitiers, il s'expose au risque d'apparition du syndrome du lait et des alcalins (syndrome de Burnett) dont les symptômes sont les nausées, les vomissements, la confusion et les céphalées. Conseiller au patient d'attendre de 1 à 2 heures avant de prendre d'autres médicaments ou de les prendre de 1 à 2 heures avant les préparations de calcium, si possible.
- Conseiller au patient qui suit un traitement par le calcium de prendre dès que possible toute dose qu'il n'a pas pu prendre au moment habituel et de reprendre par la suite l'horaire habituel.
- Prévenir le patient que le carbonate de calcium peut provoquer la constipation. Lui expliquer les méthodes permettant de prévenir la constipation : augmenter la consommation d'aliments riches en fibres et de liquides et faire de l'exercice. Lui recommander également de consulter le médecin à propos de l'utilisation de laxatifs. Une constipation grave peut être un signe de toxicité.
- Conseiller au patient d'éviter l'usage excessif du tabac ou la consommation excessive de boissons contenant de l'alcool ou de la caféine.

Supplément de calcium : Encourager le patient à consommer des aliments riches en vitamine D (voir l'annexe J).

Ostéoporose : Expliquer au patient que l'exercice semble arrêter, voire même renverser, la résorption osseuse. Lui recommander toutefois de s'informer auprès d'un professionnel de la santé s'il lui faut restreindre ses activités physiques, avant de s'engager dans un programme d'exercices.

VÉRIFICATION DE L'EFFICACITÉ THÉRAPEUTIQUE

L'efficacité du traitement peut être démontrée par : l'élévation des concentrations sériques de calcium ■ la diminution des signes et des symptômes d'hypocalcémie ■ la suppression de l'indigestion ■ la normalisation de l'hyperphosphatémie chez les patients souffrant d'insuffisance rénale (acétate et carbonate de calcium). ✳

CANDÉSARTAN,

voir Antagonistes des récepteurs de l'angiotensine II

C

CAPÉCITABINE

Xeloda

CLASSIFICATION :

Antinéoplasique (antimétabolite)

Grossesse – catégorie D

INDICATIONS

Traitement du cancer métastatique du sein qui a évolué malgré le traitement par le paclitaxel et une anthracycline (daunorubicine, doxorubicine, idarubicine) ou qui est réfractaire au paclitaxel, lorsque la poursuite du traitement par une anthracycline est contre-indiquée.

MÉCANISME D'ACTION

La capécitabine se transforme dans les tissus en 5-fluorouracile, qui inhibe la synthèse de l'ADN et de l'ARN en empêchant la production de thymidine ▪ Certaines tumeurs peuvent présenter des concentrations plus fortes de l'enzyme responsable de la dernière étape de la transformation en 5-fluorouracile (5-FU). ***Effets thérapeutiques :*** Destruction des cellules à réplication rapide, particulièrement des cellules malignes.

PHARMACOCINÉTIQUE

Absorption : Bonne absorption par suite de l'administration PO.

Distribution : Inconnue.

Métabolisme et excrétion : La capécitabine est surtout métabolisée dans les tissus et par le foie ; les métabolites inactifs sont excrétés principalement par les reins.

Demi-vie : 45 minutes.

CONTRE-INDICATIONS ET PRÉCAUTIONS/ MISES EN GARDE

Contre-indications : Hypersensibilité.

Précautions/mises en garde : Patients âgés (risque accru de diarrhée grave chez les patients > 80 ans) ▪ Insuffisance hépatique ou rénale ▪ Coronaropathie ▪ Grossesse ▪ Allaitement ▪ Enfants de moins de 18 ans (l'innocuité de l'agent n'a pas été établie).

RÉACTIONS INDÉSIRABLES ET EFFETS SECONDAIRES

SNC : fatigue.

ORLO : irritation oculaire.

CV : œdème.

GI : DIARRHÉE, nécrose, entérocolite, douleurs abdominales, anorexie, constipation, hyperbilirubinémie, nausées, stomatite, vomissements, dyspepsie.

Tég. : dermatite, dysesthésie érythémateuse palmo-plantaire, maladies des ongles.

HÉ : déshydratation.

Hémat. : anémie, leucopénie, thrombocytopénie.

Loc. : douleurs aux membres, myalgie.

Divers : fièvre.

INTERACTIONS

Médicament-médicament : La prise concomitante de **leucovorine** accroît la toxicité de cet agent ▪ Les **antiacides** peuvent accroître l'absorption de la capécitabine ▪ La **warfarine** peut augmenter le risque de saignements.

Médicament-aliments : Les **aliments** diminuent l'absorption de la capécitabine, bien qu'il faille l'administrer à la fin d'un repas.

VOIES D'ADMINISTRATION ET POSOLOGIE

PO (adultes) : 2 500 mg/m²/jour en deux doses fractionnées, à 12 heures d'intervalle, pendant 14 jours, suivis d'une période sans médication de 7 jours ; la capécitabine est administrée en cures de 3 semaines.

PRÉSENTATION

Comprimés : 150 mg[Pr], 500 mg[Pr].

PHARMACODYNAMIE (concentrations sanguines)

	DÉBUT D'ACTION	PIC	DURÉE
PO	inconnu†	1,5 h (5-FU : 2 h)‡	inconnue

† L'effet antinéoplasique apparaît à la sixième semaine.
‡ Les concentrations de 5-FU atteignent un pic après 2 heures.

SOINS INFIRMIERS

ÉVALUATION DE LA SITUATION

- EXAMINER LES MUQUEUSES, NOTER LE NOMBRE ET LA CONSISTANCE DES SELLES ET LA FRÉQUENCE DES VOMISSEMENTS. Rester à l'affût des signes suivants d'infection : fièvre, frissons, mal de gorge, toux, enrouement, douleurs lombaires ou aux flancs, mictions difficiles ou douloureuses. Suivre de près les saignements : saignement des gencives, formation d'ecchymoses, pétéchies, présence de sang occulte dans les selles, l'urine et les vomissements. Éviter les injections IM et la prise de la température rectale. Appliquer une pression sur les points de ponction veineuse pendant 10 minute. Une anémie peut survenir. Suivre de près les signes de fatigue accrue, de dyspnée et d'hypotension orthostatique. PRÉVENIR LE MÉDECIN SI LES SYMPTÔMES SUIVANTS DE TOXICITÉ SE MANIFESTENT : STOMATITE, VOMISSEMENTS IMPOSSIBLES À RÉPRIMER, DIARRHÉE, FIÈVRE ; IL PEUT S'AVÉRER NÉCESSAIRE D'ABANDONNER LE TRAITEMENT OU DE DIMINUER LA DOSE DE MÉDICAMENT. ON DEVRAIT SURVEILLER DE PRÈS LES PATIENTS QUI PRÉSENTENT UNE DIARRHÉE GRAVE ET LEUR ADMINISTRER UN TRAITEMENT DE RÉÉQUILIBRAGE HYDRO-ÉLECTROLYTIQUE EN CAS DE DÉSHYDRATATION.

- Vérifier la présence de dysesthésie érythémateuse palmo-plantaire (syndrome d'enflure douloureuse des mains et des pieds). Les symptômes incluent l'engourdissement, la dysesthésie ou la paresthésie, les picotements, l'enflure douloureuse ou indolore, l'érythème, la desquamation, la formation de phlyctènes et des douleurs intenses.

Tests de laboratoire : Évaluer les fonctions hépatique (concentrations sériques de phosphatase alcaline, d'AST, d'ALT et de bilirubine), rénale et hématopoïétique (hématocrite, taux d'hémoglobine, nombre de leucocytes et de thrombocytes) avant l'administration de l'agent et à intervalles réguliers pendant toute la durée du traitement. La capécitabine peut provoquer la leucopénie, l'anémie et la thrombocytopénie. La leucopénie peut dicter l'abandon du traitement. Le traitement devrait être interrompu si les concentrations sériques de bilirubine atteignent 1,5 fois la limite supérieure de la normale ou la dépassent ; le traitement peut être repris une fois que les concentrations de bilirubine sont revenues à la normale.

DIAGNOSTICS INFIRMIERS POSSIBLES

- Risque d'infection (Indications).
- Alimentation déficiente (Effets secondaires).
- Connaissances insuffisantes sur le traitement médicamenteux (Enseignement au patient et à ses proches).

INTERVENTIONS INFIRMIÈRES

- NE PAS CONFONDRE LA CAPÉCITABINE (XELODA) AVEC L'ORLISTAT (XENICAL). On doit adapter la posologie en fonction des effets toxiques. Si on réduit la dose en raison d'une toxicité, on ne doit pas la majorer par la suite. Consulter les recommandations du fabricant.
- Administrer le médicament avec des aliments à la fin d'un repas, toutes les 12 heures pendant deux semaines et observer une période de une semaine sans médication. Les comprimés devraient être pris avec de l'eau.

C

ENSEIGNEMENT AU PATIENT ET À SES PROCHES

- Conseiller au patient de prendre le médicament toutes les 12 heures, à la fin d'un repas, avec de l'eau, en suivant scrupuleusement les recommandations du médecin. S'il n'a pu prendre une dose au moment habituel, il ne doit pas doubler la dose suivante, mais plutôt reprendre l'horaire habituel.
- RENSEIGNER LE PATIENT SUR LES EFFETS SECONDAIRES LES PLUS COURANTS. LUI RECOMMANDER DE PRÉVENIR IMMÉDIATEMENT LE MÉDECIN SI L'UN DES SYMPTÔMES SUIVANTS SE MANIFESTE : DIARRHÉE (PLUS DE QUATRE DÉFÉCATIONS PENDANT LA JOURNÉE OU DIARRHÉE NOCTURNE), VOMISSEMENTS (PLUS DE UNE FOIS EN 24 HEURES), NAUSÉES (PERTE D'APPÉTIT ET DIMINUTION MARQUÉE DE LA CONSOMMATION QUOTIDIENNE D'ALIMENTS), STOMATITE (DOULEURS, ROUGEURS, ENFLURE OU APHTES DANS LA BOUCHE), SYNDROME D'ENFLURE DOULOUREUSE DES MAINS ET DES PIEDS (DOULEURS, ENFLURE OU ROUGEUR AU NIVEAU DES MAINS OU DES PIEDS), FIÈVRE ET INFECTION (TEMPÉRATURE ≥ 39 °C OU AUTRES SIGNES D'INFECTION).
- Recommander au patient d'informer un professionnel de la santé s'il prend de l'acide folique.
- Demander au patient d'informer un professionnel de la santé si les symptômes suivants se manifestent : fièvre, frissons, mal de gorge, signes d'infection, jaunissement de la peau ou des yeux, douleurs abdominales, douleurs articulaires ou lombaires ; enflure des pieds ou des jambes, saignement des gencives, formation d'ecchymoses, pétéchies ou présence de sang dans l'urine, les selles ou les vomissements. Lui conseiller d'éviter les foules et les personnes contagieuses. Lui recommander d'utiliser une brosse à dents à poils doux et un rasoir électrique et d'éviter de consommer des boissons alcoolisées ou de prendre des produits contenant de l'aspirine ou des AINS.
- Recommander au patient de se rincer la bouche avec de l'eau après avoir mangé et bu et d'éviter d'utiliser de la soie dentaire afin de réduire le

C

risque de stomatite. Lui expliquer que les gargarismes à la lidocaïne visqueuse peuvent l'aider si la douleur buccale l'empêche de s'alimenter. La douleur associée à la stomatite peut dicter le traitement par des analgésiques opiacés.

- Rappeler à la patiente qu'elle doit utiliser une méthode de contraception fiable pendant toute la durée du traitement.
- Insister sur l'importance des examens diagnostiques et biochimiques à intervalles réguliers permettant de suivre de près l'efficacité du traitement et les effets secondaires.

VÉRIFICATION DE L'EFFICACITÉ THÉRAPEUTIQUE

L'efficacité du traitement peut être démontrée par : la régression de la tumeur.

CAPSAÏCINE

Antiphlogistine Rub A-535 Capsaicin, Capsaicin, Zoderm, Zostrix, Zostrix-HP

CLASSIFICATION :

Analgésique non opiacé (topique)

Grossesse – catégorie inconnue

INDICATIONS

Traitement temporaire de la douleur associée à la polyarthrite rhumatoïde ou à l'arthrose ■ Traitement de l'algie post-zostérienne ou de la névralgie associée à la neuropathie diabétique. **Usages non approuvés** : Traitement du syndrome de douleur consécutif à la mastectomie ■ Traitement de l'algodystrophie sympathique réflexe.

MÉCANISME D'ACTION

Déplétion ou prévention de l'accumulation d'une substance chimique (la substance P) qui transmet les impulsions douloureuses des nerfs périphériques au SNC. ***Effets thérapeutiques :*** Soulagement de la gêne entraînée par les syndromes douloureux qui traduisent l'atteinte des nerfs périphériques.

PHARMACOCINÉTIQUE

Absorption : Inconnue.

Distribution : Inconnue.

Métabolisme et excrétion : Inconnus.

Demi-vie : Inconnue.

CONTRE-INDICATIONS ET PRÉCAUTIONS/ MISES EN GARDE

Contre-indications : Hypersensibilité à la capsaïcine ou aux piments forts ■ Usage près des yeux, sur une lésion ouverte ou sur une peau écorchée.

Précautions/mises en garde : Grossesse, allaitement ou enfants de moins de 2 ans (l'innocuité du médicament n'a pas été établie).

RÉACTIONS INDÉSIRABLES ET EFFETS SECONDAIRES

Resp. : toux.

Tég. : brûlures passagères.

INTERACTIONS

Médicament-médicament : Aucune interaction importante.

VOIES D'ADMINISTRATION ET POSOLOGIE

Application topique (adultes et enfants âgés d'au moins 2 ans) : Appliquer sur les régions affectées 3 ou 4 fois par jour, au maximum.

PRÉSENTATION

Crème : 0,025 %VL, 0,075 %VL ■ **Liquide** : 0,025 %VL ■ **Lotion** : 0,025 %VL.

PHARMACODYNAMIE

	Début d'action	Pic	Durée
Voie topique	1 – 2 semaines	2 – 4 semaines†	inconnue

† Jusqu'à 6 semaines, dans le cas des névralgies au niveau de la tête et de la nuque.

SOINS INFIRMIERS

ÉVALUATION DE LA SITUATION

Déterminer l'intensité et l'emplacement de la douleur avant l'administration et à intervalles réguliers pendant toute la durée du traitement.

DIAGNOSTICS INFIRMIERS POSSIBLES

- Douleur chronique (Indications).
- Connaissances insuffisantes sur le traitement médicamenteux (Enseignement au patient et à ses proches).

- Non-observance du traitement médicamenteux (Enseignement au patient et à ses proches).

INTERVENTIONS INFIRMIÈRES

- Appliquer sur les régions affectées 3 ou 4 fois par jour, au maximum. Éviter le contact avec les yeux; ne pas appliquer sur une peau écorchée ou irritée. Ne pas serrer le pansement.
- On peut appliquer de la lidocaïne topique au cours des deux premières semaines de traitement pour réduire la gêne initiale.

ENSEIGNEMENT AU PATIENT ET À SES PROCHES

- Faire une démonstration de la méthode d'application. Faire pénétrer la crème dans la région affectée jusqu'à son absorption complète ou presque complète. Lors de l'application de la capsaïcine, il faut porter des gants ou se laver les mains immédiatement après. Expliquer au patient souffrant d'arthrite que s'il applique la capsaïcine sur les mains, il ne doit pas les laver pendant au moins 30 minutes après l'application.
- Expliquer au patient qui n'a pas pu appliquer une dose au moment habituel qu'il doit l'appliquer aussitôt que possible, à moins que ce ne soit presque l'heure de la dose suivante. La capsaïcine soulage la douleur à condition d'être utilisée régulièrement.
- Prévenir le patient qu'il peut ressentir des brûlures passagères lors de l'application, particulièrement s'il utilise la préparation moins de 3 ou de 4 fois par jour. Cette sensation de brûlure disparaît habituellement après quelques jours, mais peut persister pendant 2 à 4 semaines ou plus. La sensation est intensifiée par la chaleur, la transpiration, les bains chauds, l'humidité et le port de vêtements. Sa fréquence et son intensité diminuent habituellement au fil du traitement. On n'obtiendra pas de diminution de la sensation de brûlure en réduisant le nombre de doses; de plus, l'effet antinévralgique sera amoindri et la sensation de brûlure pourrait durer plus longtemps.
- En cas de contact avec les yeux, recommander au patient de se rincer à l'eau. Si la capsaïcine entre en contact avec d'autres parties sensibles, il faut rincer à l'eau tiède, mais non chaude, et au savon.
- Conseiller au patient atteint d'herpès zoster (zona) d'attendre la guérison complète des lésions avant d'appliquer la crème de capsaïcine.
- Recommander au patient d'arrêter le traitement et de prévenir un professionnel de la santé si la douleur persiste pendant plus d'un mois, si elle s'intensifie ou si des signes d'infection apparaissent.

VÉRIFICATION DE L'EFFICACITÉ THÉRAPEUTIQUE

L'efficacité du traitement peut être démontrée par : la diminution de la douleur associée à : la neuropathie postherpétique ■ la neuropathie diabétique ■ la polyarthrite rhumatoïde ■ l'arthrose. Le soulagement de la douleur survient généralement en l'espace de 1 ou de 2 semaines en présence d'arthrite, de 2 à 4 semaines en présence de névralgies et de 4 à 6 semaines en présence de névralgies intéressant la tête et la nuque.

CAPTOPRIL,

voir Inhibiteurs de l'enzyme de conversion de l'angiotensine (IECA)

CARBAMAZÉPINE

Apo-Carbamazepine, Carbamazepine, Gen-Carbamazepine, Novo-Carbamaz, Nu-Carbamazepine, PMS-Carbamazepine, Taro-Carbamazepine, Tegretol

CLASSIFICATION :

Anticonvulsivant, soulagement de la névralgie du trijumeau, antimaniaque

Grossesse – catégorie C

INDICATIONS

Prophylaxie des crises tonicocloniques, des crises mixtes et des crises partielles avec symptomatologie complexe ■ Soulagement de la douleur provoquée par la névralgie du trijumeau ■ Traitement de la manie aiguë et prophylaxie des troubles bipolaires (maniaco-dépressifs). **Usages non approuvés :** Autres formes de douleurs névralgiques.

MÉCANISME D'ACTION

Diminution de la transmission synaptique dans le SNC par une action sur les canaux sodiques des neurones. ***Effets thérapeutiques :*** Prévention des crises convulsives ■ Soulagement de la douleur provoquée par la névralgie du trijumeau.

PHARMACOCINÉTIQUE

Absorption : Absorption lente mais complète. Les pics et les creux des concentrations de la suspension surviennent plus tôt et sont plus importants.

Distribution : Le médicament se répartit rapidement dans tout l'organisme et traverse la barrière hémato-encéphalique. Il traverse rapidement le placenta et pénètre dans le lait maternel en fortes concentrations.

Métabolisme et excrétion : Le médicament est fortement métabolisé par le foie ; le métabolite époxyde a une action anticonvulsivante et antinévralgique.

Demi-vie : *Carbamazépine* – dose unique : de 25 à 65 heures, traitement prolongé : de 8 à 29 heures ; *époxyde* – de 5 à 8 heures.

CONTRE-INDICATIONS ET PRÉCAUTIONS/ MISES EN GARDE

Contre-indications : Hypersensibilité à la carbamazépine, aux ingrédients inactifs ou aux antidépresseurs tricycliques ■ Aplasie médullaire ■ Bloc AV ■ Maladie hépatique ■ Porphyrie aiguë ou intermittente ou maladie du sang importante.

Précautions/mises en garde : Maladie cardiaque ■ Hommes âgés souffrant d'hypertrophie de la prostate ■ Pression intraoculaire accrue ■ Grossesse (utiliser cet agent seulement si les bienfaits possibles l'emportent sur les risques pour le fœtus ; dans ce cas, il est recommandé de prendre un supplément de vitamine K au cours des dernières semaines de la grossesse) ■ Allaitement.

RÉACTIONS INDÉSIRABLES ET EFFETS SECONDAIRES

SNC : ataxie, somnolence, fatigue, psychose, vertiges.
ORLO : vision trouble, opacité de la cornée.
Resp. : pneumopathie.
CV : insuffisance cardiaque, hypertension, hypotension, syncope.
GI : hépatite.
GU : retard de la miction, rétention d'urine.
Tég. : photosensibilité, rash, urticaire.
End. : syndrome d'antidiurèse inappropriée.
Hémat. : AGRANULOCYTOSE, ANÉMIE APLASIQUE, THROMBOCYTOPÉNIE, éosinophilie, leucopénie.
Divers : frissons, fièvre, lymphadénopathie.

INTERACTIONS

Médicament-médicament : La carbamazépine réduit les concentrations des médicaments suivants et peut en diminuer l'efficacité : **corticostéroïdes**, **doxycycline**, **felbamate**, **quinidine**, **warfarine**, **contraceptifs oraux**, **barbituriques**, **cyclosporine**, **benzodiazépines**, **théophylline**, **lamotrigine**, **acide valproïque**, **bupropion** et **halopéridol** ■ Le **danazol** élève les concentrations sanguines de carbamazépine (éviter l'administration concomitante dans la mesure du possible) ■ Les **IMAO** (pris dans les 14 jours qui précèdent ou qui suivent l'administration de la carbamazépine) peuvent provoquer l'hyperpyrexie, l'hypertension, des convulsions et la mort ■ Le **vérapamil**, le **diltiazem**, le **propoxyphène**, l'**érythromycine**, la **clarithromycine**, les **inhibiteurs sélectifs du recaptage de la sérotonine (ISRS)** et la **cimétidine** élèvent les concentrations sanguines de carbamazépine et peuvent provoquer une toxicité ■ La carbamazépine peut augmenter le risque d'hépatotoxicité lié à l'**isoniazide** ■ Le **felbamate** diminue les concentrations de carbamazépine, mais augmente les concentrations du métabolite actif ■ La carbamazépine peut réduire l'efficacité de l'**acétaminophène** et augmenter le risque de toxicité par cet agent ■ La carbamazépine peut augmenter le risque de toxicité du SNC associé au **lithium** ■ La carbamazépine peut accroître la durée d'action des **curarisants non dépolarisants**.

VOIES D'ADMINISTRATION ET POSOLOGIE

PO (adultes) : *Anticonvulsivant* – de 100 à 200 mg, 1 ou 2 fois par jour (comprimés) ou 100 mg, 4 fois par jour (suspension) ; augmenter par paliers de 200 mg par jour, tous les 7 jours, jusqu'à l'atteinte d'une concentration thérapeutique (l'écart posologique se situe entre 800 et 1 200 mg par jour en doses fractionnées, administrées toutes les 6 à 8 heures) ; ne pas dépasser 1 g par jour chez les adolescents âgés de 12 à 15 ans. Les comprimés à libération prolongée (CR) sont administrés 2 fois par jour. *Antinévralgique* – 100 mg, 2 fois par jour (comprimés) ou 50 mg, 4 fois par jour (suspension) ; augmenter par paliers de 200 mg au maximum jusqu'au moment où la douleur est soulagée. Administrer ensuite une dose d'entretien de 200 à 1 200 mg par jour, en prises fractionnées (écart habituel : de 200 à 800 mg par jour). *Traitement de la manie aiguë et prophylaxie des troubles bipolaires* – monothérapie : la dose initiale doit être faible, soit de 200 à 400 mg par jour, en prises fractionnées. En cas de manie aiguë, on peut toutefois amorcer le traitement avec des doses de 400 à 600 mg par jour. Augmenter graduellement cette dose jusqu'à la maîtrise des symptômes ou jusqu'à concurrence de 1 600 mg par jour. *Traitement d'association avec le lithium ou les neuroleptiques* – on commence le traitement à une dose plus faible, soit de 100 à 200 mg par jour (jusqu'à un maximum de 800 mg par jour). Les taux plasmatiques se révèlent rarement utiles pour établir le traitement approprié des troubles bipolaires.

PO (enfants de 6 à 12 ans) : De 100 mg à 200 mg, 1 ou 2 fois par jour (comprimés) ou 50 mg, 4 fois par jour (suspension) ; augmenter par paliers de 100 mg, à des intervalles de 1 semaine jusqu'à l'atteinte des concentrations thérapeutiques (écart habituel : de 400 à 800 mg par jour ; ne pas dépasser 1 g par jour). Les comprimés à libération prolongée (CR) doivent être administrés 2 fois par jour.

PRÉSENTATION (version générique disponible)

Comprimés : 200 mg[Pr] ■ **Comprimés à croquer :** 100 mg[Pr], 200 mg[Pr] ■ **Comprimés à libération prolongée :** 200 mg[Pr], 400 mg[Pr] ■ **Suspension orale (parfum citron-vanille) :** 100 mg/5 mL[Pr].

PHARMACODYNAMIE (effet anticonvulsivant)

	Début d'action	Pic	Durée
PO	2 – 4 jours†	2 – 12 h‡	inconnue

† L'effet antidouleur s'installe en l'espace de 8 à 72 heures.
‡ Comprimés ; dans le cas d'un traitement prolongé par la suspension, 1,5 heure.

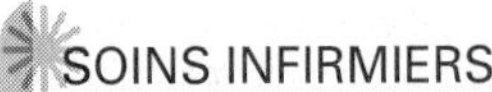

SOINS INFIRMIERS

ÉVALUATION DE LA SITUATION

Convulsions : Déterminer la fréquence, le siège, la durée et les caractéristiques des convulsions.

Névralgie du trijumeau : Suivre de près la douleur faciale (siège, intensité, durée). Demander au patient d'observer les stimuli qui peuvent déclencher la douleur (aliments chauds ou froids, draps, toucher).

Tests de laboratoire :

- EXAMINER TOUTES LES SEMAINES, AU COURS DES DEUX PREMIERS MOIS, ET TOUS LES ANS PAR LA SUITE, LA NUMÉRATION GLOBULAIRE COMPRENANT LA NUMÉRATION PLAQUETTAIRE ET RÉTICULOCYTAIRE AINSI QUE LES CONCENTRATIONS SÉRIQUES DE FER POUR DÉCELER LES SIGNES D'ANOMALIES HÉMATOLOGIQUES QUI PEUVENT MENER À UNE ISSUE FATALE. ARRÊTER D'ADMINISTRER CE MÉDICAMENT SI ON CONSTATE UNE APLASIE MÉDULLAIRE.
- Il faut effectuer à intervalles réguliers des tests d'exploration fonctionnelle hépatique, des analyses des urines ainsi que le dosage de l'urée. Le médicament peut élever les concentrations d'AST, d'ALT, de phosphatase alcaline sérique, de bilirubine, d'urée ainsi que la protéinurie et la glycosurie.
- Surveiller les concentrations sériques de calcium ionisé tous les 6 mois ou si la fréquence des convulsions augmente. La fonction thyroïdienne et les concentrations sériques de calcium ionisé peuvent diminuer ; l'hypocalcémie abaisse le seuil épileptogène.
- Suivre de près l'ÉCG et les concentrations d'électrolytes sériques avant l'administration de l'agent et à intervalles réguliers pendant toute la durée du traitement. La carbamazépine peut provoquer une hyponatrémie.
- La carbamazépine peut parfois augmenter les concentrations sériques de cholestérol, de lipoprotéines de haute densité et de triglycérides.
- La carbamazépine peut entraîner des résultats faussement négatifs aux tests de grossesse par le dosage de la gonadotrophine chorionique humaine.

Toxicité et surdosage : Vérifier à intervalles réguliers les concentrations sériques pendant toute la durée du traitement. Les concentrations thérapeutiques se situent entre 6 et 12 µg/mL.

DIAGNOSTICS INFIRMIERS POSSIBLES

- Risque d'accident (Indications, Effets secondaires).
- Douleur chronique (Indications).
- Connaissances insuffisantes sur le traitement médicamenteux (Enseignement au patient et à ses proches).

INTERVENTIONS INFIRMIÈRES

- Prendre les précautions qui s'imposent en cas de convulsions.
- Administrer le médicament avec des aliments pour diminuer l'irritation gastrique. On peut écraser les comprimés si le patient éprouve des difficultés de déglutition. Cependant, il ne faut pas écraser ni croquer les comprimés à libération prolongée. On peut ouvrir les capsules à libération prolongée et en saupoudrer le contenu sur de la compote de pomme ou d'autres aliments similaires.
- Ne pas administrer la suspension en même temps que d'autres médicaments liquides ou

des diluants ; le mélange se transforme en une pâte caoutchouteuse orange.

ENSEIGNEMENT AU PATIENT ET À SES PROCHES

C

- Expliquer au patient qu'il doit prendre la carbamazépine 24 heures sur 24, en respectant rigoureusement la posologie recommandée. S'il n'a pu prendre le médicament au moment habituel, il doit le prendre aussitôt que possible, mais non pas juste avant l'heure prévue pour la dose suivante. Il ne faut jamais doubler la dose. Lui recommander de prévenir le médecin s'il n'a pas pu prendre plus d'une dose de suite. Le sevrage doit être graduel, afin de prévenir les convulsions.
- Prévenir le patient que la carbamazépine peut provoquer des étourdissements et de la somnolence. Lui conseiller de ne pas conduire et d'éviter les activités qui exigent sa vigilance jusqu'à ce qu'on ait la certitude que le médicament n'entraîne pas ces effets chez lui.
- CONSEILLER AU PATIENT DE SIGNALER IMMÉDIATEMENT À UN PROFESSIONNEL DE LA SANTÉ LES SYMPTÔMES SUIVANTS : FIÈVRE, MAUX DE GORGE, APHTES BUCCAUX, APPARITION D'ECCHYMOSES AU MOINDRE TRAUMATISME, PÉTÉCHIES, SAIGNEMENTS INHABITUELS, DOULEURS ABDOMINALES, FRISSONS, RASH, SELLES DE COULEUR PÂLE, URINE DE COULEUR FONCÉE OU JAUNISSE.
- Recommander au patient d'éviter de boire de l'alcool et de prendre des dépresseurs du SNC en même temps que la carbamazépine.
- Inciter le patient à utiliser des écrans solaires et à porter des vêtements protecteurs pour prévenir les réactions de photosensibilité.
- Expliquer au patient qu'il peut réduire la sécheresse buccale en se rinçant souvent la bouche, en pratiquant une bonne hygiène orale et en consommant des bonbons et de la gomme à mâcher sans sucre. Il peut également utiliser des substituts de salive. Lui recommander de consulter le dentiste si la sécheresse de la bouche persiste au-delà de deux semaines.
- Conseiller à la patiente d'utiliser une méthode contraceptive qui n'est pas à base d'hormones, pendant le traitement à la carbamazépine.
- Recommander au patient qui doit suivre un traitement ou subir une intervention chirurgicale d'avertir le professionnel de la santé qu'il suit un traitement par ce médicament.
- Insister sur l'importance des examens diagnostiques de suivi et des examens ophtalmologiques permettant de déceler les effets secondaires du médicament.

Crises épileptiques : Conseiller au patient de porter sur lui en tout temps un bracelet d'identité où sont inscrits son problème de santé et son traitement médicamenteux.

VÉRIFICATION DE L'EFFICACITÉ THÉRAPEUTIQUE

L'efficacité du traitement peut être démontrée par : l'absence des convulsions ou la réduction de leur fréquence ▪ la diminution de la douleur névralgique du trijumeau ; réévaluer tous les trois mois l'état des patients souffrant de névralgie du trijumeau qui n'éprouvent pas de douleurs, pour déterminer la dose minimale efficace. ✳

CARBIDOPA/LÉVODOPA,

voir Lévodopa

CARBOPLATINE

Carboplatine

CLASSIFICATION :

Antinéoplasique (alkylant)

Grossesse – catégorie D

INDICATIONS

En association avec d'autres agents, traitement initial du cancer des ovaires avancé ▪ Traitement palliatif du cancer des ovaires réfractaire aux autres chimiothérapies.

MÉCANISME D'ACTION

Inhibition de la synthèse de l'ADN produisant des ponts intercaténaires dans l'ADN des cellules mères (action non spécifique sur le cycle cellulaire). ***Effets thérapeutiques :*** Destruction des cellules à réplication rapide et, particulièrement, des cellules malignes.

PHARMACOCINÉTIQUE

Absorption : L'administration par voie IV entraîne une biodisponibilité complète.

Distribution : Inconnue.

Liaison aux protéines : Le platine se lie aux protéines plasmatiques de manière irréversible.

Métabolisme et excrétion : Le médicament est excrété principalement par les reins.

Demi-vie : *Carboplatine* – de 2,6 à 5,9 heures (prolongée en présence d'une insuffisance rénale) ; *platine* – 5 jours.

CONTRE-INDICATIONS ET PRÉCAUTIONS/ MISES EN GARDE

Contre-indications : Hypersensibilité au carboplatine, au cisplatine ou au mannitol ▪ Insuffisance rénale ▪ Aplasie médullaire ▪ Tumeurs hémorragiques.

Précautions/mises en garde : Surdité ▪ Anomalies électrolytiques ▪ Insuffisance rénale (il est recommandé de diminuer la dose si le taux de créatinine est inférieur à 60 mL/minute) ▪ Infection évolutive ▪ Aplasie médullaire (il est recommandé de réduire la dose) ▪ Autres maladies chroniques débilitantes ▪ Grossesse ou allaitement ▪ Patientes en âge de procréer.

RÉACTIONS INDÉSIRABLES ET EFFETS SECONDAIRES

SNC : faiblesse.
ORLO : ototoxicité.
GI : douleurs abdominales, nausées, vomissements, constipation, diarrhée, hépatite, stomatite.
GU : suppression de la fonction des gonades, néphrotoxicité.
Tég. : alopécie, rash.
HÉ : hypocalcémie, hypokaliémie, hypomagnésémie, hyponatrémie.
Hémat. : ANÉMIE, LEUCOPÉNIE, THROMBOCYTOPÉNIE.
SN : neuropathie périphérique.
Divers : réactions d'hypersensibilité, incluant l'ANAPHYLAXIE.

INTERACTIONS

Médicament-médicament : Effets additifs sur la néphrotoxicité et l'ototoxicité lors de l'administration concomitante d'autres **médicaments néphrotoxiques** et **ototoxiques** (**aminosides**, **diurétiques de l'anse**) ▪ Effets additifs sur l'aplasie médullaire lors de l'administration concomitante d'autres **médicaments qui dépriment la moelle osseuse** ou d'une **radiothérapie** ▪ Le médicament peut réduire la réponse des anticorps aux **vaccins à virus vivants** et augmenter le risque de réactions indésirables.

VOIES D'ADMINISTRATION ET POSOLOGIE

On utilise également d'autres régimes posologiques.

- **IV (adultes) :** *Traitement initial* – 400 mg/m^2 en une seule dose, par perfusion IV de 15 à 60 minutes, qu'on peut répéter à des intervalles de 4 semaines, selon la réponse.

Insuffisance rénale

- **IV (adultes) :** *Cl_{Cr} ≥ 40 mL/minute* – dose initiale de 400 mg/m^2 ; *Cl_{Cr} de 20 à 39 mL/minute* – dose initiale de 150 mg/m^2.

C

PRÉSENTATION

Solution pour injection : fioles de 50 mg[Pr], de 150 mg[Pr] et de 450 mg[Pr].

PHARMACODYNAMIE (effets sur la numération globulaire)

	DÉBUT D'ACTION	PIC	DURÉE
IV	inconnu	21 jours	28 jours

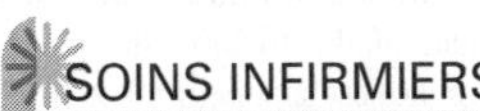

SOINS INFIRMIERS

ÉVALUATION DE LA SITUATION

- Suivre de près les nausées et les vomissements. Des nausées et des vomissements se produisent souvent de 6 à 12 heures après le traitement et peuvent persister pendant 24 heures. Pour les prévenir, on peut administrer des antiémétiques. Adapter le régime alimentaire selon la tolérance de la patiente pour maintenir l'équilibre hydro-électrolytique et pour assurer un apport nutritionnel suffisant.
- OBSERVER ÉTROITEMENT LA PATIENTE POUR DÉCELER LA SURVENUE D'UNE APLASIE MÉDULLAIRE. Suivre de près les saignements : saignement des gencives, formation d'ecchymoses, pétéchies, présence de sang occulte dans les selles, l'urine et les vomissements. Éviter les injections IM et la prise de la température rectale si la numération plaquettaire est basse. Appliquer une pression sur les points de ponction veineuse pendant 10 minutes. Évaluer les signes d'infection en présence d'une neutropénie. Une anémie peut survenir et être cumulative ; des transfusions sont souvent nécessaires. Suivre de près les signes de fatigue accrue, de dyspnée et d'hypotension orthostatique.
- SUIVRE DE PRÈS LA PATIENTE À LA RECHERCHE DES SIGNES SUIVANTS D'ANAPHYLAXIE : RASH, URTICAIRE, PRURIT, RESPIRATION SIFFLANTE, TACHYCARDIE, HYPOTENSION. ARRÊTER L'ADMINISTRATION DU MÉDICAMENT IMMÉDIATEMENT ET EN PRÉVENIR LE MÉDECIN. GARDER À LA PORTÉE DE LA MAIN DE L'ÉPINÉPHRINE ET LE MATÉRIEL DE RÉANIMATION.

- Si on soupçonne la présence d'une ototoxicité, on recommande de soumettre la patiente à un test audiométrique avant de démarrer le traitement et pendant toute sa durée.

Tests de laboratoire :

- NOTER LA NUMÉRATION GLOBULAIRE, LA FORMULE LEUCOCYTAIRE ET LES RÉSULTATS DES EXAMENS DE COAGULATION AVANT L'ADMINISTRATION ET À INTERVALLES RÉGULIERS PENDANT TOUT LE TRAITEMENT. Les nadirs de la thrombocytopénie et de la leucopénie se produisent dans les 21 jours et se rétablissent dans les 30 jours suivant l'administration d'une dose unique. Le nadir de la numération granulocytaire survient habituellement dans les 21 à 28 jours et se rétablit dans les 35 jours. Interrompre l'administration des doses ultérieures jusqu'au moment où le nombre de polynucléaires neutrophiles est supérieur à 2×10^9/L et celui des plaquettes, supérieur à 100×10^9/L.
- Déterminer l'état de la fonction rénale avant le début du traitement et avant chaque cure de carboplatine. Le médicament peut entraîner une élévation des concentrations d'urée et des concentrations sériques de créatinine et une diminution de la clairance de la créatinine.
- Surveiller l'état de la fonction hépatique avant l'administration du médicament et à intervalles réguliers tout au long du traitement. Le médicament peut élever les concentrations sériques de bilirubine, de phosphatase alcaline et d'AST.
- Mesurer les électrolytes sériques à intervalles réguliers tout au long du traitement. Le médicament peut entraîner une réduction des concentrations sériques de potassium, de calcium, de magnésium et de sodium.

DIAGNOSTICS INFIRMIERS POSSIBLES

- Risque d'infection (Réactions indésirables).
- Risque d'accident (Effets secondaires).
- Connaissances insuffisantes sur le traitement médicamenteux (Enseignement au patient et à ses proches).

INTERVENTIONS INFIRMIÈRES

- NE PAS CONFONDRE LE CARBOPLATINE AVEC LE CISPLATINE.
- Ne pas utiliser des aiguilles ou du matériel en aluminium au cours de la préparation ou de l'administration, étant donné que l'aluminium produit une réaction au contact du médicament (précipité noir).
- Préparer les solutions sous une hotte à flux laminaire vertical de type biologique de classe II. Porter des gants, un vêtement protecteur et un masque pendant la manipulation de ce médicament. Jeter le matériel dans les contenants réservés à la mise au rebut (voir l'annexe H).
- Le carboplatine devrait être administré en milieu contrôlé, sous la supervision d'un médecin expérimenté dans la chimiothérapie du cancer.

Perfusion intermittente :

- Reconstituer la solution jusqu'à une concentration de 10 mg/mL d'abord avec de l'eau stérile pour injection, puis avec une solution de D5%E ou de NaCl 0,9 % pour injection. On peut effectuer des dilutions supplémentaires avec une solution de D5%E ou une solution de NaCl 0,9 %, jusqu'à l'obtention d'une concentration de 0,5 mg/mL. La solution est stable pendant 8 heures à la température ambiante. Consulter les directives de chaque fabricant avant de reconstituer la préparation.
- On peut également administrer le médicament une fois en 24 heures ou en divisant la dose totale en 5 doses pulsées consécutives. En utilisant cette posologie, on peut réduire les nausées et les vomissements, mais non pas la néphrotoxicité ou l'ototoxicité.

Vitesse d'administration : Administrer la perfusion en 15 à 60 minutes.

Compatibilité (tubulure en Y) : allopurinol ▪ amifostine ▪ aztréonam ▪ céfépime ▪ cladribine ▪ filgrastim ▪ fludarabine ▪ granisétron ▪ melphalan ▪ ondansétron ▪ paclitaxel ▪ pipéracilline/tazobactam ▪ propofol ▪ sargramostim ▪ téniposide ▪ thiotépa ▪ vinorelbine.

ENSEIGNEMENT AU PATIENT ET À SES PROCHES

- RECOMMANDER À LA PATIENTE DE SIGNALER RAPIDEMENT AU MÉDECIN LA FIÈVRE, LES FRISSONS, LES MAUX DE GORGE, LES SIGNES D'INFECTION, LES DOULEURS LOMBAIRES OU AUX FLANCS, LES MICTIONS DIFFICILES OU DOULOUREUSES, LE SAIGNEMENT DES GENCIVES, LA FORMATION D'ECCHYMOSES, LES PÉTÉCHIES, LA PRÉSENCE DE SANG DANS LES SELLES, L'URINE OU LES VOMISSEMENTS, LA FATIGUE ACCRUE, LA DYSPNÉE OU L'HYPOTENSION ORTHOSTATIQUE.
- Expliquer à la patiente qu'elle doit éviter les foules et les personnes contagieuses. Lui recommander d'utiliser une brosse à dents à poils doux et un rasoir électrique et la mettre en garde contre les chutes. Prévenir la patiente qu'elle ne

doit pas consommer de boissons alcoolisées ni prendre de médicaments contenant de l'acide acétylsalicylique ou d'AINS, car ces substances peuvent déclencher une hémorragie digestive.

- Recommander à la patiente de signaler rapidement au médecin les symptômes suivants : engourdissement ou picotements au niveau des membres ou du visage, diminution de la coordination motrice, perte de l'ouïe ou acouphènes, enflure inhabituelle ou gain pondéral. Le risque d'ototoxicité, de neurotoxicité et de néphrotoxicité sont moindres que lorsque l'on administre du cisplatine.
- Recommander à la patiente de ne pas se faire vacciner sans que le médecin ne le lui recommande expressément et d'éviter les personnes qui ont reçu un vaccin antipoliomyélitique par voie orale au cours des derniers mois.
- Insister sur le besoin de prendre des mesures contraceptives (si la patiente n'est pas devenue stérile par suite d'un traitement chirurgical ou d'une radiothérapie).
- Recommander à la patiente d'inspecter ses muqueuses buccales à la recherche d'érythème ou d'aphtes. En cas d'aphtes, l'inciter à en informer le médecin, à se rincer la bouche à l'eau après avoir mangé et à utiliser une brosse-éponge pour se brosser les dents. La douleur buccale peut dicter un traitement par des analgésiques opiacés.
- Informer la patiente du risque de perdre ses cheveux. Inventorier avec elle les stratégies lui permettant de s'adapter à ce changement.
- Expliquer à la patiente qu'elle doit se soumettre à des examens diagnostiques et biochimiques à intervalles réguliers pour qu'on puisse surveiller les effets secondaires du médicament.

VÉRIFICATION DE L'EFFICACITÉ THÉRAPEUTIQUE

L'efficacité du traitement peut être démontrée par : la diminution de la taille de la tumeur ovarienne ou le ralentissement de la propagation des métastases.

CARISOPRODOL

Soma

CLASSIFICATION :

Relaxant musculo-squelettique (à action centrale)

Grossesse – catégorie inconnue

INDICATIONS

Complément pharmaceutique au repos et à la physiothérapie pour traiter le spasme musculaire associé à des maladies musculo-squelettiques aiguës douloureuses.

MÉCANISME D'ACTION

Relaxation des muscles squelettiques, probablement grâce à la dépression du SNC. ***Effets thérapeutiques :*** Relaxation des muscles squelettiques.

PHARMACOCINÉTIQUE

Absorption : Par suite de l'administration par voie orale, le médicament est bien absorbé.

Distribution : Le carisoprodol traverse le placenta et on le retrouve à des concentrations élevées dans le lait maternel.

Métabolisme et excrétion : Le médicament est principalement métabolisé par le foie.

Demi-vie : 8 heures.

CONTRE-INDICATIONS ET PRÉCAUTIONS/ MISES EN GARDE

Contre-indications : Hypersensibilité au carisoprodol ou au méprobamate.

Précautions/mises en garde : Porphyrie diagnostiquée ou soupçonnée ■ Maladies rénale ou hépatique graves ■ Grossesse, allaitement ou enfants de moins de 12 ans (l'innocuité du médicament n'a pas été établie).

RÉACTIONS INDÉSIRABLES ET EFFETS SECONDAIRES

SNC : étourdissements, somnolence, agitation, ataxie, dépression, céphalées, insomnie, irritabilité, syncope.

Resp. : crises d'asthme.

CV : hypotension, tachycardie.

GI : douleurs épigastriques, hoquets, nausées, vomissements.

Tég. : rash, rougeurs.

Hémat. : éosinophilie, leucopénie.

Divers : CHOC ANAPHYLACTIQUE, fièvre, dépendance psychologique, réactions graves d'idiosyncrasie.

INTERACTIONS

Médicament-médicament : Le carisoprodol exerce des effets additifs sur la dépression du SNC lors de l'usage concomitant d'autres **dépresseurs du SNC**, comprenant l'**alcool**, les **antihistaminiques**, les **analgésiques opiacés** et les **hypnosédatifs**.

C

VOIES D'ADMINISTRATION ET POSOLOGIE

PO (adultes): 350 mg, 4 fois par jour.

PRÉSENTATION (version générique disponible)

Comprimés: 350 mg[Pr].

PHARMACODYNAMIE (relaxation des muscles squelettiques)

	Début d'action	Pic	Durée
PO	30 min	inconnu	4-6 h

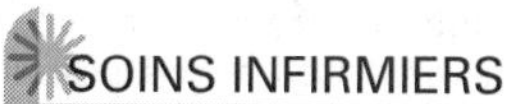

SOINS INFIRMIERS

ÉVALUATION DE LA SITUATION

- Noter l'intensité de la douleur, le degré de rigidité des muscles et l'amplitude des mouvements avant l'administration du médicament et à intervalles réguliers pendant toute la durée du traitement.
- Rester à l'affût des symptômes idiosyncrasiques qui peuvent se manifester dans les minutes ou les heures qui suivent l'administration de la première dose. Il s'agit des symptômes suivants: faiblesse extrême, quadriplégie, étourdissements, ataxie, dysarthrie, troubles de la vue, agitation, euphorie, confusion et désorientation. Ces symptômes disparaissent habituellement plusieurs heures plus tard.

DIAGNOSTICS INFIRMIERS POSSIBLES

- Douleur aiguë (Indications).
- Mobilité physique réduite (Indications).
- Risque d'accident (Effets secondaires).

INTERVENTIONS INFIRMIÈRES

- Assurer les mesures de sécurité selon les besoins. Suivre de près les déplacements et le transfert des patients.
- Administrer le carisoprodol avec des aliments pour réduire l'irritation gastrique. Administrer la dernière dose au coucher.

ENSEIGNEMENT AU PATIENT ET À SES PROCHES

- Conseiller au patient de respecter scrupuleusement la posologie recommandée. Lui expliquer que s'il ne peut prendre le médicament au moment habituel, il doit le prendre dans l'heure qui suit. Sinon il doit reprendre son horaire habituel. Il ne faut jamais remplacer une dose manquée par une double dose.
- Inciter le patient à appliquer les autres mesures prescrites pour contrer les spasmes musculaires: repos, physiothérapie, application de chaleur, etc.
- Prévenir le patient que le médicament peut parfois provoquer des étourdissements ou de la somnolence. Lui conseiller de ne pas conduire et d'éviter les activités qui exigent sa vigilance jusqu'à ce qu'on ait la certitude que le médicament n'entraîne pas ces effets chez lui.
- Recommander au patient de changer lentement de position pour réduire les risques d'hypotension orthostatique.
- Conseiller au patient d'éviter de boire de l'alcool et de prendre d'autres dépresseurs du SNC en même temps que ce médicament.
- RECOMMANDER AU PATIENT DE SIGNALER À UN PROFESSIONNEL DE LA SANTÉ LES RÉACTIONS IDIOSYNCRASIQUES OU LES SIGNES SUIVANTS D'ALLERGIE: RASH, ÉRUPTIONS URTICARIENNES, ENFLURE DE LA LANGUE OU DES LÈVRES, DYSPNÉE.

VÉRIFICATION DE L'EFFICACITÉ THÉRAPEUTIQUE

L'efficacité du traitement peut être démontrée par: la réduction des spasmes musculaires et de la douleur musculo-squelettique ■ l'augmentation de l'amplitude des mouvements.

CARMUSTINE

BiCNU

CLASSIFICATION:

Antinéoplasique (alkylant)

Grossesse – catégorie D

INDICATIONS

Adjuvant à la chirurgie et à la radiothérapie ou en association avec d'autres agents chimiothérapeutiques pour traiter les néoplasmes suivants: tumeurs du cerveau ■ myélome multiple ■ maladie de Hodgkin ■ lymphomes malins ■ mélanome malin (forme disséminée) ■ cancer du tractus gastro-intestinal ■ autres lymphomes.

MÉCANISME D'ACTION

Inhibition de la synthèse de l'ADN et de l'ARN (quelle que soit l'étape du cycle cellulaire). ***Effets thérapeutiques:*** Destruction des cellules à réplication rapide, particulièrement des cellules malignes.

PHARMACOCINÉTIQUE

Absorption: Par suite de l'administration IV, l'absorption est complète. Par suite de l'implantation intracavitaire, l'action est principalement locale.
Distribution: Préparation très liposoluble, qui pénètre rapidement dans le liquide céphalorachidien. Le médicament pénètre dans le lait maternel.
Métabolisme et excrétion: Métabolisme rapide; certains métabolites exercent une activité antinéoplasique.
Demi-vie: *Biologique* – de 15 à 30 minutes; *chimique* – 5 minutes.

CONTRE-INDICATIONS ET PRÉCAUTIONS/ MISES EN GARDE

Contre-indications: Hypersensibilité.
Précautions/mises en garde: Infections ▪ Aplasie médullaire ▪ Insuffisance rénale, hépatique ou pulmonaire ▪ Autres maladies chroniques débilitantes ▪ Grossesse ou allaitement ▪ Patientes en âge de procréer.

RÉACTIONS INDÉSIRABLES ET EFFETS SECONDAIRES

Resp.: FIBROSE PULMONAIRE, infiltrats pulmonaires.
GI: hépatotoxicité, nausées, vomissements, anorexie, diarrhée, œsophagite.
GU: insuffisance rénale.
Tég.: alopécie.
Hémat.: LEUCOPÉNIE, THROMBOCYTOPÉNIE, anémie.
Locaux: douleur au point d'injection IV.

INTERACTIONS

Médicament-médicament: Effets additifs sur l'aplasie médullaire lors de l'administration concomitante d'autres **antinéoplasiques** ou d'une **radiothérapie** ▪ L'usage du **tabac** augmente le risque de toxicité pulmonaire ▪ L'agent peut diminuer la réponse des anticorps aux **vaccins à virus vivants** et augmenter le risque de réactions indésirables ▪ La **cimétidine** peut accroître l'aplasie médullaire entraînée par la carmustine.

VOIES D'ADMINISTRATION ET POSOLOGIE

IV (adultes et enfants): 200 mg/m^2 en une seule dose, toutes les 6 semaines; on peut administrer cette dose en une seule fois ou la fractionner en injections quotidiennes: 100 mg/m^2 par jour, pendant 2 jours, toutes les 6 semaines ou 40 mg/m^2 par jour, pendant 5 jours, toutes les 6 semaines.

PRÉSENTATION

Solution pour injection: fioles de 100 mg^{Pr}.

PHARMACODYNAMIE (effet sur la numération plaquettaire)

	Début d'action	Pic	Durée
IV	plusieurs jours	4 – 5 semaines	6 semaines

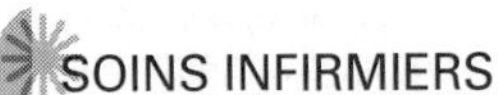

SOINS INFIRMIERS

ÉVALUATION DE LA SITUATION

- Prendre les signes vitaux avant l'administration initiale et à intervalles fréquents pendant toute la durée du traitement.
- OBSERVER ÉTROITEMENT LE PATIENT POUR DÉCELER L'APPARITION D'UNE APLASIE MÉDULLAIRE. Suivre de près les saignements: saignement des gencives, formation d'ecchymoses, pétéchies, présence de sang occulte dans les selles, l'urine et les vomissements. Éviter les injections IM et la prise de la température rectale si la numération plaquettaire est basse. Appliquer une pression sur les points de ponction veineuse pendant 10 minutes. Rester à l'affût des signes d'infection en présence d'une neutropénie. Une anémie peut survenir; suivre de près les signes de fatigue accrue, de dyspnée et d'hypotension orthostatique.
- SUIVRE DE PRÈS LA FONCTION RESPIRATOIRE POUR DÉCELER L'APPARITION DE LA DYSPNÉE OU DE LA TOUX. UNE TOXICITÉ PULMONAIRE SE PRODUIT HABITUELLEMENT LORS DE L'ACCUMULATION DE DOSES ÉLEVÉES OU À LA SUITE DE PLUSIEURS CYCLES DE TRAITEMENT, MAIS PEUT ÉGALEMENT SE MANIFESTER APRÈS 1 OU 2 CYCLES PENDANT LESQUELS ON A ADMINISTRÉ DE FAIBLES DOSES. LES SYMPTÔMES PEUVENT APPARAÎTRE RAPIDEMENT OU GRADUELLEMENT; LES LÉSIONS PEUVENT ÊTRE RÉVERSIBLES OU NON. UNE FIBROSE PULMONAIRE TARDIVE PEUT SE MANIFESTER PLUSIEURS ANNÉES APRÈS LE TRAITEMENT. PRÉVENIR IMMÉDIATEMENT LE MÉDECIN SI CES SYMPTÔMES SE MANIFESTENT.
- Observer de près le point d'injection IV. La carmustine irrite les tissus. Recommander au patient de prévenir l'infirmière dès qu'il ressent

une douleur au point d'injection IV. Arrêter immédiatement l'administration en cas d'infiltration. On peut appliquer de la glace sur le point d'injection. Le médicament peut entraîner une hyperpigmentation de la peau sur le trajet de la veine.

- Effectuer le bilan des ingesta et des excreta. Observer l'appétit du patient ainsi que sa consommation d'aliments. Surveiller les nausées et les vomissements qui peuvent survenir dans les 2 heures suivant l'administration et persister pendant 4 à 6 heures. L'administration d'un antiémétique avant le traitement et à intervalles réguliers pendant toute sa durée, ainsi que la modification du régime alimentaire selon les aliments que le patient peut tolérer peuvent favoriser le maintien de l'équilibre hydro-électrolytique et de l'état nutritionnel.

Tests de laboratoire :

- NOTER LA NUMÉRATION GLOBULAIRE, LA FORMULE LEUCOCYTAIRE ET LA NUMÉRATION PLAQUETTAIRE AVANT L'ADMINISTRATION INITIALE ET À INTERVALLES RÉGULIERS PENDANT TOUT LE TRAITEMENT. LE NADIR DE LA THROMBOCYTOPÉNIE SE PRODUIT EN L'ESPACE DE 4 À 5 SEMAINES ET CELUI DE LA LEUCOPÉNIE, EN L'ESPACE DE 5 À 6 SEMAINES. LE RÉTABLISSEMENT SURVIENT HABITUELLEMENT EN L'ESPACE DE 6 À 7 SEMAINES, MAIS POURRAIT PRENDRE JUSQU'À 10 À 12 SEMAINES EN CAS DE TRAITEMENT PROLONGÉ. ARRÊTER L'ADMINISTRATION ET PRÉVENIR LE MÉDECIN SI LE NOMBRE DE PLAQUETTES EST INFÉRIEUR À 100×10^9/L ET CELUI DES LEUCOCYTES, INFÉRIEUR À 4×10^9/L. L'ANÉMIE EST HABITUELLEMENT LÉGÈRE.
- Examiner les concentrations sériques de bilirubine, d'AST, d'ALT et de LDH avant l'administration initiale et à intervalles réguliers pendant toute la durée du traitement. La carmustine peut entraîner une élévation légère et réversible des concentrations d'AST, de phosphatase alcaline et de bilirubine.
- Noter les concentrations d'urée, de créatinine sérique et d'acide urique avant l'administration initiale et à intervalles réguliers tout au long du traitement. Prévenir le médecin si la concentration d'urée est élevée.

DIAGNOSTICS INFIRMIERS POSSIBLES

- Risque d'accident (Effets secondaires).
- Altération de l'image corporelle (Effets secondaires).
- Connaissances insuffisantes sur le traitement médicamenteux (Enseignement au patient et à ses proches).

INTERVENTIONS INFIRMIÈRES

Préparer les solutions sous une hotte à flux laminaire. Porter des gants, un vêtement protecteur et un masque pendant la manipulation de ce médicament. Jeter le matériel utilisé dans les contenants réservés à la mise au rebut. Le contact du médicament avec la peau peut provoquer une hyperpigmentation passagère (voir l'annexe H).

Perfusion intermittente :

- Diluer le contenu de la fiole à 100 mg dans 3 mL d'alcool éthylique absolu fourni comme diluant. Diluer cette solution avec 27 mL d'eau stérile pour injection, afin d'obtenir une concentration de 3,3 mg/mL. Effectuer une dilution supplémentaire dans un contenant en verre avec 500 mL de solution de D5%E ou de NaCl 0,9 %.
- La solution est transparente et d'incolore à jaune pâle. Ne pas utiliser les fioles renfermant une pellicule huileuse, qui est un indice de décomposition. Les solutions reconstituées sont stables pendant 24 heures si elles sont réfrigérées et protégées de la lumière. Les solutions ne contiennent pas d'agents de conservation et elles sont destinées à un usage unique. Consulter les directives de chaque fabricant avant de reconstituer la préparation.
- On peut rincer la tubulure IV avec 5 à 10 mL de solution de NaCl 0,9 %, avant et après la perfusion de la carmustine, afin de réduire l'irritation au point d'injection.

Vitesse d'administration : Administrer la dose en une à deux heures. Une perfusion rapide peut provoquer des douleurs locales, des brûlures au point d'injection et des rougeurs de la peau. La rougeur du visage apparaît en l'espace de 2 heures et peut persister pendant 4 heures.

Compatibilité (tubulure en Y) : amifostine ▪ aztréonam ▪ céfépime ▪ filgrastim ▪ fludarabine ▪ granisétron ▪ melphalan ▪ ondansétron ▪ pipéracilline/tazobactam ▪ sargramostim ▪ téniposide ▪ thiotépa ▪ vinorelbine.

Incompatibilité en addition au soluté : allopurinol ▪ bicarbonate de sodium.

ENSEIGNEMENT AU PATIENT ET À SES PROCHES

- RECOMMANDER AU PATIENT DE SIGNALER À UN PROFESSIONNEL DE LA SANTÉ LA FIÈVRE, LES

FRISSONS, LES MAUX DE GORGE, LES SIGNES D'INFECTION, LES DOULEURS LOMBAIRES OU AUX FLANCS, LES MICTIONS DIFFICILES OU DOULOUREUSES, LE SAIGNEMENT DES GENCIVES, LA FORMATION D'ECCHYMOSES, LES PÉTÉCHIES, LA PRÉSENCE DE SANG DANS LES SELLES, L'URINE OU LES VOMISSEMENTS. Lui expliquer qu'il doit éviter les foules et les personnes contagieuses. Lui recommander d'utiliser une brosse à dents à poils doux et un rasoir électrique. Prévenir le patient qu'il ne doit pas consommer de boissons alcoolisées ni prendre de médicaments contenant de l'acide acétylsalicylique ou d'AINS.

- INCITER LE PATIENT À PRÉVENIR UN PROFESSIONNEL DE LA SANTÉ EN CAS D'ESSOUFFLEMENT OU D'UNE EXACERBATION DE LA TOUX. LUI RECOMMANDER DE NE PAS FUMER ÉTANT DONNÉ QUE LES FUMEURS SONT DAVANTAGE PRÉDISPOSÉS À LA TOXICITÉ PULMONAIRE.
- Recommander au patient d'inspecter ses muqueuses buccales à la recherche d'érythème ou d'aphtes. En cas d'aphtes, recommander au patient de se rincer la bouche à l'eau après avoir mangé et d'utiliser une brosse-éponge pour se brosser les dents. La stomatite peut nécessiter un traitement par des analgésiques opiacés.
- Informer le patient du risque de perdre ses cheveux. Inventorier avec lui les stratégies lui permettant de s'adapter à ces changements.
- Expliquer à la patiente pourquoi elle doit prendre des mesures contraceptives.
- Conseiller au patient de ne pas se faire vacciner sans que le médecin le lui recommande expressément.
- Expliquer au patient qu'il doit se soumettre à des examens diagnostiques et biochimiques à intervalles réguliers pour qu'on puisse déceler les effets secondaires du médicament.

VÉRIFICATION DE L'EFFICACITÉ THÉRAPEUTIQUE

L'efficacité du traitement peut être démontrée par: la diminution de la taille des tumeurs et le ralentissement de la prolifération tumorale ■ l'amélioration des paramètres hématologiques en présence de tumeurs non différenciées. ✳

CARTÉOLOL

Ce médicament n'est pas commercialisé au Canada.

CLASSIFICATION:
Antihypertenseur (bêta-bloquant)
Grossesse – catégorie C
Pour l'usage ophtalmique, consulter l'annexe N.

INDICATIONS

Traitement de l'hypertension. **Usages non approuvés:** Traitement de l'angine de poitrine.

MÉCANISME D'ACTION

Inhibition de la stimulation des récepteurs $bêta_1$ adrénergiques (myocardiques) ou $bêta_2$ adrénergiques (pulmonaires, vasculaires ou utérins) ■ Activité sympathomimétique intrinsèque (ASI), qui pourrait réduire la bradycardie. ***Effets thérapeutiques:*** Abaissement de la fréquence cardiaque et de la pression artérielle.

PHARMACOCINÉTIQUE

Absorption: Par suite de l'administration par voie orale, une fraction de 85 % du médicament est absorbée.

Distribution: Inconnue.

Métabolisme et excrétion: Métabolisme hépatique jusqu'à un certain degré avec transformation en au moins un métabolite actif (8-hydroxycartéolol). Une fraction de 50 à 70 % est excrétée à l'état inchangé par les reins.

Demi-vie: *Cartéolol* – de 6 à 8 heures; *8-hydroxycartéolol* – de 8 à 12 heures (pour les deux substances, demi-vie prolongée en cas d'insuffisance rénale).

CONTRE-INDICATIONS ET PRÉCAUTIONS/MISES EN GARDE

Contre-indications: Insuffisance cardiaque non compensée ■ Œdème pulmonaire ■ Choc cardiogénique ■ Bradycardie ou bloc cardiaque.

Précautions/mises en garde: Insuffisance rénale ■ Insuffisance hépatique ■ Patients âgés (sensibilité accrue aux bêta-bloquants; il est conseillé de réduire la dose) ■ Maladie pulmonaire (incluant l'asthme); éviter l'usage si possible ■ Diabète (le médicament peut masquer les symptômes d'hypoglycémie) ■ Thyrotoxicose (le médicament peut en masquer les symptômes) ■ Antécédents de réactions allergiques graves (l'intensité des réactions peut être accrue) ■ Grossesse, allaitement ou enfants (l'innocuité du médicament n'a pas été établie; tous les agents traversent le placenta et peuvent provoquer la bradycardie, l'hypotension, l'hypoglycémie ou la dépression respiratoire chez le fœtus ou le nouveau-né).

RÉACTIONS INDÉSIRABLES ET EFFETS SECONDAIRES

C

SNC : fatigue, faiblesse, anxiété, dépression, étourdissements, somnolence, insomnie, perte de la mémoire, modification des opérations de la pensée, cauchemars.
ORLO : vision trouble, xérophtalmie, congestion nasale.
Resp. : bronchospasme, respiration sifflante.
CV : BRADYCARDIE, INSUFFISANCE CARDIAQUE, ŒDÈME PULMONAIRE, hypotension orthostatique, vasoconstriction périphérique.
GI : constipation, diarrhée, nausées.
GU : impuissance, diminution de la libido.
Tég. : prurit, rash.
End. : hyperglycémie, hypoglycémie.
Loc. : arthralgie, douleurs lombaires, crampes musculaires.
SN : paresthésie.
Divers : lupus médicamenteux.

INTERACTIONS

Médicament-médicament : Les **anesthésiques généraux**, la **phénytoïne par voie parentérale** et le **vérapamil**, administrés simultanément, peuvent entraîner une dépression myocardique additive ▪ Les **dérivés digitaliques**, administrés simultanément, peuvent entraîner des effets bradycardiques additifs ▪ Risque d'effets hypotensifs additifs lors de l'administration concomitante d'autres **antihypertenseurs** et de **dérivés nitrés** ou de l'ingestion rapide de quantités importantes d'**alcool** ▪ L'ingestion concomitante d'**amphétamines**, de **cocaïne**, d'**éphédrine**, d'**épinéphrine**, de **norépinéphrine**, de **phényléphrine** ou de **pseudoéphédrine** peut entraîner une stimulation alpha-adrénergique à laquelle rien ne s'oppose (hypertension excessive, bradycardie) ▪ Les extraits d'**hormone thyroïdienne**, administrés simultanément, peuvent diminuer l'efficacité du médicament ▪ Le cartéolol peut modifier l'efficacité des **insulines** ou des **hypoglycémiants oraux** (l'adaptation de la posologie peut s'avérer nécessaire) ▪ Le cartéolol peut réduire l'efficacité des **agents adrénergiques** et de la **théophylline** ▪ Le cartéolol peut contrecarrer les effets bénéfiques sur les récepteurs bêta$_1$ cardiaques de la **dopamine** ou de la **dobutamine** ▪ Le cartéolol doit être utilisé avec prudence dans les 14 jours suivant ou précédant le traitement par un **IMAO** (risque d'hypertension) ▪ L'usage concomitant de la **clonidine** augmente l'hypotension et la bradycardie ▪ Risque d'exacerbation du phénomène de sevrage à la **clonidine** ▪ L'usage concomitant d'**AINS** peut réduire l'effet antihypertenseur.

VOIES D'ADMINISTRATION ET POSOLOGIE

- **PO (adultes)** : 2,5 mg, une fois par jour ; on peut augmenter cette posologie jusqu'à concurrence de 10 mg par jour.

Insuffisance rénale

- **PO (adultes)** : *Cl_{Cr} de 20 à 60 mL/minute* – administrer le médicament toutes les 48 heures ; *Cl_{Cr} < 20 mL/minute* – administrer le médicament toutes les 72 heures.

PRÉSENTATION

Ce médicament n'est pas commercialisé au Canada.

PHARMACODYNAMIE

	Début d'action	Pic	Durée
PO	inconnu	1 – 3 h	> 24 h

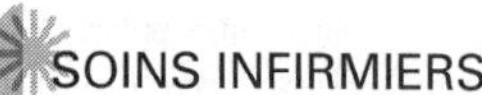

SOINS INFIRMIERS

ÉVALUATION DE LA SITUATION

- MESURER LA PRESSION ARTÉRIELLE ET LE POULS À INTERVALLES FRÉQUENTS AU COURS DE LA PÉRIODE D'ADAPTATION DE LA POSOLOGIE, ET À INTERVALLES RÉGULIERS PENDANT TOUTE LA DURÉE DU TRAITEMENT. Si le patient est resté couché, le suivre de près au moment où il se lève en raison du risque d'hypotension orthostatique.
- EFFECTUER LE BILAN QUOTIDIEN DES INGESTA ET DES EXCRETA ET PESER LE PATIENT TOUS LES JOURS. SUIVRE DE PRÈS L'APPARITION DES SIGNES SUIVANTS DE SURCHARGE LIQUIDIENNE : ŒDÈME PÉRIPHÉRIQUE, DYSPNÉE, RÂLES ET CRÉPITATIONS, FATIGUE, GAIN PONDÉRAL, TURGESCENCE DES JUGULAIRES.

Hypertension : Vérifier la fréquence du renouvellement des ordonnances pour évaluer l'observance du traitement.

Angine : Déterminer la fréquence et les caractéristiques de l'angine à intervalles réguliers tout au long du traitement.

Tests de laboratoire :

- Le cartéolol peut élever les concentrations sériques de lipoprotéines, ainsi que les concentrations d'urée, de potassium, de triglycérides et d'acide urique.

- Le cartéolol peut élever les titres des anticorps antinucléaires.
- Le cartéolol peut élever la glycémie.

Toxicité et surdosage : Suivre de près les patients recevant des bêta-bloquants, à la recherche des signes suivants de surdosage : bradycardie, étourdissements graves ou évanouissements, somnolence importante, dyspnée, bleuissement des ongles ou des paumes, convulsions. Prévenir immédiatement le médecin si ces signes apparaissent.

DIAGNOSTICS INFIRMIERS POSSIBLES

- Débit cardiaque diminué (Effets secondaires).
- Connaissances insuffisantes sur le traitement médicamenteux (Enseignement au patient et à ses proches).
- Non-observance du traitement médicamenteux (Enseignement au patient et à ses proches).

INTERVENTIONS INFIRMIÈRES

- L'abandon du traitement concomitant par la clonidine devrait se faire graduellement. On doit abandonner d'abord le bêta-bloquant, puis, après plusieurs jours, la clonidine.
- Prendre le pouls à l'apex du cœur avant d'administrer le médicament. Si le pouls est inférieur à 50 battements par minute ou si une arythmie survient, ne pas administrer le médicament et prévenir le médecin.
- Administrer le cartéolol sans égard aux repas.

ENSEIGNEMENT AU PATIENT ET À SES PROCHES

- Expliquer au patient qu'il doit respecter scrupuleusement la posologie recommandée et continuer à prendre le médicament même s'il se sent bien. L'avertir qu'il ne doit jamais sauter une dose ni remplacer une dose manquée par une double dose. S'il n'a pu prendre le médicament au moment habituel, il doit le prendre aussitôt que possible, mais au moins 4 heures avant l'heure prévue pour la dose suivante. Un sevrage brusque peut provoquer des arythmies mortelles, de l'hypertension ou l'ischémie du myocarde.
- Recommander au patient d'avoir une réserve suffisante de médicament pour les fins de semaine, les congés et les vacances. Lui conseiller de conserver une ordonnance dans son portefeuille pour parer aux urgences.
- MONTRER AU PATIENT ET À SES PROCHES COMMENT PRENDRE LE POULS ET LA PRESSION ARTÉRIELLE. LEUR DEMANDER DE MESURER LE POULS TOUS LES JOURS ET LA PRESSION ARTÉRIELLE DEUX FOIS PAR SEMAINE. RECOMMANDER AU PATIENT DE NE PAS PRENDRE LE MÉDICAMENT ET D'INFORMER LE MÉDECIN SI LE POULS EST INFÉRIEUR À 50 BATTEMENTS PAR MINUTE OU SI SA PRESSION ARTÉRIELLE CHANGE CONSIDÉRABLEMENT.
- Prévenir le patient que le médicament peut provoquer des étourdissements ou de la somnolence. Lui conseiller de ne pas conduire et d'éviter les activités qui exigent sa vigilance jusqu'à ce qu'on ait la certitude que le médicament n'entraîne pas ces effets chez lui.
- Recommander au patient de changer de position lentement pour réduire le risque d'hypotension orthostatique, particulièrement au début du traitement ou lorsque la dose est majorée.
- Prévenir le patient que le médicament peut le rendre plus sensible au froid.
- Conseiller au patient de consulter un professionnel de la santé avant de prendre un médicament en vente libre, particulièrement des préparations contre le rhume, en même temps que le cartéolol.
- Recommander au patient diabétique de mesurer attentivement sa glycémie, particulièrement lorsqu'il se sent fatigué, faible ou irritable ou lorsqu'il ressent un malaise. Le médicament peut masquer certains signes d'hypoglycémie, bien que des étourdissements et la transpiration puissent survenir malgré tout.
- Recommander au patient de signaler au médecin les symptômes suivants : ralentissement du pouls, difficultés respiratoires, respiration sifflante, mains et pieds froids, étourdissements, confusion, dépression, rash, fièvre, maux de gorge, saignements inhabituels ou formation d'ecchymoses.
- Recommander au patient qui doit suivre un autre traitement ou subir une intervention chirurgicale d'avertir le professionnel de la santé qu'il suit un traitement avec ce médicament.
- Conseiller au patient de porter sur lui en tout temps une pièce d'identité où sont inscrits son problème de santé et son traitement médicamenteux.

Hypertension : Inciter le patient à appliquer d'autres mesures de réduction de l'hypertension : perdre du poids, réduire sa consommation de sel, diminuer le stress, faire régulièrement de l'exercice, modérer

C

sa consommation d'alcool et cesser de fumer. Le cartéolol stabilise la pression artérielle mais ne guérit pas l'hypertension.

Angine : Mettre en garde le patient contre le surmenage physique lorsque les douleurs thoraciques diminuent.

VÉRIFICATION DE L'EFFICACITÉ THÉRAPEUTIQUE

L'efficacité du traitement peut être démontrée par : la baisse de la pression artérielle sans apparition d'effets secondaires délétères ▪ la réduction de la fréquence des crises d'angine ▪ l'amélioration de la tolérance à l'effort. ✳

CARVÉDILOL

Coreg

CLASSIFICATION :

Antihypertenseur (bêta-bloquant), traitement de l'insuffisance cardiaque

Grossesse – catégorie C

INDICATIONS

Traitement de l'insuffisance cardiaque légère à modérée (due à l'ischémie ou à la cardiomyopathie), en association avec un diurétique et un inhibiteur de l'ECA, avec ou sans digoxine. **Usages non approuvés :** Traitement de l'hypertension.

MÉCANISME D'ACTION

Inhibition de la stimulation des récepteurs $bêta_1$ adrénergiques (myocardiques) ou $bêta_2$ adrénergiques (pulmonaires, vasculaires ou utérins) ▪ Le carvédilol bloque également les récepteurs $alpha_1$ adrénergiques, ce qui peut entraîner l'hypotension orthostatique. ***Effets thérapeutiques :*** Abaissement de la fréquence cardiaque et de la pression artérielle ▪ Ralentissement de l'évolution de l'insuffisance cardiaque.

PHARMACOCINÉTIQUE

Absorption : Le médicament est bien absorbé mais subit un effet de premier passage hépatique important, d'où une biodisponibilité de 25 à 35 %.

Distribution : Inconnue.

Liaison aux protéines : 98 %.

Métabolisme et excrétion : Métabolisme important. Excrétion dans les fèces par la bile. Une fraction inférieure à 2 % est excrétée à l'état inchangé par les reins.

Demi-vie : De 7 à 10 heures.

CONTRE-INDICATIONS ET PRÉCAUTIONS/ MISES EN GARDE

Contre-indications : Insuffisance cardiaque non compensée ▪ Œdème pulmonaire ▪ Choc cardiogénique ▪ Bradycardie ou bloc cardiaque ▪ Insuffisance hépatique grave ou asthme et bronchospasme ▪ Hypotension sévère ▪ Cardiopathie valvulaire obstructive primaire ▪ Incapacité mentale (maladie d'Alzheimer, alcoolisme, toxicomanie), sauf si le patient est surveillé de près par un soignant compétent.

Précautions/mises en garde : Insuffisance rénale ▪ Insuffisance hépatique ▪ Patients âgés (sensibilité accrue aux bêta-bloquants ; il est conseillé de réduire la dose) ▪ Diabète (le médicament peut masquer les symptômes d'hypoglycémie) ▪ Thyrotoxicose (le médicament peut en masquer les symptômes) ▪ Maladie vasculaire périphérique ▪ Antécédents de réactions allergiques graves (l'intensité des réactions peut être accrue) ▪ Grossesse, allaitement ou enfants (l'innocuité du médicament n'a pas été établie ; tous les agents traversent le placenta et peuvent provoquer la bradycardie, l'hypotension, l'hypoglycémie ou la dépression respiratoire chez le fœtus ou le nouveau-né).

RÉACTIONS INDÉSIRABLES ET EFFETS SECONDAIRES

SNC : étourdissements, fatigue, faiblesse, anxiété, dépression, somnolence, insomnie, perte de la mémoire, modification des opérations de la pensée, nervosité, cauchemars.

ORLO : vision trouble, xérophtalmie, congestion nasale.

Resp. : bronchospasme, respiration sifflante.

CV : BRADYCARDIE, INSUFFISANCE CARDIAQUE, ŒDÈME PULMONAIRE, hypotension orthostatique, vasoconstriction périphérique.

GI : diarrhée, constipation, nausées.

GU : impuissance, diminution de la libido.

Tég. : prurit, rash.

End. : hyperglycémie, hypoglycémie.

Loc. : arthralgie, douleurs lombaires, crampes musculaires.

SN : paresthésie.

Divers : lupus médicamenteux.

INTERACTIONS

Médicament-médicament : Les **anesthésiques généraux**, la **phénytoïne par voie parentérale**, le **diltiazem** et le **vérapamil**, administrés simultanément, peuvent entraîner une dépression myocardique additive ▪ Les **dérivés digitaliques**, administrés simultanément, peuvent entraîner des effets bradycardiques additifs ▪ Risque d'effets hypotensifs additifs lors de l'administration concomitante d'autres **antihypertenseurs** et de **dérivés nitrés** ou de l'ingestion rapide de quantités importantes d'**alcool** ▪ L'usage concomitant de la **clonidine** augmente l'hypotension et la bradycardie ▪ Possibilité d'exacerbation du phénomène de sevrage à la **clonidine** ▪ Les extraits d'**hormone thyroïdienne**, administrés simultanément, peuvent diminuer l'efficacité du médicament ▪ Le carvédilol peut modifier l'efficacité des **insulines** ou des **hypoglycémiants oraux** (une adaptation de la posologie peut s'avérer nécessaire) ▪ Le carvédilol peut réduire l'efficacité de la **théophylline** ▪ Le carvédilol peut contrecarrer les effets bénéfiques sur les récepteurs bêta$_1$ cardiaques de la **dopamine** ou de la **dobutamine** ▪ Le carvédilol doit être utilisé avec prudence dans les 14 jours suivant ou précédant le traitement par un **IMAO** (risque d'hypertension) ▪ La **cimétidine** peut accroître la toxicité du carvédilol ▪ L'usage concomitant d'**AINS** peut réduire l'effet antihypertenseur de l'agent ▪ La **rifampine** peut réduire l'efficacité du carvédilol ▪ Le carvédilol peut élever les concentrations sériques de **digoxine**.

VOIES D'ADMINISTRATION ET POSOLOGIE

PO (adultes): *Insuffisance cardiaque* – 3,125 mg, 2 fois par jour, pendant 2 semaines ; on peut passer graduellement à une dose de 6,25 mg, 2 fois par jour. On peut doubler la dose toutes les 2 semaines, selon la tolérance du patient ; il ne faut pas dépasser 25 mg, 2 fois par jour.

PRÉSENTATION

Comprimés: 3,125 mg[Pr], 6,25 mg[Pr], 12,5 mg[Pr], 25 mg[Pr].

PHARMACODYNAMIE (effets cardiovasculaires)

	DÉBUT D'ACTION	PIC	DURÉE
PO	en l'espace de 1 h	1 – 2 h	12 h

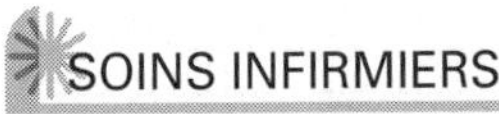

SOINS INFIRMIERS

ÉVALUATION DE LA SITUATION

- MESURER LA PRESSION ARTÉRIELLE ET LE POULS À INTERVALLES FRÉQUENTS AU COURS DE LA PÉRIODE D'ADAPTATION DE LA POSOLOGIE, ET À INTERVALLES RÉGULIERS, PENDANT TOUTE LA DURÉE DU TRAITEMENT. Si le patient est resté couché, le suivre de près au moment où il se lève en raison du risque d'hypotension orthostatique.
- EFFECTUER LE BILAN QUOTIDIEN DES INGESTA ET DES EXCRETA ET PESER LE PATIENT TOUS LES JOURS. SUIVRE DE PRÈS L'APPARITION DES SIGNES SUIVANTS DE SURCHARGE LIQUIDIENNE : ŒDÈME PÉRIPHÉRIQUE, DYSPNÉE, RÂLES ET CRÉPITATIONS, FATIGUE, GAIN PONDÉRAL, TURGESCENCE DES JUGULAIRES. ON PEUT OBSERVER UNE AGGRAVATION DES SYMPTÔMES LORS DU TRAITEMENT INITIAL DE L'INSUFFISANCE CARDIAQUE.

Hypertension: Vérifier la fréquence du renouvellement des ordonnances pour évaluer l'observance du traitement.

Tests de laboratoire :

- Le carvédilol peut élever les concentrations sériques de lipoprotéines, ainsi que les concentrations d'urée, de potassium, de triglycérides et d'acide urique.
- Le carvédilol peut élever les titres des anticorps antinucléaires.
- Le carvédilol peut élever la glycémie.

Toxicité et surdosage : Suivre de près les patients recevant des bêta-bloquants, à la recherche de signes de surdosage : bradycardie, étourdissements graves ou évanouissements, somnolence importante, dyspnée, bleuissement des ongles ou des paumes, convulsions. Prévenir immédiatement le médecin si ces signes apparaissent.

DIAGNOSTICS INFIRMIERS POSSIBLES

- Débit cardiaque diminué (Effets secondaires).
- Connaissances insuffisantes sur le traitement médicamenteux (Enseignement au patient et à ses proches).
- Non-observance du traitement médicamenteux (Enseignement au patient et à ses proches).

INTERVENTIONS INFIRMIÈRES

- L'abandon du traitement concomitant par la clonidine devrait se faire graduellement. On doit abandonner d'abord le bêta-bloquant, puis, après plusieurs jours, la clonidine.
- Prendre le pouls à l'apex du cœur avant d'administrer le médicament. Si le pouls est inférieur à 50 battements par minute ou si une arythmie survient, ne pas administrer le médicament et prévenir le médecin.
- Administrer le médicament sans égard aux aliments.

C

ENSEIGNEMENT AU PATIENT ET À SES PROCHES

- Expliquer au patient qu'il doit respecter scrupuleusement la posologie recommandée et continuer à prendre le médicament même s'il se sent bien. L'avertir qu'il ne doit jamais sauter une dose ni remplacer une dose manquée par une double dose. S'il n'a pu prendre le médicament au moment habituel, il doit le prendre aussitôt que possible, mais au moins 4 heures avant l'heure prévue pour la dose suivante. Un sevrage brusque peut provoquer des arythmies mortelles, de l'hypertension ou l'ischémie du myocarde.
- Recommander au patient de prévoir une quantité suffisante de médicament pour les fins de semaine, les congés et les vacances. Lui conseiller de conserver une ordonnance dans son portefeuille pour parer aux urgences.
- MONTRER AU PATIENT ET À SES PROCHES COMMENT PRENDRE LE POULS ET LA PRESSION ARTÉRIELLE. Leur demander de mesurer le pouls tous les jours et la pression artérielle deux fois par semaine. Recommander au patient de ne pas prendre le médicament et d'informer le médecin si le pouls est inférieur à 50 battements par minute ou si sa pression artérielle change considérablement.
- Prévenir le patient que le médicament peut parfois provoquer des étourdissements ou de la somnolence. Lui conseiller de ne pas conduire et d'éviter les activités qui exigent sa vigilance jusqu'à ce qu'on ait la certitude que le médicament n'entraîne pas ces effets chez lui.
- Recommander au patient de changer de position lentement pour réduire le risque d'hypotension orthostatique, particulièrement au début du traitement ou lorsque la dose est majorée.
- Prévenir le patient que le médicament peut le rendre plus sensible au froid.
- Conseiller au patient de consulter un professionnel de la santé avant de prendre un médicament en vente libre, particulièrement des préparations contre le rhume, en même temps que le carvédilol.
- Recommander au patient diabétique de mesurer minutieusement sa glycémie, particulièrement lorsqu'il se sent fatigué, faible ou irritable ou lorsqu'il ressent un malaise. Le médicament peut masquer certains signes d'hypoglycémie, bien que des étourdissements et la transpiration puissent survenir malgré tout.
- Recommander au patient de signaler au médecin les symptômes suivants : ralentissement du pouls, difficultés respiratoires, respiration sifflante, mains et pieds froids, étourdissements, confusion, état dépressif, rash, fièvre, maux de gorge, saignements inhabituels ou formation d'ecchymoses.
- Recommander au patient qui doit suivre un autre traitement ou subir une intervention chirurgicale d'avertir le professionnel de la santé qu'il suit un traitement par ce médicament.
- Conseiller au patient de porter sur lui en tout temps une pièce d'identité où sont inscrits son problème de santé et son traitement médicamenteux.

Hypertension : Inciter le patient à appliquer d'autres mesures de réduction de l'hypertension : perdre du poids, réduire sa consommation de sel, diminuer le stress, faire régulièrement de l'exercice, modérer sa consommation d'alcool et cesser de fumer. Le carvédilol stabilise la pression artérielle mais ne guérit pas l'hypertension.

VÉRIFICATION DE L'EFFICACITÉ THÉRAPEUTIQUE

L'efficacité du traitement peut être démontrée par : la baisse de la pression artérielle sans apparition d'effets secondaires délétères ■ la diminution de la gravité de l'insuffisance cardiaque. ✳

CÉFACLOR,

voir Céphalosporines de la deuxième génération

CÉFADROXIL,

voir Céphalosporines de la première génération

CÉFAZOLINE,

voir Céphalosporines de la première génération

CÉFÉPIME,

voir Céphalosporines de la troisième génération

CÉFIXIME,
voir Céphalosporines de la troisième génération

CÉFOTAXIME,
voir Céphalosporines de la troisième génération

CÉFOTÉTANE,
voir Céphalosporines de la deuxième génération

CÉFOXITINE,
voir Céphalosporines de la deuxième génération

CEFPROZIL,
voir Céphalosporines de la deuxième génération

CEFTAZIDIME,
voir Céphalosporines de la troisième génération

CEFTIZOXIME,
voir Céphalosporines de la troisième génération

CEFTRIAXONE,
voir Céphalosporines de la troisième génération

CÉFUROXIME,
voir Céphalosporines de la deuxième génération

CÉLÉCOXIB
Celebrex

CLASSIFICATION :
Anti-inflammatoire non stéroïdien, analgésique non opiacé
Grossesse – catégorie C

INDICATIONS
Soulagement des signes et des symptômes d'arthrose ■ Soulagement des signes et des symptômes de polyarthrite rhumatoïde chez l'adulte. **Usages non approuvés**: Réduction du nombre de polyadénomes colorectaux associés à la polypose adénomateuse familiale, comme adjuvant aux soins habituels (surveillance endoscopique, chirurgie).

MÉCANISME D'ACTION
Inhibition de la cyclo-oxygénase-2 (COX-2), enzyme nécessaire à la synthèse des prostaglandines ■ Propriétés analgésiques, anti-inflammatoires et antipyrétiques. ***Effets thérapeutiques :*** Diminution de la douleur et de l'inflammation dues à l'arthrite ■ Diminution du nombre de polypes colorectaux.

PHARMACOCINÉTIQUE
Absorption : Biodisponibilité inconnue.
Distribution : Le médicament se lie à 97 % aux protéines plasmatiques et se répartit dans la plupart des tissus.
Métabolisme et excrétion : Le médicament est surtout métabolisé dans le foie ; une fraction inférieure à 3 % est excrétée à l'état inchangé dans l'urine et les fèces.
Demi-vie : 11 heures.

CONTRE-INDICATIONS ET PRÉCAUTIONS/MISES EN GARDE
Contre-indications : Hypersensibilité ■ Antécédents de réactions de type allergique aux sulfamides ■ Usage concomitant d'autres AINS ■ Antécédents d'asthme, d'urticaire ou de réactions de type allergique à l'aspirine ou aux autres AINS, incluant la triade de réactions provoquées par l'AAS ■ Néphropathie avancée ■ Grossesse avancée (le médicament peut entraîner l'obturation prématurée du canal artériel).
Précautions/mises en garde : Traitement concomitant par des glucocorticoïdes ou des anticoagulants ; traitement prolongé par des AINS, usage du tabac, alcoolisme, patients âgés ou en mauvaise santé

C

(risque accru d'hémorragie digestive) ■ Néphropathie, maladie cardiaque ou dysfonctionnement hépatique préexistants, traitement concomitant par un diurétique ou un inhibiteur de l'ECA (risque accru d'insuffisance rénale) ■ Hypertension ou rétention liquidienne ■ Déshydratation grave (corriger les déficits avant d'administrer le médicament) ■ Asthme préexistant ■ Grossesse, allaitement ou enfants de moins de 18 ans (l'innocuité du médicament n'a pas été établie, son usage n'est pas recommandé en fin de grossesse).

Extrême prudence: ANTÉCÉDENTS D'ULCÈRE OU D'HÉMORRAGIE DIGESTIVE.

RÉACTIONS INDÉSIRABLES ET EFFETS SECONDAIRES

SNC: étourdissements, céphalées, insomnie.

GI: HÉMORRAGIE DIGESTIVE, douleurs abdominales, diarrhée, dyspepsie, flatulences, nausées.

Tég.: rash.

INTERACTIONS

Médicament-médicament: Risque d'interactions importantes en cas d'administration concomitante d'**autres médicaments qui inhibent le système enzymatique CYP450 2C9** ■ Le célécoxib peut réduire l'efficacité des **inhibiteurs de l'ECA**, des **diurétiques thiazidiques** et du **furosémide** ■ Bien que le célécoxib puisse être pris en même temps que l'**aspirine**, cette association peut augmenter le risque d'hémorragie digestive ■ Le **fluconazole** élève les concentrations sanguines de célécoxib (une réduction de la posologie est recommandée) ■ Risque de saignement si le médicament est administré en même temps que la **warfarine** ■ Le célécoxib peut élever les concentrations sériques de **lithium**.

VOIES D'ADMINISTRATION ET POSOLOGIE

PO (adultes): *Arthrose* – 200 mg par jour, en 1 seule dose ou 100 mg, 2 fois par jour. *Polyarthrite rhumatoïde* – posologie de départ de 100 mg, 2 fois par jour; on peut augmenter la dose jusqu'à 200 mg, 2 fois par jour.

PRÉSENTATION

Capsules: 100 mg[Pr], 200 mg[Pr].

PHARMACODYNAMIE (soulagement de la douleur)

	DÉBUT D'ACTION	PIC	DURÉE
PO	24 – 48 h	inconnu	12 – 24 h†

† Après l'abandon du traitement.

SOINS INFIRMIERS

ÉVALUATION DE LA SITUATION

- Suivre de près l'ampleur des mouvements, le degré d'enflure et la douleur au niveau des articulations touchées avant l'administration du médicament et à intervalles réguliers tout au long du traitement.
- Déterminer si le patient est allergique aux sulfamides, à l'aspirine ou aux AINS. Les patients allergiques ne devraient pas recevoir du célécoxib.

Tests de laboratoire:

- Le célécoxib peut élever les concentrations d'AST et d'ALT.
- Le célécoxib peut induire une hypophosphatémie et une élévation des concentrations d'urée.

DIAGNOSTICS INFIRMIERS POSSIBLES

- Mobilité physique réduite (Indications).
- Douleur aiguë (Indications).
- Connaissances insuffisantes sur le traitement médicamenteux (Enseignement au patient et à ses proches).

INTERVENTIONS INFIRMIÈRES

- NE PAS CONFONDRE CET AGENT AVEC CELEXA (CITALOPRAM) OU AVEC CEREBYX (FOSPHÉNYTOÏNE).
- Le médicament peut être administré sans égard aux aliments.

ENSEIGNEMENT AU PATIENT ET À SES PROCHES

- Conseiller au patient de respecter scrupuleusement la posologie recommandée et de ne pas dépasser la dose qui lui a été prescrite. Les doses accrues ne semblent pas accroître l'efficacité du médicament.
- RECOMMANDER AU PATIENT DE PRÉVENIR UN PROFESSIONNEL DE LA SANTÉ SANS TARDER SI DES SIGNES OU DES SYMPTÔMES DE TOXICITÉ GASTRO-INTESTINALE (DOULEURS ABDOMINALES, SELLES NOIRÂTRES), UN RASH CUTANÉ, UN GAIN DE POIDS INEXPLIQUÉ OU UN ŒDÈME APPARAISSENT. Lui conseiller de cesser de prendre le célécoxib et de prévenir le médecin si les signes et les symptômes suivants d'hépatotoxicité se manifestent: nausées, fatigue, léthargie, prurit, jaunisse, sensibilité au niveau du qua-

drant supérieur droit de l'abdomen, symptômes pseudo-grippaux.

- Conseiller à la patiente de prévenir le médecin sans délai si elle prévoit devenir enceinte ou si elle pense l'être.
- Recommander aux patients souffrant de polypose adénomateuse familiale de continuer à se soumettre aux interventions de surveillance habituelles.

VÉRIFICATION DE L'EFFICACITÉ THÉRAPEUTIQUE

L'efficacité du traitement peut être démontrée par: la réduction de la douleur articulaire chez les patients souffrant d'arthrose ■ la réduction de la douleur, de la sensibilité et de l'enflure des articulations chez les patients souffrant de polyarthrite rhumatoïde. ✳

CÉPHALEXINE,

voir Céphalosporines de la première génération

CÉPHALOSPORINES DE LA PREMIÈRE GÉNÉRATION

céfadroxil
Apo-Céfadroxil, Duricef, Novo-Céfadroxil

céfazoline
Ancef, Cefazolin, Kefzol

céphalexine
Apo-Cephalex, Keflex, Novo-Lexin, Nu-Cephalex, PMS-Cephalexin

céphapirine
Ce médicament n'est pas commercialisé au Canada.

céphradine
Ce médicament n'est pas commercialisé au Canada.

CLASSIFICATION:
Anti-infectieux (céphalosporines de la première génération)
Grossesse – catégorie B

INDICATIONS

Traitement des infections suivantes: infections de la peau et des structures cutanées, incluant les lésions entraînées par des brûlures ■ pneumonie ■ otite moyenne ■ infections des voies urinaires ■ pharyngo/amygdalite aiguë due aux streptocoques bêta-hémolytiques du groupe A ■ infections des os et des articulations ■ septicémie (incluant l'endocardite) due à des micro-organismes sensibles. **Usages non approuvés: Céfazoline, céphapirine, céphradine** – prophylaxie péri-opératoire ■ Ces antibiotiques ne conviennent pas au traitement de la méningite.

MÉCANISME D'ACTION

Liaison à la membrane de la paroi de la cellule bactérienne, entraînant la destruction de la bactérie. ***Effets thérapeutiques:*** Action bactéricide contre les bactéries sensibles. **Spectre d'action:** Agent efficace contre de nombreux cocci à Gram positif dont: *Streptococcus pneumoniæ* ■ streptocoques bêta-hémolytiques du groupe A ■ staphylocoques produisant de la pénicillinase ■ Aucun effet sur les micro-organismes suivants: staphylocoques résistant à la méthicilline ■ *Bacteroides fragilis* ■ entérocoques ■ Effet limité contre certains bacilles Gram négatif, incluant: *Klebsiella pneumoniæ* ■ *Proteus mirabilis* ■ *Escherichia coli.*

PHARMACOCINÉTIQUE

Absorption: Le *céfadroxil*, la *céphalexine* et la *cépharadine* sont bien absorbés par suite de l'administration par voie orale. La *céfazoline*, la *céphapirine* et la *céphradine* sont bien absorbées par suite de l'administration par voie intramusculaire.
Distribution: Ces antibiotiques se répartissent dans tout l'organisme. Toutes les céphalosporines de la première génération traversent le placenta et pénètrent dans le lait maternel à faible concentration. La pénétration dans le liquide céphalorachidien est minimale.
Liaison aux protéines: *Céfadroxil* – 20 %; *céfazoline* – de 80 à 86 %; *céphalexine* – 10 %; *céphapirine* – 54 %; *céphradine* – de 8 à 17 %.
Métabolisme et excrétion: Le médicament est excrété à l'état pratiquement inchangé par les reins.
Demi-vie: *Céfadroxil* – de 78 à 96 minutes; *céfazoline* – de 90 à 120 minutes; *céphalexine* – de 50 à 80 minutes; *céphapirine* – de 24 à 36 minutes; *céphradine* – de 48 à 80 minutes (toutes ces demi-vies sont prolongées en cas d'insuffisance rénale).

CONTRE-INDICATIONS ET PRÉCAUTIONS/ MISES EN GARDE

Contre-indications: Hypersensibilité aux céphalosporines ■ Réactions grave d'hypersensibilité aux pénicillines (une réaction de sensibilité croisée peut survenir chez 10 % des patients ayant des antécédents d'allergie à la pénicilline).

Précautions/mises en garde: Insuffisance rénale (on recommande de réduire la dose ou d'accroître l'intervalle posologique du *céfadroxil,* si la clairance de la créatinine est ≤ 50 mL/minute, de la *céphradine* et de la *céphapirine,* si la clairance de la créatinine est de ≤ 20 mL/minute, de la *céfazoline,* si la clairance de la créatinine est < 55 mL/minute) ■ Antécédents de maladie gastro-intestinale, particulièrement la colite ■ Patients âgés (il peut s'avérer nécessaire d'adapter la posologie en fonction de la détérioration de la fonction rénale, liée à l'âge) ■ Grossesse ou allaitement (la demi-vie est plus courte et les concentrations sanguines sont plus basses pendant la grossesse; on note cependant des précédents d'usage sans apparition d'effets nocifs).

RÉACTIONS INDÉSIRABLES ET EFFETS SECONDAIRES

SNC: CONVULSIONS (doses élevées).

GI: COLITE PSEUDO-MEMBRANEUSE, diarrhée, nausées, vomissements, crampes.

GU: néphrite interstitielle (*céfadroxil* seulement).

Tég.: rash, urticaire.

Hémat.: dyscrasie, anémie hémolytique.

Locaux: douleur au point d'injection IM, phlébite au point d'injection IV.

Divers: réactions allergiques, incluant l'anaphylaxie et la maladie sérique, surinfection.

INTERACTIONS

Médicament-médicament: Le **probénécide** diminue l'excrétion et élève les concentrations sanguines des céphalosporines excrétées par voie rénale ■ L'administration concomitante de **diurétiques de l'anse** peut augmenter le risque de néphrotoxicité.

VOIES D'ADMINISTRATION ET POSOLOGIE

Céfadroxil

- **PO (adultes)**: *Pharyngite et amygdalite dues aux streptocoques bêta-hémolytiques du groupe A* – 500 mg, toutes les 12 heures ou 1 g, toutes les 24 heures, pendant 10 jours. *Infections de la peau et des structures cutanées* – 1 g, toutes les 24 heures. *Infections des voies urinaires* – de 500 mg à 1 g, toutes les 12 heures ou de 1 à 2 g, toutes les 24 heures. *Infections des voies respiratoires inférieures* – de 0,5 à 1 g toutes les 12 heures.
- **PO (enfants ≥ 6 semaines)**: *Pharyngo-amygdalite due aux streptocoques bêta-hémolytiques du groupe A* – 15 mg/kg, toutes les 12 heures, pendant 10 jours. *Infections de la peau et des structures cutanées* – 15 mg/kg, toutes les 12 heures ou 30 mg/kg, toutes les 24 heures. *Infections des voies urinaires* – 500 mg ou 15 mg/kg, toutes les 12 heures.
- **Insuffisance rénale**
  PO (adultes): Dose initiale de 1 g, puis ajuster selon la clairance de la créatinine: *Clairance de la créatinine de 25 à 50 mL/minute* – 500 mg, toutes les 12 heures; *clairance de la créatinine de 10 à 25 mL/minute* – 500 mg, toutes les 24 heures; *clairance de la créatinine de 0 à 10 mL/minute* – 500 mg, toutes les 36 heures.

Céfazoline

- **IM, IV (adultes)**: *La plupart des infections* – de 250 mg à 1 g, toutes les 6 à 12 heures.
- **IM, IV (enfants et nourrissons > 1 mois)**: dose quotidienne totale de 25 à 50 mg/kg en 2 à 4 doses égales. La dose quotidienne totale peut être augmentée jusqu'à 100 mg/kg de poids corporel dans le cas des infections graves.
- **Insuffisance rénale**
  IM, IV (adultes): *Clairance de la créatinine de 40 à 70 mL/minute* – de 250 mg à 1,25 g toutes les 12 heures; *clairance de la créatinine de 20 à 40 mL/minute* – de 125 à 600 mg toutes les 12 heures; *clairance de la créatinine de 5 à 20 mL/minute* – de 75 à 150 mg, toutes les 24 heures; *clairance de la créatinine ≤ 5mL/minute* – de 37,5 à 75 mg toutes les 24 heures.

Céphalexine

- **PO (adultes)**: *La plupart des infections* – de 250 à 500 mg, toutes les 6 heures. *Cystite, infections de la peau et des structures cutanées, pharyngite streptococcique* – 500 mg, toutes les 12 heures.
- **PO (enfants)**: *La plupart des infections* – de 6,25 à 25 mg/kg, toutes les 6 heures. *Infections de la peau et des structures cutanées, pharyngite streptococcique* – de 12,5 à 50 mg/kg, toutes les 12 heures.

PRÉSENTATION

- **Céfadroxil (version générique disponible)**
  Capsules: 500 mg[Pr].
- **Céfazoline (version générique disponible)**
  Poudre pour injection: 500 mg[Pr], 1 g[Pr], 10 g[Pr], 20 g[Pr], et en fioles ADD-Vantage de 1 g[Pr].
- **Céphalexine (version générique disponible)**
  Capsules: 250 mg[Pr], 500 mg[Pr] ■ **Comprimés**: 250 mg[Pr], 500 mg[Pr] ■ **Suspension orale**: 125 mg/5 mL[Pr], 250 mg/5 mL[Pr].

- **Céphapirine**
  Ce médicament n'est pas commercialisé au Canada.
- **Céphradine**
  Ce médicament n'est pas commercialisé au Canada.

PHARMACODYNAMIE (concentrations sanguines)

	DÉBUT D'ACTION	PIC	DURÉE
Céfadroxil PO	rapide	1,5 – 2 h	12 – 24 h
Céfazoline IM	rapide	1 – 2 h	6 – 12 h
Céfazoline IV	rapide	fin de la perfusion	6 – 12 h
Céphalexine PO	rapide	1 h	6 – 12 h
Céphapirine IM	rapide	0,5 h	4 – 6 h
Céphapirine IV	rapide	fin de la perfusion	4 – 6 h
Céphradine PO	rapide	1 – 2 h	6 – 12 h

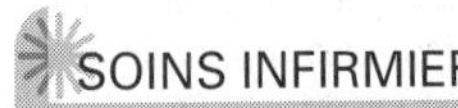

SOINS INFIRMIERS

ÉVALUATION DE LA SITUATION

- Au début du traitement et pendant toute sa durée, rester à l'affût des signes suivants d'infection : altération des signes vitaux ; aspect de la plaie, des crachats, de l'urine et des selles ; accroissement du nombre de leucocytes.
- Avant d'amorcer le traitement, recueillir les antécédents du patient afin de déterminer ses réactions antérieures à une pénicilline ou à une céphalosporine. Même les personnes n'ayant jamais manifesté de sensibilité aux pénicillines peuvent présenter une réaction allergique.
- Prélever des échantillons pour les cultures et les antibiogrammes avant le début du traitement. La première dose peut être administrée avant même que les résultats soient connus.
- RESTER À L'AFFÛT DES SIGNES ET DES SYMPTÔMES SUIVANTS D'ANAPHYLAXIE : RASH, PRURIT, ŒDÈME LARYNGÉ, RESPIRATION SIFFLANTE. SI CES RÉACTIONS SE MANIFESTENT, ARRÊTER L'ADMINISTRATION DU MÉDICAMENT ET AVERTIR IMMÉDIATEMENT LE MÉDECIN. GARDER À PORTÉE DE LA MAIN DE L'ÉPINÉPHRINE, UN ANTIHISTAMINIQUE ET LE MATÉRIEL DE RÉANIMATION POUR PARER À UNE ÉVENTUELLE RÉACTION ANAPHYLACTIQUE.

Tests de laboratoire :

- Les céphalosporines de la première génération peuvent entraîner des résultats faussement positifs au test de Coombs chez les patients recevant de fortes doses ou chez les nouveau-nés dont les mères ont reçu une céphalosporine avant l'accouchement.
- Les céphalosporines de la première génération peuvent entraîner l'élévation des concentrations sériques d'AST, d'ALT, de phosphatase alcaline, de bilirubine, de LDH, d'urée et de créatinine.
- Les céphalosporines de la première génération peuvent entraîner rarement les effets suivants : leucopénie, neutropénie, agranulocytose, thrombocytopénie, éosinophilie, lymphocytose et thrombocytose.

DIAGNOSTICS INFIRMIERS POSSIBLES

- Risque d'infection (Indications, Effets secondaires).
- Diarrhée (Réactions indésirables).
- Connaissances insuffisantes sur le traitement médicamenteux (Enseignement au patient et à ses proches).

INTERVENTIONS INFIRMIÈRES

PO : Administrer ces antibiotiques 24 heures sur 24, sans égard aux repas. En cas d'irritation gastrique, les administrer avec des aliments. Bien agiter la suspension orale avant de l'administrer. Réfrigérer les suspensions orales.

IM : Reconstituer les doses destinées à l'administration par voie IM en diluant le contenu de la fiole dans de l'eau stérile, de l'eau bactériostatique pour injection ou une solution de NaCl 0,9 % pour injection. La solution obtenue peut être diluée avec de la lidocaïne pour réduire la douleur au point d'injection. Consulter les directives de chaque fabricant avant de reconstituer la préparation. Injecter en profondeur dans une masse musculaire bien développée ; bien masser.

IV :

- Observer fréquemment le point d'injection pour déceler les signes suivants de thrombophlébite : douleur, rougeur, enflure. Changer de point d'injection toutes les 48 à 72 heures afin de prévenir la phlébite.
- Ne pas utiliser de solutions troubles ou de solutions contenant un précipité.
- En cas d'administration concomitante d'aminosides, utiliser deux points d'injection différents, si possible, et administrer les deux médicaments à un intervalle d'au moins une heure. Si un deuxième point d'injection n'est pas accessible, rincer la tubulure avant d'administrer le deuxième médicament.

C

IV directe : Diluer 1 g dans au moins 10 mL d'eau stérile pour injection. Consulter les directives de chaque fabricant avant de reconstituer la préparation. *Nouveau-nés* : ne pas utiliser de préparations contenant de l'alcool benzylique.
Vitesse d'administration : Administrer lentement, en l'espace de 3 à 5 minutes.

Céfazoline

- **Perfusion intermittente :** La solution reconstituée de 500 mg ou de 1 g peut être diluée dans 50 à 100 mL de NaCl 0,9 %, de D5%E ou D10%E, de D5%E/NaCl 0,25 %, de D5%/NaCl 0,45 % ou de D5%/NaCl 0,9 %, de D5%E dans une solution de lactate de Ringer, ou encore dans 50 à 100 mL de solution de lactate de Ringer. La solution est stable pendant 24 heures à la température ambiante et pendant 96 heures au réfrigérateur.
- ***Vitesse d'administration :*** La perfusion doit durer de 30 à 60 minutes.
- **Associations compatibles dans la même seringue :** héparine ■ vitamines du complexe B avec C.
- **Associations incompatibles dans la même seringue :** acide ascorbique, injection d' ■ cimétidine ■ lidocaïne.
- **Compatibilité (tubulure en Y) :** acyclovir ■ allopurinol ■ amifostine ■ atracurium ■ aztréonam ■ calcium, gluconate de ■ cyclophosphamide ■ diltiazem ■ énalaprilate ■ esmolol ■ famotidine ■ filgrastim ■ fluconazole ■ fludarabine ■ foscarnet ■ gallium, nitrate de ■ granisétron ■ héparine ■ insuline ■ labétolol ■ lidocaïne ■ magnésium, sulfate de ■ melphalan ■ mépéridine ■ midazolam ■ morphine ■ multivitamines ■ ondansétron ■ pancuronium ■ perphénazine ■ propofol ■ sargramostim ■ tacrolimus ■ téniposide ■ théophylline ■ thiotépa ■ vécuronium ■ vitamines du complexe B avec C ■ warfarine.
- **Incompatibilité (tubulure en Y) :** idarubicine ■ pentamidine ■ vinorelbine.

ENSEIGNEMENT AU PATIENT ET À SES PROCHES

- Expliquer au patient qu'il doit prendre le médicament à intervalles réguliers, 24 heures sur 24, et qu'il doit utiliser toute la quantité qui lui a été prescrite, même s'il se sent mieux. S'il n'a pu prendre le médicament au moment habituel, il doit le prendre aussitôt que possible, mais non pas juste avant l'heure prévue pour la dose suivante. Il ne faut jamais doubler la dose. Recommander au patient de mesurer les doses de suspension à l'aide d'un récipient gradué. Insister sur le fait qu'il peut être dangereux de donner ce médicament à une autre personne.
- Conseiller au patient de signaler les réactions allergiques et les signes suivants de surinfection : excroissance pileuse sur la langue, démangeaisons ou pertes vaginales, selles molles ou nauséabondes.
- RECOMMANDER AU PATIENT DE COMMUNIQUER AVEC UN PROFESSIONNEL DE LA SANTÉ EN CAS DE FIÈVRE OU DE DIARRHÉE, PARTICULIÈREMENT SI LES SELLES RENFERMENT DU SANG, DU PUS OU DU MUCUS. CONSEILLER AU PATIENT DE NE PAS TRAITER LA DIARRHÉE SANS CONSULTER AU PRÉALABLE UN PROFESSIONNEL DE LA SANTÉ.

VÉRIFICATION DE L'EFFICACITÉ THÉRAPEUTIQUE

L'efficacité du traitement peut être démontrée par : la disparition des signes et des symptômes d'infection ; le temps de résolution dépend du microorganisme infectant et du siège de l'infection ■ la réduction de l'incidence des infections en cas d'usage prophylactique. ✳

CÉPHALOSPORINES DE LA DEUXIÈME GÉNÉRATION

céfaclor
Apo-Cefaclor, Ceclor, Ceclor-BID, Cefaclor, PMS-Cefaclor

céfamandole
Ce médicament n'est pas commercialisé au Canada.

cefmétazole
Ce médicament n'est pas commercialisé au Canada.

céfonicide
Ce médicament n'est pas commercialisé au Canada.

céfotétane
Cefotan

céfoxitine
Cefoxitine, Mefoxin

cefprozil
Cefzil

céfuroxime
Ceftin, Cefuroxime, Kefurox, Zinacef

loracarbef
Ce médicament n'est pas commercialisé au Canada.

CLASSIFICATION :
Anti-infectieux (céphalosporines de la deuxième génération)
Grossesse – catégorie B

INDICATIONS

Traitement des infections suivantes : infections des voies respiratoires ■ infections de la peau et des structures cutanées ■ infections des os et des articulations (sauf le cefmétazole, le cefprozil et le loracarbef) ■ infections des voies urinaires et infections gynécologiques (sauf le cefprozil) ■ septicémie (sauf le cefmétazole, le cefprozil et le loracarbef) ■ **Céfamandole, céfotétane :** infections intra-abdominales, infections gynécologiques et infections des voies biliaires ■ **Céfuroxime :** méningite ■ **Céfaclor, cefprozil, céfuroxime :** otite moyenne ■ **Céfamandole, cefmétazole, céfonicide, céfotétane, céfoxitine, céfuroxime :** prophylaxie périopératoire.

MÉCANISME D'ACTION

Liaison à la membrane de la paroi de la cellule bactérienne, entraînant la destruction de la bactérie. ***Effets thérapeutiques :*** Action bactéricide contre les bactéries sensibles. **Spectre d'action :** Effet similaire à celui des céphalosporines de la première génération, mais l'effet contre plusieurs autres agents pathogènes à Gram négatif est accru, le spectre d'action englobant les micro-organismes suivants : *Hæmophilus influenzæ* ■ *Escherichia coli* ■ *Klebsiella pneumoniæ* ■ *Neisseria gonorrhϾæ* (incluant les souches produisant de la pénicillinase) ■ *Proteus* ■ *Moraxella catarrhalis* ■ Le céfamandole, la céfotétane et la céfoxitine sont efficaces contre *Bacteroides fragilis* ■ Aucun effet contre les staphylocoques résistant à la méthicilline ou les entérocoques.

PHARMACOCINÉTIQUE

Absorption : Bonne absorption par suite de l'administration par voie intramusculaire. Le *céfaclor*, le *cefprozil*, le *céfuroxime* et le *loracarbef* sont bien absorbés par suite de l'administration par voie orale.

Distribution : Ces antibiotiques se répartissent dans tout l'organisme. Le céfuroxime pénètre suffisamment dans le liquide céphalorachidien pour traiter adéquatement la méningite. Toutes les céphalosporines de la deuxième génération traversent le placenta et pénètrent dans le lait maternel à faible concentration.

Métabolisme et excrétion : Ces médicaments sont excrétés à l'état pratiquement inchangé par les reins.

Demi-vie : *Céfaclor* – de 35 à 54 minutes ; *céfamandole* – de 30 à 60 minutes ; *cefmétazole* – 72 minutes ; *céfonicide* – 270 minutes ; *céfotétane* – de 3 à 4,6 heures ; *céfoxitine* – de 40 à 60 minutes ; *cefprozil* – 90 minutes ; *céfuroxime* – 80 minutes ; *loracarbef* – 1 heure (toutes ces demi-vies sont prolongées en cas d'insuffisance rénale).

CONTRE-INDICATIONS ET PRÉCAUTIONS/ MISES EN GARDE

Contre-indications : Hypersensibilité aux céphalosporines ■ Réactions graves d'hypersensibilité aux pénicillines.

Précautions/mises en garde : Patients présentant une sensibilité à la pénicilline (risque d'anaphylaxie) ■ Insuffisance rénale (on recommande de réduire la dose ou d'accroître l'intervalle posologique du *céfamandole*, si la clairance de la créatinine est ≤ 80 mL/minute, du *cefmétazole*, si la clairance de la créatinine est de ≤ 90 mL/minute, du *céfonicide*, si la clairance de la créatinine est < 80 mL/minute, de la *céfotétane*, si la clairance de la créatinine est ≤ 30 mL/minute, de la *céfoxitine*, si la clairance de la créatinine est ≤ 50 mL/minute, du *cefprozil*, si la clairance de la créatinine est < 30 mL/minute, du *céfuroxime*, si la clairance de la créatinine est ≤ 20 mL/minute, du *loracarbef*, si la clairance de la créatinine est < 50 mL/minute) ■ Patients âgés, émaciés ou atteints d'une maladie débilitante (on doit parfois administrer un supplément de vitamine K pour prévenir les saignements) ■ Antécédents de maladie gastro-intestinale, particulièrement la colite ■ Patients atteints de phénylcétonurie (certains produits contiennent de l'aspartame et sont déconseillés dans leur cas) ■ Patients âgés (il peut s'avérer nécessaire d'adapter la posologie en fonction de la détérioration de la fonction rénale, liée à l'âge) ■ Grossesse ou allaitement (précédents d'usage sans apparition d'effets secondaires).

RÉACTIONS INDÉSIRABLES ET EFFETS SECONDAIRES

SNC : CONVULSIONS (doses élevées).

GI : COLITE PSEUDO-MEMBRANEUSE, diarrhée, nausées, vomissements, crampes.

Tég. : rash, urticaire.

Hémat. : saignements (risque accru avec le céfamandole, le cefmétazole et la céfotétane), dyscrasie, anémie hémolytique.

Locaux: douleur au point d'injection IM, phlébite au point d'injection IV.
Divers: réactions allergiques, incluant l'ANAPHYLAXIE et la MALADIE SÉRIQUE, surinfection.

INTERACTIONS

Médicament-médicament: Le **probénécide** diminue l'excrétion et accroît les concentrations sanguines des céphalosporines de la deuxième génération ▪ L'**alcool**, consommé dans les 48 à 72 heures suivant l'administration du céfamandole, du cefmétazole ou de la céfotétane, peut entraîner une réaction similaire à celle provoquée par le disulfirame ▪ Le céfamandole, le cefmétazole ou la céfotétane peuvent potentialiser les effets des **anticoagulants** et accroître le risque d'hémorragie en cas d'administration concomitante d'**agents antiplaquettaires**, d'**agents thrombolytiques**, d'**AINS**, de **plicamycine** ou d'**acide valproïque**.

VOIES D'ADMINISTRATION ET POSOLOGIE

Céfaclor

- **PO (adultes)**: 250 mg toutes les 8 à 12 heures (les infections plus graves ou celles dues à des micro-organismes moins sensibles peuvent dicter l'administration de doses plus élevées). Posologie quotidienne maximale recommandée: 2 g.
- **PO (enfants > 1 mois)**: 20 mg/kg/jour en doses fractionnées, toutes les 8 à 12 heures. *Infections plus graves, otite moyenne* – 40 mg/kg/jour. Dose quotidienne maximale: 1 g/jour.

Céfotétane

- **IM, IV (adultes)**: *La plupart des infections* – de 1 à 2 g, toutes les 12 heures. *Infections mettant la vie du patient en danger* – de 2 à 3 g, toutes les 12 heures. *Infections des voies urinaires* – de 500 mg à 1 g, toutes les 12 heures ou de 1 à 2 g, toutes les 24 heures.
- **Insuffisance rénale**
  IM, IV (adultes): *Clairance de la créatinine de 10 à 30 mL/minute* – la pleine dose habituelle, toutes les 24 heures ou la moitié de la dose habituelle, toutes les 12 heures; *clairance de la créatinine < 10 mL/minute* – la pleine dose habituelle, toutes les 48 heures ou le quart de la dose habituelle, toutes les 12 heures.

Céfoxitine

- **IM, IV (adultes)**: *La plupart des infections* – de 1 à 2 g, toutes les 6 à 8 heures. *Infections graves* – 1 g, toutes les 4 heures ou 2 g, toutes les 6 à 8 heures. *Infections mettant la vie du patient en danger* – 2 g, toutes les 4 heures ou 3 g, toutes les 6 heures. *Prophylaxie péri-opératoire* – 2 g, dans les 30 à 60 minutes précédant l'incision; ensuite, 2 doses de 2 g chacune, 2 et 6 heures après la première dose.
- **IV (prématurés pesant >1 500g)**: De 20 à 40 mg/kg, toutes les 12 heures.
- **IV (nouveau-nés et nourrissons < 7 jours)**: De 20 à 40 mg/kg, toutes les 12 heures.
- **IV (nourrissons de 7 jours à 1 mois)**: De 20 à 40 mg/kg, toutes les 8 heures.
- **IM, IV (nourrissons de 1 mois à 2 ans)**: De 20 à 40 mg/kg, toutes les 6 à 8 heures.
- **IM, IV (enfants)**: De 20 à 40 mg/kg, toutes les 6 à 8 heures.
- Chez les nourrissons et les enfants atteints d'une infection grave, *la posologie quotidienne globale peut être augmentée à 200 mg/kg sans toutefois dépasser 12 g.*
- **Insuffisance rénale**
  IM, IV (adultes): *Clairance de la créatinine de 30 à 50 mL/minute* – de 1 à 2 g, toutes les 8 à 12 heures; *clairance de la créatinine de 10 à 29 mL/minute* – de 1 à 2 g, toutes les 12 à 24 heures; *clairance de la créatinine de 5 à 9 mL/minute* – de 0,5 à 1 g, toutes les 12 à 24 heures; *clairance de la créatinine < 5 mL/minute* – de 0,5 à 1 g, toutes les 24 à 48 heures.

Cefprozil

- **PO (adultes et enfants ≥ 13 ans)**: *La plupart des infections* – de 250 à 500 mg, toutes les 12 heures ou 500 mg, toutes les 24 heures, selon l'infection.
- **PO (enfants de 6 mois à 12 ans)**: *Otite moyenne* – 15 mg/kg, toutes les 12 heures.
- **PO (enfants de 2 à 12 ans)**: *Pharyngo-amygdalite* – 7,5 mg/kg, toutes les 12 heures. *Infections de la peau et des structures cutanées* – 20 mg/kg toutes les 24 heures. Posologie quotidienne maximale: 1 g.
- **Insuffisance rénale**
  PO (adultes): *Clairance de la créatinine ≤ 30 mL/minute* – la moitié de la dose habituelle, toutes les 12 ou 24 heures.

Céfuroxime

- **PO (adultes et enfants ≥ 12 ans)**: *La plupart des infections* – 250 mg, toutes les 12 heures. *Gonorrhée* – 1 g, en une seule dose. Les comprimés ne sont pas recommandés chez les enfants de moins de 12 ans.
- **PO (enfants de 3 mois à 11 ans)**: *Otite moyenne, impétigo* – 15 mg/kg, toutes les 12 heures (suspension orale – dose maximale: 1 g/jour).

Pharyngite-amygdalite – 10 mg/kg, toutes les 12 heures (suspension orale – dose maximale : 500 mg/jour).

- **IM, IV (adultes)** : dose moyenne 2,25 g par jour, ou 750 mg (IV), toutes les 8 heures. *Infections graves mettant en danger la vie du patient* – 4,5 g par jour ou 1,5 g (IV), toutes les 8 heures. *Méningite bactérienne* – 3 g (IV) toutes les 8 heures. *Gonorrhée* – 1,5 g (IM : 750 mg administrés dans 2 points d'injection différents), soit en même temps que 1 g de probénécide par voie PO. *Prophylaxie* – 1,5 g (IV) immédiatement avant l'intervention ; s'il s'agit d'une longue intervention, une dose supplémentaire de 750 mg peut être administrée par voie IM ou IV à la 8e et la 16e heure. *Interventions chirurgicales à cœur ouvert* – 1,5 g par voie IV au moment de l'induction de l'anesthésie et, par la suite, toutes les 12 heures pendant 48 heures.
- **IM, IV (enfants et nourrissons > 1 mois et < 12 ans)** : De 30 à 100 mg/kg/jour, répartis en 3 ou 4 injections égales. Une dose quotidienne de 60 mg/kg/jour convient au traitement de la plupart des infections. *Infections des os* – de 70 à 150 mg/kg, toutes les 8 heures par voie IV. *Méningite bactérienne* – de 200 à 240 mg/kg/jour répartis en 3 ou 4 administrations IV.
- **IM, IV (nouveau-nés < 1 mois)** : **(Attention ! La demi-vie peut être de 3 à 5 fois plus longue que chez l'adulte.)** *La plupart des infections* – de 30 à 100 mg/kg/jour, répartis en 2 ou 3 doses égales. *Méningite bactérienne* – 100 mg/kg/jour, répartis en 2 ou 3 doses égales.
- **Insuffisance rénale**
  IM (adultes) : *Clairance de la créatinine de 10 à 20 mL/minute* – 750 mg, toutes les 12 heures ; *clairance de la créatinine < 10 mL/minute* – 750 mg, toutes les 24 heures.

PRÉSENTATION

- **Céfaclor (version générique disponible)**
  Capsules : 250 mgPr, 500 mgPr ■ **Suspension orale (parfum de fraise)** : 125 mg/5 mLPr, 250 mg/5 mLPr, 375 mg/5 mLPr.
- **Céfamandole**
  Ce médicament n'est pas commercialisé au Canada.
- **Ceftmétazole**
  Ce médicament n'est pas commercialisé au Canada.
- **Céfonicide**
  Ce médicament n'est pas commercialisé au Canada.
- **Céfotétane**
  Poudre pour injection : 1 gPr, 2 gPr.
- **Céfoxitine**
  Poudre pour injection : 1 gPr, 2 gPr, 10 gPr.
- **Cefprozil**
  Comprimés : 250 mgPr, 500 mgPr ■ **Suspension orale (parfum de « gomme balloune »)** : 125 mg/5 mLPr, 250 mg/5 mLPr.
- **Céfuroxime**
  Comprimés : 250 mgPr, 500 mgPr ■ **Suspension orale (parfum de fruits)** : 125 mg/5 mLPr ■ **Poudre pour injection** : 750 mgPr, 1,5 gPr, 7,5 gPr.
- **Loracarbef**
  Ce médicament n'est pas commercialisé au Canada.

PHARMACODYNAMIE

	Début d'action	Pic	Durée
Céfaclor PO	rapide	30 – 60 min	6 – 12 h
Céfaclor PO-CD	inconnu	inconnu	12 h
Céfamandole IM	rapide	30 – 120 min	4 – 8 h
Céfamandole IV	rapide	fin de la perfusion	4 – 8 h
Cefmétazole IV	rapide	fin de la perfusion	6 – 12 h
Céfonicide IM	rapide	60 min	12 – 24 h
Céfotétane IM	rapide	1 – 3 h	12 h
Céfotétane IV	rapide	fin de la perfusion	12 h
Céfoxitine IM	rapide	30 min	4 – 8 h
Céfoxitine IV	rapide	fin de la perfusion	4 – 8 h
Cefprozil PO	inconnu	1 – 2 h	12 – 24 h
Céfuroxime PO	inconnu	2 h	8 – 12 h
Céfuroxime IM	rapide	30 – 40 min	6 – 12 h
Cefuroxime IV	rapide	fin de la perfusion	6 – 12 h
Loracarbef PO	rapide	0,5 – 1,2 h	12 h

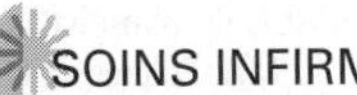

SOINS INFIRMIERS

ÉVALUATION DE LA SITUATION

- Au début du traitement et pendant toute sa durée, rester à l'affût des signes suivants d'infection : altération des signes vitaux ; aspect de la plaie, des crachats, de l'urine et des selles ; accroissement du nombre de leucocytes.
- Avant d'amorcer le traitement, recueillir les antécédents du patient afin de déterminer ses réactions antérieures à une pénicilline ou à une céphalosporine. Même les personnes n'ayant jamais manifesté de sensibilité aux pénicillines peuvent présenter une réaction allergique.
- Prélever des échantillons pour les cultures et les antibiogrammes avant le début du traitement.

La première dose peut être administrée avant même que les résultats soient connus.

- RESTER À L'AFFÛT DES SIGNES ET DES SYMPTÔMES SUIVANTS D'ANAPHYLAXIE : RASH, PRURIT, ŒDÈME LARYNGÉ, RESPIRATION SIFFLANTE. SI CES RÉACTIONS SE MANIFESTENT, ARRÊTER L'ADMINISTRATION DU MÉDICAMENT ET AVERTIR IMMÉDIATEMENT LE MÉDECIN. GARDER À PORTÉE DE LA MAIN DE L'ÉPINÉPHRINE, UN ANTIHISTAMINIQUE ET LE MATÉRIEL DE RÉANIMATION POUR PARER À UNE ÉVENTUELLE RÉACTION ANAPHYLACTIQUE.

Tests de laboratoire :

- Les céphalosporines de la deuxième génération peuvent entraîner des résultats faussement positifs au test de Coombs chez les patients recevant de fortes doses ou chez les nouveau-nés dont les mères ont reçu une céphalosporine avant l'accouchement.
- Noter quotidiennement le temps de prothrombine et surveiller les signes d'hémorragie (présence de sang occulte dans les selles par la méthode au gaïac, hématurie, saignement des gencives, formation d'ecchymoses) chez les patients exposés à un risque élevé ou chez ceux recevant le *céfamandole*, le *cefmétazole* ou la *céfotétane*. Ces agents peuvent provoquer une hypoprothrombinémie.
- Le *céfuroxime* peut également entraîner des résultats faussement négatifs lors du dosage de la glycémie par le ferricyanure. Pour effectuer ce dosage, recourir plutôt à la méthode enzymatique ou par la hexokinase.
- Les céphalosporines de la deuxième génération peuvent entraîner l'élévation des concentrations sériques d'AST, d'ALT, de phosphatase alcaline, de bilirubine, de LDH, d'urée et de créatinine.
- Ne pas prélever de sang dans les 2 heures suivant l'administration de la céfotétane, de la *céphalothine* ou de la *céfoxitine*, car les concentrations de créatinine dans le sang et dans les urines pourraient être faussement élevées.
- Le *céfamandole* peut entraîner des résultats faussement positifs lors du dosage de la protéinurie par les tests au sérum acidifié ou par les tests de dénaturation-précipitation.
- Les céphalosporines de la deuxième génération peuvent entraîner rarement les effets suivants : leucopénie, neutropénie, agranulocytose, thrombocytopénie, éosinophilie, lymphocytose et thrombocytose.

DIAGNOSTICS INFIRMIERS POSSIBLES

- Risque d'infection (Indications, Effets secondaires).
- Diarrhée (Réactions indésirables).
- Connaissances insuffisantes sur le traitement médicamenteux (Enseignement au patient et à ses proches).

INTERVENTIONS INFIRMIÈRES

PO :

- Administrer ces antibiotiques 24 heures sur 24, sans égard aux repas. En cas d'irritation gastrique, les administrer avec des aliments. Bien agiter la suspension orale avant de l'administrer.
- Les comprimés de *céfuroxime* doivent être avalés tels quels, sans être écrasés. Les comprimés écrasés ont un goût amer prononcé et persistant. Les comprimés peuvent être pris sans égard aux repas. La suspension doit être prise avec des aliments. On doit bien l'agiter avant d'administrer. Les comprimés et la suspension ne sont pas interchangeables (lors d'études comparatives de biodisponibilité chez l'adulte sain, la suspension et les comprimés ne se sont pas révélés bioéquivalents).

IM : Reconstituer les doses destinées à l'administration par voie IM en diluant le contenu de la fiole dans de l'eau stérile ou de l'eau bactériostatique pour injection ou dans une solution de NaCl 0,9 % pour injection. La solution obtenue peut être diluée avec de la lidocaïne pour réduire la douleur au point d'injection. Consulter les directives de chaque fabricant avant de reconstituer la préparation. Injecter la préparation en profondeur, dans une masse musculaire bien développée ; bien masser.

IV :

- Changer de point d'injection toutes les 48 à 72 heures afin de prévenir la phlébite. Observer fréquemment le point d'injection pour déceler les signes de thrombophlébite (douleur, rougeur, enflure).
- En cas d'administration concomitante d'aminosides, utiliser deux points d'injection différents, si possible, et espacer les injections d'au moins une heure. Si un deuxième point d'injection n'est pas accessible, rincer la tubulure avant d'administrer le deuxième médicament.

IV directe : Diluer 1 g dans au moins 10 mL d'eau stérile pour injection. *Nouveau-nés* – ne pas utiliser de préparations contenant de l'alcool benzylique. Consulter les directives de chaque fabricant avant de reconstituer la préparation.

***Vitesse d'administration*:** Administrer lentement, en l'espace de 3 à 5 minutes.

Céfotétane

- **Perfusion intermittente :** La solution reconstituée peut être diluée de nouveau dans 50 à 100 mL de solution de D5%E ou de solution de NaCl 0,9 %. La couleur de la solution reconstituée peut varier d'incolore à jaune. La solution est stable pendant 24 heures à la température ambiante et pendant 96 heures au réfrigérateur. Consulter les directives de chaque fabricant avant de reconstituer la préparation.
- ***Vitesse d'administration*:** La perfusion doit durer de 20 à 30 minutes.
- **Compatibilité (tubulure en Y) :** allopurinol ▪ amifostine ▪ aztréonam ▪ diltiazem ▪ famotidine ▪ filgrastim ▪ fluconazole ▪ fludarabine ▪ granisétron ▪ héparine ▪ insuline ▪ melphalan ▪ mépéridine ▪ morphine ▪ paclitaxel ▪ propofol ▪ sargramostim ▪ tacrolimus ▪ téniposide ▪ théophylline ▪ thiotépa.
- **Incompatibilité (tubulure en Y) :** prométhazine ▪ vinorelbine.

Céfoxitine

- **Perfusion intermittente :** La solution reconstituée peut être diluée de nouveau dans 50 à 100 mL de solution de D5%E ou D10%E, de NaCl 0,9 %, de D5%/NaCl 0,25 %, D5%/NaCl 0,45 %, D5%/NaCl 0,9 %, de D5%E dans une solution de lactate de Ringer, de solution de Ringer ou de solution de lactate de Ringer. La solution est stable pendant 24 heures à la température ambiante et pendant 7 jours au réfrigérateur. La poudre peut devenir plus foncée, mais cela n'affecte en rien la puissance de l'antibiotique. Consulter les directives de chaque fabricant avant de reconstituer la préparation.
- ***Vitesse d'administration*:** La perfusion doit durer de 15 à 30 minutes.
- **Perfusion continue :** On peut aussi diluer la préparation dans 500 à 1 000 mL de solution pour effectuer une perfusion continue.
- **Association compatible dans la même seringue :** héparine.
- **Incompatibilité (tubulure en Y) :** Le fabricant recommande d'arrêter l'administration d'autres solutions IV pendant la perfusion.

Céfuroxime

- **Perfusion intermittente :** La solution reconstituée peut être diluée de nouveau dans 100 mL de NaCl 0,9 %, de D5%E ou D10%E ou de D5%/NaCl 0,45 % ou D5%/NaCl 0,9 %. La solution est stable pendant 24 heures à la température ambiante et pendant 7 jours au réfrigérateur.
- ***Vitesse d'administration*:** La perfusion doit durer de 15 à 60 minutes.
- **Perfusion continue :** On peut aussi diluer la préparation dans 500 à 1 000 mL de solution en vue d'effectuer une perfusion continue.
- **Compatibilité (tubulure en Y) :** acyclovir ▪ allopurinol ▪ amifostine ▪ atracurium ▪ aztréonam ▪ cyclophosphamide ▪ diltiazem ▪ famotidine ▪ fludarabine ▪ foscarnet ▪ granisétron ▪ hydromorphone ▪ melphalan ▪ mépéridine ▪ morphine ▪ ondansétron ▪ pancuronium ▪ perphénazine ▪ propofol ▪ sargramostim ▪ tacrolimus ▪ téniposide ▪ thiotépa ▪ vécuronium.
- **Incompatibilité (tubulure en Y) :** filgrastim ▪ fluconazole ▪ midazolam ▪ vinorelbine. Le fabricant recommande d'arrêter temporairement l'administration d'autres solutions IV pendant l'administration du céfuroxime par une tubulure en Y.

ENSEIGNEMENT AU PATIENT ET À SES PROCHES

- Expliquer au patient qu'il doit prendre le médicament à intervalles réguliers 24 heures sur 24, et qu'il doit utiliser toute la quantité qui lui a été prescrite, même s'il se sent mieux. S'il n'a pu prendre le médicament au moment habituel, il doit le prendre aussitôt que possible, mais non pas juste avant l'heure prévue pour la dose suivante. Il ne faut jamais doubler la dose. Insister sur le fait qu'il peut être dangereux de donner ce médicament à une autre personne.
- Conseiller au patient de signaler les réactions allergiques et les signes suivants de surinfection : excroissance pileuse sur la langue, démangeaisons ou pertes vaginales, selles molles ou nauséabondes.
- Mettre en garde le patient contre la consommation d'alcool pendant le traitement au *céfamandole*, au *cefmétazole* ou à la *céfotétane*, en raison des risques de réactions semblables à celles produites par le disulfirame : crampes abdominales, nausées, vomissements, céphalées, hypotension, palpitations, dyspnée, tachycardie, transpiration, bouffées vasomotrices. Prévenir le patient qu'il doit éviter de prendre de l'alcool ou des médicaments qui en contiennent pendant le traitement et plusieurs jours après.
- RECOMMANDER AU PATIENT DE COMMUNIQUER AVEC UN PROFESSIONNEL DE LA SANTÉ EN CAS DE FIÈVRE OU DE DIARRHÉE, PARTICULIÈREMENT SI SES SELLES RENFERMENT DU SANG, DU PUS OU

DU MUCUS. CONSEILLER AU PATIENT DE NE PAS TRAITER LA DIARRHÉE SANS CONSULTER AU PRÉALABLE UN PROFESSIONNEL DE LA SANTÉ.

VÉRIFICATION DE L'EFFICACITÉ THÉRAPEUTIQUE

L'efficacité du traitement peut être démontrée par: la disparition des signes et des symptômes d'infection ; le temps de résolution dépend du micro-organisme infectant et du siège de l'infection ▪ la réduction de l'incidence des infections en cas d'usage prophylactique. ✳

C

CÉPHALOSPORINES DE LA TROISIÈME GÉNÉRATION

cefdinir
Ce médicament n'est pas commercialisé au Canada.

céfépime
Maxipime

céfixime
Suprax

céfopérazone
Ce médicament n'est pas commercialisé au Canada.

céfotaxime
Claforan

cefpodoxime
Ce médicament n'est pas commercialisé au Canada.

ceftazidime
Ceptaz, Fortaz, Tazicef, Tazidime

ceftibuten
Ce médicament n'est pas commercialisé au Canada.

ceftizoxime
Cefizox

ceftriaxone
Rocephin

CLASSIFICATION:
Anti-infectieux (céphalosporines de la troisième génération)
Grossesse – catégorie B

INDICATIONS

Traitement des infections suivantes : infections de la peau et des structures cutanées ▪ infections des os et des articulations ▪ infections des voies urinaires et infections gynécologiques, incluant la gonorrhée ▪ infections des voies respiratoires ▪ infections intra-abdominales ▪ septicémie ▪ otite moyenne (cefdinir) ▪ **Céfotaxime, ceftazidime, ceftriaxone**: méningite. **Usages non approuvés: Ceftizoxime** – méningite ▪ **ceftriaxone** – prophylaxie périopératoire ▪ **céfépime** – traitement empirique des patients atteints de neutropénie fébrile ▪ **ceftriaxone** – traitement en une seule dose de l'otite moyenne aiguë d'origine bactérienne ▪ **céfotaxime, ceftriaxone** – maladie de Lyme.

MÉCANISME D'ACTION

Liaison à la membrane de la paroi de la cellule bactérienne, entraînant la destruction de la bactérie. ***Effets thérapeutiques:*** action bactéricide contre les bactéries sensibles. **Spectre d'action**: Effet similaire à celui des céphalosporines de la deuxième génération ; cependant, l'effet contre les staphylocoques est moins fort, mais celui contre les bactéries à Gram négatif est accru, le spectre d'action englobant même les micro-organismes qui résistent aux céphalosporines de la première et de la deuxième génération ▪ Action marquée contre les micro-organismes suivants: *Enterobacter* ▪ *Hæmophilus influenzæ* ▪ *Escherichia coli* ▪ *Klebsiella pneumoniæ* ▪ *Neisseria* ▪ *Proteus* ▪ *Providencia* ▪ *Serratia* ▪ *Moraxella catarrhalis* ▪ *Borrelia burgdorfer* ▪ Certains agents ont un effet accru contre: *Pseudomonas aeruginosa* (ceftazidime, céfopérazone) ▪ Tous les agents, sauf la céfixime, le ceftibuten et la cefpodoxime exercent une action modérée contre les bactéries anaérobies, y compris *Bacteroides fragilis*.

PHARMACOCINÉTIQUE

Absorption: Bonne absorption par suite de l'administration par voie intramusculaire. La *céfixime*, le *ceftibuten* et la *cefpodoxime* sont bien absorbés par suite de l'administration par voie orale (la céfixime en suspension entraîne des concentrations sanguines plus élevées que les comprimés) ; une fraction de 16 à 25 % du *cefdinir* est absorbée par suite de l'administration par voie orale.

Distribution: Ces antibiotiques se répartissent dans tout l'organisme. Toutes les céphalosporines de la troisième génération traversent le placenta et pénètrent dans le lait maternel à faible concentration. Elles pénètrent davantage dans le liquide céphalorachidien que les céphalosporines de la première et de la deuxième génération.

Liaison aux protéines: Liaison ≥ 90 % dans le cas de la *céfopérazone* et de la *ceftriaxone*.

Métabolisme et excrétion : *Cefdinir, céfépime, ceftazidime, cefpodoxime, ceftizoxime* – une fraction > 85 % est excrétée dans l'urine. *Céfixime* – une fraction de 50 % est excrétée à l'état inchangé dans l'urine et une fraction ≥ 10 % est excrétée dans la bile. *Céfopérazone* – agent excrété dans la bile. *Ceftibuten, ceftriaxone* et *céfotaxime* – agents métabolisés partiellement et excrétés partiellement dans l'urine.

Demi-vie : *Cefdinir* – 102 minutes ; *céfépime* – 120 minutes ; *céfixime* – de 180 à 240 minutes ; *céfopérazone* – de 102 à 156 minutes ; *céfotaxime* – 60 minutes ; *cefpodoxime* – de 120 à 180 minutes ; *ceftazidime* – de 114 à 120 minutes ; *ceftibuten* – de 120 à 144 minutes ; *ceftizoxime* – de 84 à 114 minutes ; *ceftriaxone* – de 348 à 522 minutes (toutes ces demi-vies, à l'exception de celles de la *céfopérazone* et de la *ceftriaxone*, sont prolongées en cas d'insuffisance rénale).

CONTRE-INDICATIONS ET PRÉCAUTIONS/ MISES EN GARDE

Contre-indications : Hypersensibilité aux céphalosporines ■ Réactions graves d'hypersensibilité aux pénicillines ou aux autres bêta-lactamases.

Précautions/mises en garde : Insuffisance rénale (on recommande de réduire la dose ou d'accroître l'intervalle posologique du *cefdinir*, si la clairance de la créatinine est < 30 mL/minute, de la *céfépime* et de la *céfixime*, si la clairance de la créatinine est de ≤ 60 mL/minute, du *céfotaxime*, si la clairance de la créatinine est < 20 mL/minute, de la *cefpodoxime*, si la clairance de la créatinine est < 30 mL/minute, de la *ceftazidime*, si la clairance de la créatinine est ≤ 50 mL/minute, du *ceftibuten*, si la clairance de la créatinine est < 50 mL/minute, de la *ceftizoxime*, si la clairance de la créatinine est ≤ 80 mL/minute) ■ Insuffisance hépatique ou biliaire grave (on recommande de réduire la dose ou d'accroître l'intervalle posologique de la *céfopérazone*) ■ Insuffisances hépatique et rénale graves (on recommande de réduire la dose ou d'accroître l'intervalle posologique de la *céfopérazone* et de la *ceftriaxone*) ■ Diabète (les suspensions de *ceftibuten* et de *cefdinir* contiennent du sucrose) ■ Antécédents de maladie gastro-intestinale, particulièrement la colite ■ Patients âgés (il peut s'avérer nécessaire d'adapter la posologie en fonction de la détérioration de la fonction rénale, liée à l'âge) ■ Grossesse ou allaitement (précédents d'usage sans apparition d'effets secondaires) ■ Patients ayant déjà manifesté des réactions allergiques, particulièrement aux médicaments.

RÉACTIONS INDÉSIRABLES ET EFFETS SECONDAIRES

SNC : CONVULSIONS (doses élevées).

GI : COLITE PSEUDO-MEMBRANEUSE, diarrhée, nausées, vomissements, crampes, pseudolithiase (ceftriaxone).

Tég. : rash, urticaire.

Hémat. : saignements (risque accru avec la céfopérazone), dyscrasie, anémie hémolytique.

Locaux : douleur au point d'injection IM, phlébite au point d'injection IV.

Divers : réactions allergiques, incluant l'ANAPHYLAXIE et la MALADIE SÉRIQUE, surinfection.

INTERACTIONS

Médicament-médicament : Le **probénécide** diminue l'excrétion et accroît les concentrations sanguines de la céfixime, du céfotaxime, de la cefpodoxime et de la ceftizoxime ■ L'**alcool**, consommé dans les 48 à 72 heures suivant l'administration de la céfopérazone, peut entraîner une réaction similaire à celle provoquée par le disulfirame ■ La céfopérazone peut potentialiser les effets des **anticoagulants** et accroître le risque d'hémorragie en cas d'administration concomitante d'**agents antiplaquettaires**, d'**agents thrombolytiques**, de **plicamycine** ou d'**acide valproïque** ■ L'usage concomitant de fortes doses de céphalosporines et d'**AINS** peut augmenter le risque de saignement ■ L'usage concomitant de **diurétiques de l'anse** ou d'**agents néphrotoxiques**, incluant les **aminosides**, peut accroître le risque de néphrotoxicité ■ Les **antiacides** diminuent l'absorption du cefdinir et de la cefpodoxime (les prendre 2 heures avant ou après les antiacides) ■ Les **suppléments de fer** réduisent l'absorption du cefdinir (les administrer 2 heures avant ou après cet antibiotique).

VOIES D'ADMINISTRATION ET POSOLOGIE

Céfépime

- **IM (adultes) :** De 0,5 à 1 g, toutes les 12 heures.
- **IV (adultes) :** De 0,5 à 2 g, toutes les 8 à12 heures.
- **IV (enfants de 2 mois à 12 ans) :** *Traitement empirique de la neutropénie fébrile* – poids ≤ 40 kg : 50 mg/kg par voie IV, toutes les 8 heures. *Pneumonie, infections urinaires, infections de la peau et ses annexes* – poids ≤ 40 kg : 50 mg/kg par voie IV, toutes les 12 heures. Chez les enfants dont le poids > 40 kg, on doit utiliser les recommandations posologiques qui concernent les adultes. Chez les patients âgés de plus

de 12 ans dont le poids ≤ 40 kg, on doit utiliser les recommandations posologiques s'appliquant aux enfants pesant 40 kg ou moins.

CHEZ LES ENFANTS, LA POSOLOGIE NE DEVRAIT PAS DÉPASSER LA POSOLOGIE MAXIMALE RECOMMANDÉE CHEZ LES ADULTES : 2 g TOUTES LES 8 HEURES. LES DONNÉES SUR L'ADMINISTRATION PAR VOIE IM CHEZ L'ENFANT SONT LIMITÉES.

- **Insuffisance rénale**
  IM, IV (adultes) : *Clairance de la créatinine de 30 à 50 mL/minute* – de 1 à 2 g, toutes les 8 ou 24 heures ; *clairance de la créatinine de 11 à 29 mL/minute* – de 0,5 à 2 g, toutes les 24 heures ; *clairance de la créatinine ≤ 10 mL/minute* – de 250 mg à 1 g, toutes les 24 heures.

Céfixime

- **PO (adultes et enfants > 12 ans ou > 50 kg) :** *La plupart des infections* – 400 mg, toutes les 24 heures ou 200 mg, toutes les 12 heures. *Infections urinaires et gonorrhée* – 400 mg, en une seule dose.
- **PO (enfants > 6 mois) :** 8 mg/kg, toutes les 24 heures ou 4 mg/kg, toutes les 12 heures (pour traiter l'otite moyenne, administrer la suspension seulement).
- **Insuffisance rénale**
  PO (adultes) : *Clairance de la créatinine de 20 à 40 mL/minute* – 75 % de la dose standard ; *clairance de la créatinine ≤ 20 mL/minute* – 50 % de la dose standard.

Céfotaxime

- **IM, IV (adultes) :** *La plupart des infections* – 1 g, toutes les 12 heures. *Infections modérées ou graves* – de 1 à 2 g, toutes les 6 à 8 heures. *Infections mettant en danger la vie du patient* – 2 g, toutes les 4 heures. Posologie quotidienne maximale : 12 g.
- **IM, IV (enfants > 1 mois et < 12 ans)** Enfants de moins de 50 kg : de 50 à 100 mg/kg/jour, par voie IM ou IV, en 4 à 6 doses égales ou jusqu'à 180 mg/kg/jour dans le cas d'infections graves. On devrait administrer la posologie recommandée chez l'adulte, chez les enfants pesant 50 kg et plus.
- **IV (nourrissons de 1 à 4 semaines) :** 50 mg/kg, toutes les 8 heures.
- **IV (nourrissons ≤ 1 semaine) :** 50 mg/kg, toutes les 12 heures.
- **Insuffisance rénale**
  (Adultes) : *Clairance de la créatinine < 20 mL/minute* – réduire la dose de 50 %.

Ceftazidime

- **IM, IV (adultes) :** *La plupart des infections* – dose quotidienne de 500 mg à 6 g, en doses égales, administrées toutes les 8 à 12 heures. *Pneumonie et infections des structures cutanées* – de 0,5 à 1 g, toutes les 8 heures. *Infections des os* – 2 g, toutes les 12 heures par voie IV. *Infections graves et mettant la vie du patient en danger* – 2 g, toutes les 8 heures par voie IV. *Infections des voies urinaires compliquées* – 500 mg, toutes les 8 à 12 heures. *Infections des voies urinaires non compliquées* – 250 mg, toutes les 12 heures. On recommande de ne pas dépasser 3 g par jour chez les patients âgés.
- **Insuffisance rénale**
  IM, IV (adultes) : *Clairance de la créatinine de 31 à 50 mL/minute* – de 1 à 1,5 g, toutes les 12 heures ; *clairance de la créatinine de 16 à 30 mL/minute* – de 1 à 1,5 g, toutes les 24 heures ; *clairance de la créatinine de 6 à 15 mL/minute* – de 500 à 750 mg, toutes les 24 heures ; *clairance de la créatinine < 5 mL/minute* – de 500 à 750 mg, toutes les 48 heures.

Ceftizoxime

- **IM, IV (adultes) :** *Infections graves* – de 1 à 2 g, toutes les 8 à 12 heures. *Infections mettant la vie du patient en danger* – de 3 à 4 g, toutes les 8 heures. *Infections légères à modérées* – 1 à 2 g, toutes les 8 à 12 heures. *Infections des voies urinaires non compliquées* – 500 mg, toutes les 12 heures.
- **IM, IV (enfant > 6 mois et < 12 ans) :** 50 mg/kg, toutes les 6 à 8 heures (ne pas dépasser 200 mg/kg par jour).
- **Insuffisance rénale**
  IM, IV (adultes) : *Clairance de la créatinine de 50 à 79 mL/minute* – de 500 mg à 1,5 g, toutes les 8 heures ; *clairance de la créatinine de 5 à 49 mL/minute* – de 250 mg à 1 g, toutes les 12 heures ; *clairance de la créatinine de 0 à 4 mL/minute* – de 500 mg à 1 g, toutes les 48 heures ou de 250 à 500 mg, toutes les 24 heures.

Ceftriaxone

- **IM, IV (adultes) :** *La plupart des infections* – de 0,5 à 1 g, toutes les 12 heures ou de 1 à 2 g, toutes les 24 heures. *Gonorrhée* – 250 mg par voie IM. *Méningite* – 2 g, toutes les 12 heures.
- **IM, IV (enfants) :** *La plupart des infections* – de 25 à 37,5 mg/kg, toutes les 12 heures. *Méningite* – 50 mg/kg, toutes les 12 heures.

PRÉSENTATION

- **Cefdinir**
  Ce médicament n'est pas commercialisé au Canada.
- **Céfépime**
  Poudre pour injection : fioles à 1 g^{Pr} et à 2 g^{Pr}.
- **Céfixime**
  Comprimés : 400 mg^{Pr} ■ **Suspension orale (parfum de fraise) :** 100 mg/5 mL^{Pr}.
- **Céfopérazone**
  Ce médicament n'est pas commercialisé au Canada.
- **Céfotaxime**
  Poudre pour injection : 500 mg^{Pr}, 1 g^{Pr}, 2 g^{Pr}, 10 g^{Pr}.
- **Cefpodoxime**
  Ce médicament n'est pas commercialisé au Canada.
- **Ceftazidime**
  Poudre pour injection : 1 g^{Pr}, 2 g^{Pr}, 6 g^{Pr}.
- **Ceftibuten**
  Ce médicament n'est pas commercialisé au Canada.
- **Ceftizoxime**
  Poudre pour injection : 1 g^{Pr}, 2 g^{Pr}.
- **Ceftriaxone**
  Poudre pour injection : 250 mg^{Pr}, 1 g^{Pr}, 2 g^{Pr}.

PHARMACODYNAMIE

	DÉBUT D'ACTION	PIC	DURÉE
Cefdinir PO	rapide	2 – 4 h	12 – 24 h
Céfépime IM	rapide	1 – 2 h	12 h
Céfépime IV	rapide	fin de la perfusion	12 h
Céfixime PO	rapide	2 – 6 h	24 h
Céfopérazone IM	rapide	1 – 2 h	12 h
Céfopérazone IV	rapide	fin de la perfusion	12 h
Céfotaxime IM	rapide	0,5 h	4 – 12 h
Céfotaxime IV	rapide	fin de la perfusion	4 – 12 h
Cefpodoxime PO	inconnu	2 – 3 h	12 h
Ceftazidime IM	rapide	1 h	6 – 12 h
Ceftazidime IV	rapide	fin de la perfusion	6 – 12 h
Ceftibuten PO	rapide	3 h	24 h
Ceftizoxime IM	rapide	0,5 – 1,5 h	6 – 12 h
Ceftizoxime IV	rapide	fin de la perfusion	6 – 12 h
Ceftriaxone IM	rapide	1 – 2 h	12 – 24 h
Ceftriaxone IV	rapide	fin de la perfusion	12 – 24 h

SOINS INFIRMIERS

ÉVALUATION DE LA SITUATION

- Au début du traitement et pendant toute sa durée, rester à l'affût des signes suivants d'infection : altération des signes vitaux ; aspect de la plaie, des crachats, de l'urine et des selles ; accroissement du nombre de leucocytes.
- Avant d'amorcer le traitement, recueillir les antécédents du patient afin de déterminer ses réactions antérieures à une pénicilline ou à une céphalosporine. Même les personnes n'ayant jamais manifesté de sensibilité aux pénicillines peuvent présenter une réaction allergique.
- Prélever des échantillons pour les cultures et les antibiogrammes avant le début du traitement. La première dose peut être administrée avant même que les résultats soient connus.
- RESTER À L'AFFÛT DES SIGNES ET DES SYMPTÔMES SUIVANTS D'ANAPHYLAXIE : RASH, PRURIT, ŒDÈME LARYNGÉ, RESPIRATION SIFFLANTE. SI CES RÉACTIONS SE MANIFESTENT, ARRÊTER L'ADMINISTRATION DU MÉDICAMENT ET AVERTIR IMMÉDIATEMENT LE MÉDECIN. GARDER À PORTÉE DE LA MAIN DE L'ÉPINÉPHRINE, UN ANTIHISTAMINIQUE ET LE MATÉRIEL DE RÉANIMATION POUR PARER À UNE ÉVENTUELLE RÉACTION ANAPHYLACTIQUE.

Tests de laboratoire :

- Les céphalosporines de la troisième génération peuvent entraîner des résultats faussement positifs au test de Coombs chez les patients recevant de fortes doses ou chez les nouveau-nés dont les mères ont reçu une céphalosporine avant l'accouchement.
- Noter quotidiennement le temps de prothrombine et surveiller les signes d'hémorragie (présence de sang occulte dans les selles par la méthode au gaïac, hématurie, saignement des gencives, formation d'ecchymoses) chez les patients recevant la *céfopérazone*, puisque cet agent peut provoquer une hypoprothrombinémie.
- Les céphalosporines de la troisième génération peuvent entraîner l'élévation des concentrations sériques d'AST, d'ALT, de phosphatase alcaline, de bilirubine, de LDH, d'urée et de créatinine.
- Les céphalosporines de la troisième génération peuvent entraîner rarement les effets suivants : leucopénie, neutropénie, agranulocytose, thrombocytopénie, éosinophilie, lymphocytose et thrombocytose.

DIAGNOSTICS INFIRMIERS POSSIBLES

- Risque d'infection (Indications, Effets secondaires).
- Diarrhée (Réactions indésirables).

- Connaissances insuffisantes sur le traitement médicamenteux (Enseignement au patient et à ses proches).

INTERVENTIONS INFIRMIÈRES

C

PO : Administrer ces antibiotiques 24 heures sur 24, sans égard aux repas. En cas d'irritation gastrique, les administrer avec des aliments. Bien agiter la suspension orale avant de l'administrer. Les comprimés de *céfixime* peuvent être écrasés et dissous dans de l'eau. Après l'administration, rincer le verre avec un peu d'eau et la faire boire au patient pour s'assurer qu'il a reçu toute la dose. Les comprimés et la suspension ne sont pas bioéquivalents.

IM : Reconstituer les doses destinées à l'administration par voie IM en diluant le contenu de la fiole dans de l'eau stérile ou de l'eau bactériostatique pour injection ou dans une solution de NaCl 0,9 % pour injection. La solution obtenue peut être diluée avec de la lidocaïne pour réduire la douleur au point d'injection. Consulter les directives de chaque fabricant avant de reconstituer la préparation. Injecter la préparation en profondeur dans une masse musculaire bien développée ; bien masser.

IV :

- Observer fréquemment le point d'injection pour déceler les signes de phlébite (douleur, rougeur, enflure). Changer de point d'injection toutes les 48 à 72 heures afin de prévenir la phlébite.
- En cas d'administration concomitante d'aminosides, utiliser deux points d'injection différents, si possible, et injecter les deux médicaments à un intervalle d'au moins une heure. Si un deuxième point d'injection n'est pas accessible, rincer la tubulure avant d'administrer le deuxième médicament.
- Consulter les directives de chaque fabricant avant de reconstituer la préparation.

IV directe : Diluer 1 g dans au moins 10 mL d'eau stérile pour injection. Il est déconseillé d'administrer la *céfopérazone* et la *ceftriaxone* par voie IV directe. *Nouveau-nés* – ne pas utiliser de préparations contenant de l'alcool benzylique.

Vitesse d'administration : Administrer lentement, en l'espace de 3 à 5 minutes.

Céfépime

- **Perfusion intermittente :** Diluer le médicament de façon à obtenir des concentrations de 1 à 40 mg/mL, dans 50 à 100 mL de NaCl 0,9 %, de D5%E ou D10%E, de solution de lactate de sodium 1/6 M, de solution D5%/NaCl 0,9 %, de D5% dans une solution de lactate de Ringer, de D5% dans du Normosol-R ou de solution de D5% dans du Normosol-M pour injection. La solution est stable pendant 24 heures à la température ambiante et pendant 7 jours au réfrigérateur.
- ***Vitesse d'administration :*** La perfusion doit durer 30 minutes.
- **Compatibilité (tubulure en Y) :** ampicilline-sulbactam ■ aztréonam ■ bléomycine ■ bumétanide ■ buprénorphine ■ butorphanol ■ calcium, gluconate de ■ carboplatine ■ carmustine ■ cyclophosphamide ■ cytarabine ■ dactinomycine ■ dexaméthasone, phosphate sodique de ■ fluconazole ■ fludarabine ■ fluorouracile ■ furosémide ■ granisétron ■ hydrocortisone, phosphate sodique de ■ hydrocortisone, succinate sodique de ■ hydromorphone ■ imipénem-cilastatine ■ leucovorine ■ lorazépam ■ melphalan ■ mesna ■ méthotrexate ■ méthylprednisolone, succinate sodique de ■ métronidazole ■ paclitaxel ■ pipéracilline-tazobactam ■ ranitidine ■ sargramostim ■ sodium, bicarbonate de ■ thiotépa ■ ticarcilline-clavulanate ■ triméthoprim-sulfaméthoxazole ■ zidovudine.
- **Incompatibilité (tubulure en Y) :** acyclovir ■ amphotéricine B ■ chlordiazépoxide ■ chlorpromazine ■ cimétidine ■ ciprofloxacine ■ cisplatine ■ dacarbazine ■ daunorubicine ■ diazépam ■ diphenhydramine ■ dobutamine ■ dopamine ■ doxorubicine ■ dropéridol ■ énalaprilate ■ étoposide ■ famotidine ■ filgrastim ■ floxuridine ■ gallium, nitrate de ■ ganciclovir ■ halopéridol ■ idarubicine ■ ifosfamide ■ magnésium, sulfate de ■ mannitol ■ méchloréthamine ■ mépéridine ■ métoclopramide ■ mitomycine ■ mitoxantrone ■ morphine ■ nalbuphine ■ ofloxacine ■ ondansétron ■ plicamycine ■ prochlorpérazine ■ prométhazine ■ streptozocine ■ vancomycine ■ vinblastine ■ vincristine.

Céfopérazone

- **Perfusion intermittente :** Reconstituer le médicament avec au moins 2,8 mL d'eau stérile ou d'eau bactériostatique pour injection ou de solution de NaCl 0,9 % par gramme. Bien agiter la préparation et la laisser reposer après la reconstitution jusqu'à ce que le liquide devienne transparent. La couleur de la solution varie d'incolore à jaune paille. Diluer de nouveau chaque gramme dans 20 à 40 mL de solution de NaCl 0,9 %, de solution D5%E ou D10%E, de solution de D5%/NaCl 0,25 % ou D5%/NaCl 0,9 % ou de solution de D5% et de solution de lactate de Ringer, ou de solution de lactate de Ringer. La solution est stable pendant

24 heures à la température ambiante et pendant 5 jours au réfrigérateur. Consulter les directives de chaque fabricant avant de reconstituer la préparation.

- ***Vitesse d'administration:*** La perfusion intermittente doit durer de 15 à 30 minutes.
- **Perfusion continue:** La concentration du médicament administré par perfusion continue devrait se situer entre 2 et 25 mg/mL.
- **Association compatible dans la même seringue:** héparine.
- **Compatibilité (tubulure en Y):** acyclovir ■ allopurinol ■ aztréonam ■ cyclophosphamide ■ énalaprilate ■ esmolol ■ famotidine ■ fludarabine ■ foscarnet ■ granisétron ■ hydromorphone ■ magnésium, sulfate de ■ melphalan ■ morphine ■ propofol ■ téniposide ■ thiotépa.
- **Incompatibilité (tubulure en Y):** amidon ■ amifostine ■ filgrastim ■ labétalol ■ mépéridine ■ ondansétron ■ pentamidine ■ perphénazine ■ prométhazine ■ sargramostim ■ vinorelbine.

Céfotaxime

- **Perfusion intermittente:** La solution reconstituée peut être diluée de nouveau dans 50 à 100 mL de solution de D5%E ou de D10%E, de solution de lactate de Ringer, de D5%/NaCl 0,25 %, de D5%/NaCl 0,45 % ou de D5%/NaCl 0,9 % ou de solution de NaCl 0,9 %. La couleur de la solution peut varier de jaune pâle à ambre. La solution est stable pendant 24 heures à la température ambiante et pendant 5 jours au réfrigérateur. Consulter les directives de chaque fabricant avant de reconstituer la préparation.
- ***Vitesse d'administration:*** La perfusion intermittente doit durer de 20 à 30 minutes.
- **Associations compatibles dans la même seringue:** héparine ■ ofloxacine.
- **Compatibilité (tubulure en Y):** acyclovir ■ amifostine ■ aztréonam ■ cyclophosphamide ■ diltiazem ■ famotidine ■ fludarabine ■ granisétron ■ hydromorphone ■ lorazépam ■ magnésium, sulfate de ■ melphalan ■ mépéridine ■ midazolam ■ morphine ■ ondansétron ■ perphénazine ■ propofol ■ sargramostim ■ téniposide ■ thiotépa ■ tolazoline ■ vinorelbine.
- **Incompatibilité (tubulure en Y):** amidon ■ allopurinol ■ filgrastim ■ fluconazole ■ pentamidine.

Ceftazidime

- **Perfusion intermittente:** La solution reconstituée peut être diluée de nouveau dans au moins 10 mL par gramme de NaCl 0,9 %, de D5%E ou D10%E, de D5%/NaCl 0,25 %, D5%/NaCl 0,45 % ou D5%/NaCl 0,9 % ou de solution de lactate de Ringer. Pendant la dilution, le gaz carbonique qui se forme dans la fiole produit une pression positive; il peut être nécessaire de libérer l'air de la fiole après la dissolution de son contenu afin d'en préserver la stérilité. Cette démarche n'est pas nécessaire dans le cas de la formule à base de L-arginine (Ceptaz). La couleur de la solution peut varier de jaune à ambre; la solution peut prendre une couleur plus foncée sans que la puissance du médicament soit altérée. La solution est stable pendant 18 heures à la température ambiante et pendant 7 jours au réfrigérateur.
- ***Vitesse d'administration:*** La perfusion doit durer de 15 à 30 minutes.
- **Compatibilité (tubulure en Y):** acyclovir ■ amifostine ■ aminophylline ■ aztréonam ■ ciprofloxacine ■ diltiazem ■ énalaprilate ■ esmolol ■ famotidine ■ filgrastim ■ fludarabine ■ foscarnet ■ gallium, nitrate de ■ granisétron ■ héparine ■ hydromorphone ■ labétalol ■ melphalan ■ mépéridine ■ morphine ■ ondansétron ■ paclitaxel ■ propofol ■ ranitidine ■ tacrolimus ■ téniposide ■ théophylline ■ thiotépa ■ vinorelbine ■ zidovudine.
- **Incompatibilité (tubulure en Y):** fluconazole ■ idarubicine ■ midazolam ■ pentamidine.

Ceftizoxime

- **Perfusion intermittente:** La solution reconstituée peut être diluée de nouveau dans 50 à 100 mL de D5%E ou D10%E, de NaCl 0,9 %, D5%/NaCl 0,25 %, D5%/NaCl 0,45 % ou D5%/NaCl 0,9 % ou de solution de lactate de Ringer. La solution est stable pendant 8 heures à la température ambiante et pendant 48 heures au réfrigérateur.
- ***Vitesse d'administration:*** La perfusion doit durer de 15 à 30 minutes.
- **Compatibilité (tubulure en Y):** acyclovir ■ allopurinol ■ amifostine ■ aztréonam ■ énalaprilate ■ esmolol ■ famotidine ■ fludarabine ■ foscarnet ■ granisétron ■ hydromorphone ■ labétalol ■ melphalan ■ mépéridine ■ morphine ■ ondansétron ■ propofol ■ sargramostim ■ téniposide ■ thiotépa ■ vinorelbine.
- **Incompatibilité (tubulure en Y):** filgrastim.

Ceftriaxone

- **Perfusion intermittente:** Reconstituer le contenu d'une fiole de 250 mg, de 500 mg, de 1 g ou de 2 g avec, respectivement, 2,4 mL, 4,8 mL, 9,6 mL

C

ou 19,2 mL d'eau stérile pour injection, de solution de NaCl 0,9 % ou de D5%E pour obtenir une concentration de 100 mg/mL. On peut diluer de nouveau la solution dans 50 à 100 mL de NaCl 0,9 %, de D5%E ou D10%E, de D5%/ NaCl 0,45 % ou de solution de lactate de Ringer. La couleur de la solution reconstituée peut varier de jaune pâle à ambre. La solution est stable pendant 3 jours à la température ambiante. Consulter les directives de chaque fabricant avant de reconstituer la préparation.

- ***Vitesse d'administration:*** La perfusion doit durer de 15 à 30 minutes chez l'adulte et de 10 à 30 minutes chez le nourrisson ou l'enfant.
- **Compatibilité (tubulure en Y):** acyclovir ▪ allopurinol ▪ amifostine ▪ aztréonam ▪ diltiazem ▪ fludarabine ▪ foscarnet ▪ gallium, nitrate de ▪ granisétron ▪ héparine ▪ melphalan ▪ mépéridine ▪ méthotrexate ▪ morphine ▪ paclitaxel ▪ propofol ▪ sargramostim ▪ sodium, bicarbonate de ▪ tacrolimus ▪ téniposide ▪ théophylline ▪ thiotépa ▪ zidovudine.
- **Incompatibilité (tubulure en Y):** filgrastim ▪ fluconazole ▪ labétalol ▪ pentamidine ▪ vancomycine ▪ vinorelbine.

ENSEIGNEMENT AU PATIENT ET À SES PROCHES

- Expliquer au patient qu'il doit prendre le médicament à intervalles réguliers et qu'il doit utiliser toute la quantité qui lui a été prescrite, même s'il se sent mieux. S'il n'a pu prendre le médicament au moment habituel, il doit le prendre aussitôt que possible, mais non pas juste avant l'heure prévue pour la dose suivante. Il ne faut jamais doubler la dose. Insister sur le fait qu'il peut être dangereux de donner ce médicament à une autre personne.
- Conseiller au patient de signaler les réactions allergiques et les signes suivants de surinfection : excroissance pileuse sur la langue, démangeaisons ou pertes vaginales, selles molles ou nauséabondes.
- Mettre en garde le patient contre la consommation d'alcool pendant le traitement à la *céfopérazone*, en raison des risques de réactions semblables à celles produites par le disulfirame : crampes abdominales, nausées, vomissements, céphalées, hypotension, palpitations, dyspnée, tachycardie, transpiration, bouffées vasomotrices. Prévenir le patient qu'il doit éviter de prendre de l'alcool ou des médicaments qui en contiennent pendant le traitement et plusieurs jours après.
- RECOMMANDER AU PATIENT DE COMMUNIQUER AVEC UN PROFESSIONNEL DE LA SANTÉ EN CAS DE FIÈVRE OU DE DIARRHÉE, PARTICULIÈREMENT SI LES SELLES RENFERMENT DU SANG, DU PUS OU DU MUCUS. CONSEILLER AU PATIENT DE NE PAS TRAITER LA DIARRHÉE SANS CONSULTER AU PRÉALABLE UN PROFESSIONNEL DE LA SANTÉ.

VÉRIFICATION DE L'EFFICACITÉ THÉRAPEUTIQUE

L'efficacité du traitement peut être démontrée par: la disparition des signes et des symptômes d'infection ; le temps de résolution dépend du microorganisme infectant et du siège de l'infection ▪ la réduction de l'incidence des infections en cas d'usage prophylactique. ✳

CÉTIRIZINE

Apo-Cétirizine, Allergy-Relief, Aller-Relief, Reactine

CLASSIFICATION:

Antihistaminique (inhibiteur des récepteurs H_1)

Grossesse – catégorie B

INDICATIONS

Soulagement des symptômes d'allergie attribuables à la libération de l'histamine, dont : la rhinite allergique saisonnière et apériodique ▪ l'urticaire chronique.

MÉCANISME D'ACTION

Inhibition des effets de l'histamine au niveau des récepteurs de la H_1 ; l'agent ne se lie pas à l'histamine, ni ne l'inactive ▪ Les effets anticholinergiques sont minimes et les effets sédatifs sont liés à la dose. ***Effets thérapeutiques:*** Diminution des symptômes associés à un excès d'histamine : éternuements, rhinorrhée, prurit nasal et oculaire, larmoiements et rougeurs oculaires.

PHARMACOCINÉTIQUE

Absorption: Bonne absorption par suite de l'administration par voie orale.

Distribution: Inconnue.

Métabolisme et excrétion: Le médicament est excrété à l'état pratiquement inchangé par les reins.

Demi-vie: 8 heures (réduite chez les enfants, prolongée chez les insuffisants rénaux).

CONTRE-INDICATIONS ET PRÉCAUTIONS/ MISES EN GARDE

Contre-indications: Hypersensibilité à la cétirizine ou à sa molécule mère, l'hydroxyzine.
Précautions/mises en garde: Insuffisance hépatique ou rénale (on recommande de réduire la dose si la clairance Cl_{Cr} est ≤ 31 mL/minute ou si la fonction hépatique est altérée) ■ Grossesse ou enfants < 2 ans (l'innocuité du médicament n'a pas été établie) ■ Allaitement.

RÉACTIONS INDÉSIRABLES ET EFFETS SECONDAIRES

SNC: étourdissements, somnolence, fatigue.
ORLO: pharyngite.
GI: sécheresse de la bouche (xérostomie).

INTERACTIONS

Médicament-médicament: Effets additifs sur la dépression du SNC lors de l'usage concomitant d'**alcool**, d'**analgésiques opiacés** et d'**hypnosédatifs**.

VOIES D'ADMINISTRATION ET POSOLOGIE

PO (enfants > 12 ans et adultes): De 5 à 10 mg, 1 fois par jour selon la gravité des symptômes.
PO (enfants de 6 à 12 ans): 10 mg, 1 fois par jour ou 5 mg, 2 fois par jour.
PO (enfants de 2 à 6 ans): 2,5 mg, 2 fois par jour ou 5 mg, 1 fois par jour.
PO (patients âgés): La dose de départ recommandée est de 5 mg, 1 fois par jour.

PRÉSENTATION

Comprimés: 5 mg^{VL}, 10 mg^{VL} ■ **Sirop (parfum de banane-raisin)**: 5 mg/5mL^{VL}.

PHARMACODYNAMIE (effets antihistaminiques)

	Début d'action	Pic	Durée
PO	30 min	4 – 8 h	24 h

SOINS INFIRMIERS

ÉVALUATION DE LA SITUATION

- Avant l'administration initiale du médicament et à intervalles réguliers pendant toute la durée du traitement, rester à l'affût des symptômes suivants d'allergie: rhinite, conjonctivite et urticaire.
- Ausculter le murmure vésiculaire et noter les caractéristiques des sécrétions bronchiques. Maintenir l'apport de liquides entre 1 500 et 2 000 mL par jour pour diminuer la viscosité des sécrétions.

Tests de laboratoire: Le médicament peut entraîner des résultats faussement négatifs aux tests allergologiques cutanés.

DIAGNOSTICS INFIRMIERS POSSIBLES

- Dégagement inefficace des voies respiratoires (Indications).
- Risque d'accident (Réactions indésirables).
- Connaissances insuffisantes sur le traitement médicamenteux (Enseignement au patient et à ses proches).

INTERVENTIONS INFIRMIÈRES

Administrer le médicament une fois par jour, sans égard aux repas.

ENSEIGNEMENT AU PATIENT ET À SES PROCHES

- Expliquer au patient qu'il doit respecter scrupuleusement la posologie recommandée.
- Prévenir le patient que le médicament peut provoquer des étourdissements et de la somnolence. Lui conseiller de ne pas conduire et d'éviter les activités qui exigent sa vigilance jusqu'à ce qu'on ait la certitude que le médicament n'entraîne pas ces effets chez lui.
- Mettre en garde le patient contre la consommation d'alcool ou d'autres dépresseurs du SNC en même temps que ce médicament.
- Conseiller au patient de pratiquer une bonne hygiène orale, de se rincer la bouche avec de l'eau, de mâcher de la gomme ou de sucer des bonbons sans sucre pour diminuer la sécheresse de la bouche. Lui recommander de consulter le dentiste si la sécheresse de la bouche persiste pendant plus de deux semaines.
- Demander au patient de prévenir un professionnel de la santé en cas d'étourdissements ou si les symptômes allergiques persistent.

VÉRIFICATION DE L'EFFICACITÉ THÉRAPEUTIQUE

L'efficacité du traitement peut être démontrée par: la diminution des symptômes allergiques.

C

CHARBON ACTIVÉ

Charac-50, Charac-25, Charactol-50, Charactol-25, Charcodote, Charcodote Aqueux, Charcodote pédiatrique, Charcodote pédiatrique aqueux, Charcodote TFS-50, Charcodote TFS-25

CLASSIFICATION :
Antidote (adsorbant)

Grossesse – catégorie C

INDICATIONS

Traitement d'urgence de l'empoisonnement par de nombreuses substances absorbées par voie orale, après induction de vomissements et lavage gastrique. Cependant, le charbon activé n'absorbe pas le cyanure de potassium et est relativement inefficace lors de l'absorption de sels de lithium, d'acides et d'alcalins caustiques et corrosifs, d'éthanol, de méthanol, de sels de fer, de chlorure de sodium, de plomb, d'acide borique et d'autres acides minéraux et distillats de pétrole.

MÉCANISME D'ACTION

Liaison des médicaments et des substances chimiques qui se trouvent dans le tractus gastrointestinal. ***Effets thérapeutiques :*** Diminution de l'absorption intestinale des médicaments ou des substances chimiques, en cas de surdosage.

PHARMACOCINÉTIQUE

Absorption : Nulle.
Distribution : Nulle.
Métabolisme et excrétion : Le médicament est excrété à l'état inchangé dans les fèces.
Demi-vie : Inconnue.

CONTRE-INDICATIONS ET PRÉCAUTIONS/ MISES EN GARDE

Contre-indications : Aucune contre-indication connue.
Précautions/mises en garde : Empoisonnement dû aux cyanures, aux produits corrosifs, à l'éthanol, au méthanol, aux distillats à base de pétrole, aux solvants organiques, aux acides minéraux ou au fer ▪ Examen endoscopique (difficulté d'interprétation des résultats).

RÉACTIONS INDÉSIRABLES ET EFFETS SECONDAIRES

GI : selles noires, constipation, diarrhée, vomissements.

INTERACTIONS

Médicament-médicament : Le charbon adsorbe les **autres médicaments,** dont le **sirop d'ipéca** et les **laxatifs**, ce qui empêche leur absorption par voie systémique à partir du tractus gastro-intestinal.
Médicament-aliments : Le **lait**, les **crèmes glacées** et les **sorbets** diminuent la capacité du charbon d'absorber les autres agents.

VOIES D'ADMINISTRATION ET POSOLOGIE

Antidote – PO (adultes et enfants) : De 12,5 à 50 g ou de 5 à 10 fois la quantité de substance toxique ingérée, si elle est connue ; cependant, une dose de 50 g est considérée par de nombreux cliniciens comme étant la dose minimale pour adultes. La dose peut être administrée de nouveau si le médecin le recommande.

PRÉSENTATION (version générique disponible)

Suspension orale (diluée avec de l'eau ou du sorbitol) : 50 g/250 mL[VL], 25 g/125 mL[VL] ▪ **Également disponible sous forme de poudre ou de comprimés.**

PHARMACODYNAMIE (antidote)

	DÉBUT D'ACTION	PIC	DURÉE
PO	en quelques minutes	inconnu	4 – 12 h

SOINS INFIRMIERS

ÉVALUATION DE LA SITUATION

- Examiner l'état neurologique du patient et administrer le médicament seulement lorsque celui-ci est éveillé (à moins que ses voies respiratoires ne soient protégées).
- Établir le type de médicament ou de poison ingéré ainsi que l'heure de l'ingestion.
- Consulter les ouvrages de référence, les centres antipoison ou le médecin pour connaître les symptômes de toxicité induits par les agents ingérés.
- Mesurer la pression artérielle, le pouls, le débit urinaire, et suivre l'état respiratoire et neurologique du patient, compte tenu des réactions que l'agent toxique en question peut provoquer. Prévenir le médecin si les symptômes persistent ou s'aggravent.

Tests de laboratoire : L'administration prolongée de cet agent peut entraver l'absorption de nutriments essentiels, ce qui peut entraîner une réduction des concentrations de minéraux ou d'électrolytes.

DIAGNOSTICS INFIRMIERS POSSIBLES

- Risque de violence envers soi (Indications).
- Risque d'accident (Indications).

INTERVENTIONS INFIRMIÈRES

- L'efficacité du charbon activé est plus grande s'il est administré dans les 30 minutes qui suivent l'ingestion du médicament ou du poison ayant provoqué l'intoxication. Pour réduire l'absorption ultérieure des médicaments éliminés par voie entérohépatique, on peut répéter l'administration du charbon activé. Si on administre au patient du sirop d'ipéca, lui en faire boire d'abord et attendre qu'il ait fini de vomir avant de lui administrer du charbon activé.
- Ne pas administrer des comprimés ou des capsules pour traiter l'empoisonnement.
- Mélanger la dose avec 180 à 240 mL d'eau et administrer la solution (sauf si l'on utilise une suspension avec ou sans sorbitol). Ne pas administrer le charbon activé avec des produits laitiers (lait, crème glacée ou sorbet). On peut ajouter de l'eau pour diluer davantage la solution s'il faut l'administrer par sonde nasogastrique.
- Bien agiter la suspension orale avant l'administration.
- L'ingestion rapide peut provoquer des vomissements. Si le patient vomit peu de temps après avoir ingéré du charbon activé, demander au médecin si l'on peut administrer une nouvelle dose.
- Ne pas administrer d'autres médicaments par voie orale pendant les 2 heures qui précèdent ou qui suivent l'administration du charbon activé.
- La solution de charbon activé provoque la constipation; le médecin peut prescrire un laxatif pour accélérer l'élimination du médicament. Cette mesure pourrait ne pas être nécessaire avec les produits renfermant du sorbitol.

ENSEIGNEMENT AU PATIENT ET À SES PROCHES

- Prévenir le patient que ses selles deviendront noires.
- Expliquer au patient les méthodes de prévention de l'empoisonnement. Avant de prendre le charbon activé, il faut s'informer auprès d'un centre antipoison, du médecin ou du personnel du service des urgences. Il faut aussi apporter un échantillon de la substance ingérée au service des urgences afin qu'on puisse en déterminer la nature.

VÉRIFICATION DE L'EFFICACITÉ THÉRAPEUTIQUE

L'efficacité du traitement peut être démontrée par: la prévention ou la résolution des effets toxiques de l'agent ingéré. ✳

CHÉLATEURS DES ACIDES BILIAIRES

cholestyramine
Novo-Cholamine, Novo-Cholamine léger, PMS-Cholestyramine, PMS-Cholestyramine léger, Questran, Questran léger

colestipol
Colestid

CLASSIFICATION:
Hypolipidémiants, antidiarrhéique (pour la cholestyramine seulement)

Grossesse – catégories C (cholestyramine) et inconnue (colestipol)

INDICATIONS

Traitement adjuvant de l'hypercholestérolémie primaire ▪ Cholestyramine: Soulagement du prurit induit par des concentrations élevées d'acides biliaires et traitement symptomatique de la diarrhée induite par les acides biliaires.

MÉCANISME D'ACTION

Liaison aux acides biliaires du tractus gastro-intestinal, formant un complexe insoluble, ce qui entraîne une élimination accrue du cholestérol. ***Effets thérapeutiques:*** Diminution des concentrations plasmatiques de cholestérol et de lipoprotéines de basse densité ▪ Réduction du prurit.

PHARMACOCINÉTIQUE

Absorption: Le médicament agit dans le tractus gastro-intestinal. L'absorption est nulle.
Distribution: Aucune.
Métabolisme et excrétion: Le médicament se lie aux acides biliaires formant un complexe insoluble qui est éliminé dans les fèces.
Demi-vie: Inconnue.

C

C

CONTRE-INDICATIONS ET PRÉCAUTIONS/ MISES EN GARDE

Contre-indications : Hypersensibilité ▪ Obstruction biliaire totale ▪ Phénylcétonurie (certains produits contiennent de l'aspartame ; il faudrait en éviter l'administration chez les patients qui sont atteints de ce trouble).

Précautions/mises en garde : Antécédents de constipation.

Extrême prudence : ENFANTS (RISQUE D'OBSTRUCTION INTESTINALE ; DES DÉCÈS ONT ÉTÉ SIGNALÉS).

RÉACTIONS INDÉSIRABLES ET EFFETS SECONDAIRES

ORLO : irritation de langue.

GI : gêne abdominale, constipation, nausées, fécalome, flatulence, hémorroïdes, irritation périanale, stéatorrhée, vomissements.

Tég. : irritation, rash.

HÉ : acidose hyperchlorémique.

Métab. : carence en vitamines A, D et K.

INTERACTIONS

Médicament-médicament : Les chélateurs des acides biliaires peuvent diminuer l'absorption et les effets des médicaments suivants administrés par voie orale : **acétaminophène**, **AINS**, **amiodarone**, **clindamycine**, **clofibrate**, **dérivés digitaliques**, **hormonothérapie thyroïdienne substitutive**, **diurétiques**, **gemfibrozil**, **glipizide**, **corticostéroïdes**, **imipramine**, **mycophénolate**, **méthotrexate**, **méthyldopa**, **niacine**, **pénicilline**, **phénytoïne**, **phosphates**, **propranolol**, **tétracyclines**, **tolbutamide**, **ursodiol**, **vitamines liposolubles (A, D, E et K)** et **warfarine** ▪ Ces agents peuvent aussi diminuer l'absorption d'autres **médicaments administrés par voie orale**.

VOIES D'ADMINISTRATION ET POSOLOGIE

Cholestyramine

- **PO (adultes) :** 4 g, de 1 à 6 fois par jour (toujours commencer le traitement par une seule dose quotidienne).

Colestipol

- **PO (adultes) :** *Granules et granules orange* – 5 g, 1 ou 2 fois par jour ; on peut augmenter la dose tous les 1 à 2 mois, jusqu'à concurrence de 30 g par jour. *Comprimés* – 2 g, 1 ou 2 fois par jour ; on peut augmenter la dose tous les 1 à 2 mois, jusqu'à concurrence de 16 g par jour.

PRÉSENTATION

- **Cholestyramine, Questran léger (version générique disponible)**

  Poudre pour suspension orale avec aspartame (Questran léger) : 4 g de cholestyramine par sachet ou cuillerée[Pr] ▪ **Poudre pour suspension orale (Questran, version générique) :** 4 g de cholestyramine par sachet ou cuillerée[Pr].
- **Colestipol**

  Granules pour suspension (non parfumés) : 5 g par sachet ou cuillerée[Pr] ▪ **Granules pour suspension avec aspartame (parfum d'orange) :** 5 g par sachet ou cuillerée[Pr] ▪ **Comprimés :** 1 g[Pr].

PHARMACODYNAMIE (effets hypocholestérolémiants)

	DÉBUT D'ACTION	PIC	DURÉE
Cholestyramine	24 – 48 h	1 – 3 semaines	2 – 4 semaines
Colestipol	24 – 48 h	1 mois	1 mois

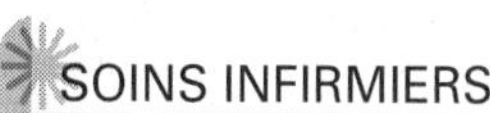

SOINS INFIRMIERS

ÉVALUATION DE LA SITUATION

Hypercholestérolémie : Recueillir des données sur l'alimentation du patient, notamment sur sa consommation de matières grasses.

Prurit : Déterminer la gravité des démangeaisons et de l'atteinte à l'intégrité de la peau. On peut réduire la dose lorsque le prurit disparaît.

Diarrhée : Évaluer la fréquence, la quantité et la consistance des selles.

Tests de laboratoire :

- Examiner les concentrations sériques de cholestérol et de triglycérides avant l'administration initiale, fréquemment au cours des premiers mois et à intervalles réguliers pendant toute la durée du traitement. Cesser l'administration du médicament en cas d'élévation paradoxale des concentrations de cholestérol.
- Ces médicaments peuvent élever les concentrations d'AST, d'ALT, de phosphore, de chlorure et de phosphatase alcaline et diminuer les concentrations sériques de calcium, de sodium et de potassium.
- Ils peuvent également prolonger les temps de prothrombine.

DIAGNOSTICS INFIRMIERS POSSIBLES

- Constipation (Effets secondaires).

- Connaissances insuffisantes sur le régime alimentaire et le traitement médicamenteux (Enseignement au patient et à ses proches).
- Non-observance du traitement médicamenteux (Enseignement au patient et à ses proches).

INTERVENTIONS INFIRMIÈRES

- Le médecin peut prescrire aux patients suivant un traitement prolongé de vitamines liposolubles (A, D, K) et d'acide folique, en préparation parentérale ou hydrosoluble.
- Administrer le médicament avant les repas.
- Les cuillères qui servent à mesurer les diverses préparations en poudre ne sont pas interchangeables.
- Les autres médicaments doivent être pris 1 heure avant ou de 4 à 6 heures après les chélateurs des acides biliaires.
- Les comprimés de colestipol doivent être avalés en entier; il ne faut pas les couper, les écraser ou les mâcher.

ENSEIGNEMENT AU PATIENT ET À SES PROCHES

- Expliquer au patient qu'il doit respecter scrupuleusement la posologie recommandée ; l'avertir qu'il ne doit jamais sauter de dose, ni remplacer une dose manquée par une double dose.
- Recommander au patient de prendre le médicament avant les repas. Conseiller au patient qui prend de la cholestyramine de la mélanger avec environ 150 mL (de 4 à 6 oz) d'eau, de lait, de jus de fruits ou d'autres boissons non gazéifiées et de secouer vigoureusement le mélange. Conseiller au patient qui prend le colestipol de le mélanger dans un grand verre d'eau, de jus de fruits ou de boisson gazéifiée, de brasser délicatement le mélange et de rincer le verre avec une petite quantité de liquide supplémentaire de façon à s'assurer qu'il a pris toute la dose. Lui préciser qu'il peut aussi mélanger le colestipol avec des soupes très liquides, des céréales ou des préparations de pulpes de fruits (compote de pommes, purée d'ananas). Avant de mélanger, laisser la poudre reposer sur le liquide pour l'hydrater pendant 1 ou 2 minutes. Prévenir le patient qu'il ne doit pas prendre le médicament à l'état sec. Lui expliquer que les variations de couleur ne modifient pas la stabilité de la cholestyramine.
- Expliquer au patient que pendant ce traitement, il doit aussi observer certaines restrictions alimentaires (réduire sa consommation de matières grasses, de cholestérol, de glucides et d'alcool), suivre un programme d'exercices et arrêter de fumer.
- Prévenir le patient qu'il risque de souffrir de constipation. Pour réduire les effets constipants de ce médicament, il devrait augmenter sa consommation de liquides et de fibres alimentaires, faire de l'exercice et prendre des laxatifs émollients ou d'autre type. Recommander au patient de prévenir un professionnel de la santé si la constipation, les nausées, la flatulence et les brûlures d'estomac persistent ou si les selles deviennent mousseuses et nauséabondes.
- Conseiller au patient de signaler au médecin la présence de saignements ou d'ecchymoses inhabituels, de pétéchies ou de selles noires ou goudronneuses. L'administration de vitamine K peut s'avérer nécessaire.

VÉRIFICATION DE L'EFFICACITÉ THÉRAPEUTIQUE

L'efficacité du traitement peut être démontrée par : la baisse des concentrations sériques de cholestérol lié aux lipoprotéines de basse densité (LDL) ; on arrête habituellement le traitement si la réponse clinique après trois mois de traitement reste faible ■ la diminution de la gravité du prurit ; le soulagement survient habituellement dans les 1 à 3 semaines qui suivent le début du traitement ■ la réduction de la fréquence et de la gravité de la diarrhée. ✳

CHLORAL, HYDRATE DE

Novo-Chlorhydrate, PMS-Chloral Hydrate

CLASSIFICATION :

Anxiolytique et hypnosédatif

Grossesse – catégorie C

INDICATIONS

Sédation et induction du sommeil pendant une brève période (il se produit souvent une tolérance à ces effets après 2 semaines de traitement) ■ Sédation ou soulagement de l'anxiété préopératoire sans déprimer la respiration ou le réflexe de la toux (adjuvant à l'anesthésie).

MÉCANISME D'ACTION

Transformation lors du métabolisme en trichloroéthanol, qui est l'ingrédient actif. L'hydrate de chloral est doué de propriétés de dépression généralisée du SNC. ***Effets thérapeutiques :*** Sédation ou induction du sommeil.

PHARMACOCINÉTIQUE

Absorption : Bonne absorption par suite de l'administration par voie orale ou rectale.

Distribution : L'agent se répartit dans tout l'organisme. Il traverse le placenta et pénètre à faible concentration dans le lait maternel.

Métabolisme et excrétion : Lors du métabolisme hépatique, l'hydrate de chloral se transforme en trichloroéthanol, le métabolite actif. Le trichloroéthanol est métabolisé, à son tour, par le foie et les reins en composés inactifs.

Demi-vie : *Trichloroéthanol* – de 8 à 10 heures.

CONTRE-INDICATIONS ET PRÉCAUTIONS/ MISES EN GARDE

Contre-indications : Hypersensibilité ou réaction idiosyncrasique à l'hydrate de chloral ■ Insuffisance rénale grave ■ Insuffisance hépatique grave.

Précautions/mises en garde : Abus et pharmacodépendance : l'hydrate de chloral ne devrait être utilisé que pendant de courtes périodes, généralement de 2 à 7 jours à la fois. L'utilisation prolongée d'hydrate de chloral peut entraîner une dépendance physique ou psychologique ■ Douleur grave, rebelle à tout traitement ■ Grossesse et allaitement ■ Œsophagite, gastrite ou ulcère ■ Rectite (administration par voie rectale) ■ Comportement suicidaire ou antécédents de toxicomanie ou de pharmacodépendance ■ Personnes âgées (réduire la dose) ■ Coma ou dépression préexistante du SNC.

RÉACTIONS INDÉSIRABLES ET EFFETS SECONDAIRES

SNC : sédation excessive, désorientation, étourdissements, sensation de tête légère, céphalées, incoordination, irritabilité, excitation paradoxale (enfants).

Resp. : dépression respiratoire.

GI : diarrhée, nausées, vomissements, flatulence.

Tég. : rash.

Divers : tolérance à l'effet du médicament, dépendance physique, dépendance psychologique.

INTERACTIONS

Médicament-médicament : Effets additifs sur la dépression du SNC lors de l'usage concomitant d'autres **dépresseurs du SNC**, incluant l'**alcool**, les **antihistaminiques**, les **antidépresseurs**, les **hypnosédatifs** et les **analgésiques opiacés** ■ L'hydrate de chloral peut potentialiser l'effet de la **warfarine** ■ Administré dans les 24 heures qui suivent un traitement par voie IV au **furosémide**, l'hydrate de chloral peut entraîner la diaphorèse, des fluctuations de la pression artérielle et des bouffées vasomotrices.

VOIES D'ADMINISTRATION ET POSOLOGIE

Les doses orales et rectales sont équivalentes. On peut administrer la dose par voie rectale sous forme de lavement de rétention, en dissolvant le liquide dans de l'huile de coton ou de l'huile d'olive ou encore dans un excipient de polyéthylène glycol hydrophile.

- **PO (adultes) :** *Hypnotique* – de 500 à 1 000 mg, de 15 à 30 minutes avant le coucher.
  Sédation préopératoire – de 500 mg à 1 g, 30 minutes avant l'intervention. *Sédation diurne* – 250 mg, 3 fois par jour après les repas ; maximum 2 000 mg/jour.
- **PO (patients âgés) :** *Hypnotique* – 250 mg, de 15 à 30 minutes avant le coucher.
- **PO (enfants) :** *Hypnotique* – 50 mg/kg au coucher. Ne pas dépasser 1 000 mg par dose. *Sédation* – 25 mg/kg par jour, en 3 à 4 doses fractionnées, après les repas. Ne pas dépasser 500 mg/dose. *Sédation préopératoire* – de 25 à 50 mg/kg, 30 minutes avant l'intervention. On peut administrer une demi-dose 30 minutes plus tard. Ne pas administrer plus de 1 000 mg en une seule dose.

PRÉSENTATION

Capsules : 500 mg[Pr] ■ **Sirop :** 500 mg/5mL[Pr].

PHARMACODYNAMIE (sédation)

	Début d'action	Pic	Durée
PO	30 min	1 h	4 – 8 h
PR	0,5 – 1 h	inconnu	4 – 8 h

SOINS INFIRMIERS

ÉVALUATION DE LA SITUATION

- Évaluer l'état de la conscience, les habitudes de sommeil et le risque de pharmacodépendance avant d'administrer le médicament. Un traitement prolongé peut entraîner la dépendance physique et psychologique. Limiter la quantité de médicament dont peut disposer le patient.

- Évaluer l'état de la vigilance au moment où l'effet atteint son pic. Prévenir le médecin en l'absence d'une sédation satisfaisante ou si des réactions paradoxales surviennent.

Tests de laboratoire : L'hydrate de chloral peut fausser les résultats du dosage des 17-hydroxycorticostéroïdes et des catécholamines urinaires.

DIAGNOSTICS INFIRMIERS POSSIBLES

- Habitudes de sommeil perturbées (Indications).
- Anxiété (Indications).
- Risque d'accident (Effets secondaires).

INTERVENTIONS INFIRMIÈRES

- Avant le traitement, atténuer les stimulations venant de l'extérieur et améliorer le confort du patient pour accroître l'efficacité du médicament.
- Prévenir les accidents. Soulever les ridelles du lit. Aider le patient lorsqu'il se déplace. Retirer les cigarettes lors de l'administration de doses hypnotiques.
- SI ON ADMINISTRE LE MÉDICAMENT À UN ENFANT AVANT UNE INTERVENTION CHIRURGICALE EFFECTUÉE EN CONSULTATION EXTERNE, LA DOSE DEVRAIT ÊTRE ADMINISTRÉE À LA CLINIQUE OÙ L'INTERVENTION DOIT AVOIR LIEU ET ON DOIT SURVEILLER LE PATIENT JUSQU'À CE QUE SON ÉTAT DE CONSCIENCE LUI PERMETTE DE QUITTER LES LIEUX.
- Il faut avaler les capsules telles quelles avec un grand verre d'eau ou de jus pour réduire l'irritation gastrique. Demander au patient de ne pas les mâcher. Diluer le sirop dans un demi-verre d'eau ou de jus.

ENSEIGNEMENT AU PATIENT ET À SES PROCHES

- Conseiller au patient de prendre l'hydrate de chloral en suivant scrupuleusement la posologie recommandée. S'il n'a pas pu prendre le médicament au moment habituel, il devrait sauter cette dose ; il ne faut jamais remplacer une dose manquée par une double dose. Le sevrage abrupt, après un traitement de deux semaines ou plus, peut entraîner l'excitation du SNC, des tremblements, de l'anxiété, des hallucinations et le délire.
- Prévenir le patient que l'hydrate de chloral entraîne de la somnolence et des étourdissements. Lui conseiller de ne pas conduire et d'éviter les activités qui exigent sa vigilance jusqu'à ce qu'on ait la certitude que le médicament n'entraîne pas ces effets chez lui.
- Prévenir le patient que la consommation concomitante d'alcool peut entraîner un effet additif se traduisant par de la tachycardie, de la vasodilatation, des bouffées vasomotrices, des céphalées, de l'hypotension et par une dépression marquée du SNC. Lui conseiller d'éviter de boire de l'alcool et de prendre des dépresseurs du SNC en même temps que l'hydrate de chloral.
- Conseiller au patient d'arrêter le traitement et de prévenir le médecin si les symptômes suivants se manifestent : rash, étourdissements, irritabilité, altération des opérations de la pensée, céphalées ou incoordination motrice.

VÉRIFICATION DE L'EFFICACITÉ THÉRAPEUTIQUE

L'efficacité du traitement peut être démontrée par : la sédation ▪ l'amélioration du sommeil. ✳

CHLORAMBUCIL

Leukeran

CLASSIFICATION :

Antinéoplasique (alkylant)

Grossesse – catégorie D

INDICATIONS

Traitement de la leucémie lymphoblastique chronique, des lymphomes malins et de la maladie de Hodgkin.

MÉCANISME D'ACTION

Inhibition de la synthèse des protéines cellulaires (effet non spécifique sur le cycle cellulaire). ***Effets thérapeutiques :*** Destruction des cellules à réplication rapide, particulièrement des cellules malignes.

PHARMACOCINÉTIQUE

Absorption : Le médicament est rapidement et totalement absorbé depuis le tractus gastro-intestinal.

Distribution : Le médicament traverse le placenta.

Liaison aux protéines : 99 %.

Métabolisme et excrétion : Le médicament est fortement métabolisé par le foie.

Demi-vie : 1,5 heures.

C

CONTRE-INDICATIONS ET PRÉCAUTIONS/ MISES EN GARDE

Contre-indications: Hypersensibilité (risque d'allergie croisée avec les autres agents alkylants ■ Antécédents de résistance au médicament ■ Radiothérapie (ne pas administrer le médicament dans les 4 semaines qui suivent la fin d'un traitement) ■ Allaitement.

Précautions/mises en garde: Infection ■ Toute autre maladie chronique débilitante ■ Patients âgés (plus sensibles aux effets du médicament) ■ Patientes en âge de procréer (chez la femme enceinte, retarder le traitement le plus longtemps possible, au moins jusqu'à ce que les 3 premiers mois de la grossesse se soient écoulés).

RÉACTIONS INDÉSIRABLES ET EFFETS SECONDAIRES

Resp.: fibrose pulmonaire.

GI: nausées, stomatite (rare), vomissements.

GU: diminution du nombre de spermatozoïdes, stérilité.

Tég.: alopécie (rare), dermatite, rash.

Hémat.: LEUCOPÉNIE, anémie, thrombocytopénie.

Métab: hyperuricémie.

Divers: réactions allergiques, risque de formation de tumeurs secondaires.

INTERACTIONS

Médicament-médicament: Les **agents dépresseurs de la moelle osseuse** (**antinéoplasiques**) ou les **immunosuppresseurs** peuvent entraîner une aplasie médullaire additive ■ Le médicament peut réduire la réponse des anticorps aux **vaccins à virus vivants** et augmenter le risque de réactions indésirables.

VOIES D'ADMINISTRATION ET POSOLOGIE

PO (adultes): *Leucémie lymphoblastique chronique* – 0,15 mg/kg/jour, jusqu'à ce que la numération leucocytaire soit de 10 000/µL. On peut reprendre la médication 4 semaines après la fin du premier cycle de traitement à une dose de 0,1 mg/kg/jour. *Lymphome non hodgkinien* – (monothérapie) de 0,1 à 0,2 mg/kg/jour, pendant 4 à 8 semaines ■ *Maladie de Hodgkin* – (monothérapie) 0,2 mg/kg/jour, pendant 4 à 8 semaines.

PRÉSENTATION

Comprimés: 2 mg^{Pr}.

PHARMACODYNAMIE (effets sur la numération leucocytaire)

	DÉBUT D'ACTION	PIC	DURÉE
PO	7 – 14 jours	7 – 14 jours	14 – 28 jours

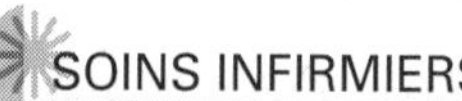

SOINS INFIRMIERS

ÉVALUATION DE LA SITUATION

- SUIVRE DE PRÈS LE PATIENT POUR DÉCELER L'APPARITION D'UNE DÉPRESSION MÉDULLAIRE. Rester à l'affût des saignements: saignement des gencives, formation d'ecchymoses, pétéchies, présence de sang occulte dans les selles, l'urine et les vomissements. Éviter les injections IM et la prise de la température rectale, si la numération plaquettaire est basse. Appliquer une pression sur les points de ponction veineuse pendant 10 minutes. Évaluer les signes d'infection en présence d'une neutropénie. Une anémie peut survenir; suivre de près les signes de fatigue accrue, de dyspnée et d'hypotension orthostatique.
- Effectuer le bilan quotidien des ingesta et des excreta et peser le patient tous les jours. Prévenir le médecin de tout écart important entre les valeurs totales.
- Observer les symptômes suivants de goutte: concentration accrue d'acide urique, douleurs articulaires et œdème. Inciter le patient à boire au moins deux litres de liquide par jour. On peut administrer de l'allopurinol pour diminuer les concentrations d'acide urique. Le médecin peut recommander l'alcalinisation de l'urine pour augmenter l'excrétion de l'acide urique.

Tests de laboratoire:

- EXAMINER LA FORMULE SANGUINE COMPLÈTE ET LA FORMULE LEUCOCYTAIRE AVANT LE DÉBUT DU TRAITEMENT ET HEBDOMADAIREMENT PENDANT TOUTE SA DURÉE. PRÉVENIR LE MÉDECIN SI LE NOMBRE DE GRANULOCYTES DIMINUE CONSIDÉRABLEMENT. LA LEUCOPÉNIE SURVIENT HABITUELLEMENT VERS LA TROISIÈME SEMAINE DE TRAITEMENT ET PERSISTE PENDANT UNE SEMAINE OU DEUX APRÈS UN TRAITEMENT DE COURTE DURÉE. LE NADIR DE LA LEUCOPÉNIE SE PRODUIT ENTRE LE 7e ET LE 14e JOUR SUIVANT L'ADMINISTRATION D'UNE SEULE DOSE ÉLEVÉE; LES CONCENTRATIONS SE RÉTABLISSANT DE 2 À 3 SEMAINES PLUS TARD. LE NOMBRE DE POLYNUCLÉAIRES NEUTROPHILES PEUT DIMINUER PENDANT LES 10 JOURS QUI SUIVENT LA PRISE

DE LA DERNIÈRE DOSE. NOTER LES NUMÉRATIONS PLAQUETTAIRES PENDANT TOUTE LA DURÉE DU TRAITEMENT. LA THROMBOCYTOPÉNIE SURVIENT HABITUELLEMENT VERS LA TROISIÈME SEMAINE DE TRAITEMENT ET SE MAINTIENT PENDANT UNE SEMAINE OU DEUX APRÈS UN TRAITEMENT DE COURTE DURÉE. LE NADIR DE LA THROMBOCYTOPÉNIE SE PRODUIT UNE SEMAINE OU DEUX APRÈS L'ADMINISTRATION D'UNE SEULE DOSE ; LES CONCENTRATIONS SE RÉTABLISSENT DE 2 À 3 SEMAINES PLUS TARD. PRENDRE LES MESURES NÉCESSAIRES EN CAS DE THROMBOCYTOPÉNIE, SI LE NOMBRE DE PLAQUETTES EST INFÉRIEUR À 150 000/mm^3.

- Noter les résultats des tests d'exploration fonctionnelle hépatique et les concentrations d'urée, de créatinine et d'acide urique avant le traitement et à intervalles réguliers pendant toute sa durée. Le médicament peut entraîner l'élévation des concentrations d'ALT et de phosphatase alcaline, ce qui peut être un signe d'hépatotoxicité.

DIAGNOSTICS INFIRMIERS POSSIBLES

- Risque d'accident (Effets secondaires).
- Risque d'infection (Effets secondaires).
- Connaissances insuffisantes sur le traitement médicamenteux (Enseignement au patient et à ses proches).

INTERVENTIONS INFIRMIÈRES

Administrer le médicament une heure avant ou deux heures après les repas. Le pharmacien peut préparer une suspension lorsque le patient éprouve des difficultés de déglutition.

ENSEIGNEMENT AU PATIENT ET À SES PROCHES

- Expliquer au patient qu'il doit suivre scrupuleusement la posologie recommandée même si les nausées et les vomissements le gênent considérablement. Lui recommander de demander des conseils à un professionnel de la santé si les vomissements surviennent peu de temps après la prise du médicament. Prévenir le patient que s'il n'a pu prendre le médicament au moment habituel, il doit le prendre aussitôt que possible dans la même journée, dans le cas d'un traitement uniquotidien. S'il doit prendre le médicament en doses fractionnées, il doit le prendre aussitôt que possible à moins que ce ne soit presque l'heure prévue pour la dose suivante. Il ne faut jamais remplacer une dose manquée par une double dose.
- Recommander au patient de signaler les saignements inhabituels. Lui expliquer les mesures à prendre en cas de thrombocytopénie : utiliser une brosse à dents à poils souples et un rasoir électrique ; prendre garde aux chutes ; ne pas boire d'alcool ni prendre des médicaments contenant de l'acide acétylsalicylique (aspirine) ou des AINS étant donné le risque de saignements gastriques.
- Expliquer au patient qu'il doit éviter les foules et les personnes contagieuses. Lui recommander de signaler immédiatement au médecin le rash ou les symptômes suivants d'infection : fièvre, maux de gorge, frissons, toux, enrouement, douleurs lombaires ou aux flancs, mictions difficiles ou douloureuses.
- Recommander au patient d'observer ses muqueuses buccales à la recherche de rougeurs ou d'aphtes. En cas d'aphtes, conseiller au patient de remplacer la brosse à dents par une brosse-éponge et de se rincer la bouche avec de l'eau après avoir bu ou mangé. La douleur associée à la stomatite peut dicter le traitement par des analgésiques opiacés.
- Conseiller au patient qui suit un traitement prolongé de signaler immédiatement au médecin la toux, les essoufflements et la fièvre.
- Recommander au patient de prévenir le médecin si les nausées et les vomissements persistent. Le médecin peut lui prescrire un antiémétique, bien que ces effets secondaires durent en général moins de 24 heures et qu'ils semblent s'atténuer malgré la poursuite du traitement.
- Expliquer au patient qu'il risque de perdre ses cheveux. Explorer avec lui les méthodes lui permettant de s'adapter à ce changement de son image corporelle.
- Prévenir la patiente que le chlorambucil peut provoquer une suppression irréversible de la fonction des gonades ; lui conseiller cependant de continuer à prendre des mesures de contraception. Lui recommander d'informer le médecin sans délai si elle pense être enceinte.
- Expliquer au patient qu'il ne doit pas se faire vacciner sans recommandation expresse du médecin.

VÉRIFICATION DE L'EFFICACITÉ THÉRAPEUTIQUE

L'efficacité du traitement peut être démontrée par: l'amélioration des paramètres hématopoïétiques en cas de leucémie ■ la diminution de la taille de la tumeur et le ralentissement de la propagation des métastases. Les effets thérapeutiques de ce médicament sont habituellement manifestes vers la troisième semaine de traitement. ✳

CHLORDIAZÉPOXIDE

Apo-Chlordiazepoxide, Chlordiazépoxyde, Novo-Poxide

CLASSIFICATION :

Anxiolytique et hypnosédatif (benzodiazépine)

Grossesse – catégorie D

INDICATIONS

Traitement d'appoint de l'anxiété ■ Traitement d'appoint de l'insomnie d'origine tensionnelle ■ Traitement des symptômes du sevrage alcoolique.

MÉCANISME D'ACTION

Effet anxiolytique à de nombreux niveaux du SNC ■ Dépression du SNC, probablement par la potentialisation des effets de l'acide gamma-aminobutyrique (GABA), un neurotransmetteur inhibiteur. ***Effets thérapeutiques :*** Sédation ■ Soulagement de l'anxiété.

PHARMACOCINÉTIQUE

Absorption : Bonne absorption depuis le tractus gastro-intestinal. L'absorption depuis les points d'injection IM peut être lente et imprévisible.

Distribution : L'agent se répartit dans tout l'organisme ; il traverse la barrière hémato-encéphalique et le placenta et pénètre dans le lait maternel.

Métabolisme et excrétion : Le médicament est fortement métabolisé par le foie. Certains produits du métabolisme dépriment le SNC.

Demi-vie : De 5 à 30 heures.

CONTRE-INDICATIONS ET PRÉCAUTIONS/ MISES EN GARDE

Contre-indications : Hypersensibilité ■ Myasthénie grave.

Précautions/mises en garde : Altération de la fonction hépatique ■ Insuffisance rénale grave ■ Comportement suicidaire ou antécédents de toxicomanie ou de pharmacodépendance ■ Personnes âgées ou patients débilités (réduire la dose initiale) ■ Risque de réactions de sensibilité croisée avec d'autres benzodiazépines ■ Coma ou dépression préexistante du SNC ■ Douleurs intenses, rebelles à tout traitement ■ Glaucome à angle fermé ■ Porphyrie ■ Grossesse et allaitement ■ Enfants âgés de 6 ans ou moins.

RÉACTIONS INDÉSIRABLES ET EFFETS SECONDAIRES

SNC : étourdissements, somnolence, sensation de tête légère, céphalées, dépression, excitation paradoxale.

ORLO : vision trouble.

GI : constipation, diarrhée, nausées, vomissements.

Tég. : rash.

Locaux : douleur au point d'injection IM.

Divers : dépendance physique, dépendance psychologique, tolérance à l'effet du médicament.

INTERACTIONS

Médicament-médicament : Effets additifs sur la dépression du SNC lors de l'usage concomitant d'**alcool**, d'**antihistaminiques** et d'**analgésiques opiacés** ■ La **cimétidine**, les **contraceptifs oraux**, le **disulfiram**, la **fluoxétine**, l'**isoniazide**, le **kétoconazole**, le **métoprolol**, le **propoxyphène**, le **propanolol** ou l'**acide valproïque** peuvent intensifier les effets du chlordiazépoxide ■ Le chlordiazépoxide peut réduire l'efficacité de la **lévodopa** ■ La **rifampine** et les **barbituriques** peuvent diminuer l'efficacité du chlordiazépoxide ■ Les effets sédatifs du chlordiazépoxide peuvent être réduits par la **théophylline**.

VOIES D'ADMINISTRATION ET POSOLOGIE

PO (adultes) : *Anxiété* – de 5 à 25 mg, de 2 à 4 fois par jour. *Sevrage alcoolique* – de 50 à 100 mg ; répéter l'administration jusqu'à ce que l'agitation soit apaisée (300 mg par jour, au maximum).

PO (patients âgés ou débilités) : *Anxiété* – dose initiale de 5 mg, de 2 à 4 fois par jour, qu'on peut majorer selon les besoins.

PO (enfants > 6 ans) : *Anxiété* – 5 mg, de 2 à 4 fois par jour, jusqu'à 10 mg, 3 fois par jour.

PRÉSENTATION (version générique disponible)

Capsules : 5 mg[Pr, T\C], 10 mg[Pr, T\C], 25 mg[Pr, T\C] ■ **Solution pour injection :** Ce médicament n'est pas commercialisé au Canada. ■ **En association avec :** clidinium (Apo-Chlorax, Librax, Pro-Chlorax)[Pr, T\C].

PHARMACODYNAMIE (sédation)

	Début d'action	Pic	Durée
PO	1 – 2 h	0,5 – 4 h	jusqu'à 24 h
IM	15 – 30 min	inconnu	inconnue
IV	1 – 5 min	inconnu	0,25 – 1 h

SOINS INFIRMIERS

ÉVALUATION DE LA SITUATION

- Noter le degré d'anxiété et de sédation (ataxie, étourdissements et trouble de l'élocution) à intervalles réguliers pendant toute la durée du traitement.
- Mesurer souvent la pression artérielle, la fréquence cardiaque et la fréquence respiratoire pendant l'administration par voie parentérale. Signaler immédiatement au médecin tout changement notable.
- Le traitement prolongé avec des doses élevées peut entraîner la dépendance psychologique ou physique. Limiter la quantité de médicament dont peut disposer le patient.

Sevrage alcoolique: Surveiller l'apparition des symptômes suivants: tremblements, agitation, délire et hallucinations. Protéger le patient contre les accidents.

Tests de laboratoire:

- Chez les patients suivant un traitement prolongé, il faut effectuer, à intervalles réguliers, une numération globulaire et des tests d'exploration fonctionnelle hépatique. Le médicament peut entraîner l'élévation des concentrations de bilirubine, d'AST et d'ALT.
- Le chlordiazépoxide peut fausser les résultats du dosage des 17-cétostéroïdes et des 17-stéroïdes cétogènes urinaires. Il peut réduire la réponse aux épreuves par la métyrapone et le captage par la thyroïde des isotopes ^{123}I et ^{131}I.

DIAGNOSTICS INFIRMIERS POSSIBLES

- Anxiété (Indications).
- Risque d'accident (Effets secondaires).
- Connaissances insuffisantes sur le traitement médicamenteux (Enseignement au patient et à ses proches).

INTERVENTIONS INFIRMIÈRES

PO: Administrer le médicament après les repas ou avec du lait pour réduire l'irritation gastro-intestinale.

ENSEIGNEMENT AU PATIENT ET À SES PROCHES

- Conseiller au patient de prendre le médicament en respectant scrupuleusement la posologie recommandée. L'inciter à consulter le médecin si le médicament est moins efficace après quelques semaines, sans qu'il augmente la dose de sa propre initiative. Après un traitement prolongé, le retrait du médicament doit se faire graduellement. L'arrêt brusque du traitement peut entraîner les symptômes de sevrage suivants: insomnie, irritation, nervosité, tremblements.
- Prévenir le patient que le chlordiazépoxide peut provoquer de la somnolence ou des étourdissements. Lui conseiller de ne pas conduire et d'éviter les activités qui exigent sa vigilance jusqu'à ce qu'on ait la certitude que le médicament n'entraîne pas ces effets chez lui.
- Recommander au patient d'éviter de boire de l'alcool ou de prendre des dépresseurs du SNC en même temps que cet agent.
- Lui conseiller de consulter un professionnel de la santé avant de prendre un médicament en vente libre en même temps que le chlordiazépoxide.
- Conseiller à la patiente de prévenir le médecin si elle prévoit devenir enceinte ou si elle pense l'être.

VÉRIFICATION DE L'EFFICACITÉ THÉRAPEUTIQUE

L'efficacité du traitement peut être démontrée par: la diminution du sentiment d'anxiété ▪ une meilleure capacité d'adaptation ▪ la diminution des tremblements et un enchaînement des idées plus logique lors du traitement des symptômes du sevrage alcoolique.

CHLOROQUINE

Aralen, Novochloroquine

CLASSIFICATION:

Anti-infectueux (antiprotozoaire)

Grossesse – catégorie inconnue

INDICATIONS

Traitement suppressif des crises aiguës de la malaria ▪ Traitement de l'amibiase extra-intestinale (hépatique). **Usages non approuvés**: Traitement de la polyarthrite rhumatoïde grave et du lupus érythémateux disséminé.

MÉCANISME D'ACTION

Inhibition de la synthèse protéique des micro-organismes sensibles par inhibition de la polymérase de l'ADN et de l'ARN. ***Effets thérapeutiques:***

Destruction des plasmodies qui provoquent la malaria ■ Élimination de l'amibiase ■ Amélioration de l'arthrite inflammatoire.

PHARMACOCINÉTIQUE

Absorption : Bonne absorption par suite de l'administration par voie orale.

Distribution : L'agent se répartit dans tout l'organisme et atteint de fortes concentrations tissulaires. Il traverse le placenta et pénètre dans le lait maternel.

Métabolisme et excrétion : Une fraction de 30 % du médicament est métabolisée par le foie. Le métabolite exerce aussi un effet antiplasmodial. Une fraction de 70 % est excrétée à l'état inchangé par les reins.

Demi-vie : De 72 à 120 heures.

CONTRE-INDICATIONS ET PRÉCAUTIONS/ MISES EN GARDE

Contre-indications : Hypersensibilité au médicament ■ Hypersensibilité aux dérives des amino-4-quinoléines (hydroxychloroquine) ■ Lésions oculaires provoquées par la chloroquine ou les dérivés des amino-4-quinoléines

Précautions/mises en garde : Maladie hépatique ■ Alcoolisme ■ Traitement par des médicaments hépatotoxiques ■ Psoriasis ■ Insuffisance en G-6-PD ■ Aplasie médullaire ■ Grossesse (précédents d'usage même si l'innocuité n'a pas été établie).

RÉACTIONS INDÉSIRABLES ET EFFETS SECONDAIRES

SNC : céphalées, fatigue, nervosité, anxiété, irritation, modification de la personnalité, confusion, CONVULSIONS, étourdissements.

ORLO : troubles visuels, kératite, rétinopathie, ototoxicité.

CV : hypotension, modifications de l'ÉCG.

GI : gêne épigastrique, anorexie, nausées, vomissements, crampes abdominales, diarrhée.

GU : urine de couleur jaune rouille ou brune.

Tég. : modifications de la pigmentation, alopécie, prurit, photosensibilité, éruptions cutanées, dermatose.

Hémat. : leucopénie, thrombocytopénie, agranulocytose, ANÉMIE APLASIQUE.

SN : névrite périphérique, neuromyopathie.

INTERACTIONS

Médicament-médicament : L'administration concomitante d'autres **agents hépatotoxiques** peut accroître le risque d'hépatotoxicité ■ La **pénicillamine** augmente le risque de toxicité hématologique ■ L'administration concomitante d'**agents doués de propriétés toxidermiques** peut accroître le risque de toxidermie ■ L'administration concomitante d'un **vaccin antirabique** obtenu sur des cellules diploïdes humaines peut réduire le titrage des anticorps de la rage ■ L'administration d'**acidifiants urinaires** peut accroître l'excrétion urinaire de la chloroquine et en réduire l'efficacité.

Médicament-aliments : Les **aliments qui acidifient l'urine** (voir l'annexe J) peuvent augmenter l'excrétion du médicament et en diminuer l'efficacité.

VOIES D'ADMINISTRATION ET POSOLOGIE

Malaria (traitement suppressif)

- **PO (adultes) :** 500 mg (300 mg de base), 1 fois par semaine. Il faudrait commencer le traitement 2 semaines avant d'entrer dans la région impaludée et le poursuivre pendant 8 semaines après l'avoir quittée.
- **PO (enfants) :** 5 mg de base/kg, 1 fois par semaine. Il faudrait commencer le traitement 2 semaines avant d'entrer dans la région impaludée et le poursuivre pendant 8 semaines après l'avoir quittée. Dose maximale : 500 mg (300 mg de base) par jour, sans égard au poids.

Malaria (crise aiguë)

- **PO (adultes) :** Initialement 1 g (600 mg de base), suivi de 500 mg (300 mg de base), de 6 à 8 heures plus tard et d'une dose supplémentaire de 500 mg (300 mg de base) pendant 2 jours consécutifs. Dose totale : 2,5 g de phosphate de chloroquine ou 1,5 g de base en 3 jours.
- **PO (nourrissons et enfants) :** Une dose représentant 25 mg de base/kg est administrée en 3 jours comme suit : *Première dose* – 10 mg de base/kg (mais sans dépasser 600 mg de base en une seule dose). *Deuxième dose* – 5 mg de base/kg (mais sans dépasser 300 mg de base en une seule dose), 6 heures après la première dose. *Troisième dose* – 5 mg de base/kg, 18 heures après la deuxième dose. *Quatrième dose* – 5 mg de base/kg, 24 heures après la troisième dose.

Amibiase extra-intestinale

- **PO (adultes) :** 1 g (600 mg de base), 1 fois par jour pendant 2 jours, puis 500 mg (300 mg de base), 1 fois par jour pendant au moins 2 à 3 semaines.

PRÉSENTATION

Comprimés : 250 mg[Pr] (équivalant à 150 mg de chloroquine base).

PHARMACODYNAMIE
(le début d'action antipaludique est rapide ; les effets anti-inflammatoires peuvent ne pas se manifester avant 6 mois de traitement)

	Début d'action	Pic	Durée
PO	rapide	1 - 2 h	plusieurs jours-semaines

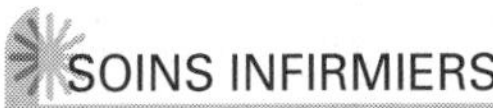

SOINS INFIRMIERS

ÉVALUATION DE LA SITUATION

- Recueillir des données sur les symptômes qui se sont manifestés avant l'administration du médicament.
- Évaluer le réflexe tendineux régulièrement afin de déceler toute faiblesse musculaire. Parfois, il faut arrêter le traitement si celle-ci se manifeste.

Malaria, amibiase ou lupus érythémateux : Surveiller quotidiennement l'amélioration des signes et des symptômes de la maladie pendant toute la durée du traitement.

Polyarthrite rhumatoïde : Noter mensuellement l'intensité de la douleur articulaire et les limites du mouvement.

Tests de laboratoire : Examiner régulièrement les numérations globulaire et plaquettaire pendant toute la durée du traitement. Le nombre de leucocytes et de plaquettes peut chuter.

DIAGNOSTICS INFIRMIERS POSSIBLES

- Risque d'infection (Indications).
- Connaissances insuffisantes sur le traitement médicamenteux (Enseignement au patient et à ses proches).

INTERVENTIONS INFIRMIÈRES

- Dans le cas d'un traitement prophylactique de la malaria, la prise de la chloroquine doit commencer 2 semaines avant l'exposition anticipée et se poursuivre pendant les 8 semaines qui suivent le jour où on quitte la région impaludée.
- Administrer le médicament avec du lait ou des aliments afin de réduire les troubles gastro-intestinaux.
- Dans le cas des patients qui éprouvent des difficultés de déglutition, on peut écraser les comprimés et introduire la poudre dans des capsules vides. Le pharmacien peut aussi préparer une suspension.

ENSEIGNEMENT AU PATIENT ET À SES PROCHES

- Expliquer au patient qu'il doit respecter scrupuleusement la posologie recommandée et continuer à prendre le médicament même s'il se sent mieux. S'il n'a pas pu prendre le médicament au moment habituel, il doit le prendre aussitôt que possible. Par ailleurs, s'il doit prendre le médicament plusieurs fois par jour, il doit prendre la dose oubliée dans l'heure suivant le moment habituel ou sauter cette dose. Il ne faut jamais remplacer une dose manquée par une double dose.
- Dans le cas où le médicament est pris en prophylaxie, il faut déterminer les moyens de réduire l'exposition aux moustiques : utiliser un insectifuge, porter des chemises à manches longues et des pantalons, utiliser une moustiquaire.
- Prévenir le patient que le médicament peut provoquer des étourdissements et de la somnolence. Lui conseiller de ne pas conduire et d'éviter les activités qui exigent sa vigilance jusqu'à ce qu'on ait la certitude que le médicament n'entraîne pas ces effets chez lui.
- Recommander au patient d'éviter de boire de l'alcool pendant qu'il prend de la chloroquine.
- Prévenir le patient qu'il doit garder la chloroquine hors de la portée des enfants. On a signalé des décès d'enfants après l'ingestion de 3 ou de 4 comprimés.
- Expliquer au patient recevant un traitement de longue durée à doses élevées, l'importance d'un suivi ophtalmique régulier. L'informer que le risque de lésions oculaires peut être réduit par le port de verres fumés lorsque la lumière est vive. Lui conseiller de porter des vêtements protecteurs et d'utiliser un écran solaire pour réduire les risques de dermatoses.
- Prévenir le patient que la chloroquine peut rendre l'urine de couleur rouille ou brune.
- Recommander au patient de signaler immédiatement à un professionnel de la santé les symptômes suivants : maux de gorge, fièvre, saignements ou ecchymoses inhabituels, vision trouble, difficultés de lecture, modifications de la vue, tintements d'oreille, troubles auditifs, modifications de l'état de la conscience ou faiblesse musculaire. La plupart de ces réactions indésirables sont reliées à la dose.

Polyarthrite rhumatoïde : Conseiller au patient de signaler à un professionnel de la santé l'absence d'amélioration dans les quelques jours suivant le début du traitement. La pleine efficacité du traitement peut ne pas être manifeste avant 6 mois.

VÉRIFICATION DE L'EFFICACITÉ THÉRAPEUTIQUE

L'efficacité du traitement peut être démontrée par: la prophylaxie ou la diminution des signes et des symptômes de paludisme ▪ l'amélioration des signes et des symptômes d'amibiase ▪ l'amélioration des symptômes d'arthrite rhumatoïde ▪ l'amélioration des symptômes de lupus érythémateux. ✷

C

CHLORPHÉNIRAMINE

Chlor-Allergy, Chlor-Tripolon, Novo-Pheniram

CLASSIFICATION:
Antihistaminique
Grossesse – catégorie B

INDICATIONS

Soulagement des symptômes d'allergie attribuables à la libération de l'histamine, dont: les rhinites allergiques ▪ les dermatoses allergiques ▪ Traitement des allergies graves ou des réactions d'hypersensibilité incluant l'anaphylaxie et les réactions aux transfusions.

MÉCANISME D'ACTION

Inhibition des effets de l'histamine au niveau des récepteurs de la H_2; l'agent ne se lie pas à l'histamine, ni ne l'inactive. ***Effets thérapeutiques:*** Diminution des symptômes associés à un excès d'histamine: éternuements, rhinorrhée, prurit nasal et oculaire, larmoiements et rougeurs oculaires.

PHARMACOCINÉTIQUE

Absorption: Bonne absorption par suite de l'administration par voie orale et parentérale.
Distribution: Le médicament se répartit dans tout l'organisme. Une très faible quantité est excrétée dans le lait maternel. Il traverse la barrière hématoencéphalique.
Métabolisme et excrétion: Le médicament est fortement métabolisé par le foie.
Demi-vie: De 12 à 15 heures.

CONTRE-INDICATIONS ET PRÉCAUTIONS/MISES EN GARDE

Contre-indications: Hypersensibilité.
Précautions/mises en garde: Glaucome à angle fermé ▪ Maladie hépatique ▪ Patients âgés (plus grande prédisposition aux réactions indésirables) ▪ Grossesse (l'innocuité du médicament n'a pas été établie) ▪ Crise aiguë d'asthme ▪ Allaitement (éviter l'administration) ▪ Intolérance connue à l'alcool (certaines présentations liquides).

RÉACTIONS INDÉSIRABLES ET EFFETS SECONDAIRES

SNC: somnolence, étourdissements, excitation (enfants).
ORLO: vision trouble.
CV: hypertension, arythmies, hypotension, palpitations.
GI: sécheresse de la bouche (xérostomie), constipation, occlusion intestinale.
GU: rétention urinaire, retard de la miction avec effort pour uriner.

INTERACTIONS

Médicament-médicament: Effets additifs sur la dépression du SNC lors de l'usage concomitant d'autres **dépresseurs du SNC**, dont l'**alcool**, les **analgésiques opiacés** et les **hypnosédatifs** ▪ Les **IMAO** prolongent et accentuent les propriétés anticholinergiques des antihistaminiques ▪ Effets anticholinergiques additifs lors de l'administration simultanée de **médicaments doués de propriétés anticholinergiques**, incluant les **antidépresseurs**, l'**atropine**, l'**halopéridol**, les **phénothiazines**, la **quinidine** et le **disopyramide**.

VOIES D'ADMINISTRATION ET POSOLOGIE

PO (adultes et enfants > 12 ans): 4 mg, toutes les 4 à 6 heures ou 12 mg de la préparation à libération prolongée, toutes les 12 heures (ne pas dépasser 24 mg par jour).
PO (enfants de 6 à 12 ans): *Comprimés* – 2 mg, toutes les 6 à 8 heures. *Sirop* – de 1,25 à 2,5 mg ($^1/_2$ à 1 c. à thé) toutes les 6 à 8 heures.

PRÉSENTATION (version générique disponible)

Comprimés: 4 mg[VL] ▪ **Comprimés à libération prolongée:** 12 mg[VL] ▪ **Sirop:** 2,5 mg/5 mL[VL] ▪ **Solution pour injection:** Ce médicament n'est pas commercialisé au Canada. ▪ **En association avec:** divers décongestionnants[Pr, VL].

PHARMACODYNAMIE (effets antihistaminiques)

	Début d'action	Pic	Durée
PO	15 – 30 min	6 h	4 – 12 h
PO-LP†	inconnu	inconnu	8 – 24 h
SC	inconnu	inconnu	4 – 12 h
IM	inconnu	inconnu	4 – 12 h
IV	rapide	inconnu	4 – 12 h

† LP = libération prolongée.

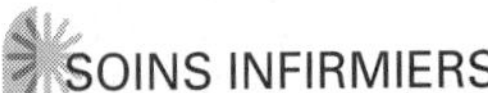

SOINS INFIRMIERS

ÉVALUATION DE LA SITUATION

- Avant l'administration initiale du médicament et à intervalles réguliers pendant toute la durée du traitement, surveiller l'apparition des symptômes suivants d'allergie : rhinite, conjonctivite et urticaire.
- Ausculter le murmure vésiculaire et noter les caractéristiques des sécrétions bronchiques. Maintenir l'apport de liquides entre 1 500 et 2 000 mL par jour pour diminuer la viscosité des sécrétions.

Tests de laboratoire : Le médicament peut inhiber les réactions positives aux épreuves de sensibilité cutanée ou en réduire l'intensité ; arrêter le traitement 48 heures avant d'effectuer ces épreuves.

DIAGNOSTICS INFIRMIERS POSSIBLES

- Dégagement inefficace des voies respiratoires (Indications).
- Risque d'accident (Réactions indésirables).
- Connaissances insuffisantes sur le traitement médicamenteux (Enseignement au patient et à ses proches).

INTERVENTIONS INFIRMIÈRES

PO : Administrer le médicament avec des aliments ou du lait afin de réduire l'irritation gastro-intestinale. Les comprimés à libération prolongée doivent être avalés tels quels, sans être écrasés, scindés ou mâchés.

ENSEIGNEMENT AU PATIENT ET À SES PROCHES

- Expliquer au patient qu'il doit respecter scrupuleusement la posologie recommandée.
- Prévenir le patient que le médicament peut provoquer de la somnolence. Lui conseiller de ne pas conduire et d'éviter les activités qui exigent sa vigilance jusqu'à ce qu'on ait la certitude que le médicament n'entraîne pas cet effet chez lui.
- Mettre en garde le patient contre la consommation d'alcool ou d'autres dépresseurs du SNC en même temps que ce médicament.
- Conseiller au patient de pratiquer une bonne hygiène orale, de se rincer la bouche avec de l'eau, de mâcher de la gomme ou de sucer des bonbons sans sucre pour diminuer la sécheresse de la bouche.
- Demander au patient de prévenir un professionnel de la santé si les symptômes persistent.

VÉRIFICATION DE L'EFFICACITÉ THÉRAPEUTIQUE

L'efficacité du traitement peut être démontrée par : la diminution des symptômes allergiques. ✳

CHLORPROMAZINE

Apo-Chlorpromazine, Chlorpromanyl, Largactil, Novo-Chlorpromazine

CLASSIFICATION :

Antiémétique, antipsychotique (phénothiazine)

Grossesse – catégorie inconnue

INDICATIONS

Traitement des troubles psychotiques dont les symptômes de la phase maniaque des troubles dépressifs bipolaires et des problèmes de comportement graves chez l'enfant ■ Prévention et traitement des nausées et vomissements ■ Traitement de la porphyrie aiguë intermittente ■ Traitement d'appoint du tétanos ■ Soulagement du hoquet incoercible. **Usages non approuvés :** Traitement des céphalées vasculaires.

MÉCANISME D'ACTION

Modification des effets de la dopamine sur le SNC ■ Action anticholinergique et alpha-adrénolytique marquée. ***Effets thérapeutiques :*** Diminution des signes et des symptômes de psychose ■ Soulagement des nausées et des vomissements ; maîtrise du hoquet incoercible ■ Diminution des symptômes de porphyrie.

PHARMACOCINÉTIQUE

Absorption : L'absorption des comprimés et des suppositoires est variable ; celle des préparations liquides administrées par voie orale est meilleure. Bonne absorption par suite de l'administration IM.

Distribution: L'agent se répartit dans tout l'organisme ; on en trouve de fortes concentrations dans le SNC. Il traverse le placenta et pénètre dans le lait maternel.
Liaison aux protéines : ≥ 90 %.
Métabolisme et excrétion : Le médicament est fortement métabolisé par le foie et la muqueuse gastro-intestinale. Certains métabolites sont actifs.
Demi-vie : 30 heures.

CONTRE-INDICATIONS ET PRÉCAUTIONS/ MISES EN GARDE

Contre-indications : Hypersensibilité ▪ Risque de sensibilité croisée avec d'autres phénothiazines ▪ Coma ▪ Dépression grave du SNC induite par la prise de dépresseurs du SNC ▪ Dyscrasie ou aplasie médullaire ▪ Lésion de l'hypothalamus soupçonnée ou avérée (risque de réactions d'hyperthermie, avec des températures pouvant atteindre 40 °C ; quelquefois ces réactions peuvent ne se manifester que 14 à 16 heures après l'administration du médicament) ▪ Glaucome à angle fermé ▪ Maladie hépatique ou cardiovasculaire grave.
Précautions/mises en garde : Personnes âgées ou patients débilités (réduire la dose initiale) ▪ Diabète ▪ Maladie respiratoire ▪ Hypertrophie de la prostate ▪ Tumeurs du SNC ▪ Épilepsie ▪ Occlusion intestinale ▪ Grossesse et allaitement (l'innocuité du médicament n'a pas été établie) ▪ Traitement concomitant par le pimozide.

RÉACTIONS INDÉSIRABLES ET EFFETS SECONDAIRES

SNC : SYNDROME MALIN DES NEUROLEPTIQUES, sédation, réactions extrapyramidales, dyskinésie tardive.
ORLO : vision trouble, xérophtalmie, opacité du cristallin.
CV : hypotension (surtout voies IM et IV), tachycardie.
GI : constipation, sécheresse de la bouche (xérostomie), anorexie, hépatite, occlusion intestinale.
GU : rétention urinaire.
Tég. : photosensibilité, modification de la pigmentation, rash.
End. : galactorrhée.
Hémat. : AGRANULOCYTOSE, leucopénie.
Métab. : hyperthermie.
Divers : réactions allergiques.

INTERACTIONS

Médicament-médicament : L'usage concomitant de **pimozide** augmente le risque de réactions cardiovasculaires pouvant être graves ▪ La chlorpromazine peut modifier les concentrations sériques de **phénytoïne** ▪ La chlorpromazine diminue l'effet vasopresseur de la **norépinéphrine** et élimine la bradycardie ▪ La chlorpromazine contrecarre la vasoconstriction périphérique induite par l'**épinéphrine** et peut renverser certains de ses effets ▪ La chlorpromazine peut réduire l'élimination de l'**acide valproïque** et en accroître les effets ▪ La chlorpromazine peut réduire les effets pharmacologiques de l'**amphétamine** et des **substances apparentées** ▪ La chlorpromazine peut réduire l'efficacité de la **bromocriptine** ▪ La chlorpromazine peut élever les concentrations sériques des **antidépresseurs tricycliques** et en accroître les effets ▪ La chlorpromazine inhibe les effets antihypertenseurs de la **guanéthidine** ▪ Les **antiacides** ou les **antidiarrhéiques adsorbants** peuvent réduire l'adsorption de la chlorpromazine ; les administrer 1 heure avant ou 2 heures après celle-ci ▪ Le **charbon activé** réduit l'absorption de la chlorpromazine ▪ Risque accru d'effets anticholinergiques lors de l'administration simultanée d'**antihistaminiques**, d'**antidépresseurs tricycliques**, de **quinidine** ou de **disopyramide** ▪ La prémédication par la chlorpromazine augmente le risque d'excitation neuromusculaire et d'hypotension lors d'une anesthésie ultérieure par les **barbituriques** ▪ Les **barbituriques** peuvent intensifier le métabolisme de la chlorpromazine et en réduire l'efficacité ▪ La chlorpromazine peut réduire les concentrations sanguines des **barbituriques** ▪ Effets additifs sur l'hypotension lors de l'administration simultanée d'**antihypertenseurs** ▪ Effets additifs sur la dépression du SNC lors de l'usage concomitant d'**alcool**, d'**antidépresseurs**, d'**antihistaminiques**, d'**IMAO**, d'**analgésiques opiacés**, d'**hypnosédatifs** ou d'**anesthésiques généraux** ▪ L'administration concomitante de **lithium** peut induire la désorientation, la perte de connaissance ou des symptômes extrapyramidaux ▪ L'administration concomitante de **mépéridine** peut entraîner une sédation excessive et l'hypotension ▪ La chlorpromazine peut augmenter le risque de convulsions lors d'une analgésie rachidienne par le **métrizamide** ▪ L'administration concomitante de **propranolol** augmente les concentrations sériques des deux médicaments.

VOIES D'ADMINISTRATION ET POSOLOGIE

PO (adultes) : *Troubles psychotiques* – dose initiale : de 25 à 75 mg par jour en 2 à 4 doses fractionnées. On peut augmenter la dose de 20 à 50 mg,

2 fois par semaine. La dose quotidienne maximale est de 1 g. *Porphyrie aiguë intermittente* – de 25 à 50 mg, 3 à 4 fois par jour. *Hoquet* – de 25 à 50 mg, 3 ou 4 fois par jour. Si le hoquet n'est pas maîtrisé après 2 à 3 jours, on peut administrer de 25 à 50 mg par voie IM ■ *Nausées et vomissements* – de 10 à 25 mg, toutes les 4 heures, selon les besoins.

PO (enfants) : 0,55 mg/kg, toutes les 4 à 6 heures, selon les besoins.

PR (adultes) : *Nausées et vomissements* – de 50 à 100 mg, toutes les 6 à 8 heures, selon les besoins.

PR (enfants > 6 mois) : 1 mg/kg, toutes les 6 à 8 heures, selon les besoins.

IM (adultes) : *Troubles psychotiques* – 25 mg, pouvant être suivis de doses de 25 à 50 mg, 1 heure plus tard ; augmenter cette dose jusqu'à un maximum de 400 mg, toutes les 4 à 6 heures, au besoin (1 g par jour, au maximum). *Porphyrie aiguë intermittente* – 25 mg, 3 ou 4 fois par jour. *Traitement d'appoint du tétanos* – de 25 à 50 mg, 3 ou 4 fois par jour. *Hoquet* – de 25 à 50 mg, 3 à 4 fois par jour. *Nausées et vomissements* – de 25 à 50 mg, toutes les 3 à 4 heures.

IM (enfants > 6 mois) : *Traitement d'appoint du tétanos* – 0,55 mg/kg, 3 à 4 fois par jour, par voie IM ou IV. La dose quotidienne maximale chez l'enfant de moins de 22,7 kg est de 40 mg/jour ; si le poids se situe entre 22,7 et 45,5 kg, la dose quotidienne maximale est de 75 mg. *Soulagement des nausées et des vomissements* – 0,55 mg/kg, toutes les 6 à 8 heures, au besoin.

PRÉSENTATION
(version générique disponible)

Comprimés : 10 mg[Pr], 25 mg[Pr], 50 mg[Pr], 100 mg[Pr], 200 mg[Pr] ■ **Liquide oral (parfum de pêches ou de fruits)** : 25 mg/5 mL[Pr], 100 mg/5 mL[Pr] ■ **Gouttes orales (parfum de flan à l'orange)** : 40 mg/mL[Pr] ■ **Suppositoires** : 100 mg[Pr] ■ **Solution pour injection** : 25 mg/mL[Pr].

PHARMACODYNAMIE
(effets antipsychotiques, antiémétiques et sédatifs)

	Début d'action	Pic	Durée
PO	30 – 60 min	inconnu	4 – 6 h
PO-LP†	30 – 60 min	inconnu	10 – 12 h
PR	1 – 2 h	inconnu	3 – 4 h
IM	inconnu	inconnu	4 – 8 h
IV	rapide	inconnu	inconnue

† Libération prolongée.

SOINS INFIRMIERS

ÉVALUATION DE LA SITUATION

- Évaluer l'état de la conscience du patient (orientation, humeur, comportement) avant l'administration initiale et à intervalles réguliers pendant toute la durée du traitement.
- Mesurer la pression artérielle (en position assise, debout et couchée), le pouls et la fréquence respiratoire avant l'administration initiale et à intervalles fréquents pendant la période d'adaptation de la posologie.
- Observer le patient attentivement lorsqu'on lui administre le médicament pour s'assurer qu'il l'a bien avalé.
- Noter la consommation de liquides et l'élimination intestinale. Accroître l'apport en liquide et en aliments riches en fibres pour réduire la constipation.
- Observer étroitement le patient pour déceler l'apparition d'une akathisie (agitation ou désir de bouger continuellement) et de symptômes extrapyramidaux (*symptômes parkinsoniens* : difficulté d'élocution ou de déglutition, perte d'équilibre, mouvements d'émiettement, faciès figé, démarche traînante, rigidité, tremblements ; et *symptômes dystoniques* : spasmes musculaires, torsions, secousses musculaires, incapacité de bouger les yeux, faiblesse des bras ou des jambes), tous les 2 mois pendant toute la durée du traitement et de 8 à 12 semaines après qu'il a pris fin. Prévenir le médecin ou un autre professionnel de la santé dès que ces symptômes apparaissent ; il peut s'avérer nécessaire de réduire la dose ou d'abandonner le traitement. Le médecin peut recommander l'administration de trihexyphénidyle ou de diphenhydramine pour maîtriser ces symptômes.
- Rester à l'affût des symptômes de dyskinésie tardive (mouvements rythmiques et incontrôlables de la bouche, du visage et des membres ; émission de bruits secs avec les lèvres ou la langue ; gonflement des joues ; mouvements masticatoires incontrôlables ; mouvements rapides de la langue). Signaler immédiatement au médecin ces symptômes, qui peuvent être irréversibles.
- Suivre de près l'apparition des symptômes suivants du syndrome malin des neuroleptiques : fièvre, détresse respiratoire, tachycardie, convulsions, diaphorèse, hypertension ou hypotension, pâleur, fatigue,

RIGIDITÉ MUSCULAIRE MARQUÉE, PERTE DE CONTRÔLE DE LA VESSIE. INFORMER IMMÉDIATEMENT LE MÉDECIN DE LA PRÉSENCE DE CES SYMPTÔMES.

Sédation préopératoire : Évaluer le degré d'anxiété avant et après l'administration du médicament.

C

Céphalées vasculaires : Évaluer le type, le siège, l'intensité et la durée de la douleur et des symptômes afférents.

Tests de laboratoire : NOTER À INTERVALLES RÉGULIERS LA NUMÉRATION GLOBULAIRE ET LA FORMULE LEUCOCYTAIRE, LES RÉSULTATS DES TESTS DE L'EXPLORATION FONCTIONNELLE HÉPATIQUE ET DES EXAMENS OCULAIRES. LE MÉDICAMENT PEUT PROVOQUER UNE DIMINUTION DE L'HÉMATOCRITE ET DES CONCENTRATIONS D'HÉMOGLOBINE, DE LEUCOCYTES, DE GRANULOCYTES ET DE PLAQUETTES. IL PEUT ENTRAÎNER L'ÉLÉVATION DES CONCENTRATIONS DE BILIRUBINE, D'AST, D'ALT ET DE PHOSPHATASE ALCALINE. UNE AGRANULOCYTOSE PEUT SE MANIFESTER DE 4 À 10 SEMAINES APRÈS LE DÉBUT DU TRAITEMENT, LAQUELLE DISPARAÎT DE 1 À 2 SEMAINES APRÈS QU'IL A PRIS FIN. ELLE PEUT RÉAPPARAÎTRE À LA REPRISE DU TRAITEMENT. Les anomalies des tests de l'exploration fonctionnelle hépatique peuvent dicter l'abandon du traitement. La chlorpromazine peut entraîner des résultats faussement positifs ou négatifs aux tests de grossesse et des résultats faussement négatifs au dosage de la bilirubine urinaire.

DIAGNOSTICS INFIRMIERS POSSIBLES

- Opérations de la pensée perturbées (Indications).
- Connaissances insuffisantes sur le traitement médicamenteux (Enseignement au patient et à ses proches).
- Non-observance du traitement médicamenteux (Enseignement au patient et à ses proches).

INTERVENTIONS INFIRMIÈRES

- Recommander au patient de rester couché pendant au moins 30 minutes après l'administration parentérale afin de réduire les effets hypotensifs de la chlorpromazine.
- Éviter les éclaboussures sur les mains, étant donné les risques de dermatite de contact.
- Interrompre le traitement aux phénothiazines 48 heures avant une myélographie au métrizamide et ne le reprendre que 24 heures plus tard, car ces médicaments abaissent le seuil de convulsion.

Hoquet : On doit administrer le traitement par voie orale. Si le hoquet persiste pendant 2 ou 3 jours, on peut administrer une injection par voie IM, suivie d'une perfusion IV.

PO : Administrer le médicament avec des aliments, du lait ou un grand verre d'eau afin de diminuer l'irritation gastrique. Les comprimés peuvent être broyés. Diluer les gouttes, juste avant de les administrer dans 120 mL de café, de thé, de jus de tomate ou de fruit, de lait, d'eau, de soupe ou de boissons gazeuses.

PR : Si le suppositoire est trop mou, le mettre au réfrigérateur ou le passer à l'eau froide avant de le retirer de son emballage.

IM : Ne pas injecter par voie SC. Administrer lentement et en profondeur dans un muscle bien développé. On peut diluer l'agent dans une solution de NaCl 0,9 % ou de procaïne à 2 %. Même si la solution prend une couleur jaune citron, sa puissance n'est en rien altérée. Ne pas administrer la solution si elle a fortement changé de couleur ou si elle renferme un précipité. Consulter les directives de chaque fabricant avant de reconstituer la préparation

IV directe : Diluer dans une solution de NaCl 0,9 % pour obtenir une concentration maximale de 1 mg/mL. Consulter les directives de chaque fabricant avant de reconstituer la préparation.

Vitesse d'administration : Administrer lentement, à un débit d'au moins 1 mg/minute (adultes) ou d'au moins 0,5 mg/minute (enfants).

Perfusion continue : On peut diluer de 25 à 50 mg de solution dans 500 à 1 000 mL de D5%E ou D10%E, de NaCl à 0,45 % ou à 0,9 %, d'une solution de Ringer ou d'une solution de lactate de Ringer ou de dextrose dans une solution de Ringer ou de dextrose dans une solution de lactate de Ringer. Consulter les directives de chaque fabricant avant de reconstituer la préparation.

Associations compatibles dans la même seringue : atropine ▪ benztropine ▪ butorphanol ▪ diphenhydramine ▪ doxapram ▪ dropéridol ▪ fentanyl ▪ glycopyrrolate ▪ hydromorphone ▪ hydroxyzine ▪ mépéridine ▪ métoclopramide ▪ midazolam ▪ morphine ▪ pentazocine ▪ scopolamine.

Associations incompatibles dans la même seringue : cimétidine ▪ dimenhydrinate ▪ héparine ▪ pentobarbital ▪ thiopental.

Compatibilité (tubulure en Y) : cisplatine ▪ cladribine ▪ cyclophosphamide ▪ cytarabine ▪ doxorubicine ▪ famotidine ▪ filgrastim ▪ fluconazole ▪ granisétron ▪ héparine ▪ hydrocortisone, succinate sodique de ▪ ondansétron ▪ potassium, chlorure de ▪ propofol ▪ téniposide ▪ thiotépa ▪ vinorelbine ▪ vitamines du complexe B avec C.

Incompatibilité (tubulure en Y) : allopurinol ■ amifostine ■ aztréonam ■ céfépime ■ fludarabine ■ melphalan ■ méthotrexate ■ paclitaxel ■ pipéracilline/tazobactam ■ sargramostim.

ENSEIGNEMENT AU PATIENT ET À SES PROCHES

- Expliquer au patient qu'il doit respecter scrupuleusement la posologie recommandée ; l'avertir qu'il ne doit jamais sauter une dose ni remplacer une dose manquée par une double dose. L'inciter à prendre la dose oubliée en l'espace de 1 heure ou à l'omettre, puis à revenir à son horaire habituel. Le sevrage brusque peut provoquer une gastrite, des nausées, des vomissements, des étourdissements, des céphalées, de la tachycardie et de l'insomnie.
- Informer le patient qu'il risque de manifester des symptômes extrapyramidaux ou une dyskinésie tardive. Lui recommander de signaler immédiatement ces symptômes au médecin.
- Recommander au patient de changer lentement de position afin de réduire les risques d'hypotension orthostatique.
- Prévenir le patient que la chlorpromazine peut provoquer de la somnolence. Lui conseiller de ne pas conduire et d'éviter les activités qui exigent sa vigilance jusqu'à ce qu'on ait la certitude que le médicament n'entraîne pas cet effet chez lui.
- Mettre en garde le patient contre la consommation d'alcool ou d'autres dépresseurs du SNC avec ce médicament.
- Recommander au patient d'utiliser des crèmes solaires et de porter des vêtements protecteurs lors des expositions au soleil car, sur les surfaces exposées, la couleur de la pigmentation peut changer temporairement (allant de jaune brun au mauve gris). Lui recommander également d'éviter les températures extrêmes, les exercices vigoureux, les sorties par temps chaud, les douches ou les bains chauds, car ce médicament altère la thermorégulation.
- Conseiller au patient de se rincer fréquemment la bouche, de pratiquer une bonne hygiène orale et de consommer de la gomme ou des bonbons sans sucre pour soulager la sécheresse de la bouche. Lui recommander de consulter un médecin ou un dentiste si la sécheresse de la bouche persiste pendant plus de deux semaines.
- Expliquer au patient qu'il ne doit pas prendre la chlorpromazine dans les deux heures suivant la prise d'antiacides ou d'antidiarrhéiques.
- Informer le patient que la chlorpromazine peut rendre l'urine rose ou rouge brun.
- Recommander au patient qui doit suivre un traitement dentaire ou subir une intervention chirurgicale d'avertir le professionnel de la santé qu'il suit un traitement par ce médicament.
- Informer le patient qu'il doit prévenir sans délai un professionnel de la santé en cas de maux de gorge, de fièvre, de saignements ou d'ecchymoses inhabituelles, de rash, de faiblesse, de tremblements, de troubles de la vue, d'urine de couleur foncée ou de selles grises.
- Insister sur l'importance des examens réguliers de suivi et de la psychothérapie, le cas échéant.

VÉRIFICATION DE L'EFFICACITÉ THÉRAPEUTIQUE

L'efficacité du traitement peut être démontrée par **:** la diminution de l'excitation et un moindre recours au comportement paranoïde ou au repli sur soi ; les effets thérapeutiques peuvent ne pas se manifester avant 7 à 8 semaines ■ le soulagement des nausées et des vomissements ■ le soulagement du hoquet ■ la sédation préopératoire ■ le traitement de la porphyrie ■ le soulagement des céphalées vasculaires.

✳

CHLORTHALIDONE,

voir Diurétiques (thiazidiques)

CHLORZOXAZONE

Acetazone Forte, Parafon Forte

CLASSIFICATION :

Relaxant musculo-squelettique (à action centrale), analgésique

Grossesse – catégorie inconnue

INDICATIONS

Complément pharmaceutique au repos, à la physiothérapie et à d'autres mesures visant le soulagement du spasme musculaire associé aux maladies musculo-squelettiques aiguës douloureuses.

MÉCANISME D'ACTION

Relaxation des muscles squelettiques, probablement grâce à la dépression du SNC. ***Effets thérapeutiques :***

C

■ Relaxation des muscles squelettiques et diminution de la douleur.

PHARMACOCINÉTIQUE

Absorption: Par suite de l'administration par voie orale, le médicament est bien absorbé.
Distribution: Inconnue.
Métabolisme et excrétion: Le médicament est principalement métabolisé par le foie; une fraction < 1 % est excrétée à l'état inchangé dans l'urine.
Demi-vie: 1,1 heure.

CONTRE-INDICATIONS ET PRÉCAUTIONS/ MISES EN GARDE

Contre-indications: Hypersensibilité ■ Porphyrie ■ Troubles hépatiques.
Précautions/mises en garde: Maladie cardiovasculaire sous-jacente ■ Insuffisance rénale ■ Grossesse, allaitement ou enfants (l'innocuité du médicament n'a pas été établie).

RÉACTIONS INDÉSIRABLES ET EFFETS SECONDAIRES

SNC: étourdissements, somnolence.
GI: SAIGNEMENTS GASTRO-INTESTINAUX, constipation, diarrhée, brûlures d'estomac, nausées, vomissements.
Tég.: dermatite allergique.
Hémat.: AGRANULOCYTOSE, anémie.
Divers: réactions allergiques, incluant l'ANGIO-ŒDÈME.

INTERACTIONS

Médicament-médicament: La chlorzoxazone exerce un effet additif sur la dépression du SNC lors de l'usage concomitant d'autres **dépresseurs du SNC**, comprenant l'**alcool**, les **antihistaminiques**, les **antidépresseurs**, les **analgésiques opiacés** et les **hypnosédatifs**.

VOIES D'ADMINISTRATION ET POSOLOGIE

PO (adultes et enfants > 12 ans): 500 mg, 4 fois par jour. Dose maximale quotidienne: 2 g.

PRÉSENTATION (version générique disponible)

Comprimés: 250 mg[Pr] en association avec 300 mg d'acétaminophène par comprimé.

PHARMACODYNAMIE (relaxation des muscles squelettiques)

	DÉBUT D'ACTION	PIC	DURÉE
PO	en l'espace de 1 h	1 – 2 h	3 – 4 h

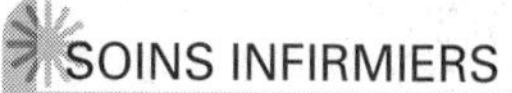

SOINS INFIRMIERS

ÉVALUATION DE LA SITUATION

Noter l'intensité de la douleur, le degré de rigidité des muscles et l'amplitude des mouvements avant l'administration du médicament et à intervalles réguliers pendant toute la durée du traitement.

DIAGNOSTICS INFIRMIERS POSSIBLES

- Douleur aiguë (Indications).
- Mobilité physique réduite (Indications).
- Risque d'accident (Effets secondaires).

INTERVENTIONS INFIRMIÈRES

Administrer la chlorzoxazone avec les repas pour réduire l'irritation gastrique. Les comprimés peuvent être écrasés et mélangés à des aliments ou à des liquides pour en faciliter l'administration.

ENSEIGNEMENT AU PATIENT ET À SES PROCHES

- Conseiller au patient de respecter scrupuleusement la posologie recommandée. Lui expliquer que s'il ne peut prendre le médicament au moment habituel, il doit le prendre dans l'heure qui suit. Sinon, il doit sauter cette dose et reprendre son horaire habituel. Le prévenir qu'il ne faut jamais remplacer une dose manquée par une double dose.
- Prévenir le patient que le médicament peut provoquer des étourdissements ou de la somnolence. Lui conseiller de ne pas conduire et d'éviter les activités qui exigent sa vigilance jusqu'à ce qu'on ait la certitude que le médicament n'entraîne pas ces effets chez lui.
- Conseiller au patient d'éviter de boire de l'alcool et de prendre d'autres dépresseurs du SNC en même temps que ce médicament.
- Si la constipation pose problème, informer le patient que l'augmentation de la consommation de liquides et d'aliments riches en fibres et la prise de laxatifs émollients peuvent la soulager.

VÉRIFICATION DE L'EFFICACITÉ THÉRAPEUTIQUE

L'efficacité du traitement peut être démontrée par: le soulagement des spasmes musculaires associés aux maladies musculo-squelettiques aiguës. ✱

CHOLÉCALCIFÉROL,

voir Vitamine D (composés de)

CHOLESTYRAMINE,
voir Chélateurs des acides biliaires

CHOLINE ET MAGNÉSIUM, SALICYLATES DE,
voir Salicylates

CICLOPIROX OLAMINE,
voir Antifongiques topiques

CIDOFOVIR
Ce médicament n'est pas commercialisé au Canada.

CLASSIFICATION:
Antiviral
Grossesse – catégorie C

INDICATIONS
Traitement de la rétinite provoquée par le cytomégalovirus (CMV) chez les patients infectés par le VIH (en association avec le probénécide).

MÉCANISME D'ACTION
Suppression de la réplication du CMV par inhibition de la synthèse de l'ADN viral. ***Effets thérapeutiques:*** Ralentissement de l'évolution de la rétinite provoquée par le CMV; le cidofovir n'entraîne pas nécessairement la guérison.

PHARMACOCINÉTIQUE
Absorption: Par suite de l'administration IV, la biodisponibilité est complète.
Distribution: Inconnue.
Métabolisme et excrétion: Le médicament est excrété à l'état pratiquement inchangé par les reins.
Demi-vie: Inconnue.

CONTRE-INDICATIONS ET PRÉCAUTIONS/ MISES EN GARDE
Contre-indications: Hypersensibilité au cidofovir, au probénécide ou aux sulfamides ■ Créatinine sérique > 130 mol/L; clairance de la créatinine ≤ 55 mL/minute ou protéinurie ≥ 100 mg/dL (protéinurie ≥ 2 +) ■ Usage concomitant de foscarnet, d'amphotéricine B, d'aminosides, d'anti-infectieux, d'AINS ou de pentamidine par voie IV.
Précautions/mises en garde: Grossesse ou enfants (l'innocuité du médicament n'a pas été établie); l'allaitement est déconseillé aux patientes séropositives.
Extrême prudence: TOUTE MALADIE QUI AUGMENTE LE RISQUE DE DÉSHYDRATATION.

RÉACTIONS INDÉSIRABLES ET EFFETS SECONDAIRES
SNC: céphalées, faiblesse.
ORLO: diminution de la pression intraoculaire, baisse de l'acuité auditive, iritis, hypotonie oculaire, uvéite.
Resp.: dyspnée, pneumonie.
GI: DYSFONCTIONNEMENT HÉPATIQUE, PANCRÉATITE, douleurs abdominales, nausées, vomissements, anorexie, diarrhée.
GU: SYNDROME DE TONI-FANCONI, protéinurie, néphrotoxicité.
Tég.: alopécie, rash.
HÉ: diminution des concentrations sériques de bicarbonate.
Hémat.: neutropénie, anémie.
Métab.: ACIDOSE MÉTABOLIQUE.
Divers: frissons, fièvre, infection.

INTERACTIONS
Médicament-médicament: Le risque de néphrotoxicité est accru lors de l'administration concomitante d'**aminosides**, d'**amphotéricine B**, de **foscarnet** et de **pentamidine** et devrait être évité; attendre 7 jours après avoir administré d'autres agents néphrotoxiques ■ Le **probénécide**, qui doit être pris simultanément, peut interagir avec l'**acétaminophène**, l'**acyclovir**, les **inhibiteurs de l'ECA**, les **barbituriques**, les **benzodiazépines**, le **bumétanide**, le **méthotrexate**, la **famotidine**, le **furosémide**, les **AINS**, la **théophylline** et la **zidovudine**.

VOIES D'ADMINISTRATION ET POSOLOGIE
IV (adultes): 5 mg/kg, 1 fois par semaine, pendant 2 semaines, puis 5 mg/kg, toutes les 2 semaines (le cidofovir doit être administré en même temps que le probénécide).

PRÉSENTATION
Ce médicament n'est pas commercialisé au Canada.

PHARMACODYNAMIE

	DÉBUT D'ACTION	PIC	DURÉE
IV	Rapide	fin de la perfusion	inconnue

C

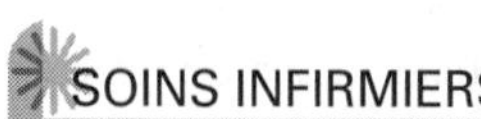

SOINS INFIRMIERS

ÉVALUATION DE LA SITUATION

- Suivre de près la vision afin de déceler l'évolution de la rétinite provoquée par le CMV. Surveiller à intervalles réguliers les symptômes oculaires, la pression intraoculaire et l'acuité visuelle.
- La prise d'antiémétiques et l'administration du médicament après un repas peuvent réduire les nausées et les vomissements associés au probénécide. En cas de réactions allergiques à l'association avec le probénécide, on devrait envisager une prémédication par des antihistaminiques ou de l'acétaminophène.
- Prendre les signes vitaux à intervalles réguliers. Le cidofovir peut provoquer de la fièvre, de l'hypotension et la tachycardie. Suivre de près les patients pour déceler les signes et symptômes précoces d'infection.

Tests de laboratoire :

- DANS LES 48 HEURES PRÉCÉDANT L'ADMINISTRATION DE CHAQUE DOSE ET TOUT AU LONG DU TRAITEMENT AU CIDOFOVIR, ON DOIT ÉVALUER LA FONCTION RÉNALE EN MESURANT LES CONCENTRATIONS SÉRIQUES DE CRÉATININE ET LA PROTÉINURIE. EN CAS DE PROTÉINURIE, HYDRATER LE PATIENT PAR VOIE IV ET RÉPÉTER LE DOSAGE DES PROTÉINES URINAIRES. SI LA FONCTION RÉNALE SE DÉTÉRIORE, ON DEVRAIT ENVISAGER UNE MODIFICATION DE LA DOSE OU L'ABANDON TEMPORAIRE DU TRAITEMENT.
- Effectuer la numération leucocytaire avant l'administration de chaque dose. Il y a risque de granulocytopénie.
- LE CIDOFOVIR PEUT PROVOQUER L'HYPERGLYCÉMIE, L'HYPERLIPIDÉMIE, L'HYPOCALCÉMIE, L'HYPOKALIÉMIE ET L'ÉLÉVATION DES CONCENTRATIONS DE PHOSPHATASE ALCALINE, D'AST ET D'ALT.

DIAGNOSTICS INFIRMIERS POSSIBLES

- Risque d'infection (Indications).
- Connaissances insuffisantes sur le traitement médicamenteux (Enseignement au patient et à ses proches).

INTERVENTIONS INFIRMIÈRES

- Le traitement par le cidofovir doit s'accompagner de l'administration de probénécide et d'une hydratation préalable du patient afin de réduire la toxicité rénale. On doit administrer 2 g de *probénécide* par voie orale 3 heures avant une perfusion par le cidofovir, puis administrer encore 1 g, 2 heures et 8 heures après la fin de la perfusion. On doit hydrater le patient 1 ou 2 heures avant l'administration du cidofovir en lui administrant 1 litre de NaCl 0,9 %. On recommande d'administrer un deuxième litre, en 1 à 3 heures, pendant le traitement par le cidofovir ou après celui-ci.
- Chez les patients qui ont reçu du foscarnet, de l'amphotéricine B, des aminosides, des AINS ou de la pentamidine par voie IV, on doit attendre au moins 7 jours avant d'administrer le cidofovir.

Perfusion intermittente : Diluer dans 100 mL de NaCl 0,9 %. La solution est stable pendant 24 heures au réfrigérateur. Laisser la solution réfrigérée revenir à la température ambiante avant de l'administrer.

Vitesse d'administration : La perfusion doit durer 1 heure.

Incompatibilité en addition au soluté : Puisqu'on ne dispose d'aucune donnée à ce sujet, ne pas mélanger cet agent à d'autres solutions ou médicaments.

ENSEIGNEMENT AU PATIENT ET À SES PROCHES

- Expliquer au patient que le cidofovir ne guérit pas la rétinite à CMV et qu'elle peut continuer d'évoluer pendant et après le traitement.
- Informer le patient qu'il peut continuer de suivre son traitement antirétroviral. Cependant, il faudrait interrompre passagèrement le traitement par la zidovudine ou réduire de moitié la dose de ce médicament les jours du traitement par le cidofovir, en raison des effets du probénécide sur la zidovudine.
- INFORMER LE PATIENT DU RISQUE DE NÉPHROTOXICITÉ ASSOCIÉ AU CIDOFOVIR. SOULIGNER L'IMPORTANCE DES EXAMENS DE SUIVI DE LA FONCTION RÉNALE.
- Informer la patiente des effets tératogènes possibles du cidofovir. Les femmes devraient utiliser une méthode de contraception tout au long du traitement et jusqu'à un mois après la fin du traitement. Les hommes devraient utiliser une

barrière contraceptive pendant le traitement et au cours des 3 mois suivant la fin du traitement.

- Parler avec le patient du risque de perdre ses cheveux. Inventorier avec lui les stratégies lui permettant de s'adapter à ces changements.
- Recommander au patient de passer des examens ophtalmologiques de routine après le traitement par le cidofovir.

VÉRIFICATION DE L'EFFICACITÉ THÉRAPEUTIQUE

L'efficacité du traitement peut être démontrée par : la diminution des symptômes et l'arrêt de l'évolution de la rétinite à CMV chez les patients infectés par le VIH. ✳

CILAZAPRIL,

voir Inhibiteurs de l'enzyme de conversion de l'angiotensine (IECA)

CILOSTAZOL

Ce médicament n'est pas commercialisé au Canada.

CLASSIFICATION :

Antiplaquettaire

Grossesse – catégorie C

INDICATIONS

Réduction des symptômes de claudication intermittente, mesurée par la capacité du patient de marcher plus longtemps.

MÉCANISME D'ACTION

Inhibition de la phosphodiestérase III (PDE III) de l'adénosine monophosphate cyclique, ce qui augmente les concentrations d'adénosine monophosphate cyclique dans les plaquettes et les vaisseaux sanguins, d'où inhibition de l'agrégation plaquettaire et vasodilatation. ***Effets thérapeutiques :*** Réduction des symptômes de claudication intermittente et augmentation de la distance de marche.

PHARMACOCINÉTIQUE

Absorption : Par suite de l'administration par voie orale, le médicament est lentement absorbé.

Distribution : Inconnue.

Liaison aux protéines : Le médicament se lie de 95 à 98 % aux protéines plasmatiques ; un métabolite actif se lie à 97,4 %, l'autre, à 66 %.

Métabolisme et excrétion : Le médicament est fortement métabolisé par le foie ; deux métabolites sont doués de propriétés inhibitrices de l'agrégation plaquettaire ; ils sont excrétés en grande partie par les reins.

Demi-vie : *Le cilostazol et ses métabolites actifs* – de 11 à 13 heures.

CONTRE-INDICATIONS ET PRÉCAUTIONS/ MISES EN GARDE

Contre-indications : Hypersensibilité ▪ Insuffisance cardiaque ▪ Allaitement.

Précautions/mises en garde : Grossesse ou enfants (l'innocuité du médicament n'a pas été établie).

RÉACTIONS INDÉSIRABLES ET EFFETS SECONDAIRES

SNC : céphalées, étourdissements.

CV : palpitations, tachycardie.

GI : diarrhée.

INTERACTIONS

Médicament-médicament : Le **kétoconazole**, l'**itraconazole**, l'**érythromycine**, le **diltiazem**, le **fluconazole**, le **miconazole**, la **fluvoxamine**, la **fluoxétine**, la **néfazodone**, la **sertraline** ou l'**oméprazole**, administrés simultanément, diminuent le métabolisme du cilostazol et augmentent ses concentrations et ses effets (réduire la dose).

Médicament-aliments : Le **jus de pamplemousse** inhibe le métabolisme du médicament et intensifie ses effets ; l'usage concomitant devrait être évité.

VOIES D'ADMINISTRATION ET POSOLOGIE

PO (adultes) : 100 mg, 2 fois par jour (50 mg, 2 fois par jour en cas d'administration concomitante d'inhibiteurs du métabolisme du cilostazol).

PRÉSENTATION

Ce médicament n'est pas commercialisé au Canada.

PHARMACODYNAMIE (réduction des symptômes)

	Début d'action	Pic	Durée
PO	2 – 4 semaines	jusqu'à 12 semaines	inconnue

C

SOINS INFIRMIERS

ÉVALUATION DE LA SITUATION

Avant l'administration initiale et tout au long du traitement, évaluer la gravité de la claudication intermittente.

Tests de laboratoire: Le cilostazol peut parfois provoquer l'anémie, l'hyperlipidémie, l'hyperuricémie et l'albuminurie. Il peut également prolonger le temps de saignement.

DIAGNOSTICS INFIRMIERS POSSIBLES

- Intolérance à l'activité (Indications).
- Connaissances insuffisantes sur le traitement médicamenteux (Enseignement au patient et à ses proches).

INTERVENTIONS INFIRMIÈRES

- Administrer le médicament à jeun, 1 heure avant ou 2 heures après les repas.
- Ne pas administrer le cilostazol avec du jus de pamplemousse en raison du risque d'élévation des concentrations de médicament.

ENSEIGNEMENT AU PATIENT ET À SES PROCHES

- Recommander au patient de prendre le cilostazol à jeun, exactement comme il lui a été prescrit.
- Prévenir le patient que le médicament peut entraîner des étourdissements. Lui conseiller de ne pas conduire et d'éviter les activités qui exigent sa vigilance jusqu'à ce qu'on ait la certitude que le médicament n'entraîne pas cet effet chez lui.
- Recommander au patient d'éviter de fumer; la nicotine contracte les vaisseaux sanguins.

VÉRIFICATION DE L'EFFICACITÉ THÉRAPEUTIQUE

L'efficacité du traitement peut être démontrée par: le soulagement des crampes dans les muscles des mollets, des fesses, des cuisses et des pieds pendant l'effort ▪ l'amélioration de la tolérance à la marche. Les effets thérapeutiques peuvent apparaître en l'espace de 2 à 4 semaines.

CIMÉTIDINE,

voir Antagonistes des récepteurs H_2 de l'histamine

CIPROFLOXACINE,

voir Fluoroquinolones

CISPLATINE

Cisplatine Injection, Platinol-AQ

CLASSIFICATION:

Antinéoplasique (alkylant)

Grossesse – catégorie D

INDICATIONS

En monothérapie ou en association (avec d'autres antinéoplasiques, la chirurgie ou la radiothérapie) dans les cas suivants: cancer métastatique des testicules et des ovaires ▪ cancer avancé de la vessie ▪ cancer de la tête et du cou ▪ cancer cervical ▪ cancer des poumons ▪ autres tumeurs.

MÉCANISME D'ACTION

Inhibition de la synthèse de l'ADN produisant des ponts intercaténaires dans l'ADN des cellules mères (effet indépendant du cycle cellulaire). ***Effets thérapeutiques:*** Destruction des cellules à réplication rapide et particulièrement des cellules malignes.

PHARMACOCINÉTIQUE

Absorption: Par suite de l'administration par voie IV, l'absorption est virtuellement complète.

Distribution: Le médicament se répartit dans tout l'organisme; l'accumulation se poursuit pendant plusieurs mois après l'administration. Le médicament pénètre dans le lait maternel.

Métabolisme et excrétion: Le médicament est excrété principalement par les reins.

Demi-vie: De 30 à 100 heures.

CONTRE-INDICATIONS ET PRÉCAUTIONS/ MISES EN GARDE

Contre-indications: Hypersensibilité au cisplatine ou à d'autres composés renfermant du platine ▪ Patients présentant une insuffisance rénale ou une surdité partielle à moins que le médecin et le patient jugent que les bienfaits possibles du traitement surpassent les risques ▪ Aplasie médullaire.

Précautions/mises en garde: Surdité ▪ Insuffisance rénale (réduire la dose) ▪ Anomalies électrolytiques ▪ Infection évolutive ▪ Maladies chroniques débilitantes ■ Patientes en âge de procréer ■ Grossesse ou allaitement.

RÉACTIONS INDÉSIRABLES ET EFFETS SECONDAIRES

SNC : CONVULSIONS, malaises, faiblesse.
ORLO : ototoxicité, acouphènes.
GI : nausées graves, vomissements, diarrhée, hépatotoxicité.
GU : néphrotoxicité, stérilité.
Tég. : alopécie.
HÉ : hypocalcémie, hypokaliémie, hypomagnésémie.
Hémat. : LEUCOPÉNIE, THROMBOCYTOPÉNIE, anémie.
Locaux : phlébite au point d'injection IV.
Métab. : hyperuricémie.
SN : neuropathie périphérique.
Divers : réactions anaphylactiques.

INTERACTIONS

Médicament-médicament : Effets néphrotoxiques et ototoxiques additifs lors de l'administration concomitante d'autres **médicaments néphrotoxiques** et **ototoxiques** (**aminosides**, **diurétiques de l'anse**) ■ Risque accru d'hypokaliémie et d'hypomagnésémie lors de l'administration concomitante de **diurétiques de l'anse** et d'**amphotéricine B** ■ Le cisplatine peut réduire les concentrations de **phénytoïne** ■ Effets additifs sur l'aplasie médullaire lors de l'administration concomitante d'autres **antinéoplasiques** ou d'une **radiothérapie** ■ Le médicament peut réduire la réponse des anticorps aux **vaccins à virus vivants** et augmenter le risque de réactions indésirables.

VOIES D'ADMINISTRATION ET POSOLOGIE

D'autres régimes posologiques sont aussi utilisés.
IV (adultes et enfants) : *Posologie recommandée en monothérapie* – de 50 à 75 mg/m^2, administrés en 1 dose, toutes les 3 à 4 semaines, ou de 15 à 20 mg/m^2 par jour, pendant 5 jours, toutes les 3 à 4 semaines. *Cancer métastatique des testicules* – 20 mg/m^2, pendant 5 jours. *Cancer métastatique des ovaires* – 50 mg/m^2 en 1 seule dose, toutes les 3 semaines, en association avec d'autres agents ou 100 mg/m^2, toutes les 4 semaines, en monothérapie. *Cancer avancé de la vessie* – de 50 à 70 mg/m^2, toutes les 3 ou 4 semaines, en monothérapie.

PRÉSENTATION

Solution pour injection : 1 mg/mL, en fioles de 10 mg[Pr], 50 mg[Pr] et 100 mg[Pr].

PHARMACODYNAMIE (effets sur la numération globulaire)

	Début d'action	Pic	Durée
IV	inconnu	18 – 23 jours	39 jours

SOINS INFIRMIERS

ÉVALUATION DE LA SITUATION

- Mesurer la pression artérielle, le pouls, la fréquence respiratoire et la température à intervalles réguliers pendant l'administration du médicament. Informer le médecin de tout changement marqué.
- Effectuer le bilan des ingesta et des excreta et noter la densité de l'urine à intervalles réguliers pendant toute la durée du traitement. Prévenir le médecin dès que des écarts entre les valeurs totales surviennent. Afin de réduire le risque de toxicité rénale, maintenir une diurèse d'au moins 100 mL/heure pendant les 4 heures qui précèdent le début de l'administration et pendant au moins 24 heures par la suite.
- Encourager le patient à boire de 2 000 à 3 000 mL de liquides par jour pour favoriser l'excrétion d'acide urique. On peut administrer de l'allopurinol et un agent d'alcalinisation de l'urine pour prévenir la néphropathie.
- Vérifier fréquemment la perméabilité de la tubulure IV. L'extravasation de cisplatine peut provoquer une ulcération grave et la nécrose des tissus. En cas d'extravasation d'une grande quantité de solution très concentrée de cisplatine, mélanger 4 mL de thiosulfate sodique à 10 % avec 6 mL d'eau stérile ou 1,6 mL de thiosulfate sodique à 25 % avec 8,4 mL d'eau stérile et injecter de 1 à 4 mL (1 mL par mL de liquide extravasé) par la tubulure ou le cathéter en place. Injecter par voie SC si l'aiguille a été retirée. Le thiosulfate sodique inactive le cisplatine.
- Les nausées et les vomissements graves et prolongés peuvent survenir dans les 4 heures qui suivent le traitement ; les vomissements peuvent persister pendant 24 heures. Administrer des antiémétiques par voie parentérale de 30 à 45 minutes avant le début du traitement et à intervalles réguliers pendant les 24 heures qui suivent. Noter la quantité de vomissures et prévenir le médecin ou un autre professionnel de la santé si elle dépasse celle dictée par les directives concernant la prévention de la déshydratation.

Les nausées et l'anorexie peuvent persister pendant une semaine.

- Rester à l'affût d'une dépression médullaire. Suivre de près les saignements : saignement des gencives, formation d'ecchymoses, pétéchies, présence de sang occulte dans les selles, l'urine et les vomissures. Éviter les injections IM et la prise de température par voie rectale si la numération plaquettaire est basse. Appliquer une pression sur les points de ponction veineuse pendant 10 minutes. En présence d'une neutropénie, rester à l'affût des signes d'infection. Une anémie peut survenir. Suivre de près les signes de fatigue accrue, de dyspnée et d'hypotension orthostatique.
- Suivre de près le patient à la recherche des signes suivants d'anaphylaxie : œdème facial, respiration sifflante, étourdissements, évanouissements, tachycardie, hypotension. Arrêter l'administration du médicament immédiatement et en prévenir le médecin. Garder à la portée de la main de l'épinéphrine et le matériel de réanimation.
- Le médicament peut entraîner une ototoxicité et une neurotoxicité généralisée. Observer étroitement le patient pour déceler les étourdissements, les acouphènes, la surdité, la perte de la coordination, l'agueusie ou la sensation de picotement dans les membres ou d'engourdissement des mains et des pieds. Ces symptômes peuvent être irréversibles. En informer immédiatement le médecin ou un autre professionnel de la santé. On recommande de soumettre le patient à un test audiométrique avant de démarrer le traitement et avant d'administrer chaque dose. La perte de l'acuité auditive est plus fréquente chez les enfants et porte d'abord sur les sons aigus ; elle peut être unilatérale ou bilatérale.

Tests de laboratoire :

- Noter la formule sanguine complète, la formule leucocytaire et la numération plaquettaire avant l'administration et à intervalles réguliers pendant toute la durée du traitement. Les nadirs de la leucopénie, de la thrombocytopénie et de l'anémie se produisent dans les 18 à 23 jours et se rétablissent dans les 39 jours suivant l'administration de la première dose. Interrompre l'administration des doses ultérieures jusqu'au moment où le nombre de polynucléaires neutrophiles est supérieur à 4 000/mm^3 et celui des plaquettes, à 100 000/mm^3.
- Noter les concentrations d'urée et de créatinine sérique et la clairance de la créatinine avant le début du traitement et avant chaque cure de cisplatine pour déceler la néphrotoxicité. Le médicament peut entraîner une élévation des concentrations d'urée et de créatinine et une réduction des concentrations de calcium, de magnésium, de phosphate, de sodium et de potassium, qui surviennent habituellement durant la deuxième semaine qui suit l'administration de la dose. Ne pas administrer de doses additionnelles avant que la concentration d'urée ne chute au-dessous de 8,92 mmol/L et celle de créatinine sérique, au-dessous de 133 µmol/L. Le médicament peut accroître les concentrations d'acide urique, qui atteignent habituellement un pic de 3 à 5 jours après l'administration d'une dose.
- Le médicament peut élever passagèrement les concentrations sériques de bilirubine et d'AST.
- Le cisplatine peut entraîner des résultats faussement positifs au test de Coombs.

DIAGNOSTICS INFIRMIERS POSSIBLES

- Risque d'infection (Réactions indésirables).
- Risque d'accident (Effets secondaires).
- Connaissances insuffisantes sur le traitement médicamenteux (Enseignement au patient et à ses proches).

INTERVENTIONS INFIRMIÈRES

- Ne pas confondre le cisplatine avec le carboplatine. Pour éviter toute confusion, les ordonnances devraient inclure les noms générique et commercial.
- Hydrater le patient avec au moins 1 à 2 litres de liquide par voie IV, de 8 à 12 heures avant d'amorcer le traitement par le cisplatine. On peut administrer de l'amifostine pour réduire la néphrotoxicité.
- Ne pas utiliser d'aiguilles ou de matériel en aluminium au cours de la préparation de la solution ou de son administration. Par suite d'une réaction chimique entre l'aluminium et le cisplatine, il se forme un précipité noir ou brun qui rend le médicament inefficace.
- Ne pas réfrigérer les fioles de poudre intactes ni la solution reconstituée.
- Préparer les solutions sous une hotte à flux laminaire. Porter des gants, un vêtement protecteur et un masque pendant la manipulation de ce

médicament. Si la poudre ou la solution entre en contact avec la peau ou les muqueuses, nettoyer la région à fond avec de l'eau et du savon. Jeter le matériel dans les contenants réservés à la mise au rebut (voir l'annexe H).

Perfusion intermittente :

- Reconstituer les fioles de 10 mg avec 10 mL et les fioles de 50 mg avec 50 mL d'eau stérile pour injection. La solution est stable pendant 20 heures si elle a été reconstituée avec de l'eau stérile et pendant 72 heures si elle a été reconstituée avec de l'eau bactériostatique. Ne pas réfrigérer pour éviter la formation de cristaux. La solution devrait être transparente et incolore ; ne pas l'utiliser si elle est trouble ou si elle contient un précipité. Consulter les directives de chaque fabricant avant de reconstituer la préparation.
- On recommande de diluer l'agent dans 2 litres de D5%E/NaCl 0,3 % ou D5%E/NaCl 0,45 % renfermant 37,5 g de mannitol.

Vitesse d'administration : Administrer la solution en 6 à 8 heures.

Perfusion continue : Le cisplatine a déjà été administré en perfusion continue pendant une période allant de 24 heures à 5 jours ; grâce à cette méthode, les nausées et les vomissements ont diminué. DEMANDER AU MÉDECIN SI LA DOSE QU'IL RECOMMANDE EST CUMULATIVE OU QUOTIDIENNE ; UNE ERREUR POURRAIT AVOIR DES CONSÉQUENCES FATALES.

Associations compatibles dans la même seringue : bléomycine ▪ cyclophosphamide ▪ doxapram ▪ doxorubicine ▪ dropéridol ▪ fluorouracile ▪ furosémide ▪ héparine ▪ leucovorine calcique ▪ méthotrexate ▪ métoclopramide ▪ mitomycine ▪ vinblastine ▪ vincristine.

Compatibilité (tubulure en Y) : allopurinol ▪ aztréonam ▪ bléomycine ▪ chlorpromazine ▪ cladribine ▪ cyclophosphamide ▪ dexaméthasone ▪ diphenhydramine ▪ doxorubicine ▪ dropéridol ▪ famotidine ▪ filgrastim ▪ fludarabine ▪ fluorouracile ▪ furosémide ▪ ganciclovir ▪ granisétron ▪ héparine ▪ hydromorphone ▪ leucovorine calcique ▪ lorazépam ▪ melphalan ▪ méthotrexate ▪ méthylprednisolone ▪ métoclopramide ▪ mitomycine ▪ morphine ▪ ondansétron ▪ paclitaxel ▪ prochlorpérazine, édisylate de ▪ prométhazine ▪ propofol ▪ ranitidine ▪ sargramostim ▪ téniposide ▪ vinblastine ▪ vincristine ▪ vinorelbine.

Incompatibilité (tubulure en Y) : amifostine ▪ céfépime ▪ gallium, nitrate de ▪ pipéracilline/tazobactam ▪ thiotépa.

Compatibilité en addition au soluté : étoposide ▪ floxuridine ▪ ifosfamide ▪ leucovorine calcique ▪ magnésium, sulfate de ▪ mannitol ▪ ondansétron ▪ solution de NaCl à 0,9 % ▪ solution de D5%E/NaCl 0,9 %.

Incompatibilité en addition au soluté : fluorouracile ▪ mesna ▪ sodium, bicarbonate de ▪ thiotépa.

C

ENSEIGNEMENT AU PATIENT ET À SES PROCHES

- Inciter le patient à signaler immédiatement la douleur au point d'injection.
- Recommander au patient de signaler rapidement à un professionnel de la santé la fièvre, les frissons, la toux, l'enrouement, les maux de gorge, les signes d'infection, les douleurs lombaires ou aux flancs, les mictions difficiles ou douloureuses, le saignement des gencives, la formation d'ecchymoses, les pétéchies, la présence de sang dans les selles, l'urine ou les vomissements, la fatigue accrue, la dyspnée ou l'hypotension orthostatique. Expliquer au patient qu'il doit éviter les foules et les personnes contagieuses. Lui recommander d'utiliser une brosse à dents à poils doux et un rasoir électrique et le mettre en garde contre les chutes. Prévenir le patient qu'il ne doit pas consommer de boissons alcoolisées ni prendre de médicaments contenant de l'acide acétylsalicylique ou des AINS, car ces substances peuvent déclencher une hémorragie digestive.
- Recommander au patient de signaler rapidement au médecin les symptômes suivants : engourdissement ou picotements au niveau des membres ou du visage, perte de l'ouïe ou acouphènes, enflure inhabituelle ou douleur aux articulations.
- Recommander au patient de ne pas se faire vacciner sans que le médecin ne le lui recommande expressément.
- Expliquer à la patiente qu'elle doit prendre des mesures contraceptives, même si le cisplatine peut entraîner la stérilité.
- Conseiller au patient de se soumettre à intervalles réguliers à des examens diagnostiques permettant de suivre de près les effets secondaires du médicament.

VÉRIFICATION DE L'EFFICACITÉ THÉRAPEUTIQUE

L'efficacité du traitement peut être démontrée par : la diminution de la taille de la tumeur et le ralentissement de la propagation des métastases. Le traitement ne doit être administré que toutes les 3 ou 4 semaines et seulement si les constantes biologiques s'inscrivent dans les limites acceptables et si le patient ne manifeste pas de signes d'ototoxicité ou d'autres réactions graves.

C

CITALOPRAM

Celexa

CLASSIFICATION :

Antidépresseur (inhibiteur sélectif du recaptage de la sérotonine [ISRS])

Grossesse – catégorie C

INDICATIONS

Soulagement des symptômes de la dépression, souvent en association avec la psychothérapie.

MÉCANISME D'ACTION

Inhibition spécifique du recaptage de la sérotonine dans le SNC. ***Effets thérapeutiques :*** Effet antidépresseur.

PHARMACOCINÉTIQUE

Absorption : Par suite de l'administration par voie orale, le médicament est absorbé à 80 %.

Distribution : Le citalopram pénètre dans le lait maternel.

Métabolisme et excrétion : Le médicament est métabolisé en grande partie par le foie (10 %, par les enzymes CYP 3A4 et 2C19) et est excrété à l'état inchangé dans l'urine.

Demi-vie : 35 heures.

CONTRE-INDICATIONS ET PRÉCAUTIONS/ MISES EN GARDE

Contre-indications : Hypersensibilité au citalopram ou aux excipients du médicament ■ Traitement concomitant par un IMAO.

Précautions/mises en garde : Antécédents de manie ■ Antécédents de troubles épileptiques ■ Maladie ou état qui risque de modifier le métabolisme ou la réponse hémodynamique ■ Insuffisance hépatique ou patients âgés (réduire la dose) ■ Insuffisance rénale grave ■ Grossesse, allaitement ou enfants (l'innocuité du médicament n'a pas été établie).

RÉACTIONS INDÉSIRABLES ET EFFETS SECONDAIRES

SNC : apathie, confusion, somnolence, insomnie, faiblesse, agitation, amnésie, anxiété, baisse de la libido, étourdissements, fatigue, difficultés de concentration, dépression accrue, migraines, tentative de suicide.

ORLO : accommodation anormale.

Resp. : toux.

CV : hypotension orthostatique, tachycardie.

GI : douleurs abdominales, anorexie, diarrhée, sécheresse de la bouche (xérostomie), dyspepsie, flatulence, ptyalisme, nausées, dysgueusie, gain d'appétit, vomissements.

GU : aménorrhée, dysménorrhée, retard de l'éjaculation, impuissance, polyurie.

Tég. : sécrétion excessive de sueur, photosensibilité, prurit, rash.

Métab. : perte pondérale, gain pondéral.

Loc. : arthralgie, myalgie.

SN : tremblements, paresthésie.

Divers : fièvre, bâillements.

INTERACTIONS

Médicament-médicament : LE CITALOPRAM PEUT PROVOQUER DES RÉACTIONS GRAVES, POUVANT ÊTRE D'ISSUE FATALE, EN CAS D'ADMINISTRATION CONCOMITANTE D'**IMAO** ; PRÉVOIR AU MOINS 14 JOURS ENTRE LA PRISE DU CITALOPRAM ET CELLE D'UN IMAO ■ La prise simultanée d'**autres médicaments à action centrale** (incluant l'**alcool**, les **antihistaminiques**, les **analgésiques opiacés** et les **hypnosédatifs**) doit s'accompagner de prudence; l'usage concomitant d'**alcool** n'est pas recommandé ■ La **cimétidine** augmente les concentrations sanguines de citalopram ■ Le **lithium** peut potentialiser les effets sérotoninergiques du citalopram (l'usage concomitant devrait faire l'objet d'une surveillance étroite) ■ Le **kétoconazole**, l'**itraconazole**, l'**érythromycine** et l'**oméprazole** peuvent élever les concentrations sanguines de citalopram ■ La **carbamazépine** peut réduire les concentrations sanguines de ce médicament ■ Le citalopram peut élever les concentrations sanguines de **métoprolol** ■ L'administration concomitante d'**antidépresseurs tricycliques** devrait être surveillée étroitement en raison de la modification des paramètres pharmacocinétiques.

VOIES D'ADMINISTRATION ET POSOLOGIE

- **PO (adultes) :** Initialement, 20 mg, 1 fois par jour ; on peut majorer cette dose par paliers de 20 mg par jour, à intervalles hebdomadaires, jusqu'à un maximum de 60 mg par jour.

- **PO (personnes âgées)**: la dose recommandée est de 20 mg, 1 fois par jour; certains patients peuvent répondre à une dose de 10 mg par jour.

Insuffisance hépatique

- **PO (adultes)**: Initialement, 20 mg, 1 fois par jour; on peut majorer cette dose jusqu'à 30 mg par jour, seulement chez les patients n'ayant pas répondu aux doses inférieures.

PRÉSENTATION

Comprimés: 20 mg^Pr^, 40 mg^Pr^.

PHARMACODYNAMIE (effet antidépresseur)

	DÉBUT D'ACTION	PIC	DURÉE
PO	1 – 4 semaines	inconnu	inconnue

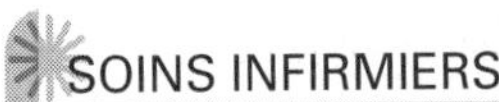

SOINS INFIRMIERS

ÉVALUATION DE LA SITUATION

- Suivre les changements d'humeur tout au long du traitement.
- Rester à l'affût des idées suicidaires, particulièrement au début du traitement. Limiter la quantité de médicament dont le patient peut disposer.

DIAGNOSTICS INFIRMIERS POSSIBLES

- Stratégies d'adaptation inefficaces (Indications).
- Risque d'accident (Effets secondaires).
- Connaissances insuffisantes sur le traitement médicamenteux (Enseignement au patient et à ses proches).

INTERVENTIONS INFIRMIÈRES

- NE PAS CONFONDRE LE CITALOPRAM AVEC CELEBREX (CÉLÉCOXIB) OU AVEC CEREBYX (FOSPHÉNYTOÏNE).
- Administrer en une seule dose, le matin ou le soir, sans égard aux repas.

ENSEIGNEMENT AU PATIENT ET À SES PROCHES

- Conseiller au patient de respecter scrupuleusement la posologie recommandée.
- Prévenir le patient que le citalopram peut altérer sa capacité de jugement et peut provoquer de la somnolence, des étourdissements et une vision trouble. Lui recommander de ne pas conduire et d'éviter les activités qui exigent sa vigilance jusqu'à ce qu'on ait la certitude que le médicament n'entraîne pas ces effets chez lui.
- Conseiller au patient d'éviter la consommation d'alcool ou la prise d'autres dépresseurs du SNC pendant le traitement et de consulter un professionnel de la santé avant de prendre d'autres médicaments en même temps que le citalopram.
- Conseiller au patient de changer de position lentement pour éviter les étourdissements.
- Conseiller au patient d'utiliser des écrans solaires et de porter des vêtements protecteurs pour prévenir les réactions de photosensibilité.
- Expliquer au patient qu'il peut soulager la sécheresse de la bouche en se rinçant souvent la bouche, en pratiquant une bonne hygiène orale et en consommant des bonbons ou de la gomme à mâcher sans sucre. Si la sécheresse de la bouche persiste pendant plus de 2 semaines, lui recommander de consulter le médecin ou le dentiste qui pourra lui prescrire des substituts de salive.
- Conseiller à la patiente de prévenir le médecin si elle souhaite devenir enceinte ou si elle pense l'être ou encore si elle prévoit allaiter.
- Signaler au patient que le citalopram ne doit pas être utilisé pendant au moins 14 jours après la fin du traitement par un IMAO et qu'on doit attendre au moins 14 jours après l'arrêt du traitement par le citalopram avant d'amorcer celui par un IMAO.
- Insister sur l'importance des examens de suivi permettant de déterminer les bienfaits du traitement. Encourager le patient à s'engager dans une psychothérapie, le cas échéant.

VÉRIFICATION DE L'EFFICACITÉ THÉRAPEUTIQUE

L'efficacité du traitement peut être démontrée par: une sensation de mieux-être ■ un regain d'intérêt pour l'entourage; les effets antidépresseurs peuvent ne pas se manifester avant 1 à 4 semaines.

CLARITHROMYCINE

Biaxin, Biaxin BID

CLASSIFICATION:

Anti-infectieux (macrolide)

Grossesse – catégorie C

C

INDICATIONS

Traitement des infections suivantes : infections des voies respiratoires supérieures, incluant la pharyngite et la sinusite streptococciques ■ infections des voies respiratoires inférieures, incluant la bronchite et la pneumonie ■ Traitement (en association avec d'autres antimycobactériens) et prévention des infections disséminées à MAC (complexe *Mycobacterium avium*) ■ Traitement des infections suivantes chez les enfants : otite moyenne ■ sinusite ■ pharyngite ■ infections de la peau et des structures cutanées ■ Traitement (en association avec un inhibiteur de la pompe à protons et l'amoxicilline ou la ranitidine citrate de bismuth) de l'ulcère duodénal dû à *Helicobacter pylori*. **Usages non approuvés** : Prophylaxie de l'endocardite.

MÉCANISME D'ACTION

Inhibition de la synthèse des protéines au niveau du ribosome bactérien 50S. ***Effets thérapeutiques*** : Action bactériostatique contre les bactéries sensibles. **Spectre d'action** : Action contre les micro-organismes aérobies à Gram positif suivants : *Staphylococcus aureus* ■ *Streptococcus pneumoniæ* ■ *Streptococcus pyogenes* (streptocoques du groupe A) ■ Action contre les micro-organismes aérobies à Gram négatif suivants : *Hæmophilus influenzæ* ■ *Moraxella catarrhalis* ■ La clarithromycine est également active contre : *Mycoplasma* ■ *Legionella* ■ *H. pylori* ■ *M. avium* ■ La clarithromycine n'a pas d'effet sur *S. aureus* résistant à la méthicilline.

PHARMACOCINÉTIQUE

Absorption : Par suite de l'administration par voie orale, l'absorption est rapide (50 %).

Distribution : L'agent se répartit dans tous les tissus et les liquides de l'organisme. Les concentrations tissulaires peuvent être plus élevées que les concentrations sériques.

Métabolisme et excrétion : Une fraction de 10 à 15 % du médicament est transformée pendant le métabolisme hépatique en 14-hydroxy-clarithromycine, métabolite exerçant un effet anti-infectieux. Une fraction de 20 à 30 % du médicament est excrétée à l'état inchangé dans l'urine.

Demi-vie : Dose de 250 mg : de 3 à 4 heures ; dose de 500 mg : de 5 à 7 heures.

CONTRE-INDICATIONS ET PRÉCAUTIONS/ MISES EN GARDE

Contre-indications : Hypersensibilité à la clarithromycine, à l'érythromycine ou à d'autres antibiotiques macrolides ■ Traitement concomitant par le cisapride ou le pimozide ■ Grossesse (éviter l'usage durant la grossesse à moins qu'il n'y ait aucune autre solution de rechange).

Précautions/mises en garde : Insuffisance rénale ou hépatique grave (réduire la dose si la clairance de la créatinine est < 30 mL/minute) ■ Allaitement.

RÉACTIONS INDÉSIRABLES ET EFFETS SECONDAIRES

SNC : céphalées.

GI : COLITE PSEUDOMEMBRANEUSE, douleur et gêne abdominale, altération du goût, diarrhée, dyspepsie, nausées.

INTERACTIONS

Médicament-médicament : LA CLARITHROMYCINE PEUT ACCROÎTRE LE RISQUE D'ARYTHMIE CHEZ LES PATIENTS QUI SUIVENT SIMULTANÉMENT UN TRAITEMENT PAR LE **CISAPRIDE** OU LE **PIMOZIDE** ; L'ADMINISTRATION CONCOMITANTE EST CONTRE-INDIQUÉE ■ Risque d'élévation des concentrations sériques et risque accru de toxicité lors de l'administration concomitante de **carbamazépine**, de **digoxine** ou de **théophylline** ■ La clarithromycine élève les concentrations des **inhibiteurs de l'HMG-CoA réductase** et peut accroître le risque de rhabdomyolyse ■ Risque d'intensification des effets de la **warfarine** ■ La clarithromycine peut diminuer les effets de la **zidovudine** ■ La **délavirdine** augmente les concentrations sanguines de la clarithromycine.

VOIES D'ADMINISTRATION ET POSOLOGIE

- **PO (adultes)** : *Voies respiratoires supérieures (pharyngite et amygdalite) et infections sans complications de la peau et des structures cutanées* – 250 mg, toutes les 12 heures. *Voies respiratoires inférieures (surinfection bactérienne, bronchite chronique et pneumonie)* – de 250 à 500 mg, toutes les 12 heures. *Sinusite maxillaire aiguë* – 500 mg, toutes les 12 heures. *Infection disséminée à MAC : prophylaxie* – 500 mg, toutes les 12 heures ; *traitement* – 500 mg toutes les 12 heures en association avec d'autres antimycobactériens (éthambutol, clofazimine, rifampine). *Infection à* H. pylori – 500 mg, 2 fois par jour (en association avec l'oméprazole ou le lansoprazole et l'amoxicilline).
- **PO (enfants)** : *La plupart des infections* – 7,5 mg/kg, toutes les 12 heures (ne pas dépasser 1 000 mg par jour).

- **PO (enfants de < 8 kg)**: 7,5 mg/kg, toutes les 12 heures.

Insuffisance rénale

- **PO (adultes)**: *Clairance de la créatinine < 30 mL/minute* – 250 mg, 1 fois par jour ou 250 mg, 2 fois par jour, dans le cas d'infections plus graves. On ne doit pas poursuivre le traitement au-delà de 14 jours chez ces patients.
- **PO (enfants)**: *Clairance de la créatinine < 30 mL/minute* – la posologie doit être réduite de moitié, soit jusqu'à un maximum de 250 mg, 1 fois par jour ou de 250 mg, 2 fois par jour, dans le cas d'infections plus graves. On ne doit pas poursuivre le traitement au-delà de 14 jours.

PRÉSENTATION

Comprimés: 250 mg[Pr], 500 mg[Pr] ■ **Suspension orale (punch aux fruits)**: 125 mg/5 mL[Pr], en flacons de 55, 105 et 150 mL ■ **En association avec**: amoxicilline et lansoprazole, dans un conditionnement favorisant l'observance du traitement (HP-PAC[Pr]).

PHARMACODYNAMIE (concentrations sériques)

	DÉBUT D'ACTION	PIC	DURÉE
PO	inconnu	2 h	12 h

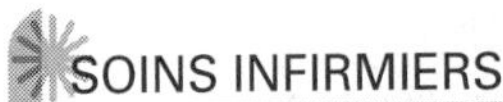

SOINS INFIRMIERS

ÉVALUATION DE LA SITUATION

- Au début du traitement et pendant toute sa durée, surveiller l'apparition des signes suivants d'infection: altération des signes vitaux; aspect de la plaie, des crachats, de l'urine et des selles; accroissement du nombre de leucocytes.
- Prélever des échantillons pour les cultures et les antibiogrammes avant le début du traitement. La première dose peut être administrée avant même que les résultats soient connus.

Ulcères: Évaluer la présence de douleurs épigastriques ou abdominales et la présence de sang visible ou occulte dans les selles, les vomissements ou le liquide d'aspiration gastrique.

Tests de laboratoire:

- La clarithromycine peut rarement entraîner une élévation des concentrations sériques d'AST, d'ALT et de phosphatase alcaline.
- Le médicament peut parfois entraîner une élévation des concentrations d'urée.

DIAGNOSTICS INFIRMIERS POSSIBLES

- Risque d'infection (Indications).
- Connaissances insuffisantes sur le traitement médicamenteux (Enseignement au patient et à ses proches).
- Non-observance du traitement médicamenteux (Enseignement au patient et à ses proches).

C

INTERVENTIONS INFIRMIÈRES

- Administrer le médicament, 24 heures sur 24, sans égard aux repas. Les aliments ralentissent l'absorption du médicament, mais ne modifient pas la quantité absorbée.
- Bien agiter la suspension avant de l'administrer.
- Administrer la clarithromycine et la zidovudine à au moins 4 heures d'intervalle.

ENSEIGNEMENT AU PATIENT ET À SES PROCHES

- Expliquer au patient qu'il doit prendre le médicament à intervalles réguliers, 24 heures sur 24, et qu'il doit utiliser toute la quantité qui lui a été prescrite, même s'il se sent mieux. S'il n'a pu prendre le médicament au moment habituel, il doit le prendre aussitôt que possible, mais non pas juste avant l'heure prévue pour la dose suivante. Il ne faut jamais remplacer une dose manquée par une double dose. Insister sur le fait qu'il peut être dangereux de donner ce médicament à une autre personne.
- Conseiller au patient de signaler au médecin les signes suivants de surinfection: excroissance pileuse sur la langue, démangeaisons ou pertes vaginales, selles molles ou nauséabondes.
- RECOMMANDER AU PATIENT DE COMMUNIQUER AVEC LE MÉDECIN EN CAS DE FIÈVRE OU DE DIARRHÉE, PARTICULIÈREMENT SI LES SELLES RENFERMENT DU SANG, DU PUS OU DU MUCUS. LUI CONSEILLER DE NE PAS TRAITER LA DIARRHÉE SANS CONSULTER AU PRÉALABLE UN PROFESSIONNEL DE LA SANTÉ.
- Recommander au patient qui suit un traitement concomitant par la zidovudine de prendre la clarithromycine et la zidovudine à au moins 4 heures d'intervalle.
- Recommander à la patiente d'informer le médecin si elle pense être enceinte ou si elle souhaite le devenir.
- Inciter le patient à prévenir un professionnel de la santé si les symptômes ne diminuent pas en l'espace de quelques jours.

VÉRIFICATION DE L'EFFICACITÉ THÉRAPEUTIQUE

L'efficacité du traitement peut être démontrée par: la disparition des signes et des symptômes d'infection; le temps de résolution dépend du micro-organisme infectant et du siège de l'infection ■ le soulagement de la douleur provoquée par l'ulcère ■ la prophylaxie de l'endocardite.

CLAVULANATE,

voir Ticarcilline/clavulanate

CLINDAMYCINE

Alti-Clindamycine, Dalacin C, Dalacin T, Riva-Clindamycine

CLASSIFICATION:
Anti-infectieux

Grossesse – catégorie B

INDICATIONS

PO, IM, IV: Traitement des infections suivantes: infections de la peau et des structures cutanées ■ infections des voies respiratoires supérieures ■ septicémie ■ infections intra-abdominales ■ infections gynécologiques ■ ostéomyélite ■ prophylaxie de l'endocardite ■ **Préparation topique:** Acné vulgaire ■ **Préparation vaginale:** Vaginose bactérienne. **Usages non approuvés: PO, IM, IV** – Traitement de la pneumonie à *Pneumocystis carinii*, de la toxoplasmose du SNC et de la babésiose.

MÉCANISME D'ACTION

Inhibition de la synthèse protéique au niveau du ribosome 50S des bactéries sensibles. ***Effets thérapeutiques:*** Action bactéricide ou bactériostatique selon la sensibilité des micro-organismes et la concentration du médicament. **Spectre d'action:** Action contre la plupart des *cocci* aérobies à Gram positif, incluant: les staphylocoques ■ *Streptococcus pneumoniæ* ■ les autres streptocoques, mais non pas les entérocoques ■ Action notable contre les bactéries anaérobies qui causent la vaginose bactérienne, incluant *Bacteroides fragilis*, *Gardnerella vaginalis*, *Mobiluncus* (toutes les espèces), *Mycoplasma hominis* et *Corynebacterium* ■ La clindamycine est également active contre *P. carinii* et *Toxoplasma gondii*.

PHARMACOCINÉTIQUE

Absorption: Bonne absorption par suite de l'administration PO et IM. Absorption minimale par suite de l'application topique ou vaginale.
Distribution: L'agent se répartit dans tout l'organisme. Il traverse faiblement la barrière hémato-encéphalique. Il traverse le placenta et pénètre dans le lait maternel.
Liaison aux protéines: 90 %.
Métabolisme et excrétion: Le médicament est surtout métabolisé par le foie.
Demi-vie: De 2 à 3 heures.

CONTRE-INDICATIONS ET PRÉCAUTIONS/ MISES EN GARDE

Contre-indications: Hypersensibilité à la clindamycine ou à la lincomycine ■ Antécédents d'iléite régionale ou de rectocolite hémorragique ou antécédents de colite après une antibiothérapie ■ Grossesse.
Précautions/mises en garde: Allaitement (l'innocuité du médicament administré par voie générale ou topique n'a pas été établie) ■ Diarrhée en cours de traitement (le cas échéant, interrompre l'antibiothérapie) ■ Troisième trimestre de la grossesse (l'usage de la préparation vaginale a été approuvé, mais il faut faire preuve de prudence lors de son utilisation) ■ Insuffisance hépatique grave ■ Diarrhée ■ Intolérance connue à l'alcool (solution topique, suspension).

RÉACTIONS INDÉSIRABLES ET EFFETS SECONDAIRES

SNC: étourdissements, céphalées, vertiges.
CV: arythmies, hypotension.
GI: COLITE PSEUDOMEMBRANEUSE, diarrhée, goût amer (voie IV seulement), nausées, vomissements.
Tég.: rash.
Locaux: phlébite au point d'injection IV.

INTERACTIONS

Médicament-médicament: Le **kaolin/pectine** peut réduire l'absorption gastro-intestinale de la clindamycine ■ La clindamycine peut intensifier l'effet de blocage neuromusculaire d'autres **agents de blocage neuromusculaire** ■ **Préparation topique:** L'administration simultanée d'**agents irritants**, **abrasifs** ou **exfoliants** peut accentuer l'irritation.

VOIES D'ADMINISTRATION ET POSOLOGIE

PO (adultes): *La plupart des infections* – de 150 à 300 mg, toutes les 6 heures. *Pneumonie à* P. carinii – de 1 200 à 1 800 mg par jour, en doses fractionnées, en association avec 15 à 30 mg de primaquine par jour, pendant 21 jours. *Prophylaxie de l'endocardite* – adultes : 300 mg, 1 heure avant l'intervention et 150 mg, 6 heures après la dose initiale.

PO (enfants > 1 mois) : De 8 à 12 mg/kg par jour, en 3 ou 4 doses égales ; on peut augmenter la dose jusqu'à 17 à 25 mg/kg par jour, en 3 ou 4 doses égales, selon la gravité de l'infection. *Prophylaxie de l'endocardite* – 10 mg/kg, 1 heure avant l'intervention (ne pas dépasser la dose recommandée chez l'adulte) et 5 mg/kg, 6 heures après la dose initiale.

IM, IV (adultes) : *La plupart des infections* – de 2 400 à 2 700 mg répartis en 2, 3 ou 4 doses égales. Les infections moins compliquées peuvent répondre à des doses de 1 200 à 1 800 mg par jour, réparties en 3 ou 4 prises égales (on a utilisé des doses IV allant jusqu'à 4,8 g par jour ; des doses IM uniques, supérieures à 600 mg, ne sont pas recommandées). *Pneumonie à* P. carinii – de 600 à 900 mg par voie IV, toutes les 6 heures, ou 900 mg, toutes les 8 heures, en association avec la primaquine par voie orale, à une dose quotidienne de 15 à 30 mg.

IM, IV (enfants > 1 mois) : De 20 à 40 mg/kg par jour, répartis en 3 ou 4 doses égales.

IM, IV (nourissons < 1 mois) : De 10 à 20 mg/kg par jour, répartis en 3 ou 4 doses égales. Une dose plus faible peut s'avérer suffisante chez des prématurés de petit poids de naissance.

Préparation vaginale (adultes) : Le contenu de 1 applicateur (5 g) par jour, pendant 7 jours.

Préparation topique (adultes) : *Solution* – appliquer 2 fois par jour.

PRÉSENTATION (version générique disponible)

Capsules : 150 mg[Pr], 300 mg[Pr] ▪ **Suspension orale** : 75 mg/5 mL[Pr] ▪ **Solution pour injection** : 150 mg/mL[Pr] ▪ **Préparation topique** : solution à 1 %[Pr] ▪ **Crème vaginale** : crème à 2 %[Pr].

PHARMACODYNAMIE (concentrations sanguines)

	Début d'action	Pic	Durée
PO	rapide	45 min	6 – 8 h
IM	rapide	1,3 h	6 – 8 h
IV	rapide	fin de la perfusion	6 – 8 h

SOINS INFIRMIERS

ÉVALUATION DE LA SITUATION

- Au début du traitement et pendant toute sa durée, surveiller l'apparition des signes suivants d'infection : altération des signes vitaux ; aspect de la plaie, des crachats, de l'urine et des selles ; accroissement du nombre de leucocytes.
- Prélever des échantillons pour les cultures et les antibiogrammes avant le début du traitement. La première dose peut être administrée avant même que les résultats soient connus.
- OBSERVER LE MODE D'ÉLIMINATION INTESTINALE. LA DIARRHÉE, LES CRAMPES ABDOMINALES, LA FIÈVRE ET LA PRÉSENCE DE SANG DANS LES SELLES SONT DES SIGNES DE COLITE PSEUDOMEMBRANEUSE INDUITE PAR LE MÉDICAMENT. EN INFORMER IMMÉDIATEMENT UN PROFESSIONNEL DE LA SANTÉ. CES SYMPTÔMES PEUVENT SURVENIR MÊME PLUSIEURS SEMAINES APRÈS L'ARRÊT DU TRAITEMENT.
- Rester à l'affût des signes suivants d'hypersensibilité : rash, urticaire.

Tests de laboratoire :

- Noter la numération globulaire ; la clindamycine peut entraîner une diminution passagère du nombre de leucocytes, d'éosinophiles et de plaquettes.
- Le médicament peut entraîner l'élévation des concentrations de phosphatase alcaline, de bilirubine, de créatine-kinase, d'AST et d'ALT.

DIAGNOSTICS INFIRMIERS POSSIBLES

- Risque d'infection (Indications).
- Diarrhée (Effets secondaires).
- Connaissances insuffisantes sur le traitement médicamenteux (Enseignement au patient et à ses proches).

INTERVENTIONS INFIRMIÈRES

PO : Administrer la clindamycine avec un grand verre d'eau. Le médicament peut être pris aux repas. Bien agiter la préparation liquide. Ne pas conserver au réfrigérateur. La solution est stable pendant 14 jours à la température ambiante.

IM : Ne pas administrer plus de 600 mg en une seule injection IM.

Perfusion intermittente : Ne pas administrer par voie IV en bolus non dilué. Diluer 300 ou 600 mg de solution destinée à l'administration IV dans au moins 50 mL et 900 ou 1 200 mg dans au moins

C

100 mL de solution de D5%E ou D10%E, de D5%E/NaCl 0,45 % ou D5%E/NaCl 0,9 %, de D5%E dans une solution de Ringer pour injection, de solution de NaCl à 0,9 % ou d'une solution de lactate de Ringer pour injection. La solution est stable pendant 24 heures à la température ambiante. Des cristaux peuvent se former dans la solution conservée au réfrigérateur, mais ils se dissolvent à la température ambiante. N'administrer la solution que lorsque tous les cristaux se sont dissous. Consulter les directives de chaque fabricant avant de reconstituer la préparation.

Vitesse d'administration: Administrer chaque dose de 300 mg pendant au moins 10 minutes. Ne pas administrer plus de 1 200 mg en une seule perfusion de une heure.

Perfusion continue: On peut d'abord administrer le médicament en une seule perfusion rapide, suivie d'une perfusion IV continue.

Vitesse d'administration: On peut également administrer le médicament à raison de 10 à 20 mg/minute pendant 30 minutes, puis de 0,75 à 1,25 mg/minute.

Associations compatibles dans la même seringue: amikacine ▪ aztréonam ▪ gentamicine ▪ héparine.

Association incompatible dans la même seringue: tobramycine.

Compatibilité (tubulure en Y): amifostine ▪ amiodarone ▪ aztréonam ▪ cyclophosphamide ▪ diltiazem ▪ énalaprilate ▪ esmolol ▪ fludarabine ▪ foscarnet ▪ granisétron ▪ héparine ▪ hydromorphone ▪ labétalol ▪ magnésium, sulfate de ▪ melphalan ▪ mépéridine ▪ midazolam ▪ morphine ▪ multivitamines ▪ ondansétron ▪ perphénazine ▪ pipéracilline/tazobactam ▪ propofol ▪ sargramostim ▪ tacrolimus ▪ téniposide ▪ théophylline ▪ thiotépa ▪ vinorelbine ▪ vitamines du complexe B avec C ▪ zidovudine.

Incompatibilité (tubulure en Y): filgrastim ▪ fluconazole ▪ idarubicine.

Préparation vaginale: Les applicateurs sont contenus dans le conditionnement de la préparation vaginale. Lorsqu'on traite la vaginose bactérienne, il n'est habituellement pas nécessaire de traiter simultanément le conjoint.

Préparation topique:

- Éviter tout contact avec les yeux, les muqueuses et les plaies ouvertes. En cas de contact accidentel, rincer abondamment la partie atteinte à l'eau froide.
- Nettoyer les régions touchées avec de l'eau chaude et du savon, rincer et assécher délicatement avant l'application. Appliquer sur toute la région affectée.

ENSEIGNEMENT AU PATIENT ET À SES PROCHES

- Expliquer au patient qu'il doit prendre le médicament à intervalles réguliers, 24 heures sur 24, et qu'il doit utiliser toute la quantité qui lui a été prescrite, même s'il se sent mieux. S'il n'a pu prendre le médicament au moment habituel, il doit le prendre aussitôt que possible, mais non pas juste avant l'heure prévue pour la dose suivante. Il ne faut jamais remplacer une dose manquée par une double dose. Insister sur le fait qu'il peut être dangereux de donner ce médicament à une autre personne.
- RECOMMANDER AU PATIENT D'INFORMER IMMÉDIATEMENT UN PROFESSIONNEL DE LA SANTÉ SI LES SYMPTÔMES SUIVANTS SE MANIFESTENT: DIARRHÉE, CRAMPES ABDOMINALES, FIÈVRE OU PRÉSENCE DE SANG DANS LES SELLES. LUI CONSEILLER DE NE PAS UTILISER D'ANTIDIARRHÉIQUES SANS AVOIR CONSULTÉ AU PRÉALABLE UN PROFESSIONNEL DE LA SANTÉ.
- Conseiller au patient de signaler les signes suivants de surinfection: excroissance pileuse sur la langue, démangeaisons ou pertes vaginales ou anales.
- Inciter le patient à prévenir le médecin si les symptômes ne s'améliorent pas en l'espace de quelques jours.
- Expliquer au patient ayant des antécédents de cardiopathie rhumatismale ou ayant subi une chirurgie de remplacement valvulaire l'importance de suivre un traitement antimicrobien prophylactique avant de se soumettre à une intervention médicale ou dentaire effractive (voir l'annexe M).

IV: Prévenir le patient que le goût amer qu'il peut ressentir au cours de l'administration par voie IV ne comporte aucun danger particulier.

Préparation vaginale:

- Expliquer à la patiente comment utiliser l'applicateur vaginal. Lui recommander de l'introduire profondément dans le vagin, de se traiter à l'heure du coucher et de rester étendue pendant au moins 30 minutes après. Lui conseiller d'utiliser une serviette hygiénique pour ne pas tacher les vêtements ou les draps. Lui préciser qu'elle doit continuer le traitement pendant ses règles.
- Conseiller à la patiente de ne pas s'engager dans des rapports sexuels pendant le traitement.

- Mettre la patiente en garde contre le fait que l'huile minérale contenue dans la crème de clindamycine peut rendre moins efficaces les dispositifs contraceptifs en latex ou en caoutchouc. Ces produits ne devraient pas être utilisés dans les 72 heures suivant l'administration de la crème vaginale.

Préparation topique :

- Expliquer au patient que la solution de clindamycine destinée à l'administration topique est inflammable (le véhicule étant l'alcool isopropylique). Insister sur le fait qu'il ne faut pas appliquer la préparation pendant qu'on fume ni en se tenant près d'une flamme ou d'une source de chaleur.
- Conseiller au patient d'informer un professionnel de la santé si sa peau se dessèche excessivement.
- Recommander au patient d'attendre 30 minutes après avoir lavé ou rasé la surface à traiter avant d'appliquer la préparation.

VÉRIFICATION DE L'EFFICACITÉ THÉRAPEUTIQUE

L'efficacité du traitement peut être démontrée par : la disparition des signes et des symptômes d'infection. Le temps de résolution dépend du microorganisme infectant et du siège de l'infection ■ la prophylaxie de l'endocardite ■ l'amélioration des lésions acnéiques ; une amélioration devrait être notable dans les 6 semaines suivant le début du traitement, mais les pleins avantages du médicament pourraient ne pas être manifestes avant 8 à 12 semaines. ✳

CLOBÉTASOL,
voir Corticostéroïdes (topiques)

CLOBÉTASONE,
voir Corticostéroïdes (topiques)

CLOMIPHÈNE

Clomid, Serophene

CLASSIFICATION :

Hormone (stimulation de l'ovulation)

Grossesse – catégorie inconnue

INDICATIONS

Stimulation de l'ovulation chez les femmes qui n'ovulent pas et qui désirent devenir enceintes, dont le partenaire produit un sperme approprié, dont les systèmes ovarien, hypothalamique et hypophysaire peuvent permettre la conception et dont la sécrétion d'œstrogènes est appropriée. Les obstacles à la grossesse doivent être exclus ou traités de façon appropriée avant le début du traitement.

MÉCANISME D'ACTION

Stimulation de la libération des gonadotrophines hypophysaires, de l'hormone folliculostimulante et de l'hormone lutéinisante, entraînant l'ovulation et la formation du corps jaune. ***Effets thérapeutiques :*** Stimulation de l'ovulation.

PHARMACOCINÉTIQUE

Absorption : Bonne absorption par suite de l'administration par voie orale.

Distribution : Inconnue.

Métabolisme et excrétion : Le médicament semble être métabolisé par le foie et traverser un nouveau cycle entérohépatique ; il est ensuite éliminé par la bile. Il est excrété dans les fèces.

Demi-vie : 5 jours.

CONTRE-INDICATIONS ET PRÉCAUTIONS/ MISES EN GARDE

Contre-indications : Hypersensibilité ■ Maladie hépatique active ou antérieure ■ Kyste de l'ovaire ■ Fibromes utérins ■ Dépression mentale ■ Thrombophlébite ■ Tumeur hormonodépendante ■ Pertes sanguines anormales ■ Grossesse.

Précautions/mises en garde : Sensibilité connue aux gonadotrophines hypophysaires ■ Polykystose ovarienne.

RÉACTIONS INDÉSIRABLES ET EFFETS SECONDAIRES

SNC : nervosité, agitation, céphalées, insomnie, sensation de tête légère, fatigue.

ORLO : vision brouillée, scotome, photophobie, troubles visuels.

CV : rougeurs, <u>bouffées vasomotrices</u>.

GI : distension, ballonnements, douleurs abdominales, nausées, vomissements, gain d'appétit.

GU : mictions fréquentes, augmentation du volume urinaire.

Tég. : rash, urticaire, dermatite allergique, alopécie réversible.

End.: hypertrophie des ovaires, formation de kystes, sensibilité mammaire, grossesses plurigemellaires. **Métab.**: gain pondéral.

INTERACTIONS

C

Médicament-médicament: Aucune interaction notable.

VOIES D'ADMINISTRATION ET POSOLOGIE

PO (adultes): 50 mg par jour, pendant 5 jours; en l'absence d'ovulation, entreprendre un deuxième traitement, 30 jours après le premier, à raison de 100 mg par jour, pendant 5 jours. On peut soumettre la patiente à un maximum de 3 traitements.

PRÉSENTATION

Comprimés: 50 mg[Pr].

PHARMACODYNAMIE (ovulation)

	Début d'action	Pic	Durée
PO	5 – 14 jours	inconnu	inconnue

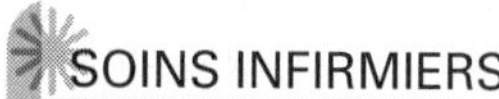

SOINS INFIRMIERS

ÉVALUATION DE LA SITUATION

- Il faut effectuer un examen pelvien avant d'amorcer le traitement afin de déterminer la taille des ovaires.
- Chez les patientes plus âgées, il est recommandé de pratiquer une biopsie de l'endomètre avant l'administration du clomiphène afin d'écarter les doutes sur la présence d'un cancer de l'endomètre.
- Effectuer les examens d'exploration fonctionnelle hépatique avant le début du traitement.

Tests de laboratoire:

- Afin de déterminer si le clomiphène induit l'ovulation, on peut avoir recours aux tests suivants: dosage de l'excrétion des œstrogènes, études histologiques de l'endomètre lors de la phase lutéale, dosage des concentrations sériques de progestérone et excrétion urinaire de prégnandiol.
- Le médicament peut entraîner une élévation des concentrations sériques de thyroxine et de globuline fixant la thyroxine.

DIAGNOSTICS INFIRMIERS POSSIBLES

Connaissances insuffisantes sur le traitement médicamenteux (Enseignement au patient et à ses proches).

INTERVENTIONS INFIRMIÈRES

Le traitement par le clomiphène commence habituellement le cinquième jour du cycle menstruel.

ENSEIGNEMENT AU PATIENT ET À SES PROCHES

- Inciter la patiente à prendre le clomiphène tous les jours, à la même heure. Si elle n'a pu prendre le médicament au moment habituel, elle doit le prendre dès que possible. Elle doit doubler la dose s'il est l'heure de prendre la dose suivante. Lui conseiller de prévenir un professionnel de la santé si elle n'a pu prendre plusieurs doses de suite.
- Inciter la patiente à s'engager dans des rapports sexuels un jour sur deux, en commençant 48 heures avant le début du traitement.
- Montrer à la patiente comment prendre sa température basale. La température basale doit être notée tous les jours, avant le traitement et pendant toute sa durée. Insister sur le fait qu'il est important d'observer tous les aspects du traitement.
- Renseigner la patiente, avant le traitement, de la possibilité d'une grossesse plurigémellaire (triplés, quadruplés et quintuplés).
- Le clomiphène peut entraîner des troubles de la vue ou des étourdissements. Conseiller à la patiente de ne pas conduire et d'éviter les activités qui exigent sa vigilance jusqu'à ce qu'on ait la certitude que le médicament n'entraîne pas ces effets chez elle.
- Recommander à la patiente d'informer un professionnel de la santé immédiatement si elle pense être enceinte. Le clomiphène est contre-indiqué en cas de grossesse.
- Expliquer à la patiente l'importance des examens ophtalmologiques permettant de déceler tout signe de toxicité oculaire si le traitement est administré pendant plus de un an.
- Conseiller à la patiente de signaler immédiatement à un professionnel de la santé les ballonnements, les douleurs gastriques ou pelviennes, la vision trouble, la jaunisse, les bouffées vasomotrices persistantes, la sensibilité mammaire, les céphalées ou les nausées et les vomissements.
- Insister sur l'importance d'un suivi médical étroit pendant toute la durée du traitement.

VÉRIFICATION DE L'EFFICACITÉ THÉRAPEUTIQUE

L'efficacité du traitement peut être démontrée par: l'ovulation, attestée par l'excrétion d'œstrogènes, la courbe thermique biphasique, l'excrétion urinaire de prégnandiol à des concentrations correspondant à la phase postovulatoire et les modifications histologiques de l'endomètre. Faute d'une grossesse après 3 traitements de clomiphène, il faut remettre en question le diagnostic.

CLOMIPRAMINE

Anafranil, Apo-Clomipramine, Clomipramine, Dom-Clomipramine, Gen-Clomipramine

CLASSIFICATION:

Antidépresseur (tricyclique), antiobsessionnel

Grossesse – catégorie C

INDICATIONS

Traitement de la dépression ■ Traitement des obsessions et des compulsions chez les patients qui souffrent de troubles obsessionnels-compulsifs (TOC).

MÉCANISME D'ACTION

Potentialisation des effets de la sérotonine (effets antiobsessionnels) et de la noradrénaline sur le SNC. La clomipramine est aussi douée de propriétés anticholinergiques modérées. ***Effets thérapeutiques:*** Un moindre recours aux comportements obsessionnels-compulsifs.

PHARMACOCINÉTIQUE

Absorption: Bonne absorption depuis le tractus gastro-intestinal.

Distribution: L'agent se répartit dans tout l'organisme.

Liaison aux protéines: ≥ 90 %.

Métabolisme et excrétion: La clomipramine est surtout métabolisée par le foie. Une fraction du médicament est transformée en desméthylclomipramine, un métabolite actif sur le plan pharmacologique. La clomipramine subit un cycle entérohépatique et est sécrétée dans les liquides gastriques.

Demi-vie: De 21 à 31 heures.

CONTRE-INDICATIONS ET PRÉCAUTIONS/ MISES EN GARDE

Contre-indications: Hypersensibilité ■ Glaucome à angle fermé ■ Infarctus du myocarde récent ■ Administration concomitante d'un IMAO ou de clonidine (éviter l'administration concomitante dans la mesure du possible) ■ Atteinte hépatique ou rénale ou antécédents de dyscrasie ■ Grossesse ou allaitement.

Précautions/mises en garde: Antécédents de crises convulsives (le seuil convulsif peut être abaissé) ■ Personnes âgées ■ Antécédents de maladie cardiovasculaire ■ Hypertrophie de la prostate chez les hommes âgés (prédisposition accrue à la rétention urinaire) ■ Hyperthyroïdie (risque accru d'arythmies) ■ Enfants de moins de 10 ans (l'innocuité du médicament n'a pas été établie).

RÉACTIONS INDÉSIRABLES ET EFFETS SECONDAIRES

SNC: CONVULSIONS, léthargie, sédation, faiblesse, comportement agressif.

ORLO: vision trouble, xérophtalmie, sécheresse de la bouche (xérostomie), troubles vestibulaires.

CV: ARYTHMIES, modifications de l'ÉCG, hypotension orthostatique.

GI: constipation, nausées, vomissements, éructations.

GU: dysfonctionnement sexuel chez l'homme, rétention urinaire.

Tég.: peau sèche, photosensibilité.

End.: gynécomastie.

Hémat.: anémie.

Loc.: faiblesse musculaire.

SN: réactions extrapyramidales.

Divers: hyperthermie, gain pondéral.

INTERACTIONS

Médicament-médicament: L'administration concomitante d'un **IMAO** peut entraîner l'hypotension ou la tachycardie (l'administration concomitante n'est pas recommandée) ■ La clomipramine peut entraver la réponse thérapeutique aux **antihypertenseurs** ■ L'administration concomitante de **clonidine** peut provoquer une crise hypertensive (éviter l'usage simultané) ■ Effets additifs sur la dépression du SNC lors de l'usage concomitant d'autres **dépresseurs du SNC** dont l'**alcool**, les **antihistaminiques**, les **analgésiques opiacés** et les **hypnosédatifs** ■ Les effets secondaires **anticholinergiques** et **adrénergiques** peuvent être additifs lors de l'administration concomitante d'autres **agents doués de ces propriétés** ■ Les effets et la toxicité de la clomipramine peuvent être accentués par l'administration simultanée d'un **ISRS** (attendre plusieurs semaines après l'arrêt du traitement par un ISRS avant d'amorcer celui par la clomipramine; jusqu'à 5 semaines dans le cas de la fluoxétine), d'une **phénothiazine**, de la **cimétidine**

ou de **contraceptifs oraux** ▪ La **nicotine** peut accélérer le métabolisme de la clomipramine et en réduire l'efficacité ▪ L'administration simultanée de **disulfirame** peut provoquer un délire passager.

C

VOIES D'ADMINISTRATION ET POSOLOGIE

PO (adultes): *Traitement antiobsessionnel et antidépresseur* – Initialement, 25 mg par jour; augmenter la dose jusqu'à 100 ou 150 mg par jour, par paliers de 25 mg, tous les 3 à 4 jours, pendant une période de 2 semaines. Cette dose peut être augmentée pendant une période de plusieurs semaines jusqu'à un maximum de 200 à 250 mg (*TOC*) ou 300 mg (*dépression),* par jour. Une fois la dose thérapeutique atteinte, on peut administrer la dose quotidienne en 1 seule fois, au coucher.

PO (personnes âgées): Initialement, de 20 à 30 mg par jour, en prises fractionnées, dose qu'on peut augmenter très graduellement, selon les besoins et la tolérance du patient.

PO (enfants de 10 à 17 ans): Initialement, 25 mg par jour; augmenter la dose par paliers de 25 mg tous les 3 ou 4 jours. Après 2 semaines, on pourra majorer la dose jusqu'à 100 ou 150 mg par jour ou jusqu'à 3 mg/kg par jour (selon la valeur qui est la plus faible). Ne pas dépasser une dose quotidienne totale de 200 mg par jour. Une fois la dose thérapeutique atteinte, on peut administrer la dose quotidienne en une seule fois, au coucher.

PRÉSENTATION

Comprimés dragéifiés: 10 mg[Pr], 25 mg[Pr], 50 mg[Pr].

PHARMACODYNAMIE

	Début d'action	Pic	Durée
PO	1 – 6 semaines	inconnu	inconnue

SOINS INFIRMIERS

ÉVALUATION DE LA SITUATION

- Examiner l'état de la conscience et l'affect du patient. Noter la fréquence des comportements obsessionnels-compulsifs; déterminer jusqu'à quel point ces pensées et comportements peuvent entraver les activités quotidiennes.
- Mesurer la pression artérielle et le pouls avant et pendant le traitement initial. Informer le médecin en cas de chute de la pression artérielle (de 10 à 20 mm Hg) ou d'accélération soudaine du pouls. AVANT L'ADMINISTRATION DU MÉDICAMENT ET TOUT AU LONG DU TRAITEMENT, SURVEILLER L'ÉCG DES PATIENTS QUI PRENNENT DE FORTES DOSES OU QUI ONT DES ANTÉCÉDENTS DE MALADIE CARDIOVASCULAIRE.
- Rester à l'affût des symptômes extrapyramidaux parkinsoniens suivants: difficulté d'élocution ou de déglutition, perte d'équilibre, mouvements d'émiettement, faciès figé, démarche traînante, rigidité, tremblements. Informer immédiatement le médecin de l'apparition de ces symptômes; il peut s'avérer nécessaire de réduire la dose ou d'abandonner le traitement. On peut administrer du trihexyphénidyle ou de la diphenhydramine pour maîtriser ces symptômes.

Tests de laboratoire:

- La clomipramine peut élever ou abaisser la glycémie.
- Noter la numération globulaire et la formule leucocytaire lors d'un traitement prolongé. La clomipramine peut rarement entraîner une aplasie médullaire.
- Noter à intervalles réguliers les résultats des tests d'exploration des fonctions rénale et hépatique des patients qui suivent un traitement prolongé.

DIAGNOSTICS INFIRMIERS POSSIBLES

- Stratégies d'adaptation inefficaces (comportements obsessionnels-compulsifs), reliées à la répression de l'anxiété (Indications).
- Risque d'accident (Effets secondaires).
- Connaissances insuffisantes sur le traitement médicamenteux (Enseignement au patient et à ses proches).

INTERVENTIONS INFIRMIÈRES

Administrer le médicament aux repas ou immédiatement après afin de diminuer l'irritation gastrique. Une fois la dose thérapeutique atteinte, la dose totale peut être administrée en une seule fois, au coucher.

ENSEIGNEMENT AU PATIENT ET À SES PROCHES

- Expliquer au patient qu'il doit respecter scrupuleusement la posologie recommandée. Le sevrage brusque peut provoquer des nausées, des céphalées et des malaises.
- Prévenir le patient que la clomipramine peut provoquer de la somnolence et rendre la vision

trouble. Lui conseiller de ne pas conduire et d'éviter les activités qui exigent sa vigilance jusqu'à ce qu'on ait la certitude que le médicament n'entraîne pas ces effets chez lui.

- Prévenir le patient que l'hypotension orthostatique, la sédation et la confusion sont courantes au début du traitement, particulièrement chez les personnes âgées. Le protéger contre les chutes et lui conseiller de changer de position lentement.
- Mettre en garde le patient contre la consommation d'alcool ou d'autres dépresseurs du SNC pendant le traitement et de 3 à 7 jours après l'avoir arrêté.
- Recommander au patient de prévenir le médecin si la sécheresse de la bouche ou la constipation persistent ou si la rétention urinaire, des mouvements incontrôlables ou la rigidité surviennent. Lui conseiller de consommer de la gomme à mâcher ou des bonbons sans sucre afin de soulager la sécheresse de la bouche et d'augmenter sa consommation d'eau ou de fibres alimentaires afin de prévenir la constipation. Si ces symptômes persistent, il faudrait éventuellement réduire la dose de médicament ou arrêter le traitement. Lui recommander de consulter un médecin ou un dentiste si la sécheresse de la bouche persiste pendant plus de 2 semaines.
- Recommander au patient de signaler au médecin tout dysfonctionnement sexuel. Informer le patient de sexe masculin que le dysfonctionnement sexuel est courant lors du traitement par ce médicament.
- Recommander au patient d'utiliser des écrans solaires et de porter des vêtements protecteurs pour prévenir les réactions de photosensibilité.
- Expliquer au patient qu'il doit surveiller son alimentation puisqu'une augmentation possible de l'appétit peut entraîner un gain pondéral.
- Recommander au patient qui doit suivre un traitement dentaire ou subir une intervention chirurgicale d'avertir le dentiste ou le médecin qu'il suit un traitement par ce médicament.
- Expliquer au patient l'importance des examens réguliers de suivi permettant d'évaluer l'efficacité du traitement et de déceler les effets secondaires.

VÉRIFICATION DE L'EFFICACITÉ THÉRAPEUTIQUE

L'efficacité du traitement peut être démontrée par : une sensation de mieux-être ▪ un moindre recours à un comportement obsessionnel-compulsif. ✳

CLONAZÉPAM

Clonapam, Clonazépam, PMS-Clonazepam, Rhoxal-Clonazépam, Rivotril

CLASSIFICATION :

Anticonvulsivant (benzodiazépine)

Grossesse – catégorie C

C

INDICATIONS

Prophylaxie dans les cas suivants : petit mal ▪ petit mal variant (syndrome de Lennox-Gastaut) ▪ crises akinésiques ▪ crises myocloniques. **Usages non approuvés :** Traitement du trouble panique ▪ Mouvements incontrôlés des jambes pendant le sommeil (impatiences) ▪ Névralgies ▪ Sédation.

MÉCANISME D'ACTION

Effets anticonvulsivants et sédatifs sur le SNC, probablement attribuables à la stimulation des récepteurs gamma-aminobutyriques (GABA). ***Effets thérapeutiques :*** Prévention des crises convulsives.

PHARMACOCINÉTIQUE

Absorption : Bonne absorption depuis le tractus gastro-intestinal.

Distribution : Le médicament traverse probablement la barrière hémato-encéphalique et le placenta.

Métabolisme et excrétion : Le médicament est surtout métabolisé par le foie.

Demi-vie : De 18 à 50 heures.

CONTRE-INDICATIONS ET PRÉCAUTIONS/ MISES EN GARDE

Contre-indications : Hypersensibilité au clonazépam ou à d'autres benzodiazépines ▪ Maladie hépatique grave ▪ Glaucome à angle fermé.

Précautions/mises en garde : Maladie respiratoire chronique ▪ Antécédents de porphyrie ▪ Sevrage brusque déconseillé ▪ Grossesse ou allaitement (l'innocuité du médicament n'a pas été établie ; l'usage prolongé pendant la grossesse peut entraîner des symptômes de sevrage chez le nouveau-né).

RÉACTIONS INDÉSIRABLES ET EFFETS SECONDAIRES

SNC : modifications du comportement, somnolence.

ORLO : mouvements oculaires anormaux, diplopie, nystagmus.

Resp. : augmentation des sécrétions.

C

CV : palpitations.
GI : constipation, diarrhée, hépatite.
GU : dysurie, nycturie, rétention urinaire.
Hémat. : anémie, éosinophilie, leucopénie, thrombocytopénie.
SN : ataxie, hypotonie.
Divers : fièvre, dépendance physique, dépendance psychologique, tolérance à l'effet du médicament.

INTERACTIONS

Médicament-médicament : L'**alcool**, les **antidépresseurs**, les **antihistaminiques**, les autres **benzodiazépines** et les **analgésiques opiacés**, administrés simultanément, accentuent la dépression du SNC ■ La **cimétidine**, les **contraceptifs oraux**, le **disulfirame**, la **fluoxétine**, l'**isoniazide**, le **kétoconazole**, le **métoprolol**, le **propoxyphène**, le **propanolol** ou l'**acide valproïque** peuvent ralentir le métabolisme du clonazépam et en accroître l'effet ■ Le clonazépam peut diminuer l'efficacité de la **lévodopa** ■ La **rifampine** ou les **barbituriques** peuvent accélérer le métabolisme du clonazépam et en diminuer l'efficacité ■ La **théophylline** peut diminuer les effets sédatifs du clonazépam ■ Le clonazépam peut élever les concentrations sériques de **phénytoïne** ■ La **phénytoïne** peut abaisser les concentrations sériques de clonazépam.

VOIES D'ADMINISTRATION ET POSOLOGIE

PO (adultes) : 0,5 mg, 3 fois par jour ; cette dose peut être augmentée par paliers de 0,5 à 1 mg, tous les 3 jours. La dose d'entretien ne doit pas dépasser 20 mg par jour.
PO (enfants < 10 ans ou < 30 kg) : Initialement, de 0,01 à 0,03 mg/kg (ne pas dépasser 0,05 mg/kg) par jour, en 2 ou 3 doses également fractionnées ; ne pas augmenter la dose de plus de 0,25 à 0,5 mg, tous les 3 jours, jusqu'à l'atteinte de concentrations thérapeutiques dans le sang. La dose quotidienne ne doit pas dépasser 0,2 mg/kg.

PRÉSENTATION (version générique disponible)

Comprimés : 0,25 mg$^{Pr, T\backslash C}$, 0,5 mg$^{Pr, T\backslash C}$, 1 mg$^{Pr, T\backslash C}$, 2 mg$^{Pr, T\backslash C}$.

PHARMACODYNAMIE (effet anticonvulsivant)

	DÉBUT D'ACTION	PIC	DURÉE
PO	20 – 60 min	1 – 2 h	6 – 12 h

SOINS INFIRMIERS

ÉVALUATION DE LA SITUATION

- Noter l'intensité, la durée et le siège des convulsions.
- Avant le traitement et à intervalles réguliers pendant toute sa durée, noter la gravité des manifestations d'anxiété et suivre de près l'état mental du patient.
- Rester à l'affût de la somnolence, de l'instabilité ou des gestes maladroits. Ces symptômes sont reliés à la dose et ils sont plus graves au début du traitement ; ils peuvent s'affaiblir ou disparaître au cours d'un traitement prolongé.

Tests de laboratoire :
- Examiner, à intervalles réguliers pendant toute la durée d'un traitement prolongé, la numération globulaire et les résultats des tests de l'exploration fonctionnelle hépatique. Le clonazépam peut élever les concentrations de bilirubine sérique, d'AST et d'ALT.
- Le clonazépam peut réduire le captage par la thyroïde de l'iodure de sodium et des isotopes ^{123}I et ^{131}I.

Toxicité et surdosage : Les concentrations thérapeutiques se situent entre 20 et 80 ng/mL.

DIAGNOSTICS INFIRMIERS POSSIBLES

- Risque d'accident (Indications, Effets secondaires).
- Connaissances insuffisantes sur le traitement médicamenteux (Enseignement au patient et à ses proches).

INTERVENTIONS INFIRMIÈRES

- Au début du traitement ou lors des adaptations posologiques, prendre les précautions qui s'imposent en cas de convulsions.
- Administrer le médicament avec des aliments afin de réduire l'irritation gastrique. On peut écraser les comprimés si le patient éprouve des difficultés de déglutition.

ENSEIGNEMENT AU PATIENT ET À SES PROCHES

- Expliquer au patient qu'il doit respecter scrupuleusement la posologie recommandée. S'il n'a pu prendre son médicament au moment habituel, il doit le prendre dans l'heure qui suit, sinon il doit sauter cette dose. Le prévenir qu'il ne doit jamais remplacer une dose manquée par une double dose. Le sevrage brusque peut entraîner un état de mal épileptique, des tremblements, des nausées, des vomissements et des crampes musculaires et abdominales.

- Prévenir le patient que le clonazépam peut provoquer des étourdissements et de la somnolence. Lui conseiller de ne pas conduire et d'éviter les activités qui exigent sa vigilance jusqu'à ce qu'on ait la certitude que le médicament n'entraîne pas ces effets chez lui.
- Recommander au patient d'éviter de boire de l'alcool et de prendre d'autres dépresseurs du SNC en même temps que le clonazépam.
- Recommander au patient qui doit suivre un traitement dentaire ou subir une intervention chirurgicale d'avertir le dentiste ou le médecin qu'il suit un traitement par ce médicament.
- Recommander au patient et à ses proches de signaler au médecin la fatigue inhabituelle, les hémorragies, les maux de gorge, la fièvre, les selles couleur de glaise, le jaunissement de la peau ou les modifications du comportement.
- Conseiller au patient de porter constamment sur lui une pièce d'identité où sont inscrits son problème de santé et son traitement médicamenteux.
- Insister sur l'importance des examens de suivi permettant d'évaluer l'efficacité du traitement.

VÉRIFICATION DE L'EFFICACITÉ THÉRAPEUTIQUE

L'efficacité du traitement peut être démontrée par : la diminution de la fréquence ou la suppression des crises sans sédation excessive ; un ajustement de la posologie peut s'avérer nécessaire après plusieurs mois de traitement ■ la diminution de la fréquence et de la gravité des crises de panique ■ le soulagement des impatiences nocturnes ■ la diminution de la douleur névralgique. ✳

CLONIDINE

Apo-Clonidine, Catapres, Dixarit, Novo-Clonidine, Nu-Clonidine

CLASSIFICATION :

Antihypertenseur (agoniste $alpha_2$-adrénergique à action centrale), stabilisateur vasculaire (traitement des bouffées de chaleur de la ménopause)

Grossesse – catégorie C

INDICATIONS

PO : Traitement de l'hypertension ■ Soulagement des bouffées de chaleur de la ménopause. **Usages non approuvés :** Traitement du sevrage narcotique ■ Urgence hypertensive.

MÉCANISME D'ACTION

Stimulation des récepteurs alpha-adrénergiques du SNC, qui se traduit par l'inhibition du centre cardio-accélérateur et du centre vasoconstricteur ■ Inhibition de la transmission des signaux de douleur au SNC par la stimulation des récepteurs alpha-adrénergiques situés au niveau de la moelle épinière ■ Réduction de la réaction des vaisseaux sanguins périphériques aux stimuli vasoconstricteurs et vasodilatateurs. ***Effets thérapeutiques :*** Baisse de la pression artérielle ■ Diminution de la douleur ■ Diminution des bouffées de chaleur.

PHARMACOCINÉTIQUE

Absorption : Bonne absorption depuis le tractus gastro-intestinal. Par suite de l'administration sublinguale, l'absorption est partielle.

Distribution : L'agent se répartit dans tout l'organisme et pénètre dans le SNC. Il traverse rapidement le placenta et est présent dans le lait maternel à forte concentration.

Métabolisme et excrétion : Le médicament est surtout métabolisé par le foie. Une fraction de 40 à 50 % est éliminée à l'état inchangé par les reins.

Demi-vie : *Plasma* – de 12 à 22 heures ; *SNC* – 1,3 heure.

CONTRE-INDICATIONS ET PRÉCAUTIONS/ MISES EN GARDE

Contre-indications : Hypersensibilité, bradyarythmie grave, déficience du nœud SA

Précautions/mises en garde : Maladie cardiaque grave ou maladie vasculaire cérébrale ■ Insuffisance rénale ■ Personnes âgées (une réduction de la dose peut s'avérer nécessaire) ■ Grossesse ou allaitement (l'innocuité du médicament n'a pas été établie).

RÉACTIONS INDÉSIRABLES ET EFFETS SECONDAIRES

SNC : somnolence, dépression, étourdissements, nervosité, cauchemars.

CV : bradycardie, hypotension, palpitations.

GI : sécheresse de la bouche (xérostomie), constipation, nausées, vomissements.

GU : impuissance.

Tég. : rash, transpiration.
HÉ : rétention sodique.
Métab. : gain pondéral.
Divers : syndrome de sevrage.

C

INTERACTIONS

Médicament-médicament : Sédation accrue lors de l'usage concomitant de **dépresseurs du SNC** dont l'**alcool**, les **antihistaminiques**, les **analgésiques opiacés** et les **hypnosédatifs** ▪ Effets hypotenseurs additifs lors de l'administration concomitante d'autres **antihypertenseurs** et de **dérivés nitrés** ▪ Accentuation de la bradycardie lors de l'administration de **dépresseurs du myocarde** dont les **bêta-bloquants** ▪ Les **IMAO**, les **amphétamines**, les **bêta-bloquants**, la **prazosine** ou les **antidépresseurs tricycliques** peuvent réduire l'effet antihypertenseur de la clonidine ▪ Le syndrome de sevrage peut être amplifié lors de l'abandon du traitement par les **bêta-bloquants** ▪ La clonidine peut réduire l'efficacité de la **lévodopa** ▪ Risque accru de réactions cardiovasculaires indésirables lors de l'administration concomitante du **vérapamil**.

VOIES D'ADMINISTRATION ET POSOLOGIE

PO (adultes) : *Hypertension (dose initiale)* – 100 µg (0,1 mg), 2 fois par jour ; augmenter cette dose par paliers de 100 µg (0,1 mg) par jour, au besoin. La *dose d'entretien habituelle* est de 200 à 600 µg (de 0,2 à 0,6 mg) par jour, en 2 ou 3 prises fractionnées. *Bouffées de chaleur de la ménopause* – 0,05 mg, 2 fois par jour. **Usages non approuvés** : *Traitement de l'urgence hypertensive* – dose d'attaque de 200 µg (0,2 mg), puis 100 µg (0,1 mg), toutes les heures, jusqu'à la stabilisation de la pression artérielle ou jusqu'à concurrence de 800 µg (0,8 mg). Amorcer ensuite le traitement d'entretien. *Sevrage narcotique* – de 300 µg (0,3 mg) à 1,2 mg par jour ; on peut réduire cette dose de 50 % par jour, pendant 3 jours ; arrêter ensuite le traitement ou diminuer la dose de 100 à 200 µg (de 0,1 à 0,2 mg) par jour.

PO (personnes âgées) : Dose initiale de 100 µg (0,1 mg), administrée au coucher. Augmenter la dose selon les besoins.

PRÉSENTATION (version générique disponible)

Comprimés : 0,025 mg[Pr], 0,1 mg[Pr], 0,2 mg[Pr].

PHARMACODYNAMIE

	DÉBUT D'ACTION	PIC	DURÉE
PO	30 – 60 min	2 – 4 h	8 – 12 h

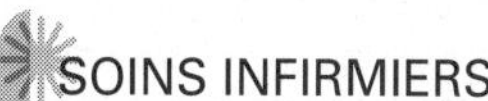

SOINS INFIRMIERS

ÉVALUATION DE LA SITUATION

- Effectuer le bilan des ingesta et des excreta et peser le patient tous les jours. Observer le patient tous les jours pour déceler la formation d'un œdème, particulièrement au début du traitement.
- Mesurer souvent la pression artérielle et le pouls pendant la période d'adaptation de la posologie et à intervalles réguliers pendant toute la durée du traitement. Signaler tout changement important.

Sevrage narcotique : Surveiller l'apparition des signes et des symptômes suivants de sevrage narcotique : tachycardie, fièvre, rhinorrhée, diarrhée, transpiration, nausées, vomissements, irritabilité, crampes d'estomac, frissons, pupilles excessivement dilatées, faiblesse, troubles du sommeil, chair de poule.

Tests de laboratoire :

- Le médicament peut entraîner une élévation transitoire de la glycémie.
- La clonidine peut réduire les concentrations urinaires de catécholamines et d'acide vanylmandélique ; ces concentrations peuvent s'accroître en cas de sevrage abrupt.
- Le médicament peut entraîner une réponse faiblement positive au test de Coombs.

DIAGNOSTICS INFIRMIERS POSSIBLES

- Risque d'accident (Effets secondaires).
- Connaissances insuffisantes sur le traitement médicamenteux (Enseignement au patient et à ses proches).

INTERVENTIONS INFIRMIÈRES

- Surveiller attentivement la pression artérielle.
- Administrer la dernière dose de la journée au coucher.

ENSEIGNEMENT AU PATIENT ET À SES PROCHES

- Expliquer au patient qu'il doit prendre la clonidine tous les jours, à la même heure, même s'il se sent mieux. S'il n'a pu prendre le médicament au moment habituel, il doit le prendre dès que possible. S'il n'a pu prendre plusieurs doses consécutives, lui conseiller de consulter un professionnel de la santé. Il faut arrêter tout traitement par la clonidine graduellement pendant 2 à 4 jours afin de prévenir l'hypertension rebond.

- Recommander au patient de faire des provisions suffisantes de médicament pour les fins de semaine, les congés et les vacances. Lui conseiller de garder une ordonnance dans son portefeuille pour parer à toute urgence.
- Prévenir le patient que la clonidine peut provoquer de la somnolence, effet indésirable qui diminue habituellement lors d'un usage prolongé. Lui conseiller de ne pas conduire et d'éviter les activités qui exigent sa vigilance jusqu'à ce qu'on ait la certitude que le médicament n'entraîne pas cet effet chez lui.
- Recommander au patient de changer lentement de position pour prévenir l'hypotension orthostatique. Le prévenir que l'alcool, une station debout prolongée, l'exercice et la chaleur peuvent intensifier l'hypotension orthostatique.
- Conseiller au patient souffrant de sécheresse de la bouche de se rincer fréquemment la bouche, de pratiquer une bonne hygiène buccale et de consommer de la gomme à mâcher ou des bonbons sans sucre. Si ce symptôme persiste pendant plus de deux semaines, lui recommander de consulter un professionnel de la santé.
- Mettre en garde le patient contre la consommation concomitante d'alcool ou d'autres dépresseurs du SNC.
- Conseiller au patient de consulter un professionnel de la santé avant de prendre un médicament en vente libre, et particulièrement des médicaments contre le rhume, la toux et les allergies.
- Recommander au patient qui doit suivre un autre traitement ou subir une intervention chirurgicale de prévenir le professionnel de la santé qu'il suit ce traitement antihypertenseur.
- Recommander au patient de prévenir un professionnel de la santé en cas de dépression, d'enflure des pieds et des membres inférieurs, de pâleur ou de froideur des doigts ou des orteils, de rêves saisissants ou de cauchemars. Ces symptômes, en particulier la dépression, peuvent dicter l'arrêt du traitement.

Hypertension :

- Inciter le patient à suivre d'autres mesures de réduction de l'hypertension : perdre du poids, réduire sa consommation de sel, arrêter de fumer, boire de l'alcool avec modération, faire régulièrement de l'exercice et diminuer le stress. La clonidine aide à stabiliser la pression artérielle, mais ne guérit pas l'hypertension.
- Montrer au patient et à ses proches comment mesurer la pression artérielle. Leur demander de prendre la pression artérielle au moins une fois par semaine et leur recommander de signaler tout changement important.

VÉRIFICATION DE L'EFFICACITÉ THÉRAPEUTIQUE

L'efficacité du traitement peut être démontrée par : la baisse de la pression artérielle ■ la diminution des signes et des symptômes de sevrage narcotique ■ la diminution des bouffées de chaleur de la ménopause. ✳

CLOPIDOGREL

Plavix

CLASSIFICATION :

Antiplaquettaire

Grossesse – catégorie B

INDICATIONS

Prévention secondaire des épisodes vasculaires ischémiques (infarctus du myocarde, accident vasculaire cérébral, décès par maladie vasculaire) chez les patients ayant des antécédents de maladie athéroscléreuse symptomatique (antécédents récents d'infarctus du myocarde, d'accident vasculaire cérébral ou de maladie vasculaire périphérique).

MÉCANISME D'ACTION

Inhibition de l'agrégation plaquettaire par l'inhibition irréversible de la liaison de l'adénosine-diphosphate (ADP) aux récepteurs des plaquettes. ***Effets thérapeutiques :*** Diminution du nombre d'épisodes athéroscléreux chez les patients à risque.

PHARMACOCINÉTIQUE

Absorption : Par suite de l'administration par voie orale, le médicament est bien absorbé, mais il est rapidement transformé en un métabolite doué d'effets antiplaquettaires. La molécule mère n'exerce aucun effet antiplaquettaire.
Distribution : Inconnue.

C

Liaison aux protéines: *Clopidogrel* – 98 %; *métabolite actif* – 94 %.
Métabolisme et excrétion: Le médicament est rapidement et complètement transformé par le foie en un métabolite actif, qui est ensuite éliminé à 50 % dans l'urine et à 45 % dans les fèces.
Demi-vie: 8 heures (métabolite actif).

CONTRE-INDICATIONS ET PRÉCAUTIONS/ MISES EN GARDE

Contre-indications: Hypersensibilité ▪ Saignements pathologiques (ulcère gastro-duodénal, hémorragie intra-crânienne) ▪ Atteinte hépatique grave ou ictère cholostatique.
Précautions/mises en garde: Patients présentant un risque d'hémorragie (traumatisme, intervention chirurgicale ou diverses pathologies) ▪ Antécédents d'hémorragie digestive ou d'ulcère ▪ Insuffisance hépatique grave ▪ Grossesse, allaitement ou enfants (l'innocuité du médicament n'a pas été établie; n'utiliser le clopidogrel chez les femmes enceintes que s'il est spécifiquement indiqué).

RÉACTIONS INDÉSIRABLES ET EFFETS SECONDAIRES

L'incidence des réactions indésirables est similaire à celle associée à l'aspirine.
SNC: dépression, étourdissements, fatigue, céphalées.
ORLO: épistaxis.
Resp.: toux, dyspnée.
CV: douleurs thoraciques, œdème, hypertension.
GI: HÉMORRAGIE DIGESTIVE, douleurs abdominales, diarrhée, dyspepsie, gastrite.
Tég.: prurit, purpura, rash.
Hémat.: HÉMORRAGIE, NEUTROPÉNIE.
Métab.: hypercholestérolémie.
Loc.: arthralgie, douleurs lombaires.

INTERACTIONS

Médicament-médicament: L'administration concomitante d'**abciximab**, d'**eptifibatide**, de **tirofiban**, d'**aspirine**, d'**AINS**, d'**héparine**, d'**héparinoïdes**, d'**agents thrombolytiques**, de **ticlopidine** ou de **warfarine** peut accroître le risque d'hémorragie ▪ Le clopidogrel peut inhiber le métabolisme de la **phénytoïne**, du **tolbutamide**, du **tamoxifène**, de la **warfarine**, du **torsémide**, de la **fluvastatine** et de nombreux **AINS** et en intensifier les effets.

VOIES D'ADMINISTRATION ET POSOLOGIE

PO (adultes): 75 mg, 1 fois par jour.

PRÉSENTATION

Comprimés: 75 mg[Pr].

PHARMACODYNAMIE (effets sur la fonction plaquettaire)

	DÉBUT D'ACTION	PIC	DURÉE
PO	24 h	3 – 7 jours	5 jours[†]

† Après l'arrêt du traitement.

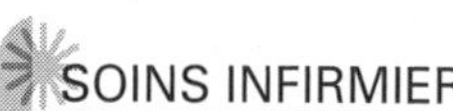

SOINS INFIRMIERS

ÉVALUATION DE LA SITUATION

- Suivre le patient à intervalles réguliers tout au long du traitement pour déceler les signes d'accident vasculaire cérébral, de maladie vasculaire périphérique et d'infarctus du myocarde.

***Tests de laboratoire*:**

- NOTER LE TEMPS DE SAIGNEMENT TOUT AU LONG DU TRAITEMENT. LE CLOPIDOGEL ALLONGE LE TEMPS DE SAIGNEMENT. CET EFFET DÉPEND DE LA DURÉE DU TRAITEMENT ET DE LA DOSE ADMINISTRÉE.
- NOTER LA NUMÉRATION GLOBULAIRE, LA FORMULE LEUCOCYTAIRE ET LA NUMÉRATION PLAQUETTAIRE À INTERVALLES RÉGULIERS TOUT AU LONG DU TRAITEMENT. LA NEUTROPÉNIE ET LA THROMBOCYTOPÉNIE PEUVENT SURVENIR, QUOIQUE RAREMENT.
- Le médicament peut élever les concentrations de bilirubine sérique, d'enzymes hépatiques, de cholestérol total, d'azote non protéique et d'acide urique.

DIAGNOSTICS INFIRMIERS POSSIBLES

- Risque d'accident (Indications, Effets secondaires).
- Connaissances insuffisantes sur le traitement médicamenteux (Enseignement au patient et à ses proches).

INTERVENTIONS INFIRMIÈRES

Administrer le clopidogrel une fois par jour, sans égard aux repas.

ENSEIGNEMENT AU PATIENT ET À SES PROCHES

- Expliquer au patient qu'il doit respecter rigoureusement la posologie recommandée. S'il n'a pu prendre le médicament au moment habituel, il doit le prendre aussitôt que possible, mais non pas juste avant l'heure prévue pour la dose suivante. Il ne faut jamais remplacer une dose manquée par une double dose.

- RECOMMANDER AU PATIENT DE SIGNALER IMMÉDIATEMENT À UN PROFESSIONNEL DE LA SANTÉ LES SYMPTÔMES SUIVANTS : FIÈVRE, FRISSONS, MAUX DE GORGE, SAIGNEMENTS INHABITUELS OU FORMATION D'ECCHYMOSES.
- Recommander au patient qui doit suivre un nouveau traitement ou subir une intervention chirurgicale d'avertir le professionnel de la santé qu'il suit ce traitement médicamenteux.
- Conseiller au patient de consulter un professionnel de la santé avant de prendre des médicaments en vente libre contenant de l'aspirine ou des AINS.

VÉRIFICATION DE L'EFFICACITÉ THÉRAPEUTIQUE

L'efficacité du traitement peut être démontrée par : la prévention des accidents vasculaires cérébraux, des infarctus du myocarde et du décès par maladie vasculaire chez les patients exposés à un tel risque.

CLORAZÉPATE

Apo-Clorazepate, Novo-Clopate, Tranxene

CLASSIFICATION :

Anxiolytique et hypnosédatif, anticonvulsivant (benzodiazépine)

Grossesse – catégorie inconnue

INDICATIONS

Traitement de l'anxiété ■ Traitement du sevrage alcoolique. **Usages non approuvés** : Traitement des crises partielles avec symptomatologie élémentaire.

MÉCANISME D'ACTION

Effet anxiolytique et dépression du SNC à de nombreux niveaux par stimulation des récepteurs inhibiteurs du GABA ■ Relaxation des muscles squelettiques par l'inhibition des voies polysynaptiques afférentes ■ Effets anticonvulsivants, accentuation de l'inhibition présynaptique. ***Effets thérapeutiques :*** Soulagement de l'anxiété ■ Sédation ■ Prévention des crises.

PHARMACOCINÉTIQUE

Absorption : Bonne absorption depuis le tractus gastro-intestinal sous forme de desméthyldiazépam.

Distribution : L'agent se répartit dans tout l'organisme. Il traverse le placenta et pénètre dans le lait maternel.

Métabolisme et excrétion : Le médicament est métabolisé par le foie. Une fraction du clorazépate est métabolisée en composés actifs.

Demi-vie : 48 heures.

CONTRE-INDICATIONS ET PRÉCAUTIONS/ MISES EN GARDE

Contre-indications : Hypersensibilité ■ Risque de sensibilité croisée avec d'autres benzodiazépines ■ Dépression préexistante du SNC ■ Douleur grave, rebelle à tout traitement ■ Glaucome à angle fermé ■ Myasthénie grave ■ Grossesse ou allaitement.

Précautions/mises en garde : Dysfonction hépatique préexistante ■ Comportement suicidaire ou antécédents de toxicomanie ou de pharmacodépendance ■ Personnes âgées ou patients débilités (réduire la dose) ■ Maladie pulmonaire grave.

RÉACTIONS INDÉSIRABLES ET EFFETS SECONDAIRES

SNC : étourdissements, somnolence, léthargie, sensation de tête légère, céphalées, dépression mentale, excitation paradoxale.

ORLO : vision trouble.

Resp. : dépression respiratoire.

GI : constipation, diarrhée, nausées, vomissements.

Tég. : rash.

Divers : dépendance physique, dépendance psychologique, tolérance aux effets du médicament.

INTERACTIONS

Médicament-médicament : Effets additifs sur la dépression du SNC lors de l'usage concomitant d'**alcool**, d'**antidépresseurs**, d'**antihistaminiques** et d'**analgésiques opiacés** ■ La **cimétidine**, les **contraceptifs oraux**, le **disulfirame**, la **fluoxétine**, l'**isoniazide**, le **kétoconazole**, le **métoprolol**, le **propoxyphène**, le **propranolol** et l'**acide valproïque** peuvent diminuer le métabolisme du clorazépate et en intensifier les effets ■ Le clorazépate peut réduire l'efficacité de la **lévodopa** ■ La **rifampine** et les **barbituriques** peuvent accélérer le métabolisme du clorazépate et en diminuer l'efficacité ■ La **théophylline** peut réduire les effets sédatifs du clorazépate.

C

VOIES D'ADMINISTRATION ET POSOLOGIE

- **PO (adultes):** *Anxiété* – de 7,5 à 15 mg, de 2 à 4 fois par jour. *Sevrage alcoolique* – initialement, 30 mg, puis 15 mg, de 2 à 4 fois par jour, le premier jour. Réduire graduellement la dose pendant les jours suivants.
- **PO (personnes âgées ou patients débilités):** *Anxiété* – initialement 3,75 mg 1 fois par jour, de préférence au coucher, puis augmenter la dose graduellement selon la tolérance et la réponse au traitement.

Usages non approuvés: anticonvulsivant

- **PO (adultes):** 7,5 mg, 3 fois par jour; on peut augmenter la dose par paliers de 7,5 mg par jour, au maximum, toutes les semaines (la dose quotidienne ne doit pas dépasser 90 mg).

PRÉSENTATION

Capsules: 3,75 mg^T\C, 7,5 mg^T\C, 15 mg^T\C.

PHARMACODYNAMIE (sédation)

	DÉBUT D'ACTION	PIC	DURÉE
PO	1 – 2 h	1 – 2 h	jusqu'à 24 h†

† Parfois prolongée chez les personnes âgées.

SOINS INFIRMIERS

ÉVALUATION DE LA SITUATION

- Suivre de près la somnolence, l'instabilité ou les gestes maladroits. Ces symptômes sont reliés à la dose et ils sont plus graves au début du traitement; ils peuvent s'affaiblir ou disparaître au cours d'un traitement prolongé.
- Le traitement prolongé avec des doses élevées peut entraîner la dépendance psychologique ou physique. Limiter la quantité de médicament dont peut disposer le patient.

Anxiété: Noter le degré d'anxiété et ses manifestations avant le traitement et à intervalles réguliers pendant toute sa durée.

Sevrage alcoolique: Rester à l'affût des symptômes suivants: tremblements, agitation, délirium et hallucinations. Protéger le patient contre les accidents.

Convulsions: Noter l'intensité, la durée et le siège des convulsions.

Tests de laboratoire:

- Chez les patients recevant un traitement prolongé, il faut noter à intervalles réguliers la numération globulaire complète et la fonction hépatique. Le médicament peut entraîner l'élévation des concentrations sériques de bilirubine, d'AST et d'ALT.
- Le médicament peut réduire le captage par la thyroïde de l'iodure de sodium et des isotopes ^{123}I et ^{131}I.

DIAGNOSTICS INFIRMIERS POSSIBLES

- Anxiété (Indications).
- Risque d'accident (Indications, Effets secondaires).
- Connaissances insuffisantes sur le traitement médicamenteux (Enseignement au patient et à ses proches).

INTERVENTIONS INFIRMIÈRES

- Administrer le médicament avec des aliments ou une boisson pour réduire l'irritation gastrique. Les capsules doivent être avalées telles quelles, sans les ouvrir.
- Ne pas administrer des antiacides dans l'heure qui suit la prise du clorazépate, car son absorption pourrait être retardée.

ENSEIGNEMENT AU PATIENT ET À SES PROCHES

- Expliquer au patient qu'il doit respecter scrupuleusement la posologie recommandée et qu'il ne doit ni sauter de dose ni remplacer une dose manquée par une double dose. Le sevrage brusque peut entraîner les symptômes suivants: état de mal épileptique, tremblements, nausées, vomissements, crampes musculaires et abdominales
- Prévenir le patient que le clorazépate peut provoquer de la somnolence et des étourdissements. Lui conseiller de ne pas conduire et d'éviter les activités qui exigent sa vigilance jusqu'à ce qu'on ait la certitude que le médicament n'entraîne pas ces effets chez lui.
- Recommander au patient d'éviter la consommation d'alcool ou de dépresseurs du SNC pendant le traitement au clorazépate.
- Conseiller à la patiente de prévenir immédiatement un professionnel de la santé si elle pense être enceinte.
- Recommander au patient qui doit suivre un autre traitement ou subir une intervention chirurgicale de prévenir le professionnel de la santé qu'il suit un traitement par ce médicament.
- Recommander au patient et à ses proches de signaler à un professionnel de la santé la fatigue

inhabituelle, les hémorragies, les maux de gorge, la fièvre, les selles couleur de glaise, le jaunissement de la peau ou les modifications du comportement.

- Insister sur l'importance des examens de suivi permettant de déterminer l'efficacité du traitement.

Crises épileptiques : Conseiller au patient de porter constamment sur lui une pièce d'identité où sont inscrits son problème de santé et son traitement médicamenteux.

VÉRIFICATION DE L'EFFICACITÉ THÉRAPEUTIQUE

L'efficacité du traitement peut être démontrée par : une sensation de mieux-être ▪ la diminution des symptômes subjectifs d'anxiété ▪ la maîtrise des symptômes aigus du sevrage alcoolique ▪ la diminution ou l'arrêt des crises d'épilepsie sans sédation excessive.

CLOTRIMAZOLE,

voir Antifongiques topiques et Antifongiques vaginaux

CLOXACILLINE,

voir Pénicillines résistantes à la pénicillinase

CLOZAPINE

Clozaril

CLASSIFICATION :

Antipsychotique

Grossesse – catégorie B

INDICATIONS

Traitement des patients schizophrènes qui ne répondent pas aux antipsychotiques classiques ou qui ne peuvent pas les tolérer.

MÉCANISME D'ACTION

Liaison aux récepteurs dopaminergiques du SNC ▪ Propriétés anticholinergiques et alpha-adrénolytiques ▪ Effets extrapyramidaux et réactions de dyskinésie tardive moindres que dans le cas des traitements antipsychotiques classiques, mais risque élevé d'anomalies hématologiques. ***Effets thérapeutiques :*** Diminution du comportement schizophrénique.

PHARMACOCINÉTIQUE

Absorption : Bonne absorption par suite de l'administration par voie orale.

Distribution : L'agent se répartit rapidement dans tout l'organisme ; il traverse la barrière hémato-encéphalique et le placenta.

Liaison aux protéines : 95 %.

Métabolisme et excrétion : Métabolisme de premier passage hépatique de la plus grande partie du médicament.

Demi-vie : De 8 à 12 heures.

CONTRE-INDICATIONS ET PRÉCAUTIONS/ MISES EN GARDE

Contre-indications : Hypersensibilité ▪ Aplasie médullaire ▪ Allaitement ▪ Dépression grave du SNC ou coma ▪ Malnutrition ou maladie cardiovasculaire, hépatique ou rénale ▪ Trouble épileptique non maîtrisé.

Précautions/mises en garde : Hypertrophie de la prostate ▪ Glaucome à angle fermé ▪ Diabète ▪ Enfants de moins de 16 ans (l'innocuité du médicament n'a pas été établie).

RÉACTIONS INDÉSIRABLES ET EFFETS SECONDAIRES

SNC : SYNDROME MALIN DES NEUROLEPTIQUES, CONVULSIONS, étourdissements, sédation.

ORLO : troubles de la vue.

CV : hypotension, tachycardie, modifications de l'ÉCG, hypertension.

GI : constipation, malaises abdominaux, sécheresse de la bouche (xérostomie), salivation accrue, nausées, vomissements.

Tég. : rash, transpiration.

End. : hyperglycémie.

Hémat. : AGRANULOCYTOSE, LEUCOPÉNIE.

SN : réactions extrapyramidales.

Divers : fièvre, gain pondéral.

INTERACTIONS

Médicament-médicament : Effets anticholinergiques additifs lors de l'administration concomitante d'autres **agents doués de propriétés anticholinergiques**, dont les **antihistaminiques**, la **quinidine**, le **disopyramide** et les **antidépresseurs** ▪ L'usage simultané d'**ISRS** (particulièrement la **fluvoxamine**) accroît les concentrations sanguines de clozapine et le risque de toxicité ■ Effets additifs sur la dépression du SNC lors de l'usage concomitant d'**alcool**, d'**antidépresseurs**, d'**antihistaminiques**, d'**analgésiques opiacés** ou d'**hypnosédatifs** ■ Effets hypotensifs additifs lors de l'administration concomitante d'**antihypertenseurs** et de **dérivés nitrés** et de l'ingestion de grandes quantités d'**alcool** ■ Risque accru d'aplasie médullaire lors de l'administration concomitante d'**agents dépresseurs de la moelle osseuse** ou d'une **radiothérapie** ■ Le **lithium**, administré simultanément, peut élever le risque d'effets indésirables sur le SNC, dont les risques de convulsions.

VOIES D'ADMINISTRATION ET POSOLOGIE

PO (adultes): Dose initiale de 12,5 mg, 1 ou 2 fois par jour, le premier jour, puis 25 mg, 1 ou 2 fois par jour, le deuxième jour. Si le produit est bien toléré, augmenter la dose par paliers de 25 à 50 mg par jour pendant une période de 2 semaines pour atteindre une dose cible de 300 à 450 mg par jour. Au-dessus de ce palier, on peut augmenter la dose jusqu'à concurrence de 100 mg par jour, 1 ou 2 fois par semaine, sans dépasser 900 mg par jour.

PRÉSENTATION

Comprimés: 25 mg^Pr^, 100 mg^Pr^.

PHARMACODYNAMIE (effet antipsychotique)

	DÉBUT D'ACTION	PIC	DURÉE
PO	inconnu	plusieurs semaines	4 – 12 heures

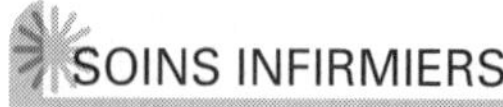

SOINS INFIRMIERS

ÉVALUATION DE LA SITUATION

- Déterminer, avant le traitement et à intervalles réguliers pendant toute sa durée, l'état mental du patient (délire, hallucinations, comportement).
- Mesurer le pouls et la pression artérielle (en position assise, en station debout et en décubitus) avant l'administration initiale et fréquemment pendant la période initiale d'adaptation de la posologie.
- Observer attentivement le patient pendant qu'il prend le médicament pour s'assurer qu'il l'a bien avalé.
- Suivre de près le patient pour déceler l'acathisie (agitation ou désir de bouger continuellement) et les symptômes extrapyramidaux (*symptômes parkinsoniens*: difficulté d'élocution ou de déglutition, perte de l'équilibre, mouvements d'émiettement, faciès figé, démarche traînante, rigidité, tremblements, spasmes musculaires dystoniques, torsions, secousses musculaires, incapacité de bouger les yeux, faiblesse des bras ou des jambes), tous les 2 mois pendant la durée du traitement et de 8 à 12 semaines après qu'il a cessé. Informer immédiatement le médecin ou un autre professionnel de la santé de l'apparition de ces symptômes; il peut s'avérer nécessaire de réduire la dose ou d'abandonner le traitement. On peut administrer du trihexyphénidyle ou de la diphenhydramine pour maîtriser ces symptômes.
- Bien qu'on n'ait jamais signalé un tel effet avec la clozapine, suivre de près l'apparition de la dyskinésie tardive qui se traduit par les symptômes suivants: mouvements rythmiques des mâchoires, de la bouche, du visage et des membres; émission de bruits secs avec les lèvres, moue; gonflement des joues; mastication incontrôlée; mouvements rapides de la langue. Signaler immédiatement l'apparition de ces symptômes, car de tels effets secondaires peuvent être irréversibles.
- Suivre la fréquence des défécations et noter la consistance des selles. Une consommation accrue de fibres alimentaires et de liquides peut aider à réduire la constipation.
- LA CLOZAPINE ABAISSE LE SEUIL DE CONVULSION. PRENDRE LES PRÉCAUTIONS DE MISE DANS LE CAS DU PATIENT AYANT DES ANTÉCÉDENTS DE TROUBLE ÉPILEPTIQUE.
- Une fièvre passagère peut se manifester, particulièrement au cours des 3 premières semaines de traitement. Elle se résorbe habituellement d'elle-même, mais elle peut parfois dicter l'arrêt du traitement. SUIVRE DE PRÈS L'APPARITION DES SYMPTÔMES SUIVANTS DU SYNDROME MALIN DES NEUROLEPTIQUES: FIÈVRE, DÉPRESSION RESPIRATOIRE, TACHYCARDIE, CONVULSIONS, DIAPHORÈSE, HYPERTENSION OU HYPOTENSION, PÂLEUR, FATIGUE. SIGNALER IMMÉDIATEMENT AU PROFESSIONNEL DE LA SANTÉ L'APPARITION DE CES SYMPTÔMES.

Tests de laboratoire: LE TRAITEMENT NE PEUT ÊTRE AMORCÉ QUE LORSQUE LA NUMÉRATION ET LA FORMULE LEUCOCYTAIRES SONT NORMALES. CES ÉPREUVES DOIVENT ÊTRE EFFECTUÉES ENSUITE AU

MOINS 1 FOIS PAR SEMAINE AU COURS DES 26 PREMIÈRES SEMAINES DE TRAITEMENT, ET AU MOINS TOUTES LES 2 SEMAINES PAR LA SUITE SELON L'ÉTAT CLINIQUE DU PATIENT. EN RAISON DU RISQUE D'AGRANULOCYTOSE, ON NE PEUT SE PROCURER LA CLOZAPINE QUE PAR L'INTERMÉDIAIRE D'UN RÉSEAU DE DISTRIBUTION EXIGEANT L'EXÉCUTION D'ANALYSES HÉMATOLOGIQUES TOUTES LES 1 OU 2 SEMAINES AVANT QUE NE SOIT REMISE LA PROVISION DE MÉDICAMENT POUR LA PÉRIODE SUIVANTE. SI LE NOMBRE DE LEUCOCYTES TOMBE AU-DESSOUS DE $2{,}0 \times 10^9$/L OU LE NOMBRE ABSOLU DE POLYNUCLÉAIRES NEUTROPHILES AU-DESSOUS DE $1{,}5 \times 10^9$/L, INTERROMPRE L'ADMINISTRATION DE LA CLOZAPINE ET RESTER À L'AFFÛT DES SIGNES ET DES SYMPTÔMES D'INFECTION.

Toxicité et surdosage :

- En cas de surdosage, il faut administrer du charbon activé et assurer un traitement de soutien. Observer le patient pendant plusieurs jours en raison du risque d'effets tardifs.
- Éviter d'administrer de l'épinéphrine et ses dérivés pour traiter l'hypotension et de la quinidine et du procaïnamide pour réduire les arythmies.

DIAGNOSTICS INFIRMIERS POSSIBLES

- Risque de violence envers soi et envers les autres (Indications).
- Opérations de la pensée perturbées (Indications).
- Risque d'accident (Effets secondaires).

INTERVENTIONS INFIRMIÈRES

Administrer les capsules avec des aliments ou du lait pour réduire l'irritation gastrique.

ENSEIGNEMENT AU PATIENT ET À SES PROCHES

- Expliquer au patient qu'il doit respecter scrupuleusement la posologie recommandée. Les patients suivant un traitement prolongé doivent être sevrés graduellement pendant une période de 1 à 2 semaines.
- Mettre en garde le patient contre le risque de symptômes extrapyramidaux. L'inciter à prévenir immédiatement un professionnel de la santé si ces symptômes se manifestent.
- Recommander au patient de changer lentement de position afin de réduire les risques d'hypotension orthostatique.
- Prévenir le patient que la clozapine peut provoquer des convulsions et de la somnolence. Lui conseiller de ne pas conduire et d'éviter les activités qui exigent sa vigilance durant le traitement à la clozapine
- Mettre en garde le patient contre la consommation d'alcool ou d'autres dépresseurs du SNC ou de médicaments en vente libre sans avoir consulté au préalable un professionnel de la santé.
- Conseiller au patient de se rincer fréquemment la bouche, de pratiquer une bonne hygiène orale et de consommer de la gomme à mâcher ou des bonbons sans sucre pour soulager la sécheresse de la bouche.
- Recommander au patient qui doit suivre un autre traitement ou subir une intervention chirurgicale d'avertir le professionnel de la santé qu'il suit un traitement avec ce médicament.
- Conseiller au patient d'informer rapidement un professionnel de la santé de l'apparition des symptômes suivants : maux de gorge, fièvre, léthargie, faiblesse, malaises ou symptômes pseudo-grippaux. Demander à la patiente d'avertir un professionnel de la santé si elle est enceinte ou désire le devenir.
- Insister sur l'importance des examens réguliers de suivi, des examens de la vue, des examens diagnostiques et de la psychothérapie.

VÉRIFICATION DE L'EFFICACITÉ THÉRAPEUTIQUE

L'efficacité du traitement peut être démontrée par : la diminution du comportement schizophrénique. ✳

CODÉINE

Codéine Contin, Codéine phosphate, Lintus

CLASSIFICATION :

Antitussif, analgésique opiacé (agoniste)

Grossesse – catégorie C

INDICATIONS

Traitement de la douleur légère à modérée ■ Traitement de la toux (faibles doses) ■ **Préparation à action prolongée** : Traitement de la douleur légère à modérée nécessitant l'usage prolongé d'un analgésique opiacé. **Usages non approuvés** : Traitement de la diarrhée.

MÉCANISME D'ACTION

Liaison aux récepteurs opiacés du SNC. Modification de la perception des stimuli douloureux et de la réaction à la douleur tout en produisant une dépression généralisée du SNC ■ Réduction du réflexe de la toux ■ Diminution de la motilité du tractus gastro-intestinal. ***Effets thérapeutiques :*** Diminution de l'intensité de la douleur ■ Suppression du réflexe de la toux ■ Diminution de la diarrhée.

C

PHARMACOCINÉTIQUE

Absorption : Une fraction de 50 % est absorbée depuis le tractus gastro-intestinal. Le médicament est entièrement absorbé à partir des points d'injection IM. Les doses orale et parentérale ne sont pas équivalentes.

Distribution : L'agent se répartit dans tout l'organisme. Il traverse le placenta et pénètre dans le lait maternel.

Métabolisme et excrétion : Le médicament est surtout métabolisé par le foie. Une fraction de 10 % est transformée en morphine et une fraction de 5 à 15 % est excrétée à l'état inchangé dans l'urine.

Demi-vie : De 2,5 à 4 heures.

CONTRE-INDICATIONS ET PRÉCAUTIONS/ MISES EN GARDE

Contre-indications : Hypersensibilité ■ Crise d'asthme ou autres troubles obstructifs des voies respiratoires supérieures et dépression respiratoire aiguë ■ Diarrhée due à un empoisonnement (toxine) ■ Prise concomitante d'un IMAO (ou dans les 14 jours qui suivent un tel traitement).

Précautions/mises en garde : Traumatisme crânien ■ Pression intracrânienne accrue ■ Maladies hépatique, rénale ou pulmonaire graves ■ Hypothyroïdie ■ Insuffisance surrénalienne ■ Alcoolisme ■ Personnes âgées ou patients débilités (réduire la dose ; ces patients sont davantage exposés au risque de dépression du SNC et de constipation) ■ Douleurs abdominales non diagnostiquées ■ Hypertrophie de la prostate ■ Précédents d'utilisation pendant le travail de l'accouchement ; risque de dépression respiratoire chez le nouveau-né ■ Grossesse et allaitement (éviter l'administration prolongée).

RÉACTIONS INDÉSIRABLES ET EFFETS SECONDAIRES

SNC : confusion, sédation, dysphorie, euphorie, sensation de flottement, hallucinations, céphalées, rêves bizarres.

ORLO : vision trouble, diplopie, myosis.

Resp. : dépression respiratoire.

CV : hypotension, bradycardie.

GI : constipation, nausées, vomissements.

GU : rétention urinaire.

Tég. : rougeur de la peau, transpiration.

Divers : dépendance physique, dépendance psychologique, tolérance à l'effet du médicament.

INTERACTIONS

Médicament-médicament : ADMINISTRER LA CODÉINE AVEC UNE EXTRÊME PRUDENCE CHEZ LES PATIENTS PRENANT DES **IMAO** (la dose initiale doit être réduite à 25 % de la dose habituelle) ■ Effet additif sur la dépression du SNC lors de l'usage concomitant d'**alcool**, d'**antidépresseurs**, d'**antihistaminiques** et d'**hypnosédatifs** ■ L'administration concomitante d'**antagonistes partiels (buprénorphine, butorphanol, nalbuphine ou pentazocine)** peut déclencher un syndrome de sevrage aux opiacés chez les patients ayant une dépendance physique à ces substances ■ Risque de diminution de l'effet analgésique de la codéine lors de l'administration simultanée de **nalbuphine** ou de **pentazocine**.

VOIES D'ADMINISTRATION ET POSOLOGIE

PO (adultes) : *Analgésique* – de 15 à 60 mg, toutes les 3 à 6 heures, selon les besoins. *Antitussif* – de 10 à 20 mg, toutes les 4 à 6 heures, selon les besoins (ne pas dépasser 120 mg par jour). **Usages non approuvés :** *Antidiarrhéique* – 30 mg, jusqu'à 4 fois par jour.

PO (enfants de 6 à 12 ans) : *Analgésique* – 0,5 mg/kg, toutes les 4 à 6 heures (jusqu'à 4 fois par jour), selon les besoins. *Antitussif* – de 5 à 10 mg, toutes les 4 à 6 heures, selon les besoins (ne pas dépasser 60 mg par jour).

PO (enfants de 2 à 5 ans) : *Analgésique* – 0,5 mg/kg, toutes les 4 à 6 heures (jusqu'à 4 fois par jour), selon les besoins. *Antitussif* – de 0,15 à 0,25 mg/kg, jusqu'à 4 fois par jour.

Préparation à action prolongée (PO) : *Analgésique* – Il faut calculer la dose quotidienne totale approximative de codéine phosphate par voie orale qui devrait procurer une analgésie équivalente. On administre une dose de la préparation à action prolongée environ 25 % moindre, divisée en 2 prises égales, administrées à 12 heures d'intervalle.

IM, SC (adultes) : *Analgésique* – de 15 à 60 mg, toutes les 4 à 6 heures, selon les besoins.

IM, SC (enfants et nourrissons) : *Analgésique* – 0,5 mg/kg, toutes les 4 à 6 heures, selon les besoins.

PRÉSENTATION (version générique disponible)

Comprimés : 15 mg[N], 30 mg[N], 60 mg[N] ■ **Comprimés à libération prolongée :** 50 mg[N], 100 mg[N], 150 mg[N],

200 mg[N] ■ **Solution orale**: 10 mg/5 mL[N], 15 mg/5 mL[N] ■ **Solution pour injection**: 30 mg/mL[N], 60 mg/mL[N] ■ **En association avec**: antihistaminiques, décongestionnants, antipyrétiques, caféine, butalbital et analgésiques non opiacés[N].

PHARMACODYNAMIE (analgésie)

	DÉBUT D'ACTION	PIC	DURÉE
PO	30 – 45 min	60 – 120 min	4 h
IM	10 – 30 min	30 – 60 min	4 h
SC	10 – 30 min	inconnu	4 h

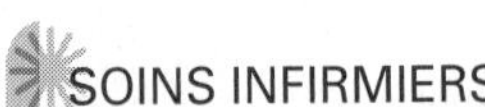

SOINS INFIRMIERS

ÉVALUATION DE LA SITUATION

- Mesurer la pression artérielle, le pouls et la fréquence respiratoire avant l'administration du médicament et à intervalles réguliers tout au long du traitement. Si la fréquence respiratoire est < 10 respirations par minute, évaluer le niveau de sédation. Des stimuli physiques peuvent suffire pour prévenir une hypoventilation marquée. Il peut être nécessaire de réduire la dose de 25 à 50 %. La somnolence observée au début du traitement diminuera au cours d'un traitement prolongé.
- Déterminer les habitudes d'élimination intestinale à intervalles réguliers. Pour réduire les effets constipants du médicament, augmenter l'apport de liquides et de fibres alimentaires et administrer des laxatifs. Sauf contre-indication, des laxatifs stimulants devraient être administrés systématiquement si le traitement par l'opiacé dure plus de 2 ou 3 jours.

Douleur:

- Noter le type de douleur, son siège et son intensité avant l'administration du médicament et 60 minutes (pic) après. Lors de l'adaptation de la posologie, on devrait augmenter la dose par paliers de 25 à 50 % jusqu'à ce qu'on obtienne une réduction de 50 % de la douleur sur une échelle numérique ou analogique visuelle ou jusqu'à ce que le patient signale un soulagement adéquat de la douleur. On peut administrer sans danger une dose additionnelle lorsque la concentration de médicament atteint un pic, si la dose précédente s'est avérée inefficace et si les effets secondaires ont été minimes.
- On devrait utiliser un tableau des analgésiques équivalents (voir l'annexe A) lorsqu'on change de voie d'administration ou lorsqu'on substitue un opiacé à un autre.
- L'usage prolongé peut entraîner la dépendance physique et psychologique ainsi qu'une tolérance à l'effet du médicament, mais cela ne doit pas empêcher le patient de recevoir une quantité suffisante d'analgésique. La psychodépendance est rare chez la plupart des patients qui reçoivent de la codéine pour le soulagement de la douleur. Si des doses de plus en plus élevées sont nécessaires, on devrait envisager de passer à un opiacé plus puissant.

Toux: Noter la fréquence et la nature de la toux, ausculter le murmure vésiculaire tout au long du traitement antitussif.

Tests de laboratoire: La codéine peut entraîner l'élévation des concentrations plasmatiques d'amylase et de lipase.

Toxicité et surdosage: Si on doit administrer un antagoniste opiacé pour renverser la dépression respiratoire ou le coma, la naloxone (Narcan) est l'antidote. Diluer 0,4 mg de naloxone dans 10 mL de solution de NaCl 0,9 % et administrer 0,5 mL (0,02 mg) par bolus intraveineux direct, toutes les 2 minutes. Dans le cas des enfants et des patients pesant moins de 40 kg, diluer 0,1 mg de naloxone dans 10 mL de solution de NaCl 0,9 %, pour obtenir une concentration de 10 µg/mL et administrer 0,5 µg/kg, toutes les 2 minutes. Réduire graduellement la dose pour prévenir les symptômes de sevrage, les crises convulsives et la douleur intense.

DIAGNOSTICS INFIRMIERS POSSIBLES

- Douleur aiguë (Indications).
- Trouble de la perception visuelle et auditive (Effets secondaires).
- Risque d'accident (Effets secondaires).

INTERVENTIONS INFIRMIÈRES

- Expliquer au patient le rôle thérapeutique du médicament, avant de l'administrer, pour en augmenter l'effet analgésique.
- Les doses administrées selon un horaire fixe peuvent être plus efficaces que celles administrées sur demande. Le médicament s'avère plus efficace s'il est administré avant que la douleur ne devienne intense.
- Les analgésiques non opiacés, administrés simultanément, peuvent exercer des effets analgésiques additifs, ce qui permet parfois de diminuer la dose de l'opiacé.

- Après un traitement prolongé, interrompre l'administration de la codéine graduellement pour prévenir les symptômes de sevrage.
- La codéine est présentée en association avec des analgésiques non opiacés (aspirine, acétaminophène ; n° 2 = 15 mg, n° 3 = 30 mg, n° 4 = 60 mg de codéine). La distribution de la codéine, seule et en association, doit respecter les exigences du Règlement sur les stupéfiants, régi par le Bureau des substances contrôlées de Santé Canada (voir l'annexe B).

PO : Administrer avec des aliments ou du lait pour réduire l'irritation gastrique.

Préparation à action prolongée : Il ne faut pas mâcher ni écraser les comprimés.

SC, IM : Ne pas administrer la solution si elle a fortement changé de couleur ou si elle renferme un précipité.

IV directe : La codéine est habituellement administrée par voie IM ou SC, mais on l'a déjà administrée par injection IV lente.

Associations compatibles dans la même seringue : glycopyrrolate ▪ hydroxyzine.

ENSEIGNEMENT AU PATIENT ET À SES PROCHES

- Expliquer au patient ce qu'on entend par administration sur demande et à quel moment il doit réclamer l'analgésique.
- Prévenir le patient que la codéine peut provoquer des étourdissements et de la somnolence. Lui recommander de demander de l'aide lorsqu'il se déplace et de ne pas fumer lorsqu'il est seul. Lui conseiller de ne pas conduire et d'éviter les activités qui exigent sa vigilance jusqu'à ce qu'on ait la certitude que le médicament n'entraîne pas ces effets chez lui.
- Recommander au patient de changer lentement de position pour diminuer le risque d'hypotension orthostatique.
- Recommander au patient de ne pas boire d'alcool et de ne pas prendre d'autres dépresseurs du SNC en même temps que la codéine.
- Recommander au patient de tourner dans le lit, de tousser et de faire des exercices de respiration profonde toutes les deux heures pour prévenir l'atélectasie.
- Conseiller au patient de se rincer fréquemment la bouche, de pratiquer une bonne hygiène orale et de consommer de la gomme à mâcher ou des bonbons sans sucre pour soulager la sécheresse de la bouche.

VÉRIFICATION DE L'EFFICACITÉ THÉRAPEUTIQUE

L'efficacité du traitement peut être démontrée par : la diminution de l'intensité de la douleur sans modification importante de l'état de la conscience ou de l'état de la respiration ▪ la suppression de la toux ▪ la maîtrise de la diarrhée.

COLCHICINE

Colchicine

CLASSIFICATION :

Antigoutteux

Grossesse – catégorie C

INDICATIONS

Traitement des accès aigus d'arthrite goutteuse (crises de goutte) (doses élevées) ▪ Prévention des accès récurrents de goutte (doses faibles). **Usages non approuvés :** Traitement de la cirrhose hépatique et de la fièvre familiale méditerranéenne, de diverses amyloses, du syndrome de Behçet, de la péricardite et d'autres maladies.

MÉCANISME D'ACTION

Diminution de la production d'acide lactique par les leucocytes et diminution de la formation de dépôts de cristaux d'urate et de la réaction inflammatoire qui s'ensuit. ***Effets thérapeutiques :*** Atténuation de la douleur et de l'inflammation lors d'accès aigus de goutte ▪ Prévention de la récurrence des accès de goutte.

PHARMACOCINÉTIQUE

Absorption : La colchicine est absorbée depuis le tractus gastro-intestinal ; elle pénètre ensuite de nouveau dans le tractus à partir des sécrétions biliaires et elle peut être absorbée une fois de plus.

Distribution : Le médicament se concentre dans les leucocytes.

Métabolisme et excrétion : Le médicament est partiellement métabolisé par le foie. Il est sécrété avec la bile dans le tractus gastro-intestinal et est éliminé dans les fèces. Une petite quantité est excrétée dans l'urine.

Demi-vie : 20 minutes (plasma), 60 heures (leucocytes).

CONTRE-INDICATIONS ET PRÉCAUTIONS/ MISES EN GARDE

Contre-indications: Hypersensibilité ■ Insuffisance rénale (Cl_{Cr} < 10 mL/minute), maladie gastro-intestinale ou maladie cardiaque grave.

Précautions/mises en garde: Personnes âgées ou patients débilités (risque de toxicité cumulative) ■ Insuffisance rénale (réduire la dose si la Cl_{Cr} < 50 mL/minute) ■ Grossesse, allaitement ou enfants (l'innocuité du médicament n'a pas été établie).

RÉACTIONS INDÉSIRABLES ET EFFETS SECONDAIRES

GI: diarrhée, nausées, vomissements, douleurs abdominales.
GU: anurie, hématurie, lésions rénales.
Tég.: alopécie.
Hémat.: AGRANULOCYTOSE, ANÉMIE APLASIQUE, leucopénie, thrombocytopénie.
SN: névrite périphérique.

INTERACTIONS

Médicament-médicament: Risque accru d'aplasie médullaire lors de l'administration concomitante d'**agents dépresseurs de la moelle osseuse** ou d'une **radiothérapie** ■ L'administration concomitante d'**AINS** entraîne une augmentation des effets indésirables gastro-intestinaux ■ La colchicine peut entraîner la malabsorption réversible de la **vitamine B_{12}**.

VOIES D'ADMINISTRATION ET POSOLOGIE

PO (adultes): *Traitement des accès aigus* – de 1 à 1,2 mg, puis de 0,5 à 0,6 mg, toutes les 2 heures, jusqu'au soulagement des symptômes, jusqu'à ce que des effets indésirables gastro-intestinaux surviennent ou jusqu'à ce qu'une dose cumulative totale de 4 à 8 mg soit atteinte, ou 1,2 mg, toutes les 12 heures, pour 3 doses au maximum. *Prophylaxie* – de 0,5 à 0,6 mg par jour (on peut administrer cette dose jusqu'à 3 fois par jour ou seulement de 1 à 4 fois par semaine).

PRÉSENTATION (version générique disponible)

Comprimés: 0,6 mg[Pr], 1 mg[Pr].

PHARMACODYNAMIE (effet anti-inflammatoire)

	Début d'action	Pic	Durée
PO	12 h	24 – 72 h	inconnue

SOINS INFIRMIERS

ÉVALUATION DE LA SITUATION

- Suivre de près les douleurs articulaires, l'enflure et la mobilité des articulations pendant toute la durée du traitement. Au début du traitement, noter la réponse thérapeutique toutes les heures ou deux.
- Effectuer le bilan des ingesta et des excreta. Inciter le patient à boire beaucoup de liquides pour favoriser un débit urinaire d'au moins 2 000 mL par jour.

Tests de laboratoire:

- NOTER LA NUMÉRATION GLOBULAIRE COMPLÈTE AU DÉBUT DU TRAITEMENT ET À INTERVALLES RÉGULIERS CHEZ LES PATIENTS SUIVANT UN TRAITEMENT DE LONGUE DURÉE ; SIGNALER TOUTE MODIFICATION IMPORTANTE DE L'UN DES RÉSULTATS. LA COLCHICINE PEUT PROVOQUER UNE BAISSE DE LA NUMÉRATION PLAQUETTAIRE, LA LEUCOPÉNIE, L'ANÉMIE APLASIQUE ET L'AGRANULOCYTOSE.
- La colchicine peut entraîner l'élévation des concentrations d'AST et de phosphatase alcaline.
- Le médicament peut entraîner des résultats faussement positifs au dosage de l'hémoglobine urinaire.
- La colchicine peut fausser les résultats du dosage des 17-hydroxycorticostéroïdes dans l'urine.

Toxicité et surdosage: Observer le patient à la recherche des symptômes suivants de toxicité : faiblesse, malaises abdominaux, nausées, vomissements, diarrhée. Si ces symptômes se manifestent, arrêter le traitement et prévenir le médecin ou un autre professionnel de la santé. La diarrhée peut dicter l'amorce d'un traitement par des opiacés.

DIAGNOSTICS INFIRMIERS POSSIBLES

- Douleur aiguë (Indications).
- Mobilité physique réduite (Indications).
- Connaissances insuffisantes sur le traitement médicamenteux (Enseignement au patient et à ses proches).

INTERVENTIONS INFIRMIÈRES

- Un traitement intermittent peut être prescrit avec un arrêt de la médication de 3 jours entre les cures afin de réduire le risque de toxicité.
- Administrer le médicament avec des aliments pour réduire l'irritation gastrique.

C

- Ne pas administrer des doses additionnelles de colchicine pendant les 3 jours qui suivent le traitement d'une crise.

ENSEIGNEMENT AU PATIENT ET À SES PROCHES

- Expliquer au patient le schéma posologique. S'il n'a pas pu prendre le médicament au moment habituel, il doit le prendre aussitôt que possible à moins que ce ne soit presque l'heure prévue pour la dose suivante. Le prévenir qu'il ne faut jamais remplacer une dose manquée par une double dose.
- Recommander aux patients prenant des doses prophylactiques de ne pas augmenter à des doses thérapeutiques lors d'un accès aigu, afin de prévenir le risque de toxicité. Pour traiter les accès aigus, il faudrait prendre un AINS ou un glucocorticoïde, préférablement administré par injection intrasynoviale.
- Inciter le patient à suivre les recommandations des professionnels de la santé concernant la perte de poids, le régime alimentaire et la consommation d'alcool.
- Conseiller au patient de signaler immédiatement les nausées, les vomissements, les douleurs abdominales, la diarrhée, les saignements et les ecchymoses inhabituels, les maux de gorge, la fatigue, les malaises ou le rash. Lui recommander d'interrompre le traitement si des symptômes gastriques, évocateurs de toxicité, se manifestent.
- Une intervention chirurgicale peut déclencher un accès aigu de goutte. Recommander au patient de consulter un professionnel de la santé au sujet de la prise de colchicine 3 jours avant une intervention chirurgicale ou un traitement dentaire.

VÉRIFICATION DE L'EFFICACITÉ THÉRAPEUTIQUE

L'efficacité du traitement peut être démontrée par : l'atténuation de la douleur et de l'inflammation des articulations touchées dans les 12 heures ▪ le soulagement des symptômes dans les 24 à 48 heures ▪ la prévention des accès aigus de goutte.

COLESTIPOL,
voir Chélateurs des acides biliaires

CONTRACEPTIFS HORMONAUX

contraceptifs oraux monophasiques

désogestrel/éthinylœstradiol
Marvelon, Ortho-Cept

éthynodiol/éthinylœstradiol
Demulen 30

lévonorgestrel/éthinylœstradiol
Alesse, Min-Ovral

noréthindrone/éthinylœstradiol
Brevicon 0,5/35, Brevicon 1/35, Loestrin 1,5/30, Minestrin 1/20, Ortho 0,5/35, Ortho 1/35, Select 0,5/35, Select 1/35

noréthindrone/mestranol
Ortho-Novum 1/50

norgestimate/éthinylœstradiol
Cyclen

norgestrel/éthinylœstradiol
Lo-Femeral, Ovral

contraceptifs oraux biphasiques

noréthindrone/éthinylœstradiol
Ortho 10/11

contraceptifs oraux triphasiques

lévonorgestrel/éthinylœstradiol
Triphasil, Triquilar

noréthindrone/éthinylœstradiol
Ortho 7/7/7, Synphasic

norgestimate/éthinylœstradiol
Tri-Cyclen

contraceptifs oraux à base de progestatifs seulement

noréthindrone
Micronor

norgestrel
Ce médicament n'est pas commercialisé au Canada.

contraceptifs oraux à libération progressive d'œstrogènes

éthinylœstradiol/noréthindrone
Ce médicament n'est pas commercialisé au Canada.

implant contraceptif
lévonorgestrel
Norplant

contraceptifs d'urgence
éthinylœstradiol/lévonorgestrel
Preven
lévonorgestrel
Plan B

contraceptif injectable
médroxyprogestérone
Depo-Provera

CLASSIFICATION :
Œstrogènes, progestatifs ou contraceptifs hormonaux
Grossesse – catégorie X

INDICATIONS
Prévention de la grossesse ▪ Régulation du cycle menstruel ▪ Contraception d'urgence (certains produits) ▪ Traitement de l'acné, en cas d'échec du traitement topique, chez les femmes > 14 ans qui souhaitent prendre un contraceptif et qui n'ont aucun problème de santé (certains produits).

MÉCANISME D'ACTION
Contraceptifs oraux monophasiques : Libération d'une dose fixe d'œstrogènes et de progestatifs pendant un cycle de 21 jours. Inhibition de l'ovulation par la suppression de l'hormone folliculostimulante et de l'hormone lutéinisante. Le contraceptif peut modifier la muqueuse du col cervical et la cavité endométriale, empêchant la fécondation de l'ovule par le spermatozoïde et l'implantation de l'œuf ▪ **Contraceptifs oraux biphasiques :** Inhibition de l'ovulation par la suppression de l'hormone folliculostimulante et de l'hormone lutéinisante. Le contraceptif peut modifier la muqueuse du col cervical et la cavité endométriale, empêchant la fécondation de l'ovule par le spermatozoïde et l'implantation de l'œuf. De plus, les plus petites doses de progestatifs libérées pendant la phase 1 favorisent la prolifération de l'endomètre. Les doses plus élevées, libérées pendant la phase 2, font passer l'endomètre de la phase proliférative à la phase sécrétoire ▪ **Contraceptifs oraux triphasiques :** Inhibition de l'ovulation par la suppression de l'hormone folliculostimulante et de l'hormone lutéinisante. Le contraceptif peut modifier la muqueuse du col cervical et la cavité endométriale, empêchant la fécondation de l'ovule par le spermatozoïde et l'implantation de l'œuf. Les doses variables d'œstrogènes et de progestatifs peuvent mieux simuler les fluctuations hormonales naturelles ▪ **Contraceptifs oraux à libération progressive d'œstrogènes :** Production d'une quantité constante de progestatifs avec 3 doses progressives d'œstrogènes ▪ **Contraceptifs à base de progestatifs seulement et implant contraceptif :** Mécanisme d'action inconnu. Le contraceptif peut modifier la muqueuse du col cervical et la cavité endométriale, empêchant la fécondation de l'ovule par le spermatozoïde et l'implantation de l'œuf. L'ovulation peut également être supprimée ▪ **Injection de médroxyprogestérone :** Inhibition de la sécrétion de gonadotrophines, de la maturation des follicules et de l'ovulation. Amincissement de l'endomètre. ***Effets thérapeutiques :*** Prévention de la grossesse.

PHARMACOCINÉTIQUE
Absorption : Bonne absorption par suite de l'administration par voie orale. Absorption lente par suite de l'injection IM ou de l'implantation sous la peau.
Distribution : Inconnue.
Métabolisme et excrétion : Ces agents sont surtout métabolisés par le foie.
Demi-vie : Inconnue.

CONTRE-INDICATIONS ET PRÉCAUTIONS/ MISES EN GARDE
Contre-indications : Épisode actuel ou antécédents de thrombophlébite ou de troubles thromboemboliques, de maladie cardiovasculaire, de maladie vasculaire cérébrale, de tumeurs hépatiques ou de cholécystite ▪ Cancer du sein connu ou soupçonné ▪ Néoplasie œstrogénodépendante connue ou soupçonnée ▪ Saignement vaginal anormal d'étiologie inconnue ▪ Lésion oculaire d'origine vasculaire ▪ Hypersensibilité aux parabens (solution injectable seulement) ▪ Grossesse établie ou soupçonnée.
Précautions/mises en garde : Interventions chirurgicales (Selon l'intervention, il faut parfois interrompre l'administration de 2 à 4 semaines avant) ▪ Antécédents de tabagisme ou patientes âgées de plus de 30 à 35 ans (risque accru de maladie cardiovasculaire ou de thromboembolie) ▪ Présence d'autres facteurs de risque cardiovasculaire (obésité, hyperglycémie, taux lipidiques élevés, hypertension) ▪ Antécédents de diabète, de maladies hémorragiques ou de céphalées ▪ Allaitement ▪ Patientes exposées à un risque plus élevé de cancer du sein ou du foie (certains produits).

Extrême prudence : PRODUITS RENFERMANT PLUS DE 50 µg D'ŒSTROGÈNES (RISQUE ACCRU DE THROMBOEMBOLIE OU D'AUTRES TROUBLES VASCULAIRES) ■ FILLETTES PRÉPUBÈRES (L'INNOCUITÉ DU MÉDICAMENT N'A PAS ÉTÉ ÉTABLIE).

C

RÉACTIONS INDÉSIRABLES ET EFFETS SECONDAIRES

SNC : dépression, migraines.

ORLO : intolérance aux verres de contact, névrite optique, thrombose rétinienne.

CV : HÉMORRAGIE CÉRÉBRALE, THROMBOSE CÉRÉBRALE, THROMBOSE CORONARIENNE, EMBOLIE PULMONAIRE, œdème, hypertension, maladie de Raynaud, thromboembolie, thrombophlébite.

GI : crampes abdominales, ballonnement, ictère cholostatique, cholécystite, tumeurs hépatiques, nausées, vomissements.

GU : aménorrhée, saignements intermenstruels, dysménorrhée, saignotements.

Tég. : chloasma, rash.

End. : hyperglycémie.

Divers : modification du poids.

INTERACTIONS

Médicament-médicament : Les **pénicillines**, le **chloramphénicol**, la **dihydroergotamine**, l'**huile minérale**, la **néomycine orale**, les **sulfamides**, les **barbituriques**, la **carbamazépine**, les **glucocorticoïdes (systémiques)**, la **griséofulvine**, la **phénylbutazone**, la **phénytoïne**, la **primidone**, la **rifampine** ou les **tétracyclines**, ainsi que la consommation régulière d'**alcool**, peuvent réduire l'efficacité des contraceptifs oraux ■ Les contraceptifs oraux peuvent accroître les effets des **antidépresseurs tricycliques**, des **benzodiazépines**, des **bêta-bloquants**, de la **caféine**, des **corticostéroïdes** et de la **théophylline** ou le risque de toxicité qui leur est associé ■ Risque accru de toxicité hépatique lors de l'administration concomitante de **dantrolène** (œstrogènes seulement) ■ La **carbamazépine** ou la **phénytoïne** peut diminuer l'efficacité des implants contraceptifs ■ Le **tabac** augmente le risque de troubles thromboemboliques (œstrogènes seulement) ■ Les contraceptifs oraux peuvent entraver les effets de la **bromocriptine**.

VOIES D'ADMINISTRATION ET POSOLOGIE

Contraceptifs oraux monophasiques

- **PO (adultes) :** Cycle de 21 jours : prendre le premier comprimé le premier dimanche après le début des règles (le dimanche si les règles débutent le dimanche), puis continuer de prendre un comprimé par jour, pendant 21 jours ; ne pas prendre l'agent pendant 7 jours. Reprendre ensuite le même cycle. On peut aussi commencer à prendre le contraceptif le premier jour des règles et poursuivre la prise pendant 21 jours, avec un arrêt de la médication pendant 7 jours. Reprendre ensuite le même cycle. Certains distributeurs de contraceptifs destinés à une cure de 28 jours comportent 7 comprimés de placebo. Dans ce cas, il faut prendre 1 comprimé tous les jours pour ne pas perdre l'habitude.

Contraceptifs oraux biphasiques

- **PO (adultes) :** Administration en deux phases. Lors de la première phase, de 10 jours, la dose de progestatifs est plus faible et, lors de la deuxième phase, elle est plus élevée. La dose d'œstrogènes reste constante pendant toute la période (21 jours). Arrêter la médication pendant 7 jours. Reprendre ensuite le même cycle. Certains distributeurs de contraceptifs destinés à une cure de 28 jours comportent 7 comprimés de placebo. Dans ce cas, il faut prendre 1 comprimé tous les jours pour ne pas perdre l'habitude.

Contraceptifs oraux triphasiques

- **PO (adultes) :** La dose de progestatifs varie tout au long du cycle de 21 jours. La dose d'œstrogènes varie ou demeure la même. Arrêter la médication pendant 7 jours. Reprendre ensuite le même cycle. Certains distributeurs de contraceptifs destinés à une cure de 28 jours comportent 7 comprimés de placebo. Dans ce cas, il faut prendre 1 comprimé tous les jours pour ne pas perdre l'habitude.

Contraceptifs oraux à base de progestatifs seulement

- **PO (adultes) :** Amorcer le traitement le premier jour des règles, et administrer tous les jours sans interruption.

Implant contraceptif

- **SC (adultes) :** Implantation sous-cutanée de 6 capsules dans les 7 premiers jours qui suivent le début des règles ou immédiatement après l'avortement ; elles seront remplacées tous les 5 ans.

Contraceptifs d'urgence

- **PO (adultes et adolescentes) :** Prise d'une première dose dans les 72 heures suivant des rapports sexuels non protégés et d'une dose additionnelle, 12 heures plus tard. *Plan B* – un comprimé, et un deuxième, 12 heures plus tard ; *Preven* – 2 comprimés, suivis de 2 comprimés de plus, 12 heures plus tard ; *Ovral* – 2 comprimés blancs, suivis de 2 comprimés de plus, 12 heures plus tard.

Contraceptif injectable

- **IM (adultes)** : 150 mg dans les 5 premiers jours suivant le début des règles ou l'accouchement, si la patiente n'allaite pas. Si la patiente allaite, administrer 6 semaines après l'accouchement ; répéter tous les 3 mois.

Acné

- **PO (adultes)** : Tri-Cyclen seulement – un comprimé par jour, pendant 21 jours, puis arrêt de la médication pendant 7 jours. Reprendre ensuite le même cycle. Certains distributeurs de contraceptifs destinés à une cure de 28 jours comportent 7 comprimés de placebo. Dans ce cas, il faut prendre 1 comprimé tous les jours pour ne pas perdre l'habitude.

PRÉSENTATION

- **Contraceptifs oraux à base d'œstrogènes et de progestatifs**
  Comprimés : Généralement présentés en plaquettes-calendriers[Pr] contenant suffisamment de comprimés actifs (21) pour un cycle complet de 28 jours. Certains distributeurs[Pr] contiennent 7 comprimés inertes pour compléter le cycle.
- **Lévonorgestrel**
  Contraceptifs d'urgence : 4 comprimés à 0,25 mg de lévonorgestrel et à 0,05 mg d'éthinylœstradiol, assortis d'un test de grossesse (Preven)[Pr] ■ 2 comprimés à 0,75 mg de lévonorgestrel (Plan B)[Pr] ■ **Implant** : emballage[Pr] de 6 capsules implantables, renfermant chacune 36 mg de lévonorgestrel.
- **Médroxyprogestérone**
  Solution pour injection : 150 mg/mL[Pr].

PHARMACODYNAMIE (prévention de la grossesse)

	DÉBUT D'ACTION	PIC	DURÉE
PO	1 mois	1 mois	1 mois†
Implant	1 mois	1 mois	5 ans
IM	1 mois	1 mois	3 mois

† Seulement pendant le mois où le contraceptif est pris.

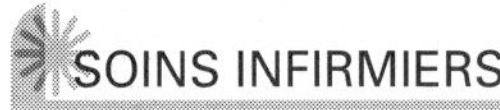

SOINS INFIRMIERS

ÉVALUATION DE LA SITUATION

Mesurer la pression artérielle avant le traitement et à intervalles réguliers pendant toute sa durée.

Tests de laboratoire :

- Noter les résultats des tests de l'exploration de la fonction hépatique à intervalles réguliers pendant tout le traitement.
- *Œstrogènes seulement :* Ces hormones peuvent entraîner l'élévation des concentrations sériques de glucose, de sodium, de triglycérides, de lipoprotéines de très haute densité (VHDL), de cholestérol total, de prothrombine et des facteurs VII, VIII, IX et X. Elles peuvent aussi entraîner la diminution des concentrations de lipoprotéines de faible densité (LDL) et d'antithrombine III ■ Ces hormones peuvent fausser l'interprétation des tests de l'exploration de la fonction thyroïdienne, entraîner de fausses élévations de l'agrégation plaquettaire induite par la norépinéphrine et de fausses diminutions des résultats du test à la métopirone.
- *Progestatifs seulement :* Ces hormones peuvent entraîner l'élévation des concentrations de lipoprotéines de basse densité (LDL). Elles peuvent entraîner la diminution des concentrations sériques de phosphatase alcaline et de lipoprotéines de haute densité (HDL).

DIAGNOSTICS INFIRMIERS POSSIBLES

- Connaissances insuffisantes sur le traitement médicamenteux (Enseignement au patient et à ses proches).
- Non-observance du traitement médicamenteux (Enseignement au patient et à ses proches).

INTERVENTIONS INFIRMIÈRES

PO : Il est conseillé de prendre les contraceptifs oraux avec les repas ou immédiatement après, afin de réduire les nausées.

Implant de lévonorgestrel : L'implantation sous-cutanée des 6 capsules est effectuée par une incision au milieu de la partie supérieure du bras, à environ 8 à 10 cm au-dessus du pli du coude. Les professionnels de la santé devraient recevoir une formation sur le mode d'implantation ou de retrait des capsules avant de pratiquer ces interventions.

IM : Agiter vigoureusement la fiole juste avant de l'utiliser, pour s'assurer que la suspension est homogène. Administrer en profondeur, dans le muscle fessier ou deltoïdien. Si plus de 14 semaines s'écoulent entre les injections, s'assurer que la patiente n'est pas enceinte avant de lui administrer le médicament.

C

ENSEIGNEMENT AU PATIENT ET À SES PROCHES

- Recommander à la patiente de prendre le médicament tous les jours, à la même heure. Les comprimés doivent être pris en séquence et conservés dans la plaquette d'origine.
- *Si la patiente oublie de prendre une dose*, la prévenir qu'elle doit prendre le comprimé dès que possible ou, à la rigueur, prendre 2 comprimés le lendemain, puis reprendre le schéma habituel. *Si elle oublie de prendre 2 doses consécutives*, elle doit prendre 2 comprimés par jour les 2 jours suivants, puis reprendre le schéma habituel; elle doit aussi recourir à un autre moyen de contraception pour le reste du cycle. *Si elle oublie de prendre 3 doses consécutives*, elle doit arrêter de prendre les contraceptifs et utiliser un autre moyen de contraception jusqu'au début des règles ou jusqu'à ce que le diagnostic de grossesse soit écarté; elle peut ensuite recommencer le traitement en utilisant une nouvelle plaquette. *Schéma posologique de 28 jours*: si la posologie est respectée pendant les 21 premiers jours de traitement, mais si la patiente oublie de prendre l'un des 7 comprimés suivants (placebo), elle doit prendre le premier comprimé de la nouvelle plaquette à la date prévue.
- Inciter la patiente à adopter une autre méthode contraceptive pendant les 3 premières semaines où elle démarre un traitement à base de contraceptifs oraux.
- Conseiller à la patiente de recourir à une seconde méthode de contraception pendant les cycles où elle prend des *contraceptifs oraux* en même temps que de l'ampicilline, des adrénocorticoïdes, de la bacampicilline, des barbituriques, de la carbamazépine, du chloramphénicol, de la dihydroergotamine, des glucocorticoïdes (systémiques), de la griséofulvine, de l'huile minérale, de la néomycine par voie orale, de la pénicilline V, de la phénylbutazone, de la primidone, de la rifampine, des sulfamides, des tétracyclines ou de l'acide valproïque. *Implants de lévonorgestrel* – il faudrait recourir à une seconde méthode de contraception lors de la prise simultanée de carbamazépine ou de phénytoïne.
- Expliquer à la patiente le schéma posologique et le traitement d'entretien. L'arrêt brusque de la médication peut entraîner une hémorragie de retrait.
- Si les nausées deviennent gênantes, conseiller à la patiente de consommer des aliments solides.
- RECOMMANDER À LA PATIENTE DE SIGNALER À UN PROFESSIONNEL DE LA SANTÉ LES SIGNES ET LES SYMPTÔMES DE RÉTENTION HYDRIQUE (ENFLURE DES CHEVILLES ET DES PIEDS, GAIN PONDÉRAL); DE MALADIE THROMBOEMBOLIQUE (DOULEUR, ENFLURE ET SENSIBILITÉ D'UN MEMBRE, CÉPHALÉES, DOULEURS THORACIQUES, VISION TROUBLE); DE DÉPRESSION; DE DYSFONCTIONNEMENT HÉPATIQUE (COULEUR JAUNÂTRE DE LA PEAU OU DES YEUX, PRURIT, URINE FONCÉE, SELLES DE COULEUR PÂLE) OU LES SAIGNEMENTS VAGINAUX ANORMAUX.
- Prévenir la patiente qu'elle doit arrêter de prendre le médicament si elle pense être enceinte et en informer immédiatement un professionnel de la santé.
- Mettre en garde la patiente, particulièrement si elle a plus de 35 ans, contre l'usage concomitant du tabac, car l'œstrogénothérapie peut accroître le risque de réactions indésirables graves.
- Recommander à la patiente d'utiliser des écrans solaires et de porter des vêtements protecteurs pour prévenir l'hyperpigmentation de la peau.
- Rappeler à la patiente que les contraceptifs oraux ne protègent pas contre le VIH ou contre les autres maladies transmises sexuellement.
- Recommander à la patiente qui doit suivre un autre traitement ou subir une intervention chirurgicale d'avertir le professionnel de la santé qu'elle prend des contraceptifs.
- Insister sur l'importance d'un suivi médical régulier incluant la prise de la pression artérielle, l'examen des seins, de l'abdomen et du pelvis et le test de Papanicolaou tous les 6 à 12 mois.

VÉRIFICATION DE L'EFFICACITÉ THÉRAPEUTIQUE

L'efficacité du traitement peut être démontrée par: la prévention de la grossesse ■ la régulation du cycle menstruel ■ la diminution de l'acné. ✳

CORTICOSTÉROÏDES (INHALATION)

béclométhasone
Alti-Béclométhasone, Qvar, Vanceril

budésonide
Pulmicort, Pulmicort Nebuamp

flunisolide
Ce médicament n'est pas commercialisé au Canada.

fluticasone
Flovent, Flovent Diskus
triamcinolone
Azmacort
CLASSIFICATION :
Corticostéroïdes (par inhalation)
Grossesse – catégorie C

INDICATIONS

Traitement d'entretien et traitement prophylactique de l'asthme ■ L'inhalation peut diminuer le besoin d'utiliser des corticostéroïdes systémiques et retarder les lésions pulmonaires qui découlent de l'asthme chronique ■ Adjuvants dans le traitement de la bronchopneumopathie chronique obstructive chez un faible pourcentage de patients qui répondent aux corticostéroïdes.

MÉCANISME D'ACTION

Effet anti-inflammatoire local puissant, pouvant modifier la réponse immunitaire. ***Effets thérapeutiques :*** Diminution de la fréquence et de la gravité des crises d'asthme ■ Prévention des lésions pulmonaires associées à l'asthme chronique.

PHARMACOCINÉTIQUE

Absorption : *Béclométhasone* – 20 % ; *budésonide* – 39 %; *flunisolide* – 40 %; *fluticasone* – 30 % (aérosol), 13,5 % (poudre) ; *triamcinolone* – 25 %. Tous les agents agissent surtout localement après inhalation.

Distribution : Une fraction de 10 à 25 % de la dose inhalée sans dispositif d'espacement se dépose dans les voies respiratoires. L'usage d'un dispositif d'espacement favorise la pénétration d'une fraction plus importante de médicament dans les voies respiratoires. Tous les agents traversent le placenta et pénètrent dans le lait maternel à faible concentration.

Liaison aux protéines : *Budésonide* – de 85 à 90 % ; *fluticasone* – 91 %.

Métabolisme et excrétion : *Béclométhasone* – après inhalation, le dipropionate de béclométhasone se transforme en monopropionate de béclométhasone, un métabolite actif plus puissant ; une fraction inférieure à 10 % est excrétée dans les fèces et dans l'urine. *Budésonide, flunisolide, fluticasone* et *triamcinolone* – ces agents sont métabolisés par le foie après avoir été absorbés depuis les poumons. *Budésonide* – une fraction de 60 % est excrétée dans l'urine, une fraction moindre dans les fèces ; *flunisolide* – une fraction de 50 % est excrétée dans l'urine et une fraction de 50 % dans les fèces ; *fluticasone* – une fraction inférieure à 5 % est excrétée dans l'urine et dans les fèces ; *triamcinolone* – une fraction de 40 % est excrétée dans l'urine et une fraction de 60 %, dans les fèces.

Demi-vie : *Béclométhasone* – 0,5 heure ; *budésonide* – de 2 à 3 heures ; *flunisolide* – 1,8 heure ; *fluticasone* – 7,8 heures ; *triamcinolone* – 88 minutes.

CONTRE-INDICATIONS ET PRÉCAUTIONS/ MISES EN GARDE

Contre-indications : Hypersensibilité ou intolérance aux chlorofluorocarbures, à l'alcool, au lactose, au propylène ou au polyéthylèneglycol (certains produits) ■ Traitement principal d'une crise aiguë d'asthme, état de mal asthmatique, bronchectasie modérée ou grave ■ Tuberculose pulmonaire active ou quiescente, infection des voies respiratoires non traitée d'origine fongique, bactérienne ou virale.

Précautions/mises en garde : Diabète ou glaucome ■ Immunosuppression sous-jacente (en raison d'une maladie ou d'un traitement concomitant) ■ Traitement par un corticostéroïde systémique (ne pas l'arrêter brusquement au moment du démarrage du traitement par inhalation ; administrer des corticostéroïdes additionnels en cas de stress ou de traumatisme) ■ Grossesse, allaitement ou enfants de moins de 6 ans (l'innocuité du médicament n'a pas été établie ; un traitement prolongé ou à doses élevées peut mener à des complications).

RÉACTIONS INDÉSIRABLES ET EFFETS SECONDAIRES

SNC : *Budésonide, fluticasone* – céphalées. *Fluticasone* – agitation, dépression, fatigue, insomnie.

ORLO : dysphonie, enrouement, infections fongiques oropharyngées, cataractes. *Fluticasone* – congestion nasale, sinusite.

Resp. : bronchospasme, toux, respiration sifflante.

GI : sécheresse de la bouche (xérostomie), candidose œsophagienne. *Budésonide* – dyspepsie, gastroentérite. *Fluticasone* – nausées.

End. : suppression de la fonction surrénalienne (traitement prolongé, à doses élevées seulement), retard de croissance (enfants).

SN : *Budésonide* – douleurs lombaires. *Fluticasone* – douleurs musculaires.

Divers : SYNDROME DE CHURG ET STRAUSS. *Budésonide* – syndrome pseudo-grippal.

INTERACTIONS

Médicament-médicament : Le **kétoconazole** ralentit le métabolisme du budésonide et de la fluticasone et en élève les concentrations.

VOIES D'ADMINISTRATION ET POSOLOGIE

Béclométhasone

- **Aérosol doseur avec CFC**
  Inhalation (adultes et enfants > 12 ans) : *50 µg par inhalation* – 2 inhalations, 3 ou 4 fois par jour (ne pas dépasser 20 inhalations par jour).
  Inhalation (enfants de 6 à 12 ans) : *50 µg par inhalation* – 1 ou 2 inhalations, 3 ou 4 fois par jour (ne pas dépasser 10 inhalations)
- **Aérosol doseur sans CFC**
  La dose totale recommandée est inférieure à la dose recommandée de corticostéroïde en aérosol doseur avec CFC, car la quantité qui se dépose dans les poumons est plus élevée.
  Inhalation (adultes et enfants > 12 ans) : *Asthme léger* – de 50 à 100 µg, 2 fois par jour. *Asthme modéré* – de 100 à 250 µg, 2 fois par jour. *Asthme grave* – de 300 à 400 µg, 2 fois par jour.

Budésonide

- **Turbuhaler**
  Inhalation (adultes et enfants > 12 ans) : De 400 à 2 400 µg par jour, répartis en 2 à 4 prises. Si la dose < 400 µg par jour, on peut l'administrer en une seule fois.
  Inhalation (enfants de 6 à 12 ans) : De 200 à 400 µg par jour, répartis en 2 prises.
- **Solution pour nébulisation**
  Inhalation (adultes et enfants > 12 ans) : De 1 à 2 mg, 2 fois par jour. Dans certains cas, on peut augmenter la dose davantage.
  Inhalation (enfants de 3 mois à 12 ans) : De 0,25 mg à 0,5 mg, 2 fois par jour. Dans certains cas, on peut augmenter la dose jusqu'à 1 mg, 2 fois par jour.

Fluticasone (aérosol doseur et inhalateur de poudre sèche – diskus)

- **Inhalation (adultes et adolescents > 16 ans) :** De 100 à 500 µg, 2 fois par jour. Dose maximale : 2 000 µg par jour.
- **Inhalation (enfants de 4 ans à 16 ans) :** De 50 à 100 µg, 2 fois par jour.

Triamcinolone (aérosol-doseur)

- **Inhalation (adultes et enfants > 12 ans) :** 2 inhalations, 3 ou 4 fois par jour ou 4 inhalations, 2 fois par jour (200 µg par inhalation ; ne pas dépasser 16 inhalations par jour).
- **Inhalation (enfants de 6 à 12 ans) :** 1 ou 2 inhalations, 3 ou 4 fois par jour ou de 2 à 4 inhalations, 2 fois par jour (200 µg par inhalation ; ne pas dépasser 12 inhalations par jour).

PRÉSENTATION

- **Béclométhasone**
  Aérosol doseur avec CFC : 50 µg par inhalation, en flacons de 200 doses[Pr] ■ **Aérosol doseur sans CFC :** 50 µg ou 100 µg par inhalation, en flacons de 100 ou de 200 doses[Pr].
- **Budésonide**
  Turbuhaler : 100, 200 ou 400 µg par inhalation, en flacons de 200 doses[Pr] ; 200 µg par inhalation, en flacons de 100 doses[Pr].
  Solution pour nébulisation : ampoule de 0,25 mg/2 mL[Pr], 0,5 mg/2 mL[Pr] ou 1 g/2 mL[Pr].
- **Fluticasone**
  Aérosol doseur : 25, 50, 125 ou 250 µg par inhalation, en flacons de 60[Pr] ou de 120 doses[Pr] ■ **Inhalateur à poudre sèche (diskus) :** 50, 100, 250 ou 500 µg par inhalation dans un dispositif de 60 doses[Pr].
  En association avec : salméterol (Advair [Pr])
- **Triamcinolone**
  Aérosol doseur : 200 µg par inhalation, en flacons de 240 doses[Pr].

PHARMACODYNAMIE (amélioration des symptômes)

	DÉBUT D'ACTION	PIC	DURÉE
Inhalation	24 h	1 – 4 semaines[†]	inconnue

† Amélioration de la fonction pulmonaire ; la diminution de la réactivité des voies aériennes peut prendre plus longtemps.

SOINS INFIRMIERS

ÉVALUATION DE LA SITUATION

- Noter l'état de la fonction respiratoire et ausculter le murmure vésiculaire. On doit soumettre le patient à des tests de l'exploration de la fonction pulmonaire pendant le traitement et plusieurs mois après avoir remplacé un corticostéroïde systémique par un corticostéroïde en inhalation.
- Lorsqu'on substitue les corticostéroïdes administrés par inhalation aux corticostéroïdes systémiques, suivre de près, au cours de la période initiale du traitement et en périodes de stress, les signes suivants d'insuffisance surrénalienne : anorexie, nausées, faiblesse, fatigue, hypoten-

sion, hypoglycémie. Si ces signes se manifestent, prévenir immédiatement un professionnel de la santé, car il peut s'agir d'une réaction mettant la vie du patient en danger.

- Pendant la période d'arrêt graduel d'une corticothérapie par voie orale, suivre de près les symptômes de sevrage suivants : douleurs articulaires ou musculaires, lassitude, dépression.

Tests de laboratoire :

- Le professionnel de la santé peut recommander des tests de l'exploration fonctionnelle surrénalienne à intervalles réguliers au cours du traitement prolongé afin d'évaluer le degré de suppression de l'axe hypothalamo-hypophyso-surrénalien. Les enfants et les patients prenant des doses plus fortes que celles recommandées sont exposés à un risque plus élevé de suppression de l'axe hypothalamo-hypophyso-surrénalien.
- Ces médicaments peuvent élever la glycémie et la glycosurie si l'absorption est importante.
- Suivre de près le taux de croissance des enfants ; utiliser la dose la plus faible possible.

DIAGNOSTICS INFIRMIERS POSSIBLES

- Dégagement inefficace des voies respiratoires (Indications).
- Risque d'infection (Effets secondaires).
- Connaissances insuffisantes sur le traitement médicamenteux (Enseignement au patient et à ses proches).

INTERVENTIONS INFIRMIÈRES

Une fois qu'on a obtenu l'effet clinique souhaité, on doit essayer de réduire la dose jusqu'à la dose la plus faible qui permette de maîtriser les symptômes. Réduire graduellement la dose toutes les 2 à 4 semaines, tant que l'effet souhaité est maintenu. Si les symptômes réapparaissent, on peut revenir rapidement à la dose de départ.

Inhalation : Si plus de une inhalation est prescrite, espacer les inhalations d'au moins 1 minute.

ENSEIGNEMENT AU PATIENT ET À SES PROCHES

- Conseiller au patient de respecter scrupuleusement la posologie recommandée. S'il n'a pu prendre le médicament au moment habituel, il doit le prendre aussitôt que possible à moins que ce ne soit presque l'heure prévue pour la dose suivante. Conseiller au patient de ne pas interrompre la médication sans consulter d'abord un professionnel de la santé ; les doses doivent être réduites graduellement.
- Recommander aux patients qui utilisent des corticostéroïdes et un bronchodilatateur destiné à l'inhalation d'utiliser le bronchodilatateur en premier et d'attendre 5 minutes avant d'administrer le corticostéroïde, sauf recommandation contraire du professionnel de la santé.
- Informer le patient que les corticostéroïdes destinés à l'inhalation ne devraient pas être utilisés pour traiter une crise d'asthme aiguë, mais qu'il faut continuer de les prendre, même s'il prend en même temps d'autres agents destinés à l'inhalation.
- Prévenir le patient qui utilise des corticostéroïdes destinés à l'inhalation pour maîtriser l'asthme qu'il pourrait avoir besoin de corticostéroïdes administrés par voie orale pour traiter les crises aiguës. Lui conseiller d'utiliser un débitmètre de pointe à intervalles réguliers pour évaluer l'état de sa fonction respiratoire.
- Recommander au patient d'éviter de fumer ou de s'exposer aux allergènes ou aux autres irritants connus des voies respiratoires.
- Conseiller au patient d'informer un professionnel de la santé s'il souffre de maux de gorge ou de douleurs dans la bouche.
- Conseiller au patient dont le traitement par des corticostéroïdes à action systémique a récemment été réduit ou interrompu de porter sur lui une pièce d'identité où est inscrit le fait qu'on doit lui administrer des doses additionnelles de corticostéroïdes à action systémique en cas de stress ou de crise d'asthme grave ne répondant pas aux bronchodilatateurs.

Aérosol-doseur avec ou sans CFC, turbuhaler, diskus : (voir l'annexe G – Méthodes d'administration).

VÉRIFICATION DE L'EFFICACITÉ THÉRAPEUTIQUE

L'efficacité du traitement peut être démontrée par : le traitement des symptômes d'asthme chronique ■ la prévention des lésions pulmonaires associées à l'asthme chronique. ✳

CORTICOSTÉROÏDES (TOPIQUES)

alclométasone

Ce médicament n'est pas commercialisé au Canada.

amcinonide

Cyclocort

C

bétaméthasone
Betaderm, Betnovate, Betnovate-1/2, Celestoderm-V, Celestoderm-V/2, Diprogen, Diprolene, Diprosone, Ectosone, Pro-Lene Glycol, Pro-Sone, Rivasone, Rolene, Rosone, Taro-Rone, Topilene, Topisone, Valisone

clobétasol
Alti-Clobétasol, Dermasone, Dermovate, Gen-Clobétasol, Novo-Clobétasol, PMS-Clobétasol

clobétasone
Eumovate

clocortolone
Ce médicament n'est pas commercialisé au Canada.

désonide
Desocort, Scheinpharm Desonide, Tridesilon

désoximétasone
Desoxi, Topicort, Topicort doux

dexaméthasone
Ce médicament, réservé à l'usage topique, n'est pas commercialisé au Canada.

diflorasone
Ce médicament n'est pas commercialisé au Canada.

diflucortolone, valérate de
Nérisone

fluocinolone
Capex, Derma-Smoothe/FS, Fluoderm, Metalone, Synalar

fluocinonide
Lidemol, Lidex, Lydonide, Tiamol, Topactin

flurandrénolide
Ce médicament n'est pas commercialisé au Canada.

fluticasone
Ce médicament, réservé à l'usage topique, n'est pas commercialisé au Canada.

halcinonide
Halog

halobétasol
Ultravate

hydrocortisone
Barrière-HC, Cortate, Cortoderm, Dermaflex HC, Emo-Cort, Métacort, Néo-HC, Novohydrocort, Prevex HC, Sarna-HC, Westcort

méthylprednisolone
Medrol

mométasone
Elocom

prednicarbate
Dermatop

triamcinolone
Aristocort, Kenalog, Kenalog-Orabase

CLASSIFICATION :
Corticostéroïdes (topiques)

Grossesse – catégorie C

INDICATIONS

Traitement local des éruptions cutanées aiguës et chroniques, sensibles aux corticostéroïdes lorsqu'on veut obtenir des effets anti-inflammatoires, antiallergiques et antiprurigineux.

MÉCANISME D'ACTION

Suppression de l'inflammation et de la réponse immunitaire normale. Risque de suppression de la fonction surrénalienne en cas d'absorption systémique prolongée. ***Effets thérapeutiques :*** Suppression de l'inflammation dermatologique et des processus immunitaires.

PHARMACOCINÉTIQUE

Absorption : L'application du médicament sur de grandes surfaces, pendant une longue période, en grandes quantités, tout comme l'usage de pansements occlusifs, mènent à une absorption systémique et à la suppression de la fonction surrénalienne.

Distribution : Le médicament reste principalement à son site d'action.

Métabolisme et excrétion : Le médicament est habituellement métabolisé au niveau de la peau ; certains médicaments ont été modifiés pour résister au métabolisme local et pour entraîner un effet local prolongé.

Demi-vie : *Bétaméthasone* – de 3 à 5 heures (plasma), de 36 à 54 heures (tissus) ; la suppression de la fonction surrénalienne dure 3,25 jours. *Dexaméthasone* – de 3 à 4,5 heures (plasma), de 36 à 54 heures (tissus) ; la suppression de la fonction surrénalienne dure 2,75 jours. *Hydrocortisone* – de 1,5 à 2 heures (plasma), de 8 à 12 heures (tissus) ; la suppression de la fonction surrénalienne dure de 1,25 à 1,5 jour. *Triamcinolone* – de 2 à > 5 heures (plasma), de 18 à 36 heures (tissus) ; la suppression de la fonction surrénalienne dure 2,25 jours.

CONTRE-INDICATIONS ET PRÉCAUTIONS/ MISES EN GARDE

Contre-indications : Hypersensibilité à l'agent ou à un de ses ingrédients ▪ Infections bactériennes ou virales non traitées, ainsi qu'infections tuberculeuses et fongiques de la peau.

Précautions/mises en garde : Dysfonctionnement hépatique ■ Diabète, cataractes, glaucome ou tuberculose (l'administration de grandes quantités d'agents puissants peut aggraver la maladie) ■ Atrophie cutanée préexistante ■ Grossesse, allaitement ou enfants (l'usage prolongé de doses élevées peut entraîner une suppression de la fonction surrénalienne chez la mère et l'arrêt de la croissance chez l'enfant ; les enfants peuvent être davantage prédisposés à la suppression de la fonction surrénalienne et à l'arrêt de la croissance).

RÉACTIONS INDÉSIRABLES ET EFFETS SECONDAIRES

Tég. : dermatite de contact allergique, atrophie, sensation de brûlure, sécheresse, œdème, folliculite, réactions d'hypersensibilité, hypertrichose, hypopigmentation, irritation, macération, miliaire, dermite périorale, infection secondaire, vergetures.
Divers : suppression de la fonction surrénalienne (fortes doses à long terme).

INTERACTIONS

Médicament-médicament : Aucune interaction notable.

VOIES D'ADMINISTRATION ET POSOLOGIE

Préparation topique (adultes) : En application topique en une couche mince, de 1 à 4 fois par jour (selon le produit, la préparation et la maladie à traiter). Consulter la monographie de chaque produit pour plus de détails.

PRÉSENTATION

- **Alclométasone**
  Ce médicament n'est pas commercialisé au Canada.
- **Amcinonide**
  Crème : 0,1 %[Pr] ■ **Lotion :** 0,1 %[Pr] ■ **Onguent :** 0,1 %[Pr].
- **Bétaméthasone (dipropionate de)**
  Crème : 0,025 %[Pr], 0,05 %[Pr] ■ **Lotion :** 0,025 %[Pr], 0,05 %[Pr] ■ **Onguent :** 0,05 %[Pr].
- **Bétaméthasone (dipropionate de)/propylène glycol**
  Crème : 0,05 %[Pr] ■ **Lotion :** 0,05 %[Pr] ■ **Onguent :** 0,05 %[Pr].
- **Bétaméthasone (valérate de)**
  Crème : 0,05 %[Pr], 0,1 %[Pr] ■ **Lotion :** 0,05 %[Pr], 0,1 %[Pr] ■ **Lotion capillaire :** 0,1 %[Pr] ■ **Onguent :** 0,05 %[Pr], 0,1 %[Pr].
- **Clobétasol**
  Crème : 0,05 %[Pr] ■ **Onguent :** 0,05 %[Pr] ■ **Lotion capillaire :** 0,05 %[Pr].
- **Clobétasone (butyrate de)**
  Crème : 0,05 %[Pr] ■ **Onguent :** 0,05 %[Pr].
- **Clocortolone**
  Ce médicament n'est pas commercialisé au Canada.
- **Désonide**
  Crème : 0,05 %[Pr] ■ **Onguent :** 0,05 %[Pr] ■ **Lotion :** 0,05 %[Pr].
- **Désoximétasone**
  Crème : 0,05 %[Pr], 0,25 %[Pr] ■ **Gel :** 0,05 %[Pr] ■ **Onguent :** 0,25 %[Pr].
- **Dexaméthasone**
  Ce médicament, réservé à l'usage topique, n'est pas commercialisé au Canada.
- **Diflorasone**
  Ce médicament n'est pas commercialisé au Canada.
- **Diflucortolone (valérate de)**
  Crème : 0,1 %[Pr] ■ **Onguent :** 0,1 %[Pr] ■ **Crème topique huileuse :** 0,1 %[Pr].
- **Fluocinolone (acétonide de)**
  Crème : 0,01 %[Pr], 0,025 %[Pr] ■ **Onguent :** 0,01 %[Pr], 0,025 %[Pr] ■ **Solution topique :** 0,01 %[Pr] ■ **Shampooing :** 0,01 %[Pr] ■ **Huile topique :** 0,01 %[Pr].
- **Fluocinonide**
  Crème : 0,05 %[Pr] ■ **Gel :** 0,05 %[Pr] ■ **Onguent :** 0,05 %[Pr].
- **Flurandrénolide**
  Ce médicament n'est pas commercialisé au Canada.
- **Fluticasone**
  Ce médicament, réservé à l'usage topique, n'est pas commercialisé au Canada.
- **Halcinonide**
  Crème : 0,1 %[Pr] ■ **Onguent :** 0,1 %[Pr] ■ **Solution topique :** 0,1 %[Pr].
- **Halobétasol (propionate de)**
  Crème : 0,05 %[Pr] ■ **Onguent :** 0,05 %[Pr].
- **Hydrocortisone**
  Crème : 0,5 %[VL], 1 %[Pr], 2,5 %[Pr] ■ **Onguent :** 0,5 %[VL], 1 %[Pr] ■ **Lotion :** 0,5 %[VL], 1 %[Pr], 2,5 %[Pr] ■ **Solution capillaire :** 2,5 %[Pr].
- **Hydrocortisone (acétate d')**
  Crème : 1 %[Pr], 2 %[Pr] ■ **Lotion :** 1 %[Pr].
- **Hydrocortisone (valérate d')**
  Onguent : 0,2 %[Pr] ■ **Crème :** 0,2 %[Pr].
- **Méthylprednisolone (acétate de)**
  Crème : 0,25 %[Pr].

- **Mométasone (furoate de)**
  Crème: 0,1 %[Pr] ▪ **Onguent**: 0,1 %[Pr] ▪ **Lotion**: 0,1 %[Pr].
- **Prednicarbate**
  Crème: 0,1 %[Pr] ▪ **Onguent**: 0,1 %[Pr].
- **Triamcinolone (acétonide de)**
  Crème: 0,025 %[Pr], 0,1 %[Pr], 0,5 %[Pr] ▪ **Onguent**: 0,025 %[Pr], 0,1 %[Pr] ▪ **Pommade topique**: 0,1 %[Pr].

PHARMACODYNAMIE (la réponse dépend de la maladie à traiter)

	Début d'action	Pic	Durée
Préparation topique	de plusieurs minutes à plusieurs heures	de plusieurs heures à plusieurs jours	de plusieurs heures à plusieurs jours

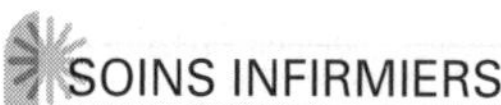

SOINS INFIRMIERS

ÉVALUATION DE LA SITUATION

Examiner la peau affectée avant l'application de la préparation et quotidiennement pendant toute la durée du traitement. Noter le degré de l'inflammation et de prurit. Prévenir le médecin ou un autre professionnel de la santé si les symptômes suivants d'infection se manifestent: douleur accrue, érythème, exsudats purulents.

Tests de laboratoire:

- En cas de traitement topique prolongé, des tests de l'exploration fonctionnelle surrénalienne peuvent être effectués à intervalles réguliers pour déterminer le degré de suppression de l'axe hypothalamo-hypophyso-surrénalien. Les enfants et les patients chez lesquels le médicament a été appliqué sur une grande surface ou a été recouvert d'un pansement occlusif, ou encore chez lesquels on a utilisé des produits puissants, sont plus exposés au risque de suppression de l'axe hypothalamo-hypophyso-surrénalien.
- Le médicament peut élever la glycémie et la glycosurie en cas d'absorption importante.

DIAGNOSTICS INFIRMIERS POSSIBLES

- Risque d'atteinte à l'intégrité de la peau (Indications).
- Risque d'infection (Effets secondaires).
- Connaissances insuffisantes sur le traitement médicamenteux (Enseignement au patient et à ses proches).

INTERVENTIONS INFIRMIÈRES

Le choix du véhicule dépend de la région atteinte et du type de lésion. Les onguents sont plus occlusifs et sont recommandés dans le cas des lésions sèches et squameuses. Les crèmes devraient être utilisées sur les surfaces suintantes ou intertrigineuses, où l'action occlusive des onguents pourrait entraîner la folliculite ou la macération. Les crèmes peuvent être privilégiées pour des raisons esthétiques, même si elles sont plus asséchantes que les onguents. Les gels, les aérosols, les lotions et les solutions peuvent être pratiques lorsqu'il s'agit de traiter des surfaces poilues.

Préparation topique:

- Appliquer une couche mince d'*onguent*, de *crème* ou de *gel* sur une peau propre et légèrement humide. Enfiler des gants lors de l'application. Appliquer un pansement occlusif seulement sur recommandation du médecin ou d'un autre professionnel de la santé.
- Appliquer les *lotions*, les *solutions* ou les *gels* sur les cheveux, en faisant une raie et en appliquant une petite quantité sur la région affectée, puis masser délicatement. Ne pas nettoyer la région, ni la frotter ou la mettre en contact avec des vêtements avant que le médicament ait séché. On peut laver les cheveux comme d'habitude, mais non immédiatement après l'application .
- Bien agiter les *aérosols* et vaporiser la préparation à une distance de 7,5 à 15 cm de la région à traiter. Vaporiser pendant environ 2 secondes pour couvrir une région de la taille d'une main. Ne pas inhaler. En cas de vaporisation près du visage, protéger les yeux.

ENSEIGNEMENT AU PATIENT ET À SES PROCHES

- Montrer au patient comment appliquer le médicament. Insister sur l'importance d'éviter tout contact avec les yeux. S'il n'a pas pu appliquer le médicament au moment habituel, il doit l'appliquer dès que possible à moins que ce ne soit presque l'heure prévue pour la dose suivante.
- Recommander au patient de respecter scrupuleusement la posologie recommandée et d'éviter d'utiliser des cosmétiques, des bandages, des pansements ou d'autres produits topiques sur la région traitée, sauf sur recommandation d'un professionnel de la santé.
- Conseiller aux parents des patients en bas âge de ne pas faire porter de couches ajustées ou de pantalons de plastique à l'enfant traité pour

l'érythème fessier ou d'autres affections dans la même région ; ces vêtements agissent comme un pansement occlusif et pourraient entraîner une absorption accrue du médicament.

- Expliquer à la patiente qui est enceinte ou qui prévoit le devenir que le médicament ne devrait pas être utilisé sur une grande surface, en grandes quantités ou pendant une période prolongée.
- Recommander au patient de consulter un professionnel de la santé avant d'utiliser le médicament pour un usage autre.
- Recommander au patient de prévenir le professionnel de la santé si les symptômes de la maladie sous-jacente ressurgissent ou s'aggravent ou si des symptômes d'infection se manifestent.

VÉRIFICATION DE L'EFFICACITÉ THÉRAPEUTIQUE

L'efficacité du traitement peut être démontrée par : la résolution de l'inflammation, du prurit ou d'autres affections dermatologiques.

CORTICOSTÉROÏDES (VOIE GÉNÉRALE)

corticostéroïdes à action brève

cortisone
Cortisone Acétate-ICN, Cortone

hydrocortisone
A-hydroCort, Cortef, Cortenema, Cortifoam, Hydrocortone, Solu-Cortef

corticostéroïdes à action intermédiaire

méthylprednisolone
Depo-Medrol, Medrol, Solu-Medrol

prednisolone†
Novo-Prednisolone, Pediapred

prednisone
Apo-Prednisone, Deltasone, Novo-Prednisone, Prednisone, Winpred

triamcinolone
Aristocort, Aristopan, Kenalog, Triamolone

corticostéroïdes à action prolongée

bétaméthasone
Betaject, Betnesol, Celestone Soluspan

dexaméthasone†
Alti-Dexaméthasone, Decadron, Dexaméthasone, Dexasone, PMS-Dexamethasone

CLASSIFICATION :
Corticostéroïdes (par voie générale), anti-inflammatoires, immunosuppresseurs

Grossesse – catégories C (prednisolone) et inconnue (tous les autres)

† Pour l'usage ophtalmique, voir l'annexe N

INDICATIONS

Cortisone, hydrocortisone : Traitement de l'insuffisance corticosurrénalienne. Usage à long terme limité dans d'autres cas, en raison des propriétés minéralocorticoïdes ■ **Bétaméthasone, dexaméthasone, prednisolone, prednisone, méthylprednisolone, triamcinolone :** Traitement par voie générale et locale d'une grande variété de maladies incluant : les maladies inflammatoires ■ les allergies ■ les troubles hématologiques ■ les troubles endocriniens ■ les troubles respiratoires ■ les néoplasies ■ les maladies auto-immunes ■ **Méthylprednisolone IV :** Traitement des lésions médullaires aiguës ■ Certains agents conviennent à un traitement administré un jour sur deux en présence de certaines maladies chroniques.

MÉCANISME D'ACTION

À des doses thérapeutiques, tous les agents entraînent une suppression de l'inflammation et de la réponse immunitaire normale ■ Tous les agents ont de nombreux effets métaboliques intenses (voir Réactions indésirables et effets secondaires) ■ Suppression de la fonction des surrénales aux doses suivantes, administrées en traitement prolongé : *bétaméthasone* – 0,6 mg par jour ; *cortisone, hydrocortisone* – 20 mg par jour ; *dexaméthasone* – 0,75 mg par jour ; *méthylprednisolone* – 4 mg par jour ; *prednisone, prednisolone* – 5 mg par jour ; *triamcinolone* – 4 mg par jour ■ **Cortisone, hydrocortisone :** Remplacement du cortisol endogène en présence d'une insuffisance surrénalienne ■ **Cortisone, hydrocortisone:** puissante activité minéralocorticoïde (rétention sodique) ■ **Prednisolone, prednisone :** activité minéralocorticoïde minime ■ **Bétaméthasone, dexaméthasone, méthylprednisolone, triamcinolone :** activité minéralocorticoïde négligeable. ***Effets thérapeutiques :*** Suppression de l'inflammation et modification de la réponse immunitaire normale ■ Corticothérapie supplétive de l'insuffisance surrénalienne.

C

PHARMACOCINÉTIQUE

Absorption : Bonne absorption par suite de l'administration par voie orale. Les sels de phosphate sodique et de succinate sodique sont rapidement absorbés après l'administration par voie IM. Les sels d'acétate, d'acétonide, de diacétate, d'hexacétonide et de tébutate sont absorbés lentement mais complètement après l'administration par voie IM. L'absorption à partir d'un point d'injection (intra-articulaire, intralésionnelle) est lente mais complète.

Distribution : Tous les agents se répartissent dans tout l'organisme, traversent le placenta et pénètrent probablement dans le lait maternel.

Métabolisme et excrétion : Tous les agents sont principalement métabolisés par le foie. La *cortisone* est transformée par le foie en hydrocortisone. La *prednisone* est transformée par le foie en prednisolone, qui subit à son tour un métabolisme hépatique.

Demi-vie : *Bétaméthasone* – de 3 à 5 heures (plasma), de 36 à 54 heures (tissus) ; la suppression de la fonction surrénalienne dure 3,25 jours. *Cortisone* – 0,5 heure (plasma), de 8 à 12 heures (tissus) ; la suppression de la fonction surrénalienne dure de 1,25 à 1,5 jour. *Dexaméthasone* – de 3 à 4,5 heures (plasma), de 36 à 54 heures (tissus) ; la suppression de la fonction surrénalienne dure 2,75 jours. *Hydrocortisone* – de 1,5 à 2 heures (plasma), de 8 à 12 heures (tissus) ; la suppression de la fonction surrénalienne dure de 1,25 à 1,5 jour. *Méthylprednisolone* – plus de 3,5 heures (plasma), de 18 à 36 heures (tissus) ; la suppression de la fonction surrénalienne dure de 1,25 à 1,5 jour. *Prednisolone* – de 2,1 à 3,5 heures (plasma) ; de 18 à 36 heures (tissus) ; la suppression de la fonction surrénalienne dure de 1,25 à 1,5 jour. *Prednisone* – de 3,4 à 3,8 heures (plasma), de 18 à 36 heures (tissus) ; la suppression de la fonction surrénalienne dure de 1,25 à 1,5 jour. *Triamcinolone* – de 2 à plus de 5 heures (plasma), de 18 à 36 heures (tissus) ; la suppression de la fonction surrénalienne dure 2,25 jours.

CONTRE-INDICATIONS ET PRÉCAUTIONS/ MISES EN GARDE

Contre-indications : Infections fongiques généralisées ; infections généralisées ■ Hypersensibilité à l'agent ou à ses ingrédients ■ Vaccination avec un virus vivant chez les personnes qui reçoivent une corticothérapie immunosuppressive.

Précautions/mises en garde : Traitement prolongé (suppression de la fonction surrénalienne ; administrer la plus faible dose pendant le moins longtemps possible) ■ Enfants (le traitement prolongé entraîne le ralentissement de la croissance ; administrer la plus faible dose pendant le moins longtemps possible) ■ Périodes de stress (intervention chirurgicale, infections) ; il peut s'avérer nécessaire d'administrer des doses supplémentaires ■ Infections (fièvre, inflammation) ; ces médicaments peuvent en masquer les signes ■ Grossesse (l'innocuité du médicament n'a pas été établie) ■ Allaitement (éviter l'usage prolongé).

RÉACTIONS INDÉSIRABLES ET EFFETS SECONDAIRES

Les réactions indésirables et les effets secondaires sont bien plus courants lors d'un traitement prolongé ou à la suite de la prise de doses élevées.

SNC : dépression, euphorie, céphalées, pression intracrânienne accrue (enfants seulement), modifications de la personnalité, psychoses, agitation.

ORLO : cataractes, pression intraoculaire accrue.

CV : hypertension.

GI : ULCÈRE GASTRO-DUODÉNAL, anorexie, nausées, vomissements.

Tég. : acné, ralentissement de la cicatrisation des plaies, ecchymoses, fragilité cutanée, hirsutisme, pétéchies.

End. : suppression de la fonction surrénalienne, hyperglycémie.

HÉ : rétention hydrique (fortes doses à long terme), hypokaliémie, alcalose métabolique.

Hémat. : THROMBOEMBOLIE, thrombophlébite.

Métab. : gain pondéral, perte pondérale.

Loc. : atrophie musculaire, ostéoporose, nécrose aseptique des articulations, douleurs musculaires.

Divers : aspect cushingoïde (faciès lunaire, bosse de bison), prédisposition accrue aux infections.

INTERACTIONS

Médicament-médicament : Effets hypokaliémiques additifs lors de l'administration concomitante de **diurétiques thiazidiques** ou de **diurétiques de l'anse**, d'**amphotéricine B**, de **mezlocilline**, de **pipéracilline** ou de **ticarcilline** ■ L'hypokaliémie peut augmenter le risque de toxicité **digitalique** ■ Le traitement par des corticostéroïdes à action générale peut augmenter les besoins en **insuline** ou en **hypoglycémiants oraux** ■ La **phénytoïne**, le **phénobarbital** et la **rifampine** accélèrent le métabolisme et peuvent diminuer l'efficacité des corticostéroïdes à action générale ■ Les **contraceptifs oraux** peuvent inhiber le métabolisme des corticostéroïdes à action générale ■ Risque accru d'effets indésirables gastro-intestinaux lors de l'administration concomitante d'**AINS** (incluant l'aspirine) ■ Les corticostéroïdes à action générale, aux doses et à une durée de traitement entraînant la suppression de la fonction surrénalienne, peuvent diminuer la réponse des anticorps aux **vaccins à virus vivants** et augmenter le risque de réactions indésirables ■ Les corticostéroïdes à action générale peuvent accroître le risque de déchirure des tendons associé aux **fluoroquinolones** ■ L'administration concomitante de cortisone par voie orale, à des doses de 12,5 à 18,8 mg/m^2 par jour, peut inhiber la réponse au **somatrem** ou à la **somatropine** ■ Les **antiacides** diminuent l'absorption de la prednisone et de la dexaméthasone.

VOIES D'ADMINISTRATION ET POSOLOGIE

Pour tous les corticostéroïdes à action générale, il importe de mentionner que les posologies varient d'un patient à l'autre et qu'elles doivent être individualisées selon l'affection et la réponse clinique. Dans tous les cas, dès qu'on a obtenu une réponse satisfaisante, il est important de diminuer la posologie initiale par petites doses dégressives à intervalles appropriés, jusqu'à la dose efficace la plus faible possible.

Bétaméthasone

- **PO (adultes)**: De 0,25 mg à 1 mg peuvent être administrés 3 ou 4 fois par jour suivant la maladie à traiter.
- **IM (adultes)**: De 1 mL à 2 mL, tous les 3 jours ou toutes les semaines, selon la maladie à traiter.

Cortisone

- **PO (adultes)**: La posologie initiale varie de 10 à 300 mg par jour, selon la maladie à traiter. Chez les enfants et les nourrissons, les doses recommandées devront généralement être réduites; cependant, la posologie dépend plus de la gravité de la maladie que de l'âge ou du poids du patient.

Dexaméthasone

- **PO (adultes)**: De 0,5 à 15 mg par jour, selon l'affection en cause. Chez les enfants et les nourrissons, il faut habituellement réduire la posologie recommandée; cependant, la posologie doit être adaptée en fonction de la gravité de la maladie plutôt qu'en fonction de l'âge ou du poids du patient.
- **IV, IM (adultes)**: *Phosphate sodique de dexaméthasone* – La posologie initiale varie de 0,5 à 20 mg par jour, selon la maladie en cause.

Dexaméthasone (épreuve de freinage par la dexaméthasone)

- **PO (adultes)**: 1 mg à 23 heures ou 0,5 mg, toutes les 6 heures, pendant 48 heures.

Hydrocortisone

- **PO (adultes)**: La posologie initiale varie de 20 à 240 mg par jour, selon la maladie à traiter.
- **IM, IV (adultes)**: *Succinate sodique d'hydrocortisone* – de 100 à 500 mg, toutes les 2 à 6 heures, selon la réponse clinique et la maladie à traiter.

Méthylprednisolone

- **PO (adultes)**: La posologie initiale varie de 4 à 48 mg par jour, selon l'affection en cause.
- **IM, IV (adultes)**: *La plupart des usages: succinate sodique de méthylprednisolone* – la posologie initiale varie de 10 à 500 mg, selon la maladie à traiter. On peut commencer le traitement par administration IV et administrer les doses ultérieures par voie IM. *États de choc: succinate sodique de méthylprednisolone* – 30 mg/kg, par voie IV, toutes les 4 à 6 heures, pendant 48 heures, au maximum. *Lésions médullaires aiguës: succinate sodique de méthylprednisolone* – 30 mg/kg par bolus IV en 15 minutes, suivi d'une perfusion IV de 5,4 mg/kg/heure pendant 23 heures. Démarrer la perfusion 45 minutes après le bolus IV.
- **IM (adultes)**: *Acétate de méthylprednisolone* – La posologie varie énormément selon l'indication: de 40 à 120 mg tous les 5, 7, 10 ou 15 jours.

Prednisolone

- **PO (adultes)**: *La plupart des usages* – la posologie initiale varie de 5 à 60 mg par jour, selon la maladie à traiter.

Prednisone

- **PO (adultes)**: *La plupart des usages* – la posologie initiale varie de 5 à 60 mg par jour, selon la maladie à traiter.

Triamcinolone

- **PO (adultes)**: de 8 à 20 mg par jour, selon la maladie à traiter.
- **IM (adultes)**: *Acétonide de triamcinolone* – de 2,5 mg à 80 mg, selon la maladie à traiter, la réponse du patient et la durée du soulagement obtenu. *Diacétate de triamcinolone* – 40 mg,

selon la maladie à traiter, la réponse du patient et la durée du soulagement obtenu.

PRÉSENTATION

C

- **Bétaméthasone**
  Comprimés effervescents: 0,5 mg[Pr] ▪ **Suspension pour injection (phosphate/acétate)**: 6 mg (total)/mL[Pr].
- **Cortisone**
  Comprimés: 5 mg[Pr], 25 mg[Pr].
- **Dexaméthasone**
  Comprimés: 0,5 mg[Pr], 0,75 mg[Pr], 4 mg[Pr] ▪ **Élixir**: 0,5 mg/5 mL[Pr] ▪ **Solution pour injection (phosphate sodique)**: 4 mg/mL[Pr], 10 mg/mL[Pr].
- **Hydrocortisone**
  Comprimés: 10 mg[Pr], 20 mg[Pr] ▪ **Poudre pour injection (succinate sodique)**: 100 mg[Pr], 250 mg[Pr], 500 mg[Pr], 1 g[Pr].
- **Méthylprednisolone (versions génériques disponibles)**
  Comprimés: 4 mg[Pr], 16 mg[Pr], 24 mg[Pr], 32 mg[Pr] ▪ **Solution pour injection**: 40 mg[Pr], 125 mg[Pr], 500 mg[Pr], 1 g[Pr] ▪ **Suspension pour injection**: 20 mg/mL[Pr], 40 mg/mL[Pr], 80 mg/mL[Pr].
- **Prednisolone**
  Comprimés: 5 mg[Pr] ▪ **Solution orale**: 5 mg/5 mL[Pr].
- **Prednisone**
  Comprimés: 1 mg[Pr], 5 mg[Pr], 50 mg[Pr].
- **Triamcinolone**
  Comprimés: 2 mg[Pr], 4 mg[Pr] ▪ **Suspension pour injection (acétonide)**: 10 mg/mL[Pr], 40 mg/mL[Pr] ▪ **Suspension pour injection (diacétate)**: 25 mg/mL[Pr], 40 mg/mL[Pr] ▪ **Suspension pour injection (hexacétonide)**: 20 mg/mL[Pr].

PHARMACODYNAMIE (effet anti-inflammatoire)

	DÉBUT D'ACTION	PIC	DURÉE
Bétaméthasone PO	inconnu	1 – 2 h	3,25 jours
Bétaméthasone phosphate sodique IM, IV	rapide	inconnu	inconnue
Bétaméthasone acétate/phosphate sodique IM	1 – 3 h	inconnu	1 semaine
Cortisone PO	rapide	2 h	1,25 – 1,5 jour
Cortisone IM	lent	20 – 48 h	1,25 – 1,5 jour
Dexaméthasone PO	inconnu	1 – 2 h	2,75 jours
Dexaméthasone IM, IV (phosphate)	rapide	inconnu	2,75 jours
Dexaméthasone IM (acétate)	inconnu	8 h	6 jours
Hydrocortisone PO	inconnu	1 – 2 h	1,25 – 1,5 jour
Hydrocortisone IM succinate sodique	rapide	1 h	variable
Hydrocortisone IV	rapide	inconnu	inconnue
Méthylprednisolone PO	inconnu	1 – 2 h	1,25 – 1,5 jour
Méthylprednisolone IM (acétate)	6 – 48 h	4 – 8 jours	1 – 4 semaines
Méthylprednisolone IM, IV (succinate)	rapide	inconnu	inconnue
Prednisolone PO	inconnu	1 – 2 h	1,25 – 1,5 jour
Prednisolone IM, IV (phosphate)	rapide	1 h	inconnue
Prednisolone IM (acétate)	lent	inconnu	inconnue
Prednisone PO	plusieurs heures	inconnu	1,25 – 1,5 jour
Triamcinolone PO	inconnu	1 – 2 h	2,25 jours
Triamcinolone IM (acétonide)	24 – 48 h	inconnu	1 – 6 semaines
Triamcinolone IM (diacétonide)	lent	inconnu	4 jours-4 semaines

SOINS INFIRMIERS

ÉVALUATION DE LA SITUATION

- Ces médicaments sont indiqués dans le traitement de nombreuses affections. Évaluer les systèmes et appareils touchés avant le traitement et, à intervalles réguliers, pendant toute sa durée.
- Avant le traitement et à intervalles réguliers pendant toute sa durée, surveiller l'apparition des signes suivants d'insuffisance surrénalienne: hypotension, perte de poids, faiblesse, nausées, vomissements, anorexie, léthargie, confusion, agitation.
- Effectuer le bilan quotidien des ingesta et des excreta et peser le patient tous les jours. Suivre de près l'apparition d'un œdème périphérique, de râles et de crépitations ou de la dyspnée ainsi qu'un gain de poids constant. Prévenir le médecin ou un autre professionnel de la santé si ces symptômes surviennent.
- Noter à intervalles réguliers la croissance chez les enfants.

Œdème cérébral: Rester à l'affût tout au long du traitement d'une modification de l'état de la conscience et de l'apparition de céphalées.

***Tests de laboratoire*:**

- Examiner les concentrations sériques d'électrolytes et de glucose. Les corticostéroïdes à action générale peuvent provoquer l'hyperglycémie, particulièrement chez les diabétiques, et l'hypokaliémie. Les patients qui suivent un traitement prolongé devraient se soumettre, à intervalles réguliers, à des analyses permettant de mesurer les paramètres hématologiques, les électrolytes sériques, la glycémie et la glycosurie. Les corticostéroïdes à action générale peuvent également diminuer les concentrations sériques de potassium et de calcium et élever celles de sodium.

- Prévenir rapidement le médecin si on a décelé du sang occulte dans les selles par la méthode au gaïac.
- Ces médicaments peuvent accroître les concentrations sériques de cholestérol et de lipides. Ils peuvent réduire le captage par la thyroïde des isotopes ^{123}I ou ^{131}I.
- Les corticostéroïdes à action générale suppriment les réactions aux tests cutanés allergologiques.
- En cas de traitement par voie générale ou de traitement topique prolongé, le médecin peut prescrire à intervalles réguliers des tests de l'exploration fonctionnelle surrénalienne pour déterminer le degré de suppression de l'axe hypothalamo-hypophyso-surrénalien.

Épreuve de freinage par la dexaméthasone :

- Pour diagnostiquer le syndrome de Cushing : obtenir les concentrations initiales de cortisol ; administrer la dexaméthasone à 23 heures, et mesurer les concentrations de cortisol à 8 heures, le lendemain. La réponse normale se traduit par une baisse de la concentration de cortisol.
- Solution de rechange : obtenir un échantillon des urines de 24 heures pour déterminer les concentrations initiales de 17-hydroxycorticostéroïde, puis administrer la dexaméthasone pendant 48 heures. Effectuer un second dosage du 17-hydroxycorticostéroïde dans les urines de 24 heures, 24 heures après l'administration du dexaméthasone.

DIAGNOSTICS INFIRMIERS POSSIBLES

- Risque d'infection (Effets secondaires).
- Image corporelle perturbée (Effets secondaires).
- Connaissances insuffisantes sur le traitement médicamenteux (Enseignement au patient et à ses proches).

INTERVENTIONS INFIRMIÈRES

Si le médicament doit être pris tous les jours ou tous les deux jours, administrer la dose le matin pour faire coïncider la prise avec les sécrétions naturelles de cortisol. Pour la voie parentérale, se référer aux directives du fabricant avant de reconstituer et d'administrer le corticostéroïde, et pour obtenir des informations sur le mode de conservation.

PO :

- Administrer le médicament avec des aliments pour réduire l'irritation gastrique.
- Si le patient éprouve des difficultés de déglutition, on peut écraser les comprimés et les administrer avec des aliments ou des liquides. (Consulter les recommandations du fabricant).
- Utiliser un récipient gradué pour mesurer correctement les préparations liquides.

IM : Bien agiter la suspension avant de la prélever de la fiole. Ne pas administrer par voie IM lorsqu'il faut obtenir un effet rapide. Ne pas diluer ni ne mélanger avec d'autres solutions. Ne pas administrer les suspensions par voie IV.

Bétaméthasone

- **IV directe :** Seul le phosphate sodique de bétaméthasone peut être administré par voie IV. L'administrer non dilué.
- ***Vitesse d'administration :*** Administrer en au moins 1 minute.
- **Perfusion intermittente :** Le médicament peut être dilué dans une solution de D5%E, une solution de NaCl 0,9 %, une solution de Ringer, une solution de dextrose 5 % dans une solution de Ringer, ou dans une solution de dextrose 5 % dans une solution de lactate de Ringer.
- **Compatibilité (tubulure en Y) :** héparine ▪ potassium, chlorure de ▪ vitamines du complexe B avec C.

Dexaméthasone

- **IV directe :** Le médicament peut être administré non dilué. Ne pas administrer la suspension par voie IV.
- ***Vitesse d'administration :*** Administrer en 1 minute.
- **Perfusion intermittente :** On peut diluer le médicament dans une solution de D5%E ou dans une solution de NaCl 0,9 %. Administrer la perfusion à la vitesse prescrite. La solution diluée devrait être utilisée dans les 24 heures qui suivent la préparation.

Dexaméthasone (phosphate sodique)

- **Compatibilité dans la même seringue :** granisétron ▪ métoclopramide ▪ ranitidine ▪ sufentanil.
- **Associations incompatibles dans la même seringue :** doxapram ▪ glycopyrrolate.
- **Compatibilité (tubulure en Y) :** acyclovir ▪ amifostine ▪ aztréonam ▪ céfépime ▪ cisplatine ▪ cyclophosphamide ▪ cytarabine ▪ doxorubicine ▪

famotidine ■ filgrastim ■ fluconazole ■ fludarabine ■ foscarnet ■ granisétron ■ héparine ■ lorazépam ■ melphalan ■ mépéridine ■ méthotrexate ■ morphine ■ ondansétron ■ paclitaxel ■ pipéracilline/tazobactam ■ potassium ■ sargramostim ■ sufentanil ■ tacrolimus ■ téniposide ■ thiotépa ■ vinorelbine ■ vitamines du complexe B avec C ■ zidovudine.

- **Incompatibilité (tubulure en Y)**: ciprofloxacine ■ idarubicine ■ midazolam.
- **Compatibilité en addition au soluté**: aminophylline ■ bléomycine ■ cimétidine ■ furosémide ■ lidocaïne ■ nafcilline ■ nétilmicine ■ ondansétron ■ ranitidine.
- **Incompatibilité en addition au soluté**: daunorubicine ■ doxorubicine ■ métaraminol ■ vancomycine.

Hydrocortisone

- **IV directe**: Reconstituer la préparation avec la solution fournie (par exemple, Act-O-Vials) ou avec 2 mL d'eau bactériostatique ou de soluté salin pour injection.
- ***Vitesse d'administration:*** Chaque dose de 100 mg doit être administrée en au moins 30 secondes. Les doses de 500 mg ou plus doivent être perfusées en au moins 10 minutes.
- **Perfusion intermittente/continue**: On peut ajouter la préparation à 50 à 1 000 mL de D5%E, à une solution de NaCl 0,9 % ou à une solution D5%E/NaCl 0,9 %. Administrer les perfusions à la vitesse prescrite. La solution diluée devrait être utilisée dans les 24 heures qui suivent la préparation.

Hydrocortisone (phosphate sodique)

- **Compatibilité dans la même seringue**: métoclopramide.
- **Compatibilité (tubulure en Y)**: amifostine ■ aztréonam ■ céfépime ■ filgrastim ■ fluconazole ■ fludarabine ■ melphalan ■ ondansétron ■ paclitaxel ■ pipéracilline/tazobactam ■ téniposide ■ thiotépa ■ vinorelbine.
- **Incompatibilité (tubulure en Y)**: sargramostim.
- **Compatibilité en addition au soluté**: amikacine ■ amphotéricine B ■ bléomycine ■ céphapirine ■ sodium, bicarbonate de.

Hydrocortisone (succinate sodique)

- **Compatibilité dans la même seringue**: métoclopramide ■ thiopental.
- **Compatibilité (tubulure en Y)**: acyclovir ■ amifostine ■ aminophylline ■ ampicilline ■ amrinone ■ atracurium ■ atropine ■ aztréonam ■ calcium, gluconate de ■ céfépime ■ céphalothine ■ céphapirine ■ chlordiazépoxide ■ chlorpromazine ■ cyanocabalamine ■ dexaméthasone ■ digoxine ■ diphenhydramine ■ dopamine ■ dropéridol ■ dropéridol/fentanyl ■ édrophonium ■ énalaprilate ■ épinéphrine ■ esmolol ■ éthacrynate ■ famotidine ■ fentanyl ■ filgrastim ■ fludarabine ■ fluorouracile ■ foscarnet ■ furosémide ■ gallium, nitrate de ■ hydralazine ■ insuline ■ isoprotérénol ■ kanamycine ■ lidocaïne ■ magnésium ■ mépéridine ■ méthicilline ■ méthoxamine ■ méthylergonovine ■ minocycline ■ morphine ■ néostigmine ■ norépinéphrine ■ œstrogènes conjugués ■ ondansétron ■ oxacilline ■ oxytocine ■ paclitaxel ■ pancuronium ■ pénicilline G potassique ■ pentazocine ■ phytonadione ■ pipéracilline/tazobactam ■ procaïnamide ■ prochlorpérazine, édisylate de ■ propranolol ■ pyridostigmine ■ scopolamine ■ sodium, bicarbonate de ■ succinylcholine ■ tacrolimus ■ thiotépa ■ triméthobenzamide ■ triméthaphane, camsylate de ■ vécuronium.
- **Incompatibilité (tubulure en Y)**: ciprofloxacine ■ diazépam ■ ergotamine, tartrate de ■ idarubicine ■ phénytoïne ■ sargramostim.
- **Compatibilité en addition au soluté**: amikacine ■ aminophylline ■ amphotéricine ■ daunorubicine ■ diphenhydramine ■ magnésium, sulfate de ■ mitoxantrone ■ potassium, chlorure de ■ vitamines du complexe B avec C.
- **Incompatibilité en addition au soluté**: bléomycine ■ doxorubicine.

Méthylprednisolone

- **IV directe**: Reconstituer le médicament avec la solution fournie (Act-O-Vials, Univials, fioles ADD-Vantage) ou avec 2 mL d'eau bactériostatique (avec de l'alcool benzylique) pour injection.
- ***Vitesse d'administration:*** On peut administrer le médicament par bolus IV direct en l'espace de une ou de plusieurs minutes.
- **Perfusion intermittente/continue**: On peut diluer la solution de nouveau dans une solution de D5%E, de NaCl 0,9 % ou de D5%E/NaCl 0,9 % et l'administrer sous forme de perfusion intermittente ou continue au débit prescrit. La solution peut devenir trouble après dilution.

Méthylprednisolone (succinate sodique)

- **Compatibilité dans la même seringue**: granisétron ■ métoclopramide.
- **Compatibilité (tubulure en Y)**: acyclovir ■ amifostine ■ amrinone ■ aztréonam ■ céfépime ■ cisplatine ■ cyclophosphamide ■ cytarabine ■

doxorubicine ■ énalaprilate ■ famotidine ■ fludarabine ■ héparine ■ melphalan ■ mépéridine ■ méthotrexate ■ midazolam ■ morphine ■ pipéracilline/tazobactam ■ sodium, bicarbonate de ■ tacrolimus ■ téniposide ■ thiotépa.

- **Incompatibilité (tubulure en Y)**: ciprofloxacine ■ filgrastim ■ ondansétron ■ paclitaxel ■ sargramostim.
- **Compatibilité en addition au soluté**: cimétidine ■ granisétron ■ héparine ■ ranitidine ■ théophylline.

Prednisolone

- **IV directe**: Ne pas administrer l'acétate de prednisolone par voie IV.
- ***Vitesse d'administration***: Le phosphate sodique de prednisolone peut être administré par bolus intraveineux direct à un débit de 10 mg/minute, au maximum.
- **Perfusion intermittente**: On peut ajouter le médicament à 50 à 1 000 mL de solution de D5%E ou de NaCl 0,9 %. La solution demeure stable pendant 24 heures.
- ***Vitesse d'administration***: Administrer les perfusions au débit prescrit.
- **Compatibilité (tubulure en Y)**: héparine ■ potassium, chlorure de ■ vitamines du complexe B avec C.
- **Compatibilité en addition au soluté**: acide ascorbique ■ céphalothine ■ cytarabine ■ érythromycine, lactobionate de ■ fluorouracile ■ héparine ■ méthicilline ■ pénicilline G potassique ■ pénicilline G sodique ■ vitamines du complexe B avec C.
- **Incompatibilité en addition au soluté**: calcium, gluceptate de ■ méthotrexate ■ polymyxine B, sulfate de.

ENSEIGNEMENT AU PATIENT ET À SES PROCHES

- Montrer au patient comment prendre le médicament. Lui conseiller de respecter scrupuleusement la posologie prescrite. S'il n'a pu prendre le médicament au moment habituel, il doit le prendre dès que possible à moins que ce ne soit presque l'heure prévue pour la dose suivante. Le prévenir qu'il ne doit pas remplacer une dose manquée par une double dose. Lui expliquer que l'arrêt brusque peut entraîner les symptômes suivants d'insuffisance surrénalienne: anorexie, nausées, faiblesse, fatigue, dyspnée, hypotension, hypoglycémie. Si ces réactions se manifestent, il doit en informer immédiatement le médecin, car elles peuvent mettre sa vie en danger.
- Expliquer au patient que ce médicament a des effets immunosuppresseurs et qu'il peut masquer les symptômes d'infection. Lui conseiller d'éviter tout contact avec des personnes contagieuses et de signaler immédiatement au médecin tout signe d'infection.
- Conseiller au patient de ne pas se faire vacciner avant d'avoir consulté le médecin au préalable.
- Expliquer au patient les effets secondaires possibles. LUI RECOMMANDER DE PRÉVENIR RAPIDEMENT UN PROFESSIONNEL DE LA SANTÉ EN CAS DE DOULEURS ABDOMINALES GRAVES OU DE SELLES GOUDRONNEUSES. Le prévenir qu'il devrait également signaler les symptômes suivants: œdème, gain pondéral, fatigue, douleurs osseuses, ecchymoses, lésions qui ne cicatrisent pas, troubles visuels ou modification du comportement.
- Recommander au patient qui doit suivre un autre traitement ou subir une intervention chirurgicale d'avertir le professionnel de la santé qu'il suit une corticothérapie.
- Prévenir le patient que le traitement pourrait affecter son image corporelle. Explorer avec lui les stratégies d'adaptation auxquelles il pourrait recourir.
- Conseiller au patient d'informer le médecin ou le professionnel de la santé si les symptômes de la maladie sous-jacente ressurgissent ou s'aggravent.
- Conseiller au patient de toujours porter sur lui une pièce d'identité où sont inscrits son problème de santé et son traitement médicamenteux pour parer à toute urgence dans le cas où il serait incapable de communiquer ses antécédents médicaux.
- Insister sur la nécessité d'un suivi médical régulier permettant d'évaluer l'efficacité du médicament et ses effets secondaires possibles. Le médecin peut recommander des examens diagnostiques et des examens de la vue à intervalles réguliers.

Traitement prolongé: Inciter le patient à adopter un régime riche en protéines, en calcium et en potassium et pauvre en sodium et en hydrates de carbone (voir l'annexe J). Lui conseiller de s'abstenir de consommer de l'alcool au cours du traitement.

VÉRIFICATION DE L'EFFICACITÉ THÉRAPEUTIQUE

L'efficacité du traitement peut être démontrée par: la diminution des symptômes initiaux avec très peu d'effets secondaires systémiques ▪ la suppression des réponses inflammatoire et immunitaire en présence de maladies auto-immunes, de réactions allergiques ou de néoplasies ▪ la maîtrise des symptômes d'insuffisance surrénalienne.

C

CORTICOSTÉROÏDES (VOIE INTRANASALE)

béclométhasone
Alti-Béclométhasone AQ, Apo-Béclométhasone AQ, Gen-Beclo AQ, Nu-Béclométhasone AQ, Rivanase AQ, Vancenase

budésonide
Gen-Budésonide AQ, Rhinocort Aqua, Rhinocort turbuhaler

dexaméthasone
Ce médicament n'est pas commercialisé au Canada.

flunisolide
Alti-Flunisolide, Novo-Flunisolide, Rhinalar

fluticasone
Flonase

mométasone
Nasonex

triamcinolone
Nasacort, Nasacort AQ

CLASSIFICATION :
Corticostéroïdes (par voie intranasale)
Grossesse – catégorie C

INDICATIONS

Traitement de la rhinite allergique saisonnière ou pérenniale ne répondant pas au traitement habituel. Le budésonide est aussi indiqué pour traiter la rhinite non allergique et la rhinite vasomotrice. De plus, la béclométhasone et le budésonide sont indiqués pour le traitement des polypes nasaux.

MÉCANISME D'ACTION

Effet anti-inflammatoire local puissant, pouvant modifier la réponse immunitaire. ***Effets thérapeutiques :*** Diminution des symptômes de rhinite allergique.

PHARMACOCINÉTIQUE

Absorption : *Béclométhasone* – absorption rapide ; *budésonide* – absorption de petites quantités ; *flunisolide* – 50 % ; *fluticasone* – < 2 % ; *dexaméthasone* – absorption importante et rapide. Par suite de l'administration par voie intranasale, ces corticostéroïdes agissent surtout localement ; l'absorption systémique aux doses recommandées est minime ; *mométasone* – absorption négligeable.
Distribution : Une petite fraction des doses administrées par voie intranasale est avalée. Tous les agents traversent le placenta et pénètrent dans le lait maternel à faible concentration.
Métabolisme et excrétion : Par suite de l'absorption par les muqueuses nasales, les corticostéroïdes sont rapidement et fortement métabolisés par le foie.
Demi-vie : *Béclométhasone* – 1,5 heure ; *budésonide* – 2 heures (plasma) ; *dexaméthasone* – 190 minutes ; *flunisolide* – de 1 à 2 heures ; *fluticasone* – 3 heures ; *mométasone* – 5,8 heures ; *triamcinolone* – 4 heures (en raison de l'absorption prolongée).

CONTRE-INDICATIONS ET PRÉCAUTIONS/ MISES EN GARDE

Contre-indications : Hypersensibilité ou intolérance aux fluorocarbures, à l'alcool, au propylène ou au polyéthylèneglycol présent dans certains produits ▪ Tuberculose active ou quiescente des voies respiratoires, ou infection bactérienne, fongique ou virale non traitée ▪ Enfants de moins de 6 ans (budésonide et flunisolide).
Précautions/mises en garde : Infections évolutives non traitées ▪ Diabète ou glaucome ▪ Immunosuppression sous-jacente (en raison d'une maladie ou d'un traitement concomitant) ▪ Traitement par un corticostéroïde systémique (ne pas l'arrêter brusquement au moment du démarrage du traitement par voie intranasale) ▪ Intervention chirurgicale ou traumatisme nasal récent (la cicatrisation de la plaie peut être retardée par l'usage d'un corticostéroïde par voie intranasale) ▪ Grossesse et allaitement (l'innocuité du médicament n'a pas été établie ; un traitement prolongé ou à des doses élevées peut mener à des complications).

RÉACTIONS INDÉSIRABLES ET EFFETS SECONDAIRES

SNC : étourdissements, céphalées (incidence accrue avec le triamcinolone).
ORLO : perte de l'odorat (dexaméthasone et flunisolide seulement), sensation de brûlure des muqueuses nasales, irritation des muqueuses nasales, crises d'éternuements, chatouillements dans la gorge (budésonide seulement), saignement du nez.
GI : douleurs abdominales, perte du goût (dexaméthasone et flunisolide seulement), candidose œsophagienne.

End. : suppression de la fonction surrénalienne (traitement prolongé, à des doses élevées seulement).

INTERACTIONS

Médicament-médicament : Aucune interaction importante aux doses recommandées.

VOIES D'ADMINISTRATION ET POSOLOGIE

Béclométhasone

- **Préparation intranasale (adultes et enfants > 12 ans)** : 1 vaporisation dans chaque narine, 2 à 4 fois par jour (ne pas dépasser 1 000 µg, soit 20 vaporisations par jour).
- **Préparation intranasale (enfants de 6 à 12 ans)** : 1 vaporisation dans chaque narine, 3 ou 4 fois par jour (ne pas dépasser 500 µg, soit 10 vaporisations par jour).

Budésonide

- **Préparation aqueuse intranasale (adultes et enfants ≥ 6 ans)** : 1 vaporisation dans chaque narine, 2 fois par jour, ou 2 vaporisations dans chaque narine le matin ; la dose peut être réduite graduellement toutes les 2 à 4 semaines, une fois que l'effet souhaité a été obtenu (64 µg ou 100 µg par vaporisation).
- **Inhalateur de poudre sèche intranasale – turbuhaler (adultes et enfants ≥ 6 ans)** : 2 inhalations dans chaque narine 1 fois par jour *ou* 1 inhalation dans chaque narine, le matin et le soir (100 µg par inhalation).

Flunisolide

- **Préparation aqueuse intranasale (adultes et enfants > 14 ans)** : 2 vaporisations dans chaque narine, 2 ou 3 fois par jour ; la posologie devrait être diminuée jusqu'à la dose thérapeutique la plus faible, puis interrompue dès que possible (25 µg par vaporisation ; ne pas dépasser 12 vaporisations par jour).
- **Préparation aqueuse intranasale (enfants de 6 à 14 ans)** : 1 vaporisation dans chaque narine, 3 fois par jour ; la posologie devrait être diminuée jusqu'à la dose thérapeutique la plus faible, puis interrompue dès que possible (25 µg par vaporisation ; ne pas dépasser 6 vaporisations par jour).

Fluticasone

- **Préparation intranasale (adultes et enfants ≥ 12 ans)** : 1 ou 2 vaporisations dans chaque narine, 1 ou 2 fois par jour selon la gravité, puis réduire la posologie (50 µg par vaporisation ; ne pas dépasser 4 vaporisations/narine par jour).
- **Préparation intranasale (enfants de 4 à 11 ans)** : 1 ou 2 vaporisations dans chaque narine, 1 fois par jour (50 µg par vaporisation ; ne pas dépasser 2 vaporisations/narine par jour).

Mométasone

- **Préparation aqueuse intranasale (adultes et enfants ≥ 12 ans)** : 1 ou 2 vaporisations dans chaque narine, 1 ou 2 fois par jour (50 µg par vaporisation ; ne pas dépasser 8 vaporisations/narine par jour).
- **Préparation aqueuse intranasale (enfants de 3 à 11 ans)** : 1 vaporisation dans chaque narine, 1 fois par jour (50 µg par vaporisation).

Triamcinolone

- **Préparation aqueuse intranasale (adultes et enfants >12 ans)** : 2 vaporisations dans chaque narine, 1 fois par jour (55 µg par vaporisation).
- **Préparation aqueuse intranasale (enfants de 4 à 12 ans)** : 1 vaporisation dans chaque narine, 1 fois par jour (55 µg par vaporisation ; ne pas dépasser 2 vaporisations/narine par jour).
- **Aérosol intranasal (adultes et enfants ≥ 12 ans)** : De 1 à 4 vaporisations dans chaque narine, 1 fois par jour ou en 2 à 4 fois (100 µg par vaporisation ; ne pas dépasser 4 vaporisations/narine par jour).

PRÉSENTATION

- **Béclométhasone**
  Aérosol nasal : 50 µg par vaporisation, en flacons de 200 doses[Pr] ■ **Vaporisateur nasal – préparation aqueuse** : 50 µg par vaporisation, en flacons de 200 doses[Pr].
- **Budésonide**
  Vaporisateur nasal – préparation aqueuse : 64 µg par vaporisation, en flacons de 120 doses[Pr] ; 100 µg par vaporisation, en flacons de 165 doses[Pr] ■ **Turbuhaler** : 100 µg par inhalation, en flacons de 200 doses[Pr].
- **Flunisolide**
  Atomiseur nasal – préparation aqueuse : 25 µg par vaporisation, en flacons de 25 mL[Pr].
- **Fluticasone**
  Vaporisateur nasal : 50 µg par vaporisation, en flacons de 120 doses[Pr].
- **Mométasone**
  Vaporisateur nasal – préparation aqueuse : 50 µg par vaporisation, en flacons de 120 doses[Pr].
- **Triamcinolone**
  Vaporisateur nasal – préparation aqueuse : 55 µg par vaporisation, en flacons de 120 doses[Pr] ■

Aérosol nasal: 100 µg par vaporisation, en flacons de 100 doses[Pr].

PHARMACODYNAMIE (diminution des symptômes)

C

	DÉBUT D'ACTION	PIC	DURÉE
Béclométhasone	5 – 7 jours†	jusqu'à 3 semaines	inconnue
Budésonide	24 h	2 – 3 jours†	inconnue
Dexaméthasone	quelques jours	inconnu	inconnue
Flunisolide	quelques jours	jusqu'à 3 semaines	inconnue
Fluticasone	quelques jours	inconnu	inconnue
Mométasone	2 jours	1 – 2 semaines	inconnue
Triamcinolone	quelques jours	3 – 4 jours	inconnue

† Jusqu'à 3 semaines chez certains patients.

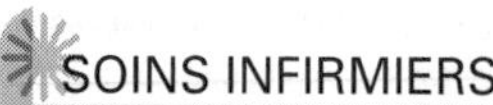

SOINS INFIRMIERS

ÉVALUATION DE LA SITUATION

- Déterminer la gravité de la congestion nasale, la quantité et la couleur des écoulements, ainsi que la fréquence des éternuements.
- Chez les patients qui suivent un traitement prolongé, on devrait mener des examens oto-laryngologiques à intervalles réguliers afin de déceler les signes d'infection ou d'ulcération des muqueuses et des voies nasales.

Tests de laboratoire: Le professionnel de la santé peut recommander des tests de l'exploration fonctionnelle surrénalienne à intervalles réguliers au cours du traitement prolongé afin d'évaluer le degré de suppression de l'axe hypothalamo-hypophyso-surrénalien. Les enfants et les patients prenant des doses plus élevées que celles recommandées sont exposés à un risque plus élevé de suppression de l'axe hypothalamo-hypophyso-surrénalien.

DIAGNOSTICS INFIRMIERS POSSIBLES

- Dégagement inefficace des voies respiratoires (Indications).
- Risque d'infection (Effets secondaires).
- Connaissances insuffisantes sur le traitement médicamenteux (Enseignement au patient et à ses proches).

INTERVENTIONS INFIRMIÈRES

Une fois qu'on a obtenu l'effet clinique souhaité, on doit essayer de réduire la dose jusqu'à la dose la plus faible qui permette de maîtriser les symptômes. Réduire graduellement la dose toutes les 2 à 4 semaines, tant que l'effet souhaité est maintenu. Si les symptômes réapparaissent, on peut reprendre rapidement la dose de départ.

Préparation intranasale: Si un patient doit utiliser également un décongestionnant topique, on doit l'administrer de 5 à 15 minutes avant l'administration du glucocorticoïde par voie intranasale. Si le patient ne peut respirer librement par le nez, lui conseiller de se moucher délicatement avant que le médicament ne lui soit administré.

ENSEIGNEMENT AU PATIENT ET À SES PROCHES

- Conseiller au patient de respecter scrupuleusement la posologie recommandée. S'il n'a pu prendre le médicament au moment habituel, il doit le prendre aussitôt que possible à moins que ce ne soit presque l'heure prévue pour la dose suivante.
- Recommander au patient de ne pas dépasser la dose quotidienne maximale de vaporisations par narine recommandée par le fabricant.
- Expliquer au patient le mode d'emploi du vaporisateur (voir l'annexe G). Bien agiter avant usage. Prévenir le patient qu'il peut ressentir un picotement passager dans le nez.
- Recommander au patient de toujours garder la valve du flacon vers le bas. Le flacon ne devrait pas être gardé dans un endroit froid ou humide et son contenu devrait être utilisé en l'espace de 3 mois (béclométhasone, flunisolide) ou de 6 mois après l'ouverture du sachet d'aluminium, ou selon les recommandations du fabricant.
- Inciter le patient à prévenir un professionnel de la santé si les symptômes ne diminuent pas dans le mois qui suit ou si les écoulements deviennent purulents.

VÉRIFICATION DE L'EFFICACITÉ THÉRAPEUTIQUE

L'efficacité du traitement peut être démontrée par: la résolution de la congestion nasale et la disparition des écoulements et des éternuements en cas de rhinite saisonnière ou pérenniale.

CORTISONE,

voir Corticostéroïdes (voie générale)

CROMOLYN (CROMOGLYCATE),
voir Stabilisateurs des mastocytes

CYANOCOBALAMINE,
voir Vitamine B_{12} (préparations)

CYCLOBENZAPRINE

Alti-Cyclobenzaprine, Apo-Cyclobenzaprine, Cyclobenzaprine-10, Flexeril, Flexitec, Gen-Cycloprine, Novo-Cycloprine, Nu-Cyclobenzaprine, PMS-Cyclobenzaprine, Riva-Cycloprine

CLASSIFICATION:

Relaxant musculo-squelettique

Grossesse – catégorie B

INDICATIONS

Traitement adjuvant des spasmes musculaires associés aux troubles aigus et douloureux de l'appareil locomoteur. **Usages non approuvés:** Traitement de la fibromyalgie.

MÉCANISME D'ACTION

Diminution de l'activité musculaire tonique et somatique au niveau du tronc cérébral. La structure de la cyclobenzaprine ressemble à celle des antidépresseurs tricycliques. ***Effets thérapeutiques:*** Soulagement de la spasticité musculaire et de l'hyperactivité sans perte des fonctions.

PHARMACOCINÉTIQUE

Absorption: Bonne absorption depuis le tractus gastro-intestinal.

Distribution: Inconnue.

Liaison aux protéines: 93 %.

Métabolisme et excrétion: Le médicament est surtout métabolisé par le foie.

Demi-vie: De 1 à 3 jours.

CONTRE-INDICATIONS ET PRÉCAUTIONS/ MISES EN GARDE

Contre-indications: Hypersensibilité ▪ Administration d'un IMAO en concomitance ou administration de l'agent dans les 14 jours suivant le retrait des IMAO ▪ Infarctus du myocarde récent ▪ Troubles de la conduction ou insuffisance cardiaque ▪ Arythmies ▪ Bloc cardiaque ▪ Hyperthyroïdie.

Précautions/mises en garde: Maladie cardiovasculaire ▪ Grossesse, allaitement et enfants < 15 ans (l'innocuité du médicament n'a pas été établie).

RÉACTIONS INDÉSIRABLES ET EFFETS SECONDAIRES

SNC: étourdissements, somnolence, confusion, fatigue, céphalées, nervosité.

ORLO: sécheresse de la bouche (xérostomie), vision trouble.

CV: arythmies.

GI: constipation, dyspepsie, nausées, goût désagréable.

GU: rétention urinaire.

INTERACTIONS

Médicament-médicament: Effets additifs sur la dépression du SNC, lors de l'usage concomitant d'autres **dépresseurs du SNC**, dont l'**alcool**, les **antihistaminiques**, les **opiacés** et les **hypnosédatifs** ▪ Effets anticholinergiques additifs lors de l'administration concomitante d'**autres médicaments ayant des propriétés anticholinergiques**, dont les **antihistaminiques**, les **antidépresseurs**, l'**atropine**, le **disopyramide**, l'**halopéridol** et les **phénothiazines** ▪ L'administration de cyclobenzaprine pendant ou dans les 14 jours qui suivent un traitement avec des **IMAO** est contre-indiquée, en raison du risque de crise d'hyperthermie, de convulsions ou de mort ▪ La cyclobenzaprine peut bloquer l'action du **guanadrel** ou de la **guanéthidine**.

VOIES D'ADMINISTRATION ET POSOLOGIE

PO (adultes): *Troubles aigus et douloureux de l'appareil locomoteur* – 10 mg, 3 fois par jour (écart posologique entre 20 à 40 mg par jour, en 2 à 4 doses fractionnées; ne pas dépasser 60 mg par jour). Un traitement qui dure plus de 2 à 3 semaines n'est pas recommandé.

PRÉSENTATION

Comprimés: 10 mg^{Pr}.

PHARMACODYNAMIE (relaxation des muscles squelettiques)

	DÉBUT D'ACTION	PIC†	DURÉE
PO	1 h	4–6 h	12–24 h

† Le plein effet peut ne pas se manifester avant 1 ou 2 semaines.

C

SOINS INFIRMIERS

ÉVALUATION DE LA SITUATION

Déterminer l'intensité de la douleur, le degré de rigidité musculaire et l'amplitude des mouvements avant le début du traitement et à intervalles réguliers pendant toute sa durée.

DIAGNOSTICS INFIRMIERS POSSIBLES

- Douleur aiguë (Indications).
- Mobilité physique réduite (Indications).
- Risque d'accident (Effets secondaires).

INTERVENTIONS INFIRMIÈRES

On peut administrer le médicament avec des aliments pour réduire l'irritation gastrique.

ENSEIGNEMENT AU PATIENT ET À SES PROCHES

- Expliquer au patient qu'il doit respecter scrupuleusement la posologie prescrite. S'il n'a pu prendre son médicament au moment habituel, il doit le prendre dans l'heure qui suit ; sinon il doit sauter cette dose et reprendre l'horaire habituel. Le prévenir qu'il ne faut jamais remplacer une dose manquée par une double dose.
- Prévenir le patient que la cyclobenzaprine peut provoquer de la somnolence, des étourdissements et une vision trouble. Lui conseiller de ne pas conduire et d'éviter les activités qui exigent sa vigilance jusqu'à ce qu'on ait la certitude que le médicament n'entraîne pas ces effets chez lui.
- Mettre en garde le patient contre la consommation d'alcool ou de dépresseurs du SNC en même temps que ce médicament.
- Si la constipation pose problème, informer le patient que l'augmentation de la consommation de liquides et d'aliments riches en fibres et la prise de laxatifs émollients peuvent corriger la situation.
- Recommander au patient de communiquer avec un professionnel de la santé si les symptômes suivants de rétention urinaire se manifestent : distension abdominale, sensation de plénitude, incontinence par regorgement, élimination de petites quantités d'urine.
- Conseiller au patient de pratiquer une bonne hygiène orale, de se rincer fréquemment la bouche et de consommer de la gomme ou des bonbons sans sucre pour soulager la sécheresse de la bouche.

VÉRIFICATION DE L'EFFICACITÉ THÉRAPEUTIQUE

L'efficacité du traitement peut être démontrée par : le soulagement des spasmes musculaires en cas de troubles aigus de l'appareil locomoteur. Le plein effet du traitement peut ne se manifester qu'en l'espace de 1 ou de 2 semaines. Habituellement, le traitement dure 2 ou 3 semaines.

CYCLOPHOSPHAMIDE

Cytoxan, Procytox

CLASSIFICATION :

Antinéoplasique (alkylant), immunosuppresseur

Grossesse – catégorie D

INDICATIONS

En monothérapie ou en association avec d'autres agents chimiothérapeutiques, la radiothérapie ou la chirurgie, pour le traitement des affections suivantes : maladie de Hodgkin ■ lymphome malin ■ myélome multiple ■ leucémie ■ mycosis fongoïde ■ neuroblastome ■ cancer de l'ovaire ■ cancer du sein et diverses autres tumeurs. **Usages non approuvés :** Polyarthrite rhumatoïde grave ou granulomatose de Wegener ■ Traitement du syndrome néphrotique pur chez les enfants.

MÉCANISME D'ACTION

Inhibition de la réplication de l'ADN et de la transcription de l'ARN, ce qui mène en fin de compte à l'inhibition de la synthèse des protéines (action indépendante du cycle cellulaire). ***Effets thérapeutiques :*** Destruction des cellules à réplication rapide et particulièrement des cellules malignes ■ Effet immunosuppresseur à faibles doses.

PHARMACOCINÉTIQUE

Absorption : Bonne absorption de la molécule-mère inactive depuis le tractus gastro-intestinal. Transformation en médicament actif par le foie.

Distribution : L'agent se répartit dans tout l'organisme. Il traverse faiblement la barrière hémato-encéphalique. Il traverse le placenta et pénètre dans le lait maternel.

Métabolisme et excrétion : Transformation en médicament actif par le foie. Une fraction de 30 % est excrétée à l'état inchangé par les reins.

Demi-vie : De 4 à 6,5 heures.

CONTRE-INDICATIONS ET PRÉCAUTIONS/ MISES EN GARDE

Contre-indications : Hypersensibilité au médicament ou à l'un de ses ingrédients ■ Leucopénie grave ■ Thrombocytopénie ■ Dysfonctionnement rénal ou hépatique.

Précautions/mises en garde : Infection évolutive ■ Aplasie médullaire ■ Autres maladies chroniques débilitantes ■ Patientes en âge de procréer ■ Grossesse et allaitement.

RÉACTIONS INDÉSIRABLES ET EFFETS SECONDAIRES

Resp. : FIBROSE PULMONAIRE.

CV : FIBROSE DU MYOCARDE, hypotension.

GI : anorexie, nausées, vomissements.

GU : CYSTITE HÉMORRAGIQUE, hématurie.

Tég. : alopécie.

End. : suppression de la fonction des gonades, syndrome d'antidiurèse inappropriée.

Hémat. : LEUCOPÉNIE, thrombocytopénie, anémie.

Métab. : hyperuricémie.

Divers : néoplasmes secondaires.

INTERACTIONS

Médicament-médicament : L'administration concomitante de **phénobarbital** ou de **rifampine** peut accentuer la toxicité du cyclophosphamide ■ L'administration concomitante d'**allopurinol** ou de diurétiques thiazidiques peut intensifier l'aplasie médullaire ■ Le cyclophosphamide peut prolonger l'effet curarisant de la **succinylcholine** ■ Risque d'effets cardiotoxiques additifs lors de l'administration concomitante d'autres **agents cardiotoxiques (cytarabine, daunorubicine, doxorubicine)** ■ Le cyclophosphamide peut réduire les concentrations sériques de **digoxine** ■ Effets additifs sur l'aplasie médullaire lors de l'administration concomitante d'autres **antinéoplasiques** ou d'une **radiothérapie** ■ Le cyclophosphamide peut potentialiser les effets de la **warfarine** ■ Le cyclophosphamide peut diminuer la réponse des anticorps aux **vaccins à virus vivants** et augmenter le risque de réactions indésirables ■ Le cyclophosphamide prolonge les effets de la **cocaïne**.

VOIES D'ADMINISTRATION ET POSOLOGIE

De nombreux schémas thérapeutiques sont utilisés.

Traitement d'attaque :

- **PO (adultes) :** De 1 mg à 5 mg/kg/jour, selon la tolérance du patient.
- **IV (adultes) :** De 10 mg à 20 mg/kg/jour pendant 2 à 5 jours, selon la tolérance du patient.

La dose d'attaque doit être réduite de 33 % à 50 % chez les patients qui ont déjà reçu d'autres chimiothérapies ou une radiothérapie pouvant affecter la capacité fonctionnelle de la moelle osseuse, ou chez les patients souffrant d'infiltration néoplasique de la moelle osseuse.

Traitement d'entretien :

- **PO (adultes) :** De 1 mg à 5 mg/kg/jour.
- **IV (adultes) :** De 10 mg à 15 mg/kg, tous les 7 à 10 jours, ou de 3 mg à 5 mg/kg, 2 fois par semaine.

PRÉSENTATION

Comprimés : 25 mg[Pr], 50 mg[Pr] ■ **Poudre lyophilisée pour injection :** 200 mg[Pr], 500 mg[Pr], 1 000 mg[Pr], 2 000 mg[Pr].

PHARMACODYNAMIE (effets sur la numération globulaire)

	Début d'action	Pic	Durée
PO, IV	7 jours	7 – 15 jours	21 jours

SOINS INFIRMIERS

ÉVALUATION DE LA SITUATION

- Mesurer la pression artérielle, le pouls, la fréquence respiratoire et la température à intervalles réguliers tout au long de l'administration. Informer le médecin de tout changement marqué.
- MESURER FRÉQUEMMENT LA DIURÈSE PENDANT TOUTE LA DURÉE DU TRAITEMENT. ENCOURAGER L'ADULTE À BOIRE AU MOINS 3 000 mL DE LIQUIDES PAR JOUR ET L'ENFANT, ENTRE 1 000 ET 2 000 mL DE LIQUIDES PAR JOUR POUR RÉDUIRE LE RISQUE DE CYSTITE HÉMORRAGIQUE. ON PEUT ADMINISTRER LE MÉDICAMENT EN ASSOCIATION AVEC LE MESNA.
- DÉCELER L'APPARITION D'UNE APLASIE MÉDULLAIRE. Suivre de près les saignements : saignement des gencives, formation d'ecchymoses, pétéchies, présence de sang occulte dans les selles, l'urine et les vomissements. Éviter les injections IM et la prise de la température rectale, si la numération plaquettaire est basse. Appliquer une pression sur les points de ponction veineuse pendant 10 minutes. Surveiller les signes d'infection en présence d'une neutropénie. Une anémie peut survenir. Suivre de

près une fatigue accrue, la dyspnée et l'hypotension orthostatique.

- Noter les nausées, les vomissements et l'appétit du patient. Peser le patient toutes les semaines. On peut administrer un antiémétique 30 minutes avant le médicament afin de réduire les effets gastro-intestinaux. On peut diminuer l'anorexie et la perte de poids en servant fréquemment des repas légers.
- Encourager le patient à boire de 2 000 à 3 000 mL de liquides par jour pour favoriser l'excrétion d'acide urique. Le médecin peut prescrire un agent alcalinisant de l'urine pour prévenir la néphropathie.
- SUIVRE DE PRÈS L'ÉTAT DE LA FONCTION CARDIAQUE ET RESPIRATOIRE DU PATIENT POUR DÉCELER LA DYSPNÉE, LES RÂLES ET LES CRÉPITATIONS, LE GAIN DE POIDS ET L'ŒDÈME. UNE TOXICITÉ PULMONAIRE PEUT SURVENIR À LA SUITE D'UN TRAITEMENT DE LONGUE DURÉE. LA CARDIOTOXICITÉ PEUT SE MANIFESTER EN DÉBUT DE TRAITEMENT ET ELLE SE CARACTÉRISE PAR DES SYMPTÔMES D'INSUFFISANCE CARDIAQUE CONGESTIVE.

Tests de laboratoire :

- NOTER LA NUMÉRATION GLOBULAIRE, LA FORMULE LEUCOCYTAIRE ET LA NUMÉRATION PLAQUETTAIRE AVANT L'ADMINISTRATION DE L'AGENT ET À INTERVALLES RÉGULIERS PENDANT TOUTE LA DURÉE DU TRAITEMENT. LE NADIR DE LA LEUCOPÉNIE SE PRODUIT DANS LES 7 À 12 JOURS, LES CONCENTRATIONS SE RÉTABLISSANT DANS LES 17 À 21 JOURS. LE NOMBRE DE LEUCOCYTES DEVRAIT SE MAINTENIR ENTRE 2 500 ET 4 000/mm^3. LE CYCLOPHOSPHAMIDE PEUT AUSSI ENTRAÎNER LA TROMBOCYTOPÉNIE (LE NADIR SURVIENT DANS LES 10 À 15 JOURS) ET, RAREMENT, L'ANÉMIE.
- Noter les concentrations d'urée, de créatinine et d'acide urique avant l'administration du médicament et à intervalles réguliers pendant toute la durée du traitement afin de déceler la toxicité rénale.
- Noter les concentrations d'ALT, d'AST, de LDH et de bilirubine sérique avant l'administration du médicament et à intervalles réguliers pendant toute la durée du traitement afin de déceler l'hépatotoxicité.
- Effectuer des analyses des urines avant d'amorcer le traitement et à intervalles réguliers par la suite afin de déceler l'hématurie ou tout changement de densité, indices du syndrome d'antidiurèse inappropriée (SIADH).
- Le médicament peut inhiber les réactions positives aux tests épicutanés qui décèlent les candidoses, les oreillons, les trichophytoses et aux tests à la tuberculine purifiée. Le cyclophosphamide peut aussi entraîner des résultats faussement positifs au test de Papanicolaou.

DIAGNOSTICS INFIRMIERS POSSIBLES

- Risque d'infection (Effets secondaires).
- Image corporelle perturbée (Effets secondaires).
- Connaissances insuffisantes sur le traitement médicamenteux (Enseignement au patient et à ses proches).

INTERVENTIONS INFIRMIÈRES

DEMANDER AU MÉDECIN SI LA DOSE QU'IL RECOMMANDE EST CUMULATIVE OU QUOTIDIENNE ; UNE ERREUR POURRAIT AVOIR DES CONSÉQUENCES FATALES.

PO :

- Administrer le médicament à jeun. En cas d'irritation gastrique grave, on peut administrer le médicament avec des aliments.
- Préparer les solutions orales en diluant la poudre pour injection dans l'élixir aromatique USP pour obtenir une concentration de 1 à 5 mg de cyclophosphamide par mL. Les solutions reconstituées doivent être conservées au réfrigérateur et administrées dans les deux semaines.

IV :

- Préparer les solutions destinées à l'administration IV sous une hotte à flux laminaire. Porter des gants, un vêtement protecteur et un masque pendant la manipulation du cyclophosphamide. Mettre au rebut le matériel dans les contenants réservés à cet effet (voir l'annexe H).
- Préparer les solutions à injecter en diluant chaque 100 mg dans 5 mL d'eau stérile ou d'eau bactériostatique pour injection renfermant des parabens. Agiter délicatement la solution et la laisser reposer jusqu'à ce qu'elle devienne transparente. Administrer les solutions préparées sans eau bactériostatique dans les 6 heures. Les solutions préparées avec de l'eau bactériostatique sont stables pendant 24 heures à la température ambiante et pendant 6 jours au réfrigérateur. (Consulter les directives du fabricant concernant la reconstitution et la conservation.)

IV directe : Administrer la solution reconstituée directement.

Vitesse d'administration : Administrer la solution reconstituée à un débit de 100 mg/minute.

Perfusion intermittente : Diluer de nouveau le médicament dans un volume allant jusqu'à 250 mL de solution de D5%E, de solution de NaCl 0,9 % ou 0,45 %, de solution de D5%E/NaCl 0,9 %, de solution de lactate de Ringer ou de solution de dextrose dans une solution de Ringer.

Compatibilité dans la même seringue : bléomycine ▪ cisplatine ▪ doxapram ▪ doxorubicine ▪ dropéridol ▪ fluorouracile ▪ furosémide ▪ héparine ▪ leucovorine calcique ▪ méthotrexate ▪ métoclopramide ▪ mitomycine ▪ vinblastine ▪ vincristine.

Compatibilité (tubulure en Y) : amifostine ▪ amikacine ▪ ampicilline ▪ aztréonam ▪ bléomycine ▪ céfamandole ▪ céfazoline ▪ céfépime ▪ céfopérazone ▪ céfotaxime ▪ céfoxitine ▪ céfuroxime ▪ céphapirine ▪ chloremphénicol ▪ chlorpromazine ▪ cimétidine ▪ cisplatine ▪ cladribine ▪ clindamycine ▪ dexaméthasone ▪ diphenhydramine ▪ doxorubicine ▪ doxycycline ▪ dropéridol ▪ érythromycine, lactobionate de ▪ famotidine ▪ filgrastim ▪ fludarabine ▪ fluorouracile ▪ furosémide ▪ gallium, nitrate de ▪ ganciclovir ▪ gentamicine ▪ granisétron ▪ héparine ▪ hydromorphone ▪ idarubicine ▪ kanamycine ▪ leucovorine calcique ▪ lorazépam ▪ melphalan ▪ méthotrexate ▪ méthylprednisone ▪ métoclopramide ▪ métronidazole ▪ mezlocilline ▪ minocycline ▪ mitomycine ▪ morphine ▪ nafcilline ▪ ondansétron ▪ oxacilline ▪ paclitaxel ▪ pénicilline G potassique ▪ pipéracilline ▪ pipéracilline/tazobactam ▪ prochlorpérazine ▪ prométhazine ▪ propofol ▪ ranitidine ▪ sargramostim ▪ sodium, bicarbonate de ▪ téniposide ▪ thiotépa ▪ ticarcilline ▪ ticarcilline/clavulanate ▪ tobramycine ▪ triméthoprime/sulfaméthoxazole ▪ vancomycine ▪ vinblastine ▪ vincristine ▪ vinorelbine.

Compatibilité en addition au soluté : fluorouracile ▪ méthotrexate ▪ mitoxantrone ▪ ondansétron.

ENSEIGNEMENT AU PATIENT ET À SES PROCHES

- Recommander au patient de prendre le médicament tôt le matin. Lui expliquer qu'il doit boire suffisamment de liquides pendant les 72 heures qui suivent le traitement et qu'il doit uriner fréquemment afin de réduire l'irritation de la vessie entraînée par les métabolites excrétés par les reins. Lui recommander de signaler immédiatement au médecin la présence d'hématurie. L'inciter à communiquer avec un professionnel de la santé s'il a omis une dose.
- Recommander au patient de signaler rapidement à un professionnel de la santé la fièvre, les maux de gorge, les signes d'infection, les douleurs lombaires ou aux flancs, les mictions difficiles ou douloureuses, les aphtes buccaux ou sur les lèvres, le jaunissement de la peau ou des yeux, le saignement des gencives, la formation d'ecchymoses, les pétéchies ; la présence de sang dans les selles, l'urine ou les vomissements ; toute enflure inhabituelle, la douleur des articulations, l'essoufflement ou la confusion. Expliquer au patient qu'il doit éviter les foules et les personnes contagieuses. Lui recommander d'utiliser une brosse à dents à poils doux et un rasoir électrique et de prendre garde aux chutes. Prévenir le patient qu'il ne doit pas boire de boissons alcoolisées ni prendre de médicaments contenant de l'aspirine ou des AINS, car ces substances peuvent précipiter une hémorragie digestive.
- Expliquer au patient des deux sexes que ce médicament peut entraîner la stérilité, et, chez la femme, des troubles du cycle menstruel ou même l'arrêt des règles. Ce médicament est aussi tératogène. La patiente doit donc continuer de prendre des mesures contraceptives pendant au moins 4 mois après l'arrêt du traitement.
- Expliquer au patient qu'il risque de perdre ses cheveux. Explorer avec lui les stratégies lui permettant de s'adapter à ces changements. Le médicament peut aussi rendre la peau et les ongles de couleur foncée.
- Expliquer au patient qu'il ne doit pas se faire vacciner sans recommandation expresse du médecin.

VÉRIFICATION DE L'EFFICACITÉ THÉRAPEUTIQUE

L'efficacité du traitement peut être démontrée par : la diminution de la taille de la tumeur ou le ralentissement de la propagation des métastases ▪ l'amélioration du bilan hématopoïétique en cas de leucémie. Le traitement d'entretien est amorcé si le nombre de leucocytes se maintient entre 2 500 et 4 000/mm^3 et si aucun effet secondaire grave ne se manifeste. ✳

CYCLOSPORINE

Neoral, Sandimmune

CLASSIFICATION :

Immunosuppresseur

Grossesse – catégorie C

C

INDICATIONS

PO, IV : Prévention et traitement du rejet du greffon à la suite d'une transplantation d'organes ou de la greffe de moelle osseuse ■ **PO** : Traitement de la polyarthrite rhumatoïde grave ou du psoriasis grave ne répondant pas au traitement habituel ■ Traitement du syndrome néphrotique stéroïdodépendant ou réfractaire aux corticostéroïdes. **Usages non approuvés** : Traitement de la rectocolite hémorragique rebelle.

MÉCANISME D'ACTION

Suppression de la réponse immunitaire naturelle (cellulaire et humorale) par inhibition de l'interleukine-2, facteur nécessaire au déclenchement de l'activité des lymphocytes T. ***Effets thérapeutiques*** : Prévention des réactions de rejet ■ Ralentissement de l'évolution de la polyarthrite rhumatoïde ou du psoriasis.

PHARMACOCINÉTIQUE

Absorption : Par suite de l'administration par voie orale, l'absorption est erratique (de l'ordre de 10 à 60 %). Effet de premier passage hépatique marqué. La micro-émulsion (Neoral) a une meilleure biodisponibilité.

Distribution : L'agent se répartit dans tout l'organisme, surtout dans le liquide extracellulaire et les globules sanguins. Il traverse le placenta et pénètre dans le lait maternel.

Liaison aux protéines : 90 %.

Métabolisme et excrétion : La cyclosporine est fortement métabolisée par le foie ; elle est excrétée dans la bile et une petite quantité est excrétée sous forme inchangée dans l'urine.

Demi-vie : *Enfants* – 7 heures ; *adultes* – 19 heures.

CONTRE-INDICATIONS ET PRÉCAUTIONS/ MISES EN GARDE

Contre-indications : Hypersensibilité à la cyclosporine ou à l'un de ses excipients, l'huile de ricin polyoxéthylée (véhicule de la solution IV) ■ **PO (Neoral)** : Patients traités pour le psoriasis ou la polyarthrite rhumatoïde présentant les troubles suivants : fonction rénale anormale, hypertension non maîtrisée, affection maligne (sauf cancer de la peau sans mélanome), infection non jugulée, immunodéficience primaire ou secondaire, à l'exception des maladies auto-immunes.

Précautions/mises en garde : Insuffisance hépatique grave (réduire la dose) ■ Insuffisance rénale (des adaptations posologiques fréquentes peuvent être nécessaires) ■ Infection évolutive ■ Grossesse et allaitement, sauf lorsque les bienfaits du médicament dépassent les risques auxquels sont exposés la mère et l'enfant ■ Traitement au disulfirame ou intolérance connue à l'alcool (les préparations orales et intraveineuses renferment de l'alcool) ■ Enfants (des doses plus fortes ou plus fréquentes peuvent être nécessaires).

RÉACTIONS INDÉSIRABLES ET EFFETS SECONDAIRES

SNC : CONVULSIONS, tremblements, confusion, bouffées vasomotrices, céphalées, troubles psychiatriques.

CV : hypertension.

GI : diarrhée, hépatotoxicité, nausées, vomissements, malaises abdominaux, anorexie.

GU : toxicité rénale.

Tég. : hirsutisme, acné.

HÉ : hyperkaliémie, hypomagnésémie.

Hémat. : anémie, leucopénie, thrombocytopénie.

Métab. : hyperlipidémie, hyperuricémie.

SN : hyperesthésie, paresthésie.

Divers : hyperplasie gingivale, réactions d'hypersensibilité, infections.

INTERACTIONS

Médicament-médicament : Augmentation des concentrations sanguines de cyclosporine et risques de toxicité accrus lors de l'administration concomitante d'**amphotéricine B**, d'**aminosides**, d'**amiodarone**, de **stéroïdes anabolisants**, de certains **inhibiteurs des canaux calciques**, de **cimétidine**, de **danazol**, d'**érythromycine**, de **fluconazole**, de **fluoroquinolones**, de **kétoconazole**, d'**itraconazole**, de **métoclopramide**, de **miconazole**, d'**AINS**, de **melphalan** ou de **contraceptifs oraux** ■ Effets immunosuppresseurs additifs lors de l'administration concomitante d'autres **immunosuppresseurs** (**cyclophosphamide**, **azathioprine**, **corticostéroïdes**) ■ Les **barbituriques**, la **phénytoïne**, la **rifampine**, la **carbamazépine** ou les **sulfamides** peuvent diminuer l'effet de la cyclosporine ■ Effets hyperkaliémiques additifs lors de l'administration concomitante de **diurétiques épargneurs de potassium**, de **suppléments potassiques** ou d'**inhibiteurs de l'ECA** ■ La cyclosporine augmente les concentrations sériques de **digoxine** en entraînant ainsi un risque de toxicité (réduire la dose de digoxine de 50 %) ■ La cyclosporine prolonge l'effet des **bloqueurs neuromusculaires** ■ Le risque de crise convulsive est accru lors de l'administration concomitante d'**imipénème/cilastatine** ■ La cyclosporine peut diminuer la réponse des anticorps aux **vaccins à virus vivants** et augmenter le risque de réactions indésirables ■ Risque accru de rhabdomyolyse lors de l'administration concomitante de **lovastatine** ■ L'administration concomitante de **tacrolimus** est déconseillée.

Médicament-aliments: La consommation concomitante de **jus de pamplemousse** augmente l'absorption ■ Les **aliments** réduisent l'absorption des produits présentés en micro-émulsion (Neoral).

VOIES D'ADMINISTRATION ET POSOLOGIE

La posologie est adaptée en fonction des concentrations sériques.

Prévention du rejet des transplantations d'organe

- **PO (adultes et enfants)**: De 10 à 15 mg/kg/jour en 2 doses fractionnées (toutes les 12 heures). Démarrer le traitement au cours des 12 heures qui précèdent la transplantation et le poursuivre pendant 1 à 2 semaines suivant la greffe. Réduire la dose graduellement en fonction de la concentration sanguine jusqu'à une dose d'entretien de 2 à 6 mg/kg/jour, fractionnée en 2 prises. Lorsque le médicament est administré en association avec d'autres immunosuppresseurs, des doses initiales plus faibles peuvent être envisagées (par exemple, de 3 à 6 mg/kg/jour, en 2 prises fractionnées).
- **IV (adultes et enfants)**: Traitement initial de 3 à 5 mg/kg/jour, en 2 doses fractionnées (un tiers de la dose orale) pendant 2 semaines au maximum après l'intervention; substituer à la voie IV la voie orale dès que possible.

Greffe de la moelle osseuse

- **IV (adultes et enfants)**: Démarrer le traitement le jour précédant la greffe. Il est préférable de commencer le traitement par la voie IV dans la plupart des cas, à la posologie de 3 à 5 mg/kg/jour, en 2 doses fractionnées, pendant 2 semaines au maximum après l'intervention; substituer à la voie IV la voie orale dès que possible.
- **PO (adultes et enfants)**: Si on démarre le traitement par voie orale, la dose recommandée est de 12,5 à 15 mg/kg/jour en 2 prises, en commençant le jour précédant l'intervention. Le traitement d'entretien par voie orale est d'environ 12,5 mg/kg/jour, en 2 doses fractionnées, pendant au moins 3 mois (6 mois de préférence). Diminuer par la suite graduellement la dose pour la ramener à zéro dans un délai de 1 an suivant la transplantation.

Polyarthrite rhumatoïde

- **PO (adultes)**: 2 mg/kg/jour, en 2 doses fractionnées, pendant les 6 premières semaines de traitement. On peut augmenter la dose jusqu'à concurrence de 5 mg/kg/jour suivant la tolérance du patient. Adapter la posologie d'entretien selon la tolérance du patient.

Psoriasis grave

- **PO (adultes)**: 2 mg/kg/jour, en 2 doses fractionnées, pendant au moins 4 semaines. S'il n'y a pas d'amélioration, on peut augmenter la dose par paliers mensuels de 0,5 à 1 mg/kg/jour, jusqu'à concurrence de 5 mg/kg/jour, selon la tolérance du patient.

Syndrome néphrotique

- **PO (adultes)**: Si la fonction rénale est normale, commencer le traitement à 3,5 mg/kg/jour en 2 doses fractionnées, jusqu'à concurrence de 5 mg/kg/jour (posologie d'entretien).
- **PO (enfants)**: Si la fonction rénale est normale, commencer le traitement à 4,2 mg/kg/jour en 2 doses fractionnées jusqu'à concurrence de 6 mg/kg/jour (posologie d'entretien).

PRÉSENTATION

Micro-émulsion en capsules (Neoral): 10 mg^{Pr}, 25 mg^{Pr}, 50 mg^{Pr}, 100 mg^{Pr} ■ **Micro-émulsion en solution orale (Neoral)**: 100 mg/mL^{Pr} ■ **Solution pour injection**: 100 mg/mL, en ampoules de 1 et de 5 mL^{Pr}.

PHARMACODYNAMIE (concentrations sanguines)

	DÉBUT D'ACTION	PIC	DURÉE
PO	inconnu†	3,5 h	inconnue
IV	inconnu	fin de la perfusion	inconnue

† En cas de polyarthrite rhumatoïde, l'effet se manifeste en l'espace de 4 à 8 semaines et peut durer 4 semaines après l'arrêt du traitement; en cas de psoriasis, l'effet apparaît en l'espace de 2 à 6 semaines et dure 6 semaines après l'arrêt du traitement.

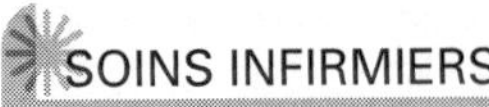

SOINS INFIRMIERS

ÉVALUATION DE LA SITUATION

Effectuer le bilan quotidien des ingesta et des excreta; peser le patient et prendre sa pression artérielle tous les jours pendant toute la durée du traitement. Signaler tout changement marqué.

Prévention du rejet d'une greffe: Surveiller pendant toute la durée du traitement les symptômes de rejet d'organe.

IV: Suivre continuellement pendant au moins les 30 premières minutes de chaque traitement et à intervalles fréquents par la suite, l'apparition des signes et des symptômes suivants d'hypersensibilité : respiration sifflante, dyspnée, rougeur du visage et du cou. Lors de l'administration par voie IV, garder à portée de la main de l'oxygène, de l'épinéphrine et le matériel nécessaire au traitement d'une réaction anaphylactique.

C

Polyarthrite rhumatoïde :

- Déterminer l'intensité de la douleur et l'amplitude des mouvements avant le début du traitement et à intervalles réguliers pendant toute sa durée.
- Avant d'amorcer le traitement, effectuer un examen physique, incluant la prise de la pression artérielle à deux reprises afin de déterminer les chiffres tensionnels de départ. Mesurer la pression artérielle toutes les 2 semaines pendant les 3 premiers mois, puis tous les mois, si elle est stable. En cas d'hypertension, la dose devrait être réduite.

Psoriasis : Évaluer les lésions cutanées avant le début du traitement et à intervalles réguliers pendant toute sa durée.

Tests de laboratoire :

- On devrait établir les concentrations sériques de créatinine, de magnésium, de potassium, d'acide urique, de lipides, les concentrations d'urée et la numération globulaire avant le traitement, toutes les 2 semaines au début du traitement, puis tous les mois si ces valeurs demeurent stables. Une toxicité rénale peut survenir ; signaler toute détérioration marquée.
- Le médicament peut entraîner l'hépatotoxicité ; suivre de près l'élévation des concentrations d'AST, d'ALT, de phosphatase alcaline, d'amylase et de bilirubine.
- La cyclosporine peut entraîner l'élévation des concentrations sériques de potassium et d'acide urique et la diminution des concentrations sériques de magnésium.
- Le médicament peut entraîner l'élévation des concentrations sériques de lipides.

Toxicité et surdosage : Noter les concentrations sériques de cyclosporine à intervalles réguliers pendant toute la durée du traitement. Lors du traitement initial, on peut adapter quotidiennement la dose selon les concentrations sériques. Les lignes directrices concernant les concentrations sériques souhaitables varient selon les établissements.

DIAGNOSTICS INFIRMIERS POSSIBLES

- Risque d'infection (Effets secondaires).
- Douleur aiguë (Indications).
- Connaissances insuffisantes sur le traitement médicamenteux (Enseignement au patient et à ses proches).

INTERVENTIONS INFIRMIÈRES

- On peut administrer la cyclosporine avec d'autres immunosuppresseurs. Éloigner les personnes contagieuses des patients ayant subi une greffe. Maintenir l'isolement de protection, selon les directives.
- Les micro-émulsions (Neoral) et les autres produits (Sandimmune) ne sont pas interchangeables.

PO : Prélever la solution orale à l'aide de la pipette fournie. Mélanger la solution orale avec du lait, du chocolat au lait ou du jus d'orange, gardés de préférence à la température ambiante. Bien mélanger et demander au patient de boire immédiatement la préparation. Utiliser un contenant en verre et rincer avec le diluant afin de s'assurer que le patient a pris toute la dose. Administrer les doses orales avec des aliments. Après l'utilisation, essuyer la pipette sans la laver.

Perfusion intermittente : Diluer immédiatement avant l'administration 1 mL (50 mg) de concentré IV dans 20 à 100 mL de solution de D5%E ou de NaCl à 0,9 % pour injection. La dilution dans une solution de D5%E est stable pendant 24 heures. La stabilité, à la température ambiante, dans une solution de NaCl à 0,9 % est de 6 heures dans un contenant en polychlorure de vinyle et de 12 heures dans un contenant en verre.

Vitesse d'administration : La perfusion doit se faire lentement en 2 à 6 heures, à l'aide d'une pompe à perfusion.

Perfusion continue : La perfusion continue peut être administrée en 24 heures.

Compatibilité (tubulure en Y) : cefmétazole ▪ propofol ▪ sargramostim.

Incompatibilité en addition au soluté : magnésium, sulfate de.

ENSEIGNEMENT AU PATIENT ET À SES PROCHES

- Expliquer au patient qu'il doit prendre le médicament à la même heure tous les jours en respectant scrupuleusement la posologie recommandée et les directives concernant la consommation d'aliments. Le prévenir qu'il ne doit pas sauter de dose ni remplacer une dose manquée par une double dose. S'il n'a pu prendre le médicament au moment habituel, il doit le prendre le plus rapidement possible dans les 12 heures qui suivent. Prévenir le patient qu'il ne doit pas abandonner le traitement sans avoir consulté le professionnel de la santé au préalable.

- Expliquer au patient qu'il doit suivre ce traitement toute sa vie durant pour prévenir le rejet de l'organe transplanté. Passer en revue les symptômes de rejet d'un organe greffé et insister sur le fait qu'il faut prévenir un professionnel de la santé dès que ces symptômes apparaissent.
- Conseiller au patient d'éviter de consommer des pamplemousses et du jus de pamplemousse afin de prévenir les interactions avec la cyclosporine.
- Indiquer au patient les effets secondaires les plus courants : toxicité rénale, élévation de la pression artérielle, tremblement des mains, hirsutisme facial, hyperplasie gingivale.
- Montrer au patient comment mesurer la pression artérielle à domicile. Lui conseiller de prévenir un professionnel de la santé s'il note les symptômes suivants : changement marqué de la pression artérielle, hématurie, mictions fréquentes, urine trouble, diminution de la diurèse, fièvre, maux de gorge, fatigue ou ecchymoses inhabituelles.
- Inciter le patient à pratiquer une bonne hygiène orale. Une hygiène orale méticuleuse et des soins dentaires réguliers (nettoyage des dents et détartrage tous les 3 mois) aident à réduire l'inflammation et l'hyperplasie gingivales.
- Conseiller au patient de consulter un professionnel de la santé, avant de prendre un médicament en vente libre ou de recevoir un vaccin en même temps que la cyclosporine.
- Recommander à la patiente de prévenir un professionnel de la santé si elle croit être enceinte ou si elle souhaite le devenir.
- Insister sur l'importance des examens médicaux et des examens diagnostiques de suivi.

VÉRIFICATION DE L'EFFICACITÉ THÉRAPEUTIQUE

L'efficacité du traitement peut être démontrée par : la prévention du rejet des tissus transplantés ■ la diminution de l'intensité de la douleur ■ l'amélioration de la mobilité articulaire ■ le ralentissement de l'évolution du psoriasis. ✳

CYPROHEPTADINE

Periactin, PMS-Cyproheptadine

CLASSIFICATION :

Antihistaminique

Grossesse – catégorie B

C

INDICATIONS

Traitement d'affections aiguës et chroniques de nature allergique et prurigineuse telles les dermites, la rhinite allergique, la conjonctivite allergique, l'urticaire chronique, y compris l'urticaire due à l'exposition au froid, etc. **Usages non approuvés :** Stimulation de l'appétit.

MÉCANISME D'ACTION

Inhibition des effets de l'histamine au niveau de ses récepteurs ; l'agent ne se lie pas à l'histamine, ni ne l'active ■ Inhibition des effets de la sérotonine entraînant un gain d'appétit. ***Effets thérapeutiques :*** Diminution des symptômes associés à un excès d'histamine : éternuements, rhinorrhée, prurit nasal et oculaire, larmoiements et rougeurs oculaires ■ Diminution de l'urticaire due à l'exposition au froid.

PHARMACOCINÉTIQUE

Absorption : Le médicament semble être bien absorbé par suite de l'administration par voie orale.

Distribution : Inconnue.

Métabolisme et excrétion : Le médicament est principalement métabolisé par le foie.

Demi-vie : Inconnue.

CONTRE-INDICATIONS ET PRÉCAUTIONS/ MISES EN GARDE

Contre-indications : Hypersensibilité ■ Crises aiguës d'asthme ■ Glaucome à angle fermé ■ Prédisposition à la rétention urinaire ■ Ulcère gastro-duodénal sténosant ■ Obstruction pyloro-duodénale ■ Hypertrophie symptomatique de la prostate ■ Obstruction du col de la vessie ■ Administration concomitante des IMAO ■ Administration à éviter chez les personnes âgées et affaiblies, chez les nouveau-nés ou chez les enfants prématurés ■ Allaitement.

Précautions/mises en garde : Maladie hépatique ■ Grossesse (l'innocuité du médicament n'a pas été établie) ■ Intolérance connue à l'alcool (sirop seulement).

C

RÉACTIONS INDÉSIRABLES ET EFFETS SECONDAIRES

SNC: somnolence, excitation (accrue chez les enfants).
ORLO: vision trouble.
CV: arythmies, hypotension, palpitations.
GI: sécheresse de la bouche (xérostomie), constipation.
GU: retard de la miction avec effort pour uriner, rétention urinaire.
Tég.: photosensibilité, rash.
Divers: gain pondéral.

INTERACTIONS

Médicament-médicament: Effets additifs sur la dépression du SNC lors de l'usage concomitant d'autres **dépresseurs du SNC**, dont l'**alcool**, les **opiacés** et les **hypnosédatifs** ▪ Les **IMAO** peuvent intensifier et prolonger les effets anticholinergiques des antihistaminiques.

VOIES D'ADMINISTRATION ET POSOLOGIE

PO (adultes): 4 mg, 3 fois par jour (écart posologique de 4 à 20 mg par jour, en 3 doses fractionnées ; ne pas dépasser 32 mg par jour).
PO (enfants de 7 à 14 ans): La posologie initiale est de 2 mg, 3 ou 4 fois par jour. La posologie d'entretien habituelle est de 4 mg, 2 ou 3 fois par jour (ne pas dépasser 16 mg par jour).
PO (enfants de 2 à 6 ans): 2 mg, toutes les 8 à 12 heures (ne pas dépasser 12 mg par jour).

PRÉSENTATION (version générique disponible)

Comprimés: 4 mg[VL] ▪ **Sirop**: 2 mg/5 mL[VL].

PHARMACODYNAMIE (effets antihistaminiques)

	Début d'action	Pic	Durée
PO	15 – 60 min	1 – 2 h	8 h

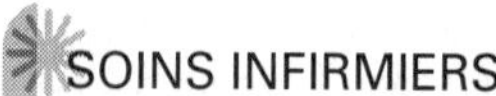

SOINS INFIRMIERS

ÉVALUATION DE LA SITUATION

Allergie:

- Avant l'administration initiale et à intervalles réguliers pendant toute la durée du traitement, surveiller les symptômes suivants : rhinite, conjonctivite et urticaire.
- Ausculter le murmure vésiculaire et examiner la fonction respiratoire avant l'administration initiale et à intervalles réguliers pendant toute la durée du traitement. La cyproheptadine peut entraîner un épaississement des sécrétions bronchiques. Maintenir l'apport de liquides entre 1 500 et 2 000 mL par jour pour diminuer la viscosité des sécrétions.

Stimulant de l'appétit: Mesurer l'apport alimentaire et peser le patient à intervalles réguliers.

Tests de laboratoire :

- Le médicament peut entraîner des résultats faussement négatifs aux tests cutanés allergologiques ; arrêter le traitement 72 heures avant les tests.
- L'administration concomitante de cyproheptadine et de thyréolibérine peut entraîner une élévation des concentrations sériques d'amylase et de prolactine.

DIAGNOSTICS INFIRMIERS POSSIBLES

- Dégagement inefficace des voies respiratoires (Indications).
- Risque d'accident (Réactions indésirables).
- Connaissances insuffisantes sur le traitement médicamenteux (Enseignement au patient et à ses proches).

INTERVENTIONS INFIRMIÈRES

Administrer le médicament avec des aliments, de l'eau ou du lait afin de réduire l'irritation gastrique.

ENSEIGNEMENT AU PATIENT ET À SES PROCHES

- Conseiller au patient de suivre scrupuleusement la posologie recommandée. S'il n'a pu prendre le médicament au moment habituel, il doit le prendre dès que possible. Le prévenir qu'il ne faut jamais doubler la dose. Pour mesurer la quantité exacte de sirop, il faut se servir d'un récipient gradué.
- Prévenir le patient que le médicament peut provoquer de la somnolence. Lui conseiller de ne pas conduire et d'éviter les activités qui exigent sa vigilance jusqu'à ce qu'on ait la certitude que le médicament n'entraîne pas cet effet chez lui.
- Recommander au patient d'utiliser des crèmes solaires et de porter des vêtements protecteurs afin de prévenir les réactions de photosensibilité.

- Mettre en garde le patient contre la consommation d'alcool ou d'autres dépresseurs du SNC en même temps que ce médicament.
- Expliquer au patient que pour soulager la sécheresse de la bouche, il devrait pratiquer une bonne hygiène orale, se rincer fréquemment la bouche et consommer de la gomme à mâcher ou des bonbons sans sucre. Recommander au patient de consulter le dentiste si la sécheresse de la bouche persiste pendant plus de 2 semaines.

VÉRIFICATION DE L'EFFICACITÉ THÉRAPEUTIQUE

L'efficacité du traitement peut être démontrée par : le soulagement des symptômes allergiques ■ le soulagement de l'urticaire due à l'exposition au froid ■ l'amélioration de l'appétit.

CYTARABINE

Cytarabine, Cytosar, Depocyt

CLASSIFICATION :

Antinéoplasique (antimétabolite)

Grossesse – catégorie D

INDICATIONS

IV : Agent essentiellement utilisé seul ou en association avec d'autres agents chimiothérapeutiques pour le traitement des leucémies ■ **Voie intrathécale** : Traitement de la méningite néoplasique causée par des tumeurs solides ou des lymphomes.

MÉCANISME D'ACTION

Inhibition de la synthèse de l'ADN par le blocage de l'ADN-polymérase (effet spécifique sur la phase S du cycle cellulaire). ***Effet thérapeutique :*** Destruction des cellules à réplication rapide, particulièrement des cellules malignes.

PHARMACOCINÉTIQUE

Absorption : L'absorption se fait à partir des points SC, mais les concentrations sanguines sont moins élevées que lors de l'administration par voie IV; l'administration par voie intrathécale entraîne une exposition systémique négligeable.

Distribution : La cytarabine se répartit dans tout l'organisme ; les doses administrées par voie IV et SC traversent la barrière hémato-encéphalique, mais en quantités infimes. L'agent traverse le placenta.

Métabolisme et excrétion : La cytarabine est surtout métabolisée par le foie ; une fraction de moins de 10 % est excrétée à l'état inchangé par les reins. La transformation en médicament inactif dans le liquide céphalorachidien est négligeable, puisque l'enzyme responsable du métabolisme y est présente en très faibles concentrations.

Demi-vie : *IV, SC* – de 1 à 3 heures ; *voie intrathécale* – de 100 à 236 heures.

CONTRE-INDICATIONS ET PRÉCAUTIONS/ MISES EN GARDE

Contre-indications : Hypersensibilité ■ Infection évolutive des tissus méningés (voie intrathécale seulement).

Précautions/mises en garde : Maladie infectieuse évolutive ■ Réserve médullaire réduite ■ Maladie rénale ou hépatique ■ Autres maladies chroniques débilitantes ■ Patientes en âge de procréer ■ Grossesse ou allaitement.

RÉACTIONS INDÉSIRABLES ET EFFETS SECONDAIRES

SNC : dysfonctionnement du SNC (doses élevées), confusion, somnolence, céphalées.

ORLO : toxicité de la cornée (doses élevées), conjonctivite hémorragique (doses élevées).

Resp. : ŒDÈME PULMONAIRE (doses élevées).

CV : œdème.

GI : nausées, vomissements, hépatite, hépatotoxicité, ulcérations gastro-intestinales graves (doses élevées), stomatite.

GU : incontinence urinaire.

Tég. : alopécie, rash.

End. : stérilité.

Hémat. : (toxicité accrue avec les voies IV, SC) anémie, leucopénie, thrombocytopénie.

Métab. : hyperuricémie.

SN : *voie intrathécale seulement* – ARACHNOÏDITE D'ORIGINE CHIMIQUE, démarche anormale.

Divers : syndrome associé à la cytarabine, fièvre.

INTERACTIONS

Médicament-médicament : Interactions valables pour la cytarabine administrée par voie IV ou SC, sauf remarque contraire ■ Aplasie médullaire additive lors de l'administration concomitante d'autres **antinéoplasiques** ou d'une **radiothérapie** ■ Risque accru de cardiomyopathie lors de l'administration de doses élevées en concomitance avec

C

le **cyclophosphamide** ▪ La cytarabine peut diminuer la réponse des anticorps aux **vaccins à virus vivants** et augmenter le risque de réactions indésirables ▪ La cytarabine peut diminuer l'absorption des comprimés de **digoxine** ▪ La cytarabine peut réduire l'efficacité de la **gentamicine** utilisée pour traiter les infections dues à *Klebsiella pneumoniæ* ▪ Le traitement récent par l'**asparaginase** peut accroître le risque de pancréatite ▪ Neurotoxicité additive lors de l'administration concomitante d'**agents antinéoplasiques administrés par voie intrathécale** (voie intrathécale seulement).

VOIES D'ADMINISTRATION ET POSOLOGIE

De nombreux schémas posologiques sont utilisés.

IV (adultes): *Chimiothérapie d'induction* – En monothérapie, 200 mg/m²/jour, en perfusion continue pendant 5 jours (120 heures ; dose totale de 1 000 mg/m²), toutes les 2 semaines. Il faut adapter le traitement aux paramètres hématologiques. En polythérapie, de nombreux régimes thérapeutiques sont utilisés avec différents agents antinéoplasiques, variant de 100 à 200 mg/m²/jour du premier au septième jour, ou du premier au dixième jour. *Doses élevées* – 2 g/m² perfusés pendant 3 heures, toutes les 12 heures, pour 12 doses (du premier au sixième jour) ; 3 g/m² en perfusion de 1 heure, toutes les 12 heures, pour 12 doses (du premier au sixième jour), ou 3 g/m² en perfusion de 75 minutes, toutes les 12 heures, pour 12 doses (du premier au sixième jour).

Voie intrathécale (adultes) : Cytarabine liposomique pour injection (DepoCyt) *Méningite néoplasique avec tumeur solide – Traitement d'induction :* 50 mg, tous les 14 jours pour 2 doses (première et troisième semaines). *Traitement de consolidation :* 50 mg, tous les 14 jours pour 3 doses (cinquième, septième et neuvième semaines), puis 1 dose supplémentaire à la 13ᵉ semaine. *Méningite lymphomateuse – Traitement d'induction :* 50 mg, tous les 14 jours, pour 2 doses (première et troisième semaines). *Traitement de consolidation :* 50 mg, tous les 14 jours, pour 3 doses (cinquième, septième et neuvième semaines), puis 1 dose supplémentaire à la treizième semaine. *Phase d'entretien :* 50 mg, tous les 28 jours, pour 4 doses (17ᵉ, 21ᵉ, 25ᵉ et 29ᵉ semaines). En cas de neurotoxicité, diminuer la dose jusqu'à 25 mg. Si la neurotoxicité persiste, le traitement doit être cessé.

Voie intrathécale (adultes) : Cytarabine ordinaire *Leucémie méningée* – De 5 à 75 mg/m², à une fréquence variant de tous les jours pendant 4 jours à tous les 4 jours.

PRÉSENTATION (version générique disponible)

Poudre pour injection : 100 mg[Pr], 500 mg[Pr], 1 g[Pr], 2 g[Pr] ▪ **Injection liposomique à libération prolongée, pour usage intrathécal :** fiole de 50 mg/5 mL[Pr].

PHARMACODYNAMIE (IV, SC – effets sur la numération leucocytaire ; voie intrathécale – concentrations dans le liquide céphalorachidien)

	Début d'action	Pic	Durée
SC, IV (1re phase)	24 h	7 – 9 jours	12 jours
SC, IV (2ᵉ phase)	15 – 24 jours	15 – 24 jours	25 – 34 jours
Voie intrathécale	rapide	5 h	14 – 28 jours

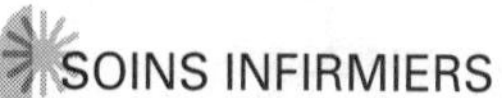

SOINS INFIRMIERS

ÉVALUATION DE LA SITUATION

- Rester à l'affût de l'apparition d'une aplasie médullaire. Suivre de près les saignements : saignement des gencives, formation d'ecchymoses, pétéchies, présence de sang occulte dans les selles, l'urine et les vomissements. Éviter les injections IM et la prise de la température rectale si la numération plaquettaire est basse. Appliquer une pression sur les points de ponction veineuse pendant 10 minutes. Évaluer les signes d'infection en présence d'une neutropénie. Une anémie peut survenir. Suivre de près la fatigue accrue, la dyspnée et l'hypotension orthostatique.
- Effectuer le bilan quotidien des ingesta et des excreta et peser le patient tous les jours. Signaler tout changement marqué.
- Surveiller l'apparition des symptômes suivants de goutte : élévation des concentrations d'acide urique, douleurs articulaires et œdème. Inciter le patient à boire au moins deux litres de liquide par jour. L'allopurinol et l'alcalinisation de l'urine constituent des mesures pouvant prévenir la formation de calculs d'urate.
- Évaluer l'état nutritionnel du patient. Les nausées et les vomissements peuvent survenir dans l'heure suivant l'administration de la cytarabine, surtout si la dose IV est administrée rapidement. L'administration d'un antiémétique

avant le début du traitement et à intervalles réguliers pendant toute sa durée et l'adaptation du régime alimentaire en fonction des aliments que le patient peut tolérer peuvent maintenir l'équilibre hydro-électrolytique et l'état nutritionnel.

- Déceler l'apparition du *syndrome associé à la cytarabine ou à l'ara-C* : fièvre, myalgie, douleurs osseuses, douleurs thoraciques, rash maculopapulaire, conjonctivite, malaise. Ces symptômes surviennent généralement dans les 6 à 12 heures suivant l'administration. Des glucocorticoïdes peuvent être utilisés à titre prophylactique ou thérapeutique. Si le patient répond aux glucocorticoïdes, poursuivre le traitement par la cytarabine et les glucocorticoïdes.
- OBSERVER LE PATIENT POUR DÉCELER L'APPARITION D'UNE DÉTRESSE RESPIRATOIRE OU D'UN ŒDÈME PULMONAIRE. CES RÉACTIONS SURVIENNENT RAREMENT LORS DE L'ADMINISTRATION DE DOSES ÉLEVÉES MAIS PEUVENT ÊTRE D'ISSUE FATALE.
- SURVEILLER LE PATIENT À LA RECHERCHE DES SIGNES SUIVANTS D'ANAPHYLAXIE : RASH, DYSPNÉE, ŒDÈME. GARDER À LA PORTÉE DE LA MAIN DE L'ÉPINÉPHRINE, DES CORTICOSTÉROÏDES ET LE MATÉRIEL DE RÉANIMATION.

Voie intrathécale :

- UNE ARACHNOÏDITE D'ORIGINE CHIMIQUE, S'ACCOMPAGNANT DE NAUSÉES, DE VOMISSEMENTS, DE CÉPHALÉES, DE FIÈVRE, DE DOULEURS LOMBAIRES, DE PLÉOCYTOSE DU LIQUIDE CÉPHALORACHIDIEN, DE RAIDEURS OU DOULEURS AU NIVEAU DE LA NUQUE ET DE MÉNINGISME, EST UN EFFET SECONDAIRE PRÉVISIBLE DE LA CYTARABINE ADMINISTRÉE PAR VOIE INTRATHÉCALE. L'ADMINISTRATION CONCOMITANTE DE DEXAMÉTHASONE PEUT RÉDUIRE L'INCIDENCE ET LA GRAVITÉ DES SYMPTÔMES.
- Surveiller l'apparition des signes suivants de neurotoxicité chez les patients recevant la cytarabine par voie intrathécale : myélopathie, modifications de la personnalité, dysarthrie, ataxie, confusion, somnolence, coma. En cas de neurotoxicité, réduire les doses ultérieures, puis cesser le traitement si les signes persistent. Le risque peut être accru si la cytarabine est administrée par voie intrathécale et par voie IV en l'espace de quelques jours.

Tests de laboratoire :

- Noter la numération globulaire, la formule leucocytaire et la numération plaquettaire avant l'administration initiale et à intervalles réguliers pendant toute la durée du traitement. La leucopénie commence à apparaître dans les 24 heures qui suivent l'administration. Le nadir initial survient dans les 7 à 9 jours. Une légère élévation du nombre de leucocytes précède un deuxième nadir, plus important, qui survient de 15 à 24 jours après l'administration. Le nombre de plaquettes commence à diminuer 5 jours après l'administration et le nadir survient dans les 12 à 15 jours. Le nombre de leucocytes et de thrombocytes commence habituellement à remonter 10 jours après l'atteinte des nadirs. On doit habituellement arrêter le traitement si le nombre de leucocytes est inférieur à 1 000/mm^3 ou celui des plaquettes, à 50 000/mm^3. On recommande de mener des examens de la moelle osseuse toutes les 2 semaines, jusqu'à la rémission des symptômes.
- Noter les résultats des tests de l'exploration fonctionnelle rénale (concentrations d'urée et de créatinine) et hépatique (concentrations d'AST, d'ALT, de bilirubine, de phosphatase alcaline et de LDH) avant le traitement et à intervalles réguliers pendant toute sa durée.
- La cytarabine peut entraîner l'élévation des concentrations d'acide urique.

DIAGNOSTICS INFIRMIERS POSSIBLES

- Risque d'infection (Réactions indésirables).
- Risque d'accident (Effets secondaires).
- Connaissances insuffisantes sur le traitement médicamenteux (Enseignement au patient et à ses proches).

INTERVENTIONS INFIRMIÈRES

- Préparer les solutions sous une hotte à flux vertical. Porter des gants, un vêtement protecteur et un masque pendant la manipulation de la cytarabine. Mettre au rebut le matériel dans les contenants réservés à cet effet (voir l'annexe H).
- La cytarabine peut être administrée par voie SC, par IV directe, par perfusion intermittente, par perfusion IV continue ou par voie intrathécale.
- NE PAS CONFONDRE LE TRAITEMENT À DOSES NORMALES ET CELUI À DOSES ÉLEVÉES. LE TRAITEMENT À DOSES ÉLEVÉES COMPORTE UN RISQUE DE DÉCÈS.

SC, IV : Reconstituer le contenu d'une fiole de 100 mg avec 5 mL d'eau bactériostatique (l'alcool benzylique à 0,9 %) pour injection, pour obtenir une concentration de 20 mg/mL. Reconstituer le contenu d'une fiole de 500 mg avec 10 mL, pour

C

obtenir une concentration de 50 mg/mL et celui des fioles de 1 et de 2 g, avec 10 et 20 mL, respectivement, pour obtenir une concentration de 100 mg/mL. La solution reconstituée est stable pendant 48 heures. Ne pas administrer la solution si elle est trouble. Consulter les directives de chaque fabricant avant de reconstituer la préparation.

IV directe : Administrer chaque dose de 100 mg par bolus intraveineux direct, en 1 à 3 minutes.

Perfusion intermittente : La solution reconstituée peut être diluée davantage dans 100 mL de solution de NaCl 0,9 % ou de D5%E. On peut également la diluer dans une solution de D10%E, de D5%E/NaCl 0,9 %, de Ringer, lactate de Ringer ou dans du dextrose 5 % dans une solution de lactate de Ringer.

Vitesse d'administration : Administrer en l'espace de 30 minutes.

Perfusion continue : La vitesse et la concentration de la perfusion sont déterminées par le médecin pour chacun des cas.

Association compatible dans la même seringue : métoclopramide.

Compatibilité (tubulure en Y) : amifostine ■ aztréonam ■ céfépime ■ chlorpromazine ■ cimétidine ■ cladribine ■ dexaméthasone ■ diphenhydramine ■ dropéridol ■ famotidine ■ filgrastim ■ fludarabine ■ furosémide ■ granisétron ■ héparine ■ hydrocortisone ■ hydromorphone ■ idarubicine ■ lorazépam ■ melphalan ■ méthotrexate ■ méthylprednisolone ■ métoclopramide ■ morphine ■ ondansétron ■ paclitaxel ■ pipéracilline/tazobactam ■ prochlorpérazine ■ prométhazine ■ propofol ■ ranitidine ■ sargramostim ■ téniposide ■ thiotépa ■ vinorelbine.

Incompatibilité (tubulure en Y) : gallium, nitrate de ■ ganciclovir.

Compatibilité en addition au soluté : étoposide ■ méthotrexate ■ mitoxantrone ■ potassium, chlorure de ■ prednisolone, phosphate sodique de ■ sodium, bicarbonate de ■ vincristine.

Incompatibilité en addition au soluté : fluorouracile ■ héparine ■ insuline régulière ■ nafcilline ■ oxacilline ■ pénicilline G sodique.

Voie intrathécale :

- Les patients recevant la *cytarabine liposomique* devraient recevoir une dose de dexaméthasone à 4 mg, 2 fois par jour, par voie orale ou IV, pendant 5 jours, dès le premier jour où l'on administre l'injection de cytarabine liposomique.
- Laisser la fiole se réchauffer à la température ambiante. Agiter délicatement la fiole ou la renverser pour suspendre de nouveau les particules immédiatement avant d'en retirer la suspension. La *cytarabine liposomique* est prête à l'emploi. Reconstituer la *cytarabine ordinaire* avec une solution de NaCl à 0,9 % sans agent de conservation ou du liquide rachidien autologue. Utiliser immédiatement cette préparation pour prévenir la contamination bactérienne.
- La cytarabine liposomique doit être utilisée dans les 4 heures suivant le retrait de la fiole. Jeter les portions inutilisées. Injecter directement dans le liquide céphalorachidien par l'intermédiaire du réservoir intraventriculaire ou dans la cavité lombaire. Ne pas utiliser de filtres intégrés.
- Demander au patient de rester couché pendant 1 heure après l'injection intrathécale. Rester à l'affût de réactions toxiques immédiates.

ENSEIGNEMENT AU PATIENT ET À SES PROCHES

- Inciter le patient à éviter les foules et les personnes contagieuses. Lui recommander de prévenir immédiatement un professionnel de la santé si les symptômes d'infection suivants se manifestent : fièvre, frissons, toux, enrouement, maux de gorge, douleurs lombaires ou aux flancs, mictions difficiles ou douloureuses.
- Recommander au patient de signaler tout saignement inhabituel. Lui expliquer les précautions à prendre en cas de thrombocytopénie : utiliser une brosse à dents à poils doux et un rasoir électrique, prendre garde aux chutes, ne pas boire de boissons alcoolisées ni prendre de médicaments contenant de l'aspirine ou des AINS, car ces substances peuvent déclencher une hémorragie digestive.
- Recommander au patient d'examiner ses muqueuses buccales pour déceler l'érythème et les aphtes. En cas d'aphtes, lui conseiller de remplacer la brosse à dents par une brosse-éponge et de se rincer la bouche avec de l'eau après avoir bu ou mangé. La stomatite peut dicter le traitement par des analgésiques narcotiques.
- Expliquer à la patiente que ce médicament peut avoir des effets tératogènes ; elle doit donc prendre des mesures contraceptives tout au long du traitement et pendant au moins 4 mois après l'arrêt du traitement.
- Expliquer au patient qu'il ne doit pas se faire vacciner sans recommandation expresse d'un professionnel de la santé.

- Insister sur l'importance des examens diagnostiques à intervalles réguliers permettant de déceler les effets secondaires.

Voie intrathécale :

- Renseigner le patient sur les effets secondaires prévisibles (céphalées, nausées, vomissements, fièvre) et les signes précoces de neurotoxicité. Lui recommander de prévenir le professionnel de la santé si ces symptômes se manifestent.
- Expliquer au patient qu'il doit prendre de la dexaméthasone en concomitance avec la cytarabine liposomique.

VÉRIFICATION DE L'EFFICACITÉ THÉRAPEUTIQUE

L'efficacité du traitement peut être démontrée par : l'amélioration des paramètres hématologiques en cas de leucémie ■ la diminution de la taille des tumeurs et le ralentissement de la propagation des lymphomes non hodgkiniens ; le traitement est administré toutes les 2 semaines jusqu'à l'obtention d'une rémission complète ou jusqu'à ce que le nombre de thrombocytes ou de leucocytes diminue en dessous des valeurs acceptables ■ la rémission de la méningite néoplasique ou lymphomateuse.

DALFOPRISTINE,
voir Quinupristine/dalfopristine

DALTÉPARINE,
voir Héparines de faible poids moléculaire/héparinoïdes

DANAPAROÏDE,
voir Héparines de faible poids moléculaire/héparinoïdes

DANAZOL
Cyclomen

CLASSIFICATION :
Hormone androgène et stéroïde anabolisant, inhibiteur de la gonadotrophine hypophysaire
Grossesse – catégorie X

INDICATIONS
Traitement de l'endométriose ▪ Traitement de la maladie fribro-kystique du sein ▪ Traitement de courte durée de la ménorragie primaire. **Usages non approuvés :** Prophylaxie de l'angio-œdème héréditaire.

MÉCANISME D'ACTION
Inhibition de la sécrétion hypophysaire de gonadotrophines se traduisant par la suppression de la fonction ovarienne. Faible effet androgène anabolisant. ***Effets thérapeutiques :*** Atrophie du tissu endométrial ectopique en cas d'endométriose ▪ Réduction de la douleur et du nombre de nodules en cas de maladie fibrokystique du sein ▪ Correction des anomalies biochimiques en cas d'angio-œdème héréditaire.

PHARMACOCINÉTIQUE
Absorption : Le danazol est bien absorbé depuis le tractus gastro-intestinal.
Distribution : Inconnue.
Métabolisme et excrétion : Le médicament est métabolisé par le foie.
Demi-vie : 4,5 heures.

CONTRE-INDICATIONS ET PRÉCAUTIONS/ MISES EN GARDE
Contre-indications : Hypersensibilité ▪ Maladies hépatique, rénale ou cardiaque graves ▪ Grossesse ou allaitement ▪ Porphyrie ▪ Saignements génitaux anormaux non diagnostiqués ▪ Néoplasme génital ▪ Tumeur androgénodépendante ▪ Thrombose évolutive, maladie thromboembolique ou antécédents de tels troubles.
Précautions/mises en garde : Antécédents de maladie hépatique ▪ Coronaropathie ▪ Prépuberté masculine ▪ Patients de sexe masculin atteints d'un cancer du sein ou de la prostate ▪ Hypercalcémie.

RÉACTIONS INDÉSIRABLES ET EFFETS SECONDAIRES
SNC : labilité émotionnelle.
ORLO : voix caverneuse.
CV : œdème.
GI : hépatite (jaunisse cholestatique).
GU : aménorrhée, hypertrophie du clitoris, atrophie des testicules.
Tég. : acné, hirsutisme, peau huileuse.
End. : aménorrhée, anovulation, diminution du volume des seins (chez les femmes), diminution de la libido.
Métab. : gain de poids.

INTERACTIONS
Médicament-médicament : Le danazol peut potentialiser les effets de la **warfarine**, des **hypoglycémiants oraux**, de l'**insuline** ou des **corticostéroïdes** ▪ Le médicament peut élever les concentrations de **cyclosporine** et accroître le risque de toxicité par cette dernière.

VOIES D'ADMINISTRATION ET POSOLOGIE
PO (adultes et adolescentes) : *Endométriose* – de 200 à 800 mg/jour, en 2 à 4 doses fractionnées, pendant 3 à 9 mois. *Maladie fibrokystique du sein* – de 100 à 400 mg/jour, en 2 doses fractionnées, jusqu'à la disparition complète des symptômes ou pendant 6 mois. *Ménorragie primaire* – de 200 à 400 mg/jour en doses fractionnées, pendant une période allant jusqu'à 6 mois.

PRÉSENTATION

Capsules : 50 mg^Pr^, 100 mg^Pr^, 200 mg^Pr^.

PHARMACODYNAMIE (réponse au traitement)

	DÉBUT D'ACTION	PIC	DURÉE
PO (endométriose)	inconnu	6 – 8 semaines	60 – 90 jours
PO (maladie fibrokystique)	1 mois	2 – 6 mois	1 an
PO (angio-œdème)	inconnu	1 – 3 mois	inconnue

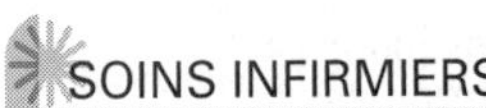

SOINS INFIRMIERS

ÉVALUATION DE LA SITUATION

Endométriose : Suivre de près les douleurs endométriales avant le traitement et à intervalles réguliers pendant toute sa durée.

Maladie fibrokystique du sein : Suivre de près les douleurs, la sensibilité et les nodules mammaires avant le traitement et mensuellement pendant toute sa durée. Pour écarter le diagnostic de cancer, si les nodules persistent ou s'hypertrophient, il est recommandé d'effectuer une mammographie ou une biopsie du kyste avant le traitement et pendant toute sa durée.

Angio-œdème héréditaire : Suivre de près l'apparition de crises d'angio-œdème tout au long du traitement, particulièrement durant les périodes d'adaptation posologique.

Tests de laboratoire :

- Noter les résultats des tests de l'exploration fonctionnelle hépatique à intervalles réguliers tout au long du traitement.
- Il est recommandé d'effectuer une numération des spermatozoïdes et d'en déterminer la mobilité ainsi que le volume et la viscosité du sperme tous les 3 ou 4 mois durant le traitement de l'angio-œdème héréditaire, particulièrement chez les adolescents.
- Le danazol peut modifier les résultats des tests de tolérance au glucose ou de l'exploration de la fonction thyroïdienne. Il peut également élever la glycémie et les concentrations des lipoprotéines de basse densité et diminuer les concentrations des lipoprotéines de haute densité.

DIAGNOSTICS INFIRMIERS POSSIBLES

- Dysfonctionnement sexuel (Effets secondaires).
- Image corporelle perturbée (Effets secondaires).
- Connaissances insuffisantes sur le traitement médicamenteux (Enseignement au patient et à ses proches).

INTERVENTIONS INFIRMIÈRES

- Chez les patientes souffrant d'endométriose ou de maladie fibrokystique du sein, le traitement doit être amorcé durant la menstruation ou être précédé par un test de grossesse. Recommander à la patiente d'informer immédiatement le médecin si elle pense être enceinte.
- Administrer le médicament avec des aliments afin de réduire l'irritation gastro-intestinale.

ENSEIGNEMENT AU PATIENT ET À SES PROCHES

- Informer le patient qu'il doit respecter scrupuleusement la posologie recommandée. S'il n'a pu prendre le médicament au moment habituel, il doit le prendre dès que possible à moins qu'il ne soit presque l'heure prévue pour la dose suivante. Il ne faut jamais remplacer une dose manquée par une double dose.
- Conseiller à la patiente d'utiliser durant le traitement une méthode de contraception non hormonale. La prévenir que l'aménorrhée est un effet prévisible du danazol lors du traitement avec des doses plus élevées. Recommander à la patiente de consulter un professionnel de la santé si le cycle menstruel normal ne se rétablit pas dans les 60 à 90 jours qui suivent l'arrêt du traitement ou si elle pense être enceinte.
- Recommander à la patiente de signaler à un professionnel de la santé l'apparition des effets virilisants (croissance anormale de poils sur le visage ou sur toute autre partie du corps, voix caverneuse).
- Conseiller au patient d'utiliser un écran solaire et des vêtements protecteurs pour prévenir les réactions de photosensibilité.
- Insister sur l'importance des examens médicaux réguliers permettant d'évaluer l'efficacité du traitement.

Maladie fibrokystique du sein : Montrer à la patiente la méthode appropriée d'auto-examen mensuel des seins. Lui conseiller de signaler immédiatement à un professionnel de la santé toute augmentation du volume des nodules.

VÉRIFICATION DE L'EFFICACITÉ THÉRAPEUTIQUE

L'efficacité du traitement peut être démontrée par : la diminution des symptômes d'endométriose ; le traitement de l'endométriose dure habituellement de

3 à 6 mois, mais peut se prolonger jusqu'à 9 mois avant que les symptômes ne diminuent ▪ le soulagement de la douleur et de la sensibilité en cas de maladie fibrokystique du sein; ces symptômes s'estompent habituellement durant le premier mois de traitement et sont complètement éliminés en 2 ou 3 mois; la disparition des nodules se produit habituellement en l'espace de 4 à 6 mois de traitement ▪ la résolution des signes et des symptômes d'angio-œdème héréditaire; la réponse initiale peut survenir après 1 à 3 mois de traitement. Il faudrait essayer de diminuer les doses à des intervalles de 1 à 3 mois. ✳

D

DANTROLÈNE

Dantrium

CLASSIFICATION:

Relaxant musculo-squelettique (à action directe)

Grossesse – catégorie C

INDICATIONS

PO: Traitement de la spasticité imputable à: des lésions de la moelle épinière ▪ l'apoplexie ▪ la paralysie par encéphalopathie ▪ la sclérose en plaques ▪ Prophylaxie de l'hyperthermie maligne ▪ **IV**: Traitement d'urgence de l'hyperthermie maligne. **Usages non approuvés**: Traitement du syndrome malin des neuroleptiques.

MÉCANISME D'ACTION

Action directe sur le muscle squelettique entraînant sa relaxation, grâce à la diminution de la quantité de calcium libérée du réticulum sarcoplasmique des cellules musculaires ▪ Prévention du processus catabolique intense associé à l'hyperthermie maligne. ***Effets thérapeutiques:*** Réduction de la spasticité musculaire ▪ Prévention de l'hyperthermie maligne.

PHARMACOCINÉTIQUE

Absorption: Une fraction de 35 % du médicament est absorbée après l'administration par voie orale.

Distribution: Inconnue.

Métabolisme et excrétion: Le dantrolène est presque entièrement métabolisé par le foie.

Demi-vie: 8,7 heures.

CONTRE-INDICATIONS ET PRÉCAUTIONS/MISES EN GARDE

Contre-indications: Aucune contre-indication pour la préparation IV utilisée pour traiter l'hyperthermie maligne ▪ Cas où la spasticité permet de maintenir la posture et l'équilibre ▪ Patients ayant une fonction pulmonaire déficiente ▪ Maladies hépatiques évolutives, telles que l'hépatite ou la cirrhose.

Précautions/mises en garde: Maladie cardiaque, pulmonaire ou antécédents de maladie hépatique ▪ Femmes, patients > 35 ans (risque accru d'hépatotoxicité) ▪ Grossesse et allaitement.

RÉACTIONS INDÉSIRABLES ET EFFETS SECONDAIRES

SNC: somnolence, faiblesse musculaire, confusion, étourdissements, céphalées, insomnie, malaise, nervosité.

ORLO: larmoiement excessif, troubles de la vue.

Resp.: épanchement pleural.

CV: modification de la pression artérielle, tachycardie.

GI: HÉPATOTOXICITÉ, diarrhée, anorexie, crampes, dysphagie, saignements GI, vomissements.

GU: cristallurie, dysurie, mictions fréquentes, impuissance, incontinence, nycturie.

Tég.: prurit, transpiration, urticaire.

Hémat.: éosinophilie.

Locaux: irritation au point d'injection IV, phlébite.

Loc.: myalgie.

Divers: frissons, sialorrhée, fièvre.

INTERACTIONS

Médicament-médicament: Dépression additive du SNC, lors de la prise concomitante d'autres **dépresseurs du SNC** dont l'**alcool**, les **antihistaminiques**, les **opiacés**, les **hypnosédatifs** et le **sulfate de magnésium** administré par voie parentérale ▪ Risque accru d'hépatotoxicité lors de l'administration d'autres **agents hépatotoxiques** ou d'**œstrogènes** ▪ Risque accru d'arythmies lors d'un traitement concomitant par le **vérapamil**.

VOIES D'ADMINISTRATION ET POSOLOGIE

PO (adultes): Il faut individualiser les doses et administrer, dans la mesure du possible, la posologie la plus faible permettant d'obtenir un maximum de résultats. *Spasticité* – initialement, 25 mg/jour; augmenter la dose en la faisant passer à 25 mg, 2, 3 ou 4 fois par jour. Par la suite, on peut majorer la dose de 25 mg/jour, tous les 4 à 7 jours, jusqu'à l'obtention de la réponse souhaitée ou jusqu'à l'atteinte d'une dose totale de 100 mg, 4 fois par jour. *Prophylaxie de l'hyperthermie maligne* – de 1 à 2 mg/kg, 4 fois par jour, commençant un jour ou deux avant l'intervention chirurgicale ; la dernière dose doit être administrée de 3 à 5 heures avant l'intervention. *Traitement suivant une crise hyperthermique* – de 4 à 8 mg/kg/jour, en 4 doses fractionnées, pendant 1 à 3 jours après le traitement IV.

PO (enfants > 5 ans) : *Spasticité* – 0,5 mg/kg, 2 fois par jour ; augmenter la dose en la faisant passer à 0,5 mg/kg, 3 ou 4 fois/jour. Par la suite, on peut majorer la dose de 0,5 mg/kg/jour, tous les 4 à 7 jours, jusqu'à l'obtention de la réponse souhaitée ou jusqu'à l'atteinte d'une dose de 3 mg/kg, 4 fois par jour (ne pas dépasser 400 mg/jour). *Prophylaxie de l'hyperthermie maligne* – la même que celle chez l'adulte.

IV (adultes et enfants) : *Traitement de l'hyperthermie maligne* – au moins 1 mg/kg ; continuer l'administration jusqu'à la diminution des symptômes ou jusqu'à l'atteinte d'une dose cumulative de 10 mg/kg. Si les symptômes réapparaissent, on peut répéter l'administration de cette dose.

PRÉSENTATION

Capsules : 25 mg[Pr], 100 mg[Pr] ■ **Poudre pour injection** : 20 mg/fiole[Pr].

PHARMACODYNAMIE (effets sur la spasticité)

	DÉBUT D'ACTION	PIC	DURÉE
PO	1 semaine	inconnu	6 – 12 h
IV	rapide	rapide	inconnue

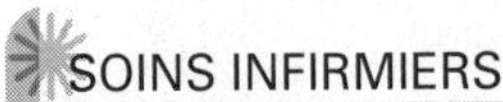

SOINS INFIRMIERS

ÉVALUATION DE LA SITUATION

Suivre de près la fonction intestinale à intervalles réguliers. En cas de diarrhée persistante, il faudrait arrêter le traitement.

Spasticité musculaire : Examiner l'appareil locomoteur et noter le degré de spasticité musculaire avant de commencer le traitement et à intervalles réguliers, par la suite, pour déterminer la réponse du patient au traitement.

Hyperthermie maligne :

- Chez le patient ayant déjà subi une intervention chirurgicale, analyser les réactions à une anesthésie préalable ainsi que les antécédents familiaux de réactions à l'anesthésie (hyperthermie maligne et décès pendant la période périopératoire).
- Examiner l'ÉCG, prendre les signes vitaux, étudier les concentrations d'électrolytes et le débit urinaire tout au long de l'administration IV afin de déceler tout signe d'hyperthermie maligne.
- Surveiller le patient au cours des repas, le jour de l'administration du médicament, pour prévenir les troubles de déglutition et la suffocation.

Tests de laboratoire :

- SUIVRE DE PRÈS LA FONCTION HÉPATIQUE À INTERVALLES FRÉQUENTS TOUT AU LONG DU TRAITEMENT. DES ANOMALIES DES RÉSULTATS DES TESTS D'EXPLORATION FONCTIONNELLE HÉPATIQUE (CONCENTRATIONS ÉLEVÉES D'AST, D'ALT, DE PHOSPHATASE ALCALINE, DE BILIRUBINE, DE GGT) PEUVENT DICTER L'ABANDON DU TRAITEMENT.
- Lors d'un traitement de longue durée, examiner les résultats des tests de l'exploration fonctionnelle rénale et la numération globulaire avant l'administration initiale et à intervalles réguliers, par la suite.

DIAGNOSTICS INFIRMIERS POSSIBLES

- Mobilité physique réduite (Indications).
- Douleur aiguë (Indications).
- Risque d'accident (Effets secondaires).

INTERVENTIONS INFIRMIÈRES

PO :

- En cas d'irritation gastrique gênante, administrer le dantrolène avec des aliments. Pour préparer une suspension orale, ouvrir les capsules et ajouter le contenu à du jus de fruits ou à d'autres boissons. Demander au patient de boire la solution aussitôt que le mélange a été préparé.
- Dans le cas du traitement de la spasticité, la dose orale devrait être fractionnée et administrée 4 fois par jour.

IV directe : Reconstituer 20 mg avec 60 mL d'eau stérile pour injection sans agent bactériostatique afin d'obtenir une concentration de 333 µg/mL. Agiter la solution jusqu'à ce qu'elle devienne transparente. Utiliser la solution dans les 6 heures suivant sa préparation. Garder la solution diluée à l'abri d'une lumière directe. Se référer aux directives de chaque fabricant avant de reconstituer la préparation.

D

Vitesse d'administration : Administrer chaque dose unique par IV rapide directement dans une tubulure en Y ou dans un robinet à 3 voies. Administrer aussitôt les doses suivantes selon les indications. Le médicament irrite fortement les tissus ; observer fréquemment le point d'injection pour éviter l'extravasation.

D

Perfusion intermittente : On a déjà administré la dose prophylactique sous forme de perfusion.

Vitesse d'administration : Administrer la solution pendant une heure, 1 h 25 avant l'induction de l'anesthésie.

ENSEIGNEMENT AU PATIENT ET À SES PROCHES

- Recommander au patient de ne pas dépasser la dose prescrite afin de réduire les risques de toxicité hépatique et les autres effets secondaires du médicament. Lui expliquer que s'il n'a pas pu prendre le médicament à l'heure habituelle, il ne doit le prendre que s'il peut le faire dans l'heure qui suit. Le prévenir qu'il ne faut jamais remplacer une dose manquée par une double dose.
- Prévenir le patient que le dantrolène peut provoquer des étourdissements, de la somnolence, des troubles visuels et de la faiblesse musculaire. Lui conseiller de ne pas conduire et d'éviter les activités qui exigent sa vigilance jusqu'à ce qu'on ait la certitude que le médicament n'entraîne pas ces effets chez lui. Après la dose IV administrée en cas d'intervention chirurgicale, les patients peuvent connaître une diminution de la force de préhension, une faiblesse au niveau des jambes, une sensation de tête légère et des difficultés de déglutition pendant une période pouvant aller jusqu'à 48 heures. Durant cette période, conseiller au patient d'éviter les activités qui exigent sa vigilance et d'être prudent lorsqu'il descend un escalier ou lorsqu'il mange.
- Avertir le patient qu'il ne doit pas consommer de l'alcool ou d'autres dépresseurs du SNC en même temps que ce médicament.
- Recommander au patient de signaler à un professionnel de la santé les symptômes suivants : rash, démangeaisons, jaunissement du blanc des yeux ou de la peau, urine foncée, selles couleur de glaise, sanguinolentes ou noires et nauséabondes ainsi que les nausées, la faiblesse, le malaise, la fatigue ou la diarrhée persistante. Dans ces cas, il peut s'avérer nécessaire d'abandonner le traitement.
- Recommander au patient d'utiliser des écrans solaires et des vêtements protecteurs afin de prévenir les réactions de photosensibilité.
- Insister sur l'importance des examens de suivi permettant de déterminer l'évolution du traitement de longue durée et des analyses sanguines permettant de déceler les effets secondaires du médicament.

Hyperthermie maligne : Conseiller au patient souffrant d'hyperthermie maligne de porter en tout temps un bracelet d'identité où est inscrit son trouble de santé.

VÉRIFICATION DE L'EFFICACITÉ THÉRAPEUTIQUE

L'efficacité du traitement peut être démontrée par : le soulagement des spasmes musculaires en cas de trouble locomoteur ; parfois, l'amélioration n'est manifeste qu'après une semaine ou plus ; en l'absence de tout signe d'amélioration après 45 jours, il faut habituellement abandonner le traitement ■ la prévention ou la réduction de la fièvre et de la rigidité des os en cas d'hyperthermie maligne. ✳

DAUNORUBICINE, CHLORHYDRATE DE

Cérubidine, Daunorubicine

DAUNORUBICINE LIPOSOMIQUE

DaunoXome

CLASSIFICATION :

Antinéoplasique (anthracycline)

Grossesse – catégorie D

INDICATIONS

Chlorhydrate de daunorubicine (Cérubidine) : En monothérapie ou en association avec d'autres antinéoplasiques dans le traitement des leucémies et de certaines autres tumeurs ■ **Daunorubicine liposomique (DaunoXome) :** Chez les patients infectés par le VIH, traitement du sarcome de Kaposi à un stade avancé.

MÉCANISME D'ACTION

Formation d'un complexe avec l'ADN qui, par la suite, inhibe la synthèse de l'ADN et de l'ARN (effets indépendants du cycle cellulaire) ■ Encapsulation de l'agent dans un liposome (DaunoXome), ce qui en augmente le captage par la tumeur et diminue la toxicité systémique. ***Effets thérapeutiques:*** Destruction des cellules à croissance rapide, particulièrement des cellules malignes. Ce médicament est également doté de propriétés immunosuppressives.

PHARMACOCINÉTIQUE

Absorption: Administration par voie IV seulement, ce qui entraîne une biodisponibilité complète. DaunoXome est libéré du liposome après le captage par la tumeur.

Distribution: La daunorubicine se répartit dans tout l'organisme et traverse le placenta.

Métabolisme et excrétion: Le médicament est fortement métabolisé par le foie. Il est partiellement transformé en un composé également doué d'effets antinéoplasiques (daunorubicinol). Une fraction de 40 % est éliminée par excrétion biliaire.

Demi-vie: *Chlorhydrate de daunorubicine* – 18,5 heures. *Daunorubicinol* – 26,7 heures. *Daunorubicine liposomique* – 55,4 heures.

CONTRE-INDICATIONS ET PRÉCAUTIONS/ MISES EN GARDE

Contre-indications: Hypersensibilité à la daunorubicine ou l'un des autres ingrédients de la préparation ■ Administration conjointe d'autres antinéoplasiques qui diminuent la numération globulaire (daunorubicine liposomique).

Précautions/mises en garde: Infections évolutives ou aplasie médullaire ■ Personnes âgées ou patients souffrant d'une maladie chronique débilitante (Cérubidine – il est recommandé de réduire la dose chez les patients ≥ 60 ans) ■ Risque de réactivation des lésions cutanées provoquées par une radiothérapie antérieure ■ Insuffisance hépatique ou rénale (il est recommandé de réduire la dose si les concentrations sériques de créatinine > 265 μmol/L ou de bilirubine > 20,5 μmol/L) ■ Patients ayant déjà reçu un traitement par des anthracyclines ou qui présentent une maladie cardiovasculaire sousjacente (risque accru de cardiotoxicité) ■ Patientes en âge de procréer ■ Enfants (l'innocuité de DaunoXome n'a pas été établie). ■ Insuffisance cardiaque symptomatique (Cérubidine) ■ Arythmies (Cérubidine) ■ Grossesse ou allaitement.

RÉACTIONS INDÉSIRABLES ET EFFETS SECONDAIRES

SNC: *DaunoXome* – fatigue, céphalées, dépression, étourdissements, insomnie, malaise.

ORLO: rhinite, troubles de la vision, sinusite.

CV: CARDIOTOXICITÉ; *Cérubidine* – arythmies; *DaunoXome* – douleurs thoraciques, œdème.

GI: nausées, vomissements; *Cérubidine* – œsophagite, stomatite; *DaunoXome* – douleurs abdominales, anorexie, constipation, diarrhée, stomatite, ténesme.

GU: urine de couleur rouge, suppression de la fonction des gonades.

Tég.: alopécie; *DaunoXome* – sécrétion accrue de sueur, prurit.

Hémat.: anémie, leucopénie, thrombocytopénie.

Locaux: phlébite au point d'injection IV.

Métab.: hyperuricémie.

Loc.: *DaunoXome* – douleurs lombaires, arthralgie, myalgie.

SN: *DaunoXome* – neuropathie.

Divers: frissons, fièvre; *DaunoXome* – réactions allergiques, frissons, fièvre, douleurs lombaires, rougeurs du visage, oppression thoracique, symptômes pseudo-grippaux.

INTERACTIONS

Médicament-médicament: Aggravation de l'aplasie médullaire lors de l'administration concomitante d'autres **agents antinéoplasiques** ■ La daunorubicine peut diminuer la réponse immunitaire et augmenter le risque de réactions indésirables dues aux **vaccins à virus vivants** ■ Le **cyclophosphamide** augmente le risque de cardiotoxicité.

VOIES D'ADMINISTRATION ET POSOLOGIE

D'autres schémas posologiques sont également utilisés. La dose cumulative ne devrait pas dépasser 550 mg/m^2 (450 mg/m^2 si le patient a déjà reçu une radiothérapie).

Chlorhydrate de daunorubicine (Cérubidine)

- **IV (adultes)**

  Traitement d'attaque en monothérapie: *Leucémie lymphoblastique aiguë* – 1 mg/kg/jour (30 mg/m^2/jour), pendant 3 à 6 jours. La dose totale au cours d'un traitement d'attaque ne doit pas dépasser 20 mg/kg. *Leucémies myéloblastique, granulocytique et promyélocytique aiguë* – 2 mg/kg/jour (60 mg/m^2/jour), pendant 3 à 6 jours, plus 1 ou 2 doses supplémentaires si besoin est. La dose totale se situe entre 3 et 22,5 mg/kg (de 90 à 600 mg/m^2).

  Traitement d'attaque en association: 1 mg/kg/injection, tous les 2 ou 3 jours, jusqu'à un total de 12 mg/kg. Si la rémission n'est pas complète, on peut poursuivre le traitement jusqu'à concurrence d'une dose maximale de 20 mg/kg au cours d'une même cure.

Traitement d'entretien : 1 mg/kg/semaine. La dose cumulative ne devrait pas dépasser 25 mg/kg. Chez les patients résistant à tout traitement et chez lesquels une tentative d'obtenir une rémission est souhaitable, la dose totale cumulative pourrait atteindre 30 mg/kg.

Leucémie myéloïde chronique : De 1 à 2 mg/kg/injection, tous les jours ou tous les 2 jours, jusqu'à l'atteinte d'une dose totale de 6 à 12 mg/kg.

Daunorubicine liposomique (DaunoXome)

- **IV (adultes) :** 40 mg/m^2, toutes les 2 semaines.

PRÉSENTATION

- **Chlorhydrate de daunorubicine**
  Poudre pour injection : 20 mg/fiole[Pr].
- **Daunorubicine liposomique (DaunoXome)**
  Dispersion de liposome pour injection : 2 mg/mL, en fioles de 25 mL[Pr].

PHARMACODYNAMIE (effet sur la numération globulaire)

	DÉBUT D'ACTION	PIC	DURÉE
IV (Cérubidine)	7 – 10 jours	10 –14 jours	21 jours
IV (DaunoXome)	inconnu	inconnu	inconnue

SOINS INFIRMIERS

ÉVALUATION DE LA SITUATION

- Mesurer les signes vitaux avant le traitement et à intervalles fréquents pendant toute sa durée.
- Suivre de près les signes d'aplasie médullaire. Rester à l'affût des saignements : saignements des gencives, formation d'ecchymoses, pétéchies, présence de sang occulte dans les selles, l'urine et les vomissures ; éviter les injections IM et la prise de la température par voie rectale si la numération des plaquettes est basse. Appliquer une pression sur les points de ponction veineuse pendant 10 minutes. Évaluer les signes d'infection en présence de neutropénie. Il y a risque d'anémie. Observer le patient pour déceler la fatigue accrue, la dyspnée et l'hypotension orthostatique.
- Observer fréquemment le point d'injection IV pour déceler l'inflammation ou l'infiltration. Recommander au patient de prévenir immédiatement l'infirmière s'il ressent des douleurs ou de l'irritation au point d'injection IV. En cas d'extravasation, arrêter immédiatement la perfusion et la reprendre dans une autre veine afin d'éviter la lésion des tissus sous-cutanés. En informer le médecin sur-le-champ. Le *chlorhydrate de daunorubicine (Cérubidine)* est un agent vésicant. Le traitement standard inclut des injections locales de corticostéroïdes et l'application de compresses de glace.
- Effectuer le bilan des ingesta et des excreta, noter l'appétit du patient et son apport nutritionnel. Suivre de près les nausées et les vomissements qui, bien que modérés, peuvent persister pendant 24 à 48 heures. Pour essayer de maintenir l'équilibre hydro-électrolytique et l'état nutritionnel, administrer un antiémétique avant le traitement et à intervalles réguliers, pendant toute sa durée, et modifier le régime alimentaire en fonction des aliments que le patient peut tolérer. Inciter le patient à boire de 2 000 à 3 000 mL de liquides par jour. L'allopurinol et l'alcalinisation de l'urine constituent des mesures pouvant prévenir la formation de calculs d'urate.
- RESTER À L'AFFÛT DES SIGNES DE CARDIOTOXICITÉ QUI SE MANIFESTENT PAR LES SYMPTÔMES SUIVANTS D'INSUFFISANCE CARDIAQUE : ŒDÈME PÉRIPHÉRIQUE, DYSPNÉE, RÂLES ET CRÉPITATIONS, GAIN PONDÉRAL, TURGESCENCE DES JUGULAIRES, ET QUI SURVIENNENT HABITUELLEMENT DE 1 À 6 MOIS APRÈS LE DÉBUT DU TRAITEMENT. LE MÉDECIN PEUT RECOMMANDER UNE RADIOGRAPHIE PULMONAIRE, UNE ÉCHOCARDIOGRAPHIE, UNE ÉCG ET LA DÉTERMINATION PAR ANGIOGRAPHIE ISOTOPIQUE DE LA FRACTION D'ÉJECTION, AVANT LE TRAITEMENT ET À INTERVALLES RÉGULIERS PENDANT TOUTE SA DURÉE. UNE BAISSE DE 30 % DU VOLTAGE DES COMPLEXES QRS ET LA DIMINUTION DE LA FRACTION D'ÉJECTION CONSTITUENT DES SIGNES PRÉCOCES DE CARDIOTOXICITÉ. LES PATIENTS QUI ONT REÇU DES DOSES CUMULATIVES TOTALES > 550 mg/m^2, QUI ONT DES ANTÉCÉDENTS DE MALADIE CARDIAQUE OU QUI ONT ÉTÉ SOUMIS À UNE RADIOTHÉRAPIE DU MÉDIASTIN, SONT EXPOSÉS À UN RISQUE PLUS ÉLEVÉ DE CARDIOTOXICITÉ. CETTE CARDIOTOXICITÉ PEUT ÊTRE IRRÉVERSIBLE ET MORTELLE, MAIS ELLE RÉPOND HABITUELLEMENT À UN TRAITEMENT PRÉCOCE.

Daunorubicine liposomique

Rester à l'affût des douleurs lombaires, des rougeurs du visage et de l'oppression thoracique. Ces symptômes se manifestent habituellement au cours des 5 premières minutes de perfusion et disparaissent lors de l'arrêt du traitement. Les symptômes ne réapparaissent habituellement pas lorsque la perfusion est reprise à une vitesse plus basse.

Tests de laboratoire :

- Mesurer les concentrations d'acide urique.
- *Chlorhydrate de daunorubicine :* Noter la numération globulaire et la formule leucocytaire avant le traitement et à intervalles réguliers, pendant toute sa durée. Le nadir des leucocytes se produit dans les 10 à 14 jours qui suivent l'administration de l'agent. Les valeurs se rétablissent habituellement dans les 21 jours qui suivent l'administration de la daunorubicine ▪ Noter les concentrations d'AST, d'ALT, de LDH et de bilirubine sérique. Le médicament peut entraîner une élévation passagère des concentrations sériques de phosphatase alcaline, de bilirubine et d'AST.
- *Daunorubicine liposomique :* Noter la numération globulaire et la formule leucocytaire avant chaque cycle de traitement. La daunorubicine liposomique peut entraîner une aplasie médullaire grave, particulièrement la granulocytopénie. Répéter la numération globulaire avant l'administration de chaque dose et ne pas administrer cette dose si le nombre absolu des granulocytes est < 750 cellules/mm^3 ▪ Vérifier l'état de la fonction rénale et hépatique avant l'administration de chaque dose.

DIAGNOSTICS INFIRMIERS POSSIBLES

- Risque d'infection (Réactions indésirables).
- Débit cardiaque diminué (Effets secondaires).
- Connaissances insuffisantes sur le traitement médicamenteux (Enseignement au patient et à ses proches).

INTERVENTIONS INFIRMIÈRES

- Il est important de ne pas confondre le chlorhydrate de daunorubicine (Cérubidine) avec la daunorubicine liposomique (DaunoXome) ou la doxorubicine (Adriamycin, Caelyx). Pour éviter toute confusion, la dénomination commune et le nom de marque du médicament devraient tous deux figurer sur l'ordonnance.
- Préparer les solutions sous une hotte à flux laminaire. Porter des vêtements protecteurs ainsi que des gants et un masque pendant la manipulation du médicament destiné à l'administration IV. Mettre au rebut le matériel dans les contenants réservés à cette fin (voir l'annexe H).

Chlorhydrate de daunorubicine (Cérubidine)

IV :

- Reconstituer le contenu de la fiole de 20 mg avec 4 mL d'eau stérile pour injection afin d'obtenir une concentration de 5 mg/mL. Secouer délicatement la fiole pour en dissoudre le contenu. La solution reconstituée est stable pendant 24 heures à la température ambiante et pendant 48 heures au réfrigérateur. Garder la solution à l'abri des rayons du soleil. Se référer aux directives de chaque fabricant avant de reconstituer la préparation.
- Ne pas utiliser d'aiguilles en aluminium pour reconstituer ou pour injecter la daunorubicine, car l'aluminium rend la solution foncée.

IV directe : Diluer de nouveau dans 10 à 15 mL de solution de NaCl 0,9 %. Administrer par injection IV directe dans une tubulure en Y d'un soluté primaire de NaCl 0,9 % ou de D5%E.

Vitesse d'administration : L'administration par bolus IV doit durer au moins 2 ou 3 minutes. L'administration rapide peut provoquer des rougeurs du visage ou un érythème le long de la veine.

Perfusion intermittente : On peut effectuer une dilution supplémentaire dans 50 ou 100 mL de solution de NaCl 0,9 %.

Vitesse d'administration : Injecter les 50 mL en 10 à 15 minutes ou les 100 mL en 30 à 45 minutes.

Compatibilité (tubulure en Y) : amifostine ▪ filgrastim ▪ granisétron ▪ melphalan ▪ méthotrexate ▪ ondansétron ▪ sodium, bicarbonate de ▪ téniposide ▪ thiotépa ▪ vinorelbine.

Incompatibilité (tubulure en Y) : allopurinol ▪ aztréonam ▪ céfépime ▪ fludarabine ▪ pipéracilline/tazobactam.

Compatibilité en addition au soluté : Le fabricant ne recommande pas de mélanger la daunorubicine avec d'autres médicaments.

Daunorubicine liposomique (DaunoXome)

Perfusion intermittente : Diluer avec une solution de D5%E pour obtenir une concentration de 1 mg/mL. Ne pas utiliser de filtre intégré pour la perfusion. La solution reconstituée, destinée à la perfusion, peut être conservée au réfrigérateur pendant 6 heures au maximum. Se référer aux directives de chaque fabricant avant de reconstituer la préparation.

Vitesse d'administration : Administrer la dose en une heure.

Compatibilité en addition au soluté : Les renseignements à ce sujet ne sont pas disponibles. Il n'est pas recommandé de mélanger la daunorubicine liposomique avec d'autres solutions ou médicaments.

D

D

ENSEIGNEMENT AU PATIENT ET À SES PROCHES

- Recommander au patient de communiquer avec un professionnel de la santé si les symptômes suivants se manifestent: fièvre, frissons, maux de gorge, infection, saignements des gencives, ecchymoses, pétéchies, présence de sang occulte dans l'urine, les selles et les vomissures. Expliquer au patient qu'il doit éviter les foules et les personnes contagieuses. Lui conseiller d'utiliser une brosse à dents à poils doux et un rasoir électrique. Le prévenir qu'il ne doit pas boire de boissons alcoolisées ni prendre des préparations contenant de l'aspirine ou des anti-inflammatoires non stéroïdiens en même temps que la daunorubicine.
- Recommander au patient d'examiner ses muqueuses buccales à la recherche d'érythème et d'aphtes. En présence d'aphtes, lui conseiller de remplacer la brosse à dents par une brosse-éponge et de se rincer la bouche avec de l'eau après avoir bu ou mangé. Il peut s'avérer nécessaire d'administrer des opiacés pour soulager les douleurs dues à la stomatite. Le risque est à son maximum dans les 3 à 7 jours suivant l'administration de la daunorubicine.
- RECOMMANDER AU PATIENT DE PRÉVENIR IMMÉDIATEMENT UN PROFESSIONNEL DE LA SANTÉ EN CAS DE BATTEMENTS CARDIAQUES IRRÉGULIERS, D'ESSOUFFLEMENT OU D'ENFLURE DES MEMBRES INFÉRIEURS.
- Expliquer au patient qu'il risque de perdre ses cheveux. Explorer avec lui les stratégies lui permettant de s'adapter à ce changement. Les cheveux recommencent à pousser environ 5 semaines après l'arrêt du traitement.
- Prévenir le patient que la daunorubicine peut rendre l'urine rouge pendant une journée ou deux après l'administration.
- Prévenir le patient que ce médicament peut provoquer une suppression irréversible de la fonction des gonades. Informer la patiente que la daunorubicine peut avoir des effets tératogènes, lui conseiller de continuer à prendre des mesures de contraception pendant toute la durée du traitement et pendant au moins 4 mois après l'avoir arrêté.
- Expliquer au patient qu'il ne doit pas se faire vacciner sans recommandation expresse d'un professionnel de la santé.
- Insister sur la nécessité des tests de laboratoire à intervalles réguliers permettant de déceler les effets secondaires du médicament.

VÉRIFICATION DE L'EFFICACITÉ THÉRAPEUTIQUE

L'efficacité du traitement peut être démontrée par: l'amélioration des paramètres hématologiques chez les patients atteints de leucémie ▪ l'arrêt de l'évolution du sarcome de Kaposi chez les patients infectés par le VIH. Le traitement est poursuivi jusqu'à ce qu'il y ait des signes d'évolution: nouveaux sièges viscéraux atteints, évolution de la maladie viscérale, apparition d'au moins 10 nouvelles lésions cutanées ou une augmentation de 25 % du nombre de lésions par rapport au début du traitement, modification de la nature de plus de 25 % des lésions (des lésions à ras de peau jusqu'à des lésions surélevées, élargissement de la surface des lésions) ou jusqu'à ce que des complications de l'infection au VIH dictent l'abandon du traitement. ✳

DÉFÉROXAMINE

Desferal, PMS-Deferoxamine

CLASSIFICATION:

Antidote (antagoniste des métaux lourds), chélateur du fer et de l'aluminium

Grossesse – catégorie C

INDICATIONS

Traitement de l'intoxication aiguë par le fer ▪ Traitement des syndromes secondaires de la surcharge chronique en fer associés à un traitement comportant de nombreuses transfusions ▪ Diagnostic de surcharge en aluminium ▪ Traitement de la surcharge chronique en aluminium chez les insuffisants rénaux dialysés en phase terminale.

MÉCANISME D'ACTION

Chélation du fer non lié pour former dans le plasma un complexe hydrosoluble (ferrioxamine) qui est facilement excrété par les reins. ***Effets thérapeutiques:*** Élimination du surplus de fer. Chélation de l'aluminium.

PHARMACOCINÉTIQUE

Absorption: Faible absorption par suite de l'administration par voie orale. Bonne absorption par suite de l'administration par les voies IM et SC.

Distribution: Le médicament semble se répartir dans tout l'organisme.

Métabolisme et excrétion : La déféroxamine est métabolisée par les enzymes tissulaires et plasmatiques. Le médicament à l'état inchangé et la forme chélatée sont excrétés par les reins. Une fraction de 33 % du fer éliminé est excrétée par la bile dans les fèces.

Demi-vie : 1 heure.

CONTRE-INDICATIONS ET PRÉCAUTIONS/ MISES EN GARDE

Contre-indications : Hypersensibilité.

Précautions/mises en garde : Enfants < 3 ans (l'innocuité du médicament n'a pas été établie) ▪ Maladie rénale grave ▪ Anurie ▪ Début de la grossesse ou femmes en âge de procréer (toutefois, si le bénéfice est supérieur au risque, l'agent peut être utilisé chez les femmes enceintes souffrant d'une intoxication aiguë par le fer, de modérée à grave).

RÉACTIONS INDÉSIRABLES ET EFFETS SECONDAIRES

ORLO : vision trouble, cataractes, ototoxicité.

CV : hypotension, tachycardie.

GI : douleurs abdominales, diarrhée.

GU : urine de couleur rouge.

Tég. : érythème, rougeurs du visage, urticaire.

Locaux : induration et douleurs au point d'injection.

Loc. : crampes dans les jambes.

Divers : réactions allergiques, fièvre, choc par suite d'une administration IV rapide.

INTERACTIONS

Médicament-médicament : L'**acide ascorbique** peut augmenter l'efficacité de la déféroxamine, mais aussi la toxicité cardiaque due au fer.

VOIES D'ADMINISTRATION ET POSOLOGIE

Intoxication aiguë par le fer

- **IV (adultes et enfants) :** La dose totale ne devra pas dépasser 80 mg/kg, jusqu'à un maximum de 6 g/24 heures. Le taux de perfusion varie selon la gravité de l'intoxication et ne devra pas dépasser 15 mg/kg/heure.
- **IM (adultes et enfants) :** La dose initiale est de 90 mg/kg ; administrer par la suite, 45 mg/kg à intervalles de 4 à 12 heures, jusqu'à un maximum de 6 g/24 heures. Chez l'enfant, il ne faut pas dépasser la dose maximale de 1 g/injection, et chez l'adulte, de 2 g/injection.

Surcharge chronique en fer

- La perfusion IV est généralement plus efficace que la perfusion SC.
- **IV, SC (adultes et enfants) :** La dose quotidienne moyenne se situe entre 1 et 4 g (20 à 60 mg/kg selon la quantité de fer présente dans l'organisme), en perfusion pendant 12 ou 24 heures
- **IM (adultes et enfants) :** Quand la perfusion SC est impossible, on peut administrer la déféroxamine par voie IM ; la dose d'attaque moyenne dans ce cas est de 0,5 à 1 g/jour en 1 ou 2 injections. La posologie dépend du taux individuel d'excrétion du fer.

Diagnostic de la surcharge en aluminium : 5 mg/kg en une dose unique, en perfusion IV lente à un débit ne devant pas dépasser 15 mg/kg/heure à la fin de la dialyse.

Traitement de la surcharge chronique en aluminium : 5 mg/kg, 1 fois par semaine, en perfusion IV lente à un taux ne devant pas dépasser 15 mg/kg/heure, durant les 60 dernières minutes de la dialyse ou après la dialyse. Si le patient est sous dialyse péritonéale ambulatoire continue ou cyclique, on administre la déféroxamine avant le dernier échange quotidien. Dans ce cas, la voie intrapéritonéale est recommandée, bien que les voies IM, SC ou IV s'avèrent tout aussi efficaces.

PRÉSENTATION

Poudre lyophilisée pour injection : 500 mg/flacon[Pr], 2 g/flacon[Pr].

PHARMACODYNAMIE (effets sur les paramètres hématologiques)

	Début d'action	Pic	Durée
IV	rapide	inconnu	inconnue
IM	inconnu	inconnu	inconnue
SC	inconnu	inconnu	inconnue

SOINS INFIRMIERS

ÉVALUATION DE LA SITUATION

- En cas d'empoisonnement aigu, déterminer le type et la quantité de préparation ferrique ingérée et le moment de l'ingestion.
- Suivre l'apparition des signes suivants de toxicité par le fer : signes précoces aigus (douleurs abdominales, selles diarrhéiques sanguinolentes, vomissements) ou signes tardifs aigus (diminution de l'état de la conscience, choc, acidose métabolique).
- Observer étroitement les signes vitaux, particulièrement durant l'administration par voie IV.

Signaler au médecin ou à un autre professionnel de la santé l'hypotension, l'érythème, l'urticaire ou les réactions allergiques. Garder de l'épinéphrine, un antihistaminique et le matériel de réanimation cardiorespiratoire à portée de la main pour contrer toute réaction anaphylactique.

D

- La déféroxamine peut provoquer une toxicité oculaire ou une ototoxicité. Signaler au médecin ou à un professionnel de la santé toute perte de l'acuité visuelle ou auditive. On devrait effectuer des examens auditifs et visuels, tous les 3 mois, chez les patients qui présentent une surcharge persistante en fer.
- Mesurer les ingesta et les excreta et suivre de près la couleur de l'urine. Informer le médecin ou un autre professionnel de la santé si le patient est anurique. Le fer chélaté est excrété principalement par les reins; l'urine peut devenir rouge.

Tests de laboratoire :

- Noter les concentrations sériques de fer, la capacité de liaison du fer, les concentrations de ferritine et de fer urinaire, avant le traitement et à intervalles réguliers pendant toute sa durée.
- Examiner les résultats des tests de l'exploration fonctionnelle hépatique afin de déceler des lésions dues à l'intoxication par le fer.

DIAGNOSTICS INFIRMIERS POSSIBLES

- Risque d'intoxication (Indications).
- Connaissances insuffisantes sur le traitement médicamenteux (Enseignement au patient et à ses proches).

INTERVENTIONS INFIRMIÈRES

- Reconstituer le contenu de la fiole de 500 mg avec 2 mL d'eau stérile pour injection. Dissoudre entièrement la poudre avant d'administrer la solution. La solution est stable pendant 24 heures après la reconstitution. Se référer aux directives de chaque fabricant avant de reconstituer la préparation.
- Dans les cas d'empoisonnement aigu, administrer la déféroxamine comme traitement d'appoint dans le cadre d'autres mesures thérapeutiques, telles que l'induction des vomissements, l'aspiration et le lavage gastrique avec du bicarbonate de sodium, ainsi que dans le cadre des mesures de soutien nécessaires pour combattre le choc et l'acidose métabolique.

Dose d'essai :

- On peut administrer l'antidote de 2 à 4 heures après l'ingestion de fer et après la vidange du tractus GI. Observer le changement de couleur de l'urine (une couleur rose orangé indique une ingestion importante de fer) jusqu'à ce qu'on ait obtenu les résultats des concentrations sériques de fer et la capacité de liaison du fer.
- On peut administrer la déféroxamine par voie IM ou en perfusion IV en 4 heures.

IM : Administrer profondément dans le muscle et bien masser. Assurer la rotation des points d'injection. L'administration par voie IM peut entraîner une forte douleur passagère.

SC : Utiliser la voie SC pour traiter le patient qui présente des concentrations élevées persistantes de fer. Administrer la déféroxamine dans le tissu SC abdominal par une pompe de perfusion pendant 8 à 24 heures par cure.

IV : Reconstituer la solution et la diluer de nouveau dans une solution de D5%E, de NaCl 0,9 % ou de lactate de Ringer.

Vitesse d'administration :

- La vitesse maximale de perfusion est de 15 mg/kg/heure. La perfusion rapide peut provoquer de l'hypotension, de l'érythème, de l'urticaire, une respiration sifflante, des convulsions, la tachycardie ou le choc.
- Le médicament peut être administré en même temps qu'une transfusion sanguine chez les personnes présentant des concentrations sériques élevées persistantes de fer. Administrer la déféroxamine par un point d'injection différent.

ENSEIGNEMENT AU PATIENT ET À SES PROCHES

- Insister sur le fait qu'il faut garder les préparations à base de fer, ainsi que tous les médicaments et substances dangereuses, hors de la portée des enfants.
- Rassurer le patient en lui expliquant que la couleur rouge de l'urine est prévisible et traduit l'excrétion du surplus de fer.
- Conseiller au patient de ne pas prendre de préparations à base de vitamine C sans consulter au préalable un professionnel de la santé, car la toxicité tissulaire pourrait augmenter.
- Inciter le patient qui suit un traitement prolongé à respecter les rendez-vous destinés aux examens de suivi et aux tests de laboratoire. Lui recommander également de se soumettre à un examen de la vue et de l'ouïe tous les 3 mois.

VÉRIFICATION DE L'EFFICACITÉ THÉRAPEUTIQUE

L'efficacité du traitement peut être démontrée par: le rétablissement des concentrations sériques normales de fer (de 9 à 27 μmol/L). ✳

DELAVIRDINE

Rescriptor

CLASSIFICATION:

Antirétroviral (inhibiteur non nucléosidique de la transcriptase inverse [INNTI])

Grossesse – catégorie C

INDICATIONS

Traitement des infections au VIH en association avec d'autres agents antirétroviraux.

MÉCANISME D'ACTION

Liaison à la transcriptase inverse inhibant ainsi la synthèse de l'ADN viral. ***Effets thérapeutiques:*** Diminution de la charge virale et augmentation du nombre de cellules CD4 ■ Ralentissement de l'évolution de l'infection au VIH et réduction de la gravité de ses séquelles.

PHARMACOCINÉTIQUE

Absorption: Une fraction de 85 % est absorbée par suite de l'administration par voie orale; elle est plus grande lorsque le comprimé est dispersé dans l'eau.

Distribution: Inconnue.

Liaison aux protéines: 98 %.

Métabolisme et excrétion: La delavirdine est fortement métabolisée par le foie; une fraction < 5 % est excrétée à l'état inchangé dans l'urine.

Demi-vie: 5,8 heures.

CONTRE-INDICATIONS ET PRÉCAUTIONS/ MISES EN GARDE

Contre-indications: Hypersensibilité à l'un des ingrédients de la préparation.

Précautions/mises en garde: Dysfonctionnement hépatique ■ Achlorhydrie (l'absorption ne peut se faire qu'en milieu acide) ■ Grossesse, allaitement ou enfants (l'innocuité du médicament n'a pas été établie; les patientes infectées par le VIH ne devraient pas allaiter) ■ Utilisation concomitante d'astémizole, de benzodiazépines, d'antiarythmiques, de bloqueurs des canaux calciques de la famille des dihydropyridines (nifédipine), d'alcaloïdes de l'ergot, d'amphétamines, de sildénafil et de cisapride (risque de sédation excessive, de vasoconstriction ou d'arythmies).

RÉACTIONS INDÉSIRABLES ET EFFETS SECONDAIRES

SNC: fatigue, céphalées.

GI: diarrhée, augmentation des concentrations d'amylase et d'enzymes hépatiques, nausées, vomissements.

Tég.: rash, prurit.

INTERACTIONS

Médicament-médicament: La delavirdine, en inhibant le CYP 3A4, une enzyme hépatique qui métabolise les médicaments, élève les concentrations sanguines des **hypnosédatifs**, des **antiarythmiques**, des **bloqueurs des canaux calciques**, des **préparations d'alcaloïdes de l'ergot**, du **sildénafil**, du **pimozide** et du **cisapride**, d'où risque de réactions indésirables qui peuvent mettre la vie du patient en danger (éviter l'administration concomitante) ■ L'administration concomitante de **clarithromycine** augmente de façon marquée les concentrations des deux agents ■ L'administration concomitante de **didanosine** diminue les concentrations des deux agents (espacer l'administration de ces deux agents de une heure) ■ La **fluoxétine** et le **kétoconazole** augmentent les concentrations de delavirdine ■ Les **antiacides** diminuent l'absorption de la delavirdine (espacer l'administration de ces deux agents d'au moins une heure) ■ Les **antihistaminiques** en diminuent également l'absorption (éviter l'usage prolongé) ■ La **rifabutine**, la **rifampine**, la **phénytoïne**, le **phénobarbital** et la **carbamazépine** abaissent les concentrations de delavirdine (en éviter l'usage concomitant) ■ L'agent augmente les concentrations d'**amprénavir**, d'**indinavir** et de **saquinavir** (une réduction des doses peut s'avérer nécessaire) ■ L'utilisation de delavirdine en association avec le **saquinavir** peut augmenter le risque de dysfonctionnement hépatique.

VOIES D'ADMINISTRATION ET POSOLOGIE

PO (adultes): 400 mg, 3 fois par jour.

PRÉSENTATION

Comprimés: 100 mg[Pr].

PHARMACODYNAMIE (concentrations sanguines)

	DÉBUT D'ACTION	PIC	DURÉE
PO	rapide	1 h	8 h

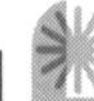

SOINS INFIRMIERS

D

ÉVALUATION DE LA SITUATION

Observer le patient, pendant toute la durée du traitement, pour déceler une aggravation des symptômes de l'infection au VIH et l'apparition des symptômes d'une infection opportuniste.

Tests de laboratoire :

- Noter la charge virale et le nombre de cellules CD4, à intervalles réguliers pendant toute la durée du traitement.
- L'agent peut entraîner l'élévation des concentrations sériques d'AST et d'ALT.
- L'agent peut diminuer le nombre de polynucléaires neutrophiles.

DIAGNOSTICS INFIRMIERS POSSIBLES

- Risque d'infection (Indications).
- Connaissances insuffisantes sur le traitement médicamenteux (Enseignement au patient et à ses proches).
- Non-observance du traitement médicamenteux (Enseignement au patient et à ses proches).

INTERVENTIONS INFIRMIÈRES

- Administrer le médicament sans égard aux repas. Les comprimés doivent être avalés en entier ou dispersés dans l'eau. Pour préparer la dispersion, ajouter 4 comprimés à au moins 90 mL d'eau et laisser reposer la solution pendant quelques minutes. Il faut ensuite la mélanger jusqu'à ce qu'elle devienne homogène. La solution devrait être consommée rapidement. Il faudrait ensuite rincer le verre et faire boire au patient le résidu de médicament pour s'assurer qu'il a pris toute la dose.
- Ne pas administrer dans l'heure qui suit la prise d'antiacides ou de didanosine.
- Les patients présentant une achlorhydrie devraient prendre la delavirdine avec une boisson acide telle qu'un jus d'orange ou un jus de canneberges.

ENSEIGNEMENT AU PATIENT ET À SES PROCHES

- Expliquer au patient qu'il doit prendre la delavirdine en suivant scrupuleusement les recommandations et en espaçant les prises également, tout au long de la journée. Le prévenir qu'il ne doit pas prendre une plus grande quantité de médicament que celle qui lui a été prescrite et qu'il ne doit pas arrêter le traitement sans consulter un professionnel de la santé au préalable. S'il n'a pu prendre le médicament à l'heure prévue, il devrait le prendre aussitôt que possible, sans jamais remplacer une dose manquée par une double dose.
- Expliquer au patient qu'il doit éviter de donner ce médicament à une autre personne.
- Conseiller au patient de ne pas prendre d'autres médicaments, sur ordonnance ou en vente libre, en même temps que la delavirdine, sans consulter au préalable un professionnel de la santé.
- Prévenir le patient que la delavirdine ne guérit pas le sida et n'empêche pas l'apparition d'infections associées ou opportunistes. Lui expliquer que ce médicament ne réduit pas le risque de transmission du VIH à d'autres personnes par les rapports sexuels ou par la contamination du sang. Inciter le patient à utiliser un condom, à ne pas se servir des mêmes aiguilles qu'une autre personne et à ne pas donner du sang afin de prévenir la transmission du virus du sida à autrui. Informer le patient que les effets à long terme de la delavirdine sont encore inconnus.
- Insister sur le fait qu'il est important de se soumettre à intervalles réguliers à des examens de suivi et à des numérations globulaires permettant de déterminer l'évolution de l'infection et de déceler les effets secondaires.

VÉRIFICATION DE L'EFFICACITÉ THÉRAPEUTIQUE

L'efficacité du traitement peut être démontrée par : le ralentissement de l'évolution du sida et la diminution du risque d'infections opportunistes chez les patients infectés par le VIH ▪ la réduction de la charge virale et l'amélioration du compte des cellules CD4. ✳

DESMOPRESSINE

DDAVP, Octostim

CLASSIFICATION :

Hormones hypothalamique et hypophysaire, analogue d'hormone antidiurétique, antihémorragique

Grossesse – catégorie B

INDICATIONS

Voie intranasale: Traitement de courte durée de l'énurésie nocturne (DDAVP), prévention des saignements chez les patients atteints d'hémophilie A ou de la maladie de von Willebrand de type 1 (Octostim) ▪ **Voie intranasale, PO, SC, IM et IV**: Traitement du diabète insipide ▪ **IV**: Prévention des saignements chez les patients atteints d'hémophilie A ou de la maladie de von Willebrand de type 1.

MÉCANISME D'ACTION

Analogue synthétique de la vasopressine, une hormone antidiurétique naturelle. Son principal effet est d'intensifier la réabsorption de l'eau par les reins. ***Effets thérapeutiques:*** Prévention de l'énurésie nocturne ▪ Maintien d'une quantité appropriée d'eau dans l'organisme chez les patients souffrant de diabète insipide ▪ Prévention de l'hémorragie chez les patients atteints de certains types d'hémophilie et de la maladie de von Willebrand.

PHARMACOCINÉTIQUE

Absorption: Une fraction de 5 % est absorbée par suite de l'administration par voie orale ; une fraction de 10 à 20 % est absorbée depuis la muqueuse nasale.

Distribution: La distribution de la desmopressine n'est pas entièrement connue. Le médicament est excrété dans le lait maternel.

Métabolisme et excrétion: Inconnus.

Demi-vie: 75 minutes.

CONTRE-INDICATIONS ET PRÉCAUTIONS/ MISES EN GARDE

Contre-indications: Hypersensibilité ▪ Hypersensibilité au chlorobutanol (Octostim) ▪ Patients souffrant de la maladie de von Willebrand de type IIb ou de type plaquettaire (pseudo-maladie de von Willebrand) ▪ Insuffisance cardiaque ou autres affections nécessitant un traitement aux antidiurétiques.

Précautions/mises en garde: Angine de poitrine ▪ Hypertension ▪ Grossesse ou allaitement (l'innocuité du médicament n'a pas été établie).

RÉACTIONS INDÉSIRABLES ET EFFETS SECONDAIRES

SNC: somnolence, céphalées, apathie.

ORLO: *Voie intranasale* – congestion nasale, rhinite.

Resp.: dyspnée.

CV: hypertension, hypotension, tachycardie (fortes doses, administrées par voie IV seulement).

GI: crampes abdominales légères, nausées.

GU: douleurs vulvaires.

Tég.: bouffées vasomotrices.

HÉ: intoxication à l'eau et hyponatrémie.

Locaux: phlébite au point d'injection IV.

INTERACTIONS

Médicament-médicament: Le **chlorpropamide**, le **clofibrate** ou la **carbamazépine** peuvent intensifier la réponse antidiurétique à la desmopressine ▪ La **déméclocycline**, le **lithium** ou la **norépinéphrine** peuvent diminuer la réponse antidiurétique à la desmopressine ▪ De fortes doses du médicament peuvent intensifier les effets des **agents vasopresseurs**.

VOIES D'ADMINISTRATION ET POSOLOGIE

Énurésie nocturne

- **Voie intranasale (adultes et enfants > 5 ans)**: De 10 à 40 µg par jour, 1 heure avant le coucher.

Diabète insipide

- **PO (adultes et enfants)**: 100 µg (0,1 mg) 3 fois/jour, la dose maximale est de 1,2 mg/jour (400 µg, 3 fois/jour).
- **Voie intranasale (adultes)**: *Dispositif d'administration intranasale ou vaporisateur nasal* – de 10 à 40 µg (de 0,1 à 0,4 mL) par jour, en une seule dose ou en 2 ou 3 doses fractionnées.
- **Voie intranasale (enfants de 3 mois à 12 ans)**: *Dispositif d'administration intranasale ou vaporisateur nasal* – de 5 à 30 µg (de 0,05 à 0,3 mL) par jour, en une seule dose ou en 2 ou 3 doses fractionnées.
- **SC, IM, IV (adultes)**: De 1 à 4 µg (0,25 à 1 mL), 1 fois par jour.
- **SC, IM, IV (enfants)**: 0,4 µg (0,1 mL), 1 fois par jour.

Antihémorragique

- **IV (enfants > 3 mois)**: 0,3 µg/kg (dose maximale de 20 µg).
- **IV (adultes)**: 10,0 µg/m^2 (dose maximale de 20 µg).
- **Voie intranasale (adultes et enfants ≥ 50 kg)**: 1 vaporisation (150 µg) dans chaque narine (Octostim).
- **Voie intranasale (adultes et enfants < 50 kg)**: 1 vaporisation (150 µg) dans une seule narine (Octostim).

PRÉSENTATION

Comprimés: 0,1 mg[Pr], 0,2 mg[Pr] ▪ **Vaporisateur nasal**: 10 µg/vaporisation – le flacon de 2,5 mL (0,1 mg/mL) contient 25 doses (DDAVP)[Pr], 150 µg/dose

D

(1,5 mg/mL) – flacon de 2,5 mL (Octostim)[Pr] ■ **Dispositif d'administration intranasale – solution nasale**: fioles de 2,5 mL avec tube rhinyle calibré (0,1 mg/mL)[Pr] ■ **Solution pour injection**: 4 µg/mL[Pr], 15 µg/mL[Pr].

PHARMACODYNAMIE (PO, voie intranasale = effet antidiurétique ; IV = effet sur l'activité du facteur VIII [facteur antihémophilique A])

	Début d'action	Pic	Durée
PO	1 h	4 – 7 h	inconnue
Voie intranasale	1 h	1 – 5 h	8 – 20 h
IV	quelques min	15 – 30 min	3 h†

† De 4 à 24 heures en cas d'hémophilie A légère.

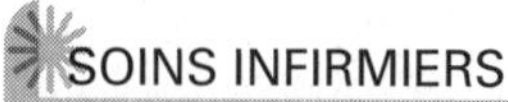

SOINS INFIRMIERS

ÉVALUATION DE LA SITUATION

Une utilisation prolongée par voie intranasale peut entraîner une tolérance aux effets du médicament. Si le médicament est administré par voie IV à une fréquence supérieure à toutes les 24 à 48 heures, il y a risque de tachyphylaxie (tolérance aiguë).

Énurésie nocturne: Noter la fréquence de l'énurésie tout au long du traitement.

Diabète insipide: Mesurer à intervalles fréquents l'osmolalité de l'urine et du plasma ainsi que le volume urinaire pour déterminer les effets du médicament. Rester à l'affût des symptômes de déshydratation (soif excessive, dessèchement de la peau et des muqueuses, tachycardie, pli cutané « paresseux »). Peser le patient tous les jours et suivre de près l'apparition d'un œdème.

Hémophilie:

- Mesurer dans le plasma le facteur antihémophilique A, la présence de l'antigène du facteur antihémophilique A et le cofacteur de la ristocétine. Chez les patients atteints d'hémophilie A, déterminer le temps de céphaline et chez ceux qui souffrent de la maladie de von Willebrand, le temps de saignement. Suivre de près les signes d'hémorragie.
- Mesurer la pression artérielle et le pouls durant la perfusion IV.
- Effectuer le bilan quotidien des ingesta et des excreta et ajuster la consommation de liquides (particulièrement chez les enfants et les personnes âgées) afin d'éviter l'hyperhydratation chez les patients recevant la desmopressine pour le traitement de l'hémophilie.

Toxicité et surdosage:

- Les signes et les symptômes de l'intoxication à l'eau incluent la confusion, la somnolence, les céphalées, le gain pondéral, les difficultés de miction, les convulsions et le coma.
- Pour traiter le surdosage, réduire la dose et, si les symptômes sont graves, administrer du furosémide.

DIAGNOSTICS INFIRMIERS POSSIBLES

- Déficit de volume liquidien (Indications).
- Excès de volume liquidien (Réactions indésirables).
- Connaissances insuffisantes sur le traitement médicamenteux (Enseignement au patient et à ses proches).

INTERVENTIONS INFIRMIÈRES

L'effet antidiurétique de la desmopressine administrée par voie IV est 10 fois plus puissant que celui de la desmopressine par voie intranasale.

PO: Amorcer l'administration de la dose par voie orale, 12 heures après avoir administré la dernière dose par voie intranasale. Suivre de près la réponse du patient.

Diabète insipide: Pour assurer l'effet antidiurétique de la desmopressine, il faut administrer la dose parentérale par IV directe, par voie IM ou par voie SC.

Hémophilie: Pour prévenir l'hémorragie, il faut administrer la dose parentérale de desmopressine par perfusion IV. Si elle est utilisée avant une intervention chirurgicale, elle doit être administrée 30 minutes avant l'intervention.

IV directe: Pour traiter le diabète insipide, administrer la dose en 1 minute.

Perfusion intermittente: Pour administrer une perfusion aux adultes et aux enfants dont le poids > 10 kg, diluer la dose dans 50 mL de solution de NaCl 0,9 % et pour l'administrer aux enfants < 10 kg, la diluer dans 10 mL. Se référer aux directives de chaque fabricant avant de reconstituer la préparation.

Vitesse d'administration: Chez le patient hémophile, la perfusion doit se faire lentement, en 15 à 30 minutes.

Voie intranasale: Si la dose par voie intranasale est administrée avant une intervention chirurgicale, l'administrer 2 heures avant l'intervention.

ENSEIGNEMENT AU PATIENT ET À SES PROCHES

- Recommander au patient de communiquer avec un professionnel de la santé si les saignements ne sont pas réprimés ou si les symptômes suivants sont présents : céphalées, dyspnée, brûlures d'estomac, nausées, crampes abdominales, douleurs vulvaires, ainsi que congestion ou irritation nasales graves.

- Mettre en garde le patient contre la consommation d'alcool pendant le traitement par ce médicament.

Diabète insipide :

- Montrer au patient comment administrer la desmopressine par voie intranasale. Le médicament est fourni avec une pipette souple graduée (tube rhinyle calibré). Aspirer la solution dans le tube. Introduire une extrémité dans la narine, souffler dans l'autre extrémité pour déposer la solution profondément dans la cavité nasale. On peut attacher une seringue remplie d'air au tube pour administrer le médicament aux enfants, aux nourrissons ou aux patients insensibles à la douleur. Rincer le tube calibré à l'eau après utilisation.
- Si on se sert du vaporisateur intranasal, avant de l'utiliser pour la première fois, on doit amorcer la pompe par 4 poussées. Prévenir le patient qu'il doit respecter le nombre de vaporisations recommandé sur l'étiquette, car s'il dépasse le nombre prescrit, les vaporisations suivantes pourraient ne pas délivrer des doses précises. Lui expliquer qu'il ne doit pas transvider la solution restante dans un autre flacon.
- Si le patient n'a pu prendre le médicament au moment habituel, lui conseiller de le prendre dès que possible, à moins qu'il ne soit presque l'heure prévue pour la dose suivante. Le prévenir qu'il ne doit jamais remplacer une dose manquée par une double dose.
- Expliquer au patient que la rhinite ou l'infection des voies respiratoires supérieures peuvent diminuer l'efficacité de ce traitement. Lui conseiller de signaler à un professionnel de la santé toute augmentation de la diurèse. Une nouvelle adaptation des doses pourrait s'avérer nécessaire.
- Conseiller au patient souffrant de diabète insipide de toujours porter sur lui une pièce d'identité où sont inscrits son problème de santé et son traitement médicamenteux.

VÉRIFICATION DE L'EFFICACITÉ THÉRAPEUTIQUE

L'efficacité du traitement peut être démontrée par : la diminution de la fréquence de l'énurésie nocturne ■ la diminution du volume urinaire ■ le soulagement de la polydipsie ■ l'augmentation de l'osmolalité de l'urine ■ la prévention de l'hémorragie chez le patient hémophile. ✳

DÉSOGESTREL,

voir Contraceptifs hormonaux

D

DÉSONIDE,

voir Corticostéroïdes (topiques)

DÉSOXIMÉTASONE,

voir Corticostéroïdes (topiques)

DEXAMÉTHASONE,

voir Corticostéroïdes (voie générale)

DEXRAZOXANE

Zinecard

CLASSIFICATION :

Antidote (cardioprotecteur)

Grossesse – catégorie C

INDICATIONS

Diminution de l'incidence et de la gravité de la cardiomyopathie attribuable à la doxorubicine chez les femmes atteintes du cancer du sein.

MÉCANISME D'ACTION

Chélation intracellulaire. ***Effets thérapeutiques :*** Diminution des effets cardiotoxiques de la doxorubicine.

PHARMACOCINÉTIQUE

Absorption : Par suite de l'administration par voie IV, la biodisponibilité est totale.

Distribution : Inconnue.

Métabolisme et excrétion : Faible métabolisme. Une fraction de 42 % est éliminée dans l'urine.

Demi-vie : De 2,1 à 2,5 heures.

D

CONTRE-INDICATIONS ET PRÉCAUTIONS/ MISES EN GARDE

Contre-indications: Le dexrazoxane ne doit pas être utilisé en tant qu'agent antinéoplasique.

Précautions/mises en garde: Grossesse, allaitement ou enfants (l'innocuité du médicament n'a pas été établie). ■ Tout autre type de chimiothérapie, à l'exception d'une chimiothérapie par les autres anthracyclines (agents similaires à la doxorubicine).

RÉACTIONS INDÉSIRABLES ET EFFETS SECONDAIRES

Hémat.: aplasie médullaire.
Locaux: douleurs au point d'injection.

INTERACTIONS

Médicament-médicament: Aggravation de l'aplasie médullaire, lors de l'administration concomitante d'**agents antinéoplasiques** ou d'une **radiothérapie** ■ Le dexrazoxane peut diminuer les effets antitumoraux des chimiothérapies à base de **fluorouracile** et de **cyclophosphamide**, administrées en concomitance.

VOIES D'ADMINISTRATION ET POSOLOGIE

IV (adultes): 500 mg/m^2.

PRÉSENTATION

Solution pour injection: flacon de 250 mg^{Pr}, flacon de 500 mg^{Pr}.

PHARMACODYNAMIE (effet cardioprotecteur)

	DÉBUT D'ACTION	PIC	DURÉE
IV	rapide	inconnu	inconnue

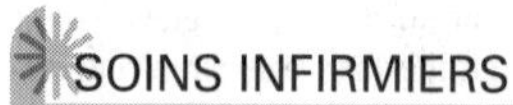

SOINS INFIRMIERS

ÉVALUATION DE LA SITUATION

Déterminer la gravité de la cardiomyopathie (cardiomégalie visible sur la radiographie, râles basilaires, bruit de galop S, dyspnée, diminution de la fraction d'éjection du ventricule gauche), avant le traitement et à intervalles réguliers pendant toute sa durée.

Tests de laboratoire: Noter à intervalles fréquents, tout au long du traitement, la numération globulaire et plaquettaire. Lors du traitement par le dexrazoxane, la thrombocytopénie, la leucopénie et la granulocytopénie attribuables à la chimiothérapie peuvent être plus graves au nadir.

DIAGNOSTICS INFIRMIERS POSSIBLES

- Débit cardiaque diminué (Indications).
- Douleur aiguë (Effets secondaires).
- Connaissances insuffisantes sur le traitement médicamenteux (Enseignement au patient et à ses proches).

INTERVENTIONS INFIRMIÈRES

- La doxorubicine devrait être administrée dans les 30 minutes qui suivent l'administration du dexrazoxane.
- Préparer la solution sous une hotte à flux laminaire. Porter des gants, une blouse et un masque pendant la manipulation de la solution IV. Jeter le matériel IV dans les contenants réservés à cette fin (voir l'annexe H).
- Ne pas administrer les solutions qui ont changé de couleur ou qui renferment des particules. Les solutions reconstituées et diluées sont stables dans un sac IV pendant 6 heures à la température ambiante ou au réfrigérateur. Jeter toute portion inutilisée.

IV directe: Reconstituer le dexrazoxane avec une solution de lactate de sodium à 0,167 molaire (M/6) pour injection afin d'obtenir une concentration de 10 mg/mL. Se référer aux directives de chaque fabricant avant de reconstituer la préparation.

Vitesse d'administration: Administrer lentement par bolus IV.

Perfusion intermittente: La solution reconstituée peut également être diluée avec une solution de NaCl 0,9 % ou de D5%E, pour obtenir une concentration de 1,3 à 5,0 mg/mL. La solution est stable pendant 6 heures à la température ambiante ou au réfrigérateur. Se référer aux directives de chaque fabricant avant de reconstituer et d'administrer la préparation.

Vitesse d'administration: La solution peut être administrée par perfusion IV rapide.

Incompatibilité en addition au soluté: Ne pas mélanger à d'autres médicaments.

ENSEIGNEMENT AU PATIENT ET À SES PROCHES

- Expliquer à la patiente le but de ce traitement.
- Insister sur la nécessité d'une surveillance continue de la fonction cardiaque.

VÉRIFICATION DE L'EFFICACITÉ THÉRAPEUTIQUE

L'efficacité du traitement peut être démontrée par: la réduction de l'incidence et de la gravité de la cardiomyopathie associée à l'administration de la doxorubicine chez les femmes atteintes d'un cancer métastatique du sein.

DEXTROAMPHÉTAMINE

Dexedrine

CLASSIFICATION:

Stimulant du système nerveux central (SNC), sympathomimétique

Grossesse – catégorie C

INDICATIONS

Traitement d'appoint de la narcolepsie ■ Traitement d'appoint des troubles déficitaires de l'attention avec hyperactivité.

MÉCANISME D'ACTION

Stimulation du SNC par la libération de la noradrénaline des terminaisons nerveuses. Les effets pharmacologiques sont les suivants: stimulation du SNC et de la respiration ■ vasoconstriction ■ mydriase (dilatation des pupilles) ■ contraction du sphincter de la vessie. ***Effets thérapeutiques:*** Augmentation de l'activité motrice et de la vigilance et diminution de la fatigue chez les patients narcoleptiques ■ Prolongation de la capacité de se concentrer en présence de troubles déficitaires de l'attention.

PHARMACOCINÉTIQUE

Absorption: Bonne absorption par suite de l'administration par voie orale.

Distribution: Le médicament se répartit dans tous les tissus; on en trouve des concentrations élevées dans le cerveau et le liquide céphalorachidien. Il traverse le placenta et pénètre dans le lait maternel. La dextroamphétamine peut être embryotoxique.

Métabolisme et excrétion: Faible métabolisme hépatique. L'excrétion urinaire dépend du pH. L'urine alcaline favorise la réabsorption du médicament et en prolonge l'action.

Demi-vie: De 10 à 12 heures (6,8 heures chez les enfants).

CONTRE-INDICATIONS ET PRÉCAUTIONS/ MISES EN GARDE

Contre-indications: Artériosclérose au stade avancé ■ Maladie cardiovasculaire symptomatique ■ Hypertension modérée à grave ■ Hyperthyroïdie ■ Hypersensibilité ou idiosyncrasie aux amines sympathomimétiques ■ États d'agitation ■ Antécédents de toxicomanie ■ Glaucome ■ Administration concomitante ou dans les 14 jours suivant la prise d'un IMAO (risque de crise hypertensive).

Précautions/mises en garde: Maladie cardiovasculaire ■ Hypertension ■ Diabète ■ Personnes âgées et patients débilités ■ Usage continu (risque de dépendance psychologique ou d'accoutumance physique) ■ Grossesse et allaitement ■ États d'hyperexcitation comprenant l'hyperthyroïdie ■ Personnalités psychotiques ■ Tendances suicidaires ou homicides ■ Hypersensibilité à la tartrazine (éviter l'administration des agents qui contiennent cet ingrédient chez les patients hypersensibles).

RÉACTIONS INDÉSIRABLES ET EFFETS SECONDAIRES

SNC: hyperactivité, insomnie, agitation, tremblements, dépression, étourdissements, céphalées, irritabilité.

CV: palpitations, tachycardie, arythmies, hypertension, hypotension.

GI: anorexie, constipation, crampes, diarrhée, sécheresse de la bouche (xérostomie), goût métallique, nausées, vomissements.

GU: impuissance, augmentation de la libido.

Tég.: urticaire.

Divers: dépendance physique, dépendance psychologique.

INTERACTIONS

Médicament-médicament: Effets adrénergiques additifs lors de l'administration concomitante d'autres **agents adrénergiques** ■ L'administration concomitante d'**IMAO** peut déclencher une crise hypertensive ■ L'alcalinisation de l'urine (**bicarbonate de sodium**, **acétazolamide**) prolonge l'effet de la dextroamphétamine ■ L'acidification de l'urine (**chlorure d'ammonium**, doses élevées d'**acide ascorbique**) diminue l'effet de la dextroamphétamine ■ Les **phénothiazines** peuvent diminuer l'effet de la dextroamphétamine ■ Le médicament peut contrecarrer les effets des **antihypertenseurs** ■ Les **bêta-bloquants** et les **antidépresseurs tricycliques**, administrés en concomitance, augmentent le risque d'effets secondaires cardiovasculaires.

VOIES D'ADMINISTRATION ET POSOLOGIE

Les capsules Spansule doivent être administrées 1 fois par jour et les comprimés, en doses fractionnées: la première dose, au réveil et les autres (2 ou 3) à des intervalles de 4 à 6 heures.

Trouble déficitaire de l'attention avec hyperactivité

- **PO (enfants ≥ 6 ans)**: 5 mg, 1 ou 2 fois par jour; augmenter la dose par paliers de 5 mg/jour à des intervalles hebdomadaires. Dans les cas exceptionnels, il peut s'avérer nécessaire d'administrer plus de 40 mg/jour. On ne devrait pas utiliser les capsules à libération prolongée en traitement initial.

D

Narcolepsie

La posologie se situe entre 5 et 60 mg/jour.

- **PO (adultes)**: De 5 à 60 mg par jour, en une seule dose ou en doses fractionnées. On ne devrait pas utiliser les capsules à libération prolongée en traitement initial.
- **PO (enfants ≥ 12 ans)**: 10 mg par jour; augmenter la dose par paliers de 10 mg/jour, à des intervalles hebdomadaires, jusqu'à l'obtention d'une réponse.
- **PO (enfants de 6 à 12 ans)**: 5 mg par jour; augmenter la dose par paliers de 5 mg/jour, à des intervalles hebdomadaires, jusqu'à l'obtention d'une réponse.

PRÉSENTATION

Comprimés: 5 mg^{Pr} ■ **Capsules à libération prolongée**: 10 mg^{Pr}, 15 mg^{Pr}.

PHARMACODYNAMIE (stimulation du SNC)

	Début d'action	Pic	Durée
PO	1 – 2 h	inconnu	2 – 10 h
PO – LP†	inconnu	inconnu	jusqu'à 24 h

† LP = Libération prolongée.

SOINS INFIRMIERS

ÉVALUATION DE LA SITUATION

- Mesurer la pression artérielle, le pouls et la fréquence respiratoire avant l'administration du médicament et à intervalles réguliers pendant toute la durée du traitement.

Trouble déficitaire de l'attention:

- Peser le patient deux fois par semaine. Informer le médecin de toute perte de poids importante. Mesurer à intervalles réguliers la taille de l'enfant; signaler au médecin l'inhibition de la croissance.
- Chez les enfants souffrant de trouble déficitaire de l'attention, noter la durée de la capacité de maintenir l'attention, la capacité de maîtriser les impulsions, les tics moteurs et vocaux et les interactions avec autrui.

Narcolepsie:

- Observer la fréquence des épisodes de narcolepsie et les consigner dans les dossiers.
- La dextroamphétamine peut entraîner un faux sentiment d'euphorie et de bien-être. Prévoir des repos fréquents et rester à l'affût d'une dépression rebond qui risque de survenir lorsque les effets du médicament se sont épuisés.
- L'usage de la dextroamphétamine comporte des risques élevés de dépendance et de toxicomanie. La tolérance est rapide; ne pas augmenter la dose.

Tests de laboratoire:

- La dextroamphétamine peut entraver le résultat du dosage des concentrations urinaires de stéroïdes.
- Le médicament peut élever les concentrations plasmatiques de corticostéroïdes, surtout le soir.

DIAGNOSTICS INFIRMIERS POSSIBLES

- Opérations de la pensée perturbées (Effets secondaires).
- Connaissances insuffisantes sur le traitement médicamenteux (Enseignement au patient et à ses proches).

INTERVENTIONS INFIRMIÈRES

- Administrer la plus faible dose qui s'avère efficace.
- Les capsules à libération prolongée devraient être avalées telles quelles; il ne faut pas les briser, les écraser ni les croquer.

Trouble déficitaire de l'attention: Lorsque les symptômes sont maîtrisés, il est possible de réduire la dose ou de cesser le traitement au cours des mois d'été ou d'administrer le médicament les jours d'école seulement (en prévoyant un arrêt temporaire de la médication pendant les fins de semaine ou les vacances scolaires).

ENSEIGNEMENT AU PATIENT ET À SES PROCHES

- Recommander au patient de prendre le médicament au moins 6 heures avant l'heure du coucher pour éviter les troubles du sommeil. S'il n'a pas pu le prendre au moment habituel, lui conseiller de le prendre dès que possible, mais jusqu'à 6 heures avant l'heure du coucher.

Le prévenir qu'il ne doit jamais remplacer une dose manquée par une double dose. Insister sur le fait qu'il ne doit pas modifier la posologie sans consulter un professionnel de la santé au préalable. Le sevrage brusque après un traitement à des doses élevées peut provoquer une fatigue extrême et la dépression.

- Expliquer au patient que, pour diminuer la sécheresse de la bouche induite par le médicament, il devrait se rincer fréquemment la bouche et consommer de la gomme à mâcher ou des bonbons sans sucre.
- Conseiller au patient d'éviter de consommer des quantités excessives de caféine.
- Prévenir le patient que le médicament peut altérer son jugement. Lui conseiller d'être prudent lorsqu'il conduit ou lorsqu'il s'engage dans des activités qui exigent sa vigilance.
- Recommander au patient de prévenir un professionnel de la santé si les symptômes suivants s'aggravent : nervosité, agitation, insomnie, étourdissements, anorexie, sécheresse de la bouche.
- Informer le patient que le médecin peut prescrire un arrêt temporaire de la médication permettant d'évaluer les bienfaits du traitement et de diminuer la dépendance.

VÉRIFICATION DE L'EFFICACITÉ THÉRAPEUTIQUE

L'efficacité du traitement peut être démontrée par: la prolongation de la capacité de se concentrer ; le traitement devrait être interrompu et réévalué à intervalles réguliers ■ la diminution des symptômes narcoleptiques. ✳

DEXTROMÉTHORPHANE

Balminil DM, Benylin DM, Broncho-Grippol-DM, Bronchonphan Forte DM, Buckley's DM, Calmylin #1, Delsym, DM sans sucre, Koffex, Novahistex DM, Novahistine DM, Pharminil DM, PMS-Dextrométhorphane, Robitussin, Sedatuss DM, Sirop DM, Sucrets extra-fort pastilles contre la toux, Sucrets pastilles contre la toux, Triaminic DM, Tussin, Vicks Formule 44

CLASSIFICATION :
Antitussif
Grossesse – catégorie inconnue

INDICATIONS

Soulagement symptomatique de la toux due à des infections virales mineures des voies respiratoires supérieures ou à l'inhalation d'irritants ■ Soulagement très efficace de la toux sèche non productive ■ Ingrédient qui entre souvent dans la composition des préparations en vente libre contre la toux et le rhume.

MÉCANISME D'ACTION

Suppression du réflexe tussigène grâce à un effet direct sur le centre de la toux, situé dans le bulbe rachidien. Le dextrométhorphane s'apparente aux opiacés de par sa structure, mais il est dépourvu de propriétés analgésiques. ***Effets thérapeutiques :*** Soulagement de la toux sèche irritante.

PHARMACOCINÉTIQUE

Absorption : Le médicament est rapidement absorbé depuis le tractus gastro-intestinal. L'absorption de la préparation à libération prolongée est lente.

Distribution : Inconnue. Le médicament traverse probablement le placenta et pénètre dans le lait maternel.

Métabolisme et excrétion : L'agent est transformé en son métabolite actif, le dextrorphane. Le dextrométhorphane et le dextrorphane sont excrétés par les reins.

Demi-vie : Inconnue.

CONTRE-INDICATIONS ET PRÉCAUTIONS/ MISES EN GARDE

Contre-indications : Hypersensibilité ■ Patients prenant ou ayant reçu des IMAO au cours des 3 semaines précédentes ■ Intolérance à l'alcool (les préparations qui en renferment ne devraient pas être administrées aux patients présentant une intolérance connue).

Précautions/mises en garde : Toux qui dure depuis plus de une semaine ou qui s'accompagne de fièvre, de rash ou de céphalées (il est conseillé de consulter un professionnel de la santé au préalable) ■ Patients prenant des ISRS ■ Toux chronique productive ■ Diabète (certains produits contiennent du sucrose) ■ Grossesse (précédents d'utilisation sans danger) ■ Allaitement et enfants < 2 ans (l'innocuité du médicament n'a pas été établie).

RÉACTIONS INDÉSIRABLES ET EFFETS SECONDAIRES

SNC : *dose élevée* – étourdissements, sédation.

GI : nausées.

D

INTERACTIONS

Médicament-médicament: Les **IMAO**, administrés simultanément, peuvent déclencher le syndrome sérotoninergique (nausées, confusion, modifications de la pression artérielle) ; l'usage concomitant est déconseillé ■ Dépression additive du SNC lors de l'usage concomitant d'**antihistaminiques**, d'**alcool**, d'**antidépresseurs**, d'**hypnosédatifs** et d'**opiacés** ■ L'**amiodarone**, la **fluoxétine** ou la **quinidine** peuvent élever les concentrations sanguines de dextrométhorphane et augmenter les réactions indésirables.

VOIES D'ADMINISTRATION ET POSOLOGIE

PO (adultes et enfants ≥ 12 ans): De 10 à 20 mg, toutes les 4 heures, ou 30 mg, toutes les 6 à 8 heures, ou 60 mg de la préparation à libération prolongée, 2 fois par jour (ne pas dépasser 120 mg par jour).
PO (enfants de 6 à 11 ans): De 5 à 10 mg, toutes les 4 heures, ou 15 mg, toutes les 6 à 8 heures, ou 30 mg de la préparation à libération prolongée, toutes les 12 heures (ne pas dépasser 60 mg par jour).
PO (enfants de 2 à 5 ans): De 2,5 à 5 mg, toutes les 4 heures, ou 7,5 mg, toutes les 6 à 8 heures, ou 15 mg de la préparation à libération prolongée, toutes les 12 heures (ne pas dépasser 30 mg par jour).

PRÉSENTATION

Pastilles: 5 mg[VL], 15 mg[VL] ■ **Liquide**: 7,5 mg/5 mL[VL], 12,5 mg/5 mL[VL], 10 mg/5 mL[VL], 15 mg/5 mL[VL], 15 mg/15 mL[VL] ■ **Suspension à libération prolongée**: 30 mg/5 mL[VL] ■ **En association avec**: antihistaminiques, antipyrétiques, décongestionnants et expectorants contenus dans les préparations antitussives et les préparations contre le rhume[VL].

PHARMACODYNAMIE (suppression de la toux)

	Début d'action	Pic	Durée
PO	15 – 30 min	inconnu	3 – 6 h
PO – LP†	inconnu	inconnu	9 – 12 h

† LP = libération prolongée.

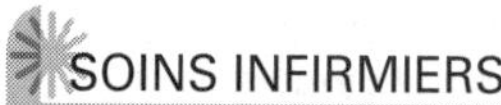

SOINS INFIRMIERS

ÉVALUATION DE LA SITUATION

Évaluer la fréquence et la nature de la toux, ausculter le murmure vésiculaire et noter la quantité et le type d'expectorations. Sauf contre-indication, maintenir la consommation de liquides entre 1 500 et 2 000 mL afin de diminuer la viscosité des sécrétions bronchiques.

DIAGNOSTICS INFIRMIERS POSSIBLES

- Dégagement inefficace des voies respiratoires (Indications).
- Connaissances insuffisantes sur le traitement médicamenteux (Enseignement au patient et à ses proches).

INTERVENTIONS INFIRMIÈRES

- Une dose de dextrométhorphane de 15 à 30 mg est équivalente en termes d'effet antitussif à une dose de codéine de 8 à 15 mg.
- Ne pas servir de liquides immédiatement après l'administration du médicament, afin d'éviter la dilution du véhicule. Bien agiter la suspension orale avant de l'administrer.

ENSEIGNEMENT AU PATIENT ET À SES PROCHES

- Expliquer au patient que pour tousser efficacement il doit s'asseoir et prendre plusieurs respirations profondes avant de tousser.
- Expliquer au patient que, pour calmer la toux, il doit éviter les agents irritants comme la fumée de cigarette ou autres fumées et la poussière. Lui conseiller d'humidifier l'air de la pièce, de prendre souvent des gorgées d'eau et de sucer des bonbons durs sans sucre pour diminuer la fréquence des accès de toux sèche et irritante.
- Recommander au patient d'éviter de boire de l'alcool et de prendre d'autres dépresseurs du SNC en même temps que le dextrométhorphane.
- Prévenir le patient que le dextrométhorphane peut parfois provoquer des étourdissements. Lui conseiller de ne pas conduire et d'éviter les activités qui exigent sa vigilance jusqu'à ce qu'on ait la certitude que le médicament n'entraîne pas cet effet chez lui.
- Recommander au patient de prévenir un professionnel de la santé si la toux persiste au-delà de une semaine ou si elle s'accompagne de fièvre, de douleurs thoraciques, de céphalées persistantes ou de rash.

VÉRIFICATION DE L'EFFICACITÉ THÉRAPEUTIQUE

L'efficacité du traitement peut être démontrée par: la diminution de la fréquence et de l'intensité de la toux, sans suppression du réflexe tussigène.

DIAZÉPAM

Apo-Diazépam, Diastat, Diazemuls, E Pam, Novo-Dipam, PMS-Diazépam, Valium, Vivol

CLASSIFICATION:

Anticonvulsivant (benzodiazépine), anxiolytique et hypnosédatif, relaxant musculo-squelettique (à action centrale)

Grossesse – catégorie D

INDICATIONS

Traitement de l'anxiété ■ Sédation pré-opératoire ■ Sédation consciente. **Usages non approuvés**: Effet anesthésique léger et amnésie antérograde ■ Traitement de l'état de mal épileptique et des convulsions non maîtrisées ■ Relaxation des muscles squelettiques ■ Traitement des symptômes du sevrage alcoolique.

MÉCANISME D'ACTION

Dépression du SNC, probablement par la potentialisation de l'activité neuro-inhibitrice de l'acide gamma-aminobutyrique (GABA) ■ Relaxation musculosquelettique par inhibition des voies polysynaptiques afférentes de la moelle épinière ■ Propriétés anticonvulsivantes attribuables à une inhibition présynaptique accrue. ***Effets thérapeutiques:*** Soulagement de l'anxiété ■ Sédation ■ Amnésie ■ Relaxation des muscles squelettiques ■ Suppression des crises d'épilepsie.

PHARMACOCINÉTIQUE

Absorption: Le diazépam est rapidement absorbé depuis le tractus gastro-intestinal. L'absorption depuis les points d'injection IM peut être lente et imprévisible. Bonne absorption (90 %) depuis les muqueuses rectales.

Distribution: Le médicament se répartit dans tout l'organisme. Il traverse la barrière hémato-encéphalique et le placenta et pénètre dans le lait maternel.

Métabolisme et excrétion: Le médicament est fortement métabolisé par le foie. Certains produits du métabolisme sont des dépresseurs actifs du SNC.

Demi-vie: De 20 à 70 heures (pouvant aller jusqu'à 200 heures dans le cas des métabolites).

CONTRE-INDICATIONS ET PRÉCAUTIONS/ MISES EN GARDE

Contre-indications: Hypersensibilité ■ Risque de réactions de sensibilité croisée avec d'autres benzodiazépines ■ Glaucome à angle fermé ■ Glaucome à angle ouvert non traité ■ Myasthénie grave ■ Hypersensibilité ou intolérance à l'alcool, au propylèneglycol ou à la tartrazine contenus dans certaines préparations (en éviter l'administration chez les patients présentant une hypersensibilité ou une intolérance à ces ingrédients).

Précautions/mises en garde: Coma ■ Dépression préexistante du SNC ■ Douleurs aiguës, rebelles à tout traitement ■ Dysfonctionnement hépatique ■ Insuffisance rénale grave ■ Antécédents de tentatives de suicide ou de toxicomanie ■ Personnes âgées ou patients débilités (réduire la dose) ■ Grossesse ou allaitement ■ Enfants (IV, IM: ne pas administrer une dose supérieure à 0,25 mg/kg).

D

RÉACTIONS INDÉSIRABLES ET EFFETS SECONDAIRES

SNC: étourdissements, somnolence, léthargie, dépression, sensation droguée, céphalées, excitation paradoxale.

ORLO: vision trouble.

Resp.: dépression respiratoire.

CV: hypotension (voie IV seulement).

GI: constipation, diarrhée, nausées, vomissements.

Tég.: rash.

Locaux: douleurs (voie IM), phlébite (voie IV), thrombose veineuse.

Divers: dépendance physique, dépendance psychologique, tolérance aux effets du médicament.

INTERACTIONS

Médicament-médicament: Dépression additive du SNC lors de l'usage concomitant d'**alcool**, d'**antidépresseurs**, d'**antihistaminiques** et d'**opiacés** ■ La **cimétidine**, les **contraceptifs oraux**, le **disulfirame**, la **fluoxétine**, l'**isoniazide**, le **kétoconazole**, le **métoprolol**, le **propoxyphène**, le **propranolol** ou l'**acide valproïque** peuvent ralentir le métabolisme du diazépam et en augmenter les effets ■ Le diazépam peut diminuer l'efficacité de la **lévodopa** ■ La **rifampine** ou les **barbituriques** peuvent accélérer le métabolisme du diazépam et en diminuer l'efficacité ■ La **théophylline** peut diminuer les effets sédatifs du diazépam.

VOIES D'ADMINISTRATION ET POSOLOGIE

Anxiolytique, anticonvulsivant

- **PO, IM, IV (adultes)**: De 2 à 10 mg, de 2 à 4 fois par jour.

D

Administration avant une cardioversion

- **IV (adultes)**: De 5 à 15 mg, de 10 à 20 minutes avant l'intervention.

Administration avant une intervention

- **IM, IV (adultes)**: De 5 à 10 mg, de 30 minutes à 2 heures avant l'intervention.

État de mal épileptique ou épisodes convulsifs aigus

- **IV (adultes)**: Ne pas utiliser l'émulsion stérile pour injection. De 5 à 10 mg, on peut répéter l'administration de cette dose toutes les 10 à 15 minutes jusqu'à concurrence de 30 mg; on peut administrer de nouveau dans les 2 à 4 heures suivantes (par voie IM si la voie IV n'est pas accessible).
- **PR (adultes et enfants ≥ 12 ans)**: 0,2 mg/kg; on peut répéter l'administration de cette dose de 4 à 12 heures plus tard.
- **PR (enfants de 6 à 11 ans)**: 0,3 mg/kg; on peut répéter l'administration de cette dose de 4 à 12 heures plus tard.
- **PR (enfants de 2 à 5 ans)**: 0,5 mg/kg; on peut répéter l'administration de cette dose de 4 à 12 heures plus tard.

Relaxation des muscles squelettiques

- **PO (adultes)**: De 2 à 10 mg, 3 ou 4 fois par jour.
- **IM, IV (adultes)**: De 5 à 10 mg; on peut répéter l'administration de cette dose de 3 à 4 heures plus tard.
- **IM, IV (personnes âgées ou patients débilités)**: De 2 à 5 mg; on peut répéter l'administration de cette dose de 2 à 4 heures plus tard.

Sevrage alcoolique

- **PO (adultes)**: 10 mg, 3 ou 4 fois par jour dans les 24 premières heures; diminuer la dose jusqu'à 5 mg, 3 ou 4 fois par jour, selon les besoins.
- **IM, IV (adultes)**: 10 mg au départ, puis de 5 à 10 mg, de 3 à 4 heures plus tard, selon les besoins.

PRÉSENTATION (version générique disponible)

Comprimés: 2 mg^T\C^, 5 mg^T\C^, 10 mg^T\C^ ■ **Solution orale**: 1 mg/ml^T\C^ ■ **Solution pour injection**: 5 mg/mL (contient 10 % d'alcool et 40 % de propylèneglycol)^T\C^ ■ **Gel pour usage rectal**: 2,5 mg^T\C^, 5 mg^T\C^, 10 mg^T\C^ (taille de l'embout rectal: 4,4 cm), 10 mg^T\C^, 15 mg^T\C^, 20 mg^T\C^ (taille de l'embout rectal: 6 cm) ■ **Émulsion stérile pour injection**: 5 mg/mL (contient des phospholipides d'œufs et d'huile de soya)^T\C^.

PHARMACODYNAMIE (sédation)

	DÉBUT D'ACTION	PIC	DURÉE
PO	30 – 60 min	1 – 2 h	jusqu'à 24 h
IM	moins de 20 min	0,5 – 1,5 h	inconnue
IV	1 – 5 min	15 – 30 min	15 – 60 min†
PR	inconnu	1 – 2 h	4 – 12 h

† En cas d'état de mal épileptique, la durée de l'effet anticonvulsivant est de 15 à 20 minutes.

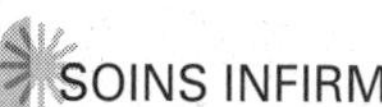

SOINS INFIRMIERS

ÉVALUATION DE LA SITUATION

- Mesurer la pression artérielle, le pouls et la fréquence respiratoire avant le traitement, à intervalles réguliers pendant toute sa durée et à intervalles fréquents durant le traitement par voie IV.
- Examiner le point d'injection IV à intervalles fréquents durant l'administration, car le diazépam peut provoquer une phlébite ou une thrombose veineuse.
- Le traitement prolongé avec des doses élevées peut entraîner une dépendance psychologique ou physique. Limiter la quantité de médicament dont peut disposer le patient. Chez les patients déprimés, rester à l'affût des tendances suicidaires.

Anxiété: Noter le degré d'anxiété et de sédation (ataxie, étourdissements, troubles d'élocution), avant le traitement et à intervalles réguliers pendant toute sa durée.

Crises d'épilepsie: Observer et consigner dans les dossiers l'intensité, la durée et les caractéristiques de la crise. La dose initiale de diazépam permet de maîtriser les crises pendant 15 à 20 minutes après administration. Prendre les précautions qui s'imposent dans ce cas.

Spasmes musculaires: Suivre de près les spasmes musculaires, déterminer la douleur qui les accompagne et la limite des mouvements avant l'administration du diazépam et pendant toute la durée du traitement.

Sevrage alcoolique: En cas de sevrage alcoolique, suivre de près les tremblements, l'agitation, les crises de delirium et les hallucinations. Protéger le patient contre les accidents.

Tests de laboratoire : Examiner les résultats des tests de l'exploration fonctionnelle hépatique et rénale ainsi que la numération globulaire à intervalles réguliers tout au long du traitement.

DIAGNOSTICS INFIRMIERS POSSIBLES

- Anxiété (Indications).
- Mobilité physique réduite (Indications).
- Risque d'accident (Effets secondaires).

INTERVENTIONS INFIRMIÈRES

- Demander au patient de garder le lit et l'observer étroitement pendant au moins 3 heures après l'administration du diazépam par voie parentérale.
- Si on doit administrer par voie parentérale un analgésique opiacé en même temps que le diazépam, diminuer la dose de l'opiacé de 1/3 et la majorer ensuite en fonction de l'effet.

PO: On peut écraser les comprimés et les administrer avec des aliments ou de l'eau si le patient éprouve des difficultés de déglutition.

IM: Les injections IM sont douloureuses et l'absorption est imprévisible. Si l'on a recours à cette voie d'administration, injecter la solution profondément dans le muscle deltoïde pour favoriser au maximum l'absorption du médicament.

IV: Garder le matériel de réanimation à portée de la main lors de l'administration du diazépam par voie IV.

IV directe: Ne pas diluer ni mélanger le diazépam à d'autres médicaments. S'il est impossible d'administrer le diazépam par intraveineuse directe, l'administrer dans une tubulure aussi près que possible du point d'injection. On ne recommande pas la perfusion continue, car les solutions IV ont tendance à précipiter et le diazépam peut être absorbé par les sacs et les tubulures de perfusion. L'injection peut provoquer une brûlure et l'irritation veineuses. Ne pas injecter dans de petites veines.

Vitesse d'administration: Administrer lentement à un débit minimal de 5 mg/minute. Chez les nourrissons et les enfants, administrer la dose totale en 3 à 5 minutes au minimum. Une administration rapide peut entraîner l'apnée, l'hypotension, la bradycardie ou l'arrêt cardiaque.

Association compatible dans la même seringue: cimétidine.

Associations incompatibles dans la même seringue: glycopyrrolate ▪ héparine ▪ nalbuphine ▪ sufentanil.

Compatibilité (tubulure en Y): cefmétazole ▪ dobutamine ▪ nafcilline ▪ sufentanil.

Incompatibilité (tubulure en Y): atracurium ▪ céfépime ▪ diltiazem ▪ fluconazole ▪ foscarnet ▪ héparine ▪ hydromorphone ▪ méropenem ▪ pancuronium ▪ potassium, chlorure de ▪ propofol ▪ vécuronium ▪ vitamines du complexe B avec C.

Émulsion stérile pour injection: Utiliser une technique aseptique rigoureuse. Ne pas diluer. L'ampoule est destinée à un usage uniservice; jeter toute portion inutilisée. Ne pas utiliser de filtres < 5 microns, le filtre limite le débit et entraîne la décomposition de l'émulsion. Administrer dans les 6 heures qui suivent l'ouverture du flacon; rincer la tubulure à la fin de l'administration.

PR:

- Ne pas répéter la dose de *Diastat* par voie rectale plus de 5 fois par mois et ne pas dépasser une administration, tous les 5 jours. Arrondir la dose prescrite à la dose unitaire supérieure.
- On a déjà administré la solution de diazépam pour injection par voie rectale. Instiller la solution par un cathéter ou une canule qui s'adapte à la seringue ou directement à partir d'une seringue de 1 mL introduite dans le rectum jusqu'à 4 ou 5 cm. Il y a aussi des précédents d'utilisation d'une solution de diazépam pour injection diluée dans du propylèneglycol à 1 mg/mL.
- Ne pas diluer dans d'autres solutions, liquides IV ou médicaments.

ENSEIGNEMENT AU PATIENT ET À SES PROCHES

- Conseiller au patient de respecter scrupuleusement la posologie recommandée. Le prévenir qu'il ne doit pas dépasser la dose prescrite ni augmenter la dose si elle devient moins efficace après quelques semaines, sans consulter au préalable un professionnel de la santé. Le sevrage brusque peut entraîner de l'insomnie, de l'irritabilité ou une nervosité inhabituelles ainsi que des convulsions. Insister sur le fait qu'il peut être dangereux de donner ce médicament à d'autres personnes.
- Prévenir le patient que le diazépam peut entraîner la somnolence, la maladresse ou des troubles de la marche. Lui conseiller de ne pas conduire et d'éviter les activités qui exigent sa vigilance jusqu'à ce qu'on ait la certitude que le médicament n'entraîne pas ces effets chez lui.
- Recommander au patient d'éviter de boire de l'alcool et d'éviter de prendre d'autres dépresseurs du SNC en même temps que le diazépam.
- Conseiller à la patiente d'informer un professionnel de la santé si elle pense être enceinte ou si elle souhaite le devenir.

- Insister sur l'importance des examens de suivi permettant d'évaluer l'efficacité du médicament.

Crises épileptiques :

- Conseiller au patient recevant un traitement anticonvulsivant de toujours porter sur lui une pièce d'identité où sont inscrits son problème de santé et son traitement médicamenteux.
- Relire attentivement avec les proches du patient le dépliant contenant le mode d'administration du gel Diastat réservé à la voie rectale, avant de l'administrer.

VÉRIFICATION DE L'EFFICACITÉ THÉRAPEUTIQUE

L'efficacité du traitement peut être démontrée par : la diminution de l'anxiété ; les pleins effets anxiolytiques se manifestent après 1 à 2 semaines de traitement ■ l'amnésie à la suite d'une intervention chirurgicale ou d'un test diagnostique ■ la maîtrise des crises d'épilepsie ■ la diminution des spasmes musculaires ■ la diminution des tremblements et une idéation plus logique lors du traitement des symptômes du sevrage alcoolique. ✳

DIAZOXIDE

Hyperstat, Proglycem

CLASSIFICATION :

Antihypertenseur (vasodilatateur), hyperglycémiant

Grossesse – catégorie C (voie orale)

INDICATIONS

IV : Traitement d'urgence des crises hypertensives ■ **PO :** Traitement de l'hypoglycémie attribuable à l'hyperinsulinémie associée à un adénome ou carcinome des îlots de Langerhans ou à d'autres causes, lorsqu'un autre traitement médical ou chirurgical particulier a été essayé sans succès ou est jugé impraticable. On peut utiliser le diazoxide comme mesure temporaire préopératoire et en traitement postopératoire si l'hypoglycémie persiste.

MÉCANISME D'ACTION

Relaxation directe du muscle lisse vasculaire des artérioles périphériques ■ Induction d'une tachycardie réflexe et augmentation du débit cardiaque ■ Inhibition de la libération d'insuline du pancréas et diminution de l'utilisation du glucose en périphérie. ***Effets thérapeutiques :*** Abaissement de la pression artérielle ■ Élévation de la glycémie.

PHARMACOCINÉTIQUE

Absorption : Bonne absorption par suite de l'administration par voie orale.

Distribution : Le diazoxide traverse la barrière hémato-encéphalique et le placenta.

Métabolisme et excrétion : Une fraction de 50 % du médicament est métabolisée par le foie et une fraction de 50 % est éliminée à l'état inchangé par les reins.

Demi-vie : De 21 à 45 heures.

CONTRE-INDICATIONS ET PRÉCAUTIONS/ MISES EN GARDE

Contre-indication : Hypersensibilité au diazoxide ou à d'autres diurétiques thiazidiques ■ Hypertension compensatrice ■ Hypoglycémie fonctionnelle.

Précautions/mises en garde : Patients diabétiques (le diazoxide induit l'hyperglycémie) ■ Grossesse et allaitement (l'innocuité du médicament n'a pas été établie ; il peut inhiber le travail de l'accouchement) ■ Maladie cardiovasculaire ■ Urémie.

RÉACTIONS INDÉSIRABLES ET EFFETS SECONDAIRES

CV : œdème, tachycardie, angine, arythmies, hypotension, bouffées vasomotrices, insuffisance cardiaque.

Tég. : hirsutisme.

End. : hyperglycémie.

HÉ : rétention hydrosodée.

Locaux : phlébite au point d'injection IV.

INTERACTIONS

Médicament-médicament : Le traitement concomitant avec des **diurétiques** peut potentialiser les effets hyperglycémiques, hyperuricémiques et hypotensifs du diazoxide ■ Le diazoxide peut augmenter le métabolisme de la **phénytoïne** et en diminuer l'efficacité ■ La **phénytoïne**, les **corticostéroïdes** et l'**association œstroprogestative**, administrés en concomitance, peuvent aggraver l'hyperglycémie.

VOIES D'ADMINISTRATION ET POSOLOGIE

Hypertension

- **IV (adultes et enfants) :** De 1 à 3 mg/kg (jusqu'à un maximum de 150 mg), toutes les 5 à 15 minutes.

Hypoglycémie

- **PO (adultes et enfants) :** De 3 à 8 mg/kg par jour, en doses fractionnées, toutes les 8 à 12 heures.

- **PO (nourrissons et nouveau-nés)**: De 8 à 15 mg/kg par jour, en doses fractionnées, toutes les 8 à 12 heures.

PRÉSENTATION

Le diazoxide est présenté sous forme de capsules et de suspension orale pour le traitement de l'hyperglycémie et sous forme de solution injectable pour le traitement de l'hypertension.

Solution injectable: 15 mg/mL[Pr] en ampoules de 20 mL ■ **Capsules**: 100 mg[Pr] ■ **Suspension orale**: 50 mg/mL[Pr].

PHARMACODYNAMIE

	Début d'action	Pic	Durée
PO (glycémie)	1 h	8 – 12 h	8 h
IV (pression artérielle)	immédiat	5 min	3 – 12 h

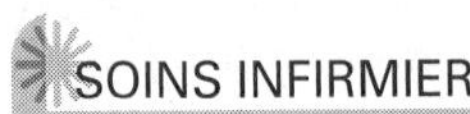

SOINS INFIRMIERS

ÉVALUATION DE LA SITUATION

- Déterminer si le patient n'est pas allergique aux sulfamides.
- Observer le patient régulièrement pour déceler les signes et les symptômes suivants d'insuffisance cardiaque : œdème périphérique, dyspnée, râles et crépitations, fatigue, gain pondéral, turgescence des jugulaires. En informer un professionnel de la santé, le cas échéant.

Hypertension: Mesurer la pression artérielle et le pouls toutes les 5 minutes jusqu'à ce qu'ils se stabilisent puis, toutes les heures. Signaler immédiatement au médecin tout changement important.

Hypoglycémie: Surveiller l'apparition des signes suivants d'hyperglycémie : somnolence, odeur acétonique de l'haleine, augmentation de la miction, soif inhabituelle. Vérifier la glycémie du patient diabétique qui doit recevoir des doses fréquentes de diazoxide.

Tests de laboratoire :

- Le diazoxide peut entraîner l'élévation des concentrations sériques de glucose, d'urée, de phosphatase alcaline, d'AST, de sodium et d'acide urique.
- Mesurer la glycémie du patient diabétique qui doit recevoir des doses fréquentes de diazoxide par voie parentérale.
- Le diazoxide peut diminuer la clairance de la créatinine, l'hématocrite et les concentrations d'hémoglobine.

Toxicité et surdosage :

- En cas d'hypotension grave, il faut installer le patient dans la position de Trendelenburg, assurer l'expansion volumique et lui administrer des sympathomimétiques (norépinéphrine).
- En cas d'hyperglycémie marquée, suivre de près le patient pendant 7 jours, période de temps nécessaire pour que la glycémie se stabilise.

DIAGNOSTICS INFIRMIERS POSSIBLES

- Douleur au point d'injection (Effets secondaires).
- Connaissances insuffisantes sur le traitement médicamenteux (Enseignement au patient et à ses proches).

INTERVENTIONS INFIRMIÈRES

- Pour prévenir la rétention hydrosodée, on administre couramment des diurétiques de l'anse.
- Les solutions orales et injectables doivent être gardées à l'abri de la lumière. Ne pas administrer les solutions de couleur foncée.

PO: Bien agiter la suspension orale avant de l'administrer.

IV directe: Ne pas administrer le médicament par voie SC ou IM. L'injection peut provoquer une sensation de chaleur et de la douleur le long de la veine. Observer étroitement le point d'injection IV ; l'extravasation provoque de la cellulite et des douleurs. En cas d'extravasation, appliquer des enveloppements humides froids.

***Vitesse d'administration*:** Administrer le diazoxide sans le diluer, en 30 secondes ou moins, dans une veine périphérique seulement afin de prévenir les arythmies cardiaques. On peut répéter l'administration toutes les 5 à 15 minutes, selon l'indication. ■ Demander au patient de rester couché pendant au moins 30 minutes après l'administration par voie IV. Mesurer la pression artérielle en position debout avant que le patient ne commence à se déplacer.

Association compatible dans la même seringue: héparine.

Incompatibilité (tubulure en Y): hydralazine ■ propranolol.

ENSEIGNEMENT AU PATIENT ET À SES PROCHES

Hypoglycémie:

- Expliquer au patient qu'il doit respecter scrupuleusement la posologie recommandée et prendre le médicament tous les jours à la même heure.
- Inciter le patient à suivre le régime alimentaire, le traitement médicamenteux et le programme

d'exercices prescrits pour prévenir les épisodes d'hypoglycémie ou d'hyperglycémie.
- Expliquer au patient les signes d'hypoglycémie et d'hyperglycémie.
- Recommander au patient de ne pas substituer la suspension orale aux capsules sans consulter au préalable un professionnel de la santé, car la suspension orale donne lieu à des concentrations sanguines de médicament plus fortes.

Hypertension :
- Recommander au patient de changer lentement de position pour prévenir les risques d'hypotension orthostatique.
- Conseiller au patient de consulter un professionnel de la santé avant de prendre des médicaments en vente libre, particulièrement des médicaments contre le rhume, en concomitance avec le diazoxide.
- Insister sur l'importance des examens réguliers de suivi, particulièrement durant les premières semaines du traitement.

VÉRIFICATION DE L'EFFICACITÉ THÉRAPEUTIQUE

L'efficacité du traitement peut être démontrée par : l'abaissement de la pression artérielle sans manifestation d'effets secondaires (le diazoxide est indiqué pour le traitement de courte durée de l'hypertension ; on peut prescrire des antihypertenseurs oraux dès que la crise hypertensive est maîtrisée) ■ le traitement de l'hypoglycémie et le rétablissement des concentrations de glucose sérique. Si le diazoxide n'est pas efficace après 2 ou 3 semaines, le traitement doit être réévalué. ✳

DICLOFÉNAC

diclofénac potassique

Apo-Diclo Rapide, Novo-Difenac K, PMS-Diclofénac K, Riva-Diclofénac K, Voltaren Rapide

diclofénac sodique

Apo-Diclo, Diclotec, Dom-Diclofénac, Novo-Difenac, Nu-Diclo, Penta-Diclofénac, PMS-Diclofénac, Riva-Diclofénac, Sab-Diclofénac, Taro-Diclofénac, Voltaren

CLASSIFICATION :

Analgésique non opiacé, anti-inflammatoire non stéroïdien

Grossesse – catégorie B (1er trimestre)

Pour l'usage ophtalmique, voir l'annexe N.

INDICATIONS

Traitement symptomatique des troubles inflammatoires suivants : polyarthrite rhumatoïde ■ ostéoarthrite ■ arthrose de la hanche ■ Traitement de courte durée de la douleur aiguë, d'intensité légère à modérément grave, parfois accompagnée d'inflammation ■ Traumatismes des muscles squelettiques ou des tissus mous ■ Entorses ■ Douleur post-opératoire ■ Dysménorrhée.

MÉCANISME D'ACTION

Inhibition de la synthèse des prostaglandines. ***Effets thérapeutiques :*** Suppression de la douleur et de l'inflammation.

PHARMACOCINÉTIQUE

Absorption : Bonne absorption par suite de l'administration par voie orale. Le diclofénac sodique est une préparation à libération retard (à enrobage entérique). Le diclofénac potassique est une préparation à libération immédiate.

Distribution : Le diclofénac traverse le placenta et pénètre dans le lait maternel.

Liaison aux protéines : > 99 %.

Métabolisme et excrétion : Une fraction ≥ 50 % est métabolisée lors d'un premier passage hépatique.

Demi-vie : De 1,2 à 2 heures.

CONTRE-INDICATIONS ET PRÉCAUTIONS/ MISES EN GARDE

Contre-indications : Hypersensibilité ■ Risque de réactions de sensibilité croisée avec d'autres anti-inflammatoires non stéroïdiens incluant l'aspirine ■ Syndrome complet ou partiel des polypes nasaux ■ Présence d'ulcères récidivants ou d'une maladie inflammatoire active ou récente du tractus gastro-intestinal (ulcère gastro-duodénal, gastrite, entérite régionale ou colite ulcéreuse) ■ Insuffisance hépatique notable ou maladie hépatique évolutive ■ Insuffisance rénale grave (Cl_{Cr} < 30 mL/minute).

Précautions/mises en garde : Maladies cardiovasculaire, rénale ou hépatique graves ■ Antécédents de porphyrie ■ Antécédents d'ulcère ■ Patients âgés (réduire la dose ; ces patients peuvent être davantage prédisposés aux réactions indésirables) ■ Tendance aux saignements ou traitement anticoagulant concomitant ■ Grossesse, allaitement et enfants (l'innocuité du médicament n'a pas été établie ; l'administration de cet agent n'est pas recommandée au cours de la deuxième moitié de la grossesse).

RÉACTIONS INDÉSIRABLES ET EFFETS SECONDAIRES

SNC: étourdissements, somnolence, céphalées.
CV: hypertension.
GI: HÉMORRAGIE DIGESTIVE, douleurs abdominales, dyspepsie, brûlures d'estomac, diarrhée, hépatotoxicité.
GU: insuffisance rénale aiguë, dysurie, mictions fréquentes, hématurie, néphrite, protéinurie.
Tég.: eczéma, photosensibilité, rash.
HÉ: œdème.
Hémat.: allongement du temps de saignement.
Divers: réactions allergiques incluant l'ANAPHYLAXIE.

INTERACTIONS

Médicament-médicament: L'**aspirine** peut diminuer l'efficacité du diclofénac ■ Effets nocifs additifs sur le tractus gastro-intestinal lors de l'usage concomitant d'**aspirine**, d'autres **anti-inflammatoires non stéroïdiens**, de **colchicine**, de **corticostéroïdes** ou d'**alcool** ■ L'usage prolongé en association avec l'**acétaminophène** peut augmenter le risque d'effets nocifs sur les reins ■ Le diclofénac peut diminuer l'efficacité des **diurétiques**, des **antihypertenseurs**, de l'**insuline** ou des **hypoglycémiants** ■ Le diclofénac élève les concentrations sériques de **digoxine** (adapter la posologie, au besoin) ■ Le diclofénac peut élever les concentrations sériques de **cyclosporine**, de **lithium** ou de **méthotrexate** et le risque de toxicité associé à ces médicaments ■ Le **probénécide** augmente le risque de toxicité associé au diclofénac ■ Certaines **céphalosporines**, la **plicamycine**, les **agents thrombolytiques**, les **agents antiplaquettaires**, l'**acide valproïque** ou les **anticoagulants**, administrés simultanément, augmentent le risque d'hémorragie ■ Le diclofénac augmente le risque de réactions hématologiques indésirables induites par les **antinéoplasiques** ou la **radiothérapie** ■ L'usage concomitant de **diurétiques épargneurs de potassium** accroît le risque d'hyperkaliémie ■ L'administration concomitante de **composés d'or** peut augmenter le risque de réactions rénales indésirables.

VOIES D'ADMINISTRATION ET POSOLOGIE

Comprimés à libération immédiate et comprimés à enrobage entérique

- **PO (adultes)**: Lorsqu'il faut administrer une dose d'attaque, la dose maximale totale est de 200 mg, le premier jour, et de 150 mg par jour en traitement d'entretien. *Analgésie et traitement de la dysménorrhée* – initialement, 100 mg, puis 50 mg, 3 fois par jour, selon les besoins. *Polyarthrite rhumatoïde* – 50 mg, 3 ou 4 fois par jour; après la réponse initiale, administrer la dose la plus faible qui puisse maîtriser les symptômes (la dose d'entretien habituelle est de 25 mg, 3 fois par jour). *Arthrose* – 50 mg, 2 ou 3 fois par jour; après la réponse initiale, administrer la dose la plus faible qui puisse maîtriser les symptômes.

Comprimés à libération prolongée (SR)

- **PO (adultes)**: De 75 mg à 100 mg, 1 fois par jour. La dose quotidienne maximale est de 75 mg, 2 fois par jour.

Suppositoires

- **PR (adultes)**: On peut substituer les suppositoires à 50 ou à 100 mg à la dernière des trois doses par voie orale de la journée. La dose quotidienne totale ne doit pas dépasser 150 mg.

PRÉSENTATION (version générique disponible)

Comprimés de diclofénac potassique à libération immédiate: 50 mg[Pr] ■ **Comprimés de diclofénac sodique à libération retard (à enrobage entérique)**: 25 mg[Pr], 50 mg[Pr] ■ **Comprimés de diclofénac sodique à libération prolongée (SR)**: 75 mg[Pr], 100 mg[Pr] ■ **Suppositoires**: 50 mg[Pr], 100 mg[Pr] ■ **En association avec**: misoprostol à 200 µg (Arthrotec)[Pr].

PHARMACODYNAMIE

	DÉBUT D'ACTION	PIC	DURÉE
PO (inflammation)	de quelques jours à 1 semaine	2 semaines ou plus	inconnue
PO (douleurs)	30 min	inconnu	jusqu'à 8 h

SOINS INFIRMIERS

ÉVALUATION DE LA SITUATION

- LES RISQUES DE RÉACTIONS D'HYPERSENSIBILITÉ SONT ACCRUS CHEZ LES PATIENTS SOUFFRANT D'ASTHME, D'ALLERGIE INDUITE PAR L'ASPIRINE OU DE POLYPES NASAUX.

Douleurs: Suivre de près la douleur; noter le type de douleur, son siège et son intensité, ainsi que l'ampleur des mouvements, avant l'administration du diclofénac et de 30 à 60 minutes par la suite.

Arthrite: Suivre de près les douleurs arthritiques (noter le type de douleur, son siège et son intensité) et l'ampleur des mouvements, avant l'administration du diclofénac et à intervalles réguliers pendant toute la durée du traitement.

Tests de laboratoire:

- Le diclofénac a un effet minime sur le temps de saignement et l'agrégation plaquettaire.
- Le diclofénac peut diminuer les concentrations d'hémoglobine, l'hématocrite et le nombre de leucocytes et de plaquettes.
- Examiner les résultats des tests de l'exploration fonctionnelle hépatique dans les 8 semaines qui suivent le début du traitement par le diclofénac, puis à intervalles réguliers pendant toute sa durée. Le diclofénac peut élever les concentrations sériques de phosphatase alcaline, de LDH, d'AST et d'ALT.
- Noter les concentrations d'urée, de créatinine sérique et d'électrolytes à intervalles réguliers pendant toute la durée du traitement. Le diclofénac peut élever les concentrations sériques d'urée, de créatinine et d'électrolytes et diminuer les concentrations urinaires d'électrolytes.
- Le diclofénac peut diminuer les concentrations sériques d'acide urique et en élever les concentrations urinaires.

DIAGNOSTICS INFIRMIERS POSSIBLES

- Douleur aiguë (Indications).
- Mobilité physique réduite (Indications).
- Connaissances insuffisantes sur le traitement médicamenteux (Enseignement au patient et à ses proches).

INTERVENTIONS INFIRMIÈRES

- Des doses plus élevées que celles recommandées ne s'avèrent pas plus efficaces, mais peuvent entraîner un plus grand nombre d'effets secondaires.
- **PO**: ADMINISTRER LE DICLOFÉNAC APRÈS LES REPAS, AVEC DES ALIMENTS OU AVEC DES ANTIACIDES CONTENANT DE L'ALUMINIUM OU DU MAGNÉSIUM POUR DIMINUER L'IRRITATION GASTRIQUE. Le patient peut prendre les deux premières doses à jeun pour un début d'action plus rapide. Il ne faut pas écraser ni mâcher les comprimés à enrobage entérique ou à libération prolongée.

Dysménorrhée: Administrer le diclofénac le plus rapidement possible dès le début des règles. Le traitement prophylactique ne s'est pas avéré efficace.

ENSEIGNEMENT AU PATIENT ET À SES PROCHES

PO:

- Conseiller au patient de prendre le diclofénac avec un grand verre d'eau et de rester en position assise pendant les 15 à 30 minutes qui suivent. S'il n'a pu prendre le médicament au moment habituel, il doit le prendre le plus rapidement possible dans les 1 à 2 heures qui suivent (s'il le prend 1 ou 2 fois par jour), ou aussitôt qu'il peut le faire, à moins qu'il ne soit presque l'heure prévue pour la dose suivante (s'il prend le médicament plus de 2 fois par jour) ; le prévenir qu'il ne doit jamais remplacer une dose manquée par une double dose.
- Informer le patient qu'il doit éviter de boire de l'alcool et de prendre de l'aspirine, de l'acétaminophène, d'autres anti-inflammatoires non stéroïdiens ou d'autres médicaments en vente libre en même temps que le diclofénac, sans avoir consulté au préalable un professionnel de la santé.
- Prévenir le patient que le diclofénac peut parfois provoquer de la somnolence ou des étourdissements ; lui conseiller de ne pas conduire et d'éviter les activités qui exigent sa vigilance jusqu'à ce qu'on ait la certitude que le médicament n'entraîne pas ces effets chez lui.
- Conseiller au patient d'informer tous les professionnels de la santé de son traitement médicamenteux avant de se soumettre à une intervention chirurgicale ou à un autre traitement.
- Recommander au patient d'utiliser des écrans solaires et des vêtements protecteurs afin de prévenir les réactions de photosensibilité.
- Recommander au patient de consulter un professionnel de la santé si les symptômes suivants se manifestent : rash, démangeaisons, troubles de la vision, acouphènes, gain pondéral, œdème, selles noires, céphalées persistantes ou syndrome pseudo-grippal (frissons, fièvre, muscles endoloris, douleurs).

VÉRIFICATION DE L'EFFICACITÉ THÉRAPEUTIQUE

L'efficacité du traitement peut être démontrée par: le soulagement de la douleur légère à modérée ■ une mobilité accrue des articulations ; les patients qui ne répondent pas à un anti-inflammatoire non stéroïdien peuvent répondre à un autre. Les pleins effets du médicament peuvent ne se manifester qu'après 2 semaines ou même davantage.

DIDANOSINE

Synonyme: ddI

Videx

CLASSIFICATION :

Antirétroviral (inhibiteur nucléosidique de la transcriptase inverse)

Grossesse – catégorie B

INDICATIONS

Traitement des infections par le VIH en association avec d'autres agents antirétroviraux.

MÉCANISME D'ACTION

Inhibition de la réplication virale par l'action sur la transcriptase inverse qui transcrit dans le cytoplasme l'ARN viral en ADN. La didanosine doit être transformée à l'intérieur des cellules en sa forme active par phosphorylation. ***Effets thérapeutiques :*** Augmentation du nombre de cellules CD4 et diminution de la charge virale pouvant se traduire par une réduction de l'incidence des infections opportunistes et un ralentissement de l'évolution de l'infection par le VIH.

PHARMACOCINÉTIQUE

Absorption : La didanosine se décompose rapidement dans un milieu gastrique acide. Les tampons de la préparation neutralisent l'acide gastrique et favorisent une absorption maximale (de 33 à 37 %).

Distribution : Chez l'adulte, la concentration dans le liquide céphalorachidien correspond à 21 % de la concentration plasmatique.

Métabolisme et excrétion : La didanosine est métabolisée par les mêmes voies que les purines endogènes ; une fraction de 55 % du médicament est éliminée par les reins (18 % à l'état inchangé ; l'excrétion urinaire semble moindre chez les enfants).

Demi-vie : 1,6 heure (0,8 heure chez les enfants).

CONTRE-INDICATIONS ET PRÉCAUTIONS/ MISES EN GARDE

Contre-indications : Hypersensibilité.

Précautions/mises en garde : Antécédents de goutte ■ Patients suivant un régime hyposodé (les comprimés contiennent 264,5 mg de sodium) ■ Insuffisance rénale (modifier la dose si la Cl_{Cr} < 60 mL/ min ; risque accru de pancréatite) ■ Antécédents de convulsions ■ Diabète ■ Phénylcétonurie (les comprimés contiennent de la phénylalanine) ■ Enfants (risque accru de pancréatite) ■ Allaitement.

RÉACTIONS INDÉSIRABLES ET EFFETS SECONDAIRES

SNC : CONVULSIONS, céphalées, étourdissements, insomnie, léthargie, douleurs, faiblesse.

ORLO : rhinite, otalgie, épistaxis, névrite optique, hypertrophie de la glande parotide, photophobie, dépigmentation de la rétine, sialo-adénite.

Resp. : toux, asthme.

CV : arythmies, œdème, hypertension, vasodilatation.

GI : INSUFFISANCE HÉPATIQUE, PANCRÉATITE, anorexie, diarrhée, anomalies de la fonction hépatique, nausées, vomissements, douleurs abdominales, constipation, sécheresse de la bouche (xérostomie), dyspepsie, flatulence, stéatose hépatique, stomatite.

GU : mictions fréquentes.

Tég. : alopécie, ecchymoses, rash.

Endo : hyperglycémie.

Hémat. : granulocytopénie, anémie, saignements, leucopénie.

Métab. : ACIDOSE LACTIQUE, hyperlipidémie, hyperuricémie, perte de poids.

Loc. : RHABDOMYOLYSE, arthrite, myalgie.

SN : neuropathie périphérique, mauvaise coordination.

Divers : frissons, fièvre, réactions anaphylactoïdes.

INTERACTIONS

Médicament-médicament : Les tampons diminuent l'absorption du **kétoconazole**, de l'**itraconazole**, de la **dapsone**, des **tétracyclines** et des **fluoroquinolones** ■ La didanosine peut augmenter le risque de neuropathie périphérique lors de l'administration concomitante d'autres **médicaments qui induisent une neuropathie périphérique (isoniazide, phénytoïne, zalcitabine, stavudine, éthambutol, chloramphénicol** et **autres)** ■ Risque accru de pancréatite, si la didanosine est administrée en même temps que des **agents qui induisent une pancréatite (alcool, diurétiques thiazidiques, pentamidine IV, tétracyclines** et **autres)** ■ Risque accru d'aplasie médullaire lors de l'administration concomitante d'autres **médicaments qui induisent une aplasie médullaire**.

Médicament-aliments : L'administration de la didanosine avec des **aliments** diminue son absorption de 50 %.

VOIES D'ADMINISTRATION ET POSOLOGIE

Lorsqu'on suit le traitement à base de comprimés, les adultes et les enfants > 1 an devraient recevoir

D

2 comprimés par dose pour assurer un tamponnage adéquat. Les enfants < 1 an peuvent recevoir 1 comprimé. Les comprimés et la poudre tamponnée (disponible aux É.-U.) ne sont pas interchangeables, en raison des différences de biodisponibilité.

- **PO (adultes ≥ 60 kg) :** *Comprimés* – 200 mg, 2 fois par jour; on peut aussi administrer 400 mg, 1 fois par jour.
- **PO (adultes < 60 kg) :** *Comprimés* – 125 mg, 2 fois par jour.
- **PO (enfants d'au moins 3 mois) :** *Comprimés* – de 90 à 120 mg/m^2, toutes les 12 heures.
- **PO (enfants, surface corporelle ≥ 0,9 m^2) :** *Comprimés* – 120 mg, toutes les 12 heures. *Poudre reconstituée réservée à l'usage pédiatrique* – 120 mg, toutes les 12 heures.
- **PO (enfants, surface corporelle de 0,6 à 0,8 m^2) :** *Comprimés* – de 70 à 100 mg, toutes les 12 heures. *Poudre reconstituée réservée à l'usage pédiatrique* – de 70 à 100 mg, toutes les 12 heures.
- **PO (enfants, surface corporelle ≤ 0,5 m^2) :** *Comprimés* – de 40 à 60 mg, toutes les 12 heures. *Poudre reconstituée réservée à l'usage pédiatrique* – de 40 à 60 mg, toutes les 12 heures.

Insuffisance rénale

- **PO (adultes > 60 kg) :** *Cl_{Cr} de 30 à 59 mL/min* – comprimés de 100 mg, toutes les 12 heures ; *Cl_{Cr} de 10 à 29 mL/min* – comprimés de 150 mg, toutes les 24 heures ; *Cl_{Cr} < 10 mL/min* – comprimés de 100 mg, toutes les 24 heures.
- **PO (adultes < 60 kg) :** *Cl_{Cr} de 30 à 59 mL/min* – comprimés de 75 mg, toutes les 12 heures ; *Cl_{Cr} de 10 à 29 mL/min* – comprimés de 100 mg, toutes les 24 heures ; *Cl_{Cr} < 10 mL/min* – comprimés de 75 mg, toutes les 24 heures.

PRÉSENTATION

Comprimés tamponnés dispersables ou mâchables : 25 mg^{Pr}, 50 mg^{Pr}, 100 mg^{Pr}, 150 mg^{Pr} ■ **Poudre pour solution orale réservée à l'usage pédiatrique (à reconstituer) :** flacons de 2 g et de 4 g^{Pr}.

PHARMACODYNAMIE (concentrations plasmatiques de l'agent antiviral)

	DÉBUT D'ACTION	PIC	DURÉE
PO	inconnu	0,25 – 1,5 h	12 h

SOINS INFIRMIERS

ÉVALUATION DE LA SITUATION

- Examiner le patient, avant et pendant tout le traitement, pour déceler toute aggravation des symptômes de l'infection par le VIH ou l'apparition de symptômes d'infection opportuniste.
- Tout au long du traitement, rester à l'affût des symptômes suivants de neuropathie périphérique : engourdissement des membres, fourmillements ou douleurs aux pieds ou aux mains. Il peut s'avérer nécessaire de réduire la dose.
- OBSERVER LE PATIENT À LA RECHERCHE DES SYMPTÔMES SUIVANTS DE PANCRÉATITE : DOULEURS ABDOMINALES, NAUSÉES, VOMISSEMENTS, CONCENTRATIONS ACCRUES D'AMYLASE, DE LIPASE OU DE TRIGLYCÉRIDES. SI LES CONCENTRATIONS D'AMYLASE S'ÉLÈVENT DE 1,5 À 2 FOIS LA LIMITE NORMALE OU SI LE PATIENT MANIFESTE DES SYMPTÔMES DE PANCRÉATITE, LE TRAITEMENT PAR LA DIDANOSINE DEVRAIT ÊTRE INTERROMPU. LA PANCRÉATITE PEUT METTRE LA VIE DU PATIENT EN DANGER.

Tests de laboratoire :

- Déterminer la charge virale et le nombre de cellules CD4, avant le traitement et à intervalles réguliers pendant toute sa durée, afin de déterminer la réponse du patient au médicament.
- Noter la numération globulaire, les résultats des tests de l'exploration fonctionnelle hépatique et les concentrations d'acide urique tout au long du traitement. La didanosine peut entraîner la leucopénie, la granulocytopénie, la thrombocytopénie et l'anémie. Elle peut également entraîner l'élévation des concentrations d'AST, d'ALT, de phosphatase alcaline, de bilirubine, d'acide urique, d'amylase, de lipase et de triglycérides. IL Y A RISQUE D'ACIDOSE LACTIQUE EN PRÉSENCE D'UNE TOXICITÉ HÉPATIQUE POUVANT MENER À UNE STÉATOSE HÉPATIQUE, QUI PEUT ÊTRE D'ISSUE FATALE, PARTICULIÈREMENT CHEZ LES FEMMES.
- La didanosine peut entraîner l'hyperglycémie.
- Noter les concentrations sériques de potassium à intervalles réguliers. La diarrhée due au tampon peut entraîner une diminution des concentrations sériques de potassium.

DIAGNOSTICS INFIRMIERS POSSIBLES

- Risque d'infection (Indications, Effets secondaires).

- Risque d'accident (Effets secondaires).
- Connaissances insuffisantes sur le traitement médicamenteux (Enseignement au patient et à ses proches).

INTERVENTIONS INFIRMIÈRES

- On désigne souvent la didanosine par l'abréviation « ddI », mais le professionnel de la santé devrait indiquer sur l'ordonnance la dénomination commune et le nom commercial pour éviter toute confusion.
- Si la diarrhée se manifeste chez le patient prenant la poudre tamponnée destinée à la solution orale, on peut diminuer ce risque en lui administrant les comprimés mâchables et dispersables.
- Si la solution fuit ou si la poudre se répand, essuyer la surface avec un chiffon humide ou une éponge mouillée afin d'éviter la dispersion de la poussière de médicament dans l'air. Nettoyer la surface avec de l'eau et du savon au besoin.

PO :

- Administrer le médicament toutes les 12 heures à jeun, 30 minutes avant les repas ou 2 heures après. Ne pas administrer de kétoconazole, de dapsone, de tétracyclines ou de fluoroquinolones dans les 2 heures (dans les 6 heures dans le cas de la ciprofloxacine) suivant l'administration de la didanosine.
- Les comprimés doivent être bien croqués, écrasés à la main ou dispersés dans au moins 30 mL d'eau avant d'être avalés. Pour disperser la préparation, ajouter 1 ou 2 comprimés à au moins 30 mL d'eau et mélanger jusqu'à la formation d'une suspension homogène. La suspension doit être administrée immédiatement.
- La solution pour usage pédiatrique est mélangée par le pharmacien et reste stable pendant 30 jours au réfrigérateur. Agiter le mélange immédiatement avant de l'administrer.

ENSEIGNEMENT AU PATIENT ET À SES PROCHES

- Conseiller au patient de respecter scrupuleusement la posologie recommandée et de continuer de prendre la didanosine même s'il se sent mieux. Insister sur le fait qu'il ne faut pas donner ce médicament à d'autres personnes ni l'échanger contre un autre médicament.
- Prévenir le patient que la didanosine peut provoquer des étourdissements. Lui conseiller de ne pas conduire et d'éviter les activités qui exigent sa vigilance jusqu'à ce qu'on ait la certitude que le médicament n'entraîne pas cet effet chez lui.
- Informer le patient que la didanosine peut induire l'hyperglycémie. Lui conseiller de consulter un professionnel de la santé si la soif ou la faim s'intensifient, s'il note une perte de poids inexpliquée, des mictions plus fréquentes ou une fatigue accrue ou encore si sa peau devient sèche ou s'il y a du prurit.
- Conseiller au patient de ne pas prendre d'autres médicaments en même temps que la didanosine sans consulter au préalable un professionnel de la santé.
- Conseiller au patient d'éviter les foules et les personnes contagieuses.
- Recommander au patient de signaler immédiatement à un professionnel de la santé l'engourdissement des mains ou des pieds ou les picotements dans les membres, les douleurs d'estomac, les nausées ou les vomissements.
- Recommander au patient de se servir d'un condom lors des rapports sexuels et de ne pas utiliser les mêmes aiguilles qu'une autre personne afin de prévenir la transmission du VIH.
- Expliquer aux parents que l'enfant qui reçoit de la didanosine devrait passer un examen ophtalmoscopique de la rétine, tous les 3 à 6 mois ou, s'il y a modification de la vue, pendant toute la durée du traitement.
- Insister sur l'importance des examens réguliers permettant de déceler les effets secondaires de la didanosine.

VÉRIFICATION DE L'EFFICACITÉ THÉRAPEUTIQUE

L'efficacité du traitement peut être démontrée par : la diminution de l'incidence des infections opportunistes et le ralentissement de l'évolution de l'infection par le VIH. ✳

DIFLUCORTOLONE (VALÉRATE DE),

voir Corticostéroïdes (topiques)

DIGOXINE

Lanoxin

CLASSIFICATION :

Antiarythmique, inotrope et glucoside cardiotonique

Grossesse – catégorie C

D

INDICATIONS

Insuffisance cardiaque ■ Tachyarythmies : fibrillation auriculaire et flutter auriculaire (ralentissement de la fréquence ventriculaire), tachycardie auriculaire paroxystique.

MÉCANISME D'ACTION

Augmentation de la force contractile du myocarde ■ Prolongation de la période réfractaire du nœud AV ■ Diminution de la conduction par les nœuds SA et AV. ***Effets thérapeutiques :*** Élévation du débit cardiaque (effet inotrope positif) et ralentissement de la fréquence cardiaque (effet chronotrope négatif).

PHARMACOCINÉTIQUE

Absorption : Une fraction de 60 à 85 % du médicament est absorbée par suite de l'administration par voie orale des comprimées. Une fraction de 75 à 80 % est absorbée par suite de l'administration de l'élixir. L'absorption à partir des capsules remplies de liquide est de 90 à 100 %. Une fraction de 80 % du médicament est absorbée depuis le point d'injection IM, mais cette voie d'administration n'est pas recommandée, car l'injection est très douloureuse et fortement irritante.

Distribution : Le médicament se répartit dans tout l'organisme. Il traverse le placenta et pénètre dans le lait maternel.

Métabolisme et excrétion : La digoxine est excrétée à l'état pratiquement inchangé par les reins.

Demi-vie : De 36 à 48 heures (prolongée en cas d'insuffisance rénale).

CONTRE-INDICATIONS ET PRÉCAUTIONS/ MISES EN GARDE

Contre-indications : Hypersensibilité ■ Fibrillation ventriculaire.

Précautions/mises en garde : Arythmies ventriculaires non maîtrisées ■ Bloc AV ■ Sténose sous-aortique hypertrophique idiopathique ■ Péricardite constrictive ■ Anomalies électrolytiques (l'hypokaliémie, l'hypercalcémie et l'hypomagnésémie peuvent prédisposer à une intoxication digitalique) ■ Personnes âgées (particulièrement sensibles aux effets toxiques) ■ Infarctus du myocarde ■ Insuffisance rénale (réduire la dose) ■ Patients obèses (la dose doit être calculée en fonction du poids idéal) ■ Intolérance connue à l'alcool (élixir seulement) ■ Grossesse et allaitement (bien que son innocuité n'ait pas été établie, la digoxine a été utilisée durant la grossesse sans qu'elle entraîne des réactions indésirables chez le fœtus).

RÉACTIONS INDÉSIRABLES ET EFFETS SECONDAIRES

SNC : fatigue, céphalées, faiblesse.
ORLO : vision trouble, vision jaune des surfaces blanches (xanthopsie).
CV : ARYTHMIES, bradycardie, modifications de l'ÉCG.
GI : anorexie, nausées, vomissements, diarrhée.
End. : gynécomastie.
Hémat. : thrombocytopénie.

INTERACTIONS

Médicament-médicament : Les **diurétiques thiazidiques** et les **diurétiques de l'anse**, la **mezlocilline**, la **pipéracilline**, la **ticarcilline**, l'**amphotéricine B** et les **corticostéroïdes** peuvent augmenter le risque de toxicité en raison de leur effet hypokaliémiant ■ La **quinidine**, la **cyclosporine**, l'**amiodarone**, le **vérapamil**, le **diltiazem**, le **propafénone** et le **diclofénac** augmentent les concentrations sériques de digoxine et le risque de toxicité (il est recommandé de suivre de près les concentrations sériques et de réduire la dose) ■ La **spironolactone** allonge la demi-vie de la digoxine (il peut s'avérer nécessaire de réduire la dose ou d'augmenter l'écart posologique) ■ Risque de bradycardie additive lors de l'administration concomitante de **bêta-bloquants** et d'autres **agents antiarythmiques (quinidine, disopyramide)** ■ L'absorption de la digoxine est diminuée lors de l'administration concomitante d'**antiacides**, de **kaolin-pectine**, de **cholestyramine** ou de **colestipol** ■ Les **hormones thyroïdiennes** peuvent diminuer les effets thérapeutiques de la digoxine.

Médicament-produits naturels : L'**extrait d'aloès par voie orale**, pris en même temps que la digoxine, peut entraîner une diarrhée excessive avec perte de potassium, ce qui peut augmenter le risque de toxicité ■ La toxicité cardiaque peut être accrue par la prise concomitante de produits à base d'**aubépine** ■ Les effets diurétiques de l'extrait de réglisse peut entraîner l'hypokaliémie et accroître le risque de toxicité associé à la digoxine ■ La **quinine** peut élever les concentrations sériques de digoxine et fausser les résultats du dosage de cet agent ■ Le **ginseng de Sibérie** peut augmenter les concentrations sériques de digoxine.

Médicament-aliments : L'absorption de la digoxine peut être diminuée en cas de consommation concomitante d'**aliments riches en fibres**.

VOIES D'ADMINISTRATION ET POSOLOGIE

Pour obtenir un effet rapide, administrer une dose d'attaque plus importante ou une dose de « digitalisation », en plusieurs prises fractionnées pendant 12 à 24 heures. On doit calculer les doses en fonction du poids maigre du patient. Les doses d'entretien doivent être déterminées d'après l'état de la fonction rénale. Toutes les doses doivent être ajustées d'après la réponse du patient. En règle générale, les doses destinées à la réduction des arythmies auriculaires sont plus fortes que celles nécessaires pour obtenir un effet inotrope. Lorsqu'on détermine la dose, on doit tenir compte du fait que la biodisponibilité des capsules de gélatine (disponibles aux É.-U.) est plus élevée que celle des comprimés.

IV (adultes et enfants > 10 ans): *Dose de digitalisation* – de 8 à 12 µg/kg; administrer initialement la moitié de cette dose et le reste, en doses fractionnées, à intervalles de 6 à 8 heures.

IV (enfants de 5 à 10 ans): *Dose de digitalisation* – de 15 à 30 µg/kg; administrer initialement la moitié de cette dose et le reste, en doses fractionnées, à intervalles de 6 à 8 heures.

IV (enfants de 2 à 5 ans): *Dose de digitalisation* – de 25 à 35 µg/kg; administrer initialement la moitié de cette dose et le reste, en doses fractionnées, à intervalles de 6 à 8 heures.

PO (adultes): *Dose de digitalisation* – de 0,75 à 1,25 µg (de 10 à 15 µg/kg); administrer initialement la moitié de cette dose et le reste, en doses fractionnées, à intervalles de 6 à 8 heures. *Dose d'entretien* – de 0,063 à 0,5 mg/jour en comprimés selon le poids maigre du patient, l'état de sa fonction rénale et les concentrations sériques.

PO (adultes et enfants > 10 ans): *Dose de digitalisation* – de 10 à 15 µg/kg; administrer initialement la moitié de cette dose et le reste, en doses fractionnées, à intervalles de 6 à 8 heures. *Dose d'entretien* – de 25 à 35 % de la dose d'attaque, 1 fois par jour.

PO (enfants de 5 à 10 ans): *Dose de digitalisation* – de 20 à 35 µg/kg; administrer initialement la moitié de cette dose et le reste, en doses fractionnées, à intervalles de 6 à 8 heures. *Dose d'entretien* – de 25 à 35 % de la dose d'attaque, en deux prises quotidiennes.

PO (enfants de 2 à 5 ans): *Dose de digitalisation* – de 30 à 40 µg/kg; administrer initialement la moitié de cette dose et le reste, en doses fractionnées, à intervalles de 6 à 8 heures. *Dose d'entretien* – de 25 à 35 % de la dose d'attaque, en deux prises quotidiennes.

PRÉSENTATION

Comprimés: 0,0625 mg[Pr], 0,125 mg[Pr], 0,25 mg[Pr] ■ **Élixir, usage pédiatrique:** 0,05 mg/mL[Pr] ■ **Solution pour injection:** 0,25 mg/mL[Pr] ■ **Solution pour injection, usage pédiatrique:** 0,05 mg/mL[Pr].

D

PHARMACODYNAMIE (effet antiarythmique ou inotrope si une dose d'attaque a été administrée)

	DÉBUT D'ACTION	PIC	DURÉE
PO	30 –120 min	2 – 6 h	2 – 4 jours†
IM	30 min	4 – 6 h	2 – 4 jours†
IV	5 – 30 min	1 – 5 h	2 – 4 jours†

† La durée d'action est celle observée chez les patients ayant une fonction rénale normale ; chez les patients présentant une insuffisance rénale, elle est prolongée.

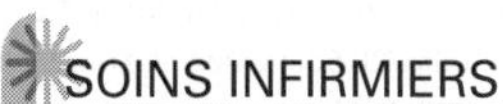

SOINS INFIRMIERS

ÉVALUATION DE LA SITUATION

- Mesurer le pouls à l'apex pendant 60 secondes avant d'administrer le médicament. Si la fréquence du pouls est < 60 battements par minute chez l'adulte, < 70 battements par minute chez l'enfant ou < 90 battements par minute chez le nourrisson, ne pas administrer la digoxine et en informer le médecin. Prévenir rapidement le médecin ou un autre professionnel de la santé de toute modification importante de la fréquence, du rythme ou de la qualité du pouls.
- Mesurer la pression artérielle à intervalles réguliers lorsque la digoxine est administrée par voie IV.
- SUIVRE L'ÉCG TOUT AU LONG DE L'ADMINISTRATION PAR VOIE IV ET À INTERVALLES RÉGULIERS PENDANT TOUTE LA DURÉE DU TRAITEMENT. PRÉVENIR LE MÉDECIN OU UN AUTRE PROFESSIONNEL DE LA SANTÉ EN CAS DE BRADYCARDIE OU DE NOUVELLES ARYTHMIES.
- Observer le point d'injection IV à la recherche de rougeur ou d'infiltration; l'extravasation peut entraîner l'irritation des tissus et la formation d'une escarre.
- Effectuer le bilan quotidien des ingesta et des excreta et peser le patient tous les jours. Déceler l'œdème périphérique et ausculter les poumons pendant toute la durée du traitement, à la recherche de râles ou de crépitations.

- Avant d'administrer la dose d'attaque initiale, déterminer si le patient a pris des préparations digitaliques au cours des 2 à 3 semaines précédentes.

Tests de laboratoire : Examiner à intervalles réguliers pendant toute la durée du traitement les concentrations des électrolytes sériques (particulièrement de potassium, de magnésium et de calcium), ainsi que les résultats des tests de l'exploration fonctionnelle rénale et hépatique. Si le patient est hypokaliémique, en informer le médecin ou un autre professionnel de la santé avant d'administrer la digoxine. L'hypokaliémie, l'hypomagnésémie ou l'hypercalcémie peuvent prédisposer le patient à une intoxication digitalique.

Toxicité et surdosage :

- Les concentrations sériques thérapeutiques de digoxine se situent entre 0,6 et 2,6 nmol/L. On peut mesurer les concentrations sériques de digoxine de 4 à 10 heures après l'administration de la dose, bien qu'on mesure habituellement ces concentrations immédiatement avant d'administrer la dose suivante.
- Rester à l'affût des signes et des symptômes d'intoxication. Chez les adultes et les enfants plus âgés, les premiers signes d'intoxication incluent habituellement les douleurs abdominales, l'anorexie, les nausées, les vomissements, les troubles visuels, la bradycardie et d'autres arythmies. Chez les nourrissons et les jeunes enfants, les premiers symptômes de surdosage sont habituellement les arythmies cardiaques. En présence de ces symptômes, ne pas administrer la digoxine et prévenir immédiatement le médecin ou un autre professionnel de la santé.
- Si les signes d'intoxication ne sont pas graves, il peut être suffisant d'arrêter le traitement par le glucoside digitalique.
- En présence d'hypokaliémie et d'une fonction rénale normale, on peut administrer des sels de potassium. Ne pas en administrer en présence d'hyperkaliémie ou de bloc cardiaque.
- On peut essayer de corriger les arythmies attribuables à la toxicité digitalique en administrant les agents suivants : lidocaïne, procaïnamide, quinidine, propranolol ou phénytoïne. Une stimulation ventriculaire passagère peut s'avérer utile en présence d'un bloc cardiaque avancé.
- Le traitement des arythmies pouvant mettre la vie du patient en danger peut inclure l'administration de fragments d'anticorps spécifiques de la digoxine FAB (Digibind), qui se lient à la molécule de digoxine du sang. Ce complexe est ensuite excrété par les reins.

DIAGNOSTICS INFIRMIERS POSSIBLES

- Débit cardiaque diminué (Indications).
- Connaissances insuffisantes sur le traitement médicamenteux (Enseignement au patient et à ses proches).

INTERVENTIONS INFIRMIÈRES

- Pour obtenir une digitalisation rapide, la dose initiale de digoxine doit être plus élevée que la dose d'entretien. On peut administrer en traitement initial entre 25 et 50 % de la dose totale de digitalisation. Administrer le reste de la dose en l'augmentant par paliers de 25 %, à intervalles de 4 à 8 heures.
- Lorsqu'on substitue la forme orale à la forme destinée à l'administration parentérale, il faut adapter les doses en raison des variations pharmacocinétiques de la quantité de digoxine absorbée. Une dose de 100 µg (0,1 mg) de digoxine pour injection ou de 100 µg (0,1 mg) de digoxine en capsule remplie de liquide = 125 µg (0,125 mg) de digoxine en comprimé ou 125 µg (0,125 mg) en élixir.

PO : Les préparations orales peuvent être administrées sans égard aux repas. Si le patient éprouve des difficultés de déglutition, on peut écraser les comprimés et les administrer avec des aliments ou des liquides. Utiliser un récipient gradué pour mesurer les préparations liquides. Ne pas remplacer une préparation par une autre, car la biodisponibilité des capsules n'est pas égale à celle des comprimés ou de l'élixir.

IM : Injecter profondément dans le muscle fessier et bien masser pour réduire les réactions locales douloureuses. Ne pas administrer plus de 2 mL de digoxine par point d'injection IM. L'administration IM n'est habituellement pas recommandée.

IV directe : On peut administrer les doses par voie IV sans diluer le médicament ou en le diluant à raison de 1 mL par 4 mL d'eau stérile, de solution de NaCl 0,9 %, de solution de D5%E ou de solution de lactate de Ringer pour injection. Si on utilise moins de diluant, la solution peut précipiter. Administrer immédiatement la solution diluée. Ne pas utiliser la solution qui a changé de couleur ou qui contient un précipité.

Vitesse d'administration : Administrer chacune des doses par injection dans une tubulure en Y en au moins 5 minutes.

Associations compatibles dans la même seringue : héparine ■ milrinone.

Compatibilité (tubulure en Y) : amrinone ■ cefmétazole ■ ciprofloxacine ■ diltiazem ■ famotidine ■ mépéridine ■ méropenem ■ milrinone ■ morphine ■ potassium, chlorure de ■ propofol ■ tacrolimus ■ vitamines du complexe B avec C.

Incompatibilité (tubulure en Y) : fluconazole ■ foscarnet.

Incompatibilité en addition au soluté : Le fabricant recommande de ne pas mélanger la digoxine à d'autres médicaments.

ENSEIGNEMENT AU PATIENT ET À SES PROCHES

- Expliquer au patient qu'il doit respecter scrupuleusement la posologie recommandée et qu'il doit prendre la digoxine à la même heure chaque jour. S'il n'a pu prendre le médicament au moment habituel, il doit le prendre en l'espace de 12 heures ; sinon lui conseiller de ne pas le prendre du tout ce jour-là. Le prévenir qu'il ne doit jamais remplacer une dose manquée par une double dose. Lui recommander de consulter un professionnel de la santé s'il n'a pas pris le médicament pendant 2 jours ou plus. Prévenir le patient qu'il ne doit pas arrêter le traitement sans avoir consulté au préalable un professionnel de la santé.
- Montrer au patient comment prendre son pouls et lui recommander de communiquer avec un professionnel de la santé avant de prendre la digoxine si la fréquence du pouls est inférieure à 60 ou supérieure à 100 battements par minute.
- Expliquer les signes et les symptômes de toxicité digitalique au patient et à ses proches. Recommander au patient de prévenir immédiatement un professionnel de la santé si des symptômes de toxicité digitalique ou d'insuffisance cardiaque se manifestent. Expliquer au patient que ces symptômes peuvent être pris pour des symptômes de rhume ou de grippe.
- Recommander au patient de laisser les comprimés de digoxine dans leur emballage d'origine et de ne pas les garder dans le pilulier où il conserve d'autres médicaments. Étant donné qu'ils ressemblent fortement à d'autres comprimés, il est facile de se tromper.
- Insister sur le fait qu'il peut être dangereux de donner ce médicament à d'autres personnes.
- Conseiller au patient de consulter un professionnel de la santé avant de prendre des médicaments en vente libre ou à base de plantes médicinales en même temps que la digoxine. Le prévenir qu'il ne doit pas prendre d'antiacides ou d'antidiarrhéiques dans les 2 heures qui suivent la prise de la digoxine.
- Conseiller au patient d'informer le professionnel de la santé de son traitement médicamenteux avant de se soumettre à un autre traitement.
- Conseiller au patient de toujours porter sur lui une pièce d'identité où sont inscrits son problème de santé et son traitement.
- Insister sur l'importance des examens de suivi permettant d'évaluer l'efficacité du médicament et de déceler les signes d'intoxication.

D

VÉRIFICATION DE L'EFFICACITÉ THÉRAPEUTIQUE

L'efficacité du traitement peut être démontrée par : la réduction de la gravité de l'insuffisance cardiaque ■ l'augmentation du débit cardiaque ■ la diminution de la réaction ventriculaire en présence de tachyarythmies auriculaires ■ l'interruption de la tachycardie auriculaire paroxystique. ✱

DIHYDROTACHYSTÉROL,

voir Vitamine D (composés de)

DILTIAZEM

Alti-Diltiazem, Apo-Diltiaz, Cardizem, Gen-Diltiazem, Med-Diltiazem, Novo-Diltiazem, Nu-Diltiaz, Rhoxal-Diltiazem, Taro-Diltiazem, Tiazac

CLASSIFICATION :

Antiangineux, antiarythmique (classe IV), antihypertenseur (bloqueur des canaux calciques)

Grossesse – catégorie C

INDICATIONS

Traitement de : l'hypertension ■ l'angine stable chronique ■ l'angine vasospastique (comprimés réguliers seulement) ■ (IV seulement) Prise en charge des tachyarythmies supraventriculaires et d'une fréquence ventriculaire rapide, en présence de flutter ou de fibrillation auriculaire. **Usages non approuvés :** Traitement de la maladie de Raynaud.

D

MÉCANISME D'ACTION

Inhibition de la pénétration des ions calcium dans les cellules des muscles lisses vasculaires et myocardiques, ce qui entraîne l'inhibition du couplage excitation-contraction et de la contraction suivante.

Effets thérapeutiques : Vasodilatation systémique entraînant une chute de la pression artérielle ▪ Vasodilatation coronarienne se traduisant par une diminution de la fréquence et de la gravité des crises d'angine ▪ Suppression des arythmies.

PHARMACOCINÉTIQUE

Absorption : Bonne absorption par suite de l'administration par voie orale, mais des quantités importantes sont rapidement métabolisées.

Distribution : Inconnue.

Liaison aux protéines : De 70 à 80 %.

Métabolisme et excrétion : Le diltiazem est métabolisé en grande partie par le foie.

Demi-vie : De 3,5 à 9 heures.

CONTRE-INDICATIONS ET PRÉCAUTIONS/ MISES EN GARDE

Contre-indications : Hypersensibilité ▪ Syndrome de dysfonctionnement sinusal (sauf en présence d'un stimulateur cardiaque) ▪ Bloc AV du 2e et du 3e degré (sauf en présence d'un stimulateur cardiaque) ▪ Pression artérielle < 90 mm Hg ▪ Infarctus du myocarde (IM) ou congestion pulmonaire récents ▪ Fibrillation et flutter auriculaire associés à une voie accessoire ▪ Tachycardie ventriculaire ▪ Grossesse et femmes en âge de procréer.

Précautions/mises en garde : Insuffisance hépatique grave (il est recommandé de réduire la dose de la plupart de ces agents) ▪ Personnes âgées (il est recommandé de réduire la dose et de ralentir la vitesse de perfusion IV; risque accru d'hypotension) ▪ Insuffisance rénale grave ▪ Antécédents d'arythmies ventriculaires graves ou d'insuffisance cardiaque ▪ Allaitement ou enfants (l'innocuité du médicament n'a pas été établie).

RÉACTIONS INDÉSIRABLES ET EFFETS SECONDAIRES

SNC : rêves bizarres, anxiété, confusion, étourdissements, somnolence, céphalées, nervosité, troubles psychiatriques, faiblesse.

ORLO : vision trouble, trouble d'équilibre, épistaxis, acouphènes.

Resp. : toux, dyspnée.

CV : ARYTHMIES, INSUFFISANCE CARDIAQUE, <u>œdème périphérique</u>, bradycardie, douleurs thoraciques, hypotension, palpitations, syncope, tachycardie.

GI : résultats anormaux aux tests d'exploration fonctionnelle hépatique, anorexie, constipation, diarrhée, sécheresse de la bouche (xérostomie), dysgueusie, dyspepsie, nausées, vomissements.

GU : dysurie, nycturie, polyurie, dysfonctionnement sexuel, mictions fréquentes.

Tég. : dermatite, érythème polymorphe, bouffées vasomotrices, sécrétion accrue de sueur, photosensibilité, prurit, urticaire, rash.

End. : gynécomastie, hyperglycémie.

Hémat. : anémie, leucopénie, thrombocytopénie.

Métab. : gain pondéral.

Loc. : raideurs articulaires, crampes musculaires.

SN : paresthésie, tremblements.

Divers : SYNDROME DE STEVENS-JOHNSON, hyperplasie gingivale.

INTERACTIONS

Médicament-médicament : Risque d'hypotension additive lors de l'administration concomitante de **fentanyl**, d'autres **antihypertenseurs**, de **dérivés nitrés** et de **quinidine** ou lors de la consommation excessive d'**alcool** ▪ Les effets antihypertenseurs peuvent être réduits lors de l'usage concomitant d'**anti-inflammatoires non stéroïdiens** ▪ Le diltiazem peut élever les concentrations sériques de **digoxine** ▪ Risque accru de bradycardie, d'anomalies de la conduction ou d'insuffisance cardiaque lors de l'administration concomitante de **bêtabloquants**, de **digoxine**, de **disopyramide** ou de **phénytoïne** ▪ Le **phénobarbital** et la **phénytoïne** peuvent accélérer le métabolisme du diltiazem et en diminuer l'efficacité ▪ Le diltiazem peut diminuer le métabolisme de la **cyclosporine**, de la **prazosine**, de la **quinidine** ou de la **carbamazépine** et augmenter le risque de toxicité.

VOIES D'ADMINISTRATION ET POSOLOGIE

PO (adultes) : *Comprimés ordinaires* – de 30 à 90 mg, 3 ou 4 fois par jour. *Capsules SR* – de 60 à 120 mg, 2 fois par jour. *Capsules CD ou XR* – de 180 à 240 mg, 1 fois par jour (jusqu'à concurrence de 360 mg/jour).

IV (adultes) : 0,25 mg/kg ; on peut répéter l'administration d'une dose de 0,35 mg/kg, 15 minutes plus tard ; on peut poursuivre l'administration en perfusion continue, à 10 mg/heure (écart posologique : de 5 à 15 mg/heure), pendant une période pouvant aller jusqu'à 24 heures.

PRÉSENTATION (version générique disponible)

Comprimés ordinaires : 30 mg[Pr], 60 mg[Pr] ■ **Capsules à libération prolongée SR :** 60 mg[Pr], 90 mg[Pr], 120 mg[Pr] ■ **Capsules à libération prolongée CD ou XR :** 120 mg[Pr], 180 mg[Pr], 240 mg[Pr], 300 mg[Pr], 360 mg[Pr] ■ **Solution pour injection :** 5 mg/mL, en fioles de 5 mL[Pr] ou de 10 mL[Pr].

PHARMACODYNAMIE

	Début d'action	Pic	Durée
PO	30 min	2 – 3 h	6 – 8 h
PO – SR	inconnu	inconnu	12 h
PO – CD, XR	inconnu	14 jours†	jusqu'à 24 h
IV	2 – 5 min	2 – 4 h	inconnue

† Effet antihypertenseur maximal lors de l'administration prolongée.

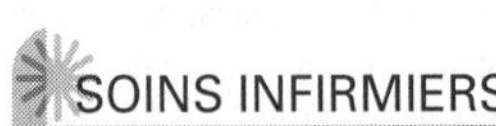

SOINS INFIRMIERS

ÉVALUATION DE LA SITUATION

- Mesurer la pression artérielle et le pouls, avant le début du traitement, au cours de l'adaptation de la posologie et à intervalles réguliers pendant toute la durée du traitement. Suivre l'ÉCG à intervalles réguliers pendant toute la durée du traitement prolongé. Le diltiazem peut entraîner l'allongement des intervalles PR.
- Effectuer le bilan quotidien des ingesta et des excreta et peser le patient tous les jours. RESTER À L'AFFÛT DES SIGNES D'INSUFFISANCE CARDIAQUE (ŒDÈME PÉRIPHÉRIQUE, RÂLES OU CRÉPITATIONS, DYSPNÉE, GAIN PONDÉRAL, TURGESCENCE DES JUGULAIRES).
- Chez les patients recevant des glucosides digitaliques en même temps qu'un bloqueur des canaux calciques, examiner régulièrement les concentrations sériques du glucoside digitalique et suivre de près les signes et les symptômes de toxicité digitalique.

Angine : Déterminer le siège, la durée et l'intensité de la douleur angineuse, ainsi que les facteurs qui la déclenchent.

Arythmies : SUIVRE L'ÉCG TOUT AU LONG DE L'ADMINISTRATION. SIGNALER SANS TARDER AU MÉDECIN LA BRADYCARDIE OU UNE HYPOTENSION PROLONGÉE. GARDER À PORTÉE DE LA MAIN LE MATÉRIEL ET LES MÉDICAMENTS PERMETTANT D'ADMINISTRER DES SOINS D'URGENCE. MESURER LA PRESSION ARTÉRIELLE ET LE POULS AVANT LE TRAITEMENT ET À INTERVALLES FRÉQUENTS DURANT L'ADMINISTRATION.

Tests de laboratoire :

- Les concentrations totales de calcium sérique ne sont pas modifiées par les bloqueurs des canaux calciques.
- Noter, à intervalles réguliers, les concentrations sériques de potassium. L'hypokaliémie augmente le risque d'arythmies et devrait être traitée.
- Examiner, à intervalles réguliers, les résultats des tests d'exploration fonctionnelle hépatique et rénale chez les patients qui suivent un traitement prolongé. Après plusieurs jours de traitement, les concentrations d'enzymes hépatiques peuvent augmenter ; elles reviennent à la normale après l'arrêt du traitement.

DIAGNOSTICS INFIRMIERS POSSIBLES

- Douleur aiguë (Indications).
- Débit cardiaque diminué (Réactions indésirables).
- Connaissances insuffisantes sur le traitement médicamenteux (Enseignement au patient et à ses proches).

INTERVENTIONS INFIRMIÈRES

PO :

- Le diltiazem peut être administré sans égard aux repas. On peut l'administrer avec des aliments si l'irritation gastrique devient gênante.
- Il ne faut pas ouvrir, écraser, briser ni mâcher les comprimés ou les capsules à libération retard. Il est normal de retrouver dans les selles des capsules vides ; elles n'ont pas d'effet nuisible. On peut écraser les comprimés ordinaires et les mélanger à des aliments ou à des liquides avant de les administrer aux patients qui éprouvent des difficultés de déglutition.

IV directe :

- On peut administrer la solution de diltiazem non diluée.
- ***Vitesse d'administration :*** Administrer chaque dose sous forme de bolus IV en l'espace de 2 minutes.

Perfusion continue :

- Diluer 125 mg (25 mL) dans 100 mL, 250 mg (50 mL) dans 250 mL ou 250 mg (50 mL) dans 500 mL d'une solution de NaCl 0,9 %, de D5%E ou de D5%/NaCl 0,45 %, pour obtenir des concentrations de 1 mg/mL, de 0,83 mg/mL ou de 0,45 mg/mL, respectivement. La solution est stable pendant 24 heures à la température ambiante ou au réfrigérateur.

D

- ***Vitesse d'administration :*** La perfusion initiale devrait être administrée à une vitesse de 10 mg/heure. On peut l'augmenter par paliers de 5 mg/heure, jusqu'à 15 mg/heure si une réduction plus grande du débit cardiaque est nécessaire. Certains patients peuvent répondre à un débit de 5 mg/heure. La perfusion peut être poursuivie pendant 24 heures.

D

Compatibilité (tubulure en Y) : albumine ■ amikacine ■ amphotéricine B, désoxycholate d' ■ aztréonam ■ brétylium ■ bumétanide ■ céfazoline ■ céfotaxime ■ céfotétane ■ céfoxitine ■ ceftazidime ■ ceftriaxone ■ céfuroxime ■ cimétidine ■ ciprofloxacine ■ clindamycine ■ digoxine ■ dobutamine ■ dopamine ■ doxycycline ■ épinéphrine ■ érythromycine, lactobionate d' ■ esmolol ■ fentanyl ■ fluconazole ■ gentamicine ■ hydromorphone ■ imipénem/cilastatine ■ labétalol ■ lidocaïne ■ lorazépam ■ mépéridine ■ métoclopramide ■ métronidazole ■ midazolam ■ milrinone ■ morphine ■ multivitamines ■ nitroprusside ■ nitroglycérine ■ norépinéphrine ■ oxacilline ■ pénicilline G potassique ■ pentamidine ■ pipéracilline ■ potassium, chlorure de ■ potassium, phosphate de ■ ranitidine ■ théophylline ■ ticarcilline ■ ticarcilline/clavulanate ■ tobramycine ■ triméthoprime/sulfaméthoxazole ■ vancomycine ■ vécuronium.

Incompatibilité (tubulure en Y) : acétazolamide ■ acyclovir ■ aminophylline ■ ampicilline ■ ampicilline/sulbactam ■ céfamandole ■ céfopérazone ■ diazépam ■ furosémide ■ hydrocortisone sodique, succinate de ■ mezlocilline ■ nafcilline ■ phénytoïne ■ rifampicine ■ thiopental.

ENSEIGNEMENT AU PATIENT ET À SES PROCHES

- Conseiller au patient de suivre scrupuleusement la posologie recommandée même s'il se sent bien. S'il n'a pu prendre le médicament au moment habituel, il doit le prendre aussitôt que possible, à moins que ce ne soit presque l'heure prévue pour la dose suivante. Le prévenir qu'il ne doit jamais remplacer une dose manquée par une double dose. Avant d'arrêter le traitement au diltiazem, il faudrait probablement diminuer la dose graduellement.
- Montrer au patient comment mesurer son pouls. Lui conseiller de communiquer avec un professionnel de la santé si sa fréquence cardiaque est < 50 battements par minute.
- Recommander au patient de changer lentement de position pour réduire le risque d'hypotension orthostatique.
- Prévenir le patient que le diltiazem peut parfois provoquer de la somnolence ou des étourdissements. Lui conseiller de ne pas conduire et d'éviter les activités qui exigent sa vigilance jusqu'à ce qu'on ait la certitude que le médicament n'entraîne pas ces effets chez lui.
- Expliquer au patient qu'il est important de pratiquer une bonne hygiène dentaire et de voir régulièrement le dentiste pour se faire nettoyer les dents afin de prévenir la sensibilité et le saignement des gencives ainsi qu'une hyperplasie gingivale (hypertrophie des gencives).
- Conseiller au patient d'éviter de boire de l'alcool et de consulter un professionnel de la santé avant de prendre des médicaments en vente libre, surtout des préparations contre le rhume, en même temps que le diltiazem.
- Recommander au patient de communiquer avec un professionnel de la santé si les symptômes suivants se manifestent : battements cardiaques irréguliers, dyspnée, enflure des mains et des pieds, étourdissements prononcés, nausées, constipation, hypotension ou céphalées graves ou persistantes.
- Recommander au patient d'utiliser des écrans solaires et de porter des vêtements protecteurs afin de prévenir les réactions de photosensibilité.

Angine :

- Inciter le patient qui suit simultanément un traitement par des dérivés nitrés ou par un bêtabloquant à continuer de prendre les deux médicaments selon les recommandations du médecin et à prendre de la nitroglycérine sublinguale, selon les besoins, en cas de crise d'angine.
- Recommander au patient de prévenir un professionnel de la santé si les douleurs thoraciques ne sont pas soulagées par le traitement, si elles s'aggravent ou si elles s'accompagnent de diaphorèse, ou encore s'il souffre d'essoufflements ou de céphalées graves persistantes.
- Conseiller au patient de s'informer auprès d'un professionnel de la santé des restrictions à respecter sur le plan de l'effort avant de s'engager dans un programme d'exercices.

Hypertension :

- Encourager le patient à suivre scrupuleusement les autres mesures thérapeutiques permettant de maîtriser l'hypertension (perdre du poids, suivre un régime hyposodé, cesser de fumer, consommer de l'alcool avec modération, faire régulièrement de l'exercice, gérer le stress). Le prévenir que le médicament stabilise la pression artérielle, mais ne guérit pas l'hypertension.

- Montrer au patient et à ses proches comment prendre la pression artérielle. Leur recommander de la mesurer toutes les semaines et de signaler tout changement important à un professionnel de la santé.

VÉRIFICATION DE L'EFFICACITÉ THÉRAPEUTIQUE

L'efficacité du traitement peut être démontrée par : une baisse de la pression artérielle ▪ une diminution de la fréquence et de la gravité des crises d'angine ▪ un moindre recours à des dérivés nitrés ▪ une meilleure tolérance à l'effort et un sentiment de mieux-être ▪ la suppression et la prévention des tachyarythmies auriculaires.

DIMENHYDRINATE

Apo-Dimenhydrinate, Dinate, Gravol, Nauseatol, Novo-Dimenate, PMS-Dimenhydrinate

CLASSIFICATION :

Antiémétique, antihistaminique, antivertige

Grossesse – catégorie B

INDICATIONS

Prévention et soulagement des nausées, des vomissements et des vertiges qui accompagnent le mal des transports ▪ Prévention et soulagement : de la maladie des rayons ▪ des nausées et des vomissements postopératoires et d'origine médicamenteuse ▪ Soulagement symptomatique des nausées et des vertiges dus au syndrome de Ménière et à d'autres troubles labyrinthiques.

MÉCANISME D'ACTION

Inhibition de la stimulation vestibulaire ▪ Forte dépression du SNC et fortes propriétés anticholinergiques, antihistaminiques et antiémétiques. ***Effets thérapeutiques :*** Diminution de la stimulation vestibulaire, ce qui peut prévenir le mal des transports.

PHARMACOCINÉTIQUE

Absorption : Bonne absorption par suite de l'administration par voie orale ou IM.

Distribution : Le médicament traverse probablement le placenta et pénètre dans le lait maternel.

Métabolisme et excrétion : Métabolisme hépatique.

Demi-vie : Inconnue.

CONTRE-INDICATIONS ET PRÉCAUTIONS/ MISES EN GARDE

Contre-indications : Hypersensibilité ▪ Intolérance à l'alcool et à la tartrazine (ne pas administrer les produits qui contiennent ces ingrédients chez ce type de patients) ▪ Glaucome ▪ Maladie pulmonaire chronique ▪ Difficulté à uriner due à l'hypertrophie de la prostate.

Précautions/mises en garde : Troubles convulsifs.

RÉACTIONS INDÉSIRABLES ET EFFETS SECONDAIRES

SNC : somnolence, étourdissements, céphalées, excitation paradoxale (enfants).

ORLO : vision trouble, acouphènes.

CV : hypotension, palpitations.

GI : anorexie, constipation, diarrhée, sécheresse de la bouche (xérostomie).

GU : dysurie, mictions fréquentes.

Tég. : photosensibilité.

Locaux : douleur au point d'injection IM.

INTERACTIONS

Médicament-médicament : Effets additifs sur la dépression du SNC lors de l'usage concomitant d'autres **antihistaminiques**, d'**alcool**, d'**opiacés** et d'**hypnosédatifs** ▪ Le dimenhydrinate peut masquer les signes ou les symptômes d'ototoxicité chez les patients recevant des **médicaments ototoxiques (aminosides, acide éthacrynique)** ▪ Propriétés anticholinergiques additives lors de l'administration concomitante d'**antidépresseurs tricycliques**, de **quinidine** ou de **disopyramide** ▪ Les **IMAO** accentuent et prolongent les effets anticholinergiques des antihistaminiques.

VOIES D'ADMINISTRATION ET POSOLOGIE

PO (adultes) : *Comprimés à libération rapide* – de 50 à 100 mg, toutes les 4 heures (ne pas dépasser 400 mg/jour), au besoin. *Capsules à libération prolongée* – 1 ou 2 capsules de 75 mg, toutes les 8 heures, au besoin (ne pas dépasser 5 capsules en 24 heures).

PO (enfants de 2 à 6 ans) : De 15 à 25 mg, toutes les 6 à 8 heures, au besoin (ne pas dépasser 75 mg/jour).

PO (enfants de 6 à 12 ans) : De 25 à 50 mg, toutes les 6 à 8 heures (ne pas dépasser 150 mg/jour).

PR (adultes) : De 50 à 100 mg, toutes les 6 à 8 heures, au besoin.

PR (enfants de 8 à 12 ans) : De 25 à 50 mg, toutes les 8 à 12 heures, au besoin.

PR (enfants de 6 à 8 ans) : De 12,5 à 25 mg, toutes les 8 à 12 heures, au besoin.

PR (enfants de 2 à 6 ans) : De 12,5 à 25 mg, 1 fois par jour (n'administrer des doses additionnelles que sur la recommandation du médecin).

IM, IV (adultes) : 50 mg, toutes les 4 heures, selon les besoins.

IM (enfants de 6 à 8 ans) : De 12,5 mg à 25 mg, 2 ou 3 fois par jour.

IM (enfants de 8 à 12 ans) : De 25 mg à 50 mg, 2 ou 3 fois par jour.

IM (enfants de plus de 12 ans) : 50 mg, 2 ou 3 fois par jour.

PRÉSENTATION (version générique disponible)

Comprimés : 15 mg[VL], 25 mg[VL], 50 mg[VL] ■ **Comprimés à croquer :** 15,50 mg[VL] ■ **Capsules à libération prolongée :** 75 mg[VL] ■ **Liquide :** 15 mg/5 mL[VL] ■ **Suppositoires :** 25 mg[VL], 50 mg[VL], 100 mg[VL] ■ **Solution pour injection :** 10 mg/mL[Pr], 50 mg/mL[Pr].

PHARMACODYNAMIE (effets sur le mal des transports, effet antiémétique)

	DÉBUT D'ACTION	PIC	DURÉE
PO	15 – 60 min	1 – 2 h	3 – 6 h
PR	30 – 45 min	inconnu	6 – 12 h
IM	20 – 30 min	1 – 2 h	3 – 6 h
IV	rapide	inconnu	3 – 6 h

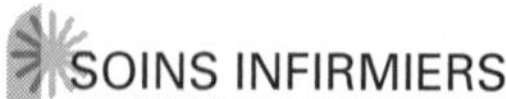
SOINS INFIRMIERS

ÉVALUATION DE LA SITUATION

- Suivre de près les nausées et les vomissements, ausculter les bruits intestinaux et observer les douleurs abdominales avant et après l'administration du médicament. Le dimenhydrinate peut masquer les signes d'abdomen aigu.
- Effectuer le bilan des ingesta et des excreta et mesurer la quantité de vomissures. Rester à l'affût des signes de déshydratation (soif excessive, peau et muqueuses sèches, tachycardie, augmentation de la densité de l'urine, pli cutané « paresseux »).

Tests de laboratoire : Le dimenhydrinate entraîne des résultats faussement négatifs aux tests cutanés allergologiques ; arrêter le traitement 72 heures avant ces tests.

DIAGNOSTICS INFIRMIERS POSSIBLES

- Déficit de volume liquidien (Indications).
- Alimentation déficiente (Indications).
- Risque d'accident (Effets secondaires).

INTERVENTIONS INFIRMIÈRES

Pour la prophylaxie du mal des transports, administrer au moins 30 minutes et, de préférence, 1 ou 2 heures avant que le patient ne se trouve dans une situation où le mal des transports peut survenir.

PO : Utiliser un récipient gradué pour mesurer la dose de solution.

IM : Injecter dans une masse musculaire bien développée ; bien masser.

IV directe : Diluer 50 mg de dimenhydrinate dans 10 mL de solution de NaCl 0,9 % pour injection. Consulter les directives de chaque fabricant avant de reconstituer la préparation.

Vitesse d'administration : Injecter en 2 minutes.

Associations compatibles dans la même seringue : atropine ■ dropéridol ■ fentanyl ■ héparine ■ hydromorphone ■ mépéridine ■ métoclopromide ■ morphine ■ pentazocine ■ perphénazine ■ ranitidine ■ scopolamine.

Associations incompatibles dans la même seringue : butorphanol ■ glycopyrrolate ■ midazolam ■ pentobarbital ■ thiopental.

Compatibilité (tubulure en Y) : acyclovir.

Incompatibilité (tubulure en Y) : aminophylline ■ héparine ■ hydrocortisone sodique, succinate d' ■ phénobarbital ■ phénytoïne ■ prednisolone ■ prochlorpérazine, édisylate de ■ promazine ■ prométhazine.

Compatibilité en addition au soluté : D5%E, NaCl 0,45 %, NaCl 0,9 %, solution de Ringer, solution de lactate de Ringer, association de dextrose et de soluté salin physiologique ou de dextrose et de solution de Ringer.

ENSEIGNEMENT AU PATIENT ET À SES PROCHES

- Prévenir le patient que le dimenhydrinate peut provoquer de la somnolence. Lui conseiller de ne pas conduire et d'éviter les activités qui exigent sa vigilance jusqu'à ce qu'on ait la certitude que le médicament n'entraîne pas cet effet chez lui.

- Informer le patient que le dimenhydrinate peut rendre la bouche sèche. Lui conseiller de pratiquer une bonne hygiène orale, de se rincer la bouche fréquemment avec de l'eau et de consommer de la gomme à mâcher ou des bonbons sans sucre pour diminuer cet effet.
- Mettre en garde le patient contre la consommation d'alcool ou d'autres dépresseurs du SNC en même temps que le dimenhydrinate.
- Recommander au patient d'utiliser des écrans solaires et des vêtements protecteurs afin de prévenir les réactions de photosensibilité.

VÉRIFICATION DE L'EFFICACITÉ THÉRAPEUTIQUE

L'efficacité du traitement peut être démontrée par: la prévention ou la diminution de la gravité des nausées et des vomissements, des vertiges ou du mal des transports. ✷

DINOPROSTONE

Cervidil, Prepidil, Prostin E_2

CLASSIFICATION:

Agent utilisé pendant la grossesse et l'allaitement (abortif, ocytocique, agent favorisant la maturation du col)

Grossesse – catégorie C

INDICATIONS

Gel endocervical, insertion vaginale (Cervidil): Préparation ou maturation du col pendant une grossesse à terme ou près du terme, lorsqu'il est indiqué de déclencher le travail de l'accouchement.

MÉCANISME D'ACTION

Induction de contractions utérines similaires à celles du travail de l'accouchement à terme par stimulation directe du myomètre (effet ocytocique) ■ « Maturation du col » incluant le ramollissement, l'affaissement et la dilatation ■ Stimulation des cellules des muscles lisses gastro-intestinaux. ***Effets thérapeutiques:*** Déclenchement du travail de l'accouchement ■ Évacuation du fœtus.

PHARMACOCINÉTIQUE

Absorption: L'absorption est rapide.

Distribution: Inconnue. L'effet est surtout local.

Métabolisme et excrétion: Le dinoprostone est métabolisé par les enzymes des tissus des poumons, des reins, de la rate et du foie.

Demi-vie: Inconnue.

CONTRE-INDICATIONS ET PRÉCAUTIONS/ MISES EN GARDE

Contre-indications: Hypersensibilité aux prostaglandines ou aux adjuvants présents dans le produit ■ L'usage du gel ou de l'insertion vaginale est déconseillé lorsqu'il faut éviter des contractions utérines prolongées, par exemple: antécédents de césarienne ou de chirurgie utérine ■ disproportion céphalo-pelvienne ■ accouchement traumatique ou travail de l'accouchement difficile ■ multiparité ($\geq$ 6 grossesses à terme) ■ utérus hyperactif ou hypertonique ■ souffrance fœtale (si l'accouchement n'est pas imminent) ■ hémorragie vaginale inexpliquée ■ *placenta prævia* ■ *vasa prævia* ■ herpès génital en poussée évolutive ■ urgence obstétrique dictant une intervention chirurgicale ■ accouchement par voie vaginale contre-indiqué ■ Présence d'une salpingite aiguë ou rupture des membranes ■ Traitement ocytocique concomitant (après avoir retiré l'insertion vaginale, attendre 30 minutes avant d'administrer l'ocytocine) ■ Surdistention de l'utérus (grossesse multiple) ■ Épilepsie ■ Présentation fœtale anormale.

Précautions/mises en garde: Tissus utérins cicatriciels ■ Asthme ■ Hypotension ■ Maladie cardiaque ■ Troubles surrénaliens ■ Anémie ■ Ictère ■ Diabète ■ Glaucome ■ Maladie pulmonaire, rénale ou hépatique ■ Multiparité (jusqu'à 5 grossesses à terme).

RÉACTIONS INDÉSIRABLES ET EFFETS SECONDAIRES

Gel endocervical, insertion vaginale

GU: contractions utérines anormales, sensation de chaleur dans le vagin.

Loc.: douleurs lombaires.

Divers: fièvre.

INTERACTIONS

Médicament-médicament: Le dinoprostone augmente les effets des autres **ocytociques**.

VOIES D'ADMINISTRATION ET POSOLOGIE

Maturation du col

- **Préparation vaginale (adultes):** *Gel endocervical* – de 0,5 mg à 2 mg (selon le type de gel utilisé). *Insertion vaginale* – 10 mg.

- **Préparation orale (adultes)**: Initialement, 0,5 mg (1 comprimé); répéter 1 heure plus tard. Toutes les doses ultérieures doivent être administrées à intervalles de 1 heure, si besoin est. Dose unique maximale: 1,5 mg.

PRÉSENTATION

Gel endocervical (Prepidil): 0,5 mg de dinoprostone dans 3 g de gel, dans une seringue préremplie munie d'un sonde[Pr] ▪ **Insertion vaginale (Cervidil)**: 10 mg[Pr] ▪ **Gel endocervical (Prostin E2 Vaginal)**: 1 ou 2 mg de dinoprostone dans 3 g de gel, dans une seringue préremplie[Pr] ▪ **Comprimé oral (Prostin E2)**: 0,5 mg.

PHARMACODYNAMIE

	DÉBUT D'ACTION	PIC	DURÉE
Maturation du col (gel)	rapide	30 – 45 min	inconnue
Maturation du col (insertion)	rapide	inconnu	12 h

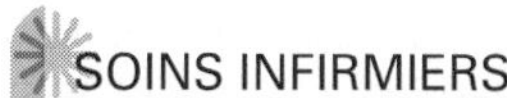

SOINS INFIRMIERS

ÉVALUATION DE LA SITUATION

Abortif:

- Déterminer la fréquence, la durée et la force des contractions ainsi que le tonus utérin au repos. On peut administrer des opiacés pour soulager les douleurs utérines.
- Mesurer la température, le pouls et la pression artérielle à intervalles réguliers tout au long du traitement. La fièvre induite par le dinoprostone (élévation de plus de 1,1 °C) se manifeste habituellement dans les 15 à 45 minutes qui suivent l'introduction de l'ovule. La température se normalise de 2 à 6 heures après l'arrêt du traitement ou le retrait de l'ovule du vagin.
- AUSCULTER LE MURMURE VÉSICULAIRE. LA RESPIRATION SIFFLANTE ET L'OPPRESSION THORACIQUE PEUVENT ÊTRE DES INDICES D'UNE RÉACTION D'HYPERSENSIBILITÉ.
- Chez les patientes ayant reçu un ovule vaginal, suivre de près les nausées, les vomissements et la diarrhée. Les vomissements et la diarrhée sont fréquents. Le médecin peut prescrire une prémédication par un antiémétique et un antidiarrhéique.
- Évaluer la quantité et le type de pertes vaginales. Prévenir immédiatement le médecin ou un autre professionnel de la santé si les symptômes suivants d'hémorragie se manifestent: saignement accru, hypotension, pâleur, tachycardie.

Maturation du col: Suivre continuellement, pendant toute la durée du traitement, l'activité utérine, l'état du fœtus ainsi que le degré de dilatation et d'affaissement du col. Rester à l'affût de l'hypertonie, d'une contractilité utérine soutenue et de la détresse fœtale. On devrait retirer l'insertion vaginale au début de la période active du travail de l'accouchement.

DIAGNOSTICS INFIRMIERS POSSIBLES

Connaissances insuffisantes sur le traitement médicamenteux (Enseignement au patient et à ses proches).

INTERVENTIONS INFIRMIÈRES

Abortif:

- Juste avant d'utiliser l'ovule, le laisser réchauffer à la température ambiante.
- Pour éviter tout risque d'absorption par la peau, porter des gants lors de la manipulation de l'ovule sans son emballage.
- Recommander à la patiente de rester en position couchée pendant les 10 minutes qui suivent l'introduction de l'ovule, après quoi elle peut se lever.

Insertion vaginale:

- Placer l'insertion vaginale transversalement dans le cul-de-sac postérieur du vagin, immédiatement après l'avoir retirée de son emballage d'aluminium. Il n'est pas nécessaire de la réchauffer ni de l'introduire par une technique stérile. N'utiliser l'insertion vaginale que si elle est munie d'un cordon de retrait. N'utiliser qu'une quantité minimale de lubrifiant hydrosoluble pour l'introduire; éviter d'en utiliser trop pour ne pas retarder la libération du dinoprostone. La patiente devrait rester en position couchée pendant les 2 heures qui suivent l'introduction de cet agent, après quoi elle peut se lever.
- L'insertion vaginale libère 0,3 mg de dinoprostone à l'heure, pendant 12 heures. La retirer au début du travail, avant l'amniotomie ou après 12 heures.
- On ne devrait pas administrer l'ocytocine pendant que l'insertion est en place ou dans les 30 minutes qui suivent son retrait du vagin.

Gel endocervical:

- Déterminer le degré d'affaissement du col avant d'introduire la sonde endocervicale. Ne pas l'administrer au-dessus du niveau de l'os interne. Utiliser une sonde endocervicale de 20 mm si le col n'est pas affaissé et une sonde de 10 mm, s'il est affaissé à 50 %.

- Administrer le gel de dinoprostone de façon à éviter tout contact avec la peau. Bien se laver les mains avec du savon et de l'eau après l'administration du gel.
- Laisser réchauffer le gel à la température ambiante, juste avant de l'administrer. Ne pas le réchauffer artificiellement (en bain-marie, aux micro-ondes). Retirer le cachet détachable de l'extrémité de la seringue, puis le capuchon protecteur et introduire l'embout dans le piston du cylindre de la seringue. Retirer la sonde de son emballage par une technique aseptique. Attacher solidement l'embout de la sonde à l'embout de la seringue ; un « clic » prouve que la sonde est bien en place. Avant d'administrer la préparation, remplir la sonde de gel stérile en poussant le piston pour évacuer l'air. Le gel est stable pendant 24 mois au réfrigérateur.
- Installer la patiente en décubitus dorsal et, à l'aide d'un spéculum, exposer le col pour qu'il soit bien visible. En utilisant une méthode aseptique, introduire la sonde contenant le gel dans la cavité du col. Administrer le gel en poussant délicatement sur le piston de la seringue, puis retirer la sonde. Ne pas essayer d'administrer la petite quantité de gel qui reste dans la seringue. N'utiliser la même seringue que chez une seule patiente ; après utilisation, mettre au rebut la seringue, la sonde et le contenu de l'emballage inutilisé.
- La patiente doit rester en position couchée pendant 15 à 30 minutes après l'administration pour prévenir l'écoulement du gel.
- On peut administrer l'ocytocine de 6 à 12 heures après avoir obtenu la réponse souhaitée au traitement par le dinoprostone. Si, après avoir administré la dose initiale de dinoprostone, on n'obtient aucune réponse au niveau utérin ou cervical, on peut administrer une nouvelle dose, 6 heures plus tard.

ENSEIGNEMENT AU PATIENT ET À SES PROCHES

Expliquer à la patiente le but du traitement et des examens vaginaux.

Abortif :

- Recommander à la patiente de signaler immédiatement à un professionnel de la santé la fièvre et les frissons, les pertes vaginales nauséabondes, la douleur abdominale basse ou l'intensification des saignements.
- Assurer un soutien moral tout au long du traitement.

Maturation du col :

- Prévenir la patiente qu'elle peut ressentir une sensation de chaleur dans le vagin au cours du traitement.
- Recommander à la patiente de prévenir un professionnel de la santé si les contractions deviennent plus longues.

VÉRIFICATION DE L'EFFICACITÉ THÉRAPEUTIQUE

L'efficacité du traitement peut être démontrée par : l'avortement complet ; l'administration continue pendant plus de deux jours n'est habituellement pas recommandée ■ la dilatation du col et le déclenchement du travail de l'accouchement. ✱

DIPHENHYDRAMINE

Allerdryl, Benadryl, Dormex, Dormiphen, Nytol, PMS-Diphenhydramine, Sominex, Unisom

CLASSIFICATION :

Antihistaminique, antidyskinétique, antitussif, anxiolytique et hypnosédatif

Grossesse – catégorie B

INDICATIONS

Soulagement des symptômes allergiques entraînés par la libération d'histamine incluant : l'anaphylaxie ■ les rhinites allergiques saisonnières et apériodiques ■ les dermatoses allergiques ■ Sédation nocturne légère ■ Prévention du mal des transports ■ Maladie de Parkinson et réactions dystoniques d'origine médicamenteuse ■ Traitement de la toux (sirop seulement) ■ **Usage topique :** Soulagement passager des irritations cutanées mineures dues ■ à des piqûres d'insectes ■ au contact avec l'herbe à puces (sumac grimpant), le sumac lustré ou le sumac de l'Ouest (chêne vénéneux).

MÉCANISME D'ACTION

Blocage des effets de l'histamine au niveau de ses sites récepteurs ; l'agent ne se fixe pas à l'histamine ni ne l'inactive ■ Dépression du SNC et effets anticholinergiques. ***Effets thérapeutiques :*** Soulagement des symptômes associés à un surplus d'histamine (éternuements, rhinorrhée, prurit nasal et oculaire, larmoiement et rougeur des yeux, urticaire) ■ Soulagement des réactions dystoniques aiguës ■ Prévention du mal des transports ■ Soulagement de la toux.

PHARMACOCINÉTIQUE

D

Absorption: Bonne absorption par suite de l'administration par les voies orale et IM. Par suite de l'administration topique, l'absorption par voie systémique est minime.

Distribution: Le médicament se répartit dans tout l'organisme. La diphenhydramine traverse le placenta et pénètre dans le lait maternel.

Métabolisme et excrétion: Métabolisme hépatique à 95 %.

Demi-vie: De 2,4 à 7 heures.

CONTRE-INDICATIONS ET PRÉCAUTIONS/ MISES EN GARDE

Contre-indications: Hypersensibilité ■ Crises aiguës d'asthme ■ Intolérance connue à l'alcool (certains élixirs en contiennent).

Précautions/mises en garde: Personnes âgées (plus grande prédisposition à des réactions indésirables ; il est conseillé de réduire la dose) ■ Maladie hépatique grave ■ Glaucome à angle fermé ■ Troubles convulsifs ■ Hypertrophie de la prostate ■ Grossesse (l'innocuité du médicament n'a pas été établie) ■ Allaitement.

RÉACTIONS INDÉSIRABLES ET EFFETS SECONDAIRES

SNC: somnolence, étourdissements, céphalées, excitation paradoxale (accrue chez les enfants).

ORLO: vision trouble, acouphènes.

CV: hypotension, palpitations.

GI: anorexie, sécheresse de la bouche (xérostomie), constipation, diarrhée.

GU: dysurie, mictions fréquentes, rétention urinaire.

Tég.: photosensibilité.

Locaux: douleurs au point d'injection IM.

INTERACTIONS

Médicament-médicament: Effets dépressifs additifs sur le SNC lors de l'usage concomitant d'**antihistaminiques**, d'**alcool**, d'**opiacés** et d'**hypnosédatifs** ■ Propriétés anticholinergiques additives lors de l'administration concomitante d'**antidépresseurs tricycliques**, de **quinidine** ou de **disopyramide** ■ Les **IMAO** intensifient et prolongent les effets anticholinergiques des antihistaminiques.

VOIES D'ADMINISTRATION ET POSOLOGIE

PO (adultes et enfants ≥ 12 ans): *Antihistaminique, antiémétique et antivertigineux* – de 25 à 50 mg, toutes les 4 à 6 heures. *Hypnosédatif* – 50 mg, de 20 à 30 minutes avant le coucher.

PO (enfants < 2 ans): 3,13 mg, toutes les 4 à 6 heures ; au maximum, 4 doses par jour.

PO (enfants de 2 à 5 ans): 6,25 mg, toutes les 4 à 6 heures ; au maximum, 4 doses par jour.

PO (enfants de 6 à 12 ans): De 12,5 mg à 25 mg, toutes les 4 à 6 heures ; au maximum, 4 doses par jour.

IM, IV (adultes): De 10 à 50 mg, toutes les 2 à 3 heures, selon les besoins (on peut administrer jusqu'à 100 mg par dose ; ne pas dépasser 400 mg par jour).

Usage topique (adultes et enfants > 2 ans): Administrer la diphenhydramine à 2 % en crème, 3 ou 4 fois par jour.

PRÉSENTATION (version générique disponible)

Capsules: 25 mg^{VL}, 50 mg^{VL} ■ **Comprimés**: 25 mg^{VL}, 50 mg^{VL} ■ **Comprimés à croquer**: 12,5 mg^{VL} ■ **Élixir**: 12,5 mg/5 mL^{VL} ■ **Sirop**: 6,25 mg/5 mL^{VL} ■ **Solution pour injection**: 10 mg/mL^{Pr}, 50 mg/mL^{Pr} ■ **Crème**: 2 %^{VL} ■ **En association avec**: analgésiques, décongestionnants et expectorants dans des préparations en vente libre contre les douleurs, l'insomnie, la toux et le rhume.

PHARMACODYNAMIE (effets antihistaminiques)

	DÉBUT D'ACTION	PIC	DURÉE
PO	15 – 60 min	1 – 4 h	4 – 8 h
IM	20 – 30 min	1 – 4 h	4 – 8 h
IV	rapide	inconnu	4 – 8 h

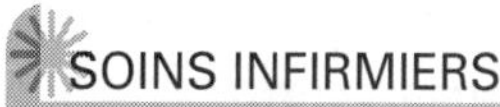

SOINS INFIRMIERS

ÉVALUATION DE LA SITUATION

La diphenhydramine est un médicament à usages multiples. Déterminer la raison pour laquelle le médecin l'a prescrite et observer les symptômes qui s'appliquent au cas particulier du patient.

Prophylaxie et traitement de l'anaphylaxie: Rester à l'affût de l'urticaire et assurer la perméabilité des voies respiratoires.

Rhinite allergique: Déterminer le degré de congestion nasale; suivre de près la rhinorrhée et les éternuements.

Parkinsonisme et réactions extrapyramidales: Évaluer le type de dyskinésie avant et après l'administration du médicament.

Insomnie: Observer les habitudes de sommeil du patient.

Mal des transports: Suivre de près les nausées, les vomissements et les douleurs abdominales; ausculter les bruits intestinaux.

Soulagement de la toux: Déterminer la fréquence et la nature de la toux. Ausculter le murmure vésiculaire et noter la quantité et le type d'expectorations. Sauf contre-indication, conseiller au patient de consommer de 1 500 à 2 000 mL de liquides par jour afin de diminuer la viscosité des sécrétions bronchiques.

Prurit: Déterminer la gravité des démangeaisons, du rash et de l'inflammation.

Tests de laboratoire: La diphenhydramine peut diminuer la réponse cutanée aux tests allergologiques. Arrêter le traitement 4 jours avant ces tests.

DIAGNOSTICS INFIRMIERS POSSIBLES

- Habitudes de sommeil perturbées (Indications).
- Risque de déficit des volumes liquidiens (Indications).
- Risque d'accident (Effets secondaires).

INTERVENTIONS INFIRMIÈRES

Traitement de l'insomnie: administrer le médicament 20 minutes avant le coucher et planifier les soins infirmiers en conséquence afin d'interrompre le moins possible le sommeil du patient.

Prophylaxie du mal des transports: Administrer la diphenhydramine au moins 30 minutes et, de préférence, 1 ou 2 heures avant que le patient ne se trouve dans une circonstance où le mal des transports peut survenir.

PO: Administrer le médicament avec des aliments ou du lait afin de réduire l'irritation gastro-intestinale. On peut vider la capsule et prendre son contenu avec de l'eau ou des aliments.

IM: Administrer dans un muscle bien développé. Éviter les injections SC.

IV directe: On peut administrer la diphenhydramine sans la diluer. On peut aussi effectuer une dilution dans une solution de NaCl 0,9 % ou NaCl 0,45 %, de D5%E ou D10%E, de D5%/NaCl 0,9 % ou de D5%/NaCl 0,45 % ou de D5%/NaCl 0,25 %, dans une solution de Ringer, dans une solution de lactate de Ringer et dans une solution de Ringer avec dextrose. Consulter les directives de chaque fabricant avant de reconstituer la préparation.

Vitesse d'administration: Injecter 25 mg en une minute au moins.

Associations compatibles dans la même seringue: atropine ▪ butorphanol ▪ chlorpromazine ▪ cimétidine ▪ dimenhydrinate ▪ dropéridol ▪ fentanyl ▪ fluphénazine ▪ glycopyrrolate ▪ hydromorphone ▪ hydroxyzine ▪ mépéridine ▪ métoclopramide ▪ midazolam ▪ morphine ▪ nalbuphine ▪ pentazocine ▪ perphénazine ▪ proclorpérazine ▪ promazine ▪ prométhazine ▪ ranitidine ▪ scopolamine ▪ sufentanil.

Associations incompatibles dans la même seringue: halopéridol ▪ pentobarbital ▪ phénobarbital ▪ phénytoïne ▪ thiopental.

Compatibilité (tubulure en Y): acyclovir ▪ aldesleukine ▪ amifostine ▪ aztréonam ▪ ciprofloxacine ▪ cisplatine ▪ cladribine ▪ cyclophosphamide ▪ cytarabine ▪ doxorubicine ▪ filgrastim ▪ fluconazole ▪ fludarabine ▪ gallium, nitrate de ▪ granisétron ▪ héparine ▪ hydrocortisone ▪ idarubicine ▪ melphalan ▪ mépéridine ▪ méropénème ▪ méthotrexate ▪ ondansétron ▪ paclitaxel ▪ pipéracilline/tazobactam ▪ potassium, chlorure de ▪ propofol ▪ sargramostim ▪ sufentanil ▪ tacrolimus ▪ téniposide ▪ thiotépa ▪ vinorelbine ▪ vitamines du complexe B avec C.

Incompatibilité (tubulure en Y): allopurinol ▪ céfépime ▪ cefmétazole ▪ foscarnet.

ENSEIGNEMENT AU PATIENT ET À SES PROCHES

- Conseiller au patient de respecter scrupuleusement la posologie recommandée et de ne pas dépasser la dose prescrite.
- Prévenir le patient que la diphenhydramine peut provoquer de la somnolence. Lui conseiller de ne pas conduire et d'éviter les activités qui exigent sa vigilance jusqu'à ce qu'on ait la certitude que le médicament n'entraîne pas cet effet chez lui.
- Informer le patient que la diphenhydramine peut rendre la bouche sèche. Lui conseiller de pratiquer une bonne hygiène orale, de se rincer la bouche fréquemment avec de l'eau et de consommer de la gomme à mâcher ou des bonbons sans sucre pour diminuer cet effet. Lui conseiller de communiquer avec le dentiste si la sécheresse de la bouche persiste pendant plus de 2 semaines.
- Recommander au patient d'utiliser un écran solaire et de porter des vêtements protecteurs

afin de prévenir les réactions de photosensibilité.

- Mettre en garde le patient contre la consommation d'alcool ou d'autres dépresseurs du SNC en même temps que la diphenhydramine.
- Recommander au patient qui prend de la diphenhydramine sous forme de préparation en vente libre de prévenir un professionnel de la santé si les symptômes s'aggravent ou persistent pendant plus de 7 jours.

D

Usage topique :

- Recommander au patient de nettoyer la peau affectée avant l'application, d'éviter d'appliquer la préparation sur une peau écorchée ou sur des phlyctènes, et d'arrêter le traitement et de communiquer avec un professionnel de la santé en cas d'irritation.
- Mettre en garde le patient contre l'utilisation de ce médicament sur des lésions dues à la varicelle ou à la rougeole ou sur des territoires cutanés étendus.

VÉRIFICATION DE L'EFFICACITÉ THÉRAPEUTIQUE

L'efficacité du traitement peut être démontrée par : la prévention ou la diminution de l'urticaire, en cas d'anaphylaxie ou d'autres réactions allergiques ▪ la diminution de la dyskinésie chez les patients souffrant de parkinsonisme ou manifestant des réactions extrapyramidales ▪ la sédation lorsque le médicament est administré comme hypnosédatif ▪ la prévention ou la diminution des nausées et des vomissements entraînés par le mal des transports ▪ la diminution de la fréquence et de l'intensité de la toux, sans suppression des réflexes tussigènes.

✳

DIPHÉNOXYLATE AVEC ATROPINE

Lomotil

DIFÉNOXINE AVEC ATROPINE

Ce médicament n'est pas commercialisé au Canada.

CLASSIFICATION :

Antidiarrhéique

Grossesse – catégorie C

INDICATIONS

Traitement d'appoint de la diarrhée.

MÉCANISME D'ACTION

Inhibition d'une motilité gastro-intestinale excessive ▪ Structure similaire à celle des opiacés, mais la préparation est dépourvue de propriétés analgésiques ▪ L'atropine est ajoutée pour décourager l'abus. ***Effets thérapeutiques :*** Ralentissement de la motilité gastro-intestinale, d'où diminution de la diarrhée.

PHARMACOCINÉTIQUE

Absorption : Bonne absorption depuis le tractus gastro-intestinal.

Distribution : Le diphénoxylate pénètre dans le lait maternel.

Métabolisme et excrétion : *Diphénoxylate* – principalement métabolisé par le foie ; une fraction du médicament est transformée en un composé antidiarrhéique actif (la difénoxine). Excrétion urinaire minimale.

Demi-vie : *Diphénoxylate* – 2,5 heures.

CONTRE-INDICATIONS ET PRÉCAUTIONS/ MISES EN GARDE

Contre-indications : Hypersensibilité ▪ Maladie hépatique grave ▪ Diarrhée infectieuse (attribuable à *E. coli*, *Salmonella* ou *Shigella*) ▪ Diarrhée associée à la colite pseudomembraneuse ▪ Enfants de moins de 2 ans ▪ Intolérance connue à l'alcool (certaines préparations liquides de diphénoxylate avec atropine en contiennent).

Précautions/mises en garde : Patients déshydratés ▪ Glaucome à angle fermé ▪ Dépendance physique aux opiacés ▪ Maladies inflammatoires de l'intestin ▪ Personnes âgées (plus sensibles aux effets du médicament) ▪ Hypertrophie de la prostate ▪ Grossesse, allaitement ou enfants < 12 ans (l'innocuité du médicament n'a pas été établie).

RÉACTIONS INDÉSIRABLES ET EFFETS SECONDAIRES

SNC : étourdissements, confusion, somnolence, céphalées, insomnie, nervosité.

ORLO : vision trouble, xérophtalmie

CV : tachycardie.

GI : constipation, sécheresse de la bouche (xérostomie), épigastralgie, iléus, nausées, vomissements.

GU : rétention urinaire.

Tég. : rougeurs de la peau.

INTERACTIONS

Médicament-médicament: Effets dépressifs additifs sur le SNC lors de l'usage concomitant d'autres **dépresseurs du SNC** incluant l'**alcool**, les **antihistaminiques**, les **opiacés** et les **hypnosédatifs** ▪ Propriétés anticholinergiques additives lors de l'administration concomitante d'autres **médicaments dotés de propriétés anticholinergiques** dont les **antidépresseurs tricycliques** ou le **disopyramide** ▪ Les **IMAO** peuvent déclencher une crise hypertensive.

VOIES D'ADMINISTRATION ET POSOLOGIE

Diphénoxylate avec atropine

Les doses sont établies compte tenu de la teneur en diphénoxylate – un comprimé contient 2,5 mg de diphénoxylate et 0,025 mg d'atropine.

- **PO (adultes):** Initialement, 5 mg, 3 ou 4 fois par jour; la dose d'entretien doit être déterminée selon chaque cas particulier (ne pas dépasser 20 mg par jour).

PRÉSENTATION

- **Difénoxine avec atropine**

  Ce médicament n'est pas commercialisé au Canada.
- **Diphénoxylate avec atropine**

  Comprimés: 2,5 mg de diphénoxylate/0,025 mg d'atropine[N].

PHARMACODYNAMIE (effet antidiarrhéique)

	Début d'action	Pic	Durée
Diphénoxylate – PO	45 – 60 min	2 h	3 – 4 h

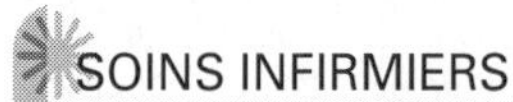

SOINS INFIRMIERS

ÉVALUATION DE LA SITUATION

- Observer la fréquence et la consistance des selles et ausculter les bruits intestinaux avant l'administration du médicament et pendant toute la durée du traitement.
- Effectuer le bilan hydro-électrolytique et observer la turgescence de la peau à la recherche de signes de déshydratation.

Tests de laboratoire:

- On devrait effectuer des tests d'exploration fonctionnelle hépatique à intervalles réguliers pendant toute la durée du traitement prolongé.
- Le diphénoxylate avec atropine peut entraîner une élévation des concentrations sériques d'amylase.

D

DIAGNOSTICS INFIRMIERS POSSIBLES

- Diarrhée (Indications).
- Constipation (Effets secondaires).
- Connaissances insuffisantes sur le traitement médicamenteux (Enseignement au patient et à ses proches).

INTERVENTIONS INFIRMIÈRES

- Le risque de dépendance augmente avec la dose et la durée d'utilisation. L'atropine est ajoutée à la préparation dans le but de diminuer le risque d'abus.
- Les comprimés de diphénoxylate avec atropine peuvent être administrés avec des aliments si l'irritation gastro-intestinale devient gênante. On peut écraser les comprimés et les administrer avec la boisson choisie par le patient. Utiliser un récipient gradué pour mesurer la quantité de solution à administrer.

ENSEIGNEMENT AU PATIENT ET À SES PROCHES

- Conseiller au patient de respecter scrupuleusement la posologie recommandée et de ne pas prendre une quantité plus grande de médicament que celle qui lui a été prescrite en raison des risques d'accoutumance, ainsi que du risque de surdosage chez les enfants. Expliquez aussi au patient que s'il n'a pas pu prendre son médicament au moment habituel, il doit le prendre aussitôt que possible à moins qu'il ne soit presque l'heure prévue pour la dose suivante; le prévenir qu'il ne doit jamais remplacer une dose manquée par une double dose.
- Prévenir le patient que ce médicament peut parfois provoquer de la somnolence. Lui conseiller de ne pas conduire et d'éviter les activités qui exigent sa vigilance jusqu'à ce qu'on ait la certitude que le médicament n'entraîne pas cet effet chez lui.
- Expliquer au patient que pour soulager la sécheresse de la bouche, il devrait se rincer fréquemment la bouche, consommer des bonbons ou de la gomme à mâcher sans sucre et pratiquer une bonne hygiène orale.

- Recommander au patient d'éviter de boire de l'alcool ou de prendre d'autres dépresseurs du SNC en même temps que ce médicament.
- Conseiller au patient d'informer le professionnel de la santé de son traitement par ce médicament, avant de se soumettre à une intervention chirurgicale ou à un autre traitement.
- Conseiller au patient de prévenir un professionnel de la santé si la diarrhée persiste ou si de la fièvre, des douleurs abdominales ou des palpitations se manifestent.

VÉRIFICATION DE L'EFFICACITÉ THÉRAPEUTIQUE

L'efficacité du traitement peut être démontrée par : la diminution de la diarrhée ; on doit poursuivre le traitement pendant 24 à 36 heures avant qu'on puisse décider que le médicament n'est pas efficace pour traiter la diarrhée aiguë. ✳

DIPYRIDAMOLE

Apo-Dipyridamole, Novo-Dipiradol, Persantine, Persantine IV

CLASSIFICATION :

Antiplaquettaire, agent diagnostique (vasodilatateur coronarien)

Grossesse – catégorie B

INDICATIONS

PO : Prévention de la thrombo-embolie chez les patients portant une valve artificielle prothétique (en association avec la warfarine) ■ Maintien de la perméabilité vasculaire après une transplantation incluant le pontage aortocoronarien (en association avec l'aspirine) ■ **IV** : Agent diagnostique qui remplace l'épreuve d'effort durant la perfusion myocardique au thallium.

MÉCANISME D'ACTION

PO : Diminution de l'agrégation plaquettaire par inhibition de l'enzyme phosphodiestérase ■ **IV** : Vasodilatation coronarienne par inhibition du captage de l'adénosine. ***Effets thérapeutiques :*** **PO** : Inhibition de l'agrégation plaquettaire et des épisodes ultérieurs de thromboembolie ■ **IV** : Dilatation des artères coronaires normales lors de l'épreuve d'imagerie diagnostique au thallium, réduisant ainsi le débit du sang dans les vaisseaux rétrécis et entraînant une distribution anormale du thallium.

PHARMACOCINÉTIQUE

Absorption : Par suite de l'administration par voie orale, l'absorption est modérée (de 30 à 60 %).

Distribution : Le médicament se répartit dans tout l'organisme. Il traverse le placenta et pénètre dans le lait maternel.

Métabolisme et excrétion : Métabolisme hépatique ; excrétion biliaire.

Demi-vie : 10 heures.

CONTRE-INDICATIONS ET PRÉCAUTIONS/ MISES EN GARDE

Contre-indications : Hypersensibilité ■ États de choc et collapsus (ne pas administrer le dipyridamole par voie IV).

Précautions/mises en garde : Hypotension ■ Anomalies plaquettaires ■ Grossesse (bien que l'innocuité du médicament n'ait pas été établie, il existe des précédents d'usage sans effets nocifs durant la grossesse) ■ Allaitement ou enfants < 12 ans (l'innocuité du médicament n'a pas été établie).

RÉACTIONS INDÉSIRABLES ET EFFETS SECONDAIRES

SNC : étourdissements, céphalées, syncope ; *voie IV seulement* – accès ischémiques cérébraux transitoires, faiblesse.

Resp. : *voie IV seulement* – bronchospasme.

CV : *voie IV seulement* – INFARCTUS DU MYOCARDE, hypotension, arythmies, bouffées vasomotrices.

GI : nausées, diarrhée, gêne gastro-intestinale, vomissements.

Tég. : rash.

INTERACTIONS

Médicament-médicament : Effets additifs sur l'agrégation plaquettaire lors de l'administration concomitante d'**aspirine** ■ Risque accru de saignements lors de l'administration concomitante d'**anticoagulants**, de **thrombolytiques**, d'**anti-inflammatoires non stéroïdiens**, de **céfamandole**, de **céfopérazone**, de **céfotétane**, de **plicamycine**, d'**acide valproïque** ou de **sulfinpyrazone** ■ Risque accru d'hypotension lors de la consommation concomitante d'**alcool** ■ La **théophylline** peut contrecarrer les effets du dipyridamole durant l'épreuve d'imagerie diagnostique au thallium.

VOIES D'ADMINISTRATION ET POSOLOGIE

PO (adultes) : De 75 à 100 mg, 4 fois par jour.

IV (adultes) : 0,142 mg/kg/minute, à injecter en 4 minutes. Ne pas dépasser 60 mg.

PRÉSENTATION (version générique disponible)

Comprimés : 25 mg[Pr], 50 mg[Pr], 75 mg[Pr], 100 mg[Pr] ■ **En association avec** : aspirine Aggrenox[Pr] ■ **Solution pour injection** : 10 mg/2 mL[Pr].

PHARMACODYNAMIE (PO = activité antiplaquettaire ; IV = vasodilatation coronarienne)

	Début d'action	Pic	Durée
PO	inconnu	inconnu	inconnue
IV	inconnu	6,5 min†	30 min

† À partir du début de la perfusion.

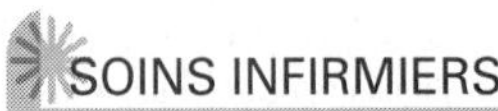

SOINS INFIRMIERS

ÉVALUATION DE LA SITUATION

PO : Mesurer la pression artérielle et le pouls avant le traitement et à intervalles réguliers pendant la période d'ajustement posologique.

IV : PRENDRE LES SIGNES VITAUX DURANT LA PERFUSION ET PENDANT 10 À 15 MINUTES APRÈS L'AVOIR ARRÊTÉE. OBTENIR UN TRACÉ ÉCG DANS AU MOINS UNE DÉRIVATION. EN CAS DE DOULEUR THORACIQUE INTENSE OU DE BRONCHOSPASME, ADMINISTRER DE 50 À 250 mg D'AMINOPHYLLINE PAR VOIE IV À UN DÉBIT DE 50 À 100 mg EN 30 À 60 SECONDES. SI L'HYPOTENSION EST GRAVE, INSTALLER LE PATIENT EN DÉCUBITUS DORSAL, LA TÊTE PENCHÉE VERS L'ARRIÈRE. SI LA DOULEUR THORACIQUE N'EST PAS SOULAGÉE PAR UNE DOSE D'AMINOPHYLLINE DE 250 mg, ADMINISTRER DE LA NITROGLYCÉRINE PAR VOIE SUBLINGUALE. SI LA DOULEUR THORACIQUE PERSISTE MALGRÉ TOUT, AMORCER LE TRAITEMENT QUI S'IMPOSE EN CAS D'INFARCTUS DU MYOCARDE.

Tests de laboratoire : Noter le temps de saignement à intervalles réguliers pendant toute la durée du traitement.

DIAGNOSTICS INFIRMIERS POSSIBLES

- Débit cardiaque diminué (Indications).
- Douleur aiguë (Indications).
- Connaissances insuffisantes sur le traitement médicamenteux (Enseignement au patient et à ses proches).

INTERVENTIONS INFIRMIÈRES

PO : Administrer le dipyridamole avec un grand verre d'eau, au moins 1 heure avant les repas ou 2 heures après, pour accélérer l'absorption. En cas d'irritation gastro-intestinale, on peut administrer le médicament avec des aliments ou immédiatement après les repas. On peut écraser les comprimés et les mélanger avec des aliments si le patient éprouve des difficultés de déglutition. Le pharmacien peut également délivrer le dipyridamole sous forme de suspension.

Perfusion intermittente : Diluer le médicament à une concentration de 1:2 au moins, dans une solution de NaCl 0,45 % ou 0,9 %, ou de D5%E, pour obtenir un volume total de 20 à 50 mL. Le dipyridamole non dilué peut provoquer l'irritation de la veine. Consulter les directives de chaque fabricant avant de reconstituer la préparation.

Vitesse d'administration : Administrer la perfusion en 4 minutes.

ENSEIGNEMENT AU PATIENT ET À SES PROCHES

PO :

- Conseiller au patient de respecter scrupuleusement la posologie recommandée et de prendre le médicament en espaçant uniformément les doses. S'il n'a pu prendre le médicament au moment habituel, il doit le prendre dès que possible, à moins que la dose suivante ne soit prévue dans moins de 4 heures. Le prévenir qu'il ne doit jamais remplacer une dose manquée par une double dose. Puisque le patient peut ne pas se rendre compte des bienfaits du médicament ; l'inciter à continuer de prendre le dipyridamole en respectant scrupuleusement les recommandations du médecin.
- Conseiller au patient de changer lentement de position afin de réduire les risques d'hypotension orthostatique.
- Mettre en garde le patient contre la consommation d'alcool qui peut potentialiser les effets hypotensifs du médicament. Lui conseiller aussi de ne pas fumer, car la nicotine entraîne une vasoconstriction.
- Conseiller au patient de consulter un professionnel de la santé avant de prendre des médicaments en vente libre en même temps que le dipyridamole. Le prévenir qu'il ne doit prendre

de l'aspirine que si le médecin le recommande et qu'il doit respecter ses consignes concernant la posologie. Lui conseiller également de se renseigner sur les traitements de rechange qui peuvent soulager les douleurs ou la fièvre.

- Recommander au patient de signaler au médecin tout saignement ou ecchymose inhabituels. L'usage concomitant d'aspirine ou de warfarine peut augmenter le risque de saignements, mais ce médicament est habituellement utilisé pour des indications spécifiques.
- Conseiller au patient d'informer tous les professionnels de la santé de son traitement médicamenteux et, le cas échéant, de les prévenir qu'il prend de l'aspirine ou de la warfarine.

IV: Recommander au patient de signaler immédiatement à un professionnel de la santé la dyspnée ou les douleurs thoraciques.

VÉRIFICATION DE L'EFFICACITÉ THÉRAPEUTIQUE

L'efficacité du traitement peut être démontrée par: la prophylaxie des complications thromboemboliques postopératoires associées au port d'une valve artificielle prothétique ▪ le maintien de la perméabilité des vaisseaux après transplantation ▪ la vasodilatation coronarienne lors des procédés d'imagerie diagnostique par perfusion myocardique au thallium. ✳

DISOPYRAMIDE

Norpace, Norpace CR, Rythmodan, Rythmodan-LA

CLASSIFICATION:

Antiarythmique (classe IA)

Grossesse – catégorie C

INDICATIONS

Prophylaxie et traitement des extrasystoles ventriculaires à foyer unique ou multifocales, des extrasystoles ventriculaires pairées et des tachycardies ventriculaires. **Usages non approuvés**: Prophylaxie et traitement des tachyarythmies supraventriculaires.

MÉCANISME D'ACTION

Diminution de l'excitabilité du myocarde et de la vitesse de conduction ▪ Médicament doué de propriétés anticholinergiques ▪ Faible effet sur la fréquence cardiaque, mais effet inotrope négatif direct. ***Effets thérapeutiques:*** Suppression des arythmies ventriculaires.

PHARMACOCINÉTIQUE

Absorption: Le disopyramide est bien absorbé depuis le tractus gastro-intestinal.

Distribution: Le médicament se répartit dans tout l'organisme; il pénètre dans le lait maternel.

Métabolisme et excrétion: Métabolisme hépatique; une fraction de 10 % est excrétée à l'état inchangé dans les fèces et une fraction de 50 %, à l'état inchangé, par les reins.

Demi-vie: De 8 à 18 heures (prolongée en cas d'insuffisance rénale ou hépatique).

CONTRE-INDICATIONS ET PRÉCAUTIONS/ MISES EN GARDE

Contre-indications: Hypersensibilité ▪ Choc cardiogénique ▪ Bloc cardiaque du 2e et du 3e degré ▪ Troubles graves de la conduction intraventriculaire ▪ Syndrome de dysfonctionnement sinusal (en l'absence d'un stimulateur cardiaque) ▪ Insuffisance rénale ▪ Insuffisance cardiaque non compensée ▪ Glaucome.

Précautions/mises en garde: Insuffisance cardiaque ou dysfonctionnement ventriculaire gauche (il est recommandé de réduire la dose) ▪ Insuffisance hépatique ▪ Hypertrophie de la prostate ▪ Myasthénie grave ▪ Enfants, grossesse ou allaitement (l'innocuité du médicament n'a pas été établie).

RÉACTIONS INDÉSIRABLES ET EFFETS SECONDAIRES

SNC: étourdissements, fatigue, céphalées.

ORLO: vision trouble, xérophtalmie, sécheresse de la gorge.

CV: INSUFFISANCE CARDIAQUE, arythmies, bloc AV, dyspnée, œdème, hypotension.

GI: constipation, sécheresse de la bouche (xérostomie), douleurs abdominales, flatulence, nausées.

GU: retard de la miction, rétention urinaire.

End.: hypoglycémie.

Divers: altération de la régulation thermique.

INTERACTIONS

Médicament-médicament: Le disopyramide peut potentialiser l'effet anticoagulant de la **warfarine** ▪ La **rifampine**, le **phénobarbital** et la **phénytoïne** peuvent diminuer les concentrations sanguines et l'efficacité du disopyramide ▪ La **cimétidine** ou l'**érythromycine** peuvent diminuer le métabolisme du disopyramide et en augmenter les concentrations sanguines ■ Risque d'effets cardiaques toxiques additifs lors de l'administration concomitante d'autres **antiarythmiques** (conduction prolongée et débit cardiaque réduit), et particulièrement du **vérapamil** – ne pas administrer le disopyramide 48 heures avant ou 24 heures après ces médicaments ■ Risque d'effets secondaires anticholinergiques additifs lors de l'administration concomitante d'autres **médicaments doués de propriétés anticholinergiques**, incluant les **antihistaminiques** et les **antidépresseurs tricycliques** ■ Risque accru d'arythmies lors de l'administration concomitante de **pimozide**.

VOIES D'ADMINISTRATION ET POSOLOGIE

- **PO (adultes > 50 kg):** Initialement, une dose de 300 mg en capsules à libération immédiate, suivie d'une dose de 100 mg, toutes les 6 heures (aussi en capsules à libération immédiate) ou de 250 mg, toutes les 12 heures (sous forme de préparation à libération progressive). Ne pas dépasser 800 mg par jour.
- **PO (adultes < 50 kg ou patients atteints de dysfonctionnement ventriculaire gauche):** Initialement, une dose de 200 mg en capsules à libération immédiate, suivie d'une dose de 100 mg, toutes les 6 à 8 heures (aussi sous forme de capsules à libération immédiate) ou de 200 mg, toutes les 12 heures (sous forme de préparation à libération progressive).

Insuffisance rénale

- **PO (adultes):** Cl_{Cr} *de 30 à 40 mL/minute* – de 100 à 150 mg, toutes les 8 heures; Cl_{Cr} *de 15 à 30 mL/minute* – de 100 à 150 mg, toutes les 12 heures; Cl_{Cr} *< 15 mL/minute* – de 100 à 150 mg, toutes les 24 heures, sous forme de préparation à action immédiate.

PRÉSENTATION (version générique disponible)

Capsules: 100 mg^{Pr}, 150 mg^{Pr} ■ **Comprimés à libération prolongée:** 150 mg^{Pr}, 250 mg^{Pr}.

PHARMACODYNAMIE (effets antiarythmiques)

	DÉBUT D'ACTION	PIC	DURÉE
PO	0,5 – 3,5 h	2,5 h	1,5 – 8,5 h
PO – LP†	0,5 – 3,5 h	4,9 h	12 h

† LP=Libération prolongée

SOINS INFIRMIERS

ÉVALUATION DE LA SITUATION

- Mesurer la pression artérielle et le pouls et examiner l'ÉCG avant le traitement et à intervalles réguliers pendant toute sa durée. Mesurer le pouls avant d'administrer le médicament; ne pas administrer la dose et prévenir le médecin ou un autre professionnel de la santé si le pouls est inférieur à 60 battements par minute ou supérieur à 120 battements par minute ou si le rythme change considérablement.
- Effectuer le bilan quotidien des ingesta et des excreta et peser le patient tous les jours; observer le patient tous les jours pour déceler l'œdème et la rétention urinaire.
- RESTER À L'AFFÛT DES SIGNES D'INSUFFISANCE CARDIAQUE (ŒDÈME PÉRIPHÉRIQUE, RÂLES OU CRÉPITATIONS, DYSPNÉE, GAIN PONDÉRAL, TURGESCENCE DES JUGULAIRES). AVERTIR LE MÉDECIN OU UN AUTRE PROFESSIONNEL DE LA SANTÉ SI CES SIGNES APPARAISSENT.

Tests de laboratoire:

- Examiner à intervalles réguliers, tout au long du traitement, les résultats des tests de l'exploration fonctionnelle rénale et hépatique et les concentrations sériques de potassium.
- Le disopyramide peut entraîner l'élévation des concentrations sériques d'urée, de cholestérol et de triglycérides.
- Le médicament peut abaisser la glycémie.

DIAGNOSTICS INFIRMIERS POSSIBLES

- Débit cardiaque diminué (Indications).
- Atteinte à l'intégrité de la muqueuse buccale (Effets secondaires).
- Connaissances insuffisantes sur le traitement médicamenteux (Enseignement au patient et à ses proches).

INTERVENTIONS INFIRMIÈRES

- Lorsqu'on substitue le disopyramide au sulfate de quinidine ou au procaïnamide, administrer la dose d'entretien habituelle de disopyramide de 6 à 12 heures après la dernière dose de sulfate de quinidine ou de 3 à 6 heures après la dernière dose de procaïnamide.
- La préparation à libération prolongée (progressive ou retard) est indiquée pour le traitement d'entretien seulement. Lorsqu'on substitue la

préparation à libération prolongée à celle à libération immédiate, administrer la première dose de la préparation à libération prolongée 6 heures après la dernière dose de préparation à libération immédiate.

PO:

- Administrer le médicament à jeun, 1 heure avant les repas ou 2 heures après. Les capsules à libération progressive et les comprimés à libération prolongée doivent être avalées telles quelles, sans être coupées, écrasées ou mâchées.
- Le pharmacien peut préparer une suspension avec des capsules de 100 mg et du sirop au parfum de cerise.

ENSEIGNEMENT AU PATIENT ET À SES PROCHES

- Expliquer au patient qu'il doit prendre le médicament 24 heures sur 24, en respectant scrupuleusement la posologie recommandée. Le prévenir qu'il ne doit pas arrêter de prendre le médicament sans consulter au préalable un professionnel de la santé. Lui expliquer que s'il n'a pu prendre le médicament au moment habituel, il doit le prendre dès que possible, à moins qu'il ne reste que 4 heures avant l'heure prévue pour la dose suivante. Le prévenir aussi qu'il ne doit jamais remplacer une dose manquée par une double dose.
- Prévenir le patient que le disopyramide peut provoquer des étourdissements. Lui conseiller de ne pas conduire et d'éviter les activités qui exigent sa vigilance jusqu'à ce qu'on ait la certitude que le médicament n'entraîne pas cet effet chez lui.
- Recommander au patient de changer lentement de position pour réduire les risques d'hypotension orthostatique.
- Conseiller au patient de pratiquer une bonne hygiène orale, de se rincer la bouche fréquemment avec de l'eau et de consommer de la gomme à mâcher ou des bonbons sans sucre pour diminuer la sécheresse de la bouche.
- Mettre en garde le patient contre les écarts de température étant donné que ce médicament peut entraîner une altération de la régulation thermique. Lui conseiller d'utiliser un écran solaire et de porter des vêtements protecteurs afin de prévenir les réactions de photosensibilité.
- Recommander au patient de consulter un professionnel de la santé avant de prendre des médicaments en vente libre et d'éviter de consommer de l'alcool en même temps que ce médicament.
- Si la constipation devient gênante, inciter le patient à augmenter sa consommation de liquides et d'aliments riches en fibres et de faire plus d'exercice pour réduire cet effet secondaire.
- Recommander au patient de communiquer avec un professionnel de la santé si la sécheresse de la bouche, les mictions difficiles, la constipation ou la vision trouble persistent.

VÉRIFICATION DE L'EFFICACITÉ THÉRAPEUTIQUE

L'efficacité du traitement peut être démontrée par: la réduction des extrasystoles ventriculaires et des tachycardies ventriculaires ■ la prévention d'autres arythmies. ✳

DIURÉTIQUES (DE L'ANSE)

bumétanide
Burinex

furosémide
Apo-Furosemide, Lasix, Lasix Special, Novo-Semide

torsemide
Ce médicament n'est pas commercialisé au Canada.

CLASSIFICATION:
Diurétiques (de l'anse), antihypertenseurs

Grossesse – catégories B (torsémide) et C (bumétanide, furosémide)

INDICATIONS

Traitement de: l'œdème dû à l'insuffisance cardiaque ■ la maladie hépatique ou rénale ■ Traitement de l'hypertension (sauf le bumétanide). **Usages non approuvés: Furosémide** – Traitement de l'hypercalcémie induite par le cancer.

MÉCANISME D'ACTION

Inhibition de la réabsorption du sodium et des chlorures depuis l'anse de Henle et le tubule contourné distal ■ Augmentation de l'excrétion rénale de l'eau, du sodium, des chlorures, du magnésium, de l'hydrogène et du calcium ■ Effets dilatateurs possibles sur les vaisseaux sanguins rénaux et périphériques ■ Efficacité inaltérée même en présence d'une insuffisance rénale. ***Effets thérapeutiques:*** Diurèse et élimination des liquides en excès (œdème, épanchement pleural) ▪ Abaissement de la pression artérielle.

PHARMACOCINÉTIQUE

Absorption : *Bumétanide* – absorption rapide et totale par suite de l'administration PO ou IM. *Furosémide* – une fraction de 60 à 75 % est absorbée depuis le tractus gastro-intestinal par suite de l'administration par voie orale ; le médicament est également absorbé depuis les points d'injection IM.

Distribution : *Bumétanide* – inconnue. *Furosémide* – le médicament traverse le placenta et pénètre dans le lait maternel.

Liaison aux protéines : Tous ces agents se lient aux protéines plasmatiques > 91 %.

Métabolisme et excrétion : *Bumétanide* – le médicament est partiellement métabolisé par le foie ; une fraction de 50 % est éliminée à l'état inchangé par les reins et une fraction de 20 % est excrétée dans les fèces. *Furosémide* – une partie du médicament est métabolisée par le foie (de 30 à 40 %), une deuxième partie est métabolisée par une voie non hépatique et une troisième partie est excrétée à l'état inchangé par les reins.

Demi-vie : *Bumétanide* – de 60 à 90 minutes (de 6 à 15 heures chez les nouveau-nés) ; *furosémide* – de 30 à 60 minutes (prolongée en présence d'une insuffisance rénale et chez les nouveau-nés ; considérablement prolongée en présence d'une insuffisance hépatique).

CONTRE-INDICATIONS ET PRÉCAUTIONS/ MISES EN GARDE

Contre-indications : Hypersensibilité ▪ Risque de sensibilité croisée avec les thiazides et les sulfamides ▪ Déséquilibre électrolytique préexistant non corrigé, coma hépatique ou anurie ▪ Intolérance à l'alcool (certaines préparations liquides de furosémide peuvent contenir de l'alcool et leur administration devrait être évitée chez les patients présentant une telle intolérance).

Précautions/mises en garde : Maladie hépatique grave accompagnée de cirrhose ou d'ascite (risque de déclenchement d'un coma hépatique ; il peut s'avérer nécessaire d'administrer en même temps des diurétiques épargneurs de potassium) ▪ Déplétion électrolytique ▪ Patients âgés (acuité auditive difficile à évaluer ; risque accru d'hypotension) ▪ Diabète ▪ Azotémie accrue ▪ Grossesse, allaitement ou enfants < 18 ans (l'innocuité du médicament n'a pas été établie ; le furosémide a cependant déjà été utilisé chez les enfants ; le bumétanide déplace fortement la bilirubine et devrait être utilisé avec précaution chez les nouveau-nés gravement malades ou souffrant d'ictère, en raison du risque de kernictère).

RÉACTIONS INDÉSIRABLES ET EFFETS SECONDAIRES

SNC : étourdissements, encéphalopathie (plus fréquente lors de l'administration du bumétanide et du furosémide), céphalées, insomnie (plus fréquente lors de l'administration du torsémide), agitation (plus fréquente lors de l'administration du torsémide).

ORLO : perte auditive, acouphènes.

CV : hypotension.

GI : constipation, diarrhée, sécheresse de la bouche (xérostomie), dyspepsie, nausées, vomissements.

GU : mictions fréquentes.

Tég. : photosensibilité, rash.

End. : hyperglycémie.

HÉ : déshydratation, hypochlorémie, hypokaliémie, hypomagnésémie, hyponatrémie, hypovolémie, alcalose métabolique.

Hémat. : dyscrasie (furosémide seulement).

Métab. : hyperglycémie, hyperuricémie.

Loc. : arthralgie (risque accru avec le torsémide), crampes musculaires, myalgie (risque accru avec le torsémide).

Divers : élévation des concentrations d'urée.

INTERACTIONS

Médicament-médicament : Effets hypotensifs additifs lors de l'administration concomitante d'**antihypertenseurs** ou de **dérivés nitrés** ou d'une consommation excessive d'**alcool** ▪ Effets hypokaliémiques additifs lors de l'administration concomitante d'**autres diurétiques**, de **mézlocilline**, de **pipéracilline**, d'**amphotéricine B** et de **corticostéroïdes** ▪ L'hypokaliémie peut augmenter la toxicité **digitalique** ▪ Les diurétiques de l'anse diminuent l'excrétion du **lithium**, d'où risque d'intoxication ▪ Risque accru d'ototoxicité lors de l'administration concomitante d'**aminosides** ▪ Les diurétiques de l'anse peuvent accentuer l'efficacité de la **warfarine**, des **agents thrombolytiques** ou des **anticoagulants**.

VOIES D'ADMINISTRATION ET POSOLOGIE

Bumétanide

- **PO (adultes) :** Une seule dose de 0,5 à 2 mg par jour. On peut administrer jusqu'à 2 doses additionnelles au cours de la journée, toutes les 4 à 5 heures (jusqu'à concurrence de 10 mg par jour). On peut également administrer les doses 1 jour sur 2 ou pendant des périodes de 3 ou 4 jours, suivies de périodes de repos de 1 ou 2 jours.

Furosémide

- **PO, IM, IV (adultes):** *Diurétique* – initialement, de 20 à 80 mg par jour; on peut augmenter la dose par paliers de 20 à 40 mg, toutes les 6 à 8 heures si besoin est. On peut aussi adopter une posologie intermittente, avec administration du diurétique pendant 2 à 4 jours consécutifs. *Antihypertenseur* – de 40 à 80 mg par jour.
- **PO (enfants):** La dose quotidienne totale (en prises fractionnées, toutes les 6 à 12 heures) ne devrait pas dépasser 2 mg/kg. Chez les nouveau-nés, on recommande d'administrer les doses à des intervalles plus espacés.
- **IM, IV (enfants):** *Diurétique* – dose quotidienne totale de 1 mg/kg. *Antihypercalcémique* – de 25 à 50 mg; on peut répéter l'administration de cette dose toutes les 4 heures.

PRÉSENTATION

- **Bumétanide (version générique disponible)**
  Comprimés: 5 mg[Pr], 1 mg[Pr], 2 mg[Pr].
- **Furosémide (version générique disponible)**
  Comprimés: 20 mg[Pr], 40 mg[Pr], 80 mg[Pr], 500 mg[Pr] ▪ **Solution orale:** 10 mg/mL[Pr] ▪ **Solution pour injection:** 10 mg/mL[Pr].
- **Torsémide**
  Ce médicament n'est pas commercialisé au Canada.

PHARMACODYNAMIE (effet diurétique)

	Début d'action	Pic	Durée
Bumétanide – PO	30 – 60 min	1 – 2 h	3 – 6 h
Furosémide – PO	30 – 60 min	1 – 2 h	6 – 8 h
Furosémide – IM	10 – 30 min	inconnu	4 – 8 h
Furosémide – IV	5 min	30 min	2 h

SOINS INFIRMIERS

ÉVALUATION DE LA SITUATION

- Suivre de près l'état de l'hydratation pendant toute la durée du traitement. Peser le patient tous les jours, effectuer le bilan quotidien des ingesta et des excreta, déterminer l'emplacement et l'étendue de l'œdème, ausculter le murmure vésiculaire et inspecter l'état de la peau et des muqueuses. PRÉVENIR LE MÉDECIN OU UN AUTRE PROFESSIONNEL DE LA SANTÉ EN CAS DE SOIF INCOERCIBLE, DE SÉCHERESSE DE LA BOUCHE (XÉROSTOMIE), DE LÉTHARGIE, DE FAIBLESSE, D'HYPOTENSION OU D'OLIGURIE.
- Mesurer la pression artérielle et le pouls avant et pendant l'administration du médicament. Suivre la fréquence de renouvellement des ordonnances pour déterminer l'observance du traitement chez les patients qui reçoivent ce médicament pour le traitement de l'hypertension.
- Observer le patient qui reçoit des dérivés digitaliques à la recherche des signes et des symptômes suivants: anorexie, nausées, vomissements, crampes musculaires, paresthésie et confusion. Les patients prenant ces médicaments sont exposés à un risque accru de toxicité digitalique en raison de l'effet de déplétion potassique du diurétique. On peut administrer en concomitance des suppléments de potassium ou des diurétiques épargneurs de potassium pour prévenir l'hypokaliémie.
- Déterminer la présence d'acouphènes et le degré de la perte de l'acuité auditive. L'audiométrie est recommandée chez les patients recevant un traitement IV prolongé à des doses élevées. La perte auditive survient le plus souvent après l'administration IV d'une dose élevée ou après une injection IV trop rapide chez les patients dont la fonction rénale est diminuée ou chez ceux qui prennent en concomitance d'autres médicaments ototoxiques.
- Interroger le patient au sujet de ses antécédents d'allergie aux sulfamides.

Tests de laboratoire:

- Noter les concentrations d'électrolytes, les résultats des tests de l'exploration fonctionnelle rénale et hépatique, la glycémie et les concentrations d'acide urique, avant le traitement et à intervalles réguliers pendant toute sa durée. Les diurétiques de l'anse peuvent abaisser les concentrations sériques de potassium, de calcium et de magnésium et élever la glycémie, l'urémie et les concentrations de créatinine et d'acide urique.
- Le *bumétanide* peut élever les concentrations urinaires de phosphate.

DIAGNOSTICS INFIRMIERS POSSIBLES

- Excès de volume liquidien (Indications).
- Déficit de volume liquidien (Effets secondaires).
- Connaissances insuffisantes sur le traitement médicamenteux (Enseignement au patient et à ses proches).

- Non-observance du traitement médicamenteux (Enseignement au patient et à ses proches).

INTERVENTIONS INFIRMIÈRES

- Administrer le médicament le matin pour ne pas interrompre le cycle du sommeil.
- Lors de l'administration parentérale, on devrait choisir la voie IV plutôt que la voie IM.

PO:

- Administrer les doses par voie orale avec des aliments ou du lait afin de réduire l'irritation gastrique. On peut écraser les comprimés de *furosémide* pour en faciliter la prise par les patients qui éprouvent des difficultés de déglutition.
- Ne pas administrer une solution ou des comprimés de *furosémide* qui ont changé de couleur.

Furosémide

- Lorsque le furosémide est administré pour traiter l'hypercalcémie, remplacer le volume extracellulaire et le chlorure de sodium pour maintenir le volume liquidien et pour augmenter davantage l'excrétion du calcium.
- **IV directe**: Administrer le médicament non dilué.
- ***Vitesse d'administration***: Administrer lentement en 1 à 2 minutes.
- **Perfusion intermittente**: Diluer les doses élevées de médicament dans une solution de D5%E, D10%E, D20%E, D5%/NaCl 0,9 %, de D5%/solution de lactate de Ringer, de NaCl 0,9 %, de lactate de sodium à 1/6 M ou dans une solution de lactate de Ringer. Utiliser la solution reconstituée en l'espace de 24 heures. Consulter les directives de chaque fabricant avant de reconstituer la préparation.
- ***Vitesse d'administration***: Pour prévenir l'ototoxicité chez l'adulte, administrer la solution par une tubulure en Y ou par un robinet à 3 voies à un débit inférieur à 4 mg/minute. Utiliser une pompe de perfusion pour s'assurer que le patient reçoit la dose exacte.
- **Associations compatibles dans la même seringue**: bléomycine ▪ cisplatine ▪ cyclophosphamide ▪ fluorouracile ▪ héparine ▪ leucovorine calcique ▪ méthotrexate ▪ mitomycine.
- **Associations incompatibles dans la même seringue**: doxapram ▪ doxorubicine ▪ dropéridol ▪ métoclopramide ▪ milrinone ▪ vinblastine ▪ vincristine.
- **Compatibilité (tubulure en Y)**: allopurinol sodique ▪ amifostine ▪ amikacine ▪ amphotéricine B, cholestéryl sulfate d' ▪ aztréonam ▪ bléomycine ▪ céfépime ▪ cefmétazole ▪ cisplatine ▪ cladribine ▪ cyclophosphamide ▪ cytarabine ▪ doxorubicine liposomique ▪ fentanyl ▪ fludarabine ▪ fluorouracile ▪ foscarnet ▪ gallium, nitrate de ▪ granisétron ▪ héparine ▪ hydrocortisone sodique, succinate de ▪ hydromorphone ▪ indométhacine ▪ kanamycine ▪ leucovorine calcique ▪ lorazépam ▪ melphalan ▪ méropénem ▪ méthotrexate ▪ mitomycine ▪ nitroglycérine ▪ paclitaxel ▪ pipéracilline/tazobactam ▪ potassium, chlorure de ▪ propofol ▪ ranitidine ▪ rémifentanil ▪ sargramostim ▪ tacrolimus ▪ téniposide ▪ thiotépa ▪ tobramycine ▪ tolazoline ▪ vitamines du complexe B avec C.
- **Incompatibilité (tubulure en Y)**: ciprofloxacine ▪ diltiazem ▪ dropéridol ▪ esmolol ▪ filgrastim ▪ fluconazole ▪ gentamicine ▪ hydralazine ▪ idarubicine ▪ métoclopramide ▪ midazolam ▪ milrinone ▪ morphine ▪ nétilmicine ▪ ondansétron ▪ quinidine, gluconate de ▪ thiopental ▪ vécuronium ▪ vinblastine ▪ vincristine ▪ vinorelbine.

D

ENSEIGNEMENT AU PATIENT ET À SES PROCHES

- Conseiller au patient de respecter scrupuleusement la posologie recommandée. S'il n'a pas pu prendre le médicament au moment habituel, il doit le prendre dès que possible sans jamais remplacer une dose manquée par une double dose.
- Conseiller au patient de changer lentement de position pour réduire le risque d'hypotension orthostatique. Le prévenir que la consommation d'alcool, l'effort par temps chaud ou la station debout pendant de longues périodes peuvent aggraver l'hypotension orthostatique durant ce traitement.
- Conseiller au patient de demander à un professionnel de la santé s'il doit suivre un régime alimentaire riche en potassium (voir l'annexe J).
- Conseiller au patient de consulter un professionnel de la santé avant de prendre un médicament en vente libre en même temps qu'un diurétique.
- Recommander au patient qui doit suivre un traitement ou subir une intervention chirurgicale d'avertir le professionnel de la santé qu'il suit un traitement médicamenteux.
- Recommander au patient d'utiliser des écrans solaires et de porter des vêtements protecteurs afin de prévenir les réactions de photosensibilité.
- Recommander au patient de signaler immédiatement à un professionnel de la santé les symp-

tômes suivants : faiblesse musculaire, crampes, nausées, étourdissements, engourdissement ou picotements au niveau des membres.

- Prévenir le patient qui prend les comprimés de *furosémide* qu'il ne doit pas changer de marque lors du renouvellement des ordonnances, car la biodisponibilité varie d'une marque à l'autre.
- Prévenir le patient diabétique qu'il doit suivre de près sa glycémie, car le *torsémide* peut élever les concentrations de glucose sanguin.
- Insister sur l'importance des examens de suivi réguliers.

Hypertension :

- Conseiller au patient qui suit un traitement antihypertenseur de continuer à prendre le médicament même s'il se sent mieux. Lui expliquer que les diurétiques de l'anse stabilisent la pression artérielle, mais ne guérissent pas l'hypertension.
- Inciter le patient à appliquer d'autres mesures de réduction de l'hypertension : perdre du poids, faire régulièrement de l'exercice, réduire sa consommation de sel, diminuer le stress, boire avec modération et cesser de fumer.

VÉRIFICATION DE L'EFFICACITÉ THÉRAPEUTIQUE

L'efficacité du traitement peut être démontrée par : la diminution de l'œdème ■ la diminution du volume de l'abdomen ■ l'augmentation des excreta urinaires ■ la baisse de la pression artérielle ■ la diminution des concentrations sériques de calcium lorsque le diurétique de l'anse est utilisé pour traiter l'hypercalcémie.

DIURÉTIQUES (ÉPARGNEURS DE POTASSIUM)

amiloride
Midamor

spironolactone
Aldactone, Novo-Spiroton

triamtérène
Dyrenium

CLASSIFICATION :
Diurétiques (épargneurs de potassium)

Grossesse – catégories B (amiloride, triamtérène) et inconnue (spironolactone)

INDICATIONS

Rééquilibrage des concentrations de potassium par suite des pertes induites par les autres diurétiques ■ Souvent en association avec d'autres agents (thiazidiques) pour traiter l'œdème ou l'hypertension ■ Traitement de l'hyperaldostéronisme (spironolactone seulement).

MÉCANISME D'ACTION

Les diurétiques épargneurs de potassium favorisent l'excrétion du bicarbonate de sodium et du calcium tout en conservant les ions potassium et hydrogène. ***Effets thérapeutiques :*** Effet diurétique et antihypertenseur faible par rapport à celui des autres diurétiques ■ Conservation du potassium.

PHARMACOCINÉTIQUE

Absorption : *Amiloride* – absorption de 15 à 25 % depuis le tractus gastro-intestinal ; *spironolactone* – absorption > 90 %; *triamtérène* – de 30 à 70 %.

Distribution : *Amiloride* et *triamtérène* – ces agents se répartissent dans tout l'organisme ; *spironolactone* – elle traverse le placenta et pénètre dans le lait maternel.

Liaison aux protéines : *Spironolactone, canrénone* – > 90 %.

Métabolisme et excrétion : *Amiloride* – une fraction de 50 % est éliminée à l'état inchangé dans l'urine et une fraction de 40 % (qui n'a pas été absorbée) est excrétée dans les selles ; *spironolactone* – elle est transformée par le foie en son composé diurétique actif (canrénone) ; *triamtérène* – une fraction est partiellement métabolisée par le foie ; une petite fraction du médicament inchangé est excrétée.

Demi-vie : *Amiloride* – de 6 à 9 heures ; *spironolactone* – de 13 à 24 heures (canrénone) ; *triamtérène* – de 100 à 150 minutes.

CONTRE-INDICATIONS ET PRÉCAUTIONS/ MISES EN GARDE

Contre-indications : Hypersensibilité ■ Hyperkaliémie ■ Anurie ■ Insuffisance rénale aiguë ■ Dysfonctionnement rénal grave ■ Dysfonctionnement hépatique grave (triamtérène) ■ Allaitement (triamtérène) ■ Néphropathie grave ou évolutive.

Précautions/mises en garde : Dysfonctionnement hépatique ■ Personnes âgées ou débilitées ou patients souffrant de diabète (risque accru d'hyperkaliémie) ■ Insuffisance rénale (concentrations d'urée > 11 mmol/L ou Cl_{Cr} < 30 mL/minute) ■ Antécédents de goutte ou de lithiase rénale (triamtérène seulement) ■ Grossesse, allaitement ou enfants (l'innocuité de ces médicaments n'a pas été établie).

RÉACTIONS INDÉSIRABLES ET EFFETS SECONDAIRES

SNC : étourdissements, *spironolactone seulement* – maladresse, céphalées.
CV : arythmies.
GI : *amiloride* – constipation, irritation gastro-intestinale (plus fréquente lors de l'administration de spironolactone).
GU : impuissance, *triamtérène* – coloration bleuâtre de l'urine, lithiase rénale.
Tég. : *triamtérène* – photosensibilité.
End. : *spironolactone* – gynécomastie.
HÉ : hyperkaliémie, hyponatrémie.
Hémat. : *spironolactone* et *triamtérène* – dyscrasie.
Loc. : crampes musculaires.
Divers : réactions allergiques.

INTERACTIONS

Médicament-médicament : Effets hypotensifs additifs lors de l'administration concomitante d'**antihypertenseurs** ou de **dérivés nitrés** ou d'une consommation excessive d'**alcool** ▪ L'administration concomitante d'**inhibiteurs de l'ECA**, d'**indométhacine**, de **suppléments de potassium** ou de **cyclosporine** peut provoquer l'hyperkaliémie ▪ Les diurétiques épargneurs de potassium diminuent l'excrétion de **lithium** ▪ Les **anti-inflammatoires non stéroïdiens**, administrés en concomitance, peuvent diminuer la réponse antihypertensive au médicament ▪ La spironolactone peut augmenter les effets de la **digoxine** ▪ Le triamtérène diminue les effets de l'**acide folique** (il faudrait lui préférer la leucovorine) ▪ Le triamtérène peut augmenter le risque de toxicité par l'**amantadine**.

VOIES D'ADMINISTRATION ET POSOLOGIE

Amiloride

- **PO (adultes) :** De 5 à 10 mg par jour (jusqu'à concurrence de 20 mg).

Spironolactone

- **PO (adultes) :** De 25 à 400 mg par jour, en une seule dose ou en 2 à 4 doses fractionnées.
- **PO (enfants) :** De 1 à 3 mg/kg par jour (de 30 à 90 mg/m^2/jour), en 1 seule dose ou en 2 à 4 doses fractionnées.

Triamtérène

- **PO (adultes) :** 100 mg, 2 fois par jour (ne pas dépasser 300 mg par jour). Une fois l'œdème maîtrisé, on peut réduire la posologie à 100 mg par jour. Chez certains patients, une dose de 100 mg aux 2 jours peut être suffisante.

PRÉSENTATION

- **Amiloride**
  Comprimés : 5 mg[Pr] ▪ **En association avec :** hydrochlorothiazide (Moduret[Pr]).
- **Spironolactone (version générique disponible)**
  Comprimés : 25 mg[Pr], 100 mg[Pr] ▪ **En association avec :** hydrochlorothiazide (Aldactazide[Pr], Novo-Spirozine[Pr]).
- **Triamtérène**
  Comprimés : 50 mg[Pr], 100 mg[Pr] ▪ **En association avec :** hydrochlorothiazide (Apo-Triazide[Pr], Dyazide[Pr], Novo-Triamzide[Pr], Pro-Triazide[Pr]).

PHARMACODYNAMIE (effet diurétique)

	Début d'action	Pic	Durée
Amiloride	2 h†	6 – 10 h†	24 h†
Spironolactone	inconnu	2 – 3 jours‡	2 – 3 jours‡
Triamtérène	2 – 4 h†	1 – plusieurs jours‡	7 – 9 h†

† Une seule dose.
‡ Plusieurs doses.

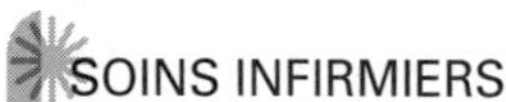

SOINS INFIRMIERS

ÉVALUATION DE LA SITUATION

- Effectuer le bilan quotidien des ingesta et des excreta et peser le patient tous les jours.
- Si le médicament est administré en traitement d'appoint de l'hypertension, mesurer la pression artérielle avant de l'administrer.
- Rester à l'affût des signes et des symptômes d'hypokaliémie (faiblesse, fatigue, apparition d'ondes U sur le tracé ÉCG, arythmies, polyurie, polydipsie). Observer le patient à intervalles fréquents pour déceler l'apparition des symptômes d'hyperkaliémie (fatigue, faiblesse musculaire, paresthésie, confusion, dyspnée, arythmies). Les patients souffrant de diabète ou de maladie rénale et les personnes âgées sont davantage prédisposés à ces symptômes.
- On recommande d'effectuer des ÉCG à intervalles réguliers chez les patients recevant un traitement prolongé.

Tests de laboratoire :

- Noter, avant le traitement et à intervalles réguliers pendant toute sa durée, les concentrations sériques de potassium. Ne pas administrer le médicament et informer le médecin ou un autre professionnel de la santé si l'hyperkaliémie s'installe.

- Noter, avant le traitement et à intervalles réguliers pendant toute sa durée, les concentrations d'urée, de créatinine sérique et d'électrolytes. Les diurétiques épargneurs de potassium peuvent élever les concentrations sériques de magnésium, d'acide urique, d'urée, de créatinine et de potassium et accroître l'activité de la rénine plasmatique et l'excrétion urinaire de calcium. Ils peuvent également diminuer les concentrations de sodium.
- Interrompre l'administration des diurétiques épargneurs de potassium 3 jours avant d'effectuer une épreuve d'hyperglycémie provoquée, en raison du risque d'hyperkaliémie grave.
- La *spironolactone* peut entraîner une fausse élévation des concentrations plasmatiques de cortisol. On devrait en interrompre l'administration de 4 à 7 jours avant ce dosage.
- Chez les patients prenant le *triamtérène*, noter également la numération plaquettaire, la numération globulaire et la formule leucocytaire à intervalles réguliers pendant toute la durée du traitement.

DIAGNOSTICS INFIRMIERS POSSIBLES

- Excès de volume liquidien (Indications).
- Connaissances insuffisantes sur le traitement médicamenteux (Enseignement au patient et à ses proches).

INTERVENTIONS INFIRMIÈRES

- Administrer ces médicaments le matin pour ne pas interrompre le cycle du sommeil.
- Administrer ces médicaments avec des aliments ou du lait afin de réduire l'irritation gastrique et d'augmenter la biodisponibilité.
- Si le patient éprouve des difficultés de déglutition, on peut ouvrir les capsules de *triamtérène* et en mélanger le contenu avec des aliments ou des liquides.

ENSEIGNEMENT AU PATIENT ET À SES PROCHES

- Expliquer au patient qu'il doit continuer à prendre le médicament même s'il se sent mieux. Lui recommander de le prendre tous les jours à la même heure. S'il n'a pas pu prendre le médicament au moment habituel, il doit le prendre dès que possible à moins qu'il ne soit presque l'heure prévue pour la dose suivante. Le prévenir qu'il ne doit jamais remplacer une dose manquée par une double dose.
- Conseiller au patient d'éviter les substituts de sel et les aliments riches en potassium ou en sodium, sauf si un professionnel de la santé les a prescrits.
- Prévenir le patient que les diurétiques épargneurs de potassium peuvent parfois provoquer des étourdissements. Lui conseiller de ne pas conduire et d'éviter les activités qui exigent sa vigilance jusqu'à ce qu'on ait la certitude que le médicament n'entraîne pas cet effet chez lui.
- Conseiller au patient de consulter un professionnel de la santé avant de prendre des médicaments en vente libre tels que des décongestionnants, des antitussifs, des préparations contre le rhume ou des coupe-faim en même temps qu'un diurétique épargneur de potassium, en raison du risque d'élévation de la pression artérielle.
- Recommander aux patients prenant le *triamtérène* d'utiliser un écran solaire et de porter des vêtements protecteurs pour prévenir les réactions de photosensibilité.
- Recommander au patient qui doit suivre un traitement ou subir une intervention chirurgicale de prévenir le professionnel de la santé qu'il suit un traitement avec ce type de médicaments.
- Signaler au patient que le triamtérène peut rendre l'urine bleuâtre.
- Recommander au patient de signaler à un professionnel de la santé les symptômes suivants : crampes ou faiblesse musculaires, fatigue, nausées intenses, vomissements ou diarrhée.
- Insister sur l'importance des examens de suivi qui permettent de déterminer les bienfaits du traitement.

Hypertension :

- Inciter le patient à appliquer d'autres mesures de réduction de l'hypertension : perdre du poids, réduire sa consommation de sel, diminuer le stress, boire de l'alcool avec modération, faire régulièrement de l'exercice et cesser de fumer. Le prévenir que les diurétiques épargneurs de potassium stabilisent la pression artérielle, mais ne guérissent pas l'hypertension.
- Montrer au patient et à ses proches comment mesurer la pression artérielle et leur recommander de prendre cette mesure toutes les semaines.

VÉRIFICATION DE L'EFFICACITÉ THÉRAPEUTIQUE

L'efficacité du traitement peut être démontrée par : l'augmentation de la diurèse et la diminution de l'œdème, avec maintien des concentrations de potassium sérique dans les limites acceptables ▪ la baisse de la pression artérielle ▪ la prévention de l'hypokaliémie chez les patients recevant des diurétiques ▪ une amélioration de l'état du patient qui souffre d'hyperaldostéronisme.

DIURÉTIQUES (THIAZIDIQUES)

chlorothiazide
Ce médicament n'est pas commercialisé au Canada.

chlorthalidone
Apo-Chlorthalidone, Novo-Thalidone, Uridon

hydrochlorothiazide
Apo-Hydro, Novo-Hydrazide, Urozide

CLASSIFICATION :
Antihypertenseurs, diurétiques (thiazidiques)
Grossesse – catégorie B

INDICATIONS

Traitement de l'hypertension légère à modérée ▪ Traitement de l'œdème dû à : l'insuffisance cardiaque ▪ un dysfonctionnement rénal ▪ la cirrhose ▪ un traitement aux glucocorticoïdes ▪ l'œstrogénothérapie.

MÉCANISME D'ACTION

Excrétion accrue du sodium et de l'eau par inhibition de la réabsorption du sodium au niveau du tubule distal ▪ Effet favorable sur l'excrétion des chlorures, du potassium, du magnésium et du bicarbonate ▪ Dilatation artériolaire possible. ***Effets thérapeutiques :*** Abaissement de la pression artérielle chez les patients hypertendus et diurèse par suite de la diminution de l'œdème.

PHARMACOCINÉTIQUE

Absorption : Par suite de l'administration par voie orale, tous les diurétiques thiazidiques sont rapidement absorbés.

Distribution : Les diurétiques thiazidiques se répartissent dans l'espace extracellulaire. Ils traversent le placenta et pénètrent dans le lait maternel.

Métabolisme et excrétion : Les diurétiques thiazidiques sont excrétés à l'état pratiquement inchangé par les reins.

Demi-vie : *chlorthalidone* – de 35 à 50 heures ; *hydrochlorothiazide* – de 6 à 15 heures.

CONTRE-INDICATIONS ET PRÉCAUTIONS/MISES EN GARDE

Contre-indications : Hypersensibilité ▪ Risque de réactions de sensibilité croisée avec d'autres diurétiques thiazidiques ou avec les sulfamides ▪ Intolérance à la tartrazine (certains produits en contiennent ; ne pas les administrer aux patients qui ne tolèrent pas cet agent) ▪ Anurie ▪ Allaitement.

Précautions/mises en garde : Insuffisance rénale ou insuffisance hépatique grave ▪ Grossesse (risque d'ictère ou de thrombocytopénie chez le nouveau-né).

RÉACTIONS INDÉSIRABLES ET EFFETS SECONDAIRES

SNC : étourdissements, somnolence, léthargie, faiblesse.

CV : hypotension.

GI : anorexie, crampes, hépatite, nausées, vomissements.

Tég. : photosensibilité, rash.

End. : hyperglycémie.

HÉ : hypokaliémie, déshydratation, hypercalcémie, alcalose hypochlorémique, hypomagnésémie, hyponatrémie, hypophosphatémie, hypovolémie.

Hémat. : dyscrasie.

Métab. : hyperuricémie, hyperlipidémie.

Loc. : crampes musculaires.

Divers : pancréatite.

INTERACTIONS

Médicament-médicament : Effets hypotensifs additifs lors de l'administration concomitante d'autres **antihypertenseurs** ou de **dérivés nitrés** ou d'une consommation excessive d'**alcool** ▪ Effets hypokaliémiques additifs lors de l'administration concomitante de **corticostéroïdes**, d'**amphotéricine B**, de **mézlocilline**, de **pipéracilline** ou de **ticarcilline** ▪ Les diurétiques thiazidiques diminuent l'excrétion de **lithium** ▪ La **cholestyramine** ou le **colestipol**, administrés simultanément, diminuent l'absorption des diurétiques thiazidiques ▪ L'hypokaliémie augmente le risque de toxicité **digitalique** (**digoxine** et **digitoxine**) ▪ Les **anti-inflammatoires non stéroïdiens**, administrés en concomitance, peuvent diminuer l'efficacité des diurétiques thiazidiques ▪ L'**allopurinol** peut augmenter le risque de réactions d'hypersensibilité.

VOIES D'ADMINISTRATION ET POSOLOGIE

Lorsqu'on utilise ces agents comme diurétiques chez les adultes, on peut les administrer 1 jour sur 2, ou 2 ou 3 jours par semaine.

Chlorthalidone

- **PO (adultes)**: De 25 à 100 mg, 1 fois par jour.

D

Hydrochlorothiazide

- **PO (adultes)**: De 12,5 à 100 mg par jour, en 1 seule dose ou en 2 doses fractionnées (jusqu'à concurrence de 200 mg par jour; ne pas dépasser 50 mg par jour pour traiter l'hypertension).
- **PO (enfants > 6 mois)**: De 1 à 2 mg/kg (de 30 à 60 mg/m^2 par jour), en 1 seule dose ou en 2 doses fractionnées.
- **PO (enfants < 6 mois)**: Jusqu'à concurrence de 3 mg/kg par jour.

PRÉSENTATION

- **Chlorothiazide (version générique disponible)**
  Ce médicament n'est pas commercialisé au Canada.
- **Chlorthalidone (version générique disponible)**
  Comprimés: 50 mg^Pr^, 100 mg^Pr^ ■ **En association avec**: aténolol.
- **Hydrochlorothiazide (version générique disponible)**
  Comprimés: 25 mg^Pr^, 50 mg^Pr^, 100 mg^Pr^ ■ **En association avec**: plusieurs médicaments dont amiloride, spironolactone, triamtérène, timolol^Pr^.

PHARMACODYNAMIE (effet diurétique)

	DÉBUT D'ACTION	PIC	DURÉE
Chlorthalidone	2 h	2 h	48 – 72 h
Hydrochlorothiazide†	2 h	3 – 6 h	6 – 12 h

† L'effet antihypertenseur apparaît de 3 à 4 jours après l'administration du médicament et atteint son maximum après 7 à 14 jours.

SOINS INFIRMIERS

ÉVALUATION DE LA SITUATION

- Mesurer la pression artérielle, effectuer le bilan quotidien des ingesta et des excreta et peser le patient tous les jours. Examiner quotidiennement les pieds, les jambes et la région sacrée pour déceler la formation d'un œdème.
- Observer le patient, particulièrement s'il prend des dérivés digitaliques, pour déceler les symptômes suivants: anorexie, nausées, vomissements, crampes musculaires, paresthésie et confusion. Prévenir le médecin ou un autre professionnel de la santé si ces signes de déséquilibre électrolytique se manifestent. Les patients prenant des dérivés digitaliques sont davantage prédisposés à une intoxication digitalique en raison de l'effet hypokaliémique du diurétique.
- Interroger le patient à propos de ses antécédents d'allergie aux sulfamides.

Hypertension:

- Mesurer la pression artérielle avant le traitement et à intervalles réguliers pendant toute sa durée.
- Suivre la fréquence de renouvellement des ordonnances pour déterminer l'observance du traitement.

Tests de laboratoire:

- Examiner les concentrations d'électrolytes (particulièrement, celles de potassium), la glycémie, l'urémie et les concentrations sériques de créatinine et d'acide urique avant le traitement et à intervalles réguliers pendant toute sa durée.
- Les diurétiques thiazidiques peuvent augmenter les concentrations de glucose sérique et urinaire chez les diabétiques.
- Ces agents peuvent accroître les concentrations sériques de bilirubine, de calcium, de créatinine et d'acide urique et diminuer les concentrations sériques de magnésium, de potassium et de sodium ainsi que les concentrations urinaires de calcium.
- Les diurétiques thiazidiques peuvent diminuer les concentrations sériques d'iode protidique (PBI).
- Ces agents peuvent élever les concentrations sériques de cholestérol, de lipoprotéines de basse densité et de triglycérides.

DIAGNOSTICS INFIRMIERS POSSIBLES

- Excès de volume liquidien (Indications).
- Déficit de volume liquidien (Effets secondaires).
- Connaissances insuffisantes sur le traitement médicamenteux (Enseignement au patient et à ses proches).
- Non-observance du traitement médicamenteux (Enseignement au patient et à ses proches).

INTERVENTIONS INFIRMIÈRES

- Administrer le médicament le matin pour ne pas interrompre le cycle du sommeil.
- On peut choisir des schémas posologiques intermittents pour traiter l'œdème.

- Administrer le médicament avec des aliments ou du lait afin de réduire l'irritation gastrique. Si le patient éprouve des difficultés de déglutition, on peut écraser les comprimés et les mélanger à des liquides.

ENSEIGNEMENT AU PATIENT ET À SES PROCHES

- Conseiller au patient de prendre le médicament au même moment tous les jours. S'il n'a pas pu le prendre au moment habituel, il doit le prendre aussitôt que possible, mais non pas juste avant l'heure prévue pour la dose suivante. Le prévenir qu'il ne doit jamais remplacer une dose manquée par une dose double.
- Montrer au patient comment utiliser le compte-gouttes calibré pour mesurer la solution orale concentrée d'hydrochlorothiazide.
- Recommander au patient de se peser deux fois par semaine et de signaler à un professionnel de la santé toute modification importante du poids.
- Recommander au patient de changer lentement de position pour prévenir les risques d'hypotension orthostatique. Lui expliquer que l'alcool peut intensifier l'effet hypotenseur du médicament.
- Recommander au patient d'utiliser un écran solaire et de porter des vêtements protecteurs pour prévenir les réactions de photosensibilité.
- Conseiller au patient de consulter un professionnel de la santé au sujet de ses besoins en potassium alimentaire (voir l'annexe J).
- Recommander au patient qui doit suivre un traitement ou subir une intervention chirurgicale de prévenir le professionnel de la santé qu'il suit un traitement par ce type de médicaments.
- Recommander au patient de signaler à un professionnel de la santé les symptômes suivants : faiblesse musculaire, crampes, nausées, vomissements, diarrhée ou étourdissements.
- Insister sur l'importance des examens réguliers de suivi.

Hypertension :

- Conseiller au patient qui suit un traitement antihypertenseur de continuer à prendre le médicament même s'il se sent mieux. Le prévenir que les diurétiques thiazidiques stabilisent la pression artérielle, mais ne guérissent pas l'hypertension.
- Inciter le patient à appliquer d'autres mesures de réduction de l'hypertension (perdre du poids, réduire sa consommation de sel, faire régulièrement de l'exercice, cesser de fumer, boire avec modération et diminuer le stress).
- Montrer au patient et à ses proches comment mesurer la pression artérielle et leur recommander de prendre cette mesure toutes les semaines.
- Conseiller au patient de consulter un professionnel de la santé avant de prendre des médicaments en vente libre, particulièrement des antitussifs ou des préparations contre le rhume, en même temps qu'un diurétique thiazidique.

VÉRIFICATION DE L'EFFICACITÉ THÉRAPEUTIQUE

L'efficacité du traitement peut être démontrée par : la baisse de la pression artérielle ▪ l'augmentation du débit urinaire ▪ la diminution de l'œdème.

DIVALPROEX SODIQUE,

voir Valproates

DOBUTAMINE

Dobutrex

CLASSIFICATION :

Inotrope et cardiotonique, sympathomimétique

Grossesse – catégorie B

INDICATIONS

Traitement de courte durée (< 48 heures) de l'insuffisance cardiaque attribuable à une contractilité réduite, entraînée par une maladie cardiaque organique ou une intervention chirurgicale.

MÉCANISME D'ACTION

Stimulation des récepteurs bêta$_1$-adrénergiques (du myocarde) avec des effets relativement minimes sur la fréquence cardiaque ou sur les vaisseaux périphériques. ***Effets thérapeutiques :*** Élévation du débit cardiaque sans augmentation notable de la fréquence cardiaque.

PHARMACOCINÉTIQUE

Absorption : La dobutamine est réservée à la perfusion IV ; dans ce cas, sa biodisponibilité est totale.

Distribution : Inconnue.

Métabolisme et excrétion : Le médicament est métabolisé par le foie et les autres tissus.

Demi-vie : 2 minutes.

CONTRE-INDICATIONS ET PRÉCAUTIONS/ MISES EN GARDE

Contre-indications : Hypersensibilité à la dobutamine ou aux bisulfites ▪ Rétrécissement aortique sous-valvulaire hypertrophique idiopathique ▪ Phéochromocytome.

Précautions/mises en garde : Antécédents d'hypertension (risque accru d'une réponse vasopressive exacerbée) ▪ Infarctus du myocarde ▪ Fibrillation auriculaire (un prétraitement par des dérivés digitaliques est conseillé) ▪ Antécédents d'activité atopique ventriculaire (risque d'exacerbation) ▪ Hypovolémie (à corriger avant l'administration de cet agent) ▪ Grossesse ou allaitement (l'innocuité du médicament n'a pas été établie) ▪ Enfants (bien que le risque de tachycardie soit accru, il existe des précédents d'usage pédiatrique).

RÉACTIONS INDÉSIRABLES ET EFFETS SECONDAIRES

SNC : céphalées.

Resp. : essoufflements.

CV : hypertension, fréquence cardiaque accrue, contractions ventriculaires prématurées, angine de poitrine, arythmies, hypotension, palpitations.

GI : nausées, vomissements.

Locaux : phlébite.

Divers : réactions d'hypersensibilité, incluant le rash, la fièvre, les bronchospasmes ou l'éosinophilie et des douleurs thoraciques non angineuses.

INTERACTIONS

Médicament-médicament : Le **nitroprusside** peut exercer un effet synergique sur l'élévation du débit cardiaque ▪ Les **bêta-bloquants**, administrés en concomitance, peuvent contrecarrer l'effet de la dobutamine ▪ Risque accru d'arythmies ou d'hypertension lors de l'administration concomitante de certains **anesthésiques (cyclopropane, halothane)**, d'**IMAO**, d'**agents ocytociques** ou d'**antidépresseurs tricycliques**.

VOIES D'ADMINISTRATION ET POSOLOGIE

Voir le tableau des vitesses de perfusion qui se trouve à l'annexe C.

IV (adultes et enfants) : Amorcer la perfusion à un débit lent (de 0,5 à 1 µg/kg/min) et l'accélérer à des intervalles de quelques minutes, compte tenu de la réponse du patient (écart posologique de 2 à 10 µg/kg/minute, jusqu'à concurrence de 40 µg/kg/minute).

PRÉSENTATION

Solution pour injection *:* 12,5 mg/mL, en fioles de 20 mL[Pr].

PHARMACODYNAMIE (effets inotropes)

	Début d'action	Pic	Durée
IV	1 – 2 min	10 min	brève (quelques min)

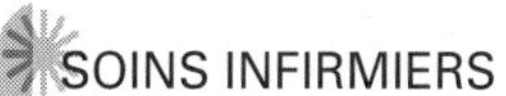

SOINS INFIRMIERS

ÉVALUATION DE LA SITUATION

- Mesurer constamment la pression artérielle et la fréquence cardiaque, suivre de près l'ÉCG, mesurer la pression des capillaires pulmonaires, le débit cardiaque, la pression veineuse centrale et le débit urinaire durant l'administration de la dobutamine. Signaler au médecin toute modification importante des signes vitaux ou les arythmies. Lui demander les paramètres du pouls ou de la pression artérielle et les modifications de l'ÉCG dont il faut se servir pour adapter la dose ou pour arrêter le traitement.
- Palper les pouls périphériques et examiner l'aspect des membres à intervalles réguliers tout au long de l'administration de la dobutamine. Prévenir le médecin si la qualité du pouls se détériore ou si les membres deviennent froids ou tachetés.

Tests de laboratoire :

- Mesurer les concentrations de potassium au cours du traitement ; la dobutamine peut entraîner l'hypokaliémie.
- Mesurer les concentrations d'électrolytes, d'urée et de créatinine ainsi que le temps de prothrombine toutes les semaines au cours d'un traitement prolongé.

Toxicité et surdosage : En cas de surdosage, réduire la dose ou interrompre le traitement. Aucun autre traitement n'est nécessaire étant donné que les effets de la dobutamine sont de courte durée.

DIAGNOSTICS INFIRMIERS POSSIBLES

- Débit cardiaque diminué (Indications).
- Irrigation tissulaire inefficace (Indications).

INTERVENTIONS INFIRMIÈRES

- Avant d'amorcer le traitement par la dobutamine, corriger l'hypovolémie par des solutions d'expansion volémique.
- Administrer la dobutamine dans une grosse veine et observer le point d'injection à intervalles fréquents. L'extravasation peut provoquer des douleurs et une inflammation.

IV: Reconstituer le contenu de la fiole de 250 mg avec 10 mL d'eau stérile ou de solution de D5%E pour injection. Si le médicament n'est pas complètement dissous, ajouter 10 mL de diluant de plus. Diluer dans au moins 50 mL d'une solution de D5%E, de NaCl 0,9 %, de lactate de sodium, de NaCl 0,45 %, de D5%/NaCl 0,9 % ou 0,45 %, de D5%/solution de lactate de Ringer ou de lactate de Ringer. Les concentrations standard se situent entre 250 µg/mL et 1 000 µg/mL. Les concentrations ne devraient pas dépasser 5 mg de dobutamine par mL. Même si la solution devient légèrement rosée, sa puissance n'est en rien altérée. La solution est stable pendant 24 heures à la température ambiante. Consulter les directives de chaque fabricant avant de reconstituer la préparation.

Perfusion continue: Administrer par une pompe à perfusion. La vitesse d'administration doit être adaptée d'après la réponse du patient (fréquence cardiaque, présence d'une activité ectopique, pression artérielle, débit urinaire, pression veineuse centrale, pression des capillaires pulmonaires, débit cardiaque) ; voir l'annexe C.

Compatibilité (tubulure en Y): amifostine ■ amiodarone ■ amrinone ■ atracurium ■ aztréonam ■ brétylium ■ calcium, chlorure de ■ calcium, gluconate de ■ cisatracurium ■ ciprofloxacine ■ cladribine ■ diazépam ■ diltiazem ■ dopamine ■ doxorubicine liposomique ■ énalaprilate ■ famotidine ■ fentanyl ■ fluconazole ■ granisétron ■ halopéridol ■ hydromorphone ■ insuline ■ labétalol ■ lidocaïne ■ lorazépam ■ magnésium, sulfate de ■ mépéridine ■ milrinone ■ morphine ■ nitroglycérine ■ nitroprusside ■ norépinéphrine ■ pancuronium ■ potassium, chlorure de ■ propofol ■ protamine ■ ranitidine ■ rémifentanil ■ streptokinase ■ tacrolimus ■ théophylline ■ thiotépa ■ tolazoline ■ vécuronium ■ vérapamil ■ zidovudine.

Incompatibilité (tubulure en Y): acyclovir ■ altéplase ■ aminophylline ■ céfamandole ■ céfazoline ■ céfépime ■ cefmétazole ■ éthacrynique, acide ■ foscarnet ■ hydrocortisone sodique, succinate d' ■ indométhacine ■ pénicilline ■ phytonadione ■ pipéracilline/tazobactam ■ warfarine.

ENSEIGNEMENT AU PATIENT ET À SES PROCHES

- Expliquer au patient la raison pour laquelle on doit lui administrer ce médicament et le surveiller étroitement.
- Recommander au patient de prévenir immédiatement une infirmière en cas de douleurs thoraciques, de dyspnée ou d'engourdissements, de picotements ou d'une sensation de brûlure au niveau des membres.
- Recommander au patient de prévenir immédiatement une infirmière en cas de douleur ou de gêne au point de ponction.

Soins à domicile:

- Expliquer aux proches le mode d'entretien du matériel destiné à l'administration IV.
- Recommander aux proches de signaler rapidement à un professionnel de la santé les signes suivants d'aggravation de l'insuffisance cardiaque : essoufflements, orthopnée, diminution de la tolérance à l'effort, ainsi que les douleurs abdominales, les nausées ou les vomissements.

VÉRIFICATION DE L'EFFICACITÉ THÉRAPEUTIQUE

L'efficacité du traitement peut être démontrée par: l'élévation du débit cardiaque ■ l'amélioration des paramètres hémodynamiques ■ l'augmentation du débit urinaire. ✳

DOCÉTAXEL

Taxotere

CLASSIFICATION:

Antinéoplasique (taxoïde)

Grossesse – catégorie D

INDICATIONS

Traitement du cancer du sein d'un stade avancé, mais localisé, ou du cancer du sein métastatique, rebelle au traitement par d'autres agents.

MÉCANISME D'ACTION

Altération du fonctionnement normal des microtubules cellulaires intervenant pendant l'interphase et la mitose. ***Effets thérapeutiques***: Destruction des cellules à réplication rapide, particulièrement des cellules malignes.

PHARMACOCINÉTIQUE

Absorption : Par suite de l'administration IV, la biodisponibilité du docétaxel est totale.

Distribution : Inconnue.

Métabolisme et excrétion : Fort métabolisme hépatique ; les métabolites sont éliminés dans les fèces.

Demi-vie : 11,1 heures.

CONTRE-INDICATIONS ET PRÉCAUTIONS/ MISES EN GARDE

Contre-indications : Hypersensibilité ▪ Hypersensibilité au polysorbate 80 ▪ Intolérance connue à l'alcool ▪ Nombre de polynucléaires neutrophiles $< 1,5 \times 10^9$/L ▪ Insuffisance hépatique (concentrations de bilirubine sérique > la limite supérieure de la normale, d'ALT ou d'AST > 1,5 fois la limite supérieure de la normale et de phosphatase alcaline > 2,5 fois la limite supérieure de la normale) ▪ Grossesse ou allaitement.

Précautions/mises en garde : Patientes en âge de procréer.

RÉACTIONS INDÉSIRABLES ET EFFETS SECONDAIRES

SNC : fatigue, faiblesse.

Resp. : bronchospasme.

CV : ASCITE, TAMPONNADE CARDIAQUE, ÉPANCHEMENT PÉRICARDIQUE, ŒDÈME PULMONAIRE, œdème périphérique.

GI : diarrhée, nausées, stomatite, vomissements.

Tég. : alopécie, rash, dermatite, desquamation, œdème, érythème, affections unguéales.

Hémat. : anémie, thrombocytopénie, leucopénie.

Locaux : réactions au point d'injection.

Loc. : myalgie, arthralgie.

SN : déficits neurosensoriels, neuropathie périphérique.

Divers : réactions d'hypersensibilité, incluant l'ANAPHYLAXIE.

INTERACTIONS

Médicament-médicament : Risque d'aggravation de l'aplasie médullaire lors de l'administration concomitante d'autres **agents antinéoplasiques** ou d'une **radiothérapie** ▪ La **cyclosporine**, le **kétoconazole**, l'**érythromycine** ou la **troléandomycine** peuvent modifier de façon marquée les effets du docétaxel.

VOIES D'ADMINISTRATION ET POSOLOGIE

IV (adultes) : De 60 à 100 mg/m², toutes les 3 semaines.

PRÉSENTATION

Concentré pour injection : 20 mg/0,5 mL de polysorbate 80 dans du diluant (éthanol à 13 %)[Pr], 80 mg/ 2 mL de polysorbate 80 dans du diluant (éthanol à 13 %)[Pr].

PHARMACODYNAMIE (effet sur la numération globulaire)

	DÉBUT D'ACTION	PIC	DURÉE
IV	rapide	5 – 9 jours	7 jours

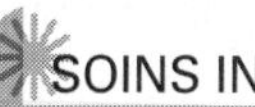

SOINS INFIRMIERS

ÉVALUATION DE LA SITUATION

- Noter les signes vitaux avant et après l'administration du docétaxel.
- Examiner le point de perfusion pour en vérifier la perméabilité. Le docétaxel n'est pas un agent vésicant. En cas d'extravasation, interrompre immédiatement l'administration du docétaxel et aspirer le contenu de l'aiguille IV. Appliquer des compresses d'eau froide sur le point de ponction pendant 24 heures.
- SUIVRE CONSTAMMENT LES RÉACTIONS D'HYPERSENSIBILITÉ PENDANT TOUTE LA DURÉE DE LA PERFUSION. ELLES SE PRODUISENT LE PLUS SOUVENT APRÈS L'ADMINISTRATION DE LA PREMIÈRE ET DE LA DEUXIÈME DOSE DE DOCÉTAXEL ET SE MANIFESTENT PAR DES BRONCHOSPASMES, L'HYPOTENSION OU L'ÉRYTHÈME. ON PEUT TRAITER LES RÉACTIONS LÉGÈRES À MODÉRÉES SELON LE SYMPTÔME ET RALENTIR OU INTERROMPRE LA PERFUSION JUSQU'À CE QUE LA RÉACTION DISPARAISSE. LES RÉACTIONS GRAVES DICTENT L'ABANDON DE L'ADMINISTRATION DU DOCÉTAXEL ET L'AMORCE D'UN TRAITEMENT SYMPTOMATIQUE. NE PAS ADMINISTRER DE NOUVEAU LE DOCÉTAXEL À DES PATIENTES AYANT DES ANTÉCÉDENTS DE RÉACTIONS GRAVES. UN ŒDÈME GRAVE PEUT ÉGALEMENT SURVENIR. PESER LA PATIENTE AVANT CHAQUE TRAITEMENT. L'ACCUMULATION DE LIQUIDES PEUT ENTRAÎNER UN ŒDÈME, UNE ASCITE ET DES ÉPANCHEMENTS PLEURAL ET PÉRICARDIQUE. ON RECOMMANDE D'ADMINISTRER EN PRÉTRAITEMENT DES

GLUCOCORTICOÏDES (TELLE LA DEXAMÉTHASONE À 8 mg, PAR VOIE ORALE, 2 FOIS PAR JOUR, PENDANT 5 JOURS, À PARTIR DE LA VEILLE DU JOUR OÙ L'ON ADMINISTRE LA PREMIÈRE DOSE DE DOCÉTAXEL) AFIN DE RÉDUIRE L'ŒDÈME ET LES RÉACTIONS D'HYPERSENSIBILITÉ. POUR TRAITER L'ŒDÈME, ON PEUT ÉGALEMENT ADMINISTRER DU FUROSÉMIDE PAR VOIE ORALE.

- Déceler les signes d'aplasie médullaire et la présence d'hémorragie (saignement des gencives, formation d'ecchymoses, pétéchies, présence de sang occulte dans les selles, l'urine et les vomissures) et, si le nombre de plaquettes est bas, éviter les injections IM et la prise de la température par voie rectale. Appliquer une pression sur les points de ponction veineuse pendant 10 minutes. Suivre de près les signes d'infection en présence d'une neutropénie. Une anémie peut survenir. Observer la patiente pour déceler la fatigue accrue, la dyspnée et l'hypotension orthostatique.
- Déceler la présence d'un rash qui peut se manifester sur les pieds ou sur les mains, mais également sur les bras, le visage ou le thorax, habituellement accompagné de prurit. Le rash survient habituellement dans la semaine qui suit la perfusion et disparaît avant la perfusion suivante.
- Observer la patiente pour déceler la présence d'un déficit neurosensoriel (paresthésie, dysesthésie, douleurs, brûlures). Le docétaxel peut également entraîner la faiblesse. On peut administrer de la pyridoxine pour réduire ces symptômes. En cas de symptômes graves, on doit diminuer la dose ou arrêter le traitement.
- Rester à l'affût de signes d'arthralgie et de myalgie qui peuvent habituellement être soulagés par des analgésiques qui ne font pas partie de la classe des opiacés. Toutefois, ces symptômes peuvent devenir suffisamment graves pour dicter un traitement par des opiacés.

Tests de laboratoire :

- Noter la numération globulaire et la formule leucocytaire avant chaque traitement. Le docétaxel entraîne fréquemment la neutropénie (nombre de polynucléaires neutrophiles $< 2 \times 10^9$/L), auquel cas il peut s'avérer nécessaire d'adapter la dose. Si le nombre de polynucléaires neutrophiles est inférieur à 1,5 x 10^9/L, on devrait interrompre l'administration du médicament. La neutropénie est réversible et non cumulative. Le nadir se produit en l'espace de 8 jours et dure 7 jours. Le docétaxel peut également entraîner la thrombocytopénie et l'anémie.
- Examiner les résultats des tests de l'exploration fonctionnelle hépatique (concentrations d'AST, d'ALT, de phosphatase alcaline, de bilirubine) avant chaque cycle. Si les concentrations sont élevées, on ne doit pas administrer la dose.

D

DIAGNOSTICS INFIRMIERS POSSIBLES

- Risque d'infection (Réactions indésirables).
- Risque d'accident (Réactions indésirables).
- Connaissances insuffisantes sur le traitement médicamenteux (Enseignement au patient et à ses proches).

INTERVENTIONS INFIRMIÈRES

Les solutions devraient être préparées sous une hotte à flux laminaire. Porter des gants, une blouse et un masque pendant la manipulation de ce médicament. Jeter le matériel destiné à l'administration IV dans les contenants réservés à cette fin (voir l'annexe H).

Perfusion continue : Avant de faire la dilution, garder les fioles à la température ambiante pendant 5 minutes. Retirer tout le contenu de la fiole de diluant et le transvider dans la fiole de docétaxel. Mélanger la solution en faisant tourner délicatement la fiole pendant 15 secondes, sans la secouer. La solution devrait être transparente, mais de la mousse peut se former sur le dessus. Dans ce cas, laisser reposer la solution quelques minutes, le temps que la mousse disparaisse. Ne pas poursuivre la préparation tant que la mousse est présente. Pour préparer la solution destinée à la perfusion, aspirer la quantité nécessaire de la solution à 10 mg/mL dans la seringue et l'injecter dans 250 mL d'une solution de NaCl 0,9 % ou de D5%E pour obtenir une concentration de 0,3 à 0,9 mg/mL. Faire tourner le contenant de perfusion pour bien mélanger la solution. Ne pas administrer une solution trouble ou qui contient un précipité. Il n'est pas nécessaire d'utiliser un filtre intégré pour administrer la solution. Les solutions diluées sont stables pendant 8 heures au réfrigérateur ou à la température ambiante. Consulter les directives de chaque fabricant avant de reconstituer la préparation.

Vitesse d'administration : Administrer la solution destinée à la perfusion en 1 heure.

Incompatibilité en addition au soluté : Aucune donnée disponible. Ne pas mélanger la solution à d'autres médicaments ou à d'autres solutions.

ENSEIGNEMENT AU PATIENT ET À SES PROCHES

- Demander à la patiente de prévenir un professionnel de la santé si les symptômes suivants se manifestent : fièvre > 38 °C, frissons, maux de gorge, signes d'infection, saignement des gencives, formation d'ecchymoses, pétéchies ou présence de sang occulte dans les selles, l'urine et les vomissures. Lui recommander d'éviter les foules et les personnes contagieuses. Lui conseiller d'utiliser une brosse à dents à poils doux et un rasoir électrique.
- Recommander à la patiente d'éviter de consommer des boissons alcoolisées et de ne pas prendre de médicaments contenant de l'aspirine ou des AINS.
- Le docétaxel entraîne souvent la fatigue. Recommander à la patiente de prendre des périodes de repos, à intervalles fréquents, et de ralentir ses activités.
- Conseiller à la patiente de signaler à un professionnel de la santé les symptômes suivants : douleurs abdominales, jaunissement de la peau, faiblesse, paresthésie, démarche traînante, œdème des pieds ou douleurs articulaires ou musculaires.
- Recommander à la patiente d'examiner ses muqueuses buccales pour déceler l'érythème et les aphtes. En cas d'aphtes, lui conseiller de remplacer la brosse à dents par une brosse-éponge et de se rincer la bouche avec de l'eau après avoir bu ou mangé.
- Prévenir la patiente qu'elle risque de perdre ses cheveux : habituellement, ils commencent à tomber après 1 ou 2 cures, mais ils repoussent après l'arrêt du traitement. Explorer avec elle les stratégies lui permettant de s'adapter à ce changement.
- Expliquer à la patiente qu'elle ne doit pas se faire vacciner sans recommandation expresse d'un professionnel de la santé.
- Insister sur l'utilité des tests de laboratoire réguliers permettant de déceler les effets secondaires du médicament.

VÉRIFICATION DE L'EFFICACITÉ THÉRAPEUTIQUE

L'efficacité du traitement peut être démontrée par : la diminution de la taille de la tumeur ou le ralentissement de la propagation du cancer chez les femmes atteintes d'un caner du sein d'un stade avancé. ✻

DOCUSATE

docusate calcique
Calax, Novo-Docusate calcium, PMS-Docusate calcium

docusate potassique
Ce médicament n'est pas commercialisé au Canada.

docusate sodique
Colace, Correctol adoucisseur selles, Novo-Docusate sodium, PMS-Docusate sodium, Regulex, Selax, Silace, Soflax

CLASSIFICATION :
Laxatif (émollient)

Grossesse – catégorie C

INDICATIONS

PO : Prévention de la constipation (chez les patients devant éviter des efforts reliés à la défécation, comme ceux ayant subi un infarctus du myocarde ou une chirurgie au rectum) ■ **PR :** Lavement pour ramollir un fécalome.

MÉCANISME D'ACTION

Effet favorable sur l'incorporation de l'eau dans les selles, entraînant le ramollissement de la masse fécale ■ Effet favorable sur la sécrétion d'électrolytes et d'eau dans le côlon. ***Effets thérapeutiques :*** Ramollissement des selles et leur évacuation.

PHARMACOCINÉTIQUE

Absorption : Par suite de l'administration par voie orale, de petites quantités peuvent être absorbées depuis l'intestin grêle. L'absorption depuis le rectum est inconnue.

Distribution : Inconnue.

Métabolisme et excrétion : Les quantités absorbées par suite de l'administration par voie orale sont éliminées dans la bile.

Demi-vie : Inconnue.

CONTRE-INDICATIONS ET PRÉCAUTIONS/MISES EN GARDE

Contre-indications : Hypersensibilité ■ Douleurs abdominales, nausées ou vomissements, particulièrement si ces symptômes s'accompagnent de fièvre ou d'autres signes d'abdomen aigu.

Précautions/mises en garde : Administration excessive ou prolongée (risque de dépendance) ■ Usage déconseillé si l'on souhaite obtenir des résultats rapides ■ Précédents d'administration durant la grossesse et l'allaitement.

RÉACTIONS INDÉSIRABLES ET EFFETS SECONDAIRES

ORLO: irritation de la gorge.
GI: crampes légères.
Tég.: rash.

INTERACTIONS

Médicament-médicament: Aucune interaction notable.

VOIES D'ADMINISTRATION ET POSOLOGIE

Docusate calcique

- **PO (adultes)**: 240 mg, 1 fois par jour.

Docusate sodique

- **PO (adultes et enfants > 12 ans)**: De 100 à 200 mg, 1 fois par jour.
- **PO (enfants de 6 à 12 ans)**: De 40 à 120 mg, 1 fois par jour.
- **PO (enfants de 3 à 6 ans)**: De 20 à 60 mg, 1 fois par jour.
- **PO (enfants < 3 ans)**: De 10 à 40 mg, 1 fois par jour.
- **PR (adultes)**: De 50 à 100 mg ou 1 unité contenant 283 mg de docusate sodique, du savon doux et de la glycérine.

PRÉSENTATION (version générique disponible)

- **Docusate calcique**
  Capsules: 240 mg[VL].
- **Docusate potassique (version générique disponible)**
  Ce médicament n'est pas commercialisé au Canada.
- **Docusate sodique (version générique disponible)**
  Capsules: 100 mg[VL], 250 mg[VL] ■ **Gouttes**: 10 mg/mL[VL] ■ **Sirop**: 20 mg/5 mL[VL] ■ **Solution**: 50 mg/5 mL[VL] ■ **En association avec**: laxatifs stimulants[VL].

PHARMACODYNAMIE (ramollissement des selles)

	Début d'action	Pic	Durée
PO	24 – 48 h (jusqu'à 3 à 5 jours)	inconnu	inconnue
PR	2 – 15 min	inconnu	inconnue

SOINS INFIRMIERS

ÉVALUATION DE LA SITUATION

- Déterminer le degré de distension abdominale, ausculter les bruits intestinaux, noter les habitudes normales d'élimination.
- Noter la couleur, la consistance et la quantité des selles produites.

DIAGNOSTICS INFIRMIERS POSSIBLES

- Constipation (Indications).
- Connaissances insuffisantes sur le traitement médicamenteux (Enseignement au patient et à ses proches).

INTERVENTIONS INFIRMIÈRES

- Ce médicament ne stimule pas le péristaltisme intestinal.
- Administrer le médicament avec un grand verre d'eau ou de jus. L'administration à jeun produit des résultats plus rapides.
- On peut diluer la solution orale dans du lait ou du jus de fruits pour en rendre le goût moins amer.
- Ne pas administrer le docusate dans les 2 heures qui suivent la prise d'autres laxatifs, particulièrement de l'huile minérale, en raison du risque d'absorption accrue.

ENSEIGNEMENT AU PATIENT ET À SES PROCHES

- Prévenir le patient que les laxatifs ne sont destinés qu'à un traitement de courte durée. Lui expliquer que le traitement prolongé peut entraîner un déséquilibre électrolytique et la dépendance.
- Recommander au patient de prendre d'autres mesures qui favorisent la défécation: augmenter la consommation de fibres alimentaires, boire plus de liquides (de 6 à 8 grands verres par jour) et faire de l'exercice. Lui expliquer que chaque personne a ses propres habitudes d'élimination et qu'il est tout aussi normal de déféquer trois fois par jour que trois fois par semaine.
- Recommander au patient souffrant de maladie cardiaque d'éviter les efforts de défécation (manœuvre de Valsalva).
- Prévenir le patient que les laxatifs sont déconseillés si la constipation s'accompagne de douleurs abdominales, de nausées, de vomissements ou de fièvre.
- Prévenir le patient qu'il ne doit pas prendre le docusate dans les 2 heures qui suivent la prise d'autres laxatifs.

VÉRIFICATION DE L'EFFICACITÉ THÉRAPEUTIQUE

L'efficacité du traitement peut être démontrée par: l'émission de selles molles et bien moulées, habituellement dans les 24 à 48 heures. Les résultats peuvent ne pas être manifestes avant 3 à 5 jours. Lors de l'administration des préparations rectales, les résultats se manifestent en l'espace de 2 à 15 minutes.

D

DOLASÉTRON

Anzemet

CLASSIFICATION :

Antiémétique (antagoniste de la sérotonine [5-HT$_3$])

Grossesse – catégorie B

INDICATIONS

Prévention des nausées et des vomissements associés à une chimiothérapie émétisante, y compris le traitement par le cisplatine à forte dose. **Usages non approuvés :** Prévention et traitement des nausées et des vomissements postopératoires.

MÉCANISME D'ACTION

Blocage des effets de la sérotonine au niveau des sites récepteurs (antagoniste spécifique), situés sur les terminaisons du nerf vague et dans la zone gâchette chémoréceptrice du SNC. ***Effets thérapeutiques :*** Diminution de la fréquence et de la gravité des nausées et des vomissements associés à une intervention chirurgicale ou à une chimiothérapie émétisante.

PHARMACOCINÉTIQUE

Absorption : Le dolasétron est bien absorbé, mais il est rapidement transformé lors du métabolisme en hydrodolasétron, son métabolite actif.

Distribution : Inconnue.

Métabolisme et excrétion : Une fraction de 61 % d'hydrodolasétron est excrétée à l'état inchangé par les reins.

Demi-vie : *Hydrodolasétron* – 8,1 heures (plus courte chez les enfants).

CONTRE-INDICATIONS ET PRÉCAUTIONS/ MISES EN GARDE

Contre-indications : Hypersensibilité.

Précautions/mises en garde : Patients présentant des facteurs de risque qui peuvent prolonger les intervalles de la conduction cardiaque (hypokaliémie, hypomagnésémie, traitement concomitant par un diurétique ou un antiarythmique, syndrome de Romano-Ward, doses élevées cumulatives d'anthracycline) ▪ Grossesse ou allaitement (l'innocuité du médicament n'a pas été établie).

RÉACTIONS INDÉSIRABLES ET EFFETS SECONDAIRES

SNC : céphalées (fréquence accrue chez les patients cancéreux), étourdissements, fatigue, syncope.

CV : bradycardie, modifications du tracé de l'ÉCG, hypertension, hypotension, tachycardie.

GI : diarrhée, dyspepsie.

GU : oligurie.

Tég. : prurit.

Divers : frissons, fièvre, douleurs.

INTERACTIONS

Médicament-médicament : L'administration concomitante de **diurétiques** ou d'**antiarythmiques** ou de **doses élevées cumulatives d'anthracycline** peut accroître le risque d'anomalies de la conduction.

VOIES D'ADMINISTRATION ET POSOLOGIE

Prévention des nausées et des vomissements induits par la chimiothérapie

- **PO (adultes) :** Une dose de 100 mg, administrée dans l'heure qui précède la chimiothérapie.
- **IV (adultes) :** Une dose de 1,8 mg/kg, administrée 30 minutes avant la chimiothérapie (la dose habituelle est de 100 mg).

PRÉSENTATION

Comprimés : 50 mg[Pr], 100 mg[Pr] ▪ **Solution pour injection :** 20 mg/mL, en fioles de 5 mL[Pr].

PHARMACODYNAMIE (effet antiémétique)

	Début d'action	Pic	Durée
PO	inconnu	1 – 2 h	jusqu'à 24 h
IV	inconnu	15 – 30 min	jusqu'à 24 h

SOINS INFIRMIERS

ÉVALUATION DE LA SITUATION

- Suivre de près les nausées, les vomissements et la distension abdominale ; ausculter les bruits intestinaux avant et après l'administration du dolasétron.
- Noter les signes vitaux après l'administration du médicament. Après l'administration par voie IV,

il y a risque d'hypotension grave, de bradycardie et de syncope.

DIAGNOSTICS INFIRMIERS POSSIBLES

- Alimentation déficiente (Indications).
- Connaissances insuffisantes sur le traitement médicamenteux (Enseignement au patient et à ses proches).

INTERVENTIONS INFIRMIÈRES

PO: Administrer dans l'heure qui précède la chimiothérapie ou dans les deux heures qui précèdent l'intervention chirurgicale.

IV: Administrer le médicament 30 minutes avant la chimiothérapie, 15 minutes avant la fin de l'anesthésie ou si les nausées et les vomissements se manifestent peu de temps après l'intervention chirurgicale.

IV directe: Le médicament peut être administré non dilué.

***Vitesse d'administration*:** Administrer en 30 secondes au minimum.

Perfusion intermittente: Diluer dans 50 mL d'une des solutions suivantes: NaCl 0,9 %, D5%E, D5%E/NaCl 0,45 %, D5%E/lactate de Ringer, lactate de Ringer ou mannitol à 10 %. La solution est transparente et incolore. Elle est stable pendant 24 heures à la température ambiante ou pendant 48 heures si elle est réfrigérée après la dilution. Consulter les directives du fabricant avant de diluer le médicament.

***Vitesse d'administration*:** Administrer chaque dose sous forme de perfusion IV en 15 minutes au maximum.

Incompatibilité (tubulure en Y): Le fabricant recommande de ne pas faire d'admixtion avec d'autres médicaments. Rincer la tubulure de perfusion avant et après l'administration du médicament.

ENSEIGNEMENT AU PATIENT ET À SES PROCHES

Recommander au patient de prévenir un professionnel de la santé si des nausées ou des vomissements surviennent.

VÉRIFICATION DE L'EFFICACITÉ THÉRAPEUTIQUE

***L'efficacité du traitement peut être démontrée par*:** la prévention des nausées et des vomissements associés à une chimiothérapie émétisante ■ la prévention et le traitement des nausées et des vomissements postopératoires. ✳

DONÉPÉZIL

Aricept

***CLASSIFICATION*:**

Cholinergique (inhibiteur de la cholinestérase)

Grossesse – catégorie C

INDICATIONS

Traitement symptomatique des patients atteints de démence de type Alzheimer d'intensité légère ou modérée.

MÉCANISME D'ACTION

Amélioration de l'activité cholinergique par inhibition de l'acétylcholinestérase. ***Effets thérapeutiques*:** Diminution passagère de certains épisodes de démence associés à la maladie d'Alzheimer ■ L'agent ne modifie pas l'évolution de la maladie.

PHARMACOCINÉTIQUE

Absorption: Bonne absorption par suite de l'administration par voie orale.

Distribution: Inconnue.

Liaison aux protéines: 96 %.

Métabolisme et excrétion: Le donépézil est partiellement métabolisé par le foie (cytochromes CYP 2D6 et CYP 3A4), et partiellement excrété par les reins (dont 17 % à l'état inchangé). Deux métabolites sont actifs sur le plan pharmacologique.

Demi-vie: 70 heures.

CONTRE-INDICATIONS ET PRÉCAUTIONS/ MISES EN GARDE

Contre-indications: Hypersensibilité au donépézil ou aux dérivés de la pipéridine.

Précautions/mises en garde: Présence d'une maladie cardiaque sous-jacente, particulièrement le syndrome de dysfonctionnement sinusal ou des anomalies de conduction supraventriculaire ■ Antécédents d'ulcère ou traitement concomitant avec des anti-inflammatoires non stéroïdiens ■ Antécédents de convulsions ■ Antécédents d'asthme ou de bronchopneumopathie obstructive ■ Grossesse, allaitement ou enfants (l'innocuité du médicament n'a pas été établie).

RÉACTIONS INDÉSIRABLES ET EFFETS SECONDAIRES

SNC: céphalées, rêves bizarres, dépression, étourdissements, somnolence, fatigue, insomnies, syncope.

CV: diarrhée, nausées, anorexie, vomissements.

GU: mictions fréquentes.

Tég. : ecchymoses.
Métab. : perte de poids.
Loc. : arthrite, crampes musculaires.

INTERACTIONS

Médicament-médicament : Le donépézil accentue la relaxation musculaire induite par la **succinylcholine** ■ Le donépézil peut entraver les effets des **agents anticholinergiques** ■ Le médicament augmente les effets cholinergiques du **béthanéchol** ■ Risque accru d'hémorragie gastro-intestinale lors de l'administration concomitante d'**anti-inflammatoires non stéroïdiens** ■ La **quinidine** et le **kétoconazole** diminuent le métabolisme du donépézil ■ La **rifampine**, la **carbamazépine**, la **dexaméthasone**, le **phénobarbital** et la **phénytoïne** stimulent les enzymes qui métabolisent le donépézil et peuvent diminuer ses effets.

VOIES D'ADMINISTRATION ET POSOLOGIE

PO (adultes) : 5 mg, 1 fois par jour ; après 4 à 6 semaines, on peut augmenter la dose jusqu'à 10 mg, 1 fois par jour.

PRÉSENTATION

Comprimés : 5 mg^{Pr}, 10 mg^{Pr}.

PHARMACODYNAMIE (diminution des symptômes)

	DÉBUT D'ACTION	PIC	DURÉE
PO	inconnu	plusieurs semaines	6 semaines†

† Après l'arrêt du traitement, on revient aux valeurs initiales.

SOINS INFIRMIERS

ÉVALUATION DE LA SITUATION

- Évaluer le fonctionnement cognitif (mémoire, attention, raisonnement, langage, capacité à accomplir des tâches simples) à intervalles réguliers pendant toute la durée du traitement.
- Mesurer la fréquence cardiaque à intervalles réguliers pendant toute la durée du traitement. Le donépézil peut induire une bradycardie.

DIAGNOSTICS INFIRMIERS POSSIBLES

- Opérations de la pensée perturbées (Indications).
- Risque d'accident (Indications).
- Connaissances insuffisantes sur le traitement médicamenteux (Enseignement au patient et à ses proches).

INTERVENTIONS INFIRMIÈRES

Administrer le donépézil juste avant le coucher, sans égard aux repas.

ENSEIGNEMENT AU PATIENT ET À SES PROCHES

- Insister sur le fait qu'il est important de prendre le donépézil tous les jours, en suivant scrupuleusement la posologie recommandée. Si le patient n'a pas pu prendre le médicament au moment habituel, il devrait sauter cette dose et reprendre l'horaire habituel le lendemain. Le prévenir qu'il ne doit pas prendre une dose plus élevée que celle prescrite ; des doses plus élevées n'augmentent pas les effets bénéfiques, mais peuvent entraîner un plus grand nombre d'effets secondaires.
- Prévenir le patient et ses proches que le donépézil peut provoquer des étourdissements.
- Recommander au patient et à ses proches de prévenir un professionnel de la santé en cas de nausées, de vomissements, de diarrhée ou de changement de la couleur des selles, ou encore si de nouveaux symptômes se manifestent ou si les symptômes déjà présents s'aggravent.
- Recommander au patient et à ses proches d'informer tous les professionnels de la santé de ce traitement médicamenteux avant tout autre traitement ou avant une intervention chirurgicale.
- Insister sur l'importance des examens de suivi réguliers pour déterminer les effets du traitement.

VÉRIFICATION DE L'EFFICACITÉ THÉRAPEUTIQUE

L'efficacité du traitement peut être démontrée par : l'amélioration du fonctionnement cognitif (mémoire, attention, raisonnement, langage, capacité à accomplir des tâches simples) chez les patients souffrant de la maladie d'Alzheimer.

DOPAMINE

Intropin

CLASSIFICATION :

Inotrope et cardiotonique, vasopresseur, sympathomimétique

Grossesse – catégorie C

INDICATIONS

Adjuvant aux mesures standard visant à améliorer ▪ la pression artérielle ▪ le débit cardiaque ▪ le débit urinaire pour traiter le choc non corrigé par le rétablissement du volume sanguin.

MÉCANISME D'ACTION

Les faibles doses (de 0,5 à 2 µg/kg/minute) stimulent les récepteurs dopaminergiques entraînant la dilatation des vaisseaux rénaux ▪ Les doses plus élevées (de 2 à 10 µg/kg/minute) stimulent les récepteurs dopaminergiques et bêta-adrénergiques entraînant la stimulation du cœur et la dilatation des vaisseaux rénaux ▪ Les doses supérieures à 10 µg/kg/minute stimulent les récepteurs alpha-adrénergiques et peuvent induire la constriction des vaisseaux rénaux. ***Effets thérapeutiques :*** Élévation du débit cardiaque et de la pression artérielle et amélioration du débit sanguin rénal.

PHARMACOCINÉTIQUE

Absorption : La dopamine est réservée à l'administration par voie IV ; dans ce cas, sa biodisponibilité est totale.

Distribution : Le médicament se répartit dans tout l'organisme ; il ne traverse cependant pas la barrière hémato-encéphalique.

Métabolisme et excrétion : Métabolisme hépatique, rénal et plasmatique.

Demi-vie : 2 minutes.

CONTRE-INDICATIONS ET PRÉCAUTIONS/ MISES EN GARDE

Contre-indications : Phéochromocytome.

Précautions/mises en garde : Tachyarythmies ▪ Hypersensibilité aux bisulfites (certains produits en renferment) ▪ Hypovolémie ▪ Infarctus du myocarde ▪ Maladies vasculaires occlusives ▪ Grossesse, allaitement et enfants (l'innocuité du médicament n'a pas été établie).

RÉACTIONS INDÉSIRABLES ET EFFETS SECONDAIRES

SNC : céphalées.

ORLO : mydriase (doses élevées).

Resp. : dyspnée.

CV : arythmies, hypotension, angine, modifications de l'ÉCG, palpitations, vasoconstriction.

GI : nausées, vomissements.

Tég. : horripilation.

Locaux : irritation au point d'injection IV.

INTERACTIONS

Médicament-médicament : L'usage concomitant d'**IMAO**, d'**alcaloïdes de l'ergot (ergotamine)**, de **doxapram**, de **guanéthidine**, de **guanadrel** ou de certains **antidépresseurs** entraîne une hypertension grave ▪ La **phénytoïne par voie IV**, administrée simultanément, peut provoquer l'hypotension et la bradycardie ▪ Les **anesthésiques généraux**, administrés simultanément, peuvent entraîner des arythmies ▪ Les **bêta-bloquants** peuvent contrecarrer les effets cardiaques de la dopamine.

VOIES D'ADMINISTRATION ET POSOLOGIE

Consulter le tableau des vitesses de perfusion se trouvant à l'annexe C.

IV (adultes) : Initialement, de 2 à 5 µg/kg/minute ; augmenter la dose par paliers de 5 à 10 µg/kg/minute, jusqu'à une dose totale de 20 à 50 µg/kg/minute. Si des doses plus élevées sont nécessaires, il est recommandé de vérifier fréquemment le débit urinaire. Adapter la posologie selon la réponse hémodynamique et rénale.

PRÉSENTATION (version générique disponible)

Solution pour injection (qui doit être diluée), en ampoules ou en fioles unidose de 5mL : 40 mg/mL[Pr] ▪ **Solution pour injection prémélangée :** 0,8 mg/mL[Pr], 1,6 mg/mL[Pr] et 3,2 mg/mL[Pr] dans 250 et 500 mL de solution D5%E[Pr].

PHARMACODYNAMIE (effets hémodynamiques)

	DÉBUT D'ACTION	PIC	DURÉE
IV	1 - 2 min	jusqu'à 10 min	< 10 min

SOINS INFIRMIERS

ÉVALUATION DE LA SITUATION

- Mesurer la pression artérielle, la fréquence cardiaque, le pouls, la pression capillaire pulmonaire, le débit cardiaque, la pression veineuse centrale (PVC) et le débit urinaire et suivre le tracé de l'ÉCG, de façon continue pendant toute la durée de l'administration. Signaler au médecin tout changement important au niveau des signes vitaux ou l'apparition d'arythmies. Lui demander les paramètres du pouls et de la pression artérielle ainsi que les modifications de l'ÉCG dont il faut tenir compte afin de décider s'il faut adapter la posologie ou arrêter le traitement.

- Mesurer le débit urinaire à intervalles fréquents tout au long de l'administration. Prévenir rapidement le médecin si le débit urinaire diminue.
- Palper le pouls périphérique et examiner les membres à intervalles réguliers tout au long de l'administration. Avertir le médecin si la qualité du pouls se détériore ou si les membres deviennent froids ou tachetés.
- En présence d'hypotension, accélérer la vitesse d'administration. Si l'hypotension persiste, on peut administrer des vasoconstricteurs plus puissants (norépinéphrine).

Toxicité et surdosage : En présence d'une hypertension excessive, ralentir la vitesse de perfusion ou interrompre le traitement jusqu'à ce que la pression artérielle diminue. Bien que des mesures supplémentaires ne soient habituellement pas nécessaires en raison de la courte durée d'action de la dopamine, on peut administrer de la phentolamine si l'hypertension persiste.

DIAGNOSTICS INFIRMIERS POSSIBLES

- Débit cardiaque diminué (Indications).
- Irrigation tissulaire inefficace (Indications).

INTERVENTIONS INFIRMIÈRES

- Avant d'amorcer le traitement par la dopamine, corriger l'hypovolémie par des succédanés qui augmentent la masse plasmatique.
- Administrer la préparation dans une grosse veine et examiner souvent le point d'injection. L'extravasation peut entraîner une irritation grave, la nécrose et la desquamation des tissus. En cas d'extravasation, infiltrer la région atteinte avec 10 à 15 mL de solution de NaCl 0,9 % contenant de 5 à 10 mg de phentolamine. Réduire proportionnellement la posologie chez les enfants. L'infiltration dans les 12 heures qui suivent l'extravasation entraîne des modifications hyperémiques immédiates.

Perfusion continue : Diluer de 200 à 400 mg de dopamine dans 250 à 500 mL d'une des solutions stériles IV suivantes : NaCl 0,9 %, D5%E, dextrose dans une solution de lactate de Ringer, D5%E/NaCl 0,45 % ou 0,9 %, ou solution de lactate de Ringer pour perfusion IV. Les concentrations habituellement utilisées sont de 800 µg/mL ou de 0,8 mg/mL (200 mg/250 mL) lorsque la masse plasmatique est suffisante, et de 1,6 mg/mL (400 mg/250 mL) ou de 3,2 mg/mL (800 mg/250 mL) lorsque le patient est soumis à une restriction liquidienne ou lorsqu'il est souhaitable de ralentir la vitesse d'administration. Diluer juste avant l'administration. La solution qui vire au jaune ou au brun est décomposée. Jeter toute solution qui est trouble, qui change de couleur ou qui contient un précipité. La solution est stable pendant 24 heures. Consulter les directives du fabricant avant de diluer le médicament.

Vitesse d'administration : Utiliser une pompe de perfusion afin de s'assurer que l'on injecte la dose exacte. La vitesse d'administration doit être adaptée selon la réponse au traitement (pression artérielle, fréquence cardiaque, débit urinaire, irrigation périphérique, présence d'activité ectopique, débit cardiaque) ; voir le tableau des vitesse de perfusion (annexe C). Diminuer la vitesse graduellement avant d'arrêter le traitement pour prévenir une chute marquée de la pression artérielle.

Compatibilité (tubulure en Y) : aldesleukine ▪ amifostine ▪ amiodarone ▪ amrinone ▪ atracurium ▪ aztréonam ▪ cefmétazole ▪ ciprofloxacine ▪ cladribine ▪ diltiazem ▪ dobutamine ▪ énalaprilate ▪ épinéphrine ▪ esmolol ▪ famotidine ▪ fentanyl ▪ fluconazole ▪ foscarnet ▪ granisétron ▪ halopéridol ▪ héparine ▪ hydrocortisone sodique, succinate de ▪ hydromorphone ▪ labétalol ▪ lidocaïne ▪ lorazépam ▪ mépéridine ▪ méthylprednisolone ▪ métronidazole ▪ midazolam ▪ milrinone ▪ morphine ▪ nitroglycérine ▪ nitroprusside ▪ norépinéphrine ▪ ondansétron ▪ pancuronium ▪ pipéracilline/tazobactam ▪ potassium, chlorure de ▪ propofol ▪ ranitidine ▪ sargramostim ▪ streptokinase ▪ tacrolimus ▪ théophylline ▪ thiotépa ▪ tolazoline ▪ vécuronium ▪ vérapamil ▪ vitamines du complexe B avec C ▪ warfarine ▪ zidovudine.

Incompatibilité (tubulure en Y) : acyclovir ▪ altéplase ▪ céfépime ▪ indométhacine ▪ insuline ▪ thiopental.

ENSEIGNEMENT AU PATIENT ET À SES PROCHES

- Expliquer au patient la raison pour laquelle on doit lui administrer ce médicament et assurer une surveillance étroite.
- Recommander au patient de prévenir l'infirmière immédiatement en cas de douleurs thoraciques, de dyspnée ou d'engourdissements, de picotements ou d'une sensation de brûlure au niveau des membres.
- Recommander au patient de prévenir l'infirmière immédiatement en cas de douleur ou de gêne au point d'injection.

VÉRIFICATION DE L'EFFICACITÉ THÉRAPEUTIQUE

L'efficacité du traitement peut être démontrée par : l'élévation de la pression artérielle ■ l'amélioration de la circulation périphérique ■ l'augmentation du débit urinaire.

DOXAZOSINE

Apo-Doxazosin, Cardura, Doxazosin, Gen-Doxazosin, Novo-Doxazosin, PMS-Doxazosin

CLASSIFICATION :

Antihypertenseur (antagoniste alpha$_1$-adrénergique à action périphérique), traitement symptomatique de l'hyperplasie bénigne de la prostate

Grossesse – catégorie C

INDICATIONS

Traitement de l'hypertension, en monothérapie ou en association avec d'autres agents ■ Traitement des symptômes de l'hypertrophie bénigne de la prostate.

MÉCANISME D'ACTION

Dilatation des artères et des veines par blocage des récepteurs alpha$_1$-adrénergiques post-synaptiques. ***Effets thérapeutiques :*** Abaissement de la pression artérielle.

PHARMACOCINÉTIQUE

Absorption : Bonne absorption par suite de l'administration par voie orale.

Distribution : Une certaine quantité de l'agent semble pénétrer dans le lait maternel, mais la distribution du reste du médicament est inconnue.

Liaison aux protéines : De 98 à 99 %.

Métabolisme et excrétion : La doxazosine est fortement métabolisée par le foie.

Demi-vie : 22 heures.

CONTRE-INDICATIONS ET PRÉCAUTIONS/MISES EN GARDE

Contre-indications : Hypersensibilité.

Précautions/mises en garde : Dysfonctionnement hépatique ■ Personnes âgées ou insuffisants rénaux (risque accru d'hypotension) ■ Grossesse, allaitement ou enfants (l'innocuité du médicament n'a pas été établie).

RÉACTIONS INDÉSIRABLES ET EFFETS SECONDAIRES

SNC : étourdissements, céphalées, dépression, somnolence, fatigue, nervosité, faiblesse.

ORLO : vision anormale, vision trouble, conjonctivite, épistaxis.

Resp. : dyspnée.

CV : hypotension orthostatique induite par la première dose, arythmies, douleurs thoraciques, œdème, palpitations.

GI : gêne abdominale, constipation, diarrhée, sécheresse de la bouche (xérostomie), flatulence, nausées, vomissements.

GU : diminution de la libido, dysfonctionnement sexuel.

Tég. : rougeurs du visage, rash.

Loc. : arthralgie, arthrite, goutte, myalgie.

INTERACTIONS

Médicament-médicament : Effets hypotenseurs additifs lors de la consommation rapide d'une grande quantité d'**alcool** ou lors de l'administration concomitante d'autres **antihypertenseurs** ou de **dérivés nitrés** ■ Les **anti-inflammatoires non stéroïdiens** peuvent diminuer les effets antihypertenseurs de la doxazosine ■ Le médicament peut réduire l'effet antihypertenseur de la **clonidine**.

VOIES D'ADMINISTRATION ET POSOLOGIE

PO (adultes) : *Hypertension* – 1 mg, 1 fois par jour ; on peut augmenter graduellement cette dose, à intervalles de 2 semaines, jusqu'à concurrence de 2 à 16 mg par jour ; l'incidence de l'hypotension orthostatique augmente de façon marquée à des doses > 4 mg par jour. *Hypertrophie bénigne de la prostate* – 1 mg, 1 fois par jour ; on peut augmenter graduellement cette dose jusqu'à concurrence de 8 mg par jour.

PRÉSENTATION

Comprimés : 1 mg[Pr], 2 mg[Pr], 4 mg[Pr].

PHARMACODYNAMIE (effet antihypertenseur)

	DÉBUT D'ACTION	PIC	DURÉE
PO	1 – 2 h	2 – 6 h	24 h

D

SOINS INFIRMIERS

ÉVALUATION DE LA SITUATION

- Mesurer la pression artérielle de 2 à 6 heures après la première dose, pendant la période d'adaptation de la posologie et à intervalles réguliers pendant toute la durée du traitement. Informer le médecin de tout changement important.
- Suivre de près l'état du patient pour déceler l'hypotension orthostatique induite par la première dose et la syncope. L'incidence de ces effets peut être reliée à la dose administrée. Observer le patient attentivement pendant ce laps de temps et prendre toutes les précautions nécessaires pour prévenir les accidents.
- Effectuer le bilan quotidien des ingesta et des excreta et peser le patient tous les jours. L'observer quotidiennement, particulièrement au début du traitement, pour déceler la formation d'un œdème. Signaler au médecin tout gain de poids ou la présence d'un œdème.

Hypertrophie bénigne de la prostate: Avant le traitement et à intervalles réguliers pendant toute sa durée, suivre de près le patient pour déceler l'apparition des symptômes d'hypertrophie bénigne de la prostate : retard à la miction, miction incomplète, interruption du jet urinaire, modification de la puissance du jet et de la quantité d'urine éliminée, fuite post-mictionnelle, effort pour amorcer la miction, dysurie, miction impérieuse.

DIAGNOSTICS INFIRMIERS POSSIBLES

- Élimination urinaire altérée (Indications).
- Risque d'accident (Effets secondaires).
- Connaissances insuffisantes sur le traitement médicamenteux (Enseignement au patient et à ses proches).

INTERVENTIONS INFIRMIÈRES

Administrer la dose quotidienne au coucher.

Hypertension: La doxazosine peut être administrée en concomitance avec un diurétique ou un autre antihypertenseur.

ENSEIGNEMENT AU PATIENT ET À SES PROCHES

- Expliquer au patient qu'il doit prendre la doxazosine tous les jours, à la même heure, même s'il se sent mieux. S'il n'a pu prendre le médicament au moment habituel, il doit le prendre aussitôt que possible, à moins que ce ne soit presque l'heure prévue pour la dose suivante. Le prévenir qu'il ne doit jamais remplacer une dose manquée par une double dose.
- Prévenir le patient que la doxazosine peut provoquer de la somnolence ou des étourdissements. Lui conseiller de ne pas conduire et d'éviter les activités qui exigent sa vigilance jusqu'à ce qu'on ait la certitude que le médicament n'entraîne pas ces effets chez lui.
- Recommander au patient de changer lentement de position pour diminuer le risque d'hypotension orthostatique.
- Conseiller au patient de consulter un professionnel de la santé avant de prendre un médicament en vente libre contre la toux, le rhume ou les allergies.
- Insister sur l'importance des examens de suivi permettant d'évaluer les bienfaits du traitement.

Hypertension:

- Montrer au patient et à ses proches comment mesurer la pression artérielle. Leur demander de prendre la pression artérielle au moins une fois par semaine et leur recommander de signaler au médecin tout changement important.
- Inciter le patient à suivre d'autres mesures de réduction de l'hypertension : perdre du poids, réduire sa consommation de sel, arrêter de fumer, boire avec modération, faire régulièrement de l'exercice et diminuer le stress.

VÉRIFICATION DE L'EFFICACITÉ THÉRAPEUTIQUE

L'efficacité du traitement peut être démontrée par: la baisse de la pression artérielle sans manifestation d'effets secondaires ▪ la diminution des symptômes urinaires associés à l'hypertrophie bénigne de la prostate.

DOXÉPINE

Alti-Doxépine, Apo-Doxépine, Novo-Doxépine, Sinequan, Zonalon

CLASSIFICATION:

Anxiolytique et hypnosédatif, antidépresseur (tricyclique), agent dermatologique (antiprurigineux)

Grossesse – catégories C (usage topique) et inconnue (voie orale)

INDICATIONS

PO: Traitement des diverses formes de dépression endogène (en association avec une psychothérapie) ■ Traitement de l'anxiété ■ **Usage topique**: Soulagement de courte durée du prurit associé à: une dermatite eczémateuse ■ une névrodermite circonscrite. **Usages non approuvés – PO**: Traitement des syndromes de douleurs chroniques ■ Traitement du prurit.

MÉCANISME D'ACTION

Prévention du recaptage de la noradrénaline et de la sérotonine par les neurones présynaptiques; l'accumulation de ces neurotransmetteurs potentialise leur activité ■ La doxépine est également dotée d'effets anticholinergiques importants ■ **Usage topique**: Effet antiprurigineux attribuable aux propriétés antihistaminiques du médicament. ***Effets thérapeutiques* – PO**: Soulagement de la dépression ■ Diminution de l'anxiété ■ **Usage topique**: Diminution du prurit.

PHARMACOCINÉTIQUE

Absorption: La doxépine est bien absorbée à partir du tractus gastro-intestinal, même si la plus grande partie est métabolisée lors du premier passage hépatique. On note une certaine absorption systémique par suite de l'usage topique de cet agent.
Distribution: Le médicament se répartit dans tout l'organisme. Il pénètre dans le lait maternel et traverse probablement le placenta.
Métabolisme et excrétion: La doxépine est métabolisée par le foie. Une certaine portion est transformée en un composé antidépresseur actif. Après sécrétion depuis la circulation entérohépatique, le médicament peut pénétrer de nouveau dans les sucs gastriques, d'où il sera absorbé une fois de plus.
Demi-vie: De 8 à 25 heures.

CONTRE-INDICATIONS ET PRÉCAUTIONS/ MISES EN GARDE

Contre-indications: Hypersensibilité ■ Intolérance aux bisulfites (éviter l'administration des produits qui contiennent cette substance aux patients qui présentent ce type d'intolérance) ■ Glaucome à angle fermé non traité ■ Période qui suit immédiatement un infarctus du myocarde ■ Grossesse ou allaitement ■ Pédiatrie ■ Rétention urinaire ■ Insuffisance cardiaque aiguë ■ Antécédents de dyscrasie ■ Maladie hépatique grave ■ Prise d'IMAO.
Précautions/mises en garde: Personnes âgées (il est recommandé de réduire la dose initiale) ■ Maladie cardiovasculaire pré-existante (risque accru de réactions indésirables) ■ Hypertrophie bénigne de la prostate (prédisposition plus grande à la rétention urinaire) ■ Convulsions.

RÉACTIONS INDÉSIRABLES ET EFFETS SECONDAIRES

SNC: fatigue, sédation, agitation, confusion, hallucinations.
ORLO: vision trouble, pression intra-oculaire accrue.
CV: hypotension, arythmies, anomalies de l'ÉCG.
GI: constipation, sécheresse de la bouche (xérostomie), hépatite, gain d'appétit, nausées, iléus paralytique.
GU: rétention urinaire.
Tég.: photosensibilité, rash.
Hémat.: dyscrasie.
Divers: réactions d'hypersensibilité.

INTERACTIONS

On note les mêmes interactions en cas d'usage topique que d'administration par voie orale.
Médicament-médicament: La doxépine est métabolisée dans le foie par l'isoenzyme 2D6 du cytochrome P450 et ses effets peuvent être modifiés par les médicaments qui sont également métabolisés par cette enzyme, incluant d'autres **antidépresseurs**, les **phénothiazines**, la **carbamazépine**, les **antiarythmiques de type 1C (propafénone, flécaïnide)**; lors de l'administration concomitante de ces agents et de la doxépine, une réduction de la dose de l'un des médicaments ou des deux à la fois peut s'avérer nécessaire. L'usage concomitant d'autres médicaments qui inhibent l'activité de cette enzyme, incluant la **cimétidine**, la **quinidine**, l'**amiodarone** et le **ritonavir**, peut accroître les effets de la doxépine ■ La doxépine peut provoquer l'hypotension, la tachycardie et des réactions qui peuvent mettre la vie du patient en danger si elle est administrée en même temps que des **IMAO** (éviter l'administration conjointe, interrompre le traitement par ces agents deux semaines avant d'administrer la doxépine) ■ Il faudrait éviter l'usage concomitant d'**antidépresseurs du type ISRS**, en raison du risque de toxicité accrue (le traitement par la **fluoxétine** devrait être interrompu 5 semaines avant de commencer l'administration de la doxépine) ■ La doxépine peut inhiber la réponse thérapeutique à la **guanéthidine** ■ La **clonidine**, administrée en concomitance, peut provoquer une crise hypertensive; il faut donc éviter d'associer ces deux agents ■ L'administration concomitante de doxépine et de **lévodopa** peut retarder ou diminuer

l'absorption de la lévodopa ou provoquer l'hypertension ▪ Les concentrations sanguines du médicament et ses effets peuvent être diminués par les **rifamycines** ▪ Effet dépresseur additif sur le SNC, lors de l'usage concomitant d'autres **dépresseurs du SNC**, incluant l'**alcool**, les **antihistaminiques**, la **clonidine**, les **opiacés** et les **hypnosédatifs** ▪ Les **barbituriques** peuvent modifier les concentrations sanguines de la doxépine et ses effets ▪ Les effets secondaires **adrénergiques** et **anticholinergiques** peuvent être additifs lors de l'administration concomittante d'autres **agents dotés de ces mêmes propriétés** ▪ Les **phénothiazines** et les **contraceptifs oraux** augmentent les concentrations de doxépine et peuvent entraîner une toxicité ▪ Le **tabac** peut accélérer le métabolisme du médicament et en diminuer les effets.

VOIES D'ADMINISTRATION ET POSOLOGIE

PO (adultes): *Antidépresseur ou anxiolytique* – 25 mg, 3 fois par jour ; on peut augmenter la dose, au besoin, jusqu'à concurrence de 150 mg par jour, chez les patients en consultation externe, ou de 300 mg par jour, chez les patients hospitalisés ; chez certains patients, une posologie de 25 à 50 mg par jour peut s'avérer suffisante. Une fois que l'état du patient est stabilisé, on peut lui administrer la dose entière au coucher.

PO (personnes âgées): *Antidépresseur* – initialement, de 25 à 50 mg ; on peut augmenter la dose, selon les besoins.

Usage topique (adultes): Appliquer 3 ou 4 fois par jour (espacer les applications de 3 à 4 heures) pendant une période pouvant aller jusqu'à 8 jours.

PRÉSENTATION (version générique disponible)

Capsules: 10 mg[Pr], 25 mg[Pr], 50 mg[Pr], 75 mg[Pr], 100 mg[Pr] ▪ **Crème topique**: 5 %[Pr].

PHARMACODYNAMIE (effet antidépresseur)

	Début d'action	Pic	Durée
PO	2 – 3 semaines	jusqu'à 6 semaines	plusieurs jours – semaines

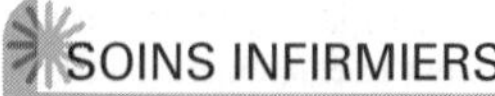

SOINS INFIRMIERS

ÉVALUATION DE LA SITUATION

Mesurer la pression artérielle et le pouls avant l'administration du médicament et pendant toute la durée du traitement. Les patients recevant des doses élevées ou ayant des antécédents de maladie cardiovasculaire devraient se soumettre à un ÉCG avant le traitement et à intervalles réguliers pendant toute sa durée.

Dépression: Observer fréquemment l'état mental du patient. Au début du traitement, des symptômes comme la confusion, l'agitation et des hallucinations peuvent se manifester et peuvent dicter une réduction de la dose. Suivre les sautes d'humeur. Rester à l'affût des tendances suicidaires, particulièrement au début du traitement. Limiter la quantité de médicament dont le patient peut disposer.

Anxiété: Évaluer la gravité de l'anxiété et ses manifestations avant le traitement et pendant toute sa durée.

Douleur: Évaluer l'intensité, le type et le siège de la douleur avant le traitement et à intervalles réguliers pendant toute sa durée.

Usage topique: Évaluer l'étendue du territoire prurigineux avant le traitement et à intervalles réguliers pendant toute sa durée.

Tests de laboratoire: Examiner la numération et la formule leucocytaire, l'état de la fonction hépatique et la glycémie à intervalles réguliers pendant toute la durée du traitement. Le médicament peut entraîner une élévation des concentrations de bilirubine sérique et de phosphatase alcaline ainsi qu'une aplasie médullaire. La glycémie peut être accrue ou réduite.

DIAGNOSTICS INFIRMIERS POSSIBLES

- Stratégies d'adaptation inefficaces (Indications).
- Risque d'accident (Effets secondaires).
- Connaissances insuffisantes sur le traitement médicamenteux (Enseignement au patient et à ses proches).

INTERVENTIONS INFIRMIÈRES

On peut administrer le médicament en une seule dose, au coucher, pour diminuer la sédation diurne. Les majorations de dose doivent également s'effectuer au coucher en raison du risque de sédation. L'adaptation posologique est un processus de longue haleine qui peut prendre plusieurs semaines ou plusieurs mois.

PO: Administrer le médicament au moment des repas ou immédiatement après pour diminuer l'irritation gastrique. Si le patient éprouve des difficultés de déglutition, on peut ouvrir les capsules et mélanger leur contenu à des aliments ou à des liquides.

Usage topique: Appliquer une mince couche de crème de doxépine seulement sur les surfaces affectées et frotter délicatement pour la faire pénétrer. Il ne faut l'appliquer que sur la peau atteinte ; cette crème n'est pas destinée à l'usage ophtalmique ni à l'administration par voie orale ou à l'usage intravaginal.

ENSEIGNEMENT AU PATIENT ET À SES PROCHES

- Informer le patient que des effets secondaires systémiques peuvent se manifester lors de l'administration par voie orale ou de l'usage topique.
- Prévenir le patient que la doxépine peut parfois provoquer de la somnolence et rendre la vision trouble. Lui conseiller de ne pas conduire et d'éviter les activités qui exigent sa vigilance jusqu'à ce qu'on ait la certitude que le médicament n'entraîne pas ces effets chez lui.
- Prévenir le patient que l'hypotension orthostatique, la sédation et la confusion sont des effets courants de la doxépine au cours de l'étape initiale du traitement, particulièrement chez les personnes âgées. Protéger le patient des chutes et lui recommander de changer lentement de position.
- Recommander au patient de ne pas boire d'alcool et de ne pas prendre d'autres dépresseurs du SNC pendant toute la durée du traitement et pendant les 3 à 7 jours qui suivent l'arrêt de la médication.
- Conseiller au patient de prévenir un professionnel de la santé en cas de rétention urinaire, de sécheresse de la bouche ou de constipation persistante. Lui expliquer que les bonbons ou la gomme à mâcher sans sucre peuvent diminuer la sécheresse de la bouche et qu'une consommation accrue de liquides et d'aliments riches en fibres peut prévenir la constipation. Si ces symptômes persistent, une réduction de la dose ou l'abandon du traitement pourraient s'avérer nécessaires. Conseiller également au patient de consulter un professionnel de la santé si la sécheresse de la bouche persiste pendant plus de deux semaines.
- Recommander au patient qui doit suivre un autre traitement ou subir une intervention chirurgicale d'informer le professionnel de la santé qu'il suit un traitement par ce médicament.

PO:

- Expliquer au patient qu'il doit respecter scrupuleusement la posologie recommandée. S'il n'a pu prendre le médicament au moment habituel, il doit le prendre aussitôt que possible à moins que ce ne soit presque l'heure prévue pour la dose suivante. Si le patient prend le médicament 1 fois par jour, au coucher, lui conseiller de ne pas prendre la dose manquée le matin en raison des effets secondaires. Prévenir le patient que les effets du médicament pourraient ne pas être notables pendant au moins deux semaines. L'abandon brusque du traitement peut provoquer des nausées, des vomissements, la diarrhée, des céphalées, des troubles du sommeil s'accompagnant de rêves saisissants et l'irritabilité.
- Recommander au patient d'utiliser des écrans solaires et des vêtements protecteurs afin de prévenir les réactions de photosensibilité.
- Inciter le patient à surveiller son alimentation, car le médicament peut lui donner plus d'appétit, ce qui risque d'entraîner un gain de poids indésirable.
- Prévenir le patient que le traitement de la dépression est habituellement de longue durée. Insister sur l'importance d'un suivi régulier permettant de déterminer les bienfaits du traitement et de déceler les effets secondaires.

Usage topique:

- Expliquer au patient qu'il doit appliquer le médicament selon la posologie recommandée ; il ne doit pas utiliser une plus grande quantité de crème que celle prescrite ni l'appliquer sur une plus grande surface que celle atteinte ni l'utiliser à une plus grande fréquence que celle recommandée ni prolonger le traitement au-delà de 8 jours.
- Prévenir le patient que la préparation topique peut entraîner des brûlures, des picotements, de l'œdème, des démangeaisons accrues ou une aggravation de l'eczéma. Si ces symptômes deviennent incommodants, les signaler à un professionnel de la santé.
- Prévenir le patient qu'il ne doit pas utiliser de pansements occlusifs en raison du risque d'une plus grande absorption systémique.
- Conseiller au patient de prévenir un professionnel de la santé en cas de somnolence excessive lors de l'application topique. On peut diminuer, dans ce cas, la fréquence des applications ou la quantité de crème appliquée ou encore réduire la surface traitée. Cet effet secondaire peut dicter l'abandon du traitement.

VÉRIFICATION DE L'EFFICACITÉ THÉRAPEUTIQUE

L'efficacité du traitement peut être démontrée par: un sentiment de mieux-être ▪ un regain d'intérêt pour l'entourage ▪ un gain d'appétit ▪ un regain d'énergie ▪ l'amélioration du sommeil ▪ la diminution de l'anxiété ▪ la diminution de la douleur chronique; les pleins effets thérapeutiques pourraient ne se manifester que de 2 à 6 semaines après le début du traitement par voie orale ▪ la réduction du prurit associé à l'eczéma. ✳

D

DOXORUBICINE

doxorubicine, chlorhydrate de
Adriamycin PFS, Adriamycin RDF, Doxorubicine

doxorubicine, chlorhydrate de, liposomes péguylés
Caelyx

CLASSIFICATION:
Antinéoplasique (anthracycline)
Grossesse – catégorie D

INDICATIONS

Chlorhydrate de doxorubicine: En monothérapie ou en association avec d'autres modalités thérapeutiques en présence de diverses affections néoplasiques incluant: le cancer du sein ▪ le cancer de l'ovaire ▪ le cancer de la vessie ▪ le cancer bronchopulmonaire ▪ le cancer de l'estomac ▪ l'épithélioma de la tête et du cou ▪ les neuroblastomes ▪ les lymphomes malins et les leucémies ▪ **Liposomes péguylés de doxorubicine:** Traitement du sarcome de Kaposi associé au sida, lorsque la maladie a évolué malgré d'autres traitements ou lorsque le patient ne peut tolérer les traitements classiques par des associations d'antinéoplasiques ▪ Traitement du cancer métastatique de l'ovaire chez les patientes souffrant d'une maladie qui ne répond pas aux chimiothérapies par le paclitaxel ou à base de platine.

MÉCANISME D'ACTION

Formation d'un complexe avec l'ADN qui, par la suite, inhibe la synthèse de l'ADN et de l'ARN; son effet spécifique s'exerce au cours de la phase S du cycle cellulaire ▪ Propriétés immunosuppressives ▪ Encapsulation dans un liposome qui augmente le captage par la tumeur, prolonge les effets de la doxorubicine et peut diminuer quelque peu ses effets toxiques. ***Effets thérapeutiques:*** Destruction des cellules à croissance rapide, particulièrement des cellules malignes.

PHARMACOCINÉTIQUE

Absorption: Administration réservée à la voie IV; dans ce cas, la biodisponibilité de l'agent est totale.

Distribution: La doxorubicine se répartit dans tout l'organisme, mais ne traverse pas la barrière hémato-encéphalique; elle se fixe en grande partie aux tissus. *Liposome* – on trouve des concentrations plus élevées de médicament au niveau des lésions induites par le sarcome de Kaposi qu'au niveau de la peau normale.

Métabolisme et excrétion: Le médicament est fortement métabolisé par le foie où il est transformé en un composé actif. Il est éliminé principalement par excrétion biliaire, dont une fraction de 50 % sous forme inchangée. Une fraction inférieure à 5 % est éliminée sous forme inchangée dans l'urine.

Demi-vie: 16,7 heures. *Liposome* – 55 heures.

CONTRE-INDICATIONS ET PRÉCAUTIONS/ MISES EN GARDE

Contre-indications: Hypersensibilité ▪ Patients ayant des antécédents de maladie cardiaque ou ayant déjà reçu les doses cumulatives totales d'anthracycline.

Précautions/mises en garde: Aplasie médullaire ▪ Insuffisance hépatique (on recommande de réduire la dose si les concentrations sériques de bilirubine > 1,2 mg/dL) ▪ Grossesse ou allaitement ▪ Enfants, personnes âgées, antécédents de radiothérapie du médiastin, administration concomitante de cyclophosphamide (risque accru de cardiotoxicité) ▪ Patientes en âge de procréer.

RÉACTIONS INDÉSIRABLES ET EFFETS SECONDAIRES

Chlorhydrate de doxorubicine

CV: CARDIOMYOPATHIE, modifications de l'ÉCG.

GI: diarrhée, œsophagite, nausées, stomatite, vomissements.

GU: urine de couleur rouge.

Tég.: alopécie, photosensibilité.

End.: stérilité, ralentissement de la croissance prépubertaire avec suppression temporaire de la fonction des gonades (enfants seulement).

Hémat.: anémie, leucopénie, thrombocytopénie.

Locaux: phlébite au point d'injection IV, nécrose tissulaire.

Métab.: hyperuricémie.

Divers : réactions d'hypersensibilité.

Resp. : pneumopathie de rebond.

Liposomes péguylés de doxorubicine

SNC : faiblesse.

CV : CARDIOMYOPATHIE.

GI : nausées, diarrhée, concentrations accrues de phosphatase alcaline, candidose, stomatite, vomissements.

Tég. : alopécie, dysesthésie érythémateuse palmoplantaire.

Hémat. : anémie, leucopénie, thrombocytopénie.

Locaux : réactions au point d'injection IV.

Divers : réactions aiguës associées à la perfusion, fièvre.

INTERACTIONS

Médicament-médicament : Aggravation de l'aplasie médullaire lors de l'administration concomitante d'autres **agents antinéoplasiques** ou d'une **radiothérapie** ■ Les enfants qui ont reçu en même temps la doxorubicine et la **dactinomycine** sont exposés à un risque accru de pneumopathie de rebond à tout moment à la suite d'une radiothérapie locale ■ La doxorubicine peut aggraver les réactions cutanées dans les régions qui ont déjà été exposées à une **radiothérapie** ■ Si le **paclitaxel** est administré en premier, la clairance de la doxorubicine est réduite et l'incidence et la gravité de la neutropénie et de la stomatite sont accrues (ces effets sont moindres si la doxorubicine est administrée en premier) ■ La toxicité hématologique est plus prononcée et dure plus longtemps lors de l'administration concomitante de **cyclosporine** ; le risque de coma et de convulsions est également accru ■ L'administration concomitante de **progestatifs** augmente l'incidence et la gravité de la neutropénie et de la thrombocytopénie ■ Le **phénobarbital** peut augmenter la clairance de la doxorubicine et en diminuer les effets ■ La doxorubicine peut ralentir le métabolisme de la **phénytoïne** et en augmenter les effets ■ La **streptozocine** peut prolonger la demi-vie de la doxorubicine (il est recommandé de réduire la dose de doxorubicine) ■ Risque accru de cystite hémorragique lors de l'administration concomitante de **cyclophosphamide**, ou d'hépatite lors de l'administration concomitante de **mercaptopurine** ■ La **radiothérapie** ou le **cyclophosphamide** peuvent augmenter le risque de cardiotoxicité. ■ La doxorubicine peut diminuer la réponse immunitaire et augmenter le risque de réactions indésirables dues aux **vaccins à virus vivants**.

VOIES D'ADMINISTRATION ET POSOLOGIE

On a déjà utilisé d'autres schémas posologiques.

Chlorhydrate de doxorubicine (Adriamycin PFS, Adriamycin RDF)

- **IV (adultes) :** De 60 à 75 mg/m^2 par jour, cure qu'on répète tous les 21 jours ; 30 mg/m^2 par jour, pendant 3 jours, cure qu'on répète toutes les 4 semaines, ou 20 mg/m^2 par semaine. La dose cumulative totale ne devrait pas dépasser 550 mg/m^2 sans surveillance de la fonction cardiaque ou 400 mg/m^2, chez les patients ayant déjà reçu une radiothérapie thoracique ou une autre chimiothérapie cardiotoxique.

Liposomes péguylés de doxorubicine (Caelyx)

- **IV (adultes) :** *Sarcome de Kaposi associé au sida* – 20 mg/m^2, toutes les 3 semaines ; *cancer métastatique de l'ovaire* – 50 mg/m^2, toutes les 4 semaines.

PRÉSENTATION

- **Chlorhydrate de doxorubicine (Adriamycin PFS, Adriamycin RDF)**
  Poudre pour injection : Fioles à 10 mg et à 50 mg[Pr] ■ **Solution pour injection à 2 mg/mL :** Fioles à 10 mg, à 50 mg et à 200 mg[Pr].
- **Liposomes péguylés de doxorubicine (Caelyx)**
  Dispersion de liposomes pour injection : Fioles de 10 mL, contenant 20 mg de doxorubicine[Pr].

PHARMACODYNAMIE (effet sur la numération globulaire)

	Début d'action	Pic	Durée
IV	10 jours	14 jours	21 – 24 jours

SOINS INFIRMIERS

ÉVALUATION DE LA SITUATION

- Mesurer la pression artérielle, le pouls et la fréquence respiratoire et prendre la température à intervalles fréquents pendant toute la durée de l'administration. Signaler au médecin tout changement important.
- Rester à l'affût des signes d'aplasie médullaire. Observer le patient de près afin de déceler tout saignement : saignements des gencives, formation d'ecchymoses, pétéchies, présence de sang occulte dans les selles, l'urine et les vomissures.

Éviter les injections IM et la prise de la température par voie rectale si la numération plaquettaire est basse. Appliquer une pression sur les points de ponction veineuse pendant 10 minutes. Évaluer les signes d'infection en présence de neutropénie. Il y a risque d'anémie. Suivre de près le patient pour déceler la fatigue accrue, la dyspnée et l'hypotension orthostatique.

D

- Effectuer le bilan des ingesta et des excreta et signaler tout écart important. Inciter le patient à boire de 2 000 à 3 000 mL de liquides par jour. Le médecin peut également recommander l'administration d'allopurinol et l'alcalinisation de l'urine pour diminuer les concentrations sériques d'acide urique et pour prévenir la formation de calculs d'urate.
- Des nausées et des vomissements graves et prolongés peuvent survenir dans l'heure qui suit le traitement et persister pendant 24 heures. Il faudrait administrer des agents antiémétiques par voie parentérale de 30 à 45 minutes avant le traitement et à intervalles réguliers pendant les 24 heures qui suivent, selon les indications. Noter la quantité des vomissures et prévenir le médecin ou un autre professionnel de la santé si elle dépasse les paramètres habituels afin de prévenir la déshydratation.
- SUIVRE DE PRÈS LE PATIENT POUR DÉCELER LES SIGNES DE CARDIOTOXICITÉ QUI PEUVENT SE MANIFESTER RAPIDEMENT ET ÊTRE PASSAGERS (ABAISSEMENT DES SEGMENTS S-T, APLATISSEMENT DES ONDES T, TACHYCARDIE SINUSALE, EXTRASYSTOLES) OU TARDIVEMENT (HABITUELLEMENT DE 1 À 6 MOIS APRÈS LE DÉBUT DU TRAITEMENT). LA CARDIOTOXICITÉ EST CARACTÉRISÉE PAR UNE INSUFFISANCE CARDIAQUE RÉFRACTAIRE (ŒDÈME PÉRIPHÉRIQUE, DYSPNÉE, RÂLES ET CRÉPITATIONS, GAIN PONDÉRAL). LE MÉDECIN PEUT RECOMMANDER UNE RADIOGRAPHIE PULMONAIRE, UNE ÉCHOCARDIOGRAPHIE, UNE ÉCG ET UNE ANGIOGRAPHIE ISOTOPIQUE, AVANT LE TRAITEMENT ET À INTERVALLES RÉGULIERS PENDANT TOUTE SA DURÉE. LA CARDIOTOXICITÉ EST PLUS FRÉQUENTE CHEZ LES ENFANTS ÂGÉS DE MOINS DE 2 ANS ET CHEZ LES PERSONNES ÂGÉES. ON PEUT ADMINISTRER DU DEXRAZOXANE POUR PRÉVENIR LA CARDIOTOXICITÉ CHEZ LES PATIENTS QUI ONT REÇU DES DOSES CUMULATIVES > 300 mg/m^2 (VOIR LA MONOGRAPHIE DU DEXRAZOXANE).
- Observer fréquemment le point d'injection IV pour déceler les rougeurs, l'irritation ou l'inflammation. La doxorubicine est un agent vésicant, mais elle peut s'infiltrer sans causer de douleurs même si le sang reflue par aspiration dans l'aiguille de perfusion. Des lésions tissulaires graves peuvent survenir s'il y a extravasation. En cas d'extravasation, arrêter immédiatement la perfusion et la reprendre dans une autre veine pour administrer le restant de la dose. On ne recommande pas d'infiltrer localement un antidote. Conseiller au patient d'appliquer des compresses de glace (contenants réfrigérants), et de se reposer avec les jambes surélevées pendant 24 à 48 heures afin de réduire l'œdème ; il peut ensuite reprendre ses activités habituelles selon sa tolérance. Si l'œdème, les rougeurs ou les douleurs persistent pendant plus de 48 heures, consulter immédiatement un médecin, car il pourrait s'avérer nécessaire de débrider la plaie.
- Examiner fréquemment les muqueuses buccales pour déceler la présence de stomatite. Il est recommandé d'espacer les traitements ou de réduire la dose si les lésions sont douloureuses ou si elles gênent le patient lorsqu'il mange.

Liposomes péguylés de doxorubicine :

- Rester à l'affût des réactions aiguës associées à la perfusion, qui se manifestent par des rougeurs du visage, l'essoufflement, l'œdème du visage, des céphalées, des frissons, des douleurs lombaires et une oppression au niveau du thorax ou de la gorge. Ces symptômes peuvent être accompagnés d'hypotension. Les réactions disparaissent habituellement après un jour et ne sont habituellement manifestes que lors de l'administration de la première dose. Une vitesse de perfusion plus lente peut diminuer ces réactions qui semblent être attribuables au liposome.
- Suivre de près la toxicité cutanée lors de l'administration prolongée ; la dysesthésie érythémateuse palmo-plantaire survient habituellement après 6 semaines de traitement et se manifeste par l'œdème, des douleurs et l'érythème des mains et des pieds. Elle peut évoluer vers la desquamation, mais régresse habituellement au bout de 2 semaines. Dans les cas graves, il peut s'avérer nécessaire de modifier les doses ultérieures de cet agent.

Tests de laboratoire :

- Noter la numération globulaire et la formule leucocytaire avant le traitement et à intervalles réguliers pendant toute sa durée. Le nadir des leucocytes se produit dans les 10 à 14 jours qui suivent l'administration. Les valeurs se rétablissent habituellement après 21 jours. La thrombocytopénie et l'anémie peuvent également se manifester. Il est recommandé de prolonger les écarts posologiques ou de réduire la dose si le nombre absolu de neutrophiles est < 1×10^9/L ou celui de plaquettes < 50×10^9/L.

- Vérifier l'état de la fonction rénale (concentrations d'urée et de créatinine) et hépatique (concentrations d'AST, d'ALT, de LDH et de bilirubine sérique), avant le traitement et à intervalles réguliers pendant toute sa durée. Il faut réduire la dose si les concentrations de bilirubine > 20,5 µmol/L ou de créatinine sérique > 265 µmol/L.
- La doxorubicine peut entraîner une élévation des concentrations sériques et urinaires d'acide urique.

DIAGNOSTICS INFIRMIERS POSSIBLES

- Risque d'infection (Réactions indésirables).
- Débit cardiaque diminué (Réactions indésirables).
- Connaissances insuffisantes sur le traitement médicamenteux (Enseignement au patient et à ses proches).

INTERVENTIONS INFIRMIÈRES

- IL EST IMPORTANT DE NE PAS CONFONDRE LE CHLORHYDRATE DE DOXORUBICINE (ADRIAMYCIN PFS, ADRIAMYCIN RDF) ET LES LIPOSOMES PÉGUYLÉS DE DOXORUBICINE (CAELYX) AVEC LA DAUNORUBICINE (CERUBIDINE). POUR ÉVITER TOUTE CONFUSION, LE MÉDECIN DEVRAIT INDIQUER SUR L'ORDONNANCE LA DÉNOMINATION COMMUNE ET LE NOM DE MARQUE DU MÉDICAMENT.
- Préparer les solutions sous une hotte à flux laminaire. Porter des vêtements protecteurs ainsi que des gants et un masque pendant la manipulation du médicament. Mettre au rebut le matériel dans les contenants réservés à cet effet (voir l'annexe H).
- On peut utiliser des aiguilles en aluminium pour administrer la doxorubicine, mais il ne faut pas les laisser au contact de la solution qu'on conserve, car un contact prolongé entre la solution et l'aluminium entraîne un changement de couleur et la formation d'un précipité foncé. La solution est de couleur rouge.

Chlorhydrate de doxorubicine

- **IV directe:** Diluer 10 mg dans 5 mL ou 50 mg dans 25 mL de solution de NaCl 0,9 % (non bactériostatique) pour injection pour obtenir une concentration finale de 2 mg/mL. Secouer délicatement la fiole pour en dissoudre entièrement le contenu. Ne pas ajouter à une autre solution destinée à la voie IV. La solution reconstituée est stable pendant 24 heures à la température ambiante et pendant 48 heures au réfrigérateur. Garder à l'abri des rayons du soleil. Consulter les directives du fabricant avant de diluer la préparation.
- ***Vitesse d'administration:*** Administrer chaque dose en au moins 3 à 5 minutes par une tubulure en Y par laquelle s'écoule librement une solution de NaCl 0,9 % ou de D5%E. Une administration trop rapide entraîne souvent des rougeurs ou un érythème le long de la veine servant à la perfusion.
- **Associations compatibles dans la même seringue:** bléomycine ▪ cisplatine ▪ cyclophosphamide ▪ dropéridol ▪ leucovorine ▪ méthotrexate ▪ métoclopramide ▪ mitomycine ▪ vincristine.
- **Associations incompatibles dans la même seringue:** furosémide ▪ héparine.
- **Compatibilité (tubulure en Y):** amifostine ▪ aztréonam ▪ bléomycine ▪ chlorpromazine ▪ cimétidine ▪ cisplatine ▪ cladribine ▪ cyclophosphamide ▪ dexaméthasone ▪ diphénhydramine ▪ dropéridol ▪ famotidine ▪ filgrastim ▪ fludarabine ▪ fluorouracile ▪ granisétron ▪ hydromorphone ▪ leucovorine calcique ▪ lorazépam ▪ melphalan ▪ méthotrexate ▪ méthylprednisolone ▪ métoclopramide ▪ mitomycine ▪ morphine ▪ ondansétron ▪ paclitaxel ▪ prochlorpérazine, édisylate de ▪ prochlorpérazine ▪ propofol ▪ ranitidine ▪ sargramostim ▪ sodium, bicarbonate de ▪ téniposide ▪ thiotépa ▪ vinblastine ▪ vincristine ▪ vinorelbine.
- **Incompatibilité (tubulure en Y):** allopurinol ▪ amphotéricine B, cholestérylsulfate d' ▪ céfépime ▪ gallium, nitrate de ▪ ganciclovir ▪ pipéracilline/tazobactam.

Liposomes péguylés de doxorubicine

- **Perfusion intermittente:** Diluer la dose de liposomes péguylés de doxorubicine jusqu'à concurrence de 90 mg dans 250 mL d'une solution de D5%E. Ne pas utiliser d'autres diluants et surtout pas de diluants contenant un agent bactériostatique. La solution n'est pas transparente; c'est une dispersion liposomique translucide de couleur rouge. Ne pas utiliser de filtre intégré pour la perfusion. Réfrigérer les solutions diluées et les administrer dans les 24 heures qui suivent la dilution. Consulter les directives du fabricant avant de diluer la préparation.

D

- ***Vitesse d'administration :*** La vitesse initiale de perfusion devrait être de 1 mg/minute pour réduire le risque de réactions à la perfusion. Si aucune réaction ne se manifeste, augmenter la vitesse de perfusion pour que l'administration du médicament soit terminée dans l'heure qui suit. Selon la monographie de Caelyx, la dose recommandée, diluée dans 250 mL de solution de D5%E, doit être administrée par perfusion en 30 minutes. Ne pas administrer sous forme de bolus ni sous forme de solution non diluée. Une perfusion rapide peut entraîner un plus grand nombre de réactions liées à la perfusion.
- **Incompatibilité en addition au soluté :** Ne pas mélanger cet agent à d'autres solutions ou médicaments.

ENSEIGNEMENT AU PATIENT ET À SES PROCHES

- Recommander au patient de prévenir rapidement un professionnel de la santé si les signes suivants se manifestent : fièvre, maux de gorge, infection, saignements des gencives, ecchymoses, pétéchies, présence de sang occulte dans l'urine, les selles et les vomissures, fatigue accrue, dyspnée ou hypotension orthostatique. Expliquer au patient qu'il doit éviter les foules et les personnes contagieuses. Lui conseiller d'utiliser une brosse à dents à poils doux et un rasoir électrique et de prendre garde aux chutes. Le prévenir qu'il ne doit pas boire de boissons alcoolisées ni prendre des préparations contenant de l'aspirine ou des anti-inflammatoires non stéroïdiens en même temps que la doxorubicine en raison du risque d'hémorragie gastrique.
- Recommander au patient de signaler immédiatement les douleurs au point d'injection.
- Recommander au patient d'examiner ses muqueuses buccales à la recherche d'érythème et d'aphtes. En présence d'aphtes, lui conseiller de remplacer la brosse à dents par une brosse-éponge, de se rincer la bouche avec de l'eau après avoir bu ou mangé et de consulter un professionnel de la santé si les douleurs l'empêchent de s'alimenter. Pour soulager ces douleurs, il peut s'avérer nécessaire d'administrer des opiacés. La stomatite risque surtout d'apparaître dans les 5 à 10 jours suivant l'administration d'une dose de doxorubicine ; elle dure habituellement de 3 à 7 jours.
- Prévenir la patiente que ce médicament peut exercer des effets tératogènes ; lui conseiller de continuer à prendre des mesures de contraception pendant toute la durée du traitement et pendant au moins 4 mois après l'avoir arrêté. L'informer que ce médicament peut provoquer une suppression irréversible de la fonction des gonades.
- Recommander au patient de prévenir immédiatement un professionnel de la santé en cas d'extrasystoles, d'essoufflement, d'enflure des membres inférieurs ou d'irritation cutanée (œdème, douleurs ou rougeurs au niveau des pieds ou des mains).
- Expliquer au patient qu'il risque de perdre ses cheveux. Explorer avec lui les stratégies lui permettant de s'adapter à ce changement. Les cheveux recommencent à pousser de 2 à 3 mois environ après l'arrêt du traitement.
- Expliquer au patient qu'il ne doit pas se faire vacciner sans recommandation expresse d'un professionnel de la santé.
- Prévenir le patient que la doxorubicine peut rendre l'urine rouge pendant une journée ou deux.
- Recommander au patient de prévenir un professionnel de la santé en cas d'irritation cutanée au niveau des régions qui ont déjà été traitées par radiothérapie.
- Recommander aux proches et aux soignants de prendre des précautions (porter des gants de latex) lorsqu'ils manipulent des liquides corporels pendant au moins 5 jours après le traitement.
- Inciter le patient à se soumettre à des tests de laboratoire à intervalles réguliers afin qu'on puisse déceler les effets secondaires du médicament.

VÉRIFICATION DE L'EFFICACITÉ THÉRAPEUTIQUE

L'efficacité du traitement peut être démontrée par : la régression des tumeurs ou l'arrêt de la propagation du cancer dans le cas de tumeurs solides ■ l'amélioration de l'hématopoïèse chez les patients atteints de leucémie ■ l'arrêt de l'évolution du sarcome de Kaposi chez les patients infectés par le VIH.

DOXYCYCLINE,

voir Tétracyclines

DROPÉRIDOL

Dropéridol

CLASSIFICATION :

Antiémétique (butyrophénone), anxiolytique et hypnosédatif, antipsychotique

Grossesse – catégorie C

INDICATIONS

Tranquillisant et adjuvant à l'anesthésie générale et locale ■ Traitement visant à diminuer les nausées et les vomissements qui surviennent après une intervention chirurgicale ou une autre intervention effractive ■ Traitement du syndrome de Ménière (crise aiguë) ■ Adjuvant à la neuroleptanalgésie en association avec le fentanyl.

MÉCANISME D'ACTION

Action similaire à celle de l'halopéridol ; modification des effets de la dopamine dans le SNC. ***Effets thérapeutiques :*** Apaisement du patient ■ Diminution des nausées et des vomissements dans certaines circonstances.

PHARMACOCINÉTIQUE

Absorption : Bonne absorption par suite de l'administration par voie IM.

Distribution : Le médicament semble traverser la barrière hémato-encéphalique et le placenta.

Métabolisme et excrétion : Le médicament est métabolisé principalement par le foie. Seule une fraction de 10 % est excrétée à l'état inchangé par les reins.

Demi-vie : 2,2 heures.

CONTRE-INDICATIONS ET PRÉCAUTIONS/ MISES EN GARDE

Contre-indications : Hypersensibilité ■ Intolérance connue ■ Enfants âgés de moins de 2 ans (l'innocuité du médicament n'a pas été établie).

Précautions/mises en garde : Glaucome à angle fermé ■ Aplasie médullaire ■ Dépression du SNC ■ Maladie hépatique ou cardiaque grave ■ Personnes âgées, patients débilités ou gravement malades (des doses plus faibles devraient être utilisées) ■ Diabète ■ Insuffisance respiratoire ■ Hypertrophie de la prostate ■ Tumeurs du SNC ■ Occlusion intestinale ■ Maladie cardiaque ■ Convulsions (le dropéridol peut abaisser le seuil de convulsions) ■ Maladie hépatique grave ■ Grossesse, allaitement (bien que l'innocuité du médicament n'ait pas été établie, il y a des précédents d'administration durant une césarienne, sans qu'une dépression respiratoire chez le nouveau-né se soit manifestée).

RÉACTIONS INDÉSIRABLES ET EFFETS SECONDAIRES

SNC : CONVULSIONS, <u>réactions extrapyramidales</u>, anomalies de l'ÉCG, anxiété, confusion, étourdissements, sédation excessive, hallucinations, hyperactivité, dépression, cauchemars, agitation, dyskinésie tardive.

ORLO : vision trouble, xérophtalmie.

Resp. : bronchospasme, laryngospasme.

CV : <u>hypotension</u>, <u>tachycardie</u>.

GI : constipation, sécheresse de la bouche (xérostomie).

Divers : frissons, transpiration au niveau du visage.

INTERACTIONS

Médicament-médicament : Hypotension additive lors de l'administration concomittante d'**antihypertenseurs** ou de **dérivés nitrés** ■ Dépression additive du SNC lors de l'usage concomitant d'autres **dépresseurs du SNC**, incluant l'**alcool**, les **antihistaminiques**, les **antidépresseurs**, les **opiacés** et d'autres **sédatifs**.

VOIES D'ADMINISTRATION ET POSOLOGIE

Emploi comme prémédication ou sans anesthésie générale durant les examens diagnostiques

- **IV, IM (adultes) :** De 2,5 à 10 mg, de 30 à 60 minutes avant l'intervention. On peut administrer des doses supplémentaires de 1,25 à 2,5 mg, par voie IV, selon les besoins.
- **IM, IV (enfants de 2 à 12 ans) :** De 0,088 à 0,165 mg/kg (emploi comme pré-médication seulement).

Traitement d'appoint avant l'induction d'une anesthésie générale

- **IV (adultes) :** De 0,22 à 0,275 mg/kg. On peut administrer des doses supplémentaires de 1,25 à 2,5 mg, par voie IV, selon les besoins.
- **IM, IV (enfants de 2 à 12 ans) :** De 0,088 à 0,165 mg/kg.

Traitement d'appoint lors d'une anesthésie locale

- **IM, IV (adultes) :** De 2,5 mg à 5 mg.

Antiémétique

- **IV (adultes) :** De 0,5 à 1,25 mg, toutes les 4 heures, selon les besoins (usage non approuvé).

Traitement du syndrome de Ménière (crise aiguë)

- **IM (adultes) :** 5 mg en 1 seule dose.

D

D

PRÉSENTATION (version générique disponible)

Solution pour injection: 2,5 mg/mL[Pr], ampoules et fioles de 2 mL.

PHARMACODYNAMIE

	DÉBUT D'ACTION	PIC	DURÉE†
IM, IV	3 – 10 min	30 min	2 – 4 h

† Durée de l'effet tranquillisant ; la modification de l'état de la conscience peut se prolonger pendant 12 heures.

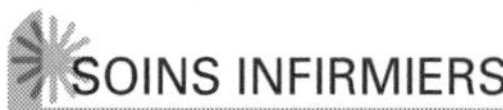

SOINS INFIRMIERS

ÉVALUATION DE LA SITUATION

- Mesurer la pression artérielle et la fréquence cardiaque à intervalles fréquents pendant toute la durée du traitement. Prévenir immédiatement le médecin en cas de changement important. Pour traiter l'hypotension, on peut administrer des liquides par voie parentérale si l'hypovolémie est le facteur causal. Des vasopresseurs (norépinéphrine, phényléphrine) peuvent s'avérer nécessaires. Ne pas administrer de l'épinéphrine étant donné que le dropéridol renverse ses effets vasopresseurs et peut entraîner une hypotension paradoxale.
- Déterminer le niveau de la sédation après l'administration du médicament.
- Tout au long du traitement, rester à l'affût des symptômes extrapyramidaux suivants : dystonie, crise oculogyre, extension du cou, fléchissement des bras, tremblements, agitation, hyperactivité, anxiété. En informer le médecin ou un autre professionnel de la santé, le cas échéant. On peut administrer un agent antiparkinsonien anticholinergique pour traiter ces symptômes.

Nausées et vomissements: Noter les nausées et les vomissements ainsi que l'état d'hydratation ; ausculter les bruits intestinaux et observer les douleurs abdominales avant et après l'administration du dropéridol.

DIAGNOSTICS INFIRMIERS POSSIBLES

- Risque d'accident (Effets secondaires).
- Connaissances insuffisantes sur le traitement médicamenteux (Enseignement au patient et à ses proches).

INTERVENTIONS INFIRMIÈRES

IV directe: Administrer le médicament non dilué.

Vitesse d'administration: Administrer chaque dose lentement en au moins 1 minute.

Perfusion intermittente: On peut ajouter le médicament à 250 mL de solution de D5%E ou de NaCl 0,9 % ou de solution de lactate de Ringer.

Vitesse d'administration: Administrer par perfusion IV lente. Adapter la dose selon la réponse du patient.

Associations compatibles dans la même seringue: atropine ■ bléomycine ■ butorphanol ■ chlorpromazine ■ cimétidine ■ cisplatine ■ cyclophosphamide ■ dimenhydrinate ■ doxorubicine ■ fentanyl ■ glycopyrrolate ■ hydroxyzine ■ mépéridine ■ métoclopramide ■ midazolam ■ mitomycine ■ morphine ■ nalbuphine ■ pentazocine ■ perphénazine ■ prochlorpérazine ■ promazine ■ prométhazine ■ scopolamine ■ vinblastine ■ vincristine.

Associations incompatibles dans la même seringue: fluorouracile ■ furosémide ■ héparine ■ leucovorine calcique ■ méthotrexate ■ pentobarbital.

Compatibilité (tubulure en Y): amifostine ■ aztréonam ■ bléomycine ■ buprénorphine ■ cisatracurium ■ cisplatine ■ cyclophosphamide ■ cytarabine ■ doxorubicine ■ doxorubicine, liposome de ■ filgrastim ■ fluconazole ■ fludarabine ■ granisétron ■ hydrocortisone sodique, succinate d' ■ idarubicine ■ melphalan ■ mépéridine ■ métoclopramide ■ mitomycine ■ ondansétron ■ paclitaxel ■ potassium, chlorure de ■ propofol ■ sargramostim ■ téniposide ■ thiotépa ■ vinblastine ■ vincristine ■ vinorelbine ■ vitamines du complexe B avec C.

Incompatibilité (tubulure en Y): allopurinol sodique ■ amphotéricine B, complexe de cholestérylsulfate d' ■ céfépime ■ cefmétazole ■ fluorouracile ■ foscarnet ■ furosémide ■ leucovorine calcique ■ nafcilline ■ pipéracilline/tazobactam.

Incompatibilité en addition au soluté: barbituriques.

ENSEIGNEMENT AU PATIENT ET À SES PROCHES

- Conseiller au patient de changer lentement de position pour réduire les risques d'hypotension orthostatique.
- Prévenir le patient que le dropéridol entraîne de la somnolence. Lui conseiller de demander de l'aide lorsqu'il se déplace.

VÉRIFICATION DE L'EFFICACITÉ THÉRAPEUTIQUE

L'efficacité du traitement peut être démontrée par: l'apaisement généralisé et la réduction de l'activité motrice ■ la diminution des nausées et des vomissements.

ÉCONAZOLE,
voir Antifongiques topiques

ÉFAVIRENZ

Sustiva

CLASSIFICATION :

Antirétroviral [inhibiteur non nucléosidique de la transcriptase inverse (INNTI)]

Grossesse – catégorie C

INDICATIONS

Traitement des infections par le virus d'immunodéficience humaine (VIH) en concomitance avec un ou plusieurs autres antirétroviraux.

MÉCANISME D'ACTION

Inhibition de la transcriptase inverse du VIH entraînant une interruption de la synthèse de l'ADN. ***Effets thérapeutiques :*** Ralentissement de l'évolution de la maladie causée par le VIH et diminution du nombre de ses séquelles ■ Augmentation du nombre de cellules CD4 et diminution de la charge virale.

PHARMACOCINÉTIQUE

Absorption : Une fraction de 50 % est absorbée lorsque le médicament est pris après un repas riche en matières grasses.

Distribution : Une fraction de 99,50 à 99,75 % se lie aux protéines plasmatiques ; l'éfavirenz pénètre dans le liquide céphalorachidien.

Métabolisme et excrétion : Le médicament est surtout métabolisé par le foie.

Demi-vie : *Après l'administration d'une seule dose* – de 52 à 76 heures. *Après l'administration de plusieurs doses* – de 40 à 55 heures.

CONTRE-INDICATIONS ET PRÉCAUTIONS/ MISES EN GARDE

Contre-indications : Hypersensibilité.

Précautions/mises en garde : Antécédents de maladie mentale ou de toxicomanie ■ Antécédents d'insuffisance hépatique (incluant l'infection par le virus de l'hépatite B ou C ou l'administration concomitante d'agents hépatotoxiques) ■ Enfants (incidence accrue de rash) ■ Grossesse ou allaitement (n'administrer aux femmes enceintes qu'en dernier recours ; les patientes infectées par le VIH ne devraient pas allaiter) ■ Administration concomitante d'astémizole, de cisapride, de midazolam, de triazolam et de dérivés de l'ergot.

RÉACTIONS INDÉSIRABLES ET EFFETS SECONDAIRES

SNC : rêves bizarres, dépression, étourdissements, somnolence, fatigue, céphalées, capacité de concentration altérée, insomnie, nervosité.

GI : nausées, douleurs abdominales, anorexie, diarrhée, dyspepsie, flatulences.

GU : hématurie, calculs rénaux.

Tég. : RASH, sécrétion accrue de sueur, prurit.

SN : hypoesthésie.

INTERACTIONS

Médicament-médicament : L'éfavirenz stimule le système de l'enzyme hépatique du cytochrome P450 3A4 ; il faut donc s'attendre à ce qu'il modifie les effets des autres **médicaments métabolisés par ce système** ; l'éfavirenz est lui aussi métabolisé par ce système ■ Risque accru de dépression du SNC lors de la prise concomitante d'**autres dépresseurs du SNC**, dont l'**alcool**, les **antidépresseurs**, les **antihistaminiques** et les **opiacés** ■ L'usage concomitant de **ritonavir** élève les concentrations sanguines des deux agents et accroît le risque de réactions indésirables, particulièrement d'hépatotoxicité ■ Le médicament entraîne une élévation des concentrations sanguines de **cisapride**, de **midazolam**, de **triazolam** ou d'**alcaloïdes de l'ergot**, lors d'une administration concomitante, ce qui peut provoquer des réactions indésirables pouvant être graves, dont des arythmies, une dépression du SNC ou une dépression respiratoire ■ L'éfavirenz peut entraver l'efficacité des **contraceptifs oraux** ■ Le médicament abaisse les concentrations sanguines d'**indinavir** (il est recommandé d'augmenter la dose d'indinavir) ■ L'éfavirenz abaisse les concentrations sanguines de **saquinavir** (il ne faut pas utiliser en association le saquinavir comme seul inhibiteur des protéases) ■ L'éfavirenz peut entraver l'effet de la **warfarine**.

Médicament-aliments : La prise du médicament après un **repas riche en matières grasses** accroît l'absorption de l'éfavirenz de 50 %.

VOIES D'ADMINISTRATION ET POSOLOGIE

PO (adultes et enfants ≥ 40 kg) : 600 mg, 1 fois par jour.

PO (enfants de 32,5 à < 40 kg) : 400 mg, 1 fois par jour.

PO (enfants de 25 à < 32,5 kg) : 350 mg, 1 fois par jour.

PO (enfants de 20 à < 25 kg) : 300 mg, 1 fois par jour.

PO (enfants de 15 à < 20 kg) : 250 mg, 1 fois par jour.
PO (enfants de 13 à < 15 kg) : 200 mg, 1 fois par jour.

PRÉSENTATION

Capsules : 50 mg^Pr^, 100 mg^Pr^, 200 mg^Pr^.

PHARMACODYNAMIE (concentrations sanguines)

	DÉBUT	PIC	DURÉE
PO	rapide	3 - 5 h	24 h

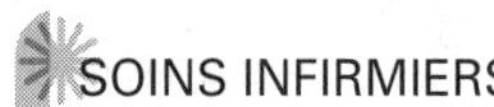

SOINS INFIRMIERS

ÉVALUATION DE LA SITUATION

- Suivre de près le patient pour déceler tout changement dans la gravité des symptômes de l'infection par le VIH et tout symptôme d'infection opportuniste pendant toute la durée du traitement.
- Déceler le rash, particulièrement au cours du premier mois de traitement. Cet effet se manifeste habituellement au cours des deux premières semaines et disparaît malgré la poursuite du traitement dans l'espace d'un mois. Le rash peut prendre la forme d'une lésion maculopapulaire s'accompagnant d'érythème et de prurit, mais peut aussi se présenter sous la forme d'une dermatite exfoliatrice ou du syndrome de Stevens-Johnson. Il survient plus fréquemment chez les enfants et peut être plus grave. Si le rash est grave ou s'accompagne d'ampoules, de desquamation ou de fièvre, ou s'il touche les muqueuses, il faut arrêter immédiatement le traitement. Lorsque le traitement par l'éfavirenz a été interrompu en raison du rash, on peut le reprendre si l'on administre en concomitance un antihistaminique ou un glucocorticoïde.
- Observer étroitement le patient pour déceler les symptômes psychiatriques ou ceux touchant le SNC : étourdissements, capacité de concentration altérée, somnolence, rêves bizarres, insomnie. Les symptômes apparaissent habituellement un jour ou deux après le début du traitement et disparaissent deux à quatre semaines plus tard. L'administration du médicament au coucher peut réduire les symptômes. L'usage concomitant d'alcool ou d'agents psycho-actifs peut entraîner des effets additifs sur le SNC.

Tests de laboratoire :

- Noter la charge virale et le nombre de cellules CD4 à intervalles réguliers pendant toute la durée du traitement.
- Noter les résultats des tests de l'exploration fonctionnelle hépatique chez les patients ayant des antécédents d'hépatite B ou C. Le médicament peut entraîner une élévation des concentrations d'AST, d'ALT et de GGT. En cas d'anomalies modérées à graves, relevées par les tests de l'exploration fonctionnelle hépatique, on devrait interrompre le traitement par l'éfavirenz jusqu'à ce que les concentrations reviennent à la normale. Si ces anomalies se manifestent de nouveau à la reprise du traitement, il faut l'arrêter.
- Le médicament peut entraîner une élévation des taux sériques de cholestérol total et de triglycérides.
- L'éfavirenz peut entraîner des résultats faussement positifs aux tests de dépistage des dérivés du cannabis dans les urines.

DIAGNOSTICS INFIRMIERS POSSIBLES

- Risque d'infection (Indications).
- Connaissances insuffisantes sur le traitement médicamenteux (Enseignement au patient et à ses proches).
- Non-observance du traitement médicamenteux (Enseignement au patient et à ses proches).

INTERVENTIONS INFIRMIÈRES

On peut administrer le médicament avec ou sans aliments. Il ne faut cependant pas le prendre en même temps qu'un repas riche en matières grasses.

ENSEIGNEMENT AU PATIENT ET À SES PROCHES

- Expliquer au patient qu'il doit respecter scrupuleusement la posologie recommandée et qu'il doit toujours prendre ce médicament avec d'autres antirétroviraux. Le prévenir qu'il ne doit prendre que la quantité qui lui a été prescrite et qu'il ne doit pas arrêter le traitement sans avoir consulté au préalable un professionnel de la santé. S'il n'a pas pu prendre le médicament au moment habituel, il doit le prendre aussitôt que possible, sans jamais remplacer une dose manquée par une double dose.
- Recommander au patient de ne jamais donner l'éfavirenz à d'autres personnes.
- Prévenir le patient que le médicament peut parfois provoquer des étourdissements, de la somnolence ou altérer ses capacités de concentration. Lui conseiller de ne pas conduire et d'éviter les activités qui exigent sa vigilance jusqu'à ce

qu'on ait la certitude que le médicament n'entraîne pas ces effets chez lui.

- Conseiller au patient de consulter un professionnel de la santé avant de prendre d'autres médicaments sur ordonnance ou en vente libre.
- Prévenir le patient que l'éfavirenz ne guérit pas le sida et n'empêche pas l'apparition d'infections associées ou opportunistes. Lui expliquer que ce médicament ne réduit pas le risque de transmission du VIH à d'autres personnes par les rapports sexuels ou par la contamination du sang. Inciter le patient à utiliser un condom, à ne pas se servir des mêmes aiguilles qu'une autre personne et à ne pas donner du sang afin de prévenir la transmission du virus du sida à autrui. Informer le patient que les effets à long terme de l'éfavirenz sont encore inconnus.
- Recommander à la patiente qui prend des contraceptifs oraux d'utiliser une autre méthode de contraception non hormonale et de prévenir le professionnel de la santé si elle devient enceinte pendant le traitement par l'éfavirenz.
- Conseiller au patient d'informer un professionnel de la santé si un rash se manifeste.
- Insister sur le fait qu'il est important de se soumettre à intervalles réguliers à des examens de suivi et à des analyses de sang permettant de déceler les effets secondaires et les bienfaits du traitement.

VÉRIFICATION DE L'EFFICACITÉ THÉRAPEUTIQUE

L'efficacité du traitement peut être démontrée par : le ralentissement de l'évolution du sida et la diminution du nombre d'infections opportunistes chez les patients infectés par le VIH ▪ la diminution de la charge virale et l'augmentation du nombre de cellules CD4. ✳

ÉNALAPRIL, ÉNALAPRILATE,

voir Inhibiteurs de l'enzyme de conversion de l'angiotensine (IECA)

ÉNOXAPARINE,

voir Héparines de faible poids moléculaire/héparinoïdes

ENTACAPONE

Comtan

CLASSIFICATION :

Antiparkinsonien (inhibiteur de la catéchol-O-méthyltransférase)

Grossesse – catégorie C

INDICATIONS

Traitement adjuvant à la lévodopa/carbidopa ou carbidopa/bensérazide chez les patients atteints de la maladie de Parkinson idiopathique présentant des signes et des symptômes d'épuisement de l'effet thérapeutique de la médication en fin de dose.

MÉCANISME D'ACTION

Inhibition sélective et réversible de l'enzyme catéchol-O-méthyltransférase (COMT) ▪ Prévention de la décomposition de la lévodopa, grâce à l'inhibition de cette enzyme, ce qui accroît nettement les concentrations du médicament dans le SNC. ***Effets thérapeutiques :*** Prolongation de la durée de la réponse à la lévodopa, avec des fluctuations des effets sur la motricité dues à l'épuisement de l'effet de la dose ▪ Diminution des signes et des symptômes de la maladie de Parkinson.

PHARMACOCINÉTIQUE

Absorption : Par suite de l'administration par voie orale, une fraction de 35 % est rapidement absorbée.

Distribution : Inconnue.

Liaison aux protéines : 98 %.

Métabolisme et excrétion : De très faibles quantités sont éliminées sous forme inchangée ; le médicament est fortement métabolisé et il est excrété dans la bile.

Demi-vie : *Phase initiale* – de 0,4 à 0,7 heure ; *seconde phase* – 2,4 heures.

CONTRE-INDICATIONS ET PRÉCAUTIONS/ MISES EN GARDE

Contre-indications : Hypersensibilité ▪ Traitement concomitant par un IMAO ▪ Antécédents de syndrome malin des neuroleptiques ou de rhabdomyolyse atraumatique ▪ Insuffisance hépatique ▪ Phéochromocytome (augmentation du risque de crise hypertensive).

Précautions/mises en garde : Traitement simultané par des médicaments métabolisés par la COMT ▪

Grossesse, allaitement, enfants (l'innocuité du médicament n'a pas été établie).

RÉACTIONS INDÉSIRABLES ET EFFETS SECONDAIRES

SNC : SYNDROME MALIN DES NEUROLEPTIQUES, étourdissements, hallucinations, syncope.

Resp. : infiltrats pulmonaires, épanchement pleural, épaississement pleural.

CV : hypotension.

GI : douleurs abdominales, diarrhée, nausées (pendant le traitement initial), fibrose rétropéritonéale.

GU : urine de couleur brun-orangé.

Loc. : RHABDOMYOLYSE.

SN : dyskinésie.

INTERACTIONS

Médicament-médicament : L'administration concomitante d'un **inhibiteur sélectif de la MAO** n'est pas recommandée ; les deux agents inhibent les voies métaboliques des catécholamines ■ L'usage concomitant de médicaments métabolisés par la COMT, tels que l'**isoprotérénol**, l'**épinéphrine**, la **norépinéphrine**, la **dopamine**, la **dobutamine**, le **méthyldopa**, l'**isoétharine** et le **bitoltérol** peut accroître le risque de tachycardie, d'arythmies et d'élévation de la pression artérielle ■ Le **probénécide**, la **cholestyramine**, l'**érythromycine**, la **rifampine**, l'**ampicilline** et le **chloramphénicol** peuvent entraver l'élimination biliaire de l'entacapone ; l'administration concomitante de ces agents doit s'accompagner de prudence.

VOIES D'ADMINISTRATION ET POSOLOGIE

PO (adultes) : 200 mg par dose de lévodopa/carbidopa ou de lévodopa/bensérazide, jusqu'à 8 fois par jour au maximum (1 600 mg/jour).

PRÉSENTATION

Comprimés : 200 mg[Pr].

PHARMACODYNAMIE (inhibition de la COMT)

	DÉBUT D'ACTION	PIC	DURÉE
PO	inconnu	inconnu	jusqu'à 8 h

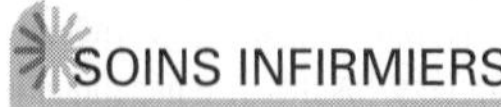

SOINS INFIRMIERS

ÉVALUATION DE LA SITUATION

- Observer le patient, avant le traitement et pendant toute sa durée, à la recherche des symptômes parkinsoniens et extrapyramidaux suivants : agitation ou besoin de bouger sans cesse, rigidité, tremblements, mouvements d'émiettement, faciès figé, démarche traînante, spasmes musculaires, mouvements de torsion, difficultés d'élocution ou de déglutition, perte de l'équilibre. La dyskinésie peut s'aggraver si le traitement est poursuivi.
- Suivre de près l'apparition de la diarrhée. Cet effet se manifeste habituellement dans les 4 à 12 semaines qui suivent le début du traitement, mais peut survenir dès la première semaine ou même plusieurs mois après le début du traitement.
- OBSERVER LE PATIENT À LA RECHERCHE DES SIGNES SUIVANTS S'APPARENTANT AU SYNDROME MALIN DES NEUROLEPTIQUES : FIÈVRE, RIGIDITÉ MUSCULAIRE, ALTÉRATION DE L'ÉTAT DE CONSCIENCE, ÉLÉVATION DES CONCENTRATIONS DE CPK. ON A ASSOCIÉ CES SYMPTÔMES À UNE DIMINUTION RAPIDE DE LA DOSE OU À L'ARRÊT DU TRAITEMENT PAR D'AUTRES MÉDICAMENTS DOPAMINERGIQUES. LE TRAITEMENT DOIT ÊTRE ARRÊTÉ GRADUELLEMENT.

DIAGNOSTICS INFIRMIERS POSSIBLES

- Mobilité physique réduite (Indications).
- Risque d'accident (Indications).
- Connaissances insuffisantes sur le traitement médicamenteux (Enseignement au patient et à ses proches).

INTERVENTIONS INFIRMIÈRES

Il faut toujours administrer l'entacapone en même temps que la lévodopa/carbidopa ou la lévodopa/bensérazide. Le médicament n'exerce aucun effet antiparkinsonien par lui-même.

ENSEIGNEMENT AU PATIENT ET À SES PROCHES

- Conseiller au patient de respecter rigoureusement la posologie recommandée. S'il n'a pu prendre le médicament au moment habituel, il doit le prendre dès que possible, mais pas plus tard que 2 heures avant l'heure prévue pour la dose suivante. Avant d'arrêter le traitement par l'entacapone, on doit diminuer graduellement la dose pour éviter les réactions de sevrage.
- Prévenir le patient que l'entacapone peut provoquer des étourdissements et des hallucinations. Lui conseiller de ne pas conduire et d'éviter les activités qui exigent sa vigilance jusqu'à ce qu'on

ait la certitude que le médicament n'entraîne pas ces effets chez lui.

- Prévenir le patient que l'entacapone peut entraîner des nausées, particulièrement au début du traitement, et que son urine peut devenir brun-orangé.
- Conseiller au patient de changer lentement de position afin de réduire les risques d'hypotension orthostatique.
- Recommander à la patiente de prévenir un professionnel de la santé si elle croit être enceinte ou désire le devenir.
- Insister sur l'importance des examens de suivi réguliers.

VÉRIFICATION DE L'EFFICACITÉ THÉRAPEUTIQUE

L'efficacité du traitement peut être démontrée par : la diminution des signes et des symptômes de la maladie de Parkinson. ✳

ÉPINÉPHRINE

épinéphrine

Adrenalin, Épinéphrine, EpiPen, EpiPen Jr.

épinéphrine racémique

S-2, Vaponefrin

CLASSIFICATION :

Bronchodilatateur (agoniste bêta-adrénergique), vasopresseur, sympathomimétique

Grossesse – catégorie C

Pour l'usage ophtalmique, voir l'annexe N.

INDICATIONS

SC, IV, inhalation : Soulagement passager des crises aiguës d'asthme ou des bronchospasmes ▪ **Voies SC, IM, IV :** Soulagement des réactions d'hypersensibilité ▪ **Voies IV, intracardiaque :** Traitement de l'arrêt cardiaque ▪ **Traitement local, rachidien :** Médicament d'appoint pour circonscrire ou prolonger l'effet d'un anesthésique.

MÉCANISME D'ACTION

Accumulation de l'adénosine monophosphate cyclique (AMPc) au niveau des sites des récepteurs bêta-adrénergiques ▪ Effet qui s'exerce au niveau des sites des récepteurs bêta-adrénergiques cardiaques et pulmonaires ▪ Effets bronchodilatateurs ▪ Effets vasoconstricteurs dus à des propriétés alpha-adrénergiques agonistes ▪ Inhibition de la libération des médiateurs responsables des réactions immédiates d'hypersensibilité, situés dans les mastocytes. ***Effets thérapeutiques :*** Bronchodilatation ▪ Maintien du rythme cardiaque et de la pression artérielle ▪ Localisation et prolongation de l'effet de l'anesthésique local ou rachidien.

PHARMACOCINÉTIQUE

Absorption : Bonne absorption par suite de l'administration SC ; une certaine absorption peut se produire lors de l'inhalation répétée de doses élevées.

Distribution : L'agent ne traverse pas la barrière hémato-encéphalique, mais traverse le placenta et pénètre dans le lait maternel.

Métabolisme et excrétion : L'effet du médicament est rapidement aboli après métabolisme et captage par les terminaisons nerveuses.

Demi-vie : Inconnue.

CONTRE-INDICATIONS ET PRÉCAUTIONS/ MISES EN GARDE

Contre-indications : Hypersensibilité aux amines adrénergiques ou à un des ingrédients de la préparation ▪ Glaucome à angle fermé ▪ État de choc non anaphylactique ▪ Administration concomitante de cyclopropane ou d'halothane ▪ Cas où les vasopresseurs sont contre-indiqués (par exemple, en présence de thyrotoxicose, de diabète, d'hypertension ou d'autres troubles cardiovasculaires) ▪ Patients recevant des IMAO ▪ Pression artérielle > 130/80 mm Hg pendant le travail et l'accouchement ▪ Affections organiques du cerveau (EpiPen, EpiPen Jr.).

Précautions/mises en garde : Hyperthyroïdie ▪ Glaucome (sauf pour les préparations destinées à l'usage ophtalmique) ▪ Personnes âgées (sensibilité accrue aux réactions indésirables ; une diminution de la dose peut s'avérer nécessaire) ▪ Grossesse (près du terme), allaitement, enfants < 2 ans (l'innocuité de l'agent n'a pas été établie) ▪ Usage excessif pouvant mener à la tolérance et à un bronchospasme paradoxal (inhalateur) ▪ Antécédents d'hypersensibilité ou d'intolérance aux bisulfites ou aux fluorocarbures (contenus dans certains préparations pour inhalation).

RÉACTIONS INDÉSIRABLES ET EFFETS SECONDAIRES

SNC : nervosité, agitation, tremblements, céphalées, insomnie.

Resp. : bronchospasme paradoxal (usage abusif des inhalateurs).

CV : angine, arythmies, hypertension, tachycardie.

GI : nausées, vomissements.

End. : hyperglycémie.

INTERACTIONS

Médicament-médicament : L'utilisation concomitante d'autres **agents adrénergiques (sympathomimétiques)** intensifie les effets secondaires adrénergiques de l'épinéphrine ■ L'usage concomitant d'**IMAO** peut déclencher une crise hypertensive ■ Les **bêtabloquants** peuvent abolir l'effet thérapeutique de l'épinephrine.

VOIES D'ADMINISTRATION ET POSOLOGIE

SC, IM (adultes) : *Réactions d'hypersensibilité et asthme* – de 0,2 à 1 mg (une dose unique ne doit pas dépasser 1 mg) ; on peut répéter l'administration de cette dose toutes les 10 à 15 minutes en cas de choc anaphylactique ou toutes les 20 minutes à toutes les 4 heures en cas d'asthme.

SC (enfants) : *Réactions d'hypersensibilité et asthme* – 0,01 mg/kg ou 0,3 mg/m^2 (une dose unique ne doit pas dépasser 0,5 mg), toutes les 20 minutes à toutes les 4 heures selon la gravité de l'affection et la réponse du patient.

IV (adultes) : *Anaphylaxie grave* – de 0,1 à 0,25 mg toutes les 5 à 15 minutes. *Réanimation cardio-respiratoire* – de 0,1 à 1 mg, toutes les 5 minutes, au besoin.

IV (enfants) : *Anaphylaxie grave* – 0,1 mg (dose plus faible chez les jeunes enfants) ; on peut ensuite administrer 0,1 µg/kg/min en perfusion continue (la dose peut être majorée jusqu'à un maximum de 1,5 µg/kg/min). *Réanimation cardio-respiratoire* – 0,01 mg/kg ; on peut répéter l'administration de cette dose toutes les 5 minutes.

IV (nouveau-nés) : *Réanimation cardio-respiratoire* – de 0,01 à 0,03 mg/kg, on peut répéter l'administration de cette dose toutes les 5 minutes.

Inhalation (adultes et enfants ≥ 14 ans) : *Solution pour nébulisation* – par nébuliseur portatif : de 10 à 15 gouttes d'une solution à 2,25 % dans le nébuliseur, à raison de 2 ou de 3 inhalations, dose qu'on peut administrer de nouveau 5 minutes plus tard ; par la suite, cette dose peut être répétée toutes les 3 heures.

Voie intracardiaque (adultes) : de 0,1 à 1 mg.

Voie endotrachéale (adultes) : 1 mg.

Voie endotrachéale (enfants) : 0,01 mg/kg.

Voie endotrachéale (nouveau-nés) : de 0,01 à 0,03 mg/kg.

PRÉSENTATION

Solution pour inhalation : 2,25 %[VL] ■ **Solution pour injection** : 0,1 mg/mL (1:10 000)[VL], 1 mg/mL (1:1000)[VL] ■ **Auto-injecteur** : 0,15 mg[VL], 0,3 mg[VL].

PHARMACODYNAMIE (bronchodilatation)

	Début d'action	Pic	Durée
Inhalation	3 – 5 min	inconnu	1 – 3 h
SC	6 – 12 min	20 min	< 1 – 4 h
IM	6 – 12 min	inconnu	< 1 – 4 h
IV	rapide	20 min	20 – 30 min

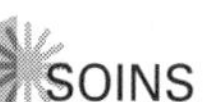

SOINS INFIRMIERS

ÉVALUATION DE LA SITUATION

Bronchodilatateur :

- Ausculter le murmure vésiculaire, déterminer le mode respiratoire, mesurer le pouls et la pression artérielle, avant l'administration du médicament et lorsque les concentrations atteignent un pic. Noter la quantité, la couleur et les caractéristiques des expectorations. Informer le médecin ou un autre professionnel de la santé de toute anomalie.
- Noter les résultats des tests de l'exploration fonctionnelle pulmonaire, avant le début du traitement et à intervalles réguliers pendant toute sa durée, pour déterminer l'efficacité du médicament.
- Suivre de près l'apparition d'un bronchospasme paradoxal (respiration sifflante). S'il survient, arrêter l'administration du médicament et prévenir immédiatement le médecin ou un autre professionnel de la santé.
- Observer les signes de tolérance à l'effet du médicament et de bronchospasme rebond. Les patients ayant besoin de plus de 3 traitements par inhalation en 24 heures devraient être gardés sous étroite surveillance. Si après 3 à 5 traitements par inhalation en l'espace de 6 à 12 heures, on n'observe qu'un soulagement minime sinon aucun, il est déconseillé de continuer le traitement par l'aérosol seul.
- Observer le patient à la recherche des réactions d'hypersensibilité suivantes : rash, urticaire, œdème du visage, des lèvres ou des paupières. Si une telle réaction se manifeste, interrompre le traitement et en informer immédiatement le médecin ou un autre professionnel de la santé.

Vasopresseur:

- Mesurer la pression artérielle et le pouls et suivre de près l'ÉCG et le rythme respiratoire à intervalles fréquents pendant toute la durée de l'administration IV. Il faut assurer une surveillance continue par ÉCG et noter les paramètres hémodynamiques et l'excrétion urinaire pendant toute la durée de l'administration IV.
- Suivre de près le patient pour déceler les douleurs thoraciques, les arythmies, un rythme cardiaque > 110 battements par minute ou l'hypertension. Demander au médecin de spécifier les valeurs du pouls, de la pression artérielle et de l'ÉCG qu'il préconise pour savoir quand adapter la dose ou arrêter le traitement, le cas échéant.

État de choc: Noter le volume sanguin. Avant d'administrer l'épinéphrine par voie IV, il faut corriger l'hypovolémie.

Tests de laboratoire:

- Le médicament administré par nébuliseur ou à des doses supérieures à celles recommandées peut entraîner une baisse passagère des concentrations de potassium.
- L'épinéphrine peut entraîner l'élévation de la glycémie et des concentrations sériques d'acide lactique.

Toxicité et surdosage:

- Les symptômes de surdosage incluent une agitation persistante, des douleurs ou une gêne thoraciques, une baisse de la pression artérielle, des étourdissements, l'hyperglycémie, l'hypokaliémie, des convulsions, des tachyarythmies, des tremblements persistants et des vomissements.
- Le traitement du surdosage inclut l'arrêt de l'administration du bronchodilatateur adrénergique ou de tout autre agoniste bêta-adrénergique et sympathomimétique et l'amorce d'un traitement de soutien visant le soulagement des symptômes. Les bêta-bloquants cardiosélectifs doivent être utilisés avec prudence, car ils peuvent induire des bronchospasmes.

DIAGNOSTICS INFIRMIERS POSSIBLES

- Dégagement inefficace des voies respiratoires (Indications).
- Irrigation tissulaire inefficace (Indications).
- Connaissances insuffisantes sur le traitement médicamenteux (Enseignement au patient et à ses proches).

INTERVENTIONS INFIRMIÈRES

- Il faut administrer le médicament dès les premières manifestations du bronchospasme.
- Un usage prolongé ou excessif peut mener à la tolérance des effets du médicament. Pour rétablir l'efficacité de l'agent, on devrait en interrompre l'administration pendant quelques jours et la reprendre par la suite.
- VÉRIFIER ATTENTIVEMENT LA DOSE, LA CONCENTRATION ET LA VOIE D'ADMINISTRATION AVANT DE COMMENCER LE TRAITEMENT. ON A SIGNALÉ DES DÉCÈS À CAUSE D'ERREURS À CET ÉGARD. UTILISER UNE SERINGUE À TUBERCULINE AVEC UNE AIGUILLE DE 1,25 cm, DE CALIBRE 26 POUR L'INJECTION PAR VOIE SC AFIN DE S'ASSURER QUE L'ON ADMINISTRE LA QUANTITÉ APPROPRIÉE DE MÉDICAMENT. LA SUSPENSION EST RÉSERVÉE À L'ADMINISTRATION PAR VOIE SC.
- Ne pas utiliser de solution de couleur rosâtre ou brunâtre ni celle qui contient un précipité.
- En cas de choc anaphylactique, on doit restaurer le volume sanguin en même temps qu'on administre l'épinéphrine. On peut administrer des antihistaminiques et des glucocorticoïdes en concomitance avec l'épinéphrine.

SC, IM: Le médicament peut provoquer l'irritation des tissus. Assurer la rotation des points d'injection afin de prévenir la nécrose tissulaire. Bien masser les points d'injection après l'administration afin de stimuler l'absorption du médicament et de diminuer la vasoconstriction locale. Éviter l'administration IM dans le muscle fessier. Bien agiter la suspension avant de l'administrer; injecter rapidement pour empêcher la décantation du produit.

IV: Diluer à raison de 1 mg (1 mL) d'une solution de 1:1000 dans au moins 10 mL de solution de NaCl 0,9 % pour injection pour obtenir une solution de 1:10 000. Jeter toute portion inutilisée dans les 24 heures qui suivent la préparation.

IV directe: Administrer à raison de 1 mg pendant au moins 1 minute; on peut accélérer le débit lors des tentatives de réanimation cardiaque.

Perfusion intermittente: En cas de choc anaphylactique grave, on peut administrer la dose de 0,1 à 0,25 mg toutes les 5 à 15 minutes.

Vitesse d'administration: Administrer en 5 à 10 minutes.

Perfusion continue: Pour le traitement d'entretien, on peut diluer de nouveau la solution dans 500 mL de solution de D5%E ou de D10%E, de NaCl 0,9 %, de D5% dans du soluté NaCl, dans une solution de Ringer ou de lactate de Ringer. Administrer la solution par une tubulure en Y à l'aide d'une pompe de perfusion afin de s'assurer que le patient reçoit la dose exacte.

Vitesse d'administration : Administrer à un débit de 1 à 4 μg/minute.

Associations compatibles dans la même seringue : doxapram ▪ héparine ▪ milrinone.

Compatibilité (tubulure en Y) : amrinone ▪ atracurium ▪ calcium, chlorure de ▪ calcium, gluconate de ▪ cisatracurium ▪ diltiazem ▪ dobutamine ▪ dopamine ▪ famotidine ▪ fentanyl ▪ furosémide ▪ héparine ▪ hydrocortisone sodique, succinate d' ▪ hydromorphone ▪ labétalol ▪ lorazépam ▪ midazolam ▪ milrinone ▪ morphine ▪ nitroglycérine ▪ norépinéphrine ▪ pancuronium ▪ phytonadione ▪ potassium, chlorure de ▪ propofol ▪ ranitidine ▪ rémifentanil ▪ vécuronium ▪ vitamines du complexe B avec C ▪ warfarine.

Incompatibilité (tubulure en Y) : ampicilline ▪ thiopental.

Compatibilité en addition au soluté : cimétidine ▪ ranitidine.

Incompatibilité en addition au soluté : aminophylline ▪ sodium, bicarbonate de.

Inhalation :

- Lorsqu'on administre la solution d'épinéphrine par inhalation, il faut déposer 10 gouttes de la solution de base à 2,25 % dans le réservoir du nébuliseur.
- Avant d'utiliser la solution d'épinéphrine racémique à 2,25 % par inhalation dans un nébuliseur/respirateur, il faut la diluer.
- Espacer les inhalations de solution d'épinéphrine par inhalation, d'épinéphrine en aérosol ou de bitartrate d'épinéphrine en aérosol de 1 à 2 minutes pour pouvoir déterminer si une seconde inhalation est vraiment nécessaire.

Voie endotrachéale : Si le patient a été intubé, on peut injecter l'épinéphrine directement dans l'arbre bronchique par le tube endotrachéal. Effectuer 5 insufflations rapides ; insuffler vigoureusement 10 mL renfermant 1 mg d'épinéphrine directement dans le tube, suivies de 5 autres insufflations rapides.

ENSEIGNEMENT AU PATIENT ET À SES PROCHES

- Conseiller au patient de respecter scrupuleusement la posologie recommandée. Lorsque les doses doivent être prises à une heure précise, s'il n'a pu prendre une dose à l'heure prévue, il devra la prendre le plus rapidement possible et espacer les doses restantes de façon à pouvoir les prendre à intervalles réguliers. Le prévenir qu'il ne doit jamais remplacer une dose manquée par une double dose. Expliquer au patient qu'il ne doit pas dépasser la dose recommandée, car il s'expose au risque d'effets nocifs, de bronchospasme paradoxal ou d'une baisse de l'efficacité du médicament.
- Conseiller au patient de prévenir immédiatement un professionnel de la santé si les essoufflements ne sont pas soulagés par le médicament ou s'ils s'accompagnent de diaphorèse, d'étourdissements, de palpitations ou de douleurs thoraciques.
- Recommander au patient de consulter un professionnel de la santé avant de prendre un médicament en vente libre et d'éviter de boire de l'alcool durant le traitement avec ce médicament. Mettre en garde le patient contre l'usage du tabac et d'autres agents irritants des voies respiratoires.

Inhalation :

- Montrer au patient comment administrer le médicament (par aérosol, par respirateur à pression positive continue, par aérosol doseur). L'utilisation correcte de l'aérosol doseur est indiquée à l'annexe G. Attendre de 1 à 5 minutes avant d'administrer la dose suivante. Laver l'embout buccal après chaque usage.
- Expliquer au patient qu'il ne faut pas diriger l'aérosol vers les yeux.
- Prévenir le patient qui prend d'autres médicaments par inhalation qu'il doit commencer par l'épinéphrine et attendre 5 minutes avant d'inhaler les autres médicaments, sauf si le médecin le lui a recommandé autrement.
- Recommander au patient de se rincer la bouche avec de l'eau après chaque inhalation pour réduire la sécheresse buccale.
- Conseiller au patient de maintenir un apport hydrique adéquat (2 000 – 3 000 mL/jour) pour favoriser la liquéfaction des sécrétions tenaces.
- Recommander au patient de consulter un professionnel de la santé si les symptômes respiratoires persistent ou s'aggravent après le traitement ou s'il manifeste des douleurs thoraciques, des céphalées, des étourdissements graves, des palpitations, de la nervosité ou de la faiblesse.
- Conseiller au patient de prévenir un professionnel de la santé si le contenu de l'aérosol est utilisé en moins de deux semaines.

Auto-injecteur : Montrer au patient comment utiliser l'auto-injecteur lors d'une réaction anaphylactique : retirer le bouchon de sécurité de couleur grise, placer l'embout noir sur la cuisse, perpendiculairement à celle-ci, pousser fortement dans la cuisse jusqu'à ce que l'auto-injecteur se mette en fonction, le maintenir en place pendant plusieurs secondes, le retirer et le mettre au rebut de manière appropriée. Masser le point d'injection pendant 10 secondes.

VÉRIFICATION DE L'EFFICACITÉ THÉRAPEUTIQUE

L'efficacité du traitement peut être démontrée par: la prévention ou le soulagement du bronchospasme ▪ une respiration moins laborieuse ▪ la baisse de la fréquence des crises aiguës d'asthme chez les patients atteints d'asthme chronique ▪ la prévention des crises d'asthme induites par l'effort ▪ la résolution des signes et des symptômes d'anaphylaxie ▪ l'augmentation de la fréquence et du débit cardiaques lorsque l'épinéphrine est administrée en réanimation cardiaque ▪ la hausse de la pression artérielle lorsque l'épinéphrine est utilisée comme vasopresseur ▪ la localisation de l'effet de l'anesthésique local ▪ le soulagement de la congestion sinusale et nasale.

ÉPIRUBICINE

Pharmorubicin

CLASSIFICATION:

Antinéoplasique (anthracycline)

Grossesse – catégorie D

INDICATIONS

Monothérapie ou traitement d'association avec d'autres antinéoplasiques pour produire la régression de divers types de tumeurs, tels le lymphome et le cancer des poumons, du sein, des ovaires et de l'estomac.

MÉCANISME D'ACTION

Inhibition de la synthèse de l'ADN et de l'ARN par formation d'un complexe avec l'ADN. ***Effets thérapeutiques:*** Destruction des cellules à prolifération rapide, particulièrement les cellules malignes.

PHARMACOCINÉTIQUE

Absorption: Par suite de l'administration IV, la biodisponibilité est totale.

Distribution: L'agent se répartit rapidement dans tout l'organisme; il se concentre dans les érythrocytes.

Métabolisme et excrétion: Le médicament est rapidement et fortement métabolisé par le foie et d'autres tissus.

Demi-vie: 35 heures.

CONTRE-INDICATIONS ET PRÉCAUTIONS/ MISES EN GARDE

Contre-indications: Hypersensibilité à l'épirubicine, à d'autres anthracyclines ou à des composés connexes ▪ Myélosuppresion grave ▪ Antécédents d'affections cardiaques graves ▪ Administration antérieure de doxorubicine, de daunorubicine, de mitoxantrone ou de mitomycine C jusqu'à l'atteinte de la doses cumulative maximale.

Précautions/mises en garde: Insuffisance rénale grave (créatinine sérique > 442 µmol/L) – l'administration de doses moins élevées devrait être envisagée ▪ Insuffisance hépatique (on recommande de réduire la dose lorsque les taux de bilirubine > 20,5 µmol/L ou si l'AST est de 2 à 4 fois > limites supérieures de la normale ▪ Femmes ≥ 70 ans (risque accru de toxicité) ▪ Patientes en âge de procréer ▪ Enfants (l'innocuité de l'agent n'a pas été établie; risque accru de cardiotoxicité aiguë et d'insuffisance cardiaque chronique) ▪ Grossesse ou allaitement ▪ Administration concomitante de cimétidine.

RÉACTIONS INDÉSIRABLES ET EFFETS SECONDAIRES

SNC: léthargie.

CV: CARDIOTOXICITÉ (reliée à la dose).

GI: nausées, vomissements, anorexie, diarrhée, mucosite.

Tég.: alopécie, bouffées vasomotrices, démangeaisons, photosensibilité, réaction secondaire à la radiothérapie, rash, hyperpigmentation de la peau et des ongles.

End.: suppression de la fonction des gonades.

Hémat.: LEUCOPÉNIE, anémie, thrombocytopénie.

Locaux: réactions au point d'injection, phlébite au point d'injection IV, nécrose tissulaire.

Métab.: bouffées de chaleur, hyperuricémie.

Divers: ANAPHYLAXIE, INFECTION.

INTERACTIONS

Médicament-médicament: La **cimétidine** entraîne une élévation des concentrations sanguines et du risque de toxicité grave; il faut éviter l'administration concomitante ▪ Toxicité hématologique et gastro-intestinale additives lors de l'administration concomitante d'autres **antinéoplasiques** ou d'une **radiothérapie** ▪ L'épirubicine peut diminuer la réponse des anticorps aux **vaccins à virus vivants** et augmenter le risque de réactions indésirables.

E

VOIES D'ADMINISTRATION ET POSOLOGIE

IV (adultes) :

- *Cancer du sein : Monothérapie* – de 75 à 90 mg/m² tous les 21 jours ou de 12,5 à 25 mg/m² toutes les semaines; *traitement d'association* – de 50 à 60 mg/m² toutes les 4 semaines.
- *Cancer bronchopulmonaire à petites cellules : Monothérapie* – de 90 à 120 mg/m² toutes les 3 semaines ; *traitement d'association* – de 50 à 90 mg/m².
- *Cancer bronchopulmonaire non à petites cellules : Monothérapie* – de 120 à 150 mg/m² toutes les 3 à 4 semaines ; *traitement d'association* – de 90 à 120 mg/m² toutes les 3 à 4 semaines.
- *Lymphome non hodgkinien : Monothérapie* – de 75 à 90 mg/m² tous les 21 jours ; *traitement d'association* – de 60 à 75 mg/m².
- *Maladie de Hodgkin : Traitement d'association* – 35 mg/m² toutes les 2 semaines, ou 70 mg/m² toutes les 3 à 4 semaines.
- *Cancer ovarien : Monothérapie* – de 50 à 90 mg/m² toutes les 3 ou 4 semaines ; *traitement d'association* – de 50 à 90 mg/m² toutes les 3 à 4 semaines.
- *Cancer de l'estomac : Monothérapie* – de 75 à 100 mg/m² ; *traitement d'association* – 80 mg/m².

Insuffisance hépatique : Il peut être nécessaire de réduire la dose.

PRÉSENTATION

Solution pour injection : fiole à dose unique de 10 mg/5 mL[Pr], fiole à dose unique de 50 mg/25 mL[Pr], fiole à dose unique de 200 mg/100 mL[Pr] ■ **Poudre lyophilisée stérile :** 10 mg/flacon[Pr], 50 mg/flacon[Pr].

PHARMACODYNAMIE (effet sur le nombre de globules blancs)

	DÉBUT D'ACTION	PIC	DURÉE
IV	inconnu	10 – 14 jours	21 jours

SOINS INFIRMIERS

ÉVALUATION DE LA SITUATION

- RESTER À L'AFFÛT DES SIGNES D'APLASIE MÉDULLAIRE. SUIVRE DE PRÈS LES SAIGNEMENTS : SAIGNEMENT DES GENCIVES, FORMATION D'ECCHYMOSES, PÉTÉCHIES, PRÉSENCE DE SANG OCCULTE DANS LES SELLES, L'URINE ET LES VOMISSEMENTS. ÉVITER LES INJECTIONS IM ET LA PRISE DE LA TEMPÉRATURE RECTALE. APPLIQUER UNE PRESSION SUR LES POINTS DE PONCTION VEINEUSE PENDANT 10 MINUTES. DÉCELER LES SIGNES D'INFECTION EN PRÉSENCE DE NEUTROPÉNIE. L'ANÉMIE PEUT SURVENIR. SUIVRE DE PRÈS LA FATIGUE ACCRUE, LA DYSPNÉE ET L'HYPOTENSION ORTHOSTATIQUE.
- Des nausées et des vomissements graves peuvent survenir. Administrer un antiémétique par voie parentérale de 30 à 45 minutes avant le traitement et à intervalles réguliers pendant les 24 heures qui suivent, selon les indications. Mesurer la quantité de vomissures et avertir le médecin ou un autre professionnel de la santé si cette quantité est supérieure à celle indiquée dans les directives visant à prévenir la déshydratation.
- IL FAUT EXAMINER AVANT LE DÉBUT DU TRAITEMENT L'ÉTAT DE LA FONCTION CARDIAQUE PAR ÉCG ET PAR ANGIOGRAPHIE ISOTOPIQUE À ENTRÉES MULTIPLES OU PAR ÉCHOCARDIOGRAPHIE. ÉVALUER À PLUSIEURS REPRISES AU COURS DU TRAITEMENT LA FRACTION D'ÉJECTION DU VENTRICULE GAUCHE. RESTER À L'AFFÛT DES SIGNES DE TOXICITÉ CARDIAQUE QUI PEUVENT SURVENIR TÔT (MODIFICATIONS DES ONDES ST-T, TACHYCARDIE SINUSALE ET EXTRASYSTOLES) OU TARDIVEMENT (PARFOIS PLUSIEURS MOIS ET MÊME DES ANNÉES APRÈS L'ARRÊT DU TRAITEMENT). LA TOXICITÉ CARDIAQUE À RETARDEMENT SE CARACTÉRISE PAR LA CARDIOMYOPATHIE, LA TACHYCARDIE, L'ŒDÈME PÉRIPHÉRIQUE, LA DYSPNÉE, LES RÂLES ET LES CRÉPITATIONS, LE GAIN PONDÉRAL, L'HÉPATOMÉGALIE, L'ASCITE ET L'ÉPANCHEMENT PLEURAL. LA TOXICITÉ DÉPEND HABITUELLEMENT DE LA DOSE CUMULATIVE ADMINISTRÉE.
- Observer fréquemment le point d'injection pour déceler la rougeur, l'irritation ou l'inflammation. Une sensation de brûlure ou de piqûre lors de la perfusion peut être signe d'infiltration. Dans ce cas, il faut arrêter la perfusion et la reprendre dans une autre veine. L'épirubicine est un agent vésicant, mais il peut s'infiltrer sans douleur même lorsqu'il y a reflux du sang lors de l'aspiration par l'aiguille de perfusion. L'extravasation de l'épirubicine peut entraîner de graves lésions tissulaires. En cas d'extravasation, arrêter immédiatement la perfusion, puis administrer le reste de la dose dans une autre veine.
- Examiner fréquemment la muqueuse buccale pour déceler les signes suivants de stomatite :

douleur, brûlure, érythème, aphtes, saignements, infection. Espacer les administrations et/ou réduire la dose si les lésions sont douloureuses ou si elles empêchent le patient de s'alimenter.

Tests de laboratoire :

- NOTER LA NUMÉRATION GLOBULAIRE ET LA FORMULE LEUCOCYTAIRE AVANT CHAQUE CURE ET À INTERVALLES RÉGULIERS PENDANT TOUTE LEUR DURÉE. L'ÉPIRUBICINE NE DOIT PAS ÊTRE ADMINISTRÉE LORSQUE LE TAUX INITIAL DES POLYNUCLÉAIRES NEUTROPHILES EST < 1 500/mm^3. LE NADIR DES GLOBULES BLANCS SE PRODUIT DANS LES 10 À 14 JOURS QUI SUIVENT L'ADMINISTRATION. LES VALEURS SE RÉTABLISSENT HABITUELLEMENT DANS LES 21 JOURS SUIVANT LE DÉBUT DU TRAITEMENT. UNE THROMBOCYTOPÉNIE ET UNE ANÉMIE GRAVES PEUVENT AUSSI SURVENIR.
- Suivre de près la fonction rénale (urée et créatinine) et la fonction hépatique (AST, ALT, LDH et bilirubine sérique) avant le traitement et à intervalles réguliers pendant toute sa durée. Il faut réduire la dose lorsque la bilirubine est > 20,5 µmol/L, l'AST est de 2 à 4 fois la limite supérieure de la normale ou la créatinine sérique est > 442 µmol/L.

DIAGNOSTICS INFIRMIERS POSSIBLES

- Risque d'infection (Réactions indésirables).
- Débit cardiaque diminué (Réactions indésirables).
- Connaissances insuffisantes sur le traitement médicamenteux (Enseignement au patient et à ses proches).

INTERVENTIONS INFIRMIÈRES

- L'épirubicine doit être administrée sous la supervision d'un médecin ayant de l'expérience dans l'utilisation des antinéoplasiques.
- Les solutions doivent être préparées sous une hotte à flux laminaire. Il faut porter des gants, une blouse et un masque pendant qu'on manipule ce médicament. Jeter le matériel dans les contenants réservés à cette fin (voir l'annexe H).
- Avant d'amorcer le traitement par l'épirubicine, administrer en prophylaxie un traitement anti-infectieux à base de triméthoprim/sulfaméthoxazole ou d'une fluoroquinolone et un traitement antiémétique.
- Ne pas administrer par voies SC ou IM.

Perfusion intermittente : Administrer la solution non diluée. Utiliser l'épirubicine dans les 24 heures suivant la perforation du bouchon en caoutchouc. Jeter toute solution inutilisée.

Vitesse d'administration : Administrer chaque dose en 3 à 5 minutes dans une tubulure en Y par laquelle s'écoule une solution de NaCl 0,9 % ou de D5%E. Ne pas administrer par bolus direct. Des rougeurs du visage et un érythème le long de la veine surviennent fréquemment si l'administration est trop rapide. Il y a risque de sclérose veineuse si l'épirubicine est administrée dans une petite veine ou à plusieurs reprises dans la même veine. Ne pas administrer dans les veines des articulations ou des extrémités des membres lorsque le retour veineux ou le drainage lymphatique est compromis.

Incompatibilité dans la même seringue : Ne pas mélanger à d'autres médicaments ou à des solutions alcalines ▪ fluorouracile ▪ héparine.

ENSEIGNEMENT AU PATIENT ET À SES PROCHES

- Recommander au patient de signaler rapidement à un professionnel de la santé les symptômes suivants : fièvre, maux de gorge, signes d'infection, saignement des gencives, ecchymoses, pétéchies, présence de sang dans les selles, les urines ou les vomissures, fatigue accrue, dyspnée ou hypotension orthostatique. Conseiller au patient d'éviter les foules et les personnes contagieuses. Lui recommander d'utiliser une brosse à dents à poils doux et un rasoir électrique et de prendre garde aux chutes. Le prévenir qu'il ne faut pas consommer des boissons alcoolisées ni prendre des AINS ou des médicaments à base d'AAS, étant donné que ces agents peuvent déclencher une hémorragie gastro-intestinale.
- Recommander au patient de signaler immédiatement toute douleur au point d'injection.
- Recommander au patient d'examiner sa muqueuse buccale à la recherche d'érythème et d'aphtes. En présence d'aphtes, lui conseiller de remplacer la brosse à dents par une brosse-éponge, de se rincer la bouche avec de l'eau après avoir bu ou mangé et de consulter un professionnel de la santé si la douleur l'empêche de s'alimenter. En cas de douleur, un opiacé pourrait s'avérer utile. Lui expliquer que sa muqueuse buccale guérira habituellement dans les trois semaines suivant le début du traitement.
- Prévenir la patiente que ce médicament peut avoir des effets tératogènes. Lui conseiller de prendre des mesures de contraception pendant

toute la durée du traitement et pendant au moins 4 mois après l'avoir arrêté. L'informer avant le début du traitement que l'épirubicine peut provoquer une suppression irréversible de la fonction des gonades.

- Conseiller au patient de ne pas prendre de cimétidine, en vente libre ou sur ordonnance, pendant le traitement et de consulter un professionnel de la santé avant de prendre tout autre médicament en vente libre.
- Recommander au patient de signaler immédiatement à un professionnel de la santé les vomissements, la déshydratation, la fièvre, les signes d'infection, les symptômes d'insuffisance cardiaque ou les douleurs au point d'injection. Il faut informer le patient du risque de lésions cardiaques irréversibles et de leucémie induite par le traitement.
- Expliquer au patient qu'il risque de perdre ses cheveux. Explorer avec lui les stratégies lui permettant de s'adapter à ce changement. Les cheveux recommencent à pousser 2 ou 3 mois après l'arrêt du traitement.
- Expliquer au patient qu'il ne doit pas se faire vacciner sans recommandation expresse d'un professionnel de la santé.
- Prévenir le patient que ce médicament peut rendre l'urine rouge pendant une journée ou deux.
- Recommander au patient de prévenir un professionnel de la santé en cas d'irritation cutanée dans une région ayant été antérieurement traitée par radiothérapie. Le médicament peut entraîner une hyperpigmentation de la peau et des ongles. Conseiller au patient d'utiliser un écran solaire et de porter des vêtements protecteurs pour prévenir les réactions de photosensibilité.
- Insister sur l'importance des examens diagnostiques, effectués à intervalles réguliers, afin qu'on puisse suivre de près les effets secondaires du médicament.

VÉRIFICATION DE L'EFFICACITÉ THÉRAPEUTIQUE

L'efficacité du traitement peut être démontrée par: la diminution de la taille des tumeurs et la réduction du risque de propagation des métastases chez les patients présentant une atteinte des ganglions axillaires par suite de la résection d'une tumeur due à un cancer primaire du sein.

ÉPOÉTINE ALFA

Eprex

CLASSIFICATION:

Traitement de l'anémie, hormone régulatrice d'érythropoïèse

Grossesse – catégorie C

INDICATIONS

Traitement de l'anémie associée à l'insuffisance rénale chronique ■ Traitement de l'anémie secondaire à l'administration de zidovudine (AZT) chez les patients infectés par le VIH ■ Traitement de l'anémie induite par la chimiothérapie chez les patients présentant des tumeurs non myéloïdes ou une anémie induite par la tumeur elle-même ■ Réduction du besoin de transfusion après une intervention chirurgicale.

MÉCANISME D'ACTION

Stimulation de l'érythropoïèse (production d'érythrocytes). ***Effets thérapeutiques:*** Maintien du nombre d'érythrocytes et même augmentation de ce nombre, réduisant ainsi le besoin de transfusion.

PHARMACOCINÉTIQUE

Absorption: Bonne absorption par suite de l'administration SC.

Distribution: Inconnue.

Métabolisme et excrétion: Inconnus.

Demi-vie: De 4 à 13 heures.

CONTRE-INDICATIONS ET PRÉCAUTIONS/ MISES EN GARDE

Contre-indications: Hypersensibilité à l'albumine, aux produits dérivés de cellules de mammifères ou à l'un des ingrédients de la préparation ■ Hypertension non stabilisée ■ Prématurés et nouveau-nés (préparation contenant de l'alcool benzylique) ■ Patients souffrant d'une maladie coronarienne, artérielle périphérique, carotidienne ou vasculaire cérébrale graves, y compris un infarctus du myocarde ou un accident vasculaire cérébral récents qui doivent subir une intervention chirurgicale non urgente et qui ne participent pas à un programme d'autotransfusion.

Précautions/mises en garde: Antécédents de convulsions ■ Antécédents de porphyrie ■ Grossesse ou allaitement ■ Taux d'érythropoïétine > 200 mU/mL.

RÉACTIONS INDÉSIRABLES ET EFFETS SECONDAIRES

SNC : CONVULSIONS, céphalées.

CV : <u>hypertension</u>, épisodes de thrombose (patients en hémodialyse).

Tég. : rash passager.

End. : rétablissement de la fécondité, retour des règles.

INTERACTIONS

Médicament-médicament : L'administration d'époétine peut augmenter les besoins en **héparine** pour prévenir la coagulation du sang au cours de l'hémodialyse.

VOIES D'ADMINISTRATION ET POSOLOGIE

Anémie due à l'insuffisance rénale chronique

SC, IV (adultes) : Initialement, de 50 à 100 unités/kg, 3 fois par semaine ; on peut ensuite adapter la dose selon l'hématocrite.

Anémie consécutive au traitement à la zidovudine

IV, SC (adultes) : 100 unités/kg, 3 fois par semaine, pendant 8 semaines ; si la réponse est insuffisante, on peut augmenter la dose, à raison de 50 à 100 unités/kg, 3 fois par semaine, toutes les 4 à 8 semaines, jusqu'à concurrence de 300 unités/kg, 3 fois par semaine.

Anémie induite par la chimiothérapie

SC (adultes) : 150 unités/kg, 3 fois par semaine ; après 4 semaines, on peut augmenter la dose jusqu'à concurrence de 300 unités/kg, 3 fois par semaine.

Intervention chirurgicale

SC, IV (adultes) : *Pour réduire l'exposition au sang allogénique* – 300 unités/kg/jour, par voie SC, pendant les 10 jours qui précèdent l'intervention chirurgicale, le jour de l'intervention et pendant les 4 jours qui suivent, *ou* 600 unités/kg, par voie SC, 1 fois par semaine, soit les 21e, 14e et 7e jours avant l'intervention chirurgicale ainsi que le jour où elle a lieu. *En association avec l'autotransfusion* – 600 unités/kg, par voie IV, 2 fois par semaine pendant les 3 semaines qui précèdent l'intervention.

PRÉSENTATION

Solution pour injection : 4 000 unités/mL^{Pr}, 20 000 unités/mL^{Pr}, 40 000 unités/mL^{Pr}, 1 000 unités/0,5 mL^{Pr}, 2 000 unités/0,5 mL^{Pr}, 3 000 unités/0,3 mL^{Pr}, 4 000 unités/0,4 mL^{Pr}, 10 000 unités/1,0 mL^{Pr}.

PHARMACODYNAMIE (augmentation du nombre d'érythrocytes)

	DÉBUT D'ACTION†	PIC	DURÉE
IV, SC	7 – 10 jours	en 2 mois	2 semaines‡

† Augmentation du nombre de réticulocytes.
‡ Après l'arrêt du traitement.

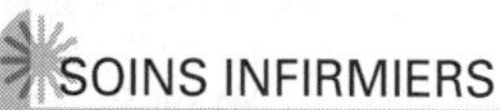

SOINS INFIRMIERS

E

ÉVALUATION DE LA SITUATION

- Mesurer la pression artérielle avant l'administration initiale et tout au long du traitement. Prévenir le médecin ou un professionnel de la santé en cas d'hypertension grave ou si la pression artérielle commence à s'élever. Un traitement antihypertenseur supplémentaire peut s'avérer nécessaire pendant le traitement initial.
- Suivre la réponse du patient au traitement pour déceler les symptômes suivants d'anémie : fatigue, dyspnée, pâleur.
- Déterminer l'état du shunt artérioveineux (frémissements et bruits) et celui du rein artificiel au cours de l'hémodialyse. La dose d'héparine devrait éventuellement être augmentée afin de prévenir la coagulation du sang. Les patients souffrant d'une maladie vasculaire sous-jacente devraient être suivis de près afin de déceler les signes d'insuffisance circulatoire.

Tests de laboratoire :

- L'époétine peut entraîner une augmentation du nombre de globules blancs et de plaquettes. Le médicament peut aussi écourter le temps de saignement.
- Noter les concentrations sériques de ferritine, de transferrine et de fer afin de déterminer la nécessité d'amorcer un traitement concomitant au fer. Le taux de saturation de la transferrine devrait être d'au moins 20 % et la concentration de ferritine devrait être d'au moins 100 ng/mL.

Anémie due à l'insuffisance rénale chronique

- Noter l'hématocrite avant l'administration, 2 fois par semaine au cours du traitement initial, pendant 2 à 6 semaines après l'adaptation de la dose et à intervalles réguliers après qu'on a atteint la valeur cible (de 30 à 36 %) et qu'on a déterminé la dose d'entretien. Il faudrait également noter d'autres paramètres hématopoïétiques (numération globulaire, formule leucocytaire et numération plaquettaire) avant le début du traitement et à intervalles réguliers pendant toute sa durée. Si l'hématocrite augmente de plus de 4 points de pourcentage en l'espace de 2 semaines, le risque de réaction hypertensive et de convulsions peut être accru. Il faudrait diminuer la dose et mesurer l'hématocrite deux fois par semaine, pendant 2 à 6 semaines. Une adaptation posologique peut s'avérer nécessaire. Si l'hématocrite s'élève et approche les 36 %, on doit diminuer la dose pour le maintenir dans les valeurs cibles. Si l'hématocrite continue de s'élever et dépasse 36 %, on devrait interrompre l'administration jusqu'à ce qu'il diminue ; on peut ensuite recommencer à administrer l'époétine à une dose plus faible. Si l'hématocrite ne s'élève pas de 5 à 6 points de pourcentage après 8 semaines et si les réserves en fer sont adéquates, on peut augmenter graduellement la dose à intervalles de 4 à 6 semaines jusqu'à l'obtention de la réponse souhaitée.

- Suivre de près les résultats de l'exploration fonctionnelle rénale et la concentration des électrolytes car, en raison d'un sentiment de mieux-être, le patient pourrait ne pas observer les autres traitements de l'insuffisance rénale, d'où risque d'élévations des concentrations d'urée, de créatinine, d'acide urique, de phosphore et de potassium.

Anémie consécutive au traitement par la zidovudine : Avant d'amorcer le traitement, établir la concentration sérique d'érythropoïétine juste avant la transfusion. Les patients traités par la zidovudine, qui présentent des concentrations sériques endogènes d'érythropoïétine supérieures à 500 mU/mL, pourraient ne pas répondre au traitement. Mesurer l'hématocrite toutes les semaines pendant l'adaptation posologique. Si le traitement ne réduit pas les besoins en transfusion ou n'augmente pas de façon efficace l'hématocrite après 8 semaines, on peut augmenter la dose par paliers de 50 à 100 unités/kg, 3 fois par semaine. Évaluer la réponse et adapter la dose par paliers de 50 à 100 unités/kg, toutes les 4 à 8 semaines par la suite. Si on n'obtient pas de réponse satisfaisante avec une dose de 300 unités/kg, 3 fois par semaine, il est peu probable qu'une dose plus élevée entraîne une réponse. Lorsque la réponse souhaitée est atteinte, la dose d'entretien est adaptée selon les variations de la dose de zidovudine et les infections intercurrentes. Si l'hématocrite dépasse 40 %, interrompre la médication jusqu'à ce qu'il chute jusqu'à 36 %, puis la reprendre en diminuant la dose de 25 %.

Anémie induite par la chimiothérapie : Évaluer l'hématocrite toutes les semaines jusqu'à ce qu'il se stabilise. Les patients présentant des concentrations sériques initiales plus faibles d'érythropoïétine peuvent répondre plus rapidement au traitement ; l'époétine n'est pas recommandée si les concentrations d'érythropoïétine sont supérieures à 200 mU/mL. Si la réponse n'est pas adéquate après 8 semaines, on peut augmenter la dose jusqu'à 300 unités/kg, 3 fois par semaine. Si on n'obtient pas de réponse satisfaisante à cette dose, il est peu probable qu'une dose plus élevée entraîne une réponse. Si l'hématocrite dépasse 40 %, interrompre la médication jusqu'à ce qu'il chute jusqu'à 36 %, puis la reprendre en diminuant la dose de 25 %. Si la réponse à la dose initiale est > 4 points de pourcentage pendant une période de deux semaines, réduire la dose.

Intervention chirurgicale : S'assurer avant le traitement que l'hématocrite est >100 g/L et ≤ 130 g/L.

DIAGNOSTICS INFIRMIERS POSSIBLES

- Intolérance à l'activité (Indications).
- Connaissances insuffisantes sur le traitement médicamenteux (Enseignement au patient et à ses proches).
- Non-observance du traitement médicamenteux (Enseignement au patient et à ses proches).

INTERVENTIONS INFIRMIÈRES

- En cas d'anémie symptomatique grave, les transfusions continuent d'être nécessaires. Il faut administrer en concomitance un supplément de fer pendant toute la durée du traitement.
- PRENDRE LES PRÉCAUTIONS NÉCESSAIRES POUR PRÉVENIR LES CONVULSIONS CHEZ LE PATIENT DONT L'HÉMATOCRITE AUGMENTE DE PLUS DE 4 POINTS DE POURCENTAGE EN MOINS DE 2 SEMAINES OU DONT L'ÉTAT NEUROLOGIQUE SE MODIFIE. LE RISQUE DE CONVULSIONS EST PLUS ÉLEVÉ AU COURS DES 90 PREMIERS JOURS DE TRAITEMENT.
- Ne pas agiter la fiole pour ne pas inactiver le médicament. Jeter immédiatement la fiole à usage unique après en avoir prélevé la dose. Conserver au réfrigérateur les fioles multidose ; le médicament est stable pendant 30 jours après qu'on a retiré la première dose.

SC :

- On utilise souvent cette voie d'administration chez les patients non dialysés.
- Immédiatement avant l'administration, on peut mélanger l'époétine avec une solution de NaCl 0,9 % contenant de l'alcool benzylique à 0,9 % dans un rapport de 1:1, afin de prévenir la gêne au point d'injection.

IV directe: Administrer la solution non diluée.
Vitesse d'administration: On peut administrer le médicament par injection directe en 1 à 5 min, ou par bolus IV injecté dans la tubulure ou dans la veine à la fin d'une séance de dialyse.

ENSEIGNEMENT AU PATIENT ET À SES PROCHES

- Expliquer au patient l'utilité d'un traitement concomitant au fer (la production d'une quantité accrue d'érythrocytes ne peut se faire sans un apport de fer).
- Expliquer à la patiente qui est en âge de procréer que les règles et la fécondité peuvent se rétablir. Lui recommander de consulter un professionnel de la santé pour choisir une méthode de contraception appropriée.
- EXPLIQUER AU PATIENT EXPOSÉ AU RISQUE DE CONVULSIONS COMMENT PRÉVENIR LES BLESSURES. LUI CONSEILLER DE NE PAS CONDUIRE ET D'ÉVITER LES ACTIVITÉS QUI EXIGENT SA VIGILANCE.

Anémie due à l'insuffisance rénale chronique: Insister sur le fait qu'il est important d'observer les restrictions diététiques et de respecter scrupuleusement le traitement médicamenteux recommandé et les rendez-vous fixés pour la dialyse. Expliquer au patient que les aliments riches en fer et pauvres en potassium comprennent: le foie, la viande de porc, de veau et de bœuf, les feuilles de moutarde et de navet, les pois, les œufs, le brocoli, le chou frisé, les mûres, les fraises, le jus de pomme, la pastèque, les flocons d'avoine et le pain enrichi. L'époétine donne une sensation de mieux-être, mais ne guérit pas la maladie rénale sous-jacente.
Traitement à domicile: Expliquer au patient sous dialyse à domicile, jugé apte à s'administrer l'époétine efficacement et sans danger, la posologie, la technique d'administration et la méthode de mise au rebut du matériel. Lui remettre les *renseignements destinés au patient sous dialyse à domicile* en même temps que le médicament.

VÉRIFICATION DE L'EFFICACITÉ THÉRAPEUTIQUE

L'efficacité du traitement peut être démontrée par: l'augmentation de l'hématocrite jusqu'à 30 à 36 % et l'amélioration ultérieure des symptômes d'anémie chez les patients souffrant d'insuffisance rénale chronique ▪ l'augmentation de l'hématocrite en cas d'anémie consécutive au traitement à la zidovudine ▪ l'augmentation de l'hématocrite en cas d'anémie induite par la chimiothérapie ▪ la réduction du besoin de recourir à des transfusions après une intervention chirurgicale. ✳

ÉPROSARTAN,

voir Antagonistes des récepteurs de l'angiotensine II

EPTIFIBATIDE

Integrilin

CLASSIFICATION:
Antiplaquettaire (inhibiteur des récepteurs des glycoprotéines IIb/IIIa)
Grossesse – catégorie B

INDICATIONS

Traitement des patients souffrant d'un syndrome coronarien aigu (angine instable – IM sans ondes Q) incluant ceux dont l'état sera maîtrisé par la pharmacothérapie et ceux qui subiront une angioplastie transluminale percutanée des artères coronaires ▪ Traitement habituellement administré en concomitance avec l'aspirine et l'héparine.

MÉCANISME D'ACTION

Diminution de l'agrégation plaquettaire par l'inhibition réversible de la liaison du fibrinogène aux sites de liaison des glycoprotéines IIb/IIIa situés à la surface des plaquettes. ***Effets thérapeutiques:*** Inhibition de l'agrégation plaquettaire entraînant un moindre risque de nouvel IM, de décès ou d'ischémie rebelle au traitement et, par conséquent, la diminution du nombre d'interventions cardiaques d'urgence.

PHARMACOCINÉTIQUE

Absorption: Par suite de l'administration par voie intraveineuse, la biodisponibilité est totale.
Distribution: Inconnue.
Métabolisme et excrétion: Une fraction de 50 % est éliminée par les reins.
Demi-vie: 2,5 heures.

CONTRE-INDICATIONS ET PRÉCAUTIONS/ MISES EN GARDE

Contre-indications: Hypersensibilité ▪ Antécédents de diathèse hémorragique ou signes de saignement

E

anormal au cours des 30 jours précédents ▪ Hypertension grave non maîtrisée (pression systolique > 200 mm Hg ou diastolique > 110 mm Hg) ▪ Intervention chirurgicale majeure dans les 6 semaines précédentes ▪ Antécédents d'AVC dans les 30 jours précédents ou antécédents d'AVC hémorragiques quels qu'ils soient ▪ Administration prévue ou concomitante d'un autre inhibiteur des récepteurs des glycoprotéines IIb/IIIa ▪ Nombre de plaquettes < 100 000/mm^3 ▪ Insuffisance rénale grave (créatinine sérique ≥ 177 µmol/L) ou patient sous dialyse rénale ▪ Maladie hépatique cliniquement importante.

E

Précautions/mises en garde : Personnes âgées (risque accru de saignements) ▪ Insuffisance rénale (réduire la dose initiale et la vitesse de perfusion si la créatinine sérique ≥ 177 µmol/L mais < 353,6 µmol/L) ▪ Grossesse, allaitement, enfants (l'innocuité de l'agent n'a pas été établie ; ne l'utiliser chez la femme enceinte qu'en cas d'absolue nécessité).

RÉACTIONS INDÉSIRABLES ET EFFETS SECONDAIRES

Chez les patients ayant reçu l'héparine, l'aspirine et l'eptifibatide en concomitance.

CV : hypotension.

Hémat. : SAIGNEMENTS (incluant les saignements gastro-intestinaux et intracrâniens, l'hématurie et les hématomes).

INTERACTIONS

Médicament-médicament : Risque accru de saignements lors de l'administration concomitante d'autres médicaments qui affectent l'hémostase (**héparine** et **composés de type héparinique**, **warfarine**, **AINS**, **agents thrombolytiques**, **abciximab**, **dipyridamole**, **ticlodipine**, **clopidogrel**, certaines **céphalosporines**, **plicamycine**, **valproates**).

VOIES D'ADMINISTRATION ET POSOLOGIE

Syndrome coronarien aigu (angine instable ou IM sans onde Q)

- **IV (adultes ≤ 121 kg) :** 180 µg/kg sous forme de bolus, suivi de 2 µg/kg/min jusqu'à la sortie de l'hôpital ou jusqu'au moment du pontage aortocoronarien (pendant 72 heures au maximum). Chez les patients subissant une angioplastie coronarienne transluminale percutanée, la perfusion d'eptifibatide doit être poursuivie et maintenue pendant une période de 20 à 24 heures après l'intervention, la durée de traitement pouvant aller jusqu'à 96 heures.
- **IV (adultes > 121 kg) :** Au maximum 22,6 mg sous forme de bolus, suivi de 15 mg/h, ce qui représente la vitesse de perfusion maximale.

PRÉSENTATION

Solution pour injection : fioles de 10 mL à 20 mg/10 mL[Pr], fioles de 100 mL à 75 mg/100 mL[Pr].

PHARMACODYNAMIE (effets sur la fonction plaquettaire)

	DÉBUT D'ACTION	PIC	DURÉE
IV	immédiat	après le bolus	brève†

† L'inhibition est réversible après l'arrêt de la perfusion.

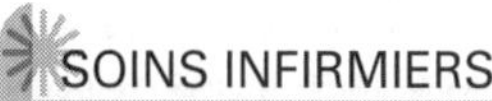

SOINS INFIRMIERS

ÉVALUATION DE LA SITUATION

RESTER À L'AFFÛT DES SAIGNEMENTS. ILS SE PRODUISENT LE PLUS SOUVENT AU NIVEAU DES POINTS DONNANT ACCÈS AUX ARTÈRES EN VUE DU CATHÉTÉRISME CARDIAQUE OU AU NIVEAU DES TRACTUS GASTRO-INTESTINAL OU URINAIRE. IL FAUT LIMITER DANS LA MESURE DU POSSIBLE LES PONCTIONS ARTÉRIELLES ET VEINEUSES, LES INJECTIONS IM, L'INTRODUCTION DE CATHÉTERS URINAIRES, L'INTUBATION NASOTRACHÉALE ET NASOGASTRIQUE. ÉVITER LES POINTS D'INJECTION IV QUI NE PEUVENT ÊTRE COMPRIMÉS. SI LES SAIGNEMENTS NE PEUVENT ÊTRE ARRÊTÉS PAR PRESSION, IL FAUT CESSER IMMÉDIATEMENT L'ADMINISTRATION DE L'EPTIFIBATIDE ET DE L'HÉPARINE.

Tests de laboratoire :

- Avant d'amorcer le traitement par l'eptifibatide, relever l'hémoglobine ou l'hématocrite, le nombre de plaquettes, la concentration sérique de créatinine, le temps de prothrombine et le temps de céphaline activé. Mesurer aussi le temps de coagulation activé chez les patients devant subir une intervention coronarienne percutanée.
- Maintenir le temps de céphaline activé entre 50 et 70 secondes sauf si le patient doit subir une intervention coronarienne percutanée. Maintenir le temps de coagulation activé entre 300 et 350 secondes pendant cette intervention.
- Ne pas retirer la gaine artérielle sauf si le temps de céphaline activé est inférieur à 45 secondes.
- Si le nombre de plaquettes descend sous la barre des 100 000 et si ce nombre est confirmé,

il faut cesser l'administration de l'eptifibatide et de l'héparine, surveiller l'état du patient et démarrer le traitement de rigueur.

DIAGNOSTICS INFIRMIERS POSSIBLES

- Irrigation tissulaire inefficace (Indications).
- Connaissances insuffisantes sur le traitement médicamenteux (Enseignement au patient et à ses proches).

INTERVENTIONS INFIRMIÈRES

- La plupart des patients reçoivent de l'héparine et de l'aspirine en concomitance avec l'eptifibatide.
- Après l'intervention coronarienne percutanée, on peut retirer la gaine de l'artère fémorale durant le traitement par l'eptifibatide seulement lorsqu'on a cessé l'administration de l'héparine et que ses effets sont presque entièrement renversés.
- Ne pas administrer les solutions qui ont changé de couleur ou qui renferment des particules. Jeter toute portion inutilisée.

IV directe: Prélever dans une seringue la dose destinée au bolus d'une fiole de 10 mL. Administrer la solution non diluée.

Vitesse d'administration: Administrer par intraveineuse directe en 1 ou 2 minutes.

Perfusion intermittente: Administrer la solution non diluée, prélevée directement de la fiole de 100 mL, à l'aide d'une pompe à perfusion. Percer le centre du bouchon en caoutchouc de la fiole de 100 mL à l'aide d'un dispositif d'injection intraveineuse à évent.

Vitesse d'administration: La vitesse d'administration est établie d'après le poids du patient. Voir la section « Voies d'administration et posologie ».

Compatibilité (tubulure en Y): altéplase ▪ atropine ▪ D5%/NaCl 0,9 % ▪ dobutamine ▪ héparine ▪ lidocaïne ▪ mépéridine ▪ métoprolol ▪ midazolam ▪ morphine ▪ NaCl 0,9 % ▪ nitroglycérine ▪ potassium, chlorure de (jusqu'à 60 mEq/L) ▪ vérapamil.

Incompatibilité (tubulure en Y): furosémide.

ENSEIGNEMENT AU PATIENT ET À SES PROCHES

- Expliquer au patient le but du traitement par l'eptifibatide.
- RECOMMANDER AU PATIENT DE PRÉVENIR IMMÉDIATEMENT UN PROFESSIONNEL DE LA SANTÉ EN CAS DE SAIGNEMENTS.

VÉRIFICATION DE L'EFFICACITÉ THÉRAPEUTIQUE

L'efficacité du traitement peut être démontrée par: l'inhibition de l'agrégation plaquettaire, résultant en une réduction du risque d'un nouvel IM, de décès ou d'ischémie rebelle au traitement et, par conséquent, du nombre d'interventions cardiaques d'urgence. ✳

E

ERGOCALCIFÉROL,

voir Vitamine D (composés de)

ERGONOVINE

Ergométrine, Ergonovine (maléate)

CLASSIFICATION:

Agent utilisé pendant la grossesse et l'allaitement, ocytocique

Grossesse – catégorie inconnue

INDICATIONS

Prévention ou traitement de l'hémorragie qui survient après l'accouchement ou après un avortement dû à l'atonie utérine. **Usages non approuvés**: Diagnostic des spasmes coronariens chez les patients souffrant d'angor de Prinzmetal sans occlusion coronarienne importante.

MÉCANISME D'ACTION

Stimulation directe des muscles lisses utérins et vasculaires. ***Effets thérapeutiques:*** Contractions utérines.

PHARMACOCINÉTIQUE

Absorption: Bonne absorption par suite de l'administration par voie orale ou IM.

Distribution: Inconnue.

Métabolisme et excrétion: Inconnus. Le médicament est probablement métabolisé par le foie.

Demi-vie: Inconnue.

CONTRE-INDICATIONS ET PRÉCAUTIONS/MISES EN GARDE

Contre-indications: Réaction allergique ou idiosyncrasie préalables aux préparations d'ergot ▪ Déclenchement ou intensification du travail de l'accouchement ▪ Toxémie ▪ Hypertension ▪ Patientes exposées au risque d'un avortement spontané.

Précautions/mises en garde: Éclampsie (prédisposition accrue aux effets hypertenseurs et arythmogènes) ■ Maladie hépatique ou rénale grave ■ Septicémie ■ Troisième stade du travail ■ Usage prolongé (à éviter).

RÉACTIONS INDÉSIRABLES ET EFFETS SECONDAIRES

SNC: étourdissements, céphalées.
ORLO: acouphènes.
Resp.: dyspnée.
CV: arythmies, douleurs thoraciques, hypertension, palpitations.
GI: nausées, vomissements.
Tég.: transpiration.
Divers: réactions allergiques.

INTERACTIONS

Médicament-médicament: Risque de vasoconstriction excessive lors de l'administration concomitante d'autres **vasopresseurs**, comme la **dopamine** ou la **nicotine**.

VOIES D'ADMINISTRATION ET POSOLOGIE

Effet ocytocique

- **IM, IV (adultes)**: 200 µg (0,2 mg), toutes les 2 à 4 heures, jusqu'à concurrence de 5 doses.

Agent d'induction de spasmes coronariens

- **IV (adultes)**: 50 µg (0,05 mg), toutes les 5 minutes, jusqu'à l'apparition d'une douleur thoracique ou jusqu'à l'administration d'une dose totale de 400 µg (0,4 mg) (usage non approuvé).

PRÉSENTATION

Solution pour injection: 0,25 mg/mL[Pr].

PHARMACODYNAMIE (contractions utérines)

	DÉBUT D'ACTION	PIC	DURÉE
IM	2 – 5 min	inconnu	3 h ou plus
IV	immédiat	inconnu	45 min

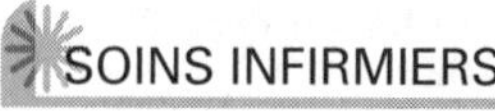

SOINS INFIRMIERS

ÉVALUATION DE LA SITUATION

- Mesurer la pression artérielle, le pouls et la fréquence respiratoire toutes les 15 à 30 minutes jusqu'à ce que la patiente soit installée dans l'unité des soins post-partum et, par la suite, toutes les heures ou deux. Signaler au médecin les symptômes suivants: hypertension, douleurs thoraciques, arythmies, céphalées ou modification de l'état neurologique.
- Évaluer la quantité et le type de pertes vaginales. Signaler immédiatement au médecin les symptômes suivants d'hémorragies: saignements accrus, hypotension, pâleur, tachycardie.
- Palper le fond de l'utérus; en noter la position et la fermeté. Prévenir le médecin ou un professionnel de la santé si l'utérus ne se contracte pas en réponse à l'ergonovine. Suivre de près l'apparition de crampes graves; dans ce cas la dose peut être réduite.
- Suivre de près les signes suivants d'ergotisme: sensation de froid, engourdissement des doigts et des orteils, nausées, vomissements, diarrhée, céphalées, douleurs musculaires, faiblesse.
- Si la patiente ne répond pas au traitement par l'ergonovine, vérifier les concentrations sériques de calcium. La correction de l'hypocalcémie peut favoriser la réponse à ce médicament.

Tests de laboratoire: L'ergonovine peut entraîner une diminution des concentrations sériques de prolactine, inhibant ainsi la production de lait maternel.

Toxicité et surdosage: La toxicité se manifeste d'abord par l'ergotisme et peut entraîner des convulsions et la gangrène. Il faut traiter les convulsions par un anticonvulsivant. Un vasodilatateur et de l'héparine peuvent être nécessaires pour améliorer la circulation au niveau des extrémités.

DIAGNOSTICS INFIRMIERS POSSIBLES

- Irrigation tissulaire inefficace (Indications).
- Risque d'accident (Effets secondaires).
- Connaissances insuffisantes sur le traitement médicamenteux (Enseignement au patient et à ses proches).

INTERVENTIONS INFIRMIÈRES

Ne pas administrer la solution qui a changé de couleur ou qui contient un précipité.

IM: Il est conseillé de privilégier la voie IM. Des contractions utérines fermes sont déclenchées en l'espace de quelques minutes. Pour obtenir le plein effet thérapeutique du médicament, on peut répéter l'administration toutes les 2 à 4 heures.

IV directe: La voie IV est réservée aux cas graves d'hémorragie utérine. Diluer l'agent dans 5 mL de solution de NaCl 0,9 %.

Vitesse d'administration : Administrer la solution en au moins 1 minute par injection IV lente dans une tubulure en Y par laquelle s'écoule une solution de D5%E ou de NaCl 0,9 %.

ENSEIGNEMENT AU PATIENT ET À SES PROCHES

- Expliquer à la patiente les symptômes de toxicité. L'inciter à signaler immédiatement l'apparition de ces symptômes.
- Prévenir la patiente que les crampes utérines prouvent que le traitement est efficace.
- Expliquer à la patiente qu'elle doit compter le nombre de serviettes hygiéniques qu'elle utilise pour déterminer la gravité des saignements. Lui conseiller de signaler immédiatement à un professionnel de la santé l'aggravation des saignements ou le passage de caillots.
- Conseiller à la patiente de signaler toute difficulté concernant allaitement.
- Conseiller à la patiente de ne pas fumer pendant le traitement à l'ergonovine, car la nicotine est également un vasoconstricteur.

VÉRIFICATION DE L'EFFICACITÉ THÉRAPEUTIQUE

L'efficacité du traitement peut être démontrée par : des contractions et des crampes utérines permettant de prévenir ou d'arrêter l'hémorragie utérine après l'accouchement ou l'avortement ■ la vasoconstriction des artères coronaires lorsque le médicament est utilisé comme agent diagnostique. ✳

ERGOTAMINE

Ergomar

DIHYDROERGOTAMINE

Dihydroergotamine mesylate injection USP, DHE, Migranal

CLASSIFICATION :

Agent utilisé dans le traitement des céphalées vasculaires (dérivé de l'ergot), antimigraineux

Grossesse – catégorie X

INDICATIONS

Traitement des crises migraineuses aiguës et des céphalées vasculaires apparentées, incluant les céphalées vasculaires de Horton.

MÉCANISME D'ACTION

Aux doses thérapeutiques, vasoconstriction des vaisseaux dilatés par la stimulation des récepteurs alpha-adrénergiques et sérotoninergiques (5-HT) ■ Aux doses plus élevées, possibilité de blocage des récepteurs alpha-adrénergiques et de vasodilatation. ***Effets thérapeutiques :*** Constriction des ramifications dilatées de la carotide avec résolution des céphalées vasculaires.

PHARMACOCINÉTIQUE

Absorption : L'absorption depuis le tractus gastro-intestinal est imprévisible (60 %). L'absorption du médicament par suite de l'administration par voie orale peut être accentuée par la caféine. L'absorption par suite de l'administration sublinguale est très faible. La dihydroergotamine est rapidement absorbée par suite de l'administration par voie IM ou SC. Une fraction de 32 % de la dihydroergotamine est absorbée par la muqueuse nasale.

Distribution : L'ergotamine traverse la barrière hémato-encéphalique et pénètre dans le lait maternel.

Liaison aux protéines : *Dihydroergotamine* – 90 % ; *ergotamine* – de 93 à 98 %.

Métabolisme et excrétion : Une fraction très élevée des deux médicaments (90 %) est métabolisée par le foie. Certains métabolites sont actifs.

Demi-vie : *Ergotamine* – 2 phases : première phase, 2,7 heures ; seconde phase, 21 heures. *Dihydroergotamine* – 2 phases : première phase, de 2,3 minutes à 1,45 heure ; seconde phase, de 10 à 32 heures.

CONTRE-INDICATIONS ET PRÉCAUTIONS/ MISES EN GARDE

Contre-indications : Infections graves/septicémie ■ État de choc ■ Chirurgie vasculaire ■ Maladie vasculaire périphérique ■ Maladie cardiovasculaire ■ Hypertension non maîtrisée ■ Maladie rénale ou hépatique grave ■ Malnutrition ■ Grossesse ■ Allaitement ■ Ulcère gastro-duodénal ■ Hypersensibilité ■ Prurit grave ■ Utilisation dans les 24 heures précédant ou suivant la prise d'un agoniste 5-HT_1, d'un médicament contenant de l'ergotamine ou d'un dérivé de l'ergot ■ Administration concomitante d'un vasoconstricteur périphérique ou central ■ Migraine hémiplégique, basilaire ou ophtalmoplégique.

Précautions/mises en garde : Maladie associée à une atteinte vasculaire périphérique, telle que le diabète ■ Enfants < 6 ans (l'innocuité de ces agents n'a pas été établie) ■ Intolérance connue à l'alcool (injection de dihydroergotamine seulement).

E

RÉACTIONS INDÉSIRABLES ET EFFETS SECONDAIRES

SNC : étourdissements.

ORLO : rhinite (voie intranasale).

CV : INFARCTUS DU MYOCARDE, angine de poitrine, spasmes artériels, claudication intermittente, bradycardie sinusale, tachycardie sinusale.

GI : douleurs abdominales, nausées, vomissements, altération du goût (voie intranasale), diarrhée, polydipsie.

Loc. : rigidité des membres, douleurs musculaires, raideur du cou, raideur des épaules.

SN : faiblesse dans les jambes, sensation d'engourdissement ou de picotement au niveau des doigts et des orteils.

Divers : fatigue.

INTERACTIONS

Médicament-médicament : L'usage concomitant de **bêta-bloquants**, de **contraceptifs oraux**, de **vasoconstricteurs**, de **macrolides** ou de **nicotine** (tabagisme abusif) peut accroître le risque de vasoconstriction périphérique ■ Lors de l'administration concomitante d'un traitement prophylactique au **méthysergide** (autre alcaloïde de l'ergot), la dose d'ergotamine devrait être réduite de 50 % ■ La dihydroergotamine inhibe les effets antiangineux des **dérivés nitrés** ■ L'administration concomitante de **vasoconstricteurs** peut entraîner des effets additifs (éviter cette association) ■ Le **sumatriptan**, administré en même temps, peut prolonger la vasoconstriction (prévoir un intervalle de 24 heures entre la prise des deux médicaments).

VOIES D'ADMINISTRATION ET POSOLOGIE

Ergotamine

- **SL (adultes)** : Initialement, 2 mg, puis 2 mg toutes les 30 minutes jusqu'à ce que la crise disparaisse ou jusqu'à concurrence d'une dose totale de 6 mg en 24 heures. Ne pas dépasser 10 mg en une semaine.

Dihydroergotamine

- **IM, SC (adultes)** : 1 mg (1 mL) ; on peut répéter l'administration 30 à 60 minutes plus tard jusqu'à concurrence de 3 mg (ne pas dépasser 3 mg/jour ou par crise ou 6 mg/semaine).
- **IV (adultes)** : 1 mg (1 mL) ; on peut répéter l'administration une heure plus tard (ne pas dépasser 2 mg par crise migraineuse). *Céphalées vasculaires de Horton* – 0,5 mg (0,5 mL).
- **Voie intranasale (adultes)** : 1 vaporisation (0,5 mg) dans chaque narine, à répéter après 15 minutes s'il n'y a pas d'amélioration (dose totale de 2 mg). On ne doit pas recourir à plus de 4 vaporisations lors d'une même crise ; de 6 à 8 heures au moins doivent s'écouler avant le traitement d'une autre crise migraineuse par la DHE en vaporisateur nasal ou par tout autre agent renfermant de la DHE ou de l'ergotamine. Ne pas dépasser 8 vaporisations en 24 heures ou 24 vaporisations par semaine.

PRÉSENTATION

- **Ergotamine**
  Comprimés sublinguaux : 2 mg[Pr] ■ **En association avec** : caféine[Pr], barbituriques[Pr] et alcaloïde de la belladone[Pr].
- **Dihydroergotamine**
  Solution pour injection : 1 mg/mL[Pr] ■ **Vaporisateur nasal** : flacon de 1 mL renfermant 4 mg/mL[Pr] (avec pulvérisateur nasal).

PHARMACODYNAMIE (soulagement des céphalées)

	DÉBUT D'ACTION	PIC	DURÉE
PO	1 – 2 h (variable)	1 – 5 h	inconnue
Voie intranasale	en 30 min	inconnu	inconnue
SL	inconnu	inconnu	inconnue
IM, SC	15 – 30 min	15 min – 2 h	8 h
IV	< 5 min	15 min – 2 h	8 h

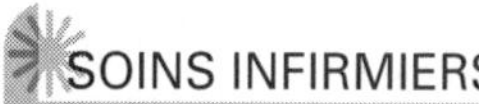

SOINS INFIRMIERS

ÉVALUATION DE LA SITUATION

- Déterminer la fréquence, l'emplacement, la durée et les caractéristiques (douleurs, nausées, vomissements, troubles visuels) des céphalées chroniques. Au cours d'une crise aiguë, noter le type, l'emplacement et l'intensité de la douleur, avant l'administration du médicament et 60 minutes plus tard.
- Mesurer la pression artérielle et le pouls périphérique à intervalles réguliers tout au long du traitement. Prévenir un professionnel de la santé si une hypertension notable se manifeste.
- Observer le patient à la recherche des signes suivants d'ergotisme : sensation de froid, engourdissement des orteils et des doigts, nausées, vomissements, céphalées, douleurs musculaires, faiblesse.

- Suivre de près les nausées et les vomissements. L'ergotamine stimule la zone gâchette chémoréceptrice. Chez les adultes, on peut administrer 10 mg de métoclopramide par voie IV de 3 à 5 minutes avant l'administration de la dihydroergotamine par voie IV. Chez les enfants, on peut administrer par voie orale le métoclopramide ou une phénothiazine antiémétique en prophylaxie, une heure avant l'administration de dihydroergotamine par voie IV. L'administration par voie orale peut réduire le risque d'effets secondaires extrapyramidaux ou autres, associés à la voie IV.

Toxicité et surdosage : La toxicité se manifeste par la gangrène et les symptômes suivants d'ergotisme grave : douleurs thoraciques, douleurs abdominales, paresthésie persistante des membres. Le médecin peut prescrire des vasodilatateurs, du dextran ou de l'héparine pour améliorer l'état de la circulation.

DIAGNOSTICS INFIRMIERS POSSIBLES

- Douleur aiguë (Indications).
- Risque d'accident (Effets secondaires).
- Connaissances insuffisantes sur le traitement médicamenteux (Enseignement au patient et à ses proches).

INTERVENTIONS INFIRMIÈRES

Administrer le médicament aussitôt que le patient signale des symptômes prodromiques ou une céphalée.

SL : Il faut laisser le comprimé se dissoudre sous la langue. Ne pas permettre au patient de manger, de boire ou de fumer avant que le comprimé ne soit totalement dissous.

IV directe : On peut administrer la dihydroergotamine sans la diluer au préalable.

Vitesse d'administration : Administrer en une minute.

ENSEIGNEMENT AU PATIENT ET À SES PROCHES

- Conseiller au patient de prendre l'ergotamine aux premiers signes d'une céphalée imminente et de ne pas dépasser la dose maximale prescrite par le médecin.
- Inciter le patient à se reposer dans une pièce sombre et tranquille après avoir pris l'ergotamine.
- Expliquer au patient les symptômes de toxicité. Lui conseiller de signaler ces symptômes le plus rapidement possible à un professionnel de la santé.
- Conseiller au patient de ne pas fumer et d'éviter de s'exposer au froid, car la vasoconstriction induite par le médicament peut altérer davantage la circulation périphérique.
- Prévenir le patient que l'ergotamine peut parfois provoquer des étourdissements. Lui conseiller de ne pas conduire et d'éviter les activités qui exigent sa vigilance jusqu'à ce qu'on ait la certitude que le médicament n'entraîne pas cet effet chez lui.
- Recommander au patient d'éviter de boire de l'alcool, car l'alcool peut déclencher des céphalées vasculaires.
- Conseiller à la patiente d'informer un professionnel de la santé si elle pense être enceinte ou si elle souhaite le devenir. L'usage de l'ergotamine pendant la grossesse est déconseillé.

IM, SC : Conseiller au patient de s'injecter la préparation aux premiers signes de céphalée et de répéter les injections toutes les heures jusqu'à concurrence de trois doses. Lui expliquer qu'une fois qu'on a établi la dose minimale efficace, il devrait adapter les doses en conséquence lors des crises suivantes.

Voie intranasale :

- Montrer au patient comment utiliser le vaporisateur nasal : amorcer le vaporisateur 4 fois avant d'administrer la dose. Administrer une vaporisation dans chaque narine, suivie, 15 minutes plus tard, d'une nouvelle vaporisation dans chaque narine, soit 4 doses au total. Il ne faut pas pencher la tête ni renifler après la vaporisation. Le prévenir qu'il ne doit pas dépasser la dose prescrite. Une fois le vaporisateur ouvert, on doit le jeter dans les 8 heures qui suivent. Ne pas réfrigérer. Le dispositif peut être employé pour administrer les 4 doses prévues ; il doit ensuite être jeté.
- Expliquer au patient qu'il ne doit pas prendre ces médicaments en l'absence de symptômes ou lorsque la céphalée ne correspond pas à une migraine typique.
- Recommander au patient de prévenir un professionnel de la santé si l'un des symptômes suivants se manifeste : sensation d'engourdissement ou de picotements au niveau des doigts ou des orteils ; douleurs ou oppression thoracique ; douleurs ou crampes musculaires dans les bras et les jambes ; faiblesse dans les jambes ; accélération ou ralentissement passager de la fréquence cardiaque ; œdème ou démangeaisons.

VÉRIFICATION DE L'EFFICACITÉ THÉRAPEUTIQUE

L'efficacité du traitement peut être démontrée par : le soulagement de la douleur provoquée par les céphalées vasculaires.

E

ÉRYTHROMYCINES

érythromycine base
Apo-Erythro E-C, Erybid, Eryc, Erythromid, Novo-Rythro Encap, PCE

érythromycine, estolate d'
Novo-Rythro estolate

érythromycine, éthylsuccinate d'
Apo-Erythro-ES, EES, Erythro-ES, Novo-Rythro éthylsuccinate

érythromycine, gluceptate d'
Ce médicament n'est pas commercialisé au Canada

érythromycine, lactobionate d'
Erythrocin

érythromycine, stéarate d'
Apo-Erythro-S, Erythrocin, Erythrocine Liquide, Érythromycine, Erytro-500, Novo-Rythro stéarate, Nu-Erythromycin-S

érythromycine (usage ophtalmique)†
AK-Mycin, Diomycin, Ilotycin, PMS-Érythromycine

érythromycine (usage topique)
Sans-Acne, Staticin

CLASSIFICATION :
Anti-infectieux (macrolides)
Grossesse – catégorie B

† Pour l'usage ophtalmique, voir l'annexe N.

INDICATIONS

Traitement des infections suivantes provoquées par les micro-organismes sensibles

IV, PO : infections des voies respiratoires supérieures et inférieures ■ otite moyenne aiguë ■ infections de la peau et des tissus mous ■ coqueluche ■ diphtérie ■ érythrasma ■ chancre mou ■ conjonctivite ■ listériose ■ actinomycose ■ lymphogranulome vénérien ■ entérite due à *Campylobacter* ■ maladie de Lyme ■ urétrite non gonococcique ■ syphilis ■ maladie du légionnaire ■ rhumatisme articulaire aigu ■ Usage indiqué dans les cas suivants lorsque la pénicilline est l'agent le plus approprié, mais ne peut être administrée en raison de réactions d'hypersensibilité antérieures : ■ infections à streptocoques ■ syphilis ou gonorrhée ■ **Usage topique :** Traitement de l'acné ■ **Usage ophtalmique :** infections superficielles de la conjonctive ou de la cornée ■ prévention de l'ophtalmie du nouveau-né due à *N. gonorrhϾ* ou *C. trachomatis.*

MÉCANISME D'ACTION

Inhibition de la synthèse des protéines au niveau de la sous-unité 50S du ribosome bactérien. ***Effets thérapeutiques :*** Action bactériostatique contre les bactéries sensibles. **Spectre d'action :** Action contre de nombreux coques Gram positif incluant : les streptocoques ■ les staphylocoques ■ Action contre les bacilles à Gram positif incluant : *Clostridium* ■ *Corynebacterium* ■ Action contre plusieurs micro-organismes pathogènes à Gram négatif, notamment : *Neisseria* ■ *Legionella pneumophila* ■ *Mycoplasma* et *Chlamydia* (habituellement sensibles à l'érythromycine).

PHARMACOCINÉTIQUE

Absorption : Par suite de l'administration par voie orale, l'érythromycine est bien absorbée depuis le duodénum. Par suite de l'administration des préparations topiques et ophtalmiques, l'absorption peut être minime.
Distribution : L'agent se répartit dans tout l'organisme. Il pénètre en quantité infime dans le liquide céphalorachidien. Il traverse le placenta et pénètre dans le lait maternel.
Liaison aux protéines : De 70 à 80 % ; 96 % dans le cas de l'estolate.
Métabolisme et excrétion : Une certaine fraction du médicament est métabolisée par le foie ; l'érythromycine est principalement excrétée à l'état inchangé dans la bile. De petites quantités sont excrétées à l'état inchangé dans l'urine.
Demi-vie : De 1,4 à 2 heures.

CONTRE-INDICATIONS ET PRÉCAUTIONS/ MISES EN GARDE

Contre-indications : Hypersensibilité ■ Insuffisance hépatique (sel d'estolate) ■ Usage concomitant de cisapride, d'astémizole, de terfénadine, de clozapine, d'alcaloïdes de l'ergot ■ Grossesse (sel d'estolate).
Précautions/mises en garde : Maladie hépatique ■ Grossesse (pour traiter les infections à *Chlamydia* ou la syphilis, administrer les produits qui ne ren-

ferment pas de sels d'estolate) ■ Intolérance connue à l'alcool (la plupart des agents topiques) ■ Sensibilité à la tartrazine (certains produits renferment de la tartrazine – colorant jaune FDC n° 5) ■ Nouveau-nés (les produits renfermant de l'alcool benzylique sont contre-indiqués) ■ Usage concomitant de primozide ou de sparfloxacine.

RÉACTIONS INDÉSIRABLES ET EFFETS SECONDAIRES

ORLO : ototoxicité.
GI : nausées, vomissements, douleurs abdominales, crampes, diarrhée, hépatite induite par les médicaments.
Tég. : rash.
Locaux : phlébite au point d'injection IV.
Divers : réactions allergiques, surinfection.

INTERACTIONS

Médicament-médicament : L'ADMINISTRATION CONCOMITANTE DE PIMOZIDE OU DE CISAPRIDE ACCROÎT LE RISQUE D'ARYTHMIES (L'USAGE SIMULTANÉ DE **CISAPRIDE**, DE **PIMOZIDE** OU DE **SPARFLOXACINE** EST CONTRE-INDIQUÉ) ■ L'administration concomitante de **rifabutine** ou de **rifampine** peut réduire les effets de l'érythromycine et accroître le risque de réactions gastro-intestinales ■ L'érythromycine augmente les concentrations d'**alfentanil**, de **buspirone**, de **clozapine**, de **bromocriptine**, de **théophylline**, de **carbamazépine**, de **cyclosporine**, de **disopyramide**, d'**alcaloïdes de l'ergot**, de **félodipine**, de **warfarine**, de **méthylprednisolone**, de **sildénafil**, de **tacrolimus**, de **triazolam** ou de **vinblastine** et en accroît la toxicité associée à ces médicaments ■ L'usage concomitant d'**inhibiteurs de la HMG-CoA réductase** accroît le risque de myopathie grave et de rhabdomyolyse ■ Risque d'élévation des concentrations sériques de **digoxine** chez un faible pourcentage de patients ■ La **théophylline** peut réduire les concentrations sériques d'érythromycine ■ La **clindamycine** ou la **lincomycine** peut inhiber les effets bénéfiques de l'érythromycine ■ L'application concomitante d'**agents irritants**, **abrasifs** ou **exfoliants** peut aggraver l'irritation.

VOIES D'ADMINISTRATION ET POSOLOGIE

250 mg d'érythromycine base ou d'estolate ou de stéarate d'érythromycine équivalent à 400 mg d'éthylsuccinate d'érythromycine.

L'érythromycine par voie orale est commercialisée sous forme de base, d'estolate, d'éthylsuccinate, ou de stéarate et par voie parentérale, sous forme de gluceptate ou de lactobionate. L'érythromycine base est également utilisée dans des préparations pour usage topique ou ophtalmique. Les posologies qui suivent sont indiquées en termes d'érythromycine base.

PO (adultes), sauf mention contraire :

- Acné – 250 mg, toutes les 6 heures, *ou* 333 mg, toutes les 8 heures, *ou* 500 mg toutes les 12 heures. Après 4 semaines, on peut entreprendre un traitement d'entretien de 333 à 500 mg, 1 fois par jour.
- Angine streptococcique – de 5 à 7,5 mg/kg, toutes les 6 heures ou 10 à 15 mg/kg, toutes les 12 heures, pendant au moins 10 jours.
- Antibactérien – 250 mg, toutes les 6 heures, *ou* 333 mg, toutes les 8 heures, *ou* 500 mg, toutes les 12 heures ; **(enfants) :** de 7,5 à 25 mg/kg, toutes les 6 heures, *ou* de 15 à 25 mg/kg, toutes les 12 heures.
- Chancre mou – 500 mg, toutes les 6 heures, pendant 7 jours.
- Conjonctivite due à *Chlamydia* – 12,5 mg/kg, toutes les 6 heures, pendant au moins 10 à 14 jours.
- Coqueluche – de 10 à 12,5 mg/kg, toutes les 6 heures, pendant 10 jours.
- Diphtérie – de 10 à 12,5 mg/kg, toutes les 6 heures, pendant 14 jours.
- Entérite due à *Campylobacter* – 250 mg, toutes les 6 heures, pendant 5 jours ; **(enfants) :** 10 mg/kg, toutes les 6 heures, pendant 5 jours.
- Gastroparésie diabétique – 250 mg, 3 fois par jour, 30 minutes avant les repas.
- Lymphogranulome vénérien – 500 mg, toutes les 6 heures, pendant 21 jours.
- Maladie de Lyme – 250 mg, toutes les 6 heures, pendant 10 à 21 jours ; **(enfants) :** 7,5 mg/kg, toutes les 6 heures, pendant 10 à 21 jours.
- Maladie du légionnaire – 500 mg à 1 g, toutes les 6 heures.
- Pararickettsioses endocervicales ou cervicales – 333 mg, toutes les 8 heures ou 500 mg, toutes les 6 heures, pendant 7 jours ; 250 mg, toutes les 6 heures, pendant 14 jours ; **(enfants < 45 kg) :** 10 mg/kg, toutes les 6 heures, pendant 10 à 14 jours.
- Pneumonie à *Chlamydia* – 12,5 mg/kg, toutes les 6 heures, pendant 14 jours.
- Prophylaxie contre les streptocoques – 250 mg, toutes les 12 heures.
- Salpingite aiguë due à *N. gonorrhϾ* – 250 mg, toutes les 6 heures, pendant 7 jours.

E

- Uréthrite non gonococcique, *U. urealyticum* – 500 mg, toutes les 6 heures, pendant 7 jours, ou 250 mg, toutes les 6 heures, pendant 14 jours.

IV (adultes): De 250 à 500 mg, toutes les 6 heures. On peut utiliser jusqu'à 4 g/jour pour traiter les infections graves.

IV (enfants): De 15 à 20 mg/kg, en 4 doses fractionnées.

Usage topique (adultes et enfants > 12 ans): 2 fois par jour.

Usage ophtalmique: *Infections oculaires externes* – 1 ou plusieurs fois par jour selon la gravité de l'infection. *Prévention de la conjonctivite du nouveau-né* – appliquer environ 0,5 à 1 cm d'onguent dans chaque sac conjonctival.

PRÉSENTATION (version générique disponible)

- **Érythromycine base**
  Comprimés: 250 mg[Pr], 500 mg[Pr] ■ **Comprimés à enrobage entérique**: 250 mg[Pr], 333 mg[Pr] ■ **Capsules entériques**: 250 mg[Pr], 333 mg[Pr].
- **Estolate d'érythromycine**
  Capsules: 250 mg[Pr] ■ **Suspension orale**: 125 mg/5 mL[Pr], 250 mg/5 mL[Pr].
- **Éthylsuccinate d'érythromycine**
  Comprimés: 600 mg[Pr] ■ **Suspension orale**: 200 mg/5 mL[Pr], 400 mg/5 mL[Pr] ■ **En association avec**: sulfisoxazole (Pediazole)[Pr].
- **Gluceptate d'érythromycine**
  Poudre pour injection: 500 mg[Pr], 1 g[Pr].
- **Lactobionate d'érythromycine**
  Poudre pour injection: 500 mg[Pr], 1 g[Pr].
- **Stéarate d'érythromycine**
  Comprimés pelliculés: 250 mg[Pr], 500 mg[Pr] ■ **Suspension orale**: 125 mg/5 mL[Pr], 250 mg/5 mL[Pr].
- **Préparations topiques**
  Lotion topique: 1,5 %[Pr], 2 %[Pr].
- **Préparations ophtalmiques**
  Onguent ophtalmique: 0,5 %[Pr].

PHARMACODYNAMIE (concentrations sanguines)

	Début d'action	Pic	Durée
PO	1 h	de 1 à 4 h	6 à 12 h
IV	rapide	fin de la perfusion	6 à 12 h

SOINS INFIRMIERS

ÉVALUATION DE LA SITUATION

- Observer le patient, au début du traitement et pendant toute sa durée, à la recherche des signes suivants d'infection: altération des signes vitaux; aspect de la plaie, des crachats, de l'urine et des selles; accroissement du nombre de globules blancs.
- Prélever des échantillons pour les cultures et les antibiogrammes avant le début du traitement. La première dose peut être administrée avant même que les résultats soient connus.

Tests de laboratoire:

- On devrait effectuer à intervalles réguliers des tests de l'exploration fonctionnelle hépatique chez les patients recevant des doses élevées dans le cadre d'un traitement prolongé.
- L'érythromycine peut entraîner l'élévation des concentrations sériques de bilirubine, d'AST, d'ALT et de phosphatase alcaline.
- Le médicament peut entraîner des concentrations urinaires de catécholamines faussement élevées.

DIAGNOSTICS INFIRMIERS POSSIBLES

- Risque d'infection (Indications, Effets secondaires).
- Connaissances insuffisantes sur le traitement médicamenteux (Enseignement au patient et à ses proches).
- Non-observance du traitement médicamenteux (Enseignement au patient et à ses proches).

INTERVENTIONS INFIRMIÈRES

PO:

- Administrer le médicament à intervalles réguliers, 24 heures sur 24. *Les comprimés pelliculés d'érythromycine (base et stéarate)* sont mieux absorbés s'ils sont pris à jeun, au moins 1 heure avant ou 2 heures après les repas. En cas d'irritation gastrique, on peut administrer le médicament avec des aliments. *Les comprimés d'érythromycine à enrobage entérique (base et estolate)* peuvent être pris sans égard aux repas. *L'éthylsuccinate d'érythromycine* est mieux absorbé s'il est pris avec des aliments. Il faut prendre chaque dose avec un grand verre d'eau.
- Utiliser un contenant gradué pour mesurer les préparations liquides. Bien agiter la solution avant de l'administrer.
- Les comprimés à croquer doivent être mâchés ou écrasés et ne doivent pas être avalés tels quels.
- Il ne faut pas ouvrir, écraser ou mâcher les capsules ou les comprimés à action retard; demander au patient de les avaler tels quels. On peut ouvrir *les capsules d'érythromycine base à libération retard* et en saupoudrer le contenu

sur de la compote de pomme, de la gelée ou de la crème glacée, immédiatement avant que le patient ne les consomme. Il faut s'assurer que le patient a pris tout le contenu de la capsule.

IV: Ajouter 10 mL d'eau stérile pour injection sans agent de conservation aux fioles de 250 ou de 500 mg, et 20 mL, aux fioles de 1 g. La solution reconstituée reste stable pendant 7 jours si elle est réfrigérée. Consulter les directives de chaque fabricant avant de reconstituer la préparation.

Perfusion intermittente: Diluer de nouveau dans 100 à 250 mL de solution de NaCl 0,9 % ou de solution de D5%E.

Vitesse d'administration: Administrer lentement pendant 20 à 60 minutes pour prévenir la phlébite. Suivre de près toute douleur le long de la veine; si elle se manifeste, ralentir la vitesse d'administration et appliquer de la glace. Prévenir le médecin ou un autre professionnel de la santé si la douleur ne peut être soulagée.

Perfusion continue: L'érythromycine peut également être administrée en perfusion dans les 4 heures qui suivent la dilution, à raison de 1 g par litre de solution de NaCl 0,9 %, de D5%E ou de lactate de Ringer.

- **Gluceptate d'érythromycine**

  Association incompatible dans la même seringue: héparine.

  Compatibilité en addition au soluté: calcium, gluconate de ▪ héparine ▪ hydrocortisone sodique, succinate d' ▪ potassium, chlorure de ▪ sodium, bicarbonate de.

  Incompatibilité en addition au soluté: pentobarbital ▪ sécobarbital.

- **Lactobionate d'érythromycine**

  Association incompatible dans la même seringue: héparine.

  Compatibilité (tubulure en Y): acyclovir ▪ amiodarone ▪ cyclophosphamide ▪ diltiazem ▪ énalaprilate ▪ esmolol ▪ famotidine ▪ foscarnet ▪ héparine ▪ hydromorphone ▪ idarubicine ▪ labétalol ▪ lorazépam ▪ magnésium, sulfate de ▪ mépéridine ▪ midazolam ▪ morphine ▪ multivitamines ▪ perphénazine ▪ tacrolimus ▪ théophylline ▪ vitamines du complexe B avec C ▪ zidovudine.

  Incompatibilité (tubulure en Y): cefmétazole ▪ fluconazole.

  Compatibilité en addition au soluté: cimétidine ▪ hydrocortisone sodique, succinate d' ▪ pentobarbital ▪ potassium, chlorure de ▪ prednisolone ▪ ranitidine ▪ sodium, bicarbonate de.

  Incompatibilité en addition au soluté: héparine ▪ métoclopramide ▪ vitamines du complexe B avec C.

  Préparation topique: Nettoyer la région atteinte avant d'appliquer l'onguent. Enfiler des gants pour appliquer le produit.

ENSEIGNEMENT AU PATIENT ET À SES PROCHES

- Expliquer au patient qu'il doit prendre le médicament à intervalles réguliers, 24 heures sur 24, et qu'il doit utiliser toute la quantité qui lui a été prescrite même s'il se sent mieux. S'il n'a pas pu prendre le médicament au moment habituel, il doit le prendre dès que possible et espacer uniformément les doses suivantes prévues pour la journée. Le prévenir qu'il peut être dangereux de donner ce médicament à d'autres personnes.
- Prévenir le patient que l'érythromycine peut provoquer des nausées, des vomissements, de la diarrhée ou des crampes d'estomac; lui conseiller de prévenir un professionnel de la santé si ces effets persistent ou si les symptômes suivants se manifestent: douleurs abdominales graves, jaunissement de la peau ou des yeux, urine foncée, selles de couleur pâle ou fatigue inhabituelle.
- Conseiller au patient de signaler à un professionnel de la santé les signes suivants de surinfection: excroissance pileuse noire sur la langue, démangeaisons ou pertes vaginales, selles molles ou nauséabondes.
- Inciter le patient à prévenir un professionnel de la santé si les symptômes ne s'améliorent pas.

VÉRIFICATION DE L'EFFICACITÉ THÉRAPEUTIQUE

L'efficacité du traitement peut être démontrée par: la disparition des signes et des symptômes d'infection; le temps de résolution dépend du microorganisme infectant et du siège de l'infection ▪ la cicatrisation des lésions acnéiques.

ESMOLOL

Brevibloc

CLASSIFICATION:

Antiarythmique (classe II)

Grossesse – catégorie C

E

INDICATIONS

Traitement de la tachycardie sinusale et des arythmies supraventriculaires.

MÉCANISME D'ACTION

Blocage de la stimulation des récepteurs $bêta_1$ adrénergiques (du myocarde), habituellement sans affecter les récepteurs $bêta_2$ (pulmonaires, vasculaires ou utérins). ***Effets thérapeutiques:*** Ralentissement de la fréquence cardiaque ▪ Diminution de la conduction auriculo-ventriculaire.

PHARMACOCINÉTIQUE

Absorption: Par suite de l'administration par voie IV, la biodisponibilité est totale.
Distribution: L'esmolol se répartit rapidement dans tout l'organisme.
Métabolisme et excrétion: Le médicament est métabolisé par les enzymes des érythrocytes et du foie.
Demi-vie: 9 minutes.

CONTRE-INDICATIONS ET PRÉCAUTIONS/ MISES EN GARDE

Contre-indications: Insuffisance cardiaque décompensée ▪ Œdème pulmonaire ▪ Choc cardiogénique ▪ Bradycardie ou bloc cardiaque ▪ Intolérance connue à l'alcool ▪ Hypotension.
Précautions/mises en garde: Personnes âgées (sensibilité accrue aux effets des bêta-bloquants) ▪ Thyrotoxicose (l'esmolol peut en masquer les symptômes) ▪ Diabète (l'esmolol peut masquer les symptômes d'hypoglycémie) ▪ Antécédents de réactions allergiques graves (l'intensité des réactions peut être accrue) ▪ Grossesse, allaitement, enfants (l'innocuité du médicament n'a pas été établie; la bradycardie, l'hypotension, l'hypoglycémie et la dépression respiratoire peuvent survenir, bien que rarement, chez les nouveau-nés).

RÉACTIONS INDÉSIRABLES ET EFFETS SECONDAIRES

SNC: fatigue, agitation, confusion, étourdissements, somnolence, faiblesse.
CV: hypotension, ischémie périphérique.
GI: nausées, vomissements.
Tég.: transpiration.
Locaux: réactions au point d'injection.

INTERACTIONS

Médicament-médicament: Risque de dépression additive du myocarde lors de l'administration concomitante d'une **anesthésie générale**, de **phénytoïne** par voie IV ou de **vérapamil** ▪ Risque de bradycardie additive lors de l'administration concomitante de **dérivés digitaliques** ▪ Risque d'hypotension additive lors de l'administration concomitante d'autres **antihypertenseurs** et de **dérivés nitrés** et lors de l'ingestion de quantités excessives d'**alcool** ▪ La prise concomitante d'**amphétamines**, de **cocaïne**, d'**éphédrine**, d'**épinéphrine**, de **norépinéphrine**, de **phényléphrine** ou de **pseudoéphédrine** peut entraîner une stimulation alpha-adrénergique à laquelle rien ne s'oppose (hypertension et bradycardie excessives) ▪ L'administration concomitante d'une **hormonothérapie substitutive thyroïdienne** peut diminuer l'efficacité de l'esmolol ▪ Risque de perte de l'efficacité de l'**insuline** ou des **hypoglycémiants oraux** (une adaptation posologique peut s'avérer nécessaire) ▪ L'esmolol peut réduire l'efficacité de la **théophylline** ▪ L'esmolol peut diminuer les effets bénéfiques sur les récepteurs bêtacardiaques de la **dopamine** ou de la **dobutamine** ▪ La prudence est de mise lorsque l'esmolol est administré dans les 14 jours suivant un traitement par un **IMAO** (risque d'hypertension).

VOIES D'ADMINISTRATION ET POSOLOGIE

IV (adultes): *Antiarythmique* – initialement, une dose d'attaque de 500 μg/kg pendant 1 minute, suivie d'une perfusion de 50 μg/kg/minute, pendant 4 minutes; en l'absence de réponse dans les 5 minutes qui suivent, administrer une deuxième dose d'attaque de 500 μg/kg, pendant 1 minute et accélérer la vitesse de perfusion pour la faire passer à 100 μg/kg/minute, pendant 4 minutes. En l'absence de réponse, administrer de nouveau la dose d'attaque de 500 μg/kg, pendant 1 minute et accélérer la vitesse de perfusion par paliers de 50 μg/kg/minute (ne pas dépasser 200 μg/kg/minute). Lorsque l'objectif thérapeutique est atteint, éliminer les doses d'attaque et diminuer la dose par paliers de 25 μg/kg/minute. *Tachycardie et hypertension per – et post-opératoires*: 1 500 μg/kg en bolus (en 30 secondes), puis perfusion de 150 μg/kg/minute (le débit peut être accéléré jusqu'à 300 μg/kg/minute en fonction des besoins).

PRÉSENTATION

Solution pour injection (prédiluée, destinée à la dose d'attaque): fioles de 10 mL à 10 mg/mL[Pr] ▪ **Solution pour injection (à diluer avant de l'administrer):** fioles de 10 mL, à 250 mg/mL[Pr].

PHARMACODYNAMIE (effet antiarythmique)

	Début d'action	Pic	Durée
IV	quelques minutes	inconnu	1 – 20 min

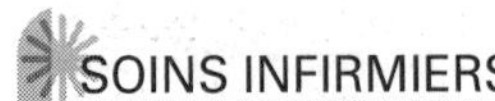

SOINS INFIRMIERS

ÉVALUATION DE LA SITUATION

- Mesurer souvent la pression artérielle et la fréquence cardiaque et suivre de près l'ÉCG pendant la période d'adaptation posologique et à intervalles fréquents pendant toute la durée du traitement. Le risque d'hypotension est plus élevé dans les 30 premières minutes qui suivent le début de la perfusion d'esmolol.
- Effectuer le bilan quotidien des ingesta et des excreta et peser le patient tous les jours. Observer régulièrement le patient à la recherche des signes et des symptômes suivants d'insuffisance cardiaque : dyspnée, râles ou crépitations, gain pondéral, œdème périphérique, turgescence des jugulaires.
- Examiner fréquemment le point d'injection tout au long du traitement. Les concentrations supérieures à 10 mg/mL peuvent provoquer des rougeurs, de l'enflure, un changement de couleur de la peau et une sensation de brûlure au point d'injection. Ne pas utiliser d'aiguilles à papillon pour administrer ce médicament. En cas d'irritation veineuse, interrompre la perfusion et la poursuivre à un autre point d'injection.

Toxicité et surdosage :

- Observer le patient à la recherche des signes suivants de surdosage : bradycardie, étourdissements graves ou évanouissements, somnolence importante, dyspnée, bleuissement des ongles ou des paumes, convulsions. Prévenir immédiatement le médecin si ces signes surviennent.
- En cas de surdosage, administrer du glucagon par voie IV et amorcer le traitement des symptômes. Étant donné la courte durée d'action de l'esmolol, l'arrêt du traitement peut réduire la toxicité aiguë.

DIAGNOSTICS INFIRMIERS POSSIBLES

- Débit cardiaque diminué (Effets secondaires).
- Connaissances insuffisantes sur le traitement médicamenteux (Enseignement au patient et à ses proches).

INTERVENTIONS INFIRMIÈRES

- LE PRODUIT EXISTE EN DIVERSES TENEURS. BIEN VÉRIFIER LA TENEUR À ADMINISTRER, CAR UNE ERREUR POURRAIT AVOIR DES CONSÉQUENCES FATALES.
- Pour substituer à l'esmolol un autre agent antiarythmique, administrer la première dose de cet agent et diminuer la dose d'esmolol de 50 %, 30 minutes plus tard. Si la réponse appropriée peut être maintenue pendant 1 heure après la deuxième dose de l'agent antiarythmique, arrêter l'administration de l'esmolol.

IV directe : La solution de 10 mg/mL peut être administrée non diluée.

Perfusion intermittente : Pour préparer la solution, prélever 20 mL d'un flacon de 500 mL de D5%E, de D5%/solution de lactate de Ringer, de D5%/NaCl 0,45 % ou 0,9 %, de NaCl 0,45 %, de NaCl 0,9 % ou de solution de lactate de Ringer. Ajouter 5 g d'esmolol au flacon de 500 mL pour obtenir une concentration de 10 mg/mL. La solution est transparente, d'incolore à jaune clair et elle est stable pendant 24 heures à la température ambiante. Consulter les directives de chaque fabricant avant de reconstituer la préparation.

Vitesse d'administration : La dose d'attaque d'esmolol doit être administrée pendant une minute, suivie d'une dose d'entretien par perfusion IV, pendant 4 minutes. Si la réponse n'est pas suffisante, répéter l'administration toutes les 5 minutes en augmentant la dose d'entretien. Pour adapter la dose, il faut se baser sur la fréquence cardiaque souhaitable ou sur l'abaissement de la pression artérielle qu'il faut éviter. La dose d'entretien ne devrait pas dépasser les 200 µg/kg/minute et ne devrait pas être administrée pendant plus de 48 heures. Il ne faut pas arrêter brusquement les perfusions d'esmolol ; éliminer les doses d'attaque et diminuer la dose par paliers de 25 µg/kg/minute (voir l'annexe C).

Compatibilité (tubulure en Y) : amikacine ■ aminophylline ■ amiodarone ■ ampicilline ■ atracurium ■ butorphanol ■ calcium, chlorure de ■ céfazoline ■ cefmétazole ■ céfopérazone ■ ceftazidime ■ ceftizoxime ■ chloramphénicol ■ cimétidine ■ clindamycine ■ diltiazem ■ dopamine ■ énalaprilat ■ érythromycine, lactobionate d' ■ famotidine ■ fentanyl ■ gentamicine ■ héparine ■ hydrocortisone sodique, succinate d' ■ insuline ■ labétalol ■ magnésium, sulfate de ■ méthyldopa ■ métronidazole ■ midazolam ■ morphine ■ nafcilline ■ nitroprusside ■ norépinéphrine ■ pancuronium ■ pénicilline G potassique ■ phénytoïne ■ pipéracilline ■

E

polymyxine B ■ potassium, chlorure de ■ potassium, phosphate de ■ propofol ■ ranitidine ■ sodium, acétate de ■ streptomycine ■ tacrolimus ■ tobramycine ■ triméthoprim/sulfaméthoxazole ■ vancomycine ■ vécuronium.

Incompatibilité (tubulure en Y): furosémide ■ warfarine.

ENSEIGNEMENT AU PATIENT ET À SES PROCHES

E

- Prévenir le patient que l'esmolol peut parfois provoquer de la somnolence. Lui conseiller de demander de l'aide lors de ses déplacements.
- Recommander au patient de changer lentement de position pour réduire les risques d'hypotension orthostatique.
- Recommander au patient diabétique de surveiller de près sa glycémie, particulièrement en présence des symptômes suivants : faiblesse, malaise, irritabilité ou fatigue. Le prévenir que d'autres signes d'hypoglycémie, comme les étourdissements ou la transpiration, restent cependant présents.

VÉRIFICATION DE L'EFFICACITÉ THÉRAPEUTIQUE

L'efficacité du traitement peut être démontrée par: la maîtrise des arythmies, sans survenue d'effets secondaires nocifs. ✳

ESTROPIPATE

Ogen

CLASSIFICATION:

Œstrogènes

Grossesse – catégorie X

INDICATIONS

PO: Élément de l'hormonothérapie de substitution dans le traitement des symptômes vasomoteurs modérés à graves de la ménopause ■ Diverses carences œstrogéniques dont ■ l'hypogonadisme (femmes) ■ l'ovariectomie ■ l'insuffisance ovarienne primaire ■ Traitement d'appoint de l'ostéoporose post-ménopausique ■ Vaginite atrophique et atrophie vulvaire ■ On recommande l'usage concomitant de progestatifs au cours du traitement cyclique afin de réduire le risque de cancer de l'endomètre chez les patientes dont l'utérus est intact.

MÉCANISME D'ACTION

Les œstrogènes favorisent la croissance et le développement des organes sexuels et maintiennent les caractéristiques sexuelles secondaires chez la femme ■ Les effets métaboliques comprennent la réduction des concentrations sanguines de cholestérol, la synthèse des protéines et la rétention hydrosodée. ***Effets thérapeutiques:*** Rétablissement de l'équilibre hormonal en présence de divers états de carence.

PHARMACOCINÉTIQUE

Absorption: Bonne absorption par suite de l'administration par voie orale. L'hormone est rapidement absorbée par la peau et les muqueuses.

Distribution: L'estropipate se répartit dans tout l'organisme. Il traverse le placenta et pénètre dans le lait maternel.

Métabolisme et excrétion: Le métabolisme a surtout lieu dans le foie et les tissus. L'estropipate subit plusieurs cycles entérohépatiques et son absorption depuis le tractus gastro-intestinal peut être accrue.

Demi-vie: Inconnue.

CONTRE-INDICATIONS ET PRÉCAUTIONS/ MISES EN GARDE

Contre-indications: Maladie thrombo-embolique ■ Hypersensibilité ■ Antécédents personnels de cancer œstrogénodépendant ■ Hyperplasie de l'endomètre ■ Présence de migraine classique ■ Problèmes oculaires liés à une atteinte vasculaire ophtalmique ■ Maladies hépatiques évolutives ■ Antécédents d'accidents cérébraux vasculaires ■ Saignements vaginaux non diagnostiqués ■ Grossesse (risque d'effets nocifs sur le fœtus) ■ Allaitement.

Précautions/mises en garde: Maladie cardiovasculaire sous-jacente ■ Maladies rénales graves ■ Ce type d'œstrogénothérapie comporte un risque accru de cancer de l'endomètre.

RÉACTIONS INDÉSIRABLES ET EFFETS SECONDAIRES (usage par voie générale)

SNC: céphalées, étourdissements, léthargie, dépression.

ORLO: intolérance aux lentilles cornéennes, aggravation de la myopie ou de l'astigmatisme.

CV: INFARCTUS DU MYOCARDE, THROMBOEMBOLIE, œdème, hypertension.

GI: nausées, variations pondérales, anorexie, gain d'appétit, jaunisse, vomissements.

GU : *femmes* – aménorrhée, hémorragies utérines consécutives à l'œstrogénothérapie, dysménorrhée, érosions cervicales, perte de la libido, candidose vaginale ; *hommes* – impuissance, atrophie testiculaire.
Tég. : acné, peau grasse, pigmentation, urticaire.
End. : gynécomastie (hommes), hyperglycémie.
HÉ : hypercalcémie, rétention hydrosodée.
Loc. : crampes dans les jambes.
Divers : sensibilité mammaire.

INTERACTIONS

Médicament-médicament : L'estropipate peut modifier les besoins en **warfarine**, en **hypoglycémiants oraux** ou en **insuline** ▪ Les **barbituriques** ou la **rifampine** peuvent diminuer l'efficacité de l'estropipate ▪ L'**usage du tabac (cigarettes)** augmente le risque de réactions cardiovasculaires indésirables.

VOIES D'ADMINISTRATION ET POSOLOGIE

Symptômes vasomoteurs de la ménopause, vaginite atrophique, ostéoporose

- **PO (adultes)** : De 0,75 à 3 mg par jour ou en traitement cyclique.

PRÉSENTATION (version générique disponible)

Comprimés : 0,75 mg[Pr], 1,5 mg[Pr], 3 mg[Pr], 6 mg[Pr].

PHARMACODYNAMIE (effets œstrogéniques)

	Début d'action	Pic	Durée
PO	inconnu	Inconnu	24 h

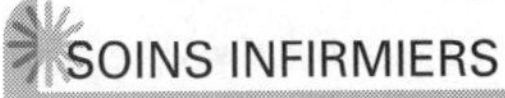

SOINS INFIRMIERS

ÉVALUATION DE LA SITUATION

- Mesurer la pression artérielle avant l'œstrogénothérapie et à intervalles réguliers pendant toute sa durée.
- Effectuer le bilan quotidien des ingesta et des excreta et peser le patient toutes les semaines. Signaler au médecin toute variation pondérale importante ou un gain de poids constant.

Ménopause : Évaluer la fréquence et la gravité des symptômes vasomoteurs.

Tests de laboratoire :

- L'estropipate peut entraîner une élévation des taux de cholestérol HDL, de phospholipides et de triglycérides et une baisse des taux sériques de cholestérol LDL et de cholestérol total.
- L'estropipate peut entraîner l'élévation des concentrations sériques de glucose, de sodium, de cortisol, de prolactine, de prothrombine et des facteurs VII, VIII, IX et X. Il peut diminuer les concentrations sériques de folate, de pyridoxine, d'antithrombine III et les concentrations urinaires du prégnandiol.
- Suivre de près les résultats des tests de l'exploration fonctionnelle hépatique avant l'administration de l'estropipate et à intervalles réguliers tout au long du traitement.
- L'estropipate peut modifier les résultats du dosage de l'hormone thyroïdienne, entraîner des résultats faussement élevés à l'épreuve de l'agrégation plaquettaire induite par la norépinéphrine et des résultats faussement bas au test à la métyrapone.

DIAGNOSTICS INFIRMIERS POSSIBLES

- Dysfonctionnement sexuel (Indications).
- Connaissances insuffisantes sur le traitement médicamenteux (Enseignement au patient et à ses proches).

INTERVENTIONS INFIRMIÈRES

Pour réduire les nausées, administrer ces hormones pendant le repas ou immédiatement après.

ENSEIGNEMENT AU PATIENT ET À SES PROCHES

- Conseiller au patient de respecter scrupuleusement la posologie recommandée. S'il n'a pas pu prendre le médicament au moment habituel, il doit le prendre aussitôt que possible à moins que ce ne soit presque l'heure prévue pour la dose suivante. Il ne faut jamais remplacer une dose manquée par une double dose.
- Expliquer à la patiente le schéma posologique : traitement pendant 21 jours, sans traitement pendant 7 jours. L'inciter à prendre ces hormones tous les jours à la même heure.
- Si les nausées deviennent gênantes, recommander au patient de manger des aliments solides qui peuvent souvent procurer un soulagement.
- Recommander au patient de prévenir un professionnel de la santé si les signes et les symptômes suivants se manifestent : rétention hydrique (œdème des chevilles et des pieds, gain de poids) ; TROUBLES THROMBO-EMBOLIQUES (DOULEURS, ŒDÈME ET SENSIBILITÉ AU NIVEAU

E

DES MEMBRES, CÉPHALÉES, DOULEURS THORACIQUES, VISION TROUBLE) ; dépression ; dysfonctionnement hépatique (jaunissement de la peau ou des yeux, prurit, urine foncée, selles de couleur pâle) ; saignements vaginaux anormaux.

- Recommander à la patiente d'arrêter le traitement et de prévenir un professionnel de la santé si elle pense être enceinte.
- Prévenir le patient que l'usage du tabac pendant l'œstrogénothérapie l'expose à des risques accrus d'effets secondaires graves, particulièrement dans le cas des femmes âgées de plus de 35 ans.
- Inciter le patient à utiliser des écrans solaires et à porter des vêtements protecteurs afin de prévenir l'hyperpigmentation.
- Recommander au patient qui doit suivre un traitement ou subir une intervention chirurgicale d'avertir le professionnel de la santé qu'il suit un traitement avec ces hormones.
- Expliquer à la patiente qui reçoit des œstrogènes pour le traitement de l'ostéoporose que l'exercice peut freiner et même renverser la perte de substance osseuse. Lui conseiller de consulter un professionnel de la santé au sujet de toute restriction éventuelle avant de s'engager dans un programme d'exercices.
- Insister sur l'importance des examens réguliers de suivi, tous les 6 à 12 mois, comprenant la prise de la pression artérielle, l'examen des seins, de l'abdomen, des organes pelviens et le prélèvement de frottis vaginaux pour le test de Papanicolaou, et d'une mammographie, tous les 12 mois ou selon les recommandations du professionnel de la santé. Celui-ci devrait évaluer la possibilité d'interrompre le traitement tous les 3 à 6 mois. Si la patiente suit un traitement prolongé (non cyclique) ou si elle ne prend pas en même temps des progestatifs, on peut lui recommander une biopsie de l'endomètre si l'utérus est intact.

VÉRIFICATION DE L'EFFICACITÉ THÉRAPEUTIQUE

L'efficacité du traitement peut être démontrée par : la résolution des symptômes vasomoteurs de la ménopause ▪ la diminution des démangeaisons, de l'inflammation ou de la sécheresse du vagin et de la vulve, provoquées par la ménopause ▪ la normalisation des concentrations d'œstrogènes en cas d'ovariectomie ou d'hypogonadisme chez la femme ▪ la prévention de l'ostéoporose.

ÉTANERCEPT

Enbrel

CLASSIFICATION :

Agent antirhumatismal, modificateur de la réponse biologique

Grossesse – catégorie B

INDICATIONS

Réduction des signes et des symptômes de polyarthrite rhumatoïde modérée à grave en poussée évolutive chez les patients qui n'ont pas bien répondu au traitement par d'autres médicaments destinés à un traitement de fond. L'étanercept peut être administré en concomitance avec le méthotrexate.

MÉCANISME D'ACTION

Liaison au facteur de nécrose tumorale (TNF) entraînant son inactivation. Le TNF est l'un des médiateurs de la réponse inflammatoire. ***Effets thérapeutiques :*** Diminution de l'inflammation et ralentissement de l'évolution de la polyarthrite rhumatoïde.

PHARMACOCINÉTIQUE

Absorption : Une fraction de 60 % est absorbée par suite de l'administration SC.

Distribution : Inconnue.

Métabolisme et excrétion : Inconnus.

Demi-vie : 115 heures (intervalle : de 98 à 300 heures).

CONTRE-INDICATIONS ET PRÉCAUTIONS/MISES EN GARDE

Contre-indications : Hypersensibilité ▪ Septicémie ▪ Allaitement.

Précautions/mises en garde : Allergie au latex (le capuchon de l'aiguille servant à l'administration du diluant renferme du latex) ▪ Enfants exposés au virus de la varicelle (interrompre temporairement le traitement ; envisager l'administration d'immunoglobulines de l'*herpèsvirus varicellæ* ▪ Grossesse (n'administrer ce médicament qu'en cas d'absolue nécessité).

RÉACTIONS INDÉSIRABLES ET EFFETS SECONDAIRES

SNC : céphalées, étourdissements, faiblesse.

ORLO : rhinite, pharyngite, sinusite.

Resp. : infections des voies respiratoires supérieures, toux, maladie respiratoire.
GI : douleur abdominale, dyspepsie.
Tég. : rash.
Locaux : réaction au point d'injection.
Divers : INFECTION.

INTERACTIONS

Médicament-médicament : L'étanercept peut réduire la production d'anticorps déclenchée par l'administration d'un **vaccin à virus vivants** et accroître le risque de réactions indésirables (ne pas administrer en concomitance).

VOIES D'ADMINISTRATION ET POSOLOGIE

SC (adultes) : 25 mg, 2 fois par semaine.

PRÉSENTATION

Poudre pour injection : fioles de 25 mg[Pr].

PHARMACODYNAMIE (diminution des symptômes)

	DÉBUT D'ACTION	PIC	DURÉE
SC	2 – 4 semaines	inconnu	inconnue

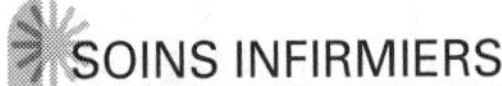

SOINS INFIRMIERS

ÉVALUATION DE LA SITUATION

- Déterminer l'amplitude des mouvements articulaires et la gravité de l'œdème des articulations ainsi que l'intensité de la douleur au niveau des articulations atteintes, avant le traitement et à intervalles réguliers pendant toute sa durée.
- Rester à l'affût des réactions suivantes au point d'injection : érythème, douleur, démangeaisons, œdème. Les réactions sont habituellement légères à modérées et persistent pendant 3 à 5 jours après l'injection.

DIAGNOSTICS INFIRMIERS POSSIBLES

- Mobilité physique réduite (Indications).
- Douleur aiguë (Indications).
- Connaissances insuffisantes sur le traitement médicamenteux (Enseignement au patient et à ses proches).

INTERVENTIONS INFIRMIÈRES

Le capuchon de l'aiguille destinée à l'administration du diluant renferme du latex, il ne devrait donc pas être manipulé par des personnes allergiques à cette substance.

SC :

- Reconstituer avec 1 mL d'eau bactériostatique pour injection fournie par le fabricant. Injecter lentement le diluant dans la fiole pour prévenir la formation d'une mousse. Le produit moussera un peu. Tourner doucement la fiole pour dissoudre cette mousse, sans brasser ni agiter vigoureusement pour que le produit ne mousse pas trop. La solution doit être transparente et incolore ; ne pas administrer la solution si elle a changé de couleur ou si elle renferme des particules. Aspirer la solution dans la seringue. Un peu de mousse peut rester dans la fiole. La quantité aspirée dans la seringue devrait être d'environ 1 mL. Ne pas filtrer la solution reconstituée pendant la préparation ou l'administration. Administrer dès que possible après la reconstitution ; la solution est stable pendant 6 heures au réfrigérateur. Consulter les directives du fabricant avant de reconstituer la préparation.
- L'étanercept peut être injecté dans l'abdomen, la cuisse ou le bras. Assurer la rotation des points d'injection. Ne pas administrer à moins de 2,5 cm d'un ancien point d'injection ou dans une région sensible, rouge, dure ou contusionnée.

Incompatibilité dans la même seringue : Ne pas mélanger à d'autres solutions ni ne diluer avec d'autres diluants.

ENSEIGNEMENT AU PATIENT ET À SES PROCHES

- Enseigner au patient la technique d'autoadministration et lui montrer comment conserver et mettre au rebut le matériel. La première injection doit être administrée sous la supervision d'un professionnel de la santé. Fournir au patient un contenant imperforable pour la mise au rebut du matériel usagé.
- Recommander au patient de ne pas recevoir de vaccin à virus vivants durant le traitement. Les enfants doivent recevoir leurs vaccins avant de commencer le traitement par l'étanercept. Les patients qui ont été exposés à la varicelle devraient interrompre passagèrement le traitement et on devrait envisager dans leur cas l'administration d'immunoglobulines de l'*herpèsvirus varicellæ*.

E

- Expliquer au patient qu'il peut prendre simultanément le méthotrexate, un analgésique, un AINS, des glucocorticoïdes et des salicylates.
- RECOMMANDER AU PATIENT DE SIGNALER À UN PROFESSIONNEL DE LA SANTÉ TOUTE INFECTION DES VOIES RESPIRATOIRES HAUTES OU AUTRE. L'ARRÊT DU TRAITEMENT POURRAIT S'IMPOSER EN CAS D'INFECTIONS GRAVES.

VÉRIFICATION DE L'EFFICACITÉ THÉRAPEUTIQUE

L'efficacité du traitement peut être démontrée par : la diminution des symptômes de polyarthrite rhumatoïde. Les symptômes peuvent cependant récidiver dans le mois qui suit l'arrêt du traitement.

ÉTHAMBUTOL

Etibi, Myambutol

CLASSIFICATION :
Antituberculeux
Grossesse – catégorie B

INDICATIONS

Traitement, en association avec au moins un autre médicament, de la tuberculose en poussée évolutive ou d'autres infections mycobactériennes.

MÉCANISME D'ACTION

Inhibition de la croissance des mycobactéries. ***Effets thérapeutiques :*** Effet tuberculostatique contre les micro-organismes sensibles.

PHARMACOCINÉTIQUE

Absorption : L'éthambutol est bien et rapidement absorbé (80 %) depuis le tractus gastro-intestinal.
Distribution : Le médicament se répartit dans la plupart des tissus et liquides physiologiques. Il ne traverse qu'en très petites quantités la barrière hémato-encéphalique. Il traverse le placenta et pénètre dans le lait maternel.
Métabolisme et excrétion : Une fraction de 50 % est métabolisée par le foie et une autre fraction de 50 % est éliminée à l'état inchangé par les reins.
Demi-vie : 3,3 heures (prolongée en cas d'insuffisance rénale ou hépatique).

CONTRE-INDICATIONS ET PRÉCAUTIONS/ MISES EN GARDE

Contre-indications : Hypersensibilité ■ Névrite optique.
Précautions/mises en garde : Insuffisance rénale ou hépatique graves (réduire la dose) ■ Enfants < 13 ans (l'innocuité du médicament n'a pas été établie) ■ Grossesse (bien que l'innocuité de l'éthambutol n'ait pas été établie, l'agent a déjà été administré en association avec l'isoniazide pour traiter la tuberculose chez les femmes enceintes sans provoquer d'effets nocifs chez le fœtus) ■ Allaitement.

RÉACTIONS INDÉSIRABLES ET EFFETS SECONDAIRES

SNC : confusion, étourdissements, hallucinations, céphalées, malaise.
ORLO : névrite optique.
GI : douleurs abdominales, anorexie, hépatite, nausées, vomissements.
Métab. : hyperuricémie.
Loc. : douleurs articulaires.
SN : névrite périphérique.
Divers : réactions anaphylactoïdes, fièvre.

INTERACTIONS

Médicament-médicament : Risques de neurotoxicité additive lors de l'administration concomitante d'autres **agents doués de propriétés neurotoxiques**.

VOIES D'ADMINISTRATION ET POSOLOGIE

PO (adultes et enfants > 13 ans) : 15 mg/kg/jour, 1 fois par jour, si le patient n'a jamais pris d'agent antituberculeux. Si le patient a déjà été traité avec un agent antituberculeux : 25 mg/kg/jour, 1 fois par jour, jusqu'à ce que les cultures et frottis bactériens soient négatifs, puis administrer 15 mg/kg/jour. On peut aussi administrer l'éthambutol à raison de 50 mg/kg (jusqu'à 2,5 g), 2 fois par semaine, *ou* de 25 à 30 mg/kg, 3 fois par semaine.

PRÉSENTATION

Comprimés : 100 mg[Pr], 400 mg[Pr].

PHARMACODYNAMIE (concentrations sanguines)

	DÉBUT D'ACTION	PIC	DURÉE
PO	rapide	2 – 4 h	24 h

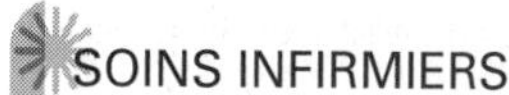

SOINS INFIRMIERS

ÉVALUATION DE LA SITUATION

- Prélever des échantillons pour les cultures de mycobactéries et les épreuves de sensibilité avant de commencer le traitement et à intervalles réguliers par la suite, afin de déceler l'émergence d'une résistance éventuelle.

- Ausculter le murmure vésiculaire et noter les caractéristiques des expectorations et la quantité expulsée, à intervalles réguliers, pendant toute la durée du traitement.
- Examiner la vue du patient à intervalles fréquents tout au long du traitement. Conseiller au patient de prévenir immédiatement un professionnel de la santé si les signes suivants se manifestent : vision trouble, rétrécissement des champs visuels ou changement de la perception des couleurs. Si l'altération de la vision n'est pas diagnostiquée suffisamment tôt, le patient risque de souffrir d'une altération permanente de la vue.

Tests de laboratoire : Examiner les résultats des épreuves fonctionnelles rénale et hépatique, la numération globulaire et les concentrations d'acide urique à intervalles réguliers tout au long du traitement. L'éthambutol entraîne fréquemment l'élévation des concentrations d'acide urique, ce qui peut déclencher une crise de goutte.

DIAGNOSTICS INFIRMIERS POSSIBLES

- Risque d'infection (Indications).
- Trouble de la perception sensorielle (Effets secondaires).
- Connaissances insuffisantes sur le traitement médicamenteux (Enseignement au patient et à ses proches).

INTERVENTIONS INFIRMIÈRES

- L'éthambutol est administré en une seule dose quotidienne et il doit être pris tous les jours à la même heure. Selon certains schémas posologiques, il faut administrer le médicament 2 ou 3 fois par semaine. L'éthambutol est habituellement administré en concomitance avec d'autres antituberculeux pour prévenir l'émergence d'une résistance bactérienne.
- Administrer l'éthambutol avec des aliments ou du lait afin de réduire les risques d'irritation gastrique.

ENSEIGNEMENT AU PATIENT ET À SES PROCHES

- Conseiller au patient de respecter scrupuleusement la posologie recommandée. S'il n'a pas pu prendre le médicament au moment habituel, il doit le prendre aussitôt que possible à moins que ce ne soit presque l'heure prévue pour la dose suivante. Le prévenir qu'il ne doit jamais remplacer une dose manquée par une double dose. Le traitement peut durer plusieurs mois et même plusieurs années. Conseiller également au patient de ne pas arrêter le traitement avant d'avoir consulté un professionnel de la santé même si les symptômes semblent avoir disparu.
- Recommander à la patiente de prévenir un professionnel de la santé si elle pense être enceinte.
- Conseiller au patient de prévenir un professionnel de la santé s'il ne note aucune amélioration en l'espace de 2 à 3 semaines, tout comme en cas de gain de poids imprévu ou de diminution de la diurèse.
- Insister sur l'importance des examens réguliers de suivi permettant d'évaluer les bienfaits du traitement et des examens de la vue, si des signes de névrite optique se manifestent.

VÉRIFICATION DE L'EFFICACITÉ THÉRAPEUTIQUE

L'efficacité du traitement peut être démontrée par : la résolution des symptômes cliniques de la tuberculose ▪ la diminution du nombre de bactéries dans les échantillons de crachats ▪ l'amélioration des signes révélés par la radiographie pulmonaire. Le traitement antituberculeux doit habituellement être poursuivi pendant au moins un an ou deux.

ÉTHINYLŒSTRADIOL,

voir Contraceptifs hormonaux

ETHYNODIOL,

voir Contraceptifs hormonaux

ÉTIDRONATE

Didronel

CLASSIFICATION :

Régulateur du métabolisme osseux (bisphosphonate)

Grossesse – catégories B (PO) et C (IV)

INDICATIONS

Traitement de la maladie osseuse de Paget ▪ Traitement concomitant (diurèse saline) de l'hypercalcémie associée aux cancers. **Usages non approuvés :**

Traitement et prophylaxie de la calcification hétérope associée à la présence d'une prothèse totale de la hanche ou à une lésion de la moelle épinière.

MÉCANISME D'ACTION

Inhibition de la croissance des cristaux d'hydroxy-apatite de calcium par liaison au phosphate de calcium. ***Effets thérapeutiques :*** Diminution de la résorption osseuse et ralentissement du renouvellement de la substance osseuse.

E

PHARMACOCINÉTIQUE

Absorption : Par suite de l'administration par voie orale, l'absorption est généralement faible (de 1 à 6 %).
Distribution : La moitié de la dose absorbée se lie aux cristaux d'hydroxy-apatite dans les régions où l'ostéogenèse est accrue.
Métabolisme et excrétion : Le médicament non absorbé est éliminé dans les fèces. Une fraction de 50 % de la dose absorbée est excrétée à l'état inchangé par les reins.
Demi-vie : De 5 à 7 heures.

CONTRE-INDICATIONS ET PRÉCAUTIONS/ MISES EN GARDE

Contre-indications : Hypersensibilité ■ Insuffisance rénale grave (créatinine sérique > 442 µmol/L) ■ Hypercalcémie due à l'hyperparathyroïdie ■ Ostéomalacie.
Précautions/mises en garde : Fracture des os longs ■ Insuffisance cardiaque ■ Hypocalcémie ■ Hypovitaminose D ■ Insuffisance rénale modérée (il est recommandé de diminuer la dose si la créatinine sérique se situe entre 221 et 433 µmol/L) ■ Grossesse, allaitement ou enfants (l'innocuité du médicament n'a pas été établie).

RÉACTIONS INDÉSIRABLES ET EFFETS SECONDAIRES

GI : diarrhée, nausées ; *IV* – perte du goût, goût métallique.
GU : néphrotoxicité.
Tég. : rash.
Loc. : douleurs osseuses, sensibilité osseuse, microfractures.

INTERACTIONS

Médicament-médicament : Les **antiacides**, les **suppléments minéraux** ou les **tampons** (comme ceux qui entrent dans la composition de la didanosine) contenant du **calcium**, de l'**aluminium**, du **fer** ou du **magnésium** peuvent diminuer l'absorption de l'étidronate ■ Risque d'effets hypocalcémiques additifs lors de l'administration concomitante de **calcitonine**.
Médicament-aliments : Les aliments riches en **calcium**, en **aluminium**, en **fer** ou en **magnésium** peuvent diminuer l'absorption de l'étidronate.

VOIES D'ADMINISTRATION ET POSOLOGIE

Maladie osseuse de Paget

- **PO (adultes) :** De 5 à 10 mg/kg/jour, en une seule dose, pendant une période n'excédant pas 6 mois *ou* de 11 à 20 mg/kg/jour, pendant une période n'excédant pas 3 mois.

Hypercalcémie

- **PO (adultes) :** 20 mg/kg/jour, pendant 30 à 90 jours.

PRÉSENTATION

Comprimés : 200 mg[Pr], 400 mg[Pr] ■ L'étidronate est également présent dans le produit Didrocal[Pr] (traitement de 90 jours ; les 14 premiers jours, il faut administrer des comprimés d'étidronate à 400 mg et les 76 jours qui suivent, des comprimés de carbonate de calcium).

PHARMACODYNAMIE

	DÉBUT D'ACTION	PIC	DURÉE
PO (maladie osseuse de Paget)	1 mois†	inconnu	1 an
PO (ossification hétérope)	inconnu	inconnu	plusieurs mois

† Mesuré d'après la diminution des concentrations urinaires d'hydroxyproline.

SOINS INFIRMIERS

ÉVALUATION DE LA SITUATION

Observer le patient, avant le traitement et pendant toute sa durée, à la recherche des symptômes suivants : douleur osseuse, faiblesse ou perte de la capacité fonctionnelle. Les douleurs osseuses peuvent persister ou s'intensifier chez les patients souffrant de la maladie de Paget ; elles disparaissent habituellement plusieurs jours ou plusieurs mois après l'arrêt du traitement. Consulter un professionnel de la santé à propos de l'administration d'un analgésique pour soulager la douleur.
Ossification hétérope : Suivre de près le patient à la recherche de signes d'inflammation et de douleur

à l'emplacement de l'ossification et examiner la perte de capacité fonctionnelle si cette ossification se produit près d'une articulation.

Hypercalcémie :

- Suivre de près les symptômes suivants d'hypercalcémie : nausées, vomissements, anorexie, faiblesse, constipation, soif et arythmies cardiaques.
- Observer attentivement le patient pour déceler les signes et les symptômes suivants d'hypocalcémie : paresthésie, soubresauts musculaires, laryngospasme, coliques, arythmies cardiaques et signes de Chvostek ou de Trousseau. Afin de protéger contre les blessures les patients qui manifestent des symptômes, soulever et rembourrer les ridelles du lit ; garder le lit en position basse. Le risque d'hypocalcémie est le plus élevé après 3 jours de traitement continu par voie IV.

Tests de laboratoire :

- L'étidronate entrave le captage par les os du technétium^{99} utilisé lors des épreuves diagnostiques d'imagerie.
- *Maladie de Paget :* La diminution de l'excrétion urinaire d'hydroxyproline et des concentrations sériques de phosphatase alcaline constitue souvent le premier signe clinique d'un traitement efficace. Ces valeurs doivent être notées tous les 3 mois. On recommence le traitement lorsque les concentrations reviennent à 75 % des valeurs d'avant le traitement. Les concentrations de phosphate sérique doivent également être mesurées avant le traitement et 4 semaines après son début. On peut réduire la dose si les concentrations de phosphate sérique sont élevées sans diminution correspondante de l'excrétion urinaire d'hydroxyproline ou des concentrations sériques de phosphatase alcaline.
- *Hypercalcémie :* Noter les concentrations sériques de calcium et d'albumine afin de déterminer l'efficacité du traitement.
- Mesurer les concentrations sériques d'urée et de créatinine avant le traitement et à intervalles réguliers pendant toute sa durée. Des augmentations stables ou réversibles des concentrations d'urée et de créatinine peuvent se produire chez les patients présentant une hypercalcémie.

DIAGNOSTICS INFIRMIERS POSSIBLES

- Douleur aiguë (Indications, Effets secondaires).
- Risque d'accident (Indications).
- Connaissances insuffisantes sur le traitement médicamenteux (Enseignement au patient et à ses proches).

INTERVENTIONS INFIRMIÈRES

Administrer à jeun, car les aliments diminuent l'absorption du médicament.

Hypercalcémie : L'étidronate est utilisé comme traitement d'appoint après le rétablissement du débit urinaire par l'hydratation par voie IV et l'administration de diurétiques de l'anse.

ENSEIGNEMENT AU PATIENT ET À SES PROCHES

- Conseiller au patient de respecter scrupuleusement la posologie recommandée. S'il n'a pu prendre le médicament au moment habituel, il doit le prendre aussitôt que possible à moins que ce ne soit presque l'heure prévue pour la dose suivante. Le prévenir qu'il ne doit jamais remplacer une dose manquée par une double dose. Lui expliquer qu'il ne faut pas prendre le médicament dans les 2 heures qui suivent ou précèdent les repas (particulièrement s'il consomme des aliments riches en calcium) ou la prise de vitamines ou d'antiacides, car l'absorption du médicament sera altérée.
- Recommander au patient de prévenir un professionnel de la santé en cas de diarrhée. Pour la maîtriser, celui-ci peut recommander de fractionner la dose quotidienne.
- Inciter le patient à suivre les recommandations diététiques et à consommer des aliments contenant des quantités appropriées de calcium et de vitamine D (voir l'annexe J).
- Recommander au patient de signaler à un professionnel de la santé l'apparition ou l'aggravation de douleurs durant le traitement.
- Expliquer au patient qui reçoit une dose par voie IV que le goût métallique n'est pas un effet inhabituel et qu'il disparaît généralement dans les quelques heures qui suivent.
- Recommander au patient de signaler immédiatement à un professionnel de la santé les signes suivants qui indiquent la réapparition de l'hypercalcémie : douleurs osseuses, anorexie, nausées, vomissements, soif, léthargie.
- Insister sur l'importance d'un suivi médical régulier pendant le traitement permettant de déterminer si l'état du patient s'améliore et même après l'arrêt du traitement, pour déceler les premiers signes de rechute.

VÉRIFICATION DE L'EFFICACITÉ THÉRAPEUTIQUE

L'efficacité du traitement peut être démontrée par : la diminution des concentrations de calcium sérique ■

E

la diminution des douleurs et des fractures osseuses en cas de maladie osseuse de Paget ■ la prévention ou le traitement de l'ossification hétérope. Les concentrations sériques normales de calcium sont habituellement atteintes dans les 2 à 8 jours en cas d'hypercalcémie associée à des métastases osseuses. On peut répéter le traitement une semaine plus tard.

E

ÉTODOLAC

Apo-Etodolac, Gen-Etodolac, Ultradol

CLASSIFICATION :

Analgésique non opiacé, anti-inflammatoire non stéroïdien

Grossesse – catégorie C

INDICATIONS

Traitement de l'arthrose ■ Traitement de la polyarthrite rhumatoïde ■ Soulagement des douleurs légères à modérées.

MÉCANISME D'ACTION

Inhibition de la synthèse des prostaglandines ■ Effet uricosurique. ***Effets thérapeutiques :*** Suppression de l'inflammation ■ Diminution de l'intensité de la douleur.

PHARMACOCINÉTIQUE

Absorption : Bonne absorption par suite de l'administration PO.

Distribution : Le médicament se répartit dans tout l'organisme.

Liaison aux protéines : > 99 %.

Métabolisme et excrétion : Le médicament est surtout métabolisé par le foie ; une fraction < 1 % est excrétée à l'état inchangé dans l'urine.

Demi-vie : De 6 à 7 heures (dose unique) ; 7,3 heures (administration prolongée).

CONTRE-INDICATIONS ET PRÉCAUTIONS/ MISES EN GARDE

Contre-indications : Hypersensibilité ■ Hémorragie digestive active ou présence d'un ulcère gastroduodénal ■ Risque de réactions de sensibilité croisée avec d'autres agents anti-inflammatoires non stéroïdiens incluant l'aspirine ■ Antécédents d'ulcération récurrente ■ Maladie inflammatoire des voies gastro-intestinales ■ Syndrome complet ou partiel des polypes nasaux (usage déconseillé) ■ Altération ou forte dégradation de la fonction rénale (Cl_{Cr} < 30 mL/minute) ■ Insuffisance hépatique ou autre maladie hépatique évolutive.

Précautions/mises en garde : Maladies cardiovasculaires graves ■ Grossesse (utilisation déconseillée pendant la deuxième partie de la grossesse) ■ Allaitement et enfants (l'innocuité du médicament n'a pas été établie).

RÉACTIONS INDÉSIRABLES ET EFFETS SECONDAIRES

SNC : dépression, étourdissements, somnolence, insomnie, malaise, nervosité, syncope, faiblesse.

ORLO : vision trouble, photophobie, acouphènes.

Resp. : asthme.

CV : INSUFFISANCE CARDIAQUE, œdème, hypertension, palpitations.

GI : HÉMORRAGIE DIGESTIVE, dyspepsie, douleurs abdominales, constipation, diarrhée, hépatite médicamenteuse, sécheresse de la bouche (xérostomie), flatulence, gastrite, nausées, stomatite, soif, vomissements.

GU : dysurie, insuffisance rénale, mictions fréquentes.

Tég. : ecchymoses, bouffées vasomotrices, hyperpigmentation, prurit, rash, transpiration.

Hémat. : anémie, allongement du temps de saignement, thrombocytopénie.

Divers : réactions allergiques incluant l'ANAPHYLAXIE, l'ANGIO-ŒDÈME, le SYNDROME DE STEVENS-JOHNSON, frissons, fièvre.

INTERACTIONS

Médicament-médicament : L'**aspirine** peut réduire l'efficacité de l'étodolac ■ Intensification des effets indésirables sur l'appareil gastro-intestinal lors de l'administration concomitante d'**aspirine**, d'autres **agents anti-inflammatoires non stéroïdiens**, de **suppléments de potassium**, de **corticostéroïdes**, d'**agents antiplaquettaires** ou de la consommation d'**alcool** ■ L'utilisation prolongée d'étodolac avec de l'**acétaminophène** peut augmenter le risque de réactions rénales indésirables ■ L'étodolac peut réduire l'efficacité des **diurétiques** ou des **antihypertenseurs** ■ L'étodolac peut élever les concentrations sériques de **lithium** et augmenter le risque de toxicité ■ L'étodolac augmente le risque de toxicité reliée à un traitement par le **méthotrexate** ■ L'étodolac augmente le risque d'hémorragie lors de l'administration concomitante de **céfamandole**, de **céfotétane**, de **céfopérazone**, d'**acide valproïque**, de **plicamycine**, d'**agents thrombolytiques**, d'**agents antiplaquettaires** ou d'**anticoagulants** ▪ Risque accru de réactions hématologiques indésirables lors de l'administration concomitante d'**agents antinéoplasiques** ou d'une **radiothérapie** ▪ L'étodolac peut accroître le risque de néphrotoxicité associé à un traitement par la **cyclosporine**.

VOIES D'ADMINISTRATION ET POSOLOGIE

PO (adultes): *Analgésie* – de 200 à 400 mg, toutes les 6 à 8 heures, selon les besoins ; durée maximale d'utilisation pour cette indication : 7 jours (ne pas dépasser 1 000 mg par jour). *Arthrose, polyarthrite rhumatoïde* – de 200 à 300 mg, 2 fois par jour ou une dose unique de 400 à 600 mg, le soir.

PRÉSENTATION

Capsules: 200 mg[Pr], 300 mg[Pr].

PHARMACODYNAMIE (effet analgésique)

	DÉBUT D'ACTION	PIC	DURÉE
PO (analgésique)	0,5 h	1 – 2 h	4 – 12 h
PO (anti-inflammatoire)	plusieurs jours – semaines	inconnu	6 – 12 h[†]

† Jusqu'à 24 heures dans le cas des comprimés retard (XL).

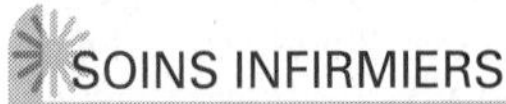

SOINS INFIRMIERS

ÉVALUATION DE LA SITUATION

LES PATIENTS SOUFFRANT D'ASTHME, D'ALLERGIE INDUITE PAR L'ASPIRINE ET DE POLYPES NASAUX SONT DAVANTAGE PRÉDISPOSÉS AUX RÉACTIONS D'HYPERSENSIBILITÉ. SUIVRE DE PRÈS LA RHINITE, L'ASTHME ET L'URTICAIRE.

Arthrose et polyarthrite rhumatoïde: Suivre de près la douleur et la mobilité des articulations avant et de 1 à 2 heures après l'administration de l'étodolac.

Douleur: Déterminer l'emplacement, la durée et l'intensité de la douleur avant l'administration de l'étodolac et 60 minutes plus tard.

***Tests de laboratoire*:**

- L'étodolac peut diminuer l'hémoglobine et l'hématocrite, ainsi que le nombre de globules blancs et de plaquettes.
- Après le début du traitement par l'étodolac, noter les résultats des tests de l'exploration fonctionnelle hépatique pendant les 8 premières semaines, et à intervalles réguliers tout au long du traitement. L'étodolac peut entraîner une élévation des concentrations sériques de phosphatase alcaline, de LDH, d'AST et d'ALT.
- Noter les concentrations d'urée, de créatinine sérique et d'électrolytes à intervalles réguliers tout au long du traitement. L'étodolac peut élever les concentrations d'urée, de créatinine sérique et d'électrolytes et diminuer les concentrations d'électrolytes urinaires.
- L'étodolac peut diminuer les concentrations sériques d'acide urique et en élever les concentrations urinaires.

DIAGNOSTICS INFIRMIERS POSSIBLES

- Douleur aiguë (Indications).
- Mobilité physique réduite (Indications).
- Connaissances insuffisantes sur le traitement médicamenteux (Enseignement au patient et à ses proches).

INTERVENTIONS INFIRMIÈRES

- L'administration de doses plus élevées que celles recommandées n'entraîne pas une efficacité accrue, mais peut accroître le nombre d'effets secondaires.
- Pour obtenir un effet initial rapide, administrer l'agent 30 minutes avant ou 2 heures après les repas. On peut administrer l'étodolac avec des aliments, du lait ou des antiacides renfermant de l'aluminium ou du magnésium pour diminuer l'irritation gastrique.
- Il ne faut pas écraser, briser ou mâcher les comprimés à libération prolongée.

ENSEIGNEMENT AU PATIENT ET À SES PROCHES

- Conseiller au patient de prendre l'étodolac avec un grand verre d'eau ; l'informer qu'il ne doit pas se coucher pendant les 15 à 30 minutes qui suivent.
- Conseiller au patient de respecter scrupuleusement la posologie recommandée. S'il n'a pas pu prendre le médicament au moment habituel, il doit le prendre aussitôt que possible, à moins que ce ne soit presque l'heure prévue pour la dose suivante. Lui expliquer qu'il ne faut jamais remplacer une dose manquée par une double dose.
- Prévenir le patient que l'étodolac peut parfois provoquer des étourdissements ou de la somnolence. Lui conseiller de ne pas conduire et d'éviter les activités qui exigent sa vigilance jusqu'à ce qu'on ait la certitude que le médicament n'entraîne pas ces effets chez lui.

E

- RECOMMANDER AU PATIENT D'ÉVITER DE BOIRE DE L'ALCOOL ET DE CONSULTER UN PROFESSIONNEL DE LA SANTÉ AVANT DE PRENDRE UNE PRÉPARATION À BASE D'ASPIRINE OU D'ACÉTAMINOPHÈNE, UN ANTI-INFLAMMATOIRE NON STÉROÏDIEN OU UN AUTRE MÉDICAMENT EN VENTE LIBRE EN MÊME TEMPS QUE L'ÉTODOLAC.
- Recommander au patient qui doit suivre un traitement ou subir une intervention chirurgicale d'avertir le professionnel de la santé qu'il suit un traitement avec ce médicament.
- RECOMMANDER AU PATIENT DE COMMUNIQUER AVEC UN PROFESSIONNEL DE LA SANTÉ EN CAS DE RASH, DE DÉMANGEAISONS, DE TROUBLES VISUELS, D'ACOUPHÈNES, DE GAIN DE POIDS, D'ŒDÈME, DE SELLES NOIRES, DE CÉPHALÉES PERSISTANTES OU DE SYNDROME PSEUDOGRIPPAL (FRISSONS, FIÈVRE, DOULEURS MUSCULAIRES, DOULEURS).

VÉRIFICATION DE L'EFFICACITÉ THÉRAPEUTIQUE

L'efficacité du traitement peut être démontrée par: la diminution de l'intensité de la douleur ▪ l'amélioration de la mobilité des articulations. Les patients qui ne répondent pas à un anti-inflammatoire non stéroïdien peuvent répondre à un autre. Deux semaines peuvent s'écouler avant d'obtenir le plein effet anti-inflammatoire. ✳

ÉTOPOSIDE

étoposide
VePesid

phosphate d'étoposide
Ce médicament n'est pas commercialisé au Canada.

CLASSIFICATION:
Antinéoplasique (dérivé de la podophyllotoxine)
Grossesse – catégorie D

INDICATIONS

En monothérapie ou en association avec d'autres types de traitement (autres antinéoplasiques, radiothérapie, intervention chirurgicale) en présence de: ▪ cancer des testicules ▪ cancer pulmonaire à petites cellules ▪ lymphome malin (histiocytaire).
Usages non approuvés: Certaines leucémies.

MÉCANISME D'ACTION

Inhibition de l'ADN avant la mitose (effet spécifique sur une phase du cycle cellulaire).
Effets thérapeutiques: Destruction des cellules à réplication rapide, particulièrement des cellules malignes.

PHARMACOCINÉTIQUE

Absorption: Par suite de l'administration par voie orale, l'absorption du médicament est variable.
Par suite de l'administration par voie IV, le phosphate d'étoposide est rapidement transformé dans le plasma en étoposide.
Distribution: L'agent se répartit rapidement dans l'organisme et ne semble pas pénétrer en grande quantité dans le liquide céphalorachidien; il semble cependant traverser le placenta. L'étoposide pénètre dans le lait maternel.
Liaisons aux protéines: 97 %.
Métabolisme et excrétion: Le médicament est partiellement métabolisé par le foie; une fraction de 45 % est excrétée à l'état inchangé par les reins.
Demi-vie: 7 heures (intervalle de 3 à 12 heures).

CONTRE-INDICATIONS ET PRÉCAUTIONS/ MISES EN GARDE

Contre-indications: Hypersensibilité ▪ Leucopénie grave, thrombocytopénie, insuffisance rénale ou hépatique grave ▪ Grossesse ▪ Allaitement ▪ Intolérance connue à l'alcool benzylique, à l'alcool éthylique, au polyéthylène glycol (étoposide par voie IV seulement).
Précautions/mises en garde: Patientes en âge de procréer ▪ Infection évolutive ▪ Aplasie médullaire ▪ Insuffisance rénale ou hépatique (une modification de la posologie pourrait s'avérer nécessaire) ▪ Autres maladies chroniques débilitantes.

RÉACTIONS INDÉSIRABLES ET EFFETS SECONDAIRES

SNC: somnolence, fatigue, céphalées, vertiges.
Resp.: ŒDÈME PULMONAIRE, bronchospasme.
CV: INSUFFISANCE CARDIAQUE, INFARCTUS DU MYOCARDE, hypotension (IV).
GI: nausées, vomissements.
Tég.: alopécie.
End.: stérilité.
Hémat.: leucopénie, thrombocytopénie.
Locaux: phlébite au point d'injection.
Loc.: crampes musculaires.
SN: neuropathie périphérique.
Divers: réactions allergiques incluant l'ANAPHYLAXIE, fièvre.

INTERACTIONS

Médicament-médicament: Risque d'aggravation de l'aplasie médullaire lors de l'administration concomitante d'autres **antinéoplasiques** ou d'une **radiothérapie** ■ L'étoposide peut altérer la réponse immunitaire normale aux **vaccins à virus vivants** et augmenter le risque de réactions indésirables.

VOIES D'ADMINISTRATION ET POSOLOGIE

Pour les posologies n'apparaissant pas ci-dessous, consulter les références les plus récentes en chimiothérapie.

IV (adultes): De 50 à 100 mg/m^2 par jour, pendant 5 jours.

PO (adultes): De 100 à 200 mg/m^2 (arrondir à 50 mg près) par jour, pendant 5 jours.

PRÉSENTATION

- **Étoposide**
  Capsules: 50 mg^{Pr} ■ **Solution pour injection**: 20 mg/mL^{Pr}.
- **Phosphate d'étoposide**
  Ce médicament n'est pas commercialisé au Canada.

PHARMACODYNAMIE (effets sur la numération globulaire)

	DÉBUT D'ACTION	PIC	DURÉE
PO	7 – 14 jours	9 – 16 jours	20 jours
IV	7 – 14 jours	9 – 16 jours	20 jours

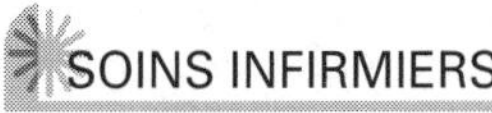

SOINS INFIRMIERS

ÉVALUATION DE LA SITUATION

- Mesurer la pression artérielle avant l'administration du médicament et toutes les 15 minutes tout au long de la perfusion. En cas d'hypotension, arrêter la perfusion et prévenir le médecin. Après avoir stabilisé la pression artérielle à l'aide de solutions IV et d'autres mesures de soutien, on peut reprendre la perfusion à un débit plus lent.
- OBSERVER LE PATIENT À LA RECHERCHE DES RÉACTIONS SUIVANTES D'HYPERSENSIBILITÉ : FIÈVRE, FRISSONS, PRURIT, URTICAIRE, BRONCHOSPASME, TACHYCARDIE, HYPOTENSION. SI CES SYMPTÔMES SE MANIFESTENT, ARRÊTER LA PERFUSION ET PRÉVENIR LE MÉDECIN. GARDER À PORTÉE DE LA MAIN DE L'ÉPINÉPHRINE, UN ANTIHISTAMINIQUE, DES CORTICOSTÉROÏDES, DES SOLUTIONS DE REMPLISSAGE VASCULAIRE ET LE MATÉRIEL DE RÉANIMATION POUR PARER À UNE ÉVENTUELLE RÉACTION ANAPHYLACTIQUE.
- Rechercher les signes d'infection suivants : fièvre, toux, raucité de la voix, douleurs lombaires basses ou intercostales, maux de gorge, mictions douloureuses ou difficiles. Si ces symptômes se manifestent, en informer le médecin.
- Suivre de près les saignements : saignement des gencives, formation d'ecchymoses, pétéchies, présence de sang dans les selles, l'urine et les vomissements. Éviter les injections IM et la prise de la température par voie rectale. Appliquer une pression sur les points de ponction veineuse pendant 10 minutes.
- Effectuer le bilan quotidien des ingesta et des excreta, noter l'appétit du patient et la quantité d'aliments qu'il peut consommer. L'étoposide provoque des nausées et des vomissements chez 30 % des patients. L'administration prophylactique d'un antiémétique peut en réduire la fréquence et la durée.
- Adapter le régime alimentaire en fonction des aliments que le patient peut tolérer pour essayer de maintenir l'équilibre hydro-électrolytique et l'état nutritionnel.

Tests de laboratoire :

- Noter la numération globulaire et la formule leucocytaire avant l'administration de l'agent et à intervalles réguliers pendant toute la durée du traitement. Le nadir de la leucopénie se produit dans les 7 à 14 jours qui suivent l'administration de l'étoposide. Prévenir le médecin si le nombre de globules blancs est inférieur à 1×10^9/L. Le nadir de la thrombocytopénie se produit dans les 9 à 16 jours qui suivent l'administration. Prévenir le médecin si le nombre de plaquettes est inférieur à 75×10^9/L. Le nombre de globules blancs et de plaquettes revient à la normale dans les 20 jours.
- Étudier les résultats des tests de l'exploration fonctionnelle hépatique (concentrations d'AST, d'ALT, de LDH et de bilirubine) et des tests de l'exploration fonctionnelle rénale (urée, créatinine), avant le traitement et à intervalles réguliers pendant toute sa durée afin de déceler la toxicité hépatique et rénale.
- L'étoposide peut entraîner l'élévation des concentrations d'acide urique. Vérifier ces concentrations à intervalles réguliers pendant toute la durée du traitement.

DIAGNOSTICS INFIRMIERS POSSIBLES

- Risque d'accident (Effets secondaires).
- Risque d'infection (Effets secondaires).
- Connaissances insuffisantes sur le traitement médicamenteux (Enseignement au patient et à ses proches).

INTERVENTIONS INFIRMIÈRES

- Éviter tout contact avec la peau. Utiliser une tubulure de type Luer-Lock afin de prévenir les fuites accidentelles. En cas d'éclaboussure, laver immédiatement la peau avec de l'eau et du savon.
- La solution doit être préparée sous une hotte à flux laminaire. Porter des gants, un vêtement protecteur et un masque pendant la manipulation du médicament. Mettre au rebut le matériel dans les contenants réservés à cette fin (voir l'annexe H).

PO: Les capsules doivent être conservées au réfrigérateur.

Étoposide (VePesid)

- **Perfusion intermittente**: Diluer le contenu de la fiole de 5 mL avec 250 à 500 mL de solution de D5%E ou de NaCl 0,9 %, afin d'obtenir une concentration maximale de 200 à 400 µg/mL. La solution à 200 µg/mL est stable pendant 96 heures et celle à 400 µg/mL, pendant 24 heures. Il n'est pas recommandé de préparer des concentrations supérieures à 400 µg/mL, car des cristaux peuvent se former. Jeter la solution qui contient des cristaux. Consulter les directives de chaque fabricant avant de reconstituer la préparation.
- ***Vitesse d'administration:*** Perfuser lentement pendant 30 à 60 minutes. Une hypotension passagère peut se manifester si la vitesse de perfusion est inférieure à 30 minutes.
- **Compatibilité (tubulure en Y)**: allopurinol ▪ amifostine ▪ aztréonam ▪ cladribine ▪ fludarabine ▪ granisétron ▪ melphalan ▪ ondansétron ▪ paclitaxel ▪ pipéracilline/tazobactam ▪ sagramostim ▪ sodium, bicarbonate de ▪ téniposide ▪ thiotépa ▪ vinorelbine.
- **Incompatibilité (tubulure en Y)**: céfépime ▪ filgrastim ▪ gallium, nitrate de ▪ idarubicine.
- **Compatibilité en addition au soluté**: carboplatine ▪ cisplatine ▪ cytarabine ▪ floxuridine ▪ fluorouracile ▪ ifosfamide ▪ ondansétron.

ENSEIGNEMENT AU PATIENT ET À SES PROCHES

- Conseiller au patient de respecter scrupuleusement la posologie recommandée même si des nausées ou des vomissements surviennent. Si des vomissements surviennent peu de temps après l'administration de la dose, consulter le médecin. Si le patient n'a pas pu prendre le médicament au moment habituel, il ne doit pas prendre cette dose.
- Recommander au patient de signaler à un professionnel de la santé la fièvre, les frissons, les maux de gorge, les signes d'infection, le saignement des gencives, la formation d'ecchymoses, les pétéchies ou la présence de sang dans l'urine, les selles ou les vomissements. Le prévenir qu'il doit éviter les foules et les personnes contagieuses. Lui conseiller d'utiliser une brosse à dents à poils doux et un rasoir électrique, de ne pas consommer de boissons alcoolisées et de ne pas prendre de médicaments contenant de l'aspirine ou des AINS.
- RECOMMANDER AU PATIENT DE SIGNALER À UN PROFESSIONNEL DE LA SANTÉ LES BATTEMENTS RAPIDES DU CŒUR, LES DIFFICULTÉS RESPIRATOIRES, LES DOULEURS ABDOMINALES, LE JAUNISSEMENT DE LA PEAU, LA FAIBLESSE, LA PARESTHÉSIE OU LES TROUBLES DE LA DÉMARCHE.
- Recommander au patient d'observer ses muqueuses buccales à la recherche d'érythème et d'aphtes. En cas d'aphtes, lui conseiller de remplacer la brosse à dents par une brosse-éponge et de se rincer la bouche avec de l'eau après avoir bu ou mangé. On pourrait lui prescrire de la lidocaïne visqueuse en gargarisme si les douleurs l'empêchent de s'alimenter. La douleur associée à la stomatite peut dicter un traitement par des opiacés.
- Prévenir le patient qu'il risque de perdre ses cheveux. Explorer avec lui les stratégies lui permettant de s'adapter à ce changement.
- Recommander à la patiente d'utiliser une méthode contraceptive.
- Expliquer au patient qu'il ne doit pas se faire vacciner sans recommandation expresse d'un professionnel de la santé.
- Insister sur l'importance des examens diagnostiques à intervalles réguliers permettant de suivre les effets secondaires du médicament.

VÉRIFICATION DE L'EFFICACITÉ THÉRAPEUTIQUE

L'efficacité du traitement peut être démontrée par: la diminution de la taille des tumeurs solides ou le ralentissement de la propagation des métastases ▪ l'amélioration de l'hématopoïèse chez les patients souffrant de leucémie. ✳

FAMCICLOVIR

Famvir

CLASSIFICATION :

Antiviral

Grossesse – catégorie B

INDICATIONS

Traitement des infections aiguës provoquées par l'herpès zoster (zona) ▪ Traitement et suppression des infections génitales herpétiques récurrentes chez les patients immunocompétents ▪ Traitement des infections récurrentes provoquées par le virus herpès simplex muco-cutané chez les patients infectés par le VIH.

MÉCANISME D'ACTION

Inhibition de la synthèse de l'ADN viral seulement dans les cellules infectées par l'herpès. ***Effets thérapeutiques :*** Diminution de la durée des infections par l'herpès zoster et de la période d'excrétion virale ▪ Prévention de la formation de lésions et accélération de la cicatrisation en présence d'infections récurrentes provoquées par l'herpès simplex.

PHARMACOCINÉTIQUE

Absorption : Après absorption, le famciclovir est rapidement transformé dans la paroi intestinale en penciclovir, qui est le composé actif.
Distribution : Inconnue.
Métabolisme et excrétion : Le penciclovir est surtout éliminé par les reins.
Demi-vie : *Penciclovir* – de 2,1 à 3 heures (prolongée en cas d'insuffisance rénale).

CONTRE-INDICATIONS ET PRÉCAUTIONS/ MISES EN GARDE

Contre-indications : Hypersensibilité.
Précautions/mises en garde : Insuffisance rénale (il est conseillé d'espacer les prises ou de réduire la dose si la Cl_{Cr} < 40 à 60 mL/minute ▪ Personnes âgées (en raison d'un déclin de la fonction rénale associée à l'âge) ▪ Grossesse, allaitement, enfants < 18 ans (l'innocuité du médicament n'a pas été établie).

RÉACTIONS INDÉSIRABLES ET EFFETS SECONDAIRES

SNC : céphalées, étourdissements, fatigue.
GI : diarrhée, nausées, vomissements.

INTERACTIONS

Médicament-médicament : Le **probénécide** élève les concentrations sanguines du penciclovir.

VOIES D'ADMINISTRATION ET POSOLOGIE

Zona

- **PO (adultes) :** 500 mg, toutes les 8 heures, pendant 7 jours.
- **Insuffisance rénale**
  PO (adultes) : *Cl_{Cr} de 40 à 59 mL/minute* – 500 mg, toutes les 12 heures ; *Cl_{Cr} de 20 à 39 mL/minute* – 500 mg, toutes les 24 heures ; *Cl_{Cr} < 20 mL/minute* – 250 mg, toutes les 48 heures.

Infections herpétiques génitales récurrentes

- **PO (adultes) :** 125 mg, toutes les 12 heures, pendant 5 jours.
- **Insuffisance rénale**
  PO (adultes) : *Cl_{Cr} de 20 à 39 mL/minute* – 125 mg, toutes les 24 heures ; *Cl_{Cr} < 20 mL/minute* – 125 mg, toutes les 48 heures.

Suppression des récidives d'herpès génital

- **PO (adultes) :** 250 mg, toutes les 12 heures, pendant une période allant jusqu'à 1 an.
- **Insuffisance rénale**
  PO (adultes) : *Cl_{Cr} de 20 à 39 mL/minute* – 125 mg, toutes les 12 heures ; *Cl_{Cr} < 20 mL/minute* – 125 mg, toutes les 24 heures.

Infections récurrentes dues au virus herpès simplex muco-cutané chez les patients infectés par le VIH

- **PO (adultes) :** 500 mg, toutes les 12 heures, pendant 7 jours.
- **Insuffisance rénale**
  PO (adultes) : *Cl_{Cr} de 20 à 39 mL/minute* – 500 mg, toutes les 24 heures ; *Cl_{Cr} < 20 mL/minute* – 250 mg, toutes les 24 heures.

PRÉSENTATION

Comprimés : 125 mg[Pr], 250 mg[Pr], 500 mg[Pr].

PHARMACODYNAMIE (concentrations sanguines de penciclovir)

	Début d'action	Pic	Durée
PO	rapide	0,9 h	8 – 12 h

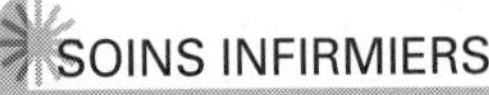

SOINS INFIRMIERS

ÉVALUATION DE LA SITUATION

- Examiner les lésions avant le début du traitement et quotidiennement pendant toute sa durée.

- Rester à l'affût des signes d'algies post-zostériennes pendant et après le traitement.

DIAGNOSTICS INFIRMIERS POSSIBLES

- Risque d'atteinte à l'intégrité de la peau (Indications).
- Risque d'infection (Indications, Enseignement au patient et à ses proches).
- Connaissances insuffisantes sur le traitement médicamenteux (Enseignement au patient et à ses proches).

INTERVENTIONS INFIRMIÈRES

- Il faut commencer le traitement au famciclovir dès que le diagnostic de zona est posé, au moins dans les 72 heures qui suivent le diagnostic, mais de préférence dans les 48 heures.
- On peut prendre le famciclovir sans égard aux repas.

ENSEIGNEMENT AU PATIENT ET À SES PROCHES

- Inciter le patient à suivre scrupuleusement la posologie recommandée pendant toute la durée du traitement. S'il n'a pu prendre le médicament au moment habituel, il doit le prendre le plus rapidement possible à moins que ce ne soit presque l'heure prévue pour la dose suivante.
- Prévenir le patient que le famciclovir n'empêche pas la transmission de l'infection à d'autres personnes. Lui recommander de ne pas côtoyer des personnes immunosupprimées ou celles qui n'ont jamais eu la varicelle ou qui n'ont pas reçu le vaccin contre la varicelle jusqu'à ce que toutes les lésions aient formé une croûte.
- Inciter le patient à utiliser des préservatifs pendant les rapports sexuels et à éviter les contacts sexuels pendant que des lésions sont présentes.
- Prévenir les patientes qui souffrent d'herpès génital qu'elles devraient se soumettre tous les ans à un test de Papanicolaou étant donné qu'elles sont davantage prédisposées au cancer du col.

VÉRIFICATION DE L'EFFICACITÉ THÉRAPEUTIQUE

L'efficacité du traitement peut être démontrée par : une formation plus rapide de croûtes et la disparition plus rapide des vésicules, des ulcérations et des croûtes chez les patients atteints d'herpès zoster aigu (zona) ■ la formation de croûtes et la cicatrisation des lésions en cas d'herpès génital et d'infections récurrentes provoquées par le virus herpès simplex muco-cutané chez les patients infectés par le VIH ■ la prévention des infections génitales herpétiques récurrentes chez les patients immunocompétents. ✳

FAMOTIDINE,

voir Antagonistes des récepteurs H_2 de l'histamine

FÉLODIPINE

Plendil, Renedil

CLASSIFICATION :

Antihypertenseur (bloqueur des canaux calciques)

Grossesse – catégorie C

INDICATIONS

Traitement de l'hypertension. **Usages non approuvés :** Traitement de l'angine de poitrine et de l'angine vasospastique (angor de Prinzmetal).

MÉCANISME D'ACTION

Inhibition du transport du calcium dans les cellules myocardiques et musculaires lisses vasculaires, entraînant l'inhibition du couplage excitation-contraction et de la contraction qui s'ensuit. ***Effets thérapeutiques :*** Vasodilatation systémique entraînant une chute de la pression artérielle ■ Dilatation des coronaires se traduisant par la diminution de la fréquence et de la gravité des crises d'angine.

PHARMACOCINÉTIQUE

Absorption : Bien que le médicament soit bien absorbé par suite de l'administration par voie orale, puisqu'il est fortement métabolisé, sa biodisponibilité est réduite.

Distribution : Inconnue.

Liaison aux protéines : > 99 %.

Métabolisme et excrétion : Le médicament est presque entièrement métabolisé ; une faible fraction est excrétée à l'état inchangé dans l'urine.

Demi-vie : De 11 à 16 heures.

CONTRE-INDICATIONS ET PRÉCAUTIONS/MISES EN GARDE

Contre-indications : Hypersensibilité (risque de sensibilité croisée) ■ Grossesse, femmes en âge de procréer et allaitement.

Précautions/mises en garde : Syndrome de dysfonctionnement sinusal ■ Bloc auriculo-ventriculaire du deuxième ou du troisième degré (sauf si un stimulateur cardiaque est en place) ■ Pression artérielle < 90 mm Hg ■ Insuffisance hépatique grave (il est recommandé de réduire la dose) ■ Personnes âgées (il est recommandé de réduire la dose ; risque accru d'hypotension) ■ Insuffisance rénale grave ■ Antécédents d'arythmies ventriculaires graves ou d'insuffisance cardiaque ■ Enfants (l'innocuité du médicament n'a pas été établie).

RÉACTIONS INDÉSIRABLES ET EFFETS SECONDAIRES

SNC : céphalées, rêves bizarres, anxiété, confusion, étourdissements, somnolence, nervosité, troubles psychiatriques, faiblesse.

ORLO : vision trouble, problèmes d'équilibre, épistaxis, acouphènes.

Resp. : toux, dyspnée.

CV : ARYTHMIES, INSUFFISANCE CARDIAQUE, œdème périphérique, bradycardie, douleurs thoraciques, hypotension, palpitations, syncope, tachycardie.

GI : résultats anormaux aux tests d'exploration de la fonction hépatique, anorexie, constipation, diarrhée, sécheresse de la bouche (xérostomie), dysgueusie, dyspepsie, nausées, vomissements.

GU : dysurie, nycturie, polyurie, troubles sexuels, mictions fréquentes.

Tég. : dermatite, érythème polymorphe, bouffées vasomotrices, sécrétion accrue de sueur, photosensibilité, prurit, urticaire, rash.

End. : gynécomastie, hyperglycémie.

Hémat. : anémie, leucopénie, thrombocytopénie.

Mét. : gain pondéral.

Loc. : raideur des articulations, crampes musculaires.

SN : paresthésie, tremblements.

Divers : SYNDROME DE STEVENS-JOHNSON, hyperplasie gingivale.

INTERACTIONS

Médicament-médicament : Risque d'hypotension additive lors de l'administration concomitante de **fentanyl**, d'autres **antihypertenseurs**, de **dérivés nitrés** et de **quinidine** ou lors de la consommation de fortes quantités d'**alcool** ■ La prise concomitante d'**AINS** peut réduire les effets antihypertenseurs de la félodipine ■ L'administration concomitante de **bêta-bloquants**, de **digoxine**, de **disopyramide** ou de **phénytoïne** peut entraîner la bradycardie, des troubles de la conduction ou l'insuffisance cardiaque ■ La **cimétidine** et le **propanolol** peuvent ralentir le métabolisme de la félodipine et accroître le risque de toxicité.

Médicament-aliments : Le **jus de pamplemousse** élève les concentrations sanguines de félodipine.

VOIES D'ADMINISTRATION ET POSOLOGIE

PO (adultes) : 5 mg/jour (2,5 mg/jour chez les personnes âgées et les insuffisants hépatiques) ; on peut augmenter la dose, toutes les 2 semaines (écart posologique : de 5 à 10 mg par jour).

PRÉSENTATION

Comprimés à libération prolongée : 2,5 mg^{Pr}, 5 mg^{Pr}, 10 mg^{Pr}.

PHARMACODYNAMIE (effet antihypertenseur)

	DÉBUT D'ACTION	PIC	DURÉE
PO	1 h	2 – 4 h	jusqu'à 24 h

ÉVALUATION DE LA SITUATION

- Mesurer la pression artérielle et le pouls avant le traitement, pendant la période d'adaptation posologique et à intervalles réguliers, pendant toute la durée du traitement. EXAMINER LES ÉCG À INTERVALLES RÉGULIERS AU COURS D'UN TRAITEMENT PROLONGÉ.
- EFFECTUER LE BILAN QUOTIDIEN DES INGESTA ET DES EXCRETA ET PESER LE PATIENT TOUS LES JOURS. RESTER À L'AFFÛT DES SIGNES D'INSUFFISANCE CARDIAQUE (ŒDÈME PÉRIPHÉRIQUE, RÂLES OU CRÉPITATIONS, DYSPNÉE, GAIN DE POIDS, TURGESCENCE DES JUGULAIRES).

Angine : Déterminer le siège, la durée et l'intensité de la douleur angineuse ainsi que les facteurs qui la déclenchent.

Hypertension : Vérifier la fréquence des renouvellements d'ordonnance afin d'évaluer l'observance du traitement.

Tests de laboratoire :

- Les concentrations totales de calcium sérique ne sont pas affectées par les bloqueurs des canaux calciques.
- Suivre les concentrations sériques de potassium à intervalles réguliers. L'hypokaliémie accroît le risque d'arythmies et devrait être corrigée.
- Suivre les résultats des tests d'exploration fonctionnelle rénale et hépatique à intervalles réguliers lors du traitement de longue durée. La félodipine peut entraîner une élévation des concentrations d'enzymes hépatiques après plusieurs

jours de traitement, mais elles retournent à la normale après l'arrêt du traitement.

DIAGNOSTICS INFIRMIERS POSSIBLES

- Irrigation tissulaire inefficace (Indications).
- Douleur aiguë aiguë (Indications).
- Connaissances insuffisantes sur le traitement médicamenteux (Enseignement au patient et à ses proches).
- Non-observance du traitement médicamenteux (Enseignement au patient et à ses proches).

INTERVENTIONS INFIRMIÈRES

- La félodipine peut être administrée sans égard aux repas. En cas de troubles gastro-intestinaux, on peut l'administrer avec des aliments.
- Il ne faut pas ouvrir, écraser, briser ni mâcher les comprimés à libération prolongée. Il est normal que des comprimés vides se retrouvent dans les selles.

ENSEIGNEMENT AU PATIENT ET À SES PROCHES

- Expliquer au patient qu'il doit respecter scrupuleusement la posologie recommandée, même s'il se sent mieux. S'il n'a pu prendre le médicament au moment habituel, il doit le prendre aussitôt que possible à moins que ce ne soit presque l'heure prévue pour la dose suivante. Le prévenir qu'il ne doit jamais remplacer une dose manquée par une double dose. Le traitement doit être interrompu graduellement.
- Montrer au patient comment prendre son pouls. Lui conseiller de communiquer avec un professionnel de la santé si la fréquence cardiaque est < 50 bpm.
- Recommander au patient de changer lentement de position pour réduire le risque d'hypotension orthostatique.
- Prévenir le patient que la félodipine peut provoquer de la somnolence ou des étourdissements. Lui conseiller de ne pas conduire et d'éviter les activités qui exigent sa vigilance jusqu'à ce qu'on ait la certitude que le médicament n'entraîne pas ces effets chez lui.
- Expliquer au patient qu'il est important de pratiquer une bonne hygiène dentaire et de consulter fréquemment le dentiste pour faire nettoyer ses dents afin de prévenir la sensibilité et le saignement des gencives ou une hyperplasie gingivale (hypertrophie des gencives).
- Expliquer au patient qu'il doit éviter de consommer de l'alcool ou des médicaments en vente libre, particulièrement des médicaments contre le rhume, sans avoir consulté au préalable un professionnel de la santé.
- Recommander au patient de signaler à un professionnel de la santé les symptômes suivants: battements cardiaques irréguliers, dyspnée, œdème des mains et des pieds, étourdissements prononcés, nausées, constipation, hypotension ou céphalées graves ou persistantes.
- Conseiller au patient de porter des vêtements de protection et d'utiliser un écran solaire pour prévenir les réactions de photosensibilité.
- Conseiller au patient d'informer tous les professionnels de la santé qu'il suit un traitement par ce médicament avant de se soumettre à une intervention chirurgicale ou à un traitement.

Angine:

- Recommander au patient qui suit un traitement parallèle par un dérivé nitré ou par un bêtabloquant de continuer à prendre les deux médicaments selon la posologie recommandée, et d'utiliser de la nitroglycérine sublinguale, selon les besoins, en cas de crises d'angine.
- Conseiller au patient de prévenir un professionnel de la santé si les douleurs thoraciques ne diminuent pas ou si elles s'aggravent après le traitement et si elles s'accompagnent de diaphorèse ou d'essoufflements ou encore si des céphalées graves et persistantes se manifestent.
- Inciter le patient à discuter avec un professionnel de la santé des restrictions à respecter sur le plan de l'effort avant de s'engager dans un programme d'exercices.

Hypertension:

- Encourager le patient à suivre scrupuleusement les autres mesures thérapeutiques permettant de maîtriser l'hypertension: réduire le poids, suivre un régime hyposodé, cesser de fumer, consommer de l'alcool avec modération, faire régulièrement de l'exercice, gérer le stress. Le prévenir que ce médicament stabilise la pression artérielle, mais ne guérit pas l'hypertension.
- Montrer au patient et à ses proches comment prendre la pression artérielle. Leur recommander de la mesurer toutes les semaines et de signaler à un professionnel de la santé tout changement important.

VÉRIFICATION DE L'EFFICACITÉ THÉRAPEUTIQUE

L'efficacité du traitement peut être démontrée par: une baisse de la pression artérielle ■ une diminution de la fréquence et de la gravité des crises d'angine ▪ un moindre recours à des dérivés nitrés ▪ une meilleure tolérance à l'effort et un sentiment de mieux-être.

FÉNOFIBRATE

Apo-Fénofibrate, Apo-Féno-Micro, Féno-Micro, Gen-Fénofibrate, Lipidil Micro, Lipidil Micro Duo, Lipidil Supra, Novo-Fénofibrate, Nu-Fénofibrate, PMS-Fénofibrate

CLASSIFICATION :
Hypolipidémiant
Grossesse – catégorie C

INDICATIONS

Traitement complémentaire de la diétothérapie ou d'autres mesures thérapeutiques en cas d'hyperlipidémie chez les patients qui ne répondent pas à un traitement non médicamenteux.

MÉCANISME D'ACTION

Inhibition de la synthèse des triglycérides induite principalement par l'acide fénofibrique. ***Effets thérapeutiques :*** Abaissement des concentrations de triglycérides entraînant une diminution du risque de pancréatite.

PHARMACOCINÉTIQUE

Absorption : Bonne absorption (de l'ordre de 60 %) par suite de l'administration par voie orale ; l'absorption est accrue lorsque le médicament est pris avec des aliments.
Distribution : Inconnue.
Liaison aux protéines : 99 %.
Métabolisme et excrétion : Le médicament est rapidement transformé en acide fénofibrique, le métabolite actif, qui est ensuite métabolisé par le foie. L'acide fénofibrique et ses métabolites sont surtout excrétés dans les urines (60 %).
Demi-vie : 20 heures.

CONTRE-INDICATIONS ET PRÉCAUTIONS/ MISES EN GARDE

Contre-indications : Hypersensibilité ▪ Insuffisance hépatique (incluant la cirrhose biliaire primitive) ▪ Maladie préexistante de la vésicule biliaire ▪ Insuffisance rénale grave (Cl_{Cr} < 20 mL/minute) ▪ Hyperlipoprotéinémies de type 1 ▪ Grossesse et allaitement.

Précautions/mises en garde : Administration concomitante de warfarine ▪ Enfants (l'innocuité du fénofibrate n'a pas été établie).

RÉACTIONS INDÉSIRABLES ET EFFETS SECONDAIRES

SNC : fatigue, faiblesse, céphalées.
CV : arythmies.
GI : lithiase biliaire, pancréatite.
Tég. : rash, urticaire.
Loc. : rhabdomyolyse.
Divers : réactions d'hypersensibilité.

INTERACTIONS

Médicament-médicament : Le fénofibrate intensifie les effets de la **warfarine** ▪ L'administration concomitante d'**inhibiteurs de la HMG-CoA réductase** peut accroître le risque de rhabdomyolyse (l'usage concomitant n'est pas recommandé) ▪ Les **résines hypocholestérolémiantes** peuvent ralentir l'absorption du fénofibrate (il faut prendre le fénofibrate 1 heure avant ou de 4 à 6 heures après ces médicaments) ▪ L'administration concomitante de **cyclosporine** peut accroître les effets toxiques du fénofibrate.

VOIES D'ADMINISTRATION ET POSOLOGIE

PO (adultes) : *Capsules micronisées* – 200 mg, 1 fois par jour, ou 3 capsules de 67 mg réparties en 2 ou 3 prises par jour (maximum : 267 mg par jour). *Insuffisance rénale* – dose initiale : 67 mg, 1 fois par jour, qu'on peut majorer graduellement selon les besoins. *Capsules micro-enrobées* – De 160 mg à 200 mg/jour. Si la Cl_{Cr} se situe entre 20 et 100 mL/minute, commencer le traitement à 100 mg et augmenter la dose graduellement selon la tolérance du patient et l'effet du médicament. *Capsules régulières* – 100 mg, 3 fois par jour.

PRÉSENTATION

Capsules micronisées : 67 mg^{Pr}, 200 mg^{Pr} ▪ **Comprimés micro-enrobés :** 100 mg^{Pr}, 160 mg^{Pr}. ▪ **Capsules régulières :** 100 mg^{Pr}.

PHARMACODYNAMIE (abaissement des concentrations de triglycérides)

	Début d'action	Pic	Durée
PO	inconnu	2 semaines	inconnue

F

SOINS INFIRMIERS

ÉVALUATION DE LA SITUATION

- Recueillir les données sur les habitudes alimentaires du patient, notamment sur sa consommation de matières grasses. Il faut tout essayer pour normaliser les concentrations sériques de triglycérides du patient obèse par la diétothérapie et l'exercice et lui faire perdre du poids avant d'amorcer le traitement par le fénofibrate.
- Suivre de près le patient pour déceler la présence de lithiases biliaires. En cas de symptômes, il faut effectuer des épreuves d'exploration fonctionnelle de la vésicule biliaire. Si une lithiase biliaire est présente, il faut cesser le traitement par le fénofibrate.

Tests de laboratoire :

- Noter les concentrations sériques de lipides avant le début du traitement afin de déterminer si les élévations sont constantes, puis à intervalles réguliers pendant toute la durée du traitement.
- Surveiller les concentrations sériques d'AST et d'ALT à intervalles réguliers pendant toute la durée du traitement. Le médicament peut entraîner l'élévation de ces concentrations. Il faut arrêter le traitement si les concentrations s'élèvent au-delà de trois fois la limite de la normale.
- Si le patient manifeste des douleurs musculaires pendant le traitement, il faut examiner les concentrations de créatine-phosphokinase. Si ces concentrations sont très élevées ou si une myopathie s'installe, il faut cesser le traitement.
- Le fénofibrate peut entraîner une baisse légère à modérée des concentrations d'hémoglobine, de l'hématocrite et du nombre de globules blancs. Il faut mesurer ces paramètres à intervalles réguliers au cours des 12 premiers mois de traitement. Ils se stabilisent habituellement lors d'un traitement de longue durée.
- Chez les patients qui prennent en même temps des anticoagulants, mesurer à intervalles fréquents le temps de prothrombine jusqu'à ce que ces valeurs se stabilisent.

DIAGNOSTICS INFIRMIERS POSSIBLES

- Connaissances insuffisantes sur la diétothérapie et le traitement médicamenteux (Enseignement au patient et à ses proches).
- Non-observance du traitement médicamenteux et de la diétothérapie (Enseignement au patient et à ses proches).

INTERVENTIONS INFIRMIÈRES

- Il faut prescrire une diétothérapie visant l'abaissement des taux de triglycérides avant d'amorcer le traitement et la maintenir pendant toute la durée du traitement hypolipidémiant.
- On peut augmenter la dose après avoir mesuré à plusieurs reprises les taux sériques de triglycérides à intervalles de 4 à 8 semaines.
- Administrer le médicament avec des aliments.

ENSEIGNEMENT AU PATIENT ET À SES PROCHES

- Conseiller au patient de respecter scrupuleusement la posologie recommandée, de ne pas sauter de dose ni de remplacer une dose manquée par une double dose. Le prévenir que le médicament permet de normaliser les concentrations sériques élevées de triglycérides, mais il ne guérit pas l'hyperlipidémie.
- Expliquer au patient que le traitement ne peut être efficace que s'il suit en même temps une diétothérapie pauvre en matières grasses, en cholestérol, en glucides et en alcool, s'il fait de l'exercice et s'il cesse de fumer.
- Conseiller au patient d'informer un professionnel de la santé en cas de douleurs, de sensibilité ou de faiblesses musculaires inexpliquées, particulièrement si ces symptômes s'accompagnent de fièvre ou de malaises.
- Recommander à la patiente d'informer rapidement un professionnel de la santé si elle veut devenir enceinte ou si elle croit l'être.
- Recommander au patient d'informer tous les professionnels de la santé qu'il suit un traitement par ce médicament avant de se soumettre à une intervention chirurgicale ou à un autre traitement.
- Insister sur l'importance d'un suivi médical permettant de déterminer l'efficacité du médicament et ses effets secondaires.

VÉRIFICATION DE L'EFFICACITÉ THÉRAPEUTIQUE

L'efficacité du traitement peut être démontrée par : la normalisation des concentrations sériques de triglycérides. Il faudrait arrêter le traitement si la réponse clinique n'est pas adéquate après deux mois.

FÉNOLDOPAM

Ce médicament n'est pas commercialisé au Canada.

CLASSIFICATION :

Antihypertenseur (vasodilatateur)

Grossesse – catégorie B

INDICATIONS

Traitement de courte durée (< 48 heures) en milieu hospitalier des urgences hypertensives, incluant l'hypertension artérielle maligne accompagnée de lésions des organes cibles.

MÉCANISME D'ACTION

Agoniste au niveau des récepteurs de type d_1 dopaminergiques ▪ Liaison aux récepteurs alpha-adrénergiques ▪ Vasodilatation. ***Effets thérapeutiques :*** Réduction rapide de la pression artérielle.

PHARMACOCINÉTIQUE

Absorption : Par suite de l'administration par voie IV, la biodisponibilité du fénoldopam est totale.

Distribution : Inconnue.

Métabolisme et excrétion : Métabolisme surtout hépatique ; une fraction de 90 % des métabolites est excrétée dans les urines et une fraction de 10 % dans les fèces.

Demi-vie : De 5 à 10 minutes.

CONTRE-INDICATIONS ET PRÉCAUTIONS/ MISES EN GARDE

Contre-indications : Hypersensibilité au fénoldopam ou aux sulfites ▪ Administration concomitante de bêta-bloquants (prévention de la tachycardie réflexe).

Précautions/mises en garde : Glaucome ou hypertension intraoculaire ▪ Grossesse, allaitement ou enfants (l'innocuité du médicament n'a pas été établie).

RÉACTIONS INDÉSIRABLES ET EFFETS SECONDAIRES

SNC : céphalées, nervosité, anxiété, étourdissements.

CV : hypotension, tachycardie, modifications de l'ÉCG, œdème périphérique.

GI : nausées, douleurs abdominales, constipation, diarrhée, vomissements.

Tég. : bouffées vasomotrices, transpiration.

HÉ : hypokaliémie.

Locaux : réactions au point d'injection.

Loc. : douleurs dorsales.

INTERACTIONS

Médicament-médicament : L'administration concomitante de **bêta-bloquants** peut entraîner une hypotension excessive (il faut éviter l'administration simultanée).

VOIES D'ADMINISTRATION ET POSOLOGIE

IV (adultes) : De 0,01 à 1,6 µg/kg/minute.

PRÉSENTATION

Ce médicament n'est pas commercialisé au Canada.

PHARMACODYNAMIE (effet sur la pression artérielle)

	DÉBUT D'ACTION	PIC	DURÉE
IV	rapide	15 min	1 – 4 h

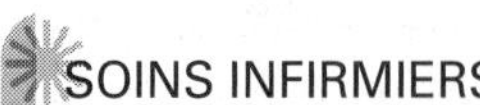

SOINS INFIRMIERS

ÉVALUATION DE LA SITUATION

Mesurer le pouls et la pression artérielle et surveiller l'ÉCG fréquemment pendant toute la durée du traitement ; une surveillance continue est conseillée. Consulter le médecin pour connaître les paramètres qu'il préconise.

Tests de laboratoire : Mesurer les concentrations sériques de potassium toutes les 6 heures tout au long du traitement. Le médicament peut entraîner l'hypokaliémie. Le cas échéant, administrer par voie orale ou IV un supplément de potassium.

DIAGNOSTICS INFIRMIERS POSSIBLES

Irrigation tissulaire inefficace (Indications).

INTERVENTIONS INFIRMIÈRES

- Administrer par perfusion continue ; ne pas administrer en bolus. Éviter l'hypotension et la chute rapide de la pression artérielle. L'adaptation initiale de la posologie doit se faire à intervalles d'au moins 15 minutes et moins fréquemment lorsque la pression artérielle cible est atteinte. Il est recommandé de majorer la dose par paliers de 0,05 à 0,1 µg/kg/minute. Des doses initiales plus faibles (de 0,03 à 0,1 µg/kg/minute), majorées lentement, ont été associées à une tachycardie réflexe moindre que des doses initiales plus élevées.

- On peut arrêter la perfusion abruptement ou graduellement. On peut amorcer le traitement par voie orale avec d'autres antihypertenseurs dès que la pression artérielle se stabilise. Ne pas administrer de bêta-bloquants en même temps que le fénoldopam.

Perfusion continue :

- Diluer 4 mL (40 mg de médicament) dans 1 000 mL, 2 mL (20 mg de médicament) dans 500 mL ou 1 mL (10 mg de médicament) dans 250 mL de solution de NaCl 0,9 % ou de D5%E pour obtenir une concentration de 40 µg/mL. La solution est stable pendant 24 heures. Jeter toute portion inutilisée.
- Éviter l'extravasation.

Vitesse d'administration : La vitesse d'administration est établie selon le poids corporel du patient, la rapidité de sa réponse et la durée souhaitée de l'effet. Administrer à l'aide d'une pompe à perfusion pour assurer un débit adéquat.

Incompatibilité en addition au soluté : Ces données sont inconnues. Ne pas mélanger à d'autres médicaments.

ENSEIGNEMENT AU PATIENT ET À SES PROCHES

- Expliquer au patient la raison pour laquelle ce médicament lui est administré.
- Conseiller au patient de signaler les céphalées ou la douleur au point d'injection.

VÉRIFICATION DE L'EFFICACITÉ THÉRAPEUTIQUE

L'efficacité du traitement peut être démontrée par : l'abaissement de la pression artérielle sans apparition d'effets secondaires. ✳

FENTANYL (VOIE PARENTÉRALE)

Fentanyl

CLASSIFICATION :

Analgésique opiacé (agoniste), anesthésique et adjuvant anesthésique

Grossesse – catégorie C

INDICATIONS

Soulagement des douleurs pendant les diverses étapes d'une intervention chirurgicale, incluant les douleurs périopératoires, intra-opératoires et postopératoires ■ Supplément à une anesthésie régionale ou généralisée ; neuroleptanalgésie en association avec le dropéridol : apaisement, activité motrice réduite et analgésie sans perte de conscience ■ **Voie épidurale :** Traitement postopératoire de la douleur consécutive aux interventions de chirurgie générale et aux césariennes.

MÉCANISME D'ACTION

Liaison aux récepteurs opiacés du SNC modifiant la perception de la douleur et la réaction à celle-ci ■ Dépression du SNC. ***Effets thérapeutiques :*** Adjuvant à l'anesthésie ■ Soulagement de la douleur.

PHARMACOCINÉTIQUE

Absorption : Bonne absorption par suite de l'administration IM.

Distribution : Inconnue.

Métabolisme et excrétion : Le fentanyl est surtout métabolisé par le foie. Une fraction de 10 à 25 % est excrétée à l'état inchangé par les reins.

Demi-vie : 3,6 heures (prolongée après une circulation extracorporelle et chez les personnes âgées).

CONTRE-INDICATIONS ET PRÉCAUTIONS/ MISES EN GARDE

Contre-indications : Hypersensibilité ; risque de sensibilité croisée entre les agents ■ Intolérance connue au médicament.

Précautions/mises en garde : Personnes âgées, patients débilités ou très gravement malades ■ Diabète ■ Maladies pulmonaires ou hépatiques graves ■ Tumeurs du SNC ■ Pression intracrânienne accrue ■ Traumatisme crânien ■ Insuffisance surrénalienne ■ Douleurs abdominales non diagnostiquées ■ Hypothyroïdie ■ Alcoolisme ■ Maladie cardiaque (arythmies) ■ Grossesse, allaitement, enfants de moins de 2 ans (l'innocuité du médicament n'a pas été établie).

RÉACTIONS INDÉSIRABLES ET EFFETS SECONDAIRES

SNC : confusion, excitation paradoxale ou délire, dépression postopératoire, somnolence postopératoire.

ORLO : vision double ou trouble.

Resp. : APNÉE, LARYNGOSPASME, bronchospasme allergique, dépression respiratoire.

CV : arythmies, bradycardie, dépression circulatoire, hypotension.

GI : spasmes biliaires, nausées et vomissements.

Tég. : démangeaisons au niveau du visage.

Loc.: rigidité des muscles squelettiques et thoraciques.

INTERACTIONS

Médicament-médicament: L'ADMINISTRATION DU FENTANYL CHEZ LES PATIENTS AYANT REÇU DES **IMAO** DANS LES 14 JOURS PRÉCÉDENTS EST À ÉVITER (RISQUE DE RÉACTIONS IMPRÉVISIBLES QUI PEUVENT ÊTRE MORTELLES) ■ Dépression additive du SNC et de l'appareil respiratoire lors de l'usage concomitant d'autres **dépresseurs du SNC** incluant l'**alcool**, les **antihistaminiques**, les **antidépresseurs**, d'autres **hypnosédatifs** ou **opiacés** ■ Risque accru d'hypotension lors de l'administration simultanée de **benzodiazépines** ■ L'administration concomitante de **nalbuphine**, de **buprénorphine**, de **dézocine** ou de **pentazocine** peut réduire l'analgésie.

VOIES D'ADMINISTRATION ET POSOLOGIE

Usage préopératoire

- **IM (adultes)**: De 50 à 100 µg (de 0,05 à 0,1 mg), de 30 à 60 minutes avant la chirurgie.

Adjuvant à l'anesthésie générale

- **IV (adultes)**: *Faible dose pour chirurgie mineure* – 2 µg (0,002 mg)/kg. *Dose moyenne pour chirurgie majeure* – de 2 à 20 µg (de 0,002 à 0,02 mg)/kg. *Dose élevée pour chirurgie majeure* – de 20 à 50 µg (de 0,02 à 0,05 mg)/kg.

Adjuvant à l'anesthésie régionale

- **IM, IV (adultes)**: De 50 à 100 µg (de 0,05 à 0,1 mg).

Anesthésie générale

- **IV (adultes)**: De 50 à 100 µg (de 0,05 à 0,1 mg)/kg (jusqu'à 150 µg/kg), en même temps que de l'oxygène et un myorelaxant.
- **IV (enfants de 2 à 12 ans)**: De 2 à 3 µg/kg.

Douleurs postopératoires

- **Voie épidurale (adultes)**: 1,5 µg/kg.

PRÉSENTATION

Solution pour injection: 0,05 mg/mL[N], en ampoules ou en flacons de 2 mL, 5 mL, 10 mL, 20 mL.

PHARMACODYNAMIE (analgésie†)

	DÉBUT D'ACTION	PIC	DURÉE
IM	7 – 15 min	20 – 30 min	1 – 2 h
IV	1 – 2 min	3 – 5 min	0,5 – 1 h

† La dépression respiratoire peut durer plus longtemps que l'analgésie.

SOINS INFIRMIERS

ÉVALUATION DE LA SITUATION

MESURER LA FRÉQUENCE RESPIRATOIRE ET LA PRESSION ARTÉRIELLE À INTERVALLES FRÉQUENTS TOUT AU LONG DU TRAITEMENT. PRÉVENIR IMMÉDIATEMENT LE MÉDECIN EN CAS DE MODIFICATION IMPORTANTE. LES EFFETS DÉPRESSEURS DU FENTANYL SUR LA RESPIRATION PEUVENT DURER PLUS LONGTEMPS QUE LES EFFETS ANALGÉSIQUES. DIMINUER LES DOSES ULTÉRIEURES DES AUTRES OPIACÉS DE $^1/_4$ À $^1/_3$ DE LA DOSE HABITUELLE RECOMMANDÉE. SUIVRE DE PRÈS L'ÉTAT DU PATIENT.

IM, IV: Lorsqu'on administre le fentanyl en tant qu'analgésique, déterminer le type, l'emplacement et l'intensité de la douleur avant et 30 minutes après l'administration IM ou de 3 à 5 minutes après l'administration IV.

Tests de laboratoire: Le fentanyl peut entraîner l'élévation des concentrations sériques d'amylase et de lipase.

Toxicité et surdosage: Les symptômes de surdosage incluent la dépression respiratoire, l'hypotension, les arythmies, la bradycardie et les asystoles. On peut administrer de l'atropine pour traiter la bradycardie. Si la dépression respiratoire persiste après l'intervention chirurgicale, une ventilation artificielle prolongée pourrait s'imposer. S'il faut administrer un antagoniste des opiacés pour renverser la dépression respiratoire ou le coma, l'antidote est la naloxone (Narcan). Diluer le contenu d'une ampoule de 0,4 mg de naloxone dans 10 mL de solution de NaCl 0,9 % et administrer 0,5 mL (0,02 mg) par IV directe, toutes les 2 minutes. Chez les enfants et les patients dont le poids est < 40 kg, diluer 0,1 mg de naloxone dans 10 mL de solution de NaCl 0,9 % pour obtenir une concentration de 10 µg/mL et administrer 0,5 µg/kg, toutes les 2 minutes. Afin de prévenir les symptômes de sevrage, les convulsions et les douleurs intenses, il faut adapter la posologie. L'administration de naloxone dans ces circonstances a entraîné, particulièrement chez les patients cardiaques, l'hypertension et une tachycardie ayant parfois provoqué une insuffisance du ventricule gauche et de l'œdème pulmonaire.

DIAGNOSTICS INFIRMIERS POSSIBLES

- Douleur aiguë (Indications).
- Mode de respiration inefficace (Réactions indésirables).
- Risque d'accident (Effets secondaires).

INTERVENTIONS INFIRMIÈRES

- On peut administrer des benzodiazépines, avant d'administrer le fentanyl ou après, pour réduire la dose d'induction et la durée de la perte de conscience et pour produire l'amnésie. Cette association peut également augmenter le risque d'hypotension.
- AU COURS DE L'ADMINISTRATION DU FENTANYL, GARDER À PORTÉE DE LA MAIN UN ANTAGONISTE DES OPIACÉS, DE L'OXYGÈNE ET LES APPAREILS DE RÉANIMATION. LES DÉRIVÉS DU FENTANYL NE DOIVENT ÊTRE ADMINISTRÉS QUE PAR VOIE IV DANS UN MILIEU OÙ L'ANESTHÉSIE EST SURVEILLÉE DE PRÈS (SALLE D'OPÉRATION, SALLE D'URGENCE, UNITÉ DE SOINS INTENSIFS) ET OÙ ON DISPOSE D'APPAREILS DE MAINTIEN DES FONCTIONS VITALES. LEUR ADMINISTRATION EST RÉSERVÉE AU PERSONNEL DÛMENT FORMÉ EN RÉANIMATION ET EN PRISE EN CHARGE D'URGENCE DES TROUBLES RESPIRATOIRES.

IV directe : Administrer la solution non diluée.

Vitesse d'administration : Administrer lentement pendant une à trois minutes. L'administration IV lente permet de réduire l'incidence ou la gravité de la rigidité musculaire, de la bradycardie ou de l'hypotension. Pour réduire la rigidité musculaire, on peut administrer en même temps des bloqueurs neuromusculaires.

Perfusion intermittente : On peut diluer le fentanyl dans une solution de D5%E ou de NaCl 0,9 %.

Associations compatibles dans la même seringue : atracurium ▪ atropine ▪ butorphanol ▪ chlorpromazine ▪ cimétidine ▪ dimenhydrinate ▪ diphenhydramine ▪ dropéridol ▪ héparine ▪ hydromorphone ▪ hydroxyzine ▪ mépéridine ▪ métoclopramide ▪ midazolam ▪ morphine ▪ pentazocine ▪ perphénazine ▪ prochlorpérazine, édisylate de ▪ promazine ▪ prométhazine ▪ ranitidine ▪ scopolamine.

Association incompatible dans la même seringue : pentobarbital.

Compatibilité (tubulure en Y) : atracurium ▪ diltiazem ▪ dobutamine ▪ dopamine ▪ énalaprilate ▪ esmolol ▪ étomidate ▪ furosémide ▪ héparine ▪ hydrocortisone sodique, succinate d' ▪ hydromorphone ▪ labétolol ▪ lorazépam ▪ midazolam ▪ milrinone ▪ morphine ▪ nafcilline ▪ nitroglycérine ▪ norépinéphrine ▪ pancuronium ▪ potassium, chlorure de ▪ propofol ▪ ranitidine ▪ sargramostim ▪ thiopental ▪ vécuronium ▪ vitamines du complexe B avec C.

Compatibilité en addition au soluté : bupivacaïne.

Incompatibilité en addition au soluté : méthohexital ▪ pentobarbital ▪ thiopental.

ENSEIGNEMENT AU PATIENT ET À SES PROCHES

- Expliquer au patient avant l'intervention chirurgicale l'utilité des anesthésiques et les effets qu'ils entraînent.
- Expliquer au patient la façon d'utiliser l'échelle d'évaluation de la douleur.
- Conseiller au patient de changer lentement de position pour réduire les risques d'hypotension orthostatique.
- Prévenir le patient que le fentanyl provoque des étourdissements et de la somnolence. Lui conseiller de demander de l'aide lors de ses déplacements, de ne pas conduire et d'éviter les activités qui exigent sa vigilance pendant les 24 heures qui suivent l'administration du fentanyl lors d'une chirurgie d'un jour.
- Prévenir le patient qu'il ne doit pas consommer d'alcool ni prendre des dépresseurs du SNC dans les 24 heures qui suivent l'administration du fentanyl lors d'une chirurgie d'un jour.

VÉRIFICATION DE L'EFFICACITÉ THÉRAPEUTIQUE

L'efficacité du traitement peut être démontrée par : l'apaisement généralisé ▪ la réduction de l'activité motrice ▪ l'analgésie prononcée. ✳

FENTANYL (VOIE TRANSDERMIQUE)

Duragesic

CLASSIFICATION :

Analgésique opiacé (agoniste)

Grossesse – catégorie C

INDICATIONS

Traitement des douleurs chroniques provoquées par le cancer chez les patients dont l'état dicte une analgésie continue aux opiacés ▪ LE FENTANYL TRANSDERMIQUE N'EST PAS RECOMMANDÉ POUR SOULAGER LA DOULEUR LÉGÈRE, INTERMITTENTE OU POSTOPÉRATOIRE.

MÉCANISME D'ACTION

Liaison aux récepteurs opiacés du SNC modifiant ainsi la perception de la douleur et la réaction à celle-ci. ***Effets thérapeutiques :*** Diminution de l'intensité de la douleur chronique.

PHARMACOCINÉTIQUE

Absorption : Bonne absorption (92 % de la dose) par la surface de la peau recouverte du timbre transdermique, favorisant la formation d'un dépôt dans les couches épidermiques. La libération du fentanyl depuis le timbre transdermique dans la circulation générale augmente graduellement pour atteindre un débit constant, ce qui assure une libération continue pendant 72 heures.

Distribution : Le fentanyl traverse le placenta et pénètre dans le lait maternel.

Métabolisme et excrétion : Le fentanyl est fortement métabolisé par le foie. Une fraction de 10 à 25 % est excrétée à l'état inchangé par les reins.

Demi-vie : 17 heures après le retrait d'un seul timbre, mais elle passe à 21 heures après le retrait de plusieurs timbres successifs (en raison de la libération continue à partir des dépôts de médicament formés dans les couches cutanés).

CONTRE-INDICATIONS ET PRÉCAUTIONS/ MISES EN GARDE

Contre-indications : Hypersensibilité au fentanyl ou aux adhésifs ■ Intolérance connue ■ Douleur aiguë (début d'action trop lent) ou postopératoire ■ Douleur légère ou intermittente qui peut être soulagée par d'autres moyens ■ Doses supérieures à 25 µg/heure au début du traitement chez des patients qui ne présentent pas de tolérance acquise aux opiacés.

Précautions/mises en garde : Personnes âgées de plus de 60 ans, patients cachectiques ou débilités (il est conseillé de réduire la dose en raison d'une modification du processus d'élimination du médicament) ■ Diabète ■ Maladies pulmonaires ou hépatiques graves ■ Tumeurs du SNC ■ Pression intracrânienne accrue ■ Traumatisme crânien ■ Insuffisance surrénalienne ■ Douleurs abdominales non diagnostiquées ■ Hypothyroïdie ■ Intolérance à l'alcool (de petites quantités d'alcool traversent la peau) ■ Alcoolisme ■ Maladies cardiaques, particulièrement les bradyarythmies ■ Fièvre (libération accrue du fentanyl depuis le timbre transdermique) ■ Période d'adaptation posologique (l'administration d'autres analgésiques peut s'avérer nécessaire) ■ Grossesse, allaitement et enfants de moins de 2 ans (l'innocuité du médicament n'a pas été établie).

RÉACTIONS INDÉSIRABLES ET EFFETS SECONDAIRES

SNC : confusion, sédation, faiblesse, étourdissements, agitation.

Resp. : APNÉE, bronchoconstriction, laryngospasme, dépression respiratoire.

CV : bradycardie.

GI : anorexie, constipation, sécheresse de la bouche (xérostomie), nausées, vomissements.

Tég. : transpiration, érythème.

Locaux : réaction au siège d'application du timbre.

Loc. : rigidité des muscles squelettiques et thoraciques.

Divers : dépendance physique, dépendance psychologique.

INTERACTIONS

Médicament-médicament : L'ADMINISTRATION DU FENTANYL CHEZ LES PATIENTS AYANT REÇU DES **IMAO** DANS LES 14 JOURS PRÉCÉDENTS EST À ÉVITER (RISQUE DE RÉACTIONS IMPRÉVISIBLES QUI PEUVENT ÊTRE MORTELLES) ■ Dépression additive du SNC et des voies respiratoires lors de l'usage concomitant d'autres **dépresseurs du SNC** incluant l'**alcool**, les **antihistaminiques**, les **antidépresseurs** et les **hypnosédatifs** et d'**autres opiacés**.

VOIES D'ADMINISTRATION ET POSOLOGIE

Timbre transdermique (adultes) : Initialement, 25 µg/heure ; ne pas administrer plus de 25 µg aux patients qui n'ont pas reçu d'autres opiacés. Pour calculer la dose de fentanyl par voie transdermique à administrer aux patients qui reçoivent déjà des opiacés, évaluer la dose de ces analgésiques qu'il a fallu leur administrer au cours des 24 dernières heures. En utilisant le tableau des analgésiques équivalents de l'annexe A, convertir cette dose en quantité équivalente de morphine orale/24 heures. Pour la conversion en fentanyl transdermique, consulter le tableau de conversion du fentanyl de l'annexe A. L'administration de doses supplémentaires d'autres opiacés ayant une courte durée d'action peut s'avérer nécessaire pour traiter les épisodes douloureux pendant la période d'adaptation de la posologie. Une dose de 10 mg de morphine par voie IM ou de 60 mg par voie orale, toutes les 4 heures (60 mg/24 heures IM ou 360 mg/24 heures PO) est considérée comme presque équivalente à une dose de 100 µg/heure de fentanyl transdermique. Le timbre agit pendant 72 heures chez la plupart des patients. Chez certains patients, il faut changer le timbre toutes les 48 heures.

Timbre transdermique (adultes > 60 ans, patients débilités ou cachectiques) : Initialement, 25 µg/heure, à moins qu'on n'administre déjà au moins 135 mg de morphine par voie orale par jour, ou une dose équivalente d'un autre opiacé.

PRÉSENTATION

Timbre transdermique : 25 µg/h[N], 50 µg/h[N], 75 µg/h[N], 100 µg/h[N].

PHARMACODYNAMIE (diminution de la douleur)

	DÉBUT D'ACTION	PIC	DURÉE
Timbre transdermique	6 h†	12 – 24 h	72 h‡

† Atteinte de concentrations sanguines associées à l'effet analgésique ; la réponse maximale et l'adaptation posologique peuvent prendre jusqu'à 6 jours.
‡ Laps de temps pendant lequel le timbre est en place.

F

ÉVALUATION DE LA SITUATION

- Noter le type, l'emplacement et l'intensité de la douleur avant et 24 heures après l'application du timbre et, par la suite, à intervalles réguliers, tout au long du traitement. Il faut suivre de près la douleur ainsi que les adaptations posologiques pendant le traitement initial pour déterminer si le patient a ou non besoin de recevoir des doses supplémentaires d'analgésique lors d'un épisode douloureux.
- Mesurer la fréquence respiratoire, le pouls et la pression artérielle avant l'application du timbre et à intervalles réguliers, tout au long du traitement. Si la fréquence respiratoire est < 10/minute, évaluer le degré de sédation. Une stimulation physique peut suffire à prévenir l'hypoventilation. Il peut être nécessaire de réduire la dose de 25 à 50 %. La somnolence initiale s'atténuera avec l'usage continu.
- L'usage prolongé peut entraîner la dépendance physique et psychologique ainsi qu'une tolérance à l'effet du médicament, mais cela ne doit pas empêcher le patient de recevoir une quantité suffisante d'analgésique. La psychodépendance est rare chez la plupart des patients qui reçoivent des opiacés en cas de douleurs intenses.
- Lors d'un traitement prolongé, il peut s'avérer nécessaire d'administrer des doses de plus en plus élevées pour soulager la douleur. Après avoir augmenté la dose, l'atteinte d'un équilibre peut prendre jusqu'à 6 jours ; il faut habituellement appliquer l'un après l'autre deux timbres successifs à dose plus élevée avant que l'on puisse augmenter de nouveau la dose.
- Déterminer les habitudes d'élimination fécale à intervalles réguliers. Pour réduire les effets constipants du médicament, augmenter l'apport de liquides et d'aliments riches en fibres ou administrer des laxatifs. Sauf indications contraires, il faut administrer systématiquement un laxatif stimulant si le traitement par l'opiacé dure plus de 2 ou de 3 jours.

Tests de laboratoire : Le fentanyl peut entraîner l'élévation des concentrations sériques d'amylase et de lipase.

Toxicité et surdosage : S'il est nécessaire d'utiliser un antagoniste des opiacés pour renverser la dépression respiratoire ou le coma, l'antidote est la naloxone (Narcan). Diluer le contenu d'une ampoule de 0,4 mg de naloxone dans 10 mL de solution de NaCl 0,9 % et administrer 0,5 mL (0,02 mg) par IV directe, toutes les 2 minutes. Chez les patients dont le poids est < 40 kg, diluer 0,1 mg de naloxone dans 10 mL de solution de NaCl 0,9 % pour obtenir une concentration de 10 µg/mL et administrer 0,5 µg/kg, toutes les 2 minutes. Afin de prévenir les symptômes de sevrage, les convulsions et les douleurs intenses, il faut adapter la dose. Suivre le patient de près ; il peut être nécessaire de répéter l'administration de la dose ou d'administrer le naloxone par perfusion en raison de l'effet du fentanyl qui peut se maintenir malgré le retrait du timbre.

DIAGNOSTICS INFIRMIERS POSSIBLES

- Douleur aiguë (Indications).
- Risque d'accident (Effets secondaires).
- Connaissances insuffisantes sur le traitement médicamenteux (Enseignement au patient et à ses proches).

INTERVENTIONS INFIRMIÈRES

- Administrer des doses supplémentaires d'opiacés à action brève pour soulager la douleur en attendant que les effets analgésiques du timbre transdermique se manifestent. Le patient peut avoir besoin de recevoir des doses supplémentaires d'opiacé pour soulager un épisode douloureux. Si une dose supérieure à 100 µg/heure s'avère nécessaire, appliquer plusieurs timbres.
- Pour adapter la posologie, il faut se fier à la perception de la douleur dont fait état le patient jusqu'à ce que l'effet analgésique survienne (baisse de 50 % de l'intensité de la douleur selon l'évaluation du patient sur une échelle analogique numérique ou visuelle ou selon le degré de satisfaction du patient à l'égard du soulagement de la douleur). On détermine la dose de fentanyl transdermique en calculant les besoins en analgésiques des 24 dernières heures et en transformant cette valeur en dose équiva-

lente de morphine (voir l'annexe A). Le ratio de conversion de la morphine en fentanyl transdermique doit être calculé prudemment; 50 % des patients peuvent avoir besoin d'une dose plus élevée après l'application initiale. L'augmentation de la dose après 3 jours est basée sur les doses quotidiennes supplémentaires d'analgésiques qui ont dû être administrées. Les augmentations doivent être calculées d'après le rapport suivant: 90 mg de morphine par voie orale en 24 heures pour 25 μg/heure de fentanyl transdermique.

- Les analgésiques non opiacés administrés simultanément peuvent exercer des effets analgésiques additifs, ce qui permet parfois de diminuer les doses de l'opiacé.
- Pour substituer un autre opiacé à cet agent, retirer le timbre de fentanyl transdermique et amorcer le traitement avec la moitié de la dose équivalente du nouvel analgésique au cours des 12 à 18 heures qui suivent.
- Après un traitement prolongé, interrompre l'administration graduellement pour prévenir les symptômes de sevrage.

Timbre transdermique: Appliquer le timbre sur un territoire cutané plan (torse, dos, flancs ou partie supérieure du bras) qui n'est pas irrité et qui n'a pas été exposé à une radiothérapie. S'il faut préparer le territoire cutané, nettoyer la peau avec de l'eau et couper les poils (ne pas raser). Laisser sécher complètement la peau avant l'application. Appliquer le timbre immédiatement après l'avoir retiré de l'emballage, sans en modifier la forme (sans le couper). Retirer la doublure qui protège la couche adhésive et peser fermement avec la paume de la main pendant 30 secondes, surtout sur les bordures, pour assurer une bonne adhérence. Pour changer de timbre, le décoller et le replier de sorte que les bords adhésifs collent ensemble, puis le jeter immédiatement dans les toilettes et tirer la chasse d'eau. Appliquer ensuite un nouveau timbre sur un territoire cutané différent. Jeter tous les timbres inutilisés dans les toilettes après les avoir retirés de leur emballage; tirer la chasse d'eau.

ENSEIGNEMENT AU PATIENT ET À SES PROCHES

- Expliquer au patient ce qu'on entend par administration sur demande et à quel moment il doit réclamer l'analgésique.
- Montrer au patient comment appliquer le timbre transdermique et comment le mettre au rebut. Le prévenir qu'il peut porter le timbre pendant qu'il prend son bain ou sa douche ou pendant qu'il se baigne.
- Prévenir le patient que le fentanyl transdermique peut provoquer des étourdissements et de la somnolence. Lui recommander de demander de l'aide lorsqu'il se déplace et de ne pas fumer lorsqu'il est seul. Lui conseiller de ne pas conduire et d'éviter les activités qui exigent sa vigilance jusqu'à ce qu'on ait la certitude que le médicament n'entraîne pas ces effets chez lui.
- Conseiller au patient de changer lentement de position pour réduire les étourdissements.
- Recommander au patient de ne pas prendre de l'alcool ou d'autres dépresseurs du SNC en même temps qu'il porte le timbre transdermique.
- Prévenir le patient que la fièvre, les couvertures chauffantes, les coussins chauffants, les saunas, les bains tourbillons et les lits d'eau chauffés augmentent la dose de fentanyl qui est libérée du timbre.
- Prévenir le patient qu'une bonne hygiène buccale, l'usage fréquent d'un rince-bouche et la gomme ou les bonbons sans sucre peuvent réduire la sécheresse de la bouche.

VÉRIFICATION DE L'EFFICACITÉ THÉRAPEUTIQUE

L'efficacité du traitement peut être démontrée par : la diminution de l'intensité de la douleur sans modification importante de l'état de conscience, de l'état de la respiration ou de la pression artérielle. ✳

F

FER, SUPPLÉMENTS DE

complexe de gluconate ferrique sodique
Ce médicament n'est pas commercialisé au Canada.

fer carbonyle
Ce médicament n'est pas commercialisé au Canada.

fer dextran
Dexiron, Infufer

fer polysaccharide
Niferex

fer saccharose
Venofer

fer sorbitol (retiré du marché)
Jectofer

fumarate ferreux
Euro-Fer, Neo-Fer, Novo-Fumar, Palafer, Scheinpharm-Fer

gluconate ferreux
Apo-Ferrous gluconate, Novo-Ferrogluc
sulfate ferreux
Apo-Ferrous Sulfate, Fer-In-Sol, Ferodan, Ferofate, Fero-Grad, Novo-Ferrosulfa, Pediafer, PMS-Ferrous Sulfate, Slow-FE

CLASSIFICATION :
Minéraux et électrolytes (antianémiques)
Grossesse – catégories B (complexe de gluconate ferrique sodique) et C (fer dextran, suppléments administrés par voie orale)

F

INDICATIONS

PO : Prévention et traitement de l'anémie ferriprive ■ **IM, IV :** *fer dextran* ■ **IM :** *fer sorbitol* – Traitement et prévention de l'anémie ferriprive chez les patients qui ne peuvent tolérer les suppléments administrés par voie orale ■ **IV :** *fer saccharose* –Traitement des anémies associées à la dialyse ■ Complexe de *gluconate ferrique sodique* – Traitement des carences en fer chez les patients sous hémodialyse à répétition qui reçoivent en même temps un traitement à l'érythropoïétine.

MÉCANISME D'ACTION

Substance minérale essentielle que l'on trouve dans l'hémoglobine, la myoglobine et un certain nombre d'enzymes ■ Le fer administré par voie parentérale pénètre dans la circulation sanguine et les organes du système réticulo-endothélial (foie, rate, moelle osseuse), où le fer est séparé du complexe qu'il forme avec le dextran et intègre les réserves de fer. ***Effets thérapeutiques :*** Prévention et traitement des carences en fer.

PHARMACOCINÉTIQUE

Absorption : Une fraction de 5 à 10 % du fer alimentaire est absorbée. En cas d'états de carence, l'absorption peut augmenter jusqu'à 30 %. L'absorption du fer, administré dans un but thérapeutique, peut s'élever jusqu'à 60 %. Les agents sont absorbés par transport actif et passif. Bonne absorption par suite de l'administration par voie IM.
Distribution : Le fer demeure dans l'organisme pendant plusieurs mois. Il traverse le placenta et pénètre dans le lait maternel.
Liaison aux protéines : ≥ 90 %.
Métabolisme et excrétion : La plus grande partie de la substance est réabsorbée. Les petites pertes quotidiennes sont attribuables à la desquamation cutanée et à l'élimination par la sueur, l'urine et la bile.
Demi-vie : *Fer dextran* – 6 heures.

CONTRE-INDICATIONS ET PRÉCAUTIONS/ MISES EN GARDE

Contre-indications : Hypersensibilité ■ Hémochromatose ■ Hémosidérose ■ Anémies hémolytiques et autres anémies non attribuables à une carence en fer ■ Administration concomitante du fer par voie orale et par voie parentérale ■ Pyélonéphrite aiguë, affections hépatiques aiguës, début de la grossesse (fer sorbitol).
Précautions/mises en garde : PO : Ulcère gastroduodénal ■ Colite ulcéreuse ou entérite régionale (l'état du patient peut s'aggraver) ■ Hypersensibilité ou intolérance à l'alcool ou à la tartrazine (éviter les préparations qui contiennent ces substances.) ■ Utilisation abusive sans discernement (risque de surcharge en fer) ■ **IM, IV :** Maladies auto-immunes et arthrite (plus grande prédisposition aux réactions allergiques).
Prudence extrême : IM, IV : INSUFFISANCE HÉPATIQUE GRAVE.

RÉACTIONS INDÉSIRABLES ET EFFETS SECONDAIRES

SNC : CONVULSIONS, étourdissements, céphalées, syncope.
CV : hypotension, tachycardie.
GI : nausées ; *PO* – constipation, selles foncées, diarrhée, douleurs épigastriques, hémorragie digestive ; *IM, IV* – altération du goût, vomissements.
Tég. : bouffées vasomotrices, urticaire.
Locaux : douleur au point d'injection IM (fer dextran), phlébite au point d'injection IV, coloration sombre de la peau au point d'injection IM (fer dextran).
Loc. : arthralgie, myalgie.
Divers : coloration sombre des dents (préparations liquides), réactions allergiques incluant l'ANAPHYLAXIE, la fièvre et la lymphadénopathie.

INTERACTIONS

Médicament-médicament : Les **tétracyclines** et les **antiacides** inhibent l'absorption du fer en formant des composés insolubles ■ Le fer, administré simultanément, peut également diminuer l'absorption des **tétracyclines** ■ Le fer diminue l'absorption des **fluoroquinolones** ou de la **pénicillamine** ■ Le fer diminue l'absorption et les effets de la **lévodopa** et de la **méthyldopa** ■ Le fer peut réduire absorption de la **lévothyroxine** (administration simultanée à proscrire) ■ La **cimétidine**, administrée simultanément, peut réduire l'absorption du fer ■ Des doses d'**acide ascorbique** ≥ 200 mg peuvent accroître l'absorption du fer de ≥ 30 % ■ L'administration concomitante de **chloramphénicol** ou de **vitamine E** peut altérer la réponse hématologique au traitement par le fer.

Médicament-aliments : L'absorption du fer est réduite de 30 à 50 %, s'il est pris en même temps que des **aliments**.

VOIES D'ADMINISTRATION ET POSOLOGIE

Fer dextran

La dose totale est calculée d'après la gravité de la carence et de la quantité de sang perdu. Administrer une dose d'essai de 0,5 mL (25 mg) avant d'entreprendre le traitement. Attendre au moins 1 heure avant d'administrer le reste de la dose. Si aucune réaction indésirable n'est observée, le fer dextran peut être administré selon la posologie suivante jusqu'à ce que la dose totale nécessaire soit atteinte :

- **IM, IV (nourrissons < 5 kg) :** Ne pas dépasser 25 mg par jour.
- **IM, IV (enfants < 10 kg et > 5 kg) :** Ne pas dépasser 50 mg par jour.
- **IM, IV (adultes, enfants >10 kg) :** Ne pas dépasser 100 mg par jour.

Fer polysaccharide

- **PO (adultes) :** De 150 mg à 300 mg par jour.

Fer saccharose

- **IV (adultes) :** 100 mg, durant la séance de dialyse, jusqu'à un maximum de 3 fois par semaine.

Fer sorbitol

La dose totale est calculée d'après la gravité de la carence.

- **IM (enfants et adultes) :** 1,5 mg/kg/jour ; ne pas dépasser 100 mg par jour. On peut administrer la dose tous les jours ou tous les deux jours jusqu'à l'obtention de concentrations normales d'hémoglobine.

Fumarate ferreux, gluconate ferreux, sulfate ferreux

Les doses par voie orale sont exprimées en mg de fer élémentaire.

- **PO (adolescents et adultes) :** *Pour prévenir la carence* – de 8 à 13 mg/jour de fer élémentaire. *Carence en fer* – de 50 à 100 mg de fer élémentaire, 3 fois par jour.
- **PO (enfants) :** *Pour prévenir la carence* – de 6 à 8 mg/jour de fer élémentaire. *En cas de carence* – de 3 à 6 mg/kg de fer élémentaire par jour, en 3 doses fractionnées.
- **PO (nourrissons < 4 mois) :** *Pour prévenir la carence* – 0,3 mg/jour de fer élémentaire.
- **PO (deuxième trimestre de grossesse) :** *Pour prévenir la carence* – une quantité supplémentaire de 5 mg/jour de fer élémentaire.
- **PO (troisième trimestre de grossesse) :** *Pour prévenir la carence* – une quantité supplémentaire de 10 mg/jour de fer élémentaire.

PRÉSENTATION

- **Complexe de gluconate ferrique sodique**
  Ce médicament n'est pas commercialisé au Canada.
- **Fer carbonyle**
  Ce médicament n'est pas commercialisé au Canada.
- **Fer dextran (mg de fer élémentaire)**
  Solution pour injection : 50 mg/mL[Pr], en flacons de 1 et de 2 mL.
- **Fer saccharose (mg de fer élémentaire)**
  Solution pour injection : 20 mg/mL[Pr], en flacons de 5 mL.
- **Fer sorbitol (mg de fer élémentaire)** (retiré du marché)
  Solution pour injection : 50 mg/mL[Pr], en ampoules de 2 mL.
- **Fumarate ferreux (fer élémentaire à 33 %)**
  Capsules : 200 mg[VL], 300 mg[VL] ■ **Suspension :** 300 mg/5 mL[VL].
- **Gluconate ferreux (fer élémentaire à 11,6 %)**
  Comprimés : 300 mg[VL], 324 mg[VL], 325 mg[VL] ■ **Sirop :** (fer élémentaire) 7 mg/mL[VL].
- **Sulfate ferreux (fer élémentaire de 20 à 30 %)**
  Comprimés, capsules : 60 mg[VL], 300 mg[VL], 325 mg[VL] ■ **Comprimés à libération prolongée :** 160 mg[VL] ■ **Solutions orales :** 30 mg/mL[VL], 75 mg/mL[VL], 125 mg/mL[VL] ■ **Gouttes :** (fer élémentaire) 6 mg/mL[VL], 15 mg/mL[VL], 25 mg/mL[VL].
- **Polysaccharide ferreux (mg de fer élémentaire)**
  Capsules : 150 mg[VL]
- **En association avec :** acide ascorbique, antiacides, multivitamines et minéraux[VL].

PHARMACODYNAMIE (effets sur l'érythropoïèse)

	DÉBUT D'ACTION	PIC	DURÉE
PO	4 jours	7 – 10 jours	2 – 4 mois
IM, IV	4 jours	1 – 2 semaines	plusieurs semaines ou mois

SOINS INFIRMIERS

ÉVALUATION DE LA SITUATION

- Examiner l'état nutritionnel du patient et ses habitudes alimentaires afin de déterminer les causes possibles de l'anémie et le type d'enseignement qu'il faudra lui prodiguer.

- Suivre de près la fonction intestinale pour déceler la constipation ou la diarrhée. Prévenir le médecin ou un autre professionnel de la santé si ces symptômes surviennent et suivre la démarche des soins infirmiers qui s'impose.

Fer dextran et complexe de gluconate ferrique sodique :

- Mesurer la pression artérielle et la fréquence cardiaque à intervalles fréquents à la suite de l'administration par voie IV, jusqu'à ce que les valeurs se stabilisent. Une perfusion rapide peut provoquer l'hypotension et des bouffées vasomotrices.
- Suivre de près les signes et les symptômes suivants d'anaphylaxie : rash, prurit, œdème laryngé, respiration sifflante. Signaler immédiatement ces symptômes au médecin. Garder à portée de la main de l'épinéphrine et le matériel de réanimation pour parer à une éventuelle réaction anaphylactique.

Tests de laboratoire :

- Noter les concentrations d'hémoglobine et de réticulocytes ainsi que l'hématocrite avant l'administration du médicament, toutes les 3 semaines pendant les 2 premiers mois de traitement et à intervalles réguliers, par la suite. On peut aussi évaluer l'efficacité du traitement par la mesure des concentrations sériques de ferritine et de fer.
- La présence de sang occulte dans les selles peut être masquée par la présence du fer qui rend les selles de couleur foncée. La méthode au gaïac peut parfois donner des résultats faussement positifs. Par contre, les résultats de la méthode à la benzidine ne seront pas affectés par l'administration de préparations de fer.

Fer dextran :

- Noter l'hématocrite, les concentrations d'hémoglobine, de réticulocytes, de transferrine, de ferritine et de fer plasmatique ainsi que la capacité de fixation du fer, à intervalles réguliers tout au long du traitement. Les concentrations sériques de ferritine atteignent un pic dans les 7 à 9 jours et se rétablissent en 3 semaines. Les mesures des concentrations sériques de fer peuvent ne pas être entièrement fiables pendant 1 ou 2 semaines après le traitement à fortes doses ; par conséquent, on doit utiliser la concentration d'hémoglobine et l'hématocrite pour évaluer la réponse initiale. La concentration normale d'hémoglobine est 148 g/L, dans le cas des patients pesant plus de 15 kg, et de 120 g/L, dans le cas des patients pesant 15 kg ou moins.
- Le fer dextran peut rendre de couleur brunâtre le sang prélevé dans les 4 heures suivant l'administration. Il peut aussi entraîner une fausse élévation des concentrations sériques de bilirubine et une fausse diminution des valeurs sériques de calcium.
- Le temps de céphaline (PTT) peut être prolongé lorsqu'on mélange l'échantillon de sang avec une solution anticoagulante de citrate de dextrose ; utiliser plutôt une solution de citrate de sodium.

Toxicité et surdosage :

- Les premiers symptômes du surdosage sont les maux d'estomac, la fièvre, les nausées, les vomissements (qui peuvent contenir du sang) et la diarrhée. Les symptômes tardifs sont le bleuissement des lèvres, des ongles et des paumes, la somnolence, la faiblesse, la tachycardie, les convulsions, l'acidose métabolique, les lésions hépatiques et le collapsus cardiovasculaire. Avant que les symptômes tardifs ne se manifestent, le patient peut paraître rétabli. Par conséquent, après la disparition des symptômes, il faut prolonger l'hospitalisation de 24 heures afin de pouvoir suivre de près toute manifestation tardive d'un état de choc ou d'une hémorragie digestive. Les complications tardives du surdosage comprennent l'occlusion intestinale, la sténose du pylore et l'ulcération de la muqueuse gastrique.
- Pour traiter le surdosage, il faut provoquer des vomissements avec du sirop d'ipéca. Si le patient est comateux ou en convulsion, il faut effectuer un lavage gastrique avec du bicarbonate de sodium. L'antidote à utiliser en cas de surdosage est la déféroxamine. Il est également conseillé d'administrer des traitements de soutien supplémentaires visant à maintenir l'équilibre hydroélectrolytique et à corriger l'acidose métabolique.

DIAGNOSTICS INFIRMIERS POSSIBLES

- Intolérance à l'activité (Indications).
- Connaissances insuffisantes sur le traitement médicamenteux et la diétothérapie (Enseignement au patient et à ses proches).

INTERVENTIONS INFIRMIÈRES

L'administration de fer par voie orale devrait être interrompue avant de commencer le traitement par voie parentérale.

PO :

- Pour que les préparations orales soient absorbées le plus efficacement possible, on doit les administrer 1 heure avant les repas ou 2 heures après. En cas d'irritation gastrique, administrer la préparation lors des repas. Les comprimés et les capsules doivent être pris avec un grand verre d'eau ou de jus. Il ne faut pas ouvrir, écraser ni mâcher les capsules à libération prolongée et les comprimés entérosolubles.
- Les préparations liquides peuvent tacher les dents. Diluer l'agent dans un grand verre (240 mL) d'eau ou de jus de fruits, dans le cas des adultes, ou dans un demi-verre (120 mL), dans le cas des enfants. Demander au patient de boire la préparation avec une paille ou de verser les gouttes au fond de la gorge. Le liquide ou le sirop Fer-In-Sol peut être dilué dans de l'eau ou dans du jus de fruits.
- Il ne faut pas prendre des antiacides, du café ou du thé ni manger de produits laitiers, d'œufs ou de pain complet en même temps qu'on prend des sels ferreux ni dans l'heure qui suit. L'absorption du fer est réduite de 33 % si on administre du fer et du calcium avec des aliments. Si le patient doit prendre des suppléments de calcium, lui faire prendre du carbonate de calcium, puisqu'il ne diminue pas l'absorption des sels ferreux, si ces suppléments sont administrés entre les repas.

Fer dextran :

- L'ampoule de 2 mL peut servir à l'administration IM ou IV.
- Avant d'administrer la dose initiale par voie IM ou IV, on devrait administrer une dose d'essai de 25 mg par la même voie, afin de vérifier la réaction du patient. La dose d'essai par voie IV devrait être administrée en 5 minutes, alors que celle par voie IM devrait être administrée au même point d'injection et selon la même technique que la dose thérapeutique. Le reste de la dose peut être administré 1 heure après, si aucune réaction indésirable ne s'est manifestée.
- **IM :** Injecter en profondeur, selon la technique du tracé en Z, dans le quadrant supérieur externe du muscle fessier, jamais dans le bras ou une autre partie exposée. Utiliser une aiguille de 5 à 7 cm de longueur, de calibre 19 ou 20. Ne pas utiliser la même aiguille pour aspirer l'agent de la fiole et pour l'injecter, afin de réduire le risque de tacher les tissus sous-cutanés. Ce genre de tache est habituellement permanent.
- **IV :** À la suite de l'administration par voie IV, le patient devrait demeurer allongé pendant au moins 30 minutes pour prévenir l'hypotension orthostatique.
- **IV directe :** Administrer la préparation non diluée.
- ***Vitesse d'administration :*** Administrer lentement, à raison de 50 mg (1 mL) en au moins 1 minute.
- **Perfusion continue :** On peut diluer l'agent dans 200 à 1 000 mL de solution de NaCl 0,9 % ou D5%E ; le NaCl 0,9 % est le diluant privilégié, car la dilution dans le D5%E augmente le risque de douleur et de phlébite.
- ***Vitesse d'administration :*** Administrer en 1 à 8 heures, après l'administration de la dose d'essai de 10 gouttes à la minute, pendant 10 minutes. À la fin de la perfusion, rincer la tubulure avec 10 mL de solution de NaCl 0,9 %.
- **Incompatibilité (tubulure en Y) :** Interrompre l'administration des autres solutions IV lors de la perfusion de la préparation de fer.
- **Incompatibilité en addition au soluté :** Les fabricants recommandent de ne pas mélanger le fer dextran avec d'autres solutions ; cependant, on l'a déjà ajouté à des solutions de nutrition parentérale totale.

Complexe de gluconate ferrique sodique :

- Avant d'administrer des doses thérapeutiques, on devrait administrer une dose d'essai de 2 mL (25 mg de fer élémentaire). Diluer cette dose dans 50 mL de solution de NaCl 0,9 % et l'administrer par voie IV en 60 minutes.
- La dose thérapeutique de 10 mL (125 mg de fer élémentaire) doit être diluée dans 100 mL de solution de NaCl 0,9 %. Dans le cas des patients sous dialyse, il est souvent nécessaire d'administrer une dose cumulative de 1 g de fer élémentaire, en 8 séances de dialyse séquentielles.
- ***Vitesse d'administration :*** Administrer la préparation en 1 heure.

ENSEIGNEMENT AU PATIENT ET À SES PROCHES

- Conseiller au patient de respecter scrupuleusement la posologie recommandée. S'il n'a pas pu prendre le médicament au moment habituel, il doit le prendre aussitôt que possible dans les 12 heures qui suivent. Sinon, il devrait reprendre le schéma posologique prescrit ; le prévenir qu'il ne faut jamais remplacer une dose manquée par une double dose.

F

- Prévenir le patient que ses selles peuvent devenir vert foncé ou noires, mais que ce changement est inoffensif.
- Recommander au patient de suivre un régime alimentaire riche en fer (voir l'annexe J).
- Informer les parents du risque de surcharge en fer auquel est exposé l'enfant. Le médicament doit être gardé dans son contenant d'origine, muni d'un bouchon de sécurité, hors de la portée des enfants. Ne jamais comparer les vitamines à des bonbons. Si l'on soupçonne un surdosage, il faut communiquer sans tarder avec un professionnel de la santé, étant donné que ce type de surdosage peut être mortel. Conseiller aux parents de garder à la maison du sirop d'ipéca et de communiquer avec le pédiatre, les services d'urgence ou un centre antipoison afin de recevoir des directives d'utilisation avant d'administrer l'agent.

Fer dextran : Une réaction retard peut survenir 1 ou 2 jours après l'administration et durer 3 ou 4 jours, dans le cas d'une administration par voie IV et de 3 à 7 jours, dans le cas d'une administration par voie IM. Recommander au patient de communiquer avec un médecin en cas de fièvre, de frissons, de malaise, de douleurs musculaires ou articulaires, de nausées, de vomissements, d'étourdissements ou de douleurs lombaires.

VÉRIFICATION DE L'EFFICACITÉ THÉRAPEUTIQUE

L'efficacité du traitement peut être démontrée par : l'élévation des concentrations d'hémoglobine qui peuvent atteindre les valeurs normales après 1 à 2 mois de traitement ; de 3 à 6 mois peuvent s'écouler avant que les réserves de fer de l'organisme reviennent à la normale ■ l'élévation des concentrations plasmatiques d'hémoglobine et de fer et de l'hématocrite par le fer dextran. Le diagnostic d'anémie ferriprive devrait être reconfirmé si les concentrations d'hémoglobine n'augmentent pas de 10 g/L en l'espace de 2 semaines. ✳

FEXOFÉNADINE

Allegra

CLASSIFICATION :

Antihistaminiques (antagoniste des récepteurs H_1 de l'histamine)

Grossesse – catégorie C

INDICATIONS

Soulagement des symptômes de rhinite allergique saisonnière ou apériodique.

MÉCANISME D'ACTION

Inhibition des effets de l'histamine au niveau des récepteurs périphériques de la H_1, incluant le prurit et l'urticaire ■ Effet asséchant au niveau de la muqueuse nasale. ***Effets thérapeutiques :*** Diminution des éternuements, de la rhinorrhée et des démangeaisons au niveau des yeux, du nez et de la gorge, associés aux allergies saisonnières.

PHARMACOCINÉTIQUE

Absorption : Absorption rapide par suite de l'administration par voie orale.

Distribution : Inconnue.

Métabolisme et excrétion : Une fraction de 80 % est excrétée dans l'urine et une fraction de 11 % dans les fèces.

Demi-vie : 14,4 heures (accrue chez les insuffisants rénaux).

CONTRE-INDICATIONS ET PRÉCAUTIONS/ MISES EN GARDE

Contre-indications : Hypersensibilité.

Précautions/mises en garde : Insuffisance rénale (on recommande d'accroître l'intervalle posologique) ■ Grossesse, allaitement ou enfants de moins de 12 ans (l'innocuité du médicament n'a pas été établie).

RÉACTIONS INDÉSIRABLES ET EFFETS SECONDAIRES

SNC : somnolence, fatigue.

GI : dyspepsie.

End. : dysménorrhée.

INTERACTIONS

Médicament-médicament : Aucune interaction notable.

VOIES D'ADMINISTRATION ET POSOLOGIE

- **PO (adultes et enfants ≥ 12 ans) :** 60 mg, 2 fois par jour. *Comprimés à action prolongée :* 120 mg, 1 fois par jour.

Insuffisance rénale

- **PO (adultes) :** 60 mg, 1 fois par jour.

PRÉSENTATION

Comprimés : 60 mg^{VL} ■ **Comprimés à action prolongée :** 120 mg^{VL} ■ **En association avec :** pseudoéphédrine (Allegra-D^{VL}).

PHARMACODYNAMIE (effet antihistaminique)

	Début d'action	Pic	Durée
PO	en l'espace de 1 h	2 – 3 h	12 h

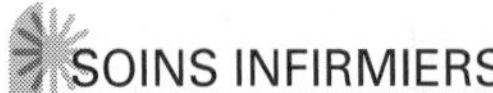

SOINS INFIRMIERS

ÉVALUATION DE LA SITUATION

- Suivre de près les symptômes d'allergie (rhinite, conjonctivite et urticaire), avant l'administration du médicament et à intervalles réguliers pendant toute la durée du traitement.
- Ausculter le murmure vésiculaire et noter les caractéristiques des sécrétions bronchiques. Maintenir l'apport de liquides entre 1 500 et 2 000 mL par jour pour diminuer la viscosité des sécrétions.

Tests de laboratoire: Le médicament peut entraîner des résultats faussement négatifs aux tests d'allergies cutanés ; arrêter le traitement 3 jours avant ces tests.

DIAGNOSTICS INFIRMIERS POSSIBLES

- Dégagement inefficace des voies respiratoires (Indications).
- Risque d'accident (Réactions indésirables).
- Connaissances insuffisantes sur le traitement médicamenteux (Enseignement au patient et à ses proches).

INTERVENTIONS INFIRMIÈRES

Administrer le médicament avec des aliments ou du lait afin de réduire l'irritation gastrique.

ENSEIGNEMENT AU PATIENT ET À SES PROCHES

- Conseiller au patient de respecter scrupuleusement la posologie recommandée. S'il n'a pu prendre le médicament au moment habituel, il doit le prendre dès que possible à moins que ce ne soit presque l'heure prévue pour la dose suivante.
- Prévenir le patient que le médicament peut provoquer de la somnolence, bien que le risque soit moindre qu'avec les autres antihistaminiques. Lui conseiller de ne pas conduire et d'éviter les activités qui exigent sa vigilance jusqu'à ce qu'on ait la certitude que le médicament n'entraîne pas cet effet chez lui.
- Recommander au patient de prévenir un professionnel de la santé si les symptômes persistent.

VÉRIFICATION DE L'EFFICACITÉ THÉRAPEUTIQUE

L'efficacité du traitement peut être démontrée par: la diminution des symptômes allergiques.

FILGRASTIM

G-CSF, Neupogen

CLASSIFICATION:

Facteur stimulant de colonies de granulocytes (agent hématopoïétique)

Grossesse – catégorie C

F

INDICATIONS

Prévention de la neutropénie fébrile et des infections associées chez les patients qui ont reçu des agents antinéoplasiques myélodépresseurs pour traiter des affections malignes non myéloïdes ■ Diminution de la durée de la neutropénie et de la fièvre chez les patients atteints de leucémie myéloïde aiguë qui reçoivent une chimiothérapie d'induction ou de consolidation ■ Diminution de la durée et des séquelles de la neutropénie chez les patients présentant une affection maligne non myéloïde qui reçoivent une chimiothérapie myéloablative suivie d'une greffe de moelle osseuse ■ Mobilisation des cellules souches hématopoïétique du sang périphérique afin qu'on puisse les récupérer par leucophérèse ■ Traitement de la neutropénie chronique grave ■ Neutropénie associée à une infection par le VIH.

MÉCANISME D'ACTION

Le filgrastim est une glycoprotéine qui se lie aux polynucléaires neutrophiles immatures et qui en stimule la division et la différenciation. Il active également les polynucléaires neutrophiles matures. ***Effets thérapeutiques:*** Réduction de l'incidence des infections chez les patients souffrant de neutropénie induite par la chimiothérapie ou d'une autre étiologie ■ Amélioration de la récolte de cellules souches pour la greffe de moelle osseuse.

PHARMACOCINÉTIQUE

Absorption: Par suite de l'administration par voie SC, le filgrastim est bien absorbé.

Distribution : Inconnue.
Métabolisme et excrétion : Inconnus.
Demi-vie : 3,5 heures.

CONTRE-INDICATIONS ET PRÉCAUTIONS/ MISES EN GARDE

Contre-indications : Hypersensibilité au filgrastim ou aux produits dérivés de *Escherichia coli.*

Précautions/mises en garde : Affections malignes ayant des caractéristiques myéloïdes ■ Maladie cardiaque préexistante ■ Grossesse, allaitement ou enfants (l'innocuité du médicament n'a pas été établie).

F

RÉACTIONS INDÉSIRABLES ET EFFETS SECONDAIRES

Hémat. : leucocytose excessive.
Locaux : douleur, rougeur au point d'injection SC.
Loc. : douleurs osseuses médullaires.

INTERACTIONS

Médicament-médicament : L'administration simultanée d'**agents antinéoplasiques** peut entraîner des effets délétères sur les polynucléaires neutrophiles à prolifération rapide. Ne pas administrer le filgrastim 24 heures avant et 24 heures après la chimiothérapie ■ Le **lithium** peut potentialiser la production des polynucléaires neutrophiles ; la prudence est de mise lors de l'usage concomitant.

VOIES D'ADMINISTRATION ET POSOLOGIE

Après une chimiothérapie myélodépressive

- **IV, SC (adultes) :** 5 µg/kg/jour en 1 seule injection quotidienne, pendant un maximum de 2 semaines. On peut augmenter la dose de 5 µg/kg par cycle de chimiothérapie selon le taux absolu de polynucléaires neutrophiles.

Après la greffe de moelle osseuse

- **IV, SC (adultes) :** 10 µg/kg/jour en perfusion IV d'une durée de 4 à 24 heures ou en perfusion SC continue pendant 24 heures ; amorcer le traitement au moins 24 heures après la chimiothérapie et la greffe de moelle osseuse. Adapter les doses ultérieures selon le taux absolu de polynucléaires neutrophiles.

Prélèvement de cellules souches du sang périphérique suivi d'un traitement

- **SC (adultes) :** 10 µg/kg/jour en bolus ou en perfusion continue pendant au moins 4 jours avant la première leucophérèse ; poursuivre jusqu'à la dernière leucophérèse.

Neutropénie chronique grave

- **SC (adultes) :** *Neutropénie congénitale* – 12 µg/kg/jour en une dose unique ou en doses fractionnées – *Neutropénie idiopathique ou cyclique* – 5 µg/kg/jour en une dose unique ou en doses fractionnées (adapter la posologie pour augmenter ou pour maintenir le taux absolu de polynucléaires neutrophiles > 1,5 × 10^9/L).

Patients atteints d'infection au VIH

- **SC (adultes) :** 1 µg/kg/jour, ou 300 µg, 3 fois par semaine en bolus, jusqu'à l'obtention et au maintien d'un taux absolu de polynucléaires neutrophiles normal. Puis, établir la posologie minimale efficace pour maintenir un taux normal.

PRÉSENTATION

Solution pour injection : fioles de 1 mL et de 1,6 mL à 300 µg/mL[Pr].

PHARMACODYNAMIE

	Début d'action	Pic	Durée
IV, SC	inconnu	inconnu	4 jours†

† Rétablissement du nombre initial de polynucléaires neutrophiles.

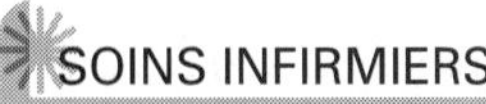

SOINS INFIRMIERS

ÉVALUATION DE LA SITUATION

- Mesurer la fréquence cardiaque, la pression artérielle et la fonction respiratoire avant l'administration du médicament et à intervalles réguliers tout au long du traitement.
- Suivre de près les douleurs osseuses tout au long du traitement. La douleur est habituellement de légère à modérée et peut être soulagée par des analgésiques non opiacés. Il arrive cependant parfois qu'il faille administrer des opiacés, particulièrement aux patients qui reçoivent de fortes doses de filgrastim par voie IV.

Tests de laboratoire :

- *Après la chimiothérapie*, examiner la numération globulaire, la formule leucocytaire, incluant l'analyse permettant de déceler la présence de cellules blastiques, ainsi que la numération plaquettaire avant la chimiothérapie et deux fois par semaine pendant toute la durée du traitement afin de prévenir la leucocytose. Noter le nombre absolu des polynucléaires neutrophiles. Une élévation passagère survient un jour ou deux après le début du traitement. Toutefois, il ne faut pas interrompre le traitement avant que le nombre absolu de polynucléaires neutrophiles ne soit supérieur à 10×10^9/L.

- *Après la greffe de moelle osseuse*, la dose quotidienne est adaptée selon le nombre de polynucléaires neutrophiles. Lorsque le nombre absolu de polynucléaires neutrophiles est > $1,0 \times 10^9$/L pendant 3 jours consécutifs, la dose doit être réduite de 5 µg/kg/jour. S'il reste > $1,0 \times 10^9$/L pendant au moins 3 jours consécutifs de plus, on doit cesser le traitement par le filgrastim. Si ce nombre chute en dessous de $1,0 \times 10^9$/L, il faut reprendre le traitement à 5 µg/kg/jour.
- *Neutropénie chronique grave*: examiner la numération globulaire, la formule leucocytaire et la numération plaquettaire deux fois par semaine pendant les 4 premières semaines de traitement et pendant 2 semaines après chaque adaptation posologique.
- Le filgrastim peut entraîner une diminution du nombre de plaquettes et une élévation transitoire des concentrations d'acide urique, de LDH et de phosphatase alcaline.

DIAGNOSTICS INFIRMIERS POSSIBLES

- Risque d'infection (Indications).
- Douleur aiguë (Effets secondaires).
- Connaissances insuffisantes sur le traitement médicamenteux (Enseignement au patient et à ses proches).

INTERVENTIONS INFIRMIÈRES

- Administrer le filgrastim au moins 24 heures après la chimiothérapie cytotoxique et au moins 24 heures après l'injection de moelle osseuse; ne pas administrer cet agent 24 heures avant la chimiothérapie.
- Garder la solution au réfrigérateur, mais non pas au congélateur. Ne pas secouer le contenant. La solution peut être réchauffée à la température ambiante jusqu'à 24 heures avant l'injection. Jeter toute solution qui est restée à la température ambiante pendant plus de 24 heures. La solution est présentée en fioles uniservice.

SC:

- S'il faut administrer une dose supérieure à 1 mL, on peut l'injecter en deux points différents.
- Le filgrastim peut aussi être administré en perfusion SC continue pendant 24 heures après la greffe de moelle osseuse.

Perfusion continue: Diluer dans une solution de D5%E pour obtenir une concentration de plus de 15 µg de filgrastim/mL. Si la concentration finale se situe entre 2 et 15 µg/mL, il faut ajouter à la solution de D5%E, avant d'y verser le filgrastim, de l'albumine humaine à une concentration de 2 mg/mL, afin de prévenir l'adsorption du médicament par les matières plastiques du système d'administration du produit.

Vitesse d'administration:

- *Après la chimiothérapie,* la dose est administrée par perfusion d'une durée de 15 à 30 minutes.
- *Après la chimiothérapie,* la dose peut aussi être administrée par perfusion continue.
- *Après la greffe de moelle osseuse,* on doit administrer la dose sous forme de perfusion en 4 ou en 24 heures.

Compatibilité (tubulure en Y): acyclovir ■ allopurinol ■ amikacine ■ aminophylline ■ ampicilline ■ ampicilline/sulbactam ■ aztréonam ■ bléomycine ■ bumétanide ■ buprénorphine ■ butorphanol ■ calcium, gluconate de ■ carboplatine ■ carmustine ■ céfazoline ■ céfotétane ■ ceftazidime ■ chlorpromazine ■ cimétidine ■ cisplatine ■ cyclophosphamide ■ cytarabine ■ dacarbazine ■ daunorubicine ■ dexaméthasone ■ diphenhydramine ■ doxorubicine ■ doxycycline ■ dropéridol ■ énalaprilate ■ famotidine ■ floxuridine ■ fluconazole ■ fludarabine ■ gallium, nitrate de ■ ganciclovir ■ halopéridol ■ hydrocortisone ■ hydromorphone ■ idarubicine ■ ifosfamide ■ leucovorine calcique ■ lorazépam ■ méchloréthamine ■ melphalan ■ mépéridine ■ mesna ■ méthotrexate ■ métoclopramide ■ miconazole ■ minocycline ■ mitoxantrone ■ morphine ■ nalbuphine ■ nétilmicine ■ ondansétron ■ plicamycine ■ potassium, chlorure de ■ prométhazine ■ ranitidine ■ sodium, bicarbonate de ■ streptozocine ■ ticarcilline ■ ticarcilline/clavulanate ■ tobramycine ■ triméthoprim/sulfaméthoxazole ■ vancomycine ■ vinblastine ■ vincristine ■ vinorelbine ■ zidovudine.

Incompatibilité (tubulure en Y): amphotéricine B ■ céfépime ■ céfonicide ■ céfopérazone ■ céfotaxime ■ céfoxitine ■ ceftizoxime ■ ceftriaxone ■ céfuroxime ■ clindamycine ■ dactinomycine ■ étoposide ■ fluorouracile ■ furosémide ■ héparine ■ mannitol ■ méthylprednisolone sodique, succinate de ■ métronidazole ■ mezlocilline ■ mitomycine ■ pipéracilline ■ prochlorpérazine ■ thiotépa.

ENSEIGNEMENT AU PATIENT ET À SES PROCHES

Soins à domicile: Montrer au patient comment s'auto-administrer les injections et comment mettre

F

au rebut le matériel à domicile. Prévenir le patient qu'il ne faut jamais réutiliser une aiguille, une fiole ou une seringue. Remettre au patient un contenant qui ne peut être perforé pour qu'il puisse jeter l'aiguille et la seringue.

VÉRIFICATION DE L'EFFICACITÉ THÉRAPEUTIQUE

L'efficacité du traitement peut être démontrée par: la réduction de l'incidence des infections chez les patients qui reçoivent des antinéoplasiques myélodépresseurs ■ la diminution de la durée et des séquelles de la neutropénie après une greffe de moelle osseuse ■ la diminution de l'incidence et de la durée des séquelles de la neutropénie chez les patients atteints de neutropénie chronique grave ■ un prélèvement plus efficace des cellules souches nécessaires à la greffe de moelle osseuse.

FINASTÉRIDE

Propecia, Proscar

CLASSIFICATION:

Inhibiteur des hormones androgènes (inhibiteur de la 5 alpha-réductase de type II), stimulant de la repousse des cheveux

Grossesse – catégorie X

INDICATIONS

Traitement de l'hyperplasie bénigne de la prostate ■ Traitement de l'alopécie androgénétique (calvitie hippocratique) chez les hommes seulement.

MÉCANISME D'ACTION

Inhibition de l'enzyme 5-alpha-réductase, responsable de la transformation de la testostérone en son puissant métabolite la 5-alpha-dihydrotestostérone dans la prostate, le foie et la peau; la 5-alpha-testostérone est en partie responsable de l'hypertrophie de la prostate et de la perte de cheveux. ***Effets thérapeutiques:*** Réduction de la taille de la prostate et, par le fait même, des symptômes urinaires ■ Diminution de la perte de cheveux; stimulation de la repousse des cheveux.

PHARMACOCINÉTIQUE

Absorption: Bonne absorption par suite de l'administration par voie orale (63 %).

Distribution: Le finastéride pénètre dans les tissus prostatiques et traverse la barrière hémato-encéphalique. Le reste de la distribution est inconnu.

Liaison aux protéines: 90 %.

Métabolisme et excrétion: Le médicament est métabolisé en grande partie; une fraction de 39 % est excrétée sous forme de métabolites par les reins; une fraction de 57 % est excrétée dans les fèces.

Demi-vie: 6 heures (écart de 6 à 15 heures; légèrement prolongé chez les patients de plus de 70 ans).

CONTRE-INDICATIONS ET PRÉCAUTIONS/ MISES EN GARDE

Contre-indications: Hypersensibilité ■ Femmes ■ Grossesse ■ Enfants.

Précautions/mises en garde: Insuffisance hépatique ou uropathie obstructive.

RÉACTIONS INDÉSIRABLES ET EFFETS SECONDAIRES

GU: baisse de la libido, diminution du volume d'éjaculat, impuissance.

INTERACTIONS

Médicament-médicament: Les **agents anticholinergiques**, les **bronchodilatateurs adrénergiques** et la **théophylline** peuvent atténuer les effets bénéfiques du finastéride.

VOIES D'ADMINISTRATION ET POSOLOGIE

PO (adultes): *Hypertrophie bénigne de la prostate* – 5 mg, 1 fois par jour; *alopécie androgénétique* – 1 mg par jour.

PRÉSENTATION

Comprimés: 1 mg[Pr], 5 mg[Pr].

PHARMACODYNAMIE (baisse des concentrations de la dihydrotestostérone†)

	DÉBUT D'ACTION	PIC	DURÉE
PO	rapide	8 h	2 semaines

† Les effets cliniques, évalués par les symptômes au niveau des voies urinaires et la repousse des cheveux, peuvent ne se manifester qu'après plusieurs mois de traitement et se maintenir pendant 4 mois après que celui-ci a été arrêté.

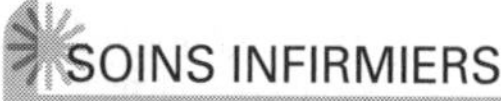

SOINS INFIRMIERS

ÉVALUATION DE LA SITUATION

- Observer le patient avant le traitement et à intervalles réguliers pendant toute sa durée pour déceler les symptômes suivants d'hypertrophie de la prostate: retard de la miction, sensation d'évacuation incomplète de la vessie, jet mictionnel discontinu, modification de la force du jet mictionnel et de la quantité d'urine évacuée, fuite postmictionnelle, effort pour amorcer le jet, dysurie, miction impérieuse.

- En cas d'hypertrophie bénigne de la prostate, effectuer un toucher rectal avant le traitement et à intervalles réguliers pendant toute sa durée.

Tests de laboratoire: On peut établir les concentrations de l'antigène prostatique spécifique permettant de dépister le cancer de la prostate, avant le traitement et à intervalles réguliers pendant toute sa durée. Le médicament peut diminuer les concentrations sériques de cet antigène.

DIAGNOSTICS INFIRMIERS POSSIBLES

- Élimination urinaire altérée (Indications).
- Connaissances insuffisantes sur le traitement médicamenteux (Enseignement au patient et à ses proches).

INTERVENTIONS INFIRMIÈRES

Administrer le médicament 1 fois par jour sans égard aux repas.

ENSEIGNEMENT AU PATIENT ET À SES PROCHES

- Recommander au patient de prendre le finastéride en suivant rigoureusement les recommandations du médecin même si les symptômes s'améliorent ou demeurent inchangés. Il faut parfois administrer le traitement pendant 6 à 12 mois avant qu'on puisse évaluer la réponse du patient.
- Informer le patient que la quantité d'éjaculat peut être moindre pendant le traitement, mais que ce phénomène n'altère pas la fonction sexuelle.
- EXPLIQUER AU PATIENT QUE LE FINASTÉRIDE PEUT ÊTRE NOCIF POUR LE FŒTUS DE SEXE MASCULIN. LES FEMMES ENCEINTES OU CELLES QUI POURRAIENT LE DEVENIR DEVRAIENT ÉVITER DE S'EXPOSER AU SPERME D'UN PARTENAIRE TRAITÉ PAR LE FINASTÉRIDE ET À TOUT CONTACT AVEC LA POUDRE DE FINASTÉRIDE EN RAISON DES RISQUES D'ABSORPTION.
- Insister sur l'importance des examens de suivi permettant d'évaluer l'efficacité du traitement.

VÉRIFICATION DE L'EFFICACITÉ THÉRAPEUTIQUE

L'efficacité du traitement peut être démontrée par: la diminution des symptômes urinaires associés à l'hypertrophie bénigne de la prostate ▪ la repousse des cheveux en cas d'alopécie androgénétique. Il faut habituellement compter au moins 3 mois avant de pouvoir constater la repousse des cheveux. Il est recommandé de poursuivre le traitement pour en maintenir les effets. L'abandon du traitement entraîne le renversement des effets dans les 12 mois qui suivent. ✳

FLÉCAÏNIDE

Tambocor

CLASSIFICATION:

Antiarythmique (classe IC)

Grossesse – catégorie C

INDICATIONS

Traitement des arythmies ventriculaires mettant la vie du patient en danger, incluant la tachycardie ventriculaire soutenue ▪ Traitement des tachyarythmies supraventriculaires dont : les tachycardies supraventriculaires paroxystiques ▪ la fibrillation ▪ le flutter auriculaire paroxystique.

MÉCANISME D'ACTION

Ralentissement de la conduction du tissu cardiaque par la modification du transport des ions à travers la membrane cellulaire. ***Effets thérapeutiques:*** Suppression des arythmies.

PHARMACOCINÉTIQUE

Absorption: Bonne absorption depuis le tractus gastro-intestinal par suite de l'administration par voie orale.

Distribution: Le médicament se répartit dans tout l'organisme.

Métabolisme et excrétion: Le médicament est surtout métabolisé par le foie. Une fraction de 30 % est excrétée à l'état inchangé par les reins.

Demi-vie: De 11 à 14 heures.

CONTRE-INDICATIONS ET PRÉCAUTIONS/ MISES EN GARDE

Contre-indications: Hypersensibilité ▪ Choc cardiogénique ▪ Dysfonctionnement du nœud sinusal ou bloc cardiaque du 2e ou du 3e degré préexistants (en l'absence d'un stimulateur cardiaque) ▪ Bloc de branche bifasciculaire ou trifasciculaire (en l'absence d'un stimulateur cardiaque).

Précautions/mises en garde: Insuffisance cardiaque (réduire la dose, au besoin) ■ Insuffisance rénale (réduire la dose si la Cl_{Cr} est < 35 mL/minute) ■ Grossesse, allaitement ou enfants (l'innocuité du médicament n'a pas été établie).

RÉACTIONS INDÉSIRABLES ET EFFETS SECONDAIRES

SNC: étourdissements, anxiété, fatigue, céphalée, dépression.
ORLO: vision trouble, altération de l'acuité visuelle.
CV: ARYTHMIES, DOULEURS THORACIQUES, INSUFFISANCE CARDIAQUE.
GI: anorexie, constipation, hépatite induite par le médicament, nausées, douleurs d'estomac, vomissements.
Tég.: rash.
SN: tremblements.

F

INTERACTIONS

Médicament-médicament: Risque accru d'arythmies lors de l'administration concomitante d'autres **antiarythmiques** incluant les **bloqueurs des canaux calciques** ■ Le **disopyramide**, les **bêta-bloquants** ou le **vérapamil**, administrés en concomitance, peuvent avoir des effets dépresseurs additifs sur le myocarde; il faut faire preuve de prudence lors de l'administration concomitante de ces agents ■ L'**amiodarone** double les concentrations sériques de flécaïnide (réduire la dose de flécaïnide de 50 %) ■ Le flécaïnide élève légèrement les concentrations sériques de **digoxine** (entre 15 et 25 %) ■ Lors d'un traitement concomitant aux **bêta-bloquants**, il y risque d'élévation des concentrations de bêtabloquants et de flécaïnide ■ Les **agents alcalinisants** favorisent la réabsorption du flécaïnide, en élèvent les concentrations sanguines et peuvent engendrer une toxicité ■ Les **agents acidifiants** augmentent l'élimination rénale et peuvent réduire l'efficacité du flécaïnide (si le pH urinaire est < 5).
Médicament-aliments: Les **aliments qui alcalinisent l'urine** (pH > 7) élèvent aussi les concentrations sanguines de flécaïnide (**régime végétarien strict**) ■ Les **aliments ou boissons qui acidifient l'urine** (pH < 5), augmentent l'élimination rénale et peuvent réduire l'efficacité du flécaïnide (**jus de fruits acides**).

VOIES D'ADMINISTRATION ET POSOLOGIE

Tachycardie ventriculaire

- **PO (adultes)**: Initialement, 100 mg, toutes les 12 heures; augmenter la dose de 50 mg, 2 fois par jour tous les 4 jours, jusqu'à l'obtention d'une réponse ou jusqu'à l'atteinte de la dose quotidienne maximale totale de 400 mg. Chez certains patients, il faut fractionner la dose toutes les 8 heures.

Tachyarythmies supraventriculaires paroxystiques/ fibrillation ou flutter auriculaire paroxystique

- **PO (adultes)**: Initialement, 50 mg, toutes les 12 heures, dose qu'on augmente par paliers de 50 mg, 2 fois par jour tous les 4 jours, jusqu'à l'obtention d'une réponse ou jusqu'à l'atteinte de la dose quotidienne maximale totale de 300 mg. Chez certains patients, il faut administrer la dose toutes les 8 heures.

Insuffisance rénale

- **PO (adultes)**: *Cl_{Cr} < 35 mL/minute* – initialement, de 50 à 100 mg, 1 fois par jour, ou 50 mg, toutes les 12 heures; l'adaptation posologique ultérieure doit se faire selon les concentrations sanguines évaluées à intervalles fréquents.

PRÉSENTATION

Comprimés: 50 mg[Pr], 100 mg[Pr].

PHARMACODYNAMIE (effets antiarythmiques)

	DÉBUT D'ACTION	PIC	DURÉE
PO	plusieurs jours	plusieurs jours – semaines	12 h

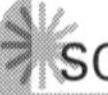

SOINS INFIRMIERS

ÉVALUATION DE LA SITUATION

- SUIVRE DE PRÈS L'ÉCG OU LE TRACÉ HOLTER AVANT LE TRAITEMENT ET À INTERVALLES RÉGULIERS PENDANT TOUTE SA DURÉE. LE FLÉCAÏNIDE PEUT ENTRAÎNER L'ÉLARGISSEMENT DES COMPLEXES QRS ET L'ALLONGEMENT DES INTERVALLES PR ET QT.
- Mesurer la pression artérielle et le pouls à intervalles réguliers pendant toute la durée du traitement.
- EFFECTUER LE BILAN QUOTIDIEN DES INGESTA ET DES EXCRETA ET PESER LE PATIENT TOUS LES JOURS. OBSERVER LE PATIENT À LA RECHERCHE DES SIGNES ET DES SYMPTÔMES SUIVANTS D'INSUFFISANCE CARDIAQUE: ŒDÈME PÉRIPHÉRIQUE, RÂLES ET CRÉPITATIONS, DYSPNÉE, GAIN DE POIDS, TURGESCENCE DES JUGULAIRES.

Tests de laboratoire:

- Interpréter les résultats des tests de l'exploration fonctionnelle hépatique, pulmonaire et

rénale et noter la numération globulaire à intervalles réguliers chez le patient recevant un traitement prolongé. Il faut cesser le traitement par le flécaïnide en présence d'aplasie médullaire.
- Le flécaïnide peut entraîner l'élévation des concentrations sériques de phosphatase alcaline lors d'un traitement prolongé.

Toxicité et surdosage : Les concentrations sanguines thérapeutiques se situent entre 0,2 et 1 µg/mL. Il faut mesurer fréquemment les creux des concentrations plasmatiques pendant la période d'adaptation posologique chez les patients souffrant d'une maladie rénale ou hépatique grave ou chez ceux souffrant d'insuffisance cardiaque et d'insuffisance rénale modérée.

DIAGNOSTICS INFIRMIERS POSSIBLES

- Débit cardiaque diminué (Réactions indésirables).
- Connaissances insuffisantes sur le traitement médicamenteux (Enseignement au patient et à ses proches).

INTERVENTIONS INFIRMIÈRES

- Avant d'amorcer le traitement par le flécaïnide, il faut interrompre tout traitement antiarythmique antérieur (sauf l'administration de lidocaïne) pendant une période équivalant à 2 à 4 demi-vies.
- Amorcer le traitement en milieu hospitalier afin de déceler toute aggravation des arythmies.
- Il faut espacer les modifications posologiques d'au moins 4 jours étant donné la longue demi-vie du flécaïnide.
- Si l'irritation gastrique devient gênante, administrer le flécaïnide aux repas.

ENSEIGNEMENT AU PATIENT ET À SES PROCHES

- Expliquer au patient qu'il doit respecter scrupuleusement la posologie recommandée et prendre le médicament à intervalles réguliers, 24 heures sur 24, même s'il se sent mieux. S'il n'a pas pu prendre le médicament au moment habituel, il doit le prendre aussitôt que possible dans les 6 heures suivantes ; sinon, lui recommander de sauter cette dose. Une réduction graduelle de la dose peut s'avérer nécessaire.
- Prévenir le patient que le flécaïnide peut provoquer des étourdissements ou des troubles visuels. Lui conseiller de ne pas conduire et d'éviter les activités qui exigent sa vigilance jusqu'à ce qu'on ait la certitude que le médicament n'entraîne pas ces effets chez lui.
- Recommander au patient qui doit suivre un traitement ou subir une intervention chirurgicale d'avertir le professionnel de la santé qu'il suit un traitement par ce médicament.
- Recommander au patient de prévenir un professionnel de la santé en cas de douleurs thoraciques, d'essoufflements ou de diaphorèse.
- Conseiller au patient de porter sur lui en tout temps une pièce d'identité où sont inscrits son problème de santé et son traitement.
- Insister sur l'importance des examens de suivi permettant d'évaluer l'efficacité du traitement.

VÉRIFICATION DE L'EFFICACITÉ THÉRAPEUTIQUE

L'efficacité du traitement peut être démontrée par : la diminution de la fréquence des arythmies ventriculaires mettant la vie du patient en danger ■ la diminution des tachyarythmies supraventriculaires. ✳

FLUCONAZOLE

Apo-Fluconazole, Diflucan

CLASSIFICATION :

Antifongique (par voie générale)

Grossesse – catégorie C

INDICATIONS

PO, IV : Traitement des infections fongiques dues à des micro-organismes sensibles dont les suivantes : candidose oropharyngée ou œsophagienne ■ candidose grave généralisée ■ infections des voies urinaires ■ péritonite ■ candidoses pulmonaires ■ méningite cryptococcique ■ Prévention de la candidose chez les patients ayant subi une greffe de moelle osseuse ■ Prévention des récurrences de la méningite cryptococcique chez les patients atteints du sida ■ **PO :** Traitement de la candidose vaginale (par une seule dose de médicament).

MÉCANISME D'ACTION

Inhibition de la synthèse des stérols fongiques, un élément essentiel de la paroi cellulaire. ***Effets thérapeutiques :*** Action fongistatique contre les micro-organismes sensibles ■ Action fongicide possible lors de l'administration de concentrations élevées.

Spectre d'action: *Cryptococcus neoformans* ■ espèces *Candida*.

PHARMACOCINÉTIQUE

Absorption: Bonne absorption par suite de l'administration par voie orale.

Distribution: Le fluconazole se répartit dans tout l'organisme, il pénètre bien dans le liquide céphalorachidien, les yeux et le péritoine.

Métabolisme et excrétion: Une fraction > 80 % est excrétée à l'état inchangé par les reins; une fraction < 10 % est métabolisée par le foie.

Demi-vie: 30 heures (prolongée en cas d'insuffisance rénale).

F

CONTRE-INDICATIONS ET PRÉCAUTIONS/ MISES EN GARDE

Contre-indications: Hypersensibilité au fluconazole ■ Administration concomitante de cisapride, de pimozide ou de terfénadine.

Précautions/mises en garde: Insuffisance rénale (réduire la dose si la Cl_{Cr} est < 50 mL/minute) ■ Maladie hépatique sous-jacente ■ Hypersensibilité à d'autres antifongiques de type azole ■ Grossesse, allaitement ou enfants (l'innocuité du fluconazole n'a pas été établie).

RÉACTIONS INDÉSIRABLES ET EFFETS SECONDAIRES

L'incidence des réactions indésirables est plus élevée chez les patients infectés par le VIH.

SNC: céphalées.

GI: HÉPATOTOXICITÉ, gêne abdominale, diarrhée, nausées, vomissements.

Tég.: érythrodermies, incluant le SYNDROME DE STEVENS-JOHNSON.

INTERACTIONS

Médicament-médicament: Le **cisapride** et le **pimozide** élèvent les concentrations sanguines de fluconazole et le risque de réactions indésirables cardiovasculaires graves (l'usage concomitant est contre-indiqué) ■ Le fluconazole intensifie les effets de la **warfarine** ■ La **rifampine** et l'**isoniazide** diminuent les concentrations sanguines de fluconazole ■ Le fluconazole intensifie les effets hypoglycémiants du **tolbutamide**, du **glyburide** ou du **glipizide** ■ Le médicament élève les concentrations sanguines de **cyclosporine**, de **rifabutine**, de **tacrolimus** et de **phénytoïne** et accroît le risque de toxicité associé à ces agents.

VOIES D'ADMINISTRATION ET POSOLOGIE

Candidose oropharyngée

- **PO, IV (adultes)**: Initialement 200 mg, puis 100 mg par jour, pendant au moins 2 semaines.

Candidose œsophagienne

- **PO, IV (adultes)**: De 100 à 200 mg, 1 fois par jour, pendant au moins 3 semaines, dont 2 semaines au moins après la disparition des symptômes.

Candidoses profondes

- **PO, IV (adultes)**: De 200 à 400 mg/jour, 1 fois par jour, pendant au moins 4 semaines, dont 2 semaines au moins après la disparition des symptômes.

Méningite cryptococcique

- **PO, IV (adultes)**: *Traitement* – De 200 à 400 mg, 1 fois par jour, jusqu'à l'obtention d'une réponse clinique favorable, pendant au moins 10 semaines. *Prophylaxie* – 200 mg, 1 fois par jour.

Prévention de la candidose après une greffe de moelle osseuse

- **PO, IV (adultes)**: 400 mg, 1 fois par jour; amorcer le traitement plusieurs jours avant l'intervention si l'on prévoit l'apparition d'une neutropénie grave et le poursuivre pendant les 7 jours qui suivent l'atteinte d'un nombre absolu des polynucléaires neutrophiles > 1×10^9 L.

Insuffisance rénale

- **PO, IV (adultes)**: *Cl_{Cr} de 21 à 50 mL/minute* – une fraction de 50 % de la dose habituelle. *Cl_{Cr} de 11 à 20 mL/minute* – une fraction de 25 % de la dose habituelle.

Candidose vaginale

- **PO (adultes)**: 1 seule dose de 150 mg (aucune adaptation posologique n'est nécessaire en cas d'insuffisance rénale).

PRÉSENTATION

Comprimés: 50 mg[Pr], 100 mg[Pr], 150 mg[Pr] ■ **Suspension orale**: 50 mg/5 mL[Pr], en flacons de 35 mL ■ **Solution pour injection**: 2 mg/mL[Pr], en flacons de 100 mL.

PHARMACODYNAMIE (concentrations sanguines)

	DÉBUT D'ACTION	PIC	DURÉE
PO	inconnu	1 – 2 h	24 h
IV	rapide	fin de la perfusion	24 h

SOINS INFIRMIERS

ÉVALUATION DE LA SITUATION

- Inspecter la région infectée et analyser les cultures fongiques des prélèvements du liquide céphalorachidien avant le traitement et à intervalles réguliers pendant toute sa durée.
- Il faut prélever des échantillons pour les mises en culture avant d'amorcer le traitement. La première dose peut être administrée avant même que les résultats soient connus.

Tests de laboratoire :

- Examiner les concentrations d'urée et de créatinine sérique avant le traitement et à intervalles réguliers pendant toute sa durée, car il faut adapter la posologie chez les patients qui souffrent d'insuffisance rénale.
- NOTER LES RÉSULTATS DES TESTS DE L'EXPLORATION FONCTIONNELLE HÉPATIQUE AVANT L'ADMINISTRATION DU FLUCONAZOLE ET À INTERVALLES RÉGULIERS TOUT AU LONG DU TRAITEMENT. LE FLUCONAZOLE PEUT ENTRAÎNER L'ÉLÉVATION DES CONCENTRATIONS D'AST, D'ALT, DE PHOSPHATASE ALCALINE SÉRIQUE ET DE BILIRUBINE.

DIAGNOSTICS INFIRMIERS POSSIBLES

- Risque d'infection (Indications).
- Connaissances insuffisantes sur le traitement médicamenteux (Enseignement au patient et à ses proches).

INTERVENTIONS INFIRMIÈRES

PO : Bien agiter la suspension orale avant de l'administrer.

Perfusion intermittente :

- Ne pas administrer une solution qui est trouble ou qui contient un précipité. Si la bague de métal a été brisée, la solution n'est plus stérile. Le flacon est uniservice. Jeter toute portion inutilisée.
- Ne pas administrer par une tubulure qui fait partie d'un raccordement en série en raison du risque d'embolie gazeuse.

Vitesse d'administration : Perfuser à une vitesse maximale de 200 mg/heure.

Compatibilité (tubulure en Y) : acyclovir ■ aldesleukine ■ allopurinol ■ amifostine ■ amikacine ■ aminophylline ■ ampicilline/sulbactam ■ aztréonam ■ benztropine ■ céfalozine ■ céfépime ■ céfotétane ■ céfoxitine ■ chlorpromazine ■ cimétidine ■ dexaméthasone sodique, phosphate de ■ diltiazem ■ diphenhydramine ■ dobutamine ■ dopamine ■ dropéridol ■ famotidine ■ filgrastim ■ fludarabine ■ foscarnet ■ gallium, nitrate de ■ ganciclovir ■ gentamicine ■ granisétron ■ héparine ■ hydrocortisone ■ immunoglobuline ■ leucovorine ■ lorazépam ■ melphalan ■ mépéridine ■ méropenem ■ métoclopramide ■ métronidazole ■ midazolam ■ morphine ■ nafcilline ■ nitroglycérine ■ ondansétron ■ oxacilline ■ paclitaxel ■ pancuronium ■ pénicilline G potassique ■ phénytoïne ■ pipéracilline/tazobactam ■ prochlorpérazine ■ prométhazine ■ propofol ■ ranitidine ■ sargramostim ■ tacrolimus ■ téniposide ■ théophylline ■ thiotépa ■ ticarcilline/clavulanate ■ tobramycine ■ vancomycine ■ vécuronium ■ vinorelbine ■ zidovudine.

Incompatibilité (tubulure en Y) : amphotéricine B ■ ampicilline ■ calcium, gluconate de ■ céfotaxime ■ ceftazidime ■ ceftriaxone ■ céfuroxime ■ chloramphénicol ■ clindamycine ■ diazépam ■ digoxine ■ érythromycine, lactobionate d' ■ furosémide ■ halopéridol ■ hydroxyzine ■ imipénem/cilastatine ■ pentamidine ■ pipéracilline ■ ticarcilline ■ triméthoprim/sulfaméthoxazole.

Incompatibilité en addition au soluté : Le fabricant ne recommande aucun mélange.

ENSEIGNEMENT AU PATIENT ET À SES PROCHES

- Expliquer au patient qu'il doit respecter scrupuleusement la posologie recommandée et continuer à prendre le médicament même s'il se sent mieux. Lui conseiller de prendre le médicament au même moment, tous les jours. S'il n'a pas pu le prendre au moment habituel, il doit le prendre aussitôt que possible à moins que ce ne soit presque l'heure prévue pour la dose suivante, sans jamais remplacer une dose manquée par une double dose.
- Demander au patient de prévenir un professionnel de la santé si les douleurs abdominales, la fièvre ou la diarrhée s'aggravent ou si les signes et les symptômes suivants de dysfonction hépatique se manifestent : fatigue inhabituelle, anorexie, nausées, vomissements, jaunisse, urine foncée ou selles de couleur pâle, ou encore s'il ne note aucune amélioration après quelques jours de traitement.

VÉRIFICATION DE L'EFFICACITÉ THÉRAPEUTIQUE

L'efficacité du traitement peut être démontrée par : la résolution des signes et des symptômes d'infection fongique, confirmée par les résultats des tests de laboratoire ; pour prévenir les rechutes, il faut parfois suivre le traitement pendant plusieurs semaines ou plusieurs mois après la résolution des symptômes ■ la prévention de la candidose chez les patients ayant subi une greffe de moelle osseuse ■ la diminution de l'irritation vaginale et de la gêne vaginale chez les patientes atteintes de candidose vaginale. Il faut reconfirmer le diagnostic par des frottis ou des cultures avant d'amorcer une deuxième cure afin d'écarter la présence de tout autre agent pathogène associé à la vulvovaginite. Les infections vaginales récurrentes peuvent être un signe de maladie généralisée. ✳

FLUDROCORTISONE

Florinef

CLASSIFICATION :

Corticostéroïde (minéralocorticoïde), traitement de la maladie d'Addison

Grossesse – catégorie C

INDICATIONS

Traitement de la déperdition sodique et de l'hypotension dues à une insuffisance corticosurrénalienne (en association avec l'hydrocortisone ou la cortisone) ■ Traitement de la déperdition sodique entraînée par le syndrome génitosurrénal congénital (hyperplasie congénitale des surrénales). **Usages non approuvés :** Traitement de l'hypotension orthostatique idiopathique (en association avec un apport accru de sodium) ■ Traitement de l'acidose tubulaire rénale de type IV.

MÉCANISME D'ACTION

Réabsorption du sodium, excrétion de l'hydrogène et du potassium et rétention de l'eau par les effets sur les tubules rénaux distaux. ***Effets thérapeutiques :*** Maintien de l'équilibre sodique et stabilisation de la pression artérielle chez les patients souffrant d'insuffisance corticosurrénalienne.

PHARMACOCINÉTIQUE

Absorption : Bonne absorption par suite de l'administration par voie orale.

Distribution : Le médicament semble se répartir dans tout l'organisme ; il pénètre probablement dans le lait maternel.

Liaison aux protéines : Le médicament se lie fortement aux protéines.

Métabolisme et excrétion : La fludrocortisone est surtout métabolisée par le foie.

Demi-vie : 3,5 heures.

CONTRE-INDICATIONS ET PRÉCAUTIONS/ MISES EN GARDE

Contre-indications : Hypersensibilité ■ Infections fongiques généralisées.

Précautions/mises en garde : Insuffisance cardiaque ■ Maladie d'Addison (la réponse peut être exagérée) ■ Grossesse, allaitement ou enfants (l'innocuité du médicament n'a pas été établie).

RÉACTIONS INDÉSIRABLES ET EFFETS SECONDAIRES

SNC : étourdissements, céphalées.

CV : INSUFFISANCE CARDIAQUE, arythmies, œdème, hypertension.

GI : anorexie, nausées.

End. : suppression de la fonction des surrénales, gain pondéral.

HÉ : hypokaliémie, alcalose hypokaliémique.

Loc. : arthralgie, faiblesse musculaire, contracture des tendons.

SN : paralysie ascendante.

Divers : réactions d'hypersensibilité.

INTERACTIONS

Médicament-médicament : Les **diurétiques thiazidiques ou de l'anse**, la **mezlocilline**, la **pipéracilline** ou l'**amphotéricine B**, administrés en concomitance, peuvent induire une hypokaliémie exagérée ■ L'hypokaliémie peut augmenter le risque de toxicité **digitalique** ■ Risque de blocage neuromusculaire prolongé par suite de l'administration d'**inhibiteurs neuromusculaires du type non dépolarisant** ■ Le **phénobarbital** ou la **rifampine** peuvent accélérer le métabolisme et réduire l'efficacité de la fludrocortisone.

Médicament-aliments : L'ingestion de grandes quantités de **sel** ou d'**aliments contenant du sodium** peut provoquer une rétention sodique excessive et une déperdition potassique.

VOIES D'ADMINISTRATION ET POSOLOGIE

PO (adultes) : *Insuffisance corticosurrénale* – 100 µg par jour (entre 100 µg, 3 fois par semaine, et 200 µg par jour). En cas d'hypertension transitoire induite par le traitement, on doit diminuer la dose jusqu'à 50 µg par jour. Administrer en même temps de 10 à 37,5 mg de cortisone ou de 10 à 20 mg d'hydrocortisone par jour en prises fractionnées.

Syndrome génitosurrénal – de 100 à 200 µg par jour. *Hypotension idiopathique* – de 50 à 200 µg par jour (usage non approuvé).

PRÉSENTATION

Comprimés: 100 µg (0,1 mg)[Pr].

PHARMACODYNAMIE (activité minéralocorticoïde)

	DÉBUT D'ACTION	PIC	DURÉE
PO	inconnu	inconnu	1 – 2 jours

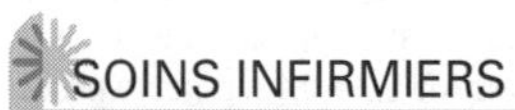

SOINS INFIRMIERS

ÉVALUATION DE LA SITUATION

- Mesurer la pression artérielle à intervalles réguliers tout au long du traitement. Prévenir un professionnel de la santé en cas de modification importante. L'hypotension peut indiquer que la dose administrée est insuffisante.
- Suivre de près les signes de rétention hydrique: peser le patient tous les jours, déceler l'œdème et ausculter les poumons à la recherche de râles ou de crépitations.
- Surveiller de près les patients atteints de la maladie d'Addison et arrêter le traitement en cas de gain de poids important ou d'une élévation marquée de la pression artérielle, d'œdème ou d'hypertrophie cardiaque. Les patients atteints de cette maladie sont plus sensibles aux effets de la fludrocortisone et pourraient manifester une réponse exagérée.

Tests de laboratoire: Mesurer les concentrations sériques d'électrolytes à intervalles réguliers tout au long du traitement. La fludrocortisone peut entraîner la diminution des concentrations sériques de potassium.

DIAGNOSTICS INFIRMIERS POSSIBLES

- Déficit de volume liquidien (Indications).
- Excès de volume liquidien (Effets secondaires).
- Connaissances insuffisantes sur le traitement médicamenteux (Enseignement au patient et à ses proches).

INTERVENTIONS INFIRMIÈRES

Les comprimés sont sécables; on peut les diviser facilement s'il faut ajuster la dose.

ENSEIGNEMENT AU PATIENT ET À SES PROCHES

- Conseiller au patient de respecter scrupuleusement la posologie recommandée. S'il n'a pas pu prendre le médicament au moment habituel, il doit le prendre aussitôt que possible à moins que ce ne soit presque l'heure prévue pour la dose suivante. Lui expliquer qu'il lui faudrait peut-être suivre ce traitement toute sa vie durant; un sevrage brusque peut provoquer une crise addisonienne. Conseiller au patient de toujours garder une provision suffisante de médicament.
- Recommander au patient d'observer les modifications de régime alimentaire prescrites par le professionnel de la santé. Lui expliquer qu'il doit consommer des aliments riches en potassium (voir l'annexe J). La quantité de sodium alimentaire qu'il est autorisé à consommer dépend de la physiopathologie en cause.
- Recommander au patient de prévenir un professionnel de la santé en cas de gain de poids ou d'œdème, de faiblesse musculaire, de crampes, de nausées, d'anorexie ou d'étourdissements.
- Conseiller au patient de porter sur lui en tout temps une pièce d'identité où sont inscrits son problème de santé et son traitement.

VÉRIFICATION DE L'EFFICACITÉ THÉRAPEUTIQUE

L'efficacité du traitement peut être démontrée par: la normalisation de l'équilibre hydro-électrolytique sans hypokaliémie ni hypertension.

FLUMAZÉNIL

Anexate

CLASSIFICATION:

Antidote (antagoniste des benzodiazépines)

Grossesse – catégorie C

INDICATIONS

Inversion totale ou partielle des effets des benzodiazépines utilisées comme anesthésiques généraux ou suppression de la sédation induite par les benzodiazépines lors d'interventions diagnostiques ou thérapeutiques ■ Traitement du surdosage intentionnel ou accidentel par les benzodiazépines.

MÉCANISME D'ACTION

Le flumazénil est un dérivé des benzodiazépines qui contrecarre les effets dépresseurs de celles-ci sur le

SNC. Il n'exerce aucun effet sur la dépression du SNC induite par d'autres substances dont les opiacés, l'alcool, les barbituriques ou les anesthésiques généraux. ***Effets thérapeutiques :*** Inversion des effets des benzodiazépines.

PHARMACOCINÉTIQUE

Absorption : Biodisponibilité totale par suite de l'administration par voie IV.

Distribution : Inconnue.

Métabolisme et excrétion : Le flumazénil est surtout métabolisé par le foie.

Demi-vie : De 41 à 79 minutes.

F

CONTRE-INDICATIONS ET PRÉCAUTIONS/ MISES EN GARDE

Contre-indications : Hypersensibilité au flumazénil ou aux benzodiazépines ▪ Patients sous benzodiazépines en raison d'une maladie qui met leur vie en danger, y compris les patients épileptiques ou ceux présentant une pression intracrânienne accrue ▪ Surdosage grave par un antidépresseur cyclique.

Précautions/mises en garde : Surdosage par plusieurs dépresseurs du SNC (les effets des autres agents pourraient se manifester lorsque ceux des benzodiazépines disparaissent) ▪ Antécédents de convulsions (les convulsions se manifesteront plus vraisemblablement chez les patients présentant des symptômes de sevrage aux hypnosédatifs, chez ceux qui ont reçu récemment des doses répétées de benzodiazépines ou chez ceux qui ont des antécédents de crises d'épilepsie) ▪ Traumatisme crânien (risque de pression intracrânienne accrue et de convulsions) ▪ Grossesse, allaitement ou enfants < 2 ans (l'innocuité du médicament n'a pas été établie).

RÉACTIONS INDÉSIRABLES ET EFFETS SECONDAIRES

SNC : CONVULSIONS, étourdissements, agitation, confusion, somnolence, labilité émotionnelle, fatigue, céphalées, troubles du sommeil.

ORLO : altération de l'ouïe, altération de la vue, vision trouble.

CV : arythmies, douleurs thoraciques, hypertension.

GI : nausées, vomissements, hoquet.

Tég. : bouffée vasomotrice, transpiration.

Locaux : douleurs ou réactions au point d'injection, phlébite.

SN : paresthésie.

Divers : rigidité, frissons.

INTERACTIONS

Médicament-médicament : Aucune interaction notable.

VOIES D'ADMINISTRATION ET POSOLOGIE

Inversion de la sédation ou de l'anesthésie générale

- **IV (adultes) :** 0,2 mg, à administrer en 15 secondes. On peut administrer des doses additionnelles de 0,1 mg à intervalles de 1 minute jusqu'à l'obtention des résultats souhaités. La dose totale maximale est de 1 mg.

Surdosage connu ou soupçonné par des benzodiazépines

- **IV (adultes) :** 0,3 mg, à administrer en 30 secondes. Cette dose initiale est suivie d'une série d'injections de 0,3 mg, à intervalles de 60 secondes. La dose maximale recommandée est de 2,0 mg. En cas de somnolence, une perfusion IV à une vitesse de 0,1 à 0,4 mg/heure peut se révéler utile. La vitesse de la perfusion doit être adaptée à chaque cas selon le niveau de vigilance souhaité.

PRÉSENTATION

Solution pour injection : 0,1 mg/mL, en fioles de 5 mL[Pr].

PHARMACODYNAMIE (inversion des effets de la benzodiazépine)

	Début d'action	Pic	Durée
IV	1 – 2 min	6 – 10 min	1 – 2 h†

† Selon la dose ou concentration de benzodiazépine et la dose de flumazénil.

SOINS INFIRMIERS

ÉVALUATION DE LA SITUATION

Évaluer le niveau de la conscience et la fonction respiratoire avant le traitement et pendant toute sa durée. Observer le patient pendant 2 heures après l'administration pour déceler le retour de la sédation. Risque d'hypoventilation.

Surdosage : Tenter d'établir l'heure de l'ingestion de même que la quantité et le type de benzodiazépine absorbée, car ainsi, il sera possible d'estimer la durée de la dépression du SNC.

DIAGNOSTICS INFIRMIERS POSSIBLES

- Risque d'accident (Indications).
- Risque d'intoxication (Indications).

INTERVENTIONS INFIRMIÈRES

- Avant d'administrer le flumazénil, s'assurer que les voies respiratoires du patient sont dégagées.

- Examiner fréquemment le point d'injection IV afin de déceler toute rougeur ou irritation. Administrer dans une tubulure en Y par laquelle s'écoule une solution IV et choisir une grosse veine pour réduire la douleur au point d'injection.
- Il faut ramener lentement le patient à un état de conscience afin de diminuer les effets indésirables dont la confusion, l'agitation, la labilité émotionnelle et les distorsions perceptuelles.
- PRENDRE LES PRÉCAUTIONS NÉCESSAIRES POUR PRÉVENIR LES CONVULSIONS. LES CONVULSIONS RISQUENT DE SE MANIFESTER PLUS VRAISEMBLABLEMENT CHEZ LES PATIENTS PRÉSENTANT DES SYMPTÔMES DE SEVRAGE ASSOCIÉS À UN HYPNOSÉDATIF, CHEZ CEUX AYANT REÇU RÉCEMMENT DES DOSES RÉPÉTÉES DE BENZODIAZÉPINES OU CHEZ CEUX AYANT DES ANTÉCÉDENTS DE CRISES ÉPILEPTIQUES. ON PEUT TRAITER LES CONVULSIONS PAR DES BENZODIAZÉPINES, DES BARBITURIQUES OU LA PHÉNYTOÏNE. IL PEUT ÊTRE NÉCESSAIRE D'ADMINISTRER DES DOSES DE BENZODIAZÉPINES PLUS ÉLEVÉES QUE LA NORMALE.

Surdosage soupçonné par les benzodiazépines : Si l'administration de flumazénil n'entraîne pas l'amélioration des symptômes, il faut rechercher d'autres causes de la diminution du niveau de conscience (alcool, barbituriques, opiacés).

IV directe : Le flumazénil peut être administré non dilué ou dilué dans une seringue dans une solution de D5%E, une solution de NaCl 0,9 % ou une solution de lactate de Ringer. Jeter toute solution diluée après 24 heures.

Vitesse d'administration : Administrer chaque dose en 15 à 30 secondes dans une grosse veine par une tubulure en Y par laquelle s'écoule une solution IV.

ENSEIGNEMENT AU PATIENT ET À SES PROCHES

- Expliquer au patient que le flumazénil n'inverse pas systématiquement l'effet amnésique des benzodiazépines. Fournir au patient et à ses proches des directives écrites sur les soins à administrer après l'intervention. Informer les proches que le patient peut donner l'impression qu'il a regagné toute sa conscience au moment de sa sortie de l'hôpital, mais que les effets sédatifs des benzodiazépines peuvent se manifester de nouveau. Prévenir le patient qu'il ne doit pas conduire ni s'engager dans d'autres activités qui exigent sa vigilance pendant au moins 24 heures après sa sortie de l'hôpital.
- Recommander au patient de ne pas boire d'alcool et de ne pas prendre des médicaments en vente libre pendant au moins 18 à 24 heures après sa sortie de l'hôpital.
- Conseiller au patient de ne reprendre ses activités habituelles qu'au moment où tous les effets résiduels de la benzodiazépine ont disparu.

VÉRIFICATION DE L'EFFICACITÉ THÉRAPEUTIQUE

L'efficacité du traitement peut être démontrée par : amélioration du niveau de la conscience ■ la diminution de la dépression respiratoire induite par les benzodiazépines. ✳

F

FLUNISOLIDE,

voir Corticostéroïdes (voie intranasale)

FLUOCINOLONE,

voir Corticostéroïdes (topiques)

FLUOCINONIDE,

voir Corticostéroïdes (topiques)

FLUOROQUINOLONES

alatrofloxacine
Trovan (IV)

ciprofloxacine
Cipro

énoxacine
Ce médicament n'est pas commercialisé au Canada.

gatifloxacine
Tequin

lévofloxacine
Levaquin

loméfloxacine
Ce médicament n'est pas commercialisé au Canada.

moxifloxacine
Avelox

norfloxacine
Apo-Norflox, Noroxin, Novo-Norfloxacin, Riva-Norfloxacin
ofloxacine
Apo-Oflox, Floxin (PO)
sparfloxacine
Ce médicament n'est pas commercialisé au Canada.
trovafloxacine
Trovan (PO)

CLASSIFICATION :
Anti-infectieux
Grossesse – catégorie C
Pour l'usage ophtalmique, voir l'annexe N.

F

INDICATIONS

PO, IV : Traitement des infections urinaires et gynécologiques (à l'exception de la moxifloxacine et de la sparfloxacine) ■ de la gonorrhée (à l'exception de la lévofloxacine, de la moxifloxacine et de la sparfloxacine) ■ de la prostatite (ciprofloxacine, ofloxacine) ■ des infections des voies respiratoires, y compris la sinusite (à l'exception de l'énoxacine et de la norfloxacine) ■ des infections de la peau et de ses annexes (alatrofloxacine, trovafloxacine, ciprofloxacine, lévofloxacine, ofloxacine) ■ des infections des os et des articulations (ciprofloxacine) ■ de la diarrhée infectieuse (ciprofloxacine) ■ des infections intra-abdominales (ciprofloxacine avec métronidazole, alatrofloxacine, trovafloxacine) ■ Prophylaxie périopératoire avant les interventions transurétrales (loméfloxacine) ■ Pneumonie nosocomiale ou infections intra-abdominales compliquées (alatrofloxacine, trovafloxacine) ■ Neutropénie fébrile (ciprofloxacine).

MÉCANISME D'ACTION

Inhibition de la synthèse de l'ADN bactérien par l'inhibition de l'ADN-gyrase. ***Effets thérapeutiques :*** Destruction des bactéries sensibles. **Spectre d'action :** Spectre d'activité élargi qui englobe de nombreux micro-organismes Gram positif dont les staphylocoques incluant les souches *Staphylococcus aureus* résistant à la méthicilline et *Staphylococcus epidermidis* ■ *Streptococcus pneumoniæ* ■ Action marquée contre les micro-organismes Gram négatif suivants : *Escherichia coli* ■ espèces *Klebsiella* ■ *Enterobacter* ■ *Salmonella* ■ *Shigella* ■ *Proteus vulgaris* ■ *Providencia stuartii* ■ *Providencia rettgeri* ■ *Morganella morganii* ■ *Pseudomonas æruginosa* ■ *Serratia* ■ espèces *Hæmophilus* ■ *Acinetobacter* ■ *Neisseria gonorrhϾ* et *Neisseria meningitidis* ■ *Moraxella catarrhalis* ■ *Yersinia* ■ *Vibrio* ■ *Brucella* ■ *Campylobacter* ■ espèces *Æromonas* ■ Action contre les micro-organismes anaérobies suivants : *Bacteroides fragilis* et *intermedius* (alatrofloxacine, sparfloxacine, trovafloxacine) ■ *Clostridium welchii* ■ *Gardnerella vaginalis* ■ *Peptococcus niger* ■ espèces *Peptostreptococcus* ■ Le spectre englobe aussi : *Chlamydia pneumoniæ* et *Chlamydia trachomatis* ■ *Legionella pneumoniæ* ■ *Mycobacterium tuberculosis* ■ *Mycoplasma pneumoniæ* ■ *Urea urealyticum.*

PHARMACOCINÉTIQUE

Absorption : Bonne absorption par suite de l'administration par voie orale (*ciprofloxacine* – 70 % ; *énoxacine, moxifloxacine* – 90 % ; *gatifloxacine* – 96 % ; *lévofloxacine* – 99 % ; *loméfloxacine* – entre 95 et 98 % ; *norfloxacine* – entre 30 et 40 % ; *ofloxacine* – 89 % ; *sparfloxacine* – 92 % ; *trovafloxacine* – 88 % ; par suite de l'administration par voie IV, l'alatrofloxacine est rapidement transformée en trovafloxacine).

Distribution : Ces agents se répartissent dans tout l'organisme. On les trouve à fortes concentrations dans les tissus et les urines. Tous ces agents semblent traverser le placenta. La *ciprofloxacine*, l'*ofloxacine* et la *sparfloxacine* pénètrent dans le lait maternel.

Métabolisme et excrétion : *Ciprofloxacine* – une fraction de 15 % est métabolisée par le foie, une fraction de 40 à 50 % est excrétée sous forme inchangée par les reins ; *énoxacine* – une fraction de plus de 40 % est excrétée sous forme inchangée par les reins, une fraction de 20 % est métabolisée par le foie, une fraction de moins de 10 % est excrétée sous forme inchangée dans les fèces ; *gatifloxacine* – une fraction de 70 % est excrétée sous forme inchangée dans les urines ; *lévofloxacine* – une fraction de 87 % est excrétée sous forme inchangée dans les urines, de petites quantités sont métabolisées ; *loméfloxacine* – une fraction de 65 % est excrétée sous forme inchangée par les reins, une fraction de 10 % est excrétée sous forme inchangée dans les fèces ; *moxifloxacine* – cet agent est surtout métabolisé par le foie, une fraction de 20 % est excrétée sous forme inchangée dans les urines et une fraction de 25 %, dans les fèces ; *norfloxacine* – une fraction de 10 % est métabolisée par le foie ; une fraction de 30 % est excrétée sous forme inchangée par les reins et une fraction de 30 % est excrétée sous forme inchangée dans les fèces ; *ofloxacine* – une fraction de 70 à 80 % est excrétée sous forme inchangée par les reins; *sparfloxacine* – cet agent est partiellement métabolisé par le foie, une fraction de 10 % est excrétée sous forme inchangée dans les urines; *trovafloxacine* – cet agent est partiellement métabolisé par le foie, une fraction de 50 % est excrétée sous forme inchangée dans les urines.

Demi-vie: *Ciprofloxacine* – 4 heures; *énoxacine* – de 3 à 6 heures; *gatifloxacine* – de 7,1 à 7,8 heures; *lévofloxacine* – de 6 à 8 heures; *loméfloxacine* – 8 heures; *moxifloxacine* – 12 heures; *norfloxacine* – 6,5 heures; *ofloxacine* – de 5 à 7 heures (toutes ces demi-vies sont accrues en présence d'insuffisance rénale); *sparfloxacine* – 20 heures; *trovafloxacine* – 11 heures.

CONTRE-INDICATIONS ET PRÉCAUTIONS/ MISES EN GARDE

Contre-indications: Hypersensibilité. Risque de sensibilité croisée entre les agents (y compris la cinoxacine et l'acide nalidixique) ■ *Sparfloxacine* – exposition au soleil, à une lumière naturelle vive ou aux rayons UV ■ *Lévofloxacine* – antécédents de tendinites ou de rupture du tendon associée à l'administration d'un antibiotique de la famille des quinolones.

Précautions/mises en garde: Maladies sous-jacentes du SNC ■ Insuffisance rénale (si la Cl_{Cr} est ≤ 50 mL/minute, réduire la dose de ciprofloxacine, de lévofloxacine, d'ofloxacine et de sparfloxacine; si la Cl_{Cr} est ≤ 30 mL/minute, réduire celle d'énoxacine et de norfloxacine; si elle est < 40 mL/minute, réduire celle de gatifloxacine et de loméfloxacine) ■ Cirrhose (réduire la dose d'alatrovafloxacine et de trovafloxacine) ■ *Gatifloxacine* – (prolongation connue des intervalles QT ou administration concomitante d'agents prolongeant ces intervalles) ■ *Moxifloxacine, sparfloxacine* – Administration concomitante d'amiodarone, de bépridil, de cisapride, de disopyramide, d'érythromycine, de pentamidine, de phénothiazines, de pimozide, de procaïnamide, de quinidine, de sotalol ou d'antidépresseurs tricycliques; prolongation connue des intervalles QT ou administration concomitante d'agents prolongeant ces intervalles ■ Personnes âgées, patients sous dialyse (risque accru de réactions indésirables) ■ Grossesse ■ Allaitement ■ Enfants < 18 ans (l'innocuité de ces agents n'a pas été établie).

RÉACTIONS INDÉSIRABLES ET EFFETS SECONDAIRES

SNC: CONVULSIONS, étourdissements, somnolence, céphalées, insomnie, psychose aiguë, agitation, confusion, hallucinations, pression intracrânienne accrue, sensation de tête légère, tremblements.

CV: *Moxifloxacine, sparfloxacine* – ARYTHMIES, prolongation des intervalles QT, vasodilatation.

GI: HÉPATOTOXICITÉ (ALATROFLOXACINE ET TROVAFLOXACINE SEULEMENT), COLITE PSEUDO-MEMBRANEUSE, douleurs abdominales, diarrhée, nausées, altération du goût.

GU: cystite interstitielle, vaginite.

Tég.: photosensibilité (accrue avec la loméfloxacine), phototoxicité (sparfloxacine), rash.

End.: hyperglycémie, hypoglycémie.

Locaux: phlébite au point d'injection IV.

Loc.: tendinite, rupture de tendon.

Divers: réactions d'hypersensibilité y compris l'ANAPHYLAXIE et le SYNDROME DE STEVENS-JOHNSON.

F

INTERACTIONS

Médicament-médicament: La **morphine** administrée par voie intraveineuse diminue considérablement l'absorption de trovafloxacine ■ Risque accru de réactions cardiovasculaires graves lors de l'administration concomitante de moxifloxacine ou de sparfloxacine et d'**amiodarone**, de **bépridil**, de **cisapride**, de **disopyramide**, d'**érythromycine**, de **pentamidine**, de **phénothiazines**, de **pimozide**, de **procaïnamide**, de **quinidine**, de **sotalol** et d'**antidépresseurs tricycliques**; des effets similaires peuvent survenir lors de l'administration de **gatifloxacine** et de ces médicaments ■ Ces agents élèvent les concentrations sériques de **théophylline** ce qui peut entraîner une toxicité ■ Les **antiacides**, les **sels de fer**, le **sous-salicylate de bismuth**, le **sucralfate** et les **sels de zinc**, administrés en même temps, diminuent l'absorption des fluoroquinolones ■ Ces agents peuvent intensifier les effets de la **warfarine** ■ Les **agents antinéoplasiques** peuvent abaisser les concentrations sériques des fluoroquinolones ■ La **cimétidine** peut entraver l'élimination des fluoroquinolones ■ Les effets bénéfiques de la ciprofloxacine peuvent être inhibés par la **nitrofurantoïne** ■ Le **probénécide** réduit l'élimination rénale des fluoroquinolones ■ Risque d'élévation des concentrations de **digoxine** lors de l'administration concomitante d'énoxacine ■ Les fluoroquinolones peuvent accroître le risque de néphrotoxicité associé à la **cyclosporine** ■ L'administration concomitante de ciprofloxacine et de **foscarnet** peut élever le risque de convulsions ■ Une **corticothérapie** concomitante peut élever le risque de rupture de tendons.

Médicament-aliments: ■ L'**alimentation par voie entérale** peut modifier l'absorption de ces agents (en raison des cations métalliques) ■ La ciprofloxacine ne doit pas être prise avec du **lait** ou du **yogourt**, mais elle peut être prise avec d'autres sources de calcium alimentaire ■ Les **aliments** et les **produits laitiers** réduisent l'absorption de la norfloxacine (la prendre 1 heure avant ou 2 heures après).

VOIES D'ADMINISTRATION ET POSOLOGIE

F

Alatrofloxacine

- **IV (adultes)**: *Infections graves* – 300 mg, puis 200 mg toutes les 24 heures. *Autres infections* – 200 mg, toutes les 24 heures.

Ciprofloxacine

- **PO (adultes)**: *La plupart des infections* – de 500 à 750 mg, toutes les 12 heures. *Infections des voies urinaires* – de 250 à 500 mg, toutes les 12 heures. *Gonorrhée* – une seule dose de 500 mg.
- **IV (adultes)**: *La plupart des infections* – 400 mg, toutes les 12 heures. *Infections des voies urinaires* – 200 mg, toutes les 12 heures.
- **Insuffisance rénale**
  PO (adultes): Cl_{Cr} *de 31 à 60 mL/minute* – maximum : 1 000 mg/jour ; $Cl_{Cr} \leq 30$ *mL/minute* – 500 mg/jour au maximum.
  IV (adultes): Cl_{Cr} *de 31 à 60 mL/minute* – 800 mg/jour, au maximum ; $Cl_{Cr} \leq 30$ *mL/minute* – 400 mg/jour, au maximum.

Énoxacine

- **PO (adultes)**: *Infections compliquées des voies urinaires* – 400 mg, toutes les 12 heures. *Infections non compliquées des voies urinaires* – 200 mg, toutes les 12 heures. *Gonorrhée* – une seule dose de 400 mg.
- **Insuffisance rénale**
  PO (adultes): $Cl_{Cr} \leq 30$ *mL/minute* – la moitié de la dose recommandée, toutes les 12 heures.

Gatifloxacine

- **PO, IV (adultes)**: *Exacerbation bactérienne aiguë de la bronchite chronique, infections compliquées des voies urinaires, pyélonéphrite aiguë* – 400 mg, toutes les 24 heures, pendant 7 à 10 jours. *Sinusite aiguë* – 400 mg, toutes les 24 heures, pendant 10 jours. *Pneumonie extra-hospitalière* – 400 mg, toutes les 24 heures, pendant 7 à 14 jours. *Infections non compliquées des voies urinaires, cystite* – une seule dose de 400 mg ou 200 mg, toutes les 24 heures, pendant 3 jours. *Gonorrhée urétrale non compliquée chez les hommes ou gonorrhée rectale ou endocervicale chez les femmes* – une seule dose de 400 mg.
- **Insuffisance rénale**
  PO, IV (adultes): $Cl_{Cr} < 40$ *mL/minute* – 400 mg les premier et deuxième jours, arrêt de l'antibiothérapie le troisième jour et 400 mg, toutes les 48 heures à partir du quatrième jour.

Lévofloxacine

- **PO, IV (adultes)**: De 250 à 500 mg, toutes les 24 heures.
- **Insuffisance rénale**
  PO, IV (adultes): *La plupart des infections* – Cl_{Cr} *de 20 à 49 mL/minute* – initialement, 500 mg, puis 250 mg, toutes les 24 heures ; Cl_{Cr} *de 10 à 19 mL/minute* – initialement, 500 mg, puis 250 mg, toutes les 48 heures. *Infections des voies urinaires compliquées* – Cl_{Cr} *de 10 à 19 mL/minute* – 250 mg, toutes les 48 heures.

Loméfloxacine

- **PO (adultes)**: *Bronchite, infections des voies urinaires* – 400 mg, 1 fois par jour. *Prophylaxie périopératoire (interventions transurétrales)* – 400 mg, de 2 à 6 heures avant l'intervention.
- **Insuffisance rénale**
  PO (adultes): $Cl_{Cr} \leq 40$ *mL/minute* – initialement, 400 mg, puis 200 mg, 1 fois par jour.

Moxifloxacine

- **PO (adultes)**: *Pneumonie extra-hospitalière* – 400 mg, 1 fois par jour, pendant 10 jours. *Sinusite bactérienne aiguë* – 400 mg, 1 fois par jour, pendant 7 à 10 jours. *Exacerbation bactérienne aiguë de la bronchite chronique* – 400 mg, 1 fois par jour, pendant 5 jours.

Norfloxacine

- **PO (adultes)**: *Infections des voies urinaires* – 400 mg, toutes les 12 heures. *Gonorrhée* – 1 seule dose de 800 mg.
- **Insuffisance rénale**
  PO (adultes): Cl_{Cr} *de 6,6 à 30 mL/minute* – 400 mg, 1 fois par jour.

Ofloxacine

- **PO (adultes)**: *La plupart des infections* – 400 mg, toutes les 12 heures. *Prostatite, cervicite ou urétrite* – 300 mg, toutes les 12 heures. *Infections des voies urinaires* – 200 mg, toutes les 12 heures. *Gonorrhée* – 1 seule dose de 400 mg.

- **Insuffisance rénale**
  PO (adultes) : *Cl_{Cr} de 20 à 50 mL/minute* – dose habituelle, toutes les 24 heures ; *Cl_{Cr} < 20 mL/minute* – la moitié de la dose habituelle, toutes les 24 heures.

Sparfloxacine

- **PO (adultes) :** Initialement, 400 mg, puis 200 mg, toutes les 24 heures, pendant 10 jours.
- **Insuffisance rénale**
  PO (adultes) : *Cl_{Cr} < 50 mL/minute* – initialement, 400 mg, puis 200 mg, toutes les 48 heures.

Trovafloxacine

- **PO (adultes) :** 200 mg, toutes les 24 heures.

PRÉSENTATION

- **Alatrofloxacine**
  Solution pour injection : 200 mg/40 mL[Pr], 300 mg/60 mL[Pr].
- **Ciprofloxacine**
  Comprimés : 250 mg[Pr], 500 mg[Pr], 750 mg[Pr] ■ **Suspension orale :** 500 mg/5 mL, en flacons de 100 mL[Pr] ■ **Solution pour injection :** 200 mg/20 mL[Pr], 400 mg/40 mL[Pr] ■ **Solution prémélangée pour injection en mini-sac :** 200 mg/100 mL[Pr], 400 mg/200 mL[Pr].
- **Énoxacine**
  Ce médicament n'est pas commercialisé au Canada.
- **Gatifloxacine**
  Comprimés : 400 mg[Pr] ■ **Solution pour injection :** 400 mg/40 mL[Pr].
- **Lévofloxacine**
  Comprimés : 250 mg[Pr], 500 mg[Pr] ■ **Solution pour injection :** 500 mg/20 mL[Pr] ■ **Solution prémélangée pour injection en mini-sac :** 250 mg/50 mL[Pr], 500 mg/100 mL[Pr].
- **Loméfloxacine**
  Ce médicament n'est pas commercialisé au Canada.
- **Moxifloxacine**
  Comprimés : 400 mg[Pr].
- **Norfloxacine**
  Comprimés : 400 mg[Pr].
- **Ofloxacine**
  Comprimés : 200 mg[Pr], 300 mg[Pr], 400 mg[Pr].
- **Sparfloxacine**
  Ce médicament n'est pas commercialisé au Canada.
- **Trovafloxacine**
  Comprimés : 100 mg[Pr], 200 mg[Pr].

PHARMACODYNAMIE (concentrations sanguines)

	DÉBUT D'ACTION	PIC	DURÉE
Alatrofloxacine – IV	rapide	fin de la perfusion	24 h
Ciprofloxacine – PO	rapide	1 – 2 h	12 h
Ciprofloxacine – IV	rapide	fin de la perfusion	12 h
Énoxacine – PO	rapide	1 – 3 h	12 h
Gatifloxacine – PO	rapide	1 – 2 h	24 h
Gatifloxacine – IV	rapide	fin de la perfusion	24 h
Lévofloxacine – PO	rapide	1 – 2 h	24 h
Lévofloxacine – IV	rapide	fin de la perfusion	24 h
Loméfloxacine – PO	rapide	inconnu	24 h
Moxifloxacine – PO	en 1 heure	1 – 3 h	24 h
Norfloxacine – PO	rapide	2 – 3 h	12 h
Ofloxacine – PO	rapide	1 – 2 h	12 h
Ofloxacine – IV	rapide	fin de la perfusion	12 h
Sparfloxacine – PO	rapide	3 – 6 h	24 h
Trovafloxacine – PO	rapide	1 h	24 h

SOINS INFIRMIERS

ÉVALUATION DE LA SITUATION

- Au début du traitement et pendant toute sa durée, suivre de près l'évolution de l'infection : altération des signes vitaux, aspect de la plaie, des crachats, de l'urine et des selles ; accroissement du nombre de globules blancs ; résultats anormaux aux analyses d'urine ; miction fréquente et impérieuse ; urine trouble ou nauséabonde.
- Prélever des échantillons pour les cultures et les antibiogrammes avant le début du traitement, La première dose peut être administrée avant même que les résultats soient connus.
- OBSERVER LE PATIENT À LA RECHERCHE DES SIGNES ET SYMPTÔMES SUIVANTS D'ANAPHYLAXIE : RASH, PRURIT, ŒDÈME LARYNGÉ, RESPIRATION SIFFLANTE. S'ILS SE MANIFESTENT, CESSER LE TRAITEMENT ET CUMMUNIQUER IMMÉDIATEMENT AVEC LE MÉDECIN OU UN AUTRE PROFESSIONNEL DE LA SANTÉ. GARDER À PORTÉE DE LA MAIN DE L'ÉPINÉPHRINE, UN ANTIHISTAMINIQUE ET LE MATÉRIEL DE RÉANIMATION POUR TRAITER LES RÉACTIONS ANAPHYLACTIQUES.

Tests de laboratoire :

- L'ALATROFLOXACINE ET LA TROVAFLOXACINE PEUVENT INDUIRE UNE HÉPATITE QUI PEUT AVOIR UNE ISSUE FATALE. NOTER LES ÉLÉVATIONS DES CONCENTRATIONS D'AST, D'ALT, DE LDH, DE

BILIRUBINE ET DE PHOSPHATASE ALCALINE. INTERPRÉTER LES RÉSULTATS DES TESTS DE L'EXPLORATION FONCTIONNELLE HÉPATIQUE ET PANCRÉATIQUE CHEZ LES PATIENTS PRÉSENTANT DES SYMPTÔMES D'HÉPATITE OU DE PANCR… TITE. SI CES SYMPTÔMES SE MANIFESTENT… FAUT CESSER LE TRAITEMENT.

- Les autres fluoroquinolones peuvent entra… une élévation des concentrations séri… d'AST, d'ALT, de LDH, de bilirubine e… phosphatase alcaline.
- Les fluoroquinolones peuvent aussi abaiss… nombre de globules blancs ; élever ou rédui… glycémie, la glycosurie, l'hématurie, la pr… nurie et l'albuminurie.
- La ciprofloxacine et la norfloxacine peuven… duire la cristallurie et une élévation des c… centrations sériques d'urée et de créatinine…
- La moxifloxacine peut induire l'hyperglycé… et l'hyperlipidémie et modifier le temps de prothrombine. Elle peut aussi élever le nombre de globules blancs et les concentrations sériques de calcium, de chlorure, d'albumine et de globuline et réduire les concentrations de glucose et d'hémoglobine et le nombre d'érythrocytes, de polynucléaires neutrophiles, d'éosinophiles et de basophiles.

DIAGNOSTICS INFIRMIERS POSSIBLES

- Risque d'infection (Indication).
- Connaissances insuffisantes sur le traitement médicamenteux (Enseignement au patient et à ses proches).

INTERVENTIONS INFIRMIÈRES

- En raison du risque de toxicité hépatique d'issue fatale associé à l'administration de l'*alatrofloxacine* et de la *trovafloxacine*, il faut en réserver exclusivement l'usage à l'une des infections très spécifiques graves ou qui menacent la vie ou encore qui exposent le patient au risque de perdre un membre ; le traitement doit être amorcé en milieu hospitalier et on doit évaluer si les avantages dépassent les risques possibles. Le traitement ne devrait pas durer plus de 14 jours et il devrait être abandonné dès que des signes ou des symptômes de dysfonctionnement hépatique apparaissent.
- La morphine administrée par voie intraveineuse réduit considérablement l'absorption de la *trovafloxacine* administrée par voie orale. Administrer la morphine par voie IV, 2 heures après la *trovafloxacine* si le patient est à jeun ou 4 heures après l'ingestion d'aliments.

PO :

- Le patient doit prendre la *norfloxacine*, l'*ofloxacine* et l'*énoxacine* à jeun, soit une heure avant ou deux heures après les repas, avec un grand … *ovafloxa-* … égard aux … cides ren- … inium ou … u du zinc … s 2 heures … cine) sui- … lones.
- … adminis- … cine avec … nt et peu- … on de ces
- … tion de la … nmer en même temps.

Produits laitiers diminuent absorption de la ciprofloxacine

Alatrofloxacine

- **Perfusion intermittente :** Diluer dans une solution de D5%E, de NaCl 0,45 %, de D5%/NaCl 0,45 %, de D5%/NaCl 0,2 % ou de D5%/lactate de Ringer pour obtenir une concentration de 1 à 2 mg/mL. Jeter toute portion inutilisée.
- ***Vitesse d'administration :*** Administrer la préparation en 60 minutes.
- **Incompatibilité (tubulure en Y) :** L'alatrofloxacine est incompatible avec la solution de NaCl 0,9 % et la solution de lactate de Ringer. Interrompre l'administration d'autres solutions pendant qu'on administre l'alatrofloxacine. Rincer la tubulure avant et après l'administration de cet agent.
- **Incompatibilité en addition au soluté :** Ne pas mélanger à d'autres médicaments.

Ciprofloxacine

- **Perfusion intermittente :** Diluer dans une solution de NaCl 0,9 % ou de D5%E pour obtenir une concentration de 1 à 2 mg/mL. La solution est stable pendant 24 heures à la température ambiante ou 72 heures au réfrigérateur.
- ***Vitesse d'administration :*** Afin de réduire l'irritation veineuse, administrer la préparation dans une grosse veine en 60 minutes.
- **Incompatibilité (tubulure en Y) :** Interrompre l'administration d'autres solutions pendant qu'on administre la ciprofloxacine.

Lévofloxacine.

- **Perfusion intermittente :** Pour obtenir une concentration de 5 mg/mL, diluer dans une solution de

NaCl 0,9 %, de D5%E, de D5%/NaCl 0,9 %, de D5%/NaCl 0,45 %, de D5%/lactate de Ringer, de D5%/Plasma-Lyte 56 ou de lactate de sodium. La lévofloxacine est aussi présentée dans des flacons ou des sacs souples, prêts à l'emploi, sous forme prémélangée avec du D5%E. Dans ce cas, aucune autre dilution n'est nécessaire. Jeter toute portion inutilisée. La solution diluée est stable pendant 24 heures à la température ambiante et pendant 72 heures au réfrigérateur.

- ***Vitesse d'administration:*** Administrer par perfusion pendant au moins 60 minutes. Ne pas administrer en bolus rapide.
- **Compatibilité en addition au soluté:** chlorure de potassium.

ENSEIGNEMENT AU PATIENT ET À SES PROCHES

- Expliquer au patient qu'il doit prendre le médicament à intervalles réguliers et finir toute la quantité qui lui a été prescrite en respectant scrupuleusement la posologie recommandée, même s'il se sent mieux. S'il n'a pu prendre le médicament au moment habituel, il doit le prendre dès que possible à moins que ce ne soit presque l'heure prévue pour la dose suivante. Lui recommander de ne pas remplacer une dose manquée par une double dose. Insister sur le fait qu'il peut être dangereux de donner ce médicament à une autre personne.
- Prévenir le patient qu'il doit informer immédiatement un professionnel de la santé s'il prend de la théophylline.
- Inciter le patient à boire au moins 1 500 à 2 000 mL de liquides par jour afin de prévenir la cristallurie.
- Prévenir le patient que les antiacides ou les préparations à base de fer et de zinc réduisent l'absorption des fluoroquinolones; il doit donc éviter de prendre la *norfloxacine* ou l'*ofloxacine* dans les deux heures qui suivent; la *moxifloxacine* ou la *trovafloxacine* dans les 4 heures, la *ciprofloxacine* ou la *loméfloxacine* dans les 6 heures. Dans le cas de l'*énoxacine*, l'intervalle à respecter est de 8 heures. À l'inverse, ne pas administrer ces préparations après ou dans les 2 heures qui suivent l'administration des fluoroquinolones (8 heures, dans le cas de la *moxifloxacine*).
- Prévenir le patient que les fluoroquinolones peuvent provoquer de la somnolence ou des étourdissements. Lui conseiller de ne pas conduire et d'éviter les activités qui exigent sa vigilance jusqu'à ce qu'on ait la certitude que le médicament n'entraîne pas ces effets chez lui.
- Recommander au patient d'utiliser, pendant le traitement et pendant les 5 jours qui suivent son arrêt, un écran solaire et de porter des vêtements protecteurs pour prévenir les réactions de phototoxicité.
- Recommander au patient de se rincer fréquemment la bouche, de pratiquer une bonne hygiène orale, de mâcher de la gomme ou de sucer des bonbons sans sucre pour diminuer la sécheresse de la bouche.
- Expliquer au patient atteint de gonorrhée, que ses partenaires doivent aussi être traités.
- Conseiller au patient de consulter un professionnel de la santé avant de prendre tout autre médicament vendu sur ordonnance ou en vente libre.
- Recommander au patient de signaler les signes suivants de surinfection: excroissance pileuse sur la langue, démangeaisons ou pertes vaginales, selles molles ou nauséabondes.
- RECOMMANDER AU PATIENT DE COMMUNIQUER AVEC UN PROFESSIONNEL DE LA SANTÉ EN CAS DE FIÈVRE OU DE DIARRHÉE, PARTICULIÈREMENT SI SES SELLES CONTIENNENT DU SANG, DU PUS OU DU MUCUS. CONSEILLER AU PATIENT DE NE PAS TRAITER LA DIARRHÉE AVANT D'AVOIR CONSULTÉ UN PROFESSIONNEL DE LA SANTÉ.
- CONSEILLER AU PATIENT DE SIGNALER IMMÉDIATEMENT À UN PROFESSIONNEL DE LA SANTÉ LA PRÉSENCE DE RASH, DE DOULEURS OU D'INFLAMMATION AU NIVEAU DES TENDONS. DANS CE CAS, IL FAUT INTERROMPRE LE TRAITEMENT.

VÉRIFICATION DE L'EFFICACITÉ THÉRAPEUTIQUE

L'efficacité du traitement peut être démontrée par: la disparition des signes et symptômes d'infection; le temps de résolution dépend du micro-organisme infectant et du siège de l'infection ▪ la disparition des signes et symptômes d'infection des voies urinaires ▪ des résultats négatifs aux analyses des urines. ✳

FLUOROURACILE

5-FU, Efudex, Fluorouracile

CLASSIFICATION:

Antinéoplasique (antimétabolite)

Grossesse – catégorie D

F

INDICATIONS

IV: En monothérapie ou en association avec d'autres modalités thérapeutiques (intervention chirurgicale, radiothérapie, administration d'autres antinéoplasiques) pour traiter le cancer du côlon ■ du sein ■ du rectum ■ de l'estomac ■ du pancréas ■ **Usage topique**: Traitement topique des kératoses prénéoplasiques et des épithéliomes basocellulaires superficiels.

MÉCANISME D'ACTION

Inhibition de la synthèse de l'ADN et de l'ARN en prévenant la production de thymidine (effet spécifique sur la phase S du cycle cellulaire). ***Effets thérapeutiques:*** Destruction des cellules à réplication rapide, particulièrement des cellules malignes.

PHARMACOCINÉTIQUE

Absorption: Par suite de l'application topique, l'absorption est faible (de 5 à 10 %).
Distribution: Le fluorouracile se répartit dans tout l'organisme; il se concentre dans les tumeurs où il s'accumule.
Métabolisme et excrétion: Le fluorouracile se transforme en un métabolite actif. Il subit un métabolisme hépatique; de petites quantités sont excrétées sous forme inchangée dans l'urine.
Demi-vie: 20 heures.

CONTRE-INDICATIONS ET PRÉCAUTIONS/ MISES EN GARDE

Contre-indications: Hypersensibilité ■ Malnutrition ■ Aplasie médullaire ■ Infections potentiellement graves ■ Allaitement.
Précautions/mises en garde: Infections ■ Autres maladies chroniques débilitantes ■ Obésité, œdème ou ascite (calculer la dose selon le poids idéal) ■ Grossesse.

RÉACTIONS INDÉSIRABLES ET EFFETS SECONDAIRES

Plus vraisemblables lors de l'administration par voie générale que lors de l'usage topique
SNC: dysfonction cérébelleuse aiguë.
GI: diarrhée, nausées, stomatite, vomissements.
Tég.: alopécie, rash maculopapulaire, réactions inflammatoires locales (usage topique seulement), mélanose des ongles, perte des ongles, dysesthésie érythémateuse palmoplantaire, phototoxicité.
End.: stérilité.
Hémat.: anémie, leucopénie, thrombocytopénie.
Locaux: thrombophlébite.
Divers: fièvre.

INTERACTIONS

Médicament-médicament: Effets additifs sur l'aplasie médullaire lors de l'administration concomitante d'autres **dépresseurs de la moelle osseuse**, incluant d'autres **antinéoplasiques** et la **radiothérapie** ■ Le fluorouracile peut diminuer la réponse des anticorps aux **vaccins à virus vivants** et augmenter le risque de réactions indésirables.

VOIES D'ADMINISTRATION ET POSOLOGIE

Les doses peuvent varier grandement selon la tumeur, l'état du patient et les protocoles utilisés.

- **IV (adultes)**: *Dose initiale* – 12 mg/kg/jour (500 mg/m^2), pendant 5 jours; répéter tous les 28 jours. Une séquence de 1 à 5 injections constitue une « période de traitement ». *Dose d'entretien* – Répéter la dose initiale en commençant 28 jours après le début du traitement antérieur. Administrer une dose d'entretien de 10 à 15 mg/kg par semaine. **Patients à mauvais risque**: de 6 à 10 mg/kg/jour (de 250 à 400 mg/m^2/jour), pendant 5 jours; répéter tous les 28 jours. On a déjà administré des doses de 370 à 425 mg/m^2/jour pendant 5 jours en association avec la leucovorine.

Kératoses actiniques (solaires) et carcinome basocellulaire superficiel

- **Préparation topique (adultes)**: *Kératose prénéoplasique et épithéliome basocellulaire superficiel* – appliquer la crème à 5 %, 2 fois par jour, pendant 2 à 4 semaines. La guérison complète n'apparaît parfois que 1 ou 2 mois après l'arrêt du traitement.

PRÉSENTATION

Solution pour injection: 50 mg/mL, en ampoules de 10 ou 50 mL[Pr] ■ **Crème**: 5 %[Pr].

PHARMACODYNAMIE (IV: effets sur la numération globulaire; topique: effets dermatologiques)

	DÉBUT D'ACTION	PIC	DURÉE
IV	1 – 9 jours	9 – 21 jours (nadir)	30 jours
Topique	2 – 3 jours	2 – 6 semaines	1 – 2 mois

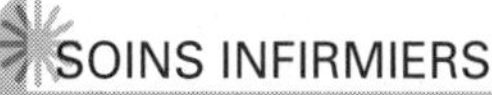

SOINS INFIRMIERS

ÉVALUATION DE LA SITUATION

- Prendre les signes vitaux avant le traitement et à intervalles fréquents pendant toute sa durée.

- Examiner les muqueuses, noter le nombre et la consistance des selles et la fréquence des vomissements. Rester à l'affût des signes d'infection suivants : fièvres, frissons, maux de gorge, toux, raucité de la voix, douleurs dans le bas du dos ou sur les côtés, mictions difficiles ou douloureuses. Suivre de près les saignements : saignement des gencives, formation d'ecchymoses, pétéchies, présence de sang occulte dans les selles, l'urine et les vomissements. Éviter les injections IM et la prise de la température rectale. Appliquer une pression sur les points de ponction veineuse pendant 10 minutes. Prévenir le médecin si les symptômes suivants de toxicité se manifestent : stomatite ou œsophago-pharyngite, vomissements impossibles à réprimer, diarrhée, nombre de globules blancs inférieur à $3,5 \times 10^9$/L, nombre de plaquettes inférieur à 100×10^9/L, hémorragie de quelque nature que ce soit. Il faudrait arrêter le traitement dans ce cas. On peut le reprendre à une plus faible dose, une fois que les effets secondaires ont disparu.
- Examiner fréquemment les points d'injection IV pour déceler l'inflammation et l'infiltration. Demander au patient de prévenir l'infirmière en cas de douleur ou d'irritation au point d'injection. Le médicament peut provoquer la thrombophlébite. En cas d'extravasation, arrêter la perfusion et recommencer dans une autre veine afin d'éviter la lésion des tissus sous-cutanés. En prévenir immédiatement le médecin. Le traitement standard comprend l'application de compresses de glace.
- Examiner la peau pendant toute la durée du traitement pour déceler la présence d'une dysesthésie érythémateuse palmoplantaire, se manifestant par des picotements aux mains et aux pieds suivis de douleurs, d'érythème et d'œdème.
- Effectuer le bilan quotidien des ingesta et des excreta, évaluer l'appétit du patient et noter son apport alimentaire. Les effets gastriques surviennent habituellement le quatrième jour de traitement. En adaptant le régime selon les aliments que le patient peut tolérer, on peut maintenir l'équilibre hydroélectrolytique et l'état nutritionnel.
- Observer le patient à la recherche des symptômes suivants de dysfonctionnement cérébelleux : faiblesse, ataxie et étourdissements. Ces symptômes peuvent persister même après l'arrêt du traitement.

Usage topique : Examiner la peau atteinte avant le traitement et pendant toute sa durée.

Tests de laboratoire :
- Le fluorouracile peut diminuer les concentrations plasmatiques d'albumine.
- Examiner les résultats des tests de l'exploration fonctionnelle du foie (AST, ALT, LDH et bilirubine sérique), des reins et des organes formateurs de sang (hématocrite, hémoglobine, nombre de globules blancs et de plaquettes) avant le traitement et à intervalles réguliers pendant toute sa durée. Une numération globulaire devrait être effectuée tous les jours au cours du traitement par voie IV. Prévenir le médecin immédiatement si le nombre de globules blancs est inférieur à $3,5 \times 10^9$/L ou celui de plaquettes, à 100×10^9/L. Il s'agit de critères dictant l'arrêt du traitement. Le nadir de la leucopénie survient habituellement dans les 9 à 14 jours qui suivent l'administration. Les valeurs se rétablissent vers le 30e jour. Le fluorouracile peut également provoquer une thrombocytopénie.
- Le fluorouracile peut accroître l'excrétion urinaire d'acide 5-hydroxy-indol-acétique (5-HIAA).

DIAGNOSTICS INFIRMIERS POSSIBLES

- Risque d'infection (Effets secondaires).
- Alimentation déficiente (Effets secondaires).
- Connaissances insuffisantes sur le traitement médicamenteux (Enseignement au patient et à ses proches).

INTERVENTIONS INFIRMIÈRES

- Préparer les solutions IV sous une hotte à flux laminaire. Porter des vêtements protecteurs incluant des gants et un masque pendant la manipulation du fluorouracile. Mettre au rebut le matériel dans les contenants réservés à cette fin (voir l'annexe H). Consulter les directives de chaque fabricant avant de reconstituer la préparation.
- Le chiffre 5 (5-fluorouracile) fait partie du nom de l'agent et ne fait nullement référence à la teneur du médicament.

IV directe : Le fluorouracile peut être administré non dilué.

Vitesse d'administration : L'administration en bolus rapide (en 1 à 2 minutes) donne les résultats les plus efficaces, mais la toxicité peut se manifester plus rapidement.

Perfusion intermittente :
- Le fluorouracile peut être dilué dans une solution de D5%E ou de NaCl 0,9 %.
- Utiliser une tubulure et des sacs en plastique pour perfusion IV pour maintenir la stabilité du

médicament. La solution est stable pendant 24 heures à la température ambiante ; ne pas réfrigérer. La solution est d'incolore à jaune pâle. Jeter toute solution trouble ou qui a changé de couleur de façon notable. Si des cristaux se forment dans la solution, la chauffer jusqu'à 55 °C, la secouer vigoureusement et la laisser refroidir jusqu'à la température du corps.

Vitesse d'administration : Si on administre la préparation en 2 à 8 heures, on retarde considérablement l'apparition d'effets toxiques.

F

Compatibilité dans la même seringue : bléomycine ▪ cisplatine ▪ cyclophosphamide ▪ furosémide ▪ héparine ▪ leucovorine ▪ méthotrexate ▪ métoclopramide ▪ mitomycine ▪ vinblastine ▪ vincristine.

Incompatibilité dans la même seringue : dropéridol ▪ épirubicine.

Compatibilité (tubulure en Y) : allopurinol ♦ amifostine ♦ aztréonam ♦ bléomycine ♦ céfépime ♦ cisplatine ♦ cyclophosphamide ♦ doxorubicine ▪ fludarabine ▪ furosémide ▪ granisétron ▪ héparine ▪ hydrocortisone ▪ leucovorine ▪ mannitol ▪ melphalan ▪ méthotrexate ▪ métoclopramide ▪ mitomycine ▪ paclitaxel ▪ pipéracilline/tazobactam ▪ potassium, chlorure de ▪ propofol ▪ sargramostim ▪ téniposide ▪ thiotépa ▪ vinblastine ▪ vincristine ▪ vitamines du complexe B avec C.

Incompatibilité (tubulure en Y) : dropéridol ▪ filgrastim ▪ gallium, nitrate de ▪ vinorelbine.

Compatibilité en addition au soluté : bléomycine ▪ cyclophosphamide ▪ D5%E avec une solution de lactate de Ringer ▪ étoposide ▪ floxuridine ▪ ifosfamide ▪ méthotrexate ▪ mitoxantrone ▪ prednisolone ▪ vincristine.

Incompatibilité en addition au soluté : carboplatine ▪ cisplatine ▪ cytarabine ▪ diazépam ▪ doxorubicine ▪ leucovorine ▪ métoclopramide ▪ morphine.

Préparation topique : Consulter le médecin avant d'utiliser les préparations topiques afin de déterminer les soins qu'il recommande pour préparer la peau. Les pansements occlusifs trop ajustés sont déconseillés, en raison du risque d'irritation des tissus environnants sains. On devrait habituellement opter pour un pansement léger de gaze pour des raisons esthétiques seulement. Porter des gants lors de l'application du médicament. Ne pas utiliser d'applicateur métallique.

ENSEIGNEMENT AU PATIENT ET À SES PROCHES

- Recommander au patient de signaler à un professionnel de la santé les symptômes suivants : fièvre, frissons, maux de gorge, signes d'infection, jaunissement de la peau ou des yeux, douleurs abdominales ou lombaires, enflure des pieds ou des jambes, saignements des gencives, formation d'ecchymoses, pétéchies, présence de sang dans les urines, les selles ou les vomissures. Inciter le patient à éviter les foules et les personnes contagieuses. Lui recommander d'utiliser une brosse à dents à poils doux et un rasoir électrique, de ne pas boire d'alcool et de ne pas prendre de produits à base d'aspirine ou des AINS.
- Conseiller au patient de se rincer la bouche avec de l'eau après avoir bu ou mangé et de ne pas utiliser de la soie dentaire afin de réduire les risques de stomatite. Lui recommander d'utiliser de la lidocaïne visqueuse si les douleurs à la bouche l'empêchent de manger. La douleur associée à la stomatite peut dicter un traitement par un opiacé.
- Prévenir le patient qu'il risque de perdre ses cheveux. Explorer avec lui les stratégies lui permettant de s'adapter à ce changement.
- Expliquer à la patiente qu'elle devrait prendre des mesures contraceptives pendant toute la durée du traitement.
- Recommander au patient d'utiliser des écrans solaires et de porter des vêtements protecteurs pour prévenir les réactions de phototoxicité.
- Recommander au patient de ne pas se faire vacciner sans en avoir discuté préalablement avec un professionnel de la santé.
- Insister sur l'importance des examens diagnostiques et biochimiques à intervalles réguliers permettant d'évaluer les bienfaits du traitement et de déceler les effets secondaires.

Préparation topique : Expliquer au patient la méthode d'application de la crème ou de la solution, en insistant sur le fait qu'il doit éviter tout contact avec les yeux et qu'il doit user de prudence lorsqu'il applique le médicament près de la bouche et du nez. Si le patient ne porte pas de gants lors de l'application du médicament, insister sur le fait qu'il est important de se laver soigneusement les mains après le traitement. Lui expliquer que l'érythème, la desquamation, les phlyctènes avec prurit et une sensation de brûlure sont des effets prévisibles du traitement. Il faut arrêter le traitement en cas d'érosion, d'ulcération et de nécrose des tissus dans les 2 à 6 semaines qui suivent le début des applications (de 10 à 12 semaines dans le cas d'un carcinome basocellulaire). La peau guérit dans les 4 à 8 semaines suivantes.

VÉRIFICATION DE L'EFFICACITÉ THÉRAPEUTIQUE

L'efficacité du traitement peut être démontrée par : la diminution de la taille de la tumeur ■ la disparition des kératoses solaires ou du carcinome basocellulaire superficiel. ✱

FLUORURE, SUPPLÉMENTS DE

préparations orales
Fluor-A-Day, Fluridrops, Fluoritabs, Fluorosol, Fluotic

préparations topiques liquides
Fluorinse, Oral-B solution anti-caries, Oro NaF Daily Rinse+Fluoride

CLASSIFICATION :
Oligo-élément, soins dentaires, traitement de l'otospongiose
Grossesse – catégorie inconnue

INDICATIONS

Prévention de la carie dentaire chez les enfants, lorsque les concentrations en fluorure de l'eau potable sont insuffisantes ■ Traitement de l'otospongiose (Fluotic).

MÉCANISME D'ACTION

Le fluorure s'incorpore aux os et aux dents et il stabilise la matrice cristalline. Il favorise la reminéralisation et peut ralentir la formation de la plaque dentaire. Le fluorure présent sur l'émail dentaire favorise la résistance aux substances acides et prévient la carie. ***Effets thérapeutiques :*** Réduction du nombre de caries chez les enfants.

PHARMACOCINÉTIQUE

Absorption : Bonne absorption par suite de l'administration PO.
Distribution : L'agent est emmagasiné dans les os et dans les dents pendant leur croissance. Il traverse facilement le placenta et pénètre en petites quantités dans le lait maternel.
Métabolisme et excrétion : Une fraction de 50 % est excrétée par voie rénale à l'état inchangé. De petites quantités sont excrétées dans les fèces et la sueur.
Demi-vie : Inconnue.

CONTRE-INDICATIONS ET PRÉCAUTIONS/ MISES EN GARDE

Contre-indications : Hypersensibilité ■ Intolérance à la tartrazine et à d'autres additifs ; ne pas en administrer les produits qui en contiennent aux patients ayant de tels antécédents ■ Insuffisance rénale grave ■ Ulcère gastro-duodénal en poussée évolutive ■ Personne < 18 ans (Fluotic) ■ Grossesse.
Précautions/mises en garde : Circonstances où la teneur en fluorure de l'eau est inconnue ■ Régime hyposodé ■ Présence de plus de 0,7 mg/L de fluorure dans l'eau potable.

RÉACTIONS INDÉSIRABLES ET EFFETS SECONDAIRES

SNC : céphalées, faiblesse.
GI : gêne gastro-intestinale.
Tég. : eczéma, dermatite atopique, urticaire.
Divers : taches sur les dents (toxicité).

INTERACTIONS

Médicament-médicament : Les **suppléments calciques**, administrés simultanément, entravent l'absorption des préparations à base de fluorure de calcium et du fluorure ■ L'**hydroxyde d'aluminium** diminue l'absorption du fluorure.
Médicament-aliments : Les **produits laitiers**, pris en même temps, entravent l'absorption du fluorure et des préparations à base de fluorure de calcium.

VOIES D'ADMINISTRATION ET POSOLOGIE

2,2 mg de fluorure de sodium = 1 mg de fluor élémentaire
Selon l'Association dentaire canadienne, on ne doit pas administrer de fluorure lorsque l'eau potable renferme plus de 0,3 mg/L de fluorure.

Préparations orales — concentration de fluorure dans l'eau potable < 0,3 mg/L

- **(Enfants de moins de 3 ans) :** usage déconseillé.
- **(Enfants de 3 à 5 ans) :** 0,25 ou 0,5 mg (fluor élémentaire) par jour, selon le dentifrice utilisé.
- **(Enfants de 6 à 13 ans) :** 1 mg (fluor élementaire) par jour.

Traitement de l'otospongiose

- **PO (adultes) :** 20 mg (fluorure de sodium), 3 fois par jour (Fluotic).

PRÉSENTATION (selon la teneur en fluorure de sodium)

Comprimés à croquer : 0,55 mg^{VL}, 1,1 mg^{VL}, 2,21 mg^{VL} ■ **Comprimés :** 2,21 mg^{VL}, 20 mg^{Pr} (Fluotic) ■ **Pas-**

tilles : 2,21 mg^{VL} ▪ **Gouttes** : 5,56 mg/mL^{VL}, 7,04 mg/mL^{VL} ▪ **Liquide oral** : 6,9 mg/mL^{VL}, 7,04 mg/mL ^{VL} ▪ **Rince-bouche** : 0,023 %^{VL}, 0,05 %^{VL} et 0,2 %^{VL} ▪ **En association avec** : multivitamines^{VL}, cétylpyridinium^{VL}.

PHARMACODYNAMIE (concentrations sanguines)

	Début d'action	Pic	Durée
PO	inconnu	30 – 60 min	inconnue

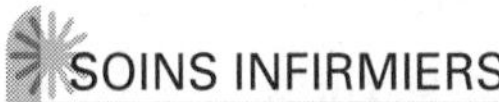

SOINS INFIRMIERS

ÉVALUATION DE LA SITUATION

Examiner les dents à intervalles réguliers pour déceler l'apparition de taches. En informer le dentiste, le cas échéant.

DIAGNOSTICS INFIRMIERS POSSIBLES

Connaissances insuffisantes sur le traitement médicamenteux (Enseignement au patient et à ses proches).

INTERVENTIONS INFIRMIÈRES

- On peut administrer les gouttes sans les diluer ou on peut les mélanger à des aliments ou à des liquides.
- Il ne faut pas administrer le fluorure de sodium dans les 2 heures qui suivent la consommation de lait ou de produits laitiers puisque ces aliments peuvent en réduire l'absorption.

ENSEIGNEMENT AU PATIENT ET À SES PROCHES

- Expliquer au patient qu'il doit prendre les suppléments de fluorure selon les directives accompagnant chaque préparation.
- Prévenir le patient que les rince-bouche sont plus efficaces s'il les utilise immédiatement après s'être brossé les dents ou après avoir passé la soie dentaire, juste avant d'aller se coucher. Lui expliquer qu'il doit cracher l'excédent de salive ; il ne faut pas avaler le produit. Lui conseiller de ne pas boire, manger ni se rincer la bouche pendant les 30 minutes qui suivent le traitement.
- Encourager le patient à subir à intervalles réguliers des examens dentaires permettant d'évaluer l'état de ses dents.

VÉRIFICATION DE L'EFFICACITÉ THÉRAPEUTIQUE

L'efficacité du traitement peut être démontrée par : la prévention de la carie dentaire.

FLUOXÉTINE

Alti-Fluoxétine, Apo-Fluoxetine, Dom-Fluoxétine, Gen-Fluoxétine, Nu-Fluoxétine, PMS-Fluoxétine, Prozac, Rhoxal-Fluoxétine

CLASSIFICATION :
Antidépresseur (inhibiteur sélectif du recaptage de la sérotonine [ISRS])

Grossesse – catégorie D

INDICATIONS

Soulagement symptomatique de la dépression (y compris la dépression chez les personnes âgées), souvent en association avec la psychothérapie ▪ Trouble obsessionnel-compulsif (TOC) ▪ Boulimie. **Usages non approuvés** : Anorexie ▪ Hyperactivité avec déficit de l'attention ▪ Neuropathie diabétique ▪ Fibromyalgie ▪ Obésité ▪ Attaques de panique ▪ Syndrome prémenstruel ▪ Phénomène de Raynaud.

MÉCANISME D'ACTION

Inhibition du recaptage de la sérotonine dans le SNC. ***Effets thérapeutiques :*** Effet antidépresseur.

PHARMACOCINÉTIQUE

Absorption : Bonne absorption par suite de l'administration par voie orale.

Distribution : La fluoxétine traverse la barrière hémato-encéphalique.

Liaison aux protéines : 94,5 %.

Métabolisme et excrétion : La fluoxétine est transformée dans le foie en norfluoxétine, qui est également un composé antidépresseur ; la fluoxétine et la norfluoxétine sont en grande partie métabolisées par le foie. Une fraction de 12 % est excrétée par les reins sous forme de fluoxétine inchangée et une fraction de 7 %, sous forme de norfluoxétine inchangée.

Demi-vie : De 1 à 3 jours (norfluoxétine : de 5 à 7 jours).

CONTRE-INDICATIONS ET PRÉCAUTIONS/ MISES EN GARDE

Contre-indications : Hypersensibilité ▪ Administration concomitante d'IMAO ▪ Enfants.

Précautions/mises en garde: Insuffisance hépatique ou rénale grave (une adaptation de la posologie peut s'avérer nécessaire) ■ Antécédents de convulsions ■ Patients débilités (risque accru de convulsions) ■ Diabète ■ Dysfonctionnement hépatique, maladie concomitante ou polypharmacothérapie (réduire les doses ou prolonger l'intervalle entre les doses, au besoin) ■ Grossesse ou allaitement (bien que l'innocuité de la fluoxétine n'ait pas été établie, elle a déjà été administrée sans danger à des femmes enceintes) ■ Administration concomitante d'astémizole ou de cisapride.

RÉACTIONS INDÉSIRABLES ET EFFETS SECONDAIRES

SNC: CONVULSIONS, anxiété, somnolence, céphalées, insomnie, nervosité, rêves bizarres, étourdissements, fatigue, hypomanie, manie, faiblesse.
ORLO: congestion nasale, troubles visuels.
Resp.: toux.
CV: douleurs thoraciques, palpitations.
GI: diarrhée, douleurs abdominales, altération du goût, anorexie, constipation, sécheresse de la bouche (xérostomie), dyspepsie, nausées, vomissements, perte de poids.
GU: dysfonctionnement sexuel, mictions fréquentes.
Tég.: sécrétion excessive de sueur, prurit, érythème noueux, rougeurs du visage, rash.
End.: dysménorrhée.
Loc.: arthralgie, douleurs lombaires, myalgie.
SN: tremblements.
Divers: réactions allergiques, fièvre, syndrome pseudo-grippal, bouffées de chaleurs, réaction d'hypersensibilité.

INTERACTIONS

Médicament-médicament: INTERROMPRE L'ADMINISTRATION DES **IMAO** 14 JOURS AVANT LE DÉBUT DU TRAITEMENT PAR LA FLUOXÉTINE; L'ADMINISTRATION CONCOMITANTE PEUT ENTRAÎNER DE LA CONFUSION, DE L'AGITATION, DES CONVULSIONS, DE L'HYPERTENSION ET DE L'HYPERPYREXIE (SYNDROME SÉROTONINERGIQUE). ARRÊTER L'ADMINISTRATION DE LA FLUOXÉTINE AU MOINS 5 SEMAINES AVANT D'AMORCER LE TRAITEMENT PAR LES IMAO ■ LA FLUOXÉTINE PEUT ACCROÎTRE LES EFFETS CARDIOVASCULAIRES INDÉSIRABLES DU **CISAPRIDE** ■ La fluoxétine inhibe l'activité du cytochrome P450 2D6 dans le foie et intensifie les effets des médicaments métabolisés par cette enzyme ■ La fluoxétine ralentit le métabolisme de l'**alprazolam** et en intensifie les effets (réduire la dose d'alprazolam de moitié) ■ Effets additifs sur la dépression du SNC lors de l'usage concomitant d'**alcool**, d'**antihistaminiques**, d'autres **antidépresseurs**, d'**opiacés** ou d'**hypnosédatifs** ■ Risque accru d'effets secondaires et de réactions indésirables lors de l'administration concomitante d'autres **antidépresseurs**, de **tryptophane** ou de **phénothiazines** ■ La fluoxétine peut augmenter l'efficacité de la **carbamazépine**, de la **clozapine**, de la **digitoxine**, de l'**halopéridol**, de la **phénytoïne**, du **lithium** et de la **warfarine**, mais augmente aussi le risque de toxicité ■ La fluoxétine peut réduire les effets de la **buspirone** ■ La **cyproheptadine** peut réduire ou inverser les effets de la fluoxétine ■ La fluoxétine peut accroître la sensibilité aux **agents sympathomimétiques** et le risque de syndrome sérotoninergique ■ Cet agent peut modifier l'activité d'autres **médicaments qui se lient fortement aux protéines plasmatiques**.
Médicament-produits naturels: L'administration concomitante de **millepertuis** peut intensifier les effets hypnosédatifs.

VOIES D'ADMINISTRATION ET POSOLOGIE

PO (adultes): *Dépression* – posologie initiale: 20 mg par jour, le matin. Après plusieurs semaines, on peut majorer la dose de 20 mg par jour à intervalles hebdomadaires. Les doses de plus de 20 mg par jour doivent être administrées en 2 prises fractionnées, à prendre le matin et le midi. *TOC* – de 20 à 60 mg par jour. *Boulimie* – 60 mg par jour (il peut être nécessaire de majorer la dose en l'espace de plusieurs jours). Pour toutes ces indications, la dose quotidienne ne doit pas dépasser 80 mg.
PO (personnes âgées): Au départ, 20 mg par jour, le matin; on peut augmenter cette dose (ne pas dépasser 60 mg par jour).

PRÉSENTATION

Capsules: 10 mg[Pr], 20 mg[Pr] ■ **Solution orale:** 20 mg/5 mL[Pr].

PHARMACODYNAMIE (effet antidépresseur)

	DÉBUT D'ACTION	PIC	DURÉE
PO	1 – 4 semaines	inconnu	2 semaines

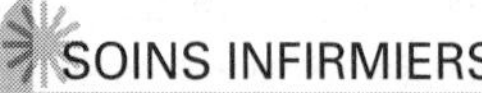
SOINS INFIRMIERS

ÉVALUATION DE LA SITUATION

- Suivre de près les sautes d'humeur. Signaler au médecin ou à un autre professionnel de la santé l'aggravation de l'anxiété, de l'agitation ou de l'insomnie.

- Observer les tendances suicidaires, particulièrement durant le traitement initial. Réduire la quantité de médicament dont le patient peut disposer.
- Suivre de près l'appétit du patient et son alimentation. Peser le patient toutes les semaines. Prévenir le médecin ou un autre professionnel de la santé en cas de perte constante de poids. Adapter le régime selon les aliments que le patient peut tolérer pour favoriser le maintien de l'état nutritionnel.
- Observer le patient à la recherche des signes suivants de réactions d'hypersensibilité: urticaire, fièvre, arthralgie, œdème, syndrome du canal carpien, rash, lymphadénopathie et détresse respiratoire. Prévenir le médecin ou un autre professionnel de la santé si ces symptômes se manifestent; ils disparaissent habituellement lors de l'arrêt du traitement par la fluoxétine, mais peuvent dicter l'administration d'antihistaminiques ou de corticostéroïdes.

Trouble obsessionnel-compulsif: Observer la fréquence des comportements obsessionnels compulsifs. Noter à quel point de telles pensées ou comportements empêchent le patient de poursuivre ses activités quotidiennes.

Boulimie: Évaluer la fréquence de la consommation excessive d'aliments et des vomissements pendant toute la durée du traitement.

Tests de laboratoire:

- Examiner la numération globulaire et leucocytaire à intervalles réguliers, tout au long du traitement. Prévenir le médecin en cas de leucopénie, d'anémie, de thrombocytopénie ou d'allongement du temps de saignement.
- Une protéinurie et une légère élévation des concentrations d'AST peuvent survenir au cours des réactions d'hypersensibilité.
- La fluoxétine peut élever les concentrations sériques de phosphatase alcaline, d'ALT, d'urée, et de créatine phosphokinase, ou entraîner l'hypouricémie, l'hypocalcémie, l'hypoglycémie ou l'hyperglycémie et l'hyponatrémie.

DIAGNOSTICS INFIRMIERS POSSIBLES

- Stratégies d'adaptation inefficaces (Indications).
- Risque d'accident (Effets secondaires).
- Connaissances insuffisantes sur le traitement médicamenteux (Enseignement au patient et à ses proches).

INTERVENTIONS INFIRMIÈRES

- Administrer une seule dose le matin. Chez certains patients, il peut s'avérer nécessaire d'administrer une quantité plus élevée de fluoxétine en doses fractionnées, la seconde dose étant administrée le midi.
- La fluoxétine peut être administrée avec des aliments pour réduire l'irritation gastro-intestinale.

ENSEIGNEMENT AU PATIENT ET À SES PROCHES

- Conseiller au patient de respecter scrupuleusement la posologie recommandée. S'il n'a pas pu prendre le médicament au moment habituel, lui conseiller de ne pas prendre cette dose et de revenir au schéma habituel. Lui recommander de ne jamais remplacer une dose manquée par une double dose. Le prévenir qu'il ne doit pas arrêter le traitement sans avoir consulté un professionnel de la santé; l'abandon du traitement peut entraîner de l'anxiété, de l'insomnie et de la nervosité.
- Prévenir le patient que la fluoxétine peut altérer sa capacité de jugement et peut provoquer de la somnolence, des étourdissements et une vision trouble. Lui recommander de ne pas conduire et d'éviter les activités qui exigent sa vigilance jusqu'à ce qu'on ait la certitude que le médicament n'entraîne pas ces effets chez lui.
- Conseiller au patient d'éviter la consommation d'alcool ou la prise d'autres dépresseurs du SNC pendant le traitement et de consulter un professionnel de la santé avant de prendre d'autres médicaments en même temps que la fluoxétine.
- Recommander au patient de changer lentement de position afin de prévenir les étourdissements.
- Expliquer au patient qu'il peut soulager la sécheresse de la bouche en se rinçant souvent la bouche, en pratiquant une bonne hygiène orale et en consommant des bonbons ou de la gomme à mâcher sans sucre. Si la sécheresse de la bouche persiste pendant plus de 2 semaines, lui recommander de consulter un professionnel de la santé qui pourra lui prescrire des substituts de salive.
- Conseiller à la patiente de prévenir un professionnel de la santé si elle croit être enceinte ou si elle souhaite le devenir.
- Recommander au patient d'utiliser des écrans solaires et des vêtements protecteurs afin de prévenir les réactions de photosensibilité.
- Prévenir le patient que la fluoxétine peut réduire la libido.

- Conseiller au patient de prévenir un professionnel de la santé en cas de réactions d'hypersensibilité ou si les céphalées, les nausées, l'anorexie, l'anxiété ou l'insomnie persistent.
- Insister sur l'importance des examens de suivi permettant de déterminer les bienfaits du traitement. Encourager le patient à s'engager dans une psychothérapie.

VÉRIFICATION DE L'EFFICACITÉ THÉRAPEUTIQUE

L'efficacité du traitement peut être démontrée par: une sensation de mieux-être ■ un regain d'intérêt pour l'entourage ; les effets antidépresseurs peuvent ne pas se manifester avant 1 à 4 semaines ■ la diminution de la fréquence des comportements obsessionnels-compulsifs ■ la diminution de la consommation excessive d'aliments et des vomissements chez les patients atteints de boulimie. ✳

FLUPHÉNAZINE

décanoate de fluphénazine
Modecate, PMS-Fluphénazine Décanoate, Rho-Fluphénazine Décanoate

énanthate de fluphénazine
Moditen Enanthate

hydrochlorure de fluphénazine
Apo-Fluphenazine, Moditen HCl

CLASSIFICATION:
Antipsychotique (phénothiazine)
Grossesse – catégorie C

INDICATIONS

Traitement des manifestations schizophréniques et des troubles psychotiques qui ne sont pas associés à la déficience mentale.

MÉCANISME D'ACTION

Modification des effets de la dopamine dans le SNC ■ Action anticholinergique et blocage alpha-adrénergique. ***Effets thérapeutiques:*** Diminution des signes et des symptômes de psychose.

PHARMACOCINÉTIQUE

Absorption: Bonne absorption par suite de l'administration PO ou IM. Les sels de décanoate et d'énanthate dans l'huile de sésame ont un début d'action retardé et des effets prolongés en raison d'une libération retardée de la base d'huile et, par la suite, des tissus adipeux.

Distribution: L'agent se répartit dans tout l'organisme. Il traverse la barrière hémato-encéphalique et le placenta et pénètre dans le lait maternel.

Liaison aux protéines: ≥ 90 %.

Métabolisme et excrétion: Le médicament est fortement métabolisé par le foie et subit plusieurs cycles entérohépatiques.

Demi-vie: *Chlorhydrate de fluphénazine* – de 4,7 à 15,3 heures; *énanthate de fluphénazine* – 3,7 jours; *décanoate de fluphénazine* – de 6,8 à 9,6 jours.

CONTRE-INDICATIONS ET PRÉCAUTIONS/ MISES EN GARDE

Contre-indications: Hypersensibilité ■ Risque de réactions de sensibilité croisée avec d'autres phénothiazines ■ Glaucome à angle fermé ■ Aplasie médullaire ■ Maladies hépatique ou cardiovasculaire graves ■ Hypersensibilité à l'huile de sésame (sels de décanoate et d'énanthate) ■ Intolérance à l'alcool ou à la tartrazine (éviter l'usage des produits qui contiennent ces substances chez les patients qui ne les tolèrent pas).

Précautions/mises en garde: Personnes âgées ou débilitées (il pourrait s'avérer nécessaire de réduire la dose initiale) ■ Diabète ■ Maladies respiratoires ■ Hypertrophie de la prostate ■ Tumeurs du SNC ■ Épilepsie ■ Occlusion intestinale ■ Grossesse ou allaitement (l'innocuité des fluphénazines n'a pas été établie).

RÉACTIONS INDÉSIRABLES ET EFFETS SECONDAIRES

SNC: réactions extrapyramidales, sédation, dyskinésie tardive.
ORLO: vision trouble, xérophtalmie, opacité du cristallin.
CV: hypotension, tachycardie.
GI: anorexie, constipation, hépatite induite par les médicaments, sécheresse de la bouche (xérostomie), occlusion intestinale.
GU: rétention urinaire.
Tég.: photosensibilité, modification de la pigmentation, rash.
End.: galactorrhée.
Hémat.: AGRANULOCYTOSE, leucopénie.
Divers: réactions allergiques, hyperthermie.

INTERACTIONS

Médicament-médicament: Effets hypotensifs additifs lors de l'administration simultanée d'**antihypertenseurs** ■ Effets additifs sur la dépression du SNC lors de l'usage concomitant d'autre **dépresseurs du SNC** dont l'**alcool**, les **antidépresseurs**, les **antihistaminiques**, les **IMAO**, les **opiacés**, les **hypnosédatifs** ou les **anesthésiques généraux** ■ Le **phénobarbital** peut accélérer le métabolisme des fluphénazines et en réduire l'efficacité ■ L'administration concomitante de **lithium** peut provoquer l'une des réactions suivantes : diminution de l'absorption des fluphénazines, augmentation de l'excrétion du lithium, risque accru de réactions extrapyramidales ou dissimulation des premiers signes de toxicité par le lithium ■ Les **antiacides** ou les **antidiarrhéiques adsorbants (kaolin)** peuvent diminuer l'absorption des fluphénazines prises par voie orale ■ Risque accru d'agranulocytose lors de l'administration simultanée d'**agents antithyroïdiens** ■ Les fluphénazines peuvent réduire les effets antiparkinsoniens de la **lévodopa** et de la **bromocriptine** ■ Les fluphénazines diminuent l'effet vasopresseur de l'**épinéphrine** et de la **norépinéphrine** ■ Les fluphénazines diminuent l'effet antihypertenseur de la **guanéthidine** ■ Les **bêtabloquants** peuvent inhiber le métabolisme de l'un des médicaments ou des deux à la fois entraînant une intensification de la réponse ■ Risque accru d'effets anticholinergiques lors de l'administration simultanée d'autres **agents doués de propriétés anticholinergiques** dont les **antihistaminiques**, les **antidépresseurs tricycliques**, le **disopyramide** ou la **quinidine**.

VOIES D'ADMINISTRATION ET POSOLOGIE

Décanoate de fluphénazine

- **IM, SC (adultes) :** Initialement, de 2,5 à 12,5 mg (une dose initiale de 12,5 mg est généralement bien tolérée). Administrer une 2e dose de 12,5 ou 25 mg après 4 à 10 jours. On peut majorer lentement la dose selon les besoins (ne pas dépasser 100 mg par dose). Une dose de 25 mg ou moins, toutes les 2 ou 3 semaines, suffit généralement à maîtriser les symptômes.

Énanthate de fluphénazine

- **IM, SC (adultes) :** De 25 à 100 mg, toutes les 1 à 3 semaines. On peut majorer lentement la dose, selon les besoins (ne pas dépasser 100 mg par dose).

Chlorhydrate de fluphénazine

- **PO (adultes) :** *Dose initiale* – de 2,5 à 10 mg par jour en prises fractionnées, toutes les 6 à 8 heures. *Dose d'entretien* – de 1 à 5 mg par jour.
- **PO (personnes âgées ou débilitées) :** Initialement, de 1 à 2,5 mg par jour.

PRÉSENTATION (version générique disponible)

Décanoate de fluphénazine (solution pour injection) : 25 mg/mL^{Pr}, 100 mg/mL^{Pr} ■ **Énanthate de fluphénazine (solution pour injection) :** 25 mg/mL^{Pr} ■ **Chlorhydrate de fluphénazine (comprimés) :** 1 mg^{Pr}, 2 mg^{Pr}, 5 mg^{Pr}, 10 mg^{Pr} ■ **Chlorhydrate de fluphénazine (élixir parfum d'orange) :** 2,5 mg/5 mL^{Pr}.

PHARMACODYNAMIE (effets antipsychotiques)

	Début d'action	Pic	Durée
PO chlorhydrate	1 h	inconnu	6 – 8 h
IM chlorhydrate	1 h	1,5 – 2 h	6 – 8 h
IM énanthate	24 – 72 h	inconnu	1 – 3 semaines
IM décanoate	24 – 72 h	inconnu	≥ 4 semaines

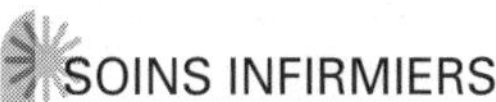

SOINS INFIRMIERS

ÉVALUATION DE LA SITUATION

- Évaluer l'état de la conscience du patient (orientation, humeur, comportement) avant le traitement et à intervalles réguliers pendant toute sa durée.
- Mesurer la pression artérielle (en position assise, debout et en position couchée), le pouls et la fréquence respiratoire, effectuer un ÉCG avant l'administration initiale et à intervalles fréquents pendant la période d'adaptation de la posologie. Les fluphénazines peuvent entraîner des modifications des ondes Q et T sur l'ÉCG.
- Observer attentivement le patient lorsqu'on lui administre le médicament pour s'assurer qu'il l'a bien avalé.
- Noter la consommation de liquides et l'état de la fonction intestinale. Un apport accru de liquides et un régime alimentaire riche en fibres peuvent réduire les effets constipants de ces médicaments.
- Observer attentivement le patient à la recherche de signes d'akathisie (agitation, incapacité de rester en place) et de symptômes extrapyramidaux (*parkinsoniens* – difficulté d'élocution ou de déglutition, perte d'équilibre, mouvements d'émiettement, faciès figé, démarche traînante, rigidité, tremblements ; *dystonique* – spasmes musculaires, tortillements, soubresauts, incapacité de bouger les yeux, faiblesses des bras et des jambes) tous les deux mois tout au long du

traitement et pendant 8 à 12 semaines après l'avoir mené à terme. Dans certains cas, il faudra réduire la dose ou abandonner le traitement. On peut administrer du trihexyphénidyle ou de la diphenhydramine pour maîtriser ces symptômes.

- Rester à l'affût de symptômes de dyskinésie tardive (mouvements rythmiques incontrôlables du visage, de la bouche, de la langue ou de la mâchoire et mouvements involontaires des membres, claquement des lèvres ou moue, gonflement des joues; mastication incontrôlable, mouvements rapides de la langue). Signaler immédiatement ces symptômes qui pourraient être irréversibles.
- Observer le patient à la recherche des signes suivants du syndrome malin des neuroleptiques: fièvre, détresse respiratoire, tachycardie, convulsions, diaphorèse, hypertension ou hypotension, pâleur, fatigue, rigidité musculaire marquée, perte de la maîtrise de la vessie. Signaler immédiatement ces symptômes.

Tests de laboratoire:

- Il faut évaluer la numération globulaire et la formule leucocytaire et effectuer des examens oculaires à intervalles réguliers pendant toute la durée du traitement. Les fluphénazines peuvent entraîner une baisse de l'hématocrite, des taux d'hémoglobine et du nombre de globules blancs, de granulocytes et de plaquettes. Elles peuvent élever la bilirubine et les concentrations d'ALT, d'AST et de phosphatase alcaline. L'agranulocytose peut se manifester de 4 à 10 semaines après le début du traitement et le rétablissement se produit de 1 à 2 semaines après l'avoir arrêté. Il y a risque de récurrence si l'on reprend le traitement. Des anomalies de la fonction hépatique peuvent dicter l'abandon du traitement.
- Les fluphénazines peuvent entraîner des résultats faussement positifs ou faussement négatifs aux tests de grossesse et des résultats faussement positifs aux épreuves de dosage de la bilirubine urinaire.

DIAGNOSTICS INFIRMIERS POSSIBLES

- Opérations de la pensée perturbées (Indications).
- Connaissances insuffisantes sur le traitement médicamenteux (Enseignement au patient et à ses proches).
- Non-observance du traitement médicamenteux (Enseignement au patient et à ses proches).

INTERVENTIONS INFIRMIÈRES

- Même si la solution vire au jaune pâle ou devient ambrée, sa puissance n'est en rien altérée.
- Éviter les éclaboussures sur les mains, afin de réduire les risques de dermatite de contact. En cas d'éclaboussures, bien se laver les mains.
- Pour ne pas rendre les préparations injectables troubles, il faut les extraire de la fiole en utilisant une seringue sèche et une aiguille sèche de calibre 21.

PO: Diluer le concentré juste avant de l'administrer dans 120 à 240 mL d'eau, de lait, de boisson gazéifiée, de soupe ou de jus de tomates ou de fruits. Ne pas mélanger à des boissons renfermant de la caféine (cola, café), des tanins (thé) ou des pectines (jus de pommes).

SC: Le décanoate et l'énanthate de fluphénazine sont dissous dans l'huile de sésame, ce qui en assure une longue durée d'action. Ils peuvent être administrés par voie SC ou IM.

IM:

- La dose IM correspond habituellement à ⅓ à ½ de la dose PO. Puisque le chlorhydrate de fluphénazine a une plus courte durée d'action, il est le premier à être utilisé pour déterminer la réponse du patient au médicament ou pour traiter le patient très agité.
- Injecter profondément dans le muscle fessier à l'aide d'une seringue sèche et d'une aiguille de calibre 21. Demander au patient de rester couché pendant 30 minutes pour prévenir l'hypotension.

ENSEIGNEMENT AU PATIENT ET À SES PROCHES

- Expliquer au patient qu'il doit respecter scrupuleusement la posologie recommandée; le prévenir qu'il ne doit jamais sauter de dose ni remplacer une dose manquée par une double dose. S'il n'a pas pu prendre le médicament au moment prévu, il devrait le prendre dans l'heure qui suit ou sauter cette dose et reprendre le schéma habituel (si le médecin lui a prescrit plus d'une dose par jour). S'il ne doit prendre qu'une dose par jour, prendre le médicament dès que possible sauf s'il est presque l'heure prévue pour la dose suivante. Le sevrage brusque peut provoquer une gastrite, des nausées, des vomissements, des étourdissements, des céphalées, de la tachycardie et de l'insomnie.

F

- Informer le patient qu'il risque de manifester des symptômes extrapyramidaux ou une dyskinésie tardive. Lui recommander de signaler immédiatement ces symptômes à un professionnel de la santé.
- Recommander au patient de changer lentement de position afin de réduire les risques d'hypotension orthostatique.
- Prévenir le patient que les fluphénazines peuvent provoquer de la somnolence. Lui conseiller de ne pas conduire et d'éviter les activités qui exigent sa vigilance jusqu'à ce qu'on ait la certitude que le médicament n'entraîne pas cet effet chez lui.
- Mettre en garde le patient contre la consommation d'alcool ou d'autres dépresseurs du SNC en même temps que ce médicament.
- Recommander au patient d'utiliser des écrans solaires et de porter des vêtements protecteurs lorsqu'il s'expose au soleil, car, sous l'effet du soleil, les surfaces exposées peuvent devenir bleu-gris ; cette réaction peut disparaître après l'arrêt du traitement. Recommander également au patient d'éviter les températures extrêmes, car les fluphénazines altèrent la thermorégulation.
- Conseiller au patient de se rincer fréquemment la bouche avec de l'eau, de pratiquer une bonne hygiène orale et de consommer de la gomme ou des bonbons sans sucre pour soulager la sécheresse de la bouche. Lui recommander de consulter un professionnel de la santé si la sécheresse de la bouche persiste pendant plus de 2 semaines.
- Informer le patient que les fluphénazines peuvent modifier la couleur de l'urine qui peut devenir de rose à rouge-brun.
- Informer le patient qu'il doit prévenir sans délai un professionnel de la santé en cas de maux de gorge, de fièvre, de saignements ou d'ecchymoses inhabituels, de rash, de faiblesse, de tremblements, de troubles de la vue, d'urine de couleur foncée ou de selles couleur de glaise.
- Recommander au patient qui doit suivre un traitement ou subir une intervention chirurgicale de prévenir le professionnel de la santé qu'il suit un traitement par ce médicament.
- Insister sur l'importance des examens réguliers de suivi, incluant les examens de la vue lors d'un traitement prolongé, et inciter le patient à suivre une psychothérapie.

VÉRIFICATION DE L'EFFICACITÉ THÉRAPEUTIQUE

L'efficacité du traitement peut être démontrée par : la diminution de l'agitation et un moindre recours à des comportements paranoïdes ou au repli sur soi.

FLURAZÉPAM

Apo-Flurazépam, Dalmane, Flurazépam, Novoflupam, Riva-Flurazépam, Somnol, Som Pam

CLASSIFICATION :

Anxiolytique et hypnosédatif (benzodiazépine)

Grossesse – catégorie inconnue

INDICATIONS

Traitement de courte durée (7 à 10 jours consécutifs) de l'insomnie.

MÉCANISME D'ACTION

Dépression du SNC, probablement attribuable à la potentialisation de l'acide gamma-aminobutyrique (GABA), un neurotransmetteur inhibiteur. ***Effets thérapeutiques :*** Amélioration du sommeil.

PHARMACOCINÉTIQUE

Absorption : Bonne absorption par suite de l'administration par voie orale.

Distribution : L'agent se répartit dans tout l'organisme et traverse la barrière hémato-encéphalique. Il traverse probablement le placenta et pénètre dans le lait maternel. Lors d'une administration prolongée, le médicament s'accumule dans les tissus.

Liaison aux protéines : 97 % (l'un des métabolites actifs).

Métabolisme et excrétion : L'agent est métabolisé par le foie. Certains métabolites ont un effet hypnotique.

Demi-vie : 2,3 h (la demi-vie des métabolites actifs peut durer de 30 à 200 heures).

CONTRE-INDICATIONS ET PRÉCAUTIONS/ MISES EN GARDE

Contre-indications : Hypersensibilité ■ Risque de sensibilité croisée avec d'autres benzodiazépines ■ Grossesse ou allaitement.

Précautions/mises en garde: Insuffisance hépatique (une réduction de la dose peut s'avérer nécessaire) ■ Comportement suicidaire ou antécédents de toxicomanie ■ Patients âgés ou débilités (une réduction de la dose initiale peut s'avérer nécessaire) ■ Dépression préexistante du SNC ■ Douleurs graves impossibles à soulager ■ Glaucome à angle fermé ■ Enfants de moins de 15 ans (l'innocuité de ce médicament n'a pas été établie).

RÉACTIONS INDÉSIRABLES ET EFFETS SECONDAIRES

SNC: confusion, somnolence diurne, difficultés de concentration, étourdissements, céphalées, léthargie, dépression mentale, excitation paradoxale.
ORLO: vision trouble.
GI: constipation, diarrhée, nausées, vomissements.
Tég.: rash.
SN: ataxie.
Divers: dépendance physique, dépendance psychologique, tolérance aux effets du médicament.

INTERACTIONS

Médicament-médicament: Risque de dépression additive du SNC, lors de l'usage concomitant d'**alcool**, d'**antidépresseurs**, d'**antihistaminiques** et d'**opiacés** ■ La **cimétidine**, les **contraceptifs oraux**, le **disulfirame**, la **fluoxétine**, l'**isoniazide**, le **kétoconazole**, le **métoprolol**, le **propoxyphène**, le **propranolol** ou l'**acide valproïque** peuvent ralentir le métabolisme du flurazépam et en accroître les effets ■ Le flurazépam peut diminuer l'efficacité de la **lévodopa** ■ La **rifampine** ou les **barbituriques** peuvent accélérer le métabolisme du flurazépam et en diminuer l'efficacité ■ La **théophylline** peut diminuer les effets sédatifs du flurazépam.

VOIES D'ADMINISTRATION ET POSOLOGIE

PO (adultes): De 15 à 30 mg, au coucher.
PO (personnes âgées ou débilitées): Initialement 15 mg, dose qu'on peut majorer si besoin est.

PRÉSENTATION (version générique disponible)

Capsules: 15 mg$^{Pr,\ T\backslash C}$, 30 mg$^{Pr,\ T\backslash C}$ ■ **Comprimés:** 15 mg$^{Pr,\ T\backslash C}$, 30 mg$^{Pr,\ T\backslash C}$.

PHARMACODYNAMIE (effet hypnotique)

	DÉBUT D'ACTION	PIC	DURÉE
PO	15 – 45 min	0,5 – 1 h	7 – 8 h

SOINS INFIRMIERS

ÉVALUATION DE LA SITUATION

- Noter les habitudes de sommeil du patient avant le traitement et à intervalles réguliers pendant toute sa durée.
- Le traitement prolongé peut entraîner une dépendance psychologique ou physique. Réduire la quantité du médicament dont le patient peut disposer, particulièrement si ce dernier est dépressif ou suicidaire ou s'il a des antécédents de toxicomanie.

DIAGNOSTICS INFIRMIERS POSSIBLES

- Habitudes de sommeil perturbées (Indications).
- Risque d'accident (Effets secondaires).
- Connaissances insuffisantes sur le traitement médicamenteux (Enseignement au patient et à ses proches).

INTERVENTIONS INFIRMIÈRES

- Surveiller le patient lors de ses déplacements ou de son transport après l'administration du médicament. Retirer les cigarettes. Soulever les ridelles du lit et laisser la sonnette d'alarme à portée de sa main en tout temps.
- Si le patient éprouve des difficultés de déglutition, on peut ouvrir les capsules et les mélanger à des aliments ou à des liquides.

ENSEIGNEMENT AU PATIENT ET À SES PROCHES

- Conseiller au patient de respecter scrupuleusement la posologie recommandée. Lui expliquer aussi qu'il est important de préparer un cadre propice au sommeil: la pièce doit être sombre et calme; la nicotine et le café sont à proscrire.
- Prévenir le patient que le flurazépam peut provoquer de la somnolence diurne. Lui conseiller de ne pas conduire et d'éviter les activités qui exigent sa vigilance jusqu'à ce qu'on ait la certitude que le médicament n'entraîne pas cet effet chez lui.
- Prévenir le patient qu'il ne doit pas consommer d'alcool ni prendre des dépresseurs du SNC en même temps que le flurazépam.
- Conseiller à la patiente d'informer immédiatement un professionnel de la santé si elle croit être enceinte ou si elle souhaite le devenir.

VÉRIFICATION DE L'EFFICACITÉ THÉRAPEUTIQUE

L'efficacité du traitement peut être démontrée par : l'amélioration du sommeil. Les pleins effets hypnotiques du médicament se manifestent 2 ou 3 nuits après le début du traitement et peuvent durer une nuit ou deux après qu'il a été arrêté.

F

FLURBIPROFÈNE

Alti-Flurbiprofen, Ansaid, Apo-Flurbiprofen, Froben, Froben SR, Novo-Flurbiprofen, Nu-Flurbiprofen

CLASSIFICATION :

Anti-inflammatoire non stéroïdien, analgésique non opiacé

Grossesse – catégories B (premier trimestre) et C (usage ophtalmique)

Pour l'usage ophtalmique, voir l'annexe N.

INDICATIONS

PO : Traitement des maladies inflammatoires dont : la polyarthrite rhumatoïde ▪ l'arthrose ▪ la spondylite ankylosante ▪ usage à titre d'analgésique non narcotique (pour le soulagement de douleur légère à modérée accompagnée d'inflammation comme la bursite, la tendinite, les traumas des tissus mous) ▪ traitement de la dysménorrhée.

MÉCANISME D'ACTION

PO : inhibition de la synthèse des prostaglandines, ce qui réduit l'inflammation et la douleur. ***Effets thérapeutiques :*** **PO :** Suppression de l'inflammation et de la douleur.

PHARMACOCINÉTIQUE

Absorption : Bonne absorption par suite de l'administration par voie orale.

Distribution : Inconnue.

Liaison aux protéines : 99 %.

Métabolisme et excrétion : Métabolisme hépatique important. Une fraction de 20 à 25 % du médicament est excrétée à l'état inchangé par les reins.

Demi-vie : De 3 à 6 heures.

CONTRE-INDICATIONS ET PRÉCAUTIONS/ MISES EN GARDE

Contre-indications : Hypersensibilité ▪ Risque de réactions de sensibilité croisée avec d'autres agents anti-inflammatoires non stéroïdiens incluant l'aspirine ▪ Ulcère ou hémorragie digestive en poussée évolutive ▪ Enfants.

Précautions/mises en garde : Maladies cardiovasculaire, hépatique ou rénale graves ▪ Antécédents d'ulcère ▪ Diabète ▪ Troubles hémorragiques ▪ Grossesse (usage déconseillé durant la deuxième moitié de la grossesse) ▪ Allaitement (l'innocuité de cet agent n'a pas été établie).

RÉACTIONS INDÉSIRABLES ET EFFETS SECONDAIRES

SNC : étourdissements, somnolence, céphalées, insomnie, dépression mentale, troubles psychiques.

ORLO : vision trouble, opacité de la cornée, acouphènes.

CV : modification de la pression artérielle, œdème, palpitations.

GI : HÉMORRAGIE DIGESTIVE, douleurs abdominales, brûlures d'estomac, nausées, sensation de plénitude gastrique, constipation, diarrhée, hépatite médicamenteuse, stomatite.

GU : incontinence.

Tég. : sécrétion accrue de sueur, rash.

Hémat. : dyscrasie, allongement du temps de saignement.

Loc. : myalgie.

Divers : réactions allergiques comprenant l'ANAPHYLAXIE et le SYNDROME DE STEVENS-JOHNSON, frissons, fièvre.

INTERACTIONS

Médicament-médicament : L'**aspirine** peut réduire l'efficacité du flurbiprofène ▪ L'**aspirine**, les **autres agents anti-inflammatoires non stéroïdiens**, les **suppléments de potassium** et les **corticostéroïdes**, tout comme l'**alcool**, intensifient les effets secondaires gastro-intestinaux ▪ L'administration prolongée de flurbiprofène en même temps que l'**acétaminophène** peut augmenter le risque de réactions rénales indésirables ▪ Le flurbiprofène peut réduire l'efficacité des **diurétiques** ou des **antihypertenseurs** ▪ Le flurbiprofène peut intensifier l'effet hypoglycémiant de l'**insuline** ou des **hypoglycémiants oraux** ▪ Le flurbiprofène augmente le risque de toxicité par le **méthotrexate** ▪ Le **probénécide** augmente le risque de toxicité par le flurbiprofène ▪ Risque accru d'hémorragie lors de l'administration simultanée de **céfamandole**, de **céfotétane**, de **céfopérazone**, d'**agents antiplaquettaires**, de **plicamycine**, d'**héparine**, d'**agents thrombolytiques**, d'**acide valproïque** ou de **warfarine** ▪ Risque accru de réactions hématologiques indésirables lors de l'administration simultanée d'**agents antinéoplasiques** ou d'une **radiothérapie** ■ Risque accru de toxicité rénale lors de l'administration simultanée d'autres **agents néphrotoxiques**.

VOIES D'ADMINISTRATION ET POSOLOGIE

PO (adultes): *Anti-inflammatoire* - de 100 à 300 mg par jour, en 2 à 4 doses fractionnées (ne pas dépasser 300 mg par jour ou 100 mg par dose). *Traitement de la dysménorrhée* - 50 mg, 4 fois par jour. *Douleur légère à modérée* - 50 mg, toutes les 4 à 6 heures, selon les besoins.

PRÉSENTATION (version générique disponible)

Comprimés: 50 mg[Pr], 100 mg[Pr] ■ **Capsules à libération retard**: 200 mg[Pr].

PHARMACODYNAMIE

	DÉBUT D'ACTION	PIC	DURÉE
PO (anti-inflammatoire)	quelques jours – 1 semaine	1 – 2 semaines	inconnue

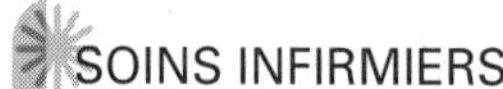

SOINS INFIRMIERS

ÉVALUATION DE LA SITUATION

LES PATIENTS SOUFFRANT D'ASTHME, D'ALLERGIE INDUITE PAR L'ASPIRINE OU DE POLYPES NASAUX SONT DAVANTAGE PRÉDISPOSÉS AUX RÉACTIONS D'HYPERSENSIBILITÉ. SUIVRE DE PRÈS LA RHINITE, L'ASTHME ET L'URTICAIRE.

Arthrite: Suivre de près la douleur et déterminer la mobilité des articulations, avant l'administration du flurbiprofène et à intervalles réguliers pendant toute la durée du traitement.

Tests de laboratoire:

- Le flurbiprofène peut allonger le temps de saignement; les effets peuvent durer pendant moins de 24 heures.
- Le flurbiprofène peut entraîner une baisse des concentrations d'hémoglobine, de l'hématocrite, du nombre de leucocytes et de plaquettes.
- Noter les résultats des épreuves fonctionnelles hépatiques à intervalles réguliers pendant toute la durée du traitement. Le médicament peut entraîner une élévation des concentrations sériques de phosphatase alcaline, de LDH, d'AST et d'ALT.
- Mesurer les concentrations d'urée, de créatinine sérique et d'électrolytes à intervalles réguliers pendant toute la durée du traitement. Le médicament peut élever les concentrations d'urée, de créatinine sérique et d'électrolytes et diminuer les concentrations d'électrolytes urinaires.

DIAGNOSTICS INFIRMIERS POSSIBLES

- Douleur aiguë (Indications).
- Mobilité physique réduite (Indications).
- Connaissances insuffisantes sur le traitement médicamenteux (Enseignement au patient et à ses proches).

INTERVENTIONS INFIRMIÈRES

- L'administration de doses plus élevées que celles recommandées n'accentue pas l'efficacité du médicament, mais pourrait augmenter le risque d'effets secondaires.
- Pour obtenir un effet initial rapide, administrer le flurbiprofène 30 minutes avant ou 2 heures après les repas. Administrer l'agent après les repas ou avec des aliments ou encore avec un antiacide renfermant de l'aluminium ou du magnésium pour réduire l'irritation gastrique.

ENSEIGNEMENT AU PATIENT ET À SES PROCHES

Arthrite:

- Conseiller au patient de prendre le flurbiprofène avec un grand verre d'eau et d'éviter de se coucher pendant les 15 à 30 minutes qui suivent.
- Conseiller au patient de respecter scrupuleusement la posologie recommandée. S'il n'a pu prendre le médicament au moment habituel, il doit le faire dès que possible à moins que ce ne soit presque l'heure prévue pour la dose suivante. Le prévenir qu'il ne doit jamais remplacer une dose manquée par une double dose.
- Prévenir le patient que le flurbiprofène peut parfois provoquer de la somnolence ou des étourdissements. Lui conseiller de ne pas conduire et d'éviter les activités qui exigent sa vigilance jusqu'à ce qu'on ait la certitude que le médicament n'entraîne pas ces effets chez lui.
- Recommander au patient d'éviter de boire de l'alcool et de consulter un professionnel de la santé avant de prendre une préparation à base d'aspirine ou d'acétaminophène, un autre AINS ou un autre médicament en vente libre en même temps que le flurbiprofène.

- Recommander au patient qui doit suivre un traitement ou subir une intervention chirurgicale de prévenir le professionnel de la santé qu'il suit un traitement médicamenteux.
- Recommander au patient de communiquer avec un professionnel de la santé en cas de rash, de démangeaisons, de troubles visuels, d'acouphènes, de gain de poids, d'œdème, de selles noires, de céphalées persistantes ou de symptômes pseudo-grippaux, tels que frissons, fièvre, douleurs musculaires ou douleurs.

F

VÉRIFICATION DE L'EFFICACITÉ THÉRAPEUTIQUE

L'efficacité du traitement peut être démontrée par: la diminution de l'intensité de la douleur ■ l'amélioration de la mobilité des articulations; les patients qui ne répondent pas à un anti-inflammatoire non stéroïdien peuvent répondre à un autre. ✳

FLUTAMIDE

Apo-Flutamide, Euflex, Flutamide, Novo-Flutamide, PMS-Flutamide

CLASSIFICATION:

Antinéoplasique (hormone de synthèse)

Grossesse – catégorie D

INDICATIONS

Traitement du cancer de la prostate métastasé (stade D2) en association avec des analogues de l'hormone de libération de la gonadotrophine (LH-RH) (p. ex. acétate de leuprolide). Aussi en association avec un analogue de la LH-RH, avant et pendant une radiothérapie externe conventionnelle chez les patients atteints d'un volumineux cancer localisé de la prostate au stade B2 ou au stade C.

MÉCANISME D'ACTION

Inhibition des effets des hormones androgènes (testostérone) au niveau cellulaire. ***Effets thérapeutiques:*** Ralentissement de la croissance des tumeurs malignes de la prostate, formes de tumeurs sensibles aux hormones androgènes.

PHARMACOCINÉTIQUE

Absorption: Bonne absorption par suite de l'administration par voie orale.

Distribution: Inconnue.

Métabolisme et excrétion: Le flutamide est surtout métabolisé par le foie. Une certaine fraction est transformée en un autre composé antiandrogène (le 2-hydroxyflutamide).

Demi-vie: Inconnue.

CONTRE-INDICATIONS ET PRÉCAUTIONS/ MISES EN GARDE

Contre-indications: Hypersensibilité ■ Insuffisance hépatique grave ■ Femmes.

Précautions/mises en garde: Maladie cardiovasculaire grave.

RÉACTIONS INDÉSIRABLES ET EFFETS SECONDAIRES

Les effets secondaires sont principalement provoqués par l'antagoniste de la LH-RH.

SNC: anxiété, confusion, somnolence, dépression, nervosité.

CV: œdème, hypertension.

GI: HÉPATOTOXICITÉ, diarrhée, nausées, vomissements.

GU: impuissance, perte de la libido.

Tég.: photosensibilité, rash.

End.: gynécomastie.

Divers: rougeurs du visage.

INTERACTIONS

Médicament-médicament: Le flutamide et les **analogues de la LH-RH (leuprolide)** agissent en synergie.

VOIES D'ADMINISTRATION ET POSOLOGIE

PO (adultes): 1 dose de 250 mg, toutes les 8 heures, administrée en concomitance avec le leuprolide. Commencer en même temps que l'analogue de la LH-RH ou 24 heures plus tôt.

PRÉSENTATION

Comprimés: 250 mg^Pr^.

PHARMACODYNAMIE

	DÉBUT D'ACTION	PIC	DURÉE
PO	inconnu	inconnu	inconnue

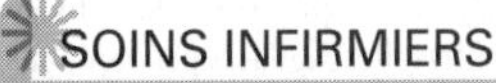

SOINS INFIRMIERS

ÉVALUATION DE LA SITUATION

Suivre de près la diarrhée, les nausées et les vomissements. Modifier le régime en fonction des aliments que le patient peut tolérer. Prévenir le médecin si ces symptômes s'aggravent.

Tests de laboratoire :

- LE FLUTAMIDE PEUT ENTRAÎNER L'ÉLÉVATION DES CONCENTRATIONS D'AST, D'ALT, DE BILIRUBINE ET DE CRÉATININE SÉRIQUE. MESURER LES CONCENTRATIONS D'ALT AVANT LE TRAITEMENT, MENSUELLEMENT PENDANT LES 4 PREMIERS MOIS DE TRAITEMENT ET À INTERVALLES RÉGULIERS PAR LA SUITE. SI LES CONCENTRATIONS D'ALT S'ÉLÈVENT À PLUS DU DOUBLE DE LA LIMITE SUPÉRIEURE DE LA NORMALE, IL FAUT ARRÊTER IMMÉDIATEMENT L'ADMINISTRATION DU FLUTAMIDE. IL FAUT AUSSI EFFECTUER UNE ÉPREUVE DE L'EXPLORATION FONCTIONNELLE HÉPATIQUE DÈS L'APPARITION DES NAUSÉES, DES VOMISSEMENTS, DES DOULEURS ABDOMINALES, DE LA FATIGUE, DE L'ANOREXIE OU DE L'HYPERBILIRUBINÉMIE.
- Le flutamide peut entraîner une élévation des concentrations d'estradiol et de testostérone.

DIAGNOSTICS INFIRMIERS POSSIBLES

- Dysfonctionnement sexuel (Effets secondaires).
- Connaissances insuffisantes sur le traitement médicamenteux (Enseignement au patient et à ses proches).

INTERVENTIONS INFIRMIÈRES

Administrer en association avec un agoniste de la LH-RH, tel que le leuprolide.

ENSEIGNEMENT AU PATIENT ET À SES PROCHES

- Expliquer au patient qu'il doit prendre le flutamide en association avec le leuprolide. Lui conseiller de respecter scrupuleusement la posologie recommandée. S'il n'a pu prendre le médicament au moment habituel, il doit le faire dès que possible à moins que ce ne soit presque l'heure prévue pour la dose suivante. Il ne faut jamais remplacer une dose manquée par une double dose.
- Mettre en garde le patient contre la manifestation des effets secondaires suivants qui peuvent être entraînés par l'agoniste de la LH-RH : rougeurs du visage, diminution de la libido, impuissance et gynécomastie. Le principal effet secondaire du flutamide seul est la diarrhée, mais il faut l'administrer en association avec d'autres médicaments pour que son effet thérapeutique puisse se manifester.
- Recommander au patient d'informer immédiatement un professionnel de la santé si l'un des effets suivants se manifeste : urine foncée, démangeaisons, perte de l'appétit, nausées, vomissements, douleur au côté droit ou jaunissement des yeux ou de la peau. L'hépatotoxicité disparaît habituellement à l'arrêt du traitement par le flutamide, mais elle peut être évolutive et d'issue fatale. Elle dicte donc une attention médicale immédiate.

VÉRIFICATION DE L'EFFICACITÉ THÉRAPEUTIQUE

L'efficacité du traitement peut être démontrée par : le ralentissement de la propagation du cancer de la prostate. ✳

FLUTICASONE,

voir Corticostéroïdes (inhalation) et Corticostéroïdes (voie intranasale)

FLUVASTATINE,

voir Inhibiteurs de l'HMG-CoA réductase

FLUVOXAMINE

Alti-Fluvoxamine, Apo-Fluvoxamine, Dom-Fluvoxamine, Fluvoxamine, Gen-Fluvoxamine, Luvox, Novo-Fluvoxamine, Nu-Fluvoxamine, PMS-Fluvoxamine, Riva-Fluvox

CLASSIFICATION :

Antidépresseur (inhibiteur sélectif du recaptage de la sérotonine [ISRS]), antiobsessionnel

Grossesse – catégorie C

INDICATIONS

Trouble obsessionnel-compulsif ▪ Dépression.

MÉCANISME D'ACTION

Inhibition du recaptage de la sérotonine dans le SNC. ***Effets thérapeutiques :*** Diminution des comportements obsessionnels-compulsifs.

PHARMACOCINÉTIQUE

Absorption : Une fraction de 53 % est absorbée par suite de l'administration par voie orale.

Distribution : La fluvoxamine est excrétée dans le lait maternel et elle pénètre dans le SNC. Le reste de sa distribution demeure inconnu.

Métabolisme et excrétion : Le médicament est surtout éliminé par les reins.

Demi-vie : De 13,6 à 15,6 heures.

CONTRE-INDICATIONS ET PRÉCAUTIONS/ MISES EN GARDE

Contre-indications : Hypersensibilité à la fluvoxamine ou à un autre ISRS ■ Administration concomitante d'un IMAO ■ Administration concomitante de terfénadine, d'astémizole ou de cisapride.

Précautions/mises en garde : Personnes âgées ou insuffisants hépatiques (administrer une dose initiale moins élevée et la majorer plus lentement) ■ Grossesse, allaitement ou enfants < 18 ans (l'innocuité de l'agent n'a pas été établie).

RÉACTIONS INDÉSIRABLES ET EFFETS SECONDAIRES

SNC : étourdissements, somnolence, céphalées, insomnie, nervosité, faiblesse, agitation, anxiété, apathie, labilité émotionnelle, réactions maniaques, dépression mentale, réactions psychotiques, syncope.

ORLO : sinusite.

Resp. : toux, dyspnée.

CV : œdème, hypertension, palpitations, hypotension orthostatique, tachycardie, vasodilatation.

GI : constipation, diarrhée, sécheresse de la bouche (xérostomie), dyspepsie, nausées, anorexie, dysphagie, élévation des concentrations d'enzymes hépatiques, flatulence, vomissements.

GU : baisse de la libido, dysfonctionnement sexuel.

Tég. : sécrétion excessive de sueur.

Métab. : gain pondéral, perte pondérale.

Loc. : hypertonie, myoclonie, mouvements brefs et saccadés.

SN : hypokinésie, hyperkinésie, tremblements.

Divers : réactions allergiques, frissons, symptômes pseudo-grippaux, maux de dents, caries, bâillements.

INTERACTIONS

Médicament-médicament : L'ADMINISTRATION CONCOMITANTE D'**IMAO** PEUT ENTRAÎNER DES RÉACTIONS GRAVES POUVANT ÊTRE D'ISSUE FATALE (SYNDROME SÉROTONINERGIQUE) ■ L'usage de la **cigarette (nicotine)** peut réduire l'efficacité de la fluvoxamine ■ L'administration concomitante d'**antidépresseurs tricycliques** peut élever les concentrations plasmatiques de fluvoxamine ■ La fluvoxamine peut ralentir le métabolisme et accentuer les effets de certains **bêta-bloquants (propranolol)**, de certaines **benzodiazépines** (ne pas administrer simultanément du **diazépam**), de la **carbamazépine**, de la **méthadone**, du **lithium**, de la **théophylline** (administrer 1/3 de la dose habituelle), du **tolbutamide**, de la **warfarine** et du **L-tryptophane** ■ La fluvoxamine élève les concentrations sanguines de la **clozapine** et le risque de toxicité associé à cet agent (une adaptation de la dose peut s'avérer nécessaire).

VOIES D'ADMINISTRATION ET POSOLOGIE

PO (adultes) : *Dose initiale* – 50 mg par jour, au coucher ; majorer par paliers de 50 mg, tous les 4 à 7 jours jusqu'à l'obtention de l'effet souhaité. Si la dose quotidienne est de plus de 100 mg, administrer en 2 doses également fractionnées ou administrer une dose plus importante au coucher (ne pas dépasser 300 mg par jour). *Dose d'entretien* – adapter la posologie à intervalles réguliers afin d'administrer la plus faible dose pouvant maîtriser les symptômes.

PRÉSENTATION

Comprimés : 50 mg[Pr], 100 mg[Pr].

PHARMACODYNAMIE

	Début d'action	Pic	Durée
PO	dans les 2 à 3 semaines	plusieurs mois	inconnue

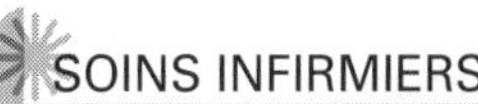

SOINS INFIRMIERS

ÉVALUATION DE LA SITUATION

- Suivre de près les sautes d'humeur. Évaluer la fréquence des comportements obsessionnels-compulsifs. Observer à quel point ces pensées et ces comportements empêchent le patient de mener à bien ses activités quotidiennes. Signaler au médecin l'aggravation de l'anxiété, de la nervosité ou de l'insomnie.
- Observer les tendances suicidaires, particulièrement durant le traitement initial. Réduire la quantité de médicament dont le patient peut disposer.
- Suivre de près l'appétit du patient et son alimentation. Noter son poids toutes les semaines. Si-

gnaler toute perte importante de poids. Adapter le régime selon les aliments que le patient peut tolérer pour favoriser le maintien de l'état nutritionnel.

Toxicité et surdosage : Les symptômes les plus courants de toxicité incluent la somnolence, les vomissements, la diarrhée et les étourdissements. Les symptômes suivants peuvent aussi se manifester : coma, tachycardie, bradycardie, hypotension, anomalies de l'ÉCG, résultats anormaux à l'épreuve fonctionnelle hépatique et convulsions. Administrer un traitement symptomatique de soutien.

DIAGNOSTICS INFIRMIERS POSSIBLES

- Stratégies d'adaptation inefficaces (Indications).
- Risque d'accident (Effets secondaires).
- Connaissances insuffisantes sur le traitement médicamenteux (Enseignement au patient et à ses proches).

INTERVENTIONS INFIRMIÈRES

- Initialement, administrer une seule dose, au coucher. Augmenter la posologie tous les 4 à 7 jours, au besoin, selon la tolérance du patient.
- La fluvoxamine peut être administrée sans égard aux repas.

ENSEIGNEMENT AU PATIENT ET À SES PROCHES

- Conseiller au patient de respecter scrupuleusement la posologie recommandée. Lui recommander de ne pas sauter de dose et de ne pas remplacer une dose manquée par une double dose. De 2 à 3 semaines peuvent être nécessaires avant d'observer une amélioration des symptômes, il devrait donc continuer de prendre le médicament tel qu'il lui a été prescrit.
- Prévenir le patient que la fluoxétine peut provoquer de la somnolence et des étourdissements. Lui recommander de ne pas conduire et d'éviter les activités qui exigent sa vigilance jusqu'à ce qu'on ait la certitude que le médicament n'entraîne pas ces effets chez lui.
- Conseiller au patient d'éviter la consommation d'alcool ou la prise d'autres dépresseurs du SNC pendant le traitement et de consulter un professionnel de la santé avant de prendre d'autres médicaments en même temps que la fluvoxamine.
- Conseiller à la patiente de prévenir un professionnel de la santé si elle allaite, si elle croit être enceinte ou si elle souhaite le devenir.
- Recommander au patient d'informer un professionnel de la santé en cas de rash ou d'urticaire ou si les céphalées, les nausées, l'anorexie, l'anxiété ou l'insomnie persistent.
- Insister sur l'importance des examens de suivi permettant de déterminer les bienfaits du traitement.

VÉRIFICATION DE L'EFFICACITÉ THÉRAPEUTIQUE

L'efficacité du traitement peut être démontrée par : un sentiment de mieux-être ■ un moindre recours à des comportements obsessionnels-compulsifs. ✳

FOLATE,

voir Acide folique

FOSCARNET

Ce médicament n'est pas commercialisé au Canada.

CLASSIFICATION :

Antiviral

Grossesse – catégorie C

INDICATIONS

Traitement de la rétinite provoquée par le cytomégalovirus (CMV) chez les patients infectés par le VIH ■ Traitement de l'herpès mucocutané résistant à l'acyclovir, chez les patients immunodéprimés.

MÉCANISME D'ACTION

Prévention de la réplication virale par inhibition de l'ADN-polymérase virale et de la transcriptase inverse. ***Effets thérapeutiques :*** Action virostatique contre les virus sensibles incluant le CMV.

PHARMACOCINÉTIQUE

Absorption : Par suite de l'administration par voie IV, l'absorption est complète.

Distribution : Le médicament pénètre en quantités variables dans le liquide céphalorachidien. Il peut se concentrer dans les os et en être libéré lentement.

Métabolisme et excrétion : Une fraction de 80 à 90 % est excrétée à l'état inchangé dans l'urine.

Demi-vie : 3 heures (chez les patients ayant une fonction rénale normale). Une demi-vie plus longue, de l'ordre de 90 heures, peut traduire la libération du médicament des os.

CONTRE-INDICATIONS ET PRÉCAUTIONS/ MISES EN GARDE

Contre-indications : Hypersensibilité.

Précautions/mises en garde : Insuffisance rénale (réduire la dose si la clairance de la créatinine est ≤ 1,4 à 1,6 mL/minute/kg) ■ Antécédents de convulsions ■ Grossesse, allaitement ou enfants (l'innocuité de l'agent n'a pas été établie).

RÉACTIONS INDÉSIRABLES ET EFFETS SECONDAIRES

SNC : CONVULSIONS, céphalées, anxiété, confusion, étourdissements, fatigue, malaises, dépression, faiblesse.

ORLO : conjonctivite, douleurs oculaires, anomalies de la vision.

Resp. : toux, dyspnée.

CV : douleurs thoraciques, anomalies de l'ÉCG, œdème, palpitations.

GI : diarrhée, nausées, vomissements, douleurs abdominales, altération du goût, anorexie, constipation, dyspepsie.

GU : insuffisance rénale, albuminurie, dysurie, nycturie, polyurie, rétention urinaire.

Tég. : sécrétion accrue de sueur, prurit, rash, ulcérations cutanées.

HÉ : hypocalcémie, hypokaliémie, hypomagnésémie, hyperphosphatémie, hypophosphatémie.

Hémat. : anémie, granulocytopénie, leucopénie.

Locaux : douleur ou inflammation au point d'injection.

Loc. : arthralgie, myalgie, douleurs lombaires, contractions musculaires involontaires.

SN : ataxie, hypoesthésie, neuropathie, paresthésie, tremblements.

Divers : fièvre, frissons, syndrome pseudo-grippal, lymphome, sarcome.

INTERACTIONS

Médicament-médicament : L'administration concomitante de **pentamidine** par voie parentérale peut provoquer une hypocalcémie grave mettant la vie du patient en danger ■ Risque accru de néphrotoxicité lors de l'administration simultanée d'autres **agents néphrotoxiques (amphotéricine B, aminosides)**.

VOIES D'ADMINISTRATION ET POSOLOGIE

IV (adultes) : *Rétinite provoquée par le CMV* – initialement, 60 mg/kg, toutes les 8 heures, ou 90 mg/kg, toutes les 12 heures, pendant 2 à 3 semaines, puis de 90 à 120 mg/kg par jour en 1 seule dose. En cas d'insuffisance rénale de quelque gravité que ce soit, réduire la dose ; *herpès* – 40 mg/kg, toutes les 8 à 12 heures, pendant 2 à 3 semaines ou jusqu'à la guérison.

PRÉSENTATION

Ce médicament n'est pas commercialisé au Canada.

PHARMACODYNAMIE

	DÉBUT D'ACTION	PIC	DURÉE
IV	rapide	fin de la perfusion	8 – 24 h

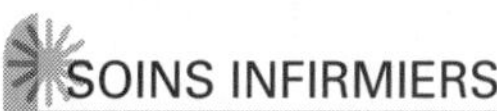

SOINS INFIRMIERS

ÉVALUATION DE LA SITUATION

Rétinite à CMV :

- Avant de commencer le traitement par le foscarnet, il faut établir le diagnostic de rétinite à CMV par ophtalmoscopie. On doit également effectuer un examen ophtalmoscopique au terme du traitement d'induction et toutes les 4 semaines pendant le traitement d'entretien.
- On peut faire des cultures de CMV (à partir des prélèvements d'urine, de sang et de sécrétions de la gorge) avant de commencer l'administration du médicament. Toutefois, des résultats négatifs après la mise en culture des CMV n'écartent pas la possibilité qu'une rétinite à CMV soit présente.

Herpès : Évaluer les lésions avant le traitement et tous les jours pendant toute sa durée.

Tests de laboratoire :

- Étudier les concentrations sériques de créatinine avant le début du traitement, 2 ou 3 fois par semaine pendant le traitement d'induction et au moins toutes les semaines au cours du traitement d'entretien. Noter la clairance de la créatinine en l'espace de 24 heures, avant le traitement et à intervalles réguliers pendant toute sa durée. Si la clairance de la créatinine chute en dessous de 0,4 mL/min/kg, il faut arrêter l'administration du foscarnet.
- Mesurer les concentrations sériques de calcium, de magnésium, de potassium et de phosphore avant le début du traitement, 2 ou 3 fois par semaine au cours du traitement d'induction et au moins toutes les semaines ou deux au cours du traitement d'entretien. Le foscarnet peut réduire ces concentrations.

- Le foscarnet peut entraîner l'anémie, la granulocytopénie, la leucopénie et la thrombocytopénie. Il peut aussi élever les concentrations d'AST et d'ALT et entraîner un rapport albumine-globuline anormal.

DIAGNOSTICS INFIRMIERS POSSIBLES

- Risque d'infection (Indications).
- Connaissances insuffisantes sur le traitement médicamenteux (Enseignement au patient et à ses proches).

INTERVENTIONS INFIRMIÈRES

Avant d'amorcer la première perfusion, il faut noter la diurèse et hydrater adéquatement le patient en lui administrant de 750 à 1 000 mL de NaCl 0,9 % ou de D5%E, puis, lors de l'administration de chaque dose, on doit aussi lui administrer de 750 à 1 000 mL de ces solutés, en même temps que 120 mg/kg de foscarnet ou 500 mL, en même temps que 40 à 60 mg/kg de foscarnet pour prévenir la toxicité rénale.

Perfusion intermittente :

- On peut administrer le médicament par une tubulure centrale dans une solution standard de 24 mg/mL non diluée. Si l'on administre la solution par une tubulure périphérique, *il faut la diluer* jusqu'à une concentration de 12 mg/mL dans une solution de D5%E ou de NaCl 0,9 %, afin de prévenir l'irritation veineuse. Ne pas administrer la solution si elle a changé de couleur ou si elle contient des particules. Utiliser la solution dans les 24 heures qui suivent la dilution. Consulter les directives de chaque fabricant avant de reconstituer la préparation.
- On calcule la dose selon le poids du patient ; on peut jeter la solution en excès, avant d'administrer le médicament, afin de prévenir le surdosage.
- Les patients dont la rétinite à CMV évolue pendant le traitement d'entretien peuvent être soumis à un nouveau traitement d'induction, suivi d'un traitement d'entretien.

Vitesse d'administration :

- Administrer la préparation à un débit maximal de 1 mg/kg/minute. Il faut perfuser les doses de 40 ou de 60 mg/kg en au moins 1 heure, celles de 90 mg/kg, en 1,5 à 2 heures et la dose d'entretien de 90 à 120 mg/kg, en 2 heures.
- Utiliser une pompe de perfusion pour assurer un débit exact.

Compatibilité (tubulure en Y) : aldesleukine ■ amikacine ■ aminophylline ■ ampicilline ■ aztréonam ■ benzquinamide ■ céfazoline ■ céfopérazone ■ céfoxitine ■ ceftazidime ■ ceftizoxime ■ ceftriaxone ■ céfuroxine ■ chloramphénicol ■ cimétidine ■ clindamycine ■ dexaméthasone ■ dopamine ■ érythromycine, lactobionate de ■ fluconazole ■ flucytosine ■ furosémide ■ gentamicine ■ héparine ■ hydrocortisone ■ hydromorphone ■ imipénem/cilastatine ■ métoclopramide ■ métronidazole ■ miconazole ■ morphine ■ nafcilline ■ oxacilline ■ pénicilline G potassique ■ phénytoïne ■ pipéracilline ■ ranitidine ■ ticarcilline-clavulanate ■ tobramycine.

Incompatibilité (tubulure en Y) : Le fabricant ne recommande pas l'administration du foscarnet dans la même tubulure de perfusion IV où passent d'autres médicaments ou solutions sauf une solution de D5%E ou de NaCl 0,9 % ■ acyclovir ■ amphotéricine B ■ diazépam ■ digoxine ■ diphenhydramine ■ dobutamine ■ dropéridol ■ ganciclovir ■ halopéridol ■ leucovorine ■ midazolam ■ pentamidine ■ prochlorpérazine ■ prométhazine ■ trimétrexate.

F

ENSEIGNEMENT AU PATIENT ET À SES PROCHES

- Expliquer au patient que le foscarnet ne guérit pas la rétinite à CMV. La rétinite peut évoluer chez les patients qui présentent un déficit immunitaire pendant et après le traitement. Conseiller au patient de se soumettre à des examens ophtalmiques à intervalles réguliers.
- Recommander au patient de signaler sans tarder à un professionnel de la santé les picotements autour de la bouche, l'engourdissement des membres ou la paresthésie, symptômes qui peuvent se manifester pendant la perfusion ou après celle-ci. Si ces signes de déséquilibre électrolytique surviennent pendant l'administration du médicament, il faut arrêter la perfusion et obtenir immédiatement du laboratoire des échantillons permettant de déterminer les concentrations sériques d'électrolytes.
- Insister sur l'importance des examens de suivi fréquents permettant de suivre la fonction rénale et les concentrations d'électrolytes.

VÉRIFICATION DE L'EFFICACITÉ THÉRAPEUTIQUE

L'efficacité du traitement peut être démontrée par : la résolution des symptômes de la rétinite à CMV chez les patients atteints du sida ■ la formation d'une croûte sur les lésions et la cicatrisation des lésions en cas d'infections herpétiques. ✱

FOSINOPRIL,
voir Inhibiteurs de l'enzyme de conversion de l'angiotensine (IECA)

FOSPHÉNYTOÏNE,
voir Phénytoïne/fosphénytoïne

F

FRAGMENTS D'ANTICORPS SPÉCIFIQUES DE LA DIGOXINE [Fab (OVINS)]

Digibind

CLASSIFICATION :
Antidote (digoxine, digitoxine)
Grossesse – catégorie C

INDICATIONS

Traitement du surdosage grave (mettant la vie du patient en danger) par la digoxine ou la digitoxine.

MÉCANISME D'ACTION

Fragments Fab d'anticorps d'origine ovine qui se fixent à la digoxine ou la digitoxine du sang et favorisent leur élimination. ***Effets thérapeutiques :*** Liaison à la digoxine ou à la digitoxine, ce qui en favorise l'élimination, prévenant ainsi les effets toxiques du surdosage.

PHARMACOCINÉTIQUE

Absorption : L'administration du médicament est réservée à la voie IV seulement ; dans ce cas, sa biodisponibilité est totale.
Distribution : Ces anticorps se répartissent dans tous les espaces extracellulaires.
Métabolisme et excrétion : Le médicament est excrété par les reins sous forme de complexe lié (fragment Fab d'anticorps spécifique de la digoxine plus digoxine ou digitoxine).
Demi-vie : De 14 à 20 heures.

CONTRE-INDICATIONS ET PRÉCAUTIONS/ MISES EN GARDE

Contre-indications : Aucune contre-indication connue.
Précautions/mises en garde : Hypersensibilité connue aux protéines ou aux produits d'origine ovine ■ Enfants, grossesse ou allaitement (l'innocuité du médicament n'a pas été établie).

RÉACTIONS INDÉSIRABLES ET EFFETS SECONDAIRES

CV : Fibrillation auriculaire rebond, insuffisance cardiaque rebond.
HÉ : HYPOKALIÉMIE.

INTERACTIONS

Médicament-médicament : L'agent inhibe la réponse à la **digoxine** ou à la **digitoxine**.

VOIES D'ADMINISTRATION ET POSOLOGIE

38 mg d'anticorps (Fab) spécifiques de la digoxine se lient à 0,5 mg de digitoxine ou de digoxine. Chaque fiole contient 38 mg d'anticorps (Fab) spécifiques de la digoxine.

Dose de digoxine ou de digitoxine connue

- **IV (adultes et enfants) :** *En cas d'intoxication digitalique attribuable à l'ingestion de digoxine en comprimés ou en solution orale ou à l'administration de digoxine par voie IM* – la dose de digoxine ingérée (mg) × 0,8 ÷ 0,5 × 38. *En cas d'intoxication digitalique attribuable à l'ingestion de digitoxine en comprimés ou de digoxine en capsules ou à l'administration de digoxine par voie IV* – la dose de digoxine ingérée (mg) ÷ 0,5 × 38.

Concentrations sériques connues de digoxine ou de digitoxine (CSD)

- **IV (adultes et enfants) :** *Intoxication par la digoxine* – CSD (nmol/L) × 0,781 × poids corporel (kg) ÷ 100 × 38. *Intoxication par la digitoxine* – CSD (nmol/L) × 0,765 × poids corporel (kg) ÷ 1 000 × 38.

Dose inconnue ou CSD non disponibles

- **IV (adultes) :** 760 mg.
- **IV (enfants) :** Commencer par 380 mg.

Test cutané

- **Voie intradermique (adultes) :** 9,5 µg.

Chez les enfants et les adultes, il faudrait administrer les doses approximatives suivantes d'anticorps (Fab) spécifiques de la digoxine, en fonction des concentrations sériques de digoxine après distribution.

CONCENTRATIONS SÉRIQUES DE DIGOXINE APRÈS DISTRIBUTION

	(EN nmol/L)						
	1	2	4	8	12	16	20
POIDS CORPOREL (kg)	Dose approximative d'anticorps (Fab) spécifiques de la digoxine en mg ou en nombre de fioles (f) d'après la concentration sérique de la digoxine à l'état d'équilibre						
1	0,3 mg	0,6 mg	1,2 mg	2,5 mg	4 mg	5 mg	6 mg
3	1 mg	2 mg	4 mg	8 mg	11 mg	15 mg	18 mg
5	1,5 mg	3 mg	6 mg	12 mg	18 mg	24 mg	30 mg
10	3 mg	6 mg	12 mg	24 mg	36 mg	48 mg	60 mg
20	6 mg	12 mg	24 mg	48 mg	72 mg	95 mg	119 mg
40	0,5 f	1 f	2 f	3 f	4 f	5 f	7 f
60	0,5 f	1 f	2 f	4 f	6 f	8 f	10 f
70	1 f	2 f	3 f	5 f	7 f	9 f	11 f
80	1 f	2 f	3 f	5 f	8 f	10 f	13 f
100	1 f	2 f	4 f	7 f	10 f	13 f	16 f

Tableau tiré de la monographie du produit (CPS 2001).

PRÉSENTATION

38 mg d'anticorps (Fab) spécifiques de la digoxine/fiole[Pr].

PHARMACODYNAMIE (renversement des arythmies et de l'hyperkaliémie ; le renversement de l'effet inotrope peut prendre plusieurs heures)

	DÉBUT D'ACTION	PIC	DURÉE
IV	30 min (variable)	inconnu	2 – 6 h

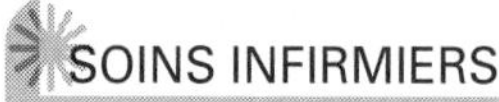

SOINS INFIRMIERS

ÉVALUATION DE LA SITUATION

- Examiner l'ÉCG, mesurer le pouls, la pression artérielle et la température avant le traitement et pendant toute sa durée. En cas de fibrillation auriculaire, la réponse ventriculaire peut être rapide en raison de la diminution des concentrations de digoxine ou de digitoxine.
- Suivre de près les signes suivants qui indiquent l'aggravation de l'insuffisance cardiaque : œdème périphérique, dyspnée, râles et crépitations, gain pondéral.

Tests de laboratoire :

- Noter les concentrations sériques de digoxine ou de digitoxine avant d'administrer la préparation.
- EXAMINER FRÉQUEMMENT LES CONCENTRATIONS SÉRIQUES DE POTASSIUM DURANT TOUTE LA DURÉE DU TRAITEMENT. AVANT LE TRAITEMENT, L'HYPERKALIÉMIE ACCOMPAGNE HABITUELLEMENT L'ÉTAT TOXIQUE. LES CONCENTRATIONS PEUVENT DIMINUER RAPIDEMENT ; TRAITER L'HYPOKALIÉMIE SANS TARDER.
- Les concentrations de digoxine ou de digitoxine non liée chutent rapidement après l'administration de la préparation. Les concentrations sériques totales s'élèvent brusquement après l'administration, mais comme elles sont liées aux molécules des fragments (Fab), elles sont inactives. Elles diminueront jusqu'à des valeurs infimes en l'espace de plusieurs jours. Les données sur les concentrations sériques de digoxine ou de digitoxine ne sont pas valables pendant les 5 à 7 jours qui suivent l'administration de l'agent.

F

DIAGNOSTICS INFIRMIERS POSSIBLES

- Connaissances insuffisantes sur le traitement médicamenteux (Enseignement au patient et à ses proches).

INTERVENTIONS INFIRMIÈRES

- Garder à la portée de la main le matériel et les médicaments nécessaires à la réanimation cardiorespiratoire durant l'administration de cet agent.
- Ne pas redigitaliser le patient pendant plusieurs jours pour que les fragments (Fab) puissent être complètement éliminés de l'organisme.

Dose d'essai :

- En cas de risque élevé d'allergie aux fractions d'anticorps spécifiques de la digoxine (Fab) ou aux protéines d'origine ovine, effectuer un test cutané allergologique avant d'administrer l'antidote. Préparer la solution destinée au test cutané en diluant 0,1 mL de la solution reconstituée (9,5 mg/mL) dans 9,9 mL de solution de NaCl 0,9 % pour obtenir une solution de 10 mL (95 µg/mL). Le test peut être administré par injection intradermique ou par scarification. Pour l'administration intradermique, injecter 0,1 mL (9,5 µg) d'antidote. Pour le test par scarification, déposer une goutte de solution sur la peau et faire une incision de 6 mm à travers la goutte à l'aide d'une aiguille stérile. Quelle que soit la méthode utilisée, vérifier 20 minutes plus tard si une papule entourée d'érythème s'est formée. Si le test cutané est positif, n'administrer le médicament qu'en cas d'absolue nécessité.

Perfusion intermittente :

- Reconstituer la dose de 38 mg destinée à l'administration par voie IV dans 4 mL d'eau stérile et mélanger délicatement. Consulter les directives du fabricant avant de reconstituer la préparation. La concentration de la solution sera de 9,5 mg/mL. On peut effectuer une nouvelle dilution avec une solution de NaCl 0,9 % destinée à la perfusion IV. La solution reconstituée doit être utilisée immédiatement, mais elle est stable pendant 4 heures au réfrigérateur.

- Chez les nourrissons et les jeunes enfants, suivre de près la surcharge hydrique. Pour administrer de petites doses, on peut diluer le contenu de la fiole de 38 mg/4mL, une fois reconstituée, dans 34 mL de solution de NaCl 0,9 % pour obtenir une concentration de 1 mg/mL (38 mg/38 mL). Consulter les directives du fabricant avant de reconstituer la préparation. Administrer la préparation à l'aide d'une seringue à tuberculine.
- ***Vitesse d'administration:*** Administrer la solution reconstituée par perfusion IV à travers un filtre membranaire ayant une porosité de 0,22 µm, pendant 15 à 30 minutes. Si l'arrêt cardiaque est imminent, on peut administrer la préparation par injection IV directe rapide. Ne pas utiliser cette méthode chez d'autres patients en raison du risque accru de réactions indésirables.

Incompatibilité: Aucune donnée disponible à ce sujet. Ne pas mélanger l'antidote à d'autres médicaments ou solutions.

ENSEIGNEMENT AU PATIENT ET À SES PROCHES

Expliquer au patient la méthode de traitement et le but de l'intervention.

VÉRIFICATION DE L'EFFICACITÉ THÉRAPEUTIQUE

L'efficacité du traitement peut être démontrée par: la résolution des signes et des symptômes d'intoxication par la digoxine ou la digitoxine ■ la diminution des concentrations de digoxine ou de digitoxine sans effets secondaires importants. ✱

FUROSÉMIDE,

voir Diurétiques (de l'anse)

GABAPENTINE

Apo-Gabapentin, Dom-Gabapentin, Neurontin, PMS-Gabapentin.

CLASSIFICATION :
Anticonvulsivant
Grossesse – catégorie C

INDICATIONS

Chez l'adulte dont l'état n'est pas stabilisé par le traitement classique, traitement d'appoint de l'épilepsie. **Usages non approuvés :** Traitement de la douleur chronique.

MÉCANISME D'ACTION

Mécanisme d'action inconnu. Le médicament pourrait modifier le passage des acides aminés au travers des membranes neuronales. ***Effets thérapeutiques :*** Diminution de la fréquence des crises épileptiques.

PHARMACOCINÉTIQUE

Absorption : Bonne absorption par suite de l'administration PO grâce à un système de transport actif. À des doses plus élevées, le système est saturé et l'absorption du médicament diminue (la biodisponibilité de la gabapentine se situe entre 60 %, pour une dose de 300 mg, et 35 %, pour une dose de 1 600 mg).
Distribution : Le médicament traverse la barrière hémato-encéphalique.
Métabolisme et excrétion : Presque tout le médicament est éliminé à l'état inchangé par les reins.
Demi-vie : De 5 à 7 heures, chez les patients ayant une fonction rénale normale ; jusqu'à 132 heures en présence d'anurie.

CONTRE-INDICATIONS ET PRÉCAUTIONS/ MISES EN GARDE

Contre-indications : Hypersensibilité.
Précautions/mises en garde : Insuffisance rénale (diminuer la dose ou prolonger l'écart posologique, ou les deux, si la $Cl_{Cr} \leq 60$ mL/minute) ■ Patients âgés (en raison de la détérioration de la fonction rénale avec l'âge) ■ Grossesse, allaitement ou enfants de moins de 12 ans (l'innocuité du médicament n'a pas été établie).

RÉACTIONS INDÉSIRABLES ET EFFETS SECONDAIRES

SNC : somnolence, anxiété, étourdissements, hostilité, malaises, vertiges, faiblesse.
ORLO : vision anormale, nystagmus.
CV : hypertension.
GI : anorexie, flatulence, gingivite.
Loc. : arthralgie.
SN : ataxie, réflexes modifiés, hyperkinésie, paresthésie.
Divers : œdème facial.

INTERACTIONS

Médicament-médicament : Les **antiacides** peuvent diminuer l'absorption de la gabapentine ■ Risque accru de dépression du SNC lors de l'administration concomitante d'autres **dépresseurs du SNC**.

VOIES D'ADMINISTRATION ET POSOLOGIE

- **PO (adultes et enfants de plus de 12 ans) :** L'écart posologique habituel se situe entre 900 et 1 800 mg par jour, administrés en 3 doses fractionnées (les doses ne devraient pas être espacées de plus de 12 heures). On peut amorcer le traitement à 300 mg, 3 fois par jour ou alors augmenter la dose de la façon suivante : 1 dose de 300 mg, le premier jour, 2 doses de 300 mg, le deuxième jour, 3 doses de 300 mg, le troisième jour. On peut poursuivre cette adaptation posologique rapide jusqu'à l'obtention de l'effet souhaité.

Insuffisance rénale

- **PO (adultes et enfants de plus de 12 ans) :** *Cl_{Cr} > 60 mL/minute* – 400 mg, 3 fois par jour ; *Cl_{Cr} de 30 à 60 mL/minute* – 300 mg, 2 fois par jour ; *Cl_{Cr} de 15 à 30 mL/minute* – 300 mg, 1 fois par jour ; *Cl_{Cr} < 15 mL/minute* – 300 mg, tous les 2 jours ; les adaptations posologiques peuvent être poursuivies selon la réponse du patient au traitement.

PRÉSENTATION

Capsules : 100 mg[Pr], 300 mg[Pr], 400 mg[Pr] ■ **Comprimés :** 600 mg[Pr], 800 mg[Pr].

PHARMACODYNAMIE (concentrations sanguines)

	DÉBUT D'ACTION	PIC	DURÉE
PO	rapide	2 – 4 h	inconnue

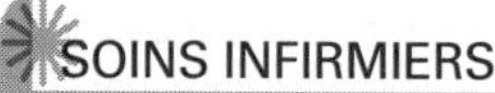

SOINS INFIRMIERS

ÉVALUATION DE LA SITUATION

Convulsions : Déterminer le siège, la durée et les caractéristiques des convulsions.

Douleur chronique: Évaluer le siège, les caractéristiques et l'intensité de la douleur à intervalles réguliers pendant toute la durée du traitement.

Tests de laboratoire:

- La gabapentine peut entraîner des résultats faussement positifs lors du dosage des protéines urinaires par l'épreuve sur bandelette réactive *Ames N-Multistix SG*; il faudrait opter pour les épreuves de précipitation par l'acide sulfosalicylique.
- Le médicament peut provoquer la leucopénie.

DIAGNOSTICS INFIRMIERS POSSIBLES

G

- Risque d'accident (Effets secondaires).
- Connaissances insuffisantes sur le traitement médicamenteux (Enseignement au patient et à ses proches).

INTERVENTIONS INFIRMIÈRES

- On peut administrer le médicament sans égard aux repas.
- Avant d'arrêter le traitement, il faudrait réduire graduellement la dose de gabapentine pendant une semaine. Éviter le sevrage brusque, car il peut accroître la fréquence des crises d'épilepsie.

ENSEIGNEMENT AU PATIENT ET À SES PROCHES

- Inciter le patient à respecter scrupuleusement la posologie recommandée. S'il doit prendre le médicament trois fois par jour, il ne devrait pas espacer les doses de plus de 12 heures. S'il n'a pas pu prendre le médicament au moment habituel, il doit le faire dès que possible. S'il reste moins de deux heures avant la dose suivante, il doit prendre cette dose immédiatement et attendre de 1 à 2 heures avant de prendre la suivante, puis il doit revenir à l'horaire habituel. Prévenir le patient qu'il ne doit pas remplacer une dose manquée par une double dose ni arrêter brusquement la prise de ce médicament, car il risque d'accroître la fréquence des crises d'épilepsie.
- Prévenir le patient qu'il ne doit pas prendre la gabapentine dans les 2 heures qui précèdent ou qui suivent la prise d'un antiacide.
- Prévenir le patient que la gabapentine peut provoquer la somnolence et des étourdissements. Lui conseiller de ne pas conduire et d'éviter les activités qui exigent sa vigilance jusqu'à ce qu'on ait la certitude que le médicament n'entraîne pas ces effets chez lui. Lui expliquer qu'il ne pourra reprendre la conduite automobile que si le médecin l'y autorise, une fois que les crises ont été maîtrisées.
- Recommander à la patiente d'informer un professionnel de la santé si elle est enceinte ou si elle prévoit le devenir, si elle a l'intention d'allaiter ou si elle allaite.
- Recommander au patient qui doit suivre un traitement ou subir une intervention chirurgicale d'avertir le professionnel de la santé qu'il suit un traitement par ce médicament.
- Conseiller au patient de porter sur lui en tout temps une pièce d'identité où sont inscrits sa maladie et son traitement médicamenteux.

VÉRIFICATION DE L'EFFICACITÉ THÉRAPEUTIQUE

L'efficacité du traitement peut être démontrée par: la diminution ou la suppression des crises épileptiques ■ la baisse d'intensité de la douleur chronique.

GANCICLOVIR

Cytovene, Vitrasert

CLASSIFICATION:

Antiviral

Grossesse – catégorie C

INDICATIONS

IV: Traitement de la rétinite à cytomégalovirus (CMV) chez les patients présentant une immunosuppression iatrogène à la suite d'une chimiothérapie antinéoplasique ou d'une transplantation d'organe, ou présentant une infection par le VIH (le ganciclovir peut être utilisé en association avec le foscarnet) ■ Prévention de l'infection à CMV chez les patients ayant reçu une greffe, qui sont exposés au risque de contracter ce type de rétinite ■ **PO**: Traitement d'entretien de la rétinite à CMV stabilisée à la suite d'un premier traitement IV chez les patients présentant un déficit immunitaire (y compris ceux qui sont atteints du sida) ■ Prévention de la rétinite à CMV chez les receveurs de greffe d'organe plein, exposés au risque de contracter une infection à CMV. **Usages non approuvés**: Infection au VIH à un stade avancé.

MÉCANISME D'ACTION

Sous l'action du cytomégalovirus, le ganciclovir est transformé en sa forme active (phosphate de ganciclovir) à l'intérieur de la cellule hôte où il inhibe l'ADN-polymérase virale. ***Effets thérapeutiques :*** Effet antiviral dirigé surtout contre les cellules infectées par le cytomégalovirus.

PHARMACOCINÉTIQUE

Absorption : Une fraction de 5 à 9 % est absorbée par suite de l'administration PO. Par suite de l'administration par voie IV, la biodisponibilité de l'agent est totale. L'effet de l'implant intravitréen est local.

Distribution : Le ganciclovir se répartit dans tout l'organisme et pénètre dans le liquide céphalorachidien.

Métabolisme et excrétion : Une fraction de 90 % du médicament est excrétée à l'état inchangé par les reins.

Demi-vie : 2,9 heures (prolongée en cas d'insuffisance rénale).

CONTRE-INDICATIONS ET PRÉCAUTIONS/ MISES EN GARDE

Contre-indications : Hypersensibilité au ganciclovir ou à l'acyclovir ▪ Grossesse.

Précautions/mises en garde : Insuffisance rénale (réduire la dose si la Cl_{Cr} < 70 mL/minute) ▪ Personnes âgées (il est recommandé de réduire la dose) ▪ Aplasie médullaire ou suppression des réactions immunitaires ▪ Allaitement, enfants (l'innocuité du médicament n'a pas été établie).

RÉACTIONS INDÉSIRABLES ET EFFETS SECONDAIRES

SNC : CONVULSIONS, rêves bizarres, coma, confusion, étourdissements, somnolence, céphalées, malaise, nervosité.

ORLO : décollement de la rétine ; *voie intravitréenne seulement* – baisse de l'acuité visuelle, hémorragie vitrée, hyphéma, pointes de pression intraoculaire, opacités du cristallin, anomalies maculaires, modifications des nerfs optiques, uvéite.

Resp. : dyspnée.

CV : arythmies, œdème, hypertension, hypotension.

GI : HÉMORRAGIE GASTRIQUE, douleurs abdominales, élévation des concentrations d'enzymes hépatiques, nausées, vomissements.

GU : suppression de la fonction des gonades, hématurie, toxicité rénale.

Tég. : alopécie, photosensibilité, prurit, rash, urticaire.

End. : hypoglycémie.

Hémat. : neutropénie, thrombocytopénie, anémie, éosinophilie.

Locaux : douleur ou phlébite au point d'injection IV.

SN : ataxie, tremblements.

Divers : fièvre.

INTERACTIONS

Médicament-médicament : Les **agents antinéoplasiques**, la **radiothérapie** ou la **zidovudine**, administrés simultanément, peuvent augmenter le risque d'aplasie médullaire ▪ Le **probénécide** peut augmenter la toxicité du ganciclovir. ▪ L'administration concomitante d'**imipénem/cilastatine** peut augmenter le risque de convulsions ▪ L'administration concomitante d'autres **agents néphrotoxiques**, de **cyclosporine** ou d'**amphotéricine B** augmente le risque de néphrotoxicité.

G

VOIES D'ADMINISTRATION ET POSOLOGIE

IV (adultes) : *Traitement d'induction* – 5 mg/kg, toutes les 12 heures, pendant 14 à 21 jours. *Traitement d'entretien* – 5 mg/kg, 1 fois par jour, 7 jours par semaine ou 6 mg/kg, 1 fois par jour, 5 jours par semaine. Si la maladie évolue, on peut administrer cette dose à intervalles de 12 heures. *Prévention chez les receveurs de greffe* – 5 mg/kg, toutes les 12 heures, pendant 7 à 14 jours, puis 5 mg/kg par jour ou 6 mg/kg, 5 jours par semaine.

PO (adultes) : *Traitement d'entretien* – après un traitement d'au moins 3 semaines par la solution IV, on peut administrer le médicament par voie orale à raison de 1 000 mg, 3 fois par jour (avec des aliments) ou de 500 mg, toutes les 3 heures, lorsque le patient est éveillé. *Prévention de la rétinite à CMV chez les receveurs de greffe* – 1 000 mg, 3 fois par jour.

Insuffisance rénale : Chez les insuffisants rénaux, on recommande de réduire la posologie. (Voir la monographie du fabricant.)

Implant intravitréen (adultes) : Implant de 4,5 mg.

PRÉSENTATION

Capsules : 250 mg[Pr], 500 mg[Pr] ▪ **Poudre pour injection :** 500 mg/fiole[Pr] ▪ **Implant intravitréen :** au moins 4,5 mg[Pr].

PHARMACODYNAMIE (concentrations antivirales)

	DÉBUT D'ACTION	PIC	DURÉE
PO	rapide	1,8 – 3 h	3 – 8 h
IV	rapide	fin de la perfusion	12 – 24 h
Implant intravitréen	rapide	inconnu	5 – 8 mois

G

SOINS INFIRMIERS

ÉVALUATION DE LA SITUATION

- Avant d'administrer le ganciclovir, il faut confirmer le diagnostic de rétinite à cytomégalovirus par ophtalmoscopie.
- Avant de commencer le traitement, prélever des échantillons d'urine, de sang ou de sécrétions de la gorge pour une mise en culture permettant de déceler la présence du cytomégalovirus. Il n'est pas justifié d'écarter le diagnostic de rétinite à cytomégalovirus, même lorsque les résultats sont négatifs. Si les symptômes ne disparaissent pas après plusieurs semaines, il est possible qu'il se soit développé une résistance au ganciclovir. On devrait effectuer des examens ophtalmiques toutes les semaines, pendant la phase d'induction, et toutes les 2 semaines, pendant la phase d'entretien, ou plus fréquemment si la région maculaire ou le nerf optique sont menacés. La rétinite à CMV peut continuer d 'évoluer pendant ou après le traitement par le ganciclovir.
- Rester à l'affût des signes suivants d'infection : fièvre, frissons, toux, enrouement, douleurs lombaires ou aux flancs, mictions difficiles ou douloureuses. Prévenir le médecin si ces symptômes se manifestent.
- Surveiller les saignements : saignement des gencives, ecchymoses, pétéchies, présence de sang occulte dans les selles, l'urine ou les vomissements. Éviter les injections par voie IM et la prise de température par voie rectale. Appliquer une pression sur les points de ponction veineuse pendant 10 minutes.

Tests de laboratoire :

- Noter le nombre de neutrophiles et de plaquettes au moins tous les deux jours, si le ganciclovir est administré deux fois par jour, et une fois par semaine, par la suite. Bien que la granulocytopénie se manifeste habituellement au cours des deux premières semaines de traitement, elle peut survenir à tout moment. Ne pas administrer le ganciclovir si le nombre de neutrophiles est $< 0,5 \times 10^9$/L et celui des plaquettes est $< 25 \times 10^9$/L. Ces valeurs commencent à se rétablir de 3 à 7 jours après l'arrêt du traitement.
- Noter les concentrations d'urée et de créatinine sérique au moins toutes les deux semaines pendant toute la durée du traitement.
- Suivre les résultats des tests de l'exploration fonctionnelle hépatique (AST, ALT, bilirubine sérique, phosphatase alcaline) à intervalles réguliers pendant toute la durée du traitement. Le ganciclovir peut élever les concentrations de ces substances.
- Le médicament peut entraîner une baisse de la glycémie.

DIAGNOSTICS INFIRMIERS POSSIBLES

- Risque d'infection (Indications, Enseignement au patient et à ses proches).
- Connaissances insuffisantes sur le traitement médicamenteux (Enseignement au patient et à ses proches).

INTERVENTIONS INFIRMIÈRES

- Préparer la solution sous une hotte à flux laminaire. Porter des vêtements de protection, des gants et un masque lors de la préparation du médicament. Après l'administration, jeter le matériel de perfusion IV dans les contenants réservés à cette fin (voir l'annexe H).
- Ne pas administrer le médicament par voie SC ou IM, en raison des risques d'irritation cutanée grave.

PO : Administrer les capsules avec des aliments.

IV :

- Surveiller le point de perfusion afin de déceler l'apparition d'une phlébite. Pour la prévenir, assurer la rotation des points de perfusion.
- Assurer une hydratation adéquate du patient pendant toute la durée du traitement.

Perfusion intermittente :

- Reconstituer 500 mg de ganciclovir dans 10 mL d'eau stérile pour injection pour obtenir une concentration de 50 mg/mL. Ne pas diluer dans de l'eau bactériostatique contenant des parabènes étant donné qu'un précipité peut se former. Bien agiter le récipient pour dissoudre complètement le médicament. Si la solution change de couleur ou si des particules sont présentes, jeter la fiole. La solution reconstituée est stable pendant 12 heures à la température ambiante ; ne pas la réfrigérer.
- Diluer la solution reconstituée dans une des solutions suivantes : D5%E, NaCl 0,9 %, solution de Ringer ou solution de lactate de Ringer, jusqu'à une concentration maximale de 10 mg/mL. La solution doit être utilisée dans les 24 heures qui suivent la dilution. Elle peut être réfrigérée, mais non congelée. Consulter les directives du fabricant avant de reconstituer la préparation.

Vitesse d'administration : Administrer lentement, en 1 heure, par une pompe à perfusion munie d'un filtre intégré. Une administration rapide peut augmenter la toxicité.

Compatibilité (tubulure en Y): cisplatine ▪ cyclophosphamide ▪ énalaprilate ▪ filgrastim ▪ fluconazole ▪ melphalan ▪ méthotrexate ▪ paclitaxel ▪ tacrolimus ▪ téniposide ▪ thiotépa.

Incompatibilité (tubulure en Y): aldesleukine ▪ amifostine ▪ aztréonam ▪ cytarabine ▪ doxorubicine ▪ fludarabine ▪ foscarnet ▪ ondansétron ▪ pipéracilline/tazobactam ▪ sargramostim ▪ vinorelbine.

ENSEIGNEMENT AU PATIENT ET À SES PROCHES

- Conseiller au patient de prendre le ganciclovir avec des aliments et de respecter scrupuleusement la posologie recommandée.
- Expliquer au patient que le ganciclovir ne guérit pas la rétinite à cytomégalovirus. La rétinite peut continuer à évoluer pendant et après le traitement chez les patients présentant un déficit immunitaire. Insister sur l'importance d'un suivi ophtalmique régulier. La durée du traitement préventif est basée sur la durée et la gravité de l'immunosuppression.
- CONSEILLER AU PATIENT DE PRÉVENIR UN PROFESSIONNEL DE LA SANTÉ EN CAS DE FIÈVRE, DE FRISSONS, DE MAUX DE GORGE, D'AUTRES SIGNES D'INFECTION, DE SAIGNEMENT DES GENCIVES, D'ECCHYMOSES, DE PÉTÉCHIES OU DE PRÉSENCE DE SANG DANS L'URINE, LES SELLES OU LES VOMISSEMENTS. PRÉVENIR LE PATIENT QU'IL DOIT ÉVITER LES FOULES ET LES PERSONNES CONTAGIEUSES. LUI CONSEILLER D'UTILISER UNE BROSSE À DENTS À POILS DOUX ET UN RASOIR ÉLECTRIQUE. LE PRÉVENIR ÉGALEMENT QU'IL NE DOIT PAS PRENDRE DE BOISSONS ALCOOLISÉES NI DE PRÉPARATIONS CONTENANT DE L'ASPIRINE OU DES AINS.
- Prévenir la patiente que le ganciclovir peut avoir des effets tératogènes; lui recommander d'utiliser une méthode contraceptive qui n'est pas à base d'hormones au cours du traitement et au moins 90 jours après.
- Inciter le patient à utiliser des écrans solaires et à porter des vêtements protecteurs pour prévenir les réactions de photosensibilité.
- Expliquer au patient qu'il est important de se soumettre à des analyses sanguines fréquentes permettant de suivre de près les numérations globulaires.

VÉRIFICATION DE L'EFFICACITÉ THÉRAPEUTIQUE

L'efficacité du traitement peut être démontrée par: la résolution des symptômes de rétinite à cytomégalovirus chez les patients présentant un déficit immunitaire ▪ la prévention de la rétinite à cytomégalovirus chez les patients greffés exposés au risque de contracter cette infection. ✳

GATIFLOXACINE,
voir Fluoroquinolones

G

GEMCITABINE

Gemzar

CLASSIFICATION:

Antinéoplasique (antimétabolite)

Grossesse – catégorie D

INDICATIONS

Traitement du cancer du pancréas localisé de stade avancé ou métastatique ▪ En monothérapie ou en association avec le cisplatine, traitement de première intention du cancer inopérable du poumon non à petites cellules, localisé de stade avancé ou métastatique.

MÉCANISME D'ACTION

Inhibition de la synthèse de l'ADN (effet spécifique sur une phase du cycle cellulaire). ***Effets thérapeutiques:*** Destruction des cellules à réplication rapide, particulièrement des cellules malignes.

PHARMACOCINÉTIQUE

Absorption: Par suite de l'administration par voie IV, la biodisponibilité est totale.

Distribution: Inconnue.

Métabolisme et excrétion: La gemcitabine est transformée dans les cellules en métabolites actifs, soit le diphosphate et le triphosphate. Ces métabolites sont principalement excrétés par les reins.

Demi-vie: De 32 à 94 minutes.

CONTRE-INDICATIONS ET PRÉCAUTIONS/ MISES EN GARDE

Contre-indications: Hypersensibilité ▪ Grossesse ou allaitement.

Précautions/mises en garde : Insuffisance rénale ou hépatique (risque accru de toxicité) ■ Patientes en âge de procréer ■ Autres maladies chroniques débilitantes.

RÉACTIONS INDÉSIRABLES ET EFFETS SECONDAIRES

Resp. : dyspnée, bronchospasmes.
CV : œdème.
GI : diarrhée, nausées, stomatite, élévations passagères des concentrations des transaminases hépatiques, vomissements.
GU : hématurie, protéinurie, syndrome hémolytique et urémique.
Tég. : alopécie, rash.
Hémat. : anémie, leucopénie, thrombocytopénie.
Locaux : réactions au point d'injection.
SN : paresthésie.
Divers : symptômes pseudo-grippaux, fièvre, réactions anaphylactoïdes.

INTERACTIONS

Médicament-médicament : Aplasie médullaire additive lors de l'administration concomitante d'autres **antinéoplasiques** ou d'une **radiothérapie** ■ La gemcitabine peut diminuer la réponse des anticorps aux **vaccins à virus vivants** et augmenter le risque de réactions indésirables.

VOIES D'ADMINISTRATION ET POSOLOGIE

On peut utiliser d'autres schémas posologiques.

Cancer du pancréas

- **IV (adultes) :** 1 000 mg/m^2, 1 fois par semaine, pendant 7 semaines, cure suivie d'une période sans médication de 1 semaine. On peut ensuite administrer le médicament 1 fois par semaine, pendant 3 semaines, cure suivie d'une période sans médication de 1 semaine (cycle de 4 semaines).

Cancer du poumon non à petites cellules (monothérapie) :

- **IV (adultes) :** 1 000 mg/m^2, 1 fois par semaine, pendant 3 semaines consécutives, cure suivie d'une période sans médication de 1 semaine. Par la suite, on répète le cycle de 4 semaines.

Cancer du poumon non à petites cellules (en association avec le cisplatine) :

- **IV (adultes) :** 1 000 mg/m^2, les 1er, 8e et 15e jours de chaque cure de 28 jours (administrer également le cisplatine le 1er jour) *ou* 1 250 mg/m^2, les 1er, 8e et 15e jours de chaque cure de 21 jours (administrer également le cisplatine le 1er jour).

PRÉSENTATION

Poudre pour injection : 200 mg, en fioles de 10 mL^{Pr}; 1 g, en fioles de 50 mL^{Pr}.

PHARMACODYNAMIE (effets sur la numération globulaire)

	Début d'action	Pic	Durée
IV	inconnu	inconnu	inconnu

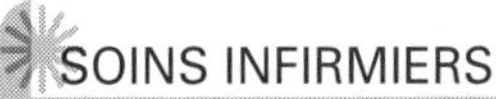

SOINS INFIRMIERS

ÉVALUATION DE LA SITUATION

- Prendre les signes vitaux avant l'administration et à intervalles réguliers pendant toute la durée du traitement.
- Observer le point d'injection pendant l'administration. Même si la gemcitabine n'est pas considérée comme un agent vésicant, des réactions locales peuvent survenir.
- Rester à l'affût d'une aplasie médullaire. Suivre de près les saignements (saignement des gencives, formation d'ecchymoses, pétéchies, présence de sang occulte dans les selles, l'urine et les vomissements). Éviter les injections IM et la prise de la température rectale si la numération plaquettaire est basse. Appliquer une pression sur les points de ponction veineuse pendant 10 minutes. Rester à l'affût des signes d'infection en présence d'une neutropénie. Une anémie peut survenir. Suivre de près la fatigue accrue, la dyspnée et l'hypotension orthostatique.
- Effectuer le bilan quotidien des ingesta et des excreta, suivre de près l'appétit du patient et son apport nutritionnel. Des nausées et des vomissements légers à modérés surviennent fréquemment. On peut administrer des antiémétiques à titre prophylactique.

Tests de laboratoire :

- Noter la numération globulaire, la formule leucocytaire et la numération plaquettaire avant l'administration initiale. Les lignes directrices concernant la dose sont fondées sur la numération globulaire. Si le nombre absolu de granulocytes est > 1 000 × 10^6/L et le nombre de plaquettes > 100 000 × 10^6/L, on peut administrer la dose complète. Si le nombre absolu de granulocytes se situe entre 500 × 10^6/L et 1 000 × 10^6/L et le nombre de plaquettes entre 50 000 × 10^6/L et 100 000 × 10^6/L, on peut administrer 75 % de la dose. Arrêter le traitement si le nombre absolu de granulocytes est inférieur à 500 × 10^6/L ou celui des plaquettes, à 50 000 × 10^6/L.

- Noter les résultats des tests de l'exploration fonctionnelle rénale et hépatique avant le traitement et à intervalles réguliers pendant toute sa durée. La gemcitabine peut entraîner des élévations passagères des concentrations sériques d'AST, d'ALT, de phosphatase alcaline et de bilirubine.
- La gemcitabine peut également élever les concentrations d'urée et de créatinine sérique et entraîner de la protéinurie et de l'hématurie.

DIAGNOSTICS INFIRMIERS POSSIBLES

- Risque d'infection (Réactions indésirables).
- Connaissances insuffisantes sur le traitement médicamenteux (Enseignement au patient et à ses proches).

INTERVENTIONS INFIRMIÈRES

Préparer les solutions sous une hotte à flux laminaire. Porter des vêtements protecteurs, des gants et un masque pendant la manipulation du médicament. Jeter le matériel destiné à l'administration IV dans les contenants réservés à cette fin (voir l'annexe H).

Perfusion intermittente : Reconstituer le contenu d'une fiole de 200 mg avec 5 mL de solution de NaCl 0,9 % sans agent de conservation ou celui d'une fiole de 1 g avec 25 mL de solution de NaCl 0,9 %, pour obtenir une concentration de 38 mg/mL. La reconstitution de la solution à une concentration supérieure à 40 mg/mL peut entraîner une dissolution incomplète et doit être évitée. La solution peut être diluée davantage dans une solution de NaCl 0,9 %, pour obtenir des concentrations allant jusqu'à 0,1 mg/dL. La solution est incolore, mais peut aussi virer à un jaune paille clair. Ne pas administrer la solution si elle a changé de couleur ou si elle renferme des particules. La solution reconstituée est stable pendant 24 heures à la température ambiante. Jeter les portions inutilisées. Ne pas réfrigérer la solution, car il y a risque de formation de cristaux.

Vitesse d'administration : Administrer en 30 minutes. Les perfusions d'une durée supérieure à 60 minutes sont associées à un plus grand risque de toxicité.

Incompatibilité en addition au soluté : Données non disponibles. Ne pas mélanger à d'autres solutions ou médicaments.

ENSEIGNEMENT AU PATIENT ET À SES PROCHES

- Recommander au patient de prévenir un professionnel de la santé si les symptômes suivants se manifestent : fièvre, frissons, maux de gorge, signes d'infection, saignement des gencives, formation d'ecchymoses, pétéchies, présence de sang dans l'urine, les selles ou les vomissements. Prévenir le patient qu'il doit éviter les foules et les personnes contagieuses. Lui conseiller d'utiliser une brosse à dents à poils doux et un rasoir électrique. Le prévenir qu'il ne doit pas prendre de boissons alcoolisées ni de préparations contenant de l'aspirine ou des AINS.
- Recommander au patient d'examiner ses muqueuses buccales pour déceler l'érythème et les aphtes. En cas d'aphtes, lui conseiller de remplacer la brosse à dents par une brosse-éponge et de se rincer la bouche avec de l'eau après avoir bu ou mangé. La douleur provoquée par la stomatite peut nécessiter l'usage d'analgésiques opiacés.
- Recommander au patient de prévenir un professionnel de la santé en cas de symptômes pseudogrippaux (fièvre, anorexie, céphalées, toux, frissons, myalgie), d'enflure des pieds ou des jambes ou d'essoufflements.
- Expliquer au patient qu'il risque de perdre ses cheveux. Explorer avec lui les stratégies lui permettant de s'adapter à ces changements.
- Expliquer à la patiente que ce médicament peut avoir des effets tératogènes ; elle doit donc prendre des mesures contraceptives tout au long du traitement.
- Expliquer au patient qu'il ne doit pas se faire vacciner sans recommandation expresse d'un professionnel de la santé.
- Insister sur l'importance des tests de laboratoire effectués à intervalles réguliers pour déceler les effets secondaires.

VÉRIFICATION DE L'EFFICACITÉ THÉRAPEUTIQUE

L'efficacité du traitement peut être démontrée par : l'amélioration des symptômes chez les patients atteints d'un cancer du pancréas ■ la diminution de la taille et de l'étendue des lésions cancéreuses pulmonaires. ✳

GEMFIBROZIL

Apo-Gemfibrozil, Dom-Gemfibrozil, Gen-Gemfibrozil, Lopid, Novo-Gemfibrozil, Nu-Gemfibrozil, PMS-Gemfibrozil, Riva-Gemfibrozil

CLASSIFICATION :
Hypolipidémiant
Grossesse – catégorie C

INDICATIONS

Hypertriglycéridémie (concentration sérique de triglycérides élevée) comme adjuvant à la diétothérapie et à l'exercice physique ■ Hypercholestérolémie (hyperlipidémie de type IIa et IIb), afin de régulariser le taux de lipides (diminution des concentrations de triglycérides et de cholestérol LDL, élévations des concentrations de cholestérol HDL). Le traitement de l'hyperlipidémie devrait toujours inclure la diétothérapie, la poursuite d'un programme d'exercices et la perte de poids.

MÉCANISME D'ACTION

Inhibition de la lipolyse périphérique ■ Diminution de la production hépatique de triglycérides ■ Diminution de la production de protéines qui transportent les triglycérides ■ Élévation des concentrations de cholestérol HDL. ***Effets thérapeutiques :*** Diminution des concentrations de triglycérides plasmatiques et élévation des concentrations de cholestérol HDL.

PHARMACOCINÉTIQUE

Absorption : Bonne absorption par suite de l'administration par voie orale.

Distribution : Inconnue.

Métabolisme et excrétion : Le médicament est en partie métabolisé par le foie ; une fraction de 70 % est excrétée par les reins (surtout à l'état inchangé) et une fraction de 6 %, dans les fèces.

Demi-vie : De 1,3 à 1,5 heure.

CONTRE-INDICATIONS ET PRÉCAUTIONS/ MISES EN GARDE

Contre-indications : Hypersensibilité ■ Cirrhose biliaire primitive. ■ Maladie de la vésicule biliaire ■ Maladie hépatique ou rénale ■ Grossesse, allaitement et enfants (l'innocuité du médicament n'a pas été établie) ■ Traitement d'une hyperlipoprotéinémie de type I.

RÉACTIONS INDÉSIRABLES ET EFFETS SECONDAIRES

SNC : étourdissements, céphalées.
ORLO : vision trouble.
GI : douleurs abdominales, diarrhée, douleurs épigastriques, flatulence, formation de calculs biliaires, brûlures d'estomac, nausées, vomissements.
Tég. : alopécie, rash, urticaire.
Hémat. : anémie, leucopénie.
Loc. : myosite.

INTERACTIONS

Médicament-médicament : Le gemfibrozil peut intensifier l'effet de la **warfarine** ■ L'administration concomitante d'**inhibiteurs de l'HMG-CoA réductase** peut accroître le risque de rhabdomyolyse (éviter l'usage concomitant).

VOIES D'ADMINISTRATION ET POSOLOGIE

PO (adultes) : 600 mg, 2 fois par jour, 30 minutes avant le déjeuner et le souper. La dose maximale est de 1 500 mg par jour.

PRÉSENTATION

Comprimés : 600 mg^{Pr} ■ **Capsules :** 300 mg^{Pr}.

PHARMACODYNAMIE (effet sur la diminution des concentrations de triglycérides liés aux VLDL)

	DÉBUT D'ACTION	PIC	DURÉE
PO	2 – 5 jours	4 semaines	plusieurs mois

SOINS INFIRMIERS

ÉVALUATION DE LA SITUATION

Recueillir des données sur les habitudes alimentaires du patient, notamment sur sa consommation de matières grasses et d'alcool.

Tests de laboratoire :

- Noter les concentrations sériques de cholestérol et de triglycérides, ainsi que les concentrations de LDL et de VLDL, avant le traitement et à intervalles réguliers pendant toute sa durée. Il faut arrêter le traitement en cas d'élévation paradoxale des concentrations lipidiques.
- Examiner les résultats des tests de l'exploration fonctionnelle hépatique avant le traitement et à intervalles réguliers pendant toute sa durée. Le gemfibrozil peut entraîner l'élévation des con-

centrations de bilirubine sérique, de phosphatase alcaline, de créatine-kinase (CK), de LDH, d'AST et d'ALT. En cas d'élévation marquée de ces valeurs, le traitement devrait être arrêté.

- Noter la numération globulaire et évaluer le bilan électrolytique tous les 3 à 6 mois et, ensuite, une fois par année, pendant toute la durée du traitement. Le gemfibrozil peut diminuer légèrement l'hémoglobine, l'hématocrite et le nombre de globules blancs ; il peut entraîner la diminution des concentrations sériques de potassium.
- Le gemfibrozil peut élever légèrement la glycémie.

DIAGNOSTICS INFIRMIERS POSSIBLES

- Connaissances insuffisantes sur le traitement médicamenteux (Enseignement au patient et à ses proches).
- Non-observance du traitement médicamenteux (Enseignement au patient et à ses proches).

INTERVENTIONS INFIRMIÈRES

Administrer le gemfibrozil 30 minutes avant le déjeuner et le souper.

ENSEIGNEMENT AU PATIENT ET À SES PROCHES

- Inciter le patient à suivre scrupuleusement la posologie recommandée. S'il n'a pas pu prendre le médicament au moment habituel, il doit le prendre aussitôt que possible à moins que ce ne soit presque l'heure prévue pour la dose suivante. Le prévenir qu'il ne doit jamais remplacer une dose manquée par une double dose.
- Expliquer au patient qu'il doit réduire sa consommation de matières grasses, de cholestérol, de glucides et d'alcool, faire régulièrement de l'exercice et cesser de fumer.
- Conseiller au patient de prévenir rapidement un professionnel de la santé si l'un des signes ou des symptômes suivants se manifeste : douleurs abdominales graves accompagnées de nausées et de vomissements, fièvre, frissons, mal de gorge, rash, diarrhée, crampes musculaires, gêne abdominale ou flatulence persistante.

VÉRIFICATION DE L'EFFICACITÉ THÉRAPEUTIQUE

L'efficacité du traitement peut être démontrée par : la baisse des concentrations sériques de triglycérides et de cholestérol et l'élévation des concentrations de lipoprotéines de haute densité (HDL) par rapport aux concentrations de cholestérol total. On doit habituellement arrêter le traitement si aucune réponse clinique ne se manifeste en l'espace de trois mois. ✳

GENTAMICINE,
voir Aminosides

GLICLAZIDE,
voir Hypoglycémiants (oraux)

GLIMÉPIRIDE,
voir Hypoglycémiants (oraux)

GLUCAGON

Glucagon

CLASSIFICATION :

Hormone pancréatique, agent hyperglycémiant

Grossesse – catégorie B

INDICATIONS

Traitement de courte durée de l'hypoglycémie grave, lorsqu'il est impossible d'administrer du glucose ■ Agent diagnostique d'appoint lors des examens radiologiques de l'appareil gastro-intestinal. **Usages non approuvés :** Antidote des agents suivants : bêtabloquants ■ bloqueurs des canaux calciques.

MÉCANISME D'ACTION

Stimulation de la production hépatique de glucose à partir des réserves de glycogène (glycogénolyse) ■ Relaxation des muscles du tractus gastro-intestinal (estomac, duodénum, intestin grêle et côlon), d'où une inhibition passagère de la motilité ■ Effets inotropes et chronotropes positifs. ***Effets thérapeutiques :*** Élévation de la glycémie ■ Relaxation des muscles gastro-intestinaux, ce qui facilite les examens radiologiques.

PHARMACOCINÉTIQUE

Absorption : Bonne absorption par suite de l'administration par voies IM et SC.

G

Distribution: Inconnue.
Métabolisme et excrétion: Fort métabolisme hépatique, plasmatique et rénal.
Demi-vie: De 8 à 18 minutes.

CONTRE-INDICATIONS ET PRÉCAUTIONS/ MISES EN GARDE

Contre-indications: Hypersensibilité au glucagon, à la glycérine ou aux autres excipients ▪ Phéochromocytome.
Précautions/mises en garde: Antécédents évoquant l'insulinome ou le phéochromocytome ▪ Jeûne prolongé, inanition, insuffisance surrénalienne ou hypoglycémie chronique (seulement de faibles concentrations de glucose peuvent être libérées) ▪ Personnes âgées souffrant de maladie cardiaque ou de diabète, lorsque le médicament est destiné à l'inhibition de la motilité gastrique ▪ Grossesse ou allaitement.

RÉACTIONS INDÉSIRABLES ET EFFETS SECONDAIRES

CV: élévation passagère de la fréquence cardiaque et de la pression artérielle.
GI: nausées, vomissements.
Divers: réactions d'hypersensibilité, incluant l'ANAPHYLAXIE.

INTERACTIONS

Médicament-médicament: Les doses élevées de glucagon peuvent augmenter l'effet de la **warfarine** ▪ Le glucagon peut contrecarrer la réponse à l'**insuline** ou aux **hypoglycémiants oraux** ▪ L'**épinéphrine** peut intensifier et prolonger l'effet hyperglycémiant du glucagon ▪ Chez les patients sous traitement concomitant par des **bêta-bloquants**, il y a risque d'une plus grande élévation de la fréquence cardiaque et de la pression artérielle.

VOIES D'ADMINISTRATION ET POSOLOGIE

Hypoglycémie

- **IV, IM, SC (adultes et enfants ≥ 20 kg):** 1 mg; au besoin, on peut répéter l'administration de cette dose 15 minutes plus tard.
- **IV, IM, SC (enfants < 20 kg ou âgés de < 6 à 8 ans):** 0,5 mg ou de 20 à 30 µg/kg; au besoin, on peut répéter l'administration de cette dose 15 minutes plus tard.

Examen radiologique de l'appareil gastro-intestinal

- **IM, IV (adultes):** De 0,25 à 2 mg, selon la région à explorer et la durée de l'examen (0,5 mg par voie IV ou 2 mg par voie IM pour la relaxation de l'estomac, 2 mg par voie IM, 10 minutes avant l'examen du côlon).

PRÉSENTATION

Poudre pour injection: fioles de 1 mg[Pr] (sous forme de trousse d'urgence en cas de crise hypoglycémique et trousse diagnostique).

PHARMACODYNAMIE

	DÉBUT D'ACTION	PIC	DURÉE
IM (effet hyperglycémiant)	en l'espace de 10 min	30 min	60 – 90 min
IV (effet hyperglycémiant)	en l'espace de 10 min	5 min	60 – 90 min
SC (effet hyperglycémiant)	en l'espace de 10 min	30 – 45 min	60 – 90 min
IV (effet sur les muscles gastro-intestinaux)	45 s (dose de 0,25 à 2 mg)	inconnu	9 – 17 min (dose de 0,25 à 0,5 mg); 22 – 25 min (dose de 2 mg)
IM (effet sur les muscles gastro-intestinaux)	8 – 10 min (dose de 1 mg); 4 – 7 min (dose de 2 mg)	inconnu	9 – 27 min (dose de 1 mg); 21 – 32 min (dose de 2 mg)

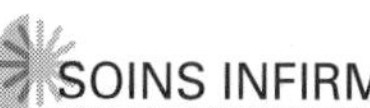

SOINS INFIRMIERS

ÉVALUATION DE LA SITUATION

- Avant l'administration initiale et à intervalles réguliers tout au long du traitement, rechercher les signes et les symptômes suivants d'hypoglycémie: transpiration, faim, faiblesse, céphalées, étourdissements, tremblements, irritabilité, tachycardie, anxiété.
- Suivre de près l'état neurologique du patient tout au long du traitement. Prendre les mesures nécessaires pour le protéger contre les accidents provoqués par les convulsions, les chutes ou l'aspiration. Lors du traitement du choc insulinique, on doit administrer de 0,5 à 1 mg si le patient est comateux depuis 1 heure; le patient se réveille habituellement en l'espace de 10 à 25 minutes. En l'absence de réponse, administrer de nouveau cette dose. Aussitôt que possible après le réveil, et particulièrement chez les enfants, administrer des glucides supplémentaires pour reconstituer la réserve de glycogène hépatique et pour prévenir une hypoglycémie secondaire.
- Déterminer l'état nutritionnel du patient. Chez les patients dont la réserve de glycogène est ré-

duite (comme dans les cas d'inanition, d'hypoglycémie chronique et d'insuffisance surrénalienne), il faut administrer du glucose plutôt que du glucagon.

- Suivre de près l'apparition des nausées et des vomissements après l'administration du médicament. Protéger le patient dont l'état de conscience est altéré contre les risques d'aspiration en l'installant en décubitus latéral ; garder à portée de la main un dispositif d'aspiration. En cas de vomissements, prévenir le médecin qui prescrira du glucose par voie parentérale pour éviter les épisodes récurrents d'hypoglycémie.

Tests de laboratoire :

- Doser la glycémie tout au long de l'épisode, durant le traitement et pendant 3 ou 4 heures après que le patient a repris connaissance. Pour obtenir rapidement des résultats, on utilise la méthode par prélèvement de sang capillaire au bout du doigt. Le médecin peut prescrire des tests de laboratoire pour valider ces résultats. Il faut cependant traiter le patient sans attendre les résultats de ces tests, étant donné le danger de lésions neurologiques et, même, de mort.
- Des doses élevées de glucagon peuvent entraîner une diminution des concentrations sériques de potassium.

DIAGNOSTICS INFIRMIERS POSSIBLES

- Risque d'accident (Indications).
- Connaissances insuffisantes sur le traitement médicamenteux (Enseignement au patient et à ses proches).
- Non-observance du traitement médicamenteux (Enseignement au patient et à ses proches).

INTERVENTIONS INFIRMIÈRES

- On peut administrer le glucagon par voies SC, IM ou IV. Reconstituer la solution avec le diluant fourni par le fabricant. Examiner la solution avant de l'administrer ; n'utiliser que les solutions transparentes et aqueuses. Le médicament non dilué devrait être gardé à la température ambiante.
- Administrer des suppléments de glucides par voie IV ou par voie orale pour favoriser l'élévation de la glycémie.

IV : Reconstituer la solution avec le diluant fourni par le fabricant. Utiliser la solution reconstituée immédiatement. La concentration finale ne doit pas dépasser 1 mg/mL. Jeter toute portion inutilisée.

IV directe : Administrer la solution à un débit inférieur à 1 mg/minute. On peut l'administrer par une tubulure IV par laquelle passe une solution de D5%E. On peut également administrer la solution en même temps qu'un bolus IV de dextrose.

Incompatibilité en addition au soluté : NaCl 0,9 %, solution de ■ calcium, chlorure de ■ potassium, chlorure de.

ENSEIGNEMENT AU PATIENT ET À SES PROCHES

Expliquer au patient et à ses proches les signes et les symptômes d'hypoglycémie. Recommander au patient de prendre du glucose par voie orale dès que ces symptômes apparaissent. L'administration du glucagon doit être réservée au patient qui éprouve des difficultés de déglutition en raison de l'altération de l'état de la conscience.

G

Soins à domicile :

- Expliquer aux proches du patient la méthode de préparation de la solution, de l'aspiration dans la seringue et d'administration de l'injection. Les inciter à prévenir immédiatement un professionnel de la santé qu'on a administré du glucagon pour recevoir ses consignes quant au traitement ultérieur, à l'ajustement de la dose d'insuline ou aux modifications diététiques.
- Prévenir les proches que le patient devrait recevoir du glucose par voie orale dès qu'il redevient conscient.
- Expliquer aux proches qu'il faut installer le patient sur le côté jusqu'à ce qu'il reprenne entièrement conscience. Les prévenir que le glucagon peut provoquer des nausées et des vomissements. Il y a risque d'aspiration si le patient vomit lorsqu'il est installé en décubitus dorsal.
- Conseiller au patient de vérifier tous les mois la date de péremption inscrite sur l'emballage et de remplacer immédiatement le médicament périmé.
- Expliquer au patient l'utilisation de sa médication hypoglycémiante ainsi que la diétothérapie et le programme d'exercices à suivre.
- Conseiller au patient souffrant de diabète d'avoir toujours à portée de la main du sucre (un sachet de sucre ou un bonbon) et de porter en tout temps un bracelet d'identité où sont inscrits son problème de santé et son traitement médicamenteux.

VÉRIFICATION DE L'EFFICACITÉ THÉRAPEUTIQUE

L'efficacité du traitement peut être démontrée par : l'élévation de la glycémie jusqu'aux concentrations normales et l'amélioration de l'état de la conscience ■ la relaxation des muscles lisses de l'estomac, du duodénum, de l'intestin grêle et du gros intestin chez les patients qui doivent se soumettre à un examen radiologique du tractus gastro-intestinal.

GLYBURIDE,

voir Hypoglycémiants (oraux)

G

GLYCOPYRROLATE

Glycopyrrolate

CLASSIFICATION :
Anticholinergique (antispasmodique)
Grossesse – catégorie B

INDICATIONS

Traitement de nombreuses affections gastro-intestinales résorbables par thérapie anticholinergique ■ **Usages non approuvés** : Inhibition de la salivation et des sécrétions excessives des voies respiratoires avant une intervention chirurgicale ■ Renversement partiel de l'effet vagal et sécrétoire des agents anticholinestérasiques utilisés pour renverser le blocage neuromusculaire de type non dépolarisant (cholinergique d'appoint).

MÉCANISME D'ACTION

Inhibition de l'action de l'acétylcholine aux sites des récepteurs postganglionnaires situés dans les muscles lisses, les glandes exocrines et le SNC (activité antimuscarinique) ■ Diminution de la sécrétion de sueur, de la salivation et des sécrétions des voies respiratoires (faibles doses) ■ Accélération de la fréquence cardiaque (doses moyennes) ■ Diminution de la motilité du tractus gastro-intestinal et des voies génito-urinaires (doses élevées). ***Effets thérapeutiques :*** Diminution des sécrétions du tractus gastro-intestinal et des voies respiratoires.

PHARMACOCINÉTIQUE

Absorption : Par suite de l'administration par voie orale, l'absorption est incomplète. Bonne absorption par suite de l'administration par voie IM.

Distribution : Le mode de distribution n'est pas totalement élucidé. Le médicament traverse faiblement la barrière hémato-encéphalique et l'œil. Il traverse le placenta.

Métabolisme et excrétion : Le médicament est principalement éliminé à l'état inchangé dans les fèces, par excrétion biliaire.

Demi-vie : 1,7 heure (entre 0,6 et 4,6 heures).

CONTRE-INDICATIONS ET PRÉCAUTIONS/ MISES EN GARDE

Contre-indications : Hypersensibilité ■ Glaucome à angle fermé ■ Hémorragie aiguë ■ Enfants de moins de 12 ans (traitement de l'ulcère gastro-duodénal seulement) ■ Sténose pylorique ■ Sténose avec rétention gastrique importante ■ Obstruction duodénale ■ Achalasie œsophagienne ■ Cardiospasme ■ Hypertrophie de la prostate.

Précautions/mises en garde : Personnes âgées et très jeunes enfants (prédisposition accrue à des réactions indésirables) ■ Infections intra-abdominales ■ Maladies rénale, hépatique, pulmonaire ou cardiaque chroniques ■ Tachycardie secondaire à l'insuffisance cardiaque ou à la thyrotoxicose ■ Grossesse et allaitement (l'innocuité du médicament n'a pas été établie).

RÉACTIONS INDÉSIRABLES ET EFFETS SECONDAIRES

SNC : confusion, somnolence.

ORLO : vision trouble, cycloplégie, xérophtalmie, mydriase.

CV : tachycardie, hypotension orthostatique, palpitations.

GI : sécheresse de la bouche (xérostomie), constipation.

GU : retard de la miction avec effort pour uriner, rétention urinaire.

INTERACTIONS

Médicament-médicament : Effets anticholinergiques additifs lors de l'administration d'autres **préparations anticholinergiques** comprenant les **antihistaminiques**, les **antidépresseurs tricycliques**, la **quinidine** et le **disopyramide** ■ Le glycopyrrolate peut modifier l'absorption d'autres **médicaments administrés par voie orale** en ralentissant la motilité du tractus gastro-intestinal ■ Les **antiacides** ou les **antidiarrhéiques adsorbants** diminuent l'absorption des anticholinergiques ■ Le glycopyrrolate peut aggraver le risque de lésions de la muqueuse gastro-intestinale chez les patients qui prennent des comprimés de **chlorure de potassium** par voie orale ■ Risque accru de réactions cardiovasculaires indésirables en cas d'anesthésie par le **cyclopropane** ▪ L'usage concomitant peut diminuer l'absorption du **kétoconazole** (administrer le glycopyrrolate 2 heures après le kétoconazole).

VOIES D'ADMINISTRATION ET POSOLOGIE

Diminution des sécrétions au cours d'une intervention chirurgicale

- **IM (adultes)**: 4,4 µg/kg, de 30 à 60 minutes avant l'intervention (ne pas dépasser 0,1 mg).
- **IM (enfants)**: De 4,4 à 8,8 µg/kg, de 30 à 60 minutes avant l'intervention.

Cholinergique d'appoint

- **IV (adultes et enfants)**: 200 µg par mg de néostigmine ou par 5 mg de pyridostigmine, administrées simultanément.

Antiarythmique

- **IV (adultes)**: 100 µg; cette dose peut être répétée toutes les 2 ou 3 minutes.
- **IV (enfants)**: 4,4 µg/kg (jusqu'à concurrence de 100 µg); cette dose peut être répétée toutes les 2 ou 3 minutes.

PRÉSENTATION

Solution pour injection: 200 µg (0,2 mg)/mL[Pr].

PHARMACODYNAMIE (effets anticholinergiques)

	DÉBUT D'ACTION	PIC	DURÉE
IM	15 – 30 min	30 – 45 min	2 – 7 h†
IV	1 min	inconnu	2 – 7 h†

† L'effet antisécrétoire dure 7 heures au maximum; l'effet antivagal dure 2 ou 3 heures.

SOINS INFIRMIERS

ÉVALUATION DE LA SITUATION

- Mesurer la fréquence cardiaque, la pression artérielle et la fréquence respiratoire avant l'administration par voie parentérale et à intervalles réguliers pendant toute la durée du traitement.
- Effectuer le bilan quotidien des ingesta et des excreta chez les personnes âgées ou chez les patients ayant subi une intervention chirurgicale, car le glycopyrrolate peut provoquer une rétention urinaire. Inciter le patient à uriner avant de lui administrer le médicament.
- Observer régulièrement les signes de distension abdominale et ausculter les bruits intestinaux. Si la constipation devient gênante, augmenter la consommation de liquides et servir au patient des aliments riches en fibres pour soulager les effets constipants du glycopyrrolate.
- Le patient qui suit un traitement prolongé doit se faire mesurer régulièrement la pression intraoculaire.

Tests de laboratoire:

- Le glycopyrrolate contrecarre les effets de la pentagastrine et de l'histamine, qui sont administrées lors des tests d'évaluation des sécrétions d'acide gastrique. Ne pas administrer le médicament 24 heures avant ces tests.
- Le médicament peut entraîner la diminution des concentrations d'acide urique chez les patients souffrant de goutte ou d'hyperuricémie.

Toxicité et surdosage: En cas de surdosage, l'antidote est la néostigmine.

DIAGNOSTICS INFIRMIERS POSSIBLES

- Atteinte à l'intégrité de la muqueuse buccale (Effets secondaires).
- Constipation (Effets secondaires).
- Connaissances insuffisantes sur le traitement médicamenteux (Enseignement au patient et à ses proches).

INTERVENTIONS INFIRMIÈRES

Ne pas administrer la solution si elle est trouble ou si elle a changé de couleur.

IM: On peut administrer la solution sans la diluer ou on peut la mélanger à une solution de D5%E ou de D10%E ou à une solution de NaCl 0,9 %. Consulter les directives du fabricant avant de diluer la préparation.

IV directe: On peut administrer la solution sans la diluer par une tubulure en Y.

Vitesse d'administration: Administrer la solution à un débit de 0,2 mg, pendant 1 à 2 minutes.

Associations compatibles dans la même seringue: benzquinamide ▪ chlorpromazine ▪ cimétidine ▪ codéine ▪ diphenhydramine ▪ dropéridol ▪ dropéridol/fentanyl ▪ hydromorphone ▪ hydroxyzine ▪ lévorphanol ▪ lidocaïne ▪ mépéridine ▪ midazolam ▪ morphine ▪ nalbuphine ▪ néostigmine ▪ oxymorphone ▪ prochlorpérazine ▪ promazine ▪ prométhazine ▪ propiomazine ▪ pyridostigmine ▪ ranitidine ▪ triflupromazine ▪ triméthobenzamide.

Associations incompatibles dans la même seringue: chloramphénicol ▪ dexaméthasone ▪ diazépam ▪ dimenhydrinate ▪ méthohexital ▪ pentazocine ▪

G

pentobarbital ▪ sécobarbital ▪ sodium, bicarbonate de ▪ thiopental.

Compatibilité en addition au soluté : solution de D5%E et de NaCl 0,45 % ▪ solution de D5%E ▪ solution de NaCl à 0,9 % ▪ solution de Ringer. Administrer immédiatement après l'admixtion.

Incompatibilité en addition au soluté : méthylprednisolone sodique, succinate de.

ENSEIGNEMENT AU PATIENT ET À SES PROCHES

- Expliquer au patient qu'il doit respecter scrupuleusement la posologie recommandée et qu'il ne doit jamais augmenter la dose. S'il n'a pu prendre le médicament au moment habituel, il doit le prendre dès que possible à moins que ce ne soit presque l'heure prévue pour la dose suivante.
- Prévenir le patient que le glycopyrrolate peut provoquer de la somnolence et une vision trouble. Lui recommander de ne pas conduire et d'éviter les autres activités qui exigent sa vigilance jusqu'à ce qu'on ait la certitude que le médicament n'entraîne pas ces effets chez lui.
- Expliquer au patient que pour soulager la sécheresse de la bouche, il devrait se rincer fréquemment la bouche, consommer des bonbons ou de la gomme à mâcher sans sucre et pratiquer une bonne hygiène orale. Si la sécheresse de la bouche persiste pendant plus de 2 semaines, lui conseiller de consulter un professionnel de la santé au sujet de la possibilité d'utiliser des substituts de salive.
- Recommander au patient recevant le glycopyrrolate de changer lentement de position pour réduire les risques d'hypotension orthostatique induite par le médicament.
- Recommander au patient d'éviter les températures extrêmes, car le glycopyrrolate diminue les sécrétions de sueur et peut augmenter le risque d'un coup de chaleur.
- Conseiller au patient de signaler immédiatement à un professionnel de la santé les douleurs oculaires ou une sensibilité accrue à la lumière. Insister sur l'importance des examens ophtalmiques réguliers pendant toute la durée du traitement.
- Conseiller au patient de consulter un professionnel de la santé avant de prendre un médicament en vente libre en même temps que le glycopyrrolate.

VÉRIFICATION DE L'EFFICACITÉ THÉRAPEUTIQUE

L'efficacité du traitement peut être démontrée par : l'inhibition de la salivation avant une intervention chirurgicale ▪ le renversement des effets des médicaments cholinergiques ▪ la diminution de la motilité gastro-intestinale et le soulagement de la douleur chez les patients souffrant d'ulcère gastroduodénal. ✳

GOSÉRÉLINE

Zoladex, Zoladex LA

CLASSIFICATION :

Antinéoplasique (hormone de synthèse), analogue de l'hormone de libération de la gonadotrophine

Grossesse – catégories D (cancer du sein) et X (endométriose)

INDICATIONS

Traitement palliatif du cancer de la prostate hormonodépendant de stade avancé (stade M_1 de la classification *Tumor-Node-Metastasis* [TNM] ou stade D_2 de la classification de l'*American urologic association* [AUA]) ▪ En association avec un antiandrogène non stéroïdien et la radiothérapie, traitement du cancer localisé de la prostate de stade avancé lorsque la tumeur est volumineuse (stades T2b-T2c-T3-T4) ▪ Traitement palliatif du cancer du sein avancé chez les femmes périménopausées et préménopausées ▪ Traitement hormonal de l'endométriose (soulagement de la douleur et résorption des lésions) ▪ Amincissement de l'endomètre avant ablation en cas de ménométrorragie.

MÉCANISME D'ACTION

Forme synthétique de l'hormone de libération de la gonadotrophine (GnRH ou LH-RH). Inhibition de la production de gonadotrophine par l'hypophyse. Initialement, les concentrations d'hormone lutéinisante (LH), d'hormone folliculostimulante (FSH) et de testostérone augmentent. L'administration continue entraîne une réduction de la production hormonale, particulièrement de testostérone et d'œstradiol. ***Effets thérapeutiques :*** Ralentissement de la propagation du cancer de la prostate ou du sein ▪ Régression de l'endométriose et diminution de la douleur ▪ Amincissement de l'endomètre.

PHARMACOCINÉTIQUE

Absorption : Bonne absorption par suite de l'administration par voie SC. L'absorption est lente pendant les 8 premiers jours, mais s'accélère et demeure constante pendant le reste du cycle de 28 jours.

Distribution : Inconnue.

Métabolisme et excrétion : Une fraction inférieure à 10 % est métabolisée par le foie, le reste étant excrété par les reins (soit plus de 90 %, dont une fraction de 20 % seulement sous forme inchangée).

Demi-vie : 4,2 heures.

CONTRE-INDICATIONS ET PRÉCAUTIONS/ MISES EN GARDE

Contre-indications : Hypersensibilité ■ Saignements vaginaux d'étiologie indéterminée ■ Grossesse ou allaitement.

Précautions/mises en garde : Allaitement ou enfants < 18 ans (l'innocuité du médicament n'a pas été établie).

RÉACTIONS INDÉSIRABLES ET EFFETS SECONDAIRES

SNC : céphalées, anxiété, dépression, étourdissements, fatigue, insomnie, faiblesse.

Resp. : dyspnée.

CV : ACCIDENT VASCULAIRE CÉRÉBRAL, INFARCTUS DU MYOCARDE, vasodilatation, douleurs thoraciques, hypertension, palpitations.

GI : anorexie, constipation, diarrhée, nausées, ulcère, vomissements.

GU : insuffisance rénale, obstruction des voies urinaires.

Tég. : transpiration, rash.

End. : diminution de la libido, impuissance, engorgement mammaire, sensibilité mammaire, stérilité.

HÉ : œdème périphérique.

Hémat. : anémie.

Métab. : goutte, hyperglycémie, hyperlipidémie.

Loc. : douleurs osseuses accrues, arthralgie, diminution de la densité osseuse.

Divers : bouffées de chaleur, frissons, fièvre, gain de poids.

INTERACTIONS

Médicament-médicament : Aucune interaction notable.

VOIES D'ADMINISTRATION ET POSOLOGIE

SC (adultes) : 3,6 mg, toutes les 4 semaines, ou, pour le Zoladex LA, 10,8 mg, toutes les 12 semaines.

Amincissement de l'endomètre – 2 injections de 3,6 mg, à 4 semaines d'intervalle ; pratiquer l'intervention 2 semaines après la deuxième injection.

PRÉSENTATION

Implant : 3,6 mg[Pr], 10,8 mg[Pr] (forme LA).

PHARMACODYNAMIE (diminution des concentrations sériques de testostérone)

	DÉBUT D'ACTION	PIC	DURÉE
SC	inconnu	2 – 4 semaines	pendant le traitement

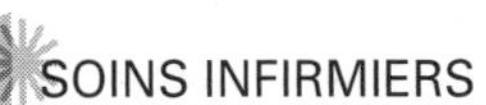

SOINS INFIRMIERS

ÉVALUATION DE LA SITUATION

Cancer :

- Chez le patient ayant des métastases au niveau de la colonne vertébrale, suivre de près l'intensification des douleurs lombaires et la diminution des fonctions sensorimotrices.
- Pendant le traitement initial, effectuer le bilan des ingesta et des excreta et rester à l'affût d'une distension de la vessie chez les patients présentant une obstruction des voies urinaires.

Endométriose : Surveiller les signes et les symptômes d'endométriose avant le traitement et à intervalles réguliers pendant toute sa durée. L'aménorrhée survient habituellement dans les 8 semaines suivant l'administration initiale et les règles recommencent environ 8 semaines après la fin du traitement.

Tests de laboratoire :

- Au début, les concentrations d'hormone lutéinisante (LH) et d'hormone folliculostimulante (FSH) augmentent, puis elles diminuent, ce qui entraîne des concentrations de testostérone équivalentes à celles qu'on trouve chez les castrats, de 2 à 4 semaines après l'élévation initiale de ces concentrations.
- Noter les concentrations sériques de phosphatase acide et d'antigènes prostatiques spécifiques à intervalles réguliers pendant toute la durée du traitement. Le médicament peut entraîner des élévations passagères des concentrations sériques de phosphatase acide, qui reviennent habituellement aux valeurs initiales dans les 4 semaines suivant le début du traitement et qui peuvent diminuer au-dessous des valeurs initiales ou revenir à celles-ci si elles étaient élevées avant le traitement.

G

- Le médicament peut entraîner une hypercalcémie chez les patients souffrant de cancer du sein ou de la prostate associé à des métastases osseuses.
- Le médicament peut provoquer une élévation des concentrations sériques de cholestérol HDL, de cholestérol LDL et de triglycérides.

DIAGNOSTICS INFIRMIERS POSSIBLES

- Dysfonctionnement sexuel (Effets secondaires).
- Connaissances insuffisantes sur le traitement médicamenteux (Enseignement au patient et à ses proches).

INTERVENTIONS INFIRMIÈRES

- On insère un implant dans le tissu sous-cutané de la paroi abdominale supérieure, tous les mois ou tous les 3 mois. On peut administrer un anesthésique local avant l'injection.
- Si, pour une raison quelconque, on doit retirer l'implant, on peut le localiser par ultrasons.

ENSEIGNEMENT AU PATIENT ET À SES PROCHES

- Prévenir le patient que les douleurs osseuses peuvent s'intensifier au début du traitement. Elles disparaîtront avec le temps. Conseiller au patient de consulter un professionnel de la santé concernant l'utilisation d'analgésiques pour soulager la douleur.
- Conseiller à la patiente de prévenir un professionnel de la santé si elle continue d'avoir un cycle menstruel régulier.
- Prévenir la patiente que le médicament peut provoquer des bouffées de chaleur. Lui conseiller de prévenir un professionnel de la santé si elles deviennent gênantes. Une hormonothérapie de substitution peut lui être prescrite pour réduire les symptômes vasomoteurs et la sécheresse vaginale, sans que les effets bénéfiques de la goséréline soient altérés.
- Recommander au patient de prévenir rapidement un professionnel de la santé s'il éprouve des difficultés de miction.
- Insister sur le fait qu'il est important de respecter le schéma thérapeutique prévoyant l'administration du médicament tous les mois ou tous les trois mois.

VÉRIFICATION DE L'EFFICACITÉ THÉRAPEUTIQUE

L'efficacité du traitement peut être démontrée par : l'arrêt de la propagation du cancer de la prostate ■ la réduction des symptômes de cancer du sein avancé chez les femmes périménopausées ou préménopausées ■ la diminution des signes et des symptômes d'endométriose (habituellement, dans les 4 semaines qui suivent l'installation de l'implant) ■ l'amincissement de l'endomètre avant ablation en raison d'une ménométrorragie. ✳

GRANISÉTRON

Kytril

CLASSIFICATION :

Antiémétique (antagoniste des récepteurs de la sérotonine [5-HT_3])

Grossesse – catégorie B

INDICATIONS

Prévention des nausées et des vomissements associés à la chimiothérapie ou consécutifs à une radiothérapie. **Usages non approuvés :** Traitement des nausées et des vomissements aigus suivant une intervention chirurgicale.

MÉCANISME D'ACTION

Inhibition des effets de la sérotonine au niveau des sites récepteurs (antagoniste spécifique) situés sur les terminaisons du nerf vague et dans la zone gâchette chémoréceptrice. ***Effets thérapeutiques :*** Diminution de la fréquence et de la gravité des nausées et des vomissements provoqués par la chimiothérapie ou la radiothérapie.

PHARMACOCINÉTIQUE

Absorption : Par suite de l'administration PO, le médicament est absorbé à 50 %.

Distribution : Inconnue (on sait cependant que le médicament se répartit dans les érythrocytes).

Métabolisme et excrétion : Le médicament est surtout métabolisé par le foie. Une fraction de 12 % est excrétée à l'état inchangé dans l'urine.

Demi-vie : *Patients cancéreux* – de 8 à 9 heures (écart de 0,9 à 31,1 heures) ; *volontaires en santé* – 4,9 heures (de 0,9 à 15,2 heures) ; *patients âgés* – 7,7 heures (de 2,6 à 17,7 heures).

CONTRE-INDICATIONS ET PRÉCAUTIONS/ MISES EN GARDE

Contre-indications : Hypersensibilité.

Précautions/mises en garde: Grossesse ou allaitement (l'innocuité du médicament n'a pas été établie) ■ Enfants de moins de 2 ans (l'innocuité de l'administration par voie IV n'a pas été établie) ■ Enfants de moins de 18 ans (l'innocuité de l'usage par voie PO n'a pas été établie).

RÉACTIONS INDÉSIRABLES ET EFFETS SECONDAIRES

SNC: céphalées, agitation, anxiété, stimulation du SNC, somnolence, faiblesse.

CV: hypertension.

GI: constipation, diarrhée, concentrations élevées des enzymes hépatiques, altération du goût.

Divers: réactions anaphylactoïdes, fièvre.

INTERACTIONS

Médicament-médicament: L'usage concomitant d'**agents provoquant des réactions extrapyramidales** peut augmenter le risque de telles réactions au granisétron.

VOIES D'ADMINISTRATION ET POSOLOGIE

Prévention des nausées et des vomissements induits par la chimiothérapie

- **PO (adultes)**: Une dose de 1 mg, administrée au moins 60 minutes avant la chimiothérapie, suivie d'une dose de 1 mg, administrée 12 heures plus tard, les jours où le patient est soumis à ce traitement. On peut également administrer une seule dose de 2 mg, 1 heure avant la chimiothérapie.
- **IV (adultes)**: 10 µg/kg, dans les 30 minutes qui précèdent la chimiothérapie, le jour ou les jours où ce traitement est administré.

Prévention des nausées et des vomissements induits par la radiothérapie

- **PO (adultes)**: Une seule dose de 2 mg, 1 heure avant la radiothérapie.

PRÉSENTATION

Comprimés: 1 mg[Pr] ■ **Solution pour injection**: 1 mg/mL[Pr].

PHARMACODYNAMIE

	Début d'action	Pic	Durée
PO	rapide	60 min	24 h
IV	rapide	30 min	jusqu'à 24 h

SOINS INFIRMIERS

ÉVALUATION DE LA SITUATION

- Suivre de près les nausées, les vomissements et la distension abdominale et ausculter les bruits intestinaux, avant et après l'administration du granisétron.
- Pendant toute la durée du traitement, surveiller l'apparition des effets extrapyramidaux suivants: mouvements involontaires, grimaces, rigidité, démarche traînante, tremblements des mains. Ces symptômes se manifestent rarement et ils sont habituellement associés à l'usage concomitant d'autres médicaments qui produisent ces effets.

Tests de laboratoire: Le granisétron peut entraîner l'élévation des concentrations d'AST et d'ALT.

DIAGNOSTICS INFIRMIERS POSSIBLES

- Alimentation déficiente (Indications).
- Connaissances insuffisantes sur le traitement médicamenteux (Enseignement au patient et à ses proches).

INTERVENTIONS INFIRMIÈRES

Le granisétron est administré seulement les jours où le patient reçoit la chimiothérapie ou la radiothérapie. Il s'est avéré inutile de l'administrer les autres jours.

PO: Administrer la première dose dans l'heure qui précède la chimiothérapie ou la radiothérapie, et la deuxième, 12 heures plus tard.

IV directe: La solution peut être administrée non diluée ou diluée dans 20 à 50 mL d'une solution de NaCl 0,9 % ou de D5%E. La solution devrait être préparée au moment de l'administration, mais elle reste stable pendant 24 heures à la température ambiante.

Vitesse d'administration: Administrer le granisétron non dilué pendant 30 secondes, ou dilué pendant 5 minutes.

Compatibilité (tubulure en Y): acyclovir ■ allopurinol ■ amifostine ■ amikacine ■ aminophylline ■ amphotéricine B, cholestéryle de ■ ampicilline ■ ampicilline-sulbactam ■ aztréonam ■ bléomycine ■ bumétanide ■ buprénorphine ■ butorphanol ■ calcium, gluconate de ■ carboplatine ■ carmustine ■ céfazoline ■ céfépime ■ céfonicide ■ céfopérazone ■ céfotaxime ■ céfotétane ■ céfoxitine ■ ceftazidime ■ ceftizoxime ■ ceftriaxone ■ céfuroxime ■ chlorpromazine ■ cimétidine ■ ciprofloxacine ■

cisplatine ■ cladribine ■ clindamycine ■ cyclophosphamide ■ cytarabine ■ dacarbazine ■ dactinomycine ■ daunorubicine ■ dexaméthasone ■ diphenhydramine ■ dobutamine ■ dopamine ■ doxorubicine ■ doxorubicine liposomale ■ doxycycline ■ dropéridol ■ énalaprilate ■ étoposide ■ famotidine ■ filgrastim ■ fluconazole ■ fluorouracile ■ floxuridine ■ fludarabine ■ furosémide ■ gallium, nitrate de ■ ganciclovir ■ gentamicine ■ halopéridol ■ héparine ■ hydrocortisone ■ hydromorphone ■ idarubicine ■ ifosfamide ■ imipénem/cilastatine ■ leucovorine ■ lorazépam ■ magnésium, sulfate de ■ méchloréthamine ■ melphalan ■ mépéridine ■ mesna ■ méthotrexate ■ méthylprednisolone ■ métoclopramide ■ métronidazole ■ mezlocilline ■ miconazole ■ minocycline ■ mitomycine ■ mitoxantrone ■ morphine ■ nalbuphine ■ nétilmicine ■ ofloxacine ■ paclitaxel ■ pipéracilline ■ pipéracilline-tazobactam ■ plicamycine ■ potassium, chlorure de ■ prochlorpérazine ■ prométhazine ■ propofol ■ ranitidine ■ rémifentanil ■ sargramostim ■ sodium, bicarbonate de ■ streptozocine ■ téniposide ■ thiotépa ■ ticarcilline ■ ticarcilline/clavulanate ■ tobramycine ■ triméthoprime-sulfaméthoxazole ■ vancomycine ■ vinblastine ■ vincristine ■ vinorelbine ■ zidovudine.

Incompatibilité (tubulure en Y): amphotéricine B.

Incompatibilité en addition au soluté: Le granisétron ne devrait pas être mélangé à d'autres médicaments.

ENSEIGNEMENT AU PATIENT ET À SES PROCHES

Recommander au patient de prévenir immédiatement un professionnel de la santé s'il note des mouvements involontaires des yeux, du visage ou des membres.

VÉRIFICATION DE L'EFFICACITÉ THÉRAPEUTIQUE

L'efficacité du traitement peut être démontrée par: la prévention des nausées et des vomissements associés à une chimiothérapie ou à une radiothérapie qui provoque de telles réactions.

GRISÉOFULVINE

Fulvicin-U/F

CLASSIFICATION:

Antifongique (par voie générale)

Grossesse – catégorie C

INDICATIONS

Traitement de diverses dermatomycoses ■ Usage déconseillé en cas d'infections superficielles qui peuvent être enrayées par des antifongiques topiques.

MÉCANISME D'ACTION

Inhibition de la mitose des cellules fongiques. Dépôts dans les précurseurs cellulaires des cheveux, de la peau et des ongles, les rendant résistants à l'invasion fongique. ***Effets thérapeutiques:*** Production de nouvelles cellules résistantes.

PHARMACOCINÉTIQUE

Absorption: L'absorption des préparations de griséofulvine micronisée (Fulvicin-U/F), administrée par voie orale, est variable (entre 25 % et 70 %).

Distribution: La plus grande partie du médicament se dépose dans la couche cornée de la peau. On en retrouve également dans le foie, les tissus adipeux et les muscles squelettiques.

Métabolisme et excrétion: Le médicament est métabolisé par le foie; une fraction est excrétée par les fèces et la sueur.

Demi-vie: De 9 à 24 heures.

CONTRE-INDICATIONS ET PRÉCAUTIONS/ MISES EN GARDE

Contre-indications: Hypersensibilité ■ Maladie hépatique grave ■ Porphyrie ■ Grossesse.

Précautions/mises en garde: Allaitement (l'innocuité du médicament n'a pas été établie) ■ Risque de sensibilité croisée avec la pénicilline.

RÉACTIONS INDÉSIRABLES ET EFFETS SECONDAIRES

SNC: céphalées, étourdissements.

ORLO: perte auditive.

GI: diarrhée, douleurs épigastriques, soif extrême, flatulence, nausées, vomissements.

Tég.: photosensibilité, rash.

Hémat.: leucopénie.

Divers: réactions d'hypersensibilité, incluant la MALADIE SÉRIQUE, syndrome lupoïde.

INTERACTIONS

Médicament-médicament: L'ingestion concomitante d'**alcool** peut provoquer de la tachycardie, des bouffées de chaleur et une dépression accrue du SNC ■ Le **phénobarbital** abaisse les concentrations sanguines de griséofulvine et peut en diminuer l'efficacité ■ La griséofulvine peut réduire l'efficacité de la **warfarine** ▪ La griséofulvine peut réduire l'efficacité des **contraceptifs oraux**.

Médicament-aliments : Les **aliments gras** augmentent l'absorption de la griséofulvine.

VOIES D'ADMINISTRATION ET POSOLOGIE

Griséofulvine micronisée

- **PO (adultes) :** 125 mg, 4 fois par jour, ou 250 mg, 2 fois par jour.
- **PO (enfants ≥ 23 kg) :** De 250 à 500 mg/jour, en doses fractionnées (une dose de 10 mg/kg est généralement appropriée).
- **PO (enfants de 14 à 23 kg) :** De 125 à 250 mg/jour, en doses fractionnées (une dose de 10 mg/kg est généralement appropriée).

PRÉSENTATION

Comprimés micronisés : 250 mg[Pr], 500 mg[Pr].

PHARMACODYNAMIE (effet antifongique)

	DÉBUT D'ACTION	PIC	DURÉE
PO	4 h	24 h	2 jours

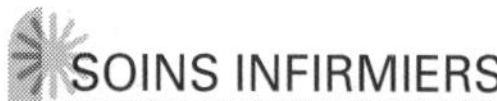

SOINS INFIRMIERS

ÉVALUATION DE LA SITUATION

- Inspecter la peau infectée à intervalles réguliers pendant toute la durée du traitement.
- DÉTERMINER SI LE PATIENT N'EST PAS ALLERGIQUE AUX PÉNICILLINES EN RAISON DU RISQUE DE SENSIBILITÉ CROISÉE.

Tests de laboratoire :

- Examiner à intervalles réguliers, pendant toute la durée du traitement, la numération globulaire, les concentrations sériques de créatinine et les résultats des tests d'exploration fonctionnelle hépatique.
- Effectuer l'analyse des urines à intervalles réguliers pendant toute la durée du traitement. Dans de rares cas, la griséofulvine peut induire une protéinurie.

DIAGNOSTICS INFIRMIERS POSSIBLES

- Atteinte à l'intégrité de la peau (Indications).
- Risque d'infection (Indications, Effets secondaires).
- Connaissances insuffisantes sur le traitement médicamenteux (Enseignement au patient et à ses proches).

INTERVENTIONS INFIRMIÈRES

- Habituellement, il faut utiliser en association une préparation topique.
- Administrer la griséofulvine avec ou après les repas, de préférence avec des aliments riches en matières grasses, pour réduire l'irritation gastrique et pour augmenter l'absorption du médicament.

ENSEIGNEMENT AU PATIENT ET À SES PROCHES

- Expliquer au patient qu'il doit suivre le traitement jusqu'à la fin ; la cure peut durer plusieurs semaines. S'il n'a pas pu prendre le médicament au moment habituel, il doit le prendre aussitôt que possible à moins que ce ne soit presque l'heure prévue pour la dose suivante.
- Expliquer au patient les mesures d'hygiène qu'il doit prendre pour éliminer l'infection et pour prévenir la réinfection.
- Prévenir le patient que la griséofulvine peut provoquer des étourdissements. Lui conseiller de ne pas conduire et d'éviter les activités qui exigent sa vigilance jusqu'à ce qu'on ait la certitude que le médicament n'entraîne pas cet effet chez lui.
- Recommander au patient d'utiliser des écrans solaires et de porter des vêtements de protection pour prévenir les réactions de photosensibilité.
- Recommander au patient de ne pas boire d'alcool pendant qu'il prend ce médicament.
- Conseiller à la patiente qui prend des contraceptifs oraux d'utiliser une méthode de contraception additionnelle, qui n'est pas à base d'hormones, tout au long du traitement et jusqu'aux premières règles suivant la fin du traitement, et de prévenir un professionnel de la santé si elle désire devenir enceinte ou si elle pense l'être.
- Recommander au patient de prévenir un professionnel de la santé si les symptômes suivants se manifestent : rash, maux de gorge, fièvre, diarrhée ou aphtes dans la bouche ou sur la langue.
- Insister sur l'importance des examens de suivi permettant d'évaluer l'efficacité du traitement.

VÉRIFICATION DE L'EFFICACITÉ THÉRAPEUTIUQUE

L'efficacité du traitement peut être démontrée par : la résolution des signes et des symptômes d'infection fongique. Pour prévenir les rechutes, il faut parfois suivre le traitement pendant plusieurs semaines ou mois, jusqu'à ce que le micro-organisme en cause ait été complètement éradiqué, d'après les résultats des examens cliniques ou des tests de laboratoire. En cas de teigne du cuir chevelu (*Tinea capitis*), le traitement dure habituellement de 8 à 10 semaines ; en cas de dermatophytie de la peau glabre (*Tinea corporis*), de 2 à 4 semaines ; en cas de pied d'athlète (*Tinea pedis*), de 4 à 8 semaines ; en cas d'onychomycose, au moins 4 mois pour les ongles des mains et au moins 6 mois pour les ongles des orteils (les taux de récurrence sont très élevés dans le cas des ongles des orteils).

G

GUAIFÉNÉSINE

Balminil Expectorant, Benylin-E, Calmylin Expectorant, Guaifenesine, Robitussin, Sirop de guaifenesine

CLASSIFICATION :
Expectorant
Grossesse – catégorie C

INDICATIONS

Soulagement symptomatique de la toux en facilitant l'expectoration des sécrétions des voies respiratoires.

MÉCANISME D'ACTION

Diminution de la viscosité des sécrétions tenaces par l'augmentation de la quantité de liquides présents dans les voies respiratoires. ***Effets thérapeutiques :*** Diminution de la viscosité des mucosités, ce qui en facilite l'élimination par expectoration.

PHARMACOCINÉTIQUE

Absorption : Bonne absorption par suite de l'administration PO.
Distribution : Inconnue.
Métabolisme et excrétion : Le médicament est excrété par les reins sous forme de métabolites.
Demi-vie : Inconnue.

CONTRE-INDICATIONS ET PRÉCAUTIONS/ MISES EN GARDE

Contre-indications : Hypersensibilité ■ Intolérance à l'alcool (certaines formulations en contiennent).
Précautions/mises en garde : Toux qui persiste depuis plus de une semaine ou qui s'accompagne de fièvre, de rash ou de céphalées ■ Grossesse ■ Patients recevant du disulfirame (les préparations liquides peuvent contenir de l'alcool) ■ Patients diabétiques (certaines préparations peuvent contenir du sucre) ■ Intolérance à l'alcool (certaines préparations en contiennent).

RÉACTIONS INDÉSIRABLES ET EFFETS SECONDAIRES

SNC : étourdissements, céphalées.
GI : nausées, diarrhée, douleurs d'estomac, vomissements.
Tég. : rash, urticaire.

INTERACTIONS

Médicament-médicament : Aucune interaction notable.

VOIES D'ADMINISTRATION ET POSOLOGIE

PO (> 12 ans) : De 200 à 400 mg, toutes les 4 à 6 heures (ne pas dépasser 2 400 mg par jour).
PO (enfants de 6 à 12 ans) : De 100 à 200 mg, toutes les 4 à 6 heures (ne pas dépasser 1 200 mg par jour).
PO (enfants de 2 à 6 ans) : De 50 à 100 mg, toutes les 4 à 6 heures (ne pas dépasser 600 mg par jour).

PRÉSENTATION (version générique disponible)

Sirop : 100 mg/5 mL[VL], 200 mg/5 mL[VL] ■ **Solution orale :** 100 mg/5 mL[VL] ■ **Comprimés :** 200 mg[VL] ■ **En association avec :** analgésiques/antipyrétiques, antihistaminiques, décongestionnants et antitussifs[Pr, VL].

PHARMACODYNAMIE (effet expectorant)

	DÉBUT D'ACTION	PIC	DURÉE
PO	30 min	inconnu	4 – 6 h
PO – LP†	inconnu	inconnu	12 h

† LP = libération prolongée.

SOINS INFIRMIERS

ÉVALUATION DE LA SITUATION

Noter la fréquence et la nature de la toux, ausculter le murmure vésiculaire et noter les caractéristiques des sécrétions bronchiques à intervalles réguliers tout au long du traitement. Maintenir un apport liquidien de 1 500 à 2 000 mL par jour afin de diminuer la viscosité des sécrétions.

DIAGNOSTICS INFIRMIERS POSSIBLES

- Dégagement inefficace des voies respiratoires (Indications).
- Connaissances insuffisantes sur le traitement médicamenteux (Enseignement au patient et à ses proches).

INTERVENTIONS INFIRMIÈRES

- Servir un grand verre d'eau au patient après chaque dose de guaifénésine, afin de diminuer la viscosité des sécrétions.
- Les comprimés et les capsules à libération prolongée doivent être avalés tels quels ; ne pas les ouvrir, les écraser, les scinder ou les mâcher.

ENSEIGNEMENT AU PATIENT ET À SES PROCHES

- Expliquer au patient les méthodes lui permettant de tousser efficacement : s'asseoir en gardant le dos bien droit et prendre plusieurs respirations profondes avant de tousser.
- Prévenir le patient que la guaifénésine peut parfois provoquer des étourdissements. Lui conseiller de ne pas conduire et d'éviter les activités qui exigent sa vigilance jusqu'à ce qu'on ait la certitude que le médicament n'entraîne pas cet effet chez lui.
- Expliquer au patient les mesures à prendre pour calmer une toux chronique non productive : parler peu, cesser de fumer, humidifier l'air de la pièce, mâcher de la gomme ou sucer des bonbons durs sans sucre.
- Recommander au patient de prévenir un professionnel de la santé si la toux persiste au-delà de une semaine ou si elle s'accompagne de fièvre, de rash, de céphalées persistantes ou de maux de gorge.

VÉRIFICATION DE L'EFFICACITÉ THÉRAPEUTIQUE

L'efficacité du traitement peut être démontrée par : une expectoration plus facile des mucosités associées aux infections des voies respiratoires supérieures.

GUANFACINE

Ce médicament n'est pas commercialisé au Canada.

CLASSIFICATION :

Antihypertenseur (agoniste alpha$_2$-adrénergique à action centrale)

Grossesse – catégorie B

INDICATIONS

Traitement de l'hypertension en association avec des diurétiques de type thiazidique.

MÉCANISME D'ACTION

Stimulation des récepteurs alpha$_2$-adrénergiques du SNC, entraînant la diminution du flux sympathique vers le cœur, les reins et les vaisseaux sanguins, ce qui a comme résultat une diminution de la pression artérielle et de la résistance périphérique et une légère réduction de la fréquence cardiaque, sans aucune modification du débit cardiaque. ***Effets thérapeutiques :*** Abaissement de la pression artérielle.

PHARMACOCINÉTIQUE

Absorption : Bonne absorption (80 %) par suite de l'administration PO.

Distribution : Le médicament semble se répartir dans tout l'organisme.

Métabolisme et excrétion : Une fraction de 50 % est métabolisée par le foie et le reste est excrété par les reins à l'état inchangé.

Demi-vie : 17 heures.

CONTRE-INDICATIONS ET PRÉCAUTIONS/ MISES EN GARDE

Contre-indications : Hypersensibilité.

Précautions/mises en garde : Maladie coronarienne grave ou infarctus du myocarde récent ■ Maladie vasculaire cérébrale ■ Maladies rénale ou hépatique graves ■ Grossesse, allaitement ou enfants âgés de moins de 12 ans (l'innocuité du médicament n'a pas été établie).

RÉACTIONS INDÉSIRABLES ET EFFETS SECONDAIRES

SNC : somnolence, faiblesse, dépression, étourdissements, fatigue, céphalées, insomnie.

ORLO : acouphènes.

Resp. : dyspnée.

CV : bradycardie, douleurs thoraciques, palpitations, hypertension rebond.

GI : constipation, sécheresse de la bouche (xérostomie), douleurs abdominales, nausées.

GU : impuissance.

INTERACTIONS

Médicament-médicament : Effets hypotensifs additifs lors de l'usage concomitant d'**autres antihypertenseurs** ou de **dérivés nitrés** et d'**alcool** ■ Effets dépressifs additifs lors de l'usage concomitant d'autres **dépresseurs du SNC**, dont l'**alcool**, les **antihistaminiques**, les **analgésiques opiacés**, les **antidépresseurs tricycliques** et les **hypnosédatifs** ■ Les **AINS** peuvent réduire l'efficacité de la guanfacine ■ Les **agents adrénergiques (sympathomimétiques)** peuvent réduire l'efficacité de la guanfacine.

VOIES D'ADMINISTRATION ET POSOLOGIE

PO (adultes): 1 mg par jour, au coucher. Si nécessaire, on peut augmenter la dose jusqu'à 3 mg par jour, à des intervalles de 3 à 4 semaines. Le médicament peut également être administré en 2 doses fractionnées.

G

PRÉSENTATION

Ce médicament n'est pas commercialisé au Canada.

PHARMACODYNAMIE (effet antihypertenseur)

	Début d'action	Pic	Durée
PO (une seule dose)	inconnu	8 – 12 h	24 h
PO (plusieurs doses)	en l'espace de 1 semaine	1 – 3 mois	inconnue

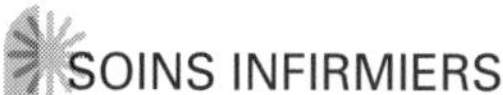

SOINS INFIRMIERS

ÉVALUATION DE LA SITUATION

- Mesurer souvent le pouls et la pression artérielle (en positions debout et couchée) pendant la période initiale d'ajustement de la posologie, et à intervalles réguliers, pendant toute la durée du traitement. Prévenir le médecin si des changements importants surviennent.
- Surveiller la fréquence du renouvellement des ordonnances, afin de s'assurer que le patient reste fidèle à son traitement.

***Tests de laboratoire*:**

- La guanfacine peut entraîner une augmentation passagère, mais n'ayant aucune signification clinique, des concentrations plasmatiques d'hormone de croissance.
- Le médicament peut réduire les concentrations urinaires de catécholamines et d'acide vanillylmandélique.

DIAGNOSTICS INFIRMIERS POSSIBLES

- Risque d'accident (Effets secondaires).
- Connaissances insuffisantes sur le traitement médicamenteux (Enseignement au patient et à ses proches).
- Non-observance du traitement médicamenteux (Enseignement au patient et à ses proches).

INTERVENTIONS INFIRMIÈRES

Administrer la dose quotidienne au coucher afin de réduire la sédation diurne.

ENSEIGNEMENT AU PATIENT ET À SES PROCHES

- Recommander fortement au patient de respecter scrupuleusement la posologie prescrite et de continuer à prendre le médicament même s'il se sent bien. Lui expliquer que ce médicament stabilise la pression artérielle, mais ne guérit pas l'hypertension. Conseiller au patient de prendre le médicament tous les jours à la même heure. S'il n'a pu prendre son médicament au moment habituel, il doit le prendre aussitôt que possible, sans toutefois remplacer une dose manquée par une double dose. Demander au patient de prévenir un professionnel de la santé s'il a omis de prendre plus de deux doses consécutives. Un arrêt brusque peut déclencher les symptômes suivants de surstimulation du système nerveux sympathique : nervosité, anxiété, hypertension rebond, douleurs thoraciques, tachycardie, salivation accrue, nausées, tremblements, crampes abdominales, transpiration, insomnie. Ces effets peuvent survenir de 2 à 7 jours après l'arrêt du traitement, bien que l'hypertension rebond soit rare et induite surtout par des doses élevées.
- Conseiller au patient d'avoir une réserve suffisante de médicament pour les fins de semaine, les congés et les vacances. Lui conseiller aussi de conserver une ordonnance dans son portefeuille pour parer à toute urgence.
- Inciter le patient à appliquer d'autres mesures de réduction de l'hypertension : perdre du poids, réduire sa consommation de sel, cesser de fumer, consommer de l'alcool avec modération, faire régulièrement de l'exercice et diminuer le stress.
- Montrer au patient et à ses proches comment prendre la pression artérielle. Leur demander de mesurer la pression artérielle au moins une fois par semaine et de prévenir un professionnel de la santé si des changements importants surviennent.

- Prévenir le patient que la guanfacine peut parfois provoquer de la somnolence et des étourdissements. Lui conseiller de ne pas conduire et d'éviter les activités qui exigent sa vigilance jusqu'à ce qu'on ait la certitude que le médicament n'entraîne pas ces effets chez lui.
- Conseiller au patient de consulter un professionnel de la santé avant de prendre un médicament en vente libre, particulièrement les remèdes contre la toux, le rhume et les allergies.
- Recommander au patient d'éviter de boire de l'alcool ou de prendre d'autres dépresseurs du SNC pendant qu'il suit ce traitement.
- Recommander au patient de communiquer avec un professionnel de la santé si la sécheresse de la bouche ou la constipation persistent. Lui conseiller de pratiquer une bonne hygiène orale, de se rincer la bouche fréquemment avec de l'eau, de consommer de la gomme à mâcher ou des bonbons sans sucre pour diminuer la sécheresse de la bouche et d'augmenter sa consommation de liquides et de fibres alimentaires pour soulager la constipation.
- Recommander au patient qui doit suivre un traitement ou subir une intervention chirurgicale de prévenir le professionnel de la santé qu'il suit un traitement avec cet agent antihypertenseur.
- Recommander au patient de signaler à un professionnel de la santé les symptômes suivants : étourdissements, somnolence prolongée, fatigue, faiblesse, dépression, céphalées, dysfonctionnement sexuel, dépression ou modification des habitudes de sommeil. La dépression induite par le médicament peut dicter l'abandon du traitement.
- Insister sur l'importance des examens de suivi permettant d'évaluer les bienfaits du médicament.

VÉRIFICATION DE L'EFFICACITÉ THÉRAPEUTIQUE

L'efficacité du traitement peut être démontrée par : la baisse de la pression artérielle sans apparition d'effets indésirables trop pénibles. ✳

HALCINONIDE,
voir Corticostéroïdes (topiques)

HALOBÉTASOL,
voir Corticostéroïdes (topiques)

HALOPÉRIDOL
Apo-Haloperidol, Haldol, Haloperidol LA, Novo-Peridol, Peridol, PMS Haloperidol LA

CLASSIFICATION :
Antipsychotique (butyrophénone)
Grossesse – catégorie C

H

INDICATIONS
Traitement des psychoses aiguës et chroniques ▪ Maîtrise des symptômes de la maladie de Gilles de la Tourette ▪ Traitement du comportement agité et agressif chez les patients présentant un syndrome cérébral chronique ou une arriération mentale. **Usages non approuvés :** Traitement des nausées et des vomissements induits par une intervention chirurgicale ou la chimiothérapie.

MÉCANISME D'ACTION
Modification des effets de la dopamine dans le SNC ▪ Effets anticholinergiques et alpha-adrénolytiques. ***Effets thérapeutiques :*** Diminution des signes et des symptômes de psychoses ▪ Amélioration du comportement chez les enfants souffrant du syndrome de Gilles de la Tourette ou d'autres troubles comportementaux.

PHARMACOCINÉTIQUE
Absorption : Bonne absorption par suite de l'administration PO et IM. Le sel de décanoate est absorbé lentement et a une longue durée d'action.

Distribution : On trouve des concentrations élevées dans le foie. L'halopéridol traverse le placenta et pénètre dans le lait maternel.

Liaison aux protéines : 90 %.

Métabolisme et excrétion : La plus grande partie du médicament est métabolisée par le foie.

Demi-vie : De 21 à 24 heures.

CONTRE-INDICATIONS ET PRÉCAUTIONS/ MISES EN GARDE
Contre-indications : Hypersensibilité ▪ Glaucome à angle fermé ▪ Aplasie médullaire ▪ Dépression du SNC ▪ État comateux ▪ État dépressif grave ▪ Maladies spasmodiques antérieures ▪ Patients séniles présentant des symptômes pseudo-parkinsoniens préexistants ▪ Lésions des noyaux basaux ou maladie de Parkinson, sauf lorsqu'il s'agit de dyskinésies résultant d'un traitement avec la lévodopa ▪ Trouble hépatique ou cardiovasculaire grave ▪ Intolérance ou hypersensibilité à la tartrazine, à l'huile de sésame ou à l'alcool benzylique (éviter, dans ce cas, l'administration des produits qui contiennent ces substances) ▪ Enfants ▪ Grossesse et allaitement.
Précautions/mises en garde : Personnes âgées ou patients débilités (réduire la dose) ▪ Cardiopathie ▪ Diabète ▪ Insuffisance respiratoire ▪ Hypertrophie de la prostate ▪ Tumeurs du SNC ▪ Occlusion intestinale ▪ Convulsions.

RÉACTIONS INDÉSIRABLES ET EFFETS SECONDAIRES
SNC : CONVULSIONS, réactions extrapyramidales, confusion, somnolence, agitation, dyskinésie tardive.
ORLO : vision trouble, xérophtalmie.
Resp. : dépression respiratoire.
CV : hypotension, tachycardie.
GI : constipation, sécheresse de la bouche (xérostomie), anorexie, hépatite, iléus.
GU : rétention urinaire.
Tég. : diaphorèse, photosensibilité, rash.
End. : galactorrhée.
Hémat. : anémie, leucopénie.
Métab. : hyperpyrexie.
Divers : SYNDROME MALIN DES NEUROLEPTIQUES, réactions d'hypersensibilité.

INTERACTIONS
Médicament-médicament : Effets hypotensifs additifs, lors de l'administration concomitante d'**antihypertenseurs** ou de **dérivés nitrés** ou de l'ingestion rapide de grandes quantités d'**alcool** ▪ Effets anticholinergiques additifs, lors de l'administration concomitante de **médicaments doués de propriétés anticholinergiques** dont les **antihistaminiques**, les **antidépresseurs**, l'**atropine**, les **phénothiazines**, la **quinidine** et le **disopyramide** ▪ Effets dépresseurs additifs sur le SNC, lors de l'usage concomitant d'autres **dépresseurs du SNC**, dont l'**alcool**, les **antihistaminiques**, les **analgésiques opiacés** et les **hypnosédatifs** ▪ Risque d'hypotension grave et

de tachycardie lors de l'administration concomitante d'**épinéphrine** ■ L'halopéridol peut diminuer les effets thérapeutiques de la **lévodopa** et du **pergolide** ■ Risque d'apparition du syndrome encéphalopathique aigu, si le médicament est administré en même temps que le **lithium** ■ Risque de manifestations de démence lors de l'administration concomitante de **méthyldopa**.

VOIES D'ADMINISTRATION ET POSOLOGIE

Halopéridol

- **PO (adultes)**: De 0,5 à 5 mg, 2 à 3 fois par jour (chez certains patients, on doit parfois administrer des doses quotidiennes pouvant atteindre 100 mg par jour).
- **PO (personnes âgées ou patients débilités)**: De 0,5 à 2 mg, 2 fois par jour, au départ; la dose peut être augmentée graduellement selon les besoins.
- **IM (adultes)**: De 2 à 5 mg, toutes les 4 à 6 heures (ne pas dépasser 100 mg par jour).

Décanoate d'halopéridol

- **IM (adultes)**: De 10 à 15 fois la dose quotidienne précédente, administrée par voie orale, sans dépasser 100 mg initialement, tous les mois (ne pas dépasser 300 mg par mois).

PRÉSENTATION (version générique disponible)

Comprimés: 0,5 mg[Pr], 1 mg[Pr], 2 mg[Pr], 5 mg[Pr], 10 mg[Pr], 20 mg[Pr] ■ **Concentré oral**: 2 mg/mL[Pr] ■ **Halopéridol (solution pour injection)**: 5 mg/mL[Pr] ■ **Décanoate d'halopéridol (solution pour injection)**: 50 mg/mL[Pr], 100 mg/mL[Pr].

PHARMACODYNAMIE (activité antipsychotique)

	Début d'action	Pic	Durée
PO	2 h	2 – 6 h	8 – 12 h
IM	20 – 30 min	30 – 45 min	4 – 8 h†
IM (décanoate)	3 – 9 jours	inconnu	1 mois

† L'effet peut persister pendant plusieurs jours.

SOINS INFIRMIERS

ÉVALUATION DE LA SITUATION

- Déterminer l'état de la conscience du patient (orientation spatiotemporelle, humeur, comportement), avant le traitement et à intervalles réguliers pendant toute sa durée.
- Mesurer la pression artérielle (en position assise, debout et couchée) et le pouls, avant l'administration du médicament et à intervalles fréquents pendant la période d'ajustement de la posologie. Le médicament peut modifier les intervalles QT sur l'ÉCG.
- Observer attentivement le patient au moment de l'administration du médicament pour s'assurer qu'il l'a bien avalé.
- Effectuer le bilan quotidien des ingesta et des excreta et peser le patient tous les jours. Particulièrement chez les personnes âgées, observer les signes et les symptômes suivants de déshydratation: diminution de la soif, léthargie, hémoconcentration.
- Déterminer la quantité de liquides consommée et l'état de la fonction intestinale. L'augmentation de la consommation de fibres alimentaires et de liquides permet de réduire les effets constipants de l'halopéridol.
- Rester à l'affût des symptômes d'acathisie (agitation ou désir de bouger continuellement), qui peuvent apparaître dans les 6 heures suivant la première dose et qui peuvent être difficiles à distinguer de ceux de l'agitation psychotique; pour les distinguer les uns des autres, on peut administrer de la benztropine. Observer attentivement le patient pour déceler l'apparition de symptômes extrapyramidaux (*symptômes parkinsoniens*: difficulté d'élocution ou de déglutition, perte de l'équilibre, mouvements d'émiettement, faciès figé, démarche traînante, rigidité, tremblements; *symptômes dystoniques*: spasmes musculaires, torsions, secousses musculaires, incapacité de bouger les yeux, faiblesse des bras ou des jambes).
- Suivre de près l'apparition de symptômes de dyskinésie tardive (mouvements rythmiques et incontrôlés de la bouche, du visage et des membres; émission de bruits secs avec les lèvres, moue; gonflement des joues; mastication incontrôlée; mouvements rapides de la langue). Signaler immédiatement au médecin ces symptômes, qui peuvent être irréversibles.
- RESTER À L'AFFÛT DES SYMPTÔMES SUIVANTS DU SYNDROME MALIN DES NEUROLEPTIQUES: FIÈVRE, DÉTRESSE RESPIRATOIRE, TACHYCARDIE, CONVULSIONS, DIAPHORÈSE, HYPERTENSION OU HYPOTENSION, PÂLEUR, FATIGUE, RIGIDITÉ MUSCULAIRE MARQUÉE, PERTE DE LA MAÎTRISE DE LA VESSIE. INFORMER IMMÉDIATEMENT LE MÉDECIN DE CES SYMPTÔMES. LE MÉDICAMENT PEUT ÉGALEMENT INDUIRE UNE LEUCOCYTOSE,

H

DES RÉSULTATS ÉLEVÉS AUX TESTS DE L'EXPLORATION FONCTIONNELLE HÉPATIQUE OU DES CONCENTRATIONS ÉLEVÉES DE CRÉATINE-KINASE.

Tests de laboratoire: Noter à intervalles réguliers tout au long du traitement la numération globulaire, la formule leucocytaire et les résultats des tests de l'exploration fonctionnelle hépatique.

DIAGNOSTICS INFIRMIERS POSSIBLES

- Opérations de la pensée perturbées (Indications).
- Connaissances insuffisantes sur le traitement médicamenteux (Enseignement au patient et à ses proches).

INTERVENTIONS INFIRMIÈRES

H

Éviter le contact de la peau avec la solution orale, en raison du risque de dermatite.

PO:

- Administrer le médicament avec des aliments ou un grand verre d'eau ou de lait afin de réduire l'irritation gastrique.
- Utiliser un récipient gradué pour administrer la dose exacte. Ne pas diluer le concentré dans du café ou du thé; un précipité pourrait se former. On peut administrer le médicament sans le diluer, mais on peut le diluer au besoin dans au moins 60 mL de liquide.

IM: Injecter lentement dans un muscle bien développé, selon un tracée en Z, en utilisant une aiguille de 5 cm, calibre 21. Ne pas administrer plus de 3 mL par point d'injection. La solution peut virer au jaune pâle sans que sa puissance soit modifiée. Conseiller au patient de rester couché pendant au moins 30 minutes après l'injection afin de réduire les effets hypotenseurs de l'halopéridol.

IV directe: Le médicament peut être administré non dilué pour maîtriser rapidement la psychose aiguë ou le délire.

Vitesse d'administration: Administrer la préparation à une vitesse de 5 mg/minute.

Perfusion intermittente: La solution peut être diluée dans 30 à 50 mL de D5%E.

Vitesse d'administration: Administrer la préparation en 30 minutes.

Consulter les directives de chaque fabricant avant de reconstituer la préparation.

Associations compatibles dans la même seringue: hydromorphone ▪ sufentanil.

Associations incompatibles dans la même seringue: héparine ▪ kétorolac.

Compatibilité (tubulure en Y): amifostine ▪ aztréonam ▪ cimétidine ▪ cisatracurium ▪ cladribine ▪ dobutamine ▪ dopamine ▪ doxorubicine liposomale ▪ famotidine ▪ filgrastim ▪ fludarabine ▪ granisétron ▪ lidocaïne ▪ lorazépam ▪ melphalan ▪ midazolam ▪ nitroglycérine ▪ norépinéphrine ▪ ondansétron ▪ paclitaxel ▪ phényléphrine ▪ propofol ▪ rémifentanil ▪ sufentanil ▪ tacrolimus ▪ téniposide ▪ théophylline ▪ thiotépa ▪ vinorelbine.

Incompatibilité (tubulure en Y): amphotéricine B, cholestéryle d' ▪ céfépime ▪ cefmétazole ▪ fluconazole ▪ foscarnet ▪ gallium, nitrate de ▪ héparine ▪ pipéracilline/tazobactam ▪ sargramostim.

ENSEIGNEMENT AU PATIENT ET À SES PROCHES

- Conseiller au patient de respecter scrupuleusement la posologie recommandée. S'il n'a pu prendre le médicament au moment habituel, il doit le prendre dès que possible, en espaçant à des intervalles égaux les autres prises de la journée. Parfois, plusieurs semaines peuvent s'écouler avant de pouvoir noter les effets souhaités. Prévenir le patient qu'il ne doit jamais augmenter la dose ni arrêter le traitement sans avoir consulté un professionnel de la santé au préalable. Le sevrage brusque peut provoquer des étourdissements, des nausées, des vomissements, de l'irritation gastrique, des tremblements ou des mouvements involontaires de la bouche, de la langue ou de la mâchoire.
- Prévenir le patient que l'halopéridol peut provoquer des symptômes extrapyramidaux et la dyskinésie tardive. Lui recommander de signaler immédiatement ces symptômes à un professionnel de la santé.
- Recommander au patient de changer lentement de position afin de réduire les risques d'hypotension orthostatique.
- Prévenir le patient que l'halopéridol peut provoquer de la somnolence. Lui conseiller de ne pas conduire et d'éviter les activités qui exigent sa vigilance jusqu'à ce qu'on ait la certitude que le médicament n'entraîne pas cet effet chez lui.
- Mettre en garde le patient contre la consommation d'alcool ou d'autres dépresseurs du SNC en même temps que l'halopéridol.
- Inciter le patient à utiliser des écrans solaires et à porter des vêtements protecteurs lors des expositions au soleil pour prévenir les réactions de photosensibilité. Lui recommander également d'éviter les températures extrêmes, car l'halopéridol altère la thermorégulation.
- Conseiller au patient de se rincer fréquemment la bouche, de pratiquer une bonne hygiène orale

et de consommer de la gomme ou des bonbons sans sucre pour soulager la sécheresse de la bouche.

- Recommander au patient qui doit suivre un traitement ou subir une intervention chirurgicale de prévenir le professionnel de la santé qu'il suit un traitement médicamenteux.
- Conseiller au patient de signaler rapidement à un professionnel de la santé la faiblesse, les tremblements, les troubles visuels, l'urine foncée ou les selles couleur de glaise, les maux de gorge ou la fièvre.
- Insister sur l'importance des examens réguliers de suivi.

VÉRIFICATION DE L'EFFICACITÉ THÉRAPEUTIQUE

L'efficacité du traitement peut être démontrée par: la diminution des hallucinations, de l'insomnie, de l'agitation, de l'hostilité et du délire ■ la diminution des tics gestuels et vocaux, qui accompagnent le syndrome de Gilles de la Tourette ■ l'amélioration du comportement chez les enfants présentant des troubles graves du comportement. En l'absence d'un effet thérapeutique après 2 à 4 semaines de traitement, on peut augmenter la dose. ✳

HÉPARINE

Hepalean, Hepalean-Lok, Héparine Léo, Solution de rinçage héparinée

CLASSIFICATION:

Anticoagulant, antithrombotique

Grossesse – catégorie C

INDICATIONS

Prophylaxie et traitement des divers troubles thromboemboliques incluant: la thrombo-embolie veineuse ■ l'embolie pulmonaire ■ la fibrillation auriculaire accompagnée d'embolie ■ la coagulation intravasculaire disséminée (aiguë ou chronique) ■ la thrombo-embolie artérielle périphérique ■ Maintien de la perméabilité des cathéters IV en utilisant de très faibles doses: entre 10 et 100 unités (solution de rinçage à l'héparine) ■ Circulation extracorporelle et transfusions sanguines.

MÉCANISME D'ACTION

Potentialisation des effets inhibiteurs de l'antithrombine sur le facteur Xa et la thrombine ■ À de faibles doses, prévention de la transformation de la prothrombine en thrombine, grâce aux effets sur le facteur Xa ■ À des doses plus élevées, neutralisation de la thrombine, ce qui prévient la transformation du fibrinogène en fibrine. ***Effets thérapeutiques:*** Prévention de la formation de thrombus ■ Prévention de la croissance des thrombus existants (pleine dose).

PHARMACOCINÉTIQUE

Absorption: Bonne absorption par suite de l'administration par voie SC.

Distribution: L'héparine ne traverse pas le placenta, ni ne pénètre dans le lait maternel.

Liaison aux protéines: Très élevée (aux lipoprotéines de basse densité, aux globulines et au fibrinogène).

Métabolisme et excrétion: L'héparine semble être éliminée de l'organisme par le système réticuloendothélial (ganglions lymphatiques, rate).

Demi-vie: De 1 à 2 heures (plus la dose est élevée, plus la demi-vie se prolonge).

CONTRE-INDICATIONS ET PRÉCAUTIONS/ MISES EN GARDE

Contre-indications: Hypersensibilité ■ Hémorragie non maîtrisée ■ Thrombocytopénie grave ■ Plaies ouvertes (pleine dose) ■ Nourrissons prématurés (l'usage de la préparation contenant de l'alcool benzylique est déconseillé dans leur cas).

Précautions/mises en garde: Maladies rénale ou hépatique grave ■ Rétinopathie (patients hypertendus ou diabétiques) ■ Hypertension non traitée ■ Ulcère ■ Lésions de la moelle épinière ou du cerveau ■ Antécédents de troubles de la coagulation congénitaux ou acquis ■ Tumeur maligne ■ Femmes âgées de plus de 60 ans (risque accru d'hémorragie) ■ Dernier trimestre et au tout début du post-partum (on peut utiliser le médicament pendant la grossesse, mais il faut faire preuve de prudence pendant la période mentionnée).

Extrême prudence: HYPERTENSION GRAVE NON MAÎTRISÉE ■ ENDOCARDITE BACTÉRIENNE, TROUBLES DE LA COAGULATION ■ MALADIE, ULCÈRE OU SAIGNEMENTS GASTRO-INTESTINAUX ■ ACCIDENT VASCULAIRE HÉMORRAGIQUE ■ INTERVENTION CHIRURGICALE RÉCENTE AU SNC OU AUX YEUX ■ SAIGNEMENTS OU ULCÈRE GASTRO-INTESTINAL EN POUSSÉE ÉVOLUTIVE ■ ANTÉCÉDENTS DE THROMBOCYTOPÉNIE LIÉE À L'HÉPARINE.

RÉACTIONS INDÉSIRABLES ET EFFETS SECONDAIRES

GI : hépatite induite par le médicament.
Tég. : alopécie (usage prolongé), rash, urticaire.
Hémat. : HÉMORRAGIE, anémie, thrombocytopénie.
Locaux : douleurs au point d'injection.
Loc. : ostéoporose (usage prolongé).
Divers : fièvre, hypersensibilité.

INTERACTIONS

L'héparine est souvent administrée de façon concomitante ou séquentielle avec d'autres agents modifiant la coagulation. Le risque d'interactions pouvant être graves est maximal en cas de traitement anticoagulant administré à pleines doses.
Médicament-médicament : L'administration concomitante de **médicaments qui affectent la fonction plaquettaire**, dont l'**aspirine**, les **anti-inflammatoires non stéroïdiens**, le **clopidogrel**, le **dipyridamole**, certaines **pénicillines**, la **ticlopidine**, l'**abciximab**, l'**eptifibatide**, le **tirofiban** et le **dextran**, peut augmenter le risque d'hémorragie ▪ L'administration concomitante de **médicaments qui entraînent une hypoprothrombinémie**, dont la **quinidine**, le **céfamandole**, le **cefmétazole**, la **céfopérazone**, le **céfotétane**, la **plicamycine** et l'**acide valproïque**, peut augmenter le risque d'hémorragie ▪ L'administration concomitante d'**agents thrombolytiques** augmente les risques d'hémorragie ▪ Les héparines modifient le temps de prothrombine nécessaire pour évaluer la réponse à la **warfarine** ▪ Les **dérivés digitaliques**, les **tétracyclines**, la **nicotine** et les **antihistaminiques** peuvent diminuer l'effet anticoagulant de l'héparine ▪ L'administration de la **streptokinase** peut entraîner une résistance relative à l'héparine.

VOIES D'ADMINISTRATION ET POSOLOGIE

Anticoagulation thérapeutique

- **IV (adultes)** : *Bolus intermittent* – 10 000 unités, suivies de 5 000 à 10 000 unités, toutes les 4 à 6 heures. *Perfusion continue* – 5 000 unités, suivies de 30 000 à 40 000 unités, pendant 24 heures (approximativement de 15 à 18 unités/kg/heure).
- **IV (enfants)** : *Perfusion continue* – bolus initial de 75 à 100 unités/kg, puis 28 unités/kg/heure pour les nourrissons, 20 unités/kg/heure chez les enfants de plus de 1 an, et 18 unités/kg/heure chez les enfants plus âgés.
- **SC (adultes)** : 5 000 unités par voie IV, suivies d'une dose initiale par voie SC de 10 000 à 20 000 unités, puis de 8 000 à 10 000 unités, toutes les 8 heures, ou de 15 000 à 20 000 unités, toutes les 12 heures.

Prophylaxie des épisodes de thrombo-embolie

- **SC (adultes)** : 5 000 unités, toutes les 8 à 12 heures (on peut commencer l'administration 2 heures avant l'intervention chirurgicale).

Intervention chirurgicale cardiovasculaire

- **IV (adultes)** : De 100 à 175 unités/kg, suivies de 10 à 15 unités/kg/heure.

Solution de rinçage à l'héparine

- **IV (adultes et enfants)** : De 10 à 100 unités/mL pour remplir le dispositif d'injection intermittente jusqu'à l'embout de l'aiguille ; remplacer après chaque usage.

PRÉSENTATION (version générique disponible)

- **Héparine sodique**
  Solution pour injection : 10 unités/mL[Pr], 100 unités/mL[Pr], 1 000 unités/mL[Pr], 10 000 unités/mL[Pr], 25 000 unités/mL[Pr].

PHARMACODYNAMIE (effet anticoagulant)

	DÉBUT D'ACTION	PIC	DURÉE
SC	20 – 60 min	2 h	8 – 12 h
IV	immédiat	5 – 10 min	2 – 6 h

SOINS INFIRMIERS

ÉVALUATION DE LA SITUATION

- RECHERCHER LES SIGNES SUIVANTS D'HÉMORRAGIE : SAIGNEMENT DES GENCIVES ET DU NEZ, FORMATION INHABITUELLE D'ECCHYMOSES, SELLES NOIRES GOUDRONNEUSES, HÉMATURIE, CHUTE DE L'HÉMATOCRITE OU DE LA PRESSION ARTÉRIELLE, PRÉSENCE DE SANG OCCULTE DANS LES SELLES. PRÉVENIR LE MÉDECIN SI CES SYMPTÔMES SE MANIFESTENT.
- Rechercher les signes qui révèlent que la thrombose s'aggrave ou qu'elle touche d'autres territoires. Les symptômes dépendent du territoire touché.
- Suivre de près les réactions d'hypersensibilité : frissons, fièvre, urticaire. Signaler ces réactions au médecin.

SC : Observer étroitement la formation d'hématomes, d'ecchymoses ou l'apparition d'une inflammation au point d'injection.

Tests de laboratoire:

- Noter le temps de céphaline activée (APTT) et l'hématocrite, avant l'administration de l'héparine et à intervalles réguliers tout au long du traitement. Lors d'une *perfusion intermittente*, il faut noter le temps de céphaline activée (APTT), 30 minutes avant chaque dose durant traitement initial et à intervalles réguliers. Lors d'une *perfusion continue*, on doit surveiller le temps de céphaline activée (APTT), toutes les 4 heures au début du traitement. Lors d'un traitement par voie *SC*, on peut prélever les échantillons de sang nécessaires à la détermination du temps de céphaline activée (APTT) de 4 à 6 heures après l'injection.
- Noter le nombre de plaquettes tous les 2 ou 3 jours, pendant toute la durée du traitement. L'héparine peut provoquer une thrombocytopénie légère qui survient le quatrième jour du traitement, mais qui se résorbe même si l'on poursuit l'administration. La thrombocytopénie qui dicte l'arrêt de l'administration de l'héparine peut survenir le huitième jour de traitement. Les patients ayant déjà reçu un traitement à l'héparine sont exposés à un risque plus élevé de thrombocytopénie grave pendant plusieurs mois après le traitement initial.
- L'héparine peut allonger le temps de prothrombine (PT), entraîner des concentrations sériques élevées de thyroxine et de résine T_3 et des résultats faussement négatifs au test de captage du fibrinogène marqué à l'iode^{125}.
- L'héparine peut entraîner la diminution des concentrations sériques de triglycérides et de cholestérol et l'élévation des concentrations plasmatiques d'acides gras libres.
- L'héparine peut également provoquer une hyperkaliémie et l'élévation des concentrations d'AST et d'ALT.

Toxicité et surdosage: Le sulfate de protamine est l'antidote de l'héparine. Toutefois, en raison de la courte demi-vie de l'héparine, on peut souvent traiter le surdosage en arrêtant l'administration du médicament.

DIAGNOSTICS INFIRMIERS POSSIBLES

- Irrigation tissulaire inefficace (Indications).
- Risque d'accident (Effets secondaires).
- Connaissances insuffisantes sur le traitement médicamenteux (Enseignement au patient et à ses proches).

INTERVENTIONS INFIRMIÈRES

- Signaler à tous les membres de l'équipe de soins que le patient suit un traitement anticoagulant. Appliquer une pression sur les points d'injection et de ponction veineuse pour prévenir le saignement ou la formation d'un hématome. Éviter d'administrer par voie IM d'autres médicaments en raison du risque de formation d'hématomes.
- Avant d'administrer l'héparine, vérifier la dose exacte à injecter en présence d'une autre infirmière diplômée.
- Chez les patients qui suivent un traitement anticoagulant prolongé, commencer l'administration de l'anticoagulant par voie orale 4 ou 5 jours avant d'arrêter le traitement à l'héparine.
- La solution est incolore à jaune pâle.

SC: Administrer profondément dans le tissu sous-cutané. Alterner les points d'injection entre la paroi abdominale gauche et droite, au-dessus de la crête iliaque. Introduire l'aiguille, sur toute sa longueur, à un angle de 45 ou de 90 °, dans un pli cutané retenu entre le pouce et l'index; garder le pli cutané pendant toute la durée de l'injection. Ne pas aspirer ni masser. Assurer la rotation des points d'injection à intervalles fréquents. Ne pas administrer par voie IM en raison du risque de formation d'hématomes. La solution devrait être transparente; ne pas injecter de solution contenant des particules.

IV directe: Il faut habituellement administrer une dose d'attaque avant le début de la perfusion continue.

Vitesse d'administration: On peut administrer la préparation sans la diluer, en au moins 1 minute.

Perfusion intermittente/continue: Diluer l'héparine dans la quantité prescrite de solution de NaCl 0,9 %, de D5%E ou de solution de Ringer pour injection, et administrer par perfusion intermittente ou continue. S'assurer que l'héparine est bien mélangée dans la solution en renversant le contenant au moins 6 fois au début, puis en mélangeant la solution à intervalles réguliers pendant la perfusion. Consulter les directives de chaque fabricant avant de reconstituer la préparation.

Vitesse d'administration: La perfusion peut être administrée pendant 4 à 24 heures. Utiliser une pompe de perfusion pour s'assurer qu'on a administré la dose exacte. Voir le tableau des vitesses de perfusion à l'annexe C.

Solution de rinçage à l'héparine: Afin d'éviter la formation de caillots dans les dispositifs de perfusion intermittente (solution de rinçage à l'héparine), injecter de 10 à 100 unités d'héparine diluée dans

H

0,5 à 1 mL de solution après chaque injection de médicament ou toutes les 8 à 12 heures. Pour prévenir le risque d'incompatibilité avec le médicament à administrer, rincer le dispositif avec de l'eau stérile ou avec une solution de NaCl 0,9 % pour injection, avant et après l'administration du médicament en question.

Associations compatibles dans la même seringue : aminophylline ■ amphotéricine B ■ ampicilline ■ atropine ■ bléomycine ■ céfamandole ■ céfazoline ■ céfopérazone ■ céfotaxime ■ céfoxitine ■ chloramphénicol ■ cimétidine ■ cisplatine ■ clindamycine ■ cyclophosphamide ■ diazoxide ■ digoxine ■ dimenhydrinate ■ épinéphrine ■ fentanyl ■ fluorouracile ■ furosémide ■ leucovorine ■ lidocaïne ■ méthotrexate ■ métoclopramide ■ mezlocilline ■ mitomycine ■ nafcilline ■ naloxone ■ néostigmine ■ pancuronium ■ pénicilline G ■ phénobarbital ■ pipéracilline ■ succinylcholine ■ triméthoprime/sulfaméthoxazole ■ vérapamil ■ vincristine.

Associations incompatibles dans la même seringue : amikacine ■ amiodarone ■ chlorpromazine ■ diazépam ■ doxorubicine ■ dropéridol ■ dropéridol avec fentanyl ■ érythromycine, lactobionate de ■ gentamicine ■ halopéridol ■ kanamycine ■ mépéridine ■ méthicilline ■ méthotriméprazine ■ nétilmicine ■ pentazocine ■ prométhazine ■ streptomycine ■ tobramycine ■ triflupromazine ■ vancomycine ■ warfarine.

Compatibilité (tubulure en Y) : acyclovir ■ aldesleukine ■ allopurinol ■ amifostine ■ aminophylline ■ ampicilline ■ ampicilline/sulbactam ■ atracurium ■ atropine ■ aztréonam ■ bétaméthasone ■ bléomycine ■ calcium, gluconate de ■ céfazoline ■ céfotétane ■ ceftazidime ■ ceftriaxone ■ céphapirine ■ chlordiazépoxide ■ chlorpromazine ■ cimétidine ■ cisplatine ■ cladribine ■ clindamycine ■ cyanocobalamine ■ cyclophosphamide ■ cytarabine ■ dexaméthasone ■ digoxine ■ diphenhydramine ■ dopamine ■ doxorubicine liposomale ■ édrophonium ■ énalaprilate ■ épinéphrine ■ érythromycine, lactobionate de ■ esmolol ■ éthacrynate ■ famotidine ■ fentanyl ■ fluconazole ■ fludarabine ■ fluorouracile ■ foscarnet ■ furosémide ■ gallium, nitrate de ■ hydralazine ■ hydrocortisone ■ hydromorphone ■ insuline ■ isoprotérénol ■ kanamycine ■ leucovorine ■ lidocaïne ■ lorazépam ■ magnésium, sulfate de ■ melphalan ■ mépéridine ■ méropénem ■ méthicilline ■ méthotrexate ■ méthoxamine ■ méthyldopate ■ méthylergonovine ■ métoclopramide ■ métronidazole ■ midazolam ■ milrinone ■ minocycline ■ mitomycine ■ morphine ■ nafcilline ■ néostigmine ■ nitroglycérine ■ nitroprusside ■ norépinéphrine ■ œstrogènes conjugués ■ ondansétron ■ oxacilline ■ oxytocine ■ paclitaxel ■ pancuronium ■ pénicilline G potassique ■ pentazocine ■ pipéracilline ■ pipéracilline/tazobactam ■ potassium, chlorure de ■ prednisolone ■ procaïnamide ■ prochlorpérazine ■ propofol ■ propranolol ■ pyridostigmine ■ ranitidine ■ rémifentanil ■ sargramostim ■ scopolamine ■ sodium, bicarbonate de ■ streptokinase ■ succinylcholine ■ tacrolimus ■ téniposide ■ théophylline ■ thiotépa ■ ticarcilline ■ ticarcilline/clavulanate ■ triméthobenzamide ■ triméthophane, camsylate de ■ vécuronium ■ vinblastine ■ vincristine ■ vinorelbine ■ warfarine ■ zidovudine.

Incompatibilité (tubulure en Y) : alteplase ■ amiodarone ■ amphotéricine B, cholestéryle de ■ ciprofloxacine ■ diazépam ■ doxycycline ■ ergotamine, tartrate de ■ filgrastim ■ gentamicine ■ halopéridol ■ idarubicine ■ méthotriméprazine ■ phénytoïne ■ tobramycine ■ triflupromazine ■ vancomycine.

Compatibilité en addition au soluté : On recommande de ne pas mélanger l'héparine avec d'autres médicaments lors d'un traitement anticoagulant, même lorsqu'il s'agit de médicaments compatibles, car on pourrait être obligé de modifier la vitesse d'administration de l'héparine, ce qui risquerait de modifier la vitesse d'administration des autres médicaments mélangés dans la même solution. Cependant, en cas d'admixtion, les médicaments suivants sont compatibles : aminophylline ■ amphotéricine ■ calcium, gluconate de ■ céfépime ■ céphapirine ■ chloramphénicol ■ clindamycine ■ colistiméthate ■ dopamine ■ érythromycine, gluceptate de ■ fluconazole ■ flumazénil ■ furosémide ■ lidocaïne ■ magnésium, sulfate de ■ méropénem ■ méthyldopa ■ méthylprednisolone ■ nafcilline ■ octréotide ■ potassium, chlorure de ■ prednisolone ■ promazine ■ ranitidine ■ sodium, bicarbonate de ■ vérapamil ■ vitamines du complexe B ■ vitamines du complexe B avec C. Également, solutions destinées à la nutrition parentérale totale ou émulsions de lipides.

Incompatibilité en addition au soluté : alteplase ■ amikacine ■ ciprofloxacine ■ cytarabine ■ daunorubicine ■ érythromycine, lactobionate de ■ gentamicine ■ hyaluronidase ■ kanamycine ■ mépéridine ■ méthadone ■ morphine ■ polymyxine B ■ streptomycine.

ENSEIGNEMENT AU PATIENT ET À SES PROCHES

- Conseiller au patient de signaler immédiatement à un professionnel de la santé

LES SAIGNEMENTS OU LES ECCHYMOSES INHABITUELS.

- Conseiller au patient de ne pas prendre de médicaments contenant de l'aspirine (acide acétylsalicylique) ou des AINS pendant le traitement à l'héparine.
- Recommander au patient d'éviter les injections IM et les activités pendant lesquelles il risque de se blesser. Lui recommander également d'utiliser au cours du traitement à l'héparine une brosse à dents à poils doux et un rasoir électrique.
- Recommander au patient qui doit suivre un traitement ou subir une intervention chirurgicale de prévenir le professionnel de la santé qu'il suit un traitement médicamenteux.
- Conseiller au patient de porter constamment sur lui une pièce d'identité où il est mentionné qu'il suit un traitement anticoagulant.

VÉRIFICATION DE L'EFFICACITÉ THÉRAPEUTIQUE

L'efficacité du traitement peut être démontrée par : l'allongement du temps de thromboplastine (PTT) de 1,5 à 2,5 fois par rapport au temps témoin, en l'absence de signes d'hémorragie ■ la prévention de la thrombose veineuse profonde et de l'embolie pulmonaire ■ la perméabilité des cathéters IV. ✳

HÉPARINES DE FAIBLE POIDS MOLÉCULAIRE/ HÉPARINOÏDES

ardéparine
Ce médicament n'est pas commercialisé au Canada.

daltéparine
Fragmin

danaparoïde (héparinoïde)
Orgaran

énoxaparine
Lovenox

nadroparine calcique
Fraxiparine, Fraxiparine Forte

tinzaparine
Innohep

CLASSIFICATION :
Anticoagulants, antithrombotiques

Grossesse – catégories C (ardéparine) et B (daltéparine, danaparoïde, énoxaparine)

INDICATIONS

Prophylaxie de divers troubles thromboemboliques incluant la thrombose veineuse profonde et l'embolie pulmonaire, à la suite d'interventions chirurgicales qui augmentent habituellement le risque de telles complications (prothèse de la hanche et du genou, intervention à l'abdomen) ■ **Énoxaparine et daltéparine seulement :** Prévention des complications ischémiques (avec l'aspirine) dans les cas suivants : angine instable ■ IM sans ondes Q ■ **Énoxaparine, daltéparine, nadroparine calcique, tinzaparine :** Traitement de la thrombose veineuse profonde ■ **Énoxaparine, tinzaparine :** Traitement de l'embolie pulmonaire ■ **Daltéparine, nadroparine calcique, tinzaparine :** Prévention de la coagulation lors de l'hémodialyse ■ **Danaparoïde seulement :** Patients souffrant ou ayant des antécédents de thrombocytopénie aiguë provoquée par l'héparine.

MÉCANISME D'ACTION

Potentialisation des effets inhibiteurs de l'antithrombine sur le facteur Xa et la thrombine ■ La danaparoïde est un héparinoïde. ***Effets thérapeutiques :*** Prévention de la formation de thrombus.

PHARMACOCINÉTIQUE

Absorption : Tous les agents sont détruits par des enzymes présentes dans le tractus gastro-intestinal, d'où la nécessité de les administrer par voie parentérale. Bonne absorption par suite de l'administration SC (daltéparine 87 %, ardéparine et énoxaparine 92 %, danaparoïde 100 %).
Distribution : Inconnue.
Métabolisme et excrétion : *Ardéparine* – aucune élimination par les reins ; *daltéparine* – inconnue ; *danaparoïde* – l'agent est principalement excrété par les reins ; *énoxaparine* – faible métabolisme hépatique ; élimination par voie rénale.
Demi-vie : *Ardéparine* – de 2,5 à 3,3 heures ; *daltéparine* – de 2,1 à 2,3 heures (prolongée en cas d'insuffisance rénale) ; *danaparoïde* – 24 heures ; *énoxaparine* – de 3 à 6 heures.

CONTRE-INDICATIONS ET PRÉCAUTIONS/ MISES EN GARDE

Contre-indications : Hypersensibilité aux agents spécifiques ou aux produits du porc ■ Hémorragie non maîtrisée ■ Intolérance ou hypersensibilité aux sulfites (éviter l'usage de l'ardéparine) et à l'alcool benzylique (ne pas administrer la daltéparine présentée en fiole à doses multiples) ■ Hypertension grave non traitée ■ Antécédents de thrombocytopénie liée à l'héparine ou à une héparine de faible poids moléculaire. **Danaparoïde :** Endocardite bactérienne ▪ Antécédents de thrombocytopénie ▪ Rétinopathie hémorragique ou diabétique ▪ Intervention chirurgicale au cerveau, à la moelle épinière, aux yeux ou aux oreilles.

Précautions/mises en garde : Maladies rénale ou hépatique grave (adapter la dose d'énoxaparine si la Cl_{Cr} < 30 mL/minute) ▪ Poids inférieur à 45 kg (adapter la dose d'énoxaparine) ▪ Rétinopathie (patients hypertendus ou diabétiques) ▪ Ulcère récent ▪ Anesthésie rachidienne ou péridurale (risque accru d'hématomes rachidiens ou périduraux, particulièrement en cas de traitement concomitant par des AINS, de ponctions péridurales répétées ou traumatiques ou de l'installation d'une sonde péridurale à demeure ▪ Antécédents de troubles de la coagulation congénitaux ou acquis ▪ Personnes âgées (l'élimination de l'énoxaparine est plus lente) ▪ Tumeur maligne ▪ Grossesse, allaitement ou enfants (l'innocuité du médicament n'a pas été établie).

Extrême prudence : HYPERTENSION GRAVE NON MAÎTRISÉE ▪ ENDOCARDITE BACTÉRIENNE, TROUBLES DE LA COAGULATION ▪ MALADIE, ULCÈRE OU SAIGNEMENTS GASTRO-INTESTINAUX ▪ ACCIDENT VASCULAIRE HÉMORRAGIQUE ▪ INTERVENTION CHIRURGICALE RÉCENTE AU SNC OU AUX YEUX ▪ SAIGNEMENTS OU ULCÈRE GASTRO-INTESTINAL EN POUSSÉE ÉVOLUTIVE.

RÉACTIONS INDÉSIRABLES ET EFFETS SECONDAIRES

SNC : étourdissements, céphalées, insomnie.

CV : œdème.

GI : constipation, nausées, élévations réversibles des enzymes hépatiques, vomissements.

GU : rétention urinaire.

Tég. : ecchymoses, prurit, rash, urticaire.

Hémat. : HÉMORRAGIE, anémie, thrombocytopénie.

Locaux : érythème au point d'injection, hématome, irritation, douleurs.

Divers : fièvre.

INTERACTIONS

Médicament-médicament : L'administration concomitante de **warfarine** ou de **médicaments qui affectent la fonction plaquettaire**, dont l'**aspirine**, les **AINS**, le **dipyridamole**, certaines **pénicillines**, le **clopidogrel**, la **ticlopidine**, l'**abciximab**, l'**eptifibatide**, le **tirofiban** et le **dextran**, peut augmenter le risque d'hémorragie.

VOIES D'ADMINISTRATION ET POSOLOGIE

Daltéparine

- **SC (adultes) :** *Prophylaxie de la thrombose veineuse profonde avant une chirurgie majeure* – 2 500 UI anti-Xa, de 1 à 2 heures avant l'intervention, puis chaque matin, pendant au moins 5 à 7 jours. *Prophylaxie de la thrombose veineuse profonde avant une chirurgie orthopédique de la hanche* – 5 000 UI anti-Xa, la veille de l'opération, puis tous les soirs, pendant au moins 5 à 7 jours, ou 2 500 UI anti-Xa, de 1 à 2 heures avant la chirurgie et une fois de plus, de 8 à 12 heures plus tard, puis 5 000 UI anti-Xa, chaque matin, pendant au moins 5 à 7 jours. *Traitement de la thrombose veineuse profonde* – 200 UI anti-Xa/kg/jour. La dose unique quotidienne ne doit pas dépasser 18 000 UI. *Traitement de la thrombose veineuse profonde chez les patients à haut risque d'hémorragie* – 100 UI antiXa/kg en 12 heures par perfusion continue. *Prévention de la coagulation durant l'hémodialyse ou l'hémoperfusion* – de 30 à 40 UI anti-Xa/kg en bolus IV au début de la dialyse, puis de 10 à 15 UI anti-Xa/kg/heure en perfusion IV. *Traitement de l'angor instable ou de l'IM sans ondes Q, en concomitance avec l'AAS (de 100 à 325 mg par jour)* – 120 UI anti-Xa/kg, 2 fois par jour (sans dépasser 10 000 UI par dose), pendant un maximum de 6 jours.

Danaparoïde

- **SC (adultes) :** *Prophylaxie de la thrombose veineuse profonde après une chirurgie orthopédique, thoracique ou abdominale majeure* – 750 UI d'anti-Xa, toutes les 12 heures, pendant une période pouvant atteindre 14 jours.

Énoxaparine

- **SC (adultes) :** *Prophylaxie de la thrombose veineuse profonde lors d'une chirurgie orthopédique* – 30 mg, toutes les 12 heures pendant 7 à 14 jours, en commençant de 12 à 24 heures après l'intervention. *Prophylaxie de la thrombose veineuse profonde avant une chirurgie colorectale, abdominale, gynécologique ou urologique* – 40 mg, 2 heures avant la chirurgie, puis quotidiennement pendant 7 à 10 jours. *Traitement de la thrombose veineuse profonde* – 1,5 mg/kg, 1 fois par jour ou 1 mg/kg toutes les 12 heures. *Traitement de l'angor instable ou de l'IM sans ondes Q, en concomi-*

tance avec l'AAS (de 100 à 325 mg/jour) – 1 mg/kg, toutes les 12 heures (sans dépasser 100 mg par dose), pendant 2 à 8 jours.

Nadroparine calcique

- **SC (adultes)**: *Prophylaxie de la thrombose veineuse profonde avant une chirurgie majeure* – 2 850 UI anti-Xa, de 2 à 4 heures avant l'intervention, puis quotidiennement, pendant au moins 7 jours. *Prophylaxie de la thrombose veineuse profonde avant une chirurgie orthopédique* – 38 UI anti-Xa/kg, 12 heures avant l'intervention et 12 heures après, ensuite, quotidiennement pendant 3 jours, puis, 57 UI anti-Xa/kg quotidiennement, pendant au moins 7 jours. *Traitement de la thrombose veineuse profonde* – 171 UI anti-Xa/kg, 1 fois par jour, pendant 10 jours. La dose quotidienne unique ne doit pas dépasser 17 000 UI. *Traitement de la thrombose veineuse profonde chez les patients exposés au risque d'hémorragie élevée* – 86 UI anti-Xa/kg, 2 fois par jour pendant 10 jours. *Prévention de la coagulation lors de l'hémodialyse et de l'hémoperfusion* – 65 UI anti-Xa/kg dans la tubulure intra-artérielle.

Tinzaparine

- **SC (adultes)**: *Prophylaxie de la thrombose veineuse profonde avant une chirurgie majeure* – 3 500 UI anti-Xa, 2 heures avant l'intervention, puis 3 500 UI anti-Xa, quotidiennement, pendant 7 à 10 jours. *Prophylaxie de la thrombose veineuse profonde avant une chirurgie orthopédique de la hanche* – 50 UI anti-Xa/kg, 2 heures avant l'intervention, puis 50 UI anti-Xa/kg, quotidiennement, pendant 7 à 10 jours ou 75 UI anti-Xa/kg, 1 fois par jour après l'intervention, puis, pendant 7 à 10 jours. *Prophylaxie de la thrombose veineuse profonde avant une chirurgie du genou* – 75 UI anti-Xa/kg, 1 fois par jour après l'intervention, puis, pendant 7 à 10 jours. *Traitement de la thrombose veineuse profonde* – 175 UI anti-Xa/kg, 1 fois par jour, pendant 7 jours. *Prévention de la coagulation lors de l'hémodialyse et de l'hémoperfusion* – 4 500 UI anti-Xa dans la tubulure artérielle au début d'une séance de 4 heures ou moins.

PRÉSENTATION

- **Daltéparine**

  Solution pour injection: ampoules: 10 000 UI anti-Xa/mL[Pr], flacons: 25 000 UI anti-Xa/mL[Pr], seringues préremplies: 2 500 UI anti-Xa/0,2 mL[Pr], 5 000 UI anti-Xa/0,2 mL[Pr], 10 000 UI anti-Xa/0,4 mL[Pr], 12 500 UI anti-Xa/0,5 mL[Pr], 15 000 UI anti-Xa/0,6 mL[Pr], 18 000 UI anti-Xa/0,72 mL[Pr].

- **Danaparoïde**

  Solution pour injection: 750 UI anti-Xa/0,6 mL[Pr], en ampoules.

- **Énoxaparine**

  Solution pour injection: 30 mg/0,3 mL (dans des seringues préremplies)[Pr], 40 mg/0,4 mL (dans des seringues préremplies)[Pr], 60 mg/0,6 mL (dans des seringues préremplies)[Pr], 80 mg/0,8 mL (dans des seringues préremplies)[Pr], 100 mg/1 mL (dans des seringues préremplies)[Pr], 300 mg/mL (flacon multidose)[Pr].

- **Nadroparine calcique**

  Fraxiparine – Solution pour injection: ampoules: 9 500 UI anti-Xa/mL[Pr], seringues préremplies: 1 900 UI anti-Xa/0,2 mL[Pr], 2 850 UI anti-Xa/0,3 mL[Pr], 3 800 UI anti-Xa/0,4 mL[Pr], 5 700 UI anti-Xa/0,6 mL[Pr], 7 600 UI anti-Xa/0,8 mL[Pr], 9 500 UI anti-Xa/mL[Pr].

  Fraxiparine Forte – Solution pour injection: ampoules: 19 000 UI anti-Xa/mL[Pr], seringues préremplies: 11 400 UI anti-Xa/0,6 mL[Pr], 15 200 UI anti-Xa/0,8 mL[Pr], 19 000 UI anti-Xa/mL[Pr].

- **Tinzaparine**

  Solution pour injection: Fioles: 10 000 UI anti-Xa/mL[Pr], 20 000 UI anti-Xa/mL[Pr], seringues: 10 000 UI anti-Xa/mL[Pr], 20 000 UI anti-Xa/mL[Pr].

PHARMACODYNAMIE (effet anticoagulant)

	DÉBUT D'ACTION	PIC	DURÉE
daltéparine SC	rapide	4 h	jusqu'à 24 h
danaparoïde SC	inconnu	2 – 5 h	12 h
énoxaparine SC	inconnu	inconnu	12 h

SOINS INFIRMIERS

ÉVALUATION DE LA SITUATION

- RECHERCHER LES SIGNES SUIVANTS D'HÉMORRAGIE : SAIGNEMENT DES GENCIVES ET DU NEZ, FORMATION INHABITUELLE D'ECCHYMOSES, SELLES NOIRES GOUDRONNEUSES, HÉMATURIE, CHUTE DE L'HÉMATOCRITE OU DE LA PRESSION ARTÉRIELLE, PRÉSENCE DE SANG OCCULTE DANS LES SELLES, SAIGNEMENT AU SIÈGE D'UNE CHIRURGIE. PRÉVENIR LE MÉDECIN SI CES SYMPTÔMES SE MANIFESTENT.

- Rechercher les signes qui révèlent que la thrombose s'aggrave ou qu'elle touche d'autres territoires. Les symptômes dépendent du territoire touché.
- Suivre de près les réactions d'hypersensibilité : frissons, fièvre, urticaire. Signaler ces réactions au médecin.
- Rester à l'affût des signes et des symptômes d'atteinte neurologique chez les patients porteurs d'un cathéter péridural.

SC : Observer étroitement la formation d'hématomes, d'ecchymoses ou l'apparition d'une inflammation au point d'injection.

Tests de laboratoire :

H

- Noter la numération globulaire et le nombre de plaquettes. Examiner les selles à intervalles réguliers pendant toute la durée du traitement pour déceler la présence de sang occulte. En cas de thrombocytopénie, suivre de près l'état du patient. Si les valeurs de l'hématocrite chutent soudainement, rechercher les foyers hémorragiques possibles.
- Il n'est pas nécessaire de suivre en particulier le temps de céphaline activée (APTT).
- Ces agents peuvent provoquer l'élévation des concentrations d'AST et d'ALT.

Toxicité et surdosage : *Ardéparine* – en cas de surdosage, administrer 1 mg de sulfate de protamine (injection IV lente) par 100 UI d'anti-facteur Xa. *Énoxaparine* – en cas de surdosage, administrer 1 mg de sulfate de protamine (injection IV lente) par mg d'énoxaparine. *Daltéparine* – en cas de surdosage, administrer 1 mg de sulfate de protamine (injection IV lente) par 100 UI d'anti-facteur Xa. Si l'APTT, mesurée de 2 à 4 heures après l'administration du sulfate de protamine, demeure prolongée, on peut administrer une deuxième perfusion de protamine à 0,5 mg par 100 UI d'anti-facteur Xa de daltéparine. Le sulfate de protamine n'est qu'un antidote partiel de la *danaparoïde*. En cas de surdosage, cesser l'administration de la danaparoïde. En cas d'hémorragie, administrer du sang ou des produits sanguins, selon les besoins.

DIAGNOSTICS INFIRMIERS POSSIBLES

- Irrigation tissulaire inefficace (Indications).
- Risque d'accident (Effets secondaires).
- Connaissances insuffisantes sur le traitement médicamenteux (Enseignement au patient et à ses proches).

INTERVENTIONS INFIRMIÈRES

Ces agents et l'héparine non fractionnée ou les autres préparations d'héparine de faible poids moléculaire ne sont pas interchangeables (unité pour unité).

SC :

- Administrer profondément dans le tissu SC. Alterner les points d'injection entre les sections antérolatérales gauche et droite et postérolatérales gauche et droite de la paroi abdominale, le haut de la cuisse ou les fesses. Faire entrer l'aiguille sur toute sa longueur à un angle de 45 ou de 90 ° dans un pli cutané retenu entre le pouce et l'index ; garder le pli cutané pendant toute la durée de l'injection. Ne pas aspirer ni masser. Assurer la rotation des points d'injection à intervalles fréquents. Ne pas administrer par voie IM en raison du risque de formation d'hématomes. La solution devrait être transparente ; ne pas injecter de solution contenant des particules.
- En cas de formation excessive d'ecchymoses, il peut s'avérer utile de masser le point d'injection avec un cube de glace avant d'administrer le médicament.

Énoxaparine :

- Pour éviter la perte de médicament, ne pas évacuer les bulles d'air de la seringue avant d'injecter la dose.
- Pour réduire le risque d'hémorragie après l'exploration instrumentale en cas d'angine instable, on doit respecter étroitement les intervalles recommandés entre les doses. Laisser la gaine vasculaire en place pendant 6 à 8 heures après l'administration de la dose d'énoxaparine. Administrer la dose suivante d'énoxaparine plus de 6 à 8 heures suivant le retrait de la gaine. Observer attentivement le patient pour déceler l'apparition d'une hémorragie ou la formation d'un hématome.

ENSEIGNEMENT AU PATIENT ET À SES PROCHES

- Conseiller au patient de signaler immédiatement à un professionnel de la santé les saignements ou les ecchymoses inhabituels, les étourdissements, les démangeaisons, le rash, la fièvre, l'œdème ou les difficultés respiratoires.
- Conseiller au patient de ne pas prendre d'aspirine (acide acétylsalicylique), de naproxène ou d'ibuprofène pendant le traitement à l'héparine sans consulter un professionnel de la santé au préalable.

VÉRIFICATION DE L'EFFICACITÉ THÉRAPEUTIQUE

L'efficacité du traitement peut être démontrée par: la prévention de la thrombose veineuse profonde et de l'embolie pulmonaire ■ le traitement de la thrombose veineuse profonde ■ la prévention des complications ischémiques (en association avec l'aspirine) chez les patients souffrant d'angine instable ou ayant subi un IM sans ondes Q. ✳

HORMONES DE CROISSANCE

somatotrophine (recombinante)
Humatrope, Nutropin, Nutropin AQ, Saizen, Serostim

somatrem (recombinant)
Protropin

CLASSIFICATION:
Hormones hypothalamiques et hypophysaires (hormones de croissance)

Grossesse – catégorie C

INDICATIONS

Retard de la croissance chez l'enfant, dû à une insuffisance rénale chronique (Nutropin) ■ Retard de la croissance chez l'enfant, dû à une carence en somatotrophine ou en hormone de croissance (Humatrope, Nutropin, Protropin, Saizen) ■ Nanisme associé au syndrome de Turner (Humatrope) ■ Carence en hormone de croissance chez l'adulte (Humatrope) ■ Syndrome de dépérissement ou cachexie associés au sida (Serostim).

MÉCANISME D'ACTION

Stimulation de la croissance (du squelette et des cellules) ■ Nombreux effets métaboliques, dont: une synthèse accrue des protéines ■ un métabolisme accru des glucides ■ la mobilisation des lipides ■ la rétention du sodium, du phosphore et du potassium ■ La séquence d'acides aminés de la somatotrophine est identique à celle de l'hormone de croissance humaine; cependant, le somatrem possède un acide aminé de plus. Les deux agents sont synthétisés par la technologie de recombinaison de l'ADN. ***Effets thérapeutiques:*** Stimulation de la croissance du squelette chez les enfants qui présentent une carence en somatotrophine ■ Traitement de substitution de la somatotrophine chez les adultes carencés ■ Traitement du syndrome de dépérissement chez les patients atteints du sida.

PHARMACOCINÉTIQUE

Absorption: Bonne absorption par suite de l'administration par les voies SC ou IM.

Distribution: Le médicament se répartit dans les organes fortement irrigués (foie, reins).

Métabolisme et excrétion: Le médicament se décompose dans les cellules rénales en acides aminés qu'on retrouve dans la circulation sanguine; le médicament est partiellement métabolisé par le foie.

Demi-vie: *SC* – 3,8 heures; *IM* – 4,9 heures.

CONTRE-INDICATIONS ET PRÉCAUTIONS/ MISES EN GARDE

Contre-indications: Soudure des cartilages épiphysaires ■ Néoplasies évolutives ■ Hypersensibilité au m-crésol ou à la glycérine (Humatrope) ou à l'alcool benzylique (Nutropin, Protropin, Saizen), contenus dans l'eau bactériostatique pour injection USP servant à la reconstitution de la préparation ■ Grossesse ou allaitement.

Précautions/mises en garde: Carence en hormone de croissance secondaire à une lésion intracrânienne ■ Carence coexistante en ACTH (corticotrophine) ■ Diabète (risque d'insulinorésistance) ■ Dysfonctionnement thyroïdien.

RÉACTIONS INDÉSIRABLES ET EFFETS SECONDAIRES

CV: œdème des mains et des pieds.

Endo.: hyperglycémie, hypothyroïdie, insulinorésistance.

Locaux: douleur au point d'injection.

Loc.: *Serostim seulement* – syndrome du tunnel carpien, douleurs musculo-squelettiques.

INTERACTIONS

Médicament-médicament: L'administration de doses élevées (équivalent à 10 à 15 mg/m^2/jour) de **corticostéroïdes** peut diminuer la réponse à la somatotrophine.

VOIES D'ADMINISTRATION ET POSOLOGIE

Humatrope

- **SC (adultes):** 0,006 mg/kg/jour (0,018 UI/kg/jour) en une injection SC quotidienne; la dose peut être augmentée jusqu'à 0,0125 mg/kg/jour (0,0375 UI/kg/jour).

H

- **SC (adultes) :** *Syndrome de Turner* – la posologie hebdomadaire maximale est de 0,375 mg/kg (1,125 UI/kg), fractionnée en doses égales à administrer tous les jours ou tous les 2 jours (3 fois/semaine).
- **IM, SC (enfants) :** 0,18 mg/kg (0,54 unité/kg) par semaine, en doses fractionnées, tous les jours, 1 jour sur 2 (3 fois/semaine), ou 6 fois par semaine (jusqu'à un maximum de 0,3 mg/kg ou 0,9 unité/kg par semaine).

Nutropin/Nutropin AQ

- **SC, IM (enfants) :** La dose maximale est de 0,3 mg/kg/semaine (0,9 UI/kg/semaine). La dose quotidienne se calcule selon la formule suivante : dose/injection (mg) = poids du patient (kg) × 0,043 (maximum) mg/kg. *Insuffisance rénale chronique* – La dose maximale est de 0,35 mg/kg/semaine (1,05 UI/kg/semaine). La dose quotidienne se calcule selon la formule suivante : dose/injection (mg) = poids du patient (kg) × 0,05 (maximum) mg/kg.

Protropin

- **IM, SC :** La dose maximale est de 0,3 mg/kg/semaine (environ 0,9 UI/kg/semaine). La dose quotidienne se calcule selon la formule suivante : dose/injection (mg) = poids du patient (kg) × 0,043 (maximum) mg/kg.

Saizen

- **SC, IM :** 0,2 mg/kg/semaine, jusqu'à un maximum de 0,27 mg/kg/semaine. Cette dose hebdomadaire peut être fractionnée en 3 injections IM, ou en 3, 6 ou 7 injections SC.

Serostim

- **SC (adultes) :** *> 55 kg* – 6 mg, 1 fois par jour ; *de 45 à 55 kg* – 5 mg, 1 fois par jour ; *de 35 à 45 kg* – 4 mg, 1 fois par jour ; *< 35 kg* – 0,1 mg/kg, 1 fois par jour.

PRÉSENTATION

- **Somatrem (Protropin)**
  Poudre pour injection : 5 mg (15 UI)/fiole[Pr], 10 mg (30 UI)/fiole[Pr].
- **Humatrope**
  Poudre pour injection : 5 mg (15 UI)/fiole[Pr], 6 mg (18 UI)/cartouche[Pr], 12 mg (36 UI)/cartouche[Pr].
- **Nutropin**
  Poudre pour injection : 5 mg (15 unités)/fiole[Pr].
- **Nutropin AQ**
  Solution pour injection : 5 mg (15 unités)/mL, en fioles de 2 mL[Pr].
- **Saizen**
  Poudre pour injection : 1,33 mg/fiole[Pr], 3,33 mg/fiole[Pr], 5 mg/fiole[Pr].
- **Serostim**
  Poudre pour injection : 5 mg/fiole[Pr], 6 mg/fiole[Pr].

PHARMACODYNAMIE (croissance)

	Début d'action	Pic	Durée
IM, SC	en l'espace de 3 mois	inconnu	12 – 48 h

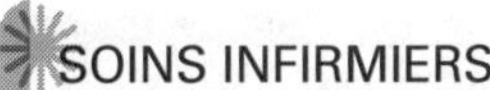

SOINS INFIRMIERS

ÉVALUATION DE LA SITUATION

Retard de la croissance : Déterminer l'âge osseux tous les ans et mesurer le taux de croissance, la taille et le poids du patient tous les 3 à 6 mois, tout au long du traitement.

Syndrome du dépérissement ou de la cachexie associé au sida : Réévaluer le traitement chez les patients qui continuent de perdre du poids au cours des deux premières semaines de traitement.

Tests de laboratoire :

- Noter avant le traitement et pendant toute sa durée, les résultats des tests de l'exploration fonctionnelle thyroïdienne. Le médicament peut diminuer les concentrations de T_4, le captage de l'iode radioactif et la capacité de liaison à la thyroxine. En cas d'hypothyroïdie, il faut administrer en association une hormonothérapie thyroïdienne substitutive pour rendre la somatotrophine efficace. Le traitement par la somatotrophine peut accroître les concentrations sériques de phosphore inorganique, de phosphatase alcaline et de parathormone.
- Noter la glycémie à intervalles réguliers pendant toute la durée du traitement. Chez les patients diabétiques, il pourrait s'avérer nécessaire d'administrer une dose plus élevée d'insuline.
- Suivre de près la formation d'anticorps neutralisants si l'enfant ne grandit pas de plus de 2,5 cm en 6 mois.

DIAGNOSTICS INFIRMIERS POSSIBLES

- Image corporelle perturbée (Indications).
- Connaissances insuffisantes sur le traitement médicamenteux (Enseignement au patient et à ses proches).

INTERVENTIONS INFIRMIÈRES

Assurer la rotation des points d'injection.

Somatrem: Reconstituer le contenu d'une fiole à 5 mg avec 1 à 5 mL d'eau bactériostatique pour injection et celui d'une fiole de 10 mg, avec 1 à 10 mL d'eau bactériostatique pour injection. Ajouter l'eau en la faisant couler sur les parois de la fiole de verre. Ne pas secouer la fiole ; la tourner délicatement jusqu'à la dissolution complète de la poudre. La solution est transparente ; ne pas utiliser les solutions troubles. Jeter la fiole après en avoir retiré la dose.
Humatrope : Reconstituer chaque fiole de 5 mg avec 1,5 à 5 mL du diluant fourni. La solution demeure stable au réfrigérateur pendant une période allant jusqu'à 21 jours.
Nutropin/Nutropin AQ : Reconstituer chaque fiole de Nutropin de 5 mg avec 1 à 5 mL d'eau bactériostatique pour injection. Nutropin AQ est présenté en solution prête à être utilisée, aucune reconstitution n'est donc nécessaire. Les solutions reconstituées sont stables pendant 14 jours au réfrigérateur.
Saizen : Reconstituer chaque fiole de 1,33 mg avec jusqu'à 1 mL de solution de NaCl pour injection USP, chaque fiole de 3,33 mg avec jusqu'à 5 mL de solution de NaCl pour injection USP ou de solution de NaCL bactériostatique pour injection USP, et chaque fiole de 5 mg avec 1 à 3 mL d'eau pour injection ou d'eau bactériostatique pour injection. Les solutions reconstituées avec un diluant ne contenant pas de d'agents bactériostatiques doivent être utilisées immédiatement, et celles diluées avec un diluant contenant un agent bactériostatique (alcool benzylique) sont stables pendant 14 jours au réfrigérateur.
Serostim : Reconstituer chaque fiole avec 1 mL d'eau stérile pour injection. Utiliser dans les 24 heures suivant la reconstitution de la préparation.

ENSEIGNEMENT AU PATIENT ET À SES PROCHES

- Montrer au patient et aux parents comment reconstituer le médicament, comment choisir le point d'injection, comment administrer l'injection IM ou SC et comment mettre au rebut les aiguilles et les seringues. Leur expliquer le schéma posologique. Il faut espacer les injections de somatotrophine d'au moins 48 heures. Conseiller aux parents de signaler à un professionnel de la santé les douleurs persistantes ou l'œdème au point d'injection.
- Expliquer les raisons qui sous-tendent l'interdiction d'utiliser cette hormone pour accroître la performance athlétique. L'administration de cet agent chez des personnes ne souffrant pas de carence en hormone de croissance ou dont les cartilages épiphysaires sont soudés peut entraîner l'acromégalie (épaississement des traits du visage, hypertrophie des mains, des pieds et des viscères, élévation de la glycémie et hypertension).
- Insister sur l'importance d'un suivi régulier par un endocrinologue qui pourra s'assurer que le taux de croissance est adéquat, vérifier les résultats des tests de laboratoire et déterminer l'âge osseux par examen radiologique.
- Expliquer aux parents et à l'enfant que cet agent est synthétique ; il n'y a par conséquent aucun risque de transmission du syndrome de Creutzfeldt-Jacob, comme auparavant, lorsque la somatotrophine était extraite de cadavres humains.

H

VÉRIFICATION DE L'EFFICACITÉ THÉRAPEUTIQUE

L'efficacité du traitement peut être démontrée par : l'atteinte d'une taille adulte chez l'enfant souffrant d'un arrêt de croissance secondaire à une carence en hormone de croissance hypophysaire ; le traitement ne peut être administré qu'avant la soudure des cartilages épiphysaires (jusqu'à l'âge de 14 à 15 ans, chez les filles et de 15 à 16 ans, chez les garçons) ■ la substitution de la somatotrophine chez les adultes présentant une carence ■ un gain de poids chez les patients atteints du sida. ✷

HUILE MINÉRALE

Fleet à l'huile minérale, Lansoÿl, Lansoÿl sans sucre, Nujol

CLASSIFICATION :
Laxatif (lubrifiant)
Grossesse – catégorie inconnue

INDICATIONS

Lubrifiant intestinal indiqué dans le traitement de la constipation occasionnelle et passagère ■ diminution de l'effort d'évacuation après une chirurgie ou autres circonstances particulières.

MÉCANISME D'ACTION

Lubrification des selles et de l'intestin par un enduit qui favorise le passage de la masse fécale ■ Amélioration de la rétention hydrique dans les selles.

Effets thérapeutiques : Ramollissement de la masse fécale et élimination ultérieure.

PHARMACOCINÉTIQUE

Absorption : L'absorption est minime lorsque le médicament est pris PO.

Distribution : Le médicament se répartit dans les ganglions lymphatiques mésentériques, la muqueuse intestinale, le foie et la rate.

Métabolisme et excrétion : Inconnus. L'effet est principalement local ; l'huile minérale non absorbée est évacuée en même temps que la masse fécale.

Demi-vie : Inconnue.

CONTRE-INDICATIONS ET PRÉCAUTIONS/ MISES EN GARDE

Contre-indications : Hypersensibilité ■ Douleurs abdominales ■ Fièvre ■ Nausées ■ Vomissements ■ Administration concomitante de laxatifs de type tensioactif (docusate sodique ou calcique) ■ Appendicite soupçonnée, occlusion intestinale, colite ulcéreuse, iléite, saignement rectal, néphropathie (lavement).

Précautions/mises en garde : Enfants de moins de 6 ans (PO) ■ Enfants de moins de 2 ans (PR) ■ Enfants, personnes âgées ou patients débilités (risque accru de pneumonie huileuse) ■ Grossesse (la prise prolongée diminue l'absorption des vitamines liposolubles, ce qui peut provoquer l'hypoprothrombinémie chez le nouveau-né).

RÉACTIONS INDÉSIRABLES ET EFFETS SECONDAIRES

Resp. : pneumonie huileuse.

GI : fuite d'huile minérale par le rectum, irritation anale.

INTERACTIONS

Médicament-médicament : L'huile minérale diminue l'absorption des **vitamines liposolubles (A, D, E, K)**.

Médicament-aliments : L'huile minérale diminue l'absorption des **vitamines liposolubles (A, D, E, K)**.

VOIES D'ADMINISTRATION ET POSOLOGIE

Gelée orale :

- **PO (adultes et enfants > 12 ans) :** De 15 à 60 mL (préparation sans sucre – de 15 à 45 mL), en 1 seule dose, le soir au coucher.
- **PO (enfants de 6 à 12 ans) :** De 5 à 20 mL (préparation sans sucre – de 5 à 15 mL), en 1 seule dose, le soir au coucher.

Liquide oral

- **PO (adultes) :** De 15 à 45 mL, en 1 seule dose, le soir au coucher.
- **PO (enfants > 6 ans) :** De 10 à 15 mL, en 1 seule dose, le soir au coucher.

Lavement rectal

- **PR (adultes et enfants > 12 ans) :** 120 mL, en 1 seule dose.
- **PR (enfants de 2 à 12 ans) :** 60 mL, en 1 seule dose.

PRÉSENTATION

Gelée orale : 78 % d'huile minérale^{VL} (Lansoyl avec ou sans sucre) ■ **Liquide oral :** 100 % d'huile minérale^{VL} ■ **Lavement rectal :** 100 % d'huile minérale^{VL} en flacons de 130 mL munis d'une canule rectale ■ **En association avec d'autres laxatifs :** glycérine^{VL}.

PHARMACODYNAMIE (effet laxatif)

	DÉBUT D'ACTION	PIC	DURÉE
PO	6 – 8 h	inconnu	inconnue
PR	2 – 15 min	inconnu	inconnue

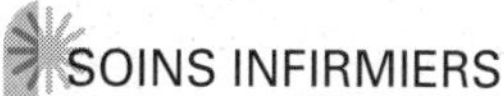

SOINS INFIRMIERS

ÉVALUATION DE LA SITUATION

- Suivre de près la distension abdominale, ausculter les bruits intestinaux et noter les habitudes d'élimination intestinale.
- Noter la couleur, la consistance et la quantité des selles.

DIAGNOSTICS INFIRMIERS POSSIBLES

- Constipation (Indications).
- Connaissances insuffisantes sur le traitement médicamenteux (Enseignement au patient et à ses proches).

INTERVENTIONS INFIRMIÈRES

- Ce médicament ne stimule pas le péristaltisme intestinal.
- Administrer l'huile minérale avec prudence aux enfants ou aux patients alités pour prévenir la pneumonie huileuse par aspiration. Ne pas administrer l'huile minérale aux patients qui se trouvent en position couchée.

PO :

- Habituellement, le médicament devrait être administré au coucher. Ne pas l'administrer dans les 2 heures qui suivent ou qui précèdent

les repas, car l'huile minérale peut altérer l'absorption des éléments nutritifs et des vitamines.
- Espacer de 2 heures l'administration d'un laxatif émollient, car l'absorption de l'huile minérale peut être accrue.

ENSEIGNEMENT AU PATIENT ET À SES PROCHES

- Prévenir le patient que les laxatifs devraient être utilisés pendant de courtes périodes seulement. Le traitement prolongé peut altérer l'absorption des nutriments et des vitamines A, D, E et K.
- Conseiller au patient de ne pas prendre ce médicament dans les 2 heures qui suivent ou qui précèdent les repas ou la prise d'un autre médicament.
- Inciter le patient à prendre d'autres mesures qui favorisent l'élimination intestinale : augmenter la consommation d'aliments riches en fibres, augmenter la consommation de liquides et faire de l'exercice. Lui expliquer que les habitudes d'élimination intestinale varient d'une personne à l'autre et qu'il est tout aussi normal de déféquer 3 fois par jour que 3 fois par semaine.
- Conseiller au patient souffrant de maladie cardiaque d'éviter les efforts reliés à la défécation (manœuvre de Valsalva).
- Prévenir le patient que des doses élevées d'huile minérale peuvent entraîner des fuites d'huile par le rectum ; lui conseiller de protéger ses vêtements. On peut prévenir ces fuites en réduisant la dose, en la fractionnant ou en prenant la préparation sous forme d'émulsion (Agarol).
- Recommander au patient de ne pas prendre de laxatif en présence de douleurs abdominales, de nausées, de vomissements ou de fièvre.

VÉRIFICATION DE L'EFFICACITÉ THÉRAPEUTIQUE

L'efficacité du traitement peut être démontrée par : l'évacuation de selles molles et bien moulées, habituellement dans les 6 à 8 heures ■ Habituellement, on peut obtenir des résultats dans les 2 à 15 minutes qui suivent l'administration PR. ✻

HYDRALAZINE

Apo-Hydralazine, Apresoline, Novo-Hylazin

CLASSIFICATION :

Antihypertenseur (vasodilatateur)

Grossesse – catégorie C

INDICATIONS

PO : Traitement de l'hypertension essentielle. L'hydralazine doit être administrée conjointement avec un diurétique ou un bêta-bloquant ■ **IV** : Traitement de l'hypertension grave. **Usages non approuvés** : Traitement de l'insuffisance cardiaque rebelle au traitement classique aux diurétiques et aux dérivés digitaliques.

MÉCANISME D'ACTION

Vasodilatation directe des artérioles périphériques. ***Effets thérapeutiques :*** Abaissement de la pression artérielle chez les patients hypertendus et diminution de la post-charge chez les patients souffrant d'insuffisance cardiaque.

PHARMACOCINÉTIQUE

Absorption : Par suite de l'administration PO, le médicament est rapidement absorbé. Bonne absorption depuis les points d'injection IM.

Distribution : L'hydralazine se répartit dans tout l'organisme. Elle traverse le placenta et on la retrouve dans le lait maternel à de très faibles concentrations.

Métabolisme et excrétion : La plus grande partie du médicament est métabolisée dans la muqueuse gastro-intestinale et le foie.

Demi-vie : De 2 à 8 heures.

CONTRE-INDICATIONS ET PRÉCAUTIONS/ MISES EN GARDE

Contre-indications : Hypersensibilité ■ Lupus érythémateux disséminé idiopathique et maladies connexes. ■ Tachycardie grave et insuffisance cardiaque avec augmentation du débit cardiaque ■ Insuffisance myocardique ■ Insuffisance ventriculaire droite isolée, due à une hypertension pulmonaire ■ Anévrisme aigu de l'aorte.

Précautions/mises en garde : Maladies cardiovasculaire ou vasculaire cérébrale ■ Maladies rénale et hépatique graves ■ Grossesse, allaitement ou enfants.

RÉACTIONS INDÉSIRABLES ET EFFETS SECONDAIRES

SNC : étourdissements, somnolence, céphalées.

CV : tachycardie, angine, arythmies, œdème, hypotension orthostatique.

GI : diarrhée, nausées, vomissements.

Tég. : rash.

HÉ : rétention sodique.

Loc. : arthralgie, arthrite.

SN : neuropathie périphérique.
Divers : syndrome lupique induit par le médicament.

INTERACTIONS

Médicament-médicament : Effets hypotensifs additifs, lors de l'administration concomitante d'autres **antihypertenseurs** ou de **dérivés nitrés** et de l'ingestion rapide de grandes quantités d'**alcool** ▪ Les **IMAO** peuvent intensifier l'état hypotensif ▪ L'hydralazine peut réduire les effets vasopresseurs de l'**épinéphrine** ▪ L'administration concomitante d'**AINS** peut diminuer la réponse antihypertensive ▪ Les **bêta-bloquants** diminuent la tachycardie induite par l'hydralazine (on peut administrer un traitement d'association pour cette raison) ▪ Les **bêta-bloquants (métoprolol, propranolol)** élèvent les concentrations d'hydralazine ▪ L'hydralazine élève les concentrations sanguines des **bêta-bloquants (métoprolol, propranolol)**.

H

VOIES D'ADMINISTRATION ET POSOLOGIE

PO (adultes) : *Hypertension* – 10 mg, 4 fois par jour, au départ. Après 2 à 4 jours, on peut augmenter la dose jusqu'à 25 mg, 4 fois par jour, pour le reste de la première semaine. On peut ensuite administrer 50 mg, 4 fois par jour (jusqu'à 200 mg par jour). Une fois la dose d'entretien établie, on peut administrer le médicament 2 fois par jour.
IM, IV (adultes) : *Hypertension* – de 5 à 40 mg, dose qu'on peut répéter selon les besoins. *Éclampsie* – 5 mg, toutes les 20 à 30 minutes.

PRÉSENTATION (version générique disponible)

Comprimés : 10 mg^Pr^, 25 mg^Pr^, 50 mg^Pr^ ▪ **Solution pour injection** : 20 mg/mL^Pr^.

PHARMACODYNAMIE (effet antihypertenseur)

	Début d'action	Pic	Durée
PO	45 min	2 h	3 – 8 h
IM	10 – 30 min	1 h	3 – 8 h
IV	10 – 20 min	15 – 30 min	3 – 8 h

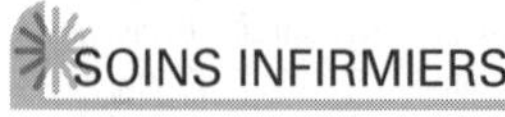

SOINS INFIRMIERS

ÉVALUATION DE LA SITUATION

- Mesurer souvent la pression artérielle et le pouls pendant la période d'ajustement de la posologie et à intervalles réguliers pendant toute la durée du traitement. Prévenir le médecin ou un autre professionnel de la santé si des changements importants surviennent.
- Surveiller la fréquence du renouvellement des ordonnances pour déterminer l'observance du traitement.

Tests de laboratoire :

- Noter la numération globulaire, les concentrations d'électrolytes, la présence de cellules de Hargraves et les titres d'anticorps antinucléaires avant l'administration initiale et à intervalles réguliers tout au long du traitement prolongé.
- L'hydralazine peut entraîner des résultats faussement positifs au test de Coombs direct.

DIAGNOSTICS INFIRMIERS POSSIBLES

- Irrigation tissulaire inefficace (Indications).
- Connaissances insuffisantes sur le traitement médicamenteux (Enseignement au patient et à ses proches).
- Non-observance du traitement médicamenteux (Enseignement au patient et à ses proches).

INTERVENTIONS INFIRMIÈRES

- Le médicament ne doit être administré par voie IV ou IM que si le patient est incapable de prendre la forme orale.
- On peut administrer l'hydralazine en association avec des diurétiques ou des bêta-bloquants pour pouvoir en réduire la dose et, par conséquent, les effets secondaires.

PO :

- Il faut toujours administrer l'hydralazine avec des aliments pour en favoriser l'absorption.
- Dans le cas des patients ayant des difficultés de déglutition, le pharmacien peut préparer une solution orale à partir de la solution d'hydralazine pour injection.

IV directe :

- Injecter la solution non diluée. Après avoir aspiré la solution dans la seringue, l'utiliser dès que possible. L'hydralazine change de couleur au contact d'un filtre métallique.
- Consulter les directives de chaque fabricant avant de reconstituer la préparation.

Vitesse d'administration : Administrer à un débit de 10 mg pendant au moins 1 minute. Après l'injection, mesurer la pression artérielle et le pouls à intervalles fréquents.

Compatibilité (tubulure en Y) : héparine ▪ hydrocortisone sodique, succinate d' ▪ potassium, chlorure de ▪ vérapamil ▪ vitamines du complexe B avec C.
Incompatibilité (tubulure en Y) : aminophylline ▪ ampicilline ▪ furosémide.
Compatibilité en addition au soluté : mélange de dextrose et de soluté salin ▪ mélange de dextrose et de solution de Ringer ▪ D5% dans une solution de lactate de Ringer ▪ D5%E ou D10%E ▪ D10% dans une solution de lactate de Ringer ▪ solution de NaCl 0,45 % et 0,9 % ▪ solution de Ringer ou solution de lactate de Ringer.

ENSEIGNEMENT AU PATIENT ET À SES PROCHES

- Expliquer au patient qu'il doit continuer à prendre le médicament même s'il se sent mieux. Lui conseiller de prendre le médicament au même moment, tous les jours. La dernière dose de la journée devrait être prise au coucher. Si le patient n'a pas pu prendre le médicament au moment habituel, il doit le prendre aussitôt que possible mais ne jamais remplacer une dose manquée par une double dose. S'il n'a pas pu prendre plus de deux doses consécutives, il doit en prévenir un professionnel de la santé. Le sevrage brusque peut entraîner une élévation soudaine de la pression artérielle. Prévenir le patient que l'hydralazine stabilise la pression artérielle mais ne guérit pas l'hypertension.
- Inciter le patient à suivre d'autres mesures de réduction de l'hypertension : perdre du poids, réduire sa consommation de sel, cesser de fumer, boire de l'alcool avec modération, faire régulièrement de l'exercice et diminuer le stress. Montrer au patient et à ses proches comment mesurer la pression artérielle. Leur demander de prendre la pression artérielle une fois par semaine et leur recommander de signaler à un professionnel de la santé tous les changements importants.
- Conseiller au patient de se peser deux fois par semaine et d'examiner ses pieds et ses chevilles afin de déceler la rétention hydrique.
- Prévenir le patient que l'hydralazine peut provoquer de la somnolence. Lui conseiller de ne pas conduire et d'éviter les activités qui exigent sa vigilance jusqu'à ce qu'on ait la certitude que le médicament n'entraîne pas cet effet chez lui.
- Recommander au patient de changer lentement de position pour prévenir les risques d'hypotension orthostatique.
- Conseiller au patient de consulter un professionnel de la santé avant de prendre un médicament contre la toux, le rhume ou les allergies en même temps que l'hydralazine.
- Recommander au patient qui doit suivre un traitement ou subir une intervention chirurgicale de prévenir le professionnel de la santé qu'il suit un traitement par cet agent antihypertenseur.
- Recommander au patient de signaler immédiatement à un professionnel de la santé les symptômes suivants : fatigue généralisée, fièvre, douleurs musculaires ou articulaires, douleurs thoraciques, rash, maux de gorge ou engourdissement, picotements, douleurs ou faiblesse des mains et des pieds. La vitamine B_6 (pyridoxine) peut soulager la névrite périphérique.
- Insister sur l'importance des examens de suivi permettant d'évaluer les bienfaits du médicament.

VÉRIFICATION DE L'EFFICACITÉ THÉRAPEUTIQUE

L'efficacité du traitement peut être démontrée par : la baisse de la pression artérielle sans manifestation d'effets secondaires ▪ la diminution de la postcharge chez les patients souffrant d'insuffisance cardiaque. ✳

HYDROCHLOROTHIAZIDE,

voir Diurétiques (thiazidiques)

HYDROCODONE

Hycodan, Robidone

HYDROCODONE/ ACÉTAMINOPHÈNE

Ce médicament n'est pas commercialisé au Canada.

HYDROCODONE/ ASPIRINE

Ce médicament n'est pas commercialisé au Canada.

HYDROCODONE/ IBUPROFÈNE

Ce médicament n'est pas commercialisé au Canada.

CLASSIFICATION :
Antitussifs, analgésiques opiacés
Grossesse – catégorie C

INDICATIONS

Antitussif (monothérapie mais, généralement, en traitements d'association avec des décongestionnants, des antihistaminiques ou des expectorants). **Usages non approuvés:** Monothérapie et, surtout, traitement d'association avec des analgésiques non opiacés (acétaminophène/aspirine/ibuprofène) pour soulager la douleur modérée à grave.

MÉCANISME D'ACTION

Liaison aux récepteurs opiacés du SNC. Modification de la perception de la douleur et de la réaction aux stimuli douloureux tout en entraînant une dépression généralisée du SNC ■ Suppression du réflexe de la toux par une action centrale directe. ***Effets thérapeutiques:*** Diminution de l'intensité des douleurs modérées ■ Suppression du réflexe de la toux.

H

PHARMACOCINÉTIQUE

Absorption: Bonne absorption par suite de l'administration PO.

Distribution: Inconnue.

Métabolisme et excrétion: La plus grande partie du médicament est métabolisée par le foie.

Demi-vie: 3,8 heures.

CONTRE-INDICATIONS ET PRÉCAUTIONS/ MISES EN GARDE

Contre-indications: Hypersensibilité à l'hydrocodone ou à l'un des ingrédients de la préparation ■ Présence de lésions intracrâniennes associées à une tension intracrânienne accrue, traumatisme crânien ■ Dépression respiratoire ■ Allaitement ■ Patients recevant des **IMAO**.

Précautions/mises en garde: Maladies rénale, hépatique ou pulmonaire graves ■ Hypothyroïdie ■ Insuffisance surrénalienne ■ Alcoolisme ■ Personnes âgées ou patients débilités (réduire la dose initiale; prédisposition accrue à la dépression du SNC et à la constipation) ■ Douleurs abdominales non diagnostiquées ■ Grossesse ■ Hypertrophie de la prostate.

RÉACTIONS INDÉSIRABLES ET EFFETS SECONDAIRES

SNC: confusion, sédation, dysphorie, euphorie, sensation de flottement, hallucinations, céphalées, rêves bizarres.

ORLO: vision trouble, diplopie, myosis.

Resp.: dépression respiratoire.

CV: hypotension, bradycardie.

GI: constipation, nausées, vomissements.

GU: rétention urinaire.

Tég.: transpiration.

Divers: dépendance physique, dépendance psychologique, tolérance aux effets du médicament.

INTERACTIONS

Médicament-médicament: L'HYDROCODONE NE DOIT PAS ÊTRE ADMINISTRÉE CHEZ LES PATIENTS RECEVANT DES **IMAO**, CAR ELLE PEUT PROVOQUER DES RÉACTIONS GRAVES ET IMPRÉVISIBLES ■ Effets dépresseurs additifs sur le SNC, lors de l'usage concomitant d'**alcool**, d'**antihistaminiques** et d'**hypnosédatifs** ■ L'administration d'analgésiques opiacés antagonistes partiels (**buprénorphine**, **butorphanol**, **nalbuphine** ou **pentazocine**) peut déclencher des symptômes de sevrage chez les patients présentant une dépendance physique aux opiacés ■ La **buprénorphine** ou la **pentazocine** peuvent diminuer l'analgésie induite par l'hydrocodone.

VOIES D'ADMINISTRATION ET POSOLOGIE

Hydrocodone

- **PO (adultes):** *Antitussif* – 5 mg, toutes les 4 heures, selon les besoins (dose unique maximale: 15 mg; dose quotidienne maximale: 30 mg).
- **PO (enfants > 12 ans):** 5 mg, toutes les 4 heures, selon les besoins (dose unique maximale: 10 mg; dose quotidienne maximale: 30 mg).
- **PO (enfants 2 ≤ 12 ans):** 2,5 mg, toutes les 4 heures, selon les besoins (dose unique maximale: 5 mg; dose quotidienne maximale: 15 mg).
- **PO (enfants < 2 ans):** 1,25 mg, toutes les 4 heures selon les besoins (dose unique maximale: 1,25 mg; dose quotidienne maximale: 7,5 mg).

PRÉSENTATION

- **Hydrocodone**

  Comprimés: 5 mg[Pr, N] ■ **Sirop:** 1 mg/mL[Pr, N] ■ **En association avec:** antihistaminiques, caféine, guaïfénésine ou décongestionnants[Pr, N]. Calmydone, Coristex DH, Coristine DH, Dalmacol, Dimetane expectorant DC, Hycomine, Novahistex DH, Novahistine DH, Tussionex.
- **Hydrocodone/acétaminophène**

  Cette association n'est pas commercialisée au Canada.
- **Hydrocodone/AAS**

  Cette association n'est pas commercialisée au Canada.
- **Hydrocodone/ibuprofène**

  Cette association n'est pas commercialisée au Canada.

PHARMACODYNAMIE (effet analgésique)

	DÉBUT D'ACTION	PIC	DURÉE
PO	10 – 30 min	30 – 60 min	4 – 6 h

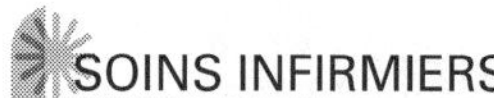

SOINS INFIRMIERS

ÉVALUATION DE LA SITUATION

- Mesurer la pression artérielle, le pouls et la fréquence respiratoire avant l'administration du médicament et à intervalles réguliers par la suite. Si la fréquence respiratoire est < 10/minute, évaluer le degré de sédation. Une stimulation physique peut suffire pour prévenir une hypoventilation importante. Il peut s'avérer nécessaire de réduire la dose de 25 à 50 %. La somnolence initiale disparaît malgré la poursuite du traitement.
- Examiner la fonction intestinale du patient à intervalles réguliers. La consommation accrue de liquides et d'aliments riches en fibres et la prise de laxatifs peuvent réduire les effets constipants du médicament. Sauf contre-indication, les laxatifs stimulants devraient être administrés de façon systématique si le traitement par un analgésique opiacé dure plus de 2 ou 3 jours.

Douleur :

- Déterminer le type de douleur, son siège et son intensité, avant l'administration du médicament et 60 minutes (pic) après. Lorsqu'on décide de majorer la dose d'un analgésique opiacé, on devrait l'augmenter de 25 à 50 % jusqu'à ce qu'on note une réduction de 50 % de la douleur, selon l'évaluation qu'en fait le patient d'après une échelle numérique ou visuelle ou jusqu'à ce qu'il signale un soulagement suffisant de la douleur. On peut administrer sans danger une nouvelle dose au moment du pic si la dose précédente s'est avérée inefficace et si les effets secondaires ont été minimes.
- On devrait utiliser le tableau des équivalences de l'annexe A lorsqu'on décide de changer de mode d'administration ou de type d'opiacé.
- L'usage prolongé peut entraîner la dépendance physique et psychologique ainsi qu'une tolérance aux effets du médicament, mais cela ne doit pas empêcher le patient de recevoir une quantité suffisante d'analgésiques. La psychodépendance est rare chez la plupart des patients qui reçoivent de l'hydrocodone pour des raisons médicales. Si des doses de plus en plus élevées sont nécessaires pour soulager la douleur, on peut envisager de substituer au médicament un analgésique opiacé plus puissant.

Toxicité et surdosage : S'il est nécessaire d'administrer un opiacé antagoniste pour renverser la dépression respiratoire ou le coma, l'antidote est la naloxone (Narcan). Diluer l'ampoule de naloxone à 0,4 mg dans 10 mL de solution de NaCl 0,9 % et administrer 0,5 mL (0,02 mg) par bolus IV direct, toutes les 2 minutes. Dans le cas des enfants et des patients pesant moins de 40 kg, diluer 0,1 mg de naloxone dans 10 mL de solution de NaCl 0,9 % pour obtenir une concentration de 10 µg/mL et administrer 0,5 µg/kg, toutes les 2 minutes. Ajuster graduellement la dose pour prévenir les symptômes de sevrage, les convulsions et la douleur intense.

DIAGNOSTICS INFIRMIERS POSSIBLES

- Douleur aiguë (Indications).
- Trouble de la perception visuelle et auditive (Effets secondaires).
- Risque d'accident (Effets secondaires).

H

INTERVENTIONS INFIRMIÈRES

- Pour augmenter l'effet analgésique de l'hydrocodone, avant de l'administrer, expliquer au patient la valeur thérapeutique de ce médicament.
- Les doses administrées selon un horaire fixe peuvent être plus efficaces que celles administrées sur demande. L'analgésique s'avère plus efficace s'il est administré avant que la douleur ne devienne intense.
- L'association avec des analgésiques non opiacés peut avoir des effets analgésiques additifs et permettre d'administrer des doses plus faibles d'hydrocodone. La présence d'autres ingrédients non opiacés, surtout à des doses maximales, limite la majoration des doses d'hydrocodone.
- Après un traitement prolongé, interrompre l'administration graduellement pour prévenir les symptômes de sevrage.
- On peut administrer le médicament avec des aliments ou du lait pour réduire l'irritation gastrique.

ENSEIGNEMENT AU PATIENT ET À SES PROCHES

- Conseiller au patient de respecter scrupuleusement la posologie recommandée et de ne pas prendre plus que la dose recommandée. L'usage prolongé ou l'administration de fortes doses d'acétaminophène peuvent entraîner des lésions hépatiques graves et permanentes. L'usage prolongé d'acétaminophène ou d'AAS peut provoquer des lésions rénales. Prévenir le patient qu'il ne doit pas dépasser la dose quotidienne maximale recommandée d'agents non opiacés.

- Expliquer au patient ce qu'on entend par administration sur demande et à quel moment il doit réclamer l'analgésique.
- Prévenir le patient que l'hydrocodone peut provoquer des étourdissements et de la somnolence. Lui recommander de demander de l'aide lorsqu'il se déplace et de ne pas fumer lorsqu'il est seul. Lui conseiller de ne pas conduire et d'éviter les activités qui exigent sa vigilance jusqu'à ce qu'on ait la certitude que le médicament n'entraîne pas ces effets chez lui.
- Recommander au patient de changer lentement de position pour diminuer le risque d'hypotension orthostatique.
- Inciter le patient à ne pas boire d'alcool et à ne pas prendre d'autres dépresseurs du SNC en même temps que l'hydrocodone.
- Conseiller au patient de se tourner dans le lit, de tousser et de faire des exercices de respiration profonde toutes les 2 heures pour prévenir l'atélectasie.
- Recommander au patient de se rincer fréquemment la bouche, de pratiquer une bonne hygiène orale et de consommer de la gomme ou des bonbons sans sucre pour soulager la sécheresse de la bouche.

VÉRIFICATION DE L'EFFICACITÉ THÉRAPEUTIQUE

L'efficacité du traitement peut être démontrée par: la diminution de l'intensité de la douleur sans modification importante de l'état de la conscience ou de l'état de la respiration ▪ la suppression de la toux improductive. ✳

HYDROCORTISONE,

voir Corticostéroïdes (topiques) et Corticostéroïdes (voie générale)

HYDROMORPHONE

Dilaudid, Dilaudid-HP, Dilaudid-HP-Plus, Dilaudid-XP, Hydromorph Contin, Hydromorphone, PMS-Hydromorphone

CLASSIFICATION:
Analgésique opiacé (agoniste)
Grossesse – catégorie C

INDICATIONS

Douleur modérée à grave (en monothérapie ou en association avec des analgésiques non opiacés) ▪ **Usages non approuvés:** Traitement de la toux (doses plus faibles).

MÉCANISME D'ACTION

Liaison aux récepteurs opiacés du SNC ▪ Modification de la perception de la douleur et de la réaction aux stimuli douloureux tout en entraînant une dépression généralisée du SNC ▪ Suppression du réflexe de la toux par une action centrale directe. ***Effets thérapeutiques:*** Diminution de l'intensité de la douleur modérée à grave ▪ Suppression de la toux.

PHARMACOCINÉTIQUE

Absorption: Bonne absorption par suite de l'administration par voie orale, rectale, SC et IM.

Distribution: Le médicament se répartit dans tout l'organisme. Il traverse le placenta et pénètre dans le lait maternel.

Métabolisme et excrétion: La plus grande partie du médicament est métabolisée par le foie.

Demi-vie: De 2 à 4 heures.

CONTRE-INDICATIONS ET PRÉCAUTIONS/ MISES EN GARDE

Contre-indications: Hypersensibilité ▪ Hypersensibilité aux bisulfites (ne pas administrer dans ce cas les préparations qui contiennent ces additifs) ▪ Traumatisme crânien ▪ Pression intracrânienne accrue ▪ Crises d'asthme ou autres troubles obstructifs des voies respiratoires ou dépression respiratoire ▪ Alcoolisme aigu ▪ Delirium tremens ▪ Dépression grave du SNC ▪ Troubles convulsifs ▪ Abdomen aigu soupçonné ▪ Prise concomitante d'IMAO, ainsi que dans les 14 jours suivant l'arrêt du traitement ▪ Allaitement (administration prolongée à proscrire).

Précautions/mises en garde: Grossesse ▪ Maladies rénale, hépatique ou pulmonaire graves ▪ Hypothyroïdie ▪ Insuffisance surrénalienne ▪ Personnes âgées ou patients débilités (réduire la dose initiale) ▪ Hypertrophie de la prostate.

RÉACTIONS INDÉSIRABLES ET EFFETS SECONDAIRES

SNC: confusion, sédation, étourdissements, dysphorie, euphorie, sensation de flottement, hallucinations, céphalées, rêves bizarres.

ORLO: vision trouble, diplopie, myosis.

Resp. : dépression respiratoire.

CV : hypotension, bradycardie.

GI : constipation, nausées, vomissements.

GU : rétention urinaire.

Tég. : rougeurs du visage, transpiration.

Divers : dépendance physique, dépendance psychologique, tolérance aux effets du médicament.

INTERACTIONS

Médicament-médicament : L'HYDROMORPHONE EST CONTRE-INDIQUÉE CHEZ LES PATIENTS RECEVANT DES **IMAO**, CAR ELLE PEUT PROVOQUER DES RÉACTIONS GRAVES ET IMPRÉVISIBLES ■ Effets dépresseurs additifs sur le SNC, lors de l'usage concomitant d'**alcool**, d'**antihistaminiques** et d'**hypnosédatifs** ■ L'administration d'**analgésiques opiacés antagonistes partiels** (**buprénorphine**, **butorphanol**, **dézocine**, **nalbuphine** ou **pentazocine**) peut déclencher des symptômes de sevrage chez les patients présentant une dépendance physique aux opiacés ■ La **nalbuphine** ou la **pentazocine** peuvent diminuer l'analgésie induite par l'hydromorphone.

VOIES D'ADMINISTRATION ET POSOLOGIE

Les doses dépendent de l'intensité de la douleur et de la tolérance du patient.

Analgésique

- **PO (adultes ≥ 50 kg)** : Initialement, 2 ou 4 mg, toutes les 4 ou 6 heures.
- **PO (adultes < 50 kg)** : Initialement, 0,06 mg/kg, toutes les 3 ou 4 heures. On peut passer à la préparation à libération contrôlée, à la même posologie quotidienne totale d'hydromorphone, divisée en 2 doses égales, administrées à 12 heures d'intervalle.
- **IV, IM, SC (adultes ≥ 50 kg)** : Initialement, 2 mg, toutes les 4 à 6 heures, selon les besoins ; on peut augmenter cette dose.
- **IV, IM, SC (adultes < 50 kg)** : Initialement, 0,015 mg/kg, toutes les 3 ou 4 heures, selon les besoins ; on peut augmenter cette dose.
- **IV (adultes)** : *Perfusion continue* – de 0,2 à 30 mg/heure, selon l'usage de l'analgésique opiacé antérieur. On peut administrer un bolus initial correspondant à 2 fois la dose en mg à l'heure, puis des bolus « secondaires » correspondant à 50 à 100 % de la dose en mg à l'heure.
- **PR (adultes)** : Initialement, 3 mg, au coucher, selon les besoins.

PRÉSENTATION (version générique disponible)

Comprimés : 1 mg[Pr, N], 2 mg[Pr, N], 4 mg[Pr, N], 8 mg[Pr, N] ■ **Capsules à libération contrôlée** : 6 mg[Pr, N], 12 mg[Pr, N], 24 mg[Pr, N], 30 mg[Pr, N] ■ **Solution orale** : 1 mg/mL[Pr, N] ■ **Solution pour injection** : 2 mg/mL[Pr, N], 4 mg/mL[Pr, N], en ampoules de 1 mL, 10 mg/mL[Pr, N], en flacons de 1 mL, 5 mL et 50 mL (Infu-Pac), 1 000 mg/50 mL (Infu-Pac)[Pr, N], 2 500 mg/50 mL (Infu-Pac)[Pr, N] ■ **Poudre stérile pour injection** : 250 mg[Pr, N] ■ **Suppositoires** : 3 mg[Pr, N].

PHARMACODYNAMIE (effet analgésique)

	Début d'action	Pic	Durée
PO	30 min	90 – 120 min	4 h
SC	15 min	30 – 90 min	4 – 5 h
IM	15 min	30 – 60 min	4 – 5 h
IV	10 – 15 min	15 – 30 min	2 – 3 h
PR	15 – 30 min	30 – 90 min	4 – 5 h

H

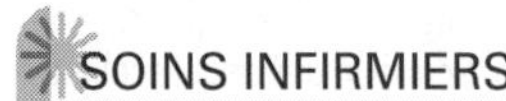

SOINS INFIRMIERS

ÉVALUATION DE LA SITUATION

- Mesurer la pression artérielle, le pouls et la fréquence respiratoire avant l'administration du médicament et à intervalles réguliers pendant toute la durée du traitement. Si la fréquence respiratoire est < 10/minutes, évaluer le degré de sédation. Il peut s'avérer nécessaire de réduire la dose de 25 à 50 %. La somnolence initiale disparaît malgré la poursuite du traitement.
- Examiner la fonction intestinale du patient à intervalles réguliers. La consommation accrue de liquides et d'aliments riches en fibres et la prise de laxatifs peuvent réduire les effets constipants du médicament. Sauf contre-indication, les laxatifs stimulants devraient être administrés de façon systématique si le traitement par un analgésique opiacé dure plus de 2 ou 3 jours.

Douleur :

- Déterminer le type de douleur, son siège et son intensité, avant l'administration du médicament et 1 heure après l'administration IM et 5 minutes (pic) après l'administration IV. Lorsqu'on décide de majorer la dose d'analgésique opiacé, on devrait l'augmenter de 25 à 50 % jusqu'à ce qu'on note une réduction de 50 % de la douleur, selon l'évaluation qu'en fait le patient d'après une échelle numérique ou visuelle ou jusqu'à ce qu'il signale un soulagement suffisant de la douleur. On peut administrer sans danger une nouvelle dose au moment du pic, si la dose précédente s'est avérée inefficace et si les effets secondaires ont été minimes.

- En cas de perfusion continue, on devrait administrer des doses additionnelles en bolus toutes les 15 à 30 minutes, selon les besoins, si des douleurs surgissent en cours de traitement. La dose du bolus correspond habituellement à la quantité de médicament administrée en une heure de perfusion continue.
- On devrait utiliser le tableau des équivalences de l'annexe A lorsqu'on décide de changer de mode d'administration ou de type d'opiacé.
- L'usage prolongé peut entraîner la dépendance physique et psychologique ainsi qu'une tolérance aux effets du médicament, mais cela ne doit pas empêcher le patient de recevoir une quantité suffisante d'analgésiques. La psychodépendance est rare chez la plupart des patients qui reçoivent de l'hydromorphone pour des raisons médicales. Lors d'un traitement prolongé, il faut parfois administrer des doses de plus en plus élevées pour soulager la douleur.

Toux : Évaluer la toux et le murmure vésiculaire pendant le traitement antitussif.

Tests de laboratoire : L'hydromorphone peut élever les concentrations plasmatiques d'amylase et de lipase.

Toxicité et surdosage : S'il est nécessaire d'administrer un opiacé antagoniste pour renverser la dépression respiratoire ou le coma, l'antidote est la naloxone (Narcan). Diluer l'ampoule de naloxone à 0,4 mg dans 10 mL de solution de NaCl 0,9 % et administrer 0,5 mL (0,02 mg) par bolus IV direct, toutes les 2 minutes. Dans le cas des enfants et des patients pesant moins de 40 kg, diluer 0,1 mg de naloxone dans 10 mL de solution de NaCl 0,9 % pour obtenir une concentration de 10 µg/mL et administrer 0,5 µg/kg, toutes les 2 minutes. Diminuer progressivement la dose pour éviter les symptômes de sevrage, les convulsions et la douleur intense.

DIAGNOSTICS INFIRMIERS POSSIBLES

- Douleur aiguë (Indications).
- Altération de la perception visuelle et auditive (Effets secondaires).
- Risque d'accident (Effets secondaires).

INTERVENTIONS INFIRMIÈRES

- NE PAS CONFONDRE L'HYDROMORPHONE AVEC LA MÉPÉRIDINE OU LA MORPHINE ; DES ERREURS ONT DÉJÀ MENÉ À UNE ISSUE FATALE.
- Pour augmenter l'effet analgésique de l'hydromorphone, avant de l'administrer, expliquer au patient la valeur thérapeutique de ce médicament.
- Les doses administrées selon un horaire fixe peuvent être plus efficaces que celles administrées sur demande. L'analgésique s'avère plus efficace s'il est administré avant que la douleur ne devienne intense.
- L'association avec des analgésiques non opiacés peut avoir des effets analgésiques additifs et permettre d'administrer des doses plus faibles d'hydromorphone.
- Après un traitement prolongé, interrompre l'administration graduellement pour prévenir les symptômes de sevrage.

PO : On peut administrer le médicament avec des aliments ou du lait pour réduire l'irritation gastrique.

IV directe : Diluer le médicament dans au moins 5 mL d'eau stérile ou de NaCl 0,9 %. Inspecter la solution pour déceler la présence de particules. Une coloration légèrement jaunâtre n'altère pas l'efficacité du médicament. Garder l'hydromorphone à la température ambiante. Consulter les directives de chaque fabricant avant de reconstituer la préparation.

Vitesse d'administration : Administrer lentement, à un débit inférieur à 2 mg, pendant 3 à 5 minutes. Une administration trop rapide peut provoquer une dépression respiratoire accrue, de l'hypotension et un collapsus circulatoire.

Associations compatibles dans la même seringue : atropine ■ bupivacaïne ■ ceftazidime ■ chlorpromazine ■ cimétidine ■ diphenhydramine ■ fentanyl ■ glycopyrrolate ■ hydroxyzine ■ lorazépam ■ midazolam ■ pentobarbital ■ prométhazine ■ ranitidine ■ scopolamine ■ téniposide ■ thiéthylpérazine ■ triméthobenzamide.

Associations incompatibles dans la même seringue : ampicilline ■ diazépam ■ phénobarbital ■ phénytoïne.

Compatibilité (tubulure en Y) : acyclovir ■ amifostine ■ amikacine ■ aztréonam ■ céfamandole ■ céfazoline ■ céfépime ■ céfopérazone ■ céfotaxime ■ céfoxitine ■ ceftazidime ■ ceftizoxime ■ céfuroxime ■ céphalothine ■ céphapirine ■ chloramphénicol ■ cisatracurium ■ cisplatine ■ clindamycine ■ cyclophosphamide ■ cytarabine ■ doxorubicine ■ doxorubicine liposomale ■ doxycycline ■ érythro-

mycine, lactobionate de ■ filgrastim ■ fludarabine ■ foscarnet ■ gentamicine ■ granisétron ■ kanamycine ■ magnésium, sulfate de ■ melphalan ■ méthotrexate ■ métronidazole ■ mezlocilline ■ nafcilline ■ ondansétron ■ oxacilline ■ paclitaxel ■ pénicilline G potassique ■ pipéracilline ■ pipéracilline/tazobactam ■ rémifentanil ■ thiotépa ■ ticarcilline ■ tobramycine ■ triméthoprime/sulfaméthoxazole ■ vancomycine ■ vinorelbine.
Incompatibilité (tubulure en Y) : amphotéricine B liposomale ■ diazépam ■ gallium, nitrate de ■ minocycline ■ phénobarbital ■ phénytoïne ■ sargramostim.
Compatibilité en addition au soluté : ondansétron.
Incompatibilité en addition au soluté : sodium, bicarbonate de ■ thiopental.
Solutions compatibles : ■ D5%E ■ D5%E/NaCl 0,45 % ■ D5%/NaCl 0,9 % ■ D5%/solution de lactate de Ringer ■ D5%/solution de Ringer ■ NaCl 0,45 % ou 0,9 % ■ solution de Ringer et solution de lactate de Ringer.

ENSEIGNEMENT AU PATIENT ET À SES PROCHES

- Expliquer au patient ce qu'on entend par administration sur demande et à quel moment il doit réclamer l'analgésique.
- Prévenir le patient que l'hydromorphone peut provoquer des étourdissements et de la somnolence. Lui recommander de demander de l'aide lorsqu'il se déplace et de ne pas fumer lorsqu'il est seul. Lui conseiller de ne pas conduire et d'éviter les activités qui exigent sa vigilance jusqu'à ce qu'on ait la certitude que le médicament n'entraîne pas ces effets chez lui.
- Recommander au patient de changer lentement de position pour diminuer le risque d'hypotension orthostatique.
- Inciter le patient à ne pas boire d'alcool et à ne pas prendre d'autres dépresseurs du SNC en même temps que l'hydromorphone.
- Conseiller au patient de se tourner dans le lit, de tousser et de faire des exercices de respiration profonde toutes les 2 heures pour prévenir l'atélectasie.

VÉRIFICATION DE L'EFFICACITÉ THÉRAPEUTIQUE

L'efficacité du traitement peut être démontrée par : la diminution de l'intensité de la douleur sans modification importante de l'état de la conscience ou de l'état de la respiration ■ la suppression de la toux. ✳

HYDROXOCOBALAMINE,

voir Vitamine B_{12} (préparations)

HYDROXYCHLOROQUINE

Plaquenil

CLASSIFICATION :
Anti-inflammatoire (traitement de fond), anti-infectieux (antiprotozaires)
Grossesse – catégorie C

INDICATIONS

Traitement suppressif des accès aigus de la malaria ■ Traitement de la polyarthrite rhumatoïde grave et du lupus érythémateux disséminé.

MÉCANISME D'ACTION

Inhibition de la synthèse protéique des micro-organismes sensibles par inhibition de la polymérase de l'ADN et de l'ARN. ***Effets thérapeutiques :*** Destruction des plasmodies qui provoquent la malaria ■ Propriétés anti-inflammatoires.

PHARMACOCINÉTIQUE

Absorption : Par suite de l'administration PO, l'absorption semble satisfaisante.
Distribution : Le médicament semble se répartir dans tout l'organisme et on le retrouve en fortes concentrations dans les tissus (particulièrement dans le foie). Il pénètre probablement dans le lait maternel.
Métabolisme et excrétion : Le médicament est partiellement métabolisé par le foie et partiellement excrété par les reins à l'état inchangé.
Demi-vie : De 72 à 120 heures.

CONTRE-INDICATIONS ET PRÉCAUTIONS/MISES EN GARDE

Contre-indications : Hypersensibilité aux amino-4-quinoléines ■ Antécédents de lésions oculaires induites par l'hydroxychloroquine ou la chloroquine ou rétinopathie préexistante. ■ Traitement de longue durée chez les enfants.
Précautions/mises en garde : Administration concomitante de médicaments hépatotoxiques ■ Antécédents de maladie hépatique ou d'alcoolisme ■ Taux insuffisants de G-6-PD ■ Psoriasis ■ Aplasie médullaire ■ Obésité (déterminer la dose en fonction du poids corporel idéal) ■ Grossesse ou allaitement (éviter l'usage à moins que ce soit pour traiter

ou prévenir la malaria ou pour traiter un abcès amibien).

RÉACTIONS INDÉSIRABLES ET EFFETS SECONDAIRES

SNC: CONVULSIONS, agressivité, anxiété, apathie, confusion, fatigue, céphalées, irritabilité, modifications de la personnalité, psychoses.

ORLO: kératite, ototoxicité, rétinopathie, acouphènes, troubles visuels.

CV: modifications de l'ÉCG, hypotension.

GI: crampes abdominales, anorexie, diarrhée, gêne épigastrique, nausées, vomissements.

Tég.: dermatoses.

Hémat.: AGRANULOCYTOSE, ANÉMIE APLASIQUE, leucopénie, thrombocytopénie.

SN: neuromyopathie, névrite périphérique.

H

INTERACTIONS

Médicament-médicament: L'administration concomitante d'**agents hépatotoxiques** peut accroître le risque d'hépatotoxicité ■ Risque accru de toxicité hématologique, lors de l'administration concomitante de **pénicillamine** ■ L'administration concomitante d'**agents ayant des propriétés toxiques pour la peau** peut accroître le risque de dermatoses ■ L'hydroxychloroquine, administrée en même temps que des **vaccins antirabiques obtenus sur des cellules diploïdes humaines**, peut réduire les titres des anticorps de la rage ■ L'administration concomitante d'**acidifiants urinaires** peut accroître l'excrétion rénale de l'hydroxychloroquine ■ L'hydroxychloroquine peut élever les concentrations sériques de **digoxine**.

VOIES D'ADMINISTRATION ET POSOLOGIE

Les doses indiquées correspondent à l'hydroxychloroquine. Un comprimé de 200 mg de sulfate d'hydroxychloroquine équivaut à 155 mg d'hydroxychloroquine base.

Malaria

- **PO (adultes)**: *Suppression* – 400 mg, une fois par semaine; commencer le traitement 2 semaines avant l'arrivée dans la zone endémique; s'il n'est pas commencé avant l'exposition, administrer une dose de charge de 800 mg, en 2 prises espacées de 6 heures. Le patient devrait continuer le traitement pendant 8 semaines après avoir quitté cette région. *Traitement* – 800 mg, puis 400 mg, de 6 à 8 heures plus tard. Administrer ensuite une dose quotidienne de 400 mg pendant 2 jours, pour un total de 2 g d'hydroxychloroquine. Une dose unique de 800 mg s'est également révélée efficace.
- **PO (nourrissons et enfants)**: *Suppression* – 5 mg de base/kg, une fois par semaine; commencer le traitement 2 semaines avant l'arrivée dans la zone endémique; s'il n'est pas commencé avant l'exposition, administrer 1 dose de charge de 10 mg de base/kg, en 2 prises espacées de 6 heures. Le patient devrait continuer le traitement pendant 8 semaines après avoir quitté cette région. Ne pas dépasser la dose recommandée chez l'adulte, quel que soit le poids corporel. *Traitement* – 10 mg de base/kg (ne pas dépasser 620 mg de base), puis 5 mg de base/kg (ne pas dépasser 310 mg de base), 6 heures après la première dose; ensuite, 5 mg de base/kg, 18 heures après la deuxième dose et 5 mg de base/kg, 24 heures après la troisième dose. La dose totale est de 25 mg de base/kg, administrés en 3 jours.

Polyarthrite rhumatoïde

- **PO (adultes)**: Initialement, de 400 à 600 mg par jour, puis de 200 à 400 mg par jour, en traitement d'entretien.

Lupus érythémateux disséminé

- **PO (adultes)**: 400 mg, 1 ou 2 fois par jour, puis de 200 à 400 mg par jour, en traitement d'entretien.

PRÉSENTATION

Comprimés: 200 mg (155 mg d'hydroxychloroquine base)[Pr].

PHARMACODYNAMIE (concentrations sanguines)

	DÉBUT D'ACTION	PIC	DURÉE
PO	rapide†	1 – 2 h	plusieurs jours – semaines

† L'effet anti-arthritique peut ne pas se manifester avant 6 semaines.

SOINS INFIRMIERS

ÉVALUATION DE LA SITUATION

- Examiner le réflexe tendineux à intervalles réguliers afin de déceler le degré de faiblesse musculaire. Arrêter le traitement si cette réaction se manifeste.
- Chez les patients qui suivent un traitement prolongé à des doses élevées, il faudrait effectuer des examens ophtalmiques avant l'administration initiale et tous les 3 à 6 mois pendant toute la

durée du traitement afin de déceler les lésions de la rétine.

Malaria ou lupus érythémateux: Observer quotidiennement le patient pendant toute la durée du traitement pour déterminer si les signes et les symptômes de la maladie se sont améliorés.

Polyarthrite rhumatoïde: Noter mensuellement l'intensité de la douleur articulaire, l'enflure des articulations et l'amplitude des mouvements.

***Tests de laboratoire*:** NOTER LES NUMÉRATIONS GLOBULAIRE ET PLAQUETTAIRE À INTERVALLES RÉGULIERS PENDANT TOUTE LA DURÉE DU TRAITEMENT. L'HYDROXYCHLOROQUINE PEUT DIMINUER LE NOMBRE DE GLOBULES ROUGES ET BLANCS ET DE PLAQUETTES. SI L'ON NOTE UNE DIMINUTION MARQUÉE QUI N'EST PAS LIÉE AU PROCESSUS PATHOLOGIQUE, ON DEVRAIT INTERROMPRE LE TRAITEMENT PAR L'HYDROXYCHLOROQUINE.

DIAGNOSTICS INFIRMIERS POSSIBLES

- Risque d'infection (Indications).
- Douleur chronique (Indications).
- Connaissances insuffisantes sur le traitement médicamenteux (Enseignement au patient et à ses proches).

INTERVENTIONS INFIRMIÈRES

- Administrer le médicament avec du lait ou des aliments pour réduire le risque de douleurs gastro-intestinales.
- Dans le cas des patients ayant des difficultés de déglutition, on peut écraser les comprimés et les mélanger à une cuillerée à thé de confiture ou de gelée.

Prophylaxie de la malaria: Il faudrait commencer le traitement à l'hydroxychloroquine 2 semaines avant l'exposition probable aux plasmodies et le poursuivre pendant 4 à 6 semaines après avoir quitté la région endémique.

ENSEIGNEMENT AU PATIENT ET À SES PROCHES

- Expliquer au patient qu'il doit respecter scrupuleusement la posologie recommandée et continuer à prendre l'hydroxychloroquine même s'il se sent mieux. S'il n'a pas pu prendre le médicament au moment habituel, il doit le prendre aussitôt que possible, sauf si c'est presque l'heure de prendre la dose suivante. L'avertir qu'il ne doit jamais remplacer une dose manquée par une double dose.
- Recommander au patient d'éviter de boire de l'alcool pendant qu'il prend de l'hydroxychloroquine.
- RECOMMANDER AU PATIENT DE GARDER L'HYDROXYCHLOROQUINE HORS DE LA PORTÉE DES ENFANTS ; DES DÉCÈS SONT SURVENUS PAR SUITE DE L'INGESTION DE 3 OU DE 4 COMPRIMÉS.
- Expliquer au patient qui suit un traitement prolongé à fortes doses qu'il doit se soumettre à des examens ophtalmiques à intervalles réguliers. L'informer que le risque de lésions oculaires peut être réduit s'il porte des verres fumés lorsque la lumière est vive. Lui conseiller de porter des vêtements protecteurs et d'utiliser un écran solaire pour réduire les risques de dermatose.
- Recommander au patient de signaler immédiatement à un professionnel de la santé les maux de gorge, la fièvre, les saignements ou les ecchymoses inhabituels, la vision trouble, les modifications de la vue, les acouphènes, les troubles auditifs ou la faiblesse musculaire.

Prophylaxie de la malaria:

- Passer en revue les moyens de réduire l'exposition aux moustiques : utiliser un insectifuge, porter des chemises à manches longues et des pantalons, utiliser une moustiquaire.
- Recommander au patient de consulter un professionnel de la santé s'il fait de la fièvre pendant le voyage ou pendant les deux mois qui suivent le moment où il a quitté la région endémique.

Polyarthrite rhumatoïde: Conseiller au patient de signaler à un professionnel de la santé l'absence de toute amélioration dans les quelques jours suivant le début du traitement. La pleine efficacité du traitement de la polyarthrite rhumatoïde peut ne pas être manifeste avant 6 mois.

VÉRIFICATION DE L'EFFICACITÉ THÉRAPEUTIQUE

***L'efficacité du traitement peut être démontrée par*:** la prophylaxie ou la diminution des signes et des symptômes de malaria ▪ la diminution des signes et des symptômes de polyarthrite rhumatoïde ▪ la diminution des symptômes de lupus érythémateux. ✳

HYDROXYURÉE

Hydrea, Gen-Hydroxyurea

***CLASSIFICATION*:**

Antinéoplasique (antimétabolite)

Grossesse – catégorie D

H

INDICATIONS

Traitement des l'épithélioma spinocellulaire épidermoïde primaire de la tête et du cou (à l'exclusion des lèvres) en association avec la radiothérapie ▪ Traitement de la leucémie myéloïde chronique et réfractaire ▪ Traitement des mélanomes. **Usages non approuvés**: Traitement du cancer des ovaires ▪ Réduction des crises douloureuses associées à la drépanocytose et du besoin de recourir à des transfusions chez les patients adultes ayant des antécédents de crises récurrentes, d'intensité modérée à grave (au moins trois crises au cours de l'année précédente) ▪ Traitement d'association de l'infection par le VIH.

MÉCANISME D'ACTION

H

Modification de la synthèse de l'ADN (effet spécifique sur la phase S du cycle cellulaire) ▪ Modification possible des caractéristiques des globules rouges. ***Effets thérapeutiques:*** Destruction des cellules à réplication rapide, particulièrement des cellules malignes ▪ Diminution de la fréquence des crises douloureuses et du besoin de recourir à des transfusions en cas de drépanocytose.

PHARMACOCINÉTIQUE

Absorption: Bonne absorption par suite de l'administration PO.

Distribution: L'hydroxyurée traverse la barrière hémato-encéphalique et se concentre dans les globules rouges et blancs.

Métabolisme et excrétion: Une fraction de 50 % du médicament est excrétée à l'état inchangé par les reins; une fraction de 50 % est métabolisée par le foie et éliminée sous forme de CO_2 par la respiration.

Demi-vie: De 3 à 4 heures.

CONTRE-INDICATIONS ET PRÉCAUTIONS/ MISES EN GARDE

Contre-indications: Hypersensibilité à l'hydroxyurée ou à tout autre ingrédient du produit ▪ Grossesse ou allaitement ▪ Aplasie médullaire.

Précautions/mises en garde: Patientes en âge de procréer ▪ Insuffisance rénale (on recommande une surveillance étroite des paramètres hématologiques; il peut s'avérer nécessaire de réduire la dose) ▪ Insuffisance hépatique (on recommande une surveillance étroite des paramètres hématologiques) ▪ Maladies infectieuses évolutives ▪ Autres maladies chroniques débilitantes ▪ Patients obèses ou œdémateux (la dose devrait être déterminée en fonction du poids idéal).

RÉACTIONS INDÉSIRABLES ET EFFETS SECONDAIRES

SNC: somnolence (doses élevées).

GI: anorexie, diarrhée, nausées, vomissements, constipation, hépatite, stomatite.

GU: dysurie, stérilité, dysfonctionnement des tubules rénaux.

Tég.: alopécie, érythème, prurit, rash.

Hémat.: leucopénie, anémie, thrombocytopénie.

Métab.: hyperuricémie.

Divers: frissons, fièvre, malaise.

INTERACTIONS

Médicament-médicament: Effets additifs sur la réserve médullaire lors de l'administration simultanée d'**agents dépresseurs de la moelle osseuse** ou d'une **radiothérapie** ▪ Le médicament peut réduire la réponse des anticorps aux **vaccins à virus vivants** et augmenter le risque de réactions indésirables.

VOIES D'ADMINISTRATION ET POSOLOGIE

Cancer au niveau de la tête et du cou, mélanome malin

- **PO (adultes)**: 80 mg/kg en une seule dose quotidienne, tous les 3 jours. Le traitement devrait être amorcé 7 jours avant la radiothérapie et poursuivi par la suite.

Leucémie myéloïde chronique réfractaire

- **PO (adultes)**: De 20 à 30 mg/kg par jour, en 1 dose uniquotidienne.

PRÉSENTATION (version générique disponible)

Capsules: 500 mg[Pr].

PHARMACODYNAMIE (effets sur la numération globulaire)

	Début d'action	Pic	Durée
PO	7 jours	10 jours	21 jours

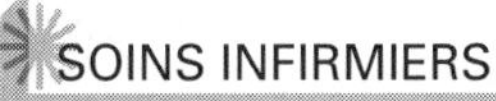

SOINS INFIRMIERS

ÉVALUATION DE LA SITUATION

- Rechercher les signes et les symptômes suivants d'infection: fièvre, maux de gorge, toux, enrouement, douleurs lombaires ou aux flancs, mictions difficiles ou douloureuses. Si ces symptômes se manifestent, en informer immédiatement le médecin.

- Il y a risque d'anémie. Suivre de près la fatigue, la dyspnée et l'hypotension orthostatique.
- Suivre de près les saignements : saignement des gencives, formation d'ecchymoses, pétéchies, présence de sang occulte dans les selles, dans l'urine et dans les vomissures. Éviter les injections IM et la prise de la température rectale ; appliquer une pression sur les points de ponction veineuse pendant au moins 10 minutes.
- Effectuer le bilan quotidien des ingesta et des excreta, noter l'appétit du patient et sa consommation de nourriture. Maintenir une alimentation adéquate en modifiant le régime en fonction des aliments que le patient peut tolérer.

Tests de laboratoire :

- Noter la numération globulaire et la formule leucocytaire avant l'administration initiale et à intervalles réguliers pendant toute la durée du traitement. La leucopénie apparaît dans les 10 jours qui suivent le début du traitement. Le nombre de globules blancs se rétablit habituellement dans les 30 jours. Prévenir le médecin si le nombre de globules blancs est inférieur à $2,5 \times 10^9$/L ou si une chute soudaine survient. Prendre les mesures nécessaires pour prévenir la thrombocytopénie si le nombre de plaquettes est inférieur à 100×10^9/L. Le médicament peut élever passagèrement le volume globulaire moyen.
- Chez les patients souffrant de *drépanocytose*, noter la numération globulaire et la formule leucocytaire toutes les deux semaines. Le traitement devrait être interrompu si le nombre de polynucléaires neutrophiles est $< 2 \times 10^9$/L, celui des plaquettes est $< 80 \times 10^9$/L, si l'hémoglobine est < 45 g/L ou si le nombre de réticulocytes est $< 80 \times 10^9$/L lorsque l'hémoglobine est < 90 g/L. Chez la plupart des patients, il est nécessaire d'interrompre périodiquement le traitement jusqu'à ce que les numérations globulaires reviennent à des taux acceptables.
- Noter les résultats des tests de l'exploration fonctionnelle rénale (concentrations sériques d'urée, de créatinine et d'acide urique) et hépatique (concentrations d'AST, d'ALT, de bilirubine et de LDH) avant le traitement et à intervalles réguliers pendant toute sa durée. L'hydroxyurée peut entraîner l'élévation des concentrations sériques d'urée, de créatinine et d'acide urique.

DIAGNOSTICS INFIRMIERS POSSIBLES

- Risque d'accident (Effets secondaires).
- Risque d'infection (Effets secondaires).
- Connaissances insuffisantes sur le traitement médicamenteux (Enseignement au patient et à ses proches).

INTERVENTIONS INFIRMIÈRES

Chez le patient éprouvant des difficultés de déglutition, on peut ouvrir les capsules, en vider le contenu dans un verre d'eau et l'administrer immédiatement. Une certaine quantité de poudre inerte peut flotter à la surface de l'eau. Si de la poudre se disperse accidentellement, l'essuyer immédiatement à l'aide d'un chiffon humide jetable.

ENSEIGNEMENT AU PATIENT ET À SES PROCHES

- Conseiller au patient de respecter scrupuleusement la posologie recommandée, même si les nausées, les vomissements et la diarrhée persistent et de consulter un professionnel de la santé si les vomissements se produisent peu de temps après la prise de la dose. Si le patient n'a pas pu prendre le médicament au moment habituel, il doit le prendre aussitôt que possible, sauf si c'est presque l'heure de prendre la dose suivante. L'avertir qu'il ne doit jamais remplacer une dose manquée par une double dose. Lui conseiller de consulter un professionnel de la santé s'il a sauté plus d'une dose.
- Recommander au patient de signaler à un professionnel de la santé la fièvre, les frissons, les maux de gorge, les signes d'infection, la perte d'appétit, les nausées, les vomissements, la diarrhée, les saignements des gencives, la formation d'ecchymoses, les pétéchies ou la présence de sang dans les urines, les selles ou les vomissures. Inciter le patient à éviter les foules et les personnes contagieuses. Lui recommander d'utiliser une brosse à dent à poils doux et un rasoir électrique. Mettre en garde le patient contre la consommation de boissons alcoolisées ou de produits contenant de l'aspirine ou des AINS.
- Informer le patient qu'un traitement prolongé par l'hydroxyurée peut accroître le risque de cancer.
- Recommander au patient d'examiner sa muqueuse buccale pour déceler l'érythème et l'aphte. En cas d'aphte, conseiller au patient de remplacer la brosse à dents par une brosse-éponge, de se rincer la bouche avec de l'eau après avoir bu ou mangé et de consulter un professionnel de la santé si les douleurs l'empêchent de s'alimenter. La douleur associée à la stomatite peut dicter un traitement par des analgésiques opiacés.

- Expliquer au patient qui reçoit des doses élevées que l'hydroxyurée peut entraîner la somnolence. Lui conseiller de ne pas conduire et d'éviter les activités qui exigent sa vigilance jusqu'à ce qu'on ait la certitude que ce médicament n'entraîne pas cet effet chez lui.
- Conseiller au patient de consulter un professionnel de la santé avant de prendre tout autre médicament en vente libre ou sur ordonnance en même temps que l'hydroxyurée.
- Expliquer à la patiente qu'elle doit prendre des mesures contraceptives tout au long du traitement même si l'aménorrhée survient. Cependant, la prévenir que l'hydroxyurée peut la rendre stérile.
- Expliquer au patient qu'il ne doit pas se faire vacciner sans recommandation expresse d'un professionnel de la santé.
- Insister sur l'importance des examens médicaux de suivi et des tests de laboratoire permettant de déterminer l'efficacité du médicament et d'en déceler les effets secondaires.

Leucémie : Inciter le patient à boire de 2 000 à 3 000 mL de liquides par jour. Le médecin peut prescrire de l'allopurinol et l'alcalinisation de l'urine pour prévenir la formation de calculs d'urate.

VÉRIFICATION DE L'EFFICACITÉ THÉRAPEUTIQUE

L'efficacité du traitement peut être démontrée par : la diminution de la taille des tumeurs et de la propagation du cancer ▪ l'amélioration des valeurs hématologiques en cas de leucémie (le traitement doit être interrompu si le nombre de globules blancs est inférieur à 2,5 × 10^9/L ou celui de plaquettes à 100 × 10^9/L ; on peut le reprendre lorsque ces valeurs se rapprochent des limites normales, habituellement dans les 3 jours qui suivent) ▪ la réduction des crises douloureuses en cas de drépanocytose. ✻

HYDROXYZINE

Apo-Hydroxyzine, Atarax, Hydroxyzine, Novo-Hydroxyzin, Novo-Hydroxyzine, Nu-Hydroxyzine, PMS-Hydroxyzine, Riva-Hydroxyzine

CLASSIFICATION :

Antihistaminique, anxiolytique et hypnosédatif (antihistaminique)

Grossesse – catégorie C

INDICATIONS

Traitement de l'anxiété ▪ Sédation préopératoire ▪ Traitement antiémétique ▪ Traitement du prurit ▪ Souvent en traitement d'association avec des analgésiques opiacés. ▪ Traitement de l'alcoolisme aigu ou chronique.

MÉCANISME D'ACTION

Dépression du SNC au niveau sous-cortical ▪ Propriétés anticholinergiques, antihistaminiques et antiémétiques. ***Effets thérapeutiques :*** Sédation ▪ Apaisement de l'anxiété ▪ Soulagement des nausées et des vomissements ▪ Soulagement des symptômes allergiques associés à la libération d'histamine, incluant le prurit.

PHARMACOCINÉTIQUE

Absorption : Bonne absorption par suite de l'administration PO ou IM.

Distribution : Inconnue.

Métabolisme et excrétion : Le médicament est entièrement métabolisé par le foie et il est éliminé dans les fèces par excrétion biliaire.

Demi-vie : 3 heures.

CONTRE-INDICATIONS ET PRÉCAUTIONS/ MISES EN GARDE

Contre-indications : Hypersensibilité ▪ Grossesse.

Précautions/mises en garde : Dysfonction hépatique grave ▪ Personnes âgées (réduire la dose) ▪ Travail de l'accouchement (précédents d'usage) ▪ Allaitement (l'innocuité du médicament n'a pas été établie).

RÉACTIONS INDÉSIRABLES ET EFFETS SECONDAIRES

SNC : somnolence, agitation, ataxie, étourdissements, céphalées, faiblesse.

Resp. : respiration sifflante.

GI : sécheresse de la bouche (xérostomie), goût amer, constipation, nausées.

GU : rétention urinaire.

Tég. : bouffées vasomotrices.

Locaux : douleurs au point d'injection IM, abcès au point d'injection IM.

Divers : oppression thoracique.

INTERACTIONS

Médicament-médicament : Effets dépressifs additifs sur le SNC, lors de l'usage concomitant d'autres **dépresseurs du SNC**, incluant l'**alcool**, les **antidépresseurs**, les **antihistaminiques**, les **analgésiques**

opiacés ■ Effets anticholinergiques additifs, lors de l'administration simultanée de **médicaments ayant des propriétés anticholinergiques**, incluant les **antihistaminiques**, les **antidépresseurs**, l'**atropine**, l'**halopéridol**, les **phénothiazines**, la **quinidine** et le **disopyramide**.

VOIES D'ADMINISTRATION ET POSOLOGIE

PO (adultes) : De 25 à 100 mg, 3 ou 4 fois par jour.

PO (enfants ≥ 6 ans) : De 50 à 100 mg par jour, en doses fractionnées.

PO (enfants < 6 ans) : De 30 à 50 mg par jour, en doses fractionnées.

IM (adultes) : *Anxiolytique* – de 50 à 100 mg, toutes les 4 à 6 heures. *Antiémétique, adjuvant aux analgésiques opiacés* – de 25 à 100 mg.

IM (enfants) : *Antiémétique, adjuvant aux analgésiques opiacés* – 1 mg/kg.

PRÉSENTATION (version générique disponible)

Capsules : 10 mg[Pr], 25 mg[Pr], 50 mg[Pr] ■ **Sirop :** 10 mg/5 mL[Pr] ■ **Solution pour injection :** 50 mg/mL[Pr].

PHARMACODYNAMIE (effets sédatifs, antiémétiques, antiprurigineux)

	Début d'action	Pic	Durée
PO	15 – 30 min	2 – 4 h	4 – 6 h
IM	15 – 30 min	2 – 4 h	4 – 6 h

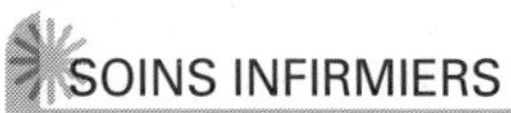

SOINS INFIRMIERS

ÉVALUATION DE LA SITUATION

Déterminer si le patient est en état de sédation profonde et prendre les mesures de sécurité qui s'imposent : soulever les ridelles du lit, garder le lit en position basse, placer la sonnette d'appel à portée de la main, suivre de près les déplacements et les changements de position.

Anxiété : Noter l'état de la conscience, l'humeur et le comportement du patient.

Nausées et vomissements : Noter l'intensité des nausées et la fréquence et la quantité des vomissements.

Prurit : Déterminer le degré de démangeaison et les caractéristiques de la peau affectée.

Tests de laboratoire : Le médicament peut entraîner des résultats faussement négatifs aux tests cutanés à base d'extraits d'allergènes. Interrompre l'administration de l'hydroxyzine au moins 72 heures avant ce test.

DIAGNOSTICS INFIRMIERS POSSIBLES

- Anxiété (Indications).
- Atteinte à l'intégrité de la peau (Indications).
- Risque d'accident (Effets secondaires).

INTERVENTIONS INFIRMIÈRES

IM : Administrer l'injection par voie IM profondément dans un muscle bien développé, de préférence selon la technique du tracé en Z. L'injection est extrêmement douloureuse. Ne pas administrer dans le muscle deltoïde. Les injections sous-cutanées ou intra-artérielles peuvent provoquer des lésions tissulaires importantes, la nécrose des tissus et la formation d'une escarre. Les injections par voie IV peuvent provoquer l'hémolyse. Assurer la rotation fréquente des points d'injection.

Associations compatibles dans la même seringue : atropine ■ benzquinamide ■ buprénorphine ■ butorphanol ■ chlorpromazine ■ cimétidine ■ codéine ■ diphenhydramine ■ doxapram ■ dropéridol ■ fentanyl ■ fluphénazine ■ glycopyrrolate ■ hydromorphone ■ lidocaïne ■ mépéridine ■ méthotriméprazine ■ ■ métoclopramide ■ midazolam ■ morphine ■ nalbuphine ■ oxymorphone ■ pentazocine ■ perphénazine ■ procaïne ■ prochlorpérazine ■ promazine ■ prométhazine ■ scopolamine ■ sufentanil ■ thiothixène.

Associations incompatibles dans la même seringue : chloramphénicol ■ dimenhydrinate ■ halopéridol ■ héparine ■ kétorolac ■ pénicilline G potassique ■ pentobarbital ■ phénobarbital ■ phénytoïne ■ ranitidine ■ vitamines du complexe B avec C.

ENSEIGNEMENT AU PATIENT ET À SES PROCHES

- Conseiller au patient de respecter scrupuleusement la posologie recommandée. S'il n'a pu prendre le médicament au moment habituel, il doit le prendre dès que possible, à moins que ce ne soit presque l'heure prévue pour la dose suivante. L'avertir qu'il ne doit jamais remplacer une dose manquée par une double dose.
- Prévenir le patient que l'hydroxyzine peut provoquer de la somnolence ou des étourdissements. Lui conseiller de ne pas conduire et d'éviter les activités qui exigent sa vigilance jusqu'à ce qu'on ait la certitude que le médicament n'entraîne pas ces effets chez lui.

- Conseiller au patient de ne pas consommer de l'alcool ou d'autres dépresseurs du SNC en même temps que cet agent.
- Conseiller au patient de pratiquer une bonne hygiène orale, de se rincer la bouche fréquemment avec de l'eau et de consommer de la gomme à mâcher ou des bonbons sans sucre pour diminuer la sécheresse de la bouche. Si la sécheresse de la bouche persiste pendant plus de 2 semaines, l'inciter à consulter le dentiste qui pourra lui recommander des substituts de salive.

VÉRIFICATION DE L'EFFICACITÉ THÉRAPEUTIQUE

L'efficacité du traitement peut être démontrée par: l'apaisement de l'anxiété ■ le soulagement des nausées et des vomissements ■ le soulagement du prurit ■ la sédation lorsque le médicament est administré comme hypnosédatif.

HYOSCINE,

voir Scopolamine

HYPOGLYCÉMIANTS (ORAUX)

gliclazide
Diamicron, Gen-Gliclazide, Novo-Gliclazide

glimépiride
Amaryl

glipizide
Ce médicament n'est pas commercialisé au Canada.

glyburide
Albert Glyburide, Apo-Glyburide, DiaBeta, Euglucon, Gen-Glybe, Glyburide, Novo-Glyburide, Nu-Glyburide, PMS-Glyburide, Riva-Glyburide

CLASSIFICATION:
Hypoglycémiants oraux (sulfonylurées)

Grossesse – catégorie C (tous les agents)

INDICATIONS

PO: Équilibrage de la glycémie en cas de diabète non insulinodépendant de l'adulte (diabète de type 2, diabète de l'adulte, diabète non cétosique) lorsque la diétothérapie et les exercices physiques ne donnent pas les résultats escomptés. Une certaine fonction pancréatique doit cependant subsister.

MÉCANISME D'ACTION

Diminution de la glycémie par la stimulation des sécrétions d'insuline du pancréas et augmentation de la sensibilité à l'insuline aux sites récepteurs ■ Diminution possible de la production de glucose hépatique. ***Effets thérapeutiques:*** Diminution de la glycémie chez les patients diabétiques.

PHARMACOCINÉTIQUE

Absorption: Tous les agents sont bien absorbés par suite de l'administration PO.

Distribution: Le *glyburide* atteint des concentrations élevées dans la bile. Il traverse le placenta.

Liaison aux protéines: *Glimépiride* – 99,5 %, *glipizide* – 99 %, *glyburide* – 99 %.

Métabolisme et excrétion: Tous les agents sont presque entièrement métabolisés par le foie. *Glimépiride* – transformation en un métabolite doué d'effets hypoglycémiants.

Demi-vie: *Glimépiride* – 5,3 heures (de 5 à 9,2 heures); *glipizide* – de 2,1 à 2,6 heures; *glyburide* – 10 heures.

CONTRE-INDICATIONS ET PRÉCAUTIONS/MISES EN GARDE

Contre-indications: Hypersensibilité ■ Risque de sensibilité croisée avec les sulfamides (incluant les diurétiques thiazidiques) ■ Diabète insulinodépendant instable ■ Précoma, coma diabétique ou acidocétose ■ Insuffisance rénale ou hépatique grave ou maladie thyroïdienne ou autre maladie endocrinienne ■ Maladie hépatique ou jaunisse évidente ■ États de stress ■ Infection non maîtrisée, brûlures graves ou traumatisme ■ Grossesse (l'insuline est recommandée pendant la grossesse) ■ Allaitement.

Précautions/mises en garde: Maladie cardiovasculaire grave ■ Personnes âgées (sensibilité accrue; réduction de la dose recommandée) ■ Maladie rénale grave (risque accru d'hypoglycémie) ■ Modification de l'alimentation (modification de la glycémie) ■ Insuffisance thyroïdienne, hypophysaire ou surrénalienne ■ Malnutrition, forte fièvre, nausées prolongées ou vomissements.

RÉACTIONS INDÉSIRABLES ET EFFETS SECONDAIRES

SNC: étourdissements, somnolence, céphalées, faiblesse.

GI: constipation, crampes, diarrhée, hépatite, brûlures d'estomac, gain d'appétit, nausées, vomissements.

Tég. : photosensibilité, rash.

End. : hypoglycémie.

HÉ : hyponatrémie.

Hémat. : ANÉMIE APLASIQUE, agranulocytose, leucopénie, pancytopénie, thrombocytopénie.

INTERACTIONS

Médicament-médicament : L'ingestion simultanée d'**alcool** peut entraîner une réaction semblable à celle au disulfirame ■ Les **diurétiques**, les **corticostéroïdes**, les **phénothiazines**, les **contraceptifs oraux**, les **œstrogènes**, les **préparations thyroïdiennes**, la **phénytoïne**, l'**acide nicotinique**, les **agents sympathomimétiques** et l'**isoniazide** peuvent diminuer l'efficacité du glyburide ■ L'**alcool**, les **hormones androgènes** (testostérone), le **chloramphénicol**, le **clofibrate**, la **guanéthidine**, les **IMAO**, les **anti-inflammatoires non stéroïdiens** (sauf le diclofénac), les **salicylates**, les **sulfamides** et la **warfarine** peuvent accroître le risque d'hypoglycémie ■ L'administration concomitante de **warfarine** peut modifier la réponse aux deux agents (initialement, intensification des effets des deux agents, puis diminution) ; on recommande une surveillance étroite lors des adaptations posologiques ■ Les **bêta-bloquants** peuvent modifier la réponse aux hypoglycémiants oraux (augmentation ou diminution des besoins ; des agents non spécifiques peuvent entraîner une hypoglycémie prolongée).

VOIES D'ADMINISTRATION ET POSOLOGIE

Glimépiride

- **PO (adultes)** : Initialement, 1 mg, 1 fois par jour avec le premier repas de la journée (dose habituelle de 1 à 4 mg par jour). La dose quotidienne maximale est de 8 mg.

Glyburide

- **PO (adultes)** : Initialement, 5 mg, 1 fois par jour (dose habituelle de 1,25 à 20 mg par jour). Si une dose de plus de 10 mg par jour est nécessaire, administrer le surplus avec le repas du soir.
- **PO (personnes âgées)** : Initialement, 2,5 mg par jour ; on peut augmenter la dose de 2,5 mg par jour, toutes les semaines.

Gliclazide

- **PO (adultes)** : Initialement, 160 mg par jour en 2 doses de 80 mg, administrées avec les repas. La dose quotidienne maximale est de 320 mg.

PRÉSENTATION

- **Glimépiride**
  Comprimés : 1 mg[Pr], 2 mg[Pr], 4 mg[Pr].
- **Glipizide**
  Ce médicament n'est pas commercialisé au Canada.
- **Glyburide (version générique disponible)**
  Comprimés : 2,5 mg[Pr], 5 mg[Pr].
- **Gliclazide (version générique disponible)**
  Comprimés : 80 mg[Pr].

PHARMACODYNAMIE (effets hypoglycémiants)

	Début d'action	Pic	Durée
Glimépiride	inconnu	2 – 3 h	24 h
Glipizide	15 – 30 min	1 – 2 h	jusqu'à 24 h
Glyburide	45 – 60 min	1,5 – 3 h	24 h

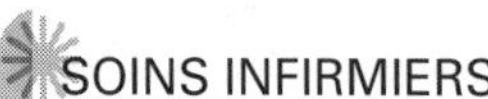

SOINS INFIRMIERS

ÉVALUATION DE LA SITUATION

- Observer les signes et les symptômes suivants de réactions d'hypoglycémie : transpiration, faim, faiblesse, étourdissements, tremblements, tachycardie, anxiété.
- Déterminer si le patient n'est pas allergique aux sulfamides.

Tests de laboratoire :

- Mesurer à intervalles réguliers tout au long du traitement les concentrations sériques de glucose et d'hémoglobine glyquée pour déterminer l'efficacité du traitement.
- SUIVRE LA NUMÉRATION GLOBULAIRE À INTERVALLES RÉGULIERS TOUT AU LONG DU TRAITEMENT. PRÉVENIR IMMÉDIATEMENT LE MÉDECIN EN CAS DE DIMINUTION DU NOMBRE DE GLOBULES SANGUINS.
- Le médicament peut élever les concentrations d'AST, de LDH, d'urée, et de créatinine sérique.

Toxicité et surdosage : Le surdosage se manifeste par des symptômes d'hypoglycémie. En cas d'hypoglycémie légère, administrer du glucose par voie orale. En cas d'hypoglycémie grave, administrer par voie IV une solution de D50%E, suivie de la perfusion continue d'une solution de dextrose plus diluée, à un débit suffisant pour maintenir la glycémie à 5,6 mmol/L environ.

DIAGNOSTICS INFIRMIERS POSSIBLES

- Alimentation excessive (Indications).

- Connaissances insuffisantes sur le traitement médicamenteux (Enseignement au patient et à ses proches).
- Non-observance du traitement médicamenteux (Enseignement au patient et à ses proches).

INTERVENTIONS INFIRMIÈRES

- Chez les patients dont la glycémie a été équilibrée grâce à la diétothérapie, mais qui ont de la fièvre ou qui sont exposés au stress, aux traumatismes, à l'infection ou à une intervention chirurgicale, administrer de l'insuline, si besoin est.
- Il n'est pas nécessaire d'ajuster graduellement la posologie lors du passage d'un hypoglycémiant oral à un autre. Chez les patients qui prennent moins de 20 unités d'insuline par jour, on peut substituer le traitement aux hypoglycémiants oraux à l'insulinothérapie sans devoir ajuster graduellement la posologie. Chez les patients qui prennent 20 unités par jour ou plus, la substitution devra se faire graduellement : on leur administrera l'agent oral et on réduira la dose d'insuline de 25 à 30 % tous les jours ou tous les deux jours, selon leur tolérance. On devra mesurer la glycémie et la cétonurie au moins trois fois par jour pendant cette période.
- On peut administrer le médicament en une seule dose le matin ou en deux doses fractionnées. Administrer la plupart des sulfonylurées avec des repas pour assurer un meilleur équilibrage de la glycémie et pour réduire l'irritation gastrique. Ne pas administrer le médicament après le dernier repas de la journée.
- Le *glipizide* devrait être administré 30 minutes avant les repas.
- Dans le cas des patients qui éprouvent des difficultés de déglutition, on peut écraser les comprimés et les administrer dans des liquides.

ENSEIGNEMENT AU PATIENT ET À SES PROCHES

- Conseiller au patient de prendre le médicament tous les jours à la même heure. S'il n'a pas pu prendre le médicament au moment habituel, il doit le prendre aussitôt que possible à moins que ce ne soit presque l'heure prévue pour la dose suivante. Ne pas administrer le médicament si le patient est incapable de manger.
- Expliquer au patient que le médicament équilibre l'hyperglycémie, mais ne peut guérir le diabète. Le traitement est de longue durée.
- Expliquer au patient les signes d'hypoglycémie et d'hyperglycémie. En cas d'hypoglycémie, recommander au patient de prendre un verre de jus d'orange ou de 2 à 3 cuillers à thé de sucre, de miel ou de sirop de maïs dans de l'eau et de prévenir un professionnel de la santé.
- Encourager le patient à suivre le régime alimentaire, la pharmacothérapie et le programme d'exercices prescrits afin de prévenir les épisodes d'hypoglycémie ou d'hyperglycémie.
- Faire une démonstration du dosage du glucose sanguin et des corps cétoniques urinaires. Ces résultats doivent être notés attentivement pendant les périodes de stress ou pendant une maladie. Il faut prévenir immédiatement un professionnel de la santé si des modifications importantes surviennent.
- Prévenir le patient que le médicament peut parfois provoquer des étourdissements ou de la somnolence. Lui conseiller de ne pas conduire et d'éviter les activités qui exigent sa vigilance jusqu'à ce qu'on ait la certitude que le médicament n'entraîne pas ces effets chez lui.
- Conseiller au patient de consulter un professionnel de la santé avant de prendre d'autres médicaments et, particulièrement, des agents à base d'acide acétylsalicylique, ou de l'alcool, en même temps que ce médicament.
- Prévenir le patient que la consommation simultanée d'alcool peut entraîner une réaction semblable à celle provoquée par le disulfirame : crampes abdominales, nausées, rougeurs du visage, céphalées et hypoglycémie.
- Informer la patiente que l'insuline est l'agent recommandé pour équilibrer la glycémie pendant la grossesse. Lui conseiller de ne pas prendre des contraceptifs oraux, mais d'utiliser une autre méthode de contraception et d'informer rapidement un professionnel de la santé si elle pense être enceinte et souhaite le devenir.
- Conseiller au patient de porter des vêtements de protection et d'utiliser un écran solaire pour prévenir les réactions de photosensibilité.
- Recommander au patient qui doit suivre un traitement ou subir une intervention chirurgicale de prévenir le professionnel de la santé qu'il suit un traitement par ce type de médicament.
- Conseiller au patient d'avoir toujours sur lui du sucre (sachets de sucre ou bonbons) et de porter en tout temps un bracelet d'identité où sont inscrits son problème de santé et son traitement médicamenteux.

- Recommander au patient d'informer rapidement un professionnel de la santé en cas de gain de poids inhabituel, d'œdème des chevilles, de somnolence, d'essoufflement, de crampes musculaires, de faiblesse, de maux de gorge, de rash ou de saignements ou de formation d'ecchymoses inhabituelles.
- Insister sur l'importance d'un suivi médical régulier.

VÉRIFICATION DE L'EFFICACITÉ THÉRAPEUTIQUE

L'efficacité du traitement peut être démontrée par: l'équilibrage de la glycémie sans survenue d'épisodes d'hypoglycémie ou d'hyperglycémie. ✱

IBUPROFÈNE

Actiprofen, Advil, Apo-Ibuprofen, Ibuprofen, Motrin IB, Novo-Profen

CLASSIFICATION :

Antipyrétique, analgésique non opiacé, anti-inflammatoire non stéroïdien

Grossesse – catégorie B (premier trimestre)

INDICATIONS

Adultes : Soulagement de la douleur associée aux céphalées, aux maux de dents et à la dysménorrhée ainsi qu'aux douleurs musculaires, articulaires et osseuses, telles que foulures, entorses et lombalgies ■ Traitement des troubles inflammatoires incluant : la polyarthrite rhumatoïde ■ l'arthrose ■ Abaissement de la fièvre et des malaises causés par le rhume ordinaire.

I

Enfants : Soulagement temporaire de la fièvre, des céphalées, des douleurs articulaires, musculaires et osseuses bénignes ■ Soulagement des courbatures et de la fièvre causées par le rhume ordinaire, la grippe, le mal de gorge, le mal d'oreille ou la vaccination.

MÉCANISME D'ACTION

Inhibition de la synthèse des prostaglandines. ***Effets thérapeutiques*** *:* Suppression de la douleur et de l'inflammation ■ Diminution de la fièvre.

PHARMACOCINÉTIQUE

Absorption : Bonne absorption depuis le tractus gastro-intestinal.

Distribution : L'ibuprofène ne pénètre pas dans le lait maternel en quantités importantes.

Liaison aux protéines : 99 %.

Métabolisme et excrétion : L'ibuprofène est surtout métabolisé par le foie. De petites quantités (de l'ordre de 10 %) sont excrétées à l'état inchangé par les reins.

Demi-vie : De 2 à 4 heures.

CONTRE-INDICATIONS ET PRÉCAUTIONS/ MISES EN GARDE

Contre-indications : Hypersensibilité ■ Antécédents de polypes nasaux, de bronchospasme ou d'œdème de Quincke induits par l'AAS, l'ibuprofène ou les autres AINS ■ Risque de réactions de sensibilité croisée avec d'autres anti-inflammatoires non stéroïdiens, incluant l'aspirine ■ Hémorragie digestive ou ulcère gastro-duodénal en poussées évolutives ■ Grossesse (usage déconseillé) ■ Allaitement (cependant, il existe des précédents d'utilisation sans danger) ■ Lupus érythémateux disséminé.

Précautions/mises en garde : Maladies cardiovasculaire, rénale ou hépatique graves ■ Personnes âgées (risque accru de réactions indésirables ; réduire la dose initiale) ■ Alcoolisme chronique ■ Antécédents d'ulcère gastro-duodénal ■ Phénylcétonurie (les comprimés à croquer contiennent de l'aspartame et ne devraient pas être administrés aux patients souffrant de cette maladie).

RÉACTIONS INDÉSIRABLES ET EFFETS SECONDAIRES

SNC : céphalées, étourdissements, somnolence, troubles psychiques.

ORLO : amblyopie, vision trouble, acouphènes.

CV : arythmies, œdème.

GI : HÉMORRAGIE DIGESTIVE, HÉPATITE, constipation, dyspepsie, nausées, vomissements, malaises abdominaux.

GU : cystite, hématurie, insuffisance rénale.

Tég. : rash.

Hémat. : dyscrasie, allongement du temps de saignement.

Divers : réactions allergiques incluant l'ANAPHYLAXIE.

INTERACTIONS

Médicament-médicament : L'administration concomitante d'**aspirine** peut réduire l'efficacité de l'ibuprofène ■ Effets secondaires gastro-intestinaux additifs lors de l'usage concomitant d'**aspirine**, d'autres **AINS**, de **corticostéroïdes** ou d'**alcool** ■ L'usage prolongé d'ibuprofène avec de l'**acétaminophène** peut accroître le risque de réactions rénales indésirables ■ L'ibuprofène peut diminuer l'efficacité des **diurétiques** ou des **antihypertenseurs** ■ L'agent peut intensifier les effets hypoglycémiants de l'**insuline** ou des **hypoglycémiants oraux** ■ L'ibuprofène peut entraîner une légère élévation des concentrations sériques de **digoxine** ■ L'ibuprofène peut entraîner l'élévation des concentrations sériques du **lithium** et augmenter le risque de toxicité ■ Le médicament accroît le risque de toxicité par le **méthotrexate** ■ Le **probénécide** accroît le risque de toxicité par l'ibuprofène ■ Risque accru de saignements lors de l'administration concomitante de **céfamandole**, de **céfotétane**, de **céfopérazone**, d'**acide valproïque**, de **plicamycine**, d'**agents thrombolytiques**, de **warfarine** et d'**agents agissant sur la fonction plaquettaire**, incluant le **clopidogrel**, la **ticlopidine**, l'**abciximab**, l'**eptifibatide** ou le **tirofiban** ▪ Risque accru de réactions hématologiques indésirables lors de l'administration concomitante d'**antinéoplasiques** ou d'une **radiothérapie** ▪ L'administration concomitante de **cyclosporine** accroît le risque de néphrotoxicité.

VOIES D'ADMINISTRATION ET POSOLOGIE

Analgésie

- **PO (adultes) :** *Anti-inflammatoire : polyarthrite rhumatoïde et arthrose* – la posologie initiale est de 1 200 mg par jour, divisée en 3 ou 4 doses. Selon l'effet thérapeutique obtenu, la dose peut être ajustée à la baisse ou à la hausse, sans dépasser 2 400 mg par jour. *Analgésique/antidysménorrhéique/antipyrétique* – de 200 à 400 mg, toutes les 4 à 6 heures (ne pas dépasser 1 200 mg par jour, sauf avis médical).
- **PO (enfants de 6 mois à 12 ans) :** *Antalgique* – 10 mg/kg/jour, en doses fractionnées (ne pas dépasser 40 mg/kg/jour). *Antipyrétique* – 5 mg/kg, lorsque la température est inférieure à 39,2 °C ou 10 mg/kg, lorsque la température est supérieure à 39,2 °C (ne pas dépasser 40 mg/kg/jour) ; on peut répéter l'administration de cette dose toutes les 6 à 8 heures, sans dépasser 4 doses par jour.

Médicaments en vente libre réservés à l'usage pédiatrique

- **PO (enfants de 11 ans, de 32 à 43,9 kg) :** 300 mg, toutes les 6 à 8 heures.
- **PO (enfants de 9 ou de 10 ans, de 27 à 31,9 kg) :** 250 mg, toutes les 6 à 8 heures.
- **PO (enfants de 6 à 8 ans, de 22 à 26,9 kg) :** 200 mg, toutes les 6 à 8 heures.
- **PO (enfants de 4 ou de 5 ans, de 16 à 21,9 kg) :** 150 mg, toutes les 6 à 8 heures.
- **PO (enfants de 2 ou de 3 ans, de 11 à 15,9 kg) :** 100 mg, toutes les 6 à 8 heures.
- **PO (enfants de moins de 2 ans) :** Consulter le médecin.

PRÉSENTATION (version générique disponible)

Comprimés/caplets : 100 mg[VL], 200 mg[VL], 300 mg[VL], 400 mg[VL], 600 mg[Pr], 800 mg[Pr] ▪ **Capsules (liqui-gels) :** 200 mg[VL] ▪ **Comprimés/caplets à croquer (parfum d'orange :** 50 mg[VL], 100 mg[VL] ▪ **Liquide (parfum de fruits, de raisin) :** 100 mg/5 mL[VL] ▪ **Suspension orale (parfum de fruits, de gomme, de raisin) :** 100 mg/5 mL[VL], 100 mg/2,5 mL[VL] ▪ **Gouttes pédiatriques (parfum de fruits, de raisin) :** 40 mg/mL[VL] ▪ **En association avec :** décongestionnants[VL].

PHARMACODYNAMIE

	DÉBUT D'ACTION	PIC	DURÉE
PO (analgésique)	30 min	1 – 2 h	4 – 6 h
PO (anti-inflammatoire)	7 jours	1 – 2 semaines	inconnue

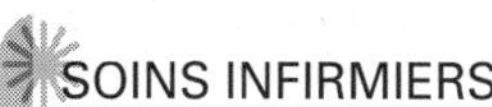

SOINS INFIRMIERS

ÉVALUATION DE LA SITUATION

LES PATIENTS SOUFFRANT D'ASTHME, D'ALLERGIE INDUITE PAR L'ASPIRINE ET DE POLYPES SONT DAVANTAGE PRÉDISPOSÉS À DES RÉACTIONS D'HYPERSENSIBILITÉ. OBSERVER LE PATIENT À LA RECHERCHE DE SIGNES DE RHINITE, D'ASTHME ET D'URTICAIRE.

Douleur : Noter le type de douleur, son siège et son intensité, avant l'administration du médicament et 1 à 2 heures après.

Arthrite : Évaluer la douleur et l'amplitude du mouvement des articulations avant l'administration et 1 à 2 heures après.

Fièvre : Prendre la température et noter les signes connexes suivants : diaphorèse, tachycardie, malaise.

Tests de laboratoire :

- Obtenir les concentrations sériques d'urée et de créatinine ainsi que la numération globulaire et les résultats des tests de l'exploration fonctionnelle hépatique à intervalles réguliers, tout au long d'un traitement prolongé.
- L'ibuprofène peut entraîner l'élévation des concentrations sériques de potassium, d'urée, de créatinine, de phosphatase alcaline, de LDH, d'AST et d'ALT. Le médicament peut diminuer la clairance de la créatinine et abaisser la glycémie, les concentrations d'hémoglobine et l'hématocrite ainsi que le nombre de globules blancs et de plaquettes.
- L'ibuprofène peut allonger le temps de saignement, phénomène qui peut durer jusqu'à 2 jours après l'arrêt du traitement.

DIAGNOSTICS INFIRMIERS POSSIBLES

- Douleur aiguë (Indications).
- Mobilité physique réduite (Indications).
- Connaissances insuffisantes sur le traitement médicamenteux (Enseignement au patient et à ses proches).

INTERVENTIONS INFIRMIÈRES

- L'administration de doses supérieures à celles recommandées n'accroît pas l'efficacité du médicament mais augmente le risque de réactions indésirables.
- L'administration concomitante d'ibuprofène avec un analgésique non opiacé peut en intensifier les effets analgésiques, ce qui permet de réduire la dose de l'analgésique opiacé.

PO: Pour obtenir un effet initial rapide, administrer le médicament 30 minutes avant les repas ou 2 heures après. On peut administrer le médicament avec des aliments, du lait ou un antiacide pour réduire l'irritation gastrique. On peut écraser les comprimés et les mélanger à des liquides ou à des aliments; les comprimés à 800 mg peuvent être dissous dans l'eau.

Dysménorrhée: Administrer le médicament dès que possible après le début des cycles menstruels. L'administration prophylactique ne s'est pas avérée efficace.

I

ENSEIGNEMENT AU PATIENT ET À SES PROCHES

- Conseiller au patient de prendre l'ibuprofène avec un grand verre d'eau et de ne pas se coucher pendant les 15 à 30 minutes qui suivent.
- Conseiller au patient de respecter scrupuleusement la posologie recommandée. S'il n'a pu prendre le médicament au moment habituel, il doit le prendre dès que possible, à moins que ce ne soit presque l'heure prévue pour la dose suivante. L'avertir qu'il ne doit jamais remplacer une dose manquée par une double dose.
- Prévenir le patient que l'ibuprofène peut provoquer de la somnolence ou des étourdissements. Lui conseiller de ne pas conduire et d'éviter les activités qui exigent sa vigilance jusqu'à ce qu'on ait la certitude que le médicament n'entraîne pas ces effets chez lui.
- Conseiller au patient de consulter un professionnel de la santé avant de consommer de l'alcool ou de prendre de l'aspirine, de l'acétaminophène ou tout autre médicament en vente libre en même temps que l'ibuprofène.
- Recommander au patient qui doit suivre un autre traitement ou subir une intervention chirurgicale d'avertir le professionnel de la santé qu'il suit un traitement par ce médicament.
- Inciter le patient à utiliser des écrans solaires et à porter des vêtements protecteurs pour prévenir les réactions de photosensibilité.
- Recommander au patient de ne pas prendre des préparations d'ibuprofène en vente libre pendant plus de 10 jours pour soulager la douleur, ou pendant plus de 3 jours pour traiter la fièvre, et de consulter un professionnel de la santé si les symptômes persistent ou s'aggravent.
- AVERTIR LE PATIENT QUE LA CONSOMMATION DE 3 VERRES D'ALCOOL OU PLUS PAR JOUR PEUT ACCROÎTRE LE RISQUE D'HÉMORRAGIE DIGESTIVE ASSOCIÉE À L'IBUPROFÈNE.
- Recommander au patient de communiquer avec un professionnel de la santé en cas de rash, de démangeaisons, de troubles visuels, d'acouphènes, de gain de poids, d'œdème, de selles noires, de céphalées persistantes ou de syndrome pseudo-grippal (frissons, fièvre, douleurs musculaires).

VÉRIFICATION DE L'EFFICACITÉ THÉRAPEUTIQUE

***L'efficacité du traitement peut être démontrée par*:** la diminution de l'intensité de la douleur ■ la mobilité accrue des articulations; le soulagement partiel des douleurs arthritiques est habituellement notable dans les 7 jours, mais le plein effet du médicament peut ne se manifester qu'après 1 ou 2 semaines de traitement ininterrompu; les patients qui ne répondent pas à un AINS peuvent répondre à un autre ■ la baisse de la fièvre.

IBUTILIDE

Corvert

***CLASSIFICATION*:**

Antiarythmique (classe III)

Grossesse – catégorie C

INDICATIONS

Rétablissement rapide d'un rythme sinusal normal à la suite d'une fibrillation ou d'une tachycardie auriculaires d'apparition récente, incluant le traitement de la fibrillation ou de la tachycardie auriculaires survenant dans la semaine suivant un pontage coronarien ou une intervention chirurgicale intéressant les valvules cardiaques. L'ibutilide devrait être considéré comme une solution de rechange à la cardioversion électrique.

MÉCANISME D'ACTION

Activation du courant de sodium qui pénètre lentement dans les tissus cardiaques, d'où un retard de la repolarisation et une prolongation de la durée du potentiel d'action et de la période réfractaire efficace ■ Léger ralentissement du rythme sinusal et de la conduction AV. ***Effets thérapeutiques:*** Rétablissement d'un rythme sinusal normal.

PHARMACOCINÉTIQUE

Absorption: Par suite de l'administration IV, la biodisponibilité est totale.
Distribution: Inconnue.
Métabolisme et excrétion: Le médicament est fortement métabolisé par le foie et a un métabolite actif; les métabolites sont excrétés par les reins.
Demi-vie: 6 heures (de 2 à 12 heures).

CONTRE-INDICATIONS ET PRÉCAUTIONS/MISES EN GARDE

Contre-indications: Hypersensibilité.
Précautions/mises en garde: Insuffisance cardiaque ou dysfonctionnement ventriculaire gauche (risque accru d'arythmies plus graves pendant la perfusion) ■ Grossesse, allaitement ou enfants âgés de moins de 18 ans (l'innocuité du médicament n'a pas été établie).

RÉACTIONS INDÉSIRABLES ET EFFETS SECONDAIRES

SNC: céphalées.
CV: arythmies.
GI: nausées.

INTERACTIONS

Médicament-médicament: L'**amiodarone**, le **disopyramide**, le **procaïnamide**, la **quinidine** et le **sotalol** ne devraient pas être administrés en même temps que l'ibutilide ou dans les 4 heures suivant ou précédant le traitement par cet agent, en raison des effets additifs sur la période réfractaire efficace ■ Les effets proarythmiques de l'ibutilide peuvent être intensifiés par les **phénothiazines**, les **antidépresseurs tricycliques** et **tétracycliques**, certains **antihistaminiques** et **bloqueurs des récepteurs H_2 de l'histamine**; leur usage concomitant devrait être évité.

VOIES D'ADMINISTRATION ET POSOLOGIE

Fibrillation auriculaire/flutter

- **IV (adultes ≥ 60 kg):** 1 mg en perfusion; on peut répéter l'administration de cette dose 10 minutes après la première perfusion, si nécessaire.
- **IV (adultes < 60 kg):** 0,01 mg/kg en perfusion; on peut répéter l'administration de cette dose 10 minutes après la première perfusion, si nécessaire.

Fibrillation auriculaire/flutter après une chirurgie cardiaque

- **IV (adultes ≥ 60 kg):** 0,5 mg en perfusion; on peut répéter l'administration de cette dose 10 minutes après la première perfusion, si nécessaire.
- **IV (adultes < 60 kg):** 0,005 mg/kg en perfusion; on peut répéter l'administration de cette dose 10 minutes après la première perfusion, si nécessaire.

PRÉSENTATION

Solution pour injection: 0,1 mg/mL, en fioles de 10 mL[Pr].

PHARMACODYNAMIE (effet antiarythmique)

	Début d'action	Pic	Durée
IV	en 30 – 90 min	inconnu	jusqu'à 24 h

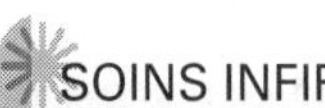

SOINS INFIRMIERS

ÉVALUATION DE LA SITUATION

Suivre l'ÉCG tout au long de la perfusion et pendant les 4 heures qui suivent ou jusqu'à ce que les intervalles QT se normalisent. Interrompre le traitement si les arythmies prennent fin tout comme en cas de tachycardie ventriculaire soutenue ou de prolongation des intervalles QT ou QTc. L'ibutilide peut avoir des effets proarythmiques. Ces arythmies peuvent être graves et mettre la vie du patient en danger. On devrait s'assurer que des médecins ayant de l'expérience dans le traitement des arythmies ventriculaires et dans l'usage de médicaments et d'appareils spécialisés (défibrillateurs classiques ou à synchronisation automatique) se trouvent sur place tout au long du traitement et de la période pendant laquelle il faut garder le patient sous étroite observation.

DIAGNOSTICS INFIRMIERS POSSIBLES

- Débit cardiaque diminué (Indications).
- Connaissances insuffisantes sur le traitement médicamenteux (Enseignement au patient et à ses proches).

INTERVENTIONS INFIRMIÈRES

Le traitement antiarythmique par voie orale peut être amorcé 4 heures après la perfusion par l'ibutilide.

Perfusion intermittente : Le médicament peut être administré non dilué ou dilué dans 50 mL de solution de NaCl 0,9 % ou de D5%E, jusqu'à l'atteinte d'une concentration d'environ 0,017 mg/mL. La solution, diluée ou non diluée, devrait être utilisée immédiatement après le mélange. Consulter les directives du fabricant avant de diluer le médicament. ***Vitesse d'administration :*** Administrer en 10 minutes. **Incompatibilité en addition au soluté :** Renseignements non disponibles ; ne pas mélanger avec d'autres solutions ou médicaments.

ENSEIGNEMENT AU PATIENT ET À SES PROCHES

Informer le patient des raisons pour lesquelles on lui administre l'ibutilide.

VÉRIFICATION DE L'EFFICACITÉ THÉRAPEUTIQUE

L'efficacité du traitement peut être démontrée par : le rétablissement d'un rythme sinusal normal à la suite d'une tachycardie ou d'une fibrillation auriculaires récentes. ✳

IDARUBICINE

Idamycine

CLASSIFICATION :

Antinéoplasique (anthracycline)

Grossesse – catégorie D

INDICATIONS

Traitement de première ligne de la leucémie aiguë non lymphoblastique (LANL) ▪ Traitement de deuxième ligne de la leucémie aiguë lymphoblastique (LAL), chez les adultes et les enfants. **Usages non approuvés :** Traitement de la leucémie myélogène aiguë dans le cadre d'une chimiothérapie d'association.

MÉCANISME D'ACTION

Inhibition de la synthèse de l'acide nucléique. ***Effets thérapeutiques :*** Destruction des cellules à réplication rapide, particulièrement des cellules malignes.

PHARMACOCINÉTIQUE

Absorption : Par suite de l'administration IV, la biodisponibilité est totale.

Distribution : Le médicament se répartit rapidement et se lie fortement aux tissus. Le recaptage cellulaire est très élevé.

Métabolisme et excrétion : Métabolisme hépatique important (le médicament subit également un métabolisme extra-hépatique). Un des métabolites est actif (idarubicinol). Le médicament est surtout excrété dans la bile.

Demi-vie : 22 heures (entre 4 et 46 heures).

CONTRE-INDICATIONS ET PRÉCAUTIONS/ MISES EN GARDE

Contre-indications : Antécédents d'hypersensibilité à l'idarubicine.

Précautions/mises en garde : Grossesse ou allaitement ▪ Enfants (l'innocuité du médicament n'a pas été établie) ▪ Patientes en âge de procréer ▪ Infections évolutives ▪ Aplasie médullaire ▪ Personnes âgées ▪ Autres maladies chroniques débilitantes ▪ Insuffisance hépatique (une réduction de la dose peut s'avérer nécessaire ; éviter l'administration si les concentrations de bilirubine sont ≥ 85 µmol/L) ▪ Insuffisance rénale ▪ Cardiopathie préexistante ▪ Traitement antérieur par la daunorubicine ou la doxorubicine.

RÉACTIONS INDÉSIRABLES ET EFFETS SECONDAIRES

SNC : céphalées, modifications de l'état mental.

Resp. : toxicité pulmonaire, réactions pulmonaires allergiques.

CV : ARYTHMIES, CARDIOTOXICITÉ, INSUFFISANCE CARDIAQUE.

GI : crampes abdominales, diarrhée, inflammation des muqueuses, nausées, vomissements.

Tég. : alopécie, photosensibilité, rash.

End. : suppression de la fonction des gonades.

Hémat. : HÉMORRAGIE, anémie, leucopénie, thrombocytopénie.

Locaux : phlébite au point d'injection IV.

Métab. : hyperuricémie.

SN : neuropathie périphérique.

Divers : fièvre.

INTERACTIONS

Médicament-médicament : Les autres **antinéoplasiques** ou la **radiothérapie** peuvent aggraver l'aplasie médullaire ▪ L'idarubicine peut diminuer la réponse aux **vaccins à virus vivants** et augmenter le risque de réactions indésirables.

VOIES D'ADMINISTRATION ET POSOLOGIE

IV (adultes) : *Leucémie aiguë non lymphoblastique* – 12 mg/m²/jour, pendant 3 jours, en association avec la cytarabine ou 8 mg/m²/jour, pendant 5 jours, si l'agent est administré seul.

IV (adultes): *Leucémie aiguë lymphoblastique* – 12 mg/m^2/jour, pendant 3 jours, si l'agent est administré seul.
IV (enfants): *Leucémie aiguë lymphoblastique* – 10 mg/m^2/jour, pendant 3 jours, si l'agent est administré seul.
On peut aussi utiliser d'autres schémas thérapeutiques.

PRÉSENTATION

Poudre pour injection: fioles de 5 mg^{Pr} et de 10 mg^{Pr}.

PHARMACODYNAMIE (effets sur la numération globulaire)

	Début d'action	Pic	Durée
IV	inconnu	10 – 14 jours	21 jours

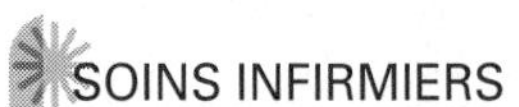

SOINS INFIRMIERS

ÉVALUATION DE LA SITUATION

- Mesurer la pression artérielle, le pouls, la fréquence respiratoire et la température à intervalles réguliers pendant toute la durée de l'administration. Prévenir le médecin en cas de changement notable.
- Déceler l'aplasie médullaire. Suivre de près les signes et les symptômes de saignement: saignement des gencives, formation d'ecchymoses, pétéchies, présence de sang occulte dans les selles, l'urine et les vomissements. Éviter les injections IM et la prise de la température rectale, si le nombre de plaquettes est bas. Appliquer une pression sur les points de ponction veineuse pendant 10 minutes. Évaluer les signes d'infection en présence d'une neutropénie. Une anémie peut survenir. Rester à l'affût d'une fatigue accrue, de la dyspnée et de l'hypotension orthostatique.
- Effectuer le bilan des ingesta et des excreta et prévenir le médecin de tout écart notable. Inciter le patient à boire de 2 à 3 L de liquides par jour. On peut également lui prescrire de l'allopurinol et l'alcalinisation de l'urine pour diminuer les concentrations sériques d'acide urique et pour prévenir la formation de calculs d'urate.
- Des nausées ou des vomissements intenses et persistants peuvent se manifester 1 heure après le traitement et durer jusqu'à 24 heures. Administrer des antiémétiques par voie parentérale de 30 à 45 minutes avant le traitement et à intervalles réguliers pendant les 24 heures suivantes, selon les indications. Afin de prévenir la déshydratation, noter la quantité de vomissures et prévenir le médecin si elle est supérieure à celle contenue dans les directives de l'établissement.
- Suivre de près les signes suivants de toxicité myocardique: arythmies qui mettent la vie du patient en danger, cardiomyopathie et insuffisance cardiaque (œdème périphérique, dyspnée, râles et crépitations, gain pondéral). Avant le traitement, et à intervalles réguliers pendant toute sa durée, on devrait suivre de près les radiographies pulmonaires, les ÉCG et les échocardiographies et déterminer la fraction d'éjection par angiographie isotopique.
- Observer fréquemment le point d'injection IV pour déceler la rougeur, l'irritation ou l'inflammation. L'infiltration du médicament n'est pas nécessairement douloureuse. En cas d'extravasation, arrêter immédiatement la perfusion et la reprendre dans une autre veine afin d'éviter la lésion des tissus sous-cutanés. Le traitement de l'extravasation inclut la mise au repos et l'élévation du membre ainsi que l'application de compresses de glace (appliquer pendant 30 minutes, immédiatement, et pendant 30 minutes par la suite, 4 fois par jour, pendant 3 jours). En présence de douleur, d'érythème ou de vésication durant plus de 48 heures, une chirurgie plastique immédiate peut être de mise.

Tests de laboratoire:

- Noter la numération globulaire, la formule leucocytaire et le nombre de plaquettes avant le traitement et à intervalles réguliers pendant toute sa durée. Le nadir de la leucopénie et de la thrombocytopénie surviennent après 10 à 14 jours, et se rétablissent 21 jours après le traitement.
- Vérifier les résultats des tests de l'exploration fonctionnelle hépatique et rénale avant le traitement et pendant toute sa durée. L'idarubicine peut entraîner l'hyperuricémie. Elle peut également entraîner des élévations passagères des concentrations d'AST, d'ALT, de LDH, de phosphatase alcaline sérique et de bilirubine.

DIAGNOSTICS INFIRMIERS POSSIBLES

- Risque d'infection (Réactions indésirables).
- Alimentation déficiente (Réactions indésirables).
- Connaissances insuffisantes sur le traitement médicamenteux (Enseignement au patient et à ses proches).

I

INTERVENTIONS INFIRMIÈRES

- Préparer les solutions IV sous une hotte à flux laminaire (hotte biologique de classe II). Porter des gants, des vêtements de protection et un masque pendant la manipulation de ce médicament. Mettre au rebut le matériel dans les contenants réservés à cette fin (voir l'annexe H).
- Consulter la monographie de la cytarabine pour obtenir des renseignements sur l'administration concomitante de cytarabine et d'idarubicine.

IV directe :

- Reconstituer le contenu des fioles de 5 et de 10 mg avec 5 et 10 mL, respectivement, de solution d'eau stérile pour injection (non bactériostatique), pour obtenir une concentration de 1 mg/mL. Le contenu des fioles est sous pression négative ; introduire l'aiguille avec prudence. Consulter les directives du fabricant avant de reconstituer la préparation.
- La solution reconstituée est stable pendant 24 heures à la température ambiante et pendant 48 heures au réfrigérateur entre 2 et 8 °C. Jeter toute portion inutilisée.

Vitesse d'administration : Administrer chacune des doses lentement dans une tubulure en Y par laquelle s'écoule une solution de NaCl 0,9 %. La tubulure peut être raccordée à une aiguille à ailettes et la solution doit être injectée de préférence dans une grosse veine.

Incompatibilité dans la même seringue : héparine.

Compatibilité (tubulure en Y) : amikacine ■ aztréonam ■ cimétidine ■ cyclophosphamide ■ cytarabine ■ diphenhydramine ■ dropéridol ■ érythromycine, lactobionate de ■ filgrastim ■ imipénem/cilastatine ■ magnésium, sulfate de ■ mannitol ■ melphalan ■ métoclopramide ■ potassium, chlorure de ■ ranitidine ■ sargramostim ■ vinorelbine.

Incompatibilité (tubulure en Y) : acyclovir ■ ampicilline/sulbactam ■ céfazoline ■ céfépime ■ ceftazidime ■ clindamycine ■ dexaméthasone ■ étoposide ■ furosémide ■ gentamicine ■ héparine ■ hydrocortisone, succinate sodique d' ■ lorazépam ■ mépéridine ■ méthotrexate ■ mezlocilline ■ pipéracilline/tazobactam ■ sodium, bicarbonate de ■ téniposide ■ vancomycine ■ vincristine.

ENSEIGNEMENT AU PATIENT ET À SES PROCHES

- Recommander au patient de signaler rapidement à un professionnel de la santé la fièvre, les maux de gorge, les signes d'infection, les saignements des gencives, la formation d'ecchymoses, les pétéchies, la présence de sang dans les selles, l'urine et les vomissements ainsi que la fatigue accrue, la dyspnée ou l'hypotension orthostatique. Prévenir le patient qu'il doit éviter les foules et les personnes contagieuses. Lui conseiller d'utiliser une brosse à dents à poils doux et un rasoir électrique et de prendre garde aux chutes. Le prévenir également qu'il ne doit pas prendre de boissons alcoolisées ni de préparations contenant de l'aspirine ou des AINS, en raison des risques d'hémorragie digestive.
- Recommander au patient de signaler immédiatement toute douleur au point d'injection.
- Recommander au patient d'examiner ses muqueuses buccales à la recherche d'érythème et d'aphtes. En présence d'aphtes, lui conseiller de remplacer la brosse à dents par une brosse-éponge, de se rincer la bouche avec de l'eau après avoir bu ou mangé et de consulter un professionnel de la santé si les douleurs l'empêchent de s'alimenter. Il ne faut pas entreprendre une nouvelle cure par l'idarubicine avant la disparition de l'inflammation de la muqueuse ; les doses suivantes devraient être réduites de 25 %. La douleur associée à la stomatite peut dicter un traitement par des analgésiques opiacés.
- Expliquer à la patiente que ce médicament peut avoir des effets tératogènes. Lui conseiller de continuer à prendre des mesures de contraception pendant toute la durée du traitement et pendant au moins 4 mois après l'avoir arrêté.
- Recommander au patient de prévenir immédiatement un professionnel de la santé en cas d'extrasystoles, d'essoufflements ou d'œdème des membres inférieurs.
- Inciter le patient à utiliser des écrans solaires et à porter des vêtements protecteurs pour prévenir les réactions de photosensibilité.
- Expliquer au patient qu'il risque de perdre ses cheveux. Explorer avec lui les stratégies lui permettant de s'adapter à ce changement.
- Expliquer au patient qu'il ne doit pas se faire vacciner sans recommandation expresse d'un professionnel de la santé.
- Informer le patient que son urine peut prendre une couleur rougeâtre.
- Inciter le patient à se soumettre à des tests de laboratoire à intervalles réguliers permettant de déceler les effets secondaires du médicament.

VÉRIFICATION DE L'EFFICACITÉ THÉRAPEUTIQUE

L'efficacité du traitement peut être démontrée par : l'amélioration de l'hématopoïèse en présence de leucémie.

IFOSFAMIDE

Ifex

CLASSIFICATION :

Antinéoplasique (alkylant)

Grossesse – catégorie D

INDICATIONS

Sarcome des tissus mous en monothérapie (en première ou en deuxième intention) ▪ Cancer du pancréas en monothérapie (en deuxième intention) ▪ Cancer du col de l'utérus en monothérapie ou en association avec le cisplatine ou la bléomycine, en cas de maladie avancée ou récurrente ▪ En association avec le mesna, en prévention de la cystite hémorragique induite par l'ifosfamide. **Usages non approuvés :** Traitement du cancer des cellules germinales des testicules en association avec d'autres agents.

MÉCANISME D'ACTION

Après sa transformation en composés actifs, l'ifosfamide entrave la réplication de l'ADN et la transcription de l'ARN en inhibant, en fin de compte, la synthèse des protéines (effet non spécifique sur le cycle cellulaire). ***Effets thérapeutiques :*** Destruction des cellules à réplication rapide et, particulièrement, des cellules malignes.

PHARMACOCINÉTIQUE

Absorption : L'ifosfamide est réservé à l'administration par voie IV. Il reste inactif jusqu'à sa transformation en métabolites.

Distribution : L'agent est excrété dans le lait maternel.

Métabolisme et excrétion : Le médicament est métabolisé par le foie et il est transformé en composés antinéoplasiques actifs.

Demi-vie : 15 heures.

CONTRE-INDICATIONS ET PRÉCAUTIONS/ MISES EN GARDE

Contre-indications : Hypersensibilité ▪ Infections évolutives ▪ Leucopénie grave ▪ Thrombocytopénie ▪ Affection rénale ou hépatique grave ▪ Obstruction du débit urinaire ▪ Cystite ▪ Artériosclérose cérébrale avancée.

Précautions/mises en garde : Grossesse ou allaitement ▪ Patientes en âge de procréer ▪ Aplasie médullaire ▪ Personnes âgées ▪ Autres maladies chroniques débilitantes ▪ Enfants.

RÉACTIONS INDÉSIRABLES ET EFFETS SECONDAIRES

SNC : toxicité du SNC (somnolence, confusion, hallucinations, coma), dysfonctionnement des nerfs crâniens, désorientation, étourdissements.

CV : cardiotoxicité.

GI : nausées, vomissements, anorexie, constipation, diarrhée, hépatotoxicité.

GU : cystite hémorragique, dysurie, suppression de la fonction des gonades, toxicité rénale.

Tég. : alopécie.

Hémat. : anémie, leucopénie, thrombocytopénie.

Locaux : phlébite.

Divers : réactions allergiques.

INTERACTIONS

Médicament-médicament : Les autres **antinéoplasiques** ou la **radiothérapie** peuvent aggraver l'aplasie médullaire ▪ L'**allopurinol** et le **phénobarbital** peuvent accroître la toxicité de l'ifosfamide ▪ Le médicament peut réduire la réponse aux **vaccins à virus vivants** et augmenter le risque de réactions indésirables.

VOIES D'ADMINISTRATION ET POSOLOGIE

IV (adultes) : De 50 à 60 mg/kg/jour, pendant 5 jours consécutifs, en association avec le mesna. On peut répéter l'administration de cette dose après un arrêt de la médication d'au moins 3 à 4 semaines. On peut aussi utiliser d'autres schémas thérapeutiques.

PRÉSENTATION

Solution pour injection : fioles de 1 g[Pr] et de 3 g[Pr].

PHARMACODYNAMIE (effets sur les numérations globulaires)

	Début d'action	Pic	Durée
IV	inconnu	7 – 14 jours	21 jours

SOINS INFIRMIERS

ÉVALUATION DE LA SITUATION

- Mesurer la pression artérielle, le pouls, la fréquence respiratoire et la température à intervalles réguliers tout au long de l'administration. Informer le médecin de tout changement marqué.
- Mesurer la diurèse à intervalles réguliers pendant toute la durée du traitement. Prévenir le médecin en cas d'hématurie. Encourager l'adulte à boire au moins 3 000 mL de liquides par jour et l'enfant, entre 1 000 et 2 000 mL de liquides par jour pour réduire le risque de cystite hémorragique. Pour prévenir la cystite hémorragique, on administre simultanément le mesna.
- Suivre de près l'état neurologique du patient. On devrait interrompre le traitement par l'ifosfamide en cas de symptômes graves touchant le SNC (agitation, confusion, hallucination, fatigue inhabituelle). Les symptômes diminuent habituellement dans les 3 jours suivant l'arrêt du traitement, mais peuvent persister plus longtemps. De rares cas de décès ont été signalés.
- Noter les nausées, les vomissements et l'appétit du patient. Peser le patient toutes les semaines. S'informer auprès du médecin à propos de l'administration d'antiémétiques avant le traitement dans le but de réduire les effets gastro-intestinaux. Adapter le régime alimentaire selon les aliments que le patient peut tolérer.
- Surveiller l'apparition des signes d'aplasie médullaire. Suivre de près les signes et les symptômes de saignement : saignement des gencives, formation d'ecchymoses, pétéchies, présence de sang occulte dans les selles, l'urine et les vomissements. Éviter les injections IM et la prise de la température rectale si la numération thrombocytaire est basse. Appliquer une pression sur les points de ponction veineuse pendant 10 minutes. Évaluer les signes d'infection en présence d'une neutropénie. Une anémie peut survenir. Rester à l'affût d'une fatigue accrue, de la dyspnée et de l'hypotension orthostatique.

Tests de laboratoire :

- Noter la numération globulaire, la formule leucocytaire et le nombre de plaquettes avant l'administration et à intervalles réguliers pendant toute la durée du traitement. Ne pas administrer l'agent si le nombre de globules blancs est inférieur à 2×10^9/L ou celui des plaquettes, à 50×10^9/L. Le nadir de la leucopénie et de la thrombocytopénie survient dans les 7 à 14 jours et se rétablit habituellement dans les 21 jours.
- Noter les résultats de l'analyse des urines avant d'administrer chacune des doses. Ne pas administrer le médicament si l'analyse des urines révèle que le nombre de globules rouges est supérieur à 10 par champ à fort grossissement.
- L'ifosfamide peut entraîner l'élévation des concentrations d'enzymes hépatiques et de bilirubine sérique.
- Suivre de près les concentrations d'AST, d'ALT, de phosphatase alcaline sérique, de bilirubine et de LDH, avant le traitement et à intervalles réguliers pendant toute sa durée.
- Noter les concentrations d'urée, de créatinine sérique, de phosphate et de potassium à intervalles réguliers pendant toute la durée du traitement.

DIAGNOSTICS INFIRMIERS POSSIBLES

- Risque d'infection (Effets secondaires).
- Image corporelle perturbée (Effets secondaires).
- Connaissances insuffisantes sur le traitement médicamenteux (Enseignement au patient et à ses proches).

INTERVENTIONS INFIRMIÈRES

Préparer les solutions IV sous une hotte à flux laminaire (hotte biologique de classe II). Porter des gants, des vêtements de protection et un masque pendant la manipulation de ce médicament. Mettre au rebut le matériel dans les contenants réservés à cette fin (voir l'annexe H).

IV : Diluer le contenu des fioles de 1 g dans 20 mL d'eau stérile pour injection et celui des fioles de 3 g dans 60 mL d'eau stérile pour injection. Utiliser la solution reconstituée ainsi que ses dilutions dans les 24 heures qui suivent leur préparation ou dans les 72 heures, si elles sont conservées au réfrigérateur dans des fioles de verre ou des sacs Viaflex®. Consulter les directives de chaque fabricant avant de reconstituer la préparation.

Perfusion intermittente : On peut effectuer une nouvelle dilution pour obtenir une concentration de 0,6 à 20 mg/mL dans une solution de D5%E, de NaCl 0,9 % ou de solution de lactate de Ringer.

Vitesse d'administration : La perfusion doit durer au moins 30 minutes.

Compatibilité dans la même seringue : mesna.

Perfusion continue : Le médicament a aussi été administré en perfusion continue d'une durée de 72 heures.

Compatibilité (tubulures en Y): allopurinol sodique ▪ amphotéricine B, cholestéryle de ▪ aztréonam ▪ doxorubicine liposomale ▪ filgrastim ▪ fludarabine ▪ gallium, nitrate de ▪ melphalan ▪ ondansétron ▪ paclitaxel ▪ pipéracilline/tazobactam ▪ sargramostim ▪ sodium, bicarbonate de ▪ téniposide ▪ vinorelbine.

Incompatibilité (tubulures en Y): céfépime ▪ méthotrexate.

Compatibilité en addition au soluté: carboplatine ▪ cisplatine ▪ étoposide ▪ fluorouracile ▪ mesna.

ENSEIGNEMENT AU PATIENT ET À SES PROCHES

- Inciter le patient à boire beaucoup de liquides pendant toute la durée du traitement et à uriner fréquemment afin de réduire l'irritation de la vessie due aux métabolites excrétés par les reins. Lui recommander de signaler immédiatement à un professionnel de la santé la présence d'hématurie.
- Recommander au patient de signaler rapidement à un professionnel de la santé la fièvre, les frissons, la toux, l'enrouement, les maux de gorge, les signes d'infection, les douleurs lombaires ou aux flancs, les mictions difficiles ou douloureuses, le saignement des gencives, la formation d'ecchymoses, les pétéchies, la présence de sang dans les selles, l'urine ou les vomissements.
- Prévenir le patient qu'il doit éviter les foules et les personnes contagieuses. Lui conseiller d'utiliser une brosse à dents à poils doux et un rasoir électrique et de prendre garde aux chutes. Le prévenir qu'il ne doit pas prendre de boissons alcoolisées ni de préparations contenant de l'aspirine ou des AINS, en raison des risques d'hémorragie digestive.
- Conseiller à la patiente de prendre des mesures contraceptives pendant le traitement.
- Expliquer au patient qu'il risque de perdre ses cheveux. Explorer avec lui les stratégies lui permettant de s'adapter à ce changement.
- Expliquer au patient qu'il ne doit pas se faire vacciner sans recommandation expresse d'un professionnel de la santé. Le médicament peut réduire la réponse aux vaccins à virus vivants et augmenter le risque de réactions indésirables.

VÉRIFICATION DE L'EFFICACITÉ THÉRAPEUTIQUE

L'efficacité du traitement peut être démontrée par: la diminution de la taille de la tumeur ou le ralentissement de la propagation du cancer des cellules germinales des testicules. ✳

IMIPÉNEM/CILASTATINE

Primaxin

CLASSIFICATION:

Anti-infectieux (carbapénem)

Grossesse – catégorie C

INDICATIONS

Traitement des infections suivantes: infections des voies respiratoires inférieures ▪ infections des voies urinaires ▪ infections intra-abdominales ▪ infections gynécologiques ▪ infections de la peau et des tissus mous ▪ infections des os et des articulations ▪ bactériémie ▪ endocardite due à *S. aureus* ▪ septicémie ▪ infections polymicrobiennes.

MÉCANISME D'ACTION

Liaison à la paroi de la cellule bactérienne, entraînant la destruction de la bactérie ▪ L'association avec la cilastatine empêche l'inactivation rénale de l'imipénem, ce qui entraîne des concentrations urinaires élevées ▪ Le médicament résiste à l'action de nombreuses enzymes qui décomposent la plupart des autres pénicillines et pénicillinases. ***Effets thérapeutiques:*** Effet bactéricide contre les bactéries sensibles. **Spectre d'action**: Le spectre d'action est large ▪ Le médicament est actif contre la plupart des coques aérobies à Gram positif dont: *Streptococcus pneumoniæ* ▪ les streptocoques bêta-hémolytiques du groupe A ▪ les entérocoques ▪ *Staphylococcus aureus* ▪ Le médicament est aussi actif contre de nombreux micro-organismes à Gram négatif dont: *Escherichia coli* ▪ *Klebsiella* ▪ *Acinetobacter* ▪ *Proteus* ▪ *Serratia* ▪ *Pseudomonas æruginosa* ▪ Le médicament est également actif contre: *Salmonella* ▪ *Shigella* ▪ *Neisseria gonorrhϾ* ▪ de nombreux autres micro-organismes anaérobies.

PHARMACOCINÉTIQUE

Absorption: Par suite d'administration par voie IV, la biodisponibilité est totale.

Distribution: L'agent se répartit dans tout l'organisme. Il traverse le placenta et pénètre dans le lait maternel.

Métabolisme et excrétion : *Imipénem et cilastatine* – une fraction de 70 % est excrétée à l'état inchangé par les reins.
Demi-vie : *Imipénem et cilastatine* – 1 heure (prolongée en cas d'insuffisance rénale).

CONTRE-INDICATIONS ET PRÉCAUTIONS/MISES EN GARDE

Contre-indications : Hypersensibilité.
Précautions/mises en garde : Risque de réactions de sensibilité croisée avec les pénicillines et les céphalosporines ■ Antécédents de réactions d'hypersensibilité multiples ■ Troubles convulsifs ■ Personnes âgées ■ Insuffisance rénale (réduire la dose si la Cl_{Cr} est ≤ 70 mL/minute/1,73 m^2) ■ Grossesse, allaitement ou enfants (l'innocuité du médicament n'a pas été établie).

RÉACTIONS INDÉSIRABLES ET EFFETS SECONDAIRES

SNC : CONVULSIONS, étourdissements, somnolence.
CV : hypotension.
GI : COLITE PSEUDO-MEMBRANEUSE, diarrhée, nausées, vomissements.
Tég. : rash, prurit, transpiration, urticaire.
Hémat. : éosinophilie.
Locaux : phlébite au point d'injection IV.
Divers : réactions allergiques incluant l'ANAPHYLAXIE, fièvre et surinfection.

INTERACTIONS

Médicament-médicament : Le mélange avec des **aminosides** peut entraîner l'inactivation de cette association médicamenteuse ■ Le **probénécide** diminue l'excrétion rénale et augmente les concentrations sanguines d'imipénem/cilastatine ■ L'administration concomitante de **ganciclovir** ou de **cyclosporine** accroît le risque de convulsions (éviter l'administration concomitante de **ganciclovir**).

VOIES D'ADMINISTRATION ET POSOLOGIE

- **IV (adultes) :** *Infections légères* – 250 mg, toutes les 6 heures. *Infections modérées* – 500 mg, toutes les 8 heures. *Infections graves* – de 500 mg, toutes les 6 heures, à 1 g, toutes les 6 à 8 heures.

Insuffisance rénale

- **IV (adultes) :**
  - Posologie quotidienne dans le cas des infections dues aux bactéries sensibles : *Cl_{Cr} de 31 à 70 mL/minute* – 500 mg, toutes les 8 heures (ne pas dépasser 1,5 g par jour), *Cl_{Cr} de 21 à 30 mL/minute* – 500 mg, toutes les 12 heures (ne pas dépasser 1 g par jour), *Cl_{Cr} de 6 à 20 mL/minute* – 250 mg ou 3,5 mg/kg (la plus petite dose des deux), toutes les 12 heures (ne pas dépasser 0,5 g par jour). Ne pas administrer aux patients dont la clairance de la créatinine est < 5 *mL/minute* sauf s'ils sont hémodialysés dans les 48 heures (consulter les directives du fabricant).
  - Posologie quotidienne dans le cas des infections dues à des bactéries moins sensibles : *Cl_{Cr} de 31 à 70 mL/minute* – 500 mg, toutes les 6 heures (ne pas dépasser 2 g par jour), *Cl_{Cr} de 21 à 30 mL/minute* – 500 mg, toutes les 8 heures (ne pas dépasser 1,5 g par jour), *Cl_{Cr} de 6 à 20 mL/minute* – 500 mg ou 3,5 mg/kg (la plus petite dose des deux), toutes les 12 heures (ne pas dépasser 1 g par jour). Ne pas administrer aux patients dont la clairance de la créatinine est < 5 *mL/minute* sauf s'ils sont hémodialysés dans les 48 heures (consulter les directives du fabricant).
- **IV (nourrissons de 3 mois ou plus (infections ne touchant pas le SNC) :** De 15 à 25 mg/kg, toutes les 6 heures (ne pas dépasser 2 g par jour).

PRÉSENTATION

Poudre pour injection IV : imipénem à 250 mg/cilastatine à 250 mg^{Pr}, imipénem à 500 mg/cilastatine à 500 mg^{Pr}. L'association est aussi présentée en flacons ADD-Vantage.

PHARMACODYNAMIE (concentrations sanguines)

	DÉBUT D'ACTION	PIC	DURÉE
IV	rapide	fin de la perfusion	6 – 8 h

SOINS INFIRMIERS

ÉVALUATION DE LA SITUATION

- Au début du traitement et pendant toute sa durée, suivre de près les signes suivants d'infection : altération des signes vitaux ; aspect de la plaie, des expectorations, de l'urine et des selles ; accroissement du nombre de globules blancs.
- Recueillir les antécédents du patient avant d'amorcer le traitement afin de déterminer ses réactions antérieures à une pénicilline. Même

les personnes n'ayant jamais manifesté une sensibilité aux pénicillines peuvent présenter une réaction allergique.

- Prélever des échantillons pour les cultures et les antibiogrammes avant le début du traitement. La première dose peut être administrée avant même que les résultats soient connus.
- SUIVRE DE PRÈS LES SIGNES ET LES SYMPTÔMES SUIVANTS D'ANAPHYLAXIE : RASH, PRURIT, ŒDÈME LARYNGÉ, RESPIRATION SIFFLANTE. SI CES SYMPTÔMES SE MANIFESTENT, ARRÊTER LE TRAITEMENT ET PRÉVENIR IMMÉDIATEMENT LE MÉDECIN. GARDER À PORTÉE DE LA MAIN DE L'ÉPINÉPHRINE, UN ANTIHISTAMINIQUE ET LE MATÉRIEL DE RÉANIMATION POUR PARER À UNE ÉVENTUELLE RÉACTION ANAPHYLACTIQUE.

Tests de laboratoire :

- Le médicament peut entraîner l'élévation passagère des concentrations d'urée, d'AST, d'ALT, de LDH, de phosphatase alcaline sérique, de bilirubine et de créatinine.
- L'imipénem/cilastatine peut diminuer les concentrations d'hémoglobine et l'hématocrite.
- Le médicament peut entraîner des résultats positifs au test de Coombs.

DIAGNOSTICS INFIRMIERS POSSIBLES

- Risque d'infection (Indications, Effets secondaires).
- Connaissances insuffisantes sur le traitement médicamenteux (Enseignement au patient et à ses proches).

INTERVENTIONS INFIRMIÈRES

Perfusion intermittente :

- Reconstituer le contenu des flacons destinés à la perfusion avec 100 mL de diluant compatible. Commencer par reconstituer le contenu d'une fiole de 250 ou de 500 mg avec 10 mL de diluant compatible (NaCl 0,9 % ou D5%E) et bien agiter. Transvaser la solution obtenue dans un récipient contenant les 90 mL de diluant restant. Répéter l'opération en rinçant la fiole dont le contenu vient d'être reconstitué avec 10 mL de diluant et bien agiter afin de s'assurer que tout le médicament a été utilisé. Transvaser tout le contenu de la fiole dans le contenant pour perfusion.
- Agiter jusqu'à ce que la solution devienne transparente.
- Les *diluants compatibles* incluent les solutions de NaCl 0,9 %, de D5%E ou de D10%E, de D5%/bicarbonate de sodium 0,02 %, de D5%/NaCl 0,9 %, de D5%/NaCl 0,45 %, de D5%/NaCl 0,225 %, de D5%/chlorure de potassium 0,15 % et les solutions de mannitol à 5 % ou à 10 %. La solution peut être de transparente à jaunâtre. Ne pas administrer la solution si elle est trouble. La solution est stable pendant 4 heures à la température ambiante et pendant 24 heures au réfrigérateur. Consulter les directives du fabricant avant de reconstituer la préparation.

Vitesse d'administration :

- Administrer la dose de 250 mg ou de 500 mg en 20 à 30 minutes et la dose de 1 g en 40 à 60 minutes. Ne pas administrer par IV directe.
- La perfusion rapide peut entraîner des nausées, des vomissements, une fatigue ou une faiblesse inhabituelles, des étourdissements ou une sécrétion accrue de sueur. Si ces symptômes se manifestent, ralentir la vitesse de perfusion. Il peut s'avérer nécessaire d'arrêter l'administration.

Compatibilité (tubulure en Y) : acyclovir ▪ aztréonam ▪ cisatracurium ▪ céfépime ▪ diltiazem ▪ famotidine ▪ filgrastim ▪ fludarabine ▪ foscarnet ▪ idarubicine ▪ insuline ▪ melphalan ▪ méthotrexate ▪ ondansétron ▪ rémifentanil ▪ tacrolimus ▪ téniposide ▪ vinorelbine ▪ zidovudine.

Incompatibilité (tubulure en Y) : amphotéricine B, cholestéryl d' ▪ fluconazole ▪ gallium, nitrate de ▪ mépéridine ▪ sargramostim ▪ sodium, bicarbonate de.

Incompatibilité en addition au soluté : Les aminosides administrés en concomitance peuvent inactiver le médicament. En cas d'administration concomitante, choisir des points d'injection différents, si possible, et attendre une heure entre les deux injections. Si un deuxième point d'injection n'est pas accessible, rincer la tubulure entre l'administration des deux médicaments.

ENSEIGNEMENT AU PATIENT ET À SES PROCHES

- Conseiller au patient de signaler l'allergie et les signes suivants de surinfection : excroissance pileuse noire sur la langue, démangeaisons ou pertes vaginales, selles molles ou nauséabondes. Consulter le médecin avant d'administrer des antidiarrhéiques.
- RECOMMANDER AU PATIENT DE COMMUNIQUER AVEC UN PROFESSIONNEL DE LA SANTÉ EN CAS DE FIÈVRE OU DE DIARRHÉE, PARTICULIÈREMENT SI LES SELLES RENFERMENT DU SANG, DU PUS OU DU MUCUS. CONSEILLER AU PATIENT DE NE PAS TRAITER LA DIARRHÉE SANS CONSULTER AU PRÉALABLE UN PROFESSIONNEL DE LA SANTÉ.

I

CES SYMPTÔMES PEUVENT SURVENIR MÊME PLUSIEURS SEMAINES APRÈS L'ARRÊT DU TRAITEMENT.

VÉRIFICATION DE L'EFFICACITÉ THÉRAPEUTIQUE

L'efficacité du traitement peut être démontrée par: la disparition des signes et des symptômes d'infection. Le temps de résolution dépend du microorganisme infectant et du siège de l'infection. ✳

IMIPRAMINE

Apo-Imipramine, Imipramine, Impril, Novo-Pramine, PMS-Imipramine, Tofranil

CLASSIFICATION:

Antidépresseur (tricyclique)

Grossesse – catégorie C

INDICATIONS

Soulagement des symptômes de la dépression (en association avec la psychothérapie) ■ Traitement de l'énurésie chez les enfants de plus de 5 ans. **Usages non approuvés:** Traitement d'appoint de la douleur chronique, de l'incontinence (chez les adultes); prophylaxie des céphalées de Horton et des migraines.

MÉCANISME D'ACTION

Potentialisation des effets de la sérotonine et de la noradrénaline ■ Propriétés anticholinergiques importantes. ***Effets thérapeutiques:*** Effet antidépresseur qui se manifeste graduellement en l'espace de plusieurs semaines.

PHARMACOCINÉTIQUE

Absorption: Bonne absorption à partir du tractus gastro-intestinal.

Distribution: Le médicament se répartit dans tout l'organisme. Il traverse probablement le placenta et pénètre dans le lait maternel.

Liaison aux protéines: De 89 à 95 %.

Métabolisme et excrétion: L'imipramine subit un fort métabolisme hépatique surtout lors du premier passage. Une certaine fraction est transformée en composés actifs. Le médicament subit plusieurs cycles entérohépatiques et il est sécrété dans les sucs gastriques.

Demi-vie: De 8 à 16 heures.

CONTRE-INDICATIONS ET PRÉCAUTIONS/ MISES EN GARDE

Contre-indications: Hypersensibilité au médicament ou à ses excipients ■ Glaucome ■ Prise d'un IMAO dans les 14 jours précédents ■ Phase aiguë de rétablissement après un infarctus du myocarde ■ Insuffisance cardiaque aiguë ■ Affections hépatiques ou rénales ■ Antécédents de dyscrasie.

Précautions/mises en garde: Grossesse et allaitement ■ Personnes âgées (plus grande prédisposition aux réactions indésirables) ■ Maladie cardiovasculaire préexistante ■ Hommes âgés souffrant d'hypertrophie de la prostate (plus grande prédisposition à la rétention urinaire) ■ Convulsions ou antécédents de crises convulsives ■ Risque de réactions de sensibilité croisée avec d'autres antidépresseurs.

RÉACTIONS INDÉSIRABLES ET EFFETS SECONDAIRES

SNC: somnolence, fatigue, agitation, confusion, hallucinations, insomnie.

ORLO: vision trouble, xérophtalmie.

CV: ARYTHMIES, hypotension, modifications de l'ÉCG.

GI: constipation, sécheresse de la bouche (xérostomie), nausées, iléus paralytique.

GU: rétention urinaire.

Tég.: photosensibilité.

End.: gynécomastie.

Hémat.: dyscrasie.

INTERACTIONS

Médicament-médicament: L'IMIPRAMINE PEUT PROVOQUER L'HYPOTENSION, LA TACHYCARDIE ET DES RÉACTIONS POUVANT ÊTRE D'ISSUE FATALE LORS DE L'ADMINISTRATION CONCOMITANTE D'**IMAO** (ÉVITER L'ADMINISTRATION CONJOINTE; INTERROMPRE LE TRAITEMENT 2 SEMAINES AVANT D'ADMINISTRER L'IMIPRAMINE) ■ L'ADMINISTRATION CONCOMITANTE D'**ANTIDÉPRESSEURS DU TYPE ISRS** PEUT AUGMENTER LA TOXICITÉ ET DEVRAIT ÊTRE ÉVITÉE (INTERROMPRE LE TRAITEMENT PAR LA FLUOXÉTINE 5 SEMAINES AVANT D'ADMINISTRER L'IMIPRAMINE) ■ L'IMIPRAMINE PEUT PROVOQUER UNE HYPERTENSION GRAVE LORSQU'ELLE EST ADMINISTRÉE EN MÊME TEMPS QUE LA **CLONIDINE** (ÉVITER L'ADMINISTRATION CONJOINTE) ■ L'imipramine est métabolisée dans le foie par le cytochrome P450 2D6 et son action pourrait être modifiée par les agents qui sont aussi métabolisés par cette enzyme, incluant les autres **antidépresseurs**, les **phénothiazines**, la **carbamazépine**, les **antia-**

rythmiques de type 1C (**propafénone**, **flécaïnide**) ; en cas d'administration concomitante, il peut s'avérer nécessaire de réduire la dose de l'un ou de l'autre des médicaments ou des deux à la fois. L'administration concomitante d'autres médicaments qui inhibent l'activité de l'enzyme, incluant la **cimétidine**, la **quinidine**, l'**amiodarone** et le **ritonavir**, peut accroître les effets de l'imipramine ■ L'imipramine peut annuler la réponse thérapeutique à la **guanéthidine** ■ L'imipramine peut retarder ou réduire l'absorption de la **lévodopa** ou entraîner une hypertension en cas d'administration concomitante ■ Les **rifamycines** peuvent réduire les concentrations sanguines et les effets de l'imipramine ■ Effets dépresseurs additifs sur le SNC lors de l'usage concomitant d'autres **dépresseurs du SNC**, dont l'**alcool**, les **antihistaminiques**, la **clonidine**, les **analgésiques opiacés** et les **hypnosédatifs** ■ Les **barbituriques** peuvent modifier les concentrations sanguines et les effets de l'imipramine ■ Les effets secondaires **adrénergiques** et **anticholinergiques** peuvent être additifs lors de l'administration d'autres agents doués de ces propriétés ■ Les **phénothiazines** ou les **contraceptifs oraux** élèvent les concentrations d'imipramine et peuvent provoquer une toxicité ■ La **nicotine** peut accélérer le métabolisme du médicament et en diminuer l'efficacité.

VOIES D'ADMINISTRATION ET POSOLOGIE

PO (adultes) : Initialement, 25 mg, 3 fois par jour, augmenter la dose graduellement jusqu'à 150 mg par jour (ne pas dépasser 200 mg par jour). Lorsque la dose d'entretien a été déterminée, la dose quotidienne totale peut être administrée au coucher, pourvu qu'elle soit bien tolérée.

PO (personnes âgées) : Initialement, de 30 à 40 mg au coucher, en doses fractionnées, puis augmenter la dose graduellement jusqu'à un maximum de 100 mg par jour.

PO (enfants > 5 ans) : *Énurésie* – de 10 à 25 mg, 1 fois par jour, 1 heure avant le coucher (ou plus tôt si l'énurésie survient en début de nuit) ; en l'absence d'une réponse satisfaisante en l'espace de 1 semaine, on peut majorer la dose, en la faisant passer jusqu'à 75 mg chez les enfants > 12 ans.

PRÉSENTATION (version générique disponible)

Comprimés : 10 mg[Pr], 25 mg[Pr], 50 mg[Pr], 75 mg[Pr].

PHARMACODYNAMIE (effet antidépresseur)

	DÉBUT D'ACTION	PIC	DURÉE
PO	plusieurs heures	2 – 6 semaines	plusieurs semaines

SOINS INFIRMIERS

ÉVALUATION DE LA SITUATION

- Mesurer la pression artérielle et le pouls avant l'administration du médicament et pendant toute la durée du traitement initial.
- ÉVALUER L'ÉCG À INTERVALLES RÉGULIERS CHEZ LES PERSONNES ÂGÉES OU LES PATIENTS SOUFFRANT D'UNE MALADIE CARDIAQUE ET AVANT LA MAJORATION DE LA DOSE, CHEZ LES ENFANTS ÉNURÉSIQUES. L'IMIPRAMINE PEUT ALLONGER LES INTERVALLES PR ET QT ET APLATIR LES ONDES T.

Dépression : Évaluer fréquemment l'état de la conscience du patient. Lors du traitement initial, la confusion, l'agitation et des hallucinations peuvent se manifester et dicter une réduction de la dose. Noter les sautes d'humeur. Rester à l'affût des tendances suicidaires, particulièrement en début de traitement. Diminuer la quantité de médicament dont le patient peut disposer.

Énurésie : Évaluer la fréquence de l'énurésie tout au long du traitement.

Douleur : Déterminer le siège, la durée et l'intensité de la douleur à intervalles réguliers tout au long du traitement.

Tests de laboratoire :

- Noter le nombre de globules blancs, la formule leucocytaire ainsi que les résultats des tests de l'exploration fonctionnelle hépatique et rénale avant d'amorcer un traitement de longue durée ou à fortes doses, et à intervalles réguliers par la suite.
- Mesurer les concentrations sériques chez les patients qui ne répondent pas à la dose thérapeutique habituelle. Les concentrations plasmatiques thérapeutiques se situent entre 150 et 300 ng/mL.
- L'imipramine peut modifier la glycémie.

Toxicité et surdosage :

- Les symptômes d'un surdosage aigu comprennent la difficulté de se concentrer, la confusion, l'agitation, les convulsions, la somnolence, la mydriase, les arythmies, la fièvre, les hallucinations, les vomissements et la dyspnée.

- Le traitement du surdosage inclut le lavage gastrique et l'administration de charbon activé et d'un purgatif. Maintenir les fonctions cardiaque et respiratoire (suivre de près l'ÉCG pendant au moins 5 jours) et prendre la température du patient. On peut administrer de la digoxine pour traiter l'insuffisance cardiaque, ainsi que des antiarythmiques et des anticonvulsivants.

DIAGNOSTICS INFIRMIERS POSSIBLES

- Stratégies d'adaptation inefficaces (Indications).
- Élimination urinaire altérée (Indications).
- Connaissances insuffisantes sur le traitement médicamenteux (Enseignement au patient et à ses proches).

INTERVENTIONS INFIRMIÈRES

- Si les doses doivent être augmentées, la première dose majorée devrait être administrée à l'heure du coucher en raison des effets sédatifs de l'imipramine. La majoration des doses est un processus lent qui peut prendre de quelques semaines à quelques mois. On peut administrer la dose totale au coucher pour réduire la sédation diurne.
- Administrer le médicament avec des aliments ou immédiatement après pour diminuer l'irritation gastrique.

ENSEIGNEMENT AU PATIENT ET À SES PROCHES

- Conseiller au patient de respecter scrupuleusement la posologie recommandée. S'il n'a pu prendre le médicament au moment habituel, il doit le prendre dès que possible, à moins que ce ne soit presque l'heure prévue pour la dose suivante. Si le patient doit prendre une seule dose à l'heure du coucher, lui recommander de ne pas prendre le médicament le matin en raison des effets secondaires. Prévenir le patient que les effets du médicament peuvent ne pas se manifester avant 2 semaines au moins. Le sevrage brusque peut provoquer des nausées, des vomissements, la diarrhée, des céphalées, de l'insomnie associée à des rêves saisissants et de l'irritabilité.
- Prévenir le patient que l'imipramine peut provoquer des étourdissements et rendre la vision trouble. Lui conseiller de ne pas conduire et d'éviter les activités qui exigent sa vigilance jusqu'à ce qu'on ait la certitude que le médicament n'entraîne pas ces effets chez lui.
- Conseiller au patient de prévenir un professionnel de la santé si sa vision change. L'informer que, pendant un traitement prolongé, on pourrait lui prescrire des tests à intervalles réguliers pour déceler le glaucome.
- Recommander au patient de changer lentement de position afin de réduire les risques d'hypotension orthostatique.
- Recommander au patient d'éviter de boire de l'alcool et de ne pas prendre d'autres dépresseurs du SNC pendant toute la durée du traitement et pendant les 3 à 7 jours qui suivent l'arrêt de la médication.
- Conseiller au patient de prévenir un professionnel de la santé en cas de rétention urinaire, de sécheresse de la bouche ou de constipation persistante. Lui expliquer que les bonbons ou la gomme à mâcher sans sucre peuvent diminuer la sécheresse de la bouche et qu'une consommation accrue de liquides et d'aliments riches en fibres peut prévenir la constipation. Si les symptômes persistent, il peut s'avérer nécessaire de réduire la dose ou d'interrompre le traitement. Conseiller au patient de consulter un professionnel de la santé si la sécheresse de la bouche persiste pendant plus de 2 semaines.
- Recommander au patient d'utiliser des écrans solaires et de porter des vêtements protecteurs afin de prévenir les réactions de photosensibilité.
- Inciter le patient à surveiller son alimentation, car l'imipramine peut lui donner plus d'appétit, ce qui risque d'entraîner un gain pondéral indésirable. Informer le patient qu'il faudrait peut-être augmenter l'apport de riboflavine dans son alimentation ; lui conseiller de consulter un professionnel de la santé à ce sujet.
- Recommander au patient qui doit suivre un autre traitement ou subir une intervention chirurgicale d'avertir le professionnel de la santé qu'il suit un traitement par ce médicament.
- Prévenir le patient que le traitement de la dépression est habituellement prolongé. Insister sur l'importance d'un suivi régulier permettant de déterminer les bienfaits du médicament.

Enfants :

- Informer les parents que les effets secondaires qui peuvent se manifester le plus souvent sont la nervosité, l'insomnie, la fatigue inhabituelle et les nausées et vomissements légers. Leur recommander de prévenir un professionnel de la santé si ces symptômes s'aggravent.

- Recommander aux parents de garder le médicament hors de la portée des enfants, pour réduire le risque de surdosage accidentel.

VÉRIFICATION DE L'EFFICACITÉ THÉRAPEUTIQUE

L'efficacité du traitement peut être démontrée par : un sentiment de mieux-être ▪ un regain d'intérêt pour l'entourage ▪ un gain d'appétit ▪ un regain d'énergie ▪ l'amélioration du sommeil chez les patients traités pour la dépression ; le plein effet thérapeutique de l'imipramine pourrait ne pas être notable avant 2 à 6 semaines de traitement ▪ la disparition de l'énurésie chez les enfants de plus de 5 ans ▪ la diminution des douleurs neurogènes chroniques. ✳

IMMUNOGLOBULINE Rh_0 (D)

WinRho SDF

IMMUNOGLOBULINE RH_0 (D), DOSE STANDARD IM

Ce médicament n'est pas commercialisé au Canada.

GLOBULINE Rh_0 (D), MICRODOSE IM

Ce médicament n'est pas commercialisé au Canada.

CLASSIFICATION :

Agent utilisé pendant la grossesse et l'allaitement, immunoglobulines, agents d'immunisation passive

Grossesse – catégorie C

INDICATIONS

IM, IV : Prévention de l'iso-immunisation par l'antigène Rh chez les femmes Rh_0 (D)–, qui ont été exposées à du sang Rh_0 (D)+ dans les cas suivants : accouchement d'un nouveau-né Rh_0 (D)+ ▪ avortement ou fausse couche d'un fœtus Rh_0 (D)+ ▪ amniocentèse ou traumatisme intra-abdominal pendant la grossesse, si le fœtus est Rh_0 (D)+ ▪ transfusion accidentelle de sang Rh_0 (D)+ à un patient Rh_0 (D)– ▪ **IV :** Traitement du purpura thrombocytopénique idiopathique (PTI).

MÉCANISME D'ACTION

Prévention de la production d'anticorps anti-Rh_0 (D) chez les patients Rh_0 (D)–, qui ont été exposés à du sang Rh_0 (D)+ ▪ Augmentation du nombre de plaquettes chez les patients souffrant de PTI. ***Effets thérapeutiques :*** Prévention de la réponse des anticorps et de la maladie hémolytique du nouveau-né (érythroblastose fœtale), lors des futures grossesses, chez une femme ayant déjà porté un fœtus Rh_0 (D)+ ▪ Prévention de la sensibilisation du sang Rh_0 (D) par suite d'une transfusion accidentelle ▪ Diminution des saignements chez les patients souffrant de PTI.

PHARMACOCINÉTIQUE

Absorption : Le médicament est bien absorbé depuis les points d'injection IM.

Distribution : Inconnue.

Métabolisme et excrétion : Inconnus.

Demi-vie : *IM* – 30 jours ; *IV* – 24 jours.

CONTRE-INDICATIONS ET PRÉCAUTIONS/ MISES EN GARDE

Contre-indications : ***Prévention de l'iso-immunisation par l'antigène Rh*** – Patients Rh_0 (D)+ ou Du+, y compris les nouveau-nés ▪ Patients ayant déjà été sensibilisés aux facteurs Rh_0 (D) ou Du ▪ Personnes ayant déjà présenté des réactions anaphylactiques ou d'autres réactions systémiques importantes aux immunoglobulines. ▪ ***PTI*** – Patients Rh_0 (D)– ▪ Patients splénectomisés ▪ Sujets allergiques aux produits sanguins.

Précautions/mises en garde : Antécédents de réactions d'hypersensibilité aux immunoglobulines ou au thimérosal (agent destiné à l'administration IM) ▪ Patients souffrant de PTI, en présence d'une anémie préexistante (réduire la dose, si l'hémoglobine < 100 g/L).

RÉACTIONS INDÉSIRABLES ET EFFETS SECONDAIRES

Hémat. : anémie (si l'agent est administré en cas de PTI).

Locaux : douleurs au point d'injection IM.

Divers : fièvre.

INTERACTIONS

Médicament-médicament : Les immunoglobulines peuvent diminuer la réponse des anticorps à certains **vaccins à virus vivants** (**rougeole**, **oreillons**, **rubéole**).

VOIES D'ADMINISTRATION ET POSOLOGIE

Immunoglobuline Rh_0 (D) (pour administration IM ou IV)

- **Après l'accouchement**
  IM, IV (adultes) : 600 UI (120 µg), dans les 72 heures qui suivent l'accouchement.
- **Avant l'accouchement**
  IV, IM (adultes) : 1 500 UI (300 µg) d'immunoglobuline Rh_0 (D) à la 28e semaine de gestation.
- **Après un avortement, une amniocentèse ou une autre intervention ; gestation > 34 semaines**
  IM, IV (adultes) : 600 UI (120 µg), dans les 72 heures qui suivent l'intervention.
- **Après une amniocentèse (gestation < 34 semaines) ou prélèvement des villosités choriales**
  IM, IV (adultes) : 1 500 UI (300 µg), dans les 72 heures qui suivent l'intervention ; répéter toutes les 12 semaines pendant toute la durée de la grossesse.
- **Hémorragie fœtale massive**
  IM (adultes) : 60 UI (12 µg) par mL de sang perdu, toutes les 12 heures, jusqu'à ce que l'on ait administré la dose totale (elle est déterminée selon la quantité de sang perdue ou la gravité de l'hémorragie).
  IV (adultes) : 30 UI (6 µg), toutes les 8 heures, jusqu'à ce que l'on ait administré la dose totale (elle est déterminée selon la quantité de sang perdue ou la gravité de l'hémorragie).
- **Transfusion accidentelle**
  IM (adultes) : 60 UI (12 µg) par mL de sang, lors d'une exposition à du sang entier Rh_0 (D)+ *ou* 120 UI (24 µg) par mL de globules lors d'une exposition aux érythrocytes Rh_0 (D)+.
  IV (adultes) : 45 UI (9 µg) par mL de sang, lors d'une exposition à du sang entier Rh_0 (D)+ *ou* 90 UI (18 µg) par mL de globules, lors d'une exposition aux érythrocytes Rh_0 (D)+.
- **Purpura thrombocytopénique idiopathique (PTI)**
  IV (adultes et enfants) : Initialement, de 25 à 50 µg (125 à 250 UI)/kg (si l'hémoglobine < 100 g/L, réduire la dose jusqu'à 25 à 40 µg [de 125 à 200 UI]/kg) ; la fréquence d'administration et les doses suivantes sont déterminées par la réponse clinique (écart posologique : de 25 à 60 µg [de 125 à 300 UI]/kg). Chaque dose peut être administrée en 1 seule fois ou en 2 fois, à des jours différents.

PRÉSENTATION

- **Immunoglobuline Rh_0 (D) (pour administration IM)**
  Ce médicament n'est pas commercialisé au Canada.
- **Immunoglobuline Rh_0 (D) (pour administration IM ou IV)**
  Produit lyophylisé pour injection : 600 UI (120 µg)/fiole[Pr] avec une fiole de 2,5 mL de NaCl 0,9 %, 1 500 UI (300 µg)/fiole[Pr] avec une fiole de 2,5 mL de NaCl 0,9 %, 5 000 UI (1 000 µg)/fiole[Pr] avec une fiole 8,5 mL de NaCl 0,9 %.

PHARMACODYNAMIE (concentrations sanguines)

	Début d'action	Pic	Durée
IM	rapide	5 – 10 jours	inconnue
IV†	inconnu	2 h	inconnue

† Lors du traitement du PTI, le nombre de plaquettes commence à augmenter après 1 à 2 jours, il atteint un pic après 5 à 7 jours et se maintient pendant 30 jours.

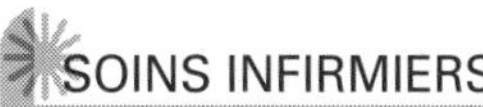

SOINS INFIRMIERS

ÉVALUATION DE LA SITUATION

IV : Prendre les signes vitaux à intervalles réguliers, pendant toute la durée du traitement, chez les patients recevant l'immunoglobuline Rh_0 (D) par voie IV.

PTI : SUIVRE DE PRÈS LES SIGNES ET LES SYMPTÔMES D'HÉMOLYSE INTRAVASCULAIRE (DOULEURS LOMBAIRES, GRANDS FRISSONS, HÉMOGLOBINURIE), D'ANÉMIE ET D'INSUFFISANCE RÉNALE. SI DES TRANSFUSIONS S'AVÈRENT NÉCESSAIRES, UTILISER UN CONCENTRÉ DE GLOBULES ROUGES (CULOT SANGUIN) RH_0 (D)– POUR PRÉVENIR L'EXACERBATION DE L'HÉMOLYSE INTRAVASCULAIRE.

Tests de laboratoire :

- *Grossesse* – Effectuer un test de compatibilité croisée avec le sang de la mère et le sang cordonal du nouveau-né et un typage du sang afin de déterminer le besoin de recourir au traitement. Le sang de la mère doit être Rh_0 (D)– et Du– et celui du nourrisson, Rh_0 (D)+. S'il subsiste un doute quant au type sanguin du nourrisson ou si le père est Rh_0 (D)+, on devrait administrer le médicament.
- Dans le cas où la mère est traitée par l'immunoglobuline Rh_0 (D) avant l'accouchement, on peut noter chez le nouveau-né un résultat faiblement positif au test direct de Coombs effectué sur des prélèvements de son sang ou de sang cordonal.
- *PTI* – Noter le nombre de plaquettes, de globules rouges et de réticulocytes ainsi que le taux

d'hémoglobine afin de déterminer l'efficacité du traitement.

DIAGNOSTICS INFIRMIERS POSSIBLES

Connaissances insuffisantes sur le traitement médicamenteux (Enseignement au patient et à ses proches).

INTERVENTIONS INFIRMIÈRES

Ne pas administrer ces agents à un nourrisson, à une personne Rh_0 (D)+ ou à un sujet de type Rh_0 (D)– mais qui a déjà été sensibilisé à l'antigène Rh_0 (D). Toutefois, il n'y a pas plus de risque que si l'on administre le traitement à une femme qui n'a pas été sensibilisée. Par conséquent, lorsqu'il subsiste un doute, administrer l'immunoglobuline Rh_0 (D).

IM :

- Reconstituer l'immunoglobuline Rh_0 (D) IV pour usage IM, juste avant de l'administrer, avec 1,25 mL d'une solution de NaCl 0,9 %. Injecter le diluant en le laissant couler sur la paroi interne de la fiole et mouiller les granules en faisant tourner délicatement la fiole jusqu'à dissolution. Ne pas secouer le contenant. Consulter les directives de chaque fabricant avant de reconstituer la préparation.
- Administrer dans le muscle deltoïde. La dose devrait être administrée dans les 3 heures (jusqu'à un maximum de 72 heures) qui suivent l'accouchement, la fausse couche, l'avortement ou la transfusion.
- Ne pas administrer l'*immunoglobuline Rh_0 (D)* ou l'*immunoglobuline Rh_0 (D) en microdose* par voie intraveineuse.

IV directe : Reconstituer l'immunoglobuline Rh_0 (D) IV, destinée à l'administration par voie IV, juste avant de l'administrer, avec 2,5 mL de solution de NaCl 0,9 %. Injecter le diluant en le laissant couler sur la paroi interne de la fiole et mouiller les granules en faisant tourner délicatement la fiole jusqu'à dissolution. Ne pas secouer le contenant. Consulter les directives de chaque fabricant avant de reconstituer la préparation.

Vitesse d'administration : Administrer en 3 à 5 minutes.

ENSEIGNEMENT AU PATIENT ET À SES PROCHES

Grossesse : Expliquer à la patiente que le but du traitement est de protéger les enfants Rh_0 (D)+ qu'elle aura à l'avenir.

PTI : Expliquer au patient le but du traitement.

VÉRIFICATION DE L'EFFICACITÉ THÉRAPEUTIQUE

L'efficacité du traitement peut être démontrée par : la prévention de l'érythroblastose du nouveau-né chez les nourrissons futurs dont le sang sera de type Rh_0+ ■ la prévention de la sensibilisation au Rh_0 + après une transfusion accidentelle ■ la diminution de la fréquence des épisodes de saignement chez les patients souffrant de PTI. ✳

INDAPAMIDE

Apo-Indapamide, Dom-Indapamide, Gen-Indapamide, Indapamide, Lozide, Novo-Indapamide, Nu-Indapamide, PMS-Indapamide, Riva-Indapamide, Tria-Indapamide

CLASSIFICATION :

Antihypertenseur, diurétique (thiazidique et dérivé ayant une structure proche)

Grossesse – catégorie B

INDICATIONS

Traitement de l'hypertension légère à modérée (en monothérapie ou en association avec d'autres médicaments) ■ **Usages non approuvés :** Œdème attribuable à l'insuffisance cardiaque ou à d'autres causes.

MÉCANISME D'ACTION

Augmentation de l'excrétion du sodium et de l'eau par l'inhibition de la réabsorption du sodium dans les tubules distaux ■ Effet favorable sur l'excrétion du chlorure, du potassium, du magnésium et du bicarbonate ■ Dilatation artériolaire possible. ***Effets thérapeutiques :*** Abaissement de la pression artérielle chez les hypertendus et diurèse se traduisant par une diminution de l'œdème.

PHARMACOCINÉTIQUE

Absorption : Bonne absorption depuis le tractus gastro-intestinal par suite de l'administration PO.

Distribution : Le médicament se répartit dans tout l'organisme.

Métabolisme et excrétion : Le médicament est principalement métabolisé par le foie. Une fraction de 7 % est excrétée à l'état inchangé par les reins.

Demi-vie : De 14 à 18 heures.

CONTRE-INDICATIONS ET PRÉCAUTIONS/ MISES EN GARDE

Contre-indications : Hypersensibilité ■ Anurie ■ Oligurie grave évolutive ■ Coma hépatique.

Précautions/mises en garde : Insuffisance rénale ou insuffisance hépatique grave ■ Personnes âgées (sensibilité accrue aux effets du médicament) ■ Grossesse ou enfants (l'innocuité du médicament n'a pas été établie) ■ Allaitement ■ Risque de réactions de sensibilité croisée avec d'autres sulfamides.

RÉACTIONS INDÉSIRABLES ET EFFETS SECONDAIRES

SNC : étourdissements, somnolence, léthargie.
CV : arythmies, hypotension.
GI : anorexie, crampes, nausées, vomissements.
Tég. : photosensibilité, rash.
End. : hyperglycémie.
HÉ : hypokaliémie, déshydratation, alcalose hypochlorémique, hyponatrémie, hypovolémie.
Métab. : hyperuricémie.
Loc. : crampes musculaires.

INTERACTIONS

Médicament-médicament : Effets additifs sur l'hypotension, lors de l'administration concomitante d'autres **antihypertenseurs** ou de **dérivés nitrés** et lors de l'ingestion d'**alcool** ■ Effets additifs sur l'hypokaliémie, lors de l'administration concomitante de **corticostéroïdes**, d'**amphotéricine B**, de **mezlocilline**, de **pipéracilline** ou de **ticarcilline** ■ L'indapamide diminue l'excrétion du **lithium** pouvant provoquer, de ce fait, une toxicité ■ L'hypokaliémie peut accroître le risque de toxicité **digitalique**.

VOIES D'ADMINISTRATION ET POSOLOGIE

PO (adultes) : *Hypertension* – de 1,25 à 2,5 mg par jour, en une seule prise quotidienne, le matin.

PRÉSENTATION (version générique disponible)

Comprimés : 1,25 mg[Pr], 2,5 mg[Pr].

PHARMACODYNAMIE (effet antihypertenseur)

	Début d'action	Pic	Durée
PO (une seule dose)	inconnu	24 h	inconnue
PO (plusieurs doses)	1 – 2 semaines	8 – 12 semaines	jusqu'à 8 semaines

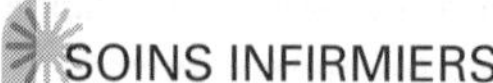

SOINS INFIRMIERS

ÉVALUATION DE LA SITUATION

- Prendre quotidiennement la pression artérielle, effectuer le bilan des ingesta et des excreta, peser le patient et examiner ses pieds, ses jambes et la région sacrée pour déceler l'œdème.
- Observer le patient, particulièrement s'il prend des dérivés digitaliques, pour déceler les signes et les symptômes suivants : anorexie, nausées, vomissements, crampes musculaires, paresthésie et confusion. Prévenir le médecin si ces signes de déséquilibre électrolytique se manifestent. Le risque de toxicité digitalique est plus élevé chez ces patients à cause de l'effet de déplétion potassique du diurétique.
- Déterminer si le patient est allergique aux sulfamides.

Tests de laboratoire : Noter la glycémie et les concentrations sériques d'électrolytes (particulièrement de potassium), d'urée, de créatinine et d'acide urique à intervalles réguliers pendant toute la durée du traitement. L'indapamide peut diminuer les concentrations de potassium, de sodium et de chlorure et élever la glycémie. Chez les diabétiques, il peut s'avérer nécessaire d'accroître les doses d'hypoglycémiants oraux ou d'insuline. Le médicament entraîne une élévation moyenne de 59 µmol/L des concentrations d'acide urique ; il risque de déclencher une crise de goutte.

DIAGNOSTICS INFIRMIERS POSSIBLES

- Excès de volume liquidien (Indications).
- Risque de déficit des volumes liquidiens (Effets secondaires).
- Connaissances insuffisantes sur le traitement médicamenteux (Enseignement au patient et à ses proches).

INTERVENTIONS INFIRMIÈRES

- Administrer le médicament le matin pour prévenir l'interruption du cycle du sommeil.
- Administrer l'indapamide avec des aliments ou du lait pour réduire l'irritation gastro-intestinale.

ENSEIGNEMENT AU PATIENT ET À SES PROCHES

- Expliquer au patient qu'il doit prendre le médicament à la même heure tous les jours. S'il n'a pas pu prendre le médicament au moment habituel, il doit le prendre aussitôt que possible, à moins que ce ne soit presque l'heure prévue pour la dose suivante. L'avertir qu'il ne doit jamais remplacer une dose manquée par une double dose. Expliquer également au patient qui reçoit l'indapamide pour le traitement de l'hypertension qu'il doit continuer de prendre le médicament même s'il se sent mieux. L'indapamide stabilise la pression artérielle mais ne guérit pas l'hypertension.

- Conseiller au patient de changer lentement de position pour réduire le risque d'hypotension orthostatique. Lui expliquer que l'alcool peut aggraver l'hypotension orthostatique.
- Recommander au patient d'utiliser des écrans solaires (mais d'éviter ceux qui renferment du PABA ou acide p-aminobenzoïque) et de porter des vêtements protecteurs lorsqu'il s'expose au soleil pour prévenir les réactions de photosensibilité.
- Conseiller au patient de suivre un régime alimentaire riche en potassium (voir l'annexe K).
- Recommander au patient de signaler à un professionnel de la santé les symptômes suivants: faiblesse musculaire, crampes, nausées ou étourdissements.
- Conseiller au patient de consulter un professionnel de la santé avant de prendre un médicament en vente libre pendant le traitement à l'indapamide.
- Insister sur l'importance des examens de suivi réguliers.

Hypertension:

- Montrer au patient et à ses proches comment prendre la pression artérielle et leur recommander de la mesurer au moins toutes les semaines et de signaler à un professionnel de la santé tout écart important.
- Inciter le patient à appliquer d'autres mesures de réduction de l'hypertension: perdre du poids, réduire sa consommation de sel, faire régulièrement de l'exercice, cesser de fumer, consommer l'alcool avec modération et diminuer le stress.

VÉRIFICATION DE L'EFFICACITÉ THÉRAPEUTIQUE

L'efficacité du traitement peut être démontrée par: la stabilisation de la pression artérielle ■ la diminution de l'œdème dû à l'insuffisance cardiaque. ✳

INDINAVIR

Crixivan

CLASSIFICATION:

Antirétroviral (inhibiteur de la protéase)

Grossesse – catégorie C

INDICATIONS

Traitement de l'infection due au VIH, en association avec d'autres antirétroviraux. **Usages non approuvés:** Prévention (en association avec d'autres antirétroviraux) de l'infection au VIH, si on sait que le patient a été exposé au virus.

MÉCANISME D'ACTION

Inhibition de l'action de la protéase du VIH et prévention du clivage des polyprotéines virales. ■ ***Effets thérapeutiques:*** Ralentissement de l'évolution de l'infection au VIH et de ses séquelles.

PHARMACOCINÉTIQUE

Absorption: Par suite de l'administration par voie orale, le médicament est rapidement absorbé.

Distribution: Inconnue.

Métabolisme et excrétion: Le médicament est fortement métabolisé par le foie; une fraction inférieure à 20 % est excrétée à l'état inchangé par les reins.

Demi-vie: 1,8 heure.

CONTRE-INDICATIONS ET PRÉCAUTIONS/ MISES EN GARDE

Contre-indications: Hypersensibilité ■ Traitement concomitant par le cisapride, la terfénadine, l'astémizole, les alcaloïdes de l'ergot, le midazolam ou le triazolam.

Précautions/mises en garde: Insuffisance hépatique (réduire la dose) ■ Hémophilie (risque accru d'hémorragie) ■ Diabète ■ Grossesse, allaitement ou enfants (l'innocuité du médicament n'a pas été établie; l'allaitement est déconseillé chez les patientes infectées par le VIH) ■ Déshydratation.

RÉACTIONS INDÉSIRABLES ET EFFETS SECONDAIRES

SNC: étourdissements, somnolence, fatigue, céphalées, insomnie, faiblesse.

GI: douleurs abdominales, régurgitation acide, dysgueusie, hyperbilirubinémie asymptomatique, diarrhée, nausées, vomissements.

GU : lithiase rénale.

End. : hyperglycémie.

HÉ : ACIDOCÉTOSE.

Loc. : douleurs lombaires, douleurs au flanc.

Divers : redistribution des tissus adipeux.

INTERACTIONS

Médicament-médicament : L'USAGE CONCOMITANT D'**ASTÉMIZOLE**, DE **CISAPRIDE**, DE **DIHYDROERGOTAMINE**, D'**ERGOTAMINE**, DE **MIDAZOLAM**, DE **RIFAMPINE** OU DE **TRIAZOLAM** EST CONTRE-INDIQUÉ, ÉTANT DONNÉ LE RISQUE ACCRU DE RÉACTIONS INDÉSIRABLES GRAVES OU MENAÇANTES POUR LA VIE, INCLUANT LES ARYTHMIES, LA SÉDATION EXCESSIVE ET LA VASOCONSTRICTION ▪ La **rifampine** réduit les concentrations sanguines de l'indinavir ; on devrait éviter de les administrer en concomitance ▪ L'indinavir augmente le risque de myopathie associé à la **cérivastatine**, à la **lovastatine** ou à la **simvastatine** ▪ L'indinavir élève les concentrations sanguines de la **rifabutine** (réduire de moitié la dose de rifabutine) et des **contraceptifs oraux** ▪ La **rifabutine**, la **névirapine** et l'**éfavirenz** réduisent les concentrations d'indinavir ; si un traitement concomitant par la rifabutine ou l'éfavirenz est nécessaire, augmenter la posologie d'indinavir jusqu'à concurrence de 1 000 mg, toutes les 8 heures ▪ Le **kétoconazole**, l'**itraconazole** ou la **délavirdine** élèvent les concentrations sanguines d'indinavir (réduire la dose d'indinavir jusqu'à 600 mg, toutes les 8 heures) ▪ L'indinavir modifie l'absorption de la **didanosine** ▪ L'indinavir peut élever les concentrations sanguines du **sildénafil** et en intensifier les effets.

Médicament-produits naturels : Le millepertuis réduit de façon marquée les concentrations sanguines et l'efficacité de l'indinavir.

Médicament-aliments : Les **aliments à forte teneur de matières grasses** ou de **protéines** et le **jus de pamplemousse** réduisent de façon marquée l'absorption du médicament.

VOIES D'ADMINISTRATION ET POSOLOGIE

PO (adultes) : 800 mg, toutes les 8 heures. *Insuffisance hépatique légère ou modérée attribuable à une cirrhose* – 600 mg, toutes les 8 heures.

PRÉSENTATION

Capsules : 200 mg[Pr], 400 mg[Pr].

PHARMACODYNAMIE (concentrations sanguines)

	DÉBUT D'ACTION	PIC	DURÉE
PO	rapide	0,8 h	8 h

SOINS INFIRMIERS

ÉVALUATION DE LA SITUATION

Rester à l'affût de toute modification sur le plan de la gravité des symptômes du sida et de l'apparition d'infections opportunistes tout au long du traitement.

Tests de laboratoire :

- Noter la charge virale et le nombre de CD4 à intervalles réguliers tout au long du traitement.
- Le médicament peut provoquer l'hyperglycémie.
- Le médicament peut entraîner une élévation des concentrations sériques d'AST, d'ALT, de bilirubine totale et d'amylase.

DIAGNOSTICS INFIRMIERS POSSIBLES

- Risque d'infection (Indications).
- Connaissances insuffisantes sur le traitement médicamenteux (Enseignement au patient et à ses proches).
- Non-observance du traitement médicamenteux (Enseignement au patient et à ses proches).

INTERVENTIONS INFIRMIÈRES

- Administrer le médicament avec de l'eau, 1 heure avant ou 2 heures après les repas. On peut le prendre avec d'autres liquides (lait écrémé, jus, café, thé) ou avec un repas léger (biscotte et confiture, café au lait écrémé et sucre, flocons de maïs avec du lait écrémé et sucre). Recommander au patient d'éviter de prendre un repas riche en matières grasses ou en protéines dans les 2 heures suivant la prise de l'indinavir.
- Les patients qui suivent un traitement concomitant par la didanosine devraient espacer la prise des deux médicaments d'au moins 1 heure.

ENSEIGNEMENT AU PATIENT ET À SES PROCHES

- Insister sur le fait qu'il est important de suivre scrupuleusement la posologie recommandée et de prendre le médicament à des intervalles égaux tout au long de la journée. Recommander au patient de ne pas dépasser la dose prescrite et de ne pas cesser de prendre le médicament sans avoir consulté au préalable un professionnel de la santé. S'il n'a pas pu prendre le médicament au moment habituel, il doit le prendre aussitôt que possible. L'avertir qu'il ne doit jamais remplacer une dose manquée par une double dose.

- Informer le patient qu'il ne doit pas partager l'indinavir avec d'autres personnes.
- Recommander au patient de garder l'indinavir dans son flacon d'origine, contenant un agent dessicateur; l'indinavir est sensible à l'humidité.
- Prévenir le patient que l'indinavir peut favoriser la formation de calculs rénaux. Lui conseiller de boire au moins 1,5 litre d'eau par jour. Si des calculs se sont formés, il peut s'avérer nécessaire d'interrompre le traitement pendant 1 à 3 jours.
- INFORMER LE PATIENT QUE L'INDINAVIR PEUT INDUIRE L'HYPERGLYCÉMIE. LUI CONSEILLER DE PRÉVENIR UN PROFESSIONNEL DE LA SANTÉ SI LES SYMPTÔMES SUIVANTS SE MANIFESTENT: SOIF OU FAIM ACCRUE, PERTE DE POIDS INEXPLIQUÉE, MICTIONS PLUS FRÉQUENTES, FATIGUE ET SÉCHERESSE OU DÉMANGEAISONS DE LA PEAU.
- Conseiller au patient de consulter un professionnel de la santé avant de prendre d'autres médicaments (sur ordonnance ou en vente libre et produits naturels), en même temps que l'indinavir.
- Expliquer au patient qui suit un traitement concomitant par la didanosine que les deux médicaments doivent être pris à jeun, à 1 heure d'intervalle.
- Expliquer au patient que le médicament ne guérit pas le sida et qu'il ne réduit pas le risque de transmission du VIH à d'autres personnes par les rapports sexuels ou par la contamination du sang. L'inciter à utiliser un condom, à ne pas se servir des mêmes aiguilles qu'une autre personne et à ne pas donner du sang afin de prévenir la transmission du virus du sida à autrui.
- Prévenir le patient que l'indinavir peut provoquer de la somnolence ou des étourdissements. Lui conseiller de ne pas conduire et d'éviter les activités qui exigent sa vigilance jusqu'à ce qu'on ait la certitude que le médicament n'entraîne pas ces effets chez lui.
- Insister sur le fait qu'il est important de se soumettre à intervalles réguliers à des examens de suivi et à des analyses de sang permettant de déceler les effets secondaires et les bienfaits du traitement.

VÉRIFICATION DE L'EFFICACITÉ THÉRAPEUTIQUE

L'efficacité du traitement peut être démontrée par : le ralentissement de l'évolution du sida et la diminution du nombre d'infections opportunistes chez les patients infectés par le VIH ■ l'augmentation du nombre de CD4 et la diminution de la charge virale. ✳

INDOMÉTHACINE

Apo-Indomethacin, Indocid, Indocid P.D.A., Indotec, Novo-Méthacin, Nu-Indo, Pro-Indo, Rhodacine, Sab-Indomethacine

CLASSIFICATION :

Analgésique non opiacé, anti-inflammatoire non stéroïdien

Grossesse – catégorie B (premier trimestre)

I

INDICATIONS

PO, PR : Traitement des maladies inflammatoires incluant: la polyarthrite rhumatoïde ■ la goutte ■ l'arthrose ■ la spondylarthrite ankylosante ■ Traitement généralement réservé aux patients qui ne répondent pas aux agents conventionnels ■ **IV :** Fermeture du canal artériel chez les prématurés lorsque le traitement habituel est inefficace.

MÉCANISME D'ACTION

Inhibition de la synthèse des prostaglandines. ***Effets thérapeutiques :*** *PO, PR* – Suppression de la douleur et de l'inflammation ■ *IV* – Fermeture du canal artériel.

PHARMACOCINÉTIQUE

Absorption : Par suite de l'administration par voie orale ou rectale, le médicament est bien absorbé.

Distribution : L'agent traverse la barrière hémato-encéphalique et le placenta ; il pénètre dans le lait maternel.

Liaison aux protéines : 99 %.

Métabolisme et excrétion : Le médicament est surtout métabolisé par le foie.

Demi-vie : De 2,6 à 11 heures (prolongée chez les nouveau-nés jusqu'à 60 heures, la moyenne étant de 12 à 21 heures).

CONTRE-INDICATIONS ET PRÉCAUTIONS/ MISES EN GARDE

Contre-indications : Hypersensibilité ■ Risque de réactions de sensibilité croisée avec d'autres anti-inflammatoires non stéroïdiens dont l'aspirine ■ Hémorragie digestive active ■ Ulcère gastro-intestinal évolutif ■ Gastrite ■ Entérite régionale ■ Diverticulite ■ Rectocolite hémorragique ■ Antécédents de lésions gastro-intestinales récidivantes. **PR :** Antécédents de rectite ou de saignements rectaux récents. **IV :** Infection non traitée ■ Saignement ■ Thrombopénie ■ Coagulopathie ■ Entérocolite nécrosante ■ Altération importante de la fonction rénale ■ Ictère ■ Maladies hépatiques ■ Cardiopathies congénitales.

Précautions/mises en garde : Personnes âgées (risque accru de réactions indésirables) ■ Grossesse (usage déconseillé pendant la deuxième moitié de la grossesse) ■ Allaitement.

I

RÉACTIONS INDÉSIRABLES ET EFFETS SECONDAIRES

SNC : étourdissements, somnolence, céphalées, troubles psychiques.

ORLO : vision trouble, acouphènes.

CV : arythmies, œdème.

GI : *PO* – HÉPATITE MÉDICAMENTEUSE, SAIGNEMENTS GASTRO-INTESTINAUX, constipation, dyspepsie, nausées, vomissements, malaise ; *PR* – irritation rectale, ténesme.

GU : cystite, hématurie, insuffisance rénale.

Tég. : rash.

HÉ : hyperkaliémie.

Hémat. : dyscrasie, allongement du temps de saignement.

Locaux : phlébite au point d'injection IV.

Divers : réactions allergiques incluant l'ANAPHYLAXIE.

INTERACTIONS

Médicament-médicament : L'usage concomitant d'**aspirine** peut réduire l'efficacité de l'indométhacine ■ L'usage concomitant d'**aspirine**, d'autres **AINS**, de **corticostéroïdes** ou d'**alcool** accroît le risque d'irritation gastro-intestinale ■ L'administration prolongée d'indométhacine avec de l'**acétaminophène** peut accroître le risque de réactions rénales indésirables ■ L'effet thérapeutique des **diurétiques** et des **antihypertenseurs** peut être diminué ■ L'indométhacine peut accroître l'hypoglycémie provoquée par l'**insuline** ou les **hypoglycémiants oraux** ■ Le médicament peut entraîner une augmentation du risque de toxicité par le **lithium** ou la **zidovudine** (l'usage concomitant de zidovudine devrait être évité) ■ L'indométhacine accroît le risque de toxicité par le **méthotrexate** ■ Le **probénécide** accroît le risque de toxicité par l'indométhacine ■ L'administration concomitante de **céfamandole**, de **céfotétane**, de **céfopérazone**, d'**acide valproïque**, de **plicamycine**, d'**agents thrombolytiques**, de **warfarine** et d'**agents modifiant la fonction plaquettaire**, incluant le **clopidogrel**, la **ticlopidine**, l'**abciximab**, l'**eptifibatide** ou le **tirofiban**, peut augmenter le risque de saignement ■ L'administration concomitante d'**antinéoplasiques** ou d'une **radiothérapie** accroît le risque de réactions hématologiques indésirables ■ L'administration concomitante de **cyclosporine** augmente le risque de néphrotoxicité ■ L'usage concomitant de **diurétiques épargneurs de potassium** peut provoquer l'hyperkaliémie ■ L'indométhacine peut accroître les concentrations de **dérivés digitaliques** et d'**aminosides** chez les nourrissons.

VOIES D'ADMINISTRATION ET POSOLOGIE

Anti-inflammatoire

- **PO (adultes) :** *Antiarthritique* – 25 mg, 2 ou 3 fois par jour (ne pas dépasser 200 mg). On peut administrer une seule dose de 100 mg, au coucher. *Antigoutte* – 50 mg, 3 fois par jour, pour soulager la douleur ; ensuite, réduire la dose graduellement.
- **PR (adultes) :** De 100 à 200 mg/jour ; les doses quotidiennes supérieures à 100 mg doivent être fractionnées en 2 prises.

Fermeture du canal artériel

- **IV (nouveau-nés) :** La posologie varie selon l'âge du nouveau-né au moment où le traitement est commencé. Initialement, 0,2 mg/kg dans tous les cas, puis 1 ou 2 doses à intervalles de 12 à 24 heures selon l'âge du nouveau-né lors de l'administration de la première dose : 0,1 mg/kg, si le nouveau-né est âgé de moins de 48 heures ; 0,2 mg/kg, s'il est âgé de 2 à 7 jours ; 0,25 mg/kg, s'il est âgé de plus de 7 jours.

PRÉSENTATION (version générique disponible)

Capsules : 25 mg^{Pr}, 50 mg^{Pr} ■ **Suppositoires :** 50 mg^{Pr}, 100 mg^{Pr} ■ **Poudre pour injection :** fioles de 1 mg^{Pr}.

PHARMACODYNAMIE

	Début d'action	Pic	Durée
PO (analgésique)	30 min	0,5 – 2 h	4 – 6 h
PO – LP† (analgésique)	30 min	inconnu	4 – 6 h
PO (anti-inflammatoire)	jusqu'à 7 jours	1 – 2 semaines	inconnue
PO – LP† (anti-inflammatoire)	jusqu'à 7 jours	1 – 2 semaines	inconnue
IV (fermeture du canal artériel)	jusqu'à 48 h	inconnu	inconnue

† LP = libération prolongée.

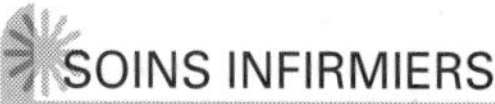

SOINS INFIRMIERS

ÉVALUATION DE LA SITUATION

Les patients souffrant d'asthme, d'allergie induite par l'aspirine et de polypes nasaux sont davantage prédisposés à des réactions d'hypersensibilité. Suivre de près la rhinite, l'asthme et l'urticaire.

Arthrite : Déterminer le degré de mobilité des articulations ainsi que le type de douleur, son siège et son intensité, avant l'administration et de 1 à 2 heures après.

Persistance du canal artériel :

- Ausculter les bruits du cœur et examiner la fonction respiratoire à intervalles réguliers pendant toute la durée du traitement.
- Effectuer le bilan des ingesta et des excreta. Il faut habituellement restreindre l'apport de liquides pendant toute la durée du traitement.

Tests de laboratoire :

- Chez les patients recevant un traitement prolongé, noter à intervalles réguliers les concentrations sériques d'urée, de créatinine et de potassium, la numération globulaire et les résultats des tests de l'exploration fonctionnelle hépatique.
- L'indométhacine peut entraîner l'élévation des concentrations sériques de potassium, de créatinine, d'urée, d'ALT et d'AST et modifier la glycémie. Cet agent peut réduire les concentrations d'hémoglobine et l'hématocrite ainsi que le nombre de globules blancs et de plaquettes et la clairance de la créatinine.
- Le médicament peut élever la glycosurie et la protéinurie.
- L'indométhacine peut diminuer le nombre de globules blancs et de plaquettes. Le temps de saignement peut également être allongé pendant plusieurs jours après l'arrêt du traitement.

DIAGNOSTICS INFIRMIERS POSSIBLES

- Douleur aiguë (Indications).
- Mobilité physique réduite (Indications).
- Connaissances insuffisantes sur le traitement médicamenteux (Enseignement au patient et à ses proches).

INTERVENTIONS INFIRMIÈRES

En cas de traitement prolongé, on devrait administrer la plus faible dose qui permet de maîtriser les symptômes.

PO : Administrer après les repas ou avec des aliments ou un antiacide pour réduire l'irritation gastrique.

IV directe : Reconstituer avec 1 ou 2 mL de solution de NaCl 0,9 % ou d'eau stérile pour injection sans agent de conservation pour obtenir une concentration de 0,5 mg/mL. Reconstituer immédiatement avant l'administration et jeter toute portion inutilisée. Ne pas diluer de nouveau ; ne pas faire d'admixtion.

Vitesse d'administration : Administrer en 5 à 10 secondes. Éviter l'extravasation afin de prévenir l'irritation des tissus.

Compatibilité (tubulure en Y) : furosémide ■ insuline ■ nitroprussiate ■ potassium, chlorure de ■ sodium, bicarbonate de.

Incompatibilité (tubulure en Y) : calcium, gluconate de ■ cimétidine ■ dobutamine ■ dopamine ■ gentamicine ■ tobramycine ■ tolazoline.

PR : Inciter le patient à retenir le suppositoire pendant 1 heure après l'administration.

ENSEIGNEMENT AU PATIENT ET À SES PROCHES

- Conseiller au patient de prendre le médicament avec un grand verre d'eau et d'éviter de se coucher pendant les 15 à 30 minutes qui suivent l'administration.
- Conseiller au patient de respecter scrupuleusement la posologie recommandée. S'il n'a pu prendre le médicament au moment habituel, il doit le prendre dès que possible, à moins que ce ne soit presque l'heure prévue pour la dose suivante. Le prévenir qu'il ne doit jamais remplacer une dose manquée par une double dose.
- Prévenir le patient que l'indométhacine peut provoquer de la somnolence ou des étourdissements. Lui conseiller de ne pas conduire et d'éviter les activités qui exigent sa vigilance

jusqu'à ce qu'on ait la certitude que le médicament n'entraîne pas ces effets chez lui.

- Conseiller au patient d'éviter de boire de l'alcool et de consulter un professionnel de la santé avant de prendre de l'aspirine, d'autres AINS, de l'acétaminophène ou tout autre médicament en vente libre en même temps que l'indométhacine.
- Inciter le patient à utiliser des écrans solaires et à porter des vêtements protecteurs pour prévenir les réactions de photosensibilité.
- Recommander au patient qui doit suivre un autre traitement ou subir une intervention chirurgicale d'avertir le professionnel de la santé qu'il suit un traitement par ce médicament.
- CONSEILLER AU PATIENT DE SIGNALER À UN PROFESSIONNEL DE LA SANTÉ LES SYMPTÔMES SUIVANTS : RASH, DÉMANGEAISONS, FRISSONS, FIÈVRE, DOULEURS MUSCULAIRES, TROUBLES VISUELS, GAIN DE POIDS, ŒDÈME, DOULEURS ABDOMINALES, SELLES NOIRES OU CÉPHALÉES PERSISTANTES.

Persistance du canal artériel : Expliquer aux parents la raison d'être du traitement et la nécessité d'exercer une surveillance étroite.

VÉRIFICATION DE L'EFFICACITÉ THÉRAPEUTIQUE

L'efficacité du traitement peut être démontrée par : la diminution de l'intensité de la douleur modérée ▪ l'amélioration de la mobilité des articulations ; le soulagement partiel des douleurs arthritiques survient habituellement dans les 2 semaines suivant le début du traitement, mais le plein effet thérapeutique n'est parfois notable qu'après 1 mois de traitement ininterrompu ; les patients qui ne répondent pas à un AINS peuvent répondre à un autre ▪ la fermeture du canal artériel.

INFLIXIMAB

Remicade

CLASSIFICATION :

Anticorps monoclonal

Grossesse – catégorie C

INDICATIONS

Traitement de la maladie de Crohn modérée à grave chez les patients qui n'ont pas répondu aux traitements classiques ou traitement de la maladie de Crohn avec fistulisation. **Usages non approuvés :** Traitement de la polyarthrite rhumatoïde rebelle.

MÉCANISME D'ACTION

Neutralisation et prévention de l'activité du facteur de nécrose tumorale alpha (TNF alpha), d'où une action anti-inflammatoire et antiproliférative. ***Effets thérapeutiques :*** Diminution des signes et des symptômes de la maladie de Crohn, incluant les fistules entérocutanées exsudatives.

PHARMACOCINÉTIQUE

Absorption : Par suite de l'administration IV, la biodisponibilité est complète.

Distribution : L'agent se répartit principalement dans les compartiments vasculaires.

Métabolisme et excrétion : Inconnus.

Demi-vie : 9,5 jours.

CONTRE-INDICATIONS ET PRÉCAUTIONS/ MISES EN GARDE

Contre-indications : Hypersensibilité à l'infliximab, aux protéines murines ou aux autres composantes de la préparation.

Précautions/mises en garde : Patients traités de nouveau après une période sans traitement de 2 ans (risque accru de réactions indésirables) ▪ Personnes âgées ▪ Grossesse (opter pour cet agent seulement s'il est clairement indiqué) ▪ Enfants (l'innocuité du médicament n'a pas été établie) ▪ Allaitement.

RÉACTIONS INDÉSIRABLES ET EFFETS SECONDAIRES

SNC : fatigue, céphalées, anxiété, dépression, étourdissements, insomnie.

ORLO : conjonctivite.

Resp. : infection des voies respiratoires supérieures, bronchite, toux, dyspnée, laryngite, pharyngite, réactions allergiques touchant les voies respiratoires, rhinite, sinusite.

CV : douleurs thoraciques, hypertension, hypotension, tachycardie.

GI : douleurs abdominales, nausées, constipation, diarrhée, dyspepsie, flatulence, élévation des taux des enzymes hépatiques, occlusion intestinale, douleurs buccales, maux de dents, stomatite ulcérative.

GU : dysurie, mictions fréquentes, infection des voies urinaires.

Tég.: acné, alopécie, sécheresse de la peau, ecchymoses, eczéma, érythème, bouffées vasomotrices, formation d'hématomes, sécrétion accrue de sueur, prurit, urticaire, rash.
Loc.: arthralgie, arthrite, douleurs lombaires, contractions involontaires des muscles, myalgie.
SN: paresthésie.
Divers: INFECTIONS, fièvre, réactions lors de la perfusion, frissons, syndrome pseudo-grippal, herpès, zona, risque accru de lymphome, syndrome lupoïde, muguet, douleurs, œdème périphérique.

INTERACTIONS

Médicament-médicament: Aucune interaction notable.

VOIES D'ADMINISTRATION ET POSOLOGIE

IV (adultes): *Maladie de Crohn modérée à grave* – 5 mg/kg, en une seule perfusion. *Maladie de Crohn avec fistulisation* – une dose de 5 mg/kg, qu'on peut répéter 2 et 6 semaines après la perfusion initiale. En cas de réapparition des signes et symptômes, on peut administrer l'infliximab de nouveau au cours des 14 semaines qui suivent la dernière perfusion.

PRÉSENTATION

Poudre pour injection: fiole de 100 mg^Pr^.

PHARMACODYNAMIE (symptômes de la maladie de Crohn)

	Début d'action	Pic	Durée
IV	1 – 2 semaines	inconnu	12 – 48 semaines†

† Après la perfusion.

SOINS INFIRMIERS

ÉVALUATION DE LA SITUATION

- Surveiller les signes et les symptômes de la maladie de Crohn, avant, pendant et après le traitement.
- Déceler les réactions induites par la perfusion (fièvre, frissons, urticaire, prurit), pendant la perfusion et pendant les 2 heures qui suivent. Les symptômes disparaissent habituellement à l'arrêt de la perfusion. Les réactions sont plus courantes après la première ou la deuxième perfusion. La fréquence des réactions peut être réduite par l'administration d'agents immunosuppresseurs.
- Rester à l'affût des réactions d'hypersensibilité (urticaire, dyspnée, hypotension) tout au long de la perfusion. Arrêter l'administration de l'infliximab en cas de réaction grave. Il faut garder des médicaments (antihistaminiques, acétaminophène, corticostéroïdes, épinéphrine) et le matériel de réanimation à la portée de la main pour parer à toute réaction grave.

Tests de laboratoire: L'infliximab peut entraîner l'élévation des concentrations d'anticorps antinucléaires. La fréquence de cette réaction peut être réduite par l'administration d'un traitement immunosuppresseur initial.

DIAGNOSTICS INFIRMIERS POSSIBLES

- Diarrhée (Indications).
- Risque d'infection (Réactions indésirables).
- Connaissances insuffisantes sur le traitement médicamenteux (Enseignement au patient et à ses proches).

INTERVENTIONS INFIRMIÈRES

Perfusion intermittente: Calculer le nombre total de fioles nécessaires. Reconstituer le contenu de chaque fiole avec 10 mL d'eau stérile pour injection en se servant d'une seringue munie d'une aiguille de calibre 21 ou plus petit. Diriger le jet vers les côtés de la fiole. Si le contenu de la fiole n'est pas sous vide, ne pas l'utiliser. Pour diluer la poudre, tourner délicatement la fiole, sans l'agiter. La solution peut mousser lors de la reconstitution ; laisser reposer pendant 5 minutes. La solution est opalescente, d'incolore à jaune pâle ; on peut cependant noter la présence de quelques particules translucides étant donné que l'infliximab est une protéine. Ne pas utiliser la solution si elle a changé de couleur ou si des particules opaques ou particules autres que celles translucides se sont formées. Prélever le volume de la dose totale d'infliximab et l'ajouter lentement dans un sac pour perfusion contenant 250 mL de solution de NaCl 0,9 %. La concentration maximale recommandée est de 4 mg/mL. Mélanger délicatement. La perfusion devrait être amorcée dans les 3 heures suivant la préparation. La solution est incompatible avec le matériel en chlorure de polyvinyle. Préparer dans un flacon en verre ou dans un sac de polypropylène ou de polyoléfine. Ne pas réutiliser la solution ni ne garder les portions inutilisées.

Vitesse d'administration: Administrer en au moins 2 heures au moyen d'un appareil de perfusion, via une tubulure de perfusion en polyéthylène dotée d'un filtre stérile intégré, non pyrogène, à faible fixation protéinique dont les pores ne dépassent pas 1,2 micron.

Incompatibilité (tubulure en Y) : Ne pas administrer en même temps que d'autres agents par la même tubulure.

ENSEIGNEMENT AU PATIENT ET À SES PROCHES

- Informer le patient que des réactions indésirables (myalgie, rash, fièvre, polyarthralgie, prurit) peuvent survenir de 3 à 12 jours après un traitement par l'infliximab, administré plus de deux ans après un traitement antérieur. Habituellement, ces symptômes diminuent ou disparaissent dans les 1 à 3 jours. Recommander au patient de prévenir un professionnel de la santé si ces symptômes se manifestent.
- Prévenir le patient que l'infliximab peut provoquer des étourdissements. Lui conseiller de ne pas conduire et d'éviter les activités qui exigent sa vigilance jusqu'à ce qu'on ait la certitude que le médicament n'entraîne pas cet effet chez lui.

VÉRIFICATION DE L'EFFICACITÉ THÉRAPEUTIQUE

L'efficacité du traitement peut être démontrée par : la diminution des signes et des symptômes de la maladie de Crohn et du nombre de fistules entérocutanées exsudatives. ✳

INHIBITEURS DE LA MONOAMINE-OXYDASE (IMAO)

phénelzine
Nardil

tranylcypromine
Parnate

CLASSIFICATION :
Antidépresseurs

Grossesse – catégorie C

INDICATIONS

Traitement de la dépression névrotique, non endogène ou atypique, chez les patients qui ne peuvent tolérer d'autres modes de traitement (antidépresseurs tricycliques, ISRS ou électrochocs) ou qui n'ont pas répondu à ces traitements ▪ Traitement de certaines dépressions réactionnelles lorsque les électrochocs ne sont pas indiqués (tranylcypromine).

MÉCANISME D'ACTION

Inhibition de la monoamine-oxydase, ce qui entraîne une accumulation de divers neurotransmetteurs (dopamine, adrénaline, noradrénaline et sérotonine). ***Effets thérapeutiques :*** Amélioration de l'humeur chez les patients dépressifs.

PHARMACOCINÉTIQUE

Absorption : Les deux agents sont bien absorbés depuis le tractus gastro-intestinal.

Distribution : Les deux agents traversent le placenta et pénètrent probablement dans le lait maternel.

Métabolisme et excrétion : Les deux agents sont principalement métabolisés par le foie.

Demi-vie : Inconnue.

CONTRE-INDICATIONS ET PRÉCAUTIONS/ MISES EN GARDE

Contre-indications : Hypersensibilité ▪ Maladie hépatique et antécédents d'affection hépatique ▪ Dyscrasie (tranylcypromine) ▪ Maladie rénale grave ▪ Maladie vasculaire cérébrale ▪ Phéochromocytome ▪ Insuffisance cardiaque ▪ Antécédents de céphalées ▪ Traitement concomitant par d'autres IMAO ▪ Traitement concomitant par les dérivés de la dibenzazépine ou autres antidépresseurs (amitriptyline, amoxapine, bupropion, carbamazépine, clomipramine, cyclobenzaprine, désipramine, doxépine, imipramine, maprotiline, néfazodone, nortriptyline, perphénazine, protriptyline, trazodone, trimipramine) ▪ Traitement concomitant par les ISRS (fluoxétine, fluvoxamine, paroxétine, sertraline, venlafaxine) ▪ Usage concomitant de sympathomimétiques (amphétamines, cocaïne, éphédrine, dopamine, épinéphrine, méthylphénidate, norépinéphrine) ▪ Usage concomitant de buspirone, de cocaïne, de dextrométhorphane, de dépresseurs du SNC (alcool, certains narcotiques), de guanéthidine, de lévodopa, de L-tryptophane, de L-tyrosine, de mépéridine, de méthyldopa, de phénylalanine, de réserpine ▪ Traitement concomitant par des produits grand public contre le rhume, le rhume des foins ou des produits amaigrissants contenant un vasoconstricteur, tels que la phénylpropanolamine ou la phényléphrine ▪ Interventions chirurgicales non urgentes exigeant une anesthésie générale ▪ Traitement concomitant par des anesthésiques locaux contenant les vasoconstricteurs sympathomimétiques ■ Consommation concomitante d'aliments riches en tyramine ou d'aliments riches en protéines ayant subi une modification par maturation, fermentation, marinade, fumaison ou contamination bactérienne (fromages vieillis, harengs marinés, bière, vin, foie, extraits de levure, saucissons secs, etc.) ■ Consommation excessive de caféine (café, thé, cola, chocolat, etc.).

Précautions/mises en garde : Patients ayant des idées suicidaires ou des antécédents de pharmacodépendance ■ Maladie cardiovasculaire symptomatique ■ Hyperthyroïdie ■ Troubles convulsifs ■ Personnes âgées (risque accru de réactions indésirables) ■ Grossesse, allaitement ou enfants (l'innocuité du médicament n'a pas été établie).

Extrême prudence : INTERVENTION CHIRURGICALE (DANS LA MESURE DU POSSIBLE, LE TRAITEMENT DEVRAIT ÊTRE INTERROMPU PLUSIEURS SEMAINES AVANT L'INTERVENTION CHIRURGICALE EN RAISON DU RISQUE ACCRU DE RÉACTIONS IMPRÉVISIBLES).

RÉACTIONS INDÉSIRABLES ET EFFETS SECONDAIRES

SNC : CONVULSIONS, étourdissements, céphalées, insomnie, agitation, faiblesse, confusion, somnolence.

ORLO : vision trouble, glaucome, nystagmus.

CV : CRISE HYPERTENSIVE, arythmies, hypotension orthostatique, œdème.

GI : diarrhée, douleurs abdominales, anorexie, constipation, sécheresse de la bouche (xérostomie), nausées, vomissements.

GU : dysurie, incontinence urinaire, rétention urinaire.

Tég. : rash.

End. : hypoglycémie.

SN : arthralgie.

INTERACTIONS

Médicament-médicament : DES RÉACTIONS INDÉSIRABLES GRAVES, POUVANT ÊTRE D'ISSUE FATALE, PEUVENT SURVENIR EN CAS D'ADMINISTRATION CONCOMITANTE D'AUTRES **ANTIDÉPRESSEURS**, DE **CARBAMAZÉPINE**, DE **CYCLOBENZAPRINE**, DE **MAPROTILINE**, DE **FURAZOLIDONE**, DE **PROCARBAZINE** OU DE **SÉLÉGILINE**. RETARDER LES TRAITEMENTS D'AU MOINS 2 SEMAINES AVANT LE PASSAGE À UN AUTRE MÉDICAMENT OU VICE-VERSA (5 SEMAINES APRÈS LA FIN DU TRAITEMENT PAR LA **FLUOXÉTINE**) ■ LES **AMPHÉTAMINES**, LA **MÉTHYLDOPA**, LA **LÉVODOPA**, LA **DOPAMINE**, L'**ÉPINÉPHRINE**, LA **NORÉPINÉPHRINE**, LA **GUANÉTHIDINE**, LE **GUANADREL**, LA **RÉSERPINE** OU LES **VASOCONSTRICTEURS**, ADMINISTRÉS AVEC UN IMAO, PEUVENT ENTRAÎNER UNE CRISE HYPERTENSIVE ■ LES **OPIACÉS**, ADMINISTRÉS EN CONCOMITANCE, PEUVENT INDUIRE L'HYPERTENSION OU L'HYPOTENSION, LE COMA, DES CONVULSIONS ET MÊME LA MORT (ÉVITER L'USAGE DE LA **MÉPÉRIDINE** DANS LES 14 À 21 JOURS SUIVANT OU PRÉCÉDANT LE TRAITEMENT PAR UN IMAO – RÉDUIRE LA DOSE INITIALE DES AUTRES AGENTS À 25 % DE LA DOSE HABITUELLE) ■ L'usage concomitant de **dextrométhorphane** peut induire l'hypertension, l'excitation et l'hyperpyrexie ; des effets similaires peuvent survenir lors de l'administration concomitante de **tryptophane** (éviter toute association avec du tryptophane ou commencer le traitement à de très faibles doses) ■ Risque d'hypertension en cas d'administration concomitante de **buspirone** ; attendre 10 jours entre les deux traitements ■ Risque de stimulation excessive du SNC et d'hypertension en cas d'administration concomitante de **méthylphénidate** ■ Risque d'hypotension additive lors d'un traitement concomitant par des **antihypertenseurs** ou d'une **anesthésie rachidienne** ■ Risque d'hypoglycémie additive en cas d'usage concomitant d'**insulines** ou d'**hypoglycémiants oraux** ■ Le **doxapram** peut accroître la réponse vasopressive.

Médicament-aliments : Risque de crise hypertensive en cas de consommation d'aliments riches en **tyramine** (voir l'annexe J) ■ La consommation d'aliments ou de boissons riches en **caféine** augmente le risque d'hypertension et d'arythmies.

VOIES D'ADMINISTRATION ET POSOLOGIE

Phénelzine

- **PO (adultes) :** 15 mg, 3 fois par jour ; augmenter la dose jusqu'à 60 à 90 mg par jour, en prises fractionnées, puis la réduire graduellement jusqu'à la plus petite dose efficace (15 mg par jour ou tous les 2 jours).

Tranylcypromine

- **PO (adultes) :** 20 mg par jour, en 2 doses fractionnées (matin et après-midi) ; si la réponse est insuffisante après 2 à 3 semaines, on peut augmenter la dose jusqu'à 20 mg, le matin et 10 mg, l'après-midi. Lorsqu'on administre la tranylcypromine en même temps que des électrochocs, on utilise habituellement 10 mg, 2 fois par jour pendant le traitement par les électrochocs, puis on diminue la posologie pour la faire passer à 10 mg, 2 fois par jour en traitement d'entretien.

PRÉSENTATION

- **Phénelzine**
  Comprimés: 15 mg^Pr^.
- **Tranylcypromine**
  Comprimés: 10 mg^Pr^.

PHARMACODYNAMIE (effet antidépresseur)

	DÉBUT D'ACTION	PIC	DURÉE
Phénelzine	1 – 4 semaines	2 – 6 semaines	2 semaines
Tranylcypromine	2 jours – 3 semaines	2 – 3 semaines	3 – 5 jours

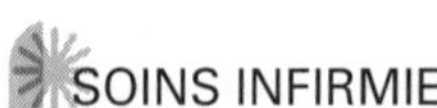

SOINS INFIRMIERS

ÉVALUATION DE LA SITUATION

- Suivre l'état mental, les changements d'humeur et le degré d'anxiété à intervalles fréquents. Rester à l'affût des idées suicidaires, particulièrement au début du traitement. Limiter la quantité de médicament dont le patient peut disposer.
- MESURER LA PRESSION ARTÉRIELLE ET LE POULS AVANT LE TRAITEMENT ET À INTERVALLES RÉGULIERS PENDANT TOUTE SA DURÉE. INFORMER LE MÉDECIN DE TOUT CHANGEMENT MARQUÉ.
- Effectuer le bilan quotidien des ingesta et des excreta et peser le patient tous les jours. Suivre de près l'œdème périphérique et la rétention urinaire.

Tests de laboratoire:

- Noter les résultats des tests de l'exploration fonctionnelle hépatique à intervalles réguliers chez les patients qui reçoivent un traitement de longue durée ou à doses élevées.
- Suivre de près la glycémie chez les patients diabétiques; il y a risque d'hypoglycémie.

Toxicité et surdosage:

- LA CONSOMMATION CONCOMITANTE D'ALIMENTS RICHES EN TYRAMINE ET DE NOMBREUX MÉDICAMENTS PEUT ENTRAÎNER UNE CRISE HYPERTENSIVE METTANT LA VIE DU PATIENT EN DANGER. LES SIGNES ET LES SYMPTÔMES D'UNE CRISE HYPERTENSIVE INCLUENT LES SUIVANTS: DOULEURS THORACIQUES, TACHYCARDIE, CÉPHALÉES INTENSES, NAUSÉES ET VOMISSEMENTS, PHOTOSENSIBILITÉ ET ÉLARGISSEMENT DES PUPILLES. LE TRAITEMENT DE CETTE CRISE COMPREND, ENTRE AUTRES, L'ADMINISTRATION DE PHENTOLAMINE PAR VOIE IV.
- Les symptômes du surdosage incluent les suivants: anxiété, irritabilité, tachycardie, hypertension ou hypotension, détresse respiratoire, étourdissements, somnolence, hallucinations, confusion, convulsions, fièvre et diaphorèse. Pour contrer ces symptômes, il fait induire des vomissements ou effectuer un lavage gastrique et assurer un traitement de soutien.

DIAGNOSTICS INFIRMIERS POSSIBLES

- Stratégies d'adaptation inefficaces (Indications).
- Connaissances insuffisantes sur le traitement médicamenteux (Enseignement au patient et à ses proches).
- Non-observance du traitement médicamenteux (Enseignement au patient et à ses proches).

INTERVENTIONS INFIRMIÈRES

Ne pas administrer ces médicaments le soir, étant donné que la stimulation psychomotrice peut entraîner de l'insomnie ou d'autres troubles du sommeil.

PO: En cas de difficultés de déglutition, on peut écraser les comprimés et les mélanger avec des aliments ou des liquides.

ENSEIGNEMENT AU PATIENT ET À SES PROCHES

- Conseiller au patient de respecter scrupuleusement la posologie recommandée. S'il n'a pu prendre le médicament au moment habituel, il doit le prendre dans les 2 heures, sinon il doit sauter cette dose et reprendre son schéma posologique habituel. Le traitement ne devrait pas être interrompu brusquement, en raison du risque de symptômes de sevrage: nausées, vomissements, malaises, cauchemars, agitation, psychose, convulsions.
- METTRE LE PATIENT EN GARDE CONTRE LA CONSOMMATION D'ALCOOL, DE DÉPRESSEURS DU SNC, DE MÉDICAMENTS EN VENTE LIBRE OU D'ALIMENTS OU BOISSONS QUI RENFERMENT DE LA TYRAMINE (VOIR L'ANNEXE J), TOUT AU LONG DU TRAITEMENT ET PENDANT AU MOINS 2 SEMAINES APRÈS L'AVOIR ARRÊTÉ, EN RAISON DU RISQUE DE CRISE HYPERTENSIVE. LUI CONSEILLER DE COMMUNIQUER IMMÉDIATEMENT AVEC UN PROFESSIONNEL DE LA SANTÉ SI DES SYMPTÔMES DE CRISE HYPERTENSIVE SE MANIFESTENT.
- Prévenir le patient que ces agents peuvent provoquer de la somnolence ou des étourdissements. Lui conseiller de ne pas conduire et d'évi-

ter les activités qui exigent sa vigilance jusqu'à ce qu'on ait la certitude que ces médicaments n'entraînent pas ces effets chez lui.

- Recommander au patient de changer lentement de position afin de réduire les risques d'hypotension orthostatique. Les personnes âgées sont prédisposées à cet effet secondaire.
- Recommander au patient de consulter un professionnel de la santé en cas de sécheresse de la bouche, de rétention urinaire ou de constipation. Lui conseiller de se rincer fréquemment la bouche, de pratiquer une bonne hygiène orale et de consommer de la gomme ou des bonbons sans sucre pour soulager la sécheresse de la bouche. L'augmentation de la consommation de liquides et de fibres ainsi que l'exercice peuvent prévenir la constipation.
- Recommander au patient de consulter un professionnel de la santé en cas de céphalées graves, de palpitations, d'oppression du thorax ou de la gorge, de transpiration, d'étourdissements, de raideurs à la nuque, de nausées ou de vomissements.
- Recommander au patient qui doit suivre un autre traitement ou subir une intervention chirurgicale d'avertir le professionnel de la santé qu'il suit un traitement avec un de ces médicaments. Dans la mesure du possible, le traitement devrait être interrompu au moins 2 semaines avant l'intervention chirurgicale.
- Conseiller au patient de porter en tout temps un bracelet d'identité où sont inscrits son problème de santé et son traitement médicamenteux.
- Insister sur le fait qu'il est important d'entreprendre une psychothérapie, si celle-ci est recommandée par un professionnel de la santé, et de se soumettre à des examens de suivi permettant d'évaluer l'efficacité du traitement. Des tests ophtalmologiques devraient également être effectués à intervalles réguliers lors d'un traitement de longue durée.

VÉRIFICATION DE L'EFFICACITÉ THÉRAPEUTIQUE

L'efficacité du traitement peut être démontrée par : l'amélioration de l'humeur chez les patients dépressifs ■ la baisse de l'anxiété ■ un gain d'appétit ■ un regain d'énergie ■ l'amélioration du sommeil ■ Les effets thérapeutiques du médicament peuvent ne pas se manifester avant 1 à 4 semaines. ✻

INHIBITEURS DE L'ANHYDRASE CARBONIQUE (VOIE ORALE)

acétazolamide
Acetazolam, Apo-Acetazolamide, Diamox, Diamox Sequels

dichlorphénamide
Ce médicament n'est pas commercialisé au Canada.

méthazolamide
Apo-Methazolamide

CLASSIFICATION :
Agents ophtalmiques (traitement du glaucome)

Grossesse – catégorie C

Des renseignements sur le dorzolamide (Trusopt) se trouvent à l'annexe N.

I

INDICATIONS

Diminution de la pression intraoculaire lors du traitement du glaucome chronique (angle ouvert) et du glaucome secondaire ■ **Acétazolamide :** Traitement d'appoint des convulsions réfractaires et de l'œdème dû à une insuffisance cardiaque ou à des médicaments. **Usages non approuvés : Acétazolamide –** Prévention de la formation de calculs rénaux composés d'acide urique ou de cystine ■ Traitement du mal d'altitude (forme aiguë).

MÉCANISME D'ACTION

Diminution de la sécrétion de l'humeur aqueuse par l'inhibition de l'anhydrase carbonique de l'œil ■ Inhibition de l'anhydrase carbonique rénale entraînant une excrétion urinaire spontanément résolutive du sodium, du potassium, du bicarbonate et de l'eau ■ Diminution possible de la décharge anormale des neurones par inhibition de l'anhydrase carbonique du SNC et de la diurèse qui en résulte ■ Diurèse alcaline qui prévient également la précipitation de l'acide urique ou de la cystine contenus dans les voies urinaires. ***Effets thérapeutiques :*** Abaissement de la pression intraoculaire ■ Maîtrise de certains types de convulsions ■ Prévention et traitement du mal d'altitude (forme aiguë) ■ Prévention de la formation de calculs rénaux composés d'acide urique et de cystine.

PHARMACOCINÉTIQUE

Absorption : Bonne absorption par suite de l'administration par voie orale. L'administration IV entraîne une biodisponibilité complète.

Distribution : Le médicament traverse le placenta. L'acétazolamide pénètre dans le lait maternel.

Liaison aux protéines : *Acétazolamide* – 90 %.

Métabolisme et excrétion : *Acétazolamide* – excrétion à l'état presque inchangé dans l'urine. *Méthazolamide* – une fraction de 15 à 30 % est excrétée à l'état inchangé dans l'urine.

Demi-vie : *Acétazolamide* – de 2,4 à 5,8 heures. *Méthazolamide* – 14 heures.

CONTRE-INDICATIONS ET PRÉCAUTIONS/ MISES EN GARDE

Contre-indications : Risque d'hypersensibilité ou de sensibilité croisée avec les sulfamides ▪ Il est déconseillé d'administrer en même temps les inhibiteurs de l'anhydrase carbonique par voie orale et ceux destinés à un usage ophtalmique (dorzolamide) ▪ Concentrations sériques de sodium ou de potassium faibles ▪ Insuffisance rénale ou hépatique graves ▪ Insuffisance surrénalienne et acidose hyperchlorémique ▪ *Acétazolamide* – patients souffrant de glaucome chronique non congestif à angle fermé (administration prolongée).

Précautions/mises en garde : Maladie respiratoire chronique ▪ Anomalies électrolytiques ▪ Diabète ▪ Grossesse ou allaitement (tératogène) ▪ Enfants (l'innocuité du médicament n'a pas été établie).

RÉACTIONS INDÉSIRABLES ET EFFETS SECONDAIRES

SNC : dépression, fatigue, faiblesse, somnolence.

ORLO : myopie passagère.

GI : anorexie, goût métallique, nausées, vomissements.

GU : cristallurie, calculs rénaux.

Tég. : rash.

End. : hyperglycémie.

HÉ : acidose hyperchlorémique, hypokaliémie.

Hémat. : ANÉMIE APLASIQUE, ANÉMIE HÉMOLYTIQUE, LEUCOPÉNIE.

Métab. : perte de poids, hyperuricémie.

SN : paresthésie.

Divers : réactions allergiques.

INTERACTIONS

Médicament-médicament : Ces médicaments réduisent l'excrétion des **barbituriques**, de l'**aspirine** et du **lithium**, ce qui peut diminuer l'efficacité de ces agents ▪ Les inhibiteurs de l'anhydrase carbonique diminuent l'excrétion des **amphétamines**, de la **quinidine**, du **procaïnamide** et, parfois, des **antidépresseurs tricycliques**, d'où risque de toxicité par ces agents.

VOIES D'ADMINISTRATION ET POSOLOGIE

Acétazolamide

- **PO (adultes) :** *Glaucome* – de 250 à 1 000 mg par jour, en 1 seule dose ou en 2 à 4 doses fractionnées (jusqu'à 250 mg, toutes les 4 heures) ou capsules à libération retard à 500 mg, 2 fois par jour. *Épilepsie* – de 8 à 30 mg/kg/jour, en 1 seule dose ou en 2 à 4 doses fractionnées (écart : de 375 à 1 000 mg par jour). *Insuffisance cardiaque, œdème induit par les médicaments* – la posologie recommandée est de 250 à 375 mg, 1 fois par jour le matin ; l'action diurétique est plus efficace lorsqu'on administre le médicament un jour sur deux.
- **IV (adultes) :** De 250 à 500 mg ; on peut répéter l'administration de 2 à 4 heures plus tard.

Méthazolamide

- **PO (adultes) :** De 50 à 100 mg, 2 ou 3 fois par jour.

PRÉSENTATION

- **Acétazolamide**

  Comprimés : 250 mg[Pr] ▪ **Capsules à libération retard :** 500 mg[Pr].
- **Méthazolamide**

  Comprimés : 50 mg[Pr].

PHARMACODYNAMIE (diminution de la pression intraoculaire)

	DÉBUT D'ACTION	PIC	DURÉE
Acétazolamide PO	1 h	2 – 4 h	8 – 12 h
Acétazolamide PO – LP†	2 h	8 – 18 h	18 – 24 h
Méthazolamide PO	2 – 4 h	6 – 8 h	10 – 18 h

† LP = libération prolongée.

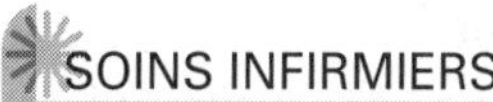

SOINS INFIRMIERS

ÉVALUATION DE LA SITUATION

- Rester à l'affût des signes suivants d'hypokaliémie : faiblesse musculaire, malaise, fatigue, modifications de l'ÉCG, vomissements.

- Déterminer si le patient n'est pas allergique aux sulfamides.

Pression intraoculaire : Suivre de près la gêne oculaire ou la diminution de l'acuité visuelle.

Convulsions : Observer étroitement l'état neurologique des patients qui reçoivent l'acétazolamide pour maîtriser les convulsions. Prendre les précautions de rigueur dans ce cas.

Mal d'altitude : Suivre de près le patient pour s'assurer que la gravité des symptômes suivants a diminué : céphalées, nausées, vomissements, fatigue, étourdissements, somnolence, essoufflement. Prévenir immédiatement le médecin ou un autre professionnel de la santé si les symptômes neurologiques ou la dyspnée s'aggravent ou si des râles ou des crépitations surviennent.

Tests de laboratoire :

- Examiner les concentrations d'électrolytes sériques et la numération globulaire et plaquettaire avant l'administration du médicament et à intervalles réguliers lors d'un traitement prolongé. Le médicament peut diminuer les concentrations de potassium et de bicarbonate ainsi que le nombre de leucocytes et d'érythrocytes, et élever les concentrations sériques de chlorure.
- Le médicament peut élever la glycémie et la glycosurie ; noter soigneusement la glycémie et la glycosurie des patients diabétiques.
- Le médicament peut entraîner des résultats faussement positifs lors du dosage des protéines urinaires et des 17-hydroxycorticostéroïdes.
- Le médicament peut entraîner une élévation des concentrations sanguines d'ammoniaque, de bilirubine et d'acide urique, ainsi que des concentrations urinaires de calcium et d'urobilinogène urinaire. Il peut diminuer les concentrations urinaires de citrate.

DIAGNOSTICS INFIRMIERS POSSIBLES

- Trouble de la perception visuelle (Indications).
- Connaissances insuffisantes sur le traitement médicamenteux (Enseignement au patient et à ses proches).

INTERVENTIONS INFIRMIÈRES

- Encourager le patient à consommer de 2 à 3 L de liquides par jour, sauf contre-indication, pour prévenir la cristallurie et la formation de calculs rénaux.
- On devrait administrer un supplément de potassium sans chlorure en même temps que les inhibiteurs de l'anhydrase carbonique.

PO : Administrer le médicament avec des aliments pour réduire l'irritation gastro-intestinale. Dans le cas des patients qui éprouvent des difficultés de déglutition, on peut broyer les comprimés et les mélanger à un sirop de fruits pour en atténuer le goût amer.

ENSEIGNEMENT AU PATIENT ET À SES PROCHES

- Expliquer au patient qu'il doit respecter scrupuleusement la posologie recommandée. S'il n'a pu prendre le médicament au moment habituel, il doit le prendre aussitôt que possible, sauf si c'est presque l'heure prévue pour la dose suivante. Le prévenir qu'il ne faut pas remplacer une dose manquée par une double dose. Chez les patients qui suivent un traitement anticonvulsif, on devrait éventuellement réduire graduellement la posologie avant d'arrêter l'administration du médicament.
- INFORMER LE PATIENT QU'IL DOIT PRÉVENIR UN PROFESSIONNEL DE LA SANTÉ EN CAS D'ENGOURDISSEMENT OU DE PICOTEMENTS AU NIVEAU DES MEMBRES, DE FAIBLESSE, DE RASH, DE MAL DE GORGE, DE SAIGNEMENTS INHABITUELS, DE FORMATION D'ECCHYMOSES AU MOINDRE TRAUMATISME OU DE FIÈVRE. EN PRÉSENCE DE RÉACTIONS HÉMATOPOÏÉTIQUES, DE FIÈVRE, DE RASH OU DE TROUBLES RÉNAUX, ON DEVRAIT CESSER LE TRAITEMENT PAR L'INHIBITEUR DE L'ANHYDRASE CARBONIQUE.
- Prévenir le patient que le médicament peut parfois provoquer de la somnolence. Lui conseiller de ne pas conduire et d'éviter les activités qui exigent sa vigilance jusqu'à ce qu'on ait la certitude que le médicament n'entraîne pas cet effet chez lui.
- Inciter le patient à utiliser des écrans solaires et à porter des vêtements protecteurs pour prévenir les réactions de photosensibilité.

Pression intraoculaire : Inciter le patient à passer des examens ophtalmologiques périodiques, car la perte de la vue peut être graduelle et indolore.

VÉRIFICATION DE L'EFFICACITÉ THÉRAPEUTIQUE

L'efficacité du traitement peut être démontrée par : la diminution de la pression intraoculaire, lorsqu'on administre le médicament pour traiter le glaucome. Si le traitement échoue ou si le patient ne peut tolérer un inhibiteur de l'anhydrase carbonique, un autre pourrait s'avérer plus efficace et mieux toléré ■ la diminution de la fréquence des convulsions ■

la prévention de l'apparition du mal d'altitude ▪ la prévention de la formation de calculs de cystine ou d'acide urique dans les voies urinaires.

INHIBITEURS DE L'ENZYME DE CONVERSION DE L'ANGIOTENSINE (IECA)

bénazépril
Lotensin

captopril
Alti-Captopril, Apo-Capto, Capoten, Captril, Gen-Captopril, Novo-Captopril, Nu-Capto, PMS-Captopril

cilazapril
Inhibace

énalapril, énalaprilate
Vasotec, Vasotec IV

fosinopril
Monopril

lisinopril
Prinivil, Zestril

moexipril
Ce médicament n'est pas commercialisé au Canada.

périndopril
Coversyl

quinapril
Accupril

ramipril
Altace

trandolapril
Mavik

CLASSIFICATION :
Antihypertenseurs

Grossesse – catégories C (premier trimestre) et D (deuxième et troisième trimestres)

INDICATIONS

Hypertension – en monothérapie ou en association avec d'autres agents ▪ **Captopril, cilazapril, énalapril, fosinopril, lisinopril, périndopril, quinapril, ramipril, trandolapril** : Traitement de l'insuffisance cardiaque ▪ **Captopril, enalapril, lisinopril, ramipril, trandolapril** : Réduction du risque de décès ou d'apparition de l'insuffisance cardiaque par suite d'un infarctus du myocarde ▪ Ralentissement de l'évolution du dysfonctionnement du ventricule gauche vers une insuffisance cardiaque patente (certains agents) ▪ **Captopril** : Ralentissement de l'évolution de la néphropathie diabétique.

MÉCANISME D'ACTION

Inhibition de la transformation de l'angiotensine I en angiotensine II, un vasoconstricteur. Les IECA inactivent également la bradykinine, un vasodilatateur, et d'autres prostaglandines vasodilatatrices. Ils élèvent les concentrations plasmatiques de rénine et abaissent les concentrations d'aldostérone. Ces effets entraînent une vasodilatation générale. ***Effets thérapeutiques :*** Abaissement de la pression artérielle chez les patients hypertendus ▪ Diminution de la post-charge chez les patients atteints d'insuffisance cardiaque ▪ Ralentissement de l'évolution vers une insuffisance cardiaque patente ▪ Augmentation des chances de survie après un infarctus du myocarde (seulement certains agents) ▪ Ralentissement de l'évolution de la néphropathie diabétique (captopril seulement).

PHARMACOCINÉTIQUE

Absorption : *Bénazépril* – par suite de l'administration par voie orale, une fraction de 37 % est absorbée. *Captopril* – par suite de l'administration par voie orale, une fraction d'au moins 75 % est absorbée (cette fraction est de 30 à 55 %, lorsque le médicament est pris avec des aliments). *Énalapril* – par suite de l'administration par voie orale, une fraction de 60 % est absorbée. *Énalaprilate* – biodisponibilité complète par suite de l'administration IV. *Fosinopril* – par suite de l'administration par voie orale, une fraction de 36 % est absorbée. *Lisinopril* – par suite de l'administration par voie orale, une fraction de 25 % est absorbée (très variable). *Moexipril* – par suite de l'administration par voie orale, le médicament est transformé en moexiprilate (forme active) ; l'absorption est variable (plus faible si le médicament est pris avec des aliments) ; la biodisponibilité du moexiprilate est de 13 %. *Périndopril* – par suite de l'administration par voie orale, une fraction de 75 % est absorbée ; le médicament est rapidement transformé en périndoprilate, le métabolite actif (la biodisponibilité du périndoprilate est de 35 %). *Quinapril* – par suite de l'administration par voie orale, une fraction de 60 % est absorbée (les aliments riches en matières grasses en diminuent l'absorption). *Rami-*

pril – par suite de l'administration par voie orale, l'absorption est de l'ordre de 50 à 60 %. *Trandolapril* – par suite de l'administration par voie orale le médicament est transformé en trandolaprilate (forme active) ; la biodisponibilité du trandolapril est de 10 % et celle du trandolaprilate, de 70 %.

Distribution : Tous les IECA traversent le placenta. *Bénazépril, bénazéprilate, captopril, fosinoprilate* – de faibles quantités de ces médicaments pénètrent dans le lait maternel. *Énalapril, énalaprilate* – de faibles quantités de ces médicaments pénètrent dans le lait maternel. *Lisinopril* – on trouve des quantités infimes de ce médicament dans le SNC. *Ramipril* – ce médicament ne pénètre probablement pas dans le lait maternel. *Trandolapril* – ce médicament pénètre dans le lait maternel.

Liaison aux protéines : *Bénazépril* – 96,7 % (*bénazéprilate* – 95,3 %), *fosinopril* – 89 à 99,8 %, *quinapril* – 97 %.

Métabolisme et excrétion : *Bénazépril* – ce médicament est transformé par le foie en bénazéprilate, le métabolite actif ; une fraction de 20 % est excrétée par les reins et une de 10 à 11 % par d'autres voies (élimination biliaire). *Captopril* – une fraction de 50 % est métabolisée en composés inactifs par le foie et une fraction de 50 % est excrétée à l'état inchangé par les reins. *Énalapril, énalaprilate* – l'énalapril est transformé dans le foie en énalaprilate, le métabolite actif ; une fraction de 60 % est excrétée par les reins (20 % sous forme d'énalapril et 60 % sous forme d'énalaprilate) ; une fraction de 33 % est éliminée dans les fèces (6 % sous forme d'énalapril et 27 % sous forme d'énalaprilate)). *Fosinopril* – ce médicament est transformé par le foie et la muqueuse gastro-intestinale en fosinoprilate, le métabolite actif ; une fraction de 50 % est excrétée par les reins et une autre, de 50 %, dans les fèces. *Lisinopril* – ce médicament est entièrement excrété par les reins. *Moexipril* – une fraction de 7 % est excrétée par les reins et une autre, de 53 %, dans les fèces. *Périndopril* – ce médicament est transformé par le foie en périndoprilate, le métabolite actif ; le périndoprilate et ses métabolites sont principalement éliminés par clairance rénale. *Quinapril* – ce médicament est transformé par le foie, la muqueuse gastro-intestinale et les tissus en quinaprilate, le métabolite actif ; une fraction de 61 % est excrétée par les reins et une fraction de 37 %, dans les fèces. *Ramipril* – ce médicament est transformé par le foie en ramiprilate, le métabolite actif ; une fraction de 60 % est excrétée par les reins et une fraction de 40 %, dans les fèces. *Trandolapril* – ce médicament est transformé en trandolaprilate par le foie ; une fraction de 33 % est excrétée sous forme de trandolaprilate dans l'urine, et une fraction de 66 %, dans les fèces.

Demi-vie : *Bénazéprilate* – de 10 à 11 heures. *Captopril* – < 3 heures (prolongée en cas d'insuffisance rénale). *Énalapril, énalaprilate* – 11 heures (prolongée en cas d'insuffisance rénale). *Fosinoprilate* – 11,5 heures. *Lisinopril* – 12 heures (prolongée en cas d'insuffisance rénale). *Moexiprilate* – 12 heures. *Périndoprilate* – 10 heures, suivie d'une demi-vie d'élimination prolongée de 30 à 120 heures, qui témoigne de la lente dissociation des sites de liaison tissulaire et du plasma. *Quinaprilate* – 2 heures. *Ramiprilate* – de 13 à 17 heures (prolongée en cas d'insuffisance rénale). *Trandolaprilate* – 10 heures.

CONTRE-INDICATIONS ET PRÉCAUTIONS/MISES EN GARDE

Contre-indications : Hypersensibilité ▪ Risque de réaction de sensibilité croisée avec les autres IECA ▪ Grossesse ▪ Angio-œdème héréditaire ou idiopathique.

Précautions/mises en garde : Insuffisance rénale, insuffisance hépatique, hypovolémie, hyponatrémie, patients âgés, traitement diurétique concomitant (réduction de la dose initiale recommandée pour la plupart des agents) ▪ Patients hypertendus de race noire (la monothérapie est moins efficace, un traitement additionnel pourrait être de mise) ▪ Sténose aortique, cardiomyopathie hypertrophique ▪ Insuffisance cérébrovasculaire ou cardiaque ▪ Anesthésie ou intervention chirurgicale (risque d'exacerbation de l'hypotension) ▪ Allaitement et enfants (l'innocuité de la plupart des agents n'a pas été établie).

Extrême prudence : Antécédents familiaux d'angio-œdème.

RÉACTIONS INDÉSIRABLES ET EFFETS SECONDAIRES

SNC : étourdissements, fatigue, céphalées, insomnie, faiblesse.

Resp. : toux, pneumopathie à éosinophiles.

CV : hypotension, angine de poitrine, tachycardie.

GI : altération du goût, anorexie, diarrhée, nausées.

GU : protéinurie, impuissance, insuffisance rénale.

Tég. : rash.

HÉ : hyperkaliémie.

Hémat. : AGRANULOCYTOSE, NEUTROPÉNIE (CAPTOPRIL SEULEMENT).

Divers : ANGIO-ŒDÈME, fièvre.

INTERACTIONS

Médicament-médicament : Effets hypotenseurs excessifs lors de l'administration concomitante de **diurétiques** ■ L'administration concomitante d'autres **antihypertenseurs**, de **dérivés nitrés**, de **phénothiazines** ou l'ingestion de grandes quantités d'**alcool** peuvent entraîner un effet hypotenseur additif, effet pouvant aussi survenir lors d'une **intervention chirurgicale** ou d'une **anesthésie générale** ■ L'administration simultanée de **suppléments potassiques**, de **diurétiques épargneurs de potassium**, d'**indométhacine**, de **succédanés de sel** ou de **cyclosporine** peut entraîner de l'hyperkaliémie ■ Les **anti-inflammatoires non stéroïdiens** peuvent atténuer l'effet antihypertenseur des IECA ■ Les **antiacides** peuvent réduire l'absorption des IECA ■ Les IECA peuvent élever les concentrations sériques de **digoxine** et de **lithium** ainsi que le risque de toxicité par ces médicaments ■ Le **probénécide** diminue l'excrétion du captopril et en élève les concentrations ■ L'administration simultanée d'**allopurinol** peut accroître le risque de réactions d'hypersensibilité ■ La **capsaïcine** peut accroître l'incidence de la toux ■ La **rifampine** peut réduire l'efficacité de l'énalapril ■ Le quinapril peut réduire l'absorption de la **tétracycline** (en raison de la présence de magnésium dans les comprimés).

Médicament-aliments : Les **aliments** diminuent la transformation du périndopril en périndoprilate. Ils diminuent également l'absorption du captopril et du cilazapril.

VOIES D'ADMINISTRATION ET POSOLOGIE

Bénazépril

- **PO (adultes) :** De 5 à 10 mg par jour ; augmenter graduellement cette dose pour atteindre une dose d'entretien de 20 à 40 mg par jour en une seule prise ou en 2 prises fractionnées (amorcer le traitement par 5 mg par jour chez les patients prenant un diurétique).
- **Insuffisance rénale**
  PO (adultes) : Cl_{Cr} *< 30 mL/minute* – amorcer le traitement par une dose de 5 mg par jour.

Captopril

- **PO (adultes) :** *Hypertension* – de 12,5 à 25 mg par jour, 2 ou 3 fois par jour ; on peut augmenter cette dose à des intervalles de 1 ou 2 semaines, jusqu'à concurrence de 150 mg, 3 fois par jour (dose habituelle : 50 mg, 3 fois par jour ; amorcer le traitement par une dose de 6,25 à 12,5 mg, 2 ou 3 fois par jour chez les patients prenant un diurétique). *Insuffisance cardiaque* – de 6,25 à 12,5 mg, 3 fois par jour (chez les patients qui ont une tension normale ou faible). Chez la plupart des patients la dose initiale est de 25 mg, 3 fois par jour. On peut augmenter cette dose jusqu'à concurrence de 50 à 100 mg, 3 fois par jour (posologie habituelle de 12,5 à 450 mg par jour). *Après un infarctus du myocarde* – dose d'essai de 6,25 mg, suivie d'une dose de 12,5 mg, 3 fois par jour ; on peut augmenter cette dose jusqu'à concurrence de 50 mg, 3 fois par jour. *Néphropathie diabétique* – 25 mg, 3 fois par jour.
- **Insuffisance rénale**
  PO (adultes) : Amorcer le traitement par une dose de 6,25 à 12,5 mg, 2 ou 3 fois par jour.

Cilazapril

- **PO (adultes) :** *Hypertension* – initialement, 2,5 mg 1 fois par jour ; on peut augmenter la dose à 5 mg par jour, si nécessaire, après un intervalle d'au moins 2 semaines (dose maximale ; 10 mg par jour). Chez les patients prenant un diurétique, amorcer le traitement à une dose de 0,5 mg par jour. *Insuffisance cardiaque* – 0,5 mg par jour (commencer le traitement sous étroite surveillance médicale).
- **Insuffisance rénale**
  PO (adultes) : Cl_{Cr} *> 40 mL/minute* – 1 mg, 1 fois par jour (dose maximale : 5 mg) ; Cl_{Cr} *de 10 à 40 mL/minute* – 0,5 mg, 1 fois par jour (dose maximale : 2,5 mg) ; Cl_{Cr} *< 10 mL/minute* – de 0,25 à 0,5 mg, 1 ou 2 fois par semaine, selon la réponse de la pression artérielle.

Énalapril, énalaprilate

- **PO (adultes) :** *Hypertension* – 5 mg par jour ; on peut augmenter cette dose, selon la réponse clinique (posologie habituelle : de 10 à 40 mg par jour, en 1 seule prise ou en 2 prises fractionnées ; amorcer le traitement à une dose de 2,5 mg par jour chez les patients prenant un diurétique). *Insuffisance cardiaque* – 2,5 mg, 1 fois par jour, puis 5 mg par jour ; on peut augmenter la dose selon la réponse clinique (posologie habituelle : de 5 à 20 mg par jour, en 1 seule prise ou en 2 prises fractionnées). *Dysfonctionnement asymptomatique du ventricule gauche* – 2,5 mg, 1 fois par jour ; on peut augmenter cette dose pour atteindre une dose cible de 10 mg, 2 fois par jour.
- **Insuffisance rénale**
  PO (adultes) : Cl_{Cr} *< 30 mL/minute* – amorcer le traitement par une dose de 2,5 mg par jour.

IV (adultes): De 0,625 à 1,25 mg (0,625 mg chez les patients prenant un diurétique), toutes les 6 heures.

Fosinopril

- **PO (adultes)**: *Hypertension* – 10 mg, 1 fois par jour; on peut augmenter cette dose, selon les besoins (posologie: de 20 à 40 mg, une fois par jour). *Insuffisance cardiaque* – 10 mg, 1 fois par jour (5 mg, chez les patients qui ont subi une diurèse vigoureuse); on peut augmenter cette dose graduellement, pendant plusieurs semaines, pour atteindre 40 mg par jour (posologie habituelle: de 20 à 40 mg par jour).

Lisinopril

- **PO (adultes)**: *Hypertension* – 10 mg, 1 fois par jour; on peut augmenter cette dose jusqu'à concurrence de 20 à 40 mg par jour (amorcer le traitement par une dose de 5 mg par jour, chez les patients prenant un diurétique). *Insuffisance cardiaque* – de 2,5 à 5 mg, 1 fois par jour; on peut augmenter cette dose pour atteindre 35 mg par jour. *Prolongation de la survie après un infarctus du myocarde* – 5 mg, une fois par jour, pendant 2 jours, puis 10 mg par jour.
- **Insuffisance rénale**

  PO (adultes): Cl_{Cr} *de 10 à 30 mL/minute* – initialement, 5 mg par jour; Cl_{Cr} *< 10 mL/minute* – initialement, 2,5 mg par jour; on peut augmenter cette dose, selon la réponse clinique, jusqu'à 40 mg par jour.

Moexipril

Ce médicament n'est pas commercialisé au Canada.

Périndopril

- **PO (adultes)**: 4 mg, une fois par jour; on peut augmenter la dose jusqu'à concurrence de 8 mg par jour, en 1 seule prise ou en 2 prises fractionnées (amorcer le traitement par 2 à 4 mg par jour, chez les patients prenant un diurétique).
- **PO (personnes âgées)**: 2 mg, 1 fois par jour; on peut augmenter la dose jusqu'à concurrence de 4 mg par jour, en 1 seule prise ou en 2 prises fractionnées.
- **Insuffisance rénale**

  PO (adultes): Cl_{Cr} *> 30 mL/minute* – initialement, 2 mg par jour; Cl_{Cr} *de 15 à 30 mL/minute* – 2 mg, tous les 2 jours; Cl_{Cr} *< 15 mL/minute* – 2 mg, le jour de la dialyse.

Quinapril

- **PO (adultes)**: *Hypertension* – initialement, de 10 à 20 mg, 1 fois par jour; on peut augmenter cette dose, à intervalles d'au moins 2 semaines, jusqu'à concurrence de 40 mg par jour, en 1 seule prise ou en 2 prises fractionnées. Amorcer le traitement par une dose de 5 mg par jour, chez les patients prenant un diurétique. *Insuffisance cardiaque* – initialement, 5 mg, 1 fois par jour; on peut augmenter cette dose jusqu'à concurrence de 40 mg par jour.
- **Insuffisance rénale**

  PO (adultes): Cl_{Cr} *> 60 mL/minute* – amorcer le traitement par une dose de 10 mg par jour; Cl_{Cr} *de 30 à 60 mL/minute* – amorcer le traitement par une dose de 5 mg par jour; Cl_{Cr} *de 10 à 30 mL/minute* – amorcer le traitement par une dose de 2,5 mg par jour; Cl_{Cr} *< 10 mL/minute* – l'innocuité du médicament, dans ce cas, n'a pas été établie.

Ramipril

- **PO (adultes)**: *Hypertension* – 2,5 mg, 1 fois par jour; on peut augmenter graduellement cette dose pour atteindre 20 mg par jour, en 1 seule prise ou en 2 prises fractionnées (amorcer le traitement par une dose de 1,25 mg par jour chez les patients prenant un diurétique). *Insuffisance cardiaque après un infarctus du myocarde* – initialement, de 1,25 à 2,5 mg, 2 fois par jour; on peut augmenter cette dose jusqu'à concurrence de 5 mg, 2 fois par jour.
- **Insuffisance rénale**

  PO (adultes): Cl_{Cr} *de 20 à 50 mL/minute* – amorcer le traitement à une dose de 1,25 mg, 1 fois par jour, on peut augmenter graduellement la dose jusqu'à concurrence de 2,5 mg par jour.

Trandolapril

- **PO (adultes)**: *Hypertension chez les patients qui ne sont pas de race noire* – 1 mg, 1 fois par jour; *hypertension chez les patients de race noire* – 2 mg, 1 fois par jour. On peut augmenter cette dose, toutes les semaines, pour atteindre 4 mg, 1 fois par jour; une administration biquotidienne peut être de mise chez certains patients (amorcer le traitement par une dose de 0,5 mg par jour, chez les patients prenant un diurétique). *Insuffisance cardiaque ou dysfonctionnement du ventricule gauche après un infarctus du myocarde* – initialement, 1 mg par jour; augmenter graduellement cette dose pour atteindre, si possible, 4 mg, 1 fois par jour.
- **Insuffisance rénale**

  PO (adultes): Cl_{Cr} *< 30 mL/minute* – amorcer le traitement à une dose de 0,5 mg, 1 fois par jour;

on peut augmenter graduellement cette dose, sans dépasser une posologie quotidienne de 1 mg.

- **Insuffisance hépatique**
  PO (adultes): Amorcer le traitement à une dose de 0,5 mg, 1 fois par jour; on peut augmenter graduellement cette dose.

PRÉSENTATION

- **Bénazépril**
  Comprimés: 5 mg^{Pr}, 10 mg^{Pr}, 20 mg^{Pr}.
- **Captopril (version générique disponible)**
  Comprimés: 12,5 mg^{Pr}, 25 mg^{Pr}, 50 mg^{Pr}, 100 mg^{Pr}.
- **Cilazapril**
  Comprimés: 1 mg^{Pr}, 2,5 mg^{Pr}, 5 mg^{Pr} ■ **En association avec**: hydrochlorothiazide (Inhibace plus^{Pr}).
- **Énalapril (version générique disponible)**
  Comprimés: 2,5 mg^{Pr}, 5 mg^{Pr}, 10 mg^{Pr}, 20 mg^{Pr} ■ **En association avec**: hydrochlorothiazide (Vaseretic^{Pr}).
- **Énalaprilate**
  Solution pour injection: 1,25 mg/mL^{Pr}.
- **Fosinopril**
  Comprimés: 10 mg^{Pr}, 20 mg^{Pr}.
- **Lisinopril (version générique disponible)**
  Comprimés: 2,5 mg^{Pr}, 5 mg^{Pr}, 10 mg^{Pr}, 20 mg^{Pr} ■ **En association avec**: hydrochlorothiazide (Prinzide^{Pr}, Zestoretic^{Pr}).
- **Moexipril**
  Ce médicament n'est pas commercialisé au Canada.
- **Périndopril**
  Comprimés: 2 mg^{Pr}, 4 mg^{Pr}.
- **Quinapril**
  Comprimés: 5 mg^{Pr}, 10 mg^{Pr}, 20 mg^{Pr}, 40 mg^{Pr} ■ **En association avec**: hydrochlorothiazide (Accuretic^{Pr}).
- **Ramipril**
  Capsules: 1,25 mg^{Pr}, 2,5 mg^{Pr}, 5 mg^{Pr}, 10 mg^{Pr}.
- **Trandolapril**
  Capsules: 0,5 mg^{Pr}, 1 mg^{Pr}, 2 mg^{Pr}.

PHARMACODYNAMIE (effet sur la pression artérielle – une seule dose†)

	DÉBUT D'ACTION	PIC	DURÉE
Bénazépril	en 1 h	2 – 4 h	24 h
Captopril	15 – 60 min	60 – 90 min	6 – 12 h
Énalapril PO	1 h	4 – 6 h	24 h
Énalapril IV	15 min	1 – 4 h	6 h
Fosinopril	en 1 h	2 – 6 h	24 h
Lisinopril	1 h	6 h	24 h
Périndoprilate	inconnu	3 – 7 h	12 – 24 h
Quinapril	en 1 h	2 – 4 h	jusqu'à 24 h
Ramipril	en 1 ou 2 h	4 – 6,5 h	24 h
Trandolapril	en 1 h	4 – 10 h	jusqu'à 24 h

† Plusieurs semaines peuvent s'écouler avant que les pleins effets du médicament soient atteints.

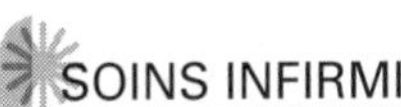

SOINS INFIRMIERS

ÉVALUATION DE LA SITUATION

Hypertension:

- Mesurer la pression artérielle et le pouls à intervalles fréquents pendant la période initiale d'ajustement de la posologie et, à intervalles réguliers, pendant toute la durée du traitement. Avertir le médecin ou un autre professionnel de la santé s'il y a des changements importants.
- Vérifier la fréquence de renouvellement des ordonnances afin d'établir l'observance du traitement.

Insuffisance cardiaque: Peser régulièrement le patient et suivre de près les signes suivants pour déterminer si la surcharge liquidienne a été contrée: œdème périphérique, râles et crépitations, dyspnée, gain pondéral, turgescence des jugulaires.

***Tests de laboratoires**:*

- Noter à intervalles réguliers les concentrations d'urée, de créatinine et d'électrolytes. Ces médicaments peuvent entraîner l'élévation des concentrations sériques de potassium, l'élévation passagère des concentrations sériques d'urée et de créatinine et la diminution des concentrations de sodium. L'élévation des concentrations sériques d'urée ou de créatinine peut dicter une réduction de la dose ou l'arrêt du traitement.
- Examiner l'hémogramme à intervalles réguliers tout au long du traitement. Ces médicaments peuvent entraîner, dans de rares cas, une légère baisse des concentrations d'hémoglobine et de l'hématocrite.
- Ces médicaments peuvent entraîner une élévation des concentrations d'AST, d'ALT, de phosphatase alcaline, de bilirubine sérique, d'acide urique et de glucose.
- Effectuer le dosage des protéines avant le traitement et à intervalles réguliers pendant une période allant jusqu'à un an chez les patients atteints d'insuffisance rénale ou chez ceux recevant > 150 mg/jour de captopril. Si la protéi-

nurie est trop élevée ou s'aggrave, réévaluer l'utilité du traitement par un IECA.

- Ces médicaments peuvent positiver les titres des ANA (anticorps antinucléaires).
- *Captopril*: le médicament peut entraîner des résultats faussement positifs lors du dosage des cétones dans l'urine.
- EXAMINER LA NUMÉRATION ET LA FORMULE LEUCOCYTAIRE, AVANT L'ADMINISTRATION INITIALE, TOUS LES MOIS PENDANT LES TROIS À SIX PREMIERS MOIS DE TRAITEMENT, ET À INTERVALLES RÉGULIERS PAR LA SUITE, PENDANT UN AN, CHEZ LES PATIENTS EXPOSÉS AU RISQUE DE NEUTROPÉNIE (PATIENTS ATTEINTS D'INSUFFISANCE RÉNALE OU DE COLLAGÉNOSE AVEC MANIFESTATIONS VASCULAIRES OU CEUX RECEVANT DE FORTES DOSES) OU AUX PREMIERS SIGNES D'INFECTION. ARRÊTER LE TRAITEMENT SI LE NOMBRE DE POLYNUCLÉAIRES NEUTROPHILES EST $< 1,0 \times 10^9$/L.

DIAGNOSTICS INFIRMIERS POSSIBLES

- Débit cardiaque diminué (Indications).
- Connaissances insuffisantes sur le traitement médicamenteux (Enseignement au patient et à ses proches).
- Non-observance du traitement médicamenteux (Enseignement au patient et à ses proches).

INTERVENTIONS INFIRMIÈRES

- **PO**: Une chute brusque de la pression artérielle en l'espace de une à trois heures après l'administration de la première dose peut dicter l'expansion volémique avec du soluté salin normal, mais, en général, cela ne justifie pas l'arrêt du traitement. L'interruption du traitement par les diurétiques ou un apport sodique accru, une semaine avant le début du traitement, peut diminuer le risque d'hypotension. Suivre de près la pression artérielle pendant au moins une heure après qu'elle a été stabilisée. Reprendre le traitement par les diurétiques si la pression artérielle n'est pas maîtrisée.
- **Captopril**

  PO: Administrer le médicament une heure avant ou deux heures après les repas. On peut réduire les comprimés en poudre si le patient éprouve des difficultés de déglutition. Les comprimés peuvent avoir une odeur de soufre ▪ On peut préparer une solution orale en réduisant en poudre un comprimé à 25 mg et en le dissolvant dans 25 à 100 mL d'eau. Bien mélanger pendant au moins 5 minutes et administrer dans les 30 minutes.
- **Énalaprilate**

  IV directe: On peut administrer l'énalaprilate sous forme non diluée.

  Vitesse d'administration: Administrer en au moins 5 minutes.

  Perfusion intermittente: Diluer dans 50 mL de D5%E, de NaCl 0,9 %, de D5%/NaCl 0,9 % ou de D5%E avec une solution de lactate de Ringer. La solution diluée est stable pendant 24 heures. Consulter les directives du fabricant avant de reconstituer la préparation.

  Vitesse d'administration: Administrer la perfusion lentement.

  Compatibilité (tubulure en Y): allopurinol ▪ amifostine ▪ amikacine ▪ aminophylline ▪ ampicilline ▪ ampicilline/sulbactam ▪ aztréonam ▪ butorphanol ▪ calcium, gluconate de ▪ céfazoline ▪ céfopérazone ▪ ceftazidime ▪ ceftizoxime ▪ chloramphénicol ▪ cimétidine ▪ cladribine ▪ clindamycine ▪ dextran 40 ▪ dobutamine ▪ dopamine ▪ érythromycine, lactobionate d' ▪ esmolol ▪ famotidine ▪ fentanyl ▪ filgrastim ▪ ganciclovir ▪ gentamycine ▪ granisétron ▪ héparine ▪ hetastarch ▪ hydrocortisone sodique, succinate d' ▪ labétalol ▪ lidocaïne ▪ magnésium, sulfate de ▪ melphalan ▪ méropenem ▪ méthylprednisolone sodique, succinate de ▪ métronidazole ▪ morphine ▪ nafcilline ▪ nicardipine ▪ nitroprusside ▪ pénicilline G potassique ▪ phénobarbital ▪ pipéracilline ▪ pipéracilline/tazobactam ▪ potassium, chlorure de ▪ potassium, phosphate de ▪ propofol ▪ ranitidine ▪ sodium, acétate de ▪ téniposide ▪ thiotépa ▪ tobramycine ▪ triméthoprim/sulfaméthoxazole ▪ vancomycine ▪ vinorelbine.

  Incompatibilité (tubulure en Y): amphotéricine B ▪ céfépime ▪ phénytoïne.

  Compatibilité en addition au soluté: dobutamine ▪ dopamine ▪ héparine ▪ méropenem ▪ nitroglycérine ▪ nitroprusside ▪ potassium, chlorure de.
- **Ramipril**

  PO: On peut ouvrir les capsules et saupoudrer leur contenu sur de la compote de pommes, l'ajouter à du jus de pommes, ou les dissoudre dans 125 mL d'eau, dans le cas des patients qui éprouvent des difficultés de déglutition, sans que l'efficacité du médicament en soit diminuée. Les mélanges ainsi préparés peuvent être conservés jusqu'à 24 heures à la température ambiante ou jusqu'à 48 heures au réfrigérateur.

ENSEIGNEMENT AU PATIENT ET À SES PROCHES

- Conseiller au patient de respecter scrupuleusement la posologie recommandée, de prendre le médicament à la même heure tous les jours, et de continuer le traitement même s'il se sent bien. S'il n'a pas pu prendre son médicament au moment habituel, il doit le prendre aussitôt que possible à moins qu'il ne soit presque l'heure de prendre la dose suivante. L'avertir qu'il ne doit pas remplacer une dose manquée par une double dose. Prévenir le patient qu'il ne doit arrêter le traitement par un IECA que sur recommandation d'un professionnel de la santé.
- Recommander au patient d'éviter de consommer des succédanés de sel ou des aliments à forte teneur en potassium ou en sodium, sauf si le professionnel de la santé le recommande (voir l'annexe J).
- Conseiller au patient de changer de position lentement afin de réduire les risques d'hypotension, particulièrement après l'administration de la dose initiale. Lui expliquer que les efforts physiques par temps chaud peuvent augmenter les effets hypotensifs des IECA.
- Conseiller au patient de consulter un professionnel de la santé avant de prendre des médicaments en vente libre, particulièrement des médicaments contre le rhume.
- Prévenir le patient que le médicament peut parfois provoquer des étourdissements. Lui conseiller de ne pas conduire et d'éviter les activités qui exigent sa vigilance jusqu'à ce qu'on ait la certitude que le médicament n'entraîne pas cet effet chez lui.
- Recommander au patient qui doit suivre un traitement effractif ou subir une intervention chirurgicale, d'informer le professionnel de la santé qu'il suit un traitement médicamenteux.
- Expliquer au patient que le médicament peut entraîner une altération du goût qui disparaît en 8 à 12 semaines, même si le traitement est poursuivi.
- RECOMMANDER AU PATIENT DE SIGNALER À UN PROFESSIONNEL DE LA SANTÉ LES SYMPTÔMES SUIVANTS : RASH, APHTES, MAUX DE GORGE, FIÈVRE, ŒDÈME DES MAINS OU DES PIEDS, EXTRASYSTOLES, DOULEURS THORACIQUES, TOUX SÈCHE, RAUCITÉ DE LA VOIX, ŒDÈME DU VISAGE, DES YEUX, DES LÈVRES OU DE LA LANGUE, DIFFICULTÉS DE DÉGLUTITION, DIFFICULTÉS RESPIRATOIRES, altération persistante du goût ou rash persistant. Une toux sèche peut se manifester et ne disparaître qu'après l'arrêt du traitement. Lui conseiller de consulter un professionnel de la santé si la toux devient gênante et de le prévenir en cas de nausées, de vomissements ou de diarrhée qui persistent.
- Insister sur l'importance des examens de suivi permettant d'évaluer l'efficacité du traitement.

Hypertension :

- Inciter le patient à appliquer d'autres mesures de réduction de l'hypertension : perdre du poids, cesser de fumer, boire avec modération, faire de l'exercice régulièrement et diminuer le stress. Lui expliquer que le médicament stabilise la pression artérielle, mais ne guérit pas l'hypertension.
- Montrer au patient et à ses proches comment mesurer la pression artérielle. Leur demander de mesurer la pression artérielle au moins une fois par semaine et de signaler tout changement important à un professionnel de la santé.

VÉRIFICATION DE L'EFFICACITÉ THÉRAPEUTIQUE

L'efficacité du traitement peut être démontrée par : la baisse de la pression artérielle sans manifestation d'effets indésirables ■ la diminution des signes et des symptômes d'insuffisance cardiaque ■ la réduction du risque de décès ou d'apparition d'une insuffisance cardiaque après un infarctus du myocarde ■ le ralentissement de l'évolution de la néphropathie diabétique. ✳

INHIBITEURS DE L'HMG-COA RÉDUCTASE

atorvastatine
Lipitor

fluvastatine
Lescol

lovastatine
Mevacor

pravastatine
Pravachol

simvastatine
Zocor

CLASSIFICATION :
Hypolipidémiants

Grossesse – catégorie X

INDICATIONS

Traitement d'appoint de l'hypercholestérolémie primaire et des dyslipidémies mixtes, en association avec la diétothérapie ▪ Réduction du risque d'infarctus du myocarde et des séquelles des AVC (prévention primaire et prévention secondaire), par l'abaissement des taux de lipides et de cholestérol.

MÉCANISME D'ACTION

Inhibition de l'enzyme 3-hydroxy-3-méthylglutaryl-coenzyme A (HMG-CoA) réductase qui catalyse une étape précoce de la synthèse du cholestérol. ***Effets thérapeutiques:*** Abaissement des concentrations de cholestérol total et de cholestérol-LDL. Légère élévation des concentrations de cholestérol-HDL et abaissement des concentrations de cholestérol-VLDL et de triglycérides ▪ Ralentissement de l'évolution de la coronaropathie, d'où une réduction de l'incidence des infarctus du myocarde et des AVC et du besoin de recourir à des interventions de revascularisation.

PHARMACOCINÉTIQUE

Absorption: *Atorvastatine* – le médicament est absorbé rapidement, mais subit un métabolisme gastro-intestinal et hépatique important, entraînant une biodisponibilité de 14 % (30 % pour l'activité hypolipidémiante); *fluvastatine* – le médicament est absorbé à 98 % par suite de l'administration PO; *lovastatine, pravastatine* – par suite de l'administration PO, l'absorption est faible et variable; *simvastatine* – le médicament est absorbé à 85 %, mais il est rapidement métabolisé.

Distribution: *Atorvastatine* – le médicament pénètre probablement dans le lait maternel; *Fluvastatine* – le médicament pénètre dans le lait maternel. *Lovastatine* – l'agent traverse la barrière hémato-encéphalique et le placenta. *Pravastatine* – l'agent pénètre dans les hépatocytes, site de son action; il pénètre en petites quantités dans le lait maternel.

Métabolisme et excrétion: Tous ces agents subissent un fort métabolisme hépatique, dans la plupart des cas, lors d'un premier passage. Ils sont excrétés dans la bile et dans les fèces. De petites quantités (*atorvastatine* – < 2 %; *fluvastatine* – 5 %, *pravastatine* – 20 %; *lovastatine* – 10 %; *simvastatine* – 13 %) sont excrétées à l'état inchangé par les reins. *Atorvastatine* – l'agent a deux métabolites hypolipidémiants.

Demi-vie: *Atorvastatine* – 14 heures (activité hypolipidémiante due à l'atorvastatine et à ses métabolites – de 20 à 30 heures); *fluvastatine* – 1,2 heure; *lovastatine* – 3 heures; *pravastatine* – de 1,3 à 2,7 heures; *simvastatine* – inconnue.

CONTRE-INDICATIONS ET PRÉCAUTIONS/ MISES EN GARDE

Contre-indications: Hypersensibilité ▪ Risque de réactions de sensibilité croisée entre les agents ▪ Maladie hépatique en poussée évolutive ▪ Grossesse ou allaitement.

Précautions/mises en garde: Antécédents de maladie hépatique ▪ Alcoolisme ▪ Insuffisance rénale (on recommande de réduire la dose si la Cl_{Cr} < 60 mL/ minute) ▪ Infection aiguë grave ▪ Hypotension ▪ Intervention chirurgicale majeure ▪ Traumatisme ▪ Troubles métaboliques, endocriniens ou électrolytiques graves ▪ Convulsions non maîtrisées ▪ Troubles visuels ▪ Myopathie ▪ Femmes en âge de procréer ▪ Enfants de moins de 18 ans (l'innocuité du médicament n'a pas été établie).

RÉACTIONS INDÉSIRABLES ET EFFETS SECONDAIRES

SNC: étourdissements, céphalées, insomnie, faiblesse.

ORLO: rhinite; *lovastatine* – vision trouble.

Resp.: bronchite.

GI: <u>crampes abdominales</u>, <u>constipation</u>, <u>diarrhée</u>, <u>flatulence</u>, <u>brûlures d'estomac</u>, dysgueusie, hépatite induite par le médicament, dyspepsie, élévation des enzymes hépatiques, nausées, pancréatite.

GU: impuissance.

Tég.: <u>rash</u>, prurit.

Loc.: RHABDOMYOLYSE, arthralgie, arthrite, myalgie, myosite.

Divers: réactions d'hypersensibilité.

INTERACTIONS

Médicament-médicament: Les **chélateurs des acides biliaires (cholestyramine, colestipol)**, administrés en même temps, peuvent intensifier les effets hypocholestérolémiants des inhibiteurs de l'HMG-CoA réductase ▪ Les **chélateurs des acides biliaires** peuvent réduire la biodisponibilité des inhibiteurs de l'HMG-CoA réductase ▪ Risque accru de myopathie lors de l'administration concomitante de **cyclosporine**, de **gemfibrozil**, de **clofibrate**, d'**érythromycine**, de fortes doses de **niacine** et d'**agents antifongiques de type azole** (l'usage concomitant de **clofibrate** ou de **gemfibrozil** est déconseillé) ▪ L'atorvastatine et la simvastatine peuvent élever légèrement les concentrations sériques de **digoxine** ▪ L'atorvastatine peut accroître les concentrations

de **contraceptifs oraux** ■ Les inhibiteurs de l'HMG-CoA réductase peuvent intensifier les effets de la **warfarine** ■ Les **antifongiques de type azole** peuvent élever de façon marquée les concentrations des inhibiteurs de l'HMG-CoA réductase (arrêter temporairement le traitement par les inhibiteurs de l'HMG-CoA réductase) ■ L'**érythromycine** peut élever les concentrations de ces agents ■ L'**alcool** réduit les concentrations de fluvastatine ■ L'**isradipine** peut réduire l'efficacité de la lovastatine ■ La **digoxine**, le **propranolol** et l'**acide nicotinique** peuvent réduire l'efficacité de la fluvastatine.
Médicament-aliments : Les **aliments** augmentent les concentrations sanguines de la lovastatine.

VOIES D'ADMINISTRATION ET POSOLOGIE

Atorvastatine

- **PO (adultes) :** 10 mg, 1 fois par jour, au départ ; on peut augmenter la dose toutes les 4 semaines, jusqu'à un maximum de 80 mg/jour. Écart posologique habituel : de 10 à 40 mg par jour.

Fluvastatine

- **PO (adultes) :** De 20 à 40 mg, 1 fois par jour, au coucher. Écart posologique : de 20 à 80 mg par jour. La dose de 80 mg par jour doit être fractionnée en 2 prises de 40 mg.

Lovastatine

- **PO (adultes) :** 20 mg, 1 fois par jour, lors du repas du soir. Augmenter la posologie à intervalles de 4 semaines, jusqu'à un maximum de 80 mg par jour, en une seule dose ou en doses fractionnées.

Pravastatine

- **PO (adultes) :** De 10 à 40 mg, 1 fois par jour, au coucher.

Simvastatine

- **PO (adultes) :** De 5 à 10 mg, 1 fois par jour, le soir. Écart posologique habituel : de 10 à 40 mg 1 fois par jour. Ne pas dépasser 80 mg par jour. Augmenter la dose à intervalles de 4 semaines (ne pas dépasser 10 mg par jour chez les patients recevant de la cyclosporine).

PRÉSENTATION

- **Atorvastatine**
  Comprimés : 10 mg^{Pr}, 20 mg^{Pr}, 40 mg^{Pr}.
- **Fluvastatine**
  Capsules : 20 mg^{Pr}, 40 mg^{Pr}.
- **Lovastatine**
  Comprimés : 20 mg^{Pr}, 40 mg^{Pr}.
- **Pravastatine**
  Comprimés : 10 mg^{Pr}, 20 mg^{Pr}, 40 mg^{Pr}.
- **Simvastatine**
  Comprimés : 5 mg^{Pr}, 10 mg^{Pr}, 20 mg^{Pr}, 40 mg^{Pr}, 80 mg^{Pr}.

PHARMACODYNAMIE (effet hypocholestérolémiant)

	DÉBUT D'ACTION	PIC	DURÉE
Atorvastatine	inconnu	inconnu	20 – 30 h
Fluvastatine	1 – 2 semaines	4 – 6 semaines	inconnue
Lovastatine	2 semaines	4 – 6 semaines	6 semaines†
Pravastatine	inconnu	inconnu	inconnue
Simvastatine	inconnu	inconnu	inconnue

† Après l'arrêt du traitement.

SOINS INFIRMIERS

ÉVALUATION DE LA SITUATION

- Recueillir les données sur les habitudes alimentaires du patient, notamment sur sa consommation de matières grasses.
- Des examens ophtalmiques sont recommandés avant le traitement et annuellement pendant toute sa durée.

Tests de laboratoire :

- Noter les concentrations sériques de cholestérol et de triglycérides avant l'administration initiale, après 4 à 6 semaines, puis, à intervalles réguliers, pendant toute la durée du traitement.
- Examiner les résultats des épreuves de l'exploration fonctionnelle hépatique, incluant les concentrations d'AST, avant l'administration initiale, de 6 à 12 semaines après le début du traitement ou après la majoration de la dose, puis tous les 6 mois. Si les concentrations d'AST sont 3 fois supérieures à la normale, il faut arrêter le traitement par les inhibiteurs de l'HMG-CoA réductase. Ces agents peuvent également élever les concentrations de phosphatase alcaline et de bilirubine.
- EXAMINER LES CONCENTRATIONS DE CPK EN CAS DE SENSIBILITÉ MUSCULAIRE. SI LES CONCENTRATIONS DE CPK SONT FORTEMENT ÉLEVÉES OU SI UNE MYOPATHIE SE MANIFESTE, IL FAUT ARRÊTER LE TRAITEMENT PAR LES INHIBITEURS DE L'HMG-COA RÉDUCTASE.
- Les inhibiteurs de l'HMG-CoA réductase peuvent entraîner des résultats anormaux aux tests de fonctionnement de la glande thyroïde.

DIAGNOSTICS INFIRMIERS POSSIBLES

- Connaissances insuffisantes sur le traitement médicamenteux (Enseignement au patient et à ses proches).
- Non-observance du traitement médicamenteux (Enseignement au patient et à ses proches).

INTERVENTIONS INFIRMIÈRES

PO :

- Administrer la *lovastatine* avec des aliments. L'administration à jeun réduit l'absorption d'environ 30 %. Il faut administrer la dose uniquotidienne initiale au repas du soir.
- Administrer la la *fluvastatine*, la *pravastatine* et la *simvastatine* une fois par jour, le soir. On peut administrer ces médicaments sans égard aux repas.
- Si la *fluvastatine* ou la *pravastatine* sont administrées en association avec des chélateurs des acides biliaires (cholestyramine, colestipol), les administrer 1 heure avant ou au moins 2 heures (*fluvastatine*) ou 4 heures (*pravastatine*) après ces agents.

ENSEIGNEMENT AU PATIENT ET À SES PROCHES

- Conseiller au patient de respecter scrupuleusement la posologie recommandée, de ne pas sauter de dose et de ne pas remplacer une dose manquée par une double dose. Le médicament aide à réduire les taux sériques élevés de cholestérol, mais ne guérit pas l'hypercholestérolémie.
- Expliquer au patient que le traitement médicamenteux ne peut être efficace que s'il observe en même temps un régime pauvre en matières grasses, en cholestérol et en glucides, s'il évite de boire de l'alcool, s'il fait de l'exercice et s'il cesse de fumer.
- RECOMMANDER AU PATIENT DE PRÉVENIR UN PROFESSIONNEL DE LA SANTÉ EN CAS DE DOULEUR, DE SENSIBILITÉ OU DE FAIBLESSE MUSCULAIRES INEXPLIQUÉES, PARTICULIÈREMENT SI CES SYMPTÔMES S'ACCOMPAGNENT DE FIÈVRE OU DE MALAISE.
- Inciter le patient à utiliser des écrans solaires et à porter des vêtements protecteurs pour prévenir les réactions de photosensibilité (effet rare).
- Recommander à la patiente de prévenir immédiatement un professionnel de la santé si elle souhaite devenir enceinte ou si elle pense l'être.
- Recommander au patient qui doit suivre un traitement ou subir une intervention chirurgicale de prévenir le professionnel de la santé qu'il suit un traitement par ce type de médicament.
- Insister sur l'importance des examens de suivi permettant de déterminer l'efficacité du traitement et de déceler les effets secondaires.

VÉRIFICATION DE L'EFFICACITÉ THÉRAPEUTIQUE

L'efficacité du traitement peut être démontrée par : la baisse des concentrations sériques de cholestérol-LDL, de cholestérol-VLDL et de cholestérol total ▪ l'élévation des concentrations de cholestérol-HDL ▪ la diminution des concentrations de triglycérides ▪ le ralentissement de l'évolution de la coronaropathie. ✳

INSULINES

insuline lispro
Humalog

insuline lispro protamine
Humalog Mix25

insuline régulière (insuline zinc cristalline)
Humulin R, Iletin Régulière, Iletin II Régulière, Novolin ge Toronto, Novolin ge Toronto Penfill

insuline NPH (suspension d'insuline isophane)
Humulin N, Iletin NPH, Iletin II NPH, Novolin ge NPH, Novolin ge NPH Penfill

insuline régulière avec insuline NPH
Humulin 10/90, Humulin 20/80, Humulin 30/70, Humulin 40/60, Humulin 50/50, Novolin ge 30/70, Novolin ge Penfill 10/90, Novolin ge Penfill 20/80, Novolin ge Penfill 30/70, Novolin ge Penfill 40/60, Novolin ge Penfill 50/50

insuline lente
Humulin L, Iletin Lente, Iletin II Lente, Novolin ge Lente

insuline ultralente
Humulin U, Novolin ge Ultralente

insuline régulière concentrée
Cette insuline n'est pas commercialisée au Canada.

CLASSIFICATION :
Antidiabétiques, hormones pancréatiques
Grossesse – catégorie B

INDICATIONS

Traitement du diabète insulinodépendant (DID, de type 1) ■ Traitement du diabète non insulinodépendant (DNID, de type 2) lorsque la diétothérapie et les hypoglycémiants oraux sont inefficaces ■ **Insuline régulière**: traitement d'urgence du coma ou du précoma diabétiques ainsi que durant une intervention chirurgicale chez les diabétiques.

MÉCANISME D'ACTION

Abaissement de la glycémie par augmentation du transport vers les cellules et de la transformation du glucose en glycogène ■ Effet favorable sur la transformation des acides aminés en protéines au niveau des muscles et sur la formation de triglycérides ■ Inhibition de la libération d'acides gras libres ■ Sources : porcine, bovine et porcine, semi-synthétique, biosynthétique par les techniques de recombinaison de l'ADN. ***Effets thérapeutiques:*** Équilibrage de la glycémie chez les patients diabétiques.

PHARMACOCINÉTIQUE

Absorption: Par suite de l'administration SC, l'absorption est rapide. La vitesse d'absorption dépend du type d'insuline, du point d'injection, du volume injecté et d'autres facteurs.

Distribution: L'agent se répartit dans tout l'organisme.

Métabolisme et excrétion: L'insuline est métabolisée par le foie, la rate, les reins et les muscles.

Demi-vie: De 5 à 6 minutes (prolongée chez les diabétiques ; la demi-vie biologique est plus longue).

CONTRE-INDICATIONS ET PRÉCAUTIONS/ MISES EN GARDE

Contre-indications: Allergie ou hypersensibilité à un type particulier d'insuline, d'agent de conservation ou d'additif ■ Hypoglycémie ■ Les insulines NPH, lente, ultralente ou lispro protamine et les mélanges d'insulines ne doivent pas être administrés par voie IV ni utilisés dans le traitement du coma.

Précautions/mises en garde: Stress, grossesse ou infection (les besoins en insuline sont passagèrement accrus).

RÉACTIONS INDÉSIRABLES ET EFFETS SECONDAIRES

Tég.: urticaire.

End.: HYPOGLYCÉMIE, hyperglycémie rebond (effet de Somogyi).

Locaux: lipodystrophie, démangeaisons, lipohypertrophie, rougeurs, œdème.

Divers: réactions allergiques, incluant l'ANAPHYLAXIE.

INTERACTIONS

Médicament-médicament: Les **bêta-bloquants** peuvent masquer certains signes et symptômes d'hypoglycémie et retarder leur disparition ■ Les **diurétiques thiazidiques**, les **glucocorticoïdes**, le **diltiazem**, la **dobutamine**, les **préparations d'agents thyroïdiens**, les **œstrogènes**, la **nicotine**, les **inhibiteurs de la protéase (antirétroviraux)** et la **rifampine** peuvent accroître les besoins en insuline ■ Les **stéroïdes anabolisants (testostérone)**, l'**alcool**, le **clofibrate**, la **guanéthidine**, les **IMAO**, la plupart des **AINS**, les **hypoglycémiants oraux**, la **sulfinpyrazone**, les **tétracyclines**, la **phénylbutazone** et la **warfarine** peuvent réduire les besoins en insuline.

VOIES D'ADMINISTRATION ET POSOLOGIE

La dose dépend de la glycémie, de la réponse au traitement et de nombreux autres facteurs.

PRÉSENTATION

Au Canada, toutes les insulines sont présentées à une concentration de 100 unités/mL

Insuline régulière: fioles de 10 mL^{VL}, cartouches de 1,5 mL^{VL} et 3 mL^{VL}, seringues jetables de 3 mL^{VL} ■ **Insuline NPH**: fioles de 10 mL^{VL}, cartouches de 1,5 mL^{VL} et 3 mL^{VL}, seringues jetables de 3 mL^{VL}, stylos-injecteurs de 3 mL^{VL} ■ **Insuline NPH et insuline régulière**: fioles de 10 mL^{VL}, cartouches de 1,5 mL^{VL} et 3 mL^{VL}, 30/70 : seringues jetables de 3 mL^{VL} ■ **Insuline lente**: fioles de 10 mL^{VL} ■ **Insuline ultralente**: fioles de 10 mL^{VL} ■ **Insuline lispro**: fioles de 10 mL, cartouches de 1,5 mL^{VL} et 3 mL^{VL}, stylos-injecteurs de 3 mL^{VL} ■ **Insuline lispro protamine**: cartouches de 3 mL^{VL}, stylos-injecteurs de 3 mL^{VL}.

PHARMACODYNAMIE (effet hypoglycémiant)

	DÉBUT D'ACTION	PIC	DURÉE
lispro SC	rapide	30 – 60 min	3 – 4 h
régulière IV	10 – 30 min	15 – 30 min	30 – 60 min
régulière SC	0,5 – 1 h	2 – 4 h	5 – 7 h
NPH SC	1 – 4 h	6 – 12 h	18 – 28 h
lente SC	1 – 3 h	8 – 12 h	18 – 28 h
ultralente SC	4 – 6 h	18 – 24 h	36 h

SOINS INFIRMIERS

ÉVALUATION DE LA SITUATION

- SUIVRE À INTERVALLES RÉGULIERS PENDANT TOUTE LA DURÉE DU TRAITEMENT, LES SIGNES ET LES SYMPTÔMES D'HYPOGLYCÉMIE (ANXIÉTÉ, FRISSONS, SUEURS FROIDES, CONFUSION, PEAU PÂLE ET FROIDE, DIFFICULTÉ DE CONCENTRATION, SOMNOLENCE, FAIM EXCESSIVE, CÉPHALÉES, IRRITABILITÉ, NAUSÉES, NERVOSITÉ, POULS RAPIDE, TREMBLEMENTS, FATIGUE OU FAIBLESSE INHABITUELLES) et d'hyperglycémie (somnolence, rougeur et sécheresse de la peau, haleine fruitée, mictions fréquentes, perte d'appétit, fatigue, soif inhabituelle).
- Peser le patient à intervalles réguliers. Les modifications de poids peuvent dicter l'adaptation de la posologie d'insuline.

Tests de laboratoire :

- L'insuline peut abaisser les concentrations sériques de phosphates inorganiques, de magnésium et de potassium.
- Suivre la glycémie et la cétonémie toutes les 6 heures pendant toute la durée du traitement (plus fréquemment en présence d'acidocétose ou de stress). L'efficacité du traitement peut également être déterminée par la mesure de l'hémoglobine glyquée.

Toxicité et surdosage : LE SURDOSAGE SE MANIFESTE PAR DES SYMPTÔMES D'HYPOGLYCÉMIE. ON PEUT TRAITER L'HYPOGLYCÉMIE LÉGÈRE EN ADMINISTRANT DU GLUCOSE PAR VOIE ORALE. L'HYPOGLYCÉMIE GRAVE EST UNE URGENCE, CAR ELLE PEUT METTRE EN DANGER LA VIE DU PATIENT. LE TRAITEMENT CONSISTE À ADMINISTRER DU GLUCOSE PAR VOIE IV, DU GLUCAGON OU DE L'ÉPINÉPHRINE.

DIAGNOSTICS INFIRMIERS POSSIBLES

- Connaissances insuffisantes sur le traitement médicamenteux (Enseignement au patient et à ses proches).
- Non-observance du traitement médicamenteux (Enseignement au patient et à ses proches).

INTERVENTIONS INFIRMIÈRES

- Il existe différents types d'insulines, de sources différentes. Vérifier le type, la source, la dose et la date de péremption de l'insuline en collaboration avec une autre infirmière. Ne pas substituer un type d'insuline à un autre sans recommandation expresse du médecin ou d'un autre professionnel de la santé.
- N'utiliser *que* les seringues à insuline pour prélever la dose. Les unités inscrites sur la seringue doivent correspondre aux unités d'insuline par mL. On peut se procurer des seringues spécialement destinées aux doses inférieures à 50 unités. N'utiliser *que* les seringues à insuline de 100 unités pour prélever la dose d'*insuline lispro*. Avant de prélever la dose, faire tourner la fiole dans les paumes de la main pour bien disperser la solution ; ne pas agiter.
- Lorsqu'on doit mélanger les insulines, prélever d'abord l'insuline régulière ou l'insuline lispro pour éviter la contamination de la fiole contenant ce type d'insuline.
- Conserver l'insuline au frais ; il n'est pas nécessaire de garder la fiole entamée au réfrigérateur.
- Étant donné la courte durée d'action de l'insuline lispro, il peut s'avérer nécessaire d'administrer un traitement d'appoint par une insuline à action prolongée pour équilibrer la glycémie.

SC : Administrer l'insuline lispro dans les 15 minutes précédant un repas.

IV : L'insuline régulière et l'insuline lispro sont les seules insulines que l'on puisse administrer par voie IV. Ne pas administrer la solution si elle est trouble, si elle a changé de couleur ou si elle est très visqueuse.

IV directe : On peut administrer l'insuline non diluée par IV, directement dans une veine ou dans une tubulure en Y.

Perfusion continue : On peut diluer l'insuline pour perfusion dans les solutions IV courantes ; toutefois, avant d'atteindre le système veineux, l'insuline pourrait perdre sa puissance d'au moins 20 à 80 % à cause du contact avec le contenant ou la tubulure de verre ou de plastique.

Vitesse d'administration :

- La vitesse de perfusion doit être prescrite par le médecin ; l'administration doit se faire à l'aide d'une pompe IV afin de s'assurer que le patient reçoit la dose exacte.
- Réduire la vitesse d'administration lorsque la glycémie atteint 13,9 mmol/L.

Compatibilité (tubulure en Y) : ampicilline ▪ ampicilline/sulbactam ▪ aztréonam ▪ céfazoline ▪ céfotétane ▪ dobutamine ▪ famotidine ▪ gentamicine ▪ héparine ▪ imipénem/cilastatine ▪ indométhacine ▪ magnésium, sulfate de ▪ mépéridine ▪ morphine ▪ oxytocine ▪ pentobarbital ▪ potassium, chlorure de ▪ ritodrine ▪ sodium, bicarbonate de ▪ tacrolimus ▪ terbutaline ▪ ticarcilline ▪ ticarcilline/clavulanate ▪ tobramycine ▪ vancomycine ▪ vitamines du complexe B avec C.

Compatibilité en addition au soluté: L'insuline peut être ajoutée à une solution d'APT (alimentation parentérale totale).

ENSEIGNEMENT AU PATIENT ET À SES PROCHES

- Montrer au patient comment administrer l'insuline et préciser le type d'insuline qu'il doit utiliser, le matériel dont il doit se servir (seringue, cartouche, tampons d'alcool), le mode de conservation de l'agent et la méthode de mise au rebut des seringues. Insister sur le fait qu'il est important de ne pas changer de marque d'insuline ou de seringue, qu'il faut choisir soigneusement les points d'injection et en assurer la rotation et qu'il est vital d'observer le schéma posologique prescrit.
- Faire la démonstration du mode de mélange des insulines: prélever d'abord l'insuline régulière ou l'insuline lispro, tourner la fiole d'insuline à action intermédiaire dans les paumes de la main sans l'agiter (en raison du risque de fausser les doses).
- Expliquer au patient que ce médicament équilibre la glycémie, mais ne guérit pas le diabète. Le traitement est de longue durée.
- Faire une démonstration du dosage de la glycémie et de la cétonémie. Ces dosages doivent être exécutés attentivement pendant des périodes de stress ou pendant une maladie. Il faut prévenir un professionnel de la santé si des modifications importantes surviennent.
- Insister sur le fait qu'il est important de suivre les consignes des professionnels de la santé concernant l'alimentation et les exercices.
- Conseiller au patient de consulter un professionnel de la santé avant de prendre d'autres médicaments ou de l'alcool en concomitance.
- Recommander au patient qui doit suivre un autre traitement ou subir une intervention chirurgicale d'avertir le professionnel de la santé qu'il suit un traitement à l'insuline.
- Recommander au patient de communiquer avec un professionnel de la santé s'il souffre de nausées, de vomissements ou de fièvre, s'il est incapable de suivre le régime alimentaire habituel ou si la glycémie n'est pas équilibrée.
- EXPLIQUER AU PATIENT QUELS SONT LES SIGNES ET LES SYMPTÔMES D'HYPOGLYCÉMIE ET D'HYPERGLYCÉMIE ET LES MESURES À PRENDRE S'ILS SE MANIFESTENT.
- Demander à la patiente de prévenir le professionnel de la santé si elle pense être enceinte ou souhaite le devenir.
- Inciter le patient souffrant de diabète à toujours garder sur lui du sucre (bonbons, sachets de sucre) et une pièce d'identité où sont inscrits sa maladie et son traitement médicamenteux.
- Insister sur l'importance des examens de suivi réguliers, particulièrement au cours des premières semaines de traitement.

VÉRIFICATION DE L'EFFICACITÉ THÉRAPEUTIQUE

L'efficacité du traitement peut être démontrée par: l'équilibrage de la glycémie sans apparition d'épisodes d'hypoglycémie ou d'hyperglycémie.

INTERFÉRON BÊTA

interféron bêta-1a
Avonex, Rebif

interféron bêta-1b
Betaseron

CLASSIFICATION:
Immunomodulateur
Grossesse – catégorie C

INDICATIONS

Interféron bêta-1a: Traitement des formes rémittentes ou récurrentes de la sclérose en plaques ■ **Rebif:** traitement du condylome acuminé ne répondant pas aux traitements classiques ■ **Interféron bêta-1b:** Traitement de la sclérose en plaques rémittente et récidivante chez les patients ambulatoires.

MÉCANISME D'ACTION

Propriétés antivirales et immunorégulatrices dues aux interactions avec des récepteurs spécifiques de la surface des cellules ■ Agent produit par les techniques de recombinaison de l'ADN. ***Effets thérapeutiques:*** Réduction de l'incidence des récidives (dysfonctionnement neurologique) et ralentissement des déficiences physiques chez les patients atteints de sclérose en plaques.

PHARMACOCINÉTIQUE

Absorption: *Interféron bêta-1b* – par suite de l'administration SC, le médicament est absorbé à 50 %.

Distribution : Inconnue.
Métabolisme et excrétion : Inconnus.
Demi-vie : *Interféron bêta-1a* – 8,6 heures (SC), 10 heures (IM) ; *interféron bêta-1b* – de 8 minutes à 4,3 heures.

CONTRE-INDICATIONS ET PRÉCAUTIONS/ MISES EN GARDE

Contre-indications : Hypersensibilité à l'interféron bêta naturel ou recombinant, à l'albumine humaine ou à un ingrédient de la préparation.
Précautions/mises en garde : Antécédents de tentatives de suicide ou de dépression ■ Antécédents de convulsions ■ Maladie cardiovasculaire ■ Patientes en âge de procréer ■ Grossesse, allaitement ou enfants âgés de moins de 18 ans (l'innocuité du médicament n'a pas été établie).

RÉACTIONS INDÉSIRABLES ET EFFETS SECONDAIRES

SNC : CONVULSIONS, céphalées, faiblesse, anxiété, confusion, dépersonnalisation, somnolence, labilité affective, évanouissements, dépression, troubles du sommeil, idées suicidaires.
ORLO : conjonctivite, laryngite, otite.
Resp. : dyspnée, infection des voies respiratoires supérieures.
CV : douleurs thoraciques, œdème, hypertension, palpitations, troubles vasculaires périphériques, tachycardie, vasodilatation.
GI : constipation, diarrhée, dyspepsie, nausées, vomissements, douleurs abdominales, anorexie, dysfonctionnement hépatique, troubles gastro-intestinaux.
GU : cystite, kyste ovarien, douleurs pelviennes.
Tég. : transpiration, alopécie, photosensibilité, phototoxicité.
End. : troubles menstruels, douleurs mammaires, hypoglycémie, ménorragie, fausse couche.
Hémat. : neutropénie, anémie, éosinophilie.
Locaux : réactions au point d'injection (plus fréquentes lors de l'administration d'interféron bêta-1b), nécrose au point d'injection.
Métab. : perte pondérale.
Loc. : myalgie, arthralgie, spasmes musculaires.
Divers : frissons, fièvre, symptômes pseudo-grippaux, douleur, réactions d'hypersensibilité.

INTERACTIONS

Médicament-médicament : Risque d'aggravation de l'aplasie médullaire lors de l'administration concomitante d'autres dépresseurs de la moelle osseuse, incluant les **antinéoplasiques**.

VOIES D'ADMINISTRATION ET POSOLOGIE

Interféron bêta-1a

- **Avonex : IM (adultes) :** 30 µg, 1 fois par semaine.
- **Rebif :** *Sclérose en plaques* – **SC (adultes) :** 22 µg (6 MUI), 3 fois par semaine ou 44 µg (12 MUI) 3 fois par semaine pour les cas d'invalidité plus grave. *Condylome acuminé* – **voie intralésionnelle ou périlésionnelle (adultes) :** 3,67 µg (1 MUI) par lésion, 3 fois par semaine pendant 3 semaines. Les seringues préremplies ne doivent pas être utilisées pour cette indication.

Interféron bêta-1b

- **SC (adultes) :** 0,25 mg (8 MUI) un jour sur deux.

PRÉSENTATION

- **Interféron bêta-1a**
  Avonex : poudre pour injection : 33 µg (6,6 MUI)/fiole[Pr]
  Rebif : poudre pour injection : 11 µg (3 MUI)/flacon[Pr], 44 µg (12 MUI)/flacon[Pr] ; **seringues préremplies :** 22 µg (6 MUI)/0,5mL[Pr], 44 µg (12 MUI)/0,5 mL[Pr].
- **Interféron bêta-1b**
  Poudre pour injection : 0,3 mg (9,6 MUI)/fiole[Pr].

PHARMACODYNAMIE

	DÉBUT D'ACTION	PIC	DURÉE
interféron bêta-1a IM†	dans les 12 h	48 h	4 jours
interféron bêta-1b SC‡	rapide	1 – 8 h	inconnue

† Modification de la réponse biologique.
‡ Concentrations sériques.

SOINS INFIRMIERS

ÉVALUATION DE LA SITUATION

- Évaluer la fréquence des exacerbations des symptômes de la sclérose en plaques à intervalles réguliers tout au long du traitement.
- Rester à l'affût de la dépression tout au long du traitement. En cas de dépression, prévenir immédiatement le médecin ou un autre professionnel de la santé.

Tests de laboratoire : Suivre les concentrations d'hémoglobine, la formule leucocytaire et le nombre de plaquettes et effectuer d'autres analyses sanguines, incluant les tests de l'exploration fonctionnelle hépatique, avant l'administration du médicament et à intervalles réguliers tout au long du traitement. Il peut s'avérer nécessaire d'arrêter temporairement le traitement, si le nombre de polynucléaires neutrophiles est inférieur à 750/mm^3, si les concentrations d'AST ou d'ALT dépassent 10 fois la limite supérieure de la normale ou si les concentrations sériques de bilirubine dépassent 5 fois la limite supérieure de la normale. Dès que le nombre absolu de polynucléaires neutrophiles dépasse 750/mm^3 ou que les concentrations d'enzymes hépatiques reviennent à la normale, le traitement peut être repris à 50 % de la dose initiale.

DIAGNOSTICS INFIRMIERS POSSIBLES

Connaissances insuffisantes sur le traitement médicamenteux (Enseignement au patient et à ses proches).

INTERVENTIONS INFIRMIÈRES

NE PAS CONFONDRE LES AGENTS. L'INTERFÉRON BÊTA-1A ET L'INTERFÉRON BÊTA-1B NE SONT PAS INTERCHANGEABLES.

Interféron bêta-1a : *Avonex* : Reconstituer avec 1,1 mL du diluant fourni et faire rouler délicatement le flacon entre les mains pour dissoudre la poudre. Garder la solution reconstituée au réfrigérateur ; injecter dans les 6 heures suivant la reconstitution. *Rebif* : Reconstituer la poudre lyophilisée avec 0,5 mL du diluant fourni et administrer immédiatement. La solution fournie en seringues préremplies est prête pour l'administration.

Interféron bêta-1b :

- Pour reconstituer, injecter 1,2 mL du diluant fourni dans la fiole d'interféron bêta-1b, pour obtenir une concentration de 0,25 mg (8 millions d'UI)/mL. Faire rouler délicatement la fiole entre les mains pour dissoudre complètement la poudre ; ne pas agiter. Ne pas utiliser les solutions qui ont changé de couleur ou qui contiennent des particules. Garder la solution reconstituée au réfrigérateur ; injecter dans les 3 heures suivant la reconstitution.
- Après avoir reconstitué la solution, prélever 1 mL dans une seringue munie d'une aiguille de calibre 27 et injecter par voie SC dans le bras, l'abdomen, la hanche ou la cuisse. Mettre au rebut toute portion inutilisée ; les fioles sont réservées à un usage unique.

ENSEIGNEMENT AU PATIENT ET À SES PROCHES

- Montrer au patient la technique d'injection et la méthode d'entretien et de mise au rebut du matériel. Recommander au patient de ne pas réutiliser les aiguilles ou les seringues et lui fournir un contenant imperforable pour la mise au rebut.
- Conseiller au patient de suivre scrupuleusement la posologie recommandée ; l'enjoindre de ne pas changer de dose ni d'intervalle entre les injections sans consulter d'abord un professionnel de la santé.
- Informer le patient que des symptômes pseudogrippaux (fièvre, frissons, myalgie, transpiration, malaise) peuvent survenir en cours de traitement. Lui conseiller de prendre de l'acétaminophène pour soulager la fièvre et la myalgie.
- Inciter le patient à utiliser des écrans solaires et à porter des vêtements protecteurs pour prévenir les réactions de photosensibilité.
- Inciter la patiente à prévenir un professionnel de la santé si elle prévoit devenir enceinte ou si elle pense l'être. Ce médicament peut provoquer une fausse couche.

VÉRIFICATION DE L'EFFICACITÉ THÉRAPEUTIQUE

L'efficacité du traitement peut être démontrée par : la diminution de la fréquence des récidives (dysfonctionnement neurologique) chez les patients atteints de sclérose en plaques rémittente et récidivante.

IODE, IODURES

iodure de potassium
Thyro-Block

iodure de potassium, solution saturée
Ce médicament n'est pas commercialisé au Canada.

iodure de sodium
Micro I

iode, solution forte d'
Solution de Lugol

CLASSIFICATION :
Antithyroïdiens

Grossesse – catégories D et inconnue (iodure de sodium)

INDICATIONS

Traitement d'appoint en association avec d'autres antithyroïdiens pour préparer le patient à la thyroïdectomie ■ Traitement des crises thyréotoxiques ■

Radioprotection, à la suite de l'absorption accidentelle (urgence nucléaire) ou de l'administration d'iode radioactif ■ Traitement supplétif en cas de nutrition parentérale de longue durée. **Usages non approuvés**: Traitement substitutif.

MÉCANISME D'ACTION

Inhibition rapide de la libération et de la synthèse d'hormones thyroïdiennes ■ Diminution de la vascularité de la glande thyroïde ■ Diminution du captage thyroïdien de l'iode radioactif à la suite de l'absorption accidentelle (urgence nucléaire) ou de l'administration d'isotopes radioactifs de l'iode ■ L'iode est une composante essentielle de l'hormone thyroïdienne. ***Effets thérapeutiques:*** Maîtrise de l'hyperthyroïdie ■ Diminution de l'hémorragie durant une intervention chirurgicale à la thyroïde ■ Traitement supplétif ou substitutif ■ Diminution de l'incidence du cancer thyroïdien à la suite d'une absorption accidentelle d'iode radioactif.

PHARMACOCINÉTIQUE

Absorption: L'agent est transformé dans le tractus gastro-intestinal et pénètre dans la circulation sous forme d'iode; il est également absorbé par la peau et les poumons; il peut aussi se former par recyclage des iodothyronines.

Distribution: L'agent se concentre dans la glande thyroïde et dans les muscles; on le retrouve également dans la peau, les os, les tissus mammaires et les cheveux. Il traverse le placenta et pénètre dans le lait maternel.

Métabolisme et excrétion: Le médicament est capté par la glande thyroïde, puis il est éliminé par les reins, le foie, la peau, les poumons et les intestins.

Demi-vie: Inconnue.

CONTRE-INDICATIONS ET PRÉCAUTIONS/ MISES EN GARDE

Contre-indications: Hypersensibilité.

Précautions/mises en garde: Tuberculose ■ Bronchite ■ Hyperkaliémie ■ Insuffisance rénale ■ Grossesse ou allaitement (bien que l'iode soit nécessaire pendant la grossesse, des quantités excessives peuvent entraîner des anomalies de la fonction thyroïdienne ou le goitre chez le nouveau-né; un usage excessif pendant l'allaitement peut causer un rash ou la suppression de la fonction thyroïdienne chez le nourrisson).

RÉACTIONS INDÉSIRABLES ET EFFETS SECONDAIRES

GI: diarrhée, irritation gastro-intestinale.

Tég.: éruptions acnéiformes.

End.: hypothyroïdie, hyperthyroïdie, hyperplasie de la thyroïde.

HÉ: hyperkaliémie (iodure de potassium seulement).

Divers: hypersensibilité, iodisme.

INTERACTIONS

Médicament-médicament: Le **lithium**, administré en concomitance, peut provoquer une hypothyroïdie additive ■ Intensification de l'effet antithyroïdien du **méthimazole** et du **propylthiouracile** ■ Risque d'hyperkaliémie additive lors de l'usage concomitant de l'iodure de potassium et de **diurétiques épargneurs de potassium**, d'**inhibiteurs de l'enzyme de conversion de l'angiotensine** ou de **suppléments de potassium**.

VOIES D'ADMINISTRATION ET POSOLOGIE

Iodure de potassium, solution saturée = 1 g d'iodure de potassium/mL; iodure de potassium (comprimés): 130 mg/comprimé; solution de Lugol (*solution forte d'iode*) = iode à 50 mg/mL plus iodure de potassium à 100 mg/mL; iodure de sodium = 118 µg d'iodure de sodium (100 µg d'iodure)/mL.

Préparation à la thyroïdectomie

- **(É.-U.): PO (adultes et enfants)**: *Solution forte d'iode* – de 3 à 5 gouttes (de 0,1 à 0,3 mL), 3 fois par jour, pendant les 10 jours précédant l'intervention. *Solution saturée d'iodure de potassium* – de 1 à 5 gouttes (de 50 à 250 mg), 3 fois par jour, pendant les 10 à 14 jours précédant l'intervention.

Crise thyréotoxique

- **(É.-U.): PO (adultes et enfants)**: *Solution forte d'iode* – 1 mL dans de l'eau, 3 fois par jour. *Solution saturée d'iodure de potassium* – 5 gouttes (250 mg), 3 fois par jour.

Radioprotection

- **PO (adultes et enfants ≥ 1 an)**: 130 mg d'iodure de potassium par jour, pendant 10 jours, sauf recommandation contraire.
- **PO (enfants < 1 an)**: 65 mg d'iodure de potassium par jour, pendant 10 jours, sauf recommandation contraire.

Supplément nutritionnel

- **IV (adultes)**: De 1 à 2 µg d'iode élémentaire/kg/jour, ajoutés à la nutrition parentérale.
- **IV (enfants)**: De 2 à 3 µg d'iode élémentaire/kg/jour, ajoutés à la nutrition parentérale.

PRÉSENTATION

- **Iodure de potassium (version générique disponible)**
  Solution saturée : 1 g d'iodure de potassium/mL (on ne trouve pas la solution dans le commerce mais elle peut être fabriquée par un pharmacien) ■ **Comprimés :** 130 mg[VL].
- **Iodure de sodium**
  Solution pour injection : 100 µg d'iodure (118 mg d'iodure de sodium)/mL, en flacons de 10 mL[Pr] ■ **Solution pour injection en association avec :** chrome, cuivre, manganèse, sélénium et zinc.
- **Solution forte d'iode (version générique disponible)**
  Solution orale : iode à 50 mg/mL avec iodure de potassium à 100 mg/mL (iode à 5 % avec iodure de potassium à 10 %), plusieurs formats de flacon disponibles[VL].

I

PHARMACODYNAMIE (effet sur la glande thyroïde)

	Début d'action	Pic	Durée
PO	24 h	10 – 15 jours	variable
IV	rapide	inconnu	inconnue

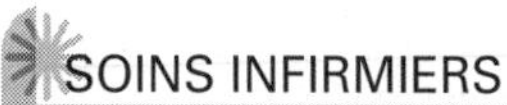

SOINS INFIRMIERS

ÉVALUATION DE LA SITUATION

- Suivre de près les signes et les symptômes suivants d'iodisme : goût métallique, stomatite, lésions de la peau, symptômes de rhume, troubles gastro-intestinaux graves. Prévenir le médecin dès l'apparition de ces symptômes.
- Suivre de près les symptômes suivants d'hyperthyroïdie : tachycardie, palpitations, nervosité, insomnie, diaphorèse, intolérance à la chaleur, tremblements, perte de poids.
- Suivre de près les réactions d'hypersensibilité : rash, prurit, œdème laryngé, respiration sifflante. Arrêter d'administrer le médicament et prévenir le médecin dès l'apparition des symptômes.

Tests de laboratoire :

- Examiner les résultats des tests de l'exploration fonctionnelle thyroïdienne avant le traitement et à intervalles réguliers pendant toute sa durée. L'agent peut modifier les résultats de la scintigraphie thyroïdienne et peut diminuer la fixation par la thyroïde de l'iode^{131}, de l'iode^{123} et du pertechnétate sodique ^{99m}Tc lors de tests de captage thyroïdien.
- Noter les concentrations sériques de potassium à intervalles réguliers pendant toute la durée du traitement.

DIAGNOSTICS INFIRMIERS POSSIBLES

Connaissances insuffisantes sur le traitement médicamenteux (Enseignement au patient et à ses proches).

INTERVENTIONS INFIRMIÈRES

PO :

- Mélanger la solution à un grand verre de jus de fruits, d'eau, de bouillon ou de lait. Administrer le médicament après les repas afin de réduire l'irritation gastro-intestinale.
- La solution est normalement transparente et incolore. Si on la laisse reposer, elle peut prendre une teinte foncée sans que son effet soit altéré. Mettre au rebut les solutions de couleur jaune brunâtre.
- Des cristaux peuvent se former, particulièrement si la solution est gardée au réfrigérateur, mais ils se dissolvent lorsqu'on l'agite et qu'on la laisse à la température ambiante.

IV : L'administration parentérale ne devrait être utilisée que lorsque l'administration orale est impossible.

Perfusion continue : L'iodure de sodium est ajouté aux solutions de nutrition parentérale totale.

Compatibilité en addition au soluté : électrolytes ■ métaux à l'état de traces ■ solutions d'acides aminés ■ solutions de dextrose.

ENSEIGNEMENT AU PATIENT ET À SES PROCHES

- Conseiller au patient de respecter scrupuleusement la posologie recommandée. S'il n'a pu prendre le médicament au moment habituel, il doit le prendre dès que possible, à moins que ce ne soit presque l'heure prévue pour la dose suivante. L'avertir qu'il ne doit jamais remplacer une dose manquée par une double dose.
- Recommander à la patiente d'informer le professionnel de la santé, avant de commencer le traitement, si elle pense être enceinte.
- Recommander au patient de demander à un professionnel de la santé s'il doit éviter les aliments riches en iode (fruits de mer, sel iodé, chou, chou frisé, navets) ou en potassium (voir l'annexe J).
- Conseiller au patient de consulter un professionnel de la santé avant de prendre un médicament contre le rhume, car certaines de ces

préparations peuvent contenir de l'iode comme expectorant.

Hyperthyroïdie : Conseiller au patient de suivre scrupuleusement la posologie recommandée. Une dose manquée peut déclencher l'hyperthyroïdie.

Supplément nutritionnel : Expliquer au patient les besoins en iode de l'organisme et inventorier avec lui les aliments riches en iode.

VÉRIFICATION DE L'EFFICACITÉ THÉRAPEUTIQUE

L'efficacité du traitement peut être démontrée par : la résolution des symptômes de crise thyroïdienne ▪ la diminution de la taille et de la vascularité de la glande thyroïde avant une thyroïdectomie ; l'administration d'iodures pour traiter l'hyperthyroïdie est habituellement limitée à 2 semaines ▪ la protection de la glande thyroïde contre les effets de l'iode radioactif ▪ la prévention et le traitement de la carence en iode. ✳

IPÉCA, SIROP D'

Ipecac, PMS-Ipecac

CLASSIFICATION :

Antidote (émétique)

Grossesse – catégorie C

INDICATIONS

Induction des vomissements lors du traitement initial du surdosage ou de l'empoisonnement par des substances non caustiques chez les patients conscients.

MÉCANISME D'ACTION

Stimulation de la zone gâchette chémoréceptrice du SNC et irritation de la muqueuse gastrique. L'action est due à deux alcaloïdes principaux : l'émétine et la céphaline. ***Effets thérapeutiques :*** Induction de vomissements en cas de surdosage.

PHARMACOCINÉTIQUE

Absorption : Minime.

Distribution : Inconnue.

Métabolisme et excrétion : L'excrétion de l'émétine est très lente ; elle est décelable dans les urines pendant 60 jours.

Demi-vie : Inconnue.

CONTRE-INDICATIONS ET PRÉCAUTIONS/ MISES EN GARDE

Contre-indications : Patients demi-comateux ou en état d'ébriété, patients inconscients ou en crise convulsive ▪ Patients en état de choc ▪ Patients dont le réflexe nauséeux est diminué ou absent ▪ Ingestion de substances caustiques ou corrosives, hydrocarbures dérivés du pétrole, médicaments qui entraînent une bradycardie ou une hypotension rapide, comme la digoxine, les bêta-bloquants ou les bloqueurs des canaux calciques, les dépresseurs du SNC ▪ Intolérance à l'alcool ▪ Patients qui ont ingéré une toxine pouvant rapidement induire une crise convulsive, comme un antidépresseur tricyclique, l'isoniazide, la cocaïne ou le camphre.

Précautions/mises en garde : Grossesse, allaitement ou enfants de moins de 6 mois (l'innocuité du médicament n'a pas été établie).

I

RÉACTIONS INDÉSIRABLES ET EFFETS SECONDAIRES

SNC : sédation.

CV : MYOCARDITE (si le médicament est absorbé ou ingéré en quantité excessive), arythmies.

GI : diarrhée.

INTERACTIONS

Médicament-médicament : L'efficacité émétique du sirop d'ipéca peut être réduite par l'administration concomitante d'**antiémétiques** ou de **charbon activé**.

Médicament-aliments : La prise concomitante de **lait** réduit l'efficacité du médicament ▪ Ne pas faire boire au patient des **boissons gazéifiées** en raison du risque de distension abdominale.

VOIES D'ADMINISTRATION ET POSOLOGIE

PO (adultes) : De 15 à 30 mL ; en l'absence de vomissements dans les 15 à 20 minutes, on peut administrer une deuxième dose de 15 mL.

PO (enfants de 1 à 12 ans) : 15 mL.

PO (enfants de 6 mois à 1 an) : De 5 à 10 mL.

PRÉSENTATION (version générique disponible)

Sirop : en flacons unidose et multidose[VL].

PHARMACODYNAMIE (induction des vomissements)

	DÉBUT D'ACTION	PIC	DURÉE
PO	20 – 30 min	inconnu	20 – 25 min

SOINS INFIRMIERS

ÉVALUATION DE LA SITUATION

- Il est primordial de recueillir les antécédents du patient afin de déterminer le traitement et les antidotes à administrer en présence d'un empoisonnement accidentel. Ne pas provoquer de vomissements si le patient a ingéré des dérivés de pétrole, des huiles volatiles ou des substances caustiques.
- Évaluer l'état de la conscience du patient avant l'administration. Ne pas administrer le sirop d'ipéca au patient inconscient, demi-conscient ou en crise convulsive.

DIAGNOSTICS INFIRMIERS POSSIBLES

- Risque d'accident (Indications).
- Connaissances insuffisantes sur le traitement médicamenteux (Enseignement au patient et à ses proches).

INTERVENTIONS INFIRMIÈRES

- Si les vomissements ne sont pas déclenchés dans les 20 à 30 minutes suivant l'administration, on peut répéter la dose. Si les vomissements ne sont pas déclenchés dans les 30 à 45 minutes suivant la deuxième dose, on doit éliminer le médicament par lavage gastrique. NE PAS ADMINISTRER PLUS DE DEUX DOSES EN RAISON DU RISQUE DE CARDIOTOXICITÉ.
- N'administrer le charbon activé que lorsque le patient a fini de vomir.
- NE PAS CONFONDRE LE SIROP D'IPÉCA ET L'EXTRAIT LIQUIDE D'IPÉCA ; CE DERNIER EST 14 FOIS PLUS PUISSANT. DES DÉCÈS SONT SURVENUS À LA SUITE DE MÉPRISES.

PO :

- Demander au patient de s'asseoir en penchant la tête vers l'avant. Le sirop d'ipéca peut être inefficace si le patient est à jeun. Administrer le sirop puis, immédiatement après, une quantité appropriée d'eau (1 verre [240 mL], chez les adultes, un demi-verre à un verre [120 - 240 mL], chez les enfants). On peut donner de l'eau aux jeunes enfants effrayés avant de leur administrer le sirop d'ipéca.
- Ne pas administrer le sirop d'ipéca en même temps que du lait, qui en réduit l'efficacité, ou des boissons gazéifiées, qui entraînent la distension de l'estomac.

ENSEIGNEMENT AU PATIENT ET À SES PROCHES

- Conseiller aux parents d'enfants de plus de 1 an de garder à portée de la main une petite quantité de sirop d'ipéca pour parer aux urgences. Expliquer aux parents que si l'enfant a ingéré une substance dangereuse, il faut communiquer avec un centre antipoison, un médecin ou le service d'urgence avant d'administrer le sirop d'ipéca.
- Prévenir les parents qu'il ne faut pas induire les vomissements si l'enfant a avalé une substance caustique, une huile volatile ou des dérivés de pétrole ou encore si l'enfant est inconscient, demi-conscient ou en crise convulsive. Recommander aux parents de placer l'enfant dans une position permettant d'éviter l'aspiration.
- Informer les parents que la durée de conservation du sirop d'ipéca est de 1 an. Ils doivent donc le remplacer tous les ans. Conseiller aux parents de vérifier la date de péremption indiquée sur l'étiquette avant d'acheter le produit.

VÉRIFICATION DE L'EFFICACITÉ THÉRAPEUTIQUE

L'efficacité du traitement peut être démontrée par : l'induction des vomissements dans les 30 minutes suivant l'administration.

IPRATROPIUM (INHALATION)

Alti-Ipratropium, Apo-Ipravent, Atrovent, Atrovent UDV, Gen-Ipratropium, Ipratropium poly, Ipratrovent, Novo-Ipramide, Nu-Ipratropium, PMS-Ipratropium

CLASSIFICATION :
Bronchodilatateur (anticholinergique), décongestionnant nasal (anticholinergique topique)
Grossesse – catégorie B

INDICATIONS

Inhalation : Bronchodilatation lors du traitement d'entretien de l'obstruction réversible des voies respiratoires, attribuable à la bronchopneumopathie chronique obstructive (BPCO) ■ Traitement d'appoint du bronchospasme attribuable à l'asthme. ■ **Voie intranasale** : Traitement de la rhinorrhée, associée à la rhinite allergique et non allergique apériodique (solution à 0,03 %) ou au rhume de cerveau (solution à 0,06 %).

MÉCANISME D'ACTION

Inhalation : Inhibition des récepteurs cholinergiques du muscle lisse des bronches entraînant la baisse des concentrations de guanosine monophosphate cyclique (GMPc). La diminution des concentrations de GMPc entraîne une bronchodilatation locale ▪ **Voie intranasale :** L'application locale inhibe les sécrétions des glandes qui tapissent la muqueuse nasale. ***Effets thérapeutiques :*** **Inhalation :** Bronchodilatation sans effets anticholinergiques systémiques ▪ **Voie intranasale :** Diminution de la rhinorrhée.

PHARMACOCINÉTIQUE

Absorption : L'absorption systémique est minime.

Distribution : L'ipratropium ne semble pas traverser la barrière hémato-encéphalique.

Métabolisme et excrétion : Les faibles quantités absorbées sont métabolisées par le foie.

Demi-vie : 2 heures.

CONTRE-INDICATIONS ET PRÉCAUTIONS/ MISES EN GARDE

Contre-indications : Hypersensibilité à l'ipratropium, à l'atropine, aux alcaloïdes de la belladone, aux bromures ou aux fluorocarbures ▪ Hypersensibilité à la lécithine de soya ou aux produits alimentaires de la même catégorie, tels que la fève de soya et les arachides (inhalateur doseur).

Précautions/mises en garde : Usage déconseillé en présence de bronchospasme aigu ▪ Obstruction du col de la vessie, hypertrophie de la prostate, glaucome ou rétention urinaire ▪ Personnes âgées (sensibilité accrue aux effets du médicament) ▪ Grossesse, allaitement ou enfants de moins de 5 ans (l'innocuité du médicament n'a pas été établie).

RÉACTIONS INDÉSIRABLES ET EFFETS SECONDAIRES

SNC : étourdissements, céphalées, nervosité.

ORLO : vision trouble, maux de gorge ; *voie intranasale seulement* – épistaxis, sécheresse ou irritation nasales.

Resp. : bronchospasme, toux.

CV : hypotension, palpitations.

GI : irritation gastrique, nausées.

Tég. : rash.

Divers : réactions allergiques.

INTERACTIONS

Médicament-médicament : L'utilisation concomitante d'autres **bronchodilatateurs pour inhalation** dont l'une des composantes propulsives est un **fluorocarbure** pourrait intensifier les effets toxiques du fluorocarbure ▪ Effets anticholinergiques additifs lors de l'administration concomitante d'autres **médicaments dotés de propriétés anticholinergiques** (**antihistaminiques**, **phénothiazines**, **disopyramide**).

VOIES D'ADMINISTRATION ET POSOLOGIE

Inhalation (adultes) : *Inhalateur doseur* – 2 inhalations, 3 ou 4 fois par jour. Ne pas dépasser 8 inhalations en 24 heures ni ne faire inhaler à des intervalles inférieurs à 4 heures. Pendant le traitement initial, on peut aller jusqu'à 4 inhalations en une séance. *Nébuliseur* – de 250 à 500 µg, 3 ou 4 fois par jour, à des intervalles de 4 à 6 heures, selon les besoins.

Inhalation (enfants de 5 à 12 ans) : *Nébuliseur* – de 125 à 250 µg, 3 ou 4 fois par jour, à des intervalles de 4 à 6 heures, selon les besoins.

Voie intranasale (adultes et enfants ≥ 12 ans) : *Rhinite non allergique apériodique ou allergique* – 2 vaporisations de la solution à 0,03 % dans chaque narine, 2 ou 3 fois par jour (21 µg par vaporisation) ; *rhume de cerveau* – 2 vaporisations de la solution à 0,06 % dans chaque narine, 3 ou 4 fois par jour (42 µg par vaporisation), pendant 4 jours.

PRÉSENTATION (version générique disponible)

Inhalation doseur : 20 µg/vaporisation, en vaporisateurs de 140 et 200 doses[Pr] ▪ **Solution pour inhalation :** 125 µg/mL[Pr], 250 µg/mL[Pr], en flacons unidose ou multidose ▪ **Vaporisateur nasal :** solution à 0,03 % – 21 µg/vaporisation, en flacons de 30 mL (345 vaporisations par flacon)[Pr], solution à 0,06 % – 42 µg/vaporisation, en flacons de 15 mL (165 vaporisations par flacon)[Pr] ▪ **En association avec :** salbutamol (Combivent)[Pr].

PHARMACODYNAMIE (bronchodilatation)

	DÉBUT D'ACTION	PIC	DURÉE
Inhalation	5 – 15 min	1 – 2 h	3 – 4 h (jusqu'à 8 h)
Voie intranasale	15 min	inconnu	6 – 12 h

SOINS INFIRMIERS

ÉVALUATION DE LA SITUATION

Déterminer si le patient est allergique à l'atropine ou aux alcaloïdes de la belladone puisque les sujets souffrant de ce type d'allergie peuvent également être sensibles à l'ipratropium.

Inhalation: Suivre de près la fonction respiratoire: ausculter le murmure vésiculaire, mesurer la fréquence respiratoire et le pouls, évaluer la gravité de la dyspnée, avant l'administration et pendant le pic des concentrations. Consulter le médecin ou un autre professionnel de la santé au sujet des solutions de rechange en présence d'un bronchospasme grave, puisque le début d'action de l'ipratropium est trop lent en cas de détresse aiguë. En cas de bronchospasme paradoxal (respiration sifflante), arrêter d'administrer et prévenir immédiatement le médecin ou un autre professionnel de la santé.

Vaporisateur nasal: Déceler la présence de rhinorrhée.

DIAGNOSTICS INFIRMIERS POSSIBLES

- Dégagement inefficace des voies respiratoires (Indications).
- Intolérance à l'activité (Indications).
- Connaissances insuffisantes sur le traitement médicamenteux (Enseignement au patient et à ses proches).

INTERVENTIONS INFIRMIÈRES

Inhalation:

- Le mode d'administration des médicaments par inhalation est indiqué à l'annexe G.
- Lorsque l'ipratropium est administré en même temps que d'autres médicaments à inhaler, administrer le bronchodilatateur adrénergique en premier, puis l'ipratropium, puis les corticostéroïdes. Espacer l'inhalation des différents médicaments de 5 minutes.
- La solution pour *nébulisation* peut être diluée dans une solution de NaCl 0,9 % sans agent de conservation. La solution diluée peut être gardée 24 heures à la température ambiante ou 48 heures au réfrigérateur. On peut la mélanger avec du salbutamol, du cromoglycate ou du métaprotérénol (tous sans agent de conservation) si on l'utilise dans l'heure qui suit.

ENSEIGNEMENT AU PATIENT ET À SES PROCHES

- Montrer au patient comment utiliser l'inhalateur doseur, le nébuliseur ou le vaporisateur nasal. L'inciter à suivre scrupuleusement la posologie recommandée. S'il n'a pu prendre le médicament au moment habituel, il doit le prendre dès que possible à moins que ce ne soit presque l'heure prévue pour la dose suivante. Recommander au patient d'espacer les autres doses de façon uniforme pour le reste de la journée et de ne pas remplacer une dose manquée par une double dose.
- Recommander au patient de se rincer la bouche avec de l'eau après chaque inhalation, de pratiquer une bonne hygiène orale et de consommer de la gomme ou des bonbons sans sucre pour diminuer la sécheresse de la bouche. Lui conseiller de prévenir un professionnel de la santé en cas de stomatite ou de sécheresse de la bouche persistant pendant plus de deux semaines.

Inhalation:

- Prévenir le patient qu'il ne doit pas prendre plus de 8 doses en 24 heures. Lui conseiller de communiquer avec un professionnel de la santé s'il n'y a pas d'amélioration des symptômes dans les 30 minutes suivant l'administration ou si son état s'aggrave.
- Expliquer au patient qu'il doit se soumettre à des tests de l'exploration fonctionnelle pulmonaire avant le début du traitement et à intervalles réguliers pendant toute sa durée afin de déterminer l'efficacité de l'ipratropium.
- Prévenir le patient que la vaporisation de l'ipratropium dans les yeux peut entraîner une vision trouble ou l'irritation oculaire.
- Conseiller au patient de communiquer avec un professionnel de la santé si les symptômes suivants se manifestent: toux, nervosité, céphalées, étourdissements, nausées ou douleurs gastriques.

Vaporisateur nasal:

- Montrer au patient comment utiliser le vaporisateur nasal. Lui demander de se moucher d'abord délicatement. Lui expliquer qu'il ne doit pas inspirer pendant qu'il vaporise, pour que le médicament reste dans les voies nasales. Avant l'usage initial, activer 7 fois la pompe. En cas d'usage régulier, il n'est plus nécessaire de la réamorcer. Si la pompe n'est pas réutilisée pendant 24 heures, il faut l'activer 2 fois avant de vaporiser l'agent dans les narines. Si elle n'est pas utilisée pendant plus de 7 jours, il faut l'amorcer de nouveau en l'activant 7 fois.

- Conseiller au patient de communiquer avec un professionnel de la santé s'il n'y a pas d'amélioration des symptômes dans les 1 à 2 semaines ou si son état s'aggrave.

VÉRIFICATION DE L'EFFICACITÉ THÉRAPEUTIQUE

L'efficacité du traitement peut être démontrée par : la diminution de la dyspnée ▪ le soulagement de la rhinorrhée associée à la rhinite allergique et non allergique apériodique ou au rhume de cerveau.

IRBESARTAN,

voir Antagonistes des récepteurs de l'angiotensine II

IRINOTÉCAN

Camptosar

CLASSIFICATION :

Antinéoplasique (inhibiteur enzymatique)

Grossesse – catégorie D

INDICATIONS

Traitement du cancer métastatique récurrent du rectum ou du côlon n'ayant pas répondu à un traitement antérieur incluant le 5-fluorouracile.

MÉCANISME D'ACTION

Modification de la synthèse de l'ADN par l'inhibition de l'enzyme topoisomérase. ***Effets thérapeutiques :*** Destruction des cellules à réplication rapide, particulièrement des cellules malignes.

PHARMACOCINÉTIQUE

Absorption : Par suite de l'administration IV, la biodisponibilité est complète.

Distribution : Inconnue.

Liaison aux protéines : *Irinotécan* – de 30 à 68 % ; *SN-38 (métabolite actif)* – 95 %.

Métabolisme et excrétion : L'irinotécan est transformé par le foie en SN-38, un métabolite actif, qui est également métabolisé par le foie. Ils sont tous deux excrétés en petites quantités par les reins.

Demi-vie : 6 heures.

CONTRE-INDICATIONS ET PRÉCAUTIONS/ MISES EN GARDE

Contre-indications : Hypersensibilité.

Précautions/mises en garde : Antécédents de radiothérapie pelvienne ou abdominale ou personnes âgées de 65 ans et plus (risque accru d'aplasie médullaire) ▪ Infection, aplasie médullaire sous-jacente ou maladie chronique concomitante ▪ Antécédents de radiothérapie pelvienne ou abdominale et concentrations sériques de bilirubine de 17,1 à 34,2 μmol/L (la réduction de la dose initiale est recommandée) ▪ Personnes âgées (sensibilité accrue aux réactions indésirables ; amorcer le traitement à des doses plus faibles) ▪ Antécédents de diarrhée ou d'aplasie médullaire grave (reprendre le traitement à une dose plus faible après le rétablissement) ▪ Patientes en âge de procréer ▪ Grossesse ou allaitement ▪ Enfants (l'innocuité du médicament n'a pas été établie).

RÉACTIONS INDÉSIRABLES ET EFFETS SECONDAIRES

SNC : étourdissements, céphalées, insomnie, faiblesse.

ORLO : rhinite.

Resp. : toux, dyspnée.

CV : œdème, vasodilatation.

GI : DIARRHÉE, ÉLÉVATION DES ENZYMES HÉPATIQUES, douleurs/crampes abdominales, anorexie, constipation, dyspepsie, flatulence, nausées, stomatite, vomissements, distension abdominale, ulcération du côlon.

Tég. : alopécie, rash, transpiration.

HÉ : déshydratation.

Hémat. : anémie, leucopénie, thrombocytopénie.

Locaux : réactions au point d'injection.

Métab. : perte pondérale.

Loc. : douleurs lombaires.

Divers : frissons, fièvre.

INTERACTIONS

Médicament-médicament : Les autres **antinéoplasiques** ou une **radiothérapie** peuvent aggraver l'aplasie médullaire ▪ Les **laxatifs** sont contre-indiqués (risque d'exacerbation de la diarrhée) ▪ Les **diurétiques** peuvent accroître le risque de déshydratation en cas de diarrhée (interrompre l'administration de ce type de médicament pendant le traitement) ▪ La **dexaméthasone**, utilisée comme antiémétique, peut accroître le risque d'hyperglycémie et de lymphocytopénie ▪ La **prochlorpérazine** administrée le même jour que l'irinotécan, peut accroître le risque d'acathisie.

VOIES D'ADMINISTRATION ET POSOLOGIE

Des schémas thérapeutiques autres que les suivants sont également utilisés.

IV (adultes) : *Schéma hebdomadaire* – 125 mg/m^2, 1 fois par semaine, pendant 4 semaines, suivies d'une période sans médication de 2 semaines. On peut répéter ce cycle en utilisant des doses allant de 50 à 150 mg/m^2, selon la tolérance du patient et le degré de toxicité. *Schéma d'administration séquentielle* – 350 mg/m^2, 1 fois toutes les 3 semaines.

IV (personnes âgées de plus de 70 ans) : Amorcer le traitement à une dose de 300 mg/m^2, à administrer toutes les 3 semaines.

PRÉSENTATION

Solution pour injection : 20 mg/mL, en flacons de 2 mL[Pr] et 5 mL[Pr].

PHARMACODYNAMIE (effets hématologiques)

	DÉBUT D'ACTION	PIC	DURÉE
IV	inconnu	21 – 29 jours	27 – 34 jours

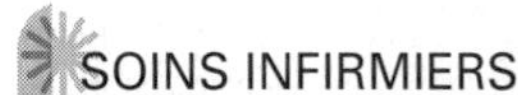

ÉVALUATION DE LA SITUATION

- Surveiller les signes vitaux à intervalles réguliers tout au long de l'administration du médicament.
- Guetter l'apparition d'une aplasie médullaire. Suivre de près les saignements (saignement des gencives, formation d'ecchymoses, pétéchies, présence de sang occulte dans les selles, l'urine et les vomissements). Éviter les injections IM et la prise de la température rectale si le nombre de plaquettes est bas. Appliquer une pression sur les points de ponction veineuse pendant 10 minutes. Évaluer les signes d'infection en présence d'une neutropénie. Une anémie peut survenir. Suivre de près la fatigue accrue, la dyspnée et l'hypotension orthostatique.
- Observer étroitement le patient pour déceler la diarrhée. Deux types de diarrhée peuvent survenir. Le premier survient dans les 24 heures suivant l'administration du médicament, et peut être précédé de crampes et de transpiration. On peut administrer dans ce cas de 0,25 à 1 mg d'atropine, par voie IV, pour soulager les symptômes. UNE DIARRHÉE POUVANT METTRE LA VIE DU PATIENT EN DANGER PEUT SURVENIR PLUS DE 24 HEURES APRÈS L'ADMINISTRATION D'UNE DOSE ET ÊTRE ACCOMPAGNÉE DE DÉSHYDRATATION SÉVÈRE ET DE DÉSÉQUILIBRE ÉLECTROLYTIQUE. POUR TRAITER CE DERNIER TYPE DE DIARRHÉE, IL FAUT ADMINISTRER RAPIDEMENT DU LOPÉRAMIDE À 4 mg, INITIALEMENT, PUIS À 2 mg, TOUTES LES 2 HEURES, JUSQU'À CE QUE LA DIARRHÉE CESSE PENDANT AU MOINS 12 HEURES (OU 4 mg, TOUTES LES 4 HEURES, PENDANT LES HEURES DE SOMMEIL). ON DOIT SOIGNEUSEMENT AMORCER UN TRAITEMENT HYDRO-ÉLECTROLYTIQUE DE SUBSTITUTION POUR PRÉVENIR LES COMPLICATIONS.
- Les nausées et les vomissements sont courants. Il faut administrer en prétraitement de la dexaméthasone à 10 mg, associée à des agents comme l'ondansétron ou le granisétron, au moins 30 minutes avant l'administration de l'irinotécan. On peut administrer la prochlorpérazine les jours suivants, mais cet agent peut augmenter le risque d'acathisie s'il est administré le même jour que l'irinotécan.
- Observer fréquemment le point d'injection IV pour déceler l'inflammation. Éviter l'extravasation. En cas d'extravasation, arrêter immédiatement la perfusion et la reprendre dans une autre veine afin de prévenir la lésion du tissu souscutané. On recommande de rincer le point d'injection avec de l'eau stérile et d'appliquer des compresses de glace sur la peau.

Tests de laboratoire :

- Avant l'administration de chaque dose, noter la numération globulaire, la formule leucocytaire et le nombre de plaquettes. Cesser temporairement le traitement par l'irinotécan si le nombre absolu de polynucléaires neutrophiles est $< 0,5 \times 10^9$/L ou en cas de fièvre neutropénique. On peut envisager l'administration d'un facteur de croissance des colonies de granulocytes en cas de baisse importante sur le plan clinique du nombre de globules blancs ($< 2 \times 10^9$/L), de polynucléaires neutrophiles ($< 1 \times 10^9$/L), de plaquettes ($< 100 \times 10^9$/L) ou de la concentration d'hémoglobine (< 90 g/L).
- L'IRINOTÉCAN PEUT ÉLEVER LES CONCENTRATIONS DE PHOSPHATASE ALCALINE SÉRIQUE ET D'AST.

DIAGNOSTICS INFIRMIERS POSSIBLES

- Risque d'infection (Réactions indésirables).

- Connaissances insuffisantes sur le traitement médicamenteux (Enseignement au patient et à ses proches).

INTERVENTIONS INFIRMIÈRES

Préparer les solutions sous une hotte à flux laminaire. Porter des gants, des vêtements de protection et un masque pendant la manipulation de ce médicament. Mettre au rebut le matériel dans les contenants réservés à cette fin (voir l'annexe H).

Perfusion intermittente : Diluer le contenu des fioles dans une solution de D5%E ou de NaCl 0,9 % pour obtenir une concentration de 0,12 à 1,1 mg/mL. On utilise habituellement comme diluant 500 mL de D5%E. La solution est jaune pâle. Ne pas administrer la solution si elle est trouble ou si elle contient des particules. La solution pour perfusion est stable pendant 24 heures à la température ambiante et pendant 48 heures au réfrigérateur. Étant donné le risque de contamination microbienne pendant le processus de dilution, on devrait utiliser les solutions dans les 24 heures suivant leur dilution, si elles ont été gardées au réfrigérateur ou dans les 6 heures, si elles ont été laissées à la température ambiante. Ne pas réfrigérer les solutions diluées avec du NaCl 0,9 %.

Vitesse d'administration : Administrer la dose en 90 minutes.

Incompatibilité en addition au soluté : Données non disponibles. Ne pas mélanger avec d'autres solutions ou d'autres médicaments.

ENSEIGNEMENT AU PATIENT ET À SES PROCHES

- RECOMMANDER AU PATIENT DE SIGNALER IMMÉDIATEMENT À UN PROFESSIONNEL DE LA SANTÉ LA DIARRHÉE, PARTICULIÈREMENT SI ELLE SURVIENT PLUS DE 24 HEURES APRÈS L'ADMINISTRATION DE LA DOSE. ELLE PEUT S'ACCOMPAGNER DE DÉSHYDRATATION SÉVÈRE ET DE DÉSÉQUILIBRE ÉLECTROLYTIQUE. PUISQU'ELLE PEUT METTRE LA VIE DU PATIENT EN DANGER, ELLE DEVRAIT ÊTRE TRAITÉE SANS TARDER.
- Recommander au patient de signaler rapidement à un professionnel de la santé la fièvre, les frissons, les maux de gorge, les signes d'infection, les saignements des gencives, la formation d'ecchymoses, les pétéchies ou la présence de sang dans les selles, l'urine et les vomissements. Expliquer au patient qu'il doit éviter les foules et les personnes contagieuses. Lui conseiller d'utiliser une brosse à dents à poils doux et un rasoir électrique. Le prévenir qu'il ne doit pas prendre de boissons alcoolisées ni de préparations contenant de l'aspirine ou des AINS.
- Recommander au patient de signaler immédiatement à l'infirmière toute douleur au point d'injection.
- Recommander au patient de communiquer avec un professionnel de la santé en cas de vomissements, d'évanouissements ou d'étourdissements.
- Expliquer au patient qu'il risque de perdre ses cheveux. Explorer avec lui les stratégies lui permettant de s'adapter à ce changement.
- Expliquer à la patiente que ce médicament peut avoir des effets tératogènes. Lui conseiller de prendre des mesures de contraception pendant toute la durée du traitement.
- Expliquer au patient qu'il ne doit pas se faire vacciner sans la recommandation d'un professionnel de la santé.
- Inciter le patient à se soumettre à des intervalles réguliers à des tests de laboratoire permettant de déceler les effets secondaires du médicament.

VÉRIFICATION DE L'EFFICACITÉ THÉRAPEUTIQUE

L'efficacité du traitement peut être démontrée par : la diminution de la taille de la tumeur et le ralentissement de la propagation du cancer. ✳

ISONIAZIDE

Dom-Isoniazid, INH, Isotamine, PMS-Isoniazid

CLASSIFICATION :

Antituberculeux (antimycobactérien)

Grossesse – catégorie C

INDICATIONS

En association avec d'autres médicaments : traitement de premier recours de la tuberculose pulmonaire et extra-pulmonaire en évolution ■ En monothérapie : prophylaxie de la tuberculose chez les patients exposés à la forme active de la maladie.

MÉCANISME D'ACTION

Inhibition de la synthèse de la paroi des cellules mycobactériennes et modification du métabolisme. ***Effets thérapeutiques :*** Effet bactériostatique ou bactéricide contre les mycobactéries sensibles.

PHARMACOCINÉTIQUE

Absorption : Bonne absorption par suite de l'administration PO.

Distribution : Le médicament se répartit dans tout l'organisme. Il traverse facilement la barrière hémato-encéphalique. Il traverse le placenta et pénètre dans le lait maternel aux mêmes concentrations que dans le plasma.

Métabolisme et excrétion : Une fraction de 50 % est métabolisée par le foie à une vitesse qui varie considérablement d'une personne à une autre. Le reste est excrété à l'état inchangé par les reins.

Demi-vie : De 1 à 4 heures.

CONTRE-INDICATIONS ET PRÉCAUTIONS/ MISES EN GARDE

Contre-indications : Hypersensibilité ▪ Maladie hépatique aiguë ▪ Antécédents d'hépatite induite par l'isoniazide.

Précautions/mises en garde : Antécédents de lésions hépatiques ou d'alcoolisme ▪ Femmes de race noire ou d'origine hispanique, postpartum ou patients âgés de plus de 50 ans (risque accru d'hépatite induite par le médicament) ▪ Insuffisance rénale grave (il peut s'avérer nécessaire de réduire la dose) ▪ Malnutrition, diabète ou alcoolisme chronique (risque accru de neuropathie) ▪ Grossesse ou allaitement (bien que l'innocuité du médicament n'ait pas été établie, l'agent a été administré en association avec l'éthambutol pour traiter la tuberculose chez les femmes enceintes, sans provoquer d'effets nocifs chez le fœtus).

RÉACTIONS INDÉSIRABLES ET EFFETS SECONDAIRES

SNC : psychose, convulsions.

ORLO : troubles de la vue.

GI : HÉPATITE MÉDICAMENTEUSE, nausées, vomissements.

Tég. : rash.

End. : gynécomastie.

Hémat. : dyscrasie.

SN : neuropathie périphérique.

Divers : fièvre.

INTERACTIONS

Médicament-médicament : Toxicité additive sur le SNC lors de l'administration concomitante d'autres **antituberculeux** ▪ L'isoniazide peut entraver l'efficacité du **vaccin BCG** ▪ L'isoniazide inhibe le métabolisme de la **phénytoïne** ▪ Les **antiacides contenant de l'aluminium** peuvent réduire l'absorption de l'isoniazide ▪ L'administration concomitante de **disulfirame** peut entraîner des réactions psychotiques et des troubles de la coordination ▪ L'administration concomitante de **pyridoxine** peut prévenir la neuropathie ▪ Risque accru d'hépatotoxicité lors de l'administration concomitante d'autres **agents hépatotoxiques**, incluant l'**alcool** et la **rifampine** ▪ L'isoniazide peut réduire les concentrations sanguines et l'efficacité du **kétoconazole** ▪ L'administration concomitante de **carbamazépine** augmente les concentrations sanguines de cette dernière et le risque d'hépatotoxicité.

Médicament-aliments : L'ingestion d'aliments ayant une forte teneur en **tyramine** peut entraîner des réactions graves (voir l'annexe J).

VOIES D'ADMINISTRATION ET POSOLOGIE

Traitement de la tuberculose

- **PO (adultes) :** *En association avec d'autres traitements* – de 5 à 10 mg/kg, 1 fois par jour, jusqu'à concurrence de 300 mg pendant un minimum de 6 mois *ou* 15 mg/kg (jusqu'à 900 mg par dose), 2 ou 3 fois par semaine.
- **PO (enfants) :** *En association avec d'autres traitements* – de 10 à 20 mg/kg, 1 fois par jour, jusqu'à concurrence de 300 mg pendant un minimum de 6 mois *ou* de 20 à 40 mg/kg (jusqu'à 900 mg par dose), 2 ou 3 fois par semaine.

Prophylaxie de la tuberculose

- **PO (adultes) :** 300 mg 1 fois par jour, pendant 6 à 12 mois. Chez les patients qui risquent de ne pas observer le traitement : une dose de 15 mg/kg (jusqu'à concurrence de 900 mg par dose) 2 fois par semaine peut remplacer le traitement quotidien.
- **PO (enfants) :** De 10 à 15 mg/kg, 1 fois par jour, jusqu'à concurrence de 300 mg, pendant 6 à 12 mois.

PRÉSENTATION (version générique disponible)

Comprimés : 50 mg[Pr], 100 mg[Pr], 300 mg[Pr] ▪ **Sirop :** 50 mg/5 mL[Pr] ▪ **En association avec :** rifampine et pyrazinamide (Rifater)[Pr].

PHARMACODYNAMIE (concentrations sanguines)

	DÉBUT D'ACTION	PIC	DURÉE
PO	rapide	1 – 2 h	jusqu'à 24 h

SOINS INFIRMIERS

ÉVALUATION DE LA SITUATION

Prélever des échantillons pour les cultures de mycobactéries et les épreuves de sensibilité avant de commencer le traitement et à intervalles réguliers par la suite afin de déceler une résistance éventuelle.

Tests de laboratoire : EXAMINER LES RÉSULTATS DES TESTS DE L'EXPLORATION FONCTIONNELLE HÉPATIQUE, AVANT LE TRAITEMENT ET TOUS LES MOIS PAR LA SUITE. L'ÉLÉVATION DES CONCENTRATIONS D'AST, D'ALT ET DE BILIRUBINE SÉRIQUE PEUT RÉVÉLER UNE HÉPATITE MÉDICAMENTEUSE. LES FEMMES DE RACE NOIRE OU D'ORIGINE HISPANIQUE, LES FEMMES EN POSTPARTUM ET LES PATIENTS DE PLUS DE 50 ANS SONT EXPOSÉS À UN RISQUE PLUS ÉLEVÉ. LE RISQUE EST MOINS ÉLEVÉ CHEZ LES ENFANTS ; DONC LES TESTS DE L'EXPLORATION FONCTIONNELLE HÉPATIQUE S'EFFECTUENT HABITUELLEMENT MOINS FRÉQUEMMENT DANS LEUR CAS.

Toxicité et surdosage : En cas de surdosage à l'isoniazide, amorcer le traitement à la pyridoxine (vitamine B_6).

DIAGNOSTICS INFIRMIERS POSSIBLES

- Risque d'infection (Indications).
- Connaissances insuffisantes sur le traitement médicamenteux (Enseignement au patient et à ses proches).
- Non-observance du traitement médicamenteux (Enseignement au patient et à ses proches).

INTERVENTIONS INFIRMIÈRES

PO : En cas d'irritation gastrique, l'isoniazide peut être administré avec des aliments ou des antiacides ; cependant, les antiacides contenant de l'aluminium ne devraient pas être pris dans l'heure qui suit ou qui précède.

ENSEIGNEMENT AU PATIENT ET À SES PROCHES

- Conseiller au patient de respecter scrupuleusement la posologie recommandée. S'il n'a pu prendre le médicament au moment habituel, il doit le prendre dès que possible, à moins que ce ne soit presque l'heure prévue pour la dose suivante. L'avertir qu'il ne doit jamais remplacer une dose manquée par une double dose. Insister sur le fait qu'il est important de poursuivre le traitement, même après la disparition des symptômes. Le traitement peut durer de 6 mois à 2 ans.
- CONSEILLER AU PATIENT DE PRÉVENIR RAPIDEMENT UN PROFESSIONNEL DE LA SANTÉ SI DES SIGNES OU DES SYMPTÔMES D'HÉPATITE (JAUNISSEMENT DES YEUX ET DE LA PEAU, NAUSÉES, VOMISSEMENTS, ANOREXIE, URINE DE COULEUR FONCÉE, FATIGUE INHABITUELLE OU FAIBLESSE) OU DE NÉVRITE PÉRIPHÉRIQUE (ENGOURDISSEMENT, PICOTEMENTS, PARESTHÉSIE) SE MANIFESTENT. On peut administrer en même temps de la pyridoxine pour prévenir l'apparition de la neuropathie. Recommander au patient de signaler immédiatement à un professionnel de la santé la modification de l'acuité visuelle, les douleurs aux yeux ou les troubles de la vue.
- METTRE EN GARDE LE PATIENT CONTRE LA CONSOMMATION CONCOMITANTE D'ALCOOL QUI PEUT ACCROÎTRE LE RISQUE D'HÉPATOTOXICITÉ. Lui conseiller d'éviter la consommation de fromage suisse ou de Cheshire, de poisson (thon, bonite ou sardines) et de tout aliment pouvant contenir de la tyramine (voir l'annexe J), puisque ces aliments peuvent entraîner une rougeur ou des démangeaisons de la peau, une sensation de chaleur, des battements de cœur rapides ou forts, des sueurs, des frissons, une sensation de peau moite et froide, des céphalées ou une sensation de tête légère.
- Insister sur l'importance des examens réguliers de suivi et des examens de la vue permettant d'évaluer les bienfaits du traitement et de suivre les effets secondaires.

VÉRIFICATION DE L'EFFICACITÉ THÉRAPEUTIQUE

L'efficacité du traitement peut être démontrée par : la résolution des signes et des symptômes de tuberculose ▪ des résultats négatifs à l'analyse des échantillons d'expectorations ▪ la prophylaxie de la tuberculose chez les personnes ayant été exposées à la forme active de la maladie.

ISOSORBIDE, DINITRATE D'

Apo-ISDN, Cedocard-SR, Coronex, Isordil, Isosorbide, Novo-Sorbide, PMS-Isosorbide

ISOSORBIDE, MONONITRATE D'

Imdur, Ismo

CLASSIFICATION :

Antiangineux (dérivés nitrés et nitrates)

Grossesse – catégorie C

INDICATIONS

Traitement intensif des crises d'angine (forme sublinguale seulement) ■ Prophylaxie prolongée de l'angine de poitrine (dinitrate et mononitrate).

MÉCANISME D'ACTION

Vasodilatation (la vasodilatation veineuse est plus importante que la vasodilatation artérielle) ■ Diminution de la pression et du volume (précharge) télédiastoliques du ventricule gauche. Effet net : réduction de la consommation d'oxygène par le myocarde ■ Augmentation du débit coronarien par la dilatation des coronaires et amélioration de l'irrigation des territoires ischémiés par la circulation collatérale. ***Effets thérapeutiques :*** Soulagement des crises d'angine et élévation du débit cardiaque.

PHARMACOCINÉTIQUE

Absorption : Bonne absorption par suite de l'administration par voies orale et sublinguale.

Distribution : Inconnue.

Métabolisme et excrétion : Le médicament est surtout métabolisé par le foie.

Demi-vie : *Dinitrate d'isosorbide* – 50 minutes ; *mononitrate d'isosorbide* – 5 heures.

CONTRE-INDICATIONS ET PRÉCAUTIONS/ MISES EN GARDE

Contre-indications : Hypersensibilité ■ Anémie grave ■ Usage concomitant du sildénafil ■ Collapsus cardiovasculaire associé à une hypotension marqué ■ Hypotension orthostatique ■ Insuffisance myocardique due à une obstruction ■ Pression intra-occulaire accrue ■ Traumatisme crânien ou hémorragie cérébrale.

Précautions/mises en garde : Grossesse (risque d'altération de la circulation utéro-placentaire) ■ Enfants ou allaitement (l'innocuité du médicament n'a pas été établie).

RÉACTIONS INDÉSIRABLES ET EFFETS SECONDAIRES

SNC : étourdissements, céphalées, appréhension, faiblesse.

CV : hypotension, tachycardie, bradycardie paradoxale, syncope.

GI : douleurs abdominales, nausées, vomissements.

Divers : tolérance croisée, bouffées vasomotrices, tolérance à l'effet du médicament.

INTERACTIONS

Médicament-médicament : L'USAGE CONCOMITANT DU **SILDÉNAFIL** PEUT ENTRAÎNER UNE HYPOTENSION MARQUÉE, POUVANT ÊTRE D'ISSUE FATALE (L'USAGE CONCOMITANT EST CONTRE-INDIQUÉ) ■ Effets additifs sur l'hypotension, lors de l'administration concomitante d'**antihypertenseurs**, de **bêta-bloquants**, d'**inhibiteurs calciques** et de **phénothiazines** et lors de l'ingestion d'une grande quantité d'**alcool** ■ L'**aspirine** peut accroître les concentrations sanguines de l'isosorbide et en intensifier les effets ■ La **dihydroergotamine** peut inhiber les effets de l'isosorbide.

VOIES D'ADMINISTRATION ET POSOLOGIE

Dinitrate d'isosorbide

- **Comprimés sublinguaux (adultes) :** *Crise aiguë d'angine de poitrine* – laisser dissoudre le comprimé de 5 à 10 mg sous la langue. Des doses additionnelles peuvent être administrées à intervalles de 5 à 10 minutes, au besoin. Consulter un médecin s'il n'y a pas de soulagement après l'administration de 3 doses. *Prophylaxie de la crise aiguë d'angine de poitrine* – de 5 à 10 mg, par voie sublinguale, toutes les 2 à 4 heures. Cette dose peut être augmentée de 5 à 10 mg par voie sublinguale dans des circonstances susceptibles de déclencher une crise d'angine.
- **PO (adultes) :** *Prophylaxie à long terme de l'angine de poitrine* – de 10 à 30 mg, 3 fois par jour, selon la réponse du patient. *Comprimés à libération prolongée* – de 20 à 40 mg, 2 fois par jour, administrés à 7 heures d'intervalle.

Mononitrate d'isosorbide

- **PO (adultes) :** *Ismo* – 20 mg, 2 fois par jour, à administrer à 7 heures d'intervalle. *Imdur* – de 30 à 60 mg, 1 fois par jour ; on peut augmenter la dose jusqu'à concurrence de 120 mg, 1 fois par jour (ne pas dépasser 240 mg par jour).

PRÉSENTATION (version générique disponible)

- **Dinitrate d'isosorbide**
  Comprimés sublinguaux : 5 mg[Pr] ■ **Comprimés :** 10 mg[Pr], 30 mg[Pr] ■ **Comprimés à libération prolongée :** 20 mg[Pr], 40 mg[Pr].

- **Mononitrate d'isosorbide**
  Comprimés (Ismo) : 20 mg^{Pr} ■ **Comprimés à libération prolongée (Imdur) :** 60 mg^{Pr}.

PHARMACODYNAMIE (effets cardiovasculaires)

	Début d'action	Pic	Durée
Dinitrate, voie sublinguale	2 – 5 min	inconnu	1 – 2 h
Dinitrate, PO	15 – 40 min	inconnu	4 h
Dinitrate, PO – LP†	30 min	inconnu	jusqu'à 12 h
Mononitrate, PO	30 – 60 min	inconnu	7 h
Mononitrate, PO – LP†	inconnu	inconnu	12 h

† LP = libération prolongée.

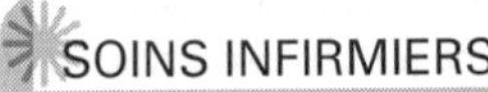

SOINS INFIRMIERS

ÉVALUATION DE LA SITUATION

- Déterminer le siège, la durée et l'intensité de la douleur angineuse de même que les facteurs qui la déclenchent.
- Mesurer la pression artérielle et le pouls à intervalles réguliers pendant la période d'adaptation posologique.

Tests de laboratoire :

- Le médicament peut entraîner des résultats faussement bas lors du dosage du cholestérol sérique.
- Des doses excessives peuvent accroître les concentrations de méthémoglobine.
- Le médicament peut élever les concentrations urinaires d'acide vanylmandélique.

DIAGNOSTICS INFIRMIERS POSSIBLES

- Irrigation tissulaire inefficace (Indications).
- Intolérance à l'activité (Indications).
- Connaissances insuffisantes sur le traitement médicamenteux (Enseignement au patient et à ses proches).

INTERVENTIONS INFIRMIÈRES

Dinitrate d'isosorbide

- **PO :** Administrer le médicament 1 heure avant les repas ou 2 heures après, avec un grand verre d'eau, pour accélérer l'absorption ■ Les comprimés à libération prolongée doivent être avalés tels quels sans être écrasés, brisés ni croqués.
- **Voie sublinguale :** Les comprimés sublinguaux doivent être gardés sous la langue jusqu'à leur dissolution ■ Il ne faut pas manger, boire ni fumer jusqu'à ce que le comprimé soit dissous. Administrer un nouveau comprimé si le comprimé sublingual a été avalé par inadvertance.

Mononitrate d'isosorbide

PO : Le médicament devrait être pris à jeun, avec un grand verre d'eau.

ENSEIGNEMENT AU PATIENT ET À SES PROCHES

- Inciter le patient à respecter scrupuleusement la posologie recommandée même s'il se sent mieux. S'il n'a pu prendre le médicament au moment habituel, il doit le prendre dès que possible, sauf si la dose suivante doit être prise dans les 2 heures (6 heures dans le cas des préparations à libération prolongée). Les doses quotidiennes de mononitrate d'isosorbide doivent être espacées de 7 heures. Prévenir le patient qu'il ne doit jamais remplacer une dose manquée par une double dose ni interrompre brusquement le traitement.
- Recommander au patient de changer lentement de position afin de réduire les risques d'hypotension orthostatique.
- Prévenir le patient que le médicament peut provoquer des étourdissements. Lui conseiller de ne pas conduire et d'éviter les activités qui exigent sa vigilance jusqu'à ce qu'on ait la certitude que le médicament n'entraîne pas cet effet chez lui.
- Mettre le patient en garde contre la consommation d'alcool en même temps que ce médicament. Conseiller au patient de consulter un professionnel de la santé avant de prendre un médicament en vente libre pendant son traitement au dinitrate ou mononitrate d'isosorbide.
- Prévenir le patient que les céphalées sont un effet secondaire courant qui devrait diminuer en intensité à mesure que le traitement se poursuit. On pourrait lui prescrire de l'aspirine ou de l'acétaminophène pour le traitement de ces céphalées. Lui recommander de voir un professionnel de la santé si les céphalées sont graves ou persistantes. Le prévenir qu'il ne doit pas modifier la dose pour prévenir les céphalées.
- Conseiller au patient de prévenir un professionnel de la santé en cas de sécheresse de la bouche ou de vision trouble ou si des comprimés à libération prolongée non digérés se retrouvent dans ses selles.

VÉRIFICATION DE L'EFFICACITÉ THÉRAPEUTIQUE

L'efficacité du traitement peut être démontrée par : la diminution de la fréquence et de l'intensité des crises d'angine ■ l'augmentation de la tolérance à l'effort.

ISRADIPINE

Ce médicament n'est pas commercialisé au Canada.

CLASSIFICATION :

Antiangineux, antihypertenseur (bloqueur des canaux calciques)

Grossesse – catégorie C

INDICATIONS

Traitement de l'hypertension, de l'angine de poitrine et de l'angor de Prinzmetal.

MÉCANISME D'ACTION

Inhibition du transport du calcium vers les cellules des muscles lisses vasculaires et myocardiques, entraînant l'inhibition du couplage excitation-contraction et la contraction suivante. ***Effets thérapeutiques :*** Vasodilatation systémique, d'où abaissement de la pression artérielle ■ Vasodilatation coronarienne entraînant une diminution de la fréquence et de la gravité des crises d'angine.

PHARMACOCINÉTIQUE

Absorption : Bonne absorption par suite de l'administration par voie orale, mais d'importantes quantités sont rapidement métabolisées, ce qui réduit la biodisponibilité.

Distribution : Inconnue.

Liaison aux protéines : 95 %.

Métabolisme et excrétion : L'isradipine est complètement métabolisée par le foie.

Demi-vie : 8 heures.

CONTRE-INDICATIONS ET PRÉCAUTIONS/ MISES EN GARDE

Contre-indications : Hypersensibilité ■ Syndrome de dysfonctionnement sinusal ■ Bloc cardiaque du 2e et du 3e degré (en l'absence d'un stimulateur cardiaque) ■ Pression artérielle < 90 mm Hg.

Précautions/mises en garde : Insuffisance hépatique grave (réduire la dose) ■ Personnes âgées (on recommande de réduire la dose de la plupart des agents ; risque accru d'hypotension) ■ Insuffisance rénale grave ■ Antécédents d'arythmies ventriculaires graves ou d'insuffisance cardiaque ■ Grossesse, allaitement ou enfants (l'innocuité du médicament n'a pas été établie).

RÉACTIONS INDÉSIRABLES ET EFFETS SECONDAIRES

SNC : rêves bizarres, anxiété, confusion, étourdissements, somnolence, céphalées, nervosité, troubles psychiatriques, faiblesse.

ORLO : vision trouble, troubles de l'équilibre, épistaxis, acouphènes.

Resp. : toux, dyspnée.

CV : ARYTHMIES, INSUFFISANCE CARDIAQUE, <u>œdème périphérique</u>, bradycardie, douleurs thoraciques, hypotension, palpitations, syncope, tachycardie.

GI : anomalies des résultats des tests d'exploration de la fonction hépatique, anorexie, constipation, diarrhée, sécheresse de la bouche (xérostomie), dysgueusie, dyspepsie, nausées, vomissements.

GU : dysurie, nycturie, polyurie, dysfonctionnement sexuel, mictions fréquentes.

Tég. : dermatite, érythème polymorphe, bouffées vasomotrices, sécrétion accrue de sueur, photosensibilité, prurit, urticaire, rash.

End. : gynécomastie, hyperglycémie.

Hémat. : anémie, leucopénie, thrombocytopénie.

Métab. : gain pondéral.

Loc. : raideurs articulaires, crampes musculaires.

SN : paresthésie, tremblements.

Divers : SYNDROME DE STEVENS-JOHNSON, hyperplasie gingivale.

INTERACTIONS

Médicament-médicament : Risque d'effets hypotenseurs additifs en cas d'administration concomitante de **fentanyl**, d'autres **antihypertenseurs**, de **dérivés nitrés** ou de **quinidine** ou encore de consommation de quantités importantes d'**alcool** ■ L'administration concomitante d'**AINS** peut réduire les effets antihypertenseurs du médicament ■ L'administration concomitante de **bêta-bloquants**, de **digoxine**, de **disopyramide** ou de **phénytoïne** peut provoquer une bradycardie, des troubles de la conduction ou l'insuffisance cardiaque.

VOIES D'ADMINISTRATION ET POSOLOGIE

PO (adultes) : 2,5 mg, 2 fois par jour ; on peut augmenter la dose par paliers de 5 mg par jour, toutes les 2 à 4 semaines (ne pas dépasser 20 mg par jour) *ou* 5 mg, 1 fois par jour (comprimés à libération prolongée) ; on peut augmenter la dose par paliers de 5 mg par jour, toutes les 2 à 4 semaines (ne pas dépasser 20 mg par jour).

PRÉSENTATION

Ce médicament n'est pas commercialisé au Canada.

PHARMACODYNAMIE (effets cardiovasculaires†)

	DÉBUT D'ACTION	PIC	DURÉE
PO	< 2 h	2 – 3 h	12 h
PO – LP‡	2 h	8 – 10 h	24 h

† Doses uniques ; le plein effet antihypertenseur du médicament peut ne se manifester qu'après 2 à 4 semaines de traitement.
‡ LP = libération prolongée.

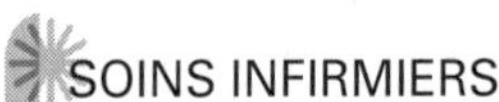

SOINS INFIRMIERS

ÉVALUATION DE LA SITUATION

- Mesurer la pression artérielle et le pouls avant l'administration du médicament et à intervalles réguliers durant tout le traitement. Suivre l'ÉCG à intervalles réguliers lors d'un traitement prolongé.
- EFFECTUER LE BILAN QUOTIDIEN DES INGESTA ET DES EXCRETA ET PESER LE PATIENT TOUS LES JOURS.
- SUIVRE DE PRÈS LES SIGNES SUIVANTS D'INSUFFISANCE CARDIAQUE : ŒDÈME PÉRIPHÉRIQUE, RÂLES ET CRÉPITATIONS, DYSPNÉE, GAIN PONDÉRAL, DISTENSION DES JUGULAIRES.

Angine : Évaluer le siège, la durée et l'intensité des douleurs angineuses ainsi que les facteurs qui les déclenchent.

Tests de laboratoire :

- Les inhibiteurs calciques n'altèrent pas les concentrations sériques totales de calcium.
- Noter les concentrations sériques de potassium à intervalles réguliers. L'hypokaliémie augmente le risque d'arythmies et devrait être corrigée.
- Examiner les résultats des tests de l'exploration fonctionnelle hépatique et rénale à intervalles réguliers durant le traitement prolongé. L'administration d'israpidine pendant plusieurs jours peut entraîner une augmentation des enzymes hépatiques, qui reviennent à la normale lorsque le traitement est interrompu.

DIAGNOSTICS INFIRMIERS POSSIBLES

- Débit cardiaque diminué (Effets secondaires).
- Connaissances insuffisantes sur le traitement médicamenteux (Enseignement au patient et à ses proches).

INTERVENTIONS INFIRMIÈRES

- Le médicament peut être administré sans égard aux repas. On peut l'administrer avec des aliments si l'irritation gastrique pose problème.
- Il ne faut pas ouvrir, écraser, scinder ou mâcher les comprimés à libération prolongée.

ENSEIGNEMENT AU PATIENT ET À SES PROCHES

- Conseiller au patient de respecter scrupuleusement la posologie recommandée même s'il se sent mieux. S'il n'a pu prendre le médicament au moment habituel, il doit le prendre dès que possible, à moins que ce ne soit presque l'heure prévue pour la dose suivante. L'avertir qu'il ne doit jamais remplacer une dose manquée par une double dose. Il peut s'avérer nécessaire d'arrêter le traitement graduellement.
- Recommander au patient de changer lentement de position afin de réduire les risques d'hypotension orthostatique.
- Prévenir le patient que l'isradipine peut provoquer des étourdissements. Lui conseiller de ne pas conduire et d'éviter les activités qui exigent sa vigilance jusqu'à ce qu'on ait la certitude que le médicament n'entraîne pas cet effet chez lui.
- Conseiller au patient de consulter un professionnel de la santé avant de prendre des médicaments en vente libre et d'éviter de boire de l'alcool pendant le traitement à l'isradipine.
- Inciter le patient à utiliser des écrans solaires et à porter des vêtements protecteurs pour prévenir les réactions de photosensibilité.
- Conseiller au patient de communiquer avec un professionnel de la santé en cas d'extrasystoles, de dyspnée, d'œdème aux mains et aux pieds, de rash, d'étourdissements marqués, de nausées, de constipation ou d'hypotension.

Angine :

- Conseiller au patient sous traitement concomitant par un dérivé nitré ou un bêta-bloquant de continuer de prendre les deux médicaments selon les consignes du médecin et d'utiliser la nitroglycérine sublinguale au besoin, en cas de crises d'angine.
- Informer le patient que des crises d'angine peuvent survenir 30 minutes après l'administration du médicament en raison d'une tachycardie réflexe. Le problème est habituellement passager et n'indique pas la nécessité de cesser le traitement.
- Recommander au patient de consulter un professionnel de la santé si les douleurs thoraciques

ne s'améliorent pas, s'aggravent ou s'accompagnent de diaphorèse. Lui conseiller également de signaler l'essoufflement ou les céphalées persistantes.

- Recommander au patient de consulter un professionnel de la santé au sujet des contraintes en matière d'exercice physique, avant de s'engager dans toute activité exigeant un effort.

Hypertension :

- Inciter le patient à appliquer d'autres mesures de réduction de l'hypertension : perdre du poids, réduire sa consommation de sel, diminuer le stress, faire régulièrement de l'exercice, boire de l'alcool avec modération et cesser de fumer. Le prévenir que le médicament stabilise la pression artérielle, mais ne guérit pas l'hypertension.
- Montrer au patient et à ses proches comment mesurer la pression artérielle. Leur recommander de la mesurer toutes les semaines et de signaler à un professionnel de la santé tout changement important.

VÉRIFICATION DE L'EFFICACITÉ THÉRAPEUTIQUE

L'efficacité du traitement peut être démontrée par : la baisse de la pression artérielle ▪ la diminution de la fréquence et de la gravité des crises d'angine ▪ un moindre recours aux dérivés nitrés ▪ une augmentation de la tolérance à l'effort et du bien-être. ✳

ITRACONAZOLE

Sporanox

CLASSIFICATION :

Antifongique par voie générale (de type azole)

Grossesse – catégorie C

INDICATIONS

Capsules par voie orale : Traitement de : l'histoplasmose pulmonaire chronique ▪ la blastomycose ▪ l'aspergillose ▪ l'onychomycose ▪ la sporotrichose cutanée et lymphatique ▪ la paracoccidioïdomycose ▪ la chromomycose ▪ les dermatomycoses dues à *Tinea corporis*, *cruris* et *pedis* et à *Pityriasis versicolor* quand le traitement par voie orale est justifié ▪ les candidoses buccales et bucco-œsophagiennes ▪ **Solution orale** : Traitement des candidoses buccales ou œsophagiennes chez les patients adultes séropositifs pour le VIH ou immunodéprimés.

MÉCANISME D'ACTION

Inhibition des enzymes nécessaires à l'intégrité de la paroi cellulaire du champignon. ***Effets thérapeutiques :*** Effets fongistatiques contre les micro-organismes sensibles. **Spectre d'action** : *Histoplasma capsulatum*, *Blastomyces dermatitidis*, *Cryptococcus neoformans*, *Aspergillus fumigatus*, *Candida*, *Tinea unguium* et les espèces *Trichophyton*.

PHARMACOCINÉTIQUE

Absorption : Les aliments améliorent l'absorption après l'administration PO.

Distribution : Les concentrations tissulaires sont plus élevées que les concentrations plasmatiques. Le médicament ne pénètre pas dans le liquide céphalorachidien, mais pénètre dans le lait maternel.

Liaison aux protéines : *Itraconazole* – 99,8 % ; *hydroxyitraconazole* – 99,5 %.

Métabolisme et excrétion : Le médicament est surtout métabolisé par le foie et excrété dans les fèces. L'hydroxyitraconazole, le principal métabolite, a un effet antifongique.

Demi-vie : 21 heures.

CONTRE-INDICATIONS ET PRÉCAUTIONS/ MISES EN GARDE

Contre-indications : Hypersensibilité ▪ Risque de réactions de sensibilité croisée avec d'autres antifongiques de type azole (miconazole, kétoconazole) ▪ L'ADMINISTRATION CONCOMITANTE D'ITRACONAZOLE ET DE CERTAINS MÉDICAMENTS MÉTABOLISÉS PAR L'ISOENZYME 3A4 DU CYTOCHROME P450 (CYP 3A4) PEUT ENTRAÎNER UNE AUGMENTATION DES CONCENTRATIONS PLASMATIQUES DE CES MÉDICAMENTS ENTRAÎNANT DES MANIFESTATIONS INDÉSIRABLES POUVANT METTRE LA VIE DU PATIENT EN DANGER (TERFÉNADINE, ASTÉMIZOLE, QUINIDINE, CISAPRIDE, PIMOZIDE, MIDAZOLAM ORAL, TRIAZOLAM) ▪ Certains inhibiteurs de la HMG-CoA réductase métabolisés par le CYP 3A4, tels que la simvastatine ou la lovastatine ▪ Traitement de l'onychomycose ou de la dermatomycose chez un patient présentant des signes de dysfonction ventriculaire telle l'insuffisance cardiaque ou ayant ces antécédents.

Précautions/mises en garde : Insuffisance hépatique (une réduction de la dose peut être nécessaire) ▪ Insuffisance rénale grave (Cl_{Cr} < 30 mL/minute) ▪ Achlorhydrie ou hypochlorhydrie (diminution de l'absorption) ■ Allaitement ■ Grossesse ou enfants (l'innocuité du médicament n'a pas été établie).

RÉACTIONS INDÉSIRABLES ET EFFETS SECONDAIRES

SNC: étourdissements, somnolence, fatigue, céphalées, malaise.
ORLO: acouphènes.
CV: œdème, hypertension.
GI: nausées, douleurs abdominales, anorexie, diarrhée, hépatite médicamenteuse, flatulence, vomissements.
GU: albuminurie, baisse de la libido, impuissance.
Tég.: NÉCROLYSE ÉPIDERMIQUE TOXIQUE, prurit, rash.
End.: insuffisance surrénalienne.
HÉ: hypokaliémie.
Loc.: rhabdomyolyse.
Divers: fièvre.

INTERACTIONS

Médicament-médicament: L'itraconazole est un puissant inhibiteur du système d'enzymes hépatiques P450 3A et peut donc augmenter les concentrations sanguines ainsi que les effets des médicaments qui sont métabolisés par ce système ■ L'ITRACONAZOLE PEUT ACCROÎTRE LE RISQUE DE SÉDATION EXCESSIVE ASSOCIÉ AU **MIDAZOLAM** OU AU **TRIAZOLAM**; RISQUE ACCRU DE RÉACTIONS INDÉSIRABLES DU SNC EN CAS D'ADMINISTRATION CONCOMITANTE DE **PIMOZIDE** ET AUGMENTATION DU RISQUE DE MYOPATHIE EN CAS D'ADMINISTRATION CONCOMITANTE DE **SIMVASTATINE** OU DE **LOVASTATINE** (USAGE CONCOMITANT CONTRE-INDIQUÉ) ■ L'itraconazole peut également accroître les concentrations sanguines de **warfarine**, de **ritonavir**, d'**indinavir**, de **saquinavir**, d'**alcaloïdes de la pervenche**, de **busulfan**, de **diazépam**, de **félodipine**, d'**isradipine**, de **nicardipine**, de **nifédipine**, de **nimodipine**, de **cyclosporine**, de **tacrolimus**, de **méthylprednisolone**, de **digoxine**, de **phénytoïne**, d'**hypoglycémiants oraux** et de **quinidine** et accroître le risque de toxicité par ces agents ■ Les **antiacides**, les **bloqueurs des récepteurs H_2 de l'histamine**, le **sucralfate**, le **lansoprazole**, le **rabéprazole**, l'**oméprazole** ou d'autres **agents qui augmentent le pH gastrique**, incluant le tampon que renferme la **didanosine**, peuvent réduire l'absorption de l'itraconazole (prendre ces agents 2 heures après l'itraconazole) ■ La **phénytoïne**, le **phénobarbital**, l'**isoniazide**, la **rifampine**, la **rifabutine** et la **carbamazépine** accélèrent le métabolisme et réduisent les concentrations sanguines de l'itraconazole (il peut s'avérer nécessaire d'augmenter la dose) ■ En cas d'hypokaliémie, le risque de toxicité associé aux **glucosides cardiotoniques** est accru ■ La **clarithromycine**, le **ritonavir** et l'**indinavir** peuvent accroître les concentrations sanguines d'itraconazole.
Médicament-aliments: Les **aliments** augmentent l'absorption de l'itraconazole.

VOIES D'ADMINISTRATION ET POSOLOGIE

Aspergillose pulmonaire
- **PO (adultes)**: 200 mg, 1 fois par jour, pendant 3 à 4 mois.

Aspergillose pulmonaire invasive
- **PO (adultes)**: 200 mg, 2 fois par jour, pendant 3 à 4 mois.

Blastomycose et histoplasmose pulmonaire chronique
- **PO (adultes)**: 200 mg, 1 fois par jour; on peut augmenter la dose par paliers de 100 mg par jour, jusqu'à 200 mg, 2 fois par jour, pendant au moins 3 mois.

Sporotrichose
- **PO (adultes)**: 100 mg, 1 fois par jour, pendant 3 mois.

Paracoccidioïdomycose
- **PO (adultes)**: 100 mg, 1 fois par jour, pendant 6 mois.

***Chromomycose due à* Fonsecæa pedrosoi**
- **PO (adultes)**: 200 mg, 1 fois par jour, pendant 6 mois.

***Chromomycose due à* Cladosporium carrionii**
- **PO (adultes)**: 100 mg, 1 fois par jour, pendant 3 mois.

Dermatomycose
- ***Tinea corporis/Tinea cruris*: PO (adultes)**: 100 mg, 1 fois par jour, pendant 14 jours ou 200 mg, 1 fois par jour, pendant 7 jours.
- ***Tinea pedis*: PO (adultes)**: 100 mg, 1 fois par jour, pendant 28 jours ou 200 mg, 2 fois par jours pendant 7 jours.
- ***Pityriasis versicolor*:** 200 mg, 1 fois par jour, pendant 7 jours.

Onychomycose
- **PO (adultes)**: 200 mg, 2 fois par jour, pendant une semaine, puis une période de 3 semaines sans traitement. *Infection des ongles de doigts* – 2 cycles de 1 semaine. *Infection des ongles d'orteils avec ou sans atteinte des ongles des doigts* – 3 cycles de 1 semaine.

Candidoses buccale et bucco-œsophagienne (capsule seulement)

- **PO (adultes)**: 100 mg, 1 fois par jour, pendant 2 semaines. Dans le cas des patients neutropéniques ou atteints du sida: 200 mg, 1 fois par jour, pendant 2 semaines. En présence d'une candidose bucco-œsophagienne, le traitement doit durer 4 semaines.

Candidose (solution orale seulement)

- **PO (adultes)**: *Candidose oro-pharyngée* – 200 mg (20 mL) par jour, pendant 1 à 2 semaines. *Candidose œsophagienne* – 100 mg (10 mL), 1 fois par jour, pendant au moins 3 semaines; poursuivre le traitement pendant 2 semaines après la disparition des symptômes. On peut augmenter la dose à 200 mg/jour selon la réponse au traitement.

I

PRÉSENTATION

Capsules: 100 mg[Pr] ■ **Solution orale**: 10 mg/mL[Pr].

PHARMACODYNAMIE (concentrations sanguines)

	Début d'action	Pic	Durée
PO	rapide	4 h	12 – 24 h

SOINS INFIRMIERS

ÉVALUATION DE LA SITUATION

- Avant le traitement et à intervalles réguliers pendant toute sa durée, rester à l'affût des signes et des symptômes d'infection: altération des signes vitaux, murmure vésiculaire, accroissement du nombre de globules blancs, aspect des expectorations, des muqueuses de la bouche et du pharynx et des lits unguéaux.
- Prélever des échantillons destinés à la mise en culture avant d'amorcer le traitement. On peut cependant démarrer le traitement sans attendre les résultats.

Tests de laboratoire:

- Noter les résultats des tests de l'exploration fonctionnelle hépatique, avant le traitement et à intervalles réguliers pendant toute sa durée, particulièrement en présence d'anomalies préexistantes de la fonction hépatique. Interrompre le traitement par l'itraconazole si les valeurs anormales persistent ou s'aggravent.
- Noter les concentrations sériques de potassium. L'itraconazole peut provoquer une hypokaliémie.

DIAGNOSTICS INFIRMIERS POSSIBLES

- Risque d'infection (Indications).
- Connaissances insuffisantes sur le traitement médicamenteux (Enseignement au patient et à ses proches).
- Non-observance du traitement médicamenteux (Enseignement au patient et à ses proches).

INTERVENTIONS INFIRMIÈRES

Les capsules et la solution orale ne sont pas interchangeables. Seule la solution orale est efficace en cas de candidose oro-pharyngée.

Capsules:

- Administrer avec un repas complet pour réduire le risque de nausées et de vomissements et pour accroître l'absorption.
- Ne pas administrer l'itraconazole avec des antiacides ou d'autres médicaments qui augmentent le pH gastrique, car ces agents peuvent en diminuer l'absorption.

Solution orale: Administrer sans aliments dans la mesure du possible. Demander au patient de se rincer vigoureusement la bouche avec 10 mL de solution à la fois, pendant plusieurs secondes, puis d'avaler.

ENSEIGNEMENT AU PATIENT ET À SES PROCHES

- Conseiller au patient de respecter scrupuleusement la posologie recommandée, même s'il se sent mieux. Les doses devraient être prises à la même heure chaque jour.
- Prévenir le patient que le médicament peut parfois provoquer de la somnolence. Lui conseiller de ne pas conduire et d'éviter les activités qui exigent sa vigilance jusqu'à ce qu'on ait la certitude que le médicament n'entraîne pas cet effet chez lui.
- Recommander au patient de consulter un professionnel de la santé si les signes ou les symptômes suivants de dysfonctionnement hépatique se manifestent: fatigue inhabituelle, anorexie, nausées, vomissements, jaunisse, urines foncées ou selles pâles.
- Conseiller au patient de consulter un professionnel de la santé avant de prendre tout autre médicament en vente libre ou sur ordonnance, en même temps que l'itraconazole.

VÉRIFICATION DE L'EFFICACITÉ THÉRAPEUTIQUE

L'efficacité du traitement peut être démontrée par : la résolution des signes cliniques et l'amélioration des résultats des tests indiquant une infection fongique. La durée minimale du traitement en présence d'une infection fongique systémique est de 3 mois. Un traitement d'une durée inadéquate peut mener à la récurrence de l'infection. ✳

KÉTOCONAZOLE

Apo-Ketoconazole, Nizoral, Novo-Ketoconazole, Nu-Ketocon

CLASSIFICATION :

Antifongique (par voie générale)

Grossesse – catégorie C

Pour l'usage topique, voir Antifongiques topiques.

INDICATIONS

Traitement des infections fongiques suivantes : candidose (disséminée et mucocutanée chronique) ■ chromomycose ■ coccidioïdomycose ■ paracoccidioïdomycose ■ histoplasmose ■ blastomycose sud-américaine ■ dermatophytoses graves qui sont réfractaires aux autres formes de traitement.

MÉCANISME D'ACTION

Destruction de la paroi cellulaire fongique ■ Altération du métabolisme des cellules fongiques ■ Inhibition de la synthèse des corticostéroïdes. ***Effets thérapeutiques :*** Effet fongicide ou fongistatique contre les micro-organismes sensibles, selon le micro-organisme infectant et le foyer d'infection. **Spectre d'action :** Le médicament agit contre de nombreux champignons pathogènes dont : *Blastomyces* ■ *Candida* ■ *Coccidioides* ■ *Cryptococcus* ■ *Histoplasma* ■ un grand nombre de dermatophytes.

PHARMACOCINÉTIQUE

Absorption : L'absorption par le tractus gastro-intestinal dépend du pH ; un pH accru diminue l'absorption.

Distribution : L'agent se répartit dans tout l'organisme. Sa pénétration dans le SNC est imprévisible et minime. Il traverse le placenta et pénètre dans le lait maternel.

Liaison aux protéines : 99 %.

Métabolisme et excrétion : Le kétoconazole est partiellement métabolisé par le foie. Il est excrété dans les fèces par voie biliaire.

Demi-vie : 8 heures.

CONTRE-INDICATIONS ET PRÉCAUTIONS/ MISES EN GARDE

Contre-indications : Hypersensibilité ■ Troubles hépatiques ■ Femme en âge de procréer qui n'utilisent pas de méthode de contraception efficace ■ Grossesse ■ Administration concomitante d'astémizole, de cisapride, de midazolam par voie orale, de pimozide, de quinidine, de terfénadine et de triazolam par voie orale.

Précautions/mises en garde : Antécédents de maladie hépatique ■ Achlorhydrie ou hypochlorhydrie ■ Alcoolisme ■ Allaitement.

RÉACTIONS INDÉSIRABLES ET EFFETS SECONDAIRES

SNC : étourdissements, somnolence.

ORLO : photophobie.

GI : HÉPATITE MÉDICAMENTEUSE, nausées, vomissements, douleurs abdominales, constipation, diarrhée, flatulence.

GU : azoospermie, baisse de la libido chez l'homme, dérèglement du cycle menstruel, oligospermie.

Tég. : rash.

End. : gynécomastie.

INTERACTIONS

Médicament-médicament : RISQUE ACCRUE D'ARYTHMIES GRAVES POUVANT METTRE LA VIE DU PATIENT EN DANGER LORS DE L'ADMINISTRATION CONCOMITANTE DE **CISAPRIDE** ■ Le kétoconazole inhibe le système enzymatique hépatique P450 3A4, ce qui entraîne une diminution du métabolisme et un risque d'intensification des effets ou de la toxicité des **bloqueurs des canaux calciques**, de la **cyclosporine**, du **tacrolimus**, des **corticostéroïdes**, de la **clarithromycine**, de la **troléandomycine**, de l'**érythromycine**, du **cyclophosphamide**, du **tamoxifène**, de la **vincristine**, de la **vinblastine**, de l'**ifosfamide**, de l'**alprazolam**, du **midazolam**, du **triazolam**, de l'**alfentanil**, du **fentanyl**, du **sufentanil**, de l'**artovastatine**, de la **cérivastatine**, de la **lovastatine**, de la **simvastatine**, de l'**amprenavir**, de l'**indinavir** (une baisse de la dose de l'indinavir est recommandée), du **nelfinavir**, du **ritonavir**, du **saquinavir**, du **cisapride** (usage concomitant contre-indiqué), de la **quinidine** et du **sildénafil** ■ Baisse de l'absorption lors de l'administration concomitante de médicaments élevant le pH gastrique, dont les **antiacides**, les **antagonistes des récepteurs H_2 de l'histamine**, la **didanosine** (en raison du tampon) et les inhibiteurs de la pompe à protons (**lansoprazole**, **oméprazole**, **rabéprazole**) (attendre 2 heures avant d'administrer le kétoconazole) ■ Hépatotoxicité additive lors de l'usage concomitant d'**agents hépatotoxiques**, incluant l'**alcool** ■ La prise concomitante d'**alcool** peut entraîner une réaction s'apparentant à celle induite par le disulfirame ■ La **rifampine** ou l'**isoniazide** peuvent réduire les concentrations et l'efficacité de l'agent ■ Le kétoconazole peut augmenter l'efficacité ou le risque de toxicité relié à la **warfarine** ou à la **phénytoïne**, lors d'un traitement concomitant.

VOIES D'ADMINISTRATION ET POSOLOGIE

PO (adultes): 200 mg, 1 fois par jour; la durée du traitement varie selon l'infection (ne pas dépasser 400 mg/jour).
PO (enfants > 40 kg): 200 mg, 1 fois par jour.
PO (enfants entre 20 et 40 kg): 100 mg, 1 fois par jour.
PO (enfants < 20 kg): 50 mg, 1 fois par jour.

PRÉSENTATION

Comprimés: 200 mg[Pr].

PHARMACODYNAMIE (concentrations sanguines)

	DÉBUT D'ACTION	PIC	DURÉE
PO	rapide	1 – 4 h	24 h

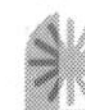

SOINS INFIRMIERS

ÉVALUATION DE LA SITUATION

- Suivre de près le patient à la recherche des symptômes d'infection, avant le traitement et à intervalles réguliers pendant toute sa durée.
- Prélever des échantillons pour la mise en culture avant d'amorcer le traitement. On peut commencer le traitement avant même que les résultats soient connus.

***Tests de laboratoire*:**

- IL FAUT EFFECTUER DES TESTS DE L'EXPLORATION FONCTIONNELLE HÉPATIQUE AVANT D'AMORCER LE TRAITEMENT, TOUS LES MOIS PENDANT LES 3 OU 4 PREMIERS MOIS ET À INTERVALLES RÉGULIERS PAR LA SUITE JUSQU'À LA FIN DU TRAITEMENT. LE KÉTOCONAZOLE PEUT ÉLEVER LES CONCENTRATIONS D'AST, D'ALT, DE PHOSPHATASE ALCALINE SÉRIQUE ET DE BILIRUBINE. IL FAUT CESSER L'ADMINISTRATION DU KÉTOCONAZOLE AU MOINDRE SIGNE D'ANOMALIE.
- Le kétoconazole peut entraîner une baisse des concentrations sériques de testostérone.

DIAGNOSTICS INFIRMIERS POSSIBLES

- Risque d'infection (Indications).
- Connaissances insuffisantes sur le traitement médicamenteux (Enseignement au patient et à ses proches).
- Non-observance du traitement médicamenteux (Enseignement au patient et à ses proches).

INTERVENTIONS INFIRMIÈRES

- Administrer l'agent avec des repas ou des collations pour réduire les nausées et les vomissements.
- Ne pas administrer des antagonistes des récepteurs H_2 de l'histamine ou des antiacides dans les 2 heures précédant ou suivant l'administration du kétoconazole.
- Chez les patients atteints d'achlorhydrie, dissoudre chaque comprimé dans 4 mL de solution aqueuse de HCl à 0,2 N. Demander au patient de boire la suspension avec une paille de plastique ou de verre de façon à éviter tout contact avec les dents. Lui faire ensuite prendre un verre d'eau et lui demander de bien s'en rincer la bouche, puis d'avaler.

ENSEIGNEMENT AU PATIENT ET À SES PROCHES

- Recommander au patient de respecter scrupuleusement la posologie recommandée et de poursuivre le traitement même s'il se sent mieux. Le prévenir qu'il doit prendre le médicament à la même heure, chaque jour. S'il n'a pas pu prendre le médicament au moment habituel, il doit le prendre aussitôt que possible. S'il est presque l'heure de la dose suivante, il doit prendre le médicament aussitôt et retarder la prise de la dose suivante de 10 à 12 heures.
- Prévenir le patient que le kétoconazole peut provoquer des étourdissements et de la somnolence. Lui conseiller de ne pas conduire et d'éviter les activités qui exigent sa vigilance jusqu'à ce qu'on ait la certitude que le médicament n'entraîne pas ces effets chez lui.
- Recommander au patient de ne pas prendre d'antiacides en vente libre dans les 2 heures avant ou suivant la prise du kétoconazole.
- Recommander au patient de porter des lunettes de soleil et d'éviter toute exposition prolongée à la lumière vive afin de prévenir les réactions de photophobie.
- Conseiller au patient d'éviter de boire de l'alcool en même temps qu'il prend ce médicament, en raison du risque de réactions s'apparentant à celles entraînées par le disulfiram (bouffées vasomotrices, rash, œdème périphérique, nausées, céphalées) et du risque accru d'hépatotoxicité.
- CONSEILLER AU PATIENT DE SIGNALER À UN PROFESSIONNEL DE LA SANTÉ LES DOULEURS ABDOMINALES, LA FIÈVRE OU UNE DIARRHÉE IMPORTANTE AINSI QUE LA PRÉSENCE DE SIGNES ET DE

K

SYMPTÔMES DE DYSFONCTIONNEMENT HÉPATIQUE (FATIGUE INHABITUELLE, ANOREXIE, NAUSÉES, VOMISSEMENTS, JAUNISSE, URINE FONCÉE OU SELLES DE COULEUR PÂLE).

VÉRIFICATION DE L'EFFICACITÉ THÉRAPEUTIQUE

L'efficacité du traitement peut être démontrée par : la résolution des signes cliniques et la normalisation des résultats des examens de laboratoire reliés à l'infection fongique ▪ La durée minimale de traitement de la candidose est de 1 à 2 semaines et des autres infections fongiques généralisées, de 6 mois ▪ La candidose mucocutanée chronique dicte habituellement un traitement d'entretien. ✳

KÉTOPROFÈNE

Apo-Keto, Apo-Keto-E, Apo-Keto SR, Novo-Keto, Novo-Keto EC, Nu-Ketoprofen, Nu-Ketoprofen-E, Orafen, Orudis, Orudis E, Orudis SR, Oruvail, PMS-Ketoprofen, Rhodis, Rhodis SR, Rhovail

CLASSIFICATION :

Anti-inflammatoire non stéroïdien, analgésique non opiacé

Grossesse – catégorie B (premier trimestre)

INDICATIONS

Maladies inflammatoires dont : la polyarthrite rhumatoïde ▪ la spondylarthrite ankylosante ▪ l'arthrose ▪ Douleur légère à modérée, incluant celle accompagnant la dysménorrhée et la fièvre.

MÉCANISME D'ACTION

Inhibition de la synthèse des prostaglandines. ***Effets thérapeutiques :*** Suppression de l'inflammation et de la douleur.

PHARMACOCINÉTIQUE

Absorption : Bonne absorption depuis le tractus gastro-intestinal.

Distribution : Inconnue.

Liaison aux protéines : 99 %.

Métabolisme et excrétion : L'agent est surtout métabolisé par le foie (60 %) ; une certaine fraction est excrétée par les reins.

Demi-vie : De 2 à 4 heures.

CONTRE-INDICATIONS ET PRÉCAUTIONS/ MISES EN GARDE

Contre-indications : Hypersensibilité ▪ Risque de réactions de sensibilité croisée avec d'autres AINS incluant l'aspirine ▪ Syndrome complet ou partiel de polypes nasaux ou patients chez lesquels l'asthme, l'anaphylaxie, l'urticaire, la rhinite ou toute autre manifestation allergique a été déclenchée par l'AAS ou d'autres AINS ▪ Hémorragie digestive ▪ Ulcère gastro-duodénal évolutif, antécédents d'ulcère gastro-duodénal récurrent ou d'affection inflammatoire évolutive des voies digestives ▪ Atteinte hépatique notable ou évolutive ▪ Dysfonctionnement rénal grave ou évolutif.

Précautions/mises en garde : Maladies cardiovasculaire, hépatique ou rénale graves ▪ Antécédents d'ulcère ▪ Insuffisance rénale (il est recommandé de diminuer la dose) ▪ Personnes âgées, personnes de petite taille ou insuffisants rénaux (ne pas leur administrer la préparation à libération prolongée) ▪ Alcoolisme chronique ▪ Intolérance à la tartrazine (ne pas administrer les agents qui renferment cette substance aux patients ayant de tels antécédents) ▪ Grossesse, allaitement ou enfants (l'innocuité du médicament n'a pas été établie ; en éviter l'administration au cours de la deuxième moitié de la grossesse).

RÉACTIONS INDÉSIRABLES ET EFFETS SECONDAIRES

SNC : somnolence, céphalées, étourdissements.

ORLO : vision trouble, acouphènes.

CV : œdème.

GI : HÉPATITE MÉDICAMENTEUSE, HÉMORRAGIE DIGESTIVE, constipation, diarrhée, dyspepsie, nausées, vomissements, anorexie, gêne, flatulence.

GU : cystite, hématurie, insuffisance rénale.

Peau : photosensibilité, rash.

End. : gynécomastie.

Hémat. : dyscrasie, prolongation du temps de saignement.

SN : myalgie.

Divers : réactions allergiques incluant l'ANAPHYLAXIE et la fièvre.

INTERACTIONS

Médicament-médicament : L'**aspirine** modifie la distribution, le métabolisme et l'excrétion du kétoprofène (une administration concomitante n'est pas recommandée) ▪ L'administration concomitante d'**autres agents anti-inflammatoires non stéroïdiens** et de **corticostéroïdes** ou l'ingestion d'**al-**

cool intensifient les effets secondaires gastro-intestinaux ■ L'administration prolongée de kétoprofène et d'**acétaminophène** en concomitance peut augmenter le risque de réactions rénales indésirables ■ Le kétoprofène peut réduire l'efficacité des **diurétiques** ou des **antihypertenseurs** ■ Le kétoprofène peut intensifier l'effet hypoglycémiant de l'**insuline** ou des **hypoglycémiants oraux à base de sulfonylurée** ■ Le kétoprofène peut élever les concentrations sériques de **lithium** et le risque de toxicité qui y est associé ■ Le kétoprofène augmente le risque de toxicité associé au **méthotrexate** ■ Le **probénécide** augmente le risque de toxicité associé au kétoprofène (l'administration concomitante n'est pas recommandée) ■ Risque accru d'hémorragie lors de l'administration concomitante de **céfamandole**, de **céfotétane**, de **céfopérazone**, d'**acide valproïque**, de **plicamycine**, d'**agents thrombolytiques**, de **clopidogrel**, de **ticlopidine**, d'**eptifibatide**, de **tirofiban** ou d'**anticoagulants** ■ Risque accru de réactions hématologiques indésirables lors de l'administration concomitante d'**agents antinéoplasiques** ou d'une **radiothérapie** ■ Risque accru de toxicité rénale lors de l'administration concomitante de **cyclosporine**.

VOIES D'ADMINISTRATION ET POSOLOGIE

PO, PR (adultes) : *Anti-inflammatoire* – de 150 à 300 mg par jour, en 3 ou 4 doses fractionnées, *ou* de 150 à 300 mg, en 1 ou 2 doses fractionnées, pour la présentation à libération prolongée. *Analgésique* – de 150 à 200 mg par jour, en 1 à 4 doses fractionnées, selon la présentation utilisée. *Sujets âgés et insuffisants rénaux* – réduire la posologie initiale de un tiers ou de moitié.

PRÉSENTATION (version générique disponible)

Comprimés à enrobage entérique : 50 mg[Pr], 100 mg[Pr], 200 mg[Pr] ■ **Comprimés à action prolongée :** 200 mg[Pr] ■ **Capsules :** 50 mg[Pr] ■ **Capsules à libération prolongée :** 150 mg[Pr], 200 mg[Pr] ■ **Suppositoires :** 50 mg[Pr], 100 mg[Pr].

PHARMACODYNAMIE

	Début d'action	Pic	Durée
PO (analgésique)	dans les 60 min	1 h	4 – 6 h
PO (anti-inflammatoire)	de quelques jours à 1 semaine	inconnu	jusqu'à 24 h (libération prolongée)

SOINS INFIRMIERS

ÉVALUATION DE LA SITUATION

LES PATIENTS SOUFFRANT D'ASTHME, D'ALLERGIE INDUITE PAR L'ASPIRINE OU DE POLYPES NASAUX SONT DAVANTAGE PRÉDISPOSÉS AUX RÉACTIONS D'HYPERSENSIBILITÉ. SUIVRE DE PRÈS LA RHINITE, LA RESPIRATION SIFFLANTE ET L'URTICAIRE.

Arthrite : Évaluer l'intensité de la douleur et l'amplitude des mouvements articulaires avant l'administration du kétoprofène et une heure après.

Douleur : Suivre de près la douleur (type, siège et intensité) avant l'administration du kétoprofène et une heure après.

Tests de laboratoire :

- Chez les patients recevant un traitement prolongé, noter à intervalles réguliers les concentrations sériques d'urée et de créatinine, ainsi que la numération globulaire et les résultats des tests de l'exploration fonctionnelle hépatique.
- L'agent peut élever les concentrations sériques de potassium, d'urée, de créatinine, de phosphatase alcaline, ainsi que celles de LDH, d'AST et d'ALT et réduire la glycémie, les concentrations d'hémoglobine et l'hématocrite, ainsi que le nombre de leucocytes et de plaquettes et la clairance de la créatinine.
- Le kétoprofène peut allonger le temps de saignement de 3 ou de 4 minutes.
- Le kétoprofène peut modifier le dosage de l'albuminurie, de la bilirubine, du 17-cétostéroïde et du 17-hydrocorticostéroïde urinaire.

DIAGNOSTICS INFIRMIERS POSSIBLES

- Douleur aiguë (Indications).
- Mobilité physique réduite (Indications).
- Connaissances insuffisantes sur le traitement médicamenteux (Enseignement au patient et à ses proches).

INTERVENTIONS INFIRMIÈRES

- L'administration de doses plus élevées que celles recommandées n'améliore pas l'efficacité du médicament, mais pourrait augmenter le risque d'effets secondaires.
- L'administration concomitante d'analgésiques opiacés peut intensifier les effets analgésiques, ce qui permet d'abaisser les doses d'opiacés.
- L'effet analgésique est plus efficace si l'agent est administré avant que la douleur ne devienne intense.

PO :

- Pour obtenir un effet initial rapide, administrer 30 minutes avant ou 2 heures après les repas. On peut administrer les capsules avec des aliments, du lait ou un antiacide renfermant de l'hydroxyde d'aluminium et de magnésium pour réduire l'irritation gastrique.
- Les capsules à libération prolongée doivent être avalées telles quelles ; il ne faut pas les ouvrir ni les mâcher.

Dysménorrhée : Administrer l'agent dès que possible après le début des règles. On n'a pas prouvé l'efficacité d'un traitement prophylactique.

ENSEIGNEMENT AU PATIENT ET À SES PROCHES

- Conseiller au patient de prendre le kétoprofène avec un grand verre d'eau et d'éviter de se coucher pendant les 15 à 30 minutes qui suivent.
- Conseiller au patient de respecter scrupuleusement la posologie recommandée. S'il n'a pu prendre le médicament au moment habituel, il doit le faire dès que possible à moins que ce ne soit presque l'heure prévue pour la dose suivante. Le prévenir qu'il ne faut jamais remplacer une dose manquée par une double dose.
- Prévenir le patient que le kétoprofène peut parfois provoquer de la somnolence ou des étourdissements. Lui conseiller de ne pas conduire et d'éviter les activités qui exigent sa vigilance jusqu'à ce qu'on ait la certitude que le médicament n'entraîne pas ces effets chez lui.
- Recommander au patient d'éviter de boire de l'alcool et de consulter un professionnel de la santé avant de prendre une préparation à base d'aspirine ou d'acétaminophène ou un autre médicament en vente libre en même temps que le kétoprofène.
- Recommander au patient qui doit suivre un autre traitement ou subir une intervention chirurgicale d'avertir le professionnel de la santé qu'il suit un traitement avec ce médicament.
- Recommander au patient d'utiliser des écrans solaires et de porter des vêtements protecteurs pour prévenir les réactions de photosensibilité.
- PRÉVENIR LE PATIENT QUE S'IL PREND 3 VERRES D'ALCOOL OU PLUS PAR JOUR, PENDANT CE TRAITEMENT, IL PEUT ACCROÎTRE LE RISQUE D'HÉMORRAGIE DIGESTIVE.
- Recommander au patient de communiquer avec un professionnel de la santé en cas de rash, de démangeaisons, de troubles visuels, d'acouphènes, de gain de poids, d'œdème, de selles noires, de céphalées persistantes ou de symptômes pseudo-grippaux (frissons, fièvre, douleurs musculaires, douleurs).

VÉRIFICATION DE L'EFFICACITÉ THÉRAPEUTIQUE

L'efficacité du traitement peut être démontrée par : l'amélioration de la mobilité des articulations ■ la diminution de l'intensité de la douleur ; la douleur arthritique peut commencer à diminuer quelques jours ou une semaine après le début du traitement ; l'efficacité maximale peut ne pas être notable avant 1 à 2 semaines ; les patients qui ne répondent pas à un anti-inflammatoire non stéroïdien peuvent répondre à un autre.

KÉTOROLAC

Apo-Ketorolac, Novo-Ketorolac, Nu-Ketorolac, Toradol

CLASSIFICATION :

Anti-inflammatoire non stéroïdien, analgésique non opiacé

Grossesse – catégorie C

Pour l'usage ophtalmique, voir l'annexe N.

INDICATIONS

PO : Traitement de courte durée (jusqu'à 5 jours, tout au plus, après une intervention chirurgicale, ou jusqu'à 7 jours en cas de douleurs musculo-squelettiques) de la douleur aiguë, modérée à modérément intense, y compris la douleur postopératoire, la douleur musculo-squelettique aiguë due à un traumatisme et les crampes utérines du post-partum ■ **IM :** Traitement de courte durée (ne dépassant pas 2 jours) de la douleur aiguë, modérée ou intense, y compris celle qui suit les interventions chirurgicales abdominales, orthopédiques et gynécologiques majeures. La durée totale du traitement combiné par voies IM et orale ne doit pas dépasser 5 jours.

MÉCANISME D'ACTION

Inhibition de la synthèse des prostaglandines entraînant une analgésie par médiation périphérique ■ Propriétés anti-inflammatoires et antipyrétiques. ***Effets thérapeutiques :*** **PO, IM :** Diminution de la douleur.

PHARMACOCINÉTIQUE

Absorption : L'absorption est rapide et totale, quelle que soit la voie d'administration.

Distribution : De faibles concentrations de kétorolac pénètrent dans le lait maternel.

Métabolisme et excrétion : Une fraction de moins de 50 % est métabolisée par le foie. Le kétorolac et ses métabolites sont principalement excrétés par les reins (92 %) ; une fraction de 6 % est excrétée dans les fèces.

Demi-vie : 4,5 heures (de 3,8 à 6,3 heures ; prolongée chez les personnes âgées et les insuffisants rénaux).

CONTRE-INDICATIONS ET PRÉCAUTIONS/ MISES EN GARDE

Contre-indications : Hypersensibilité ■ Risque de réactions de sensibilité croisée avec d'autres AINS ■ Syndrome complet ou partiel de polypes nasaux ou patients chez lesquels l'asthme, l'anaphylaxie, l'urticaire, la rhinite ou toute autre manifestation allergique a été déclenchée par l'AAS ou d'autres AINS ■ Ulcère gastro-duodénal évolutif, antécédents d'ulcère récurrent ou maladie inflammatoire active des voies digestives ■ Atteinte hépatique importante ou évolutive ■ Dysfonctionnement rénal grave ou évolutif ■ Traitement concomitant avec d'autres AINS ■ Usage préopératoire ou périopératoire ■ Usage postopératoire en présence de troubles de la coagulation ■ Travail de l'accouchement ■ Administration épidurale et intrathécale de la solution IM ■ Usage concomitant de probénécide et d'oxpentifylline.

Précautions/mises en garde : Antécédents d'hémorragie digestive ■ Insuffisance rénale (réduire la dose, au besoin) ■ Maladie cardiovasculaire ■ Intolérance connue à l'alcool (injection seulement) ■ Allaitement ■ Grossesse (usage déconseillé au cours de la deuxième moitié de la grossesse) et enfants.

RÉACTIONS INDÉSIRABLES ET EFFETS SECONDAIRES

SNC : somnolence, altération des opérations de la pensée, étourdissements, euphorie, céphalées.

Resp. : asthme, dyspnée.

CV : œdème, pâleur, vasodilatation.

GI : HÉMORRAGIE DIGESTIVE, altération du goût, diarrhée, sécheresse de la bouche (xérostomie), dyspepsie, douleurs gastro-intestinales, nausées.

GU : oligurie, néphrotoxicité, mictions fréquentes.

Peau : prurit, purpura, transpiration, urticaire.

Hémat. : allongement du temps de saignement.

Locaux : douleur au point d'injection.

SN : paresthésie.

Divers : réactions allergiques incluant l'ANAPHYLAXIE.

INTERACTIONS

Médicament-médicament : L'**aspirine**, prise en concomitance, peut réduire l'efficacité du kétorolac ■ L'administration concomitante d'**aspirine**, d'autres **AINS**, de **suppléments de potassium** et de **glucocorticoïdes** ou l'ingestion d'**alcool** intensifient les effets secondaires gastro-intestinaux ■ L'administration prolongée de kétorolac en même temps que la prise d'**acétaminophène** peut augmenter le risque de réactions rénales indésirables ■ Le kétorolac peut réduire l'efficacité des **diurétiques** ou des **antihypertenseurs** ■ Le kétorolac peut élever les concentrations sériques de **lithium** et le risque de toxicité qui y est associé ■ Le kétorolac augmente le risque de toxicité associé au **méthotrexate** ■ Risque accru d'hémorragie lors de l'administration concomitante de **céfamandole**, de **céfotétane**, de **céfopérazone**, d'**acide valproïque**, de **clopidogrel**, de **ticlodipine**, de **tirofiban**, d'**eptifibatide**, de **plicamycine**, d'**agents thrombolytiques** ou d'**anticoagulants** ■ Risque accru de réactions hématologiques indésirables lors de l'administration concomitante d'**agents antinéoplasiques** ou d'une **radiothérapie** ■ Risque accru de toxicité rénale lors de l'administration concomitante de **cyclosporine** ■ Le **probénécide** élève les concentrations sanguines de kétorolac et le risque d'effets indésirables (administration concomitante déconseillée).

VOIES D'ADMINISTRATION ET POSOLOGIE

La durée totale du traitement combiné par voies IM et orale ne doit pas dépasser 5 jours.

PO (adultes) : 10 mg, toutes les 4 à 6 heures, selon les besoins (ne pas dépasser 40 mg/jour). La durée maximale du traitement est de 5 jours, en cas de douleurs postopératoires, et de 7 jours, en cas de douleurs musculo-squelettiques.

IM (adultes < 65 ans) : De 10 à 30 mg, toutes les 4 à 6 heures, selon les besoins (ne pas dépasser 120 mg/ jour) ; ne pas administrer le médicament pendant plus de 2 jours.

IM (adultes ≥ 65 ans, < 50 kg ou insuffisants rénaux) : 10 mg, toutes les 4 à 6 heures, selon les besoins (ne pas dépasser 60 mg/jour) ; ne pas administrer le traitement pendant plus de 2 jours.

PRÉSENTATION

Comprimés: 10 mg^Pr ▪ **Solution pour injection IM**: 10 mg/mL^Pr et 30 mg/mL^Pr, en fioles de 1 mL.

PHARMACODYNAMIE (effets analgésiques)

	DÉBUT D'ACTION	PIC	DURÉE
PO	inconnu	2 – 3 h	4 – 6 h ou plus
IM	10 min	1 – 2 h	6 h ou plus

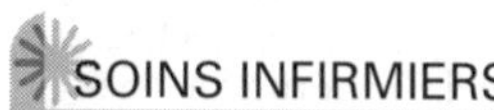

SOINS INFIRMIERS

ÉVALUATION DE LA SITUATION

LES PATIENTS SOUFFRANT D'ASTHME, D'ALLERGIE INDUITE PAR L'ASPIRINE OU DE POLYPES NASAUX SONT DAVANTAGE PRÉDISPOSÉS AUX RÉACTIONS D'HYPERSENSIBILITÉ. SUIVRE DE PRÈS LA RHINITE, L'ASTHME ET L'URTICAIRE.

Douleur: Évaluer la douleur (type, siège et intensité) avant l'administration du kétorolac, puis une ou deux heures après.

***Tests de laboratoire*:**

- Chez les patients recevant un traitement prolongé, effectuer à intervalles réguliers des tests de l'exploration fonctionnelle hépatique, particulièrement pour déterminer les valeurs d'ALT et d'AST. Il y a risque d'élévation de ces concentrations.
- Risque de prolongation du temps de saignement pouvant persister jusqu'à 24 à 48 heures après l'arrêt du traitement.
- Risque d'élévation des concentrations d'urée, de créatinine sérique et de potassium.

DIAGNOSTICS INFIRMIERS POSSIBLES

- Douleur aiguë (Indications).
- Connaissances insuffisantes sur le traitement médicamenteux (Enseignement au patient et à ses proches).

INTERVENTIONS INFIRMIÈRES

- L'administration de doses plus élevées que celles recommandées n'améliore pas l'efficacité du médicament, mais pourrait augmenter le risque d'effets secondaires. LA DURÉE DU TRAITEMENT PAR LE KÉTOROLAC, TOUTES VOIES D'ADMINISTRATION CONFONDUES, NE DOIT PAS DÉPASSER 5 JOURS À 7 JOURS.
- L'administration concomitante d'analgésiques opiacés peut intensifier les effets analgésiques, ce qui permet de diminuer les doses d'opiacé.

ENSEIGNEMENT AU PATIENT ET À SES PROCHES

- Expliquer au patient comment et à quel moment il est approprié de demander un analgésique.
- Conseiller au patient de respecter scrupuleusement la posologie recommandée. S'il n'a pu prendre le médicament au moment habituel, il doit le faire dès que possible à moins que ce ne soit presque l'heure prévue pour la dose suivante. Le prévenir qu'il ne doit jamais remplacer une dose manquée par une double dose.
- Prévenir le patient que le kétorolac peut parfois provoquer de la somnolence ou des étourdissements. Lui conseiller de ne pas conduire et d'éviter les activités qui exigent sa vigilance jusqu'à ce qu'on ait la certitude que le médicament n'entraîne pas ces effets chez lui.
- Recommander au patient d'éviter de boire de l'alcool et de consulter un professionnel de la santé avant de prendre une préparation à base d'aspirine ou d'acétaminophène, un AINS ou un autre médicament en vente libre en même temps que le kétorolac.
- Recommander au patient qui doit suivre un autre traitement ou subir une intervention chirurgicale d'avertir le professionnel de la santé qu'il suit un traitement par ce médicament.
- Recommander au patient de communiquer avec un professionnel de la santé en cas de rash, de démangeaisons, de troubles visuels, d'acouphènes, de gain de poids, d'œdème, de selles noires, de céphalées persistantes ou de symptômes pseudo-grippaux (frissons, fièvre, douleurs musculaires, douleurs).

VÉRIFICATION DE L'EFFICACITÉ THÉRAPEUTIQUE

***L'efficacité du traitement peut être démontrée par*:** la diminution de l'intensité de la douleur. Les patients qui ne répondent pas à un AINS peuvent répondre à un autre.

LABÉTALOL

Apo-Labétalol, Labétalol, Trandate

CLASSIFICATION :

Antihypertenseur (bêta-bloquant)

Grossesse – catégorie C

INDICATIONS

Traitement de l'hypertension en monothérapie ou en association ■ Traitement d'urgence de l'hypertension grave (voie intraveineuse).

MÉCANISME D'ACTION

Blocage de la stimulation des récepteurs bêta$_1$-adrénergiques (myocardiques) et bêta$_2$-adrénergiques (pulmonaires, vasculaires ou utérins) ■ Inhibition de l'effet du blocage alpha-adrénergique qui peut aggraver l'hypotension orthostatique. ***Effets thérapeutiques :*** Abaissement de la pression artérielle.

PHARMACOCINÉTIQUE

Absorption : Bonne absorption, mais le labétalol est rapidement soumis à un métabolisme hépatique de premier passage important, se traduisant par une biodisponibilité de 25 %.

Distribution : Une petite fraction de médicament pénètre dans le SNC. Le labétalol traverse le placenta.

Métabolisme et excrétion : Métabolisme hépatique important.

Demi-vie : De 3 à 8 heures.

CONTRE-INDICATIONS ET PRÉCAUTIONS/ MISES EN GARDE

Contre-indications : Hypersensibilité ■ Insuffisance cardiaque non compensée ■ Œdème pulmonaire ■ Choc cardiogénique ou autres états d'hypotension ■ Bradycardie ou bloc cardiaque. Maladie pulmonaire (y compris l'asthme) ■ Allaitement.

Précautions/mises en garde : Insuffisance rénale ■ Insuffisance hépatique ■ Personnes âgées (sensibilité accrue aux bêta-bloquants ; réduire la dose initiale) ■ Diabète (le médicament peut masquer les symptômes d'hypoglycémie) ■ Thyrotoxicose (le médicament peut en masquer les symptômes) ■ Antécédents de réactions allergiques graves (les réactions peuvent être plus intenses) ■ Grossesse, enfants (l'innocuité du médicament n'a pas été établie ; risque de bradycardie, d'hypotension, d'hypoglycémie ou de dépression respiratoire chez le fœtus ou le nouveau-né).

RÉACTIONS INDÉSIRABLES ET EFFETS SECONDAIRES

SNC : fatigue, faiblesse, anxiété, dépression, étourdissements, somnolence, insomnie, perte de mémoire, modification des opérations de la pensée, nervosité, cauchemars.

ORLO : vision trouble, xérophtalmie, enchifrènement.

Resp. : bronchospasme, respiration sifflante.

CV : ARYTHMIE, BRADYCARDIE, INSUFFISANCE CARDIAQUE, ŒDÈME PULMONAIRE, hypotension orthostatique, vasoconstriction périphérique.

GI : constipation, diarrhée, nausées.

GU : impuissance, baisse de la libido.

Tég. : démangeaisons, rash.

End. : hyperglycémie, hypoglycémie.

Loc. : arthralgie, douleurs lombaires, crampes musculaires.

SN : paresthésie.

Divers : lupus médicamenteux.

INTERACTIONS

Médicament-médicament : Les **anesthésiques généraux par voie IV** et le **vérapamil** peuvent exercer des effets additifs sur la dépression du myocarde ■ Risque accru de bradycardie lors de l'administration concomitante de **dérivés digitaliques** ■ Risque d'effets hypotenseurs additifs lors de la prise concomitante d'**antihypertenseurs** ou de **dérivés nitrés** ainsi que de l'ingestion rapide de grandes quantités d'**alcool** ■ L'administration simultanée de **dérivés de la thyroïde** peut diminuer l'efficacité du labétalol ■ Le labétalol peut diminuer l'efficacité de l'**insuline** ou des **hypoglycémiants oraux** (il peut être nécessaire d'adapter la dose) ■ Le labétalol peut réduire l'efficacité de la **théophylline** et des **bronchodilatateurs bêta-adrénergiques** ■ Le médicament peut diminuer les effets cardiovasculaires bénéfiques sur les récepteurs bêta$_1$ de la **dopamine** et de la **dobutamine** ■ Il faut administrer le médicament avec prudence dans les 14 jours qui suivent un traitement par un **IMAO** (risque d'hypertension) ■ Les effets du labétalol peuvent être intensifiés par le **propanolol** ou la **cimétidine** ■ Les **AINS** peuvent réduire l'effet antihypertenseur du labétalol.

VOIES D'ADMINISTRATION ET POSOLOGIE

PO (adultes) : Initialement, 100 mg, 2 fois par jour, en monothérapie ou avec un diurétique ; majorer la dose, selon les besoins, toutes les semaines ou 2 fois par semaine (écart posologique habituel : de 400 à 800 mg/jour en 2 doses fractionnées ; des doses allant jusqu'à 1,2 g/jour ont déjà été administrées).

IV (adultes): Initialement, 20 mg (0,25 mg/kg) ; on peut administrer des doses additionnelles allant de 40 à 80 mg, toutes les 10 minutes, selon les besoins. Ne pas dépasser 300 mg au total (écart posologique habituel : de 50 à 200 mg au total).

PRÉSENTATION

Comprimés: 100 mg[Pr], 200 mg[Pr] ■ **Solution pour injection:** 5 mg/mL[Pr].

PHARMACODYNAMIE (effets cardiovasculaires)

	Début d'action	Pic	Durée
PO	20 min – 2 h	1 – 4 h	8 – 12 h
IV	2 – 5 min	5 min	16 – 18 h

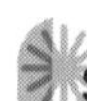

SOINS INFIRMIERS

ÉVALUATION DE LA SITUATION

- Mesurer la pression artérielle et le pouls à intervalles fréquents pendant toute la période d'adaptation posologique et à intervalles réguliers, pendant toute la durée du traitement. Rester à l'affût de l'hypotension orthostatique pendant qu'on aide le patient à se lever.
- Vérifier la fréquence des renouvellements des ordonnances pour évaluer l'observance du traitement.
- Les patients recevant le *labétalol par voie IV* doivent rester en position couchée pendant l'administration du médicament et pendant les 3 heures qui suivent. Mesurer les signes vitaux toutes les 5 à 15 minutes pendant l'administration du médicament et pendant plusieurs heures par la suite.
- EFFECTUER LE BILAN QUOTIDIEN DES INGESTA ET DES EXCRÉTA ; PESER LE PATIENT TOUS LES JOURS. RESTER À L'AFFÛT DES SIGNES ET DES SYMPTÔMES SUIVANTS DE SURCHARGE HYDRIQUE : ŒDÈME PÉRIPHÉRIQUE, DYSPNÉE, RÂLES OU CRÉPITATIONS, FATIGUE, GAIN PONDÉRAL, TURGESCENCE DES JUGULAIRES.

Tests de laboratoire :

- Le labétalol peut élever les concentrations d'urée, de lipoprotéines sériques, de potassium, de triglycérides et d'acide urique.
- Le médicament peut accroître les titres des anticorps antinucléaires.
- Le labétalol peut élever la glycémie.
- Le labétalol peut élever les concentrations sériques de phosphatase alcaline, de LDH, d'AST et d'ALT. Arrêter le traitement en présence de jaunisse ou de résultats de laboratoire indiquant un dysfonctionnement hépatique.

Toxicité et surdosage :

- Suivre de près les patients recevant des bêta-bloquants afin de déceler les signes suivants de surdosage : bradycardie, étourdissements graves ou évanouissements, somnolence prononcée, dyspnée, bleuissement des ongles ou des paumes des mains, convulsions. En informer immédiatement le médecin ou un autre professionnel de la santé.
- On a utilisé du glucagon pour traiter la bradycardie et l'hypotension.

DIAGNOSTICS INFIRMIERS POSSIBLES

- Débit cardiaque diminué (Indications).
- Connaissances insuffisantes sur le traitement médicamenteux (Enseignement au patient et à ses proches).
- Non-observance du traitement médicamenteux (Enseignement au patient et à ses proches).

INTERVENTIONS INFIRMIÈRES

L'arrêt d'un traitement concomitant par la clonidine doit se faire graduellement, en arrêtant d'abord le traitement par le bêta-bloquant. On peut ensuite, quelques jours plus tard, cesser le traitement par la clonidine.

PO :

- Mesurer le pouls à l'apex du cœur avant d'administrer le médicament. S'il est inférieur à 50 battements par minute ou si des arythmies surviennent, ne pas administrer le médicament et en informer le médecin ou un autre professionnel de la santé.
- Administrer le labétalol au moment des repas ou tout de suite après pour en favoriser l'absorption.

IV directe: Administrer le médicament sans le diluer.

Vitesse d'administration: Administrer lentement en 2 minutes.

Perfusion continue : Ajouter 200 mg à 160 mL de diluant (1 mg/1 mL de solution) ou 200 mg à 250 mL de diluant (2 mg/3 mL de solution). Les diluants compatibles incluent les suivants : D5%E, NaCl 0,9 %, D5%/NaCl 0,25 %, D5%/NaCl 0,9 %, D5%/solution de Ringer, D5%/solution de lactate de Ringer, solution de Ringer et solution de lactate de Ringer. Consulter les directives de chaque fabricant avant de reconstituer la préparation.

***Vitesse d'administration*:** Administrer à un débit de 2 mg/minute et adapter la dose pour obtenir la réponse voulue. Administrer à l'aide d'une pompe à perfusion afin de s'assurer que le patient reçoit la dose exacte.

Compatibilité (tubulure en Y): amikacine ■ aminophylline ■ amiodarone ■ ampicilline ■ butorphanol ■ calcium, gluconate de ■ céfazoline ■ ceftazidime ■ ceftizoxime ■ chloramphénicol ■ cimétidine ■ clindamycine ■ énalaprilate ■ érythromycine, lactobionate d' ■ esmolol ■ famotidine ■ fentanyl ■ gentamicine ■ lidocaïne ■ magnésium, sulfate de ■ mépéridine ■ métronidazole ■ midazolam ■ morphine ■ nitroglycérine ■ nitroprusside ■ oxacilline ■ pénicilline G potassique ■ pipéracilline ■ potassium, chlorure de ■ potassium, phosphate de ■ ranitidine ■ sodium, acétate de ■ tobramycine ■ triméthroprim/sulfaméthoxazole ■ vancomycine.

Incompatibilité (tubulure en Y): amphotéricine B, cholestéryle ■ céfopérazone ■ nafcilline ■ warfarine.

Incompatibilité en addition au soluté: bicarbonate de sodium.

ENSEIGNEMENT AU PATIENT ET À SES PROCHES

- Prévenir le patient qu'il doit prendre le labétalol au même moment de la journée en suivant scrupuleusement la posologie recommandée et qu'il ne doit pas arrêter le traitement même s'il se sent bien. L'avertir qu'il ne doit jamais sauter de dose ni remplacer une dose manquée par une double dose. S'il n'a pu prendre le médicament au moment habituel, il doit le prendre aussitôt que possible, mais au moins 8 heures avant l'heure prévue pour la dose suivante. UN SEVRAGE BRUSQUE PEUT PROVOQUER DES ARYTHMIES MORTELLES, L'HYPERTENSION OU L'ISCHÉMIE DU MYOCARDE.
- Conseiller au patient d'avoir une réserve suffisante de médicament pour les fins de semaine, les congés et les vacances. Lui conseiller également de conserver une ordonnance dans son portefeuille pour parer à toute urgence.
- Montrer au patient et à ses proches comment prendre le pouls et la pression artérielle. Leur demander de mesurer le pouls tous les jours et la pression artérielle deux fois par semaine. Recommander au patient de ne pas prendre la dose et de communiquer avec un professionnel de la santé si le pouls est de moins de 50 battements/minute ou si la pression artérielle change notablement.
- Prévenir le patient que le labétalol peut parfois provoquer de la somnolence ou des étourdissements. Lui conseiller de ne pas conduire et d'éviter les activités qui exigent sa vigilance jusqu'à ce qu'on ait la certitude que le médicament n'entraîne pas ces effets chez lui. Conseiller au patient recevant le labétalol par voie IV de demander de l'aide s'il désire se lever ou se déplacer.
- Conseiller au patient de changer lentement de position pour réduire les risques d'hypotension orthostatique, particulièrement pendant la phase initiale du traitement ou lors des majorations de la dose. Expliquer au patient qui prend du labétalol par voie orale, qu'il doit être extrêmement vigilant s'il consomme de d'alcool, s'il doit rester debout pendant de longues périodes de temps, s'il fait des efforts ou s'il est exposé à des températures élevées, car le risque d'hypotension orthostatique est dans ces cas plus grand.
- Prévenir le patient que le médicament peut le rendre plus sensible au froid.
- Conseiller le patient de consulter un professionnel de la santé avant de prendre des médicaments en vente libre, particulièrement des préparations contre le rhume, en même temps que le labétalol.
- Recommander au patient diabétique de mesurer sa glycémie, particulièrement lorsqu'il se sent faible, irritable ou fatigué ou lorsqu'il ressent un malaise. Le labétalol peut masquer la tachycardie et une élévation de la pression artérielle, en tant que signes d'hypoglycémie, bien que des étourdissements et la transpiration puissent toujours se manifester.
- RECOMMANDER AU PATIENT DE SIGNALER À UN PROFESSIONNEL DE LA SANTÉ LES SYMPTÔMES SUIVANTS : RALENTISSEMENT DU POULS, DIFFICULTÉS RESPIRATOIRES, RESPIRATION SIFFLANTE, MAINS ET PIEDS FROIDS, ÉTOURDISSEMENTS, SENSATION DE TÊTE LÉGÈRE, CONFUSION, DÉPRESSION, RASH, FIÈVRE, MAUX DE GORGE, SAIGNEMENTS INHABITUELS OU FORMATION D'ECCHYMOSES.
- Recommander au patient qui doit suivre un autre traitement ou subir une intervention chirurgicale d'avertir le professionnel de la santé qu'il prend du labétalol.
- Conseiller au patient de porter sur lui en tout temps un bracelet d'identité où sont inscrits

L

son problème de santé et son traitement médicamenteux.

Hypertension : Inciter le patient à appliquer d'autres mesures de réduction de l'hypertension : perdre du poids, réduire sa consommation de sel, diminuer le stress, faire régulièrement de l'exercice, boire avec modération de l'alcool et cesser de fumer. Le prévenir que le labétalol stabilise la pression artérielle, mais ne guérit pas l'hypertension.

VÉRIFICATION DE L'EFFICACITÉ THÉRAPEUTIQUE

L'efficacité du traitement peut être démontrée par : la baisse de la pression artérielle.

LACTULOSE

Acilac, Apo-Lactulose, Duphalac, Gen-Lac, Lactulose, Laxilose, PMS-Lactulose

CLASSIFICATION :

Laxatif (osmotique), traitement de l'encéphalopathie porto-cave, acidifiant du côlon

Grossesse – catégorie B

INDICATIONS

Traitement de la constipation chronique chez les adultes et les personnes âgées ▪ Traitement d'appoint de l'encéphalopathie hépatique porto-cave.

MÉCANISME D'ACTION

Augmentation du contenu hydrique des selles et leur ramollissement ▪ Abaissement du pH à l'intérieur du côlon, entraînant l'inhibition de la diffusion de l'ammoniaque du côlon vers le sang et, par le fait même, la diminution des concentrations sanguines d'ammoniaque. ***Effets thérapeutiques :*** Soulagement de la constipation ▪ Diminution des concentrations sanguines d'ammoniaque, accompagnée d'une amélioration de l'état mental des patents atteints d'encéphalopathie hépatique.

PHARMACOCINÉTIQUE

Absorption : Une fraction de moins de 3 % est absorbée par suite de l'administration PO.

Distribution : Inconnue.

Métabolisme et excrétion : Le lactulose absorbé est excrété sous forme inchangée dans l'urine. Le lactulose qui n'est pas absorbé est métabolisé par les bactéries du côlon et transformé en acides lactique, acétique et formique.

Demi-vie : Inconnue.

CONTRE-INDICATIONS ET PRÉCAUTIONS/MISES EN GARDE

Contre-indications : Patients suivant un régime pauvre en galactose ▪ Iléus.

Précautions/mises en garde : Diabète ▪ Usage excessif ou prolongé (risque de dépendance) ▪ Grossesse, allaitement ou enfants (l'innocuité du médicament n'a pas été établie).

RÉACTIONS INDÉSIRABLES ET EFFETS SECONDAIRES

GI : éructations, crampes, ballonnement, flatulence, diarrhée.

End. : hyperglycémie (patients diabétiques).

INTERACTIONS

Médicament-médicament : Il ne faut pas administrer le lactulose en concomitance avec d'autres **laxatifs** lors du traitement de l'encéphalopathie hépatique (en raison de l'incapacité d'établir la dose optimale de lactulose) ▪ Les **anti-infectieux** peuvent réduire l'efficacité du traitement de l'encéphalopathie hépatique.

VOIES D'ADMINISTRATION ET POSOLOGIE

Constipation

- **PO (adultes) :** De 15 à 30 mL par jour et jusqu'à 60 mL par jour. Présentation en cristaux : de 10 à 20 g par jour (1 ou 2 sachets) ; ne pas dépasser 40 g par jour.
- **PO (enfants) :** 7,5 mL par jour (usage non approuvé).

Encéphalopathie hépatique porto-cave

- **PO (adultes) :** De 30 à 45 mL, 3 ou 4 fois par jour ; initialement, on peut administrer cette dose toutes les heures ou deux jusqu'à ce que l'effet laxatif se manifeste.
- **PO (nourrissons) :** De 2,5 à 10 mL par jour, en doses fractionnées (usage non approuvé).
- **PO (enfants et adolescents) :** De 40 à 90 mL par jour, en doses fractionnées (usage non approuvé).
- **PR (adultes) :** 300 mL, dilués et administrés sous forme de lavement à garder, toutes les 4 à 6 heures.

PRÉSENTATION (version générique disponible)

Sirop : 667 mg de lactulose/mL[VL] ▪ **Cristaux :** 10 g de lactulose/sachet[VL].

PHARMACODYNAMIE (soulagement de la constipation)

	DÉBUT D'ACTION	PIC	DURÉE
PO	24 – 48 h	inconnu	inconnue

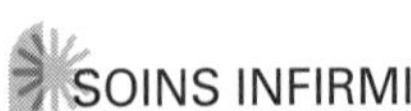

SOINS INFIRMIERS

ÉVALUATION DE LA SITUATION

- Suivre de près la distension abdominale, ausculter les bruits intestinaux, noter les habitudes normales d'élimination intestinale.
- Noter la couleur, la consistance et la quantité des selles évacuées.

Encéphalopathie hépatique porto-cave : Évaluer l'état mental du patient (orientation, degré de conscience) avant le début du traitement et à intervalles réguliers pendant toute sa durée.

Tests de laboratoire :

- Le lactulose abaisse les concentrations sanguines d'ammoniaque de 25 à 50 %.
- Le médicament peut élever la glycémie chez les patients diabétiques.
- Lors de l'usage prolongé, noter à intervalles réguliers les concentrations sériques d'électrolytes. Le médicament peut induire la diarrhée, d'où risque d'hypokaliémie et d'hypernatrémie.

DIAGNOSTICS INFIRMIERS POSSIBLES

- Constipation (Indications).
- Connaissances insuffisantes sur le traitement médicamenteux (Enseignement au patient et à ses proches).

INTERVENTIONS INFIRMIÈRES

- Lors du traitement de l'encéphalopathie hépatique, il faut adapter la dose jusqu'à ce que le patient produise 2 ou 3 selles molles par jour. Au cours du traitement initial, on peut administrer de 30 à 45 mL, toutes les heures, pour induire rapidement la défécation.
- La coloration foncée de la solution n'est pas un signe d'altération de sa puissance.

PO : Mélanger le lactulose avec du jus de fruit, de l'eau, du lait ou des boissons gazéifiées aux agrumes pour en améliorer le goût. Administrer avec un grand verre (240 mL) d'eau ou de jus. Pour un effet plus rapide, administrer à jeun.

Voie rectale : Administrer le lavement à l'aide d'une sonde rectale à ballonnet. Mélanger 300 mL de lactulose à 700 mL d'eau ou de solution de NaCl 0,9 %. Demander au patient de retenir le lavement pendant 30 à 60 minutes. Si l'évacuation se produit avant ce laps de temps, on peut répéter l'administration.

ENSEIGNEMENT AU PATIENT ET À SES PROCHES

- Encourager le patient à recourir à d'autres moyens de régulation de la fonction intestinale, par exemple, consommer plus de fibres alimentaires et de liquide et faire plus d'exercice. Expliquer au patient que la fréquence de l'élimination intestinale varie d'une personne à l'autre et qu'il est tout aussi normal d'avoir 3 selles par jour que 3 selles par semaine.
- Prévenir le patient que ce médicament peut entraîner des éructations, de la flatulence ou des crampes abdominales. Lui recommander de prévenir un professionnel de la santé si ces effets deviennent gênants ou si la diarrhée survient.

VÉRIFICATION DE L'EFFICACITÉ THÉRAPEUTIQUE

L'efficacité du traitement peut être démontrée par : l'émission de selles molles et bien moulées, en général, dans les 24 à 48 heures ▪ la disparition de la confusion, de l'apathie et de l'irritation et l'amélioration de l'état mental chez les patients atteints d'encéphalopathie hépatique porto-cave. On peut noter une amélioration dans les 2 heures suivant le lavement ou dans les 24 à 48 heures suivant l'administration par voie orale.

LAMIVUDINE

Synonyme : 3TC

Heptovir

LAMIVUDINE/ ZIDOVUDINE

Combivir

LAMIVUDINE/ ZIDOVUDINE/ABACAVIR

Trizivir

CLASSIFICATION :

Antirétroviral (inhibiteur nucléosidique de la transcriptase inverse)

Grossesse – catégorie C

INDICATIONS

Traitement des infections au VIH en association avec d'autres agents antirétroviraux ■ Traitement des infections chroniques provoquées par le virus de l'hépatite B. **Usages non approuvés :** En association avec la zidovudine et l'indinavir, prophylaxie après l'exposition au VIH.

MÉCANISME D'ACTION

Après sa transformation intracellulaire en sa forme active (lamivudine-5-triphosphate), la lamivudine inhibe la synthèse de l'ADN viral en bloquant la transcriptase inverse. ***Effets thérapeutiques :*** Ralentissement de l'évolution de l'infection due au VIH et diminution de l'incidence de ses séquelles ■ Augmentation du nombre de cellules CD4 et diminution de la charge virale ■ Prévention des lésions hépatiques dues aux infections chroniques de l'hépatite B ; diminution de la charge virale.

PHARMACOCINÉTIQUE

L

Absorption : Bonne absorption par suite de l'administration par voie orale (86 % chez les adultes, 66 % chez les nourrissons et les enfants).

Distribution : La lamivudine se répartit dans l'espace extravasculaire. Une certaine fraction pénètre dans le liquide céphalorachidien ; le reste de la distribution demeure inconnu.

Métabolisme et excrétion : La lamivudine est surtout excrétée sous forme inchangée dans l'urine ; une fraction inférieure à 5 % est métabolisée par le foie.

Demi-vie : *Adultes* – 3,7 heures ; *enfants* – 2 heures.

CONTRE-INDICATIONS ET PRÉCAUTIONS/ MISES EN GARDE

Contre-indications : Allaitement ■ Hypersensibilité.

Précautions/mises en garde : Hypertension ■ Insuffisance rénale (allonger l'intervalle entre les doses/ réduire la dose si la Cl_{Cr} est < 50 mL/minute) ■ Femmes, exposition prolongée, obésité, antécédents de maladie hépatique (risque accru d'acidose lactique et d'hépatomégalie grave accompagnée de stéatose) ■ Infection concomitante au virus de l'hépatite B (risque de récurrence de l'hépatite après arrêt du traitement par la lamivudine) ■ Personnes âgées (réduire la dose, au besoin) ■ Grossesse (l'innocuité de ces agents n'a pas été établie).

Extrême prudence : ENFANTS AYANT DES ANTÉCÉDENTS DE PANCRÉATITE (N'UTILISER CE MÉDICAMENT QUE S'IL N'Y A PAS D'AUTRE SOLUTION).

RÉACTIONS INDÉSIRABLES ET EFFETS SECONDAIRES

Réactions signalées lors de l'administration simultanée de zidovudine.

SNC : CONVULSIONS, fatigue, céphalées, insomnie, malaise, dépression, étourdissements.

Resp. : toux.

GI : HÉPATOMÉGALIE AVEC STÉATOSE, PANCRÉATITE (risque accru chez les enfants), anorexie, diarrhée, nausées, vomissements, gêne abdominale, résultats anormaux aux tests de l'exploration hépatique, dyspepsie.

Tég. : alopécie, érythème polymorphe, rash, urticaire.

End. : hyperglycémie.

HÉ : acidose lactique.

Hémat. : anémie, neutropénie.

Loc. : douleurs musculo-squelettiques, arthralgie, faiblesse musculaire, myalgie, rhabdomyolyse.

SN : neuropathie.

Divers : réactions d'hypersensibilité incluant l'ANAPHYLAXIE et le SYNDROME DE STEVENS-JOHNSON.

INTERACTIONS

Médicament-médicament : Le **triméthoprim/sulfaméthoxazole** augmente les concentrations sanguines de la lamivudine (une adaptation de la posologie pourrait s'avérer nécessaire en cas d'insuffisance rénale) ■ Risque accru de pancréatite, si la lamivudine est administrée en même temps que des **agents qui induisent une pancréatite** ■ La lamivudine peut augmenter le risque de neuropathie périphérique lors de l'administration concomitante d'autres **médicaments qui induisent une neuropathie**.

VOIES D'ADMINISTRATION ET POSOLOGIE

Infection au VIH

- **PO (adultes et enfants > 12 ans et ≥ 50 kg) :** 150 mg, 2 fois par jour, en association avec d'autres agents antirétroviraux.
- **PO (adultes < 50 kg) :** 2 mg/kg, 2 fois par jour.
- **PO (enfants de 3 mois à 12 ans) :** 4 mg/kg, 2 fois par jour (jusqu'à 150 mg, 2 fois par jour), en association avec d'autres agents antirétroviraux (usage non approuvé).
- **Insuffisance rénale**

  PO (adultes et enfants > 12 ans) : *Cl_{Cr} de 30 à 50 mL/ minute* – 150 mg, 1 fois par jour ; *Cl_{Cr} de 15 à 29 mL/minute* – première dose de 150 mg, puis 100 mg, 1 fois par jour ; *Cl_{Cr} de 5 à 14 mL/ minute* – première dose de 150 mg, puis 50 mg,

1 fois par jour ; *Cl_{Cr} < 5 mL/minute* – première dose de 50 mg, puis 25 mg, 1 fois par jour.

Hépatite B chronique

- **PO (adultes) :** 100 mg, 1 fois par jour.
- **Insuffisance rénale**

  PO (adultes) : *Cl_{Cr} de 30 à < 50 mL/minute* – première dose de 100 mg, puis 50 mg, 1 fois par jour ; *Cl_{Cr} de 15 à < 30 mL/minute* – première dose de 100 mg, puis 25 mg, 1 fois par jour ; *Cl_{Cr} de 5 à 14 mL/minute* – première dose de 35 mg, puis 15 mg, 1 fois par jour ; *Cl_{Cr} < 5 mL/minute* – première dose de 35 mg, puis 10 mg, 1 fois par jour.

PRÉSENTATION

Comprimés : 100 mg[Pr], 150 mg[Pr] ■ **Solution orale (parfum de fraise et banane) :** 5 mg/mL[Pr], 10 mg/mL[Pr] ■ **En association avec :** zidovudine (Combivir[Pr]) ; abacavir et zidovudine (Trizivir[Pr]).

PHARMACODYNAMIE (concentrations sanguines)

	DÉBUT D'ACTION	PIC	DURÉE
PO	inconnu	0,9 h†	12 h

† À jeun ; 3,2 heures, si la lamivudine est prise avec des aliments. Les aliments ne modifient pas la quantité totale de médicament absorbée.

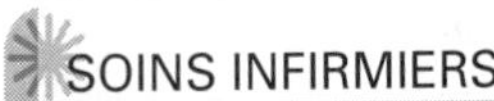

SOINS INFIRMIERS

ÉVALUATION DE LA SITUATION

VIH :

- Examiner le patient, avant le traitement et pendant toute sa durée, pour déceler toute aggravation des symptômes de l'infection au VIH ou l'apparition de symptômes d'infections opportunistes.
- Rester à l'affût des signes et des symptômes suivants de neuropathie périphérique : engourdissement, sensation de brûlure, fourmillements ou douleurs au niveau des pieds ou des mains. Il peut s'avérer difficile de distinguer cette neuropathie de celle accompagnant une infection grave au VIH. Elle peut dicter l'arrêter le traitement.
- À INTERVALLES RÉGULIERS, TOUT AU LONG DU TRAITEMENT, OBSERVER LE PATIENT, PARTICULIÈREMENT S'IL S'AGIT D'UN ENFANT, À LA RECHERCHE DES SIGNES SUIVANTS DE PANCRÉATITE : NAUSÉES, VOMISSEMENTS ET DOULEURS ABDOMINALES. IL PEUT S'AVÉRER NÉCESSAIRE D'ARRÊTER LE TRAITEMENT.

Infection chronique à l'hépatite B : Pendant toute la durée du traitement, rester à l'affût des signes suivants d'hépatite : jaunisse, fatigue, anorexie et prurit.

Tests de laboratoire :

- Suivre de près la charge virale et le nombre de cellules CD4, avant le traitement et à intervalles réguliers pendant toute sa durée.
- NOTER À INTERVALLES RÉGULIERS PENDANT TOUTE LA DURÉE DU TRAITEMENT LES CONCENTRATIONS SÉRIQUES D'AMYLASE, DE LIPASE ET DE TRIGLYCÉRIDES. DES CONCENTRATIONS ÉLEVÉES PEUVENT RÉVÉLER LA PRÉSENCE DE PANCRÉATITE ET DICTENT L'ARRÊT DU TRAITEMENT.
- SUIVRE DE PRÈS LA FONCTION HÉPATIQUE. LA LAMIVUDINE PEUT ENTRAÎNER UNE ÉLÉVATION DES CONCENTRATIONS D'AST, D'ALT, DE CPK, DE BILIRUBINE ET DE PHOSPHATASE ALCALINE, MAIS ELLES REVIENNENT HABITUELLEMENT À LA NORMALE APRÈS INTERRUPTION DU TRAITEMENT. L'ACIDOSE LACTIQUE PEUT SURVENIR EN PRÉSENCE D'UNE TOXICITÉ HÉPATIQUE ENTRAÎNANT UNE STÉATOSE HÉPATIQUE QUI PEUT ÊTRE D'ISSUE FATALE, PARTICULIÈREMENT CHEZ LES FEMMES.
- Dans de rares cas, la lamivudine peut induire la neutropénie et l'anémie.

DIAGNOSTICS INFIRMIERS POSSIBLES

- Risque d'infection (Indications).
- Connaissances insuffisantes sur le traitement médicamenteux (Enseignement au patient et à ses proches).

INTERVENTIONS INFIRMIÈRES

La lamivudine peut être administrée avec ou sans aliments.

ENSEIGNEMENT AU PATIENT ET À SES PROCHES

- Demander au patient de prendre la lamivudine, exactement comme il lui a été prescrite, toutes les 12 heures. Insister sur le fait qu'il est important d'observer scrupuleusement le traitement tout au long, de ne pas prendre plus de médicament que la quantité exacte qui lui a été prescrite, et de consulter un professionnel de la santé avant d'arrêter la prise de la lamivudine. Expliquer au patient que s'il n'a pu prendre le médicament au moment habituel, il doit le prendre aussitôt que possible, à moins que ce ne soit presque l'heure prévue pour la dose suivante. Le prévenir qu'il ne doit jamais remplacer une dose manquée par une double dose. Insister sur le fait qu'il ne faut pas donner ce médicament à d'autres personnes.

- Expliquer au patient que la lamivudine ne guérit pas l'infection par le VIH ni ne prévient les infections opportunistes ou toute autre infection connexe. Elle ne réduit pas le risque de transmission du VIH par les rapports sexuels ou par la contamination du sang. Conseiller au patient d'utiliser un condom lors des rapports sexuels, de ne pas partager ses seringues et de ne pas faire de dons de sang afin de prévenir la transmission du virus à d'autres personnes. Prévenir le patient que les effets au long cours de la lamivudine demeurent inconnus.
- Recommander au patient de signaler immédiatement à un professionnel de la santé tout signe de neuropathie périphérique ou de pancréatite.
- Conseiller au patient de ne pas prendre d'autres médicaments en vente libre ou sur ordonnance en même temps que la lamivudine sans consulter au préalable un professionnel de la santé.
- Insister sur l'importance des examens réguliers de suivi et des tests sanguins permettant de déceler l'évolution de la maladie et les effets secondaires de la lamivudine.

VÉRIFICATION DE L'EFFICACITÉ THÉRAPEUTIQUE

L'efficacité du traitement peut être démontrée par : le ralentissement de l'évolution de l'infection au VIH et de l'apparition de ses séquelles ▪ la diminution de la charge virale et l'accroissement du nombre de cellules CD4 chez les patients atteints d'une infection au VIH à un stade avancé ▪ l'amélioration de l'activité nécro-inflammatoire hépatique ▪ l'augmentation de la séroconversion de l'AgHBe ▪ la suppression de l'AND du VHB ou le retour à la normale des taux d'aminotransférases sériques ou les deux. ✳

LAMOTRIGINE

Lamictal

CLASSIFICATION :

Anticonvulsivant

Grossesse – catégorie C

INDICATIONS

Traitement d'appoint chez les patients adultes atteints d'épilepsie dont l'état n'est pas maîtrisé de façon satisfaisante par les traitements traditionnels ▪ Monothérapie chez les adultes, après arrêt du traitement par les antiépileptiques administrés en concomitance ▪ Traitement d'appoint chez les enfants et les adultes présentant des crises épileptiques associées au syndrome de Lennox-Gastaut.

MÉCANISME D'ACTION

Stabilisation de la membrane neuronale par inhibition du transport du sodium. ***Effets thérapeutiques :*** Diminution de l'incidence des crises.

PHARMACOCINÉTIQUE

Absorption : Une fraction de 98 % est absorbée par suite de l'administration par voie orale.

Distribution : La lamotrigine pénètre dans le lait maternel. Elle se lie fortement aux tissus renfermant de la mélanine (yeux, peau pigmentée).

Métabolisme et excrétion : Le médicament est surtout métabolisé par le foie et transformé en métabolites inactifs ; une fraction de 10 % est excrétée sous forme inchangée par les reins.

Demi-vie : 25,4 heures (lors d'une monothérapie prolongée par la lamotrigine).

CONTRE-INDICATIONS ET PRÉCAUTIONS/ MISES EN GARDE

Contre-indications : Hypersensibilité ▪ Allaitement.

Précautions/mises en garde : Maladie rénale (réduire la dose d'entretien, au besoin) ▪ Maladie cardiaque ▪ Maladie hépatique ▪ Grossesse ou enfants < 16 ans (l'innocuité de la monothérapie n'a pas été établie) ; utilisation possible chez les enfants de 2 à 16 ans atteints du syndrome de Lennox-Gastaut.

RÉACTIONS INDÉSIRABLES ET EFFETS SECONDAIRES

SNC : <u>ataxie</u>, <u>étourdissements</u>, <u>céphalées</u>, modification du comportement, dépression, somnolence, insomnie, tremblements.

ORLO : vision trouble, vision double, rhinite.

GI : <u>nausées</u>, <u>vomissements</u>.

GU : vaginite.

Tég. : <u>photosensibilité</u>, <u>rash</u>.

Loc. : arthralgie.

Divers : réactions allergiques incluant le syndrome de Stevens-Johnson.

INTERACTIONS

Médicament-médicament: La **carbamazépine** peut réduire les concentrations de lamotrigine et élever les concentrations d'un métabolite actif de la carbamazépine ▪ Le **phénobarbital**, la **phénytoïne** ou la **primidone**, administrés en concomitance, abaissent les concentrations de lamotrigine ▪ Par suite de l'administration concomitante d'**acide valproïque**, les concentrations de lamotrigine doublent et celles d'acide valproïque sont diminuées (il faut réduire d'au moins de moitié la dose de lamotrigine).

VOIES D'ADMINISTRATION ET POSOLOGIE

En association avec d'autres antiépileptiques

- **PO (adultes > 12 ans)**: *Patients prenant de la carbamazépine, du phénobarbital, de la phénytoïne ou de la primidone* – 50 mg par jour, en une seule dose, pendant les 2 premières semaines, puis 50 mg, 2 fois par jour, pendant les 2 semaines suivantes; majorer ensuite la posologie de 100 mg toutes les semaines ou deux, jusqu'à l'atteinte d'une dose d'entretien de 150 à 250 mg, 2 fois par jour (ne pas dépasser 500 mg par jour). *Patients prenant de la carbamazépine, du phénobarbital, de la phénytoïne ou de la primidone avec de l'acide valproïque* – 25 mg par jour, pendant les 2 premières semaines, puis 25 mg, 2 fois par jour, pendant les 2 semaines suivantes; majorer ensuite la posologie de 25 à 50 mg, toutes les semaines ou deux, jusqu'à l'atteinte d'une dose d'entretien de 50 à 100 mg, 2 fois par jour (ne pas dépasser 200 mg par jour).
- **PO (enfants de 2 à 12 ans)**: *Patients prenant de la carbamazépine, du phénobarbital, de la phénytoïne ou de la primidone* – 0,3 mg/kg, 2 fois par jour (arrondir à la baisse aux 5 mg les plus près) pendant les 2 premières semaines, puis 0,62 mg/kg (arrondir à la baisse aux 5 mg les plus près), 2 fois par jour, pendant les 2 semaines suivantes; majorer ensuite la posologie de 1,2 mg/kg, toutes les semaines ou deux, jusqu'à l'atteinte d'une dose d'entretien de 2,5 à 7,5 mg/kg, 2 fois par jour (ne pas dépasser 400 mg par jour, en 2 doses fractionnées). *Patients prenant de la carbamazépine, du phénobarbital, de la phénytoïne ou de la primidone avec de l'acide valproïque* – 0,15 mg/kg/jour, 1 fois par jour (arrondir à la baisse aux 5 mg les plus près), pendant les 2 premières semaines; si la dose initiale calculée se situe entre 2,5 et 5 mg/jour, cette dose devrait être de 5 mg, 1 jour sur 2, pendant 2 semaines. Administrer ensuite 0,3 mg/kg, 1 fois par jour (arrondir à la baisse aux 5 mg les plus près), pendant les 2 semaines suivantes, puis majorer la posologie de 0,3 mg/kg (arrondir à la baisse aux 5 mg les plus près), toutes les semaines ou deux, jusqu'à l'atteinte d'une dose d'entretien de 1 à 5 mg/kg/jour (ne pas dépasser 200 mg/jour, en 1 ou 2 doses fractionnées).

Passage à la monothérapie

- **PO (adultes ≥ 16 ans)**: 50 mg/jour pendant 2 semaines, ensuite 50 mg, 2 fois par jour, pendant 2 semaines; majorer ensuite de 100 mg/jour, toutes les semaines ou deux jusqu'à l'atteinte d'une dose d'entretien de 300 à 500 mg/jour en 2 doses fractionnées; lorsque la dose cible est atteinte, diminuer la dose des autres antiépileptiques de 20 % de la dose initiale toutes les semaines, pendant 5 semaines.

PRÉSENTATION

Comprimés: 25 mg[Pr], 100 mg[Pr], 150 mg[Pr] ▪ **Comprimés à croquer dispersables**: 2 mg[Pr], 5 mg[Pr].

PHARMACODYNAMIE (concentrations sanguines)

	DÉBUT D'ACTION	PIC	DURÉE
PO	inconnu	1,4 – 4,8 h	inconnue

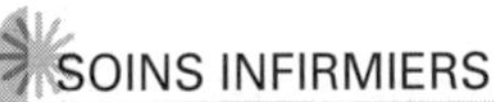

SOINS INFIRMIERS

ÉVALUATION DE LA SITUATION

- Déterminer la fréquence, le siège, la durée et les caractéristiques des convulsions.
- EXAMINER LE PATIENT À INTERVALLES FRÉQUENTS, PENDANT TOUTE LA DURÉE DU TRAITEMENT, POUR DÉCELER LA PRÉSENCE D'UN RASH. IL FAUT ARRÊTER LE TRAITEMENT PAR LA LAMOTRIGINE AUX PREMIERS SIGNES DE RASH; CETTE RÉACTION PEUT METTRE LA VIE DU PATENT EN DANGER. IL Y A ÉGALEMENT RISQUE D'APPARITION DU SYNDROME DE STEVENS-JOHNSON OU D'UNE ÉRYTHRODERMIE BULLEUSE AVEC ÉPIDERMOLYSE. LE RASH SURVIENT HABITUELLEMENT DANS LES 2 À 8 PREMIÈRES SEMAINES DU TRAITEMENT ET, PLUS FRÉQUEMMENT, CHEZ LES PATIENTS PRENANT PLUSIEURS ANTIÉPILEPTIQUES, PARTICULIÈREMENT L'ACIDE VALPROÏQUE.

SON INCIDENCE EST BEAUCOUP PLUS ÉLEVÉE CHEZ LES PATIENTS < 16 ANS.

Tests de laboratoire : On devrait noter les concentrations de lamotrigine à intervalles réguliers pendant toute la durée du traitement, particulièrement chez les patients prenant d'autres anticonvulsivants. L'intervalle thérapeutique des concentrations plasmatiques n'a pas été établi.

DIAGNOSTICS INFIRMIERS POSSIBLES

- Risque d'atteinte à l'intégrité de la peau (Indications).
- Risque d'accident (Effets secondaires).
- Connaissances insuffisantes sur le traitement médicamenteux (Enseignement au patient et à ses proches).

INTERVENTIONS INFIRMIÈRES

- Ne pas confondre la lamotrigine (Lamictal) avec la terbinafine (Lamisil).
- La lamotrigine peut être administrée sans égards aux repas.
- Il faut arrêter graduellement le traitement par la lamotrigine, pendant une période d'au moins 2 semaines, sauf si, pour des raisons de sécurité, le sevrage doit se faire plus rapidement. L'arrêt brusque du traitement peut accroître la fréquence des convulsions.

Comprimés à croquer dispersables : Ces comprimés peuvent être avalés tels quels, croqués ou dispersés dans de l'eau ou du jus de fruits. Si le patient les croque, il doit ensuite boire de l'eau ou du jus pour les avaler plus facilement.

ENSEIGNEMENT AU PATIENT ET À SES PROCHES

- Expliquer au patient qu'il doit prendre la lamotrigine en suivant rigoureusement la posologie recommandée. S'il n'a pu prendre le médicament au moment habituel, il doit le prendre aussitôt que possible, sauf s'il est presque l'heure prévue pour la dose suivante. Le prévenir qu'il ne doit jamais remplacer une dose manquée par une double dose ni arrêter brusquement la prise de la lamotrigine. Le sevrage doit être graduel ; sinon, les convulsions risquent d'augmenter en fréquence.
- Recommander au patient d'informer immédiatement un professionnel de la santé si un rash se manifeste ou si les convulsions deviennent plus fréquentes.
- Prévenir le patient que la lamotrigine peut provoquer des étourdissements, de la somnolence et une vision trouble. Lui conseiller de ne pas conduire et d'éviter les activités qui exigent sa vigilance jusqu'à ce qu'on ait la certitude que le médicament n'entraîne pas ces effets chez lui. Le patient ne doit pas conduire jusqu'à ce que le médecin ne lui en donne l'autorisation, une fois les convulsions maîtrisées.
- Inciter le patient à utiliser des écrans solaires et à porter des vêtements protecteurs pour prévenir les réactions de photosensibilité.
- Recommander à la patiente d'informer un professionnel de la santé si elle planifie une grossesse, si elle croit être enceinte, si elle allaite ou si elle désire le faire.
- Recommander au patient qui doit suivre un autre traitement ou subir une intervention chirurgicale d'avertir le professionnel de la santé qu'il suit un traitement avec ce médicament.
- Conseiller au patient de porter sur lui en tout temps un bracelet d'identité où sont inscrits son problème de santé et son traitement médicamenteux.

VÉRIFICATION DE L'EFFICACITÉ THÉRAPEUTIQUE

L'efficacité du traitement peut être démontrée par : la suppression des convulsions ou la réduction de leur fréquence.

LANSOPRAZOLE

Prevacid

LANSOPRAZOLE/ CLARITHROMYCINE/ AMOXICILLINE

Hp-PAC

CLASSIFICATION :

Anti-ulcéreux (inhibiteur de la pompe à protons), traitement d'éradication de H. pylori

Grossesse – catégorie B

INDICATIONS

Traitement des affections nécessitant une réduction de la sécrétion d'acide gastrique dont : l'ulcère duodénal ■ l'ulcère gastrique ■ l'œsophagite par reflux gastro-œsophagien incluant le syndrome de Barrett et les cas réfractaires à une cure appropriée par des antagonistes des récepteurs H_2 de l'histamine ▪ le reflux gastro-œsophagien (RGO) ▪ les brûlures d'estomac et autres symptômes associés au reflux gastro-œsophagien ▪ Traitement de l'hypersécrétion pathologique, dont le syndrome de Zollinger-Ellison.

MÉCANISME D'ACTION

Liaison à une enzyme lorsque le pH gastrique est acide, empêchant ainsi le transport final des ions hydrogène vers la lumière gastrique. ***Effets thérapeutiques:*** Réduction de l'accumulation d'acide dans la lumière gastrique, ce qui diminue le reflux d'acide ▪ Guérison de l'ulcère gastro-duodénal et de l'œsophagite.

PHARMACOCINÉTIQUE

Absorption: Une fraction de 80 % est absorbée par suite de l'administration par voie orale.

Distribution: Inconnue.

Liaison aux protéines: 97 %.

Métabolisme et excrétion: Le lansoprazole subit un métabolisme hépatique important pendant lequel il est transformé en composés inactifs. À l'intérieur des cellules, il est transformé en au moins 2 autres composés antisécrétoires.

Demi-vie: Moins de 2 heures (de plus longue durée chez les personnes âgées et les insuffisants hépatiques).

CONTRE-INDICATIONS ET PRÉCAUTIONS/ MISES EN GARDE

Contre-indications: Hypersensibilité.

Précautions/mises en garde: Personnes âgées (la dose d'entretien ne doit pas dépasser 30 mg/jour, sauf si l'on désire réduire davantage la quantité d'acide) ▪ Insuffisance hépatique grave (ne pas dépasser 30 mg/jour chez ces patients) ▪ Grossesse, allaitement ou enfants < 18 ans (l'innocuité du médicament n'a pas été établie).

RÉACTIONS INDÉSIRABLES ET EFFETS SECONDAIRES

SNC: étourdissements, céphalées.

GI: diarrhée, douleurs abdominales, nausées.

Tég.: rash.

INTERACTIONS

Médicament-médicament: Le **sulcrafate** réduit l'absorption du lansoprazole (il faut prendre le lansoprazole 30 minutes avant le sulcrafate) ▪ Le lansoprazole peut réduire l'absorption des médicaments nécessitant un pH acide, tels que le **kétoconazole**, les **esters d'ampicilline**, les **sels ferreux** et la **digoxine**.

VOIES D'ADMINISTRATION ET POSOLOGIE

PO (adultes): *Œsophagite (incluant le syndrome de Barrett)* – 30 mg par jour, pendant 4 à 8 semaines; puis, au besoin, 15 mg/jour en traitement d'entretien. *RGO* – 15 mg/jour, pendant un maximum de 8 semaines. *Ulcère duodénal* et *ulcère gastrique* – 15 mg/jour, pendant 2 à 4 semaines et 4 à 8 semaines, respectivement. *Ulcère duodénal associé à* H. pylori – 30 mg, 2 fois par jour, en association avec la clarithromycine et l'amoxicilline pendant 7, 10 ou 14 jours ou 30 mg, 3 fois par jour, en association avec l'amoxicilline, pendant 14 jours. *Hypersécrétions pathologiques* – 60 mg, 1 fois par jour; on peut augmenter la dose jusqu'à concurrence de 90 mg, 2 fois par jour. Si la dose quotidienne est supérieure à 120 mg, l'administrer en doses fractionnées.

PRÉSENTATION

Capsules à libération prolongée: 15 mg[Pr], 30 mg[Pr] ▪ **En association avec:** amoxicilline et clarithromycine, dans une trousse favorisant l'observance du traitement (Hp-PAC)[Pr].

PHARMACODYNAMIE (suppression des sécrétions acides)

	DÉBUT D'ACTION	PIC	DURÉE
PO	rapide	inconnu	plus de 24 h

SOINS INFIRMIERS

ÉVALUATION DE LA SITUATION

Observer le patient à intervalles réguliers afin de déceler toute douleur épigastrique ou abdominale et suivre de près la présence de sang visible ou occulte dans les selles, les vomissements ou le liquide d'aspiration gastrique.

Tests de laboratoire:

- Le lansoprazole peut modifier les résultats des tests de l'exploration de la fonction hépatique indiquant des taux accrus d'AST, d'ALT, de phosphatase alcaline, de LDH et de bilirubine.
- Le médicament peut élever les concentrations de créatinine sérique et élever ou abaisser les concentrations d'électrolytes.

- Le lansoprazole peut modifier le nombre d'érythrocytes, de leucocytes et de plaquettes.
- Il peut aussi élever les concentrations de gastrine, donner un rapport anormal albumine-globuline, induire l'hyperlipidémie et élever ou abaisser les taux de cholestérol.

DIAGNOSTICS INFIRMIERS POSSIBLES

- Douleur aiguë (Indications).
- Connaissances insuffisantes sur le traitement médicamenteux (Enseignement au patient et à ses proches).

INTERVENTIONS INFIRMIÈRES

- Administrer le médicament avant les repas. Dans le cas des patients ayant des difficultés de déglutition, on peut ouvrir les capsules et saupoudrer avec les granules qu'elles contiennent 1 cuillerée à table de compote de pommes, de pouding, de fromage cottage ou de yogourt ; faire avaler immédiatement ce mélange au patient. Il ne faut pas écraser ni croquer le contenu des capsules.
- Dans le cas des patients ayant une sonde nasogastrique, on peut mélanger les granules à 40 mL de jus de pommes et injecter dans la sonde nasogastrique. Pour rincer le tube, utiliser du jus de pommes. Dans le cas de l'administration de lansoprazole par une jéjunostomie, on a déjà préparé une solution avec 2,5 mL de bicarbonate de sodium à 4,2 % et 2,5 mL d'eau.
- On peut administrer un antiacide simultanément.

ENSEIGNEMENT AU PATIENT ET À SES PROCHES

- Conseiller au patient de respecter scrupuleusement la posologie recommandée pendant toute la durée du traitement, même s'il se sent mieux.
- Recommander au patient de ne pas prendre de médicaments renfermant de l'aspirine ni d'AINS et de ne pas consommer d'alcool ni d'aliments pouvant aggraver l'irritation gastrique.
- Prévenir le patient que le lansoprazole peut provoquer de la somnolence. Lui conseiller de ne pas conduire et d'éviter les activités qui exigent sa vigilance jusqu'à ce qu'on ait la certitude que le médicament n'entraîne pas cet effet chez lui.
- Recommander au patient de signaler immédiatement à un professionnel de la santé la présence de selles noires et goudronneuses, de diarrhée ou de douleurs abdominales.

VÉRIFICATION DE L'EFFICACITÉ THÉRAPEUTIQUE

L'efficacité du traitement peut être démontrée par : le soulagement de la douleur abdominale ou la prévention de l'irritation ou des saignements gastriques ; on peut constater la guérison de l'ulcère gastroduodénal par radiographie ou endoscopie ; on doit maintenir le traitement pendant la durée mentionnée ; le traitement de l'hypersécrétion pathologique peut être de longue durée ■ la guérison de l'œsophagite. Le traitement peut durer jusqu'à 8 semaines, mais on peut le prolonger jusqu'à 12 mois (traitement d'entretien).

LÉFLUNOMIDE

Arava

CLASSIFICATION :

Antirhumatismal

Grossesse – catégorie X

INDICATIONS

Traitement de la polyarthrite rhumatoïde évolutive chez l'adulte.

MÉCANISME D'ACTION

Inhibition d'une enzyme nécessaire à la synthèse de la pyrimidine ; effets antiprolifératif et anti-inflammatoire. ***Effets thérapeutiques :*** Diminution de la douleur et de l'inflammation et ralentissement de l'évolution de la polyarthrite rhumatoïde.

PHARMACOCINÉTIQUE

Absorption : Une fraction de 80 % des comprimés est absorbée par suite de l'administration par voie orale ; le léflunomide est rapidement transformé en métabolite M1, lequel est responsable de l'effet pharmacologique.

Distribution : Le léflunomide traverse le placenta.

Liaison aux protéines : Une fraction de 99 % se lie à l'albumine.

Métabolisme et excrétion : Le médicament est largement métabolisé et ses métabolites sont excrétés dans l'urine (43 %) et les fèces (48 %). Il subit aussi un recyclage biliaire.

Demi-vie : De 14 à 18 jours.

CONTRE-INDICATIONS ET PRÉCAUTIONS/ MISES EN GARDE

Contre-indications : Hypersensibilité ■ Femmes enceintes ou en âge de procréer ■ Altération importante de la fonction hépatique, incluant un résultat positif à l'hépatite B ou C ■ Insuffisance rénale, syndrome néphrotique ou hypoprotéinémie grave ■ Immunodéficience grave (p. ex. : sida) ■ Infection grave ■ Aplasie médullaire grave ou anémie, leucopénie, neutropénie ou thrombocytopénie importantes ■ Enfants de moins de 18 ans ■ Allaitement ■ Vaccination par des virus vivants ■ Hommes désirant procréer.

Précautions/mises en garde : Une étroite surveillance médicale est de mise lors de l'administration du léflunomide.

RÉACTIONS INDÉSIRABLES ET EFFETS SECONDAIRES

SNC : céphalées, étourdissements, faiblesse.
Resp. : bronchite, toux accrue, pharyngite, pneumonie, infection respiratoire, rhinite, sinusite.
CV : douleurs thoraciques, hypertension.
GI : diarrhée, nausées, douleurs abdominales, taux anormaux d'enzymes hépatiques et hépatotoxicité, anorexie, dyspepsie, gastro-entérite, aphtes buccaux, vomissements.
GU : infection des voies urinaires.
Tég. : alopécie, rash, peau sèche, eczéma, prurit.
HÉ : hypokaliémie.
Métab. : perte pondérale.
Loc. : arthralgie, douleurs dorsales, troubles articulaires, crampes dans les jambes, synovite, ténosynovite.
SN : paresthésie.
Locaux : réactions allergiques, syndrome grippal, infection, douleurs.

INTERACTIONS

Médicament-médicament : La **cholestyramine** et le **charbon activé** peuvent entraîner une baisse marquée et rapide des concentrations sanguines du métabolite actif ■ L'administration concomitante de **méthotrexate** et d'autres **médicaments hépatotoxiques** augmente le risque d'hépatotoxicité ■ L'administration concomitante de **rifampine** élève les concentrations sanguines de métabolite actif.

VOIES D'ADMINISTRATION ET POSOLOGIE

PO (adultes) : *Dose d'attaque* – 100 mg par jour, pendant 3 jours ; *dose d'entretien* – 20 mg par jour (en cas d'intolérance, on peut diminuer la dose jusqu'à 10 mg par jour).

PRÉSENTATION

Comprimés : 10 mg[Pr], 20 mg[Pr], 100 mg[Pr].

PHARMACODYNAMIE (effet antirhumatismal)

	Début d'action	Pic	Durée
PO	1 mois	3 – 6 mois	plusieurs semaines – mois†

† En raison de la persistance du métabolite actif.

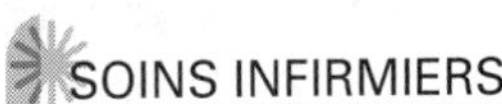

SOINS INFIRMIERS

ÉVALUATION DE LA SITUATION

Déterminer l'amplitude des mouvements articulaires et la gravité de l'œdème des articulations ainsi que l'intensité de la douleur au niveau des articulations atteintes, avant le traitement et à intervalles réguliers pendant toute sa durée.

Tests de laboratoire :

- Évaluer la fonction hépatique tout au long du traitement. Il faut déterminer les concentrations d'ALT avant le traitement, puis, tous les mois, pendant la phase initiale de traitement, jusqu'à ce que l'état du patient se stabilise. Le léflunomide peut élever les concentrations d'ALT et d'AST, mais ce phénomène est réversible si l'on diminue la dose ou si l'on arrête le traitement. Si les concentrations d'ALT sont plus du double des valeurs initiales, abaisser la dose jusqu'à 10 mg/jour et poursuivre le traitement. Suivre de près les concentrations après la réduction de la dose ; plusieurs semaines peuvent s'écouler avant que les concentrations plasmatiques ne s'abaissent en raison de la longue demi-vie du médicament. Si la hausse des concentrations est > 2 fois plus élevée, mais ≤ 3 fois plus élevée que les valeurs initiales, malgré une réduction de la dose, il faut effectuer une biopsie hépatique si on décide de poursuivre le traitement. Si les concentrations d'ALT sont > 3 fois plus élevées que les valeurs initiales, malgré la réduction de la dose, il faut arrêter le traitement par le léflunomide et administrer de la cholestyramine (voir Toxicité et surdosage). Suivre de près le patient et lui administrer de nouveau de la cholestyramine, selon les besoins.

L

- Dans de rares cas, le léflunomide peut élever les concentrations de phosphatase alcaline et de bilirubine.

Toxicité et surdosage: En cas de surdosage ou de toxicité marquée, administrer 8 g de cholestyramine, 3 fois par jour, pendant 24 heures, ou 50 mg de charbon activé par voie orale ou par sonde nasogastrique, toutes les 6 heures, pendant 24 heures, afin d'accélérer l'élimination de l'agent.

DIAGNOSTICS INFIRMIERS POSSIBLES

- Mobilité physique réduite (Indications).
- Douleur aiguë (Indications).
- Connaissances insuffisantes sur le traitement médicamenteux (Enseignement au patient et à ses proches).

INTERVENTIONS INFIRMIÈRES

Amorcer le traitement par une dose d'attaque de 100 mg par jour, pendant 3 jours, suivie d'une dose de 20 mg par jour. Réduire la dose jusqu'à 10 mg par jour si le médicament n'est pas bien toléré.

Marche à suivre pour éliminer le médicament: On doit suivre cette méthode afin d'abaisser les concentrations plasmatiques jusqu'à un niveau non décelable, soit à moins de 0,02 mg/L après l'arrêt du traitement par le léflunomide. Administrer 8 g de cholestyramine, 3 fois par jour, pendant 11 jours. (Il n'est pas nécessaire de le faire pendant 11 jours consécutifs, à moins qu'on ne souhaite une baisse rapide des concentrations.) S'assurer que les concentrations sont inférieures à 0,02 mg/L à l'aide de deux épreuves distinctes, effectuées à au moins 14 jours d'intervalle. Si les concentrations plasmatiques sont supérieures à 0,02 mg/L, envisager la poursuite du traitement par la cholestyramine. Si l'on ne suit pas la méthode d'élimination du médicament, deux ans peuvent s'écouler avant que les concentrations ne soient plus décelables.

ENSEIGNEMENT AU PATIENT ET À SES PROCHES

- Recommander au patient de prendre le léflunomide en suivant scrupuleusement la posologie recommandée.
- Prévenir le patient que le léflunomide peut parfois provoquer des étourdissements. Lui conseiller de ne pas conduire et d'éviter les activités qui exigent sa vigilance jusqu'à ce qu'on ait la certitude que le médicament n'entraîne pas cet effet chez lui.
- Prévenir la patiente en âge de procréer que le léflunomide entraîne des effets tératogènes. Les femmes qui désirent devenir enceintes doivent se soumettre à l'intervention d'élimination du médicament (voir la rubrique Interventions infirmières). Il faut aussi s'assurer que les concentrations plasmatiques du métabolite M1 sont inférieures à 0,02 mg/L. Les hommes qui désirent engendrer doivent aussi prendre 8 g de cholestyramine, 3 fois par jour, pendant 11 jours afin de réduire tout risque possible.
- Conseiller au patient de consulter un professionnel de la santé avant de prendre en concomitance tout autre médicament. Le patient peut continuer de prendre de l'aspirine, un AINS ou de faibles doses de corticostéroïdes pendant ce traitement, mais il devra peut-être abandonner tout autre traitement de la polyarthrite rhumatoïde.
- Expliquer au patient qu'il risque de perdre ses cheveux. Inventorier les stratégies lui permettant de s'adapter à ce changement.
- Recommander au patient de ne pas se faire vacciner par un produit à virus vivants durant et après le traitement, avant d'avoir consulté un professionnel de la santé.

VÉRIFICATION DE L'EFFICACITÉ THÉRAPEUTIQUE

L'efficacité du traitement peut être démontrée par: la diminution des signes et des symptômes de polyarthrite rhumatoïde et le ralentissement de l'évolution de la maladie (érosion et pincement de l'interligne articulaire), observés par radiographie. ✷

LÉTROZOLE

Femara

CLASSIFICATION:

Antinéoplasique (agent hormonal – inhibiteur de l'aromatase)

Grossesse – catégorie D

INDICATIONS

Traitement du cancer du sein d'un stade avancé chez les patientes ménopausées, chez lesquelles le traitement anti-œstrogénique n'a pas arrêté l'évolution de la maladie.

MÉCANISME D'ACTION

Inhibition de l'enzyme aromatase, qui est partiellement responsable de la transformation des précurseurs des œstrogènes. ***Effets thérapeutiques :*** Abaissement des concentrations d'œstrogènes circulants, ce qui pourrait arrêter l'évolution des tumeurs du sein sensibles aux œstrogènes.

PHARMACOCINÉTIQUE

Absorption : L'absorption est rapide et totale.
Distribution : Inconnue.
Métabolisme et excrétion : Le médicament est surtout métabolisé par le foie.
Demi-vie : 2 jours.

CONTRE-INDICATIONS ET PRÉCAUTIONS/ MISES EN GARDE

Contre-indications : Hypersensibilité ■ Grossesse ■ Allaitement ■ État endocrinien préménopausique.
Précautions/mises en garde : Insuffisance hépatique grave ■ Enfants (l'innocuité du médicament n'a pas été établie).

RÉACTIONS INDÉSIRABLES ET EFFETS SECONDAIRES

SNC : anxiété, dépression, étourdissements, somnolence, fatigue, céphalées, vertige, faiblesse.
Resp. : toux, dyspnée, épanchement pleural.
CV : douleurs thoraciques, œdème, hypertension.
GI : <u>nausées</u>, douleurs abdominales, anorexie, constipation, diarrhée, dyspepsie, vomissements.
Tég. : alopécie, rougeurs du visage, sécrétion accrue de sueur, prurit, rash.
HÉ : hypercalcémie.
Mét. : hypercholestérolémie, gain pondéral.
Loc. : <u>douleurs musculo-squelettiques</u>, arthralgie, fractures.

INTERACTIONS

Médicament-médicament : Aucune interaction notable.

VOIES D'ADMINISTRATION ET POSOLOGIE

PO (adultes) : 2,5 mg par jour.

PRÉSENTATION

Comprimés : 2,5 mg[Pr].

PHARMACODYNAMIE (abaissement des concentrations sériques d'œstradiol)

	DÉBUT D'ACTION	PIC	DURÉE
PO	inconnu	2 – 3 jours	inconnue

SOINS INFIRMIERS

ÉVALUATION DE LA SITUATION

Suivre la patiente à intervalles réguliers, pendant toute la durée du traitement, pour évaluer l'intensité de la douleur et pour déceler les autres effets secondaires.
Tests de laboratoire : Le médicament peut entraîner une élévation des résultats de l'épreuve d'hyperglycémie provoquée et des taux de cholestérol.

DIAGNOSTICS INFIRMIERS POSSIBLES

- Douleur aiguë (Effets secondaires).
- Connaissances insuffisantes sur le traitement médicamenteux (Enseignement au patient et à ses proches).

INTERVENTIONS INFIRMIÈRES

Le médicament peut être pris sans égards aux repas.

ENSEIGNEMENT AU PATIENT ET À SES PROCHES

- Recommander à la patiente de prendre le médicament exactement comme il lui a été prescrit.
- Expliquer à la patiente quelles sont les réactions indésirables possibles et lui conseiller de communiquer avec un professionnel de la santé si ces réactions lui posent des problèmes.

VÉRIFICATION DE L'EFFICACITÉ THÉRAPEUTIQUE

L'efficacité du traitement peut être démontrée par : le ralentissement de l'évolution de la maladie chez les femmes atteintes d'un cancer du sein d'un stade avancé.

LEUCOVORINE CALCIQUE

Synonymes : acide folinique, facteur citrovorum

Lederle Leucovorin Calcique, Leucovorin-plus

CLASSIFICATION :

Antidote, facteur citrovorum, dérivé de l'acide folique

Grossesse – catégorie C

INDICATIONS

Diminution de la toxicité et inhibition de l'effet d'élimination affaiblie du méthotrexate ■ Traitement de l'anémie mégaloblastique due à une carence en folate, comme dans le cas de la sprue, d'une carence alimentaire ou d'anémies mégaloblastiques pendant la grossesse et l'enfance. ■ Pré-traitement, suivi de l'administration de 5-FU dans le traitement palliatif du cancer colorectal avancé et modulation du 5-FU en présence de cancer du côlon (stades de Dukes B et C).

MÉCANISME D'ACTION

Forme réduite de l'acide folique servant de cofacteur à la synthèse de l'ADN et de l'ARN. ***Effets thérapeutiques :*** Inversion des effets toxiques des inhibiteurs de l'acide folique ■ Renversement des effets de la carence en acide folique.

PHARMACOCINÉTIQUE

Absorption : Bonne absorption par suite de l'administration par voie orale. La biodisponibilité diminue à mesure que les doses augmentent. L'absorption par voie orale atteint un point de saturation aux doses de plus de 25 mg.

Distribution : La leucovorine calcique se répartit dans tout l'organisme. Elle se concentre dans le SNC et dans le foie.

L

Métabolisme et excrétion : Une importante fraction est transformée en dérivés tétrahydrofoliques dont le 5-méthyltétrahydrofolate, forme sous laquelle le médicament est mis en réserve dans l'organisme en quantités importantes.

Demi-vie : 3,5 heures.

CONTRE-INDICATIONS ET PRÉCAUTIONS/ MISES EN GARDE

Contre-indications : Hypersensibilité ■ Anémie non diagnostiquée (la leucovorine calcique peut masquer l'évolution de l'anémie pernicieuse) ■ Nourrissons (ne pas leur administrer les préparations renfermant de l'alcool benzylique).

Précautions/mises en garde : Grossesse et allaitement (bien que l'innocuité du médicament n'ait pas été établie, il existe des antécédents d'utilisation sans danger dans le traitement de l'anémie mégaloblastique pendant la grossesse) ■ ADMINISTRATION CONCOMITANTE DE FORTES DOSES DE MÉTHOTREXATE : IL FAUT SYNCHRONISER PARFAITEMENT LES DOSES ET CONNAÎTRE LES CONCENTRATIONS DE MÉTHOTREXATE ■ Ascite ■ Insuffisance rénale ■ Déshydratation ■ Épanchement pleural ■ pH urinaire inférieur à 7.

RÉACTIONS INDÉSIRABLES ET EFFETS SECONDAIRES

Hémat. : thrombocytose (méthotrexate par voie intra-artérielle seulement).

Divers : réactions allergiques (rash, urticaire, respiration sifflante).

INTERACTIONS

Médicament-médicament : La leucovorine calcique peut réduire l'effet anticonvulsivant des **barbituriques**, de la **phénytoïne** ou de la **primidone** ■ Les fortes doses de leucovorine calcique sous forme liquide renferment une grande quantité d'**alcool** et peuvent entraîner des effets additifs sur le SNC lors de l'administration simultanée de **dépresseurs du SNC** ■ L'administration concomitante de **triméthoprim/sulfaméthoxazole** peut réduire l'effet anti-infectieux et entraîner des résultats médiocres dans le traitement de la pneumonie à *Pneumocystis carinii* chez les patients infectés par le VIH ■ La leucovorine calcique peut intensifier les effets thérapeutiques et la toxicité du **fluorouracile** ; l'association de ces agents peut être utile dans ce cas.

VOIES D'ADMINISTRATION ET POSOLOGIE

Élimination difficile du méthotrexate ou surdosage accidentel

La leucovorine doit être administrée aussitôt que possible, dans les 24 heures suivant l'administration du méthotrexate.

- **PO, IM, IV (adultes et enfants) :** *Élimination normale du méthotrexate* – 10 mg/m^2, toutes les 6 heures (administrer la 1re dose par voie IV ou IM ou par voie orale) jusqu'à ce que la concentration de méthotrexate soit inférieure à 10^{-8} M. *Si la Cl_{Cr} est de 50 % supérieure aux valeurs initiales ou si les concentrations de méthotrexate sont supérieures à 5×10^{-6} M, après 24 heures, ou supérieures à 9×10^{-7} M, après 48 heures,* majorer la dose de leucovorine jusqu'à 100 mg/m^2, à administrer par voie IV toutes les 3 heures, jusqu'à l'atteinte de concentrations de méthotrexate inférieures à 10^{-8} M.

Cancer colo-rectal avancé

- **IV (adultes) :** 200 mg/m^2, suivis de 370 mg/m^2 de 5-fluorouracile, pendant 5 jours consécutifs, toutes les 4 semaines.

Cancer du côlon (stades B et C de Dukes)

- **IV (adultes) :** 500 mg/m^2, toutes les semaines pendant 6 semaines consécutives, suivis d'une période de repos de 2 semaines. Ce traitement est répété pendant un total de 6 cycles. Le traitement est répété de nouveau 21 jours après le 6e cycle. Le 5-FU est administré à raison de 500 mg/m^2, 1 heure après le début du traitement par la leucovorine calcique.

Anémie mégaloblastique

- **PO, IM, IV (adultes et enfants)**: Jusqu'à 1 mg par jour. Une dose supérieure à 1 mg/jour ne s'avère pas plus efficace.

PRÉSENTATION (version générique disponible)

Comprimés: 5 mg[Pr] ▪ **Poudre pour injection**: fioles de 50 mg[Pr] et 350 mg[Pr] ▪ **Solution pour injection**: 10 mg/mL[Pr].

PHARMACODYNAMIE (concentrations sériques de folate)

	Début d'action	Pic	Durée
PO	20 – 30 min	inconnu	3 – 6 h
IM	10 – 20 min	inconnu	3 – 6 h
IV	< 5 min	inconnu	3 – 6 h

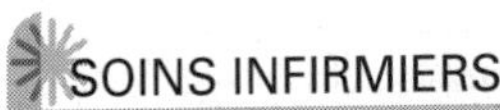

SOINS INFIRMIERS

ÉVALUATION DE LA SITUATION

- Suivre de près l'apparition de nausées et de vomissements attribuables au traitement par le méthotrexate ou au surdosage par un inhibiteur de l'acide folique (pyriméthamine et triméthoprime). Il pourrait s'avérer nécessaire d'administrer l'agent par voie parentérale pour s'assurer que le patient reçoit la dose adéquate.
- Suivre de près l'apparition d'une réaction allergique : rash, urticaire, respiration sifflante. Prévenir le médecin si ces symptômes se manifestent.

Anémie mégaloblastique: Déterminer le degré de faiblesse et de fatigue.

***Tests de laboratoire*:**

- *Récupération par la leucovorine* – Noter les concentrations sériques de méthotrexate afin de déterminer la dose à administrer et l'efficacité du traitement. Les concentrations de leucovorine calcique devraient être égales ou supérieures à celles du méthotrexate. Le traitement doit se poursuivre jusqu'à ce que les concentrations sériques de méthotrexate soient inférieures à 5×10^{-8} M.
- Noter la clairance de la créatinine et la concentration sérique de créatinine avant l'administration du médicament et toutes les 24 heures tout au long du traitement afin de déceler les effets toxiques du méthotrexate. Une élévation de plus de 50 %, après 24 heures, par rapport à la concentration antérieure au traitement, est associée à une toxicité rénale grave.
- Obtenir le pH de l'urine, toutes les 6 heures, pendant toute la durée du traitement. Le pH doit demeurer supérieur à 7 pour qu'on puisse diminuer les effets néphrotoxique des doses élevées de méthotrexate. Le médecin peut prescrire du bicarbonate de sodium ou de l'azétolamide pour alcaliniser l'urine.
- *Anémie mégaloblastique* – Noter les concentrations plasmatiques d'acide folique, l'hémoglobine, l'hématocrite et le nombre de réticulocytes avant le traitement et à intervalles réguliers pendant toute sa durée.

DIAGNOSTICS INFIRMIERS POSSIBLES

- Risque d'accident (Indications).
- Alimentation déficiente (Indications).
- Connaissances insuffisantes sur le traitement médicamenteux (Enseignement au patient et à ses proches).

INTERVENTIONS INFIRMIÈRES

- S'assurer que la leucovorine calcique se trouve à portée de la main avant l'administration de fortes doses de méthotrexate. Administrer la leucovorine dans les 24 heures suivant l'administration du méthotrexate.
- Administrer l'agent dès que possible après la prise de doses toxiques de l'inhibiteur de l'acide folique (pyriméthamine et triméthoprime) puisque l'efficacité du médicament commence à s'atténuer 1 heure après le surdosage.

PO: Administrer par voie parentérale chez les patients présentant une toxicité gastro-intestinale, accompagnée de nausées et de vomissements, ou lorsque la dose est supérieure à 25 mg.

IM: La voie IM est la voie d'administration préférée pour traiter l'anémie mégaloblastique. Il n'est pas nécessaire de reconstituer la leucovorine calcique pour injection IM, présentée en ampoules.

IV directe: Reconstituer le contenu d'une fiole de 50 mg de leucovorine calcique pour injection avec 5 mL d'eau bactériostatique ou d'eau stérile pour injection pour obtenir une concentration de 10 mg/mL. Utiliser 10 mL de diluant pour une fiole de 100 mg. Le contenu de la fiole à 350 mg doit être reconstitué avec 17 mL de diluant pour obtenir une concentration de 20 mg/mL. Si la dose est supérieure à 10 mg/m², ne pas utiliser de produit renfermant de l'alcool benzylique. Le produit reconstitué avec de l'eau stérile pour injection doit être administré immédiatement. Le produit reconstitué avec de l'eau bactériostatique est stable pendant 7 jours. Consulter les directives de chaque fabricant avant de reconstituer la préparation.

L

Vitesse d'administration : Ne pas administrer à un débit supérieur à 160 mg/minute (16 mL de solution à 10 mg/mL à la minute).

Perfusion intermittente : La leucovorine peut être diluée dans 100 à 500 mL de solution de D%5E, de D%10E, de NaCl 9 %, de solution de Ringer ou de solution de lactate de Ringer. La solution est stable pendant 24 heures.

Compatibilité (tubulure en Y) : amifostine ▪ aztréonam ▪ bléomycine ▪ céfépime ▪ cisplatine ▪ cyclophosphamide ▪ doxorubicine ▪ filgrastim ▪ fluconazole ▪ fluorouracile ▪ furosémide ▪ héparine ▪ méthotrexate ▪ métoclopramide ▪ mitomycine ▪ pipéracilline/tazobactame ▪ tacrolimus ▪ téniposide ▪ thiotépa ▪ vinblastine ▪ vincristine.

Incompatibilité (tubulure en Y) : dropéridol ▪ foscarnet ▪ sodium, bicarbonate de.

ENSEIGNEMENT AU PATIENT ET À SES PROCHES

Expliquer au patient le but du traitement. Insister sur le fait qu'il est primordial de respecter scrupuleusement la posologie recommandée. Conseiller au patient de prévenir un professionnel de la santé s'il n'a pu prendre une dose.

Récupération par la leucovorine : Recommander au patient de boire au moins 3 litres de liquides par jour pendant le traitement.

Carence en acide folique : Encourager le patient à consommer des aliments riches en acide folique (protéines d'origine animale, son, haricots secs et légumes à feuilles vertes).

VÉRIFICATION DE L'EFFICACITÉ THÉRAPEUTIQUE

L'efficacité du traitement peut être démontrée par : la résorption de la toxicité médullaire et gastro-intestinale en cas de traitement par le méthotrexate ou de surdosage par un inhibiteur de l'acide folique ▪ une sensation de mieux-être et l'élévation de la production de normoblastes chez les patients souffrant d'anémie mégaloblastique. ✳

LEUPROLIDE

Lupron, Lupron Dépôt

CLASSIFICATION :

Antinéoplasique (hormone de synthèse), analogue de l'hormone de libération de la gonadotrophine

Grossesse – catégorie X

INDICATIONS

Solution pour injection ou préparation retard : Traitement palliatif du cancer avancé de la prostate sensible aux hormones sexuelles (le leuprolide peut être administré en association avec le flutamide ou le bicalutamide) ▪ Traitement de la puberté précoce d'origine centrale ▪ Traitement de l'endométriose.

MÉCANISME D'ACTION

Analogue synthétique de l'hormone de libération de la gonadotrophine (LH-RH) ▪ Initialement, élévation transitoire des concentrations de testostérone ; toutefois, ces concentrations diminuent lors de l'administration continue du médicament ▪ Réduction des concentrations de gonadotrophine, de testostérone et d'œstradiol. ***Effets thérapeutiques :*** Diminution des concentrations de testostérone et, par conséquent, ralentissement de la propagation du cancer de la prostate ▪ Diminution de la douleur et des lésions associées à l'endométriose ▪ Ralentissement de la croissance des fibromes ▪ Retard de la puberté.

PHARMACOCINÉTIQUE

Absorption : Absorption rapide et presque complète par suite de l'administration SC. Absorption plus lente par suite de l'administration IM de la préparation retard.

Distribution : Inconnue.

Métabolisme et excrétion : Inconnus.

Demi-vie : 3 heures.

CONTRE-INDICATIONS ET PRÉCAUTIONS/ MISES EN GARDE

Contre-indications : Intolérance aux analogues synthétiques de la LH-RH ▪ Grossesse ou allaitement ▪ Saignement vaginal anormal dont la cause n'a pas été diagnostiquée.

Précautions/mises en garde : Hypersensibilité à l'alcool benzylique (induration et érythème au point d'injection SC).

RÉACTIONS INDÉSIRABLES ET EFFETS SECONDAIRES

SNC : étourdissements, céphalées, syncope ; *préparation retard* – somnolence, troubles de la personnalité ; *SC* – anxiété, vision trouble, léthargie, troubles de la mémoire, sautes d'humeur.

ORLO : vision trouble ; *SC* – troubles de l'ouïe.

Resp. : hémoptysie ; *préparation retard* – épistaxis, nodules dans la gorge ; *SC* – toux, frottement pleural, fibrose pulmonaire ; infiltrat pulmonaire.

CV : INFARCTUS DU MYOCARDE, EMBOLIE PULMONAIRE, angine, arythmies ; *préparation retard* – vasodilatation ; *SC* – accidents ischémiques transitoires, AVC.

GI : anorexie, diarrhée, dysphagie, nausées, vomissements ; *préparation retard* – gingivite ; *SC* – HÉMORRAGIE GASTRO-INTESTINALE, dysfonctionnement hépatique, ulcère gastro-duodénal, polypes rectaux, altération du goût.

GU : dysurie, incontinence, douleurs aux testicules ; *préparation retard* – troubles cervicaux ; *SC* – spasme à la vessie, œdème pénien, douleurs prostatiques, obstruction urinaire.

Tég. : *préparation retard* – pousse des poils, rash ; *SC* – peau sèche, alopécie, pigmentation, cancer de la peau, lésions cutanées.

End. : œdème mammaire, sensibilité mammaire, diabète.

HÉ : hypercalcémie, œdème aux membres inférieures.

Locaux : brûlures, démangeaisons, œdème au point d'injection.

Métab. : *préparation retard* – hyperuricémie, augmentation de la densité osseuse.

Loc. : fibromyalgie, intensification transitoire de la douleur osseuse (cancer de la prostate seulement) ; *SC* – spondylarthrite ankylosante, douleurs articulaires, fibrose pelvienne, douleur à l'os temporal.

SN : *SC* – neuropathie périphérique.

Divers : rougeurs du visage, frissons, baisse de la libido, fièvre ; *préparation retard* – odeurs corporelles, épistaxis.

INTERACTIONS

Médicament-médicament : Effets antinéoplasiques additifs lors de l'administration concomitante d'**agents antiandrogènes (mégestrol, flutamide)**.

VOIES D'ADMINISTRATION ET POSOLOGIE

Cancer de la prostate

- **SC (adultes)** : 1 mg par jour.
- **IM (adultes)** : 7,5 mg, 1 fois par mois, ou 22,5 mg, tous les 3 mois, ou 30 mg, tous les 4 mois, sous forme d'injection retard.

Endométriose

- **IM (adultes)** : 3,75 mg, 1 fois par mois ou 11,25 mg, tous les 3 mois, sous forme d'injection retard.

Puberté précoce d'origine centrale

Dans le cas de la voie IM, on peut majorer la dose de 3,75 mg, toutes les 4 semaines, selon les besoins ; d'autres adaptations posologiques peuvent s'avérer nécessaires.

- **SC (enfants)** : 50 µg/kg/jour ; on peut augmenter la dose de 10 µg/kg/jour, selon les besoins. Dose maximale : 100 µg/kg par jour.
- **IM (enfants > 37,5 kg)** : 15 mg, toutes les 4 semaines.
- **IM (enfants de 25 à 37,5 kg)** : 11,25 mg, toutes les 4 semaines.
- **IM (enfants ≤ 25 kg)** : 7,5 mg, toutes les 4 semaines.

PRÉSENTATION

Solution pour injection : 5 mg/mL, en fioles de 2,8 mL[Pr] ■ **Suspension à effet prolongé pendant 1 mois** : seringues préremplies, à double compartiment, de 3,75 mg[Pr] et de 7,5 mg[Pr] ■ **Suspension à effet prolongé pendant 3 mois** : seringues préremplies, à double compartiment, de 11,25 mg[Pr] et de 22,5 mg[Pr] ■ **Suspension à effet prolongé pendant 4 mois** : seringues préremplies, à double compartiment, de 30 mg[Pr].

PHARMACODYNAMIE (effets sur les concentrations hormonales)

	DÉBUT D'ACTION†	PIC‡	DURÉE§
SC	durant la 1re semaine	2 – 4 semaines	4 – 12 semaines
IM	durant la 1re semaine	2 – 4 semaines	4 – 12 semaines
IM – retard	durant la 1re semaine	2 – 4 semaines	4 – 12 semaines

† Élévation passagère des concentrations de testostérone et d'œstradiol.

‡ Baisse maximale des concentrations de testostérone et d'œstradiol.

§ Rétablissement de la fonction normale des glandes pituitaires et des gonades ; en présence d'aménorrhée, normalement, le retour des règles survient dans les 60 à 90 jours suivant la fin du traitement.

SOINS INFIRMIERS

ÉVALUATION DE LA SITUATION

Cancer de la prostate :

- Rester à l'affût de l'intensification de la douleur osseuse, particulièrement au cours des quelques premières semaines de traitement. Chez le patient présentant des métastases aux vertèbres, suivre de près l'intensification des douleurs lombaires et la diminution de la fonction sensorimotrice.

- Effectuer le bilan des ingesta et des excreta. Chez le patient présentant une obstruction urinaire, suivre de près, également, la distension de la vessie au cours du traitement initial.

Endométriose: Suivre de près la douleur endométriale avant le début du traitement et à intervalles réguliers pendant toute sa durée.

Puberté précoce d'origine centrale:

- Avant le traitement, ce diagnostic doit être confirmé par l'apparition des caractères sexuels secondaires chez les filles de moins de 8 ans et les garçons de moins de 9 ans; il faut effectuer un examen physique et endocrinien complet, incluant la mesure de la taille et du poids et une radiographie des mains et des poignets, établir les concentrations totales des stéroïdes sexuels (œstradiol ou testostérone), les concentrations d'hormone corticosurrénale, de gonadotrophine chorionique humaine de type bêta, et effectuer un test de stimulation de la gonadolibérine et une tomodensitométrie de la tête. Il faut vérifier ces paramètres après un mois ou deux et tous les 6 à 12 mois pendant toute la durée du traitement.
- Suivre de près l'apparition de signes de puberté précoce (règles, développement des seins, croissance des testicules) à intervalles réguliers pendant toute la durée du traitement. Il faut majorer la dose jusqu'à l'arrêt de l'évolution de la maladie selon des preuves cliniques ou des résultats des tests de laboratoires. Il faut songer à arrêter le traitement avant l'âge de 11 ans chez les filles et de 12 ans chez les garçons.

Tests de laboratoire:

- Le leuprolide entraîne, au départ, l'élévation des concentrations d'hormone lutéinisante (LH) et folliculostimulante (FSH). Chez les hommes, ce phénomène entraîne l'atteinte de concentrations de testostérone équivalentes à celle qu'on trouve lors d'une castration, de 2 à 4 semaines après l'élévation initiale des concentrations.
- Suivre de près les concentrations de testostérone, de phosphatase acide et d'Asp pour évaluer la réponse au traitement. On peut noter une élévation passagère de ces concentrations au cours du premier mois de traitement du cancer de la prostate.
- Le leuprolide peut entraîner une élévation des concentrations d'urée, de calcium sérique, d'acide urique, de LDH, de phosphatase alcaline et d'AST, et peut induire l'hypoprotéinémie, l'hyperglycémie, l'hyperlipidémie et l'hyperphosphatémie. Il peut aussi élever le nombre de globules blancs et prolonger le temps de prothrombine et de céphaline. Il peut également réduire le nombre de plaquettes et abaisser les concentrations sériques de potassium.

DIAGNOSTICS INFIRMIERS POSSIBLES

- Dysfonctionnement sexuel (Effets secondaires).
- Connaissances insuffisantes sur le traitement médicamenteux (Enseignement au patient et à ses proches).

INTERVENTIONS INFIRMIÈRES

- Utiliser la seringue fournie par le fabricant (seringue de calibre 28, de 1,25 cm de longueur, 1/2 cc). Assurer la rotation des points d'injection.
- Le leuprolide retard est réservé à l'administration IM.
- *Préparation retard à administration mensuelle*: Visser le piston blanc sur le disque de caoutchouc à l'extrémité de la seringue, jusqu'à ce que le disque commence à tourner. Retirer et jeter la languette antimanipulation qui se trouve à la base de l'aiguille. Bien serrer le mécanisme de verrouillage Luer, en tournant l'aiguille dans le sens des aiguilles d'une montre jusqu'à ce qu'elle ne bouge plus. Éviter de trop serrer. La seringue étant en position verticale, faire passer le solvant dans le compartiment se trouvant près de l'aiguille en poussant lentement le piston jusqu'à ce que le premier disque se trouve au niveau de la ligne bleue, au milieu du corps de la seringue. Agiter doucement la seringue pour bien mêler les particules et pour obtenir une suspension homogène. La suspension aura une consistance laiteuse. Si les microsphères (particules) adhèrent au disque, frapper la seringue du doigt. Enlever ensuite la gaine de l'aiguille et pousser le piston pour expulser l'air de la seringue. Administrer ensuite à l'injection intramusculaire selon la méthode habituelle. La suspension se dépose très rapidement après la reconstitution, il est donc fortement recommandé d'administrer la préparation immédiatement après la reconstitution. Agiter la seringue de nouveau si les particules se déposent.
- Conserver à la température ambiante; bien que la solution soit stable pendant 24 heures après la reconstitution, il faut la jeter si elle n'est pas administrée immédiatement étant donné qu'elle ne renferme aucun agent de conservation.

ENSEIGNEMENT AU PATIENT ET À SES PROCHES

Prévenir le patient que le médicament peut entraîner des rougeurs du visage. Lui recommander de communiquer avec un professionnel de la santé si celles-ci deviennent gênantes.

Cancer de la prostate :

- Montrer au patient et à ses proches comment administrer les injections SC. Lire avec eux les renseignements destinés aux patients, inscrits sur le dépliant fourni avec la trousse d'administration du leuprolide.
- Conseiller au patient de respecter scrupuleusement la posologie recommandée. S'il n'a pas pu prendre le médicament au moment habituel, il doit le prendre dès que possible, sauf s'il se rend compte de l'oubli le lendemain seulement.
- Prévenir le patient que les douleurs osseuses peuvent s'intensifier au début du traitement, mais qu'elles disparaîtront après quelque temps. Conseiller au patient de demander à un professionnel de la santé s'il peut recourir à un analgésique pour soulager la douleur.
- Recommander au patient de prévenir immédiatement un professionnel de la santé en cas de difficultés de miction, de faiblesse ou d'engourdissements.

Endométriose : Conseiller à la patiente d'utiliser pendant le traitement une autre méthode contraceptive que la prise de contraceptifs oraux. Prévenir la patiente que l'aménorrhée est prévisible, mais qu'on ne peut la considérer comme une garantie de contraception.

Puberté précoce d'origine centrale :

- Montrer au patient et à ses parents comment administrer les injections SC. Insister sur l'importance d'administrer le médicament au même moment chaque jour. Assurer la rotation des points d'injection à intervalles réguliers.
- Expliquer au patient et à ses parents que si l'injection n'est pas administrée quotidiennement, le processus pubertaire risque d'être réactivé.
- Prévenir la patiente et ses parents qu'au cours des 2 premiers mois de traitement, elle peut noter un léger flux menstruel ou des saignotements. Si ce phénomène se poursuit pendant plus de 2 mois, il faut en informer un professionnel de la santé.
- Recommander au patient et à ses parents de prévenir un professionnel de la santé immédiatement en cas d'irritation au point d'injection ou de signes ou de symptômes inhabituels.

VÉRIFICATION DE L'EFFICACITÉ THÉRAPEUTIQUE

L'efficacité du traitement peut être démontrée par : le ralentissement de la propagation du cancer de la prostate ■ la diminution des lésions et de la douleur associées à l'endométriose ■ la résolution des signes de puberté précoce d'origine centrale ■ l'amélioration des paramètres hématologiques préopératoires chez les patientes présentant une anémie associée aux fibromes utérins. ✳

LEVALBUTEROL

Cet agent n'est pas commercialisé au Canada.

CLASSIFICATION :

Bronchodilatateur (agoniste bêta-adrénergique)

Grossesse – catégorie C

INDICATIONS

Traitement et prévention des bronchospasmes attribuables à une maladie réversible des voies respiratoires (maîtrise de courte durée).

MÉCANISME D'ACTION

Liaison aux récepteurs bêta-adrénergiques, présents dans les muscles lisses des voies respiratoires, entraînant l'activation de l'adénylcyclase et une élévation des concentrations d'adénosine monophosphate-3′, 5′ cyclique (AMPc). Cette hausse des concentrations active les kinases, qui inhibent la phosphorylation de la myosine et abaissent les concentrations intracellulaires de calcium. La baisse de ces concentrations intercellulaires de calcium est associée à la relaxation des muscles lisses des voies respiratoires. ***Effets thérapeutiques :*** Relaxation des muscles lisses des voies respiratoires entraînant la bronchodilatation ■ Spécificité relative pour les récepteurs bêta pulmonaires.

PHARMACOCINÉTIQUE

Absorption : Une certaine quantité est absorbée par suite de l'inhalation.

Distribution : Inconnue.

Métabolisme et excrétion : Inconnue.

Demi-vie : Inconnue.

CONTRE-INDICATIONS ET PRÉCAUTIONS/ MISES EN GARDE

Contre-indications : Hypersensibilité.

Précautions/mises en garde : Maladie cardiovasculaire incluant l'insuffisance coronarienne, l'hypertension et les arythmies ▪ Antécédents de convulsions ▪ Hyperthyroïdie ▪ Diabète ▪ Hypersensibilité inhabituelle aux amines adrénergiques ▪ Grossesse, allaitement ou enfants de moins de 12 ans (l'innocuité du médicament n'a pas été établie).

Extrême prudence : ADMINISTRATION CONCOMITANTE OU DANS LES 2 SEMAINES D'**ANTIDÉPRESSEURS TRICYCLIQUES** OU D'**IMAO** (RISQUE ACCRU DE RÉACTIONS CARDIOVASCULAIRES INDÉSIRABLES).

RÉACTIONS INDÉSIRABLES ET EFFETS SECONDAIRES

SNC : anxiété, étourdissements, céphalées, nervosité.
Resp. : toux accrue, bronchospasme paradoxal, œdème du cornet nasal.
CV : tachycardie.
GI : dyspepsie.
End. : hyperglycémie.
HÉ : hypokaliémie.
SN : tremblements.

L

INTERACTIONS

Médicament-médicament : Les **bêta-bloquants** inhibent les effets pulmonaires bénéfiques des bronchodilatateurs adrénergiques (choisir un bêta-bloquant cardio-spécifique, si besoin est, et l'utiliser avec prudence ▪ Risque accru d'hypokaliémie induite par les **diurétiques épargneurs de potassium** ▪ Le lévalbutérol peut abaisser les concentrations sériques de **digoxine** ▪ L'administration d'un **IMAO** ou d'un **antidépresseur tricyclique** simultanément ou dans les 2 semaines peut accroître le risque de réactions cardiovasculaires (une extrême prudence est de mise) ▪ Risque accru d'arythmies lors de l'**inhalation d'un anesthésique à base d'hydrocarbure** ou de la prise de **cocaïne**.

VOIES D'ADMINISTRATION ET POSOLOGIE

Ce médicament n'est pas commercialisé au Canada.

PRÉSENTATION

Ce médicament n'est pas commercialisé au Canada.

PHARMACODYNAMIE (bronchodilatation)

	DÉBUT D'ACTION	PIC	DURÉE
Inhalation	rapide	30 min	6 – 8 h

SOINS INFIRMIERS

ÉVALUATION DE LA SITUATION

- Ausculter le murmure vésiculaire, mesurer le pouls et la pression artérielle avant l'administration du médicament et lorsque les concentrations atteignent un pic. Noter la quantité, la couleur et les caractéristiques des expectorations. Suivre de près les patients qui prennent des doses élevées pour déceler tout effet secondaire.
- Noter les résultats des tests de l'exploration fonctionnelle pulmonaire, avant le début du traitement et à intervalles réguliers pendant toute sa durée, pour déterminer l'efficacité du médicament.
- Suivre de près l'apparition d'un bronchospasme paradoxal (respiration sifflante). S'il survient, arrêter l'administration du médicament et prévenir immédiatement le médecin ou un autre professionnel de la santé.

Tests de laboratoire : Le médicament peut élever la glycémie et abaisser les concentrations sériques de potassium.

DIAGNOSTICS INFIRMIERS POSSIBLES

- Dégagement inefficace des voies respiratoires (Indications).
- Connaissances insuffisantes sur le traitement médicamenteux (Enseignement au patient et à ses proches).

INTERVENTIONS INFIRMIÈRES

- Attendre au moins 5 minutes entre les inhalations de divers médicaments en aérosol.
- Il n'est pas nécessaire de diluer la solution de lévalbutérol avant de l'administrer par nébuliseur. Il faut utiliser le contenu des fioles dans les 2 semaines suivant l'ouverture du sachet ; les fioles ouvertes peuvent être conservées pendant 1 semaine. Jeter le contenu de la fiole si la solution n'est pas transparente.

ENSEIGNEMENT AU PATIENT ET À SES PROCHES

- Montrer au patient comment utiliser le nébuliseur (voir l'annexe G) et lui conseiller de respecter scrupuleusement la posologie recommandée. Avertir le patient qu'il ne doit pas dépasser la dose recommandée, car il s'expose au risque d'effets nocifs, de bronchospasme paradoxal ou d'une baisse d'efficacité du médicament.

- Conseiller au patient de consulter un professionnel de la santé avant de prendre un médicament en vente libre et d'éviter de boire de l'alcool en même temps qu'il prend cet agent. Mettre en garde le patient contre l'usage du tabac et d'autres agents irritants des voies respiratoires.
- Conseiller au patient de prévenir immédiatement le médecin si les essoufflements ne sont pas soulagés par le médicament ou s'ils s'accompagnent de diaphorèse, d'étourdissements, de palpitations ou de douleurs thoraciques.
- Prévenir le patient qui prend d'autres médicaments par inhalation qu'il doit commencer par le lévalbutérol et attendre 5 minutes avant d'inhaler les autres médicaments, sauf recommandation contraire.
- Recommander au patient de se rincer la bouche avec de l'eau après chaque inhalation pour réduire la sécheresse buccale.
- Conseiller au patient d'avertir le médecin si la dose habituelle de lévalbutérol n'est pas efficace.

VÉRIFICATION DE L'EFFICACITÉ THÉRAPEUTIQUE

L'efficacité du traitement peut être démontrée par : la prévention ou le soulagement du bronchospasme. ✳

LÉVODOPA

Ce médicament n'est pas commercialisé au Canada.

BENSÉRAZIDE/ LÉVODOPA

Prolopa

CARBIDOPA/LÉVODOPA

Apo-Levocarb, Levodopa/Carbidopa, Nu-Levocarb, PRO-Lecarb, Sinemet, Sinemet CR

CLASSIFICATION :

Antiparkinsoniens (agonistes de la dopamine)

Grossesse – catégories inconnue (lévodopa) et C (carbidopa/lévodopa)

INDICATIONS

Traitement du syndrome parkinsonien d'origine non médicamenteuse.

MÉCANISME D'ACTION

La lévodopa est transformée en dopamine dans le SNC où elle sert de neurotransmetteur ■ La carbidopa, un inhibiteur de la décarboxylase, empêche la destruction périphérique de la lévodopa. ***Effets thérapeutiques :*** Soulagement des tremblements et de la rigidité qui caractérisent le syndrome parkinsonien.

PHARMACOCINÉTIQUE

Absorption : Bonne absorption par suite de l'administration par voie orale.

Distribution : Le médicament se répartit dans tout l'organisme. *Lévodopa* – elle pénètre dans le SNC en faible concentration. *Carbidopa* – elle ne traverse pas la barrière hémato-encéphalique, mais traverse le placenta. Les deux agents pénètrent dans le lait maternel.

Métabolisme et excrétion : *Lévodopa* – elle est principalement métabolisée par le tractus gastro-intestinal et le foie. *Carbidopa* – une fraction de 30 % est excrétée à l'état inchangé par les reins.

Demi-vie : *Lévodopa* – 1 heure ; *carbidopa* – de 1 à 2 heures.

L

CONTRE-INDICATIONS ET PRÉCAUTIONS/ MISES EN GARDE

Contre-indications : Hypersensibilité ■ Glaucome à angle fermé ■ Traitement par un IMAO et patients chez qui les amines sympathomimétiques sont contre-indiquées ■ Mélanome malin ■ Lésions cutanées non diagnostiquées ■ Grossesse ou femmes en âge de procréer qui n'emploient pas de méthode contraceptive adéquate ■ Allaitement. ■ Adultes de moins de 25 ans. ■ Patients en décompensation endocrinienne, rénale, hépatique, cardiovasculaire, hématologique ou pulmonaire (y compris l'asthme bronchique) ■ Maladies mentales avec composante psychiatrique.

Précautions/mises en garde : Antécédents d'ulcère.

RÉACTIONS INDÉSIRABLES ET EFFETS SECONDAIRES

SNC : mouvements involontaires, anxiété, étourdissements, hallucinations, perte de mémoire, problèmes psychiatriques.

ORLO : vision trouble, mydriase.

GI : nausées, vomissements, anorexie, sécheresse de la bouche (xérostomie), hépatotoxicité.

Tég. : mélanome.

Hémat. : anémie hémolytique, leucopénie.

Divers : coloration plus foncée de l'urine ou de la sueur.

INTERACTIONS

Médicament-médicament: L'administration simultanée d'**IMAO** peut déclencher une crise hypertensive ▪ Risque accru d'arythmies lors de l'usage concomitant d'**anesthésiques à base d'hydrocarbures destinés à l'inhalation** (particulièrement l'**halothane**; si cela est possible, arrêter le traitement de 6 à 8 heures avant l'anesthésie) ▪ Les **phénothiazines**, l'**halopéridol**, la **papavérine**, la **phénytoïne** et la **réserpine** peuvent contrecarrer l'effet de la lévodopa ▪ Les doses élevées de **pyroxidine** peuvent renverser les effets de la lévodopa ▪ L'administration concomitante de **méthyldopa** peut entraver l'efficacité de la lévodopa et accroître le risque d'effets secondaires sur le SNC ▪ L'administration simultanée d'**antihypertenseurs** peut entraîner des effets hypotensifs additifs ▪ L'usage simultané d'**anticholinergiques** peut réduire l'absorption de la lévodopa ▪ Risque accru de réactions indésirables lors de l'usage concomitant de **sélégine** ou de **cocaïne**.

Médicament-aliments: Les aliments riches en **pyridoxine** peuvent renverser l'effet de la lévodopa.

L

VOIES D'ADMINISTRATION ET POSOLOGIE

Lévodopa

Ce médicament n'est pas commercialisé au Canada.

Carbidopa/lévodopa

Les comprimés renferment 10/100, 25/100 ou 25/250 mg de carbidopa et de lévodopa, respectivement.

- **PO (adultes)**: *Patients ne suivant pas de traitement à la lévodopa* – 25 mg de carbidopa/100 mg de lévodopa, 3 fois par jour; on peut augmenter cette dose tous les 3 jours jusqu'à l'obtention de l'effet souhaité. *Substitution à une monothérapie par la lévodopa* – interrompre l'administration de la levodopa en monothérapie au moins 12 heures avant d'amorcer le traitement. La posologie de carbidopa/lévodopa devrait être établie de façon à administrer environ 20 % de la dose quotidienne antérieure de lévodopa. La dose quotidienne devrait être fractionnée en 4 à 6 prises.

Carbidopa/lévodopa à libération prolongée

Les comprimés à libération prolongée renferment 25/100 ou 50/200 mg de carbidopa et de lévodopa, respectivement.

- **PO (adultes)**: *Patients ne suivant pas de traitement à la lévodopa* – initialement, 25 mg de carbidopa/100 mg de lévodopa, 2 fois par jour (à un intervalle d'au moins 6 heures). Dose quotidienne initiale maximale: 600 mg de lévodopa. *Substitution à une monothérapie par la lévodopa* – interrompre l'administration de la levodopa en monothérapie au moins 8 heures avant d'amorcer le traitement. La posologie de carbidopa/lévodopa devrait être établie de façon à administrer environ 25 % de la dose quotidienne antérieure de lévodopa. En présence d'un parkinsonisme modéré, administrer 50 mg de carbidopa/200 mg de lévodopa, 2 fois par jour. *Substitution à un traitement standard par la carbidopa/lévodopa* – amorcer le traitement par une dose de lévodopa d'au moins 10 % supérieure/jour (il peut s'avérer nécessaire d'administrer jusqu'à 30 % de plus), à des intervalles de 4 à 8 heures lorsque le patient est éveillé. Espacer de 3 jours les adaptations posologiques; des doses plus élevées et des intervalles posologiques plus courts peuvent être nécessaires chez certains patients.

Bensérazide/levodopa

Les capsules renferment 12,5/50, 25/100 ou 50/200 mg de bensérazide et de lévodopa, respectivement.

- **PO (adultes)**: *Patients ne suivant pas de traitement à la lévodopa* – 25 mg de bensérazide/100 mg de lévodopa, 1 ou 2 fois par jour. Majorer cette dose à raison de 1 capsule de cette teneur tous les 3 ou 4 jours, au besoin. La posologie optimale est de 4 à 8 capsules de 25 mg de bensérazide/100 mg lévodopa, en 4 à 6 prises. *Substitution à une monothérapie par la lévodopa* – interrompre l'administration de la levodopa en monothérapie au moins 12 heures avant d'amorcer le traitement. La posologie de bensérazide/lévodopa devrait être établie de façon à administrer environ 15 % de la dose quotidienne antérieure de lévodopa.

PRÉSENTATION

- **Lévodopa**

  Ce médicament n'est pas commercialisé au Canada.

- **Carbidopa/lévodopa**

  Comprimés: 10 mg de carbidopa/100 mg de lévodopa[Pr], 25 mg de carbidopa/100 mg de lévodopa[Pr], 25 mg de carbidopa/250 mg de lévodopa[Pr] ▪ **Comprimés à action prolongée**: 25 mg de carbidopa/100 mg de lévodopa[Pr], 50 mg de carbidopa/200 mg de lévodopa[Pr].

- **Bensérazide/lévodopa**
  Capsules: 12,5 mg de bensérazide/50 mg de lévodopa[Pr], 25 mg de bensérazide/100 mg de lévodopa[Pr], 50 mg de bensérazide/200 mg de lévodopa[Pr].

PHARMACODYNAMIE (effets antiparkinsoniens)

	Début d'action	Pic	Durée
Carbidopa	inconnu	inconnu	5 – 24 h
Lévodopa	10 – 15 minutes	inconnu	5 – 24 h ou plus
Carbidopa/lévodopa à action prolongée	inconnu	2 h	12 h

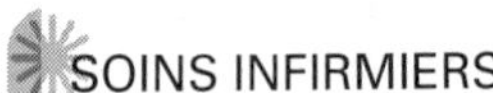

SOINS INFIRMIERS

ÉVALUATION DE LA SITUATION

- Observer le patient pendant toute la durée du traitement à la recherche des symptômes parkinsoniens suivants: akinésie, rigidité, tremblements, mouvements d'émiettement, démarche traînante, faciès figé, mouvements de torsion, bouche ouverte laissant échapper la salive (sialorrhée). En raison des fluctuations de réponse (effet « on-off »), certains symptômes peuvent surgir ou peuvent s'améliorer brusquement.
- Mesurer la pression artérielle et le pouls à intervalles fréquents pendant la période d'adaptation posologique.

Tests de laboratoire:

- Le médicament peut entraîner des résultats faussement positifs au test de Coombs ainsi que des concentrations faussement élevées d'acide urique sérique et urinaire, de gonadotrophine sérique, de norépinéphrine urinaire et de protéines urinaires.
- Le médicament peut modifier les résultats du dosage de l'acétonurie par la méthode du bâtonnet.
- Les patients suivant un traitement prolongé doivent se soumettre à intervalles réguliers à des tests de l'exploration fonctionnelle hépatique et rénale et à des analyses pour déterminer la numération globulaire. Le médicament peut élever les concentrations d'urée, d'AST, d'ALT, de bilirubine, de phosphatase alcaline, de LDH et d'iode lié aux protéines.

Toxicité et surdosage: Suivre de près les signes suivants de toxicité: soubresauts musculaires involontaires, grimaces, clignements spasmodiques des yeux, protrusion exagérée de la langue, modification du comportement. Prévenir immédiatement le médecin ou un autre professionnel de la santé si ces symptômes se manifestent.

DIAGNOSTICS INFIRMIERS POSSIBLES

- Mobilité physique réduite (Indications).
- Risque d'accident (Indications).
- Connaissances insuffisantes sur le traitement médicamenteux (Enseignement au patient et à ses proches).

INTERVENTIONS INFIRMIÈRES

- Pour les préparations associant la carbidopa et la lévodopa, les chiffres suivant le nom du médicament représentent le nombre de milligrammes de chacun de ces médicaments.
- Lors du passage de la lévodopa à l'association carbidopa/lévodopa, ne commencer ce nouveau traitement que 8 heures après la dernière dose lévodopa. L'ajout de la carbidopa réduit le besoin en lévodopa de 75 %. L'administration de la carbidopa, peu de temps après celle d'une dose entière de lévodopa, peut entraîner des effets toxiques.
- Demander au médecin ou à un autre professionnel de la santé s'il faut continuer d'administrer le médicament au patient qui doit rester à jeun ou qui doit subir une intervention chirurgicale.
- Administrer le médicament peu de temps avant les repas pour réduire l'irritation gastrique. Si l'on administre le médicament pendant ou après les repas, on risque de retarder les effets de la lévodopa. Cependant une telle administration peut être nécessaire pour réduire l'irritation gastrique. Si le patient éprouve des difficultés de déglutition, demander conseil au pharmacien.
- On peut administrer la moitié ou la totalité du comprimé à action prolongée, mais il ne faut pas écraser ni croquer ce genre de comprimé.

ENSEIGNEMENT AU PATIENT ET À SES PROCHES

- Conseiller au patient de respecter scrupuleusement la posologie recommandée. S'il n'a pu prendre le médicament au moment habituel, il doit le prendre aussitôt que possible, mais au moins 2 heures avant l'heure prévue pour la dose suivante. Le prévenir qu'il ne doit pas remplacer une dose manquée par une double dose.

- Expliquer au patient qu'il peut réduire l'irritation gastrique s'il prend le médicament peu avant les repas, mais que les aliments riches en protéines peuvent diminuer les effets de la lévodopa. Conseiller au patient de répartir les aliments contenant des protéines entre tous les repas pour assurer un apport protéique adéquat et pour conserver l'efficacité du médicament. Lui recommander de ne pas modifier de façon exagérée son alimentation pendant le traitement sans consulter un professionnel de la santé au préalable.
- Prévenir le patient que le médicament peut provoquer de la somnolence et des étourdissements. Lui conseiller de ne pas conduire et d'éviter les activités qui exigent sa vigilance jusqu'à ce qu'on ait la certitude que le médicament n'entraîne pas ces effets chez lui.
- Conseiller au patient de changer lentement de position afin de réduire les risques d'hypotension orthostatique. Lui recommander de prévenir un professionnel de la santé en cas d'hypotension orthostatique.
- Conseiller au patient de se rincer fréquemment la bouche, de pratiquer une bonne hygiène buccale et de consommer de la gomme à mâcher ou des bonbons sans sucre pour diminuer la sécheresse de la bouche.
- Conseiller au patient de surveiller toute modification des lésions cutanées. Le cas échéant, en aviser immédiatement un professionnel de la santé, car la carbidopa/lévodopa peut activer un mélanome malin.
- Conseiller au patient de consulter un professionnel de la santé avant de prendre un médicament en vente libre, particulièrement des préparations contre le rhume. Les patients qui prennent de la lévodopa en monothérapie ne devraient pas prendre de multivitamines. De fortes quantités de vitamine B_6 (pyridoxine) peuvent diminuer les effets de la lévodopa.
- Prévenir le patient que son urine ou sa sueur peuvent prendre une couleur foncée, mais que cet effet n'est pas nuisible.
- Recommande au patient de signaler à un professionnel de la santé les symptômes suivants: palpitations, rétention urinaire, mouvements involontaires, modifications du comportement, nausées et vomissements graves ou nouvelles lésions cutanées. Il peut être nécessaire de réduire la dose.

VÉRIFICATION DE L'EFFICACITÉ THÉRAPEUTIQUE

L'efficacité du traitement peut être démontrée par: la disparition des signes et des symptômes parkinsoniens. Les effets thérapeutiques deviennent habituellement manifestes après 2 ou 3 semaines de traitement, mais parfois ils ne sont notables qu'après 6 mois. Chez les patients qui prennent ce médicament pendant plusieurs années, l'effet peut diminuer. L'efficacité du traitement peut parfois être rétablie après un arrêt temporaire de la médication. ✳

LÉVOFLOXACINE,

voir Fluoroquinolones

LÉVONORGESTREL,

voir Contraceptifs hormonaux

LÉVOTHYROXINE,

voir Thyroïdiennes, préparations

LIDOCAÏNE (VOIE PARENTÉRALE)

Xylocaine, Xylocard

LIDOCAÏNE (ANESTHÉSIQUE LOCAL)

Xylocaine

LIDOCAÏNE (ANESTHÉSIE DES MUQUEUSES)

Xylocaine visqueuse

LIDOCAÏNE (TOPIQUE)

Solarcaine, Xylocaine, Zilactin-L

CLASSIFICATION:

Anesthésiques et adjuvants anesthésiques (local, topique, anesthésie des muqueuses), antiarythmiques (classe IB)

Grossesse – catégorie B

INDICATIONS

IV : Arythmies ventriculaires ▪ **Anesthésie locale** : Infiltration/anesthésie topique ou anesthésie des muqueuses. **Usages non approuvés – IM** : Auto-injection ou en remplacement de la voie IV (durant le transport à l'hôpital).

MÉCANISME D'ACTION

IV, IM : Suppression de l'automaticité et de la dépolarisation spontanée des ventricules pendant la diastole en modifiant le flux des ions sodiques à travers les membranes cellulaires. Peu d'effets, sinon aucun, sur la fréquence cardiaque ▪ **Anesthésie locale** : Anesthésie locale par l'inhibition du passage des ions sodiques à travers les membranes neuronales, empêchant ainsi le déclenchement et la transmission des influx nerveux normaux. ***Effets thérapeutiques*** : Maîtrise des arythmies ventriculaires ▪ Anesthésie locale.

PHARMACOCINÉTIQUE

Absorption : Bonne absorption par suite de l'administration dans le muscle deltoïde ; une certaine quantité est absorbée par suite de l'application locale.

Distribution : Le médicament se répartit dans tout l'organisme. Il se concentre dans les tissus adipeux et traverse la barrière hémato-encéphalique et le placenta.

Métabolisme et excrétion : La lidocaïne est surtout métabolisée par le foie.

Demi-vie : Biphasique – phase initiale : de 7 à 30 minutes ; phase terminale : de 90 à 120 minutes.

CONTRE-INDICATIONS ET PRÉCAUTIONS/ MISES EN GARDE

Elles s'appliquent surtout à l'usage par voie générale.

Contre-indications : Hypersensibilité ; risque d'hypersensibilité croisée ▪ Traitement des arythmies chez les enfants (l'innocuité de cet agent n'a pas été établie) ▪ Syndrome d'Adams-Stokes ou blocs sino-auriculaire, auriculo-ventriculaire ou intraventriculaire de degré avancé.

Précautions/mises en garde : Maladie hépatique, insuffisance cardiaque, poids inférieur à 50 kg, personnes âgées (réduire le bolus ou la dose d'entretien) ▪ Dépression respiratoire, choc ou bloc cardiaque ▪ Grossesse, allaitement (l'innocuité de la lidocaïne n'a pas été établie).

RÉACTIONS INDÉSIRABLES ET EFFETS SECONDAIRES

Ces réactions et effets sont surtout associés à l'usage par voie générale.

SNC : CONVULSIONS, confusion, somnolence, étourdissements, nervosité, tremblements.

ORLO : *application sur les muqueuses* – baisse ou absence du réflexe nauséeux.

CV : ARRÊT CARDIAQUE, arythmies, bradycardie, hypotension.

GI : nausées, vomissements.

Locaux : sensation de piqûre, brûlures, eczéma de contact, érythème.

Divers : réactions allergiques, incluant l'ANAPHYLAXIE.

INTERACTIONS

Elles s'appliquent surtout à l'usage par voie générale.

Médicament-médicament : Dépression et toxicité cardiaque additives lors de l'administration concomitante de **phénytoïne**, de **quinidine**, de **procaïnamide** ou de **propranolol** ▪ La **cimétidine** et les **bêta-bloquants** peuvent ralentir le métabolisme de la lidocaïne et accroître le risque de toxicité.

L

VOIES D'ADMINISTRATION ET POSOLOGIE

Les vitesses de perfusion sont indiquées à l'annexe C.

Antiarythmique

- **IV (adultes)** : Bolus de 50 à 100 mg ; on peut répéter cette dose après 10 minutes, puis administrer en perfusion, à un débit de 1 à 2 mg/minute (de 15 à 30 µg/kg/minute ; jusqu'à 300 mg en 1 heure).

Application locale

- **Infiltration (adultes et enfants)** : Infiltrer la région touchée selon les besoins (plus la fréquence et la quantité de médicament augmentent, plus le risque d'absorption systémique et de réactions indésirables s'élève).
- **Préparation topique (adultes)** : Appliquer selon les besoins (ne pas appliquer plus de 20 g/jour de pommade).
- **Application sur les muqueuses (adultes)** : *Anesthésie des muqueuses buccales* – on peut appliquer de 5 à 10 mL de lidocaïne visqueuse à 2 % (6 doses par jour, au maximum) pour soulager la douleur buccale ou pharyngienne. *Anesthésie de l'urètre chez la femme* – de 5 à 10 mL de gelée à 2 %. *Anesthésie de l'urètre chez l'homme* – de 5 à 10 mL de gelée à 2 %, avant l'introduction de la sonde, ou 30 à 40 mL de gelée à 2 %,

avant la cystoscopie ou toute autre intervention similaire. On peut utiliser les solutions topiques pour anesthésier les muqueuses du larynx, de la trachée ou de l'œsophage.

PRÉSENTATION (version générique disponible)

Injection IV directe : 20 mg/mL (2 %)[Pr] ▪ **Solution prémélangée pour perfusion IV :** 2 mg/mL (0,22 %)[Pr], 4 mg/mL (0,4 %)[Pr], 8 mg/mL (0,8 %)[Pr] ▪ **Injection pour infiltration locale/anesthésie par blocage nerveux :** 0,5 %[Pr], 1 %[Pr], 1,5 %[Pr], 2 %[Pr], 4 %[Pr], 5 %[Pr] ▪ **En association avec :** épinéphrine pour des infiltrations locales[Pr] ▪ **Gelée :** 2 %[Pr] ▪ **Liquide :** 5 %[Pr] ▪ **Pommade :** 5 %[VL] ▪ **Solution :** 4 %[Pr] ▪ **Solution visqueuse :** 2 %[VL] ▪ **En association avec :** prilocaïne.

PHARMACODYNAMIE (IV, IM = effets antiarythmiques ; application locale = effets anesthésiques)

	Début d'action	Pic	Durée
IV	immédiat	immédiat	10 – 20 min (jusqu'à plusieurs heures après la perfusion continue)
IM	5 – 15 min	20 – 30 min	60 – 90 min
Topique	rapide	inconnu	1 – 3 h

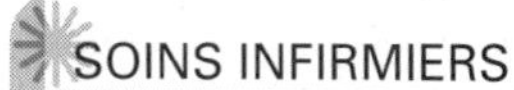

SOINS INFIRMIERS

ÉVALUATION DE LA SITUATION

Antiarythmique : SUIVRE CONTINUELLEMENT L'ÉCG, MESURER LA PRESSION ARTÉRIELLE ET LA FONCTION RESPIRATOIRE À INTERVALLES RÉGULIERS PENDANT TOUTE LA DURÉE DE L'ADMINISTRATION.

Anesthésique : Déterminer le degré d'engourdissement de la région touchée.

Tests de laboratoire :

- Noter les concentrations sériques d'électrolytes à intervalles réguliers pendant le traitement de longue durée.
- Lors de l'administration IM, il y a risque d'élévation des concentrations de CPK.

Toxicité et surdosage :

- Noter les concentrations sériques de lidocaïne, à intervalles réguliers pendant toute la durée d'un traitement prolongé ou à de fortes doses. Les concentrations sériques thérapeutiques de lidocaïne se situent entre 1,5 et 5 µg/mL.
- Les signes et les symptômes de toxicité incluent la confusion, l'excitation, la vision trouble ou double, les nausées, les vomissements, les acouphènes, les tremblements, les soubresauts musculaires, les convulsions, les difficultés respiratoires, les étourdissements graves ou les évanouissements et une fréquence cardiaque inhabituellement lente.
- Si des symptômes de surdosage se manifestent, interrompre la perfusion et observer étroitement le patient.

DIAGNOSTICS INFIRMIERS POSSIBLES

- Débit cardiaque diminué (Indications).
- Douleur aiguë (Indications).
- Connaissances insuffisantes sur le traitement médicamenteux (Enseignement au patient et à ses proches).

INTERVENTIONS INFIRMIÈRES

Vaporisateur pour la gorge : S'assurer que le réflexe nauséeux est intact avant de permettre au patient de boire ou de manger.

IM : Les injections IM ne sont recommandées que lorsque la surveillance électrocardiographique est impossible et que leurs bienfaits dépassent les risques auxquels le patient est exposé. N'administrer que dans le muscle deltoïde tout en aspirant fréquemment afin d'éviter l'injection intraveineuse.

IV : Seules les solutions à 1 et à 2 % sont administrées par voie IV directe.

IV directe : Administrer une dose d'attaque non diluée de 1 mg/kg, à un débit de 25 à 50 mg, en 1 minute. On peut administrer 10 minutes plus tard une deuxième dose. Administrer ensuite par perfusion. Ne pas administrer par injection IV les préparations de lidocaïne renfermant des agents de conservation ou d'autres médicaments, comme l'épinéphrine.

Perfusion continue : Pour préparer la perfusion, ajouter 1 g de lidocaïne à 250, 500 ou 1 000 mL de solution de D5%E. La solution est stable pendant 24 heures. Les autres solutions compatibles incluent : D5%/solution de lactate de Ringer, D5%/NaCl 0,45 %, D5%/NaCl 0,9 %, NaCl 0,45 %, NaCl 0,9 % et solution de lactate de Ringer. Consulter les directives de chaque fabricant avant de reconstituer la préparation.

Vitesse d'administration : Administrer à l'aide d'une pompe à perfusion afin d'injecter la dose exacte, à un débit de 1 ou 2 mg/minute (consulter le tableau des vitesses de perfusion de l'annexe C).

Compatibilité (tubulure en Y) : alteplase ▪ amiodarone ▪ amrinone ▪ céfazoline ▪ ciprofloxacine ▪ diltiazem ▪ dobutamine ▪ dopamine ▪ énalaprilat ▪ étomidate ▪ famotidine ▪ halopéridol ▪ labétalol ▪

mépéridine ■ morphine ■ nitroglycérine ■ nitroprusside ■ potassium, chlorure de ■ propofol ■ streptokinase ■ théophylline ■ vitamines du complexe B avec C ■ warfarine.

Incompatibilité (tubulure en Y) : thiopental.

Infiltration : La lidocaïne peut être administrée en concomitance avec l'épinéphrine pour réduire l'absorption par voie générale et pour prolonger l'anesthésie.

ENSEIGNEMENT AU PATIENT ET À SES PROCHES

Prévenir le patient que la lidocaïne peut provoquer de la somnolence et des étourdissements. Lui recommander de demander de l'aide lorsqu'il se déplace.

IM : Il est possible de se procurer l'auto-injecteur LidoPen pour usage à domicile. Conseiller au patient de communiquer immédiatement avec un professionnel de la santé si des symptômes d'une crise cardiaque se manifestent. Lui recommander de ne s'injecter la lidocaïne que sur recommandation expresse d'un professionnel de la santé. Pour administrer, retirer le bouchon de sûreté et placer l'extrémité de la seringue sur la partie la plus épaisse de la cuisse ou du muscle deltoïde. Presser fermement jusqu'à ce que l'aiguille pénètre dans la chair. Maintenir la pression pendant 10 secondes, puis masser pendant 10 secondes. Recommander au patient de ne pas conduire après l'administration, sauf en cas d'absolue nécessité.

VÉRIFICATION DE L'EFFICACITÉ THÉRAPEUTIQUE

L'efficacité du traitement peut être démontrée par : la réduction des arythmies ventriculaires ■ l'anesthésie locale. ✳

LIDOCAÏNE/PRILOCAÏNE

EMLA

CLASSIFICATION :

Anesthésique et adjuvant anesthésique (anesthésique local)

Grossesse – catégorie B

INDICATIONS

Anesthésie locale en vue d'interventions mineures douloureuses dont : l'introduction d'une sonde ou d'une aiguille ■ une ponction artérielle, veineuse ou lombaire ■ des injections intramusculaires ■ une incision de la peau ■ un traitement au laser ■ la circoncision ■ Application sur la muqueuse génitale en vue d'une intervention mineure ou de l'anesthésie par infiltration.

MÉCANISME D'ACTION

Anesthésie locale produite par inhibition du transport des ions à travers la membrane neuronale, ce qui prévient le déclenchement et la transmission des influx nerveux normaux. L'association des deux anesthésiques est appliquée sous forme de crème sous un pansement occlusif. Le médicament actif est libéré dans le derme et l'épiderme où il s'accumule dans les régions où se situent les récepteurs dermiques de la douleur et les terminaisons nerveuses. ***Effets thérapeutiques :*** L'effet anesthésique est localisé dans la région où le médicament est appliqué.

PHARMACOCINÉTIQUE

Absorption : De petites quantités sont absorbées par voie générale pendant tout le temps que le système EMLA est en place, soit 4 heures.

Distribution : Les petites quantités absorbées se répartissent dans tout l'organisme et traversent le placenta et la barrière hémato-encéphalique.

Métabolisme et excrétion : *Lidocaïne* – surtout métabolisée par le foie. *Prilocaïne* – métabolisée par le foie et les reins.

Demi-vie : *Lidocaïne* – phase initiale : de 7 à 30 minutes ; phase terminale : de 90 à 120 minutes. *Prilocaïne* de 10 à 50 minutes.

CONTRE-INDICATIONS ET PRÉCAUTIONS/ MISES EN GARDE

Contre-indications : Hypersensibilité à la lidocaïne, à la prilocaïne ou à tout autre anesthésique local de type amide ■ Hypersensibilité à tout autre ingrédient de la préparation ■ Application dans l'oreille moyenne ■ Méthémoglobinémie congénitale ou idiopathique ■ Nourrissons de moins de 6 mois ■ Enfants âgés de 6 à 12 mois qui reçoivent des agents produisant de la méthémoglobine.

Précautions/mises en garde : Usage répété ou sur de grandes surfaces (risque accru d'absorption par voie générale) ■ Personnes âgées, patients gravement malades ou débilités ■ Maladie hépatique grave ■ Tout état associé à la méthémoglobinémie (incluant une carence en G-6-PD) ■ Nouveau-nés de moins de 20 kg ou de moins de 37 semaines de gestation

L

(la surface traitée et la durée du traitement doivent être limitées) ■ Allaitement.

RÉACTIONS INDÉSIRABLES ET EFFETS SECONDAIRES

Locaux : blêmissement, rougeur, altération de la sensibilité thermique, œdème, démangeaisons, rash.

Divers : réactions allergiques, incluant l'ANAPHYLAXIE.

INTERACTIONS

Médicament-médicament : L'administration concomitante d'**antiarythmiques de classe I**, dont le **tocaïnide** et la **mexilétine**, peut entraîner des effets cardiovasculaires indésirables ■ L'usage concomitant d'autres **anesthésiques locaux** peut entraîner une toxicité additive ■ Risque accru de méthémoglobinémie chez les enfants lors de l'administration concomitante de **sulfamides** (éviter l'usage concomitant chez les enfants de moins de 12 mois).

VOIES D'ADMINISTRATION ET POSOLOGIE

L

Topique (adultes et enfants) : *Interventions dermiques mineures dont la ponction veineuse et la mise en place d'une canule IV* – appliquer 2,5 g (la moitié du tube de 5 g) sur une surface de peau de 20 à 25 cm^2, couvrir d'un pansement occlusif, ou appliquer un disque anesthésique pendant au moins 1 heure. *Interventions dermiques majeures dont une greffe de peau mince* – appliquer 2 g/10 cm^2 de peau, couvrir d'un pansement occlusif pendant au moins 2 heures. *Peau des organes génitaux chez l'homme* – anesthésique d'appoint avant l'anesthésie locale par infiltration ; appliquer une couche épaisse sur la peau, laisser agir pendant 5 à 10 minutes ; l'anesthésie locale par infiltration doit être effectuée immédiatement après le retrait de la crème. *Muqueuses génitales chez la femme* – Appliquer une couche épaisse, laisser agir pendant 5 à 10 minutes.

Topique (enfants de 6 à 12 mois et de plus de 5 kg) : Appliquer au moins 1 heure avant le début de l'intervention, la dose ne doit pas dépasser 2 g ; ne pas appliquer sur une surface de plus de 16 cm^2 pendant plus de 4 heures.

PRÉSENTATION

Crème : lidocaïne à 2,5 % et prilocaïne à 2,5 %, en tubes de 5 et de 30 g[VL] ■ **Disque anesthésique :** lidocaïne à 2,5% et prilocaïne à 2,5 % sous forme de timbre adhésif (1 g/10 cm^2)[VL].

PHARMACODYNAMIE (anesthésie locale)

	DÉBUT D'ACTION	PIC	DURÉE†
Topique	15 min	3 h	1 – 2 h

† Après le retrait du pansement occlusif.

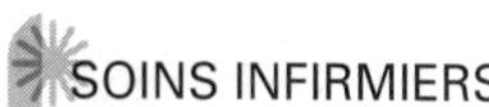

ÉVALUATION DE LA SITUATION

- Bien observer la surface de la peau pour déceler la présence d'une éventuelle lésion. Appliquer seulement sur une peau intacte.
- Évaluer l'effet anesthésique sur la surface d'application après le retrait du timbre et avant l'intervention.

DIAGNOSTICS INFIRMIERS POSSIBLES

- Douleur aiguë (Indications).
- Connaissances insuffisantes sur le traitement médicamenteux (Enseignement au patient et à ses proches).

INTERVENTIONS INFIRMIÈRES

- En prévision d'une intervention dermique mineure (ponction veineuse, installation d'une canule IV, ponction artérielle ou lombaire), appliquer en une couche épaisse 2,5 g de crème (la moitié du tube de 5 g) pour une surface de 20 à 25 cm^2 sur la région où sera effectuée l'intervention. Retirer la pièce centrale prédécoupée du pansement occlusif (fourni avec le tube de 5 g) et le papier protecteur. Recouvrir par le pansement la couche épaisse de crème de lidocaïne/prilocaïne. Ne pas étaler ni ne faire pénétrer la crème. Lisser doucement les bords du pansement, s'assurer qu'il est bien fixé pour éviter les fuites. Retirer le cadre en papier et noter l'heure d'application sur le pansement. Appliquer la crème de lidocaïne et de prilocaïne au moins 1 heure avant le début d'une intervention mineure (ponction veineuse, installation d'une canule IV). L'anesthésie peut être plus marquée si l'application dure de 90 à 120 minutes. Après avoir retiré le pansement occlusif, essuyer la crème. Nettoyer toute la surface avec une solution antiseptique et préparer le patient à l'intervention.
- En prévision d'interventions dermiques majeures (prélèvement d'un greffon de peau), suivre les même étapes en utilisant de plus grandes quantités de crème de lidocaïne et de prilocaïne et le pansement occlusif de la taille appropriée.

Il faut appliquer la crème au moins 2 heures avant toute intervention dermique majeure.

- Pour appliquer le disque anesthésique, plier le coin de la languette en aluminium vers l'arrière. En tenant ensuite le coin de la couche beige, séparer les 2 couches. Ne pas toucher au disque blanc et rond qui contient la crème de lidocaïne et de prilocaïne. Placer sur la surface à anesthésier et presser fermement les bords pour assurer une bonne adhérence à la peau ; ne pas presser le centre du disque. Marquer l'heure de l'application avec un stylo à bille sur la bordure du disque. Appliquer au moins 1 heure avant l'intervention. Après avoir retiré le disque, essuyer la crème. Nettoyer toute la surface avec une solution antiseptique et préparer le patient à l'intervention.

ENSEIGNEMENT AU PATIENT ET À SES PROCHES

Expliquer au patient et aux parents l'objectif du traitement. Informer le patient que la crème de lidocaïne et de prilocaïne peut éliminer toute sensation au niveau de la surface où elle est appliquée. Conseiller au patient d'éviter tout traumatisme de la région, en évitant de gratter ou de frotter la surface, ou de l'exposer à des températures extrêmes (froides ou chaudes) jusqu'au retour de la sensibilité.

Soins à domicile : Montrer au patient ou à un proche comment appliquer le produit. Lui fournir un croquis pour circonscrire la surface d'application.

VÉRIFICATION DE L'EFFICACITÉ THÉRAPEUTIQUE

L'efficacité du traitement peut être démontrée par : l'anesthésie de la surface où le produit est appliqué. ✳

LINDANE

PMS-Lindane

CLASSIFICATION :

Pédiculicide, scabicide

Grossesse – catégorie B

INDICATIONS

Traitement de deuxième recours de l'infestation par des arthropodes parasites (gale, poux de tête, de corps et du pubis) chez les patients qui ne répondent pas aux agents moins toxiques ou qui ne les tolèrent pas.

MÉCANISME D'ACTION

Le lindane entraîne la destruction des arthropodes parasites. ***Effets thérapeutiques :*** Traitement curatif de l'infestation par les arthropodes parasites.

PHARMACOCINÉTIQUE

Absorption : Par suite de l'application de la préparation topique, une absorption systémique importante (de 9 à 13 %) se produit lentement.

Distribution : Le lindane est emmagasiné dans les tissus adipeux.

Métabolisme et excrétion : L'agent est métabolisé par le foie.

Demi-vie : 18 heures (nourrissons et enfants).

CONTRE-INDICATIONS ET PRÉCAUTIONS/MISES EN GARDE

Contre-indications : Hypersensibilité ■ Rash, abrasion ou inflammation de la peau (l'absorption est augmentée) ■ Enfants de 2 ans ou moins (risque accru de toxicité du SNC).

Précautions/mises en garde : Grossesse (ne pas dépasser la dose recommandée ; ne pas administrer plus de 2 cures) ■ Enfants (risque accru d'absorption systémique et d'effets secondaires sur le SNC) ■ Enfants de 6 ans et moins ■ Antécédents de convulsions ■ Allaitement.

RÉACTIONS INDÉSIRABLES ET EFFETS SECONDAIRES

Toutes les réactions indésirables, sauf les réactions dermiques, sont un signe absorption systémique et de toxicité.

SNC : TOXICITÉ.

CV : tachycardie.

GI : nausées, vomissements.

Tég. : eczéma de contact (applications répétées), irritation locale.

INTERACTIONS

Médicament-médicament : L'usage concomitant de **préparations topiques pour la peau, le cuir chevelu ou les cheveux** peut accroître le risque d'absorption systémique.

VOIES D'ADMINISTRATION ET POSOLOGIE

Gale

- **Préparation topique (adultes et enfants) :** Appliquer la lotion à 1 % sur toutes les surfaces cutanées du cou aux orteils, laisser agir pendant 8 heures et enlever en lavant à fond ; il peut s'avérer nécessaire de devoir répéter le traitement, une fois de plus, une semaine plus tard.

Pou de tête ou du pubis

- **Préparation topique (adultes et enfants)** : De 15 à 30 mL (jusqu'à 60 mL) de shampooing, laisser agir pendant 4 minutes et rincer ; il peut s'avérer nécessaire de devoir répéter le traitement, une fois de plus, une semaine plus tard.

PRÉSENTATION (version générique disponible)

Lotion : 1 %VL ▪ **Shampooing** : 1 %VL.

PHARMACODYNAMIE (effet antiparasitaire)

	Début d'action	Pic	Durée
Préparation topique	rapide	rapide	190 min

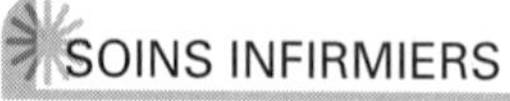

ÉVALUATION DE LA SITUATION

- Examiner la peau et les cheveux à la recherche de signes d'infestation, avant et après le traitement.
- Examiner les membres de la famille et les personnes ayant eu des contacts étroits avec le patient pour déterminer s'ils sont infestés. Lorsque le lindane est utilisé dans le traitement de la pédiculose du pubis ou de la gale, il faut administrer simultanément un traitement prophylactique aux partenaires sexuels.

DIAGNOSTICS INFIRMIERS POSSIBLES

- Atteinte à l'intégrité de la peau (Indications).
- Connaissances insuffisantes sur le traitement médicamenteux (Enseignement au patient et à ses proches).

INTERVENTIONS INFIRMIÈRES

Préparation topique :

- Lorsqu'on doit administrer le lindane à autrui, on doit porter des gants afin de prévenir l'absorption systémique.
- Ne pas appliquer sur des plaies (égratignures, coupures, lésions de la peau ou du cuir chevelu) afin de réduire l'absorption systémique. Éviter tout contact avec les yeux ; en cas de contact accidentel bien rincer l'œil avec de l'eau et prévenir le médecin ou un professionnel de la santé.
- Prendre les mesures d'isolement de mise.

Lotion : Demander au patient de prendre un bain et de bien se laver avec de l'eau et du savon. Il doit bien s'essuyer et attendre un peu avant d'appliquer le lindane. Il doit, ensuite, appliquer une quantité suffisante de lotion pour couvrir toute la surface corporelle d'une mince couche de lindane à partir du cou jusqu'aux orteils (60 mL chez l'adulte). Le patient doit garder le médicament sur la peau pendant 8 à 12 heures, et ensuite l'enlever à l'eau. En cas de rash, de sensation de brûlure ou de démangeaisons, il faut laver la peau pour enlever le médicament et prévenir le médecin ou un autre professionnel de la santé.

Shampooing : Verser une quantité suffisante de shampooing pour en imbiber les cheveux et le cuir chevelu (30 mL, cheveux courts ; 45 mL cheveux mi-longs ; 60 mL, cheveux longs). Bien faire pénétrer, puis laisser agir pendant 4 minutes. Ensuite, utiliser assez d'eau pour bien faire mousser ; rincer abondamment et laisser sécher. Si on applique le shampooing dans la douche ou le bain, ne pas laisser couler le lindane le long du corps ou dans l'eau dans laquelle le patient est assis. Une fois que les cheveux sont secs, utiliser un peigne fin pour enlever les lentes et leurs enveloppes. On peut aussi appliquer du shampooing sur les peignes et les brosses afin de prévenir la propagation de l'infestation.

ENSEIGNEMENT AU PATIENT ET À SES PROCHES

- Montrer au patient comment appliquer l'agent. Le prévenir qu'il ne doit répéter le traitement que sur recommandation d'un professionnel de la santé. Lui expliquer les mesures d'hygiène qu'il doit prendre pour prévenir et enrayer l'infestation. Le mettre en garde contre les risques de contamination. Lui expliquer aussi les raisons pour lesquelles il faut examiner toutes les personnes qui vivent sous le même toit et traiter simultanément le partenaire sexuel.
- Conseiller au patient de laver tous les vêtements qu'il a portés récemment de même que sa literie et ses serviettes dans de l'eau très chaude ou de les faire nettoyer afin d'empêcher la réinfestation ou la propagation.
- Expliquer au patient qu'il ne doit pas appliquer d'autres crèmes ou huiles pendant le traitement puisqu'elles augmentent l'absorption systémique

du lindane et peuvent entraîner une intoxication.

- Prévenir le patient que les démangeaisons peuvent persister après le traitement; on ne doit traiter de nouveau que si l'on trouve des poux vivants.
- Conseiller au patient d'appliquer de la vaseline sur ses cils 3 fois par jour pendant 1 semaine.

Shampooing: Prévenir le patient qu'il ne faut utiliser le shampooing qu'en présence d'infestation et que cette préparation n'est pas destinée à un usage régulier. Insister sur le fait qu'il faut éviter tout contact avec les yeux.

Enfants: CONSEILLER AUX PARENTS DE SURVEILLER ÉTROITEMENT LEUR ENFANT À LA RECHERCHE DE SIGNES DE TOXICITÉ DU SNC (CONVULSIONS, ÉTOURDISSEMENTS, MALADRESSE, PALPITATIONS, CRAMPES MUSCULAIRES, NERVOSITÉ, AGITATION, IRRITABILITÉ, NAUSÉES, VOMISSEMENTS) PENDANT LE TRAITEMENT ET IMMÉDIATEMENT APRÈS.

VÉRIFICATION DE L'EFFICACITÉ THÉRAPEUTIQUE

L'efficacité du traitement peut être démontrée par: la résolution des signes d'infestation (gale ou poux).

✳

LIOTHYRONINE,

voir Thyroïdiennes, préparations

LISINOPRIL,

voir Inhibiteurs de l'enzyme de conversion de l'angiotensine (IECA)

LITHIUM

Carbolith, Duralith, Lithane, PMS-Lithium

CLASSIFICATION:

Antimaniaque

Grossesse – catégorie D

INDICATIONS

Traitement de divers troubles psychiatriques, particulièrement des troubles bipolaires (traitement des épisodes maniaques aigus et prévention de leur récurrence).

MÉCANISME D'ACTION

Modification du transport de cations dans les nerfs et dans les muscles ■ Influence possible sur le recaptage des neurotransmetteurs. ***Effets thérapeutiques:*** Effets antimaniaques et antidépressifs.

PHARMACOCINÉTIQUE

Absorption: Par suite de l'administration PO, l'absorption est complète.

Distribution: Le lithium se répartit dans de nombreux tissus et liquides; les concentrations dans le liquide céphalorachidien correspondent à 50 % des concentrations plasmatiques. L'agent traverse le placenta et pénètre dans le lait maternel.

Métabolisme et excrétion: Le médicament est excrété à l'état pratiquement inchangé par les reins.

Demi-vie: De 20 à 27 heures.

CONTRE-INDICATIONS ET PRÉCAUTIONS/ MISES EN GARDE

Contre-indications: Hypersensibilité ■ Maladies cardiaque ou rénale graves ■ Patients déshydratés ou débilités ■ Administration réservée aux cas où le traitement et les concentrations sanguines peuvent être suivis de près ■ Hypersensibilité ou intolérance à l'alcool ou à la tartrazine (ne pas administrer dans ce cas les produits qui renferment ces substances)

Précautions/mises en garde: Personnes âgées ou débilitées (réduire la dose initiale) ■ Maladie cardiaque, rénale ou thyroïdienne de quelque gravité que ce soit ■ Diabète ■ Enfants (l'innocuité du lithium n'a pas été établie) ■ Grossesse et allaitement.

RÉACTIONS INDÉSIRABLES ET EFFETS SECONDAIRES

SNC: CONVULSIONS, fatigue, céphalées, perte de mémoire, ataxie, confusion, étourdissements, somnolence, retard psychomoteur, agitation, stupeur.

ORLO: aphasie, vision trouble, dysarthrie, acouphènes.

CV: ARYTHMIES, modification de l'ÉCG, œdème, hypotension.

GI: douleurs abdominales, anorexie, ballonnement, diarrhée, nausées, sécheresse de la bouche (xérostomie), goût métallique.

GU: polyurie, glycosurie, diabète insipide néphrogénique, toxicité rénale.

L

Tég.: éruptions acnéiformes, folliculite, alopécie, perte des sensations, prurit.

End.: hypothyroïdie, goitre, hyperglycémie, hyperthyroïdie.

HÉ: hyponatrémie.

Hémat.: leucocytose.

Mét.: gain de poids.

Loc.: faiblesse musculaire, hyperirritabilité, rigidité.

SN: tremblements.

INTERACTIONS

Médicament-médicament: Le lithium peut prolonger l'effet des **bloqueurs neuromusculaires** ■ Risque de toxicité neurologique lors de l'administration concomitante d'**halopéridol** ou de **molindone** ■ Les **diurétiques**, la **méthyldopa**, le **probénécide**, la **fluoxétine** et les **AINS**, administrés en concomitance, peuvent accroître le risque de toxicité ■ Risque d'élévation des concentrations sanguines lors de l'usage concomitant d'**inhibiteurs de l'enzyme de conversion de l'angiotensine** ■ Le lithium peut réduire les effets de la **chlorpromazine** ■ La **chlorpromazine** peut masquer les premiers signes de toxicité au lithium ■ Risque d'effets hypothyroïdiens additifs lors de l'administration concomitante d'**iodure de potassium** ou d'**agents antithyroïdiens** ■ L'**aminophylline**, les **phénothiazines** et les **médicaments renfermant des quantités importantes de sodium** peuvent accroître l'élimination rénale et réduire l'efficacité du lithium.

Médicament-aliments: Une modification importante de la consommation de **sodium** peut modifier l'élimination rénale du lithium. L'augmentation de l'apport de sodium accroîtra l'élimination rénale.

VOIES D'ADMINISTRATION ET POSOLOGIE

La dose précise se fonde sur les concentrations sériques de lithium. 300 mg de carbonate de lithium contiennent 8 mmol de lithium.

PO (adultes): *Comprimés, capsules* – initialement, de 300 à 600 mg, 3 fois par jour; la dose d'entretien habituelle est de 300 mg, 3 ou 4 fois par jour. *Comprimés à libération prolongée* – le premier jour: de 600 à 900 mg par jour, en 2 doses fractionnées. À partir du deuxième jour: de 1 200 mg à 1 800 mg par jour, en 2 doses fractionnées; la posologie moyenne recommandée est de 900 mg par jour, en 1 seule dose, administrée au coucher. Normalement, cette dose peut se situer entre 600 et 1 200 mg par jour.

PRÉSENTATION (version générique disponible)

Capsules: 150 mg[Pr], 300 mg[Pr], 600 mg[Pr] ■ **Comprimés à libération prolongée**: 300 mg[Pr] ■ **Sirop**: 300 mg (8 mmol de lithium)/5 mL[Pr].

PHARMACODYNAMIE (effets antimaniaques)

	Début d'action	Pic	Durée
PO, PO-LP†	5 – 7 jours	10 – 21 jours	plusieurs jours

† LP = libération prolongée.

SOINS INFIRMIERS

ÉVALUATION DE LA SITUATION

- Observer l'humeur, l'idéation et le comportement du patient à intervalles réguliers. Prendre les mesures de précaution nécessaires si le patient a des idées suicidaires.
- Effectuer le bilan des ingesta et des excreta. Signaler tout écart important dans les valeurs totales. Sauf contre-indication, inciter le patient à boire au moins de 2 000 à 3 000 mL de liquides par jour. Peser le patient au moins tous les 3 mois.

Tests de laboratoire: Noter à intervalles réguliers, pendant toute la durée du traitement, les résultats de l'exploration fonctionnelle rénale et thyroïdienne, le nombre de globules blancs et la formule leucocytaire, les concentrations sériques d'électrolytes et la glycémie.

Toxicité et surdosage:

- Noter les concentrations sériques de lithium, 2 fois par semaine au début du traitement et tous les 2 à 3 mois pendant un traitement prolongé. Les échantillons de sang doivent être prélevés le matin, juste avant d'administrer la dose. Les concentrations thérapeutiques se situent entre 0,5 et 1,5 mmol/L.
- Surveiller les signes et les symptômes suivants de toxicité au lithium: vomissements, diarrhée, troubles de l'élocution, perte de coordination, somnolence, faiblesse musculaire ou soubresauts musculaires. Si ces symptômes se manifestent, prévenir le médecin avant d'administrer la doses suivante.

DIAGNOSTICS INFIRMIERS POSSIBLES

- Opérations de la pensée perturbées (Indications).

L

- Risque de violence envers soi ou envers les autres (Indications).
- Non-observance du traitement médicamenteux (Enseignement au patient et à ses proches).

INTERVENTIONS INFIRMIÈRES

- Administrer le lithium avec des aliments ou du lait afin de diminuer l'irritation gastro-intestinale. Les comprimés et les capsules à libération prolongée doivent être avalées telles quelles sans être scindées, écrasés ou croqués.

ENSEIGNEMENT AU PATIENT ET À SES PROCHES

- Conseiller au patient de respecter scrupuleusement la posologie recommandée même s'il se sent mieux. S'il n'a pu prendre le médicament au moment habituel, il doit le prendre dès que possible à moins que la dose suivante ne soit prévue dans les 2 heures (dans les 6 heures, s'il s'agit d'une préparation à libération prolongée).
- Prévenir le patient que le lithium peut provoquer de la somnolence ou des étourdissements. Lui conseiller de ne pas conduire et d'éviter les activités qui exigent sa vigilance jusqu'à ce qu'on ait la certitude que ce médicament n'entraîne pas ces effets chez lui.
- Puisque les faibles concentrations de sodium peuvent prédisposer le patient à la toxicité, lui conseiller de boire de 2 000 à 3 000 mL de liquides par jour et d'opter constamment pour un régime alimentaire à teneur modérée de sodium. Lui conseiller également d'éviter la consommation excessive de café, de thé ou de boissons à base de cola en raison de leur effet diurétique et de ne pas s'engager dans des activités qui entraînent des pertes excessives de sodium (efforts excessifs, exercice par temps chaud, sauna). Lui conseiller de communiquer avec un professionnel de la santé en cas de fièvre, de vomissements et de diarrhée, puisqu'ils entraînent aussi une déplétion sodique.
- Prévenir le patient qu'il peut prendre du poids. Lui expliquer les principes d'un régime alimentaire hypocalorique.
- Conseiller au patient de consulter un professionnel de la santé avant de prendre un médicament en vente libre pendant qu'il suit le traitement au lithium.
- Conseiller à la patiente de prendre des mesures contraceptives et de prévenir un professionnel de la santé si elle pense être enceinte.
- Expliquer au patient les effets secondaires du lithium et les symptômes de toxicité. Insister sur l'importance d'arrêter immédiatement le traitement en cas de signes de toxicité et de les signaler à un professionnel de la santé.
- EXPLIQUER AU PATIENT SOUFFRANT DE MALADIE CARDIAQUE OU À CELUI QUI EST ÂGÉ DE PLUS DE 40 ANS QU'IL DOIT SE SOUMETTRE À UN ÉCG AVANT LE TRAITEMENT ET À INTERVALLES RÉGULIERS PENDANT TOUTE SA DURÉE. LUI CONSEILLER DE PRÉVENIR UN PROFESSIONNEL DE LA SANTÉ EN CAS D'ÉVANOUISSEMENTS, DE POULS IRRÉGULIERS OU DE DIFFICULTÉS RESPIRATOIRES.
- Insister sur l'importance des tests de laboratoire permettant de déceler la toxicité au lithium.

VÉRIFICATION DE L'EFFICACITÉ THÉRAPEUTIQUE

L'efficacité du traitement peut être démontrée par : la résolution des symptômes maniaques (hyperactivité, élocution précipitée, manque de jugement, diminution du besoin de sommeil) ■ la diminution de l'incidence des sautes d'humeur en cas de trouble bipolaire ■ l'amélioration de l'affect en cas de trouble unipolaire. L'amélioration de l'état n'est parfois notable qu'après 1 à 3 semaines. ✳

L

LOPÉRAMIDE

Apo-Loperamide, Diarr-Eze, Imodium, Novo-Loperamide, PMS-Loperamide

CLASSIFICATION :
Antidiarrhéique

Grossesse – catégorie B

INDICATIONS

Traitement d'appoint de la diarrhée aiguë ■ Traitement de la diarrhée chronique associée aux maladies intestinales inflammatoires ■ Diminution du volume des évacuations après iléostomie.

MÉCANISME D'ACTION

Inhibition du péristaltisme et prolongation du transit intestinal par effet direct sur les nerfs de la paroi de l'intestin ■ Réduction du volume fécal, augmentation de la viscosité et de la masse fécales avec diminution parallèle des pertes de liquides et d'électrolytes. ***Effets thérapeutiques :*** Soulagement de la diarrhée.

PHARMACOCINÉTIQUE

Absorption : Par suite de l'administration PO, le médicament est peu absorbé.

Distribution : Inconnue. L'agent ne traverse pas la barrière hémato-encéphalique.

Liaison aux protéines : 97 %.

Métabolisme et excrétion : Le lopéramide est métabolisé en partie par le foie et subit plusieurs cycles entérohépatiques. Une fraction de 30 % est excrétée dans les fèces et des quantités infimes sont excrétées dans l'urine.

Demi-vie : 10,8 heures.

CONTRE-INDICATIONS ET PRÉCAUTIONS/ MISES EN GARDE

Contre-indications : Hypersensibilité ■ Patients chez lesquels la constipation doit être évitée ■ Douleurs abdominales d'étiologie inconnue, particulièrement lorsqu'elles s'accompagnent de fièvre ■ Administration déconseillée dans les cas où il faut éviter d'inhiber le péristaltisme (p. ex. : colite pseudomembraneuse) ■ Intolérance à l'alcool (préparation liquide seulement) ■ Enfants de moins de 2 ans (l'innocuité de l'agent n'a pas été établie).

Précautions/mises en garde : Dysfonctionnement hépatique ■ Patients âgés ■ Grossesse, allaitement.

RÉACTIONS INDÉSIRABLES ET EFFETS SECONDAIRES

SNC : somnolence, étourdissements.

GI : constipation, douleurs abdominales, gonflement et gêne, sécheresse de la bouche (xérostomie), nausées, vomissements.

Divers : réactions allergiques.

INTERACTIONS

Médicament-médicament : Effets dépressifs additifs sur le SNC lors de l'usage concomitant de **dépresseurs du SNC**, y compris l'**alcool**, les **antihistaminiques**, les **opiacés** et les **hypnosédatifs** ■ Effets anticholinergiques additifs lors de l'administration concomitante de **médicaments dotés de propriétés anticholinergiques**, y compris les **antidépresseurs** et les **antihistaminiques**.

VOIES D'ADMINISTRATION ET POSOLOGIE

- **PO (adultes et enfants de plus de 12 ans) :** 4 mg au départ, puis 2 mg après chaque émission de selles liquides. La dose d'entretien habituelle est de 4 à 8 mg par jour (ne pas dépasser 16 mg par jour).
- **PO (enfants de 8 à 12 ans, poids > 30 kg) :** Posologie initiale recommandée le premier jour : 2 mg, 3 fois par jour (ne pas dépasser 6 mg/24 heures ; la préparation en vente libre ne doit pas être administrée pendant plus de 2 jours).
- **PO (enfants de 5 à 8 ans, poids de 20 à 30 kg) :** Posologie initiale recommandée le premier jour : 2 mg, 2 fois par jour (ne pas dépasser 4 mg/ 24 heures ; la préparation en vente libre ne doit pas être administrée pendant plus de 2 jours).
- **PO (enfants de 2 à 5 ans, poids de 10 à 20 kg) :** Posologie initiale recommandée le premier jour : 1 mg, 3 fois par jour (ne pas dépasser 3 mg/ 24 heures ; la préparation en vente libre ne doit pas être administrée pendant plus de 2 jours).

Pour les **enfants**, après le premier jour de traitement, il est recommandé d'administrer le lopéramide à raison de 1 mg/10 kg de poids corporel, seulement après une selle molle et sans dépasser la dose quotidienne maximale.

PRÉSENTATION (version générique disponible)

Comprimés : 2 mg[VL] ■ **Comprimés Vit-dissous :** 2 mg[VL] ■ **Liquide :** 1 mg/5 mL[VL] ■ **En association avec :** siméthicone (Imodium Avancé[VL]).

PHARMACODYNAMIE (soulagement de la diarrhée)

	Début d'action	Pic	Durée
PO	1 h	2,5 – 5 h	10 h

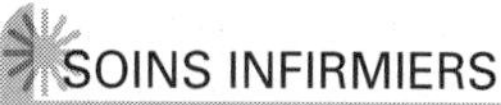

SOINS INFIRMIERS

ÉVALUATION DE LA SITUATION

- Observer la fréquence et la consistance des selles et ausculter les bruits intestinaux avant le traitement et pendant toute sa durée.
- Noter le bilan hydro-électrolytique et observer la peau à la recherche de signes de déshydratation.

DIAGNOSTICS INFIRMIERS POSSIBLES

- Diarrhée (Indications).
- Risque d'accident (Effets secondaires).
- Connaissances insuffisantes sur le traitement médicamenteux (Enseignement au patient et à ses proches).

INTERVENTIONS INFIRMIÈRES

Administrer l'agent avec des liquides clairs afin de prévenir la déshydratation qui pourrait accompagner la diarrhée.

ENSEIGNEMENT AU PATIENT ET À SES PROCHES

- Conseiller au patient de respecter scrupuleusement la posologie recommandée. Le prévenir qu'il ne doit pas prendre les doses manquées ni doubler la dose. En cas de diarrhée aiguë, on pourrait lui recommander de prendre le médicament après chaque émission de selles liquides. Conseiller au patient de ne pas dépasser le nombre maximal de doses recommandées.
- Prévenir le patient que le lopéramide peut provoquer de la somnolence. Lui conseiller de ne pas conduire et d'éviter les activités qui exigent sa vigilance jusqu'à ce qu'on ait la certitude que le médicament n'entraîne pas cet effet chez lui.
- Conseiller au patient de se rincer fréquemment la bouche, de pratiquer une bonne hygiène orale et de consommer de la gomme à mâcher ou des bonbons sans sucre pour soulager la sécheresse de la bouche.
- Prévenir le patient qu'il doit éviter de boire de l'alcool et de prendre d'autres dépresseurs du SNC pendant le traitement au lopéramide.
- Conseiller au patient de prévenir un professionnel de la santé si la diarrhée persiste ou si elle s'accompagne de fièvre, de douleurs abdominales ou de ballonnements.

VÉRIFICATION DE L'EFFICACITÉ THÉRAPEUTIQUE

L'efficacité du traitement peut être démontrée par: la diminution de la diarrhée ■ en cas de diarrhée aiguë, il faut arrêter le traitement en l'absence de toute amélioration après 48 heures ■ en cas de diarrhée chronique, en l'absence de toute amélioration après au moins 10 jours de traitement à la dose maximale, le lopéramide n'est vraisemblablement pas efficace.

LORATADINE

Claritin

CLASSIFICATION:

Antihistaminique

Grossesse – catégorie B

INDICATIONS

Soulagement des symptômes nasaux ou autres d'allergie saisonnière ■ Soulagement de l'urticaire idiopathique chronique.

MÉCANISME D'ACTION

Blocage des effets périphériques de l'histamine libérée lors des réactions allergiques. ***Effets thérapeutiques:*** Diminution des symptômes de réactions allergiques (enchifrènement, yeux rouges et enflés).

PHARMACOCINÉTIQUE

Absorption: La loratadine est rapidement absorbée par suite de l'administration PO (80 %).

Distribution: Inconnue.

Liaison aux protéines: *Loratadine* – 97 %; *descarboéthoxyloratadine* – de 73 à 77 %.

Métabolisme et excrétion: Le médicament est rapidement et fortement métabolisé lors d'un métabolisme hépatique de premier passage. Une grande partie de la loratadine est transformée en descarboéthoxyloratidine, un métabolite actif.

Demi-vie: *Loratadine* – de 7,8 à 11 heures; *descarboéthoxyloratadine* – 20 heures.

CONTRE-INDICATIONS ET PRÉCAUTIONS/MISES EN GARDE

Contre-indications: Hypersensibilité.

Précautions/mises en garde: Insuffisance hépatique (il est recommandé de réduire la dose jusqu'à 10 mg, un jour sur deux) ■ Insuffisance rénale (réduire la dose si la Cl_{Cr} est inférieure à 30 mL/minute) ■ Prise concomitante de médicaments qui modifient le métabolisme hépatique ■ Personnes âgées (risque accru de réactions indésirables) ■ Grossesse ou enfants de moins de 2 ans (l'innocuité de l'agent n'a pas été établie) ■ Allaitement.

RÉACTIONS INDÉSIRABLES ET EFFETS SECONDAIRES

SNC: confusion, étourdissements (rare), excitation paradoxale.

ORLO: vision trouble.

GI: sécheresse de la bouche (xérostomie), gêne gastro-intestinale.

Tég.: photosensibilité, rash.

Métab.: gain de poids.

INTERACTIONS

Médicament-médicament: Les **médicaments qui modifient le métabolisme hépatique**, pris en concomitance, peuvent modifier l'efficacité de la loratadine.

Médicament-aliments: L'absorption de la loratadine est accrue par la consommation d'aliments.

VOIES D'ADMINISTRATION ET POSOLOGIE

PO (comprimés) (adultes et enfants de 12 ans et plus): 10 mg, 1 fois par jour.

PO (sirop) (adultes et enfants de 10 ans et plus, poids > 30 kg): 10 mg, 1 fois par jour.

PO (sirop) (enfants de 2 à 9 ans, poids ≤ 30 kg): 5 mg, 1 fois par jour.

PRÉSENTATION

Comprimés ultra-fondants: 10 mg^{VL} ■ **Comprimés:** 10 mg^{VL} ■ **Sirop:** 1 mg/mL^{VL} ■ **En association avec:** pseudoéphédrine (Claritin Extra)^{VL}.

PHARMACODYNAMIE (effets antihistaminiques)

	DÉBUT D'ACTION	PIC	DURÉE
PO	1 – 3 h	8 – 12 h	> 24 h

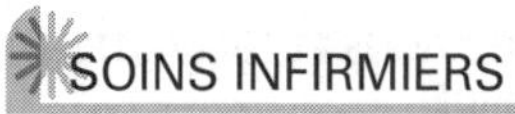

SOINS INFIRMIERS

ÉVALUATION DE LA SITUATION

- Avant le traitement et à intervalles réguliers pendant toute sa durée, rester à l'affût des symptômes suivants d'allergie: rhinite, conjonctivite, urticaire.
- Ausculter le murmure vésiculaire et déterminer les caractéristiques des sécrétions bronchiques. Maintenir la consommation de liquides entre 1 500 et 2 000 mL par jour pour diminuer la viscosité des sécrétions.

Tests de laboratoire: La loratadine peut entraîner des résultats faussement négatifs aux tests cutanés allergologiques.

DIAGNOSTICS INFIRMIERS POSSIBLES

- Dégagement inefficace des voies respiratoires (Indications).
- Risque d'accident (Effets secondaires).
- Connaissances insuffisantes sur le traitement médicamenteux (Enseignement au patient et à ses proches).

INTERVENTIONS INFIRMIÈRES

Administrer la loratadine 1 fois par jour à jeun.

ENSEIGNEMENT AU PATIENT ET À SES PROCHES

- Conseiller au patient de prendre la loratadine 1 heure avant les repas ou 2 heures après.
- Prévenir le patient que la loratadine peut provoquer de la somnolence ou des étourdissements. Lui conseiller de ne pas conduire et d'éviter les activités exigeant sa vigilance jusqu'à ce qu'on ait la certitude que ce médicament n'entraîne pas ces effets chez lui.
- Conseiller au patient d'utiliser un écran solaire et de porter des vêtements protecteurs pour prévenir les réactions de photosensibilité.
- Recommander au patient d'éviter de boire de l'alcool ou de prendre d'autres dépresseurs du SNC en même temps que ce médicament.
- Expliquer au patient que pour soulager la sécheresse de la bouche, il doit se rincer fréquemment la bouche, consommer des bonbons ou de la gomme à mâcher sans sucre et pratiquer une bonne hygiène orale. Recommander au patient de consulter le dentiste si la sécheresse de la bouche persiste pendant plus de deux semaines.
- Conseiller au patient de communiquer immédiatement avec un professionnel de la santé en cas d'étourdissements, d'évanouissement, d'arythmies et de palpitations ou si les symptômes persistent.

VÉRIFICATION DE L'EFFICACITÉ THÉRAPEUTIQUE

L'efficacité du traitement peut être démontrée par: la diminution des symptômes d'allergie.

LORAZÉPAM

Apo-Lorazépam, Ativan, Novo-Lorazem

CLASSIFICATION:

Anxiolytique et hypnosédatif (benzodiazépine), anticonvulsivant

Grossesse – catégorie D

INDICATIONS

Traitement d'appoint de l'anxiété ou de l'insomnie ■ Sédation préopératoire ■ Diminution de l'anxiété préopératoire et amnésie ■ Traitement de l'état de mal épileptique. **Usages non approuvés – IV:** Antiémétique avant la chimiothérapie.

MÉCANISME D'ACTION

Dépression du SNC, probablement par potentialisation de l'activité de l'acide gamma-aminobutyrique (GABA), un neurotransmetteur inhibiteur. ***Effets thérapeutiques :*** Sédation ■ Soulagement de l'anxiété ■ Diminution des convulsions.

PHARMACOCINÉTIQUE

Absorption : Bonne absorption par suite de l'administration PO. Absorption rapide et totale par suite de l'administration IM. L'absorption par suite de l'administration sublinguale est plus rapide que celle qui suit l'administration PO et similaire à celle qui suit l'administration IM.

Distribution : Le médicament se répartit dans tout l'organisme. Il traverse la barrière hémato-encéphalique et le placenta. Il pénètre dans le lait maternel.

Liaison aux protéines : 87 %.

Métabolisme et excrétion : Le médicament est fortement métabolisé par le foie.

Demi-vie : De 10 à 20 heures.

CONTRE-INDICATIONS ET PRÉCAUTIONS/ MISES EN GARDE

Contre-indications : Hypersensibilité ■ Risque de sensibilité croisée avec d'autres benzodiazépines ■ Coma ou dépression préexistante du SNC ■ Glaucome à angle fermé aigu.

Précautions/mises en garde : Insuffisance hépatique, rénale ou pulmonaire grave ■ Myasthénie grave ■ Antécédents de tentatives de suicide ou de toxicomanie ■ Personnes âgées ou débilitées (il est recommandé de réduire la dose) ■ Usage en tant qu'hypnotique (traitement de courte durée seulement). ■ Douleurs aiguës non maîtrisées ■ Grossesse et allaitement.

RÉACTIONS INDÉSIRABLES ET EFFETS SECONDAIRES

SNC : <u>étourdissements</u>, <u>somnolence</u>, <u>léthargie</u>, sensation droguée, céphalées, dépression, excitation paradoxale.

ORLO : vision trouble.

Resp. : dépression respiratoire.

CV : *IV rapide seulement* – APNÉE, ARRÊT CARDIAQUE, bradycardie, hypotension.

GI : constipation, diarrhée, nausées, vomissements.

Tég. : rash.

Divers : dépendance physique, dépendance psychologique, tolérance aux effets du médicament.

INTERACTIONS

Médicament-médicament : Dépression additive du SNC lors de l'usage concomitant d'autres **dépresseurs du SNC**, y compris l'**alcool**, les **antihistaminiques**, les **antidépresseurs**, les **opiacés** et d'autres **hypnosédatifs**, incluant d'autres benzodiazépines ■ Le lorazépam peut diminuer l'efficacité de la **lévodopa** ■ L'**usage du tabac** peut accélérer le métabolisme et réduire l'efficacité du lorazépam ■ Le **probénécide** peut ralentir le métabolisme du lorazépam et en intensifier les effets.

VOIES D'ADMINISTRATION ET POSOLOGIE

PO (adultes) : *Anxiété* – initialement, 2 mg par jour en doses fractionnées. L'écart posologique habituel est de 2 à 3 mg par jour.

PO (personnes âgées ou débilitées) : *Anxiété* – initialement, la dose ne doit pas dépasser 0,5 mg par jour.

IM (adultes) : *Sédation préopératoire* – 50 µg (0,05 mg)/kg, 2 heures avant l'intervention (ne pas dépasser 4 mg).

IV (adultes) : *Sédation préopératoire* – 44 µg (0,044 mg)/kg (ne pas dépasser 2 mg), de 15 à 20 minutes avant l'intervention. *Anticonvulsivant* – 50 µg (0,05 mg)/kg, jusqu'à 4 mg ; on peut administrer de nouveau cette dose de 10 à 15 minutes plus tard (ne pas dépasser 8 mg/12 heures).

PRÉSENTATION (version générique disponible)

Comprimés ordinaires et comprimés sublinguaux : 0,5 mg^T\C^, 1 mg^T\C^, 2 mg^T\C^ ■ **Solution pour injection :** 4 mg/mL^T\C^.

PHARMACODYNAMIE (sédation)

	Début d'action	Pic	Durée
PO	15 – 45 min	1 – 6 h	jusqu'à 48 h
IM	15 – 30 min	1 – 1,5 h†	jusqu'à 48 h
IV		inconnu†	jusqu'à 48 h

† L'effet amnésique atteint son pic dans les 2 heures suivant l'administration par voie IM et dans les 15 à 20 minutes suivant l'administration par voie IV.

SOINS INFIRMIERS

ÉVALUATION DE LA SITUATION

Anxiété :

- Déterminer le degré d'anxiété et ses manifestations avant le traitement et à intervalles réguliers pendant toute sa durée.

- Le traitement prolongé à des doses élevées peut entraîner une dépendance psychologique ou physique. Réduire la quantité de médicament dont le patient peut disposer.

État de mal épileptique : Évaluer le siège, la durée, les caractéristiques et la fréquence des convulsions.

Tests de laboratoire : Les patients qui reçoivent des doses élevées doivent se soumettre à intervalles réguliers aux tests de l'exploration fonctionnelle du foie, des reins et des organes formateurs du sang.

DIAGNOSTICS INFIRMIERS POSSIBLES

- Anxiété (Indications).
- Risque d'accident (Indications, Effets secondaires).
- Connaissances insuffisantes sur le traitement médicamenteux (Enseignement au patient et à ses proches).

INTERVENTIONS INFIRMIÈRES

Après administration par voie parentérale, demander au patient de garder le lit et l'observer étroitement pendant au moins 8 heures.

PO : On peut également administrer le comprimé par voie sublinguale (usage non approuvé) si l'on désire un effet plus rapide.

IM : Afin d'obtenir un effet optimal, administrer les injections IM profondément dans la masse musculaire, au moins 2 heures avant l'intervention chirurgicale.

IV directe : Diluer immédiatement avant l'administration, dans une quantité égale d'eau stérile, de D5%E ou de NaCl 0,9 % pour injection. Ne pas utiliser la solution, si elle est colorée ou si elle renferme un précipité. Consulter les directives de chaque fabricant avant de reconstituer la préparation.

Vitesse d'administration : ADMINISTRER LA SOLUTION PAR IV DIRECTE DANS UNE TUBULURE EN Y, À UN DÉBIT DE 2 mg PAR MINUTE. L'INJECTION RAPIDE PEUT ENTRAÎNER L'APNÉE, L'HYPOTENSION, LA BRADYCARDIE OU L'ARRÊT CARDIAQUE.

Compatibilité (tubulure en Y) : acyclovir ▪ albumine ▪ allopurinol ▪ amifostine ▪ amikacine ▪ amphotéricine B, cholestéryl d' ▪ atracurium ▪ bumétanide ▪ céfépime ▪ cefmétazole ▪ céfotaxime ▪ ciprofloxacine ▪ cisatracurium ▪ cisplatine ▪ cladribine ▪ clonidine ▪ cyclophosphamide ▪ cytarabine ▪ dexaméthasone, phosphate sodique de ▪ diltiazem ▪ dobutamine ▪ dopamine ▪ doxorubicine ▪ doxorubicine liposomique ▪ épinéphrine ▪ érythromycine, lactobionate d' ▪ étomidate ▪ famotidine ▪ fentanyl ▪ filgrastim ▪ fluconazole ▪ fludarabine ▪ furosémide ▪ gentamicine ▪ granisétron ▪ halopéridol ▪ héparine ▪ hydrocortisone, succinate sodique d' ▪ hydromorphone ▪ labétalol ▪ melphalan ▪ méthotrexate ▪ métronidazole ▪ midazolam ▪ milrinone ▪ morphine ▪ nitroglycérine ▪ norépinéphrine ▪ paclitaxel ▪ pancuronium ▪ pipéracilline ▪ pipéracilline/tazobactam ▪ potassium, chlorure de ▪ propofol ▪ ranitidine ▪ rémifentanil ▪ tacrolimus ▪ téniposide ▪ thiotépa ▪ triméthoprim/sulfaméthoxazole ▪ vancomycine ▪ vécuronium ▪ vinorelbine ▪ zidovudine.

Incompatibilité (tubulure en Y) : aldesleukine ▪ floxacilline ▪ gallium, nitrate de ▪ idarubicine ▪ imipénem/cilastatine ▪ oméprazole ▪ ondansétron ▪ sargramostim ▪ sufentanil.

ENSEIGNEMENT AU PATIENT ET À SES PROCHES

- Expliquer au patient qu'il doit respecter scrupuleusement la posologie recommandée ; l'avertir qu'il ne doit jamais sauter de dose, ni remplacer une dose manquée par une double dose. Si le médicament s'avère moins efficace après quelques semaines, il faut en prévenir un professionnel de la santé, sans augmenter les doses. Le sevrage brusque peut provoquer des tremblements, des nausées, des vomissements, des crampes abdominales et musculaires.
- Prévenir le patient que le lorazépam peut parfois provoquer de la somnolence ou des étourdissements. Lui conseiller de ne pas conduire et d'éviter les activités qui exigent sa vigilance jusqu'à ce qu'on ait la certitude que le médicament n'entraîne pas ces effets chez lui.
- Prévenir le patient qu'il ne doit pas consommer d'alcool ni prendre d'autres dépresseurs du SNC en même temps que ce médicament.
- Recommander à la patiente de prévenir immédiatement un professionnel de la santé si elle désire devenir enceinte ou si elle croit l'être.
- Insister sur l'importance des examens de suivi permettant d'évaluer l'efficacité du médicament.

VÉRIFICATION DE L'EFFICACITÉ THÉRAPEUTIQUE

L'efficacité du traitement peut être démontrée par : l'amélioration du sentiment de bien-être ▪ la diminution de la sensation subjective d'anxiété sans sédation excessive ▪ la diminution de l'anxiété préopératoire ▪ l'amnésie post-opératoire ▪ l'amélioration de l'architecture du sommeil ; il faut réévaluer la nécessité du traitement à intervalles réguliers ; utiliser la dose efficace la plus faible ■ la disparition des convulsions en cas d'état de mal épileptique.

LOSARTAN,
voir Antagonistes des récepteurs de l'angiotensine II

LOVASTATINE,
voir Inhibiteurs de l'HMG-CoA réductase

LOXAPINE

Apo-Loxapine, Dom-Loxapine, Loxapac, Nu-Loxapine, PMS-Loxapine

CLASSIFICATION :
Antipsychotique
Grossesse – catégorie C

INDICATIONS

Traitement des manifestations de la schizophrénie.

MÉCANISME D'ACTION

Blocage possible de la dopamine aux sites des récepteurs post-synaptiques dans le SNC. ***Effets thérapeutiques :*** Diminution du comportement schizophrénique.

PHARMACOCINÉTIQUE

Absorption : Bonne absorption par suite de l'administration PO ou IM.
Distribution : La distribution de la loxapine chez l'homme demeure inconnue.
Métabolisme et excrétion : La loxapine est fortement métabolisée par le foie. Une certaine fraction est transformée en composés antipsychotiques actifs.
Demi-vie : 19 heures.

CONTRE-INDICATIONS ET PRÉCAUTIONS/ MISES EN GARDE

Contre-indications : Hypersensibilité ou intolérance à la loxapine ou à l'amoxapine ■ Coma ■ Dépression du SNC ■ Insuffisance circulatoire.
Précautions/mises en garde : Glaucome ■ Hommes âgés ou souffrant d'hypertrophie de la prostate (prédisposition accrue à la rétention urinaire) ■ Personnes âgées (prédisposition accrue aux réactions indésirables) ■ Occlusion intestinale ■ Antécédents de convulsions ■ Alcoolisme ■ Maladie cardiovasculaire ■ Insuffisance hépatique ■ Enfants de moins de 16 ans (l'innocuité du médicament n'a pas été établie) ■ Grossesse ou allaitement.

RÉACTIONS INDÉSIRABLES ET EFFETS SECONDAIRES

SNC : <u>somnolence</u>, syndromes extrapyramidaux, incluant le SYNDROME MALIN DES NEUROLEPTIQUES, dyskinésie tardive, insomnie, <u>étourdissements</u>, léthargie, <u>sensation de tête légère</u>, syncope, céphalées, ataxie, faiblesse, <u>confusion</u>.
ORLO : congestion nasale, <u>vision trouble</u>, opacité du cristallin.
CV : tachycardie, <u>hypotension</u>.
GI : constipation, sécheresse de la bouche (xérostomie), hépatite, nausées, vomissements, iléus.
GU : rétention urinaire.
Tég. : rash, dermatite, photosensibilité faciale, œdème, séborrhée, modification de la pigmentation.
End. : galactorrhée.
Hémat. : AGRANULOCYTOSE.
Divers : réactions allergiques, SYNDROME MALIN DES NEUROLEPTIQUES.

INTERACTIONS

Médicament-médicament : La loxapine atténue les effets antihypertenseurs de la **guanéthidine** ou du **guanadrel** ■ La loxapine inhibe les effets alpha-adrénergiques de l'**épinéphrine** (risques d'hypotension et de tachycardie) ■ Dépression additive du SNC lors de l'usage concomitant d'autres **dépresseurs du SNC**, y compris l'**alcool**, les **antihistaminiques**, les **analgésiques opiacés** et les **hypnosédatifs** ■ L'administration concomitante d'**antiacides** ou d'**antidiarrhéiques adsorbants** peut réduire l'absorption de la loxapine ■ Les **antidépresseurs** ou les **IMAO**, administrés en concomitance, peuvent prolonger la dépression du SNC et intensifier les effets anticholinergiques.

VOIES D'ADMINISTRATION ET POSOLOGIE

PO (adultes) : 10 mg, 2 fois par jour ; on peut augmenter graduellement la dose au cours des 7 à 10 premiers jours de traitement, selon la réponse au traitement ou la tolérance du patient. La dose

L

d'entretien habituelle est de 60 à 100 mg par jour, en 2 ou 4 prises fractionnées. Chez les patients très malades, on doit parfois administrer une dose initiale allant jusqu'à 50 mg et des doses d'entretien allant jusqu'à 250 mg par jour.

IM (adultes) : De 12,5 à 50 mg, toutes les 4 à 6 heures ou plus, selon la réponse au traitement ou la tolérance du patient.

PRÉSENTATION

Comprimés : 2,5 mg[Pr], 5 mg[Pr], 10 mg[Pr], 25 mg[Pr], 50 mg[Pr] ■ **Solution injectable** : 50 mg/mL[Pr] ■ **Liquide oral** : 25 mg/mL[Pr].

PHARMACODYNAMIE (effet antipsychotique)

	DÉBUT D'ACTION	PIC	DURÉE
PO	30 min	1,5 – 3 h	12 h
IM	inconnu	inconnu	inconnue

L

SOINS INFIRMIERS

ÉVALUATION DE LA SITUATION

- Déterminer, avant le traitement et à intervalles réguliers pendant toute sa durée, l'état de la conscience du patient (délire, hallucinations, comportement).
- Mesurer le pouls et la pression artérielle (en position assise, couchée et debout) avant l'administration initiale et à intervalles fréquents pendant la période d'adaptation de la posologie.
- Observer attentivement le patient pendant qu'il prend le médicament pour s'assurer qu'il l'a bien avalé.
- Surveiller l'apparition des symptômes extrapyramidaux suivants : acathisie – agitation ; dystonie – spasmes musculaires et mouvements de contorsion ; pseudoparkinsonisme – faciès figé, rigidité, tremblements, bouche ouverte laissant s'échapper la salive (sialorrhée), démarche traînante et dysphagie. Signaler immédiatement à un professionnel de la santé l'apparition de ces symptômes, car une réduction de la dose ou l'arrêt du traitement pourraient s'imposer. Le médecin pourrait également prescrire un agent antiparkinsonien (trihexiphénidyle, benztropine) pour maîtriser ces symptômes.
- Suivre de près l'apparition de la dyskinésie tardive qui se traduit par des mouvements rythmiques de la bouche, du visage et des membres. Avertir immédiatement un professionnel de la santé si ces symptômes se manifestent, car de tels effets secondaires peuvent être irréversibles.
- Noter la fréquence et la consistance des selles. La consommation accrue de fibres alimentaires et de liquides peut aider à réduire la constipation.
- La loxapine abaisse le seuil de convulsion. Prendre les précautions de mise dans le cas des patients ayant des antécédents de troubles convulsifs.
- SURVEILLER L'APPARITION DU SYNDROME MALIN DES NEUROLEPTIQUES SE MANIFESTANT PAR LES SYMPTÔMES SUIVANTS : FIÈVRE, DÉTRESSE RESPIRATOIRE, TACHYCARDIE, CONVULSIONS, DIAPHORÈSE, HYPERTENSION OU HYPOTENSION, PÂLEUR, FATIGUE. SIGNALER IMMÉDIATEMENT À UN PROFESSIONNEL DE LA SANTÉ L'APPARITION DE CES SYMPTÔMES.

Tests de laboratoire :

- NOTER LA NUMÉRATION GLOBULAIRE ET LA FORMULE LEUCOCYTAIRE AVANT LE TRAITEMENT ET À INTERVALLES RÉGULIERS PENDANT TOUTE SA DURÉE.
- Examiner les résultats des tests de l'exploration fonctionnelle hépatique avant le traitement et à intervalles réguliers pendant toute sa durée.

Toxicité et surdosage : Les effets antiémétiques de la loxapine peuvent inhiber l'effet du sirop d'ipéca. En cas de surdosage, effectuer un lavage gastrique, administrer un barbiturique pour maîtriser les convulsions et administrer les soins de soutien en présence de fluctuations de la température corporelle. En cas d'hypotension, administrer des liquides par voie IV, de la norépinéphrine ou de la phényléphrine. Ne pas administrer d'épinéphrine, car elle pourrait aggraver l'hypotension.

DIAGNOSTICS INFIRMIERS POSSIBLES

- Opérations de la pensée perturbées (Indications).
- Risque d'accident (Réactions indésirables).
- Connaissances insuffisantes sur le traitement médicamenteux (Enseignement au patient et à ses proches).

INTERVENTIONS INFIRMIÈRES

PO :

- Administrer les comprimés avec des aliments ou du lait pour réduire l'irritation gastrique.
- Diluer la solution orale dans du jus d'orange ou de pamplemousse immédiatement avant l'ad-

ministration. Mesurer la dose à l'aide du compte-gouttes fourni.

IM :

- Ne pas administrer la préparation par voie SC. Injecter lentement et en profondeur dans un muscle bien développé. Une légère coloration ambrée n'altère en rien la puissance de la solution. Ne pas administrer la solution si elle a fortement changé de couleur ou si elle renferme un précipité.
- Maintenir le patient en position couchée pendant au moins 30 minutes après l'administration par voie parentérale afin de réduire les effets hypotenseurs de la loxapine.

ENSEIGNEMENT AU PATIENT ET À SES PROCHES

- Conseiller au patient de respecter scrupuleusement la posologie recommandée. S'il n'a pas pu prendre le médicament au moment habituel, il doit le prendre dès que possible, jusqu'à 1 heure avant l'heure prévue pour la dose suivante. Chez les patients suivant un traitement prolongé avec des fortes doses, un arrêt graduel de la médication pourrait s'avérer nécessaire afin d'éviter l'apparition des symptômes suivants de sevrage : dyskinésie, tremblements, étourdissements, nausées et vomissements.
- Montrer au patient recevant la solution orale comment mesurer la dose avec le compte-gouttes fourni.
- Mettre en garde le patient contre le risque d'apparition de symptômes extrapyramidaux ou d'une dyskinésie tardive. L'inciter à avertir immédiatement un professionnel de la santé si ces symptômes se manifestent.
- Recommander au patient de changer lentement de position afin de réduire les risques d'hypotension orthostatique.
- Prévenir le patient que la loxapine peut provoquer de la somnolence. Lui conseiller de ne pas conduire et d'éviter les activités qui exigent sa vigilance jusqu'à ce qu'on ait la certitude que le médicament n'entraîne pas cet effet chez lui.
- Recommander au patient d'utiliser des crèmes solaires et de porter des vêtements protecteurs afin de prévenir les réactions de photosensibilité.
- Mettre en garde le patient contre la consommation d'alcool, d'autres dépresseurs du SNC ou de médicaments en vente libre pendant son traitement à la loxapine sans avoir consulté au préalable un professionnel de la santé.
- Conseiller au patient de se rincer fréquemment la bouche, de pratiquer une bonne hygiène orale et de consommer de la gomme à mâcher ou des bonbons sans sucre pour soulager la sécheresse de la bouche. Lui recommander de consulter un professionnel de la santé si la sécheresse de la bouche persiste pendant plus de 2 semaines.
- Recommander au patient qui doit suivre un autre traitement ou subir une intervention chirurgicale de prévenir le professionnel de la santé qu'il suit un traitement avec ce médicament.
- Conseiller au patient d'informer rapidement un professionnel de la santé de l'apparition des symptômes suivants : maux de gorge, fièvre, saignements ou ecchymoses inhabituels, rash, faiblesse, tremblements, troubles visuels, urine de couleur foncée ou selles couleur de glaise.
- Insister sur l'importance des examens réguliers de suivi, des examens de la vue, des tests diagnostiques et d'une psychothérapie.

VÉRIFICATION DE L'EFFICACITÉ THÉRAPEUTIQUE

L'efficacité du traitement peut être démontrée par : la diminution des manifestations de la schizophrénie et de l'idéation psychotique. ✳

MAGALDRATE,
voir Magnésium et d'aluminium, sels de

MAGNÉSIUM, SELS DE (VOIE ORALE)

chlorure de magnésium (magnésium à 12 % ; 4,9 mmol de magnésium/g)
Slow-Mag

citrate de magnésium (magnésium à 16,2 % ; 2,2 mmol de magnésium/g)
Citromag

hydroxyde de magnésium (magnésium à 41,7 % ; 17,15 mmol de magnésium/g)
Phillips Lait de magnésie

oxyde de magnésium (magnésium à 60,3 % ; 24,8 mmol de magnésium/g)
Oxyde de magnésium

CLASSIFICATION :
Minéraux et électrolytes, laxatifs (salins), anti-ulcéreux (antiacides)

Grossesse – catégorie inconnue

INDICATIONS

Traitement et prévention de l'hypomagnésémie ■ Usage pour les indications suivantes : laxatif ■ évacuation intestinale en vue d'une intervention chirurgicale ou d'un examen radiologique ■ Le lait de magnésie est également utilisé comme antiacide.

MÉCANISME D'ACTION

Rôle essentiel à l'action de nombreuses enzymes ■ Rôle important dans la neurotransmission et dans l'excitabilité musculaire ■ Augmentation de la pression osmotique au niveau du tractus gastro-intestinal par attraction de l'eau dans la lumière, ce qui entraîne des mouvements péristaltiques. ***Effets thérapeutiques :*** Substitution en cas d'états de carence ■ Évacuation des matières du côlon.

PHARMACOCINÉTIQUE

Absorption : Par suite de l'administration par voie orale, une fraction allant jusqu'à 30 % peut être absorbée.

Distribution : L'agent se répartit dans tout l'organisme. Il traverse le placenta et on le retrouve dans le lait maternel.

Métabolisme et excrétion : L'agent est excrété principalement par les reins.

Demi-vie : Inconnue.

CONTRE-INDICATIONS ET PRÉCAUTIONS/MISES EN GARDE

Contre-indications : Insuffisance rénale ■ Hypersensibilité à l'un des ingrédients ■ Obstruction intestinale connue ou soupçonnée ■ Diarrhée chronique ■ Hypermagnésémie ■ Hypocalcémie ■ Anurie ■ Bloc cardiaque ■ Période active du travail de l'accouchement ou dans les 2 heures suivant ou précédant l'accouchement (à moins d'usage en cas d'accouchement prématuré).

Précautions/mises en garde : Régime hyposodé (certaines préparations contiennent beaucoup de sodium).

RÉACTIONS INDÉSIRABLES ET EFFETS SECONDAIRES

GI : diarrhée.

Tég. : rougeurs du visage, transpiration.

INTERACTIONS

Médicament-médicament : Potentialisation des effets des **bloqueurs neuromusculaires** ■ Risque de diminution de l'absorption des **fluoroquinolones**, de la **nitrofurantoïne** et des **tétracyclines**.

VOIES D'ADMINISTRATION ET POSOLOGIE

Prévention des carences (en mg de magnésium)

- **PO (adultes et enfants ≥ 10 ans) :** *Adolescents et hommes adultes* – de 130 à 250 mg par jour ; *adolescentes et femmes adultes* – de 135 à 200 mg par jour ; *femmes enceintes* – de 215 à 255 mg par jour ; *femmes qui allaitent* – 265 mg par jour.
- **PO (enfants de 7 à 9 ans) :** 100 mg par jour.
- **PO (enfants de 4 à 6 ans) :** 65 mg par jour.
- **PO (enfants nouveau-nés à 3 ans) :** De 40 à 50 mg par jour.

Traitement des carences (en mg de magnésium)

- **PO (adultes) :** De 100 à 600 mg par jour, en 3 ou 4 doses fractionnées.
- **PO (enfants de 6 à 11 ans) :** De 3 à 6 mg/kg/jour, en 3 ou 4 doses fractionnées.

Laxatif

- **PO (adultes)** : *Citrate de magnésium* – de 75 à 300 mL ; *hydroxyde de magnésium (lait de magnésie)* – de 30 à 60 mL, en une seule dose ou en doses fractionnées.
- **PO (enfants de 7 à 14 ans)** : *Citrate de magnésium* – de 60 à 200 mL ; *hydroxyde de magnésium (lait de magnésie)* – de 7 à 30 mL, en une seule dose ou en doses fractionnées.

Antiacide

- **PO (adultes)** : *hydroxyde de magnésium (lait de magnésie)* – de 2 à 4 comprimés ou de 5 à 15 mL de suspension avec un peu d'eau (jusqu'à 4 fois par jour).
- **PO (enfants de 7 à 14 ans)** : *hydroxyde de magnésium (lait de magnésie)* – 1 comprimé (jusqu'à 4 fois par jour).

PRÉSENTATION

- **Chlorure de magnésium**
  Comprimés à libération prolongée : 535 mg (64 mg de magnésium)^{VL}.
- **Citrate de magnésium (version générique disponible)**
  Solution orale : flacons de 300 mL (contenant 15 g de citrate de magnésium)^{VL}.
- **Hydroxyde de magnésium (version générique disponible)**
  Liquide : 400 mg/5 mL^{VL} ■ **Comprimés à croquer** : 311 mg^{VL}.
- **Oxyde de magnésium (version générique disponible)**
  Plusieurs teneurs commercialisées.

PHARMACODYNAMIE (effet laxatif)

	DÉBUT D'ACTION	PIC	DURÉE
PO	3 – 6 h	inconnu	inconnue

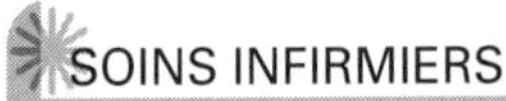

SOINS INFIRMIERS

ÉVALUATION DE LA SITUATION

Laxatif :

- Suivre de près la distension abdominale, ausculter les bruits intestinaux et observer les habitudes normales d'élimination.
- Déterminer la couleur, la consistance et la quantité des selles produites.

Antiacide : Suivre de près les brûlures d'estomac et l'indigestion ; déterminer le siège, la durée et les caractéristiques de la douleur gastrique ainsi que les facteurs qui la déclenchent.

DIAGNOSTICS INFIRMIERS POSSIBLES

- Constipation (Indications).
- Connaissances insuffisantes sur le traitement médicamenteux (Enseignement au patient et à ses proches).

INTERVENTIONS INFIRMIÈRES

- Le comprimé doit être bien mâché avant d'être avalé afin de l'empêcher de parvenir jusqu'à l'intestin grêle sous forme non dissoute. Demander ensuite au patient de boire un demi-verre d'eau.
- *Citrate de magnésium* : Réfrigérer les solutions afin qu'elles gardent leur puissance et un goût agréable. On peut administrer le médicament avec des glaçons. Ne pas laisser le contenant de citrate de magnésium ouvert, car la solution sera moins effervescente avec le temps, ce qui n'en affectera pas la puissance, mais en altérera le goût.
- *Hydroxyde de magnésium* : Bien agiter la solution avant de l'administrer.

Antiacide :

- Administrer le médicament de 1 à 3 heures après les repas et au coucher.
- Les préparations sous forme de poudre ou de liquide sont considérées comme plus efficaces que les comprimés.

Laxatif : Pour obtenir un effet plus rapide, administrer à jeun. Afin de prévenir la déshydratation et d'accélérer les effets du médicament, demander au patient de prendre les doses de laxatif avec un verre de liquide. Ne pas administrer le médicament au coucher ou en fin de journée.

ENSEIGNEMENT AU PATIENT ET À SES PROCHES

Demander au patient de ne pas prendre le médicament dans les 2 heures qui précèdent ou qui suivent la prise d'un autre médicament, particulièrement de fluoroquinolones, de nitrofurantoïne et de tétracyclines.

Antiacide : Inciter le patient à consulter un professionnel de la santé s'il doit prendre des antiacides pendant plus de deux semaines ou si les symptômes récidivent. Lui recommander de consulter également un professionnel de la santé si la douleur n'est pas soulagée ou si les symptômes suivants d'hémorragie digestive se manifestent : selles noires et goudronneuses et vomissures ayant l'aspect du marc de café.

Laxatif :

- Prévenir le patient que les laxatifs devraient être pris pendant de courtes périodes seulement. Le traitement prolongé peut entraîner un déséquilibre électrolytique et l'accoutumance.

- Recommander au patient de prendre d'autres mesures qui favorisent l'élimination fécale : consommer des aliments riches en fibres, augmenter la consommation de liquides, faire de l'exercice. Expliquer au patient que chaque personne a ses propres habitudes d'élimination et qu'il est tout aussi normal de déféquer 3 fois par jour que 3 fois par semaine.
- Recommander au patient de prévenir un professionnel de la santé si la constipation n'est pas soulagée et si des saignements rectaux ou des symptômes de déséquilibre électrolytique (crampes ou douleurs musculaires, faiblesse, étourdissements, etc.) se manifestent.

VÉRIFICATION DE L'EFFICACITÉ THÉRAPEUTIQUE

L'efficacité du traitement peut être démontrée par : le soulagement de la douleur et de l'irritation gastriques ▪ l'évacuation de selles molles et bien formées, habituellement dans les 3 à 6 heures qui suivent l'administration de la préparation. ✳

M

MAGNÉSIUM ET D'ALUMINIUM, SELS DE

hydroxyde d'aluminium
Alugel, Alu-Tab, Amphojel, Basaljel

hydroxyde de magnésium et hydroxyde d'aluminium
Alumag, Diovol, Diovol Ex, Gelusil, Gelusil Extra-Puissant, Maalox, Maalox TC, Mylanta Double concentration simple, Neutralca-S

magaldrate
Riopan, Riopan Extra Fort

CLASSIFICATION :
Anti-ulcéreux (antiacides)
Grossesse – catégorie inconnue

INDICATIONS

Traitement d'appoint de la douleur provoquée par l'ulcère gastro-duodénal et effet positif sur la guérison des ulcères duodénaux et gastriques ▪ Traitement de divers troubles gastriques incluant : l'hyperacidité ▪ l'indigestion ▪ le reflux gastro-œsophagien ▪ les brûlures d'estomac ▪ L'hydroxyde d'aluminium est également administré dans le traitement de l'hyperphosphatémie associée à l'insuffisance rénale.

MÉCANISME D'ACTION

Après dissolution dans l'estomac, neutralisation de l'acide gastrique ▪ Inactivation de la pepsine si le pH est supérieur ou égal à 4 ▪ L'hydroxyde d'aluminium se lie aux phosphates dans le tractus gastro-intestinal pour former un composé non absorbable. ***Effets thérapeutiques :*** Neutralisation de l'acide gastrique avec guérison ultérieure des ulcères et diminution de la douleur qu'ils provoquent ▪ L'hydroxyde d'aluminium abaisse les concentrations sériques de phosphate.

PHARMACOCINÉTIQUE

Absorption : En général, lors d'un usage régulier, les antiacides ne sont pas absorbés. Toutefois, si l'usage est prolongé, une fraction de 15 à 30 % de magnésium et une plus faible quantité d'aluminium peuvent être absorbées.

Distribution : Les petites quantités de magnésium et d'aluminium absorbées se répartissent dans tout l'organisme, traversent le placenta et pénètrent dans le lait maternel. L'aluminium s'accumule dans le SNC.

Métabolisme et excrétion : L'agent est excrété par les reins.

Demi-vie : Inconnue.

CONTRE-INDICATIONS ET PRÉCAUTIONS/ MISES EN GARDE

Contre-indications : Alcalose ▪ Hypermagnésémie ▪ Douleurs abdominales graves de cause inconnue, particulièrement si elles s'accompagnent de fièvre ▪ Anurie (le magnésium est contre-indiqué dans ce cas) ▪ Intolérance à la tartrazine ou au sucre (ne pas administrer dans ce cas les produits qui contiennent ces additifs).

Précautions/mises en garde : Insuffisance rénale de quelque gravité que ce soit (les antiacides contenant du magnésium sont déconseillés dans ce cas).

RÉACTIONS INDÉSIRABLES ET EFFETS SECONDAIRES

GI : *sels d'aluminium* – constipation ; *sels de magnésium* – diarrhée.

HÉ : *sels d'aluminium* – hypophosphatémie ; *sels de magnésium* – hypermagnésémie.

INTERACTIONS

Médicament-médicament : Les sels de magnésium et d'aluminium modifient l'absorption de nombreux **médicaments administrés par voie orale** ▪ Ces agents détruisent l'enrobage des **médicaments à**

délitement entérique, entraînant leur libération prématurée dans l'estomac, d'où un risque de faible absorption ou d'effets secondaires ■ Risque de réduction de l'absorption des **tétracyclines**, des **phénothiazines**, du **kétoconazole**, de l'**itraconazole** (prendre les antiacides 2 heures plus tard), des **sels de fer**, des **fluoroquinolones** et de l'**isoniazide**, administrés simultanément ■ Si le pH de l'urine est augmenté à cause de l'administration de doses élevées, les concentrations plasmatiques de **salicylates** peuvent diminuer tandis que les concentrations plasmatiques de **quinidine**, de **flécaïnide** et d'**amphétamine** peuvent s'élever.

VOIES D'ADMINISTRATION ET POSOLOGIE

Les doses varient selon les concentrations des ingrédients de l'agent choisi. En général, on administre de 5 à 30 mL ou de 1 à 4 comprimés, de 20 à 60 minutes et 3 heures après les repas et au coucher. Pendant la toute première phase de guérison de l'ulcère gastro-duodénal, il peut s'avérer nécessaire d'administrer le médicament plus fréquemment.

Ulcère gastro-duodénal

- **PO (adultes)**: *Ulcères gastro-duodénaux non compliqués* – administrer l'agent 1 heure et 3 heures après les repas et au coucher. On peut administrer des doses additionnelles en cas de récurrence des symptômes; continuer le traitement pendant 4 à 6 semaines dans le cas des ulcères duodénaux et jusqu'à la guérison dans le cas des ulcères gastriques.

Reflux gastro-œsophagien

- **PO (adultes)**: *Traitement de courte durée* – antiacide en suspension, toutes les 30 à 60 minutes. *Traitement d'entretien* – administrer l'agent 1 heure et 3 heures après les repas et au coucher; on peut administrer des doses additionnelles en cas de récurrence des symptômes.

Hémorragie digestive et ulcère dû au stress

- **PO (adultes)**: Administrer l'agent toutes les heures ou selon les besoins, pour maintenir le pH de l'aspirat nasogastrique à un niveau supérieur à 3,5.

Prévention de l'aspiration gastro-intestinale induite par l'anesthésie

- **PO (adultes)**: Administrer l'antiacide en suspension 30 minutes avant l'anesthésie générale.

Hyperphosphatémie (hydroxyde d'aluminium seulement)

- **PO (adultes)**: La dose doit être ajustée proportionnellement aux résultats de contrôle des concentrations de phosphates, sous la supervision d'un néphrologue. La posologie varie généralement de 1,9 à 4,8 mg par jour (à prendre avec les repas).

PRÉSENTATION (version générique disponible)

- **Hydroxyde d'aluminium**
  Comprimés: 600 mg[VL] ■ **Capsules**: 500 mg[VL] ■ **Suspension**: 320 mg/5 mL[VL] ■ **Liquide**: 300 mg/5 mL[VL].
- **Magaldrate (version générique disponible)**
  Comprimés: 480 mg[VL] ■ **Comprimés à croquer**: 480 mg[VL] ■ **Suspension**: 480 mg/5 mL[VL] ■ **En association avec**: siméthicone[VL].
- **Hydroxyde de magnésium et hydroxyde d'aluminium**
  Comprimés réguliers: hydroxyde d'aluminium à 200 mg et hydroxyde de magnésium à 200 mg[VL] ■ **Comprimés extra-forts et suspension**: plusieurs concentrations contenant diverses teneurs des 2 ingrédients[VL] ■ **En association avec**: siméthicone[VL].

PHARMACODYNAMIE (effet sur le pH gastrique)

	DÉBUT D'ACTION	PIC	DURÉE
PO (aluminium)	légèrement retardé	30 min	30 min – 1 h (à jeun); 3 h (après un repas)
PO (magnésium)	immédiat	30 min	30 min – 1 h (à jeun); 3 h (après un repas)

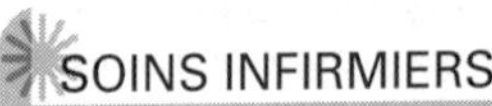

SOINS INFIRMIERS

ÉVALUATION DE LA SITUATION

Antiacide: Suivre de près les brûlures d'estomac et l'indigestion; déterminer le siège, la durée et les caractéristiques de la douleur gastrique ainsi que les facteurs qui la déclenchent.

Tests de laboratoire :

- Noter les concentrations sériques de phosphate, de calcium et de potassium à intervalles réguliers pendant un traitement prolongé. L'agent peut élever les concentrations sériques de calcium et réduire celles de phosphate.
- Ces agents peuvent entraîner une hypergastrinémie et élever le pH du sang et des urines.
- Ces agents contrecarrent les effets de la pentagastrine et de l'histamine lors des tests de sécrétion

M

d'acide gastrique. Éviter de les administrer dans les 24 heures précédant un tel test.

DIAGNOSTICS INFIRMIERS POSSIBLES

- Douleur aiguë (Indications).
- Connaissances insuffisantes sur le traitement médicamenteux (Enseignement au patient et à ses proches).

INTERVENTIONS INFIRMIÈRES

Le magnésium et l'aluminium sont combinés sous forme d'antiacide pour équilibrer les effets constipants de l'aluminium et les effets laxatifs du magnésium.

PO:

- Le comprimé doit être bien mâché avant d'être avalé afin de l'empêcher d'entrer dans l'intestin grêle sous forme non dissoute. Demander ensuite au patient de boire un demi-verre d'eau.
- Bien agiter les suspensions avant de les administrer.
- Pour obtenir un effet antiacide, administrer l'agent 1 et 3 heures après les repas et au coucher.

M

ENSEIGNEMENT AU PATIENT ET À SES PROCHES

- Inciter le patient à consulter un professionnel de la santé s'il doit prendre des antiacides pendant plus de deux semaines ou si les symptômes récidivent. Lui recommander de consulter également un professionnel de la santé si la douleur n'est pas soulagée ou si les symptômes suivants d'hémorragie digestive se manifestent: selles noires et goudronneuses et vomissures ayant l'aspect du marc de café.
- Prévenir le patient qu'il ne faut pas prendre cette préparation dans les deux heures qui précèdent ou qui suivent la prise d'autres médicaments.
- Certains antiacides peuvent contenir de grandes quantités de sodium. Conseiller au patient qui doit suivre un régime alimentaire hyposodé de vérifier la teneur en sodium de la préparation lors d'un traitement prolongé à des doses élevées.

VÉRIFICATION DE L'EFFICACITÉ THÉRAPEUTIQUE

L'efficacité du traitement peut être démontrée par: le soulagement de la douleur et de l'irritation gastriques ■ la diminution des concentrations sériques de phosphate. ✳

MAGNÉSIUM, SULFATE DE

(magnésium à 9,9 % ; 4 mmol de magnésium/g)

CLASSIFICATION:

Anticonvulsivant, minéraux et électrolytes (suppléments de magnésium)

Grossesse – catégorie D

INDICATIONS

Traitement et prévention de l'hypomagnésémie ■ Traitement anticonvulsivant en cas d'éclampsie ou de pré-éclampsie graves ■ Traitement de l'hypertension, de l'encéphalopathie et des convulsions associées à la néphrite aiguë de l'enfant. **Usages non approuvés**: Accouchement prématuré ■ Traitement des torsades de pointes.

MÉCANISME D'ACTION

Rôle essentiel à l'action de nombreuses enzymes ■ Rôle important dans la neurotransmission et l'excitabilité musculaire. ***Effets thérapeutiques:*** Substitution en cas d'états de carence ■ Résolution de l'éclampsie.

PHARMACOCINÉTIQUE

Absorption: Par suite de l'administration par voie IV, la biodisponibilité est totale. Bonne absorption depuis les points d'injection IM.

Distribution: Le sulfate de magnésium se répartit dans tout l'organisme. Il traverse le placenta et on le retrouve dans le lait maternel.

Métabolisme et excrétion: Le sulfate de magnésium est excrété principalement par les reins.

Demi-vie: Inconnue.

CONTRE-INDICATIONS ET PRÉCAUTIONS/ MISES EN GARDE

Contre-indications: Hypermagnésémie ■ Hypocalcémie ■ Anurie ■ Bloc cardiaque ■ Période active du travail de l'accouchement ou dans les 2 heures suivant ou précédant l'accouchement (à moins d'usage en cas d'accouchement prématuré).

Précautions/mises en garde : Insuffisance rénale de quelque degré que ce soit.

RÉACTIONS INDÉSIRABLES ET EFFETS SECONDAIRES

SNC : somnolence.
Resp. : diminution de la fréquence respiratoire.
CV : arythmies, bradycardie, hypotension.
GI : diarrhée.
Tég. : rougeurs du visage, transpiration.
Métab. : hypothermie.

INTERACTIONS

Médicament-médicament : Le sulfate de magnésium potentialise les effets des **bloqueurs neuromusculaires**.

VOIES D'ADMINISTRATION ET POSOLOGIE

Traitement des carences (dose exprimée en mg de magnésium)

- **IM (adultes) :** *Carence grave* – 250 mg par kilogramme de poids corporel, en 4 heures ; *carence légère* – 1 g, toutes les 6 heures, pour un total de 4 doses.
- **IV (adultes) :** *Carence grave* – 5 g dans 1 litre de D5%E ou de NaCl 0,9 % pour injection, qu'on administre lentement en 3 heures.

Éclampsie et pré-éclampsie

- **IM, IV (adultes) :** 4 ou 5 g, par perfusion IV (dans 250 mL de D5%E ou de NaCl 0,9 % pour injection), en même temps que l'injection IM de 5 g dans une fesse, puis 4 ou 5 g par voie IM, toutes les 4 heures (ne pas dépasser de 30 à 40 g par jour ou 30 g en 24 heures en présence d'anurie). D'autres régimes posologiques ont été utilisés.

Nutrition parentérale

- **IV (adultes) :** De 5 à 12 mmol par jour.
- **IV (nourrissons) :** De 0,125 à 0,3 mmol par jour.

Crises convulsives consécutives à une néphrite

- **IM (enfants) :** De 20 à 40 mg (de 0,1 à 0,2 mL de la solution à 20 %) par kilogramme de poids corporel.

PRÉSENTATION (version générique disponible)

Solution pour injection : solution à 20 %[Pr] et à 50 %[Pr] (ampoules de 2, 10, 50 mL) ■ **Seringues pré-remplies :** solution à 50 %[Pr] (5 et 10 mL).

PHARMACODYNAMIE (effet anticonvulsivant)

	Début d'action	Pic	Durée
IM	60 min	inconnu	3 – 4 h
IV	immédiat	inconnu	30 min

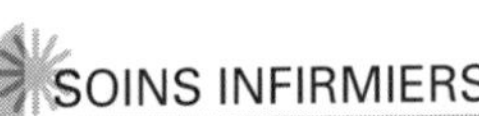

SOINS INFIRMIERS

ÉVALUATION DE LA SITUATION

Hypomagnésémie ou traitement anticonvulsivant :

- Mesurer le pouls, la pression artérielle et la fréquence respiratoire et suivre de près l'ÉCG à intervalles fréquents tout au long de l'administration du sulfate de magnésium par voie parentérale. La fréquence respiratoire devrait être d'au moins 16 respirations à la minute avant de pouvoir administrer la dose.
- Noter l'état neurologique du patient avant le traitement et pendant toute sa durée. Prendre toutes les précautions nécessaires en cas de crise. Le réflexe rotulien devrait être déterminé avant l'administration de la dose par voie parentérale de sulfate de magnésium. En l'absence de réponse, ne pas administrer de nouvelles doses jusqu'à l'obtention d'une réponse positive.
- Si la mère a reçu du sulfate de magnésium, suivre de près l'état du nouveau-né afin de déceler l'hypotension, l'hyporéflexie et la dépression respiratoire.
- Mesurer les ingesta et les excreta. La diurèse devrait être maintenue à au moins 100 mL/4 heures.

Tests de laboratoire : Évaluer les concentrations sériques de magnésium et la fonction rénale à intervalles réguliers tout au long de l'administration du sulfate de magnésium par voie parentérale.

DIAGNOSTICS INFIRMIERS POSSIBLES

- Risque d'accident (Indications, Effets secondaires).
- Connaissances insuffisantes sur le traitement médicamenteux (Enseignement au patient et à ses proches).

INTERVENTIONS INFIRMIÈRES

IM :

- Administrer l'injection profondément dans le muscle fessier. Administrer les injections suivantes en alternant les points d'injection.
- Chez l'adulte, administrer les concentrations à 20 ou à 50 % (à un maximum de 20 % par voie

M

IV) et chez l'enfant âgé de moins de 14 ans, la concentration à 20 %.

IV directe : Administrer la solution à 10 % sans la diluer.

Vitesse d'administration : Le débit la solution à 10 % (ou son équivalent) ne doit pas dépasser un débit de 1,5 mL à la minute.

Perfusion continue :

- Lorsque le sulfate de magnésium est administré comme anticonvulsivant, diluer 4 g dans 250 mL de solution de D5%E ou de NaCl 0,9 %.
- Pour traiter l'hypomagnésémie, on peut diluer 5 g dans un litre de solution de D5%E ou de NaCl 0,9 %. Consulter les directives du fabricant avant de diluer la préparation.

Vitesse d'administration : Pour traiter l'hypomagnésémie, administrer la solution lentement en 3 heures. Utiliser une pompe à perfusion pour régler le débit de façon précise.

Compatibilité (tubulure en Y) : acyclovir ■ aldesleukine ■ amifostine ■ amikacine ■ ampicilline ■ aztréonam ■ céfamandole ■ céfazoline ■ céfopérazone ■ céfotaxime ■ céfoxitine ■ céphalothine ■ céphapirine ■ chloramphénicol ■ clindamycine ■ dobutamine ■ doxycycline ■ énalaprilate ■ érythromycine, lactobionate de ■ esmolol ■ famotidine ■ fludarabine ■ gallium, nitrate de ■ gentamicine ■ granisétron ■ héparine ■ hydrocortisone, succinate sodique de ■ hydromorphone ■ idarubicine ■ insuline ■ kanamycine ■ labétalol ■ mépéridine ■ métronidazole ■ minocycline ■ morphine ■ nafcilline ■ ondansétron ■ oxacilline ■ paclitaxel ■ pénicilline G potassique ■ pipéracilline ■ pipéracilline/tazobactam ■ potassium, chlorure de ■ sargramostim ■ thiotépa ■ ticarcilline ■ tobramycine ■ triméthoprim/sulfaméthoxazole ■ vancomycine ■ vitamines du complexe B avec C.

Incompatibilité (tubulure en Y) : céfépime.

ENSEIGNEMENT AU PATIENT ET À SES PROCHES

Expliquer au patient et à ses proches le but du traitement.

VÉRIFICATION DE L'EFFICACITÉ THÉRAPEUTIQUE

L'efficacité du traitement peut être démontrée par : le rétablissement des concentrations sériques normales de magnésium ■ la suppression des convulsions associées aux toxémies de la grossesse.

MANNITOL

Mannitol, Osmitrol, Resectisol

CLASSIFICATION :

Diurétique (osmotique)

Grossesse – catégorie C

INDICATIONS

IV : Traitement d'appoint des troubles suivants : insuffisance rénale oligurique aiguë ■ œdème cérébral ■ pression intracrânienne ou intraoculaire ■ certains surdosages toxiques. **Usages non approuvés :** Irrigation génito-urinaire (lors d'interventions transurétrales – solution à 2,5 – 5 % seulement).

MÉCANISME D'ACTION

Augmentation de la pression osmotique du filtrat glomérulaire inhibant ainsi la réabsorption de l'eau et des électrolytes ■ Induction de l'excrétion : de l'eau ■ du sodium ■ du potassium ■ des chlorures ■ du calcium ■ du phosphore ■ du magnésium ■ de l'urée ■ de l'acide urique. ***Effets thérapeutiques :*** Mobilisation de l'excès de liquides en cas d'insuffisance rénale oligurique ou d'œdème ■ Réduction de la pression intraoculaire ou intracrânienne ■ Augmentation de l'excrétion urinaire de certaines substances toxiques ■ Diminution de l'hémolyse en cas d'usage à titre de solution d'irrigation après une prostactectomie transurétrale.

PHARMACOCINÉTIQUE

Absorption : L'administration par voie IV entraîne une biodisponibilité totale. Utilisé comme solution d'irrigation, le mannitol peut être absorbé dans une certaine mesure.

Distribution : Le mannitol s'accumule seulement dans les espaces extracellulaires. Il ne traverse habituellement pas la barrière hémato-encéphalique ni oculaire.

Métabolisme et excrétion : Le mannitol est excrété par les reins. Le métabolisme hépatique est minime.

Demi-vie : 100 minutes.

CONTRE-INDICATIONS ET PRÉCAUTIONS/MISES EN GARDE

Contre-indications : Hypersensibilité ■ Insuffisance cardiaque grave ■ Œdème pulmonaire ■ Insuffisance rénale avancée ou signes cliniques d'atteinte rénale progressive irréversible ■ Œdème métabolique.

Précautions/mises en garde: Anurie ▪ Déshydratation ▪ Hémorragie intracrânienne active ▪ Grossesse et allaitement (l'innocuité du médicament n'a pas été établie).

RÉACTIONS INDÉSIRABLES ET EFFETS SECONDAIRES

SNC: confusion, céphalées.
ORLO: vision trouble, rhinite.
CV: expansion volémique passagère, douleurs thoraciques, insuffisance cardiaque, œdème pulmonaire, tachycardie.
GI: nausées, soif, vomissements.
GU: insuffisance rénale, rétention urinaire.
HÉ: déshydratation, hyperkaliémie, hypernatrémie, hypokaliémie, hyponatrémie.
Locaux: phlébite au point d'injection IV.

INTERACTIONS

Médicament-médicament: L'hypokaliémie augmente le risque de toxicité attribuable aux **dérivés digitaliques**.

VOIES D'ADMINISTRATION ET POSOLOGIE

Le mannitol est destiné à l'administration IV seulement. L'écart thérapeutique varie de 50 à 200 g par 24 heures. La dose totale, la concentration et la vitesse d'administration varient selon l'état clinique du patient et la gravité de l'affection traitée. On peut d'abord administrer une dose d'essai de 0,2 g/kg, en 3 à 5 minutes; elle devrait produire une excrétion urinaire excédant 40 mL à l'heure au cours des 2 ou 3 heures suivantes.

IV (adultes): *Œdème, insuffisance rénale oligurique* – de 50 à 100 g pendant une période allant de 90 minutes à plusieurs heures, afin de maintenir un débit urinaire > 100 mL/heure. *Réduction de la pression intracrânienne/intraoculaire* – de 1,5 à 2 g/kg ont été utilisés sous forme de solution de 15 à 25 % en 30 à 60 minutes..

PRÉSENTATION (version générique disponible)

Solution pour injection IV: solution à 10 %[Pr], à 20 %[Pr] et à 25 %[Pr] ▪ **Solution pour l'irrigation de l'appareil génito-urinaire**: solution à 5 %[Pr] ▪ **En association avec**: sorbitol pour irrigation de l'appareil génito-urinaire[Pr].

PHARMACODYNAMIE (effet diurétique)

	Début d'action	Pic	Durée
IV	30 – 60 min	1 h	6 – 8 h

SOINS INFIRMIERS

ÉVALUATION DE LA SITUATION

- Mesurer les signes vitaux, le débit urinaire, la pression veineuse centrale et la pression des artères pulmonaires avant l'administration et toutes les heures pendant toute la durée du traitement. Suivre de près les signes et les symptômes de déshydratation (diminution de la turgescence de la peau, sécheresse de la peau et des muqueuses, fièvre, soif) ou de surcharge liquidienne (pression veineuse centrale accrue, dyspnée, râles et crépitations, œdème).
- Suivre de près l'anorexie, la faiblesse musculaire, l'engourdissement, les picotements, la paresthésie, la confusion et la soif excessive. Prévenir immédiatement le médecin si ces symptômes de déséquilibre électrolytique se manifestent.

Pression intracrânienne accrue: Noter l'état neurologique et la pression intracrânienne du patient, si le mannitol est administré pour réduire l'œdème cérébral.

Pression intraoculaire accrue: Suivre de près les douleurs oculaires accrues ou persistantes ou la diminution de l'acuité visuelle.

Tests de laboratoire: Noter à intervalles réguliers, tout au long du traitement, les résultats des tests de l'exploration fonctionnelle rénale et les concentrations sériques d'électrolytes.

DIAGNOSTICS INFIRMIERS POSSIBLES

- Excès de volume liquidien (Indications).
- Risque de déficit des volumes liquidiens (Effets secondaires).

INTERVENTIONS INFIRMIÈRES

- Observer le point de perfusion à intervalles fréquents pour déceler l'infiltration. L'extravasation peut provoquer l'irritation et la nécrose tissulaires.
- La perte excessive d'eau et d'électrolytes peut entraîner des déséquilibres sérieux. La natrémie et la kaliémie doivent être surveillées étroitement durant l'administration du mannitol.
- Consulter le médecin au sujet de l'installation d'une sonde de Foley à demeure (sauf si le mannitol est administré pour réduire la pression intraoculaire).

IV: Administrer la solution non diluée par perfusion IV. Si la solution contient des cristaux, réchauffer le flacon dans de l'eau chaude et l'agiter

M

vigoureusement. Ne pas administrer la solution si les cristaux ne se sont pas dissous. Laisser tiédir la solution pour qu'elle puisse atteindre la température du corps. Utiliser un filtre pour la perfusion des solutions à 20 et à 25 %.

Dose d'essai : Administrer en 3 à 5 minutes pour produire un débit urinaire de 40 mL à l'heure. Si le débit de l'urine n'augmente pas au cours des 2 ou 3 heures suivantes, administrer une deuxième dose d'essai. Si le débit urinaire n'est pas d'au moins 40 mL à l'heure, pendant 2 ou 3 heures après l'administration de la deuxième dose d'essai, il faudrait réévaluer l'état du patient.

Oligurie : La vitesse d'administration devrait être ajustée de façon à obtenir un débit urinaire de 100 mL à l'heure.

Pression intracrânienne accrue : Chez l'adulte, perfuser la dose en 30 à 60 minutes.

Pression intraoculaire accrue : Administrer la dose en 30 à 60 minutes. Si le mannitol est utilisé avant une intervention chirurgicale, l'administrer 60 à 90 minutes avant l'intervention.

Compatibilité (tubulure en Y) : amifostine ▪ aztréonam ▪ fludarabine ▪ fluorouracile ▪ gallium, nitrate de ▪ idarubicine ▪ melphalan ▪ ondansétron ▪ paclitaxel ▪ pipéracilline/tazobactam ▪ sargramostim ▪ téniposide ▪ thiotépa ▪ vinorelbine.

Incompatibilité (tubulure en Y) : céfépime ▪ filgrastim.

ENSEIGNEMENT AU PATIENT ET À SES PROCHES

Expliquer au patient le but du traitement.

VÉRIFICATION DE L'EFFICACITÉ THÉRAPEUTIQUE

L'efficacité du traitement peut être démontrée par: l'obtention d'un débit urinaire d'au moins 40 mL à l'heure ou l'augmentation du débit urinaire selon les paramètres établis par le médecin ▪ la réduction de la pression intracrânienne ▪ la réduction de la pression intraoculaire ▪ l'excrétion de certaines substances toxiques. ✳

MÉBENDAZOLE

Vermox

CLASSIFICATION :

Anthelminthique

Grossesse – catégorie C

INDICATIONS

Traitement des infections helminthiques simples ou mixtes dues aux : trichocéphales (trichocéphalose) ▪ oxyures (oxyurose) ▪ ascaris (ascaridiose) ▪ ankylostomes (ankylostomiase) ▪ vers solitaires (téniase).

MÉCANISME D'ACTION

Inhibition du captage du glucose et d'autres éléments nutritifs par les helminthes sensibles. ***Effets thérapeutiques :*** Destruction des parasites, des œufs et des kystes hydatiques (action vermicide et ovocide).

PHARMACOCINÉTIQUE

Absorption : Par suite de l'administration par voie orale, l'absorption est minime (de 2 à 10 %).

Distribution : Inconnue.

Métabolisme et excrétion : Une fraction supérieure à 95 % est éliminée dans les fèces. Le médicament absorbé est en grande partie métabolisé par le foie et de petites quantités sont excrétées à l'état inchangé par les reins.

Demi-vie : De 2,5 à 9 heures (prolongée en cas d'insuffisance hépatique).

CONTRE-INDICATIONS ET PRÉCAUTIONS/ MISES EN GARDE

Contre-indications : Hypersensibilité.

Précautions/mises en garde : Dysfonctionnement hépatique ▪ Maladie de Crohn ▪ Colite ulcéreuse ▪ Grossesse, allaitement ou enfants de moins de 2 ans (l'innocuité du médicament n'a pas été établie ; on peut utiliser le médicament seulement si les avantages l'emportent sur les risques pour le fœtus).

RÉACTIONS INDÉSIRABLES ET EFFETS SECONDAIRES

On observe la plupart des effets secondaires et réactions indésirables lors d'un traitement à doses élevées seulement.

SNC : CONVULSIONS (rare), étourdissements, céphalées.

ORLO : acouphènes.

GI : douleurs abdominales, diarrhée, augmentation des concentrations d'enzymes hépatiques (traitement prolongé à doses élevées), nausées, vomissements.

Tég. : rash, urticaire.

Hémat. : agranulocytose, myélodépression réversible (leucopénie, thrombocytopénie).

SN : engourdissement.

Divers : fièvre.

INTERACTIONS

Médicament-médicament : La **carbamazépine** et la **phénytoïne** peuvent accélérer le métabolisme et réduire l'efficacité du traitement chez les patients qui reçoivent des doses élevées.

Médicament-aliments : L'absorption du médicament peut être augmentée par les **aliments riches en matières grasses**.

VOIES D'ADMINISTRATION ET POSOLOGIE

Oxyurose

- **PO (adultes et enfants > 2 ans) :** 100 mg, en 1 seule dose ; répéter après 2 ou 4 semaines.

Trichocéphalose, ascaridiose, ankylostomiase, strongyloïdose, téniase ou infections mixtes

- **PO (adultes et enfants > 2 ans) :** 100 mg, 2 fois par jour, pendant 3 jours. En l'absence de guérison 3 semaines après le traitement, amorcer une 2e cure.

PRÉSENTATION

Comprimés à croquer : 100 mgPr.

PHARMACODYNAMIE (concentrations sanguines)

	DÉBUT D'ACTION	PIC	DURÉE
PO	inconnu	2 – 5 h	inconnue

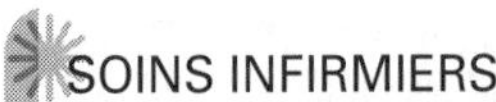

SOINS INFIRMIERS

ÉVALUATION DE LA SITUATION

Oxyurose : Examiner la région périanale afin de déceler la présence de vers adultes. Effectuer un prélèvement de la région périanale à l'aide d'un adhésif, avant le traitement et une semaine après qu'il a été mené au terme, afin de déceler la présence des œufs. Répéter le test de dépistage avec l'adhésif tous les matins avant la défécation ou le bain, pendant au moins 3 jours. Les patients ne sont pas considérés comme guéris à moins que le test périanal donne des résultats négatifs pendant 7 jours.

Ascaridiose : Examiner les selles avant le traitement et de 1 à 3 semaines après qu'il a été mené à terme.

Tests de laboratoire :

- Le mébendazole peut entraîner l'élévation passagère des concentrations sériques d'urée, d'ALT, d'AST et de phosphatase alcaline. On devrait effectuer des tests de l'exploration de la fonction hépatiques à intervalles réguliers lors d'un traitement prolongé.
- Déterminer la numération globulaire avant le traitement, 2 ou 3 fois par semaine du 10e au 25e jour, et toutes les semaines par la suite, chez les patients qui reçoivent des doses élevées ou un traitement prolongé. Le mébendazole peut provoquer une leucopénie et une thrombocytopénie réversibles.
- Le mébendazole peut entraîner la réduction des concentrations sériques d'hémoglobine.

DIAGNOSTICS INFIRMIERS POSSIBLES

- Risque d'infection (Indications).
- Connaissances insuffisantes sur le traitement médicamenteux (Enseignement au patient et à ses proches).

INTERVENTIONS INFIRMIÈRES

Aucun régime alimentaire spécial, jeûne, laxatif ou lavement n'est nécessaire avant l'administration du mébendazole.

M

PO : Le comprimé de mébendazole peut être croqué, avalé tel quel ou écrasé et mélangé avec des aliments. Les patients recevant des doses élevées devraient prendre les comprimés avec des aliments riches en matières grasses pour accroître l'absorption du médicament.

Oxyurose : Toutes les personnes vivant sous le même toit devraient être traitées simultanément ; le traitement doit être répété après 2 ou 3 semaines.

Ankylostomiase et trichocéphalose : En cas d'anémie, le patient devrait prendre tous les jours un supplément de fer pendant qu'il prend du mébendazole ainsi que pendant les 6 mois qui suivent la fin de ce traitement.

ENSEIGNEMENT AU PATIENT ET À SES PROCHES

- Conseiller au patient de respecter scrupuleusement la posologie recommandée pendant toute la durée du traitement et de continuer à prendre le mébendazole même s'il se sent mieux. S'il n'a pas pu prendre le médicament au moment habituel, il doit le prendre aussitôt que possible. S'il doit le prendre 2 fois par jour, il doit espacer les prises de 4 à 5 heures ou doubler la dose suivante. Une deuxième cure peut s'avérer nécessaire.

- Expliquer au patient les mesures d'hygiène qu'il doit prendre pour diminuer les risques de réinfection : se laver les mains avec du savon avant de manger et après être allé aux toilettes ; désinfecter les toilettes tous les jours ; ne pas se toucher la bouche avec les mains ; laver tous les fruits et légumes ; porter des chaussures.
- Prévenir le patient que le mébendazole peut provoquer des étourdissements. Lui conseiller de ne pas conduire et d'éviter les activités qui exigent sa vigilance jusqu'à ce qu'on ait la certitude que le médicament n'entraîne pas cet effet chez lui.
- Conseiller au patient de consulter un professionnel de la santé si aucune amélioration ne survient après quelques jours.
- Insister sur l'importance des examens de suivi permettant d'évaluer l'efficacité du traitement, particulièrement si le médicament est pris à doses élevées.

Oxyurose : Recommander au patient de laver (sans secouer) toute la literie, les sous-vêtements, les serviettes et les vêtements de nuit après le traitement afin d'éviter le risque de réinfection.

VÉRIFICATION DE L'EFFICACITÉ THÉRAPEUTIQUE

L'efficacité du traitement peut être démontrée par : la disparition des signes et symptômes d'infection ou des résultats négatifs aux analyses des échantillons de selles et des prélèvements périanaux. Le délai de guérison complète dépend du type de parasite.

MÉCHLORÉTHAMINE

Mustargen

CLASSIFICATION :

Antinéoplasique (alkylant)

Grossesse – catégorie D

INDICATIONS

IV : Traitement palliatif de la maladie de Hodgkin, des lymphomes non hodgkiniens, de la leucémie myéloïde chronique, de la leucémie lymphoïde chronique, de la polyglobulie essentielle, du mycosis fongoïde et de l'épithélioma bronchopulmonaire ■ **Voie intrapleurale, intrapéritonéale ou intrapéricardique :** Traitement palliatif des métastases d'épithéliomas qui entraînent un épanchement.

MÉCANISME D'ACTION

Inhibition de la synthèse de l'ADN et de l'ARN par formation de liaisons transversales (effet non spécifique sur une phase du cycle cellulaire). ***Effets thérapeutiques :*** Destruction des cellules à croissance rapide, particulièrement des cellules malignes.

PHARMACOCINÉTIQUE

Absorption : L'administration est réservée à la voie IV et intracavitaire. Par suite de l'instillation intracavitaire, une certaine quantité de méchloréthamine est absorbée.

Distribution : Inconnue.

Métabolisme et excrétion : La méchloréthamine se décompose rapidement dans les tissus et les liquides organiques.

Demi-vie : Inconnue.

CONTRE-INDICATIONS ET PRÉCAUTIONS/ MISES EN GARDE

Contre-indications : Hypersensibilité ■ Présence d'une maladie infectieuse.

Précautions/mises en garde : Aplasie médullaire ■ Antécédents de radiothérapie ou de chimiothérapie (réduire la dose) ■ Personnes âgées ou patients présentant des maladies chroniques débilitantes ■ Patientes en âge de procréer ■ Grossesse ■ Allaitement.

RÉACTIONS INDÉSIRABLES ET EFFETS SECONDAIRES

SNC : CONVULSIONS, étourdissements, céphalées, vertiges, faiblesse.

GI : nausées, vomissements, anorexie, diarrhée.

GU : stérilité.

Tég. : rash, alopécie.

Hémat. : LEUCOPÉNIE, THROMBOCYTOPÉNIE, anémie.

Locaux : nécrose tissulaire, phlébite au point d'injection IV.

Métab. : hyperuricémie.

Divers : réactivation du zona.

INTERACTIONS

Médicament-médicament : Aplasie médullaire additive lors de l'administration concomitante d'autres **agents antinéoplasiques** ou d'une **radiothérapie**

■ La méchloréthamine peut diminuer la réponse des anticorps aux **vaccins à virus vivants** et augmenter le risque de réactions indésirables.

VOIES D'ADMINISTRATION ET POSOLOGIE

IV (adultes) : 0,4 mg/kg de poids corporel sec idéal, en 1 seule dose ou en doses fractionnées de 0,1 à 0,2 mg/kg/jour Les doses administrées lors des cures suivantes sont déterminées en fonction de la numération globulaire.

Voie intracavitaire (adultes) : La posologie et la technique utilisées dépendent de la voie d'administration endocavitaire. La dose habituelle est de 0,4 mg/kg, bien qu'on ait déjà administré une dose de 0,2 mg/kg par voie intrapéricardique.

PRÉSENTATION

Poudre pour injection : Flacons de 10 mg[Pr].

PHARMACODYNAMIE (effets sur la numération globulaire)

	DÉBUT D'ACTION	PIC	DURÉE
Globules blancs	24 h	7 – 14 jours	10 – 21 jours
Plaquettes	inconnu	9 – 16 jours	20 jours

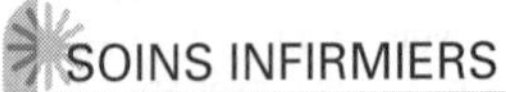

SOINS INFIRMIERS

ÉVALUATION DE LA SITUATION

- Mesurer fréquemment la pression artérielle, le pouls et la fréquence respiratoire pendant toute la durée du traitement. Prévenir le médecin en cas de changement marqué.
- Examiner fréquemment le point d'injection pour déceler la rougeur, l'irritation ou l'inflammation. En cas d'extravasation, arrêter la perfusion et la recommencer ailleurs pour éviter la lésion des tissus sous-cutanés. Instiller rapidement dans la région affectée une solution de thiosulfate sodique isotonique à 1 % ou de la lidocaïne et appliquer des compresses de glace pendant 6 à 12 heures, selon les recommandations du médecin.
- Effectuer le bilan des ingesta et des excreta. Noter l'appétit et l'apport nutritionnel du patient. Les nausées et les vomissements peuvent survenir de 1 à 3 heures après le traitement ; les vomissements peuvent persister pendant 8 heures et les nausées, pendant 24 heures. Administrer des antiémétiques par voie parentérale de 30 à 45 minutes avant le traitement et à intervalles réguliers au cours des 24 heures qui suivent, en suivant les recommandations du médecin. Modifier le régime alimentaire selon les aliments que peut tolérer le patient afin de maintenir l'équilibre hydro-électrolytique et l'apport nutritionnel.
- SURVEILLER L'APPARITION D'UNE APLASIE MÉDULLAIRE. SUIVRE DE PRÈS LES SAIGNEMENTS : SAIGNEMENT DES GENCIVES, ECCHYMOSES, PÉTÉCHIES, PRÉSENCE DE SANG OCCULTE DANS LES SELLES, L'URINE ET LES VOMISSEMENTS. ÉVITER LES INJECTIONS IM ET LA PRISE DE LA TEMPÉRATURE RECTALE SI LA NUMÉRATION PLAQUETTAIRE EST BASSE. APPLIQUER UNE PRESSION SUR LES POINTS DE PONCTION VEINEUSE PENDANT 10 MINUTES. SURVEILLER LES SIGNES D'INFECTION EN CAS DE NEUTROPÉNIE. UNE ANÉMIE PEUT SURVENIR. SUIVRE DE PRÈS LA FATIGUE ACCRUE, LA DYSPNÉE ET L'HYPOTENSION ORTHOSTATIQUE.
- Surveiller les symptômes suivants de goutte : concentrations accrues d'acide urique, douleurs articulaires et œdème. Inciter le patient à boire au moins 2 litres de liquide par jour. On peut administrer de l'allopurinol pour diminuer les concentrations d'acide urique. Le médecin peut recommander l'alcalinisation de l'urine pour accroître l'excrétion d'acide urique.

Voie intracavitaire : Une douleur survient souvent après l'injection intracavitaire et peut persister pendant 2 ou 3 jours. Évaluer fréquemment la douleur et la traiter à l'aide d'analgésiques, selon les besoins.

Tests de laboratoire :

- NOTER LA NUMÉRATION GLOBULAIRE ET LA FORMULE LEUCOCYTAIRE AVANT LE TRAITEMENT ET À INTERVALLES RÉGULIERS PENDANT TOUTE SA DURÉE. LE NADIR DE LA LEUCOPÉNIE SURVIENT DANS LES 7 À 14 JOURS. PRÉVENIR LE MÉDECIN SI LE NOMBRE DE LEUCOCYTES EST $< 1,0 \times 10^9$/L. LE NADIR DE LA THROMBOCYTOPÉNIE SURVIENT DANS LES 9 À 16 JOURS. PRÉVENIR LE MÉDECIN SI LE NOMBRE DE PLAQUETTES EST $< 75 \times 10^9$/L. LE NOMBRE DE LEUCOCYTES ET DE PLAQUETTES REVIENT À LA NORMALE DANS LES 20 JOURS QUI SUIVENT.
- Noter les résultats des tests de l'exploration fonctionnelle hépatique (AST, ALT, LDH et bilirubine) et ceux de l'exploration fonctionnelle rénale (urée et créatinine) avant le début du traitement et à intervalles réguliers pendant

toute sa durée, afin de déceler les signes d'hépatotoxicité et de néphrotoxicité.

- Noter les concentrations d'acide urique avant le traitement et à intervalles réguliers pendant toute sa durée. La méchloréthamine peut entraîner l'élévation des concentrations sériques et urinaires d'acide urique.

DIAGNOSTICS INFIRMIERS POSSIBLES

- Risque d'infection (Réactions indésirables).
- Alimentation déficiente (Réactions indésirables).
- Connaissances insuffisantes sur le traitement médicamenteux (Enseignement au patient et à ses proches).

INTERVENTIONS INFIRMIÈRES

- Préparer la solution sous une hotte à flux laminaire. Porter des gants, une blouse et un masque pendant la manipulation de ce médicament. Tout le matériel qui a été en contact avec ce médicament doit être décontaminé avant d'être mis au rebut. Faire tremper les gants, les tubulures IV, les seringues, etc., dans une solution de thiosulfate de sodium à 5 % et de bicarbonate de sodium à 5 % pendant 45 minutes. Mélanger les portions du médicament inutilisées à des quantités égales de cette solution.
- Mettre au rebut tout le matériel contaminé dans les contenants réservés à cette fin. Si le médicament touche la peau, rincer la région atteinte avec beaucoup d'eau pendant 15 minutes et, ensuite, avec une solution de thiosulfate de sodium à 2 %. Si le médicament touche l'œil, rincer avec une solution de NaCl 0,9 % et prévenir immédiatement le médecin (voir l'annexe H).

IV directe : Jeter la fiole si l'on observe, avant de reconstituer le médicament, que des gouttelettes d'eau se sont formées. Diluer à raison de 10 mg dans 10 mL de solution de NaCl 0,9 % ou d'eau stérile pour injection. Ne pas retirer l'aiguille du bouchon de la fiole avant d'agiter la solution. Laisser la solution se dissoudre complètement. La solution reconstituée se décompose en l'espace de 15 minutes. Administrer immédiatement. Ne pas utiliser une solution qui a changé de couleur ou qui contient un précipité.

Vitesse d'administration : Prélever la quantité désirée de médicament et l'administrer en 3 à 5 minutes par une tubulure en Y par où s'écoule une solution de NaCl 0,9 %.

Compatibilité (tubulure en Y) : amifostine ▪ aztréonam ▪ filgrastim ▪ fludarabine ▪ granisétron ▪ melphalan ▪ ondansétron ▪ sargramostim ▪ téniposide ▪ vinorelbine.

Incompatibilité (tubulure en Y) : céfépime.

Voie intracavitaire : On peut diluer de nouveau la solution dans 50 à 100 mL de solution de NaCl 0,9 %. Demander conseil au médecin au sujet de l'administration d'analgésiques et des changements de position nécessaires afin de s'assurer que la méchloréthamine se répartit dans toute la surface cavitaire. Le reste de liquide peut être retiré après 24 à 36 heures.

ENSEIGNEMENT AU PATIENT ET À SES PROCHES

- RECOMMANDER AU PATIENT DE SIGNALER IMMÉDIATEMENT À UN PROFESSIONNEL DE LA SANTÉ LES SYMPTÔMES SUIVANTS : FIÈVRE, FRISSONS, TOUX, ENROUEMENT, MAUX DE GORGE, SIGNES D'INFECTION, DOULEURS LOMBAIRES OU AUX FLANCS, MICTIONS DOULOUREUSES OU DIFFICILES, SAIGNEMENT DES GENCIVES, FORMATION D'ECCHYMOSES, PÉTÉCHIES, PRÉSENCE DE SANG DANS L'URINE, LES SELLES OU LES VOMISSEMENTS, FATIGUE ACCRUE, DYSPNÉE OU HYPOTENSION ORTHOSTATIQUE. INCITER LE PATIENT À ÉVITER LES FOULES ET LES PERSONNES CONTAGIEUSES. LUI CONSEILLER D'UTILISER UNE BROSSE À DENTS À POILS DOUX ET UN RASOIR ÉLECTRIQUE ET DE PRENDRE GARDE AUX CHUTES. LUI RECOMMANDER DE NE PAS PRENDRE D'ALCOOL NI DE PRÉPARATIONS À BASE D'ACIDE ACÉTYLSALICYLIQUE OU D'AINS EN RAISON DU RISQUE DE SAIGNEMENT GASTRIQUE.
- Expliquer à la patiente que ce médicament peut provoquer une suppression irréversible de la fonction des gonades ; toutefois, lui recommander de continuer à prendre des mesures contraceptives pendant le traitement et pendant au moins 4 mois après l'avoir arrêté, car la méchloréthamine peut avoir des effets tératogènes.
- Prévenir le patient qu'il risque de perdre ses cheveux. Explorer avec lui les stratégies lui permettant de s'adapter à ce changement.
- Prévenir le patient qu'il ne doit pas se faire vacciner sans recommandation expresse d'un professionnel de la santé.
- Conseiller au patient de prévenir le professionnel de la santé si un rash survient. Le rash peut indiquer une réaction idiosyncrasique ou la réactivation du zona.
- Insister sur l'importance des tests de laboratoire à intervalles réguliers permettant de déceler les effets secondaires.

VÉRIFICATION DE L'EFFICACITÉ THÉRAPEUTIQUE

L'efficacité du traitement peut être démontrée par : la diminution de la taille de la tumeur ou de la propagation des cellules malignes ■ l'amélioration de l'état hématologique, en cas de leucémie.

MÉCLIZINE

Bonamine

CLASSIFICATION :

Antiémétique, antihistaminique

Grossesse – catégorie B

INDICATIONS

Prévention et traitement symptomatique de la nausée, des vomissements et des vertiges associés au : mal des transports ■ mal des rayons ■ syndrome de Ménière ■ labyrinthite et autres troubles de l'appareil vestibulaire.

MÉCANISME D'ACTION

Agent doté de propriétés anticholinergiques centrales et de propriétés antihistaminiques ; il exerce des effets dépresseurs sur le SNC ■ Diminution de l'excitabilité du labyrinthe de l'oreille moyenne et dépression de la conduction des voies vestibulaires cérébelleuses de l'oreille moyenne. ***Effets thérapeutiques :*** Diminution des symptômes du mal des transports ■ Diminution des vertiges dus à une maladie vestibulaire.

PHARMACOCINÉTIQUE

Absorption : La méclizine est absorbée par suite de l'administration par voie orale.

Distribution : Inconnue.

Métabolisme et excrétion : Inconnus.

Demi-vie : 6 heures.

CONTRE-INDICATIONS ET PRÉCAUTIONS/ MISES EN GARDE

Contre-indications : Hypersensibilité.

Précautions/mises en garde : Hypertrophie de la prostate ■ Glaucome à angle fermé ■ Personnes âgées ou patients très jeunes (sensibilité accrue ; risque accru de réactions indésirables) ■ Grossesse ■ Enfants ou allaitement (l'innocuité du médicament n'a pas été établie).

RÉACTIONS INDÉSIRABLES ET EFFETS SECONDAIRES

SNC : somnolence, fatigue.

ORLO : vision trouble.

GI : sécheresse de la bouche (xérostomie).

INTERACTIONS

Médicament-médicament : Dépression additive du SNC, lors de l'usage concomitant d'autres **dépresseurs du SNC**, incluant l'**alcool**, les **antihistaminiques**, les **opiacés** et les **hypnosédatifs** ■ Effets anticholinergiques additifs lors de l'administration concomitante d'autres **agents dotés de propriétés anticholinergiques**, incluant certains **antihistaminiques**, les **antidépresseurs**, l'**atropine**, l'**halopéridol**, les **phénothiazines**, la **quinidine** et le **disopyramide**.

VOIES D'ADMINISTRATION ET POSOLOGIE

PO (adultes) : *Mal des transports* – de 25 à 50 mg, 1 heure avant le voyage ; on peut répéter l'administration toutes les 24 heures. *Labyrinthite et autres troubles de l'appareil vestibulaire* – de 25 à 100 mg par jour, en doses fractionnées. *Mal des rayons* – 50 mg, de 2 à 12 heures avant le traitement par irradiation.

PRÉSENTATION

Comprimés à croquer : 25 mg[VL].

PHARMACODYNAMIE (effets antihistaminiques)

	DÉBUT D'ACTION	PIC	DURÉE
PO	1 h	inconnu	8 – 24 h

SOINS INFIRMIERS

ÉVALUATION DE LA SITUATION

Observer le patient pour déterminer le degré de sédation entraîné par le médicament.

Mal des transports : Noter les nausées et les vomissements avant l'administration du médicament et 60 minutes après.

Vertiges : Déterminer l'intensité des vertiges à intervalles réguliers chez les patients recevant la méclizine pour le traitement de la labyrinthite.

Tests de laboratoire : Le médicament peut entraîner des résultats faussement négatifs aux tests cutanés allergologiques. Arrêter l'administration de la méclizine, 72 heures avant le test.

DIAGNOSTICS INFIRMIERS POSSIBLES

- Risque d'accident (Effets secondaires).
- Connaissances insuffisantes sur le traitement médicamenteux (Enseignement au patient et à ses proches).

INTERVENTIONS INFIRMIÈRES

Administrer le médicament par voie orale avec des aliments, de l'eau ou du lait afin de réduire l'irritation gastro-intestinale. Les comprimés à croquer peuvent être mâchés ou avalés tels quels.

ENSEIGNEMENT AU PATIENT ET À SES PROCHES

- Conseiller au patient de respecter scrupuleusement la posologie recommandée. S'il n'a pu prendre le médicament au moment habituel, il doit le prendre dès que possible, à moins que ce ne soit presque l'heure prévue pour la dose suivante. L'avertir qu'il ne doit jamais remplacer une dose manquée par une double dose.
- Prévenir le patient que la méclizine peut provoquer de la somnolence. Lui conseiller de ne pas conduire et d'éviter les activités exigeant sa vigilance jusqu'à ce qu'on ait la certitude que le médicament n'entraîne pas cet effet chez lui.
- Pour soulager la sécheresse de la bouche, conseiller au patient de se rincer fréquemment la bouche, de pratiquer une bonne hygiène orale et de consommer de la gomme à mâcher ou des bonbons sans sucre.
- Mettre en garde le patient contre la consommation d'alcool ou d'autres dépresseurs du SNC en même temps que la méclizine.

Mal des transports : En prophylaxie du mal des transports, le patient doit prendre la méclizine au moins une heure avant le voyage.

VÉRIFICATION DE L'EFFICACITÉ THÉRAPEUTIQUE

L'efficacité du traitement peut être démontrée par : la prévention et le traitement des symptômes du mal des transports ■ la prévention et le traitement des vertiges entraînés par une maladie vestibulaire.

M

MÉDROXYPROGESTÉRONE

Alti-MPA, Depo-Provera, Gen-Medroxy, Novo-Medrone, Provera

CLASSIFICATION :

Antinéoplasique (hormone de synthèse), progestatif et contraceptif hormonal

Grossesse – catégorie D

Pour l'usage contraceptif, voir Contraceptifs hormonaux.

INDICATIONS

PO : Hormonothérapie de substitution ■ Traitement des troubles menstruels ■ Traitement adjuvant ou palliatif du cancer récidivant ou métastatique de l'endomètre ■ Traitement adjuvant ou palliatif du cancer du sein hormonodépendant, récidivant et métastatique, chez la femme post-ménopausée ■ **IM :** Prévention de la grossesse ■ Traitement de l'endométriose ■ Traitement adjuvant ou palliatif des cancers récurrents ou métastatiques de l'endomètre ou du rein. ■ Traitement adjuvant ou palliatif du cancer du sein hormonodépendant chez la femme post-ménopausée.

MÉCANISME D'ACTION

Forme synthétique de progestérone ; ses effets comprennent la modification des sécrétions de l'endomètre, l'élévation de la température corporelle basale, des modifications histologiques de l'épithélium vaginal, la relaxation des muscles lisses utérins, la croissance des tissus alvéolaires mammaires, l'inhibition hypophysaire et le saignement de retrait en présence d'œstrogènes. ***Effets thérapeutiques :*** Diminution de l'hyperplasie de l'endomètre chez les femmes ménopausées qui reçoivent un traitement concomitant par des œstrogènes (l'association avec les œstrogènes diminue les symptômes vasomoteurs et prévient l'ostéoporose) ■ Rétablissement de l'équilibre hormonal et suppression des saignements utérins ■ Traitement du cancer de l'endomètre ou du rein ■ Prévention de la grossesse.

PHARMACOCINÉTIQUE

Absorption : Une fraction de 0,6 à 10 % du médicament est absorbée par suite de l'administration par voie orale.

Distribution : La médroxyprogestérone pénètre dans le lait maternel.

Métabolisme et excrétion : Le médicament est métabolisé par le foie.
Demi-vie : *1re phase* – 52 minutes ; *2e phase* – 230 minutes ; *biologique* – 14,5 heures.

CONTRE-INDICATIONS ET PRÉCAUTIONS/ MISES EN GARDE

Contre-indications : Hypersensibilité ▪ Hypersensibilité aux parabènes (suspension IM seulement) ▪ Grossesse ▪ Rétention fœtale ▪ Maladie thromboembolique ; maladie vasculaire cérébrale ou antécédents de ces maladies ▪ Maladie hépatique grave ▪ Cancer du sein ou des organes génitaux ▪ Saignements vaginaux ou urinaires non diagnostiqués ▪ Pathologie du sein non diagnostiquée ▪ Administration par voie IV de la suspension pour injection destinée à la voie IM.
Précautions/mises en garde : Antécédents de maladie hépatique ▪ Maladie rénale ▪ Maladie cardiovasculaire ▪ Troubles convulsifs ▪ Dépression ▪ Allaitement (en cas d'usage comme contraceptif, attendre 6 semaines après l'accouchement si la mère souhaite allaiter) ▪ Porphyrie.

RÉACTIONS INDÉSIRABLES ET EFFETS SECONDAIRES

SNC : dépression.
ORLO : thrombose de la rétine.
CV : EMBOLIE PULMONAIRE, thromboembolie, thrombophlébite.
GI : hépatite, hémorragie des gencives.
GU : érosions cervicales.
Tég. : chloasma, mélasmes, rash.
End. : aménorrhée, saignement en cours de traitement, sensibilité mammaire, modifications du flux menstruel, galactorrhée, hyperglycémie, saignotements.
HÉ : œdème.
Divers : réactions allergiques, incluant l'ANAPHYLAXIE et l'ANGIO-ŒDÈME, gain de poids, perte de poids.

INTERACTIONS

Médicament-médicament : La médroxyprogestérone peut diminuer l'efficacité de la **bromocriptine** administrée en concomitance pour traiter la galactorrhée et l'aménorrhée ▪ La **carbamazépine**, le **phénobarbital**, la **phénytoïne**, la **rifampine** ou la **rifabutine** peuvent réduire l'efficacité contraceptive du médicament ▪ L'**aminoglutéthimide** peut réduire l'absorption du médicament pris par voie orale.

VOIES D'ADMINISTRATION ET POSOLOGIE

Femmes ménopausées recevant une œstrogénothérapie concomitante

- **PO (adultes) :** De 5 à 10 mg par jour pendant 12 à 14 jours par mois.

Aménorrhée secondaire

- **PO (adultes) :** De 5 à 10 mg par jour, pendant 10 à 12 jours par mois ; amorcer le traitement après avoir écarté la présence d'une grossesse.

Saignements utérins anormaux

- **PO (adultes) :** De 5 à 10 mg par jour, pendant 10 à 14 jours ; amorcer le traitement entre le 12e jour et le 16e jour présumé ou calculé du cycle menstruel. Ce schéma posologique peut être répété au cours de 2 cycles consécutifs ou plus et doit se poursuivre pendant 2 cycles supplémentaires après l'arrêt des saignements.

Cancer du rein ou de l'endomètre

- **PO (adultes) :** *Cancer de l'endomètre* – de 200 à 400 mg par jour.
- **IM (adultes) :** *Cancer du rein et de l'endomètre* – de 400 à 1 000 mg par semaine ; on peut répéter l'administration toutes les semaines ; si une amélioration est notée, il faudrait essayer de diminuer la dose en la faisant passer à 400 mg par mois.

Cancer mammaire

- **PO (adultes) :** 400 mg par jour, en doses fractionnées.
- **IM (adultes) :** 500 mg par jour pendant 28 jours ; par la suite, en dose d'entretien, 500 mg, 2 fois par semaine, tant que la patiente répond au traitement.

Contraception

- **IM (adultes) :** 150 mg tous les 3 mois, administrés au cours des 5 premiers jours qui suivent l'apparition d'une menstruation normale ou au cours des 5 premiers jours post-partum si la mère n'allaite pas.

Endométriose

- **IM (adultes) :** 50 mg toutes les semaines ou 100 mg toutes les 2 semaines, pendant au moins 6 mois.

PRÉSENTATION

Comprimés : 2,5 mg^Pr, 5 mg^Pr, 10 mg^Pr, 100 mg^Pr ▪ **Suspension pour injection retard :** 50 mg/mL^Pr, 150 mg/mL^Pr.

M

PHARMACODYNAMIE (IM = effets antinéoplasiques)

	Début d'action	Pic	Durée
PO	inconnu	inconnu	inconnue
IM	plusieurs semaines ou mois	plusieurs mois	inconnue†

† L'effet contraceptif dure 3 mois.

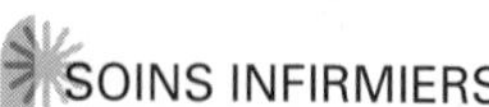

SOINS INFIRMIERS

ÉVALUATION DE LA SITUATION

- Mesurer la pression artérielle à intervalles réguliers tout au long du traitement.
- Déterminer la durée habituelle du cycle menstruel de la patiente. Commencer l'administration du médicament n'importe quel jour du cycle chez les patientes souffrant d'aménorrhée et entre le 12e et le 16e jour du cycle, chez les patientes présentant des saignements anormaux.
- Effectuer le bilan des ingesta et des excreta et peser la patiente toutes les semaines. Signaler au médecin toute modification importante ou un gain pondéral constant.

M

Tests de laboratoire :

- Noter les résultats des tests de l'exploration fonctionnelle hépatique avant le début du traitement et à intervalles réguliers pendant toute sa durée.
- La médroxyprogestérone peut entraîner l'élévation des concentrations de phosphatase alcaline. Elle peut diminuer les concentrations de pregnanediol éliminé dans l'urine.
- La médroxyprogestérone peut entraîner l'élévation des concentrations sériques de LDL et la diminution des concentrations sériques de HDL.
- Le médicament peut modifier les résultats des dosages de l'hormone thyroïdienne.

DIAGNOSTICS INFIRMIERS POSSIBLES

- Dysfonctionnement sexuel (Indications).
- Irrigation tissulaire inefficace (Effets secondaires).
- Connaissances insuffisantes sur le traitement médicamenteux (Enseignement au patient et à ses proches).

INTERVENTIONS INFIRMIÈRES

Seule la présentation en fioles à 150 mg/mL devrait être utilisée dans un but contraceptif.

IM :

- Bien agiter la fiole avant de préparer la dose IM. Administrer profondément dans le muscle.
- Chez les patientes souffrant de cancer, il faudrait parfois administrer initialement, la dose IM, toutes les semaines. Une fois l'état de la patiente stabilisé, la dose IM pourrait n'être nécessaire qu'une fois par mois.

ENSEIGNEMENT AU PATIENT ET À SES PROCHES

- Expliquer à la patiente le schéma posologique. Lui recommander de prendre le médicament à la même heure tous les jours. Si elle n'a pas pu prendre le médicament au moment habituel, elle doit le prendre dès que possible à moins que ce ne soit presque l'heure prévue pour la dose suivante. L'avertir qu'il ne faut jamais remplacer une dose manquée par une double dose.
- Prévenir la patiente qui reçoit la médroxyprogestérone pour le traitement de l'aménorrhée que le saignement de retrait peut se manifester dans les 3 à 7 jours qui suivent l'arrêt du traitement.
- EXPLIQUER À LA PATIENTE LES DONNÉES CONTENUES DANS LE DÉPLIANT DE CONDITIONNEMENT. INSISTER SUR LE FAIT QU'IL EST IMPORTANT DE PRÉVENIR UN PROFESSIONNEL DE LA SANTÉ SI LES EFFETS SECONDAIRES SUIVANTS SE MANIFESTENT : MODIFICATIONS DE LA VISION, FAIBLESSE SOUDAINE, MANQUE DE COORDINATION, DIFFICULTÉS D'ÉLOCUTION, CÉPHALÉES, DOULEURS AU NIVEAU DE LA JAMBE OU DU MOLLET, ESSOUFFLEMENT, DOULEURS THORACIQUES, MODIFICATION DES SAIGNEMENTS VAGINAUX, JAUNISSEMENT DE LA PEAU, ŒDÈME DES MEMBRES, DÉPRESSION OU RASH. Les patientes qui reçoivent la médroxyprogestérone comme traitement anticancéreux pourraient ne pas avoir lu le dépliant.
- Conseiller à la patiente de toujours garder à sa portée une provision de médroxyprogestérone pour un mois.
- Montrer à la patiente la méthode d'auto-examen des seins. Lui conseiller d'effectuer cet examen tous les mois. Une sensibilité mammaire accrue peut survenir.
- Prévenir la patiente que des saignements des gencives peuvent survenir lors du traitement par la médroxyprogestérone. Lui recommander de pratiquer une bonne hygiène orale et de se faire examiner et traiter les dents à intervalles réguliers.

- Recommander à la patiente de prévenir le professionnel de la santé si elle n'a pas eu ses règles au moment habituel ou si elle pense être enceinte. La prévenir qu'il ne faudrait pas qu'une grossesse survienne dans les trois mois qui suivent l'arrêt du traitement afin de réduire les risques d'effets nocifs chez le fœtus.
- Prévenir la patiente que la médroxyprogestérone peut entraîner l'apparition de mélasmes (taches brunes sur le visage) lors des expositions au soleil. Lui recommander de ne pas s'exposer au soleil, d'utiliser un écran solaire et de porter des vêtements protecteurs.
- Insister sur l'importance d'un suivi médical régulier comprenant la prise de la pression artérielle, l'examen des seins, de l'abdomen et du pelvis et le test de Papanicoulaou, tous les 6 à 12 mois.

VÉRIFICATION DE L'EFFICACITÉ THÉRAPEUTIQUE

L'efficacité du traitement peut être démontrée par: la régularisation du cycle menstruel ■ la diminution de l'hyperplasie de l'endomètre chez les femmes ménopausées qui reçoivent une œstrogénothérapie concomitante ■ la maîtrise de la propagation des métastases, en cas de cancer de l'endomètre ou du rein. ✱

MÉGESTROL

Apo-Megestrol, Lin-Megestrol, Megace, Nu-Megestrol

CLASSIFICATION:

Antinéoplasique (hormone de synthèse), progestatif et contraceptif hormonal, antianorexique, anticachectique

Grossesse – catégories D (comprimés) et X (suspension)

INDICATIONS

Traitement palliatif ou adjuvant du cancer de l'endomètre et du sein et traitement palliatif du cancer avancé de la prostate ■ Traitement de l'anorexie, de la perte de poids et de la cachexie associées au cancer métastatique ■ **Suspension orale:** Traitement de l'anorexie, de la perte de poids et de la cachexie associées au sida.

MÉCANISME D'ACTION

L'effet antinéoplasique peut être le résultat de l'inhibition de la fonction hypophysaire. ***Effets thérapeutiques:*** Diminution de la taille de la tumeur ■ Amélioration de l'appétit et gain de poids chez les patients atteints de sida ou de cancer métastatique.

PHARMACOCINÉTIQUE

Absorption: Le médicament est bien absorbé depuis le tractus gastro-intestinal.
Distribution: Inconnue.
Liaison aux protéines: ≥ 90 %.
Métabolisme et excrétion: Le médicament est entièrement métabolisé par le foie.
Demi-vie: 38 heures (entre 13 et 104 heures).

CONTRE-INDICATIONS ET PRÉCAUTIONS/ MISES EN GARDE

Contre-indications: Hypersensibilité ■ Épreuves diagnostiques de la grossesse (le mégestrol n'est pas destiné à cet usage).
Précautions/mises en garde: Grossesse, rétention fœtale ou allaitement ■ Hémorragie vaginale non diagnostiquée ■ Maladie hépatique grave ■ Intolérance à l'alcool (éviter l'administration de la suspension chez les patients présentant ce type d'intolérance) ■ Diabète ■ Dépression ■ Maladie rénale ■ Antécédents de thrombophlébite ■ Maladie cardiovasculaire ■ Troubles convulsifs.

RÉACTIONS INDÉSIRABLES ET EFFETS SECONDAIRES

CV: THROMBOEMBOLIE, œdème.
GI: irritation gastrique.
Tég.: alopécie.
Hémat.: thrombophlébite.
Loc.: syndrome du tunnel carpien.

INTERACTIONS

Médicament-médicament: Aucune interaction notable.

VOIES D'ADMINISTRATION ET POSOLOGIE

PO (adultes): *Cancer du sein* – 160 mg/jour ou 125 mg/m^2/jour, en 1 seule dose ou en doses fractionnées. *Cancer de l'endomètre* – de 80 à 320 mg/jour ou 62,5 à 250 mg/m^2/jour en doses fractionnées. *Cancer de la prostate* – 120 mg/jour ou 93,8 mg/m^2/jour en 1 seule prise, en association avec 1 comprimé de 0,1 mg de diéthylstilbestrol. *Anorexie, cachexie ou perte de poids associées au cancer* – de 400 à 800 mg, 1 fois par jour. *Anorexie, cachexie ou perte de poids associées au*

M

sida – de 400 à 800 mg, 1 fois par jour sous forme de suspension orale.

PRÉSENTATION (version générique disponible)

Comprimés : 40 mg[Pr], 160 mg[Pr] ▪ **Suspension orale (parfum de citron-lime) :** 40 mg/mL[Pr].

PHARMACODYNAMIE (effet antinéoplasique)

	Début d'action	Pic	Durée
PO	plusieurs semaines – mois	2 mois	inconnue

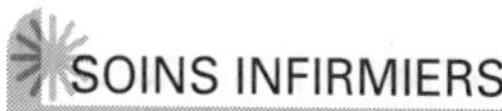

SOINS INFIRMIERS

ÉVALUATION DE LA SITUATION

SUIVRE DE PRÈS L'ÉTAT DU PATIENT POUR DÉCELER L'ŒDÈME, LA DOULEUR OU UNE SENSIBILITÉ AU NIVEAU DES JAMBES. PRÉVENIR LE MÉDECIN SI CES SIGNES DE THROMBOPHLÉBITE DES VEINES PROFONDES SE MANIFESTENT.

M

Anorexie : Suivre de près le poids, l'appétit et l'apport nutritionnel des patients atteints de sida ou de cancer métastatique.

DIAGNOSTICS INFIRMIERS POSSIBLES

Connaissances insuffisantes sur le traitement médicamenteux (Enseignement au patient et à ses proches).

INTERVENTIONS INFIRMIÈRES

- En raison de la dose élevée qu'il faut administrer, la suspension est la forme posologique la plus pratique chez les patients atteints du sida.
- Administrer le médicament avec les repas si l'irritation gastrique devient gênante.

ENSEIGNEMENT AU PATIENT ET À SES PROCHES

- Conseiller au patient de respecter scrupuleusement la posologie recommandée. Le prévenir qu'il ne doit pas sauter de dose ni remplacer une dose manquée par une double dose. S'il n'a pas pu prendre le médicament au moment habituel, il doit le prendre dès que possible à moins que ce ne soit presque l'heure prévue pour la dose suivante.
- Recommander à la patiente de signaler au médecin tout saignement vaginal inhabituel. CONSEILLER AUX PATIENTS DE RAPPORTER TOUT SIGNE DE THROMBOPHLÉBITE DES VEINES PROFONDES.
- Prévenir la patiente que le mégestrol peut avoir des effets tératogènes. Lui conseiller de prendre des moyens de contraception pendant toute la durée du traitement et pendant au moins 4 mois après l'avoir arrêté.
- Prévenir le patient qu'il risque de perdre ses cheveux. Explorer avec lui les stratégies lui permettant de s'adapter à ces changements.

VÉRIFICATION DE L'EFFICACITÉ THÉRAPEUTIQUE

L'efficacité du traitement peut être démontrée par : le ralentissement ou l'arrêt de la propagation de la tumeur de l'endomètre ou du sein ; les effets thérapeutiques se manifestent habituellement dans les deux mois qui suivent le début du traitement ▪ l'amélioration de l'appétit et un gain de poids chez les patients atteints du sida ou de cancer métastatique. ✳

MELPHALAN

Alkeran

CLASSIFICATION :

Antinéoplasique (alkylant)

Grossesse – catégorie D

INDICATIONS

En monothérapie ou en association avec d'autres modalités thérapeutiques en présence de : myélome multiple ▪ cancer des ovaires ▪ mélanome malin – perfusion hyperthermique d'un membre isolé à titre de traitement d'appoint lors d'une intervention chirurgicale. **Usages non approuvés :** Cancer du sein ▪ Cancer de la prostate ▪ Cancer des testicules ▪ Leucémie myélogène chronique ▪ Sarcome ostéogénique.

MÉCANISME D'ACTION

Inhibition de la synthèse de l'ADN et de l'ARN par alkylation (effet non spécifique sur une phase du cycle cellulaire). ***Effets thérapeutiques :*** Destruction des cellules à croissance rapide, particulièrement des cellules malignes ▪ Propriétés immunosuppressives.

PHARMACOCINÉTIQUE

Absorption: Par suite de l'administration par voie orale, l'absorption est incomplète et variable.

Distribution: Le médicament se répartit rapidement dans l'eau corporelle totale.

Liaison aux protéines: ≤ 30 %.

Métabolisme et excrétion: Le melphalan est rapidement métabolisé pendant qu'il est transporté par le sang. Une quantité minime (10 %) est excrétée à l'état inchangé par les reins.

Demi-vie: 1,5 heure.

CONTRE-INDICATIONS ET PRÉCAUTIONS/ MISES EN GARDE

Contre-indications: Hypersensibilité au melphalan ou au chlorambucil ■ Radiothérapie concomitante.

Précautions/mises en garde: Patientes en âge de procréer ■ Infections en évolution ■ Aplasie médullaire ■ Personnes âgées ou patients souffrant de maladies chroniques débilitantes ■ Dysfonctionnement rénal (réduire la dose si l'urée est ≥ 10,71 mmol/L) ■ Grossesse ou allaitement ■ Enfants (l'innocuité du médicament n'a pas été établie).

RÉACTIONS INDÉSIRABLES ET EFFETS SECONDAIRES

Resp.: dysplasie bronchopulmonaire, fibrose pulmonaire.

GI: diarrhée, nausées, stomatite, vomissements.

GU: stérilité.

Tég.: alopécie, prurit, rash.

End.: cycle menstruel irrégulier.

Hémat.: leucopénie, thrombocytopénie, anémie.

Métab.: hyperuricémie.

Divers: réactions allergiques, incluant l'ANAPHYLAXIE.

INTERACTIONS

Médicament-médicament: Aplasie médullaire additive lors de l'administration concomitante d'autres **agents antinéoplasiques** ou d'une **radiothérapie** ■ Le melphalan peut diminuer la réponse des anticorps aux **vaccins à virus vivants** et augmenter le risque de réactions indésirables ■ La **carmustine**, administrée en concomitance, peut accroître le risque de toxicité pulmonaire ■ L'usage concomitant de **cyclosporine** par voie IV peut accroître le risque d'insuffisance rénale ■ L'**acide nalidixique**, administré en concomitance, peut accroître le risque d'entérocolite.

VOIES D'ADMINISTRATION ET POSOLOGIE

Myélome multiple

- **PO (adultes)**: Initialement, 6 mg par jour, pendant 2 ou 3 semaines ; arrêter le traitement pendant 4 semaines, puis le reprendre à raison de 2 mg par jour (au besoin on ajuste la dose selon les résultats des numérations globulaires) ou initialement, 150 µg (0,15 mg)/kg/jour, pendant 7 jours ; arrêter ensuite le traitement pendant au moins 14 jours (jusqu'à 5 ou 6 semaines), puis le reprendre à raison de 50 µg (0,05 mg)/kg/ jour ou moins (dose d'entretien).
- **IV (adultes)**: 16 mg/m^2, toutes les 2 semaines (4 doses), puis toutes les 4 semaines.

Mélanome malin

- **IV (adultes)**: Perfusion hyperthermique d'un membre isolé en traitement d'appoint lors d'une intervention chirurgicale : 1 mg/kg ou 1,5 mg/ kg, selon le siège de la tumeur (dose maximale : 80 mg pour un membre supérieur et 120 mg pour un membre inférieur). Aussitôt qu'on obtient l'hyperthermie du membre, on injecte le melphalan en 3 doses égales, à intervalles de 5 minutes, dans la tubulure artérielle du dispositif de perfusion.

Cancer des ovaires

- **PO (adultes)**: 200 µg (0,2 mg)/kg/jour pendant 5 jours, toutes les 4 ou 5 semaines.

PRÉSENTATION

Comprimés: 2 mg[Pr] ■ **Poudre pour injection**: 50 mg[Pr].

PHARMACODYNAMIE (effets sur la numération globulaire)

	Début d'action	Pic	Durée
PO	5 jours	2 – 3 semaines	5 – 6 semaines

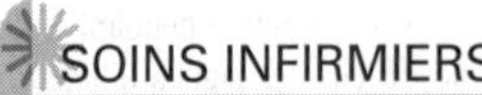

SOINS INFIRMIERS

ÉVALUATION DE LA SITUATION

- Suivre de près les signes d'infection : fièvre, frissons, maux de gorge, toux, enrouement, douleurs lombaires ou aux flancs, mictions difficiles ou douloureuses. Prévenir le médecin si ces symptômes se manifestent.
- Suivre de près les saignements : saignement des gencives, ecchymoses, pétéchies, présence de

sang occulte dans les selles, l'urine et les vomissements par la méthode au gaïac. Éviter les injections par voie IM et la prise de la température par voie rectale. Appliquer une pression sur les points de ponction veineuse pendant 10 minutes.

- Le melphalan peut provoquer des nausées et des vomissements. Effectuer le bilan des ingesta et des excreta. Observer l'appétit du patient et noter son apport nutritionnel. On peut administrer un antiémétique en prophylaxie. Modifier le régime alimentaire selon les aliments que le patient peut tolérer.
- Surveiller les symptômes suivants de goutte: concentrations accrues d'acide urique, douleurs articulaires et œdème. Inciter le patient à boire au moins 2 litres de liquide par jour. On peut administrer de l'allopurinol pour réduire les concentrations d'acide urique.
- L'anémie peut survenir. Suivre de près la fatigue accrue et la dyspnée.
- DÉTERMINER SI LE PATIENT N'EST PAS ALLERGIQUE AU CHLORAMBUCIL. DES RÉACTIONS DE SENSIBILITÉ CROISÉE PEUVENT SE MANIFESTER.

M

Tests de laboratoire :

- Noter la numération globulaire et la formule leucocytaire, toutes les semaines, pendant toute la durée du traitement. Le nadir de la leucopénie survient dans les 2 à 3 semaines. Prévenir le médecin si le nombre de leucocytes est $< 3 \times 10^9$/L. Le nadir de la thrombocytopénie survient dans les 2 à 3 semaines. Prévenir le médecin si le nombre de plaquettes est $< 100 \times 10^9$/L. Le nombre de leucocytes et de plaquettes revient à la normale dans les 5 à 6 semaines qui suivent.
- Noter les résultats des tests de l'exploration fonctionnelle hépatique (AST, ALT, LDH et bilirubine) et ceux de l'exploration fonctionnelle rénale (urée et créatinine) avant le début du traitement et à intervalles réguliers pendant toute sa durée, afin de déceler les signes d'hépatotoxicité et de néphrotoxicité.
- Le melphalan peut entraîner l'élévation des concentrations d'acide urique. Mesurer les concentrations d'acide urique à intervalles réguliers tout au long du traitement.
- Le melphalan peut entraîner l'élévation des concentrations d'acide 5-hydroxy-indol-acétique (5-HIAA) par suite de la désintégration de la tumeur.

DIAGNOSTICS INFIRMIERS POSSIBLES

- Risque d'accident (Effets secondaires).
- Risque d'infection (Effets secondaires).
- Connaissances insuffisantes sur le traitement médicamenteux (Enseignement au patient et à ses proches).

INTERVENTIONS INFIRMIÈRES

- Préparer la solution sous une hotte à flux laminaire. Porter un masque, des gants et un vêtement protecteur pendant la manipulation de ce médicament. Mettre au rebut le matériel IV dans les contenants réservés à cette fin (voir l'annexe H).
- Si la solution entre en contact avec la peau ou les muqueuses, les laver immédiatement à l'eau savonneuse.

PO : Le médecin peut prescrire le melphalan en doses fractionnées ou en une seule dose quotidienne.

Perfusion intermittente : Reconstituer le médicament avec 10 mL du diluant fourni par le fabricant afin d'obtenir une concentration de 5 mg/mL et bien agiter jusqu'à dissolution complète. Consulter les directives du fabricant avant de reconstituer. Diluer immédiatement la dose dans une solution de NaCl 0,9 % afin d'obtenir une concentration ≤ 2 mg/mL. Administrer la perfusion dans les 60 minutes suivant la reconstitution de la préparation.

Vitesse d'administration : Administrer la solution en au moins 15 minutes.

Compatibilité (tubulure en Y) : acyclovir ▪ amikacine ▪ aminophylline ▪ ampicilline ▪ aztréonam ▪ bléomycine ▪ bumétanide ▪ buprénorphine ▪ butorphanol ▪ calcium, gluconate de ▪ carboplatine ▪ carmustine ▪ céfazoline ▪ céfopérazone ▪ céfotaxime ▪ céfotétane ▪ ceftazidime ▪ ceftizoxime ▪ ceftriaxone ▪ céfuroxime ▪ cimétidine ▪ cisplatine ▪ clindamycine ▪ cyclophosphamide ▪ cytarabine ▪ dacarbazine ▪ dactinomycine ▪ daunorubicine ▪ dexaméthasone ▪ diphenhydramine ▪ doxorubicine ▪ doxycycline ▪ dropéridol ▪ énalaprilate ▪ étoposide ▪ famotidine ▪ floxuridine ▪ fluconazole ▪ fludarabine ▪ fluorouracile ▪ furosémide ▪ gallium, nitrate de ▪ ganciclovir ▪ gentamicine ▪ halopéridol ▪ héparine ▪ hydrocortisone ▪ hydromorphone ▪ idarubicine ▪ ifosfamide ▪ imipénem/cilastatine ▪ lorazépam ▪ mannitol ▪ méchloréthamine ▪ mépéridine ▪ mesna ▪ méthotrexate ▪ métoclopramide ▪ métronidazole ▪ miconazole ▪ minocycline ▪ mitomycine ▪ mitoxantrone ▪ morphine ▪ nalbuphine ▪ nétilmicine ▪ ondansétron ▪

pentostatine ■ pipéracilline ■ plicamycine ■ potassium, chlorure de ■ prochlorpérazine, édisylate de ■ prométhazine ■ ranitidine ■ sodium, bicarbonate de ■ streptozocine ■ téniposide ■ thiotépa ■ ticarcilline ■ ticarcilline/clavulanate ■ tobramycine ■ triméthoprime/sulfaméthoxazole ■ vancomycine ■ vinblastine ■ vincristine ■ vinorelbine ■ zidovudine.

Incompatibilité (tubulure en Y): amphotéricine B ■ chlorpromazine.

ENSEIGNEMENT AU PATIENT ET À SES PROCHES

- Conseiller au patient de respecter scrupuleusement la posologie recommandée même si des nausées ou des vomissements surviennent. L'inciter à demander conseil à un professionnel de la santé si les vomissements surviennent peu de temps après la prise du médicament. Si le patient n'a pu prendre le médicament au moment habituel, il ne doit pas le prendre du tout.
- Recommander au patient de signaler au médecin les symptômes suivants: fièvre, frissons, dyspnée, toux persistante, maux de gorge, signes d'infection, saignement des gencives, formation d'ecchymoses, pétéchies, présence de sang dans l'urine, dans les selles ou dans les vomissements. Inciter le patient à éviter les foules et les personnes contagieuses. Lui recommander d'utiliser une brosse à dents à poils doux et un rasoir électrique et de ne pas prendre d'alcool ni de préparations à base d'aspirine ou d'AINS.
- Conseiller au patient de signaler à un professionnel de la santé le rash, les démangeaisons, les douleurs articulaires ou l'œdème.
- Recommander au patient d'examiner ses muqueuses buccales pour déceler l'érythème et les aphtes. En cas d'aphtes, lui conseiller de remplacer la brosse à dents par une brosse-éponge et de se rincer la bouche avec de l'eau après avoir bu ou mangé. Lui conseiller de consulter le médecin si la douleur l'empêche de s'alimenter. La douleur associée à la stomatite peut dicter l'administration d'analgésiques opiacés.
- Recommander à la patiente de continuer à prendre des mesures contraceptives tout au long du traitement, car bien que le melphalan puisse réduire la fécondité, il peut avoir des effets tératogènes.
- Prévenir le patient qu'il ne doit pas se faire vacciner sans recommandation expresse d'un professionnel de la santé.
- Insister sur l'importance des tests de laboratoire à intervalles réguliers permettant de déceler les effets secondaires.

VÉRIFICATION DE L'EFFICACITÉ THÉRAPEUTIQUE

L'efficacité du traitement peut être démontrée par: la diminution de la taille de la tumeur et le ralentissement de la propagation des cellules malignes. ✳

MÉPÉRIDINE

Synonyme: péthidine

Demerol, Péthidine

CLASSIFICATION:

Analgésique opiacé (agoniste)

Grossesse – catégorie C

INDICATIONS

Soulagement de la douleur modérée à grave, en monothérapie ou en association avec des analgésiques non opiacés ■ Adjuvant à l'anesthésie ■ Analgésie au cours du travail de l'accouchement ■ Sédation préopératoire. **Usages non approuvés**: Frissons.

MÉCANISME D'ACTION

Liaison aux récepteurs opiacés du SNC. Modification de la perception de la douleur et de la réaction aux stimulis douloureux tout en entraînant une dépression généralisée du SNC. ***Effets thérapeutiques:*** Diminution de l'intensité de la douleur.

PHARMACOCINÉTIQUE

Absorption: Une fraction de 50 % du médicament est absorbée depuis le tractus gastro-intestinal. Bonne absorption à partir des points d'injection IM. Les doses par voies orale et parentérale ne sont pas équivalentes.

Distribution: Le médicament se répartit dans tout l'organisme. Il traverse le placenta et pénètre dans le lait maternel.

Liaison aux protéines: Élevée.

Métabolisme et excrétion: Le médicament est surtout métabolisé par le foie. Une certaine fraction est transformée en norméperidine, qui peut s'accumuler et provoquer des convulsions. Une fraction de 5 % est excrétée à l'état inchangé par les reins.

Demi-vie: De 3 à 5 heures (prolongée en cas de dysfonctionnement hépatique ou rénal).

CONTRE-INDICATIONS ET PRÉCAUTIONS/ MISES EN GARDE

Contre-indications: Hypersensibilité ■ Hypersensibilité aux bisulfites (certains produits injectables renferment ces additifs) ■ Traitement par les IMAO au cours des 14 à 21 jours précédents.

Précautions/mises en garde: Traumatisme crânien ■ Pression intracrânienne accrue ■ Maladies rénale, hépatique ou pulmonaire graves ■ Hypothyroïdie ■ Insuffisance surrénalienne ■ Alcoolisme ■ Personnes âgées ou patients débilités (il est conseillé de réduire la dose initiale) ■ Douleurs abdominales non diagnostiquée ou hyperplasie de la prostate ■ Travail de l'accouchement (risque de dépression respiratoire chez le nouveau-né) ■ Patients souffrant d'insuffisance rénale ou présentant des brûlures sur une grande surface corporelle ■ Doses élevées (> 600 mg/jour) ou traitement prolongé (> 2 jours) ; risque accru de stimulation du SNC et de convulsions dues à l'accumulation de norméperidine) ■ Grossesse et allaitement (administration prolongée à proscrire) ■ Enfants (risque accru de convulsions dues à l'accumulation de norméperidine).

M

RÉACTIONS INDÉSIRABLES ET EFFETS SECONDAIRES

SNC: CONVULSIONS, confusion, sédation, dysphorie, euphorie, sensation de flottement, hallucinations, céphalées, rêves bizarres.
ORLO: vision trouble, diplopie, myosis.
Resp.: dépression respiratoire.
CV: hypotension, bradycardie.
GI: constipation, nausées, vomissements.
GU: rétention urinaire.
Tég.: bouffée vasomotrice, transpiration.
Divers: dépendance physique, dépendance psychologique, tolérance aux effets du médicament.

INTERACTIONS

Médicament-médicament: LA MÉPÉRIDINE DOIT ÊTRE ADMINISTRÉE AVEC UNE EXTRÊME PRUDENCE CHEZ LES PATIENTS RECEVANT DES **IMAO** OU LA **PROCARBAZINE**, (RISQUE DE RÉACTIONS MORTELLES ; LA MÉPÉRIDINE EST CONTRE-INDIQUÉE DANS LES 14 À 21 JOURS SUIVANT UN TRAITEMENT PAR UN IMAO) ■ Effet dépresseur additif sur le SNC, lors de l'usage concomitant d'**alcool**, d'**antihistaminiques** et d'**hypnosédatifs** ■ L'administration d'**analgésiques opiacés antagonistes partiels** peut déclencher des symptômes de sevrage chez les patients présentant une dépendance physique aux opiacés ■ La **nalbuphine** ou la **pentazocine** peuvent diminuer l'analgésie induite par la mépéridine ■ Les **antirétroviraux inhibiteurs de la protéase** peuvent intensifier les effets et les réactions indésirables de cet agent (usage concomitant à éviter) ■ La **phénytoïne** accélère le métabolisme de la mépéridine et peut en diminuer les effets ■ La **chlorpromazine** et la **thioridazine** peuvent accroître le risque de réactions indésirables (usage concomitant à éviter).

VOIES D'ADMINISTRATION ET POSOLOGIE

PO, IM, SC (adultes): *Analgésie* – de 50 à 150 mg, toutes les 3 à 4 heures, au besoin. *Analgésie au cours du travail de l'accouchement* – de 50 à 100 mg par voie IM ou SC lorsque les contractions deviennent régulières ; on peut répéter l'administration toutes les 1 à 3 heures. *Sédation préopératoire* – de 50 à 100 mg par voie IM ou SC, de 30 à 90 minutes avant l'anesthésie.

PO, IM, SC (enfants): *Analgésie* – de 1,1 à 1,8 mg/kg, toutes les 3 à 4 heures, au besoin (ne pas dépasser 100 mg par dose). *Sédation préopératoire* – de 1,1 à 2,2 mg/kg par voie IM ou SC, de 30 à 90 minutes avant l'anesthésie (ne pas dépasser la dose recommandée chez l'adulte).

IV (adultes): *Analgésie* – La posologie doit être réduite à 25 ou 50 mg.

PO, IM, IV, SC (personnes âgées): Réduire la posologie.

PRÉSENTATION (version générique disponible)

Comprimés: 50 mg[N] ■ **Solutions pour injection:** 10 mg/mL[N], 25 mg/mL[N], 50 mg/mL[N], 75 mg/mL[N], 100 mg/mL[N].

PHARMACODYNAMIE (effet analgésique)

	DÉBUT D'ACTION	PIC	DURÉE
PO	15 min	60 min	2 – 4 h
IM	10 – 15 min	30 – 50 min	2 – 4 h
SC	10 – 15 min	40 – 60 min	2 – 4 h
IV	Immédiat	5 – 7 min	2 – 4 h

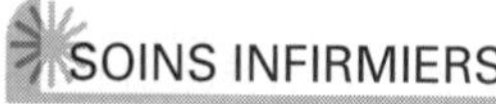

SOINS INFIRMIERS

ÉVALUATION DE LA SITUATION

- Déterminer le type de douleur, son siège et son intensité, avant l'administration du médicament, 1 heure après l'administration PO, SC et IM et 5 minutes (pic) après l'administration IV. Lorsqu'on majore la dose d'un opiacé, on devrait l'augmenter de 25 à 50 % jusqu'à ce qu'on note une réduction de 50 % de la douleur, selon l'évaluation qu'en fait le patient sur une échelle numérique ou visuelle ou jusqu'à ce que le patient signale un soulagement adéquat de la douleur. On peut administrer sans danger une autre dose au moment du pic, si la dose précédente s'est avérée inefficace et si les effets secondaires sont minimes.

- Utiliser un tableau de doses équianalgésiques (voir l'annexe A) au moment de changer de voie d'administration ou de substituer à cet agent un autre opiacé.
- Mesurer la pression artérielle, le pouls et la fréquence respiratoire avant et à intervalles réguliers tout au long de l'administration de ce médicament. Si la fréquence respiratoire est < 10/minute, évaluer le degré de sédation. Il peut s'avérer nécessaire de réduire la dose de 25 à 50 %. La somnolence initiale diminue lors d'un traitement prolongé.
- Examiner la fonction intestinale du patient à intervalles réguliers. La consommation accrue de liquides et d'aliments riches en fibres et la prise de laxatifs peuvent réduire et prévenir les effets constipants du médicament. Sauf contre-indication, des laxatifs stimulants devraient être administrés de façon systématique si le traitement par un opiacé dure plus de 2 ou de 3 jours.
- L'usage prolongé peut entraîner la dépendance physique et psychologique ainsi qu'une tolérance aux effets du médicament, mais cela ne doit pas empêcher le patient de recevoir une quantité suffisante d'analgésiques. La dépendance psychologique est rare chez la plupart des patients qui reçoivent la mépéridine pour traiter la douleur. Lors d'un traitement prolongé, il faut parfois administrer des doses de plus en plus élevées pour soulager la douleur.
- CHEZ LES PATIENTS QUI SUIVENT UN TRAITEMENT PROLONGÉ OU À DOSES ÉLEVÉES, RESTER À L'AFFÛT DES SIGNES DE STIMULATION DU SNC (AGITATION, IRRITABILITÉ, CONVULSIONS), ATTRIBUABLES À L'ACCUMULATION DU MÉTABOLITE NORMÉPÉRIDINE. LE RISQUE DE TOXICITÉ AUGMENTE EN CAS D'ADMINISTRATION DE DOSES SUPÉRIEURES À 600 mg/24 HEURES, D'ADMINISTRATION PROLONGÉE (> 2 JOURS) ET D'INSUFFISANCE RÉNALE.

Tests de laboratoire : La mépéridine peut élever les concentrations plasmatiques d'amylase et de lipase.

Toxicité et surdosage : S'il est nécessaire d'administrer un antagoniste opiacé pour renverser la dépression respiratoire ou le coma, l'antidote est la naloxone (Narcan). Diluer le contenu de l'ampoule de naloxone à 0,4 mg dans 10 mL de solution de NaCl 0,9 % et administrer 0,5 mL (0,02 mg) par bolus IV direct, toutes les 2 minutes. Dans le cas des enfants et des patients pesant moins de 40 kg, diluer 0,1 mg de naloxone dans 10 mL de solution de NaCl 0,9 % pour obtenir une concentration de 10 µg/mL et administrer 0,5 µg/kg, toutes les 2 minutes. Ajuster graduellement la dose pour prévenir les symptômes de sevrage, les convulsions et la douleur intense. CHEZ LES PATIENTS QUI REÇOIVENT UN TRAITEMENT PROLONGÉ PAR LA MÉPÉRIDINE, LA NALOXONE PEUT PROVOQUER DES CONVULSIONS EN ÉLIMINANT LES EFFETS DE LA MÉPÉRIDINE ; À CET EFFET S'AJOUTE L'EFFET CONVULSIF DE LA NORMÉPÉRIDINE, D'OÙ RISQUE D'INTENSIFICATION DES EFFETS CONVULSIVANTS. SUIVRE LE PATIENT DE PRÈS.

DIAGNOSTICS INFIRMIERS POSSIBLES

- Douleur aiguë (Indications).
- Trouble de la perception visuelle et auditive (Effets secondaires).
- Risque d'accident (Effets secondaires).

INTERVENTIONS INFIRMIÈRES

- NE PAS CONFONDRE LA MÉPÉRIDINE AVEC LA MORPHINE OU L'HYDROMORPHONE ; DES ERREURS ONT MENÉ À UNE ISSUE FATALE.
- Pour augmenter l'effet analgésique de la mépéridine, avant de l'administrer, expliquer au patient la valeur thérapeutique de ce médicament.
- Les doses administrées selon un horaire fixe peuvent être plus efficaces que celles administrées sur demande. L'analgésique s'avère plus efficace s'il est administré avant que la douleur ne devienne intense.
- L'administration concomitante d'analgésiques non opiacés peut avoir des effets analgésiques additifs et permettre d'administrer de doses plus faibles d'opiacés.
- La dose administrée par voie orale est de 50 % moins efficace que la dose parentérale. Lors du passage au traitement par voie orale, il peut s'avérer nécessaire d'augmenter la dose (voir l'annexe A).

- Après un traitement prolongé, interrompre l'administration graduellement pour prévenir les symptômes de sevrage.

PO: On peut administrer le médicament avec des aliments ou du lait pour réduire l'irritation gastrique.

SC: L'administration répétée de doses SC peut provoquer une irritation locale.

IV directe: Diluer le médicament jusqu'à une concentration de 10 mg/mL avec de l'eau stérile ou avec une solution de NaCl 0,9 % pour injection.

Vitesse d'administration: Administrer lentement. Une administration trop rapide peut aggraver la dépression respiratoire et provoquer de l'hypotension et un collapsus circulatoire.

Associations compatibles dans la même seringue: atropine ■ benzquinamide ■ chlorpromazine ■ dimenhydrinate ■ diphenhydramine ■ dropéridol ■ glycopyrrolate ■ hydroxyzine ■ métoclopramide ■ midazolam ■ perphénazine ■ prochlorpérazine ■ promazine ■ prométhazine ■ scopolamine.

Associations incompatibles dans la même seringue: héparine ■ pentobarbital.

Compatibilité (tubulure en Y): amifostine ■ amikacine ■ ampicilline ■ ampicilline/sulbactam ■ aténolol ■ aztréonam ■ bumétanide ■ céfamandole ■ céfazoline ■ céfotaxime ■ céfotétane ■ céfoxitine ■ ceftazidime ■ ceftizoxime ■ ceftriaxone ■ céfuroxime ■ céphalothine ■ céphapirine ■ chloramphénicol ■ cisatracurium ■ clindamycine ■ dexaméthasone ■ diltiazem ■ diphenhydramine ■ dobutamine ■ dopamine ■ doxycycline ■ dropéridol ■ érythromycine, lactobionate de ■ famotidine ■ filgrastim ■ fluconazole ■ fludarabine ■ gallium, nitrate de ■ gentamicine ■ héparine ■ hydrocortisone sodique, succinate de ■ insuline ■ kanamycine ■ labétolol ■ lidocaïne ■ magnésium ■ paclitaxel ■ pénicilline G potassique ■ pipéracilline ■ pipéracilline/tazobactam ■ potassium, chlorure de ■ propranolol ■ ranitidine ■ rémifentanil ■ sargramostim ■ téniposide ■ thiotépa ■ ticarcilline ■ ticarcilline/clavulanate ■ tobramycine ■ triméthoprime/sulfaméthoxazole ■ vancomycine ■ vérapamil ■ vinorelbine.

Incompatibilité (tubulure en Y): amphotéricine B, cholestéryle de ■ céfépime ■ céfopérazone ■ doxorubicine liposomale ■ idarubicine ■ imipénem/cilastatine ■ mezlocilline ■ minocycline.

ENSEIGNEMENT AU PATIENT ET À SES PROCHES

- Expliquer au patient ce qu'on entend par administration sur demande et à quel moment il doit réclamer l'analgésique.
- Conseiller au patient de respecter scrupuleusement la posologie recommandée. Si la dose devient moins efficace après quelques semaines, lui demander de ne pas l'augmenter sans avoir consulté d'abord un professionnel de la santé.
- Prévenir le patient que la mépéridine peut provoquer des étourdissements et de la somnolence. Lui recommander de demander de l'aide lorsqu'il se déplace et de ne pas fumer lorsqu'il est seul. Lui conseiller de ne pas conduire et d'éviter les activités qui exigent sa vigilance jusqu'à ce qu'on ait la certitude que le médicament n'entraîne pas ces effets chez lui.
- Recommander au patient de changer lentement de position pour diminuer le risque d'hypotension orthostatique.
- Inciter le patient à ne pas boire d'alcool et à ne pas prendre d'autres dépresseurs du SNC en même temps que la mépéridine.
- Informer le patient qui reçoit un traitement ambulatoire qu'il peut réduire les nausées et les vomissements en demeurant couché.
- Conseiller au patient de se tourner dans le lit, de tousser et de faire des exercices de respiration profonde toutes les 2 heures pour prévenir l'atélectasie.

VÉRIFICATION DE L'EFFICACITÉ THÉRAPEUTIQUE

L'efficacité du traitement peut être démontrée par: la diminution de l'intensité de la douleur sans modification importante de l'état de la conscience ou de la fonction respiratoire.

MÉSALAMINE

Synonyme : acide 5-aminosalicylique

Asacol, Mesasal, Novo-5-asa, Pentasa, Salofalk

CLASSIFICATION :

Anti-inflammatoire local non stéroïdien (entérocolique)

Grossesse – catégorie B

INDICATIONS

Traitement des maladies inflammatoires de l'intestin, incluant : la colite ulcéreuse ■ la rectite ■ la rectosigmoïdite ■ la maladie de Crohn.

MÉCANISME D'ACTION

Action anti-inflammatoire locale au niveau du côlon, probablement due à l'inhibition de la synthèse des prostaglandines. ***Effets thérapeutiques:*** Réduction des symptômes des maladies inflammatoires de l'intestin.

PHARMACOCINÉTIQUE

Absorption: Une fraction de 28 % du médicament est absorbée par suite de l'administration par voie orale; après l'administration par voie rectale, une fraction de 10 à 30 %, selon la durée de la rétention, est absorbée à partir du côlon.

Distribution: Inconnue.

Métabolisme et excrétion: Une certaine activité métabolique a lieu, mais le siège en est inconnu. La plus grande partie du médicament est éliminée à l'état inchangé dans les fèces.

Demi-vie: *PO* – 12 heures (de 2 à 15 heures); *voie rectale* – de 0,5 à 1,5 heure.

CONTRE-INDICATIONS ET PRÉCAUTIONS/ MISES EN GARDE

Contre-indications: Réactions d'hypersensibilité aux salicylates et à la mésalamine ■ Occlusion des voies urinaires ou intestinales ■ Ulcère gastrique ou duodénal ■ Enfants âgés de moins de 2 ans ■ Insuffisance hépatique ou rénale grave.

Précautions/mises en garde: Réactions d'hypersensibilité aux sulfamides ou à la sulfasalazine ■ Risque de réactions de sensibilité croisée avec le furosémide, les sulfonylurées (hypoglycémiants) ou les inhibiteurs de l'anhydrase carbonique ■ Carence en G-6-PD ■ Hypersensibilité aux bisulfites (lavement à la mésalamine seulement) ■ Porphyrie ■ Grossesse (l'innocuité du médicament n'a pas été établie) ■ Allaitement (l'innocuité du médicament n'a pas été établie).

RÉACTIONS INDÉSIRABLES ET EFFETS SECONDAIRES

SNC: céphalées, étourdissements, malaise, faiblesse.

ORLO: pharyngite, rhinite.

CV: péricardite.

GI: diarrhée, éructations (PO), flatulence, nausées, vomissements.

GU: néphrite interstitielle, pancréatite, insuffisance rénale.

Tég.: alopécie, rash.

Locaux: irritation anale (lavement, suppositoires).

Loc.: douleurs lombaires.

Divers: ANAPHYLAXIE, syndrome d'intolérance aiguë, fièvre.

INTERACTIONS

Médicament-médicament: Aucune interaction notable.

VOIES D'ADMINISTRATION ET POSOLOGIE

PO (adultes): La dose quotidienne est de 2 à 4 g (Pentasa), de 3 ou de 4 g (Salofalk) ou de 0,8 à 4,8 g (Asacol), en 3 ou 4 prises fractionnées.

PR (adultes): *Suppositoires* – la dose quotidienne est de 1,5 g en 2 ou en 3 prises fractionnées. *Lavement* – phase aiguë: 4 g/60 g, au coucher, à retenir pendant 8 heures. *Lavement* – prévention des récidives: 2 g/60 g, au coucher, à retenir pendant 8 heures ou 4 g/60 g tous les 2 ou 3 jours.

PRÉSENTATION

Comprimés entérosolubles: 400 mg[Pr], 500 mg[Pr] ■ **Comprimés à libération retard:** 250 mg[Pr], 500 mg[Pr] ■ **Suppositoires:** 250 mg[Pr], 500 mg[Pr], 1 000 mg[Pr] ■ **Suspensions rectales:** 2 g/60 g[Pr], 4 g/60 g[Pr].

PHARMACODYNAMIE (amélioration sur le plan clinique)

	Début d'action	Pic	Durée
PO	inconnu	inconnu	6 – 8 h
PR	3 – 21 jours	inconnu	24 h

SOINS INFIRMIERS

ÉVALUATION DE LA SITUATION

- DÉTERMINER SI LE PATIENT EST ALLERGIQUE AUX SULFAMIDES OU AUX SALICYLATES. LE PATIENT ALLERGIQUE À LA SULFASALAZINE PEUT PRENDRE LA MÉSALAMINE SANS PROBLÈMES, MAIS LE TRAITEMENT DOIT ÊTRE INTERROMPU EN CAS DE RASH OU DE FIÈVRE.
- Effectuer le bilan des ingesta et des excreta. L'apport de liquides devrait être suffisant pour maintenir un débit urinaire d'au moins 1 200 à 1 500 mL par jour afin de prévenir la cristallurie et la formation de calculs.

Maladie inflammatoire de l'intestin: Évaluer les douleurs abdominales et la fréquence, la quantité et la consistance des selles au début du traitement et pendant toute sa durée.

Tests de laboratoire :

- Noter les résultats de l'examen des urines, l'urée et les concentrations de créatinine sérique avant le traitement et à intervalles réguliers par la suite. La mésalamine peut provoquer une toxicité rénale.
- La mésalamine peut élever les concentrations d'AST et d'ALT. Elle peut également entraîner une élévation des concentrations sériques de phosphatase alcaline, de GGTP, de LDH, d'amylase et de lipase.

DIAGNOSTICS INFIRMIERS POSSIBLES

- Douleur aiguë (Indications).
- Diarrhée (Indications).
- Connaissances insuffisantes sur le traitement médicamenteux (Enseignement au patient et à ses proches).

INTERVENTIONS INFIRMIÈRES

PO : Administrer le médicament avant les repas et à l'heure du coucher, avec un grand verre d'eau. Les comprimés doivent être avalés tels quels sans être brisés ; garder intact l'enrobage externe. On peut parfois retrouver des comprimés intacts ou partiellement intacts dans les selles. Si ce phénomène est fréquent, recommander au patient d'en informer un professionnel de la santé.

M

PR :

- Le patient devrait aller à la selle avant l'administration de la préparation rectale.
- Éviter de manipuler à l'excès les *suppositoires*. Retirer le papier d'aluminium et introduire délicatement la pointe du suppositoire dans le rectum sans exercer de pression excessive. Le suppositoire devrait être retenu pendant au moins 1 à 3 heures pour que le patient puisse en tirer un maximum de bienfaits.
- Administrer le lavement de 60 g une fois par jour, au coucher. La solution devrait être retenue pendant environ 8 heures. Avant d'administrer la *suspension rectale*, bien agiter le flacon et retirer le capuchon protecteur. Demander au patient de se coucher sur le côté gauche, en gardant la jambe gauche allongée et la jambe droite fléchie pour le soutenir ou ramener les genoux du patient vers sa poitrine. Introduire délicatement la pointe de l'applicateur dans le rectum, en la pointant vers le nombril. Comprimer uniformément le flacon pour administrer la plus grande partie de la préparation.

ENSEIGNEMENT AU PATIENT ET À SES PROCHES

- Enseigner au patient la bonne méthode d'administration. Lui conseiller de respecter scrupuleusement la posologie recommandée, même s'il se sent mieux. S'il n'a pu prendre le médicament au moment habituel, il doit le prendre dès que possible, à moins que ce ne soit presque l'heure prévue pour la dose suivante.
- Prévenir le patient que la mésalamine peut provoquer des étourdissements. Lui conseiller de ne pas conduire et d'éviter les activités qui exigent sa vigilance jusqu'à ce qu'on ait la certitude que le médicament n'entraîne pas cet effet chez lui.
- Recommander au patient d'informer un professionnel de la santé si les symptômes suivants se manifestent : rash, maux de gorge, fièvre, aphtes, saignements inhabituels ou formation d'ecchymoses, respiration sifflante ou urticaire.
- Conseiller au patient de consulter un professionnel de la santé si les symptômes ne s'améliorent pas après 1 ou 2 mois de traitement.
- Recommander au patient de consulter un professionnel de la santé si les symptômes s'aggravent ou ne s'améliorent pas. Si des symptômes d'intolérance aiguë se manifestent (crampes, douleurs abdominales aiguës, diarrhée sanguinolante, fièvre, céphalées, rash), lui conseiller d'interrompre le traitement et d'en informer immédiatement un professionnel de la santé.
- Informer le patient qu'il devrait peut-être se soumettre à intervalles réguliers à une rectoscopie et à une sigmoïdoscopie pour qu'on puisse déterminer sa réponse au traitement.

PR :

- Demander au patient d'utiliser la *suspension rectale* au coucher et de la retenir toute la nuit pour obtenir de meilleurs résultats.
- Recommander au patient de ne pas changer de marque de mésalamine sans avoir consulté un professionnel de la santé au préalable.

VÉRIFICATION DE L'EFFICACITÉ THÉRAPEUTIQUE

L'efficacité du traitement peut être démontrée par : la diminution de la diarrhée et des douleurs abdominales ■ le rétablissement d'un mode d'élimination intestinale normale chez les patients souffrant d'une maladie inflammatoire de l'intestin ; les effets du médicament peuvent se manifester dans les 3 à 21 jours suivant le début du traitement ; le traitement dure habituellement de 3 à 6 semaines ■ le maintien d'une rémission chez les patients souffrant d'une maladie inflammatoire de l'intestin.

MESNA

Uromitexan

CLASSIFICATION :

Antidote (prévention de la toxicité associée aux oxazaphosphorines), uroprotecteur

Grossesse – catégorie B

INDICATIONS

Diminution et prévention de la cystite hémorragique induite par des oxazaphosphorines (voir Cyclophosphamide et Ifosfamide).

MÉCANISME D'ACTION

Liaison aux métabolites toxiques de l'ifosfamide et du cyclophosphamide dans les reins. ***Effets thérapeutiques :*** Prévention de la cystite hémorragique induite par l'ifosfamide ou le cyclophosphamide.

PHARMACOCINÉTIQUE

Absorption : Par suite de l'administration par voie IV, la biodisponibilité est totale. Par suite de l'administration par voie orale, une fraction de 76 % du médicament est absorbée.

Distribution : Inconnue.

Métabolisme et excrétion : Le médicament est rapidement transformé en disulfite de mesna, puis retransformé en mesna dans les reins, où il peut se lier aux métabolites toxiques de l'ifosfamide ou du cyclophosphamide.

Demi-vie : *Mesna* – 0,36 heure ; *disulfide de mesna* – 1,17 heure.

CONTRE-INDICATIONS ET PRÉCAUTIONS/ MISES EN GARDE

Contre-indications : Hypersensibilité au mesna ou à d'autres dérivés du caoutchouc.

Précautions/mises en garde : Grossesse ou allaitement (l'innocuité du médicament n'a pas été établie).

RÉACTIONS INDÉSIRABLES ET EFFETS SECONDAIRES

GI : diarrhée, nausées, goût désagréable, vomissements.

INTERACTIONS

Médicament-médicament : Aucune interaction notable.

VOIES D'ADMINISTRATION ET POSOLOGIE

IV (adultes) : Administrer une dose de mesna équivalente à 20 % de la dose d'oxazaphosphorine au même moment que cet agent et 4 et 8 heures plus tard.

PO (adultes) : Administrer une dose de mesna équivalente à 40 % de la dose d'oxazaphosphorine au même moment que cet agent et 4 et 8 heures plus tard (ou une dose IV de mesna équivalente à 20 % de la dose d'oxazaphosphorine au même moment que cet agent, puis une dose PO de mesna équivalente à 40 % de la dose d'oxazaphosphorine, 4 et 8 heures plus tard).

PRÉSENTATION

Solution pour injection : 100 mg/mL en ampoules de 4 mL[Pr] et de 10 mL[Pr].

PHARMACODYNAMIE (effets détoxifiants)

	Début d'action	Pic	Durée
IV	rapide	inconnu	4 h

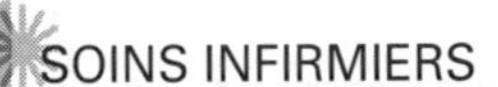

SOINS INFIRMIERS

ÉVALUATION DE LA SITUATION

Chez le patient recevant de l'ifosfamide ou du cyclophosphamide, déceler l'apparition d'une cystite hémorragique.

Tests de laboratoire : Le mesna peut entraîner des résultats faussement positifs au dosage de la cétonurie.

DIAGNOSTICS INFIRMIERS POSSIBLES

Connaissances insuffisantes sur le traitement médicamenteux (Enseignement au patient et à ses proches).

INTERVENTIONS INFIRMIÈRES

Administrer le premier bolus au même moment que l'ifosfamide ou le cyclophosphamide, la deuxième dose, 4 heures plus tard et la troisième dose, 8 heures plus tard. Maintenir le même schéma posologique lors de l'administration de chaque dose d'ifosfamide ou de cyclophosphamide.

PO : Des deuxième et troisième doses ont déjà été administrées par voie orale (usage non approuvé aux É.-U.). La solution orale a été préparée avec 20 ou 50 mg de mesna par mL, en diluant la préparation parentérale avec un sirop (solution stable

M

pendant 7 jours à la température ambiante). On l'a également diluée dans des boissons gazeuses ou dans du jus de pomme ou d'orange, pour obtenir des concentrations de 2, 10 ou 50 mg/mL (la solution est stable pendant 24 heures au réfrigérateur).
IV directe: Diluer le contenu des ampoules de 4 et 10 mL, d'une teneur de 100 mg/mL, dans 16 ou 40 mL, respectivement, de solution D5%E, de NaCl 0,9 %, de D5%/NaCl 0,45 % ou de solution de lactate de Ringer, jusqu'à l'obtention d'une concentration finale de 20 mg/mL. Garder la solution au réfrigérateur. Utiliser la préparation dans les 6 heures qui suivent. Jeter toute portion inutilisée.
Association compatible dans la même seringue: ifosfamide.
Compatibilité (tubulure en Y): amifostine ▪ aztréonam ▪ céfépime ▪ filgrastim ▪ fludarabine ▪ gallium, nitrate de ▪ granisétron ▪ melphalan ▪ méthotrexate ▪ ondansétron ▪ paclitaxel ▪ pipéracilline/tazobactam ▪ sargramostim ▪ téniposide ▪ thiotépa ▪ vinorelbine.
Compatibilité en addition au soluté: cyclophosphamide ▪ ifosfamide.
Incompatibilité en addition au soluté: carboplatine ▪ cisplatine.

M

ENSEIGNEMENT AU PATIENT ET À SES PROCHES

- Prévenir le patient que le goût désagréable est un effet prévisible se manifestant pendant l'administration du médicament.
- Conseiller au patient de prévenir un professionnel de la santé si les nausées, les vomissements ou la diarrhée persistent ou si cette dernière est grave.

VÉRIFICATION DE L'EFFICACITÉ THÉRAPEUTIQUE

L'efficacité du traitement peut être démontrée par: la prévention de la cystite hémorragique associée au traitement par l'ifosfamide ou le cyclosphosphamide. ✳

MESTRANOL,
voir Contraceptifs hormonaux

MÉTAPROTÉRÉNOL,
voir Orciprénaline

METFORMINE

Alti-Metformine, Apo-Metformine, Dom-Metformine, Glucophage, Metformine, Novo-Metformin, Nu-Metformin, Rhoxal-Metformine, Riva-Metformine

CLASSIFICATION:
Antidiabétique (biguanide)
Grossesse – catégorie B

INDICATIONS

Traitement d'appoint du diabète non insulinodépendant stable et bénin qui n'est pas susceptible d'entraîner une cétose. Ce médicament peut être associé à une diétothérapie ou à des sulfamides hypoglycémiants oraux.

MÉCANISME D'ACTION

Diminution de la production de glucose par le foie ▪ Diminution de l'absorption de glucose par les intestins ▪ Augmentation de la sensibilité à l'insuline. ***Effets thérapeutiques***: Équilibrage de la glycémie.

PHARMACOCINÉTIQUE

Absorption: Par suite de l'administration PO, une fraction de 50 à 60 % est absorbée.
Distribution: La metformine pénètre dans le lait maternel à des taux équivalents à ceux qu'on retrouve dans le plasma.
Métabolisme et excrétion: La metformine est éliminée par les reins à l'état presque entièrement inchangé.
Demi-vie: 17,6 heures.

CONTRE-INDICATIONS ET PRÉCAUTIONS/ MISES EN GARDE

Contre-indications: Hypersensibilité ▪ Diabète insulinodépendant ▪ Acidose métabolique et antécédents d'acidocétose de quelque cause que ce soit ▪ Antécédents d'acidose lactique ▪ Insuffisance rénale quelle qu'en soit la gravité ▪ Néphropathie ou dysfonctionnement rénal sous-jacent (créatinine sérique > 136 µmol/L chez l'homme ou > 124 µmol/L chez la femme) ▪ Études radiographiques concomitantes nécessitant l'administration IV d'une substance de contraste iodée (interrompre temporairement l'administration de la metformine) ▪ Insuffisance hépatique ▪ Insuffisance cardiaque dictant une pharmacothérapie ▪ Alcoolisme ▪ Déshydratation, troubles médicaux graves (IM, AVC)

■ Stress dû à une infection ou à une intervention chirurgicale ■ Grossesse.

Précautions/mises en garde : Patients âgés ou débilités (il peut s'avérer nécessaire de réduire la dose) ■ Hypoxie ■ Insuffisance hypophysaire ou hyperthyroïdie ■ Allaitement ou enfants (l'innocuité du médicament n'a pas été établie).

RÉACTIONS INDÉSIRABLES ET EFFETS SECONDAIRES

GI : ballonnement, diarrhée, nausées, vomissements, goût métallique désagréable.

End. : hypoglycémie.

HÉ : ACIDOSE LACTIQUE.

Divers : réduction des concentrations de vitamine B.

INTERACTIONS

Médicament-médicament : L'administration d'une **substance de contraste à base d'iode** ou une consommation excessive ou prolongée d'**alcool** peuvent élever le risque d'acidose lactique ■ L'**amiloride**, la **digoxine**, la **morphine**, le **procaïnamide**, la **quinidine**, la **ranitidine**, le **triamtérène**, le **triméthoprime**, les **bloqueurs des canaux calciques** et la **vancomycine** peuvent entrer en compétition avec la metformine au cours du processus d'élimination. Dans ce cas, on peut noter une modification des réponses au traitement ■ La **cimétidine** et le **furosémide** peuvent augmenter les effets de la metformine ■ La **nifédipine** augmente l'absorption de la metformine et peut en intensifier les effets.

VOIES D'ADMINISTRATION ET POSOLOGIE

PO (adultes) : 500 mg, 3 ou 4 fois par jour ou 850 mg, 2 ou 3 fois par jour; jusqu'à concurrence de 2 550 mg par jour, en doses fractionnées.

PRÉSENTATION

Comprimés : 500 mg[Pr], 850 mg[Pr].

PHARMACODYNAMIE (équilibrage de la glycémie)

	Début d'action	Pic	Durée
PO	plusieurs jours	2 – 4 semaines	inconnue

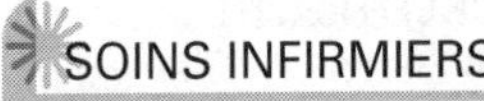

SOINS INFIRMIERS

ÉVALUATION DE LA SITUATION

- En cas d'administration concomitante de sulfamides hypoglycémiants, rester à l'affût des signes et des symptômes suivants d'hypoglycémie : douleurs abdominales, transpiration, faim, faiblesse, étourdissements, céphalées, tremblements, tachycardie, anxiété.
- SUIVRE DE PRÈS L'APPARITION D'UNE CÉTOACIDOSE OU D'UNE ACIDOSE LACTIQUE CHEZ LES PATIENTS DONT LA GLYCÉMIE EST BIEN ÉQUILIBRÉE PAR LA METFORMINE, MAIS QUI CONTRACTENT UNE NOUVELLE MALADIE OU QUI PRÉSENTENT DES RÉSULTATS ANORMAUX AUX TESTS DE LABORATOIRE. MESURER LES ÉLECTROLYTES SÉRIQUES, LA CÉTONÉMIE ET LA GLYCÉMIE ET, SI CELA EST INDIQUÉ, LE pH SANGUIN, LES CONCENTRATIONS DE LACTATE, DE PYRUVATE ET DE METFORMINE. EN PRÉSENCE DE N'IMPORTE QUELLE FORME D'ACIDOSE, ARRÊTER IMMÉDIATEMENT L'ADMINISTRATION DE METFORMINE ET TRAITER L'ACIDOSE.

Tests de laboratoire :

- Suivre, à intervalles réguliers, pendant toute la durée du traitement, la glycémie et la concentration d'hémoglobine glyquée afin d'évaluer l'efficacité du médicament. La metformine peut entraîner des résultats faussement négatifs au dosage de la cétonurie.
- Le patient devrait surveiller systématiquement sa glycémie et la faire mesurer tous les 3 mois par un professionnel de la santé, afin de déterminer l'efficacité du traitement.
- Examiner les résultats des épreuves de l'exploration fonctionnelle rénale avant le traitement et au moins une fois par année pendant toute sa durée. Arrêter le traitement par la metformine si une insuffisance rénale se manifeste.
- Suivre de près les concentrations sériques d'acide folique et de vitamine B annuellement ou tous les deux ans, lors d'un traitement de longue durée. La metformine peut entraver l'absorption de ces substances.

DIAGNOSTICS INFIRMIERS POSSIBLES

- Alimentation excessive (Indications).
- Connaissances insuffisantes sur le traitement médicamenteux (Enseignement au patient et à ses proches).
- Non-observance du traitement médicamenteux (Enseignement au patient et à ses proches).

INTERVENTIONS INFIRMIÈRES

- Il peut s'avérer nécessaire d'administrer de l'insuline aux patients dont la glycémie a été stabilisée, mais qui font de la fièvre, qui sont exposés au stress, à un traumatisme ou à une infection ou qui doivent subir une intervention chirurgicale. Interrompre l'administration de la metformine et attendre la fin de l'épisode aigu avant de reprendre le traitement.

- On devrait interrompre passagèrement l'administration de la metformine chez les patients qui doivent subir une intervention chirurgicale et, de ce fait, diminuer leur consommation d'aliments et de liquides. Reprendre l'administration du médicament lorsque le patient a de nouveau le droit de prendre des aliments et des liquides par la bouche et lorsque sa fonction rénale s'est rétablie.
- Interrompre le traitement par la metformine avant les analyses nécessitant l'injection IV d'une substance de contraste à base d'iode et attendre 48 heures avant de le reprendre.

PO: Administrer la metformine avec des aliments pour réduire les effets gastro-intestinaux.

ENSEIGNEMENT AU PATIENT ET À SES PROCHES

- Conseiller au patient de prendre le médicament tous les jours à la même heure, en suivant scrupuleusement les recommandations du médecin. S'il n'a pas pu prendre le médicament au moment habituel, il doit le prendre dès que possible à moins que ce ne soit presque l'heure prévue pour la dose suivante. Le prévenir qu'il ne doit pas remplacer une dose manquée par une double dose.
- Expliquer au patient que la metformine permet de stabiliser la glycémie, mais ne peut guérir le diabète. Le traitement à l'aide de cet agent est habituellement de longue durée.
- Inciter le patient à suivre la diétothérapie, la pharmacothérapie et le programme d'exercices prescrits afin de prévenir les épisodes d'hypoglycémie ou d'hyperglycémie.
- Expliquer au patient les signes d'hypoglycémie et d'hyperglycémie. Si des symptômes d'hypoglycémie se manifestent, lui recommander de prendre un verre de jus d'orange ou un verre d'eau auquel il ajoute 2 ou 3 cuillerées à thé de sucre, de miel ou de sirop de maïs et de prévenir un professionnel de la santé.
- Montrer au patient comment mesurer sa glycémie et sa cétonurie. Lui recommander de surveiller étroitement les résultats de ces tests en période de stress ou de maladie et de prévenir immédiatement un professionnel de la santé si des modifications importantes surviennent.
- EXPLIQUER AU PATIENT QU'EN PRÉSENCE D'UNE INFECTION GRAVE, DE DÉSHYDRATATION OU DE DIARRHÉE INTENSE OU PERSISTANTE, OU EN CAS D'EXAMENS MÉDICAUX OU D'UNE INTERVENTION CHIRURGICALE, LE RISQUE D'ACIDOSE LACTIQUE PEUT DICTER L'ARRÊT DU TRAITEMENT PAR LA METFORMINE. LUI RECOMMANDER DE SIGNALER IMMÉDIATEMENT À UN PROFESSIONNEL DE LA SANTÉ LES SYMPTÔMES SUIVANTS D'ACIDOSE LACTIQUE : FRISSONS, DIARRHÉE, ÉTOURDISSEMENTS, HYPOTENSION, DOULEURS MUSCULAIRES, SOMNOLENCE, POULS FAIBLE OU FRÉQUENCE CARDIAQUE RALENTIE, DYSPNÉE OU FAIBLESSE.
- Conseiller au patient de consulter un professionnel de la santé avant de prendre d'autres médicaments d'ordonnance ou en vente libre ou de l'alcool en même temps que la metformine.
- Expliquer à la patiente que l'insuline est le médicament de choix pour équilibrer la glycémie au cours de la grossesse. Lui conseiller de ne pas prendre de contraceptifs oraux, mais d'utiliser une autre méthode de contraception et d'informer rapidement un professionnel de la santé si elle pense être enceinte ou si elle souhaite le devenir.
- Prévenir le patient que la metformine peut lui donner un goût désagréable ou métallique, symptôme qui disparaît habituellement de façon spontanée.
- Recommander au patient qui doit suivre un autre traitement ou subir une intervention chirurgicale d'avertir le professionnel de la santé qu'il suit un traitement par ce médicament.
- Conseiller au patient de toujours avoir sur lui du sucre (sachets de sucre ou bonbons) et une pièce d'identité où sont inscrits son problème de santé et son traitement médicamenteux.
- Recommander au patient de signaler à un professionnel de la santé les symptômes suivants : diarrhée, nausées, vomissements, douleurs d'estomac ou sensation de plénitude gastrique.
- Insister sur l'importance des examens de suivi et des contrôles réguliers de la glycémie, de l'hémoglobine glyquée, de la fonction rénale et des paramètres hématologiques.

VÉRIFICATION DE L'EFFICACITÉ THÉRAPEUTIQUE

L'efficacité du traitement peut être démontrée par: l'équilibrage de la glycémie sans épisodes d'hypoglycémie ou d'hyperglycémie. L'équilibre peut être atteint en quelques jours, mais le plein effet du traitement peut ne pas se manifester avant 2 semaines. Si le patient ne répond pas au traitement après qu'il a reçu des doses maximales de metformine pendant 4 semaines, on peut ajouter à sa pharmacothérapie des sulfamides hypoglycémiants par voie orale. Si l'on n'obtient pas de résultats satisfaisants dans les 1 à 3 mois qui suivent le début du traitement concomitant, on peut arrêter l'administration des agents par voie orale et amorcer le traitement par l'insuline. ✳

MÉTHADONE

Metadol, Metadol-D

CLASSIFICATION:

Analgésique opiacé (agoniste), traitement d'entretien et de désintoxication en cas de dépendance aux opiacés

Grossesse – catégorie C

INDICATIONS

Soulagement des douleurs intenses ■ Désintoxication et traitement d'entretien chez les patients présentant une dépendance aux opiacés.

MÉCANISME D'ACTION

Liaison aux récepteurs des opiacés du SNC ■ Modification de la perception de la douleur et de la réaction aux stimuli douloureux avec dépression généralisée du SNC. ***Effets thérapeutiques:*** Diminution de l'intensité de la douleur ■ Suppression des symptômes de sevrage lors des cures de désintoxication ou d'entretien en cas de dépendance à l'héroïne ou aux autres opiacés.

PHARMACOCINÉTIQUE

Absorption: Le médicament est bien absorbé, sans égard à la voie d'administration (une fraction de 50 % est absorbée par suite de l'administration par voie orale).

Distribution: Le médicament se répartit dans tout l'organisme. Il traverse le placenta et pénètre dans le lait maternel.

Liaison aux protéines: Élevée.

Métabolisme et excrétion: Le médicament est surtout métabolisé par le foie; certains métabolites sont actifs et peuvent s'accumuler en cas d'administration prolongée.

Demi-vie: De 15 à 25 heures (prolongée en cas d'utilisation de longue durée).

CONTRE-INDICATIONS ET PRÉCAUTIONS/ MISES EN GARDE

Contre-indications: Hypersensibilité ■ Diarrhée due à un empoisonnement, jusqu'à l'élimination de la toxine du tractus gastro-intestinal ■ Dépression respiratoire aiguë, crise d'asthme aiguë et obstruction des voies respiratoires supérieures ■ Intolérance connue à l'alcool (certaines solutions orales en contiennent) ■ Grossesse ou allaitement (usage prolongé) ■ Traitement concomitant par un IMAO ■ Personnes n'ayant jamais consommé d'opiacés auparavant.

Précautions/mises en garde: Traumatisme crânien ■ Pression intracrânienne accrue ■ Maladies rénale, hépatique ou pulmonaire graves ■ Hypothyroïdie ■ Insuffisance surrénalienne ■ Alcoolisme ■ Personnes âgées ou patients débilités (il est conseillé de réduire la dose) ■ Douleurs abdominales non diagnostiquées ■ Hypertrophie de la prostate ou rétrécissement de l'urètre.

RÉACTIONS INDÉSIRABLES ET EFFETS SECONDAIRES

SNC: <u>confusion</u>, <u>sédation</u>, étourdissements, dysphorie, euphorie, sensation de flottement, hallucinations, céphalées, rêves bizarres.

ORLO: vision trouble, diplopie, myosis.

Resp.: dépression respiratoire.

CV: <u>hypotension</u>, bradycardie.

GI: <u>constipation</u>, nausées, vomissements.

GU: rétention urinaire.

Tég.: transpiration, rougeurs du visage.

Divers: dépendance physique, dépendance psychologique, tolérance aux effets du médicament.

INTERACTIONS

Médicament-médicament: NE PAS ADMINISTRER LE MÉDICAMENT CHEZ LES PATIENTS RECEVANT DES **IMAO** (LE TRAITEMENT PEUT PRODUIRE DES RÉACTIONS GRAVES ET IMPRÉVISIBLES) ■ Dépression additive du SNC, lors de l'usage concomitant d'**alcool**, d'**antihistaminiques** et d'**hypnosédatifs** ■ Le traitement concomitant par la **névirapine** réduit les concentrations sanguines de méthadone et peut déclencher un syndrome de sevrage ■ L'administration concomitante d'**opiacés antagonistes partiels** peut déclencher un syndrome de sevrage aux opiacés en cas de dépendance physique ■ La **nalbuphine** ou la **pentazocine** peut diminuer l'effet analgésique de la méthadone ■ La **phénytoïne** et la **rifampine** peuvent accélérer le métabolisme et réduire l'effet analgésique de la méthadone ■ La **fluvoxamine** peut accroître la dépression du SNC

M

et déclencher un syndrome de sevrage ■ La méthadone peut accroître les concentrations sanguines de **désipramine** et en intensifier les effets.

VOIES D'ADMINISTRATION ET POSOLOGIE

Des doses plus élevées peuvent être nécessaires pour obtenir un effet analgésique lors d'un traitement prolongé ; on peut réduire l'intervalle entre les prises ou augmenter la posologie si les douleurs réapparaissent.

PO (adultes) : *Analgésie* – initialement de 2,5 à 10 mg, toutes les 4 heures, pendant les 3 à 5 premiers jours ; espacer ensuite les prises pour les ramener aux 8 à 12 heures, selon les besoins du patient. *Désintoxication* – de 15 à 40 mg, 1 fois par jour ou la quantité nécessaire pour prévenir le syndrome de sevrage. La posologie peut être réduite tous les jours ou deux ; la dose d'entretien est établie en fonction de la réponse de chaque patient. La désintoxication à la méthadone implique l'administration de doses décroissantes d'agent pendant une période n'excédant pas 180 jours. *Traitement d'entretien* – la posologie initiale doit être ajustée individuellement, selon la tolérance aux opiacés du patient, tout en visant la prévention du syndrome de sevrage. On peut administrer jusqu'à 120 mg par jour.

M

PRÉSENTATION

Solution orale : 10 mg/mL[N,Pr].

PHARMACODYNAMIE (effet analgésique)

	Début d'action	Pic	Durée
PO	30 – 60 min	90 – 120 min	4 – 12 h
IM, SC	10 – 20 min	60 – 120 min	4 – 6 h

SOINS INFIRMIERS

ÉVALUATION DE LA SITUATION

- Déterminer le type de douleur, son siège et son intensité, avant l'administration du médicament et de 1 à 2 heures (pic) après. Lorsqu'on majore la dose d'un opiacé, on devrait l'augmenter de 25 à 50 % jusqu'à ce qu'on note une réduction de 50 % de la douleur, selon l'évaluation qu'en fait le patient sur une échelle numérique ou visuelle, ou jusqu'à ce qu'il signale un soulagement adéquat de la douleur. On peut administrer sans danger une autre dose au moment du pic, si la dose précédente s'est avérée inefficace et si les effets secondaires ont été minimes. En raison des effets cumulatifs de la méthadone, il faut parfois effectuer des adaptations posologiques à intervalles réguliers.
- Les doses de méthadone administrées aux patients suivant une cure d'entretien ne préviennent que le syndrome de sevrage et ne procurent *aucune analgésie*. Il faut administrer des doses additionnelles d'opiacés pour traiter la douleur.
- Consulter un tableau d'équivalences (voir l'annexe A) au moment où on doit changer de mode d'administration ou de marque d'opiacé.
- Mesurer la pression artérielle, le pouls et la fréquence respiratoire avant et à intervalles réguliers pendant l'administration de cet agent. Si la fréquence respiratoire est < 10/minute, évaluer le degré de sédation. Il peut s'avérer nécessaire de réduire la dose de 25 à 50 %. La somnolence initiale disparaît au fil du traitement.
- Examiner la fonction intestinale du patient à intervalles réguliers. La consommation accrue de liquides et d'aliments riches en fibres et la prise de laxatifs peuvent réduire les effets constipants du médicament. Sauf contre-indication, les laxatifs stimulants devraient être administrés de façon systématique si le traitement par un opiacé dure plus de 2 ou de 3 jours.
- L'usage prolongé peut entraîner la dépendance physique et psychologique ainsi qu'une tolérance aux effets du médicament, mais cela ne doit pas empêcher le patient de recevoir une quantité suffisante d'analgésiques. La dépendance psychologique est rare chez la plupart des patients qui reçoivent de la méthadone pour des raisons médicales. Des doses de plus en plus élevées peuvent s'avérer nécessaires pour soulager la douleur en cas de traitement prolongé.

Tests de laboratoire : La méthadone peut élever les concentrations plasmatiques d'amylase et de lipase.

Toxicité et surdosage : S'il est nécessaire d'administrer un antagoniste opiacé pour renverser la dépression respiratoire ou le coma, l'antidote est la naloxone (Narcan). Diluer le contenu de l'ampoule de naloxone à 0,4 mg dans 10 mL de solution de NaCl 0,9 % et administrer 0,5 mL (0,02 mg) par bolus IV direct, toutes les 2 minutes. Dans le cas des enfants et des patients pesant moins de 40 kg, diluer 0,1 mg de naloxone dans 10 mL de solution de NaCl 0,9 % pour obtenir une concentration de 10 μg/mL et administrer 0,5 μg/kg, toutes les 2 minutes. Diminuer graduellement la dose pour prévenir les symptômes de sevrage, les convulsions et la douleur intense.

DIAGNOSTICS INFIRMIERS POSSIBLES

- Douleur aiguë (Indications).
- Trouble de la perception visuelle et auditive (Effets secondaires).
- Risque d'accident (Effets secondaires).

INTERVENTIONS INFIRMIÈRES

- Pour augmenter l'effet analgésique de la méthadone, expliquer au patient la valeur thérapeutique de ce médicament avant de l'administrer.
- Les doses administrées selon un horaire fixe peuvent être plus efficaces que celles administrées sur demande. Le médicament s'avère plus efficace s'il est administré avant que la douleur ne devienne intense. Dans le cas des patients souffrant de douleurs intenses chroniques, on recommande d'administrer la solution orale à 10 mg/mL selon un horaire fixe.
- Les analgésiques non opiacés, administrés simultanément, peuvent exercer des effets analgésiques additifs, ce qui permet parfois de diminuer les doses d'opiacé.
- Après un traitement prolongé, interrompre l'administration graduellement pour prévenir les symptômes de sevrage.

PO:

- Le médicament peut être administré avec des aliments ou du lait pour réduire l'irritation gastrique.
- Avant l'administration, diluer chaque dose de 10 mg/mL de concentré oral avec au moins 30 mL d'eau ou d'un autre liquide.

ENSEIGNEMENT AU PATIENT ET À SES PROCHES

- Expliquer au patient ce qu'on entend par administration sur demande et à quel moment il doit réclamer l'analgésique.
- Recommander au patient de respecter scrupuleusement la posologie de la méthadone. Si la dose prescrite devient moins efficace après quelques semaines, il ne faut pas l'augmenter sans avoir consulté un professionnel de la santé au préalable.
- Prévenir le patient que la méthadone peut provoquer des étourdissements et de la somnolence. Lui recommander de demander de l'aide lorsqu'il se déplace et de ne pas fumer lorsqu'il est seul. Lui conseiller de ne pas conduire et d'éviter les activités qui exigent sa vigilance jusqu'à ce qu'on ait la certitude que le médicament n'entraîne pas ces effets chez lui.
- Recommander au patient de changer lentement de position pour diminuer les risques d'hypotension orthostatique.
- Recommander au patient d'éviter de boire de l'alcool et de ne pas prendre d'autres dépresseurs du SNC en même temps que la méthadone.
- Recommander au patient de tourner dans le lit, de tousser et de faire des exercices de respiration profonde toutes les 2 heures pour prévenir l'atélectasie.

VÉRIFICATION DE L'EFFICACITÉ THÉRAPEUTIQUE

L'efficacité du traitement peut être démontrée par: la diminution de l'intensité de la douleur sans modification importante de l'état de la conscience ou de l'état de la respiration ■ la prévention de l'apparition de symptômes de sevrage lors des cures de désintoxication des toxicomanes qui abusent de l'héroïne et d'autres analgésiques opiacés. ✳

MÉTHAZOLAMIDE,

voir Inhibiteurs de l'anhydrase carbonique (voie orale)

MÉTHIMAZOLE

Tapazole

CLASSIFICATION:

Antithyroïdien

Grossesse – catégorie D

INDICATIONS

Traitement médicamenteux de l'hyperthyroïdie ■ Traitement d'appoint visant à maîtriser l'hyperthyroïdie en préparation à une thyroïdectomie partielle ou à un traitement par de l'iode radioactif lorsqu'une thyroïdectomie est contre-indiquée ou déconseillée.

MÉCANISME D'ACTION

Inhibition de la synthèse des hormones thyroïdiennes. ***Effets thérapeutiques:*** Diminution des signes et des symptômes d'hyperthyroïdie.

PHARMACOCINÉTIQUE

Absorption : Par suite de l'administration par voie orale, le médicament est rapidement absorbé.

Distribution : Le médicament traverse le placenta et pénètre dans le lait maternel en concentrations élevées.

Métabolisme et excrétion : Le méthimazole est surtout métabolisé par le foie ; une fraction inférieure à 10 % est éliminée à l'état inchangé par les reins.

Demi-vie : De 3 à 5 heures.

CONTRE-INDICATIONS ET PRÉCAUTIONS/ MISES EN GARDE

Contre-indications : Hypersensibilité ■ Allaitement.

Précautions/mises en garde : Aplasie médullaire ■ Patients âgés de plus de 40 ans (risque accru d'agranulocytose) ■ Grossesse (administrer avec prudence ; toutefois, des troubles thyroïdiens peuvent se manifester chez le fœtus).

RÉACTIONS INDÉSIRABLES ET EFFETS SECONDAIRES

SNC : somnolence, céphalées, vertiges.

GI : diarrhée, hépatite, perte du goût, nausées, parotidite, vomissements.

Tég. : rash, changement de couleur de la peau, urticaire.

Hémat. : AGRANULOCYTOSE, anémie, leucopénie, thrombocytopénie.

Loc. : arthralgie.

Divers : fièvre, lymphadénopathie.

INTERACTIONS

Médicament-médicament : Aplasie médullaire additive lors de l'administration simultanée d'**agents antinéoplasiques** ou d'une **radiothérapie** ■ L'**iodure de potassium** ou l'**amiodarone**, administrés simultanément, peuvent intensifier l'effet antithyroïdien du méthimazole ■ Risque accru d'agranulocytose lors de l'administration simultanée de **phénothiazines** ■ Le méthimazole peut modifier la réponse à la **warfarine** et aux **glucosides cardiotoniques**.

VOIES D'ADMINISTRATION ET POSOLOGIE

PO (adultes) : La dose quotidienne doit être répartie en 3 prises égales à environ 8 heures d'intervalle. *Hyperthyroïdie bénigne* – 15 mg par jour. *Hyperthyroïdie de gravité moyenne* – de 30 à 40 mg par jour. *Hyperthyroïdie grave* – 60 mg par jour. La posologie d'entretien est de 5 à 15 mg par jour.

PO (enfants) : *Traitement initial* – 400 µg (0,4 mg)/kg/jour, en 3 doses fractionnées, administrées à intervalles de 8 heures. *Traitement d'entretien* – environ la moitié de la dose d'attaque.

PRÉSENTATION

Comprimés : 5 mg[Pr].

PHARMACODYNAMIE (effet sur l'état de la thyroïde)

	DÉBUT D'ACTION	PIC	DURÉE
PO	1 semaine	4 – 10 semaines	plusieurs semaines

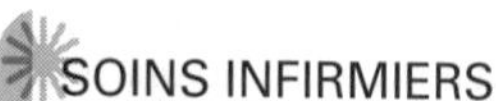

SOINS INFIRMIERS

ÉVALUATION DE LA SITUATION

- Suivre de près la réponse du patient pour déceler les symptômes suivants d'hyperthyroïdie ou de thyrotoxicose : tachycardie, palpitations, nervosité, insomnie, fièvre, diaphorèse, intolérance à la chaleur, tremblements, perte de poids, diarrhée.
- Suivre de près l'apparition de l'hypothyroïdie : intolérance au froid, constipation, peau sèche, céphalées, apragmatisme, fatigue ou faiblesse. Une adaptation de la posologie peut s'avérer nécessaire.
- Suivre de près l'apparition du rash ou d'une tuméfaction des ganglions lymphatiques du cou. Si ces symptômes se manifestent, il peut s'avérer nécessaire d'interrompre le traitement.

Tests de laboratoire :

- Examiner les résultats des tests de l'exploration fonctionnelle thyroïdienne avant le traitement, puis tous les mois au cours du traitement initial et, par la suite, tous les 2 à 3 mois pendant toute la durée du traitement.
- EXAMINER LE NOMBRE DE GLOBULES BLANCS ET LA FORMULE LEUCOCYTAIRE À INTERVALLES RÉGULIERS PENDANT TOUTE LA DURÉE DU TRAITEMENT. L'AGRANULOCYTOSE PEUT SURVENIR RAPIDEMENT. ELLE SE MANIFESTE HABITUELLEMENT AU COURS DES DEUX PREMIERS MOIS DE TRAITEMENT ET ELLE EST PLUS FRÉQUENTE CHEZ LES PATIENTS ÂGÉS DE PLUS DE 40 ANS ET CHEZ CEUX RECEVANT UNE DOSE SUPÉRIEURE À 40 mg PAR JOUR. EN CAS D'AGRANULOCYTOSE, IL FAUT ARRÊTER LE TRAITEMENT.
- Le méthimazole peut entraîner l'élévation des concentrations d'AST, d'ALT, de LDH, de phos-

phatase alcaline et de bilirubine sérique ainsi que l'allongement du temps de prothrombine.

DIAGNOSTICS INFIRMIERS POSSIBLES

- Connaissances insuffisantes sur le traitement médicamenteux (Enseignement au patient et à ses proches).
- Non-observance du traitement médicamenteux (Enseignement au patient et à ses proches).

INTERVENTIONS INFIRMIÈRES

Administrer le méthimazole au même moment tous les jours par rapport à l'heure des repas. Les aliments peuvent augmenter ou diminuer l'absorption du médicament.

ENSEIGNEMENT AU PATIENT ET À SES PROCHES

- Conseiller au patient de suivre scrupuleusement la posologie recommandée et de prendre le méthimazole 24 heures sur 24. S'il n'a pas pu prendre le médicament au moment habituel, il doit le prendre dès que possible ; s'il est presque l'heure prévue pour la dose suivante, il devrait prendre les deux doses ensemble. Conseiller au patient de consulter un professionnel de la santé s'il a sauté plus d'une dose ou s'il veut arrêter le traitement.
- Conseiller au patient de se peser deux ou trois fois par semaine et de prévenir un professionnel de la santé si des changements importants surviennent.
- Prévenir le patient que le méthimazole peut provoquer de la somnolence. Lui conseiller de ne pas conduire et d'éviter les activités qui exigent sa vigilance jusqu'à ce qu'on ait la certitude que le médicament n'entraîne pas cet effet chez lui.
- Recommander au patient de consulter un professionnel de la santé au sujet des sources alimentaires d'iode : sel iodé, crustacés.
- Recommander au patient de signaler rapidement à un professionnel de la santé les maux de gorge, la fièvre, les frissons, les céphalées, les malaises, la faiblesse, le jaunissement des yeux ou de la peau, les saignements ou les ecchymoses inhabituels, le rash ou les symptômes d'hyperthyroïdie ou d'hypothyroïdie.
- Conseiller au patient de consulter un professionnel de la santé avant de prendre un médicament en vente libre en même temps que cet agent.
- Recommander au patient de porter sur lui en tout temps une pièce d'identité où est inscrit son traitement médicamenteux.
- Recommander au patient qui doit suivre un autre traitement ou subir une intervention chirurgicale d'avertir le professionnel de la santé qu'il suit un traitement par ce médicament.
- Insister sur l'importance des examens réguliers de suivi permettant d'évaluer l'évolution de la maladie et de vérifier les effets secondaires du traitement.

VÉRIFICATION DE L'EFFICACITÉ THÉRAPEUTIQUE

L'efficacité du traitement peut être démontrée par: la diminution de la gravité des symptômes d'hyperthyroïdie (diminution de la fréquence du pouls et gain de poids) ▪ le rétablissement des résultats des tests de l'exploration fonctionnelle thyroïdienne ▪ Le méthimazole peut être administré en traitement d'appoint de courte durée, pour préparer le patient à la thyroïdectomie ou à la radiothérapie, ou en traitement de l'hyperthyroïdie. Le traitement peut durer de 6 mois à plusieurs années ; habituellement, la durée moyenne est de un an.

M

MÉTHOCARBAMOL

Methocarbamol, PMS-Methocarbamol, Robaximol, Robaxin

CLASSIFICATION :

Relaxant musculo-squelettique (à action centrale), immunosuppresseur

Grossesse – catégorie C

INDICATIONS

Adjuvant pharmaceutique au repos et à la physiothérapie en vue de soulager les spasmes musculaires associés à des maladies musculo-squelettiques aiguës douloureuses.

MÉCANISME D'ACTION

Relaxation des muscles squelettiques, probablement grâce à la dépression du SNC. ***Effets thérapeutiques :*** Relaxation des muscles squelettiques.

PHARMACOCINÉTIQUE

Absorption : Le méthocarbamol est rapidement absorbé depuis le tractus gastro-intestinal.

Distribution : Le médicament se répartit dans tout l'organisme. Il traverse le placenta et pénètre dans le lait maternel en faibles quantités.

Métabolisme et excrétion : Le méthocarbamol est métabolisé par le foie.

Demi-vie : De 1 à 2 heures.

CONTRE-INDICATIONS ET PRÉCAUTIONS/MISES EN GARDE

Contre-indications : Hypersensibilité.

Précautions/mises en garde : Insuffisance rénale (préparations parentérales) ■ Grossesse, allaitement ou enfants (l'innocuité du médicament n'a pas été établie) ■ Convulsions (préparations parentérales).

RÉACTIONS INDÉSIRABLES ET EFFETS SECONDAIRES

SNC : CONVULSIONS (voies IV, IM seulement), étourdissements, somnolence, sensation de tête légère.

ORLO : vision trouble, congestion nasale.

CV : *IV* – bradycardie, hypotension.

GI : anorexie, gêne gastrique, nausées.

GU : urine brune, noire ou verte.

Tég. : rougeurs du visage (voie IV seulement), prurit, rash, urticaire.

Locaux : douleur au point d'injection IM, phlébite au point d'injection IV.

Divers : réactions allergiques incluant l'ANAPHYLAXIE (voies IM et IV seulement), fièvre.

INTERACTIONS

Médicament-médicament : Dépression additive du SNC lors de l'usage concomitant d'autres **dépresseurs du SNC** incluant l'**alcool**, les **antihistaminiques**, les **analgésiques opiacés** et les **hypnosédatifs**.

VOIES D'ADMINISTRATION ET POSOLOGIE

PO (adultes) : 6 g par jour pendant 48 à 72 heures, en présence de spasmes aigus du muscle strié. Dans les cas graves, la dose peut être portée jusqu'à 8 g par jour. La dose peut ensuite être réduite jusqu'à 4 g par jour.

PRÉSENTATION

Comprimés : 500 mg[Pr], 750 mg[Pr] ■ **En association avec :** aspirine (Robaxisal)[VL], acétaminophène (Robaxacet)[VL], aspirine, caféine et codéine (Robaxisal)[N, VL, Pr] et acétaminophène, caféine et codéine (Robaxacet-8)[N, VL].

PHARMACODYNAMIE (relaxation des muscles squelettiques)

	DÉBUT D'ACTION	PIC	DURÉE
PO	30 min	2 h	inconnue
IM	rapide	inconnu	inconnue
IV	immédiat	fin de la perfusion	inconnue

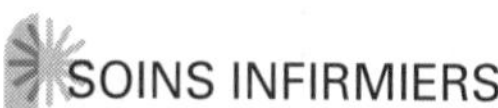

SOINS INFIRMIERS

ÉVALUATION DE LA SITUATION

- Noter l'intensité de la douleur, la rigidité des muscles et l'amplitude des mouvements avant le début du traitement et à intervalles réguliers pendant toute sa durée.
- Mesurer le pouls et la pression artérielle toutes les 15 minutes tout au long de l'administration par voie parentérale.
- APRÈS L'ADMINISTRATION PAR VOIE PARENTÉRALE, RESTER À L'AFFÛT DES RÉACTIONS ALLERGIQUES SUIVANTES : RASH, ASTHME, URTICAIRE, RESPIRATION SIFFLANTE, HYPOTENSION. GARDER À LA PORTÉE DE LA MAIN DE L'ÉPINÉPHRINE ET DE L'OXYGÈNE POUR CONTRER UNE TELLE RÉACTION.
- Examiner le point d'injection IV. L'injection est hypertonique et peut provoquer une thrombophlébite. Éviter l'extravasation.

Tests de laboratoire : Le méthocarbamol peut entraîner des concentrations urinaires d'acide 5-hydroxy-indol-acétique et d'acide vanillylmandélique faussement élevées.

DIAGNOSTICS INFIRMIERS POSSIBLES

- Douleur aiguë (Indications).
- Mobilité physique réduite (Indications).
- Risque d'accident (Effets secondaires).

INTERVENTIONS INFIRMIÈRES

Prendre des mesures de sécurité, selon les besoins. Suivre de près les déplacements et le transport des patients.

On peut administrer le méthocarbamol avec des aliments pour réduire l'irritation gastrique. Les comprimés de méthocarbamol peuvent être écrasés et mélangés à des aliments ou à des liquides pour en faciliter la déglutition. Pour administrer le médicament par une sonde nasogastrique, écraser le comprimé et le mettre en suspension dans de l'eau ou dans une solution saline.

ENSEIGNEMENT AU PATIENT ET À SES PROCHES

- Conseiller au patient de respecter scrupuleusement la posologie recommandée. Lui expliquer que s'il n'a pu prendre le médicament au moment habituel, il doit le faire dans l'heure qui suit, sinon il doit reprendre son horaire habituel. Le prévenir qu'il ne doit jamais remplacer une dose manquée par une double dose.
- Inciter le patient à appliquer les autres mesures prescrites pour contrer les spasmes musculaires : repos, physiothérapie, application de chaleur.
- Prévenir le patient que le méthocarbamol peut provoquer des étourdissements, de la somnolence et une vision trouble. Lui conseiller de ne pas conduire et d'éviter les activités qui exigent sa vigilance jusqu'à ce qu'on ait la certitude que le médicament n'entraîne pas ces effets chez lui.
- Recommander au patient de changer lentement de position pour réduire les risques d'hypotension orthostatique.
- Conseiller au patient d'éviter de boire de l'alcool et de ne pas prendre d'autres dépresseurs du SNC en même temps que ce médicament.
- Prévenir le patient que ses urines peuvent devenir noires, brunes ou vertes, particulièrement si on les laisse décanter.
- Recommander au patient de signaler à un professionnel de la santé le rash, les démangeaisons, la fièvre ou la congestion nasale.
- Insister sur l'importance des examens de suivi réguliers permettant d'évaluer les bienfaits du traitement.

VÉRIFICATION DE L'EFFICACITÉ THÉRAPEUTIQUE

L'efficacité du traitement peut être démontrée par : la réduction des spasmes musculaires et de la douleur musculo-squelettique ▪ l'augmentation de l'amplitude des mouvements. ✳

MÉTHOTREXATE

Méthotrexate

CLASSIFICATION :

Antinéoplasique (antimétabolite)

Grossesse – catégorie X

INDICATIONS

Monothérapie ou traitement d'association avec d'autres modalités thérapeutiques (autres antinéoplasiques, chirurgie ou radiothérapie) en présence des affections suivantes : choriocarcinome et autres maladies trophoblastiques similaires ▪ leucémie ▪ lymphome non-hodgkinien ▪ cancer du sein ▪ cancer de la tête ▪ cancer du cou ▪ cancer de l'estomac ▪ ostéosarcome ▪ métastases d'origine inconnue ▪ dissémination des métastases dans les leptoméninges ▪ cancer de la vessie ▪ lymphome de Burkitt ▪ mycose fongoïde. ▪ Antirhumatismal modificateur de la maladie (ARMM) : Traitement du psoriasis ou du rhumatisme psoriatique et de la polyarthrite rhumatoïde graves qui ne répondent pas au traitement habituel ▪ Arthritide séronégative invalidante grave.

MÉCANISME D'ACTION

Altération du métabolisme de l'acide folique, entraînant l'inhibition de la synthèse de l'ADN et de la reproduction cellulaire (action spécifique sur la phase S du cycle cellulaire) ▪ Activité immunosuppressive. ***Effets thérapeutiques :*** Destruction des cellules à réplication rapide, particulièrement des cellules malignes et effet immunosuppresseur.

PHARMACOCINÉTIQUE

Absorption : Les faibles doses sont bien absorbées depuis le tractus gastro-intestinal. Les doses plus élevées ne sont pas complètement absorbées.

Distribution : Le méthotrexate traverse les membranes cellulaires par transport actif et se répartit dans tout l'organisme. Il n'atteint pas de concentrations thérapeutiques dans le liquide céphalorachidien. Il traverse le placenta et pénètre dans le lait maternel où on le retrouve à faible concentration.

Métabolisme et excrétion : Le médicament est surtout excrété à l'état inchangé par les reins.

Demi-vie : *Faible dose* – de 3 à 10 heures ; *dose élevée* – de 8 à 15 heures (prolongée en cas d'insuffisance rénale).

CONTRE-INDICATIONS ET PRÉCAUTIONS/ MISES EN GARDE

Contre-indications : Hypersensibilité ▪ Grossesse ou allaitement ▪ Alcoolisme ou maladie hépatique alcoolique ▪ Maladie hépatique chronique ▪ Syndrome d'immunodéficience ▪ Dyscrasie préexistante.

Précautions/mises en garde : Insuffisance rénale (la Cl_{Cr} doit être ≥ 60 mL/minute avant d'amorcer le traitement) ▪ Patientes en âge de procréer ▪ Infections en évolution ▪ Aplasie médullaire ▪ Patients âgés ou souffrant d'autres maladies chroniques débilitantes.

RÉACTIONS INDÉSIRABLES ET EFFETS SECONDAIRES

SNC: arachnoïdite (voie intrathécale seulement), étourdissements, somnolence, céphalées, malaise.
ORLO: vision trouble.
Resp.: FIBROSE PULMONAIRE.
GI: anorexie, hépatotoxicité, nausées, stomatite, vomissements.
GU: stérilité.
Tég.: alopécie, érosions douloureuses des plaques (lors du traitement du psoriasis), photosensibilité, prurit, rash, urticaire.
Hémat.: anémie, leucopénie, thrombocytopénie.
Métab.: hyperuricémie.
Loc.: ostéonécrose.
Divers: néphropathie, frissons, fièvre, nécrose des tissus mous.

INTERACTIONS

M

Médicament-médicament: Les médicaments suivants peuvent augmenter la toxicité par le méthotrexate: les **salicylates** à doses élevées, les **anti-inflammatoires non stéroïdiens**, les **sulfonylurées (hypoglycémiants oraux)**, la **phénytoïne**, les **tétracyclines**, le **probénécide**, le **triméthoprime-sulfaméthoxazole**, la **pyriméthamine** et le **chloramphénicol** ▪ Hépatotoxicité additive lors de l'administration simultanée d'autres **médicaments hépatotoxiques**, incluant l'**azathioprine**, la **sulfasalazine** et les **rétinoïdes** ▪ Néphrotoxicité additive lors de l'administration d'autres **médicaments néphrotoxiques** ▪ Aplasie médullaire additive lors de l'administration concomitante d'autres **antinéoplasiques** ou d'une **radiothérapie** ▪ La **radiothérapie** augmente le risque de nécrose des tissus mous et d'ostéonécrose ▪ Le méthotrexate peut diminuer la réponse des anticorps aux **vaccins à virus vivants** et augmenter le risque de réactions indésirables ▪ Risque accru de réactions neurologiques lors de l'administration concomitante d'**acyclovir** (voie intrathécale seulement) ▪ **L'asparaginase** peut diminuer les effets du méthotrexate.

VOIES D'ADMINISTRATION ET POSOLOGIE

Néoplasmes trophoblastiques

- **PO, IM (adultes)**: De 15 à 30 mg par jour, pendant 5 jours; ce régime, en alternance avec des périodes sans traitement d'une semaine ou plus, peut être répété de 3 à 5 fois.

Cancer du sein

- **IV (adultes)**: 40 mg/m^2 les 1er et 8e jours (en association avec d'autres agents; de nombreux régimes sont utilisés).
- **IV (adultes > 60 ans)**: réduire la dose à 30 mg/m^2.

Cancer de la tête et du cou

- **IV (adultes)**: De 40 à 200 mg/m^2 (en association avec d'autres agents; de nombreux autres régimes sont utilisés).

Cancer de l'estomac

- **IV (adultes)**: 1,5 mg/m^2, le premier jour en association avec le 5-FU et la leucovorine, tous les 29 jours; répéter 6 cycles de traitement.

Cancer de la vessie

- **PO, IM (adultes)**: 30 mg/m^2 les 1er et 8e jours (en association avec d'autres agents; de nombreux régimes sont utilisés).
- **PO, IM (adultes > 70 ans)**: Administrer 80 % de toutes les doses.

Leucémie lymphoide aiguë

- **PO (adultes)**: *Traitement d'induction* – 3,3 mg/m^2 par jour, habituellement en même temps que la prednisone.
- **PO, IM (adultes)**: *Traitement d'entretien* – 30 mg/m^2 par semaine, en 2 doses fractionnées.
- **IV (adultes)**: 2,5 mg/kg, toutes les 2 semaines.
- **Voie intrathécale (adultes)**: 12 mg/m^2 ou une dose maximale de 15 mg.
- **Voie intrathécale (enfants ≥ 3 ans)**: 12 mg.
- **Voie intrathécale (enfants de 2 ans)**: 10 mg.
- **Voie intrathécale (enfants de 1 an)**: 8 mg.
- **Voie intrathécale (enfants < 1 an)**: 6 mg.

Lymphome de Burkitt

- **PO (adultes)**: De 10 à 25 mg/jour pendant 4 à 8 jours, puis une période de repos de 7 à 10 jours.
- **PO (enfants)**: *Lymphome de stade III* – en association avec d'autres agents: de 0,625 à 2,5 mg/kg/jour.

Ostéosarcome

- **IV (adultes)**: 12 mg/m^2, en perfusion d'une durée de 4 heures, suivie par une récupération par la leucovorine, habituellement dans le cadre d'une chimiothérapie d'association (ou augmenter la dose jusqu'à ce que le pic des concentrations sériques de méthotrexate soit de 1×10^{-3} mole/L, sans dépasser 15 mg/m^2; on administre 12 cures à intervalles fixes, à compter de la 4e semaine suivant l'intervention chirurgicale.

Psoriasis

Le traitement peut être précédé par l'administration d'une dose d'essai de 5 à 10 mg.

- **IM ou IV (adultes)**: 10 à 25 mg/semaine jusqu'à obtention de l'effet désiré.
- **PO (adultes)**: 2,5 mg, toutes les 12 heures, à raison de 3 doses, 1 fois par semaine (ne pas dépasser 30 mg par semaine).

Arthrite

Le traitement peut être précédé par l'administration d'une dose d'essai de 5 à 10 mg.

- **PO (adultes)**: 7,5 mg, 1 fois par semaine (2,5 mg, toutes les 12 heures, jusqu'à concurrence de 3 doses ou dose unique ; ne pas dépasser 20 mg par semaine) ; lorsqu'on a obtenu une réponse, il faut réduire la dose.

Mycose fongoïde

- **PO (adultes)**: De 2,5 à 10 mg par jour, pendant plusieurs semaines ou mois.
- **IM (adultes)**: 50 mg, 1 fois par semaine ou 25 mg, 2 fois par semaine.

PRÉSENTATION (version générique disponible)

Comprimés: 2,5 mg[Pr] ■ **Solution pour injection**: 10 mg/mL[Pr], 25 mg/mL[Pr] ■ **Solution pour injection avec agent de conservation**: 25 mg/mL[Pr].

PHARMACODYNAMIE (effets sur la numération globulaire)

	Début d'action	Pic	Durée
PO, IM, IV	4 – 7 jours	7 – 14 jours	21 jours

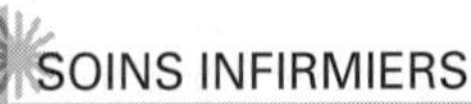

SOINS INFIRMIERS

ÉVALUATION DE LA SITUATION

- Mesurer la pression artérielle, le pouls et la fréquence respiratoire à intervalles réguliers pendant toute la durée de l'administration. Informer le médecin de tout changement notable.
- Suivre de près les douleurs abdominales, la diarrhée ou la stomatite. Prévenir le médecin si ces symptômes surviennent, car ils peuvent dicter l'arrêt du traitement.
- Déceler l'apparition d'une aplasie médullaire. Suivre de près les saignements : saignement des gencives, ecchymose, pétéchies, présence de sang occulte dans les selles, l'urine et les vomissements par la méthode au gaïac. Éviter les injections par voie IM et la prise de la température par voie rectale, si la numération thrombocytaire est basse. Appliquer une pression sur les points de ponction veineuse pendant au moins 10 minutes. Surveiller les signes d'infection en cas de neutropénie. L'anémie peut survenir. Suivre de près la fatigue accrue, la dyspnée et l'hypotension orthostatique.
- Effectuer le bilan quotidien des ingesta et des excreta et peser le patient tous les jours. Prévenir le médecin en cas de changements importants dans les valeurs totales.
- RESTER À L'AFFÛT DES SYMPTÔMES DE TOXICITÉ PULMONAIRE, QUI PEUVENT SE MANIFESTER À UN STADE PRÉCOCE PAR UNE TOUX SÈCHE ET NON PRODUCTIVE.
- Observer l'apparition des symptômes suivants de goutte : élévation des concentrations d'acide urique, douleurs articulaires et œdème. Inciter le patient à boire au moins 2 litres de liquide par jour. On peut administrer de l'allopurinol ou alcaliniser l'urine afin de diminuer les concentrations d'acide urique.
- Noter l'état nutritionnel du patient. Administrer un antiémétique avant le traitement et à intervalles réguliers pendant toute sa durée et adapter l'alimentation selon les aliments qu'il peut tolérer, dans le but de maintenir l'équilibre hydro-électrolytique et l'apport nutritionnel.

Voie intrathécale: Suivre de près la rigidité de la nuque, les céphalées, la fièvre, la confusion, la somnolence, les étourdissements, la faiblesse ou les convulsions.

Polyarthrite rhumatoïde: Noter l'intensité de la douleur et l'amplitude des mouvements avant le début du traitement et à intervalles réguliers pendant toute sa durée.

Psoriasis: Évaluer les lésions cutanées avant le traitement et à intervalles réguliers pendant toute sa durée.

Tests de laboratoire :

- Noter la numération globulaire et la formule leucocytaire avant le traitement et à intervalles fréquents pendant toute sa durée. Le nadir de la leucopénie et de la thrombocytopénie survient en l'espace de 7 à 14 jours. Le nombre de leucocytes et de thrombocytes revient habituellement à la normale 7 jours après les nadirs. Prévenir le médecin en cas de chute soudaine des valeurs.
- Noter les résultats des tests de l'exploration fonctionnelle rénale (urée et concentrations de créatinine) et hépatique (concentrations d'AST, d'ALT, de bilirubine et de LDH), avant le début

M

du traitement et à intervalles réguliers pendant toute sa durée. Suivre de près le pH de l'urine avant d'administrer des doses élevées de méthotrexate et toutes les 6 heures pendant la récupération par la leucovorine. Maintenir le pH de l'urine au-dessus de 7 pour prévenir les lésions rénales.

- Le méthotrexate peut entraîner l'élévation des concentrations sériques d'acide urique, particulièrement au cours du traitement initial de la leucémie et du lymphome.

Toxicité et surdosage :

- Suivre de près les concentrations sériques de méthotrexate toutes les 12 à 24 heures au cours du traitement par des doses élevées, jusqu'à ce que ces concentrations descendent en dessous de 5×10^{-8} mole/L. Cette surveillance est essentielle pour établir la dose appropriée de leucovorine et la durée du traitement de récupération.
- Lors d'un traitement à doses élevées, le patient doit recevoir un traitement de récupération par la leucovorine dans les 24 à 48 heures afin de prévenir une toxicité d'issue fatale. En cas de surdosage massif, il peut s'avérer nécessaire d'hydrater le patient et d'alcaliniser son urine afin de prévenir des lésions des tubules rénaux. Surveiller l'état hydro-électrolytique du patient. On peut recourir à une hémodialyse à l'aide d'un dialyseur à flux élevé pour favoriser l'élimination du médicament, jusqu'à ce que les concentrations soient < 0,05 µmol.

M

DIAGNOSTICS INFIRMIERS POSSIBLES

- Risque d'infection (Réactions indésirables).
- Alimentation déficiente (Réactions indésirables).
- Connaissances insuffisantes sur le traitement médicamenteux (Enseignement au patient et à ses proches).

INTERVENTIONS INFIRMIÈRES

Préparer les solutions pour injection sous une hotte à flux laminaire. Porter des gants, un vêtement protecteur et un masque pendant la manipulation du méthotrexate. Mettre au rebut le matériel dans les contenants réservés à cette fin (voir l'annexe H).

IV directe : Reconstituer le contenu de chaque fiole avec 25 mL de solution de NaCl 0,9 % pour obtenir une concentration maximale de 25 mg/mL. Dans le cas de régimes à doses élevées, utiliser des diluants stériles sans agent de conservation afin de prévenir les complications associées aux grandes quantités d'alcool benzylique. Ne pas utiliser les préparations qui ont changé de couleur ou qui contiennent un précipité. Reconstituer la préparation juste avant l'utilisation. Jeter toute portion inutilisée. Consulter les directives de chaque fabricant avant de reconstituer la préparation.

Vitesse d'administration : Administrer à un débit de 10 mg/minute dans une tubulure en Y ou dans le robinet à trois voies d'une tubulure IV par laquelle s'écoule une solution compatible.

Perfusion intermittente ou continue : On peut diluer la préparation dans une solution de D5%E, de D5%/NaCl 0,9 % ou de NaCl 0,9 % et l'administrer sous forme de perfusion intermittente ou continue.

Vitesse d'administration : Administrer le méthotrexate à un débit de 4 à 20 mg à l'heure.

Compatibilité (tubulure en Y) : amifostine ■ amphotéricine B, cholestéryle de ■ asparaginase ■ bléomycine ■ céfépime ■ ceftriaxone ■ cimétidine ■ cisplatine ■ cyclophosphamide ■ cytarabine ■ daunorubicine ■ diphenhydramine ■ doxorubicine ■ doxorubicine liposomale ■ étoposide ■ famotidine ■ filgrastim ■ fludarabine ■ fluorouracile ■ furosémide ■ gallium, nitrate de ■ ganciclovir ■ granisétron ■ héparine ■ hydromorphone ■ imipénem/cilastatine ■ leucovorine ■ lorazépam ■ melphalan ■ mesna ■ méthylprednisolone, succinate sodique de ■ sargramostim ■ téniposide ■ thiotépa ■ vancomycine ■ vinblastine ■ vincristine ■ vinorelbine.

Incompatibilité (tubulure en Y) : chlorpromazine ■ idarubicine ■ ifosfamide ■ midazolam ■ nalbuphine ■ prométhazine.

Compatibilité en addition au soluté : cyclophosphamide ■ cytarabine ■ fluorouracile ■ sodium, bicarbonate de.

Voie intrathécale : Reconstituer la préparation de méthotrexate sans agents de conservation avec une solution de NaCl 0,9 % sans agents de conservation, une solution B de Elliot ou avec le liquide céphalorachidien du patient jusqu'à l'obtention d'une concentration de 1 mg/mL. On peut administrer le méthotrexate par ponction lombaire ou par un réservoir d'Ommaya. Utiliser immédiatement la préparation afin de prévenir toute contamination bactérienne.

ENSEIGNEMENT AU PATIENT ET À SES PROCHES

- Conseiller au patient de suivre scrupuleusement la posologie recommandée. S'il n'a pas pu prendre le médicament au moment habituel, il ne doit pas le prendre du tout. Lui recommander de prévenir un professionnel de la santé si les vomissements surviennent peu de temps après la prise du médicament.

- Recommander au patient de signaler rapidement à un professionnel de la santé la fièvre, les frissons, la toux, l'enrouement, les maux de gorge, les signes d'infection, les douleurs lombaires ou aux flancs, les mictions difficiles ou douloureuses, le saignement des gencives, la formation d'ecchymoses, les pétéchies, la présence de sang dans les selles, l'urine ou les vomissements, la fatigue accrue, la dyspnée ou l'hypotension orthostatique. Prévenir le patient qu'il doit éviter les foules et les personnes contagieuses. Lui conseiller d'utiliser une brosse à dents à poils doux et un rasoir électrique et de prendre garde aux chutes. Le prévenir qu'il ne doit pas prendre de boissons alcoolisées ni de préparations contenant de l'aspirine ou des AINS, en raison des risques d'hémorragie digestive.
- Recommander au patient d'examiner sa muqueuse buccale à la recherche d'érythème et d'aphtes. En présence d'aphtes, lui recommander de remplacer la brosse à dents par une brosse-éponge et de se rincer la bouche avec de l'eau après avoir bu ou mangé. Il peut utiliser un médicament topique si la douleur buccale l'empêche de s'alimenter. La douleur associée à la stomatite peut dicter le traitement par un analgésique opiacé.
- Conseiller au patient de consulter un professionnel de la santé avant de prendre des médicaments en vente libre.
- Prévenir le patient que le méthotrexate peut avoir des effets tératogènes. Lui conseiller de prendre des mesures de contraception pendant toute la durée du traitement et pendant au moins 3 mois (hommes) ou un cycle ovulatoire (femmes) après l'avoir arrêté.
- Expliquer au patient qu'il risque de perdre ses cheveux ; explorer avec lui les stratégies lui permettant de s'adapter à ce changement.
- Prévenir le patient qu'il ne doit pas se faire vacciner sans recommandation expresse d'un professionnel de la santé.
- Recommander au patient d'utiliser des écrans solaires et de porter des vêtements protecteurs afin de prévenir les réactions de photosensibilité.
- Insister sur l'importance des tests de laboratoire à intervalles réguliers permettant de suivre de près les effets secondaires.

VÉRIFICATION DE L'EFFICACITÉ THÉRAPEUTIQUE

L'efficacité du traitement peut être démontrée par : l'amélioration des paramètres hématopoïétiques en cas de leucémie ■ la diminution des symptômes d'atteinte méningée en présence de leucémie ■ la diminution de la taille des lymphomes non hodgkiniens et d'autres tumeurs solides et de la propagation des métastases ■ la cicatrisation des lésions cutanées en cas de psoriasis grave ■ la diminution des douleurs articulaires et de l'œdème ■ l'amélioration de la mobilité chez les patients souffrant de polyarthrite rhumatoïde ■ la régression des lésions en cas de mycose fongoïde.

MÉTHOTRIMÉPRAZINE

Apo-Methoprazine, Novo-Meprazine, Nozinan, PMS-Méthotriméprazine, Riva-Meprazine

CLASSIFICATION :

Antipsychotique (phénothiazine), antiémétique

Grossesse – catégorie inconnue

INDICATIONS

Traitement de la douleur ■ Potentialisation de l'anesthésie ■ Sédation et analgésie pré- et postopératoires ■ Traitement de l'insomnie ■ Traitement des troubles psychotiques ■ Traitement des troubles accompagnés d'angoisse, d'anxiété et de tension ■ Prévention des nausées et vomissements d'origine centrale.

MÉCANISME D'ACTION

Modification des effets de la dopamine dans le SNC ■ Suppression des influx sensoriels entraînant l'élévation du seuil de la douleur ■ Induction de l'amnésie ■ Blocage des récepteurs alpha-adrénergiques, d'où possibilité d'hypotension orthostatique. ***Effets thérapeutiques :*** Réduction de l'intensité de la douleur ■ Potentialisation de l'anesthésie ■ Sédation ■ Diminution des signes et symptômes de psychose ■ Soulagement de l'anxiété et de l'angoisse ■ Soulagement des nausées et vomissements.

PHARMACOCINÉTIQUE

Absorption : Bonne absorption par suite de l'administration PO et IM.

Distribution : La méthotriméprazine pénètre dans le liquide céphalorachidien et traverse le placenta.

Elle pénètre en quantités minimes dans le lait maternel.
Métabolisme et excrétion: Le médicament est surtout métabolisé par le foie. Certains métabolites sont actifs. Une fraction de 1 % est excrétée à l'état inchangé par les reins.
Demi-vie: De 15 à 30 heures.

CONTRE-INDICATIONS ET PRÉCAUTIONS/ MISES EN GARDE

Contre-indications: Hypersensibilité aux phénothiazines ou aux sulfites ■ États de coma ou de dépression du SNC dus à l'alcool, aux hypnotiques, aux analgésiques et aux opiacés ■ Maladies rénale, cardiaque ou hépatique graves ■ Dyscrasie.
Précautions/mises en garde: Antécédents de convulsions ■ Antécédents de surdose de dépresseurs du SNC ■ Travail prématuré ■ Allaitement (l'innocuité du médicament n'a pas été établie) ■ Administration prolongée (> 30 jours) ■ Personnes âgées ou patients débilités (il est recommandé de réduire la dose initiale).

RÉACTIONS INDÉSIRABLES ET EFFETS SECONDAIRES

M

SNC: somnolence, sédation excessive, amnésie, désorientation, euphorie, céphalées, faiblesse, troubles de l'élocution, réactions extrapyramidales, CONVULSIONS.
ORLO: congestion nasale.
CV: hypotension orthostatique, tachycardie, bradycardie, palpitations.
GI: gêne abdominale, sécheresse de la bouche (xérostomie), nausées, vomissements.
GU: difficultés de miction.
Locaux: douleur au point d'injection.
Divers: frissons.

INTERACTIONS

Médicament-médicament: Dépression additive du SNC lors de l'usage concomitant d'autres dépresseurs du SNC incluant l'**alcool**, les **antihistaminiques**, les **antidépresseurs**, les **analgésiques opiacés** et les **hypnosédatifs** (réduire les doses de barbituriques ou d'opiacés d'au moins la moitié lors d'une administration concomitante) ■ Effets anticholinergiques additifs lors de l'administration concomitante d'**antihistaminiques**, d'**antidépresseurs**, de **phénothiazines**, de **quinidine**, de **disopyramide**, d'**atropine** ou de **scopolamine** (réduire les doses d'atropine ou de scopolamine, administrées en concomitance) ■ La méthotriméprazine renverse les effets vasopresseurs de l'**épinéphrine** (éviter l'usage concomitant; s'il faut administrer un vasopresseur, utiliser la phényléphrine, la méthoxamine ou la norépinéphrine) ■ Hypotension additive lors de l'ingestion d'**alcool** ou de l'administration concomitante de **dérivés nitrés**, d'**IMAO** ou d'**antihypertenseurs**.

VOIES D'ADMINISTRATION ET POSOLOGIE

Psychoses, douleurs intenses

- **IM (adultes)**: De 75 à 100 mg, en 3 ou en 4 injections.
- **PO (adultes)**: Initialement, de 50 à 75 mg par jour, en 2 ou 3 prises fractionnées; augmenter jusqu'à l'obtention de l'effet désiré (on peut administrer 1 g et plus par jour).
- **PO (enfants)**: Initialement, 0,25 mg/kg par jour, en 2 ou 3 prises fractionnées; cette dose peut être augmentée de façon graduelle jusqu'à l'atteinte de la dose efficace. Ne pas dépasser 40 mg par jour chez l'enfant de moins de 12 ans.

Prémédication, douleurs postopératoires

- **IM (adultes)**: De 10 à 25 mg, toutes les 8 heures. La dernière dose de la prémédication, administrée 1 heure avant l'intervention chirurgicale, peut être de 25 à 50 mg.
- **PO (adultes)**: De 20 à 40 mg, toutes les 8 heures.
- **IM (enfants)**: De 0,0625 à 0,125 mg/kg par jour en une ou plusieurs injections.
- **PO (enfants)**: Initialement, 0,25 mg/kg par jour, en 2 ou 3 prises fractionnées; cette dose peut être augmentée de façon graduelle jusqu'à l'atteinte de la dose efficace. Ne pas dépasser 40 mg par jour chez l'enfant de moins de 12 ans.

Potentialisation de l'anesthésie

- **IV (adultes)**: De 10 à 25 mg en perfusion pendant l'intervention chirurgicale ou pendant le travail.
- **IV (enfants)**: 0,0625 mg/kg en perfusion lente pendant l'intervention chirurgicale.

Insomnie

- **PO (adultes)**: De 10 à 25 mg le soir, au coucher.

Angoisse, anxiété, douleurs modérées

- **PO (adultes)**: Initialement, de 6 à 25 mg par jour, en 3 prises fractionnées lors des repas; augmenter par paliers pour atteindre la dose efficace.
- **PO (enfants)**: Initialement, 0,25 mg/kg par jour en 2 ou 3 prises fractionnées; cette dose peut être augmentée de façon graduelle jusqu'à l'atteinte de la dose efficace. Ne pas dépasser 40 mg par jour chez l'enfant de moins de 12 ans.

PRÉSENTATION

Comprimés : 2 mg[Pr], 5 mg[Pr], 25 mg[Pr], 50 mg[Pr] ■ **Solution injectable :** 25 mg/mL[Pr] ■ **Liquide oral :** 5 mg/mL[Pr] ■ **Gouttes orales :** 40 mg/mL[Pr].

PHARMACODYNAMIE (analgésie)

	DÉBUT D'ACTION	PIC	DURÉE
IM	inconnu	20 – 40 min	4 h

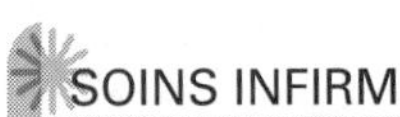

SOINS INFIRMIERS

ÉVALUATION DE LA SITUATION

- Déterminer le type de douleur, son siège et son intensité, avant l'administration du médicament et 30 minutes plus tard.
- Mesurer la pression artérielle à intervalles fréquents après l'injection. L'hypotension orthostatique, les évanouissements, la syncope et la faiblesse surviennent souvent de 10 minutes à 12 heures après l'administration. Le patient devrait demeurer en position couchée pendant 6 à 12 heures après l'injection.
- Suivre de près le patient à la recherche des symptômes extrapyramidaux suivants : mouvements d'émiettement, bouche ouverte laissant s'échapper la salive (sialorrhée), tremblements, rigidité, démarche traînante.

Tests de laboratoire : Noter la numération globulaire et les résultats des tests de l'exploration fonctionnelle hépatique à intervalles réguliers tout au long d'un traitement prolongé (> 30 jours).

DIAGNOSTICS INFIRMIERS POSSIBLES

- Douleur aiguë (Indications).
- Risque d'accident (Réactions indésirables).
- Connaissances insuffisantes sur le traitement médicamenteux (Enseignement au patient et à ses proches).

INTERVENTIONS INFIRMIÈRES

- Pour prévenir la dermatite de contact, éviter les éclaboussures de la solution injectable sur les mains.
- L'administration des phénothiazines devrait être arrêtée 48 heures avant la myélographie par le métrizamide et reprise seulement 24 heures plus tard, car ces agents abaissent le seuil de convulsion.

IM : Ne pas injecter la solution par voie SC. Injecter lentement et profondément dans un muscle bien développé. Assurer la rotation des points d'injection.

IV : Diluer la dose dans 250 mL (enfants) ou 500 mL (adultes) d'une solution de D5%E et administrer lentement à un débit de 20 à 40 gouttes à la minute.

Associations compatibles dans la même seringue : atropine ■ scopolamine.

ENSEIGNEMENT AU PATIENT ET À SES PROCHES

- Expliquer au patient ce qu'on entend par administration sur demande et à quel moment il doit réclamer l'analgésique.
- Conseiller au patient de changer lentement de position et de rester couché pendant 6 à 12 heures après l'administration de la méthotriméprazine afin de diminuer les risques d'hypotension orthostatique.
- Prévenir le patient que la méthotriméprazine peut provoquer de la somnolence. Lui recommander de demander de l'aide lorsqu'il se déplace, de ne pas conduire et d'éviter les activités qui exigent sa vigilance jusqu'à ce qu'on ait la certitude que le médicament n'entraîne pas cet effet chez lui.
- Recommander au patient d'éviter de boire de l'alcool et de ne pas prendre de dépresseurs du SNC en concomitance avec la méthotriméprazine.
- Expliquer au patient qu'il peut soulager la sécheresse de la bouche en se rinçant souvent la bouche, en pratiquant une bonne hygiène orale et en consommant des bonbons ou de la gomme à mâcher sans sucre.
- Conseiller au patient de prévenir rapidement un professionnel de la santé en cas de maux de gorge, de fièvre, de saignements ou d'ecchymoses inhabituels, de rash, de faiblesse, de tremblements, d'urine de couleur foncée ou de selles couleur de glaise.

VÉRIFICATION DE L'EFFICACITÉ THÉRAPEUTIQUE

L'efficacité du traitement peut être démontrée par : la diminution de l'intensité de la douleur ■ la sédation ■ la potentialisation de l'anesthésie ■ un moindre recours à un comportement excitable ou paranoïaque et au repli sur soi ■ le soulagement de l'anxiété et de l'angoisse ■ le soulagement des nausées et des vomissements.

MÉTHYLDOPA

Aldomet, Apo-Methyldopa, Dopamet, Novo-Medopa, Nu-Medopa

CLASSIFICATION :

Antihypertenseur (agoniste alpha-adrénergique à action centrale)

Grossesse – catégorie B

INDICATIONS

Traitement de l'hypertension de divers degrés (en monothérapie ou en association avec d'autres agents).

MÉCANISME D'ACTION

Stimulation des récepteurs alpha-adrénergiques centraux entraînant la diminution du débit sympathique vers le cœur, les reins et les vaisseaux sanguins. L'effet global est une diminution de la pression artérielle et de la résistance périphérique et une légère baisse de la fréquence cardiaque, sans modification du débit cardiaque. ***Effets thérapeutiques :*** Abaissement de la pression artérielle.

M

PHARMACOCINÉTIQUE

Absorption : Une fraction de 50 % est absorbée depuis le tractus gastro-intestinal. La forme parentérale, soit le chlorhydrate de méthyldopate, est lentement transformée en méthyldopa.

Distribution : Le médicament traverse la barrière hémato-encéphalique et le placenta et pénètre en faibles quantités dans le lait maternel.

Métabolisme et excrétion : Le médicament est partiellement métabolisé par le foie et partiellement excrété à l'état inchangé par les reins.

Demi-vie : 1,7 heure.

CONTRE-INDICATIONS ET PRÉCAUTIONS/ MISES EN GARDE

Contre-indications : Hypersensibilité ■ Maladie hépatique évolutive ■ Troubles hépatiques ou anémie hémolytique rapportés lors d'un traitement antérieur avec le méthyldopa ■ Traitement avec les IMAO ■ Intolérance à l'alcool ou aux bisulfites (éviter les produits qui renferment ces ingrédients chez ce type de patients).

Précautions/mises en garde : Antécédents de maladie hépatique ■ Personnes âgées (risque accru de réactions indésirables) ■ Grossesse (antécédents d'utilisation sans effets nocifs) ■ Allaitement.

RÉACTIONS INDÉSIRABLES ET EFFETS SECONDAIRES

SNC : sédation, perte de l'acuité mentale, dépression.

ORLO : congestion nasale.

CV : MYOCARDITE, bradycardie, œdème, hypotension orthostatique.

GI : HÉPATITE MÉDICAMENTEUSE, diarrhée, sécheresse de la bouche (xérostomie).

GU : impuissance.

Hémat. : éosinophilie, anémie hémolytique.

Divers : fièvre.

INTERACTIONS

Médicament-médicament : Hypotension additive lors de l'administration concomitante d'autres **antihypertenseurs** et de **dérivés nitrés**, lors de l'**anesthésie** ou lors de l'ingestion de grandes quantités d'**alcool** ■ Les **amphétamines**, les **barbituriques**, les **antidépresseurs tricycliques**, les **anti-inflammatoires non stéroïdiens** et les **phénothiazines**, administrés en concomitance, peuvent réduire l'effet antihypertenseur du méthyldopa ■ Effets accrus et risque de psychose en cas d'administration concomitante d'**halopéridol** ■ Une stimulation excessive du système sympathique peut survenir lors de l'administration concomitante d'**IMAO** ou d'agents **sympathomimétiques** ■ Risque de potentialisation des effets du **tolbutamide** ■ Le méthyldopa peut aggraver la toxicité reliée au lithium ■ Hypotension additive et toxicité du SNC lors de l'administration concomitante de **lévodopa** ■ Risque de dépression additive du SNC en cas d'administration concomitante d'**antihistaminiques**, d'**hypnosédatifs**, de certains **antidépresseurs** et d'**opiacés**, ainsi qu'en cas d'ingestion d'**alcool** ■ L'usage concomitant de **bêta-bloquants non sélectifs** peut, dans de rares cas, entraîner une hypertension paradoxale.

VOIES D'ADMINISTRATION ET POSOLOGIE

PO (adultes) : 250 mg, 2 ou 3 fois par jour (ne pas dépasser 500 mg par jour en cas d'administration concomitante d'antihypertenseurs autres que des thiazidiques) ; la dose peut être majorée ou diminuée tous les 2 jours, selon les besoins ; la posologie d'entretien habituelle est de 500 mg à 2 g par jour, administrée en 2 à 4 doses (ne pas dépasser 3 g par jour).

PO (enfants) : 10 mg/kg par jour, en 2 à 4 prises ; la dose peut être majorée ou diminuée tous les 2 jours

(choisir comme posologie maximale celle qui est la moindre entre 65 mg/kg/jour et 3 g par jour).
IV (adultes): De 250 à 500 mg, toutes les 6 heures (jusqu'à 1 g, toutes les 6 heures).

PRÉSENTATION

Comprimés: 125 mg[Pr], 250 mg[Pr], 500 mg[Pr] ■ **Solution pour injection**: 250 mg/5 mL, en fioles de 5 mL[Pr] ■ **En association avec**: hydrochlorothiazide[Pr].

PHARMACODYNAMIE (effet antihypertenseur)

	Début d'action	Pic	Durée
PO	12–24 h	4–6 h	24–48 h
IV	4–6 h	inconnu	10–16 h

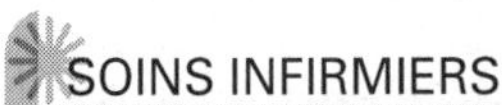

SOINS INFIRMIERS

ÉVALUATION DE LA SITUATION

- Mesurer la pression artérielle et le pouls à intervalles fréquents au cours de la période initiale d'adaptation de la posologie et à intervalles réguliers pendant toute la durée du traitement. Signaler tout changement important.
- Surveiller la fréquence du renouvellement des ordonnances pour déterminer l'observance du traitement.
- Effectuer le bilan quotidien des ingesta et des excreta, peser le patient tous les jours; suivre quotidiennement la formation d'œdème, particulièrement au début du traitement. Prévenir un professionnel de la santé en cas de gain de poids ou d'œdème, car la rétention du sodium et de l'eau peut être traitée par des diurétiques.
- Suivre de près la dépression ou d'autres modifications de l'état de la conscience. Prévenir immédiatement un professionnel de la santé si ces symptômes se manifestent.
- MESURER LA TEMPÉRATURE DU PATIENT TOUT AU LONG DU TRAITEMENT. LA FIÈVRE PEUT SURVENIR PEU APRÈS L'AMORCE DU TRAITEMENT ET PEUT S'ACCOMPAGNER D'UNE ÉOSINOPHILIE ET DE MODIFICATIONS DE LA FONCTION HÉPATIQUE. SUIVRE LES RÉSULTATS DE L'EXPLORATION FONCTIONNELLE HÉPATIQUE EN CAS DE FIÈVRE INEXPLIQUÉE.

***Tests de laboratoire*:**

- Examiner les résultats des tests de l'exploration fonctionnelle rénale et hépatique et noter la numération globulaire avant le début du traitement et à intervalles réguliers pendant toute sa durée.
- Suivre les résultats du test de Coombs avant le traitement et après 6 et 12 mois de traitement. Le méthyldopa peut positiver le test de Coombs, mais il s'agit rarement d'un signe d'anémie hémolytique.
- Le méthyldopa peut entraîner l'élévation des concentrations sériques d'urée, de créatinine, de potassium, de sodium, de prolactine, d'acide urique, d'AST, d'ALT, de phosphatase alcaline et de bilirubine.
- Le méthyldopa peut prolonger le temps de thromboplastine.
- Le méthyldopa peut modifier le dosage des concentrations de créatinine sérique et d'AST.

DIAGNOSTICS INFIRMIERS POSSIBLES

- Risque d'accident (Effets secondaires).
- Connaissances insuffisantes sur le traitement médicamenteux (Enseignement au patient et à ses proches).
- Non-observance du traitement médicamenteux (Enseignement au patient et à ses proches).

INTERVENTIONS INFIRMIÈRES

- La rétention hydrique et l'expansion du volume vasculaire peuvent entraîner une tolérance aux effets du médicament, qui surviendra dans les 2 à 3 mois qui suivent le début du traitement. On peut ajouter des diurétiques au traitement à ce moment-là afin de continuer à maîtriser l'hypertension.
- Majorer la dose de médicament dans la soirée afin de diminuer la somnolence diurne.
- Lorsqu'on substitue une préparation orale à la préparation IV, on commence par la même posologie que celle utilisée pour la voie parentérale.

Perfusion intermittente: Diluer le médicament dans 100 mL de solution de D5%E, de NaCl 0,9 %, de D5%/NaCl 0,9 %, de solution de bicarbonate de sodium à 5 % ou de solution de Ringer.
***Vitesse d'administration*:** Perfuser lentement en 30 à 60 minutes.
Compatibilité (tubulure en Y): esmolol ■ héparine ■ mépéridine ■ morphine ■ théophylline.

ENSEIGNEMENT AU PATIENT ET À SES PROCHES

- Expliquer au patient qu'il doit continuer à prendre le médicament même s'il se sent bien. Lui recommander de prendre le médicament

M

tous les jours à la même heure ; la dernière dose de la journée devrait être prise au coucher. S'il n'a pu prendre le médicament au moment habituel, il doit le prendre aussitôt que possible à moins que ce ne soit presque l'heure prévue pour la dose suivante. Le prévenir qu'il ne faut jamais remplacer une dose manquée par une double dose.

- Inciter le patient à suivre d'autres mesures de réduction de l'hypertension : perdre du poids, réduire sa consommation de sel, faire régulièrement de l'exercice, cesser de fumer, boire de l'alcool avec modération et diminuer le stress. Lui expliquer que le méthyldopa stabilise la pression artérielle mais ne guérit pas l'hypertension.
- Montrer au patient et à ses proches comment prendre la pression artérielle. Leur demander de mesurer la pression artérielle au moins 1 fois par semaine et de prévenir un professionnel de la santé si des changements importants surviennent.
- Prévenir le patient que son urine peut devenir foncée ou virer au rouge-noir lorsqu'on la laisse décanter.
- Prévenir le patient que le méthyldopa peut provoquer de la somnolence. Lui conseiller de ne pas conduire et d'éviter les activités qui exigent sa vigilance jusqu'à ce qu'on ait la certitude que le médicament n'entraîne pas cet effet chez lui. La somnolence disparaît habituellement après 7 à 10 jours de traitement continu.
- Conseiller au patient de changer lentement de position afin de réduire les risques d'hypotension orthostatique.
- Conseiller au patient de pratiquer une bonne hygiène orale, de se rincer la bouche fréquemment avec de l'eau et de consommer de la gomme à mâcher ou des bonbons sans sucre pour diminuer la sécheresse de la bouche. Si la sécheresse de la bouche persiste pendant plus de 2 semaines, l'inciter à consulter un professionnel de la santé.
- Recommander au patient d'éviter de boire de l'alcool et de ne pas prendre d'autres dépresseurs du SNC en même temps que le méthyldopa.
- Conseiller au patient de consulter un professionnel de la santé avant de prendre un médicament contre la toux, le rhume ou les allergies.
- Recommander au patient qui doit suivre un autre traitement ou subir une intervention chirurgicale de prévenir le professionnel de la santé qu'il suit un traitement par ce médicament.
- Recommander au patient de signaler à un professionnel de la santé les symptômes suivants : fièvre, douleur musculaire ou syndrome pseudogrippal.

VÉRIFICATION DE L'EFFICACITÉ THÉRAPEUTIQUE

L'efficacité du traitement peut être démontrée par : la baisse de la pression artérielle sans apparition d'effets indésirables. ✳

MÉTHYLERGONOVINE

Methergine

Ce médicament n'est pas commercialisé au Canada.

CLASSIFICATION :

Agent utilisé pendant la grossesse et l'allaitement (ocytocique)

Grossesse – catégorie C

INDICATIONS

Prévention et traitement de l'hémorragie qui survient à la suite d'un accouchement ou d'un avortement, provoquée par l'atonie ou la subinvolution de l'utérus.

MÉCANISME D'ACTION

Stimulation directe des muscles lisses utérins et vasculaires. ***Effets thérapeutiques :*** Contraction de l'utérus.

PHARMACOCINÉTIQUE

Absorption : Bonne absorption par suite de l'administration PO ou IM.

Distribution : Inconnue. La méthylergonovine pénètre dans le lait maternel en petites quantités.

Métabolisme et excrétion : La méthylergonovine est probablement métabolisée par le foie.

Demi-vie : De 30 à 120 minutes.

CONTRE-INDICATIONS ET PRÉCAUTIONS/MISES EN GARDE

Contre-indications : Hypersensibilité ▪ Induction du travail de l'accouchement (contre-indication absolue).

Précautions/mises en garde : Hypertension ou éclampsie (ces patientes sont davantage prédisposées aux effets secondaires hypertenseurs et arythmogènes)

■ Maladies rénales ou hépatiques graves ■ Maladie infectieuse.

Extrême prudence: TROISIÈME PHASE DU TRAVAIL DE L'ACCOUCHEMENT.

RÉACTIONS INDÉSIRABLES ET EFFETS SECONDAIRES

SNC: étourdissements, céphalées.
ORLO: acouphènes.
Resp.: dyspnée.
CV: HYPOTENSION, arythmies, douleurs thoraciques, hypertension, palpitations.
GI: nausées, vomissements.
GU: crampes.
Tég.: diaphorèse.
Divers: réactions allergiques.

INTERACTIONS

Médicament-médicament: Risque de vasoconstriction excessive lors de l'administration concomitante d'autres **vasopresseurs**, comme la **dopamine**, ou en cas de tabagisme excessif (**nicotine**).

VOIES D'ADMINISTRATION ET POSOLOGIE

PO (adultes): De 200 à 400 μg, toutes les 6 à 12 heures, pendant 2 à 7 jours.
IM, IV (adultes): 200 μg, toutes les 2 à 4 heures, jusqu'à concurrence de 5 doses.

PRÉSENTATION

Ce médicament n'est pas commercialisé au Canada.

PHARMACODYNAMIE (effet sur les contractions utérines)

	Début d'action	Pic	Durée
PO	5 – 15 min	inconnu	3 h
IM	2 – 5 min	inconnu	3 h
IV	immédiat	inconnu	45 min – 3 h

SOINS INFIRMIERS

ÉVALUATION DE LA SITUATION

- MESURER LA PRESSION ARTÉRIELLE, LA FRÉQUENCE CARDIAQUE ET LA RÉPONSE DE L'UTÉRUS À INTERVALLES FRÉQUENTS PENDANT L'ADMINISTRATION DU MÉDICAMENT. PRÉVENIR IMMÉDIATEMENT LE MÉDECIN OU UN AUTRE PROFESSIONNEL DE LA SANTÉ SI LA RELAXATION UTÉRINE SE PROLONGE OU SI LES CARACTÉRISTIQUES DES SAIGNEMENTS VAGINAUX SE MODIFIENT.
- Suivre de près l'apparition des signes suivants d'ergotisme: doigts et orteils engourdis et froids, douleurs thoraciques, nausées, vomissements, céphalées, douleurs musculaires, faiblesse.

Tests de laboratoire:

- En l'absence d'une réponse à la méthylergonovine, on devrait déterminer les concentrations de calcium. L'efficacité du médicament est réduite en présence d'hypocalcémie.
- La méthylergonovine peut entraîner la réduction des concentrations sériques de prolactine.

DIAGNOSTICS INFIRMIERS POSSIBLES

- Douleur aiguë (Effets secondaires).
- Connaissances insuffisantes sur le traitement médicamenteux (Enseignement au patient et à ses proches).

INTERVENTIONS INFIRMIÈRES

IV: La voie IV est utilisée en cas d'urgence seulement. Les voies orale et IM sont les voies préférées.

IV directe: On peut administrer la solution non diluée ou la diluer dans 5 mL de solution de NaCl 0,9 % et l'administrer dans une tubulure en Y. Ne pas ajouter à des solutions IV. Ne pas mélanger la solution avec aucun autre médicament dans la même seringue. Réfrigérer la solution; elle reste stable à la température ambiante pendant 60 jours, mais se détériore avec le temps. N'utiliser que les solutions transparentes et incolores qui ne contiennent pas de précipités. Consulter les directives de chaque fabricant avant de reconstituer la préparation.

Vitesse d'administration: Administrer à un débit de 0,2 mg en au moins une minute.

Compatibilité (tubulure en Y): héparine ■ hydrocortisone, succinate sodique de ■ potassium, chlorure de ■ vitamines du complexe B avec C.

ENSEIGNEMENT AU PATIENT ET À SES PROCHES

- Conseiller à la patiente de suivre scrupuleusement la posologie recommandée. La prévenir qu'elle ne doit jamais remplacer une dose manquée par une double dose ni sauter de dose. Si elle n'a pas pu prendre le médicament au moment habituel, la prévenir qu'elle ne doit pas prendre cette dose et qu'elle doit revenir au schéma posologique habituel.

M

- Prévenir la patiente que le médicament peut provoquer des crampes qui ressemblent aux crampes menstruelles.
- Recommander à la patiente de ne pas fumer, car la nicotine provoque la constriction des vaisseaux sanguins.
- Recommander à la patiente d'informer un professionnel de la santé si une infection se manifeste, car elle peut entraîner une sensibilité accrue au médicament.

VÉRIFICATION DE L'EFFICACITÉ THÉRAPEUTIQUE

L'efficacité du traitement peut être démontrée par : des contractions qui maintiennent le tonus utérin et permettent de prévenir l'hémorragie après un accouchement. ✳

MÉTHYLPHÉNIDATE

PMS-Méthylphénidate, Ritalin, Ritalin-SR

CLASSIFICATION :

Stimulant du SNC

Grossesse – catégorie C

M

INDICATIONS

Traitement d'appoint du trouble déficitaire de l'attention avec hyperactivité ▪ Traitement symptomatique de la narcolepsie. **Usages non approuvés :** Traitement de certaines formes de dépression lorsqu'on ne peut utiliser des antidépresseurs classiques.

MÉCANISME D'ACTION

Stimulation du SNC et de l'appareil respiratoire, avec faible activité sympathomimétique. ***Effets thérapeutiques :*** Prolongation de la durée de la concentration en cas de trouble déficitaire de l'attention avec hyperactivité ▪ Augmentation de l'activité motrice et de la vigilance et diminution de la fatigue chez les patients narcoleptiques.

PHARMACOCINÉTIQUE

Absorption : Bonne absorption par suite de l'administration par voie orale, bien que l'absorption des comprimés à libération prolongée (SR) soit retardée.

Distribution : Inconnue.

Métabolisme et excrétion : Le médicament est surtout (80 %) métabolisé par le foie.

Demi-vie : De 1 à 3 heures.

CONTRE-INDICATIONS ET PRÉCAUTIONS/ MISES EN GARDE

Contre-indications : Hypersensibilité ▪ États d'hyperexcitation ▪ Hyperthyroïdie ▪ Personnalités psychotiques, patients ayant manifesté des tendances suicidaires ou homicides ▪ Glaucome ▪ Tics moteurs. ▪ Tachyarythmies ▪ Angine de poitrine grave.

Précautions/mises en garde : Antécédents de maladie cardiovasculaire ▪ Hypertension ▪ Diabète ▪ Personnes âgées ou patients débilités ▪ Usage continu (risque de dépendance psychologique ou physique) ▪ Troubles convulsifs (le médicament peut abaisser le seuil convulsif) ▪ Grossesse ou allaitement (l'innocuité du médicament n'a pas été établie).

RÉACTIONS INDÉSIRABLES ET EFFETS SECONDAIRES

SNC : hyperactivité, insomnie, agitation, tremblements, étourdissements, céphalées, irritabilité.

ORLO : vision trouble.

CV : hypertension, palpitations, tachycardie, hypotension.

GI : anorexie, constipation, crampes, diarrhée, sécheresse de la bouche (xérostomie), goût métallique, nausées, vomissements.

Tég. : rash.

SN : acathisie, dyskinésie.

Divers : fièvre, réactions d'hypersensibilité, dépendance physique, dépendance psychologique, interruption du gain pondéral (enfants), tolérance aux effets du médicament.

INTERACTIONS

Médicament-médicament : Effets sympathomimétiques additifs lors de l'administration concomitante d'autres agents **sympathomimétiques**, incluant les **vasoconstricteurs** et les **décongestionnants** ▪ L'usage concomitant d'**IMAO** ou de **vasopresseurs** peut déclencher une crise hypertensive ▪ Le méthylphénidate peut contrecarrer l'effet antihypertenseur de la **guanéthidine** ▪ Risque d'inhibition du métabolisme de la **warfarine**, des **anticonvulsivants** et des **antidépresseurs tricycliques** et d'intensification de leurs effets ▪ Le **pimozide**, administré en concomitance, peut masquer la cause des tics (éviter l'usage concomitant).

Médicament-aliments : La consommation excessive d'aliments ou de boissons contenant de la **caféine**

(café, boissons à base de cola, thé) peut mener à une stimulation additive du SNC.

VOIES D'ADMINISTRATION ET POSOLOGIE

PO (adultes): De 5 à 20 mg, 2 ou 3 fois par jour. Une fois la dose d'entretien établie, on peut passer à la préparation à libération prolongée, à raison de 20 mg, de 1 à 3 fois par jour, à intervalles de 8 heures.
PO (enfants > 6 ans): 5 mg, avant le petit déjeuner et le dîner; augmenter par paliers de 5 à 10 mg à des intervalles hebdomadaires (ne pas dépasser 60 mg par jour). Une fois la dose d'entretien établie, on peut passer à la préparation à libération prolongée, à raison de 20 mg, de 1 à 3 fois par jour, à intervalles de 8 heures.

PRÉSENTATION (version générique disponible)

Comprimés: 5 mg[C], 10 mg[C], 20 mg[C] ■ **Comprimés à libération prolongée**: 20 mg[C].

PHARMACODYNAMIE (stimulation du SNC)

	Début d'action	Pic	Durée
PO	inconnu	1 - 3 h	4 - 6 h
PO - LP†	inconnu	inconnu	jusqu'à 8 h

† LP = Libération prolongée.

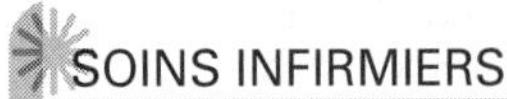

SOINS INFIRMIERS

ÉVALUATION DE LA SITUATION

- Mesurer la pression artérielle, le pouls et la fréquence respiratoire avant l'administration et à intervalles réguliers pendant toute la durée du traitement.
- Suivre de près la croissance en mesurant la taille et le poids de l'enfant qui suit un traitement prolongé.
- Le méthylphénidate peut provoquer un faux sentiment d'euphorie et de bien-être. Prévoir des repos fréquents et suivre de près l'apparition d'une dépression rebond une fois les effets du médicament dissipés.
- L'usage du méthylphénidate comporte des risques élevés de dépendance et d'abus. La tolérance survient rapidement; ne pas augmenter la dose.

Trouble déficitaire de l'attention avec hyperactivité: Noter la durée de l'attention, la maîtrise des impulsions et les interactions de l'enfant avec autrui. On peut interrompre le traitement pendant un certain temps afin de déterminer si les symptômes sont suffisamment graves pour justifier la poursuite du traitement.
Narcolepsie: Observer la fréquence des épisodes de narcolepsie et les consigner dans les dossiers.
Tests de laboratoire: Mesurer la numération globulaire et plaquettaire et la formule leucocytaire à intervalles réguliers chez les patients qui reçoivent un traitement prolongé.

DIAGNOSTICS INFIRMIERS POSSIBLES

- Opérations de la pensée perturbées (Effets secondaires).
- Connaissances insuffisantes sur le traitement médicamenteux (Enseignement au patient et à ses proches).

INTERVENTIONS INFIRMIÈRES

Administrer le médicament avec ou après un repas. Les comprimés à libération prolongée devraient être avalés tels quels sans être brisés, écrasés ou croqués.

ENSEIGNEMENT AU PATIENT ET À SES PROCHES

- Conseiller au patient de suivre scrupuleusement la posologie recommandée. S'il n'a pas pu prendre le médicament au moment habituel, il devrait prendre les autres doses de la journée en les espaçant également, sans jamais doubler les doses. Afin de réduire les risques d'insomnie, la dernière dose de la journée devrait être prise avant 18 heures. Insister sur le fait qu'il ne faut pas modifier la posologie sans consulter un professionnel de la santé. Le sevrage brusque après un traitement à doses élevées peut provoquer une fatigue extrême ou la dépression mentale.
- Recommander au patient de se peser deux ou trois fois par semaine et de signaler à un professionnel de la santé toute perte de poids.
- Prévenir le patient que le méthylphénidate peut provoquer des étourdissements ou une vision trouble. Lui conseiller de ne pas conduire et d'éviter les activités qui exigent sa vigilance jusqu'à ce qu'on ait la certitude que le médicament n'entraîne pas ces effets chez lui.
- Conseiller au patient d'éviter de consommer des boissons à base de caféine en même temps que ce médicament.
- Recommander au patient de signaler à un professionnel de la santé la nervosité, l'insomnie,

les palpitations, les vomissements, le rash ou la fièvre.

- Informer le patient que le médecin peut prescrire des arrêts temporaires de la médication lui permettant d'évaluer les bienfaits du traitement et de diminuer la dépendance.
- Insister sur l'importance des examens réguliers de suivi permettant d'évaluer les bienfaits du traitement.

Trouble déficitaire de l'attention avec hyperactivité: Conseiller aux parents d'informer l'infirmière de l'école du traitement que suit leur enfant.

VÉRIFICATION DE L'EFFICACITÉ THÉRAPEUTIQUE

L'efficacité du traitement peut être démontrée par: la diminution de la fréquence des symptômes narcoleptiques ▪ la prolongation de la durée de l'attention et l'amélioration des interactions sociales en présence du trouble déficitaire de l'attention avec hyperactivité. ✳

MÉTHYLPREDNISOLONE,
voir Corticostéroïdes (topiques) et Corticostéroïdes (voie générale)

MÉTOCLOPRAMIDE

Apo-Metoclop, Reglan

CLASSIFICATION:

Antiémétique, stimulant gastro-intestinal

Grossesse – catégorie B

INDICATIONS

Prévention des vomissements induits par la chimiothérapie ▪ Adjuvant facilitant l'intubation de l'intestin grêle lors des procédés radiographiques ▪ Traitement et prévention des nausées et des vomissements post-opératoires lorsque l'aspiration nasogastrique est déconseillée. **Usages non approuvés**: Traitement du hoquet ▪ Adjuvant au traitement des migraines ▪ Traitement de la gastroparésie diabétique et post-opératoire ▪ Traitement du reflux œsophagien.

MÉCANISME D'ACTION

Blocage des récepteurs dopaminergiques dans la zone gâchette chémoréceptrice du SNC ▪ Stimulation de la motilité des voies digestives hautes et accélération de la vidange gastrique. ***Effets thérapeutiques:*** Diminution des nausées et des vomissements ▪ Diminution des symptômes de gastroparésie ▪ Facilitation du passage de la sonde nasogastrique dans l'intestin grêle.

PHARMACOCINÉTIQUE

Absorption: Le médicament est bien absorbé depuis le tractus gastro-intestinal, la muqueuse rectale et les points d'injection IM.

Distribution: Le médicament se répartit dans tous les tissus et liquides de l'organisme. Il traverse la barrière hémato-encéphalique et le placenta et on le retrouve dans le lait maternel à des concentrations plus élevées que dans le plasma.

Métabolisme et excrétion: Le métoclopramide est partiellement métabolisé par le foie; une fraction de 25 % est éliminée à l'état inchangé dans l'urine.

Demi-vie: De 2,5 à 5 heures.

CONTRE-INDICATIONS ET PRÉCAUTIONS/ MISES EN GARDE

Contre-indications: Hypersensibilité ▪ Risque d'occlusion ou d'hémorragie gastro-intestinale ▪ Antécédents de convulsions ▪ Phéochromocytome ▪ Patients qui prennent d'autres médicaments qui peuvent entraîner des réactions extra-pyramidales.

Précautions/mises en garde: Antécédents de dépression ▪ Diabète (risque de modification de la réponse à l'insuline) ▪ Grossesse et allaitement (l'innocuité du médicament n'a pas été établie) ▪ Enfants et personnes âgées (fréquence accrue de réactions extrapyramidales).

RÉACTIONS INDÉSIRABLES ET EFFETS SECONDAIRES

SNC: somnolence, réactions extrapyramidales, agitation, anxiété, dépression, irritabilité, dyskinésie tardive.

CV: arythmies (tachycardie supraventriculaire, bradycardie), hypertension, hypotension.

GI: constipation, diarrhée, sécheresse de la bouche (xérostomie), nausées.

End.: gynécomastie.

INTERACTIONS

Médicament-médicament: Effets additifs sur la dépression du SNC lors de l'usage concomitant d'autres **dépresseurs du SNC**, incluant l'**alcool**, les **antidépresseurs**, les **antihistaminiques**, les **opiacés** ou les **hypnosédatifs** ▪ Le métoclopramide peut accroître l'absorption de la **cyclospo-**

rine et le risque de toxicité ■ Le métoclopramide peut affecter l'absorption gastro-intestinale d'autres **médicaments administrés par voie orale** en raison de son effet sur la motilité gastro-intestinale ■ Le métoclopramide peut exacerber l'hypotension au cours d'une **anesthésie générale** ■ Risque accru de réactions extrapyramidales lors de l'administration concomitante d'agents comme l'**halopéridol** ou les **phénothiazines** ■ Les **opiacés** et les **anticholinergiques** peuvent contrecarrer les effets gastro-intestinaux du métoclopramide ■ Le métoclopramide doit être administré avec prudence lors de la prise concomitante d'**IMAO** (libération des catécholamines) ■ Le métoclopramide peut augmenter le blocage neuromusculaire attribuable à la **succinylcholine** ■ Le métoclopramide peut réduire l'efficacité de la **lévodopa**.

VOIES D'ADMINISTRATION ET POSOLOGIE

Prévention des vomissements dus au cisplatine

- **IV (adultes)**: De 1 à 2 mg/kg; administrer une deuxième dose, 2 heures plus tard et une troisième dose, 3 heures plus tard, s'il y a lieu (ne pas administrer la troisième dose si celle qu'on a administrée a été de 2 mg/kg).

Facilitation de l'intubation de l'intestin grêle

- **IV (adultes)**: 10 mg.
- **IV (enfants)**: 0,1 mg/kg.

Nausées et vomissements post-opératoires

- **IM (adultes)**: De 10 à 20 mg vers la fin de l'intervention. On peut répéter l'administration toutes les 4 à 6 heures.

Accélération de la vidange gastrique

- **PO (adultes)**: De 5 à 10 mg, 3 ou 4 fois par jour, avant les repas et au coucher.
- **IM, IV (adultes)**: 10 mg, 2 ou 3 fois par jour, selon les besoins.

PRÉSENTATION (version générique disponible)

Comprimés: 5 mg[Pr], 10 mg[Pr] ■ **Sirop**: 5 mg/5 mL[Pr] ■ **Solution pour injection**: 5 mg/mL[Pr].

PHARMACODYNAMIE (effets sur le péristaltisme)

	Début d'action	Pic	Durée
PO	30 – 60 min	inconnu	1 – 2 h
IM	10 – 15 min	inconnu	1 – 2 h
IV	1 – 3 min	immédiat	1 – 2 h

SOINS INFIRMIERS

ÉVALUATION DE LA SITUATION

- Suivre de près les nausées et les vomissements; ausculter les bruits intestinaux et observer la distension abdominale avant et après l'administration du métoclopramide.
- Rester à l'affût des symptômes extrapyramidaux, à intervalles réguliers tout au long du traitement (*symptômes parkinsoniens*: difficulté d'élocution ou de déglutition, perte de l'équilibre, mouvements d'émiettement, faciès figé, démarche traînante, rigidité, tremblements; *symptômes dystoniques*: spasmes musculaires, torsions, secousses musculaires, incapacité de bouger les yeux, faiblesse des bras ou des jambes). Ces symptômes peuvent apparaître plusieurs semaines ou même plusieurs mois après le début du traitement et sont réversibles une fois qu'on l'a arrêté. Les réactions dystoniques peuvent survenir dans les minutes suivant la perfusion IV et cesser dans les 24 heures suivant l'abandon du métoclopramide. On peut les traiter avec 50 mg de diphenhydramine par voie IM ou les prévenir par 1 mg/kg de diphenhydramine par voie IV, administré 15 minutes avant la perfusion du métoclopramide par voie IV.
- Suivre de près l'apparition de la dyskinésie tardive qui se traduit par les symptômes suivants: mouvements rythmiques incontrôlés des mâchoires, de la bouche, du visage et des membres; émission de bruits secs avec les lèvres, moue; gonflement des joues; mastication incontrôlée; mouvements rapides de la langue. Ces symptômes se manifestent habituellement après au moins un an de traitement continu. Prévenir immédiatement le médecin si ces symptômes se manifestent, car de tels effets secondaires peuvent être irréversibles.
- Observer le patient à intervalles réguliers, tout au long du traitement, pour déceler les signes de dépression.

Tests de laboratoire:

- Le métoclopramide peut modifier les résultats des tests de l'exploration fonctionnelle hépatique.
- Le métoclopramide peut accroître les concentrations sériques de prolactine et d'aldostérone.

DIAGNOSTICS INFIRMIERS POSSIBLES

- Alimentation déficiente (Indications).
- Risque d'accident (Effets secondaires).

- Connaissances insuffisantes sur le traitement médicamenteux (Enseignement au patient et à ses proches).

INTERVENTIONS INFIRMIÈRES

PO: Administrer les doses 30 minutes avant les repas et au coucher.

IM: Pour prévenir les nausées et les vomissements post-opératoires, injecter le médicament par voie IM lorsque l'intervention chirurgicale touche à sa fin.

PR: Les suppositoires peuvent être confectionnés par le pharmacien. Administrer un suppositoire de 30 à 60 minutes avant chaque repas et au coucher.

IV directe: Administrer la dose par voie IV, 30 minutes avant l'administration de l'agent chimiothérapeutique.

Vitesse d'administration: Les doses peuvent être administrées lentement pendant une minute ou deux. L'administration rapide peut provoquer de l'agitation et une sensation d'anxiété, passagères, mais intenses, suivies par de la somnolence.

Perfusion intermittente: On peut diluer la solution destinée à la perfusion IV dans 50 mL de solution de D5%E, de NaCl 0,9 %, de D5%/NaCl 0,45 %, de solution de Ringer ou de solution de lactate de Ringer. La solution diluée est stable pendant 48 heures, si elle est protégée de la lumière et pendant 24 heures, si elle est gardée à un éclairage normal. Consulter les directives de chaque fabricant avant de reconstituer la préparation.

Vitesse d'administration: Perfuser lentement pendant au moins 15 minutes.

Associations compatibles dans la même seringue: bléomycine ■ butorphanol ■ cyclophosphamide ■ cytarabine ■ dexaméthasone ■ doxorubicine ■ fluorouracile ■ héparine ■ hydrocortisone ■ leucovorine ■ mépéridine ■ méthotriméprazine ■ méthylprednisolone, succinate sodique de ■ mitomycine ■ morphine ■ ranitidine ■ vinblastine ■ vincristine.

Compatibilité (tubulure en Y): acyclovir ■ aldesleukine ■ amifostine ■ aztréonam ■ bléomycine ■ ciprofloxacine ■ cisplatine ■ cyclophosphamide ■ cytarabine ■ diltiazem ■ doxorubicine ■ dropéridol ■ famotidine ■ filgrastim ■ fluconazole ■ fludarabine ■ fluorouracile ■ foscarnet ■ gallium, nitrate de ■ héparine ■ idarubicine ■ leucovorine ■ melphalan ■ mépéridine ■ méthotrexate ■ mitomycine ■ morphine ■ ondansétron ■ paclitaxel ■ pipéracilline/tazobactam ■ sargramostim ■ sufentanil ■ tacrolimus ■ téniposide ■ thiotépa ■ vinblastine ■ vincristine ■ vinorelbine ■ zidovudine.

Incompatibilité (tubulure en Y): céfépime ■ furosémide.

ENSEIGNEMENT AU PATIENT ET À SES PROCHES

- Conseiller au patient de suivre scrupuleusement la posologie recommandée. S'il n'a pas pu prendre le médicament au moment habituel, il doit le prendre aussitôt que possible à moins que ce ne soit presque l'heure prévue pour la dose suivante.
- Prévenir le patient que le métoclopramide peut provoquer de la somnolence. Lui conseiller de ne pas conduire et d'éviter les activités qui exigent sa vigilance jusqu'à ce qu'on ait la certitude que le médicament n'entraîne pas cet effet chez lui.
- Conseiller au patient d'éviter de boire de l'alcool et de ne pas prendre d'autres dépresseurs du SNC durant le traitement par le métoclopramide.
- Recommander au patient de signaler immédiatement à un professionnel de la santé les mouvements involontaires des yeux, du visage ou des membres.

VÉRIFICATION DE L'EFFICACITÉ THÉRAPEUTIQUE

L'efficacité du traitement peut être démontrée par: la prévention ou le soulagement des nausées et des vomissements ■ la diminution des symptômes de gastroparésie ■ la facilitation de l'intubation de l'intestin grêle ■ la diminution des symptômes de reflux œsophagien.

MÉTOLAZONE

Zaroxolyn

CLASSIFICATION:

Diurétique (thiazidique)

Grossesse – catégorie B

INDICATIONS

Hypertension légère à modérée ■ Œdème attribuable à l'insuffisance cardiaque ou au syndrome néphrotique.

MÉCANISME D'ACTION

Excrétion accrue du sodium et de l'eau par l'inhibition de la réabsorption sodique au niveau des tubules distaux ■ Effet favorable sur l'excrétion des chlorures, du potassium, du magnésium et du bicarbonate ■ Dilatation artériolaire possible. ***Effets thérapeutiques*** **:** Abaissement de la pression artérielle chez les patients hypertendus ■ Diurèse suivie de la diminution de l'œdème. L'effet peut se poursuivre en cas d'insuffisance rénale.

PHARMACOCINÉTIQUE

Absorption : L'absorption est variable.

Distribution : Inconnue.

Métabolisme et excrétion : Le médicament est excrété à l'état pratiquement inchangé par les reins.

Demi-vie : 8 heures.

CONTRE-INDICATIONS ET PRÉCAUTIONS/ MISES EN GARDE

Contre-indications : Hypersensibilité ■ Risque de réactions de sensibilité croisée avec d'autres sulfamides ■ Anurie ■ Coma ou précoma hépatique.

Précautions/mises en garde : Insuffisance hépatique grave ■ Personnes âgées (sensibilité accrue aux effets du médicament) ■ Grossesse ou enfants (l'innocuité du médicament n'a pas été établie ; les enfants peuvent être plus sensibles aux effets diurétiques et hypokaliémiques) ■ Allaitement.

RÉACTIONS INDÉSIRABLES ET EFFETS SECONDAIRES

SNC : somnolence, léthargie.

CV : douleurs thoraciques, hypotension, palpitations.

GI : anorexie, ballonnement, crampes, hépatite, nausées, vomissements.

Tég. : photosensibilité, rash.

End. : hyperglycémie.

HÉ : hypokaliémie, déshydratation, hypercalcémie, alcalose hypochlorémique, hypomagnésémie, hyponatrémie, hypophosphatémie, hypovolémie.

Hémat. : dyscrasie.

Métab. : hyperuricémie.

Loc. : crampes musculaires.

Divers : frissons, pancréatite.

INTERACTIONS

Médicament-médicament : Effet hypotenseur additif, lors de l'administration concomitante d'autres **antihypertenseurs** ou de **dérivés nitrés** et lors de l'ingestion de grandes quantités d'**alcool** ■ Effet hypokaliémique additif, lors de l'administration concomitante de **corticostéroïdes**, d'**amphotéricine B**, de **mezlocilline**, de **pipéracilline** ou de **ticarcilline** ■ La métolazone entraîne l'hypokaliémie, ce qui peut augmenter le risque de toxicité **digitalique** ■ La métolazone diminue l'excrétion du **lithium** et peut provoquer une toxicité ■ Le métolazone peut diminuer l'efficacité de la **méthénamine**.

Médicament-aliments : Les **aliments** peuvent augmenter l'absorption de cet agent.

VOIES D'ADMINISTRATION ET POSOLOGIE

PO (adultes) : Doses d'attaque : *Œdème dû à l'insuffisance cardiaque* – de 5 à 10 mg, 1 fois par jour. *Œdème dû à des maladies rénales* – de 5 à 20 mg, 1 fois par jour. *Hypertension essentielle, de bénigne à modérée* – de 2,5 à 5 mg, 1 fois par jour. Doses d'entretien : à adapter selon chaque cas particulier.

Lorsqu'on a ramené la dose quotidienne à 2,5 mg, on peut la diminuer une fois de plus, en n'administrant le médicament que 1 jour sur 2.

PRÉSENTATION

Comprimés : 2,5 mg^{Pr}, 5 mg^{Pr}.

PHARMACODYNAMIE (effet diurétique)†

	Début d'action	Pic	Durée
PO	1 h	2 h	12 – 24 h

† Le plein effet antihypertenseur peut ne se manifester qu'après plusieurs jours ou plusieurs semaines.

SOINS INFIRMIERS

ÉVALUATION DE LA SITUATION

- Mesurer la pression artérielle, effectuer le bilan quotidien des ingesta et des excreta et peser le patient tous les jours. Examiner quotidiennement les pieds, les jambes et la région sacrée pour déceler la formation d'œdème.
- Suivre de près, particulièrement chez le patient qui prend des dérivés digitaliques, les symptômes suivants : anorexie, nausées, vomissements, crampes musculaires, paresthésie et confusion. Informer le médecin ou un autre professionnel de la santé si ces signes de déséquilibre électrolytique se manifestent. Les patients digitalisés sont davantage prédisposés à la toxicité digitalique en raison de l'effet de déplétion potassique du diurétique.

- Interroger le patient à propos de ses antécédents d'allergie aux sulfamides.

Hypertension :

- Mesurer la pression artérielle avant le traitement et à intervalles réguliers pendant toute sa durée.
- Noter la fréquence des renouvellements des ordonnances afin de déterminer l'observance du traitement.

Tests de laboratoire :

- Noter les concentrations d'électrolytes (particulièrement, celles de potassium), la glycémie, l'urée, les concentrations de créatinine sérique et d'acide urique avant le traitement et à intervalles réguliers pendant toute sa durée.
- La métolazone peut entraîner l'élévation des concentrations de glucose sérique et urinaire chez les patients diabétiques.
- L'agent peut entraîner l'élévation des concentrations sériques de bilirubine, de calcium, de créatinine et d'acide urique et la diminution des concentrations sériques de magnésium, de potassium et de sodium et des concentrations urinaires de calcium.
- La métolazone peut entraîner la diminution des concentrations sériques d'iode lié aux protéines.
- L'agent peut entraîner l'élévation des concentrations sériques de cholestérol, de lipoprotéines de basse densité et de triglycérides.

M

DIAGNOSTICS INFIRMIERS POSSIBLES

- Excès de volume liquidien (Indications).
- Risque de déficit des volumes liquidiens (Effets secondaires).
- Connaissances insuffisantes sur le traitement médicamenteux (Enseignement au patient et à ses proches).

INTERVENTIONS INFIRMIÈRES

- Administrer le médicament le matin afin d'éviter l'interruption du cycle du sommeil.
- On peut utiliser un schéma posologique intermittent afin d'assurer un traitement continu de l'œdème.
- Les comprimés Zaroxolyn (à libération prolongée) et Mykrox (qui ne sont pas commercialisés au Canada) ne sont pas équivalents. Ne pas les substituer l'un à l'autre.

PO : On peut administrer la métolazone avec des aliments ou du lait afin de réduire l'irritation gastrique.

ENSEIGNEMENT AU PATIENT ET À SES PROCHES

- Conseiller au patient de prendre ce médicament au même moment tous les jours. S'il n'a pas pu prendre le médicament au moment habituel, il doit le prendre aussitôt que possible, à moins que ce ne soit presque l'heure prévue pour la dose suivante. L'avertir qu'il ne doit jamais remplacer une dose manquée par une double dose.
- Recommander au patient de se peser deux fois par semaine et de signaler à un professionnel de la santé toute modification importante du poids.
- Recommander au patient de changer lentement de position pour prévenir les risques d'hypotension orthostatique. Lui expliquer que l'alcool peut intensifier l'effet antihypertenseur du médicament.
- Inciter le patient à utiliser des écrans solaires et à porter des vêtements protecteurs pour prévenir les réactions de photosensibilité.
- Recommander au patient de discuter de ses besoins en potassium alimentaire avec un professionnel de la santé (voir l'annexe J).
- Recommander au patient qui doit suivre un autre traitement ou subir une intervention chirurgicale d'avertir le professionnel de la santé qu'il suit un traitement avec ce médicament.
- Inciter le patient à signaler à un professionnel de la santé les symptômes suivants : faiblesse musculaire, crampes, nausées, vomissements, diarrhée ou étourdissements.
- Insister sur l'importance des examens réguliers de suivi.

Hypertension :

- Expliquer au patient qu'il doit continuer de prendre le médicament même s'il se sent mieux. La métolazone stabilise la pression artérielle mais ne guérit pas l'hypertension.
- Inciter le patient à appliquer d'autres mesures de réduction de l'hypertension : perdre du poids, réduire sa consommation de sel, faire régulièrement de l'exercice, cesser de fumer, boire de l'alcool avec modération et diminuer le stress.
- Montrer au patient et à ses proches comment prendre la pression artérielle et les inciter à la mesurer une fois par semaine.
- Conseiller au patient de consulter un professionnel de la santé avant de prendre un médicament en vente libre, particulièrement des préparations contre la toux ou le rhume, en même temps que la métolazone.

VÉRIFICATION DE L'EFFICACITÉ THÉRAPEUTIQUE

L'efficacité du traitement peut être démontrée par: la baisse de la pression artérielle ▪ l'augmentation du débit urinaire ▪ la diminution de l'œdème. ✳

MÉTOPROLOL

Apo-Metoprol, Betaloc, Betaloc Durules, Lopressor, Lopressor SR, Novo-Metoprol

CLASSIFICATION:

Antiangineux, antiarythmique (classe II), antihypertenseur (bêta-bloquant cardiosélectif)

Grossesse – catégorie C

INDICATIONS

Hypertension ▪ Angine de poitrine ▪ Prévention de l'infarctus du myocarde (IM) et diminution de la mortalité chez les patients ayant subi un IM récent. **Usages non approuvés:** Tachycardie, arythmies ventriculaires ▪ Prophylaxie des migraines ▪ Tremblements ▪ Traitement du comportement agressif ▪ Traitement de l'acathisie médicamenteuse ▪ Anxiété.

MÉCANISME D'ACTION

Blocage de la stimulation des récepteurs bêta$_1$-adrénergiques (myocardiques) avec moins d'effets sur les récepteurs bêta$_2$-adrénergiques (pulmonaires, vasculaires ou utérins). ***Effets thérapeutiques:*** Abaissement de la pression artérielle et diminution de la fréquence cardiaque ▪ Diminution de la fréquence des crises d'angine de poitrine.

PHARMACOCINÉTIQUE

Absorption: Bonne absorption par suite de l'administration par voie orale.

Distribution: Le métoprolol traverse la barrière hémato-encéphalique et le placenta et pénètre en faibles quantités dans le lait maternel.

Métabolisme et excrétion: Le médicament est surtout métabolisé par le foie.

Demi-vie: De 3 à 7 heures.

CONTRE-INDICATIONS ET PRÉCAUTIONS/ MISES EN GARDE

Contre-indications: Hypersensibilité ▪ Insuffisance cardiaque non compensée ▪ Œdème pulmonaire ▪ Choc cardiogénique ▪ Bradycardie ou bloc cardiaque ▪ Syndrome de dysfonctionnement sinusal ▪ Artériopathies périphériques graves ▪ Anesthésie au moyen d'agents dépresseurs du myocarde ▪ Asthme ou maladies respiratoires obstructives (administration par voie IV).

Précautions/mises en garde: Insuffisance rénale ▪ Insuffisance hépatique ▪ Personnes âgées (sensibilité accrue aux bêta-bloquants; on recommande de réduire la dose initiale) ▪ Maladie pulmonaire (incluant l'asthme; l'effet sélectif sur les récepteurs bêta$_1$-adrénergiques peut disparaître à des doses élevées) ▪ Diabète (le médicament peut masquer les signes d'hypoglycémie) ▪ Thyrotoxicose (le médicament peut en masquer les symptômes) ▪ Antécédents de réactions allergiques graves (l'intensité des réactions peut être accrue) ▪ Grossesse, allaitement ou enfants (l'innocuité du médicament n'a pas été établie; tous les agents traversent le placenta et peuvent provoquer la bradycardie, l'hypotension, l'hypoglycémie ou une dépression respiratoire chez le fœtus ou le nouveau-né).

RÉACTIONS INDÉSIRABLES ET EFFETS SECONDAIRES

SNC: fatigue, faiblesse, anxiété, dépression, étourdissements, insomnie, pertes de mémoire, modification de l'état de conscience, nervosité, cauchemars.

ORLO: vision trouble, rhinorrhée.

Resp.: bronchospasme, respiration sifflante.

CV: BRADYCARDIE, INSUFFISANCE CARDIAQUE, ŒDÈME PULMONAIRE, hypotension, vasoconstriction périphérique.

GI: constipation, diarrhée, hépatite, sécheresse de la bouche (xérostomie), flatulence, douleurs gastriques, brûlures d'estomac, anomalies des résultats des tests de l'exploration fonctionnelle hépatique, nausées, vomissements.

GU: impuissance, perte de la libido, mictions fréquentes.

Tég.: rash.

End.: hyperglycémie, hypoglycémie.

Loc.: arthralgie, douleurs lombaires, douleurs articulaires.

Divers: syndrome lupique d'origine médicamenteuse.

INTERACTIONS

Médicament-médicament: L'**anesthésie générale**, la **phénytoïne par voie IV** et le **vérapamil** peuvent avoir un effet additif sur la dépression du myocarde ▪ Risque de bradycardie additive lors de l'administration concomitante de **dérivés digitaliques** ▪ Risque d'hypotension additive lors de l'administration concomitante d'**antihypertenseurs** ou de

M

dérivés nitrés ainsi que lors de l'ingestion de grandes quantités d'**alcool** ■ L'usage concomitant d'**amphétamines**, de **cocaïne**, d'**éphédrine**, d'**épinéphrine**, de **norépinéphrine**, de **phényléphrine** ou de **pseudoéphédrine** peut entraîner une stimulation alpha-adrénergique à laquelle rien ne s'oppose (hypertension excessive, bradycardie) ■ Les **agents thyroïdiens**, administrés en concomitance, peuvent diminuer l'efficacité du métoprolol ■ Le métoprolol peut modifier l'efficacité des **insulines** ou des **hypoglycémiants oraux** (des adaptations posologiques peuvent s'avérer nécessaires) ■ Le métoprolol peut réduire l'efficacité de la **théophylline** ■ Le métoprolol peut réduire les effets bénéfiques de la **dopamine** ou de la **dobutamine** sur les récepteurs bêta$_1$ cardiaques ■ Le métoprolol peut provoquer l'hypertension s'il est administré dans les 14 jours qui suivent un traitement par un **IMAO**.

VOIES D'ADMINISTRATION ET POSOLOGIE

PO (adultes): *Antihypertenseur/antiangineux* – 100 mg par jour, en 1 seule dose ou en 2 doses fractionnées ; la dose peut être majorée tous les 7 jours, selon les besoins, jusqu'à concurrence de 400 mg par jour (en présence d'angine, administrer en doses fractionnées). Les produits à libération prolongée sont administrés 1 fois par jour. *Infarctus du myocarde* – de 25 à 50 mg (15 minutes après la dernière dose par voie IV), toutes les 6 heures, pendant 48 heures, puis 100 mg, 2 fois par jour, pendant au moins 3 mois.

IV (adultes): *Infarctus du myocarde* – 5 mg, toutes les 2 minutes, 3 fois, puis passer au traitement par voie orale.

M

PRÉSENTATION

Comprimés: 50 mg[Pr], 100 mg[Pr] ■ **Comprimés à libération prolongée (tartrate)**: 100 mg[Pr], 200 mg[Pr] ■ **Solution pour injection**: 1 mg/mL[Pr].

PHARMACODYNAMIE (effets cardiovasculaires)

	Début d'action	Pic	Durée
PO†	15 min	inconnu	6 – 12 h
PO – LP‡	inconnu	6 – 12 h	24 h
IV	immédiat	20 min	5 – 8 h

† Au cours d'un traitement prolongé, les effets maximaux sur la pression artérielle peuvent ne pas se manifester pendant la première semaine. Les effets antihypertenseurs peuvent persister jusqu'à 4 semaines après l'arrêt du traitement.
‡ LP = Libération prolongée.

SOINS INFIRMIERS

ÉVALUATION DE LA SITUATION

- Suivre la pression artérielle, l'ÉCG et le pouls à intervalles fréquents pendant la période d'adaptation posologique et à intervalles réguliers pendant toute la durée du traitement.
- PRENDRE LES SIGNES VITAUX ET SUIVRE L'ÉCG TOUTES LES 5 À 15 MINUTES PENDANT L'ADMINISTRATION PAR VOIE PARENTÉRALE ET PENDANT PLUSIEURS HEURES PAR LA SUITE. SI LA FRÉQUENCE CARDIAQUE EST < 40 BPM, PARTICULIÈREMENT SI LE DÉBIT CARDIAQUE EST ÉGALEMENT RÉDUIT, ADMINISTRER DE L'ATROPINE À 0,25 OU À 0,5 mg PAR VOIE IV.
- EFFECTUER LE BILAN QUOTIDIEN DES INGESTA ET DES EXCRETA ET PESER LE PATIENT TOUS LES JOURS. SUIVRE À INTERVALLES RÉGULIERS LES SIGNES ET LES SYMPTÔMES SUIVANTS D'INSUFFISANCE CARDIAQUE : DYSPNÉE, RÂLES ET CRÉPITATIONS, GAIN PONDÉRAL, ŒDÈME PÉRIPHÉRIQUE, TURGESCENCE DES JUGULAIRES.

Angine: Évaluer la fréquence et les caractéristiques des crises d'angine à intervalles réguliers tout au long du traitement.

***Tests de laboratoire*:**

- Le métoprolol peut entraîner l'élévation de l'urée ainsi que des concentrations sériques de lipoprotéines, de potassium, de triglycérides et d'acide urique.
- Le métoprolol peut entraîner l'élévation des anticorps antinucléaires.
- Le métoprolol peut entraîner l'élévation de la glycémie.
- Le métoprolol peut entraîner l'élévation des concentrations sériques de phosphatase alcaline, de LDH, d'AST et d'ALT.

DIAGNOSTICS INFIRMIERS POSSIBLES

- Débit cardiaque diminué (Effets secondaires).
- Connaissances insuffisantes sur le traitement médicamenteux (Enseignement au patient et à ses proches).
- Non-observance du traitement médicamenteux (Enseignement au patient et à ses proches).

INTERVENTIONS INFIRMIÈRES

PO:

- Prendre le pouls apical avant d'administrer le médicament. Si la fréquence cardiaque est < 50 bpm ou en cas d'arythmie, consulter le médecin ou un autre professionnel de la santé avant d'administrer le médicament.

- Administrer le médicament avec des aliments ou tout de suite après les repas.
- Les comprimés à libération prolongée devraient être avalés tels quels; ne pas les écraser, les briser ou les mâcher.

IV directe: On peut injecter 3 doses de 5 mg, rapidement, à intervalles de 2 minutes. Le traitement par voie orale devrait commencer 15 minutes après la dernière dose par voie IV.

Compatibilité (tubulure en Y): altéplase ▪ mépéridine ▪ morphine.

Incompatibilité (tubulure en Y): cholestéryl d'amphotéricine B.

ENSEIGNEMENT AU PATIENT ET À SES PROCHES

- Conseiller au patient de suivre scrupuleusement la posologie recommandée et de prendre le médicament à la même heure, tous les jours, même s'il se sent bien. Lui expliquer qu'il ne doit pas sauter de dose ni remplacer une dose manquée par une double dose. S'il n'a pas pu prendre le médicament au moment habituel, il doit le prendre aussitôt que possible, mais au moins 8 heures avant l'heure prévue pour la dose suivante. Le sevrage brusque peut déclencher l'hypertension, l'ischémie du myocarde ou des arythmies mettant la vie en danger.
- Montrer au patient et à ses proches comment prendre le pouls et la pression artérielle. Leur demander de mesurer le pouls tous les jours et la pression artérielle deux fois par semaine et de signaler tout changement important à un professionnel de la santé.
- Prévenir le patient que le métoprolol peut provoquer de la somnolence. Lui conseiller de ne pas conduire et d'éviter les activités qui exigent sa vigilance jusqu'à ce qu'on ait la certitude que le médicament n'entraîne pas cet effet chez lui.
- Recommander au patient de changer lentement de position afin de réduire les risques d'hypotension orthostatique.
- Prévenir le patient que le médicament peut le rendre plus sensible au froid.
- Conseiller au patient de consulter un professionnel de la santé avant de prendre un médicament en vente libre, particulièrement des médicaments contre le rhume, en même temps que le métoprolol. Les patients qui suivent un traitement antihypertenseur devraient également éviter de boire des quantités excessives de café, de thé et de boissons à base de cola.
- Recommander au patient diabétique de mesurer soigneusement sa glycémie, particulièrement lorsqu'il se sent fatigué, faible ou irritable. Le médicament bloque tous les signes d'hypoglycémie, sauf la transpiration.
- Recommander au patient de signaler à un professionnel de la santé les symptômes suivants: ralentissement du pouls, troubles respiratoires, respiration sifflante, mains et pieds froids, étourdissements, sensation de tête légère, confusion, état dépressif, rash, fièvre, maux de gorge, saignements ou ecchymoses inhabituels.
- Recommander au patient qui doit suivre un autre traitement ou subir une intervention chirurgicale d'avertir le professionnel de la santé qu'il suit un traitement par ce médicament.
- Conseiller au patient de toujours porter sur lui une pièce d'identité où sont inscrits sa maladie et son traitement médicamenteux.

Hypertension: Inciter le patient à appliquer d'autres mesures de réduction de l'hypertension: perdre du poids, réduire sa consommation de sel, diminuer le stress, faire régulièrement de l'exercice, boire de l'alcool avec modération et cesser de fumer. Expliquer au patient que le métoprolol stabilise la pression artérielle, mais ne guérit pas l'hypertension.

M

VÉRIFICATION DE L'EFFICACITÉ THÉRAPEUTIQUE

L'efficacité du traitement peut être démontrée par: la baisse de la pression artérielle ▪ la réduction de la fréquence des crises d'angine ▪ l'amélioration de la tolérance à l'effort ▪ la prévention de l'infarctus du myocarde. ✳

MÉTRONIDAZOLE

Apo-Metronidazole, Flagyl, Flagystatin, Metrocrème, MetroGel, Métronidazole, Nidagel, Noritate, Novonidazol, PMS-Métronidazole, Rosasol, Trikacide

CLASSIFICATION:

Anti-infectieux, antiprotozoaire

Grossesse – catégorie B

INDICATIONS

PO, IV: Traitement des infections suivantes provoquées par des micro-organismes anaérobies: infections intra-abdominales (association possible avec une céphalosporine) ■ infections gynécologiques ■ infections périodontiques ■ infections des voies respiratoires inférieures ■ infections du SNC ■ **IV**: Prophylaxie périopératoire lors des interventions colorectales ■ **PO**: Traitement amœbicide de l'amibiase intestinale aiguë, des abcès hépatiques amibiens, des infections à *Trichomonas* et de la giardiase ■ Traitement de la colite pseudomembraneuse induite par les antibiotiques ■ Traitement de l'ulcère gastro-duodénal dû à *Helicobacter pylori* ■ **Préparation topique**: Traitement de l'acné rosacée ■ **Préparation vaginale**: Traitement de la vaginose bactérienne. **Usages non approuvés – PO, IV**: Infections de la peau et de ses annexes ■ Infections des os et des articulations ■ Septicémie ■ Endocardite.

MÉCANISME D'ACTION

Inhibition de la synthèse de l'ADN et des protéines des micro-organismes sensibles. ***Effets thérapeutiques:*** Action bactéricide, trichomonacide ou amœbicide. **Spectre d'action**: Action notable surtout contre les bactéries anaérobies incluant: *Bacteroïdes* ■ *Clostridium* ■ Le métronidazole est également actif contre: ■ *Trichomonas vaginalis* ■ *Entamœba histolytica* ■ *Giardia lamblia* ■ *H. pylori* ■ *Clostridium difficile*.

PHARMACOCINÉTIQUE

Absorption: Une fraction de 80 % du médicament est absorbée par suite de l'administration par voie orale. Par suite de l'application topique ou vaginale, l'absorption est minime.

Distribution: Le médicament se répartit dans la plupart des liquides et tissus de l'organisme incluant le liquide céphalorachidien. Il traverse le placenta et pénètre dans la circulation fœtale rapidement. Il pénètre également dans le lait maternel à des concentrations équivalentes à celles qu'on trouve dans le plasma.

Métabolisme et excrétion: Le médicament est partiellement métabolisé par le foie (de 30 à 60 %) et partiellement excrété à l'état inchangé dans l'urine. Une fraction de 6 à 15 % est éliminée dans les fèces.

Demi-vie: De 6 à 8 heures.

CONTRE-INDICATIONS ET PRÉCAUTIONS/ MISES EN GARDE

Contre-indications: Hypersensibilité ■ Hypersensibilité aux parabènes (préparation topique seulement) ■ Antécédents de convulsions ou de troubles neurologiques ■ Antécédents de dyscrasie ■ Hypothyroïdie ■ Hyposurrénalisme ■ Premier trimestre de la grossesse.

Précautions/mises en garde: Insuffisance hépatique grave (il est recommandé de réduire la dose) ■ Grossesse (bien que l'innocuité du médicament n'ait pas été établie, on l'a utilisé pour traiter la trichomonase au cours du deuxième et du troisième trimestre de la grossesse, mais il ne s'agissait pas d'un traitement à dose unique) ■ Allaitement (au besoin, administrer un traitement à dose unique et interrompre l'allaitement pendant les 24 heures qui suivent) ■ Enfants (l'innocuité de la préparation IV n'a pas été établie; l'expérience clinique avec les préparations orales est limitée, il est donc particulièrement important de surveiller de près les enfants soumis à ce traitement).

RÉACTIONS INDÉSIRABLES ET EFFETS SECONDAIRES

SNC: CONVULSIONS, étourdissements, céphalées.
ORLO: larmoiement (préparation topique seulement).
GI: douleurs abdominales, anorexie, nausées, diarrhée, sécheresse de la bouche (xérostomie), excroissance pileuse sur la langue, glossite, goût désagréable, vomissements.
Tég.: rash, urticaire; *voie topique seulement* – brûlures, légère sécheresse, irritation cutanée, rougeurs passagères.
Hémat.: leucopénie.
Locaux: phlébite au point d'injection IV.
SN: neuropathie périphérique.
Divers: surinfection.

INTERACTIONS

Médicament-médicament: La **cimétidine** peut ralentir le métabolisme du métronidazole ■ Le **phénobarbital** accélère le métabolisme du métronidazole et peut en réduire l'efficacité ■ Le métronidazole augmente les effets de la **warfarine** ■ Une réaction semblable à celle au disulfirame peut survenir lors de l'ingestion simultanée d'**alcool** ■ Le métronidazole peut provoquer une psychose aiguë et de la confusion lors de l'administration simultanée de **disulfirame** ■ Risque accru de leucopénie lors de l'administration simultanée de **fluorouracile** ou d'**azathioprine**.

VOIES D'ADMINISTRATION ET POSOLOGIE

PO (adultes): *Infections dues à des micro-organismes anaérobies* – 500 mg, toutes les 8 heures (7,5 mg/kg, toutes les 6 heures, ne pas dépasser 4 g par jour). *Trichomonase* – 250 mg, toutes les 8 heures, pendant 7 jours ou 1 seule dose de 2 g après un repas.

Amibiase – de 500 à 750 mg, toutes les 8 heures, pendant 5 à 10 jours. *Giardiase* – 2 g par jour, pendant 3 jours (au coucher avec de la nourriture) ou 250 mg, 2 fois par jour pendant 5 à 7 jours. *Traitement de la colite pseudomembraneuse induite par les antibiotiques* – de 250 à 500 mg, 3 ou 4 fois par jour, pendant 7 à 14 jours. *Infection due à H. pylori* – 250 mg, 4 fois par jour ou 500 mg, 2 fois par jour, pendant 1 ou 2 semaines (en association avec d'autres agents). *Vaginoses bactériennes* – 500 mg, 2 fois par jour, pendant 7 jours.

PO (enfants): *Trichomonase* – de 15 à 20 mg/kg/jour, en 3 prises fractionnées toutes les 8 heures, pendant 7 jours (maximum 250 mg, 3 fois par jour). *Amibiase* – de 35 à 50 mg/kg/jour, en 3 prises fractionnées toutes les 8 heures, pendant 10 jours (ne pas dépasser 750 mg par dose). *Giardiase* – de 25 à 35 mg/kg/jour en 2 prises fractionnées pendant 5 à 7 jours.

IV (adultes): *Infections dues à des micro-organismes anaérobies* – 500 mg, toutes les 8 heures ou 7,5 mg/kg, toutes les 6 à 8 heures (ne pas dépasser 4 g par jour). *Prophylaxie périopératoire* – 1 g en perfusion IV, 1 heure avant l'intervention; par la suite, 2 doses de 500 mg à intervalles de 8 heures. *Amibiase* – de 500 à 750 mg, toutes les 8 heures, pendant 5 à 10 jours.

Préparation topique (adultes): *Acné rosacée* – appliquer une mince couche sur la région atteinte, 2 fois par jour.

Préparation vaginale (adultes): *Vaginose bactérienne* – le contenu d'un applicateur (gel à 0,75 %), 2 fois par jour, pendant 5 jours.

PRÉSENTATION (version générique disponible)

Comprimés: 250 mg[Pr] ▪ **Capsules**: 500 mg[Pr] ▪ **Solution prémélangée pour injection**: (prête à l'emploi) 500 mg/100 mL[Pr] ▪ **Gel topique**: 0,75 %[Pr], en tubes de 30 g ▪ **Crème topique**: 0,75 %[Pr] et 1 %[Pr], en tubes de 30 g ▪ **Comprimés vaginaux**: 500 mg[Pr] ▪ **Gel vaginal**: 0,75 %, en tubes de 70 g[Pr].

PHARMACODYNAMIE (PO, IV = concentrations sanguines; application topique = amélioration de l'acné rosacée)

	Début d'action	Pic	Durée
PO	rapide	1 – 3 h	8 h
IV	rapide	fin de la perfusion	6 – 8 h
préparation topique	3 semaines	9 semaines	12 h
préparation vaginale	inconnu	6 – 12 h	12 h

SOINS INFIRMIERS

ÉVALUATION DE LA SITUATION

- Au début du traitement et pendant toute sa durée, surveiller les signes suivants d'infection: altération des signes vitaux, aspect de la plaie, des crachats, de l'urine et des selles; accroissement du nombre de globules blancs.
- Prélever des échantillons pour les cultures et les antibiogrammes avant de commencer le traitement. On peut administrer la première dose avant même de recevoir les résultats.
- Suivre l'état neurologique du patient pendant et après les perfusions IV. Signaler au médecin les engourdissements, la paresthésie, la faiblesse, l'ataxie ou les convulsions.
- Effectuer le bilan quotidien des ingesta et des excreta et peser le patient tous les jours, particulièrement s'il doit suivre un régime hyposodé. Une dose de 500 mg de métronidazole injectable (Abbott) contient 14 mmol de sodium.

Giardiase: Faire analyser 3 échantillons de selles, prélevées à plusieurs jours d'intervalle, en commençant 3 ou 4 semaines après le début du traitement.

Tests de laboratoire: Le métronidazole peut modifier les concentrations sériques d'AST, d'ALT et de LDH.

M

DIAGNOSTICS INFIRMIERS POSSIBLES

- Risque d'infection (Indications).
- Diarrhée (Indications).
- Connaissances insuffisantes sur le traitement médicamenteux (Enseignement au patient et à ses proches).

INTERVENTIONS INFIRMIÈRES

Administrer le métronidazole avec des aliments ou du lait pour réduire l'irritation gastrique. On peut écraser le comprimé si le patient éprouve des difficultés de déglutition.

Perfusion intermittente: Les préparations prêtes à utiliser sont diluées d'avance (5 mg/mL). Les minisacs de plastique préremplis ne devraient pas être utilisés pour des raccords en série, en raison du risque d'aéro-embolie. Des cristaux peuvent se former lors de la réfrigération, mais se dissolvent à la température ambiante. Consulter les directives de chaque fabricant avant d'utiliser la préparation.

Vitesse d'administration: Administrer les doses en perfusion lente. Chaque dose doit être perfusée pendant 1 heure.

Incompatibilité (tubulure en Y): Le fabricant recommande d'arrêter l'administration IV du soluté principal pendant la perfusion du métronidazole.
Incompatibilité en addition au soluté: Ne pas mélanger avec d'autres médicaments.
Préparation topique: Nettoyer la région atteinte avant d'appliquer la préparation. Appliquer une mince couche de la préparation topique, deux fois par jour, le matin et le soir, et faire pénétrer en massant. Éviter tout contact avec les yeux.

ENSEIGNEMENT AU PATIENT ET À SES PROCHES

- Conseiller au patient de suivre scrupuleusement la posologie recommandée, même s'il se sent mieux et d'espacer les prises à intervalles égaux. Le prévenir qu'il ne faut pas sauter de dose ni remplacer une dose manquée par une double dose. S'il n'a pas pu prendre le médicament au moment habituel, il doit le prendre dès que possible à moins que ce ne soit presque l'heure prévue pour la dose suivante.
- Prévenir le patient qui reçoit le médicament pour le traitement de la trichomonase que le partenaire sexuel peut le réinfecter même s'il est asymptomatique, raison pour laquelle il faut le traiter simultanément. Le patient devrait également pratiquer l'abstinence ou utiliser un préservatif afin de prévenir une réinfection.
- Recommander au patient d'éviter de consommer des boissons alcoolisées ou des préparations contenant de l'alcool pendant le traitement par le métronidazole (même s'il ne s'agit que du gel vaginal) et pendant au moins 24 heures après l'avoir arrêté. Le métronidazole peut provoquer une réaction semblable à celle au disulfirame se manifestant par des rougeurs du visage, des nausées, des vomissements, des céphalées ou des crampes abdominales.
- Prévenir le patient que le métronidazole peut provoquer des étourdissements ou une sensation de tête légère. Lui conseiller de ne pas conduire et d'éviter les activités qui exigent sa vigilance jusqu'à ce qu'on ait la certitude que le médicament n'entraîne pas ces effets chez lui.
- Informer le patient que le médicament peut entraîner un goût métallique désagréable.
- Conseiller au patient de consulter un professionnel de la santé avant de prendre un médicament en vente libre en même temps que le métronidazole.
- Conseiller au patient de se rincer fréquemment la bouche, de pratiquer une bonne hygiène orale et de consommer de la gomme à mâcher ou des bonbons sans sucre pour réduire la sécheresse de la bouche. Lui recommander de prévenir un professionnel de la santé si la sécheresse de la bouche persiste pendant plus de deux semaines.
- Recommander à la patiente de prévenir un professionnel de la santé avant de commencer le traitement par le métronidazole si elle pense être enceinte.
- Prévenir le patient que le métronidazole peut rendre l'urine foncée.
- Conseiller au patient de consulter un professionnel de la santé en l'absence d'une amélioration dans les quelques jours qui suivent le début du traitement ou si les signes et les symptômes suivants de surinfection se manifestent: excroissance noire et pileuse sur la langue, démangeaisons ou pertes vaginales, selles molles ou nauséabondes.

Préparation vaginale: Montrer à la patiente comment appliquer le gel vaginal. Lui conseiller d'éviter les rapports sexuels lors du traitement par le gel vaginal.
Préparation topique: Montrer au patient comment appliquer le gel topique. On peut utiliser des produits cosmétiques après l'application du gel.

VÉRIFICATION DE L'EFFICACITÉ THÉRAPEUTIQUE

L'efficacité du traitement peut être démontrée par: la disparition des signes et des symptômes d'infection; le temps de résolution dépend du microorganisme infectant et du siège de l'infection ■ une amélioration notable dans les trois semaines suivant l'application du gel topique; on peut poursuivre l'application pendant 9 semaines.

MEXILÉTINE

Mexitil, Novo-Mexiletine

CLASSIFICATION:
Antiarythmique (classe IB)
Grossesse – catégorie C

INDICATIONS

Prophylaxie et traitement des arythmies ventriculaires graves incluant la tachycardie ventriculaire.
Usages non approuvés: Traitement des contractions

ventriculaires prématurées ■ Traitement de la douleur neuropathique chronique.

MÉCANISME D'ACTION

Diminution de la durée du potentiel d'action et de la période réfractaire effective dans les tissus cardiaques de conduction par modification du transport du sodium à travers la membrane des cellules du myocarde ■ Le médicament a peu ou pas d'effet sur la fréquence cardiaque. ***Effets thérapeutiques:*** Maîtrise des arythmies ventriculaires.

PHARMACOCINÉTIQUE

Absorption: Bonne absorption depuis le tractus gastro-intestinal.

Distribution: La mexilétine pénètre dans le lait maternel à des concentrations semblables à celles qu'on trouve dans le plasma.

Métabolisme et excrétion: Le médicament est surtout métabolisé par le foie. Une fraction de 10 % est excrétée à l'état inchangé par les reins.

Demi-vie: De 10 à 12 heures.

CONTRE-INDICATIONS ET PRÉCAUTIONS/ MISES EN GARDE

Contre-indications: Hypersensibilité ■ Choc cardiogénique ■ Bloc cardiaque du 2e ou du 3e degré (en l'absence d'un stimulateur cardiaque) ■ Période de 3 mois suivant un infarctus ■ Fraction d'éjection du ventricule gauche < 35 %.

Précautions/mises en garde: Anomalies de conduction du nœud SA ou de conduction intraventriculaire ■ Hypotension ■ Insuffisance cardiaque ■ Insuffisance hépatique grave (il est conseillé de réduire la dose) ■ Grossesse ou enfants (l'innocuité du médicament n'a pas été établie) ■ Allaitement.

RÉACTIONS INDÉSIRABLES ET EFFETS SECONDAIRES

SNC: étourdissements, nervosité, confusion, fatigue, céphalées, trouble du sommeil.

ORLO: vision trouble, acouphènes.

Resp.: dyspnée.

CV: ARYTHMIES, douleurs thoraciques, œdème, palpitations.

GI: NÉCROSE HÉPATIQUE, brûlures d'estomac, nausées, vomissements.

Tég.: rash.

Hémat.: dyscrasie.

SN: tremblements, troubles de coordination, paresthésie.

INTERACTIONS

Médicament-médicament: Les **opiacés**, l'**atropine** et les **antiacides** peuvent ralentir l'absorption de la mexilétine ■ Le **métoclopramide** peut accélérer l'absorption de la mexilétine ■ La **phénytoïne**, la **rifampine** et le **phénobarbital** ainsi que le **tabagisme** peuvent accélérer le métabolisme et diminuer l'efficacité de la mexilétine ■ La **cimétidine** peut augmenter ou diminuer les concentrations de mexilétine ■ La mexilétine peut accroître les concentrations sanguines de **théophylline** et le risque de toxicité ■ Risque d'effets cardiaques additifs lors de l'administration simultanée d'autres **antiarythmiques** ■ Les **médicaments qui modifient de façon notable le pH de l'urine** peuvent modifier les concentrations sanguines de mexilétine (l'alcalinisation de l'urine augmente la réabsorption de la mexilétine et, par le fait même, les concentrations sanguines ; l'acidification de l'urine augmente l'excrétion de la mexilétine et en diminue les concentrations sanguines).

Médicament-aliments: Les **aliments qui modifient de façon notable le pH de l'urine** peuvent modifier les concentrations sanguines de mexilétine. L'alcalinisation de l'urine augmente la réabsorption de la mexilétine et, par le fait même, les concentrations sanguines ; l'acidification de l'urine augmente l'excrétion du médicament et peut en diminuer l'efficacité (voir l'annexe K).

VOIES D'ADMINISTRATION ET POSOLOGIE

PO (adultes): Initialement, 200 mg toutes les 8 heures, jusqu'à un maximum de 1 200 mg en 3 ou 4 doses fractionnées. On peut modifier la dose à raison de 50 à 100 mg, tous les 2 ou 3 jours. La dose efficace se situe habituellement entre 600 et 900 mg par jour. Chez certains patients, il peut s'avérer nécessaire d'administrer le médicament toutes les 6 heures. Chez les patients nécessitant une réduction rapide des arythmies ventriculaires, on peut administrer une dose d'attaque de 400 mg, suivie 8 heures plus tard de 200 mg toutes les 8 heures.

PRÉSENTATION

Capsules: 100 mg^{Pr}, 200 mg^{Pr}.

PHARMACODYNAMIE (effets antiarythmiques†)

	DÉBUT D'ACTION	PIC	DURÉE
PO	30 min – 2 h	2 – 3 h	8 – 12 h

† Si une dose d'attaque a été administrée.

M

SOINS INFIRMIERS

ÉVALUATION DE LA SITUATION

MESURER LE POULS ET LA PRESSION ARTÉRIELLE ET SUIVRE DE PRÈS L'ÉCG À INTERVALLES RÉGULIERS TOUT AU LONG DU TRAITEMENT. UNE SURVEILLANCE CONSTANTE À L'AIDE D'UN APPAREIL HOLTER ET DE RADIOGRAPHIES PULMONAIRES PEUT S'AVÉRER NÉCESSAIRES POUR DÉTERMINER L'EFFICACITÉ DU MÉDICAMENT. CES DONNÉES PEUVENT ÉGALEMENT SERVIR DE GUIDE POUR L'ADAPTATION DE LA POSOLOGIE.

Douleur : Évaluer le type, le siège et l'intensité de la douleur avant le traitement et à intervalles réguliers pendant toute sa durée.

Tests de laboratoire :

- La mexilétine peut parfois positiver le dosage des anticorps antinucléaires.
- LA MEXILÉTINE PEUT ENTRAÎNER UNE ÉLÉVATION PASSAGÈRE DES CONCENTRATIONS D'AST.
- La mexilétine peut provoquer la thrombocytopénie quelques jours après le début du traitement. La numération globulaire revient habituellement aux valeurs normales dans le mois qui suit l'arrêt du traitement.

Toxicité et surdosage : On peut déterminer les concentrations sériques de mexilétine au cours de la période d'adaptation de la posologie. Les effets secondaires sont plus fréquents si on administre le médicament à des concentrations > 2 μg/L.

DIAGNOSTICS INFIRMIERS POSSIBLES

- Débit cardiaque diminué (Indications).
- Connaissances insuffisantes sur le traitement médicamenteux (Enseignement au patient et à ses proches).

INTERVENTIONS INFIRMIÈRES

- Lorsqu'on substitue la mexilétine à un autre antiarythmique, on doit administrer la première dose de mexilétine de 6 à 12 heures après la dernière dose de quinidine, de 3 à 6 heures après la dernière dose de procaïnamide ou de 8 à 12 heures après la dernière dose de tocaïnide. Lorsqu'on substitue la mexilétine à la lidocaïne par voie parentérale, on doit réduire la dose de lidocaïne ou en arrêter l'administration une heure ou deux après l'administration de la mexilétine ou administrer des doses initiales plus faibles de mexilétine.
- Chez les patients souffrant d'arythmies qui peuvent mettre la vie en danger, la substitution par la mexilétine au traitement par un autre agent antiarythmique doit se faire en milieu hospitalier.

PO : Administrer la mexilétine avec des aliments ou des antiacides pour réduire l'irritation gastrique.

ENSEIGNEMENT AU PATIENT ET À SES PROCHES

- Conseiller au patient de suivre scrupuleusement la posologie recommandée, et de prendre le médicament à des intervalles égaux, même s'il se sent mieux. S'il n'a pas pu prendre le médicament au moment habituel, il doit le prendre dans les 4 heures qui suivent ou ne pas prendre cette dose. Lui recommander de ne pas sauter de dose ni de remplacer une dose manquée par une double dose.
- MONTRER AU PATIENT COMMENT MESURER LE POULS. LUI CONSEILLER DE COMMUNIQUER AVEC UN PROFESSIONNEL DE LA SANTÉ SI SON POULS EST INFÉRIEUR À 50 BPM OU S'IL DEVIENT IRRÉGULIER.
- Prévenir le patient que la mexilétine peut provoquer des étourdissements et une sensation de tête légère. Lui conseiller de ne pas conduire et d'éviter les activités qui exigent sa vigilance jusqu'à ce qu'on ait la certitude que le médicament n'entraîne pas ces effets chez lui.
- Inciter le patient à éviter toute modification de l'alimentation qui peut entraîner une acidification ou une alcalinisation notables de l'urine (les aliments en question sont indiqués à l'annexe K).
- Recommander au patient qui doit suivre un autre traitement ou subir une intervention chirurgicale d'avertir le professionnel de la santé qu'il souffre d'arythmies et qu'il suit un traitement par ce médicament.
- Conseiller au patient de signaler à un professionnel de la santé les symptômes suivants : fatigue généralisée, jaunissement de la peau ou des yeux, fièvre, maux de gorge, tout comme des effets secondaires persistants.
- Conseiller au patient de porter sur lui en tout temps une pièce d'identité où sont inscrits son problème de santé et son traitement.

VÉRIFICATION DE L'EFFICACITÉ THÉRAPEUTIQUE

L'efficacité du traitement peut être démontrée par : la diminution de la fréquence des arythmies ventriculaires graves ou leur suppression ▪ la diminution de l'intensité de la douleur neurogène grave. ☀

MICONAZOLE,
voir Antifongiques topiques et Antifongiques vaginaux

MIDAZOLAM

Apo-Midazolam, Midazolam, Versed

CLASSIFICATION :
Anxiolytique et hypnosédatif (benzodiazépine), anesthésique
Grossesse – catégorie D

INDICATIONS

PO : Sédation préopératoire et soulagement de l'anxiété chez les enfants ▪ **IM, IV** : Sédation préopératoire, soulagement de l'anxiété et amnésie ▪ **IV** : Sédation, soulagement de l'anxiété et amnésie lors d'interventions thérapeutiques, diagnostiques ou radiographiques (sédation sans perte de connaissance) ▪ Adjuvant à l'induction de l'anesthésie et élément d'une anesthésie équilibrée ▪ Sous forme de perfusion continue, sédation des patients soumis à une ventilation mécanique, sous anesthésie ou dans le cadre de soins d'urgence.

MÉCANISME D'ACTION

Dépression généralisée du SNC par un effet s'exerçant à de nombreux niveaux de ce système ▪ Effets probablement attribuables à la médiation par l'acide gamma-aminobutyrique (GABA), un neurotransmetteur inhibiteur. ***Effets thérapeutiques :*** Sédation de courte durée ▪ Amnésie postopératoire.

PHARMACOCINÉTIQUE

Absorption : Absorption rapide par suite de l'administration par voie orale ; métabolisme intestinal et hépatique de premier passage importants. Bonne absorption par suite de l'administration par voie IM ; l'administration par voie IV entraîne une biodisponibilité totale.
Distribution : Le midazolam traverse la barrière hémato-encéphalique et le placenta.
Liaison aux protéines : 97 %.
Métabolisme et excrétion : Le midazolam est presque exclusivement métabolisé par le foie, où il est transformé en hydroxymidazolam, un métabolite actif, et en deux autres métabolites inactifs (métabolisés par le cytochrome P450 3A4) ; les métabolites sont excrétés dans les urines.
Demi-vie : De 1 à 12 heures (prolongée en cas d'insuffisance rénale ou d'insuffisance cardiaque).

CONTRE-INDICATIONS ET PRÉCAUTIONS/ MISES EN GARDE

Contre-indications : Hypersensibilité (risque de réactions de sensibilité croisée avec d'autres benzodiazépines) ▪ Insuffisance pulmonaire aiguë ▪ Bronchopneumopathie chronique obstructive ▪ Glaucome à angle fermé.
Précautions/mises en garde : Choc ▪ Coma ou dépression préexistante du SNC ▪ Douleur grave impossible à soulager ▪ Nouveau-nés (ne pas leur administrer les produits renfermant de l'alcool benzylique) ▪ Grossesse ▪ Insuffisance cardiaque ▪ Insuffisance rénale ▪ Insuffisance hépatique grave ▪ Enfants obèses (calculer la dose en fonction du poids corporel idéal) ▪ Patients âgés (particulièrement ceux âgés de plus de 70 ans) ou débilités (davantage prédisposés aux effets dépresseurs cardiorespiratoires ; réduire la dose) ▪ Allaitement (l'innocuité du médicament n'a pas été établie).

M

RÉACTIONS INDÉSIRABLES ET EFFETS SECONDAIRES

SNC : agitation, somnolence, sédation excessive, céphalées.
ORLO : vision trouble.
Resp. : APNÉE, LARYNGOSPASME, DÉPRESSION RESPIRATOIRE, bronchospasme, toux.
CV : ARRÊT CARDIAQUE, arythmies.
GI : hoquet, nausées, vomissements.
Tég. : rash.
Locaux : phlébite au point d'injection IV, douleur au point d'injection IM.

INTERACTIONS

Médicament-médicament : Dépression additive du SNC lors de l'usage concomitant d'**alcool**, d'**antihistaminiques**, d'**analgésiques opiacés** et d'**hypnosédatifs** (diminuer la dose de midazolam de 30 à 50 % en cas d'administration concomitante) ▪ Risque accru d'hypotension lors de l'administration simultanée d'**antihypertenseurs** ou de **dérivés nitrés**, ou lors de l'ingestion de grandes quantités d'**alcool** ▪ Le midazolam est métabolisé par le cytochrome P450 3A4 ; on peut s'attendre à ce que les **médicaments qui induisent ce système ou qui l'inhibent** modifient les effets du midazolam ▪ La

carbamazépine, la **phénytoïne**, la **rifampine**, la **rifabutine** et le **phénobarbital** réduisent les concentrations de midazolam ■ Les agents suivants ralentissent le métabolisme du midazolam et peuvent intensifier ses effets : **érythromycine**, **cimétidine**, **ranitidine**, **diltiazem**, **vérapamil**, **fluconazole**, **itraconazole** et **kétoconazole**.

Médicament-aliments : Le **jus de pamplemousse** ralentit le métabolisme du midazolam et peut en intensifier les effets.

VOIES D'ADMINISTRATION ET POSOLOGIE

Il faut adapter la dose à chaque cas particulier et la diminuer chez les personnes âgées et chez les patients ayant déjà reçu un sédatif.

Sédation préopératoire, soulagement de l'anxiété et amnésie

- **IM (adultes autrement en bonne santé et ayant < 55 ans) :** De 0,07 à 0,08 mg/kg, 30 à 60 minutes avant l'intervention (la dose habituelle est de 5 mg).
- **IM (adultes ≥ 55 ans, débilités ou souffrant d'une maladie chronique) :** De 20 à 30 µg/kg, 30 à 60 minutes avant l'intervention (la dose habituelle va de 1 à 3 mg).
- **IM (enfants) :** De 0,1 à 0,15 mg/kg, jusqu'à 0,5 mg/kg ; ne pas dépasser 10 mg par dose.

Sédation sans perte de connaissance lors d'interventions de courte durée

- **IV (adultes et enfants autrement en bonne santé > 12 ans et < 55 ans) :** Dose initiale de 2 à 2,5 mg. On peut majorer cette dose selon la réponse du patient. Il est rarement nécessaire d'administrer des doses supérieures à 5 mg (maximum 0,1 mg/kg). Réduire la dose de 30 %, si d'autres dépresseurs du SNC sont administrés. Des doses d'entretien équivalant à 25 % de la dose initiale peuvent être administrées selon les besoins.
- **IV (personnes âgées ≥ 55 ans, débilitées ou souffrant d'une maladie chronique) :** Dose initiale de 1 à 1,5 mg. On peut augmenter cette dose selon la réponse du patient. Il est rarement nécessaire d'administrer des doses supérieures à 3,5 mg (dose maximale 0,07 mg/kg). Réduire la dose de 30 %, si d'autres dépresseurs du SNC sont administrés. Des doses d'entretien équivalant à 25 % de la dose initiale peuvent être administrées selon les besoins.

Sédation sans perte de connaissance lors d'interventions de courte durée ou avant l'anesthésie

- **IV (enfants de 6 mois à 5 ans) :** De 0,05 à 0,1 mg/kg (la dose totale ne doit pas dépasser 0,6 mg/kg).
- **IV (enfants de 6 à 12 ans) :** Dose initiale de 0,025 à 0,050 mg/kg ; il peut être nécessaire d'administrer une dose totale allant jusqu'à 0,4 mg/kg.

Induction de l'anesthésie (adjuvant)

Au besoin, on peut administrer une dose additionnelle équivalant à 25 % de la dose initiale.

- **IV (adultes autrement en bonne santé, âgés < 55 ans) :** Dose initiale de 0,3 à 0,35 mg/kg (la dose totale ne doit pas dépasser 0,6 mg/kg). Si le patient a déjà reçu un sédatif, la dose initiale devrait être réduite davantage.
- **IV (personnes âgées > 55 ans) :** Dose initiale de 0,3 mg/kg. Si le patient a déjà reçu un sédatif, la dose initiale devrait être réduite davantage.
- **IV (adultes débilités) :** Dose initiale de 0,15 à 0,25 mg/kg. Si le patient a déjà reçu un sédatif, la dose initiale devrait être réduite davantage.

Sédation lors de soins d'urgence

- **IV (adultes) :** Dose initiale de 0,015 à 0,03 mg/kg, s'il faut administrer une dose d'attaque ; on peut augmenter ou réduire cette dose par paliers équivalant à 25 à 50 % de la dose initiale, à intervalles de 30 minutes, jusqu'à l'obtention de l'effet souhaité ; on peut ensuite administrer par perfusion à un débit de 0,01 à 0,03 mg/kg/h (dose maximale : de 0,07 à 0,15 mg/kg/heure).
- **IV (enfants) :** *Patients intubés seulement* – dose d'attaque de 0,025 à 0,05 mg/kg ; administrer ensuite par perfusion à un débit de 1 à 2 µg/kg/minute.
- **IV (nouveau-nés prématurés et nés à terme) :** *Patients intubés seulement* – de 0,5 à 1 µg/kg/minute.

PRÉSENTATION

Solution pour injection : 1 mg/mL[Pr], 5 mg/mL[Pr].

PHARMACODYNAMIE (sédation)

	DÉBUT D'ACTION	PIC	DURÉE
IM	15 min	30 – 60 min	2 – 6 h
IV	1,5 – 5 min	rapide	2 – 6 h

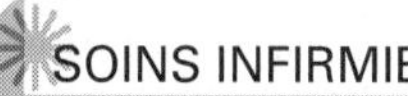

SOINS INFIRMIERS

ÉVALUATION DE LA SITUATION

- Noter le degré de sédation et le niveau de la conscience du patient tout au long de l'administration du médicament et pendant les 2 à 6 heures qui suivent.

- MESURER LA PRESSION ARTÉRIELLE, LE POULS ET LA FRÉQUENCE RESPIRATOIRE TOUT AU LONG DE L'ADMINISTRATION IV. GARDER À PORTÉE DE LA MAIN DE L'OXYGÈNE ET LE MATÉRIEL DE RÉANIMATION POUR PARER À TOUTE URGENCE.

Toxicité et surdosage:

- En cas de surdosage, mesurer continuellement le pouls, la fréquence respiratoire et la pression artérielle. Maintenir la perméabilité des voies aériennes et assister la ventilation, selon les besoins. En cas d'hypotension, administrer des liquides par voie IV, faire changer au patient de position et lui administrer des vasopresseurs.
- Les effets du midazolam peuvent être renversés par le flumazénil (Anexate).

DIAGNOSTICS INFIRMIERS POSSIBLES

- Mode de respiration inefficace (Réactions indésirables).
- Risque d'accident (Effets secondaires).
- Connaissances insuffisantes sur le traitement médicamenteux (Enseignement au patient et à ses proches).

INTERVENTIONS INFIRMIÈRES

IM: Injecter profondément dans une grande masse musculaire.

IV directe:

- Administrer la préparation sans la diluer ou la diluer dans une solution de D5%E ou de NaCl 0,9 % et l'administrer dans une tubulure en Y.
- Lorsqu'on administre le midazolam en même temps que des analgésiques opiacés, la dose devrait être réduite de 30 à 50 %.

Vitesse d'administration: Administrer chacune des doses lentement, en 2 à 3 minutes. Observer attentivement le point d'injection IV afin de prévenir l'extravasation. Adapter la dose selon la réponse du patient. Une injection rapide, particulièrement chez les nouveau-nés, a provoqué une hypotension grave.

Perfusion continue: Diluer 5 mg/mL dans une solution de NaCl 0,9 % ou de D5%E, jusqu'à l'obtention d'une concentration de 0,5 mg/mL. Consulter les directives du fabricant avant de diluer la préparation.

Vitesse d'administration: Le midazolam ne doit être administré que par une personne ayant la formation requise en anesthésie. Le débit de perfusion est habituellement de 0,02 à 0,1 mg/kg à l'heure. Adapter la dose pour obtenir le niveau de sédation souhaité. Évaluer la sédation à intervalles réguliers et ajuster le débit à la hausse ou à la baisse, de 25 à 50 %, selon les besoins.

Associations compatibles dans la même seringue: atropine ▪ benzquinamide ▪ buprénorphine ▪ butorphanol ▪ cimétidine ▪ fentanyl ▪ glycopyrrolate ▪ hydromorphone ▪ mépéridine ▪ métoclopramide ▪ morphine ▪ nalbuphine ▪ scopolamine ▪ sufentanil ▪ thiéthylpérazine ▪ triméthobenzamide.

Associations incompatibles dans la même seringue: prochlorpérazine ▪ ranitidine.

Compatibilité (tubulure en Y): amikacine ▪ amiodarone ▪ atracurium ▪ bumétanide ▪ calcium, gluconate de ▪ céfazoline ▪ céfotaxime ▪ cimétidine ▪ ciprofloxacine ▪ clindamycine ▪ digoxine ▪ dopamine ▪ érythromycine, lactobionate de ▪ esmolol ▪ étomidate ▪ famotidine ▪ fentanyl ▪ fluconazole ▪ gentamicine ▪ halopéridol ▪ héparine ▪ insuline ▪ labétolol ▪ méthylprednisolone ▪ métronidazole ▪ morphine ▪ nitroglycérine ▪ nitroprusside ▪ norépinéphrine ▪ pancuronium ▪ pipéracilline ▪ potassium, chlorure de ▪ ranitidine ▪ sufentanil ▪ théophylline ▪ tobramycine ▪ vancomycine ▪ vécuronium.

Incompatibilité (tubulure en Y): albumine ▪ ampicilline ▪ ceftazidime ▪ céfuroxime ▪ clonidine ▪ dexaméthasone ▪ floxacilline ▪ foscarnet ▪ furosémide ▪ hydrocortisone ▪ imipénem/cilastatine ▪ méthotrexate ▪ nafcilline ▪ oméprazole ▪ sodium, bicarbonate de ▪ triméthoprime/sulfaméthoxazole.

ENSEIGNEMENT AU PATIENT ET À SES PROCHES

- Expliquer au patient que ce médicament entraînera une perte de mémoire et de ce fait ses souvenirs de l'intervention seront estompés.
- Prévenir le patient que le midazolam peut provoquer de la somnolence ou des étourdissements. Lui conseiller de demander de l'aide lors de ses déplacements, de ne pas conduire et d'éviter les activités qui exigent sa vigilance pendant les 24 heures qui suivent l'administration de ce médicament.
- Recommander à la patiente qui pense être enceinte d'en informer le professionnel de la santé, avant que ce médicament ne lui soit administré.
- Recommander au patient d'éviter de boire de l'alcool et de ne pas prendre d'autres dépresseurs du SNC dans les 24 heures qui suivent l'administration du midazolam.

VÉRIFICATION DE L'EFFICACITÉ THÉRAPEUTIQUE

L'efficacité du traitement peut être démontrée par : la sédation au cours des interventions chirurgicales, diagnostiques et endoscopiques et l'amnésie par la suite ■ la sédation et l'amnésie chez les patients soumis à une ventilation mécanique lors de soins d'urgence.

MIGLITOL

Ce médicament n'est pas commercialisé au Canada.

CLASSIFICATION :

Antidiabétique (inhibiteur de l'alpha-glucosidase)

Grossesse – catégorie B

INDICATIONS

Traitement du diabète non insulinodépendant, en association avec une diétothérapie ; l'agent peut être associé à des hypoglycémiants oraux (sulfonylurées).

M

MÉCANISME D'ACTION

Abaissement de la glycémie par l'inhibition de l'enzyme alpha-glucosidase dans le tractus gastro-intestinal, d'où un retard dans l'absorption du glucose. ***Effets thérapeutiques :*** Abaissement de la glycémie chez les patients diabétiques, particulièrement en présence d'hyperglycémie postprandiale.

PHARMACOCINÉTIQUE

Absorption : À faible dose (25 mg), le médicament est complètement absorbé ; à des doses plus élevées (100 mg), seule une fraction de 50 à 70 % est absorbée.

Distribution : Le médicament se répartit surtout dans les liquides extracellulaires ; il pénètre en petites quantités dans le lait maternel.

Métabolisme et excrétion : L'agent n'est pas métabolisé et agit principalement au niveau du tractus gastro-intestinal ; les quantités absorbées sont excrétées à l'état pratiquement inchangé dans l'urine.

Demi-vie : 2 heures.

CONTRE-INDICATIONS ET PRÉCAUTIONS/MISES EN GARDE

Contre-indications : Hypersensibilité ■ Acidocétose diabétique ■ Maladie inflammatoire de l'intestin ou autre maladie intestinale chronique qui entrave l'absorption ou qui prédispose à l'occlusion intestinale ■ Allaitement.

Précautions/mises en garde : Fièvre ■ Infection ■ Traumatisme ■ Stress (risque d'hyperglycémie dictant un traitement de rechange) ■ Insuffisance rénale (ne pas administrer si la créatinine est > 176 µmol/L) ■ Grossesse ou enfants (l'innocuité du médicament n'a pas été établie).

RÉACTIONS INDÉSIRABLES ET EFFETS SECONDAIRES

GI : douleurs abdominales, diarrhée, flatulence.

Hémat. : faible taux de fer sérique.

INTERACTIONS

Médicament-médicament : Le miglitol peut réduire l'absorption de la **ranitidine** et du **propranolol** ■ Les effets du miglitol peuvent être réduits par les **adsorbants intestinaux** (comme le **charbon**) et les **produits à base d'enzymes digestives** ; l'usage concomitant est déconseillé.

Médicament-aliments : La consommation concomitante de **glucides** peut aggraver la diarrhée.

VOIES D'ADMINISTRATION ET POSOLOGIE

PO (adultes) : 25 mg, 3 fois par jour ; on peut commencer par 25 mg, 1 fois par jour ; la dose peut être majorée jusqu'à concurrence de 100 mg, 3 fois par jour.

PRÉSENTATION

Ce médicament n'est pas commercialisé au Canada.

PHARMACODYNAMIE (effet sur l'absorption du glucose)

	Début d'action	Pic	Durée
PO	rapide	en l'espace de 1 h	inconnue

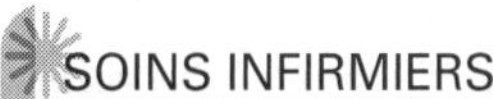

SOINS INFIRMIERS

ÉVALUATION DE LA SITUATION

Observer les signes et les symptômes suivants de réaction d'hypoglycémie : transpiration, faim, faiblesse, étourdissements, tremblements, tachycardie, anxiété, particulièrement si le patient prend d'autres hypoglycémiants oraux en concomitance.

Tests de laboratoire : Mesurer à intervalles réguliers tout au long du traitement les concentrations sériques de glucose et d'hémoglobine glyquée pour déterminer l'efficacité du traitement.

***Toxicité et surdosage*:** Les symptômes d'un surdosage sont une aggravation passagère des flatulences, de la diarrhée et de la gêne abdominale. Le miglitol, administré seul, ne provoque pas d'hypoglycémie ; cependant, les hypoglycémiants oraux administrés en concomitance peuvent provoquer une hypoglycémie qu'il faut traiter. Une hypoglycémie légère peut être traitée par la prise de sucre par voie orale.

DIAGNOSTICS INFIRMIERS POSSIBLES

- Alimentation excessive (Indications).
- Connaissances insuffisantes sur le traitement médicamenteux (Enseignement au patient et à ses proches).
- Non-observance du traitement médicamenteux (Enseignement au patient et à ses proches).

INTERVENTIONS INFIRMIÈRES

- Les patients dont la glycémie a été équilibrée grâce à la diétothérapie, mais qui ont de la fièvre ou qui sont exposés au stress, à des traumatismes, à l'infection ou à une intervention chirurgicale, peuvent avoir besoin de recevoir de l'insuline.
- Le miglitol n'induit pas l'hypoglycémie lorsqu'il est pris à jeun, mais il peut augmenter l'effet des autres hypoglycémiants.

PO: Administrer le miglitol 3 fois par jour, avec la première bouchée de chaque repas. On peut commencer par administrer une dose plus faible et l'augmenter graduellement pour réduire les effets gastro-intestinaux.

ENSEIGNEMENT AU PATIENT ET À SES PROCHES

- Conseiller au patient de respecter scrupuleusement la posologie recommandée et de prendre le miglitol tous les jours à la même heure.
- Expliquer au patient que le médicament équilibre l'hyperglycémie, mais ne peut guérir le diabète. Le traitement est habituellement de longue durée.
- Encourager le patient à suivre la diétothérapie, la pharmacothérapie et le programme d'exercices prescrits afin de prévenir les épisodes d'hypoglycémie ou d'hyperglycémie.
- Expliquer au patient quels sont les signes d'hypoglycémie et d'hyperglycémie. En cas d'hypoglycémie, lui recommander de prendre un verre de jus d'orange ou 2 ou 3 cuillerées de sucre, de miel ou de sirop de maïs dans de l'eau et de prévenir un professionnel de la santé.
- Faire une démonstration du dosage du glucose sanguin et des corps cétoniques urinaires. Recommander au patient de suivre ces résultats de plus près pendant les périodes de stress ou pendant une maladie et de prévenir immédiatement un professionnel de la santé si des modifications importantes surviennent.
- Informer la patiente que l'insuline est le traitement de choix pour équilibrer la glycémie pendant la grossesse. Lui conseiller d'utiliser une autre méthode de contraception que les contraceptifs oraux et d'informer rapidement un professionnel de la santé si elle pense être enceinte ou souhaite le devenir.
- Recommander au patient qui doit suivre un autre traitement ou subir une intervention chirurgicale d'avertir le professionnel de la santé qu'il suit un traitement par ce médicament.
- Conseiller au patient d'avoir toujours sur lui du sucre (dextrose, glucose) et de porter en tout temps un bracelet d'identité où sont inscrits son problème de santé et son traitement médicamenteux.
- Insister sur l'importance des examens de suivi et du dosage fréquent de la glycémie et de l'hémoglobine glyquée.

VÉRIFICATION DE L'EFFICACITÉ THÉRAPEUTIQUE

***L'efficacité du traitement peut être démontrée par*:** l'équilibrage de la glycémie sans survenue d'épisodes d'hypoglycémie ou d'hyperglycémie. ✳

MILRINONE

Primacor

***CLASSIFICATION*:**

Inotrope et cardiotonique, vasodilatateur

Grossesse – catégorie C

INDICATIONS

Traitement de courte durée de l'insuffisance cardiaque globale sévère (y compris les états de faible débit après une chirurgie) qui ne répond pas au traitement habituel par des dérivés digitaliques, des diurétiques et des vasodilatateurs.

M

MÉCANISME D'ACTION

Augmentation de la contractilité du myocarde ▪ Diminution de la précharge et de la postcharge par un effet direct de dilatation du muscle lisse vasculaire. ***Effets thérapeutiques:*** Augmentation du débit cardiaque (effet inotrope).

PHARMACOCINÉTIQUE

Absorption: Par suite de l'administration IV, la biodisponibilité est totale.

Distribution: Inconnue.

Métabolisme et excrétion: Une fraction de 80 à 90 % du médicament est excrétée à l'état inchangé par les reins.

Demi-vie: 2,3 heures (prolongée en cas d'insuffisance cardiaque).

CONTRE-INDICATIONS ET PRÉCAUTIONS/ MISES EN GARDE

Contre-indications: Hypersensibilité.

Précautions/mises en garde: Cardiopathie valvulaire pulmonaire ou aortique grave ▪ Rétrécissement aortique sous-valvulaire hypertrophique (risque accru d'obstruction de la voie d'éjection) ▪ Antécédents d'arythmies, d'anomalies électrolytiques, de concentrations anormales de digoxine ou de cathétérisme vasculaire (risque accru d'arythmies ventriculaires) ▪ Insuffisance rénale (il est recommandé de réduire la vitesse de perfusion si la Cl_{Cr} est < 50 mL/min) ▪ Grossesse, allaitement ou enfants (l'innocuité du médicament n'a pas été établie).

RÉACTIONS INDÉSIRABLES ET EFFETS SECONDAIRES

SNC: céphalées, tremblements.

CV: ARYTHMIES VENTRICULAIRES, angine de poitrine, douleurs thoraciques, hypotension, arythmies supraventriculaires.

HÉ: hypokaliémie.

Hémat.: thrombocytopénie.

INTERACTIONS

Médicament-médicament: Aucune interaction notable.

VOIES D'ADMINISTRATION ET POSOLOGIE

IV (adultes): *Dose d'attaque* de 50 µg/kg, suivie d'une *perfusion* de 0,50 µg/kg/minute (le débit peut aller de 0,375 à 0,75 µg/kg/minute).

PRÉSENTATION

Solution pour injection: 1 mg/mL[Pr], en fioles de 10 et de 20 mL.

PHARMACODYNAMIE (effets hémodynamiques)

	DÉBUT D'ACTION	PIC	DURÉE
IV	5 – 15 min	inconnu	3 – 6 h

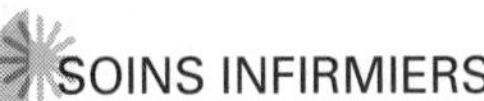

SOINS INFIRMIERS

ÉVALUATION DE LA SITUATION

- Mesurer la fréquence cardiaque et la pression artérielle tout au long de l'administration. On devrait ralentir ou arrêter l'administration de la milrinone si la pression artérielle chute de façon excessive.
- Effectuer le bilan quotidien des ingesta et des excreta et peser le patient tous les jours. Observer le patient pour déterminer si les signes et les symptômes suivants d'insuffisance cardiaque ont disparu: œdème périphérique, dyspnée, râles et crépitations, gain pondéral; vérifier si les paramètres hémodynamiques suivants se sont améliorés: élévation du débit et de l'index cardiaques, diminution de la pression capillaire pulmonaire. Corriger les effets d'un traitement antérieur intensif par des diurétiques pour favoriser une pression de remplissage adéquate.
- SUIVRE L'ÉCG TOUT AU LONG DE LA PERFUSION. LES ARYTHMIES SONT COURANTES ET PEUVENT METTRE LA VIE DU PATIENT EN DANGER. LE RISQUE D'ARYTHMIES VENTRICULAIRES EST ACCRU CHEZ LES PATIENTS AYANT DES ANTÉCÉDENTS D'ARYTHMIES, D'ANOMALIES ÉLECTROLYTIQUES, DE CONCENTRATIONS ANORMALES DE DIGOXINE OU DE CATHÉTÉRISME VASCULAIRE.

Tests de laboratoire:

- Examiner à intervalles fréquents tout au long de l'administration les concentrations d'électrolytes et les résultats des épreuves de l'exploration fonctionnelle rénale. Pour réduire le risque d'arythmies, corriger l'hypokaliémie avant d'administrer la milrinone.
- Noter la numération plaquettaire tout au long du traitement.

Toxicité et surdosage: Le surdosage se manifeste par de l'hypotension. On devrait, dans ce cas, réduire la dose ou arrêter le traitement. Il pourrait s'avérer nécessaire de recourir à des mesures de soutien.

DIAGNOSTICS INFIRMIERS POSSIBLES

- Débit cardiaque diminué (Indications).
- Connaissances insuffisantes sur le traitement médicamenteux (Enseignement au patient et à ses proches).

INTERVENTIONS INFIRMIÈRES

IV directe : On peut administrer la dose d'attaque sans la diluer au préalable.

Vitesse d'administration : Administrer la dose d'attaque en 10 minutes.

Perfusion continue : On peut diluer le contenu de la fiole de 20 mg avec 180 mL de diluant pour obtenir une concentration de 100 µg/mL, avec 113 mL de diluant pour obtenir une concentration de 150 µg/mL ou avec 80 mL de diluant pour obtenir une concentration de 200 µg/mL. Les diluants compatibles sont les solutions de NaCl 0,9 % et de 0,45 % et de D5%E. Ne pas utiliser une solution qui a changé de couleur ou qui contient des particules. Consulter les directives du fabricant avant de diluer la préparation.

Vitesse d'administration : Adapter le débit de la perfusion selon la réponse clinique et hémodynamique du patient. Consulter le tableau des vitesses de perfusion de l'annexe C.

Associations compatibles dans la même seringue : atropine ▪ calcium, chlorure de ▪ digoxine ▪ épinéphrine ▪ lidocaïne ▪ morphine ▪ propranolol ▪ sodium, bicarbonate de ▪ vérapamil.

Association incompatible dans la même seringue : furosémide.

Compatibilité (tubulure en Y) : digoxine ▪ propranolol ▪ quinidine, gluconate de.

Incompatibilité (tubulure en Y) : furosémide ▪ procaïnamide.

ENSEIGNEMENT AU PATIENT ET À SES PROCHES

Expliquer au patient et à ses proches la raison pour laquelle on doit lui administrer ce médicament. La milrinone ne guérit pas l'insuffisance cardiaque, mais peut en maîtriser les symptômes pendant un certain temps.

VÉRIFICATION DE L'EFFICACITÉ THÉRAPEUTIQUE

L'efficacité du traitement peut être démontrée par : la résolution des signes et des symptômes d'insuffisance cardiaque ▪ l'amélioration des paramètres hémodynamiques. ✳

MINOCYCLINE,

voir Tétracyclines

MINOXIDIL (VOIE GÉNÉRALE)

Loniten

CLASSIFICATION :

Antihypertenseur (vasodilatateur)

Grossesse – catégorie C

Pour l'usage topique, voir l'annexe O (Médicaments peu utilisés).

INDICATIONS

Traitement de l'hypertension symptomatique grave ou de l'hypertension associée à la lésion des organes cibles, qui n'a pas pu être maîtrisée par des traitements d'association plus classiques.

MÉCANISME D'ACTION

Relaxation directe du muscle lisse vasculaire, probablement par inhibition de la phosphodiestérase, ce qui entraîne une vasodilatation qui est plus prononcée au niveau des artérioles qu'au niveau des veines. ***Effets thérapeutiques*** : Abaissement de la pression artérielle.

PHARMACOCINÉTIQUE

Absorption : Par suite de l'administration par voie orale, le médicament est bien absorbé.

Distribution : Le médicament se répartit dans tout l'organisme. Il pénètre dans le lait maternel.

Métabolisme et excrétion : Une fraction de 90 % est métabolisée par le foie.

Demi-vie : 4,2 heures.

CONTRE-INDICATIONS ET PRÉCAUTIONS/MISES EN GARDE

Contre-indications : Hypersensibilité ▪ Phéochromocytome ▪ Hypertension pulmonaire associée à une sténose mitrale.

Précautions/mises en garde : Infarctus du myocarde récent ▪ Insuffisance rénale grave (on peut administrer le médicament en présence d'une insuffisance rénale modérée) ▪ Grossesse ou allaitement

M

(l'innocuité du médicament n'a pas été établie) ▪ Patients qui prennent de la guanéthidine.

RÉACTIONS INDÉSIRABLES ET EFFETS SECONDAIRES

SNC : céphalées.

Resp. : ŒDÈME PULMONAIRE.

CV : INSUFFISANCE CARDIAQUE, modifications de l'ÉCG (modification des ondes T), tachycardie, angine de poitrine, épanchement péricardique.

GI : nausées.

Tég. : hypertrichose, modification de la pigmentation, rash.

End. : gynécomastie, irrégularités du cycle menstruel.

HÉ : rétention hydrosodique.

Divers : claudication intermittente.

INTERACTIONS

Médicament-médicament : Hypotension additive lors de l'administration concomitante d'autres **antihypertenseurs** ou de **dérivés nitrés** ou lors de l'ingestion d'**alcool** ▪ Risque d'hypotension grave lors de l'administration concomitante de **guanéthidine** ▪ Les **anti-inflammatoires non stéroïdiens** peuvent diminuer l'efficacité antihypertensive du minoxidil.

M

VOIES D'ADMINISTRATION ET POSOLOGIE

PO (adultes et enfants > 12 ans) : 5 mg/jour, en 2 doses fractionnées ; on peut augmenter la dose à des intervalles de 3 jours ou plus. La dose habituelle se situe entre 10 et 40 mg/jour ; la posologie maximale est de 100 mg/jour.

PO (enfants < 12 ans) : 0,2 mg/kg/jour, en 2 doses fractionnées ; on peut augmenter graduellement la dose à des intervalles de 3 jours ou plus. La dose habituelle est de 0,25 à 1 mg/kg/jour ; la dose quotidienne ne doit pas dépasser 50 mg.

PRÉSENTATION

Comprimés : 2,5 mg[Pr], 10 mg[Pr].

PHARMACODYNAMIE (effet antihypertenseur)

	Début d'action	Pic	Durée
PO	30 min	2 – 3 h	2 – 5 jours

SOINS INFIRMIERS

ÉVALUATION DE LA SITUATION

Hypertension :

- Mesurer fréquemment le pouls et la pression artérielle pendant la période initiale d'adaptation de la posologie et à intervalles réguliers pendant toute la durée du traitement. Prévenir le médecin de tout changement important.
- Surveiller la fréquence du renouvellement des ordonnances pour déterminer l'observance du traitement.
- EFFECTUER LE BILAN QUOTIDIEN DES INGESTA ET DES EXCRETA, PESER LE PATIENT TOUS LES JOURS ET SUIVRE DE PRÈS L'ŒDÈME, SURTOUT AU DÉBUT DU TRAITEMENT. PRÉVENIR LE MÉDECIN EN CAS DE GAIN DE POIDS OU D'ŒDÈME, CAR LA RÉTENTION HYDROSODÉE PEUT ÊTRE TRAITÉE PAR DES DIURÉTIQUES.

Tests de laboratoire :

- Examiner les résultats des tests de l'exploration fonctionnelle rénale et hépatique, la numération globulaire et les concentrations d'électrolytes avant le début du traitement et à intervalles réguliers pendant toute sa durée.
- Le minoxidil peut entraîner l'élévation des concentrations d'urée, de créatinine, de phosphatase alcaline, de sodium, et de l'activité de la rénine plasmatique. Il peut également entraîner la diminution du nombre de globules rouges, de l'hémoglobine et de l'hématocrite. Les valeurs hématologiques et rénales se rétablissent habituellement au fil du traitement.

DIAGNOSTICS INFIRMIERS POSSIBLES

- Irrigation tissulaire inefficace (Indications).
- Connaissances insuffisantes sur le traitement médicamenteux (Enseignement au patient et à ses proches).

INTERVENTIONS INFIRMIÈRES

On peut administrer le minoxidil sans égard aux repas.

Hypertension :

- Il peut être nécessaire d'interrompre graduellement le traitement afin de prévenir l'hypertension rebond.
- Sauf chez les patients hémodialysés, le minoxidil est administré avec un diurétique.
- À moins qu'une maîtrise rapide des symptômes ne soit nécessaire, adapter la posologie tous les

3 jours afin que le médicament puisse exercer ses pleins effets.

ENSEIGNEMENT AU PATIENT ET À SES PROCHES

- Expliquer au patient la raison pour laquelle il doit poursuivre la prise de ce médicament même s'il se sent mieux. Lui conseiller de prendre le médicament à la même heure tous les jours. S'il n'a pas pu le prendre au moment habituel, il doit le prendre dès que possible dans les quelques heures qui suivent l'heure prévue, autrement il devrait sauter cette dose et reprendre l'horaire habituel. Il ne faut jamais remplacer une dose manquée par une double dose. Prévenir le patient qu'il ne doit pas arrêter de prendre le minoxidil ni aucun autre antihypertenseur sans consulter un professionnel de la santé au préalable. Le minoxidil stabilise la pression artérielle mais ne guérit pas l'hypertension.
- Inciter le patient à appliquer d'autres mesures de réduction de l'hypertension : perdre du poids, réduire sa consommation de sel, cesser de fumer, boire avec modération, faire régulièrement de l'exercice et diminuer le stress.
- Montrer au patient et à ses proches comment prendre la pression artérielle et le pouls. Leur recommander de mesurer la pression artérielle au moins une fois par semaine et de signaler à un professionnel de la santé tout changement important. Leur conseiller de prévenir également un professionnel de la santé si la fréquence du pouls au repos monte à plus de 20 bpm au-dessus des valeurs initiales.
- RECOMMANDER AU PATIENT DE SE PESER TOUS LES JOURS ET DE SIGNALER À UN PROFESSIONNEL DE LA SANTÉ TOUT GAIN RAPIDE DE POIDS DE PLUS DE 2,5 kg OU TOUT SIGNE DE RÉTENTION HYDRIQUE.
- Recommander au patient de changer lentement de position pour réduire les risques d'hypotension orthostatique.
- Conseiller au patient de consulter un professionnel de la santé avant de prendre des médicaments contre la toux, le rhume ou les allergies.
- Expliquer au patient que les crèmes dépilatoires peuvent réduire une croissance pileuse accrue. Ce phénomène est passager et disparaît dans les un à six mois qui suivent l'arrêt du traitement par le minoxidil.
- Conseiller au patient de signaler à un professionnel de la santé les symptômes suivants : enflure inhabituelle du visage, des membres ou de l'abdomen, troubles respiratoires, particulièrement en position allongée, apparition ou aggravation d'une angine, indigestion grave, étourdissements ou évanouissement.

VÉRIFICATION DE L'EFFICACITÉ THÉRAPEUTIQUE

L'efficacité du traitement peut être démontrée par : la baisse de la pression artérielle sans apparition d'effets secondaires graves. ✳

MIRTAZAPINE

Remeron

CLASSIFICATION :

Antidépresseur (tétracyclique)

Grossesse – catégorie C

INDICATIONS

Traitement de la dépression.

MÉCANISME D'ACTION

Potentialisation des effets de la noradrénaline et de la sérotonine. ***Effets thérapeutiques :*** Effet antidépresseur, qui peut prendre plusieurs semaines avant de se manifester.

PHARMACOCINÉTIQUE

Absorption : Le médicament est bien absorbé, mais il est rapidement métabolisé, ce qui entraîne une biodisponibilité de 50 %.

Distribution : Inconnue.

Liaison aux protéines : 85 %.

Métabolisme et excrétion : La mirtazapine est fortement métabolisée par le foie (par les enzymes P450 2D6, 1A2 et 3A) ; les métabolites sont excrétés dans l'urine (75 %) et les fèces (15 %).

Demi-vie : De 20 à 40 heures.

CONTRE-INDICATIONS ET PRÉCAUTIONS/ MISES EN GARDE

Contre-indications : Hypersensibilité.

Précautions/mises en garde : Antécédents de convulsions ▪ Antécédents de tentatives de suicide ▪ Antécédents de manie ou d'hypomanie ▪ Personnes âgées ou insuffisants rénaux ou hépatiques (une réduction de la dose peut s'avérer nécessaire) ▪ Grossesse, allaitement ou enfants (l'innocuité du médicament n'a pas été établie) ■ Traitement concomitant par un IMAO.

RÉACTIONS INDÉSIRABLES ET EFFETS SECONDAIRES

SNC: somnolence, rêves anormaux, modes de pensée anormaux, agitation, anxiété, apathie, confusion, étourdissements, malaise, faiblesse.
ORLO: sinusite.
Resp.: dyspnée, toux accrue.
CV: œdème, hypotension, vasodilatation.
GI: constipation, sécheresse de la bouche (xérostomie), gain d'appétit, douleurs abdominales, anorexie, élévation des concentrations d'enzymes hépatiques, nausées, vomissements.
GU: mictions fréquentes.
Tég.: prurit, rash.
HÉ: soif accrue.
Hémat.: AGRANULOCYTOSE.
Métab.: gain pondéral, hypercholestérolémie, hypertriglycéridémie.
Loc.: arthralgie, douleurs lombaires, myalgie.
SN: hyperkinésie, hypo-esthésie, secousses musculaires.
Divers: syndrome pseudogrippal.

M

INTERACTIONS

Médicament-médicament: LA MIRTAZAPINE PEUT ENTRAÎNER L'HYPERTENSION, DES CONVULSIONS ET LA MORT EN CAS D'ADMINISTRATION CONCOMITANTE D'**IMAO**; NE PAS ADMINISTRER LA MIRTAZAPINE DANS LES 14 JOURS SUIVANT OU PRÉCÉDANT LE TRAITEMENT PAR UN IMAO ■ Effets additifs sur la dépression du SNC lors de l'usage concomitant d'autres **dépresseurs du SNC** dont l'**alcool** et les **benzodiazépines** ■ Les **agents modifiant le métabolisme hépatique** peuvent altérer l'efficacité de la mirtazapine.

VOIES D'ADMINISTRATION ET POSOLOGIE

PO (adultes): Dose initiale de 15 mg par jour, en 1 seule fois au coucher; on peut augmenter cette dose toutes les 1 ou 2 semaines, jusqu'à concurrence de 45 mg par jour.

PRÉSENTATION

Comprimés: 30 mg[Pr].

PHARMACODYNAMIE (effet antidépresseur)

	DÉBUT D'ACTION	PIC	DURÉE
PO	1 – 2 semaines	6 semaines ou plus	inconnue

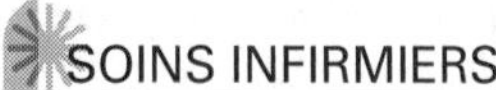

SOINS INFIRMIERS

ÉVALUATION DE LA SITUATION

- Évaluer l'état mental du patient à intervalles fréquents. Rester à l'affût des idées suicidaires, particulièrement au début du traitement. Limiter la quantité de médicament dont le patient peut disposer.
- Mesurer la pression artérielle et le pouls à intervalles réguliers pendant la période initiale de traitement. Prévenir le médecin de tout changement important.
- Surveiller l'apparition de convulsions chez les patients ayant des antécédents de convulsions ou d'alcoolisme. Prendre les mesures de précaution qui s'imposent.

***Tests de laboratoire*:** NOTER LA NUMÉRATION GLOBULAIRE ET LES RÉSULTATS DES TESTS DE L'EXPLORATION FONCTIONNELLE HÉPATIQUE AVANT LE TRAITEMENT ET À INTERVALLES RÉGULIERS PENDANT TOUTE SA DURÉE.

DIAGNOSTICS INFIRMIERS POSSIBLES

- Stratégies d'adaptation inefficaces (Indications).
- Anxiété (Indications).
- Connaissances insuffisantes sur le traitement médicamenteux (Enseignement au patient et à ses proches).

INTERVENTIONS INFIRMIÈRES

- La mirtazapine peut être administrée en une seule dose au coucher afin de diminuer la somnolence ou les étourdissements excessifs.
- Le médicament peut être pris sans égard aux aliments.

ENSEIGNEMENT AU PATIENT ET À SES PROCHES

- Conseiller au patient de respecter scrupuleusement la posologie recommandée. S'il n'a pu prendre le médicament au moment habituel, il doit le prendre dès que possible, à moins que ce ne soit presque l'heure prévue pour la dose suivante. Sinon, lui recommander de sauter cette dose et de reprendre le schéma posologique habituel. Si le médicament n'est pris qu'une seule fois par jour, au coucher, le patient ne doit pas prendre la dose manquée le matin suivant, mais plutôt consulter un professionnel de la santé. Il ne faut pas arrêter le traitement brusquement, mais plutôt réduire graduellement la dose.

- Prévenir le patient que la mirtazapine peut provoquer de la somnolence ou des étourdissements. Lui conseiller de ne pas conduire et d'éviter les activités qui exigent sa vigilance jusqu'à ce qu'on ait la certitude que le médicament n'entraîne pas ces effets chez lui.
- Recommander au patient de changer lentement de position afin de réduire les risques d'hypotension orthostatique.
- Recommander au patient d'éviter de boire de l'alcool et de ne pas prendre d'autres dépresseurs du SNC pendant le traitement et pendant au moins 3 à 7 jours après l'avoir arrêté.
- Conseiller au patient d'informer un professionnel de la santé en cas de sécheresse de la bouche, de rétention urinaire ou de constipation. Lui conseiller de se rincer fréquemment la bouche, de pratiquer une bonne hygiène orale et de consommer de la gomme ou des bonbons sans sucre pour soulager la sécheresse de la bouche. L'augmentation de l'apport de liquides et de fibres ainsi que l'exercice peuvent prévenir la constipation.
- Recommander au patient de surveiller son apport nutritionnel. Un plus grand appétit peut mener à un gain de poids non souhaité.
- Conseiller au patient de consulter un professionnel de la santé avant de prendre un médicament en ventre libre contre le rhume, en même temps que la mirtazapine.
- Recommander au patient qui doit suivre un autre traitement ou subir une intervention chirurgicale d'avertir le professionnel de la santé qu'il suit un traitement par ce médicament.
- Le traitement de la dépression peut être de longue durée. Insister sur l'importance des examens de suivi permettant de vérifier l'efficacité du médicament et d'en déceler les effets secondaires.

VÉRIFICATION DE L'EFFICACITÉ THÉRAPEUTIQUE

L'efficacité du traitement peut être démontrée par: la résolution des symptômes de dépression ■ un sentiment de mieux-être ■ un regain d'intérêt pour les activités habituelles ■ le gain d'appétit ■ une plus grande énergie ■ une amélioration du sommeil. ■ Les effets thérapeutiques peuvent apparaître en l'espace de une semaine, bien qu'il faille habituellement attendre plusieurs semaines avant qu'on note une amélioration. ✳

MISOPROSTOL

Cytotec

CLASSIFICATION:

Anti-ulcéreux, cytoprotecteur

Grossesse – catégorie X

INDICATIONS

Prévention et traitement des ulcères gastro-intestinaux induits par les AINS ■ Traitement des ulcères duodénaux.

MÉCANISME D'ACTION

Action qui ressemble à celle des analogues des prostaglandines: diminution des sécrétions d'acide gastrique (effet antisécrétoire) et augmentation de la production de mucus et de la sécrétion de bicarbonate dans le duodénum (effet cytoprotecteur). ***Effets thérapeutiques:*** Prévention et traitement de l'ulcération gastrique provoquée par les AINS.

PHARMACOCINÉTIQUE

Absorption: Bonne absorption par suite de l'administration par voie orale. Le misoprostol est rapidement transformé en sa forme active (acide de misoprostol).

Distribution: Inconnue.

Liaison aux protéines: 85 %.

Métabolisme et excrétion: Le misoprostol est métabolisé en partie et ensuite excrété par les reins.

Demi-vie: De 20 à 40 minutes.

CONTRE-INDICATIONS ET PRÉCAUTIONS/ MISES EN GARDE

Contre-indications: Hypersensibilité aux prostaglandines, aux analogues de la prostaglandine ou à tout autre excipient de la préparation ■ Grossesse.

Précautions/mises en garde: Patientes en âge de procréer ■ Enfants de moins de 18 ans (l'innocuité du médicament n'a pas été établie) ■ Allaitement.

RÉACTIONS INDÉSIRABLES ET EFFETS SECONDAIRES

SNC: céphalées.

GI: douleurs abdominales, diarrhée, constipation, dyspepsie, flatulence, nausées, vomissements.

GU: fausses couches, troubles menstruels.

M

INTERACTIONS

Médicament-médicament: Risque accru de diarrhée lors de l'administration concomitante d'**antiacides contenant du magnésium**.

VOIES D'ADMINISTRATION ET POSOLOGIE

PO (adultes): *Prévention et traitement des ulcères duodénaux induits par les AINS* – de 400 à 800 µg par jour, en doses fractionnées. *Traitement des ulcères duodénaux* – 200 µg, 4 fois par jour, pendant ou après les repas et au coucher ou 400 µg, 2 fois par jour, la dernière dose étant administrée au coucher. En cas d'intolérance, on peut réduire la posologie pour la passer à 100 µg, 4 fois par jour.

PRÉSENTATION

Comprimés: 100 µg[Pr], 200 µg[Pr] ■ **En association avec:** diclofénac à 50 mg ou à 75 mg (Arthrotec)[Pr] avec 200 µg de misoprostol.

PHARMACODYNAMIE (effets sur la sécrétion d'acide gastrique)

	Début d'action	Pic	Durée
PO	30 min	inconnu	3 – 6 h

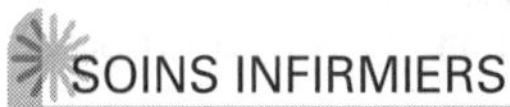

SOINS INFIRMIERS

ÉVALUATION DE LA SITUATION

- Observer le patient à intervalles réguliers pour déceler les douleurs abdominales ou épigastriques et la présence de sang occulte ou franc dans les selles, les vomissements ou les sécrétions gastriques.
- Faire passer un test de grossesse aux patientes en âge de procréer. On amorce habituellement le traitement le deuxième ou le troisième jour du cycle menstruel si le test de grossesse est négatif.

DIAGNOSTICS INFIRMIERS POSSIBLES

- Douleur aiguë (Indications).
- Connaissances insuffisantes sur le traitement médicamenteux (Enseignement au patient et à ses proches).

INTERVENTIONS INFIRMIÈRES

- Le traitement par le misoprostol devrait être amorcé au début du traitement par les AINS.
- Administrer le médicament aux repas et au coucher pour réduire la gravité de la diarrhée.
- Les antiacides peuvent être administrés avant ou après le misoprostol pour soulager la douleur. Éviter les antiacides qui contiennent du magnésium, en raison du risque accru de diarrhée associé au misoprostol.

ENSEIGNEMENT AU PATIENT ET À SES PROCHES

- Conseiller au patient de suivre scrupuleusement la posologie recommandée pendant toute la durée du traitement, même s'il se sent mieux. S'il n'a pu prendre le médicament au moment habituel, il doit le prendre dès que possible, à moins que ce ne soit presque l'heure prévue pour la dose suivante. L'avertir qu'il ne doit jamais remplacer une dose manquée par une double dose. Lui expliquer qu'il peut être dangereux de donner ce médicament à une autre personne.
- Prévenir la patiente que le misoprostol provoque des fausses couches. Il faut informer de cet effet verbalement et par écrit toute femme en âge de procréer et lui recommander de prendre des mesures de contraception pendant toute la durée du traitement. Si on soupçonne une grossesse, il faut arrêter de prendre le misoprostol et prévenir immédiatement un professionnel de la santé.
- Informer le patient du risque de diarrhée. Lui conseiller de prévenir un professionnel de la santé si la diarrhée persiste pendant plus d'une semaine. Lui conseiller également de communiquer avec un professionnel de la santé si les selles deviennent noires et goudronneuses ou si des douleurs abdominales graves surviennent.
- Conseiller au patient d'éviter de boire de l'alcool et de ne pas consommer des aliments qui peuvent aggraver l'irritation gastrique.

VÉRIFICATION DE L'EFFICACITÉ THÉRAPEUTIQUE

L'efficacité du traitement peut être démontrée par: la prévention des ulcères gastriques chez les patients recevant un traitement prolongé par des AINS. ✳

MITOMYCINE

Mitomycin, Mutamycin

CLASSIFICATION:

Antinéoplasique (antibiotique antitumoral)

Grossesse – catégorie inconnue

INDICATIONS

Traitement palliatif de l'adénocarcinome de l'estomac et du côlon ■ Traitement topique, en monothérapie, du carcinome superficiel de type transitionnel de la vessie. **Usages non approuvés**: Traitement palliatif des cancers suivants: cancer du sein ■ tumeurs de la tête et du cou ■ cancer épidermoïde avancé des voies biliaires, des poumons et du col.

MÉCANISME D'ACTION

Principalement, inhibition de la synthèse de l'ADN par la formation de liaisons transversales; également, inhibition de la synthèse des protéines et de l'ARN (toutes les phases du cycle cellulaire, mais effet plus intense au cours des phases S et G). ***Effets thérapeutiques:*** Destruction des cellules à réplication rapide, particulièrement des cellules malignes.

PHARMACOCINÉTIQUE

Absorption: L'administration par voie IV entraîne une biodisponibilité totale.

Distribution: Le médicament se répartit dans tout l'organisme et se concentre dans les tissus tumoraux. Il ne pénètre pas dans le liquide céphalorachidien.

Métabolisme et excrétion: Le médicament est surtout métabolisé par le foie; il est excrété en quantités minimes (< 10 %) à l'état inchangé par les reins et dans la bile.

Demi-vie: 50 minutes.

CONTRE-INDICATIONS ET PRÉCAUTIONS/ MISES EN GARDE

Contre-indications: Hypersensibilité ou réaction idiosyncrasique ■ Présence de thrombocytopénie, de leucopénie ou de troubles de coagulation.

Précautions/mises en garde: Patientes en âge de procréer ■ Grossesse ou allaitement ■ Infections en évolution ■ Aplasie médullaire ■ Personnes âgées ou patients souffrant d'autres maladies chroniques débilitantes ■ Dysfonctionnement hépatique ■ Antécédents de troubles pulmonaires.

RÉACTIONS INDÉSIRABLES ET EFFETS SECONDAIRES

Resp.: TOXICITÉ PULMONAIRE.

CV: œdème.

GI: nausées, vomissements, anorexie, stomatite.

GU: stérilité, insuffisance rénale.

Tég.: alopécie, desquamation.

Hémat.: leucopénie, thrombocytopénie, anémie.

Locaux: phlébite au point d'injection IV.

Divers: SYNDROME HÉMOLYTIQUE ET URÉMIQUE, fièvre, malaise prolongé.

INTERACTIONS

Médicament-médicament: Aplasie médullaire additive lors de l'administration concomitante d'autres **antinéoplasiques** ou d'une **radiothérapie** ■ La mitomycine peut diminuer la réponse des anticorps aux **vaccins à virus vivants** et augmenter le risque de réactions indésirables ■ L'administration concomitante ou séquentielle d'**alcaloïdes de la pervenche** peut entraîner une toxicité respiratoire.

VOIES D'ADMINISTRATION ET POSOLOGIE

IV (adultes): 20 mg/m^2 en 1 seule dose ou 2 traitements à raison de 2 mg/m^2/jour, pendant 5 jours, espacés par une période sans traitement de 2 jours (dose totale de 20 mg/m^2, administrée pendant 10 jours). Le traitement peut être répété toutes les 6 à 8 semaines.

Voie intravésicale (adultes): De 20 à 40 mg, 1 fois par semaine pendant 8 semaines, sous forme d'une solution à une concentration de 1 mg/mL.

PRÉSENTATION

Poudre stérile pour injection: fioles de 5 mg^{Pr} et de 20 mg^{Pr}.

PHARMACODYNAMIE (effet sur la numération globulaire)

	DÉBUT D'ACTION	PIC	DURÉE
IV	3 – 8 semaines	4 – 8 semaines	jusqu'à 3 mois

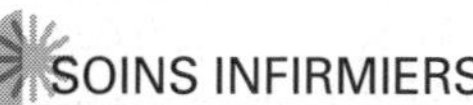

SOINS INFIRMIERS

ÉVALUATION DE LA SITUATION

- Mesurer les signes vitaux à intervalles réguliers tout au long de l'administration.
- Surveiller l'apparition d'une aplasie médullaire. Suivre de près les saignements: saignement des gencives, formation d'ecchymoses, pétéchies, présence de sang occulte dans les selles, dans l'urine et dans les vomissements. Éviter les injections IM et la prise de la température rectale si la numération plaquettaire est basse. Appliquer une pression sur les points de ponction veineuse pendant 10 minutes. En cas de neutropénie, rester à l'affût des signes d'infection. Il y a risque d'anémie. Suivre de près la fatigue accrue, la dyspnée et l'hypotension orthostatique.

M

- Effectuer le bilan des ingesta et des excreta; noter l'appétit du patient et son apport nutritionnel. Les nausées et les vomissements se manifestent habituellement une heure ou deux après l'administration du médicament. Les vomissements peuvent s'arrêter dans les 3 à 4 heures; les nausées peuvent persister pendant 2 ou 3 jours. Le médecin peut recommander l'administration prophylactique d'un antiémétique. Afin de favoriser le maintien de l'équilibre hydroélectrolytique et l'état nutritionnel, adapter le régime alimentaire du patient en fonction des aliments qu'il peut tolérer.
- EXAMINER L'ÉTAT DE LA FONCTION RESPIRATOIRE ET NOTER LES RÉSULTATS DES RADIOGRAPHIES PULMONAIRES AVANT LE TRAITEMENT ET À INTERVALLES RÉGULIERS PENDANT TOUTE SA DURÉE. LA TOUX, LE BRONCHOSPASME, L'HÉMOPTYSIE OU LA DYSPNÉE SURVIENNENT HABITUELLEMENT APRÈS L'ADMINISTRATION DE PLUSIEURS DOSES ET PEUVENT INDIQUER LA PRÉSENCE D'UNE TOXICITÉ PULMONAIRE, QUI POURRAIT METTRE LA VIE DU PATIENT EN DANGER.
- CHEZ LE PATIENT QUI REÇOIT UN TRAITEMENT PROLONGÉ, RESTER À L'AFFÛT D'UN SYNDROME HÉMOLYTIQUE ET URÉMIQUE QUI PEUT ÊTRE D'ISSUE FATALE. LES SYMPTÔMES COMPRENNENT L'ANÉMIE HÉMOLYTIQUE MICROANGIOPATHIQUE, LA THROMBOCYTOPÉNIE, L'INSUFFISANCE RÉNALE ET L'HYPERTENSION.

M

Tests de laboratoire :

- Noter la numération globulaire, la formule leucocytaire, la numération plaquettaire et la présence de globules rouges fragmentés sur des frottis de sang périphérique, avant le traitement, à intervalles réguliers pendant toute sa durée et pendant plusieurs mois par la suite.
- Les nadirs de la leucopénie et de la thrombocytopénie surviennent dans les 4 à 8 semaines qui suivent le début du traitement. Prévenir le médecin si le nombre de leucocytes est $< 4,0 \times 10^9$/L, si le nombre de plaquettes est $< 150 \times 10^9$/L ou s'il diminue graduellement. Le nombre de leucocytes et de plaquettes se rétablit dans les 10 semaines qui suivent l'arrêt du traitement. L'aplasie médullaire est cumulative et peut être irréversible. Ne pas administrer un nouveau traitement jusqu'à ce que le nombre de leucocytes soit $> 4,0 \times 10^9$/L et celui des plaquettes $> 100 \times 10^9$/L.
- Noter les résultats des tests de l'exploration fonctionnelle hépatique (AST, ALT, LDH, bilirubine) et rénale (urée, créatinine) avant le traitement et à intervalles réguliers pendant toute sa durée pour déceler les signes d'hépatotoxicité et de néphrotoxicité. Prévenir le médecin si les concentrations de créatinine sont supérieures à 150 µmol/L.

DIAGNOSTICS INFIRMIERS POSSIBLES

- Risque d'accident (Effets secondaires).
- Risque d'infection (Effets secondaires).
- Image corporelle perturbée (Effets secondaires).

INTERVENTIONS INFIRMIÈRES

- Préparer la solution sous une hotte à flux laminaire. Porter des gants, un vêtement protecteur et un masque pendant la manipulation de ce médicament. Mettre au rebut le matériel ayant servi à la préparation dans les contenants réservés à cette fin (voir l'annexe H).
- Vérifier la perméabilité de la voie IV. L'extravasation peut provoquer une nécrose tissulaire grave. Si le patient se plaint de douleurs au point d'injection IV, arrêter immédiatement l'administration et reprendre la perfusion à un autre point. Prévenir immédiatement le médecin en cas d'extravasation.

IV directe : Reconstituer le contenu de la fiole à 5 mg avec 10 mL et celle de la fiole à 20 mg, avec 40 mL d'eau stérile pour injection. Bien agiter la fiole; on doit laisser la préparation reposer à la température ambiante pendant un certain temps afin que l'agent se dissolve complètement; la solution a une couleur bleu-gris. La solution reconstituée est stable pendant 7 jours à la température ambiante et pendant 14 jours au réfrigérateur. Consulter les directives de chaque fabricant avant de reconstituer la préparation.

Vitesse d'administration : On peut administrer le médicament par injection directe en 5 à 10 minutes dans une tubulure IV par où s'écoule une solution de NaCl 0,9 % ou de D5%E.

Compatibilité (tubulure en Y) : amifostine ■ bléomycine ■ cisplatine ■ cyclophosphamide ■ doxorubicine ■ dropéridol ■ fluorouracile ■ furosémide ■ héparine ■ leucovorine ■ melphalan ■ méthotrexate ■ métoclopramide ■ ondansétron ■ téniposide ■ thiotépa ■ vinblastine ■ vincristine.

Incompatibilité (tubulure en Y) : aztréonam ■ céfépime ■ filgrastim ■ pipéracilline/tazobactam ■ sargramostim ■ vinorelbine.

ENSEIGNEMENT AU PATIENT ET À SES PROCHES

- Conseiller au patient de signaler rapidement à un professionnel de la santé les symptômes suivants : fièvre, frissons, toux, enrouement, maux de gorge, signes d'infection, douleurs lombaires ou aux flancs, mictions douloureuses ou difficiles, saignement des gencives, formation d'ecchymoses, pétéchies ou présence de sang dans les urines, les selles ou les vomissements, fatigue accrue, dyspnée ou hypotension orthostatique. Conseiller au patient d'éviter les foules et les personnes contagieuses. Lui recommander d'utiliser une brosse à dents à poils doux et un rasoir électrique. Mettre en garde le patient contre les chutes. Lui recommander de ne pas consommer de boissons alcoolisées ni de prendre des médicaments contenant de l'aspirine ou des anti-inflammatoires non stéroïdiens, en raison du risque de saignements gastriques.

- Conseiller au patient de signaler à un professionnel de la santé les symptômes suivants : diminution du débit urinaire, œdème des membres inférieurs, essoufflement, ulcération de la peau ou nausées persistantes.
- Recommander au patient d'examiner sa muqueuse buccale à la recherche d'érythèmes et d'aphtes. En présence d'aphtes, lui recommander d'utiliser une brosse-éponge et de se rincer la bouche avec de l'eau après avoir bu et mangé. Il peut utiliser des agents topiques si la douleur l'empêche de s'alimenter. La douleur associée à la stomatite peut dicter l'utilisation d'analgésiques opiacés.
- Expliquer au patient qu'il risque de perdre ses cheveux. Explorer avec lui les stratégies lui permettant de s'adapter à ce changement.
- Prévenir la patiente que même si la mitomycine peut la rendre stérile, elle doit continuer à prendre des mesures de contraception puisque ce médicament peut avoir des effets tératogènes.
- Prévenir le patient qu'il ne doit pas se faire vacciner sans recommandation expresse d'un professionnel de la santé.
- Insister sur le fait qu'il est nécessaire d'effectuer des tests de laboratoire à intervalles réguliers pour pouvoir déceler les effets secondaires du médicament.

VÉRIFICATION DE L'EFFICACITÉ THÉRAPEUTIQUE

L'efficacité du traitement peut être démontrée par : la diminution de la taille des tumeurs malignes et le ralentissement de la propagation des métastases.

MITOXANTRONE

Novantrone

CLASSIFICATION :

Antinéoplasique (antibiotique antitumoral)

Grossesse – catégorie D

INDICATIONS

Traitement de la leucémie aiguë non lymphocytaire (LANL) de l'adulte en association avec d'autres antinéoplasiques ▪ Traitement des cancers suivants : cancer du sein ▪ hépatome ▪ leucémie récurrente de l'adulte. **Usages non approuvés :** Chimiothérapie initiale chez les patients souffrant de douleurs associées à un cancer avancé de la prostate, rebelle à l'hormonothérapie.

MÉCANISME D'ACTION

Inhibition de la synthèse de l'ADN (effet indépendant du cycle cellulaire). ***Effets thérapeutiques :*** Destruction des cellules à réplication rapide, particulièrement des cellules malignes ▪ Diminution de la douleur chez les patients souffrant de cancer avancé de la prostate.

M

PHARMACOCINÉTIQUE

Absorption : Par suite de l'administration IV, la biodisponibilité de l'agent est totale.

Distribution : Le médicament se répartit dans tout l'organisme. Il pénètre en quantités limitées dans le liquide céphalorachidien.

Métabolisme et excrétion : L'élimination se fait surtout par clairance hépatobiliaire. Une petite fraction (< 10 %) est excrétée à l'état inchangé par les reins.

Demi-vie : 5,8 jours.

CONTRE-INDICATIONS ET PRÉCAUTIONS/MISES EN GARDE

Contre-indications : Hypersensibilité aux anthracyclines.

Précautions/mises en garde : Antécédents de maladie cardiaque ▪ Patientes en âge de procréer ▪ Grossesse ou allaitement ▪ Infections en évolution ▪ Aplasie médullaire ▪ Antécédents de radiothérapie du médiastin ▪ Patients âgés ou présentant d'autres maladies chroniques débilitantes ▪ Enfants (l'innocuité du médicament n'a pas été établie) ▪ Dysfonctionnement hépatobiliaire ou numération globulaire réduite (réduire la dose).

RÉACTIONS INDÉSIRABLES ET EFFETS SECONDAIRES

SNC : CONVULSIONS, céphalées.

ORLO : sclérotiques de couleur bleu-vert, conjonctivite.

Resp. : toux, dyspnée.

CV : CARDIOTOXICITÉ, arythmies, modifications de l'ÉCG.

GI : douleurs abdominales, diarrhée, toxicité hépatique, nausées, stomatite, vomissements.

GU : urine de couleur bleu-vert, suppression de la fonction des gonades, insuffisance rénale.

Tég. : alopécie, rash.

Hémat. : anémie, leucopénie, thrombocytopénie.

Métab. : hyperuricémie.

Divers : fièvre, réactions d'hypersensibilité.

INTERACTIONS

Médicament-médicament : Aplasie médullaire additive lors de l'administration concomitante d'autres **antinéoplasiques** ou d'une **radiothérapie** ▪ Risque accru de cardiomyopathie en cas de traitement préalable par une **anthracycline antinéoplasique (daunorubicine, doxorubicine, idarubicine)** ou d'une **radiothérapie du médiastin** ▪ La mitoxantrone peut diminuer la réponse des anticorps aux **vaccins à virus vivants** et augmenter le risque de réactions indésirables.

M

VOIES D'ADMINISTRATION ET POSOLOGIE

Leucémie aiguë récurrente

- **IV (adultes) :** 12 mg/m²/jour, pendant 5 jours consécutifs (dose totale : 60 mg/m²).

Leucémie aiguë non lymphocytaire

- **IV (adultes) :** *Traitement d'association* – dose d'induction : de 10 à 12 mg/m²/jour, pendant 3 jours (en même temps que de la cytosine arabinoside à 100 mg/m²/jour, pendant 7 jours). Si un deuxième traitement s'avère nécessaire, on peut utiliser la même association et la même posologie quotidienne ; par contre, dans ce cas-là, la durée de traitement par la mitoxantrone est de 2 jours et celle par la cytosine arabinoside est de 5 jours.

Cancer du sein, hépatome, lymphome

- **IV (adultes) :** De 12 à 14 mg/m², en 1 seule dose, pouvant être répétée tous les 21 jours si la réserve médullaire est adéquate.

Traitement d'association pour le cancer du sein et le lymphome

- **IV (adultes) :** La posologie initiale devrait être réduite de 2 à 4 mg/m² par rapport à la posologie habituelle administrée en monothérapie. La posologie qu'il faudra établir par la suite dépend du degré et de la durée de la myélosuppression.

PRÉSENTATION

Solution pour injection : 2 mg/mL, en fioles de 20 et 25 mg[Pr].

PHARMACODYNAMIE (effets sur la numération globulaire)

	DÉBUT D'ACTION	PIC	DURÉE
IV	inconnu	10 jours	21 jours

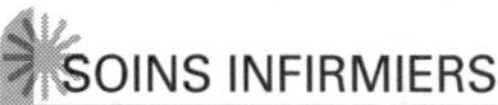

SOINS INFIRMIERS

ÉVALUATION DE LA SITUATION

- Suivre de près l'apparition des réactions d'hypersensibilité suivantes : rash, urticaire, bronchospasme, tachycardie, hypotension. Si ces symptômes se manifestent, arrêter la perfusion et prévenir le médecin. Garder à portée de la main de l'épinéphrine, un antihistaminique et le matériel de réanimation pour contrer toute réaction anaphylactique éventuelle.
- Rester à l'affût de l'apparition d'une aplasie médullaire. Suivre de près les saignements : saignement des gencives, formation d'ecchymoses, pétéchies, présence de sang occulte dans les selles, dans l'urine et dans les vomissements. Éviter les injections IM et la prise de la température rectale si la numération plaquettaire est basse. Appliquer une pression sur les points de ponction veineuse pendant 10 minutes. En cas de neutropénie, rester à l'affût des signes d'infection. Il y a risque d'anémie. Suivre de près la fatigue accrue, la dyspnée et l'hypotension orthostatique.
- Effectuer le bilan des ingesta et des excreta, noter l'appétit du patient et son apport nutritionnel. Suivre de près les nausées et les vomissements. Demander au médecin si l'on peut administrer un antiémétique en prophylaxie. Modifier le régime alimentaire du patient en fonction des éléments qu'il peut tolérer afin de favoriser le maintien de l'équilibre hydro-électrolytique et l'état nutritionnel.

- Examiner les radiographies pulmonaires, l'ÉCG, l'échocardiographie et les résultats de l'angiographie isotopique pour déterminer la fraction d'éjection avant le traitement et à intervalles réguliers pendant toute sa durée. La mitoxantrone peut provoquer une cardiotoxicité, particulièrement chez les patients ayant reçu de la daunorubicine ou de la doxorubicine. Suivre de près les râles et les crépitations, la dyspnée, l'œdème, la turgescence des jugulaires, les modifications de l'ÉCG, les arythmies et les douleurs thoraciques.
- Rester à l'affût des symptômes suivants de goutte : concentrations accrues d'acide urique, douleurs articulaires et œdème. Inciter le patient à boire au moins 2 litres de liquide par jour. On peut administrer de l'allopurinol pour diminuer les concentrations sériques d'acide urique.

Tests de laboratoire :

- Noter la numération globulaire et la formule leucocytaire avant le traitement et à intervalles réguliers pendant toute sa durée. Le nadir de la leucopénie survient habituellement dans les 10 jours suivant le début du traitement et les valeurs se rétablissent généralement dans les 21 jours.
- Examiner les résultats des tests de l'exploration fonctionnelle hépatique (concentrations d'AST, d'ALT, de LDH et de bilirubine) et rénale (urée et créatinine sérique) avant le traitement et à intervalles réguliers pendant toute sa durée, pour déceler l'hépatotoxicité et la néphrotoxicité.
- La mitoxantrone peut entraîner l'élévation des concentrations d'acide urique. Suivre de près ces concentrations à intervalles réguliers pendant toute la durée du traitement.

DIAGNOSTICS INFIRMIERS POSSIBLES

- Risque d'accident (Effets secondaires).
- Risque d'infection (Effets secondaires).
- Image corporelle perturbée (Effets secondaires).

INTERVENTIONS INFIRMIÈRES

- Préparer les solutions sous une hotte à flux laminaire. Porter des gants, un vêtement protecteur et un masque pendant la manipulation de ce médicament. Mettre au rebut le matériel dans les contenants réservés à cette fin (voir l'annexe H).
- Éviter tout contact avec la peau. Utiliser une tubulure Luer-Lock pour prévenir les fuites accidentelles. En cas de contact avec la peau, laver immédiatement à l'eau et au savon.
- Nettoyer les éclaboussures avec une solution aqueuse d'hypochlorite de calcium. Mélanger la solution en ajoutant 5,5 parties (par poids) d'hypochlorite de calcium à 13 parties d'eau.

IV : Examiner les points d'injection IV. En cas d'extravasation, interrompre l'administration et la reprendre à un autre point d'injection. La mitoxantrone n'est pas vésicante.

IV directe : Diluer la solution dans au moins 50 mL de solution de NaCl 0,9 % ou de D5%E. Jeter toute portion inutilisée selon les directives de l'établissement.

Vitesse d'administration : Administrer lentement en au moins 3 minutes, dans une tubulure IV par où s'écoule une solution de NaCl 0,9 % ou de D5%E.

Perfusion intermittente : On peut diluer davantage la préparation dans une solution de D5%E, de NaCl 0,9 % ou de D5%/NaCl 0,9 %. Utiliser la solution immédiatement.

Compatibilité (tubulure en Y) : amifostine ■ filgrastim ■ fludarabine ■ melphalan ■ ondansétron ■ sargramostim ■ téniposide ■ thiotépa ■ vinorelbine.

Incompatibilité (tubulure en Y) : amphotéricine B, cholestéryle de ■ aztréonam ■ céfépime ■ doxorubicine liposomale ■ paclitaxel ■ pipéracilline/tazobactam.

Compatibilité en addition au soluté : cyclophosphamide ■ cytarabine ■ fluorouracile ■ hydrocortisone, succinate sodique de ■ potassium, chlorure de.

Incompatibilité en addition au soluté : héparine.

ENSEIGNEMENT AU PATIENT ET À SES PROCHES

- Conseiller au patient de signaler rapidement à un professionnel de la santé les symptômes suivants : fièvre, frissons, toux, enrouement, maux de gorge, signes d'infection, douleurs lombaires ou aux flancs, mictions douloureuses ou difficiles, saignement des gencives, formation d'ecchymoses, pétéchies ou présence de sang dans les urines, les selles ou les vomissements, fatigue accrue, dyspnée ou hypotension orthostatique. Conseiller au patient d'éviter les foules et les personnes contagieuses. Lui recommander d'utiliser une brosse à dents à poils doux et un rasoir électrique. Mettre en garde le patient contre les chutes. Lui recommander de ne pas consommer de boissons alcoolisées ni de prendre des médicaments contenant de l'aspirine ou des AINS, en raison du risque de saignements gastriques.

- Conseiller au patient de signaler à un professionnel de la santé les douleurs abdominales, le jaunissement de la peau, la toux, la diarrhée ou un débit urinaire réduit.
- Prévenir le patient que son urine et les sclérotiques peuvent virer au bleu-vert.
- Recommander au patient d'examiner sa muqueuse buccale à la recherche d'érythème et d'aphtes. En présence d'aphtes, lui conseiller de remplacer la brosse à dents par une brosse-éponge et de se rincer la bouche avec de l'eau après avoir bu et mangé. Il peut utiliser des agents topiques si la douleur l'empêche de s'alimenter. La douleur associée à la stomatite peut être traitée par des analgésiques opiacés.
- Expliquer au patient qu'il risque de perdre ses cheveux. Explorer avec lui les stratégies lui permettant de s'adapter à ce changement.
- Expliquer à la patiente que même si la mitoxantrone peut la rendre stérile, elle doit continuer à prendre des mesures de contraception pendant toute la durée du traitement en raison des risques d'effets tératogènes du médicament.
- Recommander au patient de ne pas se faire vacciner sans recommandation expresse d'un professionnel de la santé.
- Insister sur le fait qu'il est nécessaire d'effectuer des tests de laboratoire à intervalles réguliers permettant de suivre de près les effets secondaires du médicament.

M

VÉRIFICATION DE L'EFFICACITÉ THÉRAPEUTIQUE

L'efficacité du traitement peut être démontrée par : la diminution de la production et de la propagation de cellules leucémiques ■ la diminution de la douleur chez les patients souffrant d'un cancer de la prostate. ✳

MOFÉTILMYCOPHÉNOLATE

CellCept

CLASSIFICATION :

Immunosuppresseur

Grossesse – catégorie C

INDICATIONS

Prévention de la réaction de rejet chez les patients ayant subi une greffe rénale ou cardiaque allogène (en association avec la cyclosporine et des corticostéroïdes).

MÉCANISME D'ACTION

Inhibition de l'inosine-monophosphate-déshydrogénase, enzyme qui participe à la synthèse des purines. Cette inhibition bloque la prolifération des lymphocytes T et B. ***Effets thérapeutiques :*** Prévention des réactions de rejet des greffes rénales.

PHARMACOCINÉTIQUE

Absorption : Par suite de l'administration PO et IV, le mofétilmycophénolate est rapidement hydrolysé en acide mycophénolique, son métabolite actif.
Distribution : Inconnue.
Liaison aux protéines : *Acide mycophénolique* – 97 %.
Métabolisme et excrétion : L'acide mycophénolique subit un fort métabolisme ; une fraction inférieure à 1 % est excrétée à l'état inchangé par les reins. Cet acide subit une certaine recirculation entéro-hépatique.
Demi-vie : *Acide mycophénolique* – 17,9 heures.

CONTRE-INDICATIONS ET PRÉCAUTIONS/ MISES EN GARDE

Contre-indications : Hypersensibilité.
Précautions/mises en garde : Affection grave du tractus gastro-intestinal, en évolution (incluant des antécédents d'ulcère ou d'hémorragie digestive) ■ Insuffisance rénale chronique grave (ne pas dépasser 1 g, 2 fois par jour, si la clairance de la créatinine est < 25 mL/minute/1,73 m^2) ■ Retard de fonctionnement de la greffe à la suite d'une transplantation (risque élevé de toxicité accrue) ■ Patientes en âge de procréer ■ Enfants (l'innocuité du médicament n'a pas été établie) ■ Grossesse ou allaitement.

RÉACTIONS INDÉSIRABLES ET EFFETS SECONDAIRES

GI : HÉMORRAGIE DIGESTIVE, diarrhée, vomissements.
Hémat. : leucopénie.
Divers : septicémie, risque accru de cancer.

INTERACTIONS

Médicament-médicament : L'usage concomitant de l'**azathioprine** est déconseillé (effets inconnus) ■ L'**acyclovir** et le **ganciclovir** sont en compétition avec l'acide mycophénolique pour l'excrétion rénale et, chez les insuffisants rénaux, peuvent accroître leur toxicité réciproque ■ Les antiacides à base de **magnésium** et d'**aluminium** réduisent l'absorption de l'acide mycophénolique (éviter l'administration concomitante) ■ La **cholestyramine** et le **colestipol** réduisent l'absorption de l'acide mycophénolique (éviter l'administration concomitante) ■ Les **salicylates** peuvent accroître la toxicité du mofétilmycophénolate.

Médicament-aliments: Si le médicament est administré avec des **aliments**, les pics des concentrations sanguines d'acide mycophénolique sont fortement réduits.

VOIES D'ADMINISTRATION ET POSOLOGIE

Greffe rénale

- **PO, IV (adultes)**: 1 g, 2 fois par jour; on peut commencer l'administration IV dans les 24 heures suivant la greffe, puis passer au traitement PO le plus tôt possible (on déconseille de poursuivre l'administration IV au-delà de 14 jours).

Insuffisance rénale

- **PO, IV (adultes)**: *Taux de filtration glomérulaire < 25 mL/minute* – la dose quotidienne ne devrait pas dépasser 2 g.

Greffe cardiaque

- **PO, IV (adultes)**: 1,5 g, 2 fois par jour; on peut commencer l'administration IV dans les 24 heures suivant la greffe, puis passer au traitement PO le plus tôt possible (on déconseille de poursuivre l'administration IV au-delà de 14 jours).

PRÉSENTATION

Capsules: 250 mg[Pr] ■ **Comprimés**: 500 mg[Pr] ■ **Poudre pour injection**: 500 mg/fiole de 20 mL[Pr] ■ **Poudre pour suspension orale**: flacons de 225 mL.

PHARMACODYNAMIE (concentrations sanguines d'acide mycophénolique)

	DÉBUT D'ACTION	PIC	DURÉE
PO	rapide	0,8 – 1,3 h	inconnue

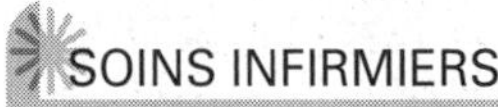

SOINS INFIRMIERS

ÉVALUATION DE LA SITUATION

Évaluer les symptômes de rejet d'organe tout au long du traitement.

Tests de laboratoire:

- Noter la numération globulaire et la formule leucocytaire, toutes les semaines pendant le premier mois, 2 fois par mois pendant le deuxième et le troisième mois du traitement, puis tous les mois, pour le reste de la première année. La neutropénie se manifeste le plus souvent dans les 31 à 180 jours suivant la greffe. Si les NAN $< 1,3 \times 10^3/\mu L$, la dose doit être réduite ou le traitement interrompu.
- Surveiller l'état hépatique et rénal et l'équilibre hydro-électrolytique à intervalles réguliers tout au long du traitement. Le mycophénolate peut entraîner une élévation des concentrations sériques de phosphatase alcaline, d'AST, d'ALT, de LDH et de créatinine. Il peut également provoquer une hypercalcémie, une hypocalcémie, une hyperuricémie, une hyperlipidémie, une hypoglycémie et une hypoprotéinémie.

DIAGNOSTICS INFIRMIERS POSSIBLES

- Risque d'infection (Réactions indésirables).
- Connaissances insuffisantes sur le traitement médicamenteux (Enseignement au patient et à ses proches).

M

INTERVENTIONS INFIRMIÈRES

- La dose initiale de mofétilmycophénolate devrait être administrée dans les 72 heures suivant la greffe.
- Les femmes en âge de procréer devraient obtenir un résultat négatif à un test sérique ou urinaire de grossesse dans la semaine suivant le début du traitement.

PO:

- Administrer à jeun, 1 heure avant le repas ou 2 heures après. Les capsules devraient être avalées telles quelles; ne pas les ouvrir, les écraser ou les mâcher. Le mofétilmycophénolate peut être tératogène; le contenu des capsules ne doit pas être inhalé ou entrer en contact avec la peau ou les muqueuses. Le pharmacien peut préparer une solution si le patient ne peut avaler les comprimés ou les capsules.
- Ne pas administrer le mofétilmycophénolate en même temps que des antiacides renfermant du magnésium ou de l'aluminium.

IV: La voie IV est réservée aux patients incapables de prendre le médicament par voie orale. On devrait passer à la forme orale du médicament aussitôt que le patient peut tolérer les capsules ou les comprimés.

Perfusion intermittente : Reconstituer le contenu de chaque fiole avec 14 mL de solution de D5%E. Agiter délicatement pour dissoudre la poudre. La solution est jaune pâle ; la jeter si elle a changé de couleur ou si elle contient des particules. Diluer de nouveau le contenu de 2 fioles (dose de 1 g) avec 140 mL de solution de D5%E ou de 3 fioles (dose de 1,5 g) avec 210 mL de solution de D5%E, pour obtenir une concentration de 6 mg/mL. La solution reste stable pendant 4 heures. Consulter les directives de chaque fabricant avant de reconstituer la préparation.

Vitesse d'administration : Administrer la solution en 2 heures, sous forme de perfusion IV lente.

Incompatibilité (tubulure en Y) : Ne pas faire d'admixtion, ne pas administrer le mofétilmycophénolate dans la même tubulure que d'autres médicaments.

ENSEIGNEMENT AU PATIENT ET À SES PROCHES

- Conseiller au patient de prendre le médicament à la même heure chaque jour. Lui recommander de ne pas sauter de dose ni de remplacer une dose manquée par une double dose, ni d'arrêter le traitement sans avoir consulté un professionnel de la santé au préalable.
- Insister sur le fait qu'il est important de suivre le traitement pour le reste de la vie afin de prévenir le rejet de la greffe. Passer en revue les symptômes de rejet de la greffe et conseiller au patient d'informer immédiatement un professionnel de la santé en cas d'apparition de signes de rejet ou d'infection.
- Informer la patiente qu'il est important d'utiliser simultanément deux formes fiables de contraception, sauf si l'abstinence est la méthode choisie et ce, avant et pendant le traitement ainsi que 6 semaines après qu'il a été mené à terme.
- Conseiller au patient d'éviter tout contact avec des personnes contagieuses.
- Informer le patient du risque accru d'apparition de lymphomes et d'autres tumeurs malignes. Inciter le patient à utiliser des écrans solaires et à porter des vêtements protecteurs pour réduire le risque de cancer de la peau.
- Recommander au patient de consulter un professionnel de la santé avant de prendre d'autres médicaments en même temps que le mofétilmycophénolate.
- Insister sur l'importance des tests de laboratoire de routine, permettant d'assurer le suivi.

VÉRIFICATION DE L'EFFICACITÉ THÉRAPEUTIQUE

L'efficacité du traitement peut être démontrée par : la prévention des réactions de rejet des organes greffés.

MOMÉTASONE,

voir Corticostéroïdes (topiques) et Corticostéroïdes (voie intranasale)

MONTÉLUKAST

Singulair

CLASSIFICATION :

Bronchodilatateur (antagoniste des récepteurs des leucotriènes)

Grossesse – catégorie B

INDICATIONS

Prévention et traitement au long cours de l'asthme.

MÉCANISME D'ACTION

Inhibition des effets des leucotriènes, médiateurs des réactions suivantes : œdème des voies aériennes ■ constriction des muscles lisses ■ modification de l'activité cellulaire ■ Diminution du processus inflammatoire, faisant partie des manifestations de l'asthme. ***Effets thérapeutiques :*** Diminution de la fréquence et de la gravité des crises d'asthme aiguës.

PHARMACOCINÉTIQUE

Absorption : Par suite de l'administration par voie orale, le médicament est rapidement absorbé (de 63 à 73 %).

Distribution : Inconnue.

Liaison aux protéines : 99 %.

Métabolisme et excrétion : L'agent est principalement métabolisé par le foie (par les enzymes P450 3A4 et 2C9) ; les métabolites sont excrétés dans les fèces par la bile ; une quantité négligeable est excrétée par les reins.

Demi-vie : De 2,7 à 5,5 heures.

CONTRE-INDICATIONS ET PRÉCAUTIONS/ MISES EN GARDE

Contre-indications : Hypersensibilité.

Précautions/mises en garde : Crises d'asthme aiguës ■ Phénylcétonurie (les comprimés à croquer contiennent de l'aspartame) ■ Insuffisance hépatique (il peut s'avérer nécessaire de réduire la dose) ▪ Réduction du traitement par des glucocorticoïdes (risque accru de troubles éosinophiliques) ▪ Grossesse, allaitement ou enfants de moins de 6 ans (l'innocuité du médicament n'a pas été établie).

RÉACTIONS INDÉSIRABLES ET EFFETS SECONDAIRES

SNC : fatigue, céphalées, faiblesse.
ORLO : congestion nasale, otite (enfants), sinusite (enfants).
Resp. : toux.
GI : douleurs abdominales, diarrhée (enfants), dyspepsie, nausées (enfants), élévation des concentrations d'enzymes hépatiques.
Tég. : rash.
Divers : troubles éosinophiliques (incluant le SYNDROME DE CHURG ET STRAUSS), fièvre.

INTERACTIONS

Médicament-médicament : Aucune interaction notable.

VOIES D'ADMINISTRATION ET POSOLOGIE

PO (adultes et enfants ≥ 15 ans) : 10 mg, 1 fois par jour.
PO (enfants de 6 à 14 ans) : 5 mg, 1 fois par jour (comprimés à croquer).

PRÉSENTATION

Comprimés : 10 mg[Pr] ▪ **Comprimés à croquer (parfum de cerise) :** 5 mg[Pr].

PHARMACODYNAMIE (diminution des symptômes de l'asthme)

	DÉBUT D'ACTION	PIC†	DURÉE
PO	en l'espace de 24 h	3 – 4 h	24 h
PO (comprimé à croquer)	en l'espace de 24 h	2 – 2,5 h	24 h

† Concentrations sanguines.

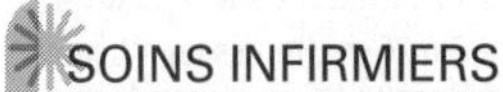

SOINS INFIRMIERS

ÉVALUATION DE LA SITUATION

Ausculter le murmure vésiculaire et la fonction respiratoire avant le traitement et à intervalles réguliers pendant toute sa durée.

Tests de laboratoire : Le montélukast peut entraîner une élévation des concentrations d'AST et d'ALT.

DIAGNOSTICS INFIRMIERS POSSIBLES

- Dégagement inefficace des voies respiratoires (Indications).
- Connaissances insuffisantes sur le traitement médicamenteux (Enseignement au patient et à ses proches).

INTERVENTIONS INFIRMIÈRES

Sous la supervision d'un professionnel de la santé, on peut réduire graduellement les doses de glucocorticoïdes administrées par inhalation ; ne pas interrompre le traitement brusquement.

PO : Administrer le médicament une fois par jour, le soir.

ENSEIGNEMENT AU PATIENT ET À SES PROCHES

- Recommander au patient de prendre ce médicament une fois par jour, le soir, même s'il ne présente pas de symptômes d'asthme. L'avertir qu'il ne doit jamais remplacer une dose manquée par une double dose, ni cesser le traitement sans consulter un professionnel de la santé.
- Conseiller au patient de ne pas interrompre le traitement ni de réduire la dose des autres médicaments contre l'asthme sans consulter un professionnel de la santé au préalable.
- Informer le patient que le montélukast n'est pas destiné au traitement des crises d'asthme aiguës, mais qu'on peut continuer de le prendre lors d'une exacerbation aiguë. Le patient devrait toujours avoir sur lui un médicament à action rapide pour contrer le bronchospasme. Lui recommander d'informer un professionnel de la santé s'il a besoin de prendre plus que le nombre maximal de doses de bronchodilatateur de courte durée, recommandé pour une période de 24 heures.

VÉRIFICATION DE L'EFFICACITÉ THÉRAPEUTIQUE

L'efficacité du traitement peut être démontrée par : la prévention et la réduction des symptômes d'asthme.

MORPHINE

Kadian, M-Eslon, Morphine H.P., Morphitec, M.O.S., M.O.S.-S.R., MS, MS Contin, MS-IR, Oramorph SR, Statex

CLASSIFICATION :
Analgésique opiacé (agoniste)
Grossesse – catégorie C

INDICATIONS

Traitement de la douleur intense ▪ Traitement de la douleur associée à l'infarctus du myocarde. **Usages non approuvés :** Traitement de l'œdème pulmonaire.

MÉCANISME D'ACTION

Liaison aux récepteurs opiacés du SNC. Modification de la perception de la douleur et de la réaction aux stimuli douloureux tout en entraînant une dépression généralisée du SNC. ***Effets thérapeutiques :*** Diminution de l'intensité de la douleur.

PHARMACOCINÉTIQUE

Absorption : Par suite de l'administration par voie orale, l'absorption est variable (environ 30 %). L'absorption du médicament est plus prévisible s'il est administré PR, SC ou IM.

Distribution : Le médicament se répartit dans tout l'organisme. Il traverse le placenta et pénètre dans le lait maternel en petites quantités.

Métabolisme et excrétion : Le médicament est surtout métabolisé par le foie.

Demi-vie : De 2 à 3 heures.

M

CONTRE-INDICATIONS ET PRÉCAUTIONS/ MISES EN GARDE

Contre-indications : Hypersensibilité ▪ Hypersensibilité à la tartrazine, aux bisulfites ou à l'alcool (certains produits renferment ces additifs et leur administration devrait être évitée chez les patients présentant ce type d'hypersensibilité) ▪ Dépression respiratoire aiguë ▪ Crise d'asthme aiguë ▪ Obstruction des voies respiratoires supérieures ▪ Diarrhée due à un empoisonnement.

Précautions/mises en garde : Traumatisme crânien ▪ Pression intracrânienne accrue ▪ Maladies rénale, hépatique ou pulmonaire graves ▪ Hypothyroïdie ▪ Insuffisance surrénalienne ▪ Antécédents d'alcoolisme ou de toxicomanie ▪ Personnes âgées ou patients débilités (réduire la dose initiale) ▪ Douleurs abdominales non diagnostiquées ▪ Hypertrophie de la prostate ▪ Patients qui subissent des interventions qui réduisent rapidement la douleur (cordotomie, radiothérapie) ; on devrait interrompre le traitement par des agents à action prolongée 24 heures au préalable et administrer des agents à action brève ▪ Grossesse ou allaitement (éviter l'usage prolongé ; précédents d'usage au cours du travail de l'accouchement, mais risque de dépression respiratoire chez le nouveau-né).

RÉACTIONS INDÉSIRABLES ET EFFETS SECONDAIRES

SNC : confusion, sédation, étourdissements, dysphorie, euphorie, sensation de flottement, hallucinations, céphalées, rêves bizarres.

ORLO : vision trouble, diplopie, myosis.

Resp. : DÉPRESSION RESPIRATOIRE.

CV : hypotension, bradycardie.

GI : constipation, nausées, vomissements.

GU : rétention urinaire.

Tég. : rougeurs de la peau, démangeaisons, transpiration.

Divers : dépendance physique, dépendance psychologique, tolérance aux effets du médicament.

INTERACTIONS

Médicament-médicament : LA MORPHINE DOIT ÊTRE ADMINISTRÉE AVEC UNE EXTRÊME PRUDENCE CHEZ LES PATIENTS RECEVANT DES **IMAO** (RISQUE DE RÉACTIONS GRAVES ET IMPRÉVISIBLES – RÉDUIRE LA DOSE INITIALE DE MORPHINE À 25 % DE LA DOSE HABITUELLE) ▪ Effet dépresseur additif sur le SNC, lors de l'usage concomitant d'**alcool**, d'**antihistaminiques** et d'**hypnosédatifs** ▪ L'administration d'**analgésiques opiacés antagonistes partiels** peut déclencher des symptômes de sevrage chez les patients présentant une dépendance physique aux analgésiques opiacés ▪ La **buprénorphine**, la **dézocine**, la **nalbuphine** ou la **pentazocine** peuvent diminuer l'analgésie induite par la morphine.

VOIES D'ADMINISTRATION ET POSOLOGIE

Des doses plus élevées peuvent être nécessaires lors d'un traitement prolongé.

PO (adultes) : De 10 à 30 mg, toutes les 4 heures ou 1 seule dose toutes les 12 heures lorsqu'on utilise une préparation à libération continue.

PR (adultes) : De 10 à 20 mg, toutes les 4 heures.

IM, SC (adultes) : De 5 à 20 mg, toutes les 4 heures.

IV (adultes) : De 2,5 à 10 mg, toutes les 4 heures, en 4 à 5 minutes.

Voie intrathécale (adultes) : De 0,2 mg à 1 mg/jour, en 1 seule dose.

Voie épidurale (adultes) : Injection intermittente – 5 mg/jour (initialement).

PRÉSENTATION (version générique disponible)

La morphine est présentée sous forme de comprimés, de comprimés à action prolongée, de solution, de solution concentrée, de suppositoires et de préparations injectables[Pr].

PHARMACODYNAMIE (analgésie)

	DÉBUT D'ACTION	PIC	DURÉE
PO	inconnu	60 – 120 min	4 – 5 h
PO (préparation retard)	inconnu	inconnu	8 – 24 h
IM	10 – 30 min	30 – 60 min	4 – 5 h
SC	20 min	50 – 90 min	4 – 5 h
PR	inconnu	20 – 60 min	4 – 5 h
IV	rapide	20 min	4 – 5 h
épidurale	6 – 30 min	inconnu	jusqu'à 24 h
intrathécale	rapide (quelques min)	inconnu	jusqu'à 24 h

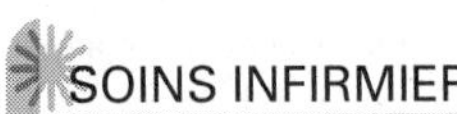

SOINS INFIRMIERS

ÉVALUATION DE LA SITUATION

- Déterminer le type de douleur, son siège et son intensité, avant l'administration du médicament, 1 heure après l'administration PO, SC et IM et 20 minutes (pic) après l'administration IV. Lorsqu'on majore la dose d'un opiacé, on devrait l'augmenter de 25 à 50 % jusqu'à ce qu'on note une réduction de 50 % de la douleur, selon l'évaluation qu'en fait le patient sur une échelle numérique ou visuelle ou jusqu'à ce que le patient signale un soulagement adéquat de la douleur. Pendant qu'on adapte la dose de morphine à action brève, on peut administrer sans danger une deuxième dose au moment du pic, si la dose précédente s'est avérée inefficace et si les effets secondaires sont minimes.
- Les patients sous perfusion continue devraient recevoir des doses additionnelles en bolus toutes les 15 à 30 minutes, selon les besoins, pour soulager la douleur survenant en cours de traitement. Le bolus correspond habituellement à la quantité de médicament administrée par heure de perfusion continue.
- Les patients qui prennent de la morphine à action prolongée peuvent avoir besoin de doses additionnelles d'un opiacé à action brève pour soulager la douleur survenant en cours de traitement.
- Utiliser un tableau d'équivalences (voir l'annexe A) au moment de changer de mode d'administration ou de marque d'opiacé.
- ÉVALUER LE NIVEAU DE CONSCIENCE, MESURER LA PRESSION ARTÉRIELLE, LE POULS ET LA FRÉQUENCE RESPIRATOIRE AVANT ET, À INTERVALLES RÉGULIERS, DURANT L'ADMINISTRATION. SI LA FRÉQUENCE RESPIRATOIRE EST < 10/MINUTE, ÉVALUER LE DEGRÉ DE SÉDATION. UNE STIMULATION PHYSIQUE PEUT ÊTRE SUFFISANTE POUR PRÉVENIR UNE HYPOVENTILATION IMPORTANTE. IL PEUT S'AVÉRER NÉCESSAIRE DE RÉDUIRE LA DOSE DE 25 À 50 %. LA SOMNOLENCE INITIALE DISPARAÎT AU FIL DU TRAITEMENT.
- L'usage prolongé peut entraîner la dépendance physique et psychologique ainsi qu'une tolérance aux effets du médicament, mais cela ne doit pas empêcher le patient de recevoir une quantité suffisante d'analgésiques. La dépendance psychologique est rare chez la plupart des patients qui reçoivent de la morphine pour des raisons médicales. Lors d'un traitement prolongé, il faut parfois administrer des doses de plus en plus élevées pour soulager la douleur.
- Examiner la fonction intestinale du patient à intervalles réguliers. La consommation accrue de liquides et d'aliments riches en fibres et la prise de laxatifs peuvent réduire les effets constipants du médicament. Sauf contre-indication, des laxatifs stimulants devraient être administrés de façon systématique si le traitement par un produit opiacé dure plus de 2 ou 3 jours.

M

Étude des tests de laboratoire : La morphine peut élever les concentrations plasmatiques d'amylase et de lipase.

Toxicité et surdosage : S'il est nécessaire d'administrer un antagoniste opiacé pour renverser la dépression respiratoire ou le coma, l'antidote est la naloxone (Narcan). Diluer l'ampoule de naloxone à 0,4 mg dans 10 mL de solution de NaCl 0,9 % et administrer 0,5 mL (0,02 mg) par bolus IV direct, toutes les 2 minutes. Dans le cas des enfants et des patients pesant moins de 40 kg, diluer 0,1 mg de naloxone dans 10 mL de solution de NaCl 0,9 % pour obtenir une concentration de 10 µg/mL et administrer 0,5 µg/kg, toutes les 2 minutes. Diminuer graduellement la dose pour éviter les symptômes de sevrage, les convulsions et la douleur intense.

DIAGNOSTICS INFIRMIERS POSSIBLES

- Douleur aiguë (Indications).
- Trouble de la perception visuelle et auditive (Effets secondaires).
- Risque d'accident (Effets secondaires).
- Connaissances insuffisantes sur le traitement médicamenteux (Enseignement au patient et à ses proches).

INTERVENTIONS INFIRMIÈRES

- NE PAS CONFONDRE LA MORPHINE AVEC L'HYDROMORPHONE OU LA MÉPÉRIDINE; DES ERREURS ONT MENÉ À UNE ISSUE FATALE.
- Pour augmenter l'effet analgésique de la morphine, avant de l'administrer, expliquer au patient la valeur thérapeutique de ce médicament.
- Les doses administrées selon un horaire fixe peuvent être plus efficaces que celles administrées sur demande. L'analgésique s'avère plus efficace s'il est administré avant que la douleur ne devienne intense.
- L'association avec des analgésiques non opiacés peut avoir des effets analgésiques additifs et permettre d'administrer des doses plus faibles.
- Si l'on substitue les comprimés à libération retard à d'autres opiacés ou à d'autres formes de morphine, administrer PO une dose quotidienne totale de morphine équivalente à la dose quotidienne précédente (voir l'annexe A), fractionnée de manière à être administrée toutes les 8 heures (Roxanol SR), toutes les 12 heures (MS Contin, Oramorph SR) ou toutes les 12 à 24 heures (Kadian).
- Après un traitement prolongé, interrompre l'administration graduellement pour prévenir les symptômes de sevrage.

M

PO:

- On peut administrer le médicament avec des aliments ou du lait pour réduire l'irritation gastrique.
- Administrer la solution à l'aide d'un dispositif bien calibré. Pour améliorer le goût de la solution, on peut la diluer dans un verre de jus de fruit juste avant de l'administrer.
- Les comprimés à libération retard doivent être avalés tels quels. Il ne faut pas les écraser, les mâcher ou les briser.
- Les capsules *MS-IR* peuvent être avalées telles quelles ou on peut saupoudrer leur contenu sur des aliments froids (pouding, compote de pomme). Étant donné que les granules enrobés qui se trouvent à l'intérieur de la capsule n'altéreront pas le goût des aliments, on peut les verser dans un liquide (p. ex., un jus) qu'on fera boire au patient immédiatement. Le contenu des capsules peut également être administré par sonde gastrique ou nasogastrique, en même temps que des liquides ou après. Les granules enrobés ne colleront pas à la sonde.
- On peut ouvrir les capsules *Kadian* et saupoudrer leur contenu sur de la compote de pomme immédiatement avant l'administration. Les granules ne doivent pas être mâchés, écrasés ou dissous.

PR: On a déjà administré les préparations *MS Contin* et *Oramorph SR* par voie rectale.

SC, IM: S'il faut administrer des doses répétées, utiliser la voie IM, car la morphine irrite les tissus sous-cutanés.

IV: La solution est incolore. Ne pas administrer une solution qui a changé de couleur.

IV directe: Diluer le médicament dans au moins 5 mL d'eau stérile ou de solution de NaCl 0,9 % pour injection.

Vitesse d'administration: Administrer de 2,5 à 15 mg de solution en 4 à 5 minutes. Une administration trop rapide peut aggraver la dépression respiratoire et induire l'hypotension et un collapsus circulatoire.

Perfusion continue: On peut ajouter le médicament à une solution de D5%E, de D10%E, de NaCl 0,9 % ou 0,45 %, ou encore à une solution de Ringer ou de lactate de Ringer, de dextrose dans une solution saline ou de dextrose dans une solution de Ringer ou de lactate de Ringer à une concentration de 0,1 à 1 mg/mL ou plus. Consulter les directives de chaque fabricant avant de reconstituer la préparation.

Vitesse d'administration:

- Administrer à l'aide d'une pompe de perfusion permettant de régler le débit. La dose doit être adaptée pour assurer le soulagement de la douleur sans sédation, dépression respiratoire ou hypotension excessives.
- On peut administrer la préparation par une pompe de contrôle de l'analgésie (PCA) que le patient fait fonctionner lorsqu'il en ressent le besoin.

Associations compatibles dans la même seringue: atropine ■ benzquinamide ■ bupivacaïne ■ cimétidine ■ dimenhydrinate ■ diphenhydramine ■ dropéridol ■ glycopyrrolate ■ hydroxyzine ■ kétamine ■ métoclopramide ■ midazolam ■ milrinone ■ perphénazine ■ promazine ■ ranitidine ■ scopolamine.

Compatibilité (tubulure en Y): allopurinol ■ amifostine ■ amikacine ■ aminophylline ■ amiodarone ■ ampicilline ■ ampicilline/sulbactam ■ aténolol ■ atracurium ■ aztréonam ■ bumétanide ■ calcium, chlorure de ■ céfamandole ■ céfazoline ■ cefmétazole ■ céfopérazone ■ céfotaxime ■ céfotétane ■ céfoxitine ■ ceftazidime ■ ceftizoxime ■ ceftriaxone ■ céfuroxime ■ céphapirine ■ chloramphénicol ■ cisplatine ■ cladribine ■ clindamycine ■ cyclophosphamide ■ cytarabine ■ dexaméthasone sodique, phosphate de ■ digoxine ■ diltiazem ■ dobuta-

mine ▪ dopamine ▪ doxorubicine ▪ doxycycline ▪ énalaprilat ▪ épinéphrine ▪ érythromycine, lactobionate de ▪ esmolol ▪ étomidate ▪ famotidine ▪ filgrastim ▪ fluconazole ▪ fludarabine ▪ foscarnet ▪ gentamicine ▪ granisétron ▪ héparine ▪ hydrocortisone sodique, succinate de ▪ insuline ▪ kanamycine ▪ labétolol ▪ lidocaïne ▪ lorazépam ▪ magnésium, sulfate de ▪ melphalan ▪ méropénème ▪ méthotrexate ▪ méthyldopa ▪ méthylprednisolone ▪ métoclopramide ▪ métoprolol ▪ métronidazole ▪ mezlocilline ▪ midazolam ▪ milrinone ▪ nafcilline ▪ nitroprusside ▪ norépinéphrine ▪ ondansétron ▪ oxacilline ▪ oxytocine ▪ paclitaxel ▪ pancuronium ▪ pénicilline G potassique ▪ pipéracilline ▪ pipéracilline/tazobactam ▪ potassium, chlorure de ▪ propofol ▪ propranolol ▪ ranitidine ▪ sodium, bicarbonate de ▪ téniposide ▪ thiotépa ▪ ticarcilline ▪ ticarcilline/clavulanate ▪ tobramycine ▪ triméthoprime/sulfaméthoxazole ▪ vancomycine ▪ vécuronium ▪ vinorelbine ▪ vitamines du complexe B avec C ▪ warfarine ▪ zidovudine.
Incompatibilité (tubulure en Y): céfépime ▪ gallium, nitrate de ▪ minocycline ▪ sargramostim.

ENSEIGNEMENT AU PATIENT ET À SES PROCHES

- Expliquer au patient ce qu'on entend par administration sur demande et à quel moment il doit réclamer l'analgésique.
- Prévenir le patient que la morphine peut provoquer des étourdissements et de la somnolence. Lui recommander de demander de l'aide lorsqu'il se déplace et de ne pas fumer lorsqu'il est seul. Lui conseiller de ne pas conduire et d'éviter les activités qui exigent sa vigilance jusqu'à ce qu'on ait la certitude que le médicament n'entraîne pas ces effets chez lui.
- Recommander au patient de changer lentement de position pour diminuer le risque d'hypotension orthostatique.
- Inciter le patient à ne pas boire d'alcool et à ne pas prendre d'autres dépresseurs du SNC en même temps que la morphine.
- Conseiller au patient de se tourner dans le lit, de tousser et de faire des exercices de respiration profonde toutes les 2 heures pour prévenir l'atélectasie.
- Expliquer au patient et à ses proches comment et quand administrer la morphine et comment entretenir le matériel de perfusion.
- Insister sur le fait qu'il est primordial de prévenir la constipation aussi longtemps que le patient prend de la morphine.

VÉRIFICATION DE L'EFFICACITÉ THÉRAPEUTIQUE

L'efficacité du traitement peut être démontrée par: la diminution de l'intensité de la douleur sans modification importante de l'état de la conscience ou de l'état de la respiration.

MOXIFLOXACINE,
voir Fluoroquinolones

MUPIROCINE

Bactroban

CLASSIFICATION:
Anti-infectieux (topique)
Grossesse – catégorie B

INDICATIONS

Voie topique: Traitement des affections suivantes: impétigo ▪ lésions cutanées traumatiques (jusqu'à 10 cm de longueur ou surface de 100 cm^2), dues à une infection par *Staphylococcus aureus* et *Staphylococcus pyogenes*.

MÉCANISME D'ACTION

Inhibition de la synthèse des protéines bactériennes. ***Effets thérapeutiques:*** Inhibition de la croissance et de la reproduction bactériennes. **Spectre d'action**: Activité notable surtout contre les micro-organismes à Gram positif, incluant *S. aureus* ▪ les streptocoques bêta-hémolytiques ▪ Résolution de l'impétigo ▪ Éradication de l'état de porteur de *S. aureus*.

PHARMACOCINÉTIQUE

Absorption: L'absorption systémique est minime.
Distribution: Le médicament demeure dans la couche cornée pendant de longues périodes (72 heures).
Métabolisme et excrétion: Le médicament est métabolisé au niveau de la peau; il est éliminé par desquamation.
Demi-vie: Inconnue.

CONTRE-INDICATIONS ET PRÉCAUTIONS/ MISES EN GARDE

Contre-indications: Hypersensibilité à la mupirocine ou au polyéthylène glycol.

Précautions/mises en garde : Grossesse ou allaitement (l'innocuité du médicament n'a pas été établie).

RÉACTIONS INDÉSIRABLES ET EFFETS SECONDAIRES

GI : nausées.

Tég. : sensation de brûlure, démangeaisons, douleurs, picotements.

INTERACTIONS

Médicament-médicament : La mupirocine administrée par voie nasale ne devrait être pas utilisée en même temps que d'autres **produits destinés à l'administration intranasale**.

VOIES D'ADMINISTRATION ET POSOLOGIE

Voie topique (adultes et enfants) : Appliquer 3 fois par jour.

PRÉSENTATION

Onguent : onguent à 2 %, en tubes de 15 et de 30 g[VL] ▪ **Crème :** crème à 2 %, en tubes de 15 et de 30 g[VL].

M

PHARMACODYNAMIE (effet anti-infectieux)

	DÉBUT D'ACTION	PIC	DURÉE
Préparation topique†	inconnu	3 – 5 jours	72 h

† Cicatrisation des lésions.

SOINS INFIRMIERS

ÉVALUATION DE LA SITUATION

Examiner les lésions avant le traitement et tous les jours pendant toute sa durée.

DIAGNOSTICS INFIRMIERS POSSIBLES

- Risque d'atteinte à l'intégrité de la peau (Indications).
- Risque d'infection (Indications, Enseignement au patient et à ses proches).
- Connaissances insuffisantes sur le traitement médicamenteux (Enseignement au patient et à ses proches).

INTERVENTIONS INFIRMIÈRES

Nettoyer la région à l'eau et au savon et bien assécher. Appliquer une petite quantité d'onguent de mupirocine sur la région affectée, trois fois par jour. Bien faire pénétrer en massant délicatement. On peut couvrir la région traitée d'un pansement de gaze.

ENSEIGNEMENT AU PATIENT ET À SES PROCHES

- Montrer au patient comment appliquer l'onguent de mupirocine. Lui conseiller de suivre scrupuleusement la posologie recommandée pendant toute la durée du traitement. S'il n'a pu appliquer le médicament au moment habituel, il doit le faire dès que possible, à moins que ce ne soit presque l'heure prévue pour l'application suivante.
- Enseigner au patient et à ses proches les mesures d'hygiène à suivre pour prévenir la propagation de l'impétigo.
- Conseiller aux parents de prévenir l'infirmière de l'école que l'enfant souffre d'impétigo afin qu'elle puisse prendre des mesures de dépistage et de prévention de la contamination.
- Recommander au patient de consulter le médecin si les symptômes ne se sont pas améliorés dans les 3 à 5 jours qui suivent le début du traitement.

VÉRIFICATION DE L'EFFICACITÉ THÉRAPEUTIQUE

L'efficacité du traitement peut être démontrée par : la cicatrisation des lésions cutanées; en l'absence d'une réponse clinique en l'espace de 3 à 5 jours, il faut réévaluer l'état du patient ▪ l'éradication de l'état de porteur de souches de *S. aureus* résistant à la méthicilline chez les patients et les travailleurs de la santé, lors des éclosions en milieu hospitalier.

MUROMONAB-CD3

Orthoclone OKT3

CLASSIFICATION :

Immunosuppresseur (anticorps monoclonal)

Grossesse – catégorie C

INDICATIONS

Traitement des réactions aiguës de rejet des allogreffes rénales chez les patients ayant subi une transplantation et qui n'ont pas réagi aux traitements classiques visant à contrer les rejets ▪ Traitement des réactions aiguës de rejet des allogreffes hépatiques ou cardiaques, résistant aux corticostéroïdes.

MÉCANISME D'ACTION

Anticorps d'immunoglobuline purifiée qui agit en tant qu'immunosuppresseur, par altération de la fonction normale des cellules T. ***Effets thérapeutiques :*** Renversement des réactions de rejet de la greffe chez les patients ayant subi une transplantation.

PHARMACOCINÉTIQUE

Absorption : L'administration est réservée à la voie IV ; dans ce cas, la biodisponibilité est totale.
Distribution : Inconnue.
Métabolisme et excrétion : Le médicament est éliminé à la suite de sa liaison aux lymphocytes T.
Demi-vie : 18 heures.

CONTRE-INDICATIONS ET PRÉCAUTIONS/ MISES EN GARDE

Contre-indications : Hypersensibilité au muromonab-CD3, aux protéines d'origine murine (souris) ou au polysorbate ■ Surcharge liquidienne ou insuffisance cardiaque non compensée ■ Antécédents de crises convulsives ou prédisposition à ce type de crises ■ Grossesse et allaitement.
Précautions/mises en garde : Infections en évolution ■ Aplasie médullaire ■ Maladies chroniques débilitantes ■ Enfants de moins de 2 ans (l'innocuité du médicament n'a pas été établie) ■ Fièvre > 37,8 °C ou 100 °F ■ Varicelle ou exposition récente à la varicelle ■ Zona ■ Traitement préalable au muromonab.

RÉACTIONS INDÉSIRABLES ET EFFETS SECONDAIRES

SNC : tremblements, méningite aseptique, étourdissements.
Resp. : ŒDÈME PULMONAIRE, dyspnée, essoufflements, respiration sifflante.
CV : douleurs thoraciques.
GI : diarrhée, nausées, vomissements.
Divers : SYNDROME DE LIBÉRATION DES CYTOKINES, INFECTIONS, frissons, fièvre, réactions d'hypersensibilité, risque accru de lymphome.

INTERACTIONS

Médicament-médicament : Effet immunosuppresseur additif lors de l'administration concomitante d'autres agents **immunosuppresseurs** ■ Les doses de **prednisone** et d'**azathioprine**, administrées en concomitance, devraient être réduites au cours du traitement par le muromonab (risque accru d'infection et de troubles lymphoprolifératifs) ■ Les doses de **cyclosporine**, administrées en concomitance, devraient être réduites ou le traitement interrompu pendant le traitement par le muromonab-CD3 (risque accru d'infection et de troubles lymphoprolifératifs) ■ Risque accru de réactions indésirables au niveau du SNC lors de l'administration concomitante d'**indométhacine** ■ Le muromonab-CD3 peut diminuer la réponse des anticorps aux **vaccins à virus vivants** et augmenter le risque de réactions indésirables.

VOIES D'ADMINISTRATION ET POSOLOGIE

IV (adultes) : 5 mg par jour, pendant 10 à 14 jours (on recommande un prétraitement par des glucocorticoïdes, de l'acétaminophène et des antihistaminiques).

PRÉSENTATION

Solution pour injection : 1 mg/mL, en ampoules de 5 mL^{Pr}.

PHARMACODYNAMIE (d'après les concentrations sanguines de cellules T CD3 positives)

	DÉBUT D'ACTION	PIC	DURÉE
IV	quelques min	2 – 7 jours	1 semaine

M

SOINS INFIRMIERS

ÉVALUATION DE LA SITUATION

- OBSERVER LE PATIENT À LA RECHERCHE DES SIGNES DE SURCHARGE LIQUIDIENNE (POIDS, BILAN DES INGESTA ET DES EXCRETA, ŒDÈME, RÂLES ET CRÉPITATIONS). PRÉVENIR LE MÉDECIN SI LE PATIENT A CONNU UN GAIN DE POIDS DE 3 % OU PLUS AU COURS DE LA SEMAINE PRÉCÉDENTE. ON DEVRAIT OBTENIR DES RADIOGRAPHIES PULMONAIRES DANS LES 24 HEURES PRÉCÉDANT LE DÉBUT DU TRAITEMENT. LES PATIENTS PRÉSENTANT UNE SURCHARGE LIQUIDIENNE SONT EXPOSÉS À UN RISQUE ÉLEVÉ D'ŒDÈME PULMONAIRE. MESURER LES SIGNES VITAUX ET AUSCULTER ATTENTIVEMENT LE MURMURE VÉSICULAIRE.
- SUIVRE DE PRÈS LE SYNDROME DE LIBÉRATION DES CYTOKINES, QUI SE MANIFESTE HABITUELLEMENT PAR UNE FIÈVRE ÉLEVÉE, DES FRISSONS, DES CÉPHALÉES, DES TREMBLEMENTS, DES NAUSÉES ET DES VOMISSEMENTS, DES DOULEURS THORACIQUES, DES DOULEURS MUSCULAIRES ET

ARTICULAIRES, UNE FAIBLESSE GÉNÉRALISÉE, L'ESSOUFFLEMENT, DES ÉTOURDISSEMENTS, DES DOULEURS ABDOMINALES, DES MALAISES, LA DIARRHÉE ET LE TREMBLEMENT DES MAINS, MAIS QUI PEUT PARFOIS ENTRAÎNER UNE RÉACTION GRAVE, SEMBLABLE À UN CHOC, METTANT LA VIE DU PATIENT EN DANGER. CES RÉACTIONS SONT PLUS MARQUÉES LORS DE L'ADMINISTRATION DE LA DOSE INITIALE. ELLES SE MANIFESTENT DANS LES 30 À 48 HEURES QUI SUIVENT L'ADMINISTRATION ET PEUVENT PERSISTER PENDANT 6 HEURES. ON PEUT TRAITER LES RÉACTIONS À UN STADE PRÉCOCE PAR DE L'ACÉTAMINOPHÈNE ET DES ANTIHISTAMINIQUES. ON DEVRAIT MAINTENIR LA TEMPÉRATURE DU PATIENT AU-DESSOUS DE 37,8 °C (100 °F) LORS DE L'ADMINISTRATION DE CHAQUE DOSE. ON PEUT PRÉVENIR OU RÉDUIRE LES MANIFESTATIONS DE CE SYNDROME EN ADMINISTRANT UN PRÉTRAITEMENT PAR DU SUCCINATE SODIQUE DE MÉTHYLPREDNISOLONE À 8 mg/kg, PAR VOIE IV, DE 1 À 4 HEURES AVANT LA PREMIÈRE DOSE DE MUROMONAB-CD3. ON PEUT ÉGALEMENT ADMINISTRER DE L'HYDROCORTISONE À 100 mg, PAR VOIE IV, 30 MINUTES APRÈS LA PREMIÈRE DOSE ET, S'IL Y A LIEU, APRÈS LA DEUXIÈME DOSE, AFIN DE MAÎTRISER LES EFFETS SECONDAIRES SUR L'APPAREIL RESPIRATOIRE. LES SYMPTÔMES GRAVES DU SYNDROME PEUVENT ÊTRE TRAITÉS PAR DE L'OXYGÈNE, DES LIQUIDES ADMINISTRÉS PAR VOIE IV, DES GLUCOCORTICOÏDES, DES VASOPRESSEURS, DES ANTIHISTAMINIQUES ET L'INTUBATION.

- Rester à l'affût des signes de réactions d'hypersensibilité ou de réactions anaphylactiques lors de l'administration de chaque dose. Le matériel de réanimation devrait être gardé à portée de la main.
- Déceler les signes suivants d'infection : fièvre, frissons, rash, maux de gorge, écoulements purulents, dysurie. Prévenir immédiatement le médecin si ces symptômes se manifestent, car ils peuvent dicter l'arrêt du traitement.
- Déceler l'apparition d'une méningite aseptique. Cette maladie survient habituellement dans les trois jours qui suivent le début du traitement. Suivre de près la fièvre, les céphalées, la rigidité de la nuque et la photophobie.

Tests de laboratoire :

- Noter la numération globulaire, la formule leucocytaire et la numération plaquettaire avant le début du traitement et à intervalles réguliers pendant toute sa durée.
- Effectuer quotidiennement le dosage des cellules T (CD3, CD4, CD8) ; le nombre cible de CD3 est < 25 cellules/mm^3, ou effectuer un test ELISA afin de déterminer les concentrations plasmatiques ; les concentrations cibles devraient être ≥ 800 ng/mL.
- Noter les concentrations d'urée, de créatinine sérique et d'enzymes hépatiques (AST, ALT, phosphatase alcaline, bilirubine), particulièrement lors des trois premiers jours de traitement. Le muromonab-CD3 peut provoquer des élévations passagères de ces concentrations.

DIAGNOSTICS INFIRMIERS POSSIBLES

- Risque d'infection (Effets secondaires).
- Excès de volume liquidien (Effets secondaires).
- Connaissances insuffisantes sur le traitement médicamenteux (Enseignement au patient et à ses proches).

INTERVENTIONS INFIRMIÈRES

- Le médecin réduira la dose de glucocorticoïdes et d'azathioprine et recommandera d'interrompre l'administration de cyclosporine pendant une cure de 10 à 14 jours par le muromonab-CD3. L'administration de cyclosporine peut être reprise trois jours avant la fin du traitement.
- La dose initiale doit être administrée en milieu hospitalier ; suivre de près l'état du patient pendant 48 heures. Les doses suivantes peuvent être administrées en consultation externe.
- Garder le médicament au réfrigérateur à une température de 2 à 8 °C. Ne pas agiter la fiole. La solution peut contenir quelques fines particules translucides qui ne réduisent pas l'efficacité du médicament. Jeter toute portion inutilisée.

IV directe : Prélever la solution dans une seringue à travers un filtre de 0,2 ou de 0,22 µm qui se lie faiblement aux protéines pour extraire les particules translucides de protéines qui pourraient être présentes dans la solution. Mettre au rebut le filtre et munir la seringue d'une aiguille de calibre 20 destinée à l'administration IV.

Vitesse d'administration : Administrer la solution en moins de 1 minute. Ne pas administrer sous forme de perfusion.

Compatibilité : Ne pas faire d'admixtion ; ne pas administrer dans une tubulure IV par où s'écoulent d'autres médicaments. Si la tubulure doit être utilisée pour administrer d'autres médicaments, bien la rincer avec une solution de NaCl 0,9 %, avant et après l'administration du muromonab-CD3. Consulter les directives de chaque fabricant avant de reconstituer la préparation.

ENSEIGNEMENT AU PATIENT ET À SES PROCHES

- Expliquer au patient le rôle thérapeutique de ce médicament. Le prévenir des effets secondaires possibles lors de l'administration de la dose initiale et l'informer qu'ils seront bien moins importants lors de l'administration des doses ultérieures. Lui expliquer qu'il devra reprendre les autres traitements immunosuppresseurs après l'arrêt du traitement par le muromonab-CD3 et les poursuivre pendant toute sa vie.
- Informer le patient du risque de syndrome de libération des cytokines et lui en décrire les symptômes.
- Recommander au patient de communiquer avec un professionnel de la santé aux premiers signes de rash, d'urticaire, de tachycardie, de dyspnée ou de difficulté de déglutition.
- Prévenir le patient que le muromonab-CD3 peut provoquer des étourdissements. Lui conseiller de ne pas conduire et d'éviter les activités qui exigent sa vigilance jusqu'à ce qu'on ait la certitude que le médicament n'entraîne pas cet effet chez lui.
- Conseiller au patient de ne pas se faire vacciner sans recommandation expresse du médecin et d'éviter tout contact avec des personnes qui ont reçu le vaccin de la polio par voie orale.
- Recommander au patient d'éviter les foules et les personnes contagieuses, car ce médicament déprime également le système immunitaire.

VÉRIFICATION DE L'EFFICACITÉ THÉRAPEUTIQUE

L'efficacité du traitement peut être démontrée par: la résolution des symptômes associés aux réactions aiguës de rejet des greffes. ✳

NABUMÉTONE

Apo-Nabumetone, Novo-Nabumetone, Relafen

CLASSIFICATION :

Anti-inflammatoire non stéroïdien

Grossesse – catégories B et C (premier trimestre)

INDICATIONS

Traitement symptomatique des états aigus de la polyarthrite rhumatoïde et de l'arthrose.

MÉCANISME D'ACTION

Inhibition de la synthèse des prostaglandines. ***Effets thérapeutiques :*** Suppression de l'inflammation et de la douleur.

PHARMACOCINÉTIQUE

Absorption : Une fraction de 80 % de nabumétone (qui est un promédicament) est absorbée par suite de l'administration par voie orale ; une fraction de 35 % est rapidement transformée en acide 6-méthoxy-2-naphthylacétique (6-MNA), qui est le médicament actif.

Distribution : Inconnue.

Liaison aux protéines : > 99 %.

Métabolisme et excrétion : Le 6-MNA est métabolisé par le foie et transformé en composés inactifs.

Demi-vie : 24 heures (prolongée en cas d'insuffisance rénale grave).

CONTRE-INDICATIONS ET PRÉCAUTIONS/ MISES EN GARDE

Contre-indications : Hypersensibilité ▪ Risque de réactions de sensibilité croisée avec d'autres AINS incluant l'aspirine ▪ Grossesse, allaitement ou enfants (l'innocuité de l'agent n'a pas été établie).

Précautions/mises en garde : Maladies cardiovasculaire, hépatique ou rénale graves ▪ Antécédents d'ulcère ▪ Ulcère ou hémorragie digestive active.

RÉACTIONS INDÉSIRABLES ET EFFETS SECONDAIRES

SNC : agitation, anxiété, confusion, dépression, étourdissements, somnolence, fatigue, céphalées, insomnie, malaise, faiblesse.

ORLO : vision anormale, acouphènes.

Resp. : dyspnée, pneumopathie d'hypersensibilité.

CV : œdème, rétention liquidienne, vasculite.

GI : HÉMORRAGIE DIGESTIVE, douleurs abdominales, diarrhée, résultats anormaux aux tests de l'exploration fonctionnelle hépatique, anorexie, constipation, sécheresse de la bouche (xérostomie), dyspepsie, flatulence, gastrite, gastro-entérite, gain d'appétit, nausées, stomatite, vomissements.

GU : albuminurie, azotémie, néphrite interstitielle.

Tég. : sécrétion accrue de sueur, photosensibilité, prurit, rash.

Hémat. : allongement du temps de saignement.

Métab. : gain de poids.

SN : paresthésie, tremblements.

Divers : réactions allergiques comprenant l'ANAPHYLAXIE et l'ŒDÈME ANGIONEUROTIQUE.

INTERACTIONS

Médicament-médicament : L'**aspirine**, les autres **AINS**, les **suppléments de potassium** et les **corticostéroïdes**, tout comme l'**alcool**, intensifient les effets secondaires gastro-intestinaux ▪ L'administration prolongée de nabumétone avec de l'**acétaminophène** peut augmenter le risque de réactions rénales indésirables ▪ La nabumétone peut réduire l'efficacité des **diurétiques** ou des **antihypertenseurs** ▪ La nabumétone peut intensifier l'effet hypoglycémiant de l'**insuline** ou des **hypoglycémiants oraux** ▪ La nabumétone élève le risque de toxicité associé au **méthotrexate** ▪ Risque accru d'hémorragie lors de l'administration de **céfamandole**, de **céfotétane**, de **céfopérazone**, d'**acide valproïque**, de **plicamycine**, d'**anticoagulants**, de **ticlopidine**, de **clopidogrel**, d'**eptifibatide**, de **tirofiban** ou d'**agents thrombolytiques** ▪ Risque accru de réactions hématologiques indésirables lors de l'administration d'**agents antinéoplasiques** ou d'une **radiothérapie** ▪ Risque accru de toxicité rénale lors de l'administration de **cyclosporine**.

VOIES D'ADMINISTRATION ET POSOLOGIE

PO (adultes) : 1 000 mg par jour, en 1 seule dose ; on peut majorer la posologie jusqu'à concurrence de 2 000 mg par jour, en 1 seule dose ou en 2 doses fractionnées.

PRÉSENTATION

Comprimés : 500 mg[Pr], 750 mg[Pr].

PHARMACODYNAMIE (analgésie et effets anti-inflammatoires)

	DÉBUT D'ACTION	PIC	DURÉE
PO	1 – 2 jours	quelques jours à 2 semaines	12 – 24 h

SOINS INFIRMIERS

ÉVALUATION DE LA SITUATION

- LES PATIENTS SOUFFRANT D'ASTHME, D'ALLERGIE INDUITE PAR L'ASPIRINE OU DE POLYPES NASAUX SONT DAVANTAGE PRÉDISPOSÉS AUX RÉACTIONS D'HYPERSENSIBILITÉ. SUIVRE DE PRÈS LA RHINITE, L'ASTHME ET L'URTICAIRE.
- Suivre de près la douleur et déterminer la mobilité des articulations, avant l'administration de la nabumétone et à intervalles réguliers pendant toute la durée du traitement.

Tests de laboratoire :

- Mesurer les concentrations d'urée et de créatinine sérique ainsi que la numération globulaire ; chez les patients recevant un traitement prolongé par la nabumétone, noter les résultats des épreuves fonctionnelles hépatiques à intervalles réguliers pendant toute la durée du traitement.
- Le médicament peut entraîner une élévation des concentrations sériques de potassium, d'urée, de créatinine, de phosphatase alcaline, de LDH, d'AST et d'ALT. La nabumétone peut entraîner une baisse de la glycémie, des concentrations d'hémoglobine, de l'hématocrite, du nombre de leucocytes et de plaquettes et réduire la clairance de la créatinine.
- La nabumétone peut allonger le temps de saignement.

DIAGNOSTICS INFIRMIERS POSSIBLES

- Douleur aiguë (Indications).
- Mobilité physique réduite (Indications).
- Connaissances insuffisantes sur le traitement médicamenteux (Enseignement au patient et à ses proches).

INTERVENTIONS INFIRMIÈRES

- L'administration de doses plus élevées que celles recommandées n'accroît pas l'efficacité du médicament, mais pourrait augmenter le risque d'effets secondaires.
- Administrer la nabumétone avec des aliments ou avec un antiacide pour réduire l'irritation gastrique et pour augmenter l'absorption du médicament.

ENSEIGNEMENT AU PATIENT ET À SES PROCHES

- Conseiller au patient de prendre la nabumétone avec un grand verre d'eau et d'éviter de se coucher pendant les 15 à 30 minutes qui suivent.
- Conseiller au patient de respecter scrupuleusement la posologie recommandée. S'il n'a pu prendre le médicament au moment habituel, il doit le faire dès que possible à moins que ce ne soit presque l'heure prévue pour la dose suivante. Le prévenir qu'il ne doit jamais remplacer une dose manquée par une double dose.
- Prévenir le patient que la nabumétone peut parfois provoquer de la somnolence, des étourdissements ou des troubles de la vue. Lui conseiller de ne pas conduire et d'éviter les activités qui exigent sa vigilance jusqu'à ce qu'on ait la certitude que le médicament n'entraîne pas ces effets chez lui.
- Recommander au patient d'utiliser des écrans solaires et de porter des vêtements protecteurs pour prévenir les réactions de photosensibilité.
- Recommander au patient d'éviter de boire de l'alcool et de consulter un professionnel de la santé avant de prendre une préparation à base d'aspirine ou d'acétaminophène ou un autre médicament en vente libre en même temps que la nabumétone.
- Recommander au patient qui doit suivre un traitement ou subir une intervention chirurgicale de prévenir le professionnel de la santé qu'il suit un traitement par ce médicament.
- Recommander au patient de communiquer avec un professionnel de la santé en cas de rash, de démangeaisons, de troubles visuels, d'acouphènes, de gain de poids, d'œdème, de selles noires, de céphalées persistantes ou de symptômes pseudogrippaux, tels que frissons, fièvre, douleurs musculaires ou autres douleurs.

VÉRIFICATION DE L'EFFICACITÉ THÉRAPEUTIQUE

L'efficacité du traitement peut être démontrée par : la diminution de l'intensité de la douleur et l'amélioration de la mobilité des articulations. Un soulagement partiel des douleurs arthritiques survient habituellement dans la semaine qui suit le début du traitement, mais les pleins effets du médicament peuvent ne se manifester qu'après 2 semaines ou plus d'un traitement continu. Les patients qui ne répondent pas à un anti-inflammatoire non stéroïdien peuvent répondre à un autre.

NADOLOL

Alti-Nadolol, Apo-Nadolol, Corgard, Novo-Nadolol, Syn-Nadolol

CLASSIFICATION :

Antiangineux, antihypertenseur (bêta-bloquant)

Grossesse – catégorie C

INDICATIONS

Prophylaxie de l'angine de poitrine ■ Traitement de l'hypertension légère à modérée, administré seul ou en association avec d'autres médicaments.

MÉCANISME D'ACTION

Blocage de la stimulation des récepteurs adrénergiques bêta$_1$ (du myocarde) et des récepteurs bêta$_2$ (pulmonaires, vasculaires ou utérins). ***Effets thérapeutiques :*** Ralentissement de la fréquence cardiaque et abaissement de la pression artérielle.

PHARMACOCINÉTIQUE

Absorption : Une fraction de 30 % est absorbée par suite de l'administration par voie orale.

Distribution : Le nadolol pénètre dans le SNC en quantités infimes. Il traverse le placenta et pénètre dans le lait maternel.

Métabolisme et excrétion : Une fraction de 70 % du médicament est excrétée à l'état inchangé par les reins.

Demi-vie : De 10 à 24 heures (prolongée en cas d'insuffisance rénale).

CONTRE-INDICATIONS ET PRÉCAUTIONS/ MISES EN GARDE

Contre-indications : Insuffisance cardiaque ■ Œdème pulmonaire ■ Choc cardiogénique ■ Bradycardie ou bloc cardiaque ■ Rhinite allergique ■ Bronchospasmes (y compris l'asthme bronchique) ou bronchopneumopathie obstructive chronique grave ■ Insuffisance ventriculaire droite secondaire à l'hypertension pulmonaire ■ Anesthésie au moyen de substances qui induisent une insuffisance du myocarde (par exemple, l'éther).

Précautions/mises en garde : Insuffisance rénale ■ Insuffisance hépatique ■ Personnes âgées (sensibilité accrue aux effets des bêta-bloquants ; il est recommandé de réduire la dose initiale) ■ Maladie pulmonaire (incluant l'asthme) ■ Diabète (le nadolol peut masquer les symptômes d'hypoglycémie) ■ Thyrotoxicose (le médicament peut en masquer les symptômes) ■ Antécédents de réactions allergiques graves (l'intensité des réactions peut être accrue) ■ Grossesse, allaitement, enfants (l'innocuité du médicament n'a pas été établie ; il traverse le placenta et peut entraîner la bradycardie, l'hypotension, l'hypoglycémie et la dépression respiratoire chez le fœtus ou le nouveau-né).

RÉACTIONS INDÉSIRABLES ET EFFETS SECONDAIRES

SNC : fatigue, faiblesse, anxiété, dépression, étourdissements, somnolence, insomnie, perte de mémoire, modifications des opérations de la pensée, cauchemars.

ORLO : vision trouble, xérophtalmie, congestion nasale.

Resp. : bronchospasme, respiration sifflante.

CV : ARYTHMIES, BRADYCARDIE, INSUFFISANCE CARDIAQUE, ŒDÈME PULMONAIRE, hypotension orthostatique, vasoconstriction périphérique.

GI : constipation, diarrhée, nausées.

GU : impuissance, baisse de la libido.

Tég. : démangeaisons, rash.

End. : hyperglycémie, hypoglycémie.

Loc. : arthralgie, douleurs lombaires, crampes musculaires.

SN : paresthésie.

Divers : syndrome lupique d'origine médicamenteuse.

INTERACTIONS

Médicament-médicament : Risque de dépression additive du myocarde lors de l'administration concomitante d'une **anesthésie générale**, de **phénytoïne** par voie IV, de **diltiazem** ou de **vérapamil** ■ Risque de bradycardie additive lors de l'administration concomitante de **dérivés digitaliques** ■ Risque d'hypotension additive lors de l'administration concomitante d'autres **antihypertenseurs** et de **dérivés nitrés** ainsi que lors de l'ingestion de grandes quantités d'**alcool** ■ La prise concomitante d'**amphétamines**, de **cocaïne**, d'**éphédrine**, d'**épinéphrine**, de **norépinéphrine**, de **phényléphrine** ou de **pseudoéphédrine** peut entraîner une stimulation alpha-adrénergique à laquelle rien ne s'oppose (hypertension et bradycardie excessives) ■ L'administration concomitante de **clonidine** accentue l'hypotension et la bradycardie ■ L'administration concomitante d'extraits de **thyroïde** peut diminuer l'efficacité du nadolol ■ Risque de modification de l'efficacité de l'**insuline** ou des **hypoglycémiants oraux** (une adaptation posologique peut s'avérer nécessaire) ■ Le nadolol peut réduire l'efficacité de la **théophylline** ▪ Le nadolol peut diminuer les effets bénéfiques sur les récepteurs bêta-cardiaques de la **dopamine** ou de la **dobutamine** ▪ La prudence est de mise lorsque le nadolol est administré dans les 14 jours suivant un traitement par un **IMAO** (risque d'hypertension) ▪ L'administration concomitante d'un AINS peut diminuer l'effet antihypertenseur du nadolol.

VOIES D'ADMINISTRATION ET POSOLOGIE

PO (adultes): *Antiangineux* – initialement, 40 mg, 1 fois par jour; on peut majorer la dose par paliers de 40 à 80 mg par jour, tous les 3 à 7 jours, selon les besoins (jusqu'à concurrence de 240 mg par jour). *Antihypertenseur* – initialement, 40 mg, 1 fois par jour; on peut majorer la dose par paliers de 40 à 80 mg par jour, tous les 7 jours, selon les besoins (jusqu'à concurrence de 320 mg par jour).

PRÉSENTATION (version générique disponible)

Comprimés: 40 mg[Pr], 80 mg[Pr], 160 mg[Pr].

PHARMACODYNAMIE (effet antihypertenseur)

	Début d'action	Pic	Durée
PO†	jusqu'à 5 jours	6 – 9 jours	24 h

† Lors d'une administration prolongée.

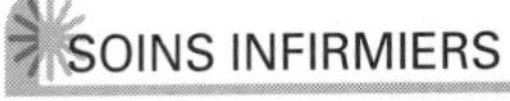

SOINS INFIRMIERS

ÉVALUATION DE LA SITUATION

- Mesurer la pression artérielle et le pouls à intervalles fréquents pendant la période d'adaptation posologique et à intervalles réguliers pendant toute la durée du traitement. Suivre de près les signes d'hypotension orthostatique lorsqu'on aide le patient à se lever.
- Effectuer le bilan quotidien des ingesta et des excreta et peser le patient tous les jours. Observer régulièrement le patient à la recherche des signes et des symptômes suivants de surcharge liquidienne : œdème périphérique, dyspnée, râles ou crépitations, fatigue, gain pondéral, turgescence des jugulaires.

Hypertension: Suivre la fréquence de renouvellement des ordonnances pour déterminer l'observance du traitement.

Angine: Déterminer la fréquence et les caractéristiques des crises d'angine à intervalles réguliers pendant toute la durée du traitement.

Tests de laboratoire:

- Le nadolol peut élever les concentrations d'urée, de lipoprotéines sériques, de potassium, de triglycérides et d'acide urique.
- Le nadolol peut entraîner une élévation des titres des anticorps nucléaires.
- Il peut provoquer une élévation de la glycémie.

Toxicité et surdosage: Suivre de près les patients recevant des bêta-bloquants afin de déceler les signes suivants de surdosage : bradycardie, étourdissements graves ou évanouissements, somnolence prononcée, dyspnée, ongles ou paumes des mains bleutés, convulsions. Communiquer immédiatement avec le médecin ou un autre professionnel de la santé si ces signes se manifestent.

DIAGNOSTICS INFIRMIERS POSSIBLES

- Débit cardiaque diminué (Effets secondaires).
- Connaissances insuffisantes sur le traitement médicamenteux (Enseignement au patient et à ses proches).
- Non-observance du traitement médicamenteux (Enseignement au patient et à ses proches).

N

INTERVENTIONS INFIRMIÈRES

- Il faut arrêter le traitement concomitant par la clonidine graduellement, en cessant d'abord le traitement par le bêta-bloquant et, plusieurs jours plus tard, celui par la clonidine.
- Mesurer le pouls à l'apex du cœur avant d'administrer le médicament. S'il est inférieur à 50 battements par minute ou s'il y a arythmie, ne pas administrer le nadolol et en avertir le médecin ou un autre professionnel de la santé.
- Administrer le médicament à jeun ou avec des aliments.
- On peut écraser le comprimé de nadolol et le mélanger à des aliments.

ENSEIGNEMENT AU PATIENT ET À SES PROCHES

- Prévenir le patient qu'il doit prendre le nadolol quotidiennement, au même moment de la journée, en suivant scrupuleusement les recommandations du médecin. Lui expliquer qu'il doit continuer à prendre le médicament même s'il se sent bien. L'avertir qu'il ne doit jamais sauter de dose ni remplacer une dose manquée par une double dose. S'il n'a pu prendre le médicament au moment habituel, il doit le prendre aussitôt que possible, mais au moins 8 heures avant l'heure prévue pour la dose suivante. UN SEVRAGE BRUSQUE PEUT PROVOQUER DES ARYTHMIES METTANT LA VIE EN DANGER, L'HYPERTENSION OU L'ISCHÉMIE DU MYOCARDE.

- Conseiller au patient de toujours avoir une réserve suffisante de médicament à sa disposition. Lui conseiller également de conserver une ordonnance dans son portefeuille pour parer à toute urgence.
- MONTRER AU PATIENT ET À SES PROCHES COMMENT PRENDRE LE POULS ET LA PRESSION ARTÉRIELLE. LEUR DEMANDER DE MESURER LE POULS TOUS LES JOURS ET LA PRESSION ARTÉRIELLE DEUX FOIS PAR SEMAINE. SI LE POULS EST INFÉRIEUR À 50 BATTEMENTS PAR MINUTE OU SI LA PRESSION ARTÉRIELLE VARIE DE FAÇON IMPORTANTE, LUI CONSEILLER DE NE PAS PRENDRE LE NADOLOL ET D'EN INFORMER UN PROFESSIONNEL DE LA SANTÉ.
- Prévenir le patient que le nadolol peut parfois provoquer de la somnolence ou des étourdissements. Lui conseiller de ne pas conduire et d'éviter les activités qui exigent sa vigilance jusqu'à ce qu'on ait la certitude que le médicament n'entraîne pas ces effets chez lui.
- Conseiller au patient de changer lentement de position pour réduire les risques d'hypotension orthostatique, particulièrement au début du traitement ou lors de la majoration de la dose.
- Prévenir le patient que le médicament peut le rendre plus sensible au froid.
- Conseiller au patient de consulter un professionnel de la santé avant de prendre des médicaments en vente libre, particulièrement des préparations contre le rhume, en même temps que le nadolol.
- Recommander au patient diabétique de mesurer sa glycémie, particulièrement lorsqu'il se sent fatigué, faible ou irritable ou lorsqu'il ressent un malaise. Le nadolol peut masquer certains signes d'hypoglycémie, mais non pas la transpiration et les étourdissements.
- Recommander au patient de signaler au médecin les symptômes suivants : ralentissement du pouls, difficultés respiratoires, respiration sifflante, mains et pieds froids, étourdissements, confusion, dépression, rash, fièvre, maux de gorge, saignements inhabituels ou ecchymoses.
- Recommander au patient qui doit suivre un autre traitement ou subir une intervention chirurgicale d'avertir le professionnel de la santé qu'il prend du nadolol.
- Conseiller au patient de porter sur lui en tout temps une pièce d'identité où sont inscrits son problème de santé et sa médication.

Hypertension : Inciter le patient à appliquer d'autres mesures de réduction de l'hypertension : perdre du poids, réduire sa consommation de sel, diminuer le stress, faire régulièrement de l'exercice, boire avec modération et cesser de fumer. Le nadolol stabilise la pression artérielle, mais ne guérit pas l'hypertension.

Angine : Prévenir le patient qu'il ne doit pas faire d'efforts excessifs même si ses douleurs de poitrine diminuent.

VÉRIFICATION DE L'EFFICACITÉ THÉRAPEUTIQUE

L'efficacité du traitement peut être démontrée par : la baisse de la pression artérielle ▪ la diminution de la fréquence des crises d'angine ▪ la tolérance accrue à l'effort. Les effets du médicament peuvent ne se manifester que 5 jours après le début du traitement. ✳

NADROPARINE CALCIQUE,

voir Héparines de faible poids moléculaire/héparinoïdes

NAFARÉLINE

Synarel

CLASSIFICATION :

Analogue de l'hormone de libération de la gonadotrophine (GnRH)

Grossesse – catégorie X

INDICATIONS

Hormonothérapie de l'endométriose ▪ Soulagement de la douleur ▪ Réduction de la dimension et du nombre de plaques d'endométriose.

MÉCANISME D'ACTION

Analogue synthétique de l'hormone de libération de la gonadotrophine (GnRH). L'agent accroît initialement la production hypophysaire d'hormone lutéinisante (LH) et d'hormone folliculostimulante (FSH), ce qui stimule la stéroïdogenèse ovarienne. L'administration prolongée entraîne une diminution de la production de gonadotrophine. Les lésions dues à l'endométriose sont sensibles aux hormones ovariennes. ***Effets thérapeutiques :*** Diminution des lésions dues à l'endométriose et de la douleur qu'elle provoque.

PHARMACOCINÉTIQUE

Absorption : Le médicament est bien absorbé par suite de l'administration par voie intranasale.
Distribution : Inconnue.
Métabolisme et excrétion : Une fraction de 20 à 40 % du médicament est excrétée dans les fèces et une fraction de 3 % est excrétée à l'état inchangé par les reins.
Demi-vie : 3 heures.

CONTRE-INDICATIONS ET PRÉCAUTIONS/ MISES EN GARDE

Contre-indications : Hypersensibilité à la gonadolibérine, à ses analogues ou à un des excipients du produit ■ Grossesse ou allaitement ■ Hémorragies vaginales anormales non-diagnostiquées ■ Femmes âgées de moins de 18 ans.
Précautions/mises en garde : Rhinite.

RÉACTIONS INDÉSIRABLES ET EFFETS SECONDAIRES

SNC : instabilité de l'affect, céphalées, dépression, insomnie.
ORLO : irritation nasale.
CV : œdème.
GU : sécheresse vaginale.
Tég. : acné, hirsutisme, séborrhée.
End. : arrêt des règles, stérilité, diminution du volume des seins.
Loc. : diminution de la densité osseuse, myalgie.
Divers : baisse de la libido, bouffées vasomotrices, réactions d'hypersensibilité, gain pondéral.

INTERACTIONS

Médicament-médicament : L'administration concomitante d'un **décongestionnant nasal topique** peut réduire l'absorption de la nafaréline (administrer le décongestionnant au moins 2 heures après la nafaréline).

VOIES D'ADMINISTRATION ET POSOLOGIE

Voie intranasale (adultes) : *Endométriose* – 1 vaporisation (200 μg) dans une narine, le matin et 1 vaporisation dans l'autre narine, le soir (400 μg par jour). Le traitement doit débuter entre le 2e et le 4e jour du cycle menstruel. Pour les patientes chez qui 400 μg n'entraînent pas d'aménorrhée après 2 mois, on peut augmenter la dose de façon à administrer 1 vaporisation dans chaque narine, matin et soir (800 μg par jour). La durée recommandée du traitement est de 6 mois.

PRÉSENTATION

Vaporisateur nasal : 2 mg/mL, en flacons de 8 mL (200 μg par vaporisation)[Pr].

PHARMACODYNAMIE (baisse de la stéroïdogenèse ovarienne)

	DÉBUT D'ACTION	PIC	DURÉE
Voie intranasale	en l'espace de 4 semaines	3 – 4 semaines	3 – 6 mois†

† Soulagement des symptômes d'endométriose après l'arrêt du traitement.

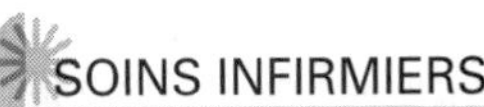

SOINS INFIRMIERS

ÉVALUATION DE LA SITUATION

Endométriose : Suivre à intervalles réguliers, pendant toute la durée du traitement, la douleur provoquée par l'endométriose.

DIAGNOSTICS INFIRMIERS POSSIBLES

- Douleur aiguë (Indications).
- Dysfonctionnement sexuel (Indications, Effets secondaires).
- Connaissances insuffisantes sur le traitement médicamenteux (Enseignement au patient et à ses proches).

INTERVENTIONS INFIRMIÈRES

Endométriose : Amorcer le traitement entre le 2e et le 4e jour du cycle menstruel et le poursuivre pendant 6 mois.

ENSEIGNEMENT AU PATIENT ET À SES PROCHES

- Montrer à la patiente comment utiliser le vaporisateur nasal. Lui expliquer qu'elle doit renverser légèrement la tête vers l'arrière et attendre 30 secondes entre les vaporisations.
- Recommander à la patiente de consulter un professionnel de la santé si une rhinite survient au cours du traitement. Si elle doit recourir à

N

un décongestionnant topique, lui conseiller de ne pas l'utiliser dans les 2 heures qui suivent la prise de nafaréline. Dans la mesure du possible, il faut éviter d'éternuer pendant la prise de la dose de nafaréline et immédiatement après.

Endométriose :

- Expliquer à la patiente qu'il faut vaporiser l'agent une fois dans une narine, le matin, et une fois dans l'autre narine, le soir, pour prendre une dose totale de 400 µg par jour. Si la dose est majorée jusqu'à 800 µg par jour, elle doit vaporiser l'agent une fois dans chaque narine (2 vaporisations), matin et soir. Si la dose qui lui est prescrite est de 400 µg par jour, un flacon devrait lui suffire pour 30 jours.
- Recommander à la patiente d'utiliser pendant ce traitement une autre méthode de contraception que des contraceptifs oraux. La prévenir que l'aménorrhée est un effet normal du traitement. Lui recommander de prévenir un professionnel de la santé si le cycle menstruel reste régulier ou si elle n'a pas pu prendre plusieurs doses successives.
- Prévenir la patiente que le médicament peut entraîner des bouffées vasomotrices. Lui conseiller de consulter un professionnel de la santé si celles-ci deviennent gênantes.

VÉRIFICATION DE L'EFFICACITÉ THÉRAPEUTIQUE

L'efficacité du traitement peut être démontrée par : la diminution des lésions et des douleurs provoquées par l'endométriose.

NALBUPHINE

Nubain

CLASSIFICATION :

Analgésique opiacé (agoniste-antagoniste)

Grossesse – catégorie C

INDICATIONS

Soulagement de la douleur modérée à grave ▪ Autres indications : analgésique pendant le travail de l'accouchement ▪ analgésique avant une intervention chirurgicale ▪ supplément à l'analgésie lors d'une intervention chirurgicale.

MÉCANISME D'ACTION

Liaison aux récepteurs des opiacés du SNC ▪ Modification de la perception de la douleur et de la réaction aux stimuli douloureux avec dépression généralisée du SNC ▪ Propriétés antagonistes partielles qui peuvent entraîner des symptômes de sevrage aux opiacés en cas de pharmacodépendance physique. ***Effets thérapeutiques :*** Diminution de l'intensité de la douleur.

PHARMACOCINÉTIQUE

Absorption : Bonne absorption à partir des points d'injection IM et SC.

Distribution : Le médicament semble traverser le placenta et pénétrer dans le lait maternel.

Métabolisme et excrétion : Le médicament est surtout métabolisé par le foie et éliminé dans les fèces par excrétion biliaire. De petites quantités de nalbuphine sont excrétées à l'état inchangé par les reins.

Demi-vie : 5 heures.

CONTRE-INDICATIONS ET PRÉCAUTIONS/ MISES EN GARDE

Contre-indications : Hypersensibilité à la nalbuphine ou à tout autre ingrédient de la préparation ▪ Enfants ▪ Patients qui éprouvent une dépendance physique aux opiacés et qui n'ont pas été désintoxiqués (risque de déclenchement d'un syndrome de sevrage).

Précautions/mises en garde : Traumatisme crânien ▪ Pression intracrânienne accrue ▪ Maladies rénale, hépatique ou pulmonaire graves ▪ Hypothyroïdie ▪ Insuffisance surrénalienne ▪ Alcoolisme ▪ Personnes âgées ou patients débilités (réduire la dose) ▪ Douleurs abdominales non diagnostiquées ▪ Hypertrophie de la prostate ▪ Traitement récent par des opiacés agonistes ▪ Grossesse (le médicament a déjà été utilisé pendant le travail de l'accouchement, mais il peut entraîner une dépression respiratoire chez le nouveau-né) ▪ Allaitement (l'innocuité du médicament n'a pas été établie).

RÉACTIONS INDÉSIRABLES ET EFFETS SECONDAIRES

SNC : étourdissements, céphalées, sédation, confusion, dysphorie, euphorie, sensation de flottement, hallucinations, rêves bizarres.

ORLO : vision trouble, diplopie, myosis (doses élevées).

Resp. : dépression respiratoire.

CV: hypertension, hypotension orthostatique, palpitations.
GI: sécheresse de la bouche (xérostomie), nausées, vomissements, constipation, iléus.
GU: mictions impérieuses.
Tég.: sensation de peau moite et froide, transpiration.
Divers: dépendance physique, dépendance psychologique, tolérance aux effets du médicament.

INTERACTIONS

Médicament-médicament: LA NALBUPHINE DOIT ÊTRE ADMINISTRÉE AVEC UNE EXTRÊME PRUDENCE AUX PATIENTS RECEVANT DES **IMAO** (RISQUE DE RÉACTIONS GRAVES ET IMPRÉVISIBLES ; DIMINUER LA DOSE DE NALBUPHINE DE 25 %) ■ Effet dépressif additif sur le SNC, lors de l'usage d'**antihistaminiques** ou d'**hypnosédatifs** ou de la consommation d'**alcool** ■ Le médicament peut déclencher des symptômes de sevrage chez les patients qui présentent une dépendance physique aux **opiacés agonistes** ■ Éviter l'usage concomitant d'autres **analgésiques de type opiacé agoniste** (risque de diminution de l'effet analgésique).

VOIES D'ADMINISTRATION ET POSOLOGIE

IM, SC, IV (adultes): La dose habituelle est de 10 mg, toutes les 3 à 6 heures (une seule dose ne doit pas dépasser 20 mg et la dose quotidienne totale, 160 mg).

PRÉSENTATION

Solution pour injection: 10 mg/mL, en ampoules de 1 mL et en fioles de 10 mL[Pr]; 20 mg/mL, en ampoules de 1 mL et en fioles de 10 mL[Pr].

PHARMACODYNAMIE (analgésie)

	DÉBUT D'ACTION	PIC	DURÉE
IM	< 15 min	60 min	3 – 6 h
SC	< 15 min	inconnu	3 – 6 h
IV	2 – 3 min	30 min	3 – 6 h

SOINS INFIRMIERS

ÉVALUATION DE LA SITUATION

- Noter le type, l'emplacement et l'intensité de la douleur, avant l'administration du médicament et 1 heure après l'administration par voie IM ou 30 minutes (pic) après l'administration par voie IV. Lors de l'adaptation des doses d'opiacé, on devrait majorer les doses de 25 à 50 % jusqu'à ce qu'on note une réduction de 50 % de la douleur, selon l'évaluation qu'en fait le patient sur une échelle numérique ou visuelle ou jusqu'à ce que le patient signale un soulagement adéquat de la douleur. On peut administrer sans danger une deuxième dose au moment du pic, si la dose précédente s'est avérée inefficace et si les effets secondaires sont minimes. Chez les patients ayant besoin de doses supérieures à 20 mg, on peut substituer à la nalbuphine un opiacé agoniste. La nalbuphine n'est pas recommandée en traitement prolongé ou en traitement de première intention des douleurs aiguës ou de celles dues au cancer.
- On devrait utiliser un tableau d'équivalences (voir l'annexe A) lorsqu'on change de voie d'administration ou de type d'opiacé.
- Évaluer la fonction respiratoire du patient et mesurer sa pression artérielle et son pouls avant l'administration du médicament et à intervalles réguliers pendant toute la durée du traitement. Si la fréquence respiratoire est inférieure à 10 respirations à la minute, évaluer le niveau de sédation. Une stimulation physique peut être suffisante pour prévenir une hypoventilation importante. Il peut s'avérer nécessaire de diminuer la dose de 25 à 50 %. La nalbuphine entraîne une dépression respiratoire, mais qui ne s'accentue pas de façon notable lors de l'administration de doses plus élevées.
- Déterminer les antécédents de prise d'analgésiques. En raison de ses propriétés antagonistes, le médicament peut induire chez les toxicomanes présentant une dépendance physique aux opiacés les symptômes suivants de sevrage : vomissements, agitation, crampes abdominales, pression artérielle accrue et fièvre.
- Bien que le risque de dépendance à la nalbuphine soit plus faible que dans le cas d'autres opiacés, un traitement prolongé avec cet agent peut entraîner une dépendance physique et psychologique ainsi qu'une tolérance aux effets du médicament, ce qui ne doit cependant pas empêcher le patient de recevoir une quantité suffisante d'analgésique. La dépendance psychologique est rare chez la plupart des patients qui reçoivent la nalbuphine pour soulager la douleur. Si une tolérance aux effets du médicament se développe, il faudrait envisager l'administration d'un autre opiacé agoniste pour soulager efficacement la douleur.

Tests de laboratoire : Le médicament peut entraîner l'élévation des concentrations sériques d'amylase et de lipase.

Toxicité et surdosage : En cas de surdosage par la nalbuphine, la dépression respiratoire ou le coma peuvent être renversés par la naloxone (Narcan) qui en est l'antidote. Diluer le contenu d'une ampoule à 0,4 mg de naloxone dans 10 mL de solution de NaCl 0,9 % et administrer 0,5 mL (0,02 mg) par bolus IV direct, toutes les 2 minutes. Chez les enfants et les patients pesant moins de 40 kg, diluer 0,1 mg de naloxone dans 10 mL de solution de NaCl 0,9 % pour obtenir une concentration de 10 µg/mL et administrer 0,5 µg/kg, toutes les 2 minutes. Adapter la dose pour prévenir les symptômes de sevrage, les convulsions et les douleurs intenses.

DIAGNOSTICS INFIRMIERS POSSIBLES

- Douleur aiguë (Indications).
- Risque d'accident (Effets secondaires).
- Trouble de la perception sensorielle (visuelle, auditive) (Effets secondaires).

INTERVENTIONS INFIRMIÈRES

- Pour augmenter l'effet analgésique de la nalbuphine, expliquer au patient la valeur thérapeutique de ce médicament avant de l'administrer.
- Les doses administrées selon un horaire fixe peuvent être plus efficaces que celles administrées au besoin. L'analgésie s'avère plus efficace si le médicament est administré avant que la douleur ne devienne intense.
- Les analgésiques non opiacés, administrés simultanément, peuvent exercer des effets analgésiques additifs, ce qui permet de diminuer les doses d'opiacé.

IM : Administrer les injections IM profondément dans un muscle bien développé. Assurer la rotation des points d'injection.

IV directe : On peut administrer le médicament par voie IV sans le diluer.

Vitesse d'administration : Injecter lentement une dose de 10 mg pendant 3 à 5 minutes.

Associations compatibles dans la même seringue : atropine ▪ cimétidine ▪ diphenhydramine ▪ dropéridol ▪ glycopyrrolate ▪ hydroxyzine ▪ lidocaïne ▪ midazolam ▪ prochlorpérazine ▪ ranitidine ▪ scopolamine ▪ triméthobenzamide.

Associations incompatibles dans la même seringue : diazépam ▪ kétorolac ▪ pentobarbital.

Compatibilité (tubulure en Y) : amifostine ▪ aztréonam ▪ filgrastim ▪ fludarabine ▪ melphalan ▪ paclitaxel ▪ téniposide ▪ thiotépa ▪ vinorelbine.

Incompatibilité (tubulure en Y) : céfépime ▪ méthotrexate ▪ nafcilline ▪ pipéracilline/tazobactam ▪ sargramostim ▪ sodium, bicarbonate de.

ENSEIGNEMENT AU PATIENT ET À SES PROCHES

- Expliquer au patient ce qu'on entend par administration au besoin et à quel moment il doit demander un analgésique.
- Prévenir le patient que la nalbuphine peut provoquer de la somnolence ou des étourdissements. Lui recommander de demander de l'aide lorsqu'il se déplace et lui conseiller de ne pas conduire et d'éviter les activités qui exigent sa vigilance jusqu'à ce qu'on ait la certitude que le médicament n'entraîne pas ces effets chez lui.
- Recommander au patient de changer lentement de position pour diminuer le risque d'hypotension orthostatique.
- Conseiller au patient de pratiquer une bonne hygiène orale, de se rincer la bouche fréquemment avec de l'eau et de consommer de la gomme ou des bonbons sans sucre pour diminuer la sécheresse de la bouche.
- Recommander au patient de se tourner dans le lit, de tousser et de faire des exercices de respiration profonde toutes les 2 heures pour prévenir l'atélectasie.
- Mettre en garde le patient contre l'usage concomitant d'alcool ou d'autres dépresseurs du SNC.

VÉRIFICATION DE L'EFFICACITÉ THÉRAPEUTIQUE

L'efficacité du traitement peut être démontrée par : la diminution de l'intensité de la douleur sans altération importante du niveau de la conscience ni de la fonction respiratoire. ✳

NALOXONE

Naloxone HCL, Narcan

CLASSIFICATION :

Antidote (antagoniste des opiacés)

Grossesse – catégorie B

INDICATIONS

Renversement de la dépression du SNC et de la dépression respiratoire, dues aux opiacés ▪ Agent utilisé pour le diagnostic d'une intoxication aiguë due à un surdosage soupçonné par les opiacés.

MÉCANISME D'ACTION

Inhibition compétitive des effets des opiacés, y compris la dépression du SNC et la dépression respiratoire, sans entraîner d'effets agonistes (semblables aux effets des opiacés). ***Effets thérapeutiques:*** Renversement des signes associés au surdosage par les opiacés.

PHARMACOCINÉTIQUE

Absorption: Par suite de l'administration IM ou SC, le médicament est bien absorbé.

Distribution: L'agent se répartit rapidement dans les tissus. Il traverse le placenta.

Métabolisme et excrétion: La naloxone est métabolisée par le foie.

Demi-vie: De 60 à 90 minutes (jusqu'à 3 heures chez les nouveau-nés).

CONTRE-INDICATIONS ET PRÉCAUTIONS/ MISES EN GARDE

Contre-indications: Hypersensibilité.

Précautions/mises en garde: Maladie cardiovasculaire ▪ Dépendance physique aux opiacés (l'agent risque de déclencher des symptômes de sevrage graves) ▪ Grossesse (risque de symptômes de sevrage chez la mère et le fœtus, si la mère présente une dépendance aux opiacés) ▪ Allaitement (l'innocuité du médicament n'a pas été établie) ▪ Nouveau-nés de mères présentant une dépendance aux opiacés.

RÉACTIONS INDÉSIRABLES ET EFFETS SECONDAIRES

CV: hypertension, hypotension, fibrillation ventriculaire, tachycardie ventriculaire.

GI: nausées, vomissements.

INTERACTIONS

Médicament-médicament: La naloxone peut déclencher des symptômes de sevrage chez les patients présentant une dépendance physique aux **opiacés** ▪ Des doses plus élevées peuvent s'avérer nécessaires pour renverser les effets de la **buprénorphine**, du **butorphanol**, de la **nalbuphine**, de la **pentazocine** ou du **propoxyphène** ▪ La naloxone peut contrecarrer les effets des **analgésiques opiacés** administrés à la suite d'une intervention chirurgicale.

VOIES D'ADMINISTRATION ET POSOLOGIE

Dépression respiratoire postopératoire induite par un opiacé

- **IV (adultes)**: De 0,1 à 0,2 mg, toutes les 2 ou 3 minutes, jusqu'à l'obtention de la réponse souhaitée.
- **IV (enfants)**: De 0,005 mg à 0,010 mg; on peut répéter l'administration toutes les 2 ou 3 minutes, jusqu'à l'obtention de la réponse souhaitée.
- **IM, IV, SC (nouveau-nés)**: 0,01 mg/kg; on peut répéter l'administration toutes les 2 ou 3 minutes, jusqu'à l'obtention de la réponse souhaitée.

Surdosage connu ou soupçonné par un opiacé

- **IV (adultes)**: De 0,4 à 2 mg; on peut répéter l'administration toutes les 2 ou 3 minutes, jusqu'à l'obtention de la réponse souhaitée, *ou* en perfusion à un débit adapté de façon à améliorer la fonction respiratoire sans renverser l'analgésie (0,4 mg/heure). Si la voie IV n'est pas accessible, il faudrait utiliser la voie IM ou SC. Le diagnostic d'une toxicité induite ou partiellement induite par un opiacé doit être remis en question si aucune réaction n'a été observée après l'administration de 10 mg de naloxone.
- **IV (enfants)**: Dose d'attaque: 0,01 mg/kg. Si la première dose n'a pas produit le niveau désiré d'amélioration clinique, on peut administrer une nouvelle dose de 0,1 mg/kg de poids. On peut aussi administrer cette dose par voie IM ou SC.

N

PRÉSENTATION (version générique disponible)

Solution pour injection: 0,02 mg/mL[Pr], en ampoules de 2 mL ▪ 0,4 mg/mL[Pr], en ampoules de 1 mL et en fioles de 10 mL ▪ 1,0 mg/mL[Pr], en ampoules de 2 mL.

PHARMACODYNAMIE (renversement des effets des opiacés)

	Début d'action	Pic	Durée
IV	1 – 2 min	inconnu	45 min
IM, SC	2 – 5 min	inconnu	> 45 min

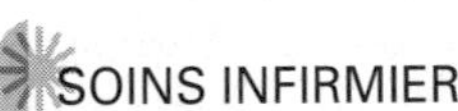

ÉVALUATION DE LA SITUATION

- Noter la fréquence, le rythme et la profondeur des respirations. Suivre de près l'ÉCG, et le niveau de conscience, mesurer le pouls et la pression artérielle à intervalles fréquents, pendant les 3 ou 4 heures qui suivent le pic prévu des concentrations sanguines. Après un surdosage modéré par un opiacé dont la demi-vie est courte, une stimulation physique peut s'avérer suffisante pour prévenir une hypoventilation importante. Les effets de certains opiacés peuvent persister plus longtemps que ceux de la naloxone. Dans ce cas, il peut s'avérer nécessaire de répéter l'administration de l'agent.

- Les patients qui ont reçu des opiacés pendant plus de une semaine sont extrêmement sensibles aux effets de la naloxone. Il faut diluer le médicament et l'administrer avec prudence.
- Noter l'intensité de la douleur après l'administration de la naloxone, lorsque ce médicament est destiné au traitement de la dépression respiratoire postopératoire. La naloxone diminue la dépression respiratoire, mais elle renverse aussi l'analgésie.
- Surveiller les signes et les symptômes suivants d'une réaction de sevrage aux opiacés : vomissements, agitation, crampes abdominales, élévation de la pression artérielle et fièvre. Les symptômes peuvent se manifester en quelques minutes ou dans les 2 heures qui suivent l'administration. La gravité des symptômes dépend de la dose de naloxone, de l'opiacé ayant entraîné le surdosage et de l'importance de la dépendance physique.
- L'absence d'une amélioration notable indique que les symptômes sont attribuables à l'évolution de la maladie ou à un autre dépresseur du SNC non opiacé ne réagissant pas à la naloxone.

Toxicité et surdosage : La naloxone est un antagoniste pur qui n'est pas doté de propriétés agonistes et qui entraîne une toxicité minimale.

DIAGNOSTICS INFIRMIERS POSSIBLES

- Mode de respiration inefficace (Indications).
- Stratégies d'adaptation inefficaces (Indications).
- Douleur aiguë (Interactions).

INTERVENTIONS INFIRMIÈRES

- Des doses plus élevées de naloxone peuvent s'avérer nécessaires pour contrecarrer les effets de la buprénorphine, du butorphanol, de la nalbuphine, de la pentazocine et du propoxyphène.
- Garder à portée de la main le matériel de réanimation, de l'oxygène, des vasopresseurs et l'appareillage destiné à la ventilation assistée afin de pouvoir mener à bien le traitement à la naloxone, selon les besoins.

IV directe :

- En cas de surdosage soupçonné par les opiacés, administrer la naloxone non diluée.
- Chez les patients présentant une dépression respiratoire induite par un opiacé, diluer 0,4 mg de naloxone dans 10 mL d'eau stérile ou de solution de NaCl 0,9 % pour injection. Consulter les directives de chaque fabricant avant d'effectuer la dilution.
- Chez les enfants ou les personnes pesant < 40 kg, diluer 0,1 mg de naloxone dans 10 mL d'eau stérile ou de solution de NaCl 0,9 % pour injection pour obtenir une concentration de 10 µg/mL.

Vitesse d'administration :

- En cas de surdosage soupçonné par les opiacés, administrer la naloxone à un débit de 0,1 à 0,4 mg, pendant 15 secondes.
- Chez les patients qui ont développé une *dépression respiratoire induite par un opiacé*, administrer la solution diluée de 0,4 mg/10 mL à un débit de 0,5 mL (0,02 mg) par IV directe, toutes les 2 minutes. Adapter la dose pour prévenir les symptômes de sevrage et les douleurs intenses. Des doses excessives administrées après une intervention chirurgicale peuvent entraîner les symptômes suivants : agitation, douleurs, hypotension, hypertension, œdème pulmonaire, tachycardie ou fibrillation ventriculaires, et convulsions.
- Chez les enfants ou les personnes pesant moins de 40 kg, administrer la solution à 10 µg/mL à un débit de 0,5 µg/kg, toutes les 1 ou 2 minutes. Adapter la dose afin de prévenir les symptômes de sevrage, les convulsions et les douleurs intenses.

Perfusion continue : Diluer le médicament dans une solution de D5%E ou de NaCl 0,9 % pour injection. La dilution de 2 mg de naloxone dans 500 mL donne une concentration de 4 µg/mL. La solution est stable pendant 24 heures. Jeter toute portion inutilisée. Consulter les directives de chaque fabricant avant d'effectuer la dilution.

Vitesse d'administration :

- Adapter la dose selon la réponse du patient au traitement. Des doses additionnelles administrées par voie SC ou IM ou par perfusion continue peuvent assurer des effets de plus longue durée.
- Adapter les doses avec prudence dans le cas de patients ayant subi une intervention chirurgi-

cale afin de ne pas contrecarrer l'analgésie postopératoire.

Incompatibilité en addition au soluté : Préparations renfermant du bisulfite ou des sulfites et solutions dont le pH est alcalin.

ENSEIGNEMENT AU PATIENT ET À SES PROCHES

Lorsque la naloxone commence à agir, expliquer au patient le but et les effets de ce traitement.

VÉRIFICATION DE L'EFFICACITÉ THÉRAPEUTIQUE

L'efficacité du traitement peut être démontrée par : une respiration appropriée ▪ un regain de la vigilance sans que des douleurs marquées ni des symptômes de sevrage se manifestent.

NANDROLONE, DÉCANOATE DE

Deca-Durabolin

CLASSIFICATION :

Hormone androgène et stéroïde anabolisant

Grossesse – catégorie X

INDICATIONS

Adjuvant thérapeutique de l'ostéoporose sénile et post-ménopausique ▪ Nanisme pituitaire ▪ Traitement des états dans lesquels il est souhaitable d'amorcer une puissante action régénératrice des tissus ou de ménager les protéines.

MÉCANISME D'ACTION

Stimulation de la production d'érythropoïétine avec possibilité d'un effet stimulant direct sur la moelle osseuse. ***Effets thérapeutiques :*** Augmentation du nombre de globules rouges et de l'hémoglobine.

PHARMACOCINÉTIQUE

Absorption : Bonne absorption par suite de l'administration IM.

Distribution : Inconnue.

Métabolisme et excrétion : Inconnus.

Demi-vie : Inconnue.

CONTRE-INDICATIONS ET PRÉCAUTIONS/ MISES EN GARDE

Contre-indications : Hypersensibilité ▪ Grossesse ▪ Hypersensibilité à l'huile de sésame (ne pas administrer dans ce cas les produits qui contiennent cet additif) ▪ Cancer avancé du sein accompagné d'hypercalcémie ▪ Cancer du sein chez l'homme ▪ Insuffisance hépatique grave ou affection hépatique accompagnée de trouble excrétoire de la bilirubine ▪ Hypercalcémie ▪ Néphrose ou phase néphrotique de la néphrite ▪ Cancer de la prostate.

Précautions/mises en garde : Insuffisance cardiaque ou hépatique ▪ Coronaropathie ou antécédents d'infarctus du myocarde ▪ Diabète ▪ Hyperplasie bénigne de la prostate ▪ Enfants ▪ Personnes âgées ▪ Allaitement.

RÉACTIONS INDÉSIRABLES ET EFFETS SECONDAIRES

SNC : insomnie.

CV : œdème.

GI : plénitude gastrique, diarrhée, dysfonctionnement hépatique.

GU : modification de la libido, impuissance, hyperplasie de la prostate.

Tég. : acné.

End. : <u>virilisation chez les femmes et les garçons prépubères</u>.

HÉ : hypercalcémie.

Loc. : crampes musculaires.

Divers : frissons.

INTERACTIONS

Médicament-médicament : Risque accru d'hépatotoxicité lors de l'administration d'autres **agents hépatotoxiques** ▪ Risque accru d'hémorragie lors de l'utilisation concomitante de **warfarine**, d'**anti-inflammatoires non stéroïdiens** et de **salicylates**.

VOIES D'ADMINISTRATION ET POSOLOGIE

IM (adultes et enfants ≥ 14 ans) : De 50 à 100 mg, toutes les 3 à 4 semaines.

IM (enfants de 2 à 13 ans) : De 25 à 50 mg, toutes les 3 ou 4 semaines.

PRÉSENTATION

Solution pour injection : 100 mg/mL, en fioles de 2 mL[Pr, C].

PHARMACODYNAMIE (concentrations sanguines)

	DÉBUT D'ACTION	PIC	DURÉE
IM	inconnu	3 – 6 jours	inconnue

N

SOINS INFIRMIERS

ÉVALUATION DE LA SITUATION

Observer la réponse du patient à la recherche des symptômes d'anémie suivants : fatigue, dyspnée, pâleur.

Tests de laboratoire : Déterminer la numération globulaire à intervalles réguliers, pendant toute la durée du traitement.

DIAGNOSTICS INFIRMIERS POSSIBLES

- Intolérance à l'activité (Indications).
- Connaissances insuffisantes sur le traitement médicamenteux (Enseignement au patient et à ses proches).

INTERVENTIONS INFIRMIÈRES

Administrer l'injection en profondeur dans le muscle fessier.

ENSEIGNEMENT AU PATIENT ET À SES PROCHES

- Expliquer au patient le but du traitement.
- Recommander au patient de prévenir un professionnel de la santé en cas d'œdème ou de signes excessifs de virilisation.
- Insister sur l'importance des examens de suivi réguliers permettant de suivre l'évolution de l'état du patient et de déterminer s'il est utile de poursuivre le traitement.

VÉRIFICATION DE L'EFFICACITÉ THÉRAPEUTIQUE

L'efficacité du traitement peut être démontrée par : l'amélioration des états relatifs à l'ostéoporose, au nanisme pituitaire ou aux états dans lesquels on doit amorcer une action régénératrice des tissus ou de ménager les protéines.

NAPROXÈNE

Apo-Naproxen, Apo-Naproxen SR, Gen-Naproxen, Gen-Naproxen EC, Naprosyn, Naprosyn-E, Naprosyn-SR, Naproxen, Novo-Naprox, Novo-Naprox EC, Novo-Naprox SR, Nu-Naprox, PMS-Naproxen, Ratio-Naproxen, Riva-Naproxen, Sab-Naproxen

NAPROXÈNE SODIQUE

Anaprox, Anaprox DS, Apo-Napro-Na, Apo-Napro-Na DS, Naproxen-NA, Naproxen-NA DF, Novo-Naprox Sodium, Novo-Naprox Sodium DS, Synflex, Synflex DS

CLASSIFICATION :

Analgésique non opiacé, anti-inflammatoire non stéroïdien

Grossesse – catégorie B (premier trimestre)

INDICATIONS

Traitement de la douleur légère à modérée ■ Dysménorrhée ■ Douleur associée aux crampes du post-partum ■ Maladies inflammatoires incluant : la polyarthrite rhumatoïde ■ l'arthrose ■ la spondylarthrite ankylosante ■ la polyarthrite juvénile.

MÉCANISME D'ACTION

Inhibition de la synthèse des prostaglandines. ***Effets thérapeutiques :*** Soulagement de la douleur ■ Suppression de l'inflammation.

PHARMACOCINÉTIQUE

Absorption : L'agent est entièrement absorbé depuis le tractus gastro-intestinal. Le sel sodique (Anaprox) est absorbé plus rapidement.

Distribution : Le naproxène traverse le placenta et pénètre dans le lait maternel en petites quantités.

Liaison aux protéines : > 99 %.

Métabolisme et excrétion : Le naproxène est surtout métabolisé par le foie.

Demi-vie : De 10 à 20 heures.

CONTRE-INDICATIONS ET PRÉCAUTIONS/ MISES EN GARDE

Contre-indications : Hypersensibilité ■ Syndrome complet ou partiel de polypes nasaux ou patients chez lesquels l'asthme, l'anaphylaxie, la rhinite, l'urticaire ou toute autre manifestation allergique sont déclenchés par aspirine ou d'autres AINS ■ Hémorragie digestive évolutive ■ Ulcère ■ Antécédents d'ulcère récidivant ■ Maladies inflammatoires de l'appareil digestif en phase évolutive ■ Insuffisance hépatique ou rénale grave ■ Maladie hépatique évolutive ■ Usage concomitant d'autres AINS ■ Enfants < 12 ans (suppositoires) ■ Enfants < 2 ans.

Précautions/mises en garde : Maladies cardiovasculaires graves ■ Antécédents d'ulcère ■ Abus ou consommation régulière d'alcool ■ Grossesse ou allaitement (l'innocuité du médicament n'a pas été établie ; éviter l'usage durant la deuxième moitié de la grossesse).

RÉACTIONS INDÉSIRABLES ET EFFETS SECONDAIRES

SNC : étourdissements, somnolence, céphalées.

ORLO : acouphènes.

Resp. : dyspnée.

CV : œdème, palpitations, tachycardie.

GI : HÉPATITE MÉDICAMENTEUSE, HÉMORRAGIE DIGESTIVE, constipation, dyspepsie, nausées, anorexie, diarrhée, malaises, flatulence, vomissements.

GU : cystite, hématurie, insuffisance rénale.

Tég. : photosensibilité, rash, transpiration.

Hémat. : dyscrasie, allongement du temps de saignement.

Divers : réactions allergiques incluant l'ANAPHYLAXIE.

INTERACTIONS

Médicament-médicament : L'**aspirine** entraîne la baisse des concentrations sanguines de naproxène et peut en réduire l'efficacité lors d'une administration concomitante ■ Risque accru de saignement lors de l'administration concomitante d'**anticoagulants**, d'**agents thrombolytiques**, d'**eptifibatide**, de **tirofiban**, de **céfamandole**, de **céfotétane**, de **céfopérazone**, d'**acide valproïque**, de **clopidogrel**, de **ticlopidine** et de **plicamycine** ■ Effets secondaires gastro-intestinaux additifs lors de l'usage concomitant d'**aspirine**, de **corticostéroïdes** et d'autres **anti-inflammatoires non stéroïdiens** ■ Le **probénécide** élève les concentrations sanguines de naproxène et peut accroître la toxicité ■ Risque accru de photosensibilité lors de l'administration concomitante d'autres **agents photosensibilisants** ■ Le médicament accroît le risque de toxicité par le **méthotrexate**, les **antinéoplasiques** ou la **radiothérapie** ■ Le naproxène peut entraîner l'élévation des concentrations sériques du **lithium** et augmenter le risque de toxicité associé à cet agent, lors d'une administration concomitante ■ L'administration concomitante de l'**acétaminophène** pendant une période prolongée ou la **cyclosporine** peuvent accroître le risque de réactions rénales indésirables ■ Le naproxène peut diminuer l'efficacité des **diurétiques** ou des **antihypertenseurs** ■ L'agent peut intensifier les effets hypoglycémiants de l'**insuline** ou des **hypoglycémiants oraux**.

VOIES D'ADMINISTRATION ET POSOLOGIE

Remarque : 275 mg de naproxène sodique équivalent à 250 mg de naproxène.

Arthrose/polyarthrite rhumatoïde/spondylarthrite ankylosante

- **PO (adultes)** : *Naproxène* – 500 mg par jour, en doses fractionnées (jusqu'à 1,5 g par jour). *Naproxène à libération prolongée* – 750 mg, 1 fois par jour.
- **PR (adultes)** : Un suppositoire de 500 mg peut remplacer l'une des doses orales chez l'adulte qui reçoit 1 000 mg/jour.

Analgésie/lésions musculosquelettiques

- **PO (adultes)** : *Naproxène* – 750 mg par jour, en 2 ou 3 doses fractionnées (jusqu'à 1 g par jour). *Naproxène sodique* – dose initiale de 550 mg, suivie de 275 mg, toutes les 6 à 8 heures, au besoin (jusqu'à 1 375 g par jour) ou 550 mg, 2 fois par jour.

Dysménorrhée

- **PO (adultes)** : *Naproxène* – dose initiale de 500 mg, suivie de 250 mg, toutes les 6 à 8 heures, au besoin (jusqu'à 1,25 g par jour) ou 500 mg, 2 fois par jour. *Naproxène sodique* – dose initiale de 550 mg, suivie de 275 mg, toutes les 6 à 8 heures, au besoin (jusqu'à 1 375 g par jour) ou 550 mg, 2 fois par jour.

Polyarthrite juvénile

- **PO (enfants)** : 5 mg/kg, 2 fois par jour, à intervalles de 12 heures, sous forme de suspension.

PRÉSENTATION

- **Naproxène (version générique disponible)**

  Comprimés : 125 mg^Pr^, 250 mg^Pr^, 375 mg^Pr^, 500 mg^Pr^ ■ **Comprimés entérosolubles** : 250 mg^Pr^, 375 mg^Pr^, 500 mg^Pr^ ■ **Comprimés à libération prolongée** : 750 mg^Pr^ ■ **Suspension orale** : 125 mg/5 mL^Pr^ ■ **Suppositoires** : 500 mg^Pr^.
- **Naproxène sodique (version générique disponible)**

  Comprimés : 275 mg^Pr^, 550 mg^Pr^.

PHARMACODYNAMIE

	Début d'action	Pic	Durée
PO (analgésique)	1 h	inconnu	jusqu'à 7 h
PO (anti-inflammatoire)	14 jours	2 – 4 semaines	inconnue

N

SOINS INFIRMIERS

ÉVALUATION DE LA SITUATION

LES PATIENTS SOUFFRANT D'ASTHME, D'ALLERGIE INDUITE PAR L'ASPIRINE ET DE POLYPES NASAUX SONT DAVANTAGE PRÉDISPOSÉS À DES RÉACTIONS D'HYPERSENSIBILITÉ. SUIVRE DE PRÈS LA RHINITE, L'ASTHME ET L'URTICAIRE.

Douleur: Noter le type de douleur, son siège et son intensité, avant l'administration du médicament et de 1 à 2 heures plus tard.

Arthrite: Suivre de près la douleur et déterminer la mobilité des articulations avant l'administration et de 1 à 2 heures plus tard.

***Tests de laboratoire*:**

- Examiner à intervalles réguliers, tout au long du traitement prolongé, les concentrations sériques d'urée et de créatinine ainsi que la numération globulaire et les résultats des tests de l'exploration fonctionnelle hépatique.
- Le naproxène peut entraîner l'élévation des concentrations sériques de potassium, d'urée, de créatinine, de phosphatase alcaline, de LDH, d'AST et d'ALT. Par contre, il peut réduire la glycémie, l'hémoglobine et l'hématocrite, ainsi que le nombre de leucocytes et de plaquettes et la clairance de la créatinine.
- Le naproxène peut allonger le temps de saignement jusqu'à 4 jours après l'arrêt du traitement.
- Le naproxène peut modifier les résultats des tests urinaires de dépistage de l'acide 5-hydroxyindole-acétique (5-HIAA) et des stéroïdes.

DIAGNOSTICS INFIRMIERS POSSIBLES

- Douleur aiguë (Indications).
- Mobilité physique réduite (Indications).
- Connaissances insuffisantes sur le traitement médicamenteux (Enseignement au patient et à ses proches).

INTERVENTIONS INFIRMIÈRES

- L'administration de doses plus élevées que celles recommandées n'accroît pas l'efficacité du médicament, mais peut augmenter le risque d'effets secondaires.
- L'administration concomitante d'analgésiques opiacés peut intensifier les effets analgésiques du naproxène, ce qui permet parfois de réduire la dose d'opiacé.
- L'analgésique est plus efficace s'il est administré avant que la douleur ne devienne intense.

PO: Pour obtenir un effet initial rapide, administrer 30 minutes avant les repas ou 2 heures après. On peut administrer le naproxène avec des aliments, du lait ou des antiacides pour réduire l'irritation gastrique. Les aliments ralentissent, mais ne réduisent pas l'absorption de ce médicament. Ne pas mélanger la suspension avec un antiacide ou un autre liquide avant de l'administrer.

Dysménorrhée: Administrer le naproxène dès que possible après le début des règles. On n'a pas prouvé que le traitement prophylactique était efficace.

ENSEIGNEMENT AU PATIENT ET À SES PROCHES

- Conseiller au patient de prendre le naproxène avec un grand verre d'eau et de ne pas se coucher pendant les 15 à 30 minutes qui suivent.
- Conseiller au patient de respecter scrupuleusement la posologie recommandée. S'il n'a pu prendre le médicament au moment habituel, il doit le prendre dès que possible, à moins que ce ne soit presque l'heure prévue pour la dose suivante. L'avertir qu'il ne doit jamais remplacer une dose manquée par une double dose.
- Prévenir le patient que le naproxène peut provoquer de la somnolence ou des étourdissements. Lui conseiller de ne pas conduire et d'éviter les activités qui exigent sa vigilance jusqu'à ce qu'on ait la certitude que le médicament n'entraîne pas ces effets chez lui.
- CONSEILLER AU PATIENT D'ÉVITER DE PRENDRE DE L'ALCOOL, DE L'ASPIRINE, DE L'ACÉTAMINOPHÈNE OU TOUT AUTRE MÉDICAMENT EN VENTE LIBRE EN MÊME TEMPS QUE LE NAPROXÈNE, SANS CONSULTER AU PRÉALABLE UN PROFESSIONNEL DE LA SANTÉ. LA CONSOMMATION D'AU MOINS 3 VERRES D'ALCOOL PAR JOUR PENDANT LE TRAITEMENT AU NAPROXÈNE PEUT ACCROÎTRE LE RISQUE D'HÉMORRAGIE DIGESTIVE.
- Recommander au patient qui doit suivre un autre traitement ou subir une intervention chirurgicale de prévenir le professionnel de la santé qu'il suit un traitement avec ce médicament.
- Inciter le patient à utiliser des écrans solaires et à porter des vêtements protecteurs pour prévenir les réactions de photosensibilité.
- Recommander au patient de consulter un professionnel de la santé en cas de rash, de démangeaisons, de troubles visuels, d'acouphènes, de gain de poids, d'œdème, de selles noires, de céphalées persistantes ou de syndrome pseudo-

grippal (frissons, fièvre, douleurs musculaires, douleur).

VÉRIFICATION DE L'EFFICACITÉ THÉRAPEUTIQUE

L'efficacité du traitement peut être démontrée par: le soulagement de la douleur ■ l'amélioration de la mobilité des articulations; le soulagement partiel des douleurs arthritiques survient habituellement dans les 2 semaines qui suivent le début du traitement, mais le plein effet du médicament peut ne se manifester qu'après 2 à 4 semaines; les patients qui ne répondent pas à un anti-inflammatoire non stéroïdien peuvent répondre à un autre.

NARATRIPTAN

Amerge

CLASSIFICATION:

Agent utilisé dans le traitement des céphalées vasculaires (agoniste de la sérotonine [5-hydroxytryptamine])

Grossesse – catégorie C

INDICATIONS

Traitement de courte durée des migraines avec ou sans aura.

MÉCANISME D'ACTION

Effet agoniste au niveau des sites spécifiques des récepteurs de la 5-hydroxytryptamine dans les vaisseaux sanguins intracrâniens et dans les nerfs trijumeaux sensoriels. ***Effets thérapeutiques:*** Vasoconstriction des vaisseaux crâniens entraînant une diminution de l'intensité des céphalées migraineuses.

PHARMACOCINÉTIQUE

Absorption: Bonne absorption (70 %) par suite de l'administration par voie orale.

Distribution: Inconnue.

Métabolisme et excrétion: Une fraction de 60 % est excrétée à l'état inchangé dans l'urine et une fraction de 30 % est métabolisée par le foie.

Demi-vie: 6 heures (prolongée en présence d'insuffisance rénale).

CONTRE-INDICATIONS ET PRÉCAUTIONS/ MISES EN GARDE

Contre-indications: Hypersensibilité ■ Syndromes ischémiques cardiovasculaires, vasculaires cérébraux ou vasculaires périphériques ■ Antécédents de maladie cardiovasculaire grave, de valvulopathie ou d'arythmies cardiaques ■ Hypertension grave ou non maîtrisée ■ Insuffisance rénale grave (clairance de la créatinine < 15 mL/minute) ■ Insuffisance hépatique grave ■ Traitement par d'autres agonistes de la 5-hydroxytryptamine ou de composés à base d'ergot (dihydroergotamine ou méthysergide); ne pas administrer l'agent dans les 24 heures qui suivent la prise de ces médicaments ■ Patients souffrants de migraine hémiplégique, basilaire ou ophtalmoplégique ■ Personnes âgées de plus de 65 ans ■ Enfants et adolescents de moins de 18 ans.

Précautions/mises en garde: Présence de facteurs de risque cardiovasculaires (hypertension, hypercholestérolémie, usage du tabac, obésité, diabète, antécédents familiaux solides, femmes ménopausées ou hommes > 40 ans); utiliser seulement si on a la certitude que l'état cardiovasculaire est satisfaisant; la première dose doit être administrée sous surveillance médicale ■ Insuffisance rénale ou hépatique légère ou modérée (la dose ne devrait pas dépasser 2,5 mg/24 heures; la dose initiale devrait être réduite) ■ Grossesse, allaitement (l'innocuité du médicament n'a pas été établie).

N

RÉACTIONS INDÉSIRABLES ET EFFETS SECONDAIRES

SNC: étourdissements, somnolence, malaise/fatigue.

CV: VASOSPASME DES CORONAIRES, INFARCTUS DU MYOCARDE, FIBRILLATION VENTRICULAIRE, TACHYCARDIE VENTRICULAIRE, ischémie myocardique.

GI: nausées.

SN: paresthésie.

Divers: douleur et sensation de pression au niveau de la gorge et du cou.

INTERACTIONS

Médicament-médicament: L'utilisation concomitante d'**antidépresseurs de type ISRS** peut entraîner la faiblesse, l'hyperréflexie et l'incoordination ■ L'usage du tabac (**nicotine**) accélère le métabolisme du naratriptan.

VOIES D'ADMINISTRATION ET POSOLOGIE

PO (adultes): De 1 à 2,5 mg. Si la céphalée migraineuse récidive ou si le patient n'a obtenu qu'un soulagement partiel après la première dose, on peut répéter cette dose après 4 heures (ne pas dépasser 5 mg/24 heures ni n'administrer plus de 4 traitements par mois).

PO (adultes atteints de néphropathie) : Ne pas dépasser une dose unique de 1 mg ou de 2 mg/24 heures.

PRÉSENTATION

Comprimés : 1 mg[Pr], 2,5 mg[Pr].

PHARMACODYNAMIE (concentrations sanguines)

	DÉBUT D'ACTION	PIC	DURÉE
PO	inconnue	2 – 3 h†	inconnue

† De 3 à 4 heures pendant une crise migraineuse.

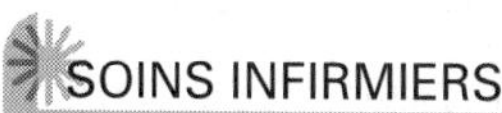

SOINS INFIRMIERS

ÉVALUATION DE LA SITUATION

Pendant une crise migraineuse, déterminer l'emplacement, l'intensité et la durée de la douleur et des symptômes associés (photophobie, phonophobie, nausées, vomissements).

N

DIAGNOSTICS INFIRMIERS POSSIBLES

- Douleur aiguë (Indications).
- Connaissances insuffisantes sur le traitement médicamenteux (Enseignement au patient et à ses proches).

INTERVENTIONS INFIRMIÈRES

Les comprimés peuvent être pris en tout temps après le début de la crise.

ENSEIGNEMENT AU PATIENT ET À SES PROCHES

- Prévenir le patient que le naratriptan devrait être utilisé seulement au cours d'une crise migraineuse. Il est destiné à soulager la douleur migraineuse, mais non pas à prévenir les crises ni à en réduire le nombre.
- Conseiller au patient de prendre le naratriptan aux premiers symptômes d'une crise migraineuse. Toutefois, l'agent peut être administré à tout moment pendant la crise. Si les symptômes de migraine récidivent, le patient peut prendre une deuxième dose. Lui expliquer qu'il doit espacer les doses d'au moins 4 heures et qu'il ne doit pas prendre plus de 2 comprimés en 24 heures. Le prévenir qu'il ne doit pas prendre ce médicament plus de 4 fois par mois pour traiter les céphalées.
- Inciter le patient à se reposer dans une pièce sombre et tranquille après avoir pris le naratriptan afin de favoriser davantage le soulagement de la céphalée.
- Conseiller à la patiente de ne pas prendre le naratriptan si elle est enceinte, si elle pense l'être ou si elle souhaite le devenir. L'inciter à utiliser une méthode de contraception adéquate pendant toute la durée du traitement.
- CONSEILLER AU PATIENT DE PRÉVENIR UN PROFESSIONNEL DE LA SANTÉ AVANT DE PRENDRE LA DOSE SUIVANTE DE NARATRIPTAN S'IL A ÉPROUVÉ DES DOULEURS OU UNE SENSATION DE GÊNE THORACIQUE PENDANT L'UTILISATION DE CE MÉDICAMENT. SI LA DOULEUR EST GRAVE ET SI ELLE NE DISPARAÎT PAS, IL DOIT PRÉVENIR IMMÉDIATEMENT UN PROFESSIONNEL DE LA SANTÉ. LUI RECOMMANDER ÉGALEMENT DE PRÉVENIR IMMÉDIATEMENT UN PROFESSIONNEL DE LA SANTÉ SI LES SYMPTÔMES SUIVANTS SE MANIFESTENT : RESPIRATION SIFFLANTE, PALPITATIONS, TUMÉFACTION DES PAUPIÈRES, DU VISAGE OU DES LÈVRES, RASH, BOSSES SUR LA PEAU OU URTICAIRE. LE PRÉVENIR QU'IL NE DOIT PAS PRENDRE UNE PLUS FORTE DOSE DE NARATRIPTAN SANS LA RECOMMANDATION EXPRESSE D'UN PROFESSIONNEL DE LA SANTÉ. LUI RECOMMANDER D'INFORMER UN PROFESSIONNEL DE LA SANTÉ LORS DE SON PROCHAIN RENDEZ-VOUS DES SYMPTÔMES SUIVANTS : SENSATION DE PICOTEMENT, CHALEUR, BOUFFÉES VASOMOTRICES, LOURDEUR, OPPRESSION, SOMNOLENCE, ÉTOURDISSEMENTS, FATIGUE OU MALAISE.
- Prévenir le patient qu'il ne doit pas prendre des doses additionnelles de naratriptan s'il n'a connu aucun soulagement lors de la prise de la dose initiale, sans consulter au préalable un professionnel de la santé. Rien ne prouve que la dose de 5 mg entraîne un plus grand soulagement que la dose de 2,5 mg. Les doses additionnelles de naratriptan ne seront probablement pas plus efficaces. Lui conseiller d'essayer un autre médicament qui lui aura été recommandé au préalable par un professionnel de la santé.
- Prévenir le patient que le naratriptan peut parfois provoquer des étourdissements ou de la somnolence. Lui conseiller de ne pas conduire et d'éviter les activités qui exigent sa vigilance jusqu'à ce qu'on ait la certitude que le médicament n'entraîne pas ces effets chez lui.

- Recommander au patient de ne pas boire d'alcool au cours du traitement par le naratriptan, car l'alcool aggrave la douleur migraineuse.

VÉRIFICATION DE L'EFFICACITÉ THÉRAPEUTIQUE

L'efficacité du traitement peut être démontrée par: le soulagement de la douleur migraineuse.

NÉDOCROMIL,

voir Stabilisateurs des mastocytes

NÉFAZODONE

Apo-Nefazodone, Lin-Nefazodone, Serzone $5HT_2$

CLASSIFICATION:

Antidépresseur

Grossesse – catégorie C

INDICATIONS

Soulagement de la dépression.

MÉCANISME D'ACTION

Inhibition du recaptage de la sérotonine et de la noradrénaline par les neurones ■ Effet antagoniste sur les récepteurs $alpha_1$-adrénergiques. ***Effets thérapeutiques:*** Effet antidépresseur qui peut ne se manifester qu'après plusieurs semaines de traitement.

PHARMACOCINÉTIQUE

Absorption: Bien que le médicament soit bien absorbé, il subit un métabolisme hépatique de premier passage marqué et variable (sa biodisponibilité est d'environ 20 %).

Distribution: Le médicament se répartit dans tout l'organisme ; il pénètre dans le SNC.

Liaison aux protéines: ≥ 99 %.

Métabolisme et excrétion: La néfazodone est fortement métabolisée. Un métabolite (l'hydroxynéfazodone) est doté de propriétés antidépressives.

Demi-vie: *Néfazodone* – de 2 à 4 heures ; *hydroxynéfazodone* – de 1,5 à 4 heures.

CONTRE-INDICATIONS ET PRÉCAUTIONS/ MISES EN GARDE

Contre-indications: Hypersensibilité ■ Traitement concomitant par le cisapride, l'astémizole, le terfénadine ou les IMAO ■ Allaitement.

Précautions/mises en garde: Personnes âgées (amorcer le traitement à des doses plus faibles) ■ Antécédents de tentative de suicide ou d'abus de médicaments ■ Maladie cardiovasculaire ou cérébrovasculaire sous-jacente ■ Antécédents de manie ■ Grossesse, ou enfants < 18 ans (l'innocuité du médicament n'a pas été établie).

RÉACTIONS INDÉSIRABLES ET EFFETS SECONDAIRES

SNC: étourdissements, insomnie, somnolence, agitation, confusion, faiblesse.

ORLO: vision anormale, vision trouble, douleurs oculaires, acouphènes.

Resp.: dyspnée.

CV: bradycardie, hypotension.

GI: constipation, sécheresse de la bouche (xérostomie), nausées, gastro-entérite.

GU: impuissance.

Tég.: rash.

Hémat.: diminution de l'hématocrite.

INTERACTIONS

Médicament-médicament: L'ADMINISTRATION CONCOMITANTE D'**ASTÉMIZOLE** OU DE **CISAPRIDE** PEUT ENTRAÎNER DES RÉACTIONS CARDIOVASCULAIRES INDÉSIRABLES GRAVES, POUVANT ÊTRE D'ISSUE FATALE (ÉVITER L'ADMINISTRATION CONCOMITANTE) ■ LA NÉFAZODONE PEUT PROVOQUER DES RÉACTIONS GRAVES, POUVANT ÊTRE D'ISSUE FATALE, EN CAS D'ADMINISTRATION CONCOMITANTE D'**IMAO** (NE PAS ADMINISTRER EN MÊME TEMPS OU PRÉVOIR AU MOINS 2 SEMAINES ENTRE LES DEUX TRAITEMENTS ; CESSER L'ADMINISTRATION DE LA NÉFAZODONE AU MOINS 7 JOURS AVANT D'AMORCER UN TRAITEMENT PAR UN IMAO) ■ Effets additifs sur la dépression du SNC lors de l'usage concomitant d'autres dépresseurs du SNC comme l'**alcool**, les **antihistaminiques**, les **opiacés** et les **hypnosédatifs** ■ La néfazodone peut élever les concentrations sanguines de l'**alprazolam** ou du **triazolam** et en accroître les effets ■ La néfazodone peut élever les concentrations sériques de **digoxine** ■ Effets hypotensifs additifs lors de l'administration concomitante d'**antihypertenseurs** ou de **dérivés nitrés** ou de la consommation de grandes quantités d'**alcool** ■ La néfazodone peut accroître le risque de myopathie lors la prise concomitante d'**inhibiteurs de l'HMG-CoA réductase**.

VOIES D'ADMINISTRATION ET POSOLOGIE

PO (adultes): Initialement, de 50 à 100 mg, 2 fois par jour; la dose peut être majorée toutes les semaines par paliers de 100 à 200 mg/jour, jusqu'à concurrence de 600 mg par jour, en 2 doses fractionnées.

PO (personnes âgées ou patients débilités): Initialement, 50 mg, 2 fois par jour; la dose peut être majorée toutes les semaines selon la tolérance du patient.

PRÉSENTATION

Comprimés: 50 mg^{Pr}, 100 mg^{Pr}, 150 mg^{Pr}, 200 mg^{Pr}.

PHARMACODYNAMIE (action antidépressive)

	Début d'action	Pic	Durée
PO	plusieurs jours – semaines	plusieurs semaines	inconnue

SOINS INFIRMIERS

ÉVALUATION DE LA SITUATION

- Suivre de près l'état mental du patient et les sautes d'humeur. Signaler au médecin ou à un autre professionnel de la santé l'aggravation de l'anxiété, de l'agitation ou de l'insomnie.
- Observer les tendances suicidaires, particulièrement durant le traitement initial. Réduire la quantité de médicament dont le patient peut disposer.
- Mesurer la pression artérielle et le pouls avant le début du traitement et à intervalles réguliers, pendant toute sa durée.

***Tests de laboratoire*:**

- La néfazodone peut diminuer l'hématocrite et entraîner une leucopénie.
- La néfazodone peut élever les concentrations de LDH, d'AST et d'ALT.
- Elle peut également entraîner l'hypercholestérolémie et l'hypoglycémie.

DIAGNOSTICS INFIRMIERS POSSIBLES

- Stratégies d'adaptation inefficaces (Indications).
- Risque d'accident (Effets secondaires).
- Connaissances insuffisantes sur le traitement médicamenteux (Enseignement au patient et à ses proches).

INTERVENTIONS INFIRMIÈRES

Administrer les doses 2 fois par jour.

ENSEIGNEMENT AU PATIENT ET À SES PROCHES

- Conseiller au patient de respecter scrupuleusement la posologie recommandée. Plusieurs semaines de traitement peuvent s'avérer nécessaires avant d'obtenir les pleins effets antidépresseurs du médicament. Une fois la réponse souhaitée obtenue, le traitement doit être poursuivi pendant au moins 6 mois. Si le patient n'a pas pu prendre le médicament au moment habituel, il doit le faire dès que possible à moins que ce ne soit presque l'heure prévue pour la dose suivante. Lui recommander de ne jamais remplacer une dose manquée par une double dose.
- Prévenir le patient que la néfazodone peut parfois provoquer de la somnolence ou des étourdissements. Lui conseiller de ne pas conduire et d'éviter les activités qui exigent sa vigilance jusqu'à ce qu'on ait la certitude que le médicament n'entraîne pas ces effets chez lui.
- Recommander au patient de changer lentement de position afin de réduire les risques d'hypotension orthostatique.
- Mettre en garde le patient contre la consommation d'alcool ou d'autres dépresseurs du SNC en même temps que cet agent et lui conseiller de consulter un professionnel de la santé avant de prendre un autre médicament sur ordonnance ou en vente libre en même temps que la néfazodone.
- Expliquer au patient qu'il peut soulager la sécheresse de la bouche en se rinçant souvent la bouche, en pratiquant une bonne hygiène orale et en consommant des bonbons ou de la gomme à mâcher sans sucre. Si la sécheresse de la bouche persiste pendant plus de 2 semaines, lui recommander de consulter un professionnel de la santé qui pourra lui prescrire des substituts de salive.
- Conseiller à la patiente de prévenir un professionnel de la santé si elle croit être enceinte, si elle souhaite le devenir ou si elle allaite.
- Recommander au patient d'informer un professionnel de la santé en cas de signes d'allergie (rash, urticaire) ou si les symptômes suivants se

manifestent : agitation, vision trouble ou autres modifications de la vue, confusion, étourdissements, perte d'équilibre, mictions difficiles ou fréquentes, difficulté de concentration ou troubles de la mémoire.
- Insister sur l'importance des examens de suivi permettant de déterminer les bienfaits du traitement. Encourager le patient à s'engager dans une psychothérapie.

VÉRIFICATION DE L'EFFICACITÉ THÉRAPEUTIQUE

L'efficacité du traitement peut être démontrée par : une sensation de mieux-être ■ un regain d'intérêt pour l'entourage ; les pleins effets antidépresseurs peuvent ne pas se manifester avant plusieurs semaines de traitement. L'utilité du traitement devrait être réévaluée à intervalles réguliers. Le traitement doit être poursuivi habituellement pendant au moins 6 mois. ✳

NELFINAVIR

Viracept

CLASSIFICATION :

Antirétroviral (inhibiteur de la protéase)

Grossesse – catégorie B

INDICATIONS

Traitement de l'infection par le VIH en association avec d'autres antirétroviraux.

MÉCANISME D'ACTION

Inhibition de l'action de la protéase du VIH et prévention du clivage des polyprotéines virales. ***Effets thérapeutiques :*** Augmentation du nombre de cellules CD4 et diminution de la charge virale ■ Ralentissement de l'évolution de l'infection au VIH et de l'apparition de ses séquelles.

PHARMACOCINÉTIQUE

Absorption : Par suite de l'administration par voie orale, le médicament est rapidement absorbé.
Distribution : Inconnue.
Liaison aux protéines : > 98 %.
Métabolisme et excrétion : Le médicament est fortement métabolisé et excrété dans les fèces sous forme de métabolites (78 %) ou à l'état inchangé (22 %) ; une quantité minime (de 1 à 2 %) est excrétée à l'état inchangé dans l'urine.
Demi-vie : De 3,5 à 5 heures.

CONTRE-INDICATIONS ET PRÉCAUTIONS/ MISES EN GARDE

Contre-indications : Hypersensibilité ■ Traitement concomitant par l'amiodarone, l'astémizole, le cisapride, les dérivés de l'ergot, le midazolam, la quinidine, la rifampine, le terfénadine ou le triazolam ■ Allaitement (les patientes infectées par le VIH ne devraient pas allaiter).
Précautions/mises en garde : Hémophilie (risque accru d'hémorragie) ■ Diabète (risque d'aggravation de l'hyperglycémie) ■ Insuffisance hépatique.

RÉACTIONS INDÉSIRABLES ET EFFETS SECONDAIRES

SNC : CONVULSIONS, anxiété, dépression, étourdissements, somnolence, labilité émotionnelle, céphalées, hyperkinésie, insomnie, malaises, migraines, troubles du sommeil, idées suicidaires, faiblesse.
ORLO : iritis aiguë, pharyngite, rhinite, sinusite.
Resp. : dyspnée.
GI : diarrhée, anorexie, dyspepsie, valeurs élevées lors des tests de l'exploration fonctionnelle hépatique, douleurs épigastriques, flatulence, hémorragie gastrique, hépatite, nausées, aphtes buccaux, pancréatite, vomissements.
GU : lithiase rénale, dysfonctionnement sexuel.
Derm. : prurit, rash, transpiration, urticaire.
End. : hyperglycémie.
HÉ : déshydratation.
Hémat. : anémie, leucopénie, thrombocytopénie.
Métab. : hyperlipidémie, hyperuricémie.
Loc. : arthralgie, arthrite, douleurs lombaires, myalgie, myopathie.
SN : myasthénie, paresthésie.
Divers : réactions allergiques, fièvre, redistribution des tissus adipeux.

INTERACTIONS

Médicament-médicament : L'USAGE CONCOMITANT D'**AMIODARONE**, DE **CISAPRIDE**, DE **DIHYDROERGOTAMINE**, D'**ERGOTAMINE**, DE **MIDAZOLAM**, DE **QUINIDINE** OU DE **TRIAZOLAM** EST CONTRE-INDIQUÉ, EN RAISON DU RISQUE DE SÉDATION EXCESSIVE, DE VASOCONSTRICTION OU D'ARYTHMIES GRAVES ■ Le nelfinavir ralentit le métabolisme de la **rifabutine** et peut en accroître les effets (réduire de moitié la dose de rifabutine) ■ Des stimulateurs puissants du CYP 3A (p. exemple, la **carbamazépine**, le **phénobarbital**, la **rifampine** ou la **phé-**

N

nytoïne) peuvent abaisser les concentrations plasmatiques du nelfinavir ■ Le **kétoconazole**, l'**indinavir** ou le **ritonavir** peuvent élever les concentrations plasmatiques de nelfinavir et en augmenter les effets ■ Le nelfinavir élève les concentrations plasmatiques d'**indinavir** et de **saquinavir** ■ Le nelfinavir peut diminuer les concentrations sanguines des **contraceptifs oraux** et en diminuer ainsi l'efficacité.

Médicament-aliments: Les **aliments** augmentent l'absorption du nelfinavir.

VOIES D'ADMINISTRATION ET POSOLOGIE

PO (adultes et enfants > 13 ans): 750 mg, 3 fois par jour en association avec d'autres antirétroviraux.

PO (enfants de 2 à 13 ans): De 20 à 30 mg/kg, 3 fois par jour (ne pas dépasser 750 mg, 3 fois par jour).

PRÉSENTATION

Comprimés: 250 mg[Pr] ■ **Poudre destinée à l'administration par voie orale**: 50 mg de nelfinavir/1 g de poudre (1 g de poudre par mesurette).

PHARMACODYNAMIE (concentrations plasmatiques)

	Début d'action	Pic	Durée
PO	rapide	2-4 h	8 h

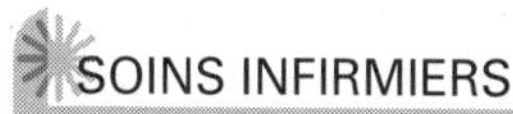

SOINS INFIRMIERS

ÉVALUATION DE LA SITUATION

Rester à l'affût de toute modification au niveau de la gravité des symptômes de l'infection au VIH et de l'apparition d'infections opportunistes pendant toute la durée du traitement.

Tests de laboratoire: Noter la charge virale et le nombre de cellules CD4 à intervalles réguliers tout au long du traitement. Le médicament peut provoquer l'hyperglycémie. Il peut entraîner l'élévation des concentrations sériques d'AST, d'ALT, de bilirubine totale, de phosphatase alcaline, de LDH et de créatine-kinase (CPK) et provoquer l'anémie, la leucopénie, la thrombocytopénie, l'hyperlipidémie et l'hyperuricémie.

DIAGNOSTICS INFIRMIERS POSSIBLES

- Risque d'infection (Indications).
- Connaissances insuffisantes sur le traitement médicamenteux (Enseignement au patient et à ses proches).
- Non-observance du traitement médicamenteux (Enseignement au patient et à ses proches).

INTERVENTIONS INFIRMIÈRES

- Administrer le médicament avec des aliments (repas ou collation).
- La poudre destinée à la voie orale peut être mélangée à une petite quantité d'eau, de lait, de préparations pour nourrissons, de préparations à base de soya, de lait de soya ou de suppléments alimentaires. Ne pas mélanger la poudre à des aliments ou à des jus acides (jus d'orange, jus de pomme, compote de pommes), car ce genre de mélange est amer. Ne pas reconstituer la poudre avec de l'eau dans son contenant d'origine. Une fois la poudre mélangée, pour prendre la pleine dose, le patient doit avaler toute la quantité de préparation. Le mélange est stable pendant un maximum de 6 heures.

ENSEIGNEMENT AU PATIENT ET À SES PROCHES

- Expliquer au patient qu'il est important de suivre scrupuleusement la posologie recommandée et de prendre le nelfinavir à des intervalles égaux tout au long de la journée. Lui recommander de ne pas dépasser la dose prescrite et de ne pas cesser de prendre le médicament sans avoir consulté au préalable un professionnel de la santé. S'il n'a pas pu prendre le médicament au moment habituel, il doit le prendre aussitôt que possible. L'avertir qu'il ne doit jamais remplacer une dose manquée par une double dose.
- Informer le patient qu'il ne doit pas partager le nelfinavir avec d'autres personnes.
- Conseiller au patient de consulter un professionnel de la santé avant de prendre d'autres médicaments (sur ordonnance ou en vente libre), en même temps que le nelfinavir.
- Expliquer au patient que le nelfinavir ne guérit pas le sida, qu'il n'empêche pas l'apparition d'infections associées ou opportunistes et qu'il ne réduit pas le risque de transmission du VIH à autrui par les rapports sexuels ou par la contamination du sang. L'inciter à éviter les rapports sexuels ou à utiliser un condom, à ne pas se servir des mêmes aiguilles qu'une autre personne et à ne pas donner du sang afin de prévenir la transmission du virus du sida. Prévenir le pa-

tient que les effets à longue échéance du nelfinavir restent inconnus.

- Informer le patient que le nelfinavir peut causer l'hyperglycémie. Lui conseiller de prévenir un professionnel de la santé si les symptômes suivants se manifestent : soif ou faim accrue, perte de poids inexpliquée, mictions plus fréquentes, fatigue, sécheresse de la peau ou démangeaisons.
- Prévenir le patient qu'en cas de diarrhée, il peut prendre un antidiarrhéique en vente libre tel que le lopéramide, lequel ralentit la motilité gastro-intestinale.
- Conseiller à la patiente qui prend des contraceptifs oraux d'utiliser un autre moyen de contraception (non hormonal) pendant toute la durée du traitement par le nelfinavir.
- Insister sur le fait qu'il est important de se soumettre à intervalles réguliers à des examens de suivi et à des analyses de sang permettant de déceler les effets secondaires et les bienfaits du traitement.

VÉRIFICATION DE L'EFFICACITÉ THÉRAPEUTIQUE

L'efficacité du traitement peut être démontrée par : le ralentissement de l'évolution du sida et la diminution du nombre d'infections opportunistes chez les patients infectés par le VIH ▪ l'augmentation du nombre de cellules CD4 et la diminution de la charge virale. ✳

NÉOMYCINE, voir Aminosides

NÉOSTIGMINE

Neostigmine Omega, PMS-Neostigmine, Prostigmin

CLASSIFICATION :

Cholinergique (inhibiteur de la cholinestérase)

Grossesse – catégorie C

INDICATIONS

Augmentation de la force musculaire dans le cadre du traitement symptomatique de la myasthénie grave ▪ Prévention et traitement de la distension de la vessie et de la rétention urinaire ou de l'occlusion intestinale postopératoire ▪ Renversement des effets des bloqueurs neuromusculaires de type non dépolarisant.

MÉCANISME D'ACTION

Inhibition de la décomposition de l'acétylcholine entraînant son accumulation et la prolongation de son effet ▪ Myosis, élévation du tonus des muscles intestinaux et locomoteurs, constriction bronchique et urétérale, bradycardie, salivation, larmoiement et transpiration accrus. ***Effets thérapeutiques :*** Amélioration de la fonction musculaire chez les patients souffrant de myasthénie grave ; vidange de la vessie chez les patients souffrant de rétention urinaire ou renversement des effets des bloqueurs neuromusculaires de type non dépolarisant.

PHARMACOCINÉTIQUE

Absorption : Faible absorption par suite de l'administration par voie orale, ce qui dicte le recours à des doses plus élevées que celles administrées par voie parentérale.

Distribution : Le médicament ne semble pas traverser le placenta ni pénétrer dans le lait maternel.

Métabolisme et excrétion : La néostigmine est métabolisée par les cholinestérases plasmatiques et le foie.

Demi-vie : *PO et IV* – de 40 à 60 minutes ; *IM* – de 50 à 90 minutes.

CONTRE-INDICATIONS ET PRÉCAUTIONS/ MISES EN GARDE

Contre-indications : Hypersensibilité ▪ Obstruction mécanique du tractus gastro-intestinal ou des voies urinaires ▪ Asthme bronchique.

Précautions/mises en garde : Antécédents d'asthme ▪ Ulcère ▪ Maladie cardiovasculaire ▪ Épilepsie ▪ Hyperthyroïdie ▪ Grossesse (risque d'irritation utérine par suite de l'administration par voie IV près du terme ; risque de faiblesse musculaire chez le nouveau-né) ▪ Allaitement.

RÉACTIONS INDÉSIRABLES ET EFFETS SECONDAIRES

SNC : CONVULSIONS, étourdissements, faiblesse.

ORLO : larmoiement, myosis.

Resp. : bronchospasme, sécrétions excessives.

CV : bradycardie, hypotension.

GI : crampes abdominales, diarrhée, salivation excessive, nausées, vomissements.

Tég. : transpiration, rash.

N

INTERACTIONS

Médicament-médicament: Les **médicaments dotés de propriétés anticholinergiques** dont les **antihistaminiques**, les **antidépresseurs**, l'**atropine**, l'**halopéridol**, les **phénothiazines**, la **quinidine** et le **disopyramide** peuvent contrecarrer les effets de la néostigmine ■ La néostigmine prolonge l'effet des **relaxants musculaires du type dépolarisant** (**succinylcholine**, **décaméthonium**).

VOIES D'ADMINISTRATION ET POSOLOGIE

Myasthénie grave

- **PO (adultes)**: De 75 à 300 mg, répartis sur 24 heures, selon les besoins.
- **SC, IM (adultes)**: 1 mg, toutes les heures (lors de crises myasthéniques).

Prévention de l'atonie vésicale et de la distension abdominale

- **IM, SC (adultes)**: 250 μg, avant ou immédiatement après l'opération; répéter toutes les 4 à 6 heures par voie SC.

Traitement de l'atonie vésicale et de la distension abdominale

N

- **IM, SC (adultes)**: 500 μg, selon les besoins; on peut répéter l'administration de cette dose toutes les 3 heures, à 5 reprises au moins, après la vidange de la vessie (atonie de la vessie).

Antidote des bloqueurs neuromusculaires de type non dépolarisant

- **IV (adultes)**: Administrer lentement de 0,5 à 2 mg; administrer au préalable de 0,6 à 1,2 mg d'atropine par voie IV.

PRÉSENTATION (version générique disponible)

Comprimés: 15 mg[Pr] ■ **Solution pour injection**: 1:400 (2,5 mg/mL), en fioles de 5 mL[Pr], 1:1000 (1 mg/mL), en fioles de 10 mL[Pr], 1:2000 (0,5 mg/mL), en ampoules de 1 mL et fioles de 10 mL[Pr].

PHARMACODYNAMIE (effets cholinergiques; tonus musculaire accru)

	Début d'action	Pic	Durée
PO	45 – 75 min	inconnu	2 – 4 h
IM	10 – 30 min	20 – 30 min	2 – 4 h
IV	10 – 30 min	20 – 30 min	2 – 4 h

SOINS INFIRMIERS

ÉVALUATION DE LA SITUATION

Mesurer le pouls, la fréquence respiratoire et la pression artérielle avant l'administration de la néostigmine. Prévenir le médecin en cas de changements marqués au niveau de la fréquence cardiaque.

Myasthénie grave:

- Examiner les réactions neuromusculaires, y compris la capacité vitale, le ptosis, la diplopie, la capacité de mastication, la capacité de déglutition, la préhension manuelle et la démarche avant l'administration du médicament et au moment de son effet maximal. Conseiller au patient de tenir un journal où il notera quotidiennement son état et les effets du médicament.
- Surveiller les signes suivants de surdosage, de dosage insuffisant ou de résistance au traitement: faiblesse musculaire, dyspnée, dysphagie. En cas de surdosage, les symptômes se manifestent habituellement dans l'heure qui suit l'administration alors que, en cas de dosage insuffisant, ils apparaissent 3 heures après l'administration ou plus tard. Les symptômes de surdosage (crise cholinergique) peuvent aussi inclure l'intensification des sécrétions pulmonaires et de la salivation, la bradycardie, les nausées, les vomissements, les crampes, la diarrhée et la diaphorèse. On peut distinguer le surdosage d'un dosage insuffisant par un test au Tensilon (chlorure d'édrophonium).

Iléus postopératoire: Examiner l'abdomen: suivre de près la distension abdominale et ausculter les bruits intestinaux. On peut installer un cathéter rectal afin de faciliter l'expulsion des gaz.

Rétention urinaire postopératoire: Suivre de près la distension vésicale. Effectuer le bilan des ingesta et des excreta. Si le patient ne peut uriner dans l'heure qui suit l'administration de néostigmine, envisager la possibilité d'installer un cathéter.

Antidote contre les bloqueurs neuromusculaires de type non dépolarisant: Suivre le renversement des effets des bloqueurs neuromusculaires à l'aide d'un stimulateur des nerfs périphériques. Le rétablissement musculaire s'effectue habituellement dans l'ordre suivant: diaphragme, muscles intercostaux, muscles des cordes vocales et de la gorge, muscles abdominaux, muscles des membres, muscles masticateurs et muscles releveurs de la paupière. Suivre de près la faiblesse musculaire résiduelle et la détresse respiratoire pendant toute la période de ré-

cupération. Garder les voies aériennes dégagées et maintenir la ventilation jusqu'au rétablissement de la respiration normale.
Toxicité et surdosage: En cas de surdosage, l'antidote est l'atropine.

DIAGNOSTICS INFIRMIERS POSSIBLES

- Mobilité physique réduite (Indications).
- Mode de respiration inefficace (Indications).
- Connaissances insuffisantes sur le traitement médicamenteux (Enseignement au patient et à ses proches).

INTERVENTIONS INFIRMIÈRES

- Les doses par voies orale et parentérale ne sont pas interchangeables.
- Lorsque l'agent est utilisé comme antidote des bloqueurs neuromusculaires de type non dépolarisant, on peut administrer de l'atropine avant la néostigmine ou en association avec celle-ci afin de prévenir ou de traiter la bradycardie.

PO : Administrer le médicament avec du lait ou des aliments pour en réduire les effets secondaires. Chez les patients éprouvant des difficultés de mastication, on peut administrer la néostigmine 30 minutes avant les repas.
IV directe : Administrer les doses sans les diluer. On peut injecter la néostigmine dans une tubulure en Y par où s'écoule une solution de D5%E, de NaCl 0,9 %, de solution de Ringer ou de solution de lactate de Ringer.
Vitesse d'administration: Administrer à raison de 0,5 mg à la minute.
Associations compatibles dans la même seringue : glycopyrrolate ■ héparine ■ pentobarbital ■ thiopental.
Compatibilité (tubulure en Y) : héparine ■ hydrocortisone sodique, succinate d' ■ potassium, chlorure de ■ vitamines du complexe B avec C.

ENSEIGNEMENT AU PATIENT ET À SES PROCHES

- Conseiller au patient de respecter scrupuleusement la posologie recommandée. Le prévenir qu'il ne doit ni sauter de dose, ni remplacer une dose manquée par une double dose. Les patients présentant des antécédents de dysphagie devraient recourir en tout temps à un réveille-matin mécanique ou à piles afin de pouvoir prendre le médicament exactement à l'heure prévue. Les patients souffrant de dysphagie peuvent être incapables d'avaler le médicament si la dose n'est pas prise à l'heure prévue. Si la dose est prise en retard, une crise myasthénique peut se déclencher. La prise prématurée du médicament peut entraîner une crise cholinergique. Les patients souffrant de myasthénie grave doivent suivre ce traitement pendant toute leur vie.
- Conseiller au patient souffrant de myasthénie grave d'espacer ses activités afin d'éviter la fatigue.
- Conseiller au patient de toujours porter sur lui une pièce d'identité où sont inscrits son état de santé et son traitement médicamenteux.

VÉRIFICATION DE L'EFFICACITÉ THÉRAPEUTIQUE

L'efficacité du traitement peut être démontrée par: le soulagement du ptosis et de la diplopie ■ l'amélioration de la mastication, de la déglutition, de la force des membres et de la respiration, sans apparition de symptômes cholinergiques en cas de myasthénie grave ■ le soulagement ou la prévention de l'iléus gastro-intestinal postopératoire ■ le soulagement de la rétention urinaire postopératoire non obstructive ■ le renversement des effets des bloqueurs neuromusculaires du type non dépolarisant lors d'une anesthésie générale.

NÉTILMICINE, voir Aminosides

NÉVIRAPINE

Viramune

CLASSIFICATION :
Antirétroviral (inhibiteur non nucléosidique de la transcriptase inverse [INNTI])
Grossesse – catégorie C

INDICATIONS

Traitement des infections au VIH en association avec des agents antirétroviraux.

MÉCANISME D'ACTION

Liaison à la transcriptase inverse inhibant ainsi la synthèse de l'ADN viral. ***Effets thérapeutiques:*** Ralentissement de l'évolution de l'infection au VIH et de l'apparition de ses séquelles.

PHARMACOCINÉTIQUE

Absorption: Une fraction > 90 % est absorbée par suite de l'administration par voie orale.

Distribution: La névirapine traverse le placenta et pénètre dans le lait maternel; elle pénètre dans le liquide céphalorachidien à des concentrations qui équivalent à 45 % des concentrations plasmatiques.

Métabolisme et excrétion: La névirapine est fortement métabolisée par le foie; des quantités minimes sont excrétées à l'état inchangé dans l'urine.

Demi-vie: De 25 à 30 heures (lors de l'administration de plusieurs doses).

CONTRE-INDICATIONS ET PRÉCAUTIONS/ MISES EN GARDE

Contre-indications: Hypersensibilité ■ Utilisation concomitante de kétoconazole ■ Allaitement.

Précautions/mises en garde: Insuffisance rénale ou hépatique ■ Grossesse ou enfants (l'innocuité du médicament n'a pas été établie).

RÉACTIONS INDÉSIRABLES ET EFFETS SECONDAIRES

Effets observés au cours du traitement d'association.

SNC: céphalées.

GI: HÉPATOTOXICITÉ, concentrations accrues d'enzymes hépatiques, nausées, douleurs abdominales, diarrhée, hépatite, stomatite ulcéreuse.

Tég.: RASH (POUVANT ÉVOLUER VERS UNE ÉRYTHRODERMIE BULLEUSE AVEC ÉPIDERMOLYSE).

Hémat.: granulocytopénie (risque accru chez les enfants).

Loc.: myalgie.

SN: paresthésie, neuropathie périphérique.

Divers: SYNDROME DE STEVENS-JOHNSON, fièvre.

INTERACTIONS

Médicament-médicament: La névirapine induit le système enzymatique hépatique **P450** et peut affecter le sort des médicaments qui sont métabolisés par ce système enzymatique ■ La névirapine diminue considérablement les concentrations de **kétoconazole** (une administration concomitante est contre-indiquée) ■ Chez les patients qui présentent une dépendance physique à la méthadone, la névirapine peut déclencher les symptômes de sevrage à la **méthadone** dans les 2 semaines qui suivent le début du traitement ■ L'agent peut diminuer les concentrations plasmatiques des **inhibiteurs de la protéase**, des **antirétroviraux**, de l'**indinavir**, du **saquinavir** et des **contraceptifs hormonaux** et en réduire ainsi l'efficacité (l'usage concomitant de contraceptifs hormonaux devrait être évité) ■ La névirapine peut modifier les concentrations sanguines et réduire l'efficacité de la **rifampine** ou de la **rifabutine** (l'administration concomitante doit se faire seulement sous une étroite surveillance) ■ La **cimétidine** et les **anti-infectieux de type macrolide** augmentent les concentrations de névirapine.

VOIES D'ADMINISTRATION ET POSOLOGIE

PO (adultes): 200 mg par jour, pendant les 2 premières semaines, puis 200 mg, 2 fois par jour (en association avec d'autres agents antirétroviraux).

PRÉSENTATION

Comprimés: 200 mg[Pr].

PHARMACODYNAMIE (concentrations sanguines)

	DÉBUT D'ACTION	PIC	DURÉE
PO	rapide	4 h	12 h

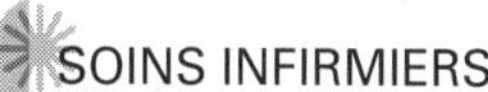

SOINS INFIRMIERS

ÉVALUATION DE LA SITUATION

- Observer le patient pendant toute la durée du traitement pour déceler l'aggravation des symptômes de l'infection au VIH et l'apparition des symptômes d'une infection opportuniste.
- OBSERVER LE PATIENT POUR DÉCELER LA PRÉSENCE D'UN RASH, PARTICULIÈREMENT AU COURS DU PREMIER MOIS DE TRAITEMENT. SI LE RASH EST GRAVE OU S'IL S'ACCOMPAGNE DE SYMPTÔMES SYSTÉMIQUES, IL FAUT ARRÊTER IMMÉDIATEMENT LE TRAITEMENT.

Tests de laboratoire :

- Noter la charge virale et le nombre de cellules CD4 à intervalles réguliers pendant toute la durée du traitement.
- L'AGENT PEUT ENTRAÎNER L'ÉLÉVATION DES CONCENTRATIONS SÉRIQUES D'AST ET D'ALT; SUIVRE DE PRÈS CES MESURES, PARTICULIÈREMENT AU COURS DES 6 PREMIERS MOIS DE TRAITEMENT. SI LES ANOMALIES DES RÉSULTATS DES TESTS DE L'EXPLORATION FONCTIONNELLE HÉPATIQUE SONT MODÉRÉES À GRAVES, ON DEVRAIT CESSER D'ADMINISTRER LES DOSES DE NÉVIRAPINE JUSQU'À CE QUE LES RÉSULTATS REVIENNENT À LA NORMALE. À LA REPRISE DU TRAITEMENT,

SI LES RÉSULTATS REDEVIENNENT ANORMAUX, CESSER COMPLÈTEMENT L'ADMINISTRATION DU MÉDICAMENT.

DIAGNOSTICS INFIRMIERS POSSIBLES

- Risque d'infection (Indications).
- Connaissances insuffisantes sur le traitement médicamenteux (Enseignement au patient et à ses proches).
- Non-observance du traitement médicamenteux (Enseignement au patient et à ses proches).

INTERVENTIONS INFIRMIÈRES

- NE PAS CONFONDRE LA NÉVIRAPINE (VIRAMUNE) ET LE NELFINAVIR (VIRACEPT).
- La névirapine peut être administrée sans égard aux repas.
- Si le traitement est interrompu pendant plus de 7 jours, l'amorcer de nouveau en administrant une dose de 200 mg, une fois par jour, pendant 14 jours, puis majorer la dose jusqu'à 200 mg, 2 fois par jour.

ENSEIGNEMENT AU PATIENT ET À SES PROCHES

- Expliquer au patient qu'il est important de prendre la névirapine en suivant scrupuleusement les recommandations du médecin et en espaçant les prises également, tout au long de la journée. Le prévenir qu'il ne doit pas prendre une plus grande quantité de médicament que celle qui lui a été prescrite et qu'il ne doit pas arrêter le traitement sans consulter un professionnel de la santé au préalable. S'il n'a pu prendre le médicament à l'heure prévue, il devrait le prendre aussitôt que possible, sans jamais remplacer une dose manquée par une double dose.
- Informer le patient qu'il ne doit pas partager la névirapine avec d'autres personnes.
- Conseiller au patient de ne pas prendre d'autres médicaments, sur ordonnance ou en vente libre, en même temps que la névirapine, sans consulter au préalable un professionnel de la santé.
- Prévenir le patient que la névirapine ne guérit pas le sida et n'empêche pas l'apparition d'infections associées ou opportunistes. Lui expliquer que ce médicament ne réduit pas le risque de transmission du VIH à autrui par les rapports sexuels ou par la contamination du sang. Inciter le patient à utiliser un condom, à ne pas se servir des mêmes aiguilles qu'une autre personne et à ne pas donner du sang afin de prévenir la transmission du virus du sida. Informer le patient que les effets à long terme de la névirapine sont encore inconnus.
- Prévenir la patiente qui prend des contraceptifs oraux qu'elle doit utiliser une méthode de contraception non hormonale au cours du traitement par la névirapine.
- Recommander au patient de prévenir immédiatement un professionnel de la santé si un rash se manifeste.
- Insister sur le fait qu'il est important de se soumettre à intervalles réguliers à des examens de suivi et à des analyses sanguines permettant de déterminer l'évolution de l'infection et de déceler les effets secondaires du médicament.

VÉRIFICATION DE L'EFFICACITÉ THÉRAPEUTIQUE

L'efficacité du traitement peut être démontrée par : le ralentissement de l'évolution du sida et la diminution du risque d'infections opportunistes chez les patients infectés par le VIH ▪ la réduction de la charge virale et l'augmentation du nombre de cellules CD4.

NIACINE

Acti-Form, Acti-Niacin, B_3, Formula #7, Niacine, Novo-Niacin, Vitamine B_3

NIACINAMIDE

Synonyme: nicotinamide

Niacinamide

CLASSIFICATION :

Hypolipidémiants, vitamines B_3 hydrosolubles

Grossesse – catégorie C

INDICATIONS

Traitement et prévention de la carence en niacine (pellagre) ▪ Traitement d'appoint de certaines hyperlipidémies (niacine seulement).

MÉCANISME D'ACTION

Coenzymes essentielles pour le métabolisme lipidique, la glycogénolyse et la respiration tissulaire ▪ Diminution de la synthèse des lipoprotéines et des triglycérides lors de l'administration de fortes doses, par inhibition de la libération des acides gras libres des tissus adipeux et par diminution de la synthèse hépatique des lipoprotéines (niacine seulement) ■ Vasodilatation périphérique lors de l'administration de fortes doses (niacine seulement). ***Effets thérapeutiques:*** Diminution des concentrations sanguines de lipides (niacine seulement) ■ Supplément en cas de carence.

PHARMACOCINÉTIQUE

Absorption: Bonne absorption par suite de l'administration par voie orale.

Distribution: L'agent se répartit dans tout l'organisme après transformation en niacinamide. Il pénètre dans le lait maternel.

Métabolisme et excrétion: La quantité nécessaire au métabolisme est transformée en niacinamide. Les doses élevées de niacine sont excrétées à l'état inchangé dans l'urine.

Demi-vie: 45 minutes.

CONTRE-INDICATIONS ET PRÉCAUTIONS/ MISES EN GARDE

Contre-indications: Hypersensibilité à la niacine ou au niacinamide ■ Hypersensibilité à la tartrazine (ne pas administrer dans ce cas les préparations contenant cet ingrédient) ■ Traitement de la pellagre et abaissement des taux de cholestérol (à doses élevées) en présence d'un dysfonctionnement hépatique, d'ulcère gastro-intestinal aigu évolutif, de diabète, d'hypotension grave, d'hyperuricémie avec antécédents de rhumatisme goutteux.

Précautions/mises en garde: Maladie hépatique ■ Saignements artériels ■ Antécédents d'ulcère gastroduodénal ■ Goutte ■ Glaucome ■ Diabète.

RÉACTIONS INDÉSIRABLES ET EFFETS SECONDAIRES

Ces réactions indésirables et effets secondaires ont été notés lors de l'administration IV ou lors du traitement de l'hyperlipidémie.

SNC: nervosité, panique.

ORLO: vision trouble, perte de la vision centrale, proptose, amblyopie toxique.

CV: hypotension orthostatique.

GI: HÉPATOTOXICITÉ (comprimés oraux à action prolongée seulement), irritation gastro-intestinale, ballonnement, diarrhée, sécheresse de la bouche (xérostomie), flatulence, brûlures d'estomac, faim douloureuse, nausées, ulcère gastroduodénal.

Tég.: rougeurs du visage et du cou, prurit, sensation de brûlure, peau sèche, hyperpigmentation, activité accrue des glandes sébacées, rash, sensation de picotement ou de fourmillement au niveau de la peau.

Métab.: glycosurie, hyperglycémie, hyperuricémie.

INTERACTIONS

Médicament-médicament: Risque accru de myopathie lors de l'administration concomitante d'inhibiteurs de l'**HMG-CoA réductase** ■ Hypotension additive lors de l'administration concomitante de ganglioplégiques (**guanéthidine**, **guanadrel**) ■ L'administration de fortes doses peut atténuer les effets uricosuriques du **probénécide** ou de la **sulfinpyrazone**.

VOIES D'ADMINISTRATION ET POSOLOGIE

Niacine

- **PO (adultes et enfants):** *Apports individuels recommandés* – de 6 à 18 mg par jour. *Hyperlipidémie*: initialement, de 100 à 500 mg par jour; augmenter lentement la posologie pour atteindre de 1,5 à 6 g par jour, en 2 à 4 doses fractionnées (dose maximale: 9 g par jour).

***Niacine ou niacinamide* – Traitement de la pellagre :**

- **PO (adultes):** De 300 à 500 mg par jour, en doses fractionnées.
- **PO (enfants):** De 100 à 300 mg par jour, en doses fractionnées.

PRÉSENTATION

- **Niacine (version générique disponible)**

  Comprimés: 50 mg[VL], 100 mg[VL], 250 mg[VL], 500 mg[Pr, VL] ■ **Comprimés à libération retard:** 500 mg[VL] ■ **Capsules à libération retard:** 300 mg[VL], 400 mg[VL] ■ **Poudre orale:** 800 mg/1,25 mL[VL] ■ **En association avec d'autres vitamines.**

- **Niacinamide (version générique disponible)**

  Comprimés: 100 mg[VL], 500 mg[VL] ■ **Poudre orale:** 750 mg/1,25 mL[VL] ■ **En association avec d'autres vitamines.**

PHARMACODYNAMIE (effet sur les concentrations sanguines de lipides)

	DÉBUT D'ACTION	PIC	DURÉE
PO (cholestérol)	plusieurs jours	inconnu	inconnue
PO (triglycérides)	plusieurs heures	inconnu	inconnue

SOINS INFIRMIERS

ÉVALUATION DE LA SITUATION

Carences en vitamines: Suivre de près le patient, avant le début du traitement et à intervalles réguliers pendant toute sa durée, à la recherche des signes suivants de carence en niacine: *pellagre* – dermatite, stomatite, glossite, anémie, nausées et vomissements, confusion, perte de la mémoire et délire.

Hyperlipidémie: Recueillir les antécédents alimentaires du patient, particulièrement en ce qui a trait à sa consommation de matières grasses.

Tests de laboratoire:

- Noter à intervalles réguliers, pendant un traitement prolongé à de fortes doses, les concentrations sériques de glucose et d'acide urique et les résultats des tests de l'exploration fonctionnelle hépatique. Prévenir le médecin ou un autre professionnel de la santé en cas d'élévation des concentrations d'AST, d'ALT ou de LDH. Le médicament peut allonger le temps de prothrombine et entraîner la diminution des concentrations sériques d'albumine.
- L'administration de fortes doses peut entraîner l'élévation des concentrations sériques de glucose et d'acide urique.
- Lorsque la niacine est administrée en tant qu'hypolipidémiant, noter, avant le traitement et à intervalles réguliers pendant toute sa durée, les concentrations sériques de cholestérol et de triglycérides.

DIAGNOSTICS INFIRMIERS POSSIBLES

- Alimentation déficiente (Indications).
- Connaissances insuffisantes sur le traitement médicamenteux (Enseignement au patient et à ses proches).
- Non-observance du traitement médicamenteux (Enseignement au patient et à ses proches).

INTERVENTIONS INFIRMIÈRES

- Étant donné qu'il est rare que le patient présente une carence en vitamine B seulement, on administre habituellement plusieurs vitamines en association.
- Administrer l'agent avec des aliments ou du lait pour réduire l'irritation gastro-intestinale.
- Les comprimés et les capsules à libération prolongée doivent être avalés tels quels sans être écrasés, brisés ou mâchés. Utiliser un récipient gradué pour mesurer avec précision les doses de préparation liquide.

ENSEIGNEMENT AU PATIENT ET À SES PROCHES

- Prévenir le patient qu'une rougeur de la peau et une sensation de chaleur, particulièrement au niveau du visage, du cou et des oreilles, des démangeaisons ou des picotements et des céphalées peuvent se manifester dans les 2 heures suivant la prise de ce médicament. Ces effets sont habituellement passagers et disparaissent si le traitement est poursuivi. Si la rougeur est gênante ou persistante, lui conseiller de prendre 300 mg d'aspirine, 30 minutes avant chaque dose. Afin de réduire ces rougeurs, on peut aussi majorer la dose de médicament moins rapidement.
- Recommander au patient de changer lentement de position pour diminuer le risque d'hypotension orthostatique.
- EXPLIQUER AU PATIENT PRENANT DES COMPRIMÉS DE NIACINE À LIBÉRATION PROLONGÉE QU'IL DOIT SIGNALER À UN PROFESSIONNEL DE LA SANTÉ LES SIGNES SUIVANTS D'HÉPATOTOXICITÉ: COULEUR PLUS FONCÉE DE L'URINE, SELLES DE COULEUR GRIS PÂLE, PERTE D'APPÉTIT, FORTES DOULEURS D'ESTOMAC, JAUNISSEMENT DES YEUX OU DE LA PEAU.
- Insister sur l'importance des examens de suivi permettant d'évaluer l'efficacité du traitement.

Carences en vitamines:

- Inciter le patient à respecter scrupuleusement les recommandations du professionnel de la santé relatives à l'alimentation. Lui expliquer que la meilleure source de vitamines est une alimentation bien équilibrée comprenant les aliments des 4 principaux groupes alimentaires.
- Informer le patient que les aliments riches en niacine sont les viandes, les œufs, le lait et les produits laitiers; la perte de vitamines est faible lors d'une cuisson ordinaire.
- Prévenir le patient qui s'auto-administre des suppléments vitaminiques qu'il ne doit pas dépasser les taux quotidiens recommandés (voir l'annexe K). L'efficacité de fortes doses dans le traitement de diverses maladies n'a pas été prouvée et leur administration peut entraîner des effets secondaires.

Hyperlipidémie: Expliquer au patient qu'outre la prise de ce médicament, il doit se conformer à certaines restrictions alimentaires (matières grasses, cholestérol, glucides, alcool), faire de l'exercice et arrêter de fumer.

VÉRIFICATION DE L'EFFICACITÉ THÉRAPEUTIQUE

L'efficacité du traitement peut être démontrée par: la prévention et le traitement de la carence en niacine ■ la baisse des concentrations sériques de cholestérol et de triglycérides.

NICOTINAMIDE, voir Niacine

NICOTINE

gomme à mâcher
Nicorette, Nicorette Plus

inhalateur
Ce médicament n'est pas commercialisé au Canada.

timbre transdermique
Habitrol, Nicoderm, Nicotrol, Prostep

vaporisateur nasal
Ce médicament n'est pas commercialisé au Canada.

CLASSIFICATION:
Aide antitabagique

Grossesse – catégories X et D

INDICATIONS

Traitement d'appoint (accompagné de modifications comportementales) lors du sevrage nicotinique chez les patients qui désirent cesser de fumer.

MÉCANISME D'ACTION

Source de nicotine pendant le sevrage graduel de la cigarette. ***Effets thérapeutiques:*** Diminution des effets accompagnant le sevrage nicotinique (irritabilité, insomnie, somnolence, céphalées et gain d'appétit).

PHARMACOCINÉTIQUE

Absorption: *Gomme à mâcher* – L'agent est lentement absorbé depuis la muqueuse buccale pendant la mastication. *Inhalateur* – une fraction de 50 % de la dose de 4 mg est absorbée au niveau systémique; l'absorption par les muqueuses buccales est lente. Une grande partie de la nicotine libérée par l'inhalateur se dépose dans la bouche. *Vaporisateur nasal* – une fraction de 93 % est absorbée depuis les muqueuses nasales. *Timbre transdermique* – une fraction de 68 % de la nicotine libérée par le timbre est absorbée par la peau (Nicoderm).

Distribution: Le médicament pénètre dans le lait maternel.

Métabolisme et excrétion: La nicotine est surtout métabolisée par le foie. Une faible quantité est métabolisée par les reins et les poumons. Une fraction de 10 à 20 % est excrétée à l'état inchangé par les reins.

Demi-vie: De 1 à 2 heures.

CONTRE-INDICATIONS ET PRÉCAUTIONS/ MISES EN GARDE

Contre-indications: Maladie cardiovasculaire grave ■ Accident vasculaire cérébral récent ■ Atteinte de l'articulation temporomandibulaire (gomme à mâcher seulement) ■ Affection cutanée pouvant gêner l'utilisation du timbre ■ Grossesse, allaitement et enfants (< 18 ans) ■ Usage concomitant de tabac ■ Non fumeurs ou fumeurs occasionnels ■ Hypersensibilité au menthol (inhalateur seulement).

Précautions/mises en garde: Maladie cardiovasculaire y compris l'hypertension ■ Diabète ■ Phéochromocytome ■ Maladies vasculaires périphériques ■ Problèmes dentaires (gomme seulement) ■ Antécédents de troubles nasaux chroniques (inhalateur seulement) ■ Œsophagite, pharyngite ou stomatite (gomme seulement) ■ Hyperthyroïdie ■ Ulcère gastro-duodénal ■ Maladie hépatique ■ Patients < 50 kg ou qui fument < 10 cigarettes par jour (utiliser une dose initiale plus faible).

RÉACTIONS INDÉSIRABLES ET EFFETS SECONDAIRES

SNC: céphalées, insomnie, rêves bizarres, étourdissements, somnolence, manque de concentration, nervosité, faiblesse.

ORLO: sinusite; *gomme* – pharyngite; *vaporisateur nasal* – irritation rhinopharyngienne, rhinite, éternuements, larmoiement, irritation oculaire; *inhalateur* – irritation locale de la bouche ou de la gorge.

Resp.: *vaporisateur nasal, inhalateur* – bronchospasme, toux accrue.

CV: tachycardie, fibrillation auriculaire, douleurs thoraciques, hypertension.

GI: douleurs abdominales, altération du goût, constipation, diarrhée, sécheresse de la bouche (xérostomie), dyspepsie, nausées, vomissements;

gomme – éructations, gain d'appétit, salivation accrue, lésions buccales, douleurs dans la bouche, hoquet.

Tég. : *timbre transdermique* – sensation de brûlure sur la peau à l'endroit où le timbre est collé, érythème, prurit, hypersensibilité cutanée, rash, transpiration.

End. : dysménorrhée.

Loc. : arthralgie, douleurs lombaires, myalgie ; *gomme* – douleurs des muscles de la mâchoire.

SN : paresthésie.

Divers : allergie, douleurs.

INTERACTIONS

Médicament-médicament : Les **hydrocarbures** et les **constituants de la fumée de cigarette** accélèrent le métabolisme de plusieurs médicaments et en diminuent les effets. Ces effets sont graduellement renversés lors du sevrage nicotinique ■ Lors du sevrage nicotinique, les besoins en **insuline** peuvent être diminués ■ Les effets de l'**acétaminophène**, du **furosémide**, de la **caféine**, de l'**imipramine**, de l'**oxazépam**, de la **pentazocine**, du **propranolol**, d'autres **bêta-bloquants**, des **antagonistes adrénergiques** (**prazosine**, **labétalol**) et de la **théophylline** peuvent être accentués lors du sevrage nicotinique en raison du ralentissement du métabolisme ; une réduction de la dose pendant le sevrage peut s'avérer nécessaire ■ Il peut s'avérer nécessaire d'augmenter les doses d'**isoprotérénol** ou de **phényléphrine** en raison des concentrations plus faibles de catécholamines circulantes pendant le sevrage nicotinique ■ Le traitement concomitant par le **bupropion** peut entraîner une hypertension attribuable au traitement.

VOIES D'ADMINISTRATION ET POSOLOGIE

Timbre transdermique (adultes) : *Habitrol* – 21 mg par jour, pendant 3 à 4 semaines, 14 mg par jour, pendant 3 à 8 semaines, puis 7 mg par jour, pendant 3 à 4 semaines (durée totale du traitement : de 7 à 12 semaines) ; le timbre doit être porté pendant 24 heures. *Nicoderm* – 21 mg par jour, pendant 6 semaines, 14 mg par jour, pendant 2 semaines, puis 7 mg par jour, pendant 2 semaines (durée totale du traitement : de 8 à 12 semaines) ; le timbre doit être porté pendant 24 heures. *Nicotrol* – 15 mg/16 heures par jour, pendant 6 semaines, puis 10 mg/16 heures par jour, pendant 2 semaines, puis 5 mg/16 heures par jour, pendant 2 semaines (durée totale du traitement : 10 semaines) ; le timbre doit être retiré au coucher. *Prostep* – 22 mg par jour, pendant 4 à 8 semaines et 11 mg, pendant 2 à 4 semaines (durée totale du traitement : de 6 à 12 semaines) ; le timbre doit être porté pendant 24 heures.

Timbre transdermique (adultes < 45 kg qui fument < 20 cigarettes par jour ou qui souffrent d'une maladie cardiovasculaire sous-jacente) : *Habitrol* – 14 mg par jour, pendant 4 à 8 semaines, puis 7 mg par jour, pendant 2 à 4 semaines (durée totale du traitement : de 7 à 12 semaines) ; le timbre doit être porté pendant 24 heures. *Nicoderm* – 14 mg par jour, pendant 6 semaines, puis 7 mg par jour, pendant 2 à 4 semaines. *Prostep* – 11 mg par jour, pendant 6 à 8 semaines.

Gomme (adultes) : De 2 à 4 mg, selon les besoins ; la dose est déterminée par l'intensité du besoin de fumer et par la vitesse de mastication, ou selon un horaire fixe, toutes les 1 ou 2 heures. Besoins initiaux habituels : 10 morceaux par jour (ne pas dépasser 20 morceaux par jour).

PRÉSENTATION

Gomme à mâcher (Nicorette) : 2 mg[VL], 4 mg[VL] ■ **Timbre transdermique (Habitrol)** : 7 mg/jour[VL], 14 mg/jour[VL], 21 mg/jour[VL] ■ **Timbre transdermique (Nicotrol)** : 5 mg/16 heures[VL], 10 mg/16 heures[VL], 15 mg/16 heures[VL] ■ **Timbre transdermique (Nicoderm)** : 7 mg/jour[VL], 14 mg/jour[VL], 21 mg/jour[VL] ■ **Timbre transdermique (Prostep)** : 11 mg/jour[VL], 22 mg/jour[VL].

PHARMACODYNAMIE (concentrations sanguines de nicotine)

	Début d'action	Pic	Durée
gomme (Nicorette)	rapide	15 – 30 min	inconnue
inhalateur (Nicotrol)	lent	15 min après la fin de l'inhalation	inconnue
vaporisateur nasal (Nicotrol NS)	rapide	4 – 15 min	inconnue
timbre transdermique (Nicoderm CQ)	rapide	2 – 4 h	inconnue
timbre transdermique (Habitrol)	rapide	6 – 12 h	inconnue
timbre transdermique (Prostep)	rapide	9 h	inconnue

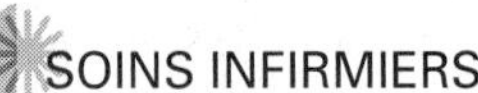

SOINS INFIRMIERS

ÉVALUATION DE LA SITUATION

- Noter, avant le traitement, les antécédents suivants de tabagisme : nombre de cigarettes fumées par jour, moment où le besoin de fumer se manifeste, teneur en nicotine de la marque de cigarette préférée, quantité de fumée inhalée.

- Évaluer à intervalles réguliers, pendant toute la durée du traitement, les symptômes du sevrage : irritabilité, somnolence, fatigue, céphalées, besoin impérieux de nicotine.
- Évaluer à intervalles réguliers pendant toute la durée du traitement les progrès réalisés sur le plan du sevrage à la nicotine.

Gomme : Noter les antécédents d'atteinte à l'articulation temporomandibulaire ou de dysfonctionnement de cette articulation.

Toxicité et surdosage : Suivre de près les nausées, les vomissements, la diarrhée, la salivation accrue, les douleurs abdominales, les céphalées, les étourdissements, les troubles auditifs ou visuels, la faiblesse, la dyspnée, l'hypotension et le pouls irrégulier.

DIAGNOSTICS INFIRMIERS POSSIBLES

- Stratégies d'adaptation inefficaces (Indications).
- Connaissances insuffisantes sur le traitement médicamenteux (Enseignement au patient et à ses proches).

INTERVENTIONS INFIRMIÈRES

Gomme : Conserver les gommes à l'abri de la lumière ; l'exposition à la lumière les fait brunir.

Timbre transdermique : Déterminer si le timbre doit être porté pendant 16 ou 24 heures. Le timbre *Nicotrol* devrait être collé au lever et retiré au coucher.

ENSEIGNEMENT AU PATIENT ET À SES PROCHES

- Expliquer au patient qu'il doit absolument cesser de fumer dès le début du traitement et pendant toute sa durée.
- Encourager le patient à participer à un programme visant l'abandon de la cigarette pendant qu'il utilise ce produit.
- Lire avec le patient le mode d'emploi qui se trouve dans l'emballage.
- Expliquer au patient comment jeter ce produit. Insister sur le fait qu'il est important de le garder hors de la portée des enfants.
- Insister sur le fait qu'il est important de consulter régulièrement un professionnel de la santé qui pourra suivre les progrès enregistrés par le patient.

Gomme :

- Expliquer au patient le but de ce traitement d'appoint. Lui conseiller de mâcher une gomme chaque fois qu'il éprouve un besoin impérieux de fumer ou selon un horaire fixe (pendant la journée, toutes les 1 à 2 heures) en respectant les recommandations du professionnel de la santé. Lui recommander de mâcher la gomme lentement. Il doit mastiquer 1 ou 2 fois, puis garder la gomme entre la gencive et la joue jusqu'à ce que la sensation de picotement disparaisse (après 1 minute environ). Lui recommander de répéter ces deux opérations pendant environ 30 minutes. Expliquer au patient que s'il mâche rapidement et vigoureusement la gomme, des effets secondaires similaires à ceux provoqués par la consommation d'un nombre excessif de cigarettes peuvent se manifester : céphalées, étourdissements, nausées, salivation accrue, brûlures d'estomac et hoquet.
- Informer le patient que la gomme a un léger goût de tabac et de poivre. Le prévenir qu'au début, de nombreux patients trouvent que ce goût est désagréable et légèrement irritant pour la bouche, mais ces inconvénients disparaissent après plusieurs jours de traitement.
- Recommander au patient d'avoir de la gomme sur lui en tout temps pendant toute la durée du traitement.
- Recommander au patient de ne pas manger des aliments ni de boire des boissons acides (café, jus, vin, boissons gazeuses), 15 minutes avant de prendre une gomme de nicotine et pendant qu'il la mâche, pour ne pas entraver l'absorption de la nicotine par la muqueuse buccale.
- Les patients portant des prothèses dentaires peuvent habituellement mâcher cette gomme. Conseiller au patient de consulter le dentiste si la gomme adhère aux ponts.
- Expliquer au patient qu'il peut arrêter le traitement lorsque 1 ou 2 gommes par jour suffisent à satisfaire ses besoins en nicotine. Lui expliquer aussi que pour réduire graduellement la dose, en l'espace de 2 à 3 mois, il peut diminuer la dose quotidienne par une gomme ou plus, tous les 4 à 7 jours, réduire le temps de mâchage de chaque gomme de 30 à 10 à 15 minutes, pendant 4 à 7 jours et, ensuite, diminuer le nombre de gommes utilisées. Il peut aussi mâcher une ou plusieurs gommes sans sucre au lieu de gommes de nicotine, et augmenter ce nombre tous les 4 à 7 jours, ou encore remplacer une dose de 4 mg par une de 2 mg. Lui expliquer qu'il peut mettre en pratique n'importe laquelle de ces solutions ou toutes à la fois. La durée du traitement ne devrait pas dépasser 6 mois, en raison de la dépendance physique et psychologique qu'il peut entraîner. L'arrêt prématuré du

traitement peut entraîner les symptômes de sevrage suivants : anxiété, irritabilité, gêne gastro-intestinale, céphalées, somnolence ou besoin impérieux de tabac.

- Prévenir le patient qu'il ne doit pas avaler la gomme.
- Expliquer au patient qu'il doit envelopper la gomme avant de la jeter pour éviter tout risque d'ingestion par un enfant ou par un animal. Lui conseiller de communiquer immédiatement avec le centre antipoison, le service d'urgence ou un professionnel de la santé si un enfant a avalé la gomme.
- Insister sur le fait qu'il faut arrêter le traitement par la gomme et prévenir un professionnel de la santé en cas de grossesse.

Timbre transdermique :

- Expliquer au patient le mode d'emploi du timbre. Appliquer le timbre à la même heure tous les jours. Garder le timbre dans son sachet scellé jusqu'au moment de l'utilisation. Appliquer sur la partie supérieure du bras ou sur le torse ; la surface de la peau doit être propre et sèche, sans poils, résidus d'huile, cicatrices, coupures, brûlures ou irritation. Presser fortement le timbre avec la paume de la main, pendant 10 secondes, particulièrement sur les bordures, afin d'assurer une bonne adhérence. On peut porter le timbre pendant la douche, le bain ou la baignade. Appliquer un nouveau timbre si le premier se détache ou tombe. Se laver les mains à l'eau après avoir manipulé le timbre ; le savon augmente l'absorption de la nicotine. Il ne faut pas essayer de diminuer la dose, en coupant le timbre. Ne pas coller le timbre toujours au même endroit, mais plutôt alterner les endroits où on l'applique. Pour mettre au rebut le timbre, le plier pour coller ensemble les deux côtés de la surface adhésive et le replacer dans le sachet protecteur ou dans du papier d'aluminium ; le garder hors de la portée des enfants.
- Expliquer au patient que les rougeurs, les démangeaisons et la sensation de brûlure de la peau disparaissent habituellement dans l'heure qui suit la pose du timbre. Si des signes de réactions allergiques (urticaire, rash généralisé) ou des réactions cutanées locales persistantes (érythème grave, prurit, œdème) se manifestent, recommander au patient de les signaler à un professionnel de la santé et de ne pas appliquer un nouveau timbre.
- Prévenir le patient que la nicotine peut parfois provoquer de la somnolence ou des étourdissements. Lui conseiller de ne pas conduire et d'éviter les activités qui exigent sa vigilance jusqu'à ce qu'on ait la certitude que le médicament n'entraîne pas ces effets chez lui.

VÉRIFICATION DE L'EFFICACITÉ THÉRAPEUTIQUE

L'efficacité du traitement peut être démontrée par : l'abandon de la cigarette ■ la diminution des symptômes de sevrage nicotinique chez les patients participant à un programme surveillé d'abandon de l'usage du tabac. Le traitement par la gomme et l'inhalateur de nicotine ne doit pas se prolonger au-delà de 6 mois ; chez la plupart des patients le sevrage devrait être graduel, après 3 mois de traitement. Si le patient est incapable de cesser de fumer après 4 semaines de traitement, il ne devrait plus utiliser le timbre transdermique ou l'inhalateur, car il est peu probable qu'il puisse cesser l'usage du tabac pendant cette cure-là. La durée du traitement par le timbre transdermique ne devrait pas dépasser 20 semaines. Il a été démontré qu'un traitement par vaporisateur nasal d'une durée de plus de 3 mois n'a pas entraîné de meilleurs résultats.

N

NIFÉDIPINE

Adalat, Apo-Nifed, Gen-Nifedipine, Novo-Nifedin, Nu-Nifed, Nu-Nifedipine, PMS-Nifedipine

CLASSIFICATION :

Antiangineux, antihypertenseur (bloqueur des canaux calciques)

Grossesse – catégorie C

INDICATIONS

Traitement de : l'hypertension (comprimés à libération prolongée seulement) ■ l'angine de poitrine ■ l'angine vasospastique (préparation à libération immédiate seulement).

MÉCANISME D'ACTION

Inhibition de la pénétration des ions calcium dans les cellules du myocarde et des muscles lisses vasculaires, ce qui entraîne l'inhibition du couplage excitation-contraction et de la contraction suivante. ***Effets thérapeutiques :*** Vasodilatation systémique entraînant une chute de la pression artérielle ■ Vasodilatation coronarienne se traduisant par une diminution de la fréquence et de la gravité des crises d'angine.

PHARMACOCINÉTIQUE

Absorption : Bonne absorption par suite de l'administration par voie orale, mais des quantités importantes sont rapidement métabolisées, ce qui entraîne une biodisponibilité réduite (de 45 à 70 %). La biodisponibilité des préparations à libération prolongée (formes PA et XL) est accrue (80 %).

Distribution : Inconnue.

Liaison aux protéines : De 92 à 98 %.

Métabolisme et excrétion : La nifédipine est métabolisée en grande partie par le foie.

Demi-vie : De 2 à 5 heures.

CONTRE-INDICATIONS ET PRÉCAUTIONS/ MISES EN GARDE

Contre-indications : Hypersensibilité ■ Collapsus cardiovasculaire ■ Pression artérielle < 90 mm Hg ■ Infarctus du myocarde (préparation à libération immédiate) ■ Grossesse, allaitement.

Précautions/mises en garde : Syndrome de dysfonctionnement sinusal ■ Bloc AV du 2e et du 3e degré (sauf en présence d'un stimulateur cardiaque) ■ Insuffisance hépatique grave (il est recommandé de réduire la dose) ■ Antécédents de porphyrie ■ Personnes âgées (il est recommandé de réduire la dose ; risque accru d'hypotension) ■ Insuffisance rénale grave (il peut s'avérer nécessaire de réduire la dose) ■ Antécédents d'arythmies ventriculaires graves ou d'insuffisance cardiaque ■ Enfants (l'innocuité du médicament n'a pas été établie).

RÉACTIONS INDÉSIRABLES ET EFFETS SECONDAIRES

SNC : céphalées, rêves bizarres, anxiété, confusion, étourdissements, somnolence, agitation, nervosité, troubles psychiatriques, faiblesse.

ORLO : vision trouble, perte d'équilibre, épistaxis, acouphènes.

Resp. : toux, dyspnée, essoufflement.

CV : ARYTHMIES, INSUFFISANCE CARDIAQUE, œdème périphérique, bradycardie, douleurs thoraciques, hypotension, palpitations, syncope, tachycardie.

GI : résultats anormaux aux tests d'exploration fonctionnelle hépatique, anorexie, constipation, diarrhée, sécheresse de la bouche (xérostomie), dysgueusie, dyspepsie, nausées, vomissements.

GU : dysurie, nycturie, polyurie, dysfonctionnement sexuel, mictions fréquentes.

Tég. : bouffées vasomotrices, dermatite, érythème polymorphe, sécrétion accrue de sueur, photosensibilité, prurit/urticaire, rash.

End. : gynécomastie, hyperglycémie.

Hémat. : anémie, leucopénie, thrombocytopénie.

Métab. : gain pondéral.

Loc. : rigidité des articulations, crampes musculaires.

SN : paresthésie, tremblements.

Divers : SYNDROME DE STEVENS-JOHNSON, hyperplasie gingivale.

INTERACTIONS

Médicament-médicament : Risque d'hypotension additive lors de l'administration concomitante de **fentanyl**, d'autres **antihypertenseurs**, de **dérivés nitrés** et de **quinidine** ou lors de la consommation de grandes quantités d'**alcool** ■ Les effets antihypertenseurs peuvent être réduits lors de l'usage concomitant d'**anti-inflammatoires non stéroïdiens** ■ La nifédipine peut élever les concentrations de **digoxine** et augmenter le risque de toxicité ■ Risque accru de bradycardie, d'anomalies de conduction ou d'insuffisance cardiaque lors de l'administration concomitante de **bêta-bloquants**, de **digoxine**, de **disopyramide** ou de **phénytoïne** ■ La **cimétidine** et le **propranolol** peuvent ralentir le métabolisme de la nifédipine et augmenter le risque de toxicité ■ La nifédipine peut ralentir le métabolisme de la **cyclosporine**, de la **prazosine**, de la **quinidine** ou de la **carbamazépine** et augmenter le risque de toxicité.

Médicament-aliments : Le **jus de pamplemousse** élève les concentrations sanguines de nifédipine.

VOIES D'ADMINISTRATION ET POSOLOGIE

PO (adultes) : ***Capsules à libération immédiate – angine :*** de 10 à 20 mg, 3 fois par jour (ne pas dépasser 120 mg par jour). ***Comprimés à libération prolongée (PA) – hypertension :*** de 10 à 20 mg, 2 fois par jour (ne pas dépasser 80 mg par jour). ***Comprimés à libération prolongée (XL – hypertension ou angine) :*** de 30 à 60 mg, 1 fois par jour (ne pas dépasser 90 mg par jour).

Voie sublinguale (adultes) : 10 mg ; on peut répéter l'administration 15 minutes plus tard (usage non approuvé).

PRÉSENTATION (version générique disponible)

Capsules : 5 mg^Pr, 10 mg^Pr ■ **Comprimés à libération prolongée (PA ou 2 fois par jour) :** 10 mg^Pr, 20 mg^Pr ■

Comprimés à libération prolongée (XL ou 1 fois par jour): 20 mg^{Pr}, 30 mg^{Pr}, 60 mg^{Pr}.

PHARMACODYNAMIE

	DÉBUT D'ACTION	PIC	DURÉE
PO	20 min	inconnu	6 – 8 h
PO – LP† (XL)	Inconnu	1 h	24 h

† LP = libération prolongée.

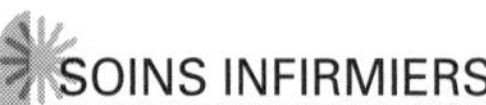

SOINS INFIRMIERS

ÉVALUATION DE LA SITUATION

- Mesurer la pression artérielle et le pouls avant l'administration initiale, au cours de l'adaptation de la posologie et à intervalles réguliers pendant toute la durée du traitement. SUIVRE L'ÉCG À INTERVALLES RÉGULIERS PENDANT TOUTE LA DURÉE DU TRAITEMENT PROLONGÉ.
- Effectuer le bilan quotidien des ingesta et des excreta et peser le patient tous les jours. Rester à l'affût des signes d'insuffisance cardiaque (œdème périphérique, râles ou crépitations, dyspnée, gain pondéral, turgescence des jugulaires).
- Chez les patients recevant des dérivés digitaliques et la nifédipine en concomitance, noter régulièrement les concentrations sériques du dérivé digitalique et suivre de près les signes et les symptômes de toxicité digitalique.

Angine: Déterminer le siège, la durée et l'intensité de la douleur angineuse, ainsi que les facteurs qui la déclenchent.

Tests de laboratoire:

- Les concentrations totales de calcium sérique ne sont pas modifiées par les bloqueurs des canaux calciques.
- Noter, à intervalles réguliers, les concentrations sériques de potassium. L'hypokaliémie augmente le risque d'arythmies et devrait être traitée.
- Examiner à intervalles réguliers les résultats des tests d'exploration fonctionnelle hépatique et rénale chez les patients qui suivent un traitement prolongé. Après plusieurs jours de traitement, les concentrations d'enzymes hépatiques peuvent augmenter; elles reviennent à la normale après l'arrêt du traitement.
- La nifédipine peut positiver les titres des anticorps antinucléaires (ANA) et les résultats des tests de Coombs directs.

DIAGNOSTICS INFIRMIERS POSSIBLES

- Débit cardiaque diminué (Indications).
- Douleur aiguë (Indications).
- Connaissances insuffisantes sur le traitement médicamenteux (Enseignement au patient et à ses proches).

INTERVENTIONS INFIRMIÈRES

PO:

- La nifédipine peut être administrée sans égard aux repas. On peut l'administrer avec des aliments si l'irritation gastrique devient gênante.
- Il ne faut pas ouvrir, écraser, briser ou mâcher les préparations à libération prolongée. Il ne faut pas s'inquiéter des capsules vides qui se retrouvent dans les selles.
- Ne pas servir au patient du jus de pamplemousse et la nifédipine en concomitance.

Voie sublinguale: Percer la capsule à l'aide d'une aiguille stérile et la comprimer pour en expulser le contenu dans la cavité buccale. La dose est identique à celle administrée par voie orale. On a noté que pour traiter une crise hypertensive il est tout aussi utile de mâcher les capsules que de les administrer par voie sublinguale (usage non approuvé).

ENSEIGNEMENT AU PATIENT ET À SES PROCHES

- Conseiller au patient de suivre scrupuleusement la posologie recommandée même s'il se sent bien. S'il n'a pu prendre le médicament au moment habituel, il doit le prendre aussitôt que possible, à moins que ce ne soit presque l'heure prévue pour la dose suivante. Le prévenir qu'il ne doit jamais remplacer une dose manquée par une double dose. Avant d'arrêter complètement le traitement à la nifédipine, il faudrait probablement diminuer la dose graduellement.
- Montrer au patient comment mesurer son pouls. Lui conseiller de communiquer avec un professionnel de la santé si sa fréquence cardiaque est < 50 battements/minute.
- Recommander au patient de changer lentement de position pour réduire le risque d'hypotension orthostatique.
- Prévenir le patient que la nifédipine peut parfois provoquer de la somnolence ou des étourdissements. Lui conseiller de ne pas conduire et d'éviter les activités qui exigent sa vigilance jusqu'à ce qu'on ait la certitude que le médicament n'entraîne pas ces effets chez lui.
- Expliquer au patient qu'il est important de pratiquer une bonne hygiène dentaire et de

consulter fréquemment le dentiste pour se faire nettoyer les dents afin de prévenir la sensibilité, le saignement ou l'hyperplasie des gencives.

- Conseiller au patient de ne pas boire d'alcool et de consulter un professionnel de la santé avant de prendre des médicaments en vente libre, surtout des préparations contre le rhume, en même temps que la nifédipine.
- Recommander au patient de communiquer avec un professionnel de la santé si les symptômes suivants se manifestent : battements cardiaques irréguliers, dyspnée, enflure des mains et des pieds, étourdissements prononcés, nausées, constipation, hypotension ou céphalées graves ou persistantes.
- Recommander au patient d'utiliser des écrans solaires et de porter des vêtements protecteurs afin de prévenir les réactions de photosensibilité.

Angine :

- Inciter le patient qui suit simultanément un traitement par un dérivé nitré ou par un bêtabloquant à continuer de prendre les deux médicaments selon les recommandations du médecin et à prendre de la nitroglycérine sublinguale, selon les besoins, en cas de crise d'angine.
- Expliquer au patient qu'une crise d'angine peut survenir 30 minutes après l'administration de la nifédipine en raison d'une tachycardie réflexe. Cette réaction est habituellement passagère et ne dicte pas l'interruption du traitement.
- Recommander au patient de prévenir un professionnel de la santé si les douleurs thoraciques ne sont pas soulagées par le traitement, si elles s'aggravent ou si elles s'accompagnent de diaphorèse, ou encore s'il souffre d'essoufflements ou de céphalées persistantes.
- Conseiller au patient de s'informer auprès d'un professionnel de la santé des restrictions à respecter sur le plan de l'effort avant de s'engager dans un programme d'exercices.

Hypertension :

- Encourager le patient à appliquer les autres mesures permettant de maîtriser l'hypertension : perdre du poids, suivre un régime hyposodé, cesser de fumer, consommer de l'alcool avec modération, faire régulièrement de l'exercice, gérer le stress. Le prévenir que ce médicament stabilise la pression artérielle, mais ne guérit pas l'hypertension.
- Montrer au patient et à ses proches comment prendre la pression artérielle. Leur recommander de la mesurer toutes les semaines et de signaler tout changement important à un professionnel de la santé.

VÉRIFICATION DE L'EFFICACITÉ THÉRAPEUTIQUE

L'efficacité du traitement peut être démontrée par : une baisse de la pression artérielle ▪ une diminution de la fréquence et de la gravité des crises d'angine ▪ un moindre recours à des dérivés nitrés ▪ une meilleure tolérance à l'effort et un sentiment de mieux-être. ✳

NILUTAMIDE

Anandron

CLASSIFICATION :

Antinéoplasique (hormone de synthèse), antiandrogène non stéroïdien

Grossesse – catégorie C

INDICATIONS

Traitement du cancer métastatique de la prostate de stade D_2 (en association avec la castration chirurgicale).

MÉCANISME D'ACTION

Inhibition des effets des hormones androgènes (testostérone) au niveau cellulaire. ***Effets thérapeutiques :*** Ralentissement de la propagation du cancer de la prostate.

PHARMACOCINÉTIQUE

Absorption : Le médicament est rapidement et entièrement absorbé par suite de l'administration par voie orale.

Distribution : Inconnue.

Métabolisme et excrétion : Le nilutamide est surtout métabolisé par le foie ; deux métabolites possèdent une activité antiandrogène. Une fraction < 2 % est excrétée à l'état inchangé dans l'urine.

Demi-vie : De 41 à 49 heures.

CONTRE-INDICATIONS ET PRÉCAUTIONS/ MISES EN GARDE

Contre-indications : Hypersensibilité ▪ Insuffisance hépatique grave ▪ Insuffisance respiratoire grave ▪ Grossesse, allaitement et enfants.

Précautions/mises en garde : Antécédents de maladie hépatique ou d'alcoolisme ▪ Antécédents de problèmes respiratoires.

RÉACTIONS INDÉSIRABLES ET EFFETS SECONDAIRES

SNC : étourdissements.
ORLO : difficulté d'adaptation à l'obscurité, vision anormale.
Resp. : pneumonie interstitielle.
CV : hypertension.
GI : HÉPATOTOXICITÉ, constipation, hépatite, élévations des concentrations d'enzymes hépatiques, nausées.
Tég. : bouffées de chaleur, alopécie, transpiration.

INTERACTIONS

Médicament-médicament : Le nilutamide peut accentuer les effets de la **warfarine**, de la **phénytoïne** et de la **théophylline** ■ Le nilutamide peut entraîner une intolérance à l'**alcool**.

VOIES D'ADMINISTRATION ET POSOLOGIE

PO (adultes) : 300 mg, 1 fois par jour (avant le petit déjeuner), pendant 30 jours, puis 150 mg, 1 fois par jour.

PRÉSENTATION

Comprimés : 50 mg[Pr].

PHARMACODYNAMIE (effets antiandrogènes)

	DÉBUT D'ACTION	PIC	DURÉE
PO	rapide	inconnu	24 h

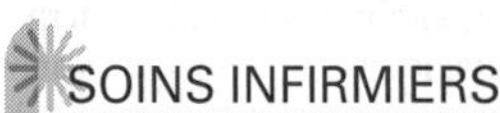

SOINS INFIRMIERS

ÉVALUATION DE LA SITUATION

Le patient devrait se soumettre à une radiographie thoracique avant le début du traitement. Suivre l'état du patient à la recherche des symptômes suivants de pneumonie interstitielle : dyspnée, aggravation d'une dyspnée préexistante. Si ces symptômes se manifestent, on devrait cesser l'administration de nilutamide jusqu'à ce que la cause en soit déterminée. La pneumonie interstitielle survient habituellement au cours des 3 premiers mois de traitement et elle est presque toujours réversible si le traitement est interrompu.

Tests de laboratoire :

- VÉRIFIER LES RÉSULTATS DES TESTS DE L'EXPLORATION FONCTIONNELLE HÉPATIQUE, AVANT LE TRAITEMENT ET TOUS LES 3 MOIS PENDANT TOUTE SA DURÉE. SI LES CONCENTRATIONS D'AST OU D'ALT SONT SUPÉRIEURES À 2 OU 3 FOIS LES VALEURS NORMALES, ON DEVRAIT INTERROMPRE LE TRAITEMENT.
- Le nilutamide peut entraîner l'hyperglycémie, une élévation des concentrations sériques de phosphatase alcaline, d'urée et de créatinine et la leucopénie.

DIAGNOSTICS INFIRMIERS POSSIBLES

- Risque d'accident (Effets secondaires).
- Connaissances insuffisantes sur le traitement médicamenteux (Enseignement au patient et à ses proches).

INTERVENTIONS INFIRMIÈRES

Le médicament peut être administré sans égard aux repas.

ENSEIGNEMENT AU PATIENT ET À SES PROCHES

- Conseiller au patient de suivre scrupuleusement la posologie recommandée. S'il n'a pu prendre le nilutamide au moment habituel, il doit le prendre aussitôt que possible, à moins que ce ne soit presque l'heure prévue pour la dose suivante. Le prévenir qu'il ne doit pas remplacer une dose manquée par une double dose.
- Prévenir le patient qu'il risque de connaître des problèmes d'adaptation à l'obscurité, d'où la difficulté de conduire la nuit ou de traverser des tunnels. Lui conseiller de porter des lunettes teintées pour minimiser cet effet.
- RECOMMANDER AU PATIENT DE SIGNALER IMMÉDIATEMENT AU MÉDECIN LES SIGNES ET LES SYMPTÔMES SUIVANTS : URINE FONCÉE, FATIGUE, DOULEURS ABDOMINALES, COLORATION JAUNE DES YEUX OU DE LA PEAU OU SYMPTÔMES GASTRO-INTESTINAUX INEXPLIQUÉS. L'HÉPATOTOXICITÉ DISPARAÎT HABITUELLEMENT LORS DE L'ARRÊT DU TRAITEMENT PAR LE NILUTAMIDE. TOUTEFOIS, ELLE PEUT S'AGGRAVER GRADUELLEMENT ET ÊTRE D'ISSUE FATALE, DICTANT UNE ATTENTION MÉDICALE IMMÉDIATE.

VÉRIFICATION DE L'EFFICACITÉ THÉRAPEUTIQUE

L'efficacité du traitement peut être démontrée par : le ralentissement de la propagation du cancer de la prostate.

N

NIMODIPINE

Nimotop

CLASSIFICATION :

Bloqueur des canaux calciques : traitement d'appoint de l'hémorragie sous-arachnoïdienne

Grossesse – catégorie C

INDICATIONS

Traitement d'appoint de l'hémorragie sous-arachnoïdienne.

MÉCANISME D'ACTION

Inhibition de la pénétration des ions calcium dans les cellules des muscles lisses vasculaires, ce qui entraîne l'inhibition du couplage excitation-contraction et de la contraction suivante ■ Vasodilatation périphérique puissante. ***Effets thérapeutiques :*** Prévention des spasmes vasculaires après une hémorragie sous-arachnoïdienne, ce qui entraîne moins de troubles neurologiques.

PHARMACOCINÉTIQUE

Absorption : Bonne absorption par suite de l'administration par voie orale, mais des quantités importantes sont métabolisées, ce qui entraîne une biodisponibilité réduite.

Distribution : La nimodipine traverse la barrière hémato-encéphalique ; pour le reste, la distribution est inconnue.

Liaison aux protéines : > 95 %.

Métabolisme et excrétion : La nimodipine est surtout métabolisée par le foie ; une fraction ≤ 10 % est excrétée à l'état inchangé par les reins.

Demi-vie : De 1 à 2 heures.

CONTRE-INDICATIONS ET PRÉCAUTIONS/ MISES EN GARDE

Contre-indications : Hypersensibilité.

Précautions/mises en garde : Syndrome de dysfonctionnement sinusal ■ Bloc AV du 2e et du 3e degré (sauf en présence d'un stimulateur cardiaque) ■ Pression artérielle < 90 mm Hg ■ Insuffisance hépatique grave (il est recommandé de réduire la dose) ■ Personnes âgées (il est recommandé de réduire la dose ; risque accru d'hypotension) ■ Insuffisance rénale grave ■ Antécédents d'arythmies ventriculaires graves ou d'insuffisance cardiaque ■ Grossesse, allaitement ou enfants (l'innocuité du médicament n'a pas été établie).

RÉACTIONS INDÉSIRABLES ET EFFETS SECONDAIRES

SNC : rêves bizarres, anxiété, confusion, étourdissements, somnolence, céphalées, nervosité, troubles psychiatriques, faiblesse.

ORLO : vision trouble, perte d'équilibre, épistaxis, acouphènes.

Resp. : toux, dyspnée.

CV : ARYTHMIES, INSUFFISANCE CARDIAQUE, bradycardie, douleurs thoraciques, hypotension, palpitations, œdème périphérique, syncope, tachycardie.

GI : résultats anormaux aux tests de l'exploration fonctionnelle hépatique, anorexie, constipation, diarrhée, sécheresse de la bouche (xérostomie), dysgueusie, dyspepsie, nausées, vomissements.

GU : dysurie, nycturie, polyurie, dysfonctionnement sexuel, mictions fréquentes.

Tég. : dermatite, érythème polymorphe, bouffées vasomotrices, sécrétion accrue de sueur, photosensibilité, prurit et urticaire, rash.

End. : gynécomastie, hyperglycémie.

Hémat. : anémie, leucopénie, thrombocytopénie.

Métab. : gain pondéral.

Loc. : rigidité des articulations, crampes musculaires.

SN : paresthésie, tremblements.

Divers : SYNDROME DE STEVENS-JOHNSON, hyperplasie gingivale.

INTERACTIONS

Médicament-médicament : Risque d'hypotension additive lors de l'administration concomitante de **fentanyl**, d'autres **antihypertenseurs**, de **dérivés nitrés** et de **quinidine** ou lors de la consommation de grandes quantités d'**alcool** ■ Risque accru de bradycardie, d'anomalies de conduction ou d'insuffisance cardiaque lors de l'administration concomitante de **bêta-bloquants**, de **digoxine**, de **disopyramide** ou de **phénytoïne**.

VOIES D'ADMINISTRATION ET POSOLOGIE

- **PO (adultes) :** 60 mg, toutes les 4 heures, pendant 21 jours ; le traitement devrait être amorcé dans les 96 heures qui suivent l'hémorragie sous-arachnoïdienne.
- **Insuffisance hépatique**

  PO (adultes) : 30 mg, toutes les 4 heures, pendant 21 jours ; le traitement devrait être amorcé dans les 96 heures qui suivent l'hémorragie sous-arachnoïdienne.

PRÉSENTATION

Capsules : 30 mg[Pr].

PHARMACODYNAMIE (vasodilatation)

	DÉBUT D'ACTION	PIC	DURÉE
PO	inconnu	1 h	4 h

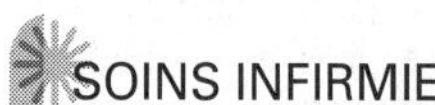

SOINS INFIRMIERS

ÉVALUATION DE LA SITUATION

- Évaluer l'état neurologique du patient (degré de conscience, mouvements) avant le traitement et à intervalles réguliers pendant toute sa durée.
- Mesurer la pression artérielle et le pouls avant l'administration initiale et à intervalles réguliers pendant toute la durée du traitement.
- EFFECTUER LE BILAN QUOTIDIEN DES INGESTA ET DES EXCRETA ET PESER LE PATIENT TOUS LES JOURS. RESTER À L'AFFÛT DES SIGNES D'INSUFFISANCE CARDIAQUE (ŒDÈME PÉRIPHÉRIQUE, RÂLES OU CRÉPITATIONS, DYSPNÉE, GAIN PONDÉRAL, TURGESCENCE DES JUGULAIRES).

Tests de laboratoire :

- Les concentrations totales de calcium sérique ne sont pas modifiées par les bloqueurs des canaux calciques.
- Noter, à intervalles réguliers, les concentrations sériques de potassium. L'hypokaliémie augmente le risque d'arythmies et devrait être traitée.
- Examiner à intervalles réguliers les résultats des tests d'exploration fonctionnelle hépatique et rénale. Après plusieurs jours de traitement, les concentrations d'enzymes hépatiques peuvent augmenter ; elles reviennent à la normale après l'arrêt du traitement.
- La nimodipine peut parfois entraîner une diminution du nombre de plaquettes.

DIAGNOSTICS INFIRMIERS POSSIBLES

- Irrigation tissulaire inefficace (Indications).
- Connaissances insuffisantes sur le traitement médicamenteux (Enseignement au patient et à ses proches).

INTERVENTIONS INFIRMIÈRES

- Amorcer le traitement dans les 96 heures qui suivent une hémorragie sous-arachnoïdienne et poursuivre l'administration toutes les 4 heures pendant 21 jours consécutifs.
- Si le patient ne peut avaler la capsule, on peut en perforer les deux extrémités à l'aide d'une aiguille stérile de calibre 18 et en aspirer le contenu dans une seringue. Verser ensuite dans de l'eau ou dans une sonde nasogastrique et rincer avec 30 mL de soluté physiologique.

ENSEIGNEMENT AU PATIENT ET À SES PROCHES

- Conseiller au patient de suivre scrupuleusement la posologie recommandée même s'il se sent bien. S'il n'a pu prendre le médicament au moment habituel, il doit le prendre aussitôt que possible, à moins que ce ne soit presque l'heure prévue pour la dose suivante. Le prévenir qu'il ne doit jamais remplacer une dose manquée par une double dose. Recommander au patient de changer lentement de position pour réduire le risque d'hypotension orthostatique.
- Prévenir le patient que la nimodipine peut parfois provoquer de la somnolence ou des étourdissements. Lui conseiller de ne pas conduire et d'éviter les activités qui exigent sa vigilance jusqu'à ce qu'on ait la certitude que le médicament n'entraîne pas ces effets chez lui.
- Conseiller au patient de ne pas boire d'alcool et de consulter un professionnel de la santé avant de prendre des médicaments en vente libre, surtout des préparations contre le rhume, en même temps que la nimodipine.
- RECOMMANDER AU PATIENT DE COMMUNIQUER AVEC UN PROFESSIONNEL DE LA SANTÉ SI LES SYMPTÔMES SUIVANTS SE MANIFESTENT : BATTEMENTS CARDIAQUES IRRÉGULIERS, DYSPNÉE, ENFLURE DES MAINS ET DES PIEDS, ÉTOURDISSEMENTS PRONONCÉS, NAUSÉES, CONSTIPATION, HYPOTENSION OU CÉPHALÉES GRAVES OU PERSISTANTES.
- Recommander au patient d'utiliser des écrans solaires et de porter des vêtements protecteurs afin de prévenir les réactions de photosensibilité.

VÉRIFICATION DE L'EFFICACITÉ THÉRAPEUTIQUE

L'efficacité du traitement peut être démontrée par : une amélioration des troubles neurologiques attribuables au vasospasme qui suit une hémorragie sous-arachnoïdienne.

NISOLDIPINE

Ce médicament n'est pas commercialisé au Canada.

CLASSIFICATION :

Antihypertenseur (bloqueur des canaux calciques)

Grossesse – catégorie C

INDICATIONS

Traitement de l'hypertension.

MÉCANISME D'ACTION

Inhibition de la pénétration des ions calcium dans les cellules des muscles lisses vasculaires, ce qui entraîne l'inhibition de la vasoconstriction et de la dilatation des artérioles. ***Effets thérapeutiques :*** Vasodilatation systémique entraînant une chute de la pression artérielle.

PHARMACOCINÉTIQUE

Absorption : Bonne absorption (87 %) par suite de l'administration par voie orale, mais des quantités importantes sont rapidement métabolisées dans la paroi intestinale, ce qui entraîne une biodisponibilité de 5 %.

Distribution : Inconnue.

Métabolisme et excrétion : La nisoldipine est fortement métabolisée.

Demi-vie : De 7 à 12 heures.

N

CONTRE-INDICATIONS ET PRÉCAUTIONS/ MISES EN GARDE

Contre-indications : Hypersensibilité ▪ Risque de sensibilité croisée avec un autre bloqueur des canaux calciques.

Précautions/mises en garde : Insuffisance cardiaque ou dysfonctionnement ventriculaire gauche ▪ Insuffisance hépatique (il peut s'avérer nécessaire de réduire la dose) ▪ Personnes âgées (il peut s'avérer nécessaire de réduire la dose) ▪ Coronaropathie (risque de déclenchement d'une crise d'angine) ▪ Grossesse, allaitement ou enfants (l'innocuité du médicament n'a pas été établie).

RÉACTIONS INDÉSIRABLES ET EFFETS SECONDAIRES

SNC : céphalées, étourdissements.

ORLO : pharyngite, sinusite.

CV : œdème périphérique, douleurs thoraciques, hypotension, palpitations.

GI : nausées.

Tég. : rash.

INTERACTIONS

Médicament-médicament : Risque d'hypotension additive lors de l'administration concomitante d'autres **antihypertenseurs** et de **dérivés nitrés** ou lors de la consommation de grandes quantités d'**alcool** ▪ Les effets antihypertenseurs peuvent être réduits lors de l'usage concomitant d'**anti-inflammatoires non stéroïdiens**.

Médicament-aliments : Le **jus de pamplemousse** élève de façon marquée les concentrations sanguines de nisoldipine et en accentue les effets ; il faudrait donc éviter d'en consommer pendant ce traitement ▪ On devrait éviter de prendre la nislodipine en même temps qu'un **repas riche en matières grasses**, en raison du risque d'élévation des concentrations sanguines de médicament.

VOIES D'ADMINISTRATION ET POSOLOGIE

PO (adultes) : Initialement, 20 mg par jour en une seule dose ; on peut majorer cette dose de 10 mg par jour, tous les 7 jours, jusqu'à concurrence de 60 mg par jour (écart posologique habituel : de 20 à 40 mg par jour).

PRÉSENTATION

Ce médicament n'est pas commercialisé au Canada.

PHARMACODYNAMIE (effets antihypertenseurs)

	Début d'action	Pic	Durée
PO	inconnu	6 – 12 h	24 h

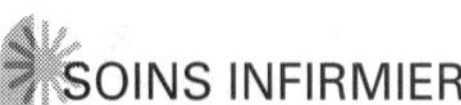

SOINS INFIRMIERS

ÉVALUATION DE LA SITUATION

- Mesurer la pression artérielle et le pouls avant l'administration initiale, au cours de l'adaptation de la posologie et à intervalles réguliers pendant toute la durée du traitement. Suivre l'ÉCG à intervalles réguliers pendant toute la durée du traitement prolongé.
- Effectuer le bilan quotidien des ingesta et des excreta et peser le patient tous les jours. Rester à l'affût des signes d'insuffisance cardiaque (œdème périphérique, râles ou crépitations, dyspnée, gain pondéral, turgescence des jugulaires).

Tests de laboratoire : Les concentrations totales de calcium sérique ne sont pas modifiées par les bloqueurs des canaux calciques.

DIAGNOSTICS INFIRMIERS POSSIBLES

- Débit cardiaque diminué (Indications).
- Connaissances insuffisantes sur le traitement médicamenteux (Enseignement au patient et à ses proches).

INTERVENTIONS INFIRMIÈRES

- Éviter l'administration de la nisoldipine dans l'heure qui suit la consommation d'un repas riche en matières grasses ou d'un jus de pamplemousse.
- Il ne faut pas écraser, briser ni mâcher les comprimés.

ENSEIGNEMENT AU PATIENT ET À SES PROCHES

- Conseiller au patient de suivre scrupuleusement la posologie recommandée même s'il se sent bien. S'il n'a pu prendre le médicament au moment habituel, il doit le prendre aussitôt que possible, à moins que ce ne soit presque l'heure prévue pour la dose suivante. Le prévenir qu'il ne doit jamais remplacer une dose manquée par une double dose. Avant d'arrêter complètement le traitement à la nisoldipine, il faudrait probablement diminuer la dose graduellement.
- Encourager le patient à appliquer les autres mesures permettant de maîtriser l'hypertension: perdre du poids, suivre un régime hyposodé, cesser de fumer, consommer de l'alcool avec modération, faire régulièrement de l'exercice, gérer le stress. Le prévenir que ce médicament stabilise la pression artérielle, mais ne guérit pas l'hypertension.
- Montrer au patient et à ses proches comment prendre la pression artérielle. Leur recommander de la mesurer toutes les semaines et de signaler tout changement important à un professionnel de la santé.
- Recommander au patient de changer lentement de position pour réduire le risque d'hypotension orthostatique.
- Prévenir le patient que la nisoldipine peut parfois provoquer des étourdissements. Lui conseiller de ne pas conduire et d'éviter les activités qui exigent sa vigilance jusqu'à ce qu'on ait la certitude que le médicament n'entraîne pas cet effet chez lui.
- Conseiller au patient de ne pas boire d'alcool et de consulter un professionnel de la santé avant de prendre des médicaments en vente libre, surtout des préparations contre le rhume, en même temps que la nisoldipine.
- Recommander au patient de communiquer avec un professionnel de la santé si les symptômes suivants se manifestent: battements cardiaques irréguliers, dyspnée, enflure des mains et des pieds, étourdissements prononcés, nausées, constipation, hypotension ou céphalées graves ou persistantes.

VÉRIFICATION DE L'EFFICACITÉ THÉRAPEUTIQUE

L'efficacité du traitement peut être démontrée par: une baisse de la pression artérielle. ✳

NITROFERRICYANIDE SODIQUE, voir Nitroprusside

NITROFURANTOÏNE

Apo-Nitrofurantoin, Macrobid, Macrodantin, Novo-Furantoin

CLASSIFICATION:

Anti-infectieux, antibactérien des voies urinaires

Grossesse – catégorie B

N

INDICATIONS

Traitement des infections urinaires dues aux microorganismes sensibles. La nitrofurantoïne n'est pas efficace dans le traitement des infections bactériennes systémiques ■ Traitement suppressif de longue durée des infections des voies urinaires.

MÉCANISME D'ACTION

Inhibition des enzymes bactériennes. ***Effets thérapeutiques:*** Action bactéricide ou bactériostatique contre les micro-organismes sensibles. **Spectre d'action:** Cet agent agit contre de nombreux micro-organismes à Gram négatif et contre certains micro-organismes à Gram positif, notamment: *Citrobacter* ■ *Corynebacterium* ■ *Enterobacter* ■ *Escherichia coli* ■ *Klebsiella* ■ *Neisseria* ■ *Salmonella* ■ *Shigella* ■ *Staphylococcus aureus* ■ *Staphylococcus epidermitis* ■ *Enterococcus*.

PHARMACOCINÉTIQUE

Absorption: Par suite de l'administration par voie orale, l'absorption est rapide. L'absorption est plus lente, mais plus complète lors de l'administration de la préparation contenant des macrocristaux (Macrodantin).

Distribution : L'agent traverse le placenta et pénètre dans le lait maternel.

Métabolisme et excrétion : La nitrofurantoïne est en partie métabolisée par le foie. Une fraction de 30 à 50 % est excrétée à l'état inchangé par les reins.

Demi-vie : 20 minutes (prolongée en cas d'insuffisance rénale).

CONTRE-INDICATIONS ET PRÉCAUTIONS/ MISES EN GARDE

Contre-indications : Hypersensibilité ▪ Oligurie ou anurie ▪ Carence en glucose-6-phosphate-déshydrogénase (G-6-PD) ▪ Nouveau-nés < 1 mois et grossesse près du terme (risque accru d'anémie hémolytique chez le nouveau-né).

Précautions/mises en garde : Patients diabétiques ou débilités (risque accru de neuropathie) ▪ Grossesse et allaitement (antécédents d'utilisation sans danger pendant la grossesse même si l'innocuité du médicament n'a pas été établie ; l'allaitement peut entraîner l'hémolyse chez les nourrissons présentant une carence en G-6-PD).

RÉACTIONS INDÉSIRABLES ET EFFETS SECONDAIRES

N

SNC : étourdissements, somnolence, céphalées.
ORLO : nystagmus.
Resp. : pneumopathie inflammatoire.
CV : douleurs thoraciques.
GI : COLITE PSEUDOMEMBRANEUSE, anorexie, nausées, vomissements, douleurs abdominales, diarrhée, hépatite médicamenteuse.
GU : urine de couleur rouille ou brune.
Tég. : photosensibilité.
Hémat. : dyscrasie, anémie hémolytique.
SN : neuropathie périphérique.
Divers : réactions d'hypersensibilité.

INTERACTIONS

Médicament-médicament : Le **probénécide** et la **sulfinpyrazone**, administrés en concomitance, empêchent l'atteinte de fortes concentrations dans l'urine et peuvent diminuer l'efficacité de la nitrofurantoïne ▪ Les **antiacides** peuvent réduire l'absorption de la nitrofurantoïne ▪ Risque accru de neurotoxicité lors de l'administration de **médicaments neurotoxiques** ▪ Risque accru d'hépatotoxicité lors de l'administration de **médicaments hépatotoxiques** ▪ Risque accru de pneumopathie inflammatoire lors de l'administration de **médicaments entraînant une toxicité pulmonaire**.

VOIES D'ADMINISTRATION ET POSOLOGIE

PO (adultes) : *Infection en évolution* – de 50 à 100 mg, 4 fois par jour, *ou* 100 mg, toutes les 12 heures (sous forme de préparation à libération prolongée). *Traitement suppressif de longue durée* – de 50 à 100 mg, en une seule dose, le soir.

PO (enfants > 1 mois) : *Infection en évolution* – de 5 mg à 7 mg/kg/jour, en doses fractionnées, administrées 4 fois par jour. *Traitement suppressif de longue durée* – 1 mg/kg/jour, en une seule dose ou en 2 doses fractionnées.

PRÉSENTATION (version générique disponible)

Comprimés : 50 mg[Pr], 100 mg[Pr] ▪ **Capsules :** 50 mg[Pr], 100 mg[Pr] ▪ **Capsules à libération prolongée :** 100 mg[Pr].

PHARMACODYNAMIE (concentrations urinaires)

	Début d'action	Pic	Durée
PO	inconnu	30 min	6 – 12 h

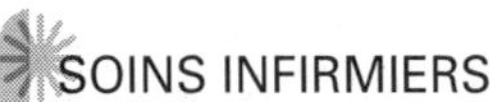

SOINS INFIRMIERS

ÉVALUATION DE LA SITUATION

- Avant le traitement et à intervalles réguliers pendant toute sa durée, suivre de près les signes et les symptômes suivants d'infection urinaire : mictions fréquentes, besoin impérieux d'uriner, mictions qui s'accompagnent de douleurs ou de brûlures, fièvre, urine trouble ou nauséabonde.
- Prélever des échantillons pour la mise en cultures et les antibiogrammes avant l'administration du médicament et pendant toute la durée du traitement.
- Effectuer le bilan des ingesta et des excreta. Signaler tout écart important.

Tests de laboratoire :

- Suivre de près la numération globulaire chez les patients soumis à un traitement de longue durée.
- La nitrofurantoïne peut entraîner l'élévation de la glycémie et des concentrations sériques de bilirubine, de phosphatase alcaline, d'urée et de créatinine.

DIAGNOSTICS INFIRMIERS POSSIBLES

- Risque d'infection (Indications).

- Connaissances insuffisantes sur le traitement médicamenteux (Enseignement au patient et à ses proches).

INTERVENTIONS INFIRMIÈRES

- Administrer la nitrofurantoïne avec des aliments ou du lait pour réduire l'irritation gastro-intestinale, pour retarder et intensifier l'absorption, pour augmenter les concentrations maximales et pour prolonger la durée des concentrations thérapeutiques dans l'urine.
- Ne pas écraser les comprimés ; ne pas ouvrir les capsules à libération prolongée.

ENSEIGNEMENT AU PATIENT ET À SES PROCHES

- Prévenir le patient qu'il doit prendre le médicament à intervalles réguliers, 24 heures sur 24, exactement comme il lui a été prescrit. S'il n'a pas pu le prendre au moment habituel, il doit le faire dès que possible et prendre la dose suivante en l'espaçant de 2 à 4 heures. Lui recommander de ne pas sauter de dose ni de remplacer une dose manquée par une double dose.
- Prévenir le patient que la nitrofurantoïne peut parfois provoquer des étourdissements et de la somnolence. Lui conseiller de ne pas conduire et d'éviter les activités qui exigent sa vigilance jusqu'à ce qu'on ait la certitude que le médicament n'entraîne pas ces effets chez lui.
- Prévenir le patient que son urine peut virer au jaune rouille ou au brun, mais que ce changement de couleur n'a aucun effet sur le plan clinique.
- Conseiller au patient de prévenir un professionnel de la santé si les symptômes suivants se manifestent : fièvre, frissons, toux, douleurs thoraciques, dyspnée, rash, engourdissements ou picotements au niveau des doigts et des orteils ou gêne gastro-intestinale intolérable. Recommander au patient d'informer également un professionnel de la santé si les signes suivants de surinfection se manifestent : urine laiteuse et nauséabonde, irritation périnéale, dysurie.
- CONSEILLER AU PATIENT DE PRÉVENIR UN PROFESSIONNEL DE LA SANTÉ EN CAS DE FIÈVRE OU DE DIARRHÉE, PARTICULIÈREMENT SI SES SELLES CONTIENNENT DU SANG, DU PUS OU DU MUCUS. LE PRÉVENIR QU'IL NE DOIT RIEN PRENDRE POUR TRAITER LA DIARRHÉE AVANT D'AVOIR CONSULTÉ UN PROFESSIONNEL DE LA SANTÉ.
- Inciter le patient à prévenir un professionnel de la santé s'il ne note aucune amélioration quelques jours après le début du traitement.

VÉRIFICATION DE L'EFFICACITÉ THÉRAPEUTIQUE

L'efficacité du traitement peut être démontrée par : la disparition des signes et des symptômes d'infection ; le traitement doit être maintenu pendant un minimum de 7 jours et pendant au moins 3 jours de plus après que l'urine est devenue stérile ■ la diminution de la fréquence des infections lors d'un traitement suppressif prolongé. ✳

NITROGLYCÉRINE

capsules à libération prolongée
Ce médicament n'est pas commercialisé au Canada.

comprimés à libération prolongée
Nitrong SR

comprimés sublingaux
Nitrostat

comprimés transmuqueux à libération prolongée
Ce médicament n'est pas commercialisé au Canada.

pommade
Nitrol

pulvérisateur lingual
Gen-Nitro SL, Nitrolingual

solution intraveineuse
Nitroject

timbre transdermique
Minitran, Nitro-Dur, Transderm-Nitro, Trinipatch

CLASSIFICATION :
Antiangineux (dérivé nitré et nitrate), vasodilatateur coronarien
Grossesse – catégorie C

INDICATIONS

Pulvérisateur lingual, comprimés sublinguaux : Traitement de courte durée et prophylaxie de l'angine de poitrine ■ **Comprimés à libération prolongée, pommade, timbre transdermique :** Traitement prophylactique prolongé de l'angine de poitrine ■ **IV :** Traitement d'appoint de l'infarctus aigu du myocarde ■ Traitement de l'angine de poitrine chez les patients

N

qui ne répondent pas aux traitements classiques ■ Induction d'une hypotension contrôlée pendant une intervention chirurgicale.

MÉCANISME D'ACTION

Augmentation du débit coronarien par dilatation des artères coronaires et par amélioration de l'irrigation des territoires ischémiés par la circulation collatérale ■ Vasodilatation (la vasodilatation veineuse est plus importante que la vasodilatation artérielle) ■ Diminution de la pression et du volume télédiastoliques du ventricule gauche (précharge) ■ Réduction de la consommation d'oxygène par le myocarde. ***Effets thérapeutiques:*** Soulagement ou prévention des crises d'angine ■ Élévation du débit cardiaque ■ Diminution de la pression artérielle.

PHARMACOCINÉTIQUE

Absorption: Bonne absorption par suite de l'administration par les voies orale, transmuqueuse et sublinguale. La nitroglycérine est également absorbée par la peau. La nitroglycérine administrée par voie orale est rapidement métabolisée, ce qui en réduit la biodisponibilité.

Distribution: Inconnue.

Métabolisme et excrétion: Le médicament est rapidement et presque entièrement métabolisé par le foie. Il est également métabolisé par les enzymes du sang.

Demi-vie: De 1 à 4 minutes.

CONTRE-INDICATIONS ET PRÉCAUTIONS/ MISES EN GARDE

Contre-indications: Hypersensibilité ■ Anémie grave ■ Infarctus précoce du myocarde ■ Hypotension ou hypovolémie non corrigées ■ Tamponnade cardiaque ■ Péricardite constrictive ■ Traumatisme crânien ou hémorragie cérébrale ■ Usage concomitant de sildénafil.

Précautions/mises en garde: Intolérance à l'alcool (doses IV importantes seulement) ■ Glaucome ■ Myocardiopathie hypertrophique ■ Insuffisance hépatique grave ■ Malabsorption ou hypermotilité (PO) ■ Pression capillaire pulmonaire normale ou basse (IV) ■ Cardioversion (retirer le timbre transdermique au préalable) ■ Grossesse (risque d'altération de la circulation materno-fœtale) ■ Enfants ou allaitement (l'innocuité du médicament n'a pas été établie).

RÉACTIONS INDÉSIRABLES ET EFFETS SECONDAIRES

SNC: étourdissements, céphalées, appréhension, agitation, faiblesse.

ORLO: vision trouble.

CV: hypotension, tachycardie, syncope.

GI: douleurs abdominales, nausées, vomissements.

Tég.: dermatite de contact (timbre transdermique ou pommade).

Divers: intoxication à l'alcool (doses IV importantes seulement), tolérance croisée, bouffées vasomotrices, tolérance aux effets du médicament.

INTERACTIONS

Médicament-médicament: L'UTILISATION CONCOMITANTE DE DÉRIVÉS NITRÉS, QUELS QU'ILS SOIENT, ET DE **SILDÉNAFIL** ACCROÎT LE RISQUE D'HYPOTENSION GRAVE QUI POURRAIT MENER À UNE ISSUE FATALE; L'ADMINISTRATION SIMULTANÉE EST DONC CONTRE-INDIQUÉE ■ Hypotension additive lors de l'administration concomitante d'**antihypertenseurs**, de **bêta-bloquants**, de **bloqueurs des canaux calciques**, d'**halopéridol** et de **phénothiazines** ou lors de la consommation de grandes quantités d'**alcool** ■ Les **agents dotés de propriétés anticholinergiques** (**antidépresseurs tricycliques**, **antihistaminiques**, **phénothiazines**) peuvent diminuer l'absorption de la nitroglycérine administrée par voie sublinguale ou transmuqueuse ou en pulvérisateur.

VOIES D'ADMINISTRATION ET POSOLOGIE

Voie sublinguale (adultes): De 0,3 à 0,6 mg; en cas de crise aiguë, on peut répéter l'administration de cette dose toutes les 5 minutes, pendant 15 minutes. On peut administrer un comprimé en prophylaxie, de 5 à 10 minutes avant que le patient entreprenne des activités pouvant déclencher une crise aiguë.

Aérosol périlingual (adultes): 1 ou 2 vaporisations (ne pas inhaler); on peut répéter les vaporisations toutes les 5 minutes, pendant 15 minutes.

PO (adultes): *Comprimés à libération prolongée* – de 2,6 à 5,2 mg, 3 fois par jour.

IV (adultes): 5 µg/minute; augmenter par paliers de 5 µg/minute, toutes les 3 à 5 minutes, jusqu'à concurrence de 20 µg/minute, puis par paliers de 10 à 20 µg/minute (la dose doit être déterminée par les paramètres hémodynamiques).

Timbre transdermique, pommade (adultes): *Pommade* – de 1,25 à 10 cm (2,5 cm ≅ 15 mg), toutes les 3 à 8 heures (jusqu'à concurrence de 12,5 cm ou d'une application toutes les 4 heures). *Timbre transdermique* – de 0,2 à 0,6 mg/heure jusqu'à concurrence de 0,8 mg/heure. Le timbre devrait être porté de 12 à 14 heures par jour.

PRÉSENTATION (version générique disponible)

Comprimés à libération prolongée : 2,6 mg[Pr] ■ **Comprimés sublinguaux :** 0,3 mg[VL], 0,6 mg[VL] ■ **Aérosol périlingual :** 0,4 mg/vaporisation, en flacons de 200 doses[VL] ■ **Timbres transdermiques :** 0,2 mg/h[Pr], 0,3 mg/h[Pr], 0,4 mg/h[Pr], 0,6 mg/h[Pr], 0,8 mg/h[Pr] ■ **Pommade :** 2 %[Pr] ■ **Solution pour injection :** 1 mg/mL[Pr], 5 mg/mL[Pr], en flacons de 10 mL ■ **Solution prémélangée pour injection :** 25 mg/250 mL de D5%E[Pr], 50 mg/250 mL de D5%E[Pr], 100 mg/250 mL de D5%E[Pr].

PHARMACODYNAMIE (effets cardiovasculaires)

	DÉBUT D'ACTION	PIC	DURÉE
Comprimés sublinguaux	1 – 3 min	inconnu	30 – 60 min
Comprimés transmuqueux à libération prolongée	inconnu	inconnu	5 h
PO	40 – 60 min	inconnu	8 – 12 h
Pommade (transdermique)	20 – 60 min	inconnu	4 – 8 h
Timbre transdermique	40 – 60 min	inconnu	8 – 24 h
IV	immédiat	inconnu	plusieurs minutes

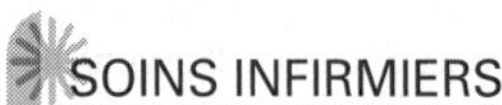

SOINS INFIRMIERS

ÉVALUATION DE LA SITUATION

- Évaluer le siège, la durée et l'intensité de la douleur angineuse de même que les facteurs qui la déclenchent.
- Mesurer la pression artérielle et le pouls avant et après l'administration. Surveiller constamment l'ÉCG et la pression artérielle chez les patients recevant la nitroglycérine par voie IV. Il peut s'avérer nécessaire d'évaluer d'autres paramètres hémodynamiques.

Tests de laboratoire :

- La nitroglycérine peut entraîner l'élévation des concentrations urinaires de catécholamine et d'acide vanilmandélique.
- L'administration de doses excessives peut entraîner l'élévation des concentrations de méthémoglobine.
- La nitroglycérine peut entraîner des concentrations sériques faussement élevées de cholestérol.

DIAGNOSTICS INFIRMIERS POSSIBLES

- Douleur aiguë (Indications).
- Irrigation tissulaire inefficace (Indications).
- Connaissances insuffisantes sur le traitement médicamenteux (Enseignement au patient et à ses proches).

INTERVENTIONS INFIRMIÈRES

PO : Administrer l'agent 1 heure avant les repas ou 2 heures après, avec un grand verre d'eau pour en accélérer l'absorption. Les comprimés à libération prolongée doivent être avalés tels quels sans être écrasés, brisés ou croqués.

Voie sublinguale : Les comprimés sublinguaux doivent être gardés sous la langue jusqu'à leur dissolution. Il ne faut pas manger, boire ou fumer jusqu'à ce que le comprimé ne se soit dissous.

Comprimés transmuqueux : Placer le comprimé sous la lèvre supérieure ou entre la joue et la gencive. On peut accélérer le début d'action de la nitroglycérine en touchant le comprimé avec la langue ou en buvant une boisson chaude.

IV : Diluer les doses et les administrer par perfusion. Les nécessaires de perfusion standard en chlorure de polyvinyle (CPV) peuvent absorber jusqu'à 80 % de la nitroglycérine en solution. Utiliser exclusivement des flacons en verre et la tubulure fournie par le fabricant.

Perfusion continue : Diluer dans une solution de D5%E ou de NaCl 0,9 % à une concentration de 25 à 40 µg/mL, selon la tolérance du patient aux liquides (le tableau des vitesses de perfusion se trouve à l'annexe C). La solution est stable pendant 48 heures à la température ambiante. Elle n'est pas explosive ni avant ni après la dilution.

Vitesse d'administration : Utiliser une pompe de perfusion afin d'assurer l'administration de quantités précises de médicaments. Adapter la vitesse de perfusion selon la réaction du patient.

Incompatibilité (tubulure en Y) : amiodarone ■ amrinone ■ atracurium ■ diltiazem ■ dobutamine ■ dopamine ■ esmolol ■ famotidine ■ halopéridol ■ héparine ■ insuline ■ labétalol ■ lidocaïne ■ midazolam ■ nitroprusside ■ pancuronium ■ ranitidine ■ streptokinase ■ tacrolimus ■ théophylline ■ vécuronium.

Compatibilité en addition au soluté : Le fabricant ne recommande pas de mélanger la nitroglycérine à d'autres médicaments.

Préparation topique :

- Il faut appliquer la préparation topique à des endroits différents afin de prévenir l'irritation cutanée. Retirer l'ancien timbre ou les restes de pommade avant une nouvelle application.

- On peut augmenter la dose jusqu'à la dose la plus élevée qui ne provoque pas d'hypotension symptomatique.
- Pour appliquer la pommade, se servir du papier applicateur qui se trouve dans l'emballage. Sortir du tube une quantité de pommade qui correspond à la graduation inscrite sur le papier applicateur. Étaler une couche mince et uniforme de pommade à l'aide du papier applicateur sur une peau glabre (poitrine, abdomen, cuisses; éviter les parties distales des membres) pour en recouvrir un territoire cutané de 5 × 7,5 cm. Ne pas toucher la pommade avec les mains. Il ne faut pas masser ni faire pénétrer la pommade pour ne pas en accélérer l'absorption et pour ne pas en entraver l'effet prolongé. Appliquer un pansement occlusif sur recommandation seulement.
- Les timbres transdermiques peuvent être appliqués sur n'importe quelle surface cutanée glabre (éviter les parties distales des membres ou les régions qui présentent des coupures ou des callosités). Appliquer une forte pression sur le timbre, particulièrement sur les bordures, afin d'assurer une bonne adhérence avec la peau. Appliquer un nouveau timbre si le premier se détache ou tombe. Les timbres sont imperméables; il ne faut donc pas les enlever lors des douches ou des bains. Il ne faut pas essayer d'adapter la dose en coupant le timbre. Ne pas changer de marque puisque les doses contenues dans les différents timbres peuvent ne pas être équivalentes. Retirer le timbre avant la cardioversion ou la défibrillation afin de prévenir les brûlures. Les timbres peuvent être portés pendant 12 à 14 heures et être enlevés la nuit pendant 10 à 12 heures pour prévenir la tolérance à l'effet du médicament.

ENSEIGNEMENT AU PATIENT ET À SES PROCHES

- Conseiller au patient de respecter scrupuleusement la posologie recommandée, même sil se sent mieux. S'il n'a pu prendre le médicament au moment habituel, il doit le prendre dès que possible, à moins que la dose suivante ne soit prévue dans les 2 heures (6 heures dans le cas des préparations à libération prolongée). Le prévenir qu'il ne faut jamais remplacer une dose manquée par une double dose. Lui recommander de ne pas interrompre brusquement le traitement, car un sevrage graduel pourrait s'imposer pour prévenir l'angine rebond.
- Recommander au patient de changer lentement de position pour réduire le risque d'hypotension orthostatique. Pour administrer la première dose, demander au patient (particulièrement lorsqu'il s'agit d'une personne âgée) de se pencher vers l'arrière.
- Conseiller au patient d'éviter de boire de l'alcool pendant qu'il suit le traitement à la nitroglycérine. Lui recommander de consulter un professionnel de la santé avant de prendre un médicament en vente libre en même temps que la nitroglycérine.
- Prévenir le patient que les céphalées sont un effet secondaire courant qui devrait diminuer en intensité à mesure que le traitement se poursuit. On pourrait lui prescrire de l'aspirine ou de l'acétaminophène pour soulager ces céphalées. Recommander au patient de prévenir un professionnel de la santé si les céphalées sont graves ou persistantes.
- Conseiller au patient de prévenir un professionnel de la santé en cas de sécheresse de la bouche ou de vision trouble.

Crises aiguës d'angine: Recommander au patient de s'asseoir et de prendre le médicament aux premiers signes de crise. Le soulagement survient habituellement dans les 5 minutes. Il peut prendre une deuxième dose, s'il n'obtient pas de soulagement dans les 5 à 10 minutes. Si la douleur persiste après l'administration de 3 comprimés en l'espace de 15 minutes, il faut communiquer avec un professionnel de la santé ou conduire le patient à l'urgence.

Voie sublinguale: Expliquer au patient qu'il doit conserver les comprimés dans leur flacon de verre d'origine ou dans un contenant métallique spécial et qu'il doit retirer le coton. Les comprimés perdent de leur puissance s'ils sont conservés dans des contenants en plastique ou en carton ou s'ils sont mélangés à d'autres comprimés ou capsules. L'exposition à l'air, à la chaleur et à l'humidité peut aussi diminuer la puissance du comprimé. Recommander au patient de ne pas ouvrir fréquemment le flacon, de ne pas manipuler les comprimés et de ne pas conserver le flacon près du corps (par exemple dans la poche de sa chemise) ni dans le coffre à gants de la voiture. Prévenir le patient qu'il doit remplacer les comprimés 6 mois après avoir ouvert le flacon afin de s'assurer que le médicament garde sa pleine puissance.

Pulvérisateur lingual: Recommander au patient de soulever la langue et de vaporiser la dose en dessous.

VÉRIFICATION DE L'EFFICACITÉ THÉRAPEUTIQUE

L'efficacité du traitement peut être démontrée par : la diminution de la fréquence et de l'intensité des crises d'angine ▪ l'augmentation de la tolérance à l'effort ; lors d'un traitement prolongé, on peut réduire la tolérance aux effets du médicament en administrant la nitroglycérine de façon intermittente, c'est-à-dire pendant 12 à 14 heures, et en arrêtant de l'administrer pendant les 10 à 12 heures suivantes ▪ une hypotension contrôlée au cours d'une intervention chirurgicale. ✳

NITROPRUSSIDE

Synonymes : nitroprussiate de sodium, nitroferricyanide sodique

Nipride

CLASSIFICATION :

Antihypertenseur (vasodilatateur)

Grossesse – catégorie C

INDICATIONS

Traitement des crises hypertensives ▪ Induction d'une hypotension contrôlée pendant l'anesthésie. **Usages non approuvés :** Traitement de la défaillance de la fonction « pompe » du cœur ou d'un choc cardiogénique (en monothérapie ou en association avec la dopamine).

MÉCANISME D'ACTION

Vasodilatation périphérique par une action directe sur les muscles lisses des veines et des artérioles. ***Effets thérapeutiques :*** Abaissement rapide de la pression artérielle ▪ Diminution de la précharge et de la postcharge cardiaques.

PHARMACOCINÉTIQUE

Absorption : Par suite de l'administration IV, la biodisponibilité du nitroprusside est totale.

Distribution : Inconnue.

Métabolisme et excrétion : Lors du métabolisme, le nitroprusside est rapidement transformé en cyanure dans les érythrocytes et dans les tissus, puis en thiocyanate, dans le foie.

Demi-vie : 2 minutes.

CONTRE-INDICATIONS ET PRÉCAUTIONS/ MISES EN GARDE

Contre-indications : Hypersensibilité ▪ Hypertension compensatrice (shunt artério-veineux ou coarctation aortique) ▪ Anémie non corrigée ▪ Hypovolémie non corrigée ▪ Maladie hépatique grave ▪ Maladie rénale grave ▪ Diminution de l'irrigation cérébrale ▪ Maladie hépatique et rénale grave ▪ Atrophie optique de Leber ▪ Amblyopie tabagique ▪ États morbides associés à une carence en vitamines B_{12}.

Précautions/mises en garde : Maladie rénale (risque accru d'accumulation de thiocyanate) ▪ Maladie hépatique (risque accru d'accumulation de cyanure) ▪ Personnes âgées (sensibilité accrue) ▪ Hypothyroïdie ▪ Hyponatrémie ▪ Carence en vitamines B_{12} ▪ Grossesse ou allaitement (l'innocuité du médicament n'a pas été établie).

RÉACTIONS INDÉSIRABLES ET EFFETS SECONDAIRES

SNC : étourdissements, céphalées, agitation.

ORLO : vision trouble, acouphènes.

CV : dyspnée, hypotension, palpitations.

GI : douleurs abdominales, nausées, vomissements.

HÉ : acidose.

Locaux : phlébite au point d'injection IV.

Divers : TOXICITÉ AU CYANURE, toxicité au thiocyanate.

INTERACTIONS

Médicament-médicament : Effets hypotensifs accrus lors de l'administration concomitante de **ganglioplégiques**, d'**anesthésiques généraux** et d'autres **antihypertenseurs** ▪ Les **œstrogènes** et les **agents sympathomimétiques** peuvent diminuer la réponse au nitroprusside.

VOIES D'ADMINISTRATION ET POSOLOGIE

IV (adultes et enfants) : Initialement, de 0,3 µg/kg/minute à 0,5 µg/kg/minute ; on peut augmenter la dose, selon les besoins, jusqu'à 8 µg/kg/minute. Si cette vitesse de perfusion ne réussit pas à faire baisser la tension artérielle en moins de 10 minutes, cesser l'administration du produit. La dose habituelle est de 3 µg/kg/minute.

PRÉSENTATION

Poudre pour injection : 50 mg/fiole[Pr].

PHARMACODYNAMIE (effet hypotenseur)

	Début d'action	Pic	Durée
IV	immédiat	rapide	1 – 10 min

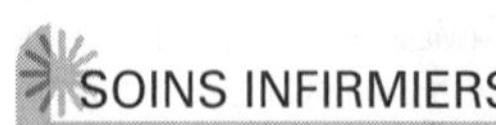

SOINS INFIRMIERS

ÉVALUATION DE LA SITUATION

- Mesurer la pression artérielle et le pouls et surveiller l'ÉCG fréquemment pendant toute la durée du traitement ; une surveillance continue est préférable. Consulter le médecin au sujet des paramètres qu'il recommande. Observer les signes d'hypertension rebond après l'arrêt du traitement par le nitroprusside.
- Il est recommandé de suivre de près la pression capillaire pulmonaire chez les patients qui ont subi un infarctus du myocarde ou qui souffrent d'insuffisance cardiaque.

Tests de laboratoire :

- Le nitroprusside peut entraîner la diminution des concentrations de bicarbonate, de la pression partielle de gaz carbonique ($PaCO_2$) et du pH.
- Le nitroprusside peut entraîner l'élévation des concentrations de lactate.
- Le nitroprusside peut entraîner l'élévation des concentrations sériques de cyanure et de thiocyanate.
- Surveiller les concentrations sériques de méthémoglobine chez les patients recevant > 10 mg/kg, qui manifestent des signes d'un transport inadéquat de l'oxygène malgré un débit cardiaque et une $PaCO_2$ adéquats (le sang est de couleur marron chocolat et cette couleur ne change pas même lorsqu'il est exposé à l'air). Le traitement de la méthémoglobinémie consiste à administrer de 1 à 2 mg/kg de bleu de méthylène par voie IV en l'espace de plusieurs minutes.

Toxicité et surdosage :

- En cas d'hypotension grave, on peut inverser rapidement les effets du médicament, en l'espace de 1 à 10 minutes, en diminuant la vitesse de perfusion ou en l'arrêtant temporairement. On peut installer le patient en position de Trendelenburg afin de maximiser le retour veineux.
- NOTER TOUS LES JOURS LES CONCENTRATIONS PLASMATIQUES DE THIOCYANATE CHEZ LES PATIENTS RECEVANT DES PERFUSIONS PROLONGÉES À UNE VITESSE > 3 µg/kg/minute, OU DE 1 µg/kg/minute, CHEZ LES PATIENTS ANURIQUES. LES CONCENTRATIONS DE THIOCYANATE NE DOIVENT PAS DÉPASSER 1 mmol/L.
- Les signes et les symptômes d'intoxication au thiocyanate incluent les acouphènes, les psychoses toxiques, l'hyperréflexie, la confusion, la faiblesse, les convulsions et le coma.
- L'intoxication au cyanure peut se manifester par l'acidose lactique, l'hypoxémie, la tachycardie, l'altération de la conscience, les convulsions et une haleine ayant une odeur caractéristique d'amandes.
- Le traitement de courte durée de l'intoxication au cyanure inclut l'administration de 4 à 6 mg/kg de *nitrite de sodium* (sous forme de solution à 3 %) pendant 2 à 4 minutes. Cet agent agit comme un tampon pour le cyanure en transformant 10 % de l'hémoglobine en méthémoglobine. Si l'administration de nitrite de sodium est retardée, on devrait écraser une ampoule de *nitrite d'amyle* et en faire inhaler le contenu pendant 15 à 30 secondes par minute en attendant de pouvoir commencer le traitement par le nitrite de sodium. Au terme de la perfusion de nitrite de sodium, administrer du *thiosulfate de sodium* à une dose de 150 à 200 mg/kg (disponible en solutions à 25 %). Cette solution transforme le cyanure en thiocyanate, qui peut par la suite être éliminé. Si cela s'avère nécessaire, le traitement entier peut être répété 2 heures plus tard, à 50 % des doses initiales.

DIAGNOSTICS INFIRMIERS POSSIBLES

Irrigation tissulaire inefficace (Indications).

INTERVENTIONS INFIRMIÈRES

- Si la perfusion d'une dose de 8 µg/kg/minute pendant 10 minutes ne réduit pas suffisamment la pression artérielle, le fabricant recommande de cesser le traitement.
- On peut administrer le nitroprusside en association avec un agent inotrope (dopamine, dobutamine) lors du traitement de l'insuffisance ventriculaire gauche, si des doses appropriées de nitroprusside rétablissent la fonction « pompe » du cœur, mais entraînent une hypotension excessive.

Perfusion continue :

- Reconstituer 50 mg avec 2 ou 3 mL de solution de D5%E pour injection sans agents de conservation. Consulter les directives de chaque fabricant avant de reconstituer. Diluer de nouveau dans 250 à 1 000 mL de solution de D5%E pour obtenir des concentrations de 200 à 500 µg/

mL. Ne pas utiliser d'autres diluants pour la reconstitution ou la perfusion. Envelopper le flacon à perfusion dans du papier d'aluminium pour protéger son contenu de la lumière ; il n'est cependant pas nécessaire d'en recouvrir les tubulures destinées à l'administration. Les sacs de plastique de couleur ambre n'assurent pas une protection suffisante contre la lumière ; l'emballage doit être opaque. La solution fraîchement préparée a une légère teinte brunâtre ; jeter la solution si elle devient brun foncé, orange, bleue, verte ou rouge foncé. Il faut utiliser la solution dans les 24 heures suivant sa préparation.

- Éviter l'extravasation.

Vitesse d'administration : Utiliser une pompe de perfusion afin d'assurer l'administration d'une quantité exacte de médicament (consulter le tableau des vitesses de perfusion de l'annexe C).

Compatibilité (tubulure en Y) : amrinone ▪ atracurium ▪ diltiazem ▪ dobutamine ▪ dopamine ▪ énalaprilate ▪ esmolol ▪ famotidine ▪ héparine ▪ indométhacine ▪ insuline ▪ labétalol ▪ lidocaïne ▪ midazolam ▪ morphine ▪ nitroglycérine ▪ pancuronium ▪ tacrolimus ▪ théophylline ▪ vécuronium.

Incompatibilité en addition au soluté : Ne pas mélanger à d'autres médicaments.

ENSEIGNEMENT AU PATIENT ET À SES PROCHES

Recommander au patient de signaler immédiatement l'apparition d'acouphènes, la dyspnée, les étourdissements, les céphalées ou la vision trouble.

VÉRIFICATION DE L'EFFICACITÉ THÉRAPEUTIQUE

L'efficacité du traitement peut être démontrée par : la baisse de la pression artérielle sans manifestation d'effets secondaires ▪ le traitement de la défaillance de la fonction « pompe » du cœur ou du choc cardiogénique. ✳

NIZATIDINE, voir Antagonistes des récepteurs H_2 de l'histamine

NORÉTHINDRONE, voir Contraceptifs hormonaux

NORFLOXACINE, voir Fluoroquinolones

NORGESTIMATE, voir Contraceptifs hormonaux

NORGESTREL, voir Contraceptifs hormonaux

NORTRIPTYLINE

Alti-Nortriptyline, Apo-Nortriptyline, Aventyl, Gen-Nortriptyline, Norventyl, Novo-Nortriptyline, Nu-Nortriptyline, PMS-Nortriptyline

CLASSIFICATION :

Antidépresseur (tricyclique)

Grossesse – catégorie inconnue

INDICATIONS

Soulagement des symptômes de la dépression. **Usages non approuvés :** Traitement de la douleur neurogène chronique.

MÉCANISME D'ACTION

Potentialisation des effets de la sérotonine et de la noradrénaline ▪ Propriétés anticholinergiques importantes. ***Effets thérapeutiques :*** Effet antidépresseur qui se manifeste graduellement en l'espace de plusieurs semaines.

PHARMACOCINÉTIQUE

Absorption : Bonne absorption par suite de l'administration par voie orale.

Distribution : Le médicament se répartit dans tout l'organisme. Il pénètre en faibles concentrations dans le lait maternel et traverse probablement le placenta.

Liaison aux protéines : 92 %.

Métabolisme et excrétion : La nortriptyline subit un fort métabolisme hépatique surtout lors d'un premier passage. Une certaine fraction du médicament est transformée en composés actifs. Le médicament subit plusieurs cycles entérohépatiques et il est sécrété dans les sucs gastriques.

Demi-vie : De 18 à 28 heures.

N

CONTRE-INDICATIONS ET PRÉCAUTIONS/ MISES EN GARDE

Contre-indications: Hypersensibilité ▪ Traitement concomitant avec un IMAO. Il est recommandé d'interrompre l'administration de l'IMAO au moins 2 semaines avant de commencer le traitement à la nortriptyline ▪ Début de la période de rétablissement suivant un infarctus du myocarde.

Précautions/mises en garde: Personnes âgées (plus grande prédisposition aux réactions indésirables; il est recommandé de réduire la dose) ▪ Maladie cardiovasculaire préexistante ▪ Hommes âgés souffrant d'hypertrophie de la prostate (plus grande prédisposition à la rétention urinaire) ▪ Convulsions ou antécédents de convulsions ▪ Asthme ▪ Glaucome à angle fermé ▪ Grossesse et allaitement.

RÉACTIONS INDÉSIRABLES ET EFFETS SECONDAIRES

SNC: somnolence, fatigue, léthargie, agitation, confusion, réactions extrapyramidales, hallucinations, céphalées, insomnie.

ORLO: vision trouble, sécheresse des yeux (xérophtalmie), sécheresse de la bouche (xérostomie).

CV: ARYTHMIES, hypotension, modifications de l'ÉCG.

GI: constipation, nausées, iléus paralytique, goût désagréable.

GU: rétention urinaire.

Tég.: photosensibilité.

End.: gynécomastie.

Hémat.: dyscrasie.

Métab.: gain pondéral.

INTERACTIONS

Médicament-médicament: LA NORTRIPTYLINE PEUT PROVOQUER L'HYPERTENSION, L'HYPERPYREXIE, DES CONVULSIONS ET LA MORT SI ELLE EST ADMINISTRÉE EN MÊME TEMPS QU'UN **IMAO** (ÉVITER L'ADMINISTRATION CONJOINTE; INTERROMPRE LE TRAITEMENT 2 SEMAINES AVANT D'ADMINISTRER LA NORTRIPTYLINE) ▪ Le médicament peut entraver la réponse thérapeutique à la plupart des **antihypertenseurs** ▪ La nortriptyline peut provoquer une crise hypertensive si elle est administrée en même temps que la **clonidine** ▪ Effets dépresseurs additifs sur le SNC lors de l'usage concomitant d'autres **dépresseurs du SNC**, dont l'**alcool**, les **antihistaminiques**, les **analgésiques opiacés** et les **hypnosédatifs** ▪ Les effets sympathomimétiques peuvent être additifs lors de l'administration d'**agents adrénergiques**, y compris les **vasoconstricteurs** et les **décongestionnants** ▪ Effets anticholinergiques additifs lors de l'administration d'autres **agents dotés de ces propriétés**, y compris les **antihistaminiques**, les **antidépresseurs**, l'**atropine**, l'**halopéridol**, les **phénothiazines**, la **quinidine** et le **disopyramide** ▪ La **cimétidine**, la **fluoxétine** et les **contraceptifs oraux** entraînent l'élévation des concentrations sanguines et augmentent le risque de toxicité ▪ Risque accru d'agranulocytose lors de l'administration concomitante d'**agents antithyroïdiens**.

VOIES D'ADMINISTRATION ET POSOLOGIE

PO (adultes): 25 mg, 3 ou 4 fois par jour, jusqu'à concurrence de 150 mg par jour.

PO (personnes âgées et adolescents): De 30 à 50 mg par jour, en doses fractionnées.

PRÉSENTATION

Capsules: 10 mg[Pr], 25 mg[Pr].

PHARMACODYNAMIE (effet antidépresseur)

	DÉBUT D'ACTION	PIC	DURÉE
PO	2 – 3 semaines	6 semaines	inconnue

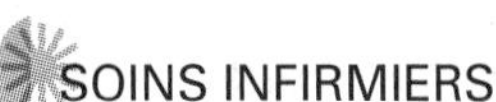

SOINS INFIRMIERS

ÉVALUATION DE LA SITUATION

- Évaluer l'état de la conscience et l'affect du patient. Rester à l'affût des tendances suicidaires, particulièrement en début de traitement. Diminuer la quantité de médicament dont le patient peut disposer.
- Mesurer la pression artérielle et le pouls avant l'administration du médicament et pendant toute la durée du traitement initial. Prévenir le médecin en cas de baisse marquée de la pression artérielle ou d'une élévation brusque de la fréquence du pouls.
- Évaluer l'ÉCG à intervalles réguliers chez les personnes âgées ou chez les patients cardiaques. La nortriptyline peut allonger les intervalles PR et QT et aplatir les ondes T.

Douleur: Déterminer le siège, le type et l'intensité de la douleur avant le traitement et à intervalles réguliers pendant toute sa durée.

Tests de laboratoire :

- Noter à intervalles réguliers la numération globulaire et la formule leucocytaire, la glycémie ainsi que les résultats des tests de l'exploration fonctionnelle hépatique. La nortriptyline peut élever les concentrations sériques de bilirubine et de phosphatase alcaline. Elle peut entraîner une aplasie médullaire. Elle peut élever ou diminuer la glycémie.

- On peut mesurer les concentrations sériques chez les patients qui ne répondent pas à la dose thérapeutique habituelle. Les concentrations plasmatiques thérapeutiques se situent entre 190 et 570 nmol/L.
- La nortriptyline peut modifier la glycémie.

Toxicité et surdosage :

- Les symptômes d'un surdosage aigu comprennent l'impossibilité de se concentrer, la confusion, l'agitation, les convulsions, la somnolence, la mydriase, les arythmies, la fièvre, les hallucinations, les vomissements et la dyspnée.
- Le traitement du surdosage inclut le lavage gastrique et l'administration de charbon activé et d'un purgatif. Maintenir la fonction cardiaque (suivre de près l'ÉCG pendant au moins 5 jours), la fonction respiratoire et la température du patient. On peut administrer de la digoxine pour traiter l'insuffisance cardiaque, ainsi que des antiarythmiques et des anticonvulsivants.

DIAGNOSTICS INFIRMIERS POSSIBLES

- Stratégies d'adaptation inefficaces (Indications).
- Risque d'accident (Effets secondaires).
- Connaissances insuffisantes sur le traitement médicamenteux (Enseignement au patient et à ses proches).

INTERVENTIONS INFIRMIÈRES

- Administrer la nortriptyline avec les repas pour diminuer l'irritation gastrique.
- On peut administrer la dose totale au coucher pour réduire la sédation diurne. Si la dose doit être majorée, cette majoration doit avoir lieu au coucher en raison des effets sédatifs du médicament.

ENSEIGNEMENT AU PATIENT ET À SES PROCHES

- Conseiller au patient de respecter scrupuleusement la posologie recommandée. S'il n'a pu prendre le médicament au moment habituel, il doit le prendre dès que possible, à moins que ce ne soit presque l'heure prévue pour la dose suivante. Si le patient doit prendre une seule dose à l'heure du coucher, lui recommander de ne pas prendre la dose manquée le matin en raison des effets secondaires de ce médicament. Prévenir le patient que les effets du médicament peuvent ne pas se manifester avant 2 semaines au moins. L'arrêt brusque du traitement peut provoquer des nausées, des vomissements, la diarrhée, des céphalées, de l'insomnie associée à des rêves saisissants et de l'irritabilité.
- Prévenir le patient que la nortriptyline peut provoquer de la somnolence et rendre la vision trouble. Lui conseiller de ne pas conduire et d'éviter les activités qui exigent sa vigilance jusqu'à ce qu'on ait la certitude que le médicament n'entraîne pas ces effets chez lui.
- Conseiller au patient de prévenir un professionnel de la santé si sa vision change. L'informer que pendant un traitement prolongé on pourrait lui prescrire des examens ophtalmologiques à intervalles réguliers pour déceler le glaucome.
- Recommander au patient de changer lentement de position afin de réduire les risques d'hypotension orthostatique. (Cet effet secondaire est moins prononcé dans le cas de la nortriptyline que dans le cas des autres antidépresseurs tricycliques.)
- Recommander au patient d'éviter de boire de l'alcool et de ne pas prendre d'autres dépresseurs du SNC pendant toute la durée du traitement et pendant les 3 à 7 jours qui suivent l'arrêt de la médication.
- Conseiller au patient de prévenir un professionnel de la santé en cas de rétention urinaire, de sécheresse de la bouche ou de constipation persistante. Lui expliquer que les bonbons ou la gomme à mâcher sans sucre peuvent diminuer la sécheresse de la bouche et qu'une consommation accrue de liquides et d'aliments riches en fibres peut prévenir la constipation. Si les symptômes persistent, il peut s'avérer nécessaire de réduire la dose ou d'interrompre le traitement. Conseiller au patient de consulter un professionnel de la santé si la sécheresse de la bouche persiste pendant plus de 2 semaines.
- Recommander au patient d'utiliser des écrans solaires et de porter des vêtements protecteurs afin de prévenir les réactions de photosensibilité.
- Inciter le patient à surveiller son alimentation, car la nortriptyline peut lui donner plus d'appétit, ce qui risque d'entraîner un gain pondéral indésirable.
- Prévenir la patiente que la nortriptyline peut exercer des effets tératogènes. Lui recommander de communiquer immédiatement avec un

professionnel de la santé si elle pense être enceinte ou si elle prévoit le devenir.

- Recommander au patient qui doit suivre un autre traitement ou subir une intervention chirurgicale d'avertir le professionnel de la santé qu'il suit un traitement par ce médicament.
- Prévenir le patient que le traitement de la dépression est habituellement de longue durée. Insister sur l'importance d'un suivi régulier et des séances de psychothérapie, si elles lui sont prescrites.

VÉRIFICATION DE L'EFFICACITÉ THÉRAPEUTIQUE

L'efficacité du traitement peut être démontrée par: un sentiment accru de mieux-être ■ un regain d'intérêt pour l'entourage ■ un gain d'appétit ■ un regain d'énergie ■ l'amélioration du sommeil ■ la diminution de l'intensité des douleurs neurogènes chroniques. Le plein effet thérapeutique de la nortriptyline pourrait ne pas être notable avant 2 à 6 semaines de traitement. ✳

NORVOFLOXACINE,
voir Fluoroquinolones

NYSTATINE

Dom-Nystatin, Ftp-Nystatin, Mycostatin, Nadostine, Nilstat, Nilstat sans sucre, Nyaderm, Nystatin, PMS-Nystatin

CLASSIFICATION:

Antifongique (par voie générale)

Grossesse – catégorie B

Pour les autres préparations de nystatine, voir Antifongiques topiques et Antifongiques vaginaux.

INDICATIONS

PO: Traitement préventif et curatif des candidoses de la cavité orale et de l'œsophage, de la moniliase intestinale ■ Prévention de la prolifération de *Candida* durant une antibiothérapie ou une corticothérapie.

MÉCANISME D'ACTION

Liaison à la membrane de la cellule fongique entraînant la fuite du contenu intracellulaire. ***Effets thérapeutiques:*** Effet fongicide ou fongistatique. **Spectre d'action:** Le médicament agit contre la plupart des espèces pathogènes de *Candida*, y compris *C. albicans*.

PHARMACOCINÉTIQUE

Absorption: L'absorption est médiocre. L'effet de la nystatine est local.

Distribution: Inconnue.

Métabolisme et excrétion: Par suite de l'administration par voie orale, la nystatine est excrétée à l'état inchangé dans les fèces.

Demi-vie: Inconnue.

CONTRE-INDICATIONS ET PRÉCAUTIONS/ MISES EN GARDE

Contre-indications: Hypersensibilité ■ Hypersensibilité ou intolérance à l'alcool éthylique ou à l'alcool benzylique (éviter dans ce cas l'usage des préparations qui contiennent ces additifs).

Précautions/mises en garde: Porteurs de prothèses dentaires (il faut faire tremper les dentiers dans une suspension de nystatine).

RÉACTIONS INDÉSIRABLES ET EFFETS SECONDAIRES

GI: diarrhée, nausées, douleurs gastriques (doses élevées), vomissements.

INTERACTIONS

Médicament-médicament: Aucune interaction notable.

VOIES D'ADMINISTRATION ET POSOLOGIE

PO (adultes et enfants): De 100 000 à 600 000 unités, 4 fois par jour, en suspension orale ou 500 000 unités, 3 fois par jour, en comprimés oraux (au besoin, on peut doubler la dose chez l'adulte).

PO (nourrissons): 100 000 unités, 3 ou 4 fois par jour.

PRÉSENTATION

Suspension orale: 100 000 unités/mL, en flacons de 5 à 500 mL[Pr] ■ **Comprimés:** 500 000 unités[Pr].

PHARMACODYNAMIE (effets antifongiques)

	DÉBUT D'ACTION	PIC	DURÉE
PO	rapide	inconnu	2 h

SOINS INFIRMIERS

ÉVALUATION DE LA SITUATION

Examiner les muqueuses atteintes avant le traitement et à intervalles fréquents par la suite. Une irritation accrue de la muqueuse peut dicter l'arrêt du traitement.

DIAGNOSTICS INFIRMIERS POSSIBLES

- Atteinte à l'intégrité de la peau (Indications).
- Risque d'infection (Indications).
- Connaissances insuffisantes sur le traitement médicamenteux (Enseignement au patient et à ses proches).

INTERVENTIONS INFIRMIÈRES

PO:

- Pour administrer la suspension, déposer la moitié de la dose de chaque côté de la bouche. Demander au patient de garder la suspension dans la bouche ou de la faire tourner dans la bouche pendant plusieurs minutes et de se gargariser, avant de l'avaler. Utiliser un récipient gradué pour mesurer les doses de suspension. Bien agiter la suspension avant de l'administrer.
- Pour traiter les candidoses buccales, on peut administrer les comprimés vaginaux de nystatine par voie orale.
- Afin de prévenir les rechutes à la suite du traitement par voie orale, il faut le poursuivre pendant les 48 heures qui suivent la disparition des symptômes et l'obtention de cultures négatives.
- Un traitement de 2 semaines est habituellement suffisant, mais il est parfois nécessaire de le prolonger.

ENSEIGNEMENT AU PATIENT ET À SES PROCHES

- Recommander au patient de respecter scrupuleusement la posologie recommandée. S'il n'a pas pu prendre le médicament au moment habituel, il doit le prendre aussitôt que possible à moins que ce ne soit presque l'heure prévue pour la dose suivante. Le prévenir qu'il ne doit pas remplacer une dose manquée par une double dose. Il devrait poursuivre le traitement pendant au moins 2 jours après la disparition des symptômes.
- Conseiller au patient de communiquer avec un professionnel de la santé si l'irritation des muqueuses s'aggrave ou si aucune réponse thérapeutique n'est notée.

VÉRIFICATION DE L'EFFICACITÉ THÉRAPEUTIQUE

L'efficacité du traitement peut être démontrée par: la diminution de la stomatite.

OCTRÉOTIDE

Sandostatin, Sandostatin LAR

CLASSIFICATION :

Antidiarrhéique, hormone gastro-intestinale, octapeptide synthétique analogue de la somatostatine

Grossesse – catégorie B

INDICATIONS

Traitement de la diarrhée grave et des bouffées vasomotrices chez les patients présentant des tumeurs endocrines au niveau du tractus gastro-intestinal, incluant les tumeurs carcinoïdes métastatiques et les tumeurs contenant des peptides intestinaux vasoactifs (VIPomes) ■ Soulagement des symptômes et réduction de la croissance de la tumeur chez les patients présentant un adénome de l'hypophyse volumineux associé à l'acromégalie ■ Prévention des complications des chirurgies pancréatiques à haut risque ■ Traitement d'urgence de la rupture des varices gastro-œsophagiennes chez les patients atteints de cirrhose. **Usages non approuvés :** Traitement de la diarrhée chez les patients atteints du sida ou ceux présentant des fistules.

MÉCANISME D'ACTION

Inhibition de la sécrétion de la sérotonine et des peptides gastro-entérohépatiques ■ Augmentation de l'absorption des liquides et des électrolytes depuis le tractus gastro-intestinal et prolongation du temps de transit ■ Diminution des concentrations de métabolites sérotoninergiques ■ Inhibition des sécrétions d'hormones de croissance, d'insuline et de glucagon. ***Effets thérapeutiques :*** Maîtrise des bouffées vasomotrices et de la diarrhée graves, associées aux tumeurs endocrines au niveau du tractus gastro-intestinal.

PHARMACOCINÉTIQUE

Absorption : Bonne absorption par suite de l'administration SC et de l'administration IM de la préparation retard.

Distribution : Inconnue.

Liaison aux protéines : 65 %.

Métabolisme et excrétion : Une fraction de 32 % est excrétée à l'état inchangé dans l'urine.

Demi-vie : 1,5 heure.

CONTRE-INDICATIONS ET PRÉCAUTIONS/ MISES EN GARDE

Contre-indications : Hypersensibilité.

Précautions/mises en garde : Maladie de la vésicule biliaire (risque accru de formation de calculs) ■ Insuffisance rénale (une réduction de la dose pourrait s'avérer nécessaire) ■ Hyperglycémie ou hypoglycémie (risque de modification de la glycémie) ■ Malabsorption des matières grasses (risque d'aggravation) ■ Grossesse ou allaitement (l'innocuité du médicament n'a pas été établie).

RÉACTIONS INDÉSIRABLES ET EFFETS SECONDAIRES

SNC : étourdissements, somnolence, fatigue, céphalées, faiblesse.

ORLO : troubles de la vue.

CV : œdème, hypotension orthostatique, palpitations.

GI : douleurs abdominales, cholélithiase, diarrhée, malabsorption des matières grasses, nausées, vomissements.

Tég. : bouffées vasomotrices.

End. : hyperglycémie, hypoglycémie.

Locaux : douleur au point d'injection.

INTERACTIONS

Médicament-médicament : L'octréotide peut modifier les besoins en **insuline** et en **hypoglycémiants oraux** ■ L'octréotide peut entraîner la diminution des concentrations sanguines de **cyclosporine**.

VOIES D'ADMINISTRATION ET POSOLOGIE

Dans la plupart des cas, il est recommandé d'administrer l'octréotide par voie SC. L'utilisation de bolus par voie IV a été rapportée dans certains cas d'urgence.

Tumeurs carcinoïdes

- **SC (adultes) :** *Sandostatin* – 50 µg au départ, 1 ou 2 fois par jour, puis de 100 à 600 µg par jour, en 2 à 4 doses fractionnées pendant les 2 premières semaines de traitement (écart posologique : entre 50 et 1 500 µg par jour).
- **IM (adultes) :** *Sandostatin LAR* – 20 mg, toutes les 4 semaines pendant 2 mois ; on peut majorer cette dose, au besoin.

VIPomes

- **SC (adultes) :** *Sandostatin* – 50 µg au départ, 1 ou 2 fois par jour, puis de 200 à 300 µg par jour, en 2 à 4 doses fractionnées pendant les 2 premières semaines de traitement (écart posologique : entre 150 et 750 µg par jour).

O

- **IM (adultes)**: *Sandostatin LAR* – 20 mg, toutes les 4 semaines, pendant 2 mois ; on peut majorer cette dose, au besoin.

Suppression de l'hormone de croissance (acromégalie)

- **SC (adultes)**: *Sandostatin* – de 50 à 100 µg, 2 ou 3 fois par jour (de 100 à 300 µg/jour).
- **IM (adultes)**: *Sandostatin LAR* – 20 mg, toutes les 4 semaines, pendant 3 mois ; la posologie sera ensuite adaptée selon les concentrations d'hormone de croissance.

Prévention des complications des chirurgies pancréatiques

- **SC (adultes)**: *Sandostatin* – 100 µg, 3 fois par jour, pendant 7 jours (commencer 1 heure avant la laparoscopie).

Traitement d'urgence de la rupture des varices gastro-œsophagiennes chez les patients atteints de cirrhose

- **IV (adultes)**: *Sandostatin* – 25 µg/heure en perfusion continue pendant 48 heures ; si le risque de récidive est élevé continuer pendant au plus 5 jours.

PRÉSENTATION

Solution pour injection : ampoules de 1 mL[Pr] : 50, 100 ou 500 µg/mL ; fioles multidoses de 5 mL[Pr] : 200 µg/mL ■ **Solution pour injection retard** : fioles unidoses : 10 mg[Pr], 20 mg[Pr], 30 mg[Pr].

PHARMACODYNAMIE (maîtrise des symptômes)

	Début d'action	Pic	Durée
SC, IV	inconnu	inconnu	jusqu'à 12 h
IM (LAR)	inconnu	2 semaines	jusqu'à 4 semaines

SOINS INFIRMIERS

ÉVALUATION DE LA SITUATION

- Observer la fréquence et la consistance des selles et ausculter les bruits intestinaux pendant toute la durée du traitement.
- Prendre le pouls et la pression artérielle avant le traitement et à intervalles réguliers pendant toute sa durée.
- Effectuer le bilan hydro-électrolytique et observer la peau à la recherche de signes de déshydratation.
- Observer chez les patients diabétiques l'apparition des signes d'hypoglycémie. Il peut s'avérer nécessaire de diminuer les doses d'insuline et de sulfonylurée et d'administrer du diazoxide.
- Observer l'apparition des signes de maladie de la vésicule biliaire ; évaluer la douleur et étudier les résultats des échographies de la vésicule biliaire et des voies biliaires avant l'administration initiale et à intervalles réguliers pendant un traitement prolongé.

Tests de laboratoire :

- Noter les concentrations urinaires d'acide 5-hydroxy-indole-acétique et les concentrations plasmatiques de sérotonine et de substance P chez les patients qui présentent des carcinoïdes ; les concentrations plasmatiques des peptides intestinaux vasoactifs, chez les patients atteints d'un VIPome ; les concentrations de T_4 libre et les concentrations sériques de glucose, avant le traitement et à intervalles réguliers pendant toute sa durée, chez tous les patients traités par l'octréotide.
- Noter la quantité de graisses fécales contenues dans les selles de 72 heures et la concentration sérique de carotène à intervalles réguliers pour déceler l'aggravation de la malabsorption des matières grasses induite par le médicament.
- L'octréotide peut entraîner une légère élévation des enzymes hépatiques.
- L'octréotide peut entraîner une diminution des concentrations sériques de thyroxine (T_4).

O

DIAGNOSTICS INFIRMIERS POSSIBLES

- Diarrhée (Indications).
- Connaissances insuffisantes sur le traitement médicamenteux (Enseignement au patient et à ses proches).

INTERVENTIONS INFIRMIÈRES

Ne pas administrer la solution si elle a changé de couleur ou si elle renferme des particules. On devrait réfrigérer les ampoules, mais on peut aussi les conserver à la température ambiante pendant les quelques jours où elles seront utilisées. Jeter toute portion inutilisée.

SC :

- Administrer le plus petit volume nécessaire afin d'obtenir la dose efficace tout en prévenant la douleur au point d'injection. Assurer la rotation des points d'injection. Éviter d'administrer plusieurs injections au même endroit en un court laps de temps. Les points d'injection à privilégier sont la hanche, la cuisse ou l'abdomen.

- Laisser reposer le médicament à la température ambiante avant de l'injecter pour réduire les réactions locales au point d'injection.

IM:

- Mélanger la solution IM en ajoutant le diluant inclus dans la trousse. Une fois la solution préparée, l'administrer immédiatement dans le muscle fessier. Éviter la région deltoïde en raison de la douleur due à l'injection.
- Afin de maintenir des concentrations thérapeutiques dans le plasma, les patients présentant des tumeurs carcinoïdes ou un VIPome devraient continuer de recevoir la dose SC pendant les 2 semaines qui suivent la substitution par la préparation IM à effet retard.

IV directe: En situations d'urgence, on a déjà administré des bolus intraveineux.

IV perfusion continue:

- Le contenu de l'ampoule ou du flacon doit être dilué dans une solution de NaCl 0,9 %. Le volume de dilution dépend du mode de perfusion et doit être ajusté pour maintenir une vitesse de 25 µg/heure.
- Consulter les directives de chaque fabricant avant de reconstituer la préparation.

ENSEIGNEMENT AU PATIENT ET À SES PROCHES

- Prévenir le patient que l'octréotide peut provoquer des étourdissements, de la somnolence ou des troubles de la vue. Lui conseiller de ne pas conduire et d'éviter les activités qui exigent sa vigilance jusqu'à ce qu'on ait la certitude que le médicament n'entraîne pas ces effets chez lui.
- Recommander au patient de changer lentement de position afin de réduire les risques d'hypotension orthostatique.
- Montrer au patient qui suit un traitement à domicile comment injecter l'octréotide et le conserver et comment mettre au rebut le matériel utilisé.
- Conseiller au patient de respecter scrupuleusement la posologie recommandée. S'il n'a pu prendre le médicament au moment habituel, il doit le prendre dès que possible et revenir ensuite à l'horaire régulier. Le prévenir qu'il ne faut jamais prendre une double dose.

VÉRIFICATION DE L'EFFICACITÉ THÉRAPEUTIQUE

L'efficacité du traitement peut être démontrée par: la diminution de la gravité de la diarrhée et le rééquilibrage électrolytique chez les patients qui présentent une tumeur carcinoïde ou un VIPome ■ le soulagement des symptômes et l'inhibition de la croissance tumorale chez les patients présentant un adénome de l'hypophyse associé à l'acromégalie ■ le traitement de la diarrhée chez les patients atteints du sida. ✳

OCYTOCINE,

voir Oxytocine

ŒSTRADIOL

Estrace

œstradiol, anneau vaginal

Estring

œstradiol, cypionate d'

Ce médicament n'est pas commercialisé au Canada.

œstradiol, gel

Estrogel

œstradiol, ovule vaginal

Ce médicament n'est pas commercialisé au Canada.

œstradiol, timbre transdermique

Climara, Estraderm, Oesclim, Vivelle

œstradiol, valérianate d'

Delestrogen

CLASSIFICATION:

Œstrogènes

Grossesse – catégorie X

INDICATIONS

PO, transdermique: Remplacement des œstrogènes (hormonothérapie de substitution) dans le traitement des symptômes vasomoteurs de la ménopause et de divers états de carence œstrogénique dont: l'hypogonadisme (femmes) ■ l'ovariectomie ■ l'insuffisance ovarienne primaire ■ Traitement et prévention de l'ostéoporose post-ménopausique (à l'exception des présentations pour administration intravaginale) ■ **PO:** Cancer de la prostate ou cancer du sein post-ménopausique évolutifs, inopérables ■ **Gel:** Symptômes ménopausiques et post-ménopausiques ■ Vaginite atrophique ■ **IM (Delestrogen):** Aménorrhée primaire et secondaire ■ Troubles du cycle menstruel ■ Syndromes de carence œstrogénique ■ Vaginite atrophique et prurit vulvaire ■ Saignements utérins anormaux ■ Traitement du cancer mammaire avancé (femmes) ▪ Traitement palliatif du cancer évolutif de la prostate (hommes) ▪ Soulagement de l'engorgement mammaire et inhibition de la lactation en postpartum ▪ **Voie intravaginale**: Traitement de la vaginite atrophique pouvant survenir à la ménopause ▪ On recommande l'usage concomitant de progestatifs au cours d'un traitement cyclique afin de réduire le risque de cancer de l'endomètre chez les patientes dont l'utérus est intact.

MÉCANISME D'ACTION

Les œstrogènes favorisent la croissance et le développement des organes sexuels et maintiennent les caractéristiques sexuelles secondaires chez la femme ▪ Les effets métaboliques comprennent la réduction des concentrations sanguines de cholestérol, la synthèse des protéines et la rétention hydrosodée. ***Effets thérapeutiques:*** Rétablissement de l'équilibre hormonal en présence de divers états de carence ▪ Traitement des tumeurs sensibles aux hormones.

PHARMACOCINÉTIQUE

Absorption: Bonne absorption par suite de l'administration par voie orale. L'hormone est rapidement absorbée par la peau et les muqueuses.

Distribution: L'œstradiol se répartit dans tout l'organisme. Il traverse le placenta et pénètre dans le lait maternel.

Métabolisme et excrétion: Le métabolisme a surtout lieu dans le foie et les tissus. L'œstradiol subit plusieurs cycles entérohépatiques et son absorption depuis le tractus gastro-intestinal peut en être accrue.

Demi-vie: Inconnue.

CONTRE-INDICATIONS ET PRÉCAUTIONS/ MISES EN GARDE

Contre-indications: Maladie thrombo-embolique ▪ Saignements vaginaux non diagnostiqués ▪ Grossesse (risque d'effets nocifs sur le fœtus) ▪ Allaitement ▪ Hypersensibilité ▪ Antécédents personnels de cancer œstrogénodépendant ▪ Hyperplasie de l'endomètre ▪ Présence de migraine classique ▪ Problèmes oculaires liés à une atteinte vasculaire ophtalmique ▪ Maladies hépatiques évolutives ▪ Antécédents d'accidents vasculaires cérébraux ▪ Antécédents de porphyrie.

Précautions/mises en garde: Maladie cardiovasculaire sous-jacente ▪ Maladies rénales graves ▪ Ce type d'œstrogénothérapie comporte un risque accru de cancer de l'endomètre.

RÉACTIONS INDÉSIRABLES ET EFFETS SECONDAIRES

SNC: céphalées, étourdissements, léthargie.

ORLO: intolérance aux lentilles cornéennes, aggravation de la myopie ou de l'astigmatisme.

CV: INFARCTUS DU MYOCARDE, THROMBOEMBOLIE, œdème, hypertension.

GI: nausées, variations pondérales, anorexie, gain d'appétit, jaunisse, vomissements.

GU: *femmes* – aménorrhée, dysménorrhée, hémorragies utérines de l'œstrogénothérapie, érosions cervicales, perte de la libido, candidose vaginale; *hommes* – impuissance, atrophie testiculaire.

Tég.: peau grasse, acné, pigmentation, urticaire.

End.: gynécomastie (hommes), hyperglycémie.

HÉ: hypercalcémie, rétention hydrosodée.

Loc.: crampes dans les jambes.

Divers: sensibilité mammaire.

INTERACTIONS

Médicament-médicament: L'œstradiol peut modifier les besoins en **warfarine**, en **hypoglycémiants oraux** ou en **insuline** ▪ Les **barbituriques** ou la **rifampine** peuvent diminuer l'efficacité de l'œstradiol.

VOIES D'ADMINISTRATION ET POSOLOGIE

Symptômes de la ménopause, vaginite atrophique, hypogonadisme chez la femme, insuffisance ovarienne primaire, ostéoporose

- **PO (adultes)**: De 0,5 à 2 mg par jour ou traitement cyclique.
- **IM (adultes)**: Traitement cyclique – (valérianate d'œstradiol): 20 mg le premier jour du cycle et 5 mg, 2 semaines plus tard. Le traitement est administré selon un cycle de 28 jours que l'on répète toutes les 4 semaines.
- **Voie transdermique (adultes)**: *Estraderm* – Timbre transdermique de 25, 50 ou 100 µg/24 heures, à appliquer 2 fois par semaine. *Climara* – Timbre transdermique de 50 ou de100 µg/24 heures, à appliquer 1 fois par semaine. *Vivelle* – Timbre transdermique de 37,5 à 100 µg/24 heures, à appliquer 2 fois par semaine. Des progestatifs peuvent être utilisés pendant 10 à 14 jours par mois. *Estrogel* – 2,5 g par jour, en traitement cyclique.

Cancer post-ménopausique du sein

- **IM (adultes)**: De 20 à 40 mg, toutes les 2 ou 3 semaines.

Cancer de la prostate

- **IM (adultes)** : 30 mg, toutes les 1 ou 2 semaines (valérianate d'œstradiol).

Inhibition de la lactation, engorgement mammaire

- **IM (adultes)** : De 10 à 25 mg, en 1 seule injection à la fin de la première phase du travail.

Aménorrhée

- **IM (adultes)** : Administrer 375 mg de caproate d'hydroxyprogestérone par injection. S'il n'y a pas de saignement 21 jours après l'injection, commencer le traitement cyclique avec le valérianate d'œstradiol : 20 mg le premier jour du cycle et 5 mg, 2 semaines plus tard. Le traitement est administré selon un cycle de 28 jours que l'on répète toutes les 4 semaines.

Troubles menstruels

- **IM (adultes)** : Traitement cyclique par le valérianate d'œstradiol : 20 mg le premier jour du cycle et 5 mg, 2 semaines plus tard. Le traitement est administré selon un cycle de 28 jours que l'on répète toutes les 4 semaines.

PRÉSENTATION

Comprimés oraux : 0,5 mg[Pr], 1 mg[Pr], 2 mg[Pr] ■ **Solution pour injection (valérianate dans de l'huile)** : 10 mg/mL[Pr], 20 mg/mL[Pr] ■ **Timbre transdermique** : taux de libération de 25 µg/24 heures[Pr], de 37,5 µg/24 heures[Pr], de 50 µg/24 heures[Pr], de 75 µg/24 heures[Pr], de 100 µg/24 heures[Pr] ■ **Anneau vaginal** : libération de 2 mg en 90 jours[Pr] ■ **Gel** : diverses associations d'œstradiol avec, entre autres, de l'acétate de noréthindrone et du benzilylhydrazone énanthate de testostérone : Estalis[Pr], FemHRT[Pr], Estracomb[Pr] et Climacteron[Pr].

PHARMACODYNAMIE (effets œstrogéniques)

	Début d'action	Pic	Durée
PO	inconnu	inconnu	inconnue
IM	inconnu	inconnu	inconnue
TD†	inconnu	inconnu	3 – 4 jours (Estraderm) 7 jours (Climara)
Anneau vaginal	inconnu	inconnu	90 jours

† Timbre transdermique.

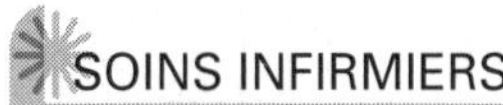

SOINS INFIRMIERS

ÉVALUATION DE LA SITUATION

- Mesurer la pression artérielle avant l'œstrogénothérapie et à intervalles réguliers pendant toute sa durée.
- Effectuer le bilan quotidien des ingesta et des excreta et peser le patient toutes les semaines. Signaler toute variation pondérale importante ou un gain de poids constant.

Ménopause : Évaluer la fréquence et la gravité des symptômes vasomoteurs.

Tests de laboratoire :

- L'œstradiol peut entraîner une élévation des taux de cholestérol HDL, de phospholipides et de triglycérides et une baisse des taux sériques de cholestérol LDL et de cholestérol total.
- L'œstradiol peut entraîner l'élévation des concentrations sériques de glucose, de sodium, de cortisol, de prolactine, de prothrombine et des facteurs VII, VIII, IX et X. Il peut diminuer les concentrations sériques de folate, de pyridoxine et d'antithrombine III, ainsi que les concentrations urinaires du prégnandiol.
- Suivre de près les résultats des tests de l'exploration fonctionnelle hépatique avant l'administration de l'œstradiol et à intervalles réguliers tout au long du traitement.
- L'œstradiol peut modifier les résultats du dosage de l'hormone thyroïdienne, entraîner des résultats faussement élevés à l'épreuve de l'agrégation plaquettaire induite par la norépinéphrine et des résultats faussement bas au test à la métyrapone.
- L'hormone peut induire une hypercalcémie chez les patients présentant des lésions osseuses métastatiques.

DIAGNOSTICS INFIRMIERS POSSIBLES

- Dysfonctionnement sexuel (Indications).
- Connaissances insuffisantes sur le traitement médicamenteux (Enseignement au patient et à ses proches).

INTERVENTIONS INFIRMIÈRES

PO : Pour réduire les nausées, administrer l'œstradiol pendant le repas ou immédiatement après.

Voie intravaginale : Le fabricant fournit l'applicateur avec la crème. La dose est inscrite sur l'applicateur. Laver l'applicateur avec de l'eau chaude et un savon doux après chaque administration.

Timbre transdermique : Lorsqu'on substitue aux comprimés oraux le timbre transdermique, appliquer le timbre une semaine après la prise de la dernière dose par voie orale ou lorsque les symptômes réapparaissent.

IM : La solution pour injection est à base d'huile. Tourner la seringue dans les paumes de la main pour disperser uniformément l'agent. Administrer profondément dans le muscle. Éviter l'administration IV.

ENSEIGNEMENT AU PATIENT ET À SES PROCHES

- Conseiller au patient de respecter scrupuleusement la posologie recommandée. S'il n'a pas pu prendre le médicament au moment habituel, il doit le prendre aussitôt que possible à moins que ce ne soit presque l'heure prévue pour la dose suivante. Il ne faut jamais remplacer une dose manquée par une double dose.
- Expliquer à la patiente le schéma posologique et le calendrier du traitement d'entretien. La prévenir que l'interruption brusque du traitement peut provoquer un saignement de retrait.
- Si les nausées deviennent gênantes, recommander au patient de manger des aliments solides qui peuvent souvent procurer un soulagement.
- Recommander au patient de prévenir un professionnel de la santé si les signes et les symptômes suivants se manifestent : rétention hydrique (œdème des chevilles et des pieds, gain de poids) ; troubles thromboemboliques (douleurs, œdème et sensibilité au niveau des membres, céphalées, douleurs thoraciques, vision trouble) ; dépression ; dysfonctionnement hépatique (jaunissement de la peau ou des yeux, prurit, urine foncée, selles de couleur pâle).
- Recommander à la patiente d'arrêter le traitement et de prévenir un professionnel de la santé si elle pense être enceinte.
- Recommander au patient qui doit suivre un traitement ou subir une intervention chirurgicale, d'avertir le professionnel de la santé qu'il suit un traitement avec ces hormones.
- Prévenir le patient que l'usage du tabac pendant l'œstrogénothérapie l'expose à des risques accrus d'effets secondaires graves, particulièrement dans le cas des femmes âgées de plus de 35 ans.
- Inciter le patient à utiliser des écrans solaires et à porter des vêtements protecteurs afin de prévenir l'hyperpigmentation.
- Expliquer à la patiente qui reçoit l'œstradiol pour le traitement de l'ostéoporose que l'exercice peut freiner et même renverser la perte de substance osseuse. Lui conseiller de consulter un professionnel de la santé au sujet de toute restriction éventuelle avant de s'engager dans un programme d'exercices.
- Insister sur l'importance des examens réguliers de suivi, tous les 6 à 12 mois, comprenant la prise de la pression artérielle, l'examen des seins, de l'abdomen et des organes pelviens et le prélèvement de frottis vaginaux pour le test de Papanicolaou, et d'une mammographie, tous les 12 mois ou selon les recommandations du professionnel de la santé. Celui-ci devrait évaluer la possibilité d'interrompre le traitement tous les 3 à 6 mois. Si la patiente suit un traitement prolongé (non cyclique) ou si elle ne prend pas en même temps des progestatifs, on peut lui recommander une biopsie de l'endomètre si l'utérus est intact.

Voie intravaginale :

- Montrer à la patiente la façon d'utiliser l'applicateur. Lui conseiller de rester allongée pendant au moins 30 minutes après l'application du médicament. Lui recommander d'utiliser une serviette hygiénique pour protéger ses vêtements, mais non pas un tampon. Si elle n'a pu appliquer la crème à l'heure habituelle, lui recommander de sauter cette dose et de reprendre le schéma posologique habituel.
- Recommander à la patiente d'utiliser l'applicateur fourni avec l'ovule vaginal. Lui conseiller de l'introduire le plus profondément possible dans le vagin, sans forcer.

Anneau vaginal : Recommander à la patiente de donner une forme ovale à l'anneau et de l'introduire dans le tiers supérieur du dôme vaginal. Un positionnement précis n'est pas essentiel. Lorsque l'anneau est en place, la patiente ne devrait pas le sentir. Si l'anneau la gêne, il n'est probablement pas installé assez profondément dans le vagin. Il suffit alors de le pousser doucement un peu plus loin. Il faut laisser l'anneau en place pendant 90 jours. Il ne devrait pas gêner les rapports sexuels. Expliquer à la patiente que si l'effort ou la défécation font descendre l'anneau, elle devrait le repousser plus profondément dans le vagin avec le doigt. S'il est éjecté, elle devrait le rincer à l'eau tiède et le réintroduire dans le vagin. Pour le retirer, elle devrait glisser un doigt dans l'anneau et le sortir.

Timbre transdermique : Expliquer à la patiente qu'elle doit d'abord se laver les mains et les sécher ; appliquer ensuite le timbre sur la peau intacte dans une partie de l'abdomen dépourvue de poils (ne pas l'appliquer sur les seins ou à la taille). Exercer une pression sur le timbre pendant 10 secondes afin d'assurer une bonne adhérence à la peau (particulièrement, autour des bordures). Éviter les régions où les vêtements peuvent frotter dessus. Changer d'emplacement lors de chaque nouvelle application afin de prévenir les risques d'irritation cutanée. Ne pas réutiliser le même emplacement avant 1 semaine. On peut recoller le timbre s'il s'est détaché.

VÉRIFICATION DE L'EFFICACITÉ THÉRAPEUTIQUE

L'efficacité du traitement peut être démontrée par : la résolution des symptômes vasomoteurs de la ménopause ▪ la diminution des démangeaisons, de l'inflammation ou de la sécheresse du vagin et de la vulve, provoquées par la ménopause ▪ la normalisation des concentrations d'œstrogènes en cas d'ovariectomie ou d'hypogonadisme chez la femme ▪ l'arrêt de la propagation des cancers évolutifs du sein ou de la prostate ▪ la prévention de l'ostéoporose. ✳

ŒSTROGÈNES CONJUGUÉS

C.E.S., Congest, Premarin

ŒSTROGÈNES CONJUGUÉS (SYNTHÉTIQUES, A)

Ces préparations ne sont pas commercialisées au Canada.

CLASSIFICATION :

Œstrogènes

Grossesse – catégorie X

O

INDICATIONS

PO : Élément de l'hormonothérapie de substitution dans le traitement des symptômes vasomoteurs de la ménopause ▪ Diverses carences œstrogéniques dont : l'hypogonadisme (femmes) ▪ l'ovariectomie ▪ l'insuffisance ovarienne primaire ▪ Traitement d'appoint de l'ostéoporose post-ménopausique ▪ Vaginite atrophique et atrophie vulvaire ▪ Traitement d'appoint du cancer de la prostate ou du cancer du sein post-ménopausique évolutifs, inopérables ▪ **IM, IV :** Hémorragie utérine provoquée par un déséquilibre hormonal ▪ **Voie intravaginale :** Traitement de l'atrophie vaginale, de la dyspareunie et de la kraurosis vulvæ ▪ On recommande l'usage concomitant des progestatifs au cours du traitement cyclique afin de réduire le risque de cancer de l'endomètre chez les patientes dont l'utérus est intact.

MÉCANISME D'ACTION

Les œstrogènes favorisent la croissance et le développement des organes sexuels et maintiennent les caractéristiques sexuelles secondaires chez la femme ▪ Les effets métaboliques comprennent la réduction des concentrations sanguines de cholestérol, la synthèse des protéines et la rétention hydrosodée. ***Effets thérapeutiques :*** Rétablissement de l'équilibre hormonal en présence de divers états de carence et traitement des tumeurs sensibles aux hormones.

PHARMACOCINÉTIQUE

Absorption : Bonne absorption par suite de l'administration par voie orale. L'hormone est rapidement absorbée par la peau et les muqueuses.

Distribution : Les œstrogènes conjugués se répartissent dans tout l'organisme. Ils traversent le placenta et pénètrent dans le lait maternel.

Métabolisme et excrétion : Le métabolisme a surtout lieu dans le foie et les tissus. Les œstrogènes conjugués subissent plusieurs cycles entérohépatiques et leur absorption depuis le tractus gastro-intestinal peut être accrue.

Demi-vie : Inconnue.

CONTRE-INDICATIONS ET PRÉCAUTIONS/ MISES EN GARDE

Contre-indications : Maladie thrombo-embolique ▪ Saignements vaginaux non diagnostiqués ▪ Grossesse (risque d'effets nocifs sur le fœtus) ▪ Allaitement ▪ Hypersensibilité ▪ Hyperplasie de l'endomètre ▪ Antécédents personnels de cancer œstrogénodépendant ▪ Hyperplasie de l'endomètre ▪ Présence de migraine classique ▪ Problèmes oculaires liés à une atteinte vasculaire ophtalmique ▪ Maladies hépatiques évolutives ▪ Antécédents d'accidents vasculaires cérébraux.

Précautions/mises en garde : Maladie cardiovasculaire sous-jacente ▪ Maladies rénales graves ▪ Ce type d'œstrogénothérapie comporte un risque accru de cancer de l'endomètre.

RÉACTIONS INDÉSIRABLES ET EFFETS SECONDAIRES (usage par voie générale)

SNC : céphalées, étourdissements, léthargie, dépression.

ORLO : intolérance aux lentilles cornéennes, aggravation de la myopie ou de l'astigmatisme.
CV : INFARCTUS DU MYOCARDE, THROMBOEMBOLIE, œdème, hypertension.
GI : nausées, variations pondérales, anorexie, gain d'appétit, jaunisse, vomissements.
GU : *femmes* – aménorrhée, hémorragies utérines consécutives à l'œstrogénothérapie, dysménorrhée, érosions cervicales, perte de la libido, candidose vaginale ; *hommes* – impuissance, atrophie testiculaire.
Tég. : acné, peau grasse, pigmentation, urticaire.
End. : gynécomastie (hommes), hyperglycémie.
HÉ : hypercalcémie, rétention hydrosodée.
Loc. : crampes dans les jambes.
Divers : sensibilité mammaire.

INTERACTIONS

Médicament-médicament : Les œstrogènes conjugués peuvent modifier les besoins en **warfarine**, en **hypoglycémiants oraux** ou en **insuline** ■ Les **barbituriques** ou la **rifampine** peuvent diminuer l'efficacité des œstrogènes conjugués ■ **L'usage du tabac** augmente le risque de réactions cardiovasculaires indésirables.

VOIES D'ADMINISTRATION ET POSOLOGIE

Ovariectomie, insuffisance ovarienne primaire

- **PO (adultes) :** 1,25 mg par jour ou en traitement cyclique.

Ostéoporose et symptômes ménopausiques

- **PO (adultes) :** De 0,625 à 1,25 mg par jour ou en traitement cyclique.

Hypogonadisme

- **PO (adultes) :** De 0,3 à 0,625 mg par jour ou en traitement cyclique.

Cancer du sein inopérable chez les femmes ménopausées et les hommes

- **PO (adultes) :** 10 mg, 3 fois par jour.

Cancer inopérable de la prostate

- **PO (adultes) :** De 1,25 à 2,5 mg, 3 fois par jour.

Hémorragie utérine

- **IM et IV (adultes) :** 25 mg ; on peut répéter cette dose de 6 à 12 heures plus tard, au besoin.

Vaginite atrophique

- **Voie intravaginale (adultes) :** De 2 à 4 g de crème tous les jours pendant 3 semaines, observer une pause de 1 semaine, puis reprendre le traitement.
- **PO (adultes) :** De 0,3 à 1,25 mg par jour ou en traitement cyclique.

PRÉSENTATION (version générique disponible)

Comprimés : 0,3 mg^{Pr}, 0,625 mg^{Pr}, 0,9 mg^{Pr}, 1,25 mg^{Pr}, 2,5 mg^{Pr} ■ **Poudre pour injection :** 25 mg/fiole^{Pr} ■ **Crème vaginale :** 0,625 mg/g^{Pr} ■ **En association avec :** medroxyprogestérone, dans un conditionnement favorisant l'observance du traitement (Premplus^{Pr}).

PHARMACODYNAMIE (effets œstrogéniques†)

	DÉBUT D'ACTION	PIC	DURÉE
PO	rapide	inconnu	24 h
IM	retardé	inconnu	6 – 12 h
IV	rapide	inconnu	6 – 12 h

† La réponse tumorale peut prendre plusieurs semaines.

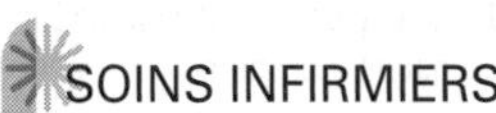

ÉVALUATION DE LA SITUATION

- Mesurer la pression artérielle avant l'œstrogénothérapie et à intervalles réguliers pendant toute sa durée.
- Effectuer le bilan quotidien des ingesta et des excreta et peser le patient toutes les semaines. Signaler au médecin toute variation pondérale importante ou un gain de poids constant.

Ménopause : Évaluer la fréquence et la gravité des symptômes vasomoteurs.

Tests de laboratoire :

- Les œstrogènes conjugués peuvent entraîner une élévation des taux de cholestérol HDL, de phospholipides et de triglycérides et une baisse des taux sériques de cholestérol LDL et de cholestérol total.
- Les œstrogènes conjugués peuvent entraîner l'élévation des concentrations sériques de glucose, de sodium, de cortisol, de prolactine, de prothrombine et des facteurs VII, VIII, IX et X. Ils peuvent diminuer les concentrations sériques de folate, de pyridoxine et d'antithrombine III, ainsi que les concentrations urinaires du prégnandiol.
- Suivre de près les résultats des tests de l'exploration fonctionnelle hépatique avant l'administration des œstrogènes conjugués et à intervalles réguliers tout au long du traitement.
- Les œstrogènes conjugués peuvent modifier les résultats du dosage de l'hormone thyroïdienne, entraîner des résultats faussement élevés à l'épreuve de l'agrégation plaquettaire induite

par la norépinéphrine et des résultats faussement bas au test à la métyrapone.

- L'hormone peut induire une hypercalcémie chez les patients présentant des lésions osseuses métastatiques.

DIAGNOSTICS INFIRMIERS POSSIBLES

- Dysfonctionnement sexuel (Indications).
- Connaissances insuffisantes sur le traitement médicamenteux (Enseignement au patient et à ses proches).

INTERVENTIONS INFIRMIÈRES

PO : Pour réduire les nausées, administrer ces hormones pendant le repas ou immédiatement après.

Voie intravaginale : Le fabricant fournit l'applicateur avec la crème. La dose est inscrite sur l'applicateur. Laver l'applicateur avec de l'eau chaude et un savon doux après chaque utilisation.

IM :

- Pour reconstituer la solution, retirer au moins 5 mL d'air de la fiole contenant la poudre sèche et introduire lentement le diluant stérile en le laissant couler le long de la paroi. Agiter délicatement la fiole pour diluer la poudre ; ne pas agiter vigoureusement. La solution est stable pendant 60 jours au réfrigérateur. Ne pas utiliser la solution si elle contient un précipité ou si elle a une couleur foncée.
- Préférer la voie IV en raison de la rapidité de la réponse.

IV directe : Reconstituer la solution de la même façon que pour la voie IM. Injecter dans l'embout distal d'une tubulure IV par laquelle s'écoule une solution de NaCl 0,9 %, une solution de D5%E ou une solution de lactate de Ringer.

Vitesse d'administration : Pour prévenir les bouffées de chaleur, administrer lentement (ne pas dépasser un débit de 5 mg/minute). Consulter les directives du fabricant avant de reconstituer la préparation.

Compatibilité (tubulure en Y) : héparine ▪ potassium, chlorure de ▪ vitamines du complexe B avec C.

Incompatibilité en addition au soluté : acide ascorbique ou solutions acides.

ENSEIGNEMENT AU PATIENT ET À SES PROCHES

- Conseiller au patient de respecter scrupuleusement la posologie recommandée. S'il n'a pas pu prendre le médicament au moment habituel, il doit le prendre aussitôt que possible à moins que ce ne soit presque l'heure prévue pour la dose suivante. Il ne faut jamais remplacer une dose manquée par une double dose.
- Expliquer à la patiente le schéma posologique et le calendrier du traitement d'entretien. La prévenir que l'interruption brusque du traitement peut provoquer un saignement de retrait. Les saignements devraient apparaître la semaine où le traitement par les œstrogènes conjugués est interrompu.
- Si les nausées deviennent gênantes, recommander au patient de manger des aliments solides qui peuvent souvent procurer un soulagement.
- Recommander au patient de prévenir un professionnel de la santé si les signes et les symptômes suivants se manifestent : rétention hydrique (œdème des chevilles et des pieds, gain de poids) ; TROUBLES THROMBO-EMBOLIQUES (DOULEURS, ŒDÈME ET SENSIBILITÉ AU NIVEAU DES MEMBRES, CÉPHALÉES, DOULEURS THORACIQUES, VISION TROUBLE) ; dépression ; dysfonctionnement hépatique (jaunissement de la peau ou des yeux, prurit, urine foncée, selles de couleur pâle) ; ou saignements vaginaux anormaux.
- Recommander à la patiente d'arrêter le traitement et de prévenir un professionnel de la santé si elle pense être enceinte.
- Prévenir le patient que l'usage du tabac pendant l'œstrogénothérapie l'expose à des risques accrus d'effets secondaires graves, particulièrement dans le cas des femmes âgées de plus de 35 ans.
- Inciter le patient à utiliser des écrans solaires et à porter des vêtements protecteurs afin de prévenir l'hyperpigmentation.
- Recommander au patient qui doit suivre un traitement ou subir une intervention chirurgicale d'avertir le professionnel de la santé qu'il suit un traitement avec ces hormones.
- Expliquer à la patiente qui reçoit des œstrogènes pour le traitement de l'ostéoporose que l'exercice peut freiner et même renverser la perte de substance osseuse. Lui conseiller de consulter un professionnel de la santé au sujet de toute restriction éventuelle avant de s'engager dans un programme d'exercices.
- Insister sur l'importance des examens réguliers de suivi, tous les 6 à 12 mois, comprenant la prise de la pression artérielle, l'examen des seins, de l'abdomen, des organes pelviens et le prélèvement de frottis vaginaux pour le test de Papanicolaou, et d'une mammographie, tous les 12 mois ou selon les recommandations du pro-

fessionnel de la santé. Celui-ci devrait évaluer la possibilité d'interrompre le traitement tous les 3 à 6 mois. Si la patiente suit un traitement prolongé (non cyclique) ou si elle ne prend pas en même temps des progestatifs, on peut lui recommander une biopsie de l'endomètre si l'utérus est intact.

Voie intravaginale: Montrer à la patiente la façon d'utiliser l'applicateur. Lui conseiller de rester allongée pendant au moins 30 minutes après l'application du médicament. Lui recommander d'utiliser une serviette hygiénique pour protéger ses vêtements, mais non pas un tampon. Si elle n'a pu appliquer la crème à l'heure habituelle, lui recommander de sauter cette dose et de reprendre le schéma posologique habituel.

VÉRIFICATION DE L'EFFICACITÉ THÉRAPEUTIQUE

L'efficacité du traitement peut être démontrée par: la résolution des symptômes vasomoteurs de la ménopause ▪ la diminution des démangeaisons, de l'inflammation ou de la sécheresse du vagin et de la vulve, provoquées par la ménopause ▪ la normalisation des concentrations d'œstrogènes en cas d'ovariectomie ou d'hypogonadisme chez la femme ▪ l'arrêt de la propagation des cancers évolutifs du sein ou de la prostate ▪ la prévention de l'ostéoporose. ✳

OFLOXACINE,
voir Fluoroquinolones

OLANZAPINE

Zyprexa, Zyprexa Zydis

CLASSIFICATION:
Antipsychotique (thiénobenzodiazépine)
Grossesse – catégorie C

INDICATIONS

Traitement de la schizophrénie et des troubles psychotiques apparentés en phase aiguë ▪ Traitement d'entretien.

MÉCANISME D'ACTION

Antagoniste des effets de la dopamine et de la sérotonine de type 2 au niveau du SNC ▪ Propriétés anticholinergiques, antihistaminiques et alpha$_1$-adrénolytiques. ***Effets thérapeutiques:*** Diminution du nombre d'épisodes de psychose.

PHARMACOCINÉTIQUE

Absorption: L'olanzapine est bien absorbée, mais elle est rapidement métabolisée au cours d'un premier passage, ce qui entraîne une biodisponibilité de 60 %.

Distribution: L'agent se répartit rapidement dans tout l'organisme.

Liaison aux protéines: 93 %.

Métabolisme et excrétion: Fort métabolisme hépatique (la plus grande partie du médicament est métabolisée par le P450 CYP 1A2) ; une fraction de 7 % est excrétée à l'état inchangé dans l'urine.

Demi-vie: De 21 à 54 heures.

CONTRE-INDICATIONS ET PRÉCAUTIONS

Contre-indications: Hypersensibilité.

Précautions: Insuffisance hépatique ▪ Personnes âgées (l'administration de doses plus faibles peut s'avérer nécessaire) ▪ Maladie cardiovasculaire ou vasculaire cérébrale ▪ Antécédents de convulsions ▪ Antécédents de tentatives de suicide ▪ Hypertrophie de la prostate ▪ Glaucome à angle fermé ▪ Antécédents d'iléus paralytique ▪ Grossesse, allaitement ou enfants de moins de 18 ans (l'innocuité du médicament n'a pas été établie).

RÉACTIONS INDÉSIRABLES ET EFFETS SECONDAIRES

SNC: SYNDROME MALIN DES NEUROLEPTIQUES, CONVULSIONS, agitation, étourdissements, céphalées, sédation, faiblesse, dystonie, insomnie, changement d'humeur, troubles de la personnalité, trouble de la parole, dyskinésie tardive.

ORLO: amblyopie, rhinite, ptyalisme, pharyngite.

Resp.: toux, dyspnée.

CV: hypotension orthostatique, tachycardie, douleurs thoraciques.

GI: constipation, sécheresse de la bouche (xérostomie), douleurs abdominales, gain d'appétit, nausées.

GU: diminution de la libido, incontinence urinaire.

Tég.: photosensibilité.

End.: diabète, goitre.

HÉ: soif accrue.

Métab.: gain pondéral, perte pondérale.

Loc.: hypertonie, douleurs articulaires.

SN: tremblements.

Divers: fièvre, syndrome pseudo-grippal.

INTERACTIONS

Médicament-médicament : Les effets de l'olanzapine peuvent être diminués par l'administration concomitante de **carbamazépine**, d'**oméprazole** ou de **rifampine** ▪ Effets hypotensifs additifs lors de l'administration concomitante d'**antihypertenseurs** ▪ Effets additifs sur la dépression du SNC lors de l'usage concomitant d'**alcool** ou d'autres **dépresseurs du SNC** ▪ L'olanzapine peut renverser les effets de la **lévodopa** ou ceux d'autres **agonistes de la dopamine**.

VOIES D'ADMINISTRATION ET POSOLOGIE

PO (adultes – la plupart des patients) : Initialement, de 5 à 10 mg par jour ; on peut augmenter la dose à intervalles d'au moins 1 semaine, par paliers de 5 mg par jour (ne pas dépasser 15 mg par jour).

PO (adultes – personnes âgées ≥ 65 ans, patients débilités ou femmes non fumeuses) : Amorcer le traitement à une dose de 5 mg par jour.

PRÉSENTATION

Comprimés : 2,5 mg[Pr], 5 mg[Pr], 7,5 mg[Pr], 10 mg[Pr] ▪ **Comprimés à dissolution rapide (Zydis) :** 5 mg[Pr], 10 mg[Pr].

PHARMACODYNAMIE (effet antipsychotique)

	DÉBUT D'ACTION	PIC	DURÉE
PO	inconnu	1 semaine	inconnue

O

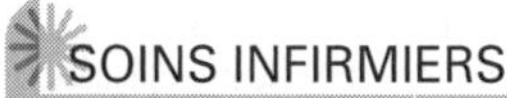

SOINS INFIRMIERS

ÉVALUATION DE LA SITUATION

- Déterminer, avant le traitement et à intervalles réguliers pendant toute sa durée, l'état mental du patient (orientation, humeur, comportement).
- Mesurer la pression artérielle (en position assise, en station debout et en décubitus), le pouls et la fréquence respiratoire et observer l'ÉCG avant l'administration initiale et à intervalles fréquents pendant la période d'adaptation de la posologie.
- Observer attentivement le patient pendant qu'il prend le médicament pour s'assurer qu'il l'a bien avalé.
- Déterminer l'apport liquidien et l'état de la fonction intestinale. Une consommation accrue de liquides et de fibres alimentaires peut prévenir la constipation.
- Suivre de près le patient pour déceler l'acathisie (agitation ou désir de bouger continuellement) et les symptômes extrapyramidaux (*symptômes parkinsoniens* : difficulté d'élocution ou de déglutition, perte de l'équilibre, mouvements d'émiettement, faciès figé, démarche traînante, rigidité, tremblements, spasmes musculaires dystoniques, torsions, secousses musculaires, incapacité de bouger les yeux, faiblesse des bras ou des jambes), tous les 2 mois pendant toute la durée du traitement et de 8 à 12 semaines après qu'il a été mené à terme. Informer immédiatement le médecin de l'apparition de ces symptômes ; il peut s'avérer nécessaire de réduire la dose ou d'abandonner le traitement. On peut administrer du trihexyphénidyle ou de la diphenhydramine pour maîtriser ces symptômes.
- Suivre de près l'apparition de la dyskinésie tardive qui se traduit par les symptômes suivants : mouvements rythmiques de la bouche, du visage et des membres, émission de bruits secs avec les lèvres, moue, gonflement des joues, mastication incontrôlée, mouvements rapides de la langue. Prévenir immédiatement le médecin si ces symptômes se manifestent, car de tels effets secondaires peuvent être irréversibles.
- SUIVRE DE PRÈS L'APPARITION DES SYMPTÔMES SUIVANTS DU SYNDROME MALIN DES NEUROLEPTIQUES : FIÈVRE, DÉPRESSION RESPIRATOIRE, TACHYCARDIE, CONVULSIONS, DIAPHORÈSE, HYPERTENSION OU HYPOTENSION, PÂLEUR, FATIGUE, FORTE RIGIDITÉ MUSCULAIRE, PERTE DE LA MAÎTRISE DE LA VESSIE. SIGNALER IMMÉDIATEMENT AU MÉDECIN L'APPARITION DE CES SYMPTÔMES.

Tests de laboratoire : Déterminer la numération globulaire, noter les résultats des tests d'exploration fonctionnelle hépatique et effectuer des examens ophtalmologiques à intervalles réguliers tout au long du traitement. L'olanzapine peut entraîner une diminution du nombre de plaquettes et une élévation des concentrations de bilirubine, d'AST, d'ALT, de GGT, de créatine-kinase et de phosphatase alcaline.

DIAGNOSTICS INFIRMIERS POSSIBLES

- Opérations de la pensée perturbées (Indications).
- Connaissances insuffisantes sur le traitement médicamenteux (Enseignement au patient et à ses proches).
- Non-observance du traitement médicamenteux (Enseignement au patient et à ses proches).

INTERVENTIONS INFIRMIÈRES

Le médicament peut être administré sans égard aux repas.

ENSEIGNEMENT AU PATIENT ET À SES PROCHES

- Expliquer au patient qu'il doit respecter scrupuleusement la posologie recommandée ; l'avertir qu'il ne doit jamais sauter de dose, ni remplacer une dose manquée par une double dose. Un sevrage graduel peut s'avérer nécessaire.
- Mettre en garde le patient contre le risque de symptômes extrapyramidaux et de dyskinésie tardive. L'inciter à prévenir immédiatement un professionnel de la santé si ces symptômes se manifestent.
- Recommander au patient de changer lentement de position afin de réduire les risques d'hypotension orthostatique.
- Prévenir le patient que l'olanzapine peut provoquer de la somnolence. Lui conseiller de ne pas conduire et d'éviter les activités qui exigent sa vigilance jusqu'à ce qu'on ait la certitude que le médicament n'entraîne pas cet effet chez lui.
- Prévenir le patient qu'il doit éviter de boire de l'alcool et de prendre d'autres dépresseurs du SNC pendant le traitement à l'olanzapine.
- Recommander au patient d'utiliser des crèmes solaires et de porter des vêtements protecteurs lors des expositions au soleil. Lui recommander également d'éviter les températures extrêmes, les exercices vigoureux, les sorties par temps chaud, les douches ou les bains chauds, car ce médicament altère la thermorégulation.
- Conseiller au patient de se rincer fréquemment la bouche, de pratiquer une bonne hygiène orale et de consommer de la gomme à mâcher ou des bonbons sans sucre pour soulager la sécheresse de la bouche. Lui recommander de consulter un professionnel de la santé si la sécheresse de la bouche persiste pendant plus de 2 semaines.
- Recommander au patient qui doit suivre un autre traitement ou subir une intervention chirurgicale d'avertir le professionnel de la santé qu'il suit un traitement par ce médicament.
- Conseiller au patient d'informer rapidement un professionnel de la santé de l'apparition des symptômes suivants : maux de gorge, fièvre, saignements ou ecchymoses inhabituels, rash, faiblesse, tremblements, troubles visuels, urine de couleur foncée ou selles grises.
- Insister sur l'importance des examens réguliers de suivi et de la participation active à une psychothérapie.

VÉRIFICATION DES RÉSULTATS

L'efficacité du traitement peut être démontrée par : la diminution de comportements tels que l'excitation, la paranoïa ou le repli sur soi. ✳

OMÉPRAZOLE

Losec

CLASSIFICATION :

Anti-ulcéreux (inhibiteur de la pompe à protons)

Grossesse – catégorie C

INDICATIONS

Traitement du reflux gastro-œsophagien (RGO) symptomatique et de l'œsophagite par RGO ■ Traitement de l'ulcère duodénal et gastrique (induit ou non par les AINS) ■ Traitement de l'ulcère gastro-duodénal dû à *Helicobacter pylori*, en association avec des antibiotiques ■ Traitement de l'hypersécrétion pathologique, dont le syndrome de Zollinger-Ellison.

O

MÉCANISME D'ACTION

Liaison à une enzyme se trouvant dans les cellules pariétales gastriques lorsque le pH gastrique est acide, empêchant ainsi le transport final des ions hydrogène vers la lumière gastrique. ***Effets thérapeutiques :*** Réduction de l'accumulation d'acide dans la lumière gastrique, ce qui diminue le reflux gastro-œsophagien ■ Guérison de l'ulcère gastro-duodénal.

PHARMACOCINÉTIQUE

Absorption : Par suite de l'administration par voie orale, l'absorption est rapide.

Distribution : Le médicament se répartit dans toutes les cellules pariétales gastriques.

Liaison aux protéines : 95 %.

Métabolisme et excrétion : L'oméprazole subit un métabolisme hépatique important.

Demi-vie : De 0,5 à 1 heure (de plus longue durée en présence de maladie hépatique).

CONTRE-INDICATIONS ET PRÉCAUTIONS/MISES EN GARDE

Contre-indications : Hypersensibilité.

Précautions/mises en garde : Maladie hépatique (une réduction de la dose peut s'avérer nécessaire) ■ Grossesse, allaitement ou enfants (l'innocuité du médicament n'a pas été établie).

RÉACTIONS INDÉSIRABLES ET EFFETS SECONDAIRES

SNC : étourdissements, somnolence, fatigue, céphalées, faiblesse.
CV : douleurs thoraciques.
GI : douleurs abdominales, régurgitation acide, constipation, diarrhée, flatulence, nausées, vomissements.
Tég. : démangeaisons, rash.
Divers : réactions allergiques.

INTERACTIONS

Médicament-médicament : L'oméprazole ralentit le métabolisme de la **phénytoïne**, du **diazépam** et de la **warfarine** et peut en accentuer les effets ■ L'oméprazole peut modifier l'absorption des médicaments nécessitant un pH acide, tels que le **kétoconazole**, les **esters d'ampicilline** et les **sels ferreux** ■ L'oméprazole a été administré avec des **antiacides** sans qu'on rapporte d'interaction.

VOIES D'ADMINISTRATION ET POSOLOGIE

O

PO (adultes) : *RGO et œsophagite par RGO* – 20 mg, 1 fois par jour pendant 4 semaines ; dose d'entretien : 10 mg, 1 fois par jour. *Traitement de l'ulcère duodénal et gastrique (induit ou non par les AINS)* – 20 mg, 1 fois par jour, pendant 4 semaines. On peut augmenter la dose jusqu'à 40 mg dans les cas réfractaires. La durée du traitement est de 2 semaines, en cas d'ulcère duodénal et de 4 semaines, en cas d'ulcère gastrique et d'ulcère induit par les AINS (le traitement peut être prolongé d'autant si besoin est). Les doses d'entretien sont généralement de 10 mg, 1 fois par jour, en cas d'ulcère duodénal et de 20 mg, 1 fois par jour, en cas d'ulcère gastrique. *Ulcère gastro-duodénal associé à* H. pylori – *triple thérapie avec l'oméprazole, l'amoxicilline et la clarithromycine (ou Losec 1-2-3 A)* : 20 mg d'oméprazole, 1 000 mg d'amoxicilline et 500 mg de clarithromycine, 2 fois par jour, pour chacun des médicaments, pendant 7 jours ; *triple thérapie avec l'oméprazole, le métronidazole et la clarithromycine (ou Losec 1-2-3 M)* : 20 mg d'oméprazole, 500 mg de métronidazole et 250 mg de clarithromycine, 2 fois par jour, pour chacun des médicaments, pendant 7 jours. Pour assurer la guérison et la maîtrise des symptômes, il est recommandé de continuer l'administration de l'oméprazole à 20 mg par jour, pendant 3 semaines, en cas d'ulcère duodénal et jusqu'à 12 semaines, en cas d'ulcère gastrique. *Syndrome de Zollinger-Ellison* – initialement, 60 mg, 1 fois par jour ; on peut augmenter la dose jusqu'à concurrence de 120 mg, 3 fois par jour. Si la dose quotidienne est supérieure à 80 mg, administrer en doses fractionnées.

PRÉSENTATION

Comprimés à libération retard : 10 mg^{Pr}, 20 mg^{Pr} ■ **Capsules :** 10 mg^{Pr}.

PHARMACODYNAMIE (suppression des sécrétions acides)

	DÉBUT D'ACTION	PIC	DURÉE
PO	en 1 h	en 2 h	72 – 96 h

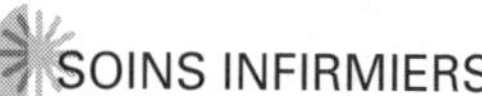

SOINS INFIRMIERS

ÉVALUATION DE LA SITUATION

Observer le patient à intervalles réguliers afin d'évaluer la douleur épigastrique ou abdominale et de déceler la présence de sang visible ou occulte dans les selles, les vomissements ou le liquide d'aspiration gastrique.

Tests de laboratoire :

- Noter, à intervalles réguliers pendant toute la durée du traitement, la numération globulaire et la formule leucocytaire.
- L'oméprazole peut entraîner l'élévation des concentrations sériques d'AST, d'ALT, de phosphatase alcaline et de bilirubine.
- Il peut aussi élever les concentrations sériques de gastrine pendant la 1re ou la 2e semaine de traitement. Les concentrations reviennent à la normale à l'arrêt du traitement par l'oméprazole.

DIAGNOSTICS INFIRMIERS POSSIBLES

- Douleur aiguë (Indications).
- Connaissances insuffisantes sur le traitement médicamenteux (Enseignement au patient et à ses proches).

INTERVENTIONS INFIRMIÈRES

- Administrer le médicament avant les repas, de préférence le matin. Le patient devrait avaler les capsules et les comprimés tels quels, sans les écraser, les ouvrir ou les mâcher.

- On peut administrer un antiacide en concomitance.

ENSEIGNEMENT AU PATIENT ET À SES PROCHES

- Conseiller au patient de respecter scrupuleusement la posologie recommandée pendant toute la durée du traitement, même s'il se sent mieux. S'il n'a pu prendre le médicament au moment habituel, il doit le prendre aussitôt que possible, sauf s'il est presque l'heure prévue pour la dose suivante. Le prévenir qu'il ne doit jamais remplacer une dose manquée par une double dose.
- Prévenir le patient que l'oméprazole peut parfois provoquer de la somnolence ou des étourdissements. Lui conseiller de ne pas conduire et d'éviter les activités qui exigent sa vigilance jusqu'à ce qu'on ait la certitude que le médicament n'entraîne pas ces effets chez lui.
- Recommander au patient de ne pas prendre de médicaments renfermant de l'aspirine ni d'AINS et de ne pas consommer d'alcool ni d'aliments pouvant aggraver l'irritation gastrique.
- Recommander au patient de signaler rapidement à un professionnel de la santé les selles noires et goudronneuses, la diarrhée, les douleurs abdominales ou les céphalées persistantes.

VÉRIFICATION DE L'EFFICACITÉ THÉRAPEUTIQUE

L'efficacité du traitement peut être démontrée par : le soulagement de la douleur abdominale ou la prévention de l'irritation ou des saignements gastriques ; on peut constater la guérison de l'ulcère gastroduodénal par radiographie ou endoscopie ■ la diminution des symptômes de reflux gastro-œsophagien. Le traitement est poursuivi pendant 4 à 8 semaines après l'épisode initial. ✱

ONDANSÉTRON

Zofran, Zofran ODT

CLASSIFICATION :

Antiémétique (antagoniste de la sérotonine [5-HT_3])

Grossesse – catégorie B

INDICATIONS

Prévention des nausées et des vomissements associés à une chimiothérapie ou à une radiothérapie ■ Prévention et traitement des nausées et des vomissements suivant une intervention chirurgicale.

MÉCANISME D'ACTION

Inhibition des effets de la sérotonine au niveau des sites récepteurs de la 5-HT (antagoniste spécifique), situés sur les terminaisons du nerf vague et dans la zone gâchette chémoréceptrice du SNC. ***Effets thérapeutiques :*** Diminution de la fréquence et de la gravité des nausées et des vomissements suivant une chimiothérapie ou une intervention chirurgicale.

PHARMACOCINÉTIQUE

Absorption : Par suite de l'administration IV, la biodisponibilité du médicament est totale. Par suite de l'administration par voie orale, le médicament est absorbé à 50 %.

Distribution : Inconnue.

Métabolisme et excrétion : Le médicament est surtout métabolisé par le foie. Une fraction de 5 % est excrétée à l'état inchangé par les reins.

Demi-vie : De 3,5 à 5,5 heures.

CONTRE-INDICATIONS ET PRÉCAUTIONS/ MISES EN GARDE

Contre-indications : Hypersensibilité ■ Phénylcétonurie (les comprimés à dissolution orale renferment de l'aspartame ; ne pas les administrer aux patients atteints de ce trouble).

Précautions/mises en garde : Insuffisance hépatique (ne pas dépasser 8 mg par jour) ■ Chirurgie abdominale (le médicament peut masquer un iléus) ■ Grossesse, allaitement ou enfants ≤ 3 ans (l'innocuité du médicament n'a pas été établie).

RÉACTIONS INDÉSIRABLES ET EFFETS SECONDAIRES

SNC : céphalées, étourdissements, somnolence, fatigue, faiblesse.

GI : constipation, diarrhée, douleurs abdominales, sécheresse de la bouche (xérostomie), concentrations accrues des enzymes hépatiques.

SN : réactions extrapyramidales.

INTERACTIONS

Médicament-médicament : L'efficacité de l'ondansétron peut être diminuée par les **agents qui modifient l'activité des enzymes hépatiques**.

VOIES D'ADMINISTRATION ET POSOLOGIE

Le choix de la voie d'administration et de la dose devrait être établi selon les besoins du patient; la dose se situe généralement entre 8 et 32 mg par jour.

- **PO, IV (adultes et enfants ≥ 12 ans):** *Prévention des nausées et des vomissements induits par la chimiothérapie* – 8 mg par perfusion IV, 30 minutes avant la chimiothérapie; on peut ou non administrer par la suite 1 mg/heure, par perfusion continue pendant 24 heures au maximum, *ou* 32 mg en une seule dose (à diluer dans une solution compatible) par perfusion IV en au moins 15 minutes, 30 minutes avant la chimiothérapie (des doses plus faibles ont déjà été administrées). On administre après la chimiothérapie 8 mg par voie orale, toutes les 8 à 12 heures, pendant 5 jours au maximum. *Prévention des nausées et des vomissements induits par la radiothérapie* – 8 mg par voie orale, 1 ou 2 heures avant la radiothérapie; après la radiothérapie, on peut répéter l'administration toutes les 8 heures, pendant 5 jours au maximum, selon le type de rayons, l'endroit où ils sont administrés et leur intensité. *Prévention des nausées et des vomissements postopératoires* – une dose unique de 16 mg par voie orale, 1 heure avant le début de l'anesthésie *ou* 4 mg en injection IV lente, au moment de l'induction de l'anesthésie.
- **PO, IV (enfants de 4 à 12 ans):** *Prévention des nausées et des vomissements induits par la chimiothérapie* – de 3 à 5 mg/m^2, en perfusion IV, pendant les 15 minutes qui précèdent la chimiothérapie; après la chimiothérapie, on peut administrer 1 comprimé de 4 mg par voie orale, toutes les 8 heures, pendant 5 jours au maximum.

Insuffisance hépatique

- **PO, IV (adultes):** Ne pas dépasser 8 mg par jour. Cette dose totale peut être administrée en 1 fois par voie IV ou orale.

PRÉSENTATION

Comprimés à dissolution orale (renfermant de l'aspartame) ODT: 4 mg^Pr^, 8 mg^Pr^ ■ **Comprimés:** 4 mg^Pr^, 8 mg^Pr^ ■ **Solution orale (parfum de fraise):** 4 mg/5 mL^Pr^ ■ **Solution pour injection:** 2 mg/mL, en ampoules de 2 et 4 mL et en fioles de 20 mL^Pr^.

PHARMACODYNAMIE (effet antiémétique)

	DÉBUT D'ACTION	PIC	DURÉE
PO, IV	rapide	15 – 30 min	4 h

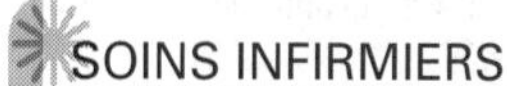

SOINS INFIRMIERS

ÉVALUATION DE LA SITUATION

- Suivre de près les nausées, les vomissements et la distension abdominale et ausculter les bruits intestinaux avant et après l'administration de l'ondansétron.
- Suivre de près, à intervalles réguliers pendant toute la durée du traitement, les effets extrapyramidaux suivants: mouvements involontaires, grimaces, rigidité, démarche traînante, tremblements des mains.

Tests de laboratoire: L'ondansétron peut entraîner l'élévation passagère des concentrations sériques de bilirubine, d'AST et d'ALT.

DIAGNOSTICS INFIRMIERS POSSIBLES

- Alimentation déficiente (Indications).
- Diarrhée ou constipation (Effets secondaires).
- Connaissances insuffisantes sur le traitement médicamenteux (Enseignement au patient et à ses proches).

INTERVENTIONS INFIRMIÈRES

PO:

- Administrer la première dose avant le début des vomissements.
- Administrer le médicament sans le diluer.

IV directe: Administrer la solution non diluée immédiatement avant le début de l'anesthésie ou après l'intervention chirurgicale si les nausées et les vomissements surviennent peu après.

Vitesse d'administration: Administrer pendant au moins 15 minutes.

Perfusion intermittente: Solutions pour perfusion IV compatibles – *ampoules*: D5%E, NaCl 0,9 %, manitol 10 %, solution de Ringer pour injection, KCl 0,3 %/NaCl 0,9 %, KCl 0,3 %/D5%E; *flacons*: D5%E, NaCl 0,9 %, D5%/NaCl 0,9 %, D5%/NaCl 0,45 % ou NaCl 3 % pour injection. La solution est transparente et incolore; après dilution, elle est stable pendant 24 heures à la température ambiante ou pendant 72 heures au réfrigérateur. Consulter les directives de chaque fabricant avant de faire la dilution.

Vitesse d'administration: Administrer chaque dose sous forme de perfusion IV pendant 15 minutes.

Compatibilité (tubulure en Y): aldesleukine ■ amifostine ■ amikacine ■ aztréonam ■ bléomycine ■ carboplatine ■ carmustine ■ céfazoline ■ cefmétazole

■ céfotaxime ■ céfoxitine ■ ceftazidime ■ ceftizoxime ■ céfuroxime ■ chlorpromazine ■ cimétidine ■ cisatracurium ■ cisplatine ■ cladribine ■ clindamycine ■ cyclophosphamide ■ cytarabine ■ dacarbazine ■ dactinomycine ■ daunorubicine ■ dexaméthasone sodique, phosphate de ■ diphenhydramine ■ dopamine ■ doxorubicine ■ doxorubicine liposomale ■ doxycycline ■ dropéridol ■ étoposide ■ famotidine ■ filgrastim ■ floxuridine ■ fluconazole ■ fludarabine ■ gallium, nitrate de ■ gentamicine ■ halopéridol ■ héparine ■ hydrocortisone sodique, succinate de ■ hydrocortisone sodique, phosphate de ■ hydromorphone ■ ifosfamide ■ imipénem/cilastatine ■ magnésium, sulfate de ■ mannitol ■ méchloréthamine ■ melphalan ■ mépéridine ■ mesna ■ méthotrexate ■ métoclopramide ■ miconazole ■ mitomycine ■ mitoxantrone ■ morphine ■ paclitaxel ■ pentostatine ■ pipéracilline-tazobactam ■ potassium, chlorure de ■ prochlorpérazine, édisylate de ■ ranitidine ■ rémifentanil ■ sodium, acétate de ■ streptozocine ■ téniposide ■ thiotépa ■ ticarcilline ■ ticarcilline/clavulanate ■ vancomycine ■ vinblastine ■ vincristine ■ vinorelbine ■ zidovudine.

Incompatibilité (tubulure en Y): acyclovir ■ allopurinol ■ aminophylline ■ amphotéricine B ■ amphotéricine B, cholestéryl de ■ ampicilline ■ ampicilline/sulbactam ■ céfépime ■ céfopérazone ■ furosémide ■ ganciclovir ■ lorazépam ■ méthylprednisolone sodique, succinate de ■ mezlocilline ■ pipéracilline ■ sargramostim ■ sodium, bicarbonate de.

ENSEIGNEMENT AU PATIENT ET À SES PROCHES

- Conseiller au patient de respecter scrupuleusement la posologie recommandée.
- Recommander au patient de prévenir immédiatement un professionnel de la santé s'il note des mouvements involontaires des yeux, du visage ou des membres.

VÉRIFICATION DE L'EFFICACITÉ THÉRAPEUTIQUE

L'efficacité du traitement peut être démontrée par: la prévention des nausées et des vomissements associés à une chimiothérapie initiale ou à des cures répétées de chimiothérapie qui provoquent de telles réactions ■ la prévention des nausées et des vomissements postopératoires ■ la prévention des nausées et des vomissements induits par la radiothérapie. ✳

OPRELVÉKINE

Ce médicament n'est pas commercialisé au Canada.

CLASSIFICATION:

Facteurs de croissance thrombopoïétique

Grossesse – catégorie C

INDICATIONS

Prévention de la thrombocytopénie grave et recours moindre aux transfusions de plaquettes par suite d'une chimiothérapie myélodépressive en présence de tumeurs non myéloïdes, chez les patients qui sont exposés au risque de thrombocytopénie.

MÉCANISME D'ACTION

Stimulation de la production de mégacaryocytes et de plaquettes. ***Effets thérapeutiques:*** Augmentation de la numération plaquettaire.

PHARMACOCINÉTIQUE

Absorption: Une fraction > 80 % du médicament est absorbée par suite de l'administration SC.

Distribution: Inconnue.

Métabolisme et excrétion: L'oprelvékine semble être métabolisée en grande partie et ses métabolites sont éliminés par les reins.

Demi-vie: 6,9 heures.

CONTRE-INDICATIONS ET PRÉCAUTIONS/MISES EN GARDE

Contre-indications: Hypersensibilité ■ Allaitement.

Précautions/mises en garde: Toute maladie où la rétention sodique et aqueuse poserait problème (insuffisance cardiaque, maladie rénale) ■ Épanchement péricardique ou ascite préexistants (risque d'exacerbation) ■ Antécédents d'arythmies auriculaires (particulièrement si le patient reçoit un traitement cardiaque ou a déjà suivi un traitement par la doxorubicine) ■ Œdème papillaire ou tumeurs du SNC ■ Grossesse ou enfants (l'innocuité du médicament n'a pas été établie).

RÉACTIONS INDÉSIRABLES ET EFFETS SECONDAIRES

Ces effets sont survenus chez les patients qui avaient reçu une chimiothérapie myélodépressive récente.

SNC: étourdissements, céphalées, insomnie, nervosité, faiblesse.

ORLO : hémorragie conjonctivale, vision trouble, œdème papillaire, pharyngite, rhinite.
Resp. : toux, dyspnée, épanchement pleural.
CV : fibrillation auriculaire, œdème, palpitations, syncope, tachycardie, vasodilatation.
GI : anorexie, constipation, diarrhée, dyspepsie, inflammation des muqueuses, nausées, candidose buccale, vomissements, douleurs abdominales.
Tég. : alopécie, ecchymoses, rash.
HÉ : rétention sodique et aqueuse.
Locaux : réactions au point d'injection.
Loc. : douleurs osseuses, myalgie.
Divers : frissons, fièvre, infection, douleurs.

INTERACTIONS

Médicament-médicament : Aucune interaction notable.

VOIES D'ADMINISTRATION ET POSOLOGIE

SC (adultes) : 50 µg/kg, 1 fois par jour, pendant 10 à 21 jours.

PRÉSENTATION

Ce médicament n'est pas commercialisé au Canada.

PHARMACODYNAMIE (augmentation de la numération plaquettaire)

	Début d'action	Pic	Durée
SC	5 – 9 jours	inconnu	7 – 14 jours†

† Le nombre de plaquettes continue d'augmenter pendant 7 jours après l'arrêt du traitement et revient aux valeurs initiales après 14 jours.

O

SOINS INFIRMIERS

ÉVALUATION DE LA SITUATION

Observer le patient à la recherche de signes de rétention aqueuse (dyspnée à l'effort, œdème périphérique) pendant toute la durée du traitement. La rétention aqueuse est un effet secondaire courant, qui disparaît habituellement plusieurs jours après l'arrêt du traitement par l'oprelvékine.

Tests de laboratoire :

- Noter la numération plaquettaire avant le traitement et à intervalles réguliers pendant toute sa durée, particulièrement au moment où le nadir souhaité est atteint. Le traitement est poursuivi jusqu'à ce que le nombre de plaquettes après le nadir soit $\geq 50 \times 10^9$/L.
- On devrait noter la numération globulaire avant le traitement et à intervalles réguliers pendant toute sa durée. La concentration d'hémoglobine, l'hématocrite et le nombre de globules rouges peuvent diminuer en raison d'un volume plasmatique accru (anémie par hémodilution), habituellement, dans les 3 à 5 jours qui suivent le début du traitement. Cette diminution est généralement réversible dans la semaine qui suit l'arrêt du traitement.
- Vérifier les concentrations des électrolytes chez les patients recevant un traitement prolongé par des diurétiques. L'hypokaliémie peut être d'issue fatale.
- L'oprelvékine peut entraîner une élévation des concentrations de fibrinogène plasmatique.

DIAGNOSTICS INFIRMIERS POSSIBLES

- Excès de volume liquidien (Effets secondaires).
- Connaissances insuffisantes sur le traitement médicamenteux (Enseignement au patient et à ses proches).

INTERVENTIONS INFIRMIÈRES

- Le traitement devrait être amorcé dans les 6 à 24 heures suivant la fin de la chimiothérapie et être poursuivi pendant 10 à 21 jours.
- On devrait interrompre le traitement au moins 2 jours avant la cure suivante de chimiothérapie.

ENSEIGNEMENT AU PATIENT ET À SES PROCHES

- Expliquer au patient la méthode appropriée de préparation et d'administration du médicament. Lui fournir un récipient non perforable destiné à la mise au rebut des aiguilles.
- Prévenir le patient que l'oprelvékine peut rendre passagèrement la vision trouble ou provoquer des étourdissements. Lui conseiller de ne pas conduire et d'éviter les activités qui exigent sa vigilance jusqu'à ce qu'on ait la certitude que le médicament n'entraîne pas ces effets chez lui.
- Conseiller à la patiente d'informer un professionnel de la santé si elle pense être enceinte ou souhaite le devenir.
- Expliquer au patient les effets secondaires de ce médicament et lui conseiller de prévenir un professionnel de la santé si les douleurs thoraciques, l'essoufflement, la fatigue, la vision trouble ou le rythme cardiaque irrégulier persistent.

VÉRIFICATION DE L'EFFICACITÉ THÉRAPEUTIQUE

L'efficacité du traitement peut être démontrée par : une augmentation de la numération plaquettaire ≥ 50 × 10^9/L après l'atteinte du nadir.

ORCIPRÉNALINE

Synonyme : métaprotérénol

Alti-Orciprenaline, Alupent, Apo-Orciprenaline, Orcipren, Tanta orciprenaline

CLASSIFICATION :

Bronchodilatateur (agoniste bêta-adrénergique)

Grossesse – catégorie C

INDICATIONS

Bronchodilatateur pour le traitement du bronchospasme qui accompagne les affections suivantes : asthme bronchique ▪ bronchite chronique ▪ emphysème pulmonaire ▪ sarcoïdose ▪ silicose ▪ carcinome du poumon ▪ tuberculose.

MÉCANISME D'ACTION

Accumulation de l'adénosine monophosphate cyclique (AMPc) au niveau des récepteurs bêta-adrénergiques ▪ Bronchodilatation ▪ Inhibition de la libération, par les mastocytes, des médiateurs des réactions d'hypersensibilité immédiate ▪ Sélectivité relative pour les récepteurs bêta$_2$-adrénergiques (pulmonaires) ; effet moindre sur les récepteurs bêta$_1$-adrénergiques (cardiaques). ***Effets thérapeutiques :*** Bronchodilatation.

PHARMACOCINÉTIQUE

Absorption : Le médicament est bien absorbé par suite de l'administration par voie orale, mais subit rapidement un métabolisme important.

Distribution : Inconnue.

Métabolisme et excrétion : L'orciprénaline subit un fort métabolisme par le foie et les autres tissus.

Demi-vie : Inconnue.

CONTRE-INDICATIONS ET PRÉCAUTIONS/ MISES EN GARDE

Contre-indications : Hypersensibilité aux amines adrénergiques ▪ Usage concomitant de bêta-bloquants ou d'autres stimulants des récepteurs bêta (généralement déconseillé).

Précautions/mises en garde : Maladie cardiaque ▪ Hypertension ▪ Hyperthyroïdie ▪ Diabète ▪ Glaucome ▪ Personnes âgées (risque accru de réactions indésirables ; réduire la dose, au besoin) ▪ Hypersensibilité ou intolérance aux bisulfites ou à l'alcool (contenus dans certaines préparations liquides destinées à la voie orale) ▪ Grossesse (près du terme), allaitement et enfants de moins de 2 ans (l'innocuité du médicament n'a pas été établie).

RÉACTIONS INDÉSIRABLES ET EFFETS SECONDAIRES

SNC : nervosité, agitation, tremblements, céphalées, insomnie.

Resp. : BRONCHOSPASME PARADOXAL.

CV : angine, arythmies, hypertension, tachycardie.

GI : nausées, vomissements.

End. : hyperglycémie.

INTERACTIONS

Médicament-médicament : L'usage concomitant d'autres **agents adrénergiques (sympathomimétiques)** entraîne des effets secondaires adrénergiques additifs ▪ L'usage concomitant d'**IMAO** peut mener à une crise hypertensive ▪ Les **bêta-bloquants** peuvent inhiber l'effet thérapeutique de l'agent.

VOIES D'ADMINISTRATION ET POSOLOGIE

PO (adultes) : 20 mg, 3 ou 4 fois par jour.

PO (enfants de 12 ans et plus) : 20 mg, 3 fois par jour.

PO (enfants de 4 à 12 ans) : 10 mg, 3 fois par jour.

O

PRÉSENTATION (version générique disponible)

Sirop : 10 mg/5 mL[Pr].

PHARMACODYNAMIE (bronchodilatation)

	DÉBUT D'ACTION	PIC	DURÉE
PO	15 – 30 min	1 h	jusqu'à 4 h

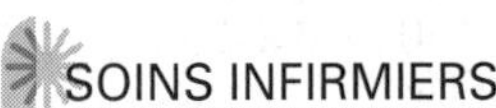

SOINS INFIRMIERS

ÉVALUATION DE LA SITUATION

Bronchodilatateur :

- Ausculter le murmure vésiculaire, mesurer la fréquence respiratoire, le pouls et la pression artérielle avant l'administration et au moment du pic de l'effet. Noter la quantité, la couleur et les caractéristiques des expectorations. Signaler tout résultat anormal.

- Noter les résultats des tests de l'exploration de la fonction pulmonaire avant d'amorcer le traitement et à intervalles réguliers pendant toute sa durée afin de déterminer si le médicament est efficace.
- SUIVRE DE PRÈS LES SIGNES DE BRONCHOSPASME PARADOXAL (RESPIRATION SIFFLANTE). SI CE TROUBLE SE MANIFESTE, INTERROMPRE LE TRAITEMENT ET EN INFORMER IMMÉDIATEMENT LE MÉDECIN OU UN AUTRE PROFESSIONNEL DE LA SANTÉ.

Tests de laboratoire : L'orciprénaline peut entraîner la diminution des concentrations sériques de potassium, qui est habituellement passagère et liée à la dose ; ce phénomène se produit rarement aux doses recommandées et est plus marqué lors d'un usage fréquent de doses élevées.

Toxicité et surdosage :

- Les symptômes du surdosage incluent l'agitation persistante, les douleurs ou l'oppression thoraciques, la baisse de la pression artérielle, les étourdissements, l'hyperglycémie, l'hypokaliémie, les convulsions, les tachyarythmies, les tremblements persistants et les vomissements.
- Pour traiter ces symptômes, il faut arrêter l'administration des agonistes bêta-adrénergiques et effectuer un traitement symptomatique de soutien. Il faut administrer avec prudence les bêta-bloquants cardiosélectifs puisqu'ils peuvent induire un bronchospasme.

DIAGNOSTICS INFIRMIERS POSSIBLES

- Dégagement inefficace des voies respiratoires (Indications).
- Connaissances insuffisantes sur le traitement médicamenteux (Enseignement au patient et à ses proches).

INTERVENTIONS INFIRMIÈRES

Administrer le médicament avec les repas afin de réduire l'irritation gastrique.

ENSEIGNEMENT AU PATIENT ET À SES PROCHES

- Conseiller au patient de respecter scrupuleusement la posologie recommandée. S'il n'a pu prendre le médicament au moment habituel, il doit le prendre dès que possible et espacer les autres doses à intervalles réguliers. L'avertir qu'il ne doit jamais remplacer une dose manquée par une double dose. RECOMMANDER AU PATIENT DE NE PAS DÉPASSER LA DOSE RECOMMANDÉE ; UN SURDOSAGE PEUT ENTRAÎNER DES RÉACTIONS INDÉSIRABLES, UN BRONCHOSPASME PARADOXAL OU LA PERTE D'EFFICACITÉ DU MÉDICAMENT.
- Conseiller au patient de consulter immédiatement le professionnel de la santé si l'essoufflement n'est pas soulagé par le médicament ou s'il s'accompagne de diaphorèse, d'étourdissements, de palpitations ou de douleurs thoraciques.
- Conseiller au patient de consulter un professionnel de la santé avant de prendre un médicament en vente libre ou de l'alcool, en même temps que l' orciprénaline. Recommander également au patient de ne pas fumer et d'éviter l'exposition aux autres substances qui irritent l'appareil respiratoire. Inciter le patient à boire suffisamment de liquides (de 2 à 3 L par jour) afin de mieux liquéfier les sécrétions tenaces.

VÉRIFICATION DE L'EFFICACITÉ THÉRAPEUTIQUE

L'efficacité du traitement peut être démontrée par : la prévention ou le soulagement du bronchospasme ▪ une plus grande facilité à respirer ▪ la prévention de l'asthme induit par l'effort. ✳

ORLISTAT

Xenical

CLASSIFICATION :

Agent antiobésité (inhibiteur des lipases gastro-intestinales)

Grossesse – catégorie B

INDICATIONS

Traitement de l'obésité (perte pondérale et maintien du poids) en association avec un régime légèrement hypocalorique, chez les patients dont l'indice de masse corporelle (IMC) est ≥ 30 kg/m^2 ou ≥ 27 kg/m^2 en présence de facteurs de risque additionnels (diabète, hypertension, hyperlipidémie) ▪ Réduction du risque d'un nouveau gain de poids après perte pondérale.

MÉCANISME D'ACTION

Diminution de l'absorption des graisses alimentaires par inhibition réversible des enzymes (lipases) qui sont nécessaires à la décomposition des graisses et à leur absorption ultérieure. ***Effets thérapeutiques :*** Perte pondérale et maintien du poids chez les patients obèses.

PHARMACOCINÉTIQUE

Absorption : L'absorption systémique est minime.

Distribution : L'action est locale ; elle se produit à l'intérieur du tractus gastro-intestinal.

Liaison aux protéines : Le médicament absorbé en quantité minimale se lie à > 99 % aux protéines plasmatiques.

Métabolisme et excrétion : Le médicament non absorbé est surtout éliminé par voie fécale.

Demi-vie : De 1 à 2 heures.

CONTRE-INDICATIONS ET PRÉCAUTIONS/ MISES EN GARDE

Contre-indications : Hypersensibilité ▪ Syndrome de malabsorption chronique ou cholestase.

Précautions/mises en garde : Grossesse ou allaitement ▪ Enfants (l'innocuité du médicament n'a pas été établie).

RÉACTIONS INDÉSIRABLES ET EFFETS SECONDAIRES

Lors de l'utilisation initiale du médicament ; l'incidence diminue lors d'un traitement prolongé.

GI : défécation impérieuse, flatulence avec pertes de matières fécales, défécation accrue, évacuation huileuse, tachetures huileuses, incontinence fécale.

INTERACTIONS

Médicament-médicament : L'orlistat réduit l'absorption de certaines **vitamines liposolubles** et du **bêta-carotène**.

VOIES D'ADMINISTRATION ET POSOLOGIE

PO (adultes) : 120 mg, 3 fois par jour, avec chaque repas contenant des matières grasses.

PRÉSENTATION

Capsules : 120 mg[Pr].

PHARMACODYNAMIE (effets sur les graisses fécales)

	Début d'action	Pic	Durée
PO	24 – 48 h	inconnu	48 – 72 h†

† Après l'arrêt du traitement.

SOINS INFIRMIERS

ÉVALUATION DE LA SITUATION

Suivre la perte de poids du patient et adapter, selon les besoins, les doses des médicaments administrés en concomitance (antihypertenseurs, antidiabétiques, hypolipidémiants).

DIAGNOSTICS INFIRMIERS POSSIBLES

- Image corporelle perturbée (Indications).
- Alimentation excessive (Indications).
- Connaissances insuffisantes sur le traitement médicamenteux (Enseignement au patient et à ses proches).

INTERVENTIONS INFIRMIÈRES

- Administrer une capsule, 3 fois par jour, avec les repas ou dans l'heure qui suit. Si le patient saute un repas ou si le repas ne renferme pas de matières grasses, il peut ne pas prendre la dose prévue d'orlistat.
- Le patient devrait prendre tous les jours des suppléments de multivitamines comprenant les vitamines D, E et K et du bêta-carotène, au moins 2 heures avant ou après la prise de la dose d'orlistat.

O

ENSEIGNEMENT AU PATIENT ET À SES PROCHES

- Conseiller au patient de prendre l'orlistat au moment des repas, en suivant scrupuleusement la posologie recommandée. Lui signaler qu'il peut omettre une dose d'orlistat s'il saute un repas ou si le repas ne contient pas de matières grasses. Le prévenir qu'il ne doit pas prendre de dose plus élevée que celle recommandée, car il n'en tirera aucun bienfait supplémentaire.
- Expliquer au patient qu'il doit suivre un régime hypocalorique. L'apport quotidien en matières grasses devrait être réparti entre les trois repas principaux. Les repas ne devraient pas contenir plus de 30 % de matières grasses. La prise d'orlistat en même temps qu'un repas riche en matières grasses peut augmenter les effets secondaires gastro-intestinaux.
- Conseiller au patient de pratiquer des activités physiques régulières, approuvées par un professionnel de la santé, en même temps qu'il suit le traitement par l'orlistat et le régime hypocalorique.

- Informer le patient des effets secondaires courants d'orlistat (tachetures huileuses, flatuosités avec pertes de matières fécales, besoin impérieux de déféquer, selles huileuses ou graisseuses, écoulement huileux, nombre accru de défécations, incapacité de se retenir). L'huile présente dans les selles peut être transparente ou peut prendre une couleur orangée ou brunâtre. Les effets secondaires gastro-intestinaux se manifestent habituellement au cours des premières semaines de traitement et sont plus nombreux après un repas riche en matières grasses. Ces effets peuvent diminuer ou disparaître ou peuvent persister pendant 6 mois ou plus.
- Recommander au patient de consulter un professionnel de la santé avant de prendre un autre médicament sur ordonnance, en vente libre ou à base de plantes médicinales en même temps que l'orlistat.
- Conseiller à la patiente d'informer un professionnel de la santé si elle pense être enceinte ou si elle souhaite le devenir.

VÉRIFICATION DE L'EFFICACITÉ THÉRAPEUTIQUE

L'efficacité du traitement peut être démontrée par: une perte pondérale lente et constante si le traitement est accompagné par un régime hypocalorique. ✳

O

OXAPROZINE

Apo-Oxaprozin, Daypro, Rhoxal-Oxaprozin

CLASSIFICATION:

Anti-inflammatoire non stéroïdien, analgésique non opiacé

Grossesse – catégories B (premier trimestre) et inconnue (deuxième et troisième trimestres)

INDICATIONS

Traitement aigu ou prolongé de la polyarthrite rhumatoïde et de l'arthrose.

MÉCANISME D'ACTION

Inhibition de la synthèse des prostaglandines. ***Effets thérapeutiques:*** Suppression de la douleur et de l'inflammation.

PHARMACOCINÉTIQUE

Absorption: Bonne absorption par suite de l'administration par voie orale (80 %); une fraction de 35 % du médicament est transformée rapidement en un métabolite actif.

Distribution: Inconnue.

Liaison aux protéines: 99,9 %.

Métabolisme et excrétion: Le métabolite actif de l'oxaprozine est métabolisé par le foie et transformé en composés inactifs.

Demi-vie: De 42 à 50 heures.

CONTRE-INDICATIONS ET PRÉCAUTIONS/ MISES EN GARDE

Contre-indications: Hypersensibilité ■ Risque de réactions de sensibilité croisée avec d'autres AINS incluant l'aspirine ■ Hémorragie digestive ou ulcère en phase évolutive ■ Antécédents d'ulcère récurrent ou maladie inflammatoire évolutive du système gastro-intestinal ■ Maladie hépatique grave ■ Insuffisance rénale (Cl_{Cr} < 30 mL/minute).

Précautions/mises en garde: Maladie cardiovasculaire ■ Grossesse, allaitement ou enfants (l'innocuité du médicament n'a pas été établie).

RÉACTIONS INDÉSIRABLES ET EFFETS SECONDAIRES

SNC: agitation, anxiété, confusion, dépression, étourdissements, somnolence, fatigue, céphalées, insomnie, malaise, faiblesse.

ORLO: vision anormale, acouphènes.

Resp.: dyspnée, pneumopathie d'hypersensibilité.

CV: œdème, vasculite.

GI: HÉMORRAGIE DIGESTIVE, douleurs abdominales, diarrhée, dyspepsie, résultats anormaux aux tests d'exploration fonctionnelle hépatique, anorexie, ictère cholestatique, constipation, sécheresse de la bouche (xérostomie), ulcère duodénal, flatulence, gastrite, gain d'appétit, nausées, stomatite, vomissements.

GU: albuminurie, azotémie, néphrite interstitielle.

Tég.: sécrétion accrue de sueur, photosensibilité, prurit, rash.

Hémat.: prolongation du temps de saignement.

Métab.: gain pondéral.

SN: paresthésie, tremblements.

Divers: réactions allergiques incluant l'ANAPHYLAXIE, ŒDÈME ANGIONEUROTIQUE.

INTERACTIONS

Médicament-médicament: L'administration simultanée d'**aspirine**, d'autres **AINS**, de **suppléments de**

potassium ou de **corticostéroïdes** ou l'ingestion concomitante d'**alcool** intensifient les effets secondaires gastro-intestinaux et augmentent la toxicité ■ L'administration prolongée d'oxaprozine en même temps que d'**acétaminophène** peut augmenter le risque de réactions rénales indésirables ■ L'oxaprozine peut réduire l'efficacité des **diurétiques** ou des **antihypertenseurs** ■ L'oxaprozine peut intensifier l'effet hypoglycémiant de l'**insuline** ou des **hypoglycémiants oraux** ■ L'oxaprozine augmente le risque de toxicité associé au **méthotrexate** ■ Risque accru d'hémorragie lors de l'administration concomitante de **céfamandole**, de **céfotétane**, de **céfopérazone**, de **plicamycine**, d'**agents thrombolytiques**, d'**anticoagulants**, de **ticlopidine**, de **clopidogrel**, d'**eptifibatide** ou de **tirofiban** ■ Risque accru de réactions hématologiques indésirables lors de l'administration simultanée d'**agents antinéoplasiques** ou d'une **radiothérapie**.

VOIES D'ADMINISTRATION ET POSOLOGIE

PO (adultes) : 1 200 mg, 1 fois par jour ; on peut réduire ou augmenter la dose selon la réponse du patient. Ne pas dépasser 1 800 mg/jour ou 26 mg/kg/jour. La dose de 1 800 mg par jour devrait être réservée aux patients de > 50 kg, ayant une fonction rénale et hépatique normale, et dont la gravité de la maladie dicte l'administration d'une dose élevée. Chez les patients ayant un faible poids, souffrant d'une maladie bénigne ou présentant une insuffisance rénale, on peut amorcer le traitement par une dose de 600 mg par jour. Les doses quotidiennes > 1 200 mg devraient être administrées 2 fois par jour (1 200 mg le matin et 600 mg le soir).

PRÉSENTATION (version générique disponible)

Comprimés : 600 mg[Pr].

PHARMACODYNAMIE (effet antirhumatismal)

	Début d'action	Pic	Durée
PO	dans les 7 jours	inconnu	inconnue

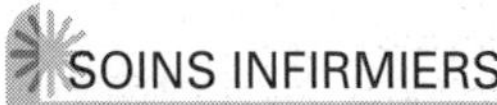

SOINS INFIRMIERS

ÉVALUATION DE LA SITUATION

- LES PATIENTS SOUFFRANT D'ASTHME, D'ALLERGIE INDUITE PAR L'ASPIRINE OU DE POLYPES NASAUX SONT DAVANTAGE PRÉDISPOSÉS AUX RÉACTIONS D'HYPERSENSIBILITÉ. SUIVRE DE PRÈS L'APPARITION DE SYMPTÔMES DE RHINITE, D'ASTHME OU D'URTICAIRE.
- Évaluer l'intensité de la douleur et l'amplitude des mouvements avant l'administration de l'oxaprozine et à intervalles réguliers pendant toute la durée du traitement.

Tests de laboratoire :

- L'oxaprozine peut allonger le temps de saignement, effet qui peut persister jusqu'à 2 semaines après l'arrêt du traitement.
- Chez les patients recevant un traitement prolongé, noter à intervalles réguliers les concentrations sériques d'urée et de créatinine, ainsi que la numération globulaire et les résultats des tests de l'exploration fonctionnelle hépatique. L'agent peut élever les concentrations sériques de potassium, d'urée, de créatinine, de phosphatase alcaline ainsi que celles de LDH, d'AST et d'ALT. À l'opposé, le médicament peut réduire la glycémie, les concentrations d'hémoglobine et l'hématocrite, ainsi que le nombre de leucocytes et de plaquettes et la Cl_{Cr}.

DIAGNOSTICS INFIRMIERS POSSIBLES

- Douleur aiguë (Indications).
- Connaissances insuffisantes sur le traitement médicamenteux (Enseignement au patient et à ses proches).

INTERVENTIONS INFIRMIÈRES

- L'administration de doses plus élevées que celles recommandées n'améliore pas l'efficacité du médicament, mais pourrait augmenter le risque d'effets secondaires.
- Administrer l'oxaprozine avec des aliments ou des antiacides pour réduire l'irritation gastrique.

ENSEIGNEMENT AU PATIENT ET À SES PROCHES

- Conseiller au patient de prendre l'oxaprozine avec un grand verre d'eau et d'éviter de se coucher pendant les 15 à 30 minutes qui suivent.
- Conseiller au patient de respecter scrupuleusement la posologie recommandée. S'il n'a pu prendre le médicament au moment habituel, il doit le faire dès que possible à moins que ce ne soit presque l'heure prévue pour la dose suivante. Le prévenir qu'il ne faut jamais remplacer une dose manquée par une double dose.
- Prévenir le patient que l'oxaprozine peut parfois provoquer de la somnolence ou des étourdissements. Lui conseiller de ne pas conduire

et d'éviter les activités qui exigent sa vigilance jusqu'à ce qu'on ait la certitude que le médicament n'entraîne pas ces effets chez lui.

- Recommander au patient d'éviter de boire de l'alcool et de consulter un professionnel de la santé avant de prendre une préparation à base d'aspirine ou d'acétaminophène ou un autre médicament en vente libre en même temps que l'oxaprozine.
- Recommander au patient qui doit suivre un autre traitement ou subir une intervention chirurgicale d'avertir le professionnel de la santé qu'il suit un traitement avec ce médicament. Le traitement par l'oxaprozine devrait être interrompu 2 semaines avant toute intervention chirurgicale.
- Recommander au patient d'utiliser des écrans solaires et de porter des vêtements protecteurs pour prévenir les réactions de photosensibilité.
- Recommander au patient de communiquer avec un professionnel de la santé en cas de rash, de démangeaisons, de troubles visuels, d'acouphènes, de gain de poids, d'œdème, de selles noires, de céphalées persistantes ou de symptômes pseudo-grippaux (frissons, fièvre, douleurs musculaires, douleurs).

VÉRIFICATION DE L'EFFICACITÉ THÉRAPEUTIQUE

L'efficacité du traitement peut être démontrée par : la diminution de l'intensité de la douleur et l'amélioration de la mobilité des articulations ; l'efficacité maximale peut ne pas être notable avant 2 semaines ou plus de traitement continu. Les patients qui ne répondent pas à un anti-inflammatoire non stéroïdien peuvent répondre à un autre.

O

OXAZÉPAM

Apo-Oxazépam, Novoxapam, Oxazepam, PMS-Oxazepam, Serax

CLASSIFICATION :

Anxiolytique et hypnosédatif (benzodiazépine)

Grossesse – catégorie D

INDICATIONS

Traitement de l'anxiété ■ Traitement des symptômes du sevrage alcoolique.

MÉCANISME D'ACTION

Dépression du SNC, probablement par potentialisation de l'activité neuro-inhibitrice de l'acide gamma-aminobutyrique (GABA). ***Effets thérapeutiques :*** Soulagement de l'anxiété ■ Diminution des symptômes du sevrage alcoolique.

PHARMACOCINÉTIQUE

Absorption : Bonne absorption par suite de l'administration par voie orale. L'absorption de l'oxazépam est plus lente que celle des autres benzodiazépines.

Distribution : Le médicament se répartit dans tout l'organisme. Il traverse la barrière hémato-encéphalique. Il peut traverser le placenta et pénétrer dans le lait maternel.

Métabolisme et excrétion : Le médicament est métabolisé par le foie et transformé en composés inactifs.

Liaison aux protéines : 97 %.

Demi-vie : De 5 à 15 heures.

CONTRE-INDICATIONS ET PRÉCAUTIONS/ MISES EN GARDE

Contre-indications : Hypersensibilité ■ Risque de réactions de sensibilité croisée avec d'autres benzodiazépines ■ Coma ou dépression préexistante du SNC ■ Douleurs aiguës, rebelles à tout traitement ■ Glaucome à angle fermé ■ Myasthénie grave ■ Grossesse ou allaitement ■ Intolérance à la tartrazine (dans ce cas, ne pas administrer les produits qui contiennent cet ingrédient).

Précautions/mises en garde : Dysfonctionnement hépatique ■ Antécédents de tentatives de suicide ou de toxicomanie ■ Personnes âgées ou patients débilités (il est recommandé de réduire la dose initiale) ■ Bronchopneumopathie chronique obstructive grave.

RÉACTIONS INDÉSIRABLES ET EFFETS SECONDAIRES

SNC : étourdissements, somnolence, confusion, sensation droguée, céphalées, troubles de mémoire, dépression mentale, excitation paradoxale, trouble de l'élocution.

ORLO : vision trouble.

Resp. : dépression respiratoire.

CV : tachycardie.

GI : constipation, diarrhée, hépatite médicamenteuse, nausées, vomissements.

GU : troubles urinaires.

Tég. : rash.

Hémat. : leucopénie.

Divers : dépendance physique, dépendance psychologique, tolérance aux effets du médicament.

INTERACTIONS

Médicament-médicament : Dépression additive du SNC lors de l'usage concomitant d'autres **dépresseurs du SNC**, y compris l'**alcool**, les **antihistaminiques**, les **antidépresseurs**, les **opiacés** et les autres **hypnosédatifs** (incluant d'autres benzodiazépines) ▪ L'oxazépam peut diminuer l'efficacité thérapeutique de la **lévodopa** ▪ Les **contraceptifs oraux** ou la **phénytoïne**, administrés en concomitance, peuvent diminuer l'efficacité de l'oxazépam ▪ La **théophylline** peut réduire les effets sédatifs de l'oxazépam.

VOIES D'ADMINISTRATION ET POSOLOGIE

PO (adultes) : *Anxiolytique* – de 10 à 30 mg, 3 ou 4 fois par jour. *Hypnosédatif/traitement des symptômes du sevrage alcoolique* – de 15 à 30 mg, 3 ou 4 fois par jour.

PO (personnes âgées) : Initialement, de 5 à 10 mg, de 1 à 3 fois par jour ; on peut majorer la dose, selon les besoins.

PRÉSENTATION (version générique disponible)

Comprimés : 10 mg^T\C^, 15 mg^T\C^, 30 mg^T\C^.

PHARMACODYNAMIE (sédation)

	DÉBUT D'ACTION	PIC	DURÉE
PO	45 – 90 min	inconnu	6 – 12 h

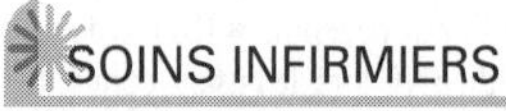

SOINS INFIRMIERS

ÉVALUATION DE LA SITUATION

- Noter le degré d'anxiété et de sédation (ataxie, étourdissements, troubles d'élocution), à intervalles réguliers pendant toute la durée du traitement.
- Le traitement prolongé à des doses élevées peut entraîner une dépendance psychologique ou physique. Limiter la quantité de médicament dont le patient peut disposer.

Tests de laboratoire :

- Noter à intervalles réguliers les résultats des tests de l'exploration fonctionnelle hépatique et la numération globulaire chez les patients qui reçoivent un traitement prolongé.
- L'oxazépam peut entraîner la diminution de la captation thyroïdienne de l'iodure de sodium ^{123}I et ^{131}I.

DIAGNOSTICS INFIRMIERS POSSIBLES

- Anxiété (Indications).
- Risque d'accident (Effets secondaires).
- Connaissances insuffisantes sur le traitement médicamenteux (Enseignement au patient et à ses proches).

INTERVENTIONS INFIRMIÈRES

- Vers la fin du traitement, il faut interrompre graduellement l'administration de l'oxazépam. L'arrêt brusque de la médication peut entraîner les symptômes de sevrage suivants : insomnie, irritabilité, nervosité, tremblements.
- Administrer l'oxazépam avec des aliments si l'irritation gastrique devient gênante.

ENSEIGNEMENT AU PATIENT ET À SES PROCHES

- Conseiller au patient de respecter scrupuleusement la posologie recommandée. S'il n'a pas pu prendre le médicament au moment habituel, il doit le prendre dans l'heure qui suit ; sinon, il doit sauter cette dose et reprendre l'horaire habituel. Le prévenir qu'il ne doit pas doubler la dose ni l'augmenter. Lui conseiller de prévenir un professionnel de la santé si la dose est moins efficace après quelques semaines.
- Prévenir le patient que l'oxazépam peut entraîner de la somnolence ou des étourdissements. Lui conseiller de ne pas conduire et d'éviter les activités qui exigent sa vigilance jusqu'à ce qu'on ait la certitude que le médicament n'entraîne pas ces effets chez lui.
- Recommander au patient d'éviter de boire de l'alcool. Lui conseiller de consulter un professionnel de la santé avant de prendre des préparations en vente libre contenant des antihistaminiques ou de l'alcool.
- Conseiller à la patiente d'informer un professionnel de la santé si elle pense être enceinte ou souhaite le devenir.
- Recommander au patient qui doit suivre un autre traitement ou subir une intervention chirurgicale d'avertir le professionnel de la santé qu'il suit un traitement par ce médicament.
- Insister sur l'importance des examens de suivi permettant d'évaluer l'efficacité du médicament.

VÉRIFICATION DE L'EFFICACITÉ THÉRAPEUTIQUE

L'efficacité du traitement peut être démontrée par : la diminution de la sensation d'anxiété ■ une meilleure capacité d'adaptation ■ la prévention ou le soulagement de l'agitation aiguë, des tremblements et des hallucinations au cours du sevrage alcoolique.

OXCARBAZÉPINE

Ce médicament n'est pas commercialisé au Canada.

CLASSIFICATION :
Anticonvulsivant
Grossesse – catégorie C

INDICATIONS

Monothérapie ou traitement d'appoint des crises partielles chez les adultes atteints d'épilepsie ■ Traitement d'appoint des crises partielles chez les patients âgés de 4 à 16 ans. **Usages non approuvés :** Traitement de la névralgie essentielle du trijumeau.

MÉCANISME D'ACTION

Blocage des canaux sodiques dans les membranes neuronales, stabilisant ainsi les états d'hyperexcitabilité par inhibition des décharges neuronales à répétition et par ralentissement de la propagation des influx synaptiques. ***Effets thérapeutiques :*** Diminution de la fréquence des crises épileptiques.

PHARMACOCINÉTIQUE

Absorption : L'oxcarbazépine est rapidement absorbée par suite de l'administration par voie orale et rapidement transformée en MHD, son métabolite actif de forme 10-hydroxy.

Distribution : L'oxcarbazépine pénètre dans le lait maternel en quantités importantes.

Métabolisme et excrétion : Le médicament est surtout transformé en MHD, lequel est principalement excrété par les reins.

Demi-vie : *Oxcarbazépine* – 2 heures ; *MHD* – 9 heures.

CONTRE-INDICATIONS ET PRÉCAUTIONS/ MISES EN GARDE

Contre-indications : Hypersensibilité ; risque de sensibilité croisée avec la carbamazépine ■ Allaitement.

Précautions/mises en garde : Insuffisance rénale (il est recommandé de réduire la dose si la Cl_{Cr} < 30 mL/ minute) ■ Grossesse (administrer ce médicament seulement si ses bienfaits escomptés justifient le risque possible auquel est exposé le fœtus) ■ Enfants < 4 ans (l'innocuité du médicament n'a pas été établie).

RÉACTIONS INDÉSIRABLES ET EFFETS SECONDAIRES

SNC : étourdissements et vertiges, somnolence et fatigue, céphalées, symptômes cognitifs.
ORLO : vision anormale, vision double, nystagmus.
GI : douleurs abdominales, dyspepsie, nausées, vomissements, soif.
Tég. : acné, rash.
HÉ : hyponatrémie.
SN : ataxie, troubles de la démarche, tremblements.
Divers : réactions allergiques, lymphadénopathie.

INTERACTIONS

Médicament-médicament : L'oxcarbazépine peut inhiber le système enzymatique CYP 2C19 et pourrait donc modifier les effets d'autres **médicaments qui sont métabolisés par ce système**. L'oxcarbazépine et le MHD exercent des effets sur le système enzymatique P450 3A4/5 et ils pourraient modifier les effets d'autres médicaments qui sont métabolisés par ce système, ce qui pourrait entraîner une réduction des concentrations et de l'efficacité des **contraceptifs oraux**, de la **félodipine**, de l'**isradipine**, de la **nicardipine**, de la **nifédipine** et de la **nimodipine**. De plus, comme l'oxcarbazépine est, elle-même, métabolisée par le cytochrome P450, les autres **médicaments qui modifient l'activité de ce système** peuvent modifier la réponse au traitement par l'oxcarbazépine ■ Risque de dépression additive du SNC lors de l'usage concomitant d'autres dépresseurs du SNC, y compris l'**alcool**, les **antihistaminiques**, les **antidépresseurs**, les **hypnosédatifs** et les **opiacés** ■ La **carbamazépine**, le **phénobarbital**, la **phénytoïne**, l'**acide valproïque** et le **vérapamil**, administrés en concomitance, abaissent les concentrations de l'oxcarbazépine ■ L'oxcarbazépine peut élever les concentrations sériques de **phénytoïne** et intensifier ses effets (il peut s'avérer nécessaire de réduire la dose de phénytoïne).

VOIES D'ADMINISTRATION ET POSOLOGIE

- **PO (adultes) :** *Traitement d'appoint* – 300 mg, 2 fois par jour ; on peut majorer la dose par paliers allant jusqu'à 600 mg par jour, à des intervalles de 1 semaine, jusqu'à concurrence de 1 200 mg par jour (une dose de 2 400 mg par jour peut s'avérer nécessaire); *passage à la monothérapie* – 300 mg, 2 fois par jour; on peut majorer la dose par paliers de 600 mg par jour, à des intervalles de 1 semaine, tout en diminuant graduellement, pendant 3 à 6 semaines, les doses des autres médicaments antiépileptiques; la dose d'oxcarbazépine devrait être augmentée jusqu'à concurrence de 2 400 mg par jour, pendant 2 à 4 semaines; *début de la monothérapie* – 300 mg, 2 fois par jour; augmenter la dose de 300 mg par jour, à intervalles de 3 jours, jusqu'à concurrence de 1 200 mg par jour.

- **PO (enfants de 4 à 16 ans)**: *Traitement d'appoint* – de 4 à 5 mg/kg, 2 fois par jour (jusqu'à concurrence de 600 mg par jour); majorer la dose pendant une période de 2 semaines, pour atteindre 900 mg par jour, chez les patients pesant entre 20 et 29 kg, 1 200 mg par jour, chez les patients pesant entre 29,1 et 39 kg et 1 800 mg par jour, chez les patients pesant plus de 39 kg (écart posologique: de 6 à 51 mg/kg par jour).

Insuffisance rénale

- **PO (adultes)**: Cl_{Cr} *< 30 mL/minute* – amorcer le traitement à une dose de 300 mg par jour et l'augmenter lentement jusqu'à l'obtention de la réponse souhaitée.

PRÉSENTATION

Ce médicament n'est pas commercialisé au Canada.

PHARMACODYNAMIE (concentrations sanguines)

	Début d'action	Pic	Durée
PO	rapide	4 – 5 h†	12 h

† Les concentrations de MHD à l'état d'équilibre sont atteintes après 2 ou 3 jours de traitement à une posologie biquotidienne.

SOINS INFIRMIERS

ÉVALUATION DE LA SITUATION

Crises épileptiques:

- Déterminer la fréquence, le type, la durée et les caractéristiques des crises épileptiques.
- Examiner le patient à la recherche de changements au niveau du SNC, qui peuvent se manifester sous forme de symptômes cognitifs (ralentissement psychomoteur, problèmes de concentration, troubles d'élocution ou de langage), de somnolence, de fatigue ou d'anomalies de la coordination (ataxie, modification de la démarche).

Tests de laboratoire: Noter les résultats de l'ÉCG et les concentrations sériques d'électrolytes avant le traitement et à intervalles réguliers pendant toute sa durée. L'oxcarbazépine peut entraîner une hyponatrémie qui se manifeste habituellement au cours des 3 premiers mois de traitement. Dans ce cas, il peut s'avérer nécessaire de réduire la dose, de diminuer l'apport liquidien ou de cesser le traitement. Les concentrations de sodium reviennent à la normale dans les quelques jours qui suivent l'arrêt du traitement.

DIAGNOSTICS INFIRMIERS POSSIBLES

- Risque d'accident (Effets secondaires).
- Connaissances insuffisantes sur le traitement médicamenteux (Enseignement au patient et à ses proches).

INTERVENTIONS INFIRMIÈRES

- Prendre les précautions nécessaires en cas de crises épileptiques, selon les directives de l'établissement.
- Administrer l'oxcarbazépine 2 fois par jour sans égard aux repas.

ENSEIGNEMENT AU PATIENT ET À SES PROCHES

- Expliquer au patient qu'il doit prendre les doses d'oxcarbazépine à des intervalles égaux, en suivant rigoureusement la posologie recommandée. S'il n'a pu prendre le médicament au moment habituel, il doit le prendre aussitôt que possible, sauf s'il est presque l'heure prévue pour la dose suivante. Le prévenir qu'il ne doit jamais remplacer une dose manquée par une double dose. Lui expliquer qu'il doit prévenir un professionnel de la santé s'il n'a pas pu prendre plusieurs doses. Le sevrage doit être graduel; sinon, la fréquence des crises épileptiques risque d'augmenter.
- Prévenir le patient que l'oxcarbazépine peut provoquer des étourdissements, de la somnolence ou des changements au niveau du SNC. Lui conseiller de ne pas conduire et d'éviter les activités qui exigent sa vigilance jusqu'à ce qu'on ait la certitude que le médicament n'entraîne pas ces effets chez lui. Le prévenir qu'il ne doit pas conduire jusqu'à ce que le médecin ne lui

en donne l'autorisation, une fois les crises épileptiques maîtrisées.

- Prévenir le patient qu'il doit éviter de boire de l'alcool et de prendre d'autres dépresseurs du SNC pendant le traitement à l'oxcarbazépine.
- Recommander à la patiente d'utiliser une méthode contraceptive non hormonale pendant toute la durée du traitement et jusqu'au cycle menstruel suivant. Lui conseiller d'informer un professionnel de la santé si elle pense être enceinte ou si elle souhaite le devenir.
- Recommander au patient qui doit suivre un autre traitement ou subir une intervention chirurgicale d'avertir le professionnel de la santé qu'il suit un traitement par ce médicament.
- Conseiller au patient de porter sur lui en tout temps un bracelet d'identité où sont inscrits son problème de santé et son traitement médicamenteux.

VÉRIFICATION DE L'EFFICACITÉ THÉRAPEUTIQUE

L'efficacité du traitement peut être démontrée par: la suppression des crises épileptiques ou la réduction de leur fréquence. ✳

OXICONAZOLE,

voir Antifongiques topiques

OXTRIPHYLLINE,

voir Bronchodilatateurs (xanthines)

OXYBUTYNINE

Apo-Oxybutynine, Ditropan, Dom-Oxybutynine, Gen-Oxybutynine, Novo-Oxybutynine, PMS-Oxybutynine, Riva-Oxybutynine

CLASSIFICATION:

Anticholinergique (antispasmodique urinaire)

Grossesse – catégorie B

INDICATIONS

Traitement des symptômes urinaires suivants pouvant être associés à une vessie neurogène: mictions fréquentes ▪ mictions impérieuses ▪ nycturie ▪ incontinence ▪ dysurie. **Usage non approuvé**: traitement des symptômes associés à une vessie hyperactive.

MÉCANISME D'ACTION

Inhibition de l'action de l'acétylcholine au niveau des récepteurs postganglionnaires ▪ Effet spasmolytique direct sur les muscles lisses, y compris les muscles lisses de la paroi du tractus génito-urinaire, sans affecter les muscles lisses vasculaires. ***Effets thérapeutiques:*** Augmentation de la capacité de la vessie ▪ Retard du besoin d'uriner ▪ Diminution des épisodes d'incontinence, du besoin impérieux d'uriner et de la fréquence des mictions et moindre risque de pertes accidentelles d'urine associées à une vessie hyperactive.

PHARMACOCINÉTIQUE

Absorption: Par suite de l'administration par voie orale, l'absorption est rapide; les comprimés à libération prolongée apportent un soulagement de plus longue durée.

Distribution: Inconnue.

Métabolisme et excrétion: L'oxybutynine est métabolisée par le foie et excrétée par les reins.

Demi-vie: Inconnue.

CONTRE-INDICATIONS ET PRÉCAUTIONS/ MISES EN GARDE

Contre-indications: Hypersensibilité ▪ Glaucome ▪ Occlusion ou atonie intestinale ▪ Syndrome colectasique (mégacôlon toxique) ▪ Iléus paralytique ▪ Colite grave ▪ Myasthénie grave ▪ Hémorragie aiguë accompagnée d'un état de choc ▪ Uropathie obstructive.

Précautions/mises en garde: Allaitement (inhibition possible de la lactation) ▪ Maladie cardiovasculaire ▪ Œsophagite de reflux ▪ Personnes âgées (risque accru de réactions indésirables) ▪ Grossesse ou enfants de moins de 5 ans (l'innocuité du médicament n'a pas été établie).

RÉACTIONS INDÉSIRABLES ET EFFETS SECONDAIRES

SNC: étourdissements, somnolence, hallucinations, insomnie, faiblesse.

ORLO: vision trouble, cycloplégie, pression intraoculaire accrue, mydriase, photophobie.

CV: palpitations, tachycardie.

GI: sensation de ballonnement, constipation, sécheresse de la bouche (xérostomie), nausées, vomissements.

GU : impuissance, retard de la miction (avec effort pour uriner), rétention urinaire.

Tég. : sécrétion réduite de sueur, urticaire.

End. : suppression de la lactation.

Métab. : hyperthermie.

Divers : réactions allergiques, fièvre, bouffées vasomotrices.

INTERACTIONS

Médicament-médicament : Effets anticholinergiques additifs lors de l'administration concomitante d'autres **agents dotés de propriétés anticholinergiques**, tels que l'**amantadine**, les **antidépresseurs**, les **phénothiazines**, le **disopyramide** et l'**halopéridol** ■ Dépression additive du SNC lors de l'usage concomitant d'autres **dépresseurs du SNC**, y compris l'**alcool**, les **antihistaminiques**, les **antidépresseurs**, les **opiacés** et les **hypnosédatifs** ■ L'oxybutynine peut élever les concentrations sériques de **nitrofurantoïne** et accroître le risque de toxicité par ce médicament ■ L'oxybutynine peut diminuer l'efficacité de la **lévodopa** ■ L'oxybutynine peut augmenter l'absorption de l'**aténolol** ■ L'administration concomitante d'**halopéridol** peut entraîner une dyskinésie tardive, une aggravation de la schizophrénie et une diminution des concentrations d'halopéridol ■ L'oxybutynine peut augmenter les concentrations sériques de **digoxine** (comprimés à dissolution lente).

VOIES D'ADMINISTRATION ET POSOLOGIE

PO (adultes) : 5 mg, 2 ou 3 fois par jour (ne pas dépasser 5 mg, 4 fois par jour) ou 1 fois par jour en cas d'administration de comprimés à libération prolongée.

PO (enfants > 5 ans) : 5 mg, 2 ou 3 fois par jour (ne pas dépasser 15 mg par jour).

PRÉSENTATION (version générique disponible)

Comprimés : 2,5 mg[Pr], 5 mg[Pr] ■ **Comprimés à libération prolongée** : 5 mg[Pr], 10 mg[Pr] ■ **Sirop** : 5 mg/5 mL[Pr].

PHARMACODYNAMIE (effet urinaire spasmolytique)

	Début d'action	Pic	Durée
PO	30 – 60 min	3 – 6 h	6 – 10 h (jusqu'à 24 h, comprimé à libération prolongée)

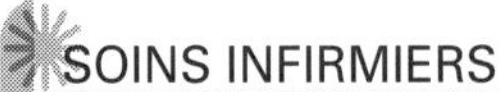

SOINS INFIRMIERS

ÉVALUATION DE LA SITUATION

Noter le mode d'élimination urinaire, faire le bilan des ingesta et des excreta, examiner l'abdomen afin de déceler la distension de la vessie, avant le début du traitement et pendant toute sa durée. Pour évaluer les résidus postmictionnels, on peut installer une sonde. La cystométrie, permettant de diagnostiquer le type de dysfonctionnement vésical, est habituellement effectuée avant que l'oxybutynine ne soit prescrite.

DIAGNOSTICS INFIRMIERS POSSIBLES

- Élimination urinaire altérée (Indications).
- Douleur aiguë (Indications).
- Connaissances insuffisantes sur le traitement médicamenteux (Enseignement au patient et à ses proches).

INTERVENTIONS INFIRMIÈRES

L'oxybutynine peut être administrée à jeun ou avec des aliments ou du lait pour prévenir l'irritation gastrique.

ENSEIGNEMENT AU PATIENT ET À SES PROCHES

- Conseiller au patient de respecter scrupuleusement la posologie recommandée. S'il n'a pas pu prendre le médicament au moment habituel, il doit le prendre dès que possible, à moins que ce ne soit presque l'heure prévue pour la dose suivante.
- Prévenir le patient que l'oxybutynine peut provoquer de la somnolence ou une vision trouble. Lui conseiller de ne pas conduire et d'éviter les activités qui exigent sa vigilance jusqu'à ce qu'on ait la certitude que le médicament n'entraîne pas ces effets chez lui.
- Prévenir le patient qu'il doit éviter de boire de l'alcool et de prendre d'autres dépresseurs du SNC pendant le traitement à l'oxybutynine.
- Conseiller au patient de se rincer fréquemment la bouche, de pratiquer une bonne hygiène orale et de consommer de la gomme à mâcher ou des bonbons sans sucre pour soulager la sécheresse de la bouche. Lui recommander de consulter un professionnel de la santé si la sécheresse de la bouche persiste pendant plus de 2 semaines.
- Expliquer au patient que l'oxybutynine peut diminuer les sécrétions de sueur. Lui recomman-

der d'éviter les activités épuisantes par temps chaud en raison des risques d'hyperthermie.

- Recommander au patient de porter des lunettes fumées lorsqu'il est en plein soleil en raison du risque de sensibilité accrue à la lumière.
- Conseiller au patient de prévenir un professionnel de la santé en cas de rétention urinaire ou de constipation persistante. Lui expliquer qu'il peut prévenir la constipation en adoptant un régime alimentaire riche en fibres, en buvant plus de liquides et en faisant de l'exercice.
- Insister sur la nécessité d'un suivi médical constant. On peut effectuer des cystométries, à intervalles réguliers, afin d'évaluer l'efficacité du traitement, et des examens ophtalmiques, à intervalles réguliers, afin de déceler tout signe de glaucome, particulièrement chez les patients âgés de plus de 40 ans.

VÉRIFICATION DE L'EFFICACITÉ THÉRAPEUTIQUE

L'efficacité du traitement peut être démontrée par: le soulagement du spasme de la vessie et des symptômes connexes (mictions fréquentes, mictions impérieuses, nycturie et incontinence) chez les patients présentant une vessie neurogène. ✳

O

OXYCODONE

Oxycontin, Oxy-IR, Supeudol

OXYCODONE/ ACÉTAMINOPHÈNE

(voir également Acétaminophène)

Endocet, Percocet, Percocet-Demi, Ratio-Oxycocet, Rivacocet

OXYCODONE/ASPIRINE

(voir également Salicylates)

Endodan, Oxycodan, Percodan, Percodan-Demi, Ratio-Oxycodan

CLASSIFICATION:

Analgésiques opiacés (agonistes)

Grossesse – catégorie C (oxycodone seul)

INDICATIONS

Soulagement de la douleur modérée à grave.

MÉCANISME D'ACTION

Liaison aux récepteurs des opiacés du SNC ▪ Modification de la perception de la douleur et de la réaction aux stimuli douloureux, avec dépression généralisée du SNC. ***Effets thérapeutiques:*** Diminution de l'intensité de la douleur.

PHARMACOCINÉTIQUE

Absorption: Bonne absorption depuis le tractus gastro-intestinal.

Distribution: Le médicament se répartit dans tout l'organisme. Il traverse le placenta et pénètre dans le lait maternel.

Métabolisme et excrétion: Le médicament est surtout métabolisé par le foie.

Demi-vie: De 2 à 3 heures.

CONTRE-INDICATIONS ET PRÉCAUTIONS/ MISES EN GARDE

Contre-indications: Hypersensibilité ▪ Intolérance ou hypersensibilité à l'alcool ou aux bisulfites (ne pas administrer les agents contenants ces ingrédients à ce type de patients) ▪ Crise d'asthme ou troubles obstructifs des voies aériennes et dépression respiratoire aiguë ▪ Cœur pulmonaire ▪ Alcoolisme aigu ▪ Delirium tremens ▪ Dépression sévère du système nerveux central ▪ Troubles convulsifs ▪ Pression intracrânienne accrue ▪ Traumatisme crânien ▪ Abdomen aigu soupçonné ▪ Prise concomitante d'IMAO (ou dans les 14 jours qui suivent ou qui précèdent un tel traitement).

Précautions/mises en garde: Maladies rénale, hépatique ou pulmonaire graves ▪ Hypothyroïdie ▪ Insuffisance surrénalienne ▪ Personnes âgées ou patients débilités (il est recommandé de réduire la dose initiale) ▪ Douleur abdominale non diagnostiquée ▪ Hypertrophie de la prostate ▪ Grossesse et allaitement (administration prolongée à proscrire).

RÉACTIONS INDÉSIRABLES ET EFFETS SECONDAIRES

SNC: <u>confusion</u>, <u>sédation</u>, étourdissements, dysphorie, euphorie, sensation de flottement, hallucinations, céphalées, rêves bizarres.

ORLO: vision trouble, diplopie, myosis.

Resp.: DÉPRESSION RESPIRATOIRE.

CV: hypotension orthostatique.

GI: <u>constipation</u>, sécheresse de la bouche (xérostomie), nausées, vomissements.

GU: rétention urinaire.

Tég.: bouffées vasomotrices, transpiration.

Divers: dépendance physique, dépendance psychologique, tolérance aux effets du médicament.

INTERACTIONS

Médicament-médicament: RISQUE DE RÉACTIONS IMPRÉVISIBLES CHEZ LES PATIENTS PRENANT DES **IMAO** – UNE GRANDE PRUDENCE EST DE MISE LORS D'UN TRAITEMENT CONCOMITANT (RÉDUIRE LA DOSE INITIALE D'OXYCODONE À 25 % DE LA DOSE HABITUELLE) ■ Effet dépresseur additif sur le SNC, lors de l'usage concomitant d'**alcool**, d'**antihistaminiques** et d'**hypnosédatifs** ■ L'administration d'**analgésiques opiacés antagonistes partiels** peut déclencher des symptômes de sevrage en cas de dépendance physique ■ La **nalbuphine**, la **buprénorphine**, la **dézocine** et la **pentazocine** peuvent diminuer l'analgésie.

VOIES D'ADMINISTRATION ET POSOLOGIE

Le traitement prolongé peut nécessiter l'administration de doses plus importantes. Prendre en compte les effets cumulatifs des doses additionnelles d'acétaminophène ou d'aspirine ; si on dépasse les concentrations toxiques, passer à un produit contenant seulement de l'oxycodone.

PO (adultes): Initialement, de 5 à 10 mg, 3 ou 4 fois par jour, selon les besoins. Les comprimés à libération progressive (Oxycontin) doivent être administrés toutes les 12 heures.

PR (adultes): Initialement, de 10 à 20 mg, 3 ou 4 fois par jour, selon les besoins.

PRÉSENTATION

- **Oxycodone**
  Comprimés: 5 mg[N], 10 mg[N], 20 mg[N] ■ **Comprimés à libération progressive**: 10 mg[N], 20 mg[N], 40 mg[N], 80 mg[N] ■ **Suppositoires**: 10 mg[N], 20 mg[N].
- **Oxycodone/acétaminophène**
  Comprimés: 2,5 mg d'oxycodone avec 325 mg d'acétaminophène[N], 5 mg d'oxycodone avec 325 mg d'acétaminophène[N].
- **Oxycodone/aspirine**
  Comprimés: 2,5 mg d'oxycodone avec 325 mg d'aspirine[N], 5 mg d'oxycodone avec 325 mg d'aspirine[N].

PHARMACODYNAMIE (effets analgésiques)

	DÉBUT D'ACTION	PIC	DURÉE
PO	10 – 15 min	60 – 90 min	3 – 6 h
PO-LP[†]	10 – 15 min	3 h	12 h

† LP = libération prolongée.

SOINS INFIRMIERS

ÉVALUATION DE LA SITUATION

- Déterminer le type de douleur, son siège et son intensité, avant l'administration du médicament et 1 heure après l'administration. Lorsqu'on majore la dose d'un opiacé, on devrait l'augmenter de 25 à 50 % jusqu'à ce qu'on note une réduction de 50 % de la douleur, selon l'évaluation qu'en fait le patient sur une échelle numérique ou visuelle, ou jusqu'à ce que le patient signale un soulagement adéquat de la douleur. On peut administrer sans danger une deuxième dose au moment du pic, si la dose précédente s'est avérée inefficace et si les effets secondaires sont minimes.
- Les patients prenant des comprimés à libération progressive devraient également recevoir des doses d'un opiacé à action brève, si des douleurs surviennent entre les prises.
- Utiliser un tableau d'équivalences (voir l'annexe A) au moment de changer de voie d'administration ou de marque d'opiacé.
- MESURER LA PRESSION ARTÉRIELLE, LE POULS ET LA FRÉQUENCE RESPIRATOIRE AVANT L'ADMINISTRATION DE CE MÉDICAMENT ET À INTERVALLES RÉGULIERS TOUT AU LONG DU TRAITEMENT. SI LA FRÉQUENCE RESPIRATOIRE EST < 10/MINUTE, ÉVALUER LE DEGRÉ DE SÉDATION. UNE STIMULATION PHYSIQUE PEUT SUFFIRE À PRÉVENIR UNE HYPOVENTILATION IMPORTANTE. IL PEUT S'AVÉRER NÉCESSAIRE DE RÉDUIRE LA DOSE DE 25 À 50 %. LA SOMNOLENCE INITIALE DISPARAÎT AU FIL DU TRAITEMENT.
- L'usage prolongé peut entraîner la dépendance physique et psychologique ainsi qu'une tolérance aux effets du médicament, mais cela ne doit pas empêcher le patient de recevoir une quantité suffisante d'analgésiques. La dépendance psychologique est rare chez la plupart des patients qui reçoivent l'oxycodone pour le traitement de la douleur. Lors d'un traitement prolongé, il faut parfois administrer des doses de plus en plus élevées pour soulager la douleur.
- Examiner le mode d'élimination intestinale du patient à intervalles réguliers. La consommation accrue de liquides et d'aliments riches en fibres et la prise de laxatifs peuvent réduire les effets constipants du médicament. Sauf contre-indication, des laxatifs stimulants devraient être

administrés de façon systématique si le traitement par un opiacé dure plus de 2 ou de 3 jours.

Tests de laboratoire : Le médicament peut entraîner l'élévation des concentrations plasmatiques d'amylase et de lipase.

Toxicité et surdosage : S'il est nécessaire d'administrer un antagoniste opiacé pour renverser la dépression respiratoire ou le coma, l'antidote est la naloxone (Narcan). Diluer le contenu de l'ampoule de naloxone à 0,4 mg dans 10 mL de solution de NaCl 0,9 % et administrer 0,5 mL (0,02 mg) par bolus IV direct, toutes les 2 minutes. Dans le cas des enfants et des patients pesant moins de 40 kg, diluer 0,1 mg de naloxone dans 10 mL de solution de NaCl 0,9 % pour obtenir une concentration de 10 µg/mL et administrer 0,5 µg/kg, toutes les 2 minutes. Diminuer graduellement la dose pour prévenir les symptômes de sevrage, les convulsions et la douleur intense.

DIAGNOSTICS INFIRMIERS POSSIBLES

- Douleur aiguë (Indications).
- Trouble de la perception visuelle et auditive (Effets secondaires).
- Risque d'accident (Effets secondaires).

INTERVENTIONS INFIRMIÈRES

O

- Pour augmenter l'effet analgésique de l'oxycodone, avant de l'administrer, expliquer au patient la valeur thérapeutique de ce médicament.
- Les doses administrées selon un horaire fixe peuvent être plus efficaces que celles administrées sur demande. L'analgésique s'avère plus efficace s'il est administré avant que la douleur ne devienne intense.
- L'association avec des analgésiques non opiacés peut avoir des effets analgésiques additifs et permettre d'administrer des doses plus faibles d'oxycodone.
- Après un traitement prolongé, interrompre l'administration graduellement pour prévenir les symptômes de sevrage.

PO :

- On peut administrer le médicament avec des aliments ou du lait pour réduire l'irritation gastrique.
- Les comprimés à libération progressive devraient être avalés tels quels ; il ne faut pas les écraser, les briser ou les mâcher.

Comprimés à libération progressive : Évaluer d'abord la dose d'opiacé à action brève nécessaire pour soulager la douleur pendant 24 heures, puis adapter cette dose à la présentation sous forme de comprimé à libération progressive.

ENSEIGNEMENT AU PATIENT ET À SES PROCHES

- Expliquer au patient ce qu'on entend par administration sur demande et à quel moment il doit réclamer l'analgésique.
- Prévenir le patient que l'oxycodone peut provoquer des étourdissements et de la somnolence. Lui recommander de demander de l'aide lorsqu'il se déplace et de ne pas fumer lorsqu'il est seul. Lui conseiller de ne pas conduire et d'éviter les activités qui exigent sa vigilance jusqu'à ce qu'on ait la certitude que le médicament n'entraîne pas ces effets chez lui.
- Prévenir les patients qui prennent des comprimés d'Oxycontin que l'enveloppe du médicament peut se retrouver dans les selles.
- Recommander au patient de changer lentement de position pour diminuer le risque d'hypotension orthostatique.
- Inciter le patient à ne pas boire d'alcool et à ne pas prendre d'autres dépresseurs du SNC en même temps que l'oxycodone.
- Conseiller au patient de se tourner dans le lit, de tousser et de faire des exercices de respiration profonde toutes les 2 heures pour prévenir l'atélectasie.

VÉRIFICATION DE L'EFFICACITÉ THÉRAPEUTIQUE

L'efficacité du traitement peut être démontrée par : la diminution de l'intensité de la douleur sans modification importante de l'état de la conscience ou de la fonction respiratoire. ✳

OXYTOCINE

Synonyme : ocytocine

Oxytocine

CLASSIFICATION :

Agent utilisé pendant la grossesse et l'allaitement (ocytocique)

Grossesse – catégorie inconnue

INDICATIONS

Ante-partum: déclenchement du travail lorsque la grossesse est arrivée à terme et qu'une raison médicale le justifie : incompatibilité du facteur Rhésus, diabète de la mère, survenue d'une pré-éclampsie bénigne, rupture prématurée des membranes ▪ Stimulation des contractions de l'utérus dans certains cas d'inertie utérine ▪ Facilitation d'un avortement incomplet ou inévitable ▪ **Post-partum** : stimulation des contractions utérines pendant le troisième stade du travail et maîtrise de l'hémorragie de la délivrance après l'expulsion du placenta. **Usages non approuvés** : Surveillance fœtale (test de stress provoqué par des contractions, appelé parfois épreuve à l'ocytocine).

MÉCANISME D'ACTION

Stimulation du muscle lisse de l'utérus déclenchant des contractions utérines similaires à celles produites lors du travail spontané ▪ Stimulation du muscle lisse de la glande mammaire favorisant la lactation ▪ Effets vasopresseurs et antidiurétiques. ***Effets thérapeutiques*** : Déclenchement du travail (IV).

PHARMACOCINÉTIQUE

Absorption : L'ocytocine est bien absorbée par les muqueuses nasales.

Distribution : Le médicament se répartit dans les liquides extracellulaires. Une petite fraction pénètre dans la circulation fœtale.

Métabolisme et excrétion : L'ocytocine est rapidement métabolisée par le foie et les reins.

Demi-vie : De 3 à 9 minutes.

CONTRE-INDICATIONS ET PRÉCAUTIONS/ MISES EN GARDE

Contre-indications : Hypersensibilité ▪ Disproportion céphalo-pelvienne prononcée ▪ Toxémie grave ▪ Mauvaise présentation ou position du fœtus ou placenta prævia ▪ Naissance prématurée ou rigidité du col ▪ Prédisposition à la rupture de l'utérus ▪ Césarienne antérieure ou autre intervention chirurgicale utérine ▪ Travail avec hypertonie utérine ou emploi prolongé dans les cas d'inertie utérine ▪ Facteurs prédisposant à l'embolie thromboplastique ou amniotique ▪ Affections médicales ou obstétricales graves et tout état accompagné de souffrance fœtale ▪ Accouchement anticipé par césarienne ▪ Indisponibilité du médecin.

Précautions/mises en garde : Première et deuxième phases du travail.

RÉACTIONS INDÉSIRABLES ET EFFETS SECONDAIRES

Réactions indésirables chez la mère, survenues par suite de l'administration par voie IV seulement.

SNC : *mère* – COMA, CONVULSIONS ; *fœtus* – HÉMORRAGIE INTRACRÂNIENNE.

Resp. : *fœtus* – ASPHYXIE, hypoxie.

CV : *mère* – hypotension ; *fœtus* – arythmies.

HÉ : *mère* – hypochlorémie, hyponatrémie, intoxication hydrique.

Divers : *mère* – motilité accrue de l'utérus, contractions douloureuses, décollement placentaire, diminution du débit sanguin utérin, hypersensibilité.

INTERACTIONS

Médicament-médicament : Risque d'hypertension grave lorsque l'ocyctocine est administrée après des **vasopresseurs** ▪ L'administration simultanée d'une anesthésie au **cyclopropane** peut entraîner une hypotension excessive.

VOIES D'ADMINISTRATION ET POSOLOGIE

Déclenchement et stimulation du travail

- **IV (adultes)** : De 1 à 4 milliunités à la minute ; augmenter par paliers de 1 ou 2 milliunités, jusqu'à ce que les contractions deviennent efficaces (habituellement, 5 ou 6 milliunités à la minute ; maximum de 20 milliunités à la minute), puis diminuer la dose.

Hémorragie post-partum

- **IV (adultes)** : De 5 à 10 unités perfusées lentement.
- **IM (adultes)** : De 5 à 10 unités administrées après la délivrance (3e stade du travail).

Avortement incomplet ou inévitable

- **IV (adultes)** : 10 unités perfusées à une vitesse de 10 à 20 milliunités à la minute.

PRÉSENTATION (version générique disponible)

Solution pour injection : 10 unités/mL, en ampoules de 0,5 mL[Pr], de 1 mL[Pr] et de 5 mL[Pr].

PHARMACODYNAMIE (IV = contractions utérines)

	Début d'action	Pic	Durée
IV	immédiat	inconnu	1 h
IM	3 – 5 min	inconnu	30 – 60 min

O

SOINS INFIRMIERS

ÉVALUATION DE LA SITUATION

- Il faut déterminer le degré de maturité du fœtus et sa présentation, ainsi que l'élargissement de l'espace pelvien avant d'administrer l'ocytocine dans le but de déclencher le travail.
- Déterminer à intervalles fréquents au cours de l'administration la nature, la fréquence et la durée des contractions, le tonus de l'utérus au repos et la fréquence cardiaque du fœtus. Si les contractions se produisent à moins de 2 minutes d'intervalle et si leur intensité est supérieure à 50 à 65 mm Hg, si elles durent de 60 à 90 secondes ou plus, ou si la fréquence cardiaque du fœtus se modifie considérablement, arrêter la perfusion, tourner la patiente sur le côté gauche afin de prévenir l'anoxie fœtale et appeler le médecin sans délai.
- Mesurer fréquemment la pression artérielle et le pouls de la mère et surveiller continuellement la fréquence cardiaque du fœtus pendant toute la durée de l'administration.
- L'ocytocine entraîne parfois une intoxication hydrique. Surveiller de près la patiente pour déceler les signes et les symptômes suivants d'intoxication : somnolence, apragmatisme, confusion, céphalées, anurie. Prévenir le médecin aussitôt que ces symptômes se manifestent.

Tests de laboratoire : Effectuer le bilan électrolytique de la patiente. La rétention hydrique peut entraîner l'hypochlorémie ou l'hyponatrémie.

DIAGNOSTICS INFIRMIERS POSSIBLES

Connaissances insuffisantes sur le traitement médicamenteux (Enseignement au patient et à ses proches).

INTERVENTIONS INFIRMIÈRES

Ne pas administrer l'ocytocine par plusieurs voies simultanément.

Perfusion continue :

- Renverser le sac afin de bien mélanger la solution. Garder la solution au réfrigérateur, mais non pas au congélateur.
- Utiliser une pompe de perfusion afin d'assurer l'administration de doses exactes. Le sac d'ocytocine doit être raccordé par une tubulure en Y à une tubulure IV par où s'écoule une solution de NaCl 0,9 %, qui pourrait être utilisée si des réactions indésirables surviennent.
- Garder à portée de la main du sulfate de magnésium pour assurer la relaxation du myomètre si besoin est.

Déclenchement et stimulation du travail, hémorragie et atonie du post-partum : Diluer 1 mL (10 unités) dans 1 L de solution pour perfusion compatible pour obtenir 10 milliunités/mL. Consulter les directives du fabricant avant de diluer la préparation.

Compatibilité (tubulure en Y) : héparine ▪ hydrocortisone sodique, succinate de ▪ insuline ▪ mépéridine ▪ morphine ▪ potassium, chlorure de ▪ vitamines du complexe B avec C.

Compatibilité en addition au soluté : mélanges de dextrose et de solution de Ringer ou de lactate de Ringer ▪ mélanges de dextrose et de soluté salin ▪ solution de Ringer ou de lactate de Ringer pour injection ▪ D5%E ▪ D10%E ▪ NaCl 0,45 % ▪ NaCl 0,9 %.

ENSEIGNEMENT AU PATIENT ET À SES PROCHES

Prévenir la patiente que les contractions qu'elle ressentira après le début de l'administration ressembleront aux crampes menstruelles.

VÉRIFICATION DE L'EFFICACITÉ THÉRAPEUTIQUE

L'efficacité du traitement peut être démontrée par : le déclenchement de contractions efficaces ▪ le raffermissement du tonus utérin.

O

PACLITAXEL

Paclitaxel, Taxol

CLASSIFICATION :

Antinéoplasique (taxoïde)

Grossesse – catégorie D

INDICATIONS

Traitement de première intention du cancer avancé des ovaires, en association avec le cisplatine ■ Traitement de deuxième intention du cancer métastatique des ovaires n'ayant pas répondu au traitement standard ■ Traitement adjuvant du cancer du sein avec atteinte des ganglions, administré à la suite d'une chimiothérapie d'association standard ■ Traitement de deuxième intention du cancer métastatique du sein n'ayant pas répondu au traitement standard ■ Traitement de première intention du cancer du poumon non à petites cellules. **Usages non approuvés :** Traitement de deuxième intention du sarcome de Kaposi chez les personnes atteintes du sida.

MÉCANISME D'ACTION

Inhibition de la fonction normale des microtubules nécessaire à l'interphase et à la mitose. ***Effets thérapeutiques :*** Destruction des cellules à croissance rapide, particulièrement des cellules malignes.

PHARMACOCINÉTIQUE

Absorption : Par suite de l'administration IV, la biodisponibilité est totale.

Distribution : Inconnue.

Métabolisme et excrétion : Le paclitaxel semble être fortement métabolisé par le foie.

Demi-vie : De 5,3 à 17,4 heures.

CONTRE-INDICATIONS ET PRÉCAUTIONS/ MISES EN GARDE

Contre-indications : Hypersensibilité au paclitaxel ou à l'huile de ricin polyoxéthylique ■ Patients dont le nombre de globules blancs est $\leq 1,5 \times 10^9$/L ■ Patients atteints du sida, souffrant du sarcome de Kaposi, et dont le nombre de globules blancs est $\leq 1 \times 10^9$/L.

Précautions/mises en garde : Insuffisance hépatique grave ■ Intolérance connue à l'alcool ■ Grossesse ou allaitement ■ Femmes en âge de procréer ■ Infection évolutive ■ Aplasie médullaire ■ Maladies chroniques débilitantes ■ Enfants (l'innocuité du médicament n'a pas été établie).

RÉACTIONS INDÉSIRABLES ET EFFETS SECONDAIRES

SNC : anomalies de l'ÉCG, malaise, faiblesse.

CV : bradycardie, hypotension.

GI : diarrhée, nausées, vomissements, résultats anormaux aux épreuves de l'exploration fonctionnelle hépatique, stomatite.

Tég. : alopécie, rash maculopapulaire, prurit, réaction secondaire à la radiothérapie.

Hémat. : anémie, leucopénie, thrombocytopénie.

Loc. : arthralgie, myalgie.

SN : neuropathie périphérique.

Divers : réactions d'hypersensibilité, incluant l'ANAPHYLAXIE.

INTERACTIONS

Médicament-médicament : LE **KÉTOCONAZOLE** PEUT INHIBER LE MÉTABOLISME DU PACLITAXEL ET ACCROÎTRE LE RISQUE D'UNE INTOXICATION GRAVE ; L'ADMINISTRATION CONCOMITANTE DE CES DEUX AGENTS DEVRAIT S'ACCOMPAGNER DE PRUDENCE ■ Risque accru d'aplasie médullaire lors de l'administration d'autres **antinéoplasiques** ou d'une **radiothérapie** ■ La **radiothérapie** concomitante augmente le risque de pneumonie radique ■ L'aplasie médullaire s'aggrave lorsque le paclitaxel est administré après le **cisplatine** ■ Le paclitaxel peut réduire la réponse des anticorps aux **vaccins à virus vivants** et augmenter le risque de réactions indésirables.

VOIES D'ADMINISTRATION ET POSOLOGIE

Outre les suivants, de nombreux schémas thérapeutiques sont utilisés.

Cancer des ovaires

- **IV (adultes) :** *Patientes n'ayant jamais reçu de traitement* – 175 mg/m² en 3 heures, toutes les 3 semaines, puis le cisplatine à 75 mg/m² ; *patientes ayant déjà reçu un traitement* – 175 mg/m² en 3 heures, toutes les 3 semaines.

Cancer du sein

- **IV (adultes) :** *Traitement adjuvant du cancer du sein avec atteinte des ganglions* – 175 mg/m² en 3 heures, toutes les 3 semaines, pendant 4 cycles, administrés à la suite de la chimiothérapie d'association standard. *Progression des métastases ou rechute dans les 6 mois suivant le*

P

traitement adjuvant – 175 mg/m^2 en 3 heures, toutes les 3 semaines.

Cancer du poumon non à petites cellules

- **IV (adultes)** : 175 mg/m^2 en 3 heures, toutes les 3 semaines, suivis du cisplatine.

PRÉSENTATION

Concentré pour injection : fioles de 30 mg/5 mL[Pr], de 100 mg/16,7 mL[Pr] et de 300 mg/50 mL[Pr].

PHARMACODYNAMIE (effet sur la numération leucocytaire)

	DÉBUT D'ACTION	PIC	DURÉE
IV	inconnu	11 jours	3 semaines

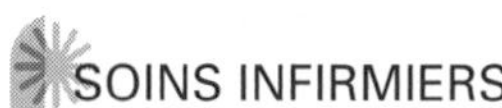

SOINS INFIRMIERS

ÉVALUATION DE LA SITUATION

- Suivre à intervalles fréquents les signes vitaux, particulièrement durant la première heure de la perfusion.
- SUIVRE DE PRÈS LES RÉACTIONS D'HYPERSENSIBILITÉ PENDANT LES 30 PREMIÈRES MINUTES DE L'ADMINISTRATION, ET À INTERVALLES FRÉQUENTS PAR LA SUITE. CES RÉACTIONS SONT FRÉQUENTES (19 %) ET SURVIENNENT HABITUELLEMENT DURANT LES 10 PREMIÈRES MINUTES DE PERFUSION DU PACLITAXEL, APRÈS LA PREMIÈRE OU LA DEUXIÈME DOSE. ON RECOMMANDE D'ADMINISTRER À TOUS LES PATIENTS UN TRAITEMENT PRÉALABLE, QUI DEVRAIT INCLURE LA DEXAMÉTHASONE À 20 mg, PAR VOIE ORALE, 12 HEURES ET 6 HEURES AVANT L'ADMINISTRATION DU PACLITAXEL, LA DIPHENHYDRAMINE À 50 mg, PAR VOIE IV, DE 30 À 60 MINUTES AVANT L'ADMINISTRATION DU PACLITAXEL ET DE LA CIMÉTIDINE À 300 mg OU DE LA RANITIDINE À 50 mg, PAR VOIE IV, DE 30 À 60 MINUTES AVANT L'ADMINISTRATION DU PACLITAXEL. LES MANIFESTATIONS LES PLUS COURANTES SONT LA DYSPNÉE, L'HYPOTENSION ET LES DOULEURS THORACIQUES. LE CAS ÉCHÉANT, ARRÊTER LA PERFUSION ET PRÉVENIR LE MÉDECIN. LE TRAITEMENT PEUT INCLURE L'ADMINISTRATION DE BRONCHODILATATEURS, D'ÉPINÉPHRINE, D'ANTIHISTAMINIQUES ET DE CORTICOSTÉROÏDES. GARDER À LA PORTÉE DE LA MAIN CES AGENTS ET LE MATÉRIEL DE RÉANIMATION POUR PARER À UNE RÉACTION ANAPHYLACTIQUE. D'AUTRES MANIFESTATIONS D'UNE RÉACTION D'HYPERSENSIBILITÉ INCLUENT LES BOUFFÉES VASOMOTRICES ET LE RASH.
- Suivre de près la fonction cardiovasculaire, particulièrement pendant la première heure de perfusion. L'hypotension et la bradycardie surviennent couramment, mais elles ne dictent habituellement aucun traitement. On recommande de surveiller l'ÉCG tout au long du traitement seulement chez les patients présentant de graves anomalies de conduction sous-jacentes.
- Déceler l'apparition d'une aplasie médullaire. Suivre de près les saignements (saignement des gencives, formation d'ecchymoses, pétéchies, présence de sang occulte dans les selles, l'urine et les vomissements). Éviter les injections IM et la prise de la température par voie rectale si le nombre de plaquettes est bas. Appliquer une pression sur les points de ponction veineuse pendant 10 minutes. Évaluer les signes d'infection en présence d'une neutropénie. Une anémie peut survenir. Suivre de près les signes de fatigue accrue, de dyspnée et d'hypotension orthostatique. Au besoin, on peut administrer un facteur stimulant les colonies de granulocytes (G-CSF).
- Déceler l'apparition d'une neuropathie périphérique. En cas de symptômes graves, il faut réduire les doses ultérieures de 20 %.
- Effectuer le bilan des ingesta et des excreta, noter l'appétit du patient et son apport nutritionnel. Le paclitaxel entraîne des nausées et des vomissements chez 60 % des patients. Un antiémétique peut être administré en prophylaxie. La modification de l'alimentation en fonction des aliments que le patient peut tolérer permet de maintenir son équilibre hydro-électrolytique et son état nutritionnel.
- Noter la présence d'arthralgie et de myalgie, qui apparaissent habituellement dans les 2 ou 3 jours suivant le traitement et disparaissent dans les 5 jours. La douleur est habituellement soulagée par des analgésiques non opiacés mais elle peut être suffisamment intense pour justifier un traitement par des analgésiques opiacés.

Tests de laboratoire :

- Suivre de près la numération globulaire et la formule leucocytaire avant le traitement et à intervalles réguliers pendant toute sa durée. Le nadir de la leucopénie se produit en l'espace de 11 jours et se rétablit dans les 4 à 10 jours suivants. Prévenir le médecin si le nombre de globules blancs est $< 1,5 \times 10^9$/L ou si le nombre de plaquettes est $< 100 \times 10^9$/L. Le traitement est habituellement interrompu jusqu'à ce que le nombre de globules blancs soit > 1,5 × 10^9/L et celui de plaquettes > 100 × 10^9/L.

- Noter les résultats des épreuves de l'exploration fonctionnelle hépatique (AST, ALT, LDH, bilirubine), avant le traitement et à intervalles réguliers pendant toute sa durée, pour déceler une toxicité hépatique.
- Le paclitaxel peut élever les concentrations sériques de triglycérides.

DIAGNOSTICS INFIRMIERS POSSIBLES

- Risque d'infection (Réactions indésirables).
- Risque d'accident (Réactions indésirables).
- Connaissances insuffisantes sur le traitement médicamenteux (Enseignement au patient et à ses proches).

INTERVENTIONS INFIRMIÈRES

Perfusion continue : Diluer le paclitaxel avant de l'injecter. Diluer le contenu d'une fiole de 5 mL (30 mg) pour obtenir une concentration de 0,3 à 1,2 mg/mL avec les diluants suivants : NaCl 0,9 %, D5%E, D5%/NaCl 0,9 % ou D5%/solution de Ringer. La solution est normalement trouble ; il faut vérifier avant de l'administrer qu'elle ne contient pas de particules et qu'elle n'a pas changé de couleur. Utiliser un filtre intégré dont les pores ne dépassent pas 0,22 μm. Les solutions sont stables pendant 27 heures à la lumière et à la température ambiantes. Ne pas utiliser de contenant ou de tubulures en chlorure de polyvinyle (PVC). Consulter les directives de chaque fabricant avant d'effectuer une dilution.

Vitesse d'administration : La dose administrée doit être perfusée en 3 heures.

Compatibilité (tubulure en Y) : acyclovir ▪ amikacine ▪ aminophylline ▪ ampicilline/sulbactam ▪ bléomycine ▪ butorphanol ▪ calcium, chlorure de ▪ carboplatine ▪ céfépime ▪ céfotétane ▪ ceftazidime ▪ ceftriaxone ▪ cimétidine ▪ cisplatine ▪ cladribine ▪ cyclophosphamide ▪ cytarabine ▪ dacarbazine ▪ dexaméthasone ▪ diphenhydramine ▪ doxorubicine ▪ dropéridol ▪ étoposide ▪ famotidine ▪ floxuridine ▪ fluconazole ▪ fluorouracile ▪ furosémide ▪ ganciclovir ▪ gentamicine ▪ granisétron ▪ halopéridol ▪ héparine ▪ hydrocortisone ▪ hydromorphone ▪ ifosfamide ▪ lorazépam ▪ magnésium, sulfate de ▪ mannitol ▪ mépéridine ▪ mesna ▪ méthotrexate ▪ métoclopramide ▪ morphine ▪ nalbuphine ▪ ondansétron ▪ pentostatine ▪ potassium, chlorure de ▪ prochlorpérazine, édisylate de ▪ propofol ▪ ranitidine ▪ sodium, bicarbonate de ▪ thiotépa ▪ vancomycine ▪ vinblastine ▪ vincristine ▪ zidovudine.

Incompatibilité (tubulure en Y) : amphotéricine B ▪ amphotéricine B, cholestéryle de ▪ chlorpromazine ▪ doxorubicine liposomale ▪ méthylprednisolone sodique, succinate de ▪ mitoxantrone.

ENSEIGNEMENT AU PATIENT ET À SES PROCHES

- Conseiller au patient de signaler rapidement à un professionnel de la santé les symptômes suivants : fièvre, frissons, toux, enrouement, maux de gorge, signes d'infection, douleurs lombaires ou aux flancs, mictions douloureuses ou difficiles, saignement des gencives, formation d'ecchymoses, pétéchies ou présence de sang dans les urines, les selles ou les vomissements, fatigue accrue, dyspnée ou hypotension orthostatique. L'inciter à éviter les foules et les personnes contagieuses. Lui recommander d'utiliser une brosse à dents à poils doux et un rasoir électrique. Mettre en garde le patient contre les chutes. Lui recommander de ne pas consommer de boissons alcoolisées ni de prendre de médicaments contenant de l'aspirine ou des anti-inflammatoires non stéroïdiens, en raison du risque d'hémorragie gastrique.
- Recommander au patient de prévenir un professionnel de la santé en cas de douleurs abdominales, de jaunissement de la peau, de faiblesse, de paresthésie, de trouble de la démarche ou de douleurs musculaires ou articulaires.
- Recommander au patient d'examiner sa muqueuse buccale à la recherche d'érythème ou d'aphtes. En cas d'aphtes, lui conseiller de remplacer la brosse à dents par une brosse-éponge et de se rincer fréquemment la bouche avec de l'eau après avoir bu et mangé. La stomatite disparaît habituellement dans les 5 à 7 jours.
- Expliquer au patient qu'il risque de perdre ses cheveux. Les cheveux tombent habituellement entre le 14e et le 21e jour qui suivent l'administration, mais ils repoussent à la fin du traitement. Explorer avec lui les stratégies lui permettant de s'adapter à ces changements.
- Recommander à la patiente en âge de procréer d'adopter une méthode de contraception non hormonale.
- Expliquer au patient qu'il ne doit pas se faire vacciner sans recommandation expresse d'un professionnel de la santé.

- Insister sur l'importance des tests de laboratoire à intervalles réguliers permettant suivre de près les effets secondaires.

VÉRIFICATION DE L'EFFICACITÉ THÉRAPEUTIQUE

L'efficacité du traitement peut être démontrée par : la diminution de la taille de la tumeur et le ralentissement de la propagation des cellules malignes.

PAMIDRONATE

Aredia

CLASSIFICATION :

Régulateur du métabolisme osseux (bisphosphonate), modificateur des électrolytes (hypocalcémique)

Grossesse – catégorie C

INDICATIONS

Traitement de l'hypercalcémie d'origine tumorale après une réhydratation appropriée ■ Traitement de l'ostéolyse associée au myélome multiple ou aux métastases osseuses lytiques ■ Traitement de la maladie de Paget symptomatique.

MÉCANISME D'ACTION

Inhibition de la résorption osseuse. ***Effets thérapeutiques :*** Diminution des taux sériques de calcium ■ Réduction de la destruction osseuse en présence d'un myélome multiple ou de métastases osseuses ■ Prévention des complications intervenant au niveau du squelette en présence de la maladie de Paget.

PHARMACOCINÉTIQUE

Absorption : À la suite de l'administration IV, la biodisponibilité est totale.

Distribution : Le pamidronate est rapidement absorbé par les os. Il atteint des concentrations élevées dans les os, le foie, la rate, les dents et le cartilage trachéal. Environ 50 % de chaque dose est absorbée par les os, puis est lentement libérée.

Métabolisme et excrétion : Une fraction de 50 % est excrétée à l'état inchangé dans l'urine.

Demi-vie : La demi-vie d'élimination à partir du plasma est biphasique, la première phase dure 1,6 heure et la deuxième, 27,2 heures. La demi-vie d'élimination à partir des os est de 300 jours.

CONTRE-INDICATIONS ET PRÉCAUTIONS/ MISES EN GARDE

Contre-indications : Hypersensibilité au pamidronate, aux autres biphosphonates ou au mannitol.

Précautions/mises en garde : Maladie cardiovasculaire sous-jacente, particulièrement l'insuffisance cardiaque (amorcer l'hydratation par un soluté avec prudence) ■ Insuffisance rénale (on recommande de réduire la dose) ■ Grossesse, allaitement ou enfants (l'innocuité du médicament n'a pas été établie).

RÉACTIONS INDÉSIRABLES ET EFFETS SECONDAIRES

SNC : fatigue.

ORLO : rhinite.

Resp. : râles.

CV : arythmies, hypertension, syncope, tachycardie.

GI : nausées, douleurs abdominales, anorexie, constipation, vomissements.

HÉ : hypocalcémie, hypokaliémie, hypomagnésémie, hypophosphatémie, surcharge liquidienne.

Hémat. : leucopénie, anémie.

Locaux : phlébite au point d'injection.

Métab. : hypothyroïdie.

Loc. : raideurs musculaires, douleur osseuse.

Divers : fièvre, douleur généralisée.

INTERACTIONS

Médicament-médicament : L'hypokaliémie et l'hypomagnésémie peuvent accroître le risque de toxicité **digitalique** ■ Le **calcium** et la **vitamine D** contrecarrent les effets bénéfiques du pamidronate.

VOIES D'ADMINISTRATION ET POSOLOGIE

Hypercalcémie d'origine tumorale

- **IV (adultes) :** *Hypercalcémie modérée* – de 30 à 90 mg ; on peut répéter l'administration de cette dose 7 jours plus tard.

Ostéolyse due au myélome multiple et aux métastases osseuses

- **IV (adultes) :** 90 mg, toutes les 3 ou 4 semaines.

Maladie de Paget

- **IV (adultes) :** De 180 à 210 mg par traitement ; la dose peut être administrée à raison de 30 mg par semaine, pendant 6 semaines (180 mg au total), ou une dose initiale de 30 mg, suivie de 60 mg, toutes les 2 semaines, pour 3 doses (210 mg au total). Les effets secondaires de type pseudogrippaux ne surviennent qu'à la première dose, c'est pourquoi il est nécessaire d'administrer une dose initiale de 30 mg.

PRÉSENTATION

Solution pour injection : 30 mg/fiole[Pr], 60 mg/fiole[Pr], 90 mg/fiole[Pr].

PHARMACODYNAMIE (effet sur les taux sériques de calcium)

	DÉBUT D'ACTION	PIC	DURÉE
IV	24 h	7 jours	inconnue

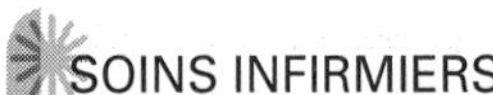

SOINS INFIRMIERS

ÉVALUATION DE LA SITUATION

- Noter les ingesta et les excreta et mesurer la pression artérielle à intervalles fréquents pendant toute la durée du traitement. Rester à l'affût des signes de surcharge liquidienne (œdème, râles et crépitations).
- Suivre de près les symptômes d'hypercalcémie (nausées, vomissements, anorexie, faiblesse, constipation, soif et arythmies).
- Rester à l'affût des signes d'hypocalcémie (paresthésie, contractions musculaires, laryngospasme et signe de Chvostek ou de Trousseau). Protéger les patients qui manifestent des symptômes en remontant et en rembourrant les ridelles du lit ; garder le lit en position basse.
- Déceler les signes de phlébite au point d'injection IV (douleur, rougeur, œdème). Le cas échéant, on devrait traiter les symptômes.
- Évaluer la douleur osseuse. Il peut s'avérer nécessaire d'administrer un traitement par des analgésiques opiacés ou non opiacés.

Tests de laboratoire : Surveiller étroitement les concentrations d'électrolytes (incluant le calcium, le phosphate, le potassium et le magnésium), l'hémoglobine et les taux de créatinine. On devrait noter la numération globulaire et plaquettaire au cours des 2 premières semaines de traitement.

DIAGNOSTICS INFIRMIERS POSSIBLES

- Douleur aiguë (Indications, Effets secondaires).
- Risque d'accident (Indications).
- Connaissances insuffisantes sur le traitement médicamenteux (Enseignement au patient et à ses proches).

INTERVENTIONS INFIRMIÈRES

- On devrait amorcer une hydratation vigoureuse par soluté afin de maintenir un débit urinaire de 2 000 mL par 24 heures, tout au long du traitement. Cette hydratation devrait être démarrée avec prudence chez les patients souffrant de maladie cardiovasculaire sous-jacente, particulièrement d'insuffisance cardiaque.
- En cas d'hypercalcémie grave, le traitement devrait être amorcé à une dose de 90 mg.

IV : Reconstituer la solution en ajoutant 10 mL d'eau stérile pour injection à chaque fiole, afin d'obtenir une concentration de 30 mg/10 mL, de 60 mg/10 mL ou de 90 mg/10 mL. Laisser le médicament se dissoudre avant de le retirer de la fiole. La solution est stable pendant 24 heures au réfrigérateur. Consulter les directives du fabricant avant de reconstituer la préparation.

Hypercalcémie : Diluer de nouveau dans 250 mL de solution de NaCl 0,9 % ou de D5%E. La solution est stable pendant 24 heures à la température ambiante.

Vitesse d'administration : Administrer la perfusion en 2 à 4 heures selon la dose, sans dépasser 22,5 mg/heure.

Myélome multiple : Diluer la préparation reconstituée dans 500 mL de solution de NaCl 0,9 % ou de D5%E.

Vitesse d'administration : Administrer la solution en 4 heures.

Métastases osseuses : Diluer de nouveau dans 250 mL de NaCl 0,9 % ou de D5%E.

Vitesse d'administration : Administrer la solution en 2 heures.

Maladie de Paget : Diluer chaque dose de 30 et de 60 mg dans 250 et 500 mL, respectivement, de solution de NaCl 0,9 % ou de D5%E.

Vitesse d'administration : Administrer la solution à un débit de 15 mg/heure.

Incompatibilité en addition au soluté : Solutions renfermant du calcium, comme la solution de Ringer.

ENSEIGNEMENT AU PATIENT ET À SES PROCHES

- Recommander au patient de signaler rapidement à un professionnel de la santé les signes suivants de récurrence de l'hypercalcémie : douleur osseuse, anorexie, nausées, vomissements, soif, léthargie.
- Recommander au patient de signaler à l'infirmière toute douleur au point de perfusion.
- Inciter le patient à suivre les recommandations alimentaires du professionnel de la santé.

L'alimentation devrait comprendre un apport adéquat en calcium et en vitamine D (voir l'annexe K).

- Recommander au patient d'informer un professionnel de la santé si la douleur osseuse est intense ou persistante.
- Insister sur la nécessité des examens de suivi pendant le traitement, afin d'en évaluer les résultats, et même après l'arrêt du traitement, afin de pouvoir déceler une rechute.

VÉRIFICATION DE L'EFFICACITÉ THÉRAPEUTIQUE

L'efficacité du traitement peut être démontrée par : la diminution des taux sériques de calcium ■ la réduction de la douleur associée à l'ostéolyse.

PANCRÉLIPASE

Cotazym, Cotazym-65 B, Cotazym E.C.S., Pancrease, Pancrease MT, Pancrezyme, Ultrase, Ultrase MT, Viokase

CLASSIFICATION :

Enzymes pancréatiques

Grossesse – catégorie C

INDICATIONS

Traitement de l'insuffisance pancréatique observée dans les cas suivants : pancréatite chronique ■ pancréatectomie ■ fibrose kystique ■ dérivation au niveau du tractus gastro-intestinal ■ stéatorrhée ■ obstruction du canal pancréatique ou biliaire par une tumeur ■ autres syndromes de malabsorption.

MÉCANISME D'ACTION

Effet lipolytique, amylolytique et protéolytique. ***Effets thérapeutiques :*** Amélioration de la digestion des graisses, des glucides et des protéines dans le tractus gastro-intestinal.

PHARMACOCINÉTIQUE

Absorption : Inconnue.

Distribution : Inconnue.

Métabolisme et excrétion : Inconnus.

Demi-vie : Inconnue.

CONTRE-INDICATIONS ET PRÉCAUTIONS/ MISES EN GARDE

Contre-indications : Hypersensibilité aux protéines de porc ou aux additifs ■ Pancréatite aiguë ou poussées aiguës d'une maladie pancréatique chronique.

Précautions/mises en garde : Grossesse ou allaitement (l'innocuité du médicament n'a pas été établie).

RÉACTIONS INDÉSIRABLES ET EFFETS SECONDAIRES

ORLO : congestion nasale.

Resp. : dyspnée, essoufflement, respiration sifflante.

GI : douleurs abdominales (doses élevées seulement), diarrhée, nausées, crampes gastriques, irritation buccale.

GU : hématurie.

Tég. : rash, urticaire.

Métab. : hyperuricémie.

Divers : réactions allergiques.

INTERACTIONS

Médicament-médicament : Les **antiacides** (comme le **carbonate de calcium** ou l'**hydroxyde de magnésium**), administrés simultanément, peuvent diminuer l'efficacité de la pancrélipase ■ La pancrélipase peut diminuer l'absorption des **préparations à base de fer**, administrées simultanément.

Médicament-aliments : Les **aliments alcalins** détruisent l'enrobage des produits entérosolubles.

VOIES D'ADMINISTRATION ET POSOLOGIE

PO (adultes et enfants) : De 1 à 3 capsules ordinaires ou 1 ou 2 capsules à libération retard ou 0,7 g de poudre, immédiatement avant ou pendant les repas et 1 capsule à chaque collation, selon les recommandations du médecin ; on peut augmenter la dose selon les besoins. Puisque la réponse aux enzymes varie énormément d'un individu à l'autre, une marge posologique est proposée.

PRÉSENTATION (version générique disponible)

Comprimés, capsules, capsules à libération retard et poudre, en plusieurs teneurs différentes.

PHARMACODYNAMIE (effets digestifs)

	Début d'action	Pic	Durée
PO	rapide	inconnu	inconnue

SOINS INFIRMIERS

ÉVALUATION DE LA SITUATION

- Évaluer l'état nutritionnel du patient (taille, poids, épaisseur des plis cutanés, circonférence des muscles du bras et résultats des tests de laboratoire), avant le traitement et à intervalles réguliers pendant toute sa durée.
- Examiner les selles pour déceler la stéatorrhée (augmentation anormale des graisses fécales). Les selles seront nauséabondes et mousseuses.
- Déterminer si le patient n'est pas allergique aux produits du porc ; l'hypersensibilité à la pancrélipase est également possible.

Tests de laboratoire : La pancrélipase peut entraîner une élévation des concentrations sériques et urinaires d'acide urique.

DIAGNOSTICS INFIRMIERS POSSIBLES

- Alimentation déficiente (Indications).
- Connaissances insuffisantes sur le traitement médicamenteux (Enseignement au patient et à ses proches).

INTERVENTIONS INFIRMIÈRES

- Administrer la pancrélipase immédiatement avant ou pendant les repas et les collations.
- On peut ouvrir les capsules et en saupoudrer le contenu sur les aliments. Il ne faut pas mâcher les capsules à enrobage entérique, remplies de granules (en saupoudrer le contenu sur des aliments mous pouvant être avalés sans mastication, comme la compote de pommes ou les gelées).
- Les acides détruisent la pancrélipase. On peut administrer avec les préparations sans enrobage entérique du bicarbonate de sodium ou des antiacides contenant de l'aluminium pour neutraliser le pH gastrique. Les granules à enrobage entérique résistent au pH acide de l'estomac. Il ne faut pas les mâcher ni les mélanger avec des aliments alcalins avant de les ingérer sinon leur enrobage serait détruit.

ENSEIGNEMENT AU PATIENT ET À SES PROCHES

- Inciter le patient à observer scrupuleusement les recommandations diététiques du professionnel de la santé (il s'agit généralement d'un régime hypercalorique, hyperprotéique, pauvre en matières grasses). La posologie devrait être adaptée selon la teneur en matières grasses des aliments. Habituellement, 300 mg de pancrélipase suffisent pour la digestion de 17 g de matières grasses d'origine alimentaire. Expliquer au patient que s'il ne peut prendre le médicament au moment habituel, il doit sauter cette dose.
- Recommander au patient de ne pas mâcher les comprimés ; il doit les avaler rapidement avec beaucoup de liquide pour prévenir l'irritation de la bouche et de la gorge. Lui conseiller de s'asseoir lorsqu'il prend son médicament afin d'en faciliter la déglutition. Lui expliquer que s'il mange immédiatement après avoir pris le médicament, il peut mieux s'assurer qu'il l'a réellement dégluti et qu'il n'est pas resté collé à la bouche ou à l'œsophage pendant une période prolongée. Conseiller au patient d'éviter de renifler la poudre contenue dans les capsules en raison du risque d'une réaction de sensibilité au niveau du nez et de la gorge (congestion nasale ou détresse respiratoire).
- Conseiller au patient de prévenir un professionnel de la santé en cas de douleurs articulaires, d'œdème des jambes, de douleurs gastriques ou de rash.

VÉRIFICATION DE L'EFFICACITÉ THÉRAPEUTIQUE

L'efficacité du traitement peut être démontrée par : l'amélioration de l'état nutritionnel des patients souffrant d'insuffisance pancréatique ▪ la normalisation des matières fécales chez les patients souffrant de stéatorrhée.

P

PANCURONIUM

Pancuronium

CLASSIFICATION :

Bloqueur neuromusculaire du type non dépolarisant

Grossesse – catégorie C

INDICATIONS

Paralysie des muscles squelettiques et facilitation de l'intubation après induction de l'anesthésie lors d'une intervention chirurgicale ▪ Augmentation de la compliance pulmonaire lors de la ventilation artificielle.

MÉCANISME D'ACTION

Inhibition de la transmission neuromusculaire par blocage de l'effet de l'acétylcholine à la jonction neuromusculaire. Absence d'effets analgésiques ou anxiolytiques. ***Effets thérapeutiques:*** Paralysie des muscles squelettiques.

PHARMACOCINÉTIQUE

Absorption: Par suite de l'administration par voie IV, la biodisponibilité est essentiellement totale.

Distribution: Distribution rapide dans le liquide extracellulaire. De petites quantités traversent le placenta.

Métabolisme et excrétion: La plus grande partie du médicament est excrétée à l'état inchangé par les reins; de petites quantités sont éliminées dans la bile.

Demi-vie: 2 heures.

CONTRE-INDICATIONS ET PRÉCAUTIONS/ MISES EN GARDE

Contre-indications: Hypersensibilité au pancuronium, aux bromures ou à l'alcool benzylique ▪ Nouveau-nés (éviter l'administration des préparations contenant de l'alcool benzylique).

Précautions/mises en garde: Maladie cardiovasculaire sous-jacente (risque accru d'arythmies) ▪ Déshydratation ou déséquilibre électrolytique (corriger le problème au préalable) ▪ Cas où la libération d'histamine peut poser problème ▪ Fractures ou spasmes musculaires ▪ Personnes âgées ou insuffisants rénaux (élimination réduite) ▪ Hyperthermie (accroissement de la durée ou de l'intensité de la paralysie) ▪ Insuffisance hépatique importante (modification de la réponse) ▪ Choc ▪ Brûlures sur une grande surface corporelle (résistance accrue aux effets du cisatracurium) ▪ Faibles concentrations plasmatiques de pseudocholinestérase (parfois dues à l'anémie, à la déshydratation, aux insecticides ou aux inhibiteurs de la cholinestérase, à la maladie hépatique grave, à la grossesse ou à une prédisposition héréditaire) ▪ Grossesse, allaitement ou enfants (l'innocuité du médicament n'a pas été établie); la plupart des agents ont été utilisés sans danger lors d'accouchements par césarienne; certains agents ont été utilisés sans danger chez des enfants).

Extrême prudence: MALADIES NEUROMUSCULAIRES, COMME LA MYASTHÉNIE GRAVE (ON PEUT ADMINISTRER UNE PETITE DOSE D'ESSAI POUR ÉVALUER LA RÉPONSE AU MÉDICAMENT).

P

RÉACTIONS INDÉSIRABLES ET EFFETS SECONDAIRES

Resp.: bronchospasme.

CV: hypertension, tachycardie.

GI: salivation excessive.

Tég.: rash.

Divers: réactions allergiques, incluant l'ANAPHYLAXIE.

INTERACTIONS

Médicament-médicament: L'intensité et la durée de la paralysie peuvent être prolongées en cas de prétraitement par la **succinylcholine**, un **anesthésique général** (par inhalation), des **aminosides**, de la **vancomycine**, des **tétracyclines**, de la **polymyxine B**, de la **colistine**, de la **clindamycine**, de la **lidocaïne** et d'autres **anesthésiques locaux**, du **lithium**, de la **quinidine**, du **procaïnamide**, des **bêta-bloquants**, des **diurétiques entraînant la perte de potassium** ou du **magnésium** ▪ Les **anesthésiques par inhalation**, incluant l'**enflurane**, l'**isoflurane**, l'**halothane**, le **desflurane** et le **sévoflurane**, peuvent intensifier les effets du pancuronium ▪ Chez les patients recevant un traitement de longue durée par la **carbamazépine** ou la **phénytoïne**, il peut s'avérer nécessaire d'administrer l'agent à une vitesse accrue; par ailleurs, sa durée d'action peut être réduite.

VOIES D'ADMINISTRATION ET POSOLOGIE

IV (adultes et enfants > 1 mois): Initialement, de 60 à 100 µg/kg; administrer des doses supplémentaires de 10 µg/kg toutes les 25 à 60 minutes pour maintenir la paralysie. L'administration du pancuronium doit être supervisée par des cliniciens d'expérience.

PRÉSENTATION (version générique disponible)

Solution pour injection: 1 mg/mL, en fioles de 5 et de 10 mL[Pr]; 2 mg/mL, en ampoules de 2 et de 5 mL[Pr].

PHARMACODYNAMIE (blocage neuromusculaire)

	DÉBUT D'ACTION	PIC	DURÉE
IV	30 – 45 s	3 – 4,5 min	35 – 45 min

SOINS INFIRMIERS

ÉVALUATION DE LA SITUATION

- Suivre continuellement la fonction respiratoire pendant toute la durée du traitement par des bloqueurs neuromusculaires. Ces médicaments ne devraient être utilisés que pour faciliter l'intubation ou, encore, chez les patients déjà intubés.
- Évaluer la réponse neuromusculaire pendant l'intervention chirurgicale par la stimulation des nerfs périphériques. La paralysie des muscles est initialement sélective et elle se produit habituellement dans l'ordre suivant: muscles releveurs des paupières, muscles masticateurs, muscles des membres, muscles abdominaux, muscles de la glotte, muscles intercostaux et diaphragme. Le rétablissement de la fonction musculaire se produit habituellement dans l'ordre inverse.
- Mesurer la fréquence cardiaque et la pression artérielle, et examiner l'ÉCG à intervalles réguliers pendant toute la durée du traitement.
- Pendant la période de récupération, suivre de près les symptômes de faiblesse musculaire et de détresse respiratoire.
- Surveiller fréquemment le point de perfusion. Si des signes d'irritation tissulaire ou d'extravasation apparaissent, cesser l'administration et reprendre la perfusion dans une autre veine.

Toxicité et surdosage:

- En cas de surdosage, stimuler les nerfs périphériques pour déterminer le degré de blocage neuromusculaire. Maintenir la perméabilité des voies aériennes et la ventilation jusqu'au rétablissement de la respiration normale.
- On peut administrer des agents anticholinestérasiques (néostigmine, pyridostigmine) pour contrecarrer les effets des bloqueurs neuromusculaires dès que le patient a commencé à se rétablir spontanément. L'atropine est habituellement administrée avant les agents anticholinestérasiques ou en même temps qu'eux pour contrecarrer les effets muscariniques.
- Il peut s'avérer nécessaire d'administrer des liquides et des vasopresseurs pour traiter l'hypotension grave ou le choc.

DIAGNOSTICS INFIRMIERS POSSIBLES

- Mode de respiration inefficace (Indications).
- Communication verbale altérée (Effets secondaires).
- Peur (Effets secondaires).

INTERVENTIONS INFIRMIÈRES

- La dose doit être adaptée d'après la réponse du patient.
- Les bloqueurs neuromusculaires *ne* modifient *pas* l'état de la conscience ni le seuil de la douleur. Il faut *toujours* assurer une anesthésie ou une analgésie adéquates lorsque ces agents sont utilisés en tant qu'adjuvants lors d'une intervention chirurgicale ou d'une autre intervention douloureuse. On doit administrer simultanément des benzodiazépines ou des analgésiques lors d'un traitement prolongé par des bloqueurs neuromusculaires pendant la ventilation artificielle, car le patient est éveillé et capable d'éprouver toutes les sensations.
- Si les yeux du patient restent ouverts tout au long de l'administration prolongée, on devrait protéger la cornée par des larmes artificielles.
- Conserver le pancuronium au réfrigérateur. Afin de prévenir l'absorption du médicament par les matières plastiques, il ne devrait pas être conservé dans des seringues de plastique. On peut toutefois l'administrer par de telles seringues.
- La plupart des bloqueurs neuromusculaires sont incompatibles avec les barbituriques et le bicarbonate de sodium. Ne pas faire de mélanges.

IV directe: Administrer des doses supplémentaires toutes les 20 à 60 minutes, selon les besoins. La dose doit être adaptée d'après la réponse du patient.

Perfusion intermittente: On peut diluer le pancuronium dans une solution de NaCl 0,9 %, de D5%E, de D5%/NaCl 0,9 % ou dans une solution de lactate de Ringer. La solution est stable pendant 48 heures. Consulter les directives du fabricant avant de diluer la préparation.

Vitesse d'administration: Adapter la vitesse d'administration d'après la réaction du patient.

Association compatible dans la même seringue: héparine.

Compatibilité (tubulure en Y): aminophylline ▪ céfazoline ▪ céfuroxime ▪ cimétidine ▪ dobutamine ▪ dopamine ▪ épinéphrine ▪ esmolol ▪ étomidate ▪ fentanyl ▪ fluconazole ▪ gentamicine ▪ héparine ▪ hydrocortisone sodique, succinate de ▪ isoprotérénol ▪ lorazépam ▪ midazolam ▪ morphine ▪ nitroglycérine ▪ nitroprusside ▪ ranitidine ▪ triméthoprime/sulfaméthoxazole ▪ vancomycine.

Incompatibilité (tubulure en Y): diazépam ▪ thiopental.

P

ENSEIGNEMENT AU PATIENT ET À SES PROCHES

- Étant donné que les bloqueurs neuromusculaires, administrés seuls, ne modifient pas l'état de la conscience, expliquer toutes les interventions au patient qui reçoit un traitement par un tel agent sans anesthésie générale.
- Expliquer au patient que ses capacités de communication se rétabliront lorsque les effets du médicament s'épuiseront.

VÉRIFICATION DE L'EFFICACITÉ THÉRAPEUTIQUE

L'efficacité du traitement peut être démontrée par: la suppression adéquate des soubresauts musculaires, testée par la stimulation des nerfs périphériques et confirmée par une paralysie musculaire ▪ une compliance accrue lors de la ventilation artificielle. ✳

PANTOPRAZOLE

Panto IV, Pantoloc

CLASSIFICATION:

Anti-ulcéreux (inhibiteur de la pompe à protons)

Grossesse – catégorie B

P

INDICATIONS

PO: Traitement des affections où une diminution de la sécrétion d'acide gastrique est nécessaire, telles que: ulcère duodénal et gastrique ▪ œsophagite par érosion associée au reflux gastro-œsophagien ▪ Ulcère duodénal associé à *H. pylori* ▪ **IV:** Traitement de l'œsophagite associée au reflux gastro-œsophagien, lorsqu'il est nécessaire de diminuer rapidement l'acidité gastrique chez les patients hospitalisés qui ne peuvent prendre le médicament par voie orale.

MÉCANISME D'ACTION

Liaison à une enzyme lorsque le pH gastrique est acide, ce qui prévient l'entrée des ions hydrogène dans la lumière du tube gastrique. ***Effets thérapeutiques:*** Diminution de l'accumulation d'acide dans la lumière gastrique et réduction du reflux gastro-œsophagien ▪ Cicatrisation des ulcères duodénaux et de l'œsophagite ▪ Diminution de la sécrétion d'acide dans les états d'hypersécrétion.

PHARMACOCINÉTIQUE

Absorption: Les comprimés sont à délitement entérique; ils ne sont absorbés qu'après leur passage par l'estomac.

Distribution: Inconnue.

Liaison aux protéines: 98 %.

Métabolisme et excrétion: Le médicament est principalement métabolisé par le foie, sous l'action du cytochrome P450; les métabolites inactifs sont excrétés dans l'urine (71 %) et les fèces (18 %).

Demi-vie: 1 heure.

CONTRE-INDICATIONS ET PRÉCAUTIONS/ MISES EN GARDE

Contre-indications: Hypersensibilité.

Précautions/mises en garde: Insuffisance hépatique grave ▪ Grossesse, allaitement ou enfants (l'innocuité du médicament n'a pas été établie).

RÉACTIONS INDÉSIRABLES ET EFFETS SECONDAIRES

SNC: céphalées.

GI: douleurs abdominales, diarrhée, éructations, flatulence.

End.: hyperglycémie.

INTERACTIONS

Médicament-médicament: Aucune interaction notable.

VOIES D'ADMINISTRATION ET POSOLOGIE

PO (adultes): *Ulcère duodénal et gastrique* – 40 mg 1 fois par jour, le matin. La durée du traitement est habituellement de 2 semaines en cas d'ulcère duodénal et de 4 semaines en cas d'ulcère gastrique. Le traitement peut être prolongé d'autant si besoin est. *Traitement de l'œsophagite associée au reflux gastro-œsophagien* – 40 mg, 1 fois par jour, le matin, pendant 4 semaines; si besoin est, on peut prolonger le traitement de 4 semaines; *prévention des récidives* – 20 mg, 1 fois par jour le matin. *Ulcère duodénal associé à H. pylori* – triple thérapie: pantoprazole à 40 mg, clarithromycine à 500 mg et métronidazole à 500 mg, à prendre 2 fois par jour, pendant 7 jours; ou: pantoprazole à 40 mg, clarithromycine à 500 mg et amoxicilline à 1 000 mg, à prendre 2 fois par jour, pendant 7 jours.

IV (adultes): 40 mg par jour, en perfusion IV pendant 15 minutes, ou par injection progressive pendant 2 à 5 minutes.

PRÉSENTATION

Comprimés à enrobage entérique : 20 mg[Pr], 40 mg[Pr] ■ **Poudre pour injection :** 40 mg/fiole[Pr].

PHARMACODYNAMIE (effet sur les sécrétions acides)

	DÉBUT D'ACTION†	PIC	DURÉE†
PO	2,5 h	inconnu	1 semaine

† Début d'action : inhibition à 51 %; durée = normalisation après arrêt du traitement.

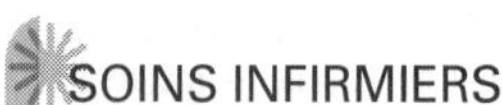

SOINS INFIRMIERS

ÉVALUATION DE LA SITUATION

Suivre de près, à intervalles réguliers, la présence de douleurs épigastriques ou abdominales et de sang occulte ou apparent dans les selles, les vomissements ou les échantillons prélevés par aspiration gastrique.

Tests de laboratoire : Le médicament peut entraîner des résultats anormaux aux épreuves de l'exploration fonctionnelle hépatique, notamment une élévation des concentrations d'AST, d'ALT, de phosphatase alcaline et de bilirubine.

DIAGNOSTICS INFIRMIERS POSSIBLES

- Douleur aiguë (Indications).
- Connaissances insuffisantes sur le traitement médicamenteux (Enseignement au patient et à ses proches).

INTERVENTIONS INFIRMIÈRES

PO :

- On peut administrer le médicament le matin, avec ou sans aliments. Il ne faut pas briser, écraser ou mâcher les comprimés.
- On peut administrer en même temps des antiacides.

IV : Reconstituer la fiole de 40 mg avec 10 mL de solution de NaCl 0,9 %. Avant d'administrer, il faut diluer davantage le médicament dans 90 mL de solution de NaCl 0,9 % ou de D5%E, pour obtenir une concentration de 0,4 mg/mL. La solution doit être utilisée dans les 6 heures qui suivent l'ouverture de la fiole. Consulter les directives du fabricant avant de reconstituer la préparation.

ENSEIGNEMENT AU PATIENT ET À SES PROCHES

- Inciter le patient à respecter scrupuleusement la posologie recommandée et à prendre toute la quantité de médicament qui lui a été prescrite même s'il se sent mieux.
- Mettre en garde le patient contre la consommation d'alcool, de produits renfermant de l'aspirine ou des anti-inflammatoires non stéroïdiens et d'aliments qui peuvent provoquer une irritation gastrique.
- Recommander au patient de signaler immédiatement à un professionnel de la santé la présence de selles noires et goudronneuses, de diarrhée ou de douleurs abdominales.

VÉRIFICATION DE L'EFFICACITÉ THÉRAPEUTIQUE

L'efficacité du traitement peut être démontrée par : la cicatrisation des ulcérations chez les patients souffrant d'œsophagite par érosion. Le traitement doit être poursuivi pendant un maximum de 8 semaines.

PAROXÉTINE

Paxil

CLASSIFICATION :

Antidépresseur (inhibiteur sélectif du recaptage de la sérotonine), antiobsessionnel, traitement de la panique et de la phobie sociale

Grossesse – catégorie C

INDICATIONS

Traitement des affections suivantes : dépression ■ trouble panique ■ trouble obsessionnel-compulsif (souvent en association avec une psychothérapie) ■ phobie sociale.

MÉCANISME D'ACTION

Inhibition du recaptage de la sérotonine par les neurones du SNC, ce qui en potentialise l'activité. Faible effet sur la noradrénaline et la dopamine. ***Effets thérapeutiques :*** Effet antidépresseur ■ Diminution de la fréquence des crises de panique, du comportement obsessionnel-compulsif ou des épisodes de phobie sociale.

P

PHARMACOCINÉTIQUE

Absorption : Bonne absorption par suite de l'administration PO.

Distribution : La paroxétine est largement distribuée dans les liquides et tissus de l'organisme, y compris le SNC. Elle pénètre dans le lait maternel.

Liaison aux protéines : 95 %.

Métabolisme et excrétion : Le médicament est fortement métabolisé par le foie (en partie par le CYP450 2D6) ; une fraction de 2 % est excrétée à l'état inchangé dans l'urine.

Demi-vie : 21 heures.

CONTRE-INDICATIONS ET PRÉCAUTIONS/ MISES EN GARDE

Contre-indications : Hypersensibilité ▪ Traitement concomitant aux IMAO (risque de réactions graves pouvant mener à une issue fatale).

Précautions/mises en garde : Insuffisance hépatique ou rénale grave, personnes âgées ou patients débilités (amorcer le traitement à des doses plus faibles ; la dose quotidienne ne devrait pas dépasser 40 mg) ▪ Antécédents de manie ▪ Antécédents de tentatives de suicide ou comportement suicidaire ▪ Grossesse, allaitement ou enfants (l'innocuité du médicament n'a pas été établie).

RÉACTIONS INDÉSIRABLES ET EFFETS SECONDAIRES

SNC : anxiété, étourdissements, somnolence, céphalées, insomnie, faiblesse, agitation, amnésie, confusion, instabilité affective, sensation « droguée », manque de concentration, malaises, dépression, syncope.

ORLO : vision trouble, rhinite.

Resp. : toux, pharyngite, troubles respiratoires, bâillements.

CV : douleurs thoraciques, œdème, hypertension, palpitations, hypotension orthostatique, tachycardie, vasodilatation.

GI : constipation, diarrhée, sécheresse de la bouche (xérostomie), nausées, douleurs abdominales, perte d'appétit, dyspepsie, flatulence, gain d'appétit, altération du goût, vomissements.

GU : troubles éjaculatoires, diminution de la libido, troubles génitaux, troubles urinaires, mictions fréquentes.

Tég. : transpiration, photosensibilité, prurit, rash.

Métab. : gain de poids, perte de poids.

Loc. : douleurs lombaires, myalgie, myasthénie, myopathie.

SN : tremblements, myoclonie, paresthésie.

Divers : frissons, fièvre.

INTERACTIONS

Médicament-médicament : RISQUE DE RÉACTIONS GRAVES ET MÊME MORTELLES (HYPERTHERMIE, RIGIDITÉ, MYOCLONIE, INSTABILITÉ NEUROVÉGÉTATIVE, AVEC FLUCTUATION DES SIGNES VITAUX ET AGITATION EXTRÊME POUVANT MENER AU DÉLIRE ET AU COMA) LORS DE L'ADMINISTRATION CONCOMITANTE D'UN **IMAO**. IL FAUT CESSER L'ADMINISTRATION DES IMAO AU MOINS 14 JOURS AVANT D'AMORCER LE TRAITEMENT PAR LA PAROXÉTINE. DE MÊME, IL FAUT ARRÊTER L'ADMINISTRATION DE LA PAROXÉTINE AU MOINS 14 JOURS AVANT D'ENTREPRENDRE LE TRAITEMENT PAR UN IMAO ▪ La paroxétine peut ralentir le métabolisme et augmenter les effets de certains **médicaments métabolisés par le foie**, notamment d' autres **antidépresseurs**, des **phénothiazines**, des **antiarythmiques du groupe IC**, de la **procyclidine** et de la **quinidine**. L'usage concomitant de ces médicaments et de la paroxétine devrait s'accompagner de prudence ▪ La **cimétidine** élève les concentrations sanguines de paroxétine ▪ Le **phénobarbital** et la **phénytoïne** peuvent diminuer l'efficacité de la paroxétine ▪ La consommation simultanée d'**alcool** est déconseillée ▪ La paroxétine peut diminuer l'efficacité de la **digoxine** ▪ L'usage concomitant de **tryptophane** peut entraîner des céphalées, des nausées, de la transpiration et des étourdissements ▪ Si elle est administrée en concomitance avec la **warfarine**, la paroxétine peut augmenter le risque de saignement sans que le RIN soit modifié.

VOIES D'ADMINISTRATION ET POSOLOGIE

Dépression

- **PO (adultes) :** 1 seule dose de 20 mg, le matin ; on peut augmenter la dose de 10 mg par jour, à des intervalles hebdomadaires (écart posologique : de 20 à 50 mg par jour).

Trouble obsessionnel-compulsif

- **PO (adultes) :** Initialement, 20 mg par jour ; on peut augmenter la dose de 10 mg par jour, à des intervalles hebdomadaires, jusqu'à concurrence de 40 mg (écart posologique : de 20 à 60 mg par jour).

Trouble panique

- **PO (adultes) :** Initialement, 10 mg par jour ; on peut augmenter la dose de 10 mg par jour, à des intervalles hebdomadaires, jusqu'à concurrence de 40 mg (écart posologique : de 10 à 60 mg par jour).

Phobie sociale

- **PO (adultes)**: Initialement, 20 mg par jour; on peut augmenter la dose de 10 mg par jour, à des intervalles hebdomadaires, jusqu'à concurrence de 50 mg (écart posologique: de 20 à 50 mg par jour).

Toutes les indications

- **PO (personnes âgées ou patients débilités)**: Initialement, 10 mg par jour; on peut augmenter la dose lentement (ne pas dépasser 40 mg par jour).

Insuffisance hépatique

- **PO (adultes)**: *Insuffisance hépatique grave* – initialement, 10 mg par jour; on peut augmenter la dose lentement (ne pas dépasser 40 mg par jour).

Insuffisance rénale

- **PO (adultes)**: *Insuffisance rénale grave* – initialement, 10 mg par jour; on peut augmenter la dose lentement (ne pas dépasser 40 mg par jour).

PRÉSENTATION

Comprimés: 10 mg^Pr^, 20 mg^Pr^, 30 mg^Pr^.

PHARMACODYNAMIE (effet antidépresseur)

	DÉBUT D'ACTION	PIC	DURÉE
PO	1 – 4 semaines	inconnu	inconnue

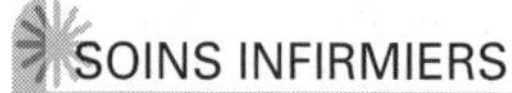

SOINS INFIRMIERS

ÉVALUATION DE LA SITUATION

Suivre de près l'appétit du patient et son apport nutritionnel. Le peser toutes les semaines. Prévenir le médecin ou un autre professionnel de la santé en cas de perte constante de poids. Adapter le régime selon les aliments que le patient peut tolérer afin de maintenir son état nutritionnel.

Dépression:

- Suivre de près les changements d'humeur. Informer le médecin ou un autre professionnel de la santé si le patient devient plus anxieux ou nerveux ou si l'insomnie s'aggrave.
- Observer les tendances suicidaires, particulièrement durant le traitement initial. Réduire la quantité de médicament dont le patient peut disposer.

Trouble obsessionnel-compulsif: Noter la fréquence des comportements obsessionnels-compulsifs. Noter le degré auquel ces pensées et ces comportements entravent le fonctionnement quotidien.

Crises de panique: Évaluer la fréquence et la gravité des crises de panique.

Phobie sociale: Évaluer la fréquence et la gravité des épisodes de phobie.

Tests de laboratoire: Noter la numération globulaire et la formule leucocytaire tout au long du traitement. Prévenir le médecin en cas de leucopénie ou d'anémie.

DIAGNOSTICS INFIRMIERS POSSIBLES

- Stratégies d'adaptation inefficaces (Indications).
- Risque d'accident (Effets secondaires).
- Connaissances insuffisantes sur le traitement médicamenteux (Enseignement au patient et à ses proches).

INTERVENTIONS INFIRMIÈRES

- Réévaluer à intervalles réguliers la dose et le besoin de poursuivre le traitement.
- Administrer la paroxétine en une seule dose, le matin. On peut l'administrer avec des aliments pour réduire l'irritation gastrique.

ENSEIGNEMENT AU PATIENT ET À SES PROCHES

- Conseiller au patient de respecter scrupuleusement la posologie recommandée. S'il n'a pu prendre le médicament au moment habituel, il doit le prendre dès que possible et revenir ensuite à son horaire habituel. Lui recommander de ne jamais remplacer une dose manquée par une double dose.
- Prévenir le patient que la paroxétine peut provoquer de la somnolence ou des étourdissements. Lui conseiller de ne pas conduire et d'éviter les activités qui exigent sa vigilance jusqu'à ce qu'on ait la certitude que le médicament n'entraîne pas ces effets chez lui.
- Conseiller au patient d'éviter de consommer de l'alcool et de prendre d'autres dépresseurs du SNC en même temps que la paroxétine. Lui recommander de consulter un professionnel de la santé avant de prendre tout autre médicament en même temps que la paroxétine.
- Expliquer au patient qu'il peut soulager la sécheresse de la bouche en se rinçant souvent la bouche, en pratiquant une bonne hygiène orale et en consommant de la gomme ou des bonbons sans sucre. Si la sécheresse de la bouche persiste pendant plus de deux semaines, lui conseiller de consulter un professionnel de la santé, qui pourra lui recommander des substituts de salive.

- Inciter le patient à utiliser des écrans solaires et à porter des vêtements protecteurs pour prévenir les réactions de photosensibilité.
- Conseiller à la patiente de prévenir un professionnel de la santé si elle souhaite devenir enceinte, si elle pense l'être ou si elle allaite.
- Recommander au patient de prévenir un professionnel de la santé si les céphalées, la faiblesse, les nausées, l'anorexie, l'anxiété ou l'insomnie persistent.
- Insister sur l'importance des examens de suivi permettant de déterminer les effets du traitement. Inciter le patient à suivre une psychothérapie.

VÉRIFICATION DE L'EFFICACITÉ THÉRAPEUTIQUE

L'efficacité du traitement peut être démontrée par : une sensation de mieux-être ■ un regain d'intérêt pour l'entourage ; les effets antidépresseurs peuvent ne pas se manifester avant 1 à 4 semaines ■ une diminution des comportements obsessionnels-compulsifs ■ une diminution de la fréquence et de la gravité des crises de panique ■ une diminution de la fréquence et de la gravité des épisodes de phobie. ✳

PEGASPARGASE

Oncaspar

CLASSIFICATION :

Antinéoplasique (enzyme)

Grossesse – catégorie C

INDICATIONS

Traitement de la leucémie lymphoblastique aiguë (LLA) de l'enfance (patients âgés de 21 ans ou moins au moment du diagnostic), plus particulièrement ceux présentant une hypersensibilité connue aux autres formes de L-asparaginase. La pegaspargase ne doit pas être employée seule dans le traitement anticancéreux d'induction ou d'entretien, à moins que le recours à un traitement d'association n'ait été jugé inopportun.

MÉCANISME D'ACTION

Composé formé par la liaison de la L-asparaginase au polyéthylèneglycol. Ce composé entraîne la déplétion de l'asparagine que les cellules leucémiques ne peuvent synthétiser. Les cellules normales étant capables de produire leur propre asparagine sont moins sensibles à ses effets. La liaison au polyéthylèneglycol rend l'asparaginase moins antigénique et donc moins susceptible d'induire des réactions d'hypersensibilité. ***Effets thérapeutiques :*** Destruction des cellules leucémiques.

PHARMACOCINÉTIQUE

Absorption : L'administration par voie IV entraîne une biodisponibilité totale.

Distribution : Inconnue.

Métabolisme et excrétion : La pegaspargase est métabolisée par les protéases sériques et dans le système réticulo-endothélial.

Demi-vie : 5,7 jours (raccourcie chez les patients ayant déjà présenté une hypersensibilité à la L-asparaginase naturelle).

CONTRE-INDICATIONS ET PRÉCAUTIONS/ MISES EN GARDE

Contre-indications : Pancréatite ou antécédents de pancréatite ■ Antécédents de réactions hémorragiques au traitement par la L-asparaginase ■ Antécédents de réaction anaphylactique à la pegaspargase.

Précautions/mises en garde : Antécédents de réactions d'hypersensibilité à d'autres médicaments ■ Patients en âge de procréer ■ Grossesse ou allaitement (l'innocuité du médicament n'a pas été établie).

RÉACTIONS INDÉSIRABLES ET EFFETS SECONDAIRES

SNC : CONVULSIONS, céphalées, malaise.

GI : PANCRÉATITE, douleurs abdominales, anomalies des résultats des tests de l'exploration fonctionnelle hépatique, anorexie, diarrhée, œdème de la lèvre, nausées, vomissements.

Tég. : jaunisse.

End. : hyperglycémie.

HÉ : œdème périphérique.

Hémat. : diminution du fibrinogène, coagulation intravasculaire disséminée, anémie hémolytique, taux accru de thromboplastine, leucopénie, pancytopénie, thrombocytopénie.

Locaux : hypersensibilité au point d'injection, douleur au point d'injection, thrombose.

Loc. : arthralgie, myalgie, douleurs dans les membres.

SN : paresthésie.

Divers : frissons, réactions d'hypersensibilité, sueurs nocturnes.

INTERACTIONS

Médicament-médicament : La pegaspargase peut modifier la réponse aux **anticoagulants** ou aux **agents**

antiplaquettaires ■ La pegaspargase peut modifier la réponse à d'autres **médicaments métabolisés par le foie**.

VOIES D'ADMINISTRATION ET POSOLOGIE

IM, IV: 2 500 UI/m^2, les jours 1 et 15 (habituellement en association avec d'autres agents), en traitement d'induction.

PRÉSENTATION

Solution pour injection: 750 UI/mL[Pr].

PHARMACODYNAMIE (effets hématologiques)

	DÉBUT D'ACTION	PIC	DURÉE
IV	rapide	inconnu	14 jours

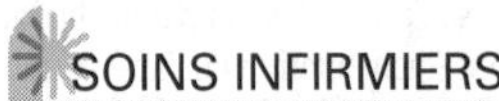

SOINS INFIRMIERS

ÉVALUATION DE LA SITUATION

- Déterminer si le patient a déjà manifesté des réactions d'hypersensibilité à la L-asparaginase naturelle. Rester à l'affût des réactions d'hypersensibilité (urticaire, diaphorèse, œdème facial, douleurs articulaires, hypotension, bronchospasme). Garder à portée de la main de l'épinéphrine et le matériel de réanimation pour parer à toute urgence. Une réaction peut survenir jusqu'à 2 heures après l'administration.
- Déceler l'apparition d'une aplasie médullaire. Suivre de près l'apparition de fièvre, de maux de gorge et de signes d'infection. Noter la numération plaquettaire tout au long du traitement. Suivre de près l'apparition de saignements (saignement des gencives, formation d'ecchymoses, pétéchies, présence de sang occulte dans les selles, l'urine et les vomissements). Éviter les injections IM et la prise de la température rectale. Appliquer une pression sur les points de ponction veineuse pendant 10 minutes. Une anémie peut survenir. Suivre de près les signes de fatigue accrue, de dyspnée et d'hypotension orthostatique.
- RESTER À L'AFFÛT DES SIGNES DE PANCRÉATITE (NAUSÉES, VOMISSEMENTS, DOULEURS ABDOMINALES).
- Évaluer les nausées, les vomissements et l'appétit. Peser le patient toutes les semaines. On peut administrer des antiémétiques prophylactiques avant d'administrer la pegaspargase.

***Tests de laboratoire*:**

- Noter la numération globulaire avant le traitement et à des intervalles réguliers pendant toute sa durée. La pegaspargase peut modifier les résultats des tests de coagulation, réduire le taux de fibrinogène et prolonger le temps de prothrombine et le temps de céphaline.
- Examiner à intervalles fréquents les concentrations sériques d'amylase pour déceler l'apparition d'une pancréatite.
- Suivre de près la glycémie; la pegaspargase peut entraîner l'hyperglycémie.
- La pegaspargase peut entraîner l'élévation des concentrations sériques d'urée et de créatinine.
- La toxicité hépatique peut se manifester par une concentration accrue d'AST, d'ALT ou de bilirubine. Les résultats des tests de l'exploration fonctionnelle hépatique reviennent habituellement à la normale après le traitement.
- La pegaspargase peut réduire les concentrations sériques de calcium.
- La pegaspargase peut entraîner l'élévation des concentrations sériques et urinaires d'acide urique et l'hyponatrémie.

DIAGNOSTICS INFIRMIERS POSSIBLES

- Risque d'infection (Réactions indésirables).
- Connaissances insuffisantes sur le traitement médicamenteux (Enseignement au patient et à ses proches).

INTERVENTIONS INFIRMIÈRES

- La voie IM est la voie d'administration privilégiée en raison d'un moindre risque de réactions indésirables.
- Préparer les solutions IV sous une hotte à flux laminaire. Porter des gants, des vêtements protecteurs et un masque pendant la manipulation de ce médicament. Mettre au rebut le matériel dans les contenants réservés à cette fin (voir l'annexe H).

IM: Ne pas injecter plus de 2 mL à la fois. Si le volume d'injection est supérieur à 2 mL, administrer par plusieurs points.

Perfusion intermittente:

- Diluer chaque dose dans 100 mL de solution de NaCl 0,9 % ou de D5%E. Ne pas agiter la solution. Ne pas utiliser la solution si elle est trouble ou si elle contient un précipité.
- N'utiliser qu'une dose par fiole; ne pas introduire l'aiguille dans la fiole une deuxième fois. Jeter toute portion inutilisée.

- Garder la solution au réfrigérateur, mais ne pas la congeler. La congélation inactive la pegaspargase, sans en changer l'aspect.

Vitesse d'administration : Administrer l'agent en au moins 2 heures au moyen d'une tubulure en Y par laquelle s'écoule déjà une autre solution de NaCl 0,9 % ou de D5%E.

Incompatibilité en addition au soluté : On ne possède aucune donnée à cet égard. Ne pas mélanger à d'autres médicaments ou solutions, sauf celles indiquées ci-dessus.

ENSEIGNEMENT AU PATIENT ET À SES PROCHES

- Informer le patient du risque de réactions d'hypersensibilité, incluant l'anaphylaxie.
- Signaler au patient que l'usage concomitant d'autres médicaments peut augmenter le risque de saignement et la toxicité de la pegaspargase. Lui recommander de consulter un professionnel de la santé avant de prendre d'autres médicaments, même s'il s'agit de médicaments en vente libre.
- Conseiller au patient de signaler à un professionnel de la santé les symptômes suivants : douleurs abdominales, nausées et vomissements graves, jaunisse, fièvre, frissons, maux de gorge, saignement ou formation d'ecchymoses, soif ou mictions excessives, aphtes buccaux. Recommander au patient d'éviter les foules et les personnes contagieuses. Lui conseiller d'utiliser une brosse à dents à poils doux et un rasoir électrique et de prendre garde aux chutes. Recommander également au patient d'éviter de consommer des boissons alcoolisées et de ne pas prendre de médicaments contenant de l'aspirine ou des AINS en raison du risque d'hémorragie gastrique.
- Prévenir le patient qu'il ne doit recevoir aucun vaccin sans demander au préalable l'avis d'un professionnel de la santé. Informer les parents que le traitement peut modifier le schéma de vaccination de leur enfant.
- Expliquer au patient qu'il doit se soumettre à intervalles réguliers à des examens diagnostiques permettant de suivre l'apparition d'effets secondaires.

VÉRIFICATION DE L'EFFICACITÉ THÉRAPEUTIQUE

L'efficacité du traitement peut être démontrée par : l'amélioration de l'état hématologique des patients souffrant de leucémie. ✳

P

PÉMOLINE

Ce médicament n'est pas commercialisé au Canada.

CLASSIFICATION :

Stimulant du SNC

Grossesse – catégorie B

INDICATIONS

Traitement d'appoint du trouble déficitaire de l'attention avec hyperactivité (THADA) chez les enfants de plus de 6 ans (il ne s'agit pas d'un traitement de première intention). **Usages non approuvés :** Traitement de la fatigue ou de la dépression mentale ■ Traitement de la schizophrénie ■ Stimulant chez les patients âgés.

MÉCANISME D'ACTION

Stimulation du SNC, probablement par médiation dopaminergique ■ Augmentation de l'activité motrice et de la vigilance, diminution de la fatigue et de l'appétit et légère euphorie. ***Effets thérapeutiques :*** Prolongation de la durée de l'attention chez les enfants atteints du THADA.

PHARMACOCINÉTIQUE

Absorption : La pémoline est absorbée depuis le tractus gastro-intestinal.

Distribution : Inconnue.

Métabolisme et excrétion : La pémoline est partiellement métabolisée par le foie (50 %) ; une fraction de 40 % est excrétée à l'état inchangé par les reins.

Demi-vie : De 9 à 14 heures.

CONTRE-INDICATIONS ET PRÉCAUTIONS/ MISES EN GARDE

Contre-indications : Hypersensibilité ■ Maladie hépatique.

Précautions/mises en garde : Insuffisance rénale ■ État affectif instable ou psychose ■ Antécédents de troubles convulsifs ■ Tics ■ Grossesse ou allaitement (l'innocuité du médicament n'a pas été établie).

RÉACTIONS INDÉSIRABLES ET EFFETS SECONDAIRES

SNC : CONVULSIONS, insomnie, étourdissements, mouvements dyskinétiques, céphalées, irritabilité, dépression, nervosité (doses élevées).

CV : tachycardie (doses élevées).

GI : INSUFFISANCE HÉPATIQUE, anorexie, hépatite médicamenteuse.

Tég. : rash, transpiration.
Métab. : perte de poids.
Divers : fièvre.

INTERACTIONS

Médicament-médicament : Risque de stimulation additive du SNC lors de l'usage concomitant d'autres **stimulants du SNC** ou d'**agents adrénergiques**, incluant les **décongestionnants**.

VOIES D'ADMINISTRATION ET POSOLOGIE

PO (enfants > 6 ans) : Initialement, 37,5 mg en 1 seule dose, le matin ; on peut augmenter la dose de 18,75 mg à des intervalles de 1 semaine, jusqu'à obtention de la réponse optimale. (La dose d'entretien habituelle se situe entre 56,25 et 75 mg par jour ; ne pas dépasser 112,5 mg par jour.)

PRÉSENTATION

Ce médicament n'est pas commercialisé au Canada.

PHARMACODYNAMIE (THADA = effets sur le trouble déficitaire de l'attention avec hyperactivité)

	DÉBUT D'ACTION	PIC	DURÉE
PO (THADA)	plusieurs jours – semaines	2 – 3 semaines	plusieurs jours
PO (stimulation du SNC)	inconnu	4 h	8 h

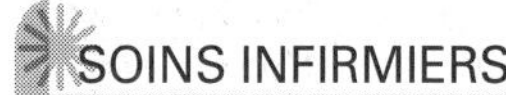

SOINS INFIRMIERS

ÉVALUATION DE LA SITUATION

- Noter la durée de l'attention, les tics moteurs ou verbaux, la maîtrise des impulsions et les interactions avec autrui chez les enfants souffrant d'un THADA. On peut interrompre l'administration du médicament à intervalles réguliers pour déterminer si les symptômes justifient la poursuite du traitement.
- Mesurer à intervalles réguliers la taille et le poids des enfants recevant un traitement prolongé pour évaluer leur croissance. Prévenir le médecin ou un autre professionnel de la santé en cas d'arrêt de la croissance.

Tests de laboratoire : ON DEVRAIT NOTER LES CONCENTRATIONS SÉRIQUES D'ALT AVANT LE TRAITEMENT, PUIS TOUTES LES 2 SEMAINES PENDANT TOUTE SA DURÉE. SI LE TRAITEMENT EST INTERROMPU PUIS REPRIS, ON DEVRAIT MENER DES TESTS DE L'EXPLORATION FONCTIONNELLE HÉPATIQUE AVANT DE REPRENDRE LA MÉDICATION, ET TOUTES LES 2 SEMAINES PAR LA SUITE. LE TRAITEMENT PAR LA PÉMOLINE DEVRAIT ÊTRE ARRÊTÉ SI LES CONCENTRATIONS D'ALT DEVIENNENT CLINIQUEMENT ÉLEVÉES OU CORRESPONDENT À PLUS DE 2 FOIS LA LIMITE SUPÉRIEURE DE LA NORMALE, OU SI DES SYMPTÔMES D'INSUFFISANCE HÉPATIQUE SE MANIFESTENT. LA PÉMOLINE PEUT ENTRAÎNER L'ÉLÉVATION DES CONCENTRATIONS DE LDH, DE PHOSPHATASE ALCALINE, D'AST ET D'ALT.

DIAGNOSTICS INFIRMIERS POSSIBLES

- Habitudes de sommeil perturbées (Effets secondaires).
- Connaissances insuffisantes sur le traitement médicamenteux (Enseignement au patient et à ses proches).

INTERVENTIONS INFIRMIÈRES

Lorsque les symptômes du THADA sont maîtrisés, on peut envisager de réduire la dose ou d'interrompre le traitement durant l'été, les week-ends ou lorsque l'enfant est soumis à un moindre stress.

PO : Administrer la dose quotidienne le matin. Les comprimés à croquer doivent être bien mâchés avant d'être avalés.

ENSEIGNEMENT AU PATIENT ET À SES PROCHES

- Recommander au patient de prendre le médicament le matin afin de prévenir les troubles du sommeil. S'il n'a pas pu prendre le médicament au moment habituel, il doit le prendre dès que possible ; s'il ne peut le prendre que le jour suivant, il doit sauter cette dose et reprendre le programme thérapeutique prescrit. Lui expliquer qu'il ne doit jamais remplacer une dose manquée par une double dose. Lors d'un traitement à la pémoline, le risque de dépendance et d'abus est élevé. La tolérance aux effets du médicament se manifeste rapidement ; ne pas augmenter la dose. Inciter le patient à consulter un professionnel de la santé avant de cesser le traitement. Chez le patient suivant un traitement prolongé, il faut réduire graduellement la dose afin de prévenir les symptômes de sevrage. Le sevrage brusque après un traitement à des doses élevées peut provoquer une fatigue extrême et la dépression.
- Prévenir le patient que la pémoline peut entraîner des étourdissements. Lui conseiller de ne pas

P

conduire et d'éviter les activités qui exigent sa vigilance jusqu'à ce qu'on ait la certitude que le médicament n'entraîne pas cet effet chez lui.

- Conseiller au patient de ne pas consommer des quantités importantes de caféine.
- INFORMER LE PATIENT DU RISQUE D'INSUFFISANCE HÉPATIQUE. LES PARENTS DEVRAIENT SIGNER UN CONSENTEMENT ÉCLAIRÉ CONCERNANT CE RISQUE AVANT LE DÉBUT DU TRAITEMENT. RECOMMANDER AU PATIENT OU AUX PARENTS DE PRÉVENIR IMMÉDIATEMENT UN PROFESSIONNEL DE LA SANTÉ EN PRÉSENCE DES SIGNES ET DES SYMPTÔMES SUIVANTS : PEAU OU SCLÉROTIQUES JAUNES, ANOREXIE, TROUBLES GASTRO-INTESTINAUX, SELLES PÂLES OU URINE FONCÉE, PALPITATIONS, TRANSPIRATION, FIÈVRE OU TREMBLEMENTS INCONTRÔLÉS. LEUR RECOMMANDER DE PRÉVENIR ÉGALEMENT UN PROFESSIONNEL DE LA SANTÉ SI LA NERVOSITÉ, L'AGITATION, L'INSOMNIE OU LES ÉTOURDISSEMENTS S'AGGRAVENT.
- Informer le patient qu'on peut lui prescrire un arrêt temporaire de la médication permettant d'évaluer les bienfaits du traitement et de diminuer le risque de dépendance.
- Insister sur l'importance des examens réguliers de suivi permettant d'évaluer les bienfaits du traitement.

Trouble déficitaire de l'attention avec hyperactivité : Recommander aux parents d'informer l'infirmière de l'école que l'enfant suit un traitement par ce médicament.

P

VÉRIFICATION DE L'EFFICACITÉ THÉRAPEUTIQUE

L'efficacité du traitement peut être démontrée par : un effet calmant associé à une hyperactivité moindre et à une durée prolongée de l'attention chez les enfants souffrant d'un trouble déficitaire de l'attention avec hyperactivité. Des effets bénéfiques notables peuvent ne pas se manifester avant la troisième ou la quatrième semaine de traitement, car l'état clinique du patient s'améliore graduellement. ✳

PÉNICILLAMINE

Cuprimine, Depen

CLASSIFICATION :

Antirhumatismal (modificateur de la maladie), antiurolithique, antidote (chélateur)

Grossesse – catégorie D

INDICATIONS

Traitement de la polyarthrite rhumatoïde évolutive, rebelle au traitement traditionnel ■ Traitement de la maladie de Wilson due à l'accumulation de dépôts de cuivre ■ Traitement de la cystinurie récurrente ■ Traitement du saturnisme chronique.

MÉCANISME D'ACTION

Effet antirhumatismal probablement attribuable à une fonction lymphocytaire accrue ■ Chélation des métaux lourds, incluant le cuivre, le mercure, le plomb et le fer et formation de complexes excrétés par les reins ■ Formation de complexes solubles avec la cystine, facilement excrétés par les reins. ***Effets thérapeutiques :*** Ralentissement de l'évolution de la polyarthrite rhumatoïde ■ Diminution de l'accumulation de dépôts de cuivre chez les patients souffrant de la maladie de Wilson ■ Réduction de la formation de calculs de cystine dans les reins.

PHARMACOCINÉTIQUE

Absorption : Bonne absorption par suite de l'administration par voie orale.

Distribution : La pénicillamine traverse le placenta.

Métabolisme et excrétion : Une partie du médicament est excrétée dans l'urine sous forme de complexe pénicillamine-métaux lourds, une deuxième partie est excrétée dans l'urine sous forme de complexe pénicillamine-cystine et une troisième est métabolisée par le foie.

Demi-vie : De 1 à 7,5 heures (de 4 à 6 jours en cas d'usage prolongé).

CONTRE-INDICATIONS ET PRÉCAUTIONS/ MISES EN GARDE

Contre-indications : Patients recevant des sels d'or, des antipaludéens, des cytotoxiques, de l'oxyphenbutazone ou de la phénylbutazone ■ Antécédents ou signes d'insuffisance rénale (risque accru d'effets nocifs sur les reins chez les patients souffrant de polyarthrite rhumatoïde) ■ Antécédents d'anémie aplasique ou d'agranulocytose attribuables à la pénicillamine ■ Patients atteints de saturnisme chronique chez lesquels un cliché radiologique révèle la présence, dans le tube digestif, de substances renfermant du plomb ■ Grossesse (il n'est pas recommandé d'administrer la pénicillamine pendant la grossesse, sauf pour le traitement de la maladie de Wilson ou de certains cas de cystinurie) ■ Allaitement.

Précautions/mises en garde : Hypersensibilité ■ Risque de réactions de sensibilité croisée avec la pénicilline ■ Traitement concomitant par des suppléments de fer ■ Patients devant subir une intervention chirurgicale (le médicament peut retarder la cicatrisation de la plaie) ■ Patients âgés (risque accru de toxicité hématologique ; il est recommandé de réduire la dose) ■ Grossesse (en présence de maladie de Wilson, limiter la dose quotidienne à < 1 g. Si un accouchement par césarienne est prévu, réduire la dose quotidienne jusqu'à 250 mg pendant les six dernières semaines de grossesse et jusqu'à la cicatrisation de l'incision).

RÉACTIONS INDÉSIRABLES ET EFFETS SECONDAIRES

ORLO : vision trouble, douleurs oculaires.
Resp. : toux, essoufflement, respiration sifflante.
GI : altération du goût, anorexie, ictère cholestatique, diarrhée, pancréatite médicamenteuse, dyspepsie, douleurs épigastriques, dysfonctionnement hépatique, nausées, aphtes buccaux, vomissements.
GU : protéinurie.
Tég. : pemphigus, ecchymoses, urticaire, démangeaisons, rash, formation de rides.
Hémat. : ANÉMIE APLASIQUE, anémie, éosinophilie, leucopénie, thrombocytopénie, thrombocytose.
Loc. : arthralgie, polyarthrite migratoire.
SN : syndrome myasthénique.
Divers : SYNDROME DE GOODPASTURE (GLOMÉRULONÉPHRITE ET HÉMORRAGIE INTRA-ALVÉOLAIRE), réactions allergiques, fièvre, lymphadénopathie, syndrome lupoïde.

INTERACTIONS

Médicament-médicament : Risque accru d'effets nocifs hématologiques lors de l'administration concomitante d'**antinéoplasiques**, d'**agents immunosuppresseurs** et de **sels d'or** (éviter l'administration concomitante) ■ Les **suppléments de fer**, administrés en concomitance, diminuent l'absorption de la pénicillamine ■ La pénicillamine peut réduire les concentrations sériques de **digoxine**.
Médicament-aliments : La pénicillamine peut augmenter les besoins en **pyridoxine** (vitamine B_6).

VOIES D'ADMINISTRATION ET POSOLOGIE

PO (adultes) : *Agent antirhumatismal* – de 125 à 250 mg par jour, en 1 seule dose ; on peut augmenter lentement la dose jusqu'à concurrence de 1,5 g par jour. *Chélateur (maladie de Wilson)* – 250 mg, 4 fois par jour. La dose peut être augmentée selon le dosage urinaire du cuivre. Il est rarement nécessaire de dépasser 2 g/jour. Chez les malades qui ne peuvent pas tolérer la posologie initiale de 1 g/jour, il est préférable de commencer le traitement avec une dose de 250 mg/jour et de l'augmenter graduellement jusqu'à l'atteinte de la dose appropriée, permettant ainsi une meilleure maîtrise des effets du médicament et la diminution de l'incidence des effets secondaires. *Cystinurie* – 500 mg, 4 fois par jour (écart posologique : de 1 à 4 g/jour). *Saturnisme chronique* – de 900 à 1 500 mg/jour, en 3 doses fractionnées, pendant 1 ou 2 semaines, puis 750 mg/jour, en doses fractionnées.
PO (enfants) : *Cystinurie* – 7,5 mg/kg, 4 fois par jour. *Saturnisme chronique* – de 30 à 40 mg/kg/jour ou de 600 à 750 mg/m^2/jour, sans dépasser 750 mg/jour en 1 seule fois ou en 2 doses fractionnées.

PRÉSENTATION

Capsules : 125 mg[Pr], 250 mg[Pr] ■ **Comprimés :** 250 mg[Pr].

PHARMACODYNAMIE

	DÉBUT D'ACTION	PIC	DURÉE
PO (antirhumatismal)	2 – 3 mois	inconnu	1 – 3 mois
PO (maladie de Wilson)	1 – 3 mois	inconnu	inconnue

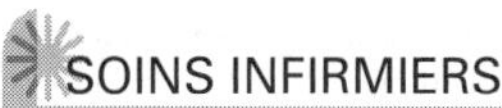

SOINS INFIRMIERS

ÉVALUATION DE LA SITUATION

- Effectuer le bilan quotidien des ingesta et des excreta, peser le patient tous les jours et l'observer attentivement pendant toute la durée du traitement pour déceler l'œdème. Prévenir le médecin ou un autre professionnel de la santé en cas d'œdème ou de gain pondéral.
- Suivre de près les réactions allergiques (rash, fièvre). Interrompre le traitement et le reprendre à une dose plus faible (250 mg par jour), puis l'augmenter graduellement. On peut administrer de la prednisone à 20 mg par jour, pendant les premières semaines de traitement afin de réduire la gravité des réactions. On peut aussi administrer des antihistaminiques pour soulager le prurit.

Arthrite : Noter l'intensité de la douleur et l'ampleur des mouvements des articulations à intervalles réguliers tout au long du traitement.
Cystinurie : Noter tous les ans les résultats des examens radiologiques des reins pour déceler la formation de calculs.

Tests de laboratoire :

- NOTER LA NUMÉRATION GLOBULAIRE ET LA FORMULE LEUCOCYTAIRE, LA NUMÉRATION PLAQUETTAIRE ET LES RÉSULTATS DE L'ANALYSE DES URINES (PARTICULIÈREMENT POUR DÉCELER LA PROTÉINURIE ET L'HÉMATURIE) AU MOINS TOUTES LES 2 SEMAINES DURANT LES 6 PREMIERS MOIS DE TRAITEMENT OU APRÈS LA MAJORATION DE LA DOSE, ET, TOUS LES MOIS, PAR LA SUITE. LA PÉNICILLAMINE PEUT PROVOQUER LA LEUCOPÉNIE, L'ANÉMIE ET LA THROMBOCYTOPÉNIE. INTERROMPRE LE TRAITEMENT SI LE NOMBRE DE GLOBULES BLANCS EST < 3 500/mm^3, DE POLYNUCLÉAIRES NEUTROPHILES < 2 000/mm^3, DE MONOCYTES < 500/mm^3, DE PLAQUETTES < 100 000/mm^3 OU EN CAS D'HÉMATURIE.
- Examiner les résultats des tests de l'exploration fonctionnelle hépatique tous les six mois durant les 18 premiers mois de traitement.
- La pénicillamine peut entraîner un résultat positif au dosage des anticorps antinucléaires.
- La pénicillamine peut entraîner l'hypoglycémie.
- *Arthrite :* Noter les concentrations de protéines dans les urines de 24 heures à intervalles de 1 ou de 2 semaines chez les patients présentant une protéinurie modérée.
- *Maladie de Wilson :* Noter les concentrations urinaires de cuivre avant le début du traitement et peu après, puis tous les 3 mois tout au long d'un traitement continu.
- *Cystinurie :* Mesurer les concentrations urinaires de cystine. L'excrétion de cystine dans l'urine devrait se maintenir à moins de 100 mg chez les patients ayant des antécédents de douleurs ou de calculs ou entre 100 et 200 mg chez les patients n'ayant pas d'antécédents de calculs.

P

DIAGNOSTICS INFIRMIERS POSSIBLES

- Douleur aiguë (Indications).
- Connaissances insuffisantes sur le traitement médicamenteux (Enseignement au patient et à ses proches).

INTERVENTIONS INFIRMIÈRES

- Administrer la pénicillamine à jeun, au moins 1 heure avant les repas ou 2 heures après. L'administration d'autres médicaments doit être espacée d'au moins 1 heure afin d'assurer l'absorption maximale de la pénicillamine.
- Ne pas administrer la pénicillamine en même temps que des préparations contenant du fer.
- La pénicillamine augmente les besoins quotidiens en pyridoxine. Il peut s'avérer nécessaire de prescrire des suppléments de pyridoxine (vitamine B_6) à raison de 25 mg par jour chez les patients dont l'état nutritionnel est altéré.

Arthrite :

- Une adaptation de la posologie peut s'avérer nécessaire tous les 2 ou 3 mois tout au long du traitement.
- Si aucune amélioration n'est observée après 3 ou 4 mois de traitement à des doses de 1 à 1,5 g par jour, il faut arrêter l'administration du médicament.

Maladie de Wilson : On peut administrer du sulfure de potassium (de 10 à 40 mg) avec des aliments afin de réduire l'absorption du cuivre.

ENSEIGNEMENT AU PATIENT ET À SES PROCHES

- Conseiller au patient de respecter scrupuleusement la posologie recommandée. Dans le cas de prises uniquotidiennes, si le patient n'a pu prendre le médicament au moment habituel, il doit le prendre dès que possible au cours de la même journée ; s'il doit prendre le médicament deux fois par jour, il doit le prendre dès que possible à moins que ce ne soit presque l'heure prévue pour la dose suivante. En cas de prises plus fréquentes, il doit prendre le médicament dans l'heure suivante, sinon il doit sauter cette dose. Le prévenir qu'il ne faut jamais remplacer une dose manquée par une double dose.
- Prévenir le patient qu'il doit consulter un professionnel de la santé avant d'arrêter de prendre le médicament, car l'interruption du traitement peut entraîner des réactions de sensibilité lorsqu'il est repris. Le traitement doit être repris en commençant par la plus faible dose qu'on augmentera graduellement.
- Prévenir le patient que la pénicillamine peut altérer la sensibilité gustative. On peut traiter l'hypogueusie par l'administration de 5 à 10 mg de cuivre par jour. Lui recommander de mélanger de 5 à 10 gouttes de solution de sulfate de cuivre à 4 % à du jus de fruit et de prendre le mélange 2 fois par jour. Ce type de traitement est contre-indiqué chez les patients souffrant de la maladie de Wilson.
- Recommander au patient qui doit suivre un autre traitement ou subir une intervention chirurgicale d'avertir le professionnel de la santé qu'il suit un traitement avec ce médicament. La dose de pénicillamine doit rester faible jusqu'à la cicatrisation complète de la plaie.

- Recommander au patient de prévenir un professionnel de la santé en cas de rash, de saignement ou d'ecchymoses inhabituelles, de maux de gorge, de dyspnée d'effort, de toux ou de respiration sifflante inexpliquées, de fièvre, de frissons ou d'autres effets inhabituels.
- Insister sur l'importance des examens réguliers de suivi permettant d'évaluer les bienfaits du traitement.

Maladie de Wilson : Recommander au patient de demander à un professionnel de la santé quelles sont les restrictions alimentaires qu'il devrait observer. Une alimentation à faible teneur en cuivre pourrait s'avérer nécessaire. Conseiller au patient d'éviter de consommer du chocolat, des noix, des fruits de mer, des champignons, du foie, de la mélasse, du brocoli et des céréales enrichies de cuivre. Si l'eau potable contient plus de 100 μg/L de cuivre, il devrait boire de l'eau distillée ou déminéralisée.

Cystinurie :

- Recommander au patient de consommer au moins 2 000 à 3 000 mL de liquides par jour, en prenant de plus grandes quantités le soir.
- Recommander au patient de demander à un professionnel de la santé quelles sont les restrictions alimentaires qu'il devrait observer. Une alimentation à faible teneur en méthionine peut s'avérer nécessaire pour réduire la production de cystine, mais, en raison de sa faible teneur en protéines, elle est contre-indiquée chez les enfants en période de croissance ou chez les femmes enceintes.

VÉRIFICATION DE L'EFFICACITÉ THÉRAPEUTIQUE

L'efficacité du traitement peut être démontrée par : la diminution de la douleur et l'augmentation de l'amplitude des mouvements chez les patients souffrant de polyarthrite rhumatoïde ▪ la prévention et le traitement des symptômes de la maladie de Wilson ▪ la prévention et le traitement des calculs rénaux chez les patients présentant des concentrations excessives de cystine dans l'urine. ✳

PÉNICILLINES

pénicilline G potassique
Pénicilline G potassique

pénicilline G sodique
Crystapen

pénicilline V
Apo-Pen VK, Nadopen-V, Novo-Pen-VK, Nu-Pen-VK, Pen-Vee, PVF K

pénicilline G procaïnique
Ce médicament n'est pas commercialisé au Canada.

pénicilline G benzathinique
Ce médicament n'est pas commercialisé au Canada.

CLASSIFICATION :
Anti-infectieux

Grossesse – catégorie B

INDICATIONS

Traitement d'une vaste gamme d'infections dues à des souches pathogènes sensibles, incluant : la pneumonie à pneumocoques ▪ la pharyngite à streptocoques ▪ la syphilis ▪ la gonorrhée (souches sensibles à la pénicilline seulement) ▪ les infections de la peau et des tissus mous ▪ Prévention du rhumatisme articulaire aigu.

MÉCANISME D'ACTION

Liaison à la paroi de la cellule bactérienne entraînant sa destruction. ***Effets thérapeutiques :*** Effet bactéricide contre les bactéries sensibles. **Spectre d'action :** Activité contre : la plupart des agents pathogènes à Gram positif dont de nombreux streptocoques (*Streptococcus pneumoniæ*, streptocoques bêta-hémolytiques du groupe A) et les staphylocoques (souches ne produisant pas de pénicillinase) ▪ certains micro-organismes à Gram négatif dont *Neisseria meningitidis* et *Neisseria gonorrhϾ (seules les souches sensibles à la pénicilline)* ▪ les spirochètes et certaines bactéries anaérobies.

PHARMACOCINÉTIQUE

Absorption : L'absorption depuis le tractus gastro-intestinal est variable. La *pénicilline V* résiste à la décomposition par le milieu acide du tractus gastro-intestinal.

Distribution : Le médicament est largement distribué dans l'organisme, bien qu'en l'absence d'une inflammation des méninges, il ne pénètre dans le système nerveux central qu'en quantités infimes. Il traverse le placenta et pénètre dans le lait maternel.

Liaison aux protéines : 60 %.

Métabolisme et excrétion : Le médicament est faiblement métabolisé par le foie. Il est principalement excrété à l'état inchangé par les reins.

Demi-vie : De 30 à 60 minutes.

CONTRE-INDICATIONS ET PRÉCAUTIONS/ MISES EN GARDE

Contre-indications : Antécédents d'hypersensibilité aux pénicillines (risque de réactions de sensibilité croisée avec les céphalosporines) ■ Hypersensibilité à la tartrazine (éviter dans ce cas l'administration des pénicillines qui peuvent contenir cet additif) ■ Infections dues à des organismes produisant de la β-lactamase ■ Application topique (hypersensibilisation).

Précautions/mises en garde : Insuffisance rénale grave (il est recommandé de réduire la dose) ■ Grossesse (bien que l'innocuité du médicament n'ait pas été établie, il existe des précédents d'usage) ■ Allaitement.

RÉACTIONS INDÉSIRABLES ET EFFETS SECONDAIRES

SNC : CONVULSIONS.
GI : diarrhée, douleurs épigastriques, nausées, vomissements, colite pseudomembraneuse.
GU : néphrite interstitielle.
Tég. : rash, urticaire.
Hémat. : éosinophilie, anémie hémolytique, leucopénie.
Locaux : douleur au point d'injection IM, phlébite au point d'injection IV.
Divers : réactions allergiques incluant l'ANAPHYLAXIE et la MALADIE SÉRIQUE, surinfection.

INTERACTIONS

Médicament-médicament : La pénicilline V peut diminuer l'efficacité des contraceptifs oraux ■ Le **probénécide** diminue l'excrétion rénale de la pénicilline et en augmente les concentrations sanguines (on peut utiliser un traitement d'association dans ce but) ■ La **néomycine** peut diminuer l'absorption de la pénicilline V ■ Lors d'une administration concomitante, l'élimination du **méthotrexate** est réduite et le risque de toxicité grave est accru.

VOIES D'ADMINISTRATION ET POSOLOGIE

Remarque : 1 mg de pénicilline G = 1 600 unités ; la pénicilline G sodique renferme 2 mmol de sodium/million d'unités ; la pénicilline G potassique renferme 1,7 mmol de potassium et 0,3 mmol de sodium/million d'unités.

Pénicilline G

- **IM, IV (adultes et enfants > 12 ans) :** De 1 million d'unités/jour par voie IM à 20 millions d'unités/jour par voie IV en 4 à 6 doses fractionnées. Des doses plus fortes peuvent être nécessaires pour traiter les infections plus graves.
- **IM, IV (enfants de 1 mois à 12 ans) :** De 25 000 à 50 000 unités/kg/jour en 4 doses fractionnées. Des doses plus fortes (de 100 000 à 400 000 unités/kg/jour, en doses fractionnées, toutes les 4 à 6 heures) peuvent être nécessaires pour traiter les infections plus graves.
- **IM, IV (nourrissons de 1 semaine à 1 mois) :** De 75 000 à 200 000 unités/kg/jour, en doses fractionnées toutes les 6 heures (si le poids est > 2 kg) ou toutes les 8 heures (si le poids < 2 kg).
- **IM, IV (nourrissons < 1 semaine) :** De 50 000 à 100 000 unités/kg/jour, en doses fractionnées, toutes les 8 heures (si le poids > 2 kg) ou toutes les 12 heures (si le poids ≤ 2 kg).
- **Méningite due aux streptocoques du groupe B chez les nouveau-nés :** De 250 000 à 400 000 unités/kg/jour, en doses fractionnées, toutes les 6 à 8 heures.
- **Insuffisance rénale :** Les patients dont la Cl_{Cr} < 10 mL/minute doivent recevoir environ la moitié de la dose habituelle à une moindre fréquence (l'intervalle recommandé est de 8 à 18 heures).

Pénicilline V

- **PO (adultes et enfants > 12 ans) :** *La plupart des infections* – 500 000 unités, toutes les 6 à 8 heures. *Prévention du rhumatisme articulaire aigu* – 250 000 unités, toutes les 12 heures.
- **PO (enfants < 12 ans) :** De 25 000 à 90 000 unités/kg/jour en 3 à 6 doses fractionnées.

PRÉSENTATION (version générique disponible)

- **Pénicilline G potassique**

  Poudre pour injection : 1 million d'unités/fiole[Pr], 5 millions d'unités/fiole[Pr], 10 millions d'unités/fiole[Pr].
- **Pénicilline G sodique**

  Poudre pour injection : 1 million d'unités/fiole[Pr], 5 millions d'unités/fiole[Pr], 10 millions d'unités/fiole[Pr].
- **Pénicilline V**

  Comprimés : 500 000 unités (300 mg)[Pr] ■ **Solution orale :** 200 000 unités (125 mg)/5 mL[Pr], 400 000 unités (250 mg)/5 mL[Pr], 500 000 unités (300 mg)/5 mL[Pr] ■ **Suspension orale :** 300 000 unités (180 mg)/5 mL[Pr], 500 000 unités (300 mg)/5 mL[Pr].
- **Pénicilline G procaïnique**

  Ce médicament n'est pas commercialisé au Canada.

- **Pénicilline G benzathinique**
  Ce médicament n'est pas commercialisé au Canada.

PHARMACODYNAMIE (concentrations sanguines)

	Début d'action	Pic	Durée
Pénicilline PO	rapide	0,5 – 1 h	4 – 6 h
Pénicilline G – IM	rapide	0,25 – 0,5 h	4 – 6 h
Pénicilline G – IV	rapide	fin de la perfusion	4 – 6 h

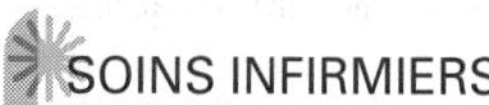

SOINS INFIRMIERS

ÉVALUATION DE LA SITUATION

- Au début du traitement et pendant toute sa durée, suivre de près les signes suivants d'infection : altération des signes vitaux, aspect de la plaie, des crachats, de l'urine et des selles, accroissement du nombre de globules blancs.
- Recueillir les antécédents du patient avant d'amorcer le traitement afin de déterminer ses réactions antérieures à une pénicilline ou à une céphalosporine. Même les personnes n'ayant jamais manifesté de sensibilité à la pénicilline peuvent présenter une réaction allergique.
- Prélever les échantillons pour les cultures et les antibiogrammes avant le début du traitement. La première dose peut être administrée avant même que les résultats soient connus.
- RESTER À L'AFFÛT DES SIGNES ET DES SYMPTÔMES SUIVANTS D'ANAPHYLAXIE : RASH, PRURIT, ŒDÈME LARYNGÉ, RESPIRATION SIFFLANTE. SI CES RÉACTIONS SE MANIFESTENT, ARRÊTER L'ADMINISTRATION DU MÉDICAMENT ET PRÉVENIR IMMÉDIATEMENT LE MÉDECIN OU UN AUTRE PROFESSIONNEL DE LA SANTÉ. GARDER À PORTÉE DE LA MAIN DE L'ÉPINÉPHRINE, UN ANTIHISTAMINIQUE ET LE MATÉRIEL DE RÉANIMATION POUR PARER À UNE ÉVENTUELLE RÉACTION ANAPHYLACTIQUE.

Tests de laboratoire :

- La pénicilline peut positiver le test de Coombs direct.
- Une hyperkaliémie peut survenir par suite de l'administration de doses élevées de pénicilline G potassique.
- Mesurer les concentrations sériques de sodium chez les patients souffrant d'hypertension ou d'insuffisance cardiaque. Une hypernatrémie peut survenir après l'administration de doses élevées de pénicilline G sodique.
- La pénicilline peut entraîner une élévation des concentrations sériques d'AST, d'ALT, de LDH et de phosphatase alcaline.
- La pénicilline peut entraîner une leucopénie ou une neutropénie, particulièrement en cas de traitement prolongé ou d'insuffisance hépatique.

DIAGNOSTICS INFIRMIERS POSSIBLES

- Risque d'infection (Indications, Effets secondaires).
- Connaissances insuffisantes sur le traitement médicamenteux (Enseignement au patient et à ses proches).
- Non-observance du traitement médicamenteux (Enseignement au patient et à ses proches).

INTERVENTIONS INFIRMIÈRES

PO :

- Administrer la pénicilline à intervalles réguliers, 24 heures sur 24. La pénicilline V peut être administrée sans égard aux repas.
- Utiliser un récipient gradué pour mesurer les préparations liquides.

IM, IV : Reconstituer la solution avec de l'eau stérile pour injection, de solution de D5%E ou de NaCl 0,9 %, en suivant les directives du fabricant.

IM :

- Bien mélanger la préparation avant de l'administrer. Injecter profondément dans un muscle bien développé à un débit lent et régulier afin de prévenir le blocage de l'aiguille. Bien masser le point d'injection. L'injection accidentelle dans un nerf ou à sa proximité peut entraîner une douleur et un dysfonctionnement graves.
- On peut diluer la pénicilline G potassique ou sodique avec de la lidocaïne à 1 ou à 2 % (sans épinéphrine) afin de réduire la douleur provoquée par l'injection IM.

IV :

- Changer de point d'injection toutes les 48 heures afin de prévenir la phlébite.
- Administrer lentement la pénicilline destinée aux injections IV et observer de près le patient pour déceler les signes d'hypersensibilité.

Perfusion intermittente : Diluer les doses de 3 millions d'unités ou moins dans au moins 50 mL et celles de plus de 3 millions d'unités dans 100 mL de solution de D5%E ou de NaCl 0,9 %.

Vitesse d'administration : Perfuser en 1 à 2 heures, chez les adultes, et en 15 à 30 minutes, chez les enfants.

Pénicilline G potassique

- **Compatibilité (tubulure en Y)**: acyclovir ■ amiodarone ■ cyclophosphamide ■ diltiazem ■ énalaprilate ■ esmolol ■ fluconazole ■ foscarnet ■ héparine ■ hydromorphone ■ labétolol ■ magnésium, sulfate de ■ mépéridine ■ morphine ■ perphénazine ■ potassium, chlorure de ■ tacrolimus ■ vérapamil ■ vitamines du complexe B avec C.
- **Incompatibilité (tubulure en Y)**: Si des aminosides et des pénicillines doivent être administrés en même temps, choisir des points d'injection séparés et espacer les injections d'au moins une heure.
- **Incompatibilité en addition au soluté**: La pénicilline est incompatible avec les aminosides; ne pas mélanger.

Pénicilline G sodique

- **Incompatibilité (tubulure en Y)**: Si des aminosides et des pénicillines doivent être administrés en même temps, choisir des points d'injection séparés et espacer les injections d'au moins une heure.
- **Incompatibilité en addition au soluté**: La pénicilline est incompatible avec les aminosides; ne pas mélanger.

ENSEIGNEMENT AU PATIENT ET À SES PROCHES

- Recommander au patient de prendre toute la quantité de médicament qui lui a été prescrite, à intervalles réguliers, 24 heures sur 24, même s'il se sent mieux. Insister sur le fait qu'il peut être dangereux de donner ce médicament à une autre personne.
- Recommander au patient de signaler à un professionnel de la santé l'allergie et les signes suivants de surinfection: excroissance noire et pileuse sur la langue, démangeaisons et écoulements vaginaux, selles molles ou nauséabondes.
- CONSEILLER AU PATIENT DE CONSULTER UN PROFESSIONNEL DE LA SANTÉ EN CAS DE FIÈVRE OU DE DIARRHÉE, PARTICULIÈREMENT SI SES SELLES RENFERMENT DU SANG, DU PUS OU DU MUCUS. LUI RECOMMANDER DE NE PAS TRAITER LA DIARRHÉE SANS AVOIR D'ABORD CONSULTÉ UN PROFESSIONNEL DE LA SANTÉ.
- Recommander au patient de prévenir un professionnel de la santé si les symptômes ne diminuent pas.
- Recommander à la patiente qui utilise des contraceptifs oraux de se servir jusqu'aux prochaines règles d'une méthode de contraception non hormonale additionnelle durant l'antibiothérapie par la pénicilline V.
- Conseiller au patient allergique à la pénicilline de toujours porter sur lui une carte d'identité mentionnant cette information.

VÉRIFICATION DE L'EFFICACITÉ THÉRAPEUTIQUE

L'efficacité du traitement peut être démontrée par: la disparition des signes et des symptômes d'infection; le temps de la résolution dépend du microorganisme infectant et du siège de l'infection ■ la prévention du rhumatisme articulaire aigu. ✱

PÉNICILLINES RÉSISTANTES À LA PÉNICILLINASE

cloxacilline
Apo-Cloxi, Novo-Cloxin, Nu-Cloxi, Orbenin, Riva-Cloxacillin

dicloxacilline
Ce médicament n'est pas commercialisé au Canada.

méthicilline
Ce médicament n'est pas commercialisé au Canada.

nafcilline
Ce médicament n'est pas commercialisé au Canada.

oxacilline
Ce médicament n'est pas commercialisé au Canada.

CLASSIFICATION:
Anti-infectieux
Grossesse – catégorie B

INDICATIONS

Cloxacilline: Traitement des infections à streptocoques β-hémolytiques, à pneumocoques et à staphylocoques (y compris celles dues à des organismes produisant de la β-lactamase). Elle n'est toutefois pas active contre les souches de staphylocoques dites résistantes à la méthicilline.

MÉCANISME D'ACTION

Liaison à la paroi de la cellule bactérienne entraînant sa destruction. Résistance à l'action de la pénicillinase, enzyme capable d'inactiver la pénicilline. ***Effets thérapeutiques:*** Action bactéricide. **Spectre d'action**: Activité contre la plupart des coccis aérobies à Gram positif, mais à un degré moindre que la pénicilline ■ Action notable contre les microorganismes suivants : souches de *Staphylococcus aureus* produisant de la pénicillinase ■ *Staphylococcus epidermis* ■ Aucun effet sur les staphylocoques résistants à la méthicilline.

PHARMACOCINÉTIQUE

Absorption : *Cloxacilline* – Par suite de l'administration par voie orale, l'absorption est modérée (de 37 à 60 %). *Dicloxacilline* – Absorption rapide mais incomplète (de 35 à 76 %) depuis le tractus gastro-intestinal. *Méthicilline* – Bonne absorption depuis les points d'injection IM. *Nafcilline* – Absorption faible et imprévisible depuis le tractus gastro-intestinal ; bonne absorption depuis les points d'injection IM. *Oxacilline* – Absorption rapide mais incomplète depuis le tractus gastro-intestinal ; bonne absorption depuis les points d'injection IM.

Distribution : *Cloxacilline, dicloxacilline* – Ces agents sont largement distribués à bien des endroits dans l'organisme ; ils pénètrent en quantité infime dans le liquide céphalorachidien, traversent le placenta et pénètrent dans le lait maternel. *Méthicilline, nafcilline, oxacilline* – Ces agents sont largement distribués dans l'organisme ; de faibles quantités pénètrent dans le liquide céphalorachidien, mais elles sont cependant suffisantes en présence d'une inflammation des méninges. Ces médicaments traversent le placenta et pénètrent dans le lait maternel.

Liaison aux protéines : *Cloxacilline* – 95 % ; *dicloxacilline* – de 95 à 98 % ; *nafcilline* – 90 % ; *oxacilline* – de 90 à 94 %.

Métabolisme et excrétion : *Cloxacilline* – Une fraction du médicament (de 9 à 22 %) est métabolisée par le foie et une autre fraction (de 30 à 45 %) est excrétée à l'état inchangé par les reins. *Dicloxacilline* – Une petite fraction (de 6 à 10 %) est métabolisée par le foie et une fraction de 60 % est éliminée à l'état inchangé par les reins. De petites quantités sont éliminées par la bile dans les fèces. *Méthicilline* – Le médicament est principalement excrété à l'état inchangé par les reins. *Nafcilline, oxacilline* – Le médicament est partiellement métabolisé par le foie (nafcilline 60 %, oxacilline 49 %) et partiellement excrété à l'état inchangé par les reins.

Demi-vie : *Cloxacilline* – de 0,5 à 1,1 heure (prolongée en cas d'insuffisance hépatique ou rénale grave). *Dicloxacilline* – de 0,5 à 1 heure (prolongée en cas d'insuffisance hépatique ou rénale grave). *Méthicilline* – de 0,3 à 0,5 heure (prolongée en cas d'insuffisance rénale). *Nafcilline* – de 0,5 à 1,5 heure (prolongée en cas d'insuffisance rénale). *Oxacilline* – de 0,3 à 0,8 heure (prolongée en cas d'insuffisance hépatique grave).

CONTRE-INDICATIONS ET PRÉCAUTIONS/ MISES EN GARDE

Contre-indications : Hypersensibilité aux pénicillines ou aux céphalosporines (risque de réactions de sensibilité croisée avec les céphalosporines).

Précautions/mises en garde : Insuffisance rénale ou hépatique grave (on recommande de réduire la dose de méthicilline si la $Cl_{Cr} \leq 10$ mL/min) ■ Grossesse ou allaitement (l'innocuité du médicament n'a pas été établie).

RÉACTIONS INDÉSIRABLES ET EFFETS SECONDAIRES

SNC : CONVULSIONS (doses élevées).

GI : COLITE PSEUDOMEMBRANEUSE, diarrhée, nausées, hépatite médicamenteuse (risque accru avec la cloxacilline, la dicloxacilline, la nafcilline et l'oxacilline), vomissements.

GU : néphrite interstitielle (risque accru avec la méthicilline, la nafcilline et l'oxacilline).

Tég. : rash, urticaire.

Hémat. : dyscrasie.

Locaux : douleur au point d'injection IM, phlébite au point d'injection IV.

Divers : réactions allergiques, incluant l'ANAPHYLAXIE et la MALADIE SÉRIQUE, surinfection.

INTERACTIONS

Médicament-médicament : Le **probénécide** diminue l'excrétion rénale et accroît les concentrations de pénicilline dans le sang ■ Les pénicillines peuvent modifier les effets de la **warfarine**.

Médicament-aliments : Les **aliments** et les **jus acides** réduisent l'absorption de la cloxacilline, de la dicloxacilline, de la nafcilline et de l'oxacilline.

VOIES D'ADMINISTRATION ET POSOLOGIE

Cloxacilline

- **PO (adultes)** : De 250 à 500 mg, toutes les 6 heures (dose maximale : 6 g/jour).
- **PO (enfants< 20 kg)** : De 12,5 à 25 mg/kg/jour en 4 doses égales, toutes les 6 heures.
- **IM, IV (adultes)** : De 250 à 500 mg, toutes les 6 heures. La dose par voie IV peut être majorée dans le cas des infections graves. La dose maximale chez l'adulte est de 6 g/jour.
- **IM, IV (enfants < 20 kg)** : De 25 à 50 mg/kg/jour en 4 doses égales, toutes les 6 heures.

P

PRÉSENTATION
(version générique disponible)

- **Cloxacilline**
  Capsules: 250 mg[Pr], 500 mg[Pr] ■ **Solution orale**: 125 mg/5 mL[Pr] ■ **Poudre pour injection**: fioles de 250 mg[Pr], 500 mg[Pr], 1 g[Pr] et 2 g[Pr].
- **Dicloxacilline**
  Ce médicament n'est pas commercialisé au Canada.
- **Méthicilline**
  Ce médicament n'est pas commercialisé au Canada.
- **Nafcilline**
  Ce médicament n'est pas commercialisé au Canada.
- **Oxacilline**
  Ce médicament n'est pas commercialisé au Canada.

PHARMACODYNAMIE
(concentrations sanguines)

	DÉBUT D'ACTION	PIC	DURÉE
cloxacilline –PO	30 min	30 – 120 min	6 h
dicloxacilline – PO	30 min	30 – 120 min	6 h
méthicilline – IM	rapide	30 – 60 min	4 – 6 h
méthicilline – IV	rapide	fin de la perfusion	4 – 6 h
nafcilline – PO, IM	30 min	60 – 120 min	4 – 6 h
nafcilline – IV	rapide	fin de la perfusion	4 – 6 h
oxacilline –PO	rapide	30 – 60 min	4 – 6 h
oxacilline – IM	rapide	30 min	4 – 6 h
oxacilline – IV	rapide	fin de la perfusion	4 – 6 h

P

SOINS INFIRMIERS

ÉVALUATION DE LA SITUATION

- Au début du traitement et pendant toute sa durée, suivre de près les signes suivants d'infection: altération des signes vitaux, aspect de la plaie, des crachats, de l'urine et des selles, accroissement du nombre de globules blancs.
- Recueillir les antécédents du patient avant d'amorcer le traitement afin de déterminer ses réactions antérieures à une pénicilline ou à une céphalosporine. Même les personnes n'ayant jamais manifesté de sensibilité à la pénicilline peuvent présenter une réaction allergique.
- Prélever les échantillons pour les cultures et les antibiogrammes avant le début du traitement. La première dose peut être administrée avant même que les résultats soient connus.
- RESTER À L'AFFÛT DES SIGNES ET DES SYMPTÔMES SUIVANTS D'ANAPHYLAXIE: RASH, PRURIT, ŒDÈME LARYNGÉ, RESPIRATION SIFFLANTE, DOULEURS ABDOMINALES. SI CES RÉACTIONS SE MANIFESTENT, ARRÊTER L'ADMINISTRATION DU MÉDICAMENT ET PRÉVENIR IMMÉDIATEMENT LE MÉDECIN OU UN AUTRE PROFESSIONNEL DE LA SANTÉ. GARDER À PORTÉE DE LA MAIN DE L'ÉPINÉPHRINE, UN ANTIHISTAMINIQUE ET LE MATÉRIEL DE RÉANIMATION POUR PARER À UNE ÉVENTUELLE RÉACTION ANAPHYLACTIQUE.
- Examiner les veines pour déceler les signes d'irritation et de phlébite. Changer le point d'injection IV toutes les 48 heures pour prévenir la phlébite.

Tests de laboratoire:

- La pénicilline peut entraîner une leucopénie ou une neutropénie, particulièrement en cas de traitement prolongé ou d'insuffisance hépatique.
- La pénicilline peut positiver le test de Coombs direct.
- La pénicilline peut entraîner une élévation des concentrations sériques d'AST, d'ALT, de LDH et de phosphatase alcaline.

DIAGNOSTICS INFIRMIERS POSSIBLES

- Risque d'infection (Indications, Effets secondaires).
- Connaissances insuffisantes sur le traitement médicamenteux (Enseignement au patient et à ses proches).
- Non-observance du traitement médicamenteux (Enseignement au patient et à ses proches).

INTERVENTIONS INFIRMIÈRES

PO:

- Administrer la pénicilline à intervalles réguliers, 24 heures sur 24, à jeun, au moins 1 heure avant les repas ou 2 heures après. Demander au patient de prendre son médicament avec un grand verre d'eau; les jus acides peuvent réduire l'absorption des pénicillines.
- Utiliser un récipient gradué pour mesurer les préparations liquides. Bien agiter.

Cloxacilline

- Pour reconstituer les solutions à administrer par voie IM, ajouter 1,9 mL d'eau stérile pour injection à chaque fiole de 250 mg et 1,7 mL, à chaque fiole de 500 mg pour obtenir une concentration de 125 et de 250 mg/mL, respectivement. Pour reconstituer les solutions à administrer par voie IV, ajouter 4,9 mL d'eau stérile pour injection à chaque fiole de 250 mg, 4,8 mL, à chaque fiole de 500 mg et 9,6 mL, à chaque fiole de 1 g pour obtenir une concentration de 50, 100 et 100 mg/mL, respectivement. Pour reconstituer les solutions à administrer par perfusion IV, ajouter 3,4 mL d'eau stérile pour injection à chaque fiole de 1 g et 6,8 mL, à chaque fiole de 2 g pour obtenir une concentration de 250 mg/mL. Consulter les directives de chaque fabricant avant de reconstituer la préparation.

- **Perfusion intermittente :** Diluer dans une solution de NaCl 0,9 % ou de D5%E.
- ***Vitesse d'administration :*** Administrer en 30 à 40 minutes.

ENSEIGNEMENT AU PATIENT ET À SES PROCHES

- Recommander au patient de prendre toute la quantité de médicament qui lui a été prescrite, à intervalles réguliers, 24 heures sur 24, même s'il se sent mieux. S'il n'a pas pu prendre le médicament au moment habituel, il doit le prendre dès que possible. Insister sur le fait qu'il peut être dangereux de donner ce médicament à une autre personne.
- Recommander au patient de signaler l'allergie et les signes suivants de surinfection : excroissance noire et pileuse sur la langue, démangeaisons ou écoulements vaginaux, selles molles ou nauséabondes.
- CONSEILLER AU PATIENT DE CONSULTER UN PROFESSIONNEL DE LA SANTÉ EN CAS DE FIÈVRE OU DE DIARRHÉE, PARTICULIÈREMENT SI LES SELLES RENFERMENT DU SANG, DU PUS OU DU MUCUS. LUI RECOMMANDER DE NE PAS TRAITER LA DIARRHÉE SANS AVOIR CONSULTÉ AU PRÉALABLE UN PROFESSIONNEL DE LA SANTÉ.
- Recommander au patient de prévenir un professionnel de la santé si les symptômes ne s'améliorent pas.

VÉRIFICATION DE L'EFFICACITÉ THÉRAPEUTIQUE

L'efficacité du traitement peut être démontrée par : la disparition des signes et des symptômes d'infection. Le temps de la résolution dépend du microorganisme infectant et du siège de l'infection. ✱

PENTAMIDINE

Pentacarinat

CLASSIFICATION :

Anti-infectieux (antiprotozoaire)

Grossesse – catégorie C

INDICATIONS

Injection : Traitement de la pneumonie attribuable à *Pneumocystis carinii* ▪ **Inhalation :** Prévention de la pneumonie à *Pneumocystis carinii* chez les sujets VIH-positifs, exposés à un risque élevé, défini par l'un des critères suivants ou par les deux à la fois : antécédents d'un ou de plusieurs épisodes de pneumonie à *Pneumocystis carinii* ; numération lymphocytaire des cellules CD_4 + périphériques (cellules T auxiliaires) inférieure ou égale à 200/mm^3 ou taux de CD_4 inférieur à 20 % du nombre total de lymphocytes. **Usages non approuvés – Inhalation :** Traitement de la pneumonie attribuable à *Pneumocystis carinii.*

MÉCANISME D'ACTION

Inhibition probable de la synthèse de l'ADN ou de l'ARN des protozoaires ▪ Effet toxique direct sur les cellules des îlots pancréatiques. ***Effets thérapeutiques :*** Destruction des protozoaires sensibles.

PHARMACOCINÉTIQUE

Absorption : Par suite de l'inhalation, l'absorption systémique est minime.

Distribution : La pentamidine se répartit largement dans l'organisme, mais ne traverse pas la barrière hémato-encéphalique. Elle se concentre dans le foie, les reins, les poumons et la rate et reste emmagasinée pendant une période prolongée dans certains tissus.

Métabolisme et excrétion : Une fraction de 1 à 30 % est excrétée à l'état inchangé par les reins. Le reste du sort métabolique est inconnu.

Demi-vie : De 6,4 à 9,4 heures (prolongée en cas d'insuffisance rénale).

P

CONTRE-INDICATIONS ET PRÉCAUTIONS/ MISES EN GARDE

Contre-indications : Antécédents d'hypersensibilité à la pentamidine ou à un de ses sels.

Précautions/mises en garde : Hypotension ▪ Hypertension ▪ Hypoglycémie ▪ Hyperglycémie ▪ Hypocalcémie ▪ Leucopénie ▪ Thrombocytopénie ▪ Anémie ▪ Insuffisance rénale (réduire la dose) ▪ Diabète ▪ Insuffisance hépatique ▪ Maladie cardiovasculaire ▪ Aplasie médullaire, traitement antinéoplasique ou radiothérapie préalables ▪ Grossesse ou allaitement (l'innocuité du médicament n'a pas été établie durant la grossesse ; l'allaitement est déconseillé).

RÉACTIONS INDÉSIRABLES ET EFFETS SECONDAIRES

Sauf indication contraire, les effets secondaires et les réactions ci-dessous ont été observés par suite de l'administration du médicament par voie parentérale.

SNC: anxiété, céphalées, confusion, étourdissements, hallucinations.

ORLO: *inhalation* – sensation de brûlure dans la gorge.

Resp.: *inhalation* – bronchospasme, toux.

CV: ARYTHMIES, HYPOTENSION.

GI: PANCRÉATITE, douleurs abdominales, anorexie, hépatite médicamenteuse, nausées, goût métallique désagréable, vomissements.

GU: néphrotoxicité.

Tég.: pâleur, rash.

End.: HYPOGLYCÉMIE, hyperglycémie.

HÉ: hyperkaliémie, hypocalcémie.

Hémat.: anémie, leucopénie, thrombocytopénie.

Locaux: *IV* – phlébite, prurit, urticaire au point d'injection; *IM* – abcès stérile au point d'injection.

Divers: réactions allergiques incluant l'ANAPHYLAXIE, SYNDROME DE STEVENS-JOHNSON, frissons, fièvre.

INTERACTIONS

Les interactions ci-dessous ont été observées lors de l'administration du médicament par voie parentérale.

P

Médicament-médicament: L'ADMINISTRATION CONCOMITANTE D'**ÉRYTHROMYCINE** PAR VOIE IV PEUT ACCROÎTRE LE RISQUE D'ARYTHMIES POUVANT METTRE LA VIE DU PATIENT EN DANGER ▪ Toxicité rénale additive lors de l'usage concomitant d'autres **agents pouvant provoquer une toxicité rénale**, incluant les **aminosides**, l'**amphotéricine B** et la **vancomycine** ▪ Aplasie médullaire additive lors de l'usage concomitant d'**antinéoplasiques** ou en cas d'une **radiothérapie** préalable ▪ Risque accru de pancréatite lors de l'administration concomitante de **didanosine** ▪ Risque accru de néphrotoxicité, d'hypocalcémie et d'hypomagnésémie lors de l'administration concomitante de **foscarnet**.

VOIES D'ADMINISTRATION ET POSOLOGIE

IV, IM (adultes et enfants): 4 mg/kg, 1 fois par jour, pendant 14 à 21 jours.

Inhalation (adultes): *Pentacarinat* – 300 mg, toutes les 4 semaines, administrés par un nébuliseur Respirgard II.

PRÉSENTATION (version générique disponible)

Poudre pour injection: 300 mg/fiole[Pr].

PHARMACODYNAMIE (concentrations sanguines)

	DÉBUT D'ACTION	PIC	DURÉE
IV	inconnu	fin de la perfusion	24 h
Inhalation	inconnu	inconnu	inconnue

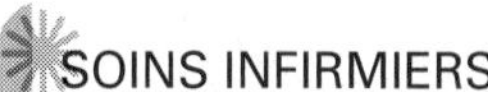

SOINS INFIRMIERS

ÉVALUATION DE LA SITUATION

- Au début du traitement et pendant toute sa durée, suivre de près les signes suivants d'infection: altération des signes vitaux, aspect des crachats, accroissement du nombre de leucocytes. Suivre de près la fonction respiratoire (fréquence et caractéristique des respirations, murmure vésiculaire, dyspnée, aspect des crachats).
- Prélever des échantillons pour l'analyse des cultures et des antibiogrammes avant le début du traitement. On peut administrer la première dose avant même que les résultats de ces analyses soient connus.

IM, IV:

- MESURER LA PRESSION ARTÉRIELLE À INTERVALLES FRÉQUENTS PENDANT ET APRÈS L'ADMINISTRATION DE LA PENTAMIDINE PAR VOIE IM OU IV. LE PATIENT DOIT RESTER COUCHÉ DURANT L'ADMINISTRATION DU MÉDICAMENT. UNE HYPOTENSION SOUDAINE ET GRAVE PEUT SURVENIR APRÈS L'ADMINISTRATION D'UNE SEULE DOSE. GARDER À PORTÉE DE LA MAIN LE MATÉRIEL DE RÉANIMATION CARDIORESPIRATOIRE.
- SURVEILLER LES SIGNES D'HYPOGLYCÉMIE (ANXIÉTÉ, FRISSONS, DIAPHORÈSE, PEAU PÂLE ET FROIDE, CÉPHALÉES, FAIM ACCRUE, NAUSÉES, NERVOSITÉ, TREMBLEMENTS) et d'hyperglycémie (somnolence, peau sèche et rouge, haleine ayant une odeur fruitée, soif accrue, mictions accrues, perte d'appétit). Ces signes peuvent se manifester jusqu'à plusieurs mois après l'arrêt du traitement.
- MESURER LE POULS ET EXAMINER L'ÉCG AVANT LE TRAITEMENT ET À INTERVALLES RÉGULIERS PENDANT TOUTE SA DURÉE. ON A SIGNALÉ DES DÉCÈS ATTRIBUABLES À DES ARYTHMIES, À LA TACHYCARDIE ET À UNE TOXICITÉ CARDIAQUE.

Inhalation: Pour écarter la présence de la tuberculose, on devrait soumettre le patient à un test cutané à la tuberculine, prendre une radiographie pulmonaire et mettre en culture ses expectorations avant l'administration du médicament.

***Tests de laboratoire*:**

- *IM, IV* – Mesurer la glycémie avant le traitement, tous les jours pendant toute sa durée et pendant plusieurs mois, par la suite. On a déjà signalé des cas d'hypoglycémie grave et de diabète irréversible.
- Mesurer les concentrations sériques d'urée et de créatinine avant le traitement et quotidiennement pendant toute sa durée pour déceler l'apparition d'une toxicité rénale. La pentamidine peut entraîner une élévation des concentrations de ces substances.
- Examiner les numérations globulaire et plaquettaire avant le traitement et tous les 3 jours pendant toute sa durée. La pentamidine peut provoquer la leucopénie, l'anémie et la thrombocytopénie.
- La pentamidine peut entraîner une élévation des concentrations sériques de bilirubine, de phosphatase alcaline, d'AST et d'ALT. Il faut effectuer ces tests de l'exploration fonctionnelle hépatique avant le traitement et tous les 3 jours pendant toute sa durée.
- Suivre de près les concentrations sériques de calcium et de magnésium avant le traitement et tous les 3 jours pendant toute sa durée, car la pentamidine peut provoquer une hypocalcémie et une hypomagnésémie.
- La pentamidine peut entraîner une élévation des concentrations sériques de potassium.

DIAGNOSTICS INFIRMIERS POSSIBLES

- Risque d'infection (Indications, Effets secondaires).
- Connaissances insuffisantes sur le traitement médicamenteux (Enseignement au patient et à ses proches).

INTERVENTIONS INFIRMIÈRES

La pentamidine doit être administrée selon un horaire fixe pendant toute la durée du traitement. S'il est impossible d'administrer la dose au moment habituel, on doit le faire dès que possible. S'il est presque l'heure prévue pour la dose suivante, on doit sauter cette dose et reprendre l'horaire habituel. Il ne faut jamais remplacer une dose manquée par une double dose.

IM: Diluer 300 mg de pentamidine avec 3 mL d'eau stérile pour injection, pour obtenir une concentration de 100 mg/mL. L'administration par voie IM devrait être réservée aux patients ayant une masse musculaire adéquate. Le médicament devrait alors être injecté profondément, selon la technique en Z. L'injection peut provoquer des abcès stériles.

Perfusion intermittente: Pour reconstituer la solution, ajouter 3 mL d'eau stérile pour injection à la fiole de 300 mg, pour obtenir une concentration de 100 mg/mL. Retirer la dose et diluer une fois de plus dans 50 à 500 mL de solution de D5%E ou de NaCl 0,9 %. La solution diluée dans du D5%E de façon à obtenir une concentration finale d'environ 2 mg/mL est stable pendant 24 heures à la température ambiante. Jeter toute portion inutilisée.

***Vitesse d'administration*:** Administrer la perfusion lentement, en 1 à 3 heures.

Compatibilité (tubulure en Y): diltiazem ▪ zidovudine.

Incompatibilité (tubulure en Y): aldesleukine ▪ céfazoline ▪ céfopérazone ▪ céfotaxime ▪ céfoxitine ▪ ceftazidime ▪ ceftriaxone ▪ fluconazole ▪ foscarnet.

Inhalation:

- Si le patient doit prendre un bronchodilatateur par inhalation, administrer le bronchodilatateur de 5 à 10 minutes avant la pentamidine.
- Administrer l'agent dans une pièce bien aérée.
- La pentamidine semble se répartir plus uniformément si le patient est couché pendant l'administration.
- *Pentacarinat*: Diluer 300 mg dans 6 mL d'eau stérile pour injection. Vider la solution reconstituée dans un nébuliseur Respirgard II. Ne pas diluer avec une solution de NaCl 0,9 % ni ne mélanger à d'autres médicaments, car un précipité se formera dans la solution. Ne pas utiliser le nébuliseur Respirgard II pour administrer d'autres médicaments.
- Administrer la dose à inhaler à l'aide du nébuliseur jusqu'à ce que la chambre soit vide, soit pendant environ 30 à 45 minutes.

ENSEIGNEMENT AU PATIENT ET À SES PROCHES

Inciter le patient à prendre toute la quantité de pentamidine qui lui a été prescrite, même s'il se sent mieux.

IV:

- Conseiller au patient de signaler rapidement à un professionnel de la santé les symptômes suivants: fièvre, maux de gorge, signes d'infection, saignement des gencives, formation d'ecchymoses, pétéchies ou présence de sang dans les urines, les selles ou les vomissements. Conseiller au patient d'éviter les foules et les personnes contagieuses. Lui recommander d'utiliser une brosse à dents à poils doux et un rasoir électrique. Mettre en garde le patient contre les chutes. Éviter les injections IM et la prise de la température rectale. Recommander au patient de ne pas consommer de boissons alcoolisées ni de prendre des médicaments contenant de l'aspirine ou des anti-inflammatoires non stéroïdiens, en raison du risque d'hémorragie gastrique.

- Recommander au patient de changer lentement de position afin de réduire les risques d'hypotension orthostatique.

Inhalation :

- Expliquer au patient que le goût métallique désagréable est un effet secondaire prévisible de la pentamidine, mais qu'il ne s'agit pas d'un effet nuisible.
- Expliquer au patient qui continue de fumer que le risque de bronchospasme et de toux est accru pendant le traitement.

VÉRIFICATION DE L'EFFICACITÉ THÉRAPEUTIQUE

L'efficacité du traitement peut être démontrée par : la prévention ou la disparition des signes et des symptômes de pneumonie à *Pneumocystis carinii*, chez les patients VIH-positifs. ✳

P

PENTAZOCINE

Talwin

CLASSIFICATION :

Analgésique opiacé (agoniste-antagoniste)

Grossesse – catégorie C

INDICATIONS

Soulagement des douleurs chroniques ou aiguës, de modérées à violentes. **Usages non approuvés :** Analgésie durant le travail de l'accouchement ▪ Sédation avant une intervention chirurgicale ▪ Supplément lors d'une anesthésie équilibrée.

MÉCANISME D'ACTION

Liaison aux récepteurs des opiacés du SNC ▪ Modification de la perception de la douleur et de la réaction aux stimuli douloureux avec dépression généralisée du SNC ▪ Propriétés antagonistes partielles qui peuvent déclencher des symptômes de sevrage aux opiacés en cas de dépendance physique. ***Effets thérapeutiques :*** Soulagement de la douleur modérée à violente.

PHARMACOCINÉTIQUE

Absorption : Bonne absorption par suite de l'administration PO.

Distribution : Le médicament se répartit largement dans l'organisme. Il traverse le placenta.

Métabolisme et excrétion : Le médicament est surtout métabolisé par le foie. De petites quantités sont excrétées à l'état inchangé par les reins.

Demi-vie : De 2 à 3 heures.

CONTRE-INDICATIONS ET PRÉCAUTIONS/ MISES EN GARDE

Contre-indications : Hypersensibilité à la pentazocine ou à un de ses composés.

Précautions/mises en garde : Dépendance physique aux opiacés (le médicament peut déclencher des symptômes de sevrage) ▪ Traumatisme crânien ▪ Antécédents de pharmacodépendance ▪ Pression intracrânienne accrue ▪ Maladies rénale, hépatique ou pulmonaire graves ▪ Hypothyroïdie ▪ Insuffisance surrénalienne ▪ Alcoolisme ▪ Personnes âgées, patients débilités ou patients souffrant d'insuffisance hépatique grave (il est recommandé de réduire la dose) ▪ Douleurs abdominales non diagnostiquées ▪ Hypertrophie de la prostate ▪ Patients ayant reçu un traitement récent par des agonistes opiacés ▪ Grossesse (bien que le médicament ait été administré durant le travail de l'accouchement, il peut entraîner une dépression respiratoire chez le nouveau-né) ▪ Allaitement ou enfants (l'innocuité du médicament n'a pas été établie).

RÉACTIONS INDÉSIRABLES ET EFFETS SECONDAIRES

SNC : étourdissements, euphorie, hallucinations, céphalées, sédation, confusion, dysphorie, sensation de flottement, rêves bizarres.

ORLO : vision trouble, diplopie, myosis (fortes doses).

Resp. : dépression respiratoire.

CV : hypertension, hypotension, palpitations.

GI : nausées, constipation, sécheresse de la bouche (xérostomie), iléus, vomissements.

GU : rétention urinaire.

Tég. : peau moite et froide, transpiration.

Divers : dépendance physique, dépendance psychologique, tolérance aux effets du médicament.

INTERACTIONS

Médicament-médicament : RISQUE DE RÉACTIONS IMPRÉVISIBLES CHEZ LES PATIENTS RECEVANT EN CONCOMITANCE UN **IMAO** (RÉDUIRE LA DOSE INITIALE DE PENTAZOCINE JUSQU'À 25 % DE LA DOSE HABITUELLE) ■ Dépression additive du SNC lors de l'usage concomitant d'**alcool**, d'**antihistaminiques** et d'**hypnosédatifs** ■ La pentazocine peut déclencher des symptômes de sevrage chez les patients présentant une dépendance physique aux **analgésiques opiacés agonistes** ■ Le médicament peut diminuer les effets analgésiques d'autres **analgésiques opiacés** administrés en concomitance.

VOIES D'ADMINISTRATION ET POSOLOGIE

PO (adultes) : De 50 à 100 mg, toutes les 3 à 4 heures. En raison du risque de sédation marquée chez les personnes âgées, maintenir une posologie réduite chez ce groupe de patients.

PRÉSENTATION

Comprimés : 50 mg[N].

PHARMACODYNAMIE (analgésie)

	DÉBUT D'ACTION	PIC	DURÉE
PO	15 – 30 min	60 – 90 min	3 h

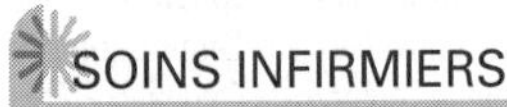

SOINS INFIRMIERS

ÉVALUATION DE LA SITUATION

- Déterminer le type de douleur, son siège et son intensité, avant l'administration du médicament et 60 minutes (pic) après l'administration PO. Lorsqu'on majore la dose d'un opiacé, on devrait l'augmenter de 25 à 50 % jusqu'à ce qu'on note une réduction de 50 % de la douleur, selon l'évaluation qu'en fait le patient sur une échelle numérique ou visuelle analogue ou jusqu'à ce que le patient signale un soulagement adéquat de la douleur. On peut administrer sans danger une autre dose au moment du pic, si la dose précédente s'est avérée inefficace et que les effets secondaires sont minimes. Chez les patients ayant besoin de doses supérieures à 100 mg, on devrait remplacer la pentazocine par un agoniste opiacé. Le traitement prolongé par la pentazocine et son usage en première intention en cas de douleur aiguë ou liée au cancer ne sont pas recommandés.
- On devrait utiliser un tableau d'équivalences (voir l'annexe A) au moment de changer de voie d'administration ou de type d'opiacé.
- Mesurer la pression artérielle, le pouls et la fréquence respiratoire avant et à intervalles réguliers pendant toute la durée de l'administration. Si la fréquence respiratoire est < 10/minute, évaluer le degré de sédation. Des stimuli physiques peuvent parfois suffire pour prévenir une hypoventilation importante. Il peut s'avérer nécessaire de réduire la dose de 25 à 50 %. La pentazocine entraîne une dépression respiratoire, mais cet effet n'augmente pas de façon marquée si la dose est accrue.
- Recueillir des données sur les antécédents de prise d'analgésiques. En raison de ses propriétés antagonistes, le médicament peut induire chez les patients dépendants aux opiacés les symptômes de sevrage suivants : vomissements, agitation, crampes abdominales, pression artérielle accrue et fièvre.
- Bien que le risque de dépendance soit faible, l'administration prolongée de cet agent peut entraîner une dépendance physique et psychologique ainsi qu'une tolérance aux effets du médicament, mais cela ne doit pas empêcher le patient de recevoir une quantité suffisante d'analgésiques. La psychodépendance est rare chez la plupart des patients qui reçoivent de la pentazocine pour des raisons médicales. Si une tolérance aux effets du médicament se développe, il peut s'avérer nécessaire de remplacer la pentazocine par un analgésique opiacé agoniste pour soulager la douleur.

Tests de laboratoire : La pentazocine peut entraîner une élévation des concentrations sériques d'amylase et de lipase.

Toxicité et surdosage : S'il est nécessaire d'administrer un antagoniste opiacé pour renverser la dépression respiratoire ou le coma, l'antidote est la naloxone (Narcan). Diluer l'ampoule de naloxone à 0,4 mg dans 10 mL de solution de NaCl 0,9 % et administrer 0,5 mL (0,02 mg) par bolus IV direct, toutes les 2 minutes. Dans le cas des patients pesant moins de 40 kg, diluer 0,1 mg de naloxone dans 10 mL de solution de NaCl 0,9 % pour obtenir une concentration de 10 µg/mL et administrer 0,5 µg/kg, toutes les 2 minutes. Titrer graduellement la dose pour prévenir les symptômes de sevrage, les convulsions et la douleur intense.

DIAGNOSTICS INFIRMIERS POSSIBLES

- Douleur aiguë (Indications).

P

- Risque d'accident (Effets secondaires).
- Trouble de la perception visuelle et auditive (Effets secondaires).

INTERVENTIONS INFIRMIÈRES

- Pour augmenter l'effet analgésique de la pentazocine, avant de l'administrer, expliquer au patient la valeur thérapeutique de ce médicament.
- Les doses administrées selon un horaire fixe peuvent être plus efficaces que celles administrées sur demande. L'analgésique s'avère plus efficace s'il est administré avant que la douleur ne devienne intense.
- L'association avec des analgésiques non opiacés peut avoir des effets analgésiques additifs et permettre d'administrer des doses plus faibles de pentazocine.

ENSEIGNEMENT AU PATIENT ET À SES PROCHES

- Expliquer au patient ce qu'on entend par administration sur demande et à quel moment il doit réclamer l'analgésique.
- Prévenir le patient que la pentazocine peut provoquer des étourdissements, de la somnolence ou des hallucinations. Lui recommander de demander de l'aide lorsqu'il se déplace. Lui conseiller de ne pas conduire et d'éviter les activités qui exigent sa vigilance jusqu'à ce qu'on ait la certitude que le médicament n'entraîne pas ces effets chez lui.
- Recommander au patient de changer lentement de position pour diminuer le risque d'hypotension orthostatique.
- Inciter le patient à ne pas boire d'alcool et à ne pas prendre d'autres dépresseurs du SNC en même temps que la pentazocine.
- Conseiller au patient de se tourner dans le lit, de tousser et de faire des exercices de respiration profonde toutes les 2 heures pour prévenir l'atélectasie.
- Recommander au patient de se rincer fréquemment la bouche, de pratiquer une bonne hygiène orale et de consommer de la gomme ou des bonbons sans sucre pour aider à soulager la sécheresse de la bouche.

VÉRIFICATION DE L'EFFICACITÉ THÉRAPEUTIQUE

L'efficacité du traitement peut être démontrée par : la diminution de l'intensité de la douleur sans modification importante de l'état de la conscience ou de l'état de la respiration.

PENTOBARBITAL

Nembutal

CLASSIFICATION :

Anticonvulsivant (barbiturique), anxiolytique et hypnosédatif

Grossesse – catégorie D

INDICATIONS

Induction d'un état de sédation ou d'hypnose ■ Sédation préopératoire ■ À doses anesthésiques, dans le traitement d'urgence de certains états convulsifs associés au tétanos, à l'état de mal épileptique et aux réactions toxiques à la strychnine ou aux anesthésiques locaux. **Usages non approuvés – IV** : Induction du coma chez certains patients souffrant d'ischémie cérébrale et traitement de la pression intracrânienne accrue (doses élevées).

MÉCANISME D'ACTION

Dépression du SNC probablement par potentialisation de l'acide gamma-aminobutyrique (GABA), neurotransmetteur inhibiteur ■ Dépression du SNC à tous les niveaux, incluant la dépression de la zone sensorielle du cortex, la diminution de l'activité motrice et la modification de la fonction cérébelleuse ■ Effet anticonvulsivant attribuable à la diminution de la transmission synaptique et à l'élévation du seuil de convulsions ■ Diminution possible du débit sanguin cérébral, de l'œdème cérébral et de la pression intracrânienne (voie IV seulement). ***Effets thérapeutiques*** : Sédation ou induction du sommeil.

PHARMACOCINÉTIQUE

Absorption : Bonne absorption par suite de l'administration PO, PR ou IM.

Distribution : Le pentobarbital se répartit largement dans l'organisme. Les concentrations les plus élevées se retrouvent au niveau du cerveau et du foie. Il traverse le placenta et pénètre en petites quantités dans le lait maternel.

Métabolisme et excrétion : Métabolisme hépatique. De petites quantités sont excrétées par les reins.

Demi-vie : De 35 à 50 heures.

CONTRE-INDICATIONS ET PRÉCAUTIONS/ MISES EN GARDE

Contre-indications : Hypersensibilité aux barbituriques ■ Anamnèse de dépendance aux hypnosédatifs (sauf en cas d'urgence) ▪ Dépression respiratoire grave ▪ Porphyrie latente ou manifeste ▪ Risque de délire (ne pas administrer le médicament seul pour calmer la douleur) ▪ Personnes âgées, lorsque la prise d'hypnotique provoque de la confusion nocturne et de l'agitation.

Précautions/mises en garde : Coma ou dépression préexistante du SNC (à moins que le médicament ne soit administré pour induire le coma) ▪ Dysfonction hépatique ▪ Insuffisance rénale grave ▪ Douleurs violentes réfractaires ▪ Grossesse ou allaitement ▪ Patients suicidaires ou ayant des antécédents de toxicomanie ▪ Personnes âgées ou patients débilités (il est recommandé de réduire la dose initiale) ▪ Usage à titre d'hypnotique réservé à un traitement de courte durée (l'administration prolongée peut entraîner la dépendance) ▪ Hypersensibilité ou intolérance à l'alcool ou au propylèneglycol (éviter les préparations qui contiennent ces additifs chez ce type de patients).

RÉACTIONS INDÉSIRABLES ET EFFETS SECONDAIRES

SNC : somnolence, sensation « droguée », léthargie, délire, excitation, dépression, vertiges.

Resp. : dépression respiratoire ; *IV* – LARYNGOSPASME, bronchospasme.

CV : *IV* – hypotension.

GI : constipation, diarrhée, nausées, vomissements.

Tég. : rash, urticaire.

Locaux : phlébite au point d'injection IV.

Loc. : arthralgie, myalgie, névralgie.

Divers : réactions d'hypersensibilité incluant l'ANGIOŒDÈME et la MALADIE SÉRIQUE, dépendance physique, dépendance psychologique.

INTERACTIONS

Médicament-médicament : Effets dépressifs additifs sur le SNC lors de l'usage concomitant d'autres **dépresseurs du SNC** dont l'**alcool**, les **antihistaminiques**, les **analgésiques opiacés** et d'autres **hypnosédatifs** ▪ Le médicament peut induire les enzymes hépatiques qui métabolisent d'autres médicaments, diminuant ainsi leur efficacité. Il s'agit des médicaments suivants : **contraceptifs oraux**, **warfarine**, **chloramphénicol**, **cyclosporine**, **dacarbazine**, **corticostéroïdes**, **antidépresseurs tricycliques** et **quinidine** ▪ Le pentobarbital peut accroître le risque de toxicité hépatique par l'**acétaminophène** ▪ Les **IMAO**, l'**acide valproïque** ou le **divalproex**, administrés en concomitance, peuvent ralentir le métabolisme du pentobarbital et intensifier ses effets sédatifs.

VOIES D'ADMINISTRATION ET POSOLOGIE

IM (adultes et enfants) : La posologie dépend de l'âge, du poids et de l'état du malade. Pour les adultes, elle varie entre 150 et 200 mg ; pour les enfants, elle est fréquemment de 25 à 80 mg.

IV (adultes et enfants) : Il n'existe pas de posologie courante ou soumise à une règle fixe. Il est recommandé de fractionner les doses. La première dose fractionnée peut être de 100 mg, chez les adultes et de 50 mg, chez les enfants. Attendre 1 minute ou plus avant d'administrer une deuxième injection afin de pouvoir évaluer les résultats de la première. Si une quantité additionnelle est nécessaire, on poursuivra l'administration par petites doses fractionnées de 50 mg chez les adultes et de 25 mg chez les enfants, à des intervalles de 1 minute pour pouvoir évaluer les réactions du patient, jusqu'à ce que l'on puisse obtenir l'effet désiré. En cas d'états convulsifs, on administrera la posologie la plus basse possible pour ne pas aggraver la dépression qui peut survenir. La plupart des cas de convulsions peuvent être enrayés grâce à une faible dose d'attaque, suivie par l'administration à intervalles réguliers de doses fractionnées, jusqu'à concurrence de 200 à 500 mg, selon la réponse du patient (adulte normal).

PRÉSENTATION

Solution pour injection : 50 mg/mL, en ampoules de 2 mL[C] ▪ **Suppositoires :** 60 mg[C] (en association avec 2 mg de tartrate d'ergotamine, 100 mg de caféine et 0,25 mg de belladone [Cafergot PB]).

PHARMACODYNAMIE (sédation)

	Début d'action	Pic	Durée†
PO	15 – 60 min	3 – 4 h	1 – 4 h
PR	15 – 60 min	inconnu	1 – 4 h
IM	10 – 25 min	inconnu	1 – 4 h
IV	immédiat	1 min	15 min

† Effet hypnotique ; les effets sédatifs durent plus longtemps.

SOINS INFIRMIERS

ÉVALUATION DE LA SITUATION

- Suivre de près la fonction respiratoire, mesurer le pouls et la pression artérielle à intervalles fréquents chez les patients recevant le pentobarbital par voie IV. Garder à portée de la main le

P

matériel de réanimation et de respiration artificielle. La gravité de la dépression respiratoire est proportionnelle à la dose administrée.

- Le traitement prolongé peut entraîner une dépendance psychologique ou physique. Diminuer la quantité de médicament dont le patient peut disposer, particulièrement s'il est déprimé ou suicidaire ou s'il a des antécédents de toxicomanie.
- Suivre de près la douleur chez les patients ayant subi une intervention chirurgicale. Le pentobarbital peut augmenter la réaction aux stimuli douloureux.

Insomnie: Observer les habitudes de sommeil du patient avant le traitement et à intervalles réguliers pendant toute sa durée. Les doses hypnotiques de pentobarbital suppriment le sommeil paradoxal (REM). Les patients peuvent connaître une intensification des périodes de rêves après l'arrêt du traitement.

Œdème cérébral: Suivre de près la pression intracrânienne et le degré de conscience du patient en cas de coma induit par le barbiturique.

Convulsions: Évaluer le siège, la durée et les caractéristiques des convulsions. Mettre en place des mesures de précaution.

DIAGNOSTICS INFIRMIERS POSSIBLES

- Habitudes de sommeil perturbées (Indications).
- Risque d'accident (Effets secondaires).
- Connaissances insuffisantes sur le traitement médicamenteux (Enseignement au patient et à ses proches).

P

INTERVENTIONS INFIRMIÈRES

Surveiller les déplacements du patient après l'administration du médicament et retirer les cigarettes. Soulever les ridelles du lit et laisser la sonnette d'appel à portée de la main en tout temps. Garder le lit en position basse.

IM: Ne pas administrer par voie SC. Administrer les injections IM profondément dans le muscle fessier pour diminuer l'irritation des tissus. Ne pas injecter plus de 5 mL dans un seul point étant donné le risque d'irritation tissulaire.

IV directe:

- On peut administrer les doses telles quelles ou les diluer dans de l'eau stérile, dans une solution de NaCl 0,45 % ou de NaCl 0,9 %, de D5%E ou de D10%E, de solution de Ringer ou de lactate de Ringer, dans une solution qui associe du dextrose et du soluté salin, du dextrose et de la solution de Ringer ou du dextrose et de la solution de lactate de Ringer. Ne pas administrer la solution si elle a changé de couleur ou si elle contient des particules.
- La solution est très alcaline ; éviter l'extravasation, en raison des risques de lésion et de nécrose des tissus. En cas d'extravasation, le médecin peut prescrire l'infiltration de la région affectée avec de la solution de procaïne à 5 % et l'application de chaleur humide.

Vitesse d'administration: Administrer l'injection à un débit maximal de 50 mg/minute. Ajuster lentement la dose jusqu'à l'obtention de la réaction désirée. L'administration rapide peut provoquer une dépression respiratoire, l'apnée, le laryngospasme, le bronchospasme ou l'hypertension.

Association compatible dans la même seringue: scopolamine.

Association incompatible dans la même seringue: glycopyrrolate.

Compatibilité (tubulure en Y): acyclovir ▪ insuline régulière.

ENSEIGNEMENT AU PATIENT ET À SES PROCHES

- Conseiller au patient de respecter scrupuleusement la posologie recommandée et de ne jamais augmenter la dose de médicament sans avoir consulté un professionnel de la santé au préalable.
- Expliquer au patient qu'il est important de préparer un cadre propice au sommeil : la pièce doit être sombre et calme ; la nicotine et la caféine sont à proscrire.
- Prévenir le patient qui suit un traitement prolongé qu'il ne doit pas arrêter de prendre le médicament sans consulter un professionnel de la santé au préalable. L'arrêt brusque du traitement peut déclencher des symptômes de sevrage.
- Prévenir le patient que le pentobarbital peut provoquer la somnolence diurne. Lui conseiller de ne pas conduire et d'éviter les activités qui exigent sa vigilance jusqu'à ce qu'on ait la certitude que le médicament n'entraîne pas cet effet chez lui.
- Conseiller au patient d'éviter de boire de l'alcool et de prendre des dépresseurs du SNC en concomitance avec ce médicament.
- Recommander à la patiente de prévenir immédiatement un professionnel de la santé si elle pense être enceinte.

VÉRIFICATION DE L'EFFICACITÉ THÉRAPEUTIQUE

L'efficacité du traitement peut être démontrée par : l'amélioration du sommeil sans sédation diurne excessive (habituellement, le traitement se limite à 2 semaines) ■ la prévention de l'anoxie cérébrale ■ la diminution ou la disparition des convulsions sans sédation excessive. ✳

PENTOXIFYLLINE

Albert Pentoxifylline, Apo-Pentoxifylline SR, Nu-Pentoxifylline-SR, Trental

CLASSIFICATION :

Agent vaso-actif (diminution de la viscosité du sang)

Grossesse – catégorie C

INDICATIONS

Traitement symptomatique des patients atteints d'affections vasculaires périphériques, oblitérantes chroniques. La pentoxifylline peut soulager les signes et les symptômes associés à l'altération du flux sanguin tels que la claudication intermittente ou les ulcères trophiques.

MÉCANISME D'ACTION

Augmentation de la souplesse des globules rouges par l'élévation des concentrations d'adénosine monophosphate cyclique (AMPc) ■ Diminution de la viscosité du sang par inhibition de l'agrégation plaquettaire et par diminution du fibrinogène. ***Effets thérapeutiques :*** Élévation du débit sanguin.

PHARMACOCINÉTIQUE

Absorption : Bonne absorption par suite de l'administration PO.

Distribution : La pentoxifylline se lie à la membrane érythrocytaire. Elle pénètre dans le lait maternel.

Métabolisme et excrétion : Le médicament est métabolisé par les globules rouges et le foie.

Demi-vie : De 25 à 50 minutes.

CONTRE-INDICATIONS ET PRÉCAUTIONS/ MISES EN GARDE

Contre-indications : Hypersensibilité ■ Intolérance aux autres dérivés de xanthine (caféine, théobromine et théophylline) ■ Infarctus aigu du myocarde ■ Coronaropathie grave ■ Hémorragie ■ Ulcères gastro-duodénaux en poussée évolutive ou antécédents récents.

Précautions/mises en garde : Maladie vasculaire cérébrale ■ Maladie rénale (une réduction de la dose peut être nécessaire) ■ Personnes âgées (risque accru de réactions indésirables) ■ Grossesse, allaitement ou enfants (l'innocuité du médicament n'a pas été établie).

RÉACTIONS INDÉSIRABLES ET EFFETS SECONDAIRES

SNC : agitation, étourdissements, somnolence, céphalées, insomnie, nervosité.

ORLO : vision trouble.

Resp. : dyspnée.

CV : angine, arythmies, œdème, bouffées vasomotrices, hypotension.

GI : gêne abdominale, éructations, ballonnements, diarrhée, dyspepsie, flatulences, nausées, vomissements.

SN : tremblements.

INTERACTIONS

Médicament-médicament : Risque d'hypotension additive lors de l'administration simultanée d'**antihypertenseurs** et de **dérivés nitrés** ■ La pentoxifylline peut accroître le risque de saignements en cas d'administration concomitante de **warfarine**, d'**héparine**, d'**aspirine**, d'**AINS**, de **céfamandole**, de **céfopérazone**, de **céfotétane**, de **plicamycine**, d'**acide valproïque**, de **clopidogrel**, de **ticlopidine**, d'**eptifibatide**, de **tirofiban** ou d'**agents thrombolytiques** ■ La pentoxifylline peut accroître le risque de toxicité associée à la **théophylline** ■ L'**usage du tabac (nicotine)** peut réduire les effets bénéfiques de la pentoxifylline.

VOIES D'ADMINISTRATION ET POSOLOGIE

PO (adultes) : La dose initiale recommandée est de 400 mg, 2 fois par jour. La dose d'entretien habituelle est de 400 mg, 2 ou 3 fois par jour.

PRÉSENTATION

Comprimés à libération prolongée : 400 mg[Pr].

PHARMACODYNAMIE (amélioration du débit sanguin)

	DÉBUT D'ACTION	PIC	DURÉE
PO	2 – 4 semaines	8 semaines	8 h

P

SOINS INFIRMIERS

ÉVALUATION DE LA SITUATION

- Suivre de près la claudication intermittente avant le traitement et à intervalles réguliers pendant toute sa durée.
- Mesurer la pression artérielle à intervalles réguliers chez les patients recevant un traitement antihypertenseur concomitant.

DIAGNOSTICS INFIRMIERS POSSIBLES

- Douleur aiguë (Indications).
- Intolérance à l'activité (Indications).
- Connaissances insuffisantes sur le traitement médicamenteux (Enseignement au patient et à ses proches).

INTERVENTIONS INFIRMIÈRES

- Administrer la pentoxifylline avec des aliments afin de réduire l'irritation gastro-intestinale. Demander au patient d'avaler les comprimés tels quels sans les écraser, les briser ni les mâcher.
- En cas d'effets sur l'appareil gastro-intestinal ou sur le SNC, administrer le médicament seulement 2 fois par jour. Cesser l'administration si les effets secondaires persistent.

ENSEIGNEMENT AU PATIENT ET À SES PROCHES

- Conseiller au patient de respecter scrupuleusement la posologie recommandée. S'il n'a pu prendre le médicament au moment habituel, il doit le prendre dès que possible, à moins que ce ne soit presque l'heure prévue pour la dose suivante. Conseiller au patient de consulter un professionnel de la santé avant d'arrêter de prendre le médicament, car plusieurs semaines peuvent s'écouler avant que les effets de cet agent se manifestent.
- Prévenir le patient que la pentoxifylline peut entraîner des étourdissements et une vision trouble. Lui conseiller de ne pas conduire et d'éviter les activités qui exigent sa vigilance jusqu'à ce qu'on ait la certitude que le médicament n'entraîne pas ces effets chez lui.
- Recommander au patient d'éviter de fumer puisque la nicotine a un effet vasoconstricteur.
- Recommander au patient de prévenir un professionnel de la santé en cas de nausées, de vomissements, de gêne gastro-intestinale, de somnolence, d'étourdissements et de céphalées persistantes.

VÉRIFICATION DE L'EFFICACITÉ THÉRAPEUTIQUE

L'efficacité du traitement peut être démontrée par: le soulagement des crampes des muscles du mollet, des fesses, des cuisses et des pieds qui surviennent pendant l'effort ■ l'amélioration de la résistance pendant la marche. Les effets thérapeutiques peuvent se manifester en l'espace de 2 à 4 semaines, mais le traitement devrait être poursuivi pendant au moins 8 semaines.

PERGOLIDE

Permax

CLASSIFICATION :

Antiparkinsonien (agoniste de la dopamine)

Grossesse – catégorie B

INDICATIONS

Traitement symptomatique de la maladie de Parkinson en association avec de la lévodopa (combinée habituellement à un inhibiteur de la décarboxylase périphérique).

MÉCANISME D'ACTION

Agoniste de la dopamine, par stimulation directe des récepteurs dopaminergiques post-synaptiques du SNC. ***Effets thérapeutiques :*** Soulagement continu des symptômes de la maladie de Parkinson tout en permettant la diminution de la dose de lévodopa/carbidopa.

PHARMACOCINÉTIQUE

Absorption : Bonne absorption par suite de l'administration PO.

Distribution : Inconnue.

Liaison aux protéines plasmatiques : 90 %

Métabolisme et excrétion : Le pergolide est fortement métabolisé par le foie. Les métabolites sont excrétés par les reins.

Demi-vie : Inconnue.

CONTRE-INDICATIONS ET PRÉCAUTIONS/MISES EN GARDE

Contre-indications : Hypersensibilité au pergolide ou aux dérivés de l'ergot.

Précautions/mises en garde : Arythmies ■ Antécédents de troubles psychiatriques ■ Grossesse ou enfants (l'innocuité du médicament n'a pas été établie) ■ Allaitement (risque d'inhibition de la lactation).

RÉACTIONS INDÉSIRABLES ET EFFETS SECONDAIRES

SNC: somnolence, dyskinésie, hallucinations, confusion, insomnie.
ORLO: rhinite.
Resp.: dyspnée.
CV: hypotension orthostatique, arythmies (contractions auriculaires prématurées, tachycardie sinusale), hypertension, palpitations.
GI: constipation, nausées, douleurs abdominales, diarrhée, sécheresse de la bouche (xérostomie), dyspepsie.

INTERACTIONS

Médicament-médicament: Les **phénothiazines**, le **métoclopramide**, la **réserpine** ou l'**halopéridol**, administrés en concomitance, peuvent réduire l'efficacité du pergolide en contrecarrant les effets de la dopamine ■ Risque d'hypotension additive en cas d'administration concomitante d'**antihypertenseurs**.

VOIES D'ADMINISTRATION ET POSOLOGIE

PO (adultes): 50 µg par jour, pendant 2 jours ; augmenter la dose de 100 à 150 µg/jour, tous les 3 jours, pendant 12 jours. On peut ensuite augmenter la dose de 250 µg/jour, tous les 3 jours, jusqu'à l'atteinte de la posologie optimale. La dose habituelle est de 3 mg/jour, en 3 doses fractionnées ; ne pas dépasser 5 mg/jour.

PRÉSENTATION

Comprimés: 50 µg (0,05 mg)[Pr], 250 µg (0,25 mg)[Pr], 1 mg[Pr].

PHARMACODYNAMIE (effets antiparkinsoniens)

	Début d'action	Pic	Durée
PO	inconnu	inconnu	inconnue

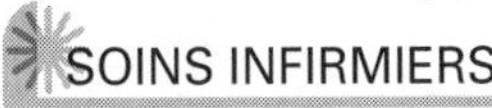

SOINS INFIRMIERS

ÉVALUATION DE LA SITUATION

- Avant le traitement et pendant toute sa durée, suivre de près les signes et les symptômes parkinsoniens suivants: tremblements, faiblesse musculaire et rigidité, démarche ataxique.
- Suivre de près l'apparition d'un état de confusion ou d'hallucinations et en avertir le médecin ou un autre professionnel de la santé, le cas échéant.
- Observer l'ÉCG et mesurer la pression artérielle à intervalles fréquents durant la période d'adaptation de la posologie et à intervalles réguliers pendant toute la durée du traitement.

DIAGNOSTICS INFIRMIERS POSSIBLES

- Mobilité physique réduite (Indications).
- Risque d'accident (Indications, Effets secondaires).
- Connaissances insuffisantes sur le traitement médicamenteux (Enseignement au patient et à ses proches).

INTERVENTIONS INFIRMIÈRES

- Pendant le traitement par le pergolide, on peut essayer de réduire avec grande prudence la dose de lévodopa/carbidopa.
- Administrer le médicament avec des aliments pour réduire les nausées ; cette réaction disparaît habituellement au fil du traitement.

ENSEIGNEMENT AU PATIENT ET À SES PROCHES

- Conseiller au patient de respecter scrupuleusement la posologie recommandée. S'il n'a pu prendre le médicament au moment habituel, il doit le prendre dès que possible, à moins que ce ne soit presque l'heure prévue pour la dose suivante. L'avertir qu'il ne doit jamais remplacer une dose manquée par une double dose. Lui recommander de consulter un professionnel de la santé avant de réduire la dose ou de cesser le traitement par ce médicament.
- Prévenir le patient que le pergolide peut provoquer de la somnolence. Lui conseiller de ne pas conduire et d'éviter les activités qui exigent sa vigilance jusqu'à ce qu'on ait la certitude que le médicament n'entraîne pas cet effet chez lui.
- Recommander au patient de changer lentement de position afin de réduire les risques d'hypotension orthostatique. La dose initiale peut être administrée au coucher afin de réduire cet effet.
- Conseiller au patient de se rincer fréquemment la bouche, de pratiquer une bonne hygiène orale et de consommer de la gomme ou des bonbons sans sucre pour aider à soulager la sécheresse de la bouche. Recommander au patient de consulter un professionnel de la santé si la sécheresse de la bouche persiste pendant plus de 2 semaines.

VÉRIFICATION DE L'EFFICACITÉ THÉRAPEUTIQUE

L'efficacité du traitement peut être démontrée par : l'amélioration de la réponse à la lévodopa/carbidopa chez les patients souffrant de la maladie de Parkinson. ✳

PÉRINDOPRIL,

voir Inhibiteurs de l'enzyme de conversion de l'angiotensine (IECA)

PERMÉTHRINE

Kwellada-P, Nix

CLASSIFICATION :

Agent dermatologique (pédiculicide, ovicide et scabicide topiques)

Grossesse – catégorie B

INDICATIONS

Après-shampooing à 1 % : Traitement des infestations causées par *Pediculus humanus var. capitis* (pou de tête) et ses lentes (œufs) ■ **Crème et lotion à 5 % :** Éradication de *Sarcoptes scabiei* (gale). **Usages non approuvés :** *Lotion à 1 % :* Prévention de l'infestation de poux en cas d'épidémie.

MÉCANISME D'ACTION

Retard de la repolarisation de la membrane des cellules nerveuses et paralysie de l'insecte par inhibition du transport sodique cellulaire normal. ***Effets thérapeutiques :*** Destruction des parasites.

PHARMACOCINÉTIQUE

Absorption : L'absorption systémique est minime (< 2 %). Le médicament reste dans les cheveux pendant 10 jours.
Distribution : Inconnue.
Métabolisme et excrétion : Le médicament est inactivé rapidement par les enzymes.
Demi-vie : Inconnue.

CONTRE-INDICATIONS ET PRÉCAUTIONS/ MISES EN GARDE

Contre-indications : Hypersensibilité à la perméthrine ou à l'un de ses composants, à un pyréthroïde synthétique, à la pyréthrine (insecticides ou pesticides pour usage vétérinaire) ou au chrysanthème.
Précautions/mises en garde : Grossesse ou allaitement ■ Enfants < 2 ans (après-shampooing à 1 %) ■ Nourrissons < 2 mois (lotion et crème à 5 %).

RÉACTIONS INDÉSIRABLES ET EFFETS SECONDAIRES

Tég. : sensation de brûlure, démangeaisons, rash, rougeur, sensation de picotement, enflure.
SN : engourdissement, fourmillements.

INTERACTIONS

Médicament-médicament : Aucune interaction notable.

VOIES D'ADMINISTRATION ET POSOLOGIE

Poux (traitement)

- **Usage topique (adultes et enfants > 2 ans) :** Appliquer en 1 seule fois l'après-shampooing à 1 % sur les cheveux et laisser agir pendant 10 minutes, puis rincer.

Gale

- **Usage topique (adultes et enfants) :** Appliquer par massage la crème ou la lotion à 5 % sur toutes les surfaces cutanées touchées ; laisser agir pendant 12 à 14 heures, puis laver la peau pour enlever l'agent.
- **Usage topique (nourrissons > 2 mois) :** Appliquer par massage la crème ou la lotion à 5 %, de la tête à la plante des pieds en incluant le cuir chevelu, les tempes et le front ; laisser agir pendant 12 à 14 heures, puis laver la peau pour enlever l'agent. Ces enfants doivent être traités sous la supervision d'un médecin.

PRÉSENTATION

Lotion : teneur à 5 % en flacons de 50 et de 200 mL[VL] ■ **Crème :** teneur à 5 %, en tubes de 30 et de 60 g[VL] ■ **Après-shampooing :** teneur à 1 %, en flacons de 50, de 59 et de 200 mL[VL].

PHARMACODYNAMIE (action pédiculicide)

	Début d'action	Pic	Durée
Usage topique	10 min	inconnu	14 jours

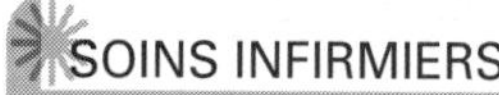

SOINS INFIRMIERS

ÉVALUATION DE LA SITUATION

Poux : Examiner le cuir chevelu à la recherche de poux et d'œufs (lentes) avant l'application de la perméthrine et une semaine plus tard.

P

Gale : Examiner la peau pour déceler la gale, avant et après le traitement.

DIAGNOSTICS INFIRMIERS POSSIBLES

- Entretien inefficace du domicile (Indications).
- Déficit de soins personnels : se laver et effectuer ses soins d'hygiène (Indications).
- Connaissances insuffisantes sur le traitement médicamenteux (Enseignement au patient et à ses proches).

INTERVENTIONS INFIRMIÈRES

Les préparations sont réservées à l'application topique.

ENSEIGNEMENT AU PATIENT ET À SES PROCHES

- Recommander au patient de prévenir un professionnel de la santé en cas de démangeaisons, d'engourdissement, de rougeur ou de rash du cuir chevelu.
- Recommander au patient d'éviter tout contact avec les yeux. Le cas échéant, lui conseiller de se rincer abondamment les yeux à l'eau et de prévenir un professionnel de la santé si l'irritation oculaire persiste.
- Expliquer au patient que les autres personnes habitant sous le même toit devraient également passer un examen de dépistage des poux.
- Expliquer au patient les méthodes permettant de prévenir la réinfestation : laver à la machine, à l'eau très chaude, tous les vêtements, incluant les vêtements d'extérieur et le linge de maison, et les faire sécher dans une sécheuse à air chaud pendant au moins 20 minutes ; faire nettoyer à sec les vêtements qu'on ne peut laver ; faire tremper les brosses et les peignes dans de l'eau chaude (54 °C) savonneuse pendant 5 à 10 minutes ; ne pas utiliser le même peigne ou la même brosse qu'une autre personne ; faire un shampooing aux perruques et postiches ; passer l'aspirateur sur les tapis et les meubles rembourrés ; laver les jouets dans de l'eau chaude savonneuse ; conserver les articles ne pouvant être lavés dans un sac de plastique hermétiquement fermé pendant 2 semaines.
- Dans le cas de l'enfant, recommander aux parents d'informer l'infirmière de l'école ou la garderie de la présence de poux pour que l'infestation puisse être enrayée.

Poux :

- Recommander au patient de se laver les cheveux avec un shampooing ordinaire, de les rincer et de les sécher avec une serviette. Bien mélanger l'après-shampooing avant de l'appliquer. Imbiber le cuir chevelu et les cheveux avec l'après-shampooing. Le patient devrait utiliser autant de solution que nécessaire pour en recouvrir toute la chevelure et jeter la portion inutilisée. Laisser agir pendant 10 minutes, puis rincer abondamment les cheveux et sécher avec une serviette propre. Peigner les cheveux avec un peigne fin afin de retirer les poux morts et les lentes (cette étape n'est pas obligatoire, mais peut être utile pour des raisons cosmétiques). Les écoles exigent généralement que les enfants soient débarrassés des lentes avant de retourner en classe.
- Expliquer au patient que la perméthrine le protégera de la réinfestation pendant 2 semaines. Les effets de la perméthrine se poursuivent même si le patient recommence à utiliser un shampooing ordinaire.

Gale : Expliquer au patient qu'il doit faire pénétrer profondément la préparation dans la peau, de la tête à la plante des pieds. Chez les nourrissons, il faut traiter la lisière des cheveux, le cou, le cuir chevelu, les tempes et le front. Il faut ensuite laisser la préparation sur la peau pendant 12 à 14 heures et laver ensuite à l'eau les régions traitées. Une application suffit.

VÉRIFICATION DE L'EFFICACITÉ THÉRAPEUTIQUE

L'efficacité du traitement peut être démontrée par : la disparition des poux et des lentes 1 semaine après le traitement ; une seconde application est indiquée si l'on décèle des poux à ce moment ▪ l'éradication de la gale après une application.

PÉTHIDINE,

voir Mépéridine

PHÉNAZOPYRIDINE

Phenazo, Pyridium

CLASSIFICATION :

Analgésique non opiacé (urinaire)

Grossesse – catégorie B

INDICATIONS

Soulagement des symptômes urinaires suivants dus à une infection ou à une intervention urologique: douleur ■ pollakiurie ■ sensation de brûlure ■ mictions impérieuses ■ mictions fréquentes.

MÉCANISME D'ACTION

Action directe sur la muqueuse des voies urinaires pour produire un effet analgésique ou anesthésique local ■ Absence d'effets antimicrobiens. ***Effets thérapeutiques:*** Soulagement des symptômes urinaires.

PHARMACOCINÉTIQUE

Absorption: Par suite de l'administration par voie orale, la phénazopyridine semble être bien absorbée.

Distribution: Inconnue. De petites fractions traversent le placenta.

Métabolisme et excrétion: Le médicament est excrété rapidement à l'état inchangé dans l'urine.

Demi-vie: Inconnue.

CONTRE-INDICATIONS ET PRÉCAUTIONS/ MISES EN GARDE

Contre-indications: Hypersensibilité ■ Insuffisance hépatique grave ■ Insuffisance rénale.

Précautions/mises en garde: Hépatite ■ Grossesse ou allaitement (l'innocuité du médicament n'a pas été établie) ■ Glomérulonéphrite ■ Hépatite ou urémie ■ Carence en G-6-PD.

P

RÉACTIONS INDÉSIRABLES ET EFFETS SECONDAIRES

SNC: céphalées, vertiges.

GI: hépatotoxicité, nausées.

GU: urine de couleur orange vif, insuffisance rénale.

Tég.: rash.

Hémat.: anémie hémolytique, méthémoglobinémie.

INTERACTIONS

Médicament-médicament: Aucune interaction notable.

VOIES D'ADMINISTRATION ET POSOLOGIE

PO (adultes): 200 mg, 3 fois par jour, pendant 2 jours.

PRÉSENTATION (version générique disponible)

Comprimés: 100 mg[Pr], 200 mg[Pr].

PHARMACODYNAMIE (analgésie des voies urinaires)

	DÉBUT D'ACTION	PIC	DURÉE
PO	inconnu	5–6 h	6–8 h

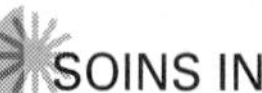

SOINS INFIRMIERS

ÉVALUATION DE LA SITUATION

Suivre de près les mictions impérieuses ou fréquentes et la douleur à la miction avant le traitement et pendant toute sa durée.

Tests de laboratoire:

- Examiner à intervalles réguliers tout au long du traitement les résultats des tests de l'exploration fonctionnelle hépatique.
- La phénazopyridine peut modifier les résultats des analyses des urines, modifications révélées par les changements de couleur (glucose, corps cétoniques, bilirubine, stéroïdes, protéines).

DIAGNOSTICS INFIRMIERS POSSIBLES

- Douleur aiguë (Indications).
- Élimination urinaire altérée (Indications).
- Connaissances insuffisantes sur le traitement médicamenteux (Enseignement au patient et à ses proches).

INTERVENTIONS INFIRMIÈRES

- Il faut arrêter l'administration de la phénazopyridine dès que la douleur ou la gêne ont été soulagées, habituellement 2 jours après le début du traitement de l'infection des voies urinaires. Le patient doit cependant poursuivre l'antibiothérapie prescrite pendant toute la durée recommandée.
- Administrer la phénazopyridine avec des aliments ou après les repas pour réduire l'irritation gastrique. Il ne faut pas écraser ni croquer les comprimés.

ENSEIGNEMENT AU PATIENT ET À SES PROCHES

- Conseiller au patient de respecter scrupuleusement la posologie recommandée. S'il n'a pu prendre le médicament au moment habituel, il doit le faire dès que possible à moins que ce ne soit presque l'heure prévue pour la dose suivante.
- Prévenir le patient que même si l'on arrête le traitement par la phénazopyridine, une fois la douleur ou la gêne soulagées, il doit continuer

de prendre les antibiotiques que le médecin lui a prescrits pendant toute la durée recommandée. Lui conseiller de ne pas conserver les comprimés de phénazopyridine inutilisés sans avoir consulté au préalable un professionnel de la santé.
- Expliquer au patient que le médicament rendra l'urine de couleur rouge orangé et qu'il risque de tacher ses vêtements ou ses draps. Lui conseiller de porter des serviettes hygiéniques pour garder ses vêtements propres. La phénazopyridine peut aussi tacher les lentilles cornéennes souples.
- Recommander au patient de prévenir un professionnel de la santé en cas de rash, de modification de la couleur de la peau ou de fatigue inhabituelle.

VÉRIFICATION DE L'EFFICACITÉ THÉRAPEUTIQUE

L'efficacité du traitement peut être démontrée par: la diminution de la douleur et de la sensation de brûlure pendant les mictions.

PHÉNELZINE,

voir Inhibiteurs de la monoamine-oxydase (IMAO)

PHÉNOBARBITAL

Barbilixir, Phenobarbital, PMS-Phenobarbital

CLASSIFICATION:

Anticonvulsivant, anxiolytique et hypnosédatif (barbiturique)

Grossesse – catégorie D

INDICATIONS

Anticonvulsivant en cas de crises tonicocloniques généralisées (grand mal) ou de crises complexes partielles ■ État de mal épileptique ■ Sédation préopératoire et autres circonstances où la sédation peut s'avérer nécessaire ■ Insomnie ■ Certains cas d'hypertension intracrânienne. **Usages non approuvés:** Prévention et traitement de l'hyperbilirubinémie.

MÉCANISME D'ACTION

Dépression du SNC à tous les niveaux ■ Dépression de la zone sensorielle du cortex, diminution de l'activité motrice et modification de la fonction cérébelleuse ■ Inhibition de la transmission dans le système nerveux et élévation du seuil de convulsion ■ Induction (accélération) de l'activité des enzymes hépatiques qui métabolisent les médicaments, la bilirubine et d'autres composés. ***Effets thérapeutiques:*** Effets anticonvulsivants ■ Sédation.

PHARMACOCINÉTIQUE

Absorption: L'absorption du phénobarbital est lente, mais relativement complète (de 70 à 90 %).

Distribution: Inconnue.

Métabolisme et excrétion: Une fraction de 75 % du médicament est métabolisée par le foie; une fraction de 25 % est excrétée à l'état inchangé par les reins.

Demi-vie: De 2 à 6 jours.

CONTRE-INDICATIONS ET PRÉCAUTIONS/ MISES EN GARDE

Contre-indications: Hypersensibilité ■ Porphyrie ■ Dépression respiratoire grave ou insuffisance pulmonaire ■ Insuffisance hépatique ■ Insuffisance rénale ■ Apnée du sommeil ■ Patients suicidaires ■ Alcoolisme ■ Pharmacodépendance ■ Douleurs graves.

Précautions/mises en garde: Personnes âgées (il est recommandé de réduire la dose) ■ Usage à titre d'hypnotique réservé à un traitement de courte durée (l'administration prolongée peut entraîner la dépendance) ■ Grossesse (l'administration prolongée provoque la pharmacodépendance chez le nourrisson; le médicament peut entraîner des troubles de la coagulation et des malformations chez le fœtus; l'administration de phénobarbital au terme de la grossesse peut provoquer la dépression respiratoire chez le nouveau-né) ■ Coma ou dépression préexistante du SNC ■ Allaitement ■ Intolérance connue à l'alcool (élixir seulement).

RÉACTIONS INDÉSIRABLES ET EFFETS SECONDAIRES

SNC: sensation de gueule de bois, delirium, dépression, somnolence, excitation, léthargie, vertiges.

Resp.: dépression respiratoire; *IV* – LARYNGOSPASME, bronchospasme.

CV: *IV* – hypotension.

GI: constipation, diarrhée, nausées, vomissements.

Tég.: photosensibilité, rash, urticaire.

Locaux: phlébite au point d'injection IV.

Loc.: arthralgie, myalgie, névralgie.

Divers : réactions d'hypersensibilité incluant l'ANGIOŒDÈME et la MALADIE SÉRIQUE, dépendance physique, dépendance psychologique.

INTERACTIONS

Médicament-médicament : Effets dépressifs additifs sur le SNC lors de l'usage concomitant d'autres **dépresseurs du SNC** dont l'**alcool**, les **antihistaminiques**, les **analgésiques opiacés** et d'autres **hypnosédatifs** ■ Le phénobarbital peut activer les enzymes hépatiques qui métabolisent d'autres médicaments, diminuant ainsi leur efficacité. Il s'agit des médicaments suivants : **contraceptifs oraux**, **warfarine**, **chloramphénicol**, **cyclosporine**, **dacarbazine**, **corticostéroïdes**, **antidépresseurs tricycliques** et **quinidine** ■ Le phénobarbital peut accroître le risque de toxicité hépatique par l'**acétaminophène** ■ Les **IMAO**, l'**acide valproïque** ou le **divalproex**, administrés en concomitance, peuvent diminuer le métabolisme du phénobarbital et intensifier ses effets sédatifs ■ Le phénobarbital peut augmenter le risque de toxicité hématologique du **cyclophosphamide**.

VOIES D'ADMINISTRATION ET POSOLOGIE

PO (adultes) : *Anticonvulsivant* – de 60 à 250 mg par jour, en 1 seule dose ou en 2 ou 3 doses fractionnées. *Sédatif* – de 30 à 120 mg par jour, en 2 ou 3 doses fractionnées. *Hypnotique* – de 100 à 320 mg, au coucher.

P

PO (enfants) : *Anticonvulsivant* – de 1 à 6 mg/kg/jour, en 1 seule dose ou en doses fractionnées. *Sédatif* – 2 mg/kg, 3 fois par jour.

IM, IV (enfants) : *Sédation préopératoire* – de 1 à 3 mg/kg, de 1 à 2 heures avant l'intervention chirurgicale.

IM, IV (adultes) : *Sédatif* – de 30 à 120 mg par jour, en 2 ou 3 doses fractionnées. *Sédation préopératoire* – de 130 à 200 mg, de 1 à 2 heures avant l'intervention chirurgicale. *Hypnotique* – de 100 à 325 mg.

IV (adultes) : *Anticonvulsivant* – au départ, de 100 à 320 mg, selon les besoins (dose totale de 600 mg/24 heures). *État de mal épileptique* – de 10 à 20 mg/kg, répéter toutes les 20 minutes, au besoin, jusqu'à ce que la crise soit maîtrisée ou jusqu'à l'atteinte d'une dose totale de 1 à 2 g.

IV (enfants) : *Anticonvulsivant* – de 1 à 6 mg/kg/jour. *État de mal épileptique* – de 10 à 20 mg/kg, répéter, au besoin, en administrant une dose de 5 à 10 mg/kg, toutes les 20 minutes jusqu'à ce que la crise soit maîtrisée ou jusqu'à l'atteinte d'une dose totale de 40 mg/kg.

PRÉSENTATION (version générique disponible)

Comprimés : 15 mg[Pr], 30 mg[Pr], 60 mg[Pr], 100 mg[Pr] ■ **Élixir :** 4 mg/mL[Pr], 25 mg/5 mL[Pr] ■ **Solution pour injection :** 30 mg/mL[Pr], 120 mg/mL[Pr] ■ **En association avec :** plusieurs autres médicaments.

PHARMACODYNAMIE (sédation†)

	Début d'action	Pic	Durée
PO	30 – 60 min	inconnu	> 6 h
IM, SC	10 – 30 min	inconnu	4 – 6 h
IV	5 min	30 min	4 – 6 h

† Le plein effet anticonvulsivant se manifeste après 2 à 3 semaines de traitement, sauf si une dose d'attaque a été administrée.

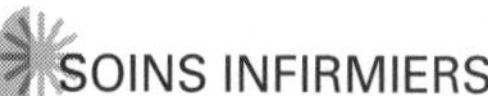

SOINS INFIRMIERS

ÉVALUATION DE LA SITUATION

- SUIVRE DE PRÈS LA FONCTION RESPIRATOIRE, MESURER LE POULS ET LA PRESSION ARTÉRIELLE À INTERVALLES FRÉQUENTS CHEZ LES PATIENTS RECEVANT LE PHÉNOBARBITAL PAR VOIE IV. GARDER À PORTÉE DE LA MAIN LE MATÉRIEL DE RÉANIMATION ET DE RESPIRATION ARTIFICIELLE. LA GRAVITÉ DE LA DÉPRESSION RESPIRATOIRE EST PROPORTIONNELLE À LA DOSE.
- Le traitement prolongé peut entraîner une dépendance psychologique ou physique. Diminuer la quantité de médicament dont le patient peut disposer, particulièrement s'il est déprimé ou suicidaire ou s'il a des antécédents de toxicomanie.

Convulsions : Déterminer l'emplacement, la durée et les caractéristiques des convulsions.

Sédation :

- Déterminer le niveau de conscience du patient et le degré d'anxiété qu'il manifeste lorsque le phénobarbital est administré comme sédatif avant une intervention chirurgicale.
- Suivre de près la douleur chez les patients ayant subi une intervention chirurgicale. Le phénobarbital peut augmenter la sensibilité aux stimuli douloureux.

Tests de laboratoire :

- Noter à intervalles réguliers les résultats des tests de l'exploration fonctionnelle hépatique et ré-

nale ainsi que la numération globulaire chez les patients recevant un traitement prolongé.
- Mesurer les concentrations sériques de folate à intervalles réguliers pendant toute la durée du traitement puisque les besoins en folate des patients suivant un traitement anticonvulsivant de longue durée par le phénobarbital sont accrus.
- Le phénobarbital peut entraîner une baisse des concentrations sériques de bilirubine chez les nouveau-nés, chez les patients atteints d'hyperbilirubinémie congénitale non hémolytique et non conjuguée et chez les patients épileptiques.

Toxicité et surdosage : On peut mesurer à intervalles réguliers les concentrations sériques de phénobarbital lorsque le médicament est administré comme anticonvulsivant. Les concentrations sanguines thérapeutiques sont de 65 à 170 µmol/L. Les symptômes de toxicité incluent la confusion, la somnolence, la dyspnée, les troubles de l'élocution et la démarche chancelante.

DIAGNOSTICS INFIRMIERS POSSIBLES

- Risque d'accident (Indications, Effets secondaires).
- Connaissances insuffisantes sur le traitement médicamenteux (Enseignement au patient et à ses proches).

INTERVENTIONS INFIRMIÈRES

- Surveiller les déplacements du patient après l'administration du médicament et retirer les cigarettes. Soulever les ridelles du lit et laisser la sonnette d'appel à porter de la main. Garder le lit en position basse. Prendre les précautions qui s'imposent en cas de crise convulsive.
- Lorsque l'on substitue un autre anticonvulsivant au phénobarbital, il faut réduire graduellement la dose de phénobarbital tout en augmentant la dose du nouveau médicament afin de maintenir les effets anticonvulsivants.

PO : Dans le cas des patients éprouvant des difficultés de déglutition, on peut écraser les comprimés et les mélanger à des aliments ou à des liquides (ne pas administrer à l'état sec). La solution orale peut être prise non diluée ou mélangée à de l'eau, du lait ou du jus. Utiliser un récipient gradué pour mesurer les préparations liquides.

IM : Administrer les injections IM profondément dans le muscle fessier pour diminuer l'irritation des tissus. Ne pas injecter plus de 5 mL dans un seul point en raison du risque d'irritation tissulaire.

IV : Les concentrations maximales dans le cerveau ne sont parfois pas atteintes avant 15 à 30 minutes. Administrer la plus faible dose possible et attendre que son efficacité puisse se manifester avant d'administrer une seconde dose, afin de prévenir la dépression induite par l'accumulation de barbiturique.

IV directe :
- Diluer une fois de plus dans 10 mL d'eau stérile. Consulter les directives de chaque fabricant avant de reconstituer la préparation. Ne pas utiliser une solution qui ne devient pas tout à fait transparente dans les 5 minutes suivant la reconstitution ou qui contient un précipité. Jeter la poudre ou la solution exposée à l'air pendant plus de 30 minutes.
- La solution est très alcaline ; éviter l'extravasation en raison des risques de lésion et de nécrose des tissus. En cas d'extravasation, le médecin peut prescrire une infiltration de la région affectée avec une solution de procaïne à 5 % et l'application de chaleur humide.

Vitesse d'administration : Administrer à un débit maximal de 60 mg/minute. Adapter lentement la dose jusqu'à l'obtention de la réaction désirée. L'administration rapide peut provoquer une dépression respiratoire.

Compatibilité (tubulure en Y) : énalaprilate ■ méropenem ■ propofol ■ sufentanil.

Incompatibilité (tubulure en Y) : hydromorphone.

ENSEIGNEMENT AU PATIENT ET À SES PROCHES

- Conseiller au patient de respecter scrupuleusement la posologie recommandée. S'il n'a pu prendre le médicament au moment habituel, il doit le faire dès que possible à moins que ce ne soit presque l'heure prévue pour la dose suivante. Le prévenir qu'il ne doit jamais remplacer une dose manquée par une double dose.
- Prévenir le patient qui suit un traitement prolongé qu'il ne doit pas arrêter de prendre le médicament sans avoir consulté un professionnel de la santé au préalable. L'arrêt brusque du traitement peut déclencher des convulsions ou l'état de mal épileptique.
- Prévenir le patient que le phénobarbital peut provoquer la somnolence diurne. Lui conseiller de ne pas conduire et d'éviter les activités qui exigent sa vigilance jusqu'à ce qu'on ait la certitude que le médicament n'entraîne pas cet effet chez lui. Recommander au patient de ne reprendre la conduite automobile que si le médecin l'autorise à le faire après s'être assuré que les crises ont été maîtrisées.

- Conseiller au patient de ne pas boire d'alcool et de ne pas prendre d'autres dépresseurs du SNC en même temps que ce médicament.
- Recommander à la patiente qui prend un contraceptif oral d'utiliser une autre méthode contraceptive non hormonale pendant toute la durée du traitement et jusqu'aux règles suivantes. Lui conseiller de prévenir immédiatement un professionnel de la santé si elle souhaite devenir enceinte ou croit l'être.
- Recommander au patient de prévenir un professionnel de la santé en cas de fièvre, de maux de gorge, d'aphtes, de saignements ou d'ecchymoses inhabituels, de saignements du nez ou de pétéchies.

VÉRIFICATION DE L'EFFICACITÉ THÉRAPEUTIQUE

L'efficacité du traitement peut être démontrée par: la diminution ou l'arrêt des convulsions sans sédation excessive; le plein effet anticonvulsivant peut ne pas se manifester avant plusieurs semaines ■ la sédation préopératoire ■ l'amélioration du sommeil ■ la baisse des concentrations sériques de bilirubine. ✳

PHENTOLAMINE

Phentolamine, Rogitine

CLASSIFICATION:

Antihypertenseur (antagoniste alpha-adrénergique à action périphérique)

Grossesse – catégorie C

INDICATIONS

IV: Prévention et maîtrise des épisodes d'hypertension chez les patients souffrant de phéochromocytome, lors de la phase préopératoire et durant l'ablation de la tumeur ■ Diagnostic de phéochromocytome (test à la rogitine) ■ **Infiltration**: Prévention de la formation d'escarres et traitement de la nécrose tissulaire en cas d'extravasation, lors de l'administration de norépinéphrine. **Usages non approuvés – IM, IV**: Traitement de l'hypertension associée à un excès d'activité adrénergique (sympathique), comme celle qui suit l'administration de phényléphrine, la consommation d'aliments contenant de la tyramine par les patients recevant un IMAO ou le sevrage de la clonidine.

MÉCANISME D'ACTION

Blocage incomplet et de courte durée des récepteurs alpha-adrénergiques situés principalement dans les muscles lisses et les glandes exocrines ■ Induction d'hypotension par relaxation directe des muscles vasculaires lisses et par blocage des récepteurs alpha. ***Effets thérapeutiques:*** Abaissement de la pression artérielle en cas d'hypertension attribuable à un excès d'activité adrénergique (sympathique) ■ **Infiltration**: renversement de la vasoconstriction provoquée par la norépinéphrine ou la dopamine.

PHARMACOCINÉTIQUE

Absorption: Bonne absorption par suite de l'administration par voie IM.

Distribution: Inconnue.

Métabolisme et excrétion: Une fraction de 10 % est excrétée à l'état inchangé par les reins.

Demi-vie: Inconnue.

CONTRE-INDICATIONS ET PRÉCAUTIONS/ MISES EN GARDE

Contre-indications: Hypersensibilité ■ Hypersensibilité connue aux sulfites ■ Infarctus du myocarde ou antécédents d'infarctus, insuffisance coronarienne, angine ou autres signes évocateurs de maladie coronarienne ■ Hypotension.

Précautions/mises en garde: Ulcère gastro-duodénal ■ Personnes âgées (davantage prédisposées aux effets hypotensifs; il est recommandé de réduire la dose) ■ Grossesse ou allaitement (l'innocuité du médicament n'a pas été établie) ■ Insuffisance rénale ■ Artériosclérose cérébrale.

RÉACTIONS INDÉSIRABLES ET EFFETS SECONDAIRES

Administration par voie parentérale.

SNC: SPASME CÉRÉBROVASCULAIRE, étourdissements, faiblesse.

ORLO: congestion nasale.

CV: HYPOTENSION, INFARCTUS DU MYOCARDE, angine, arythmies, tachycardie.

GI: douleurs abdominales, diarrhée, nausées, vomissements, aggravation de l'ulcère gastro-duodénal.

Tég.: bouffées vasomotrices.

INTERACTIONS

Médicament-médicament: La phentolamine contrecarre les effets des **stimulants alpha-adrénergiques** ■ La phentolamine peut diminuer la réaction vasopressive à l'**éphédrine**, à la **phényléphrine** ou au **métaraminol** ■ L'administration concomitante d'**épinéphrine** ou de **méthoxamine** peut entraîner une hypotension grave ■ La **guanéthidine** ou le **guanédrel**, administrés en concomitance, peuvent provoquer une hypotension et une bradycardie exagérées ■ La phentolamine diminue la vasoconstriction périphérique entraînée par des doses élevées de **dopamine**.

VOIES D'ADMINISTRATION ET POSOLOGIE

Hypertension associée au phéochromocytome, avant et pendant l'intervention chirurgicale

- **IV (adultes)**: De 2 à 5 mg, de 1 à 2 heures avant l'intervention, répéter l'administration de cette dose selon les besoins.

Prévention et de la nécrose tissulaire provoquée par l'extravasation de norépinéphrine

- **Infiltration (adultes)**: De 5 à 10 mg dans 10 mL de NaCl 0,9 %.

Diagnostic du phéochromocytome

- **IV (adultes)**: 5 mg.
- **IV (enfants)**: 1 mg.
- **IM (adultes)**: 5 mg.
- **IM (enfants)**: 3 mg.

PRÉSENTATION

Solution pour injection: 5 mg/mL^Pr, 10 mg/mL^Pr.

PHARMACODYNAMIE (blocage alpha-adrénergique)

	DÉBUT D'ACTION	PIC	DURÉE
IM	inconnu	20 min	30 – 45 min
IV	immédiat	2 min	15 – 30 min

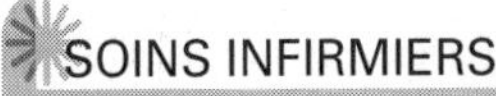

SOINS INFIRMIERS

ÉVALUATION DE LA SITUATION

MESURER LA PRESSION ARTÉRIELLE ET LE POULS ET EXAMINER LE TRACÉ DE L'ÉCG TOUTES LES 2 MINUTES PENDANT L'ADMINISTRATION IV. EN CAS DE CRISE HYPOTENSIVE, L'ADMINISTRATION D'ÉPINÉPHRINE EST CONTRE-INDIQUÉE, CAR ELLE POURRAIT ENTRAÎNER UNE DIMINUTION PARADOXALE ADDITIVE DE LA PRESSION ARTÉRIELLE. CEPENDANT, ON PEUT UTILISER DE LA NORÉPINÉPHRINE.

DIAGNOSTICS INFIRMIERS POSSIBLES

- Irrigation tissulaire inefficace (Indications).
- Risque d'accident (Indications).
- Connaissances insuffisantes sur le traitement médicamenteux (Enseignement au patient et à ses proches).

INTERVENTIONS INFIRMIÈRES

- Garder le patient en position couchée pendant toute la durée de l'administration par voie parentérale.
- Injecter à une vitesse de 5 mg/minute.

Perfusion continue: Diluer de 5 à 10 mg de phentolamine dans 500 mL de D5%E.

***Vitesse d'administration*:** Adapter la vitesse de perfusion à la réponse du patient ■ On peut également ajouter 10 mg de phentolamine par 1 000 mL de solution contenant de la norépinéphrine pour prévenir la formation d'une escarre ou la nécrose tissulaire. Ce procédé ne modifie pas l'effet vasopresseur de la norépinéphrine.

Compatibilité dans la même seringue: papavérine.

Compatibilité (tubulure en Y): amiodarone.

Compatibilité en addition au soluté: dobutamine ■ norépinéphrine.

Infiltration: Diluer de 5 à 10 mg de phentolamine dans 10 mL de solution de NaCl 0,9 %. Infiltrer rapidement le territoire où l'extravasation a eu lieu. Afin que le traitement soit efficace, on doit administrer le médicament dans les 12 heures suivant l'extravasation.

ENSEIGNEMENT AU PATIENT ET À SES PROCHES

- Recommander au patient de changer lentement de position pour diminuer le risque d'hypotension orthostatique.
- Conseiller au patient d'informer un professionnel de la santé s'il ressent des douleurs thoraciques durant la perfusion IV.

VÉRIFICATION DE L'EFFICACITÉ THÉRAPEUTIQUE

L'efficacité du traitement peut être démontrée par: l'abaissement de la pression artérielle ■ la prévention de la nécrose tissulaire et de la formation d'escarres en cas d'extravasation lors de l'administration de norépinéphrine, de dopamine ou de phényléphrine.

PHÉNYTOÏNE et FOSPHÉNYTOÏNE

phénytoïne
Dilantin, Novo-Phenytoin, Phenytoin

fosphénytoïne
Cerebyx

CLASSIFICATION :
Anticonvulsivants (hydantoïne), antiarythmiques (classe IB)

Grossesse – catégories C (phénytoïne) et D (fosphénytoïne)

INDICATIONS

Phénytoïne : Traitement et prévention des crises tonicocloniques généralisées (grand mal) et des crises partielles complexes ▪ **Fosphénytoïne :** Traitement de courte durée (moins de 5 jours) des convulsions lorsqu'il est impossible d'administrer la phénytoïne par voie orale ▪ Traitement et prévention des convulsions pendant une neurochirurgie. **Usages non approuvés – Phénytoïne :** Antiarythmique, particulièrement en cas d'arythmies associées à une toxicité digitalique ▪ Traitement des syndromes douloureux incluant la névralgie essentielle du trijumeau.

MÉCANISME D'ACTION

Inhibition de la propagation de la crise convulsive par modification du transport de l'ion sodique ▪ Effets antiarythmiques découlant de l'amélioration de la conduction AV ▪ Diminution possible de la transmission synaptique ▪ La fosphénytoïne est rapidement transformée en phénytoïne, laquelle est à l'origine de ses effets pharmacologiques. ***Effets thérapeutiques :*** Diminution de l'activité convulsivante ▪ Répression des arythmies ▪ Diminution de la douleur.

PHARMACOCINÉTIQUE

Absorption : *Phénytoïne* – Absorption lente depuis le tractus gastro-intestinal. La biodisponibilité diffère d'un produit à l'autre ; seul Dilantin en capsules est considéré comme un produit à « libération prolongée ». La libération, dans le cas des autres préparations, est rapide. *Fosphénytoïne* – Cet agent est rapidement transformé en phénytoïne par suite de l'administration par voie IV. Il est complètement absorbé par suite de l'administration par voie IM.

Distribution : Ces médicaments se répartissent dans le liquide céphalorachidien et dans d'autres liquides et tissus de l'organisme. Ils pénètrent dans le lait maternel et traversent le placenta ; les concentrations sont similaires chez la mère et le fœtus. Ils se répartissent surtout dans les tissus adipeux.

Métabolisme et excrétion : La phénytoïne est surtout métabolisée par le foie. Des quantités minimes sont excrétées dans l'urine.

Demi-vie : *Fosphénytoïne* – 15 minutes ; *phénytoïne* – 22 heures (la demi-vie est plus longue lorsque les concentrations sanguines sont élevées).

CONTRE-INDICATIONS ET PRÉCAUTIONS/ MISES EN GARDE

Contre-indications : Hypersensibilité ▪ Hypersensibilité au propylène glycol (injection de phénytoïne seulement) ▪ Intolérance à l'alcool (phénytoïne en solution pour injection et en suspension orale seulement) ▪ Bradycardie sinusale, bloc sino-auriculaire (SA), bloc AV du deuxième ou du troisième degré ou syndrome d'Adams-Stoke.

Précautions/mises en garde : Maladie hépatique ou rénale (risque accru de réactions indésirables ; il est recommandé de réduire la dose en cas d'insuffisance hépatique) ▪ Personnes âgées ou patients souffrant de maladies cardiaque ou respiratoire graves (administration parentérale – risque accru de réactions indésirables graves, particulièrement lors de l'utilisation de phénytoïne par voie IV) ▪ Obésité (la dose initiale de phénytoïne devrait être calculée selon le poids idéal + 1,33 fois le poids excédentaire) ▪ Grossesse (l'innocuité de ces agents n'a pas été établie ; l'administration prolongée peut déclencher le syndrome fœtal de l'hydantoïne ; l'administration au terme de la grossesse peut provoquer l'hémorragie chez le nouveau-né) ▪ Allaitement (l'innocuité de ces agents n'a pas été établie).

RÉACTIONS INDÉSIRABLES ET EFFETS SECONDAIRES

La plupart des réactions et effets mentionnés se manifestent lors de l'administration prolongée de phénytoïne.

SNC : <u>ataxie</u>, agitation, œdème cérébral, coma, étourdissements, somnolence, dysarthrie, dyskinésie, syndrome extrapyramidal, céphalées, nervosité, faiblesse.

ORLO : <u>diplopie</u>, <u>nystagmus</u>, acouphènes.

CV : <u>hypotension</u> (risque accru lors de l'administration IV de phénytoïne), tachycardie, vasodilatation.

GI : <u>hyperplasie gingivale</u>, <u>nausées</u>, altération du goût, anorexie, constipation, hépatite médicamenteuse, sécheresse de la bouche (xérostomie), vomissements, perte de poids.

GU : urine de couleur rose, rouge et rouge-brun.

Tég. : hypertrichose, rash, dermatite exfoliative, prurit.

HÉ : hypocalcémie.

Hémat. : AGRANULOCYTOSE, ANÉMIE APLASIQUE, leucopénie, anémie mégaloblastique, thrombocytopénie.

Loc. : douleurs lombaires, ostéomalacie, douleurs pelviennes.

Divers : réactions allergiques, incluant le SYNDROME DE STEVENS-JOHNSON, fièvre, lymphadénopathie.

INTERACTIONS

Médicament-médicament : La **phénylbutazone**, le **disulfiram**, l'**amiodarone**, l'**isoniazide**, le **chloramphénicol**, le **vaccin antigrippal**, les **sulfamides**, la **fluoxétine**, les **benzodiazépines**, l'**oméprazole**, l'**itraconazole**, le **kétoconazole**, le **fluconazole**, le **miconazole**, les **œstrogènes**, les **succinamides**, l'**halothane**, le **méthylphénidate**, les **phénothiazines**, les **salicylates**, le **tolbutamide**, la **trazodone**, le **felbamate**, la **cimétidine** et l'ingestion rapides de grandes quantités d'**alcool** peuvent élever les concentrations sanguines de phénytoïne ▪ Les **barbituriques**, la **carbamazépine**, la **réserpine** et la **warfarine**, administrés en concomitance, ainsi que la consommation régulière d'**alcool** peuvent diminuer les concentrations sanguines de phénytoïne ▪ La phénytoïne peut modifier les effets de la **digoxine**, de la **warfarine**, du **felbamate**, des **corticostéroïdes**, de la **doxycycline**, de la **rifampine**, de la **quinidine**, de la **méthadone**, de la **cyclosporine** et des **œstrogènes** ▪ Risque d'hypotension additive lors de l'administration concomitante par voie IV de phénytoïne et de **dopamine** ▪ Dépression additive du SNC lors de l'administration d'autres **dépresseurs du SNC**, y compris l'**alcool**, les **antihistaminiques**, les **antidépresseurs**, les **opiacés** et les **hypnosédatifs** ▪ Les **antiacides** peuvent diminuer l'absorption de la phénytoïne administrée PO ▪ La phénytoïne peut réduire l'efficacité de la **streptozocine** ou de la **théophylline** ▪ Risque de dépression cardiaque additive lors de l'administration concomitante de **propanolol** ou de **lidocaïne** ▪ Le **calcium** et le **sulcrafate**, administrés en concomitance, réduisent l'absorption de la phénytoïne.

Médicament-aliments : La phénytoïne peut diminuer l'absorption de l'**acide folique** ▪ En cas d'**alimentation entérale** simultanée, l'absorption de la phénytoïne peut être réduite.

VOIES D'ADMINISTRATION ET POSOLOGIE

Fosphénytoïne

Toutes les doses sont exprimées en unités équivalentes de phénytoïne sodique (EP).

- **IV (adultes)** : *État de mal épileptique* – dose d'attaque : de 15 à 20 mg d'EP/kg.
- **IV, IM (adultes)** : *Dose d'attaque et dose d'entretien administrée dans les cas non urgents* – respectivement, de 10 à 20 mg d'EP/kg et de 4 à 6 mg d'EP/kg/jour.
- **IV, IM (adultes)** : *Remplacement de la phénytoïne orale par fosphénytoïne par voie IM ou IV* – administrer la même dose quotidienne (la biodisponibilité des capsules de Dilantin est d'environ 90 % et celle de la fosphénytoïne par voie IM ou IV, de 100 %).

Phénytoïne (anticonvulsivant)

L'administration IM ne devrait se faire qu'en dernier recours. La posologie devrait être augmentée de 50 % par rapport à la posologie quotidienne PO précédemment établie.

- **PO (adultes)** : *Dose d'attaque* – 100 mg, 3 fois/jour ; *dose d'entretien* – de 300 à 400 mg/jour, 1 dose de 600 mg/jour peut être nécessaire dans certains cas. Lorsque les symptômes sont maîtrisés par 1 dose de 100 mg, 3 fois/jour, on peut administrer cette dose quotidienne en 1 seule fois.
- **PO (enfants)** : Au départ, 5 mg/kg/jour, jusqu'à un maximum de 300 mg/jour, en 2 ou 3 prises ; *dose d'entretien* – de 4 à 8 mg/kg/jour (250 mg/m^2), en 2 ou 3 doses fractionnées (ne pas dépasser 300 mg/jour).
- **IV (adultes)** : *État de mal épileptique* – de 10 à 15 mg/kg, puis 100 mg, toutes les 6 à 8 heures. Le débit ne doit pas dépasser 50 mg/minute.
- **IV (enfants)** : *État de mal épileptique* – de 15 à 20 mg/kg, à un débit de 1 à 3 mg/kg/minute.

PRÉSENTATION

- **Fosphénytoïne**

  Solution pour injection : 75 mg/mL (équivalant à 50 mg de phénytoïne sodique), en flacons unidose de 2 mL[Pr].
- **Phénytoïne (version générique disponible)**

  Comprimés à croquer : 50 mg[Pr] ▪ **Suspension orale** : 30 mg/5 mL[Pr], 125 mg/5 mL[Pr] ▪ **Capsules à libération prolongée** : 30 mg[Pr], 100 mg[Pr] ▪ **Solution pour injection** : 50 mg/mL, en ampoules de 2 et de 5 mL[Pr], en fioles de 2 et de 5 mL[Pr].

P

PHARMACODYNAMIE (effet anticonvulsivant)

	DÉBUT D'ACTION†	PIC	DURÉE
Fosphénytoïne IM	inconnu	30 min	jusqu'à 24 h
Fosphénytoïne IV	15 – 45 min	15 – 60 min	jusqu'à 24 h
Phénytoïne PO	2 – 24 h (1 semaine)	1,5 – 3 h	6 – 12 h
Phénytoïne PO-LP‡	2 – 24 h (1 semaine)	4 – 12 h	12 – 36 h
Phénytoïne IV	1 – 2 h (1 semaine)	rapide	12 – 24 h
Phénytoïne IM	inconnu (erratique)	erratique	12 – 24 h

† ( ) = Délai jusqu'à ce que l'on note le début de l'action sans administration d'une dose d'attaque.
‡ LP = Libération prolongée.

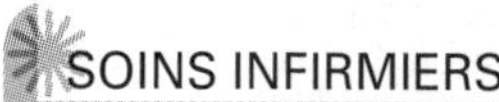

SOINS INFIRMIERS

ÉVALUATION DE LA SITUATION

Convulsions : Évaluer l'emplacement, la durée, la fréquence et les caractéristiques des crises convulsives. On peut surveiller à intervalles réguliers l'ÉEG durant toute la durée du traitement.

Arythmies : Surveiller continuellement l'ÉCG durant le traitement des arythmies.

Névralgie : Suivre de près la douleur (emplacement, durée, intensité, facteurs déclenchants), avant le traitement et à intervalles réguliers pendant toute sa durée.

Phénytoïne :

- Suivre de près l'hygiène buccale du patient. Un nettoyage vigoureux, commençant dans les 10 jours suivant le début du traitement par la phénytoïne, peut aider à maîtriser l'hyperplasie gingivale.
- SUIVRE DE PRÈS LES SIGNES DU SYNDROME D'HYPERSENSIBILITÉ À LA PHÉNYTOÏNE (FIÈVRE, RASH, LYMPHADÉNOPATHIE). LE RASH SURVIENT HABITUELLEMENT DANS LES 2 PREMIÈRES SEMAINES DE TRAITEMENT. LE SYNDROME D'HYPERSENSIBILITÉ SE MANIFESTE HABITUELLEMENT ENTRE LA TROISIÈME ET LA HUITIÈME SEMAINE, MAIS IL PEUT APPARAÎTRE JUSQU'À LA DOUZIÈME SEMAINE APRÈS LE DÉBUT DU TRAITEMENT. CE SYNDROME, DONT L'ISSUE PEUT ÊTRE FATALE, PEUT ENTRAÎNER L'INSUFFISANCE RÉNALE, LA RHABDOMYOLYSE OU LA NÉCROSE HÉPATIQUE.

Fosphénytoïne :

- Surveiller continuellement la pression artérielle, l'ÉCG et la fonction respiratoire pendant l'administration de la fosphénytoïne et pendant toute la durée du pic plasmatique (de 10 à 20 minutes après la perfusion).
- OBSERVER ATTENTIVEMENT LE PATIENT POUR DÉCELER LE RASH. IL FAUT ARRÊTER LE TRAITEMENT PAR LA FOSPHÉNYTOÏNE AUX PREMIERS SIGNES DE RÉACTIONS CUTANÉES. LES RÉACTIONS INDÉSIRABLES GRAVES TELLES QUE LA DERMATITE EXFOLIATRICE, PURPURIQUE OU BULLEUSE OU LE LUPUS ÉRYTHÉMATEUX, LE SYNDROME DE STEVENS-JOHNSON OU L'ÉRYTHRODERMIE BULLEUSE AVEC ÉPIDERMOLYSE SONT DES CONTRE-INDICATIONS ABSOLUES À L'UTILISATION ULTÉRIEURE DE PHÉNYTOÏNE OU DE FOSPHÉNYTOÏNE. SI DES ÉRUPTIONS CUTANÉES PLUS BÉNIGNES SURVIENNENT (D'APPARENCE ROUGEOLEUSE OU SCARLATINEUSE), ON PEUT REPRENDRE LE TRAITEMENT PAR LA FOSPHÉNYTOÏNE APRÈS LA DISPARITION DU RASH. SI LE RASH SE MANIFESTE DE NOUVEAU, IL FAUT ÉVITER TOUT TRAITEMENT ULTÉRIEUR PAR LA FOSPHÉNYTOÏNE OU LA PHÉNYTOÏNE.

Tests de laboratoire – Phénytoïne :

- NOTER LA NUMÉRATION GLOBULAIRE ET PLAQUETTAIRE, LES CONCENTRATIONS SÉRIQUES DE CALCIUM ET D'ALBUMINE ET LES RÉSULTATS DES ANALYSES DES URINES ET DES TESTS DE L'EXPLORATION FONCTIONNELLE HÉPATIQUE ET THYROÏDIENNE AVANT L'ADMINISTRATION INITIALE, UNE FOIS PAR MOIS PENDANT LES PREMIERS MOIS, PUIS À INTERVALLES RÉGULIERS PENDANT TOUTE LA DURÉE DU TRAITEMENT.
- La phénytoïne peut entraîner l'élévation des concentrations sériques de phosphatase alcaline et de la glycémie ainsi que des résultats de l'épreuve d'hyperglycémie provoquée.
- Il faut mesurer à intervalles réguliers pendant le traitement prolongé les concentrations sériques de folate.

Toxicité et surdosage – Phénytoïne :

- Noter à intervalles réguliers les concentrations sériques de phénytoïne. Les concentrations sanguines thérapeutiques se situent entre 40 et 80 µmol/L chez les patients présentant des concentrations normales sériques d'albumine et une fonction rénale normale. Chez les patients présentant une altération de la liaison protéique (nouveau-nés, insuffisants rénaux, patients atteints d'hypoalbuminémie ou ayant subi un traumatisme aigu), il faut suivre de près les concentrations sériques de phénytoïne libre, qui devraient se situer entre 4 et 8 µmol/L.
- Les signes et les symptômes toxiques graduels incluent le nystagmus, l'ataxie, la confusion, les

nausées, les troubles de l'élocution et les étourdissements.

DIAGNOSTICS INFIRMIERS POSSIBLES

- Risque d'accident (Indications).
- Atteinte à l'intégrité de la muqueuse buccale (Effets secondaires).
- Connaissances insuffisantes sur le traitement médicamenteux (Enseignement au patient et à ses proches).

INTERVENTIONS INFIRMIÈRES

- NE PAS CONFONDRE LA FOSPHÉNYTOÏNE (CEREBYX) AVEC LE CÉLÉCOXIB (CELEBREX) OU LE CITALOPRAM (CELEXA).
- Prendre les mesures qui s'imposent en cas de crise convulsive.
- Lors de la substitution de la phénytoïne par un autre anticonvulsivant, il faut adapter la posologie graduellement, pendant plusieurs semaines.
- Lorsqu'on substitue à la *fosphénytoïne* la phénytoïne par voie orale, on peut administrer la même dose quotidienne totale en une seule fois. Contrairement à la phénytoïne par voie parentérale, la fosphénytoïne peut être administrée par voie IM.
- L'effet anticonvulsivant de la fosphénytoïne n'est pas immédiat. Il faut habituellement prendre des mesures additionnelles (incluant l'administration parentérale de benzodiazépines) pour le traitement immédiat de l'état de mal épileptique. Après l'administration d'une dose d'attaque de *fosphénytoïne*, il faut administrer un traitement anticonvulsivant d'entretien.

PO:

- Administrer le médicament avec les repas ou immédiatement après afin de réduire l'irritation gastro-intestinale. Bien mélanger les préparations liquides avant de les verser. Utiliser un récipient gradué pour administrer la dose exacte. Les comprimés à croquer doivent être écrasés ou bien mâchés avant d'être avalés. Afin de prévenir le contact direct du médicament alcalin avec les muqueuses, conseiller au patient d'avaler d'abord une gorgée de liquide, de prendre ensuite le médicament et de boire un grand verre d'eau ou de lait ou de manger quelque chose.
- Si le patient est alimenté par voie entérale, il faut prévoir un intervalle de 2 heures entre l'alimentation par voie entérale et l'administration de la phénytoïne. Si la phénytoïne est administrée par tube nasogastrique, rincer le tube avec 60 à 120 mL d'eau avant et après l'administration.
- Les comprimés à croquer de phénytoïne et les capsules de phénytoïne sodique ne sont pas interchangeables puisqu'ils ne sont pas bioéquivalents.
- Les capsules de Dilantin peuvent être administrées une fois par jour. Les autres présentations de Dilantin pourraient entraîner des concentrations sériques toxiques si la dose totale est administrée une fois par jour.

Phénytoïne

- **IV**: la couleur légèrement jaune de la solution ne signifie pas que sa puissance est altérée. Si elle est réfrigérée, la solution peut former un précipité qui se dissoudra lorsqu'elle sera laissée à la température ambiante. Jeter toute solution qui n'est pas transparente ■ Afin de prévenir la précipitation et de réduire l'irritation veineuse locale, perfuser une solution de NaCl 0,9 % à la suite de l'administration de phénytoïne. Éviter l'extravasation; la phénytoïne a un effet caustique sur les tissus.
- **IV (directe)**: Administrer à un débit ne dépassant pas 50 mg/minute (25 mg/minute, et même plus lentement, soit de 5 à 10 mg/minute, chez les patients prédisposés à l'hypotension, chez ceux prenant des médicaments sympathomimétiques, chez les patients atteints de maladie cardiaque et chez les personnes âgées; de 1 à 3 mg/kg/minute chez les nouveau-nés). L'administration rapide peut provoquer une hypotension grave, un collapsus cardio-vasculaire ou une dépression du SNC.
- **Perfusion intermittente**: Mélanger la phénytoïne à 50 mL de solution de NaCl 0,9 %, au maximum, pour obtenir une concentration de 1 à 10 mg/mL. Administrer le mélange immédiatement après l'avoir préparé. Utiliser une tubulure dotée d'un filtre intégré de 0,45 à 0,22 µm.
- ***Vitesse d'administration***: Terminer la perfusion en l'espace de 1 heure, à un débit inférieur à 50 mg/minute. Suivre la fonction cardiaque et la pression artérielle tout au long de la perfusion.
- **Compatibilité (tubulure en Y)**: esmolol ■ famotidine ■ fluconazole ■ foscarnet ■ tacrolimus.
- **Incompatibilité (tubulure en Y)**: ciprofloxacine ■ diltiazem ■ énalaprilate ■ hydromorphone ■ potassium, chlorure de ■ sufentanil ■ vitamines du complexe B avec C.
- **Incompatibilité en addition au soluté**: Ne pas mélanger avec d'autres solutions ou médicaments,

particulièrement le dextrose, car un précipité se formera.

Fosphénytoïne

- **IV directe :** Diluer la fosphénytoïne dans une solution de D5%E ou de NaCl 0,9 % pour obtenir une concentration de 1,5 à 25 mg d'EP/mL. On peut conserver la solution reconstituée pendant 24 heures au réfrigérateur.
- ***Vitesse d'administration :*** Administrer à un débit inférieur à 150 mg d'EP/minute afin de réduire le risque d'hypotension.
- **Incompatibilité en addition au soluté :** Les données ne sont pas disponibles. Ne pas mélanger avec d'autres solutions ou médicaments.

ENSEIGNEMENT AU PATIENT ET À SES PROCHES

- Prévenir le patient que le médicament peut provoquer la somnolence et l'étourdissement. Lui conseiller de ne pas conduire et d'éviter les activités qui exigent sa vigilance jusqu'à ce qu'on ait la certitude que le médicament n'entraîne pas cet effet chez lui. Recommander au patient de ne reprendre la conduite automobile que si le médecin l'autorise à le faire après s'être assuré que les crises ont été maîtrisées.
- Conseiller au patient de porter sur lui en tout temps une pièce d'identité où sont inscrits son trouble de santé et son traitement médicamenteux.
- Inciter le patient à prévenir un professionnel de la santé si les symptômes suivants se manifestent : rash, nausées ou vomissements graves, somnolence, troubles d'élocution, démarche chancelante, enflure des ganglions, gencives sensibles ou qui saignent, jaunissement des yeux ou de la peau, douleurs articulaires, fièvre, maux de gorge, saignements ou ecchymoses inhabituels ou céphalées persistantes.
- Insister sur l'importance des examens médicaux réguliers permettant d'évaluer l'efficacité du traitement. Le patient devrait se soumettre à des examens physiques de routine, particulièrement à un examen de la peau et des ganglions lymphatiques et à un ÉEG.

Phénytoïne :

- Conseiller au patient de prendre le médicament tous les jours en respectant scrupuleusement la posologie recommandée. S'il doit prendre le médicament une fois par jour, il devrait prendre toute dose manquée dès que possible, après quoi il devrait reprendre l'horaire habituel. S'il doit prendre plusieurs doses par jour, il doit prendre la dose manquée dès que possible dans les 4 heures précédant la dose suivante. Le prévenir qu'il ne faut jamais remplacer une dose manquée par une double dose. L'inciter à consulter un professionnel de la santé s'il n'a pu prendre la phénytoïne deux jours de suite. Le sevrage brusque peut provoquer un état de mal épileptique.
- Recommander au patient d'éviter de boire de l'alcool ou de prendre des médicaments en vente libre en même temps que la phénytoïne, sans consulter au préalable un professionnel de la santé.
- Expliquer au patient l'importance d'une bonne hygiène orale. L'inciter à se soumettre à des soins d'hygiène dentaire à intervalles réguliers afin de prévenir la sensibilité, les saignements et l'hyperplasie des gencives. L'amorce d'un programme d'hygiène orale dans les 10 jours suivant le début du traitement par la phénytoïne peut réduire la gravité de l'hyperplasie gingivale et sa propagation. Les patients de moins de 23 ans et ceux qui prennent des doses supérieures à 500 mg par jour sont particulièrement prédisposés à l'hyperplasie gingivale.
- Informer le patient que les diverses marques de phénytoïne ne sont pas nécessairement équivalentes. Lui recommander de vérifier auprès d'un professionnel de la santé s'il doit changer de marque ou de présentation.
- Informer le patient que la phénytoïne peut colorer l'urine en rose, rouge ou rouge-brun, mais que ce changement de couleur n'est pas important.
- Recommander au patient diabétique de mesurer soigneusement sa glycémie et de signaler à un professionnel de la santé tout changement important.
- Recommander au patient qui doit suivre un traitement ou subir une intervention chirurgicale d'avertir le professionnel de la santé qu'il suit un traitement par ce médicament.
- Prévenir le patient qu'il ne doit pas prendre la phénytoïne dans les 2 à 3 heures précédant ou suivant la prise d'antiacides ou d'antidiarrhéiques.
- Recommander à la patiente qui prend un contraceptif oral d'utiliser une autre méthode de contraception non hormonale pendant toute la durée du traitement et jusqu'aux règles suivantes. Lui conseiller de prévenir immédiatement un

P

professionnel de la santé si elle souhaite devenir enceinte ou si elle pense l'être.

VÉRIFICATION DE L'EFFICACITÉ THÉRAPEUTIQUE

L'efficacité du traitement peut être démontrée par: la diminution ou l'arrêt des crises sans sédation excessive ▪ la suppression des arythmies ▪ le soulagement de la douleur attribuable à la névralgie.

PHOSPHATE/ BIPHOSPHATE

Fleet Lavement, Fleet Lavement pédiatrique, Fleet Phospho-Soda

CLASSIFICATION:
Laxatif (salin)
Grossesse – catégorie inconnue

INDICATIONS

Évacuation intestinale en vue d'une intervention chirurgicale ou d'un examen radiologique ▪ Traitement intermittent de la constipation chronique.

MÉCANISME D'ACTION

Effet osmotique dans la lumière du tractus gastro-intestinal ▪ Effets laxatifs entraînés par la rétention de l'eau et stimulation du péristaltisme ▪ Stimulation de la motilité gastro-intestinale et inhibition de l'absorption des liquides et des électrolytes par l'intestin grêle. ***Effets thérapeutiques:*** Soulagement de la constipation ▪ Évacuation des matières du côlon.

PHARMACOCINÉTIQUE

Absorption: Une fraction de 1 à 20 % du sodium et du phosphate, administrés PR, peut être absorbée.
Distribution: Inconnue.
Métabolisme et excrétion: La préparation est excrétée par les reins.
Demi-vie: Inconnue.

CONTRE-INDICATIONS ET PRÉCAUTIONS/ MISES EN GARDE

Contre-indications: Appendicite (ou symptômes) ▪ Colite ulcéreuse ▪ Iléite ▪ Néphropathie ▪ Cardiopathie ▪ Hypertension ▪ Occlusion intestinale ▪ Saignement rectal ▪ Régime hyposodé (Fleet Phospho-Soda).
Précautions/mises en garde: Usage excessif ou prolongé (risque d'accoutumance) ▪ Grossesse (risque de rétention sodique et d'œdème) ▪ Douleurs abdominales, nausées ou vomissements, particulièrement s'ils s'accompagnent de fièvre ou d'autres signes d'abdomen aigu.

RÉACTIONS INDÉSIRABLES ET EFFETS SECONDAIRES

SNC: crampes, nausées.
HÉ: hyperphosphatémie, hypocalcémie, rétention sodique.

INTERACTIONS

Médicament-médicament: Aucune interaction notable.

VOIES D'ADMINISTRATION ET POSOLOGIE

PO (adultes et enfants > 12 ans): *Laxatif* – 20 mL/jour de Fleet Phospho-Soda.
PO (enfants): De 10 à 11 ans – 10 mL/jour; de 5 à 9 ans – 5 mL/jour de Fleet Phospho-Soda.
PO (adultes): *Purgatif* – 45 mL de Fleet Phospho-Soda.
PR (adultes): 120 mL de Fleet Lavement.
PR (enfants de 2 à 12 ans): 60 mL de Fleet Lavement.

PRÉSENTATION

Solution orale: 2,4 g de phosphate monobasique de sodium et 0,9 g de phosphate dibasique de sodium/ 5 mL, en flacons de 45 mL[VL] ▪ **Lavement:** 16 g de phosphate monobasique de sodium et 6 g de phosphate dibasique de sodium/100 mL, en flacons de 65 et de 130 mL[VL].

PHARMACODYNAMIE (effet laxatif)

	DÉBUT D'ACTION	PIC	DURÉE
PO	0,5 – 3 h	inconnu	inconnue
PR	2 – 5 min	inconnu	inconnue

SOINS INFIRMIERS

ÉVALUATION DE LA SITUATION

- Suivre de près la fièvre et la distension abdominale, ausculter les bruits intestinaux et observer les habitudes normales d'élimination.
- Déterminer la couleur, la consistance et la quantité des selles produites.

Tests de laboratoire : L'agent peut entraîner une élévation des concentrations sériques de sodium et de phosphore et une diminution des concentrations sériques de calcium et l'acidose.

DIAGNOSTICS INFIRMIERS POSSIBLES

- Constipation (Indications).
- Connaissances insuffisantes sur le traitement médicamenteux (Enseignement au patient et à ses proches).

INTERVENTIONS INFIRMIÈRES

Ne pas administrer le laxatif au coucher ou tard dans la journée.

PO : Pour obtenir un effet laxatif rapide, administrer la préparation à jeun. Mélanger la dose avec au moins la moitié d'un verre d'eau froide. Servir ensuite au patient un autre verre d'eau froide.

PR : Demander au patient de s'allonger sur le côté gauche et de plier légèrement les genoux. Introduire 5 cm de la pointe lubrifiée dans le rectum en la dirigeant vers le nombril. Presser doucement le contenant jusqu'à ce qu'il soit vide. Arrêter en cas de résistance, puisqu'il y a risque de perforation si l'on force le contenu dans le rectum.

ENSEIGNEMENT AU PATIENT ET À SES PROCHES

- Prévenir le patient que les laxatifs ne devraient être pris que pendant un court laps de temps. Le traitement prolongé peut entraîner un déséquilibre électrolytique et l'accoutumance.
- Prévenir le patient qui suit un régime hyposodé que cet agent a une teneur élevée en sodium.
- Conseiller au patient de ne pas prendre la préparation par voie orale dans les 2 heures suivant ou précédant la prise d'autres médicaments.
- Recommander au patient de prendre d'autres mesures qui favorisent l'élimination intestinale : consommer des aliments riches en fibres, augmenter sa consommation de liquides, faire de l'exercice. Expliquer au patient que chaque personne a ses propres habitudes d'élimination et qu'il est aussi normal de déféquer trois fois par jour que trois fois par semaine.
- Recommander au patient de prévenir un professionnel de la santé si la constipation n'est pas soulagée et si des saignements rectaux ou des symptômes de déséquilibre électrolytique (crampes ou douleurs musculaires, faiblesse, étourdissements, etc.) se manifestent.

VÉRIFICATION DE L'EFFICACITÉ THÉRAPEUTIQUE

L'efficacité du traitement peut être démontrée par : l'évacuation de selles molles et bien moulées ■ l'évacuation des matières du côlon.

PHYTONADIONE

Vitamine K

CLASSIFICATION :

Vitamine K (liposoluble)

Grossesse – catégorie inconnue

INDICATIONS

Prévention et traitement de l'hypoprothrombinémie pouvant être attribuable à : des doses excessives d'anticoagulants oraux ■ des salicylates ■ certains anti-infectieux ■ une carence en vitamine K ■ des facteurs qui empêchent l'absorption ou la synthèse de la vitamine K ■ Prévention et traitement des hémorragies du nouveau-né.

MÉCANISME D'ACTION

Élément nécessaire à la synthèse hépatique des facteurs de coagulation II (prothrombine), VII, IX et X. ***Effets thérapeutiques :*** Prévention de l'hémorragie provoquée par l'hypoprothrombinémie.

PHARMACOCINÉTIQUE

Absorption : Bonne absorption par suite de l'administration PO, IM ou SC. La présence de sels biliaires est nécessaire à l'absorption par voie orale. Une certaine quantité de vitamine K est produite par les bactéries du tractus gastro-intestinal.

Distribution : La phytonadione traverse le placenta, mais ne pénètre pas dans le lait maternel.

Métabolisme et excrétion : Métabolisme hépatique rapide.

Demi-vie : Inconnue.

CONTRE-INDICATIONS ET PRÉCAUTIONS/ MISES EN GARDE

Contre-indications : Hypersensibilité.

Précautions/mises en garde : Insuffisance hépatique ■ Hypersensibilité ou intolérance à l'alcool benzylique.

RÉACTIONS INDÉSIRABLES ET EFFETS SECONDAIRES

GI : irritation gastrique, goût inhabituel.
Tég. : bouffées vasomotrices, rash, urticaire.
Hémat. : anémie hémolytique.
Locaux : érythème, douleur au point d'injection, œdème.
Divers : réactions allergiques, hyperbilirubinémie (doses élevées chez les nouveau-nés très prématurés), ictère nucléaire.

INTERACTIONS

Médicament-médicament : Les doses élevées de phytonadione contrecarrent l'effet de la **warfarine** ■ Les doses élevées de **salicylates** ou d'**anti-infectieux** à large spectre, administrées en concomitance, peuvent augmenter les besoins en vitamine K ■ La **cholestyramine**, le **colestipol**, les **huiles minérales** et le **sucralfate** peuvent diminuer l'absorption de la vitamine K depuis le tractus gastro-intestinal.

VOIES D'ADMINISTRATION ET POSOLOGIE

L'administration de la phytonadione par voie IV devrait être réservée aux cas d'urgence ou lorsqu'il n'est pas possible d'utiliser les autres voies d'administration. La phytonadione existe seulement en solution injectable, mais on l'a déjà utilisée pour administration par voie orale.

Traitement de l'hypoprothrombinémie

- **SC, IM (adultes) :** De 2,5 à 10 mg, dose pouvant être répétée après 6 à 8 heures. Dans quelques rares cas, on a dû administrer des doses allant jusqu'à 25 à 50 mg.
- **SC, IM (enfants) :** De 2,5 à 10 mg, dose pouvant être répétée après 6 à 8 heures.
- **IM, SC (nourrissons) :** De 1 à 2 mg, dose pouvant être répétée après 4 à 8 heures.

Prévention de l'hypoprothrombinémie pendant l'alimentation parentérale totale

- **IM (adultes) :** De 5 à 10 mg, 1 fois par semaine.
- **IM (enfants) :** De 2 à 5 mg, 1 fois par semaine.

Prévention du syndrome hémorragique du nouveau-né

- **IM (nouveau-nés) :** Une seule injection dans les 6 heures qui suivent la naissance. Poids à la naissance > 1 500 g – 1 mg ; poids à la naissance < 1 500 g – 0,5 mg.
- **PO (nouveau-nés) :** 2 mg, administrés lors de la première tétée, à l'âge de 2 à 4 semaines, puis à l'âge de 6 à 8 semaines, pour un total de 3 doses. On doit utiliser la voie orale lorsque les parents refusent l'injection IM.

Traitement du syndrome hémorragique du nouveau-né

- **IM, SC (nouveau-nés) :** 1 mg.

PRÉSENTATION

Solution pour injection : 2 mg/mL, en ampoules de 0,5 mL[Pr], 10 mg/mL, en ampoules de 1 mL[Pr].

PHARMACODYNAMIE

	DÉBUT D'ACTION	PIC†	DURÉE‡
PO	6 – 12 h	inconnu	inconnue
IM, SC	1 – 2 h	3 – 6 h	12 – 14 h
IV	1 – 2 h	3 – 6 h	12 h

† Arrêt de l'hémorragie.
‡ Normalisation du temps de prothrombine.

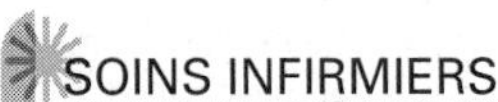

SOINS INFIRMIERS

ÉVALUATION DE LA SITUATION

Suivre de près les saignements francs et occultes (présence de sang occulte dans les selles, l'urine et les vomissements). Mesurer le pouls et la pression artérielle à intervalles fréquents. Prévenir immédiatement le médecin si des symptômes d'hémorragie interne ou de choc hypovolémique se manifestent. Afin de prévenir tout risque de nouveau traumatisme, informer tout le personnel que le patient est prédisposé aux saignements. Exercer une pression sur tous les points de ponction veineuse pendant au moins 5 minutes ; éviter toute injection IM superflue.

Tests de laboratoire : Noter le temps de prothrombine avant le traitement par la vitamine K et pendant toute sa durée, afin de déterminer la réponse du patient et le besoin de poursuivre le traitement.

DIAGNOSTICS INFIRMIERS POSSIBLES

- Alimentation déficiente (Indications).
- Atteinte à l'intégrité des tissus (Indications).
- Connaissances insuffisantes sur le traitement médicamenteux (Enseignement au patient et à ses proches).

INTERVENTIONS INFIRMIÈRES

- En raison du risque de réactions d'hypersensibilité grave, on ne recommande pas d'administrer de la vitamine K par voie IV.
- En raison du début d'action retardé de ce médicament, il peut également s'avérer nécessaire d'administrer du plasma ou du sang entier en cas d'hémorragie grave.

P

- La phytonadione est l'antidote de la warfarine en cas de surdosage, mais elle ne contrecarre pas l'activité anticoagulante de l'héparine.

IV directe : La phytonadione peut être administrée sans être diluée au préalable.

Vitesse d'administration : Si l'on doit absolument administrer la phytonadione par voie IV, il faut le faire très lentement, à un débit ne dépassant pas 1 mg/minute.

Perfusion intermittente : La phytonadione peut aussi être diluée dans une solution de NaCl 0,9 %, de D5%E ou de D5%E/NaCl 0,9 %.

Vitesse d'administration : Si l'on doit absolument administrer la phytonadione par voie IV, il faut le faire très lentement, à un débit ne dépassant pas 1 mg/minute.

Compatibilité (tubulure en Y) : ampicilline ■ épinéphrine ■ famotidine ■ héparine ■ hydrocortisone sodique, succinate d' ■ potassium, chlorure de ■ tolazoline ■ vitamines du complexe B avec C.

Incompatibilité (tubulure en Y) : dobutamine.

ENSEIGNEMENT AU PATIENT ET À SES PROCHES

- Conseiller au patient de respecter scrupuleusement la posologie recommandée. S'il n'a pu prendre le médicament au moment habituel, il doit le prendre dès que possible à moins qu'il ne soit presque l'heure prévue pour la dose suivante. Lui conseiller de prévenir un professionnel de la santé s'il n'a pu prendre plusieurs doses.
- La cuisson ne détruit pas considérablement la vitamine K. Les patients qui prennent de la vitamine K ne doivent pas apporter des modifications importantes à leur alimentation. Les aliments riches en vitamine K sont indiqués à l'annexe J.
- Recommander au patient d'éviter les injections par voie IM et les activités pouvant entraîner des blessures. L'inciter à utiliser une brosse à dents à poils doux et un rasoir électrique et à ne pas se servir de soie dentaire jusqu'à ce que le trouble de coagulation soit corrigé.
- Recommander au patient de signaler les saignements ou les ecchymoses inhabituels : saignement des gencives, saignement de nez, selles noires et goudronneuses, hématurie, débit menstruel abondant.
- Conseiller au patient qui reçoit un traitement par la vitamine K de consulter un professionnel de la santé avant de prendre des médicaments en vente libre.
- Recommander au patient qui doit suivre un traitement ou subir une intervention chirurgicale d'informer le professionnel de la santé qu'il suit un traitement avec ce médicament.
- Conseiller au patient de porter sur lui en tout temps une pièce d'identité où est inscrit son trouble de santé.
- Insister sur l'importance des tests fréquents permettant de mesurer les facteurs de coagulation.

VÉRIFICATION DE L'EFFICACITÉ THÉRAPEUTIQUE

L'efficacité du traitement peut être démontrée par : la prévention des hémorragies spontanées ou l'arrêt des saignements chez les patients souffrant d'hypoprothrombinémie secondaire due à une mauvaise absorption intestinale ou à un traitement par des anticoagulants oraux, des salicylates ou des antibiotiques ■ la prévention et le traitement des hémorragies du nouveau-né. ✳

PILOCARPINE (VOIE ORALE)

Salagen

CLASSIFICATION :

Cholinergique (à action directe)

Grossesse – catégorie C

Pour l'usage ophtalmique, voir l'annexe N.

INDICATIONS

Traitement de la sécheresse de la bouche (xérostomie) induite par la radiothérapie associée au cancer de la tête et du cou ■ Traitement de la sécheresse de la bouche (xérostomie) et des yeux (xérophtalmie) chez les patients atteints du syndrome de Sjögren.

MÉCANISME D'ACTION

Stimulation des récepteurs cholinergiques entraînant surtout un effet muscarinique incluant la stimulation des glandes exocrines ■ La pilocarpine entraîne aussi d'autres effets dont les suivants : transpiration et sécrétions gastriques accrues ■ sécrétions bronchiques accrues ■ tonus et motilité accrus des voies urinaires, de la vésicule biliaire et du muscle lisse des canaux biliaires. ***Effets thérapeu-***

***tiques*:** Augmentation des sécrétions des glandes salivaires.

PHARMACOCINÉTIQUE

Absorption : Bonne absorption par suite de l'administration PO.

Distribution : Inconnue.

Métabolisme et excrétion : La pilocarpine est inactivée aux synapses neuronales et dans le plasma. Une certaine quantité de pilocarpine et de ses métabolites est excrétée dans l'urine.

Demi-vie : *Après une dose de 5 mg, pendant 2 jours* – 0,8 heure ; *après une dose de 10 mg, pendant 2 jours* – 1,3 heure.

CONTRE-INDICATIONS ET PRÉCAUTIONS/ MISES EN GARDE

Contre-indications : Hypersensibilité ■ Asthme non maîtrisé ■ Glaucome à angle fermé ■ Iritis.

Précautions/mises en garde : Antécédents de maladie pulmonaire (asthme, bronchite ou bronchopneumopathie chronique obstructive) ■ Maladie des canaux biliaires ou calculs biliaires ■ Maladie cardiovasculaire ■ Maladie de la rétine ■ Lithiase rénale ■ Antécédents de troubles psychiatriques ou cognitifs ■ Grossesse, allaitement ou enfants (l'innocuité du médicament n'a pas été établie).

RÉACTIONS INDÉSIRABLES ET EFFETS SECONDAIRES

SNC : étourdissements, céphalées, faiblesse.

ORLO : amblyopie, épistaxis, rhinite.

CV : œdème, hypertension, tachycardie.

GI : nausées, vomissements, dyspepsie, dysphagie.

GU : mictions fréquentes.

Tég. : bouffées vasomotrices, transpiration.

SN : tremblements.

Divers : frissons, changement de la voix.

INTERACTIONS

Médicament-médicament : L'administration concomitante d'**anticholinergiques** réduit l'efficacité de la pilocarpine ■ L'usage concomitant de **béthanéchol** ou d'**agents cholinergiques pour usage ophtalmique** peut entraîner des effets cholinergiques additifs ■ L'administration concomitante de **bêtabloquants** peut accroître le risque de réactions cardiovasculaires indésirables (troubles de la conduction).

VOIES D'ADMINISTRATION ET POSOLOGIE

PO (adultes) : 5 mg, 3 ou 4 fois par jour ; on peut augmenter la dose jusqu'à concurrence de 30 mg/ jour.

PRÉSENTATION

Comprimés : 5 mg[Pr].

PHARMACODYNAMIE

	Début d'action	Pic	Durée
PO	20 min	1 h	3 – 5 h

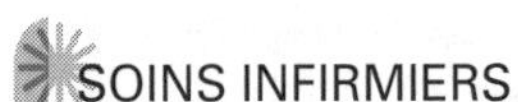

SOINS INFIRMIERS

ÉVALUATION DE LA SITUATION

Examiner à intervalles réguliers pendant toute la durée du traitement la muqueuse buccale du patient pour déceler la présence de sécheresse et d'aphtes.

DIAGNOSTICS INFIRMIERS POSSIBLES

- Atteinte à l'intégrité de la muqueuse buccale (Indications).
- Connaissances insuffisantes sur le traitement médicamenteux (Enseignement au patient et à ses proches).

INTERVENTIONS INFIRMIÈRES

Lors du traitement d'entretien, administrer la plus faible dose efficace tolérée.

ENSEIGNEMENT AU PATIENT ET À SES PROCHES

- Conseiller au patient de respecter scrupuleusement la posologie recommandée.
- Prévenir le patient que la pilocarpine peut entraîner des troubles de la vue, particulièrement le soir. Lui conseiller de ne pas conduire et d'éviter les activités qui exigent sa vigilance jusqu'à ce qu'on ait la certitude que le médicament n'entraîne pas cet effet chez lui.
- Recommander au patient de boire une quantité suffisante de liquides tous les jours (de 1 500 à 2 000 mL), particulièrement s'il transpire. Le prévenir que si sa consommation de liquides est insuffisante, il risque de se déshydrater.

VÉRIFICATION DE L'EFFICACITÉ THÉRAPEUTIQUE

L'efficacité du traitement peut être démontrée par : l'augmentation des sécrétions des glandes salivaires chez les patients souffrant de sécheresse de la bouche ■ la diminution de la sécheresse de la bouche chez les patients atteints du syndrome de Sjögren. Les pleins effets du médicament peuvent ne se manifester qu'après 12 semaines chez les patients atteints de cancer ou après 6 semaines chez les patients atteints du syndrome de Sjogren. ✳

PINDOLOL

Apo-Pindol, Gen-Pindolol, Novo-Pindol, Pindolol, PMS-Pindolol, Visken

CLASSIFICATION :

Antihypertenseur, antiangineux (bêta-bloquant)

Grossesse – catégorie B

INDICATIONS

Traitement de l'hypertension ■ Prophylaxie de l'angine de poitrine.

MÉCANISME D'ACTION

Inhibition de la stimulation des récepteurs bêta$_1$-adrénergiques (myocardiques) et bêta$_2$-adrénergiques (pulmonaires, vasculaires ou utérins) ■ Activité sympathomimétique intrinsèque (ASI) pouvant entraîner une bradycardie moindre. ***Effets thérapeutiques :*** Diminution de la fréquence cardiaque et abaissement de la pression artérielle.

PHARMACOCINÉTIQUE

Absorption : Bonne absorption par suite de l'administration par voie orale.

Distribution : Le pindolol pénètre dans le SNC en quantités modérées. Il traverse le placenta et pénètre dans le lait maternel.

Métabolisme et excrétion : Le médicament est partiellement métabolisé par le foie ; une fraction allant jusqu'à 50 % est excrétée à l'état inchangé par les reins.

Demi-vie : De 3 à 4 heures.

CONTRE-INDICATIONS ET PRÉCAUTIONS/ MISES EN GARDE

Contre-indications : Insuffisance cardiaque ■ Choc cardiogénique ■ Bradycardie sinusale ■ Bloc AV du 2e et du 3e degré ■ Insuffisance du ventricule gauche secondaire à l'hypertension pulmonaire ■ Anesthésie à l'aide d'agents dépresseurs du myocarde ■ Bronchospasme, incluant asthme et bronchopneumopathie chronique obstructive.

Précautions/mises en garde : Insuffisance rénale ■ Insuffisance hépatique ■ Personnes âgées (sensibilité accrue aux bêta-bloquants ; réduire la dose initiale) ■ Diabète (le médicament peut masquer les signes d'hypoglycémie) ■ Thyrotoxicose (le médicament peut en masquer les symptômes) ■ Antécédents de réactions allergiques graves (les réactions peuvent être plus intenses) ■ Grossesse, allaitement ou enfants (l'innocuité du médicament n'a pas été établie ; risque de bradycardie, d'hypotension, d'hypoglycémie ou de dépression respiratoire chez le fœtus ou le nouveau-né).

RÉACTIONS INDÉSIRABLES ET EFFETS SECONDAIRES

SNC : <u>fatigue</u>, <u>faiblesse</u>, anxiété, dépression, étourdissements, insomnie, perte de mémoire, modifications des opérations de la pensée, nervosité, cauchemars.

ORLO : vision trouble, xérophtalmie, congestion nasale.

Resp. : bronchospasme, respiration sifflante.

CV : ARYTHMIES, BRADYCARDIE, INSUFFISANCE CARDIAQUE CONGESTIVE, ŒDÈME PULMONAIRE, hypotension orthostatique, vasoconstriction périphérique.

GI : constipation, diarrhée, nausées.

GU : <u>impuissance</u>, baisse de la libido.

Tég. : démangeaisons, rash.

End. : hyperglycémie, hypoglycémie.

Loc. : arthralgie, douleurs lombaires, crampes musculaires.

SN : paresthésie.

Divers : lupus médicamenteux.

INTERACTIONS

Médicament-médicament : Risque de dépression myocardique additive lors de l'administration concomitante d'une **anesthésie générale**, de **phénytoïne par voie IV** et de **vérapamil** ■ Risque de bradycardie additive lors de l'administration concomitante de **dérivés digitaliques** ■ Les **antihypertenseurs** et les **dérivés nitrés** ainsi que l'**alcool** pris en grandes quantités peuvent exercer des effets hypotenseurs additifs ■ Les **amphétamines**, la **cocaïne**, l'**éphédrine**, l'**épinéphrine**, la **norépinéphrine**, la **phényléphrine** ou la **pseudoéphédrine**, utilisés en concomitance, peuvent entraîner une stimulation alpha-adrénergique non compensée (hypertension excessive, bradycardie) ■ Les **préparations d'agents thyroïdiens**, administrées en concomitance, peuvent diminuer l'efficacité du médicament ■ Le médicament peut entraver l'efficacité de l'**insuline** ou des **hypoglycémiants oraux** (des adaptations de la posologie peuvent s'avérer nécessaire) ■ Le médicament peut réduire l'efficacité des **bronchodilatateurs bêta-adrénergiques** et de la **théophylline** ■ Le médicament peut diminuer les effets cardiovasculaires bénéfiques que la **dopamine** ou la **dobutamine** exercent sur les récepteurs bêta-adrénergiques ■ Le pindolol doit être administré avec prudence dans les 14 jours précédant ou suivant un traitement par un **IMAO** (risque d'hypertension) ■ L'administration concomitante d'**AINS** peut réduire l'effet antihypertenseur du médicament.

VOIES D'ADMINISTRATION ET POSOLOGIE

Hypertension

- **PO (adultes)** : Initialement, 5 mg, 2 fois par jour ; on peut augmenter la dose par paliers de 10 mg/jour, toutes les 1 ou 2 semaines, selon les besoins. La dose d'entretien habituelle se situe entre 15 et 45 mg/jour. Ne pas dépasser 45 mg/jour.

Angine de poitrine

- **PO (Adultes)** : Initialement, 5 mg, 3 fois par jour ; on peut augmenter la dose toutes les semaines ou deux. La dose d'entretien habituelle se situe entre 15 et 40 mg/jour, en 3 ou 4 prises. Ne pas dépasser 40 mg/jour.

PRÉSENTATION (version générique disponible)

Comprimés : 5 mg^{Pr}, 10 mg^{Pr}, 15 mg^{Pr}.

PHARMACODYNAMIE (effets cardiovasculaires)

	DÉBUT D'ACTION	PIC	DURÉE
PO	7 jours	2 semaines	8 – 24 h

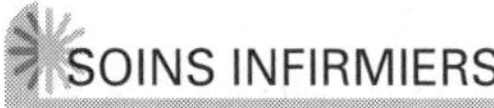

SOINS INFIRMIERS

ÉVALUATION DE LA SITUATION

- Mesurer la pression artérielle et le pouls à intervalles fréquents au cours de la période d'adaptation de la posologie et à intervalles réguliers pendant la durée du traitement. Suivre de près l'hypotension orthostatique pendant qu'on aide le patient à se lever.
- EFFECTUER LE BILAN QUOTIDIEN DES INGESTA ET DES EXCRETA ET PESER LE PATIENT TOUS LES JOURS. ÉVALUER, À INTERVALLES RÉGULIERS, LES SIGNES ET LES SYMPTÔMES SUIVANTS DE SURCHARGE LIQUIDIENNE : ŒDÈME PÉRIPHÉRIQUE, DYSPNÉE, RÂLES OU CRÉPITATIONS, FATIGUE, GAIN PONDÉRAL, TURGESCENCE DES JUGULAIRES.

Angine : Noter la fréquence et les caractéristiques des épisodes de douleurs thoraciques à intervalles réguliers pendant toute la durée du traitement.

Tests de laboratoire :

- L'agent peut élever les concentrations d'urée et les concentrations sériques de lipoprotéines, de potassium, des triglycérides et d'acide urique.
- Le pindolol peut élever les titres d'ANA (anticorps antinucléaires).
- L'agent peut accentuer la glycémie.

DIAGNOSTICS INFIRMIERS POSSIBLES

- Débit cardiaque diminué (Effets secondaires).
- Connaissances insuffisantes sur le traitement médicamenteux (Enseignement au patient et à ses proches).
- Non-observance du traitement médicamenteux (Enseignement au patient et à ses proches).

INTERVENTIONS INFIRMIÈRES

- MESURER LE POULS AVANT D'ADMINISTRER LE MÉDICAMENT. SI LE POULS EST < 50 BPM OU SI DES ARYTHMIES SE MANIFESTENT, NE PAS ADMINISTRER LE PINDOLOL ET PRÉVENIR LE MÉDECIN OU UN AUTRE PROFESSIONNEL DE LA SANTÉ.
- Le médicament peut être administré sans égard aux repas.

ENSEIGNEMENT AU PATIENT ET À SES PROCHES

- Conseiller au patient de suivre scrupuleusement la posologie recommandée et de prendre le médicament à la même heure, tous les jours, même s'il se sent mieux. L'avertir qu'il ne doit jamais sauter une dose, ni remplacer une dose manquée par une double dose. S'il n'a pu prendre le médicament au moment habituel, il doit le prendre aussitôt que possible jusqu'à 4 heures avant l'heure prévue pour la dose suivante. Le prévenir que le sevrage brusque peut provoquer des arythmies qui pourraient mettre sa vie en danger, l'hypertension ou l'ischémie du myocarde.

- Conseiller au patient d'avoir toujours à sa disposition une quantité suffisante de médicament pour les fins de semaine, les congés et les vacances. Il devrait garder dans son portefeuille une ordonnance pour parer à toute urgence.
- Montrer au patient et à ses proches comment mesurer le pouls et la pression artérielle. Lui recommander de noter le pouls tous les jours et la pression artérielle, deux fois par semaine, et de communiquer avec un professionnel de la santé si le pouls < 50 battements par minute ou si sa pression artérielle change de façon marquée.
- Prévenir le patient que le pindolol peut parfois provoquer de la somnolence ou des étourdissements. Lui conseiller de ne pas conduire et d'éviter les activités qui exigent sa vigilance jusqu'à ce qu'on ait la certitude que le médicament n'entraîne pas ces effets chez lui.
- Recommander au patient de changer lentement de position pour réduire le risque d'hypotension orthostatique, particulièrement au début du traitement ou lors de la majoration de la dose.
- Prévenir le patient que ce médicament peut le rendre plus sensible au froid.
- Avertir le patient qu'il ne doit pas prendre de médicaments en vente libre, particulièrement des préparations contre le rhume, sans avoir consulté au préalable un professionnel de la santé.
- Prévenir le patient diabétique qu'il doit suivre de près sa glycémie, particulièrement en cas de faiblesse, de malaise, d'irritabilité ou de fatigue. Le pindolol peut masquer certains signes d'hypoglycémie, dont la tachycardie et l'hypertension, bien que la transpiration et les étourdissements puissent encore se manifester.
- Recommander au patient de signaler à un professionnel de la santé les symptômes suivants: pouls ralenti, problèmes respiratoires, respiration sifflante, mains et pieds froids, étourdissements, confusion, dépression, rash, fièvre, maux de gorge, saignements ou ecchymoses inhabituels.
- Conseiller au patient qui doit suivre un autre traitement ou subir une intervention chirurgicale d'informer le professionnel de la santé qu'il suit un traitement par ce médicament.
- Conseiller au patient de porter sur lui en tout temps une pièce d'identité où sont inscrits son problème de santé et son traitement.

Hypertension: Encourager le patient à prendre d'autres mesures permettant de maîtriser l'hypertension: perdre du poids, consommer moins de sel, réduire le stress, faire régulièrement de l'exercice, diminuer sa consommation d'alcool et arrêter de fumer. Le prévenir que ce médicament stabilise la pression artérielle, mais ne guérit pas l'hypertension.

Angine: Inciter le patient à ne pas faire d'efforts exagérés lorsque les douleurs angineuses diminuent.

VÉRIFICATION DE L'EFFICACITÉ THÉRAPEUTIQUE

L'efficacité du traitement peut être démontrée par: la baisse de la pression artérielle ■ la diminution de la fréquence des crises d'angine ■ l'augmentation de la tolérance à l'activité. ✱

PIOGLITAZONE

Actos

CLASSIFICATION:

Antidiabétique (thiazolidinedione)

Grossesse – catégorie C

INDICATIONS

Adjuvant à la diétothérapie et au programme d'exercices lors de la prise en charge du diabète de type 2.

MÉCANISME D'ACTION

Amélioration de la sensibilité à l'insuline par un effet agoniste au niveau des sites récepteurs jouant un rôle dans la réactivité de l'insuline et la production de glucose qui s'ensuit ■ Ces effets ne peuvent se manifester qu'en présence d'insuline. ***Effets thérapeutiques:*** Diminution de l'insulinorésistance entraînant l'équilibrage de la glycémie sans induire de l'hypoglycémie.

PHARMACOCINÉTIQUE

Absorption: Bonne absorption par suite de l'administration par voie orale.

Distribution: Inconnue.

Liaison aux protéines: Une fraction de plus de 99 % se lie aux protéines plasmatiques. Les métabolites actifs se lient tout aussi fortement aux protéines (> 99 %).

Métabolisme et excrétion: Le médicament est fortement métabolisé par le foie; au moins deux métabolites sont dotés d'une activité pharmacologique.

L'excrétion rénale du médicament à l'état inchangé est minime.

Demi-vie : *Pioglitazone* – de 3 à 7 heures ; *Pioglitazone totale (pioglitazone et métabolites)* – de 16 à 24 heures.

CONTRE-INDICATIONS ET PRÉCAUTIONS/MISES EN GARDE

Contre-indications : Hypersensibilité ■ Insuffisance hépatique grave ■ Insuffisance cardiaque aiguë.

Précautions/mises en garde : Œdème ■ Femmes en âge de procréer (risque de rétablissement de l'ovulation et de grossesse) ■ Acidocétose diabétique ■ Preuve clinique de maladie hépatique évolutive ou élévation des concentrations d'ALT (plus de 2,5 fois la limite supérieure de la normale) ■ Grossesse ou allaitement (l'usage pendant la grossesse ou l'allaitement est déconseillé ; administrer de l'insuline) ■ Enfants de moins de 18 ans (l'innocuité du médicament n'a pas été établie) ■ Diabète de type 1 (le mode d'action du médicament est régi par la présence d'insuline).

RÉACTIONS INDÉSIRABLES ET EFFETS SECONDAIRES

SNC : œdème.

Hémat. : anémie.

INTERACTIONS

Médicament-médicament : La pioglitazone peut réduire l'efficacité des **contraceptifs oraux** ■ Le **kétoconazole** peut altérer les effets de la pioglitazone.

VOIES D'ADMINISTRATION ET POSOLOGIE

PO (adultes) : De 15 à 30 mg, 1 fois par jour ; on peut augmenter la dose jusqu'à concurrence de 45 mg par jour, au besoin.

PRÉSENTATION

Comprimés : 15 mg[Pr], 30 mg[Pr], 45 mg[Pr].

PHARMACODYNAMIE (effets sur la glycémie)

	DÉBUT D'ACTION	PIC	DURÉE
PO	30 min	2 – 4 h	24 h

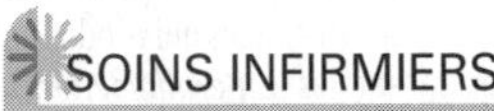

SOINS INFIRMIERS

ÉVALUATION DE LA SITUATION

Chez le patient qui prend simultanément de l'insuline, suivre à intervalles réguliers, pendant toute la durée du traitement, les signes et les symptômes d'hypoglycémie (transpiration, faim, faiblesse, étourdissements, tremblements, tachycardie, anxiété).

Tests de laboratoire :

- Pour évaluer l'efficacité du médicament, suivre la glycémie et les concentrations d'hémoglobine glyquée (HbAIc) à intervalles réguliers, pendant toute la durée du traitement.
- Noter la numération globulaire et la formule leucocytaire à intervalles réguliers pendant toute la durée du traitement. La pioglitazone peut entraîner une baisse des concentrations d'hémoglobine et de l'hématocrite, habituellement au cours des 4 à 12 semaines qui suivent le traitement ; ces concentrations se stabilisent par la suite.
- Noter les concentrations sériques d'ALT avant le traitement, puis tous les 2 mois pendant les 12 premiers mois de traitement et à intervalles réguliers par la suite ou en présence de jaunisse ou de signes de dysfonctionnement hépatique. On ne doit pas administrer la pioglitazone aux patients atteints d'une maladie hépatique évolutive ou présentant des concentrations d'ALT > 2,5 fois supérieures à la limite supérieure de la normale. Les patients présentant des concentrations légèrement élevées d'ALT doivent être suivis de plus près. Si les concentrations d'ALT s'élèvent à plus du triple de la limite supérieure de la normale, il faut les mesurer rapidement de nouveau. Cesser le traitement par la pioglitazone si les concentrations d'ALT demeurent plus de 3 fois supérieures à la limite supérieure de la normale.
- Le médicament peut entraîner une élévation transitoire des concentrations de CPK.

P

DIAGNOSTICS INFIRMIERS POSSIBLES

- Alimentation excessive (Indications).
- Connaissances insuffisantes sur le traitement médicamenteux (Enseignement au patient et à ses proches).
- Non-observance du traitement médicamenteux (Enseignement au patient et à ses proches).

INTERVENTIONS INFIRMIÈRES

- Chez les patients dont la glycémie est stabilisée par une diétothérapie antidiabétique, le stress, la fièvre, un traumatisme, une infection ou une intervention chirurgicale peuvent dicter l'administration d'insuline.
- Le médicament peut être administré sans égard aux repas.

ENSEIGNEMENT AU PATIENT ET À SES PROCHES

- Conseiller au patient de respecter scrupuleusement la posologie recommandée. S'il n'a pu prendre le médicament au cours d'une journée, il ne doit pas prendre une double dose le jour suivant.
- Expliquer au patient que ce médicament équilibre la glycémie, mais ne guérit pas le diabète. Le traitement est de longue durée.
- Revoir avec le patient les signes et les symptômes d'hypoglycémie et d'hyperglycémie. En cas d'hypoglycémie, conseiller au patient de prendre un verre de jus d'orange ou 2 ou 3 cuillerées de sucre, de miel ou de sirop de maïs dissous dans de l'eau et d'en informer un professionnel de la santé.
- Encourager le patient à suivre sa diétothérapie, à prendre ses médicaments et à faire de l'exercice afin de prévenir les épisodes d'hyperglycémie ou d'hypoglycémie.
- Faire la démonstration du dosage de la glycémie et de la cétonémie. Ces résultats doivent être notés attentivement pendant des périodes de stress ou pendant une maladie. Il faut prévenir un professionnel de la santé si des modifications importantes surviennent.
- Conseiller au patient d'informer immédiatement un professionnel de la santé si des signes de dysfonctionnement hépatique se manifestent (nausées, vomissements, douleurs abdominales, fatigue, anorexie, urines foncées, jaunisse).
- Informer la patiente que l'insuline est la méthode de prédilection pour équilibrer la glycémie durant la grossesse. Lui expliquer que des doses plus élevées de contraceptifs oraux ou une autre forme de contraception peuvent être nécessaires. Lui recommander d'informer un professionnel de la santé si elle souhaite devenir enceinte ou si elle pense l'être.
- Recommander au patient qui doit suivre un traitement ou subir une intervention chirurgicale de prévenir le professionnel de la santé qu'il suit un traitement par ce médicament.
- Inciter le patient souffrant de diabète à toujours garder sur lui du sucre (bonbons, sachets de sucre) et une pièce d'identité où sont inscrits sa maladie et son traitement médicamenteux.
- Insister sur l'importance des examens de suivi.

VÉRIFICATION DE L'EFFICACITÉ THÉRAPEUTIQUE

L'efficacité du traitement peut être démontrée par: l'équilibrage de la glycémie. ✷

PIPÉRACILLINE
Pipracil

PIPÉRACILLINE/ TAZOBACTAM
Tazocin

CLASSIFICATION:
Anti-infectieux (pénicillines à très large spectre)
Grossesse – catégorie B

INDICATIONS

Pipéracilline: Traitement des infections graves dues aux micro-organismes sensibles dont: les infections de la peau et de ses annexes ■ les infections des os et des articulations ■ la septicémie ■ les infections des voies respiratoires ■ les infections intra-abdominales ■ les infections gynécologiques et urinaires ■ Traitement d'association avec un aminoside (l'action contre *Pseudomonas* peut être synergique) ■ Antécédents de traitement d'association avec d'autres antibiotiques en présence d'infections chez des patients immunodéprimés ■ **Pipéracilline/ tazobactam:** appendicite ■ infections de la peau et de ses annexes ■ infections gynécologiques ■ pneumonie due à des bactéries productrices de bêtalactamases qui résistent à la pipéracilline.

MÉCANISME D'ACTION

Pipéracilline: Liaison à la membrane de la paroi cellulaire bactérienne induisant la destruction de la bactérie. Son spectre d'action est plus large que celui d'autres pénicillines ■ **Tazobactam:** Inhibition des bêtalactamases, enzymes capables de détruire les pénicillines. ***Effets thérapeutiques:*** Effet bactéricide contre les bactéries sensibles. **Spectre d'action:** Spectre d'action semblable à celui des pénicillines, mais considérablement plus large, qui englobe plusieurs bactéries aérobies Gram négatif importantes, dont: *Pseudomonas æruginosa* ■ *Escherichia coli* ■ *Proteus mirabilis* ■ *Providencia rettgeri* ■ *Neisseria gonorrhϾ* ■ La pipéracilline est également active contre certaines bactéries anaérobies comprenant les *Bacteroides* ■ La pipéracilline n'a pas d'effet sur les staphylocoques qui produisent des pénicillinases ni sur les *Enterobacteriaceæ* qui produisent des bêtalactamases ■ **Pipéracilline/ tazobactam:** Cette association d'anti-infectieux agit sur les bactéries suivantes productrices de bêtalactamases qui résistent à la pipéracilline: *Bacteroides* *fragilis* ■ *E. coli* ■ *Staphylococcus aureus* ■ *Hæmophilus influenzæ*.

PHARMACOCINÉTIQUE

Absorption: Bonne absorption (80 %) depuis les points d'injection IM.

Distribution: Le médicament se répartit dans tout l'organisme. Il ne pénètre suffisamment dans le liquide céphalorachidien qu'en présence d'une inflammation des méninges. Il traverse le placenta et pénètre à faibles concentrations dans le lait maternel.

Métabolisme et excrétion: La pipéracilline est surtout excrétée à l'état inchangé par les reins (90 %). Une fraction de 10 % est excrétée dans la bile. Le tazobactam est excrété par les reins à 80 %.

Demi-vie: de 0,7 à 1,2 heure.

CONTRE-INDICATIONS ET PRÉCAUTIONS/ MISES EN GARDE

Contre-indications: Hypersensibilité aux pénicillines ou au tazobactam (risque de sensibilité croisée avec les céphalosporines).

Précautions/mises en garde: Insuffisance rénale (il est recommandé de réduire la dose ou de prolonger l'intervalle entre les doses si la clairance de la créatinine < 40 mL/minute) ■ Régimes hyposodés ■ Grossesse et allaitement (l'innocuité du médicament n'a pas été établie).

RÉACTIONS INDÉSIRABLES ET EFFETS SECONDAIRES

SNC: CONVULSIONS (doses élevées), confusion, léthargie.

CV: arythmies, insuffisance cardiaque.

GI: COLITE PSEUDOMEMBRANEUSE, diarrhée, hépatite médicamenteuse, nausées.

GU: hématurie (enfants seulement), néphrite interstitielle.

Tég.: rash, urticaire.

HÉ: hypokaliémie, hypernatrémie.

Hémat.: saignements, dyscrasie, prolongation du temps de saignement.

Locaux: douleur au point d'injection IM, phlébite au point d'injection IV.

Métab.: alcalose métabolique.

Divers: réactions d'hypersensibilité, incluant l'ANAPHYLAXIE et la MALADIE SÉRIQUE, surinfection.

INTERACTIONS

Médicament-médicament: Le **probénécide** diminue l'excrétion rénale du médicament et en augmente les concentrations sanguines ■ Le médicament peut modifier l'excrétion du **lithium** ■ Les **diurétiques**, les **corticostéroïdes** ou l'**amphotéricine B**, administrés en concomitance, peuvent augmenter le risque d'hypokaliémie ■ Risque additif de toxicité hépatique lors de l'administration concomitante d'autres **agents hépatotoxiques** ■ Chez les patients souffrant d'insuffisance rénale, le médicament peut diminuer la demi-vie des **aminosides**.

VOIES D'ADMINISTRATION ET POSOLOGIE

Pipéracilline

La préparation contient 1,85 mmol de sodium par gramme de pipéracilline.

- **IM, IV (adultes et enfants > 12 ans):** *La plupart des infections* – de 12 à 18 g/jour (de 200 à 300 mg/kg/jour), par voie IV, toutes les 4 à 6 heures (jusqu'à 24 g par jour). *Infections compliquées des voies urinaires* – de 8 à 16 g/jour (de 125 à 200 mg/kg/jour), par voie IV, toutes les 6 à 8 heures. *Infections non compliquées des voies urinaires et la plupart des pneumonies extra-hospitalières* – de 6 à 8 g/jour (de 100 à 125 mg/kg/jour), par voie IV ou IM, toutes les 6 à 12 heures.
- **Insuffisance rénale**

  IM, IV (adultes): Cl_{Cr} *de 20 à 40 mL/minute* – de 3 à 4 g, toutes les 8 heures; Cl_{Cr} *< 20 mL/minute* – de 3 à 4 g, toutes les 12 heures.

Pipéracilline/tazobactam

La préparation contient 4,69 mmol de sodium par 2,25 g de pipéracilline/tazobactam.

- **IV (adultes):** 3 g de pipéracilline et 0,375 g de tazobactam, toutes les 6 heures, ou 4 g de pipéracilline et 0,5 g de tazobactam, toutes les 8 heures.
- **Insuffisance rénale**

  IV (adultes): Cl_{Cr} *de 20 à 40 mL/minute* – 2 g de pipéracilline et 0,25 mg de tazobactam, toutes les 6 heures; Cl_{Cr} *< 20 mL/minute* – 2 g de pipéracilline et 0,25 mg de tazobactam, toutes les 8 heures.

PRÉSENTATION

- **Pipéracilline**

  Poudre pour injection: fioles de 2, 3, 4 et 40 g[Pr].
- **Pipéracilline/tazobactam**

  Poudre pour injection: fioles contenant 2 g de pipéracilline et 0,25 g de tazobactam[Pr], 3 g de pipéracilline et 0,375 g de tazobactam[Pr] et 4 g de pipéracilline et 0,5 g de tazobactam[Pr].

P

PHARMACODYNAMIE (concentrations sanguines de pipéracilline)

	DÉBUT D'ACTION	PIC	DURÉE
IM	rapide	30 – 50 min	4 – 6 h
IV	rapide	fin de la perfusion	4 – 6 h

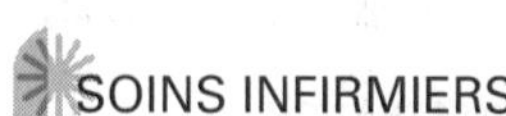

ÉVALUATION DE LA SITUATION

- Au début du traitement et pendant toute sa durée, suivre de près les signes suivants d'infection : altération des signes vitaux, aspect de la plaie, des crachats, de l'urine et des selles, nombre de globules blancs.
- Recueillir les antécédents du patient avant d'amorcer le traitement afin de déterminer ses réactions à un traitement antérieur à une pénicilline ou à une céphalosporine. Même les personnes n'ayant jamais manifesté de sensibilité à la pénicilline peuvent présenter une réaction allergique.
- Prélever des échantillons pour les cultures et les antibiogrammes avant le début du traitement. La première dose peut être administrée avant même que les résultats soient connus.
- RESTER À L'AFFÛT DES SIGNES ET DES SYMPTÔMES SUIVANTS D'ANAPHYLAXIE : RASH, PRURIT, ŒDÈME LARYNGÉ, RESPIRATION SIFFLANTE. SI CES RÉACTIONS SE MANIFESTENT, ARRÊTER L'ADMINISTRATION DU MÉDICAMENT ET AVERTIR IMMÉDIATEMENT LE MÉDECIN OU UN AUTRE PROFESSIONNEL DE LA SANTÉ. GARDER À PORTÉE DE LA MAIN DE L'ÉPINÉPHRINE, UN ANTIHISTAMINIQUE ET LE MATÉRIEL DE RÉANIMATION POUR PARER À UNE ÉVENTUELLE RÉACTION ANAPHYLACTIQUE.

Tests de laboratoire :

- Noter, avant le traitement et à intervalles réguliers pendant toute sa durée, les résultats des tests de l'exploration fonctionnelle hépatique et rénale, la numération globulaire, les concentrations sériques de potassium et le temps de saignement.
- Le médicament peut positiver les résultats du test de Coombs direct.
- Le médicament peut entraîner l'élévation des concentrations sériques d'urée, de créatinine, d'AST, d'ALT, de bilirubine, de phosphatase alcaline et de LDH.
- La pipéracilline peut induire la leucopénie et la neutropénie, particulièrement lors d'un traitement prolongé ou en présence d'une insuffisance hépatique.
- Le médicament peut allonger le temps de prothrombine et le temps de céphaline.
- La *pipéracilline* peut entraîner l'élévation des concentrations sériques de sodium et la diminution des concentrations sériques de potassium.
- L'association *pipéracilline/tazobactam* peut entraîner une chute de l'hémoglobine et de l'hématocrite ainsi que la thrombocytopénie, l'éosinophilie, la leucopénie et la neutropénie. Elle peut également provoquer la protéinurie, l'hématurie, la pyurie, l'hyperglycémie, la diminution des concentrations de protéines totales ou d'albumine et des anomalies au niveau des concentrations de sodium, de potassium et de calcium.

DIAGNOSTICS INFIRMIERS POSSIBLES

- Risque d'infection (Indications).
- Connaissances insuffisantes sur le traitement médicamenteux (Enseignement au patient et à ses proches).

INTERVENTIONS INFIRMIÈRES

IM :

- Pour reconstituer la solution destinée à la voie IM, ajouter 4 mL, 6 mL ou 8 mL d'eau stérile, d'eau bactériostatique ou de solution de NaCl 0,9 % pour injection ou de chlorhydrate de lidocaïne pour injection (sans épinéphrine) à 0,5 ou à 1 % au contenu d'une fiole de 2 g, de 3 g et de 4 g, respectivement, afin d'obtenir une concentration de 1 g/2,5 mL ou 0,4 g/mL. Consulter les directives de chaque fabricant avant de reconstituer la préparation.
- Injecter la préparation profondément dans une masse musculaire bien développée et bien masser. On ne devrait pas administrer plus de 2 g dans un même point d'injection.

Pipéracilline

- **IV :** La reconstitution initiale de la solution destinée à la voie IV doit se faire avec au moins 5 mL d'eau stérile pour injection, d'eau bactériostatique ou de solution de NaCl 0,9 %. Consulter les directives de chaque fabricant avant de reconstituer la préparation. Bien mélanger jusqu'à dissolution complète. La solution reconstituée est stable pendant 24 heures à la température ambiante et pendant 12 jours au réfrigérateur ■

P

Changer de point d'injection IV toutes les 48 heures pour prévenir la phlébite.

- **IV directe**: Injecter la préparation lentement, en 3 à 5 minutes, pour réduire l'irritation veineuse.
- **Perfusion intermittente**: Diluer la pipéracilline dans au moins 50 mL de solution de NaCl 0,9 %, de D5%E, de D%5/NaCl 0,9 % ou de lactate de Ringer.
- ***Vitesse d'administration***: Administrer l'agent en 20 à 30 minutes chez les adultes et en 30 minutes chez les enfants.
- **Compatibilité (tubulure en Y)**: acyclovir ■ amifostine ■ aztréonam ■ ciprofloxacine ■ cyclophosphamide ■ diltiazem ■ énalaprilate ■ esmolol ■ famotidine fludarabine ■ foscarnet gallium, nitrate de ■ héparine ■ hydromorphone ■ labétalol ■ lorazépam ■ magnésium, sulfate de ■ melphalan ■ mépéridine ■ midazolam ■ morphine ■ perphénazine ■ ranitidine ■ tacrolimus ■ téniposide ■ théophylline ■ thiotépa ■ vérapamil ■ zidovudine.
- **Incompatibilité (tubulure en Y)**: filgrastim ■ fluconazole ■ ondansétron ■ sargramostim ■ vinorelbine. S'il faut administrer en même temps des aminosides et des pénicillines, les injecter à des points différents à au moins une heure d'intervalle.

Pipéracilline/tazobactam

- **Perfusion intermittente**: Reconstituer avec 5 mL de solution de NaCl 0,9 %, d'eau stérile ou bactériostatique pour injection ou de solution de D5%E. Consulter les directives de chaque fabricant avant de reconstituer la préparation. Ne pas utiliser de lactate de Ringer, car les deux agents sont incompatibles. Bien mélanger jusqu'à dissolution complète. Diluer de nouveau dans au moins 50 mL de diluant. Jeter toute portion inutilisée après 12 heures, si la solution a été gardée à la température ambiante ou après 48 heures, si elle a été réfrigérée.
- ***Vitesse d'administration***: Administrer pendant au moins 30 minutes.
- **Compatibilité (tubulure en Y)**: aminophylline ■ aztréonam ■ bléomycine ■ bumétanide ■ buprénorphine ■ butorphanol ■ calcium, gluconate de ■ carboplatine ■ carmustine ■ céfépime ■ cimétidine ■ clindamycine ■ cyclophosphamide ■ cytarabine ■ dexaméthasone ■ diphenhydramine ■ dopamine ■ énalaprilate ■ étoposide ■ floxuridine ■ fluconazole ■ fludarabine ■ fluorouracil ■ furosémide ■ gallium, nitrate de ■ héparine ■ hydrocortisone ■ hydromorphone ■ ifosfamide ■ leucovorine calcique ■ lorazépam ■ magnésium, sulfate de ■ mannitol ■ mépéridine ■ mesna ■ méthotrexate ■ méthylprednisolone, succinate sodique de ■ métoclopramide ■ métronidazole ■ morphine ■ ondansétron ■ plicamycine ■ potassium, chlorure de ■ ranitidine ■ sargramostim ■ sodium, bicarbonate de ■ thiotépa ■ triméthoprim/sulfaméthoxazole ■ vinblastine ■ zidovudine.
- **Incompatibilité (tubulure en Y)**: acyclovir ■ amphotéricine B ■ chlorpromazine ■ cisplatine ■ dacarbazine ■ daunorubicine ■ dobutamine ■ doxorubicine ■ doxycycline ■ dropéridol ■ famotidine ■ ganciclovir ■ halopéridol ■ idarubicine ■ miconazole ■ minocycline ■ mitomycine ■ mitoxantrone ■ nalbuphine ■ prochlorpérazine, édisylate de ■ prométhazine ■ streptozocine ■ vancomycine.

ENSEIGNEMENT AU PATIENT ET À SES PROCHES

- Recommander au patient de signaler l'allergie et les signes suivants de surinfection: excroissance noire et pileuse sur la langue, démangeaisons ou pertes vaginales, selles molles ou nauséabondes.
- RECOMMANDER AU PATIENT DE SIGNALER À UN PROFESSIONNEL DE LA SANTÉ LA FIÈVRE OU LA DIARRHÉE, PARTICULIÈREMENT EN PRÉSENCE DE SANG, DE PUS OU DE MUCUS DANS LES SELLES. CONSEILLER AU PATIENT DE NE PAS TRAITER LA DIARRHÉE AVANT D'AVOIR CONSULTÉ UN PROFESSIONNEL DE LA SANTÉ. CES EFFETS PEUVENT SE MANIFESTER ENCORE PENDANT PLUSIEURS SEMAINES APRÈS L'ARRÊT DU MÉDICAMENT.

VÉRIFICATION DE L'EFFICACITÉ THÉRAPEUTIQUE

L'efficacité du traitement peut être démontrée par: la disparition des signes et des symptômes d'infection. Le temps de résolution dépend du micro-organisme infectant et du siège de l'infection.

PIROXICAM

Alti-Piroxicam, Apo-Piroxicam, Dom-Piroxicam, Feldene, Felxicam, Gen-Piroxicam, Novo-Pirocam, Nu-Pirox, PMS-Piroxicam, Pro-Piroxicam

CLASSIFICATION:

Anti-inflammatoire non stéroïdien, analgésique non opiacé

Grossesse – catégorie B

INDICATIONS

Traitement des troubles inflammatoires dont: la polyarthrite rhumatoïde ■ l'arthrose ■ la spondylarthrite ankylosante ■ la dysménorrhée fonctionnelle.

MÉCANISME D'ACTION

Inhibition de la synthèse des prostaglandines. ***Effets thérapeutiques:*** Soulagement de la douleur et de l'inflammation.

PHARMACOCINÉTIQUE

Absorption: Bonne absorption depuis le tractus gastro-intestinal.

Distribution: Inconnue. Le piroxicam pénètre dans le lait maternel en faibles quantités.

Métabolisme et excrétion: Le médicament est surtout métabolisé par le foie. De petites quantités sont excrétées à l'état inchangé par les reins.

Demi-vie: 50 heures.

CONTRE-INDICATIONS ET PRÉCAUTIONS/ MISES EN GARDE

Contre-indications: Hypersensibilité ■ Risque d'hypersensibilité croisée avec d'autres anti-inflammatoires non stéroïdiens, incluant l'aspirine ■ Hémorragie digestive, atteinte inflammatoire du tube digestif ou ulcère en évolution ■ Antécédents récents d'hémorragie rectale ou anale.

P

Précautions/mises en garde: Maladie cardiovasculaire ou hépatique grave ■ Antécédents d'ulcère ■ Insuffisance rénale (il est recommandé de réduire la dose) ■ Grossesse, allaitement et enfants (l'innocuité du médicament n'a pas été établie; ne pas administrer durant la deuxième moitié de la grossesse).

RÉACTIONS INDÉSIRABLES ET EFFETS SECONDAIRES

SNC: somnolence, céphalées, étourdissements.

ORLO: vision trouble, acouphènes.

CV: œdème.

GI: HÉPATITE MÉDICAMENTEUSE, HÉMORRAGIE DIGESTIVE, gêne gastro-intestinale, dyspepsie, nausées, vomissements, anorexie, constipation, diarrhée, flatulence.

GU: insuffisance rénale.

Tég.: rash.

Hémat.: dyscrasie, prolongation du temps de saignement.

Divers: réactions allergiques incluant l'ANAPHYLAXIE.

INTERACTIONS

Médicament-médicament: L'**aspirine**, administrée en concomitance, peut réduire les concentrations sanguines de piroxicam et en diminuer l'efficacité ■ Risque accru d'hémorragie lors de l'usage concomitant d'**anticoagulants**, de **céfamandole**, de **céfopérazone**, de **céfotétane**, d'**héparine**, de **ticlodipine**, de **clopidogrel**, d'**eptifibatide**, de **tirofiban**, d'**agents thrombolytiques**, d'**acide valproïque** ou de **plicamycine** ■ Effets nocifs additifs sur le tractus gastro-intestinal lors de l'usage concomitant d'**aspirine**, de **corticostéroïdes** et d'autres **AINS** ■ Le **probénicide**, administré en concomitance, élève les concentrations sanguines de piroxicam et peut en augmenter la toxicité ■ Le piroxicam peut diminuer la réponse aux **antihypertenseurs** ou aux **diurétiques** ■ Le piroxicam peut élever les concentrations sériques de **lithium** et le risque de toxicité ■ Risque accru d'hypoglycémie lors de l'usage concomitant d'**insuline** ou d'**hypoglycémiants oraux** ■ Risque accru d'effets nocifs sur les reins lors de l'administration concomitante de **sels d'or** ou de **cyclosporine** ou lors de l'usage prolongé d'**acétaminophène** ■ Les **antinéoplasiques** ou la **radiothérapie**, administrés en concomitance, peuvent augmenter le risque de toxicité hématologique.

VOIES D'ADMINISTRATION ET POSOLOGIE

PO, PR (adultes): *Anti-inflammatoire* – de 10 à 20 mg/jour; administrer en 1 seule dose ou en 2 doses fractionnées. *Traitement de la dysménorrhée* – initialement, 40 mg, puis 20 mg/jour.

PO, PR (personnes âgées): Initialement, 10 mg/jour.

PRÉSENTATION (version générique disponible)

Capsules: 10 mg[Pr], 20 mg[Pr] ■ **Suppositoires**: 10 mg[Pr], 20 mg[Pr].

PHARMACODYNAMIE

	DÉBUT D'ACTION	PIC	DURÉE
PO (analgésie)	1 h	inconnu	48 – 72 h
PO (effet anti-inflammatoire)	7 – 12 jours	2 – 3 semaines†	inconnue

† Il faut parfois compter jusqu'à 12 semaines avant l'atteinte du pic.

SOINS INFIRMIERS

ÉVALUATION DE LA SITUATION

LES PATIENTS SOUFFRANT D'ASTHME, D'ALLERGIE INDUITE PAR L'ASPIRINE OU DE POLYPES NASAUX SONT DAVANTAGE PRÉDISPOSÉS AUX RÉACTIONS D'HYPERSENSIBILITÉ. SUIVRE DE PRÈS LA RHINITE, L'ASTHME ET L'URTICAIRE.

Arthrite: Suivre de près la douleur et examiner la mobilité des articulations avant l'administration du piroxicam et de 1 à 2 heures plus tard.

***Tests de laboratoire*:**

- Le piroxicam peut allonger le temps de saignement pendant une période allant jusqu'à 2 semaines après l'arrêt du traitement.
- Le piroxicam peut diminuer l'hématocrite, les concentrations d'hémoglobine et le nombre de globules blancs et de plaquettes.
- Examiner à intervalles réguliers les résultats des tests de l'exploration fonctionnelle hépatique. Le piroxicam peut entraîner l'élévation des concentrations sériques de phosphatase alcaline, de LDH, d'AST et d'ALT.
- Mesurer, à intervalles réguliers pendant toute la durée du traitement, l'urée, la créatinine sérique et les électrolytes. Le piroxicam peut élever l'urée, la créatinine sérique et les concentrations sériques d'électrolytes et réduire les concentrations urinaires d'électrolytes.

DIAGNOSTICS INFIRMIERS POSSIBLES

- Douleur aiguë (Indications).
- Mobilité physique réduite (Indications).
- Connaissances insuffisantes sur le traitement médicamenteux (Enseignement au patient et à ses proches).

INTERVENTIONS INFIRMIÈRES

- L'administration de doses plus élevées que celles recommandées n'accroît pas l'efficacité du médicament, mais peut en intensifier les effets secondaires.
- Administrer le médicament dès que possible après le début des règles. L'administration en prophylaxie ne s'est pas révélée efficace.

PO: Administrer le piroxicam après les repas ou avec des aliments ou un antiacide renfermant du magnésium ou de l'aluminium afin de diminuer l'irritation gastrique.

ENSEIGNEMENT AU PATIENT ET À SES PROCHES

- Conseiller au patient de prendre le piroxicam avec un grand verre d'eau et de ne pas se coucher pendant les 15 à 30 minutes qui suivent.
- Conseiller au patient de respecter scrupuleusement la posologie recommandée. S'il n'a pu prendre le médicament au moment habituel, il doit le faire dès que possible à moins que ce ne soit presque l'heure prévue pour la dose suivante. Le prévenir qu'il ne doit jamais remplacer une dose manquée par une double dose.
- Prévenir le patient que le piroxicam peut parfois provoquer de la somnolence ou des étourdissements. Lui conseiller de ne pas conduire et d'éviter les activités qui exigent sa vigilance jusqu'à ce qu'on ait la certitude que le médicament n'entraîne pas ces effets chez lui.
- Recommander au patient d'éviter de boire de l'alcool pendant toute la durée du traitement et de consulter un professionnel de la santé avant de prendre de l'aspirine, de l'acétaminophène ou d'autres médicaments en vente libre.
- Recommander au patient qui doit suivre un traitement ou subir une intervention chirurgicale d'avertir le professionnel de la santé qu'il suit un traitement par ce médicament.
- Conseiller au patient d'utiliser un écran solaire et de porter des vêtements protecteurs pour prévenir les réactions de photosensibilité (rares).
- Recommander au patient de consulter un professionnel de la santé en cas de rash, de démangeaisons, de troubles visuels, d'acouphènes, de gain pondéral, d'œdème, de selles noires, de céphalées persistantes ou d'un syndrome grippal (frissons, fièvre, douleurs musculaires, malaise).

P

VÉRIFICATION DE L'EFFICACITÉ THÉRAPEUTIQUE

***L'efficacité du traitement peut être démontrée par*:** la diminution de la douleur et l'amélioration de la mobilité des articulations. On observe habituellement un soulagement partiel de l'arthrite en l'espace de 2 semaines, mais le plein effet du médicament peut ne se manifester qu'après 12 semaines de traitement ininterrompu. Les patients qui ne répondent pas à un anti-inflammatoire non stéroïdien peuvent répondre à un autre.

PLICAMYCINE

Synonyme : mithramycine

Ce médicament n'est pas commercialisé au Canada.

CLASSIFICATION :

Antinéoplasique (antibiotique antitumoral), modificateur des électrolytes (hypocalcémique)

Grossesse – catégorie X

INDICATIONS

Traitement du cancer avancé des testicules rebelle à tout traitement ■ Traitement de l'hypercalcémie et de l'hypercalciurie associées au cancer.

MÉCANISME D'ACTION

Inhibition de la synthèse de l'ARN par formation d'un complexe avec l'ADN ■ Effets antagonistes sur l'action de la vitamine D et inhibition de l'action de l'hormone parathyroïdienne sur les ostéoclastes. ***Effets thérapeutiques :*** Destruction des cellules à réplication rapide, particulièrement des cellules malignes ■ Abaissement des concentrations sériques de calcium.

PHARMACOCINÉTIQUE

Absorption : La plicamycine est réservée à l'administration par voie IV; dans ce cas, sa biodisponibilité est totale.

Distribution : La plicamycine semble se concentrer dans le foie, les tubules rénaux et les os. Elle traverse la barrière hémato-encéphalique.

Métabolisme et excrétion : La plicamycine est surtout excrétée par les reins.

Demi-vie : Inconnue.

CONTRE-INDICATIONS ET PRÉCAUTIONS/ MISES EN GARDE

Contre-indications : Hypersensibilité ■ Troubles hémorragiques ■ Aplasie médullaire ■ Hypocalcémie ■ Maladie rénale ou hépatique grave ■ Grossesse ou allaitement.

Précautions/mises en garde : Infections en évolution ■ Autres maladies chroniques débilitantes ■ Insuffisance rénale ou hépatique (réduire la dose) ■ Patientes en âge de procréer ■ Enfants (l'innocuité du médicament n'a pas été établie).

RÉACTIONS INDÉSIRABLES ET EFFETS SECONDAIRES

SNC : étourdissements, somnolence, fatigue, céphalées, irritabilité, malaise, dépression, nervosité, faiblesse.

ORLO : épistaxis.

GI : anorexie, diarrhée, hépatite médicamenteuse, nausées, stomatite, vomissements.

GU : suppression de la fonction des gonades, insuffisance rénale.

Tég. : rougeurs du visage, rash.

HÉ : hypocalcémie, hypokaliémie, hypophosphatémie, hypercalcémie rebond.

Hémat. : HÉMORRAGIE, thrombocytopénie, anémie, leucopénie.

Locaux : phlébite au point d'injection IV.

Divers : fièvre.

INTERACTIONS

Médicament-médicament : La **radiothérapie** et les autres **agents antinéoplasiques**, administrés en concomitance, peuvent accroître l'aplasie médullaire ■ Risque accru de saignements lors de l'administration concomitante d'**aspirine**, de **warfarine**, d'**agents thrombolytiques**, d'**héparine** et d'autres **agents de type héparine**, de certaines **céphalosporines**, d'**AINS** (dont la **ticlodipine**, le **clopidogrel**, le **tirofiban**, l'**eptifibatide**, le **sulfinpyrazone**, l'**acide valproïque** ou le **dextran**) ■ Risque accru de toxicité hépatique lors de l'usage concomitant d'autres **agents hépatotoxiques** ■ Risque accru de toxicité rénale lors de l'administration concomitante d'autres **agents néphrotoxiques**.

VOIES D'ADMINISTRATION ET POSOLOGIE

Tumeurs testiculaires

- **IV (adultes) :** De 25 à 30 µg/kg, 1 fois par jour, pendant 8 à 10 jours. On peut répéter le traitement tous les mois.

Hypercalcémie, hypercalciurie

- **IV (adultes) :** De 15 à 25 µg/kg, 1 fois par jour, pendant 3 ou 4 jours ; on peut répéter ce cycle après 7 jours ou administrer le médicament de 1 à 3 fois par semaine.

PRÉSENTATION

Ce médicament n'est pas commercialisé au Canada.

PHARMACODYNAMIE

	DÉBUT D'ACTION	PIC	DURÉE
IV (effets hématologiques)	inconnu	7 – 10 jours	3 – 4 semaines
IV (effets hypocalcémiques)	24 – 48 h	72 h	7 – 10 jours

SOINS INFIRMIERS

ÉVALUATION DE LA SITUATION

- SUIVRE DE PRÈS LES SAIGNEMENTS : SAIGNEMENT DES GENCIVES, FORMATION D'ECCHYMOSES, PÉTÉCHIES, PRÉSENCE DE SANG OCCULTE DANS LES SELLES, L'URINE ET LES VOMISSEMENTS. L'HÉMORRAGIE PEUT COMMENCER SOUS FORME D'ÉPISTAXIS ET ÉVOLUER VERS UNE HÉMORRAGIE GÉNÉRALISÉE OU UNE HÉMORRAGIE DIGESTIVE GRAVE. POUR ARRÊTER L'HÉMORRAGIE, ON PEUT ADMINISTRER DES TRANSFUSIONS DE SANG, DU PLASMA FRAIS CONGELÉ, DE LA VITAMINE K OU DE L'ACIDE AMINOCAPROÏQUE. ÉVITER LES INJECTIONS IM ET LA PRISE DE TEMPÉRATURE PAR VOIE RECTALE. APPLIQUER UNE PRESSION SUR LES POINTS DE PONCTIONS VEINEUSES PENDANT 10 MINUTES.
- Effectuer le bilan des ingesta et des excreta ; noter l'appétit du patient et sa consommation de nourriture. Il faut corriger la déshydratation et la déplétion volémique avant d'amorcer le traitement par la plicamycine. La plicamycine peut provoquer des nausées et des vomissements dans les 1 à 2 heures suivant le début du traitement, lesquels peuvent persister pendant 12 à 24 heures. Pour les soulager, on peut administrer un antiémétique en prophylaxie. Modifier le régime alimentaire du patient afin de maintenir son équilibre hydro-électrolytique et son état nutritionnel.
- Suivre de près les signes suivants d'infection : fièvre, frissons, maux de gorge, toux, raucité de la voix, douleurs lombaires ou aux flancs, mictions difficiles ou douloureuses. Prévenir le médecin si ces symptômes se manifestent.

Hypercalcémie : Suivre de près les symptômes suivants d'hypercalcémie : nausées, vomissements, anorexie, soif, faiblesse, constipation, iléus paralytique et bradycardie. Observer le patient à la recherche des signes suivants d'hypocalcémie : paresthésie, soubresauts musculaires, laryngospasme, coliques, arythmies cardiaques et signes de Chvostek ou de Trousseau.

Tests de laboratoire :

- Noter la numération globulaire, la formule leucocytaire, la numération plaquettaire, le temps de prothrombine et le temps de saignement, avant le traitement et à intervalles réguliers pendant toute sa durée. La plicamycine peut provoquer la thrombocytopénie, la leucopénie et l'anémie. Informer le médecin si la numération plaquettaire est inférieure à 150×10^9/L, si le temps de prothrombine s'élève à 4 secondes ou plus au-dessus des valeurs de référence ou si le nombre de globules blancs est inférieur à 4×10^9/L.
- Mesurer les électrolytes sériques avant le traitement et quotidiennement pendant toute sa durée. La plicamycine peut entraîner l'hypocalcémie, l'hypokaliémie et l'hypophosphatémie. Corriger les déséquilibres électrolytiques avant le début du traitement. On peut observer une augmentation rebond des concentrations de calcium et de phosphate après le traitement.
- Examiner les résultats des tests de l'exploration fonctionnelle hépatique (AST, ALT, LDH, bilirubine) et des tests de l'exploration fonctionnelle rénale (urée, créatinine, analyse des urines), avant le traitement et à intervalles réguliers pendant toute sa durée, afin de déceler tout signe de toxicité rénale ou hépatique.

DIAGNOSTICS INFIRMIERS POSSIBLES

- Risque d'accident (Effets secondaires).
- Risque d'infection (Effets secondaires).
- Image corporelle perturbée (Effets secondaires).

INTERVENTIONS INFIRMIÈRES

- Préparer la solution sous une hotte à flux laminaire. Porter un masque, un vêtement protecteur et des gants pendant la manipulation de ce médicament. Mettre au rebut le matériel dans des contenants réservés à cette fin (voir l'annexe H).
- Vérifier la perméabilité de la tubulure IV. En cas de douleur au point d'injection IV ou d'extravasation, arrêter l'administration et changer de point d'injection. L'extravasation peut entraîner de l'irritation et de la cellulite. Appliquer de la glace au point d'injection afin de prévenir la douleur et l'enflure. En cas d'enflure, l'administration de chaleur modérée sur le point d'injection peut favoriser la dispersion du médicament et le soulagement de la douleur.

IV : Pour reconstituer la solution, ajouter 4,9 mL d'eau stérile pour injection au contenu de la fiole de 2,5 mg de plicamycine, afin d'obtenir une concentration finale de 500 µg/mL. Consulter les directives de chaque fabricant avant de reconstituer la préparation. Bien agiter la fiole pour dissoudre le médicament. Administrer immédiatement après la reconstitution. Jeter toute portion inutilisée.

P

IV directe : On peut administrer le médicament concentré par bolus intraveineux pour réduire le risque d'extravasation.

Vitesse d'administration : Administrer en 20 à 30 minutes.

Perfusion intermittente : Ajouter le médicament à 1 000 mL de solution de D5%E ou de NaCl 0,9 %.

Vitesse d'administration : Perfuser en 4 à 6 heures. Un débit rapide de perfusion augmentera la fréquence et la gravité des effets secondaires gastro-intestinaux.

Compatibilité (tubulure en Y) : allopurinol sodique ▪ amifostine ▪ aztréonam ▪ filgrastim ▪ melphalan ▪ pipéracilline/tazobactam ▪ téniposide ▪ thiotépa ▪ vinorelbine.

ENSEIGNEMENT AU PATIENT ET À SES PROCHES

- Demander au patient de signaler immédiatement à un professionnel de la santé la fièvre, les frissons, les maux de gorge, les signes d'infections, le saignement des gencives, les pétéchies ou la présence de sang dans les urines, les selles ou les vomissements. Recommander au patient d'éviter les foules et les personnes contagieuses. Lui conseiller d'utiliser une brosse à dents à poils doux et un rasoir électrique. Recommander également au patient d'éviter de consommer des boissons alcoolisées et de ne pas prendre de médicaments contenant de l'aspirine ou des AINS.
- Conseiller au patient de communiquer avec un professionnel de la santé en cas de faiblesse, de rash, de nausées ou de vomissements persistants ou de dépression.
- Recommander au patient d'examiner ses muqueuses buccales pour déceler l'érythème et les aphtes. En cas d'aphtes, lui conseiller de remplacer la brosse à dent par une brosse-éponge et de se rincer la bouche avec de l'eau après avoir bu ou mangé. L'administration d'agents topiques peut s'avérer nécessaire si les douleurs l'empêchent de manger. La douleur induite par la stomatite peut dicter l'administration d'analgésiques opiacés.
- Prévenir la patiente que même si la plicamycine peut entraîner une diminution de la fécondité, elle doit continuer à prendre des mesures de contraception pendant toute la durée du traitement puisqu'il y a risque d'effets tératogènes sur le fœtus.
- Expliquer au patient qu'il ne doit pas se faire vacciner sans recommandation expresse d'un professionnel de la santé.
- Insister sur la nécessité des examens diagnostiques et biochimiques à intervalles réguliers permettant de déceler les effets secondaires du médicament.

VÉRIFICATION DE L'EFFICACITÉ THÉRAPEUTIQUE

L'efficacité du traitement peut être démontrée par : la diminution de la taille de la tumeur et du risque de propagation des métastases ▪ la normalisation des concentrations élevées de calcium en l'espace de 24 à 48 heures chez les patients souffrant d'hypercalcémie et d'hypercalciurie. ✳

POLYCARBOPHILE

Equalactin

CLASSIFICATION :

Antidiarrhéique, laxatif (agent de masse)

Grossesse – catégorie inconnue

INDICATIONS

Traitement de la constipation ou de la diarrhée pouvant être associée à la diverticulose ou au syndrome du côlon irritable.

MÉCANISME D'ACTION

Effet laxatif par augmentation du volume du bol fécal grâce au maintien de l'eau dans la lumière intestinale ▪ Effet antidiarrhéique par attraction de l'eau dans la lumière intestinale pour former des selles bien moulées. ***Effets thérapeutiques :*** Traitement de la diarrhée et de la constipation, grâce à la normalisation du contenu en eau des intestins et à l'augmentation du volume du bol fécal.

PHARMACOCINÉTIQUE

Absorption : L'absorption systémique est minimale.

Distribution : Inconnue.

Métabolisme et excrétion : Le complexe et l'eau absorbée sont excrétés dans les fèces.

Demi-vie : Inconnue.

CONTRE-INDICATIONS ET PRÉCAUTIONS/ MISES EN GARDE

Contre-indications : Hypersensibilité ▪ Douleurs abdominales ▪ Nausées ▪ Vomissements (particulièrement lorsqu'ils s'accompagnent de fièvre ou d'autres signes d'abdomen aigu) ▪ Adhérences intra-abdominales importantes ▪ Dysphagie.

Précautions/mises en garde : Grossesse ou allaitement (il existe, cependant, des antécédents d'administration sans danger).

RÉACTIONS INDÉSIRABLES ET EFFETS SECONDAIRES

GI : plénitude gastrique.

INTERACTIONS

Médicament-médicament : Le polycarbophile peut diminuer l'absorption de la **tétracycline**, administrée simultanément.

VOIES D'ADMINISTRATION ET POSOLOGIE

PO (adultes) : 1 g, de 1 à 4 fois par jour, ou selon les besoins (ne pas dépasser 6 g/24 heures) ; en cas de diarrhée grave, répéter l'administration de cette dose toutes les 30 minutes.

PO (enfants de 6 à 12 ans) : 500 mg, de 1 à 3 fois par jour, ou selon les besoins (ne pas dépasser 3 g/ 24 heures) ; en cas de diarrhée grave, répéter l'administration de cette dose toutes les 30 minutes.

PO (enfants de 2 à 6 ans) : 500 mg, 1 ou 2 fois par jour, ou selon les besoins (ne pas dépasser 1,5 g/24 heures) ; en cas de diarrhée grave, répéter l'administration de cette dose toutes les 30 minutes.

PRÉSENTATION (version générique disponible)

Comprimés : 652 mg (500 mg)^{VL}.

PHARMACODYNAMIE (effet sur la fonction intestinale)

	DÉBUT D'ACTION	PIC	DURÉE
PO	12 – 24 h†	inconnu	inconnue

† Le début d'action peut ne se manifester qu'après 72 heures.

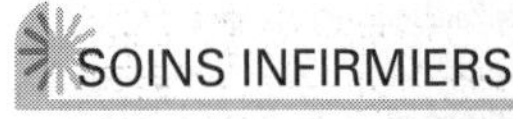

SOINS INFIRMIERS

ÉVALUATION DE LA SITUATION

- Suivre de près l'apparition de fièvre, de nausées, de vomissements, d'une distension abdominale et de douleurs. En informer un professionnel de la santé, le cas échéant. Ausculter les bruits intestinaux. Interroger le patient sur son régime alimentaire habituel, sa consommation de liquides, ses activités physiques et sa fonction intestinale.
- Noter la couleur, la consistance et la quantité des selles éliminées.

Diarrhée : Suivre de près les signes suivants de déshydratation : sécheresse de la peau et des muqueuses, perte de poids, diminution du débit urinaire, tachycardie et hypotension.

DIAGNOSTICS INFIRMIERS POSSIBLES

- Constipation (Indications).
- Diarrhée (Indications).
- Connaissances insuffisantes sur le traitement médicamenteux (Enseignement au patient et à ses proches).

INTERVENTIONS INFIRMIÈRES

Administrer l'agent 1 heure avant ou 2 heures après la tétracycline.

Diarrhée :

- Pour traiter la diarrhée grave, répéter l'administration toutes les 30 minutes. Ne pas dépasser la dose quotidienne totale prescrite.
- Les comprimés à croquer absorbent l'eau jusqu'à 60 fois leur poids.

Constipation : Pour traiter la constipation, administrer la préparation avec 240 mL d'eau ou de jus.

P

ENSEIGNEMENT AU PATIENT ET À SES PROCHES

- Encourager le patient à recourir à d'autres moyens de régulation de la fonction intestinale, par exemple, consommer plus de fibres alimentaires et de liquides et faire plus d'exercice. Expliquer au patient que la fréquence de l'élimination intestinale varie d'une personne à l'autre et qu'il est tout aussi normal d'avoir trois selles par jour que trois selles par semaine.
- Prévenir le patient que si la constipation survient brusquement, il faut en avertir un professionnel de la santé, car un examen médical pourrait s'avérer nécessaire.
- Recommander au patient souffrant de diarrhée de consulter un professionnel de la santé s'il a de la fièvre, si ses selles sont sanguinolentes ou si la diarrhée persiste ou s'aggrave. L'inciter à modifier sa consommation d'aliments et de liquides durant un épisode de diarrhée.

VÉRIFICATION DE L'EFFICACITÉ THÉRAPEUTIQUE

L'efficacité du traitement peut être démontrée par : l'émission de selles molles et bien moulées. Les résultats peuvent ne pas être manifestes avant 3 jours de traitement. ✳

POLYÉTHYLÈNE GLYCOL 3350/ ÉLECTROLYTES

Colyte, GoLytely, Klean-Prep, Lyteprep, Peglyte

CLASSIFICATION :

Laxatif (osmotique), préparation électrolytique de lavage du côlon

Grossesse – catégorie C

INDICATIONS

Évacuation des matières de l'intestin en vue d'un examen gastro-intestinal ■ Fécalome et constipation chez les personnes âgées (antécédents d'utilisation occasionnelle chez les enfants). **Usages non approuvés :** Traitement du surdosage aigu par le fer chez les enfants.

MÉCANISME D'ACTION

Le polyéthylène glycol en solution agit comme un agent osmotique en attirant l'eau dans la lumière intestinale. ***Effets thérapeutiques :*** Évacuation intestinale sans apparition d'un déséquilibre hydroélectrolytique.

PHARMACOCINÉTIQUE

Absorption : Les ions de la solution ne sont pas absorbés.

Distribution : Inconnue.

Métabolisme et excrétion : La solution est excrétée dans les selles.

Demi-vie : Inconnue.

CONTRE-INDICATIONS ET PRÉCAUTIONS/ MISES EN GARDE

Contre-indications : Iléus ■ Occlusion gastro-intestinale ■ Rétention gastrique ■ Colite toxique ■ Mégacôlon toxique ■ Perforation de l'intestin.

Précautions/mises en garde : Patients dont le réflexe pharyngé est absent ou réduit ■ Patients inconscients ou semi-comateux, chez lesquels il faut administrer la préparation par une sonde nasogastrique ■ Antécédents de colite ulcéreuse (risque accru d'hypoglycémie, de déshydratation et d'hypokaliémie) ■ Lavement baryté pour la réalisation de la technique en double contraste (la préparation pourrait empêcher le baryum de recouvrir complètement la muqueuse) ■ Douleurs abdominales d'étiologie inconnue, particulièrement si elles s'accompagnent de fièvre ■ Enfants (l'innocuité de l'agent n'a pas été établie ; les enfants de moins de 2 ans sont davantage prédisposés à l'hypoglycémie, à la déshydratation et à l'hypokaliémie).

RÉACTIONS INDÉSIRABLES ET EFFETS SECONDAIRES

GI : plénitude gastrique, diarrhée, ballonnement, crampes, nausées, vomissements.

Divers : réactions allergiques (rares).

INTERACTIONS

Médicament-médicament : La préparation entrave l'absorption des **médicaments administrés par voie orale**, en diminuant leur temps de transit (ne pas administrer d'autres médicaments dans l'heure qui suit le début du traitement).

VOIES D'ADMINISTRATION ET POSOLOGIE

Avant un examen

- **PO (adultes) :** 240 mL, toutes les 10 minutes. Le lavage est terminé quand les matières fécales évacuées sont claires (jusqu'à concurrence de 3 à 4 L). On peut administrer la préparation par sonde nasogastrique à raison de 20 à 30 mL/ minute (jusqu'à concurrence de 4 L).

Constipation chronique

- **PO (adultes) :** De 240 à 480 mL/jour ou selon les recommandations du médecin.

Fécalomes

- **PO (adultes) :** De 2 à 3 L en l'espace de 3 à 4 heures (sur recommandation du médecin seulement).

PRÉSENTATION

Solution orale^{VL} ■ **Poudre pour solution orale**^{VL}.

PHARMACODYNAMIE

	DÉBUT D'ACTION	PIC	DURÉE
PO	1 h	inconnu	4 h

SOINS INFIRMIERS

ÉVALUATION DE LA SITUATION

- Suivre de près la distension abdominale, ausculter les bruits intestinaux, noter les habitudes normales d'élimination intestinale.
- Noter la couleur, la consistance et la quantité des selles éliminées.
- Si le médicament est administré par sonde nasogastrique, suivre de près les patients à demi-conscients ou inconscients pour déceler la régurgitation.

DIAGNOSTICS INFIRMIERS POSSIBLES

- Diarrhée (Effets secondaires).
- Connaissances insuffisantes sur le traitement médicamenteux (Enseignement au patient et à ses proches).

INTERVENTIONS INFIRMIÈRES

- Ne pas ajouter d'aromatisants ou d'ingrédients supplémentaires à la solution avant de l'administrer.
- Le patient devrait être à jeun pendant 3 ou 4 heures avant l'administration du médicament et ne devrait pas consommer d'aliments solides dans les 2 heures suivant l'administration.
- Après l'administration du médicament, le patient ne doit consommer que des liquides clairs.
- La préparation peut être administrée le matin de l'examen si le patient a suffisamment de temps pour la boire (3 heures) et évacuer les matières de l'intestin (1 heure de plus). Dans le cas d'un lavement baryté, administrer la solution tôt en soirée (à 18 heures), la veille de l'examen, pour que le baryum puisse bien recouvrir les muqueuses.
- La solution peut être reconstituée avec l'eau du robinet. Agiter vigoureusement jusqu'à ce que la poudre soit dissoute.
- La solution peut être administrée par sonde nasogastrique à un débit de 20 à 30 mL/minute.

ENSEIGNEMENT AU PATIENT ET À SES PROCHES

Expliquer au patient qu'il doit boire 240 mL de préparation, toutes les 10 minutes, jusqu'à ce qu'il ait bu 4 L ou jusqu'à ce que le liquide éliminé soit transparent et qu'il ne contienne plus de matières solides. Lui expliquer qu'il est préférable de boire rapidement chaque verre de 240 mL plutôt que d'en avaler le contenu par petites gorgées.

VÉRIFICATION DE L'EFFICACITÉ THÉRAPEUTIQUE

L'efficacité du traitement peut être démontrée par: la diarrhée, pour évacuer les matières de l'intestin en l'espace de 4 heures; la première défécation se produit habituellement dans l'heure qui suit l'administration du médicament.

POLYSTYRÈNE SODIQUE, SULFONATE DE

Kayexalate, K-Exit,
PMS-Sodium Polystyrene Sulfonate

CLASSIFICATION:
Résine pour échange cationique
Grossesse – catégorie C

INDICATIONS

Traitement de l'hyperkaliémie légère à modérée (dans les cas graves, il faudrait prendre des mesures immédiates, telles que l'administration de bicarbonate de sodium par voie IV, de calcium ou de glucose/insuline en perfusion).

MÉCANISME D'ACTION

Échange des ions sodium contre des ions potassium dans l'intestin (chaque gramme de sodium est échangé contre 0,5 à 1 mmol de potassium). ***Effets thérapeutiques:*** Réduction des concentrations sériques de potassium.

PHARMACOCINÉTIQUE

Absorption: L'agent se répartit partout dans l'intestin, mais il n'est pas absorbé.
Distribution: Aucune distribution.
Métabolisme et excrétion: L'agent est éliminé dans les fèces.
Demi-vie: Inconnue.

CONTRE-INDICATIONS ET PRÉCAUTIONS/ MISES EN GARDE

Contre-indications: Hypersensibilité ■ Hypersensibilité à la saccharine ou aux parabens (certains produits en renferment) ■ Iléus ■ Patients dont le taux

P

de potassium est inférieur à 5 mmol/L ■ Nouveau-nés ou patients qui présentent un ralentissement intestinal (**voie orale**).

Précautions/mises en garde: Hyperkaliémie menaçante pour la vie (pour les autres formes, il faudrait prendre des mesures immédiates) ■ Intolérance connue à l'alcool (suspension seulement) ■ Personnes âgées ■ Insuffisance cardiaque, hypertension, œdème ■ Régime hyposodé ■ Constipation.

RÉACTIONS INDÉSIRABLES ET EFFETS SECONDAIRES

GI: constipation, fécalome, anorexie, irritation gastrique, nausées, vomissements.

HÉ: hypocalcémie, hypokaliémie, rétention sodique.

INTERACTIONS

Médicament-médicament: L'administration concomitante de **calcium** ou d'**antiacides contenant du magnésium** peut diminuer la capacité d'échange de la résine et augmenter ainsi le risque d'alcalose systémique ■ L'hypokaliémie peut accentuer la toxicité **digitalique**.

VOIES D'ADMINISTRATION ET POSOLOGIE

4 cuillerées à thé rases = 15 g (4,1 mmol de sodium/g).

PO (adultes): 15 g, de 1 à 4 fois par jour dans de l'eau ou du sorbitol.

PR (adultes): De 30 à 50 g dans de l'eau ou du D10%E, comme lavement à garder, 1 ou 2 fois par jour, à 6 heures d'intervalle.

PO, PR (enfants): De 0,5 à 1 g/kg/dose.

PR (nouveau-nés): De 0,5 à 1 g/kg (utiliser la dose minimale).

PRÉSENTATION (version générique disponible)

Suspension: 15 g de sulfonate de polystyrène sodique avec 14,1 g de sorbitol/60 mL[Pr] ■ **Lavement de rétention**: 30 g de sulfonate de polystyrène sodique avec 28,2 g de sorbitol/60 mL[Pr] ■ **Poudre**: 15 g/4 cuillerées à thé rases[Pr].

PHARMACODYNAMIE (diminution des concentrations de potassium sérique)

	Début d'action	Pic	Durée
PO	2 - 12 h	inconnu	6 - 24 h
PR	2 - 12 h	inconnu	4 - 6 h

P

SOINS INFIRMIERS

ÉVALUATION DE LA SITUATION

- Observer le patient pour déceler les symptômes d'hyperkaliémie (fatigue, faiblesse musculaire, paresthésie, confusion, dyspnée, ondes T atteignant des pics, segments ST déprimés, prolongation des segments QT, élargissement des complexes QRS, disparition des ondes P et arythmies cardiaques). Déceler l'apparition de l'hypokaliémie (faiblesse, fatigue, arythmies, ondes plates ou inversées, ondes U proéminentes).
- Effectuer le bilan quotidien des ingesta et des excreta et peser le patient tous les jours. Observer le patient à la recherche des symptômes suivants de surcharge liquidienne: dyspnée, râles ou crépitations, turgescence des jugulaires, œdème périphérique. On peut prescrire aux patients souffrant d'insuffisance cardiaque un régime hyposodé (voir l'annexe J).
- Chez le patient recevant un traitement concomitant par des glucosides cardiotoniques, déceler les symptômes de toxicité digitalique (anorexie, nausées, vomissements, troubles de la vision, arythmies).
- Examiner l'abdomen et noter la consistance des selles et la fréquence des défécations. On peut prescrire en concomitance du sorbitol ou des laxatifs pour prévenir la constipation ou la formation d'un fécalome. Certains produits renferment du sorbitol pour prévenir la constipation. Le patient devrait idéalement évacuer 1 ou 2 selles aqueuses chaque jour pendant toute la durée du traitement.

***Tests de laboratoire*:**

- Mesurer quotidiennement tout au long du traitement les concentrations sériques de potassium. Prévenir le médecin si les concentrations de potassium s'abaissent jusqu'à 5 mmol/L.
- Noter, avant le traitement et à intervalles réguliers pendant toute sa durée, les résultats des épreuves de l'exploration fonctionnelle rénale et les concentrations d'électrolytes (particulièrement celles de sodium, de calcium, de bicarbonate et de magnésium).

DIAGNOSTICS INFIRMIERS POSSIBLES

- Constipation (Effets secondaires).
- Connaissances insuffisantes sur le traitement médicamenteux (Enseignement au patient et à ses proches).

INTERVENTIONS INFIRMIÈRES

- La solution est stable pendant 24 heures.
- Consulter le médecin concernant l'arrêt de l'administration des médicaments pouvant augmenter les concentrations sériques de potassium (inhibiteurs de l'enzyme de conversion de l'angiotensine, diurétiques épargneurs de potassium, suppléments de potassium, substituts de sel).

PO:

- On administre habituellement en concomitance un laxatif osmotique (sorbitol) pour prévenir la constipation.
- Pour l'administration par voie orale, ajouter la quantité prescrite de poudre à 3 à 4 mL d'eau/gramme de poudre. Bien mélanger. Pour améliorer le goût de la préparation, on peut aussi la prendre sous forme de sirop.

Lavement à garder:

- Administrer un lavement évacuateur avant le lavement à garder par une sonde rectale ou une sonde de Foley numéro 28 avec un ballonnet de 30 mL. Introduire le tube sur une longueur d'au moins 20 cm et le fixer à l'aide d'un ruban adhésif.
- Lors de l'administration du lavement à garder, ajouter la poudre à 150 à 200 mL de la solution prescrite (habituellement de l'eau ordinaire, un mélange d'eau et de méthylcellulose 2 % ou de D10%E). Bien mélanger pour dissoudre entièrement la poudre et pour que la solution soit très liquide. Demander au patient de se coucher sur le côté gauche et glisser un oreiller sous ses hanches pour les soulever, si la solution commence à fuir. Après le médicament, administrer de 50 à 100 mL de diluant pour s'assurer que le patient a reçu toute la dose. Encourager le patient à retenir le lavement aussi longtemps que possible, à savoir de 30 à 60 minutes.
- Après que le patient a retenu la solution pendant le laps de temps prévu, irriguer le côlon avec 1 à 2 litres de solution sans sodium. Le raccord en Y et la tubulure peuvent être reliés à la sonde de Foley ou à la sonde rectale; la solution d'évacuation est administrée par un orifice du raccord en Y et elle s'écoule en vertu de la pesanteur, par l'autre orifice.

ENSEIGNEMENT AU PATIENT ET À SES PROCHES

- Expliquer au patient le but du traitement et la méthode d'administration du médicament.
- Expliquer au patient l'importance des tests fréquents de laboratoire permettant de vérifier l'efficacité du traitement.

VÉRIFICATION DE L'EFFICACITÉ THÉRAPEUTIQUE

L'efficacité du traitement peut être démontrée par: la normalisation des concentrations sériques de potassium. ✳

POTASSIUM, PHOSPHATES DE

phosphate de potassium
Phosphate de potassium

phosphate de potassium monobasique
Phosphate de potassium monobasique

CLASSIFICATION:
Minéraux et électrolytes, antiurolithiques (suppléments de phosphates)

Grossesse – catégorie C

INDICATIONS

Traitement et prévention de la carence en phosphates chez les patients incapables d'absorber une quantité suffisante de phosphate d'origine alimentaire. **Usages non approuvés:** Traitement d'appoint des infections urinaires en association avec l'hippurate ou le mandélate de méthénamine (phosphate de potassium monobasique) ■ Prévention de la formation de calculs calciques urinaires (phosphate de potassium monobasique) ■ Hypokaliémie s'accompagnant d'acidose métabolique ou d'une carence en phosphores (sels de phosphate de potassium).

MÉCANISME D'ACTION

Le phosphate est présent dans les os et participe au transport d'énergie et au métabolisme des glucides ■ Tampon pour l'excrétion rénale des ions hydrogène ■ Le phosphate de potassium dibasique est transformé dans les tubules rénaux en sel monobasique par les ions hydrogène, entraînant l'acidification de l'urine ■ L'acidification de l'urine est essentielle pour que l'hippurate ou le mandélate de méthénamine deviennent des anti-infectieux urinaires actifs ■ L'acidification de l'urine accroît la solubilité du calcium, diminuant ainsi la formation de calculs calciques. ***Effets thérapeutiques :*** Suppléments de phosphates en cas de carence ■ Acidification de l'urine ■ Augmentation de l'efficacité de la méthénamine ■ Diminution de la formation de calculs calciques dans les voies urinaires.

PHARMACOCINÉTIQUE

Absorption : Bonne absorption par suite de l'administration par voie orale. La vitamine D favorise l'absorption gastro-intestinale des phosphates.

Distribution : Les phosphates pénètrent dans les liquides extracellulaires d'où ils parviennent par transport actif à leur lieu d'action.

Métabolisme et excrétion : L'agent est surtout excrété par les reins (> 90 %).

Demi-vie : Inconnue.

CONTRE-INDICATIONS ET PRÉCAUTIONS/ MISES EN GARDE

Contre-indications : Hyperkaliémie ■ Hyperphosphatémie ■ Hypocalcémie ■ Insuffisance rénale grave ■ Maladie d'Addison non traitée ■ Traumatisme tissulaire grave ■ Paralysie familiale périodique de forme hyperkaliémique.

Précautions/mises en garde : Hyperparathyroïdie ■ Maladie cardiaque ■ Insuffisance rénale.

RÉACTIONS INDÉSIRABLES ET EFFETS SECONDAIRES

P

Sauf indication contraire, les réactions indésirables et effets secondaires suivants sont reliés à l'hyperphosphatémie.

SNC : confusion, apragmatisme, faiblesse.

CV : ARYTHMIES, ARRÊT CARDIAQUE, modifications de l'ÉCG (absence d'ondes P, élargissement du complexe QRS avec courbe biphasique), hypotension ; *hyperkaliémie* – ARYTHMIES, modifications de l'ÉCG (allongement des intervalles PR, dépression du segment ST, grandes ondes T pointues).

GI : diarrhée, douleurs abdominales, nausées, vomissements.

HÉ : hyperkaliémie, hyperphosphatémie, hypocalcémie, hypomagnésémie.

Locaux : irritation au point d'injection IV, phlébite.

Loc. : *hyperkaliémie* – crampes musculaires ; *hypocalcémie* – tremblements.

SN : paralysie flasque, jambes lourdes, paresthésie.

INTERACTIONS

Médicament-médicament : Les **diurétiques épargneurs de potassium** ou les **inhibiteurs de l'enzyme de conversion de l'angiotensine (IECA)**, administrés en concomitance, peuvent entraîner une hyperkaliémie ■ Les composés contenant du **calcium** ou de l'**aluminium**, administrés simultanément, diminuent l'absorption des phosphates par formation de complexes insolubles ■ La **vitamine D**, administrée simultanément, favorise l'absorption des phosphates.

Médicament-aliments : Les **oxalates** (contenus dans les épinards et la rhubarbe) et les **phytates** (contenus dans le son et les grains entiers) peuvent diminuer l'absorption des phosphates en se liant à eux dans le tractus gastro-intestinal.

VOIES D'ADMINISTRATION ET POSOLOGIE

- **PO (adulte) :** Aucune préparation par voie orale n'est disponible au Canada.
- **IV (adultes) :** Jusqu'à 10 mmol de phosphore par jour en perfusion.
- **IV (enfants) :** De 1,5 à 2 mmol de phosphore par jour en perfusion.

PRÉSENTATION

- **Phosphate de potassium monobasique**
  Concentré pour injection : 1,29 mmol/mL de phosphore et 1,29 mmol/mL de potassium, en fioles de 10 mL[Pr].
- **Phosphates de potassium**
  Concentré pour injection : 3 mmol de phosphore/ mL et 4,4 mmol/mL de potassium, en fioles de 10 et de 50 mL[Pr].

PHARMACODYNAMIE (effets sur les concentrations sériques de phosphate)

	DÉBUT D'ACTION	PIC	DURÉE
PO	inconnu	inconnu	inconnue
IV	rapide (quelques min ou h)	fin de la perfusion	inconnue

SOINS INFIRMIERS

ÉVALUATION DE LA SITUATION

- Pendant toute la durée du traitement, suivre de près les signes et les symptômes d'hypokaliémie (faiblesse, fatigue, arythmies, présence d'ondes U sur le tracé de l'ÉCG, polyurie et polydipsie) et d'hypophosphatémie (anorexie, faiblesse, diminution des réflexes, douleurs osseuses, confusion, dyscrasie).

- MESURER LE POULS ET LA PRESSION ARTÉRIELLE ET SUIVRE DE PRÈS L'ÉCG À INTERVALLES RÉGULIERS PENDANT TOUTE LA DURÉE DU TRAITEMENT PAR VOIE IV.
- Effectuer le bilan quotidien des ingesta et des excreta et peser le patient tous les jours. Signaler tout écart important.

Tests de laboratoire :

- Noter les concentrations sériques de phosphates, de potassium, et de calcium avant le traitement et à intervalles réguliers pendant toute sa durée. L'élévation des concentrations de phosphates peut provoquer l'hypocalcémie.
- Examiner les résultats des tests de l'exploration fonctionnelle rénale avant le traitement et à intervalles réguliers pendant toute sa durée.
- Mesurer le pH de l'urine chez les patients recevant du phosphate de potassium pour acidifier l'urine.

Toxicité et surdosage :

- LES SYMPTÔMES DE TOXICITÉ SONT CEUX DE L'HYPERKALIÉMIE (FATIGUE, FAIBLESSE MUSCULAIRE, PARESTHÉSIE, CONFUSION DYSPNÉE, ONDES T POINTUES, DÉPRESSION DU SEGMENT ST, ÉLARGISSEMENT DU COMPLEXE QRS, ABSENCE DES ONDES P ET ARYTHMIES) ET DE L'HYPERPHOSPHATÉMIE OU DE L'HYPOCALCÉMIE (PARESTHÉSIE, SOUBRESAUTS MUSCULAIRES, LARYNGOSPASME, COLIQUES, ARYTHMIES OU SIGNES DE CHVOSTEK OU DE TROUSSEAU).
- Le traitement inclut l'arrêt de la perfusion, la recharge en calcium et l'abaissement des concentrations sériques de potassium (administration de dextrose ou d'insuline, afin de faciliter le passage du potassium dans les cellules, de polystyrène de sodium à titre de résine échangeuse de cations et la dialyse chez les insuffisants rénaux).

DIAGNOSTICS INFIRMIERS POSSIBLES

- Alimentation déficiente (Indications).
- Connaissances insuffisantes sur le traitement médicamenteux (Enseignement au patient et à ses proches).

INTERVENTIONS INFIRMIÈRES

IV : N'administrer que le produit dilué. Cet agent est une composante courante de l'alimentation parentérale totale. Ne pas administrer par voie IM.

Perfusion continue : Diluer jusqu'à l'obtention d'une concentration ne dépassant pas 160 mmol/litre avec une solution de NaCl 0,45 %, de NaCl 0,9 %, de D5%E, de D%10E, de D5%/NaCl 0,45 %, de D5%/NaCl 0,9 % ou avec une solution destinée à l'alimentation parentérale totale.

Vitesse d'administration : Administrer lentement en perfusion continue.

Compatibilité (tubulure en Y) : ciprofloxacine ■ diltiazem ■ énalaprilate ■ esmolol ■ famotidine ■ labétalol.

Compatibilité en addition au soluté : sulfate de magnésium.

Incompatibilité en addition au soluté : solution de Ringer ou de lactate de Ringer pour injection ■ D10%/NaCl 0,9 % ■ D5%/solution de lactate de Ringer.

ENSEIGNEMENT AU PATIENT ET À SES PROCHES

Recommander au patient de prévenir rapidement un professionnel de la santé en cas de diarrhée, de faiblesse, de fatigue, de crampes musculaires ou de tremblements.

VÉRIFICATION DE L'EFFICACITÉ THÉRAPEUTIQUE

L'efficacité du traitement peut être démontrée par : la prévention et la correction d'une carence en phosphate et en potassium sériques ■ le maintien de l'acidité de l'urine ■ la diminution des concentrations de calcium dans les urines, prévenant ainsi la formation de calculs rénaux. ✱

P

POTASSIUM, SUPPLÉMENTS DE

acétate de potassium
Acétate de potassium

bicarbonate de potassium
Ce médicament n'est pas commercialisé au Canada.

bicarbonate de potassium/chlorure de potassium
Ce médicament n'est pas commercialisé au Canada.

bicarbonate de potassium/citrate de potassium
Polycitra-K

chlorure de potassium
Apo-K, Euro-K, Kaochlor, K10, KCl Rougier, K-Dur, K-Lor, K-Lyte/Cl, K-Med, Micro-K ExtenCaps, Novo-lente k, PMS-Potassium chloride, Pro-k, Riva-k, Roychlor, Slo Pot, Slow-K

chlorure de potassium/bicarbonate de potassium/citrate de potassium
Ce médicament n'est pas commercialisé au Canada.

citrate de potassium
K-Lyte

gluconate de potassium
Kaon, PMS-Potassium gluconate

gluconate de potassium/chlorure de potassium
Ce médicament n'est pas commercialisé au Canada.

gluconate de potassium/citrate de potassium
Ce médicament n'est pas commercialisé au Canada.

trikates (acétate de potassium/bicarbonate de potassium/citrate de potassium)
Ce médicament n'est pas commercialisé au Canada.

CLASSIFICATION:
Minéraux et électrolytes (traitement de remplacement)
Grossesse – catégorie C

INDICATIONS

PO, IV: Traitement ou prévention de la carence en potassium ▪ Traitement de l'intoxication digitalique ▪ **IV:** La voie IV est indiquée lorsque le patient est incapable de prendre le potassium par voie orale ou en cas d'hypokaliémie grave.

MÉCANISME D'ACTION

Maintien de l'équilibre acidobasique, de l'isotonicité et de l'équilibre électrophysiologique des cellules ▪ Activation de nombreuses réactions enzymatiques; élément essentiel à la transmission de l'influx nerveux; contraction des muscles cardiaque, squelettiques et lisses; sécrétions gastriques; fonction rénale; synthèse des tissus et métabolisme des glucides. ***Effets thérapeutiques:*** Supplément de potassium en cas de carence ▪ Prévention de la carence en potassium.

P

PHARMACOCINÉTIQUE

Absorption: Bonne absorption par suite de l'administration par voie orale.

Distribution: L'agent pénètre dans le liquide extracellulaire d'où il parvient aux cellules par transport actif.

Métabolisme et excrétion: Excrétion rénale.

Demi-vie: Inconnue.

CONTRE-INDICATIONS ET PRÉCAUTIONS/ MISES EN GARDE

Contre-indications: Hyperkaliémie ▪ Insuffisance rénale grave ▪ Fibrillation ventriculaire ▪ Maladie d'Addison non traitée ▪ Hyperplasie surrénalienne avec perte de sel ▪ Traumatisme tissulaire grave ▪ Déshydratation aiguë et crampes de chaleur ▪ Sensibilité accrue au potassium (par exemple paramyotonie congénitale ou adynamie épisodique héréditaire) ▪ Hyperadrénalisme associé à un syndrome génitosurrénal ▪ Hypomotilité gastro-intestinale, incluant la dysphagie ou la compression de l'œsophage due à l'hypertrophie auriculaire gauche (comprimés et capsules) ▪ Hypersensibilité ou intolérance à la tartrazine (FDC jaune n° 5) ou à l'alcool (ne pas administrer dans ce cas les produits qui renferment ces additifs).

Précautions/mises en garde: Maladie cardiaque ▪ Insuffisance rénale ▪ Diabète (les préparations liquides peuvent contenir du sucre).

RÉACTIONS INDÉSIRABLES ET EFFETS SECONDAIRES

SNC: confusion, agitation, faiblesse.

CV: ARYTHMIES, modifications de l'ÉCG.

GI: douleurs abdominales, diarrhée, flatulence, nausées, vomissements; *comprimés et capsules seulement* – ulcère gastrique, lésions sténosées.

Locaux: irritation au point d'injection IV.

SN: paralysie, paresthésie.

INTERACTIONS

Médicament-médicament: Les **diurétiques épargneurs de potassium** et les **inhibiteurs de l'enzyme de conversion de l'angiotensine (IECA)**, administrés en concomitance, peuvent entraîner l'hyperkaliémie ▪ Les **anticholinergiques**, administrés en concomitance, peuvent aggraver les lésions de la muqueuse gastro-intestinale chez les patients recevant les préparations de chlorure de potassium à matrice de cire.

VOIES D'ADMINISTRATION ET POSOLOGIE

Les doses sont exprimées en mmol de potassium. L'acétate de potassium en renferme 10,2 mmol/g; le bicarbonate de potassium, 10 mmol/g; le chlorure de potassium, 13,4 mmol/g; le citrate de potassium, 9,3 mmol/g; le gluconate de potassium, 4,3 mmol/g.

PO (adultes): *Prévention de la carence* – de 20 à 40 mmol/jour; *traitement de la carence* – de 40 à 100 mmol/jour, en 2 ou 3 doses fractionnées.

PO (enfants): De 2 à 3 mmol/kg/jour ou de 20 à 40 mmol/m^2/jour, en doses fractionnées, avec surveillance des niveaux sériques.

IV (adultes): *Potassium sérique ≥ 2,5 mmol/L* – jusqu'à 200 mmol par jour sous perfusion; ne pas

administrer plus de 10 mmol/heure à une concentration maximale de 40 mmol/L par tubulure périphérique. (Pour obtenir des concentrations supérieures, administrer par un cathéter central.) *Potassium sérique < 2 mmol/L, accompagné de symptômes* – jusqu'à 400 mmol/jour en perfusion (en général, on ne doit pas dépasser 40 mmol/heure).
IV (enfants): Jusqu'à 2 à 3 mmol/kg/jour en perfusion, avec surveillance des niveaux sériques.

PRÉSENTATION

- **Acétate de potassium**
  Préparation concentrée pour injection: 2 mmol/mL et 4 mmol/mL[Pr]; plusieurs formats disponibles.
- **Bicarbonate de potassium**
  Ce médicament n'est pas commercialisé au Canada.
- **Bicarbonate de potassium/chlorure de potassium**
  Ce médicament n'est pas commercialisé au Canada.
- **Bicarbonate de potassium/citrate de potassium**
  Sachet pour solution orale effervescente: 30 mmol[Pr] ■ **Solution orale**: 10 mmol/5 mL[Pr].
- **Chlorure de potassium**
  Comprimés à libération prolongée: 8 mmol[VL], 12 mmol[VL], 20 mmol[VL] ■ **Capsules à libération prolongée**: 8 mmol[VL], 10 mmol[VL] ■ **Solutions orales**: 10 mmol/15 mL[VL], 20 mmol/15 mL[VL], 40 mmol/15 mL[VL] ■ **Poudre en sachets pour solution orale**: 20 mmol[VL], 25 mmol[VL] ■ **Solution concentrée pour injection**: 2 mmol/mL[Pr], en plusieurs concentrations et présentations ■ **Solutions prémélangées pour perfusion IV**: 10, 20, 30 et 40 mmol/L, diverses solutions pour injection et présentations.
- **Chlorure de potassium/bicarbonate de potassium/citrate de potassium**
  Ce médicament n'est pas commercialisé au Canada.
- **Citrate de potassium**:
  Comprimés: 99 mg[VL] ■ **Comprimés pour solution orale effervescente**: 25 mmol[VL].
- **Gluconate de potassium**
  Comprimés: 550 mg[VL], 1 g[VL] ■ **Élixir**: 20 mmol/15 mL[VL].
- **Gluconate de potassium/chlorure de potassium**
  Ce médicament n'est pas commercialisé au Canada.
- **Gluconate de potassium/citrate de potassium**
  Ce médicament n'est pas commercialisé au Canada.
- **Trikates (acétate de potassium/bicarbonate de potassium/citrate de potassium)**
  Ce médicament n'est pas commercialisé au Canada.

PHARMACODYNAMIE (élévation des concentrations sériques de potassium)

	DÉBUT D'ACTION	PIC	DURÉE
PO	inconnu	1 – 2 h	inconnue
IV	rapide	fin de la perfusion	inconnue

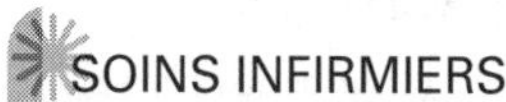

SOINS INFIRMIERS

ÉVALUATION DE LA SITUATION

- Suivre de près les signes et symptômes d'hypokaliémie (faiblesse, fatigue, apparition d'ondes U sur le tracé de l'ÉCG, arythmies, polyurie, polydipsie) et d'hyperkaliémie (voir Toxicité et surdosage).
- MESURER LE POULS ET LA PRESSION ARTÉRIELLE ET SUIVRE L'ÉCG À INTERVALLES RÉGULIERS PENDANT TOUTE LA DURÉE DU TRAITEMENT PAR VOIE IV.

Tests de laboratoire: Examiner les concentrations sériques de potassium avant le traitement et à intervalles réguliers pendant toute sa durée. Suivre l'état de la fonction rénale, les concentrations sériques de bicarbonate et le pH. En cas d'hypokaliémie réfractaire, il faut déterminer les concentrations sériques de magnésium, car il faut corriger l'hypomagnésémie pour rendre les suppléments de potassium plus efficaces. Mesurer les concentrations sériques de chlorure en raison du risque d'hypochlorémie lors de l'administration de suppléments de potassium sans chlorure.

Toxicité et surdosage:

- LES SYMPTÔMES DE TOXICITÉ SONT LES MÊMES QU'EN CAS D'HYPERKALIÉMIE: BATTEMENTS CARDIAQUES LENTS ET IRRÉGULIERS, FATIGUE, FAIBLESSE MUSCULAIRE, PARESTHÉSIE, CONFUSION, DYSPNÉE, ONDES T POINTUES, DÉPRESSION DU SEGMENT ST, ALLONGEMENT DU SEGMENT QT, ÉLARGISSEMENT DU COMPLEXE QRS, DISPARITION DES ONDES P ET ARYTHMIES CARDIAQUES.
- Le traitement comprend l'arrêt de l'administration de potassium et l'administration de bicarbonate de sodium, pour corriger l'acidose, de dextrose et d'insuline, pour faciliter la pénétration du potassium dans les cellules, de sels

de calcium, pour renverser les effets sur l'ÉCG (chez les patients ne recevant pas de dérivés digitaliques), de polystyrène de sodium comme résine échangeuse de cations et la dialyse, chez les patients souffrant d'insuffisance rénale.

DIAGNOSTICS INFIRMIERS POSSIBLES

- Alimentation déficiente (Indications).
- Connaissances insuffisantes sur le traitement médicamenteux (Enseignement au patient et à ses proches).

INTERVENTIONS INFIRMIÈRES

- Dans la plupart des cas, on devrait administrer le chlorure de potassium, sauf en cas d'acidose tubulaire rénale (acidose hyperchlorémique), où d'autres sels sont plus appropriés (bicarbonate de potassium, citrate de potassium ou gluconate de potassium).
- Si l'hypokaliémie découle d'un traitement diurétique, il faudrait réduire la dose de diurétique, sauf en présence d'antécédents d'arythmies importantes ou d'un traitement concomitant par des dérivés digitaliques.

PO:

- Pour réduire l'irritation gastro-intestinale, administrer ces agents avec des aliments ou après les repas.
- Les comprimés et les capsules devraient être réservés aux patients qui ne tolèrent pas les préparations liquides.
- Dissoudre les comprimés effervescents dans 90 à 240 mL d'eau froide. S'assurer qu'ils sont totalement dissous. Diluer la poudre et la solution dans 90 à 240 mL d'eau froide ou de jus (ne pas utiliser de jus de tomates, si le patient suit un régime hyposodé). Recommander au patient de boire le mélange lentement, soit en 5 à 10 minutes.
- Il faut prendre les comprimés et les capsules avec des aliments et un grand verre d'eau. Prévenir le patient qu'il ne doit pas mâcher ni écraser les comprimés et les capsules à enrobage entérique ou à libération prolongée. On peut ouvrir les capsules Micro-K ExtenCaps, en saupoudrer le contenu sur des aliments mous (pouding, compote de pommes) et les avaler immédiatement avec un verre d'eau froide ou un jus.

IV: Éviter l'extravasation, car elle peut provoquer de fortes douleurs et la nécrose des tissus.

Acétate de potassium

- **Perfusion continue**: Ne pas administrer le médicament sans le diluer. Diluer et bien mélanger chacune des doses avec 100 à 1 000 mL de dextrose, de soluté salin, de solution de Ringer ou de lactate de Ringer, de dextrose avec soluté salin, de dextrose avec solution de Ringer ou de dextrose avec solution de lactate de Ringer. Habituellement, la solution doit avoir une concentration maximale de 40 mmol/L, si elle est administrée par tubulure périphérique ou de 100 mmol/L, si elle est administrée par cathéter central.
- ***Vitesse d'administration***: Administrer lentement à une vitesse de 20 mmol/heure. Ne pas dépasser un débit de 40 mmol/heure, chez les adultes et de 1 mmol/kg/heure, chez les enfants (sous surveillance de l'ÉCG).

Chlorure de potassium

- **Perfusion continue**: NE PAS ADMINISTRER LES PRÉPARATIONS DONT LA CONCENTRATION EST DE 1,5 OU DE 2 mmol/mL SANS LES DILUER, EN RAISON DU RISQUE DE RÉACTION MORTELLE. Les préparations concentrées sont présentées dans des fioles munies d'un bouchon noir ou dans des ampoules portant des stries noires sur leur extrémité supérieure et un avertissement concernant la dilution. Chaque dose doit être diluée et bien mélangée dans 100 à 1 000 mL de solution IV. Habituellement, la solution doit avoir une concentration maximale de 40 mmol/L, si elle est administrée par tubulure périphérique ou de 100 mmol/L, si elle est administrée par cathéter central.
- Les concentrations de 0,01 et de 0,04 mmol/mL sont destinées à l'administration par un appareil à perfusion calibré et ne nécessitent pas de dilution.
- ***Vitesse d'administration***: Administrer lentement à une vitesse de 20 mmol/heure. Ne pas dépasser un débit de 40 mmol/heure, chez les adultes et de 1 mmol/kg/heure, chez les enfants (sous surveillance de l'ÉCG).
- **Compatibilité avec diverses solutions**: Le produit peut être dilué dans du dextrose, dans un soluté salin, dans une solution de Ringer, dans une solution de lactate de Ringer, dans des mélanges de dextrose et de soluté salin, de dextrose et de solution de Ringer ou de dextrose et de solution de lactate de Ringer. Il est commercialisé sous forme prémélangée avec bon nombre des solutions IV ci-dessus mentionnées.

P

- **Compatibilité (tubulure en Y)** : acyclovir ■ aldesleukine ■ amifostine ■ aminophylline ■ amiodarone ■ ampicilline ■ amrinone ■ atropine ■ aztréonam ■ bétaméthasone ■ calcium, gluconate de ■ céphalotine, sodium neutre de ■ céphapirine ■ chlordiazépoxide ■ chlorpromazine ■ ciprofloxacine ■ cyanocobalamine ■ dexaméthasone ■ digoxine ■ diltiazem ■ diphenhydramine ■ dobutamine ■ dopamine ■ dropéridol ■ dropéridol/fentanyl ■ édrophonium ■ énalaprilate ■ épinéphrine ■ esmolol ■ éthacrynate sodique ■ famotidine ■ fentanyl ■ filgrastim ■ fludarabine ■ fluorouracile ■ furosémide ■ gallium, nitrate de ■ granisétron ■ hydralazine ■ idarubicine, potassique ■ indométhacine ■ insuline ■ isoprotérénol ■ kanamycine ■ labétalol ■ lidocaïne ■ lorazépam ■ magnésium, sulfate de ■ melphalan ■ ménadiol ■ mépéridine ■ méthicilline ■ méthoamine ■ méthylergonovine ■ midazolam ■ minocycline ■ morphine ■ néostigmine ■ norépinéphrine ■ œstrogènes conjuguées ■ ondansétron ■ oxacilline ■ oxytocine ■ paclitaxel ■ pénicilline G potassique ■ pentazocine ■ phytonadione ■ pipéracilline/tazobactam ■ prednisolone ■ procaïnamide ■ prochlorpérazine, édisylate de ■ propranolol ■ pyridostigmine ■ sargramostim ■ scopolamine ■ sodium, bicarbonate de ■ succinylcholine ■ tacrolimus ■ téniposide ■ théophylline ■ thiotépa ■ triméthaphane ■ triméthobenzamide ■ vinorelbine ■ zidovudine.
- **Incompatibilité (tubulure en Y)** : diazépam ■ ergotamine, tartrate d' ■ phénytoïne.
- **Compatibilité en addition au soluté** : calcium, gluconate de ■ cimétidine ■ lidocaïne ■ ranitidine ■ sodium, bicarbonate de ■ vitamines du complexe B avec C.

ENSEIGNEMENT AU PATIENT ET À SES PROCHES

- Expliquer au patient le but du traitement et lui conseiller de respecter scrupuleusement la posologie recommandée, particulièrement s'il prend en concomitance des dérivés digitaliques ou des diurétiques. S'il n'a pu prendre le médicament au moment habituel, il devrait le prendre dès que possible dans les deux heures, sinon il doit sauter cette dose et reprendre le schéma posologique habituel. Le prévenir qu'il ne faut jamais remplacer une dose manquée par une double dose.
- Expliquer au patient comment prendre le médicament. Si les préparations liquides ou la poudre ne sont pas suffisamment diluées ou si les comprimés à enrobage entérique sont mâchés, une ulcération ou une irritation gastro-intestinale peut survenir.
- Certains comprimés à libération prolongée sont enrobés d'une matrice de cire qui peut être excrétée dans les selles, mais ce fait n'a aucune conséquence clinique.
- Recommander au patient d'éviter les substituts de sel ou le lait et les aliments pauvres en sel, à moins qu'ils ne soient autorisés par un professionnel de la santé. Conseiller au patient de lire les étiquettes afin d'éviter un apport excessif en potassium.
- Expliquer au patient quelles sont les sources de potassium alimentaire (voir l'annexe J). L'inciter à suivre scrupuleusement le régime alimentaire recommandé.
- Prévenir le patient qu'il doit signaler à un professionnel de la santé la présence de selles foncées, goudronneuses ou sanguinolentes, la faiblesse, la fatigue inhabituelle ou les picotements dans les membres. Lui recommander également d'informer un professionnel de la santé si les nausées, les vomissements, la diarrhée ou la gêne gastrique persistent. Il peut s'avérer nécessaire de modifier la dose.
- Souligner l'importance des examens de suivi réguliers permettant de surveiller les concentrations sériques et d'évaluer l'efficacité du traitement.

VÉRIFICATION DE L'EFFICACITÉ THÉRAPEUTIQUE

L'efficacité du traitement peut être démontrée par : la prévention ou le traitement de la carence en potassium sérique ■ la disparition des arythmies dues à la toxicité attribuable aux glucosides digitaliques.

PRAMIPEXOLE

Mirapex

CLASSIFICATION :

Antiparkinsonien (agoniste de la dopamine)

Grossesse – catégorie C

INDICATIONS

Traitement de la maladie de Parkinson idiopathique, lors de la phase précoce, sans lévodopa, ou à titre d'appoint à la lévodopa.

MÉCANISME D'ACTION

Stimulation des récepteurs de la dopamine situés dans le striatum du cerveau. ***Effets thérapeutiques :*** Diminution des tremblements et de la rigidité associés à la maladie de Parkinson.

PHARMACOCINÉTIQUE

Absorption : Une fraction de plus de 90 % est absorbée par suite de l'administration par voie orale.
Distribution : L'agent se répartit dans tous les tissus de l'organisme.
Métabolisme et excrétion : Une fraction de 90 % est excrétée sous forme inchangée dans l'urine.
Demi-vie : 8 heures (prolongée chez les personnes âgées et les insuffisants rénaux).

CONTRE-INDICATIONS ET PRÉCAUTIONS/ MISES EN GARDE

Contre-indications : Hypersensibilité.
Précautions/mises en garde : Personnes âgées (risque accru d'hallucinations) ■ Insuffisance rénale (accroître l'intervalle posologique si la Cl_{Cr} est < 60 mL/ minute) ■ Grossesse, allaitement ou enfants (l'innocuité du médicament n'a pas été établie).

RÉACTIONS INDÉSIRABLES ET EFFETS SECONDAIRES

SNC : NARCOLEPSIE, amnésie, étourdissements, somnolence, hallucinations, faiblesse, rêves anormaux, confusion, dyskinésie, syndrome extrapyramidal, céphalées, insomnie.
CV : hypotension orthostatique.
GI : constipation, sécheresse de la bouche (xérostomie), dyspepsie, nausées, maladie des dents.
GU : mictions fréquentes.
Loc. : crampes dans les jambes.
SN : hypertonie, déséquilibre et chutes.

INTERACTIONS

Médicament-médicament : L'administration concomitante de **lévodopa** accroît le risque d'hallucinations et de dyskinésie ■ L'efficacité du médicament peut être accrue par la **cimétidine** ■ L'efficacité du médicament peut être réduite par les **antagonistes dopaminergiques**, dont les **butyrophénones**, le **métoclopramide**, les **phénothiazines** ou les **thioxanthènes**.

VOIES D'ADMINISTRATION ET POSOLOGIE

- **PO (adultes) :** *Dose initiale* – 0,125 mg, 3 fois par jour (0,375 mg/jour). On peut ensuite majorer la dose tous les 7 jours. *Traitement d'entretien* – écart posologique de 1,5 à 4,5 mg/jour, en 3 prises fractionnées, en monothérapie ou en association avec la lévodopa.

Insuffisance rénale

- **PO (adultes) :** *Cl_{Cr} > 60 mL/minute* – comme ci-dessus ; *Cl_{Cr} entre 35 et 59 mL/minute* – initialement, 0,125 mg, 2 fois par jour. On peut majorer la dose tous les 7 jours, jusqu'à concurrence de 1,5 mg, 2 fois par jour ; *Cl_{Cr} entre 15 et 34 mL/minute* – initialement, 0,125 mg, 1 fois par jour. On peut majorer la dose tous les 7 jours, jusqu'à concurrence de 1,5 mg, 1 fois par jour ; *Cl_{Cr} < 15 mL/minute* – usage déconseillé.

PRÉSENTATION

Comprimés : 0,25 mg[Pr], 0,5 mg[Pr], 1 mg[Pr], 1,5 mg[Pr].

PHARMACODYNAMIE (concentrations sanguines)

	DÉBUT D'ACTION	PIC	DURÉE
PO	inconnu	2 h	8 h

SOINS INFIRMIERS

ÉVALUATION DE LA SITUATION

- Observer le patient avant le traitement et pendant toute sa durée à la recherche des signes et des symptômes parkinsoniens suivants : tremblements, faiblesse musculaire, rigidité et ataxie.
- Observer attentivement le patient pour déceler la confusion ou les hallucinations. Le cas échéant, en prévenir le médecin ou un autre professionnel de la santé.
- Noter l'ÉCG et mesurer la pression artérielle à intervalles fréquents pendant la période d'ajustement posologique et à intervalles réguliers pendant toute la durée du traitement.
- SUIVRE DE PRÈS LA SOMNOLENCE OU LA NARCOLEPSIE. LA SOMNOLENCE EST UN EFFET SECONDAIRE COURANT DU PRAMIPEXOLE, MAIS LA NARCOLEPSIE OU LES CRISES DE SOMMEIL DURANT DES ACTIVITÉS DEMANDANT UNE PARTICIPATION ACTIVE PEUVENT SURVENIR SPONTANÉMENT. VÉRIFIER SI LE PATIENT NE PREND PAS EN MÊME TEMPS D'AUTRES MÉDICAMENTS ENTRAÎNANT DES EFFETS SÉDATIFS OU POUVANT ACCROÎTRE LES CONCENTRATIONS SÉRIQUES DU PRAMIPEXOLE (VOIR INTERACTIONS). IL PEUT ÊTRE NÉCESSAIRE D'ARRÊTER LE TRAITEMENT.

P

DIAGNOSTICS INFIRMIERS POSSIBLES

- Mobilité physique réduite (Indications).
- Risque d'accident (Indications, Effets secondaires).
- Connaissances insuffisantes sur le traitement médicamenteux (Enseignement au patient et à ses proches).

INTERVENTIONS INFIRMIÈRES

- On peut essayer de réduire la dose de lévodopa pendant le traitement par le pramipexole.
- Administrer le médicament avec des aliments afin de réduire les nausées; cet effet diminue habituellement avec le temps, malgré la poursuite du traitement.

ENSEIGNEMENT AU PATIENT ET À SES PROCHES

- Conseiller au patient de respecter scrupuleusement la posologie recommandée. S'il n'a pu prendre le médicament au moment habituel, il doit le prendre aussitôt que possible, mais pas s'il est presque l'heure de la dose suivante. Le prévenir qu'il ne doit pas remplacer une dose manquée par une double dose. Lui recommander de consulter un professionnel de la santé avant de réduire la dose ou de cesser de prendre le médicament.
- Prévenir le patient que le médicament peut provoquer la somnolence et la narcolepsie. Lui conseiller de ne pas conduire et d'éviter les activités qui exigent sa vigilance jusqu'à ce qu'on ait la certitude que le médicament n'entraîne pas ces effets chez lui. Conseiller au patient de signaler tout épisode de narcolepsie à un professionnel de la santé.
- Recommander au patient de changer lentement de position pour prévenir l'hypotension orthostatique, qui risque de survenir plus fréquemment au cours du traitement initial.
- Recommander à la patiente de prévenir un professionnel de la santé si elle croit être enceinte ou souhaite le devenir ou si elle allaite ou prévoit le faire.

VÉRIFICATION DE L'EFFICACITÉ THÉRAPEUTIQUE

L'efficacité du traitement peut être démontrée par: la diminution des tremblements et de la rigidité attribuables à la maladie de Parkinson. ✷

PRAVASTATINE,

voir Inhibiteurs de l'HMG-CoA réductase

PRAZOSINE

Alti-Prazosin, Apo-Prazo, Minipress, Novo-Prazin, Nu-Prazo, Prazosin

CLASSIFICATION:

Antihypertenseur (antagoniste alpha$_1$-adrénergique à action périphérique)

Grossesse – catégorie C

INDICATIONS

Hypertension légère à modérée. **Usages non approuvés:** Traitement de l'obstruction des voies urinaires chez les patients atteints d'hypertrophie bénigne de la prostate.

MÉCANISME D'ACTION

Dilatation des artères et des veines par blocage des récepteurs alpha$_1$-adrénergiques post-synaptiques ▪ Diminution des contractions des muscles lisses de la capsule prostatique. ***Effets thérapeutiques:*** Abaissement de la pression artérielle ▪ Diminution de la précharge et de la postcharge cardiaque ▪ Diminution des symptômes d'hypertrophie bénigne de la prostate (mictions impérieuses, retard à la miction, nycturie).

PHARMACOCINÉTIQUE

Absorption: Une fraction de 60 % est absorbée par suite de l'administration par voie orale.

Distribution: Le médicament se répartit dans tout l'organisme.

Liaison aux protéines: 97 %.

Métabolisme et excrétion: La prazosine est fortement métabolisée par le foie. Une fraction de 5 à 10 % est excrétée à l'état inchangé par les reins.

Demi-vie: De 2 à 3 heures.

CONTRE-INDICATIONS ET PRÉCAUTIONS/ MISES EN GARDE

Contre-indications: Hypersensibilité aux dérivés de la quinazoline.

Précautions/mises en garde: Insuffisance rénale (sensibilité accrue aux effets du médicament; une réduction de la dose peut s'avérer nécessaire) ▪ Grossesse, allaitement ou enfants (l'innocuité du médicament n'a pas été établie) ■ Angine de poitrine ■ Administration concomitante de diurétiques (réduire la dose de prazosine).

RÉACTIONS INDÉSIRABLES ET EFFETS SECONDAIRES

SNC : étourdissements, céphalées, faiblesse, somnolence, dépression, syncope.
ORLO : vision trouble.
CV : hypotension orthostatique induite par la première dose, palpitations, angine, œdème.
GI : crampes abdominales, diarrhée, sécheresse de la bouche (xérostomie), nausées, vomissements.
GU : impuissance, priapisme.

INTERACTIONS

Médicament-médicament : Hypotension additive lors de l'administration concomitante d'autres **antihypertenseurs** ou de **dérivés nitrés** ou lors de la consommation d'**alcool** ■ Les **anti-inflammatoires non stéroïdiens**, administrés simultanément, peuvent diminuer les effets antihypertenseurs de la prazosine.

VOIES D'ADMINISTRATION ET POSOLOGIE

Hypertension

- **PO (adultes)** : *Première dose* – 0,5 mg (1/2 comprimé de 1 mg) au repas du soir, au moins 2 à 3 heures avant le coucher. *Dose de départ* – 0,5 mg, 2 ou 3 fois par jour, pendant les 3 premiers jours, puis majorer graduellement la posologie, selon les besoins, jusqu'à l'atteinte d'une dose d'entretien de 6 à 15 mg/jour, en 2 ou 3 prises fractionnées (ne pas dépasser 20 mg par jour).

Patients prenant des diurétiques, d'autres antihypertenseurs ou sujets atteints d'insuffisance rénale

- **PO (adultes)** : Augmenter graduellement la posologie, selon la réponse du patient.

PRÉSENTATION (version générique disponible)

Comprimés : 1 mg^{Pr}, 2 mg^{Pr}, 5 mg^{Pr}.

PHARMACODYNAMIE (effets antihypertenseurs)

	Début d'action	Pic	Durée
PO	2 h	2 – 4 h†	10 h

† Par suite de l'administration d'une seule dose ; l'effet antihypertenseur maximal s'installe après 3 à 4 semaines de traitement.

P

SOINS INFIRMIERS

ÉVALUATION DE LA SITUATION

Effectuer le bilan quotidien des ingesta et des excreta et peser le patient tous les jours. L'observer quotidiennement, particulièrement au début du traitement, pour déceler la formation d'œdème. Signaler tout gain de poids important ou la présence d'œdème.

Hypertension :

- Mesurer la tension artérielle et le pouls à intervalles fréquents lors de l'ajustement posologique initial et à intervalles réguliers pendant toute la durée du traitement. Signaler tout changement important.
- Vérifier le rythme de renouvellement des ordonnances pour évaluer l'observance au traitement.

Hypertrophie bénigne de la prostate : Suivre de près le patient à intervalles réguliers pendant toute la durée du traitement, pour déceler l'apparition des symptômes urinaires : rétention urinaire, fuites postmictionnelles, retard à la miction, mictions impérieuses.

Tests de laboratoire :

- La prazosine peut élever les concentrations sériques de sodium.
- La prazosine peut élever les concentrations d'acide vanilmandélique ; elle peut aussi entraîner des résultats faussement positifs aux tests de dépistage du phéochromocytome.

DIAGNOSTICS INFIRMIERS POSSIBLES

- Risque d'accident (Effets secondaires).
- Connaissances insuffisantes sur le traitement médicamenteux (Enseignement au patient et à ses proches).
- Non-observance du traitement médicamenteux (Enseignement au patient et à ses proches).

INTERVENTIONS INFIRMIÈRES

- Il y a risque d'hypotension orthostatique induite par la première dose, qui se produit, le plus souvent, de 30 à 90 minutes après l'administration de cette dose et qui peut se traduire par des étourdissements, la faiblesse et la syncope. Observer de près le patient durant cette période et prendre les précautions qui s'imposent pour prévenir les accidents. La première dose peut être administrée au coucher afin de réduire les risques auxquels une telle réaction pourrait exposer le patient.

- Pour traiter l'hypertension, la prazosine est habituellement administrée en association avec un diurétique thiazidique ou un bêta-bloquant.

ENSEIGNEMENT AU PATIENT ET À SES PROCHES

- Inciter le patient à continuer à prendre ce médicament, même s'il se sent mieux.
- Expliquer au patient qu'il doit prendre la prazosine tous les jours, à la même heure. S'il n'a pu prendre le médicament au moment habituel, il doit le prendre aussitôt que possible, à moins que ce ne soit presque l'heure prévue pour la dose suivante. Le prévenir qu'il ne doit jamais remplacer une dose manquée par une double dose.
- Inciter le patient à suivre d'autres mesures de réduction de l'hypertension : perdre du poids, réduire sa consommation de sel, arrêter de fumer, boire de l'alcool avec modération, faire régulièrement de l'exercice et diminuer le stress.
- Montrer au patient et à ses proches comment mesurer la pression artérielle. Leur demander de prendre la pression artérielle au moins une fois par semaine et de signaler tout changement important à un professionnel de la santé.
- Prévenir le patient que la prazosine peut provoquer de la somnolence ou des étourdissements. Lui conseiller de ne pas conduire et d'éviter les activités qui exigent sa vigilance jusqu'à ce qu'on ait la certitude que le médicament n'entraîne pas ces effets chez lui.
- Recommander au patient de changer lentement de position pour diminuer le risque d'hypotension orthostatique.
- Conseiller au patient de consulter un professionnel de la santé avant de prendre tout médicament en vente libre, particulièrement ceux contre la toux, le rhume ou les allergies.
- Insister sur l'importance des examens de suivi permettant d'évaluer les bienfaits du traitement.

VÉRIFICATION DE L'EFFICACITÉ THÉRAPEUTIQUE

L'efficacité du traitement peut être démontrée par : la baisse de la pression artérielle sans manifestation d'effets secondaires ▪ la diminution des symptômes associés à l'hypertrophie bénigne de la prostate.

PREDNICARBATE,

voir Corticostéroïdes (topiques)

PREDNISOLONE,

voir Corticostéroïdes (voie générale)

PREDNISONE,

voir Corticostéroïdes (voie générale)

PRIMIDONE

Apo-Primidone, Mysoline, Sertan

CLASSIFICATION :

Anticonvulsivant (barbiturique)

Grossesse – catégorie inconnue

INDICATIONS

Traitement des crises généralisées et tonicocloniques et des crises épileptiques focales ou partielles à sémiologie complexe.

MÉCANISME D'ACTION

Diminution de l'excitabilité des neurones ▪ Élévation du seuil de stimulation électrique du cortex moteur. ***Effets thérapeutiques :*** Prévention des crises épileptiques.

PHARMACOCINÉTIQUE

Absorption : Une fraction de 60 à 80 % de la primidone est absorbée depuis le tractus gastro-intestinal.

Distribution : Le médicament se répartit dans tout l'organisme. Il traverse le placenta et pénètre dans le lait maternel.

Métabolisme et excrétion : La primidone est transformée par le foie en phénobarbital et en un autre composé anticonvulsivant actif, le phényléthylmalonamide (PEMA).

Demi-vie : De 3 à 24 heures.

CONTRE-INDICATIONS ET PRÉCAUTIONS/ MISES EN GARDE

Contre-indications : Antécédents d'hypersensibilité à la primidone et au phénobarbital ▪ Porphyrie.

P

Précautions/mises en garde : Maladie hépatique grave (réduire la dose) ■ Grossesse et allaitement (l'innocuité du médicament n'a pas été établie ; le médicament peut provoquer l'hémorragie chez le nouveau-né).

RÉACTIONS INDÉSIRABLES ET EFFETS SECONDAIRES

SNC : somnolence, ataxie, vertige, léthargie, excitation (enfants).

ORLO : modifications de la vision.

Resp. : dyspnée.

CV : œdème, hypotension orthostatique.

GI : nausées, anorexie, vomissements, hépatite.

Tég. : rash, alopécie.

Hémat. : dyscrasie, anémie mégaloblastique.

Divers : carence en acide folique.

INTERACTIONS

Médicament-médicament : La primidone induit les enzymes hépatiques et peut accélérer le métabolisme et diminuer l'efficacité d'autres médicaments métabolisés par le foie incluant les **contraceptifs oraux**, le **chloramphénicol**, l'**acébutolol**, le **propranolol**, le **métoprolol**, le **timolol**, la **doxycycline**, les **glucocorticoïdes**, les **antidépresseurs tricycliques**, les **phénothiazines**, la **phénylbutazone** et la **quinidine** ■ Dépression additive du SNC lors de l'usage concomitant d'autres **dépresseurs du SNC**, incluant l'**alcool**, les **antihistaminiques**, les **analgésiques opiacés** et les **hypnosédatifs** ■ L'usage concomitant de **phénobarbital** peut provoquer une intoxication par le phénobarbital.

Médicament-aliments : La primidone diminue l'absorption de l'**acide folique**.

VOIES D'ADMINISTRATION ET POSOLOGIE

PO (adultes et enfants > 8 ans) : Initialement, de 100 à 125 mg au coucher, pendant 3 jours, puis de 100 à 125 mg, 2 fois par jour, pendant les 3 jours suivants, de 100 à 125 mg, 3 fois par jour pendant 3 jours de plus et, enfin, en dose d'entretien, de 250 mg, 3 ou 4 fois par jour (jusqu'à concurrence de 2 g par jour).

PO (enfants < 8 ans) : Initialement, 50 mg au coucher pendant 3 jours, puis 50 mg, 2 fois par jour pendant les 3 jours suivants, 100 mg, 2 fois par jour, pendant 3 jours de plus et, enfin, en dose d'entretien, de 125 à 250 mg, 3 fois par jour (de 10 à 25 mg/kg par jour).

PRÉSENTATION

Comprimés : 125 mg[Pr], 250 mg[Pr] ■ **Comprimés à croquer :** 125 mg[Pr].

PHARMACODYNAMIE (effets anticonvulsivants)

	Début d'action	Pic	Durée
PO	4 – 7 jours	7 – 10 jours	8 – 12 h

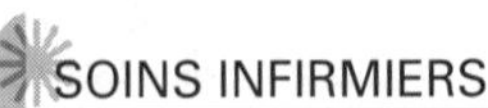

SOINS INFIRMIERS

ÉVALUATION DE LA SITUATION

- Déterminer le siège, la durée et les caractéristiques des crises convulsives. Prendre les précautions qui s'imposent.
- Suivre de près l'allergie au phénobarbital puisqu'il s'agit d'un métabolite de la primidone.
- Suivre de près les signes suivants de carence en acide folique : dysfonction mentale, fatigue ou faiblesse inhabituelles, troubles psychiatriques, neuropathie, anémie mégaloblastique. La carence peut être traitée par l'administration d'acide folique.

Tests de laboratoire :

- Suivre à intervalles réguliers les concentrations sériques de primidone et de phénobarbital (principal métabolite de la primidone). Les concentrations sanguines thérapeutiques de la primidone sont de 27 à 55 µmol/L et du phénobarbital de 65 à 170 µmol/L.
- Évaluer les résultats de la numération globulaire et ceux des tests effectués par le Sequential Multiple Analyzer-12 (SMA-12) tous les 6 mois pendant toute la durée du traitement. La primidone peut provoquer une leucopénie et une thrombocytopénie. Elle peut également entraîner la diminution des concentrations sériques de bilirubine.

Toxicité et surdosage : Les signes d'une intoxication par la primidone incluent l'ataxie, la léthargie, les modifications de la vision, la confusion et la dyspnée.

DIAGNOSTICS INFIRMIERS POSSIBLES

- Risque d'accident (Réactions indésirables).
- Connaissances insuffisantes sur le traitement médicamenteux (Enseignement au patient et à ses proches).

INTERVENTIONS INFIRMIÈRES

- Lors de la substitution par la primidone d'un autre anticonvulsivant ou de l'ajout de la primidone au traitement médicamenteux, il faut augmenter graduellement la dose de primidone et diminuer la dose de l'autre anticonvulsivant ou continuer à l'administrer à la même dose afin de maintenir la maîtrise des crises épileptiques. Le passage du traitement antérieur à une monothérapie par la primidone devrait prendre au moins 2 semaines. L'ajustement des doses se fait habituellement au coucher.
- La primidone peut être administrée avec des aliments afin de réduire l'irritation gastrique. Dans le cas des patients éprouvant des difficultés de déglutition, on peut écraser les comprimés et les mélanger avec des aliments ou des liquides.

ENSEIGNEMENT AU PATIENT ET À SES PROCHES

- Conseiller au patient de prendre le médicament chaque jour en respectant scrupuleusement la posologie recommandée. S'il n'a pu prendre le médicament au moment habituel, il doit le prendre dès que possible à moins qu'il ne reste qu'une heure avant l'heure prévue pour la dose suivante. Le sevrage brusque peut déclencher l'état de mal épileptique.
- Prévenir le patient que la primidone peut provoquer la somnolence ou des étourdissements. Lui conseiller de ne pas conduire et d'éviter les activités qui exigent sa vigilance jusqu'à ce qu'on ait la certitude que le médicament n'entraîne pas ces effets chez lui. Ces symptômes diminuent habituellement en fréquence et en intensité lorsque le traitement est poursuivi sans interruption. Expliquer au patient qu'il ne doit reprendre la conduite automobile que si le médecin l'autorise à le faire après s'être assuré que le trouble convulsif a été maîtrisé.
- Recommander au patient d'éviter de boire de l'alcool ou de prendre d'autres dépresseurs du SNC en concomitance.
- Recommander au patient de changer lentement de position pour réduire les risques d'hypotension orthostatique.
- Recommander au patient qui doit suivre un autre traitement ou subir une intervention chirurgicale de prévenir le professionnel de la santé qu'il suit un traitement par ce médicament.
- Conseiller au patient de porter sur lui en tout temps une pièce d'identité où est inscrit son traitement médicamenteux.
- Inciter le patient à prévenir un professionnel de la santé si les symptômes suivants surviennent : rash, démarche chancelante, douleurs articulaires, fièvre, modifications de la vision, dyspnée ou excitation paradoxale (particulièrement chez les enfants et les personnes âgées).
- Recommander à la patiente d'informer un professionnel de la santé dès qu'elle est enceinte.
- Insister sur l'importance des examens médicaux réguliers permettant d'évaluer l'efficacité du traitement.

VÉRIFICATION DE L'EFFICACITÉ THÉRAPEUTIQUE

L'efficacité du traitement peut être démontrée par : la diminution ou l'arrêt des crises sans sédation excessive. La réponse thérapeutique peut ne se manifester qu'après 1 semaine ou plus.

PROBÉNÉCIDE

Benuryl

CLASSIFICATION :

Traitement de la goutte (uricosurique)

Grossesse – catégorie B

INDICATIONS

Traitement de longue durée de l'arthrite goutteuse ▪ Traitement de l'hyperuricémie ▪ Traitement de l'hyperuricémie induite par des diurétiques thiazidiques ou apparentés comme le furosémide, l'acide éthacrynique, le pyrazinamide ou l'éthambutol. **Usages non approuvés :** Élévation et prolongation des concentrations sériques de pénicilline et d'anti-infectieux apparentés.

MÉCANISME D'ACTION

Inhibition de la réabsorption de l'acide urique par les tubules rénaux favorisant ainsi son excrétion par les reins. ***Effets thérapeutiques :*** Diminution des concentrations sériques d'acide urique.

PHARMACOCINÉTIQUE

Absorption : Bonne absorption par suite de l'administration par voie orale.

Distribution : Le médicament traverse le placenta.

Liaison aux protéines : De 75 à 95 %.

Métabolisme et excrétion : Le probénécide est surtout métabolisé par le foie. De petites quantités (10 %) sont excrétées à l'état inchangé dans l'urine.

Demi-vie : De 4 à 17 heures.

P

CONTRE-INDICATIONS ET PRÉCAUTIONS/ MISES EN GARDE

Contre-indications : Hypersensibilité ▪ Toute circonstance qui expose le patient à un risque accru de formation de calculs rénaux d'acide urique ou de néphropathie à l'urate, comme la chimiothérapie contre le cancer, la radiothérapie, des antécédents de calcul rénal ou de néphropathie à l'urate, une excrétion d'urate > 800 mg en 24 heures, l'insuffisance rénale modérée à grave (l'efficacité du probénécide diminue avec la gravité de l'insuffisance rénale ; le médicament est inefficace si la Cl_{Cr} est < 30 mL/minute), des antécédents d'ulcère gastroduodénal, la dyscrasie.

Précautions/mises en garde : Traitement prolongé par des doses élevées de salicylates ▪ Grossesse ou allaitement (précédents d'usage sans danger pendant la grossesse ; l'innocuité du médicament durant l'allaitement n'a pas été établie) ▪ Enfants.

RÉACTIONS INDÉSIRABLES ET EFFETS SECONDAIRES

SNC : céphalées, étourdissements.

GI : nausées, vomissements, douleurs abdominales, diarrhée, hépatite médicamenteuse, douleurs gingivales.

GU : calculs d'acide urique, mictions fréquentes.

Tég. : bouffées vasomotrices, rash.

Hémat. : ANÉMIE APLASIQUE, anémie.

INTERACTIONS

P

Médicament-médicament : Le probénécide entraîne l'élévation des concentrations sanguines d'**acyclovir**, d'**allopurinol**, de **barbituriques**, de **benzodiazépines**, de **céphalosporines**, de **clofibrate**, de **dapsone**, de **dyphylline**, de **méthotrexate**, d'**AINS**, d'**acide pantothénique**, de **pénicillamine**, de **pénicillines**, de **rifampine**, de **sulfamides**, d'**hypoglycémiants oraux (sulfonylurées)** et de **zidovudine** ▪ Les doses importantes de **salicylates** peuvent réduire l'activité uricosurique.

VOIES D'ADMINISTRATION ET POSOLOGIE

PO (adultes et adolescents) : *Hyperuricémie et goutte* – 250 mg, 2 fois par jour pendant une semaine. On peut ensuite majorer la dose, en la faisant passer à 500 mg, 2 fois par jour, puis, si nécessaire, l'augmenter encore par paliers de 500 mg/jour, toutes les 4 semaines (ne pas dépasser 3 g/jour).

PRÉSENTATION

Comprimés : 500 mg[Pr].

PHARMACODYNAMIE (effets sur les concentrations sériques d'acide urique)

	DÉBUT D'ACTION	PIC	DURÉE
PO	30 min	2–4 h	8 h

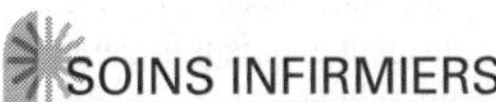

SOINS INFIRMIERS

ÉVALUATION DE LA SITUATION

Goutte :

- Examiner, pendant toute la durée du traitement, les articulations affectées pour évaluer leur mobilité et pour déceler les douleurs et l'œdème.
- Effectuer le bilan quotidien des ingesta et des excreta. Inciter le patient à boire beaucoup de liquides pour prévenir la formations de calculs d'acide urique (de 2 à 3 litres par jour). Pour contrer cet effet, on peut recommander l'alcalinisation de l'urine avec du bicarbonate de sodium, du citrate de potassium ou de l'acétazolamide.

Tests de laboratoire :

- IL FAUT ÉVALUER À INTERVALLES RÉGULIERS PENDANT TOUTE LA DURÉE D'UN TRAITEMENT DE LONGUE DURÉE LA NUMÉRATION GLOBULAIRE, LES CONCENTRATIONS SÉRIQUES D'ACIDE URIQUE ET LA FONCTION RÉNALE.
- Lorsque le probénécide est administré pour traiter l'hyperuricémie, il peut être utile de noter à intervalles réguliers les dosages sériques et urinaires d'acide urique.

DIAGNOSTICS INFIRMIERS POSSIBLES

- Douleur aiguë (Indications).
- Mobilité physique réduite (Indications).
- Connaissances insuffisantes sur le traitement médicamenteux (Enseignement au patient et à ses proches).

INTERVENTIONS INFIRMIÈRES

- Le probénécide n'est pas destiné au traitement de l'arthrite goutteuse, mais plutôt à sa prévention. Si des crises aiguës se produisent durant le traitement, on poursuit habituellement l'administration du probénécide à pleine dose et on administre en même temps de la colchicine ou des AINS.
- Administrer le probénécide avec des aliments ou des antiacides afin de réduire l'irritation gastrique.

- Si les concentrations d'acide urique demeurent stables après 6 mois de traitement, il faut tenter de réduire graduellement la dose.

ENSEIGNEMENT AU PATIENT ET À SES PROCHES

- Conseiller au patient de respecter scrupuleusement la posologie recommandée et de ne pas arrêter le traitement sans consulter un professionnel de la santé au préalable. Le prévenir que s'il ne prend pas le médicament régulièrement, il y a risque d'élévation des concentrations d'acide urique et de crises de goutte.
- Expliquer au patient le but du traitement par le probénécide lorsque cet agent est administré en association avec la pénicilline.
- Inciter le patient à suivre les recommandations d'un professionnel de la santé concernant la perte de poids, le régime alimentaire et la consommation d'alcool.
- Recommander au patient de ne pas prendre en même temps de l'aspirine ou d'autres salicylates, car ces agents diminuent les effets du probénécide.
- Conseiller au patient de signaler immédiatement à un professionnel de la santé les nausées, les vomissements, la perte d'appétit, les douleurs abdominales, les saignements ou les ecchymoses inhabituels, les maux de gorge, la fatigue, les malaises ou le jaunissement de la peau ou des yeux.

VÉRIFICATION DE L'EFFICACITÉ THÉRAPEUTIQUE

L'efficacité du traitement peut être démontrée par: l'atténuation de la douleur et de l'enflure des articulations touchées et la diminution de la fréquence des crises de goutte (les pleins effets du médicament peuvent ne pas se manifester avant plusieurs mois de traitement continu) ■ la diminution des concentrations sériques d'acide urique ■ la présence prolongée de concentrations sériques thérapeutiques de pénicillines et d'autres antibiotiques apparentés. ✻

PROCAÏNAMIDE

Apo-Procaïnamide, Procaïnamide, Procan-SR, Pronestyl, Pronestyl-SR

CLASSIFICATION:
Antiarythmique (classe I A)
Grossesse – catégorie C

INDICATIONS

Traitement d'une vaste gamme d'arythmies ventriculaires et auriculaires dont: la tachycardie ventriculaire ■ la fibrillation auriculaire ■ la tachycardie auriculaire paroxystique.

MÉCANISME D'ACTION

Diminution de l'excitabilité du myocarde ■ Ralentissement de la vitesse de conduction ■ Dépression possible de la contractilité du myocarde. ***Effets thérapeutiques:*** Suppression des arythmies.

PHARMACOCINÉTIQUE

Absorption: Par suite de l'administration PO et IM, le procaïnamide est bien absorbé (de 75 à 90 %). La préparation à libération prolongée destinée à la voie orale est absorbée plus lentement.

Distribution: Le médicament se répartit rapidement dans tout l'organisme.

Métabolisme et excrétion: Le procaïnamide est transformé par le foie en n-acétylprocaïnamide (NAPA), un composé antiarythmique actif. Le reste (de 40 à 70 %) est excrété à l'état inchangé par les reins.

Demi-vie: De 2,5 à 4,7 heures (NAPA – 7 heures); prolongée en cas d'insuffisance rénale.

CONTRE-INDICATIONS ET PRÉCAUTIONS/ MISES EN GARDE

Contre-indications: Hypersensibilité au médicament et risque de sensibilité croisée avec la procaïne et les substances apparentées ■ Bloc AV ■ Myasthénie grave ■ Lupus érythémateux aigu disséminé ■ Torsades de pointe.

Précautions/mises en garde: Dyscrasie ■ Sensibilité aux sulfites (la solution injectable contient du bisulfite de sodium) ■ Infarctus du myocarde ou toxicité digitalique ■ Insuffisance cardiaque, rénale et hépatique ou personnes âgées (une surveillance des concentrations plasmatiques de procaïnamide et de NAPA et une réduction de la dose ou l'allongement des intervalles posologiques peuvent s'avérer nécessaire) ■ Grossesse (le médicament diffuse à travers le placenta), allaitement (le médicament est excrété dans le lait maternel) ou enfants (l'innocuité du médicament n'a pas été établie).

RÉACTIONS INDÉSIRABLES ET EFFETS SECONDAIRES

SNC: CONVULSIONS, confusion, étourdissements.

CV: ASYSTOLES, BLOC CARDIAQUE, ARYTHMIES VENTRICULAIRES, hypotension.

P

GI : diarrhée, anorexie, goût amer, nausées, vomissements.
Tég. : rash.
Hémat. : AGRANULOCYTOSE, éosinophilie, leucopénie, thrombocytopénie.
Divers : frissons, syndrome lupique d'origine médicamenteuse, fièvre.

INTERACTIONS

Médicament-médicament : Risque d'effets additifs ou antagonistes lors de l'administration concomitante d'autres **antiarythmiques** ■ Toxicité neurologique additive (confusion, convulsions) lors de l'administration concomitante de **lidocaïne** ■ Les **antihypertenseurs** et les **dérivés nitrés**, administrés simultanément, peuvent potentialiser l'effet hypotenseur du procaïnamide ■ Le procaïnamide potentialise les effets des **bloqueurs neuromusculaires** ■ Le médicament peut contrecarrer partiellement les effets thérapeutiques des **anticholinestérasiques** administrés pour traiter la myasthénie grave ■ Risque accru d'arythmies lors de l'administration concomitante de **pimozide** ■ Effets anticholinergiques additifs lors de l'administration concomitante d'autres **médicaments doués de propriétés anticholinergiques**, incluant les **antihistaminiques**, les **antidépresseurs**, l'**atropine**, l'**halopéridol** et les **phénothiazines** ■ Risque d'intensification des effets du procaïnamide lors de l'administration concomitante de **cimétidine**, de **quinidine** ou de **triméthoprime**.

P

VOIES D'ADMINISTRATION ET POSOLOGIE

PO (adultes) : Pour un traitement initial par voie orale, on conseille les préparations ordinaires de procaïnamide. Lorsque l'état du patient est stabilisé, il peut recevoir une préparation à libération prolongée à une posologie quotidienne équivalente. *Arythmies auriculaires* – initialement 1,25 g, puis 750 mg, 1 heure plus tard et, ensuite, de 0,5 à 1 g, toutes les 2 heures ; traitement d'entretien : de 0,5 à 1 g, toutes les 4 à 6 heures ou 1 g, toutes les 6 heures, sous forme de comprimés à libération prolongée. *Tachycardie ventriculaire* – dose d'attaque de 1 g, suivie par une dose d'entretien de 50 mg/kg/jour, en prises fractionnées, toutes les 3 heures ou toutes les 6 heures, dans le cas de la préparation à libération prolongée. *Fibrillation auriculaire et tachycardie auriculaire paroxystique* – dose d'entretien par les comprimés à libération prolongée : de 0,5 à 1 g, toutes les 6 heures. Il est recommandé d'administrer de plus faibles doses ou de prolonger l'intervalle posologique chez les personnes âgées ou chez les patients souffrant d'insuffisance rénale, hépatique ou cardiaque.

IM (adultes) : De 0,5 à 1 g, toutes les 3 heures, jusqu'au moment où on peut commencer le traitement par voie orale.

IV (adultes) : 100 mg, toutes les 5 minutes, jusqu'à la suppression des arythmies ou jusqu'à l'administration de 1 000 mg ; pour maintenir les concentrations plasmatiques thérapeutiques, on peut administrer une perfusion d'entretien de 2 à 6 mg/minute ; *autre méthode* – perfusion d'une dose d'attaque de 500 à 600 mg, pendant 25 à 30 minutes, suivie d'une perfusion d'entretien de 2 à 6 mg/minute.

Voir le tableau des vitesses de perfusion de l'annexe C.

PRÉSENTATION

Comprimés à libération prolongée : 250 mg[Pr], 500 mg[Pr], 750 mg[Pr], 1 000 mg[Pr] ■ **Capsules** : 250 mg[Pr], 375 mg[Pr], 500 mg[Pr] ■ **Solution pour injection** : 100 mg/mL, en fioles de 10 mL[Pr].

PHARMACODYNAMIE (effets antiarythmiques)

	DÉBUT D'ACTION	PIC	DURÉE
PO	30 min	60 – 90 min	3 – 4 h
PO-LP†	inconnu	inconnu	6 – 12 h
IV	immédiat	25 – 60 min	3 – 4 h
IM	10 – 30 min	15 – 60 min	3 – 4 h

† LP = Libération prolongée.

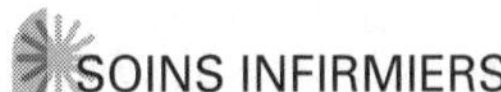

SOINS INFIRMIERS

ÉVALUATION DE LA SITUATION

MESURER LA PRESSION ARTÉRIELLE ET LE POULS ET EXAMINER L'ÉCG PENDANT TOUTE LA DURÉE DE L'ADMINISTRATION PAR VOIE INTRAVEINEUSE. IL FAUT SUIVRE DE PRÈS CES PARAMÈTRES À INTERVALLES RÉGULIERS PENDANT L'ADMINISTRATION DE LA PRÉPARATION PAR VOIE ORALE. IL FAUT HABITUELLEMENT CESSER L'ADMINISTRATION IV DANS LES CAS SUIVANTS : SUPPRESSION DES ARYTHMIES, ÉLARGISSEMENT DE 50 % DES COMPLEXES QRS, ALLONGEMENT DES INTERVALLES PR, CHUTE > 15 mm Hg DE LA PRESSION ARTÉRIELLE OU APPARITION D'EFFETS TOXIQUES. AFIN DE RÉDUIRE LES RISQUES D'HYPOTENSION, LES PATIENTS DOIVENT DEMEURER EN

POSITION COUCHÉE TOUT AU LONG DE L'ADMINISTRATION PAR VOIE IV.

Tests de laboratoire :

- EXAMINER LA NUMÉRATION GLOBULAIRE TOUTES LES 2 SEMAINES PENDANT LES TROIS PREMIERS MOIS DU TRAITEMENT. LE PROCAÏNAMIDE PEUT DIMINUER LE NOMBRE DE GLOBULES BLANCS, DE PLAQUETTES ET DE POLYNUCLÉAIRES NEUTROPHILES. ON PEUT CESSER LE TRAITEMENT EN CAS DE LEUCOPÉNIE. LA NUMÉRATION GLOBULAIRE REVIENT HABITUELLEMENT AUX VALEURS NORMALES DANS LE MOIS SUIVANT L'ARRÊT DU TRAITEMENT.
- Examiner les titres d'anticorps antinucléaires à intervalles réguliers durant un traitement prolongé ou en présence de symptômes lupiques. Arrêter le traitement en présence d'une élévation constante de titres d'anticorps antinucléaires.
- Le procaïnamide peut entraîner l'élévation des concentrations d'AST, d'ALT, de phosphatase alcaline, de LDH et de bilirubine, et positiver le test de Coombs.

Toxicité et surdosage :

- Examiner les concentrations sériques de procaïnamide et de NAPA à intervalles réguliers durant la période d'adaptation de la posologie. Les concentrations sanguines thérapeutiques de procaïnamide sont de 4 à 8 µg/mL.
- Il y a risque de toxicité lorsque les concentrations sanguines de procaïnamide sont supérieures ou égales à 8 à 10 µg/mL.
- Les signes de toxicité incluent la confusion, les étourdissements, la somnolence, la diminution des mictions, les nausées, les vomissements et les tachyarythmies.

DIAGNOSTICS INFIRMIERS POSSIBLES

- Débit cardiaque diminué (Indications).
- Connaissances insuffisantes sur le traitement médicamenteux (Enseignement au patient et à ses proches).

INTERVENTIONS INFIRMIÈRES

- Lorsqu'on substitue la voie orale à la voie IV, administrer la première dose par voie orale de 3 à 4 heures après la dernière dose par voie IV.

PO : Pour accélérer l'absorption du procaïnamide, administrer à jeun, 1 heure avant les repas ou 2 heures après, avec un grand verre d'eau. On peut administrer le procaïnamide avec des aliments ou immédiatement après les repas si l'irritation gastrique devient gênante. Dans le cas des patients qui éprouvent des difficultés de déglutition, on peut ouvrir les capsules ordinaires et en mélanger le contenu à des aliments ou à des liquides. Il ne faut pas briser, écraser ni mâcher les comprimés à libération prolongée (Procan-SR, Pronestyl-SR). La matrice cireuse des comprimés à libération prolongée peut être éliminée dans les selles, mais ce fait n'a aucune conséquence clinique.

IM : Administrer le procaïnamide par voie IM seulement si l'administration PO est impossible.

IV : N'utiliser qu'en cas d'urgence, sous surveillance électrocardiographique continue.

IV directe : Diluer 100 mg dans 10 à 20 mL de solution de D5%E.

Vitesse d'administration : Administrer la préparation à un débit ne dépassant pas 25 à 50 mg/minute. L'administration rapide peut provoquer la fibrillation ventriculaire ou des asystoles.

Perfusion intermittente : Préparer la solution destinée à la perfusion IV en ajoutant 200 mg à 1 g de procaïnamide à 50 à 500 mL de solution de D5%E pour obtenir une concentration de 2 à 4 mg/mL. Même si la solution prend une couleur jaune pâle, sa puissance n'est en rien altérée. Ne pas administrer une solution dont la couleur est plus foncée que l'ambre clair ou qui contient un précipité.

Vitesse d'administration : Administrer la perfusion initiale en 30 minutes. Pour maintenir l'effet antiarythmique du médicament, le débit de perfusion lors du traitement d'entretien doit être de 2 à 6 mg/minute. Recourir à une pompe pour perfusion afin d'assurer l'administration de la dose exacte (voir le tableau des vitesses de perfusion de l'annexe C).

Compatibilité (tubulure en Y) : amiodarone ▪ famotidine ▪ héparine ▪ hydrocortisone, succinate sodique d' ▪ potassium, chlorure de ▪ ranitidine ▪ vitamines du complexe B avec C.

Incompatibilité (tubulure en Y) : milrinone.

ENSEIGNEMENT AU PATIENT ET À SES PROCHES

- Expliquer au patient qu'il doit prendre le médicament, 24 heures sur 24, en respectant scrupuleusement la posologie recommandée, même s'il se sent bien. Lui expliquer que s'il n'a pu prendre le médicament au moment habituel, il doit le prendre dès que possible dans les 2 heures qui suivent (4 heures pour les comprimés à libération prolongée), sinon il doit sauter cette dose. Le prévenir aussi qu'il ne doit jamais remplacer une dose manquée par une double dose. Recommander au patient de ne pas arrêter de prendre le médicament sans consulter au préalable un professionnel de la santé, car il peut s'avérer nécessaire de réduire graduellement la dose pour prévenir l'aggravation des arythmies.

- Montrer au patient ou à ses proches comment prendre le pouls. Conseiller au patient de signaler à un professionnel de la santé toute modification du rythme ou de la fréquence du pouls.
- Prévenir le patient que le procaïnamide peut provoquer des étourdissements. Lui conseiller de ne pas conduire et d'éviter les activités qui exigent sa vigilance jusqu'à ce qu'on ait la certitude que le médicament n'entraîne pas cet effet chez lui.
- RECOMMANDER AU PATIENT DE COMMUNIQUER IMMÉDIATEMENT À UN PROFESSIONNEL DE LA SANTÉ TOUTE MANIFESTATION DU SYNDROME LUPIQUE D'ORIGINE MÉDICAMENTEUSE (FIÈVRE, FRISSONS, DOULEURS OU ENFLURE ARTICULAIRES, RESPIRATION DOULOUREUSE, RASH), DE LEUCOPÉNIE (MAUX DE GORGE, DE BOUCHE OU DES GENCIVES) OU DE THROMBOCYTOPÉNIE (HÉMORRAGIE OU ECCHYMOSES INHABITUELLES). PARFOIS, IL FAUT ARRÊTER LE TRAITEMENT DANS UN TEL CAS.
- Recommander au patient de consulter un professionnel de la santé avant de prendre des médicaments en vente libre.
- Recommander au patient qui doit suivre un traitement ou subir une intervention chirurgicale d'avertir le professionnel de la santé qu'il suit un traitement par ce médicament.
- Recommander au patient de porter sur lui en tout temps une pièce d'identité où sont inscrits ses problèmes de santé et son traitement médicamenteux.
- Insister sur l'importance des examens de suivi permettant d'évaluer les bienfaits du médicament.

VÉRIFICATION DE L'EFFICACITÉ THÉRAPEUTIQUE

L'efficacité du traitement peut être démontrée par: la suppression des arythmies cardiaques sans effets secondaires nocifs. ✳

PROCARBAZINE

Natulan

CLASSIFICATION:

Antinéoplasique (alkylant)

Grossesse – catégorie D

INDICATIONS

Traitement palliatif de la maladie de Hodgkin en association avec d'autres antinéoplasiques et d'autres interventions ■ Traitement des réticuloses malignes ■ Traitement d'une variété de lymphomes malins réfractaires.

MÉCANISME D'ACTION

Inhibition de la synthèse de l'ADN, de l'ARN et des protéines (phase S du cycle cellulaire). ***Effets thérapeutiques:*** Destruction des cellules à croissance rapide, particulièrement des cellules malignes.

PHARMACOCINÉTIQUE

Absorption: Bonne absorption par suite de l'administration par voie orale.

Distribution: Le médicament se répartit dans tout l'organisme. Il traverse la barrière hémato-encéphalique.

Métabolisme et excrétion: Métabolisme hépatique; une fraction < 5 % est excrétée sous forme inchangée par les reins; une certaine fraction est éliminée par les voies respiratoires sous forme de méthane et de dioxyde de carbone.

Demi-vie: 1 heure.

CONTRE-INDICATIONS ET PRÉCAUTIONS/ MISES EN GARDE

Contre-indications: Hypersensibilité ■ Réserve médullaire insuffisante révélée par aspiration de moelle osseuse (en tenir compte dans le cas de leucopénie, de thrombocytopénie ou d'anémie préexistantes).

Précautions/mises en garde: Grossesse ou allaitement ■ Alcoolisme ■ Insuffisance rénale ou hépatique ■ Phéochromocytome ■ Patientes en âge de procréer ■ Infections ■ Aplasie médullaire ■ Autres maladies chroniques débilitantes ■ Céphalées ■ Maladies psychiatriques ■ Insuffisance cardiaque ■ Maladie cardiovasculaire.

RÉACTIONS INDÉSIRABLES ET EFFETS SECONDAIRES

SNC: CONVULSIONS, confusion, étourdissements, somnolence, hallucinations, céphalées, manie, dépression, cauchemars, psychose, syncope, tremblements.

ORLO: nystagmus, photophobie, hémorragie rétinienne.

Resp.: toux, épanchements pleuraux.

CV: œdème, hypotension, tachycardie.

GI : nausées, vomissements, anorexie, diarrhée, sécheresse de la bouche (xérostomie), dysphagie, dysfonctionnement hépatique, stomatite.
GU : suppression de la fonction des gonades.
Tég. : alopécie, photosensibilité, prurit, rash.
End. : gynécomastie.
Hémat. : anémie, leucopénie, thrombocytopénie.
SN : neuropathie, paresthésie.
Divers : ascite.

INTERACTIONS

Médicament-médicament : L'ADMINISTRATION CONCOMITANTE D'AGENTS **SYMPATHOMIMÉTIQUES,** INCLUANT LE **MÉTHYLPHÉNIDATE**, PEUT ENTRAÎNER UNE HYPERTENSION METTANT LA VIE DU PATIENT EN DANGER (NE PAS ADMINISTRER CES PRÉPARATIONS EN MÊME TEMPS QUE LA PROCARBAZINE NI DANS LES 14 JOURS SUIVANT L'ARRÊT DU TRAITEMENT PAR CET AGENT) ▪ RISQUE DE COMA PROFOND ET DE DÉCÈS LORS DE L'ADMINISTRATION SIMULTANÉE D'**OPIACÉS** ; NE PAS ADMINISTRER LA PROCARBAZINE EN MÊME TEMPS QUE LA **MÉPÉRIDINE** ; ADMINISTRER LES AUTRES AGENTS À UNE FAIBLE DOSE QU'ON MAJORERA GRADUELLEMENT JUSQU'À CE QUE L'ON OBTIENNE UN EFFET ▪ APLASIE MÉDULLAIRE ADDITIVE LORS DE L'ADMINISTRATION CONCOMITANTE D'AUTRES AGENTS **ANTINÉOPLASIQUES** OU D'UNE **RADIOTHÉRAPIE** ▪ RISQUE DE CONVULSIONS ET D'HYPERPYREXIE LORS DE L'USAGE CONCOMITANT D'**IMAO**, D'**ANTIDÉPRESSEURS TRICYCLIQUES**, D'**ISRS** (NE PAS ADMINISTRER LA PROCARBAZINE PENDANT LES 5 SEMAINES SUIVANT L'ARRÊT DE LA FLUOXÉTINE) OU DE **CARBAMAZÉPINE** ▪ La procarbazine peut réduire les concentrations sériques de **digoxine** ▪ Risque de bouffées vasomotrices et d'hypotension lors de l'administration concomitante de **lévodopa** ▪ Dépression additive du SNC lors de l'usage concomitant d'autres **dépresseurs du SNC**, incluant l'**alcool**, les **antidépresseurs**, les **antihistaminiques**, les **opiacés**, les **phénothiazines** et les **hypnosédatifs** ▪ La consommation simultanée d'**alcool** peut entraîner une réaction semblable à celle associée au disulfirame.
Médicament-aliments : La consommation d'aliments riches en **tyramine** (voir l'annexe J) peut provoquer l'hypertension ▪ L'ingestion d'aliments à haute teneur en **caféine** peut entraîner des arythmies.

VOIES D'ADMINISTRATION ET POSOLOGIE

PO (adultes) : Commencer le traitement par une faible dose qu'on majore graduellement jusqu'à la posologie quotidienne maximale de 250 à 350 mg, répartie en prises aussi égales que possible. *Schéma posologique initial* – 1er jour, 50 mg ; 2e jour, 100 mg ; 3e jour, 150 mg ; 4e jour, 200 mg ; 5e jour, 250 mg ; 6e jour et jours suivants, de 250 à 300 mg. *Poursuite du traitement* – continuer à une posologie quotidienne de 250 à 300 mg jusqu'à l'obtention d'une rémission aussi complète que possible. *Posologie d'entretien* – de 50 à 150 mg par jour.

PRÉSENTATION

Capsules : 50 mgPr.

PHARMACODYNAMIE (effets sur la numération globulaire)

	DÉBUT D'ACTION	PIC	DURÉE
PO	14 jours	2 – 8 semaines	au moins 28 jours (jusqu'à 6 semaines)

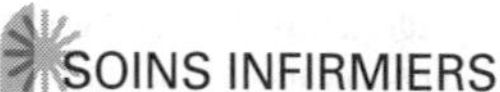

SOINS INFIRMIERS

ÉVALUATION DE LA SITUATION

- Mesurer la pression artérielle, le pouls et la fréquence respiratoire à intervalles fréquents, pendant toute la durée du traitement. Signaler tout changement marqué à un professionnel de la santé.
- Évaluer l'état nutritionnel du patient (appétit, bilan des ingesta et des excreta, poids, fréquence et quantité des vomissements). On peut soulager l'anorexie et diminuer la perte de poids en servant au patient des repas légers mais fréquents. On peut réduire les nausées et les vomissements en administrant un antiémétique au moins 1 heure avant la dose de procarbazine. L'administration de phénothiazines à titre d'antiémétiques est à éviter.
- Noter l'apparition d'une aplasie médullaire. Suivre de près les saignements : saignement des gencives, ecchymoses, pétéchies, présence de sang occulte dans les selles, l'urine et les vomissements par la méthode au gaïac. Éviter les injections IM et la prise de la température rectale si la numération plaquettaire est basse. Appliquer une pression sur les points de ponction veineuse pendant 10 minutes. Surveiller les signes d'infection en cas de neutropénie. Une anémie peut survenir. Suivre de près la fatigue accrue, la dyspnée et l'hypotension orthostatique.

P

- L'INGESTION CONCOMITANTE D'ALIMENTS RICHES EN TYRAMINE OU DE NOMBREUX MÉDICAMENTS PEUT ENTRAÎNER UNE CRISE HYPERTENSIVE METTANT LA VIE DU PATIENT EN DANGER. LES SIGNES ET LES SYMPTÔMES DE CRISE HYPERTENSIVE INCLUENT LES DOULEURS THORACIQUES, LES CÉPHALÉES GRAVES, LES NAUSÉES ET LES VOMISSEMENTS, LA PHOTOPHOBIE ET LA DILATATION DES PUPILLES.
- Il faut arrêter l'administration de la procarbazine jusqu'à la disparition des effets secondaires. On peut ensuite administrer une plus faible dose en cas de leucopénie, de thrombocytopénie, de stomatite (d'abord, une légère ulcération ou des douleurs persistantes), de diarrhée, d'hémorragie ou de prédisposition aux saignements.

Tests de laboratoire :

- Noter les concentrations d'hémoglobine, l'hématocrite, le nombre de globules blancs, la formule leucocytaire, ainsi que le nombre de réticulocytes et de plaquettes avant le traitement et tous les 3 ou 4 jours pendant toute sa durée. Informer le médecin si le nombre de globules blancs est $< 4 \times 10^9$/L ou si le nombre de plaquettes est $< 100 \times 10^9$/L. Il faut interrompre le traitement et le reprendre à une plus faible dose lorsque ces valeurs s'améliorent. Le nadir de la leucopénie et de la thrombocytopénie survient en l'espace d'environ 2 à 8 semaines et les valeurs se rétablissent habituellement en 6 semaines environ. L'anémie peut également survenir.
- Évaluer les fonctions rénale et hépatique avant le traitement. Noter le résultat de l'analyse des urines, ainsi que les concentrations d'AST, d'ALT, de phosphatase alcaline et d'urée au moins une fois par semaine durant toute la durée du traitement.
- Suivre de près les concentrations de glucose sérique chez les patients diabétiques. Il peut s'avérer nécessaire de réduire les doses d'hypoglycémiants oraux ou d'insuline, car les effets hypoglycémiants sont accrus.
- Il est recommandé d'effectuer une ponction médullaire avant le traitement et au moment où la réponse hématologique est maximale pour s'assurer que la réserve médullaire est adéquate.

DIAGNOSTICS INFIRMIERS POSSIBLES

- Risque d'infection (Réactions indésirables).
- Alimentation déficiente (Réactions indésirables).
- Connaissances insuffisantes sur le traitement médicamenteux (Enseignement au patient et à ses proches).

INTERVENTIONS INFIRMIÈRES

Administrer la procarbazine avec des aliments ou des liquides en cas d'irritation gastrique. Si le patient éprouve des difficultés de déglutition, demander au pharmacien si on peut ouvrir les capsules.

ENSEIGNEMENT AU PATIENT ET À SES PROCHES

- Insister sur la nécessité de prendre la procarbazine en respectant scrupuleusement la posologie recommandée. Si le patient n'a pu prendre le médicament au moment habituel, il devrait le prendre dans les quelques heures qui suivent, mais non si plusieurs heures se sont écoulées ou s'il est presque l'heure prévue pour la dose suivante. Lui conseiller de consulter un professionnel de la santé si les vomissements se produisent peu après la prise du médicament.
- Recommander au patient de signaler immédiatement à un professionnel de la santé les signes d'infection suivants : fièvre, maux de gorge, frissons, toux, épaississement des sécrétions bronchiques, enrouement, douleurs lombaires ou aux flancs, mictions douloureuses ou difficiles ; saignement des gencives, formation d'ecchymoses, pétéchies, présence de sang dans l'urine, les selles ou les vomissements. Inciter le patient à éviter les foules et les personnes contagieuses. Lui conseiller d'utiliser une brosse à dents à poils doux et un rasoir électrique et de prendre garde aux chutes. Il faut éviter les injections IM et la prise de température par voie rectale. Le prévenir qu'il ne doit pas prendre de boissons alcoolisées ni de préparations contenant de l'aspirine ou des AINS, en raison des risques d'hémorragie digestive.
- Recommander au patient d'éviter de boire de l'alcool et des boissons contenant de la caféine, de prendre des dépresseurs du SNC et des médicaments en vente libre, et de consommer des aliments ou des boissons contenant de la tyramine (la liste de ces aliments se trouve à l'annexe J) durant le traitement et pendant au moins 2 semaines après l'avoir arrêté, en raison du risque de crise hypertensive.
- Expliquer au patient que l'interaction alcool-procarbazépine peut aussi entraîner une réaction semblable à celle au disulfirame dont les symptômes sont les bouffées vasomotrices, les

nausées et les vomissements, les céphalées et les crampes abdominales.

- Recommander au patient d'examiner sa muqueuse buccale à la recherche d'érythème et d'aphtes. En présence d'aphtes, conseiller le patient d'en informer un professionnel de la santé et lui conseiller de remplacer la brosse à dents par une brosse-éponge et de se rincer la bouche avec de l'eau après avoir bu et mangé. On pourrait lui prescrire des agents topiques si la douleur l'empêche de s'alimenter. La douleur entraînée par la stomatite peut dicter la prise d'opiacés.
- Prévenir le patient que la procarbazine peut provoquer de la somnolence ou des étourdissements. Lui conseiller de ne pas conduire et d'éviter les activités qui exigent sa vigilance jusqu'à ce qu'on ait la certitude que le médicament n'entraîne pas ces effets chez lui.
- Expliquer à la patiente que la procarbazépine peut avoir des effets tératogènes. Lui recommander d'utiliser une méthode de contraception efficace durant le traitement et pendant au moins 4 mois après l'avoir arrêté.
- Expliquer au patient qu'il risque de perdre ses cheveux. Explorer avec lui les stratégies lui permettant de s'adapter à ce changement.
- Recommander au patient d'utiliser un écran solaire et de porter des vêtements protecteurs pour prévenir les réactions de photosensibilité.
- Prévenir le patient qu'il ne doit pas se faire vacciner sans recommandation expresse d'un professionnel de la santé.
- Recommander au patient qui doit suivre un autre traitement ou subir une intervention chirurgicale d'avertir le professionnel de la santé qu'il suit un traitement par ce médicament. Le traitement par la procarbazépine devrait être arrêté au moins 2 semaines avant l'intervention.
- Recommander au patient de communiquer avec un professionnel de la santé si les douleurs musculaires ou articulaires, les nausées, les vomissements, la transpiration, la fatigue, la faiblesse, la constipation, les céphalées, les difficultés de déglutition ou la perte d'appétit s'aggravent.
- Conseiller au patient de porter sur lui en tout temps une pièce d'identité où sont inscrits ses problèmes de santé et le traitement qu'il suit.
- Insister sur l'importance des tests de laboratoire à intervalles réguliers permettant de déceler les effets secondaires du médicament.

VÉRIFICATION DE L'EFFICACITÉ THÉRAPEUTIQUE

L'efficacité du traitement peut être démontrée par : la diminution de l'atteinte et de la propagation des cellules malignes en cas de maladie de Hodgkin. ✳

PROCHLORPÉRAZINE

Apo-Prochlorazine, Nu-prochlor, PMS-prochlorpérazine, Prochlorperazine mesylate inj., Stemetil

CLASSIFICATION :

Antiémétique, antipsychotique (phénothiazine)

Grossesse – catégorie C

INDICATIONS

Soulagement des nausées et vomissements ▪ Traitement des manifestations des troubles psychotiques comme l'agitation, la confusion, le délire, la tension et l'anxiété.

MÉCANISME D'ACTION

Modification des effets de la dopamine sur le SNC ▪ Forte action anticholinergique et blocage marqué des récepteurs alpha-adrénergiques ▪ Dépression de la zone gâchette chémoréceptrice du SNC. ***Effets thérapeutiques :*** Soulagement des nausées et des vomissements ▪ Diminution des signes et des symptômes de psychose ou d'anxiété.

PHARMACOCINÉTIQUE

Absorption : L'absorption par suite de l'administration des comprimés est variable ; elle peut être améliorée dans le cas de l'administration de préparations liquides destinées à la voie orale. Bonne absorption par suite de l'administration IM.

Distribution : L'agent se répartit dans tout l'organisme et on le retrouve en fortes concentrations dans le SNC. Il traverse le placenta et pénètre probablement dans le lait maternel.

Liaison aux protéines : ≥ 90 %.

Métabolisme et excrétion : Le médicament est fortement métabolisé par le foie et la muqueuse gastro-intestinale. Il est transformé en certains composés exerçant un effet antipsychotique.

Demi-vie : Inconnue.

CONTRE-INDICATIONS ET PRÉCAUTIONS/ MISES EN GARDE

Contre-indications : Hypersensibilité ■ Risque de réactions de sensibilité croisée avec d'autres phénothiazines ■ Collapsus circulatoire ■ Troubles de la conscience ■ État comateux ■ Dépression ■ Insuffisance rénale ■ Phéochromocytome ■ Encéphalopathie sous-corticale ■ Aplasie médullaire ■ Maladies hépatique ou cardiovasculaire graves ■ Enfants avant une intervention chirurgicale.

Précautions/mises en garde : Glaucome ■ Personnes âgées ou patients débilités (réduire la dose) ■ Diabète ■ Maladie respiratoire ■ Hypertrophie de la prostate ■ Tumeurs du SNC ■ Épilepsie ■ Occlusion intestinale ■ Grossesse ou allaitement (l'innocuité du médicament n'a pas été établie).

RÉACTIONS INDÉSIRABLES ET EFFETS SECONDAIRES

SNC : SYNDROME MALIN DES NEUROLEPTIQUES, réactions extrapyramidales, sédation, dyskinésie tardive.

ORLO : vision trouble, xérophtalmie, opacité du cristallin.

CV : modifications de l'ÉCG, hypotension, tachycardie.

GI : constipation, sécheresse de la bouche (xérostomie), anorexie, hépatite médicamenteuse, occlusion intestinale.

GU : urine de couleur rose à brun rougeâtre, rétention urinaire.

Tég. : photosensibilité, rash, modification de la pigmentation.

End. : galactorrhée.

Hémat. : AGRANULOCYTOSE, leucopénie.

Métab. : hyperthermie.

Divers : réactions allergiques.

INTERACTIONS

Médicament-médicament : Effets hypotenseurs additifs lors de l'administration concomitante d'**antihypertenseurs** ou de **dérivés nitrés** ou de l'ingestion de grandes quantités d'**alcool** ■ Effets additifs sur la dépression du SNC lors de l'usage concomitant d'autres **dépresseurs du SNC**, incluant l'**alcool**, les **antidépresseurs**, les **antihistaminiques**, les **opiacés**, les **hypnosédatifs** ou les **anesthésiques généraux** ■ Effets anticholinergiques additifs lors de l'administration concomitante d'autres **médicaments doués de propriétés anticholinergiques** dont les **antihistaminiques**, certains **antidépresseurs**, l'**atropine**, l'**halopéridol** et les autres **phénothiazines** ■ Le **lithium**, administré simultanément, augmente le risque de réactions extrapyramidales ■ La prochlorpérazine peut masquer les signes précoces d'intoxication au **lithium** ■ Risque accru d'agranulocytose lors de l'administration concomitante d'**agents antithyroïdiens** ■ La prochlorpérazine diminue les effets bénéfiques de la **lévodopa** ■ Les **antiacides**, administrés simultanément, peuvent diminuer l'absorption de la prochlorpérazine.

VOIES D'ADMINISTRATION ET POSOLOGIE

Antiémétique

- **PO, PR (adultes) :** De 5 à 10 mg, 3 ou 4 fois par jour.
- **IM (adultes) :** De 5 à 10 mg, 2 ou 3 fois par jour. *Nausées et vomissements associés à une intervention chirurgicale* – de 5 à 10 mg, de 1 à 2 heures avant l'anesthésie ; on peut répéter l'administration de cette dose 1 fois de plus pendant l'opération. Ensuite, de 5 à 10 mg, toutes les 3 ou 4 heures, selon les besoins (40 mg/jour au maximum).
- **IV (adultes) :** De 2,5 à 10 mg (ne pas dépasser 40 mg/jour). *Nausées et vomissements associés à une intervention chirurgicale* – de 5 à 10 mg ; on peut répéter l'administration de cette dose 1 fois.

Antipsychotique

- **PO, PR (adultes) :** 10 mg, 3 ou 4 fois par jour ; on peut majorer la dose de 5 à 10 mg tous les 2 ou 3 jours (jusqu'à 150 mg/jour dans les cas graves).
- **IM (adultes) :** De 10 à 20 mg, toutes les 2 à 4 heures, selon les besoins, habituellement pour 3 ou 4 doses.
- **IV (adultes) :** De 2,5 à 10 mg (jusqu'à 40 mg/jour).

Anxiolytique

- **PO, PR (adultes) :** De 5 à 10 mg, 3 ou 4 fois par jour.
- **IM (adultes) :** De 5 à 10 mg, 2 ou 3 fois par jour (jusqu'à 40 mg/jour).
- **IV (adultes) :** De 2,5 à 10 mg (jusqu'à 40 mg/jour).

Pédiatrie

Ne pas administrer aux enfants < 2 ans ou dont le poids < 9 kg. Les doses destinées à l'usage pédiatrique ne doivent pas dépasser 10 mg le premier jour, puis 20 mg par jour, chez les enfants de 2 à 5 ans ou 25 mg par jour, chez les enfants de 6 à 12 ans.

- **PO, PR (enfants de 18 à 39 kg)**: 2,5 mg, 3 fois par jour, ou 5 mg, 2 fois par jour (ne pas dépasser 15 mg/jour).
- **PO, PR (enfants de 14 à 18 kg)**: 2,5 mg, 2 ou 3 fois par jour (ne pas dépasser 10 mg/jour).
- **PO, PR (enfants de 9 à 14 kg)**: 2,5 mg, 1 ou 2 fois par jour (ne pas dépasser 7,5 mg/jour).
- **IM (enfants)**: 0,13 mg/kg.

PRÉSENTATION (version générique disponible)

Comprimés: 5 mg[Pr], 10 mg[Pr] ■ **Liquide**: 5 mg/5 mL (mésylate)[Pr] ■ **Solution pour injection**: 5 mg/mL (mésylate) en 2 mL[Pr] ■ **Suppositoires**: 10 mg[Pr].

PHARMACODYNAMIE (effet antiémétique)

	Début d'action	Pic	Durée
PO	30 – 40 min	inconnu	3 – 4 h
PR	60 min	inconnu	3 – 4 h
IM	10 – 20 min	10 – 30 min	3 – 4 h
IV	rapide (min)	10 – 30 min	3 – 4 h

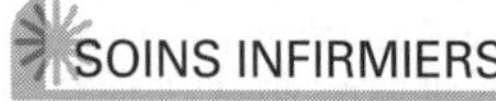

SOINS INFIRMIERS

ÉVALUATION DE LA SITUATION

- Mesurer la pression artérielle (en position assise, debout et couchée), le pouls et la fréquence respiratoire, surveiller l'ÉCG avant l'administration initiale et à intervalles fréquents pendant la période d'adaptation de la posologie. La prochlorpérazine peut entraîner des modifications des ondes Q et T sur l'ÉCG.
- Évaluer le degré de sédation après l'administration de ce médicament.
- Observer étroitement le patient pour déceler l'apparition d'une acathisie (agitation ou désir de bouger continuellement) et de symptômes extrapyramidaux (*symptômes parkinsoniens*: difficultés d'élocution ou de déglutition, perte d'équilibre, mouvements d'émiettement, faciès figé, démarche traînante, rigidité, tremblements; et *symptômes dystoniques*: spasmes musculaires, torsions, secousses musculaires, incapacité de bouger les yeux, faiblesse des bras ou des jambes), tous les 2 mois pendant toute la durée du traitement et de 8 à 12 semaines après qu'il a pris fin. Signaler l'apparition de ces symptômes; il peut s'avérer nécessaire de réduire la dose ou de cesser le traitement. Il peut être utile d'administrer du trihexyphénidyle ou de la diphenhydramine pour maîtriser ces symptômes.
- Rester à l'affût des symptômes de dyskinésie tardive (mouvements rythmiques et incontrôlables de la bouche, du visage et des membres; émission de bruits secs avec les lèvres ou la langue; gonflement des joues; mouvements masticatoires incontrôlables; mouvements rapides de la langue). Signaler immédiatement ces symptômes, qui peuvent être irréversibles.
- SUIVRE DE PRÈS L'APPARITION DES SYMPTÔMES SUIVANTS DU SYNDROME MALIN DES NEUROLEPTIQUES: FIÈVRE, DÉTRESSE RESPIRATOIRE, TACHYCARDIE, CONVULSIONS, DIAPHORÈSE, HYPERTENSION OU HYPOTENSION, PÂLEUR, FATIGUE, RIGIDITÉ MUSCULAIRE MARQUÉE, PERTE DE CONTRÔLE DE LA VESSIE. INFORMER IMMÉDIATEMENT LE MÉDECIN OU UN AUTRE PROFESSIONNEL DE LA SANTÉ DE L'APPARITION DE CES SYMPTÔMES.

Antiémétique: Suivre de près les nausées et les vomissements avant le traitement et de 30 à 60 minutes après l'administration du médicament.

Antipsychotique:

- Observer l'état mental du patient (orientation spatiotemporelle et comportement), avant le traitement et à intervalles réguliers pendant toute sa durée.
- Observer le patient attentivement lorsqu'on lui administre le médicament par voie orale pour s'assurer qu'il l'a bien avalé.
- Noter la consommation de liquides et l'élimination intestinale. Accroître l'apport en liquides et en aliments riches en fibres pour réduire la constipation.

Anxiété: Évaluer le degré et les signes d'anxiété et l'état mental du patient avant le traitement et à intervalles réguliers pendant toute sa durée.

Tests de laboratoire:

- NOTER À INTERVALLES RÉGULIERS LA NUMÉRATION GLOBULAIRE ET LES RÉSULTATS DES TESTS DE L'EXPLORATION FONCTIONNELLE HÉPATIQUE. LE MÉDICAMENT PEUT ENTRAÎNER LA DYSCRASIE, PARTICULIÈREMENT ENTRE LA 4e ET LA 10e SEMAINE DE TRAITEMENT. L'HÉPATOTOXICITÉ RISQUE PLUS VRAISEMBLABLEMENT DE SE PRODUIRE ENTRE LA 2e ET LA 4e SEMAINE DE TRAITEMENT. ELLE PEUT SE REPRODUIRE SI LE TRAITEMENT EST RECOMMENCÉ. LES ANOMALIES DES TESTS DE L'EXPLORATION FONCTIONNELLE HÉPATIQUE PEUVENT DICTER L'ARRÊT DU TRAITEMENT.
- La prochlorpérazine peut entraîner des résultats faussement positifs ou négatifs aux tests de

grossesse et des résultats faussement positifs au dosage de la bilirubine urinaire.

- La prochlorpérazine peut entraîner l'élévation des concentrations sériques de prolactine et modifier les résultats des épreuves par la gonadolibérine.

DIAGNOSTICS INFIRMIERS POSSIBLES

- Déficit de volume liquidien (Indications).
- Opérations de la pensée perturbées (Indications).
- Connaissances insuffisantes sur le traitement médicamenteux (Enseignement au patient et à ses proches).

INTERVENTIONS INFIRMIÈRES

- Éviter les éclaboussures sur les mains, étant donné qu'il y a risque de dermatite de contact.
- Il faut interrompre le traitement aux phénothiazines 48 heures avant une myélographie et ne le reprendre que 24 heures plus tard, car ces médicaments abaissent le seuil de convulsion.

PO :

- Administrer le médicament avec des aliments, du lait ou un grand verre d'eau afin de diminuer l'irritation gastrique.
- Diluer le liquide destiné à l'administration orale dans des boissons parfumées aux agrumes ou au chocolat.

IM : Ne pas injecter par voie SC. Administrer lentement et en profondeur dans un muscle bien développé. Afin de réduire les effets hypotenseurs du médicament, demander au patient de rester en position couchée pendant au moins 30 minutes après l'injection. Même si la solution devient jaune pâle, sa puissance n'est en rien altérée. Ne pas administrer la solution si elle a fortement changé de couleur ou si elle renferme un précipité.

IV directe : Diluer jusqu'à l'obtention d'une concentration de 1 mg/mL.

Vitesse d'administration : Administrer à un débit de 1 mg/minute ; ne pas dépasser 5 mg/minute.

Perfusion intermittente : Diluer 20 mg dans au maximum 1 L de dextrose, de soluté salin, de solution de Ringer ou de lactate de Ringer, de solution de dextrose/salin, du dextrose/solution de Ringer ou de combinaisons de solutions de lactate de Ringer.

Incompatibilité dans la même seringue : Le fabricant ne recommande pas de mélanger la prochlorpérazine avec d'autres médicaments dans la même seringue.

Compatibilité (tubulure en Y) : calcium, gluconate de ▪ cisatracurium ▪ cisplatine ▪ cyclophosphamide ▪ cytarabine ▪ doxorubicine ▪ doxorubicine liposomale ▪ fluconazole ▪ granisétron ▪ héparine ▪ hydrocortisone, succinate sodique d' ▪ melphalan ▪ méthotrexate ▪ ondansétron ▪ paclitaxel ▪ potassium, chlorure de ▪ propofol ▪ rémifentanil ▪ sargramostim ▪ sufentanil ▪ téniposide ▪ thiotépa ▪ vinorelbine ▪ vitamines du complexe B avec C.

Incompatibilité (tubulure en Y) : aldesleukine ▪ allopurinol ▪ amphotéricine B cholestéryle ▪ amifostine ▪ aztréonam ▪ céfépime ▪ filgrastim ▪ fludarabine ▪ foscarnet ▪ gallium, nitrate de ▪ pipéracilline/tazobactam.

ENSEIGNEMENT AU PATIENT ET À SES PROCHES

- Conseiller au patient de respecter scrupuleusement la posologie recommandée. S'il n'a pu prendre le médicament au moment habituel, il doit le prendre aussitôt que possible, mais pas s'il est presque l'heure prévue pour la dose suivante. S'il doit prendre plus de 2 doses par jour, l'inciter à prendre la dose manquée en l'espace de 1 heure à partir du moment prescrit. Le sevrage brusque peut provoquer une gastrite, des nausées, des vomissements, des étourdissements, des céphalées, la tachycardie et l'insomnie.
- Informer le patient qu'il risque de manifester des symptômes extrapyramidaux ou une dyskinésie tardive. Lui recommander de signaler immédiatement ces symptômes au professionnel de la santé.
- Recommander au patient de changer lentement de position afin de réduire les risques d'hypotension orthostatique.
- Prévenir le patient que la prochlorpérazine peut provoquer de la somnolence. Lui conseiller de ne pas conduire et d'éviter les activités qui exigent sa vigilance jusqu'à ce qu'on ait la certitude que le médicament n'entraîne pas cet effet chez lui.
- Mettre en garde le patient contre la consommation d'alcool ou d'autres dépresseurs du SNC en même temps que ce médicament.
- Recommander au patient d'utiliser des crèmes solaires et de porter des vêtements protecteurs lors des expositions au soleil en raison des risques de photosensibilité. Lui recommander également d'éviter les températures extrêmes, car ce médicament altère la thermorégulation.
- Conseiller au patient de se rincer fréquemment la bouche, de pratiquer une bonne hygiène orale et de consommer de la gomme ou des bonbons sans sucre pour soulager la sécheresse

de la bouche. Lui recommander de consulter un professionnel de la santé si la sécheresse de la bouche persiste pendant plus de deux semaines.

- Expliquer au patient qu'il ne doit pas prendre la prochlorpérazine dans les deux heures suivant la prise d'antiacides ou d'antidiarrhéiques.
- Recommander au patient d'augmenter sa consommation de fibres alimentaires et de liquides et de faire de l'exercice pour réduire les effets constipants de ce médicament.
- Informer le patient que la prochlorpérazine peut faire virer la couleur de l'urine au rose ou au rouge brun.
- Recommander au patient qui doit suivre un autre traitement ou subir une intervention chirurgicale d'avertir le professionnel de la santé qu'il suit un traitement par ce médicament.
- Informer le patient qu'il doit prévenir sans délai un professionnel de la santé en cas de maux de gorge, de fièvre, de saignements ou d'ecchymoses inhabituelles, de rash, de faiblesse, de tremblements ou de troubles de la vue ou, encore, si son urine prend une couleur foncée ou si ses selles deviennent grises.
- Insister sur l'importance des examens de suivi permettant d'évaluer la réponse au médicament et de déceler les effets secondaires. Des examens ophtalmiques sont également indiqués à intervalles réguliers. Inciter le patient à suivre une psychothérapie si le médecin la lui a prescrite.

VÉRIFICATION DE L'EFFICACITÉ THÉRAPEUTIQUE

L'efficacité du traitement peut être démontrée par : le soulagement des nausées et vomissements ▪ la diminution de l'excitation, du comportement paranoïaque et du repli sur soi lorsque le médicament est utilisé à titre d'antipsychotique ▪ la diminution de l'anxiété.

PROGESTÉRONE

Crinone, Progestérone inj., Prometrium

CLASSIFICATION :

Progestatif

Grossesse – catégorie D

INDICATIONS

Aménorrhée ▪ Saignement utérin anormal dû à un déséquilibre hormonal ▪ **Prometrium :** Femmes non-hystérectomisées, comme traitement adjuvant à l'œstrogénothérapie substitutive postménopausique, pour réduire grandement les risques d'hyperplasie endométriale et de cancer qui pourrait en résulter ▪ **Crinone gel :** Traitement de soutien de la phase lutéale lors de cycles induits, comme les cycles de fécondation in vitro, y compris les dons d'ovocytes. **Usages non approuvés :** Insuffisance fonctionnelle du corps jaune.

MÉCANISME D'ACTION

Modification des sécrétions de l'endomètre ▪ Élévation de la température corporelle basale ▪ Modification histologique de l'épithélium vaginal ▪ Relaxation des muscles lisses utérins ▪ Croissance des tissus alvéolaires mammaires ▪ Inhibition de l'hypophyse ▪ Hémorragie de privation lors d'une œstrogénothérapie parallèle. ***Effets thérapeutiques :*** Rétablissement de l'équilibre hormonal et répression des saignements utérins ▪ Résultats positifs lors de l'utilisation d'une technique de reproduction assistée.

PHARMACOCINÉTIQUE

Absorption : La micronisation augmente l'absorption orale et vaginale.

Distribution : La progestérone pénètre dans le lait maternel.

Liaison aux protéines : ≥ 90 %.

Métabolisme et excrétion : La progestérone est métabolisée par le foie ; une fraction de 50 à 60 % est éliminée par les reins et une fraction de 10 %, dans les fèces.

Demi-vie : Plusieurs minutes.

CONTRE-INDICATIONS ET PRÉCAUTIONS/ MISES EN GARDE

Contre-indications : Hypersensibilité ▪ Hypersensibilité aux arachides (les capsules de Prometrium contiennent de l'huile d'arachides) ▪ Thrombophlébite ou maladie thrombo-embolique ▪ Maladie vasculaire cérébrale ▪ Maladie hépatique grave ▪ Cancer du sein ou des organes génitaux ▪ Néoplasie progestérone-dépendante ▪ Rétention fœtale.

Précautions/mises en garde : Antécédents de maladie hépatique ▪ Maladie rénale ▪ Maladie cardiovasculaire ▪ Troubles convulsifs ▪ Dépression ▪ Grossesse ▪ Allaitement.

RÉACTIONS INDÉSIRABLES ET EFFETS SECONDAIRES

SNC: somnolence, étourdissements, dépression.

ORLO: thrombose de la rétine.

CV: EMBOLIE PULMONAIRE, THROMBO-EMBOLIE, thrombophlébite.

GI: saignements des gencives, hépatite.

GU: érosion cervicale.

Tég.: chloasma, mélasme, rash.

End.: aménorrhée, pertes sanguines intermenstruelles, sensibilité mammaire, modification du débit de sang menstruel, galactorrhée, saignotements.

HÉ: œdème.

Locaux: irritation et douleur au point d'injection.

Divers: réactions allergiques incluant l'ANAPHYLAXIE et l'ANGIO-ŒDÈME, gain de poids, perte de poids.

INTERACTIONS

Médicament-médicament: La progestérone peut diminuer l'efficacité de la **bromocriptine** administrée simultanément dans le traitement de la galactorrhée et de l'aménorrhée.

VOIES D'ADMINISTRATION ET POSOLOGIE

P

PO (adultes): *Hormonothérapie substitutive* – 200 mg, 1 fois par jour, au coucher, pendant les 14 derniers jours de l'œstrogénothérapie, du 8e au 21e jour d'un cycle de 28 jours ou du 12e au 25e jour d'un cycle de 30 jours; si la patiente reçoit de fortes doses d'œstrogènes (soit l'équivalent de 1,25 mg/jour ou plus d'œstrogènes conjugués), 1 dose quotidienne de 300 mg de progestérone est nécessaire pendant les 12 à 14 derniers jours de l'œstrogénothérapie, dont 100 mg, 2 heures après le petit déjeuner et 200 mg, au coucher; il faut adapter la posologie selon les besoins.

Voie vaginale (adultes): *Traitement de l'infertilité et fertilisation in vitro* – 90 mg (le contenu d'un applicateur rempli de gel à 8 %), 1 ou 2 fois par jour, en commençant dans les 24 heures suivant le transfert de l'embryon (en cas de grossesse, le traitement doit être maintenu pendant 10 à 12 semaines).

IM (adultes): *Aménorrhée ou saignement utérin anormal* – de 5 à 10 mg par jour, pendant 6 à 10 jours. Lorsqu'on administre aussi des œstrogènes, administrer la progestérone 2 semaines après le début du traitement par les œstrogènes.

PRÉSENTATION

Capsules de progestérone micronisée (Prometrium): 100 mg^{Pr} ■ **Gel vaginal de progestérone micronisée (Crinone)**: 8 %^{Pr} ■ **Solution pour injection**: 50 mg/mL, en fioles de 10 mL^{Pr}.

PHARMACODYNAMIE (concentrations sanguines)

	DÉBUT D'ACTION	PIC	DURÉE
PO	inconnu	2 – 4 h	inconnue
Voie vaginale	inconnu	34,8 – 55 h	inconnue
IM	inconnu	19,6 – 28 h	inconnue

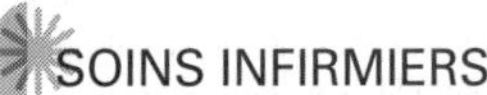

SOINS INFIRMIERS

ÉVALUATION DE LA SITUATION

- Mesurer la pression artérielle à intervalles réguliers tout au long du traitement.
- Effectuer le bilan des ingesta et des excreta et peser la patiente toutes les semaines. Signaler toute modification importante ou un gain de poids constant.

Aménorrhée: Déterminer la durée habituelle du cycle menstruel de la patiente. On commence habituellement l'administration de progestérone de 8 à 10 jours avant la date prévue des règles. Les règles surviennent habituellement dans les 48 à 72 heures qui suivent la fin du traitement. Il faut arrêter le traitement si les règles surviennent durant le cycle d'injections.

Hémorragie utérine anormale: Déterminer les caractéristiques du flot sanguin et la quantité de sang perdu (nombre de serviettes hygiéniques utilisées). L'hémorragie devrait se terminer vers la 6e journée de traitement. Il faut arrêter le traitement si les règles surviennent durant le cycle d'injections.

***Tests de laboratoire*:**

- Noter les résultats des tests de l'exploration fonctionnelle hépatique avant le traitement et à intervalles réguliers pendant toute sa durée.
- La progestérone peut entraîner l'élévation des concentrations plasmatiques d'acides aminés et de phosphatase alcaline.
- La progestérone peut diminuer l'excrétion de pregnandiol urinaire.
- La progestérone peut élever les concentrations de cholestérol LDL et abaisser celles de cholestérol HDL.

- Les doses élevées de progestérone peuvent augmenter l'excrétion urinaire de sodium et de chlorure.
- La progestérone peut modifier les résultats des tests de l'exploration fonctionnelle thyroïdienne.

DIAGNOSTICS INFIRMIERS POSSIBLES

- Dysfonctionnement sexuel (Indications).
- Connaissances insuffisantes sur le traitement médicamenteux (Enseignement au patient et à ses proches).

INTERVENTIONS INFIRMIÈRES

IM : Bien agiter la fiole avant l'administration de la solution. Administrer profondément dans le muscle. Assurer la rotation des points d'injection.

Voie vaginale : Administrer le gel à l'aide de l'applicateur fourni par le fabricant.

ENSEIGNEMENT AU PATIENT ET À SES PROCHES

- RECOMMANDER À LA PATIENTE DE SIGNALER À UN PROFESSIONNEL DE LA SANTÉ LES SIGNES ET SYMPTÔMES DE RÉTENTION HYDRIQUE (ŒDÈME DES CHEVILLES ET DES PIEDS, GAIN PONDÉRAL), DE TROUBLES THROMBO-EMBOLIQUES (DOULEUR, ENFLURE, SENSIBILITÉ DES MEMBRES, CÉPHALÉES, DOULEURS THORACIQUES, VISION TROUBLE), de dépression mentale ou de dysfonctionnement hépatique (jaunissement de la peau ou des yeux, prurit, urine de couleur foncée, selles de couleur claire).
- Recommander à la patiente de signaler à un professionnel de la santé toute modification des caractéristiques des saignements vaginaux ou l'apparition de saignotements.
- Expliquer à la patiente qu'elle doit cesser de prendre le médicament et prévenir un professionnel de la santé si elle pense être enceinte.
- Recommander à la patiente d'utiliser un écran solaire et de porter des vêtements protecteurs afin de prévenir les réactions de photosensibilité.
- Recommander à la patiente qui doit suivre un autre traitement ou subir une intervention chirurgicale de prévenir le professionnel de la santé qu'elle suit un traitement par ce médicament.
- Insister sur l'importance d'un suivi médical régulier comprenant la prise de la pression artérielle, l'examen des seins, de l'abdomen et du pelvis, ainsi que le test de Papanicolaou.

Voie vaginale : Recommander à la patiente de ne pas utiliser simultanément le gel et un autre agent vaginal. Si de tels agents doivent être administrés en concomitance, il faut le faire au moins 6 heures avant ou après l'application du gel.

VÉRIFICATION DE L'EFFICACITÉ THÉRAPEUTIQUE

L'efficacité du traitement peut être démontrée par : la normalisation du cycle menstruel. ✳

PROMÉTHAZINE

Bioniche promethazine HCl inj, Histantil, Phenergan injectable, Phénergan crème, PMS-promethazine syr, Promethazine HCl inj

CLASSIFICATION :

Antiémétique (phénothiazine), antihistaminique, anxiolytique et hypnosédatif

Grossesse – catégorie C

INDICATIONS

Réactions allergiques : rhume des foins ■ urticaire ■ rhinite vasomotrice ■ allergies cutanées ■ herbe à puce ■ piqûres d'insectes ■ Prurit ■ Nausées et vomissements d'étiologies diverses : mal des transports ■ radiothérapie ■ interventions chirurgicales ■ anesthésie et gastro-entérite ■ administration d'émétiques à action centrale ■ troubles métaboliques ou endocriniens ■ Usage à titre de sédatif, d'hypnotique et de tranquillisant en cas d'insomnie ■ de nervosité ■ d'anxiété ■ de tension ■ Anesthésie locale pour soulager le prurit et les brûlures légères ou les irritations bénignes de la peau ■ Adjuvant à l'anesthésie et à l'analgésie.

MÉCANISME D'ACTION

Inhibition des effets de l'histamine ■ Effets inhibiteurs sur la zone gâchette chémoréceptrice dans le bulbe rachidien se traduisant par des propriétés antiémétiques ■ Modification des effets de la dopamine dans le SNC ■ Effets anticholinergiques importants ■ Dépression du SNC par la diminution de la stimulation indirecte du système réticulé du SNC. ***Effets thérapeutiques :*** Soulagement des symptômes associés à un surplus d'histamine, habituellement observé chez les patients souffrant de maladies allergiques ■ Diminution des nausées et vomissements ■ Sédation.

P

PHARMACOCINÉTIQUE

Absorption : Bonne absorption par suite de l'administration PO et IM ; l'administration par voie rectale pourrait être moins fiable.

Distribution : Le médicament se répartit dans tout l'organisme. Il traverse la barrière hémato-encéphalique et le placenta.

Liaison aux protéines : De 65 à 90 %.

Métabolisme et excrétion : Métabolisme hépatique.

Demi-vie : Inconnue.

CONTRE-INDICATIONS ET PRÉCAUTIONS/ MISES EN GARDE

Contre-indications : Hypersensibilité aux phénothiazines ▪ Coma dû aux dépresseurs du SNC ▪ Glaucome ▪ Enfants < 2 ans.

Précautions/mises en garde : Hypertrophie de la prostate ▪ Obstruction du col de la vessie ▪ Antécédents d'intolérance à l'alcool (certaines préparations liquides contiennent cet ingrédient ; en éviter l'administration dans ce cas) ▪ Hypertension ▪ Apnée du sommeil ▪ Épilepsie ▪ Aplasie médullaire sous-jacente ▪ Grossesse (le médicament a été utilisé sans danger durant le travail ; éviter l'administration prolongée durant la grossesse) ▪ Allaitement (l'innocuité du médicament n'a pas été établie ; il peut provoquer la somnolence chez le nourrisson).

RÉACTIONS INDÉSIRABLES ET EFFETS SECONDAIRES

P

SNC : SYNDROME MALIN DES NEUROLEPTIQUES, confusion, désorientation, sédation, étourdissements, réactions extrapyramidales, fatigue, insomnie, nervosité.

ORLO : vision trouble, diplopie, acouphènes.

CV : bradycardie, hypertension, hypotension, tachycardie.

GI : constipation, hépatite médicamenteuse, sécheresse de la bouche (xérostomie).

Tég. : photosensibilité, rash.

Hémat. : dyscrasie

INTERACTIONS

Médicament-médicament : Dépression additive du SNC lors de l'usage concomitant d'autres **dépresseurs du SNC**, incluant l'**alcool**, les autres **antihistaminiques**, les **opiacés** et d'autres **hypnosédatifs** ▪ Effets anticholinergiques additifs lors de l'administration concomitante d'autres **médicaments doués de propriétés anticholinergiques**, incluant les autre **antihistaminiques**, les **antidépresseurs**, l'**atropine**, l'**halopéridol**, d'autres **phénothiazines**, la **quinidine** et le **disopyramide** ▪ L'administration concomitante d'**IMAO** peut accroître la sédation et les effets secondaires anticholinergiques.

VOIES D'ADMINISTRATION ET POSOLOGIE

PO : Ne pas dépasser 150 mg par jour.

IM, IV : Ne pas dépasser 100 mg par jour.

Antihistaminique

PO (adultes) : 12,5 mg, 4 fois par jour ou 25 mg, au coucher, selon les besoins.

PO (enfants > 2 ans) : 0,125 mg/kg (ou 3,75 mg/m^2) toutes les 4 à 6 heures, ou 0,5 mg/kg (ou 15 mg/m^2) au coucher, au besoin, ou de 5 à 12,5 mg, 3 fois par jour, ou 25 mg, au coucher, au besoin.

IM, IV (adultes) : 25 mg ; on peut répéter l'administration de cette dose 2 heures plus tard.

Voie topique : Appliquer, au besoin, sur la région affectée. Éviter d'appliquer sur une grande surface de la peau. Ne pas dépasser 10 % de la surface du corps.

Sédation

PO, IM, IV (adultes) : De 25 à 50 mg, au besoin.

PO, IM (enfants > 2 ans) : De 0,5 à 1 mg/kg (ou de 15 à 30 mg/m^2), au besoin, ou de 12,5 à 25 mg, au besoin.

Antiémétique

PO, IM, IV (adultes) : De 12,5 à 25 mg, toutes les 4 à 6 heures, selon les besoins ; la dose initiale par voie orale doit être de 25 mg.

PO, IM (enfants > 2 ans) : De 0,25 à 0,5 mg/kg (ou de 7,5 à 15 mg/m^2), toutes les 4 à 6 heures, selon les besoins, ou de 12,5 à 25 mg, toutes les 4 à 6 heures, selon les besoins.

PRÉSENTATION
(version générique disponible)

Comprimés : 25 mg[Pr], 50 mg[Pr] ▪ **Sirop :** 10 mg/5 mL[Pr] ▪ **Solution pour injection :** 25 mg/mL[VL], en ampoules de 1 et 2 mL ▪ **Crème :** 2 %[VL] ▪ **En association avec :** codéine, guaïacolsulfonate de potassium, dextrométorphan, pseudoéphédrine, dans diverses préparations contre la toux et le rhume[Pr].

PHARMACODYNAMIE
(effets antihistaminiques ; les effets sédatifs durent de 2 à 8 heures)

	Début d'action	Pic	Durée
PO, IM	20 min	inconnu	4 – 12 h
PR	20 min	inconnu	4 – 12 h
IV	3 – 5 min	inconnu	4 – 12 h

SOINS INFIRMIERS

ÉVALUATION DE LA SITUATION

- Mesurer la pression artérielle, le pouls et la fréquence respiratoire à intervalles fréquents tout au long de l'administration par voie IV.
- Déterminer le degré de sédation du patient après l'administration du médicament.
- Déceler l'apparition des effets secondaires extrapyramidaux suivants : *acathisie* – agitation ; *dystonie* – spasmes musculaires et mouvements de torsion ; *pseudoparkinsonisme* – faciès figé, rigidité, tremblements, bouche ouverte laissant échapper la salive, démarche traînante, dysphagie. Informer le médecin ou un autre professionnel de la santé de l'apparition de ces symptômes.

Allergie : Suivre de près, avant le traitement et à intervalles réguliers pendant toute sa durée, les symptômes allergiques suivants : rhinite, conjonctivite, urticaire.

Antiémétique : Suivre de près les nausées et les vomissements, avant et après l'administration du médicament.

Tests de laboratoire :

- La prométhazine peut entraîner des résultats faussement positifs ou faussement négatifs aux tests de grossesse.
- Examiner la numération globulaire à intervalles réguliers durant le traitement prolongé en raison des risques de dyscrasie.
- La prométhazine peut entraîner l'élévation des concentrations sériques de glucose.
- La prométhazine peut entraîner de résultats faussement négatifs aux tests cutanés avec des extraits allergènes. Arrêter l'administration de prométhazine 72 heures avant ces tests.

DIAGNOSTICS INFIRMIERS POSSIBLES

- Déficit de volume liquidien (Indications).
- Risque d'accident (Effets secondaires).
- Connaissances insuffisantes sur le traitement médicamenteux (Enseignement au patient et à ses proches).

INTERVENTIONS INFIRMIÈRES

Lorsque la prométhazine est administrée en même temps qu'un analgésique opiacé, surveiller étroitement les déplacements du patient afin de prévenir les accidents imputables à une sédation accrue.

PO : Administrer le médicament avec des aliments, de l'eau ou du lait pour réduire l'irritation gastrique. Dans le cas des patients éprouvant des difficultés de déglutition, on peut écraser les comprimés et les mélanger avec des aliments ou des liquides.

IM : Administrer l'agent profondément dans un muscle bien développé. L'administration SC peut provoquer la nécrose tissulaire.

IV directe : Les doses ne devraient pas dépasser une concentration de 25 mg/mL. Même si la solution devient jaune pâle, sa puissance n'est en rien altérée. Ne pas utiliser la solution si elle renferme un précipité.

Vitesse d'administration : Administrer lentement chaque 25 mg pendant une période d'au moins 1 minute. L'administration rapide peut provoquer une chute passagère de la pression artérielle.

Solutions compatibles : dextrose ■ soluté salin ■ solution de Ringer ou de lactate de Ringer ■ dextrose et soluté salin ■ dextrose et solution de Ringer ■ mélange de solutions de lactate de Ringer.

Compatibilité dans la même seringue : atropine ■ butorphanol ■ cimétidine ■ dropéridol ■ fentanyl ■ glycopyrrolate ■ hydromorphone ■ mépéridine ■ métoclopramide ■ midazolam ■ pentazocine ■ ranitidine ■ scopolamine.

Incompatibilité dans la même seringue : héparine ■ kétorolac ■ pentobarbital ■ thiopental.

Compatibilité (tubulure en Y) : amifostine ■ aztréonam ■ ciprofloxacine ■ cisatracurium ■ cisplatine ■ cyclophosphamide ■ cytarabine ■ doxorubicine ■ filgrastim ■ fluconazole ■ fludarabine ■ melphalan ■ ondansétron ■ rémifentanil ■ sargramostim ■ téniposide ■ thiotépa ■ vinorelbine.

Incompatibilité (tubulure en Y) : aldesleukine ■ amphotéricine B, cholestéryle d' ■ céfépime ■ céfopérazone ■ céfotétane ■ doxorubicine liposomale ■ foscarnet ■ méthotrexate ■ pipéracilline/tazobactam.

ENSEIGNEMENT AU PATIENT ET À SES PROCHES

- Expliquer au patient le schéma posologique. S'il doit prendre le médicament régulièrement et s'il n'a pas pu le prendre au moment habituel, il doit le prendre dès que possible à moins qu'il ne soit presque l'heure prévue pour la dose suivante.
- Prévenir le patient que la prométhazine peut provoquer de la somnolence. Lui conseiller de ne pas conduire et d'éviter les activités exigeant sa vigilance jusqu'à ce qu'on ait la certitude que le médicament n'entraîne pas cet effet chez lui.
- Conseiller au patient de se rincer fréquemment la bouche, de pratiquer une bonne hygiène orale

P

et de consommer de la gomme ou des bonbons sans sucre pour soulager la sécheresse de la bouche. Lui recommander de consulter un professionnel de la santé si la sécheresse de la bouche persiste pendant plus de deux semaines.

- Recommander au patient d'utiliser un écran solaire et de porter des vêtements protecteurs pour prévenir les réactions de photosensibilité.
- Recommander au patient de changer lentement de position afin de réduire les risques d'hypotension orthostatique. À noter que le risque est plus élevé chez les personnes âgées.
- Mettre en garde le patient contre la consommation d'alcool ou d'autres dépresseurs du SNC avec ce médicament.
- Recommander au patient de prévenir un professionnel de la santé en cas de maux de gorge, de fièvre, de jaunisse ou de mouvements incontrôlés.

Mal des transports : En prophylaxie du mal des transports, le patient doit prendre la prométhazine au moins 30 minutes et, de préférence, de 1 à 2 heures avant qu'il ne se trouve dans une circonstance où le mal des transports peut survenir.

VÉRIFICATION DE L'EFFICACITÉ THÉRAPEUTIQUE

L'efficacité du traitement peut être démontrée par : le soulagement des symptômes allergiques ■ la prévention du mal des transports ■ la sédation ■ le soulagement des nausées et vomissements.

P

PROPAFÉNONE

Apo-Propafenone, PMS-propafenone, Rythmol

CLASSIFICATION :

Antiarythmique (classe IC)

Grossesse – catégorie C

INDICATIONS

Traitement des arythmies ventriculaires mettant la vie du patient en danger, incluant la tachycardie ventriculaire soutenue ■ Traitement des arythmies ventriculaires symptomatiques confirmées, lorsque les symptômes sont suffisamment graves pour justifier la prise de ce médicament.

MÉCANISME D'ACTION

Ralentissement de la conduction du tissu cardiaque par modification du transport des ions à travers la membrane cellulaire. ***Effets thérapeutiques :*** Suppression des arythmies ventriculaires.

PHARMACOCINÉTIQUE

Absorption : Bien que la propafénone soit bien absorbée par suite de l'administration par voie orale, elle subit un métabolisme hépatique rapide (biodisponibilité de 3 à 11 %).

Distribution : Le médicament se répartit dans tout l'organisme ; il traverse le placenta.

Métabolisme et excrétion : La propafénone est fortement métabolisée par le foie. Certains métabolites sont doués d'une activité antiarythmique. On considère que chez plus de 90 % des patients, le métabolisme de la propafénone est très rapide. Chez les autres, le métabolisme est plus lent.

Demi-vie : De 2 à 10 heures, dans le cas des patients ayant un métabolisme très rapide ; de 10 à 32 heures dans le cas des patients ayant un métabolisme lent.

CONTRE-INDICATIONS ET PRÉCAUTIONS/ MISES EN GARDE

Contre-indications : Hypersensibilité ■ Choc cardiogénique ■ Troubles de conduction incluant le syndrome de dysfonctionnement sinusal et le bloc AV (en l'absence de stimulateur cardiaque) ■ Bradycardie importante ■ Hypotension grave ■ Bronchospasme non allergique ■ Déséquilibres électrolytiques ■ Insuffisance cardiaque marquée ou non maîtrisée ■ Insuffisance hépatique grave.

Précautions/mises en garde : Insuffisance hépatique ou rénale grave (il peut s'avérer nécessaire de réduire la dose) ■ Personnes âgées (il peut s'avérer nécessaire de réduire la dose) ■ Grossesse, allaitement ou enfants (l'innocuité du médicament n'a pas été établie).

RÉACTIONS INDÉSIRABLES ET EFFETS SECONDAIRES

SNC : étourdissements, tremblements, faiblesse.

ORLO : vision trouble.

CV : ARYTHMIES SUPRAVENTRICULAIRES, ARYTHMIES VENTRICULAIRES, troubles de conduction, angine, bradycardie, hypotension.

GI : altération du goût, constipation, nausées, vomissements, diarrhée, sécheresse de la bouche (xérostomie).

Tég. : rash.

Loc. : douleurs articulaires.

INTERACTIONS

Médicament-médicament : La propafénone élève les concentrations sériques de **digoxine** de 35 à 85 %

(il peut s'avérer nécessaire de réduire la dose) ▪ La propafénone élève les concentrations sanguines de **métoprolol** et de **propranolol**, administrés simultanément (il peut s'avérer nécessaire de réduire la dose) ▪ Les **anesthésiques locaux**, administrés simultanément, peuvent augmenter le risque d'effets indésirables sur le SNC ▪ La propafénone peut augmenter les effets de la **warfarine** (diminuer les doses de warfarine de 25 à 50 %) ▪ La propafénone peut accroître les concentrations sanguines au creux de la **cyclosporine** et le risque de néphrotoxicité ▪ La **rifampine** peut réduire les concentrations sériques et l'efficacité de la propafénone.

VOIES D'ADMINISTRATION ET POSOLOGIE

PO (adultes): 150 mg, toutes les 8 heures ; on peut majorer la dose graduellement tous les 3 ou 4 jours, selon les besoins, jusqu'à 300 mg toutes les 12 heures. La posologie maximale est de 300 mg, toutes les 8 heures. Elle doit être individualisée selon la réponse et la tolérance du patient.

PRÉSENTATION

Comprimés: 150 mg^{Pr}, 300 mg^{Pr}.

PHARMACODYNAMIE (effets antiarythmiques)

	Début d'action	Pic	Durée
PO	plusieurs heures – jours	4 – 5 jours[†]	plusieurs heures

† Après un traitement prolongé.

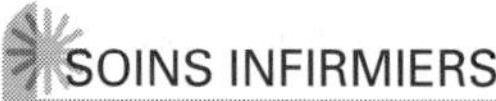

SOINS INFIRMIERS

ÉVALUATION DE LA SITUATION

- Suivre de près l'ÉCG ou le tracé Holter avant le traitement et à intervalles réguliers pendant toute sa durée. La propafénone peut allonger les intervalles PR et QT.
- Mesurer la pression artérielle et le pouls à intervalles réguliers pendant toute la durée du traitement.
- Effectuer le bilan quotidien des ingesta et des excreta et peser le patient tous les jours. Observer le patient à la recherche des signes et des symptômes suivants d'insuffisance cardiaque : œdème périphérique, râles et crépitations, dyspnée, gain de poids, turgescence des jugulaires. Ce phénomène peut dicter l'arrêt du traitement ou la réduction de la dose.

Tests de laboratoire : La propafénone peut entraîner l'élévation des titres d'anticorps antinucléaires, phénomène habituellement asymptomatique, mais réversible.

Toxicité et surdosage : Les signes de toxicité incluent l'hypotension, une somnolence excessive et un rythme cardiaque diminué ou anormal. Prévenir le médecin ou un autre professionnel de la santé si ces symptômes se manifestent.

DIAGNOSTICS INFIRMIERS POSSIBLES

- Débit cardiaque diminué (Indications).
- Connaissances insuffisantes sur le traitement médicamenteux (Enseignement au patient et à ses proches).

INTERVENTIONS INFIRMIÈRES

- Le traitement par la propafénone doit être amorcé dans un centre hospitalier doté du matériel nécessaire à la surveillance du rythme cardiaque. On observe les effets proarythmiques les plus graves durant les 2 premières semaines de traitement.
- Avant d'amorcer le traitement par la propafénone, il faut arrêter l'administration de tout autre médicament antiarythmique pendant un laps de temps équivalant à 2 à 5 demi-vies.
- La posologie doit être adaptée à intervalles d'au moins 3 ou 4 jours en raison de la longue demi-vie de la propafénone.
- Il faut corriger toute hypokaliémie ou hyperkaliémie préexistante avant d'amorcer le traitement.

ENSEIGNEMENT AU PATIENT ET À SES PROCHES

- Expliquer au patient qu'il doit respecter scrupuleusement la posologie recommandée et prendre le médicament à intervalles réguliers, 24 heures sur 24, même s'il se sent mieux. S'il n'a pas pu prendre le médicament au moment habituel, il doit le prendre aussitôt que possible dans les 4 heures suivantes ; sinon, lui recommander de sauter cette dose. Une réduction graduelle de la dose peut s'avérer nécessaire.
- Prévenir le patient que la propafénone peut provoquer des étourdissements. Lui conseiller de ne pas conduire et d'éviter les activités qui exigent sa vigilance jusqu'à ce qu'on ait la certitude que le médicament n'entraîne pas cet effet chez lui.

- Recommander au patient qui doit suivre un traitement ou subir une intervention chirurgicale d'avertir le professionnel de la santé qu'il suit un traitement par ce médicament.
- Recommander au patient de prévenir un professionnel de la santé en cas de fièvre, de maux de gorge, de frissons, de saignements ou d'ecchymoses inhabituels ou de douleurs thoraciques, d'essoufflements, de diaphorèse, de palpitations ou de modifications de la vue.
- Conseiller au patient de porter sur lui en tout temps une pièce d'identité où sont inscrits son problème de santé et son traitement.
- Insister sur l'importance des examens de suivi permettant d'évaluer l'efficacité du traitement.

VÉRIFICATION DE L'EFFICACITÉ THÉRAPEUTIQUE

L'efficacité du traitement peut être démontrée par: la diminution de la fréquence des arythmies ventriculaires. ✳

PROPANTHÉLINE

Propanthel

CLASSIFICATION:

Anticholinergique (antimuscarinique)

Grossesse – catégorie C

P

INDICATIONS

Traitement d'appoint de l'ulcère gastroduodénal ▪ Traitement symptomatique du syndrome d'irritabilité intestinale (côlon irritable, côlon spasmodique, colite muco-membraneuse) ▪ Colique rénale et hyperhidrose ▪ Traitement adjuvant de la colite ulcéreuse, de la diverticulite, de la cholécystite et de la pancréatite. **Usages non approuvés:** Traitement antisécrétoire ou antispasmodique.

MÉCANISME D'ACTION

Inhibition compétitive de l'action muscarinique de l'acétylcholine, entraînant une réduction des sécrétions gastro-intestinales. ***Effets thérapeutiques:*** Diminution des signes et des symptômes d'ulcère gastroduodénal.

PHARMACOCINÉTIQUE

Absorption: Absorption incomplète depuis le tractus gastro-intestinal.

Distribution: Inconnue. La propanthéline ne traverse pas la barrière hémato-encéphalique.

Métabolisme et excrétion: La propanthéline est inactivée dans la partie haute de l'intestin grêle.

Demi-vie: Inconnue.

CONTRE-INDICATIONS ET PRÉCAUTIONS/ MISES EN GARDE

Contre-indications: Hypersensibilité ▪ Glaucome ▪ Maladie avec obstruction du tractus gastro-intestinal (sténose pyloroduodénale, achalasie, iléus paralytique) ▪ Uropathie obstructive due au prostatisme ▪ Atonie intestinale ▪ Colite ulcéreuse grave ou mégacôlon toxique ▪ Instabilité cardiovasculaire en présence d'hémorragie aiguë ▪ Myasthénie grave.

Précautions/mises en garde: Personnes âgées ou patients de petite taille (réduire la dose) ▪ Hypertrophie de la prostate ▪ Maladies rénale, cardiaque ou pulmonaire chroniques ▪ Présence soupçonnée d'infections intra-abdominales ▪ Grossesse, allaitement ou enfants (l'innocuité du médicament n'a pas été établie).

RÉACTIONS INDÉSIRABLES ET EFFETS SECONDAIRES

SNC: confusion, étourdissements, somnolence, excitation.

ORLO: vision trouble, mydriase, photophobie.

CV: tachycardie, hypotension orthostatique, palpitations.

GI: constipation, sécheresse de la bouche (xérostomie).

GU: retard à la miction, rétention urinaire.

Tég.: rash.

Divers: diminution des sécrétions de sueur.

INTERACTIONS

Médicament-médicament: Effets anticholinergiques additifs lors de l'administration simultanée d'autres **médicaments doués de propriétés anticholinergiques**, incluant les **antihistaminiques**, les **antidépresseurs**, l'**atropine**, l'**halopéridol**, les **phénothiazines**, la **quinidine** et le **disopyramide** ▪ La propanthéline peut modifier l'absorption d'autres **médicaments administrés par voie orale** en ralentissant la motilité du tractus gastro-intestinal ▪ Les **antiacides** et les **antidiarrhéiques adsorbants**, administrés simultanément, diminuent l'absorption des anticholinergiques (ne pas administrer dans les 2 à 3 heures suivant l'administration de la propanthéline) ▪ La propanthéline peut aggraver les lésions de la muqueuse gastro-intestinale chez les patients prenant par voie orale des **préparations solides de chlorure de potassium**.

VOIES D'ADMINISTRATION ET POSOLOGIE

PO (adultes): *Dose d'attaque habituelle* – 15 mg, 3 fois par jour, avant chaque repas, et 30 mg, au coucher.

PO (personnes âgées ou de petite taille ou patients présentant des symptômes légers): 7,5 mg, 3 fois par jour. Pour certaines indications, on doit adapter la posologie selon chaque cas particulier; elle se situe entre 15 et 30 mg, 4 fois par jour.

PRÉSENTATION

Comprimés: 15 mg[Pr].

PHARMACODYNAMIE (effets anticholinergiques)

	Début d'action	Pic	Durée
PO	30 – 60 min	2 – 6 h	6 h

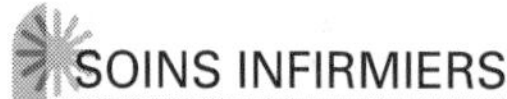

SOINS INFIRMIERS

ÉVALUATION DE LA SITUATION

Suivre de près les douleurs abdominales avant le traitement et à intervalles réguliers pendant toute sa durée.

Tests de laboratoire: La propanthéline contrecarre les effets de la pentagastrine et de l'histamine, administrées lors du test de l'exploration de la sécrétion d'acide gastrique. Éviter d'administrer le médicament dans les 24 heures qui précèdent le test.

DIAGNOSTICS INFIRMIERS POSSIBLES

- Douleur aiguë (Indications).
- Constipation (Effets secondaires).
- Connaissances insuffisantes sur le traitement médicamenteux (Enseignement au patient et à ses proches).

INTERVENTIONS INFIRMIÈRES

- Administrer 30 minutes avant les repas. La dose qui doit être prise au coucher devrait être administrée au moins 2 heures après le dernier repas de la journée.
- Ne pas administrer la propanthéline dans l'heure précédant ou suivant la prise d'antiacides ou d'antidiarrhéiques.

ENSEIGNEMENT AU PATIENT ET À SES PROCHES

- Expliquer au patient qu'il doit respecter scrupuleusement la posologie recommandée. S'il n'a pu prendre le médicament au moment habituel, il doit le prendre dès que possible à moins que ce ne soit presque l'heure prévue pour la dose suivante. Le prévenir qu'il ne doit jamais remplacer une dose manquée par une double dose.
- Prévenir le patient que la propanthéline peut provoquer de la somnolence et une vision trouble. Lui recommander de ne pas conduire et d'éviter les autres activités qui exigent sa vigilance jusqu'à ce qu'on ait la certitude que le médicament n'entraîne pas ces effets chez lui.
- Conseiller au patient de se rincer fréquemment la bouche, de pratiquer une bonne hygiène orale et de consommer de la gomme ou des bonbons sans sucre pour soulager la sécheresse de la bouche. Si la sécheresse de la bouche persiste pendant plus de 2 semaines, lui conseiller de consulter un professionnel de la santé au sujet de la possibilité d'utiliser des substituts de salive.
- Expliquer au patient qu'en augmentant sa consommation de liquides et de fibres alimentaires, ainsi que ses activités physiques, il peut réduire les effets constipants du médicament.
- Recommander au patient âgé recevant la propanthéline de changer lentement de position pour réduire les risques d'hypotension orthostatique induite par le médicament.
- Recommander au patient d'éviter les températures extrêmes. Ce médicament diminue la sécrétion de sueur et peut augmenter le risque de coup de chaleur.
- Conseiller au patient de porter des verres fumés et de ne pas s'exposer à une lumière vive en raison du risque de photosensibilité.
- Conseiller au patient de prévenir un professionnel de la santé en cas de confusion, d'excitation, d'étourdissements, de rash, de difficulté de miction ou de douleurs oculaires. Le professionnel de la santé peut recommander des examens ophtalmiques à intervalles réguliers afin de mesurer la pression intraoculaire, particulièrement chez le patient âgé.

VÉRIFICATION DE L'EFFICACITÉ THÉRAPEUTIQUE

L'efficacité du traitement peut être démontrée par: la diminution des douleurs gastro-intestinales chez les patients présentant un ulcère gastro-intestinal.

P

PROPOFOL

Diprivan EML, Propofol

CLASSIFICATION :

Anesthésique et adjuvant anesthésique (à action générale)

Grossesse – catégorie B

INDICATIONS

Induction d'une anesthésie générale ■ Maintien d'une anesthésie équilibrée en association avec d'autres agents ■ Élément d'une technique d'anesthésie équilibrée, y compris l'anesthésie IV totale, lors d'interventions chirurgicales effectuées en milieu hospitalier ou dans le cabinet du médecin ■ Sédation chez les patients soumis à une intubation et à une ventilation assistée dans une unité des soins intensifs ■ Sédation lors de certaines interventions diagnostiques.

MÉCANISME D'ACTION

Effet hypnotique de courte durée. Le mécanisme d'action du propofol est inconnu ■ Induction d'amnésie ■ Absence d'effets analgésiques. ***Effets thérapeutiques :*** Induction et maintien de l'anesthésie.

PHARMACOCINÉTIQUE

Absorption : Le propofol est réservé à l'administration IV; dans ce cas l'absorption est totale.

Distribution : Le médicament se répartit rapidement dans tout l'organisme. Il traverse bien la barrière hémato-encéphalique et il est rapidement transporté vers les autres tissus. Le propofol traverse le placenta et pénètre dans le lait maternel.

Liaison aux protéines : De 95 à 99 %.

Métabolisme et excrétion : Métabolisme hépatique rapide.

Demi-vie : De 3 à 12 heures (demi-vie pour l'atteinte du point d'équilibre dans le compartiment hémato-encéphalique : 2,9 minutes).

CONTRE-INDICATIONS ET PRÉCAUTIONS/ MISES EN GARDE

Contre-indications : Cas où une anesthésie générale ou la sédation sont contre-indiquées ■ Hypersensibilité au propofol, à l'huile de soja, à la lécithine contenue dans l'œuf, au glycérol ou aux émulsions lipidiques ■ Travail et accouchement (césariennes comprises) ■ Patients des unités de soins intensifs qui présentent des troubles graves du métabolisme des graisses.

Précautions/mises en garde : Maladie cardiovasculaire ■ Dyslipidémies (l'émulsion peut avoir un effet délétère) ■ Pression intracrânienne accrue ■ Maladies vasculaires cérébrales ■ Personnes âgées (> 60 ans), débilitées ou hypovolémiques (il est recommandé de réduire la dose d'induction et d'entretien) ■ Enfants et allaitement (l'innocuité du médicament n'a pas été établie).

RÉACTIONS INDÉSIRABLES ET EFFETS SECONDAIRES

SNC : étourdissements, céphalées.

Resp. : APNÉE, toux.

CV : bradycardie, hypotension, hypertension.

GI : crampes abdominales, hoquet, nausées, vomissements.

Tég. : bouffées vasomotrices.

Locaux : sensation de brûlure ou de picotement, douleurs, sensation de froid, engourdissement et fourmillements au point d'injection IV.

Loc. : mouvements musculaires involontaires, myoclonie périopératoire.

Divers : fièvre.

INTERACTIONS

Médicament-médicament : Dépression additive du SNC et des respirations lors de l'usage concomitant d'**alcool**, d'**antihistaminiques**, d'**opiacés** et d'**hypnosédatifs** (réduire la dose, au besoin) ■ Risque accru d'hypertriglycéridémie lors de l'administration d'une **émulsion lipidique intraveineuse**.

VOIES D'ADMINISTRATION ET POSOLOGIE

Anesthésie générale

- **IV (adultes < 55 ans) :** *Induction* – 40 mg (de 2 à 2,5 mg/kg), toutes les 10 secondes, jusqu'à induction de la sédation. *Maintien de l'anesthésie* – de 0,10 à 0,20 mg/kg/minute. Il faut administrer habituellement de 0,15 à 0,20 mg/kg/minute (6 à 12 mg/kg/heure) durant les 10 à 15 premières minutes suivant l'induction, puis diminuer la dose de 30 à 50 % durant les 30 premières minutes pendant lesquelles l'anesthésie doit être maintenue. Une dose de 0,05 à 0,10 mg/kg/minute assure un temps de réveil optimal. On peut également administrer des doses fractionnées de 25 à 50 mg, par paliers intermittents.

- **IV (personnes âgées, débilitées ou hypovolémiques) :** *Induction* – 20 mg (de 1 à 1,5 mg/kg) toutes les 10 secondes, jusqu'à l'induction de la sédation. *Maintien* – de 0,05 à 0,10 mg/kg/minute.
- **IV (adultes soumis à une intervention neurologique) :** *Induction* – 20 mg (de 1 à 2 mg/kg) toutes les 10 secondes, jusqu'à l'induction de la sédation. *Maintien* – de 0,10 à 0,20 mg/kg/minute (de 6 à 12 mg/kg/heure).
- **IV (enfants > 8 ans) :** *Induction* – 2,5 mg/kg. *Maintien* – de 0,10 à 0,25 mg/kg/minute (6 à 15 mg/kg/heure).
- **IV (enfants 3 à 8 ans) :** *Induction* – les enfants de cet âge peuvent avoir besoin d'une dose supérieure à 2,5 mg/kg.
- **IV (adultes soumis à une anesthésie cardiaque) :** *Induction* – 20 mg (de 0,5 à 1,5 mg/kg) toutes les 10 secondes, jusqu'à l'induction de la sédation. *Maintien* – de 0,1 mg/kg/minute à laquelle il faut ajouter une dose analgésique d'opiacée en administration continue. Lorsqu'on administre un opiacé comme anesthésique principal, les vitesses d'administration ne doivent pas être inférieures à 0,05 mg/kg/minute.

Sédation à des fins chirurgicales ou diagnostiques

- **IV (adultes < 55 ans) :** *Induction* – perfusion d'une dose de 0,066 à 0,10 mg/kg/minute (de 4 à 6 mg/kg/heure) ou injection lente de 0,5 à 1 mg/kg, administrée en 3 à 5 minutes. *Maintien* – perfusion d'une dose de 0,025 à 0,075 mg/kg/minute (de 1,5 à 4,5 mg/kg/heure) ou bolus de 10 à 15 mg.
- **IV (personnes âgées, débilitées ou patients de classe ASA III ou IV) :** *Induction* – débit de perfusion et d'injection plus lent. *Maintien* – réduire la dose de propofol pour la passer à environ 70 à 80 % de la dose habituelle chez l'adulte ; il faut éviter d'administrer des bolus rapides ou répétés.

Sédation dans les unités de soins intensifs

- **IV (adultes) :** *Induction* – 0,005 mg/kg/minute pendant au moins 5 minutes. On peut augmenter la dose par paliers de 0,005 à 0,01 mg/kg/minute (0,3 à 0,6 mg/kg/heure), toutes les 5 à 10 minutes, jusqu'à l'obtention du niveau de sédation désiré (écart posologique de 0,005 à 0,05 mg/kg/minute ou 0,3 mg/kg/heure). Il faut réévaluer la dose toutes les 24 heures.

PRÉSENTATION (version générique disponible)

Émulsion pour injection : 100 mg/mL, en ampoules de 20 mL[Pr] et fioles pour perfusion de 50 et de 100 mL[Pr].

PHARMACODYNAMIE (perte de conscience)

	DÉBUT D'ACTION	PIC	DURÉE†
IV	40 s	inconnu	3 – 5 min

† Le patient se réveille après 8 minutes (jusqu'à 19 minutes si l'on a aussi administré des analgésiques opiacés).

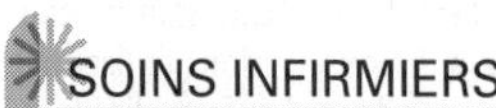

SOINS INFIRMIERS

ÉVALUATION DE LA SITUATION

- MESURER CONTINUELLEMENT LA FONCTION RESPIRATOIRE, LE POULS ET LA PRESSION ARTÉRIELLE TOUT AU LONG DE L'ADMINISTRATION DU MÉDICAMENT. LE PROPOFOL ENTRAÎNE FRÉQUEMMENT UNE APNÉE POUVANT DURER ≥ 60 SECONDES. MAINTENIR LA PERMÉABILITÉ DES VOIES RESPIRATOIRES ET LA VENTILATION. LE PROPOFOL NE DEVRAIT ÊTRE ADMINISTRÉ QUE PAR DES PERSONNES AYANT DE L'EXPÉRIENCE DANS L'INTUBATION ENDOTRACHÉALE. IL FAUT GARDER À PORTÉE DE LA MAIN LE MATÉRIEL NÉCESSAIRE À CETTE INTERVENTION.
- Noter le degré de sédation et le niveau de conscience du patient tout au long de l'administration du médicament et une fois qu'elle a pris fin.

Toxicité et surdosage : En cas de surdosage, mesurer continuellement le pouls, la fréquence respiratoire et la pression artérielle. Maintenir la perméabilité des voies aériennes et assister la ventilation, selon les besoins. En cas d'hypotension, administrer des liquides par voie IV, changer le patient de position et lui administrer des vasopresseurs.

DIAGNOSTICS INFIRMIERS POSSIBLES

- Mode de respiration inefficace (Réactions indésirables).
- Risque d'accident (Effets secondaires).
- Connaissances insuffisantes sur le traitement médicamenteux (Enseignement au patient et à ses proches).

INTERVENTIONS INFIRMIÈRES

- La dose de propofol doit être adaptée selon la réponse du patient.
- Le propofol n'exerce aucun effet sur le seuil de la douleur. On devrait *toujours* assurer une analgésie appropriée lorsque le propofol est administré comme adjuvant lors des interventions chirurgicales.

P

IV directe :

- Bien agiter l'émulsion avant de l'administrer. Si le propofol est dilué avant l'administration, n'utiliser qu'une solution de D5%E, afin d'obtenir une concentration d'au moins 2 mg/mL. L'émulsion est opaque, ce qui rend difficile la détection d'agents contaminants. Ne pas utiliser la préparation en présence de signes de séparation des phases de l'émulsion. L'émulsion ne contient aucun agent de conservation ; utiliser une technique stérile et administrer immédiatement après la préparation. Jeter toute portion inutilisée du médicament ainsi que la tubulure IV à la fin de l'intervention ou dans les 6 heures suivant sa préparation. Lorsque l'agent est utilisé pour induire la sédation dans une unité de soins intensifs, jeter la préparation après 12 heures, si elle est administrée directement de la fiole, ou après 6 heures, si elle a été aspirée dans une seringue ou préparée dans un autre contenant. Consulter les directives de chaque fabricant avant de reconstituer la préparation.
- Il est essentiel d'utiliser une technique aseptique. L'émulsion est un milieu qui favorise la prolifération rapide de bactéries contaminantes. On a signalé des cas d'infections d'issue fatale.
- L'administration du propofol provoque souvent des douleurs ou une sensation de brûlure ou de picotements au point d'injection. Injecter dans une grosse veine de l'avant-bras ou dans le pli du coude ou administrer par un cathéter IV déjà installé. On peut administrer de 10 à 20 mg de lidocaïne par voie IV avant l'injection afin de réduire la douleur.

P

Vitesse d'administration : Administrer en 3 à 5 minutes. Adapter la dose en vue d'obtenir le niveau de sédation souhaité.

Perfusion intermittente ou continue : On peut administrer le propofol en perfusion intermittente ou continue (les vitesses de perfusion sont indiquées à la rubrique Voies d'administration et posologie). Utiliser une pompe de perfusion pour pouvoir administrer au débit approprié. Il faut observer le patient pendant le réveil et évaluer le fonctionnement du SNC quotidiennement, pendant le maintien de l'anesthésie afin d'établir la dose minimale qui peut assurer la sédation. Maintenir la sédation à un faible niveau lors de ces évaluations ; ne pas arrêter l'administration. L'arrêt brusque du traitement peut entraîner un réveil rapide s'accompagnant d'anxiété, d'agitation et de résistance à la ventilation artificielle.

Solutions compatibles : D5%E ■ solution de lactate de Ringer ■ D5%/solution de lactate de Ringer ■ D5%/NaCl 0,45 % ■ D5%/NaCl 0,2 %.

Incompatibilité (tubulure en Y) : atracurium ■ sang ■ plasma.

Incompatibilité en addition au soluté : Le fabricant ne recommande pas l'admixtion du propofol avec d'autres médicaments.

ENSEIGNEMENT AU PATIENT ET À SES PROCHES

- Expliquer au patient que ce médicament entraînera une perte de la mémoire et, de ce fait, ses souvenirs de l'intervention seront estompés.
- Prévenir le patient que le propofol peut provoquer de la somnolence ou des étourdissements. Lui conseiller de demander de l'aide lors de ses déplacements, de ne pas conduire et d'éviter les activités qui exigent sa vigilance pendant 24 heures après l'administration de ce médicament.
- Recommander au patient d'éviter de boire de l'alcool et de prendre d'autres dépresseurs du SNC dans les 24 heures qui suivent l'administration du médicament.

VÉRIFICATION DE L'EFFICACITÉ THÉRAPEUTIQUE

L'efficacité du traitement peut être démontrée par : l'induction et le maintien de l'anesthésie ■ l'amnésie ■ la sédation chez les patients hospitalisés dans une unité de soins intensifs, sous ventilation artificielle. ✳

PROPOXYPHÈNE

Darvon-N, Novo-Propoxyn, 642

PROPOXYPHÈNE/ ACÉTAMINOPHÈNE

Ce médicament n'est pas commercialisé au Canada.

PROPOXYPHÈNE/ ASPIRINE

Ce médicament n'est pas commercialisé au Canada.

PROPOXYPHÈNE/ ASPIRINE/CAFÉINE

Novo-Propoxyn composé, 692

CLASSIFICATION :
Analgésiques opiacés (agonistes)
Grossesse – catégorie C
Voir aussi Acétaminophène et Salicylates.

INDICATIONS

Soulagement de la douleur légère à modérée, accompagnée ou non de fièvre.

MÉCANISME D'ACTION

Liaison aux récepteurs des opiacés du SNC ■ Modification de la perception de la douleur et de la réaction aux stimuli douloureux avec dépression généralisée du SNC. ***Effets thérapeutiques :*** Diminution de la douleur légère à modérée.

PHARMACOCINÉTIQUE

Absorption : Bonne absorption par suite de l'administration par voie orale. Le napsylate de propoxyphène est absorbé plus lentement.
Distribution : Le médicament se répartit dans tout l'organisme. Il traverse probablement le placenta et pénètre en petites quantités dans le lait maternel.
Métabolisme et excrétion : Le médicament est surtout métabolisé par le foie. Une fraction est transformée en norpropoxyphène, un métabolite toxique.
Demi-vie : De 6 à 12 heures.

CONTRE-INDICATIONS ET PRÉCAUTIONS/MISES EN GARDE

Contre-indications : Hypersensibilité ■ Patients ayant des tendances suicidaires ou prédisposés aux toxicomanies ■ Enfants.
Précautions/mises en garde : Traumatisme crânien ■ Pression intracrânienne accrue ■ Maladies rénale, hépatique ou pulmonaire graves ■ Grossesse ou allaitement (éviter l'administration prolongée) ■ Hypothyroïdie ■ Insuffisance surrénalienne ■ Patients qui font usage de tranquillisants ou d'antidépresseurs ■ Alcoolisme ■ Personnes âgées ou débilitées (il est recommandé de réduire la dose) ■ Douleurs abdominales non diagnostiquées ■ Hypertrophie de la prostate ■ Allaitement (précédents d'utilisation sans danger).

RÉACTIONS INDÉSIRABLES ET EFFETS SECONDAIRES

SNC : étourdissements, faiblesse, dysphorie, euphorie, céphalées, insomnie, excitation paradoxale, sédation.
ORLO : vision trouble.
CV : hypotension.
GI : nausées, douleurs abdominales, constipation, vomissements.
Tég. : rash.
Divers : dépendance physique, dépendance psychologique, tolérance aux effets du médicament.

INTERACTIONS

Médicament-médicament : RISQUE DE RÉACTIONS IMPRÉVISIBLES GRAVES, QUI PEUVENT MÊME ÊTRE MORTELLES, LORS DE L'ADMINISTRATION SIMULTANÉE D'**IMAO** – UNE GRANDE PRUDENCE EST DE MISE LORS D'UN TRAITEMENT CONCOMITANT (RÉDUIRE LA DOSE INITIALE DE PROPOXYPHÈNE À 25 % DE LA DOSE HABITUELLE) ■ Dépression additive du SNC, lors de l'usage concomitant d'**alcool**, d'**antidépresseurs** et d'**hypnosédatifs** ■ Le tabagisme **(nicotine)** accélère le métabolisme du propoxyphène et peut en diminuer l'effet analgésique ■ Les **analgésiques opiacés antagonistes partiels**, administrés simultanément, peuvent déclencher des symptômes de sevrage en cas de dépendance physique ■ La **nalbuphine**, la **buprénorphine**, la **dézocine** ou la **pentazocine**, administrées simultanément, peuvent diminuer les effets analgésiques de l'agent.

VOIES D'ADMINISTRATION ET POSOLOGIE

On doit tenir compte des effets cumulatifs de l'aspirine, administrée en concomitance ; si l'on dépasse les concentrations toxiques, il faut passer à un produit à base de propoxyphène pur.
PO (adultes) : 65 mg, toutes les 4 heures (chlorhydrate) ou 100 mg, 3 ou 4 fois par jour (napsylate), selon les besoins (ne pas dépasser 390 mg/jour de chlorhydrate de propoxyphène ou 600 mg/jour de napsylate de propoxyphène) (100 mg de napsylate de propoxyphène = 65 mg de chlorhydrate de propoxyphène).

PRÉSENTATION

- **Chlorhydrate de propoxyphène**
  Capsules : 65 mg[Pr, N] ■ **Comprimés :** 65 mg[Pr, N].
- **Napsylate de propoxyphène**
  Capsules : 100 mg[Pr, N] ■ **Comprimés :** 50 mg[Pr, N], 100 mg[Pr, N].
- **Chlorhydrate de propoxyphène/acétaminophène**
  Ce médicament n'est pas commercialisé au Canada.
- **Napsylate de propoxyphène/acétaminophène**
  Ce médicament n'est pas commercialisé au Canada.

P

- **Chlorhydrate de propoxyphène/aspirine/caféine**
  Comprimés: 65 mg de propoxyphène, 375 mg d'aspirine et 30 mg de caféine[Pr, N].
- **Napsylate de propoxyphène/aspirine**
  Ce médicament n'est pas commercialisé au Canada.
- **Napsylate de propoxyphène/aspirine/caféine**
  Ce médicament n'est pas commercialisé au Canada.

PHARMACODYNAMIE (effet analgésique)

	DÉBUT D'ACTION	PIC	DURÉE
PO	15 – 60 min	2 – 3 h	4 – 6 h

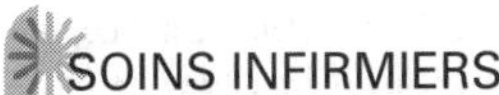

SOINS INFIRMIERS

ÉVALUATION DE LA SITUATION

- Évaluer le type de douleur, son siège et son intensité avant l'administration et 2 heures plus tard (pic). Lors de l'adaptation de la posologie, on devrait augmenter la dose par paliers de 25 à 50 % jusqu'à ce qu'on obtienne une réduction de 50 % de la douleur sur une échelle numérique ou analogique visuelle ou jusqu'à ce que le patient signale un soulagement adéquat de la douleur. On peut administrer sans danger une dose additionnelle lorsque la concentration de médicament atteint un pic, si la dose précédente s'est avérée inefficace et si les effets secondaires ont été minimes.
- On devrait se référer à un tableau des analgésiques équivalents (voir l'annexe A) lorsqu'on change de voie d'administration ou lorsqu'on substitue un type d'analgésique opiacé à un autre.
- Un traitement prolongé à des doses élevées peut entraîner la dépendance physique et psychologique ainsi que la tolérance aux effets du médicament. Cela ne doit cependant pas empêcher le patient de recevoir une quantité suffisante d'analgésique. La psychodépendance est rare chez la plupart des patients qui reçoivent le propoxyphène pour soulager la douleur. Lors d'un traitement prolongé, il faut parfois administrer des doses de plus en plus élevées ou recourir à un opiacé plus puissant pour soulager la douleur.
- Mesurer la pression artérielle, le pouls et la fréquence des respirations avant le traitement et à intervalles réguliers pendant toute sa durée. Si la fréquence respiratoire est inférieure à 10 respirations par minute, évaluer le niveau de sédation. Une stimulation physique peut suffire à prévenir l'hypoventilation. Il peut s'avérer nécessaire de réduire la dose de 25 à 50 %. La somnolence initiale s'estompera lors d'un usage prolongé.
- Évaluer le fonctionnement des intestins à intervalles réguliers. Pour prévenir la constipation, il faut accroître l'apport en liquides et en fibres et administrer des laxatifs. Il faudrait administrer systématiquement des laxatifs stimulants lorsque le traitement par les opiacés dure plus de 2 ou de 3 jours, à moins que leur usage ne soit contre-indiqué.

***Tests de laboratoire*:**

- Le propoxyphène peut entraîner l'élévation des concentrations sériques d'amylase et de lipase.
- Le médicament peut entraîner l'élévation des concentrations d'AST, d'ALT, de phosphatase alcaline sérique, de LDH et de bilirubine.

***Toxicité et surdosage*:** Si un opiacé antagoniste est nécessaire pour renverser la dépression respiratoire ou le coma, l'antidote est la naloxone (Narcan). Diluer le contenu d'une ampoule de 0,4 mg de naloxone dans 10 mL de solution de NaCl 0,9 % et administrer 0,5 mL (0,02 mg) par IV directe, toutes les 2 minutes. Dans le cas des patients de moins de 40 kg, diluer 0,1 mg de naloxone dans 10 mL de solution de NaCl 0,9 % pour obtenir une concentration de 10 µg/mL et administrer 0,5 µg/kg, toutes les 2 minutes. Adapter la dose pour prévenir les symptômes de sevrage, les convulsions et la douleur intense.

DIAGNOSTICS INFIRMIERS POSSIBLES

- Douleur aiguë (Indications).
- Trouble de la perception visuelle et auditive (Effets secondaires).
- Risque d'accident (Effets secondaires).

INTERVENTIONS INFIRMIÈRES

- Pour augmenter l'effet analgésique du propoxyphène, expliquer au patient la valeur thérapeutique du médicament avant de l'administrer.
- Les doses administrées selon un horaire fixe peuvent être plus efficaces que celles administrées sur demande. Le médicament s'avère plus efficace s'il est administré avant que la douleur ne devienne intense.
- Les analgésiques non opiacés, administrés simultanément, peuvent exercer des effets analgésiques additionnels, ce qui permet parfois de diminuer les doses d'opiacé.
- Après un traitement prolongé, interrompre l'administration graduellement pour prévenir les symptômes de sevrage.

PO : On peut administrer le propoxyphène avec des aliments ou du lait pour réduire l'irritation gastrique.

ENSEIGNEMENT AU PATIENT ET À SES PROCHES

- Recommander au patient de prendre le médicament tel qu'il lui a été prescrit et de ne pas prendre une dose plus élevée que celle recommandée. L'administration prolongée d'aspirine peut provoquer des lésions rénales. On ne devrait pas administrer des doses dépassant la dose quotidienne recommandée.
- Expliquer au patient comment et à quel moment il doit réclamer l'analgésique.
- Prévenir le patient que le propoxyphène peut parfois provoquer de la somnolence ou des étourdissements. Lui conseiller de ne pas conduire et d'éviter les activités qui exigent sa vigilance jusqu'à ce qu'on ait la certitude que le médicament n'entraîne pas ces effets chez lui.
- Recommander au patient de changer lentement de position pour diminuer les risques d'hypotension orthostatique.
- Recommander au patient d'éviter de boire de l'alcool ou de prendre d'autres dépresseurs du SNC en même temps que le propoxyphène.
- Recommander au patient de tourner dans le lit, de tousser et de faire des exercices de respiration profonde toutes les 2 heures pour prévenir l'atélectasie.
- Conseiller au patient de se rincer fréquemment la bouche, de pratiquer une bonne hygiène orale et de consommer de la gomme à mâcher ou des bonbons sans sucre pour soulager la sécheresse de la bouche.

VÉRIFICATION DE L'EFFICACITÉ THÉRAPEUTIQUE

L'efficacité du traitement peut être démontrée par : la diminution de l'intensité de la douleur sans modification importante de l'état de la conscience. ✳

PROPRANOLOL

Apo-Propranolol, Inderal, Inderal LA, Novo-Pranol, Propranolol

CLASSIFICATION :

Antiangineux, antiarythmique (classe II), antihypertenseur (bêta-bloquant)

Grossesse – catégorie C

INDICATIONS

Traitement de l'hypertension ■ Prophylaxie de l'angine de poitrine ■ Traitement des arythmies ■ Traitement post-infarctus du myocarde ■ Prophylaxie de la migraine ■ Traitement du phéochromocytome ■ Traitement des tremblements essentiels ■ Traitement de la sténose aortique sous-valvulaire hypertrophique. **Usages non approuvés :** Traitement de la thyrotoxicose ■ Prise en charge du sevrage alcoolique ■ Traitement des comportements agressifs ■ Traitement de l'acathisie associée aux neuroleptiques ■ Traitement de l'anxiété réactionnelle ■ Traitement des varices œsophagiennes.

MÉCANISME D'ACTION

Inhibition de la stimulation des récepteurs bêta$_1$-adrénergiques (myocardiques) et bêta$_2$-adrénergiques (pulmonaires, vasculaires et utérins). ***Effets thérapeutiques :*** Réduction de la fréquence cardiaque et de la pression artérielle ■ Suppression des arythmies ■ Prévention de l'infarctus du myocarde.

PHARMACOCINÉTIQUE

Absorption : Bonne absorption, mais le propranolol subit un important métabolisme hépatique de premier passage.

Distribution : L'agent pénètre de façon modérée dans le SNC. Il traverse le placenta et pénètre dans le lait maternel.

Liaison aux protéines : 93 %.

Métabolisme et excrétion : Le propranolol est presque complètement métabolisé par le foie.

Demi-vie : De 3,4 à 6 heures.

P

CONTRE-INDICATIONS ET PRÉCAUTIONS/ MISES EN GARDE

Contre-indications : Insuffisance cardiaque non compensée, à moins qu'elle ne soit secondaire à une tachyarythmie pouvant être traitée par le propranolol ■ Œdème pulmonaire ■ Choc cardiogénique ■ Bradycardie sinusale ou bloc cardiaque ■ Bronchospasme ou asthme bronchique ■ Rhinite allergique au cours de la saison pollinique.

Précautions/mises en garde : Insuffisance rénale ■ Insuffisance hépatique ■ Personnes âgées (sensibilité accrue aux bêta-bloquants ; il est recommandé de réduire la dose initiale) ■ Diabète (le médicament peut masquer les signes d'hypoglycémie) ■ Thyrotoxicose (le médicament peut en masquer les symptômes) ■ Antécédents de réactions allergiques graves (le médicament peut accroître l'intensité des réactions) ■ Enfants (risque accru d'hypoglycémie, particulièrement pendant une période de jeûne, par exemple, avant une intervention chirurgicale, après un effort prolongé ou en présence d'une insuffisance rénale concomitante) ■ Grossesse, allaitement ou enfants (l'innocuité de ces agents n'a pas été établie ; ils traversent tous le placenta et peuvent entraîner la bradycardie, l'hypotension, l'hypoglycémie ou une dépression respiratoire chez le fœtus ou le nouveau-né).

RÉACTIONS INDÉSIRABLES ET EFFETS SECONDAIRES

SNC: fatigue, faiblesse, anxiété, étourdissements, somnolence, insomnie, perte de mémoire, dépression, modification des opérations de la pensée, nervosité, cauchemars.

ORLO: vision trouble, xérophtalmie, congestion nasale.

Resp.: bronchospasme, respiration sifflante.

CV: ARYTHMIES, BRADYCARDIE, INSUFFISANCE CARDIAQUE, ŒDÈME PULMONAIRE, hypotension orthostatique, vasoconstriction périphérique.

GI: constipation, diarrhée, nausées.

GU: impuissance, baisse de la libido.

Tég.: démangeaisons, rash.

End.: hyperglycémie, hypoglycémie (risque accru chez les enfants).

Loc.: arthralgie, douleurs lombaires, crampes musculaires.

SN: paresthésie.

Divers: lupus médicamenteux.

P

INTERACTIONS

Médicament-médicament: L'**anesthésie générale**, la **phénytoïne par voie IV** et le **vérapamil**, administrés simultanément, peuvent provoquer une dépression additive du myocarde ■ Risque de bradycardie additive lors de l'administration concomitante de **dérivés digitaliques** ■ Risque d'hypotension additive lors de l'administration simultanée d'autres **antihypertenseurs** ou de **dérivés nitrés** ou lors de l'ingestion de grandes quantités d'**alcool** ■ Les **amphétamines**, la **cocaïne**, l'**éphédrine**, l'**épinéphrine**, la **phényléphrine** ou la **pseudoéphédrine**, prises simultanément, peuvent entraîner une stimulation alpha-adrénergique à laquelle rien ne s'oppose (hypertension et bradycardie excessive) ■ L'administration concomitante d'extraits de **thyroïde** peut diminuer l'efficacité du propranolol ■ Risque de diminution de l'efficacité de l'**insuline** ou des **hypoglycémiants oraux** (une adaptation posologique peut s'avérer nécessaire) ■ Le propanolol peut réduire l'efficacité des **bronchodilatateurs bêta-adrénergiques** et de la **théophylline** ■ Le propranolol peut diminuer les effets bénéfiques sur les récepteurs bêta-cardiaques de la **dopamine** ou de la **dobutamine** ■ La prudence est de mise lorsque le propranolol est administré dans les 14 jours suivant un traitement par un **IMAO** (risque d'hypertension) ■ La **cimétidine** peut accroître la toxicité associée au labétalol, au timolol et au propranolol ■ Les **AINS** peuvent diminuer l'effet antihypertenseur du propranolol ■ L'usage de la **cigarette** accroît le métabolisme du propranolol et en réduit les effets ; l'abandon de la cigarette peut intensifier les effets du médicament.

VOIES D'ADMINISTRATION ET POSOLOGIE

PO (adultes): *Antiangineux* – initialement, de 20 à 40 mg, 2 fois par jour. En présence d'une réponse satisfaisante après 7 jours, on peut augmenter la dose jusqu'à 80 mg, 2 fois par jour ou 1 fois par jour sous forme de capsules à libération prolongée. *Antihypertenseur* – initialement 40 mg, 2 fois par jour ; on peut augmenter la dose en espace de 1 semaine, pour la passer à 80 mg, 2 fois par jour (écart posologique habituel : de 160 à 320 mg par jour ; on a déjà administré des doses allant jusqu'à 1 g par jour) ; ou 1 fois par jour, sous forme de capsule à libération prolongée. *Antiarythmique* – de 10 à 30 mg, 3 ou 4 fois par jour. *Traitement post-infarctus du myocarde* – dose d'attaque : 20 mg. On peut augmenter la dose pour la passer à 40 mg, 3 fois par jour. Après 1 à 2 semaines, on peut porter la dose à 60 ou 80 mg, 3 fois par jour. *Sténose aortique sous-valvulaire hypertrophique* – de 20 à 40 mg, 3 ou 4 fois par jour. *Phéochromocytome* – avant l'opération : 60 mg par jour, en doses égales en même temps qu'un alpha-bloquant qu'on commencera à administrer 3 jours avant la date prévue de l'intervention chirurgicale. *Lésions malignes* – 30 mg par jour, en doses fractionnées. *Prévention de la migraine* – initialement 40 mg, 2 fois par jour ; on peut augmenter cette dose selon les besoins jusqu'à concurrence de 160 mg par jour. *Traitement des tremblements* – 80 mg par jour, en doses fractionnées ; on peut augmenter la dose jusqu'à concurrence de 160 mg par jour (on a déjà administré jusqu'à 240 mg).

IV (adultes): *Antiarythmiques* – de 1 à 3 mg ; on peut répéter l'administration 2 minutes plus tard, puis 4 heures plus tard, si besoin est (posologie maximale : 1 mg/minute).

PRÉSENTATION (version générique disponible)

Comprimés: 10 mg^Pr, 20 mg^Pr, 40 mg^Pr, 80 mg^Pr ■ **Capsules à libération prolongée**: 60 mg^Pr, 80 mg^Pr, 120 mg^Pr, 160 mg^Pr ■ **Solution pour injection**: 1 mg/mL^Pr.

PHARMACODYNAMIE (effets cardiovasculaires)

	Début d'action	Pic	Durée
PO	30 min	60 – 90 min†	6 – 12 h
PO-LP‡	inconnu	6 h	24 h
IV	immédiat	1 min	4 – 6 h

† Suivant l'administration d'une dose unique ; l'effet maximal ne sera observé qu'après quelques semaines de traitement.
‡ LP = libération prolongée.

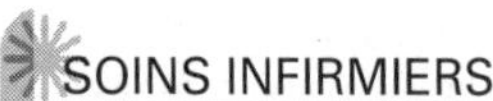

SOINS INFIRMIERS

ÉVALUATION DE LA SITUATION

- Mesurer la pression artérielle et le pouls à intervalles fréquents pendant la période d'adaptation de la posologie et à intervalles réguliers pendant toute la durée du traitement. Suivre de près l'hypotension orthostatique lorsqu'on aide le patient à se lever.
- CHEZ LES PATIENTS RECEVANT LE PROPANOLOL PAR VOIE IV, EXAMINER CONTINUELLEMENT LE TRACÉ DE L'ÉCG ET MESURER LA PRESSION CAPILLAIRE PULMONAIRE OU LA PRESSION VEINEUSE CENTRALE PENDANT L'ADMINISTRATION ET PENDANT PLUSIEURS HEURES APRÈS.
- EFFECTUER LE BILAN QUOTIDIEN DES INGESTA ET DES EXCRETA ET PESER LE PATIENT TOUS LES JOURS. OBSERVER RÉGULIÈREMENT LE PATIENT À LA RECHERCHE DES SIGNES ET DES SYMPTÔMES SUIVANTS DE SURCHARGE LIQUIDIENNE : ŒDÈME PÉRIPHÉRIQUE, DYSPNÉE, RÂLES OU CRÉPITATIONS, FATIGUE, GAIN PONDÉRAL, TURGESCENCE DES JUGULAIRES.

Angine : Noter la fréquence et la durée des épisodes de douleurs thoraciques à intervalles réguliers pendant toute la durée du traitement.

Prophylaxie des céphalées vasculaires: Noter la fréquence, la gravité, les caractéristiques et le siège des céphalées vasculaires à intervalles réguliers pendant toute la durée du traitement.

Tests de laboratoire :

- Le propranolol peut entraîner l'élévation de l'urée et des concentrations sériques de lipoprotéines, de potassium, de triglycérides et d'acide urique.
- Le propranolol peut entraîner une élévation des titres des anticorps antinucléaires.
- Il peut provoquer une élévation ou une baisse de la glycémie. Chez les patients atteints de diabète labile, l'hypoglycémie peut s'accompagner d'une élévation soudaine de la pression artérielle.

Toxicité et surdosage :

- Suivre de près les patients recevant des bêtabloquants afin de déceler les signes suivants de surdosage : bradycardie, étourdissements graves ou évanouissements, somnolence prononcée, dyspnée, ongles ou paumes des mains bleutés, convulsions. Communiquer immédiatement avec un médecin ou un autre professionnel de la santé si ces signes se manifestent.
- On peut traiter l'hypotension en plaçant le patient en position de Tredelenberg et en lui administrant des liquides par voie IV, sauf contre-indications. On peut aussi administrer des vasopresseurs (épinéphrine, norépinéphrine, dopamine, dobutamine). L'hypotension ne répond pas aux agonistes bêta.
- On a déjà administré du glucagon pour traiter la bradycardie et l'hypotension.

DIAGNOSTICS INFIRMIERS POSSIBLES

- Débit cardiaque diminué (Effets secondaires).
- Connaissances insuffisantes sur le traitement médicamenteux (Enseignement au patient et à ses proches).
- Non-observance du traitement médicamenteux (Enseignement au patient et à ses proches).

INTERVENTIONS INFIRMIÈRES

Les doses administrées par voie orale et parentérale ne sont pas interchangeables. Vérifier attentivement la dose à administrer. La dose par voie IV équivaut à 1/10 de la dose par voie orale. On peut l'administrer si le patient ne peut rien prendre par la bouche.

PO :

- Mesurer le pouls à l'apex du cœur avant d'administrer le médicament. S'il est inférieur à 50 battements par minute ou s'il y a arythmie, ne pas administrer le propranolol et en avertir le médecin ou un autre professionnel de la santé.
- Administrer le médicament avec des aliments ou immédiatement après les repas pour améliorer l'absorption.

P

- Les capsules à libération prolongée doivent être avalées telles quelles ; il ne faut pas les écraser, les ouvrir ou les mâcher. On peut écraser les *comprimés ordinaires* de propranolol et les mélanger à des aliments.
- Mélanger la solution orale de propranolol à des liquides ou à des aliments semi-solides (eau, jus, boisson gazeuse, compote de pommes, pouding). S'assurer que le patient prend toute la dose. Une fois que le patient a bu la solution orale ainsi mélangée, verser un peu plus de liquide dans le verre, mélanger et demander au patient de l'avaler pour s'assurer que toute la dose a été prise. Ne pas conserver le mélange.

IV directe : Administrer le propranolol non dilué ou diluer chaque mg dans 10 mL de solution de D5%E pour injection.

Vitesse d'administration : Administrer en au moins 1 minute.

Perfusion intermittente : On peut aussi diluer le médicament destiné à la perfusion dans 50 mL de solution de NaCl 0,9 %, de D5%E, de D5%/NaCl 0,45 %, de D5%/NaCl 0,9 % ou de lactate Ringer pour injection. Consulter les directives de chaque fabricant avant de reconstituer la préparation.

Vitesse d'administration : Perfuser en 10 à 15 minutes.

Compatibilité dans la même seringue : amrinone ▪ milrinone.

Compatibilité (tubulure en Y) : alteplase ▪ amrinone ▪ héparine ▪ hydrocortisone sodique, succinate d' ▪ mépéridine ▪ milrinone ▪ morphine ▪ potassium, chlorure de ▪ tacrolimus ▪ vitamines du complexe B avec C.

Incompatibilité (tubulure en Y) : diazoxyde.

ENSEIGNEMENT AU PATIENT ET À SES PROCHES

- Prévenir le patient qu'il doit prendre le propranolol tous les jours, à la même heure, en suivant scrupuleusement les recommandations du médecin. Lui expliquer qu'il doit continuer à prendre le médicament même s'il se sent bien. L'avertir qu'il ne doit jamais sauter de dose ni remplacer une dose manquée par une double dose. S'il n'a pu prendre le médicament au moment habituel, il doit le prendre aussitôt que possible, mais au moins 4 heures avant l'heure prévue pour la dose suivante (8 heures, dans le cas du médicament à libération prolongée). LE PRÉVENIR ÉGALEMENT QUE LE SEVRAGE BRUSQUE PEUT PROVOQUER DES ARYTHMIES METTANT SA VIE EN DANGER, L'HYPERTENSION OU L'ISCHÉMIE DU MYOCARDE.
- Conseiller au patient d'avoir une réserve suffisante de médicament pour les fins de semaine, les congés et les vacances. Lui conseiller également de conserver une ordonnance dans son portefeuille pour parer à toute urgence.
- Montrer au patient et à ses proches comment prendre le pouls et la pression artérielle. Leur demander de mesurer le pouls tous les jours et la pression artérielle, deux fois par semaine. Si le pouls est inférieur à 50 battements par minute ou si la pression artérielle varie de façon importante, lui conseiller de ne pas prendre le propranolol et d'en informer un professionnel de la santé.
- Prévenir le patient que le propranolol peut parfois provoquer de la somnolence ou des étourdissements. Lui conseiller de ne pas conduire et d'éviter les activités qui exigent sa vigilance jusqu'à ce qu'on ait la certitude que le médicament n'entraîne pas ces effets chez lui.
- Conseiller au patient de changer lentement de position pour réduire les risques d'hypotension orthostatique, particulièrement au début du traitement ou lors de la majoration de la dose.
- Prévenir le patient que le médicament peut le rendre plus sensible au froid.
- Conseiller le patient de consulter un professionnel de la santé avant de prendre des médicaments en vente libre, particulièrement des préparations contre le rhume, en même temps que le propranolol.
- Recommander au patient diabétique de mesurer sa glycémie, particulièrement lorsqu'il se sent fatigué, faible ou irritable ou lorsqu'il ressent un malaise. Le propranolol peut masquer la tachycardie ou une pression artérielle élevée, qui sont des signes d'hypoglycémie. Cependant, des étourdissements et des sueurs peuvent toujours survenir.
- Recommander au patient de signaler à un professionnel de la santé les symptômes suivants : ralentissement du pouls, difficultés respiratoires, respiration sifflante, mains et pieds froids, étourdissements, sensation de tête légère, confusion, dépression, rash, fièvre, maux de gorge, saignements inhabituels ou formation d'ecchymoses.
- Recommander au patient qui doit suivre un autre traitement ou subir une intervention chirurgicale d'avertir le professionnel de la santé qu'il prend du propranolol.
- Conseiller au patient de porter sur lui en tout temps une pièce d'identité où sont inscrits son problème de santé et sa médication.

Hypertension : Inciter le patient à appliquer d'autres mesures de réduction de l'hypertension : perdre du poids, réduire sa consommation de sel, diminuer le stress, faire régulièrement de l'exercice, boire de l'alcool avec modération et cesser de fumer. Lui expliquer que le propranolol stabilise la pression artérielle, mais ne guérit pas l'hypertension.

Angine : Prévenir le patient qu'il ne doit pas faire d'efforts excessifs même si ses douleurs de poitrine diminuent.

Prophylaxie de la migraine : Informer le patient qu'il peut être dangereux de donner ce médicament à d'autres personnes.

VÉRIFICATION DE L'EFFICACITÉ THÉRAPEUTIQUE

L'efficacité du traitement peut être démontrée par : la baisse de la pression artérielle ■ la maîtrise des arythmies, sans manifestation d'effets indésirables ■ la diminution de la fréquence des crises d'angine ■ une tolérance accrue à l'effort ■ la prévention des infarctus du myocarde ■ la prévention des migraines ■ le traitement de la thyrotoxicose ■ le traitement du phéochromocytome ■ la diminution des tremblements ■ le traitement de la cardiomyopathie hypertrophique. ✳

PROPYLTHIOURACILE

Propyl-Thyracil

CLASSIFICATION :

Antithyroïdien

Grossesse – catégorie D

INDICATIONS

Pharmacothérapie de l'hyperthyroïdie ■ Traitement d'appoint visant à maîtriser la thyrotoxicose en préparation à une thyroïdectomie ou à un traitement par de l'iode radioactif ■ Traitement d'une crise thyroïdienne aiguë en conjonction avec d'autres mesures thérapeutiques.

MÉCANISME D'ACTION

Inhibition de la synthèse des hormones thyroïdiennes. ***Effets thérapeutiques :*** Diminution des signes et des symptômes d'hyperthyroïdie.

PHARMACOCINÉTIQUE

Absorption : Absorption rapide depuis le tractus gastro-intestinal.

Distribution : Le médicament se concentre dans la glande thyroïde. Il traverse le placenta et pénètre dans le lait maternel en faibles concentrations.

Métabolisme et excrétion : Métabolisme hépatique.

Demi-vie : De 1 à 2 heures.

CONTRE-INDICATIONS ET PRÉCAUTIONS/ MISES EN GARDE

Contre-indications : Hypersensibilité ■ Allaitement.

Précautions/mises en garde : Aplasie médullaire ■ Grossesse (précédents d'administration sans danger ; toutefois, des troubles thyroïdiens peuvent se manifester chez le fœtus).

RÉACTIONS INDÉSIRABLES ET EFFETS SECONDAIRES

SNC : somnolence, céphalées, vertiges.

GI : nausées, vomissements, diarrhée, hépatite médicamenteuse, perte du goût.

Tég. : rash, changement de couleur de la peau, urticaire.

End. : hypothyroïdie.

Hémat. : AGRANULOCYTOSE, leucopénie, thrombocytopénie.

Loc. : arthralgie.

Divers : fièvre, lymphadénopathie, parotidite.

INTERACTIONS

Médicament-médicament : Aplasie médullaire additive lors de l'administration simultanée d'**agents antinéoplasiques** ou d'une **radiothérapie** ■ Le **lithium**, l'**iodure de potassium** ou l'**iodure de sodium**, administrés simultanément, intensifient l'effet antithyroïdien ■ Risque accru d'agranulocytose lors de l'administration simultanée de **phénothiazines**.

VOIES D'ADMINISTRATION ET POSOLOGIE

PO (adultes) : *Dose d'attaque* – de 50 à 100 mg, toutes les 8 heures, en augmentant la dose au besoin jusqu'à concurrence de 500 mg par jour. (On a déjà administré jusqu'à 900 mg/jour.) Lorsque la dose quotidienne est supérieure à 300 mg, on doit la fractionner et l'administrer toutes les 4 à 6 heures. *Dose d'entretien* – 50 mg, 2 ou 3 fois par jour, en prises également espacées.

P

PO (enfants > 10 ans) : *Dose d'attaque* – 150 mg/m²/jour. *Dose d'entretien* – de 150 à 300 mg par jour, en doses fractionnées également espacées.
PO (enfants de 6 à 10 ans) : De 50 à 150 mg par jour, en doses fractionnées également espacées.

PRÉSENTATION

Comprimés : 50 mg[Pr], 100 mg[Pr].

PHARMACODYNAMIE (effets sur l'état clinique de la thyroïde)

	DÉBUT D'ACTION	PIC	DURÉE
PO	10 – 21 jours†	6 – 10 semaines	plusieurs semaines

† Les effets sur les concentrations sériques d'hormones thyroïdiennes peuvent se produire en l'espace de 60 minutes après l'administration d'une dose unique.

SOINS INFIRMIERS

ÉVALUATION DE LA SITUATION

- Suivre de près la réponse du patient pour déceler les symptômes suivants d'hyperthyroïdie ou de thyrotoxicose : tachycardie, palpitations, nervosité, insomnie, fièvre, diaphorèse, intolérance à la chaleur, tremblements, perte de poids, diarrhée.
- Suivre de près le patient pour déceler l'apparition de l'hypothyroïdie : intolérance au froid, constipation, peau sèche, céphalées, apragmatisme, fatigue ou faiblesse. Une adaptation de la posologie peut s'avérer nécessaire.
- Suivre de près l'apparition du rash ou d'une tuméfaction des ganglions lymphatiques du cou. Si ces symptômes se manifestent, il peut s'avérer nécessaire de cesser le traitement.

Tests de laboratoire :

- Examiner les résultats des tests de l'exploration fonctionnelle thyroïdienne avant le traitement, puis tous les mois au cours du traitement initial et, par la suite, tous les 2 à 3 mois pendant toute la durée du traitement.
- NOTER LE NOMBRE DE GLOBULES BLANCS ET LA FORMULE LEUCOCYTAIRE À INTERVALLES RÉGULIERS PENDANT TOUTE LA DURÉE DU TRAITEMENT. L'AGRANULOCYTOSE PEUT SURVENIR RAPIDEMENT. ELLE SE MANIFESTE HABITUELLEMENT AU COURS DES DEUX PREMIERS MOIS. LE CAS ÉCHÉANT, IL FAUT ARRÊTER LE TRAITEMENT.
- Le propylthiouracile peut élever les concentrations d'AST, d'ALT, de LDH, de phosphatase alcaline et de bilirubine sérique et allonger le temps de prothrombine.

DIAGNOSTICS INFIRMIERS POSSIBLES

- Connaissances insuffisantes sur le traitement médicamenteux (Enseignement au patient et à ses proches).
- Non-observance du traitement médicamenteux (Enseignement au patient et à ses proches).

INTERVENTIONS INFIRMIÈRES

- Le pharmacien peut intégrer le médicament dans un lavement ou dans un suppositoire.
- Administrer le médicament au même moment tous les jours par rapport à l'heure des repas. Les aliments peuvent augmenter ou diminuer l'absorption du médicament.

ENSEIGNEMENT AU PATIENT ET À SES PROCHES

- Conseiller au patient de suivre scrupuleusement la posologie recommandée et de prendre le propylthiouracile 24 heures sur 24. S'il n'a pas pu prendre le médicament au moment habituel, il doit le prendre dès que possible ; s'il est presque l'heure prévue pour la dose suivante, il devrait prendre les deux doses ensemble. Conseiller au patient de consulter un professionnel de la santé s'il n'a pu prendre plus d'une dose ou s'il veut arrêter le traitement.
- Conseiller au patient de se peser deux ou trois fois par semaine et de prévenir un professionnel de la santé si des changements importants surviennent.
- Prévenir le patient que le propylthiouracile peut parfois provoquer de la somnolence. Lui conseiller de ne pas conduire et d'éviter les activités qui exigent sa vigilance jusqu'à ce qu'on ait la certitude que le médicament n'entraîne pas cet effet chez lui.
- Recommander au patient de consulter un professionnel de la santé au sujet des sources alimentaires d'iode : sel iodé, crustacés.
- Recommander au patient de signaler rapidement à un professionnel de la santé les maux de gorge, la fièvre, les frissons, les céphalées, les malaises, la faiblesse, le jaunissement des yeux ou de la peau, les saignements ou les ecchymoses inhabituels, le rash ou les symptômes d'hyperthyroïdie ou d'hypothyroïdie.
- Conseiller au patient de consulter un professionnel de la santé avant de prendre un médi-

cament en vente libre en même temps que cet agent.

- Inciter le patient à porter sur lui en tout temps une pièce d'identité où est inscrit son traitement médicamenteux. Recommander au patient qui doit suivre un autre traitement ou subir une intervention chirurgicale d'avertir le professionnel de la santé qu'il suit un traitement avec ce médicament.
- Insister sur l'importance des examens réguliers de suivi permettant d'évaluer l'évolution de la maladie et de vérifier les effets secondaires du traitement.

VÉRIFICATION DE L'EFFICACITÉ THÉRAPEUTIQUE

L'efficacité du traitement peut être démontrée par: la diminution de la gravité des symptômes d'hyperthyroïdie (diminution de la fréquence du pouls et gain de poids) ■ la normalisation des résultats des tests de l'exploration fonctionnelle thyroïdienne. ■ Le propylthiouracile peut être administré en traitement d'appoint de courte durée pour préparer le patient à la thyroïdectomie ou à la radiothérapie ou encore pour traiter l'hyperthyroïdie. Le traitement peut durer de 6 mois à plusieurs années; habituellement, la durée moyenne est de un an.

PROTAMINE, SULFATE DE

Injection de sulfate de protamine, USP

CLASSIFICATION:

Antidote (antagoniste de l'héparine)

Grossesse – catégorie inconnue

INDICATIONS

Traitement intensif du surdosage en héparine ■ Neutralisation de l'héparine administrée durant une dialyse, le maintien de la circulation extracorporelle et autres interventions. **Usages non approuvés:** Traitement du surdosage par des composés de type héparine.

MÉCANISME D'ACTION

Base forte formant un complexe avec l'héparine (acide). ***Effets thérapeutiques:*** Inactivation de l'héparine.

PHARMACOCINÉTIQUE

Absorption: Le sulfate de protamine est réservé à l'administration IV; dans ce cas, sa biodisponibilité est totale.

Distribution: Inconnue

Métabolisme et excrétion: Le sort métabolique du sulfate de protamine est inconnu. Le complexe protamine-héparine finit par se décomposer.

Demi-vie: Inconnue.

CONTRE-INDICATIONS ET PRÉCAUTIONS/ MISES EN GARDE

Contre-indications: Antécédents d'intolérance ou d'hypersensibilité à la protamine ou aux produits de poisson.

Précautions/mises en garde: Patients ayant reçu précédemment de l'insuline contenant de la protamine ou hommes ayant subi une vasectomie (risque accru de réactions d'hypersensibilité) ■ Grossesse, allaitement et enfants (l'innocuité du médicament n'a pas été établie) ■ Nouveau-nés (dans leur cas, ne pas reconstituer l'agent avec des diluants renfermant de l'alcool benzylique).

RÉACTIONS INDÉSIRABLES ET EFFETS SECONDAIRES

Resp.: dyspnée.

CV: bradycardie, hypertension, hypotension, hypertension pulmonaire.

GI: nausées, vomissements.

Tég.: bouffées vasomotrices, sensation de chaleur.

Hémat.: saignements.

Loc.: douleurs lombaires.

Divers: réactions d'hypersensibilité, incluant l'ANAPHYLAXIE, l'ANGIO-ŒDÈME et l'ŒDÈME PULMONAIRE.

INTERACTIONS

Médicament-médicament: Aucune interaction notable.

VOIES D'ADMINISTRATION ET POSOLOGIE

IV (adultes et enfants): Chaque mg de protamine neutralise environ 90 unités USP d'activité d'héparine provenant de tissus pulmonaires de bœuf et environ 115 unités USP d'activité d'héparine provenant de la muqueuse intestinale de porc. Si on administre le sulfate de protamine plus de 30 minutes après l'héparine, la moitié de la dose habituelle peut suffire. Les doses ultérieures doivent être établies d'après les études de coagulation.

PRÉSENTATION

Solution pour injection : 10 mg/mL, en fioles de 5 et de 25 mL[Pr].

PHARMACODYNAMIE (renversement de l'effet de l'héparine)

	Début d'action	Pic	Durée
IV	30 – 60 s	inconnu	2 h†

† Selon la température du corps.

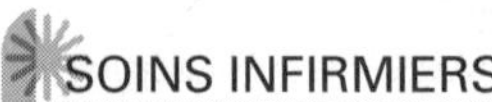

SOINS INFIRMIERS

ÉVALUATION DE LA SITUATION

- Suivre de près les saignements et les hémorragies pendant toute la durée du traitement. L'hémorragie peut récidiver de 8 à 9 heures après le traitement en raison des effets rebond de l'héparine. Les effets rebond peuvent se manifester jusqu'à 18 heures après la fin du traitement chez les patients héparinisés lors des interventions nécessitant l'établissement d'une circulation extracorporelle.
- Déterminer si le patient est allergique aux produits de poisson (saumon) ou s'il a des antécédents de réaction à l'insuline contenant de la protamine ou du sulfate de protamine. Les hommes vasectomisés ou stériles sont davantage prédisposés aux réactions d'hypersensibilité.
- Suivre de près les signes et les symptômes suivants de réactions d'hypersensibilité : urticaire, œdème, toux, respiration sifflante. Garder à la portée de la main de l'épinéphrine, un antihistaminique et le matériel de réanimation pour pouvoir parer à toute réaction d'anaphylaxie.
- Déceler l'hypovolémie avant le début du traitement. Si l'hypovolémie n'est pas corrigée, il y a risque de collapsus cardiovasculaire en raison des effets vasodilatateurs périphériques du sulfate de protamine.

Tests de laboratoire : Mesurer les facteurs de coagulation, le temps de coagulation activé (ACT), le temps de céphaline activé (aPTT) et le temps de thrombine (TT), de 5 à 15 minutes après la fin du traitement et à d'autres reprises, selon les besoins.

DIAGNOSTICS INFIRMIERS POSSIBLES

- Risque d'accident (Indications).
- Atteinte à l'intégrité des tissus (Indications).

INTERVENTIONS INFIRMIÈRES

- Arrêter la perfusion d'héparine. Lorsque le surdosage est léger, on peut traiter le patient en arrêtant simplement l'administration d'héparine.
- Pour juguler l'hémorragie en cas de fort surdosage, il faut parfois administrer également du plasma frais congelé ou du sang entier.
- Les doses varient selon le type d'héparine administrée, la voie d'administration de l'héparine et le temps écoulé depuis qu'on a arrêté l'administration de cet agent.
- Ne pas administrer plus de 100 mg en 2 heures sans vérifier à nouveau les résultats des études de coagulation, car le sulfate de protamine a ses propres propriétés anticoagulantes.

IV : Reconstituer le contenu d'une fiole de 50 mg, dans 5 mL et le contenu d'une fiole de 250 mg, dans 25 mL d'eau stérile ou d'eau bactériostatique pour injection pour obtenir une concentration de 10 mg/mL. Agiter vigoureusement. On doit jeter toute portion inutilisée de la solution reconstituée dans de l'eau stérile pour injection. La solution reconstituée dans de l'eau bactériostatique est stable pendant 24 heures au réfrigérateur. Consulter les directives de chaque fabricant avant de reconstituer la préparation.

IV directe : La solution peut être administrée sans qu'on la dilue.

Vitesse d'administration : La solution peut être administrée par IV lente, en 1 à 3 minutes.

Perfusion intermittente : Diluer dans une solution de D5%E ou de NaCl 0,9 %.

Vitesse d'administration : Administrer à une vitesse inférieure ou égale à 50 mg/10 minutes. Une perfusion rapide peut provoquer de l'hypotension, de la bradycardie, des bouffées vasomotrices ou une sensation de chaleur. Si ces symptômes se manifestent, arrêter la perfusion et prévenir le médecin.

ENSEIGNEMENT AU PATIENT ET À SES PROCHES

- Expliquer le but du traitement au patient. Lui recommander de signaler immédiatement tout saignement récurrent.
- Recommander au patient d'éviter toute activité pouvant entraîner des saignements, comme le rasage, le brossage des dents, les injections ou la prise de la température par voie rectale, ou les déplacements, jusqu'à ce que le risque d'hémorragie soit écarté.

VÉRIFICATION DE L'EFFICACITÉ THÉRAPEUTIQUE

L'efficacité du traitement peut être démontrée par: la maîtrise de l'hémorragie ■ la normalisation des facteurs de coagulation chez les patients héparinisés.

PSEUDOÉPHÉDRINE

Décongestionnant Benylin-ND, Eltor 120, Maxenal, Sirop décongestionnant Balminil, Sudafed, Sudafed 12 Heures

PSEUDOÉPHÉDRINE EN ASSOCIATION

Actifed, Advil Sinus, Allegra-D, Claritin Extra, Drixoral ND, Novahistex, Novahistine, Triaminic

CLASSIFICATION:
Décongestionnant, traitement du rhume
Grossesse – catégorie B

INDICATIONS

Traitement symptomatique de la congestion nasale due à des infections virales aiguës des voies respiratoires supérieures, à la rhinite allergique ou à la rhinite vasomotrice ■ Traitement des allergies en association avec des antihistaminiques ■ Ouverture des trompes d'Eustache obstruées en cas d'inflammation ou d'infections auriculaires chroniques.

MÉCANISME D'ACTION

Stimulation des récepteurs alpha et bêta-adrénergiques ■ Constriction des vaisseaux de la muqueuse des voies respiratoire (stimulation alpha-adrénergique) et bronchodilatation possible (stimulation bêta-adrénergique). ***Effets thérapeutiques:*** Réduction de la congestion nasale, de l'hyperémie et de l'œdème des fosses nasales.

PHARMACOCINÉTIQUE

Absorption: Bonne absorption par suite de l'administration par voie orale.

Distribution: La pseudoéphédrine semble pénétrer dans le liquide céphalorachidien. Elle traverse probablement le placenta et pénètre dans le lait maternel.

Métabolisme et excrétion: La pseudoéphédrine est partiellement métabolisée par le foie. Une fraction de 55 à 75 % est excrétée à l'état inchangé par les reins (selon le pH de l'urine).

Demi-vie: 7 heures (selon le pH de l'urine).

CONTRE-INDICATIONS ET PRÉCAUTIONS/ MISES EN GARDE

Contre-indications: Hypersensibilité à la pseudoéphédrine, à l'un des composants de ce médicament ou aux amines sympathomimétiques ■ Hypertension ou coronaropathie graves ■ Traitement concomitant par un IMAO ou patients qui en ont pris durant les 2 dernières semaines ■ Intolérance connue à l'alcool (certains liquides en renferment).

Précautions/mises en garde: Hyperthyroïdie ■ Diabète ■ Hypertrophie de la prostate ■ Cardiopathie ischémique ■ Glaucome ■ Grossesse ou allaitement (l'innocuité de l'agent n'a pas été établie).

RÉACTIONS INDÉSIRABLES ET EFFETS SECONDAIRES

SNC: CONVULSIONS, anxiété, nervosité, étourdissements, somnolence, excitabilité, peur, hallucinations, céphalées, insomnie, agitation, faiblesse.

Resp.: difficultés respiratoires.

CV: COLLAPSUS CARDIO-VASCULAIRE, palpitations, hypertension, tachycardie.

GI: anorexie, sécheresse de la bouche (xérostomie).

GU: dysurie.

INTERACTIONS

Médicament-médicament: LES **IMAO,** ADMINISTRÉS SIMULTANÉMENT, PEUVENT DÉCLENCHER UNE CRISE HYPERTENSIVE ■ Effets sympathomimétiques additifs lors de l'administration concomitante d'autres **agents sympathomimétiques** ■ Risque d'hypertension ou de bradycardie lors de l'usage concomitant de **bêta-bloquants** ■ Les **médicaments qui acidifient l'urine**, administrés simultanément, peuvent diminuer l'efficacité de la pseudoéphédrine ■ Les **médicaments qui alcalinisent l'urine (bicarbonate de sodium, doses élevées d'antiacides)**, administrés simultanément, peuvent augmenter l'efficacité de la pseudoéphédrine.

Médicament-aliments: Les **aliments qui acidifient l'urine** peuvent diminuer l'efficacité de la pseudoéphédrine ■ Les **aliments qui alcalinisent l'urine** peuvent augmenter l'efficacité de la pseudoéphédrine (voir les listes de l'annexe J).

P

VOIES D'ADMINISTRATION ET POSOLOGIE

PO (adultes et enfants ≥ 12 ans) : de 30 à 60 mg, toutes les 4 à 6 heures, selon les besoins (ne pas dépasser 4 doses en 24 heures) ou 120 mg de la préparation à libération prolongée, toutes les 12 heures, ou 240 mg de la préparation à libération prolongée, toutes les 24 heures.

PO (enfants de 6 à < 12 ans) : 30 mg, toutes les 4 à 6 heures, selon les besoins (ne pas dépasser 120 mg/jour) ou 4 mg/kg/jour (125 mg/m²/jour) en 4 doses fractionnées.

PO (enfants de 2 à < 6 ans) : 15 mg, toutes les 4 à 6 heures, selon les besoins (ne pas dépasser 60 mg/jour) ou 4 mg/kg/jour (125 mg/m²/jour) en 4 doses fractionnées.

PRÉSENTATION (version générique disponible)

Comprimés : 30 mg[VL], 60 mg[VL] ■ **Comprimés à libération prolongée :** 120 mg[VL], 240 mg[VL] ■ **Capsules :** 60 mg[VL] ■ **Capsules à libération prolongée :** 120 mg[VL], 240 mg[VL] ■ **Sirop :** 30 mg/5 mL[VL] ■ **Solution :** 15 mg/5 mL[VL], 30 mg/5 mL[VL] ■ **En association avec :** antihistaminiques, ibuprofène, acétaminophène, antitussifs et expectorants[VL].

PHARMACODYNAMIE (effets décongestionnants)

	DÉBUT D'ACTION	PIC	DURÉE
PO	30 min	inconnu	4 – 8 h
PO-LP†	60 min	inconnu	12 h

† LP = Libération prolongée.

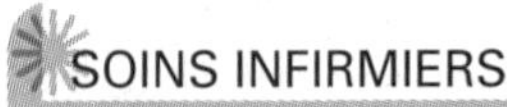

SOINS INFIRMIERS

ÉVALUATION DE LA SITUATION

- Déterminer le degré de congestion (nez, sinus, trompes d'Eustache) avant le traitement et à intervalles réguliers par la suite.
- Mesurer le pouls et la pression artérielle avant le traitement et à intervalles réguliers par la suite.
- Ausculter le murmure vésiculaire et observer les caractéristiques des sécrétions bronchiques. Maintenir l'apport de liquides de 1 500 à 2 000 mL par jour afin de réduire la viscosité des sécrétions.

DIAGNOSTICS INFIRMIERS POSSIBLES

- Dégagement inefficace des voies respiratoires (Indications).
- Connaissances insuffisantes sur le traitement médicamenteux (Enseignement au patient et à ses proches).

INTERVENTIONS INFIRMIÈRES

- Administrer la pseudoéphédrine au moins 2 heures avant l'heure du coucher afin de réduire le risque d'insomnie.
- Les comprimés et les capsules à libération prolongée devraient être avalés tels quels, sans être écrasés, brisés ni mâchés. Si le patient éprouve des difficultés de déglutition, mélanger le contenu des capsules à de la confiture ou à de la gelée, et lui demander d'avaler le mélange sans le mâcher.

ENSEIGNEMENT AU PATIENT ET À SES PROCHES

- Inciter le patient à respecter scrupuleusement la posologie recommandée et à ne pas dépasser la dose prescrite. S'il n'a pu prendre le médicament au moment habituel, il doit le prendre dans l'heure qui suit, sinon, il doit sauter cette dose. L'avertir qu'il ne doit jamais remplacer une dose manquée par une double dose.
- Conseiller au patient de prévenir un professionnel de la santé en cas de nervosité, de fréquence cardiaque lente ou rapide, de difficultés respiratoires, d'hallucinations ou de convulsions, car ces symptômes peuvent indiquer un surdosage.
- Recommander au patient de prévenir un professionnel de la santé si les symptômes ne s'améliorent pas dans les 7 jours ou s'ils s'accompagnent de fièvre.

VÉRIFICATION DE L'EFFICACITÉ THÉRAPEUTIQUE

L'efficacité du traitement peut être démontrée par : la diminution de la congestion nasale ou sinusale ou de la congestion des trompes d'Eustache.

PSYLLIUM

Floralax, Metamucil, Novo-Mucilax, Prodiem, Psyllium

PSYLLIUM EN ASSOCIATION

Prodiem Plus

CLASSIFICATION :
Laxatif (agent de masse), hypocholestérolémiant
Grossesse – catégorie inconnue

INDICATIONS

Traitement adjuvant de l'hypercholestérolémie ■ Traitement de la constipation simple ou chronique, particulièrement si elle est attribuable à une alimentation pauvre en fibres ■ Circonstances où les efforts reliés à la défécation sont contre-indiqués (après un infarctus du myocarde, une chirurgie du rectum ou un alitement prolongé) ■ Amollissement des selles, traitement des hémorroïdes et à la suite d'une chirurgie anorectale ■ Traitement de la diarrhée aqueuse chronique.

MÉCANISME D'ACTION

Combinaison avec l'eau contenue dans les matières intestinales pour former un gel émollient ou une solution visqueuse favorisant le péristaltisme et réduisant le temps de transit. ***Effets thérapeutiques :*** Soulagement et prévention de la constipation.

PHARMACOCINÉTIQUE

Absorption : Le psyllium n'est pas absorbé depuis le tractus gastro-intestinal.

Distribution : L'agent ne se répartit pas dans l'organisme.

Métabolisme et excrétion : Le psyllium est excrété dans les fèces.

Demi-vie : Inconnue.

CONTRE-INDICATIONS ET PRÉCAUTIONS/ MISES EN GARDE

Contre-indications : Hypersensibilité à l'un des composants du produit ■ Douleurs abdominales, nausées ou vomissements (particulièrement si ces symptômes s'accompagnent de fièvre) ■ Symptômes d'abdomen aigu, occlusion intestinale, fécalome ou saignement rectal non diagnostiqué ■ Dysphagie.

Précautions/mises en garde : Adhérences importantes ■ Patients suivant des régimes alimentaires particuliers, car certaines préparations contiennent du sucre ou de l'aspartame et ne devraient pas être administrées dans ce cas ■ Grossesse et allaitement (antécédents d'usage sans danger).

RÉACTIONS INDÉSIRABLES ET EFFETS SECONDAIRES

Resp. : bronchospasme.

GI : crampes, occlusion intestinale ou œsophagienne, nausées, vomissements.

INTERACTIONS

Médicament-médicament : Le psyllium peut diminuer l'absorption de la **warfarine**, des **salicylates** ou des **dérivés digitaliques**, administrés simultanément.

VOIES D'ADMINISTRATION ET POSOLOGIE

PO (adultes) : *Hypocholestérolémiant* – de 3,4 à 5,1 g, 2 ou 3 fois par jour (jusqu'à 10,2 g par jour, au maximum). *Constipation* – 3,4 g, jusqu'à 3 fois par jour (jusqu'à 10,2 g par jour, au maximum). Dissoudre la poudre dans 240 mL de liquide, bien mélanger et boire immédiatement.

PO (enfants ≥ 6 ans) : La moitié de la dose recommandée chez l'adulte, dans 240 mL de liquide, bien mélanger et boire immédiatement.

PRÉSENTATION
(version générique disponible)

Poudre : de 3,3 à 3,5 g/dose ou sachet[VL] ■ **Granules :** 2,5 g/dose[VL] ■ **Capsules :** 579 mg[VL] ou 600 mg[VL] par capsule ■ **En association avec :** séné.

PHARMACODYNAMIE (effet laxatif)

	Début d'action	Pic	Durée
PO	12 – 24 h	2 – 3 jours	inconnue

P

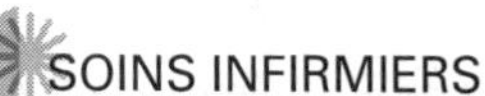

SOINS INFIRMIERS

ÉVALUATION DE LA SITUATION

- Déceler la distension abdominale, ausculter les bruits intestinaux et observer les habitudes normales d'élimination.
- Noter la couleur, la consistance et la quantité des selles évacuées.

Tests de laboratoire : Le psyllium peut entraîner une élévation de la glycémie lors de l'administration prolongée de préparations contenant du sucre.

DIAGNOSTICS INFIRMIERS POSSIBLES

- Constipation (Indications).
- Connaissances insuffisantes sur le traitement médicamenteux (Enseignement au patient et à ses proches).

INTERVENTIONS INFIRMIÈRES

- Le volume contenu dans les sachets n'est pas standardisé, mais chaque sachet renferme de 3 à 3,5 g de psyllium.
- Administrer l'agent avec un grand verre d'eau ou de jus, suivi par un deuxième verre de liquide. La solution devrait être administrée immédiatement après avoir été mélangée, sinon elle fige. Ne pas administrer le médicament sans une quantité suffisante de liquide ; il ne faut pas mâcher les granules.

ENSEIGNEMENT AU PATIENT ET À SES PROCHES

- Recommander au patient de prendre d'autres mesures qui favorisent l'élimination fécale : augmenter la consommation de fibres alimentaires, boire plus de liquides, bouger davantage. Lui expliquer que chaque personne a ses propres habitudes d'élimination et qu'il est tout aussi normal de déféquer trois fois par jour que trois fois par semaine.
- Expliquer au patient qu'il peut prendre le psyllium pendant une période prolongée pour traiter la constipation chronique.
- Recommander au patient souffrant de maladie cardiaque d'éviter les efforts associés à la défécation (manœuvre de Valsalva).
- Prévenir le patient que les laxatifs sont contre-indiqués si la constipation s'accompagne de douleurs abdominales, de nausées, de vomissements ou de fièvre.

P

VÉRIFICATION DE L'EFFICACITÉ THÉRAPEUTIQUE

L'efficacité du traitement peut être démontrée par : l'émission de selles molles bien moulées, habituellement dans les 12 à 24 heures. Les résultats peuvent ne pas se manifester avant 3 jours de traitement.

PYRAZINAMIDE

PMS-Pyrazinamide, Tebrazid

PYRAZINAMIDE/ ISONIAZIDE/RIFAMPIN

Rifater

CLASSIFICATION :
Antituberculeux
Grossesse – catégorie C

INDICATIONS

En association avec d'autres médicaments dans le traitement de la tuberculose en clinique.

MÉCANISME D'ACTION

Mécanisme d'action inconnu. ***Effets thérapeutiques :*** Effet bactériostatique contre les mycobactéries sensibles. **Spectre d'action :** Le médicament n'est actif que contre les mycobactéries.

PHARMACOCINÉTIQUE

Absorption : Bonne absorption par suite de l'administration par voie orale.

Distribution : Le médicament se répartit dans tout l'organisme. De fortes concentrations sont atteintes dans le SNC (équivalentes aux concentrations plasmatiques). Le pyrazinamide est excrété dans le lait maternel.

Métabolisme et excrétion : Le pyrazinamide est surtout métabolisé par le foie. Son métabolite (acide pyrazinoïque) est doué d'une activité antimycobactérienne. Une fraction de 3 à 4 % est excrétée à l'état inchangé par les reins.

Demi-vie : *Pyrazinamide* – 9,5 heures. *Acide pyrazinoïque* – 12 heures. La demi-vie de ces deux composés est prolongée en cas d'insuffisance rénale.

CONTRE-INDICATIONS ET PRÉCAUTIONS/ MISES EN GARDE

Contre-indications : Hypersensibilité ■ Risque de sensibilité croisée avec l'éthionamide, l'isoniazide, la niacine ou l'acide nicotinique ■ Insuffisance hépatique grave.

Précautions/mises en garde : Goutte ■ Diabète ■ Porphyrie intermittente aiguë ■ Grossesse (l'innocuité de l'agent n'a pas été établie) ■ Enfants.

RÉACTIONS INDÉSIRABLES ET EFFETS SECONDAIRES

SNC : <u>HÉPATOTOXICITÉ</u>, anorexie, diarrhée, nausées, vomissements.

GU : dysurie.

Tég. : acné, démangeaisons, photosensibilité, rash.

Hémat. : anémie, thrombocytopénie.

Métab. : <u>hyperuricémie</u>.

Loc. : arthralgie, arthrite goutteuse.

INTERACTIONS

Médicament-médicament : Le pyrazinamide peut entraîner une diminution des concentrations sériques et de l'efficacité de la **cyclosporine** ■ Le médicament peut réduire l'efficacité des **agents uricosuriques**.

VOIES D'ADMINISTRATION ET POSOLOGIE

Le médicament doit toujours être administré avec un autre agent antituberculeux.

- **PO (adultes et adolescents)**: De 15 à 30 mg/kg/jour, en 1 seule dose. On a déjà administré des doses allant jusqu'à 60 mg/kg/jour, en cas de tuberculose résistante à l'isoniazide (ne pas dépasser 2 g/jour, en 1 seule dose, ou 3 g/jour, en doses fractionnées). On peut aussi administrer de 50 à 70 mg/kg, 2 ou 3 fois par semaine (ne pas dépasser 2 g par dose quotidienne ou 3 g par dose, si l'agent est administré 3 fois par semaine ou 4 g par dose, si l'agent est administré 2 fois par semaine). *Patients infectés par le VIH* – de 20 à 30 mg/kg/jour les 2 premiers mois de traitement; les doses ultérieures dépendent du schéma thérapeutique utilisé.
- **PO (enfants)**: 30 mg/kg/jour ou moins (ne pas dépasser 2 g par dose quotidienne ou 3 g par dose, si l'agent est administré 3 fois par semaine ou 4 g par dose, si l'agent est administré 2 fois par semaine).

Pyrazinamide/isoniazide/rifampin

- **PO (adultes dont le poids ≥ 55 kg)**: 6 comprimés par jour en 1 seule dose.
- **PO (adultes dont le poids se situe entre 45 et 54 kg)**: 5 comprimés par jour en 1 seule dose.
- **PO (patients dont le poids ≤ 44 kg)**: 4 comprimés par jour en 1 seule dose.

PRÉSENTATION (version générique disponible)

Comprimés: 500 mg[Pr] ▪ **Comprimés en association**: 300 mg de pyrazinamide avec 50 mg d'isoniazide et 120 mg de rifampine[Pr].

PHARMACODYNAMIE (concentrations sanguines)

	Début d'action	Pic	Durée
PO	inconnu	1 – 2 h (4 – 5 h†)	24 h

† Pour l'acide pyrazinoïque.

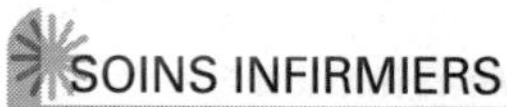

SOINS INFIRMIERS

ÉVALUATION DE LA SITUATION

Prélever des échantillons pour les cultures de mycobactéries et les épreuves de sensibilité, avant de commencer le traitement et à intervalles réguliers par la suite, afin de déceler une résistance éventuelle.

Tests de laboratoire:

- EXAMINER LES RÉSULTATS DES TESTS DE L'EXPLORATION FONCTIONNELLE HÉPATIQUE, AVANT LE TRAITEMENT ET TOUTES LES 2 À 4 SEMAINES, PAR LA SUITE. DES CONCENTRATIONS ACCRUES D'AST ET D'ALT NE RÉVÈLENT PAS NÉCESSAIREMENT UNE HÉPATITE CLINIQUE ET PEUVENT REVENIR À LA NORMALE DURANT LE TRAITEMENT. ON NE DOIT ADMINISTRER LE PYRAZINAMIDE AUX PATIENTS ATTEINTS D'INSUFFISANCE HÉPATIQUE QUE SI CE TRAITEMENT LEUR EST ABSOLUMENT NÉCESSAIRE.
- Noter les concentrations sériques d'acide urique tout au long du traitement. Le pyrazinamide peut entraîner l'élévation de ces concentrations déclenchant une crise de goutte aiguë.
- Le pyrazinamide peut modifier les résultats du dosage des corps cétoniques dans l'urine.

DIAGNOSTICS INFIRMIERS POSSIBLES

- Risque d'infection (Indications).
- Connaissances insuffisantes sur le traitement médicamenteux (Enseignement au patient et à ses proches).
- Non-observance du traitement médicamenteux (Enseignement au patient et à ses proches).

INTERVENTIONS INFIRMIÈRES

Le pyrazinamide peut être administré avec de l'isoniazide ou de la rifampine.

ENSEIGNEMENT AU PATIENT ET À SES PROCHES

- Conseiller au patient de respecter scrupuleusement la posologie recommandée. L'avertir qu'il ne doit jamais sauter de dose ni remplacer une dose manquée par une double dose. S'il n'a pu prendre le médicament au moment habituel, il doit le prendre dès que possible, à moins que ce ne soit presque l'heure prévue pour la dose suivante. Insister sur le fait qu'il est important de poursuivre le traitement même après la disparition des symptômes. La durée du traitement dépend du schéma thérapeutique utilisé et du stade de la maladie sous-jacente.
- Prévenir le patient diabétique que le pyrazinamide peut modifier le dosage des corps cétoniques dans l'urine.
- Conseiller au patient de prévenir un professionnel de la santé s'il ne note aucune amélioration en l'espace de 2 à 3 semaines ou si les symptômes suivants se manifestent: fièvre, anorexie,

malaise, nausées, vomissements, urine foncée, coloration jaunâtre de la peau et des yeux, douleurs ou œdème articulaires.

- Inciter le patient à utiliser des écrans solaires et à porter des vêtements protecteurs pour prévenir les réactions de photosensibilité.
- Insister sur l'importance des examens réguliers de suivi permettant d'évaluer les bienfaits du traitement et de déceler les effets secondaires.

VÉRIFICATION DE L'EFFICACITÉ THÉRAPEUTIQUE

L'efficacité du traitement peut être démontrée par : la résolution des signes et des symptômes de tuberculose ■ des résultats négatifs aux cultures des expectorations. ✳

PYRIDOSTIGMINE

Mestinon, Mestinon SR

CLASSIFICATION :

Cholinergique (inhibiteur de la cholinestérase), antimyasthénique

Grossesse – catégorie C

INDICATIONS

Augmentation de la force musculaire dans le cadre du traitement symptomatique de la myasthénie grave ■ Renversement des effets des bloqueurs neuromusculaires de type non dépolarisant.

MÉCANISME D'ACTION

Inhibition de la décomposition de l'acétylcholine entraînant son accumulation et la prolongation de son effet ■ Effets : myosis ■ élévation du tonus des muscles intestinaux et locomoteurs ■ constriction bronchique et urétérale ■ bradycardie ■ salivation accrue ■ larmoiement ■ transpiration. ***Effets thérapeutiques :*** Amélioration de la fonction musculaire chez les patients souffrant de myasthénie grave ■ Renversement de la paralysie entraînée par les bloqueurs neuromusculaires de type non dépolarisant.

PHARMACOCINÉTIQUE

Absorption : Faible absorption par suite de l'administration par voie orale, ce qui dicte le recours à des doses plus élevées que celles administrées par voie parentérale.

Distribution : Le médicament semble traverser le placenta.

Métabolisme et excrétion : La pyridostigmine est métabolisée par les cholinestérases plasmatiques et le foie.

Demi-vie : *PO* – 3,7 heures ; *IV* – 1,9 heure.

CONTRE-INDICATIONS ET PRÉCAUTIONS/ MISES EN GARDE

Contre-indications : Hypersensibilité à la pyridostigmine, aux inhibiteurs de la cholinestérase ou aux bromures ■ Occlusion mécanique du tractus gastro-intestinal ou génito-urinaire.

Précautions/mises en garde : Antécédents d'asthme ■ Ulcère ■ Maladie cardiovasculaire ■ Épilepsie ■ Hyperthyroïdie ■ Grossesse (risque d'irritation utérine par suite de l'administration par voie IV près du terme ; faiblesse musculaire transitoire chez 20 % des nouveau-nés) ou allaitement.

RÉACTIONS INDÉSIRABLES ET EFFETS SECONDAIRES

SNC : CONVULSIONS, étourdissements, faiblesse.

ORLO : larmoiement, myosis.

Resp. : bronchospasme, sécrétions excessives.

CV : bradycardie, hypotension.

GI : crampes abdominales, diarrhée, salivation excessive, nausées, vomissements.

Tég. : transpiration, rash.

INTERACTIONS

Médicament-médicament : Les **médicaments dotés de propriétés anticholinergiques**, dont les **antihistaminiques**, les **antidépresseurs**, l'**atropine**, l'**halopéridol**, les **phénothiazines**, le **procaïnamide**, la **quinidine** et le **disopyramide**, peuvent contrecarrer les effets cholinergiques de la pyridostigmine ■ La pyridostigmine prolonge l'effet des **relaxants musculaires du type dépolarisant (succinylcholine, décaméthonium)** et des inhibiteurs de la cholinestérase ■ Toxicité additive lors de l'administration simultanée d'autres **inhibiteurs de la cholinestérase**, dont le **démécarium**, l'**écothiopate** et l'**isoflurophate** ■ Le **guanadrel**, la **guanéthidine** ou le **trimétophan**, administrées simultanément, peuvent diminuer les effets de la pyridostigmine administrée dans le traitement de la myasthénie.

VOIES D'ADMINISTRATION ET POSOLOGIE

Myasthénie grave

Commencer le traitement à la pyridostigmine à une posologie inférieure à celle nécessaire pour obtenir l'effet maximal ; augmenter graduellement la posologie quotidienne à des intervalles d'au moins 48 heures.

- **PO (adultes)** : *Comprimés* – de 30 à 60 mg, toutes les 3 ou 4 heures, au départ. *Comprimés à libération prolongée* – de 180 à 540 mg, 1 ou 2 fois par jour (l'écart posologique est de 180 mg à 1,08 g par jour ; risque accru de crises cholinergiques ; il peut s'avérer nécessaire d'administrer simultanément une préparation à libération immédiate).

PRÉSENTATION

Comprimés : 60 mg[Pr] ■ **Comprimés à libération prolongée** : 180 mg[Pr].

PHARMACODYNAMIE (effets cholinergiques)

	Début d'action	Pic	Durée
PO	30 – 35 min	inconnu	3 – 6 h
PO-LP†	30 – 60 min	inconnu	6 – 12 h

† LP = Libération prolongée.

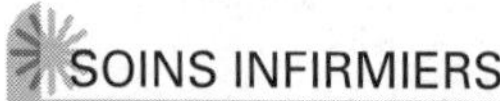

SOINS INFIRMIERS

ÉVALUATION DE LA SITUATION

Mesurer le pouls, la fréquence respiratoire et la pression artérielle avant l'administration de la pyridostigmine. Signaler tout changement marqué au niveau de la fréquence cardiaque.

Myasthénie grave :

- Examiner les réactions neuromusculaires, y compris la capacité vitale, le ptosis, la diplopie, la capacité de mastication, la capacité de déglutition, la préhension manuelle et la démarche avant l'administration du médicament et au moment de son effet maximal. Conseiller au patient de tenir un journal où il notera quotidiennement son état et les effets du médicament.
- Surveiller les signes suivants de surdosage, de dosage insuffisant ou de résistance au traitement : faiblesse musculaire, dyspnée, dysphagie. En cas de surdosage, les symptômes se manifestent habituellement dans l'heure qui suit l'administration alors que, en cas de dosage insuffisant, ils apparaissent 3 heures après l'administration ou plus tard. Les symptômes de surdosage (crise cholinergique) peuvent aussi inclure l'intensification des sécrétions pulmonaires et de la salivation, la bradycardie, les nausées, les vomissements, les crampes, la diarrhée et la diaphorèse. On peut distinguer le surdosage d'un dosage insuffisant par un test au Tensilon (chlorure d'édrophonium).

Antidote contre les bloqueurs neuromusculaires de type non dépolarisant : Suivre le renversement des effets des bloqueurs neuromusculaires à l'aide d'un stimulateur des nerfs périphériques. Le rétablissement musculaire s'effectue habituellement dans l'ordre suivant : diaphragme, muscles intercostaux, muscles de la glotte, muscles abdominaux, muscles des membres, muscles masticateurs et muscles releveurs de la paupière. Suivre de près la faiblesse musculaire résiduelle et la détresse respiratoire pendant toute la période de récupération. Garder les voies aériennes dégagées et maintenir la ventilation jusqu'au rétablissement de la respiration normale.

Toxicité et surdosage : En cas de surdosage, l'antidote est l'atropine.

DIAGNOSTICS INFIRMIERS POSSIBLES

- Mobilité physique réduite (Indications).
- Mode de respiration inefficace (Indications).
- Connaissances insuffisantes sur le traitement médicamenteux (Enseignement au patient et à ses proches).

INTERVENTIONS INFIRMIÈRES

- Chez les patients éprouvant des difficultés de mastication, la pyridostigmine peut être administrée 30 minutes avant les repas.
- Les doses par voies orale et parentérale ne sont pas interchangeables. Les préparations parentérales sont 30 fois plus puissantes.
- Lorsque l'agent est utilisé comme antidote des bloqueurs neuromusculaires de type non dépolarisant, on peut administrer de l'atropine avant de fortes doses de pyridostigmine ou en association avec celle-ci afin de prévenir ou de traiter la bradycardie et d'autres effets secondaires.

PO : Administrer le médicament avec du lait ou des aliments pour en réduire les effets secondaires. Les comprimés à libération prolongée doivent être avalés tels quels sans être écrasés, brisés ni mâchés. On peut administrer les comprimés ordinaires ou le sirop en même temps que les comprimés à libération prolongée pour mieux maîtriser les symptômes. Les tachetures sur les comprimés à libération prolongée n'altèrent en rien leur puissance.

ENSEIGNEMENT AU PATIENT ET À SES PROCHES

- Conseiller au patient de respecter scrupuleusement la posologie recommandée. Le prévenir qu'il ne doit ni sauter de dose, ni remplacer une dose manquée par une double dose. Les patients présentant des antécédents de dysphagie devraient recourir en tout temps à un réveille-matin mécanique ou à piles afin de pouvoir prendre le médicament exactement à l'heure prévue. Les patients souffrant de dysphagie peuvent être incapables d'avaler le médicament si la dose n'est pas prise à l'heure prévue. Si la dose est prise en retard, une crise myasthénique peut se déclencher. La prise prématurée du médicament peut entraîner une crise cholinergique. Les patients souffrant de myasthénie grave doivent suivre ce traitement pendant toute leur vie.

- Conseiller au patient de toujours porter sur lui une pièce d'identité où sont inscrits son problème de santé et son traitement médicamenteux.
- Conseiller au patient d'espacer ses activités afin d'éviter la fatigue.

VÉRIFICATION DE L'EFFICACITÉ THÉRAPEUTIQUE

L'efficacité du traitement peut être démontrée par: le soulagement du ptosis et de la diplopie, l'amélioration de la mastication, de la déglutition, de la force des membres et de la respiration, sans apparition de symptômes cholinergiques ▪ le renversement des effets des bloqueurs neuromusculaires du type non dépolarisant lors d'une anesthésie générale. ✳

P

PYRIDOXINE

Pyridoxine, Vitamine B_6

CLASSIFICATION:

Vitamine B (hydrosoluble)

Grossesse – catégorie A

INDICATIONS

Traitement et prévention des carences en pyridoxine (pouvant être associées à une alimentation inadéquate ou à des maladies chroniques débilitantes) ▪ Traitement et prévention de la neuropathie pouvant être attribuable à un traitement par l'isoniazide ▪ Prise en charge du surdosage aigu par l'isoniazide ▪ Traitement de la toxicité aiguë associée à l'hydrazine contenue dans les champignons du genre *Gyromitra*, de l'anémie sidéroblastique associée à des concentrations sériques de fer élevées et de l'empoisonnement à l'éthylène glycol. **Usage non approuvé**: Traitement et prévention de la neuropathie pouvant être attribuable à un traitement par la pénicillamine.

MÉCANISME D'ACTION

Élément essentiel au métabolisme des acides aminés, des glucides et des lipides ▪ Élément utilisé pour le transport des acides aminés, la formation des neurotransmetteurs et la synthèse des molécules d'hème. ***Effets thérapeutiques:*** Prévention des carences en pyridoxine ▪ Prévention ou renversement de la neuropathie attribuable au traitement par la pénicillamine ou l'isoniazide.

PHARMACOCINÉTIQUE

Absorption: Bonne absorption depuis le tractus gastro-intestinal.

Distribution: La pyridoxine est emmagasinée dans le foie, les muscles et le cerveau. Elle traverse le placenta et pénètre dans le lait maternel.

Métabolisme et excrétion: La pyridoxine est transformée dans les globules rouges en phosphate et en un autre métabolite actif. Les quantités supérieures aux besoins quotidiens sont excrétées à l'état inchangé par les reins.

Demi-vie: De 15 à 20 jours.

CONTRE-INDICATIONS ET PRÉCAUTIONS/ MISES EN GARDE

Contre-indications: Hypersensibilité à la vitamine B_6 ou à toute préparation pharmaceutique qui en contient.

Précautions/mises en garde: Maladie de Parkinson (traitement par la lévodopa seulement) ▪ Grossesse (la prise prolongée de doses élevées peut provoquer le syndrome de dépendance à la pyridoxine chez le nouveau-né).

RÉACTIONS INDÉSIRABLES ET EFFETS SECONDAIRES

Les réactions indésirables énumérées ci-dessous ont été observées lors de l'administration de doses très élevées seulement.

SNC: neuropathie sensorielle.

Divers: syndrome de dépendance à la pyridoxine.

INTERACTIONS

Médicament-médicament: La pyridoxine entrave la réponse thérapeutique à la **lévodopa** ▪ L'**isoniazide**, l'**hydralazine**, le **chloramphénicol**, la **pénicillamine**, les **œstrogènes** et les **immunodépresseurs**, administrés simultanément, augmentent les besoins en pyridoxine.

VOIES D'ADMINISTRATION ET POSOLOGIE

Prévention des carences

- **PO (adultes et enfants > 10 ans) :** De 1 à 1,7 mg par jour (administrer de plus fortes doses lors d'un traitement concomitant par la cyclosérine, l'éthionamide, les immunosuppresseurs, l'isoniazide, la pénicillamine et les contraceptifs oraux renfermant des œstrogènes).
- **PO (enfants de 4 à 10 ans) :** De 0,6 à 1 mg par jour (administrer de plus fortes doses lors d'un traitement concomitant par la cyclosérine, l'éthionamide, les immunosuppresseurs, l'isoniazide et la pénicillamine).
- **PO (enfants de la naissance à 3 ans) :** De 0,1 à 0,5 mg par jour (administrer de plus fortes doses lors d'un traitement concomitant par la cyclosérine, l'éthionamide, les immunosuppresseurs, l'isoniazide et la pénicillamine).

Traitement des carences

- **PO, IM, IV (adultes et enfants) :** La dose doit être adaptée aux besoins individuels. Écart posologique : de 2,5 à 10 mg par jour. *Traitement d'entretien* – de 2 à 5 mg par jour.

Syndrome de dépendance à la pyridoxine

- **IM, IV (nourrissons) :** De 10 à 100 mg par jour. Certains enfants auront besoin d'un apport complémentaire par voie orale de 2 à 100 mg par jour toute leur vie durant.

Anémie sidéroblastique héréditaire

- **PO :** De 200 à 600 mg par jour.

Surdosage par l'isoniazide

- **IM, IV (adultes) :** Quantité en mg égale à la quantité d'isoniazide ingérée ; si la dose d'isoniazide ingérée est inconnue, administrer 5 g par voie IV toutes les 30 minutes jusqu'à l'arrêt des convulsions.

Prévention de la neurotoxicité induite par l'isoniazide

- **PO (adultes) :** De 10 à 50 mg par jour.

Empoisonnement à l'éthylène glycol

- **IV (adultes) :** 100 mg par voie IV jusqu'à l'élimination de l'éthylène glycol et de son métabolite.

Empoisonnement aux champignons

- **IV (adultes) :** *Dose initiale* – 2,5 mg/kg. Répéter au besoin afin de maîtriser les convulsions.

PRÉSENTATION (version générique disponible)

Comprimés : 10 mg[VL], 25 mg[VL], 50 mg[VL], 100 mg[VL], 200 mg[VL], 250 mg[VL], 500 mg[VL] ■ **Solution pour injection :** 100 mg/mL, en fioles de 10 et de 30 mL[Pr] ■ **En association avec :** vitamines, minéraux, oligo-éléments dans diverses préparations vitaminiques[VL].

PHARMACODYNAMIE

	Début d'action	Pic	Durée
PO, IM, IV	inconnu	inconnu	inconnue

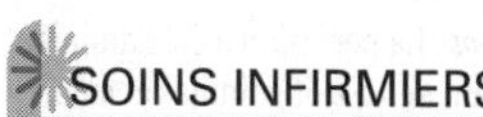

SOINS INFIRMIERS

ÉVALUATION DE LA SITUATION

Observer le patient avant le traitement puis à intervalles réguliers pendant toute sa durée, à la recherche de signes de carence en vitamine B_6 : anémie, dermatite, chéilite, irritabilité, convulsions, nausées et vomissements. Prendre les précautions qui s'imposent en cas de convulsions chez les nourrissons présentant une dépendance à la vitamine B_6.

Tests de laboratoire : La pyridoxine peut entraîner des concentrations faussement élevées d'urobilinogène.

DIAGNOSTICS INFIRMIERS POSSIBLES

- Alimentation déficiente (Indications).
- Connaissances insuffisantes sur le traitement médicamenteux (Enseignement au patient et à ses proches).

INTERVENTIONS INFIRMIÈRES

- On administre habituellement la pyridoxine en association avec d'autres vitamines, car il est rare que le patient ne présente que ce seul type d'avitaminose.
- L'administration de la vitamine B_6 par voie parentérale est réservée aux patients qui sont incapables de prendre les comprimés par voie orale, qui souffrent de nausées ou de vomissements ou qui sont atteints d'un syndrome de malabsorption.
- Garder la solution parentérale à l'abri de la lumière, car elle peut se décomposer.

PO : Les capsules et les comprimés à libération prolongée doivent être avalés tels quels ; il ne faut pas les écraser, les briser ou les mâcher. Chez les patients qui sont incapables d'avaler, on peut mélanger le contenu des capsules à de la confiture ou à de la gelée.

IM : Assurer la rotation des points d'injection : une sensation de brûlure ou de picotement peut se produire au point d'injection.

IV :

- On peut administrer le médicament par IV directe ou par perfusion, dans des solutions IV standard. Consulter les directives de chaque fabricant avant de reconstituer la préparation.
- Les convulsions attribuables à la dépendance à la vitamine B_6 devraient cesser dans les 2 ou 3 minutes suivant l'administration IV de pyridoxine.

Vitesse d'administration : La perfusion a été administrée en périodes allant de 15 à 30 minutes et même jusqu'à 3 heures.

Associations incompatibles : riboflavine ▪ solutions alcalines.

ENSEIGNEMENT AU PATIENT ET À SES PROCHES

- Conseiller au patient de prendre le médicament en respectant rigoureusement la posologie recommandée. S'il n'a pu le prendre au moment habituel, il peut sauter la dose, car la carence en vitamine B_6 ne survient qu'après un long laps de temps.
- Conseiller au patient de respecter scrupuleusement les recommandations diététiques du professionnel de la santé. Lui expliquer que la meilleure source de vitamines est une alimentation bien équilibrée contenant des aliments provenant des 4 principaux groupes. Les aliments riches en vitamine B_6 comprennent les bananes, les céréales de grain entier, les pommes de terre, les haricots de Lima et la viande.
- Recommander au patient qui pratique l'automédication par des suppléments vitaminiques de ne pas dépasser les taux quotidiens recommandés (voir l'annexe K). L'efficacité de mégadoses dans le traitement de diverses affections n'a pas été prouvée. De telles doses peuvent entraîner des effets secondaires comme une démarche instable, l'engourdissement des pieds et des problèmes de coordination du mouvement des mains.
- Insister sur l'importance des examens de suivi permettant d'évaluer les bienfaits du traitement.

VÉRIFICATION DE L'EFFICACITÉ THÉRAPEUTIQUE

L'efficacité du traitement peut être démontrée par : la diminution des symptômes de carence en vitamine B_6. ✱

P

PYRIMÉTHAMINE

Daraprim

CLASSIFICATION :

Anti-infectieux (antiprotozoaire)

Grossesse – catégorie C

INDICATIONS

Chimioprophylaxie du paludisme dû à des souches sensibles de plasmodies ▪ Traitement de la malaria résistant à la chloroquine, en association avec d'autres antipaludéens ▪ Traitement de la toxoplasmose en association avec des sulfamides. **Usages non approuvés** : Traitement de la pneumonie à *Pneumocystis carinii* en association avec d'autres agents (sulfamides, dapsone).

MÉCANISME D'ACTION

Liaison à une enzyme des protozoaires entraînant la déplétion de l'acide folique. ***Effets thérapeutiques*** : Destruction et arrêt de la croissance des microorganismes sensibles (protozoaires).

PHARMACOCINÉTIQUE

Absorption : Bonne absorption par suite de l'administration par voie orale.

Distribution : Le médicament se répartit dans tout l'organisme ; on le retrouve en fortes concentrations dans les globules sanguins, les reins, les poumons, le foie et la rate. Une certaine fraction pénètre dans le liquide céphalorachidien (de 13 à 26 % des concentrations sériques). La pyriméthamine traverse le placenta et pénètre dans le lait maternel.

Métabolisme et excrétion : La pyriméthamine est surtout métabolisée par le foie. Une fraction de 20 à 30 % est excrétée à l'état inchangé par les reins.

Demi-vie : 4 jours (plus courte chez les patients atteints du sida).

CONTRE-INDICATIONS ET PRÉCAUTIONS/ MISES EN GARDE

Contre-indications : Hypersensibilité.

Précautions/mises en garde : Les 14 à 16 premières semaines de la grossesse ▪ Anémie mégaloblastique attribuable à une carence en folate ▪ Traitement par des inhibiteurs des folates, administrés simultanément (risque d'anémie mégaloblastique) ▪ Antécédents de convulsions (doses élevées) ▪ Anémie ou aplasie médullaire sous-jacentes ▪ Insuffisance hépatique ▪ Carence en G-6-PD ▪ Après

16 semaines de grossesse (l'administration concomitante de leucovorine peut s'avérer nécessaire) ▪ Allaitement (des doses élevées, administrées à la mère, peuvent provoquer une carence en acide folique chez le nourrisson).

RÉACTIONS INDÉSIRABLES ET EFFETS SECONDAIRES

SNC : CONVULSIONS (doses élevées), céphalées, insomnie, sensation de tête légère, malaise, dépression.

Resp. : sécheresse de la gorge, éosinophilie pulmonaire.

CV : ARYTHMIES (doses élevées).

GI : glossite atrophique (doses élevées), anorexie, diarrhée, nausées.

GU : hématurie.

Tég. : pigmentation anormale, dermatite.

Hémat. : anémie mégaloblastique (doses élevées), pancytopénie, thrombocytopénie.

Divers : fièvre.

INTERACTIONS

Médicament-médicament : Risque accru d'aplasie médullaire lors de l'administration concomitante d'autres **dépresseurs de la moelle osseuse**, incluant les **antinéoplasiques** ou la **radiothérapie** ▪ Risque accru d'anémie mégaloblastique, lors de l'administration simultanée d'**inhibiteurs des folates (méthotrexate)** ; éviter l'administration concomitante.

VOIES D'ADMINISTRATION ET POSOLOGIE

Chimioprophylaxie du paludisme

- **PO (adultes et enfants > 10 ans) :** 25 mg par semaine.
- **PO (enfants de 5 à 10 ans) :** 12,5 mg par semaine.
- **PO (nourrissons et enfants < 5 ans) :** 6,25 mg par semaine.

Commencer 1 semaine avant l'arrivée dans la zone endémique, poursuivre 1 fois par semaine pendant le séjour et continuer 4 semaines après le retour.

Traitement de la malaria

- **PO (adultes) :** 25 mg par jour, pendant 2 jours, en association avec des schizonticides à action rapide (chloroquine, amiodaquine, quinacrine ou quinine).
- **Monothérapie**
  PO (adultes) : 50 mg par jour, pendant 2 jours.
  PO (enfants de 4 à 10 ans) : 25 mg par jour, pendant 2 jours.
- **Dose unique en association avec du sulfalène ou de la sulfadoxine**
  PO (adultes et enfants > 14 ans) : De 50 à 75 mg, avec 1 à 1,5 g de sulfalène ou de sulfadoxine.
  PO (enfants de 9 à 14 ans) : 50 mg, avec 1 g de sulfalène ou de sulfadoxine.
  PO (enfants de 4 à 8 ans) : 25 mg, avec 500 mg de sulfalène ou de sulfadoxine.
  PO (enfants de < 4 ans) : 12,5 mg, avec 250 mg de sulfalène ou de sulfadoxine.

Toxoplasmose

- **PO (adultes et enfants > 6 ans) :** Initialement, 50 mg, suivis de 25 mg par jour, avec 150 mg/kg/jour de sulfadiazine (4 g au maximum), en 4 doses fractionnées.
- **PO (enfants de 2 à 6 ans) :** Initialement, 25 mg, suivis de 12,5 mg par jour, avec 150 mg/kg/jour de sulfadiazine (2 g au maximum), en 4 doses fractionnées.
- **PO (enfants de 10 mois à < 2 ans) :** 12,5 mg avec 150 mg/kg/jour de sulfadiazine (1,5 g au maximum), en 4 doses fractionnées.
- **PO (nourrissons de 3 mois à 9 mois) :** 6,25 mg, avec 100 mg/kg/jour de sulfadiazine (1 g au maximum), en 4 doses fractionnées.
- **PO (nourrissons de moins de 3 mois) :** 6,25 mg, tous les 2 jours, avec 100 mg/kg de sulfadiazine (750 mg au maximum), tous les 2 jours, en 4 doses fractionnées.

PRÉSENTATION

Comprimés : 25 mg[Pr].

PHARMACODYNAMIE (concentrations sanguines)

	DÉBUT D'ACTION	PIC	DURÉE
PO	inconnu	3 h	2 semaines†

† Concentrations entraînant la disparition des symptômes.

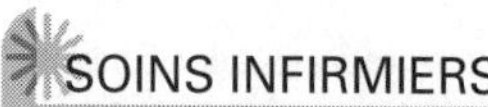

SOINS INFIRMIERS

ÉVALUATION DE LA SITUATION

Observer le patient tous les jours, pendant toute la durée du traitement, pour déceler une amélioration des signes et des symptômes d'infection.

Tests de laboratoire : Noter à intervalles réguliers, pendant toute la durée du traitement, la numération globulaire et la numération plaquettaire (deux fois par semaine, chez les patients atteints de toxoplasmose). La pyriméthamine peut diminuer le nombre de leucocytes et de plaquettes.

DIAGNOSTICS INFIRMIERS POSSIBLES

- Risque d'infection (Indications).
- Connaissances insuffisantes sur le traitement médicamenteux (Enseignement au patient et à ses proches).

INTERVENTIONS INFIRMIÈRES

- On peut administrer en concomitance de la leucovorine pour prévenir la carence en acide folique et pour normaliser l'hématopoïèse.
- Administrer le médicament avec du lait ou avec des aliments afin de réduire la gêne gastro-intestinale.
- Dans le cas des patients qui éprouvent des difficultés de déglutition, le pharmacien peut écraser les comprimés et les mélanger à un soluté salin ou à tout autre véhicule.

ENSEIGNEMENT AU PATIENT ET À SES PROCHES

- Conseiller au patient de respecter scrupuleusement la posologie recommandée et de prendre toute la quantité de médicament qui lui a été prescrite même s'il se sent mieux. S'il saute une dose, il doit la prendre dès que possible à moins qu'il ne soit presque l'heure prévue pour la dose suivante. Le prévenir qu'il ne faut jamais remplacer une dose manquée par une double dose.
- Recommander au patient de prévenir rapidement un professionnel de la santé en cas de maux de gorge, de pâleur, de purpura ou de glossite. Lui recommander également d'arrêter de prendre la pyriméthamine et de consulter un professionnel de la santé dès que les premiers signes de rash cutané se manifestent, ou s'il ne note aucune amélioration de son état en l'espace de quelques jours.
- Insister sur l'importance des tests de laboratoire aux intervalles prévus, particulièrement dans le cas du patient prenant des doses élevées de médicament. Expliquer au patient qu'il ne devrait pas remettre ni annuler ses rendez-vous.

P

VÉRIFICATION DE L'EFFICACITÉ THÉRAPEUTIQUE

L'efficacité du traitement peut être démontrée par : la diminution des signes et des symptômes de malaria ■ la diminution des signes et des symptômes de toxoplasmose. ✱

QUÉTIAPINE

Seroquel

CLASSIFICATION:

Antipsychotique

Grossesse – catégorie C

INDICATIONS

Traitement d'entretien des manifestations de la schizophrénie.

MÉCANISME D'ACTION

Probablement, effet antagoniste sur la dopamine et la sérotonine ■ Également, effet antagoniste sur les récepteurs H_1 de l'histamine et les récepteurs $alpha_1$-adrénergiques. ***Effets thérapeutiques:*** Diminution des manifestations de psychose.

PHARMACOCINÉTIQUE

Absorption: Bonne absorption par suite de l'administration par voie orale.

Distribution: Le médicament se répartit dans tout l'organisme.

Métabolisme et excrétion: La quétiapine est fortement métabolisée par le foie (principalement par l'isoenzyme CYP 3A4 du cytochrome P450); une fraction inférieure à 1 % est excrétée à l'état inchangé par les reins.

Demi-vie: 6 heures.

CONTRE-INDICATIONS ET PRÉCAUTIONS/ MISES EN GARDE

Contre-indications: Hypersensibilité.

Précautions/mises en garde: Maladie cardiovasculaire ou accident vasculaire cérébral, déshydratation ou hypovolémie (risque accru d'hypotension) ■ Antécédents de convulsions, maladie d'Alzheimer ou personnes âgées d'au moins 65 ans ■ Insuffisance hépatique (une réduction de la dose peut s'avérer nécessaire) ■ Hypothyroïdie (risque d'exacerbation) ■ Antécédents de tentatives de suicide ■ Grossesse, allaitement ou enfants (l'innocuité du médicament n'a pas été établie).

RÉACTIONS INDÉSIRABLES ET EFFETS SECONDAIRES

SNC: SYNDROME MALIN DES NEUROLEPTIQUES, CONVULSIONS, étourdissements, trouble cognitif, symptômes extrapyramidaux, sédation, dyskinésie tardive.

ORLO: douleurs auriculaires, rhinite.

Resp.: toux, dyspnée, pharyngite.

CV: palpitations, œdème périphérique, hypotension orthostatique.

GI: anorexie, constipation, sécheresse de la bouche (xérostomie), dyspepsie.

Tég.: transpiration.

Hémat.: leucopénie.

Métab.: gain pondéral.

Divers: syndrome pseudo-grippal.

INTERACTIONS

Médicament-médicament: Effets additifs sur la dépression du SNC lors de l'usage concomitant d'autres **dépresseurs du SNC**, incluant l'**alcool**, les **antihistaminiques**, les **analgésiques opiacés** ou les **hypnosédatifs** ■ Risque accru d'hypotension lors de l'ingestion de grandes quantités d'**alcool** ou de la prise d'**antihypertenseurs** ■ La **phénytoïne** et la **thioridazine** augmentent la clairance de la quétiapine et en réduisent l'efficacité (il peut s'avérer nécessaire d'adapter la dose); des effets similaires peuvent survenir lors de l'administration de **carbamazépine**, de **barbituriques**, de **rifampine** ou de **corticostéroïdes** ■ Les effets de la quétiapine peuvent être accrus par le **kétoconazole**, l'**itraconazole**, le **fluconazole** ou l'**érythromycine** ainsi que par d'autres agents qui **inhibent l'isoenzyme CYP 3A4 du cytochrome P450**.

VOIES D'ADMINISTRATION ET POSOLOGIE

PO (adultes): Dose initiale de 25 mg, 2 fois par jour, majorée en l'espace de 4 à 7 jours par paliers de 25 à 50 mg, 2 fois par jour, jusqu'à concurrence de la dose cible de 300 mg par jour, en 2 prises fractionnées.

PRÉSENTATION

Comprimés: 25 mg[Pr], 100 mg[Pr], 150 mg[Pr], 200 mg[Pr], 300 mg[Pr].

PHARMACODYNAMIE (effets antipsychotiques)

	Début d'action	Pic	Durée
PO	inconnu	inconnu	8 – 12 h

SOINS INFIRMIERS

ÉVALUATION DE LA SITUATION

- Évaluer l'état mental du patient (délire, hallucinations et troubles de comportement), avant le traitement et à intervalles réguliers pendant toute sa durée.

- Noter les sautes d'humeur du patient. Rester à l'affût des tendances suicidaires, particulièrement en début de traitement. Limiter la quantité de médicament dont le patient peut disposer.
- Mesurer la pression artérielle (en position assise, debout et couchée) et le pouls du patient avant le traitement et à intervalles fréquents pendant la période initiale d'adaptation de la posologie. En cas d'hypotension, revenir à la dose précédente.
- Observer le patient attentivement lorsqu'on lui administre le médicament pour s'assurer qu'il l'a bien avalé.
- Observer étroitement le patient pour déceler l'apparition d'effets secondaires extrapyramidaux (*acathisie* : besoin irrépressible de bouger ; *dystonie* : spasmes musculaires, mouvements de torsion ; ou *pseudoparkinsonisme* : faciès rigide, rigidité, tremblements, bouche ouverte laissant s'échapper la salive, démarche traînante, dysphagie). Signaler ces symptômes ; il peut s'avérer nécessaire de réduire la dose ou de cesser le traitement. On peut administrer du trihexyphénidyle ou de la diphenhydramine pour maîtriser ces symptômes.
- Rester à l'affût des symptômes de dyskinésie tardive (mouvements involontaires rythmiques de la bouche, du visage et des membres). Signaler immédiatement ces symptômes, qui peuvent être irréversibles.
- SUIVRE DE PRÈS L'APPARITION DES SYMPTÔMES SUIVANTS DU SYNDROME MALIN DES NEUROLEPTIQUES : FIÈVRE, DÉTRESSE RESPIRATOIRE, TACHYCARDIE, CONVULSIONS, DIAPHORÈSE, HYPERTENSION OU HYPOTENSION, PÂLEUR, FATIGUE. SIGNALER IMMÉDIATEMENT AU MÉDECIN OU À UN AUTRE PROFESSIONNEL DE LA SANTÉ LA PRÉSENCE DE CES SYMPTÔMES.

Tests de laboratoire :

- La quétiapine peut entraîner des élévations asymptomatiques des taux d'AST et d'ALT.
- La quétiapine peut également entraîner l'anémie, la thrombocytopénie, la leucocytose et la leucopénie.
- Le médicament peut également élever les concentrations de cholestérol total et de triglycérides.

DIAGNOSTICS INFIRMIERS POSSIBLES

- Risque de violence (Indications).
- Opérations de la pensée perturbées (Indications).
- Risque d'accident (Effets secondaires).

INTERVENTIONS INFIRMIÈRES

- Si le traitement est repris après un arrêt de plus de 1 semaine, reprendre le processus d'adaptation de la posologie depuis le début.
- La quétiapine peut être administrée avec ou sans aliments.

ENSEIGNEMENT AU PATIENT ET À SES PROCHES

- Conseiller au patient de respecter scrupuleusement la posologie recommandée.
- Informer le patient du risque d'apparition de symptômes extrapyramidaux. Lui recommander de signaler immédiatement ces symptômes à un professionnel de la santé.
- Recommander au patient de changer lentement de position afin de réduire les risques d'hypotension orthostatique.
- Prévenir le patient que la quétiapine peut provoquer de la somnolence. Lui conseiller de ne pas conduire et d'éviter les activités qui exigent sa vigilance jusqu'à ce qu'on ait la certitude que le médicament n'entraîne pas cet effet chez lui.
- Conseiller au patient d'éviter les écarts de températures importants, étant donné que ce médicament altère la thérmorégulation.
- Recommander au patient de ne pas consommer d'alcool et de ne pas prendre d'autres dépresseurs du SNC ou des médicaments en vente libre sans avoir consulté au préalable un professionnel de la santé.
- Inciter la patiente à prévenir un professionnel de la santé si elle est enceinte ou désire le devenir, ou si elle allaite ou prévoit le faire.
- Recommander au patient qui doit suivre un autre traitement ou subir une intervention chirurgicale d'avertir le professionnel de la santé qu'il suit un traitement par ce médicament.
- Recommander au patient d'informer un professionnel de la santé sans tarder en cas de maux de gorge, de fièvre, de saignements inhabituels, d'ecchymoses ou de rash.
- Insister sur l'importance d'un suivi constant, de la psychothérapie et de la surveillance des effets secondaires. Des examens ophtalmologiques devraient être réalisés avant le traitement et tous les six mois pendant toute sa durée.

VÉRIFICATION DE L'EFFICACITÉ THÉRAPEUTIQUE

L'efficacité du traitement peut être démontrée par : la diminution des symptômes psychotiques tels que l'excitation, la paranoïa ou le repli sur soi.

QUINAPRIL,

voir Inhibiteurs de l'enzyme de conversion de l'angiotensine (IECA)

QUINIDINE

quinidine, bisulfate de
Biquin Durules

quinidine, gluconate de
Apo-Quin-G, Quinate

quinidine, polygalacturonate de
Ce médicament n'est pas commercialisé au Canada.

quinidine, sulfate de
Apo-Quinidine, Novo-Quinidin, Quinidine, Quinidine sulfate inj.

CLASSIFICATION :
Antiarythmiques (classe IA)
Grossesse – catégorie C

INDICATIONS

Traitement d'une vaste gamme d'arythmies ventriculaires et auriculaires dont : les contractions auriculaires prématurées ▪ les contractions ventriculaires prématurées ▪ la tachycardie ventriculaire ▪ la tachycardie auriculaire paroxystique ▪ le maintien d'un rythme sinusal normal après cardioversion, en cas de fibrillation ou de flutter auriculaire. **Usages non approuvés :** Traitement du paludisme (gluconate par voie IV seulement).

MÉCANISME D'ACTION

Diminution de l'excitabilité du myocarde ▪ Diminution de la vitesse de conduction. ***Effets thérapeutiques :*** Suppression des arythmies.

PHARMACOCINÉTIQUE

Absorption : Bonne absorption depuis le tractus gastro-intestinal et les points d'injection IM. L'absorption des préparations PO à libération prolongée de sulfate de quinidine ou de gluconate de quinidine et du sel de polygalacturonate est plus lente.

Distribution : Le médicament se répartit dans tout l'organisme. Il traverse le placenta et pénètre dans le lait maternel.

Métabolisme et excrétion : L'agent est métabolisé par le foie. Une fraction de 10 à 30 % est excrétée à l'état inchangé par les reins.

Demi-vie : De 6 à 8 heures (prolongée en cas d'insuffisance cardiaque ou d'insuffisance hépatique grave).

CONTRE-INDICATIONS ET PRÉCAUTIONS/ MISES EN GARDE

Contre-indications : Hypersensibilité ▪ Bloc AV complet ou du 2e degré ▪ Troubles de conduction nodale ou idioventriculaire ▪ Insuffisance cardiaque non compensée ▪ Toxicité digitalique ▪ Prolongation de l'intervalle QT ▪ Antécédents de torsades de pointes lors de la prise de ces médicaments ▪ Myasthénie grave.

Précautions/mises en garde : Insuffisance cardiaque ou insuffisance hépatique grave (il est recommandé de réduire la dose) ▪ Hypokaliémie ou hypomagnésémie (risque accru de prolongation des intervalles QT_c) ▪ Grossesse, allaitement ou enfants (l'innocuité du médicament n'a pas été établie ; il ne faudrait pas administrer aux enfants des préparations à libération prolongée).

RÉACTIONS INDÉSIRABLES ET EFFETS SECONDAIRES

SNC : étourdissements, céphalées, syncope.
ORLO : vision trouble, diplopie, mydriase, photophobie, acouphènes.
CV : HYPOTENSION, arythmies, tachycardie.
GI : anorexie, crampes, diarrhée, nausées, goût amer, hépatite médicamenteuse.
Tég. : rash.
Hémat. : anémie hémolytique, thrombocytopénie.
Divers : fièvre.

INTERACTIONS

Médicament-médicament : La quinidine élève les concentrations sériques de **digoxine** et peut mener à une toxicité (il est recommandé de réduire la dose de digoxine) ▪ L'**amiodarone** élève les concentrations de quinidine et augmente le risque de toxicité ▪ La **phénytoïne**, le **phénobarbital** et la **rifampine** peuvent accélérer le métabolisme de la quinidine et en réduire l'efficacité ▪ La **cimétidine**, le **diltiazem** et le **vérapamil** ralentissent le métabolisme de la quinidine et peuvent en augmenter les concentrations sanguines ▪ Les **inhibiteurs de l'anhydrase**

Q

carbonique et les **diurétiques thiazidiques** retardent l'excrétion de la quinidine et en augmentent les effets ■ La quinidine accentue l'effet des **bloqueurs neuromusculaires** et de la **warfarine** ■ Risque d'hypotension additive lors de l'administration concomitante d'**antihypertenseurs** et de **dérivés nitrés** ainsi que de l'ingestion de grandes quantités d'**alcool** ■ La quinidine peut augmenter les concentrations de **procaïnamide**, de **propafénone** ou d'**antidépresseurs tricycliques** et accroître le risque de toxicité lié à ces médicaments ■ La quinidine peut contrecarrer les effets du **traitement anticholinestérasique** chez les patients souffrant de myasthénie grave ■ Les **médicaments qui alcalinisent l'urine**, incluant les **antiacides** à doses élevées ou le **bicarbonate de sodium**, élèvent les concentrations sanguines de quinidine et augmentent le risque de toxicité ■ Risque d'effets anticholinergiques accrus lors de l'administration concomitante d'**agents doués de propriétés anticholinergiques**, incluant les **antihistaminiques** et les **antidépresseurs tricycliques** ■ Risque accru d'arythmies en cas d'administration concomitante de **pimozide**.

Médicament-aliments : Les **aliments qui alcalinisent l'urine** (voir l'annexe J) peuvent élever les concentrations sériques de quinidine et augmenter le risque de toxicité.

VOIES D'ADMINISTRATION ET POSOLOGIE

Bisufate de quinidine (quinidine à 66 %)

Un comprimé de bisulfate à 250 mg équivaut à 200 mg de sulfate de quinidine.

- **PO (adultes) :** De 500 mg à 1 250 mg de bisulfate de quinidine, toutes les 12 heures.

Gluconate de quinidine (quinidine à 62 %)

- **PO (adultes) :** De 325 à 650 mg, 3 ou 4 fois par jour.

Sulfate de quinidine (quinidine à 83 %)

- **PO (adultes) :** *Tachycardie supraventriculaire paroxystique* – de 400 à 600 mg, toutes les 2 ou 3 heures, jusqu'à ce que l'arythmie soit réprimée. *Cardioversion en cas de fibrillation auriculaire* – 200 mg, toutes les 2 ou 3 heures (de 5 à 8 doses) ; on peut augmenter la dose quotidienne selon les besoins (ne pas dépasser 4 g par jour). *Contractions auriculaires ou ventriculaires prématurées* – de 200 à 300 mg, toutes les 6 à 8 heures (ne pas dépasser 4 g par jour).
- **IM (adultes) :** *Fibrillation atrioventriculaire* – de 190 à 380 mg, toutes les 2 à 4 heures jusqu'à concurrence d'une dose totale de 3 g par jour.

PRÉSENTATION (version générique disponible)

- **Bisulfate de quinidine**
  Comprimés à libération progressive : 250 mg[Pr].
- **Gluconate de quinidine**
  Comprimés : 325 mg[Pr] ■ **Solution pour injection IV :** offerte par le biais du programme d'accès spécial aux médicaments du Canada.
- **Polygalacturonate de quinidine**
  Ce médicament n'est pas commercialisé au Canada.
- **Sulfate de quinidine**
  Comprimés : 200 mg[Pr] ■ **Solution pour injection IM :** 190 mg/mL[Pr].

PHARMACODYNAMIE (effets antiarythmiques)

	DÉBUT D'ACTION	PIC	DURÉE
PO (sulfate)	30 min	1 – 1,5 h	6 – 8 h
PO-LP[†] (sulfate)	inconnu	4 h	8 – 12 h
PO (gluconate)	inconnu	3 – 4 h	6 – 8 h
PO (polygalacturonate)	inconnu	6 h	8 – 12 h
IM	30 min	30 – 90 min	6 – 8 h
IV	1 – 5 min	rapide	6 – 8 h

† LP = libération prolongée.

SOINS INFIRMIERS

ÉVALUATION DE LA SITUATION

Mesurer la pression artérielle et le pouls et examiner l'ÉCG tout au long de l'administration IV. Ces paramètres doivent être suivis à intervalles réguliers pendant toute la durée de l'administration PO. Il faut habituellement interrompre l'administration IV si l'arythmie est supprimée, si le complexe QRS s'élargit de 50 %, si les intervalles PR ou QT s'allongent ou si des extrasystoles ventriculaires fréquentes ou une tachycardie surviennent. Pour réduire les risques d'hypotension, le patient doit rester couché pendant toute la durée de l'administration IV.

Tests de laboratoire : Examiner à intervalles réguliers, pendant toute la durée du traitement prolongé, les résultats des tests de l'exploration fonctionnelle rénale et hépatique, la numération globulaire et les concentrations sériques de potassium.

Toxicité et surdosage :

- On peut examiner à intervalles réguliers pendant toute la période d'adaptation de la posologie les concentrations sériques de quinidine. Les concentrations sériques thérapeutiques se situent entre 6 et 15 µmol/L. Les effets toxiques surviennent habituellement à des concentrations > 15 µmol/L.

- Les signes et les symptômes de toxicité ou de cinchonisme sont les suivants : acouphènes, perte auditive, troubles visuels, céphalées, nausées et étourdissements. Ces signes et symptômes peuvent survenir après l'administration d'une seule dose.
- Les signes cardiaques de toxicité sont : l'élargissement du complexe QRS, les asystoles cardiaques, les extrasystoles ventriculaires, les rythmes idioventriculaires (tachycardie ventriculaire, fibrillation ventriculaire), la tachycardie paroxystique et l'embolie artérielle.

DIAGNOSTICS INFIRMIERS POSSIBLES

- Débit cardiaque diminué (Indications).
- Connaissances insuffisantes sur le traitement médicamenteux (Enseignement au patient et à ses proches).

INTERVENTIONS INFIRMIÈRES

- Pour vérifier la tolérance du patient aux effets du médicament, on peut administrer avant le traitement par la quinidine un comprimé de sulfate de quinidine à 200 mg ou du gluconate de quinidine à 200 mg par voie IM, comme dose d'essai.
- Pour corriger les arythmies auriculaires, on doit parfois administrer des doses plus élevées que celles administrées habituellement pour supprimer les arythmies ventriculaires.

PO : Administrer le médicament à jeun, avec un grand verre d'eau, une heure avant ou deux heures après les repas, pour en accélérer l'absorption. Si l'irritation gastrique devient gênante, administrer le médicament avec des aliments ou juste après les repas. Les préparations à libération prolongée (Biquin Durules) doivent être avalées telles quelles, sans être brisées, écrasées ni mâchées.

ENSEIGNEMENT AU PATIENT ET À SES PROCHES

- Conseiller au patient de prendre le médicament à intervalles réguliers, 24 heures sur 24, en respectant scrupuleusement la posologie recommandée, même s'il se sent mieux. S'il n'a pu prendre le médicament au moment habituel, il doit le prendre dès que possible, dans les 2 heures qui suivent. Sinon, il doit sauter cette dose. L'avertir qu'il ne faut jamais remplacer une dose manquée par une double dose.
- Montrer au patient ou à ses proches comment prendre le pouls. Leur conseiller de signaler à un professionnel de la santé tout changement de fréquence ou de rythme.
- Prévenir le patient que la quinidine peut provoquer des étourdissements ou une vision trouble. Lui conseiller de ne pas conduire et d'éviter les activités qui exigent sa vigilance jusqu'à ce qu'on ait la certitude que le médicament n'entraîne pas ces effets chez lui.
- Prévenir le patient que la quinidine peut le rendre plus sensible à la lumière. Lui conseiller de porter des lunettes de soleil pour réduire cet effet.
- Recommander au patient qui doit suivre un autre traitement ou subir une intervention chirurgicale d'avertir le professionnel de la santé qu'il suit un traitement par ce médicament.
- Conseiller au patient de consulter un professionnel de la santé avant de prendre des médicaments en vente libre en même temps que la quinidine.
- Recommander au patient de communiquer avec un professionnel de la santé en cas de symptômes de cinchonisme, de rash, de dyspnée ou de diarrhée grave ou persistante.
- Recommander au patient de porter sur lui en tout temps une pièce d'identité où sont inscrits son problème de santé et son traitement médicamenteux.
- Insister sur l'importance des examens réguliers de suivi permettant d'évaluer les bienfaits du traitement.

VÉRIFICATION DE L'EFFICACITÉ THÉRAPEUTIQUE

L'efficacité du traitement peut être démontrée par : la suppression des arythmies sans effets secondaires nocifs.

QUININE

Novo-Quinine, Quinine

CLASSIFICATION :

Anti-infectieux (antiprotozoaire), antipaludéen

Grossesse – catégorie X

INDICATIONS

Traitement d'association du paludisme résistant à la chloroquine ■ Prophylaxie et traitement des crampes musculaires nocturnes dans les jambes.

MÉCANISME D'ACTION

Perturbation du métabolisme de la phase érythrocytaire de *Plasmodium falciparum* ■ Prolongation de la phase réfractaire du muscle squelettique, augmentation de la distribution du calcium dans les fibres musculaires, diminution de l'excitabilité des plaques motrices, entraînant une diminution de la réponse à la stimulation répétée des nerfs et à l'acétylcholine. ***Effets thérapeutiques:*** Destruction de *P. falciparum* ■ Diminution de l'intensité des crampes dans les jambes.

PHARMACOCINÉTIQUE

Absorption: Absorption rapide et presque complète (80 %), par suite de l'administration par voie orale.

Distribution: Elle varie d'un patient à l'autre, en fonction de son état; le médicament ne pénètre pas bien le liquide céphalorachidien. Il traverse le placenta et pénètre dans le lait maternel.

Liaison aux protéines: > 90 % chez les patients atteints de paludisme cérébral, les femmes enceintes et les enfants, de 85 à 90 % chez les patients atteints de paludisme non compliqué, 70 % chez les adultes en santé.

Métabolisme et excrétion: > 80 % du médicament est métabolisé par le foie; les métabolites sont moins actifs que la quinine et ils sont excrétés dans l'urine. Une fraction de 20 % du médicament est excrétée à l'état inchangé dans l'urine. Le taux d'excrétion est accru si l'urine est acide.

Demi-vie: 11 heures (accrue chez les patients atteints de paludisme).

CONTRE-INDICATIONS ET PRÉCAUTIONS/ MISES EN GARDE

Contre-indications: Hypersensibilité (une sensibilité croisée entre la quinine et la quinidine peut survenir) ■ Usage concomitant d'astémizole ■ Carence en glucose-6-phosphate-déshydrogénase (G-6-PD) ■ Tinnitus ■ Névrite optique ■ Myasthénie grave ■ Hypoglycémie ■ Antécédents de fièvre bilieuse hémoglobinurique ■ Antécédents de purpura thrombocytopénique ■ Grossesse.

Précautions/mises en garde: Traitement antipaludéen récurrent ou interrompu ■ Antécédents d'arythmies, particulièrement en cas de prolongation des intervalles QT ■ Allaitement.

RÉACTIONS INDÉSIRABLES ET EFFETS SECONDAIRES

GI: douleurs et crampes abdominales, diarrhée, nausées, vomissements, hépatotoxicité.

Tég.: rash.

End.: hypoglycémie.

Hémat.: saignements, dyscrasie.

Divers: cinchonisme, réactions d'hypersensibilité incluant la fièvre et le SYNDROME HÉMOLYTIQUE ET URÉMIQUE.

INTERACTIONS

Médicament-médicament: Le médicament peut accroître les concentrations sériques de **digoxine** ■ La quinine peut accroître le risque de réactions hémolytiques, ototoxiques ou neurotoxiques, en cas d'administration concomitante d'**agents également associés à ces toxicités** ■ L'administration concomitante de **quinidine** peut accroître le risque de réactions cardiovasculaires indésirables ■ La quinine peut accroître le risque de saignement en cas d'administration concomitante de **warfarine** ■ L'administration concomitante de **méfloquine** augmente le risque de convulsions et de réactions cardiovasculaires indésirables.

VOIES D'ADMINISTRATION ET POSOLOGIE

PO (adultes): *Paludisme* – 600 mg, 3 fois par jour, pendant 3 à 7 jours, en association avec la doxycycline, la sulfadoxine/pyraméthamine ou la clindamycine; *crampes dans les jambes* – de 200 à 300 mg, au coucher; au besoin, on peut administrer une dose additionnelle de 200 à 300 mg avec le repas du soir.

PO (enfants): 9 mg/kg, 3 fois par jour, pendant 3 à 7 jours, en association avec la doxycycline (si l'enfant est âgé de plus de 8 ans) ou avec la sulfadoxine/ pyraméthamine ou la clindamycine.

PRÉSENTATION

Capsules: 200 mg[Pr], 300 mg[Pr] ■ **Comprimés:** 300 mg[Pr].

PHARMACODYNAMIE (concentrations sanguines antipaludéennes)

	Début d'action	Pic	Durée
PO	inconnu	3,2 – 5,9 h	8 h

SOINS INFIRMIERS

ÉVALUATION DE LA SITUATION

Paludisme : Évaluer tous les jours, pendant toute la durée du traitement, la diminution des signes et symptômes.

Crampes nocturnes dans les jambes décubitus : Évaluer la fréquence et l'intensité des crampes nocturnes dans les jambes. Si les crampes ne se manifestent pas pendant plusieurs nuits consécutives, le traitement peut être interrompu pour déterminer s'il est toujours nécessaire.

Tests de laboratoire : La quinine peut entraîner des concentrations urinaires élevées de 17-cétostéroïdes, si l'on utilise un test à la métyrapone ou la réaction de Zimmerman.

Toxicité et surdosage :

- Des concentrations plasmatiques de quinine > 3,2 µmol/L peuvent provoquer des acouphènes et des troubles auditifs.
- Les signes de toxicité ou de cinchonisme incluent les acouphènes, les céphalées, les nausées et une vision légèrement trouble ; ces signes disparaissent habituellement rapidement si l'on arrête le traitement par la quinine.

DIAGNOSTICS INFIRMIERS POSSIBLES

- Risque d'infection (Indications).
- Douleur chronique (Indications).
- Connaissances insuffisantes sur le traitement médicamenteux (Enseignement au patient et à ses proches).

INTERVENTIONS INFIRMIÈRES

Administrer la quinine avec ou après les repas pour réduire la gêne gastro-intestinale. Les antiacides à base d'aluminium diminuent l'absorption et la retardent ; éviter l'usage concomitant.

ENSEIGNEMENT AU PATIENT ET À SES PROCHES

- Conseiller au patient de respecter scrupuleusement la posologie recommandée et de mener le traitement à terme, même s'il se sent mieux. S'il n'a pu prendre le médicament au moment habituel, il doit le prendre dès que possible, à moins que ce ne soit presque l'heure prévue pour la dose suivante. L'avertir qu'il ne doit jamais remplacer une dose manquée par une double dose ni augmenter la posologie de son propre chef.
- En cas d'usage prophylactique, passer en revue les moyens de réduire l'exposition aux moustiques : utiliser un insectifuge, porter des chemises à manches longues et des pantalons, utiliser une moustiquaire ou un filet.
- Prévenir le patient que la quinine peut modifier la vision. Lui conseiller de ne pas conduire et d'éviter les activités qui exigent sa vigilance jusqu'à ce qu'on ait la certitude que le médicament n'entraîne pas cet effet chez lui.
- Prévenir le patient que la quinine peut provoquer la diarrhée, des nausées, des crampes ou des douleurs d'estomac, des vomissements ou des acouphènes. Lui recommander de consulter rapidement un professionnel de la santé si ces signes deviennent marqués.
- Conseiller au patient de cesser de prendre la quinine et de consulter un professionnel de la santé en cas de symptômes pouvant être de nature allergique : bouffées vasomotrices, démangeaisons, rash, fièvre, douleurs d'estomac, troubles respiratoires, acouphènes, troubles visuels.

VÉRIFICATION DE L'EFFICACITÉ THÉRAPEUTIQUE

L'efficacité du traitement peut être démontrée par : la prévention ou la diminution des signes et des symptômes de paludisme ■ la diminution de la fréquence et de l'intensité des crampes nocturnes dans les jambes.

Q

QUINUPRISTINE/ DALFOPRISTINE

Synercid

CLASSIFICATION :

Anti-infectieux (streptogramine)

Grossesse – catégorie B

INDICATIONS

Traitement des infections graves ou mettant la vie du patient en danger, associées aux souches *Enterococcus fæcium* résistantes à la vancomycine ■ Infections compliquées de la peau et de ses annexes dues à *Staphylococcus aureus* (souches sensibles à la méthicilline) ou à *Streptococcus pyogenes*, et qui se prêtent à un traitement IV.

MÉCANISME D'ACTION

La quinupristine inhibe la phase tardive de la synthèse des protéines au niveau du ribosome bactérien ; la dalfopristine inhibe la phase précoce. ***Effets thérapeutiques:*** Effet bactériostatique contre les micro-organismes sensibles. **Spectre d'action :** L'agent est actif contre les souches de *E. fæcium*, de *S. aureus* (souches sensibles à la méthicilline) et de *S. pyogenes* résistantes à la vancomycine et à plusieurs autres médicaments ▪ Il n'exerce pas d'effet contre *E. fæcalis*.

PHARMACOCINÉTIQUE

Absorption : Par suite de l'administration IV, la biodisponibilité de l'agent est totale.

Distribution : Inconnue.

Liaison aux protéines : Modérée.

Métabolisme et excrétion : Les deux agents sont transformés en composés dotés d'une activité anti-infectieuse additionnelle ; les molécules-mères et les métabolites sont principalement excrétés dans les fèces (de 75 à 77 %) ; une fraction de 15 % de quinupristine et de 17 % de dalfopristine est excrétée dans l'urine.

Demi-vie : *Quinupristine* – 0,85 heure ; *dalfopristine* – 0,7 heure.

CONTRE-INDICATIONS ET PRÉCAUTIONS/ MISES EN GARDE

Contre-indications : Hypersensibilité à ce médicament ou aux autres agents de la classe des streptogramines.

Q

Précautions/mises en garde : Usage concomitant d'autres agents métabolisés par le système enzymatique du cytochrome P450 3A4 (risque d'interactions graves ; voir Interactions médicament-médicament) ▪ Insuffisance hépatique (il peut s'avérer nécessaire d'adapter la dose) ▪ Antécédents de maladie gastro-intestinale, particulièrement la colite ▪ Grossesse, allaitement ou enfants de moins de 16 ans (l'innocuité du médicament n'a pas été établie).

RÉACTIONS INDÉSIRABLES ET EFFETS SECONDAIRES

SNC : céphalées.

CV : thrombophlébite.

GI : COLITE PSEUDOMEMBRANEUSE, diarrhée, nausées, vomissements.

Tég. : prurit, rash.

Locaux : œdème, inflammation et douleur au point de perfusion, réactions au point de perfusion.

Divers : réactions allergiques, incluant l'ANAPHYLAXIE, douleur.

INTERACTIONS

Médicament-médicament : L'agent inhibe le cytochrome P450 3A4 (système enzymatique responsable du métabolisme de certains médicaments) ; il inhibe aussi le métabolisme de la **cyclosporine**, du **midazolam** et de la **nifédipine** et augmente le risque de toxicité (une surveillance étroite est de mise) ▪ Des effets similaires peuvent être prévus en cas d'administration concomitante de **délavirdine**, de **névirapine**, d'**indinavir**, de **ritonavir**, d'**alcaloïdes de la pervenche**, du **docétaxel**, du **paclitaxel**, de **diazépam**, de **vérapamil**, de **diltiazem**, d'**inhibiteurs de l'HMG-CoA réductase**, de **cisapride**, de **tacrolimus**, de **méthylprednisolone**, de **carbamazépine**, de **quinidine**, de **lidocaïne** et de **disopyramide**.

VOIES D'ADMINISTRATION ET POSOLOGIE

IV (adultes) : *Infection par* E. fæcium *résistant à la vancomycine* – 7,5 mg/kg, toutes les 8 heures, pendant une durée moyenne de 15 à 20 jours ; *infections compliquées de la peau et de ses annexes* – 7,5 mg/kg, toutes les 12 heures, pendant au moins 7 jours.

PRÉSENTATION

Poudre pour injection : 500 mg (150 mg de quinupristine et 350 mg de dalfopristine)[Pr].

PHARMACODYNAMIE

	Début d'action	Pic	Durée
IV	rapide	fin de la perfusion	8 – 12 h

SOINS INFIRMIERS

ÉVALUATION DE LA SITUATION

- Au début du traitement et pendant toute sa durée, rester à l'affût des signes suivants d'infection : altération des signes vitaux, aspect de la plaie, des crachats, de l'urine et des selles ; accroissement du nombre de globules blancs.
- Prélever des échantillons pour les cultures et les antibiogrammes avant de commencer le traitement. On peut administrer la première dose avant même que les résultats soient connus.

- Observer le patient à intervalles fréquents pour déceler la douleur ou l'inflammation au point de perfusion. Il peut s'avérer nécessaire d'augmenter le volume de diluant de 250 à 500 mL ou à 750 mL ou d'effectuer la perfusion à l'aide d'un cathéter central introduit dans la circulation périphérique, ou d'un cathéter veineux central.
- RESTER À L'AFFÛT DES SIGNES ET DES SYMPTÔMES SUIVANTS D'ANAPHYLAXIE : RASH, PRURIT, ŒDÈME LARYNGÉ, RESPIRATION SIFFLANTE. SI CES RÉACTIONS SE MANIFESTENT, ARRÊTER L'ADMINISTRATION DU MÉDICAMENT ET AVERTIR IMMÉDIATEMENT LE MÉDECIN OU UN AUTRE PROFESSIONNEL DE LA SANTÉ. GARDER À PORTÉE DE LA MAIN DE L'ÉPINÉPHRINE, UN ANTIHISTAMINIQUE ET LE MATÉRIEL DE RÉANIMATION POUR PARER À UNE ÉVENTUELLE RÉACTION ANAPHYLACTIQUE.
- Déceler la présence de myalgie ou d'arthralgie après la perfusion, lesquelles pourraient être graves. Le fait de diminuer la fréquence des doses (toutes les 12 heures) peut réduire la douleur. Les symptômes disparaissent habituellement à l'arrêt de la médication.

Tests de laboratoire : L'agent peut entraîner une élévation des concentrations sériques de bilirubine totale.

DIAGNOSTICS INFIRMIERS POSSIBLES

- Risque d'infection (Indications, Effets secondaires).
- Diarrhée (Réactions indésirables).
- Connaissances insuffisantes sur le traitement médicamenteux (Enseignement au patient et à ses proches).

INTERVENTIONS INFIRMIÈRES

Perfusion intermittente : Reconstituer la solution en y ajoutant lentement 5 mL de solution de D5%E ou d'eau stérile pour injection pour obtenir une concentration de 100 mg/mL. Consulter les directives de chaque fabricant avant de reconstituer la préparation. Faire tourner légèrement la solution pour la mélanger. Éviter d'agiter la fiole pour prévenir la formation de mousse. Laisser la solution au repos jusqu'à ce que toute la mousse ait disparu. La solution devrait être transparente. Diluer de nouveau en ajoutant la dose du médicament reconstitué à 250 mL de D5%E (on peut utiliser 100 mL, si on administre la préparation par une tubulure de perfusion centrale).

Vitesse d'administration : Administrer la solution en 60 minutes à l'aide d'un dispositif de perfusion contrôlée. Rincer la tubulure avant et après la perfusion avec une solution de D5%E. Ne pas utiliser de solution de NaCl 0,9 % ou d'héparine.

Compatibilité (tubulure en Y) : aztréonam ■ ciprofloxacine ■ fluconazole ■ halopéridol ■ métoclopramide ■ potassium, chlorure de.

Incompatibilité en addition au soluté : Ne pas mélanger avec d'autres solutions ou médicaments.

Diluant incompatible : NaCl 0,9 %.

ENSEIGNEMENT AU PATIENT ET À SES PROCHES

RECOMMANDER AU PATIENT DE COMMUNIQUER AVEC UN PROFESSIONNEL DE LA SANTÉ EN CAS DE FIÈVRE OU DE DIARRHÉE, PARTICULIÈREMENT SI SES SELLES RENFERMENT DU SANG, DU PUS OU DU MUCUS. LUI CONSEILLER DE NE PAS TRAITER LA DIARRHÉE SANS CONSULTER AU PRÉALABLE UN PROFESSIONNEL DE LA SANTÉ.

VÉRIFICATION DE L'EFFICACITÉ THÉRAPEUTIQUE

L'efficacité du traitement peut être démontrée par : la disparition des signes et des symptômes d'infection. Le temps de résolution dépend du microorganisme infectant et du siège de l'infection.

RABÉPRAZOLE

Ce médicament n'est pas commercialisé au Canada.

CLASSIFICATION :

Anti-ulcéreux (inhibiteur de la pompe à protons)

Grossesse – catégorie B

INDICATIONS

Cicatrisation du reflux gastro-œsophagien (RGO) érosif ou ulcéreux ▪ Traitement d'entretien pour maintenir la guérison du RGO érosif ou ulcéreux ▪ Cicatrisation de l'ulcère duodénal ▪ Traitement des états pathologiques associés à une hypersécrétion, dont le syndrome de Zollinger-Ellison.

MÉCANISME D'ACTION

Liaison à une enzyme lorsque le pH gastrique est acide, prévenant le transport final des ions hydrogène vers la lumière gastrique. ***Effets thérapeutiques :*** Réduction de l'accumulation d'acide dans la lumière gastrique, ce qui diminue les régurgitations acides ▪ Guérison de l'ulcère gastro-duodénal et de l'œsophagite ▪ Diminution des sécrétions acides en présence d'un état pathologique associé à l'hypersécrétion.

PHARMACOCINÉTIQUE

Absorption : Le rabéprazole, qui n'est pas stable dans un milieu acide, ne peut traverser l'estomac sans être attaqué par les sucs gastriques que s'il est administré sous forme de comprimé retard. Par la suite, une fraction de 52 % est absorbée.

Distribution : Inconnue.

Liaison aux protéines : 96,3 %.

R

Métabolisme et excrétion : Le rabéprazole est métabolisé en grande partie par le foie (par les isoenzymes du cytochrome P450 3A et 2C19) ; une fraction de 10 % est excrétée dans les fèces ; le reste est excrété dans l'urine sous forme de métabolites inactifs.

Demi-vie : De 1 à 2 heures.

CONTRE-INDICATIONS ET PRÉCAUTIONS/ MISES EN GARDE

Contre-indications : Hypersensibilité au rabéprazole ou aux médicaments apparentés (benzimidazoles).

Précautions/mises en garde : Insuffisance hépatique grave (une réduction de la dose peut s'avérer nécessaire) ▪ Grossesse, allaitement ou enfants (l'allaitement est déconseillé ; n'administrer au cours de la grossesse que si cela est vraiment nécessaire ; l'innocuité du médicament n'a pas été établie).

RÉACTIONS INDÉSIRABLES ET EFFETS SECONDAIRES

SNC : étourdissements, céphalées, malaise.

GI : douleurs abdominales, constipation, diarrhée, nausées.

Tég. : photosensibilité, rash.

Loc. : douleurs à la nuque.

Divers : réactions allergiques, frissons, fièvre.

INTERACTIONS

Médicament-médicament : Le rabéprazole diminue les concentrations sanguines de **kétoconazole** ▪ Le rabéprazole élève les concentrations sanguines de **digoxine**.

VOIES D'ADMINISTRATION ET POSOLOGIE

PO (adultes) : *Cicatrisation du RGO érosif ou ulcéreux* – 20 mg, 1 fois par jour, pendant 4 à 8 semaines ; en l'absence de guérison en l'espace de 8 semaines, on peut envisager la poursuite du traitement pendant 8 semaines de plus. *Traitement d'entretien pour maintenir la guérison du RGO* – 20 mg, 1 fois par jour. *Cicatrisation de l'ulcère duodénal* – 20 mg, 1 fois par jour, après le petit déjeuner, pendant 4 semaines ; on peut envisager un traitement prolongé. *États pathologiques associés à l'hypersécrétion* – initialement, 60 mg, 1 fois par jour ; on peut adapter la dose, selon les besoins, et poursuivre le traitement tant qu'il est nécessaire ; on a déjà administré des doses allant jusqu'à 100 mg par jour ou jusqu'à 60 mg, 2 fois par jour.

PRÉSENTATION

Ce médicament n'est pas commercialisé au Canada.

PHARMACODYNAMIE (suppression des sécrétions acides)

	DÉBUT D'ACTION	PIC	DURÉE
PO	en l'espace de 1 h	inconnu	24 h†

† La suppression des sécrétions continue de s'accroître au cours de la première semaine de traitement.

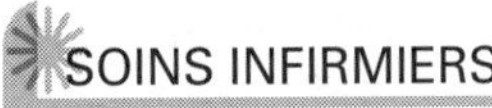

SOINS INFIRMIERS

ÉVALUATION DE LA SITUATION

Observer le patient à intervalles réguliers afin de déceler les douleurs épigastriques ou abdominales ainsi que la présence de sang visible ou occulte dans les selles, les vomissures ou le liquide d'aspiration gastrique.

Tests de laboratoire: Noter, à intervalles réguliers pendant toute la durée du traitement, la numération globulaire et la formule leucocytaire.

DIAGNOSTICS INFIRMIERS POSSIBLES

- Douleur aiguë (Indications).
- Connaissances insuffisantes sur le traitement médicamenteux (Enseignement au patient et à ses proches).

INTERVENTIONS INFIRMIÈRES

PO: Administrer le médicament après les repas, de préférence le matin. Les comprimés doivent être avalés tels quels sans qu'ils soient écrasés, brisés ou mâchés.

ENSEIGNEMENT AU PATIENT ET À SES PROCHES

- Conseiller au patient de suivre rigoureusement la posologie recommandée pendant toute la durée du traitement, même s'il se sent mieux. S'il n'a pu prendre le médicament au moment habituel, il doit le prendre aussitôt que possible, sauf s'il est presque l'heure prévue pour la dose suivante. Le prévenir qu'il ne doit jamais remplacer une dose manquée par une double dose.
- Prévenir le patient que le rabéprazole peut parfois provoquer de la somnolence ou des étourdissements. Lui conseiller de ne pas conduire et d'éviter les activités qui exigent sa vigilance jusqu'à ce qu'on ait la certitude que le médicament n'entraîne pas ces effets chez lui.
- Recommander au patient de ne pas prendre de médicaments à base d'aspirine ni d'AINS et de ne pas consommer d'alcool ni d'aliments pouvant aggraver l'irritation gastrique.
- Recommander au patient d'utiliser des écrans solaires et de porter des vêtements protecteurs afin de prévenir les réactions de photosensibilité.
- Recommander au patient de signaler rapidement à un professionnel de la santé la présence de selles noires et goudronneuses, de diarrhée, de douleurs abdominales ou de céphalées persistantes.

VÉRIFICATION DE L'EFFICACITÉ THÉRAPEUTIQUE

L'efficacité du traitement peut être démontrée par: le soulagement de la douleur abdominale ou la prévention de l'irritation ou des saignements gastriques; on peut constater la guérison de l'ulcère gastro-duodénal par radiographie ou endoscopie ▪ la diminution des symptômes du reflux gastro-œsophagien. Le traitement est poursuivi pendant 4 à 8 semaines après l'épisode initial. ✳

RALOXIFÈNE

Evista

CLASSIFICATION:

Inhibiteur de la résorption osseuse (modulateur sélectif des récepteurs des œstrogènes)

Grossesse – catégorie X

INDICATIONS

Traitement et prévention de l'ostéoporose chez les femmes ménopausées.

MÉCANISME D'ACTION

Liaison aux récepteurs des œstrogènes, exerçant des effets similaires à ceux des œstrogènes sur les os, ce qui entraîne une diminution de la résorption osseuse et du renouvellement des cellules osseuses.

Effets thérapeutiques: Prévention de l'ostéoporose chez les patientes à risque.

PHARMACOCINÉTIQUE

Absorption: Bien que le raloxifène soit bien absorbé (> 60 %) par suite de l'administration par voie orale, il subit un fort métabolisme de premier passage, ce qui résulte en une biodisponibilité de 2 %.

Distribution: Le raloxifène se lie fortement aux protéines plasmatiques; le reste de la distribution est inconnu.

Métabolisme et excrétion: Le médicament est fortement métabolisé par le foie; il subit un cycle entérohépatique et est excrété principalement dans les fèces.

Demi-vie: 27,7 heures.

CONTRE-INDICATIONS ET PRÉCAUTIONS/ MISES EN GARDE

Contre-indications: Hypersensibilité ▪ Antécédents d'épisodes thromboemboliques veineux, tels que la thrombose veineuse profonde, l'embolie pulmonaire ou la thrombose des veines rétiniennes ▪ Femmes en âge de procréer ▪ Grossesse, allaitement ou enfants.

R

Précautions/mises en garde : Périodes d'immobilisation prolongée (risque accru d'épisodes thrombo-emboliques).

RÉACTIONS INDÉSIRABLES ET EFFETS SECONDAIRES

Loc. : crampes dans les jambes.
Divers : bouffées vasomotrices.

INTERACTIONS

Médicament-médicament : La **cholestyramine** diminue l'absorption du raloxifène (éviter l'administration concomitante) ▪ Le raloxifène peut modifier les effets de la **warfarine** et d'autres **médicaments qui se lient fortement aux protéines** ▪ Il n'est pas recommandé d'administrer en concomitance une **œstrogénothérapie** par voie systémique.

VOIES D'ADMINISTRATION ET POSOLOGIE

PO (adultes) : 60 mg, 1 fois par jour.

PRÉSENTATION

Comprimés : 60 mg[Pr].

PHARMACODYNAMIE (effet sur le renouvellement des cellules osseuses)

	Début d'action	Pic	Durée
PO	inconnu	3 mois	inconnue

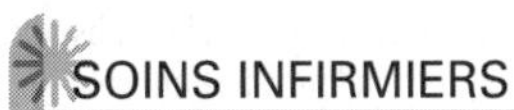

SOINS INFIRMIERS

ÉVALUATION DE LA SITUATION

Déterminer, avant le traitement et à intervalles réguliers pendant toute sa durée, la densité minérale osseuse par des radiographies et par le dosage des marqueurs sériques et urinaires du renouvellement des cellules osseuses (phosphatase alcaline de l'os, ostéocalcine et produits de dégradation du collagène).

Tests de laboratoire :

- Le raloxifène peut entraîner une élévation des concentrations d'apolipoprotéine A-1 et une diminution des concentrations sériques de cholestérol total, de cholestérol LDL, de fibrinogène, d'apolipoprotéine B et de lipoprotéines.
- Le médicament peut entraîner une augmentation des globulines qui se fixent aux hormones (globuline qui se lie aux stéroïdes sexuels, globuline qui se lie à la thyroxine, globuline qui se lie aux corticostéroïdes), entraînant une élévation des concentrations totales d'hormones.
- Le raloxifène peut provoquer une légère diminution des concentrations sériques de calcium total, de phosphate inorganique, de protéines totales et d'albumine.
- L'agent peut également diminuer légèrement la numération plaquettaire.

DIAGNOSTICS INFIRMIERS POSSIBLES

- Risque d'accident (Indications).
- Connaissances insuffisantes sur le traitement médicamenteux (Enseignement au patient et à ses proches).

INTERVENTIONS INFIRMIÈRES

- Le raloxifène peut être administré sans égard aux repas.
- On devrait ajouter à l'alimentation un supplément de calcium si l'apport alimentaire quotidien est insuffisant.

ENSEIGNEMENT AU PATIENT ET À SES PROCHES

- Conseiller à la patiente de respecter scrupuleusement la posologie recommandée. Lui expliquer qu'il est important d'assurer un apport adéquat de calcium et de vitamine D ou, sinon, de prendre un supplément. Prévenir la patiente qu'elle doit cesser de fumer et de consommer de l'alcool.
- Insister sur le fait qu'il est important de faire des exercices réguliers visant les articulations portantes. La prévenir qu'elle devrait arrêter de prendre le raloxifène au moins 72 heures avant une période d'immobilisation prolongée et pendant toute sa durée (convalescence à la suite d'une intervention chirurgicale, alitement prolongé). Conseiller à la patiente de bouger aussi souvent que possible pendant un voyage prolongé pour prévenir la thrombose veineuse.
- Prévenir la patiente que le raloxifène ne diminue pas les bouffées de chaleur ou les rougeurs du visage associées à une carence en œstrogènes et qu'il peut même en provoquer.
- Prévenir la patiente que le raloxifène peut exercer des effets tératogènes. Lui conseiller d'informer immédiatement un professionnel de la santé si elle pense être enceinte ou si elle souhaite le devenir.
- Recommander à la patiente de lire le dépliant de conditionnement du médicament avant de commencer le traitement et de le lire de nouveau chaque fois qu'elle renouvelle son ordonnance.

R

VÉRIFICATION DE L'EFFICACITÉ THÉRAPEUTIQUE

L'efficacité du traitement peut être démontrée par: la prévention ou le renversement de l'ostéoporose chez les femmes ménopausées. ✳

RAMIPRIL,

voir Inhibiteurs de l'enzyme de conversion de l'angiotensine (IECA)

RANITIDINE,

voir Antagonistes des récepteurs H_2 de l'histamine

RÉPAGLINIDE

Gluconorm

CLASSIFICATION:

Antidiabétique

Grossesse – catégorie C

INDICATIONS

Traitement du diabète non insulinodépendant en association avec une diétothérapie et des exercices; on peut aussi l'administrer en association avec la metformine.

MÉCANISME D'ACTION

Stimulation de la libération d'insuline depuis les cellules bêta du pancréas par la fermeture des canaux potassiques, ce qui entraîne l'ouverture des canaux calciques des cellules bêta. Il s'ensuit une libération d'insuline. ***Effets thérapeutiques:*** Abaissement de la glycémie.

PHARMACOCINÉTIQUE

Absorption: Bonne absorption (56 %) par suite de l'administration par voie orale.

Distribution: Inconnue.

Liaison aux protéines: Plus de 98 %

Métabolisme et excrétion: Le répaglinide est en grande partie métabolisé par le foie; ses métabolites sont excrétés principalement dans les fèces.

Demi-vie: 1 heure.

CONTRE-INDICATIONS ET PRÉCAUTIONS/ MISES EN GARDE

Contre-indications: Hypersensibilité ■ Grossesse (il est recommandé d'administrer de l'insuline pour équilibrer le diabète pendant la grossesse) ■ Allaitement ■ Acidocétose diabétique avec ou sans coma ■ Diabète insulinodépendant.

Précautions/mises en garde: Insuffisance hépatique (il peut s'avérer nécessaire de prolonger les intervalles entre les doses) ■ Enfants (l'innocuité du médicament n'a pas été établie).

RÉACTIONS INDÉSIRABLES ET EFFETS SECONDAIRES

CV: angine, douleurs thoraciques.

End.: HYPOGLYCÉMIE, hyperglycémie.

INTERACTIONS

Médicament-médicament: L'administration concomitante de **kétoconazole**, de **miconazole** et d'**érythromycine** peut ralentir le métabolisme du répaglinide et augmenter le risque d'hypoglycémie ■ Les effets du répaglinide peuvent être accrus par les **AINS**, les **sulfamides**, le **chloramphénicol**, la **warfarine**, le **probénécide**, les **IMAO** et les **bêtabloquants** ■ Les effets du répaglinide peuvent être diminués par les **corticostéroïdes**, les **phénothiazines**, les **préparations thyroïdiennes**, les **œstrogènes**, les **contraceptifs oraux**, la **phénytoïne**, l'**acide nicotinique**, les **agents sympathomimétiques**, l'**isoniazide** et les **bloqueurs des canaux calciques**.

VOIES D'ADMINISTRATION ET POSOLOGIE

PO (adultes): De 0,5 à 4 mg, au moment des repas, de 2 à 4 fois par jour. *Posologie initiale* – chez les patients dont l'hémoglobine glyquée < 0,08 : 0,5 mg; chez les patients dont l'hémoglobine glyquée ≥ 0,08 : de 1 à 2 mg. Ne pas dépasser 16 mg par jour.

PRÉSENTATION

Comprimés: 0,5 mg[Pr], 1 mg[Pr], 2 mg[Pr].

PHARMACODYNAMIE

	Début d'action	Pic	Durée
PO	en l'espace de 30 min	60 – 90 min	<4 h

R

SOINS INFIRMIERS

ÉVALUATION DE LA SITUATION

OBSERVER LE PATIENT À LA RECHERCHE DES SIGNES ET DES SYMPTÔMES SUIVANTS D'HYPOGLYCÉMIE : DOULEURS ABDOMINALES, TRANSPIRATION, FAIM, FAIBLESSE, ÉTOURDISSEMENTS, CÉPHALÉES, TREMBLEMENTS, TACHYCARDIE, ANXIÉTÉ. L'HYPOGLYCÉMIE PEUT ÊTRE DIFFICILE À DÉCELER CHEZ LES PERSONNES ÂGÉES ET CHEZ LES PATIENTS RECEVANT DES BÊTA-BLOQUANTS. L'HYPOGLYCÉMIE SURVIENT PLUS VRAISEMBLABLEMENT LORSQUE L'APPORT ÉNERGÉTIQUE EST INSUFFISANT, APRÈS UNE ACTIVITÉ PHYSIQUE INTENSE ET PROLONGÉE OU LORSQUE LE PATIENT CONSOMME DE L'ALCOOL OU PREND PLUSIEURS AGENTS HYPOGLYCÉMIANTS.

Tests de laboratoire : Suivre, à intervalles réguliers pendant toute la durée du traitement, la glycémie à jeun et la concentration d'hémoglobine glyquée afin d'évaluer l'efficacité du médicament.

DIAGNOSTICS INFIRMIERS POSSIBLES

- Alimentation excessive (Indications).
- Connaissances insuffisantes sur le traitement médicamenteux (Enseignement au patient et à ses proches).
- Non-observance du traitement médicamenteux (Enseignement au patient et à ses proches).

INTERVENTIONS INFIRMIÈRES

- Il peut s'avérer nécessaire d'administrer de l'insuline aux patients dont la glycémie a été stabilisée, mais qui font de la fièvre, qui sont exposés au stress, à un traumatisme ou à une infection ou qui doivent subir une intervention chirurgicale. Interrompre l'administration du répaglinide et attendre la fin de l'épisode aigu avant de reprendre le traitement.
- On devrait interrompre passagèrement l'administration du répaglinide chez les patients qui doivent subir une intervention chirurgicale et, de ce fait, diminuer leur consommation d'aliments et de liquides.
- Le répaglinide n'est pas administré en doses fixes. La dose dépend des mesures de la glycémie, prises à intervalles réguliers ; la réponse au traitement prolongé dépend des concentrations d'hémoglobine glyquée. En l'absence d'une réponse satisfaisante, on peut ajouter au traitement de la metformine. Si le traitement d'association échoue également, il peut s'avérer nécessaire de cesser l'administration de l'hypoglycémiant oral et de le remplacer par l'insuline.
- Lorsque le répaglinide remplace un autre hypoglycémiant oral, il peut être administré le jour suivant l'arrêt de l'ancien traitement. Suivre de près la glycémie. L'interruption du traitement par un hypoglycémiant oral à action prolongée peut dicter une surveillance étroite de la glycémie pendant au moins une semaine.
- On peut administrer un traitement de courte durée par le répaglinide aux patients dont le diabète est en général bien équilibré par la diétothérapie, mais qui connaissent des épisodes passagers de déséquilibre.

PO : Administrer le répaglinide jusqu'à 30 minutes avant le repas. Les patients qui sautent un repas ou qui en ajoutent un devraient aussi sauter une dose ou en ajouter une, selon le cas.

ENSEIGNEMENT AU PATIENT ET À SES PROCHES

- Conseiller au patient de prendre le médicament avant chaque repas, en suivant scrupuleusement les recommandations du professionnel de la santé.
- Expliquer au patient que le répaglinide permet de normaliser la glycémie, mais ne peut guérir le diabète. Le traitement à l'aide de cet agent est habituellement de longue durée.
- Inciter le patient à suivre la diétothérapie, la pharmacothérapie et le programme d'exercices prescrits afin de prévenir les épisodes d'hypoglycémie ou d'hyperglycémie.
- Expliquer au patient les signes d'hypoglycémie et d'hyperglycémie. Si des symptômes d'hypoglycémie se manifestent, lui recommander de prendre un verre de jus d'orange ou un verre d'eau auquel il ajoute 2 ou 3 cuillerées à thé de sucre, de miel ou de sirop de maïs et de prévenir un professionnel de la santé.
- Montrer au patient comment mesurer sa glycémie. Lui recommander de surveiller étroitement les résultats de ces tests en période de stress ou de maladie et de prévenir immédiatement un professionnel de la santé si des modifications importantes surviennent.
- Conseiller au patient d'éviter de boire de l'alcool et de consulter un professionnel de la santé avant de prendre d'autres médicaments d'ordonnance ou en vente libre en même temps que le répaglinide.
- Expliquer à la patiente que l'insuline est le médicament de prédilection pour équilibrer la gly-

R

cémie au cours de la grossesse. Lui conseiller de ne pas prendre de contraceptifs oraux, mais d'utiliser une autre méthode de contraception et d'informer rapidement un professionnel de la santé si elle pense être enceinte ou si elle souhaite le devenir.

- Recommander au patient qui doit suivre un autre traitement ou subir une intervention chirurgicale d'avertir le professionnel de la santé qu'il suit un traitement par ce médicament.
- Conseiller au patient de toujours avoir sur lui du sucre (sachets de sucre ou bonbons) et une pièce d'identité où sont inscrits son problème de santé et son traitement médicamenteux.
- Insister sur l'importance des examens de suivi et des dosages réguliers de la glycémie et de l'hémoglobine glyquée.

VÉRIFICATION DE L'EFFICACITÉ THÉRAPEUTIQUE

L'efficacité du traitement peut être démontrée par : l'équilibrage de la glycémie sans épisodes d'hypoglycémie ou d'hyperglycémie. ✳

RETÉPLASE,

voir Thrombolytiques

RIBAVIRINE

Virazole

CLASSIFICATION :

Antiviral

Grossesse – catégorie X

INDICATIONS

Inhalation : Chez les nourrissons et les jeunes enfants, traitement des infections graves des voies respiratoires inférieures dues au virus respiratoire syncytial (RSV) ■ **PO :** En association avec l'interféron alfa-2b, traitement des patients souffrant d'hépatite C chronique qui n'ont pas répondu aux traitements antérieurs. **Usages non approuvés :** Chez les jeunes adultes, traitement secondaire précoce (dans les 24 heures qui suivent l'apparition des symptômes) de la grippe due aux virus de l'influenza de type A ou B.

MÉCANISME D'ACTION

Inhibition de la synthèse de l'ADN et de l'ARN viraux et de la réplication ultérieure du virus ■ L'agent n'est activé qu'après phosphorylation à l'intérieur de la cellule. ***Effets thérapeutiques :*** **Inhalation :** Effet virostatique ■ **PO :** Ralentissement de l'évolution de l'hépatite C chronique et diminution des séquelles qu'elle entraîne.

PHARMACOCINÉTIQUE

Absorption : Une certaine absorption systémique se produit par suite de l'inhalation par la bouche ou le nez. Le médicament est rapidement et fortement absorbé par suite de l'administration par voie orale, mais il subit un métabolisme hépatique de premier passage (sa biodisponibilité est de 64 %).

Distribution : Une fraction de 70 % du médicament inhalé se dépose dans les voies respiratoires. L'agent semble se concentrer dans les voies respiratoires et dans les globules rouges. Il pénètre dans le lait maternel.

Métabolisme et excrétion : La ribavirine est éliminée des voies respiratoires par diffusion membranaire, par les macrophages et par mouvement ciliaire. Elle est surtout métabolisée par le foie ; ses métabolites sont excrétés par les reins.

Demi-vie : *Inhalation* – 9,5 heures (40 jours dans les globules rouges) ; *voie orale* – 43,6 heures (une seule dose) et 298 heures (plusieurs doses).

CONTRE-INDICATIONS ET PRÉCAUTIONS/ MISES EN GARDE

Contre-indications : Hypersensibilité ■ Grossesse et patientes en âge de procréer (voie orale et inhalation) ■ Partenaires de sexe masculin des patientes enceintes (voie orale) ■ Traitement des hépatites auto-immunes (voie orale) ■ Patients présentant une hémoglobinopathie (thalassémie, drépanocytose) (voie orale).

Précautions/mises en garde : Antécédents de maladie cardiovasculaire ; les symptômes peuvent être exacerbés par l'anémie (voie orale) ■ Anémie sous-jacente ■ Ventilation assistée ■ Insuffisance rénale grave (voie orale).

RÉACTIONS INDÉSIRABLES ET EFFETS SECONDAIRES

Sauf indication contraire, effets observés lors du traitement par inhalation.

SNC : étourdissements, évanouissement.

ORLO : vision trouble, conjonctivite, érythème de la paupière, irritation oculaire, photosensibilité.

CV: ARRÊT CARDIAQUE, hypotension.
Tég.: rash.
Hémat.: réticulocytose; *voie orale* – anémie.

INTERACTIONS

Médicament-médicament: La ribavirine peut contrecarrer l'effet antiviral de la **zidovudine** ■ La ribavirine peut intensifier la toxicité hématologique associée à la **zidovudine**.

VOIES D'ADMINISTRATION ET POSOLOGIE

Inhalation (nourrissons et jeunes enfants): Une dose de 300 mL d'une solution de 20 mg/mL, pulvérisée sous forme de brouillard. Administrer de façon continue, sauf pendant le temps nécessaire aux soins d'hygiène, pendant au moins 3 jours et au plus 7 jours, dans le cadre d'un programme thérapeutique global.
PO (adultes > 75 kg): 600 mg le matin, puis 600 mg le soir, en association avec 3 millions d'unités d'interféron alfa-2b, par voie SC, 3 fois par semaine, pendant 24 à 48 semaines.
PO (adultes ≤ 75 kg): 400 mg le matin, puis 600 mg le soir, en association avec 3 millions d'unités d'interféron alfa-2b, par voie SC, 3 fois par semaine, pendant 6 mois.

PRÉSENTATION

Poudre à reconstituer pour usage en aérosol: 6 g/fiole[Pr] ■ **Capsules:** 200 mg[Pr], avec de l'interféron alfa-2b, en traitement d'association de l'hépatite C chronique (Rebeton®).

PHARMACODYNAMIE (concentrations sanguines)

R

	DÉBUT D'ACTION	PIC	DURÉE
Inhalation	inconnu	fin de l'inhalation	inconnue
PO	inconnu	1,7 – 3 h	12 h

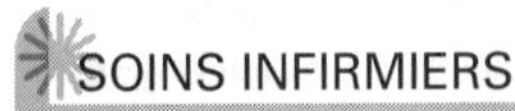

SOINS INFIRMIERS

ÉVALUATION DE LA SITUATION

- Au début du traitement et pendant toute sa durée, rester à l'affût des signes suivants d'infection: altération des signes vitaux, aspect des expectorations, accroissement du nombre de globules blancs.
- Prélever des échantillons pour les cultures et les antibiogrammes avant le début du traitement. La première dose peut être administrée avant même que les résultats soient connus.
- Suivre de près la fonction respiratoire (murmure vésiculaire, qualité et nombre de respirations) et l'équilibre hydrique avant le traitement et pendant toute sa durée.

DIAGNOSTICS INFIRMIERS POSSIBLES

- Risque d'infection (Indications, Effets secondaires).
- Échanges gazeux perturbés (Indications).
- Connaissances insuffisantes sur le traitement médicamenteux (Enseignement au patient et à ses proches).

INTERVENTIONS INFIRMIÈRES

- Chez les nourrissons ayant besoin d'une ventilation assistée, on devrait effectuer des aspirations toutes les heures ou deux et vérifier la pression pulmonaire toutes les 2 à 4 heures.
- Pour que le traitement par la ribavirine soit efficace, il faudrait l'amorcer dans les 3 jours qui suivent l'apparition de l'infection à virus respiratoire syncytial (RSV).

Inhalation:

- La ribavirine en aérosol ne devrait être administrée qu'à l'aide du générateur d'aérosol Viratek SPAG, modèle SPAG-2. Ne pas administrer la préparation à l'aide d'autres générateurs d'aérosol. L'agent est habituellement administré sous une tente à oxygène pour nourrisson, reliée au générateur d'aérosol SPAG-2. On peut également l'administrer par un masque si l'on ne peut se servir de la tente à oxygène.
- Reconstituer la fiole de 6 g de ribavirine avec de l'eau stérile sans agent de conservation, destinée à l'injection ou à l'inhalation. Verser la solution dans l'erlenmeyer propre et stérile du réservoir SPAG-2 et diluer jusqu'à un volume final de 300 mL. On recommande d'utiliser cette concentration (20 mg/mL) dans le réservoir pour assurer l'administration d'une dose de ribavirine en aérosol de 190 µg/L d'air, par période de 12 heures. La solution doit être jetée et remplacée toutes les 24 heures. Consulter les directives de chaque fabricant avant de reconstituer la préparation.
- L'aérosolthérapie devrait être administrée de façon continue de 12 à 18 heures par jour, pendant 3 à 7 jours.

ENSEIGNEMENT AU PATIENT ET À SES PROCHES

- Expliquer au patient et à ses parents l'objectif du traitement et la façon de l'administrer.
- Prévenir le patient et ses parents que la ribavirine peut entraîner une vision trouble et la photosensibilité.
- Insister sur le fait que le patient doit recevoir la ribavirine pendant toute la durée du traitement, selon un schéma posologique régulier et continu.
- Prévenir les patientes et les partenaires de sexe féminin des patients traités que la grossesse est déconseillée pendant toute la durée du traitement par la ribavirine et pendant les 6 mois qui suivent.

VÉRIFICATION DE L'EFFICACITÉ THÉRAPEUTIQUE

L'efficacité du traitement peut être démontrée par: la disparition des signes et des symptômes de l'infection à virus respiratoire syncytial ▪ le ralentissement de l'évolution de l'hépatite C chronique et la diminution des séquelles qu'elle entraîne.

RIBOFLAVINE

Synonymes: lactoflavine, vitamine G_1

CLASSIFICATION:

Vitamine B (hydrosoluble)

Grossesse – catégorie A

INDICATIONS

Traitement et prévention de la carence en riboflavine pouvant être attribuable à une alimentation inadéquate ou à une maladie débilitante chronique.

MÉCANISME D'ACTION

Coenzyme dans les réactions métaboliques qui se produisent lors du transport des ions hydrogène, incluant la respiration tissulaire ▪ Élément indispensable au fonctionnement normal des globules rouges. ***Effets thérapeutiques:*** Traitement substitutif ou préventif d'un déficit vitaminique.

PHARMACOCINÉTIQUE

Absorption: Bonne absorption depuis les voies digestives supérieures par transport actif.

Distribution: L'agent se répartit dans tout l'organisme. Il traverse le placenta et pénètre dans le lait maternel.

Métabolisme et excrétion: La riboflavine est transformée en ses coenzymes actives, la flavine-mononucléotide (FMN) et la flavine-adénine-dinucléotide (FAD). Les quantités supérieures aux besoins quotidiens sont excrétées à l'état inchangé par les reins.

Demi-vie: De 66 à 84 minutes.

CONTRE-INDICATIONS ET PRÉCAUTIONS/ MISES EN GARDE

Contre-indications: Aucune connue.

Précautions/mises en garde: Aucune connue.

RÉACTIONS INDÉSIRABLES ET EFFETS SECONDAIRES

GU: coloration jaune de l'urine (doses élevées seulement).

INTERACTIONS

Médicament-médicament: Les **phénothiazines**, les **antidépresseurs tricycliques**, le **probénécide** ou l'**alcool** consommé en grandes quantités augmentent les besoins en riboflavine.

VOIES D'ADMINISTRATION ET POSOLOGIE

Prévention de la carence en vitamine B_2

- **PO (adultes et enfants):** La dose doit être adaptée aux besoins individuels.

PRÉSENTATION (version générique disponible)

Comprimés ou capsules: 5 mg^{VL}, 25 mg^{VL}, 50 mg^{VL}, 100 mg^{VL} ▪ **Solution injectable:** 50 mg/mL^{Pr} ▪ **En association avec:** plusieurs vitamines et minéraux, en diverses concentrations.

PHARMACODYNAMIE

	DÉBUT D'ACTION	PIC	DURÉE
PO	inconnu	inconnu	inconnue

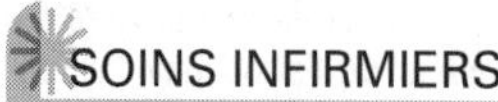

SOINS INFIRMIERS

ÉVALUATION DE LA SITUATION

Avant le traitement et à intervalles réguliers pendant toute sa durée, suivre de près les signes suivants de carence en vitamine B_2: dermatose, stomatite, inflammation et irritation oculaires, photophobie et chéilite.

Tests de laboratoire : La riboflavine peut entraîner des concentrations faussement élevées de l'urobilinogène et des catécholamines urinaires.

DIAGNOSTICS INFIRMIERS POSSIBLES

- Alimentation déficiente (Indications).
- Connaissances insuffisantes sur le traitement médicamenteux (Enseignement au patient et à ses proches).

INTERVENTIONS INFIRMIÈRES

On administre habituellement la riboflavine en association avec d'autres vitamines, car il est rare que le patient ne présente que ce seul type d'avitaminose.

ENSEIGNEMENT AU PATIENT ET À SES PROCHES

- Conseiller au patient de respecter la posologie recommandée. S'il n'a pas pu prendre la vitamine au moment habituel, il peut sauter cette dose, car la carence en riboflavine ne survient qu'après un long laps de temps.
- Encourager le patient à respecter scrupuleusement les recommandations diététiques du professionnel de la santé. Lui expliquer que la meilleure source de vitamines est une alimentation bien équilibrée, contenant des aliments provenant des quatre principaux groupes. Les aliments riches en riboflavine comprennent les produits laitiers, la farine enrichie, les noix et les noisettes, la viande, les légumes verts à feuilles ; la cuisson ne détruit pas considérablement la riboflavine.
- Recommander au patient qui pratique l'automédication par des suppléments vitaminiques de ne pas dépasser l'apport nutritionnel recommandé (ANR) (voir l'annexe K). L'efficacité des mégadoses dans le traitement de diverses affections n'a pas été prouvée ; de plus, elles peuvent entraîner des effets secondaires.
- Conseiller au patient d'éviter de prendre des boissons alcoolisées, car l'alcool diminue l'absorption de la riboflavine.
- Expliquer au patient que la riboflavine peut rendre l'urine d'un jaune plus foncé, mais que cet effet n'a aucune signification sur le plan médical.
- Insister sur l'importance des examens de suivi permettant d'évaluer les bienfaits du traitement.

VÉRIFICATION DE L'EFFICACITÉ THÉRAPEUTIQUE

L'efficacité du traitement peut être démontrée par : la prévention ou la diminution des symptômes de carence en riboflavine.

RIFABUTINE

Mycobutin

CLASSIFICATION :

Anti-infectieux (mycobactéries atypiques)

Grossesse – catégorie B

INDICATIONS

Prévention des maladies disséminées du complexe *M. avium*, en présence d'infections par le VIH de stade avancé (numération CD4+ ≤ 200/mm^3 et diagnostic relié au sida ou numération CD4+ ≤ 100/mm^3, sans diagnostic relié au sida).

MÉCANISME D'ACTION

Probablement, inhibition de l'ARN-polymérase dépendante de l'ADN des micro-organismes sensibles. ***Effets thérapeutiques :*** Effet antimycobactérien sur les micro-organismes sensibles. **Spectre d'action :** L'agent est actif contre *M. avium* et contre la plupart des souches de *M. tuberculosis*.

PHARMACOCINÉTIQUE

Absorption : Bonne absorption par suite de l'administration par voie orale (de 50 à 85 %). L'absorption est réduite chez les patients VIH-positifs (20 %).

Distribution : La rifabutine se répartit dans tous les tissus et liquides physiologiques.

Métabolisme et excrétion : La rifabutine est métabolisée en grande partie par le foie ; une fraction < 5 % est excrétée à l'état inchangé par les reins.

Demi-vie : 45 heures.

CONTRE-INDICATIONS ET PRÉCAUTIONS/ MISES EN GARDE

Contre-indications : Hypersensibilité ■ Risque de sensibilité croisée avec d'autres rifamycines (rifampine) ■ Tuberculose évolutive ■ Allaitement ■ Administration concomitante de ritonavir.

Précautions/mises en garde : Grossesse ou enfants (l'innocuité du médicament n'a pas été établie).

RÉACTIONS INDÉSIRABLES ET EFFETS SECONDAIRES

ORLO: coloration brun-orangé des larmes, troubles oculaires.
Resp.: dyspnée.
CV: douleurs thoraciques, oppression thoracique.
GI: coloration brun-orangé de la salive, altération du goût, hépatite médicamenteuse.
GU: coloration brun-orangé de l'urine.
Tég.: rash, changement de la couleur de la peau.
Hémat.: hémolyse, neutropénie, thrombocytopénie.
Loc.: arthralgie, myosite.
Divers: coloration brun-orangé de tous les liquides physiologiques, syndrome pseudo-grippal.

INTERACTIONS

Médicament-médicament: La rifabutine accélère le métabolisme et peut diminuer l'efficacité d'autres médicaments incluant les **corticostéroïdes**, le **disopyramide**, la **quinidine**, les **opiacés**, les **hypoglycémiants oraux**, la **warfarine**, les **œstrogènes**, les **contraceptifs oraux à base d'œstrogènes**, la **phénytoïne**, le **vérapamil**, le **fluconazole**, la **quinidine**, le **tocaïnide**, la **théophylline**, la **zidovudine** et le **chloramphénicol** ▪ Le **ritonavir** élève les concentrations sanguines de rifabutine (l'usage concomitant est contre-indiqué).

VOIES D'ADMINISTRATION ET POSOLOGIE

PO (adultes): 300 mg, 1 fois par jour. En cas de gêne gastro-intestinale, administrer 150 mg, 2 fois par jour, avec des aliments.

PRÉSENTATION

Capsules: 150 mg[Pr].

PHARMACODYNAMIE (concentrations sanguines)

	Début d'action	Pic	Durée
PO	rapide	2–4 h	24 h

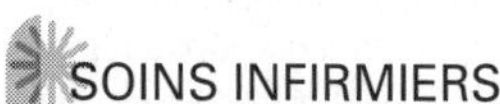

SOINS INFIRMIERS

ÉVALUATION DE LA SITUATION

Surveiller, avant le traitement et pendant toute sa durée, les signes de tuberculose évolutive à l'aide des tests suivants: fraction protéique purifiée (PPD), radiographie thoracique, mise en culture des expectorations, des globules sanguins et des urines, biopsie des ganglions lymphatiques suspects. La rifabutine ne doit pas être administrée aux patients souffrant de tuberculose évolutive.

Tests de laboratoire: Suivre de près la numération globulaire à intervalles réguliers pendant tout le traitement. La rifabutine peut entraîner la neutropénie et la thrombocytopénie.

DIAGNOSTICS INFIRMIERS POSSIBLES

- Risque d'infection (Indications).
- Connaissances insuffisantes sur le traitement médicamenteux (Enseignement au patient et à ses proches).
- Non-observance du traitement médicamenteux (Enseignement au patient et à ses proches).

INTERVENTIONS INFIRMIÈRES

On peut administrer la rifabutine sans égard aux repas. Les repas riches en matières grasses ralentissent l'absorption de la rifabutine, mais n'augmentent pas son absorption. La rifabutine peut être mélangée à des aliments tels que la purée de pommes. En cas d'irritation gastrique, administrer le médicament avec des aliments.

ENSEIGNEMENT AU PATIENT ET À SES PROCHES

- Conseiller au patient de respecter scrupuleusement la posologie recommandée. L'avertir qu'il ne doit pas sauter de dose ni remplacer une dose manquée par une double dose. Insister sur le fait qu'il est important de poursuivre le traitement même après la disparition des symptômes.
- Conseiller au patient de signaler rapidement à un professionnel de la santé les signes et les symptômes de neutropénie (maux de gorge, fièvre, signes d'infection), de thrombocytopénie (saignements ou ecchymoses inhabituels) ou d'hépatite (jaunissement des yeux et de la peau, nausées, vomissements, anorexie, fatigue inhabituelle, faiblesse).
- Prévenir le patient qu'il doit éviter de boire de l'alcool pendant toute la durée du traitement en raison du risque accru d'hépatotoxicité.
- Recommander au patient de signaler à un professionnel de la santé les symptômes de myosite (myalgie, arthralgie) ou d'uvéite (inflammation intraoculaire).
- Prévenir le patient que la rifabutine peut rendre la salive, les crachats, la sueur, les larmes, l'urine et les selles rouge-orangé ou rouge-brun et peut modifier la couleur des verres de contact de façon permanente.

- Prévenir la patiente que ce médicament a des propriétés tératogènes et qu'il peut diminuer l'efficacité des contraceptifs oraux. Lui conseiller d'utiliser une méthode contraceptive non hormonale pendant toute la durée du traitement.
- Insister sur l'importance des examens réguliers de suivi permettant d'évaluer les bienfaits du traitement et de suivre les effets secondaires.

VÉRIFICATION DE L'EFFICACITÉ THÉRAPEUTIQUE

L'efficacité du traitement peut être démontrée par: la prévention des maladies disséminées du complexe *M. avium* en présence d'infections par le VIH de stade avancé. ✳

RIFAMPINE

Rifadin, Rifampicine, Rofact

CLASSIFICATION:
Antituberculeux
Grossesse – catégorie C

INDICATIONS

En association avec d'autres médicaments, traitement de la tuberculose active, à la phase primaire ou chronique ▪ Élimination des méningocoques chez les porteurs ▪ Prophylaxie des maladies dues à *Hæmophilus influenzæ* de type B chez les personnes exposées à des patients infectés ▪ En association avec d'autres médicaments pour le traitement d'infections causées par le complexe *M. avium*, *M. kensasii*, *M. marinum*, *M. lepræ* (lèpre), *L. pneumophilia* (maladie du légionnaire) et certaines bactéries G+ et G–.

MÉCANISME D'ACTION

Inhibition de la synthèse de l'ARN par blocage de la transcription de l'ARN chez les micro-organismes sensibles. ***Effets thérapeutiques:*** Effet bactéricide contre les micro-organismes sensibles. **Spectre d'action:** Large spectre d'action qui englobe ▪ les espèces *Mycobacteria* ▪ *Staphylococcus aureus* ▪ *H. influenzæ* ▪ *Legionella pneumophila* ▪ *Neisseria meningitidis*.

PHARMACOCINÉTIQUE

Absorption: Bonne absorption par suite de l'administration par voie orale.

Distribution: Le médicament se répartit dans la plupart des tissus et des liquides physiologiques, incluant le liquide céphalorachidien. Il traverse le placenta et pénètre dans le lait maternel.

Métabolisme et excrétion: La rifampine est surtout métabolisée par le foie. Une fraction de 60 % est excrétée dans les fèces par élimination biliaire.

Demi-vie: 3 heures.

CONTRE-INDICATIONS ET PRÉCAUTIONS/ MISES EN GARDE

Contre-indications: Hypersensibilité aux rifamycines ▪ Jaunisse ou ictère associé à une diminution de l'excrétion de la bilirubine ▪ Enfants prématurés et nouveau-nés dont la fonction hépatique n'est pas encore parvenue à maturité ▪ Allaitement.

Précautions/mises en garde: Antécédents de maladie hépatique ▪ Administration concomitante d'autres agents hépatotoxiques ▪ Grossesse ▪ Administration concomitante d'indinavir, de nelfinavir et de saquinavir.

RÉACTIONS INDÉSIRABLES ET EFFETS SECONDAIRES

SNC: ataxie, confusion, somnolence, fatigue, céphalées, faiblesse.

ORLO: coloration rouge des larmes.

GI: douleurs abdominales, diarrhée, flatulence, brûlures d'estomac, nausées, vomissements, hépatite médicamenteuse, coloration rouge de la salive.

GU: coloration rouge de l'urine.

Hémat.: anémie hémolytique, thrombocytopénie.

Loc.: arthralgie, myalgie.

Divers: coloration rouge de tous les liquides physiologiques, syndrome pseudogrippal.

INTERACTIONS

Médicament-médicament: La rifampine stimule les enzymes hépatiques, ce qui peut accélérer le métabolisme et diminuer l'efficacité d'autres médicaments, dont les **corticostéroïdes**, le **disopyramide**, la **quinidine**, les **analgésiques opiacés**, les **hypoglycémiants oraux**, la **warfarine**, les **œstrogènes**, la **phénytoïne**, le **vérapamil**, le **fluconazole**, le **kétoconazole**, l'**itraconazole**, le **tocaïnide**, la **théophylline**, le **chloramphénicol** et les **contraceptifs oraux** ▪ Risque accru d'hépatotoxicité lors de l'administration concomitante d'autres **agents hépatotoxiques**, incluant l'**alcool**, l'**isoniazide** et le **kétoconazole** ▪ La rifampine réduit de façon marquée les concentrations sanguines d'**indinavir**, de **nelfi-**

R

navir et de **saquinavir**; l'administration concomitante est donc contre-indiquée.

VOIES D'ADMINISTRATION ET POSOLOGIE

Tuberculose

- **PO (adultes)**: 600 mg par jour ou 10 mg/kg/jour (jusqu'à 600 mg par jour) en une seule dose; on peut aussi administrer cette dose 2 ou 3 fois par semaine. En cas d'intolérance, la dose peut être réduite jusqu'à 450 mg.
- **PO (enfants > 5 ans)**: De 10 à 20 mg/kg/jour (ne pas dépasser 600 mg par jour); on peut aussi administrer cette dose 2 ou 3 fois par semaine.

Dysfonction hépatique

- **PO (adultes)**: 8 mg/kg/jour.

Patients âgés ou frêles

- **PO**: 10 mg/kg/jour.

Porteurs asymptomatiques de méningocoques

- **PO (adultes)**: 600 mg, toutes les 12 heures, pendant 2 jours.
- **PO (enfants ≥ 1 mois)**: 10 mg/kg, toutes les 12 heures, pendant 2 jours. Ne pas dépasser 600 mg par jour.
- **PO (nouveau-nés et nourrissons < 1 mois)**: 5 mg/kg, toutes les 12 heures, pendant 2 jours.

Prophylaxie de l'infection due à* H. influenzæ *de type B

- **PO (adultes)**: 600 mg par jour, pendant 4 jours.
- **PO (enfants)**: 20 mg/kg par jour, pendant 4 jours. Ne pas dépasser 600 mg par jour.
- **PO (nouveau-nés et nourrissons < 1 mois)**: 10 mg/kg, toutes les 24 heures, pendant 4 jours.

***Traitement des infections dues au complexe* M.avium *ou à* M. kensasii**

- **PO (adultes)**: 600 mg par jour, jusqu'à ce que les mises en culture donnent des résultats négatifs pendant 1 an.

Traitement des infections dues à* M. lepræ *(lèpre)

- **PO (adultes)**: 600 mg, 1 fois par mois, en association avec la dapsone.

***Traitement des infections dues à* M. marinum**

- **PO (adultes)**: 600 mg par jour, en association avec l'éthambutol pendant 3 mois, au moins.

PRÉSENTATION (version générique disponible)

Capsules: 150 mg[Pr], 300 mg[Pr] ■ **En association avec**: isoniazide et pyrazinamide (Rifater)[Pr].

PHARMACODYNAMIE (concentrations sanguines)

	Début d'action	Pic	Durée
PO	rapide	2 – 4 h	12 – 24 h
IV	rapide	fin de la perfusion	12 – 24 h

SOINS INFIRMIERS

ÉVALUATION DE LA SITUATION

- Prélever des échantillons pour les cultures de mycobactéries et les épreuves de sensibilité avant de commencer le traitement et à intervalles réguliers par la suite afin de déceler une résistance éventuelle.
- Ausculter le murmure vésiculaire et noter les caractéristiques des crachats et la quantité expulsée, à intervalles réguliers, pendant toute la durée du traitement.

Tests de laboratoire:

- Examiner les résultats des tests de l'exploration fonctionnelle rénale et des analyses d'urine ainsi que la numération globulaire, à intervalles réguliers, pendant toute la durée du traitement.
- Noter les résultats des tests de l'exploration fonctionnelle hépatique au moins une fois par mois, pendant toute la durée du traitement. La rifampine peut entraîner l'élévation des concentrations d'urée, d'AST, d'ALT et des concentrations sériques de phosphatase alcaline, de bilirubine et d'acide urique.
- La rifampine peut entraîner des résultats faussement positifs au test direct de Coombs et peut modifier les résultats des dosages de l'acide folique et des vitamines du complexe B.
- La rifampine peut modifier les résultats de l'épreuve de freinage à la dexaméthasone; cesser l'administration de la rifampine 15 jours avant d'effectuer cette épreuve.
- La rifampine peut modifier les résultats des méthodes visant à déterminer les concentrations sériques de folates et de vitamine B et des tests urinaires dont la réaction est fondée sur une modification de la couleur de l'urine.
- La rifampine peut retarder la captation hépatocytaire et l'excrétion de la sulfobromophtaléine (SBP) lors des épreuves de captation et d'excrétion de la SBP; effectuer l'épreuve avant l'administration de la dose quotidienne de rifampine.

DIAGNOSTICS INFIRMIERS POSSIBLES

- Risque d'infection (Indications).
- Connaissances insuffisantes sur le traitement médicamenteux (Enseignement au patient et à ses proches).
- Non-observance du traitement médicamenteux (Enseignement au patient et à ses proches).

INTERVENTIONS INFIRMIÈRES

- Administrer le médicament à jeun, au moins 1 heure avant ou 2 heures après les repas, avec un grand verre d'eau (250 mL). Si l'irritation gastrique devient gênante, on peut administrer la rifampine avec des aliments. On peut également administrer des antiacides 1 heure avant la prise de la rifampine. Si le patient éprouve des difficultés de déglutition, on peut ouvrir les capsules et en mélanger le contenu à de la purée de pommes ou à de la gelée.
- Le pharmacien peut préparer un sirop pour les patients qui éprouvent des difficultés de déglutition.

ENSEIGNEMENT AU PATIENT ET À SES PROCHES

- Conseiller au patient de prendre la rifampine une fois par jour (à moins que le médecin n'ait prescrit la prise du médicament 2 fois par semaine), en respectant scrupuleusement la posologie recommandée. Prévenir le patient qu'il ne doit pas sauter de dose ni remplacer une dose manquée par une double dose. Insister sur le fait qu'il est important de poursuivre le traitement, même après la disparition des symptômes. La durée du traitement de la tuberculose dépend du type de traitement utilisé et du type de maladie sous-jacente. Expliquer au patient qui reçoit le médicament en prophylaxie de courte durée qu'il est essentiel d'observer scrupuleusement le traitement prescrit.
- Conseiller au patient de prévenir rapidement un professionnel de la santé si des signes ou des symptômes d'hépatite (jaunissement des yeux et de la peau, nausées, vomissements, anorexie, fatigue inhabituelle ou faiblesse) ou de thrombocytopénie (saignements ou ecchymoses inhabituels) se manifestent.
- Mettre en garde le patient contre la consommation concomitante d'alcool qui peut accroître le risque d'hépatotoxicité.
- Recommander au patient de signaler rapidement à un professionnel de la santé l'apparition des symptômes pseudo-grippaux (fièvre, frissons, myalgie, céphalées).
- Prévenir le patient que la rifampine peut parfois provoquer de la somnolence. Lui conseiller de ne pas conduire et d'éviter les activités qui exigent sa vigilance jusqu'à ce qu'on ait la certitude que le médicament n'entraîne pas cet effet chez lui.
- Prévenir le patient que la rifampine peut rendre la salive, les crachats, la sueur, les larmes, l'urine et les selles rouge-orangé ou rouge-brun, et peut modifier la couleur des verres de contact de façon permanente.
- Prévenir la patiente que la rifampine a des propriétés tératogènes et qu'elle peut diminuer l'efficacité des contraceptifs oraux. Lui conseiller d'utiliser une méthode contraceptive non hormonale pendant toute la durée du traitement.
- Insister sur l'importance des examens réguliers de suivi permettant d'évaluer les bienfaits du traitement et de suivre les effets secondaires.

VÉRIFICATION DE L'EFFICACITÉ THÉRAPEUTIQUE

L'efficacité du traitement peut être démontrée par : la diminution de la fièvre et des sueurs nocturnes ■ la diminution de la toux et de la production d'expectorations ■ des résultats négatifs après mise en culture des expectorations ■ un gain d'appétit ■ un gain de poids ■ une diminution de la fatigue ■ une sensation de bien-être chez les patients atteints de tuberculose ■ la prévention de la méningite à méningocoques ■ la prévention de l'infection à *Hæmophilus influenzæ* de type B ; le traitement prophylactique est habituellement de courte durée ■ la guérison des infections dues au complexe *M. avium* ainsi que des maladies reliées à *M. kensasii*, *M. marinum*, *M. lepræ* (lèpre), *L. pneumophilia* (maladie du légionnaire) et à certaines bactéries G+ et G–. ✷

RIFAPENTINE

Ce médicament n'est pas commercialisé au Canada.

CLASSIFICATION :
Antituberculeux
Grossesse – catégorie C

INDICATIONS

Usages non approuvés : Traitement de la tuberculose pulmonaire ■ Toujours en association avec d'autres agents.

MÉCANISME D'ACTION

Inhibition de l'ARN-polymérase dépendante de l'ADN. ***Effets thérapeutiques :*** Effet bactéricide contre les souches intracellulaires et extracellulaires sensibles de *Mycobacterium tuberculosis*.

PHARMACOCINÉTIQUE

Absorption : Une fraction de 70 % de la rifapentine est absorbée par suite de l'administration par voie orale.
Distribution : Le médicament se répartit dans tous les tissus et liquides physiologiques.
Liaison aux protéines : *Rifapentine* – 97,7 % ; *rifapentine désacétylique* – 93,2 %.
Métabolisme et excrétion : La rifapentine est surtout métabolisée par le foie ; une fraction de 17 % est excrétée par les reins. Une certaine fraction est transformée en un autre composé actif (rifapentine 25-désacétylique).
Demi-vie : 13 heures (rifapentine et rifapentine désacétylique).

CONTRE-INDICATIONS ET PRÉCAUTIONS/ MISES EN GARDE

Contre-indications : Hypersensibilité à la rifapentine ou aux autres rifamycines (rifampine ou rifabutine).
Précautions/mises en garde : Antécédents de maladie hépatique ■ Grossesse, allaitement ou enfants < 12 ans (l'innocuité du médicament n'a pas été établie).
Extrême prudence : TRAITEMENT CONCOMITANT PAR UN INHIBITEUR DE LA PROTÉASE.

RÉACTIONS INDÉSIRABLES ET EFFETS SECONDAIRES

SNC : étourdissements, céphalées.
Resp. : hémoptysie.
CV : hypertension.
GI : COLITE PSEUDOMEMBRANEUSE, anorexie, diarrhée, dyspepsie, concentrations accrues d'enzymes hépatiques, nausées, vomissements.
GU : hématurie, protéinurie, pyurie, cylindres urinaires.
Tég. : acné, prurit, rash.
Hémat. : anémie, leucopénie, lymphopénie, neutropénie, thrombocytose.
Loc. : arthralgie.
Divers : douleurs.

INTERACTIONS

Médicament-médicament : La rifapentine accélère le métabolisme et peut diminuer l'efficacité de la **phénytoïne**, du **disopyramide**, de la **mexilétine**, de la **quinidine**, du **tocaïnide**, du **chloramphénicol**, de la **clarithromycine**, de la **dapsone**, de la **doxycycline**, des **fluoroquinolones**, de la **warfarine**, du **fluconazole**, de l'**itraconazole**, du **kétoconazole**, de certains **hypnosédatifs** (**benzodiazépines** et **barbituriques**), de certains **bêta-bloquants**, de certains **bloqueurs des canaux calciques**, des **corticostéroïdes**, des **glucosides cardiotoniques**, du **clofibrate**, des **contraceptifs hormonaux**, de l'**halopéridol**, des **inhibiteurs de la protéase** (**indinavir**, **ritonavir**, **nelfinavir**, **saquinavir**), des **hypoglycémiants oraux de type sulfonylurée**, de la **cyclosporine**, du **tacrolimus**, de la **lévothyroxine**, de certains **opiacés**, des **progestatifs**, de la **quinine**, des **inhibiteurs de la transcriptase inverse** (**delavirdine**, **zidovudine**), du **sildénafil**, de la **théophylline** et des **antidépresseurs tricycliques** ■ Les **antiacides** diminuent l'absorption de la rifapentine.
Médicament-aliments : Les **aliments** augmentent l'absorption de la rifapentine.

VOIES D'ADMINISTRATION ET POSOLOGIE

La rifapentine doit être administrée en association avec d'autres antituberculeux.

PRÉSENTATION

Ce médicament n'est pas commercialisé au Canada.

PHARMACODYNAMIE (concentrations sanguines)

	DÉBUT D'ACTION	PIC	DURÉE
PO	inconnu	5 – 6 h	inconnue

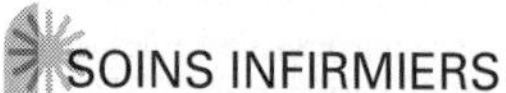

SOINS INFIRMIERS

ÉVALUATION DE LA SITUATION

- Prélever des échantillons pour les cultures de mycobactéries et les épreuves de sensibilité avant de commencer le traitement et à intervalles réguliers, par la suite, afin de déceler une résistance éventuelle.
- Ausculter le murmure vésiculaire et noter les caractéristiques des crachats et la quantité expulsée, à intervalles réguliers, pendant toute la durée du traitement.

R

Tests de laboratoire :

- Noter les concentrations d'enzymes hépatiques et de bilirubine, ainsi que la numération globulaire et la numération plaquettaire avant le début du traitement. Suivre les résultats tous les mois, particulièrement compte tenu des réactions indésirables. Les patients souffrant de maladie hépatique ou ceux dont les résultats des tests de l'exploration fonctionnelle hépatique sont anormaux devraient se soumettre à ces tests d'exploration fonctionnelle (particulièrement, la mesure des concentrations d'AST et d'ALT), toutes les 2 à 4 semaines. L'aggravation de la maladie peut dicter l'arrêt du traitement.
- La rifapentine peut modifier les résultats des méthodes visant à déterminer les concentrations sériques de folates et de vitamines du complexe B et des tests urinaires dont la réaction est fondée sur une modification de la couleur de l'urine.
- L'hyperuricémie est courante pendant le traitement intensif, particulièrement si la rifapentine est associée au pyrazinamide.

DIAGNOSTICS INFIRMIERS POSSIBLES

- Risque d'infection (Indications).
- Connaissances insuffisantes sur le traitement médicamenteux (Enseignement au patient et à ses proches).
- Non-observance du traitement médicamenteux (Enseignement au patient et à ses proches).

INTERVENTIONS INFIRMIÈRES

- La rifapentine n'est pas administrée en monothérapie. Lorsqu'elle fait partie d'un traitement d'association avec l'isoniazide, on peut administrer en concomitance la pyridoxine (vitamine B_6), chez les patients qui souffrent de malnutrition, chez ceux qui sont prédisposés à la neuropathie (alcooliques, diabétiques) ou chez les adolescents afin de prévenir la neuropathie.
- La rifapentine peut être administrée avec des aliments afin de réduire les nausées, les vomissements ou l'irritation gastrique.
- On ne devrait pas administrer les antiacides dans l'heure qui précède ou dans les 2 heures qui suivent la prise de la rifapentine.

ENSEIGNEMENT AU PATIENT ET À SES PROCHES

- Conseiller au patient de respecter scrupuleusement la posologie recommandée ; le prévenir qu'il ne doit pas sauter de dose ni remplacer une dose manquée par une double dose, qu'il s'agisse de la rifapentine ou des médicaments pris en association. Insister sur le fait qu'il est important de poursuivre le traitement, même après la disparition des symptômes. La durée du traitement de la tuberculose dépend du type de traitement utilisé et du type de maladie sous-jacente.
- Conseiller au patient de prévenir rapidement un professionnel de la santé si les signes suivants se manifestent : fièvre, malaise, urine foncée, jaunissement des yeux et de la peau, nausées, vomissements, anorexie ou douleurs ou œdème au niveau des articulations.
- Prévenir le patient qu'il doit signaler à un professionnel de la santé la fièvre ou la diarrhée, particulièrement si ses selles contiennent du sang, du pus ou des mucosités. Le prévenir également qu'il ne doit pas traiter la diarrhée sans consulter au préalable un professionnel de la santé.
- Mettre en garde le patient contre la consommation concomitante d'alcool, en raison du risque accru d'hépatotoxicité.
- Prévenir le patient que la rifapentine peut parfois provoquer des étourdissements. Lui conseiller de ne pas conduire et d'éviter les activités qui exigent sa vigilance jusqu'à ce qu'on ait la certitude que le médicament n'entraîne pas cet effet chez lui.
- Prévenir le patient que la rifapentine peut rendre la salive, les crachats, les dents, la langue, la sueur, les larmes, le liquide céphalorachidien, l'urine et les selles de couleur rouge-orangé, et modifier la couleur des verres de contact de façon permanente.
- Prévenir la patiente que la rifapentine a des propriétés tératogènes et peut diminuer l'efficacité des contraceptifs oraux. Lui conseiller d'utiliser une méthode contraceptive non hormonale pendant toute la durée du traitement.
- Insister sur l'importance des examens réguliers de suivi permettant d'évaluer les bienfaits du traitement et de suivre les effets secondaires.

VÉRIFICATION DE L'EFFICACITÉ THÉRAPEUTIQUE

L'efficacité du traitement peut être démontrée par : la diminution de la fièvre et des sueurs nocturnes ▪ la diminution de la toux et de la production d'expectorations ▪ des résultats négatifs après mise en culture des expectorations ▪ un gain d'appétit ▪ un gain de poids ▪ une diminution de la fatigue ▪ une sensation de bien-être chez les patients atteints de tuberculose. ✳

R

RISÉDRONATE

Actonel

CLASSIFICATION :

Régulateur du métabolisme osseux (bisphosphonate)

Grossesse – catégorie C

INDICATIONS

Traitement de la maladie osseuse de Paget chez les patients ■ dont les concentrations sériques de phosphatase alcaline sont au moins le double des valeurs de la limite supérieure normale ■ qui manifestent des symptômes ■ qui sont exposés au risque de complications ■ Traitement et prévention de l'ostéoporose (perte osseuse) post-ménopausique.

MÉCANISME D'ACTION

Inhibition de la résorption osseuse par la liaison à l'hydroxyapatite osseuse qui bloque l'activité des ostéoblastes. ***Effets thérapeutiques :*** Diminution de la résorption osseuse et du renouvellement des cellules osseuses ; normalisation des concentrations sériques de phosphatase alcaline, ce qui diminue le nombre de complications de la maladie de Paget.

PHARMACOCINÉTIQUE

Absorption : Le risédronate est rapidement mais faiblement absorbé par suite de l'administration par voie orale (sa biodisponibilité est de 0,63 %).

Distribution : Une fraction de 60 % de la dose absorbée se répartit dans les os.

Métabolisme et excrétion : Une fraction de 40 % de la dose absorbée de risédronate est excrétée à l'état inchangé par les reins ; le médicament non absorbé est excrété dans les fèces.

Demi-vie : *Phase initiale* – 1,5 heure ; *phase terminale* – 220 heures (reflétant la dissociation d'avec l'os).

CONTRE-INDICATIONS ET PRÉCAUTIONS/ MISES EN GARDE

Contre-indications : Hypersensibilité ■ Hypocalcémie ■ Allaitement ■ Insuffisance rénale grave (Cl_{Cr} < 30 mL/minute) ■ Grossesse.

Précautions/mises en garde : Antécédents de maladies des voies gastriques supérieures ■ Autres affections des os ou troubles du métabolisme des substances minérales (corriger les anomalies avant d'amorcer le traitement) ■ Troubles de l'alimentation (il peut s'avérer nécessaire d'administrer un supplément de vitamine D et de calcium) ■ Enfants (l'innocuité du médicament n'a pas été établie).

RÉACTIONS INDÉSIRABLES ET EFFETS SECONDAIRES

SNC : faiblesse.

ORLO : amblyopie, xérophtalmie, acouphènes.

CV : douleurs thoraciques, œdème.

GI : douleurs abdominales, diarrhée, éructations, colite, constipation, dysphagie, œsophagite, ulcère œsophagien, ulcère gastrique, nausées.

Tég. : rash.

Loc. : arthralgie, douleurs osseuses, crampes dans les jambes, myasthénie.

Divers : syndrome pseudo-grippal.

INTERACTIONS

Médicament-médicament : L'administration concomitante d'**AINS** ou d'**aspirine** augmente le risque d'irritation gastrique ■ L'absorption du risédronate est réduite lors de l'administration concomitante de **suppléments de calcium** ou d'**antiacides**.

Médicament-aliments : Les **aliments** diminuent l'absorption du risédronate (administrer le médicament au moins 30 minutes avant le petit déjeuner).

VOIES D'ADMINISTRATION ET POSOLOGIE

Traitement et prévention de l'ostéoporose post-ménopausique

- **PO (adultes) :** 5 mg, 1 fois par jour ; administrer 30 minutes avant le petit déjeuner.

Maladie de Paget

- **PO (adultes) :** 30 mg, 1 fois par jour, pendant 2 mois ; administrer 30 minutes avant le petit déjeuner. Après 2 mois de traitement, on peut envisager une seconde cure.

PRÉSENTATION

Comprimés : 5 mg^{Pr}, 30 mg^{Pr}.

PHARMACODYNAMIE (effets sur les concentrations sériques de phosphatase alcaline)

	Début d'action	Pic	Durée
PO	en quelques jours	30 jours	jusqu'à 16 mois

R

SOINS INFIRMIERS

ÉVALUATION DE LA SITUATION

Maladie de Paget : Évaluer les symptômes de la maladie de Paget (douleurs osseuses, céphalées, acuité visuelle et auditive réduite, augmentation du volume du crâne).

Tests de laboratoire : Déterminer, avant le traitement et à intervalles réguliers pendant toute sa durée, les concentrations de phosphatase alcaline afin d'évaluer l'efficacité du traitement.

DIAGNOSTICS INFIRMIERS POSSIBLES

- Risque d'accident (Indications).
- Connaissances insuffisantes sur le traitement médicamenteux (Enseignement au patient et à ses proches).

INTERVENTIONS INFIRMIÈRES

- Administrer le médicament le matin dès le lever, avec 200 à 250 mL d'eau, 30 minutes avant la prise de tout autre médicament, boisson ou aliment.
- Les agents contenant du calcium, du magnésium ou de l'aluminium peuvent modifier l'absorption du risédronate ; ils devraient donc être pris à un autre moment de la journée avec des aliments.

ENSEIGNEMENT AU PATIENT ET À SES PROCHES

- Expliquer au patient qu'il est essentiel de respecter scrupuleusement la posologie recommandée, à savoir prendre le médicament le matin dès le lever, 30 minutes avant de prendre tout autre médicament, boisson ou aliment. Lui expliquer également que s'il attend plus de 30 minutes, l'absorption du médicament sera améliorée. Il devrait prendre le risédronate avec 200 à 250 mL d'eau ordinaire (l'eau minérale, le jus d'orange, le café et les autres boissons diminuent l'absorption du médicament). Prévenir le patient que s'il n'a pu prendre une dose, il doit la sauter et reprendre le traitement le lendemain matin. Le prévenir qu'il ne doit pas prendre une double dose ni prendre la dose plus tard dans la journée. Le prévenir également qu'il ne doit pas interrompre le traitement avant d'avoir consulté un professionnel de la santé.
- Expliquer au patient qu'il doit rester en position verticale pendant 30 minutes après la prise du médicament pour en faciliter le passage dans l'estomac et pour réduire le risque d'irritation œsophagienne.
- Conseiller au patient de suivre un régime alimentaire équilibré et de demander à un professionnel de la santé s'il a besoin de prendre un supplément de calcium et de vitamine D.
- Inciter le patient à participer à un programme d'exercices régulier et à modifier les comportements qui augmentent le risque d'ostéoporose (cesser de fumer, réduire la consommation d'alcool).
- Prévenir la patiente qu'elle doit informer un professionnel de la santé si elle pense être enceinte, si elle souhaite le devenir ou si elle allaite.

VÉRIFICATION DE L'EFFICACITÉ THÉRAPEUTIQUE

L'efficacité du traitement peut être démontrée par : la prévention ou le renversement de l'ostéoporose chez les patientes ménopausées ■ la diminution des concentrations sériques de phosphatase alcaline et le ralentissement de l'évolution de la maladie de Paget.

RISPÉRIDONE

Risperdal

CLASSIFICATION :

Antipsychotique

Grossesse – catégorie C

INDICATIONS

Traitement des manifestations de la schizophrénie et des troubles psychotiques apparentés ■ En présence de démence grave, traitement symptomatique à court terme des comportements inappropriés liés à l'agressivité ou à la psychose.

MÉCANISME D'ACTION

Probablement, effets antagonistes sur la dopamine et la sérotonine au niveau du SNC. ***Effets thérapeutiques :*** Diminution des symptômes de psychose.

PHARMACOCINÉTIQUE

Absorption : Bonne absorption (70 %) par suite de l'administration par voie orale.

Distribution : Inconnue.

Métabolisme et excrétion: Fort métabolisme hépatique. Le métabolisme est déterminé génétiquement. Chez les personnes dont le métabolisme est rapide (la plupart des sujets), la rispéridone est rapidement transformée en 9-hydroxyrispéridone. Chez celles dont le métabolisme est plus lent (de 6 à 8 % des sujets de race blanche), cette transformation est moins rapide. La 9-hydroxyrispéridone est un composé antipsychotique. La rispéridone et son métabolite actif sont éliminés par les reins.

Demi-vie: *Personnes dont le métabolisme est rapide* – 3 heures pour la rispéridone et 21 heures, pour la 9-hydroxyrispéridone. *Personnes dont le métabolisme est lent* – 20 heures, pour la rispéridone et 30 heures, pour la 9-hydroxyrispéridone.

CONTRE-INDICATIONS ET PRÉCAUTIONS/ MISES EN GARDE

Contre-indications: Hypersensibilité.

Précautions/mises en garde: Personnes âgées ou patients débilités, insuffisants rénaux ou hépatiques (il est recommandé de réduire la dose initiale) ■ Maladie cardiovasculaire sous-jacente (risque de plus grande prédisposition aux arythmies ou à l'hypotension) ■ Antécédents de convulsions ■ Antécédents de tentatives de suicide ou de toxicomanie ■ Grossesse, allaitement ou enfants (l'innocuité du médicament n'a pas été établie).

RÉACTIONS INDÉSIRABLES ET EFFETS SECONDAIRES

SNC: SYNDROME MALIN DES NEUROLEPTIQUES, comportement agressif, étourdissements, réactions extrapyramidales, céphalées, rêves plus intenses, sommeil prolongé, insomnie, sédation, fatigue, altération de la thermorégulation, nervosité, dyskinésie tardive.

ORLO: pharyngite, rhinite, troubles de la vision.

Resp.: toux, dyspnée, rhinite.

CV: arythmies, hypotension orthostatique, tachycardie.

GI: constipation, diarrhée, sécheresse de la bouche (xérostomie), nausées, douleurs abdominales, anorexie, dyspepsie, salivation accrue, vomissements.

GU: diminution de la libido, dysménorrhée et ménorragie, mictions difficiles, polyurie.

Tég.: démangeaisons et rash, peau sèche, pigmentation accrue, sécrétion accrue de sueur, photosensibilité, séborrhée.

End.: galactorrhée.

Loc.: arthralgie, douleurs lombaires.

Divers: gain pondéral, perte pondérale, polydipsie.

INTERACTIONS

Médicament-médicament: La rispéridone peut diminuer les effets antiparkinsoniens de la **lévodopa** ou d'autres **agonistes de la dopamine** ■ La **carbamazépine** accélère le métabolisme de la rispéridone et peut en diminuer l'efficacité ■ La **clozapine** ralentit le métabolisme de la rispéridone et peut en augmenter les effets ■ Effets additifs sur la dépression du SNC lors de l'usage concomitant d'autres **dépresseurs du SNC**, dont l'**alcool**, les **antihistaminiques**, les **hypnosédatifs** et les **opiacés**.

VOIES D'ADMINISTRATION ET POSOLOGIE

Schizophrénie et troubles psychotiques apparentés

- **PO (adultes)**: 1 à 2 mg par jour, en 1 ou 2 prises ; augmenter la dose graduellement, pendant plusieurs jours, jusqu'à l'atteinte d'une dose cible de 4 à 6 mg par jour. Par la suite, augmenter la dose par paliers de 1 mg ou moins, à intervalles de 1 semaine (ne pas dépasser 16 mg par jour). On peut également administrer le médicament en une seule dose quotidienne après la période d'adaptation posologique initiale (au maximum 8 mg en une seule prise).
- **PO (personnes âgées)**: Commencer le traitement par une dose de 0,25 mg, 2 fois par jour et l'augmenter ensuite lentement, jusqu'à concurrence de 1,5 mg, 2 fois par jour.
- **Patients sujets à l'hypotension artérielle**

  PO (adultes): On doit envisager des doses initiales plus faibles, soit de 0,25 à 0,5 mg, 2 fois par jour.

Insuffisance hépatique

- **PO (adultes)**: Commencer le traitement par une dose de 0,25 à 0,5 mg, 2 fois par jour et l'augmenter ensuite par paliers de 0,5 mg, 2 fois par jour, jusqu'à concurrence de 1 à 2 mg, 2 fois par jour.

Troubles comportementaux associés à la démence grave

- **PO (adultes)**: Commencer le traitement par une dose de 0,25 mg, 2 fois par jour (chez les personnes âgées, on peut débuter par une dose plus faible) et l'augmenter ensuite par paliers de 0,25 mg par jour, à des intervalles de 2 à 4 jours. Chez la plupart des patients la dose optimale est de 0,5 mg, 2 fois par jour. Cependant, chez certains de ces patients, il peut être avantageux d'augmenter la dose jusqu'à un maximum de 1 mg, 2 fois par jour.

PRÉSENTATION

Comprimés: 0,25 mg[Pr], 0,5 mg[Pr], 1 mg[Pr], 2 mg[Pr], 3 mg[Pr], 4 mg[Pr], 5 mg[Pr] ■ **Solution orale**: 1 mg/mL[Pr], en flacons de 30 mL et de 100 mL.

PHARMACODYNAMIE (effets cliniques)

	DÉBUT D'ACTION	PIC	DURÉE
PO	1 – 2 semaines	inconnu	jusqu'à 6 semaines†

† Après l'arrêt du traitement.

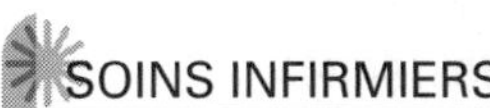

SOINS INFIRMIERS

ÉVALUATION DE LA SITUATION

- Déterminer, avant le traitement et à intervalles réguliers pendant toute sa durée, l'état mental du patient (délire, hallucinations et troubles de comportement).
- Suivre les changements d'humeur du patient. Repérer les tendances suicidaires, particulièrement au cours du traitement initial. Limiter la quantité de médicament dont le patient peut disposer.
- Mesurer la pression artérielle du patient (en position assise, debout et couchée) et son pouls avant l'administration initiale et à intervalles fréquents pendant la période d'adaptation de la posologie. La rispéridone peut allonger l'intervalle QT et entraîner la tachycardie et l'hypotension orthostatique. En cas d'hypotension, il peut s'avérer nécessaire de réduire la dose.
- Observer attentivement le patient pendant qu'il prend le médicament pour s'assurer qu'il l'a bien avalé.
- Rester à l'affût des effets secondaires extrapyramidaux (*acathisie* – besoin irrépressible de bouger ; *dystonie* – spasmes musculaires et mouvements de torsion ; *symptômes pseudoparkinsoniens* – faciès rigide, rigidité, tremblements, bouche ouverte laissant s'échapper la salive, démarche traînante, dysphagie). Signaler immédiatement ces symptômes ; il peut s'avérer nécessaire de réduire la dose ou d'arrêter le traitement. On peut administrer du trihexyphénidyle ou de la diphenhydramine pour maîtriser ces symptômes.
- Suivre de près l'apparition d'une dyskinésie tardive qui se traduit par des mouvements rythmiques involontaires de la bouche, du visage et des membres. Signaler immédiatement ces symptômes, car ils peuvent être irréversibles.
- SUIVRE DE PRÈS L'APPARITION DES SYMPTÔMES SUIVANTS DU SYNDROME MALIN DES NEUROLEPTIQUES : FIÈVRE, DÉTRESSE RESPIRATOIRE, TACHYCARDIE, CONVULSIONS, DIAPHORÈSE, HYPERTENSION OU HYPOTENSION, PÂLEUR, FATIGUE. SIGNALER IMMÉDIATEMENT AU MÉDECIN OU À UN AUTRE PROFESSIONNEL DE LA SANTÉ L'APPARITION DE CES SYMPTÔMES.

Tests de laboratoire :

- La rispéridone peut élever les concentrations sériques de prolactine.
- La rispéridone peut élever les concentrations d'AST et d'ALT.
- Le médicament peut également entraîner l'anémie, la thrombocytopénie, la leucocytose et la leucopénie.

DIAGNOSTICS INFIRMIERS POSSIBLES

- Risque de violence (Indications).
- Opérations de la pensée perturbées (Indications).
- Risque d'accident (Effets secondaires).

INTERVENTIONS INFIRMIÈRES

- Lorsqu'on substitue la rispéridone à un autre antipsychotique, en arrêter l'administration au moment où l'on démarre le traitement par la rispéridone. Dans la mesure du possible, réduire la période pendant laquelle les deux traitements antipsychotiques se chevauchent.
- Si le traitement est amorcé de nouveau après une période sans traitement par la rispéridone, suivre le schéma initial d'adaptation posologique.

ENSEIGNEMENT AU PATIENT ET À SES PROCHES

- Expliquer au patient qu'il doit respecter scrupuleusement la posologie recommandée.
- Mettre en garde le patient contre le risque de symptômes extrapyramidaux. L'inciter à prévenir immédiatement un professionnel de la santé si ces symptômes se manifestent.
- Recommander au patient de changer lentement de position afin de réduire les risques d'hypotension orthostatique.
- Prévenir le patient que la rispéridone peut provoquer de la somnolence. Lui conseiller de ne pas conduire et d'éviter les activités qui exigent sa vigilance jusqu'à ce qu'on ait la certitude que le médicament n'entraîne pas cet effet chez lui.
- Recommander au patient d'utiliser des écrans solaires et de porter des vêtements protecteurs

lorsqu'il s'expose au soleil pour prévenir les réactions de photosensibilité. Lui recommander également d'éviter les écarts importants de températures, car ce médicament altère la thermorégulation.

- Prévenir le patient qu'il doit éviter de boire de l'alcool et de prendre d'autres dépresseurs du SNC ou des médicaments en vente libre sans avoir consulté au préalable un professionnel de la santé.
- Conseiller à la patiente de prévenir un professionnel de la santé si elle croit être enceinte, si elle souhaite le devenir, si elle allaite ou si elle prévoit allaiter.
- Recommander au patient qui doit suivre un autre traitement ou subir une intervention chirurgicale d'avertir le professionnel de la santé qu'il suit un traitement par ce médicament.
- Conseiller au patient d'informer rapidement un professionnel de la santé si les symptômes suivants se manifestent : maux de gorge, fièvre, saignements ou ecchymoses inhabituels, rash ou tremblements.
- Insister sur l'importance d'un suivi constant, de la psychothérapie et de la surveillance des effets secondaires de ce médicament.

VÉRIFICATION DE L'EFFICACITÉ THÉRAPEUTIQUE

L'efficacité du traitement peut être démontrée par : la diminution des symptômes psychotiques, tels que l'excitation, la paranoïa ou le repli sur soi. ✳

RITONAVIR

Norvir, Norvir SEC

CLASSIFICATION :

Antirétroviral (inhibiteur de la protéase)

Grossesse – catégorie B

INDICATIONS

Traitement de l'infection au VIH, en association avec d'autres antirétroviraux.

MÉCANISME D'ACTION

Inhibition de l'action de la protéase du VIH et prévention du clivage des polyprotéines virales. ***Effets thérapeutiques :*** Augmentation du nombre de cellules CD4 et diminution de la charge virale, ce qui se traduit par un ralentissement de l'évolution de l'infection au VIH et de ses séquelles.

PHARMACOCINÉTIQUE

Absorption : Par suite de l'administration par voie orale, le médicament semble être bien absorbé.

Distribution : Le ritonavir pénètre faiblement dans le SNC.

Liaison aux protéines : De 98 à 99 %.

Métabolisme et excrétion : Le médicament est fortement métabolisé par le foie (par le système enzymatique du cytochrome P450 3A et 2D6) ; un des métabolites est doté d'une activité antirétrovirale. Une fraction de 3,5 % du médicament est excrétée à l'état inchangé dans l'urine.

Demi-vie : De 3 à 5 heures.

CONTRE-INDICATIONS ET PRÉCAUTIONS/ MISES EN GARDE

Contre-indications : Hypersensibilité ▪ Traitement concomitant par l'alprazolam, l'amiodarone, l'astémizole, le bépridil, le bupropion, le cisapride, le clorazépate, la clozapine, le diazépam, la dihydroergotamine, l'encaïnide, l'ergotamine, l'estazolam, le flécaïnide, le flurazépam, la mépéridine, le midazolam, le pimozide, le piroxicam, la propafénone, le propoxyphène, la quinidine, la rifabutine, la terfénadine, le triazolam ou le zolpidem ▪ Hypersensibilité ou intolérance à l'alcool ou à l'huile de ricin (les capsules et la solution orale renferment ces ingrédients).

Précautions/mises en garde : Insuffisance hépatique, antécédents d'hépatite ▪ Diabète ▪ Hémophilie (risque accru d'hémorragie) ▪ Grossesse, allaitement ou enfants < 12 ans (l'innocuité du médicament n'a pas été établie ; l'allaitement est déconseillé chez les patientes infectées par le VIH).

RÉACTIONS INDÉSIRABLES ET EFFETS SECONDAIRES

SNC : CONVULSIONS, altération des opérations de la pensée, faiblesse, étourdissements, céphalées, malaise, somnolence, syncope.

ORLO : pharyngite, irritation de la gorge.

Resp. : ANGIO-ŒDÈME, bronchospasme.

CV : hypotension orthostatique, vasodilatation.

GI : douleurs abdominales, altération du goût, anorexie, diarrhée, nausées, vomissements, constipation, dyspepsie, flatulence.

GU : insuffisance rénale.

Tég. : rash, éruptions cutanées, transpiration, urticaire.

R

End. : hyperglycémie.
HÉ : déshydratation.
Métab. : hyperlipidémie.
Loc. : concentrations accrues de créatine-phosphokinase, myalgie.
SN : paresthésie péribuccale, paresthésie périphérique.
Divers : réactions d'hypersensibilité, incluant le SYNDROME DE STEVENS-JOHNSON et l'ANAPHYLAXIE, modification de la répartition des tissus adipeux, fièvre.

INTERACTIONS

Médicament-médicament : Le ritonavir entraîne de fortes élévations des concentrations sanguines des agents suivants et en intensifient les effets : **amiodarone**, **bépridil**, **bupropion**, **cisapride**, **clozapine**, **encaïnide**, **flécaïnide**, **mépéridine**, **piroxicam**, **propafénone**, **propoxyphène**, **quinidine** et **rifabutine** ; en raison du risque accru d'arythmies graves, de toxicité hématologique ou de convulsions, ces agents ne devraient pas être administrés en même temps que le ritonavir ■ Risque d'intoxication à l'ergot lors de l'administration concomitante d'**ergotamine** ou de **dihydroergotamine** ; on devrait donc éviter de les administrer en concomitance ■ Ne pas administrer en même temps du **pimozide** ■ Le ritonavir élève les concentrations sanguines et augmente le risque de sédation excessive ou de dépression respiratoire, s'il est administré en même temps que les agents suivants : **alprazolam**, **clorazépate**, **diazépam**, **estazolam**, **flurazépam**, **midazolam**, **triazolam** et **zolpidem** ; on devrait donc éviter de les administrer en concomitance ■ Le ritonavir peut également élever les concentrations sanguines et intensifier les effets de certains **analgésiques opiacés** (**alfentanil**, **fentanyl**, **hydrocodone**, **oxycodone**), du **tramadol**, de certains **AINS** (**diclofénac**, **ibuprofène**, **indométhacine**), de certains **antiarythmiques** (**disopyramide**, **lidocaïne**, **mexilétine**), de certains **anti-infectieux** (**clarithromycine**, **érythromycine**), de nombreux **antidépresseurs** (**amitriptyline**, **clomipramine**, **désipramine**, **imipramine**, **maprotiline**, **nortriptyline**, **néfazodone**, **sertraline**, **trazodone**, **fluoxétine**, **paroxétine**, **venlafaxine**), de certains **antiémétiques** (**dronabinol**, **ondansétron**), de certains **bêta-bloquants** (**métoprolol**, **pindolol**, **propranolol**, **timolol**), de nombreux **bloqueurs des canaux calciques** (**amlodipine**, **diltiazem**, **félodipine**, **isradipine**, **nicardipine**, **nifédipine**, **nimodipine**, **nisoldipine**, **vérapamil**), de certains **antinéoplasiques** (**étoposides**, **paclitaxel**, **tamoxifène**, **vinblastine**, **vincristine**), de certains **glucocorticoïdes** (**dexaméthasone**, **prednisone**), de la **lovastatine**, de certains **immunosuppresseurs** (**cyclosporine**, **tracrolimus**), de certains **antipsychotiques** (**chlorpromazine**, **halopéridol**, **perphénazine**, **rispéridone**, **thioridazine**) et également de la **quinidine**, du **saquinavir**, de la **méthamphétamine** et de la **warfarine**. Une réduction de la dose peut s'avérer nécessaire ■ Le ritonavir diminue les concentrations sanguines et les effets des **contraceptifs oraux**, de la **zidovudine**, du **sulfaméthoxazole** et de la **théophylline** ; une modification de la dose ou le recours à un traitement de rechange peut s'avérer nécessaire ■ La **clarithromycine** ou la **fluoxétine** peuvent élever les concentrations sanguines de ritonavir.

Médicament-aliments : Les **aliments** favorisent l'absorption du ritonavir.

VOIES D'ADMINISTRATION ET POSOLOGIE

PO (adultes) : 300 mg, en 2 prises, pendant la première journée ; augmenter la dose par paliers de 100 mg, 2 fois par jour, jusqu'à concurrence de 600 mg, 2 fois par jour ; la période d'ajustement posologique ne doit pas dépasser 14 jours.

PO (enfants) : Initialement, 250 mg/m^2, 2 fois par jour ; augmenter par paliers de 50 mg/m^2, 2 fois par jour ; tous les 2 ou 3 jours, jusqu'à concurrence de 400 mg/m^2 (600 mg au maximum), 2 fois par jour (dans l'impossibilité de monter la posologie jusqu'à 400 mg/m^2, 2 fois par jour, il faudrait ajouter à cet agent un antirétroviral supplémentaire).

PRÉSENTATION

Capsules : 100 mg[Pr] ■ **Solution orale** : 600 mg/7,5 mL (80 mg/mL)[Pr] ■ **En association avec** : lopinavir (Kaletra)[Pr].

PHARMACODYNAMIE (concentrations sanguines)

	DÉBUT D'ACTION	PIC	DURÉE
PO	rapide	4 h†	12 h

† Lorsque le patient n'est pas à jeun.

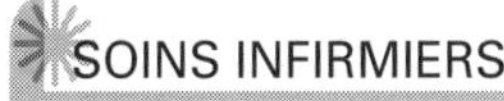

SOINS INFIRMIERS

ÉVALUATION DE LA SITUATION

Observer étroitement le patient tout au long du traitement pour déceler l'aggravation des symptômes du sida et l'apparition d'infections opportunistes.

Tests de laboratoire :

- Noter la charge virale et le nombre de CD4 à intervalles réguliers tout au long du traitement.
- Le médicament peut provoquer l'hyperglycémie.
- Le médicament peut entraîner une élévation des concentrations sériques d'AST, d'ALT, de GGT, de bilirubine totale, de CPK, de triglycérides et d'acide urique.

DIAGNOSTICS INFIRMIERS POSSIBLES

- Risque d'infection (Indications).
- Connaissances insuffisantes sur le processus pathologique et sur le traitement médicamenteux (Enseignement au patient et à ses proches).
- Non-observance du traitement médicamenteux (Enseignement au patient et à ses proches).

INTERVENTIONS INFIRMIÈRES

- NE PAS CONFONDRE LE RITONAVIR ET RETROVIR (ZIDOVUDINE).
- Administrer le médicament au moment des repas ou avec une collation légère.
- Les capsules devraient être conservées au réfrigérateur et protégées de la lumière. Il n'est pas nécessaire de réfrigérer la solution orale. Administrer la solution orale à l'aide d'une seringue graduée destinée à cet usage. Il n'est pas nécessaire de réfrigérer les capsules si elles sont utilisées dans les 30 jours et conservées dans leur flacon d'origine à une température inférieure à 25 °C. Garder le contenant hermétiquement fermé.
- Si lors de l'administration de la dose de 600 mg, 2 fois par jour, des nausées surviennent, on peut essayer d'administrer 300 mg, 2 fois par jour, pendant 1 jour, puis 400 mg, 2 fois par jour, pendant 2 jours, 500 mg, 2 fois par jour, pendant 1 jour et revenir par la suite à 600 mg, 2 fois par jour.
- L'intolérance gastrique peut être moins grave chez les patients qui commencent un traitement concomitant par un analogue nucléosidique, si on leur administre d'abord le ritonavir, pendant 2 semaines et qu'on ajoute ensuite à leur médication l'analogue nucléosidique.

ENSEIGNEMENT AU PATIENT ET À SES PROCHES

- Insister sur le fait qu'il est important de suivre scrupuleusement la posologie recommandée et de prendre le ritonavir à des intervalles égaux tout au long de la journée. Recommander au patient de ne pas dépasser la dose prescrite et de ne pas cesser de prendre le médicament sans avoir d'abord consulté un professionnel de la santé. S'il n'a pas pu prendre le médicament au moment habituel, il doit le prendre aussitôt que possible. L'avertir qu'il ne doit jamais remplacer une dose manquée par une double dose.
- Inciter le patient à ne pas partager le ritonavir avec d'autres personnes.
- Conseiller au patient de consulter un professionnel de la santé avant de prendre d'autres médicaments, sur ordonnance ou en vente libre, en même temps que le ritonavir.
- Expliquer au patient que ce médicament ne guérit pas le sida, ne prévient pas les infections associées au sida ou les infections opportunistes, et ne réduit pas le risque de transmission du VIH à autrui par les rapports sexuels ou par la contamination du sang. L'inciter à utiliser un condom, à ne pas se servir des mêmes aiguilles qu'une autre personne et à ne pas donner du sang afin de prévenir la transmission du virus du sida. Prévenir le patient que les effets de longue durée du ritonavir sont encore inconnus.
- Informer le patient que le ritonavir peut provoquer l'hyperglycémie. Lui conseiller de prévenir un professionnel de la santé si les symptômes suivants se manifestent : soif ou faim accrue, perte de poids inexpliquée, mictions plus fréquentes, fatigue et sécheresse de la peau ou démangeaisons.
- Recommander à la patiente prenant des contraceptifs oraux d'utiliser une méthode contraceptive non hormonale pendant la durée du traitement par le ritonavir.
- Expliquer au patient qu'il peut noter une modification de la répartition des tissus adipeux et leur accumulation, menant à l'obésité faciotronculaire, à l'empâtement de la nuque et du cou (bosse de bison), à l'atrophie des membres, à l'augmentation du volume des seins et à un aspect cushingoïde. La cause de ces changements et les effets de longue durée sont encore inconnus.
- Insister sur le fait qu'il est important de se soumettre à intervalles réguliers à des examens de suivi et à des formules hématologiques permettant de déceler les effets secondaires et les bienfaits du traitement.

VÉRIFICATION DE L'EFFICACITÉ THÉRAPEUTIQUE

L'efficacité du traitement peut être démontrée par : le ralentissement de l'évolution du sida et la diminution du nombre d'infections opportunistes chez les patients infectés par le VIH ■ l'augmentation du nombre de cellules CD4 et la diminution de la charge virale. ✳

RIZATRIPTAN

Maxalt, Maxalt RPD

CLASSIFICATION :

Agent utilisé dans le traitement des céphalées vasculaires (agoniste de la sérotinine [5-hydroxytryptamine])

Grossesse – catégorie C

INDICATIONS

Traitement des crises de migraine aiguë avec ou sans aura.

MÉCANISME D'ACTION

Effet agoniste au niveau des sites spécifiques des récepteurs de la 5-hydroxytryptamine dans les vaisseaux sanguins intracrâniens et dans les nerfs trijumeaux sensoriels. ***Effets thérapeutiques :*** Constriction des vaisseaux crâniens entraînant une réduction de la libération de neuropeptides et une diminution de l'intensité des céphalées migraineuses.

PHARMACOCINÉTIQUE

R

Absorption : Le rizatriptan est absorbé entièrement par suite de l'administration par voie orale, mais il subit un métabolisme de premier passage entraînant une biodisponibilité de 45 %.

Distribution : Inconnue.

Métabolisme et excrétion : Le rizatriptan est principalement métabolisé par la monoamine-oxydase-A (MAO-A) ; une petite partie est transformée en un composé actif et une fraction de 14 % est excrétée à l'état inchangé dans l'urine.

Demi-vie : De 2 à 3 heures.

CONTRE-INDICATIONS ET PRÉCAUTIONS/ MISES EN GARDE

Contre-indications : Hypersensibilité ■ Phénylcétonurie (les cachets ultra-fondants renferment de l'aspartame) ■ Syndromes ischémiques cardiovasculaires ou vasculaires cérébraux et maladies vasculaires périphériques ■ Cardiopathie valvulaire ou arythmie cardiaque ■ Antécédents de maladie cardiovasculaire grave ■ Hypertension non maîtrisée ■ Traitement par d'autres agonistes de la 5-hydroxytryptamine ou par des composés à base d'ergot (dihydroergotamine ou méthysergide) – ne pas administrer le rizatriptan dans les 24 heures qui suivent la prise de ces médicaments ■ Insuffisance hépatique grave ■ Migraine basilaire, ophtalmoplégique ou hémiplégique ■ Traitement par un IMAO-A en concomitance ou dans les 2 semaines suivant l'arrêt du traitement par un tel agent.

Précautions/mises en garde : Présence de facteurs de risque cardiovasculaires (hypertension, hypercholestérolémie, usage du tabac, obésité, diabète, antécédents familiaux importants de ces facteurs de risque, femmes ménopausées ou hommes > 40 ans) ; utiliser le rizatriptan seulement si on a la certitude que l'état cardiovasculaire a été évalué et qu'il est jugé satisfaisant ; la première dose doit être administrée sous surveillance médicale ■ Insuffisance rénale grave, particulièrement chez les patients dialysés ■ Insuffisance hépatique modérée ■ Grossesse, allaitement ou enfants < 18 ans (l'innocuité du médicament n'a pas été établie).

RÉACTIONS INDÉSIRABLES ET EFFETS SECONDAIRES

SNC : <u>étourdissements</u>, <u>somnolence</u>, <u>fatigue</u>.

CV : VASOSPASME DES CORONAIRES, INFARCTUS DU MYOCARDE, FIBRILLATION VENTRICULAIRE, TACHYCARDIE VENTRICULAIRE, douleurs thoraciques, ischémie du myocarde.

GI : sécheresse de la bouche (xérostomie), nausées.

Divers : douleurs.

INTERACTIONS

Médicament-médicament : Les **IMAO** élèvent les concentrations sanguines du rizatriptan et augmentent la gravité des réactions indésirables (l'usage du rizatriptan et d'un IMAO en concomitance ou dans les 2 semaines qui suivent l'arrêt du traitement par un tel agent est contre-indiqué) ■ Lors de l'administration concomitante d'autres **agonistes de la 5-hydroxytryptamine** ou de **composés à base d'ergot** (**dihydroergotamine** ou **méthysergide**), il y a risque d'effets vasoactifs additifs (espacer l'administration des deux agents d'au moins 24 heures) ■ Le **propranolol** élève les concentrations sanguines de rizatriptan et augmente le risque de réactions indésirables (il est recommandé de réduire la dose) ■ L'utilisation concomitante d'**antidépres-**

seurs de type ISRS peut entraîner la faiblesse, l'hyperréflexie et l'incoordination.

VOIES D'ADMINISTRATION ET POSOLOGIE

- **PO (adultes)**: De 5 à 10 mg; on peut répéter l'administration de la dose 2 heures plus tard; ne pas dépasser 20 mg par 24 heures. La dose est la même pour les deux types de comprimés.

Insuffisance rénale, insuffisance hépatique modérée, patient recevant du propranolol

- **PO (adultes)**: 5 mg; on peut répéter l'administration de la dose 2 heures plus tard; ne pas dépasser 10 mg par 24 heures. La dose est la même pour les deux types de comprimés.

PRÉSENTATION

Comprimés: 5 mg[Pr], 10 mg[Pr] ■ **Cachets ultra-fondants (Maxalt RPD)**: 5 mg[Pr], 10 mg[Pr].

PHARMACODYNAMIE (concentrations sanguines)

	Début d'action	Pic	Durée
PO	30 min	1 – 1,5 h	inconnue

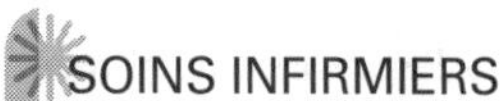

SOINS INFIRMIERS

ÉVALUATION DE LA SITUATION

Durant la crise migraineuse, déterminer l'emplacement, les caractéristiques, l'intensité et la durée de la douleur et des symptômes associés (photophobie, phonophobie, nausées, vomissements).

DIAGNOSTICS INFIRMIERS POSSIBLES

- Douleur aiguë (Indications).
- Connaissances insuffisantes sur le traitement médicamenteux (Enseignement au patient et à ses proches).

INTERVENTIONS INFIRMIÈRES

- Les comprimés doivent être avalés tels quels avec du liquide.
- Les cachets ultra-fondants doivent être conservés dans leur emballage jusqu'au moment de l'utilisation. Pour retirer un cachet de la plaquette alvéolaire, il ne faut pas le pousser à travers la pellicule, mais plutôt soulever celle-ci, sortir le cachet avec les doigts (qui doivent être secs) et le placer sur la langue. Il se dissoudra rapidement et sera avalé avec la salive. Il n'est pas nécessaire de prendre ce cachet avec du liquide.

ENSEIGNEMENT AU PATIENT ET À SES PROCHES

- Prévenir le patient que le rizatriptan devrait être utilisé seulement au cours d'une crise migraineuse. Il est destiné à soulager la douleur migraineuse, mais non pas à prévenir les crises ni à en réduire le nombre.
- Conseiller au patient de prendre le rizatriptan aux premiers symptômes d'une crise migraineuse. Toutefois, l'agent peut être administré à tout moment pendant la crise. Si les symptômes de migraine récidivent, le patient peut prendre une deuxième dose. Lui expliquer qu'il doit espacer les doses d'au moins 2 heures et qu'il ne doit pas prendre plus de 20 mg en 24 heures.
- Prévenir le patient qu'il ne doit pas prendre des doses additionnelles de rizatriptan s'il n'a connu aucun soulagement lors de la prise de la dose initiale, sans consulter au préalable un professionnel de la santé. Rien ne prouve qu'une nouvelle dose sera efficace.
- Prévenir le patient qu'il ne doit pas prendre le rizatriptan dans les 24 heures qui suivent la prise d'un autre suppresseur des céphalées vasculaires.
- Inciter le patient à rester couché dans une pièce sombre et tranquille après avoir pris le rizatriptan afin de favoriser davantage le soulagement de la céphalée.
- Conseiller à la patiente de ne pas prendre le rizatriptan si elle est enceinte, si elle pense l'être ou si elle souhaite le devenir ou encore si elle allaite. L'inciter à utiliser une méthode de contraception adéquate pendant toute la durée du traitement.
- Conseiller au patient de prévenir un professionnel de la santé avant de prendre la dose suivante de rizatriptan s'il a éprouvé des douleurs ou une oppression thoraciques pendant la période où il prenait ce médicament. SI LA DOULEUR EST GRAVE ET SI ELLE NE DISPARAÎT PAS, IL DOIT PRÉVENIR IMMÉDIATEMENT UN PROFESSIONNEL DE LA SANTÉ. Lui recommander d'informer un professionnel de la santé lors de son prochain rendez-vous des symptômes suivants: sensation de picotement, de chaleur, de lourdeur, d'oppression; bouffées vasomotrices, somnolence, étourdissements, fatigue ou malaise.

- Prévenir le patient que le rizatriptan peut parfois provoquer des étourdissements ou de la somnolence. Lui conseiller de ne pas conduire et d'éviter les activités qui exigent sa vigilance jusqu'à ce qu'on ait la certitude que le médicament n'entraîne pas ces effets chez lui.
- Recommander au patient de ne pas boire d'alcool au cours du traitement par le rizatriptan, car l'alcool aggrave la douleur migraineuse.

VÉRIFICATION DE L'EFFICACITÉ THÉRAPEUTIQUE

L'efficacité du traitement peut être démontrée par: le soulagement de la crise migraineuse. ✳

ROCURONIUM,

voir Bloqueurs neuromusculaires de type non dépolarisant

ROFÉCOXIB

Vioxx

CLASSIFICATION:

Anti-inflammatoire non stéroïdien, analgésique non opiacé

Grossesse – catégorie C

INDICATIONS

Soulagement des signes et des symptômes aigus et chroniques d'arthrose ■ Soulagement de la douleur aiguë chez l'adulte ■ Traitement de la dysménorrhée primaire.

ACTION

Inhibition de la cyclo-oxygénase-2 (COX-2), enzyme nécessaire à la synthèse des prostaglandines ■ Propriétés analgésiques, antipyrétiques et anti-inflammatoires ■ L'agent n'inhibe pas l'enzyme COX-1 et peut entraîner moins de troubles gastriques que les autres AINS. ***Effets thérapeutiques:*** Diminution de la douleur et de l'inflammation.

PHARMACOCINÉTIQUE

Absorption: Une fraction de 93 % du médicament est absorbée par suite de l'administration par voie orale.

Distribution: Inconnue.

Métabolisme et excrétion: Le médicament est surtout métabolisé par le foie; une fraction de 14 % est excrétée à l'état inchangé dans les fèces et une fraction < 1 %, à l'état inchangé dans l'urine.

Demi-vie: 17 heures.

CONTRE-INDICATIONS ET PRÉCAUTIONS/ MISES EN GARDE

Contre-indications: Hypersensibilité ■ Risque de sensibilité croisée avec d'autres AINS, incluant l'aspirine ■ Antécédents d'asthme, d'urticaire ou de réactions de type allergique à l'aspirine ou aux autres AINS.

Précautions/mises en garde: Maladie rénale au stade avancé ■ Insuffisance hépatique modérée à grave ■ Personnes âgées ou patients débilités (administrer la plus faible dose possible) ■ Allaitement ■ Grossesse ou enfants de moins de 18 ans (l'innocuité du médicament n'a pas été établie, son usage n'est pas recommandé en fin de grossesse, en raison du risque d'obturation prématurée du canal artériel).

Extrême prudence: ANTÉCÉDENTS D'ULCÈRE OU D'HÉMORRAGIE DIGESTIVE.

RÉACTIONS INDÉSIRABLES ET EFFETS SECONDAIRES

SNC: fatigue.

CV: hypertension, œdème des membres inférieurs.

GI: HÉMORRAGIE DIGESTIVE, nausées.

End.: anémie.

Divers: réactions allergiques incluant l'ANAPHYLAXIE.

INTERACTIONS

Médicament-médicament: Le rofécoxib peut réduire l'efficacité des **diurétiques** ou des **antihypertenseurs** ■ L'administration concomitante de rofécoxib et d'**aspirine** peut augmenter le risque d'hémorragie digestive ■ Le rofécoxib élève les concentrations sériques de **lithium** ■ Le rofécoxib peut élever les concentrations de **méthotrexate** et le risque de toxicité ■ La **rifampine** diminue les concentrations de rofécoxib (en cas d'arthrose, amorcer le traitement à 25 mg par jour) ■ Le rofécoxib peut intensifier les effets de la **warfarine**.

VOIES D'ADMINISTRATION ET POSOLOGIE

Arthrose

- **PO (adultes):** Initialement, 12,5 mg, 1 fois par jour; si nécessaire, on peut augmenter la dose jusqu'à 25 mg, 1 fois par jour.

Douleur aiguë/Dysménorrhée primaire

- **PO (adultes)** : Initialement, 50 mg, 1 fois par jour, puis de 25 à 50 mg, 1 fois par jour, pendant un maximum de 5 jours.

PRÉSENTATION

Comprimés : 12,5 mg[Pr], 25 mg[Pr] ▪ **Suspension orale** : 12,5 mg/5 mL[Pr].

PHARMACODYNAMIE (analgésie)

	DÉBUT D'ACTION	PIC	DURÉE
PO	en l'espace de 45 min	2 – 3 h	jusqu'à 24 h

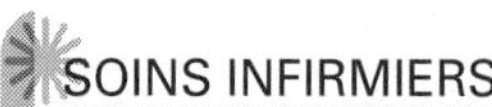

SOINS INFIRMIERS

ÉVALUATION DE LA SITUATION

LES PATIENTS QUI SOUFFRENT D'ASTHME, D'ALLERGIE INDUITE PAR L'ASPIRINE ET DE POLYPES NASAUX SONT EXPOSÉS À UN RISQUE ACCRU DE RÉACTIONS D'HYPERSENSIBILITÉ. SUIVRE LES SIGNES DE RHINITE, D'ASTHME ET D'URTICAIRE.

Douleur : Évaluer la douleur (caractéristiques, siège et intensité), avant l'administration du rofécoxib et de 2 à 3 heures plus tard.

Arthrite : Suivre de près l'ampleur des mouvements, le degré d'enflure et la douleur au niveau des articulations touchées, avant l'administration du médicament et à intervalles réguliers pendant toute la durée du traitement.

Tests de laboratoire : Le rofécoxib n'a aucun effet sur le temps de saignement.

DIAGNOSTICS INFIRMIERS POSSIBLES

- Douleur aiguë (Indications).
- Mobilité physique réduite (Indications).
- Connaissances insuffisantes sur le traitement médicamenteux (Enseignement au patient et à ses proches).

INTERVENTIONS INFIRMIÈRES

- Pour réduire le risque d'effets indésirables gastriques, on devrait administrer la plus faible dose efficace pendant le moins de temps possible. L'administration de doses supérieures à celles recommandées n'assure pas une efficacité accrue, mais elle peut entraîner un plus grand nombre d'effets secondaires.
- Lorsque le rofécoxib est administré pour traiter les signes et les symptômes d'arthrose, les doses de 12,5 mg et de 25 mg sont comparables à une dose d'ibuprofène à 800 mg, 3 fois par jour et de diclofénac à 50 mg, 3 fois par jour. Lorsque le rofécoxib est administré pour traiter la douleur aiguë, une dose de 50 mg est comparable à une dose de naproxène sodique à 550 mg.
- Lorsqu'on administre le rofécoxib en même temps que des analgésiques opiacés, il peut exercer des effets analgésiques additifs, ce qui peut permettre l'utilisation de doses plus faibles d'opiacés.
- Le médicament peut être administré sans égard aux aliments.
- Bien mélanger la suspension orale avant de l'administrer.

Dysménorrhée : Administrer aussitôt que possible après le début des règles. Le traitement prophylactique ne s'est pas avéré efficace.

ENSEIGNEMENT AU PATIENT ET À SES PROCHES

- Recommander au patient de prendre ce médicament avec un grand verre d'eau et de ne pas se coucher pendant les 15 à 30 minutes qui suivent.
- Conseiller au patient de respecter scrupuleusement la posologie recommandée. S'il n'a pas pu prendre le médicament au moment habituel, il doit le prendre dès que possible à moins que ce ne soit presque l'heure prévue pour la dose suivante. Le prévenir qu'il ne doit jamais remplacer une dose manquée par une double dose.
- Prévenir le patient que le rofécoxib peut parfois provoquer des étourdissements. Lui conseiller de ne pas conduire et d'éviter les activités qui exigent sa vigilance jusqu'à ce qu'on ait la certitude que le médicament n'entraîne pas cet effet chez lui.
- Recommander au patient d'éviter de boire de l'alcool et de consulter un professionnel de la santé avant de prendre de l'aspirine, de l'acétaminophène ou un autre médicament en vente libre en concomitance.
- Recommander au patient qui doit suivre un traitement ou subir une intervention chirurgicale de prévenir le professionnel de la santé qu'il suit un traitement par ce médicament.
- Prévenir le patient que la prise d'un AINS avec 3 verres d'alcool ou plus par jour peut augmenter le risque d'hémorragie digestive.
- Recommander au patient de prévenir un professionnel de la santé sans tarder en cas de douleurs abdominales ou de selles noirâtres. La toxicité gastro-intestinale peut se manifester à

tout moment, sans signe avant-coureur. Lui conseiller de prévenir également un professionnel de la santé si les signes et les symptômes suivants se manifestent : rash, gain pondéral, œdème, nausées, fatigue, léthargie, démangeaisons, jaunisse, sensibilité au niveau du quadrant supérieur droit de l'abdomen ou syndrome pseudo-grippal (frissons, fièvre, douleurs musculaires, douleurs).

VÉRIFICATION DE L'EFFICACITÉ THÉRAPEUTIQUE

L'efficacité du traitement peut être démontrée par : la réduction de l'intensité de la douleur ■ l'amélioration de la mobilité des articulations. ✳

ROPINIROLE

Requip

CLASSIFICATION :

Antiparkinsonien (agoniste de la dopamine)

Grossesse – catégorie C

INDICATIONS

Traitement des signes et des symptômes de la maladie de Parkinson idiopathique.

MÉCANISME D'ACTION

Stimulation des récepteurs de la dopamine dans le cerveau. ***Effets thérapeutiques :*** Diminution des tremblements et de la rigidité qui caractérisent la maladie de Parkinson.

R

PHARMACOCINÉTIQUE

Absorption : Une fraction de 55 % du médicament est absorbée par suite de l'administration par voie orale.

Distribution : Le médicament se répartit dans tout l'organisme.

Métabolisme et excrétion : Le ropinirole est fortement métabolisé par le foie (par le système enzymatique du cytochrome P450 1A2) ; une fraction < 10 % est excrétée à l'état inchangé dans l'urine.

Demi-vie : 6 heures.

CONTRE-INDICATIONS ET PRÉCAUTIONS/ MISES EN GARDE

Contre-indications : Hypersensibilité.

Précautions/mises en garde : Personnes âgées (risque accru d'hallucinations chez les patients > 65 ans) ■ Insuffisance hépatique (il peut s'avérer nécessaire d'adapter la posologie plus lentement) ■ Maladie cardiovasculaire grave ■ Grossesse, allaitement ou enfants (l'innocuité du médicament n'a pas été établie ; il peut inhiber la lactation).

RÉACTIONS INDÉSIRABLES ET EFFETS SECONDAIRES

SNC : NARCOLEPSIE, étourdissements, syncope, confusion, somnolence, fatigue, hallucinations, céphalées, dyskinésie accrue, faiblesse.

ORLO : vision anormale.

CV : hypotension orthostatique, œdème périphérique.

GI : constipation, sécheresse de la bouche (xérostomie), dyspepsie, nausées, vomissements.

Tég. : sécrétion accrue de sueur.

INTERACTIONS

Médicament-médicament : Les **médicaments qui modifient l'activité du système enzymatique du cytochrome P450 1A2** peuvent modifier les effets du ropinirole ■ Les **œstrogènes** peuvent intensifier les effets du ropinirole ■ Les **phénothiazines**, les **butyrophénones**, les **thioxanthènes** ou le **métoclopramide** peuvent diminuer les effets du ropinirole ■ Le ropinirole peut intensifier les effets de la **lévodopa** (il peut s'avérer nécessaire de réduire la dose de lévodopa).

VOIES D'ADMINISTRATION ET POSOLOGIE

PO (adultes) : 0,25 mg, 3 fois par jour, pendant 1 semaine, puis, 0,5 mg, 3 fois par jour, pendant 1 semaine, ensuite, 0,75 mg, 3 fois par jour, pendant 1 semaine et, enfin, 1 mg, 3 fois par jour, pendant 1 semaine ; on peut ensuite augmenter la dose par paliers hebdomadaires de 0,5 mg à 1 mg par jour, jusqu'à concurrence de 24 mg par jour. Le traitement doit être arrêté graduellement en l'espace de 7 jours.

PRÉSENTATION

Comprimés : 0,25 mg^{Pr}, 1 mg^{Pr}, 2 mg^{Pr}, 5 mg^{Pr}.

PHARMACODYNAMIE

	Début d'action	Pic	Durée
PO	inconnu	inconnu	8 h

SOINS INFIRMIERS

ÉVALUATION DE LA SITUATION

- Observer le patient avant le traitement et pendant toute sa durée à la recherche des signes et des symptômes parkinsoniens suivants: tremblements, faiblesse musculaire, rigidité, marche tabéto-cérébelleuse.
- Mesurer la pression artérielle à intervalles fréquents pendant toute la durée du traitement.
- RESTER À L'AFFÛT DE LA SOMNOLENCE ET DE LA NARCOLEPSIE. LA SOMNOLENCE EST UN EFFET SECONDAIRE COURANT DU ROPINIROLE, MAIS LA NARCOLEPSIE OU DES ÉPISODES D'ENDORMISSEMENT AU COURS D'ACTIVITÉS QUI EXIGENT LA VIGILANCE DU PATIENT PEUVENT SURVENIR SANS SIGNE AVANT-COUREUR. DÉTERMINER LES MÉDICAMENTS PRIS EN CONCOMITANCE QUI EXERCENT DES EFFETS SÉDATIFS OU QUI PEUVENT AUGMENTER LES CONCENTRATIONS SÉRIQUES DE ROPINIROLE (VOIR INTERACTIONS). IL PEUT S'AVÉRER NÉCESSAIRE D'ARRÊTER LE TRAITEMENT.

Tests de laboratoire: Le médicament peut élever les concentrations d'urée.

DIAGNOSTICS INFIRMIERS POSSIBLES

- Mobilité physique réduite (Indications).
- Risque d'accident (Indications, Effets secondaires).
- Connaissances insuffisantes sur le traitement médicamenteux (Enseignement au patient et à ses proches).

INTERVENTIONS INFIRMIÈRES

Administrer le ropinirole avec ou sans aliments. La prise concomitante d'aliments peut diminuer les nausées.

ENSEIGNEMENT AU PATIENT ET À SES PROCHES

- Conseiller au patient de respecter scrupuleusement la posologie recommandée. S'il n'a pu prendre le médicament au moment habituel, il doit le prendre aussitôt que possible, à moins que ce ne soit presque l'heure prévue pour la dose suivante. Le prévenir qu'il ne doit pas remplacer une dose manquée par une double dose.
- Conseiller au patient de changer lentement de position afin de réduire les risques d'hypotension orthostatique.
- PRÉVENIR LE PATIENT QUE LE ROPINIROLE PEUT PROVOQUER DE LA SOMNOLENCE ET DES ÉPISODES D'ENDORMISSEMENT IMPRÉVUS. LUI CONSEILLER DE NE PAS CONDUIRE ET D'ÉVITER LES ACTIVITÉS QUI EXIGENT SA VIGILANCE JUSQU'À CE QU'ON AIT LA CERTITUDE QUE LE MÉDICAMENT N'ENTRAÎNE PAS CES EFFETS CHEZ LUI. LUI RECOMMANDER ÉGALEMENT DE PRÉVENIR UN PROFESSIONNEL DE LA SANTÉ SI DES ÉPISODES D'ENDORMISSEMENT SURVIENNENT.
- Prévenir le patient qu'il doit éviter de boire de l'alcool et de prendre d'autres dépresseurs du SNC en même temps que le ropinirole.
- Conseiller au patient de boire plus de liquides, de consommer de la gomme à mâcher ou des bonbons sans sucre, des glaçons ou des substituts de salive pour diminuer la sécheresse de la bouche et de consulter un professionnel de la santé si elle persiste pendant plus de 2 semaines.

VÉRIFICATION DE L'EFFICACITÉ THÉRAPEUTIQUE

L'efficacité du traitement peut être démontrée par: la diminution des tremblements et de la rigidité associés à la maladie de Parkinson.

ROPIVACAÏNE,

voir Anesthésiques épiduraux à action locale

ROSIGLITAZONE

Avandia

CLASSIFICATION:

Antidiabétique (thiazolidinedione), insulinosensibilisateur

Grossesse – catégorie C

INDICATIONS

Traitement d'appoint à la diétothérapie et à l'exercice lors de la prise en charge du diabète de type 2 ou traitement d'association avec la metformine ou une sulfonylurée, lorsque la diétothérapie et l'exercice, jumelés à la metformine ou à une sulfonylurée, n'ont pas réussi à maîtriser la glycémie.

MÉCANISME D'ACTION

Amélioration de la sensibilité à l'insuline en raison d'un effet agoniste aux sites récepteurs intervenant dans la réponse à l'insuline et dans la production et l'utilisation ultérieures du glucose ■ L'action du médicament ne peut s'exercer qu'en présence d'insuline. ***Effets thérapeutiques :*** Diminution de la résistance à l'insuline, permettant la maîtrise de la glycémie sans apparition de signes d'hypoglycémie.

PHARMACOCINÉTIQUE

Absorption : Bonne absorption (99 %) par suite de l'administration par voie orale.

Distribution : Inconnue.

Liaison aux protéines : Le médicament se lie à 99,8 % aux protéines plasmatiques.

Métabolisme et excrétion : Le médicament est entièrement métabolisé par le foie.

Demi-vie : De 3,2 à 3,6 heures (plus longue en cas de maladie hépatique).

CONTRE-INDICATIONS ET PRÉCAUTIONS/ MISES EN GARDE

Contre-indications : Hypersensibilité ■ Diabète de type 1 (l'activité du médicament dépend de la présence d'insuline) ■ Acidocétose diabétique ■ Signes cliniques de maladie hépatique en évolution ou taux d'ALT accrus (> 2,5 fois la limite supérieure de la normale).

Précautions/mises en garde : Œdème ■ Insuffisance cardiaque (éviter l'usage en présence d'insuffisance cardiaque modérée à grave, à moins que les bienfaits ne dépassent les risques) ■ Insuffisance hépatique ■ Femmes en âge de procréer (le médicament peut rétablir le cycle ovulatoire et favoriser la grossesse) ■ Grossesse ou allaitement (usage non recommandé ; privilégier l'insuline) ■ Enfants < 18 ans.

R

RÉACTIONS INDÉSIRABLES ET EFFETS SECONDAIRES

CV : œdème.

Hémat. : anémie.

Métab. : élévation des taux de cholestérol total, de C-LDL et de C-HDL, gain pondéral.

INTERACTIONS

Médicament-médicament : Aucune interaction connue.

VOIES D'ADMINISTRATION ET POSOLOGIE

PO (adultes) : 4 mg en une seule dose, 1 fois par jour, ou 2 mg, 2 fois par jour ; après 8 à 12 semaines, on peut majorer la dose, selon les besoins, jusqu'à concurrence de 8 mg, 1 fois par jour, ou 4 mg, 2 fois par jour.

PRÉSENTATION

Comprimés : 2 mg[Pr], 4 mg[Pr], 8 mg[Pr].

PHARMACODYNAMIE (effet sur la glycémie)

	Début d'action	Pic	Durée
PO	inconnu	inconnu	12 – 24 h

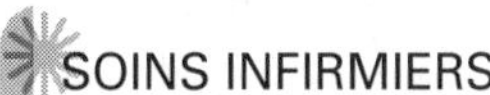

SOINS INFIRMIERS

ÉVALUATION DE LA SITUATION

Rester à l'affût des signes et des symptômes suivants d'hypoglycémie, en cas d'administration concomitante d'insuline : transpiration, faim, faiblesse, étourdissements, tremblements, tachycardie, anxiété.

Tests de laboratoire :

- Suivre, à intervalles réguliers, pendant toute la durée du traitement, la glycémie et la concentration d'hémoglobine glyquée, afin d'évaluer l'efficacité du médicament.
- Noter la numération globulaire et la formule leucocytaire à intervalles réguliers pendant toute la durée du traitement. La rosiglitazone peut réduire l'hémoglobine, l'hématocrite et le nombre de globules blancs, habituellement au cours des 4 à 8 premières semaines de traitement ; les concentrations se stabilisent par la suite.
- Suivre l'AST et l'ALT tous les deux mois pendant les 12 premiers mois de traitement, et à intervalles réguliers par la suite ou en cas de jaunisse ou de symptômes de dysfonctionnement hépatique. La rosiglitazone peut entraîner des élévations irréversibles de l'AST et de l'ALT ou l'insuffisance hépatique (rare). Si la concentration d'ALT est plus de 3 fois supérieure à la limite supérieure de la normale, faire un nouveau test sans tarder. Si les résultats du deuxième test confirment ceux du premier, arrêter l'administration de la rosiglitazone.

- Le médicament peut entraîner des élévations des taux de cholestérol total, de C-LDL et de C-HDL et une diminution des taux d'acides gras libres.

DIAGNOSTICS INFIRMIERS POSSIBLES

- Alimentation excessive (Indications).
- Connaissances insuffisantes sur le traitement médicamenteux (Enseignement au patient et à ses proches).

INTERVENTIONS INFIRMIÈRES

- Il peut s'avérer nécessaire d'administrer de l'insuline aux patients dont la glycémie a été stabilisée, mais qui font de la fièvre, qui sont exposés au stress, à un traumatisme ou à une infection ou à ceux qui doivent subir une intervention chirurgicale.
- Le médicament peut être administré avec ou sans aliments.

ENSEIGNEMENT AU PATIENT ET À SES PROCHES

- Conseiller au patient de respecter scrupuleusement la posologie recommandée. S'il n'a pu prendre le médicament une journée, il ne doit pas doubler la dose le jour suivant.
- Expliquer au patient que la rosiglitazone permet de stabiliser la glycémie, mais ne peut guérir le diabète. Le traitement à l'aide de cet agent est habituellement de longue durée.
- Expliquer au patient les signes d'hypoglycémie et d'hyperglycémie. Si des symptômes d'hypoglycémie se manifestent, lui recommander de prendre un verre de jus d'orange ou un verre d'eau auquel il ajoute 2 ou 3 cuillerées à thé de sucre, de miel ou de sirop de maïs et de prévenir un professionnel de la santé.
- Inciter le patient à suivre la diétothérapie, la pharmacothérapie et le programme d'exercices prescrits afin de prévenir les épisodes d'hypoglycémie ou d'hyperglycémie.
- Montrer au patient comment mesurer sa glycémie et sa cétonurie. Lui recommander de surveiller étroitement les résultats de ces tests en période de stress ou de maladie et de prévenir immédiatement un professionnel de la santé si des modifications importantes surviennent.
- Recommander au patient de consulter immédiatement un professionnel de la santé si les signes suivants d'insuffisance hépatique se manifestent : nausées, vomissements, douleurs abdominales, fatigue, anorexie, urines foncées, jaunisse.
- Expliquer à la patiente que l'insuline est le médicament qu'il faut préférer pour équilibrer la glycémie au cours de la grossesse. L'informer que des doses plus élevées de contraceptifs oraux ou une autre méthode de contraception peuvent s'avérer nécessaires et lui conseiller d'informer rapidement un professionnel de la santé si elle pense être enceinte ou si elle souhaite le devenir.
- Recommander au patient qui doit suivre un autre traitement ou subir une intervention chirurgicale d'avertir le professionnel de la santé qu'il suit un traitement par ce médicament.
- Conseiller au patient de toujours avoir sur lui du sucre (sachets de sucre ou bonbons) et une pièce d'identité où sont inscrits son problème de santé et son traitement médicamenteux.
- Insister sur l'importance des examens de suivi.

VÉRIFICATION DE L'EFFICACITÉ THÉRAPEUTIQUE

L'efficacité du traitement peut être démontrée par : la maîtrise de la glycémie.

SALBUTAMOL

Synonyme : albutérol

Airomir, Alti-Salbutamol Sulfate, Apo-Salmol, Asmavent, Novo-Salmol, Nu-Salbutamol, PMS-Salbutamol, Rhoxal-Salbutamol, Ventodisk, Ventolin, Ventolin HFA

CLASSIFICATION :

Bronchodilatateur (agoniste bêta-adrénergique)

Grossesse – catégorie C

INDICATIONS

Bronchodilatation en présence d'obstruction réversible des voies respiratoires attribuable à l'asthme bronchique ou à la maladie pulmonaire obstructive chronique (MPOC) ■ **Inhalation** : Soulagement rapide du bronchospasme aigu et prévention du bronchospasme provoqué par l'effort ■ **PO** : Prévention et soulagement du bronchospasme.

MÉCANISME D'ACTION

Liaison aux récepteurs bêta$_2$-adrénergiques, présents dans les muscles lisses des voies respiratoires, entraînant l'activation de l'adénylcyclase et une élévation des concentrations d'adénosine monophosphate-3′, 5′ cyclique (AMPc). Cette hausse des concentrations stimule les kinases, qui inhibent la phosphorylation de la myosine et abaissent les concentrations intracellulaires de calcium. La baisse de ces concentrations est associée à la relaxation des muscles lisses des voies respiratoires ■ Relaxation des muscles lisses des voies respiratoires entraînant la bronchodilatation ■ Spécificité relative pour les récepteurs bêta$_2$-adrénergiques (pulmonaires). ***Effets thérapeutiques :*** Bronchodilatation.

S

PHARMACOCINÉTIQUE

Absorption : Bonne absorption par suite de l'administration par voie orale, mais l'agent subit rapidement un fort métabolisme.

Distribution : On retrouve de faibles quantités de salbutamol dans le lait maternel.

Métabolisme et excrétion : L'agent est fortement métabolisé dans le foie et dans d'autres tissus.

Demi-vie : 3,8 heures.

CONTRE-INDICATIONS ET PRÉCAUTIONS/ MISES EN GARDE

Contre-indications : Hypersensibilité aux amines adrénergiques ■ Hypersensibilité aux fluorocarbures (inhalateur) ■ Tachyarythmies.

Précautions/mises en garde : Maladie cardiaque ■ Hypertension ■ Hyperthyroïdie ■ Diabète ■ Glaucome ■ Personnes âgées (prédisposition accrue aux réactions indésirables) ■ Grossesse (près du terme), allaitement et enfants de moins de 2 ans (l'innocuité de l'agent n'a pas été établie) ■ Utilisation excessive, car elle peut entraîner un épuisement de l'effet et un bronchospasme paradoxal (inhalation). Un usage accru d'agonistes bêta$_2$-adrénergiques en inhalation à courte durée d'action pour maîtriser les symptômes d'asthme traduit généralement une détérioration de la maîtrise de l'asthme et commande une réévaluation du plan de traitement et invite à envisager le recours à une corticothérapie ■ Conformément à la pratique actuelle dans le traitement de l'asthme, un anti-inflammatoire (p. ex. un corticostéroïde) doit être administré en concomitance si le salbutamol pour inhalation doit être utilisé tous les jours.

RÉACTIONS INDÉSIRABLES ET EFFETS SECONDAIRES

SNC : nervosité, agitation, tremblements, céphalées, insomnie.

CV : douleurs thoraciques, palpitations, angine, arythmies, hypertension.

GI : nausées, vomissements.

End. : hyperglycémie.

HÉ : hypokaliémie.

SN : tremblements.

INTERACTIONS

Médicament-médicament : L'utilisation concomitante d'autres **agents adrénergiques (sympathomimétiques)** intensifie les effets secondaires adrénergiques ■ L'administration simultanée d'**IMAO** peut déclencher une crise hypertensive ■ Les **bêtabloquants** peuvent abolir l'effet thérapeutique ■ L'administration concomitante de **diurétiques n'épargnant pas le potassium** peut accroître le risque d'hypokaliémie ■ L'hypokaliémie accroît le risque de toxicité induite par les **glucosides cardiotoniques**.

VOIES D'ADMINISTRATION ET POSOLOGIE

PO (adultes et enfants d'au moins 12 ans) : De 2 à 4 mg, 3 ou 4 fois par jour.

PO (personnes âgées) : La dose initiale ne doit pas dépasser 2 mg ; on peut administrer l'agent 3 ou 4 fois par jour.

PO (enfants de 6 à 12 ans) : 2 mg, 3 ou 4 fois par jour, (ne pas dépasser 24 mg par jour).

PO (enfants de 2 à 6 ans) : 0,1 mg/kg, 3 ou 4 fois par jour ; (ne pas dépasser 4 mg, 3 fois par jour).

Inhalation (adultes) : *Aérosol doseur* – 1 ou 2 inhalations, toutes les 6 à 8 heures, ou 2 inhalations (100 µg/inhalation), 15 minutes avant l'effort ; certains patients peuvent répondre à une seule inhalation.

Inhalation (enfants d'au moins 6 ans) : 1 inhalation (100 µg), 4 fois par jour.

Inhalation (adultes et enfants > 12 ans) : *Nébuliseur ou respirateur à pression positive intermittente* – 2,5 mg ou 5 mg, jusqu'à 4 fois par jour.

Inhalation (enfants de 5 à 12 ans) : *Nébuliseur ou respirateur à pression positive intermittente* –1,25 ou 2,5 mg, jusqu'à 4 fois par jour. Une dose unitaire de 5 mg peut être utilisée s'il s'agit d'un cas réfractaire.

Inhalation (adultes) : *Inhalateur diskhaler* – de 200 µg à 400 µg, 3 ou 4 fois par jour. Ne pas dépasser 1 600 µg/jour. Le médicament peut aussi être administré 15 minutes avant l'effort (à une dose de 200 ou de 400 µg).

Inhalation (enfants d'au moins 6 ans) : *Inhalateur diskhaler* – 200 µg, 3 ou 4 fois par jour. Ne pas dépasser 800 µg/jour. Le médicament peut aussi être administré 15 minutes avant l'effort à une dose de 200 µg.

PRÉSENTATION (version générique disponible)

Comprimés : 2 mg[Pr], 4 mg[Pr] ▪ **Solution orale (sirop aromatisé à l'orange) :** 2 mg/5 mL[Pr] (0,4 mg/mL) ▪ **Aérosol doseur :** 100 µg/vaporisation[Pr], 200 inhalations/aérosol[Pr] ▪ **Solution pour respirateur :** 5 mg/mL[Pr], en flacons de 10 et de 100 mL ▪ **Doses unitaires de solution de salbutamol pour respirateur :** une dose de solution isotonique stérile contient 1,25 mg[Pr], 2,5 mg[Pr] ou 5 mg[Pr] dans 2,5 mL[Pr] ▪ **Poudre pour inhalation (Ventodisk) :** 200 µg[Pr], 400 µg[Pr] ▪ **En association avec :** ipratropium (Combivent).

PHARMACODYNAMIE (bronchodilatation)

	DÉBUT D'ACTION	PIC	DURÉE
PO	15 – 30 min	2 – 3 h	8 h ou plus
Inhalation	5 – 15 min	60 – 90 min	3 – 6 h

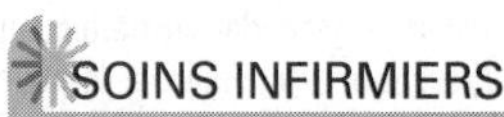

SOINS INFIRMIERS

ÉVALUATION DE LA SITUATION

- Ausculter le murmure vésiculaire, mesurer le pouls et la pression artérielle avant l'administration du médicament et lorsque les concentrations atteignent un pic. Noter la quantité, la couleur et les caractéristiques des expectorations.
- Noter les résultats des tests de l'exploration fonctionnelle pulmonaire, avant le début du traitement et à intervalles réguliers pendant toute sa durée, pour déterminer l'efficacité du médicament.
- Suivre de près l'apparition du bronchospasme paradoxal (respiration sifflante). S'il survient, arrêter l'administration du médicament et prévenir immédiatement le médecin ou un autre professionnel de la santé.

Tests de laboratoire : Possibilité d'une réduction passagère des concentrations sériques de potassium lors de la nébulisation ou lors de l'administration de doses plus élevées que celles recommandées.

DIAGNOSTICS INFIRMIERS POSSIBLES

- Dégagement inefficace des voies respiratoires (Indications).
- Connaissances insuffisantes sur le traitement médicamenteux (Enseignement au patient et à ses proches).

INTERVENTIONS INFIRMIÈRES

PO : Administrer le médicament par voie orale avec des aliments pour réduire l'irritation gastrique.

Inhalation :

- Espacer d'au moins une minute les inhalations lorsque le médicament est pris en aérosol.
- Il n'est pas nécessaire de diluer les solutions en doses unitaires lorsqu'elles sont administrées par un nébuliseur ou par un respirateur à pression positive intermittente. La solution à 5 mg/mL, destinée à l'inhalation, doit être diluée dans 2 à 5 mL d'une solution de NaCl 0,9 %. Les solutions diluées sont stables pendant 24 heures à la température ambiante ou pendant 48 heures, au réfrigérateur. Consulter les directives de chaque fabricant avant de préparer ces solutions.
- Le débit d'oxygène ou l'air comprimé du nébuliseur devrait être de 6 à 10 L/minute ; un seul traitement avec 3 mL dure environ 10 minutes.
- Le traitement par un respirateur à pression positive intermittente dure habituellement de 5 à 20 minutes.

ENSEIGNEMENT AU PATIENT ET À SES PROCHES

- Conseiller au patient de respecter scrupuleusement la posologie recommandée. Lorsque les doses doivent être prises à une heure précise, s'il a sauté une dose, il devra la prendre le plus rapidement possible et espacer les doses restantes de façon à pouvoir les prendre à intervalles réguliers. Le prévenir qu'il ne doit pas doubler les doses ni en accroître la fréquence. Avertir le patient qu'il ne doit pas dépasser la dose recommandée, car il s'expose au risque d'effets nocifs, de bronchospasme paradoxal (plus vraisemblablement lorsqu'il prendra la première dose d'un nouvel aérosol-doseur) ou d'une baisse d'efficacité du médicament. Informer le patient que tous les agents ne peuvent pas être utilisés pour traiter les crises aiguës.

- Conseiller au patient de prévenir immédiatement un professionnel de la santé si les essoufflements ne sont pas soulagés par le médicament ou s'ils s'accompagnent de diaphorèse, d'étourdissements, de palpitations ou de douleurs thoraciques. Recommander au patient d'amorcer l'aérosol avant de l'utiliser, en vaporisant quatre fois dans le vide, et de le jeter après 200 vaporisations. Le prévenir que les dispositifs d'administration ne sont pas interchangeables.
- Signaler au patient qu'il doit consulter un professionnel de la santé avant de prendre un médicament en vente libre et d'éviter de boire de l'alcool en même temps qu'il prend ce médicament. Mettre en garde le patient contre l'usage du tabac et d'autres agents irritants des voies respiratoires.
- Avertir le patient que le salbutamol peut donner un goût inhabituel ou mauvais dans la bouche.

Inhalation :

- Montrer au patient comment utiliser l'aérosol doseur, le dispositif Diskhaler ou le nébuliseur (le mode d'emploi de ces dispositifs se trouve à l'annexe G).
- Prévenir le patient qui prend d'autres médicaments par inhalation qu'il doit commencer par le salbutamol et attendre 5 minutes avant d'inhaler les autres médicaments, sauf recommandation médicale contraire.
- Recommander au patient de se rincer la bouche avec de l'eau après chaque inhalation pour réduire la sécheresse de la bouche.
- Conseiller au patient d'avertir un professionnel de la santé si la dose habituelle de salbutamol n'est pas efficace ou si le contenu de l'aérosol est utilisé en moins de 2 semaines.

VÉRIFICATION DE L'EFFICACITÉ THÉRAPEUTIQUE

L'efficacité du traitement peut être démontrée par : la prévention ou le soulagement du bronchospasme.

SALCATONINE,

voir Calcitonine (saumon)

SALICYLATES

aspirine (acide acétylsalicylique)
AAS, Alka Seltzer, Anacin, Apo-ASA, Apo-ASEN, ASA, Asaphen, Aspergum, Aspirin, Ecotrin, Entrophen, MSD-AAS, Novasen, PMS-ASA, Rivasa

choline, salicylate de
Ce médicament n'est pas commercialisé au Canada.

choline et magnésium, salicylates de
Trilisate

magnésium, salicylate de
Ce médicament n'est pas commercialisé au Canada.

salsalate
Disalcid

sodium, salicylate de
Ce médicament n'est pas commercialisé au Canada.

CLASSIFICATION :
Agents antiplaquettaires (aspirine seulement), antipyrétiques, analgésiques non opiacés, anti-inflammatoires non stéroïdiens

Grossesse – catégories C (salicylate de magnésium – premier trimestre), D (aspirine – premier trimestre) et inconnue (aspirine – deuxième et troisième trimestres ; salicylate de choline ; salicylates de choline et de magnésium ; salicylate de magnésium – deuxième et troisième trimestres)

INDICATIONS

Traitement des maladies inflammatoires dont : la polyarthrite rhumatoïde ▪ l'arthrose ▪ Soulagement de la douleur légère à modérée ▪ Abaissement de la fièvre ▪ **Aspirine** : Prévention de la thrombose, réduction du risque d'IM et d'AVC d'issue non fatale ainsi que du risque de décès dans le traitement de l'IM aigu ▪ Prévention secondaire à la suite d'un IM.

MÉCANISME D'ACTION

Effet analgésique et réduction de l'inflammation et de la fièvre par inhibition de la production de prostaglandines ■ **Aspirine seulement**: Diminution de l'agrégation plaquettaire. ***Effets thérapeutiques :*** Analgésie ■ Suppression de l'inflammation ■ Réduction de la fièvre ■ **Aspirine**: Diminution de l'incidence des crises ischémiques transitoires et de l'infarctus du myocarde.

PHARMACOCINÉTIQUE

Absorption: *Aspirine* – Bonne absorption depuis la partie supérieure de l'intestin grêle; l'absorption des préparations entérosolubles peut s'avérer incertaine; l'absorption par suite de l'administration des suppositoires est lente et variable. *Salicylates de choline et de magnésium* – Bonne absorption par suite de l'administration par voie orale. *Salsalate* – Le médicament se divise en 2 molécules d'acide salicylique après l'administration par voie orale; il est absorbé dans l'intestin grêle.

Distribution: Tous les salicylates se répartissent rapidement dans tout l'organisme. Ils traversent le placenta et pénètrent dans le lait maternel.

Métabolisme et excrétion: Les salicylates sont fortement métabolisés par le foie; les métabolites inactifs sont excrétés par les reins. La quantité excrétée à l'état inchangé par les reins dépend du pH de l'urine; au fur et à mesure que le pH augmente, la quantité excrétée à l'état inchangé s'élève de 2 ou de 3 %, jusqu'à concurrence de 80 %.

Demi-vie: De 2 à 3 heures pour les faibles doses; jusqu'à 15 à 30 heures pour les doses plus élevées, en raison de la saturation du métabolisme hépatique.

CONTRE-INDICATIONS ET PRÉCAUTIONS/ MISES EN GARDE

Contre-indications: Hypersensibilité (bronchospasmes, urticaire généralisée, angio-œdème, rhinite grave, œdème laryngé ou état de choc) à l'aspirine, aux autres salicylates ou aux AINS ■ Ulcère gastro-duodénal.

Précautions/mises en garde: Antécédents d'hémorragie digestive ou d'ulcère ■ Consommation excessive d'alcool et alcoolisme ■ Maladie rénale grave (risque de toxicité au magnésium lors de l'administration du salicylate de magnésium) ■ Maladie hépatique grave ■ Enfants ou adolescents souffrant d'une infection virale (risque accru d'apparition du syndrome de Reye) ■ Personnes âgées (risque accru de réactions indésirables; sensibilité accrue aux concentrations toxiques) ■ Grossesse (les salicylates peuvent entraîner des effets indésirables chez le fœtus et la mère et, en général, leur administration devrait être évitée pendant la grossesse, particulièrement au cours du 3e trimestre) ■ Allaitement (l'innocuité de ces médicaments n'a pas été établie) ■ Hypersensibilité à la tartrazine (colorant jaune-orangé) ■ Troubles hémorragiques ou thrombocytopénie (plus graves lors de l'administration d'aspirine).

RÉACTIONS INDÉSIRABLES ET EFFETS SECONDAIRES

ORLO: perte auditive, acouphènes.

GI: HÉMORRAGIE DIGESTIVE, dyspepsie, troubles épigastriques, brûlures d'estomac, nausées, douleurs abdominales, anorexie, hépatotoxicité, vomissements.

Hémat.: *aspirine* – anémie, hémolyse, prolongation du temps de saignement.

Divers: réactions allergiques incluant l'ANAPHYLAXIE et l'ŒDÈME LARYNGÉ, œdème pulmonaire non cardiogénique.

INTERACTIONS

Médicament-médicament: **Aspirine** – Le médicament peut augmenter le risque de saignement s'il est administré en même temps que la **warfarine**, l'**héparine**, les **agents apparentés à l'héparine**, les **agents thrombolytiques**, l'**abciximab**, la **ticlopidine**, le **clopidogrel**, le **tirofiban** ou l'**eptifibatide**, bien que ces agents soient souvent utilisés sans danger en association et en séquence ■ **Aspirine** – l'agent peut élever le risque de saignement s'il est administré en même temps que le **céfamandole**, la **céfopérazone**, le **céfotétane**, l'**acide valproïque** ou la **plicamycine** ■ **Tous les salicylates** – Ces agents peuvent intensifier l'activité des **pénicillines**, de la **phénytoïne**, du **méthotrexate**, de l'**acide valproïque**, des **sulfonylurées** et des **sulfamides** ■ Ces agents peuvent contrecarrer les effets bénéfiques du **probénécide** ou de la **sulfinpyrazone** ■ Les **corticostéroïdes**, administrés en concomitance, peuvent diminuer les concentrations sériques de salicylates ■ Les agents qui **acidifient l'urine** intensifient la réabsorption des salicylates et peuvent en augmenter les concentrations sériques ■ Les agents qui **alcalinisent l'urine** ou les **antiacides** consommés en grandes quantités favorisent l'excrétion des salicylates et en diminuent les concentrations sériques ■ Les salicylates peuvent affaiblir la réponse thérapeutique aux **diurétiques**, aux **antihypertenseurs** ou à certains **anti-inflammatoires non stéroïdiens** ■ Risque accru d'irritation gastro-intestinale lors de l'administration concomitante d'**anti-inflammatoires non**

stéroïdiens ■ Risque accru d'ototoxicité lors de l'administration concomitante de **vancomycine**.

Médicament-aliments: Les **aliments qui acidifient l'urine** (voir l'annexe J) peuvent élever les concentrations sériques de salicylates.

VOIES D'ADMINISTRATION ET POSOLOGIE

Aspirine

Soulagement de la douleur et de la fièvre

- **PO, PR (adultes)**: De 325 à 650 mg, de 4 à 6 fois par jour.
- **PO, PR (enfants de 2 à 11 ans)**: De 10 à 15 mg/kg, toutes les 4 à 6 heures, selon les besoins jusqu'à un maximum de 65 mg/kg/jour. Les autorités compétentes déconseillent l'administration d'AAS aux enfants, aux adolescents, ou aux jeunes adultes atteints de grippe ou de varicelle.

Diminution de l'inflammation

- **PO (adultes)**: *Initialement* – de 2,4 à 3,6 g par jour; *traitement d'entretien* – de 3,6 à 5,4 g par jour, en doses fractionnées.
- **PO (enfants)**: De 60 à 90 mg/kg/jour, en doses fractionnées (jusqu'à concurrence de 100 mg/kg/jour).

Prévention des accidents ischémiques tels que l'IM et l'AVC

- **PO (adultes)**: On a déjà utilisé des doses de 75 à 1 300 mg par jour.

Traitement de l'IM aigu

- **PO (adultes)**: De 160 à 325 mg par jour, pendant au moins 30 jours, administrés dans les 24 heures suivant le début des symptômes.

Prévention secondaire après un IM

- **PO (adultes)**: De 80 à 325 mg par jour, à vie.

Salicylates de choline et de magnésium

- **PO (adultes)**: 2 ou 3 comprimés, 2 fois par jour; ne pas dépasser 6 comprimés (équivalant à 3 g de salicylate) par jour.

Salsalate

- **PO (adultes)**: 3 g par jour, en 2 ou 3 doses.

PRÉSENTATION

- **Aspirine (version générique disponible)**
  Comprimés: 80 mg[VL], 300 mg[VL], 325 mg[VL], 500 mg[VL] ■ **Comprimés à croquer**: 80 mg[VL] ■ **Gomme à mâcher**: 325 mg[VL] ■ **Comprimés effervescents**: 325 mg[VL] ■ **Comprimés entérosolubles (libération retard)**: 80 mg[VL], 81 mg[VL], 325 mg[VL], 500 mg[VL], 600 mg[VL], 650 mg[VL], 975 mg[VL] ■ **Suppositoires**: 150 mg[VL], 160 mg[VL], 640 mg[VL], 650 mg[VL] ■ **En association avec**: antihistaminiques, décongestionnants, antitussifs[VL] et opiacés[Pr].
- **Salicylate de choline**
  Ce médicament n'est pas commercialisé au Canada.
- **Salicylate de magnésium**
  Ce médicament n'est pas commercialisé au Canada.
- **Salicylates de choline et de magnésium (contenu en salicylate)**
  Comprimés: 500 mg[Pr].
- **Salsalate**
  Comprimés: 500 mg[Pr], 750 mg[Pr].
- **Salicylate de sodium**
  Ce médicament n'est pas commercialisé au Canada.

PHARMACODYNAMIE (analgésie/abaissement de la fièvre†)

	DÉBUT D'ACTION	PIC	DURÉE
Aspirine : PO	5 – 30 min	1 – 3 h	3 – 6 h
Aspirine : PO – LP‡	5 – 30 min	2 – 4 h	8 – 12 h
Aspirine : PR	1 – 2 h	4 – 5 h	7 h
Tous les autres salicylates : PO	5 – 30 min	1 – 3 h	3 – 6 h

† L'effet antirhumatismal peut ne se manifester qu'en l'espace de 2 à 3 semaines.
‡ LP = Libération prolongée.

SOINS INFIRMIERS

ÉVALUATION DE LA SITUATION

LES PATIENTS SOUFFRANT D'ASTHME, D'ALLERGIES OU DE POLYPES NASAUX OU QUI SONT ALLERGIQUES À LA TARTRAZINE SONT DAVANTAGE PRÉDISPOSÉS AUX RÉACTIONS D'HYPERSENSIBILITÉ.

Douleur: Suivre de près la douleur et l'amplitude des mouvements; noter le type de douleur, son siège et son intensité, avant l'administration du médicament et au moment de l'effet maximal (voir Pharmacodynamie).

Fièvre: Mesurer la température et noter les signes associés à la fièvre (diaphorèse, tachycardie, malaise, frissons).

Tests de laboratoire:

- Noter les résultats des tests de l'exploration fonctionnelle hépatique, avant le traitement antirhumatismal et si des symptômes d'hépatotoxicité se manifestent, plus particulièrement chez les patients, surtout les enfants, qui souffrent de rhumatisme articulaire aigu, de lupus érythé-

S

mateux disséminé, d'arthrite juvénile ou d'une maladie hépatique préexistante. Les salicylates peuvent élever les concentrations sériques d'AST, d'ALT et de phosphatase alcaline, particulièrement lorsque les concentrations plasmatiques dépassent 25 mg/100 mL. Ces concentrations peuvent revenir aux valeurs normales malgré la poursuite du traitement ou si la dose est réduite. Si des anomalies graves ou une maladie hépatique active se manifestent, cesser l'administration du médicament et l'utiliser avec prudence à l'avenir.

- Déterminer les concentrations sériques de salicylates à intervalles réguliers lors du traitement prolongé par des doses élevées pour déterminer la dose appropriée, son innocuité et son efficacité, particulièrement chez les enfants souffrant de la maladie de Kawasaki.
- Les salicylates peuvent modifier les taux sériques d'acide urique et les taux urinaires d'acide vanilmandélique (VMA), les taux de protiréline induite par la thyréolibérine (TRH) et les taux urinaires d'acide hydroxy-indolacétique, ainsi que les résultats de la scintigraphie thyroïdienne.
- Les salicylates peuvent entraîner une baisse des concentrations sériques de potassium et de cholestérol.
- *Aspirine :* En plus des effets sur les résultats des tests de laboratoire énumérés ci-dessus, l'aspirine prolonge le temps de saignement, pendant 4 à 7 jours et, administrée à des doses élevées, elle peut prolonger le temps de prothrombine. Lors du traitement prolongé par des doses élevées, mesurer l'hématocrite à intervalles réguliers afin de déceler les saignements au niveau des voies digestives.

Toxicité et surdosage : Suivre de près les acouphènes, les céphalées, l'hyperventilation, l'agitation, la confusion mentale, la léthargie, la diarrhée et la transpiration. Si ces symptômes se manifestent, cesser l'administration du médicament et prévenir immédiatement le médecin ou un autre professionnel de la santé.

DIAGNOSTICS INFIRMIERS POSSIBLES

- Douleur aiguë (Indications).
- Mobilité physique réduite (Indications).
- Connaissances insuffisantes sur le traitement médicamenteux (Enseignement au patient et à ses proches).

INTERVENTIONS INFIRMIÈRES

PO :

- Afin de réduire l'irritation gastrique, administrer le médicament après les repas ou avec des aliments ou un antiacide. Les aliments ralentissent l'absorption du médicament, mais n'altèrent pas la quantité totale absorbée.
- Il ne faut pas croquer ni mâcher les comprimés entérosolubles, ni prendre d'antiacide en l'espace de 1 ou 2 heures, après la prise d'un tel comprimé. On peut mâcher les comprimés à croquer, les dissoudre dans du liquide ou les avaler tels quels. Il est recommandé de consulter la notice du fabricant de chaque produit.

ENSEIGNEMENT AU PATIENT ET À SES PROCHES

- Conseiller au patient de prendre les salicylates avec un grand verre d'eau et de ne pas se coucher pendant les 15 à 30 minutes qui suivent.
- Recommander au patient de signaler la présence d'acouphènes, de saignements inhabituels des gencives, d'ecchymoses, de selles noires et goudronneuses, ou de fièvre persistant plus de 3 jours.
- Prévenir le patient qu'il doit éviter de boire de l'alcool s'il prend des salicylates, afin de prévenir l'irritation gastrique. Lui expliquer que s'il prend 3 verres d'alcool ou plus par jour pendant ce traitement, il peut accroître le risque d'hémorragie digestive. Le prévenir également qu'il ne doit prendre en concomitance de l'acétaminophène ou des AINS que pendant quelques jours, à moins qu'un professionnel de la santé ne l'ait recommandé, afin de prévenir la néphropathie attribuable aux analgésiques.
- Expliquer au patient qui suit un régime hyposodé qu'il doit éviter de prendre des comprimés effervescents ou des préparations d'aspirine tamponnée.
- Prévenir le patient qu'il devrait jeter les comprimés qui dégagent une odeur de vinaigre.
- Recommander au patient qui reçoit un traitement prolongé et qui doit subir une intervention chirurgicale d'avertir le professionnel de la santé qu'il suit un traitement par ce médicament. Il peut être nécessaire de cesser l'administration de l'aspirine 1 semaine avant l'intervention chirurgicale.
- Les centres épidémiologiques mettent en garde la population contre l'administration de l'aspirine à des enfants ou à des adolescents souffrant de varicelle ou d'affections virales ou de

syndrome grippal, en raison du risque d'apparition du syndrome de Reye.

Accidents ischémiques transitoires ou infarctus du myocarde: Prévenir le patient qui reçoit l'aspirine en traitement prophylactique qu'il doit respecter scrupuleusement la posologie recommandée. Il n'a pas été constaté que l'augmentation de la dose entraînait des bienfaits additionnels.

VÉRIFICATION DE L'EFFICACITÉ THÉRAPEUTIQUE

L'efficacité du traitement peut être démontrée par: le soulagement de la douleur légère à modérée ■ l'amélioration de la mobilité des articulations ; les pleins effets peuvent ne se manifester qu'après 2 ou 3 semaines ■ la baisse de la fièvre ■ la prévention des attaques ischémiques transitoires ■ la prévention de l'infarctus du myocarde.

SALMÉTÉROL

Serevent

CLASSIFICATION:

Bronchodilatateur (agoniste bêta-adrénergique)

Grossesse – catégorie C

INDICATIONS

Bronchodilatateur à action prolongée, destiné à la maîtrise de longue durée de l'asthme chez les patients de 4 ans et plus souffrant de maladie obstructive réversible des voies respiratoires, y compris les patients souffrant de l'asthme nocturne et ceux qui doivent utiliser régulièrement un bronchodilatateur à courte durée d'action, malgré un traitement optimal avec des corticostéroïdes ■ Traitement d'entretien à long terme des bronchospasmes et soulagement de la dyspnée associée à une bronchopneumopathie chronique obstructive incluant la bronchite chronique et l'emphysème. **Usages non approuvés**: Prévention de l'asthme d'effort.

MÉCANISME D'ACTION

Accumulation de l'adénosine monophosphate cyclique (AMPc) au niveau des récepteurs bêta$_2$-adrénergiques ■ Agent présentant une affinité spécifique pour les récepteurs bêta-adrénergiques (pulmonaires). ***Effets thérapeutiques:*** Bronchodilatation.

PHARMACOCINÉTIQUE

Absorption: Après inhalation, l'absorption systémique est minime.

Distribution: L'action est principalement locale.

Métabolisme et excrétion: Inconnus.

Demi-vie: 5,5 heures.

CONTRE-INDICATIONS ET PRÉCAUTIONS/ MISES EN GARDE

Contre-indications: Hypersensibilité ■ Tachyarythmie ■ Patients allergiques au lactose ou au lait (Serevent en poudre sèche) ■ Crise aiguë d'asthme (le début d'action est retardé).

Précautions/mises en garde: Maladie cardiovasculaire (incluant l'angine et l'hypertension) ■ Diabète ■ Glaucome ■ Hyperthyroïdie ■ Phéochromocytome ■ Usage excessif de l'inhalateur (risque d'apparition d'une tolérance aux effets du médicament et d'un bronchospasme paradoxal) ■ Grossesse, allaitement ou enfants de moins de 4 ans (la poudre sèche pour inhalation peut être utilisée chez les enfants de 4 à 12 ans, l'aérosol chez les enfants de plus de 12 ans) ; l'agent peut inhiber les contractions au cours du travail de l'accouchement.

RÉACTIONS INDÉSIRABLES ET EFFETS SECONDAIRES

SNC: céphalées, nervosité.

CV: palpitations, tachycardie.

GI: douleurs abdominales, diarrhée, nausées.

Loc.: crampes ou douleurs musculaires.

SN: tremblements.

INTERACTIONS

Médicament-médicament: Les **bêta-bloquants** peuvent diminuer l'effet thérapeutique du salmétérol.

VOIES D'ADMINISTRATION ET POSOLOGIE

Inhalation (adultes et enfants ≥ 4 ans): 50 µg, 2 fois par jour (espacer les inhalations d'environ 12 heures).

PRÉSENTATION

Aérosol-doseurs: 25 µg/vaporisation, en flacons de 60 vaporisations ou de 120 vaporisations[Pr] ■ **Poudre pour inhalation**: Disques Diskhaler de 50 µg/coque[Pr], Discus de 50 µg/dose[Pr].

PHARMACODYNAMIE (bronchodilatation)

	Début d'action	Pic	Durée
Inhalation	10 – 25 min	3 – 4 h	12 h†

† Chez les adolescents, 9 heures.

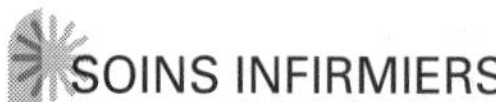

SOINS INFIRMIERS

ÉVALUATION DE LA SITUATION

- Ausculter le murmure vésiculaire et mesurer le pouls et la pression artérielle avant l'administration et à intervalles réguliers pendant toute la durée du traitement.
- Noter les résultats des tests de l'exploration de la fonction pulmonaire avant le début du traitement et à intervalles réguliers pendant toute sa durée afin de déterminer l'efficacité du médicament.
- Suivre de près les signes de bronchospasme paradoxal (respiration sifflante, dyspnée, oppression thoracique) et les réactions d'hypersensibilité (rash, urticaire, œdème du visage, des lèvres et des paupières). S'ils surviennent, interrompre le traitement et en informer immédiatement le médecin ou un autre professionnel de la santé.

Tests de laboratoire :

- Le salmétérol peut entraîner une élévation de la glycémie ; ce phénomène survient rarement aux doses recommandées et est plus marqué lors d'un usage fréquent de doses élevées.
- Le salmétérol peut entraîner une diminution des concentrations sériques de potassium, qui sont habituellement passagères et liées à la dose ; ce phénomène survient rarement aux doses recommandées et est plus marqué lors d'un usage fréquent de doses élevées.

Toxicité et surdosage :

- Les symptômes du surdosage incluent l'agitation persistante, les douleurs ou l'oppression thoraciques, l'hypotension, les étourdissements, l'hyperglycémie, l'hypokaliémie, les convulsions, les tachyarythmies, les tremblements persistants et les vomissements.
- Le traitement inclut l'arrêt du traitement par le salmétérol ou par les agonistes bêta-adrénergiques et un traitement symptomatique de soutien. Les bêta-bloquants cardiosélectifs doivent être utilisés avec prudence, puisqu'ils peuvent induire un bronchospasme.

DIAGNOSTICS INFIRMIERS POSSIBLES

- Dégagement inefficace des voies respiratoires (Indications).
- Connaissances insuffisantes sur le traitement médicamenteux (Enseignement au patient et à ses proches).

INTERVENTIONS INFIRMIÈRES

Inhalation :

- Le mode d'emploi de l'aérosol-doseur se trouve à l'annexe G.
- On devrait vérifier le bon fonctionnement de l'aérosol-doseur et l'amorcer avant de l'utiliser.
- Ne pas utiliser de dispositif d'espacement (« Spacer® ») lors de l'administration de la poudre pour inhalation.

ENSEIGNEMENT AU PATIENT ET À SES PROCHES

- Montrer au patient le mode d'emploi de l'aérosol-doseur ou de la poudre pour inhalation et lui conseiller de respecter scrupuleusement la posologie recommandée. Recommander au patient de ne pas dépasser la dose prescrite. S'il n'a pu prendre le médicament au moment habituel, il doit le prendre dès que possible et espacer les autres doses à intervalles réguliers. L'avertir qu'il ne doit jamais remplacer une dose manquée par une double dose. Si les symptômes se manifestent avant l'heure prévue pour la dose suivante, il devrait inhaler un bronchodilatateur à action rapide.
- Expliquer au patient utilisant la *poudre pour inhalation* à l'aide du dispositif d'inhalation qu'il ne doit jamais expirer dans le dispositif et qu'il doit toujours le tenir à l'horizontale. L'embout buccal devrait rester sec ; il ne faut jamais le laver. Pour les patients qui utilisent la poudre sèche sous forme de coques (4 coques/disque) ; le prévenir qu'il doit jeter le disque 6 semaines après qu'il l'a retiré de sa surenveloppe d'aluminium ou une fois qu'il a vidé toutes les coques du disque, selon la première éventualité.
- Prévenir le patient qu'il ne doit pas prendre le salmétérol pour traiter les symptômes aigus. Il devrait plutôt utiliser un bronchodilatateur bêta-adrénergique à action rapide, pris par inhalation, pour soulager les crises aiguës d'asthme.
- Prévenir le patient qu'il doit éviter de vaporiser le médicament près des yeux.
- Conseiller au patient suivant un traitement prolongé par le salmétérol de ne pas prendre une dose supplémentaire de ce médicament pour

S

prévenir le bronchospasme d'effort. S'il prend le salmétérol pour prévenir le bronchospasme d'effort, il ne devrait pas prendre de dose additionnelle dans les 12 heures qui suivent le traitement prophylactique.

- Conseiller au patient de prévenir immédiatement un professionnel de la santé si l'essoufflement n'est pas soulagé par le salmétérol, si son état s'aggrave, s'il doit inhaler plus souvent des bronchodilatateurs à action rapide pour soulager une crise aiguë ou s'il doit inhaler à 4 reprises et plus des bronchodilatateurs à action rapide pendant 2 jours consécutifs ou plus, ou encore s'il doit utiliser le contenu de plus de 1 aérosol-doseur pendant une période de 8 semaines.
- Recommander au patient suivant un traitement par des glucocorticoïdes systémiques ou par inhalation de consulter un professionnel de la santé avant d'interrompre son traitement ou de réduire les doses de médicaments.
- Insister sur l'importance des examens de suivi réguliers permettant de déterminer les bienfaits du traitement.

VÉRIFICATION DE L'EFFICACITÉ THÉRAPEUTIQUE

***L'efficacité du traitement peut être démontrée par*:** la prévention du bronchospasme ou la diminution de la fréquence des crises aiguës d'asthme chez les patients souffrant d'asthme chronique ■ la prévention de l'asthme induit par l'effort. ✷

SALSALATE,
voir Salicylates

S

SAQUINAVIR

Fortovase, Invirase

CLASSIFICATION :

Antirétroviral (inhibiteur de la protéase)

Grossesse – catégorie B

INDICATIONS

Traitement de l'infection par le VIH en association avec d'autres antirétroviraux.

MÉCANISME D'ACTION

Inhibition de l'action de la protéase du VIH et prévention du clivage des polyprotéines virales. ***Effets thérapeutiques*:** Ralentissement de l'évolution de l'infection par le VIH et de l'apparition de ses séquelles ■ Augmentation du nombre de cellules CD4 et diminution de la charge virale.

PHARMACOCINÉTIQUE

Absorption : Par suite de l'administration par voie orale, le médicament n'est pas complètement absorbé ; il subit rapidement un fort métabolisme de premier passage hépatique. Invirase et Fortovase ne sont pas absorbés de façon similaire ; ils ne sont donc pas interchangeables.

Distribution : Le médicament se répartit dans les tissus, mais il ne pénètre que très peu dans le SNC.

Liaison aux protéines : 98 %.

Métabolisme et excrétion : Le médicament est fortement métabolisé par le foie. Une fraction < 1 % est excrétée à l'état inchangé dans l'urine.

Demi-vie : 13 heures.

CONTRE-INDICATIONS ET PRÉCAUTIONS/ MISES EN GARDE

Contre-indications : Hypersensibilité ■ Traitement concomitant par la dihydroergotamine (ou d'autres dérivés de l'ergot), le midazolam, le triazolam, l'astémizole, le cisapride, la terfénadine, la rifabutine ou la rifampine ■ Insuffisance hépatique grave.

Précautions/mises en garde : Diabète (risque d'aggravation de l'hyperglycémie ; l'hyperglycémie peut évoluer vers l'acidocétose) ■ Hémophilie (risque accru d'hémorragie) ■ Insuffisance hépatique (risque d'exacerbation du dysfonctionnement hépatique dû à l'hépatite B ou C ou à d'autres causes) ■ Grossesse ou enfants de moins de 16 ans (l'innocuité du médicament n'a pas été établie) ■ Allaitement (l'allaitement est déconseillé en raison du risque de transmission postnatale du VIH) ■ Administration concomitante de millepertuis.

RÉACTIONS INDÉSIRABLES ET EFFETS SECONDAIRES

SNC : CONVULSIONS, confusion, céphalées, dépression, troubles psychiques, faiblesse.

CV : thrombophlébite.

GI : douleurs abdominales, diarrhée, concentrations accrues d'enzymes hépatiques, ictère, nausées.

Tég. : photosensibilité, réactions cutanées graves.

End. : hyperglycémie.

Hémat. : leucémie myéloblastique aiguë, anémie hémolytique, thrombocytopénie.

SN : ataxie.

Divers : SYNDROME DE STEVENS-JOHNSON.

INTERACTIONS

Médicament-médicament : LA **RIFAMPINE** ET LA **RIFABUTINE** DIMINUENT DE FAÇON MARQUÉE LES CONCENTRATIONS DE SAQUINAVIR ; L'USAGE CONCOMITANT DE CES MÉDICAMENTS EST DONC CONTRE-INDIQUÉ ■ LE SAQUINAVIR ÉLÈVE LES CONCENTRATIONS SANGUINES DE **DIHYDROERGOTAMINE** ET D'**ERGOTAMINE** (RISQUE ACCRU DE VASOCONSTRICTION), AINSI QUE CELLES DE **MIDAZOLAM** ET DE **TRIAZOLAM** (DÉPRESSION EXCESSIVE DU SNC) ; L'USAGE CONCOMITANT EST DONC CONTRE-INDIQUÉ ■ En cas d'usage concomitant de **clarithromycine**, les concentrations de saquinavir sont considérablement accrues et celles de la clarithromycine diminuées ■ Les concentrations du saquinavir sont aussi grandement accrues lors de l'administration concomitante d'**indinavir**, de **delavirdine**, de **nelfinavir**, de **ritonavir** et de **kétoconazole** (des adaptations posologiques peuvent s'avérer nécessaires) ■ La **carbamazépine**, le **phénobarbital**, la **phénytoïne**, la **névirapine** et la **dexaméthasone** peuvent diminuer les concentrations du saquinavir.

Médicament-produits naturels : Le **millepertuis** peut diminuer les concentrations sanguines de saquinavir et en réduire ainsi l'efficacité (l'usage concomitant n'est donc pas recommandé).

Médicament-aliments : Les **aliments** augmentent de façon marquée l'absorption du saquinavir.

VOIES D'ADMINISTRATION ET POSOLOGIE

Invirase

- **PO (adultes)** : 600 mg, 3 fois par jour, dans les 2 heures qui suivent un repas ou une collation substantielle.

Fortovase

- **PO (adultes)** : 1 200 mg, 3 fois par jour, dans les 2 heures qui suivent un repas ou une collation substantielle.

PRÉSENTATION

- **Invirase**

  Capsules dures de gélatine : 200 mg[Pr].

- **Fortovase**

  Capsules molles de gélatine : 200 mg[Pr].

PHARMACODYNAMIE (concentrations sanguines)

	DÉBUT D'ACTION	PIC	DURÉE
PO	inconnu	inconnu	8 h

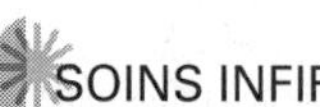

SOINS INFIRMIERS

ÉVALUATION DE LA SITUATION

- Rester à l'affût de toute modification au niveau de la gravité des symptômes de l'infection au VIH et de l'apparition d'infections opportunistes pendant toute la durée du traitement.

Tests de laboratoire :

- Noter la charge virale et le nombre de cellules CD4 à intervalles réguliers tout au long du traitement.
- Le saquinavir peut provoquer l'hyperglycémie, qui peut mener à une acidocétose diabétique.
- Suivre les valeurs hématologiques et les résultats des tests d'exploration fonctionnelle hépatique avant le traitement et à intervalles réguliers pendant toute sa durée. Le saquinavir peut entraîner l'anémie, la thrombocytopénie et une élévation des concentrations d'enzymes hépatiques.

DIAGNOSTICS INFIRMIERS POSSIBLES

- Risque d'infection (Indications, Effets secondaires).
- Connaissances insuffisantes sur le traitement médicamenteux (Enseignement au patient et à ses proches).

INTERVENTIONS INFIRMIÈRES

Administrer le médicament dans les 2 heures qui suivent un repas complet afin d'en augmenter l'efficacité. Si le médicament n'est pas pris avec des aliments, les concentrations sanguines peuvent diminuer, ce qui peut se traduire par une absence d'effet antiviral.

Fortovase : Si elles sont conservées au réfrigérateur, les capsules sont stables jusqu'à leur date de péremption. On peut les garder pendant 3 mois à la température ambiante.

Invirase : Conserver les capsules entre 15 et 30 °C.

ENSEIGNEMENT AU PATIENT ET À SES PROCHES

- Expliquer au patient qu'il doit suivre scrupuleusement la posologie recommandée et prendre le saquinavir au même moment de la journée, dans les 2 heures qui suivent un repas complet ou une collation substantielle. S'il n'a pas pu prendre le médicament au moment habituel, il doit le prendre dès que possible à moins que ce ne soit presque l'heure prévue pour la dose suivante. Le prévenir qu'il ne doit jamais remplacer une dose manquée par une double dose. Lui conseiller de ne pas arrêter le traitement sans avoir consulté au préalable un professionnel de la santé. Le passage d'Invirase à Fortovase devrait se faire sous la surveillance d'un professionnel de la santé.

- Informer le patient qu'il ne doit pas donner le saquinavir à d'autres personnes.
- Expliquer au patient que le saquinavir ne guérit pas le sida, qu'il n'empêche pas l'apparition d'infections associées ou opportunistes et qu'il ne réduit pas le risque de transmission du VIH à autrui par les rapports sexuels ou par la contamination du sang. L'inciter à utiliser un condom, à ne pas se servir des mêmes aiguilles qu'une autre personne et à ne pas donner du sang afin de prévenir la transmission du virus du sida.
- Conseiller au patient de consulter un professionnel de la santé avant de prendre d'autres médicaments (sur ordonnance ou en vente libre), en même temps que le saquinavir.
- Informer le patient que le saquinavir peut provoquer l'hyperglycémie. Lui conseiller de prévenir un professionnel de la santé si les symptômes suivants se manifestent: soif ou faim accrue, perte de poids inexpliquée, mictions plus fréquentes, fatigue, sécheresse de la peau ou démangeaisons. Bien qu'elles soient rares, des éruptions cutanées bulleuses graves, accompagnées de polyarthrite, peuvent également se manifester.
- Informer le patient que les effets à long terme du saquinavir sont présentement inconnus.
- Insister sur l'importance des examens de suivi et des analyses de sang, effectués à intervalles réguliers, permettant de déceler les effets secondaires et les bienfaits du traitement.

VÉRIFICATION DE L'EFFICACITÉ THÉRAPEUTIQUE

L'efficacité du traitement peut être démontrée par: le ralentissement de l'évolution de l'infection par le VIH et de l'apparition de ses séquelles ▪ l'augmentation du nombre de cellules CD4 et la diminution de la charge virale. ✳

SCOPOLAMINE

Synonyme : hyoscine

Scopolamine, bromhydrate de
Hyoscine, Scopolamine, Transderm-V

Scopolamine, butylbromure de
Buscopan, Butylbromure d'hyoscine

CLASSIFICATION:
Anticholinergique, antiémétique, antispamodique

Grossesse – catégorie C

INDICATIONS

Timbre transdermique: Prévention des symptômes (nausées et vomissements) du mal des transports (bromhydrate de scopolamine) ▪ **IM, IV, SC**: Induction de l'amnésie, de la sédation et diminution de la salivation et des sécrétions excessives des voies respiratoires avant une intervention chirurgicale (bromhydrate de scopolamine) ▪ **PO, PR**: Soulagement des spasmes de la musculature lisse des voies gastro-intestinales et génito-urinaires (butylbromure de scopolamine) ▪ **IM, IV, SC**: Soulagement des spasmes aigus des voies gastro-intestinales et génito-urinaires et relâchement de la musculature lisse avant certains examens radiologiques (butylbromure de scopolamine). **Usages non approuvés – Timbre transdermique**: Traitement des nausées et des vomissements associés à l'analgésie par des opiacés ou à une anesthésie générale.

MÉCANISME D'ACTION

Inhibition de l'activité muscarinique de l'acétylcholine ▪ Correction du déséquilibre entre l'acétylcholine et la noradrénaline dans le SNC, qui peut être la cause du mal des transports. ***Effets thérapeutiques:*** Diminution des nausées et des vomissements ▪ Induction de l'amnésie et diminution des sécrétions avant une intervention chirurgicale.

PHARMACOCINÉTIQUE

Absorption: Bonne absorption par suite de l'administration IM, SC et transdermique.

Distribution: La scopolamine traverse le placenta et la barrière hémato-encéphalique.

Métabolisme et excrétion: Le médicament est principalement métabolisé par le foie.

Demi-vie: 8 heures.

CONTRE-INDICATIONS ET PRÉCAUTIONS/ MISES EN GARDE

Contre-indications : Hypersensibilité ■ Glaucome à angle fermé ■ Hypertrophie prostatique ■ Obstruction pylorique ■ Iléus paralytique ■ Tachycardie secondaire à l'insuffisance cardiaque ou à la thyrotoxicose ■ Sténose des voies gastro-intestinales (butylbromure de scopolamine) ■ Mégacôlon (butylbromure de scopolamine).

Précautions/mises en garde : Personnes âgées, enfants et nourrissons (prédisposition accrue à des réactions indésirables) ■ Risque d'occlusion intestinale ■ Hypertrophie de la prostate ■ Maladies rénale, hépatique, pulmonaire ou cardiaque chroniques ■ Grossesse et allaitement (l'innocuité du médicament n'a pas été établie) ■ Hypersensibilité aux bromures (solution pour injection seulement) ■ Hémorragie aiguë.

RÉACTIONS INDÉSIRABLES ET EFFETS SECONDAIRES

SNC : somnolence, confusion.

ORLO : vision trouble, mydriase, photophobie.

CV : tachycardie, palpitations.

GI : sécheresse de la bouche (xérostomie), constipation.

GU : retard de la miction avec effort pour uriner, rétention urinaire.

Tég. : diminution de la sécrétion de sueur.

INTERACTIONS

Médicament-médicament : Effets anticholinergiques additifs lors de l'administration concomitante d'**antihistaminiques**, d'**antidépresseurs**, de **quinidine** ou de **disopyramide** ■ Effets additifs sur la dépression du SNC lors de l'usage concomitant d'**alcool**, d'**antidépresseurs**, d'**antihistaminiques**, d'**analgésiques opiacés** ou d'**hypnosédatifs** ■ La scopolamine (hyoscine) peut modifier l'absorption d'autres **médicaments administrés par voie orale** en ralentissant la motilité du tractus gastro-intestinal ■ La scopolamine (hysocine) peut aggraver les lésions de la muqueuse gastro-intestinale chez les patients prenant des **préparations de chlorure de potassium à matrice de cire**.

VOIES D'ADMINISTRATION ET POSOLOGIE

LE BROMHYDRATE DE SCOPOLAMINE ET LE BUTYLBROMURE DE SCOPOLAMINE NE SONT PAS INTERCHANGEABLES.

Bromhydrate de scopolamine

- **Timbre transdermique (adultes)** : Le système Transderm-V libère 1 mg en 72 heures ; l'effet antiémétique s'exerce 12 heures après l'application du timbre.
- **IM, IV, SC (adultes)** : De 0,3 à 0,6 mg ; on peut répéter la dose 3 ou 4 fois par jour.
- **IM, IV, SC (enfants)** : 0,006 mg/kg ou 0,2 mg/m^2.

Butylbromure de scopolamine (soulagement des spasmes et relâchement de la musculature lisse des voies gastro-intestinale et génito-urinaire)

- **PO (adultes)** : 1 ou 2 dragées/jour, jusqu'à un maximum de 6 dragées/jour. En cas de maladie chronique nécessitant l'administration de doses répétées, la posologie est de 1 dragée, de 3 à 5 fois/jour.
- **PR (adultes)** : 1 ou 2 suppositoires/jour, jusqu'à un maximum de 6 suppositoires/jour.
- **IM, IV, SC (adultes)** : De 10 à 20 mg/jour ; la dose maximale quotidienne ne doit pas dépasser 100 mg.

PRÉSENTATION (version générique disponible)

Timbre transdermique : *Transderm-V* – 1,5 mg de scopolamine/timbre, libérant 1 mg de scopolamine pendant 3 jours[Pr] ■ **Solution pour injection** : *Bromhydrate de scopolamine* – 0,4 mg/mL, en ampoule de 1 mL[Pr], 0,6 mg/mL, en ampoule de 1 mL[Pr]. *Butylbromure de scopolamine* – 20 mg/mL, en ampoule de 1 mL[Pr] ■ **Dragées** : *Butylbromure de scopolamine* – 10 mg[Pr] ■ **Suppositoires** : *Butylbromure de scopolamine* – 10 mg[Pr].

PHARMACODYNAMIE (effets antiémétiques et sédatifs)

	DÉBUT D'ACTION	PIC	DURÉE
PO, IM, SC	30 min	1 h	4 – 6 h
IV	10 min	1 h	2 – 4 h
Timbre transdermique	4 h	inconnu	72 h

SOINS INFIRMIERS

ÉVALUATION DE LA SITUATION

- Suivre de près les signes de rétention urinaire à intervalles réguliers pendant toute la durée du traitement.
- Mesurer la fréquence cardiaque à intervalles réguliers pendant toute la durée du traitement par voie parentérale.

- Déterminer la présence de douleurs avant l'administration du médicament. Si elle est administrée sans morphine ni mépéridine, la scopolamine peut agir comme stimulant en présence de douleurs, entraînant le délire.

Antiémétique: Suivre de près les nausées et les vomissements à intervalles réguliers pendant toute la durée du traitement.

DIAGNOSTICS INFIRMIERS POSSIBLES

- Atteinte à l'intégrité de la muqueuse buccale (Indications, Effets secondaires).
- Risque d'accident (Effets secondaires).
- Connaissances insuffisantes sur le traitement médicamenteux (Enseignement au patient et à ses proches).

INTERVENTIONS INFIRMIÈRES

IV directe: Diluer la scopolamine dans de l'eau stérile pour injection avant l'administration IV. Injecter lentement.

Associations compatibles dans la même seringue: benzquinamide ▪ butorphanol ▪ chlorpromazine ▪ cimétidine ▪ diphenhydramine ▪ dropéridol ▪ fentanyl ▪ hydromorphone ▪ mépéridine ▪ métoclopramide ▪ midazolam ▪ morphine ▪ nalbuphine ▪ pentazocine ▪ pentobarbital ▪ perphénazine ▪ prochlorpérazine ▪ promazine ▪ prométhazine ▪ ranitidine ▪ sufentanil ▪ thiopental.

Compatibilité (tubulure en Y): héparine ▪ hydrocortisone sodique, succinate de ▪ potassium, chlorure de ▪ sufentanil ▪ vitamines du complexe B avec C.

ENSEIGNEMENT AU PATIENT ET À SES PROCHES

- Conseiller au patient de respecter scrupuleusement la posologie recommandée. S'il n'a pu prendre le médicament au moment habituel, il doit le prendre dès que possible, sans jamais remplacer une dose manquée par une double dose.
- Prévenir le patient que la scopolamine peut provoquer de la somnolence et une vision trouble. Lui conseiller de ne pas conduire et d'éviter les activités qui exigent sa vigilance jusqu'à ce qu'on ait la certitude que le médicament n'entraîne pas ces effets chez lui.
- Recommander au patient de faire attention lors d'exercice physique ou lorsqu'il fait chaud, car la scopolamine peut augmenter le risque d'un coup de chaleur.
- Recommander au patient d'éviter de boire de l'alcool ou de prendre d'autres dépresseurs du SNC en même temps que la scopolamine.
- Conseiller au patient de se rincer fréquemment la bouche, de pratiquer une bonne hygiène orale et de consommer de la gomme à mâcher ou des bonbons sans sucre pour soulager la sécheresse de la bouche.

Timbre transdermique:

- Montrer au patient comment appliquer le timbre transdermique. Pour prévenir le mal des transports, il faut appliquer le timbre suffisamment longtemps avant le départ car l'effet antiémétique optimal ne se manifeste que 12 heures plus tard. Lui recommander de se laver les mains et de bien les sécher, avant et après l'application. Appliquer le timbre derrière l'oreille, sur la peau glabre, propre et sèche ; éviter les régions éraflées ou irritées. Exercer une pression sur le timbre pour s'assurer qu'il a bien adhéré à la peau. Le timbre est efficace pendant 3 jours. S'il se détache, le remplacer par un nouveau timbre qu'on appliquera sur une autre partie de la peau, derrière l'oreille. Le timbre est imperméable et son efficacité ne sera pas modifiée par l'eau lors du bain ou de la douche.
- Expliquer au patient qu'il doit retirer le timbre et prévenir immédiatement un professionnel de la santé si des symptômes de glaucome à angle fermé se manifestent (douleurs ou rougeurs des yeux avec dilatation de la pupille).
- Prévenir le patient, qui pratique des sports sous-marins, que la scopolamine peut provoquer la désorientation.

VÉRIFICATION DE L'EFFICACITÉ THÉRAPEUTIQUE

L'efficacité du traitement peut être démontrée par: la diminution de la salivation et des sécrétions des voies respiratoires avant une intervention chirurgicale ▪ l'amnésie postopératoire ▪ la prévention des symptômes du mal des transports ▪ la prévention et le traitement des nausées et des vomissements induits par les opiacés ou l'anesthésie. ✳

SÉLÉGILINE

Apo-Selegiline, Dom-Selegiline, Eldepryl, Gen-Selegiline, Med-Selegiline, Novo-Selegiline, Nu-Selegiline, PMS-Selegiline

CLASSIFICATION :

Antiparkinsonien

Grossesse – catégorie C

INDICATIONS

Traitement de la maladie de Parkinson en association avec la lévodopa (avec ou sans carbidopa), ou en monothérapie, chez les patients nouvellement diagnostiqués.

MÉCANISME D'ACTION

Après sa transformation par la monoamine-oxydase en son composé actif, la sélégiline inactive la monoamine-oxydase en se liant à elle de façon irréversible aux sites du type B (cerveau) ■ L'inactivation de la monoamine-oxydase entraîne une élévation des concentrations de dopamine dans le SNC. ***Effets thérapeutiques :*** Soulagement des symptômes de la maladie de Parkinson et réponse accrue au traitement par l'association lévodopa/carbidopa.

PHARMACOCINÉTIQUE

Absorption : La sélégiline semble être bien absorbée par suite de l'administration PO.

Distribution : Le médicament se répartit dans tout l'organisme.

Métabolisme et excrétion : Le métabolisme comporte une certaine transformation en amphétamine et en méthamphétamine. Une fraction de 45 % du médicament est excrétée dans l'urine sous forme de métabolites.

Demi-vie : Inconnue.

CONTRE-INDICATIONS ET PRÉCAUTIONS/ MISES EN GARDE

Contre-indications : Hypersensibilité ■ Traitement concomitant par la mépéridine ou par un analgésique opiacé (risque de réactions d'issue fatale) ■ Ulcère gastro-duodénal en poussée évolutive ■ Troubles extrapyramidaux ou dyskinésie tardive ■ Psychose grave ou démence marquée.

Précautions/mises en garde : Administration de doses > 10 mg/jour (risque accru de réactions hypertensives en présence d'aliments contenant de la tyramine ou de certains médicaments).

RÉACTIONS INDÉSIRABLES ET EFFETS SECONDAIRES

SNC : étourdissements, sensation de tête légère, évanouissement, confusion, hallucinations, rêves saisissants.

GI : nausées, douleurs abdominales, sécheresse de la bouche (xérostomie).

INTERACTIONS

Médicament-médicament : Initialement, la sélégiline peut augmenter le risque d'effets secondaires entraînés par l'association **lévodopa/carbidopa** (réduire de 10 à 30 % la posologie de l'association lévodopa/carbidopa, le cas échéant) ■ L'administration concomitante de **mépéridine** ou d'autres **analgésiques opiacés** peut provoquer une réaction d'issue fatale (excitation, transpiration, rigidité et hypertension ou hypotension et coma).

Médicament-aliments : L'administration de doses > 10 mg/jour peut entraîner des réactions hypertensives lors de la consommation concomitante d'**aliments contenant de la tyramine** (voir l'annexe J).

VOIES D'ADMINISTRATION ET POSOLOGIE

PO (adultes) : 5 mg, 2 fois par jour (au petit-déjeuner et au déjeuner).

PRÉSENTATION

Comprimés : 5 mg[Pr].

PHARMACODYNAMIE (début d'un effet antiparkinsonien bénéfique)

	Début d'action	Pic	Durée
PO	2 – 3 jours	inconnu	inconnue

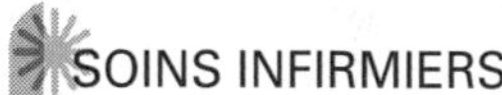

SOINS INFIRMIERS

ÉVALUATION DE LA SITUATION

- Avant le traitement et pendant toute sa durée, surveiller les signes et les symptômes parkinsoniens suivants : tremblements, faiblesse musculaire et rigidité, démarche ataxique.
- Mesurer la pression artérielle à intervalles réguliers pendant toute la durée du traitement.

DIAGNOSTICS INFIRMIERS POSSIBLES

- Mobilité physique réduite (Indications).
- Risque d'accident (Réactions indésirables).
- Connaissances insuffisantes sur le traitement médicamenteux (Enseignement au patient et à ses proches).

INTERVENTIONS INFIRMIÈRES

- Administrer le comprimé à 5 mg au petit-déjeuner et au déjeuner.
- On peut essayer de réduire la dose de l'association lévodopa/carbidopa de 10 à 30 % après 2 ou 3 jours de traitement par la sélégiline.

ENSEIGNEMENT AU PATIENT ET À SES PROCHES

- Conseiller au patient de respecter scrupuleusement la posologie recommandée. Lui expliquer que la prise de doses plus élevées de médicament que celles prescrites peut augmenter les effets secondaires et le risque de crise hypertensive s'il mange des aliments contenant de la tyramine (voir l'annexe J).
- Expliquer au patient et à ses proches les signes et les symptômes de la crise hypertensive déclenchée par un IMAO (céphalées graves, douleurs thoraciques, nausées, vomissements, photosensibilité, pupilles dilatées). Conseiller au patient de signaler immédiatement à un professionnel de la santé les céphalées graves ou tout autre symptôme inhabituel.

VÉRIFICATION DE L'EFFICACITÉ THÉRAPEUTIQUE

L'efficacité du traitement peut être démontrée par : le soulagement des symptômes et l'amélioration de la réponse au traitement par l'association lévodopa/carbidopa, chez les patients souffrant de maladie de Parkinson. ✳

S

SÉNÉ, SENNOSIDES

Ex-Lax Senne, Laolax, Laxatif Sene, PMS-Sennoside, Riva-Senna, Sennatab, Sennosides, Senokot, Senolax, X-Prep

CLASSIFICATION :

Laxatifs (stimulants)

Grossesse – catégorie C

INDICATIONS

Traitement de la constipation fonctionnelle (chronique ou occasionnelle).

MÉCANISME D'ACTION

Modification du transport de l'eau et des électrolytes dans le gros intestin par les composants actifs du séné (sennosides), entraînant une accumulation d'eau et un péristaltisme accru. ***Effets thérapeutiques :*** Effet laxatif.

PHARMACOCINÉTIQUE

Absorption : Par suite de l'administration par voie orale, l'absorption est minime.

Distribution : Inconnue.

Métabolisme et excrétion : Inconnus.

Demi-vie : Inconnue.

CONTRE-INDICATIONS ET PRÉCAUTIONS/ MISES EN GARDE

Contre-indications : Hypersensibilité ■ Douleurs abdominales de cause inconnue, particulièrement lorsqu'elles s'accompagnent de fièvre.

Précautions/mises en garde : Usage prolongé (risque de dépendance aux laxatifs) ■ Risque d'occlusion intestinale ■ Grossesse ou allaitement (l'innocuité du médicament n'a pas été établie ; l'agent a cependant été administré sans danger pendant l'allaitement) ■ Fissures rectales ■ Hémorroïdes ulcérées ■ Intolérance connue à l'alcool (certaines préparations liquides renferment cet ingrédient).

RÉACTIONS INDÉSIRABLES ET EFFETS SECONDAIRES

GI : crampes, diarrhée, nausées.

GU : urine rose-rouge ou brun-noir.

HÉ : déséquilibres électrolytiques (usage prolongé ou dépendance).

Divers : dépendance aux laxatifs.

INTERACTIONS

Médicament-médicament : Le séné peut diminuer l'absorption d'autres **médicaments administrés par voie orale**, en raison de la diminution du temps de transit.

VOIES D'ADMINISTRATION ET POSOLOGIE

Des doses plus élevées de séné ont été administrées pour traiter ou prévenir la constipation induite par les opiacés.

PO (adultes et enfants > 12 ans) : *Comprimés* – de 2 à 4 comprimés au coucher, au besoin et jusqu'à un maximum de 4 comprimés, 2 fois/jour. *Granules* – de 1 à 2 cuillerées à thé rases, au coucher, au besoin, sans dépasser 2 cuillerées à thé rases, 2 fois/

jour. *Sirop* – de 10 à 15 mL au coucher, au besoin ; ne pas dépasser 15 mL, 2 fois/jour.

PO (enfants de 6 à 12 ans) : *Comprimés* – 1 ou 2 comprimés au coucher, au besoin, sans dépasser 2 comprimés, 2 fois/jour. *Granules* – $^1/_2$ à 1 cuillerée à thé rase, au coucher, au besoin, sans dépasser 1 cuillerée à thé rase, 2 fois/jour. *Sirop* – de 5 à 10 mL au coucher, au besoin ; jusqu'à un maximum de 10 mL, 2 fois/jour.

PO (enfants de 2 à 5 ans) : *Sirop* – de 3 à 5 mL au coucher, au besoin ; ne pas dépasser 5 mL, 2 fois/jour. *Granules* – $^1/_4$ à $^1/_2$ cuillerée à thé rase au coucher, au besoin, sans dépasser $^1/_2$ cuillerée à thé rase, 2 fois/jour.

PR (adultes) : 1 suppositoire, 1 ou 2 fois par jour.

PR (enfants > 25 kg) : $^1/_2$ suppositoire.

PRÉSENTATION (version générique disponible)

Comprimés : 8,6 mg de sennosides standardisés[VL] ■ **Suppositoires :** 30 mg de sennosides standardisés[VL] ■ **Granules :** 15 mg de sennosides standardisés/3 g[VL] ■ **Sirop :** 1,7 mg/mL de sennosides standardisés[VL] ■ **En association avec :** docusate sodique.

PHARMACODYNAMIE (effet laxatif)

	Début d'action	Pic	Durée
PO	6 – 12 h†	inconnu	3 – 4 jours
PR	30 min – 2 h	inconnu	inconnue

† Le début d'action peut prendre jusqu'à 24 heures.

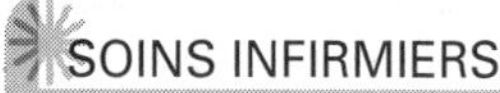

SOINS INFIRMIERS

ÉVALUATION DE LA SITUATION

- Suivre de près la distension abdominale, ausculter les bruits intestinaux et noter les habitudes normales d'élimination.
- Noter la couleur, la consistance et la quantité des selles produites.

DIAGNOSTICS INFIRMIERS POSSIBLES

- Constipation (Indications).
- Diarrhée (Effets secondaires).
- Connaissances insuffisantes sur le traitement médicamenteux (Enseignement au patient et à ses proches).

INTERVENTIONS INFIRMIÈRES

PO :

- Administrer le médicament avec un grand verre d'eau, au coucher, pour favoriser l'élimination de 6 à 12 heures plus tard. Pour obtenir des résultats plus rapides, administrer à jeun.
- Bien mélanger la solution orale avant de l'administrer.
- Les granules devraient être dissous ou mélangés dans de l'eau ou dans un autre liquide avant d'être administrés.

ENSEIGNEMENT AU PATIENT ET À SES PROCHES

- Prévenir le patient que les laxatifs devraient être pris pendant une courte période seulement. Un traitement prolongé peut provoquer des déséquilibres électrolytiques et la dépendance.
- Recommander au patient de prendre d'autres mesures qui favorisent l'élimination intestinale : par exemple, augmenter la consommation de fibres alimentaires et de liquides, faire de l'exercice. Expliquer au patient que chaque personne a ses propres habitudes d'élimination et qu'il est tout aussi normal de déféquer trois fois par jour que trois fois par semaine.
- Prévenir le patient que ce médicament peut rendre ses urines rose-rouge ou brun-noir.
- Recommander au patient souffrant de cardiopathie d'éviter les efforts reliés à la défécation (manœuvre de Valsalva).
- Conseiller au patient de ne pas prendre de laxatifs en présence de douleurs abdominales, de nausées, de vomissements ou de fièvre.

VÉRIFICATION DE L'EFFICACITÉ THÉRAPEUTIQUE

L'efficacité du traitement peut être démontrée par : l'émission de selles molles et bien moulées.

S

SERTRALINE

Apo-Sertraline, Gen-Sertraline, Novo-Sertraline, Sertraline, Zoloft

CLASSIFICATION :

Antidépresseur (inhibiteur sélectif du recaptage de la sérotonine [ISRS])

Grossesse – catégorie B

INDICATIONS

Traitement des affections suivantes (en association avec une psychothérapie) : dépression ■ attaques de panique ■ trouble obsessionnel-compulsif. **Usages non approuvés** : État de stress post-traumatique (ÉSPT).

MÉCANISME D'ACTION

Inhibition du recaptage de la sérotonine par les neurones du SNC, ce qui en potentialise l'activité ■ Peu d'effet sur la noradrénaline ou sur la dopamine. ***Effets thérapeutiques :*** Effet antidépresseur ■ Incidence réduite d'attaques de panique ■ Diminution des comportements obsessionnels-compulsifs ■ Diminution des symptômes de peur intense, de détresse et d'horreur.

PHARMACOCINÉTIQUE

Absorption : Le médicament semble être bien absorbé par suite de l'administration par voie orale.

Distribution : La sertraline se répartit dans tous les tissus.

Liaison aux protéines : 98 %.

Métabolisme et excrétion : La sertraline subit un fort métabolisme hépatique ; une fraction de 14 % est excrétée sous forme inchangée dans les fèces.

Demi-vie : 26 heures.

CONTRE-INDICATIONS ET PRÉCAUTIONS/ MISES EN GARDE

Contre-indications : Hypersensibilité ■ Traitement concomitant par un IMAO (risque de réactions graves, pouvant être mortelles).

Précautions/mises en garde : Insuffisance hépatique ou rénale grave ■ Antécédents de manie ■ Tendances suicidaires ■ Grossesse ou allaitement ■ Enfants (l'innocuité et l'efficacité du médicament n'ont pas été établies ; incidence accrue de réactions indésirables touchant le SNC).

S

RÉACTIONS INDÉSIRABLES ET EFFETS SECONDAIRES

SNC : étourdissements, somnolence, fatigue, céphalées, insomnie, agitation, anxiété, confusion, labilité émotionnelle, difficultés de concentration, réactions maniaques, nervosité, faiblesse, bâillements.

ORLO : pharyngite, rhinite, acouphènes, troubles visuels.

CV : douleurs thoraciques, palpitations.

GI : diarrhée, sécheresse de la bouche (xérostomie), nausées, douleurs abdominales, altération du goût, anorexie, constipation, dyspepsie, flatulence, gain d'appétit, vomissements.

GU : dysfonctionnement sexuel, troubles menstruels, troubles urinaires, mictions fréquentes.

Tég. : sécrétion accrue de sueur, bouffées vasomotrices, rash.

Loc. : douleurs lombaires, myalgie.

SN : tremblements, hypertonie, hypo-esthésie, paresthésie, soubresauts musculaires.

Divers : fièvre, soif.

INTERACTIONS

Médicament-médicament : LA SERTRALINE PEUT PROVOQUER DES RÉACTIONS GRAVES, POUVANT ÊTRE D'ISSUE FATALE (HYPERTHERMIE, RIGIDITÉ, MYOCLONIE, INSTABILITÉ DU SYSTÈME NERVEUX AUTONOME, ACCOMPAGNÉES DE FLUCTUATIONS DES SIGNES VITAUX ET D'UNE AGITATION EXTRÊME, QUI PEUVENT MENER AU DÉLIRE ET AU COMA) EN CAS D'ADMINISTRATION CONCOMITANTE D'**IMAO** ; CESSER LE TRAITEMENT PAR L'IMAO AU MOINS 14 JOURS AVANT D'AMORCER CELUI PAR LA SERTRALINE. DE MÊME, L'ADMINISTRATION DE LA SERTRALINE DEVRAIT ÊTRE INTERROMPUE 14 JOURS AVANT D'ENTREPRENDRE UN TRAITEMENT PAR UN IMAO ■ La consommation concomitante d'**alcool** n'est pas recommandée ■ La sertraline peut augmenter les effets de la **warfarine**.

VOIES D'ADMINISTRATION ET POSOLOGIE

Dépression, trouble obsessionnel-compulsif

- **PO (adultes)** : Initialement, 50 mg par jour, en 1 seule dose, le matin ou au souper ; on peut majorer la dose à intervalles hebdomadaires jusqu'à concurrence de 200 mg par jour, selon la réponse du patient.

Trouble panique

- **PO (adultes)** : Initialement, 25 mg par jour ; on peut majorer la dose à intervalles hebdomadaires, jusqu'à concurrence de 200 mg par jour, selon la réponse du patient.

PRÉSENTATION

Capsules : 25 mg^{Pr}, 50 mg^{Pr}, 100 mg^{Pr}.

PHARMACODYNAMIE (effet antidépresseur)

	DÉBUT D'ACTION	PIC	DURÉE
PO	en l'espace de 2 à 4 semaines	inconnu	inconnue

SOINS INFIRMIERS

ÉVALUATION DE LA SITUATION

Suivre de près l'appétit du patient et son alimentation. Peser le patient toutes les semaines. Prévenir le médecin ou un autre professionnel de la santé en cas de perte constante de poids. Adapter le régime selon les aliments que le patient peut tolérer pour maintenir son état nutritionnel.

Dépression :

- Suivre de près les sautes d'humeur. Signaler au médecin ou à un autre professionnel de la santé l'aggravation de l'anxiété, de l'agitation ou de l'insomnie.
- Observer les tendances suicidaires, particulièrement durant le traitement initial. Réduire la quantité de médicament dont le patient peut disposer.

Trouble obsessionnel-compulsif : Observer la fréquence des comportements obsessionnels-compulsifs. Noter à quel point de telles pensées ou comportements empêchent le patient de poursuivre ses activités quotidiennes.

Attaques de panique : Évaluer la fréquence et la gravité des crises de panique.

État de stress post-traumatique : Observer le patient afin de déterminer s'il éprouve des sentiments de peur, de détresse ou d'horreur. Déterminer l'effet de ces sentiments sur son fonctionnement social et professionnel.

DIAGNOSTICS INFIRMIERS POSSIBLES

- Stratégies d'adaptation inefficaces (Indications).
- Risque d'accident (Effets secondaires).
- Connaissances insuffisantes sur le traitement médicamenteux (Enseignement au patient et à ses proches).

INTERVENTIONS INFIRMIÈRES

- Réévaluer à intervalles réguliers la dose et le besoin de poursuivre le traitement.
- Administrer la sertraline en une seule dose, le matin ou au souper.

ENSEIGNEMENT AU PATIENT ET À SES PROCHES

- Conseiller au patient de respecter scrupuleusement la posologie recommandée. S'il n'a pas pu prendre le médicament au moment habituel, lui conseiller de le prendre dès que possible et de revenir ensuite à son schéma posologique habituel. Lui recommander de ne jamais remplacer une dose manquée par une double dose.
- Prévenir le patient que la sertraline peut provoquer de la somnolence ou des étourdissements. Lui recommander de ne pas conduire et d'éviter les activités qui exigent sa vigilance jusqu'à ce qu'on ait la certitude que le médicament n'entraîne pas ces effets chez lui.
- Conseiller au patient d'éviter la consommation d'alcool ou la prise d'autres dépresseurs du SNC pendant le traitement et de consulter un professionnel de la santé avant de prendre d'autres médicaments en même temps que la sertraline.
- Expliquer au patient qu'il peut soulager la sécheresse de la bouche en se rinçant souvent la bouche, en pratiquant une bonne hygiène orale et en consommant des bonbons ou de la gomme à mâcher sans sucre. Si la sécheresse de la bouche persiste pendant plus de 2 semaines, lui conseiller de consulter un professionnel de la santé qui pourra lui recommander des substituts de salive.
- Recommander au patient d'utiliser des écrans solaires et des vêtements protecteurs afin de prévenir les réactions de photosensibilité.
- Conseiller à la patiente de prévenir un professionnel de la santé si elle croit être enceinte, si elle souhaite le devenir ou si elle allaite.
- Conseiller au patient de prévenir un professionnel de la santé si les céphalées, la faiblesse, les nausées, l'anorexie, l'anxiété ou l'insomnie persistent.
- Insister sur l'importance des examens de suivi permettant de déterminer les bienfaits du traitement. Encourager le patient à s'engager dans une psychothérapie.

S

VÉRIFICATION DE L'EFFICACITÉ THÉRAPEUTIQUE

L'efficacité du traitement peut être démontrée par : une sensation de mieux-être ▪ un regain d'intérêt pour l'entourage ; les effets antidépresseurs peuvent ne pas se manifester avant 1 à 4 semaines ▪ la diminution de la fréquence des comportements obsessionnels-compulsifs ▪ la diminution de la fréquence et de la gravité des attaques de panique ▪ la diminution des symptômes de l'état de stress post-traumatique.

SEVELAMER

Renagel

CLASSIFICATION :

Modificateur électrolytique (chélateur de phosphate)

Grossesse – catégorie C

INDICATIONS

Diminution des concentrations sériques de phosphate chez les patients souffrant d'hyperphosphatémie associée à une insuffisance rénale chronique au stade ultime (IRSU).

MÉCANISME D'ACTION

Polymère qui se lie au phosphate dans le tractus gastro-intestinal, et qui en empêche l'absorption. ***Effets thérapeutiques :*** Diminution des concentrations sériques de phosphate et réduction des effets indésirables de l'hyperphosphatémie (calcification ectopique, hyperparathyroïdie secondaire associée à une ostéite fibreuse).

PHARMACOCINÉTIQUE

Absorption : Le sevelamer n'est pas absorbé ; son action est locale (dans les voies gastro-intestinales).

Distribution : Inconnue.

Métabolisme et excrétion : L'agent est éliminé dans les fèces.

Demi-vie : Inconnue.

CONTRE-INDICATIONS ET PRÉCAUTIONS/ MISES EN GARDE

Contre-indications : Hypersensibilité ■ Hypophosphatémie ■ Occlusion intestinale.

S

Précautions/mises en garde : Dysphagie, troubles de déglutition, troubles graves de motilité gastro-intestinale ou chirurgie majeure des voies gastro-intestinales ■ Grossesse, allaitement ou enfants (l'innocuité du médicament n'a pas été établie).

RÉACTIONS INDÉSIRABLES ET EFFETS SECONDAIRES

GI : diarrhée, dyspepsie, vomissements, constipation, flatulence, nausées.

INTERACTIONS

Médicament-médicament : Administration concomitante d'**anticonvulsivants** ou d'**antiarythmiques** (le sevelamer peut modifier l'absorption de ces agents ; administrer 1 heure avant ou 3 heures après) ■ Le sevelamer peut diminuer l'absorption d'autres médicaments et en réduire l'efficacité, particulièrement des **médicaments dont l'efficacité dépend de concentrations sanguines spécifiques**.

VOIES D'ADMINISTRATION ET POSOLOGIE

PO (adultes) : De 2,4 à 4,8 g/jour, en doses fractionnées administrées avant ou durant les repas. Toute dose oubliée doit être sautée.

PRÉSENTATION

Gélules : 403 mg[Pr] ■ **Comprimés :** 400 mg[Pr], 800 mg[Pr].

PHARMACODYNAMIE (diminution des concentrations sériques de phosphate)

	Début d'action	Pic	Durée
PO	5 jours	2 semaines	inconnue

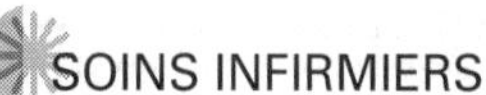

SOINS INFIRMIERS

ÉVALUATION DE LA SITUATION

Observer le patient à intervalles réguliers pendant toute la durée du traitement à la recherche d'effets secondaires gastro-intestinaux.

Tests de laboratoire : Mesurer, à intervalles réguliers pendant toute la durée du traitement, les concentrations sériques de phosphore, de calcium, de bicarbonate et de chlorure.

DIAGNOSTICS INFIRMIERS POSSIBLES

Connaissances insuffisantes sur le traitement médicamenteux (Enseignement au patient et à ses proches).

INTERVENTIONS INFIRMIÈRES

- Les doses des médicaments pris en concomitance, particulièrement des antiarythmiques, devraient être administrées au moins 1 heure avant ou 3 heures après le sevelamer.
- Administrer le sevelamer à chaque repas. Il ne faut pas croquer, mâcher ou couper les comprimés, ni ouvrir les gélules, car le sevelamer gonfle dans l'eau.

ENSEIGNEMENT AU PATIENT ET À SES PROCHES

- Expliquer au patient qu'il doit prendre le sevelamer au moment des repas, selon la posologie recommandée, et respecter la diétothérapie qui lui a été prescrite. Il ne doit pas croquer, mâcher ou couper les comprimés ni ouvrir les gélules.

- Prévenir le patient qu'il doit prendre les autres médicaments au moins 1 heure avant ou 3 heures après le sevelamer.
- Conseiller au patient de prévenir un professionnel de la santé si les effets gastro-intestinaux sont graves ou prolongés.

VÉRIFICATION DE L'EFFICACITÉ THÉRAPEUTIQUE

L'efficacité du traitement peut être démontrée par: la diminution des concentrations sériques de phosphate jusqu'à ≤ 1,9 mmol/L. L'adaptation posologique est fondée sur les concentrations sériques de phosphate.

SIBUTRAMINE

Meridia

CLASSIFICATION:

Anorexigène (coupe-faim), agent antiobésité

Grossesse – catégorie C

INDICATIONS

Traitement d'appoint de l'obésité chez les patients dont l'indice de masse corporelle est ≥ 30 kg/m^2 (ou ≥ 27 kg/m^2, chez les patients souffrant de diabète de type 2 ou d'hypertension maîtrisée ou de dyslipidémie, ou chez ceux présentant d'autres facteurs de risque), en association avec d'autres interventions (régime amaigrissant, exercice).

MÉCANISME D'ACTION

Inhibition du recaptage de la sérotonine, de la noradrénaline et de la dopamine; impression accrue de satiété entraînée par la sérotonine. ***Effets thérapeutiques:*** Diminution de la faim entraînant une perte de poids chez les patients obèses.

PHARMACOCINÉTIQUE

Absorption: Une fraction de 77 % du médicament est absorbée, puis elle subit rapidement un fort métabolisme de premier passage hépatique (par le système enzymatique du P450 3A4) et se transforme en 2 métabolites actifs (M1 et M2).

Distribution: L'agent se répartit rapidement dans tout l'organisme; on en trouve des concentrations élevées dans le foie et dans les reins.

Métabolisme et excrétion: Les métabolites actifs subissent un fort métabolisme et se transforment en métabolites inactifs qui sont en grande partie excrétés par les reins.

Demi-vie: *Métabolite M1* – 14 heures; *métabolite M2* – 16 heures.

CONTRE-INDICATIONS ET PRÉCAUTIONS/ MISES EN GARDE

Contre-indications: Hypersensibilité ■ Anorexie mentale ou boulimie ■ Maladie psychiatrique ■ Usage concomitant d'autres anorexigènes à action centrale, d'IMAO, d'antidépresseurs, d'antipsychotiques ou de millepertuis ■ Hypertension non maîtrisée ou instable ■ Antécédents de coronaropathie, d'insuffisance cardiaque, d'arythmies ou d'accident vasculaire cérébral.

Précautions/mises en garde: Antécédents de convulsions ■ Glaucome à angle fermé ■ Personnes âgées ■ Enfants < 18 ans (l'innocuité du médicament n'a pas été établie) ■ Obésité de cause organique (hypothyroïdie non traitée) ■ Insuffisance rénale ou hépatique grave ■ Consommation excessive d'alcool ■ Grossesse ou allaitement.

RÉACTIONS INDÉSIRABLES ET EFFETS SECONDAIRES

SNC: CONVULSIONS, céphalées, insomnie, stimulation du SNC, étourdissements, somnolence, labilité émotionnelle, nervosité.

ORLO: laryngite/pharyngite, rhinite, sinusite.

CV: hypertension, palpitations, tachycardie, vasodilatation.

GI: anorexie, constipation, sécheresse de la bouche (xérostomie), altération du goût, dyspepsie, appétit accru, nausées.

GU: dysménorrhée.

Tég.: sécrétion accrue de sueur, rash.

INTERACTIONS

Médicament-médicament: L'ADMINISTRATION CONCOMITANTE D'AUTRES **ANOREXIGÈNES À ACTION CENTRALE**, D'**IMAO**, D'**ISRS**, DE **NARATRIPTAN**, DE **RIZATRIPTAN**, DE **ZOLMITRIPTAN**, DE **SUMATRIPTAN**, DE **DIHYDROERGOTAMINE**, DE **DEXTROMÉTHORPHANE**, DE **MÉPÉRIDINE**, DE **PENTAZOCINE**, DE **FENTANYL**, DE **LITHIUM** OU DE **TRYPTOPHANE** PEUT ENTRAÎNER UN « SYNDROME SÉROTONINERGIQUE » POUVANT ÊTRE D'ISSUE FATALE (ÉVITER L'ADMINISTRATION CONCOMITANTE; NE PAS ADMINISTRER

S

LA SIBUTRAMINE PENDANT LES 2 SEMAINES QUI SUIVENT L'USAGE D'UN IMAO ET VICE-VERSA) ▪ L'usage concomitant de **décongestionnants** peut accroître le risque d'hypertension ▪ Les **médicaments qui affectent le système enzymatique P450 3A4** peuvent modifier les effets de la sibutramine ▪ Le **kétoconazole**, la **cimétidine** et l'**érythromycine** ralentissent le métabolisme de la sibutramine et peuvent en augmenter les concentrations sanguines et les effets.

VOIES D'ADMINISTRATION ET POSOLOGIE

PO (adultes): 10 mg, 1 fois par jour; si la perte de poids est < 1,8 kg, après 4 semaines, on peut majorer la dose jusqu'à 15 mg par jour.

PRÉSENTATION

Capsules: 10 mg^Pr, 15 mg^Pr.

PHARMACODYNAMIE (coupe-faim/perte pondérale)

	Début d'action	Pic	Durée
PO	en quelques jours	4 semaines	inconnue

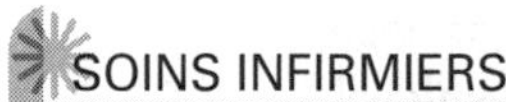

SOINS INFIRMIERS

ÉVALUATION DE LA SITUATION

- Suivre de près la perte pondérale et adapter, en suivant les recommandations du médecin, la posologie des médicaments administrés en concomitance (antihypertenseurs, antidiabétiques, hypolipidémiants), selon les besoins.
- Mesurer la pression artérielle et la fréquence cardiaque à intervalles réguliers pendant toute la durée du traitement. Une diminution de la dose de sibutramine ou même l'arrêt du traitement peuvent s'avérer nécessaires en cas d'élévation de la pression artérielle ou de la fréquence cardiaque, particulièrement au début du traitement.

S

DIAGNOSTICS INFIRMIERS POSSIBLES

- Image corporelle perturbée (Indications).
- Alimentation excessive (Indications).
- Connaissances insuffisantes sur le traitement médicamenteux (Enseignement au patient et à ses proches).

INTERVENTIONS INFIRMIÈRES

Les capsules devraient être prises une fois par jour sans égard aux repas.

ENSEIGNEMENT AU PATIENT ET À SES PROCHES

- Conseiller au patient de respecter scrupuleusement la posologie recommandée et de ne pas dépasser la dose prescrite de sibutramine. Au moment où l'on envisage d'arrêter le traitement, il peut s'avérer nécessaire de diminuer la dose graduellement.
- Recommander au patient d'éviter de boire de l'alcool en grandes quantités ou de prendre d'autres dépresseurs du SNC en même temps que la sibutramine.

VÉRIFICATION DE L'EFFICACITÉ THÉRAPEUTIQUE

L'efficacité du traitement peut être démontrée par: une perte pondérale lente et constante lorsque le traitement est associé à un régime hypocalorique. Si on n'observe pas de perte de poids cliniquement notable (au moins 5 % du poids initial), on devrait réévaluer l'utilité du traitement.

SILDÉNAFIL

Viagra

CLASSIFICATION:

Agent utilisé dans le traitement de l'impuissance (inhibiteur de la phosphodiestérase de type 5)

Grossesse – catégorie B

INDICATIONS

Traitement du dysfonctionnement érectile.

MÉCANISME D'ACTION

Amplification des effets du monoxyde d'azote libéré à la suite d'une stimulation sexuelle. Le monoxyde d'azote active l'enzyme guanylate-cyclase, ce qui entraîne une élévation des concentrations de guanosine monophosphate cyclique (GMPc). La GMPc entraîne la relaxation des muscles lisses du corps caverneux, ce qui favorise l'afflux du sang dans le pénis et l'érection qui s'ensuit. Le sildénafil inhibe la phosphodiestérase de type 5 (PDE5), l'enzyme responsable de la biodégradation de la GMPc dans le corps caverneux. ***Effets thérapeutiques:*** Augmentation du flux sanguin dans le corps caverneux entraînant une érection suffisante pour permettre les rapports sexuels ■ Une stimulation sexuelle est nécessaire.

PHARMACOCINÉTIQUE

Absorption : Le sildénafil est rapidement absorbé (40 %) par suite de l'administration par voie orale.
Distribution : L'agent se répartit dans tous les tissus ; une quantité négligeable est présente dans le sperme.
Liaison aux protéines : 96 %.
Métabolisme et excrétion : La plus grande partie du médicament est métabolisée par le foie (par le système enzymatique P450 3A4) ; un des métabolites est actif et responsable de 20 % des effets du médicament. Les métabolites sont excrétés en grande partie (80 %) dans les fèces ; une fraction de 13 % est excrétée dans l'urine.
Demi-vie : 4 heures (pour le sildénafil et son métabolite actif).

CONTRE-INDICATIONS ET PRÉCAUTIONS/ MISES EN GARDE

Contre-indications : Hypersensibilité ■ TRAITEMENT CONCOMITANT PAR UN DÉRIVÉ NITRÉ ORGANIQUE (NITROGLYCÉRINE, MONONITRATE D'ISOSORBIDE, DINITRATE D'ISOSORBIDE) ■ Hommes chez lesquels l'activité sexuelle est déconseillée.
Précautions/mises en garde : Maladie cardiovasculaire grave sous-jacente (incluant des antécédents d'infarctus du myocarde [IM], d'accident vasculaire cérébral ou d'arythmies graves au cours des 6 derniers mois), insuffisance cardiaque ou coronaropathie accompagnée d'angine instable ■ Antécédents d'insuffisance cardiaque congestive, de coronaropathie, d'hypertension ou d'hypotension non maîtrisée ■ Traitement concomitant par des antihypertenseurs ou le glipizide ■ Personnes âgées (> 65 ans), insuffisance rénale (Cl_{Cr} < 30 mL/min), insuffisance hépatique ; risque de concentrations sanguines accrues, donc une réduction de la dose s'avère nécessaire ■ Déformation pénienne (angulation, fibrose caverneuse, maladie de La Peyronie) ■ États associés au priapisme (drépanocytose, myélome multiple, leucémie) ■ Troubles hémorragiques ou ulcère gastro-duodénal en évolution ■ Hypotension au repos (< 90/50 mm Hg) ou hypertension au repos (> 170/110 mm Hg) ■ Rétinite pigmentaire ■ Traitement concomitant par l'érythromycine, le saquinavir, le ritonavir, le kétoconazole ou l'itraconazole (il est recommandé de réduire la dose) ■ Nouveau-nés, femmes, enfants.

RÉACTIONS INDÉSIRABLES ET EFFETS SECONDAIRES

SNC : céphalées, étourdissements.
ORLO : vision anormale (vision teintée, sensibilité accrue à la lumière, vision trouble), congestion nasale.
CV : INFARCTUS DU MYOCARDE, MORT SUBITE, COLLAPSUS CARDIOVASCULAIRE.
GI : diarrhée, dyspepsie.
GU : priapisme, infection des voies urinaires.
Tég. : bouffées vasomotrices, rash.

INTERACTIONS

Médicament-médicament : RISQUE ACCRU D'HYPOTENSION LORS DE LA PRISE CONCOMITANTE DE **DÉRIVÉS NITRÉS**, SOUS QUELQUE FORME QUE CE SOIT ; L'USAGE CONCOMITANT EST CONTRE-INDIQUÉ EN RAISON DU RISQUE D'HYPOTENSION GRAVE POUVANT ÊTRE D'ISSUE FATALE ■ Les concentrations sanguines du sildénafil et ses effets peuvent être accrus par la **cimétidine**, l'**érythromycine**, le **kétoconazole**, le **nelfinavir**, l'**indinavir**, le **ritonavir**, le **saquinavir** et l'**itraconazole** (la dose initiale devrait être réduite jusqu'à 25 mg) ■ Risque accru d'hypotension lors de l'administration concomitante d'**antihypertenseurs** ■ La prise de sildénafil doit s'accompagner de prudence lors d'un traitement par le **glipizide**.

VOIES D'ADMINISTRATION ET POSOLOGIE

PO (adultes) : 50 mg, 1 heure avant les rapports sexuels (écart posologique : de 25 à 100 mg, de 30 minutes à 4 heures avant les rapports sexuels) ; ne pas administrer plus souvent que 1 fois par jour.
PO (personnes âgées ≥ 65 ans, insuffisance hépatique ou rénale, ou traitement concomitant par des inhibiteurs enzymatiques du CYP 3A4 [érythromycine, saquinavir, ritonavir, kétoconazole, itraconazole, etc.]) : Dose initiale : 25 mg, 1 fois par jour.

PRÉSENTATION

Comprimés : 25 mg[Pr], 50 mg[Pr], 100 mg[Pr].

PHARMACODYNAMIE (effet sur l'érection)

	DÉBUT D'ACTION	PIC	DURÉE
PO	en moins de 1 h	inconnu	jusqu'à 4 h

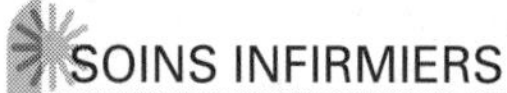

SOINS INFIRMIERS

ÉVALUATION DE LA SITUATION

Déterminer la présence d'un dysfonctionnement érectile avant l'administration du médicament. Le sildénafil n'a aucun effet si une stimulation sexuelle n'est pas présente.

DIAGNOSTICS INFIRMIERS POSSIBLES

- Dysfonctionnement sexuel (Indications).
- Connaissances insuffisantes sur le traitement médicamenteux (Enseignement au patient et à ses proches).

INTERVENTIONS INFIRMIÈRES

La dose de sildénafil doit habituellement être prise 1 heure avant les rapports sexuels. Toutefois, le patient peut la prendre de 30 minutes à 4 heures avant de s'engager dans des rapports sexuels.

ENSEIGNEMENT AU PATIENT ET À SES PROCHES

- Expliquer au patient qu'il devrait prendre le sildénafil environ 1 heure avant les rapports sexuels et qu'il ne doit pas prendre le médicament plus de une fois par jour.
- Prévenir le patient que le sildénafil est contre-indiquée chez les femmes.
- Avertir le patient qu'il ne doit pas prendre en même temps le sildénafil et des dérivés nitrés.
- Conseiller au patient de prévenir rapidement un professionnel de la santé si l'érection dure plus que 4 heures.
- Informer le patient que le sildénafil n'assure aucune protection contre les maladies transmissibles sexuellement. Lui conseiller de prendre les mesures de protection nécessaires contre les maladies transmissibles sexuellement et les infections par le VIH.

S

VÉRIFICATION DE L'EFFICACITÉ THÉRAPEUTIQUE

L'efficacité du traitement peut être démontrée par : une érection suffisante pour que le patient puisse s'engager dans des rapports sexuels. ✳

SIMÉTHICONE

Gas-X, Ovol, Phazyme, Simethicone

CLASSIFICATION :
Antiflatulent
Grossesse – catégorie inconnue

INDICATIONS

Soulagement des symptômes douloureux entraînés par les excès de gaz dans le tractus gastro-intestinal qui peuvent se former après une intervention chirurgicale ou à cause de : l'aérophagie ■ la dyspepsie ■ l'ulcère gastro-duodénal ■ la diverticulite ■ Soulagement des coliques infantiles.

MÉCANISME D'ACTION

Stimulation de la coalescence des bulles de gaz ■ L'agent ne prévient pas la formation de gaz. ***Effets thérapeutiques :*** Évacuation des gaz du tractus gastro-intestinal par la bouche (éructation) ou par l'anus.

PHARMACOCINÉTIQUE

Absorption : Aucune absorption systémique.
Distribution : Aucune distribution systémique.
Métabolisme et excrétion : La siméthicone est excrétée à l'état inchangé dans les fèces.
Demi-vie : Inconnue.

CONTRE-INDICATIONS ET PRÉCAUTIONS/ MISES EN GARDE

Contre-indications : Coliques du nourrisson (usage déconseillé, à l'exception des gouttes pédiatriques conçues pour cet usage).
Précautions/mises en garde : Douleurs abdominales d'étiologie inconnue, particulièrement en présence de fièvre ■ Grossesse et allaitement (cependant, la siméthicone a déjà été administrée sans problèmes dans ce cas).

RÉACTIONS INDÉSIRABLES ET EFFETS SECONDAIRES

Aucune réaction importante.

INTERACTIONS

Médicament-médicament : Aucune interaction notable.

VOIES D'ADMINISTRATION ET POSOLOGIE

PO (adultes) : De 40 à 160 mg, 4 fois par jour, après les repas et au coucher (jusqu'à 500 mg par jour).
PO (enfants de 2 à 12 ans) : 40 mg, 4 fois par jour.
PO (enfants < 2 ans) : De 10 à 20 mg pendant ou après les repas (jusqu'à 60 mg par jour).

PRÉSENTATION (version générique disponible)

Comprimés à croquer : 40 mg^{VL}, 80 mg^{VL}, 160 mg^{VL} ■ **Comprimés :** 80 mg^{VL} ■ **Capsules :** 95 mg^{VL}, 125 mg^{VL},

166 mg^{VL}, 180 mg^{VL} ■ **Liquide**: 125 mg/10 mL^{VL} ■ **Gouttes pédiatriques**: 40 mg/1 mL^{VL} ■ **En association avec**: antiacides^{VL}.

PHARMACODYNAMIE (effet antiflatulent)

	Début d'action	Pic	Durée
PO	immédiat	inconnu	3 h

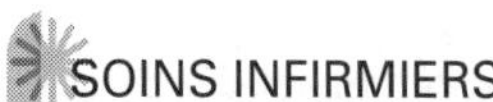

SOINS INFIRMIERS

ÉVALUATION DE LA SITUATION

Suivre de près, avant le traitement et à intervalles réguliers pendant toute sa durée, la distension et les douleurs abdominales ainsi que la présence de bruits intestinaux. Noter également la fréquence des éructations ou de l'expulsion de gaz par l'anus.

DIAGNOSTICS INFIRMIERS POSSIBLES

- Douleur aiguë (Indications).
- Connaissances insuffisantes sur le traitement médicamenteux (Enseignement au patient et à ses proches).

INTERVENTIONS INFIRMIÈRES

- Pour obtenir des résultats optimaux, administrer le médicament après les repas et au coucher. Bien mélanger les préparations liquides avant de les administrer. Pour obtenir un effet plus rapide et plus complet, demander au patient de bien mâcher les comprimés à croquer.
- Les gouttes peuvent être mélangées à 30 mL d'eau tiède, de préparation pour nourrissons ou d'autres liquides, selon les recommandations. Bien mélanger la solution avant de l'utiliser.

ENSEIGNEMENT AU PATIENT ET À SES PROCHES

- Expliquer au patient qu'une alimentation appropriée et l'exercice l'aideront à prévenir la formation de gaz intestinaux. Lui expliquer également que ce médicament ne prévient pas la formation des gaz.
- Conseiller au patient de prévenir un professionnel de la santé si les symptômes persistent.

VÉRIFICATION DE L'EFFICACITÉ THÉRAPEUTIQUE

L'efficacité du traitement peut être démontrée par: la diminution de la distension abdominale et le soulagement de la gêne gastro-intestinale.

SIMVASTATINE,

voir Inhibiteurs de l'HMG-CoA réductase

SIROLIMUS

Rapamune

CLASSIFICATION:
Immunosuppresseur

Grossesse – catégorie C

INDICATIONS

Prévention du rejet d'une greffe à la suite d'une transplantation d'un rein allogénique (en association avec des corticostéroïdes et la cyclosporine).

MÉCANISME D'ACTION

Inhibition de l'activation et de la prolifération des lymphocytes T, qui survient en réponse à une stimulation des antigènes et des cytokines; également, inhibition de la production d'anticorps. ***Effets thérapeutiques:*** Diminution de l'incidence et de la gravité des réactions de rejet d'organe.

PHARMACOCINÉTIQUE

Absorption: Le sirolimus est rapidement absorbé par suite de l'administration par voie orale (biodisponibilité de 14 %).

Distribution: Le médicament se concentre dans les érythrocytes; il se retrouve à des concentrations élevées dans le cœur, les intestins, les reins, le foie, les poumons, les muscles, la rate et les testicules.

Liaison aux protéines: 92 %.

Métabolisme et excrétion: Le sirolimus est fortement métabolisé par le foie (il subit un certain métabolisme par le système enzymatique P450 3A4); une fraction de 91 % est excrétée dans les fèces.

Demi-vie: 62 heures.

CONTRE-INDICATIONS ET PRÉCAUTIONS/ MISES EN GARDE

Contre-indications: Hypersensibilité ■ Intolérance ou sensibilité à l'alcool (les solutions renferment de l'éthanol).

Précautions/mises en garde: Insuffisance hépatique légère à modérée ■ Femmes en âge de procréer ■ Enfants de moins de 13 ans (l'innocuité du médicament n'a pas été établie) ■ Usage concomitant de kétoconazole ou de jus de pamplemousse ■ Insuffisance hépatique grave ■ Grossesse et allaitement.

RÉACTIONS INDÉSIRABLES ET EFFETS SECONDAIRES

Effets signalés lors du traitement d'association avec des corticostéroïdes et la cyclosporine.
SNC : insomnie.
CV : œdème, hypotension.
GU : insuffisance rénale.
Tég. : acné, rash, purpura thrombocytopénique.
HÉ : hypokaliémie.
Hémat. : leucopénie, thrombocytopénie, anémie.
Métab. : hyperlipidémie.
Loc. : arthralgie.
SN : tremblements.
Divers : risque accru d'infection, risque accru de lymphome, lymphocèle, infections herpétiques des muqueuses.

INTERACTIONS

Médicament-médicament : La **cyclosporine** élève considérablement les concentrations sanguines de sirolimus (administrer le sirolimus 4 heures après la cyclosporine) ■ Le **kétoconazole** élève de façon marquée les concentrations sanguines de sirolimus (l'usage concomitant est contre-indiqué) ■ Les concentrations sanguines de sirolimus sont également élevées par le **diltiazem** (mesurer les concentrations de sirolimus et adapter la dose si cela s'avère nécessaire) et peuvent être accrues par la **nicardipine**, le **vérapamil**, le **clotrimazole**, le **fluconazole**, l'**itraconazole**, la **clarithromycine**, l'**érythromycine**, la **troléandomycine**, le **métoclopramide**, la **cimétidine**, le **danazol** et les **antirétroviraux inhibiteurs de la protéase**, administrés en concomitance ■ La **rifampine** accélère le métabolisme du sirolimus et en diminue fortement les concentrations sanguines (il faudrait envisager un traitement de rechange) ■ Les concentrations sanguines de sirolimus peuvent être également réduites lors de l'administration concomitante de **carbamazépine**, de **phénobarbital**, de **phénytoïne**, de **rifabutine** et de **rifapentine** ■ Le risque d'insuffisance rénale peut être accru lors de l'administration concomitante d'autres **agents néphrotoxiques** ■ Le sirolimus peut diminuer la réponse des anticorps aux **vaccins à virus vivants** et augmenter le risque de réactions indésirables.
Médicament-aliments : La consommation concomitante de **jus de pamplemousse** ralentit le métabolisme par l'isoenzyme CYP 3A4 et élève les concentrations de sirolimus ; il ne faut donc pas servir ce jus au patient qui prend le sirolimus ni l'utiliser pour des dilutions.

VOIES D'ADMINISTRATION ET POSOLOGIE

- **PO (adultes et enfants ≥ 13 ans et dont le poids ≥ 40 kg)** : Administrer une dose d'attaque de 6 mg, suivie d'une dose d'entretien de 2 mg par jour.

Insuffisance hépatique

- **PO (adultes et enfants)** : Réduire la dose d'entretien de 33 % ; la dose d'attaque demeure inchangée.

PRÉSENTATION

Solution orale : 1 mg/mL avec adaptateur de seringue, en flacons de 60 mL, avec 30 seringues ambrées à usage unique, et en boîtes de 30 sachets unitaires de 1, 2 ou 5 mL[Pr].

PHARMACODYNAMIE (concentrations sanguines)

	Début d'action	Pic	Durée
PO	rapide	1 – 2 h	24 h

SOINS INFIRMIERS

ÉVALUATION DE LA SITUATION

Suivre de près la pression artérielle pendant toute la durée du traitement. L'hypertension étant une complication courante du traitement par le sirolimus, elle devrait être traitée.

Tests de laboratoire :

- On devrait mesurer les concentrations sanguines de sirolimus chez les patients dont le métabolisme des médicaments risque d'être altéré, chez les patients âgés de 13 ans ou plus qui pèsent moins de 40 kg, chez les insuffisants hépatiques, ainsi que chez les personnes qui prennent des médicaments qui peuvent mener à des interactions avec le sirolimus. Des concentrations minimales (creux) ≥ 15 ng/mL sont associées à un nombre accru de réactions indésirables.
- Suivre de près les concentrations sanguines de cholestérol et de triglycérides, car ce médicament peut entraîner l'hyperlipidémie. Il peut s'avérer nécessaire de recourir à des interventions supplémentaires pour traiter ce trouble.
- Le sirolimus peut entraîner l'anémie, la leucopénie, la thrombocytopénie et l'hypokaliémie.

DIAGNOSTICS INFIRMIERS POSSIBLES

- Risque d'infection (Réactions indésirables).
- Connaissances insuffisantes sur le traitement médicamenteux (Enseignement au patient et à ses proches).

INTERVENTIONS INFIRMIÈRES

- Le traitement par le sirolimus devrait être amorcé aussitôt que possible après la transplantation. Il est recommandé d'administrer en concomitance de la cyclosporine et des corticostéroïdes. Le sirolimus devrait être pris 4 heures après la cyclosporine.
- Le sirolimus ne devrait être prescrit que par des médecins expérimentés dans les traitements immunosuppresseurs et qui disposent d'un personnel qualifié et d'installations appropriées pour traiter les patients ayant reçu une greffe de rein.
- Après la transplantation, il est recommandé d'administrer un traitement prophylactique antimicrobien contre la pneumonie à *Pneumocystis carinii* pendant 1 an et contre le cytomégalovirus pendant 3 mois.
- Administrer toujours à la même heure, avec ou sans aliments, à condition de toujours conserver la même habitude. Ne pas servir au patient du jus de pamplemousse ni ne mélanger la solution avec ce jus.
- Pour diluer, retirer la quantité prescrite de médicament du flacon à l'aide de la seringue couleur ambre, destinée à l'administration par voie orale. Évacuer le sirolimus de la seringue dans un récipient de verre ou de plastique contenant 60 mL d'eau ou de jus d'orange ; ne pas utiliser d'autres liquides. Mélanger vigoureusement pendant 1 minute et demander au patient de boire la préparation immédiatement. Remplir le verre de nouveau avec au moins 120 mL de liquide, mélanger vigoureusement et demander au patient de boire immédiatement le contenu de ce deuxième verre également.
- Si on utilise des sachets unitaires, vider tout le contenu du sachet dans au moins 60 mL d'eau ou de jus d'orange ; ne pas utiliser d'autres liquides. Mélanger vigoureusement et demander au patient de boire cette préparation immédiatement. Remplir le verre de nouveau avec au moins 120 mL de liquide, mélanger vigoureusement et demander au patient de boire immédiatement le contenu de ce deuxième verre également.
- Garder les flacons et les sachets au réfrigérateur. La solution peut devenir un peu trouble lorsqu'elle est réfrigérée. Avant de l'utiliser, la laisser reposer à la température ambiante et la mélanger délicatement jusqu'à ce qu'elle redevienne transparente. Le sirolimus peut rester dans la seringue à la température ambiante ou être réfrigéré pendant 24 heures au maximum. La seringue est uniservice ; la jeter après usage.

ENSEIGNEMENT AU PATIENT ET À SES PROCHES

- Expliquer au patient qu'il doit prendre le médicament à la même heure tous les jours en respectant scrupuleusement la posologie recommandée. Le prévenir qu'il ne doit pas sauter de dose ni remplacer une dose manquée par une double dose. Prévenir le patient qu'il ne doit pas cesser le traitement sans avoir consulté un professionnel de la santé au préalable.
- Expliquer au patient qu'il doit suivre ce traitement toute sa vie durant pour prévenir le rejet de l'organe transplanté. Passer en revue les symptômes de rejet d'un organe greffé et insister sur le fait qu'il faut prévenir un professionnel de la santé dès que ces symptômes apparaissent.
- Insister sur l'importance des tests de laboratoire, effectués à intervalles fréquents, tout au long du traitement par le sirolimus.
- Expliquer à la patiente le risque de prendre le sirolimus pendant la grossesse. Prévenir la patiente en âge de procréer qu'elle doit utiliser une méthode de contraception efficace avant et pendant le traitement ainsi qu'au cours des 12 semaines qui suivent la fin du traitement.

VÉRIFICATION DE L'EFFICACITÉ THÉRAPEUTIQUE

L'efficacité du traitement peut être démontrée par : la prévention du rejet du rein greffé.

S

SODIUM, BICARBONATE DE

Bicarbonate de sodium

CLASSIFICATION :

Minéraux et électrolytes (alcalinisant), antiacide

Grossesse – catégorie C

INDICATIONS

PO, IV : Traitement de l'acidose métabolique ■ Alcalinisation de l'urine et stimulation de l'excrétion de certains médicaments en cas de surdosage (phénobarbital, aspirine) ■ **PO :** Antiacide.

MÉCANISME D'ACTION

Effet alcalinisant grâce à la libération d'ions bicarbonate ■ Par suite de l'administration par voie orale, libération de bicarbonate pouvant neutraliser l'acide gastrique. ***Effets thérapeutiques :*** Alcalinisation ■ Neutralisation de l'acide gastrique.

PHARMACOCINÉTIQUE

Absorption : Par suite de l'administration par voie orale, le bicarbonate en excès est absorbé, ce qui entraîne une alcalose métabolique et l'alcalinisation de l'urine.

Distribution : Le bicarbonate de sodium se répartit dans tous les liquides extracellulaires.

Métabolisme et excrétion : Le sodium et le bicarbonate sont excrétés par les reins.

Demi-vie : Inconnue.

CONTRE-INDICATIONS ET PRÉCAUTIONS/ MISES EN GARDE

Contre-indications : Alcalose métabolique ou respiratoire ■ Hypocalcémie ■ Perte excessive de chlorure ■ Ingestion d'acides minéraux forts (éviter l'utilisation à titre d'antidote) ■ Régime hyposodé (voie orale, à titre d'antiacide seulement) ■ Insuffisance rénale (voie orale, à titre d'antiacide seulement) ■ Douleurs abdominales graves d'étiologie inconnue, surtout en présence de fièvre (voie orale, à titre d'antiacide seulement).

Précautions/mises en garde : Insuffisance cardiaque ■ Insuffisance rénale ■ Traitement concomitant par des glucocorticoïdes ■ Utilisation prolongée à titre d'antiacide (risque d'alcalose métabolique et de surcharge sodique).

S

RÉACTIONS INDÉSIRABLES ET EFFETS SECONDAIRES

CV : œdème.

GI : *PO* – flatulence, distension abdominale.

HÉ : alcalose métabolique, hypernatrémie, hypocalcémie, hypokaliémie, rétention hydrosodée.

Locaux : irritation au point d'injection.

SN : tétanie.

INTERACTIONS

Médicament-médicament : Par suite de l'administration par voie orale, le bicarbonate de sodium peut diminuer l'absorption du **kétoconazole** ■ Les **antiacides à base de calcium**, administrés simultanément, peuvent provoquer le syndrome du lait et des alcalins ■ L'alcalinisation de l'urine peut entraîner la diminution des concentrations sanguines de **salicylates** ou de **barbituriques**, l'élévation des concentrations sanguines de **quinidine**, de **mexilétine**, de **flécaïnide** ou d'**amphétamines** ; risque accru de cristallurie lors de l'administration concomitante de **fluoroquinolones** ; le bicarbonate de sodium diminue l'efficacité de la **méthénamine** ■ Le bicarbonate de sodium peut inhiber les effets protecteurs des **médicaments entérosolubles** (espacer l'administration de ces médicaments de une heure ou deux).

VOIES D'ADMINISTRATION ET POSOLOGIE

Les préparations contiennent 12 mmol de sodium par gramme.

Alcalinisation de l'urine

- **PO (adultes) :** Initialement, 48 mmol (4 g) ; puis de 12 à 24 mmol (de 1 à 2 g), toutes les 4 heures (jusqu'à 48 mmol, toutes les 4 heures).
- **PO (enfants) :** De 1 à 10 mmol/kg (de 12 à 120 mg/kg) par jour, en doses fractionnées.

Effet antiacide

- **PO (adultes) :** *Comprimés ou poudre* – de 325 mg à 2 g, de 1 à 4 fois par jour, ou 1/2 cuillerée à thé, toutes les 2 heures, selon les besoins. *Poudre effervescente* – de 3,9 à 10 g dans de l'eau, après les repas ; les patients de plus de 60 ans devraient recevoir de 1,9 à 3,9 g, après les repas.

Alcalinisation par voie systémique/arrêt cardiaque

- **IV (adultes et enfants > 2 ans) :** *Arrêt cardiaque et situations d'urgence* – 1 mmol/kg ; on peut administrer une dose de 0,5 mmol/kg, toutes les 10 minutes. *Situations moins urgentes* – de 2 à 5 mmol/kg, en perfusion pendant 4 à 8 heures.

PRÉSENTATION (version générique disponible)

Nombreuses préparations de concentrations différentes pour administration orale et parentérale.

PHARMACODYNAMIE (PO = effet antiacide ; IV = alcalinisation)

	Début d'action	Pic	Durée
PO	immédiat	30 min	1 – 3 h
IV	immédiat	rapide	inconnue

SOINS INFIRMIERS

ÉVALUATION DE LA SITUATION

IV:

- Suivre de près, pendant toute la durée du traitement, l'équilibre hydrique, incluant le bilan des ingesta et des excreta, le poids du patient, la présence d'œdème et d'un murmure vésiculaire. Signaler les symptômes suivants de surcharge liquidienne : hypertension, œdème, dyspnée, râles et crépitations, crachats mousseux.
- Observer le patient pendant toute la durée du traitement pour déceler les signes et les symptômes d'acidose (désorientation, céphalées, faiblesse, dyspnée, hyperventilation), d'alcalose (confusion, irritabilité, paresthésie, tétanie, mode de respiration inefficace), d'hypernatrémie (œdème, gain pondéral, hypertension, tachycardie, fièvre, rougeurs de la peau, irritabilité) ou d'hypokaliémie (faiblesse, fatigue, apparition d'ondes U sur le tracé de l'ÉCG, arythmies, polyurie, polydipsie).
- Observer attentivement le point d'injection IV. Éviter l'extravasation en raison des risques d'irritation tissulaire ou de cellulite. En cas d'infiltration, demander au médecin ou à un autre professionnel de la santé si on peut appliquer des compresses chaudes et infiltrer le point d'injection avec de la lidocaïne ou de l'hyaluronidase.

Antiacide : Suivre de près les douleurs épigastriques et abdominales et la présence de sang franc ou occulte dans les selles, les vomissements ou les échantillons prélevés par aspiration gastrique.

Tests de laboratoire :

- Noter, avant le traitement et à intervalles réguliers pendant toute sa durée, les concentrations de sodium, de potassium, de calcium et de bicarbonate, l'osmolarité sérique, l'équilibre acidobasique ainsi que les résultats des tests de l'exploration fonctionnelle rénale.
- Dans les situations d'urgence et lors de l'administration parentérale, déterminer à intervalles fréquents les concentrations de gaz artériels.
- Noter à intervalles fréquents le pH urinaire lorsque le bicarbonate de sodium est administré pour alcaliniser l'urine.
- Le bicarbonate de sodium inhibe les effets de la pentagastrine et de l'histamine lors des tests d'exploration de la sécrétion gastrique. En éviter l'administration dans les 24 heures qui précèdent ce test.

DIAGNOSTICS INFIRMIERS POSSIBLES

- Échanges gazeux perturbés (Indications).
- Excès de volume liquidien (Effets secondaires).
- Connaissances insuffisantes sur le traitement médicamenteux (Enseignement au patient et à ses proches).

INTERVENTIONS INFIRMIÈRES

Le bicarbonate de sodium peut entraîner la dissolution prématurée des comprimés à enrobage entérique dans l'estomac.

PO :

- Les comprimés doivent être pris avec un grand verre d'eau.
- Lorsque le bicarbonate de sodium est administré dans le cadre du traitement de l'ulcère gastroduodénal, le patient peut le prendre 1 et 3 heures après les repas et au coucher.

IV directe : En cas d'arrêt cardiaque, administrer par IV directe. Afin d'administrer la dose exacte, utiliser des ampoules prédosées ou des seringues préremplies. Les doses doivent être établies d'après les concentrations des gaz artériels. On peut répéter l'administration toutes les 10 minutes.

Vitesse d'administration : On peut aussi administrer le médicament par bolus intraveineux rapide ■ Rincer la tubulure IV avant et après l'administration pour prévenir la formation d'un précipité par les médicaments incompatibles, administrés pour le traitement de l'arrêt cardiaque.

Perfusion continue : On peut diluer le médicament dans une solution de dextrose, dans du soluté salin ou dans une association de dextrose et de soluté salin.

Vitesse d'administration : On peut administrer le médicament pendant 4 à 8 heures. Consulter les directives du fabricant avant d'administrer la préparation.

Compatibilité (tubulure en Y) : acyclovir ■ amifostine ■ asparaginase ■ aztréonam ■ céfépime ■ ceftriaxone ■ cyclophosphamide ■ cytarabine ■ daunorubicine ■ dexaméthasone ■ doxorubicine ■ étoposide ■ famotidine ■ filgrastim ■ fludarabine ■ gallium, nitrate de ■ granisétron ■ héparine ■ ifosfamide ■ indométhacine ■ insuline ■ melphalan ■ mesna ■ morphine ■ paclitaxel ■ pipéracilline/tazobactam ■ potassium, chlorure de ■ tacrolimus ■ téniposide ■ thiotépa ■ tolazoline ■ vancomycine ■ vitamines du complexe B avec C.

Incompatibilité (tubulure en Y) : amiodarone ■ amrinone ■ calcium, chlorure de ■ idarubicine ■ imipénem/cilastatine ■ leucovorine calcique ■ midazolam ■ nalbuphine ■ ondansétron ■ oxacilline ■

sargramostim ■ vérapamil ■ vincristine ■ vinorelbine.

Incompatibilité en addition au soluté : Ne pas ajouter à une solution de Ringer, de lactate de Ringer ou à des produits Ionosol, car la compatibilité varie selon les concentrations.

ENSEIGNEMENT AU PATIENT ET À SES PROCHES

- Conseiller au patient de respecter scrupuleusement la posologie recommandée. S'il n'a pas pu prendre le médicament au moment habituel, il doit le prendre aussitôt que possible à moins que ce ne soit presque l'heure prévue pour la dose suivante.
- Expliquer au patient qui suit un traitement prolongé les symptômes d'un déséquilibre électrolytique ; lui conseiller de prévenir un professionnel de la santé si ces symptômes se manifestent.
- Recommander au patient de ne pas consommer de produits laitiers en même temps que ce médicament afin d'éviter le risque de formation de calculs rénaux ou d'hypercalcémie (syndrome du lait et des alcalins).
- Insister sur l'importance des examens de suivi réguliers pour déterminer les concentrations sériques d'électrolytes et l'équilibre acidobasique, et pour évaluer les bienfaits du traitement.

Antiacide :

- Recommander au patient d'éviter l'utilisation régulière de bicarbonate de sodium en cas d'indigestion. La dyspepsie qui persiste pendant plus de 2 semaines devrait faire l'objet d'un examen mené par un professionnel de la santé.
- Recommander au patient qui suit un régime hyposodé d'éviter de prendre du bicarbonate de soude pour traiter l'indigestion.
- Conseiller au patient de prévenir un professionnel de la santé si l'indigestion s'accompagne de douleurs thoraciques, de difficultés respiratoires ou de diaphorèse ou si ses selles deviennent foncées et goudronneuses.

S

VÉRIFICATION DE L'EFFICACITÉ THÉRAPEUTIQUE

L'efficacité du traitement peut être démontrée par : l'élévation du pH urinaire ■ l'amélioration de l'acidose sur le plan clinique ■ l'augmentation de l'excrétion des substances nocives en cas d'empoisonnement ou de surdosage ■ la diminution de la gêne gastrique. ✳

SODIUM, CHLORURE DE

Chlorure de sodium

CLASSIFICATION :

Minéraux et électrolytes (solution de remplissage vasculaire)

Grossesse – catégorie C

INDICATIONS

IV : Hydratation et apport de NaCl en cas de carence ■ Maintien de l'équilibre hydro-électrolytique en cas de pertes marquées (diurèse excessive ou régime hyposodé strict) ■ La solution à 0,45 % (« soluté demi-salin ») est plus souvent utilisée pour l'hydratation et pour le traitement du diabète hyperosmolaire ■ La solution à 0,9 % (« soluté normal ») est utilisée dans les cas suivants : solution de remplissage vasculaire ■ traitement de l'alcalose métabolique ■ liquide d'amorce lors des hémodialyses ■ liquide de remplacement au début et à la fin des transfusions sanguines ■ Petits volumes de chlorure de sodium à 0,9 % (sans agent de conservation ni agent bactériostatique) – reconstitution ou dilution d'autres médicaments ■ La solution hypertonique (à 3 % ou à 5 %) peut être administrée lorsqu'une réplétion sodique rapide s'avère nécessaire ■ hyponatrémie ■ hypochlorémie ■ insuffisance rénale ■ insuffisance cardiaque ■ **PO :** Prévention ou traitement de la déplétion volémique attribuable à une restriction sodée ou à un coup de chaleur en cas de transpiration excessive lors de l'exposition à des températures très élevées ■ **Solutions d'irrigation :** Les solutions à 0,9 % et à 0,45 % peuvent être utilisées comme solutions d'irrigation ■ **Préparations nasales :** Traitement de la congestion, de la sécheresse ou de l'irritation des voies nasales.

MÉCANISME D'ACTION

Le sodium, principal cation du liquide extracellulaire, permet de maintenir la distribution de l'eau dans l'organisme, l'équilibre hydro-électrolytique, l'équilibre acidobasique et la pression osmotique ■ Le chlorure, principal anion du liquide extracellulaire, favorise le maintien de l'équilibre acidobasique. Les solutions de NaCl ressemblent au liquide extracellulaire ■ Diminution de l'œdème cornéen par effet osmotique. **Effets thérapeutiques – IV, PO :** Traitement de substitution en cas de carence et maintien de l'homéostasie.

PHARMACOCINÉTIQUE

Absorption : Bonne absorption par suite de l'administration par voie orale. Les solutions de remplacement à base de chlorure de sodium (NaCl) sont réservées à l'administration IV.

Distribution : Le chlorure de sodium se répartit rapidement dans tout l'organisme.

Métabolisme et excrétion : Le chlorure de sodium est principalement excrété par les reins.

Demi-vie : Inconnue.

CONTRE-INDICATIONS ET PRÉCAUTIONS/ MISES EN GARDE

Contre-indications : Solution IV – Les solutions hypertoniques (à 3 % et à 5 %) ne devraient pas être utilisées chez les patients présentant des concentrations sériques de sodium élevées, légèrement réduites ou normales ▪ Rétention hydrique ou hypernatrémie.

Précautions/mises en garde : IV – Patients prédisposés à des anomalies métaboliques ou à des déséquilibres acidobasiques ou hydro-électrolytiques, incluant : les personnes âgées ▪ les patients intubés (aspiration gastrique par voie nasale) ▪ les patients qui vomissent ▪ les patients qui ont la diarrhée ▪ les patients qui suivent un traitement par des diurétiques ▪ les patients prenant des glucocorticoïdes ▪ les patients qui présentent des fistules ▪ les insuffisants cardiaques ▪ les patients souffrant d'insuffisance rénale grave ▪ les patients atteints de maladies hépatiques graves (l'administration d'électrolytes supplémentaires peut s'avérer nécessaire) ▪ Nouveau-nés (ne pas leur administrer les solutions de NaCl bactériostatiques contenant de l'alcool benzylique) ▪ **PO** – Hydratation inadéquate (l'eau et les autres électrolytes doivent être remplacés).

RÉACTIONS INDÉSIRABLES ET EFFETS SECONDAIRES

Les effets sont observés principalement au cours de l'administration par voie PO et IV.

CV : INSUFFISANCE CARDIAQUE, ŒDÈME PULMONAIRE, œdème.

HÉ : hypernatrémie, hypervolémie, hypokaliémie.

Locaux : *IV* – extravasation, irritation au point d'injection IV.

INTERACTIONS

Médicament-médicament : Les quantités excessives de NaCl peuvent contrecarrer partiellement les effets des **antihypertenseurs** ▪ L'utilisation concomitante de **corticostéroïdes** peut entraîner une rétention sodique excessive.

VOIES D'ADMINISTRATION ET POSOLOGIE

IV (adultes) : *NaCl 0,9 % (isotonique)* – 1 litre (contient 150 mmol de sodium par litre) ; déterminer la vitesse d'administration et la quantité à administrer compte tenu de la maladie qu'il faut traiter. *NaCl 0,45 % (hypotonique)* – de 1 à 2 litres (contient 75 mmol de sodium par litre) ; déterminer la vitesse d'administration et la quantité à administrer compte tenu de la maladie à traiter. *NaCl 3 % ou 5 % (hypertonique)* – 100 mL pendant 1 heure (la solution à 3 % contient 50 mmol de sodium par 100 mL ; la solution à 5 % contient 83,3 mmol de sodium par 100 mL).

PO (adultes) : De 1 à 2 g, 3 fois par jour, selon les besoins.

Voie intranasale (adultes) : De 1 à 3 vaporisations ou 2 à 3 gouttes, de 1 à 3 fois par jour.

Voie intranasale (enfants) : 1 vaporisation ou 1 goutte, de 1 à 3 fois par jour.

PRÉSENTATION (version générique disponible)

Nombreuses préparations de concentrations différentes pour irrigation, inhalation, administration orale et parentérale.

PHARMACODYNAMIE (divers effets cliniques†)

	DÉBUT D'ACTION	PIC	DURÉE
PO	inconnu	inconnu	inconnue
IV	rapide (quelques min)	fin de la perfusion	inconnue

† Effets sur les électrolytes.

S

SOINS INFIRMIERS

ÉVALUATION DE LA SITUATION

- EFFECTUER LE BILAN HYDRO-ÉLECTROLYTIQUE (INGESTA ET EXCRETA, POIDS QUOTIDIEN, PRÉSENCE D'ŒDÈME, MURMURE VÉSICULAIRE) PENDANT TOUTE LA DURÉE DU TRAITEMENT.
- Observer le patient pendant toute la durée du traitement pour déceler les signes et les symptômes d'hyponatrémie (céphalées, tachycardie, lassitude, sécheresse des muqueuses, nausées, vomissements, crampes musculaires) ou d'hypernatrémie (œdème, gain pondéral, hypertension,

tachycardie, fièvre, rougeur de la peau, irritabilité). On mesure le sodium en fonction de sa concentration dans les liquides organiques ; les symptômes peuvent donc changer selon le degré d'hydratation du patient.

Tests de laboratoire :

- Noter à intervalles réguliers pendant toute la durée du traitement prolongé au chlorure de sodium, les concentrations sériques de sodium, de potassium, de bicarbonate et de chlorure ainsi que l'équilibre acidobasique.
- Noter l'osmolarité sérique chez les patients recevant des solutés salins hypertoniques.

DIAGNOSTICS INFIRMIERS POSSIBLES

- Déficit de volume liquidien (Indications).
- Excès de volume liquidien (Effets secondaires).

INTERVENTIONS INFIRMIÈRES

- La concentration de NaCl à utiliser dépend de l'âge du patient, de son poids, de son état et de l'équilibre hydro-électrolytique et acidobasique.
- Ne pas administrer à des nouveau-nés une solution de chlorure de sodium bactériostatique contenant de l'alcool benzylique comme agent de conservation. Ne pas utiliser une telle solution pour reconstituer ou pour diluer une autre solution ou pour rincer les cathéters intravasculaires destinés aux nouveau-nés.
- La solution de NaCl 0,45 % pour perfusion est hypotonique ; la solution de NaCl 0,9 % pour perfusion est isotonique et les solutions à 3 % et à 5 % sont hypertoniques.

Perfusion intermittente : Administrer la solution de NaCl 3 % ou 5 % dans une grosse veine et prévenir l'infiltration. Après la perfusion des 100 premiers millilitres, réévaluer les concentrations de sodium, de chlorure et de bicarbonate afin de déterminer s'il est nécessaire de poursuivre l'administration. Consulter les directives du fabricant avant d'administrer la préparation.

Vitesse d'administration : La vitesse de perfusion des solutions de NaCl hypertoniques ne devrait pas dépasser 100 mL/heure.

Compatibilité en addition au soluté : D5%E ▪ D10%E ▪ solution de Ringer ou de lactate de Ringer pour injection ▪ solution de dextrose et de lactate de Ringer en association ▪ solution de dextrose et de soluté salin en association ▪ solution de lactate de sodium à 1/6 M.

ENSEIGNEMENT AU PATIENT ET À SES PROCHES

- Expliquer au patient le but de la perfusion.
- Prévenir le patient qu'il s'expose au risque de se déshydrater par temps très chaud ; lui expliquer à quel moment et de quelle façon il doit prendre les comprimés de NaCl.

VÉRIFICATION DE L'EFFICACITÉ THÉRAPEUTIQUE

L'efficacité du traitement peut être démontrée par : la prévention de la déshydratation ou le rétablissement de l'équilibre hydrique ▪ la normalisation des concentrations sériques de sodium et de chlorure ▪ la prévention des coups de chaleur en cas d'exposition à des températures très élevées.

SODIUM, CITRATE DE, ET ACIDE CITRIQUE

PMS-Dicitrate

CLASSIFICATION :

Antiurolithique, minéraux et électrolytes (alcalinisant)

Grossesse – catégorie C

INDICATIONS

Traitement de l'acidose métabolique chronique associée à l'insuffisance rénale chronique ou à l'acidose tubulaire rénale ▪ Alcalinisation de l'urine ▪ Prévention de la formation de calculs de cystine et de calculs d'urate dans l'urine ▪ Prévention du syndrome de Mendelson au cours d'une intervention chirurgicale ▪ Tampon neutralisant.

MÉCANISME D'ACTION

Transformation en bicarbonate dans l'organisme, ce qui entraîne une élévation du pH sanguin ▪ Alcalinisation de l'urine par suite de l'excrétion rénale du bicarbonate, ce qui augmente la solubilité de la cystine et de l'acide urique ▪ Neutralisation de l'acide gastrique. ***Effets thérapeutiques :*** Apport de bicarbonate en cas d'acidose métabolique ▪ Alcalinisation de l'urine ▪ Prévention de la formation de calculs de cystine et de calculs d'urate dans l'urine ▪ Prévention du syndrome de Mendelson.

PHARMACOCINÉTIQUE

Absorption : Bonne absorption par suite de l'administration par voie orale.

S

Distribution : L'agent se répartit rapidement dans tout l'organisme.

Métabolisme et excrétion : L'agent est rapidement transformé en bicarbonate par oxydation ; le bicarbonate est excrété principalement par les reins. Une petite fraction (moins de 5 %) est excrétée à l'état inchangé par les poumons.

Demi-vie : Inconnue.

CONTRE-INDICATIONS ET PRÉCAUTIONS/ MISES EN GARDE

Contre-indications : Insuffisance rénale grave ▪ Régime hyposodé strict ▪ Insuffisance cardiaque, hypertension non traitée, œdème ou toxémie de la grossesse.

Précautions/mises en garde : Grossesse ou allaitement (l'innocuité du médicament n'a pas été établie).

RÉACTIONS INDÉSIRABLES ET EFFETS SECONDAIRES

GI : diarrhée.

HÉ : surcharge liquidienne, hypernatrémie (insuffisance rénale grave), hypocalcémie, alcalose métabolique (doses élevées seulement).

Loc. : tétanie.

INTERACTIONS

Médicament-médicament : L'agent peut contrecarrer partiellement les effets des **antihypertenseurs** ▪ L'alcalinisation de l'urine peut entraîner la diminution des concentrations sanguines de **salicylates** ou de **barbituriques** ou l'élévation des concentrations sanguines de **quinidine**, de **flécaïnide** ou d'**amphétamines**.

VOIES D'ADMINISTRATION ET POSOLOGIE

Adapter la dose selon le pH de l'urine. Le PMS-Dicitrate contient 1 mmol de sodium et est équivalent à 1 mmol de bicarbonate par mL de solution.

Alcalinisation

- **PO (adultes) :** De 10 à 30 mL (1 à 3 g) de solution diluée dans de l'eau, 4 fois par jour.
- **PO (enfants) :** De 5 à 15 mL (0,5 à 1,5 g) de solution diluée dans de l'eau, 4 fois par jour.

Effet antiurolithique

- **PO (adultes) :** De 10 à 30 mL (1 à 3 g) de solution diluée dans de l'eau, 4 fois par jour.

Tampon neutralisant

- **PO (adultes) :** De 15 à 30 mL (1,5 à 3 g) de solution diluée dans 15 à 30 mL d'eau.

PRÉSENTATION

Solution orale : 500 mg de citrate de sodium/334 mg d'acide citrique/5 mL[Pr].

PHARMACODYNAMIE (effets sur le pH sérique)

	DÉBUT D'ACTION	PIC	DURÉE
PO	rapide (quelques min à quelques h)	inconnu	4 – 6 h

SOINS INFIRMIERS

ÉVALUATION DE LA SITUATION

- Observer le patient pendant toute la durée du traitement pour déceler les signes et les symptômes d'alcalose (confusion, irritabilité, paresthésie, tétanie, mode de respiration inefficace) ou d'hypernatrémie (œdème, gain pondéral, hypertension, tachycardie, fièvre, rougeur de la peau, irritabilité).
- Suivre de près le patient souffrant d'insuffisance rénale pour déceler les signes et les symptômes suivants de surcharge liquidienne : écart entre les ingesta et les excreta, gain pondéral, œdème, râles et crépitations, hypertension.

Tests de laboratoire :

- Noter, avant l'administration et tous les 4 mois pendant toute la durée d'un traitement prolongé, l'hématocrite, les concentrations d'hémoglobine et d'électrolytes, le pH, les concentrations de créatinine, le résultat de l'analyse des urines ainsi que celui de l'analyse des urines de 24 heures, pour déterminer les concentrations de citrate.
- Déterminer le pH urinaire lorsque l'agent est utilisé pour l'alcalinisation de l'urine.

DIAGNOSTICS INFIRMIERS POSSIBLES

Connaissances insuffisantes sur le traitement médicamenteux (Enseignement au patient et à ses proches).

INTERVENTIONS INFIRMIÈRES

- La solution a meilleur goût si elle est froide. Il faut l'administrer avec 30 à 90 mL d'eau glacée, 30 minutes après les repas ou avec la collation que le patient prend avant de se coucher afin de réduire l'effet laxatif du soluté salin.
- Lorsque l'agent est administré avant l'anesthésie, demander au patient de prendre de 15 à 30 mL de citrate de sodium avec 15 à 30 mL d'eau glacée.

ENSEIGNEMENT AU PATIENT ET À SES PROCHES

- Conseiller au patient de respecter scrupuleusement la posologie recommandée. S'il n'a pas pu prendre le médicament au moment habituel, il doit le prendre dans les 2 heures qui suivent. Le prévenir qu'il ne doit jamais remplacer une dose manquée par une double dose.
- Montrer au patient qui suit un traitement prolongé au citrate de sodium comment mesurer le pH urinaire et comment maintenir l'alcalinité de l'urine. Lui recommander d'augmenter sa consommation de liquides jusqu'à 3 000 mL par jour. Lorsque le traitement est arrêté, le pH commence à diminuer et finit par revenir aux valeurs notées avant le traitement.
- Recommander au patient recevant un traitement prolongé d'éviter de consommer des aliments salés.

VÉRIFICATION DE L'EFFICACITÉ THÉRAPEUTIQUE

L'efficacité du traitement peut être démontrée par: la correction de l'acidose métabolique ■ le maintien de l'alcalinité de l'urine diminuant ainsi la formation de calculs ■ la neutralisation du pH des sécrétions gastriques, ce qui permet de prévenir l'apparition du syndrome de Mendelson associé à l'intubation et à l'anesthésie. ✱

SODIUM, PHOSPHATE DE

Phosphate de sodium

CLASSIFICATION:

Minéraux et électrolytes (supplément de phosphate)

Grossesse – catégorie C

INDICATIONS

Traitement et prévention du déficit en phosphate chez les patients incapables d'absorber une quantité suffisante de phosphate d'origine alimentaire.

MÉCANISME D'ACTION

Élément présent dans les os et participant au transport d'énergie et au métabolisme des glucides ■ Tampon servant à l'excrétion des ions hydrogène par les reins. ***Effets thérapeutiques:*** Supplément de phosphore en cas de carence.

PHARMACOCINÉTIQUE

Absorption: Le phosphate de sodium est réservé à l'administration par voie IV; dans ce cas, sa biodisponibilité est totale.

Distribution: Le phosphore pénètre dans les liquides extracellulaires d'où il parvient par transport actif à son lieu d'action.

Métabolisme et excrétion: L'agent est surtout excrété par les reins (>90 %).

Demi-vie: Inconnue.

CONTRE-INDICATIONS ET PRÉCAUTIONS/ MISES EN GARDE

Contre-indications: Hyperphosphatémie ■ Hypocalcémie ■ Insuffisance rénale grave.

Précautions/mises en garde: Hyperparathyroïdie ■ Maladie cardiaque ■ Hypernatrémie ■ Hypertension.

RÉACTIONS INDÉSIRABLES ET EFFETS SECONDAIRES

Sauf indication contraire, les réactions indésirables et effets secondaires suivants sont reliés à l'hyperphosphatémie.

SNC: confusion, apragmatisme, faiblesse.

Resp.: *hypernatrémie* – essoufflement.

CV: ARYTHMIES, ARRÊT CARDIAQUE, modifications de l'ÉCG (absence des ondes P, élargissement des complexes QRS avec courbe biphasique), hypotension; *hypernatrémie* – œdème.

GI: diarrhée, douleurs abdominales, nausées, vomissements.

HÉ: hyperkaliémie, hypernatrémie, hyperphosphatémie, hypocalcémie, hypomagnésémie.

Locaux: irritation au point d'injection IV, phlébite.

Loc.: *hypocalcémie* – tremblements.

SN: paralysie flasque, jambes lourdes, paresthésie des membres.

INTERACTIONS

Médicament-médicament: Les **corticostéroïdes**, administrés simultanément, peuvent entraîner une hypernatrémie.

VOIES D'ADMINISTRATION ET POSOLOGIE

- **IV (adultes):** De 12 à 15 mmol de phosphore/litre de solution d'alimentation, administrés par voie parentérale.

Hypophosphatémie

- **IV (adultes):** De 0,025 à 0,5 mmol/kg en perfusion sur 4 à 6 heures (selon la gravité de l'état).

PRÉSENTATION (version générique disponible)

Injection IV pour dilution: 3 mmol de phosphate et 4 mmol de sodium/mL, en fioles de 10 mL[Pr].

PHARMACODYNAMIE (effets sur les concentrations sériques de phosphate)

	Début d'action	Pic	Durée
IV	rapide (de quelques min à quelques h)	fin de la perfusion	inconnue

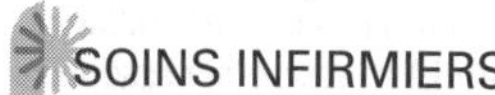

SOINS INFIRMIERS

ÉVALUATION DE LA SITUATION

- Observer le patient pendant toute la durée du traitement pour déceler les signes et les symptômes suivants d'hypophosphatémie : anorexie, faiblesse, diminution des réflexes, douleurs osseuses, confusion, dyscrasie.
- Effectuer le bilan quotidien des ingesta et des excreta et peser le patient tous les jours. Signaler tout écart important à un autre professionnel de la santé.

Tests de laboratoire :

- Noter les concentrations sériques de phosphate, de potassium, de sodium et de calcium, avant le traitement et à intervalles réguliers pendant toute sa durée. L'élévation des concentrations de phosphate peut entraîner l'hypocalcémie.
- Examiner les résultats des tests de l'exploration fonctionnelle rénale, avant le traitement et à intervalles réguliers pendant toute sa durée.

Toxicité et surdosage: Les symptômes de toxicité sont les mêmes qu'en cas d'hyperphosphatémie ou d'hypocalcémie (paresthésie, soubresauts musculaires, laryngospasme, coliques, arythmies cardiaques, signe de Chvostek ou de Trousseau) ou d'hypernatrémie (soif, sécheresse et rougeur de la peau, fièvre, tachycardie, hypotension, irritabilité, diminution du débit urinaire).

DIAGNOSTICS INFIRMIERS POSSIBLES

- Alimentation déficiente (Indications).
- Connaissances insuffisantes sur le traitement médicamenteux (Enseignement au patient et à ses proches).

INTERVENTIONS INFIRMIÈRES

Le phosphate de sodium est présenté sous forme orale en association avec le phosphate de potassium pour acidifier l'urine et pour prévenir la formation de calculs rénaux (voir Phosphates de potassium et Sodium).

IV: Administration réservée à la voie IV; diluer les solutions et perfuser lentement.

Incompatibilité en addition au soluté: calcium ■ magnésium.

ENSEIGNEMENT AU PATIENT ET À SES PROCHES

Expliquer au patient le but du traitement.

VÉRIFICATION DE L'EFFICACITÉ THÉRAPEUTIQUE

L'efficacité du traitement peut être démontrée par: la prévention et la correction des déficits en phosphate sérique. ✳

SOMATOTROPHINE,

voir Hormones de croissance

SOMATREM,

voir Hormones de croissance

SOTALOL

Alti-Sotalol, Apo-Sotalol, Dom-Sotalol, Gen-Sotalol, Lin-Sotalol, Novo-Sotalol, Nu-Sotalol, PMS-Sotalol, Rhoxal-Sotalol, Riva-Sotalol, Sotacor, Sotalol, Sotamol

CLASSIFICATION :

Antiarythmique (classe II), bêta-bloquant

Grossesse – catégorie B

INDICATIONS

Traitement des arythmies ventriculaires mettant la vie du patient en danger.

MÉCANISME D'ACTION

Inhibition de la stimulation des récepteurs bêta$_1$-adrénergiques (myocardiques) et bêta$_2$-adrénergiques

S

(pulmonaires, vasculaires et utérins). ***Effets thérapeutiques :*** Suppression des arythmies.

PHARMACOCINÉTIQUE

Absorption : Bonne absorption par suite de l'administration par voie orale.

Distribution : Le sotalol traverse le placenta et pénètre dans le lait maternel.

Métabolisme et excrétion : Le sotalol est presque entièrement éliminé par les reins.

Demi-vie : 12 heures (prolongée en présence d'insuffisance rénale).

CONTRE-INDICATIONS ET PRÉCAUTIONS/ MISES EN GARDE

Contre-indications : Hypersensibilité ▪ Insuffisance cardiaque non maîtrisée ▪ Œdème pulmonaire ▪ Asthme ▪ Bronchopneumopathie chronique obstructive ▪ Choc cardiogénique ▪ Syndrome congénital ou acquis de l'allongement des intervalles Q-T ▪ Dysfonctionnement grave du nœud sinoauriculaire ▪ Bradycardie sinusale ou bloc auriculoventriculaire du 2e ou du 3e degré (à moins qu'un stimulateur cardiaque ne soit installé) ▪ Insuffisance rénale (il est recommandé d'augmenter l'intervalle entre les doses si la Cl_{Cr} est $\leq$ 60 mL/minute) ▪ Hypokaliémie (risque accru d'arythmies graves) ▪ Patients ayant subit une anesthésie avec des agents qui dépriment le myocarde.

Précautions/mises en garde : Insuffisance hépatique ▪ Personnes âgées (sensibilité accrue aux bêtabloquants ; il est recommandé de réduire la dose initiale) ▪ Autres maladies pulmonaires ▪ Diabète (le médicament peut masquer les signes d'hypoglycémie) ▪ Thyrotoxicose (le médicament peut en masquer les symptômes) ▪ Antécédents de réactions allergiques graves (le médicament peut accroître l'intensité des réactions) ▪ Grossesse, allaitement ou enfants (l'innocuité du médicament n'a pas été établie ; il peut entraîner la bradycardie, l'hypotension, l'hypoglycémie ou une dépression respiratoire chez le fœtus ou le nouveau-né).

S

RÉACTIONS INDÉSIRABLES ET EFFETS SECONDAIRES

SNC : fatigue, faiblesse, anxiété, étourdissements, somnolence, insomnie, perte de mémoire, dépression, modification des opérations de la pensée, nervosité, cauchemars.

ORLO : vision trouble, xérophtalmie, congestion nasale.

Resp. : bronchospasme, respiration sifflante.

CV : ARYTHMIES, BRADYCARDIE, INSUFFISANCE CARDIAQUE, ŒDÈME PULMONAIRE, hypotension orthostatique, vasoconstriction périphérique.

GI : constipation, diarrhée, nausées.

GU : impuissance, baisse de la libido.

Tég. : démangeaisons, rash.

End. : hyperglycémie, hypoglycémie.

Loc. : arthralgie, douleurs lombaires, crampes musculaires.

SN : paresthésie.

Divers : lupus médicamenteux.

INTERACTIONS

Médicament-médicament : Il n'est pas recommandé d'administrer en concomitance des **antiarythmiques de la classe 1A** en raison du risque accru d'arythmies ▪ Les **anesthésiques par voie générale**, la **phénytoïne par voie IV** et le **vérapamil**, administrés simultanément, peuvent provoquer une dépression additive du myocarde ▪ L'administration concomitante d'autres **bloqueurs des canaux calciques** peut augmenter le risque de réactions cardiovasculaires indésirables ▪ Risque de bradycardie additive lors de l'administration concomitante de **glucosides cardiotoniques** ▪ Risque d'hypotension additive lors de l'administration simultanée d'autres **antihypertenseurs** ou de **dérivés nitrés** ou lors de l'ingestion de grandes quantités d'**alcool** ▪ Les **amphétamines**, la **cocaïne**, l'**éphédrine**, l'**épinéphrine**, la **norépinéphrine**, la **phényléphrine** ou la **pseudoéphédrine**, prises simultanément, peuvent entraîner une stimulation alpha-adrénergique à laquelle rien ne s'oppose (hypertension et bradycardie excessive) ▪ L'administration concomitante d'extraits de **thyroïde** peut diminuer l'efficacité du sotalol ▪ Risque de perte de l'efficacité de l'**insuline** ou des **hypoglycémiants oraux** (une adaptation posologique peut s'avérer nécessaire) ▪ Le sotalol peut réduire l'efficacité des **bronchodilatateurs bêta-adrénergiques** et de la **théophylline** ▪ Le sotalol peut diminuer les effets bénéfiques sur les récepteurs bêta$_1$-cardiaques de la **dopamine** ou de la **dobutamine** ▪ L'arrêt du traitement par la **clonidine** chez les patients recevant le sotalol peut entraîner une hypertension rebond excessive ▪ La prudence est de mise lorsque le sotalol est administré dans les 14 jours suivant un traitement par un **IMAO** (risque d'hypertension).

VOIES D'ADMINISTRATION ET POSOLOGIE

- **PO (adultes) :** 80 mg, 2 fois par jour ; on peut augmenter graduellement la dose selon les besoins (dose d'entretien habituelle : de 160 à 320 mg par jour, en 2 prises ; chez certains patients il peut s'avérer nécessaire d'administrer une dose quotidienne pouvant atteindre de 480 à 640 mg par jour).

Insuffisance rénale

- **PO (adultes) :** *Cl_{Cr} de 30 à 59 mL/minute* – dose initiale de 80 mg et des doses ultérieures administrées toutes les 24 heures ; *Cl_{Cr} < 10 mL/minute à 29 mL/minute* – dose initiale de 80 mg et des doses ultérieures administrées toutes les 36 à 48 heures.

PRÉSENTATION

Comprimés : 80 mg[Pr], 160 mg[Pr], 240 mg[Pr].

PHARMACODYNAMIE (effets antiarythmiques)

	DÉBUT D'ACTION	PIC	DURÉE
PO	quelques heures	2 –3 jours	8 – 12 h

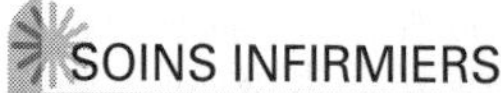

SOINS INFIRMIERS

ÉVALUATION DE LA SITUATION

- Mesurer la pression artérielle et le pouls à intervalles fréquents pendant la période d'adaptation de la posologie et à intervalles réguliers pendant toute la durée du traitement. Suivre de près l'hypotension orthostatique pendant qu'on aide le patient à se lever.
- EFFECTUER LE BILAN QUOTIDIEN DES INGESTA ET DES EXCRETA ET PESER LE PATIENT TOUS LES JOURS. OBSERVER LE PATIENT À INTERVALLES RÉGULIERS À LA RECHERCHE DES SIGNES ET DES SYMPTÔMES SUIVANTS DE SURCHARGE LIQUIDIENNE : ŒDÈME PÉRIPHÉRIQUE, DYSPNÉE, RÂLES OU CRÉPITATIONS, FATIGUE, GAIN PONDÉRAL, TURGESCENCE DES JUGULAIRES.

Tests de laboratoire :

- Le sotalol peut entraîner l'élévation de l'urée et des concentrations sériques de lipoprotéines, de potassium, de triglycérides et d'acide urique.
- Le sotalol peut entraîner une élévation des titres des anticorps antinucléaires.
- Il peut provoquer une élévation de la glycémie.

Toxicité et surdosage :

- Suivre de près les patients recevant des bêtabloquants afin de déceler les signes suivants de surdosage : bradycardie, étourdissements graves ou évanouissements, somnolence prononcée, dyspnée, ongles ou paumes des mains bleutés, convulsions. Communiquer immédiatement avec un médecin si ces signes se manifestent.
- On a déjà administré du glucagon pour traiter la bradycardie et l'hypotension.

DIAGNOSTICS INFIRMIERS POSSIBLES

- Débit cardiaque diminué (Effets secondaires).
- Connaissances insuffisantes sur le traitement médicamenteux (Enseignement au patient et à ses proches).
- Non-observance du traitement médicamenteux (Enseignement au patient et à ses proches).

INTERVENTIONS INFIRMIÈRES

- LORS DE LA PHASE INITIALE DU TRAITEMENT ET DES MAJORATIONS DE LA DOSE, LE PATIENT DEVRAIT ÊTRE HOSPITALISÉ ET SUIVI POUR QU'ON PUISSE DÉCELER L'APPARITION DES ARYTHMIES.
- MESURER LE POULS À L'APEX DU CŒUR AVANT D'ADMINISTRER LE MÉDICAMENT. S'IL EST INFÉRIEUR À 50 BATTEMENTS PAR MINUTE OU SI DES ARYTHMIES SURVIENNENT, NE PAS ADMINISTRER LE SOTALOL ET EN AVERTIR LE MÉDECIN.
- Administrer le sotalol à jeun, 1 heure avant ou 2 heures après les repas. L'administration du médicament avec des aliments, particulièrement avec du lait ou des produits laitiers, en réduit l'absorption d'environ 20 %.
- Éviter l'administration d'antiacides renfermant de l'aluminium ou du magnésium dans les 2 heures précédant l'administration du sotalol.

ENSEIGNEMENT AU PATIENT ET À SES PROCHES

- Prévenir le patient qu'il doit prendre le sotalol tous les jours, à la même heure, en suivant scrupuleusement les recommandations du médecin. Lui expliquer qu'il doit continuer à prendre le médicament même s'il se sent bien. L'avertir qu'il ne doit jamais sauter de dose ni remplacer une dose manquée par une double dose. S'il n'a pu prendre le médicament au moment habituel, il doit le prendre aussitôt que possible, mais au moins 8 heures avant l'heure prévue pour la dose suivante. Le prévenir également que le sevrage brusque peut provoquer des arythmies mettant sa vie en danger, l'hypertension ou l'ischémie du myocarde.
- Conseiller au patient d'avoir une réserve suffisante de médicament pour les fins de semaine, les congés et les vacances. Lui conseiller également de conserver une ordonnance dans son portefeuille pour parer à toute urgence.

- Montrer au patient et à ses proches comment prendre le pouls et la pression artérielle. Leur demander de mesurer le pouls tous les jours et la pression artérielle, deux fois par semaine. Si le pouls est inférieur à 50 battements par minute ou si la pression artérielle varie de façon importante, lui conseiller de ne pas prendre le sotalol et d'en informer un médecin ou un autre professionnel de la santé.
- Prévenir le patient que le sotalol peut parfois provoquer de la somnolence ou des étourdissements. Lui conseiller de ne pas conduire et d'éviter les activités qui exigent sa vigilance jusqu'à ce qu'on ait la certitude que le médicament n'entraîne pas ces effets chez lui.
- Conseiller au patient de changer lentement de position pour réduire les risques d'hypotension orthostatique, particulièrement au début du traitement ou lors de la majoration de la dose.
- Prévenir le patient que le médicament peut le rendre plus sensible au froid.
- Conseiller au patient de consulter un professionnel de la santé avant de prendre des médicaments en vente libre, particulièrement des préparations contre le rhume, en même temps que le sotalol.
- Recommander au patient diabétique de mesurer sa glycémie, particulièrement lorsqu'il se sent fatigué, faible ou irritable ou lorsqu'il ressent un malaise. Le sotalol peut masquer la tachycardie ou une pression artérielle élevée, qui sont des signes d'hypoglycémie. Cependant, des étourdissements et des sueurs peuvent toujours survenir.
- Recommander au patient de signaler à un professionnel de la santé les symptômes suivants: ralentissement du pouls, difficultés respiratoires, respiration sifflante, mains et pieds froids, étourdissements, confusion, dépression, rash, fièvre, maux de gorge, saignements inhabituels ou formation d'ecchymoses.
- Recommander au patient qui doit suivre un autre traitement ou subir une intervention chirurgicale d'avertir le professionnel de la santé qu'il prend du sotalol.
- Conseiller au patient de porter sur lui en tout temps une pièce d'identité où sont inscrits son problème de santé et sa médication.

VÉRIFICATION DE L'EFFICACITÉ THÉRAPEUTIQUE

L'efficacité du traitement peut être démontrée par: la maîtrise des arythmies, sans manifestation d'effets indésirables. ✳

S

SPIRONOLACTONE,

voir Diurétiques (épargneurs de potassium)

STABILISATEURS DES MASTOCYTES

cromolyn (cromoglycate)†

Apo-Cromolyn, Cromolyn, Intal, Opticrom

nédocromil†

Alocril, Tilade

CLASSIFICATION:

Antihistaminique, anti-inflammatoire bronchique

Grossesse – catégorie B

† Pour l'usage ophtalmique, voir l'annexe N.

INDICATIONS

Traitement prophylactique d'appoint (maîtrise au long cours) d'affections allergiques incluant la rhinite et l'asthme ■ Prévention des bronchospasmes induits par des facteurs déclenchants connus: l'effort, l'air froid, les allergènes et les polluants atmosphériques.

MÉCANISME D'ACTION

Prévention de la libération de l'histamine et de la SRS-A des mastocytes sensibilisés. ***Effets thérapeutiques:*** Diminution de la fréquence et de l'intensité des réactions allergiques.

PHARMACOCINÉTIQUE

Absorption: *Cromolyn* – Absorption médiocre; l'action est locale. Après l'inhalation, on peut retrouver de petites quantités de médicament dans la circulation générale. *Nédocromil* – 90 % de la dose inhalée est avalée; de 2,5 à 3 % de la dose avalée est absorbée. Le médicament inhalé qui pénètre dans les poumons est complètement absorbé (la biodisponibilité totale est de 6 à 9 %).

Distribution: Puisque seules de petites quantités sont absorbées, la distribution de ces agents demeure inconnue. Ils traversent difficilement les membranes biologiques et agissent surtout localement.

Métabolisme et excrétion: Les petites quantités absorbées sont excrétées à l'état inchangé dans la bile et l'urine.

Demi-vie: *Cromolyn* – 80 minutes; *nédocromil* – de 1,5 à 2,3 heures.

CONTRE-INDICATIONS ET PRÉCAUTIONS/ MISES EN GARDE

Contre-indications : Hypersensibilité au médicament ou au gaz propulseur ■ Crises aiguës d'asthme.

Précautions/mises en garde : *Cromolyn* – enfants de moins de 6 ans (l'innocuité du médicament n'a pas été établie) ■ *Nédocromil* – enfants de moins de 6 ans (l'innocuité du médicament n'a pas été établie) ■ Crises aiguës de bronchospasme (dans le cas des deux agents, la préparation destinée à l'inhalation ne peut pas soulager ces crises et ne remplace pas les bronchodilatateurs) ■ Grossesse et allaitement (l'innocuité du médicament n'a pas été établie).

RÉACTIONS INDÉSIRABLES ET EFFETS SECONDAIRES

SNC : céphalées.

ORLO : *voie intranasale* – irritation nasale, éternuements.

Resp. : *inhalation* – irritation de la gorge et de la trachée, bronchospasme, toux.

GI : dysgueusie.

Tég. : érythème, rash, urticaire.

Divers : réactions allergiques, incluant l'ANAPHYLAXIE ou l'aggravation des affections traitées.

INTERACTIONS

Médicament-médicament : Aucune interaction notable.

VOIES D'ADMINISTRATION ET POSOLOGIE

Cromolyn

- **Inhalation (adultes et enfants > 6 ans) :** 20 mg, en capsules pour inhalation ou en solution pour nébuliseur, ou 2 bouffées de l'aérosol doseur, 4 fois par jour, à intervalles de 4 à 6 heures (au maximum, 16 bouffées par jour). En traitement prophylactique du bronchospasme, administrer 2 bouffées de 15 à 30 minutes avant que le patient ne s'engage dans l'une des activités qui déclenchent le trouble.
- **Solution nasale (adultes et enfants > 6 ans) :** 1 vaporisation dans chaque narine, 3 ou 4 fois par jour (jusqu'à 6 fois par jour).

Nédocromil

- **Inhalation (adultes et enfants ≥ 6 ans) :** 2 bouffées de l'aérosol doseur, 4 fois par jour ; réduire la fréquence des inhalations jusqu'à 2 ou 3 fois par jour, selon la réponse au traitement. Pour la prophylaxie du bronchospasme, 2 bouffées, 30 minutes au maximum avant que le patient ne s'engage dans l'une des activités qui déclenchent le trouble.

PRÉSENTATION (version générique disponible)

- **Cromolyn**

  Capsules pour inhalation : 20 mg[Pr] ■ **Solution pour nébulisation :** 1 %[Pr] ■ **Aérosol doseur :** 1 mg/bouffée, en flacons de 112 bouffées ou de 200 bouffées prémesurées[Pr] ■ **Solution nasale :** 2 %, en flacons de 13 mL ou de 26 mL[VL] ■ **Gouttes ophtalmiques :** 2 % en flacons de 5, 10 ou 15 mL[Pr] (voir l'annexe N).

- **Nédocromil**

  Aérosol doseur : 2 mg/bouffée, en flacons de 200 bouffées prémesurées[Pr] ■ **Gouttes ophtalmiques :** 2 %, en flacons de 5 mL[Pr] (voir l'annexe N).

PHARMACODYNAMIE (effets sur les symptômes)

	Début d'action	Pic	Durée
Cromolyn – inhalation	< 1 semaine	2 – 4 semaines	inconnue
Cromolyn – préparation nasale	< 1 semaine	2 – 4 semaines	inconnue
Nédocromil – inhalation	en l'espace de 2 semaines	inconnu	inconnue

SOINS INFIRMIERS

ÉVALUATION DE LA SITUATION

Inhalation :

- Chez les patients asthmatiques, examiner les résultats des tests de l'exploration fonctionnelle pulmonaire avant d'amorcer le traitement.
- Noter le murmure vésiculaire et la fonction respiratoire avant le début du traitement et à intervalles réguliers pendant toute sa durée.

Vaporisateur nasal : Rechercher les symptômes suivants de rhinite : congestion nasale, rhinorrhée.

DIAGNOSTICS INFIRMIERS POSSIBLES

- Dégagement inefficace des voies respiratoires (Indications).
- Connaissances insuffisantes sur le traitement médicamenteux (Enseignement au patient et à ses proches).

S

INTERVENTIONS INFIRMIÈRES

On peut diminuer la dose des autres antiasthmatiques après 2 à 4 semaines de traitement.

Inhalation :

- Le médicament doit être utilisé en prophylaxie et non pour le traitement des crises aiguës d'asthme ou de l'état de mal asthmatique.
- Le médecin peut recommander un traitement préalable par un bronchodilatateur pour accroître l'effet du produit inhalé.
- Ne pas utiliser une solution qui est trouble ou qui renferme un précipité. La solution est compatible avec l'acétylcystéine, le salbutamol, l'épinéphrine, l'isoétharine, l'isoprotérénol, l'ipratropium exempt d'agent de conservation, le métaprotérénol et les solutions de terbutaline, pendant un maximum de 60 minutes.
- La solution est incompatible avec le bitoltérol.

ENSEIGNEMENT AU PATIENT ET À SES PROCHES

- Recommander au patient de prendre le médicament à intervalles réguliers, sans augmenter la fréquence des prises. S'il n'a pu prendre le médicament au moment habituel, il doit le faire dès que possible et espacer les autres prises à intervalles réguliers. Il ne faut jamais doubler la dose ni interrompre le traitement sans avoir consulté un professionnel de la santé, car les symptômes pourraient s'intensifier.
- Recommander au patient de ne pas interrompre le traitement concomitant par un glucocorticoïde ou un bronchodilatateur sans avoir consulté un professionnel de la santé.
- Si le cromolyn est prescrit avant le contact avec un allergène connu ou avant l'effort, expliquer au patient qu'il doit prendre le médicament de 15 à 30 minutes avant cette exposition ou cet effort, mais pas plus longtemps d'avance.

S

Inhalation :

- Informer le patient que les capsules *Intal* pour inhalation sont réservées à l'usage dans les dispositifs Spinhaler ou Halermatic exclusivement.
- Montrer au patient comment utiliser l'aérosol doseur. (Le mode d'emploi est indiqué à l'annexe G.)
- Recommander au patient de faire des gargarismes et de se rincer fréquemment la bouche après chaque inhalation afin de réduire la sécheresse de la bouche, l'irritation de la gorge et l'enrouement.
- Recommander au patient de consulter un professionnel de la santé si les symptômes d'asthme ne s'améliorent pas dans les 4 semaines, s'ils s'aggravent ou s'ils réapparaissent.

Préparation nasale : Expliquer au patient qu'il doit se dégager les narines avant l'administration et inhaler le médicament par le nez.

VÉRIFICATION DE L'EFFICACITÉ THÉRAPEUTIQUE

L'efficacité du traitement peut être démontrée par : la réduction des symptômes d'asthme ■ la prophylaxie du bronchospasme induit par l'effort ■ la diminution des symptômes de rhinite. L'amélioration peut ne pas être notable avant 2 à 4 semaines.

STAVUDINE

Synonyme : d4T

Zerit

CLASSIFICATION :

Antirétroviral (inhibiteur nucléosidique de la transcriptase inverse)

Grossesse – catégorie C

INDICATIONS

Traitement des infections dues au VIH chez les patients qui ont reçu préalablement un traitement prolongé à la zidovudine.

MÉCANISME D'ACTION

Après la transformation intracellulaire de la stavudine en triphosphate de stavudine, inhibition de la synthèse et de la réplication de l'ADN viral. ***Effets thérapeutiques :*** Effet virostatique contre le VIH ■ Diminution de la charge virale et augmentation du nombre de cellules CD4 ■ L'agent ne guérit pas l'infection due au VIH, mais peut en ralentir l'évolution et diminuer l'incidence et la gravité de ses séquelles.

PHARMACOCINÉTIQUE

Absorption : Bonne absorption par suite de l'administration par voie orale (biodisponibilité de 78 à 80 %).

Distribution : La stavudine traverse la barrière hémato-encéphalique ; elle pénètre dans les globules rouges et dans le plasma en proportions égales.

Métabolisme et excrétion : L'agent est transformé à l'intérieur des cellules en triphosphate de stavudine, qui est l'ingrédient actif ; une fraction de 40 % est excrétée à l'état inchangé dans l'urine et une fraction de 50 % est éliminée par une voie non rénale.

Demi-vie : *Adultes* – de 1 à 1,6 heure ; *enfants* – de 0,9 à 1,1 heure ; *insuffisants rénaux* – 4,8 heures ; *demi-vie intracellulaire* – 3,5 heures.

CONTRE-INDICATIONS ET PRÉCAUTIONS/ MISES EN GARDE

Contre-indications : Hypersensibilité.

Précautions/mises en garde : Antécédents d'alcoolisme ■ Antécédents de maladie hépatique ou d'insuffisance hépatique ■ Insuffisance rénale (si la Cl_{Cr} < 50 mL/minute, il est recommandé de réduire la dose ou d'espacer l'intervalle entre les doses) ■ Antécédents de neuropathie périphérique ■ Grossesse ou allaitement (l'innocuité du médicament n'a pas été établie ; les mères séropositives ne devraient pas allaiter, car le VIH pénètre dans le lait maternel).

RÉACTIONS INDÉSIRABLES ET EFFETS SECONDAIRES

SNC : céphalées, insomnie, faiblesse.

GI : TOXICITÉ HÉPATIQUE, anorexie, diarrhée, pancréatite.

HÉ : ACIDOSE LACTIQUE.

Hémat. : anémie.

Loc. : arthralgie, myalgie.

SN : neuropathie périphérique.

INTERACTIONS

Médicament-médicament : Administrer la stavudine avec prudence lors d'un traitement par des **médicaments entraînant une neuropathie périphérique (chloramphénicol, cisplatine, dapsone, didanosine, éthambutol, éthionamide, hydralazine, isoniazid, lithium, métronidazol, nitrofurantoïne, phénytoïne, vincristine ou zalcitabine)** ■ L'administration concomitante de **zidovudine** n'est pas recommandée en raison du risque d'effets antirétroviraux antagonistes.

VOIES D'ADMINISTRATION ET POSOLOGIE

- **PO (adultes ≥ 60 kg) :** 40 mg, toutes les 12 heures.
- **PO (adultes < 60 kg) :** 30 mg, toutes les 12 heures.
- **PO (enfants < 30 kg) :** 2 mg/kg, toutes les 12 heures (ne pas dépasser 40 mg, toutes les 12 heures).

Insuffisance rénale

- **PO (adultes ≥ 60 kg) :** *Cl_{Cr} de 26 à 50 mL/minute* – 20 mg, toutes les 12 heures ; *Cl_{Cr} de 10 à 25 mL/minute* – 20 mg, toutes les 24 heures.
- **PO (adultes < 60 kg) :** *Cl_{Cr} de 26 à 50 mL/minute* – 15 mg, toutes les 12 heures ; *Cl_{Cr} de 10 à 25 mL/minute* – 15 mg, toutes les 24 heures.

PRÉSENTATION

Capsules : 15 mg[Pr], 20 mg[Pr], 30 mg[Pr], 40 mg[Pr].

PHARMACODYNAMIE (concentrations sanguines)

	DÉBUT D'ACTION	PIC	DURÉE
PO	inconnu	0,5 – 1,5 h	12 h

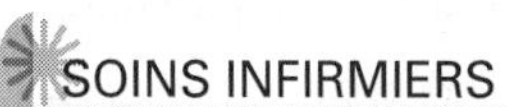

SOINS INFIRMIERS

ÉVALUATION DE LA SITUATION

- Examiner le patient, pendant toute la durée du traitement, pour déceler toute aggravation des symptômes de l'infection due au VIH ou l'apparition de symptômes d'infections opportunistes.
- Rester à l'affût des signes et des symptômes suivants de neuropathie périphérique : engourdissement, sensation de brûlure, fourmillements ou douleurs au niveau des pieds ou des mains. Il peut s'avérer difficile de distinguer cette neuropathie de celle accompagnant une infection grave par le VIH. Ces symptômes peuvent disparaître si on arrête rapidement le traitement par la stavudine ou ils peuvent s'aggraver passagèrement après l'arrêt de la médication. Si les symptômes disparaissent entièrement, on peut reprendre le traitement par la stavudine à 50 % de la dose habituelle.
- À intervalles réguliers, tout au long du traitement, observer le patient à la recherche des signes suivants de pancréatite : nausées, vomissements et douleurs abdominales. Ces symptômes surviennent rarement. Toutefois, il peut s'avérer nécessaire d'arrêter le traitement.

Tests de laboratoire :

- Suivre de près la charge virale et le nombre de cellules CD4, avant le traitement et à intervalles réguliers pendant toute sa durée.
- SUIVRE DE PRÈS LA FONCTION HÉPATIQUE. LA STAVUDINE PEUT ENTRAÎNER UNE ÉLÉVATION DES CONCENTRATIONS D'AST, D'ALT ET DE

PHOSPHATASE ALCALINE, MAIS ELLES REVIENNENT HABITUELLEMENT À LA NORMALE APRÈS L'ARRÊT DU TRAITEMENT. L'ACIDOSE LACTIQUE PEUT SURVENIR EN PRÉSENCE D'UNE TOXICITÉ HÉPATIQUE ENTRAÎNANT UNE STÉATOSE HÉPATIQUE QUI PEUT ÊTRE D'ISSUE FATALE, PARTICULIÈREMENT CHEZ LES FEMMES.
- La stavudine peut entraîner une élévation des concentrations sériques d'amylase et de lipase.

DIAGNOSTICS INFIRMIERS POSSIBLES

- Risque d'infection (Indications).
- Connaissances insuffisantes sur le traitement médicamenteux (Enseignement au patient et à ses proches).

INTERVENTIONS INFIRMIÈRES

- La stavudine peut être administrée avec ou sans aliments.
- Mélanger vigoureusement la solution avant de l'administrer. La conserver au réfrigérateur; après 30 jours, jeter toute portion inutilisée.

ENSEIGNEMENT AU PATIENT ET À SES PROCHES

- Demander au patient de prendre la stavudine, exactement comme elle lui a été prescrite, toutes les 12 heures. Insister sur le fait qu'il est important d'observer scrupuleusement le traitement tout au long, de ne pas prendre plus de médicament que la quantité exacte qui lui a été prescrite, et de consulter un professionnel de la santé avant d'arrêter la prise de la stavudine. Expliquer au patient que s'il n'a pu prendre le médicament au moment habituel, il doit le prendre aussitôt que possible, à moins que ce ne soit presque l'heure prévue pour la dose suivante. Le prévenir qu'il ne doit jamais remplacer une dose manquée par une double dose. Insister sur le fait qu'il ne faut pas donner ce médicament à d'autres personnes.
- Expliquer au patient que la stavudine ne guérit pas l'infection par le VIH ni ne réduit le risque de transmission du VIH par les rapports sexuels ou par la contamination du sang. Conseiller au patient d'éviter les contacts sexuels non protégés et d'utiliser un condom lors des rapports sexuels, de ne pas utiliser les mêmes seringues qu'une autre personne et de ne pas faire de dons de sang afin de prévenir la transmission du virus à autrui.
- Recommander au patient de signaler immédiatement à un professionnel de la santé tout signe de neuropathie périphérique ou de pancréatite.
- Conseiller au patient de ne pas prendre d'autres médicaments en vente libre ou sur ordonnance en même temps que la stavudine sans consulter au préalable un professionnel de la santé.
- Insister sur l'importance des examens réguliers de suivi et des analyses sanguines permettant de déceler l'évolution de la maladie et les effets secondaires de la stavudine.

VÉRIFICATION DE L'EFFICACITÉ THÉRAPEUTIQUE

L'efficacité du traitement peut être démontrée par: la diminution de la charge virale et l'accroissement du nombre de cellules CD4 chez les patients atteints d'une infection au VIH à un stade avancé. ✷

STREPTOKINASE,

voir Thrombolytiques

STREPTOMYCINE,

voir Aminosides

SUCCIMER

Ce médicament n'est pas commercialisé au Canada.

CLASSIFICATION:

Antidote (chélateur du plomb)

Grossesse – catégorie C

INDICATIONS

Traitement de l'intoxication par le plomb chez les enfants, lorsque les concentrations sanguines de plomb sont supérieures à 45 µg/dL.

MÉCANISME D'ACTION

Formation d'un complexe hydrosoluble qui favorise l'élimination des quantités excessives de plomb dans les urines. ***Effets thérapeutiques:*** Diminution des concentrations sanguines de plomb et réduction des lésions des organes cibles en cas d'intoxication par le plomb.

PHARMACOCINÉTIQUE

Absorption: Par suite de l'administration par voie orale, l'absorption est rapide, mais variable.

S

Distribution : Inconnue.

Métabolisme et excrétion : Fort métabolisme. Une fraction de 10 % est excrétée à l'état inchangé par les reins.

Demi-vie : 2 jours.

CONTRE-INDICATIONS ET PRÉCAUTIONS/ MISES EN GARDE

Contre-indications : Hypersensibilité ou allergie au succimer ■ Allaitement (à déconseiller pendant le traitement par le succimer).

Précautions/mises en garde : Insuffisance rénale (les chélateurs ne sont pas dialysables) ■ Enfants (risque accru de bradyarythmies) ■ Enfants souffrant de myopathie des muscles squelettiques (prédisposition accrue à des réactions indésirables rares, mais graves) ■ Personnes âgées (administrer des doses plus faibles, compte tenu de la diminution de la fonction rénale, hépatique et cardiaque) ■ Grossesse ou enfants < 1 an (l'innocuité du médicament n'a pas été établie).

RÉACTIONS INDÉSIRABLES ET EFFETS SECONDAIRES

SNC : étourdissements, somnolence, céphalées.

ORLO : opacités cornéennes, otite moyenne, oreilles bouchées, larmoiement des yeux.

Resp. : toux, congestion nasale, rhinorrhée, maux de gorge.

CV : arythmies.

GI : <u>nausées</u>, <u>vomissements</u>, crampes abdominales, anorexie, diarrhée, résultats élevés aux tests de l'exploration fonctionnelle hépatique, symptômes hémorroïdaux, goût métallique.

GU : oligurie, protéinurie, mictions difficiles.

Tég. : éruptions mucocutanées, prurit, rash.

Hémat. : éosinophilie, thrombocytose.

Loc. : douleurs dans le dos, les côtes, le flanc et les jambes.

SN : paresthésie, neuropathie sensorimotrice.

Divers : frissons, fièvre, syndrome pseudogrippal, candidose.

INTERACTIONS

Médicament-médicament : L'administration d'autres **chélateurs** n'est pas recommandée.

VOIES D'ADMINISTRATION ET POSOLOGIE

PO (adultes et enfants) : 10 mg/kg (350 mg/m^2), toutes les 8 heures, pendant 5 jours, puis réduire la dose jusqu'à 10 mg/kg (350 mg/m^2), toutes les 12 heures, pendant 2 semaines de plus. Avant d'administrer un nouveau traitement, observer une période d'arrêt de la médication de 2 semaines.

PRÉSENTATION

Ce médicament n'est pas commercialisé au Canada.

PHARMACODYNAMIE (excrétion du plomb dans l'urine)

	Début d'action	Pic	Durée
PO	moins de 2 h	2 – 4 h	8 – 12 h

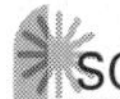

SOINS INFIRMIERS

ÉVALUATION DE LA SITUATION

- Observer le patient et les membres de sa famille pour déceler les signes d'intoxication par le plomb, avant le traitement et à intervalles réguliers pendant toute sa durée. L'intoxication aiguë par le plomb est caractérisée par les symptômes suivants : goût métallique, coliques, vomissements, diarrhée, oligurie et coma. Les symptômes d'intoxication chronique varient selon la gravité du cas et comprennent l'anorexie, l'apparition d'une ligne bleu foncé le long des gencives, des vomissements intermittents, la paresthésie, l'encéphalopathie, les convulsions et le coma.
- Effectuer un bilan quotidien rigoureux des ingesta et des excreta et peser le patient tous les jours. Prévenir le médecin si les valeurs changent. Les patients qui suivent un traitement par le succimer doivent être adéquatement hydratés.
- Examiner attentivement l'état neurologique : état de la conscience, réactions pupillaires et mouvements. Prévenir immédiatement le médecin en cas de modification de l'état du patient.
- Suivre de près les signes d'allergie ou autres réactions mucocutanées, particulièrement lors de l'administration répétée du succimer.

Tests de laboratoire :

- Noter les concentrations de plomb dans le sang et dans l'urine, avant le traitement et à intervalles réguliers pendant toute sa durée. Après le traitement, suivre, au moins une fois par semaine, les concentrations sanguines jusqu'à ce que les valeurs se stabilisent pour pouvoir déceler un rebond éventuel. L'administration du succimer

S

est indiquée si les concentrations sanguines de plomb sont supérieures à 45 µg/dL.
- Le succimer peut entraîner l'élévation des concentrations sériques de transaminases, de phosphatase alcaline et de cholestérol ; noter ces concentrations avant le traitement et au moins hebdomadairement pendant toute sa durée.
- Le succimer peut fausser les résultats des épreuves sériques et urinaires.

DIAGNOSTICS INFIRMIERS POSSIBLES

- Risque d'intoxication (Enseignement au patient et à ses proches).
- Entretien inefficace du domicile (Indications).
- Connaissances insuffisantes sur le traitement médicamenteux (Enseignement au patient et à ses proches).

INTERVENTIONS INFIRMIÈRES

- L'administration du succimer en association avec d'autres chélateurs n'est pas recommandée. Les patients ayant reçu un traitement par de l'EDTA (acide éthylènediamine-tétracétique) ou du dimercaprol (British anti-lewisite [BAL]) peuvent recevoir le succimer 4 semaines plus tard.
- Chaque cure dure 19 jours. Les doses sont administrées toutes les 8 heures, pendant 5 jours, puis, toutes les 12 heures, pendant 14 jours. À moins que les concentrations sanguines dictent un traitement rapide, il est recommandé d'espacer les cures d'au moins 2 semaines.

PO : Si le patient ne peut pas avaler la capsule, l'ouvrir et en verser le contenu sur une petite quantité d'aliments mous ou la faire prendre à la cuillère, suivie d'un verre de jus de fruits.

ENSEIGNEMENT AU PATIENT ET À SES PROCHES

- Insister sur l'importance des examens de suivi permettant de mesurer les concentrations de plomb. Des traitements supplémentaires peuvent s'avérer nécessaires.
- Inciter le patient à boire des quantités adéquates de liquide pendant toute la durée du traitement.
- Recommander au patient de prévenir un professionnel de la santé en cas de rash.
- Recommander au patient de consulter les services de santé publics pour déterminer les sources possibles d'intoxication par le plomb à domicile, au travail, à l'école ou ailleurs. Le traitement par un chélateur ne peut être utilisé comme prophylaxie de l'intoxication par le plomb.

VÉRIFICATION DE L'EFFICACITÉ THÉRAPEUTIQUE

L'efficacité du traitement peut être démontrée par : la diminution des symptômes d'intoxication par le plomb ■ la diminution des concentrations sanguines de plomb au-dessous de 45 µg/dL, bien que la limite normale supérieure soit de 29 µg/dL. ✳

SUCRALFATE

Apo-Sucralfate, Dom-Sucralfate, Novo-Sucralate, Nu-Sucralfate, PMS-Sucralfate, Sucralfate, Sulcrate

CLASSIFICATION :
Anti-ulcéreux (cytoprotecteur gastro-duodénal)
Grossesse – catégorie B

INDICATIONS

Comprimé : Traitement de l'ulcère duodénal et de l'ulcère gastrique non malin ■ Traitement d'entretien (prophylactique) de l'ulcère duodénal. **Suspension** : Traitement de l'ulcère duodénal et prophylaxie des hémorragies gastro-intestinales provoquées par les ulcères de stress. **Usages non approuvés** : Traitement du reflux gastro-œsophagien ■ Prévention des lésions de la muqueuse gastrique lors de l'administration de doses élevées d'aspirine ou d'anti-inflammatoires non stéroïdiens aux patients qui souffrent de polyarthrite rhumatoïde ou qui traversent des épisodes de grand stress (p. ex., hospitalisation dans une unité de soins intensifs).

MÉCANISME D'ACTION

Formation d'une pâte épaisse en réaction avec l'acide gastrique ; cette pâte adhère sélectivement aux surfaces ulcérées. ***Effets thérapeutiques :*** Protection des ulcères et cicatrisation par la suite.

PHARMACOCINÉTIQUE

Absorption : L'absorption systémique est minime (< 5 %).

Distribution : Inconnue.

Métabolisme et excrétion : Une fraction supérieure à 90 % est éliminée dans les fèces.

Demi-vie : De 6 à 20 heures.

CONTRE-INDICATIONS ET PRÉCAUTIONS/ MISES EN GARDE

Contre-indications : Hypersensibilité.

Précautions/mises en garde : Enfants (l'innocuité du médicament n'a pas été établie) ■ Grossesse.

RÉACTIONS INDÉSIRABLES ET EFFETS SECONDAIRES

SNC : étourdissements, somnolence.

GI : constipation, diarrhée, sécheresse de la bouche (xérostomie), gêne gastrique, indigestion, nausées.

Tég. : prurit, rash.

INTERACTIONS

Médicament-médicament : Le sucralfate peut diminuer l'absorption de la **phénytoïne**, des **vitamines liposolubles** ou de la **tétracycline** ■ Les **antiacides**, administrés simultanément, diminuent l'efficacité du sucralfate ■ Le sucralfate diminue l'absorption des **fluoroquinolones** (espacer de 1 heure l'administration de ces médicaments).

VOIES D'ADMINISTRATION ET POSOLOGIE

Traitement des ulcères

- **PO (adultes) :** 1 g, 4 fois par jour, 1 heure avant les repas et au coucher, ou 2 g, 2 fois par jour, au réveil et au coucher.

Prévention de l'ulcère duodénal

- **PO (adultes) :** 1 g, 2 fois par jour, 1 heure avant un repas.

Ulcère duodénal

- **Suspension :** 2 g, 2 fois par jour, à jeun.

Prophylaxie des hémorragies gastro-intestinales causées par les ulcères de stress

- **Suspension :** 1 g, de 4 à 6 fois par jour.

PRÉSENTATION (version générique disponible)

Comprimés : 1 g^{Pr} ■ **Suspension orale :** 1 g/5 mL^{Pr}.

PHARMACODYNAMIE (effet protecteur des muqueuses)

	Début d'action	Pic	Durée
PO	30 min	inconnu	5 h

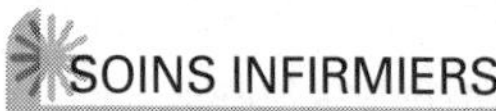

SOINS INFIRMIERS

ÉVALUATION DE LA SITUATION

Suivre à intervalles réguliers les douleurs abdominales et la présence de sang franc ou occulte dans les selles.

DIAGNOSTICS INFIRMIERS POSSIBLES

- Douleur aiguë (Indications).
- Constipation (Effets secondaires).
- Connaissances insuffisantes sur le traitement médicamenteux (Enseignement au patient et à ses proches).

INTERVENTIONS INFIRMIÈRES

- Administrer le médicament à jeun, 1 heure avant les repas et au coucher. Bien agiter la suspension avant de l'administrer.
- S'il faut administrer le sucralfate par voie nasogastrique, consulter le pharmacien ; puisque le sucralfate se lie aux protéines, il peut former un bézoard avec d'autres médicaments ou avec une alimentation entérale.
- Si le patient doit également prendre un antiacide contre la douleur, ne pas le lui administrer dans les 30 minutes qui précèdent ou qui suivent l'administration du sucralfate.

ENSEIGNEMENT AU PATIENT ET À SES PROCHES

- Recommander au patient de poursuivre le traitement pendant 4 à 8 semaines, même s'il se sent mieux, pour assurer la guérison complète de l'ulcère. S'il n'a pas pu prendre le médicament au moment habituel, il doit le prendre dès que possible à moins que ce ne soit presque l'heure prévue pour la dose suivante. Le prévenir qu'il ne doit jamais remplacer une dose manquée par une double dose.
- Recommander au patient d'augmenter sa consommation de liquides et d'aliments riches en fibres et de faire de l'exercice pour essayer de prévenir la constipation induite par le médicament.
- Insister sur l'importance des examens réguliers permettant de déterminer les bienfaits du traitement.

S

VÉRIFICATION DE L'EFFICACITÉ THÉRAPEUTIQUE

L'efficacité du traitement peut être démontrée par : la diminution des douleurs abdominales ■ la prévention et la cicatrisation des ulcères gastro-duodénaux, révélées par des examens radiologiques et l'endoscopie.

SUFENTANIL

Sufenta

CLASSIFICATION :

Analgésique opiacé (agoniste), anesthésique et adjuvant anesthésique (à action générale)

Grossesse – catégorie C

INDICATIONS

IV : Maintien d'une anesthésie équilibrée – adjuvant analgésique en association avec des barbituriques, du protoxyde d'azote et de l'oxygène ■ Maintien de l'analgésie générale – analgésie par perfusion IV continue avec du protoxyde d'azote et de l'oxygène ■ Anesthésique principal avec de l'oxygène pur lors d'interventions chirurgicales majeures ■ **Voie épidurale** : Analgésie postopératoire lors de certaines interventions chirurgicales ■ Adjuvant analgésique lors de l'anesthésie par la bupivacaïne épidurale pendant le travail et l'accouchement par voie vaginale.

MÉCANISME D'ACTION

Liaison aux récepteurs opiacés du SNC modifiant ainsi la perception de la douleur et la réaction à celle-ci et entraînant une dépression généralisée du SNC. ***Effets thérapeutiques :*** Diminution de l'intensité de la douleur modérée à grave ■ Anesthésie.

PHARMACOCINÉTIQUE

Absorption : Par suite de l'administration IV, l'absorption est essentiellement complète.

Distribution : Le sufentanil ne pénètre que lentement dans les tissus adipeux. Il traverse le placenta et pénètre dans le lait maternel.

S

Métabolisme et excrétion : Le sufentanil est surtout métabolisé par le foie. Un certain métabolisme a lieu dans l'intestin grêle.

Demi-vie : 2,7 heures (prolongée pendant le pontage cardiopulmonaire).

CONTRE-INDICATIONS ET PRÉCAUTIONS/ MISES EN GARDE

Contre-indications : Hypersensibilité au fentanyl ou d'autres agents morphinomimétiques ■ Intolérance connue ■ **Voie IV seulement** : durant le travail ou avant le clampage du cordon ombilical au cours d'une césarienne ■ **Voie épidurale seulement** : hémorragie grave ■ choc ■ septicémie ■ infection locale au point d'injection envisagé ■ troubles de la morphologie sanguine ou traitement anticoagulant.

Précautions/mises en garde : Personnes âgées ■ Patients débilités ou très malades ■ Patients diabétiques ■ Maladie pulmonaire grave ■ Maladie hépatique ■ Tumeurs du SNC ■ Pression intracrânienne accrue ■ Traumatisme crânien ■ Insuffisance surrénalienne ■ Douleurs abdominales non diagnostiquées ■ Hypothyroïdie ■ Alcoolisme ■ Maladie cardiaque (arythmies) ■ Grossesse (précédents d'administration au cours d'une césarienne ; risque de somnolence chez le nouveau-né) ■ Travail et accouchement (voie IV déconseillée ; voie épidurale – souffrance fœtale) ■ Allaitement (l'innocuité du médicament n'a pas été établie).

RÉACTIONS INDÉSIRABLES ET EFFETS SECONDAIRES

SNC : étourdissements, torpeur, somnolence.

ORLO : vision trouble.

Resp. : apnée, dépression respiratoire post-opératoire.

CV : bradycardie, tachycardie, hypotension, hypertension, arythmies.

GI : nausées, vomissements.

Tég. : démangeaisons, érythème.

Loc. : rigidité des muscles thoraciques, mouvements musculaires pendant l'intervention chirurgicale.

Divers : frissons.

INTERACTIONS

Médicament-médicament : Dépression additive du SNC lors de l'usage concomitant d'**alcool**, d'**antihistaminiques**, d'**antidépresseurs** ou d'**hypnosédatifs** ■ Avant d'administrer le sufentanil, il faut arrêter la prise d'**IMAO** pendant 14 jours ■ La **cimétidine** ou l'**érythromycine** peuvent prolonger la durée de la récupération ■ Risque accru d'hypotension lors de l'administration simultanée de **benzodiazépines** ■ La **nalbuphine** ou la **pentazocine** peuvent diminuer la réponse au sufentanil.

VOIES D'ADMINISTRATION ET POSOLOGIE

Adjuvant anesthésique (au moins 1 heure)

- **IV (adultes)** : *Dose cumulative* – de 0,5 à 2 µg/kg. *Dose d'entretien* – de 10 à 25 µg, selon les besoins (ne pas dépasser 1 µg/kg/heure lors de l'administration en association avec du protoxyde d'azote et de l'oxygène).

Adjuvant anesthésique (au moins 2 heures)

- **IV (adultes)**: *Dose cumulative* – de 2 à 8 µg/kg. *Dose d'entretien* – de 25 à 50 µg, selon les besoins (ne pas dépasser 1 µg/kg/heure lors de l'administration en association avec du protoxyde d'azote et de l'oxygène).

Anesthésique principal (avec de l'oxygène pur)

- **IV (adultes)**: *Dose cumulative* – de 8 à 30 µg/kg. *Dose d'entretien* – de 25 à 50 µg, selon les besoins.
- **IV (enfants)**: *Chirurgie cardiovasculaire* – initialement, de 10 à 25 µg/kg; on administre par la suite une dose d'entretien de 20 à 50 µg.

Analgésie postopératoire

- **Voie épidurale (adultes)**: Initialement, de 30 à 60 µg. On peut administrer des doses supplémentaires de 25 µg, à des intervalles d'au moins 1 heure, selon les besoins.

Adjuvant analgésique lors de l'anesthésie par la bupivacaïne épidurale

- **Voie épidurale (adultes)**: Initialement, 10 µg (avec 0,125 à 0,25 % de bupivacaïne). On peut administrer 2 doses supplémentaires, à des intervalles d'au moins 1 heure, selon les besoins (ne pas dépasser une dose totale de 30 µg).

PRÉSENTATION

Solution injectable: 50 µg/mL[N].

PHARMACODYNAMIE (analgésie)

	Début d'action	Pic	Durée
IV	en 1 min	inconnu	5 min
voie épidurale	5 – 10 min	inconnu	4 – 6 h

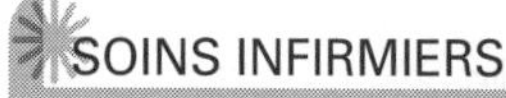

SOINS INFIRMIERS

ÉVALUATION DE LA SITUATION

Mesurer la fréquence respiratoire et la pression artérielle à intervalles fréquents tout au long du traitement. En cas de modification importante, prévenir sans délai un professionnel de la santé. Les effets dépresseurs du sufentanil sur la respiration durent plus longtemps que ses effets analgésiques. Diminuer les doses suivantes d'opiacé de 1/4 à 1/3 de la dose habituelle recommandée. Suivre de près l'état du patient.

Tests de laboratoire: Le sufentanil peut entraîner l'élévation des concentrations sériques d'amylase et de lipase.

Toxicité et surdosage: En cas de surdosage, l'antidote est la naloxone (Narcan).

DIAGNOSTICS INFIRMIERS POSSIBLES

- Douleur aiguë (Indications).
- Mode de respiration inefficace (Réactions indésirables).
- Risque d'accident (Réactions indésirables).
- Connaissances insuffisantes sur le traitement médicamenteux (Enseignement au patient et à ses proches).

INTERVENTIONS INFIRMIÈRES

- On peut administrer des benzodiazépines avant le sufentanil pour réduire la dose d'induction et pour écourter le temps qui s'écoule avant la perte de la conscience. Cette association peut augmenter le risque d'hypotension.
- Au cours de l'administration du sufentanil, garder à portée de la main de la naloxone, de l'oxygène et le matériel de réanimation.

Voie épidurale:

- Vérifier si l'aiguille ou le cathéter sont bien placés dans l'espace épidural avant d'injecter le sufentanil, pour éviter d'administrer par inadvertance par voie intravasculaire ou intrathécale.
- Si l'analgésie est insuffisante, vérifier l'emplacement et l'état du cathéter avant de continuer à administrer le médicament par voie épidurale.
- Diluer la dose de sufentanil avec 10 mL de solution de NaCl 0,9 %.

IV directe: L'administration IV lente peut réduire l'incidence ou la gravité de la rigidité musculaire, de la bradycardie ou de l'hypotension.

Vitesse d'administration: Administrer lentement en au moins 1 ou 2 minutes.

Perfusion continue: Lorsque le sufentanil est utilisé comme anesthésique principal, on peut l'administrer sous forme de perfusion continue en même temps que la dose d'attaque initiale ou après celle-ci pour obtenir des effets immédiats et soutenus tout au long d'une intervention chirurgicale prolongée.

S

ENSEIGNEMENT AU PATIENT ET À SES PROCHES

- Conseiller au patient de changer lentement de position pour réduire les risques d'hypotension orthostatique.
- Prévenir le patient que le sufentanil provoque des étourdissements et de la somnolence. Lui conseiller de demander de l'aide lorsqu'il se déplace, de ne pas conduire et d'éviter les activités qui exigent sa vigilance pendant au moins

24 heures suivant l'administration du sufentanil lors d'une intervention chirurgicale de courte durée (chirurgie d'un jour) et jusqu'à ce qu'on ait la certitude que le médicament n'entraîne pas ces effets chez lui.

- Conseiller au patient d'éviter de boire de l'alcool ou de prendre des dépresseurs du SNC dans les 24 heures qui suivent l'administration du sufentanil lors d'une intervention chirurgicale de courte durée (chirurgie d'un jour).

VÉRIFICATION DE L'EFFICACITÉ THÉRAPEUTIQUE

L'efficacité du traitement peut être démontrée par: l'apaisement généralisé ■ le ralentissement de l'activité motrice ■ une analgésie prononcée.

SULFAMÉTHOXAZOLE,
voir Triméthoprine/sulfaméthoxazole

SULFASALAZINE

Alti-Sulfasalazine, Apo-Sulfasalazine, PMS-Sulfasalazine, Salazopyrin, S.A.S.

CLASSIFICATION:
Anti-inflammatoire (effet gastro-intestinal, local), antirhumatismal

Grossesse – catégorie B

INDICATIONS

Traitement des maladies inflammatoires de l'intestin, incluant: la rectocolite hémorragique ■ la rectite ■ la maladie de Crohn ■ **Comprimés à enrobage entérique**: Traitement de la polyarthrite rhumatoïde active, lorsque le traitement par les médicaments de première intention habituellement prescrits s'avère inefficace.

MÉCANISME D'ACTION

Action anti-inflammatoire locale au niveau du côlon, due probablement à l'inhibition de la synthèse des prostaglandines. ***Effets thérapeutiques:*** Réduction des symptômes de la maladie inflammatoire de l'intestin.

PHARMACOCINÉTIQUE

Absorption: Une fraction de 10 à 15 % du médicament est absorbée par suite de l'administration PO.

Distribution: La sulfasalazine se répartit dans tout l'organisme. Elle traverse le placenta et pénètre dans le lait maternel.

Liaison aux protéines: 99 %.

Métabolisme et excrétion: La sulfasalazine est clivée en sulfapyridine et en acide 5-aminosalicylique (synonyme: mésalamine) sous l'effet des bactéries de l'intestin. Une certaine fraction de la sulfasalazine absorbée est excrétée par la bile dans l'intestin. Une fraction de 15 % est éliminée à l'état inchangé par les reins. La sulfapyridine est excrétée surtout par les reins.

Demi-vie: 6 heures.

CONTRE-INDICATIONS ET PRÉCAUTIONS/MISES EN GARDE

Contre-indications: Hypersensibilité aux sulfamides, aux salicylates ou à la sulfasalazine ■ Risque de réactions de sensibilité croisée avec le furosémide, les hypoglycémiants de type sulfonylurée ou les inhibiteurs de l'anhydrase carbonique ■ Occlusion des voies urinaires ou des intestins ■ Porphyrie ■ Enfants âgés de moins de 2 ans.

Précautions/mises en garde: Insuffisance rénale ou hépatique grave ■ Insuffisance rénale ■ Carence en glucose-6-phosphate-déshydrogénase (G-6-PD) ■ Grossesse (précédents d'usage sans danger) ■ Allaitement (l'innocuité du médicament n'a pas été établie).

RÉACTIONS INDÉSIRABLES ET EFFETS SECONDAIRES

SNC: céphalées.

Resp.: pneumonite.

GI: anorexie, diarrhée, nausées, vomissements, hépatite médicamenteuse.

GU: cristallurie, oligospermie, coloration jaune-orangée de l'urine.

Tég.: rash, érythrodermie, photosensibilité, jaunissement de la peau.

Hémat.: AGRANULOCYTOSE, ANÉMIE APLASIQUE, dyscrasie, éosinophilie, anémie mégaloblastique, thrombocytopénie.

SN: neuropathie périphérique.

Divers: réactions d'hypersensibilité, incluant la MALADIE SÉRIQUE et le SYNDROME DE STEVENS-JOHNSON, fièvre.

INTERACTIONS

Médicament-médicament : La sulfasalazine peut intensifier les effets des **hypoglycémiants oraux**, de la **phénytoïne**, du **méthotrexate**, de la **zidovudine** ou de la **warfarine** et augmenter le risque de toxicité ■ Risque accru d'hépatite médicamenteuse lors de l'administration concomitante d'autres **agents hépatotoxiques** ■ Risque accru de cristallurie lors de l'administration concomitante de **méthénamine**.
Médicament-aliments : La sulfasalazine peut diminuer l'absorption du **fer** et de l'**acide folique**.

VOIES D'ADMINISTRATION ET POSOLOGIE

PO (adultes) : *Maladies inflammatoires de l'intestin, rectocolite hémorragique, rectite, maladie de Crohn : Accès aigu* – de 1 à 2 g, 3 ou 4 fois par jour. *Prophylaxie* – 1 g, 2 ou 3 fois par jour. *Polyarthrite rhumatoïde* – majoration graduelle de la dose pour atteindre 1 g, 2 fois par jour (sous forme de comprimés à enrobage entérique).
PO (enfants) : *Maladies inflammatoires de l'intestin, rectite, rectocolite hémorragique, maladie de Crohn : Accès aigu* – **(enfants de 25 à 35 kg) :** 500 mg, 3 fois par jour ; **(enfants de 35 à 50 kg) :** 1 g, 2 ou 3 fois par jour. *Prophylaxie* – **(enfants de 25 à 35 kg) :** 500 mg, 2 fois par jour ; **(enfants de 35 à 50 kg) :** 500 mg, 2 ou 3 fois par jour.

PRÉSENTATION (version générique disponible)

Comprimés : 500 mg^{Pr} ■ **Comprimés à enrobage entérique :** 500 mg^{Pr}.

PHARMACODYNAMIE (concentrations sanguines)

	DÉBUT D'ACTION	PIC	DURÉE
PO	1 h	1,5 – 6 h	6 – 12 h

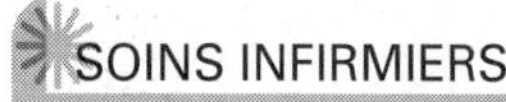

SOINS INFIRMIERS

ÉVALUATION DE LA SITUATION

- Déterminer si le patient n'est pas allergique aux sulfamides et aux salicylates. Le traitement devrait être interrompu en cas de rash ou de fièvre.
- Effectuer le bilan quotidien des ingesta et des excreta. L'apport de liquides doit être suffisant pour maintenir un débit urinaire d'au moins 1 200 à 1 500 mL par jour, afin de prévenir la cristallurie et la formation de calculs.

Maladie inflammatoire de l'intestin : Suivre de près la douleur abdominale et noter la fréquence, la quantité et la consistance des selles au début du traitement et pendant toute sa durée.
Polyarthrite rhumatoïde : Évaluer l'amplitude des mouvements ainsi que l'enflure et la douleur des articulations touchées avant le traitement et à intervalles réguliers pendant toute sa durée.
Tests de laboratoire : Suivre de près les résultats de l'analyse des urines, l'urée et les concentrations sériques de créatinine avant le traitement et à intervalles réguliers pendant toute sa durée. La mésalamine (5-ASA) peut entraîner une toxicité rénale. La sulfasalazine peut entraîner une cristallurie et la formation de calculs urinaires. NOTER LA NUMÉRATION GLOBULAIRE AVANT L'ADMINISTRATION ET TOUS LES 3 À 6 MOIS EN CAS DE TRAITEMENT PROLONGÉ. INTERROMPRE L'ADMINISTRATION DE LA SULFASALAZINE EN CAS DE DYSCRASIE.

DIAGNOSTICS INFIRMIERS POSSIBLES

- Douleur aiguë (Indications).
- Diarrhée (Indications).
- Connaissances insuffisantes sur le traitement médicamenteux (Enseignement au patient et à ses proches).

INTERVENTIONS INFIRMIÈRES

Pour diminuer les effets secondaires gastro-intestinaux, on peut modifier la posologie ou administrer les comprimés à enrobage entérique.
PO : Pour réduire l'irritation gastro-intestinale, on peut administrer la sulfasalazine avec des aliments ou après les repas. Servir ensuite au patient un grand verre d'eau. Signaler au patient qu'il ne doit pas écraser ni croquer les comprimés à enrobage entérique.

S

ENSEIGNEMENT AU PATIENT ET À SES PROCHES

- Expliquer au patient la méthode d'administration du médicament. Lui conseiller de respecter scrupuleusement la posologie recommandée, même s'il se sent mieux. S'il n'a pu prendre le médicament au moment habituel, il doit le prendre dès que possible, à moins que ce ne soit presque l'heure prévue pour la dose suivante.
- Prévenir le patient que le médicament peut provoquer des étourdissements. Lui conseiller de ne pas conduire et d'éviter les activités qui exigent sa vigilance jusqu'à ce qu'on ait la certitude que le médicament n'entraîne pas cet effet chez lui.

- Recommander au patient de signaler à un professionnel de la santé les rash, les maux de gorge, la fièvre, les aphtes, les saignements ou les ecchymoses inhabituels, la respiration sifflante, la fièvre ou l'urticaire.
- Inciter le patient à utiliser des écrans solaires et à porter des vêtements protecteurs pour prévenir les réactions de photosensibilité.
- Prévenir le patient que ce médicament peut teinter sa peau et ses urines en jaune orangé ; cet effet n'a aucune signification clinique. Le médicament peut jaunir les lentilles cornéennes de façon permanente.
- Recommander au patient de consulter un professionnel de la santé si les symptômes s'aggravent ou ne s'améliorent pas. Lui conseiller d'interrompre le traitement et de consulter un professionnel de la santé immédiatement si des symptômes d'intolérance aiguë se manifestent (crampes, douleurs abdominales aiguës, diarrhée contenant du sang, fièvre, céphalées, rash).
- Informer le patient qu'il devrait peut-être se soumettre à une rectoscopie et à une sigmoïdoscopie à intervalles réguliers pour que sa réponse au traitement puisse être évaluée.
- Conseiller au patient de communiquer avec un professionnel de la santé si les symptômes ne s'améliorent pas après 1 à 2 mois de traitement.

VÉRIFICATION DE L'EFFICACITÉ THÉRAPEUTIQUE

L'efficacité du traitement peut être démontrée par : la diminution de la diarrhée et des douleurs abdominales ■ le rétablissement d'un mode normal d'élimination intestinale chez les patients souffrant d'une maladie inflammatoire de l'intestin ; les effets peuvent se manifester dans les 3 à 21 jours ; la durée habituelle du traitement est de 3 à 6 semaines ■ la rémission chez les patients souffrant d'une maladie inflammatoire de l'intestin ■ la diminution de la douleur et de l'inflammation et une augmentation de la mobilité chez les patients souffrant de polyarthrite rhumatoïde. ✳

S

SULINDAC

Apo-Sulin, Novo-Sundac, Nu-Sulindac

CLASSIFICATION :

Anti-inflammatoire non stéroïdien, analgésique non opiacé

Grossesse – catégorie inconnue

INDICATIONS

Traitement des maladies inflammatoires, incluant : la polyarthrite rhumatoïde ■ l'arthrose ■ la spondylarthrite ankylosante ■ l'arthrite goutteuse aiguë ■ la périarthrite aiguë de l'épaule (bursite, tendinite).

MÉCANISME D'ACTION

Inhibition de la synthèse des prostaglandines. ***Effets thérapeutiques :*** Suppression de la douleur et de l'inflammation.

PHARMACOCINÉTIQUE

Absorption : Bonne absorption depuis le tractus gastro-intestinal par suite de l'administration PO.

Distribution : Inconnue. L'agent pénètre dans le lait maternel en petites quantités.

Métabolisme et excrétion : Le sulindac est transformé par le foie en un composé actif. Une quantité minime est excrétée à l'état inchangé par les reins.

Demi-vie : 7,8 heures (métabolite actif: 16,4 heures).

CONTRE-INDICATIONS ET PRÉCAUTIONS/ MISES EN GARDE

Contre-indications : Hypersensibilité ■ Risque de réactions de sensibilité croisée avec d'autres anti-inflammatoires non stéroïdiens, incluant l'aspirine ■ Hémorragie digestive manifeste ou ulcère en évolution ou inflammation évolutive du tractus gastro-intestinal.

Précautions/mises en garde : Maladies cardiovasculaire, rénale ou hépatique graves (il est recommandé de modifier la dose) ■ Antécédents d'ulcère ■ Grossesse, allaitement ou enfants (usage non recommandé).

RÉACTIONS INDÉSIRABLES ET EFFETS SECONDAIRES

SNC : étourdissements, céphalées, somnolence.

ORLO : vision trouble, acouphènes.

CV : œdème.

GI : HÉMORRAGIE DIGESTIVE, HÉPATITE, constipation, diarrhée, gêne gastro-intestinale, dyspepsie, nausées, vomissements, anorexie, flatulence, pancréatite.

GU : insuffisance rénale.

Tég. : rash, photosensibilité.

Hémat. : dyscrasie, allongement du temps de saignement.

Divers : réactions allergiques, incluant l'ANAPHYLAXIE et le SYNDROME D'HYPERSENSIBILITÉ.

INTERACTIONS

Médicament-médicament: L'**aspirine**, administrée simultanément, peut diminuer l'efficacité du sulindac ▪ Risque accru de saignement lors de l'administration concomitante d'**anticoagulants**, d'**agents thrombolytiques**, de **tirofiban**, d'**eptifibatide**, de **clopidogrel**, de **ticlopidine**, de **céfamandole**, de **céfopérazone**, de **céfotétane**, d'**acide valproïque** ou de **plicamycine** ▪ Effets gastro-intestinaux indésirables additifs lors de l'administration concomitante d'**aspirine**, de **corticostéroïdes** et d'autres **agents anti-inflammatoires non stéroïdiens** ▪ Le sulindac peut diminuer la réponse thérapeutique aux **diurétiques** ou aux **antihypertenseurs** ▪ Le sulindac peut élever les concentrations sériques de **lithium** et augmenter le risque de toxicité ▪ Risque accru de réactions hématologiques indésirables lors de l'administration simultanée d'**agents antinéoplasiques** ou d'une **radiothérapie** ▪ Risque accru de réactions rénales indésirables lors de l'administration concomitante de **sels d'or**, de **cyclosporine** ou d'un traitement prolongé par l'**acétaminophène** ▪ Les **antiacides**, administrés simultanément, abaissent les concentrations sanguines de sulindac et en diminuent l'efficacité ▪ Risque accru de photosensibilité lors de l'administration simultanée d'autres **médicaments photosensibilisants** ▪ Risque accru d'hypoglycémie en cas d'administration simultanée d'**insuline** ou d'**hypoglycémiants oraux** ▪ Le sulindac ne devrait pas être administré en même temps que le **diméthylsulfoxyde** en raison du risque accru de neuropathie périphérique et de réduction des concentrations de sulindac et de son métabolite.

VOIES D'ADMINISTRATION ET POSOLOGIE

PO (adultes): De 150 à 200 mg, 2 fois par jour, avec des aliments (ne pas dépasser 400 mg par jour).

PRÉSENTATION (version générique disponible)

Comprimés: 150 mg^{Pr}, 200 mg^{Pr}.

PHARMACODYNAMIE

	DÉBUT D'ACTION	PIC	DURÉE
PO (effet analgésique)	1 – 2 jours	inconnu	12 h
PO (effet anti-inflammatoire)	de quelques jours à 1 semaine	2 semaines ou plus	inconnue

SOINS INFIRMIERS

ÉVALUATION DE LA SITUATION

- LES PATIENTS SOUFFRANT D'ASTHME, D'ALLERGIE INDUITE PAR L'ASPIRINE ET DE POLYPES NASAUX SONT DAVANTAGE PRÉDISPOSÉS À DES RÉACTIONS D'HYPERSENSIBILITÉ. SUIVRE DE PRÈS LES SYMPTÔMES DE RHINITE, D'ASTHME ET D'URTICAIRE.
- Évaluer la douleur et l'amplitude des mouvements, avant l'administration et après 1 ou 2 semaines de traitement.

***Tests de laboratoire*:**

- Examiner à intervalles réguliers, tout au long du traitement prolongé, les concentrations sériques d'urée et de créatinine ainsi que la numération globulaire et les résultats des tests de l'exploration fonctionnelle hépatique.
- Le sulindac peut entraîner l'élévation des concentrations sériques de potassium, de glucose, de phosphatase alcaline, d'AST et d'ALT.
- Le sulindac peut allonger le temps de saignement pendant 24 heures après l'arrêt du traitement.

DIAGNOSTICS INFIRMIERS POSSIBLES

- Douleur aiguë (Indications).
- Mobilité physique réduite (Indications).
- Connaissances insuffisantes sur le traitement médicamenteux (Enseignement au patient et à ses proches).

INTERVENTIONS INFIRMIÈRES

- L'administration de doses plus élevées que celles recommandées n'accroît pas l'efficacité du sulindac, mais peut entraîner des effets indésirables accrus.
- On peut administrer le sulindac avec des aliments, du lait ou des antiacides pour réduire l'irritation gastrique. Les aliments ralentissent, mais ne réduisent pas l'absorption de ce médicament. Les comprimés peuvent être écrasés et mélangés à des liquides ou à des aliments.

ENSEIGNEMENT AU PATIENT ET À SES PROCHES

- Conseiller au patient de prendre le sulindac avec un grand verre d'eau et de ne pas se coucher pendant les 15 à 30 minutes qui suivent.
- Conseiller au patient de respecter scrupuleusement la posologie recommandée. S'il n'a pu prendre le médicament au moment habituel, il

doit le prendre dès que possible, à moins que ce ne soit presque l'heure prévue pour la dose suivante. L'avertir qu'il ne doit jamais remplacer une dose manquée par une double dose.

- Prévenir le patient que le sulindac peut provoquer des étourdissements. Lui conseiller de ne pas conduire et d'éviter les activités qui exigent sa vigilance jusqu'à ce qu'on ait la certitude que le médicament n'entraîne pas cet effet chez lui.
- Conseiller au patient d'éviter de boire de l'alcool et de ne pas prendre de l'aspirine, d'autres AINS, de l'acétaminophène ou tout autre médicament en vente libre, en même temps que le sulindac, sans consulter au préalable un professionnel de la santé.
- Recommander au patient qui doit suivre un autre traitement ou subir une intervention chirurgicale d'avertir le professionnel de la santé qu'il suit un traitement par ce médicament.
- Conseiller à la patiente d'informer un professionnel de la santé si elle pense être enceinte ou souhaite le devenir.
- Inciter le patient à utiliser des écrans solaires et à porter des vêtements protecteurs pour prévenir les réactions de photosensibilité.
- Recommander au patient de signaler à un professionnel de la santé le rash, les démangeaisons, les troubles visuels, les acouphènes, le gain de poids, l'œdème, les selles noires, les céphalées persistantes ou le syndrome pseudo-grippal (frissons, fièvre, douleurs musculaires, douleurs).

VÉRIFICATION DE L'EFFICACITÉ THÉRAPEUTIQUE

L'efficacité du traitement peut être démontrée par: le soulagement de la douleur et une mobilité accrue des articulations. Le soulagement partiel des douleurs arthritiques survient habituellement dans les 7 jours qui suivent le début du traitement, mais le plein effet du médicament peut ne se manifester qu'après 2 à 3 semaines. Les patients qui ne répondent pas à un anti-inflammatoire non stéroïdien peuvent répondre à un autre. ✳

S

SUMATRIPTAN

Imitrex

CLASSIFICATION:

Agent utilisé dans le traitement des céphalées vasculaires (agoniste de la sérotonine)

Grossesse – catégorie C

INDICATIONS

Traitement de courte durée des crises migraineuses avec ou sans aura.

MÉCANISME D'ACTION

Activité agoniste sélective au niveau de sites récepteurs sérotoninergiques spécifiques (5-HT$_1$), ce qui entraîne la vasoconstriction des grandes artères intracrâniennes. ***Effets thérapeutiques:*** Soulagement des crises aiguës de migraine.

PHARMACOCINÉTIQUE

Absorption: Bonne absorption (97 %) par suite de l'administration par voie SC. L'absorption par suite de l'administration PO est incomplète et de grandes quantités subissent un métabolisme hépatique important, d'où une faible biodisponibilité (14 %). Bonne absorption par suite de l'administration intranasale.

Distribution: Le sumatriptan ne traverse pas la barrière hémato-encéphalique. Le reste de la distribution est inconnu.

Métabolisme et excrétion: Le médicament est principalement métabolisé (80 %) par le foie.

Demi-vie: 2 heures.

CONTRE-INDICATIONS ET PRÉCAUTIONS/ MISES EN GARDE

Contre-indications: Hypersensibilité ▪ Antécédents, signes et symptômes de cardiopathie ischémique, de syndromes vasculaires cérébraux ou périphériques, de valvulopathie ou d'arythmie cardiaque ▪ Autres maladies cardiovasculaires sous-jacentes ▪ Hypertension grave ou non maîtrisée ▪ Traitement concomitant par un IMAO ou administration dans les 2 semaines suivant l'arrêt d'un traitement par un IMAO ▪ Usage dans les 24 heures précédant ou suivant la prise d'un autre agoniste des récepteurs 5-HT$_1$ ou de médicaments renfermant de l'ergotamine ou ses dérivés (dihydroergotamine, méthysergide) ▪ Atteinte hépatique grave ▪ Migraine hémiplégique, basilaire ou ophtalmoplégique

Précautions/mises en garde: Antécédents de maladie cardiovasculaire ▪ Patientes en âge de procréer ▪ Grossesse, allaitement ou enfants de moins de 18 ans (l'innocuité du médicament n'a pas été établie).

RÉACTIONS INDÉSIRABLES ET EFFETS SECONDAIRES

Remarque: Toutes les réactions indésirables sont moins courantes en cas d'administration par voie orale.

SNC : étourdissements, vertiges, anxiété, somnolence, fatigue, sensation de lourdeur, sensation d'oppression, céphalées, malaise, sensation bizarre, sensation de serrement dans le crâne, faiblesse.

ORLO : troubles visuels, sensation de gêne au niveau des sinus et de la gorge.

CV : INFARCTUS DU MYOCARDE, angine, oppression thoracique, sensation d'étau, vasospasme coronarien, modifications du tracé de l'ÉCG, hypertension passagère.

GI : gêne abdominale, dysphagie.

Tég. : picotements, sensation de chaleur, sensation de brûlure, sensation de froid, bouffées vasomotrices.

Locaux : réaction au point d'injection.

Loc. : gêne au niveau de la mâchoire, crampes musculaires, myalgie, douleurs à la nuque, raideur de la nuque.

SN : engourdissement.

INTERACTIONS

Médicament-médicament : Risque accru de réactions vasospastiques en cas d'administration simultanée d'**ergotamine** (attendre au moins 24 heures entre l'administration de l'ergotamine et celle du sumatriptan) ▪ On devrait éviter l'administration concomitante de **lithium**, d'**IMAO**, d'**inhibiteurs sélectifs du recaptage de la sérotonine** ou d'autres **agonistes des récepteurs 5-HT$_1$**, étant donné qu'on ne connaît pas les effets d'une association avec le sumatriptan.

VOIES D'ADMINISTRATION ET POSOLOGIE

- **PO (adultes) :** 25, 50 ou 100 mg, selon les besoins du patient et sa réponse au traitement (des doses de 50 ou 100 mg peuvent être plus efficaces qu'une dose de 25 mg). En cas de récurrence ou si le patient n'a obtenu qu'un soulagement partiel après la première dose, on peut répéter l'administration de cette dose 1 fois après 2 heures (ne pas dépasser 200 mg en 24 heures et 100 mg en 1 seule prise).
- **SC (adultes) :** 6 mg ; on peut répéter l'administration de cette dose 1 fois après 1 heure (ne pas dépasser 12 mg en 24 heures).
- **Voie intranasale (adultes) :** 1 dose unique de 5 ou 20 mg dans 1 seule narine ; on peut répéter l'administration de cette dose 1 fois après 2 heures (ne pas dépasser 40 mg en 24 heures).

Insuffisance hépatique

- **PO (adultes) :** *Légère ou modérée* – Envisager 1 dose de 25 mg. *Grave* – Ne pas administrer.
- **PO, SC, voie intranasale :** Si la première dose ne soulage pas la migraine, le patient ne doit pas prendre une deuxième dose de sumatriptan pour traiter la même crise parce que celle-ci ne s'avérera probablement pas plus efficace que la première.

PRÉSENTATION

Comprimés : 25 mg[Pr], 50 mg[Pr], 100 mg[Pr] ▪ **Solution pour injection :** 6 mg/seringue préremplie de 0,5 mL[Pr], trousse de départ contenant 2 seringues préremplies, un mode d'emploi et un auto-injecteur[Pr], 0,6 mg/fiole de 0,5 mL[Pr] (présentation à l'usage exclusif des hôpitaux et des médecins) ▪ **Vaporisateur nasal :** 5 mg[Pr], 20 mg[Pr].

PHARMACODYNAMIE (soulagement de la migraine)

	DÉBUT D'ACTION	PIC	DURÉE
PO	en l'espace de 30 min	2 – 4 h	jusqu'à 24 h
SC	10 – 15 min	jusqu'à 2 h	jusqu'à 24 h
Voie intranasale	en l'espace de 15 min	2 h	inconnue

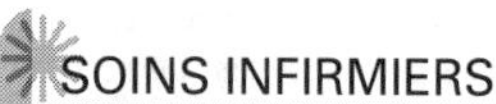

ÉVALUATION DE LA SITUATION

- Durant la crise migraineuse, évaluer le siège, l'intensité et la durée des douleurs ainsi que les symptômes associés (photophobie, phonophobie, nausées, vomissements).
- LORS DE L'ADMINISTRATION DE LA PREMIÈRE DOSE SC, OBSERVER ATTENTIVEMENT LES PATIENTS QUI PEUVENT SOUFFRIR DE CORONAROPATHIE, INCLUANT LES FEMMES MÉNOPAUSÉES, LES HOMMES DE PLUS DE 40 ANS, LES PATIENTS AYANT DES FACTEURS DE RISQUE DE CORONAROPATHIE COMME L'HYPERTENSION, L'HYPERCHOLESTÉROLÉMIE, L'OBÉSITÉ, LE DIABÈTE, L'USAGE DU TABAC OU DES ANTÉCÉDENTS FAMILIAUX DE TELS FACTEURS DE RISQUE. MESURER LA PRESSION ARTÉRIELLE AVANT L'ADMINISTRATION ET PENDANT L'HEURE SUIVANT L'INJECTION INITIALE. EN CAS D'ANGINE, SUIVRE LE TRACÉ DE L'ÉCG POUR DÉCELER TOUT CHANGEMENT DE NATURE ISCHÉMIQUE.

S

DIAGNOSTICS INFIRMIERS POSSIBLES

- Douleur aiguë (Indications).
- Connaissances insuffisantes sur le traitement médicamenteux (Enseignement au patient et à ses proches).

INTERVENTIONS INFIRMIÈRES

PO : Les comprimés devraient être avalés tels quels ; il ne faut pas les écraser, les casser ou les mâcher. Les comprimés sont enrobés afin de prévenir le contact avec leur contenu, qui a un goût désagréable, pouvant donner des nausées et des vomissements.
SC : Administrer en une seule injection juste sous la peau (face externe de la cuisse).
Voie intranasale : Si on veut administrer une dose de 10 mg, on peut le faire en 2 vaporisations de 5 mg dans une narine ou en 1 seule vaporisation dans chaque narine.

ENSEIGNEMENT AU PATIENT ET À SES PROCHES

- Informer le patient que le sumatriptan devrait être utilisé seulement lors des crises de migraine. Ce médicament est destiné au soulagement des crises, mais non à leur prévention ni à la réduction de leur nombre.
- Recommander au patient d'utiliser le sumatriptan aussitôt que les symptômes de migraine apparaissent ; cependant, le médicament peut être administré à tout moment pendant la crise. Si les symptômes réapparaissent, on peut administrer une deuxième injection. Attendre au moins 1 heure entre les doses et ne pas administrer plus de 2 injections en 24 heures.
- Inciter le patient à rester couché dans une pièce sombre après la prise du sumatriptan afin de favoriser davantage le soulagement de la migraine.
- Déconseiller à la patiente de prendre le sumatriptan si elle est enceinte, croit l'être ou prévoit le devenir. Une contraception adéquate est de rigueur pendant le traitement.
- Recommander au patient d'informer un professionnel de la santé avant de prendre une nouvelle dose de sumatriptan s'il ressent des douleurs ou une oppression au niveau de la poitrine. Si la douleur est grave et ne disparaît pas, lui conseiller de communiquer immédiatement avec un professionnel de la santé. En cas de respiration sifflante, d'une sensation pulsatile au niveau du cœur, d'œdème des paupières, du visage ou des lèvres, de rash, ou d'urticaire, il doit consulter immédiatement un professionnel de la santé et ne pas prendre de doses additionnelles de sumatriptan sans son autorisation. De telles doses ont peu de chances d'être efficaces et des médicaments de rechange peuvent être utilisés après consultation avec un professionnel de la santé. Si la dose habituelle ne parvient pas à soulager trois migraines consécutives ou si la fréquence ou la gravité des migraines augmente, il faut en informer le professionnel de la santé. En cas de picotements, d'une sensation de chaleur, de lourdeur ou d'oppression, de bouffées vasomotrices, de somnolence, d'étourdissements, de fatigue ou d'une maladie, le patient doit en prévenir le professionnel de la santé lors de sa prochaine visite.
- Prévenir le patient que le sumatriptan peut provoquer de la somnolence ou des étourdissements. Lui conseiller de ne pas conduire et d'éviter les activités qui exigent sa vigilance jusqu'à ce qu'on ait la certitude que le médicament n'entraîne pas ces effets chez lui.
- Conseiller au patient d'éviter de prendre de l'alcool en même temps que le sumatriptan, car l'alcool aggrave les migraines.

SC:

- Montrer au patient comment s'auto-administrer la préparation, comment charger et mettre au rebut l'auto-injecteur. L'informer qu'un livret d'information est fourni dans l'emballage du produit et qu'il peut se procurer une cassette vidéo sur l'utilisation du sumatriptan auprès du fabricant.
- Informer le patient que la douleur ou la rougeur au point d'injection dure habituellement moins de 1 heure.

Voie intranasale : Montrer au patient la bonne technique d'administration intranasale. Le dispositif à dose unitaire est prêt à l'emploi et ne doit pas être amorcé avant l'usage. La dose habituelle est de une seule vaporisation dans une seule narine. Si la migraine récidive, on peut administrer une deuxième dose, 2 heures plus tard. Conseiller au patient de consulter un professionnel de la santé avant de s'administrer une seconde dose si la première ne lui a procuré aucun soulagement.

VÉRIFICATION DE L'EFFICACITÉ THÉRAPEUTIQUE

L'efficacité du traitement peut être démontrée par : le soulagement de la douleur migraineuse. ✳

TACRINE

Ce médicament n'est pas commercialisé au Canada.

CLASSIFICATION :

Cholinergique (inhibiteur de la cholinestérase)

Grossesse – catégorie C

INDICATIONS

Traitement de la démence légère à modérée, associée à la maladie d'Alzheimer.

MÉCANISME D'ACTION

Inhibition de la décomposition de l'acétylcholine en entraînant l'élévation des concentrations dans le SNC. **Effets thérapeutiques :** Amélioration du fonctionnement cognitif chez les patients atteints de la maladie d'Alzheimer de légère à modérée. L'agent ne modifie pas l'évolution de la maladie.

PHARMACOCINÉTIQUE

Absorption : Absorption rapide du médicament par suite de son administration par voie orale, bien que sa biodisponibilité soit faible (17 %).

Distribution : Inconnue.

Métabolisme et excrétion : La tacrine est fortement métabolisée par le foie (en grande partie par le système enzymatique P450).

Demi-vie : De 2 à 4 heures.

CONTRE-INDICATIONS ET PRÉCAUTIONS/ MISES EN GARDE

Contre-indications : Hypersensibilité à la tacrine ou autres acridines ▪ Ictère attribuable aux traitements précédents par la tacrine.

Précautions/mises en garde : Antécédents ou risque d'hémorragie gastro-intestinale, incluant un traitement concomitant par un AINS.

RÉACTIONS INDÉSIRABLES ET EFFETS SECONDAIRES

SNC : étourdissements, céphalées.

CV : bradycardie.

GI : HÉMORRAGIE GASTRO-INTESTINALE, anorexie, diarrhée, hépatite médicamenteuse, dyspepsie, nausées, vomissements.

INTERACTIONS

Médicament-médicament : La tacrine élève les concentrations de **théophylline** et accentue le risque de toxicité (il est recommandé de mesurer les concentrations sanguines ; il peut s'avérer nécessaire de réduire la dose) ▪ La tacrine augmente les effets de la **succinylcholine** (intensifie le blocage neuromusculaire) au cours de l'anesthésie et potentialise également les effets d'autres **inhibiteurs de la cholinestérase** ▪ La tacrine peut potentialiser les effets des **agents cholinergiques** (**béthanéchol**) ▪ La **fluvoxamine** augmente de façon marquée les concentrations sanguines de tacrine et le risque de réactions indésirables ▪ L'usage de la cigarette (**nicotine**) diminue les concentrations sanguines de tacrine ▪ La **cimétidine** élève les concentrations sanguines de tacrine ▪ La tacrine peut entraver les effets des **agents anticholinergiques** ▪ L'administration concomitante d'**agents anti-inflammatoires non stéroïdiens** peut accroître le risque d'hémorragie gastro-intestinale.

Médicament-aliments : Les **aliments** diminuent l'absorption de la tacrine de 30 à 40 %.

VOIES D'ADMINISTRATION ET POSOLOGIE

PO (adultes) : 10 mg, 4 fois par jour, pendant 4 semaines. Si les concentrations d'ALT ne changent pas, augmenter la dose jusqu'à 20 mg, 4 fois par jour. On peut majorer par la suite les doses à des intervalles de 4 semaines, selon la tolérance du patient, jusqu'à concurrence de 160 mg par jour.

PRÉSENTATION

Ce médicament n'est pas commercialisé au Canada.

PHARMACODYNAMIE (amélioration du fonctionnement cognitif)

	Début d'action	Pic	Durée
PO	en l'espace de 6 semaines	18 – 24 semaines	inconnue

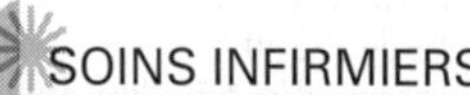

SOINS INFIRMIERS

ÉVALUATION DE LA SITUATION

- Évaluer le fonctionnement cognitif (mémoire, attention, raisonnement, langage, capacité à accomplir des tâches simples), à intervalles réguliers pendant toute la durée du traitement.
- Mesurer la fréquence cardiaque à intervalles réguliers pendant toute la durée du traitement. La tacrine peut induire la bradycardie.

Tests de laboratoire :

- La tacrine peut entraîner une élévation des concentrations d'ALT; mesurer les concentrations toutes les 2 semaines pendant les 16 premières semaines de traitement, une fois par mois pendant les 2 mois suivants et, ensuite, tous les 3 mois, pendant toute la durée du traitement. Après chaque majoration de la dose, on devrait effectuer de nouveau une évaluation toutes les 2 semaines, pendant au moins 6 semaines. Si les concentrations d'ALT sont < 3 fois la limite supérieure de la normale, continuer les adaptations posologiques; si les concentrations sont > 3 à < 5 fois la limite supérieure de la normale, diminuer la dose de tacrine de 40 mg par jour et recommencer les adaptations posologiques lorsque les concentrations d'ALT reviennent à la normale. On devrait interrompre le traitement par la tacrine si les concentrations d'ALT sont > 5 fois la limite supérieure de la normale. Les concentrations reviennent habituellement aux valeurs normales de 4 à 6 semaines après l'arrêt du traitement.

- On devrait cesser de façon permanente le traitement par la tacrine et ne pas faire de nouvel essai en présence d'un ictère cliniquement manifeste et de concentrations de bilirubine totale > 51,3 µmol/L.

DIAGNOSTICS INFIRMIERS POSSIBLES

- Opérations de la pensée perturbées (Indications).
- Risque d'accident (Indications).
- Connaissances insuffisantes sur le traitement médicamenteux (Enseignement au patient et à ses proches).

INTERVENTIONS INFIRMIÈRES

- Administrer la tacrine à intervalles réguliers entre les repas, sans prise concomitante de nourriture. En cas de gêne gastrique, administrer l'agent avec des aliments; toutefois, les concentrations plasmatiques pourraient être réduites dans ce cas de 30 à 40 %.
- Si le patient éprouve des difficultés de déglutition, on peut diluer les capsules de tacrine dans n'importe quelle solution aqueuse (le jus d'orange masque le mieux le goût amer du médicament). Placer la capsule intacte dans le liquide pour éviter la perte d'ingrédient actif.

ENSEIGNEMENT AU PATIENT ET À SES PROCHES

- Insister sur l'importance de prendre la tacrine à intervalles réguliers en suivant scrupuleusement la posologie recommandée. Si le patient n'a pas pu prendre le médicament au moment habituel, il doit le prendre aussitôt que possible, mais pas moins de 2 heures avant la dose suivante. Le prévenir qu'il ne doit jamais doubler les doses ni interrompre le traitement sans avoir consulté au préalable un professionnel de la santé. L'arrêt soudain du traitement à des doses > 80 mg par jour peut entraîner une diminution du fonctionnement cognitif et des troubles de comportement.
- Prévenir le patient et ses proches que la tacrine peut provoquer des étourdissements et des maladresses, et rendre la démarche titubante.
- Recommander au patient et à ses proches de prévenir un professionnel de la santé en cas de nausées, de vomissements, de diarrhée, de rash, de jaunissement de la peau ou de changement de la couleur des selles, ou encore si de nouveaux symptômes se manifestent ou si les symptômes déjà présents s'aggravent.
- Recommander au patient qui doit suivre un autre traitement ou subir une intervention chirurgicale d'informer le professionnel de la santé qu'il suit un traitement par ce médicament.

VÉRIFICATION DE L'EFFICACITÉ THÉRAPEUTIQUE

L'efficacité du traitement peut être démontrée par: l'amélioration du fonctionnement cognitif (mémoire, attention, raisonnement, langage, capacité à accomplir des tâches simples) chez les patients souffrant de la maladie d'Alzheimer.

TACROLIMUS

Prograf

CLASSIFICATION:

Immunosuppresseur

Grossesse – catégorie C

INDICATIONS

Prévention du rejet d'une greffe, à la suite d'une transplantation d'un foie ou d'un rein allogénique (en traitement concomitant avec des glucocorticoïdes) ■ Traitement du rejet réfractaire chez les receveurs d'allogreffe rénale ou hépatique. **Usages non approuvés**: Prévention du rejet d'autres types d'organes greffés ■ Maladies autoimmunes ■ Psoriasis grave, réfractaire au traitement.

MÉCANISME D'ACTION

Inhibition de l'activation des lymphocytes T. **Effets thérapeutiques**: Prévention du rejet de l'organe greffé.

PHARMACOCINÉTIQUE

Absorption : L'absorption du tacrolimus, par suite de l'administration par voie orale, est variable (biodisponibilité de 14,4 à 21,8 %).

Distribution : Le médicament traverse le placenta et pénètre dans le lait maternel.

Liaison aux protéines : De 75 à 99 %.

Métabolisme et excrétion : Le tacrolimus est métabolisé à 99 % par le foie.

Demi-vie : *Greffés du foie* – 11,7 heures ; *volontaires en santé* – 21,2 heures.

CONTRE-INDICATIONS ET PRÉCAUTIONS/ MISES EN GARDE

Contre-indications : Hypersensibilité au tacrolimus ou à l'huile de ricin, qui entre dans la composition de la solution pour injection.

Précautions/mises en garde : Insuffisance rénale ou hépatique (il peut s'avérer nécessaire de réduire la dose ; en cas d'oligurie, attendre 48 heures avant de commencer le traitement par le tacrolimus) ■ Usage concomitant de cyclosporine à éviter ■ Enfants (il est nécessaire d'administrer les doses les plus élevées recommandées pour maintenir des concentrations sanguines adéquates) ■ Grossesse (risque d'hyperkaliémie et d'insuffisance rénale chez le nouveau-né ; administrer l'agent seulement si les bienfaits pour la mère justifient le risque pour le fœtus) ■ Allaitement déconseillé.

RÉACTIONS INDÉSIRABLES ET EFFETS SECONDAIRES

SNC : CONVULSIONS, céphalées, insomnie, tremblements, rêves bizarres, agitation, anxiété, confusion, étourdissements, labilité émotionnelle, dépression, hallucinations, psychose, somnolence.

ORLO : vision anormale, amblyopie, rhinite, sinusite, acouphènes, modification de la voix.

Resp. : asthme, bronchite, toux, pharyngite, pneumonie, œdème pulmonaire.

CV : ascite, hypertension, œdème périphérique.

GI : HÉMORRAGIE GASTRO-INTESTINALE, douleurs abdominales, anorexie, diarrhée, nausées, vomissements, cholangite, ictère cholestatique, dyspepsie, dysphagie, flatulence, gain d'appétit, élévation des résultats des tests de l'exploration fonctionnelle hépatique, muguet, péritonite.

GU : néphrotoxicité, infection des voies urinaires.

Tég. : prurit, rash, alopécie, herpès, hirsutisme, photosensibilité, transpiration.

End. : hyperglycémie.

HÉ : hyperkaliémie, hypomagnésémie, acidose, alcalose, hyperlipidémie, hyperphosphatémie, hyperuricémie, hypocalcémie, hypokaliémie, hyponatrémie, hypophosphatémie.

Hémat. : anémie, lymphocytose, thrombocytopénie, troubles de la coagulation, leucopénie.

Loc. : arthralgie, hypertonie, crampes dans les jambes, spasmes musculaires, myalgie, myasthénie, ostéoporose.

SN : paresthésie, neuropathie.

Divers : réactions allergiques incluant l'ANAPHYLAXIE, douleurs généralisées, cicatrisation anormale des plaies, frissons, fièvre, risque accru de lymphome.

INTERACTIONS

Médicament-médicament : Le risque de néphrotoxicité est accru lors de l'usage concomitant d'**aminosides**, d'**amphotéricine B**, de **cisplatine** ou de **cyclosporine** (administrer le tacrolimus 24 heures après avoir arrêté le traitement par la cyclosporine) ■ Les **diurétiques épargneurs de potassium** ou les **inhibiteurs de l'enzyme de conversion de l'angiotensine (IECA)**, administrés en concomitance, augmentent le risque d'hyperkaliémie ■ Les concentrations sanguines du tacrolimus sont augmentées lors de l'administration concomitante des médicaments suivants : **antifongiques de type azole**, **bromocriptine**, **bloqueurs des canaux calciques**, **cimétidine**, **clarithromycine**, **cyclosporine**, **danazol**, **érythromycine**, **méthylprednisolone** et **métoclopramide** ■ Les concentrations sanguines du tacrolimus peuvent être réduites lors de l'administration concomitante de **phénobarbital**, de **phénytoïne**, de **carbamazépine** et de **rifamycine** ■ Le tacrolimus peut diminuer l'efficacité des **vaccins** (les vaccins à virus vivants sont déconseillés).

Médicament-aliments : Les **aliments** diminuent la vitesse et le taux d'absorption gastro-intestinale du tacrolimus ■ Le **jus de pamplemousse** augmente l'absorption du tacrolimus.

VOIES D'ADMINISTRATION ET POSOLOGIE

PO (adultes) : *Transplantation rénale* : de 0,1 à 0,15 mg/kg, toutes les 12 heures. *Transplantation hépatique* : de 0,05 à 0,075 mg/kg, toutes les 12 heures.

PO (enfants) : *Traitement initial* : De 0,15 à 0,2 mg/kg/jour.

IV (adultes) : De 0,03 à 0,05 mg/kg/jour en perfusion continue.

IV (enfants) : De 0,03 à 0,05 mg/kg/jour en perfusion continue.

PRÉSENTATION

Capsules: 0,5 mg[Pr], 1 mg[Pr], 5 mg[Pr] ■ **Solution pour injection**: 5 mg/mL, en ampoules de 1 mL[Pr].

PHARMACODYNAMIE (immunosuppression)

	Début d'action	Pic	Durée
PO	rapide	1,3 – 3,2 h†	12 h
IV	rapide	inconnu	8 – 12 h

† Concentrations sanguines.

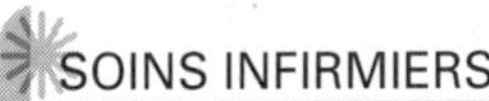

SOINS INFIRMIERS

ÉVALUATION DE LA SITUATION

- Suivre de près la pression artérielle pendant toute la durée du traitement. L'hypertension est une complication courante du traitement par le tacrolimus et devrait être traitée.
- OBSERVER ÉTROITEMENT LE PATIENT QUI REÇOIT LE TACROLIMUS PAR VOIE IV, PENDANT AU MOINS 30 MINUTES ET À INTERVALLES FRÉQUENTS, PAR LA SUITE, EN RAISON DU RISQUE D'ANAPHYLAXIE (RASH, PRURIT, ŒDÈME LARYNGÉ, RESPIRATION SIFFLANTE). SI DES SIGNES SE MANIFESTENT, CESSER LA PERFUSION ET DÉMARRER LE TRAITEMENT QUI S'IMPOSE.

***Tests de laboratoire*:**

- La détermination des concentrations sanguines de tacrolimus permet d'évaluer le risque de rejet et de toxicité, les adaptations posologiques qui pourraient être nécessaires et l'observance au traitement. On a constaté que le dosage du tacrolimus dans le sang entier, effectué par la méthode immunoenzymatique (test ELISA), varie le plus au cours de la première semaine suivant la greffe. Après la première semaine, la moyenne des concentrations sanguines minimales (creux) se situe entre 9,8 et 19,4 ng/mL.
- Suivre de près les concentrations sériques de créatinine et de potassium ainsi que la glycémie. Des concentrations sériques élevées de créatinine et un débit urinaire réduit peuvent indiquer une néphrotoxicité. L'administration de tacrolimus peut entraîner l'hyperglycémie; il peut s'avérer nécessaire d'administrer de l'insuline.
- Le tacrolimus peut aussi provoquer l'hyperuricémie, l'hypokaliémie, l'hypomagnésémie, l'acidose, l'alcalose, l'hyperlipidémie, l'hyperphosphatémie, l'hypophosphatémie, l'hypocalcémie et l'hyponatrémie.
- Suivre de près les numérations globulaire et plaquettaire. Le tacrolimus peut provoquer l'anémie, la lymphocytose et la thrombocytopénie.

***Toxicité et surdosage*:** Des tremblements et des céphalées ont été associés à des concentrations élevées de tacrolimus dans le sang entier; on peut diminuer ces effets secondaires en réduisant les doses de médicament.

DIAGNOSTICS INFIRMIERS POSSIBLES

- Risque d'infection (Réactions indésirables).
- Connaissances insuffisantes sur le traitement médicamenteux (Enseignement au patient et à ses proches).

INTERVENTIONS INFIRMIÈRES

- Le traitement par le tacrolimus ne devrait être amorcé que 6 heures après la transplantation. Au début de la période postopératoire, il est recommandé d'administrer en concomitance des glucocorticoïdes.
- Il est préférable d'administrer le tacrolimus par voie orale en raison du risque de réactions anaphylactiques lors de l'administration par voie intraveineuse. Il faudrait donc remplacer le plus tôt possible le traitement intraveineux par celui par voie orale.
- Chez les adultes, on devrait amorcer le traitement par la dose thérapeutique la plus faible. Les enfants ont besoin de doses plus élevées et ils les tolèrent bien. Dans leur cas, il faudrait donc amorcer le traitement par la dose thérapeutique la plus élevée possible.

PO: On peut administrer les doses par voie orale de 8 à 12 heures après l'arrêt du traitement par voie IV.

Perfusion continue: Diluer l'agent dans une solution de NaCl 0,9 % ou de D5%E, pour obtenir une concentration de 0,004 à 0,02 mg/mL. La solution peut être gardée dans des récipients de polyéthylène ou de verre pendant 24 heures après la dilution. Ne pas la conserver dans des récipients en PVC.

***Vitesse d'administration*:** Administrer la dose quotidienne sous forme de perfusion continue pendant 24 heures.

Compatibilité (tubulure en Y): acyclovir ■ aminophylline ■ amphotéricine B ■ ampicilline ■ ampicilline/sulbactam ■ benztropine ■ calcium, gluconate de ■ céfazoline ■ céfotétane ■ ceftazidime ■ ceftriaxone ■ céfuroxime ■ chloramphénicol ■ cimétidine ■ ciprofloxacine ■ clindamycine ■ dexaméthasone ■

T

digoxine ■ diphenhydramine ■ dobutamine ■ dopamine ■ doxycycline ■ érythromycine, lactobionate d' ■ esmolol ■ fluconazole ■ furosémide ■ ganciclovir ■ gentamicine ■ halopéridol ■ héparine ■ hydrocortisone, succinate sodique d' ■ imipénem/cilastatine ■ insuline ■ isoprotérénol ■ leucovorine ■ lorazépam ■ méthylprednisolone ■ métoclopramide ■ métronidazole ■ mezlocilline ■ multivitamines ■ nitroglycérine ■ oxacilline ■ pénicilline G potassique ■ perphénazine ■ phénytoïne ■ pipéracilline ■ potassium ■ propranolol ■ ranitidine ■ sodium, bicarbonate de ■ tobramycine ■ triméthoprim/sulfaméthoxazole ■ vancomycine.

ENSEIGNEMENT AU PATIENT ET À SES PROCHES

- Prévenir le patient qu'il doit prendre le médicament à la même heure tous les jours, en respectant scrupuleusement la posologie recommandée. Le prévenir également qu'il ne doit pas sauter de dose ni remplacer une dose manquée par une double dose, et qu'il ne doit pas cesser le traitement sans avoir consulté un professionnel de la santé au préalable.
- Expliquer au patient qu'il doit suivre ce traitement toute sa vie durant pour prévenir le rejet de l'organe transplanté. Passer en revue les symptômes de rejet d'un organe greffé et insister sur le fait qu'il faut prévenir un professionnel de la santé dès que ces symptômes apparaissent.
- Insister sur l'importance des tests de laboratoire répétés au cours du traitement par le tacrolimus.
- Expliquer à la patiente les risques que comporte un traitement par le tacrolimus pendant la grossesse.
- Informer le patient du risque de lymphome associé au traitement par le tacrolimus.

VÉRIFICATION DE L'EFFICACITÉ THÉRAPEUTIQUE

L'efficacité du traitement peut être démontrée par : la prévention du rejet d'un foie greffé.

TAMOXIFÈNE

Apo-Tamox, Gen-Tamoxifen, Nolvadex, Nolvadex-D, Novo-Tamoxifen, PMS-Tamoxifen, Tamofen, Tamone, Tamoxifen

CLASSIFICATION :

Antinéoplasique (bloqueur des œstrogènes)

Grossesse – catégorie D

INDICATIONS

Traitement du cancer du sein chez les patientes dont les tumeurs donnent une réponse positive aux œstrogènes. **Usages non approuvés :** Prévention du cancer du sein chez les patientes à risque élevé.

MÉCANISME D'ACTION

Liaison compétitive avec les œstrogènes aux sites récepteurs des tissus mammaires et des autres tissus ■ Diminution de la synthèse de l'ADN et de la réponse œstrogénique. **Effets thérapeutiques :** Inhibition de la croissance tumorale ■ Réduction de l'incidence du cancer du sein chez les patientes à risque élevé.

PHARMACOCINÉTIQUE

Absorption : Le médicament est absorbé lentement à la suite de l'administration par voie orale.

Distribution : Le médicament se répartit dans tout l'organisme.

Métabolisme et excrétion : Le tamoxifène est surtout métabolisé par le foie ; il est éliminé lentement dans les fèces. Des quantités infimes sont excrétées dans l'urine.

Demi-vie : 7 jours.

CONTRE-INDICATIONS ET PRÉCAUTIONS/ MISES EN GARDE

Contre-indications : Hypersensibilité ■ Grossesse.

Précautions/mises en garde : Réserve médullaire réduite ■ Traitement concomitant par la warfarine chez les sujets ayant des antécédents de thrombose veineuse profonde (patientes à risque élevé de cancer du sein seulement) ■ Femmes en âge de procréer ■ Allaitement.

RÉACTIONS INDÉSIRABLES ET EFFETS SECONDAIRES

SNC : confusion, dépression, céphalées, faiblesse.

ORLO : vision trouble.

CV : œdème.

GI : nausées, vomissements.

GU : cancer de l'endomètre, saignements vaginaux.

HÉ : hypercalcémie.

Hémat. : leucopénie, thrombocytopénie.

Métab. : bouffées de chaleur.

Loc. : douleurs osseuses.

Divers : croissance de la tumeur.

INTERACTIONS

Médicament-médicament : Les **œstrogènes** et l'**aminoglutéthimide**, administrés en concomitance, peuvent diminuer l'efficacité du tamoxifène ▪ La **bromocriptine** élève les concentrations sanguines de tamoxifène ▪ Le tamoxifène peut intensifier l'effet anticoagulant de la **warfarine** ▪ Risque accru d'épisodes thromboemboliques lors de l'administration concomitante d'autres **antinéoplasiques**.

VOIES D'ADMINISTRATION ET POSOLOGIE

Traitement du cancer du sein

- **PO (adultes)**: De 20 à 40 mg par jour, en prise unique ou fractionnée.

Prophylaxie du cancer du sein

- **PO (adultes)**: 20 mg, 1 fois par jour; pendant 5 ans.

PRÉSENTATION (version générique disponible)

Comprimés: 10 mg[Pr], 20 mg[Pr].

PHARMACODYNAMIE (réponse tumorale)

	Début d'action	Pic	Durée
PO	4 – 10 semaines	plusieurs mois	plusieurs semaines

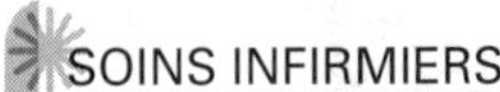

SOINS INFIRMIERS

ÉVALUATION DE LA SITUATION

Suivre de près l'intensification de la douleur osseuse ou tumorale. Demander au médecin ou à un autre professionnel de la santé s'il y a lieu d'administrer des analgésiques. Cette douleur passagère disparaît habituellement même si le traitement est poursuivi.

Tests de laboratoire:

- Noter la numération globulaire et plaquettaire ainsi que les concentrations de calcium, avant le traitement et pendant toute sa durée. Le tamoxifène peut provoquer une hypercalcémie passagère chez les patientes présentant des métastases osseuses. Il faut évaluer la présence des récepteurs d'œstrogènes avant d'amorcer le traitement.
- Mesurer les concentrations sériques de cholestérol et de triglycérides en cas d'hyperlipidémie préexistante. Le tamoxifène peut entraîner une élévation de ces concentrations.
- Suivre les résultats des tests de l'exploration fonctionnelle hépatique et les concentrations de thyroxine (T_4), à intervalles réguliers, pendant toute la durée du traitement. Le tamoxifène peut entraîner une élévation des concentrations sériques des enzymes hépatiques et de la thyroxine.
- Des examens gynécologiques devraient être effectués à intervalles réguliers; le tamoxifène peut modifier les résultats du test de Papanicolaou et les frottis vaginaux.

DIAGNOSTICS INFIRMIERS POSSIBLES

Connaissances insuffisantes sur le traitement médicamenteux (Enseignement au patient et à ses proches).

INTERVENTIONS INFIRMIÈRES

- Administrer le tamoxifène avec des aliments ou des liquides si l'irritation gastrique devient gênante. Consulter le médecin ou un autre professionnel de la santé si la patiente vomit peu après l'administration du médicament, afin de déterminer s'il y a lieu d'administrer de nouveau cette dose.
- Il ne faut pas écraser, briser ou mâcher les comprimés.

ENSEIGNEMENT AU PATIENT ET À SES PROCHES

- Expliquer à la patiente qu'elle doit prendre le médicament en respectant scrupuleusement la posologie recommandée. Si elle n'a pu prendre le médicament au moment habituel, elle doit sauter cette dose.
- Expliquer à la patiente qui présente des lésions cutanées que la taille et le nombre de ces lésions peuvent augmenter passagèrement et que l'érythème pourrait s'aggraver.
- Recommander à la patiente de signaler rapidement à un professionnel de la santé les douleurs osseuses. La prévenir que ces douleurs peuvent être fortes, mais qu'elles pourraient constituer un indice de l'efficacité du médicament et qu'elles se résorberont avec le temps. On peut prescrire des analgésiques pour soulager la douleur.
- Recommander à la patiente de se peser toutes les semaines et de signaler à un professionnel de la santé tout gain pondéral ou la présence d'un œdème périphérique.
- Prévenir la patiente que le tamoxifène peut induire l'ovulation et qu'il pourrait avoir des effets tératogènes. Lui conseiller d'utiliser une méthode de contraception non hormonale durant le traitement et pendant au moins un mois après l'avoir arrêté.

- Prévenir la patiente que le tamoxifène peut entraîner des bouffées de chaleur. Lui conseiller de consulter un professionnel de la santé si elles deviennent gênantes.
- Recommander à la patiente de signaler immédiatement à un professionnel de la santé les symptômes suivants: douleur et enflure des jambes, essoufflements, faiblesse, insomnie, confusion, nausées, vomissements, gain pondéral, étourdissements, céphalées, perte d'appétit ou vision trouble, tout comme un cycle menstruel irrégulier, des saignements vaginaux ou des douleurs ou une pression au niveau du pelvis.

VÉRIFICATION DE L'EFFICACITÉ THÉRAPEUTIQUE

L'efficacité du traitement peut être démontrée par: une diminution de la taille de la tumeur mammaire et le ralentissement de la propagation des cellules malignes. Les effets observables du médicament peuvent ne pas être manifestes pendant les 4 à 10 semaines qui suivent le début du traitement.

TAMSULOSINE

Flomax

CLASSIFICATION:

Antagoniste sélectif des récepteurs alpha$_{1A}$-adrénergiques de la prostate

Grossesse – catégorie B

INDICATIONS

Traitement des signes et des symptômes de l'hyperplasie bénigne de la prostate.

MÉCANISME D'ACTION

Diminution des contractions des muscles lisses de la capsule prostatique par liaison préférentielle aux récepteurs alpha$_1$-adrénergiques. **Effets thérapeutiques:** Diminution des symptômes d'hyperplasie prostatique (mictions impérieuses, retard à la miction, nycturie).

PHARMACOCINÉTIQUE

Absorption: La tamsulosine est absorbée lentement par suite de l'administration par voie orale.

Distribution: Le médicament se répartit dans tout l'organisme.

Liaison aux protéines: De 94 à 99 %.

Métabolisme et excrétion: La tamsulosine est fortement métabolisée par le foie. Une fraction < 10 % est excrétée à l'état inchangé dans l'urine.

Demi-vie: 14 heures.

CONTRE-INDICATIONS ET PRÉCAUTIONS/ MISES EN GARDE

Contre-indications: Hypersensibilité.

Précautions/mises en garde: Patients exposés à un risque de cancer de la prostate (les symptômes peuvent être similaires).

RÉACTIONS INDÉSIRABLES ET EFFETS SECONDAIRES

SNC: étourdissements, céphalées.

ORLO: rhinite.

CV: hypotension orthostatique.

GU: éjaculation rétrograde ou réduite.

INTERACTIONS

Médicament-médicament: La **cimétidine** peut augmenter les concentrations sanguines de la tamsulosine et le risque de toxicité ■ Risque accru d'hypotension lors de l'administration simultanée d'autres adrénolytiques à action périphérique (**doxazosine**, **prazosine**, **térazosine**); en éviter l'usage concomitant.

VOIES D'ADMINISTRATION ET POSOLOGIE

PO (adultes): 0,4 mg, 1 fois par jour, après un repas; on peut majorer la dose après 2 à 4 semaines jusqu'à concurrence de 0,8 mg par jour.

PRÉSENTATION

Capsules: 0,4 mg^{Pr}.

PHARMACODYNAMIE (augmentation du débit urinaire)

	DÉBUT D'ACTION	PIC	DURÉE
PO	inconnu	2 semaines	inconnue

SOINS INFIRMIERS

ÉVALUATION DE LA SITUATION

- Suivre de près le patient, avant le traitement et à intervalles réguliers pendant toute sa durée, pour déceler l'apparition des symptômes suivants d'hyperplasie de la prostate: retard à la

T

miction, sensation d'évacuation incomplète de la vessie, interruption du jet, puissance du jet et quantités d'urine éliminées insuffisantes, fuites post-mictionnelles, effort à la miction, dysurie, mictions impérieuses.

- Après l'administration de la première dose de tamsulosine, observer le patient pour déceler les signes d'hypotension et la syncope. L'incidence de ces effets peut être reliée à la dose. Suivre le patient de près pendant cette période et prendre les mesures qui s'imposent pour prévenir les accidents.
- Effectuer le bilan quotidien des ingesta et des excreta et peser le patient tous les jours. L'observer quotidiennement, particulièrement au début du traitement, pour déceler la formation d'un œdème. Signaler tout gain de poids ou la présence d'un œdème.

DIAGNOSTICS INFIRMIERS POSSIBLES

- Risque d'accident (Effets secondaires).
- Élimination urinaire altérée (Indications).
- Connaissances insuffisantes sur le traitement médicamenteux (Enseignement au patient et à ses proches).

INTERVENTIONS INFIRMIÈRES

- Administrer la dose quotidienne 30 minutes après le même repas de la journée.
- Si l'administration est interrompue pendant plusieurs jours, qu'il s'agisse de la dose de 0,4 ou de 0,8 mg, reprendre le traitement à la dose de 0,4 mg par jour.

ENSEIGNEMENT AU PATIENT ET À SES PROCHES

- Expliquer au patient qu'il doit prendre la tamsulosine tous les jours, à la même heure, même s'il se sent mieux. S'il n'a pu prendre le médicament au moment habituel, il doit le prendre aussitôt que possible, à moins que ce ne soit presque l'heure prévue pour la dose suivante. Le prévenir qu'il ne doit jamais remplacer une dose manquée par une double dose.
- Prévenir le patient que la tamsulosine peut provoquer des étourdissements. Lui conseiller de ne pas conduire et d'éviter les activités qui exigent sa vigilance jusqu'à ce qu'on ait la certitude que le médicament n'entraîne pas cet effet chez lui.
- Recommander au patient de changer lentement de position pour diminuer le risque d'hypotension orthostatique.
- Conseiller au patient de consulter un professionnel de la santé avant de prendre un médicament en vente libre contre la toux, le rhume ou les allergies.
- Insister sur l'importance des examens de suivi permettant d'évaluer les bienfaits du traitement.

VÉRIFICATION DE L'EFFICACITÉ THÉRAPEUTIQUE

L'efficacité du traitement peut être démontrée par: la diminution des symptômes urinaires associés à l'hyperplasie bénigne de la prostate.

TAZOBACTAM,

voir Pipéracilline

TELMISARTAN,

voir Antagonistes des récepteurs de l'angiotensine II

TÉMAZÉPAM

Apo-Temazepam, Dom-Temazepam, Gen-Temazepam, Novo-Temazepam, Nu-Temazepam, PMS-Temazepam, Ratio-Temazepam, Restoril

CLASSIFICATION:

Anxiolytique et hypnosédatif (benzodiazépine)

Grossesse – catégorie X

INDICATIONS

Traitement de courte durée de l'insomnie.

MÉCANISME D'ACTION

Dépression généralisée du SNC, s'exerçant à plusieurs niveaux ■ Effets pouvant être attribuables à la médiation par l'acide gamma-aminobutyrique (GABA), un neurotransmetteur inhibiteur. **Effets thérapeutiques:** Amélioration du sommeil.

PHARMACOCINÉTIQUE

Absorption: Bonne absorption par suite de l'administration par voie orale.

Distribution: Le témazépam se répartit dans tout l'organisme et traverse la barrière hémato-encéphalique.

Il traverse probablement le placenta et peut pénétrer dans le lait maternel. Lors de l'administration prolongée, le médicament peut s'accumuler dans les tissus.

Liaison aux protéines : 96 %.

Métabolisme et excrétion : Le médicament est métabolisé par le foie.

Demi-vie : De 10 à 20 heures.

CONTRE-INDICATIONS ET PRÉCAUTIONS/ MISES EN GARDE

Contre-indications : Hypersensibilité ▪ Risque de réactions de sensibilité croisée avec d'autres benzodiazépines ▪ Myasthénie grave ▪ Apnée du sommeil ▪ Réaction paradoxale à la prise d'alcool ou de sédatifs ou des deux.

Précautions/mises en garde : Dysfonctionnement hépatique préexistant ▪ Antécédents de tentatives de suicide ou de toxicomanie ▪ Personnes âgées ou patients débilités (il est recommandé de réduire la dose) ▪ Dépression préexistante du SNC ▪ Douleurs intenses, non maîtrisées ▪ Glaucome à angle fermé ▪ Grossesse ou allaitement.

RÉACTIONS INDÉSIRABLES ET EFFETS SECONDAIRES

SNC : sensation droguée, étourdissements, somnolence, léthargie, excitation paradoxale.

ORLO : vision trouble.

GI : constipation, diarrhée, nausées, vomissements.

Tég. : rash.

Divers : dépendance physique, dépendance psychologique, tolérance aux effets du médicament.

INTERACTIONS

Médicament-médicament : Dépression additive du SNC lors de l'usage concomitant d'**alcool**, d'**antidépresseurs**, d'**antihistaminiques**, d'**opiacés** et d'autres **hypnosédatifs** ▪ Le témazépam peut diminuer l'efficacité de la **lévodopa** ▪ La **rifampine** ou le **tabagisme** peuvent accélérer le métabolisme du témazépam et en diminuer l'efficacité ▪ Le **probénécide**, administré simultanément, peut prolonger les effets du témazépam ▪ La **théophylline** peut inhiber les effets sédatifs du témazépam.

VOIES D'ADMINISTRATION ET POSOLOGIE

PO (adultes) : Initialement, de 15 à 30 mg, au coucher, selon les besoins.

PO (personnes âgées ou patients débilités) : 15 mg, au coucher.

PRÉSENTATION

Capsules : 15 mg[Pr], 30 mg[Pr].

PHARMACODYNAMIE (sédation)

	Début d'action	Pic	Durée
PO	30 min	2 – 3 h	6 – 8 h

SOINS INFIRMIERS

ÉVALUATION DE LA SITUATION

- Suivre de près les habitudes de sommeil avant le traitement et à intervalles réguliers pendant toute sa durée.
- Le traitement prolongé avec des doses élevées peut entraîner une dépendance psychologique ou physique. Limiter la quantité de médicament dont peut disposer le patient, particulièrement s'il est déprimé ou suicidaire ou s'il a des antécédents de toxicomanie.

DIAGNOSTICS INFIRMIERS POSSIBLES

- Habitudes de sommeil perturbées (Indications).
- Risque d'accident (Effets secondaires).
- Connaissances insuffisantes sur le traitement médicamenteux (Enseignement au patient et à ses proches).

INTERVENTIONS INFIRMIÈRES

- Après l'administration du témazépam, surveiller le patient lors de ses déplacements ou des transferts. Retirer les cigarettes. Élever les ridelles du lit et installer la sonnette d'appel à portée de la main.
- Administrer le témazépam avec des aliments si l'irritation gastrique devient gênante.

ENSEIGNEMENT AU PATIENT ET À SES PROCHES

- Conseiller au patient de respecter scrupuleusement la posologie recommandée. Lui expliquer qu'il est important de préparer un cadre propice au sommeil : la pièce doit être sombre et calme, la nicotine et la caféine sont à proscrire. Le prévenir qu'il ne doit pas augmenter la dose si elle devient moins efficace après quelques semaines, sans consulter au préalable un professionnel de la santé.
- Prévenir le patient que le témazépam peut entraîner de la somnolence ou des étourdissements pendant la journée. Lui conseiller de ne pas

T

conduire et d'éviter les activités qui exigent sa vigilance jusqu'à ce qu'on ait la certitude que le médicament n'entraîne pas ces effets chez lui.

- Recommander au patient de ne pas boire d'alcool, d'éviter de prendre d'autres dépresseurs du SNC et de consulter un professionnel de la santé avant de prendre des préparations en vente libre contenant des antihistaminiques ou de l'alcool.
- Conseiller à la patiente d'informer le professionnel de la santé si elle pense être enceinte ou souhaite le devenir.
- Insister sur l'importance des examens de suivi permettant d'évaluer l'efficacité du médicament.

VÉRIFICATION DE L'EFFICACITÉ THÉRAPEUTIQUE

L'efficacité du traitement peut être démontrée par: l'amélioration des habitudes de sommeil; cet effet bénéfique peut ne pas être manifeste avant le troisième jour de traitement.

TÉMOZOLOMIDE

Temodal

CLASSIFICATION:

Antinéoplasique (alkylant)

Grossesse – catégorie D

INDICATIONS

Traitement du glioblastome multiforme ou de l'astrocytome anaplasique réfractaire, qui évolue malgré un traitement type.

MÉCANISME D'ACTION

Le témozolomide n'est pas actif avant d'être transformé au pH physiologique en MTIC; ce métabolite entraîne l'alcoylation de l'ADN, en inhibant sa synthèse. **Effets thérapeutiques:** Destruction des cellules à réplication rapide, particulièrement, les cellules malignes, ce qui entraîne la régression ou le ralentissement de la croissance tumorale.

PHARMACOCINÉTIQUE

Absorption: Le témozolomide est rapidement transformé en MTIC, son métabolite actif.

Distribution: Inconnue.

Métabolisme et excrétion: Lors d'un métabolisme ultérieur, il se transforme en méthylhydrazine, qui est responsable de la plus grande partie de l'activité du médicament.

Demi-vie: 1,8 heure.

CONTRE-INDICATIONS ET PRÉCAUTIONS/ MISES EN GARDE

Contre-indications: Hypersensibilité au témozolomide ou à la dacarbazine (DTIC) ▪ Diminution de la réserve médullaire.

Précautions/mises en garde: Insuffisance hépatique ou rénale grave ▪ Personnes âgées et femmes (risque accru d'aplasie médullaire) ▪ Infection en évolution ▪ Autres maladies chroniques débilitantes ▪ Grossesse ou allaitement ▪ Patientes en âge de procréer ▪ Enfants (l'innocuité du médicament n'a pas été établie).

RÉACTIONS INDÉSIRABLES ET EFFETS SECONDAIRES

SNC: CONVULSIONS, fatigue, céphalées, manque de coordination, anxiété, dépression, étourdissements, somnolence, modifications de l'état mental, faiblesse.

ORLO: vision anormale, diplopie.

Resp.: toux.

CV: œdème périphérique.

GI: nausées, vomissements, douleurs abdominales, anorexie, constipation, diarrhée, dysphagie.

Tég.: prurit, rash.

End.: hypercorticisme surrénalien.

Hémat.: leucopénie, thrombocytopénie, anémie.

Métab.: gain pondéral.

Loc.: démarche titubante, douleurs lombaires.

SN: hémiparésie, myalgie.

Divers: douleurs mammaires (femmes), fièvre.

INTERACTIONS

Médicament-médicament: Les autres **antinéoplasiques** ou la **radiothérapie** peuvent aggraver l'aplasie médullaire ▪ Le témozolomide peut réduire la réponse des anticorps aux **vaccins à virus vivants** et augmenter le risque de réactions indésirables.

VOIES D'ADMINISTRATION ET POSOLOGIE

PO (adultes): De 150 à 200 mg/m^2/jour, pendant 5 jours consécutifs, pour chaque cycle de traitement de 28 jours; les doses doivent être adaptées en fonction des numérations globulaires.

PRÉSENTATION

Capsules: 5 mg[Pr], 20 mg[Pr], 100 mg[Pr], 250 mg[Pr].

PHARMACODYNAMIE (effets sur les numérations globulaires)

	DÉBUT D'ACTION	PIC	DURÉE
PO (nombre de globules blancs)	inconnu	28 jours (de 1 à 44 jours)	14 jours
PO (nombre de plaquettes)	inconnu	26 jours (de 21 à 40 jours)	14 jours

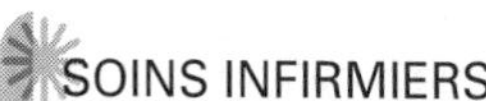

SOINS INFIRMIERS

ÉVALUATION DE LA SITUATION

SUIVRE DE PRÈS LES CONVULSIONS.

Tests de laboratoire: Noter la numération globulaire, la formule leucocytaire et le nombre de plaquettes. Le patient doit présenter un nombre absolu de polynucléaires neutrophiles ≥ 1,5 × 10^9/L et un nombre de plaquettes ≥ 100 × 10^9/L avant chaque cycle. On devrait noter la numération globulaire le 22e jour du cycle (21 jours après l'administration de la première dose) ou dans les 48 heures qui suivent, et toutes les semaines par la suite, jusqu'à ce que le nombre absolu de polynucléaires neutrophiles soit supérieur à 1,5 x 10^9/L et le nombre de plaquettes, supérieur à 100 x 10^9/L. Si le nombre absolu de polynucléaires neutrophiles est < 1,0 x 10^9/L ou si le nombre de plaquettes est < 50 x 10^9/L au cours d'un cycle de traitement, la dose administrée lors du cycle suivant devrait être réduite de 50 mg/m^2, sans qu'elle soit inférieure à 100 mg/m^2, qui est la dose la plus faible recommandée. Les femmes et les personnes âgées sont exposées à un risque plus élevé d'aplasie médullaire. Le nadir de la thrombocytopénie survient habituellement le 26e jour et celui de la neutropénie, le 28e jour. Les valeurs se rétablissent généralement dans les 14 jours suivant le nadir.

DIAGNOSTICS INFIRMIERS POSSIBLES

- Risque d'accident (Réactions indésirables).
- Connaissances insuffisantes sur le traitement médicamenteux (Enseignement au patient et à ses proches).

INTERVENTIONS INFIRMIÈRES

Les capsules devraient être prises, une à la fois, avec un grand verre d'eau, à la même heure tous les jours. Prendre le médicament à jeun ou à l'heure du coucher. Les capsules devraient être avalées telles quelles, sans qu'elles soient mâchées ou ouvertes. Si, par inadvertance, les capsules sont ouvertes ou brisées, il faut éviter d'inhaler la poudre. Il faut également éviter qu'elle entre en contact avec les muqueuses du nez ou de la bouche.

ENSEIGNEMENT AU PATIENT ET À SES PROCHES

- Expliquer au patient qu'il doit prendre le médicament à la même heure tous les jours, en respectant scrupuleusement la posologie recommandée. Les capsules devraient être emballées dans 5 sachets séparés ou dans de petits flacons portant une étiquette avec la mention « 1er jour », « 2e jour », « 3e jour », « 4e jour » et « 5e jour ». La couleur et la taille des capsules de chaque sachet peuvent être différentes. Conseiller au patient de communiquer avec le pharmacien ou le médecin prescripteur s'il a des doutes au sujet de l'emballage.
- Informer le patient qu'il peut prendre un antiémétique en cas de nausées et de vomissements.
- Recommander au patient de signaler à un professionnel de la santé la dyspnée, les maux de gorge, la fièvre, les frissons, les saignements ou ecchymoses inhabituels et la fatigue. Le prévenir qu'il doit éviter les foules et les personnes contagieuses. Lui conseiller d'utiliser une brosse à dents à poils doux et un rasoir électrique et de prendre garde aux chutes. Le prévenir également qu'il ne doit pas prendre de boissons alcoolisées ni de préparations contenant de l'aspirine ou des AINS, en raison des risques d'hémorragie gastro-intestinale.
- Conseiller à la patiente de prendre des mesures contraceptives non hormonales pendant toute la durée du traitement.
- Recommander au patient de ne pas se faire vacciner sans recommandation expresse d'un professionnel de la santé.
- Insister sur l'importance des examens de suivi permettant d'évaluer les bienfaits du traitement et les effets secondaires.

VÉRIFICATION DE L'EFFICACITÉ THÉRAPEUTIQUE

L'efficacité du traitement peut être démontrée par: le ralentissement de l'évolution du glioblastome multiforme ou de l'astrocytome réfractaire. Le traitement peut être poursuivi tant et aussi longtemps que la maladie n'évolue pas.

TENECTEPLASE,
voir Thrombolytiques

TÉRAZOSINE

Apo-Térazosin, Dom-Térazosin, Hytrin, Novo-Térazosin, Nu-Térazosin, PMS-Térazosin, Riva-Térazosin

CLASSIFICATION :

Antihypertenseur (antagoniste alpha$_1$-adrénergique à action périphérique), traitement symptomatique de l'hypertrophie bénigne de la prostate

Grossesse – catégorie C

INDICATIONS

Traitement de l'hypertension légère à modérée (en monothérapie ou en association avec d'autres agents, tels les diurétiques) ■ Traitement de l'obstruction des voies urinaires chez les patients atteints d'hyperplasie bénigne de la prostate.

MÉCANISME D'ACTION

Dilatation des artères et des veines par blocage des récepteurs alpha$_1$-adrénergiques post-synaptiques ■ Diminution des contractions des muscles lisses de la capsule prostatique. **Effets thérapeutiques :** Abaissement de la pression artérielle ■ Diminution des symptômes d'hyperplasie prostatique (mictions impérieuses, retard à la miction, nycturie).

PHARMACOCINÉTIQUE

Absorption : Bonne absorption par suite de l'administration par voie orale.

Distribution : Inconnue.

Métabolisme et excrétion : Une fraction de 50 % est métabolisée par le foie. Une fraction de 10 % est excrétée à l'état inchangé par les reins. Une fraction de 20 % est excrétée à l'état inchangé dans les fèces. Une fraction de 40 % est éliminée dans la bile.

Demi-vie : 12 heures.

CONTRE-INDICATIONS ET PRÉCAUTIONS/ MISES EN GARDE

Contre-indications : Hypersensibilité.

Précautions/mises en garde : Déshydratation, déplétion volémique ou sodique, risque accru d'hypotension ■ Grossesse, allaitement ou enfants (l'innocuité du médicament n'a pas été établie).

RÉACTIONS INDÉSIRABLES ET EFFETS SECONDAIRES

SNC : étourdissements, céphalées, faiblesse, somnolence, nervosité.

ORLO : congestion nasale, vision trouble, conjonctivite, sinusite.

Resp. : dyspnée.

CV : hypotension orthostatique induite par la première dose, arythmies, douleurs thoraciques, palpitations, œdème périphérique, tachycardie.

GI : nausées, douleurs abdominales, diarrhée, sécheresse de la bouche (xérostomie), vomissements.

GU : impuissance, mictions fréquentes.

Tég. : prurit.

Métab. : gain pondéral.

Loc. : arthralgie, douleurs lombaires, douleurs dans les membres.

SN : paresthésie.

Divers : fièvre.

INTERACTIONS

Médicament-médicament : Hypotension additive lors de l'administration concomitante d'autres **antihypertenseurs** ou de **dérivés nitrés** ou lors de la consommation de grandes quantités d'**alcool** ■ Les **anti-inflammatoires non stéroïdiens**, les **agents sympathomimétiques** ou les **œstrogènes** peuvent diminuer les effets antihypertenseurs de la térazosine.

VOIES D'ADMINISTRATION ET POSOLOGIE

La première dose devrait être prise au coucher.

Hypertension

- **PO (adultes) :** Initialement, 1 mg, puis augmenter lentement la dose jusqu'à concurrence de 5 mg par jour (écart posologique habituel de 1 à 5 mg par jour) ; on peut administrer le médicament en 1 seule dose ou en 2 doses fractionnées (ne pas dépasser 20 mg par jour).

Hyperplasie prostatique bénigne

- **PO (adultes) :** 1 mg, au coucher ; on peut augmenter la dose graduellement, à intervalles de une semaine, jusqu'à concurrence de 5 à 10 mg par jour.

PRÉSENTATION

Comprimés : 1 mg[Pr], 2 mg[Pr], 5 mg[Pr], 10 mg[Pr].

PHARMACODYNAMIE

	Début d'action	Pic	Durée
PO – hypertension	15 min†	6 – 8 semaines‡	24 h†
PO – hyperplasie prostatique	2 – 6 semaines	inconnu	inconnue

† Par suite de l'administration d'une seule dose.
‡ Par suite de l'administration de plusieurs doses par voie orale.

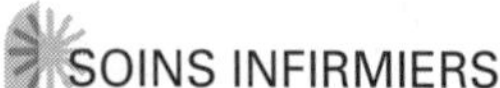

SOINS INFIRMIERS

ÉVALUATION DE LA SITUATION

- Mesurer la pression artérielle (en position couchée et debout) et le pouls à intervalles fréquents lors de l'adaptation posologique initiale et à intervalles réguliers pendant toute la durée du traitement. Signaler au médecin ou à un autre professionnel de la santé tout changement important.
- Observer le patient pour déceler les symptômes d'hypotension orthostatique et de syncope induits par la première dose. Ces symptômes peuvent se manifester de 30 minutes à 2 heures après l'administration de la dose initiale et, à l'occasion, par la suite. L'incidence des symptômes peut être reliée à la dose. Les patients présentant une déplétion volémique ou suivant un régime hyposodé peuvent être davantage prédisposés à ces effets.
- Effectuer le bilan quotidien des ingesta et des excreta et peser le patient tous les jours. L'observer quotidiennement, particulièrement au début du traitement, pour déceler la formation d'un œdème.

Hyperplasie prostatique bénigne :

- Suivre de près le patient avant le traitement et à intervalles réguliers pendant toute sa durée, pour déceler l'apparition des symptômes suivants d'hyperplasie prostatique : retard à la miction, sensation d'évacuation incomplète de la vessie, interruption du jet, puissance du jet et quantités d'urine éliminées insuffisantes, fuites post-mictionnelles, effort à la miction, dysurie, mictions impérieuses.
- Écarter la possibilité d'un cancer de la prostate avant d'amorcer le traitement ; les symptômes sont similaires.

DIAGNOSTICS INFIRMIERS POSSIBLES

- Risque d'accident (Effets secondaires).
- Connaissances insuffisantes sur le traitement médicamenteux (Enseignement au patient et à ses proches).
- Non-observance du traitement médicamenteux (Enseignement au patient et à ses proches).

INTERVENTIONS INFIRMIÈRES

- La térazosine peut être administrée en association avec un diurétique ou un bêta-bloquant afin de réduire la rétention sodique et hydrique. Si ces médicaments sont ajoutés au traitement par la térazosine, réduire initialement la dose de cette dernière, puis l'adapter pour obtenir l'effet souhaité.
- Administrer la dose quotidienne au coucher. Au besoin, on peut administrer l'agent deux fois par jour.

ENSEIGNEMENT AU PATIENT ET À SES PROCHES

- Expliquer au patient qu'il doit prendre la térazosine tous les jours, à la même heure. S'il n'a pu prendre le médicament au moment habituel, il doit le prendre aussitôt que possible, mais s'il ne l'a pas pris jusqu'au lendemain, il doit sauter cette dose. Le prévenir qu'il ne doit jamais remplacer une dose manquée par une double dose.
- Recommander au patient de se peser deux fois par semaine et d'examiner ses pieds et ses chevilles pour déceler les signes de rétention hydrique.
- Prévenir le patient que la térazosine peut provoquer des étourdissements ou de la somnolence. Lui conseiller de ne pas conduire et d'éviter les activités qui exigent sa vigilance jusqu'à ce qu'on ait la certitude que le médicament n'entraîne pas ces effets chez lui.
- Recommander au patient de changer lentement de position pour diminuer le risque d'hypotension orthostatique. Le prévenir qu'il devrait éviter de boire de l'alcool, de prendre des dépresseurs du SNC, de rester debout pendant de longues périodes, de prendre des douches chaudes et de faire de l'exercice par temps chaud en raison du risque d'effets orthostatiques accrus.
- Conseiller au patient de consulter un professionnel de la santé avant de prendre un médicament en vente libre contre la toux, le rhume ou les allergies.
- Recommander au patient qui doit subir une intervention chirurgicale d'avertir le professionnel de la santé qu'il suit un traitement par ce médicament.

- Prévenir le patient qu'il doit signaler à un professionnel de la santé les symptômes suivants: étourdissements fréquents, évanouissements, œdème des pieds ou de la partie inférieure des jambes.
- Insister sur l'importance des examens de suivi permettant d'évaluer l'efficacité du traitement.

Hypertension:

- Expliquer au patient qu'il est important de poursuivre le traitement en respectant scrupuleusement les recommandations du médecin, même s'il se sent mieux. La térazosine normalise la pression artérielle, mais ne guérit pas l'hypertension.
- Inciter le patient à suivre d'autres mesures de réduction de l'hypertension: perdre du poids, réduire sa consommation de sel, arrêter de fumer, boire de l'alcool avec modération, faire régulièrement de l'exercice et diminuer le stress.
- Montrer au patient et à ses proches comment mesurer la pression artérielle. Leur demander de prendre la pression artérielle au moins une fois par semaine et de signaler tout changement important à un professionnel de la santé.

VÉRIFICATION DE L'EFFICACITÉ THÉRAPEUTIQUE

L'efficacité du traitement peut être démontrée par: la baisse de la pression artérielle sans apparition d'effets secondaires ▪ la diminution des symptômes associés à l'hyperplasie prostatique. Les effets du médicament peuvent ne pas être manifestes pendant les 2 à 6 semaines qui suivent le début du traitement.

T

TERBINAFINE

Apo-Terbinafine, Gen-Terbinafine, Lamisil, Novo-Terbinafine, PMS-Terbinafine

CLASSIFICATION:

Antifongique (par voie générale)

Grossesse – catégorie B

Pour l'usage topique, voir Antifongiques topiques.

INDICATIONS

Traitement de l'onychomycose (infection fongique de l'ongle) due aux dermatophytes ▪ La voie orale peut être indiquée pour le traitement des dermatophyties (*Tinea corporis*, *Tinea cruris* et *Tinea pedis*), compte tenu du foyer, de la gravité ou de l'étendue de l'infection.

MÉCANISME D'ACTION

Altération de la synthèse de la paroi cellulaire fongique (biosynthèse de l'ergostérol) par inhibition de l'enzyme squalène-époxydase. **Effets thérapeutiques:** Destruction des cellules fongiques. **Spectre d'action:** Le médicament agit contre les dermatophytes et d'autres champignons.

PHARMACOCINÉTIQUE

Absorption: Une fraction de 70 à 80 % de la terbinafine est absorbée par suite de l'administration par voie orale.

Distribution: Le médicament se répartit dans tout l'organisme ; il pénètre dans le derme et l'épiderme et se concentre dans la couche cornée, les poils, le cuir chevelu et les ongles. Il pénètre dans le lait maternel.

Liaison aux protéines: 99 %.

Métabolisme et excrétion: La terbinafine est fortement métabolisée par le foie.

Demi-vie: *Plasma* – 22 jours ; prolongée dans la peau et les ongles.

CONTRE-INDICATIONS ET PRÉCAUTIONS/ MISES EN GARDE

Contre-indications: Hypersensibilité.

Précautions/mises en garde: Antécédents d'alcoolisme ▪ Insuffisance rénale ou hépatique (il est recommandé de réduire la dose en cas d'insuffisance hépatique chronique stable ou d'une Cl_{Cr} < 50 mL/ minute) ▪ Grossesse, allaitement ou enfants (l'innocuité du médicament n'a pas été établie).

RÉACTIONS INDÉSIRABLES ET EFFETS SECONDAIRES

GI: <u>anorexie</u>, <u>diarrhée</u>, <u>nausées</u>, <u>douleurs gastriques</u>, <u>vomissements</u>, altération du goût, hépatite médicamenteuse, modification de la perception gustative.

Tég.: NÉCROLYSE ÉPIDERMIQUE TOXIQUE, démangeaisons, rash.

Hémat.: neutropénie, pancytopénie.

Divers: SYNDROME DE STEVENS-JOHNSON.

INTERACTIONS

Médicament-médicament: L'**alcool** ou les autres **agents hépatotoxiques**, pris en concomitance, peuvent accentuer le risque d'hépatotoxicité ▪ La **rifampine** et les autres **agents qui induisent les enzymes hépatiques métabolisant les médica-**

ments peuvent diminuer l'efficacité de la terbinafine ▪ La **cimétidine** et les autres **agents qui inhibent les enzymes hépatiques métabolisant les médicaments** peuvent accroître l'efficacité de la terbinafine.

VOIES D'ADMINISTRATION ET POSOLOGIE

PO (adultes): *Infection des ongles (sauf du gros orteil)*: 250 mg, 1 fois par jour, pendant 6 semaines à 3 mois. *Infection de l'ongle du gros orteil*: 250 mg, 1 fois par jour, pendant 3 à 6 mois. *Tinea pedis*: 250 mg, 1 fois par jour, pendant 2 à 6 semaines. *Tinea corporis, Tinea cruris*: 250 mg, 1 fois par jour, pendant 2 à 4 semaines.

PRÉSENTATION

Comprimés: 250 mg[Pr].

PHARMACODYNAMIE (concentrations antifongiques dans les tissus)

	Début d'action	Pic	Durée
PO	plusieurs jours	plusieurs jours – semaines	plusieurs semaines

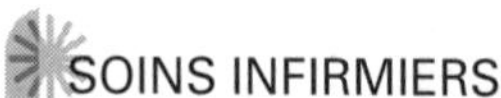

SOINS INFIRMIERS

ÉVALUATION DE LA SITUATION

- Suivre de près le patient à la recherche des signes et des symptômes d'infection (observer le lit de l'ongle) avant le traitement et à intervalles réguliers pendant toute sa durée.
- Prélever des échantillons pour la mise en culture avant d'amorcer le traitement. On peut commencer le traitement avant même que les résultats soient connus.

***Tests de laboratoire*:**

- Noter la numération globulaire et les résultats des tests de l'exploration fonctionnelle hépatique chez les patients recevant le traitement pendant plus de 6 semaines. Interrompre le traitement en cas de résultats anormaux.
- Si des signes d'infection secondaire se manifestent, suivre la numération des polynucléaires neutrophiles. Si le nombre de polynucléaires neutrophiles est $< 1 \times 10^9$/L, interrompre le traitement.
- La terbinafine peut entraîner une diminution du nombre absolu de lymphocytes.
- Mesurer les concentrations de potassium. La terbinafine peut entraîner l'hypokaliémie.

DIAGNOSTICS INFIRMIERS POSSIBLES

- Risque d'infection (Indications).
- Connaissances insuffisantes sur le traitement médicamenteux (Enseignement au patient et à ses proches).
- Non-observance du traitement médicamenteux (Enseignement au patient et à ses proches).

INTERVENTIONS INFIRMIÈRES

- NE PAS CONFONDRE AVEC LA LAMOTRIGINE (LAMICTAL).
- On peut administrer la terbinafine sans égard aux repas.

ENSEIGNEMENT AU PATIENT ET À SES PROCHES

- Expliquer au patient qu'il doit respecter scrupuleusement la posologie recommandée et prendre la terbinafine tous les jours, à la même heure, pendant toute la durée du traitement, même s'il se sent mieux.
- Expliquer au patient qu'il doit prévenir un professionnel de la santé en cas de signes et de symptômes de dysfonctionnement hépatique (fatigue inhabituelle, anorexie, nausées, vomissements, ictère, urine foncée ou selles blanchâtres). Le traitement par la terbinafine devrait être interrompu dans ce cas.
- Recommander au patient de consulter un professionnel de la santé avant de prendre des médicaments d'ordonnance ou des préparations en vente libre pendant le traitement par la terbinafine.

VÉRIFICATION DE L'EFFICACITÉ THÉRAPEUTIQUE

***L'efficacité du traitement peut être démontrée par*:** la disparition des signes cliniques de l'infection fongique des ongles, confirmée par les résultats des tests de laboratoire. Une durée de traitement insuffisante peut entraîner la récurrence de l'infection.

TERBUTALINE

Bricanyl

***CLASSIFICATION*:**

Bronchodilatateur (agoniste bêta-adrénergique)

Grossesse – catégorie B

INDICATIONS

Bronchodilatation en cas d'obstruction réversible des voies respiratoires attribuable à l'asthme ou à la bronchopneumopathie chronique obstructive (BPCO). **Usages non approuvés :** Interruption du travail prématuré (effet tocolytique).

MÉCANISME D'ACTION

Accumulation de l'adénosine monophosphate cyclique (AMPc) au niveau des récepteurs bêta-adrénergiques ▪ Bronchodilatation ▪ Inhibition de la libération des médiateurs déclenchant les réactions d'hypersensibilité immédiate des mastocytes ▪ Spécificité relative au niveau des récepteurs bêta$_2$-adrénergiques (pulmonaires) et moindre au niveau des récepteurs bêta$_1$-adrénergiques (cardiaques). **Effets thérapeutiques :** Bronchodilatation.

PHARMACOCINÉTIQUE

Absorption : Une fraction de 35 à 50 % du médicament est absorbée par suite de l'administration par voie orale, mais elle subit rapidement un métabolisme de premier passage. Par suite de l'inhalation, l'absorption est minime.

Distribution : La terbutaline pénètre dans le lait maternel.

Métabolisme et excrétion : La terbutaline est partiellement métabolisée par le foie.

Demi-vie : Inconnue.

CONTRE-INDICATIONS ET PRÉCAUTIONS/ MISES EN GARDE

Contre-indications : Hypersensibilité aux amines adrénergiques ▪ Tachyarythmie.

Précautions/mises en garde : Maladie cardiaque ▪ Hypertension ▪ Hyperthyroïdie ▪ Diabète ▪ Glaucome ▪ Personnes âgées (davantage prédisposées aux réactions indésirables ; il est recommandé de réduire la dose) ▪ Usage excessif pouvant entraîner la tolérance aux effets du médicament et un bronchospasme paradoxal (inhalateur) ▪ Grossesse (près du terme), allaitement et enfants < 2 ans (l'innocuité du médicament n'a pas été établie).

RÉACTIONS INDÉSIRABLES ET EFFETS SECONDAIRES

SNC : nervosité, agitation, tremblements, céphalées, insomnie.

Resp. : BRONCHOSPASME PARADOXAL (usage excessif des inhalateurs).

CV : angine, arythmies, hypertension, tachycardie.

GI : nausées, vomissements.

End. : hyperglycémie.

INTERACTIONS

Médicament-médicament : Risque accru d'effets adrénergiques additifs lors de l'administration simultanée d'autres **agents adrénergiques** (sympathomimétiques) ▪ Risque de crise hypertensive lors de l'administration concomitante d'**IMAO** ▪ Les **bêtabloquants** peuvent contrecarrer les effets du médicament.

VOIES D'ADMINISTRATION ET POSOLOGIE

PO (adultes et enfants > 15 ans) : *Bronchodilatation* – de 2,5 à 5 mg, 3 fois par jour ; administrer toutes les 6 heures (ne pas dépasser 15 mg/24 heures). *Tocolyse* (usage non approuvé) – 2,5 mg, toutes les 4 à 6 heures jusqu'à l'accouchement.

PO (enfants de 12 à 15 ans) : 2,5 mg, 3 fois par jour ; administrer toutes les 6 heures (ne pas dépasser 7,5 mg/24 heures).

PO (enfants de 6 à 11 ans) : *< 20 kg* – de 0,625 à 1,25 mg, 3 fois/24 heures ; *de 20 à 30 kg* – de 1,25 à 2,5 mg, 3 fois/24 heures ; *> 30 kg* – 2,5 mg, 3 fois/24 heures.

Inhalation (adultes et enfants ≥ 6 ans) : 1 inhalation (500 µg/dose), toutes les 4 à 6 heures, au besoin (ne pas dépasser 6 inhalations/24 heures).

PRÉSENTATION

Comprimés : 2,5 mg[Pr], 5 mg[Pr] ▪ **Turbuhaler pour inhalation :** 500 µg/dose[Pr].

PHARMACODYNAMIE (bronchodilatation)

	Début d'action	Pic	Durée
PO	en 60 – 120 min	en 2 – 3 h	4 – 8 h
Inhalation	5 – 30 min	1 – 2 h	3 – 6 h

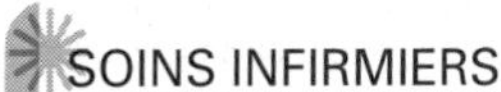

SOINS INFIRMIERS

ÉVALUATION DE LA SITUATION

Bronchodilatateur :

- Ausculter le murmure vésiculaire ; déterminer les caractéristiques des respirations et mesurer la pression artérielle et le pouls avant d'administrer le médicament et pendant le pic de son effet. Noter la quantité, la couleur et les caractéristiques des expectorations produites et signaler au médecin ou à un autre professionnel de la santé tout résultat anormal.

- Noter les résultats des tests de l'exploration fonctionnelle pulmonaire, avant le début du traitement et à intervalles réguliers pendant toute sa durée, pour déterminer l'efficacité du médicament.
- SUIVRE DE PRÈS L'APPARITION D'UN BRONCHOSPASME PARADOXAL (RESPIRATION SIFFLANTE). S'IL SURVIENT, ARRÊTER L'ADMINISTRATION DU MÉDICAMENT ET PRÉVENIR IMMÉDIATEMENT LE MÉDECIN OU UN AUTRE PROFESSIONNEL DE LA SANTÉ.
- Observer le patient pour déceler tout signe de tolérance ou de bronchospasme rebond. Suivre de près les patients qui ont besoin de plus de 3 inhalations en 24 heures. Si le soulagement est mineur ou absent après 3 à 5 inhalations en 6 à 12 heures, il n'est pas recommandé de suivre le traitement par le Turbuhaler seul.

Travail prématuré :

- Mesurer le pouls et la pression artérielle de la mère, noter la fréquence et la durée des contractions ainsi que la fréquence cardiaque du fœtus. Avertir le médecin ou un autre professionnel de la santé si les contractions persistent, si leur fréquence ou durée augmentent ou si des symptômes de détresse maternelle ou fœtale surviennent. Les effets secondaires chez la mère incluent la tachycardie, les palpitations, les tremblements, l'anxiété et les céphalées.
- Suivre de près la fonction respiratoire de la mère pour déceler les symptômes suivants d'œdème pulmonaire : fréquence respiratoire accrue, dyspnée, râles et crépitations, crachats mousseux.
- Suivre de près l'apparition des symptômes d'hypoglycémie chez la mère et chez le nouveau-né (anxiété, frissons, sueurs froides, confusion, peau pâle et froide, difficulté de concentration, somnolence, faim excessive, céphalées, irritabilité, nausées, nervosité, pouls rapide, tremblements, fatigue ou faiblesse inhabituelles) et d'hypokaliémie chez la mère (faiblesse, fatigue, apparition d'une onde U sur l'ÉCG, arythmies).

Tests de laboratoire :

- La terbutaline peut entraîner une diminution passagère des concentrations sériques de potassium lors de l'administration de doses supérieures à celles recommandées.
- Noter les concentrations de glucose et d'électrolytes chez la mère. La terbutaline peut provoquer l'hypokaliémie et l'hypoglycémie. Mesurer les concentrations sériques de glucose chez le nouveau-né, car l'hypokaliémie peut également survenir dans son cas.

Toxicité et surdosage :

- Les symptômes de surdosage incluent l'agitation persistante, la gêne ou des douleurs thoraciques, l'abaissement de la pression artérielle, des étourdissements, l'hyperglycémie, l'hypokaliémie, les convulsions, les tachyarythmies, des tremblements persistants et des vomissements.
- Le traitement inclut l'interruption de l'administration des agonistes bêta-adrénergiques et du traitement de soutien. Il faut administrer les bêta-bloquants cardiosélectifs avec prudence, car ils peuvent déclencher des bronchospasmes.

DIAGNOSTICS INFIRMIERS POSSIBLES

- Dégagement inefficace des voies respiratoires (Indications).
- Connaissances insuffisantes sur le traitement médicamenteux (Enseignement au patient et à ses proches).

INTERVENTIONS INFIRMIÈRES

PO :

- Administrer le médicament avec des repas pour réduire l'irritation gastrique.
- Dans le cas des patients éprouvant des difficultés de déglutition, on peut écraser les comprimés et les mélanger à des aliments ou à des liquides.

ENSEIGNEMENT AU PATIENT ET À SES PROCHES

- Conseiller au patient de respecter scrupuleusement la posologie recommandée. S'il doit prendre le médicament à intervalles réguliers et s'il a sauté une dose, il devra la prendre le plus rapidement possible et espacer les doses restantes de façon à pouvoir les prendre à intervalles égaux. Le prévenir qu'il ne doit pas remplacer une dose manquée par une double dose ni dépasser la dose recommandée, car il s'expose au risque d'effets nocifs, de bronchospasme paradoxal ou d'une baisse de l'efficacité du médicament.
- Conseiller au patient de prévenir immédiatement un professionnel de la santé si les essoufflements ne sont pas soulagés par le médicament ou s'ils s'accompagnent de diaphorèse, d'étourdissements, de palpitations ou de douleurs thoraciques.

- Signaler au patient qu'il doit consulter un professionnel de la santé avant de prendre un médicament en vente libre et d'éviter de consommer de l'alcool en même temps qu'il prend ce médicament. Mettre en garde le patient contre l'usage du tabac et d'autres agents irritants des voies respiratoires.

Inhalation :

- Faire une démonstration de l'utilisation correcte du Turbuhaler (le mode d'emploi est expliqué à l'annexe G). Attendre de 1 à 5 minutes avant d'administrer la dose suivante. Il faut nettoyer la partie extérieure de l'embout buccal chaque semaine avec un linge sec. Si du liquide entre dans l'inhalateur, son fonctionnement peut être entravé.
- Prévenir le patient qui prend d'autres médicaments par inhalation qu'il doit commencer par le bronchodilatateur et attendre 15 minutes avant d'inhaler les autres médicaments, sauf recommandation contraire.
- Recommander au patient de se rincer la bouche avec de l'eau après chaque inhalation pour réduire la sécheresse buccale.
- Recommander au patient de boire suffisamment de liquides (de 2 000 à 3 000 mL/jour) pour diminuer la viscosité des sécrétions tenaces.
- Conseiller au patient de consulter un professionnel de la santé si les symptômes respiratoires ne sont pas soulagés ou s'ils s'aggravent après le traitement ou, encore, s'il manifeste des douleurs thoraciques, des céphalées, des étourdissements graves, des palpitations, de la nervosité ou de la faiblesse.
- Conseiller au patient d'informer un professionnel de la santé s'il vide un Turbuhaler en moins de 2 semaines.

Travail prématuré : Recommander à la patiente de prévenir immédiatement le médecin si le travail reprend ou si des effets secondaires importants surviennent.

T

VÉRIFICATION DE L'EFFICACITÉ THÉRAPEUTIQUE

L'efficacité du traitement peut être démontrée par : la prévention ou le soulagement du bronchospasme ■ une respiration plus facile ■ l'interruption du travail prématuré si l'âge de gestation du fœtus se situe entre 20 et 36 semaines.

TERCONAZOLE,
voir Antifongiques vaginaux

TESTOSTÉRONE

base de testostérone
Ce médicament n'est pas commercialisé au Canada.

cypionate de testostérone
Depo-Testostérone, Scheinpharm Testone-Cyp

énanthate de testostérone
Delatestryl, PMS-Testostérone

propionate de testostérone
Testostérone propionate

timbre transdermique de testostérone
Androderm

undécanoate de testostérone
Andriol

CLASSIFICATION :
Hormone androgène et stéroïde anabolisant
Grossesse – catégorie X

INDICATIONS

Traitement de l'hypogonadisme chez les hommes présentant un déficit en androgènes ■ Traitement du retard pubertaire chez les hommes ■ Traitement palliatif du cancer du sein sensible aux androgènes ■ Traitement androgénique adjuvant chez la femme.

MÉCANISME D'ACTION

Hormone responsable de la croissance et du développement normal des organes sexuels masculins ■ Maintien des caractères sexuels secondaires chez l'homme : croissance et maturation de la prostate, des vésicules séminales, du pénis et du scrotum ■ développement de la pilosité et répartition caractéristique des poils chez l'homme ■ épaississement des cordes vocales ■ modification de la musculature corporelle et de la répartition des tissus adipeux. **Effets thérapeutiques :** Correction du déficit hormonal caractérisant l'hypogonadisme ■ Déclenchement de la puberté chez l'homme ■ Suppression de la croissance des tumeurs dans le cas de certaines formes de cancer du sein.

PHARMACOCINÉTIQUE

Absorption : Bonne absorption depuis les points d'injection IM. Les sels de cypionate, de propionate et d'énanthate sont absorbés lentement. Bonne absorption par la peau (la peau du scrotum est de 5 à 30 fois plus perméable que les autres emplacements).

Distribution : La testostérone traverse probablement le placenta et pénètre dans le lait maternel.

Métabolisme et excrétion : Métabolisme hépatique.

Demi-vie : *Base* – de 10 à 100 minutes ; *cypionate* – 8 jours.

CONTRE-INDICATIONS ET PRÉCAUTIONS/ MISES EN GARDE

Contre-indications : Hypersensibilité ■ Grossesse et allaitement ■ Patients de sexe masculin atteints de cancer du sein ou de la prostate ■ Hypercalcémie ■ Maladie hépatique, rénale ou cardiaque grave ■ Hypersensibilité à la tartrazine (l'administration des agents contenant cet ingrédient est déconseillée dans ce cas).

Précautions/mises en garde : Diabète ■ Coronaropathie ■ Antécédents de maladie hépatique ■ Prépuberté masculine.

RÉACTIONS INDÉSIRABLES ET EFFETS SECONDAIRES

ORLO : voix caverneuse.

CV : œdème.

GI : modifications de l'appétit, hépatite médicamenteuse, nausées, vomissements.

GU : irritation de la vessie, irrégularités menstruelles, hypertrophie de la prostate.

End. : *femmes* – modifications de la libido, hypertrophie du clitoris, diminution du volume des seins ; *hommes* – acné, croissance de la pilosité faciale, gynécomastie, impuissance, oligospermie, priapisme.

HÉ : hypercalcémie.

Locaux : irritation chronique de la peau (timbres transdermiques), douleurs au point d'injection.

INTERACTIONS

Médicament-médicament : La testostérone ralentit le métabolisme et peut augmenter l'effet de la **warfarine**, des **hypoglycémiants oraux** et des **glucocorticoïdes** ■ La testostérone peut également intensifier l'effet de l'**insuline** ■ Hépatotoxicité additive lors de l'administration simultanée d'autres **agents hépatotoxiques**.

VOIES D'ADMINISTRATION ET POSOLOGIE

Hormonothérapie substitutive

- **IM (adultes) :** De 25 à 50 mg, 2 ou 3 fois par semaine (propionate) *ou* de 50 à 400 mg, toutes les 2 à 4 semaines (énanthate) *ou* de 200 à 400 mg, toutes les 3 ou 4 semaines (cypionate).

Hypogonadisme

- **IM (adultes) :** De 200 à 400 mg, toutes les 4 semaines (cypionate ou énanthate) *ou* de 10 à 25 mg, de 2 à 5 fois par semaine (propionate).
- **Timbre transdermique (adultes) :** *Androderm* (hommes)– 2 timbres (5 mg), à appliquer toutes les 24 heures.

Retard de la puberté chez l'homme

- **IM (enfants > 12 ans) :** Jusqu'à 100 mg par mois pendant une période pouvant aller jusqu'à 6 mois.

Traitement palliatif du cancer du sein

- **IM (adultes) :** De 50 à 100 mg, 3 fois par semaine (propionate) *ou* de 200 à 400 mg, toutes les 2 à 4 semaines (énanthate).

Traitement par voie orale (sauf cancer du sein)

- **PO (adultes et adolescents) :** Undécanoate : initialement, de 120 à 160 mg en 2 doses fractionnées, pendant 2 ou 3 semaines ; par la suite, une dose d'entretien de 40 mg à 120 mg par jour.

PRÉSENTATION (version générique disponible)

Suspension stérile de testostérone pour injection (base) : Ce médicament n'est pas commercialisé au Canada ■ **Cypionate de testostérone en injection (dans de l'huile) :** 100 mg/mL, en fioles de 10 mL[C] ■ **Énanthate de testostérone en injection (dans de l'huile) :** 200 mg/mL, en fioles de 5 et de 10 mL[C] ■ **Propionate de testostérone en injection (dans de l'huile) :** 100 mg/mL, en fioles de 10 mL[C] ■ **Timbres transdermiques de testostérone :** *Androderm* – 2,5 mg/jour, 60 par paquet[C] ■ **Undécanoate de testostérone (capsules) :** 40 mg[C] ■ **En association avec :** œstradiol[C].

PHARMACODYNAMIE (effets androgènes†)

	Début d'action	Pic	Durée
IM – base	inconnu	inconnu	1 – 3 jours
IM – cypionate, énanthate	inconnu	inconnu	2 – 4 semaines
IM – propionate	inconnu	inconnu	1 – 3 jours
Timbre transdermique	inconnu	2 – 4 h‡	2 h§

† La réponse individuelle varie fortement ; les effets peuvent survenir après plusieurs mois de traitement.

‡ Concentrations plasmatiques de testostérone après l'application de timbres (les plateaux sont atteints après 3 à 4 semaines).

§ Après le retrait du timbre.

T

SOINS INFIRMIERS

ÉVALUATION DE LA SITUATION

Effectuer le bilan des ingesta et des excreta, peser le patient 2 fois par semaine et suivre de près l'apparition d'un œdème. Signaler toute modification importante traduisant une rétention hydrique.

Hommes :

- Suivre de près l'apparition de la puberté précoce chez les garçons (acné, foncissement de la peau, développement des caractères sexuels secondaires masculins – augmentation de la taille du pénis, érections fréquentes, croissance de la pilosité corporelle). On devrait effectuer tous les 6 mois des examens radiologiques permettant d'évaluer l'âge osseux et de déterminer la vitesse de maturation des os et les effets de l'hormone sur la soudure des épiphyses.
- Suivre de près l'augmentation du volume des seins, les érections persistantes et le besoin accru d'uriner. Déceler les difficultés de miction chez les patients âgés, en raison du risque d'hypertrophie de la prostate.

Femmes :

- Déceler les signes de virilisation : raucité de la voix, croissance ou chute exagérée des poils, hypertrophie du clitoris, acné, irrégularités menstruelles.
- Chez les femmes souffrant de cancer métastatique du sein, suivre de près l'apparition des symptômes d'hypercalcémie : nausées, vomissements, constipation, léthargie, perte de tonus musculaire, soif, polyurie.

Tests de laboratoire :

- Noter les concentrations d'hémoglobine et l'hématocrite à intervalles réguliers pendant toute la durée du traitement. La testostérone peut entraîner la polycythémie.
- Évaluer les résultats des tests de l'exploration fonctionnelle hépatique et les concentrations sériques de cholestérol à intervalles réguliers pendant toute la durée du traitement ; la testostérone peut entraîner l'élévation des concentrations d'AST et de bilirubine, l'élévation ou la diminution des concentrations de cholestérol et la suppression des facteurs de coagulation II, V, VII et X.
- Examiner les concentrations sériques et urinaires de calcium et les concentrations sériques de phosphatase alcaline en cas de cancer métastatique.
- La testostérone peut modifier la glycémie à jeun, les résultats des tests de tolérance au glucose, des tests de l'exploration fonctionnelle thyroïdienne et des tests à la méthyrapone. L'augmentation des concentrations de créatine et la diminution de la clairance de la créatinine peuvent se poursuivre jusqu'à deux semaines après l'arrêt du traitement. La testostérone peut entraîner l'élévation des concentrations sériques de chlorure, de potassium, de phosphate et de sodium.
- La testostérone peut entraîner l'élévation des concentrations du 17-cétostéroïde dosé dans les urines de 24 heures.
- La testostérone peut entraîner la diminution de la quantité de globulines liées aux corticostéroïdes et celle de globulines liées aux hormones stéroïdes sexuelles ; les concentrations d'hormones libres restent inchangées. La testostérone peut également entraîner une diminution des concentrations de l'hormone folliculostimulante (FSH), de l'hormone lutéinisante (LH) et de la quantité de sperme.
- *Timbre transdermique* : Mesurer les concentrations de phosphatase acide prostatique et de l'antigène prostatique spécifique à intervalles réguliers pendant toute la durée du traitement par un timbre transdermique. On devrait mesurer les concentrations sériques de testostérone de 2 à 4 heures après l'application du timbre, après 3 à 4 semaines d'utilisation.
- Les concentrations de LH et les concentrations sériques d'ALT devraient être déterminées tous les 6 mois au cours d'un traitement androgène visant la modification de sexe, pour évaluer l'issue du traitement et ses effets secondaires.

DIAGNOSTICS INFIRMIERS POSSIBLES

- Dysfonctionnement sexuel (Indications, Effets secondaires).
- Connaissances insuffisantes sur le traitement médicamenteux (Enseignement au patient et à ses proches).

INTERVENTIONS INFIRMIÈRES

On devrait inciter tous les patients alités à faire des exercices d'amplitude du mouvement, afin de prévenir la résorption osseuse du calcium.

IM : Administrer la solution profondément dans le muscle fessier. À une basse température, des cristaux peuvent se former dans la solution ; pour les dissoudre, réchauffer et agiter la fiole. Si l'on utilise une seringue ou une aiguille humide, la solution

T

devient trouble, mais sa puissance n'est pas modifiée pour autant.

Timbre transdermique :

- Appliquer les timbres sur une peau propre, sèche et dépourvue de poils. La peau peut être rasée à sec ; ne pas utiliser de produits dépilatoires. On peut appliquer de nouveau le timbre après le bain, la douche ou la natation. *Androderm* est appliqué sur la peau du dos, de l'abdomen, des avant-bras ou des cuisses.
- En cas d'irritation cutanée, retirer le timbre et appliquer une petite quantité de crème d'hydrocortisone topique en vente libre ; on peut appliquer une petite quantité de crème de triamcinolone à 0,1 %[Pr] sur la peau située sous la partie centrale du timbre *Androderm*, sans que cela affecte l'absorption de la testostérone. Ne pas appliquer d'onguent en prétraitement, car l'absorption de la testostérone peut être considérablement réduite.

ENSEIGNEMENT AU PATIENT ET À SES PROCHES

- Recommander au patient de signaler rapidement les signes et les symptômes suivants : chez les hommes, le priapisme (érection prolongée et souvent douloureuse) ou la gynécomastie ; chez les femmes, la virilisation (pouvant être renversée si le traitement est arrêté dès que de tels changements deviennent notables), l'hypercalcémie (nausées, vomissements, constipation et faiblesse), l'œdème (gain pondéral inattendu, enflure des pieds), l'hépatite (jaunissement de la peau ou des yeux et douleurs abdominales) ou les saignements ou ecchymoses inhabituels.
- Expliquer au patient la raison pour laquelle l'usage de ce médicament dans le but d'augmenter la performance athlétique est déconseillé. Dans ce cas, la testostérone n'est ni sûre ni efficace, et elle peut provoquer des effets secondaires graves.
- Recommander à la patiente de prévenir immédiatement un professionnel de la santé si elle pense être enceinte ou si elle souhaite le devenir.
- Recommander au patient diabétique de suivre de près sa glycémie afin de déceler toute modification.
- Insister sur l'importance des examens physiques, diagnostiques, biochimiques et radiologiques à intervalles réguliers permettant d'évaluer les bienfaits du traitement.
- Prévenir les parents que l'enfant prépubertaire doit se soumettre tous les 6 mois à des examens radiologiques permettant d'évaluer l'âge osseux et de déterminer la vitesse de maturation des os et les effets de l'hormone sur la soudure des épiphyses.

Timbre transdermique : Recommander au patient de prévenir un professionnel de la santé si chez sa partenaire sexuelle certains signes de virilisation apparaissent.

VÉRIFICATION DE L'EFFICACITÉ THÉRAPEUTIQUE

L'efficacité du traitement peut être démontrée par : la disparition des signes de déficit en androgènes sans apparition d'effets secondaires ; le traitement doit habituellement se limiter à une période de 3 à 6 mois et être suivi d'une évaluation de l'âge osseux ou de la maturation des os ■ la diminution de la taille des tumeurs et le ralentissement de la propagation des métastases en cas de cancer du sein chez les femmes ménopausées. En cas de traitement antinéoplasique, la réponse peut ne survenir que 3 mois plus tard ; si l'on note des signes d'évolution de la maladie, il faut arrêter ce traitement.

TÉTRACYCLINES

doxycycline
Apo-Doxy, Doxycin, Novo-Doxylin, Nu-Doxycycline, Vibramycin, Vitra-Tabs

minocycline
Alti-Minocycline, Apo-Minocycline, Gen-Minocycline, Minocin, Novo-Minocycline, PMS-Minocycline, Rhoxal-Minocycline, Riva-Minocycline

tétracycline
Apo-Tetra, Novotetra, Nu-Tetra

CLASSIFICATION :
Anti-infectieux

Grossesse – catégorie D

INDICATIONS

Traitement d'infections des voies respiratoires, gastro-intestinales, génito-urinaires, de la peau et des tissus mous ainsi que de diverses infections attribuables à des micro-organismes inhabituels, incluant : *Mycoplasma* ■ *Chlamydia* ■ *Rickettsia* ■ *Borellia burgdorferi* ■ Traitement de la gonorrhée et de la syphilis chez les patients allergiques à la pénicilline ■ Traitement de l'acné inflammatoire ■

Doxycycline : Prophylaxie de la malaria ■ **Tétracycline** : Traitement de l'ulcère à *H. pylori.*

MÉCANISME D'ACTION

Inhibition de la synthèse des protéines bactériennes au niveau du ribosome 30S. **Effets thérapeutiques** : Effet bactériostatique contre les bactéries sensibles. **Spectre d'action** : Les tétracyclines sont actives contre certains agents pathogènes Gram positif incluant : *Bacillus anthracis* ■ *Clostridium perfringens* ■ *Clostridium tetani* ■ *Listeria monocytogenes* ■ *Nocardia* ■ *Propionibacterium acnes* ■ *Actinomyces israelii* ■ Elles sont actives contre certains agents pathogènes Gram négatif incluant : *Hæmophilus influenzæ* ■ *Legionella pneumophila* ■ *Yersinia enterocolitica* ■ *Y. pestis* ■ *Neisseria gonorrhœæ* ■ *N. meningitidis* ■ Elles sont également actives contre plusieurs autres agents pathogènes incluant : *Mycoplasma* ■ *Treponema pallidum* ■ *Chlamydia* ■ *Rickettsia* ■ *B. burgdorferi* (maladie de Lyme).

PHARMACOCINÉTIQUE

Absorption : *Tétracycline* – une fraction de 60 à 80 % du médicament est absorbée par suite de l'administration par voie orale. *Doxycycline*, *mynocycline* – bonne absorption depuis le tractus gastro-intestinal.

Distribution : Les tétracyclines se répartissent dans tout l'organisme et pénètrent en faible quantité dans le liquide céphalorachidien. Elles traversent le placenta et pénètrent dans le lait maternel.

Métabolisme et excrétion : *Doxycycline* – une fraction de 20 à 40 % est excrétée à l'état inchangé dans l'urine ; elle est partiellement inactivée dans l'intestin ; une certaine fraction entre dans la circulation entérohépatique, puis est excrétée dans la bile et les fèces. *Minocycline* – une fraction de 5 à 20 % est excrétée à l'état inchangé dans l'urine ; elle subit un certain métabolisme hépatique, entre dans la circulation entérohépatique, puis elle est excrétée dans la bile et les fèces. *Tétracycline* – en grande partie, l'agent est excrété à l'état inchangé par les reins.

Demi-vie : *Doxycycline* – de 14 à 17 heures (prolongée en présence d'une insuffisance rénale grave). *Minocycline* – de 11 à 26 heures. *Tétracycline* – de 6 à 12 heures.

CONTRE-INDICATIONS ET PRÉCAUTIONS/ MISES EN GARDE

Contre-indications : Hypersensibilité ■ Grossesse (risque de coloration sombre permanente des dents chez les nourrissons, si le médicament est administré durant la dernière moitié de la grossesse) ■ Allaitement ■ Enfants < 9 ans (coloration sombre permanente des dents) ■ Myasthénie grave.

Précautions/mises en garde : Patients cachectiques ou débilités ■ Maladie rénale ■ Insuffisance hépatique (doxycycline, minocycline) ■ Diabète insipide néphrogénique.

RÉACTIONS INDÉSIRABLES ET EFFETS SECONDAIRES

SNC : hypertension intracrânienne bénigne (plus élevée chez les enfants) ; *minocycline* – étourdissements.

ORLO : *minocycline* – réactions vestibulaires.

GI : diarrhée, nausées, vomissements, œsophagite, hépatotoxicité, pancréatite.

Tég. : photosensibilité, rash ; *minocycline* – pigmentation de la peau et des muqueuses.

Hémat. : dyscrasie.

Divers : réactions d'hypersensibilité, surinfection.

INTERACTIONS

Médicament-médicament : Les tétracyclines peuvent intensifier l'effet de la **warfarine** ■ Les tétracyclines peuvent diminuer l'efficacité des **contraceptifs oraux à base d'œstrogènes** ■ Les **antiacides**, le **calcium**, le **fer** et le **magnésium** forment avec les tétracyclines un chélate insoluble en en diminuant ainsi l'absorption ; l'effet est moindre dans le cas de la doxycycline ■ Le **sucralfate**, administré simultanément, peut se lier à la tétracycline et empêcher son absorption depuis le tractus gastro-intestinal ■ La **cholestyramine** ou le **colestipol**, administrés simultanément, diminuent l'absorption des tétracyclines administrées par voie orale ■ Les **antidiarrhéiques adsorbants** peuvent diminuer l'absorption des tétracyclines ■ Les **barbituriques**, la **carbamazépine** ou la **phénytoïne** peuvent diminuer l'activité de la doxycycline.

Médicament-aliments : Le **calcium** contenu dans les aliments ou les produits laitiers diminue l'absorption des tétracyclines en formant avec elles des chélates insolubles.

VOIES D'ADMINISTRATION ET POSOLOGIE

Doxycycline

D'autres schémas posologiques que les suivants sont utilisés.

- **PO (adultes et enfants > 9 ans)** : *La plupart des infections* – 100 mg, toutes les 12 heures, le premier jour, puis 100 mg, 1 fois par jour, *ou* de 100 à 200 mg par jour, en 1 ou 2 prises. *Chla-*

mydia – 100 mg, toutes les 12 heures, pendant 7 à 10 jours. *Prophylaxie de la malaria* – 100 mg, 1 fois par jour ; commencer 1 ou 2 jours avant l'entrée dans la région impaludée et continuer pendant 4 semaines après l'avoir quittée. *Maladie de Lyme* – 100 mg, deux fois par jour pendant 10 à 30 jours.

Minocycline

- **PO (adultes)** : Initialement, 100 ou 200 mg en dose d'attaque, puis 100 mg, toutes les 12 heures, *ou* 50 mg, toutes les 6 heures. *Traitement de l'acné* – initialement, 100 mg par jour, puis 50 mg par jour en dose d'entretien.
- **PO (enfants > 9 ans)** : Initialement, 4 mg/kg, puis 2 mg/kg, toutes les 12 heures.

Tétracycline

- **PO (adultes)** : De 250 à 500 mg, toutes les 6 heures *ou* de 500 mg à 1 g, toutes les 12 heures. *Traitement prolongé de l'acné* – de 500 mg à 2 g par jour, pendant 3 semaines, puis diminuer la dose pour la passer à 125 mg à 1 g par jour. *Traitement de l'ulcère à H. pylori* – 500 mg, 4 fois par jour, en association avec le métronidazole, le sous-salicylate de Bismuth et un inhibiteur de la pompe à protons.
- **PO (enfants > 9 ans)** : 25 mg/kg/jour (50 mg/kg/jour au maximum), en 2 à 4 doses divisées.

PRÉSENTATION

- **Doxycycline (version générique disponible)**
  Comprimés : 100 mg[Pr] ■ **Capsules** : 100 mg[Pr].
- **Minocycline (version générique disponible)**
  Capsules : 50 mg[Pr], 100 mg[Pr].
- **Tétracycline (version générique disponible)**
  Capsules : 250 mg[Pr] ■ **Suspension orale** : 125 mg/5 mL[Pr].

PHARMACODYNAMIE (concentrations sanguines)

	Début d'action	Pic	Durée
Doxycycline – PO	1 – 2 h	1,5 – 4 h	12 h
Minocycline – PO	rapide	2 – 3 h	6 – 12 h
Tétracycline – PO	1 – 2 h	2 – 4 h	6 – 12 h

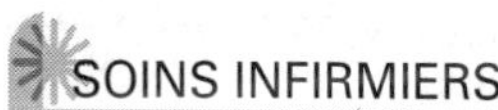

SOINS INFIRMIERS

ÉVALUATION DE LA SITUATION

Infection :

- Observer le patient au début du traitement et pendant toute sa durée pour déceler les signes suivants d'infection : altération des signes vitaux, aspect de la plaie, des crachats, de l'urine et des selles, numération des leucocytes.
- Prélever des échantillons pour la mise en culture et les antibiogrammes avant le début du traitement. La première dose peut être administrée avant même que les résultats soient connus.

Tests de laboratoire :

- Examiner les résultats des tests de l'exploration fonctionnelle hépatique et rénale et la numération globulaire à intervalles réguliers tout au long du traitement prolongé.
- Les tétracyclines peuvent entraîner l'élévation des concentrations d'AST et d'ALT ainsi que des concentrations sériques d'urée, de phosphatase alcaline, de bilirubine et d'amylase.
- Les tétracyclines peuvent entraîner une fausse élévation des concentrations urinaires des catécholamines.

DIAGNOSTICS INFIRMIERS POSSIBLES

- Risque d'infection (Indications, Effets secondaires).
- Connaissances insuffisantes sur le traitement médicamenteux (Enseignement au patient et à ses proches).
- Non-observance du traitement médicamenteux (Enseignement au patient et à ses proches).

INTERVENTIONS INFIRMIÈRES

- Les tétracyclines peuvent jaunir ou ramollir les dents et les os des enfants si elles sont administrées pendant la période prénatale ou au début de l'enfance. Il est déconseillé d'administrer ces médicaments chez les enfants âgés de moins de 9 ans et au cours de la grossesse ou de l'allaitement.
- Administrer ces médicaments à intervalles réguliers, 24 heures sur 24, au moins 1 heure avant ou 2 heures après les repas. Il faut les prendre avec un grand verre d'eau, au moins 1 heure avant le coucher, afin de prévenir l'ulcération de l'œsophage. Utiliser un récipient gradué pour mesurer les préparations liquides. Bien mélanger. Espacer de 1 à 3 heures l'administration d'autres médicaments.
- Éviter d'administrer du calcium, des antiacides, des médicaments contenant du magnésium, du bicarbonate de sodium ou des suppléments de fer dans les 1 a 3 heures qui suivent ou qui précèdent l'administration des tétracyclines.

ENSEIGNEMENT AU PATIENT ET À SES PROCHES

- Expliquer au patient qu'il doit prendre le médicament à intervalles réguliers, 24 heures sur 24 et utiliser toute la quantité qui lui a été prescrite, en respectant scrupuleusement la posologie recommandée, même s'il se sent mieux. S'il n'a pu prendre le médicament au moment habituel, il doit le prendre dès que possible, à moins que ce ne soit presque l'heure prévue pour la dose suivante. Le prévenir qu'il ne doit jamais remplacer une dose manquée par une double dose. Insister sur le fait qu'il peut être dangereux de donner ce médicament à une autre personne.
- Expliquer au patient qu'il doit éviter de prendre du lait ou d'autres produits laitiers en même temps que les tétracyclines. Le prévenir qu'il doit aussi éviter de prendre des antiacides, du calcium, des médicaments contenant du magnésium, du bicarbonate de sodium ou des suppléments de fer dans les 1 a 3 heures qui suivent ou qui précèdent la prise des tétracyclines.
- Conseiller à la patiente d'utiliser une méthode de contraception non hormonale pendant le traitement par une tétracycline et jusqu'au cycle menstruel suivant.
- Conseiller au patient d'utiliser un écran solaire et de porter des vêtements protecteurs afin d'éviter les réactions de photosensibilité.
- Conseiller au patient de communiquer avec un professionnel de la santé si les signes suivants de surinfection se manifestent : excroissance noire et pileuse sur la langue, démangeaisons ou pertes vaginales, selles molles ou nauséabondes. Lui conseiller de signaler également le rash, le prurit, et l'urticaire.
- Recommander au patient qui doit suivre un autre traitement ou subir une intervention chirurgicale de prévenir le professionnel de la santé qu'il suit un traitement par ces médicaments.
- Recommander au patient de prévenir un professionnel de la santé si, dans le cas du traitement par des préparations à action systémique, les symptômes ne s'améliorent pas en l'espace de quelques jours.
- Recommander au patient de jeter tout produit périmé ou décomposé étant donné qu'il peut être toxique.

T

VÉRIFICATION DE L'EFFICACITÉ THÉRAPEUTIQUE

L'efficacité du traitement peut être démontrée par : la disparition des signes et des symptômes d'infection ; le temps de résolution dépend du micro-organisme infectant et du siège de l'infection ■ la diminution des lésions acnéiques.

THALIDOMIDE

Ce médicament n'est pas commercialisé au Canada.

CLASSIFICATION :
Immunosuppresseur
Grossesse – catégorie X

INDICATIONS

Traitement de courte durée des manifestations cutanées de l'érythème noueux lépreux modéré à grave ■ Prévention et suppression de l'érythème noueux lépreux récurrent (traitement d'entretien) ■ Syndrome de Behçet ■ Syndrome cachectique associé à l'infection au VIH ■ Stomatite aphteuse (incluant celle associée au VIH) ■ Maladie de Crohn.

MÉCANISME D'ACTION

Suppression possible des concentrations excessives du facteur de nécrose tumorale alpha (TNF-alpha) chez les patients souffrant d'un érythème noueux lépreux et modification de la migration des leucocytes par la modification des caractéristiques des surfaces cellulaires. **Effets thérapeutiques :** Diminution des lésions cutanées en cas d'érythème noueux lépreux et prévention des épisodes récurrents.

PHARMACOCINÉTIQUE

Absorption : Une fraction de 67 à 93 % est absorbée par suite de l'administration par voie orale.
Distribution : Le médicament traverse le placenta et se fixe fortement aux protéines.
Liaison aux protéines : L'agent se fixe fortement aux protéines.
Métabolisme et excrétion : Le médicament est hydrolysé dans le plasma pour former plusieurs métabolites.
Demi-vie : De 5 à 7 heures.

CONTRE-INDICATIONS ET PRÉCAUTIONS/ MISES EN GARDE

Contre-indications : Grossesse ■ Femmes en âge de procréer (sauf si des critères spécifiques sont présents) ■ Hommes ayant atteint la maturité sexuelle (sauf si des critères spécifiques sont présents) ■ Allaitement ■ Hypersensibilité.

Précautions/mises en garde : Enfants < 12 ans (l'innocuité du médicament n'a pas été établie).

RÉACTIONS INDÉSIRABLES ET EFFETS SECONDAIRES

SNC : étourdissements, somnolence.
CV : bradycardie, œdème, hypotension orthostatique.
GI : constipation.
Tég. : rash, photosensibilité.
Hémat. : neutropénie.
SN : neuropathie périphérique.
Divers : MALFORMATIONS CONGÉNITALES GRAVES, réactions d'hypersensibilité, charge de VIH accrue.

INTERACTIONS

Médicament-médicament : Risque accru de dépression du SNC lors de la prise de **barbituriques**, d'**hypnosédatifs**, de **chlorpromazine**, de **réserpine** ou d'autres **dépresseurs du SNC** ou lors de l'usage concomitant d'**alcool** ■ L'usage concomitant d'**agents qui peuvent entraîner une neuropathie périphérique** peut accroître le risque de cette maladie.

VOIES D'ADMINISTRATION ET POSOLOGIE

PO (adultes ≥ 50 kg) : Initialement, de 100 à 300 mg par jour ; on a déjà administré jusqu'à 400 mg par jour, selon la réponse à la dose précédente. À des intervalles de 3 à 6 mois, il faudrait essayer d'arrêter la prise de ce médicament en réduisant la dose par paliers de 50 mg, toutes les 2 à 4 semaines.
PO (adultes < 50 kg) : Initialement, 100 mg par jour ; on a déjà administré jusqu'à 400 mg par jour, selon la réponse à la dose précédente. À des intervalles de 3 à 6 mois, il faudrait essayer d'arrêter la prise de ce médicament en réduisant la dose par paliers de 50 mg, toutes les 2 à 4 semaines

PRÉSENTATION

Ce médicament n'est pas commercialisé au Canada.

PHARMACODYNAMIE (effets dermatologiques)

	Début d'action	Pic	Durée
PO	48 h	1 – 2 mois	inconnue

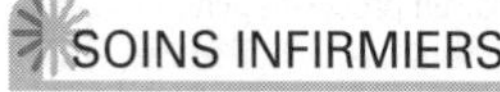

SOINS INFIRMIERS

ÉVALUATION DE LA SITUATION

- Évaluer l'état du patient mensuellement pendant les 3 premiers mois et à intervalles réguliers pendant toute la durée du traitement pour déceler les signes précoces de neuropathie périphérique (engourdissements, picotements ou douleurs au niveau des mains et des pieds). La neuropathie périphérique survient habituellement lors d'un traitement prolongé, mais on en a déjà signalé la présence après un traitement de courte durée ou après la fin du traitement. Elle peut être grave et irréversible. Les analyses électrophysiologiques peuvent être faites au début du traitement et tous les 6 mois par la suite pour déceler une neuropathie périphérique asymptomatique. Si des symptômes se manifestent, arrêter le traitement immédiatement pour limiter l'atteinte. Ne reprendre le traitement qu'au moment où l'état du patient se rétablit.
- Suivre de près le patient à la recherche des signes de réactions d'hypersensibilité (rash maculaire érythémateux, fièvre, tachycardie, hypotension). Il peut s'avérer nécessaire d'interrompre le traitement en présence de symptômes graves. Si les réactions se manifestent de nouveau lorsqu'on recommence à administrer l'agent, cesser le traitement.

Tests de laboratoire :

- Suivre de près la numération et la formule leucocytaires pendant toute la durée du traitement. La thalidomide peut entraîner une diminution du nombre de globules blancs. Ne pas entreprendre de traitement par la thalidomide si la numération absolue de neutrophiles $\leq 0,75 \times 10^9$/L. Si, au cours du traitement, cette valeur diminue jusqu'à $\leq 0,75 \times 10^9$/L, réévaluer la posologie ; si la neutropénie persiste, il faudrait envisager l'abandon du traitement.
- La thalidomide peut accroître la charge virale chez les patients séropositifs.

DIAGNOSTICS INFIRMIERS POSSIBLES

- Atteinte à l'intégrité de la peau (Indications).
- Risque d'accident (Réactions indésirables).
- Connaissances insuffisantes sur le traitement médicamenteux (Enseignement au patient et à ses proches).

INTERVENTIONS INFIRMIÈRES

- On peut administrer des glucocorticoïdes en même temps que la thalidomide chez les patients souffrant d'une névrite modérée à grave, associée à une réaction grave d'érythème noueux lépreux. On peut commencer à réduire les doses

T

de glucocorticoïdes en vue d'arrêter ce traitement lorsque la névrite disparaît.

- Administrer la thalidomide 1 fois par jour avec de l'eau, de préférence au coucher, au moins 1 heure après le repas du soir. Si le patient doit prendre des doses fractionnées, les lui administrer au moins 1 heure après les repas.

ENSEIGNEMENT AU PATIENT ET À SES PROCHES

- Conseiller au patient de respecter scrupuleusement la posologie recommandée. Le prévenir qu'il ne doit jamais arrêter le traitement sans avoir consulté au préalable un professionnel de la santé ; la dose de thalidomide devrait être réduite graduellement.
- Insister sur le fait qu'il peut être dangereux de donner ce médicament à une autre personne.
- INSISTER AUPRÈS DU PATIENT SUR LE FAIT QU'IL EST EXTRÊMEMENT IMPORTANT D'UTILISER UNE MÉTHODE DE CONTRACEPTION EFFICACE DURANT LE MOIS QUI PRÉCÈDE LE TRAITEMENT, PENDANT TOUTE SA DURÉE ET PENDANT LE MOIS QUI SUIT LA DERNIÈRE PRISE DE MÉDICAMENT. *Les femmes en âge de procréer* devraient utiliser parallèlement deux méthodes de contraception fiables, à moins qu'elles ne pratiquent l'abstinence. *Les hommes* devraient utiliser un condom, même s'ils sont vasectomisés. Les patients doivent recevoir des mises en garde verbales et écrites à propos des effets tératogènes possibles de la thalidomide.
- Prévenir le patient que la thalidomide entraîne fréquemment de la somnolence ou des étourdissements. Lui conseiller de ne pas conduire et d'éviter les activités qui exigent sa vigilance jusqu'à ce qu'on ait la certitude que le médicament n'entraîne pas ces effets chez lui.
- Recommander au patient de changer lentement de position afin de réduire les risques d'hypotension orthostatique.
- Inciter le patient à utiliser des écrans solaires et à porter des vêtements protecteurs pour prévenir les réactions de photosensibilité.
- Recommander au patient des deux sexes de ne pas donner de sang et au patient de sexe masculin de ne pas faire de dons de sperme pendant toute la durée du traitement par la thalidomide.
- Recommander au patient de signaler immédiatement à un professionnel de la santé la présence de douleurs, d'engourdissements, de picotements ou d'une sensation de brûlure au niveau des mains ou des pieds.

VÉRIFICATION DE L'EFFICACITÉ THÉRAPEUTIQUE

L'efficacité du traitement peut être démontrée par : la disparition des signes et des symptômes d'une réaction d'érythème noueux lépreux évolutif ; les effets ne se manifestent qu'après au moins 2 semaines de traitement ; réduire ensuite la dose par paliers de 50 mg, toutes les 2 à 4 semaines ■ la prévention d'épisodes récurrents d'érythème noueux lépreux. À des intervalles de 3 à 6 mois, il faudrait essayer d'arrêter la prise de ce médicament en réduisant la dose par paliers de 50 mg, toutes les 2 à 4 semaines.

THÉOPHYLLINE,

voir Bronchodilatateurs (xanthines)

THIAMINE

Betaxin, Thiamine, Vitamine B_1

CLASSIFICATION :

Vitamine B (hydrosoluble)

Grossesse – catégorie A

INDICATIONS

Traitement des carences en thiamine (béribéri) ■ Prévention de l'encéphalopathie de Wernicke ■ Supplément diététique en cas de maladie gastro-intestinale, d'alcoolisme ou de cirrhose.

MÉCANISME D'ACTION

Élément essentiel au métabolisme des glucides. **Effets thérapeutiques** : Supplément diététique en cas de carence.

PHARMACOCINÉTIQUE

Absorption : Bonne absorption depuis le tractus gastro-intestinal par un processus actif. Les quantités excessives ne sont pas complètement absorbées. L'agent est également bien absorbé depuis les points d'injection IM.

Distribution : La thiamine se répartit dans tout l'organisme. Elle pénètre dans le lait maternel.

Métabolisme et excrétion : La thiamine est métabolisée par le foie. Les quantités excessives sont excrétées à l'état inchangé par les reins.

Demi-vie : Inconnue.

CONTRE-INDICATIONS ET PRÉCAUTIONS/ MISES EN GARDE

Contre-indications : Hypersensibilité à la vitamine B_1 ou à tout autre ingrédient d'une préparation contenant de la vitamine B_1.

Précautions/mises en garde : Encéphalopathie de Wernicke (l'état du patient peut s'aggraver si la thiamine n'est pas administrée avant le glucose).

RÉACTIONS INDÉSIRABLES ET EFFETS SECONDAIRES

Les réactions indésirables et les effets secondaires énumérés sont extrêmement rares et ils surviennent habituellement par suite de l'administration IV ou de l'administration de doses très élevées.

SNC : agitation, faiblesse.

ORLO : sensation de constriction du pharynx.

Resp. : œdème pulmonaire, détresse respiratoire.

CV : COLLAPSUS VASCULAIRE, hypotension, vasodilatation.

GI : hémorragie digestive, nausées.

Tég. : cyanose, prurit, transpiration, picotements, urticaire, sensation de chaleur.

Divers : angio-œdème.

INTERACTIONS

Médicament-médicament : La thiamine peut intensifier les effets des **bloqueurs neuromusculaires**.

VOIES D'ADMINISTRATION ET POSOLOGIE

Carence en thiamine (béribéri)

- **PO (adultes) :** De 5 à 10 mg, 3 fois par jour, pendant 1 mois.
- **PO (enfants) :** De 10 à 50 mg par jour, en doses fractionnées pendant 2 semaines ; puis 5 à 10 mg par jour pendant 1 mois.
- **IM, IV (adultes) :** De 5 à 100 mg par jour.
- **IM, IV (enfants) :** De 10 à 25 mg par jour.

Supplément diététique

- **PO (adultes) :** De 0,9 à 1,2 mg par jour.
- **PO (enfants de 4 à 10 ans) :** De 0,6 à 1 mg par jour.
- **PO (enfants, de la naissance à 3 ans) :** De 0,2 à 0,5 mg par jour.

PRÉSENTATION (version générique disponible)

Comprimés : de nombreuses teneurs sont disponibles ■ **Solution pour injection :** 100 mg/mL, en ampoules de 1 mL et en fioles de 10 mL[Pr] ■ **En association avec :** autres vitamines, minéraux, oligo-éléments, dans diverses préparations vitaminiques[VL].

PHARMACODYNAMIE (temps de résolution des symptômes de carence : œdème, insuffisance cardiaque†)

	Début d'action	Pic	Durée
PO, IM, IV	plusieurs heures	plusieurs jours	plusieurs jours – semaines

† La confusion et la psychose répondent plus lentement au traitement.

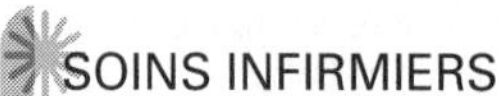

SOINS INFIRMIERS

ÉVALUATION DE LA SITUATION

- Surveiller les signes et les symptômes de carence en thiamine : anorexie, détresse gastro-intestinale, irritabilité, palpitations, tachycardie, œdème, paresthésie, faiblesse et douleurs musculaires, dépression, perte de mémoire, confusion, psychose, troubles visuels, concentrations sériques élevées d'acide pyruvique.
- Évaluer l'état nutritionnel du patient (alimentation, poids) avant le traitement et pendant toute sa durée.
- Suivre de près le patient recevant de la thiamine par voie IV pour déceler tout signe d'anaphylaxie (respiration sifflante, urticaire, œdème).

Tests de laboratoire : La thiamine peut fausser les résultats de certains tests permettant de mesurer les concentrations sériques de théophylline, d'acide urique et d'urobilinogène.

T

DIAGNOSTICS INFIRMIERS POSSIBLES

- Alimentation déficiente (Indications).
- Connaissances insuffisantes sur le traitement médicamenteux (Enseignement au patient et à ses proches).

INTERVENTIONS INFIRMIÈRES

On administre habituellement la thiamine en association avec d'autres vitamines, car il est rare que le patient ne présente que ce seul type d'avitaminose.

IM et IV: L'administration par voie parentérale est réservée aux patients qui sont incapables de prendre les comprimés par voie orale.

IM: L'administration de la préparation par voie IM peut entraîner la sensibilité et l'induration au point d'injection. L'application de compresses froides peut diminuer la douleur.

IV: Des réactions d'hypersensibilité et des décès sont survenus par suite de l'administration IV. Il est recommandé d'administrer une dose d'épreuve intradermique aux patients chez lesquels on soupçonne une hypersensibilité. Rester à l'affût d'un érythème et d'une induration au point d'injection.

IV directe: Administrer la préparation sans la diluer.

Vitesse d'administration: Administrer à raison de 100 mg en au moins 5 minutes.

Perfusion continue: On peut diluer la thiamine dans une préparation associant une solution de dextrose et une solution de Ringer ou de lactate de Ringer ou une solution de dextrose et de soluté salin, dans une solution de D5%E ou de D10%E, dans une solution de Ringer ou de lactate de Ringer pour injection ou dans une solution de NaCl 0,9 % ou de NaCl 0,45 %. La thiamine est habituellement administrée avec d'autres vitamines. Consulter les directives de chaque fabricant avant d'administrer la préparation.

Compatibilité (tubulure en Y): famotidine.

Incompatibilité en addition au soluté: solutions dont le pH est neutre ou alcalin, telles que les carbonates, les bicarbonates, les citrates et les acétates.

ENSEIGNEMENT AU PATIENT ET À SES PROCHES

- Conseiller au patient de respecter scrupuleusement les recommandations diététiques du professionnel de la santé. Lui expliquer que la meilleure source de vitamines est une alimentation bien équilibrée contenant des aliments provenant des 4 principaux groupes.
- Expliquer au patient que les aliments riches en thiamine comprennent les céréales (de grain entier ou enrichies), les viandes (particulièrement, le porc) et les légumes frais ; la perte de thiamine durant la cuisson est variable.
- Recommander au patient qui pratique l'automédication par des suppléments vitaminiques de ne pas dépasser les taux quotidiens recommandés (voir l'annexe K). L'efficacité de mégadoses dans le traitement de diverses affections n'a pas été prouvée. De telles doses peuvent entraîner des effets secondaires.

VÉRIFICATION DE L'EFFICACITÉ THÉRAPEUTIQUE

L'efficacité du traitement peut être démontrée par: la prévention ou la diminution des signes et des symptômes de carence en vitamine B_1 ▪ la diminution des symptômes de névrite, des signes oculaires, de l'ataxie, de l'œdème et de l'insuffisance cardiaque, notables dans les quelques heures qui suivent l'administration de la thiamine (les symptômes disparaissent après quelques jours) ▪ la disparition de la confusion et de la psychose (parfois, ces symptômes sont plus longs à disparaître et peuvent même persister en cas de lésions nerveuses).

THIORIDAZINE

Apo-Thioridazine, PMS-Thioridazine, Thioridazine

CLASSIFICATION:

Antipsychotique (phénothiazine)

Grossesse – catégorie C

INDICATIONS

Traitement des psychoses aiguës et chroniques ▪ Traitement de certaines affections non psychotiques: anxiété ▪ tension ▪ agitation ▪ humeur dépressive ▪ troubles du sommeil ▪ douleur opiniâtre ▪ Traitement de la dépression, de l'anxiété, des états confusionnels et de l'agitation chez les personnes âgées ▪ Traitement des troubles graves du comportement chez les enfants.

MÉCANISME D'ACTION

Modification des effets de la dopamine dans le SNC ▪ Forte action anticholinergique et blocage marqué des récepteurs alpha-adrénergiques. **Effets thérapeutiques**: Diminution des signes et des symptômes de psychose.

PHARMACOCINÉTIQUE

Absorption: L'absorption par suite de l'administration des comprimés est variable ; elle peut être améliorée dans le cas de l'administration de préparations liquides destinées à la voie orale.

Distribution: L'agent se répartit dans tout l'organisme et on le retrouve en fortes concentrations dans le SNC. Il traverse le placenta et pénètre dans le lait maternel.

Liaison aux protéines: ≥ 90 %.

Métabolisme et excrétion : Le médicament est fortement métabolisé par le foie et la muqueuse gastro-intestinale.
Demi-vie : De 21 à 24 heures.

CONTRE-INDICATIONS ET PRÉCAUTIONS/ MISES EN GARDE

Contre-indications : Hypersensibilité ▪ Risque de réactions de sensibilité croisée avec d'autres phénothiazines ▪ Aplasie médullaire ou antécédents de dyscrasie ▪ Maladie cardiovasculaire grave ▪ Dépression grave du SNC ou état comateux ▪ Enfants de moins de 1 an ▪ Intolérance connue à l'alcool (solution orale seulement).
Précautions/mises en garde : Maladie hépatique grave ▪ Glaucome à angle fermé ▪ Personnes âgées ou patients débilités ▪ Diabète ▪ Maladie respiratoire ▪ Hypertrophie de la prostate ▪ Tumeurs du SNC ▪ Épilepsie ▪ Occlusion intestinale ▪ Grossesse ou allaitement (l'innocuité du médicament n'a pas été établie).

RÉACTIONS INDÉSIRABLES ET EFFETS SECONDAIRES

SNC : SYNDROME MALIN DES NEUROLEPTIQUES, sédation, réactions extrapyramidales, dyskinésie tardive.
ORLO : vision trouble, xérophtalmie, opacité du cristallin, rétinopathie pigmentaire (doses élevées).
CV : hypotension, tachycardie.
GI : constipation, sécheresse de la bouche (xérostomie), anorexie, hépatite médicamenteuse, occlusion intestinale.
GU : rétention urinaire.
Tég. : photosensibilité, modification de la pigmentation, rash.
End. : galactorrhée.
Hémat. : AGRANULOCYTOSE, leucopénie.
Métab. : hyperthermie.
Divers : réactions allergiques.

INTERACTIONS

Médicament-médicament : Effets hypotenseurs additifs lors de l'administration concomitante d'autres **antihypertenseurs** ou de **dérivés nitrés** ou de l'ingestion de grandes quantités d'**alcool** ▪ Effets additifs sur la dépression du SNC lors de l'usage concomitant d'autres **dépresseurs du SNC**, incluant l'**alcool**, les **antihistaminiques**, les **opiacés**, les **hypnosédatifs** ou les **anesthésiques généraux** ▪ Effets anticholinergiques additifs lors de l'administration d'autres **médicaments dotés de propriétés anticholinergiques**, dont les **antihistaminiques**, les **antidépresseurs**, l'**atropine**, l'**halopéridol**, les autres **phénothiazines** et le **disopyramide** ▪ Le **lithium** diminue les concentrations sanguines de la thioridazine ▪ La thioridazine peut masquer les signes précoces de toxicité associés au **lithium** et augmenter le risque de réactions extrapyramidales ▪ Risque accru d'agranulocytose lors de l'administration concomitante d'**agents antithyroïdiens** ▪ Risque d'hypotension et de tachycardie graves lors de l'administration concomitante d'**épinéphrine** ▪ La thioridazine peut diminuer l'efficacité de la **lévodopa**.

VOIES D'ADMINISTRATION ET POSOLOGIE

PO (adultes et enfants > 12 ans) : Initialement, de 25 à 100 mg, 3 fois par jour ; la dose d'entretien est de 10 à 200 mg, de 2 à 4 fois par jour, jusqu'à concurrence de 400 mg par jour en traitement ambulatoire ou de 800 mg par jour en milieu hospitalier (cas graves).

PO (personnes âgées) : En général, 25 mg, 3 fois par jour.

PO (enfants > 2 ans) : De 0,5 à 3 mg/kg /jour, en 2 ou 3 doses fractionnées *ou* de 10 à 25 mg, 2 ou 3 fois par jour.

PRÉSENTATION

Comprimés : 10 mg[Pr], 25 mg[Pr], 50 mg[Pr], 100 mg[Pr] ▪ **Solution orale (parfum de fraise) :** 30 mg/mL[Pr].

PHARMACODYNAMIE (effets antipsychotiques)

	DÉBUT D'ACTION	PIC	DURÉE
PO	inconnu	inconnu	8 – 12 h

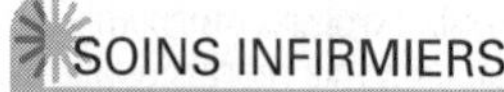

SOINS INFIRMIERS

ÉVALUATION DE LA SITUATION

- Évaluer l'état de la conscience (orientation, humeur, comportement) et le degré d'anxiété avant le traitement et à intervalles réguliers pendant toute sa durée.
- Mesurer la pression artérielle (en position assise, debout et couchée), le pouls et la fréquence respiratoire et suivre de près l'ÉCG avant l'administration initiale et à intervalles fréquents pendant la période d'adaptation de la posologie. La thioridazine peut modifier les ondes Q et T.

T

- Observer le patient attentivement lorsqu'on lui administre le médicament pour s'assurer qu'il l'a bien avalé.
- Évaluer le degré de sédation après l'administration de ce médicament.
- Effectuer le bilan des ingesta et des excreta et peser le patient tous les jours. Informer le médecin de toute modification importante.
- Observer étroitement le patient pour déceler l'apparition d'une acathisie (agitation ou désir de bouger continuellement) et de symptômes extrapyramidaux (*symptômes parkinsoniens*: difficultés d'élocution ou de déglutition, perte d'équilibre, mouvements d'émiettement, faciès figé, démarche traînante, rigidité, tremblements; *symptômes dystoniques*: spasmes musculaires, torsions, secousses musculaires, incapacité de bouger les yeux, faiblesse des bras ou des jambes), tous les 2 mois pendant toute la durée du traitement et de 8 à 12 semaines après qu'il a pris fin. Signaler l'apparition de ces symptômes; il peut s'avérer nécessaire de réduire la dose ou de cesser le traitement. Il peut être utile d'administrer du trihexyphénidyle ou de la diphenhydramine pour maîtriser ces symptômes.
- Rester à l'affût des symptômes de dyskinésie tardive (mouvements rythmiques et incontrôlables de la bouche, du visage et des membres, émission de bruits secs avec les lèvres ou la langue, gonflement des joues, mouvements masticatoires incontrôlables, mouvements circulaires rapides de la langue). Signaler immédiatement ces symptômes, qui peuvent être irréversibles.
- SUIVRE DE PRÈS L'APPARITION DES SYMPTÔMES SUIVANTS DU SYNDROME MALIN DES NEUROLEPTIQUES: FIÈVRE, DÉTRESSE RESPIRATOIRE, TACHYCARDIE, CONVULSIONS, DIAPHORÈSE, HYPERTENSION OU HYPOTENSION, PÂLEUR, FATIGUE, RIGIDITÉ MUSCULAIRE MARQUÉE, PERTE DE CONTRÔLE DE LA VESSIE. INFORMER IMMÉDIATEMENT LE MÉDECIN OU UN AUTRE PROFESSIONNEL DE LA SANTÉ DE L'APPARITION DE CES SYMPTÔMES.

***Tests de laboratoire*:**

- Noter à intervalles réguliers, pendant toute la durée du traitement, la numération globulaire, les résultats des tests de l'exploration fonctionnelle hépatique et des examens ophtalmologiques. La thioridazine peut entraîner une diminution de l'hématocrite et des concentrations d'hémoglobine, ainsi que du nombre de leucocytes, de granulocytes et de plaquettes. Elle peut entraîner une élévation des concentrations de bilirubine, d'AST, d'ALT et de phosphatase alcaline. L'AGRANULOCYTOSE SURVIENT ENTRE LA 4^E ET LA 10^E SEMAINE DE TRAITEMENT ET DISPARAÎT DE 1 À 2 SEMAINES APRÈS QU'IL A ÉTÉ MENÉ À TERME. Elle peut récidiver si le traitement est recommencé. Les anomalies des tests de l'exploration fonctionnelle hépatique peuvent dicter l'arrêt du traitement.
- La thioridazine peut entraîner des résultats faussement négatifs au dosage de la bilirubine urinaire.
- La thioridazine peut entraîner l'élévation des concentrations sériques de prolactine et modifier les résultats des épreuves par la gonadolibérine.

DIAGNOSTICS INFIRMIERS POSSIBLES

- Stratégies d'adaptation inefficaces (Indications).
- Opérations de la pensée perturbées (Indications).
- Connaissances insuffisantes sur le traitement médicamenteux (Enseignement au patient et à ses proches).

INTERVENTIONS INFIRMIÈRES

- Lors de l'administration des préparations liquides, éviter les éclaboussures sur les mains en raison des risques de dermatite de contact. En cas d'éclaboussures, il faut bien se laver les mains.
- Il faut interrompre le traitement aux phénothiazines 48 heures avant une myélographie et ne le reprendre que 24 heures plus tard, car ces médicaments abaissent le seuil de convulsions.
- Administrer le médicament avec des aliments, du lait ou un grand verre d'eau afin de diminuer l'irritation gastrique.
- Diluer la solution concentrée de thioridazine dans 120 mL d'eau distillée, d'eau du robinet acidifiée ou de jus de fruits, juste avant de l'administrer.

ENSEIGNEMENT AU PATIENT ET À SES PROCHES

- Conseiller au patient de respecter scrupuleusement la posologie recommandée. S'il n'a pu prendre le médicament au moment habituel, il doit le prendre aussitôt que possible, à moins que ce ne soit presque l'heure prévue pour la dose suivante. S'il doit prendre plus de 2 doses par jour, il doit prendre la dose manquée en l'espace de 1 heure, sinon il doit la sauter. Le sevrage brusque peut provoquer une gastrite, des nausées, des vomissements, des étourdissements, des céphalées, la tachycardie et l'insomnie.

- Informer le patient des risques de symptômes extrapyramidaux ou de dyskinésie tardive. Lui recommander de signaler immédiatement ces symptômes à un professionnel de la santé.
- Recommander au patient de changer lentement de position afin de réduire les risques d'hypotension orthostatique.
- Prévenir le patient que la thioridazine peut provoquer de la somnolence. Lui conseiller de ne pas conduire et d'éviter les activités qui exigent sa vigilance jusqu'à ce qu'on ait la certitude que le médicament n'entraîne pas cet effet chez lui.
- Recommander au patient d'utiliser des crèmes solaires et de porter des vêtements protecteurs lors des expositions au soleil. La peau exposée peut présenter une pigmentation bleu-gris, qui peut s'estomper après l'arrêt de la médication. Lui recommander également d'éviter les températures extrêmes, car ce médicament altère la thermorégulation.
- Conseiller au patient de se rincer fréquemment la bouche, de pratiquer une bonne hygiène orale et de consommer de la gomme ou des bonbons sans sucre pour soulager la sécheresse de la bouche. Lui recommander de consulter un professionnel de la santé si la sécheresse de la bouche persiste pendant plus de deux semaines.
- Recommander au patient d'augmenter sa consommation de fibres alimentaires et de liquides et de faire de l'exercice pour réduire les effets constipants de ce médicament.
- Mettre en garde le patient contre la consommation d'alcool ou d'autres dépresseurs du SNC en même temps que ce médicament.
- Expliquer au patient qu'il ne doit pas prendre la thioridazine dans les deux heures suivant la prise d'antiacides ou d'antidiarrhéiques.
- Informer le patient que la thioridazine peut faire virer la couleur de l'urine au rose ou au rouge brun.
- Recommander au patient qui doit suivre un autre traitement ou subir une intervention chirurgicale d'avertir le professionnel de la santé qu'il suit un traitement par ce médicament.
- Informer le patient qu'il doit prévenir sans délai un professionnel de la santé en cas de maux de gorge, de fièvre, de saignements ou d'ecchymoses inhabituelles, de rash, de faiblesse, de tremblements ou de troubles de la vue ou encore si son urine prend une couleur foncée ou si ses selles deviennent grises.
- Insister sur l'importance des examens de suivi à intervalles réguliers permettant d'évaluer la réponse au médicament et de déceler les effets secondaires. Des examens ophtalmiques sont également indiqués à intervalles réguliers. Inciter le patient à suivre une psychothérapie si le médecin la lui a prescrite.

VÉRIFICATION DE L'EFFICACITÉ THÉRAPEUTIQUE

L'efficacité du traitement peut être démontrée par: la diminution de l'excitation, du comportement paranoïaque et du repli sur soi ▪ la diminution de l'anxiété accompagnant la dépression ▪ l'amélioration du comportement de l'enfant qui présentait des troubles comportementaux graves.

THROMBOLYTIQUES

alteplase
Activase, Activase-rt-PA

anistreplase
Ce médicament n'est pas commercialisé au Canada.

retéplase
Retavase

streptokinase
Streptase

tenecteplase
TNKase

urokinase
Ce médicament n'est pas commercialisé au Canada.

CLASSIFICATION:
Thrombolytiques (activateurs du plasminogène)

Grossesse – catégories B (urokinase) et C (alteplase, anistreplase, retéplase, streptokinase)

INDICATIONS

Traitement d'urgence de la thrombose coronarienne associée à un infarctus du myocarde (ces agents favorisent la lyse des thrombus) ▪ **Streptokinase, urokinase:** Traitement d'une embolie pulmonaire massive ▪ **Alteplase:** Traitement de l'accident vasculaire cérébral ischémique aigu ▪ **Streptokinase, urokinase:** Traitement de la thrombose veineuse profonde ou de la thrombo-embolie artérielle ▪ Désobstruction des canules ou des cathéters bouchés.

MÉCANISME D'ACTION

Transformation du plasminogène en plasmine, avec décomposition ultérieure de la fibrine contenue dans les caillots. L'alteplase et la retéplase activent directement le plasminogène. La streptokinase se fixe au plasminogène pour former des complexes activateurs, qui transforment ensuite le plasminogène en plasmine. **Effets thérapeutiques**: Lyse des thrombus coronaires et préservation de la fonction ventriculaire ▪ Lyse des caillots en cas d'embolie pulmonaire ou de thrombose veineuse profonde ▪ Diminution des séquelles neurologiques d'un accident vasculaire cérébral ▪ Désobstruction des canules et des cathéters.

PHARMACOCINÉTIQUE

Absorption: Par suite de l'administration par voie IV, l'absorption est presque complète. L'administration intracoronarienne ou celle par une canule ou un cathéter bouché entraîne un effet plus localisé.

Distribution: La streptokinase semble traverser le placenta en quantités infimes, sinon nulles. Le reste de la distribution de la streptokinase ou des autres agents est inconnu.

Métabolisme et excrétion: L'*alteplase* est rapidement métabolisée par le foie. L'*anistreplase* est inactivée lorsqu'elle se fixe aux inactivateurs de la plasmine. La *retéplase* est éliminée principalement par le foie et les reins. La *streptokinase* est rapidement éliminée de la circulation.

Demi-vie: *Alteplase* – 35 minutes; *anistreplase* – de 70 à 120 minutes; *retéplase* – de 13 à 16 minutes; *complexe activateur de la streptokinase* – 23 minutes; *urokinase* – jusqu'à 20 minutes.

CONTRE-INDICATIONS ET PRÉCAUTIONS/ MISES EN GARDE

Contre-indications: Hémorragie interne active ▪ Antécédents d'accident vasculaire cérébral, de traumatisme récent ou de chirurgie du SNC, de néoplasme ou de malformation artérioveineuse ▪ Hypertension grave non maîtrisée ▪ Prédisposition connue aux saignements ▪ Pancréatite aiguë ▪ Rétinopathie hypertensive au stade III ou IV ▪ Hypersensibilité; risque de sensibilité croisée avec l'anistréplase et la streptokinase.

Précautions/mises en garde: Chirurgie majeure, traumatisme, hémorragie gastro-intestinale ou génito-urinaire depuis moins de 10 jours ▪ Thrombus au niveau du cœur gauche ▪ Maladie hépatique ou rénale grave ▪ Affections ophtalmiques hémorragiques ▪ Phlébite septique ▪ Antécédents de ponction d'un vaisseau qui ne peut être comprimé ▪ Endocardite bactérienne subaiguë ou péricardite aiguë ▪ Infection récente aux streptocoques ou traitement préalable par l'anistréplase ou la streptokinase (de 5 jours à 6 mois); risque d'apparition d'une résistance en raison de la production d'anticorps; il peut s'avérer nécessaire d'augmenter la dose (anistréplase et streptokinase seulement) ▪ Personnes âgées (> 75 ans; risque accru d'hémorragie intracrânienne) ▪ Grossesse, allaitement ou enfants (l'innocuité du médicament n'a pas été établie).

Extrême prudence: PATIENTS RECEVANT UN TRAITEMENT PAR LA WARFARINE ▪ PHASE INITIALE DU POST-PARTUM (10 JOURS).

RÉACTIONS INDÉSIRABLES ET EFFETS SECONDAIRES

SNC: HÉMORRAGIE INTRACRÂNIENNE, céphalées.

ORLO: épistaxis, hémorragie gingivale; *streptokinase* – œdème périorbital.

Resp.: bronchospasmes, hémoptysie.

CV: arythmies par suite du rétablissement de l'irrigation du tissu cardiaque, hypotension.

GI: HÉMORRAGIE DIGESTIVE, HÉMORRAGIE RÉTROPÉRITONÉALE.

GU: HÉMORRAGIE DES VOIES URINAIRES.

Tég.: ecchymoses, rougeurs du visage, urticaire.

Hémat.: HÉMORRAGIE.

Locaux: hémorragie aux points d'injection, phlébite aux points d'injection IV.

Loc.: douleurs musculosquelettiques.

Divers: réactions allergiques incluant l'ANAPHYLAXIE, fièvre.

INTERACTIONS

Médicament-médicament: L'usage concomitant d'**aspirine**, d'autres **AINS**, de **warfarine**, d'**héparine** et d'**agents de type héparine**, d'**abciximab**, d'**eptifibatide**, de **tirofiban**, de **clopidogrel**, de **ticlopidine** ou de **dipyridamole** peut élever le risque d'hémorragie, bien que ces agents aient été souvent administrés ensemble ou en séquence ▪ Le risque d'hémorragie peut aussi être accru lors de l'administration concomitante de **céfamandole**, de **céfotétane**, de **céfopérazone**, de **plicamycine** ou d'**acide valproïque** ▪ Les effets des agents thrombolytiques peuvent être contrecarrés par les **agents antifibrinolytiques**, incluant l'**acide aminocaproïque**, l'**aprotinine** ou l'**acide tranexamique**.

VOIES D'ADMINISTRATION ET POSOLOGIE

Alteplase

- **Infarctus du myocarde (perfusion accélérée)**
  La perfusion de 90 minutes n'est recommandée que pendant un laps de temps allant jusqu'à

6 heures après l'apparition des symptômes d'infarctus.

IV (adultes): Initialement, 15 mg, puis 0,75 mg/kg (jusqu'à 50 mg), pendant 30 minutes, enfin, 0,5 mg/kg (jusqu'à 35 mg), au cours des 60 minutes suivantes; l'administration de ce médicament est souvent associée à un traitement par l'héparine.

- **Infarctus du myocarde (traitement standard ou perfusion de 3 heures)**
  La perfusion de 3 heures n'est recommandée que pendant un laps de temps allant jusqu'à 12 heures après l'apparition des symptômes d'infarctus.
  IV (adultes > 65 kg): 60 mg au cours de la 1re heure (de 6 à 7 mg, administrés sous forme de bolus intraveineux pendant les 1 ou 2 premières minutes), puis 20 mg au cours de la 2e heure et 20 mg durant 1 à 4 heures, jusqu'à l'atteinte d'une dose totale de 100 mg.
  IV (adultes < 65 kg): 0,75 mg/kg au cours de la 1re heure (de 0,045 à 0,075 mg/kg, administrés sous forme de bolus intraveineux pendant les 1 ou 2 premières minutes), puis 0,25 mg/kg au cours de la 2e heure et 0,25 mg/kg au cours de la 3e heure, jusqu'à l'atteinte d'une dose totale de 1,25 mg/kg (ne pas dépasser 100 mg au total).
- **Accident ischémique aigu**
  Le traitement doit être amorcé dans les 3 heures qui suivent le début des symptômes d'AVC.
  IV (adultes): 0,9 mg/kg (ne pas dépasser 90 mg), en perfusion d'une durée de 1 heure; 10 % de cette dose est administrée sous forme de bolus intraveineux au cours de la 1re minute.

Retéplase

IV (adultes): 10 unités, suivies 30 minutes plus tard de 10 unités de plus.

Streptokinase

- **Infarctus du myocarde**
  IV (adultes): 1,5 million UI en 60 minutes.
  Voie intracoronarienne (adultes): 20 000 UI, sous forme de bolus intraveineux, suivies d'une perfusion de 2 000 UI à 4 000 UI à la minute pendant 60 minutes (dose totale de 140 000 UI).
- **Thrombose veineuse profonde, embolie pulmonaire, embolie artérielle ou thromboses**
  IV (adultes): Dose d'attaque de 250 000 UI pendant 30 minutes, suivie de 100 000 UI à l'heure, pendant 24 heures (embolie pulmonaire ou artérielle et thrombose) ou pendant 72 heures (embolie pulmonaire récurrente ou thrombose veineuse profonde).
- **Occlusion d'une canule auriculo-ventriculaire**
  Injection dans la canule (adultes): Instiller lentement 250 000 UI de streptokinase dissoute dans 2 mL de solution pour injection IV; clamper pendant 2 heures, puis aspirer le contenu de la canule, rincer avec une solution saline et rétablir la circulation dans la canule.

Tenecteplase

- **Infarctus du myocarde**
  IV (adultes): La dose totale recommandée dépend du poids du patient et ne doit pas dépasser 50 mg. La dose sous forme de bolus doit être administrée pendant 5 secondes. Posologie en fonction du poids: **< 60 kg**: 30 mg ou 6 mL ■ **de 60 à < 70 kg**: 35 mg ou 7 mL ■ **de 70 à < 80 kg**: 40 mg ou 8 mL ■ **de 80 à < 90 kg**: 45 mg ou 9 mL ■ **≥ 90 kg**: 50 mg ou 10 mL.

PRÉSENTATION

- **Alteplase**
  Poudre pour injection: 50 mg/fiole^Pr^, 100 mg/fiole^Pr^.
- **Retéplase**
  Poudre pour injection: 10,4 unités /fiole^Pr^.
- **Streptokinase**
  Poudre pour injection: 250 000 UI/fiole^Pr^, 750 000 UI/fiole^Pr^, 1 500 000 UI/fiole^Pr^.
- **Tenecteplase**
  Poudre pour injection: 50 mg/fiole^Pr^.

PHARMACODYNAMIE (fibrinolyse)

	Début d'action	Pic	Durée
Alteplase IV	inconnu	20 min – 2 h	inconnue
Retéplase IV	rapide	en l'espace de 2 h	48 h
Streptokinase IV	immédiat	rapide	4 h (jusqu'à 12 h)

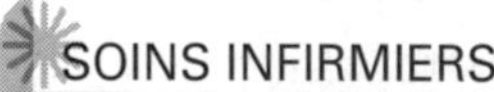

SOINS INFIRMIERS

ÉVALUATION DE LA SITUATION

- Amorcer le traitement dès que possible après l'apparition des symptômes.
- Noter les signes vitaux et prendre la température de façon continue pendant la thrombose coronarienne et au moins toutes les 4 heures au cours du traitement pour d'autres indications. Ne pas mesurer la pression artérielle au niveau des membres inférieurs.
- SUIVRE L'ÉTAT DU PATIENT POUR DÉCELER LES SIGNES D'HÉMORRAGIE, TOUTES LES 15 MINUTES AU COURS DE LA PREMIÈRE HEURE DU TRAITEMENT, TOUTES LES 15 À 30 MINUTES AU COURS

T

DES 8 HEURES SUIVANTES ET AU MOINS TOUTES LES 4 HEURES, PENDANT LA DURÉE RESTANTE DU TRAITEMENT. UNE HÉMORRAGIE FRANCHE PEUT SURVENIR À L'EMPLACEMENT D'UNE INTERVENTION EFFRACTIVE OU AU NIVEAU DES ORIFICES DU CORPS. UNE HÉMORRAGIE INTERNE PEUT ÉGALEMENT SURVENIR (DÉTÉRIORATION DE L'ÉTAT NEUROLOGIQUE, DOULEURS ABDOMINALES ACCOMPAGNÉES DE VOMISSURES AYANT L'ASPECT DU MARC DE CAFÉ OU DE SELLES NOIRES ET GOUDRONNEUSES, HÉMATURIE, DOULEURS ARTICULAIRES). SI UNE HÉMORRAGIE QU'ON NE PEUT RÉPRIMER SURVIENT, ARRÊTER LE TRAITEMENT ET PRÉVENIR IMMÉDIATEMENT LE MÉDECIN.

- DEMANDER AU PATIENT S'IL A DÉJÀ EU DES RÉACTIONS AU TRAITEMENT PAR LA STREPTOKINASE. SURVEILLER LES RÉACTIONS D'HYPERSENSIBILITÉ (RASH, DYSPNÉE, FIÈVRE, MODIFICATION DE LA COULEUR DU TEINT, ŒDÈME PÉRIORBITAL, RESPIRATION SIFFLANTE). SI CES SYMPTÔMES SE MANIFESTENT, EN INFORMER RAPIDEMENT LE MÉDECIN. GARDER À PORTÉE DE LA MAIN DE L'ÉPINÉPHRINE, UN ANTIHISTAMINIQUE ET LE MATÉRIEL DE RÉANIMATION POUR PARER À TOUTE RÉACTION ANAPHYLACTIQUE.
- Demander au patient s'il a contracté depuis peu une infection aux streptocoques. L'*anistreplase* et la *streptokinase* peuvent s'avérer moins efficaces si elles sont administrées durant une période allant de 5 jours à 6 mois après une telle infection.
- ÉVALUER L'ÉTAT NEUROLOGIQUE DU PATIENT PENDANT TOUTE LA DURÉE DU TRAITEMENT. DES MODIFICATIONS SENSORIELLES OU NEUROLOGIQUES PEUVENT INDIQUER LA PRÉSENCE D'UNE HÉMORRAGIE INTRACRÂNIENNE.

Thrombose coronarienne :

- Suivre continuellement l'ÉCG. Prévenir le médecin en cas d'arythmies importantes. On peut prescrire en prophylaxie de la lidocaïne ou du procaïnamide (Pronestyl) par voie IV. On devrait mesurer souvent les concentrations d'enzymes cardiaques. De 7 à 10 jours après la fin du traitement, on peut effectuer une scintigraphie myocardique ou une angiographie coronarienne, ou les deux, pour déterminer l'efficacité du traitement.
- Déterminer l'intensité, les caractéristiques et l'emplacement des douleurs thoraciques ainsi que le territoire où elles se propagent. Noter la présence de symptômes associés (nausées, vomissements, diaphorèse). Administrer des analgésiques selon les recommandations du médecin et le prévenir si les douleurs thoraciques ne sont pas soulagées ou si elles se manifestent de nouveau.
- Ausculter les bruits cardiaques et les murmures vésiculaires à intervalles fréquents. Informer le médecin si des signes d'insuffisance cardiaque (râles et crépitations, dyspnée, bruits cardiaques S3, turgescence des jugulaires, soulagement de la pression veineuse centrale) se manifestent.

Embolie pulmonaire : Mesurer le pouls, la pression artérielle et les paramètres hémodynamiques ; évaluer l'état respiratoire (fréquence respiratoire, gravité de la dyspnée, gazométrie du sang artériel [GSA]).

Thrombose veineuse profonde ou occlusion artérielle aiguë : Observer les membres et palper le pouls des membres affectés toutes les heures. Prévenir immédiatement le médecin en cas d'altération de la circulation. Pour vérifier si le flux sanguin s'est rétabli et pour déterminer la durée du traitement, on peut utiliser une des techniques suivantes : tomographie assistée par ordinateur, phléthysmographie par impédance, mesure quantitative par Doppler, par angiographie ou par phlébographie. Toutefois, les phlébographies à répétition sont déconseillées.

Occlusion d'une canule ou d'un cathéter : Aspirer du sang pour déterminer si la canule ou le cathéter sont perméables. S'assurer que le patient expire et qu'il retient sa respiration pendant l'installation ou le retrait de la tubulure IV afin d'éviter tout risque d'embolie.

Accident ischémique aigu : Évaluer l'état neurologique. Déterminer à quel moment les symptômes ont commencé à se manifester. L'alteplase doit être administrée dans les 3 heures qui suivent l'apparition des symptômes.

Tests de laboratoire :

- On peut déterminer avant le traitement et à intervalles fréquents pendant toute sa durée l'hématocrite, les concentrations d'hémoglobine, la numération plaquettaire, le dosage des produits de dégradation de la fibrine (PDF), les concentrations de fibrinogène, le temps de prothrombine, le temps de thrombine et le temps de céphaline activé. Le temps de saignement peut être évalué avant le traitement si le patient a reçu des agents antiplaquettaires.
- Déterminer le groupe sanguin du patient et effectuer une épreuve de compatibilité croisée ; garder à portée de la main du sang pour parer aux hémorragies.

- Analyser les selles, à intervalles réguliers pendant la durée du traitement, pour déterminer la présence de sang occulte et les urines, pour déceler la présence d'une hématurie.

Toxicité et surdosage: En cas de saignement localisé, exercer une pression sur le point de saignement. En cas de saignements graves ou internes, arrêter la perfusion. On peut rétablir les facteurs de coagulation et le volume sanguin par des perfusions de sang complet, de concentrés de globules rouges, de plasma frais congelé ou par cryoprécipitation. Ne pas administrer de dextrane, car cet agent exerce des effets antiplaquettaires. On peut utiliser comme antidote l'acide aminocaproïque (Amicar).

DIAGNOSTICS INFIRMIERS POSSIBLES

- Irrigation tissulaire inefficace (Indications).
- Risque d'accident (Effets secondaires).
- Connaissances insuffisantes sur le traitement médicamenteux (Enseignement au patient et à ses proches).

INTERVENTIONS INFIRMIÈRES

- Ce type de médicament ne devrait être utilisé que dans des centres où on peut suivre de près la fonction hématologique et la réponse clinique.
- Il est recommandé de mettre en place deux tubulures de perfusion IV avant d'amorcer le traitement: une pour l'agent thrombolytique et l'autre, pour une perfusion additionnelle, si elle s'avère nécessaire.
- Éviter toute intervention effractive, telle qu'une injection par voie IM ou une ponction artérielle, pendant l'administration de ces agents. Si de telles interventions doivent être effectuées, exercer une pression sur tous les points de ponction artérielle et veineuse pendant au moins 30 minutes. Éviter les ponctions veineuses sur des points qui ne peuvent être comprimés (veine jugulaire, veine sous-clavière).
- On administre habituellement un traitement anticoagulant systémique par l'héparine plusieurs heures après la fin du traitement thrombolytique.
- Le médecin peut prescrire de l'acétaminophène pour abaisser la fièvre.

Alteplase

- **Perfusion intermittente:** L'emballage des fioles contient également de l'eau stérile pour injection (sans agent de conservation) qu'on peut utiliser comme diluant. Ne pas utiliser d'eau bactériostatique pour injection. Reconstituer la solution contenue dans les fioles de 50 mg avec 50 mL et celle contenue dans les fioles de 100 mg avec 100 mL d'eau stérile à l'aide d'une aiguille de calibre 18. Ne pas agiter la fiole pendant la dilution; la faire tourner ou la renverser délicatement pour en mélanger le contenu. La solution reconstituée peut mousser. Les bulles disparaîtront si on laisse reposer la solution pendant quelques minutes. La solution est transparente ou jaune pâle. Elle est stable pendant 8 heures à la température ambiante. On peut l'administrer sous sa forme reconstituée (1 mg/mL) ou la diluer davantage juste avant l'usage dans un volume égal de solution de NaCl 0,9 % ou de D5%E. Consulter les directives de chaque fabricant avant de reconstituer la préparation.
- ***Vitesse d'administration:***
  Voir le tableau des vitesses de perfusion de l'annexe C. Rincer la tubulure avec 20 à 30 mL de soluté physiologique à la fin de la perfusion pour s'assurer que toute la dose a été administrée.
  La dose standard pour le traitement de l'*infarctus du myocarde* doit être administrée en 3 heures (jusqu'à 12 heures après le début des symptômes) ou en perfusion accélérée d'une durée de 90 minutes (seulement pendant 6 heures après le début des symptômes).
  En cas d'*accident ischémique aigu*, administrer 10 % de la dose totale sous forme de bolus intraveineux en 1 minute, et le reste en perfusion en l'espace de 60 minutes.
- **Compatibilité (tubulure en Y):** lidocaïne ■ métoprolol ■ propranolol.
- **Incompatibilité (tubulure en Y):** dobutamine ■ dopamine ■ héparine ■ nitroglycérine.

Retéplase

- **IV directe:** Reconstituer à l'aide du diluant, de l'aiguille, de la seringue et de l'embout de transfert fournis dans l'emballage. Reconstituer seulement avec de l'eau stérile pour injection ne contenant aucun agent de conservation. La solution est incolore. Ne pas administrer de solutions qui ont changé de couleur ou qui contiennent un précipité. Un peu de mousse peut se former; laisser reposer la fiole pendant plusieurs minutes pour que les bulles disparaissent. Reconstituer la solution juste avant de l'utiliser. Elle est stable pendant 4 heures à la température ambiante. Consulter les directives de chaque fabricant avant de reconstituer la préparation.
- ***Vitesse d'administration:*** Administrer chaque bolus intraveineux en 2 minutes dans une tubulure IV contenant une solution de D5%E;

rincer la tubulure avant et après l'administration du bolus.

- **Incompatibilité (tubulure en Y)**: héparine ■ aucun autre médicament ne devrait être perfusé ou injecté dans la tubulure utilisée pour l'administration de la retéplase.

Streptokinase

- **Voie intracoronarienne**: Diluer une fiole de 250 000 UI pour obtenir un volume total de 125 mL avec une solution de NaCl 0,9 % ou de D5%E. Administrer 20 000 UI (10 mL) par bolus intraveineux.
- ***Vitesse d'administration***: Le bolus doit être administré dans un laps de temps qui va de 15 secondes à 2 minutes.
- **Perfusion intermittente**: Reconstituer le médicament avec 5 mL d'une solution de NaCl 0,9 % ou de D5%E (injectée directement sur la paroi de la fiole) et mélanger délicatement; ne pas secouer la fiole. Diluer davantage avec une solution de NaCl 0,9 % pour obtenir un volume total de 45 à 500 mL (50 mL, en cas d'infarctus du myocarde, 45 mL, en cas de thrombose veineuse profonde ou d'embolie pulmonaire). La solution est de couleur jaune pâle. Administrer par un filtre dont les pores ont un diamètre de 0,8 micron. Utiliser la solution dans les 12 à 24 heures qui suivent sa reconstitution. Consulter les directives de chaque fabricant avant de reconstituer la préparation.
- ***Vitesse d'administration***:
  Administrer la dose destinée au traitement de l'infarctus du myocarde en 60 minutes dans les 4 heures qui suivent le début des symptômes.
  L'administration du bolus intracoronarien devrait être suivie par une perfusion intracoronarienne d'entretien de 2 000 UI à 4 000 UI à la minute, pendant 60 minutes.
  La dose d'attaque en cas de *thrombose veineuse profonde* ou d'*embolie pulmonaire* doit être administrée en 30 minutes; elle sera suivie d'une perfusion de 100 000 UI à l'heure.
  Utiliser une pompe de perfusion pour s'assurer qu'on administre des doses exactes.
- **Compatibilité (tubulure en Y)**: dobutamine ■ dopamine ■ héparine ■ lidocaïne ■ nitroglycérine.
- **Incompatibilité en addition au soluté**: Ne pas faire d'admixtion avec aucun autre médicament.
- **Désobstruction de la canule ou du cathéter**: Diluer 250 000 UI dans 2 mL de solution de NaCl 0,9 % ou de D5%E.
- ***Vitesse d'administration***: Injecter lentement, dans chaque branche bouchée de la canule et, ensuite, clamper pendant au moins 2 heures. Aspirer délicatement le contenu et rincer les tubulures avec une solution de NaCl 0,9 %.

ENSEIGNEMENT AU PATIENT ET À SES PROCHES

- Expliquer au patient et à ses proches le but du traitement et la nécessité d'un suivi étroit. Conseiller au patient de signaler au médecin les réactions d'hypersensibilité (rash, dyspnée), les saignements et les ecchymoses.
- Expliquer au patient qu'il doit rester alité et bouger le moins possible pendant toute la durée du traitement afin de prévenir les accidents. Éviter toute intervention qui n'est pas essentielle comme le rasage et le brossage vigoureux des dents.

VÉRIFICATION DE L'EFFICACITÉ THÉRAPEUTIQUE

L'efficacité du traitement peut être démontrée par: la lyse des thrombus et le rétablissement de la circulation sanguine ■ la prévention des séquelles neurologiques, en cas d'accident ischémique aigu ■ la perméabilité de la canule ou du cathéter.

THYROÏDIENNES, PRÉPARATIONS

lévothyroxine
Eltroxin, Levo-T, Levotec, Synthroid

liothyronine
Cytomel

liotrix
Ce médicament n'est pas commercialisé au Canada.

thyroid
Hormone thyroïdienne, Thyroid

CLASSIFICATION:
Hormones thyroïdiennes

Grossesse – catégorie A

INDICATIONS

Hormonothérapie substitutive en présence d'une insuffisance thyroïdienne partielle ou complète de diverses étiologies ■ **Lévothyroxine**: Suppression de l'hormone thyréotrope hypophysaire (TSH) lors du traitement préventif de divers goitres euthyroïdiens ■ Traitement de certains types de cancer de la thyroïde conjointement avec la chirurgie et un traitement à l'iode radioactif ■ **Liothyronine**: Goitre simple (non toxique) – à utiliser à titre d'essai pour réduire le volume du goitre ■ Diagnostic différentiel entre une hyperthyroïdie soupçonnée et une euthyroïdie.

MÉCANISME D'ACTION

Accélération de la vitesse du métabolisme tissulaire (effet principal) : activation de la gluconéogenèse ■ augmentation de l'utilisation et de la mobilisation des réserves de glycogène ■ stimulation de la synthèse des protéines ■ stimulation de la croissance et de la différenciation cellulaires ■ effet favorable sur le développement du cerveau et du SNC. **Effets thérapeutiques**: Hormonothérapie substitutive en cas de carence et rétablissement de l'équilibre hormonal normal ■ Suppression des cancers thyroïdiens dépendant de la thyrotrophine.

PHARMACOCINÉTIQUE

Absorption: L'absorption de la lévothyroxine depuis le tractus gastro-intestinal est variable (de 50 à 80 %). La liothyronine et l'extrait thyroïdien lyophilisé sont bien absorbés.
Distribution: Le médicament se répartit dans la plupart des tissus de l'organisme. L'hormone thyroïdienne ne traverse pas facilement le placenta ; des quantités minimes pénètrent dans le lait maternel.
Métabolisme et excrétion: Le médicament est métabolisé par le foie et d'autres tissus. L'hormone thyroïdienne subit plusieurs cycles entérohépatiques. Elle est excrétée dans les fèces par la bile.
Demi-vie: T_3 *(liothyronine)* – de 1 à 2 jours ; T_4 *(thyroxine)* – de 6 à 7 jours.

CONTRE-INDICATIONS ET PRÉCAUTIONS/ MISES EN GARDE

Contre-indications: Hypersensibilité ■ Infarctus du myocarde récent ■ Thyrotoxicose ■ Hypersensibilité aux protéines porcines (Thyroid) ■ Troubles corticosurrénaux non corrigés.
Précautions/mises en garde: Maladie cardiovasculaire (amorcer le traitement par des doses plus faibles) ■ Insuffisance rénale grave ■ Personnes âgées et patients myxœdémateux (sensibilité accrue aux hormones thyroïdiennes ; il faut réduire considérablement la dose initiale).

RÉACTIONS INDÉSIRABLES ET EFFETS SECONDAIRES

Ces effets ont été observés la plupart du temps lors de l'administration de doses excessives.
SNC: insomnie, irritabilité, nervosité, céphalées.
CV: COLLAPSUS CARDIOVASCULAIRE, arythmies, tachycardie, angine de poitrine, hypotension, pression artérielle accrue, débit cardiaque accru.
GI: crampes, diarrhée, vomissements.
Tég.: alopécie (enfants seulement), excrétion accrue de sueur.
End.: hyperthyroïdie, irrégularités du cycle menstruel.
Métab.: perte de poids, intolérance à la chaleur.
Loc.: maturation accélérée de la substance osseuse chez les enfants.

INTERACTIONS

Médicament-médicament: La **cholestyramine** ou le **colestipol**, administrés simultanément, réduisent l'absorption des préparations thyroïdiennes destinées à l'administration par voie orale ■ L'hormone thyroïdienne peut modifier l'efficacité de la **warfarine** ■ L'hormone thyroïdienne peut accroître les besoins en **insuline** ou en **hypoglycémiants oraux** chez les diabétiques ■ Effets cardiovasculaires additifs lors de l'administration concomitante d'**agents adrénergiques (sympathomimétiques)** ■ L'hormone thyroïdienne peut diminuer la réponse aux **bêta-bloquants**.

VOIES D'ADMINISTRATION ET POSOLOGIE

Remarque: 60 mg d'extrait thyroïdien lyophilisé équivalent généralement à 100 µg ou moins de lévothyroxine (T_4) ou à 25 µg de liothyronine (T_3). Dans tous les cas, la posologie doit être individualisée en fonction du patient, de la réaction clinique et des résultats des épreuves de laboratoire.

Lévothyroxine

- **PO (adultes)**: *Hypothyroïdie* – initialement, 50 µg en une seule dose ; on peut augmenter la dose, toutes les 2 à 4 semaines ; la dose d'entretien habituelle se situe entre 75 et 125 µg par jour (1,6 µg/kg/jour). La plupart des patients n'ont pas besoin de plus de 200 µg par jour. *Hypothyroïdie grave* – de 12,5 à 25 µg par jour ; on peut augmenter la dose de 12,5 à 25 µg par jour, toutes les 3 à 6 semaines ; la dose d'entretien habituelle se situe entre 75 et 125 µg par jour (1,6 µg/kg/jour). *Suppression de la TSH dans le traitement du cancer thyroïdien et des goitres* – la dose doit être individualisée en fonction de la sévérité de la maladie, de l'état du patient, de la réaction clinique et des résultats des épreuves de laboratoire. Il faut administrer habituellement des doses supérieures à 2 µg/kg.

T

- **PO (personnes âgées et patients présentant une sensibilité accrue aux hormones thyroïdiennes) :** Initialement, de 12,5 à 25 µg, en une seule dose ; on peut augmenter la dose de 12,5 à 25 µg toutes les 3 à 6 semaines ; la dose d'entretien habituelle est de 75 µg par jour.
- **PO (enfants > 12 ans) :** 2 ou 3 µg/kg/jour (jusqu'à 150 à 200 µg par jour).
- **PO (enfants de 6 à 12 ans) :** 4 ou 5 µg/kg/jour (de 100 à 150 µg par jour).
- **PO (enfants de 1 à 5 ans) :** De 5 à 6 µg/kg/jour (de 75 à 100 µg par jour).
- **PO (enfants de 6 à 12 mois) :** De 6 à 8 µg/kg/jour (de 50 à 75 µg par jour).
- **PO (nourrissons de 3 à 6 mois) :** De 8 à 10 µg/kg/jour (de 25 à 50 µg par jour).
- **PO (nourrissons de 0 à 3 mois) :** De 10 à 15 µg/kg/jour.
- **IM, IV (adultes) :** *Hypothyroïdie* – la moitié de la dose orale, en 1 seule dose. *Coma myxœdémateux/stupeur* – de 300 à 500 µg par voie IV le 1er jour, suivis de l'administration quotidienne de doses de 75 à 100 µg jusqu'à ce que l'état du patient se stabilise et que l'administration PO soit possible.
- **IM, IV (enfants) :** *Hypothyroïdie* – 75 % de la dose orale.

Liothyronine

- **PO (adultes) :** *Hypothyroïdie légère* – 25 µg, 1 fois par jour ; on peut augmenter la dose, à intervalles de 1 à 2 semaines, de 12,5 à 25 µg par jour ; la dose d'entretien habituelle se situe entre 25 et 75 µg. *Myxœdème* – initialement 5 µg, 1 fois par jour ; augmenter la dose de 5 à 10 µg par jour, toutes les 1 à 2 semaines, jusqu'à concurrence de 25 µg par jour, puis de 12,5 à 25 µg par jour, toutes les 1 à 2 semaines ; la dose d'entretien habituelle se situe entre 50 et 100 µg par jour. *Goitre simple* – initialement, 5 µg, 1 fois par jour ; augmenter la dose de 5 à 10 µg par jour, toutes les 1 à 2 semaines, jusqu'à concurrence de 25 µg par jour, puis de 12,5 à 25 µg par jour, toutes les 1 à 2 semaines, jusqu'à l'obtention de l'effet souhaité ; la dose d'entretien habituelle est de 75 µg par jour. *Test de suppression de la T_3* – de 75 à 100 µg par jour, pendant 7 jours. On administre l'iode radioactif (^{131}I) avant et après une cure de 7 jours.
- **PO (personnes âgées, patients souffrant de maladie cardiovasculaire ou enfants) :** Initialement, 5 µg par jour ; augmenter par paliers de 5 µg par jour au maximum, toutes les 2 semaines.

Thyroid ou extrait thyroïdien lyophylisé

- **PO (adultes et enfants) :** *Hypothyroïdie* – 60 mg par jour ; augmenter de 30 mg tous les mois ; la dose d'entretien habituelle se situe entre 60 et 125 mg par jour. L'écart posologique varie de 60 à 300 mg par jour. *Myxœdème/hypothyroïdie accompagnée d'une maladie cardiovasculaire/enfants* – initialement, 15 mg ; augmenter de 30 mg par jour, toutes les 2 semaines, puis, au besoin, de 30 à 60 mg, toutes les 2 semaines ; la dose d'entretien habituelle se situe entre 60 et 120 mg par jour.

PRÉSENTATION

- **Lévothyroxine (version générique disponible)**
  Comprimés : 25 µg^Pr, 50 µg^Pr, 75 µg^Pr, 88 µg^Pr, 100 µg^Pr, 112 µg^Pr, 125 µg^Pr, 150 µg^Pr, 175 µg^Pr, 200 µg^Pr, 300 µg^Pr ■ **Poudre pour injection :** 500 µg/fiole, en fioles de 10 mL^Pr.
- **Liothyronine**
  Comprimés : 5 µg^Pr, 25 µg^Pr.
- **Thyroid ou extrait thyroïdien lyophilisé**
  Comprimés (extrait porcin) : 30 mg^Pr, 60 mg^Pr, 125 mg^Pr.

PHARMACODYNAMIE (effets sur les résultats des tests d'exploration fonctionnelle thyroïdienne)

	DÉBUT D'ACTION	PIC	DURÉE
Lévothyroxine – PO	inconnu	1 – 3 semaines	1 – 3 semaines
Lévothyroxine – IV	6 – 8 h	24 h	inconnue
Liothyronine – PO	inconnu	24 – 72 h	72 h
Thyroid (extrait thyroïdien) – PO	plusieurs jours – semaines	1 – 3 semaines	plusieurs jours – semaines

SOINS INFIRMIERS

ÉVALUATION DE LA SITUATION

MESURER LA PRESSION ARTÉRIELLE ET LE POULS À L'APEX DU CŒUR AVANT LE TRAITEMENT ET À INTERVALLES RÉGULIERS PENDANT TOUTE SA DURÉE. ÉVALUER LES DOULEURS THORACIQUES ET LES TACHYARYTHMIES.

Enfants : Mesurer la taille et le poids et évaluer le développement psychomoteur.

Tests de laboratoire :

- Examiner les résultats des tests de l'exploration fonctionnelle thyroïdienne avant le traitement et pendant toute sa durée.

T

- Mesurer la glycémie et la glycosurie chez les patients diabétiques. Il peut s'avérer nécessaire d'augmenter les doses d'insuline et d'hypoglycémiants oraux.

Toxicité et surdosage : Le surdosage se manifeste sous forme d'hyperthyroïdie (tachycardie, douleurs thoraciques, nervosité, insomnie, diaphorèse, tremblements, perte de poids). Pour contrer ces symptômes, on interrompt habituellement l'administration d'hormone pendant 2 à 6 jours. On traite un surdosage aigu par induction de vomissements ou par lavage gastrique, suivis par l'administration de charbon activé. La surstimulation sympathique peut être maîtrisée par des médicaments adrénolytiques (bêta-bloquants), tels que le propranolol. On utilise également l'oxygène et on prend des mesures de soutien pour maîtriser les symptômes tels que la fièvre.

DIAGNOSTICS INFIRMIERS POSSIBLES

Connaissances insuffisantes sur le traitement médicamenteux (Enseignement au patient et à ses proches).

INTERVENTIONS INFIRMIÈRES

- Administrer le médicament en une seule dose, de préférence avant le petit déjeuner, pour prévenir l'insomnie.
- La dose initiale doit être faible, particulièrement chez les personnes âgées et les patients cardiaque. Il faut augmenter la dose graduellement, selon les résultats des tests d'exploration fonctionnelle thyroïdienne. Les effets secondaires se manifestent plus rapidement lors du traitement par la liothyronine, en raison de son début d'action rapide.

Lévothyroxine

- **IV directe :** Diluer le contenu des fioles de 500 µg avec 5 mL de solution de NaCl 0,9 % sans agent de conservation, pour obtenir une concentration de 100 µg/mL. Bien secouer la fiole pour dissoudre complètement la solution. Administrer la solution immédiatement après l'avoir préparée ; jeter toute portion inutilisée. Consulter les directives de chaque fabricant avant de reconstituer la préparation.
- ***Vitesse d'administration :*** Administrer à un débit de 100 µg en 1 minute. Ne pas ajouter cet agent à des perfusions IV; on peut administrer le médicament par une tubulure en Y.

ENSEIGNEMENT AU PATIENT ET À SES PROCHES

- Inciter le patient à respecter scrupuleusement la posologie recommandée et à prendre le médicament à la même heure chaque jour. Lui expliquer que s'il n'a pu prendre le médicament au moment habituel, il doit le prendre dès que possible, à moins que ce ne soit presque l'heure prévue pour la dose suivante. S'il n'a pu prendre plus de 2 ou de 3 doses, il doit prévenir un professionnel de la santé. L'avertir qu'il est déconseillé d'arrêter le traitement sans consulter au préalable un professionnel de la santé.
- Montrer au patient et à ses proches comment prendre le pouls. Conseiller au patient de ne pas prendre l'hormone thyroïdienne et de prévenir un professionnel de la santé si le pouls au repos est supérieur à 100 bpm.
- Expliquer au patient que le médicament ne guérit pas l'hypothyroïdie, il ne fait que remplacer les hormones thyroïdiennes ; le traitement doit être poursuivi toute la vie durant.
- Prévenir le patient qu'il ne doit pas substituer une marque de préparation thyroïdienne à une autre, car la biodisponibilité de chaque médicament peut être différente.
- Conseiller au patient de prévenir un professionnel de la santé si les symptômes suivants se manifestent : céphalées, nervosité, diarrhée, transpiration abondante, intolérance à la chaleur, douleurs thoraciques, fréquence accrue du pouls, palpitations, perte de poids > 0,9 kg par semaine. L'inciter également à signaler tout autre symptôme inhabituel.
- Prévenir le patient qu'il ne doit pas prendre d'autres médicaments en même temps que les préparations thyroïdiennes sauf sur recommandation expresse d'un professionnel de la santé.
- Recommander au patient qui doit consulter un professionnel de la santé de le prévenir qu'il suit un traitement par des hormones thyroïdiennes.
- Insister sur l'importance des examens de suivi permettant d'évaluer l'efficacité du traitement. Les tests de l'exploration fonctionnelle thyroïdienne doivent être effectués au moins une fois par année.

Enfants : Expliquer aux parents que les examens de suivi sont importants puisqu'ils permettent au médecin de surveiller la croissance de l'enfant. Les prévenir du risque d'alopécie partielle auquel sont exposés les enfants qui suivent un traitement par des hormones thyroïdiennes. Cet effet est habituellement passager.

VÉRIFICATION DE L'EFFICACITÉ THÉRAPEUTIQUE

L'efficacité du traitement peut être démontrée par: la disparition des symptômes d'hypothyroïdie. La réponse inclut : la diurèse ■ la perte de poids ■ une sensation de mieux-être ■ un regain d'énergie, l'accélération du pouls, un gain d'appétit et l'augmentation de l'activité psychomotrice ■ la normalisation de la texture de la peau et des cheveux ■ la suppression de la constipation ■ l'élévation des concentrations de T_3 et de T_4 ■ Chez les enfants, l'efficacité du traitement est déterminée par un développement physique et psychomoteur approprié.

TIAGABINE

Ce médicament n'est pas commercialisé au Canada.

CLASSIFICATION:

Anticonvulsivant (divers)

Grossesse – catégorie C

INDICATIONS

Traitement d'appoint des crises partielles.

MÉCANISME D'ACTION

Stimulation de l'activité de l'acide gamma-aminobutyrique, un neurotransmetteur inhibiteur. **Effets thérapeutiques**: Diminution de la fréquence des crises.

PHARMACOCINÉTIQUE

Absorption: Une fraction de 90 % est absorbée par suite de l'administration par voie orale.

Distribution: Inconnue.

Liaison aux protéines: 96 %.

Métabolisme et excrétion: Le médicament est surtout métabolisé par le foie ; une fraction de 2 % est excrétée sous forme inchangée dans l'urine.

Demi-vie: *En l'absence d'agents antiépileptiques par induction enzymatique* – de 7 à 9 heures ; *en présence d'agents antiépileptiques par induction enzymatique* – de 4 à 7 heures.

CONTRE-INDICATIONS ET PRÉCAUTIONS/ MISES EN GARDE

Contre-indications: Hypersensibilité.

Précautions/mises en garde: Insuffisance hépatique (il peut s'avérer nécessaire de réduire la dose et d'espacer les prises) ■ Patients recevant un traitement concomitant par des agents antiépileptiques non inducteurs enzymatiques tels que les valproates (il peut s'avérer nécessaire d'administrer de plus faibles doses ou d'adapter les doses plus lentement) ■ Grossesse, allaitement ou enfants < 12 ans (l'innocuité du médicament n'a pas été établie).

RÉACTIONS INDÉSIRABLES ET EFFETS SECONDAIRES

SNC: ÉTOURDISSEMENTS, somnolence, nervosité, faiblesse, altération des fonctions cognitives, confusion, problèmes de concentration, hallucinations, céphalées, dépression, troubles de la personnalité.

ORLO: vision anormale, douleurs auriculaires, acouphènes.

Resp.: dyspnée, épistaxis.

CV: douleurs thoraciques, œdème, hypertension, palpitations, syncope, tachycardie.

GI: douleurs abdominales, gingivite, nausées, stomatite.

GU: dysménorrhée, dysurie, métrorragie, incontinence urinaire.

Tég.: alopécie, sécheresse de la peau, rash, transpiration.

Métab.: gain de poids, perte de poids.

Loc.: arthralgie, douleurs au niveau de la nuque.

SN: ataxie, tremblements.

Divers: réactions allergiques, frissons, lymphadénopathie.

INTERACTIONS

Médicament-médicament: La **carbamazépine**, la **phénytoïne**, la **primidone** et le **phénobarbital**, administrés en concomitance, accélèrent le métabolisme de la tiagabine et en diminuent les concentrations sanguines ; bien que le traitement concomitant soit habituellement nécessaire, des adaptations posologiques peuvent s'imposer lorsqu'on modifie les traitements médicamenteux.

VOIES D'ADMINISTRATION ET POSOLOGIE

PO (adultes > 18 ans): Initialement, 4 mg, 1 fois par jour, pendant 1 semaine ; on peut majorer la dose de 4 à 8 mg par jour à des intervalles de 1 semaine, jusqu'à l'atteinte de 56 mg par jour, en 2 à 4 prises fractionnées.

PO (enfants de 12 à 18 ans): Initialement, 4 mg, 1 fois par jour, pendant une semaine ; on peut majorer la dose de 4 mg par jour pendant 1 semaine et, de nouveau, de 4 à 8 mg par jour, à des intervalles de 1 semaine, jusqu'à l'atteinte de 32 mg par jour, en 2 à 4 prises fractionnées.

PRÉSENTATION

Ce médicament n'est pas commercialisé au Canada.

PHARMACODYNAMIE (concentrations sanguines)

	DÉBUT D'ACTION	PIC	DURÉE
PO	inconnu	45 min	inconnue

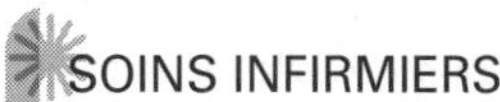

SOINS INFIRMIERS

ÉVALUATION DE LA SITUATION

- Déterminer le siège, la durée et les caractéristiques des convulsions.
- Évaluer l'état mental du patient. La tiagabine peut entraîner des problèmes de concentration, des troubles de langage et d'élocution, la confusion, la fatigue et la somnolence. Les symptômes peuvent diminuer lors de la réduction de la dose ou de l'arrêt du traitement.

Toxicité et surdosage : Les concentrations sériques thérapeutiques n'ont pas été déterminées. Toutefois, on peut noter les concentrations avant le début du traitement et après les modifications apportées à la pharmacothérapie.

DIAGNOSTICS INFIRMIERS POSSIBLES

- Risque d'accident (Effets secondaires).
- Connaissances insuffisantes sur le traitement médicamenteux (Enseignement au patient et à ses proches).

INTERVENTIONS INFIRMIÈRES

- Administrer la tiagabine avec des aliments.
- Il faut arrêter graduellement le traitement par la tiagabine. L'arrêt brusque du traitement peut accroître la fréquence des convulsions.

ENSEIGNEMENT AU PATIENT ET À SES PROCHES

- Expliquer au patient qu'il doit prendre la tiagabine en suivant rigoureusement la posologie recommandée. S'il n'a pu prendre le médicament au moment habituel, il doit le prendre aussitôt que possible, sauf s'il est presque l'heure prévue pour la dose suivante. Le prévenir qu'il ne doit jamais remplacer une dose manquée par une double dose ni arrêter brusquement la prise de la tiagabine. Le sevrage doit être graduel, sinon les convulsions risquent d'augmenter en fréquence.
- Recommander au patient d'informer immédiatement un professionnel de la santé si les convulsions deviennent plus fréquentes.
- Prévenir le patient que la tiagabine peut provoquer des étourdissements. Lui conseiller de ne pas conduire et d'éviter les activités qui exigent sa vigilance jusqu'à ce qu'on ait la certitude que le médicament n'entraîne pas cet effet chez lui. Le patient ne doit pas conduire jusqu'à ce que le médecin ne lui en donne l'autorisation, une fois les convulsions maîtrisées.
- Recommander à la patiente d'informer un professionnel de la santé si elle planifie une grossesse, si elle croit être enceinte, si elle allaite ou si elle désire le faire.
- Recommander au patient qui doit suivre un autre traitement ou subir une intervention chirurgicale d'avertir le professionnel de la santé qu'il suit un traitement par ce médicament.
- Conseiller au patient de porter sur lui en tout temps un bracelet d'identité où sont inscrits son problème de santé et son traitement médicamenteux.

VÉRIFICATION DE L'EFFICACITÉ THÉRAPEUTIQUE

L'efficacité du traitement peut être démontrée par : la suppression des convulsions ou la réduction de leur fréquence.

TICARCILLINE

Ce médicament n'est pas commercialisé au Canada.

TICARCILLINE / CLAVULANATE

Timentin

CLASSIFICATION :

Anti-infectieux (pénicillines à très large spectre), inhibiteur des β-lactamases

Grossesse – catégorie B

INDICATIONS

Traitement ■ des infections de la peau et de ses annexes ■ des infections des os et des articulations ■

de la septicémie ■ des infections des voies respiratoires ■ des infections intra-abdominales, gynécologiques et urinaires.

MÉCANISME D'ACTION

Liaison à la membrane de la paroi cellulaire bactérienne provoquant la destruction de la bactérie ■ L'ajout du clavulanate améliore la résistance aux bêtalactamases, enzymes capables de détruire les pénicillines. **Effets thérapeutiques :** Effet bactéricide contre les bactéries sensibles. **Spectre d'action :** Spectre d'action semblable à celui des pénicillines, mais considérablement plus large, qui englobe plusieurs agents pathogènes aérobies Gram négatif importants, dont : *Pseudomonas æruginosa* ■ *Escherichia coli* ■ *Proteus mirabilis* ■ *Providencia rettgeri* ■ La ticarcilline est également active contre certaines bactéries anaérobies comprenant les *Bacteroides*.

PHARMACOCINÉTIQUE

Absorption : Médicament réservé à l'administration par voie IV; dans ce cas la biodisponibilité est totale.

Distribution : Le médicament se répartit dans tout l'organisme. Il ne pénètre suffisamment dans le liquide céphalorachidien qu'en présence d'une inflammation des méninges. Il traverse le placenta et pénètre à faibles concentrations dans le lait maternel.

Métabolisme et excrétion : Une fraction de 10 % est métabolisée par le foie ; une fraction de 90 % est excrétée sous forme inchangée par les reins. Le clavulanate est métabolisé par le foie.

Demi-vie : *Ticarcilline* – de 0,9 à 1,3 heure (prolongée en présence d'insuffisance rénale) ; *clavulanate* – de 1,1 à 1,5 heure.

T

CONTRE-INDICATIONS ET PRÉCAUTIONS/ MISES EN GARDE

Contre-indications : Hypersensibilité aux pénicillines (risque de sensibilité croisée avec les céphalosporines), aux céphalosporines ou à l'acide clavulanique.

Précautions/mises en garde : Insuffisance rénale (il est recommandé de réduire la dose ou de prolonger l'intervalle entre les doses si la clairance de la créatinine < 60 mL/minute) ■ Grossesse et allaitement (l'innocuité du médicament n'a pas été établie) ■ Maladie hépatique grave.

RÉACTIONS INDÉSIRABLES ET EFFETS SECONDAIRES

SNC : CONVULSIONS (doses élevées), confusion, léthargie.
CV : INSUFFISANCE CARDIAQUE, arythmies.
GI : COLITE PSEUDOMEMBRANEUSE, diarrhée, nausées.
GU : hématurie (enfants seulement).
Tég. : rash, urticaire.
HÉ : hypokaliémie, hypernatrémie.
Hémat. : saignements, dyscrasie, allongement du temps de saignement.
Locaux : phlébite.
Métab. : alcalose métabolique.
Divers : réactions d'hypersensibilité incluant l'ANAPHYLAXIE, surinfection.

INTERACTIONS

Médicament-médicament : Le **probénécide** diminue l'excrétion rénale de la ticarcilline et en augmente les concentrations sanguines ■ La ticarcilline peut modifier l'excrétion du **lithium** ■ Les **diurétiques d'épargne potassique**, l'**amphotéricine B** ou les **corticostéroïdes** peuvent augmenter le risque d'hypokaliémie ■ L'hypokaliémie augmente le risque de toxicité induite par les **dérivés digitaliques**.

VOIES D'ADMINISTRATION ET POSOLOGIE

L'association ticarcilline/clavulanate contient de 4,75 mmol de sodium par gramme de ticarcilline et 0,15 mmol de potassium par 100 grammes de clavulanate.

Ticarcilline/clavulanate

La préparation contient 3 g de ticarcilline et 100 mg de clavulanate donnant une teneur combinée de 3,1 g.

- **Traitement**

  IV (adultes ≥ 60 kg) : 3,1 g, toutes les 4 à 6 heures.

  IV (enfants > 1 mois et adultes < 60 kg) : De 200 à 300 mg/kg/jour de l'équivalent de ticarcilline en doses fractionnées, toutes les 4 à 6 heures.

  Insuffisance rénale : Posologie quotidienne dans les infections par des bactéries sensibles (selon le teneur en ticarcilline) : *Cl_{Cr} > 60 mL/minute* : 3 g, toutes les 4 heures, *Cl_{Cr} de 30 à 60 mL/minute* – 2 g, toutes les 4 heures, *Cl_{Cr} de 10 à 30 mL/minute* – 2 g, toutes les 8 heures, *Cl_{Cr} < 10 mL/minute* – 2 g, toutes les 12 heures, *Cl_{Cr} < 10 mL/minute avec insuffisance hépatique* – 2 g, toutes les 24 heures. *Patients sous dialyse péritonéale* : 3 g toutes les 12 heures ;

patients sous hémodialyse: 2 g toutes les 12 heures (en plus de 3 g après chaque dialyse).

- **Prophylaxie avant la chirurgie**

  IV (adultes) : 3,1 g dès que le cordon ombilical est clampé (césarienne) *ou* de 30 à 60 minutes avant l'incision initiale (chirurgie colo-rectale ou hystérectomie) ; ensuite, 2 doses de plus à des intervalles de 4 à 6 heures. Ne pas dépasser 3 doses.

PRÉSENTATION

- **Ticarcilline**

  Ce médicament n'est pas commercialisé au Canada.
- **Ticarcilline/clavulanate**

  Poudre pour injection : 3,1 g/fiole ou 31 g/fiole[Pr].

PHARMACODYNAMIE (concentrations sanguines)

	Début d'action	Pic	Durée
IV	rapide	fin de la perfusion	4 – 6 h

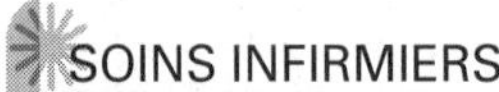

SOINS INFIRMIERS

ÉVALUATION DE LA SITUATION

- Au début du traitement et pendant toute sa durée, suivre de près les signes suivants d'infection : altération des signes vitaux, aspect de la plaie, des crachats, de l'urine et des selles, accroissement du nombre de globules blancs.
- Recueillir les antécédents du patient avant d'amorcer le traitement afin de déterminer ses réactions à un traitement antérieur à une pénicilline ou à une céphalosporine. Même les personnes n'ayant jamais manifesté de sensibilité à la pénicilline peuvent présenter une réaction allergique.
- Prélever des échantillons pour les cultures et les antibiogrammes avant le début du traitement. La première dose peut être administrée avant même que les résultats soient connus.
- RESTER À L'AFFÛT DES SIGNES ET DES SYMPTÔMES SUIVANTS D'ANAPHYLAXIE : RASH, PRURIT, ŒDÈME LARYNGÉ, RESPIRATION SIFFLANTE. SI CES RÉACTIONS SE MANIFESTENT, ARRÊTER L'ADMINISTRATION DU MÉDICAMENT ET AVERTIR IMMÉDIATEMENT LE MÉDECIN. GARDER À PORTÉE DE LA MAIN DE L'ÉPINÉPHRINE, UN ANTIHISTAMINIQUE ET LE MATÉRIEL DE RÉANIMATION POUR PARER À UNE ÉVENTUELLE RÉACTION ANAPHYLACTIQUE.

Tests de laboratoire :

- Noter, avant le traitement et à intervalles réguliers pendant toute sa durée, les résultats des tests de l'exploration fonctionnelle hépatique et rénale, la numération globulaire, les concentrations sériques de potassium et le temps de saignement.
- La ticarcilline peut entraîner des résultats faussement positifs au dosage des protéines dans l'urine ainsi que l'élévation des concentrations d'urée, de créatinine, d'AST, d'ALT, de bilirubine sérique, de phosphatase alcaline, de LDH et d'acide urique. Elle peut également allonger le temps de saignement.
- Lors de l'administration de doses élevées de ticarcilline, une hypokaliémie et une hypernatrémie peuvent survenir.

DIAGNOSTICS INFIRMIERS POSSIBLES

- Risque d'infection (Indications, Effets secondaires).
- Connaissances insuffisantes sur le traitement médicamenteux (Enseignement au patient et à ses proches).

INTERVENTIONS INFIRMIÈRES

IV : Changer de point d'injection IV toutes les 48 heures pour prévenir la phlébite.

Ticarcilline/clavulanate

- Ce médicament doit être administré sous forme diluée, par perfusion IV ; il ne doit **jamais** être administré par voie IM ou par bolus IV.
- **Perfusion intermittente :** Ajouter 13 mL d'eau stérile pour injection au contenu de la fiole de 3,1 g pour obtenir une concentration de ticarcilline de 200 mg/mL et d'acide clavulanique de 6,7 mg/mL. Diluer une fois de plus dans une solution de NaCl 0,9 %, de D5%E, de lactate de Ringer ou d'eau stérile pour injection. La solution est stable pendant 6 heures à la température ambiante et pendant 72 heures au réfrigérateur.
- ***Vitesse d'administration :*** Administrer en 30 minutes par une tubulure en Y ou par IV directe. Consulter les directives de chaque fabricant avant d'administrer la préparation.
- **Compatibilité (tubulure en Y) :** amifostine ▪ aztréonam ▪ céfépime ▪ cyclophosphamide ▪ diltiazem ▪ famotidine ▪ filgrastim ▪ fludarabine ▪ foscarnet ▪ gallium, nitrate de ▪ granisétron ▪ héparine ▪ insuline ▪ melphalan ▪ mépéridine

■ morphine ■ ondansétron ■ perphénazine ■ sargramostim ■ téniposide ■ théophylline ■ thiotépa ■ vinorelbine.

- **Incompatibilité (tubulure en Y)**: S'il faut administrer en même temps des aminosides et des pénicillines, les injecter à des points différents à au moins une heure d'intervalle.

ENSEIGNEMENT AU PATIENT ET À SES PROCHES

- Recommander au patient de signaler l'allergie et les signes suivants de surinfection : excroissance noire et pileuse sur la langue, démangeaisons ou pertes vaginales, selles molles ou nauséabondes.
- RECOMMANDER AU PATIENT DE SIGNALER À UN PROFESSIONNEL DE LA SANTÉ LA FIÈVRE OU LA DIARRHÉE, PARTICULIÈREMENT EN PRÉSENCE DE SANG, DE PUS OU DE MUCUS DANS LES SELLES. CONSEILLER AU PATIENT DE NE PAS TRAITER LA DIARRHÉE AVANT D'AVOIR CONSULTÉ UN PROFESSIONNEL DE LA SANTÉ. CES EFFETS PEUVENT SE MANIFESTER PENDANT PLUSIEURS SEMAINES APRÈS L'ARRÊT DU MÉDICAMENT.

VÉRIFICATION DE L'EFFICACITÉ THÉRAPEUTIQUE

L'efficacité du traitement peut être démontrée par: la disparition des signes et des symptômes d'infection. Le temps de résolution dépend du microorganisme infectant et du siège de l'infection.

TICLOPIDINE

Apo-Ticlopidine, Gen-Ticlopidine, Nu-Ticlopidine, PMS-Ticlopidine, Rhoxal-Ticlopidine, Ticlid

CLASSIFICATION:
Antiplaquettaire
Grossesse – catégorie B

INDICATIONS

Prévention des accidents vasculaires cérébraux chez les patients ayant subi une thrombo-embolie totale ou présentant des signes avant-coureurs d'accident vasculaire cérébral et qui ne peuvent tolérer l'aspirine. **Usages non approuvés**: Prévention d'une resténose précoce en présence d'un stent intracoronarien.

MÉCANISME D'ACTION

Inhibition de l'agrégation plaquettaire par modification de la fonction des membranes plaquettaires ■ Allongement du temps de saignement. **Effets thérapeutiques**: Diminution de la fréquence des accidents vasculaires cérébraux chez les patients exposés à un risque élevé.

PHARMACOCINÉTIQUE

Absorption: Bonne absorption (> 80 %) par suite de l'administration par voie orale.

Distribution: Inconnue.

Liaison aux protéines: 98 %.

Métabolisme et excrétion: La ticlopidine est fortement métabolisée par le foie. Une quantité minime est excrétée à l'état inchangé par les reins.

Demi-vie: *Dose unique* – 12,6 heures; *plusieurs doses* – de 4 à 5 jours.

CONTRE-INDICATIONS ET PRÉCAUTIONS/ MISES EN GARDE

Contre-indications: Hypersensibilité ■ Troubles hémorragiques ■ Saignements manifestes ■ Maladie hépatique grave ■ Présence ou antécédents de troubles hématopoïétiques (tels que : neutropénie, thrombocytopénie ou agranulocytose).

Précautions/mises en garde: Risque d'hémorragie (traumatisme, intervention chirurgicale, antécédents d'ulcère) ■ Insuffisance hépatique ou rénale (une adaptation posologique peut s'avérer nécessaire) ■ Personnes âgées (sensibilité accrue) ■ Grossesse, allaitement ou enfants < 18 ans (l'innocuité du médicament n'a pas été établie).

RÉACTIONS INDÉSIRABLES ET EFFETS SECONDAIRES

SNC: étourdissements, céphalées, faiblesse.

ORLO: épistaxis, acouphènes.

GI: <u>diarrhée</u>, résultats anormaux aux tests de l'exploration fonctionnelle hépatique, anorexie, plénitude gastro-intestinale, douleurs gastro-intestinales, nausées, vomissements.

GU: hématurie.

Tég.: <u>rash</u>, ecchymoses, prurit, urticaire.

Hémat.: AGRANULOCYTOSE, HÉMORRAGIE CÉRÉBRALE, NEUTROPÉNIE, saignements, thrombocytopénie.

Métab.: hypercholestérolémie, hypertriglycéridémie.

INTERACTIONS

Médicament-médicament: L'**aspirine**, administrée en concomitance, potentialise l'effet de la ticlopidine sur les plaquettes (l'administration concomitante

n'est pas recommandée) ▪ Risque accru d'hémorragie lors de l'administration concomitante d'**héparine**, de **warfarine**, de **tirofiban**, d'**eptifibatide**, de **clopidogrel** ou d'**agents thrombolytiques** ▪ La **cimétidine**, administrée simultanément, ralentit le métabolisme de la ticlopidine et peut augmenter le risque de toxicité ▪ La ticlopidine ralentit le métabolisme de la **théophylline** et peut augmenter le risque de toxicité.
Médicament-aliments: L'absorption de la ticlopidine est accrue si elle est prise avec des **aliments**.

VOIES D'ADMINISTRATION ET POSOLOGIE

PO (adultes): 250 mg, 2 fois par jour, avec des aliments.

PRÉSENTATION

Comprimés: 250 mg[Pr].

PHARMACODYNAMIE (effet sur la fonction plaquettaire)

	DÉBUT D'ACTION	PIC	DURÉE
PO	en l'espace de 4 jours	8 – 11 jours	2 semaines

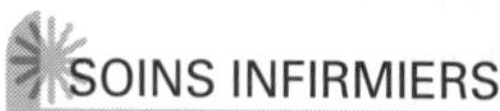

ÉVALUATION DE LA SITUATION

Rester à l'affût d'un accident vasculaire cérébral; suivre le patient à intervalles réguliers pendant toute la durée du traitement.

Tests de laboratoire:

- SUIVRE DE PRÈS LE TEMPS DE SAIGNEMENT PENDANT TOUTE LA DURÉE DU TRAITEMENT. LA TICLOPIDINE ALLONGE LE TEMPS DE SAIGNEMENT (DE 2 À 5 FOIS LA LIMITE NORMALE). CET EFFET DÉPEND DE LA DURÉE DU TRAITEMENT ET DE LA DOSE ADMINISTRÉE.
- NOTER LA NUMÉRATION GLOBULAIRE, LA FORMULE LEUCOCYTAIRE ET LA NUMÉRATION PLAQUETTAIRE, TOUTES LES 2 SEMAINES, À PARTIR DE LA 2e SEMAINE ET JUSQU'À LA FIN DU 3e MOIS DE TRAITEMENT; DES ANALYSES PLUS FRÉQUENTES SONT NÉCESSAIRES SI LE NOMBRE ABSOLU DE POLYNUCLÉAIRES NEUTROPHILES DIMINUE OU S'IL EST < 30 % DES VALEURS INITIALES. EN CAS DE NEUTROPÉNIE, IL FAUT ARRÊTER LE TRAITEMENT PAR LA TICLOPIDINE. LE NOMBRE DE POLYNUCLÉAIRES NEUTROPHILES REVIENT HABITUELLEMENT À LA NORMALE DANS LES 1 À 3 SEMAINES SUIVANT L'ARRÊT DU TRAITEMENT. APRÈS LES 3 PREMIERS MOIS DE TRAITEMENT, LA NUMÉRATION GLOBULAIRE DEVRAIT ÊTRE MESURÉE SEULEMENT CHEZ LES PATIENTS PRÉSENTANT DES SIGNES ET DES SYMPTÔMES D'INFECTION.
- La ticlopidine peut entraîner la thrombocytopénie, habituellement dans les 3 à 12 semaines suivant le début du traitement. Si le nombre de plaquettes est < 80×10^9/L, arrêter le traitement.
- La ticlopidine peut entraîner l'élévation des concentrations sériques de cholestérol total et de triglycérides. Les concentrations augmentent habituellement de 8 à 10 % durant le premier mois de traitement et restent à ce niveau.
- La ticlopidine peut entraîner l'élévation des concentrations de phosphatase alcaline, de bilirubine, d'AST et d'ALT durant les 4 premiers mois de traitement.

Toxicité et surdosage: Le temps de saignement allongé revient à la normale dans les 2 heures qui suivent l'administration de méthylprednisolone par voie IV. On peut également effectuer des transfusions de plaquettes pour renverser les effets de la ticlopidine sur le temps de saignement.

DIAGNOSTICS INFIRMIERS POSSIBLES

- Risque d'accident (Indications, Effets secondaires).
- Connaissances insuffisantes sur le traitement médicamenteux (Enseignement au patient et à ses proches).

INTERVENTIONS INFIRMIÈRES

Administrer la ticlopidine avec des aliments ou immédiatement après les repas afin de réduire la gêne gastro-intestinale et d'augmenter l'absorption du médicament.

ENSEIGNEMENT AU PATIENT ET À SES PROCHES

- Inciter le patient à respecter scrupuleusement la posologie recommandée. S'il n'a pu prendre le médicament au moment habituel, il doit le prendre dès que possible, à moins que ce ne soit presque l'heure prévue pour la dose suivante. L'avertir qu'il ne doit jamais remplacer une dose manquée par une double dose.
- Recommander au patient de signaler à un professionnel de la santé la fièvre, les frissons, les maux de gorge, les saignements ou les ecchymoses inhabituels, la diarrhée grave ou persistante, le rash, la jaunisse, l'urine de couleur foncée ou les selles de couleur pâle.

- Recommander au patient qui doit suivre un autre traitement ou subir une intervention chirurgicale de prévenir le professionnel de la santé qu'il suit un traitement par ce médicament. Il peut s'avérer nécessaire d'arrêter le traitement pendant les 10 à 14 jours précédant une intervention chirurgicale.
- Insister sur le fait qu'il est important d'effectuer des tests de laboratoire au cours des 3 premiers mois de traitement pour pouvoir déceler les effets secondaires.

VÉRIFICATION DE L'EFFICACITÉ THÉRAPEUTIQUE

L'efficacité du traitement peut être démontrée par: la prévention des accidents vasculaires cérébraux.

TILUDRONATE

Ce médicament n'est pas commercialisé au Canada.

CLASSIFICATION:

Régulateur du métabolisme osseux (bisphosphonate)

Grossesse – catégorie C

INDICATIONS

Traitement de la maladie osseuse de Paget chez les patients ■ dont les concentrations sériques de phosphatase alcaline atteignent au moins le double des valeurs normales (≥ 2 fois la limite supérieure de la normale) ■ qui manifestent des symptômes ■ qui sont exposés au risque de complications.

MÉCANISME D'ACTION

Inhibition de la résorption osseuse par blocage de l'activité des ostéoclastes. ***Effets thérapeutiques:*** Ralentissement de l'évolution de la maladie de Paget.

PHARMACOCINÉTIQUE

Absorption: Par suite de l'administration par voie orale, le tiludronate est rapidement absorbé, mais en faibles quantités (biodisponibilité de 6 %).

Distribution: L'agent se répartit dans les os et les tissus mous; il est par la suite libéré lentement des os.

Liaison aux protéines: 90 %.

Métabolisme et excrétion: L'agent est excrété en grande partie dans l'urine.

Demi-vie: 150 heures.

CONTRE-INDICATIONS ET PRÉCAUTIONS/MISES EN GARDE

Contre-indications: Hypersensibilité ■ Insuffisance rénale grave (Cl_{Cr} < 30 mL/minute).

Précautions/mises en garde: Grossesse, allaitement ou enfants < 18 ans (l'innocuité du médicament n'a pas été établie).

RÉACTIONS INDÉSIRABLES ET EFFETS SECONDAIRES

SNC: anxiété, somnolence, fatigue, insomnie, nervosité, syncope, vertiges, faiblesse.

ORLO: cataractes, conjonctivite, glaucome, pharyngite, rhinite, sinusite.

Resp.: bronchite.

CV: douleurs thoraciques, œdème déclive, hypertension, œdème périphérique.

GI: douleurs abdominales, anorexie, constipation, diarrhée, sécheresse de la bouche (xérostomie), dysphagie, ulcère œsophagien, œsophagite, flatulence, ulcère gastrique, gastrite, nausées, affections dentaires, vomissements.

GU: infection urinaire.

Tég.: rougeurs de la peau, transpiration accrue, prurit, rash, dermatose.

End.: hyperparathyroïdie.

HÉ: hypocalcémie.

Loc.: arthrose, contractions musculaires involontaires, fractures pathologiques.

SN: paresthésie.

Divers: infection.

INTERACTIONS

Médicament-médicament: Les **suppléments de calcium**, l'**aspirine** ou les **antiacides contenant de l'aluminium** ou **du magnésium**, administrés en concomitance, diminuent l'absorption du tiludronate ■ La biodisponibilité du tiludronate est accrue lors de l'administration concomitante d'**indométhacine**.

Médicament-aliments: Les **aliments** diminuent l'absorption du tiludronate.

VOIES D'ADMINISTRATION ET POSOLOGIE

PO (adultes): 400 mg par jour, pris avec 245 mL d'eau (mais pas d'autres liquides), pendant 3 mois.

PRÉSENTATION

Ce médicament n'est pas commercialisé au Canada.

PHARMACODYNAMIE (concentrations sanguines)

	DÉBUT D'ACTION	PIC	DURÉE
PO	inconnu	moins de 2 h	inconnue

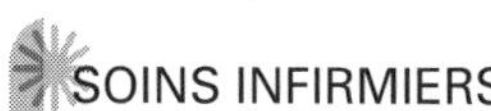

SOINS INFIRMIERS

ÉVALUATION DE LA SITUATION

Maladie de Paget: Évaluer les symptômes suivants de la maladie de Paget: douleurs osseuses, céphalées, acuité visuelle et auditive réduite, diamètre crânien accru.

Tests de laboratoire: Mesurer les concentrations de phosphatase alcaline avant le traitement et à intervalles réguliers pendant toute sa durée. L'administration du tiludronate est indiquée lorsque les concentrations de phosphatase alcaline atteignent une valeur équivalente à 2 fois la limite supérieure de la normale.

DIAGNOSTICS INFIRMIERS POSSIBLES

- Risque d'accident (Indications).
- Connaissances insuffisantes sur le traitement médicamenteux (Enseignement au patient et à ses proches).

INTERVENTIONS INFIRMIÈRES

- Administrer le médicament le matin, dès le lever, avec 175 à 245 mL environ d'eau, 30 minutes avant la prise de tout autre médicament ou la consommation d'aliments ou autres boissons.
- Le patient ne devrait pas prendre de suppléments de calcium, d'aspirine ou d'indométhacine dans les 2 heures qui précèdent ou qui suivent la prise du tiludronate ; de plus, il devrait attendre au moins 2 heures après avoir pris du tiludronate avant de prendre des antiacides.

ENSEIGNEMENT AU PATIENT ET À SES PROCHES

- Expliquer au patient qu'il est important de respecter scrupuleusement la posologie recommandée, c'est-à-dire qu'il doit prendre le médicament le matin, dès le lever, 30 minutes avant d'absorber tout autre médicament ou de consommer des aliments ou d'autres boissons. Lui expliquer également que s'il attend plus de 30 minutes, l'absorption du médicament sera améliorée. Il devrait prendre le tiludronate avec 175 à 245 mL environ d'eau non gazéifiée (l'eau minérale, le jus d'orange, le café et les autres boissons diminuent l'absorption du médicament). Prévenir le patient que s'il n'a pas pu prendre une dose au moment prévu, il doit la sauter et reprendre le traitement le lendemain matin. Il ne faut jamais remplacer une dose manquée par une double dose ni la prendre plus tard dans la journée. Le prévenir qu'il ne doit pas interrompre le traitement avant d'avoir consulté un professionnel de la santé.
- Expliquer au patient qu'il ne doit pas se coucher dans les 30 minutes qui suivent la prise du médicament pour en faciliter le passage vers l'estomac et réduire le risque d'irritation œsophagienne.
- Conseiller au patient de suivre un régime alimentaire équilibré et de consulter un professionnel de la santé à propos du besoin de prendre un supplément de calcium et de vitamine D.
- Inciter le patient à faire régulièrement de l'exercice et à modifier les comportements qui augmentent le risque d'ostéoporose (cesser de fumer, réduire sa consommation d'alcool).
- Prévenir la patiente qu'elle doit informer un professionnel de la santé si elle croit être enceinte, si elle souhaite le devenir ou si elle allaite.

VÉRIFICATION DE L'EFFICACITÉ THÉRAPEUTIQUE

L'efficacité du traitement peut être démontrée par: le ralentissement de l'évolution de la maladie de Paget.

TIMOLOL

Apo-Timol, Blocadren, Novo-Timol, Nu-Timolol

CLASSIFICATION:

Antihypertenseur, antiangineux (bêta-bloquant), agent utilisé dans le traitement des céphalées vasculaires

Grossesse – catégorie C

Pour l'usage ophtalmique, voir l'annexe N.

T

INDICATIONS

Traitement de l'hypertension ■ Angine de poitrine attribuable à une cardiopathie ischémique ■ Prévention de l'infarctus du myocarde ■ Prophylaxie des migraines. **Usages non approuvés**: Traitement des arythmies ventriculaires ■ Traitement des tremblements essentiels ■ Traitement de l'anxiété.

MÉCANISME D'ACTION

Inhibition de la stimulation des récepteurs adrénergiques bêta$_1$ (myocardiques) et bêta$_2$ (pulmonaires, vasculaires ou utérins). ***Effets thérapeutiques :*** Diminution de la fréquence cardiaque et abaissement de la pression artérielle ■ Prévention de l'infarctus du myocarde ■ Diminution de la fréquence des crises migraineuses.

PHARMACOCINÉTIQUE

Absorption : Bonne absorption par suite de l'administration par voie orale.

Distribution : Le timolol pénètre dans le lait maternel.

Métabolisme et excrétion : Le timolol est fortement métabolisé par le foie.

Demi-vie : De 3 à 4 heures.

CONTRE-INDICATIONS ET PRÉCAUTIONS/ MISES EN GARDE

Contre-indications : Insuffisance cardiaque non compensée ■ Insuffisance ventriculaire droite attribuable à une hypertension pulmonaire ■ Cardiomégalie importante ■ Œdème pulmonaire ■ Choc cardiogénique ■ Bradycardie ou bloc cardiaque. ■ Maladie pulmonaire (incluant l'asthme) ■ Rhinite allergique ■ Utilisation d'agents anesthésiques produisant un effet dépresseur sur le myocarde ■ Hypersensibilité à l'un des ingrédients du produit ■ Allaitement.

Précautions/mises en garde : Insuffisance rénale ■ Insuffisance hépatique ■ Personnes âgées (sensibilité accrue aux bêta-bloquants ; il est recommandé de réduire la dose initiale) ■ Diabète (le médicament peut masquer les signes d'hypoglycémie) ■ Thyrotoxicose (le médicament peut en masquer les symptômes) ■ Antécédents de réactions allergiques graves (le médicament peut accroître l'intensité des réactions) ■ Grossesse ou enfants (l'innocuité du médicament n'a pas été établie ; il traverse le placenta et peut entraîner la bradycardie, l'hypotension, l'hypoglycémie ou une dépression respiratoire chez le fœtus ou le nouveau-né).

RÉACTIONS INDÉSIRABLES ET EFFETS SECONDAIRES

SNC : fatigue, faiblesse, anxiété, dépression, étourdissements, somnolence, insomnie, perte de mémoire, modification des opérations de la pensée, nervosité, cauchemars.

ORLO : vision trouble, xérophtalmie, congestion nasale.

Resp. : bronchospasme, respiration sifflante.

CV : ARYTHMIES, BRADYCARDIE, INSUFFISANCE CARDIAQUE, ŒDÈME PULMONAIRE, hypotension orthostatique, vasoconstriction périphérique.

GI : constipation, diarrhée, nausées.

GU : impuissance, baisse de la libido.

Tég. : démangeaisons, rash.

End. : hyperglycémie, hypoglycémie.

Loc. : arthralgie, douleurs lombaires, crampes musculaires.

SN : paresthésie.

INTERACTIONS

Médicament-médicament : L'**anesthésie générale**, la **phénytoïne par voie IV** et le **vérapamil** peuvent provoquer une dépression additive du myocarde ■ Risque de bradycardie additive lors de l'administration concomitante de **dérivés digitaliques** ■ Risque d'hypotension additive lors de la prise d'autres **antihypertenseurs** ou de **dérivés nitrés** ou lors de l'ingestion de grandes quantités d'**alcool** ■ Les **amphétamines**, la **cocaïne**, l'**éphédrine**, l'**épinéphrine**, la **norépinéphrine**, la **phényléphrine** ou la **pseudoéphédrine**, prises en concomitance, peuvent entraîner une stimulation alpha-adrénergique à laquelle rien ne s'oppose (hypertension et bradycardie excessives) ■ L'administration concomitante d'extraits de **thyroïde** peut diminuer l'efficacité du timolol ■ Risque de diminution de l'efficacité de l'**insuline** ou des **hypoglycémiants oraux** (une adaptation posologique peut s'avérer nécessaire) ■ Le timolol peut réduire l'efficacité des **bronchodilatateurs** et de la **théophylline** ■ Le timolol peut diminuer les effets bénéfiques de la **dopamine** ou de la **dobutamine** sur les récepteurs bêta-cardiaques ■ La prudence est de mise lorsque le timolol est administré dans les 14 jours suivant un traitement par un **IMAO** (risque d'hypertension) ■ La **cimétidine** peut accroître la toxicité associée au timolol ■ Les **AINS**, pris en concomitance, peuvent diminuer l'effet antihypertenseur du timolol.

VOIES D'ADMINISTRATION ET POSOLOGIE

PO (adultes) : *Antihypertenseur* – initialement de 5 à 10 mg, 2 fois par jour ; on peut augmenter la dose de 5 mg, 2 fois par jour tous les 7 jours, selon les besoins (la dose d'entretien habituelle est de 10 à 20 mg, 2 fois par jour, jusqu'à concurrence de 60 mg par jour). *Angine* – initialement 5 mg, 2 ou 3 fois par jour ; on peut augmenter la dose à intervalles d'au moins 3 jours, d'abord à raison de 10 mg par jour, puis de 15 mg par jour, en doses fractionnées, jusqu'à concurrence de 45 mg par jour. *Prévention de l'infarctus du myocarde* – 10 mg, 2 fois par jour ; il faut démarrer le traitement de 1 à 4 semaines après la survenue de l'infarctus. *Prévention des céphalées vasculaires* – initialement, 10 mg, 2 fois par jour ; on peut administrer le médicament en une seule dose quotidienne ; on peut majorer la dose jusqu'à 10 mg, le matin, et jusqu'à 20 mg, le soir.

PRÉSENTATION (version générique disponible)

Comprimés : 5 mg^Pr^, 10 mg^Pr^, 20 mg^Pr^.

PHARMACODYNAMIE (effets cardiovasculaires)

	Début d'action	Pic	Durée
PO	inconnu	1 – 2 h†	12 – 24 h

† Après une seule dose ; le plein effet du médicament ne se manifeste qu'après plusieurs semaines de traitement.

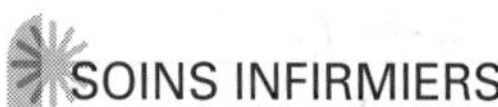

SOINS INFIRMIERS

ÉVALUATION DE LA SITUATION

- Mesurer la pression artérielle et le pouls à intervalles fréquents pendant la période d'adaptation de la posologie et à intervalles réguliers pendant toute la durée du traitement. Suivre de près l'hypotension orthostatique pendant qu'on aide le patient à se lever.
- Effectuer le bilan quotidien des ingesta et des excreta et peser le patient tous les jours. Observer régulièrement le patient à la recherche des signes et des symptômes suivants de surcharge liquidienne : œdème périphérique, dyspnée, râles ou crépitations, fatigue, gain pondéral, turgescence des jugulaires.

Prophylaxie des céphalées vasculaires : Noter la fréquence, la gravité, les caractéristiques et le siège des céphalées vasculaires, à intervalles réguliers pendant toute la durée du traitement.

Tests de laboratoire :

- Le timolol peut élever l'urée et les concentrations sériques de lipoprotéines, de potassium, de triglycérides et d'acide urique.
- Le timolol peut élever les titres des anticorps antinucléaires.
- Il peut élever la glycémie.

Toxicité et surdosage :

- Suivre de près les patients recevant des bêtabloquants afin de déceler les signes suivants de surdosage : bradycardie, étourdissements graves ou évanouissements, somnolence prononcée, dyspnée, bleuissement des ongles ou des paumes de la main, convulsions. Communiquer immédiatement avec un médecin ou un autre professionnel de la santé si ces signes se manifestent.
- On a déjà administré du glucagon pour traiter la bradycardie et l'hypotension.

DIAGNOSTICS INFIRMIERS POSSIBLES

- Débit cardiaque diminué (Effets secondaires).
- Connaissances insuffisantes sur le traitement médicamenteux (Enseignement au patient et à ses proches).
- Non-observance du traitement médicamenteux (Enseignement au patient et à ses proches).

INTERVENTIONS INFIRMIÈRES

- Mesurer le pouls à l'apex du cœur avant d'administrer le médicament. S'il est inférieur à 50 battements par minute ou s'il y a arythmie, ne pas administrer le timolol et en avertir le médecin ou un autre professionnel de la santé.
- Administrer le médicament avec des aliments ou à jeun.
- On peut écraser les comprimés de timolol et les mélanger à des aliments.

ENSEIGNEMENT AU PATIENT ET À SES PROCHES

- Prévenir le patient qu'il doit prendre le timolol tous les jours, à la même heure, en suivant scrupuleusement les recommandations du médecin. Lui expliquer qu'il doit continuer à prendre le médicament même s'il se sent bien. L'avertir qu'il ne doit jamais sauter de dose ni remplacer une dose manquée par une double dose. S'il n'a pu prendre le médicament au moment habituel, il doit le prendre aussitôt que possible, mais au moins 4 heures avant l'heure prévue pour la dose suivante. Le prévenir également que le sevrage brusque peut provoquer des arythmies mettant sa vie en danger, l'hypertension ou l'ischémie du myocarde.
- Conseiller au patient d'avoir une réserve suffisante de médicament pour les fins de semaine, les congés et les vacances. Lui conseiller également de conserver une ordonnance dans son portefeuille pour parer à toute urgence.

- Montrer au patient et à ses proches comment prendre le pouls et la pression artérielle. Leur demander de mesurer le pouls tous les jours et la pression artérielle, deux fois par semaine. Si le pouls est inférieur à 50 battements par minute ou si la pression artérielle varie de façon importante, conseiller au patient de ne pas prendre le timolol et d'en informer un professionnel de la santé.
- Prévenir le patient que le timolol peut parfois provoquer de la somnolence ou des étourdissements. Lui conseiller de ne pas conduire et d'éviter les activités qui exigent sa vigilance jusqu'à ce qu'on ait la certitude que le médicament n'entraîne pas ces effets chez lui.
- Conseiller au patient de changer lentement de position pour réduire les risques d'hypotension orthostatique, particulièrement au début du traitement ou lors de la majoration des doses.
- Prévenir le patient que le médicament peut le rendre plus sensible au froid.
- Conseiller au patient de consulter un professionnel de la santé avant de prendre des médicaments en vente libre, particulièrement des préparations contre le rhume, en même temps que le timolol.
- Recommander au patient diabétique de mesurer sa glycémie, particulièrement lorsqu'il se sent fatigué, faible ou irritable ou lorsqu'il ressent un malaise. Le timolol peut masquer la tachycardie ou une pression artérielle élevée, qui sont des signes d'hypoglycémie. Cependant, des étourdissements et des sueurs peuvent toujours survenir.
- Recommander au patient de signaler à un professionnel de la santé les symptômes suivants: ralentissement du pouls, difficultés respiratoires, respiration sifflante, mains et pieds froids, étourdissements, confusion, dépression, rash, fièvre, maux de gorge, saignements inhabituels ou formation d'ecchymoses.
- Recommander au patient qui doit suivre un autre traitement ou subir une intervention chirurgicale d'avertir le professionnel de la santé qu'il prend du timolol.
- Conseiller au patient de porter sur lui en tout temps une pièce d'identité où sont inscrits son problème de santé et sa médication.

Hypertension: Inciter le patient à appliquer d'autres mesures de réduction de l'hypertension : perdre du poids, réduire sa consommation de sel, diminuer le stress, faire régulièrement de l'exercice, boire de l'alcool avec modération et cesser de fumer. Lui expliquer que le timolol stabilise la pression artérielle, mais ne guérit pas l'hypertension.

Prophylaxie des céphalées vasculaires: Informer le patient qu'il ne doit pas donner ce médicament à d'autres personnes.

VÉRIFICATION DE L'EFFICACITÉ THÉRAPEUTIQUE

L'efficacité du traitement peut être démontrée par: la baisse de la pression artérielle ▪ la réduction des symptômes d'angine de poitrine ▪ la prévention des infarctus du myocarde ▪ la prévention des céphalées vasculaires.

TINZAPARINE,

voir Héparines de faible poids moléculaire/héparinoïdes

TIOCONAZOLE,

voir Antifongiques topiques et Antifongiques vaginaux

TIROFIBAN

Aggrastat

CLASSIFICATION:

Antiplaquettaire

Grossesse – catégorie B

INDICATIONS

Traitement du syndrome coronarien aigu (angine instable, IM sans ondes Q), chez les patients sous pharmacothérapie et chez ceux qui subiront une angioplastie coronarienne transluminale percutanée (ACTP) ou une athérectomie ▪ Traitement d'association avec l'aspirine et l'héparine.

MÉCANISME D'ACTION

Diminution de l'agrégation plaquettaire par inhibition de façon réversible de la liaison du fibrinogène aux sites de fixation des glycoprotéines IIb/IIIa, situés à la surface des plaquettes. ***Effets thérapeutiques:*** Inhibition de l'agrégation plaquettaire entraînant une diminution de l'incidence d'un nouvel IM, de décès ou d'une ischémie rebelle au traitement, dictant le recours à des interventions cardiaques répétées.

PHARMACOCINÉTIQUE

Absorption : L'administration par voie IV se traduit par une biodisponibilité totale.
Distribution : Inconnue.
Métabolisme et excrétion : Le tirofiban est excrété en grande partie à l'état inchangé par les reins (65 %) ; une fraction de 25 % est excrétée à l'état inchangé dans les fèces.
Demi-vie : 2 heures.

CONTRE-INDICATIONS ET PRÉCAUTIONS/ MISES EN GARDE

Contre-indications : Hypersensibilité ▪ Hémorragie interne active ou antécédents d'hémorragie dans les 30 jours précédents ▪ Antécédents d'hémorragie ou de néoplasme intracrâniens, de malformation artérioveineuse ou d'anévrisme ▪ Antécédents de thrombocytopénie au cours d'un traitement antérieur par le tirofiban ▪ Antécédents d'accident vasculaire cérébral hémorragique ou d'un autre type d'AVC dans les 30 jours précédents ▪ Intervention chirurgicale majeure ou traumatisme physique grave dans les 30 jours précédents ▪ Antécédents ou présence de symptômes d'anévrisme aortique ou autres signes connexes ▪ Hypertension grave (pression systolique > 180 mm Hg ou pression diastolique > 110 mm Hg) ▪ Usage concomitant d'autres antagonistes des récepteurs des glycoprotéines IIb/IIIa ▪ Péricardite aiguë ▪ Coagulopathie connue, thrombopathie ou antécédents de thrombopathie ▪ Cirrhose ou maladie hépatique d'importance clinique ▪ Angine de poitrine consécutive à des facteurs déclenchants évidents (par exemple : arythmie, anémie grave, hyperthyroïdie ou hypotension) ▪ Allaitement.
Précautions/mises en garde : Nombre de plaquettes $< 150 \times 10^9$/L ▪ Rétinopathie hémorragique ▪ Femmes ou personnes âgées (risque accru de saignements) ▪ Insuffisance rénale grave (diminuer de 50 % la vitesse de perfusion, si la $Cl_{Cr} < 30$ mL/ minute) ▪ Grossesse ou enfants (l'innocuité du médicament n'a pas été établie ; l'administrer pendant la grossesse seulement si ce traitement s'avère réellement nécessaire).

RÉACTIONS INDÉSIRABLES ET EFFETS SECONDAIRES

Effets signalés chez les patients recevant de l'héparine et de l'aspirine en plus du tirofiban.

SNC : étourdissements, céphalées.
CV : bradycardie, dissection coronarienne, œdème, réaction vasovagale.
GI : nausées.
Tég. : urticaire, rash.
Hémat. : HÉMORRAGIE, thrombocytopénie.
Loc. : douleurs au niveau des jambes.
Divers : fièvre, réactions d'hypersensibilité, douleurs pelviennes, transpiration.

INTERACTIONS

Médicament-médicament : L'administration concomitante d'**aspirine**, d'autres **AINS**, de **warfarine**, d'**héparine** et d'**héparinoïdes**, d'**abciximab**, d'**eptifibatide**, de **clopidogrel**, de **ticlopidine** ou de **dipyridamole**, peut accroître le risque d'hémorragie, bien que ces agents soient souvent utilisés en association ou en séquence ▪ Le tirofiban peut élever le risque de saignement lors de l'administration concomitante de **céfamandole**, de **céfotétane**, de **céfopérazone**, de **plicamycine** ou d'**acide valproïque**.

VOIES D'ADMINISTRATION ET POSOLOGIE

- **IV (adultes) :** 0,4 µg/kg/minute, en 30 minutes, puis 0,1 µg/kg/minute ; poursuivre l'administration pendant toute la durée de l'angiographie et pendant les 12 à 24 heures qui suivent l'angioplastie ou l'athérectomie. Chez les patients qui ne présentent pas de signes ou de symptômes d'ischémie rebelle et qui ne seront pas soumis à une angiographie ou à une angioplastie, la perfusion devrait durer au moins 48 heures.

Insuffisance rénale

- **IV (adultes) :** *$Cl_{Cr} < 30$ mL/minute* – administrer 50 % de la dose recommandée.

PRÉSENTATION

Solution concentrée pour perfusion intraveineuse (à diluer avant utilisation) : 12,5 mg/50 mL (250 µg/mL), en fioles de 50 mL[Pr].

PHARMACODYNAMIE (effets sur la fonction plaquettaire)

	DÉBUT D'ACTION	PIC	DURÉE
IV	rapide	30 min†	brève‡

† Inhibition de l'agrégation plaquettaire > 90 % à la fin de la perfusion initiale de 30 minutes.
‡ L'inhibition est réversible après l'arrêt de la perfusion.

SOINS INFIRMIERS

ÉVALUATION DE LA SITUATION

- RESTER À L'AFFÛT DES SAIGNEMENTS. LE SIGNE LE PLUS FRÉQUENT EST UN SUINTEMENT À L'EMPLACEMENT DE LA PONCTION ARTÉRIELLE PRATIQUÉE EN VUE DU CATHÉTÉRISME CARDIAQUE. ON DEVRAIT ÉVITER AUTANT QUE POSSIBLE LES PONCTIONS ARTÉRIELLES ET VEINEUSES, LES INJECTIONS PAR VOIE IM ET L'USAGE DES SONDES URINAIRES ET DES TUBES NASO-TRACHÉAUX ET NASO-GASTRIQUES, TOUT COMME LES INJECTIONS IV DANS DES POINTS DE PONCTION SUR LESQUELS ON NE PEUT EXERCER DE PRESSION. SI LES SAIGNEMENTS NE PEUVENT ÊTRE RÉPRIMÉS EN EXERÇANT UNE PRESSION SUR LE POINT D'INJECTION, ARRÊTER IMMÉDIATEMENT LE TRAITEMENT PAR LE TIROFIBAN ET L'HÉPARINE.
- Pendant l'accès vasculaire, éviter de ponctionner la paroi postérieure de l'artère fémorale. Demander au patient de rester alité et placer la tête du lit à un angle de 30°. Lui expliquer qu'il doit garder la jambe affectée tendue aussi longtemps que la gaine vasculaire est en place. Avant d'installer la gaine, on devrait interrompre l'administration de l'héparine pendant 3 à 4 heures; le temps de coagulation activé devrait être < 180 secondes ou le temps de céphaline activé < 45 secondes. Utiliser des méthodes de compression pour obtenir l'hémostasie et surveiller attentivement le patient. L'hémostasie devrait être maintenue pendant plus de 4 heures avant que le patient ne puisse sortir de l'hôpital.
- Suivre les signes de thrombocytopénie (frissons, faible fièvre), pendant toute la durée du traitement.

Tests de laboratoire :

- Mesurer les concentrations d'hémoglobine et l'hématocrite et noter la numération plaquettaire avant d'amorcer le traitement par le tirofiban, dans les 6 heures qui suivent la perfusion d'attaque et au moins tous les jours, pendant la durée du traitement (plus souvent si on observe des signes indiquant que l'état du patient se détériore). Le tirofiban peut entraîner une diminution de l'hématocrite et des concentrations d'hémoglobine.
- Si le nombre de plaquettes diminue pour atteindre moins de 90×10^9/L, effectuer de nouveau une numération plaquettaire pour écarter la possibilité d'une pseudo-thrombocytopénie. Si la thrombocytopénie est confirmée, on devrait interrompre l'administration du tirofiban et de l'héparine, observer étroitement le patient et lui administrer le traitement approprié.
- Pour suivre adéquatement le patient qui reçoit une perfusion à l'héparine non fractionnée, évaluer le temps de céphaline activé, 6 heures après le début de la perfusion. Adapter la dose d'héparine de façon à maintenir un temps de céphaline activé qui soit approximativement le double des valeurs normales.
- Lors de l'administration du tirofiban, on peut retrouver du sang occulte dans les urines et les fèces.

DIAGNOSTICS INFIRMIERS POSSIBLES

- Irrigation tissulaire inefficace (Indications).
- Connaissances insuffisantes sur le traitement médicamenteux (Enseignement au patient et à ses proches).

INTERVENTIONS INFIRMIÈRES

- La plupart des patients reçoivent en même temps que du tirofiban de l'héparine et de l'aspirine.
- Ne pas administrer les solutions qui ont changé de couleur ou qui contiennent un précipité. Jeter toute portion inutilisée.

Perfusion intermittente :

- Le tirofiban pour injection doit être dilué de façon à obtenir une concentration de 50 µg/mL. Retirer 50 mL d'un sac de 250 mL de solution de NaCl 0,9 % ou de D5%E; remplacer ce volume par 50 mL de tirofiban pour obtenir une concentration de 50 µg/mL. Bien mélanger la solution avant de l'administrer. Consulter les directives de chaque fabricant avant de reconstituer la préparation.
- Jeter toute solution inutilisée.

Vitesse d'administration : Le débit est réglé en fonction du poids du patient. Administrer à un débit initial de 0,4 µg/kg/minute pendant 30 minutes; continuer à un débit de 0,1 µg/kg/minute.

Compatibilité (tubulure en Y) : héparine.

ENSEIGNEMENT AU PATIENT ET À SES PROCHES

- Expliquer au patient le but du traitement par le tirofiban.
- Recommander au patient de prévenir immédiatement un professionnel de la santé en cas de saignement.

VÉRIFICATION DE L'EFFICACITÉ THÉRAPEUTIQUE

L'efficacité du traitement peut être démontrée par : l'inhibition de l'agrégation plaquettaire entraînant une incidence moindre de nouveaux IM, de décès ou d'ischémies rebelles, dictant le recours à des interventions cardiaques répétées. ✳

TIZANIDINE

Zanaflex

CLASSIFICATION :

Agent adrénolytique (à action centrale), antispasmodique

Grossesse – catégorie C

INDICATIONS

Traitement à courte durée de la spasticité.

MÉCANISME D'ACTION

Effet agoniste au niveau des sites centraux des récepteurs alpha-adrénergiques ▪ Diminution de la spasticité par augmentation de l'inhibition présynaptique des neurones moteurs. ***Effets thérapeutiques :*** Soulagement de la spasticité, favorisant un meilleur fonctionnement moteur.

PHARMACOCINÉTIQUE

Absorption : La tizanidine est entièrement absorbée par suite de l'administration par voie orale, mais elle est rapidement métabolisée, ce qui entraîne une biodisponibilité de 40 %.

Distribution : L'agent se répartit dans tout l'organisme.

Métabolisme et excrétion : Une fraction de 95 % du médicament est métabolisée par le foie.

Demi-vie : 2,5 heures.

CONTRE-INDICATIONS ET PRÉCAUTIONS/ MISES EN GARDE

Contre-indications : Hypersensibilité.

Précautions/mises en garde : Insuffisance rénale ▪ Personnes âgées ▪ Traitement antihypertenseur concomitant ▪ Grossesse, allaitement ou enfants (l'innocuité du médicament n'a pas été établie).

Extrême prudence : DYSFONCTIONNEMENT HÉPATIQUE.

RÉACTIONS INDÉSIRABLES ET EFFETS SECONDAIRES

SNC : anxiété, dépression, étourdissements, sédation, faiblesse, dyskinésie, hallucinations, nervosité.

ORLO : vision trouble, pharyngite, rhinite.

CV : hypotension, bradycardie.

GI : douleurs abdominales, diarrhée, sécheresse de la bouche (xérostomie), dyspepsie, constipation, lésions hépatocellulaires, concentrations accrues d'enzymes hépatiques, vomissements.

GU : mictions fréquentes.

Tég. : rash, ulcération de la peau, transpiration.

Loc. : douleurs lombaires, myasthénie, paresthésie.

Divers : fièvre, troubles d'élocution.

INTERACTIONS

Médicament-médicament : Les concentrations sanguines de tizanidine et ses effets peuvent être accrus lors de la prise concomitante de **contraceptifs oraux** ou d'**alcool** ▪ Risque de dépression additive du SNC lors de l'ingestion concomitante d'**alcool** ou de la prise d'autres **dépresseurs du SNC**, incluant certains **antidépresseurs**, les **hypnosédatifs**, les **antihistaminiques** et les **opiacés**.

VOIES D'ADMINISTRATION ET POSOLOGIE

PO (adultes) : Initialement, 4 mg, toutes les 6 à 8 heures (ne pas dépasser 3 doses en 24 heures) ; augmenter de 2 à 4 mg par dose jusqu'à concurrence de 8 mg par dose ou de 24 mg par jour (ne pas dépasser 36 mg par jour).

PRÉSENTATION

Comprimés : 4 mg[Pr].

PHARMACODYNAMIE (réduction du tonus musculaire)

	DÉBUT D'ACTION	PIC	DURÉE
PO	inconnu	1 – 2 h	3 – 6 h

T

SOINS INFIRMIERS

ÉVALUATION DE LA SITUATION

- Noter le degré de spasticité musculaire avant le début du traitement et à intervalles réguliers pendant toute sa durée.
- Mesurer la pression artérielle et le pouls, particulièrement pendant la période d'adaptation de la posologie. La tizanidine peut entraîner

l'hypotension orthostatique, la bradycardie, des étourdissements et, rarement, la syncope. Les effets sont habituellement reliés à la dose.

- Suivre de près la somnolence, les étourdissements et l'asthénie. Une modification de la dose peut soulager ces troubles.

Tests de laboratoire: Noter les résultats des tests de l'exploration fonctionnelle hépatique avant l'administration du médicament et après 1, 3 et 6 mois de traitement. La tizanidine peut entraîner l'élévation de la glycémie et des concentrations sériques de phosphatase alcaline, d'AST et d'ALT.

DIAGNOSTICS INFIRMIERS POSSIBLES

- Mobilité physique réduite (Indications).
- Risque d'accident (Réactions indésirables).
- Connaissances insuffisantes sur le traitement médicamenteux (Enseignement au patient et à ses proches).

INTERVENTIONS INFIRMIÈRES

- Pour prévenir les effets secondaires, les doses devraient être majorées avec prudence.
- La tizanidine peut être prise sans égard aux repas.

ENSEIGNEMENT AU PATIENT ET À SES PROCHES

- Expliquer au patient qu'il doit respecter scrupuleusement la posologie recommandée. Le traitement par la tizanidine devrait être arrêté graduellement.
- Prévenir le patient que la tizanidine peut parfois provoquer des étourdissements et de la somnolence ; lui conseiller de ne pas conduire et d'éviter les activités qui exigent sa vigilance jusqu'à ce qu'on ait la certitude que le médicament n'entraîne pas ces effets chez lui.
- Recommander au patient de changer lentement de position afin de diminuer les risques d'hypotension orthostatique.
- Recommander au patient d'éviter de boire de l'alcool ou de prendre d'autres dépresseurs du SNC en même temps que la tizanidine.

VÉRIFICATION DE L'EFFICACITÉ THÉRAPEUTIQUE

L'efficacité du traitement peut être démontrée par: la diminution de la spasticité musculaire, accompagnée d'une capacité accrue de mener à bien les activités de la vie quotidienne.

TOBRAMYCINE,
voir Aminosides

TOCAÏNIDE

Tonocard

CLASSIFICATION:

Antiarythmique (classe IB)

Grossesse – catégorie C

INDICATIONS

Traitement des arythmies ventriculaires mettant la vie du patient en danger, incluant les contractions ventriculaires prématurées unifocales ou multifocales et la tachycardie ventriculaire ■ Patients atteints d'arythmies ventriculaires symptomatiques confirmées, dont les symptômes sont assez graves pour nécessiter un traitement.

MÉCANISME D'ACTION

Suppression de l'automaticité des tissus de conduction et diminution de la dépolarisation spontanée des ventricules durant la diastole ■ Le médicament a peu ou pas d'effets sur la fréquence cardiaque. ***Effets thérapeutiques:*** Suppression des arythmies.

PHARMACOCINÉTIQUE

Absorption: Bonne absorption par suite de l'administration par voie orale.

Distribution: Le tocaïnide se répartit dans tout l'organisme. Il traverse la barrière hémato-encéphalique.

Métabolisme et excrétion: Le médicament est partiellement métabolisé par le foie. Une fraction de 30 à 50 % est excrétée à l'état inchangé par les reins.

Demi-vie: De 11 à 23 heures.

CONTRE-INDICATIONS ET PRÉCAUTIONS/ MISES EN GARDE

Contre-indications: Hypersensibilité au tocaïnide et aux anesthésiques locaux de type amide ■ Bloc AV du 2e ou 3e degré en l'absence d'un stimulateur cardiaque.

Précautions/mises en garde: Insuffisance cardiaque ■ Insuffisance hépatique ou rénale (il est recommandé de réduire la dose) ■ Grossesse, allaitement ou enfants (l'innocuité du médicament n'a pas été établie).

RÉACTIONS INDÉSIRABLES ET EFFETS SECONDAIRES

SNC : CONVULSIONS, sautes d'humeur, somnolence, hallucinations, céphalées, agitation, tremblements, coma, étourdissements, dépression, paranoïa.
ORLO : vision trouble, soif, acouphènes.
Resp. : FIBROSE PULMONAIRE, pneumonie.
CV : ARRÊT SINUSAL, INSUFFISANCE CARDIAQUE, arythmies, bradycardie, hypotension, palpitations, tachycardie, angine, troubles de la conduction, hypertension.
GI : anorexie, diarrhée, nausées, vomissements, gêne abdominale, constipation, hépatite médicamenteuse, dyspepsie, dysphagie.
GU : rétention urinaire.
Tég. : alopécie, rougeurs de la peau, rash, transpiration.
Hémat. : AGRANULOCYTOSE, leucopénie, neutropénie, thrombocytopénie.
Loc. : arthralgie, myalgie.
SN : myasthénie grave, engourdissements.

INTERACTIONS

Médicament-médicament : Effets cardiaques additifs lors de l'administration concomitante d'autres **antiarythmiques** ■ Les **bêta-bloquants**, administrés en concomitance, peuvent déclencher l'insuffisance cardiaque ■ La **cimétidine** ou la **rifampine** peuvent diminuer les concentrations sanguines de tocaïnide.

VOIES D'ADMINISTRATION ET POSOLOGIE

PO (adultes) : Initialement, 400 mg, toutes les 8 heures ; la posologie d'entretien habituelle est de 1,2 à 1,8 g par jour, en doses fractionnées, toutes les 6 à 8 heures. Posologie quotidienne maximale : 2,4 g. *Passage de la lidocaïne IV au tocaïnide PO* – 400 mg à l'arrêt de la lidocaïne IV, puis 400 mg toutes les 4 heures, pendant les 8 premières heures ; le traitement doit être ensuite poursuivi à raison de 400 mg, toutes les 8 heures.

Insuffisance rénale (Cl_{Cr} < 30 mL/minute), insuffisance hépatique grave ou personnes âgées

- **PO (adultes) :** Initialement, 400 mg, toutes les 12 heures (800 mg/jour).

Insuffisance rénale au stade ultime

- **PO (adultes) :** Initialement, 400 mg par jour.

PRÉSENTATION

Comprimés : 400 mg[Pr].

PHARMACODYNAMIE (effets antiarythmiques)

	DÉBUT D'ACTION	PIC	DURÉE
PO	30 – 60 min	0,5 – 2 h	8 – 12 h

SOINS INFIRMIERS

ÉVALUATION DE LA SITUATION

- Mesurer le pouls et la pression artérielle et suivre de près l'ÉCG avant le traitement et à intervalles réguliers pendant toute sa durée.
- AUSCULTER LES POUMONS À INTERVALLES RÉGULIERS PENDANT TOUTE LA DURÉE DU TRAITEMENT. INFORMER LE MÉDECIN OU UN AUTRE PROFESSIONNEL DE LA SANTÉ EN CAS DE TOUX, DE RESPIRATION SIFFLANTE OU D'ESSOUFFLEMENT. LES EFFETS SECONDAIRES PULMONAIRES SURVIENNENT HABITUELLEMENT APRÈS 3 À 18 SEMAINES DE TRAITEMENT ET PEUVENT MENER À UNE ISSUE FATALE. SI DES COMPLICATIONS PULMONAIRES SURVIENNENT, IL FAUDRAIT ÉGALEMENT RÉALISER DES ÉVALUATIONS RADIOGRAPHIQUES.

Tests de laboratoire : DÉTERMINER LA NUMÉRATION GLOBULAIRE ET LEUCOCYTAIRE AINSI QUE LA FORMULE LEUCOCYTAIRE ET LA NUMÉRATION PLAQUETTAIRE, TOUTES LES SEMAINES, PENDANT LES 3 PREMIERS MOIS DE TRAITEMENT ET À INTERVALLES FRÉQUENTS, PAR LA SUITE. SI LE PATIENT MANIFESTE DES SIGNES D'INFECTION (FIÈVRE, FRISSONS, MAUX DE GORGE, STOMATITE), DES SAIGNEMENTS OU DES ECCHYMOSES, IL FAUDRAIT EFFECTUER RAPIDEMENT UNE NUMÉRATION GLOBULAIRE. LA LEUCOPÉNIE, L'AGRANULOCYTOSE ET LA THROMBOCYTOPÉNIE SURVIENNENT HABITUELLEMENT APRÈS 2 À 12 SEMAINES DE TRAITEMENT ; LES VALEURS REVIENNENT À LA NORMALE UN MOIS APRÈS L'ARRÊT DU TRAITEMENT.

DIAGNOSTICS INFIRMIERS POSSIBLES

- Débit cardiaque diminué (Indications).
- Connaissances insuffisantes sur le traitement médicamenteux (Enseignement au patient et à ses proches).

INTERVENTIONS INFIRMIÈRES

Administrer le tocaïnide avec des aliments ou du lait afin de réduire l'irritation gastrique.

ENSEIGNEMENT AU PATIENT ET À SES PROCHES

- Prévenir le patient qu'il doit prendre le médicament à intervalles réguliers, 24 heures sur 24, en respectant scrupuleusement la posologie recommandée, même s'il se sent mieux. S'il n'a pas pu prendre le médicament au moment habituel, il doit le prendre dans les 4 heures qui suivent, sinon, il doit sauter cette dose. Lui expliquer qu'il ne doit jamais remplacer une dose manquée par une double dose. Recommander au patient de ne pas arrêter de prendre le médicament sans consulter un professionnel de la santé au préalable, car il peut s'avérer nécessaire de réduire la dose graduellement pour prévenir une aggravation de son état.
- Montrer au patient et à ses proches comment prendre le pouls. Conseiller au patient de signaler à un professionnel de la santé toute modification de la fréquence du pouls ou du nombre de battements.
- Prévenir le patient que le tocaïnide peut provoquer des étourdissements. Lui conseiller de ne pas conduire et d'éviter les activités qui exigent sa vigilance jusqu'à ce qu'on ait la certitude que le médicament n'entraîne pas cet effet chez lui.
- Recommander au patient qui doit suivre un autre traitement ou subir une intervention chirurgicale d'avertir le professionnel de la santé qu'il suit un traitement par ce médicament.
- Conseiller au patient de porter sur lui en tout temps une pièce d'identité où sont inscrits son problème de santé et son traitement.
- CONSEILLER AU PATIENT DE COMMUNIQUER AVEC UN PROFESSIONNEL DE LA SANTÉ SI LES SYMPTÔMES SUIVANTS SE MANIFESTENT : TREMBLEMENTS, SECOUSSES, FIÈVRE, FRISSONS, MAUX DE GORGE, APHTES, SAIGNEMENTS OU ECCHYMOSE INHABITUELS, DYSPNÉE, TOUX, RESPIRATION SIFFLANTE OU PALPITATIONS. LES TREMBLEMENTS PEUVENT INDIQUER QUE LA DOSE MAXIMALE DU MÉDICAMENT A ÉTÉ ATTEINTE. CONSEILLER AU PATIENT DE PRÉVENIR ÉGALEMENT UN PROFESSIONNEL DE LA SANTÉ SI LES NAUSÉES, LES VOMISSEMENTS OU LA DIARRHÉE S'AGGRAVENT. ON DEVRAIT ARRÊTER LE TRAITEMENT PAR LE TOCAÏNIDE EN PRÉSENCE D'UNE FIBROSE PULMONAIRE, D'UNE APLASIE MÉDULLAIRE OU D'UNE RÉACTION CUTANÉE GRAVE.
- Insister sur l'importance des examens de suivi permettant d'évaluer les bienfaits du médicament.

VÉRIFICATION DE L'EFFICACITÉ THÉRAPEUTIQUE

L'efficacité du traitement peut être démontrée par: la disparition des arythmies ventriculaires sans manifestation de réactions indésirables. ✳

TOLMÉTINE

Novo-Tolmetin, Tolectin

CLASSIFICATION:

Anti-inflammatoire non stéroïdien, analgésique non opiacé

Grossesse – catégorie inconnue

INDICATIONS

Traitement des troubles inflammatoires dont ▪ la polyarthrite rhumatoïde ▪ la polyarthrite juvénile ▪ l'arthrose ▪ la spondylarthrite ankylosante.

MÉCANISME D'ACTION

Inhibition de la synthèse des prostaglandines. ***Effets thérapeutiques:*** Suppression de la douleur et de l'inflammation.

PHARMACOCINÉTIQUE

Absorption: Par suite de l'administration par voie orale, la tolmétine est bien absorbée depuis le tractus gastro-intestinal.

Distribution: Inconnue.

Liaison aux protéines: > 99 %.

Métabolisme et excrétion: Le médicament est surtout métabolisé par le foie. Une fraction de 20 % est excrétée à l'état inchangé par les reins.

Demi-vie: 1 heure.

CONTRE-INDICATIONS ET PRÉCAUTIONS/ MISES EN GARDE

Contre-indications: Hypersensibilité ▪ Risque d'hypersensibilité croisée avec d'autres anti-inflammatoires non stéroïdiens, dont l'aspirine ▪ Hémorragie digestive, ulcère en évolution ou autre affection inflammatoire évolutive du système digestif ▪ Grossesse et allaitement.

Précautions/mises en garde: Maladie cardiovasculaire, rénale ou hépatique grave ▪ Antécédents d'ulcère ▪ Insuffisance hépatique ou rénale grave (il est recommandé de réduire la dose).

RÉACTIONS INDÉSIRABLES ET EFFETS SECONDAIRES

SNC : étourdissements, céphalées, somnolence, dépression, troubles du sommeil.

ORLO : acouphènes, troubles de la vision.

CV : œdème, hypertension.

GI : HÉPATITE MÉDICAMENTEUSE, HÉMORRAGIE DIGESTIVE, diarrhée, gêne gastrique, dyspepsie, nausées, vomissements, constipation, flatulence.

GU : insuffisance rénale.

Tég. : rash.

Hémat. : allongement du temps de saignement.

Loc. : faiblesse musculaire.

Divers : réactions allergiques incluant l'ANAPHYLAXIE.

INTERACTIONS

Médicament-médicament : Risque accru d'hémorragie lors de l'usage concomitant de **warfarine**, d'**héparine** ou d'**héparinoïde**, de **céfamandole**, de **céfopérazone**, de **céfotétane**, d'**acide valproïque**, d'**agents thrombolytiques**, de **clopidogrel**, de **ticlopidine**, d'**abciximab**, de **tirofiban**, d'**eptifibatide** ou de **plicamycine** ■ Effets nocifs additifs sur le tractus gastro-intestinal lors de l'usage concomitant d'**aspirine**, de **corticostéroïdes** et d'autres **AINS** ■ La tolmétine peut diminuer la réponse aux **antihypertenseurs** ou aux **diurétiques** ■ La tolmétine peut élever les concentrations sériques de **lithium** et le risque de toxicité associé à cet agent ■ Les **antinéoplasiques** ou la **radiothérapie**, administrés en concomitance, peuvent augmenter le risque de toxicité hématologique ■ Risque accru d'effets nocifs sur les reins lors de l'administration de **sels d'or** ou de **cyclosporine** ou lors de l'usage prolongé d'**acétaminophène** ■ Risque accru d'hypoglycémie lors de l'usage concomitant d'**insuline** ou d'**hypoglycémiants oraux**.

VOIES D'ADMINISTRATION ET POSOLOGIE

Polyarthrite rhumatoïde et spondylarthrite ankylosante

- **PO (adultes) :** Initialement, 400 mg, 3 fois par jour, puis une dose d'entretien de 600 à 1 800 mg par jour, en 3 ou 4 prises fractionnées (ne pas dépasser 2 000 mg par jour).
- **PO (enfants ≥ 2 ans) :** Initialement, 20 mg/kg/jour, en 3 ou 4 doses fractionnées, puis une dose d'entretien de 15 à 30 mg/kg/jour, en 3 ou 4 prises fractionnées.

Arthrose

- **PO (adultes) :** Initialement, de 800 à 1 200 mg par jour, en 3 ou 4 prises fractionnées ; la dose d'entretien se situe entre 600 et 1 600 mg par jour, en 3 ou 4 prises fractionnées.

PRÉSENTATION (version générique disponible)

Comprimés : 200 mg^{Pr}, 600 mg^{Pr} ■ **Capsules :** 400 mg^{Pr}.

PHARMACODYNAMIE (effets anti-inflammatoires)

	DÉBUT D'ACTION	PIC	DURÉE
PO	en l'espace de 7 jours	1 – 2 semaines	inconnue

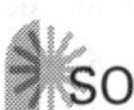

SOINS INFIRMIERS

ÉVALUATION DE LA SITUATION

- LES PATIENTS SOUFFRANT D'ASTHME, D'ALLERGIE INDUITE PAR L'ASPIRINE OU DE POLYPES NASAUX SONT DAVANTAGE PRÉDISPOSÉS AUX RÉACTIONS D'HYPERSENSIBILITÉ. SUIVRE DE PRÈS LA RHINITE, L'ASTHME ET L'URTICAIRE.
- Suivre de près la douleur et examiner la mobilité des articulations avant l'administration de la tolmétine et toutes les semaines, tout au long du traitement.

Tests de laboratoire :

- Chez les patients qui suivent un traitement prolongé, examiner à intervalles réguliers les résultats des tests de l'exploration fonctionnelle hépatique, la numération globulaire, les concentrations d'urée et de créatinine sérique.
- La tolmétine peut entraîner l'élévation des concentrations sériques de potassium, d'urée, d'AST et d'ALT.
- La tolmétine peut diminuer l'hématocrite et les concentrations d'hémoglobine. Elle peut également allonger le temps de saignement pendant une période allant jusqu'à 2 jours après l'arrêt du traitement.
- La tolmétine peut entraîner des résultats faussement positifs au dosage des protéines urinaires.

DIAGNOSTICS INFIRMIERS POSSIBLES

- Douleur aiguë (Indications).
- Mobilité physique réduite (Indications).

- Connaissances insuffisantes sur le traitement médicamenteux (Enseignement au patient et à ses proches).

INTERVENTIONS INFIRMIÈRES

- L'administration de doses plus élevées que celles recommandées n'accroît pas l'efficacité du médicament, mais peut en intensifier les effets secondaires.
- On peut administrer la tolmétine avec des aliments, du lait ou des antiacides pour diminuer l'irritation gastrique. On peut écraser les comprimés ou ouvrir les capsules, et les mélanger avec des liquides ou des aliments.

ENSEIGNEMENT AU PATIENT ET À SES PROCHES

- Conseiller au patient de prendre la tolmétine avec un grand verre d'eau et de ne pas se coucher pendant 15 à 30 minutes.
- Conseiller au patient de respecter scrupuleusement la posologie recommandée. S'il n'a pu prendre le médicament au moment habituel, il doit le faire dès que possible à moins que ce ne soit presque l'heure prévue pour la dose suivante. Le prévenir qu'il ne doit jamais remplacer une dose manquée par une double dose.
- Prévenir le patient que la tolmétine peut parfois provoquer de la somnolence ou des étourdissements. Lui conseiller de ne pas conduire et d'éviter les activités qui exigent sa vigilance jusqu'à ce qu'on ait la certitude que le médicament n'entraîne pas ces effets chez lui.
- Recommander au patient d'éviter de boire de l'alcool pendant toute la durée du traitement et de consulter un professionnel de la santé avant de prendre de l'aspirine, un AINS, de l'acétaminophène ou d'autres médicaments en vente libre, en même temps que la tolmétine.
- Conseiller au patient d'utiliser un écran solaire et de porter des vêtements protecteurs pour prévenir les réactions de photosensibilité.
- Recommander au patient qui doit suivre un traitement ou subir une intervention chirurgicale d'avertir le professionnel de la santé qu'il suit un traitement par ce médicament.
- Recommander au patient de consulter un professionnel de la santé en cas de rash, de démangeaisons, de troubles visuels, d'acouphènes, de gain pondéral, d'œdème, de selles noires, de céphalées persistantes ou d'un syndrome pseudogrippal (frissons, fièvre, douleurs musculaires, douleurs).

VÉRIFICATION DE L'EFFICACITÉ THÉRAPEUTIQUE

L'efficacité du traitement peut être démontrée par : la diminution de la douleur ■ l'amélioration de la mobilité des articulations. On observe habituellement un soulagement partiel de l'arthrite en l'espace de 7 jours, mais le plein effet du médicament peut ne se manifester qu'après une semaine ou deux de traitement ininterrompu. Les patients qui ne répondent pas à un anti-inflammatoire non stéroïdien peuvent répondre à un autre. ✻

TOLNAFTATE,

voir Antifongiques topiques

TOLTÉRODINE

Detrol

CLASSIFICATION :

Anticholinergique (antispasmodique urinaire)

Grossesse – catégorie C

INDICATIONS

Traitement des symptômes associés à une vessie hyperactive, se manifestant sous la forme de mictions fréquentes, de mictions impérieuses, d'incontinence urinaire par besoin impérieux ou d'une combinaison de ces symptômes.

MÉCANISME D'ACTION

Action compétitive à titre d'antagoniste des récepteurs muscariniques entraînant l'inhibition des contractions de la vessie à médiation cholinergique. ***Effets thérapeutiques :*** Diminution du besoin impérieux d'uriner, de la fréquence des mictions et des épisodes d'incontinence.

PHARMACOCINÉTIQUE

Absorption : Bonne absorption (77 %) par suite de l'administration par voie orale.

Distribution : Inconnue.

Liaison aux protéines : 96,3 %.

Métabolisme et excrétion : La toltérodine est fortement métabolisée par le foie ; l'un de ses métabolites (5-hydroxyméthyltoltérodine) est actif, les autres sont excrétés dans l'urine.

Demi-vie: *Toltérodine* – de 1,9 à 3,7 heures; *5-hydroxyméthyltoltérodine* – de 2,9 à 3,1 heures.

CONTRE-INDICATIONS ET PRÉCAUTIONS/ MISES EN GARDE

Contre-indications: Hypersensibilité ■ Rétention urinaire ■ Rétention gastrique ■ Glaucome à angle fermé non corrigé ■ Allaitement.

Précautions/mises en garde: Troubles reliés à l'occlusion gastro-intestinale incluant la sténose du pylore (risque accru de rétention gastrique) ■ Occlusion importante de l'écoulement de l'urine (risque accru de rétention urinaire) ■ Glaucome à angle fermé corrigé ■ Insuffisance hépatique grave (il est recommandé d'administrer des doses plus faibles) ■ Dysfonctionnement rénal ■ Grossesse (l'innocuité du médicament n'a pas été établie; ne l'administrer que si les bienfaits pour la mère justifient les risques pour le fœtus) ■ Enfants (l'innocuité du médicament n'a pas été établie).

RÉACTIONS INDÉSIRABLES ET EFFETS SECONDAIRES

SNC: céphalées, étourdissements.

ORLO: vision trouble, xérophtalmie.

GI: sécheresse de la bouche (xérostomie), constipation, dyspepsie.

INTERACTIONS

Médicament-médicament: L'**érythromycine**, la **clarithromycine**, le **kétoconazole**, l'**itraconazole** et le **miconazole**, administrés en concomitance, peuvent inhiber le métabolisme et augmenter les effets de la toltérodine.

VOIES D'ADMINISTRATION ET POSOLOGIE

PO (adultes): 2 mg, 2 fois par jour; on peut réduire la dose selon la réponse du patient.

PO (adultes atteints de dysfonctionnement hépatique ou recevant un traitement concomitant par des inhibiteurs enzymatiques): 1 mg, 2 fois par jour.

PRÉSENTATION

Comprimés: 1 mg[Pr], 2 mg[Pr].

PHARMACODYNAMIE (effets sur le fonctionnement de la vessie)

	Début d'action	Pic	Durée
PO	inconnu	inconnu	12 h

SOINS INFIRMIERS

ÉVALUATION DE LA SITUATION

Suivre à intervalles réguliers, pendant toute la durée du traitement, les mictions impérieuses, les mictions fréquentes et l'incontinence urinaire par besoin impérieux.

DIAGNOSTICS INFIRMIERS POSSIBLES

- Élimination urinaire altérée (Indications).
- Incontinence urinaire par besoin impérieux (Indications).
- Connaissances insuffisantes sur le traitement médicamenteux (Enseignement au patient et à ses proches).

INTERVENTIONS INFIRMIÈRES

Administrer la toltérodine deux fois par jour, sans égard aux repas.

ENSEIGNEMENT AU PATIENT ET À SES PROCHES

- Conseiller au patient de respecter scrupuleusement la posologie recommandée.
- Prévenir le patient que la toltérodine peut provoquer des étourdissements et rendre la vision trouble. Lui conseiller de ne pas conduire et d'éviter les activités qui exigent sa vigilance jusqu'à ce qu'on ait la certitude que le médicament n'entraîne pas ces effets chez lui.

VÉRIFICATION DE L'EFFICACITÉ THÉRAPEUTIQUE

L'efficacité du traitement peut être démontrée par: la diminution de la fréquence des mictions, des mictions impérieuses et de l'incontinence urinaire par besoin impérieux.

T

TOPIRAMATE

Topamax

CLASSIFICATION:

Anticonvulsivant

Grossesse – catégorie C

INDICATIONS

Traitement d'appoint des crises partielles ▪ Traitement d'appoint des crises épileptiques tonicocloniques primaires généralisées.

MÉCANISME D'ACTION

L'action de l'agent peut être attribuable ▪ au blocage des canaux sodiques situés dans les neurones ▪ à la stimulation de l'activité de l'acide gamma-aminobutyrique, un neurotransmetteur inhibiteur ▪ à la prévention de l'activation des récepteurs excitateurs. ***Effets thérapeutiques:*** Diminution de la fréquence des crises.

PHARMACOCINÉTIQUE

Absorption: Bonne absorption (80 %) par suite de l'administration par voie orale.

Distribution: Inconnue.

Métabolisme et excrétion: Une fraction de 70 % du médicament est excrétée sous forme inchangée dans l'urine.

Demi-vie: 21 heures.

CONTRE-INDICATIONS ET PRÉCAUTIONS/ MISES EN GARDE

Contre-indications: Hypersensibilité.

Précautions/mises en garde: Insuffisance rénale (il est recommandé de réduire la dose si la Cl_{Cr} < 70 mL/ minute/1,73 m^2) ▪ Insuffisance hépatique ▪ Déshydratation ▪ Grossesse, allaitement ou enfants < 2 ans (l'innocuité du médicament n'a pas été établie).

RÉACTIONS INDÉSIRABLES ET EFFETS SECONDAIRES

SNC: FRÉQUENCE ACCRUE DES CRISES ÉPILEPTIQUES, étourdissements, somnolence, fatigue, altération de la concentration et perte de mémoire, nervosité, ralentissement psychomoteur, troubles d'élocution, agressivité, agitation, anxiété, confusion, dépression, malaises, troubles thymiques.

ORLO: vision anormale, diplopie, nystagmus.

GI: nausées, douleurs abdominales, anorexie, constipation, sécheresse de la bouche (xérostomie).

GU: calculs rénaux.

Hémat.: leucopénie.

Métab.: perte de poids.

SN: ataxie, paresthésie, tremblements.

Divers: TENTATIVES DE SUICIDE, fièvre.

INTERACTIONS

Médicament-médicament: La **phénytoïne**, la **carbamazépine** ou l'**acide valproïque**, administrés en concomitance, diminuent les concentrations sanguines du topiramate et en réduisent les effets ▪ Le topiramate peut élever les concentrations sanguines de **phénytoïne** et en intensifier les effets ▪ Le topiramate peut abaisser les concentrations sanguines des **contraceptifs oraux** et de l'**acide valproïque** et en diminuer les effets ▪ Risque accru de dépression du SNC lors de l'ingestion d'**alcool** ou de la prise concomitante d'autres **dépresseurs du SNC** ▪ L'utilisation concomitante d'**inhibiteurs de l'anhydrase carbonique** (**acétazolamide**) peut élever le risque de formation de calculs rénaux.

VOIES D'ADMINISTRATION ET POSOLOGIE

- **PO (adultes et enfants ≥ 17 ans):** Initialement, 50 mg par jour; majorer graduellement la dose hebdomadairement, à raison de 50 mg/jour, jusqu'à concurrence de 200 mg, 2 fois par jour (ne pas dépasser 800 mg par jour).
- **PO (enfants de 2 à 16 ans):** De 5 à 9 mg/kg/jour en 2 doses fractionnées; amorcer le traitement par 1 dose de 25 mg (moindre si l'on administre de 1 à 3 mg/kg), le soir, pendant 7 jours, puis augmenter par paliers de 1 à 3 mg/kg par jour, en 2 prises fractionnées, à des intervalles de 1 semaine ou 2; l'adaptation de la posologie devrait être fondée sur les résultats cliniques.

Insuffisance rénale

- **PO (adultes):** Cl_{Cr} < 70 mL/minute – 50 % de la dose habituelle.

PRÉSENTATION

Capsules à saupoudrer: 15 mg[Pr], 25 mg[Pr] ▪ **Comprimés:** 25 mg[Pr], 100 mg[Pr], 200 mg[Pr].

PHARMACODYNAMIE (concentrations sanguines[†])

	DÉBUT D'ACTION	PIC	DURÉE
PO	inconnu	2 h	12 h

† Après une seule dose.

SOINS INFIRMIERS

ÉVALUATION DE LA SITUATION

Déterminer le siège, la durée et les caractéristiques des convulsions.

Tests de laboratoire :

- Suivre de près la numération globulaire ; examiner la formule leucocytaire et la numération plaquettaire avant l'administration du médicament, afin de déterminer les valeurs initiales, et à intervalles réguliers pendant toute la durée du traitement. Le topiramate induit souvent l'anémie.
- Noter les résultats des tests de l'exploration fonctionnelle hépatique à intervalles réguliers pendant toute la durée du traitement. Le topiramate peut entraîner une élévation des concentrations d'AST et d'ALT.

DIAGNOSTICS INFIRMIERS POSSIBLES

- Risque d'accident (Indications, Effets secondaires).
- Connaissances insuffisantes sur le traitement médicamenteux (Enseignement au patient et à ses proches).

INTERVENTIONS INFIRMIÈRES

- Prendre les précautions de mise en cas de crises épileptiques.
- On peut administrer le topiramate sans égard aux repas.
- Ne pas briser les comprimés car ils ont un goût amer.
- Le contenu des capsules peut être saupoudré sur une petite quantité (une cuillerée à thé) d'aliments mous, comme la compote de pommes, la crème anglaise, la crème glacée, le gruau, le pouding ou le yogourt. Pour ouvrir la capsule, la tenir en position verticale de façon à ce que le mot « TOP » puisse être lu. Dévisser délicatement la partie transparente de la capsule. Il est préférable d'effectuer cette opération au-dessus de l'aliment choisi ; saupoudrer tout le contenu de la capsule. S'assurer que le patient avale tout le contenu de la cuiller, sans mâcher, et qu'il boit tout de suite après des liquides afin que tout le mélange soit avalé. Ne jamais garder ce mélange pour une utilisation ultérieure.

ENSEIGNEMENT AU PATIENT ET À SES PROCHES

- Expliquer au patient qu'il doit prendre le topiramate en suivant rigoureusement la posologie recommandée. S'il n'a pu prendre le médicament au moment habituel, il doit le prendre aussitôt que possible, sauf s'il est presque l'heure prévue pour la dose suivante. Le prévenir qu'il ne doit jamais remplacer une dose manquée par une double dose et qu'il doit informer un professionnel de la santé s'il n'a pu prendre plus d'une dose. Le sevrage devrait être graduel afin d'éviter les convulsions et l'état de mal épileptique.
- Prévenir le patient que le topiramate peut provoquer des étourdissements, de la somnolence, de la confusion et des difficultés de concentration. Lui conseiller de ne pas conduire et d'éviter les activités qui exigent sa vigilance jusqu'à ce qu'on ait la certitude que le médicament n'entraîne pas ces effets chez lui.
- Recommander au patient de maintenir un apport hydrique de 2 000 à 3 000 mL par jour pour prévenir la formation de calculs rénaux.
- Recommander au patient de changer lentement de position pour diminuer les risques d'hypotension orthostatique.
- Recommander au patient d'éviter de boire de l'alcool ou de prendre d'autres dépresseurs du SNC en même temps que le topiramate.
- Recommander à la patiente d'utiliser une méthode contraceptive non hormonale pendant qu'elle suit le traitement par le topiramate.
- Recommander au patient qui doit suivre un autre traitement ou subir une intervention chirurgicale d'avertir le professionnel de la santé qu'il suit un traitement par ce médicament.
- Conseiller au patient d'utiliser un écran solaire et de porter des vêtements protecteurs pour prévenir les réactions de photosensibilité.
- Conseiller au patient de porter sur lui en tout temps un bracelet d'identité où sont inscrits son problème de santé et son traitement médicamenteux.

VÉRIFICATION DE L'EFFICACITÉ THÉRAPEUTIQUE

L'efficacité du traitement peut être démontrée par : la suppression des convulsions ou la réduction de leur fréquence. ✳

TOPOTÉCAN

Hycamtin

CLASSIFICATION :

Antinéoplasique (inhibiteur enzymatique)

Grossesse – catégorie D

T

INDICATIONS

Traitement du cancer métastatique des ovaires n'ayant pas répondu à une chimiothérapie antérieure ■ Traitement du cancer du poumon non à petites cellules n'ayant pas répondu au traitement de première intention.

MÉCANISME D'ACTION

Altération de la synthèse de l'ADN par inhibition de l'enzyme topoisomérase. ***Effets thérapeutiques :*** Destruction des cellules à réplication rapide, particulièrement des cellules malignes.

PHARMACOCINÉTIQUE

Absorption : Par suite de l'administration IV, la biodisponibilité est totale.

Distribution : Inconnue.

Métabolisme et excrétion : Une fraction de 30 % du topotécan est excrétée dans l'urine ; de petites quantités sont métabolisées par le foie.

Demi-vie : De 2 à 3 heures.

CONTRE-INDICATIONS ET PRÉCAUTIONS/ MISES EN GARDE

Contre-indications : Hypersensibilité ■ Grossesse ou allaitement ■ Aplasie médullaire grave préexistante ■ Insuffisance rénale sévère (Cl_{Cr} < 20 mL/ minute).

Précautions/mises en garde : Dysfonctionnement rénal (il est recommandé de réduire la dose si la Cl_{Cr} < 40 mL/minute) ■ Femmes en âge de procréer.

RÉACTIONS INDÉSIRABLES ET EFFETS SECONDAIRES

SNC : céphalées, fatigue, faiblesse.

Resp. : dyspnée.

GI : douleurs abdominales, diarrhée, nausées, vomissements, anorexie, constipation, concentrations accrues des enzymes hépatiques, stomatite.

Tég. : alopécie.

Hémat. : anémie, leucopénie, thrombocytopénie.

Loc. : arthralgie.

INTERACTIONS

Médicament-médicament : La neutropénie est prolongée lors de l'administration concomitante de **filgrastim** (ne pas administrer avant le 6e jour de traitement ; attendre 24 heures après l'arrêt du traitement par le topotécan) ■ Aplasie médullaire additive lors de l'administration d'autres **antinéoplasiques** (particulièrement, le **cisplatine**) ou d'une **radiothérapie**.

VOIES D'ADMINISTRATION ET POSOLOGIE

- **IV (adultes) :** 1,5 mg/m^2/jour, pendant 5 jours, en commençant le 1er jour d'une cure de 21 jours.

Insuffisance rénale

- **IV (adultes) :** *Cl_{Cr} de 20 à 39 mL/minute* – 0,75 mg/ m^2/jour, pendant 5 jours, en commençant le 1er jour d'une cure de 21 jours.

PRÉSENTATION

Poudre lyophilisée pour injection : 4 mg/fiole[Pr].

PHARMACODYNAMIE (effet sur la numération leucocytaire)

	DÉBUT D'ACTION	PIC	DURÉE
IV	en l'espace de quelques jours	11 jours	7 jours

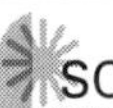

SOINS INFIRMIERS

ÉVALUATION DE LA SITUATION

- Prendre les signes vitaux à intervalles fréquents tout au long de l'administration.
- Déceler l'apparition d'une aplasie médullaire. Suivre de près les saignements (saignement des gencives, formation d'ecchymoses, pétéchies, présence de sang occulte dans les selles, l'urine et les vomissements). Éviter les injections IM et la prise de la température par voie rectale si le nombre de plaquettes est bas. Appliquer une pression sur les points de ponction veineuse pendant 10 minutes. Évaluer les signes d'infection en présence d'une neutropénie. Une anémie peut survenir. Suivre de près la fatigue accrue, la dyspnée et l'hypotension orthostatique.
- Le topotécan entraîne souvent des nausées et des vomissements. On devrait envisager l'administration en prophylaxie d'un antiémétique.
- Observer fréquemment les points d'injection IV pour déceler les signes d'extravasation, pouvant entraîner un léger érythème et des ecchymoses.

Tests de laboratoire :

- Suivre de près la numération globulaire, la formule leucocytaire et la numération plaquettaire, avant l'administration du médicament et à intervalles fréquents pendant toute la durée du traitement. Avant d'administrer la première dose, le nombre de polynucléaires neutrophiles doit être $\geq 1,5 \times 10^9$/L et celui des plaquettes, $\geq 100 \times 10^9$/L. Le nadir de la neutropénie se produit en l'espace de 11 jours et dure 7 jours. Le nadir de la thrombocytopénie se produit en l'espace de 15 jours et dure 5 jours. Le nadir de l'anémie se produit en l'espace de 15 jours. Ne pas administrer de doses ultérieures tant que le nombre de polynucléaires neutrophiles n'est pas revenu à une valeur $> 1 \times 10^9$/L, que le nombre de plaquettes n'est pas $> 100 \times 10^9$/L et que les concentrations d'hémoglobine n'ont pas atteint 90 g/L. Si une neutropénie grave survient au cours d'une cure, on devrait réduire les doses administrées par la suite de 0,25 mg/m^2 ou on peut administrer du filgrastim après la cure suivante, en commençant le 6e jour, 24 heures après avoir arrêté le traitement par le topotécan.

- Noter les résultats des épreuves de l'exploration fonctionnelle hépatique. Le topotécan peut élever passagèrement les concentrations d'AST, d'ALT et de bilirubine.

DIAGNOSTICS INFIRMIERS POSSIBLES

- Risque d'infection (Réactions indésirables).
- Connaissances insuffisantes sur le traitement médicamenteux (Enseignement au patient et à ses proches).

INTERVENTIONS INFIRMIÈRES

Préparer la solution sous une hotte à flux laminaire. Porter un masque, un vêtement protecteur et des gants pendant la manipulation de ce médicament. Mettre au rebut le matériel dans des contenants réservés à cette fin (voir l'annexe H).

Perfusion intermittente: Reconstituer le contenu de chaque fiole avec 4 mL d'eau stérile pour injection. Diluer de nouveau avec une solution de NaCl 0,9 % ou de D5%E. Utiliser la solution immédiatement après l'avoir préparée. Elle est de couleur jaune à jaune-vert. Elle est stable pendant 24 heures à la température ambiante. Consulter les directives de chaque fabricant avant de reconstituer la préparation.

Vitesse d'administration: Administrer la dose en 30 minutes.

Incompatibilité en addition au soluté: On ne dispose d'aucune donnée à cet égard. Ne pas faire d'admixtion avec d'autres solutions ou médicaments.

ENSEIGNEMENT AU PATIENT ET À SES PROCHES

- Conseiller au patient de signaler à un professionnel de la santé les symptômes suivants: fièvre, frissons, maux de gorge, signes d'infection, saignement des gencives, formation d'ecchymoses, pétéchies ou présence de sang dans les urines, les selles ou les vomissements. L'inciter à éviter les foules et les personnes contagieuses. Lui recommander d'utiliser une brosse à dents à poils doux et un rasoir électrique, de ne pas consommer de boissons alcoolisées et de ne pas prendre de médicaments contenant de l'aspirine ou des anti-inflammatoires non stéroïdiens.
- Expliquer au patient qu'il risque de perdre ses cheveux. Explorer avec lui les stratégies lui permettant de s'adapter à ces changements.
- Prévenir la patiente que le topotécan peut exercer des effets tératogènes. Lui recommander d'utiliser une méthode contraceptive efficace pendant toute la durée du traitement.
- Expliquer au patient qu'il ne doit pas se faire vacciner sans recommandation expresse d'un professionnel de la santé.
- Insister sur l'importance des tests de laboratoire à intervalles réguliers permettant de suivre de près les effets secondaires.

VÉRIFICATION DE L'EFFICACITÉ THÉRAPEUTIQUE

L'efficacité du traitement peut être démontrée par: la diminution de la taille de la tumeur et le ralentissement de la propagation des cellules malignes. ✳

TORÉMIFÈNE

Ce médicament n'est pas commercialisé au Canada.

CLASSIFICATION:

Antinéoplasique (bloqueur des œstrogènes)

Grossesse – catégorie D

T

INDICATIONS

Traitement du cancer métastatique du sein chez les femmes ménopausées présentant des tumeurs positives aux récepteurs des œstrogènes ou des tumeurs d'origine inconnue.

MÉCANISME D'ACTION

Médicament exerçant des effets anti-œstrogéniques; il entre en compétition avec les œstrogènes pour accaparer les sites de fixation présents en cas de cancer du sein. ***Effets thérapeutiques :*** Régression du cancer du sein.

PHARMACOCINÉTIQUE

Absorption : Bonne absorption par suite de l'administration par voie orale.

Distribution : Le médicament se répartit dans tout l'organisme ; une fraction de 99 % se fixe aux protéines plasmatiques.

Liaison aux protéines : 99,5 %.

Métabolisme et excrétion : Le torémifène est fortement métabolisé ; il subit une circulation entérohépatique.

Demi-vie : 5 jours.

CONTRE-INDICATIONS ET PRÉCAUTIONS/ MISES EN GARDE

Contre-indications : Hypersensibilité ■ Grossesse ou allaitement ■ Antécédents de maladie thromboembolique.

Précautions/mises en garde : Métastases osseuses (risque accru d'hypercalcémie) ■ Hyperplasie endométriale préexistante (on devrait éviter le traitement prolongé).

RÉACTIONS INDÉSIRABLES ET EFFETS SECONDAIRES

SNC : dépression, étourdissements, céphalées, léthargie.

ORLO : vision trouble, cataractes, kératopathie cornéenne, xérophtalmie, glaucome.

CV : INSUFFISANCE CARDIAQUE, INFARCTUS DU MYOCARDE, EMBOLIE PULMONAIRE, angine, arythmies, œdème, thrombophlébite.

GI : nausées, concentrations élevées d'enzymes hépatiques, vomissements.

GU : pertes vaginales, saignements vaginaux.

Tég. : transpiration.

HÉ : hypercalcémie.

Hémat. : anémie.

Divers : bouffées vasomotrices, croissance de la tumeur.

INTERACTIONS

Médicament-médicament : L'administration concomitante d'**agents qui diminuent l'excrétion urinaire de calcium** (**diurétiques thiazidiques**) peut augmenter le risque d'hypercalcémie ■ Le torémifène peut intensifier l'effet de la **warfarine**.

VOIES D'ADMINISTRATION ET POSOLOGIE

PO (adultes) : 60 mg, 1 fois par jour.

PRÉSENTATION

Ce médicament n'est pas commercialisé au Canada.

PHARMACODYNAMIE (concentrations sanguines)

	Début d'action	Pic	Durée
PO	inconnu	3 h	4 – 6 semaines†

† Les concentrations sanguines à l'état d'équilibre sont atteintes après 4 à 6 semaines.

SOINS INFIRMIERS

ÉVALUATION DE LA SITUATION

- Suivre de près l'intensification de la douleur osseuse ou tumorale. Demander au médecin ou à un autre professionnel de la santé s'il y a lieu d'administrer des analgésiques. Cette douleur passagère disparaît habituellement même si le traitement est poursuivi.
- La patiente devrait se soumettre à intervalles réguliers à des examens gynécologiques ; le torémifène peut modifier les résultats du test de Papanicolaou et les frottis vaginaux.

Tests de laboratoire :

- Noter la numération globulaire et plaquettaire ainsi que les concentrations de calcium avant le traitement et pendant toute sa durée. Le torémifène peut provoquer une hypercalcémie passagère chez les patientes présentant des métastases osseuses. Chez ces patientes, il faudrait effectuer un dosage des récepteurs des œstrogènes avant d'amorcer le traitement.
- Suivre les résultats des tests de l'exploration fonctionnelle hépatique à intervalles réguliers pendant toute la durée du traitement. Le torémifène peut entraîner une élévation des concentrations sériques d'AST, de phosphatase alcaline et de bilirubine.

DIAGNOSTICS INFIRMIERS POSSIBLES

- Douleur aiguë (Réactions indésirables).
- Connaissances insuffisantes sur le traitement médicamenteux (Enseignement au patient et à ses proches).

INTERVENTIONS INFIRMIÈRES

Administrer le torémifène une fois par jour.

ENSEIGNEMENT AU PATIENT ET À SES PROCHES

- Expliquer à la patiente qu'elle doit prendre le médicament en respectant scrupuleusement la posologie recommandée. Si elle n'a pu prendre le médicament au moment habituel, elle doit sauter cette dose.
- Recommander à la patiente de signaler rapidement à un professionnel de la santé les douleurs osseuses. La prévenir que ces douleurs peuvent être fortes, mais qu'elles pourraient constituer un indice de l'efficacité du médicament et qu'elles se résorberont avec le temps. Lui conseiller de demander au médecin de lui prescrire des analgésiques pour soulager la douleur.
- Prévenir la patiente que le torémifène peut induire l'ovulation, mais qu'il peut être doté de propriétés tératogènes. Lui conseiller d'utiliser une méthode de contraception non hormonale durant le traitement et pendant au moins un mois après la fin de la cure.
- Prévenir la patiente que le torémifène peut entraîner des bouffées vasomotrices. Lui conseiller d'informer un professionnel de la santé si elles deviennent gênantes.
- RECOMMANDER A LA PATIENTE DE SIGNALER IMMÉDIATEMENT A UN PROFESSIONNEL DE LA SANTÉ LES SYMPTÔMES SUIVANTS : ENFLURE OU DOULEUR AU NIVEAU DES JAMBES, ESSOUFFLEMENTS, FAIBLESSE, INSOMNIE, CONFUSION, NAUSÉES, VOMISSEMENTS, ÉTOURDISSEMENTS, CÉPHALÉES, PERTE D'APPÉTIT OU VISION TROUBLE. ELLE DEVRAIT ÉGALEMENT SIGNALER LES IRRÉGULARITÉS MENSTRUELLES, LES SAIGNEMENTS VAGINAUX AINSI QUE LES DOULEURS OU UNE PRESSION PELVIENNES.

VÉRIFICATION DE L'EFFICACITÉ THÉRAPEUTIQUE

L'efficacité du traitement peut être démontrée par : la diminution de la taille de la tumeur et le ralentissement de la propagation du cancer du sein. ✳

TRAMADOL

Ce médicament n'est pas commercialisé au Canada.

CLASSIFICATION :

Analgésique non opiacé

Grossesse – catégorie C

INDICATIONS

Traitement de la douleur modérée à modérément grave.

MÉCANISME D'ACTION

Liaison aux récepteurs mu des opiacés ■ Inhibition du recaptage de la sérotonine et de la noradrénaline dans le SNC. ***Effets thérapeutiques :*** Diminution de la douleur.

PHARMACOCINÉTIQUE

Absorption : Une fraction de 75 % est absorbée par suite de l'administration par voie orale.

Distribution : Le tramadol traverse le placenta et pénètre dans le lait maternel.

Métabolisme et excrétion : L'agent est surtout métabolisé par le foie ; un de ces métabolites exerce des effets analgésiques ; une fraction de 30 % du médicament est excrétée à l'état inchangé dans l'urine.

Demi-vie : *Tramadol* – de 5 à 9 heures ; *métabolite actif* – de 5 à 9 heures (les deux demi-vies sont prolongées en présence d'une insuffisance hépatique ou rénale).

CONTRE-INDICATIONS ET PRÉCAUTIONS/ MISES EN GARDE

Contre-indications : Hypersensibilité ■ Risque de sensibilité croisée avec les opiacés ■ Intoxication aiguë par l'alcool, les hypnosédatifs, les analgésiques à action centrale, les analgésiques opiacés ou les psychotropes ■ Dépendance physique aux opiacés (l'agent peut déclencher des symptômes de sevrage) ■ Administration déconseillée pendant la grossesse ou l'allaitement.

Précautions/mises en garde : Personnes âgées (ne pas dépasser 300 mg par jour chez les patients > 75 ans) ■ Antécédents d'épilepsie ou risques de convulsions ■ Insuffisance rénale (il est recommandé d'allonger l'intervalle posologique si la Cl_{Cr} < 30 mL/minute) ■ Insuffisance hépatique (il est recommandé d'allonger l'intervalle posologique en présence de cirrhose) ■ Traitement aux IMAO ou aux dépresseurs du SNC ■ Pression intracrânienne accrue ou traumatisme crânien ■ Abdomen aigu (une évaluation clinique précise devient impossible) ■ Antécédents de dépendance aux opiacés ou d'un traitement récent par des doses élevées d'opiacés ■ Enfants < 16 ans (l'innocuité du médicament n'a pas été établie).

RÉACTIONS INDÉSIRABLES ET EFFETS SECONDAIRES

SNC : CONVULSIONS, <u>étourdissements</u>, <u>céphalées</u>, <u>somnolence</u>, anxiété, stimulation du SNC, confusion,

troubles de la coordination, euphorie, malaise, nervosité, troubles du sommeil, faiblesse.
ORLO : troubles visuels.
CV : vasodilatation.
GI : constipation, nausées, douleurs abdominales, anorexie, diarrhée, sécheresse de la bouche (xérostomie), dyspepsie, flatulence, vomissements.
GU : symptômes de ménopause, rétention urinaire et mictions fréquentes.
Tég. : prurit, transpiration.
SN : hypertonie.
Divers : dépendance physique, dépendance psychologique, tolérance aux effets du médicament.

INTERACTIONS

Médicament-médicament : Risque accru de dépression du SNC lors de l'usage concomitant d'autres **dépresseurs du SNC**, incluant l'**alcool**, les **antihistaminiques**, les **hypnosédatifs**, les **opiacés**, les **anesthésiques** ou les **psychotropes** ■ Risque accru de convulsions lors de l'administration concomitante de doses élevées de **pénicillines** ou de **céphalosporines**, de **phénothiazines**, d'**antidépresseurs** ou d'**IMAO** ■ La **carbamazépine** accélère le métabolisme du tramadol et en diminue ainsi l'efficacité (il peut s'avérer nécessaire d'administrer des doses plus élevées) ■ Administrer avec prudence chez les patients qui reçoivent en même temps des **IMAO** (risque accru de réactions indésirables) ■ La **quinidine**, administrée en concomitance, peut modifier l'efficacité du tramadol.

VOIES D'ADMINISTRATION ET POSOLOGIE

PO (adultes) : De 50 à 100 mg, toutes les 4 à 6 heures (ne pas dépasser 400 mg par jour ou 300 mg chez les patients > 75 ans).

PRÉSENTATION

Comprimés : 50 mg[Pr].

PHARMACODYNAMIE (analgésie)

	Début d'action	Pic	Durée
PO	1 h	2-3 h	4-6 h

SOINS INFIRMIERS

ÉVALUATION DE LA SITUATION

- Évaluer le type de douleur, son siège et son intensité avant l'administration du médicament et de 2 à 3 heures (effet maximal) après la prise de la dose.
- Mesurer la pression artérielle et la fréquence respiratoire avant l'administration du médicament et à intervalles réguliers pendant toute la durée du traitement. On n'a pas signalé de dépression respiratoire lorsque le médicament a été administré aux doses recommandées.
- Évaluer la fonction intestinale à intervalles réguliers. On devrait prendre les mesures qui s'imposent pour réduire les effets constipants du tramadol : augmenter l'apport de liquides et de fibres, administrer des laxatifs.
- Interroger le patient au sujet d'un traitement préalable aux analgésiques. Il n'est pas recommandé d'administrer le tramadol à des patients présentant une dépendance aux opiacés ou qui ont déjà reçu des opiacés pendant plus d'une semaine ; le médicament peut déclencher des symptômes de sevrage aux opiacés.
- L'utilisation prolongée du tramadol peut mener à une dépendance physique et psychologique et à la tolérance aux effets du médicament, bien que ces réactions soient plus bénignes que celles aux opiacés. Cependant, ce n'est pas pour autant qu'on devrait priver le patient d'un traitement analgésique adéquat. La plupart des patients qui ont pris le tramadol pour soulager la douleur n'ont pas développé de dépendance psychologique. En cas de tolérance aux effets du médicament, il peut s'avérer nécessaire d'administrer un agoniste opiacé pour soulager la douleur.

Tests de laboratoire : Le tramadol peut entraîner l'élévation des concentrations de créatinine sérique et des enzymes hépatiques ainsi que la diminution des concentrations d'hémoglobine et la protéinurie.

Toxicité et surdosage : Le surdosage peut entraîner une dépression respiratoire et des convulsions. La naloxone (Narcan) peut inverser certains des symptômes de surdosage, mais pas tous. En cas de surdosage, il faut prendre en charge les symptômes, administrer un traitement de soutien et assurer la perméabilité des voies respiratoires. L'hémodialyse n'est pas utile, car elle ne retire qu'une petite portion de la dose administrée. On peut traiter les convulsions avec des barbituriques ou des benzodiazépines ; la naloxone les aggrave.

DIAGNOSTICS INFIRMIERS POSSIBLES

- Douleur aiguë (Indications).
- Risque d'accident (Effets secondaires).

- Connaissances insuffisantes sur le traitement médicamenteux (Enseignement au patient et à ses proches).

INTERVENTIONS INFIRMIÈRES

- En présence de douleurs post-opératoires aiguës, le tramadol semble exercer un effet analgésique plus marqué que celui de la codéine à 60 mg, mais moindre que celui de l'association aspirine à 650 mg et codéine à 60 mg.
- En cas de douleurs chroniques, une dose quotidienne de 250 mg de tramadol entraîne un soulagement similaire à celui que procurent 5 doses par jour d'acétaminophène à 300 mg et de codéine à 30 mg, 5 doses par jour d'aspirine à 325 mg et de codéine à 30 mg ou 2 ou 3 doses par jour d'acétaminophène à 500 mg et d'oxycodone à 5 mg.
- Expliquer au patient la valeur thérapeutique du traitement avant de lui administrer le tramadol, afin d'intensifier l'effet analgésique du médicament.
- Les doses administrées à intervalles réguliers peuvent s'avérer plus efficaces que celles administrées au besoin. L'analgésique est plus efficace s'il est administré avant que la douleur ne devienne intense.
- En cas de traitement prolongé, on devrait réduire graduellement la dose de tramadol afin de prévenir les symptômes de sevrage.
- Le tramadol peut être administré sans égard aux repas.

ENSEIGNEMENT AU PATIENT ET À SES PROCHES

- Expliquer au patient à quel moment il doit réclamer un analgésique.
- Prévenir le patient que le tramadol peut parfois provoquer des étourdissements et de la somnolence. Lui conseiller de ne pas conduire et d'éviter les activités qui exigent sa vigilance jusqu'à ce qu'on ait la certitude que le médicament n'entraîne pas ces effets chez lui.
- Recommander au patient de changer lentement de position afin de réduire les risques d'hypotension orthostatique.
- Mettre en garde le patient contre la consommation d'alcool ou d'autres dépresseurs du SNC en même temps que le tramadol.
- Inciter le patient à tourner dans le lit, à tousser et à prendre de grandes respirations toutes les 2 heures, afin de prévenir l'atélectasie.

VÉRIFICATION DE L'EFFICACITÉ THÉRAPEUTIQUE

L'efficacité du traitement peut être démontrée par: la diminution de l'intensité des douleurs sans une altération importante du degré de conscience ou de l'état respiratoire. ✳

TRANDOLAPRIL,

voir Inhibiteurs de l'enzyme de conversion de l'angiotensine (IECA)

TRANYLCYPROMINE,

voir Inhibiteurs de la monoamine-oxydase (IMAO)

TRASTUZUMAB

Herceptin

CLASSIFICATION:

Antinéoplasique (immunomodulateur)

Grossesse – catégorie B

INDICATIONS

Traitement du cancer métastatique du sein chez les femmes présentant des tumeurs avec surexpression de la protéine du récepteur 2 du facteur de croissance épidermique humain (HER2).

MÉCANISME D'ACTION

Anticorps monoclonal qui se lie aux sites du récepteur 2 du facteur de croissance épidermique humain, situés dans les tissus mammaires cancéreux, et qui inhibe la prolifération des cellules qui surexpriment la protéine de ce facteur de croissance. ***Effets thérapeutiques:*** Régression du cancer du sein et des métastases.

PHARMACOCINÉTIQUE

Absorption: L'administration par voie IV du trastuzumab se traduit par une biodisponibilité totale.
Distribution: Le médicament se lie aux protéines du récepteur 2 du facteur de croissance épidermique humain.
Métabolisme et excrétion: Inconnus.

T

Demi-vie: Dose de 10 mg – 1,7 jour; dose de 500 mg – 12 jours.

CONTRE-INDICATIONS ET PRÉCAUTIONS/ MISES EN GARDE

Contre-indications: Hypersensibilité connue au trastuzumab, aux protéines des cellules ovariennes de hamsters chinois ou à tout ingrédient qui entre dans la composition du médicament.

Précautions/mises en garde: Hypersensibilité à l'alcool benzylique (utiliser de l'eau stérile pour injection plutôt que l'eau bactériostatique fournie dans le conditionnement) ■ Personnes âgées (risque accru de dysfonctionnement cardiaque) ■ Grossesse (utiliser seulement si le besoin est réel) ■ Allaitement (l'utilisation de l'agent n'est pas recommandée) ■ Enfants (l'innocuité du médicament n'a pas été établie).

Extrême prudence: DYSFONCTIONNEMENT CARDIAQUE PRÉEXISTANT.

RÉACTIONS INDÉSIRABLES ET EFFETS SECONDAIRES

SNC: étourdissements, céphalées, insomnie, faiblesse, dépression.

Resp.: dyspnée, toux accru, pharyngite, rhinite, sinusite.

CV: INSUFFISANCE CARDIAQUE, tachycardie.

GI: douleurs abdominales, anorexie, diarrhée, nausées, vomissements.

Tég.: rash, acné, herpès.

HÉ: œdème.

Hémat.: anémie, leucopénie.

Loc.: douleurs lombaires, arthralgie, douleurs osseuses.

SN: neuropathie, paresthésie, névrite périphérique.

Divers: frissons, fièvre, infection, douleurs, réactions allergiques, syndrome pseudo-grippal.

INTERACTIONS

Médicament-médicament: Le traitement concomitant par une **anthracycline** (**daunorubicine**, **doxorubicine** ou **idarubicine**) peut augmenter le risque de cardiotoxicité ■ Le **paclitaxel**, administré en concomitance, élève les concentrations sanguines du trastuzumab.

VOIES D'ADMINISTRATION ET POSOLOGIE

IV (adultes): La dose de charge est de 4 mg/kg; elle peut être suivie d'une dose d'entretien de 2 mg/kg/ semaine.

PRÉSENTATION

Poudre lyophilisée pour injection: 440 mg/fiole, avec une fiole de 20 mL d'eau stérile bactériostatique pour injection (renferme de l'alcool benzylique à 1,1 %)[Pr].

PHARMACODYNAMIE (concentrations sanguines)

	DÉBUT D'ACTION	PIC	DURÉE
IV	inconnu	inconnu	inconnue

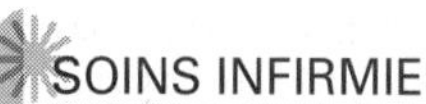

SOINS INFIRMIERS

ÉVALUATION DE LA SITUATION

- Observer la patiente à la recherche des symptômes reliés à la perfusion, lors de la première perfusion du trastuzumab (frissons, fièvre). On peut traiter ces symptômes par l'acétaminophène, la diphenhydramine ou la mépéridine. Ils dictent rarement l'abandon du traitement.
- NOTER, À INTERVALLES FRÉQUENTS PENDANT TOUTE LA DURÉE DU TRAITEMENT, LES SIGNES ET LES SYMPTÔMES SUIVANTS DE DYSFONCTIONNEMENT CARDIAQUE: DYSPNÉE, TOUX ACCRUE, DYSPNÉE NOCTURNE PAROXYSTIQUE, ŒDÈME PÉRIPHÉRIQUE, BRUIT DE GALOP B_3, FRACTION D'ÉJECTION RÉDUITE. EFFECTUER UNE ÉVALUATION CARDIAQUE INITIALE INCLUANT LA PRISE DES ANTÉCÉDENTS, L'EXAMEN PHYSIQUE ET AU MOINS UNE DES INTERVENTIONS SUIVANTES: ÉCG, ÉCHOCARDIOGRAPHIE OU SCINTIGRAPHIE SÉQUENTIELLE SYNCHRONISÉE. L'INSUFFISANCE CARDIAQUE CONGESTIVE ASSOCIÉE AU TRASTUZUMAB PEUT ÊTRE GRAVE, ET MENER À UNE DÉFAILLANCE CARDIAQUE, À UN ACCIDENT VASCULAIRE CÉRÉBRAL OU À LA MORT. ON DEVRAIT ABANDONNER LE TRAITEMENT PAR LE TRASTUZUMAB DÈS L'APPARITION D'UNE INSUFFISANCE CARDIAQUE CONGESTIVE MARQUÉE.

Tests de laboratoire: Le trastuzumab peut entraîner l'anémie et la leucopénie.

DIAGNOSTICS INFIRMIERS POSSIBLES

- Diarrhée (Réactions indésirables).
- Risque d'infection (Réactions indésirables).
- Connaissances insuffisantes sur le traitement médicamenteux (Enseignement au patient et à ses proches).

INTERVENTIONS INFIRMIÈRES

Le trastuzumab peut être administré en consultation externe.

Perfusion intermittente: Diluer le contenu de chaque fiole avec 20 mL d'eau stérile bactériostatique pour injection, en dirigeant directement le jet de diluant sur la poudre lyophilisée. On obtient ainsi une solution multidose à une concentration de 21 mg/mL. Faire tourner délicatement la fiole sans la secouer. La solution peut mousser légèrement; laisser reposer la fiole pendant 5 minutes. La solution devrait être transparente à légèrement opalescente et d'incolore à jaune pâle, mais exempte de toute particule. Étiqueter immédiatement la fiole et inscrire à la section portant la mention « Ne pas utiliser après le ... » la date qui correspond au 28e jour qui suit la reconstitution de la solution. La solution est stable pendant 24 heures à la température ambiante ou pendant 28 jours au réfrigérateur. En cas d'allergie à l'alcool benzylique, reconstituer la solution avec de l'eau stérile pour injection; utiliser immédiatement la solution et jeter toute portion inutilisée. Calculer le volume nécessaire pour obtenir la dose souhaitée, retirer cette quantité de la fiole et l'ajouter au sac de perfusion renfermant 250 mL de solution de NaCl 0,9 %. Renverser délicatement le sac pour bien mélanger.

Vitesse d'administration: Perfuser la dose d'attaque de 4 mg/kg en 90 minutes, et la dose hebdomadaire de 2 mg/kg, en 30 minutes si la dose d'attaque a été bien tolérée. Ne pas administrer par IV directe ou sous forme de bolus.

Incompatibilité en addition au soluté: Ne pas diluer le trastuzumab avec une solution de dextrose ni ne l'ajouter à des solutions qui en contiennent. Ne pas mélanger le trastuzumab à d'autres médicaments ni ne le diluer avec d'autres agents.

ENSEIGNEMENT AU PATIENT ET À SES PROCHES

- Recommander à la patiente de communiquer rapidement avec un professionnel de la santé en présence de symptômes d'insuffisance cardiaque congestive, de fièvre, de maux de gorge, de signes d'infection, de douleurs lombaires ou aux flancs ou de mictions difficiles ou douloureuses. L'inciter à éviter les foules et les personnes contagieuses.
- Expliquer à la patiente qu'elle ne doit pas se faire vacciner sans recommandation expresse d'un professionnel de la santé.

VÉRIFICATION DE L'EFFICACITÉ THÉRAPEUTIQUE

L'efficacité du traitement peut être démontrée par: la régression du cancer du sein et des métastases. ✳

TRAZODONE

Alti-Trazodone, Apo-Trazodone, Desyrel, Dom-Trazodone, Gen-Trazodone, Novo-Trazodone, Nu-Trazodone, PMS-Trazodone, Schein-Trazodone, Trazodone, Trazorel

CLASSIFICATION:

Antidépresseur

Grossesse – catégorie C

INDICATIONS

Traitement de la dépression majeure, souvent en association avec une psychothérapie. **Usages non approuvés:** Traitement des syndromes de douleur chronique, incluant la neuropathie diabétique.

MÉCANISME D'ACTION

Modification des effets de la sérotonine dans le SNC. ***Effets thérapeutiques:*** Effet antidépresseur qui peut ne se manifester qu'après plusieurs semaines de traitement.

PHARMACOCINÉTIQUE

Absorption: Bonne absorption par suite de l'administration par voie orale.

Distribution: Le médicament se répartit dans tout l'organisme.

Liaison aux protéines: De 89 à 95 %.

Métabolisme et excrétion: La trazodone est fortement métabolisée par le foie; une quantité minime est excrétée à l'état inchangé par les reins.

Demi-vie: De 5 à 9 heures.

CONTRE-INDICATIONS ET PRÉCAUTIONS/ MISES EN GARDE

Contre-indications: Hypersensibilité.

Précautions/mises en garde: Maladie cardiovasculaire ▪ Période de convalescence après un infarctus du myocarde ▪ Électrochocs concomitants ▪ Comportement suicidaire ▪ Maladie hépatique ou rénale grave (il est recommandé de réduire la dose) ▪ Personnes âgées (amorcer le traitement à des doses plus faibles) ▪ Grossesse, allaitement ou enfants (l'innocuité du médicament n'a pas été établie).

RÉACTIONS INDÉSIRABLES ET EFFETS SECONDAIRES

SNC: somnolence, confusion, étourdissements, fatigue, hallucinations, céphalées, insomnie, cauchemars, troubles de l'élocution, syncope, faiblesse.

ORLO: vision trouble, acouphènes.

CV: hypotension, arythmies, douleurs thoraciques, hypertension, palpitations, tachycardie.

GI: sécheresse de la bouche (xérostomie), altération du goût, constipation, diarrhée, salivation excessive, flatulence, nausées, vomissements.

GU: hématurie, impuissance, priapisme, mictions fréquentes.

Tég.: rash.

Hémat.: anémie, leucopénie.

Loc.: myalgie.

SN: tremblements.

INTERACTIONS

Médicament-médicament: La trazodone peut élever les concentrations sériques de **digoxine** ou de **phénytoïne** ■ Dépression additive du SNC lors de l'usage concomitant d'autres **dépresseurs du SNC**, tels que l'**alcool**, les **opiacés** et les **hypnosédatifs** ■ Effets hypotensifs additifs lors de l'administration concomitante d'**antihypertenseurs** ou de **dérivés nitrés** ou de la consommation d'**alcool** ■ La **fluoxétine**, administrée en concomitance, élève les concentrations de trazodone et accroît le risque de toxicité associé à cet agent.

VOIES D'ADMINISTRATION ET POSOLOGIE

T

PO (adultes): 150 mg à 200 mg par jour, en 2 ou 3 doses fractionnées ; majorer par paliers de 50 mg par jour, tous les 3 ou 4 jours, jusqu'à l'obtention de la réponse souhaitée (ne pas dépasser 400 mg par jour, chez les patients en consultation externe ou 600 mg par jour, chez les patients hospitalisés).

PO (personnes âgées): La dose ne devrait pas dépasser la moitié de celle recommandée chez les adultes.

PRÉSENTATION (version générique disponible)

Comprimés: 50 mg[Pr], 100 mg[Pr], 150 mg[Pr].

PHARMACODYNAMIE (effet antidépresseur)

	Début d'action	Pic	Durée
PO	1 – 2 semaines	2 – 4 semaines	plusieurs semaines

SOINS INFIRMIERS

ÉVALUATION DE LA SITUATION

Mesurer la pression artérielle et le pouls avant l'administration et pendant toute la durée du traitement initial. Chez les patients souffrant de maladie cardiaque, on devrait suivre l'ÉCG, avant le traitement et à intervalles réguliers pendant toute sa durée pour déceler les arythmies.

Dépression: Suivre de près l'état mental du patient et les sautes d'humeur. Observer les tendances suicidaires, particulièrement au début du traitement. Réduire la quantité de médicament dont le patient peut disposer.

Douleur: Noter la durée, l'intensité, les caractéristiques et le siège des douleurs avant le traitement et à intervalles réguliers pendant toute sa durée.

Tests de laboratoire: Noter la numération globulaire et les résultats des tests de l'exploration fonctionnelle hépatique ou rénale avant le traitement et à intervalles réguliers pendant toute sa durée. La trazodone peut entraîner une légère diminution, sans signification clinique, du nombre de globules blancs et de polynucléaires neutrophiles.

DIAGNOSTICS INFIRMIERS POSSIBLES

- Stratégies d'adaptation inefficaces (Indications).
- Connaissances insuffisantes sur le traitement médicamenteux (Enseignement au patient et à ses proches).

INTERVENTIONS INFIRMIÈRES

Administrer la trazodone avec des aliments ou immédiatement après les repas pour réduire les effets secondaires (nausées, étourdissements) et pour favoriser une absorption maximale du médicament. On peut administrer une plus grande portion de la dose quotidienne totale au coucher afin de diminuer la somnolence diurne et les étourdissements.

ENSEIGNEMENT AU PATIENT ET À SES PROCHES

- Conseiller au patient de respecter scrupuleusement la posologie recommandée. S'il n'a pas pu prendre le médicament au moment habituel, il doit le faire dès que possible, mais pas plus tard que 4 heures avant l'heure prévue pour la dose suivante. Le prévenir qu'il ne doit jamais remplacer une dose manquée par une double dose. Conseiller au patient de consulter un professionnel de la santé avant d'arrêter le traitement. Il faut réduire la posologie graduellement pour prévenir une aggravation de son état.

- Prévenir le patient que la trazodone peut provoquer de la somnolence et une vision trouble. Lui conseiller de ne pas conduire et d'éviter les activités qui exigent sa vigilance jusqu'à ce qu'on ait la certitude que le médicament n'entraîne pas ces effets chez lui.
- Recommander au patient de changer lentement de position afin de réduire les risques d'hypotension orthostatique.
- Mettre en garde le patient contre la consommation d'alcool ou d'autres dépresseurs du SNC en même temps que la trazodone.
- Expliquer au patient qu'il peut soulager la sécheresse de la bouche en se rinçant souvent la bouche, en pratiquant une bonne hygiène orale et en consommant des bonbons ou de la gomme à mâcher sans sucre. Si la sécheresse de la bouche persiste pendant plus de 2 semaines, lui recommander de consulter un professionnel de la santé. Conseiller au patient d'augmenter sa consommation de liquides et de fibres alimentaires et de faire de l'exercice pour prévenir la constipation.
- Recommander au patient qui doit suivre un autre traitement ou subir une intervention chirurgicale d'avertir le professionnel de la santé qu'il suit un traitement par ce médicament.
- Recommander au patient de communiquer avec un professionnel de la santé en cas de priapisme, de battements cardiaques irréguliers, d'évanouissement, de confusion, de rash ou de tremblements ou encore si les symptômes suivants s'aggravent: sécheresse de la bouche, nausées et vomissements, étourdissements, céphalées, douleurs musculaires, constipation ou diarrhée.
- Insister sur l'importance des examens de suivi permettant de déterminer les bienfaits du traitement.

VÉRIFICATION DE L'EFFICACITÉ THÉRAPEUTIQUE

L'efficacité du traitement peut être démontrée par: la disparition des symptômes de dépression ■ une sensation de mieux-être ■ un regain d'intérêt pour l'entourage ■ un gain d'appétit ■ un regain d'énergie ■ un sommeil amélioré ■ la diminution de l'intensité des douleurs en présence d'un syndrome de douleur chronique ■ Les effets thérapeutiques sont habituellement notables en l'espace de une semaine, bien que parfois 4 semaines puissent s'écouler avant d'obtenir des résultats thérapeutiques importants. ✳

TRIAMCINOLONE,

voir Corticostéroïdes (inhalation), Corticostéroïdes (topiques), Corticostéroïdes (voie générale), Corticostéroïdes (voie intranasale)

TRIAMTÉRÈNE,

voir Diurétiques (épargneurs de potassium)

TRIAZOLAM

Alti-Triazolam, Apo-Triazo, Gen-Triazolam, Halcion, Novo-Triolam, Triazolam

CLASSIFICATION:

Anxiolytique et hypnosédatif (benzodiazépine)

Grossesse – catégorie X

INDICATIONS

Traitement de courte durée de l'insomnie.

MÉCANISME D'ACTION

Dépression généralisée du SNC s'exerçant à de nombreux niveaux ■ Effets probablement attribuables à la médiation par l'acide gamma-aminobutyrique (GABA), un neurotransmetteur inhibiteur. ***Effets thérapeutiques:*** Amélioration du sommeil.

PHARMACOCINÉTIQUE

Absorption: Bonne absorption par suite de l'administration par voie orale.

Distribution: Le triazolam se répartit dans tout l'organisme et traverse la barrière hémato-encéphalique. Il traverse probablement le placenta et pénètre dans le lait maternel.

T

Liaison aux protéines : 89 %.

Métabolisme et excrétion : Métabolisme hépatique.

Demi-vie : De 1,6 à 5,4 heures.

CONTRE-INDICATIONS ET PRÉCAUTIONS/ MISES EN GARDE

Contre-indications : Hypersensibilité ▪ Risque de réactions de sensibilité croisée avec d'autres benzodiazépines ▪ Grossesse ▪ Insuffisance respiratoire sévère ▪ Antécédents de glaucome à angle fermé non corrigé.

Précautions/mises en garde : Dysfonctionnement hépatique préexistant (il est recommandé de réduire la dose) ▪ Patients suicidaires ou ayant des antécédents de toxicomanie ▪ Personnes âgées ou patients débilités (il est recommandé de réduire la dose) ▪ Dépression préexistante du SNC ▪ Douleurs intenses, impossibles à soulager ▪ Allaitement ou enfants.

RÉACTIONS INDÉSIRABLES ET EFFETS SECONDAIRES

SNC : étourdissements, sédation excessive, sensation « droguée », céphalées, amnésie antérograde, confusion, léthargie, dépression, excitation paradoxale.

ORLO : vision trouble.

GI : constipation, diarrhée, nausées, vomissements.

Tég. : rash.

Divers : dépendance physique, dépendance psychologique, tolérance aux effets du médicament.

INTERACTIONS

Médicament-médicament : LA **CIMÉTIDINE**, L'**ÉRYTHROMYCINE**, LE **FLUCONAZOLE**, L'**ITRACONAZOLE**, LE **KÉTOCONAZOLE**, L'**INDINAVIR**, LE **NELFINAVIR**, LE **RITONAVIR** OU LE **SAQUINAVIR**, ADMINISTRÉS EN CONCOMITANCE, PEUVENT DIMINUER LE MÉTABOLISME DU TRIAZOLAM ET EN ACCROÎTRE LES EFFETS ; L'ASSOCIATION DE CES MÉDICAMENTS DEVRAIT ÊTRE ÉVITÉE ▪ Dépression additive du SNC lors de l'ingestion d'alcool ou de la prise concomitante d'**antidépresseurs**, d'**antihistaminiques** et d'**opiacés** ▪ Le triazolam peut diminuer l'efficacité de la **lévodopa** ▪ Le triazolam peut accroître la toxicité associée à la **zidovudine** ▪ L'**isoniazide** peut diminuer l'excrétion du triazolam et en augmenter les effets ▪ La **théophylline** peut diminuer les effets sédatifs du triazolam.

Médicament-aliments : Le **jus de pamplemousse** augmente l'absorption du médicament.

VOIES D'ADMINISTRATION ET POSOLOGIE

PO (adultes) : De 0,125 à 0,25 mg (jusqu'à 0,5 mg chez certains patients), au coucher.

PO (personnes âgées, patients débilités ou présentant un trouble hépatique ou rénal) : 0,125 mg, au coucher (jusqu'à 0,25 mg chez certains patients).

PRÉSENTATION (version générique disponible)

Comprimés : 0,125 mg^T/C^, 0,25 mg^T/C^.

PHARMACODYNAMIE (sédation)

	Début d'action	Pic	Durée
PO	15 – 30 min	6 – 8 h	inconnue

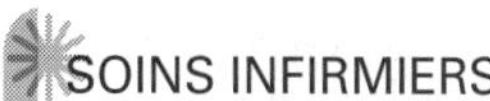

SOINS INFIRMIERS

ÉVALUATION DE LA SITUATION

- Noter les habitudes de sommeil avant le traitement et à intervalles réguliers pendant toute sa durée.
- Le traitement prolongé à des doses élevées peut entraîner une dépendance psychologique ou physique. Réduire la quantité du médicament dont le patient peut disposer, particulièrement s'il est déprimé ou suicidaire, ou s'il a des antécédents de toxicomanie.

DIAGNOSTICS INFIRMIERS POSSIBLES

- Habitudes de sommeil perturbées (Indications).
- Risque d'accident (Effets secondaires).
- Connaissances insuffisantes sur le traitement médicamenteux (Enseignement au patient et à ses proches).

INTERVENTIONS INFIRMIÈRES

- Après l'administration du médicament, surveiller le patient lors de ses déplacements ou des transferts. Retirer les cigarettes. Soulever les ridelles du lit et installer la sonnette d'appel à portée de la main.
- Administrer le triazolam avec des aliments si l'irritation gastrique devient gênante.

ENSEIGNEMENT AU PATIENT ET À SES PROCHES

- Conseiller au patient de respecter scrupuleusement la posologie recommandée. Lui expliquer qu'il est important de préparer un cadre propice au sommeil: la pièce doit être sombre et calme, la nicotine et la caféine sont à proscrire. Lui recommander de consulter un professionnel de la santé si le traitement devient moins efficace après quelques semaines. Le prévenir qu'il ne doit pas augmenter la dose de sa propre initiative.

- Prévenir le patient que le triazolam peut provoquer des étourdissements ou de la somnolence diurne. Lui conseiller de ne pas conduire et d'éviter les activités qui exigent sa vigilance jusqu'à ce qu'on ait la certitude que le médicament n'entraîne pas ces effets chez lui.
- Recommander au patient d'éviter de boire de l'alcool ou de prendre d'autres dépresseurs du SNC et de consulter un professionnel de la santé avant de prendre des préparations en vente libre contenant des antihistaminiques ou de l'alcool.
- Conseiller à la patiente d'informer un professionnel de la santé si elle pense être enceinte ou si elle souhaite le devenir.
- Recommander au patient de signaler à un professionnel de la santé la confusion, la dépression ou les céphalées persistantes. Recommander aux proches ou au soignant de communiquer avec un professionnel de la santé s'il survient des changements de personnalité.
- Demander au patient de signaler à un professionnel de la santé l'aggravation de l'anxiété diurne, qui peut survenir dès le 10e jour de traitement. Il peut s'avérer nécessaire de cesser le traitement par le triazolam.
- Insister sur l'importance des examens de suivi permettant d'évaluer l'efficacité du médicament.

VÉRIFICATION DE L'EFFICACITÉ THÉRAPEUTIQUE

L'efficacité du traitement peut être démontrée par: l'amélioration des habitudes de sommeil; cet effet bénéfique peut ne pas être manifeste avant le 3e jour de traitement. ✳

TRIFLUOPÉRAZINE

Apo-Trifluopérazine, Novo-Trifluzine, PMS-Trifluopérazine, Stelazine, Trifluopérazine

CLASSIFICATION:

Antipsychotique, anxiolytique, antiémétique (phénothiazine)

Grossesse – catégorie C

INDICATIONS

Traitement des psychoses aiguës et chroniques ■ Traitement de l'anxiété ■ Prévention et traitement des nausées et des vomissements.

MÉCANISME D'ACTION

Modification des effets de la dopamine dans le SNC ■ Fort effet anticholinergique et blocage marqué des récepteurs alpha-adrénergiques. ***Effets thérapeutiques:*** Diminution des signes et des symptômes psychotiques.

PHARMACOCINÉTIQUE

Absorption: L'absorption des comprimés est variable; celle des préparations liquides destinées à la voie orale pourrait être meilleure. Bonne absorption par suite de l'administration par voie IM.

Distribution: L'agent se répartit dans tout l'organisme et on le retrouve en fortes concentrations dans le SNC. Il traverse le placenta et pénètre dans le lait maternel.

Liaison aux protéines: ≥ 90 %.

Métabolisme et excrétion: Le médicament est fortement métabolisé par le foie.

Demi-vie: Inconnue.

CONTRE-INDICATIONS ET PRÉCAUTIONS/ MISES EN GARDE

Contre-indications: Hypersensibilité ■ État comateux ou dépression grave du SNC en en raison de la prise de grandes quantités de dépresseurs de SNC ■ Dyscrasie ou aplasie médullaire ■ Maladies hépatiques.

Précautions/mises en garde: Personnes âgées ou patients débilités (il est recommandé de réduire la dose) ■ Diabète ■ Maladie respiratoire ■ Hypertrophie de la prostate ■ Tumeurs du SNC ■ Épilepsie ■ Occlusion intestinale ■ Grossesse ou allaitement (l'innocuité du médicament n'a pas été établie; risque d'effets indésirables chez le nouveau-né) ■ Hypersensibilité aux bisulfites (concentré oral seulement) ■ Glaucome à angle fermé ■ Maladie cardiovasculaire grave ■ Risque de réactions de sensibilité croisée avec d'autres phénothiazines.

RÉACTIONS INDÉSIRABLES ET EFFETS SECONDAIRES

SNC: SYNDROME MALIN DES NEUROLEPTIQUES, réactions extrapyramidales, sédation, dyskinésie tardive.

ORLO: xérophtalmie, vision trouble, opacité du cristallin.

CV : hypotension, tachycardie.

GI : constipation, anorexie, sécheresse de la bouche (xérostomie), hépatite, occlusion intestinale.

GU : rétention urinaire.

Tég. : photosensibilité, modification de la pigmentation, rash.

End. : galactorrhée.

Hémat. : AGRANULOCYTOSE, leucopénie.

Métab. : hyperthermie.

Divers : réactions allergiques.

INTERACTIONS

Médicament-médicament : Effets hypotenseurs additifs lors de l'administration concomitante d'**antihypertenseurs** ou de **dérivés nitrés** ou de la consommation d'**alcool** ▪ Effets additifs sur la dépression du SNC lors de l'usage concomitant d'autres **dépresseurs du SNC**, incluant l'**alcool**, les **antihistaminiques**, les **opiacés**, les **hypnosédatifs** et les **anesthésiques généraux** ▪ Effets anticholinergiques additifs lors de l'administration concomitante d'autres **médicaments ayant des propriétés anticholinergiques**, dont les **antihistaminiques**, les **antidépresseurs**, la **quinidine**, le **disopyramide** et d'autres **phénothiazines** ▪ Risque d'encéphalopathie aiguë lors de l'administration concomitante de **lithium** ▪ La trifluopérazine peut diminuer les effets bénéfiques de la **lévodopa** ▪ Risque accru d'agranulocytose lors de l'administration concomitante d'**agents antithyroïdiens** ▪ Le **lithium**, administré en association avec la trifluopérazine, peut augmenter le risque de réactions extrapyramidales.

VOIES D'ADMINISTRATION ET POSOLOGIE

PO (adultes) : *Médecine générale et médecine psychiatrique communautaire* – de 1 à 2 mg, 2 fois par jour (jusqu'à 6 mg par jour).

T

PO (enfants de 6 à 12 ans) : *Médecine générale et médecine psychiatrique communautaire* – 1 mg, 1 ou 2 fois par jour.

PO (adultes) : *Patients psychiatriques hospitalisés* – de 2 à 5 mg, 2 ou 3 fois par jour. La posologie se situe entre 15 et 20 mg/jour, bien que l'état d'un petit nombre de patients puisse dicter l'administration d'une dose allant jusqu'à 40 mg/jour ou plus.

PO (enfants de 6 à 12 ans) : *Patients psychiatriques hospitalisés* – 1 mg, 1 ou 2 fois par jour, jusqu'à un maximun de 15 mg/jour.

PRÉSENTATION (version générique disponible)

Comprimés : 1 mg^Pr, 2 mg^Pr, 5 mg^Pr, 10 mg^Pr, 20 mg^Pr ▪ **Sirop** : 1 mg/mL^Pr, 10 mg/mL^Pr.

PHARMACODYNAMIE (effets antipsychotiques)

	Début d'action	Pic	Durée
PO	inconnu	inconnu	12 – 24 h
IM	inconnu	inconnu	4 – 6 h

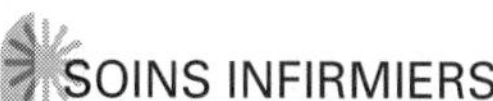

SOINS INFIRMIERS

ÉVALUATION DE LA SITUATION

- Évaluer l'état mental du patient (orientation, humeur et comportement) et le degré d'anxiété, avant le traitement et à intervalles réguliers pendant toute sa durée.
- Mesurer la pression artérielle (en position assise, debout et couchée), le pouls et la fréquence respiratoire et surveiller l'ÉCG avant l'administration initiale et à intervalles fréquents pendant la période d'adaptation de la posologie. La trifluopérazine peut entraîner des modifications des ondes Q et T sur l'ÉCG.
- Observer le patient attentivement lorsqu'on lui administre le médicament par voie orale pour s'assurer qu'il l'a bien avalé.
- Évaluer le degré de sédation après l'administration de ce médicament.
- Effectuer le bilan des ingesta et des excreta et peser le patient tous les jours. Signaler au médecin ou à un professionnel de la santé toute modification importante.
- Observer étroitement le patient pour déceler l'apparition d'une acathisie (agitation ou désir de bouger continuellement) et des effets secondaires extrapyramidaux (*symptômes parkinsoniens* : difficultés d'élocution ou de déglutition, perte d'équilibre, mouvements d'émiettement, faciès figé, démarche traînante, rigidité, tremblements ; *symptômes dystoniques* : spasmes musculaires, torsions, secousses musculaires, incapacité de bouger les yeux, faiblesse des bras ou des jambes), tous les 2 mois pendant toute la durée du traitement et de 8 à 12 semaines après qu'il a pris fin. Signaler l'apparition de ces symptômes au médecin ou à un profession-

nel de la santé, car il peut s'avérer nécessaire de réduire la dose ou de cesser le traitement. Il peut être utile d'administrer du trihexyphénidyle ou de la diphenhydramine pour maîtriser ces symptômes.

- Rester à l'affût des symptômes de dyskinésie tardive (mouvements rythmiques et incontrôlables de la bouche, du visage et des membres ; émission de bruits secs avec les lèvres ou la langue ; gonflement des joues ; mouvements masticatoires incontrôlables ; mouvements rapides de la langue). Informer immédiatement le médecin ou un autre professionnel de la santé de l'apparition de ces symptômes, qui peuvent être irréversibles.
- SUIVRE DE PRÈS L'APPARITION DES SYMPTÔMES SUIVANTS DU SYNDROME MALIN DES NEUROLEPTIQUES : FIÈVRE, DÉTRESSE RESPIRATOIRE, TACHYCARDIE, CONVULSIONS, DIAPHORÈSE, HYPERTENSION OU HYPOTENSION, PÂLEUR, FATIGUE, RIGIDITÉ MUSCULAIRE MARQUÉE, PERTE DE CONTRÔLE DE LA VESSIE. INFORMER IMMÉDIATEMENT LE MÉDECIN OU UN AUTRE PROFESSIONNEL DE LA SANTÉ DE L'APPARITION DE CES SYMPTÔMES.

Tests de laboratoire :

- Noter à intervalles réguliers, pendant toute la durée du traitement, la numération globulaire et les résultats des tests de l'exploration fonctionnelle hépatique et des examens ophtalmologiques. La trifluopérazine peut entraîner une diminution de l'hématocrite, des concentrations d'hémoglobine et du nombre de globules blancs, de granulocytes et de plaquettes ainsi qu'une élévation des concentrations de bilirubine, d'AST, d'ALT et de phosphatase alcaline. L'AGRANULOCYTOSE SURVIENT ENTRE LA 4e ET LA 10e SEMAINE DE TRAITEMENT ET DISPARAÎT UNE SEMAINE OU DEUX APRÈS L'ARRÊT DU TRAITEMENT. ELLE PEUT RÉCIDIVER SI LE TRAITEMENT EST RECOMMENCÉ. Des résultats anormaux aux tests de l'exploration fonctionnelle hépatique peuvent dicter l'arrêt du traitement.
- La trifluopérazine peut entraîner des résultats faussement positifs ou négatifs aux tests de grossesse et des résultats faussement positifs au dosage de la bilirubine urinaire.
- La trifluopérazine peut entraîner l'élévation des concentrations sériques de prolactine et modifier les résultats des épreuves à la gonadolibérine.

DIAGNOSTICS INFIRMIERS POSSIBLES

- Stratégies d'adaptation inefficaces (Indications).
- Opérations de la pensée perturbées (Indications).
- Connaissances insuffisantes sur le traitement médicamenteux (Enseignement au patient et à ses proches).

INTERVENTIONS INFIRMIÈRES

- Éviter les éclaboussures sur les mains, étant donné qu'il y a risque de dermatite de contact chez les patients qui ont une hypersensibilité connue aux phénothiazines. En cas d'éclaboussures, bien se laver les mains.
- Il faut interrompre le traitement aux phénothiazines 48 heures avant une myélographie et ne le reprendre que 24 heures plus tard, car ces médicaments abaissent le seuil des convulsions.
- La solution peut être jaune pâle. Ne pas utiliser une solution de couleur brune ou qui contient un précipité. La garder à l'abri de la lumière.
- Administrer le médicament par voie orale avec des aliments, de l'eau ou du lait afin de diminuer l'irritation gastrique. Chez les patients éprouvant des difficultés de déglutition, on peut écraser les comprimés et les mélanger avec des aliments ou des liquides.
- Diluer la solution concentrée juste avant de l'administrer, dans au moins 120 mL de jus de tomate ou de fruits, de lait, de boisson gazéifiée, de café, de thé ou d'eau. On peut également l'administrer avec des aliments semi-solides (soupes, poudings).

ENSEIGNEMENT AU PATIENT ET À SES PROCHES

- Conseiller au patient de respecter scrupuleusement la posologie recommandée. L'avertir qu'il ne doit jamais sauter de dose ni remplacer une dose manquée par une double dose. S'il n'a pu prendre le médicament au moment habituel, il doit le prendre aussitôt que possible, à moins que ce ne soit presque l'heure prévue pour la dose suivante. S'il doit prendre plus de 2 doses par jour, lui expliquer qu'il doit prendre la dose manquée dans les 60 minutes qui suivent l'heure prévue, sinon il doit sauter cette dose. Le sevrage brusque peut provoquer une gastrite, des nausées, des vomissements, des étourdissements, des céphalées, la tachycardie et l'insomnie.
- Informer le patient qu'il risque de manifester des symptômes extrapyramidaux ou une dyskinésie tardive. Lui recommander de signaler

immédiatement ces symptômes au médecin ou à un autre professionnel de la santé.

- Prévenir le patient que la trifluopérazine peut provoquer de la somnolence. Lui conseiller de ne pas conduire et d'éviter les activités qui exigent sa vigilance jusqu'à ce qu'on ait la certitude que le médicament n'entraîne pas cet effet chez lui.
- Recommander au patient de changer lentement de position afin de réduire les risques d'hypotension orthostatique.
- Recommander au patient d'utiliser des crèmes solaires et de porter des vêtements protecteurs lors des expositions au soleil en raison des risques de photosensibilité. Lui recommander également d'éviter les températures extrêmes, car ce médicament altère la thermorégulation.
- Mettre en garde le patient contre la consommation d'alcool ou d'autres dépresseurs du SNC en même temps que ce médicament.
- Conseiller au patient de se rincer fréquemment la bouche, de pratiquer une bonne hygiène orale et de consommer de la gomme ou des bonbons sans sucre pour soulager la sécheresse de la bouche. Lui recommander de consulter un professionnel de la santé si la sécheresse de la bouche persiste pendant plus de deux semaines.
- Recommander au patient d'augmenter sa consommation de fibres alimentaires et de liquides et de faire de l'exercice pour réduire les effets constipants de ce médicament.
- Informer le patient que la trifluopérazine peut faire virer la couleur de l'urine au rose ou au rouge brun.
- Recommander au patient qui doit suivre un autre traitement ou subir une intervention chirurgicale d'avertir le professionnel de la santé qu'il suit un traitement par ce médicament.
- Informer le patient qu'il doit prévenir sans délai un professionnel de la santé en cas de maux de gorge, de fièvre, de saignements ou d'ecchymoses inhabituels, de rash, de faiblesse, de tremblements ou de troubles de la vue ou encore si son urine prend une couleur foncée ou si ses selles deviennent grises.
- Insister sur l'importance des examens de suivi permettant d'évaluer la réponse au médicament et de déceler les effets secondaires. Des examens ophtalmologiques sont également indiqués à intervalles réguliers. Inciter le patient à suivre une psychothérapie si le médecin la lui a prescrite.

VÉRIFICATION DE L'EFFICACITÉ THÉRAPEUTIQUE

L'efficacité du traitement peut être démontrée par: la diminution de l'excitation, du comportement paranoïaque et du repli sur soi ■ la diminution de l'anxiété accompagnant la dépression. Les effets thérapeutiques du médicament administré par voie orale peuvent ne pas être manifestes avant 2 ou 3 semaines. ✱

TRIHEXYPHÉNIDYLE

Apo-Trihex, Artane, Novo-Hexidyl, PMS-Trihexyphenidyl, Trihexyphen

CLASSIFICATION:

Antiparkinsonien (anticholinergique)

Grossesse – catégorie C

INDICATIONS

Traitement d'appoint du syndrome parkinsonien attribuable à de nombreuses causes, incluant le parkinsonisme induit par les médicaments.

MÉCANISME D'ACTION

Inhibition de l'action de l'acétylcholine entraînant ■ la diminution de la transpiration et de la salivation ■ la mydriase (dilatation des pupilles) ■ l'augmentation de la fréquence cardiaque ■ Effet spasmolytique sur les muscles lisses ■ Inhibition des centres moteurs du cerveau et blocage des influx nerveux efférents. ***Effets thérapeutiques:*** Diminution des signes et des symptômes du syndrome parkinsonien (tremblements, rigidité).

PHARMACOCINÉTIQUE

Absorption: Bonne absorption par suite de l'administration par voie orale.

Distribution: Inconnue.

Métabolisme et excrétion: Le trihexyphénidyle est excrété en grande partie dans l'urine.

Demi-vie: 3,7 heures.

CONTRE-INDICATIONS ET PRÉCAUTIONS/ MISES EN GARDE

Contre-indications: Hypersensibilité ■ Glaucome à angle fermé.

Précautions/mises en garde : Personnes âgées et patients très jeunes (risque accru de réactions indésirables) ▪ Occlusion ou infection intestinales ▪ Hypertrophie de la prostate ▪ Maladies rénale, hépatique, pulmonaire ou cardiaque chroniques ▪ Grossesse, allaitement ou enfants (l'innocuité du médicament n'a pas été établie) ▪ Hémorragie aiguë ▪ Tachycardie secondaire à l'insuffisance cardiaque ▪ Thyrotoxicose ▪ Intolérance connue à l'alcool (élixir seulement).

RÉACTIONS INDÉSIRABLES ET EFFETS SECONDAIRES

SNC : étourdissements, nervosité, confusion, somnolence, céphalées, psychoses, faiblesse.

ORLO : vision trouble, mydriase.

CV : hypotension orthostatique, tachycardie.

GI : sécheresse de la bouche (xérostomie), nausées, constipation, vomissements.

GU : retard de la miction avec difficultés d'uriner, rétention urinaire.

Tég. : sécrétion réduite de sueur.

INTERACTIONS

Médicament-médicament : Effets anticholinergiques additifs lors de l'administration concomitante d'autres **médicaments doués de propriétés anticholinergiques,** tels que les **phénothiazines**, les **antidépresseurs tricycliques**, la **quinidine** et le **disopyramide** ▪ Le trihexyphénidyle peut accroître l'efficacité de la **lévodopa**, mais peut augmenter le risque de psychoses ▪ Effets additifs sur la dépression du SNC lors de l'usage concomitant d'autres **dépresseurs du SNC**, incluant l'**alcool**, les **antihistaminiques**, les **opiacés** et les **hypnosédatifs** ▪ Les anticholinergiques peuvent modifier l'absorption d'autres **médicaments administrés par voie orale** en ralentissant la motilité du tractus gastro-intestinal ▪ Les **antiacides** peuvent diminuer l'absorption du trihexyphénidyle ▪ Le médicament peut aggraver les lésions de la muqueuse gastro-intestinale chez les patients prenant des **préparations par voie orale de chlorure de potassium contenant une matrice de cire**.

VOIES D'ADMINISTRATION ET POSOLOGIE

PO (adultes) : *Maladie de Parkinson* – 1 mg, le premier jour ; augmenter la dose par paliers de 2 mg, tous les 3 à 5 jours, jusqu'à 6 à 10 mg/jour répartis en 3 doses fractionnées. *Réactions extrapyramidales d'origine médicamenteuse* – initialement, 1 mg une fois par jour ; la dose quotidienne se situe entre 5 et 15 mg.

PRÉSENTATION (version générique disponible)

Comprimés : 2 mg[Pr], 5 mg[Pr] ▪ **Élixir (parfum de lime et menthe)** : 2 mg/5 mL[Pr].

PHARMACODYNAMIE (effets antiparkinsoniens)

	Début d'action	Pic	Durée
PO	1 h	2 – 3 h	6 – 12 h
PO – LP†	inconnu	inconnu	12 – 24 h

† LP = libération prolongée.

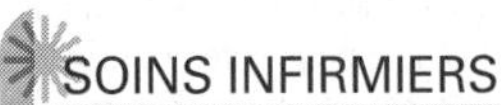

SOINS INFIRMIERS

ÉVALUATION DE LA SITUATION

- Observer le patient, avant le traitement et pendant toute sa durée, à la recherche des symptômes parkinsoniens et extrapyramidaux suivants : agitation ou besoin de bouger, rigidité, tremblements, mouvements d'émiettement, faciès figé, démarche traînante, spasmes musculaires, mouvements de torsion, troubles d'élocution ou de déglutition, perte d'équilibre.
- Effectuer le bilan quotidien des ingesta et des excreta et observer le patient à la recherche des signes de rétention urinaire (dysurie ; distension abdominale ; mictions peu fréquentes, avec élimination de petites quantités d'urine ; incontinence par regorgement).
- Chez les patients souffrant de maladie mentale, le risque d'exacerbation des symptômes de ce type de maladie est accru au début du traitement par le trihexyphénidyle. Interrompre l'administration et prévenir le médecin ou un autre professionnel de la santé si des changements de comportement importants se produisent.

DIAGNOSTICS INFIRMIERS POSSIBLES

- Mobilité physique réduite (Indications).
- Risque d'accident (Indications).
- Connaissances insuffisantes sur le traitement médicamenteux (Enseignement au patient et à ses proches).

INTERVENTIONS INFIRMIÈRES

On administre habituellement le trihexyphénidyle après les repas. On peut l'administrer avant les repas, si le patient souffre de sécheresse de la bouche ou avec des aliments, si l'irritation gastrique devient gênante. Utiliser un récipient gradué pour mesurer les doses d'élixir.

ENSEIGNEMENT AU PATIENT ET À SES PROCHES

- Conseiller au patient de respecter rigoureusement la posologie recommandée. S'il n'a pas pu prendre le médicament au moment habituel, il doit le prendre dès que possible, mais pas plus tard que 2 heures avant l'heure prévue pour la dose suivante. L'avertir qu'il ne doit jamais remplacer une dose manquée par une double dose.
- Prévenir le patient qu'avant d'arrêter le traitement par le trihexyphénidyle, il faut diminuer graduellement la dose pour éviter les réactions suivantes de sevrage : anxiété, tachycardie, insomnie, symptômes parkinsoniens ou extrapyramidaux rebond.
- Prévenir le patient que le trihexyphénidyle peut provoquer de la somnolence ou des étourdissements. Lui conseiller de ne pas conduire et d'éviter les activités qui exigent sa vigilance jusqu'à ce qu'on ait la certitude que le médicament n'entraîne pas ces effets chez lui.
- Conseiller au patient de changer lentement de position afin de réduire les risques d'hypotension orthostatique.
- Conseiller au patient de se rincer fréquemment la bouche, de pratiquer une bonne hygiène buccale et de consommer de la gomme à mâcher ou des bonbons sans sucre pour diminuer la sécheresse de la bouche. Lui recommander de consulter un professionnel de la santé si la sécheresse de la bouche persiste (on pourrait lui prescrire des substituts de salive). Lui recommander également de prévenir le dentiste si la sécheresse de la bouche l'empêche de porter sa prothèse dentaire.
- Conseiller au patient de consulter un professionnel de la santé avant de prendre un médicament en vente libre, particulièrement des préparations contre le rhume, et avant de consommer des boissons alcoolisées.
- Avertir le patient que ce médicament peut diminuer les sécrétions de sueur et qu'il y a risque d'hyperthermie par temps chaud. Lui recommander de rester par temps chaud dans une pièce climatisée.
- Recommander au patient d'augmenter sa consommation de fibres alimentaires et de liquides et de faire de l'exercice pour réduire les effets constipants de ce médicament.
- Conseiller au patient de ne pas prendre des antiacides ou des antidiarrhéiques dans l'heure ou les deux heures qui suivent la prise de ce médicament.
- Recommander au patient de prévenir un professionnel de la santé en cas de confusion, de rash, de rétention urinaire, de constipation grave ou de troubles visuels.
- Insister sur l'importance des examens de suivi réguliers.

VÉRIFICATION DE L'EFFICACITÉ THÉRAPEUTIQUE

L'efficacité du traitement peut être démontrée par : la diminution des tremblements et de la rigidité et l'amélioration de la démarche et de l'équilibre ; les effets thérapeutiques se manifestent habituellement dans les 2 ou 3 jours qui suivent le début du traitement ▪ la disparition des symptômes extrapyramidaux induits par les médicaments. ✳

T

TRIMÉTHOPRIME

Apo-Trimethoprime, Proloprim

CLASSIFICATION :

Anti-infectieux

Grossesse – catégorie C

INDICATIONS

Traitement des infections non compliquées des voies urinaires. **Usages non approuvés :** Prophylaxie des infections urinaires chroniques récurrentes ▪ En association avec la dapsone, traitement de la pneumonie légère à modérée, attribuable à *Pneumocystis carinii* (PCP).

MÉCANISME D'ACTION

Altération de la synthèse bactérienne de l'acide folique. ***Effets thérapeutiques :*** Action bactéricide contre les micro-organismes sensibles. **Spectre d'action :** Le triméthoprime agit contre certains agents pathogènes Gram positif dont : *Streptococcus pneumoniæ* ▪ les streptocoques bêta-hémolytiques du groupe A ▪ certains staphylocoques et entérocoques ■ Le spectre d'action contre les bactéries Gram négatif englobe les souches *Enterobacteriaceæ* suivantes: *Acinetobacter* ■ *Citrobacter* ■ *Enterobacter* ■ *Escherichia coli* ■ *Klebsiella pneumoniæ* ■ *Proteus mirabilis* ■ *Salmonella* ■ *Shigella* ■ D'autres souches de *Proteus*, certaines bactéries *Providencia* et *Serratia* ainsi que *P. carinii* sont également sensibles à cet agent.

PHARMACOCINÉTIQUE

Absorption: Bonne absorption par suite de l'administration par voie orale.

Distribution: Le médicament se répartit dans tout l'organisme. Il traverse le placenta et on le retrouve à de fortes concentrations dans le lait maternel.

Métabolisme et excrétion: Une fraction de 80 % est excrétée à l'état inchangé dans l'urine; une fraction de 20 % est métabolisée par le foie.

Demi-vie: De 8 à 11 heures (prolongée en cas d'insuffisance rénale).

CONTRE-INDICATIONS ET PRÉCAUTIONS/ MISES EN GARDE

Contre-indications: Hypersensibilité ■ Anémie mégaloblastique secondaire à une carence en folate ■ Grossesse, allaitement.

Précautions/mises en garde: Insuffisance rénale (une réduction de la dose s'avère nécessaire si la Cl_{Cr} ≤ 30 mL/minute) ■ Patients débilités ■ Insuffisance hépatique grave ■ Carence en folates ■ Enfants < 12 ans (l'innocuité du médicament utilisé en monothérapie n'a pas été établie).

RÉACTIONS INDÉSIRABLES ET EFFETS SECONDAIRES

GI: altération du goût, gêne épigastrique, glossite, nausées, vomissements, hépatite médicamenteuse.

Tég.: prurit, rash.

Hémat.: anémie mégaloblastique, neutropénie, thrombocytopénie.

Divers: fièvre.

INTERACTIONS

Médicament-médicament: Risque accru d'une carence en folate lors de l'administration concomitante de **phénytoïne** ou de **méthotrexate** ■ Risque accru d'aplasie médullaire lors de l'administration concomitante d'**antinéoplasiques** ou d'une **radiothérapie** ■ La **rifampine**, administrée en concomitance, peut diminuer l'efficacité du triméthoprime en en augmentant l'élimination.

VOIES D'ADMINISTRATION ET POSOLOGIE

Traitement des infections urinaires

- **PO (adultes)**: 100 mg, toutes les 12 heures, ou 200 mg, toutes les 24 heures, pendant 10 jours.

Insuffisance rénale

- **PO (adultes)**: *Cl_{Cr} de 15 à 30 mL/minute* – 50 mg, toutes les 12 heures. *Cl_{Cr} < 15 mL/minute* – l'administration du triméthoprime est déconseillée.

PRÉSENTATION (version générique disponible)

Comprimés: 100 mg^{Pr}, 200 mg^{Pr} ■ **En association avec**: sulfaméthoxazole^{Pr} (voir Triméthoprime/ sulfaméthoxazole).

PHARMACODYNAMIE (concentrations sanguines)

	DÉBUT D'ACTION	PIC	DURÉE
PO	rapide	1 – 4 h	12 – 24 h

SOINS INFIRMIERS

ÉVALUATION DE LA SITUATION

- Observer le patient au début du traitement et pendant toute sa durée à la recherche des signes d'infection urinaire (fièvre, urine trouble, mictions fréquentes, besoin impérieux d'uriner, mictions qui s'accompagnent de douleurs ou de brûlures) et d'autres signes d'infection.
- Prélever des échantillons pour la mise en culture et les antibiogrammes avant l'administration du médicament. La première dose peut être administrée avant même que les résultats soient connus.
- Effectuer le bilan des ingesta et des excreta. Le patient devrait consommer suffisamment de liquides pour maintenir un débit urinaire d'au moins 1 200 à 1 500 mL par jour.

Tests de laboratoire :

- Le triméthoprime peut entraîner l'élévation des concentrations sériques de bilirubine, de créatinine, d'urée, d'AST et d'ALT.
- Noter la numération globulaire et les résultats de l'analyse des urines à intervalles réguliers pendant toute la durée du traitement. Le traitement devrait être arrêté en cas de dyscrasie.

DIAGNOSTICS INFIRMIERS POSSIBLES

- Risque d'infection (Indications, Effets secondaires).

T

- Connaissances insuffisantes sur le traitement médicamenteux (Enseignement au patient et à ses proches).

INTERVENTIONS INFIRMIÈRES

Administrer le triméthoprime à jeun avec un grand verre d'eau, au moins 1 heure avant les repas ou 2 heures après. On peut l'administrer avec des aliments en cas d'irritation gastrique.

ENSEIGNEMENT AU PATIENT ET À SES PROCHES

- Inciter le patient à respecter scrupuleusement la posologie recommandée et à prendre toute la quantité de médicament qui lui a été prescrite, même s'il se sent mieux. S'il n'a pas pu prendre le médicament au moment habituel, il doit le faire dès que possible et espacer également les autres prises de la journée. Insister sur le fait qu'il peut être dangereux de donner ce médicament à une autre personne.
- Recommander au patient de signaler à un professionnel de la santé le rash, les maux de gorge, la fièvre, les aphtes ainsi que les ecchymoses ou les saignements inhabituels.
- Recommander au patient d'informer un professionnel de la santé si les symptômes ne s'améliorent pas.
- Insister sur l'importance des examens de suivi réguliers permettant d'évaluer les bienfaits du traitement.

VÉRIFICATION DE L'EFFICACITÉ THÉRAPEUTIQUE

L'efficacité du traitement peut être démontrée par: la disparition des signes et des symptômes d'infection (il faut habituellement compter de 10 à 14 jours de traitement avant que l'infection des voies urinaires ne disparaisse) ▪ la réduction de l'incidence des infections urinaires en cas de traitement prophylactique. ✳

TRIMÉTHOPRIME/ SULFAMÉTHOXAZOLE

Apo-Sulfatrim, Bactrim, Novo-Trimel, Nu-Cotrimox, Protrin, Riva-Sep, Roubac, Septra, Trisulfa

CLASSIFICATION:

Anti-infectieux (sulfamide et antiprotozoaire)

Grossesse – catégorie C

INDICATIONS

Traitement des infections suivantes: infections des voies respiratoires supérieures et inférieures ▪ infections des voies gastro-intestinales notamment choléra, dysenterie bacillaire, typhoïde, paratyphoïde ▪ infections des voies urinaires ▪ urétrite gonococcique non compliquée ▪ infections de la peau et des tissus mous ▪ brucellose ▪ mycétome ▪ nocardiose ▪ blastomycose sud-américaine ▪ ostéomyélite aiguë et chronique ▪ Traitement de la pneumonie à *P. carinii* (PCP) chez les nourrissons et les enfants. **Usages non approuvés:** Diarrhée du voyageur ▪ Prévention de la PCP chez les patients séropositifs ▪ Traitement des infections des voies biliaires, des brûlures et des plaies infectées, des infections à *Chlamydia*, de l'endocardite ▪ Prophylaxie de la fièvre rhumatismale ▪ Éradication des méningocoques chez les porteurs ▪ Antibiothérapie de rechange du chancre mou ▪ Prévention des infections bactériennes chez les patients immunodéprimés.

MÉCANISME D'ACTION

L'association médicamenteuse inhibe le métabolisme de l'acide folique dans la bactérie à deux étapes différentes. ***Effets thérapeutiques:*** Action bactéricide contre les bactéries sensibles. **Spectre d'action:** L'association agit contre de nombreuses souches d'agents pathogènes aérobies Gram positif dont: *Streptococcus pneumoniæ* ▪ *Staphylococcus aureus* ▪ les streptocoques bêta-hémolytiques du groupe A ▪ *Nocardia* ▪ *Enterococcus* ▪ Elle est également active contre de nombreux agents pathogènes aérobies Gram négatif dont: *Acinetobacter* ▪ *Enterobacter* ▪ *Klebsiella pneumoniæ* ▪ *Escherichia coli* ▪ *Proteus mirabilis* ▪ *Shigella* ▪ *Hæmophilus influenzæ*, incluant les souches résistantes à l'ampicilline ▪ Le médicament agit aussi contre *P. carinii* (un protozoaire) ▪ L'association n'exerce aucun effet sur *Pseudomonas æroginosa*.

PHARMACOCINÉTIQUE

Absorption: Bonne absorption depuis le tractus gastro-intestinal.

Distribution: Le médicament se répartit dans tout l'organisme. Il traverse la barrière hémato-encéphalique et le placenta et pénètre dans le lait maternel.

Métabolisme et excrétion: Une certaine fraction (20 %) est métabolisée par le foie et le reste est excrété à l'état inchangé par les reins.

T

Demi-vie : *Triméthoprime* – de 8 à 11 heures ; *sulfaméthoxazole* – de 7 à 12 heures.

CONTRE-INDICATIONS ET PRÉCAUTIONS/ MISES EN GARDE

Contre-indications : Hypersensibilité aux sulfamides ou au triméthoprime ■ Anémie mégaloblastique consécutive à une carence en folate ■ Dyscrasie ■ Atteinte importante du parenchyme hépatique ■ Insuffisance rénale grave ■ Grossesse, allaitement ou enfants < 2 mois.

Précautions/mises en garde : Dysfonctionnement hépatique ou rénal (une réduction de la dose s'avère nécessaire si la Cl_{Cr} < 30 mL/minute) ■ Patients séropositifs (risque accru de réactions indésirables).

RÉACTIONS INDÉSIRABLES ET EFFETS SECONDAIRES

SNC : fatigue, hallucinations, céphalées, insomnie, dépression.

GI : NÉCROSE HÉPATIQUE, nausées, vomissements, diarrhée, stomatite.

GU : cristallurie.

Tég. : NÉCROLYSE ÉPIDERMIQUE TOXIQUE, rash, photosensibilité.

Hémat. : AGRANULOCYTOSE, ANÉMIE APLASIQUE, anémie hémolytique, leucopénie, anémie mégaloblastique, thrombocytopénie.

Locaux : phlébite au point d'injection IV.

Divers : réactions allergiques incluant l'ÉRYTHÈME POLYMORPHE, SYNDROME DE STEVENS-JOHNSON, fièvre.

INTERACTIONS

Médicament-médicament : La **phénytoïne** peut exacerber la carence en acide folique qu'elle entraîne ■ L'association triméthoprime/sulfaméthoxazole peut accentuer les effets des **agents antidiabétiques oraux de type sulfonylurée** et de la **warfarine** ■ Le médicament peut accroître la toxicité du **méthotrexate** ■ Le médicament élève le risque de thrombocytopénie attribuable aux **diurétiques thiazidiques**, administrés en concomitance (risque accru chez les personnes âgées) ■ L'association triméthoprime/sulfaméthoxazole diminue l'efficacité de la **cyclosporine** et élève le risque de néphrotoxicité.

VOIES D'ADMINISTRATION ET POSOLOGIE

(TMP = triméthoprime ; SMZ = sulfaméthoxazole)

Infections bactériennes

- **PO (adultes et enfants > 12 ans) :** 160 mg TMP/ 800 mg SMZ, toutes les 12 heures.
- **PO (enfants de 6 à 12 ans) :** De 5 à 10 mL de suspension pédiatrique, toutes les 12 heures.
- **PO (enfants de 2 à 5 ans) :** De 2,5 à 5 mL de suspension pédiatrique, toutes les 12 heures.
- **PO (enfants < 2 ans) :** 2,5 mL de suspension pédiatrique, toutes les 12 heures.
  La posologie pédiatrique correspond à environ 6 mg/kg/jour de TMP, plus 30 mg/kg/jour de SMZ.
- **IV (adultes) :** De 160 à 240 mg/jour de TMP et de 800 à 1 200 mg/jour de SMZ, toutes les 6, 8 ou 12 heures.
- **IV (enfants) :** De 5 à 10 mg/kg/jour de TMP et de 25 à 50 mg/kg/jour de SMZ, en doses fractionnées.

Pneumonie à* Pneumocystis carinii *(traitement)

- **PO (adultes) :** 240 mg de TMP et 1 200 mg de SMZ, toutes les 12 heures.
- **PO (enfants < 1 an – 9 kg) :** 5 mL de suspension pédiatrique 4 fois par jour.
- **PO (enfants de 1 à 2 ans – 18 kg) :** 10 mL de suspension pédiatrique 4 fois par jour.
- **PO (enfants de 2 à 5 ans – 27 kg) :** 15 mL de suspension pédiatrique 4 fois par jour.
- **PO (enfants de 6 à 12 ans – 36 kg) :** 20 mL de suspension pédiatrique 4 fois par jour.
- **IV (adultes et enfants) :** La posologie quotidienne est de 20 mg/kg de TMP et de 100 mg/kg de SMZ, en doses fractionnées, toutes les 6 heures.

PRÉSENTATION (version générique disponible)

Comprimés : 20 mg TMP/100 mg SMZ[Pr], 80 mg TMP/400 mg SMZ[Pr], 160 mg TMP/800 mg SMZ[Pr] ■ **Suspension pédiatrique :** 40 mg TMP/200 mg SMZ par 5 mL[Pr] ■ **Solution pour injection :** 80 mg TMP/ 400 mg SMZ par 5 mL[Pr].

PHARMACODYNAMIE (concentrations sanguines)

	DÉBUT D'ACTION	PIC	DURÉE
PO	rapide	2 – 4 h	6 – 12 h
IV	rapide	fin de la perfusion	6 – 12 h

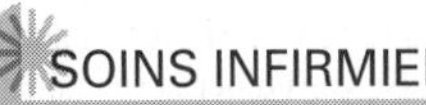

SOINS INFIRMIERS

ÉVALUATION DE LA SITUATION

- Évaluer l'état du patient au début du traitement et pendant toute sa durée à la recherche des signes d'infection (signes vitaux, aspect de la plaie, des expectorations, de l'urine et des selles, numération leucocytaire).

- Prélever des échantillons pour la mise en cultures et les antibiogrammes avant l'administration du médicament. La première dose peut être administrée avant même que les résultats soient connus.
- Examiner fréquemment le point d'injection IV. La phlébite est courante.
- DÉTERMINER SI LE PATIENT EST ALLERGIQUE AUX SULFAMIDES.
- Effectuer le bilan des ingesta et des excreta. Le patient devrait consommer suffisamment de liquides pour maintenir un débit urinaire d'au moins 1 200 à 1 500 mL par jour afin de prévenir la cristallurie et la formation de calculs.

Tests de laboratoire :

- NOTER LA NUMÉRATION GLOBULAIRE ET LES RÉSULTATS DE L'ANALYSE DES URINES À INTERVALLES RÉGULIERS PENDANT TOUTE LA DURÉE DU TRAITEMENT.
- L'ASSOCIATION TRIMÉTHOPRIME/SULFAMÉTHOXAZOLE PEUT ENTRAÎNER L'ÉLÉVATION DES CONCENTRATIONS SÉRIQUES DE BILIRUBINE, DE CRÉATININE ET DE PHOSPHATASE ALCALINE.

DIAGNOSTICS INFIRMIERS POSSIBLES

- Risque d'infection (Indications, Effets secondaires).
- Connaissances insuffisantes sur le traitement médicamenteux (Enseignement au patient et à ses proches).
- Non-observance du traitement médicamenteux (Enseignement au patient et à ses proches).

INTERVENTIONS INFIRMIÈRES

Ne pas administrer le médicament par voie IM.

PO : Administrer le triméthoprime/sulfaméthoxazole 24 heures sur 24, avec un grand verre d'eau. Utiliser un récipient gradué pour mesurer les doses de préparation liquide.

Perfusion intermittente : Diluer le contenu de chaque ampoule de 5 mL avec 100 à 125 mL de solution de D5%E ou de NaCl 0,9 %. On peut réduire la quantité de diluant jusqu'à 75 mL si l'apport liquidien doit être limité. Ne pas utiliser la solution si elle est trouble ou si elle contient un précipité. À la température ambiante, la solution est stable pendant 6 heures en dilution standard, mais seulement pendant 2 heures, si elle est plus concentrée. Ne pas la réfrigérer.

Vitesse d'administration : Perfuser pendant 60 à 90 minutes. Ne pas administrer à un débit rapide ni sous forme de bolus.

Compatibilité (tubulure en Y) : acyclovir ▪ aldesleukine ▪ amifostine ▪ amphotéricine B de cholestéryle ▪ atracurium ▪ aztréonam ▪ céfépime ▪ cyclophosphamide ▪ diltiazem ▪ doxorubicine, liposome de ▪ énalaprilate ▪ esmolol ▪ filgrastim ▪ fludarabine ▪ gallium, nitrate de ▪ hydromorphone ▪ labétalol ▪ lorazépam ▪ magnésium, sulfate de ▪ melphalan ▪ mépéridine ▪ morphine ▪ pancuronium ▪ perphénazine ▪ pipéracilline/tazobactam ▪ rémifentanil ▪ sargramostim ▪ tacrolimus ▪ téniposide ▪ thiotépa ▪ vécuronium ▪ zidovudine.

Incompatibilité (tubulure en Y) : fluconazole ▪ midazolam ▪ vinorelbine.

Incompatibilité en addition au soluté : Le fabricant recommande de ne pas faire d'admixtion avec un autre médicament ou solution.

ENSEIGNEMENT AU PATIENT ET À SES PROCHES

- Inciter le patient à respecter scrupuleusement la posologie recommandée et à prendre toute la quantité de médicament prescrite, 24 heures sur 24, même s'il se sent mieux. S'il n'a pas pu prendre le médicament au moment habituel, il doit le faire dès que possible à moins que ce ne soit presque l'heure prévue pour la dose suivante. Insister sur le fait qu'il peut être dangereux de donner ce médicament à une autre personne.
- Inciter le patient à utiliser des écrans solaires et à porter des vêtements protecteurs pour prévenir les réactions de photosensibilité.
- Recommander au patient de signaler à un professionnel de la santé le rash, les maux de gorge, la fièvre, les aphtes buccaux ainsi que les ecchymoses ou les saignements inhabituels.
- Recommander au patient d'informer un professionnel de la santé si les symptômes ne s'améliorent pas en quelques jours.
- Insister sur l'importance des examens de suivi réguliers permettant de noter les numérations globulaires chez les patients qui suivent un traitement prolongé.

Soins à domicile : Expliquer aux proches ou au soignant comment diluer la préparation ; leur indiquer la vitesse de perfusion ainsi que le mode d'administration et d'entretien du matériel destiné à l'administration par voie IV.

VÉRIFICATION DE L'EFFICACITÉ THÉRAPEUTIQUE

L'efficacité du traitement peut être démontrée par: la disparition des signes et des symptômes d'infection. Le temps de résolution dépend du micro-organisme infectant et du siège de l'infection ■ la disparition des symptômes de la diarrhée du voyageur ■ la prévention de la pneumonie à *Pneumocystis carinii* chez les patients séropositifs. ✻

TROVAFLOXACINE,

voir Fluoroquinolones

VALACYCLOVIR

Valtrex

CLASSIFICATION :

Antiviral

Grossesse – catégorie B

INDICATIONS

Traitement de l'herpès zoster (zona) ■ Traitement et suppression de l'herpès génital récurrent.

MÉCANISME D'ACTION

Le valacyclovir est rapidement transformé en acyclovir. L'acyclovir entrave la synthèse de l'ADN viral. ***Effets thérapeutiques :*** Inhibition de la réplication virale, raccourcissement de la période d'excrétion virale et accélération de la cicatrisation des lésions.

PHARMACOCINÉTIQUE

Absorption : Après l'administration PO du valacyclovir, la biodisponibilité de l'acyclovir est de 54 %.

Distribution : La concentration de l'acyclovir dans le liquide céphalorachidien correspond à 50 % de la concentration plasmatique. L'acyclovir traverse le placenta et pénètre dans le lait maternel.

Métabolisme et excrétion : Le valacyclovir est rapidement transformé en acyclovir par métabolisme intestinal et hépatique.

Demi-vie : De 2,5 à 3,3 heures ; jusqu'à 14 heures en présence d'insuffisance rénale (acyclovir).

CONTRE-INDICATIONS ET PRÉCAUTIONS/ MISES EN GARDE

Contre-indications : Hypersensibilité ou intolérance au valacyclovir ou à l'acyclovir.

Précautions/mises en garde : Insuffisance rénale (réduction de la posologie/augmentation de l'intervalle posologique, si la Cl_{Cr} est < 30 mL/minute) ■ Personnes âgées (réduire la dose au besoin) ■ Grossesse, allaitement ou enfants (l'innocuité de l'agent n'a pas été établie).

RÉACTIONS INDÉSIRABLES ET EFFETS SECONDAIRES

SNC : céphalées, étourdissements, faiblesse.

GI : nausées, douleurs abdominales, anorexie, constipation, diarrhée.

INTERACTIONS

Médicament-médicament : Le **probénécide** et la **cimétidine** augmentent les concentrations sanguines du médicament.

VOIES D'ADMINISTRATION ET POSOLOGIE

Herpès zoster (zona)

- **PO (adultes) :** 1 g, 3 fois par jour, pendant 7 jours.

Insuffisance rénale

- **PO (adultes) :** *Cl_{Cr} de 15 à 30 mL/minute* – 1 g, toutes les 12 heures ; *Cl_{Cr} < 15 mL/minute* – 1 g, toutes les 24 heures.

Herpès génital récurrent

- **PO (adultes) :** *Traitement initial* – 500 mg, 2 fois par jour, pendant 5 jours. *Suppression des infections récurrentes* – 1 g, 1 fois par jour, ou 500 mg, 1 fois par jour, chez les patients présentant moins de 10 infections récurrentes par année.

Insuffisance rénale

- **PO (adultes) :** *Traitement initial : Cl_{Cr} < 15 mL/minute* – 500 mg, toutes les 24 heures. *Suppression des infections récurrentes (> 9 récurrences/année) : Cl_{Cr} ≤ 30 mL/minute* – 500 mg, toutes les 24 heures. *Suppression des infections récurrentes (≤ 9 récurrences/année) : Cl_{Cr} < 15 mL/minute* – 500 mg, toutes les 48 heures.

PRÉSENTATION

Comprimés : 500 mg[Pr].

PHARMACODYNAMIE (concentrations sanguines†)

	Début d'action	Pic	Durée
PO	inconnu	1,5 – 2,5 h	8 – 24 h

† Acyclovir.

SOINS INFIRMIERS

ÉVALUATION DE LA SITUATION

Examiner les lésions avant le début du traitement et quotidiennement pendant toute sa durée.

DIAGNOSTICS INFIRMIERS POSSIBLES

- Risque d'atteinte à l'intégrité de la peau (Indications).

- Risque d'infection (Indications, Enseignement au patient et à ses proches).
- Connaissances insuffisantes sur le traitement médicamenteux (Enseignement au patient et à ses proches).

INTERVENTIONS INFIRMIÈRES

Le valacyclovir peut être administré sans égard aux repas.

Herpès zoster: Le valacyclovir devrait être administré dès que possible après l'apparition des signes ou des symptômes d'herpès zoster; son efficacité est maximale s'il est administré dans les 48 heures qui suivent l'apparition de l'éruption. L'efficacité du traitement amorcé après 72 heures est inconnue.

Herpès génital: Amorcer le traitement de l'herpès génital dès que possible après l'apparition des symptômes.

ENSEIGNEMENT AU PATIENT ET À SES PROCHES

Inciter le patient à suivre scrupuleusement la posologie recommandée pendant toute la durée du traitement. S'il n'a pu prendre le médicament au moment habituel, il doit le prendre le plus rapidement possible sauf si c'est presque l'heure prévue pour la dose suivante.

Herpès zoster: Prévenir le patient que le médicament ne prévient pas la transmission de l'infection à d'autres personnes. Jusqu'à la formation de croûtes sur toutes les lésions, il faut éviter tout contact avec les personnes qui n'ont pas eu la varicelle, qui n'ont pas reçu de vaccin contre la varicelle ou qui sont immunodéprimées.

Herpès génital: Prévenir le patient que le médicament ne prévient pas la transmission de l'infection à d'autres personnes. Lui conseiller de ne pas toucher les lésions et de ne pas avoir de rapports sexuels pendant que des lésions ou des symptômes sont présents.

VÉRIFICATION DE L'EFFICACITÉ THÉRAPEUTIQUE

L'efficacité du traitement peut être démontrée par: l'accélération de la cicatrisation complète des lésions, la disparition des vésicules et des ulcères et la formation de croûtes chez les patients atteints d'herpès zoster (zona) ▪ l'accélération de la cicatrisation complète des lésions, la disparition des vésicules et des ulcères et la formation de croûtes chez les patients atteints d'herpès génital ▪ la diminution de la fréquence des récurrences chez les patients atteints d'herpès génital.

VALPROATES

acide valproïque

Alti-Valproic, Apo-Valproic, Depakene, Deproic, Dom-Valproic acide, Ftp-Valproic acid, Gen-Valproic, Novo-Valproic, Nu-Valproic, PMS-Valproic acid, Rhoxal-Valproic, Valproic acid

divalproex sodique

Apo-Divalproex, Divalproex, Epival, Epival ER, Novo-Divalproex, Nu-Divalproex, PMS-Divalproex

valproate sodique

Epiject

CLASSIFICATION:

Anticonvulsivants

Grossesse – catégorie D

INDICATIONS

Traitement des absences épileptiques à symptomatologie simple ou complexe ▪ Traitement des crises tonico-cloniques ▪ **Divalproex seulement**: Épisodes maniaques associés au trouble bipolaire (maladie maniaco-dépressive). **Usages non approuvés**: Prévention des migraines (Divalproex seulement).

MÉCANISME D'ACTION

Élévation des concentrations d'acide gamma-aminobutyrique (GABA), neurotransmetteur inhibiteur du SNC. ***Effets thérapeutiques:*** Suppression des épisodes d'absence épileptique ▪ Diminution des comportements maniaques ▪ Réduction de la fréquence des migraines.

PHARMACOCINÉTIQUE

Absorption: Bonne absorption par suite de l'administration par voie orale; les comprimés de divalproex sont recouverts d'un enrobage entérique, ce qui en retarde l'absorption. Par suite de l'administration IV, la biodisponibilité est totale.

Distribution: Le médicament se répartit rapidement dans le plasma et les liquides extracellulaires. Il traverse la barrière hémato-encéphalique et le placenta et pénètre dans le lait maternel.

Liaison aux protéines: De 90 à 95 %.

Métabolisme et excrétion: Le médicament est surtout métabolisé par le foie. Des quantités minimes sont excrétées à l'état inchangé dans l'urine.

Demi-vie: De 5 à 20 heures.

CONTRE-INDICATIONS ET PRÉCAUTIONS/ MISES EN GARDE

Contre-indications: Hypersensibilité ▪ Insuffisance hépatique ▪ Hypersensibilité connue à la tartrazine (certains produits en contiennent).

Précautions/mises en garde: Troubles hémorragiques ▪ Antécédents de maladie hépatique ▪ Syndrome cérébral organique ▪ Aplasie médullaire ▪ Insuffisance rénale ▪ Enfants (risque accru d'hépatotoxicité) ▪ Grossesse et allaitement (l'innocuité de l'agent n'a pas été établie).

RÉACTIONS INDÉSIRABLES ET EFFETS SECONDAIRES

SNC: confusion, étourdissements, céphalées, sédation.

ORLO: troubles visuels.

GI: HÉPATOTOXICITÉ, indigestion, nausées, vomissements, anorexie, constipation, diarrhée, hypersalivation, gain d'appétit, pancréatite.

Tég.: rash.

Hémat.: leucopénie, allongement du temps de saignement, thrombocytopénie.

Métab.: hyperammoniémie.

SN: ataxie, paresthésie.

INTERACTIONS

Médicament-médicament: Risque accru de saignements lors de l'administration d'**antiagrégants plaquettaires** (dont l'**aspirine** et les **AINS**, le **tirofiban**, l'**eptifibatide** et l'**abciximab**), de **céfamandole**, de **céfopérazone**, de **céfotétane**, d'**héparine** ou d'**héparinoïdes**, d'**agents thrombolytiques** ou de **warfarine** ▪ Les valproates diminuent le métabolisme des **barbituriques** et de la **primidone** et en augmentent ainsi le risque de toxicité ▪ La **carbamazépine**, la **cimétidine**, l'**érythromycine** et le **felbamate**, administrés en concomitance, peuvent augmenter les concentrations sanguines de ces agents et accroître le risque de toxicité associée ▪ Dépression additive du SNC lors de l'usage concomitant d'autres **dépresseurs du SNC**, incluant l'**alcool**, les **antihistaminiques**, les **antidépresseurs**, les **opiacés**, les **IMAO** et les **hypnosédatifs** ▪ Les doses élevées de **salicylates** (chez les enfants) intensifient les effets de l'acide valproïque ▪ Ces agents peuvent augmenter ou diminuer les effets et la toxicité de la **phénytoïne** ▪ Les **IMAO** et d'autres **antidépresseurs** peuvent abaisser le seuil des convulsions et diminuer l'efficacité des valproates ▪ La **carbamazépine**, la **rifampine** et la **lamotrigine** peuvent diminuer les concentrations sanguines d'acide valproïque ▪ L'acide valproïque peut accroître le risque de toxicité associé à la **carbamazépine**, à l'**éthosuximide**, à la **lamotrigine** et à la **zidovudine**.

VOIES D'ADMINISTRATION ET POSOLOGIE

Doses exprimées en mg d'acide valproïque.

Anticonvulsivant

- **PO (adultes)**: *Monothérapie* – dose initiale de 15 mg/kg/jour; majorer de 5 à 10 mg/kg/jour, toutes les semaines, jusqu'à l'atteinte des concentrations thérapeutiques (ne pas dépasser 60 mg/kg/jour); lorsque la dose quotidienne est supérieure à 250 mg, il faut la fractionner.
- **IV (adultes)**: Administrer la même dose quotidienne que la dose par voie orale; si la dose est supérieure à 250 mg, administrer en doses fractionnées, toutes les 6 heures (ne pas dépasser 2 000 mg/jour; administrer pendant 48 heures au maximum).

Agent antimaniaque

- **PO (adultes)**: *Divalproex* – initialement, 750 mg/jour en doses fractionnées (ne pas dépasser 60 mg/kg/jour).

Prévention des migraines

- **PO (adultes)**: 250 mg, 2 fois par jour (jusqu'à 1 000 mg/jour).

PRÉSENTATION

Doses exprimées en mg d'acide valproïque.

- **Acide valproïque (version générique disponible)**
  Capsules: 250 mg[Pr] ▪ **Capsules entérosolubles**: 500 mg[Pr] ▪ **Sirop**: 250 mg/5 mL[Pr].
- **Valproate sodique**
  Solution pour injection: 100 mg/mL, en fioles de 5 mL[Pr].
- **Dilvaproex sodique**
  Comprimés à libération prolongée: 500 mg[Pr] ▪ **Comprimés entérosolubles**: 125 mg[Pr], 250 mg[Pr], 500 mg[Pr]

PHARMACODYNAMIE (début d'action = effet anticonvulsivant; pic = concentrations sanguines)

	Début d'action	Pic	Durée
PO – liquide	2 – 4 jours	15 – 120 min	6 – 24 h
PO – capsules	2 – 4 jours	1 – 4 h	6 – 24 h
PO – LP†	2 – 4 jours	3 – 5 h	12 – 24 h
IV	2 – 4 jours	fin de la perfusion	6 – 24 h

† LP = libération prolongée.

SOINS INFIRMIERS

ÉVALUATION DE LA SITUATION

Convulsions : Déterminer le siège, la durée et les caractéristiques des convulsions. Prendre les précautions qui s'imposent.

Trouble bipolaire : Évaluer l'humeur, l'idéation et le comportement à intervalles fréquents.

Prophylaxie de la migraine : Noter la fréquence des migraines.

Tests de laboratoire :

- Noter avant le traitement et à intervalles réguliers pendant toute sa durée la numération globulaire, la numération plaquettaire et le temps de saignement. Ces agents peuvent provoquer la leucopénie et la thrombocytopénie.
- EXAMINER LES RÉSULTATS DES TESTS DE L'EXPLORATION FONCTIONNELLE HÉPATIQUE (LDH, AST, ALT ET BILIRUBINE) ET LES CONCENTRATIONS SÉRIQUES D'AMMONIAQUE AVANT LE TRAITEMENT ET À INTERVALLES RÉGULIERS PENDANT TOUTE SA DURÉE. CES MÉDICAMENTS PEUVENT PROVOQUER UNE TOXICITÉ HÉPATIQUE, IL FAUT DONC SUIVRE DE PRÈS LE PATIENT PENDANT LES 6 PREMIERS MOIS DE TRAITEMENT, CAR ON A SIGNALÉ DES CAS D'ISSUE FATALE. IL FAUT ARRÊTER LE TRAITEMENT EN PRÉSENCE D'HYPERAMMONIÉMIE.
- Ces agents peuvent fausser les résultats des tests de l'exploration fonctionnelle thyroïdienne et diminuer la réaction au test à la métyrapone.
- Ces agents peuvent entraîner des résultats faussement positifs au dosage de la cétonurie.

Toxicité et surdosage : Les concentrations sériques thérapeutiques sont de 350 à 700 µmol/L. Il faut majorer graduellement la dose jusqu'à l'atteinte d'une concentration sérique avant administration de la dose d'au moins 350 µmol/L. Toutefois, on n'a pas établi une bonne corrélation entre la dose quotidienne, les concentrations sériques et les effets thérapeutiques. Il faut suivre de près les signes de toxicité chez les patients qui reçoivent une dose s'approchant de la dose maximale de 60 mg/kg/jour.

DIAGNOSTICS INFIRMIERS POSSIBLES

- Risque d'accident (Indications).
- Connaissances insuffisantes sur le traitement médicamenteux (Enseignement au patient et à ses proches).

INTERVENTIONS INFIRMIÈRES

En raison des effets sédatifs de ces agents, on administre habituellement les doses quotidiennes uniques au coucher.

PO :

- Administrer le médicament pendant ou immédiatement après les repas afin de réduire l'irritation gastrique. Le patient doit avaler les capsules et les comprimés à enrobage entériques tels quels, sans les écraser ni les mâcher, en raison du risque d'irritation de la bouche ou de la gorge. Ne pas administrer les comprimés avec du lait afin d'en prévenir la dissolution prématurée. Les préparations de divalproex sodique à libération prolongée peuvent entraîner moins d'irritation que les comprimés d'acide valproïque.
- Bien mélanger les préparations liquides avant de les verser. Utiliser un récipient gradué pour mesurer les doses et s'assurer qu'elles sont exactes. On peut mélanger le sirop à des aliments ou à d'autres liquides pour en masquer le goût.
- Pour passer d'une préparation d'acide valproïque à une préparation de divalproex sodique, amorcer le traitement par le divalproex sodique à la même dose quotidienne et selon le même schéma posologique que celui par l'acide valproïque. Une fois que l'état du patient s'est stabilisé, tenter d'administrer le divalproex sodique 2 ou 3 fois par jour.

Perfusion intermittente : Le médicament doit être dilué dans une solution de D5%E, de NaCl 0,9 % ou de lactate Ringer, pour obtenir une concentration finale de 2 mg/mL. La solution est stable pendant 24 heures à la température ambiante.

Vitesse d'administration : Perfuser en 60 minutes sans dépasser un débit de 10 mg/minute. Une perfusion rapide risque d'intensifier les effets secondaires.

ENSEIGNEMENT AU PATIENT ET À SES PROCHES

- Inciter le patient à respecter scrupuleusement la posologie recommandée. S'il doit prendre le médicament une fois par jour et s'il n'a pu le prendre au moment habituel, il doit le faire dès que possible. S'il doit prendre plus d'une dose par jour, il doit la prendre dans les 6 heures suivant l'heure prévue et espacer ensuite les doses restantes de la journée. Le sevrage brusque peut déclencher l'état de mal épileptique.
- Prévenir le patient que ces agents peuvent provoquer de la somnolence ou des étourdissements. Lui conseiller de ne pas conduire et d'éviter les activités qui exigent sa vigilance

jusqu'à ce qu'on ait la certitude que le médicament n'entraîne pas ces effets chez lui. Prévenir le patient qu'il ne doit pas conduire avant que le médecin ne lui en donne l'autorisation, une fois les convulsions maîtrisées.

- Recommander au patient d'éviter de boire de l'alcool ou de prendre d'autres dépresseurs du SNC ou des médicaments en vente libre en concomitance, sans consulter au préalable un professionnel de la santé.
- Recommander au patient qui doit suivre un traitement ou subir une intervention chirurgicale d'avertir le professionnel de la santé qu'il suit un traitement par ces médicaments.
- Conseiller au patient de porter sur lui en tout temps une pièce d'identité où est inscrit son traitement médicamenteux.
- INCITER LE PATIENT À PRÉVENIR UN PROFESSIONNEL DE LA SANTÉ SI LES SYMPTÔMES SUIVANTS SURVIENNENT : ANOREXIE, NAUSÉES ET VOMISSEMENTS GRAVES, JAUNISSEMENT DE LA PEAU OU DES YEUX, FIÈVRE, MAUX DE GORGE, MALAISES, FAIBLESSE, ŒDÈME DU VISAGE, LÉTHARGIE, SAIGNEMENTS OU ECCHYMOSES INHABITUELS. LUI CONSEILLER ÉGALEMENT DE PRÉVENIR UN PROFESSIONNEL DE LA SANTÉ SI LE MÉDICAMENT NE PERMET PLUS DE MAÎTRISER LES CONVULSIONS. RECOMMANDER À LA PATIENTE DE COMMUNIQUER AVEC UN PROFESSIONNEL DE LA SANTÉ SI ELLE EST ENCEINTE. PRÉVENIR LES PARENTS QUE LES ENFANTS DE MOINS DE 2 ANS SONT PARTICULIÈREMENT PRÉDISPOSÉS À UNE TOXICITÉ HÉPATIQUE D'ISSUE FATALE.
- Insister sur l'importance des examens médicaux réguliers permettant d'évaluer l'efficacité du traitement.

VÉRIFICATION DE L'EFFICACITÉ THÉRAPEUTIQUE

L'efficacité du traitement peut être démontrée par : la diminution ou la suppression des convulsions sans sédation excessive ■ la diminution de l'incidence de sautes d'humeur chez les patients atteints d'un trouble bipolaire ■ la diminution de la fréquence des migraines.

VALSARTAN,

voir Antagonistes des récepteurs de l'angiotensine II

VANCOMYCINE

PMS-Vancomycin, Vancocin, Vancomycin

CLASSIFICATION :

Anti-infectieux

Grossesse – catégorie C

INDICATIONS

IV : Traitement des infections pouvant mettre la vie du patient en danger, lorsque des anti-infectieux moins toxiques sont contre-indiqués. Médicament particulièrement utile dans le traitement des infections staphylococciques dont : l'endocardite ■ la pneumonie ■ l'ostéomyélite ■ la septicémie ■ les infections des tissus mous chez les patients allergiques aux pénicillines ou à leurs dérivés ou lorsque les antibiogrammes font état d'une résistance à la méthicilline. **PO :** Traitement de l'entérocolite staphylococcique et de la colite pseudomembraneuse liée à la prise d'antibiotique, due à *Clostridium difficile*. **Usages non approuvés : IV :** Médicament administré dans le cadre d'un traitement prophylactique de l'endocardite, chez les patients exposés à un risque élevé qui sont allergiques à la pénicilline (voir l'annexe M).

MÉCANISME D'ACTION

Liaison à la paroi cellulaire bactérienne entraînant la destruction de la bactérie. ***Effets thérapeutiques :*** Effet bactéricide contre les bactéries sensibles. **Spectre d'action :** La vancomycine est active contre les micro-organismes à Gram positif dont : les staphylocoques (incluant les souches de *Staphylococcus aureus* résistantes à la méthicilline) ■ les streptocoques bêta-hémolytiques du groupe A ■ *Streptococcus pneumoniæ* ■ *Corynebacterium* ■ *Clostridium* ■ *Enterococcus fæcalis* ■ *Enterococcus fæcium*.

PHARMACOCINÉTIQUE

Absorption : Faible absorption depuis le tractus gastro-intestinal.

Distribution : La vancomycine se répartit dans tout l'organisme. Une certaine quantité pénètre dans le liquide céphalorachidien (de 20 à 30 %). Elle traverse le placenta.

Métabolisme et excrétion : Les doses administrées par voie orale sont surtout excrétées dans les fèces. La vancomycine par voie IV est presque entièrement éliminée par les reins.

Demi-vie : 6 heures (prolongée en cas d'insuffisance rénale).

CONTRE-INDICATIONS ET PRÉCAUTIONS/ MISES EN GARDE

Contre-indications : Hypersensibilité.

Précautions/mises en garde : Insuffisance rénale (réduire la dose si la $Cl_{Cr} \leq 80$ mL/minute) ■ Troubles auditifs ■ Occlusion ou inflammation intestinale (absorption systémique accrue lors de l'administration par voie orale) ■ Grossesse et allaitement (l'innocuité de la vancomycine n'a pas été établie).

RÉACTIONS INDÉSIRABLES ET EFFETS SECONDAIRES

ORLO : ototoxicité.

CV : hypotension.

GI : nausées, vomissements.

GU : néphrotoxicité.

Tég. : rash.

Hémat. : éosinophilie, leucopénie.

Locaux : phlébite.

Loc. : douleurs lombaires et cervicales.

Divers : réactions d'hypersensibilité, incluant l'ANAPHYLAXIE, la fièvre, les frissons, le « syndrome du cou rouge », la surinfection.

INTERACTIONS

Médicament-médicament : Risque d'effets ototoxiques et néphrotoxiques additifs lors de l'administration concomitante d'autres **médicaments doués de propriétés ototoxiques et néphrotoxiques (aspirine, aminosides, cyclosporine, cisplatine, diurétiques de l'anse)** ■ La vancomycine peut intensifier l'effet de blocage neuromusculaire exercé par les **bloqueurs neuromusculaires de type non dépolarisant** ■ Risque accru de rougeurs induites par l'histamine lors de l'administration concomitante d'**anesthésiques généraux** chez les enfants.

VOIES D'ADMINISTRATION ET POSOLOGIE

Infections systémiques graves

- **IV (adultes) :** 500 mg, toutes les 6 heures, ou 1 g, toutes les 12 heures (jusqu'à 3 ou 4 g par jour).
- **IV (enfants > 1 mois) :** 10 mg/kg, toutes les 6 heures.
- **IV (nouveau-nés de 1 semaine à 1 mois) :** Initialement, 15 mg/kg, puis 10 mg/kg, toutes les 8 heures.
- **IV (nouveau-nés < 1 semaine) :** Initialement, 15 mg/kg, puis 10 mg/kg, toutes les 12 heures.

Prophylaxie de l'endocardite chez les patients allergiques à la pénicilline (usage non approuvé)

- **IV (adultes et adolescents) :** 1 g en 1 seule dose, 1 heure avant l'intervention.
- **IV (enfants) :** 20 mg/kg en 1 seule dose, 1 heure avant l'intervention.

Colite pseudomembraneuse

- **PO (adultes) :** De 125 à 500 mg, toutes les 6 à 8 heures.
- **PO (enfants) :** 40 mg/kg/jour, en 3 ou 4 prises (ne pas dépasser 2 g/jour).

Insuffisance rénale

- **IV (adultes) :** Dose d'attaque : 15 mg/kg ; pour établir la dose d'entretien, la mesure des concentrations sériques constitue la méthode optimale chez les patients atteints d'insuffisance rénale.

PRÉSENTATION (version générique disponible)

Capsules : 125 mg[Pr], 250 mg[Pr] ■ **Poudre pour injection :** fioles de 500 mg, de 1, de 5 et de 10 g[Pr].

PHARMACODYNAMIE (concentrations sériques)

	DÉBUT D'ACTION	PIC	DURÉE
IV	rapide	fin de la perfusion	12 – 24 h

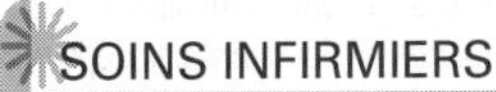

SOINS INFIRMIERS

ÉVALUATION DE LA SITUATION

- Au début du traitement et pendant toute sa durée, rester à l'affût des signes suivants d'infection : altération des signes vitaux ; aspect de la plaie, des crachats, de l'urine et des selles ; accroissement du nombre de leucocytes.
- Prélever des échantillons pour les cultures et les antibiogrammes avant le début du traitement. La première dose peut être administrée avant même que les résultats soient connus.
- Suivre de près le point d'injection IV. La vancomycine irrite les tissus et entraîne la nécrose et une douleur intense en cas d'extravasation. Assurer la rotation des points de perfusion.
- Mesurer la pression artérielle pendant toute la durée de la perfusion IV.
- Déterminer les concentrations sériques de vancomycine ainsi que le fonctionnement de la VIIIe paire de nerfs crâniens par audiométrie avant le début du traitement et pendant toute sa durée, chez les patients prédisposés à un dysfonctionnement rénal et chez ceux ayant plus de

60 ans. Pour prévenir les lésions permanentes, un diagnostic et une intervention rapides sont essentiels.

- Effectuer le bilan quotidien des ingesta et des excreta et peser le patient tous les jours. Une urine trouble ou rosée peut être un signe de toxicité rénale.
- Suivre de près les signes suivants de surinfection : excroissance noire pileuse sur la langue, démangeaisons ou pertes vaginales, selles molles ou nauséabondes. Signaler ces signes, le cas échéant.

Colite pseudomembraneuse : Évaluer tout au long du traitement l'état de la fonction intestinale : ausculter les bruits intestinaux ; déterminer la fréquence des défécations et la consistance des matières fécales ainsi que la présence de sang dans les selles.

Tests de laboratoire :

- Noter le nombre de cylindres ainsi que la concentration d'albumine et de globules dans l'urine. Suivre de près la diminution de la gravité spécifique de l'urine, la numération globulaire et les résultats des tests de l'exploration fonctionnelle rénale à intervalles réguliers, pendant toute la durée du traitement.
- La vancomycine peut entraîner l'élévation des concentrations d'urée.

Toxicité et surdosage : Les concentrations de pointe de la vancomycine ne devraient pas dépasser 25 µg/mL. Les creux sanguins ne devraient pas dépasser de 5 à 10 µg/mL.

DIAGNOSTICS INFIRMIERS POSSIBLES

- Risque d'infection (Indications).
- Trouble de la perception auditive (Effets secondaires).
- Connaissances insuffisantes sur le traitement médicamenteux (Enseignement au patient et à ses proches).

INTERVENTIONS INFIRMIÈRES

PO : On peut diluer les préparations destinées à la voie IV dans 30 mL d'eau et les administrer par voie orale ou par sonde gastrique. Cette solution a un goût amer et désagréable. Elle est stable pendant 14 jours au réfrigérateur.

Perfusion intermittente : Diluer le contenu d'une fiole de 500 mg dans 10 mL d'eau stérile pour injection. Consulter les directives du fabricant avant de reconstituer la préparation. Diluer une fois de plus dans 100 à 200 mL de solution de NaCl 0,9 % ou de D5%E. Les solutions obtenues après la reconstitution et les solutés préparés doivent être utilisés dans les 24 heures, s'ils sont conservés à la température ambiante, ou dans les 96 heures, s'ils sont conservés au réfrigérateur.

Vitesse d'administration : Administrer en au moins 60 minutes, à un maximum de 10 mg/minute. Ne pas administrer rapidement ou sous forme de bolus afin de réduire le risque de thrombophlébite, d'hypotension et du « syndrome du cou rouge » (hypotension soudaine et grave ; rougeur ou rash maculopapulaire au niveau du visage, du cou, de la poitrine et des membres supérieurs). On peut réduire le risque de thrombophlébite en utilisant des solutions diluées de 2,5 à 5 mg/mL et en assurant la rotation des points d'injection.

Perfusion continue : Ce type de perfusion ne doit être utilisé que s'il est impossible d'effectuer une perfusion intermittente.

Vitesse d'administration : On peut également administrer la préparation en perfusion continue après en avoir dilué 1 ou 2 g dans un volume suffisant pour perfuser en 24 heures.

Compatibilité (tubulure en Y) : acyclovir ▪ amifostine ▪ amiodarone ▪ atracurium ▪ cyclophosphamide ▪ diltiazem ▪ énalaprilate ▪ esmolol ▪ filgrastim ▪ fluconazole ▪ fludarabine ▪ gallium, nitrate de ▪ hydromorphone ▪ insuline ▪ labétalol ▪ lorazépam ▪ magnésium, sulfate de ▪ melphalan ▪ mépéridine ▪ midazolam ▪ morphine ▪ ondansetron ▪ paclitaxel ▪ pancuronium ▪ perphénazine ▪ sodium, bicarbonate de ▪ tacrolimus ▪ téniposide ▪ théophylline ▪ thiotépa ▪ tolazoline ▪ vécuronium ▪ vinorelbine ▪ zidovudine.

Incompatibilité (tubulure en Y) : albumine ▪ céfépime ▪ héparine ▪ idarubicine ▪ pipéracilline/tazobactam.

ENSEIGNEMENT AU PATIENT ET À SES PROCHES

- Inciter le patient qui doit prendre la vancomycine par voie orale à respecter scrupuleusement la posologie recommandée. S'il n'a pu prendre le médicament au moment habituel, il doit le prendre aussitôt que possible, mais pas s'il est presque l'heure de la dose suivante. Le prévenir qu'il ne doit pas remplacer une dose manquée par une double dose.
- Recommander au patient de signaler les signes d'hypersensibilité, les acouphènes, les vertiges ou une perte auditive.
- Inciter le patient à communiquer avec un professionnel de la santé si les symptômes ne s'améliorent pas en l'espace de quelques jours.

- Expliquer au patient ayant des antécédents de cardiopathie rhumatismale ou ayant subi un remplacement valvulaire qu'il est important de suivre un traitement antimicrobien prophylactique avant de se soumettre à une intervention médicale ou dentaire effractive.

VÉRIFICATION DE L'EFFICACITÉ THÉRAPEUTIQUE

L'efficacité du traitement peut être démontrée par: la disparition des signes et des symptômes d'infection; le temps nécessaire à une résolution complète dépend du micro-organisme infectant et du siège de l'infection ▪ la prophylaxie de l'endocardite.

VENLAFAXINE

Effexor, Effexor XR

CLASSIFICATION:

Antidépresseur, anxiolytique

Grossesse – catégorie C

INDICATIONS

Traitement symptomatique du trouble dépressif, souvent en association avec une psychothérapie ▪ Traitement de l'anxiété généralisée (Effexor XR seulement).

MÉCANISME D'ACTION

Inhibition du recaptage de la sérotonine et de la noradrénaline dans le SNC. ***Effets thérapeutiques:*** Diminution des symptômes de la dépression ▪ Diminution de l'anxiété.

PHARMACOCINÉTIQUE

Absorption: Bonne absorption (de 92 à 100 %), par suite de l'administration par voie orale.

Distribution: La venlafaxine se répartit dans tous les tissus de l'organisme.

Métabolisme et excrétion: La venlafaxine subit un important métabolisme de premier passage dans le foie. Un métabolite, la O-déméthylvenlafaxine (ODV), exerce une activité antidépressive; une fraction de 5 % de la venlafaxine est excrétée à l'état inchangé dans l'urine; une fraction de 30 % du métabolite actif est excrétée dans l'urine.

Demi-vie: *Venlafaxine* – de 3 à 5 heures; *ODV* – de 9 à 11 heures (la demi-vie est prolongée dans les deux cas en présence d'une insuffisance hépatique ou rénale).

CONTRE-INDICATIONS ET PRÉCAUTIONS/ MISES EN GARDE

Contre-indications: Hypersensibilité ▪ Traitement concomitant par un IMAO (prévoir au moins 2 semaines entre les deux traitements).

Précautions/mises en garde: Maladie cardiovasculaire, incluant l'hypertension ▪ Insuffisance hépatique (il est recommandé de réduire la dose) ▪ Insuffisance rénale (il est recommandé de réduire la dose) ▪ Antécédents de convulsions ou de troubles neurologiques ▪ Antécédents de manie ▪ Antécédents de pharmacodépendance ▪ Grossesse, allaitement ou enfants < 18 ans (n'administrer qu'en cas d'absolue nécessité chez la femme enceinte, l'innocuité de l'agent n'a pas été établie).

RÉACTIONS INDÉSIRABLES ET EFFETS SECONDAIRES

SNC: CONVULSIONS, rêves bizarres, anxiété, étourdissements, céphalées, nervosité, faiblesse, modification des opérations de la pensée, agitation, confusion, dépersonnalisation, somnolence, labilité émotionnelle, aggravation de la dépression.

ORLO: rhinite, troubles visuels, acouphènes.

CV: douleurs thoraciques, hypertension, palpitations, tachycardie.

GI: douleurs abdominales, altération du goût, anorexie, constipation, diarrhée, sécheresse de la bouche (xérostomie), dyspepsie, nausées, vomissements, perte de poids.

GU: dysfonctionnement sexuel, mictions fréquentes, rétention urinaire.

Tég.: ecchymoses, démangeaisons, photosensibilité, rash.

SN: paresthésie, mouvements brefs et saccadés.

Divers: frissons, bâillements.

INTERACTIONS

Médicament-médicament: LA VENLAFAXINE PEUT PROVOQUER DES RÉACTIONS GRAVES, POUVANT ÊTRE D'ISSUE FATALE, EN CAS D'ADMINISTRATION CONCOMITANTE D'**IMAO** (NE PAS ADMINISTRER EN MÊME TEMPS; CESSER L'ADMINISTRATION DE L'IMAO AU MOINS 2 SEMAINES AVANT D'AMORCER LE TRAITEMENT PAR LA VENLAFAXINE ET CESSER L'ADMINISTRATION DE LA VENLAFAXINE AU MOINS 2 SEMAINES AVANT D'AMORCER LE TRAITEMENT PAR UN IMAO) ▪ L'usage concomitant d'**alcool** et d'autres **dépresseurs du SNC**, comme les **antihistaminiques**, les **opiacés** et les **hypnosédatifs**, chez

V

les patients déprimés, est déconseillé ■ Risque d'effets sérotoninergiques additifs lors de l'administration concomitante de **lithium** ; administrer ce dernier agent avec prudence chez les patients qui prennent la venlafaxine ■ Risque d'intensification des effets de la venlafaxine lors de l'administration concomitante de **cimétidine** (l'effet peut être plus prononcé chez les personnes âgées, les insuffisants rénaux ou hépatiques ou les patients hypertendus).

VOIES D'ADMINISTRATION ET POSOLOGIE

Dépression

- **PO (adultes) :** De 37,5 à 75 mg/jour, en 2 ou 3 doses fractionnées ; on peut majorer la dose de 75 mg/jour, tous les 4 jours ou plus, jusqu'à concurrence de 225 mg/jour (ne pas dépasser 375 mg par jour, en 3 doses fractionnées) ; la préparation à libération prolongée (XR) peut être administrée une fois par jour.

Anxiété généralisée

- **PO (adultes) :** Initialement, 37,5 mg/jour, sous forme de comprimés à libération prolongée (écart posologique de 37,5 à 225 mg).

Insuffisance hépatique

- **PO (adultes) :** Réduire la dose quotidienne de moitié chez les patients présentant une insuffisance hépatique modérée.

Insuffisance rénale

- **PO (adultes) :** *Insuffisance rénale légère à modérée* – réduire la dose quotidienne de 25 à 50 %.

PRÉSENTATION

Comprimés : 37,5 mg[Pr], 50 mg[Pr], 75 mg[Pr] ■ **Capsules à libération prolongée :** 37,5 mg[Pr], 75 mg[Pr], 150 mg[Pr].

PHARMACODYNAMIE (effets antidépresseurs)

	DÉBUT D'ACTION	PIC	DURÉE
PO	en 2 semaines	2 – 4 semaines	inconnue

SOINS INFIRMIERS

ÉVALUATION DE LA SITUATION

- Suivre de près l'état mental du patient et les changements d'humeur. Signaler au médecin ou à un autre professionnel de la santé l'aggravation de l'anxiété, de l'agitation ou de l'insomnie.
- Observer les tendances suicidaires, particulièrement durant le traitement initial. Réduire la quantité de médicament dont le patient peut disposer.
- Mesurer la pression artérielle avant le début du traitement et à intervalles réguliers, pendant toute sa durée. Une hypertension soutenue peut être reliée à la dose ; réduire la dose ou arrêter le traitement dans ce cas.
- Suivre de près l'appétit et l'apport nutritionnel. Peser le patient toutes les semaines. Signaler toute perte de poids continue. Adapter le régime alimentaire, selon les aliments que le patient peut tolérer pour maintenir son état nutritionnel.

Tests de laboratoire :

- Noter la numération globulaire, la formule leucocytaire et le nombre de plaquettes à intervalles réguliers pendant toute la durée du traitement. La venlafaxine peut entraîner l'anémie, la leucocytose, la leucopénie, la thrombocytopénie, la basophilie et éosinophilie.
- La venlafaxine peut élever les concentrations sériques de phosphatase alcaline, de bilirubine, d'AST, d'ALT, d'urée et de créatinine.
- Ce médicament peut aussi élever les taux sériques de cholestérol.
- La venlafaxine peut entraîner des anomalies électrolytiques telles que l'hyperglycémie ou l'hypoglycémie, l'hyperkaliémie ou l'hypokaliémie, l'hyperuricémie, l'hyperphosphatémie ou l'hypophosphatémie et l'hyponatrémie.

DIAGNOSTICS INFIRMIERS POSSIBLES

- Stratégies d'adaptation inefficaces (Indications).
- Risque d'accident (Effets secondaires).
- Connaissances insuffisantes sur le traitement médicamenteux (Enseignement au patient et à ses proches).

INTERVENTIONS INFIRMIÈRES

- Administrer la venlafaxine avec des aliments.
- Les comprimés à libération prolongée doivent être avalés tels quels. Il ne faut pas les écraser, les briser ou les mâcher.

ENSEIGNEMENT AU PATIENT ET À SES PROCHES

- Conseiller au patient de respecter scrupuleusement la posologie recommandée. S'il n'a pas pu prendre le médicament au moment habituel, il doit le faire dès que possible à moins que ce ne soit presque l'heure prévue pour la dose suivante. Lui recommander de ne jamais remplacer une dose manquée par une double dose ou de cesser brusquement le traitement. Prévenir le patient qui prend ce médicament depuis plus de 6 semaines, qu'il faut réduire la dose graduellement avant de cesser le traitement.

- Prévenir le patient que la venlafaxine peut parfois provoquer de la somnolence ou des étourdissements. Lui conseiller de ne pas conduire et d'éviter les activités qui exigent sa vigilance jusqu'à ce qu'on ait la certitude que le médicament n'entraîne pas ces effets chez lui.
- Mettre en garde le patient contre la consommation d'alcool ou d'autres dépresseurs du SNC en même temps que cet agent et lui conseiller de consulter un professionnel de la santé avant de prendre un autre médicament sur ordonnance ou en vente libre en même temps que la venlafaxine.
- Conseiller à la patiente de prévenir un professionnel de la santé si elle croit être enceinte, si elle souhaite le devenir ou si elle allaite.
- Recommander au patient d'informer un professionnel de la santé en cas de signes d'allergie (rash, urticaire).
- Insister sur l'importance des examens de suivi permettant de déterminer les bienfaits du traitement. Encourager le patient à s'engager dans une psychothérapie.

VÉRIFICATION DE L'EFFICACITÉ THÉRAPEUTIQUE

L'efficacité du traitement peut être démontrée par : une sensation de mieux-être ▪ un regain d'intérêt pour l'entourage. L'utilité du traitement devrait être réévaluée à intervalles réguliers. Habituellement, il doit être poursuivi pendant plusieurs mois.

VÉRAPAMIL

Alti-Verapamil, Apo-Verap, Chronovera, Dom-Verapamil, Gen-Verapamil, Isoptin, Novo-Veramil, Nu-Verap, Verapamil, Verelan

CLASSIFICATION :
Antiangineux (bloqueur des canaux calciques), antiarythmique (classe IV), antihypertenseur
Grossesse – catégorie C

INDICATIONS

Traitement de l'hypertension essentielle légère à modérée. ▪ Traitement de l'angine de poitrine d'effort, stable, chronique et de l'angine provoquée par des spasmes coronariens ▪ Traitement des tachycardies supraventriculaires paroxystiques ▪ Maîtrise du rythme ventriculaire rapide en cas de flutter ou de fibrillation auriculaire ▪ Traitement de la cardiomyopathie hypertrophique lorsqu'une chirurgie n'est pas indiquée. **Usages non approuvés :** Prévention des migraines.

MÉCANISME D'ACTION

Inhibition du transport du calcium dans les cellules du myocarde et des muscles lisses vasculaires, entraînant l'inhibition du couplage excitation-contraction et de la contraction qui suit ▪ Diminution de la conduction SA et AV et prolongation des périodes réfractaires du nœud AV dans les tissus de conduction. ***Effets thérapeutiques :*** Vasodilatation systémique entraînant l'abaissement de la pression artérielle ▪ Vasodilatation coronarienne et diminution, par la suite, de la fréquence et de la gravité des crises d'angine ▪ Suppression des tachycardies supraventriculaires.

PHARMACOCINÉTIQUE

Absorption : Par suite de l'administration par voie orale, une fraction de 90 % est absorbée, mais la majorité est métabolisée, donnant lieu à une biodisponibilité allant de 20 à 25 %.
Distribution : De petites quantités pénètrent dans le lait maternel.
Liaison aux protéines : 90 %.
Métabolisme et excrétion : Le médicament est surtout métabolisé par le foie.
Demi-vie : De 4,5 à 12 heures.

CONTRE-INDICATIONS ET PRÉCAUTIONS/ MISES EN GARDE

Contre-indications : Hypersensibilité ▪ Infarctus compliqué du myocarde ▪ Syndrome de dysfonctionnement sinusal ▪ Bloc AV du 2e ou du 3e degré (sauf en présence d'un stimulateur cardiaque) ▪ Pression artérielle < 90 mm Hg ▪ Insuffisance cardiaque, dysfonctionnement ventriculaire gauche grave ou choc cardiogénique, sauf en présence d'une tachyarythmie ventriculaire curable par le vérapamil ▪ Bradycardie importante ▪ Flutter ou fibrillation auriculaire présentant une voie de conduction accessoire ▪ Administration concomitante de bêta-bloquants par voie IV.
Précautions/mises en garde : Insuffisance hépatique grave (il est recommandé de réduire la dose) ▪ Personnes âgées (il est recommandé de réduire la dose et de perfuser le médicament plus lentement ; risque

accru d'hypotension) ■ Antécédents d'arythmies ventriculaires graves ou d'insuffisance cardiaque ■ Grossesse ou allaitement (l'innocuité de l'agent n'a pas été établie ; l'administration du vérapamil est approuvée chez les enfants).

RÉACTIONS INDÉSIRABLES ET EFFETS SECONDAIRES

SNC : rêve anormaux, anxiété, confusion, étourdissements/sensation de tête légère, somnolence, céphalées, agitation, nervosité, troubles psychiatriques, faiblesse.

ORLO : vision trouble, déséquilibre, épistaxis, acouphènes.

Resp. : toux, dyspnée, essoufflement.

CV : ARYTHMIES, INSUFFISANCE CARDIAQUE, bradycardie, douleurs thoraciques, hypotension, palpitations, œdème périphérique, syncope, tachycardie.

GI : résultats anormaux aux tests de l'exploration fonctionnelle hépatique, anorexie, constipation, diarrhée, sécheresse de la bouche (xérostomie), dysgueusie, dyspepsie, nausées, vomissements.

GU : dysurie, nycturie, polyurie, dysfonctionnement sexuel, mictions fréquentes.

Tég. : dermatite, érythème polymorphe, rougeurs du visage, sécrétion accrue de sueur, photosensibilité, prurit et urticaire, rash.

End. : gynécomastie, hyperglycémie.

Hémat. : anémie, leucopénie, thrombocytopénie.

Métab. : gain pondéral.

Loc. : raideurs articulaires, crampes musculaires.

SN : paresthésie, tremblements.

Divers : SYNDROME DE STEVENS-JOHNSON, hyperplasie gingivale.

INTERACTIONS

Médicament-médicament : Risque d'hypotension additive lors de l'administration concomitante de **fentanyl**, d'autre **antihypertenseurs**, de **dérivés nitrés** ou de **quinidine** et de la consommation d'**alcool** ■ Risque de diminution de l'effet antihypertenseur lors de l'administration concomitante d'**AINS** ■ Risque d'augmentation des concentrations sériques de **digoxine** ■ Risque accru de bradycardie, de troubles de la conduction et d'insuffisance cardiaque lors de l'administration de **bêta-bloquants**, de **digoxine**, de **disopyramide** ou de **phénytoïne** ■ Le vérapamil peut ralentir le métabolisme de la **cyclosporine**, de la **prazosine**, de la **quinidine** ou du **carbamazépine** et augmenter le risque de toxicité associée à ces médicaments ■ Le vérapamil peut réduire l'efficacité de la **rifampine** ■ Le vérapamil intensifie les effets myorelaxants des **bloqueurs neuromusculaires de type non dépolarisant** ■ Le **calcium** et la **vitamine D** peuvent diminuer l'efficacité du vérapamil ■ Le vérapamil peut modifier les concentrations sériques de **lithium**.

VOIES D'ADMINISTRATION ET POSOLOGIE

PO (adultes) : De 80 à 120 mg, 3 ou 4 fois par jour ; majorer la dose selon les besoins jusqu'à un maximum de 480 mg par jour. *Patients présentant un dysfonctionnement ventriculaire ou une insuffisance hépatique et personnes âgées* – initialement 40 mg, 3 fois par jour. *Préparations à libération prolongée* – de 120 à 240 mg par jour, en 1 seule dose ; majorer la dose selon les besoins (écart posologique : de 240 à 480 mg/jour). Pour la cardiomyopathie hypertrophique, il peut s'avérer nécessaire d'administrer des doses quotidiennes de 600 à 720 mg.

IV (adultes) : De 5 à 10 mg (de 75 à 150 µg/kg), en bolus IV, administré pendant au moins 2 minutes ; si la réponse initiale n'est pas adéquate, on peut administrer 10 mg (150 µg/kg) de 15 à 30 minutes plus tard.

IV (enfants de 1 à 15 ans) : De 2 à 5 mg (de 100 à 300 µg/kg) en bolus IV, administré pendant au moins 2 minutes (la dose initiale ne doit pas dépasser 5 mg) ; on peut administrer une nouvelle dose 30 minutes plus tard (sans dépasser 10 mg).

IV (enfants < 1 ans) : De 0,75 à 2 mg (de 100 à 200 µg/kg) en bolus IV, administré pendant au moins 2 minutes et sous surveillance stricte de l'ÉCG ; on peut administrer une nouvelle dose 30 minutes plus tard.

PRÉSENTATION
(version générique disponible)

Comprimés : 80 mg[Pr], 120 mg[Pr] ■ **Comprimés à libération prolongée** : 120 mg[Pr], 180 mg[Pr], 240 mg[Pr] ■ **Capsules à libération prolongée** : 120 mg[Pr], 180 mg[Pr], 240 mg[Pr] ■ **Solution pour injection** : 2,5 mg/mL, en fioles et ampoules de 2 et de 4 mL.

PHARMACODYNAMIE
(effets cardiovasculaires)

	DÉBUT D'ACTION	PIC	DURÉE
PO	1 – 2 h	30 – 90 min†	3 – 7 h
PO-LP‡	inconnu	5 – 7 h	24 h
IV	1 – 5 min§	3 – 5 min	2 h§

† Une seule dose ; les effets de doses multiples peuvent ne pas être manifestes avant 24 à 48 heures.
‡ LP = libération prolongée.
§ Effets antiarythmiques ; les effets hémodynamiques se manifestent de 3 à 5 minutes après l'injection et se maintiennent pendant 10 à 20 minutes.

V

SOINS INFIRMIERS

ÉVALUATION DE LA SITUATION

- Mesurer la pression artérielle avant l'administration du médicament, pendant l'adaptation posologique et à intervalles réguliers pendant toute la durée du traitement. SUIVRE L'ÉCG À INTERVALLES RÉGULIERS LORS D'UN TRAITEMENT PROLONGÉ. LE VÉRAPAMIL PEUT ALLONGER LES INTERVALLES PR.
- EFFECTUER LE BILAN QUOTIDIEN DES INGESTA ET DES EXCRETA ET PESER LE PATIENT TOUS LES JOURS. SUIVRE DE PRÈS LES SIGNES SUIVANTS D'INSUFFISANCE CARDIAQUE : ŒDÈME PÉRIPHÉRIQUE, RÂLE OU CRÉPITATIONS, DYSPNÉE, GAIN PONDÉRAL, TURGESCENCE DES JUGULAIRES.
- Noter régulièrement les concentrations sériques de digoxine et suivre les signes et les symptômes de toxicité cardiaque chez les patients prenant des dérivés digitaliques en même temps que le vérapamil.

Angine : Déterminer le siège, la durée et l'intensité des douleurs angineuses et les facteurs qui les déclenchent.

Arythmies : SUIVRE CONTINUELLEMENT L'ÉCG DURANT L'ADMINISTRATION IV. PRÉVENIR RAPIDEMENT LE MÉDECIN EN CAS DE BRADYCARDIE OU D'HYPOTENSION PROLONGÉE. GARDER À PORTÉE DE LA MAIN LE MATÉRIEL DE RÉANIMATION ET LES MÉDICAMENTS À ADMINISTRER EN CAS D'URGENCE. MESURER LA PRESSION ARTÉRIELLE ET LE POULS AVANT L'ADMINISTRATION ET À INTERVALLES FRÉQUENTS PENDANT TOUTE SA DURÉE.

Tests de laboratoire :

- Les concentrations sériques totales de calcium ne sont pas modifiées par les bloqueurs des canaux calciques.
- Mesurer les concentrations sériques de potassium à intervalles réguliers. L'hypokaliémie accroît le risque d'arythmies et devrait être corrigée.
- Évaluer les fonctions hépatique et rénale à intervalles réguliers pendant un traitement qui est de longue durée. Le vérapamil peut entraîner une élévation des enzymes hépatiques après quelques jours de traitement ; les concentrations devraient revenir à la normale après l'arrêt du traitement.

DIAGNOSTICS INFIRMIERS POSSIBLES

- Débit cardiaque diminué (Indications).
- Douleur aiguë (Indications).
- Connaissances insuffisantes sur le traitement médicamenteux (Enseignement au patient et à ses proches).

INTERVENTIONS INFIRMIÈRES

PO :

- Administrer le médicament avec des aliments ou du lait afin de réduire l'irritation gastrique.
- Il ne faut pas ouvrir, écraser, briser ou mâcher les comprimés et les capsules à libération prolongée. Il ne faut pas s'inquiéter de la présence de capsules vides dans les selles.

IV : Le patient doit garder la position couchée pendant au moins 1 heure après l'administration IV afin que les effets hypotensifs du médicament soient réduits.

IV directe : Administrer le vérapamil par voie IV, sans le diluer, dans une tubulure en Y, à un débit de 2 minutes par dose. Administrer la préparation en 3 minutes chez les patients âgés. Consulter les directives de chaque fabricant avant d'administrer la préparation.

Compatibilité dans la même seringue : amrinone ▪ héparine ▪ milrinone.

Compatibilité (tubulure en Y) : amrinone ▪ ciprofloxacine ▪ dobutamine ▪ dopamine ▪ famotidine ▪ hydralazine ▪ mépéridine ▪ méthicilline ▪ milrinone ▪ pénicilline G potassique ▪ pipéracilline ▪ ticarcilline.

Incompatibilité (tubulure en Y) : albumine ▪ amphotéricine B, cholestéryl d' ▪ ampicilline ▪ mezlocilline ▪ nafcilline ▪ oxacilline ▪ sodium, bicarbonate de.

ENSEIGNEMENT AU PATIENT ET À SES PROCHES

- Conseiller au patient de respecter scrupuleusement la posologie recommandée, même s'il se sent mieux. S'il n'a pu prendre le médicament au moment habituel, il doit le prendre dès que possible à moins que ce ne soit presque l'heure de la dose suivante. L'avertir qu'il ne doit jamais remplacer une dose manquée par une double dose. Il peut s'avérer nécessaire de réduire graduellement la dose.
- Montrer au patient comment prendre son pouls. Lui recommander d'informer un professionnel de la santé si le pouls est inférieur à 50 battements par minute.

- Recommander au patient de changer lentement de position afin de réduire le risque d'hypotension orthostatique.
- Prévenir le patient que le vérapamil peut provoquer des étourdissements ou de la somnolence. Lui conseiller de ne pas conduire et d'éviter les activités qui exigent sa vigilance jusqu'à ce qu'on ait la certitude que le médicament n'entraîne pas ces effets chez lui.
- Expliquer au patient qu'il est important de maintenir une bonne hygiène dentaire et de consulter le dentiste à intervalles réguliers pour se faire nettoyer les dents afin de prévenir le saignement et la sensibilité des gencives et l'hyperplasie gingivale.
- Conseiller au patient d'éviter de boire de l'alcool et de prendre des médicaments en vente libre en même temps que le vérapamil sans consulter au préalable un professionnel de la santé.
- Recommander au patient de consulter un professionnel de la santé en cas de battements de cœur irréguliers, de dyspnée, d'œdème des mains et des pieds, d'étourdissements marqués, de nausées, de constipation, d'hypotension ou de céphalées graves ou persistantes.
- Inciter le patient à utiliser des écrans solaires et à porter des vêtements protecteurs pour prévenir les réactions de photosensibilité.

Angine:

- Expliquer au patient qui suit en même temps un traitement par un dérivé nitré ou un bêtabloquant qu'il doit prendre les deux médicaments comme ils lui ont été prescrits et utiliser la nitroglycérine sublinguale, selon les besoins, si une crise d'angine de poitrine survient.
- Recommander au patient de prévenir un professionnel de la santé si la douleur thoracique ne diminue pas, si elle s'aggrave après le traitement, si elle s'accompagne de diaphorèse ou d'essoufflements ou si des céphalées graves et persistantes se manifestent.
- Recommander au patient de consulter un professionnel de la santé à propos d'une éventuelle restriction des activités physiques.

Hypertension:

- Inciter le patient à appliquer d'autres mesures de réduction de l'hypertension : perdre du poids, réduire sa consommation de sel, cesser de fumer, boire modérément, faire régulièrement de l'exercice et diminuer le stress. Lui expliquer que le vérapamil stabilise la pression artérielle, mais ne guérit pas l'hypertension.
- Montrer au patient et à ses proches comment mesurer la pression artérielle et leur conseiller de la prendre une fois par semaine. Leur recommander d'informer immédiatement un professionnel de la santé de tout changement important.

VÉRIFICATION DE L'EFFICACITÉ THÉRAPEUTIQUE

L'efficacité du traitement peut être démontrée par: la baisse de la pression artérielle ■ la diminution de la fréquence et de la gravité des crises d'angine ■ un moindre recours aux dérivés nitrés ■ l'augmentation de la tolérance à l'effort et une sensation de mieux-être ■ la suppression et la prévention des tachycardies supraventriculaires. ✱

VINBLASTINE

Vinblastine

CLASSIFICATION:

Antinéoplasique (alcaloïde extrait de la pervenche)

Grossesse – catégorie D

INDICATIONS

Chimiothérapie d'association en cas ■ de lymphomes ■ de cancer des testicules sans séminome ■ de cancer du sein avancé ■ d'autres tumeurs.

MÉCANISME D'ACTION

Liaison aux protéines du fuseau achromatique entraînant l'arrêt de la métaphase et, par conséquent, la réplication cellulaire (phase M du cycle cellulaire). ***Effets thérapeutiques:*** Destruction des cellules à croissance rapide, particulièrement des cellules malignes ■ Médicament doué de propriétés immunosuppressives.

PHARMACOCINÉTIQUE

Absorption: La vinblastine est réservée à l'administration IV; dans ce cas, sa biodisponibilité est totale.

Distribution: La vinblastine ne traverse pas bien la barrière hémato-encéphalique.

Métabolisme et excrétion: La vinblastine est transformée par le foie en un composé antinéoplasique actif. Elle est éliminée dans les fèces par excrétion biliaire ; une petite partie est excrétée par les reins.

Demi-vie : 24 heures.

CONTRE-INDICATIONS ET PRÉCAUTIONS/ MISES EN GARDE

Contre-indications : Hypersensibilité ▪ Granulocytopénie marquée ▪ Infections évolutives (on doit d'abord traiter l'infection).

Précautions/mises en garde : Patientes en âge de procréer ▪ Infections ▪ Aplasie médullaire ▪ Grossesse ou allaitement ▪ Autres maladies chroniques débilitantes ▪ Insuffisance hépatique.

RÉACTIONS INDÉSIRABLES ET EFFETS SECONDAIRES

SNC : CONVULSIONS, dépression, neurotoxicité, faiblesse.

Resp. : BRONCHOSPASME.

GI : nausées, vomissements, anorexie, constipation, diarrhée, stomatite.

GU : suppression de la fonction des gonades.

Tég. : alopécie, dermatite, vésiculation.

End. : syndrome d'antidiurèse inappropriée.

Hémat. : anémie, leucopénie, thrombocytopénie.

Locaux : phlébite au point d'injection.

Métab. : hyperuricémie.

SN : névrite, paresthésie, neuropathie périphérique.

INTERACTIONS

Médicament-médicament : Effet additif sur l'aplasie médullaire lors de l'administration concomitante d'autres **antinéoplasiques** ou d'une **radiothérapie** ▪ Risque de bronchospasme chez les patients ayant été traités auparavant par la **mitomycine** ▪ La vinblastine peut diminuer la réponse des anticorps aux **vaccins à virus vivants** et augmenter le risque de réactions indésirables ▪ La vinblastine peut réduire les concentrations sériques de **phénytoïne**.

VOIES D'ADMINISTRATION ET POSOLOGIE

Les doses peuvent varier considérablement selon la tumeur, le schéma posologique, l'état du patient et la numération globulaire. On ne doit pas administrer la vinblastine par voie intrathécale.

IV (adultes) : *Initialement* – 3,7 mg/m^2, en 1 seule dose ; augmenter la dose à intervalles hebdomadaires, selon la tolérance du patient, par paliers de 1,8 mg/m^2, jusqu'à concurrence de 18,5 mg/m^2 (dose habituelle : de 5,5 à 7,4 mg/m^2). *Dose d'entretien* – administrer la dose maximale n'entraînant pas de leucopénie, tous les 7 jours.

IV (enfants) : *Initialement* – 2,5 mg/m^2, en 1 seule dose ; augmenter la dose à intervalles hebdomadaires, selon la tolérance du patient, par paliers de 1,25 mg/m^2, jusqu'à concurrence de 7,5 mg/m^2. *Dose d'entretien* – administrer la dose maximale n'entraînant pas de leucopénie, tous les 7 jours.

PRÉSENTATION (version générique disponible)

Solution pour injection : 1 mg/mL, en fioles de 10 mL[Pr].

PHARMACODYNAMIE (effet sur la numération leucocytaire)

	Début d'action	Pic	Durée
IV	5 – 7 jours	10 jours	7 – 14 jours

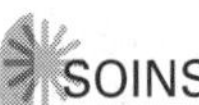

SOINS INFIRMIERS

ÉVALUATION DE LA SITUATION

- MESURER LA PRESSION ARTÉRIELLE, LE POULS ET LA FRÉQUENCE RESPIRATOIRE PENDANT TOUTE LA DURÉE DU TRAITEMENT. SIGNALER IMMÉDIATEMENT AU MÉDECIN L'APPARITION D'UNE DÉTRESSE RESPIRATOIRE. LE BRONCHOSPASME PEUT METTRE LA VIE DU PATIENT EN DANGER ; IL PEUT SURVENIR PENDANT LA PERFUSION OU PLUSIEURS HEURES OU SEMAINES APRÈS.
- Surveiller les signes d'aplasie médullaire. Suivre de près les saignements : saignements des gencives, formation d'ecchymoses, pétéchies, présence de sang occulte dans les selles, l'urine et les vomissements. Éviter les injections IM et la prise de température par voie rectale si le nombre de plaquettes est bas. Appliquer une pression pendant 10 minutes sur les points de ponction veineuse. Évaluer les signes d'infections pendant qu'une neutropénie est présente. La vinblastine peut provoquer l'anémie. Suivre de près la fatigue accrue, la dyspnée et l'hypotension orthostatique.
- La vinblastine peut entraîner des nausées et des vomissements. Effectuer le bilan des ingesta et des excreta. Noter l'appétit et l'état nutritionnel des patients. On peut avoir recours à un antiémétique administré en prophylaxie. Modifier le régime alimentaire en fonction des aliments que le patient peut tolérer.
- Observer les points d'injection à intervalles réguliers pour déceler la rougeur, l'irritation ou l'inflammation. En cas d'extravasation, arrêter

la perfusion et la recommencer à un point différent afin d'éviter la lésion des tissus sous-cutanés. Le traitement standard comprend l'infiltration d'hyaluronidase et l'application de chaleur.

- Rester à l'affût des symptômes de goutte : concentrations accrues d'acide urique, douleurs articulaires, œdème. Inciter le patient à boire au moins 2 litres de liquides par jour. On peut lui prescrire de l'allopurinol ou l'alcalinisation de l'urine afin de réduire les concentrations d'acide urique.

Tests de laboratoire :

- Noter la numération globulaire avant le traitement et à intervalles réguliers pendant toute sa durée. Si le nombre de leucocytes est < 2 000/mm^3, interrompre le traitement jusqu'à ce qu'il soit ≥ 4 000/mm^3. Le nadir de la leucopénie survient en l'espace de 5 à 10 jours ; les valeurs se rétablissent habituellement 7 à 14 jours plus tard. Une thrombocytopénie peut également survenir chez les patients ayant reçu une radiothérapie ou d'autres agents chimiothérapeutiques.
- Noter les résultats des tests de l'exploration fonctionnelle hépatique (AST, ALT, LDH, bilirubine) et rénale (urée, créatinine) avant le traitement et à intervalles réguliers pendant toute sa durée.
- La vinblastine peut entraîner l'élévation des concentrations d'acide urique. Noter ces concentrations à intervalles réguliers pendant toute la durée du traitement.

DIAGNOSTICS INFIRMIERS POSSIBLES

- Risque d'infection (Réactions indésirables).
- Alimentation déficiente (Réactions indésirables).
- Connaissances insuffisantes sur le traitement médicamenteux (Enseignement au patient et à ses proches).

INTERVENTIONS INFIRMIÈRES

- La solution devrait être préparée sous une hotte à flux laminaire. Porter des gants, une blouse et un masque lors de la manipulation de ce médicament. Mettre au rebut tout le matériel destiné à l'administration IV dans les contenants réservés à cette fin (voir l'annexe H).
- Ne pas administrer par voie SC, IM ou intrathécale L'administration par voie intrathécale mène à une issue fatale. La vinblastine doit se trouver dans des contenants recouverts d'une surenveloppe sur laquelle est inscrite la mise en garde suivante : « Administrer par voie IV seulement ». Cette surenveloppe doit demeurer sur le contenant jusqu'au moment de l'administration de la préparation.
- Ne pas administrer la vinblastine dans les bras ou les jambes en présence d'un trouble de la circulation, en raison du risque de thrombophlébite.

IV directe : La vinblastine est diluée et prête à être utilisée. Consulter les directives de chaque fabricant avant de reconstituer la préparation.

Vitesse d'administration : Administrer chaque dose unique en une minute dans le raccord en Y d'une tubulure par laquelle s'écoule une solution de NaCl 0,9 % ou de D5%E. Consulter les directives de chaque fabricant avant de reconstituer la préparation.

Perfusion intermittente : La dilution dans des volumes importants (de 100 à 250 mL) ou la perfusion prolongée (≥ 30 minutes) élèvent le risque d'irritation veineuse et d'extravasation.

Compatibilité dans la même seringue : bléomycine ▪ cisplatine ▪ cyclophosphamide ▪ dropéridol ▪ fluorouracile ▪ leucovorine calcique ▪ méthotrexate ▪ méthoclopramide ▪ mitomycine ▪ vincristine.

Comptabilité (tubulure en Y) : amifostine ▪ aztréonam ▪ bléomycine ▪ céfépime ▪ cisplatine ▪ cyclophosphamide ▪ doxorubicine ▪ dropéridol ▪ fludarabine ▪ fluorouracile ▪ héparine ▪ leucovorine calcique ▪ méphalan ▪ méthotrexate ▪ méthoclopramide ▪ mitomycine ▪ ondansetron ▪ paclitaxel ▪ pipéracilline/tazobactam ▪ sargramostim ▪ téniposide ▪ thiotépa ▪ vincristine ▪ vinorelbine.

Incompatibilité (tubulure en Y) : furosémide.

ENSEIGNEMENT AU PATIENT ET À SES PROCHES

- Inciter le patient à signaler à un professionnel de la santé la fièvre, les frissons, les maux de gorge, les signes d'infections, le saignement des gencives, les ecchymoses, les pétéchies ou la présence de sang dans les selles, l'urine ou les vomissements. Lui recommander d'éviter les foules et les personnes contagieuses. Lui recommander aussi d'utiliser une brosse à dents à poils doux et un rasoir électrique. Prévenir le patient qu'il ne doit pas consommer de boissons alcoolisées, ni prendre d'AINS ou de préparations contenant de l'aspirine.
- Recommander au patient d'examiner sa muqueuse buccale à la recherche d'érythème ou d'aphtes. En présence d'aphtes, lui conseiller d'éviter les aliments épicés, de remplacer la

brosse a dents par une brosse-éponge et de se rincer la bouche avec de l'eau après avoir bu et mangé. On peut lui prescrire des agents topiques si la douleur l'empêche de s'alimenter. La douleur associée à la stomatite pourrait dicter l'administration d'opiacés.

- Recommander au patient de signaler les symptômes suivants de neurotoxicité : paresthésie, douleurs, problèmes liés à la marche à pied, constipation persistante.
- Prévenir le patient que des douleurs aux mâchoires ou aux organes touchés par la tumeur, ainsi que des nausées et des vomissements peuvent se manifester. Lui recommander de prévenir la constipation et de signaler toutes les réactions indésirables.
- Prévenir la patiente que la vinblastine peut avoir des effets tératogènes. Lui conseiller d'utiliser une méthode de contraception efficace durant le traitement et pendant au moins 2 mois après l'avoir arrêté.
- Prévenir le patient qu'il risque de perdre ses cheveux. Explorer avec lui les stratégies lui permettant de s'adapter à ce changement.
- Expliquer au patient qu'il ne doit pas se faire vacciner sans recommandation expresse d'un professionnel de la santé.
- Insister sur le fait qu'il est nécessaire d'effectuer des examens diagnostiques et biochimiques à intervalles réguliers afin de déceler les effets secondaires du médicament.

VÉRIFICATION DE L'EFFICACITÉ THÉRAPEUTIQUE

L'efficacité du traitement peut être démontrée par : la diminution de la taille de la tumeur maligne sans apparition d'effets secondaires délétères. ✳

VINCRISTINE

Vincristine

CLASSIFICATION :

Antinéoplasique (alcaloïde extrait de la pervenche)

Grossesse – catégorie D

INDICATIONS

En monothérapie ou en association avec d'autres modalités thérapeutiques (agents antinéoplasiques, chirurgie ou radiothérapie) en présence des troubles suivants : maladie de Hodgkin ▪ leucémies ▪ neuroblastome ▪ lymphomes malins ▪ rhabdomyosarcome ▪ sarcome du tissu osseux ▪ tumeur de Wilms ▪ cancer du sein et du col de l'utérus ▪ mélanome malin ▪ épithélioma à petites cellules des bronches ▪ autres tumeurs ▪ Traitement du purpura thrombocytopénique idiopathique réfractaire à la splénectomie et aux corticostéroïdes.

MÉCANISME D'ACTION

Liaison aux protéines du fuseau achromatique entraînant l'arrêt de la métaphase et, par conséquent, la réplication cellulaire (phase M du cycle cellulaire) ▪ L'agent a peu ou pas d'effet sur la réserve médullaire. ***Effets thérapeutiques :*** Destruction des cellules à croissance rapide, particulièrement des cellules malignes ▪ Médicament doué de propriétés immunosuppressives.

PHARMACOCINÉTIQUE

Absorption : La vincristine est réservée à l'administration IV ; dans ce cas, sa biodisponibilité est totale.

Distribution : La vincristine se répartit rapidement dans tout l'organisme ; elle se lie fortement aux tissus.

Métabolisme et excrétion : La vincristine est métabolisée par le foie et éliminée dans les fèces par excrétion biliaire.

Demi-vie : De 10,5 à 37,5 heures.

CONTRE-INDICATIONS ET PRÉCAUTIONS/ MISES EN GARDE

Contre-indications : Hypersensibilité ▪ Radiothérapie du foie.

Précautions/mises en garde : Grossesse ou allaitement ▪ Patientes en âge de procréer ▪ Infections ▪ Aplasie médullaire ▪ Autres maladies chroniques débilitantes ▪ Insuffisance hépatique.

RÉACTIONS INDÉSIRABLES ET EFFETS SECONDAIRES

SNC : agitation, insomnie, dépression, modification de l'état de la conscience.

ORLO : cécité corticale, diplopie.

Resp. : bronchospasme.

GI : nausées, vomissements, crampes abdominales, anorexie, constipation, iléus, stomatite.

GU : suppression de la fonction des gonades, oligurie, rétention urinaire.

Tég. : alopécie.

End. : syndrome d'antidiurèse inappropriée.

V

Hémat.: anémie, leucopénie, thrombocytopénie (légère et brève).
Locaux: phlébite au point d'injection IV, nécrose tissulaire (due à l'extravasation).
Métab.: hyperuricémie.
SN: neuropathie périphérique ascendante.

INTERACTIONS

Médicament-médicament: Risque de bronchospasme chez les patients ayant été traités auparavant par la **mitomycine** ▪ La **L-asparaginase** peut diminuer le métabolisme hépatique de la vincristine (administrer la vincristine de 12 à 24 heures avant l'asparaginase) ▪ La vincristine peut diminuer la réponse des anticorps aux **vaccins à virus vivants** et augmenter le risque de réactions indésirables.

VOIES D'ADMINISTRATION ET POSOLOGIE

LA DOSE DOIT ÊTRE ÉTABLIE AVEC BEAUCOUP D'ATTENTION, CAR UNE TROP FORTE DOSE PEUT MENER À UNE ISSUE FATALE. Ne pas administrer par voie intrathécale. De nombreux autres protocoles sont utilisés.
IV (adultes): De 10 à 30 µg/kg (de 0,4 à 1,4 mg/m^2); on peut répéter l'administration toutes les semaines (la dose habituelle est de 1,4 mg/m^2).
IV (enfants > 10 kg): 2 mg/m^2, en 1 seule dose; on peut répéter l'administration toutes les semaines.
IV (enfants < 10 kg): 0,05 mg/kg, en 1 seule dose; on peut répéter l'administration toutes les semaines.

PRÉSENTATION
(version générique disponible)

Solution pour injection: 1 mg/mL, en fioles de 1, de 2 et de 5 mL[Pr].

PHARMACODYNAMIE
(effets sur la numération globulaire†)

	DÉBUT D'ACTION	PIC	DURÉE
IV	inconnu	4 jours	7 jours

† Habituellement légers.

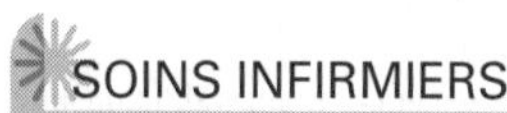

SOINS INFIRMIERS

ÉVALUATION DE LA SITUATION

- Mesurer la pression artérielle, le pouls et la fréquence respiratoire pendant toute la durée du traitement. Signaler tout changement notable.
- Évaluer l'état neurologique du patient. Déceler les signes de paresthésie (engourdissement, picotements, douleurs), la perte des réflexes tendineux profonds (le réflexe achilléen est habituellement le premier touché), la faiblesse (poignet ou pied tombant, problèmes liés à la marche à pied), la paralysie des nerfs crâniens (douleurs aux mâchoires, raucité de la voix, ptosis, modifications visuelles), le dysfonctionnement du système nerveux autonome (iléus, mictions difficiles, hypotension orthostatique, modification des sécrétions de sueur) et le dysfonctionnement du SNC (diminution de la conscience, agitation, hallucinations). Informer le médecin si ces symptômes apparaissent, car ils peuvent persister pendant plusieurs mois.
- Effectuer le bilan des ingesta et des excreta et noter le poids du patient tous les jours; signaler tout changement important. La diminution du débit urinaire s'accompagnant d'hyponatrémie peut indiquer la présence du syndrome d'antidiurèse inappropriée, lequel répond habituellement à la restriction hydrique.
- Observer les points d'injection à intervalles réguliers pour déceler la rougeur, l'irritation ou l'inflammation. En cas d'extravasation, arrêter la perfusion et la recommencer à un point différent afin d'éviter la lésion des tissus sous-cutanés. On peut réduire la cellulite et la gêne par l'infiltration d'hyaluronidase et l'application de compresses tièdes ou froides.
- Noter l'état nutritionnel des patients. On peut avoir recours à l'administration d'un antiémétique pour réduire les nausées et les vomissements.
- Rester à l'affût des symptômes de goutte: concentrations accrues d'acide urique, douleurs articulaires, œdème. Inciter le patient à boire au moins 2 litres de liquides par jour. On peut lui prescrire de l'allopurinol ou l'alcalinisation de l'urine afin de réduire les concentrations d'acide urique.

Tests de laboratoire:

- Noter la numération globulaire avant le traitement et à intervalles réguliers pendant toute sa durée. La vincristine peut provoquer une légère leucopénie 4 jours après l'arrêt du traitement, laquelle se résorbe habituellement en l'espace de 7 jours. Le nombre de plaquettes peut augmenter ou diminuer.
- Vérifier les résultats des tests de l'exploration fonctionnelle hépatique (AST, ALT, LDH, bilirubine) et rénale (urée, créatinine) avant le trai-

tement et à intervalles réguliers pendant toute sa durée.

- La vincristine peut entraîner l'élévation des concentrations d'acide urique. Noter ces concentrations à intervalles réguliers pendant toute la durée du traitement.

DIAGNOSTICS INFIRMIERS POSSIBLES

- Risque d'accident (Réactions indésirables).
- Alimentation déficiente (Réactions indésirables).
- Connaissances insuffisantes sur le traitement médicamenteux (Enseignement au patient et à ses proches).

INTERVENTIONS INFIRMIÈRES

- La solution devrait être préparée sous une hotte à flux laminaire. Porter des gants, une blouse et un masque lors de la manipulation du médicament. Mettre au rebut tout le matériel destiné à l'administration IV dans les contenants réservés à cette fin (voir l'annexe H).
- Ne pas administrer par voie SC, IM ou intrathécale. L'administration par voie intrathécale peut mener à une issue fatale. La vincristine doit se trouver dans des contenants recouverts d'une surenveloppe sur laquelle est inscrite la mise en garde suivante : « Administrer par voie IV seulement ». Cette surenveloppe doit demeurer sur le contenant jusqu'au moment de l'administration de la préparation.

IV directe : Solution pour injection prête à l'emploi d'une concentration de 1 mg/mL. Administrer la solution sans la diluer.

Vitesse d'administration : Administrer chaque dose unique en une minute dans le raccord en Y d'une tubulure par laquelle s'écoule une solution de NaCl 0,9 % ou de D5%E. Consulter les directives de chaque fabricant avant d'administrer la préparation.

Compatibilité dans la même seringue : bléomycine ▪ cisplatine ▪ cyclophosphamide ▪ doxapram ▪ doxorubicine ▪ dropéridol ▪ fluorouracile ▪ héparine ▪ leucovorine calcique ▪ méthotrexate ▪ métoclopramide ▪ mitomycine ▪ vinblastine.

Incompatibilité dans la même seringue : furosémide.

Compatibilité (tubulure en Y) : allopurinol sodique ▪ amifostine ▪ aztréonam ▪ bléomycine ▪ cisplatine ▪ cyclophosphamide ▪ doxorubicine ▪ dropéridol ▪ filgrastim ▪ fludarabine ▪ fluorouracile ▪ granisétron ▪ héparine ▪ leucovorine calcique ▪ melphalan ▪ méthotrexate ▪ métoclopramide ▪ mitomycine ▪ ondansetron ▪ paclitaxel ▪ pipéracilline/tazobactam ▪ sargramostim ▪ téniposide ▪ thiotépa ▪ vinblastine ▪ vinorelbine.

Incompatibilité (tubulure en Y) : céfépime ▪ furosémide ▪ idarubicine ▪ sodium, bicarbonate de.

ENSEIGNEMENT AU PATIENT ET À SES PROCHES

- Recommander au patient de signaler immédiatement à un professionnel de la santé la présence de rougeur, d'œdème ou de douleur au point d'injection.
- Recommander au patient de signaler les symptômes suivants de neurotoxicité : paresthésie, douleurs, difficultés à se déplacer, constipation persistante. L'informer qu'un apport liquidien accru, la consommation de fibres alimentaires et l'exercice peuvent diminuer la constipation. Il peut aussi recourir à des laxatifs émollients ou autres. L'inciter à communiquer avec un professionnel de la santé en cas de constipation grave ou de gêne abdominale, puisqu'il pourrait s'agir de signes de neuropathie.
- Inciter le patient à signaler à un professionnel de la santé la fièvre, les frissons, les maux de gorge, les signes d'infection, le saignement des gencives, les ecchymoses, les pétéchies ou la présence d'aphtes ou de sang dans les selles, l'urine ou les vomissements. Lui recommander d'éviter les foules et les personnes contagieuses.
- Prévenir la patiente que la vincristine peut avoir des effets tératogènes. Lui conseiller d'utiliser une méthode de contraception efficace durant le traitement et pendant au moins 2 mois après l'avoir arrêté.
- Prévenir le patient qu'il risque de perdre ses cheveux. Explorer avec lui les stratégies lui permettant de s'adapter à ce changement.
- Expliquer au patient qu'il ne doit pas se faire vacciner sans recommandation expresse d'un professionnel de la santé.
- Insister sur le fait qu'il est nécessaire d'effectuer des examens diagnostiques et biochimiques à intervalles réguliers afin de déceler les effets secondaires du médicament.

VÉRIFICATION DE L'EFFICACITÉ THÉRAPEUTIQUE

L'efficacité du traitement peut être démontrée par : la diminution de la taille de la tumeur maligne sans apparition d'effets secondaires délétères.

VINORELBINE

Navelbine

CLASSIFICATION :

Antinéoplasique (alcaloïde extrait de la pervenche)

Grossesse – catégorie D

INDICATIONS

Monothérapie ou traitement d'association avec le cisplatine chez les patients atteints d'un cancer du poumon non à petites cellules ayant atteint un stade avancé ■ Traitement du cancer métastatique du sein lorsque la chimiothérapie standard a échoué.

MÉCANISME D'ACTION

Liaison à une protéine (tubuline) des microtubules cellulaires entravant l'assemblage des microtubules et entraînant l'arrêt de la réplication cellulaire (phase M du cycle cellulaire). ***Effets thérapeutiques :*** Destruction des cellules à croissance rapide, particulièrement des cellules malignes.

PHARMACOCINÉTIQUE

Absorption : Par suite de l'administration par voie IV, la biodisponibilité est totale.

Distribution : La vinorelbine se lie fortement aux plaquettes et aux lymphocytes.

Métabolisme et excrétion : La vinorelbine est surtout métabolisée par le foie. Au moins un de ses métabolites est actif. D'importantes quantités sont éliminées dans les fèces. Une fraction de 11 % est éliminée par les reins.

Demi-vie : De 28 à 44 heures.

CONTRE-INDICATIONS ET PRÉCAUTIONS/ MISES EN GARDE

Contre-indications : Hypersensibilité ■ Granulocytopénie ou thrombocytopénie iatrogène grave

Précautions/mises en garde : Patientes en âge de procréer ■ Insuffisance hépatique ■ Patients débilités (risque accru d'hyponatrémie) ■ Enfants (l'innocuité de l'agent n'a pas été établie) ■ Grossesse ou allaitement ■ Infections évolutives ■ Aplasie médullaire ■ Autres maladies chroniques débilitantes.

RÉACTIONS INDÉSIRABLES ET EFFETS SECONDAIRES

SNC : fatigue.

Resp. : essoufflement.

CV : douleur à la poitrine.

GI : constipation, nausées, douleurs abdominales, anorexie, élévation transitoire des enzymes hépatiques, vomissements.

Tég. : alopécie, rash.

HÉ : hyponatrémie (avec ou sans syndrome d'antidiurèse inappropriée).

Hémat. : anémie, neutropénie, thrombocytopénie.

Locaux : irritation au point d'injection, réactions cutanées, phlébite.

Loc. : arthralgie, douleurs lombaires, douleurs à la mâchoire, myalgie.

SN : neurotoxicité.

Divers : douleurs dans les tissus envahis par la tumeur.

INTERACTIONS

Médicament-médicament : Effet additif sur l'aplasie médullaire lors de l'administration concomitante d'autres **antinéoplasiques** ou d'une **radiothérapie** ■ L'administration concomitante de **cisplatine** accroît le risque d'aplasie médullaire et sa gravité ■ La **mitomycine** ou les **radiations thoraciques** accroissent le risque de réactions pulmonaires aiguës.

VOIES D'ADMINISTRATION ET POSOLOGIE

- **IV (adultes) :** 30 mg/m^2, 1 fois par semaine.

Ajustements posologiques en fonction du nombre de granulocytes

- **IV (adultes) :** *≥ 1 500 cellules/mm^3 (1,5 × 10^9/L)* – 30 mg/m^2, 1 fois par semaine ; *de 1 000 à 1 499 cellules/mm^3 (1 à 1,499 × 10^9/L)* – 15 mg/m^2, 1 fois par semaine ; *< 1 000 cellules/mm^3 (1 × 10^9/L)* – ne pas administrer le médicament.

PRÉSENTATION

Solution pour injection : 10 mg/mL[Pr], en fioles de 1 et 5 mL.

PHARMACODYNAMIE (effets sur la numération leucocytaire)

	Début d'action	Pic	Durée
IV	inconnu	7 – 10 jours	7 – 15 jours

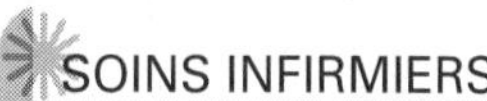

SOINS INFIRMIERS

ÉVALUATION DE LA SITUATION

- Mesurer la pression artérielle, le pouls et la fréquence respiratoire pendant toute la durée du traitement. Noter tout changement important.

L'essoufflement aigu et des bronchospasmes graves peuvent se manifester, quoique rarement, peu après l'administration du médicament. L'administration de corticostéroïdes, de bronchodilatateurs et d'oxygène peut s'avérer nécessaire, particulièrement chez les patients ayant des antécédents de maladies pulmonaires.

- Évaluer le patient à intervalles fréquents à la recherche de signes d'infection (maux de gorge, fièvre, toux, modification de l'état mental), particulièrement à l'approche du nadir de la granulocytopénie.
- Évaluer l'état neurologique du patient. Déceler les signes de paresthésie (engourdissements, picotements, douleurs), la perte des réflexes tendineux profonds (le réflexe achilléen est habituellement le premier touché), la faiblesse (poignet ou pied tombant, problèmes liés à la marche à pied), la paralysie des nerfs crâniens (douleurs aux mâchoires, raucité de la voix, ptosis, modifications visuelles), le dysfonctionnement du système nerveux autonome (constipation, iléus, mictions difficiles, hypotension orthostatique, modification des sécrétions de sueur) et le dysfonctionnement du SNC (diminution de la conscience, agitation, hallucinations). Ces symptômes peuvent persister pendant plusieurs mois. L'incidence de la neurotoxicité associée à cet agent est moins élevée que dans le cas des autres alcaloïdes extraits de la pervenche.
- Effectuer le bilan des ingesta et des excreta et noter le poids du patient tous les jours pour déceler tout écart.
- Évaluer l'état nutritionnel du patient. Les nausées légères à modérées sont courantes. On peut administrer un antiémétique pour réduire les nausées et les vomissements.
- Rester à l'affût des symptômes de goutte : concentrations accrues d'acide urique, douleurs articulaires, œdème. Inciter le patient à boire au moins 2 litres de liquides par jour. On peut lui prescrire de l'allopurinol ou l'alcalinisation de l'urine afin de réduire les concentrations d'acide urique.

Tests de laboratoire :

- Noter la numération globulaire avant l'administration de chaque dose et à intervalles réguliers pendant toute la durée du traitement. Le nadir de la granulocytopénie survient habituellement en l'espace de 7 à 10 jours après l'administration de la vinorelbine ; les valeurs se rétablissent habituellement de 7 à 15 jours plus tard. Si le nombre de granulocytes est < 1 500/mm^3, il peut s'avérer nécessaire d'interrompre temporairement le traitement ou de réduire la dose de médicament. En cas de fièvre ou de septicémie récurrente pendant la granulocytopénie, il faut adapter la posologie de la vinorelbine. Le médicament peut aussi entraîner une anémie légère à modérée. La thrombocytopénie survient rarement.
- Vérifier les résultats des tests de l'exploration fonctionnelle hépatique (AST, ALT, LDH, bilirubine) et rénale (urée, créatinine) avant le traitement et à intervalles réguliers pendant toute sa durée. La vinorelbine peut entraîner l'élévation des concentrations d'acide urique. Noter ces concentrations à intervalles réguliers pendant toute la durée du traitement.

DIAGNOSTICS INFIRMIERS POSSIBLES

- Risque d'accident (Réactions indésirables).
- Risque d'infection (Réactions indésirables).
- Connaissances insuffisantes sur le traitement médicamenteux (Enseignement au patient et à ses proches).

INTERVENTIONS INFIRMIÈRES

- La solution devrait être préparée sous une hotte à flux laminaire. Porter des gants, une blouse et un masque lors de la manipulation du médicament. Mettre au rebut tout le matériel destiné à l'administration IV dans les contenants réservés à cette fin (voir l'annexe H).
- Observer fréquemment le point de perfusion pour déceler les rougeurs, l'inflammation ou l'infiltration. La vinorelbine est un agent vésicant. En cas d'extravasation, arrêter immédiatement la perfusion et la reprendre dans une autre veine afin d'éviter la lésion des tissus sous-cutanés. Le traitement de l'extravasation inclut l'application immédiate de compresses chaudes sur la région touchée pendant 30 à 60 minutes ; on arrête ensuite de les appliquer pendant 15 minutes et on les applique de nouveau pendant 15 minutes et ainsi de suite pendant 24 heures pour accroître l'absorption systémique du médicament. Il faut administrer, par la canule en place ou par voie sous-cutanée si l'aiguille a été retirée, 150 U d'hyaluronidase diluées dans 1 à 2 mL de NaCl 0,9 %, à raison de 1 mL pour chaque mL extravasé, pour accroître l'absorption et la dispersion du médicament.

IV directe : Pour obtenir une concentration de 1,5 à 3 mg/mL, diluer la vinorelbine dans une solution

V

de NaCl 0,9 % ou de D5%E. Consulter les directives de chaque fabricant avant d'administrer la préparation.

Vitesse d'administration : Perfuser en 6 à 10 minutes dans le raccord en Y le plus près du sac de la solution IV ou dans un cathéter central. Après la perfusion, purger la veine avec au moins 75 à 125 mL d'une solution de NaCl 0,9 % ou de D5%E, administrés pendant 10 minutes ou plus.

Perfusion intermittente : Pour obtenir une concentration de 0,5 à 2 mg/mL, diluer la vinorelbine dans une solution de NaCl 0,9 %, de D5%E, de NaCl 0,45 %, de Ringer ou de lactate de Ringer. La solution peut être d'incolore à jaune pâle. Ne pas administrer les solutions qui ont changé de couleur ou qui renferment des particules. La solution diluée est stable pendant 24 heures à la température ambiante. Consulter les directives de chaque fabricant avant d'administrer la préparation.

Vitesse d'administration : Perfuser en 6 à 10 minutes dans le raccord en Y le plus près du sac de la solution IV ou dans un cathéter central. Après la perfusion, purger la veine avec au moins 75 à 125 mL d'une solution de NaCl 0,9 % ou de D5%E, administrés pendant 10 minutes ou plus.

Compatibilité (tubulure en Y) : amikacine ■ aztréonam ■ bléomycine ■ bumétanide ■ buprénorphine ■ butorphanol ■ calcium, gluconate de ■ carboplatine ■ carmustine ■ céfotaxime ■ ceftazidime ■ ceftizoxime ■ ceftriaxone ■ chlorpromazine ■ cimétidine ■ cisplatine ■ clindamycine ■ cyclophosphamide ■ cytarabine ■ dacarbazine ■ dactinomycine ■ daunorubicine ■ dexaméthasone sodique, phosphate de ■ diphenhydramine ■ doxorubicine ■ doxycycline ■ dropéridol ■ énalaprilate ■ étoposide ■ famotidine ■ floxuridine ■ fluconazole ■ fludarabine ■ gallium, nitrate de ■ gentamycine ■ halopéridol ■ héparine ■ hydrocortisone ■ hydromorphone ■ idarubicine ■ ifosfamide ■ imipénem/cilastatine ■ lorazépam ■ mannitol ■ méchloretamine ■ melphalan ■ mépéridine ■ mesna ■ méthotrexate ■ métoclopramide ■ métronidazole ■ miconazole ■ minocycline ■ mitoxantrone ■ morphine ■ nalbuphine ■ nétilmicine ■ ondansetron ■ plicamycine ■ streptozocine ■ téniposide ■ ticarcilline/clavulanate ■ tobramycine ■ vancomycine ■ vinblastine ■ vincristine ■ zidovudine.

Incompatibilité (tubulure en Y) : acyclovir ■ aminophylline ■ amphotéricine B ■ ampicilline ■ céfazoline ■ céfopérazone ■ céforanide ■ céfotétane ■ ceftriaxone ■ céfuroxime ■ fluorouracile ■ furosémide ■ ganciclovir ■ méthylprednisolone ■ mitomycine ■ pipéracilline ■ sodium, bicarbonate de ■ thiotépa ■ triméthoprim/sulfaméthoxazole.

ENSEIGNEMENT AU PATIENT ET À SES PROCHES

- Recommander au patient de signaler les symptômes suivants de neurotoxicité : paresthésie, douleur, difficultés à se déplacer constipation persistante.
- Informer le patient qu'un apport liquidien accru, la consommation de fibres alimentaires et l'exercice peuvent diminuer la constipation. Il peut aussi prendre des laxatifs émollients ou autres. Lui conseiller de communiquer avec un professionnel de la santé en cas de constipation grave ou de gêne abdominale, puisqu'il pourrait s'agir de signes d'iléus attribuable à la neuropathie.
- Inciter le patient à signaler à un professionnel de la santé la fièvre, les frissons, les maux de gorge, les signes d'infection, le saignement des gencives, les ecchymoses, les pétéchies ou la présence d'aphtes ou de sang dans les selles, l'urine ou les vomissements.
- Recommander au patient d'éviter les foules et les personnes contagieuses.
- Prévenir la patiente que la vinorelbine peut avoir des effets tératogènes. Lui conseiller d'utiliser une méthode de contraception efficace durant le traitement et pendant au moins 2 mois après l'avoir arrêté.
- Prévenir le patient qu'il risque de perdre ses cheveux. Explorer avec lui les stratégies lui permettant de s'adapter à ce changement.
- Expliquer au patient qu'il ne doit pas se faire vacciner sans recommandation expresse d'un professionnel de la santé.
- Insister sur le fait qu'il est nécessaire d'effectuer des examens diagnostiques et biochimiques à intervalles réguliers afin de déceler les effets secondaires du médicament.

VÉRIFICATION DE L'EFFICACITÉ THÉRAPEUTIQUE

L'efficacité du traitement peut être démontrée par : la diminution de la taille de la tumeur maligne sans apparition d'effets secondaires délétères.

VITAMINE B_{12} (PRÉPARATIONS)

cyanocobalamine

Bedoz, Cobex, Cyanocobalamine, Vitamin B_{12}

hydroxocobalamine
Acti-B12, Hydro Cobex, Hydroxocobalamine, Hydroxy-Cobal, Vitamine B_{12}

CLASSIFICATION :
Vitamines B (hydrosolubles), hématopoïétique

Grossesse – catégorie C

INDICATIONS

Traitement et prévention des carences en vitamine B_{12} ■ Traitement de l'anémie pernicieuse ■ Test de Schilling (agent diagnostique).

MÉCANISME D'ACTION

Coenzyme nécessaire lors de nombreux processus métaboliques incluant le métabolisme des lipides et des glucides et la synthèse des protéines ■ Élément indispensable à la formation de globules rouges. ***Effets thérapeutiques :*** Correction des manifestations d'anémie pernicieuse (indices mégaloblastiques, lésions gastro-intestinales et atteinte neurologique) ■ Prévention des carences en vitamine B_{12}.

PHARMACOCINÉTIQUE

Absorption : L'absorption depuis le tractus gastro-intestinal ne peut se faire en l'absence de facteur intrinsèque et de calcium (seulement 5 µg/jour pourraient être absorbés). Bonne absorption par suite de l'administration par voies IM et SC. Une fraction de 89 % est absorbée depuis la muqueuse nasale.

Distribution : Ces vitamines sont emmagasinées dans le foie. Elles traversent le placenta et pénètrent dans le lait maternel.

Métabolisme et excrétion : Les quantités excessives sont éliminées à l'état inchangé dans l'urine.

Demi-vie : 6 jours (400 jours dans le foie).

CONTRE-INDICATIONS ET PRÉCAUTIONS/ MISES EN GARDE

Contre-indications : Hypersensibilité ■ Enfants prématurés (éviter les préparations contenant de l'alcool benzylique en raison du « gasp mortel » [inspiration agonique terminale]).

Précautions/mises en garde : Atrophie héréditaire du nerf optique (accélération des lésions) ■ Maladie cardiaque ■ Urémie, carences en acide folique, infection concomitante, carences en fer (altération de la réponse à la vitamine B_{12}).

RÉACTIONS INDÉSIRABLES ET EFFETS SECONDAIRES

CV : thrombose vasculaire périphérique.

GI : diarrhée.

Tég. : démangeaisons, enflure du corps, urticaire.

HÉ : hypokaliémie.

Locaux : douleur au point d'injection IM.

Divers : réactions d'hypersensibilité incluant l'ANAPHYLAXIE.

INTERACTIONS

Médicament-médicament : Le **chloramphénicol** et les **antinéoplasiques** peuvent diminuer la réponse hématologique à la vitamine B_{12} ■ Les **aminosides**, la **colchicine**, les **suppléments potassiques à libération prolongée**, l'**acide aminosalicylique**, les **anticonvulsivants**, la **cimétidine**, ainsi que les quantités excessives d'**alcool** ou de **vitamine C** peuvent diminuer l'absorption ou l'efficacité de la vitamine B_{12}.

VOIES D'ADMINISTRATION ET POSOLOGIE

Carence en cyanocobalamine

- **PO (adultes et enfants) :** La dose dépend de la gravité de la carence ; jusqu'à 1 000 µg/jour.
- **IM, SC (adultes) :** De 30 à 100 µg/jour, pendant 5 à 10 jours, puis de 100 à 200 µg/mois. On a déjà administré des doses allant jusqu'à 1 000 µg. La dose pour l'injection, administrée dans le cadre du test de Schilling, est de 1 000 µg.
- **IM, SC (enfants) :** 100 µg/jour, jusqu'à l'atteinte d'une dose cumulative totale de 1 à 5 mg, puis 60 µg/mois. On a déjà administré des doses allant jusqu'à 1 000 µg. La dose pour l'injection, administrée dans le cadre du test de Schilling, est de 1 000 µg.

Carence en hydroxocobalamine

- **IM, SC (adultes) :** De 30 à 100 µg/jour, pendant 5 à 10 jours, puis de 100 à 200 µg/mois. La dose pour l'injection, administrée dans le cadre du test de Schilling, est de 1 000 µg.
- **IM, SC (enfants) :** 100 µg/jour, jusqu'à l'atteinte d'une dose cumulative totale de 1 à 5 mg, puis 60 µg/mois.

V

PRÉSENTATION

- **Cyanocobalamine**
  Capsules : 1 000 µg^{VL} ■ **Comprimés :** 25 µg^{VL}, 50 µg^{VL}, 100 µg^{VL}, 250 µg^{VL}, 500 µg^{VL}, 1 000 µg^{VL} ■ **Comprimés à libération prolongée :** 100 µg^{VL}, 200 µg^{VL}, 500 µg^{VL}, 1 000 µg^{VL} ■ **Solution pour**

injection: 100 µg/mL, en ampoules de 1 mL[VL], 1 000 µg/mL, en ampoules de 1 mL[VL] et en fioles de 10 et de 30 mL[VL].

- **Hydroxocobalamine**
  Solution pour injection: 1 000 µg/mL, en fioles de 30 mL[Pr].

PHARMACODYNAMIE (réticulocytose)

	DÉBUT D'ACTION	PIC	DURÉE
Cyanocobalamine, IM, SC, voie nasale	inconnu	3 – 10 jours	inconnue
Hydroxocobalamine, IM, SC	inconnu	3 – 10 jours	inconnue

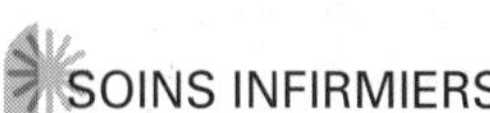

SOINS INFIRMIERS

ÉVALUATION DE LA SITUATION

Avant le traitement et pendant toute sa durée, rechercher les signes suivants de déficit en vitamine B_{12}: pâleur, neuropathie, psychose, langue rougie et tuméfiée.

Tests de laboratoire: Examiner les concentrations plasmatiques d'acide folique, la numération des réticulocytes et les concentrations plasmatiques de vitamine B_{12}, avant l'administration initiale et entre le cinquième et le septième jour de traitement. Chez les patients recevant de la vitamine B_{12} pour le traitement de l'anémie mégaloblastique, il faut déterminer les concentrations sériques de potassium au cours des 48 premières heures de traitement en raison des risques d'hypokaliémie. Il faut suivre les patients atteints d'anémie pernicieuse tous les 5 à 6 mois.

DIAGNOSTICS INFIRMIERS POSSIBLES

- Alimentation déficiente (Indications).
- Intolérance à l'activité (Indications).
- Connaissances insuffisantes sur le traitement médicamenteux (Enseignement au patient et à ses proches).

INTERVENTIONS INFIRMIÈRES

- On administre habituellement la vitamine B_{12} en association avec d'autres vitamines, car il est rare que le patient ne présente que ce seul type de carence vitaminique.
- L'administration de la vitamine B_{12} par voie orale n'est utile qu'en cas de carences nutritionnelles. Le médicament doit être administré par voie parentérale en présence d'une maladie de l'intestin grêle, d'un syndrome de malabsorption, d'une gastrectomie ou d'une iléoctomie.

PO:

- Administrer ces vitamines aux repas afin d'en accroître l'absorption.
- On peut mélanger la cyanocobalamine à des jus de fruits. Demander au patient de boire la préparation aussitôt que le mélange a été fait puisque l'acide ascorbique en diminue la stabilité.

IV: La voie IV n'est pas recommandée. Toutefois, on peut mélanger de petites quantités de cyanocobalamine à une solution destinée à l'alimentation par voie parentérale totale.

Compatibilité (tubulure en Y): héparine ▪ hydrocortisone sodique, succinate d' ▪ potassium, chlorure de ▪ vitamines du complexe B avec C.

Compatibilité en addition au soluté: acide ascorbique ▪ D5%E ▪ D10%E ▪ dextrose et solution de Ringer ou de lactate de Ringer ▪ dextrose et solution saline ▪ NaCl 0,45 % ▪ NaCl 0,9 % ▪ solution de Ringer ou de lactate de Ringer ▪ vitamines du complexe B avec C.

ENSEIGNEMENT AU PATIENT ET À SES PROCHES

- Encourager le patient à respecter scrupuleusement les recommandations diététiques du professionnel de la santé. Lui expliquer que la meilleure source de vitamines est une alimentation bien équilibrée. Lui recommander de suivre un régime comprenant des aliments des quatre principaux groupes alimentaires.
- Expliquer au patient que les aliments riches en vitamine B_{12} comprennent les viandes, les fruits de mer, le jaune d'œuf et les fromages fermentés ; une petite quantité seulement est perdue lors de la cuisson normale des aliments.
- Recommander aux patients prenant des suppléments vitaminiques de ne pas dépasser l'apport quotidien recommandé (voir l'annexe K). L'efficacité des mégadoses dans le traitement de diverses affections n'a pas été démontrée et leur administration peut entraîner des effets secondaires.
- Expliquer au patient ayant subi une gastrectomie ou une iléoctomie qu'il doit prendre des suppléments de vitamine B_{12} tout au long de sa vie.
- Insister sur l'importance des examens de suivi permettant d'évaluer les bienfaits du traitement.

VÉRIFICATION DE L'EFFICACITÉ THÉRAPEUTIQUE

L'efficacité du traitement peut être démontrée par: la résolution des symptômes de carence en vitamine B_{12}

■ l'augmentation du nombre de réticulocytes ■ l'amélioration des symptômes d'anémie pernicieuse.

VITAMINE D (COMPOSÉS DE)

alfacalcidol (1α-hydroxycholécalciférol, métabolite de la vitamine D_3)
One-Alpha

calcitriol (1,25-dihydroxycholécalciférol, métabolite de la vitamine D_3)
Calcijex, Locatrol

cholécalciférol (vitamine D_3)
D-Vi-Sol

dihydrotachystérol (analogue de la vitamine D_2)
Hytakerol

doxercalciférol
Ce médicament n'est pas commercialisé au Canada.

ergocalciférol (vitamine D_2)
Calciferol, Drisdol, Ostoforte

paricalcitol
Ce médicament n'est pas commercialisé au Canada.

CLASSIFICATION:
Vitamines D (liposolubles)
Dihydrotachystérol: stéroïde antitétanique
Ergocalciférol: agent antirachitique
Grossesse – catégorie C

INDICATIONS

Alfacalcidol: Traitement de l'hypocalcémie et de l'ostéodystrophie chez les patients souffrant d'insuffisance rénale chronique ■ **Calcitriol**: Traitement de l'hypocalcémie et de l'ostéodystrophie chez les patients souffrant d'insuffisance rénale chronique soumis à la dialyse ■ Traitement de l'hypoparathyroïdie post-chirurgicale ou idiopathique ou de la pseudohypoparathyroïdie ■ Traitement du rachitisme vitaminorésistant (hypophosphatémie familiale) ■ **Cholécalciférol**: Prévention de la carence chez les nourrissons allaités au sein ■ **Dihydrotachystérol**: Traitement des formes aiguës, chroniques et latentes de tétanie postopératoire et idiopathique et d'hypoparathyroidie ■ **Ergocalciférol**: Prévention et traitement de la carence en vitamine D ■ Traitement de l'hypophosphatémie ou de l'hypocalcémie ■ Traitement de l'ostéodystrophie ■ Traitement de l'ostéomalacie découlant d'un traitement anticonvulsivant prolongé ■ Traitement du rachitisme vitaminorésistant (hypophosphatémie familiale) et de l'hypoparathyroidie. **Usages non approuvés pour les médicaments précédents**: Traitement et prévention de l'ostéoporose primaire ou provoquée par les corticostéroïdes, en association avec des suppléments de calcium ■ **Doxercalciférol**: Baisse des concentrations élevées de parathormone intacte dans le traitement de l'hyperparathyroïdie secondaire chez les patients sous dialyse ■ **Paricalcitol**: Prévention et traitement de l'hyperparathyroïdie secondaire attribuable à une insuffisance rénale chronique.

MÉCANISME D'ACTION

Le dihydrotachystérol et l'ergocalciférol sont des formes inactives de vitamine D ; ils sont transformés en une forme active par le foie et les reins. Le calcitriol est la forme active ■ La vitamine D favorise l'absorption du calcium et du phosphore ■ Elle régularise l'homéostasie calcique en association avec la parathormone et la calcitonine. ***Effets thérapeutiques:*** Traitement et prophylaxie des maladies de carence, particulièrement des manifestations osseuses ■ Amélioration de l'homéostasie du calcium et du phosphore chez les patients atteints d'insuffisance rénale chronique.

PHARMACOCINÉTIQUE

Absorption: *Calcitriol* – Bonne absorption par suite de l'administration par voie orale. *Dihydrotachystérol, ergocalciférol* – Ces agents, sous forme inactive, sont bien absorbés. *Doxercalciférol* – Cet agent est un promédicament qui est bien absorbé par suite de l'administration par voie orale. *Paricalcitol* – Biodisponibilité totale par suite de l'administration par voie IV.

Distribution: Ces vitamines sont emmagasinées dans le foie et dans les autres tissus adipeux; le calcitriol traverse le placenta.

Métabolisme et excrétion: *Calcitriol* – il subit un recyclage entérohépatique et il est surtout excrété dans la bile. *Dihydrotachystérol, ergocalciférol* – ces agents sont transformés en une forme active par le soleil, le foie et les reins. *Doxercalciférol* – il est transformé par le foie en 1,25-$(OH)_2D_2$ (métabolite majeur) et en 1,24-dihydroxyvitamine D_2 (métabolite mineur). *Paricalcitol* – il est surtout métabolisé par le foie et éliminé par voie hépatobiliaire.

Demi-vie: *Calcitriol* – de 3 à 8 heures. *Métabolites du doxercalciférol* – de 32 à 37 heures (jusqu'à 96 heures). *Paricalcitol* – 15 heures.

V

CONTRE-INDICATIONS ET PRÉCAUTIONS/ MISES EN GARDE

Contre-indications: Hypersensibilité ■ Hypercalcémie, hyperphosphatémie ■ Toxicité associée à la vitamine D ou sensibilité anormale aux effets de la vitamine D ■ **Doxercalciférol**: Administration concomitante d'antiacides renfermant du magnésium ou d'autres suppléments de vitamine D ■ **Ergocalciferol**: Diminution de la fonction rénale.

Précautions/mises en garde: Sarcoïdose ■ Hyperparathyroïdie ■ Traitement par des dérivés digitaliques ■ Grossesse (doses importantes; l'innocuité de ces vitamines n'a pas été établie) ■ Allaitement (doses importantes).

RÉACTIONS INDÉSIRABLES ET EFFETS SECONDAIRES

Ces réactions et ces effets sont surtout des manifestations de toxicité (hypercalcémie).

SNC: céphalées, somnolence, faiblesse; *doxercalciférol* – étourdissements, malaise, troubles du sommeil.

ORLO: conjonctivite, photophobie, rhinorrhée.

Resp.: *doxercalciférol* – dyspnée.

CV: arythmies, hypertension; *doxercalciférol* – bradycardie; *paricalcitol* – œdème, palpitations.

GI: anorexie, constipation, sécheresse de la bouche (xérostomie), goût métallique, nausées, polydipsie, vomissements, perte de poids.

GU: albuminurie, baisse de la libido, nycturie, polyurie.

Tég.: prurit.

End.: *doxercalciférol* – suppression excessive de la parathormone.

HÉ: hypercalcémie; *doxercalciférol* – hypercalciurie, hyperphosphatémie.

Métab.: hyperthermie.

Loc.: douleurs osseuses, douleurs musculaires; *doxercalciférol* – maladie osseuse adynamique, arthralgie; *paricalcitol* – calcification métastatique.

Divers: *paricalcitol* – frissons, fièvre.

INTERACTIONS

Médicament-médicament: L'absorption des analogues de la vitamine D est diminuée par l'administration concomitante de **cholestyramine**, de **colestipol** ou d'**huile minérale** ■ L'administration de **diurétiques thiazidiques** chez des patients atteints d'hypoparathyroïdie peut entraîner l'hypercalcémie ■ Les **corticostéroïdes** peuvent réduire l'efficacité des analogues de la vitamine D ■ L'administration concomitante de **dérivés digitaliques** augmente le risque d'arythmies ■ La **phénytoïne** et d'autres **anticonvulsivants hydantoïnes**, le **sucralfate**, les **barbituriques** et la **primidone** augmentent les besoins en vitamine D ■ Administrer avec prudence aux patients qui reçoivent des **antiacides contenant du magnésium** ou des **médicaments renfermant du calcium** ■ L'administration concomitante d'**antiacides renfermant du magnésium** peut entraîner l'hypermagnésémie ■ L'administration concomitante d'autres **suppléments de vitamine D** peut accroître le risque d'hypercalcémie ■ Les **agents qui stimulent les enzymes hépatiques (phénobarbital)** et **ceux qui les inhibent (phénytoïne)** peuvent modifier les besoins en doxercalciférol.

Médicament-aliments: La consommation d'**aliments riches en calcium** (voir l'annexe J) peut mener à une hypercalcémie.

VOIES D'ADMINISTRATION ET POSOLOGIE

Alfacalcidol

- **PO (adultes)**: *Posologie initiale* – 0,25 µg/jour, pendant 2 mois. Chez les patients dialysés, la dose de départ devrait être de 1 µg/jour. Si on n'obtient pas l'effet désiré après 4 semaines, on doit augmenter la dose de 0,5 µg, à intervalles de 2 ou de 4 semaines. (Écart posologique: 1 – 2 µg/jour; ne pas dépasser 3 µg/jour). *Dose d'entretien* – de 0,25 à 1 µg/jour. Le patient doit recevoir en même temps un apport quotidien suffisant de calcium (de 800 à 1 000 mg).
- **IV**: *Traitement intermittent: Posologie initiale* – 1 µg par dialyse (2 ou 3 fois/semaine); la dose peut être augmentée à raison de 1 µg par dialyse, jusqu'à un maximum de 12 µg/semaine. *Dose d'entretien* – 6 µg/semaine (de 1,5 à 12 µg/semaine).

Calcitriol

- **PO (adultes)**: *Hypocalcémie et ostéodystrophie chez les patients atteints d'insuffisance rénale* – de 0,25 à 1 µg/jour (des doses plus élevées ont déjà été utilisées). On peut parfois administrer 0,25 µg 1 jour sur 2. *Hypoparathyroïdie* – de 0,25 à 2,7 µg/jour. *Hypoparathyroïdie et rachitisme vitaminorésistant* – 0,25 µg/jour (des doses plus élevées ont déjà été utilisées).
- **PO (enfants)**: *Rachitisme vitaminorésistant et hypophosphatémique* – de 0,01 à 0,02 µg/kg/jour (dose moyenne: 0,018 µg/kg/jour). *Rachitisme vitaminorésistant de type I* – de 0,010 à 0,025 µg/kg/jour (dose moyenne: 0,017 µg/kg/jour). *Hypoparathyroïdie* – de 0,03 à 0,05 µg/kg/jour (dose moyenne: 0,04 µg/kg/jour). *Trai-*

V

tement intermittent (à doses élevées) : L'administration intermittente de doses élevées de calcitriol par voie orale, 2 ou 3 fois par semaine, s'est révélée efficace même dans les cas réfractaires au traitement continu.

- **IV (adultes)** : *Dose initiale* – 0,5 µg, en bolus IV dans le cathéter, à la fin de l'hémodialyse, 3 fois par semaine. On peut majorer de 0,25 à 0,5 µg/dose, toutes les 2 à 4 semaines. *Dose d'entretien* – de 0,5 à 3 µg, 3 fois par semaine (de 0,01 à 0,05 µg/kg, 3 fois par semaine).

Cholécalciférol

- **PO (nourrissons)** : 400 unités, 1 fois par jour.

Dihydrotachystérol

- **PO (adultes)** : *Tétanie postopératoire, hypoparathyroïdie* – de 0,75 à 2,5 mg/jour, pendant plusieurs jours ; puis de 0,25 mg à 1,75 mg par semaine.

Ergocalciférol

- **PO (adultes)** : *Carence en vitamine D* – 5 000 unités (125 µg)/jour, selon la gravité de la carence. *Rachitisme résistant à la vitamine D* – de 12 000 à 500 000 UI/jour (de 0,3 à 12,5 mg). *Hypoparathyroïdie* – de 50 000 à 200 000 unités (de 1,25 à 5 mg) par jour. Le patient doit recevoir en même temps un supplément de calcium approprié.
- **PO (enfants)** : *Carence en vitamine D* – 5 000 unités (125 µg) par jour, selon la gravité de la carence. *Dose d'entretien* – 400 unités par jour.

PRÉSENTATION

- **Alfacalcidol**
  Capsules : 0,25 µg[Pr], 0,5 µg[Pr], 1 µg[Pr] ■ **Gouttes orales** : 2 µg/mL, en flacons de 10 ou de 20 mL[Pr] ■ **Solution pour injection** : 2 µg/mL, en ampoules de 0,5 mL[Pr].
- **Calcitriol**
  Capsules : 0,25 µg[Pr], 0,5 µg[Pr] ■ **Solution orale** : 1 µg/mL, en flacons de 15 mL[Pr] ■ **Solution pour injection** : 1 µg/mL, en ampoules de 1 mL[Pr], 2 µg/mL, en ampoules de 1 mL[Pr].
- **Cholécalciférol**
  Gouttes orales : 400 unités/mL, en flacons de 50 mL[VL] ■ **En association avec** : multivitamines et minéraux[VL].
- **Dihydrotachystérol**
  Capsules : 0,125 mg[Pr].
- **Doxercalciférol**
  Ce médicament n'est pas commercialisé au Canada.
- **Ergocalciférol**
  Solution liquide : 8 288 unités/mL, en flacons de 60 mL[VL] ■ **Capsules** : 50 000 unités[Pr].
- **Paricalcitol**
  Ce médicament n'est pas commercialisé au Canada.

PHARMACODYNAMIE (effets sur les concentrations sériques de calcium)

	DÉBUT D'ACTION	PIC	DURÉE
Calcitriol – PO	2 – 6 h	2 – 6 h	3 – 5 jours
Calcitriol – IV	inconnu	inconnu	inconnue
Dihydrotachystérol – PO	plusieurs heures	1 – 2 semaines	2 semaines
Doxercalciférol – PO	inconnu	8 semaines	1 semaine
Ergocalciférol – PO	12 – 24 h†	inconnu	jusqu'à 6 mois
Paricalcitol – IV	inconnu	jusqu'à 2 semaines	inconnue

† L'effet thérapeutique peut ne pas se manifester avant 10 à 14 jours.

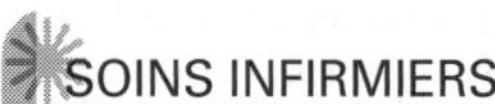

SOINS INFIRMIERS

ÉVALUATION DE LA SITUATION

- Suivre de près les symptômes de carence vitaminique avant l'administration et à intervalles réguliers tout au long du traitement.
- Avant l'administration de ces vitamines et pendant toute la durée du traitement, rester à l'affût de la faiblesse ou des douleurs osseuses.
- Observer attentivement le patient pour déceler les signes suivants d'hypocalcémie : paresthésie, soubresauts musculaires, laryngospasme, coliques, arythmies cardiaques et signe de Chvostek ou de Trousseau. Pour protéger les patients qui manifestent ces symptômes, remonter et rembourrer les ridelles du lit ; garder le lit en position basse.

Enfants : Suivre de près la taille et le poids ; il y a risque d'interruption de la croissance lors de l'administration prolongée de doses élevées.

Rachitisme, ostéomalacie : Avant l'administration de ces vitamines et pendant toute la durée du traitement, rester à l'affût de la faiblesse ou des douleurs osseuses.

Tests de laboratoire : Au cours du traitement initial, il faut doser la calcémie hebdomadairement. Examiner à intervalles réguliers les concentrations sériques d'urée, de créatinine, de phosphatase alcaline et de parathormone, ainsi que le ratio des concentrations de calcium/créatinine urinaires de 24 heures. Noter les concentrations sériques de phosphate avant l'administration et à intervalles réguliers pendant toute la durée du traitement. La phosphatémie doit être normalisée avant le début du traitement par le calcitriol. C'est la raison pour laquelle on administre du carbonate de calcium ou de l'hydroxyde d'aluminium aux patients dialysés. Une chute des concentrations de phosphatase alcaline peut indiquer l'apparition d'une hypercalcémie. Le surdosage est associé au produit de la multiplication de la concentration sérique de calcium par celle du phosphate (Ca × P) > 70 et à des concentrations élevées d'urée, d'AST et d'ALT. Ces vitamines peuvent entraîner des concentrations faussement élevées de cholestérol.

Toxicité et surdosage: La toxicité se manifeste sous forme d'hypercalcémie, d'hypercalciurie ou d'hyperphosphatémie. Observer l'apparition des symptômes suivants: nausées, vomissements, anorexie, faiblesse, constipation, céphalées, douleurs osseuses et goût métallique. Les symptômes tardifs sont la polyurie, la polydipsie, la photophobie, la rhinorrhée, le prurit et les arythmies cardiaques. Signaler immédiatement au médecin ou à un autre professionnel de la santé ces signes d'excès de vitamine D. Pour traiter ce type d'hypervitaminose, il faut habituellement interrompre l'administration du calcitriol, instaurer un régime alimentaire pauvre en calcium, n'utiliser que des dialysats à faible teneur en calcium chez les patients sous dialyse péritonéale et administrer un laxatif. On peut prescrire l'hydratation par voie IV et des diurétiques de l'anse pour augmenter l'excrétion urinaire du calcium. On peut également soumettre le patient à l'hémodialyse.

DIAGNOSTICS INFIRMIERS POSSIBLES

- Alimentation déficiente (Indications).
- Connaissances insuffisantes sur le traitement médicamenteux (Enseignement au patient et à ses proches).

V

INTERVENTIONS INFIRMIÈRES

Étant donné que les carences en une seule vitamine sont rares, on doit souvent administrer des associations vitaminiques.

PO: Ces vitamines peuvent être administrées sans égard aux repas. Mesurer la solution avec le compte-gouttes gradué fourni par le fabricant. On peut mélanger ces vitamines à du jus, à des céréales ou à des aliments ou les déposer directement dans la bouche.

IV directe: Injecter rapidement le *calcitriol* dans une tubulure à la fin de l'hémodialyse.

ENSEIGNEMENT AU PATIENT ET À SES PROCHES

- Conseiller au patient de respecter scrupuleusement la posologie recommandée. S'il n'a pu prendre la vitamine au moment habituel, il doit la prendre aussitôt que possible sauf s'il est presque l'heure de prendre la dose suivante. Le prévenir qu'il ne doit jamais remplacer une dose manquée par une double dose.
- Revoir avec le patient les modifications qu'il doit apporter à son régime alimentaire. Consulter l'annexe J pour connaître les aliments riches en calcium et en vitamine D. Les patients souffrant d'insuffisance rénale doivent choisir des aliments en fonction du régime approprié. Le professionnel de la santé peut prescrire la prise simultanée de suppléments calciques.
- Inciter le patient à suivre scrupuleusement les recommandations diététiques du professionnel de la santé. Lui expliquer que la meilleure source de vitamines est un régime bien équilibré, composé d'aliments des quatre groupes, et qu'il lui est conseillé de s'exposer au soleil.
- Recommander au patient qui pratique l'automédication par des suppléments vitaminiques de ne pas dépasser les taux quotidiens recommandés d'éléments nutritifs (voir l'annexe K). Rien ne permet d'affirmer que les mégadoses sont efficaces pour traiter les divers problèmes de santé. Elles peuvent par contre provoquer des réactions indésirables.
- Recommander au patient de ne pas prendre en même temps un antiacide à base de magnésium.
- Passer en revue avec le patient les symptômes de surdosage et l'inciter à signaler immédiatement ces symptômes au professionnel de la santé, le cas échéant.
- Insister sur l'importance des examens de suivi permettant de déterminer les bienfaits du traitement.

VÉRIFICATION DE L'EFFICACITÉ THÉRAPEUTIQUE

L'efficacité du traitement peut être démontrée par: la normalisation des concentrations sériques de calcium et de parathormone ■ la diminution de la faiblesse et des douleurs osseuses chez les patients souffrant d'ostéodystrophie rénale ■ l'amélioration des symptômes de rachitisme résistant à la vitamine D. ✳

VITAMINE E

acétate de d-α-tocophérol
acétate de d-α-tocophéryl
Aquasol-E, Vitamin E Naturelle, Webber Vitamine E
acétate de dl-α-tocophérol
acétate de dl-α-tocophéryl
E-200, E-400, E-800
dl-tocophérol
d-α-tocophérol
succinate acide de d-α-tocophérol
succinate acide de dl-α-tocophérol
α-tocophérol

CLASSIFICATION :
Vitamine E (liposoluble)

Grossesse – catégories A (dose dans les limites des RAR) et C (doses > RAR)

INDICATIONS

PO : Supplément diététique ▪ Prévention et traitement de la carence en vitamine E ▪ **Préparation topique :** Traitement de la peau irritée, gercée ou sèche. **Usages non approuvés :** Prévention des coronaropathies.

MÉCANISME D'ACTION

Prévention de l'oxydation d'autres substances (antioxydant) ▪ Protection de la membrane érythrocytaire contre l'hémolyse, particulièrement chez les nouveau-nés de faible poids à la naissance. ***Effets thérapeutiques :*** Prévention et traitement des carences chez les patients exposés à un risque élevé.

PHARMACOCINÉTIQUE

Absorption : Une fraction de 20 à 80 % est absorbée par suite de l'administration PO. L'absorption ne peut se faire en l'absence de lipides et de sels biliaires.

Distribution : Cette vitamine se répartit dans tout l'organisme. Elle est emmagasinée dans les tissus adipeux (réserve pour 4 ans).

Métabolisme et excrétion : La vitamine E est métabolisée par le foie et excrétée dans la bile.

Demi-vie : Inconnue.

CONTRE-INDICATIONS ET PRÉCAUTIONS/ MISES EN GARDE

Contre-indications : Hypersensibilité aux ingrédients de la préparation (parabènes, propylène glycol).

Précautions/mises en garde : Anémie attribuable à une carence en fer ▪ Nourrissons de faible poids à la naissance (l'administration PO peut entraîner une entérocolite nécrosante) ▪ Carence en vitamine K (risque accru d'hémorragie).

RÉACTIONS INDÉSIRABLES ET EFFETS SECONDAIRES

Les réactions indésirables et les effets secondaires sont surtout observés lors de l'administration de doses élevées pendant de longues périodes de temps.

SNC : fatigue, céphalées, faiblesse.

ORLO : vision trouble.

GI : ENTÉROCOLITE NÉCROSANTE (administration PO chez les nourrissons de faible poids à la naissance), crampes, diarrhée, nausées.

Tég. : rash.

End. : dysfonctionnement des gonades.

INTERACTIONS

Médicament-médicament : La **cholestyramine**, le **colestipol**, l'**huile minérale** et le **sucralfate** diminuent l'absorption de la vitamine E ▪ La vitamine E peut diminuer la réponse hématologique aux **suppléments de fer** ▪ La vitamine E peut augmenter le risque de saignements lors de l'administration concomitante de **warfarine**.

VOIES D'ADMINISTRATION ET POSOLOGIE

Traitement de la carence en vitamine E

- **PO (adultes) :** De 60 à 75 UI par jour.
- **PO (enfants) :** Selon l'apport nutritionnel et la gravité de la carence.
- **Préparation topique (adultes et enfants) :** Appliquer sur les régions touchées, selon les besoins.

On peut utiliser d'autres schémas posologiques.

PRÉSENTATION

Capsules : 25 unités[VL], 100 unités[VL], 200 unités[VL], 400 unités[VL], 800 unités[VL], 1 000 unités[VL] ▪ **Solution orale :** 50 unités/mL[VL], 77 unités/mL[VL] ▪ **Comprimés :** 100 unités[VL], 200 unités[VL], 400 unités[VL], 800 unités[VL] ▪ **Comprimés à croquer :** 400 unités[VL] ▪ **Onguent :** 30 unités/g[VL] ▪ **Crème :** 250 unités/mL[VL] ▪ **Lotion :**[VL] ▪ **Huile :**[VL].

V

PHARMACODYNAMIE

	DÉBUT D'ACTION	PIC	DURÉE
PO	inconnu	inconnu	inconnue

SOINS INFIRMIERS

ÉVALUATION DE LA SITUATION

- Observer le patient, avant le traitement et à intervalles réguliers pendant toute sa durée, pour déceler les signes suivants de carence en vitamine E : *nouveau-nés* – irritabilité, œdème, anémie hémolytique, excès de créatine dans les urines ; *adultes et enfants (rares)* – faiblesse musculaire, dépôts cérolipoïdiques dans les muscles, anémie, excès de créatine dans les urines.
- Évaluer l'état nutritionnel par un bilan de l'alimentation de 24 heures. Déterminer la fréquence de la consommation d'aliments riches en vitamine E.

Tests de laboratoire : Des doses élevées de vitamine E peuvent entraîner l'élévation des concentrations de cholestérol, de triglycérides et de CPK.

DIAGNOSTICS INFIRMIERS POSSIBLES

- Alimentation déficiente (Indications).
- Connaissances insuffisantes sur le traitement médicamenteux (Enseignement au patient et à ses proches).

INTERVENTIONS INFIRMIÈRES

PO :

- Administrer la vitamine E pendant ou après les repas.
- Il faut bien mâcher ou écraser les comprimés à croquer avant de les avaler. On peut déposer la solution directement dans la bouche ou la mélanger avec des céréales, des jus de fruits ou d'autres aliments. Utiliser le compte-gouttes fourni par le fabricant pour mesurer la solution.

ENSEIGNEMENT AU PATIENT ET À SES PROCHES

- Recommander au patient de respecter scrupuleusement la posologie recommandée. S'il n'a pu prendre le médicament au moment habituel, il doit sauter cette dose, car les vitamines liposolubles sont emmagasinées dans l'organisme pendant de longues périodes.
- Inciter le patient à respecter les recommandations diététiques du professionnel de la santé. Lui expliquer que la meilleure source de vitamines est une alimentation bien équilibrée comprenant des aliments provenant des quatre principaux groupes alimentaires.
- Expliquer au patient que les aliments riches en vitamine E incluent les huiles végétales, les germes de blé, les céréales de blé entier, le jaune d'œuf et le foie. La teneur en vitamine E des aliments n'est pas modifiée considérablement par la cuisson.
- Recommander au patient qui pratique l'automédication par des suppléments vitaminiques de ne pas dépasser les taux quotidiens recommandés d'éléments nutritifs (voir l'annexe K). Rien ne permet d'affirmer que les mégadoses sont efficaces pour traiter les divers problèmes de santé. Elles peuvent par contre provoquer des effets secondaires et toxiques.
- Passer en revue avec le patient les symptômes du surdosage : vision trouble, symptômes pseudogrippaux, céphalées, hypertrophie mammaire. Lui recommander de signaler rapidement ces symptômes à un professionnel de la santé.
- Prévenir le patient que l'huile minérale peut entraver l'absorption des vitamines liposolubles et qu'il ne devrait par conséquent pas en prendre en même temps.

VÉRIFICATION DE L'EFFICACITÉ THÉRAPEUTIQUE

L'efficacité du traitement peut être démontrée par : la prévention ou la diminution des symptômes d'avitaminose E ■ le soulagement des problèmes de peau sèche ou gercée.

WARFARINE

Apo-Warfarin, Coumadin, Taro-Warfarin

CLASSIFICATION:

Anticoagulant

Grossesse – catégorie X

INDICATIONS

Prophylaxie et traitement des troubles suivants: thrombose veineuse ▪ embolie pulmonaire ▪ fibrillation auriculaire accompagnée d'embolisation ▪ Traitement complémentaire dans la prophylaxie de l'embolie généralisée à la suite d'un infarctus du myocarde, y compris les accidents vasculaires cérébraux, les récidives d'infarctus et la mort ▪ Prévention de la formation de thrombus et de l'embolisation après la mise en place d'une prothèse valvulaire.

MÉCANISME D'ACTION

Inhibition de la synthèse hépatique des facteurs de coagulation dépendant de la vitamine K (II, VII, IX et X). ***Effets thérapeutiques:*** Prévention des épisodes thromboemboliques.

PHARMACOCINÉTIQUE

Absorption: Bonne absorption depuis le tractus gastro-intestinal par suite de l'administration PO.

Distribution: La warfarine traverse le placenta, mais ne pénètre pas dans le lait maternel.

Liaison aux protéines: 99 %.

Métabolisme et excrétion: Métabolisme hépatique.

Demi-vie: De 0,5 à 3 jours.

CONTRE-INDICATIONS ET PRÉCAUTIONS/ MISES EN GARDE

Contre-indications: Hypersensibilité ▪ Tendances hémorragiques ou dyscrasies ▪ Ulcère évolutif ▪ Intervention chirurgicale récente ou prévisible ▪ Ponction lombaire et autres procédés thérapeutiques et diagnostiques présentant un risque d'hémorragie qu'on risque de ne pas pouvoir maîtriser ▪ Anesthésie locale majeure ou lombaire ▪ Hypertension non maîtrisée ou due à une tumeur maligne ▪ Grossesse ▪ Risque d'avortement ▪ Éclampsie, prééclampsie ▪ Services de laboratoire inadéquats ▪ Patients non supervisés, atteints de sénilité, d'alcoolisme ou de psychose ou qui sont incapables de collaborer.

Précautions/mises en garde: Tumeur ▪ Antécédents d'ulcère ou de maladie hépatique ▪ Antécédents de non-observance du traitement ▪ Femmes en âge de procréer.

RÉACTIONS INDÉSIRABLES ET EFFETS SECONDAIRES

GI: crampes, nausées.

Tég.: nécrose dermique.

Hémat.: SAIGNEMENTS.

Divers: fièvre.

INTERACTIONS

Médicament-médicament: L'**abciximab**, les **hormones androgènes**, le **céfamandole**, la **céfopérazone**, la **céfotétane**, l'**hydrate de chloral**, le **chloramphénicol**, le **clopidogrel**, le **disulfiram**, le **fluconazole**, les **fluoroquinilones**, l'**itraconazole**, le **métronidazole**, la **plicamycine**, les **agents thrombolytiques**, l'**eptifibatide**, le **tirofiban**, la **ticlodipine**, les **sulfamides**, la **quinidine**, la **quinine**, les **AINS**, les **valproates** et l'**aspirine** peuvent accroître la réponse à la warfarine et augmentent le risque d'hémorragie ▪ L'**alcool**, les **barbituriques** et les **contraceptifs oraux contenant des œstrogènes** peuvent diminuer les effets anticoagulants de la warfarine.

Médicament-produits naturels: Risque accru de saignements lors de la consommation concomitante de **dong quai**, de **poivre de Cayenne**, de **chrysanthème-matricaire**, d'**ail**, de **ginkgo biloba** ou de **gingembre** ▪ La prise simultanée de **ginseng** ou de **luzerne** peut réduire l'efficacité de la warfarine.

Médicament-aliments: La consommation de quantités importantes d'**aliments riches en vitamines K** (voir l'annexe J) peut contrecarrer l'effet anticoagulant de la warfarine.

VOIES D'ADMINISTRATION ET POSOLOGIE

PO, IV (adultes): De 2 à 10 mg/jour; adapter la dose quotidienne en fonction du temps de prothrombine ou du Rapport international normalisé (RIN). Amorcer le traitement à une dose plus faible chez les personnes âgées ou débilitées (écart habituel de 2 à 10 mg/jour).

PRÉSENTATION (version générique disponible)

Comprimés: 1 mg^{Pr}, 2 mg^{Pr}, 2,5 mg^{Pr}, 3 mg^{Pr}, 4 mg^{Pr}, 5 mg^{Pr}, 6 mg^{Pr}, 7,5 mg^{Pr}, 10 mg^{Pr} ▪ **Solution pour injection:** 5,4 mg/fiole^{Pr}.

PHARMACODYNAMIE (effets sur les résultats des tests de coagulation)

	Début d'action	Pic	Durée
PO, IV	plusieurs heures	0,5 – 3 jours	2 – 5 jours

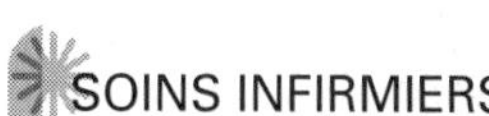

SOINS INFIRMIERS

ÉVALUATION DE LA SITUATION

- SUIVRE DE PRÈS LES SIGNES SUIVANTS D'HÉMORRAGIE OU DE SAIGNEMENT : SAIGNEMENT DES GENCIVES ET DU NEZ, FORMATION INHABITUELLE D'ECCHYMOSES, SELLES NOIRES GOUDRONNEUSES, HÉMATURIE, CHUTE DE L'HÉMATOCRITE OU DE LA PRESSION ARTÉRIELLE, PRÉSENCE DE SANG OCCULTE DANS LES SELLES, L'URINE OU LES ÉCHANTILLONS PRÉLEVÉS PAR ASPIRATION NASOGASTRIQUE.
- Observer le patient pour déceler les signes qui révèlent que la thrombose s'aggrave ou qu'elle s'étend. Les symptômes dépendent du territoire touché.

Tests de laboratoire :

- Noter le temps de prothrombine et les autres facteurs de coagulation à intervalles fréquents pendant toute la durée du traitement. Les valeurs thérapeutiques du temps de prothrombine sont de 1,3 à 1,5 fois plus élevées que les valeurs de référence. Ces valeurs peuvent aussi être déterminées sous forme de RIN, un système de standardisation qui fournit une base commune de transmission et d'interprétation des valeurs du temps de prothrombine. Un temps de prothrombine de 1,3 à 1,5 fois plus élevé que les valeurs de référence correspond à des valeurs RIN 2 ou 3 fois plus élevées que celles de référence. Un temps de prothrombine 1,5 ou 2 fois plus élevé ou des valeurs RIN de 3 à 4,5 fois plus élevées que les valeurs de référence peuvent être utilisés chez les patients exposés à un risque très élevé d'embolisation.
- Examiner avant le traitement et à intervalles réguliers pendant toute sa durée les résultats des tests de l'exploration fonctionnelle hépatique et la numération globulaire.
- Examiner les selles et l'urine avant le traitement et à intervalles réguliers pendant toute sa durée pour déceler la présence de sang occulte.

Toxicité et surdosage : Dans le cas d'un temps de prothrombine excessivement allongé ou d'un saignement mineur, il est habituellement suffisant de sauter une ou plusieurs doses de médicament. En cas de surdosage ou d'une anticoagulation qui doit être immédiatement renversée, l'antidote est la vitamine K (phytonadione, AquaMEPHYTON). Il peut également s'avérer nécessaire d'administrer du plasma ou du sang entier en cas d'hémorragie grave, en raison du début d'action tardif de la vitamine K.

DIAGNOSTICS INFIRMIERS POSSIBLES

- Irrigation tissulaire inefficace (Indications).
- Risque d'accident (Effets secondaires).
- Connaissances insuffisantes sur le traitement médicamenteux (Enseignement au patient et à ses proches).

INTERVENTIONS INFIRMIÈRES

Administrer la warfarine à la même heure chaque jour. En raison du grand nombre de médicaments qui peuvent modifier de façon marquée les effets de la warfarine, il faut suivre de près le patient lorsqu'on administre de nouveaux agents ou lorsqu'on cesse l'administration d'autres agents. Il faut évaluer le risque d'interactions avec tout nouveau médicament (médicaments sur ordonnance ou en vente libre, produits naturels).

PO :

- Il faut compter de 3 à 5 jours avant que des concentrations médicamenteuses efficaces puissent être atteintes. On commence habituellement le traitement pendant que le patient reçoit encore de l'héparine.
- Il ne faut pas interchanger les marques, car la puissance peut ne pas être équivalente.

IV directe : Reconstituer la solution avec 2,7 mL d'eau stérile pour injection. Il ne faut pas utiliser les solutions qui ont changé de couleur ou qui renferment des particules. La solution est stable pendant 4 heures à la température ambiante.

Vitesse d'administration : Administrer sous forme de bolus lent, en 1 ou 2 minutes, dans une veine périphérique.

Compatibilité (tubulure en Y) : céfazoline ▪ ceftriaxone ▪ dopamine ▪ héparine ▪ lidocaïne ▪ morphine ▪ nitroglycérine ▪ potassium, chlorure de ▪ ranitidine.

Incompatibilité (tubulure en Y) : aminophylline ▪ brétylium ▪ ceftazidime ▪ cimétidine ▪ ciprofloxacine ▪ dobutamine ▪ esmolol ▪ gentamicine ▪ labétalol ▪ métronidazole ▪ vancomycine.

ENSEIGNEMENT AU PATIENT ET À SES PROCHES

- Conseiller au patient de respecter scrupuleusement la posologie recommandée. S'il n'a pu prendre le médicament au moment habituel, il doit le prendre dès que possible le jour même. Lui expliquer qu'il ne faut jamais remplacer une dose manquée par une double dose. Lui conseiller de signaler au professionnel de la santé, au moment de l'examen de routine ou des tests de laboratoire, le nombre de doses qu'il n'a pu prendre.
- Passer en revue les aliments riches en vitamine K (voir l'annexe J). Recommander au patient de consommer une quantité limitée de ces aliments, car la vitamine K est l'antidote de la warfarine. Des changements radicaux dans les habitudes de consommation de ces aliments entraînent des fluctuations dans les temps de prothrombine.
- Expliquer au patient qu'il doit éviter les injections par voie IM et les activités pendant lesquelles il peut se blesser. Recommander au patient d'utiliser une brosse à dents à poils doux, de ne pas utiliser de soie dentaire et de se servir d'un rasoir électrique durant le traitement par la warfarine. Lui expliquer que pour prévenir l'hémorragie ou la formation d'hématomes, il doit appliquer une pression sur les points d'injection et de ponction veineuse.
- Conseiller au patient de signaler à un professionnel de la santé tout saignement ou ecchymose inhabituels : saignement des gencives ou du nez, selles noires goudronneuses, hématurie, écoulement menstruel excessif.
- Recommander au patient de ne pas prendre de médicaments en vente libre, particulièrement ceux qui contiennent de l'aspirine et des AINS, ni de commencer à prendre de nouveaux médicaments ou de cesser la prise de ceux qui lui ont été prescrits pendant le traitement par la warfarine et de ne pas consommer d'alcool, sans consulter au préalable un professionnel de la santé.
- Insister sur l'importance des tests de laboratoire permettant de mesurer les facteurs de coagulation.
- Conseiller au patient de toujours porter sur lui une pièce d'identité où est inscrit son traitement et d'informer tous les membres de l'équipe soignante qu'il prend un anticoagulant avant de se soumettre à des tests de laboratoire ou à un traitement ou avant de subir une intervention chirurgicale.

VÉRIFICATION DE L'EFFICACITÉ THÉRAPEUTIQUE

L'efficacité du traitement peut être démontrée par : l'allongement du temps de prothrombine (de 1,3 à 2,0 fois plus élevé que les valeurs de référence) ou du RIN (de 2 à 4,5 fois plus élevé que les valeurs de référence), sans signes d'hémorragie. Ces valeurs du PT ou du RIN visés peuvent varier selon l'indication. ✳

ZAFIRLUKAST

Accolate

CLASSIFICATION :

Bronchodilatateur (antagoniste des récepteurs des leucotriènes)

Grossesse – catégorie B

INDICATIONS

Traitement au long cours de l'asthme.

MÉCANISME D'ACTION

Inhibition des effets des leucotriènes, qui entrent dans la composition de la substance SRSA ■ Médiation des réactions suivantes : œdème des voies aériennes ■ constriction des muscles lisses ■ modification de l'activité cellulaire ■ Diminution du processus inflammatoire faisant partie des manifestations de l'asthme. ***Effets thérapeutiques :*** Diminution de la fréquence et de la gravité des crises d'asthme.

PHARMACOCINÉTIQUE

Absorption : Par suite de l'administration par voie orale, le médicament est rapidement absorbé.

Distribution : Le médicament pénètre dans le lait maternel.

Liaison aux protéines : 99 %.

Métabolisme et excrétion : L'agent est principalement métabolisé par le foie ; une fraction de 10 % est excrétée par les reins.

Demi-vie : 10 heures.

CONTRE-INDICATIONS ET PRÉCAUTIONS/ MISES EN GARDE

Contre-indications : Hypersensibilité.

Précautions/mises en garde : Crises aiguës d'asthme ■ Personnes âgées de plus de 55 ans (risque accru d'infection) ■ Personnes âgées de 65 ans et plus ou insuffisants hépatiques (une réduction de la dose peut être nécessaire) ■ Grossesse ou enfants de moins de 12 ans (l'innocuité du médicament n'a pas été établie) ■ Allaitement.

Z

RÉACTIONS INDÉSIRABLES ET EFFETS SECONDAIRES

SNC : céphalées, étourdissements, faiblesse.

GI : douleurs abdominales, diarrhée, hépatite médicamenteuse, dyspepsie, nausées, vomissements.

Loc. : douleurs lombaires, myalgie.

Divers : SYNDROME DE CHURG ET STRAUSS, fièvre, infection, douleurs.

INTERACTIONS

Médicament-médicament : L'**aspirine** élève les concentrations sanguines ■ L'**érythromycine** et la **théophylline** abaissent les concentrations sanguines ■ Augmentation des effets et du risque de saignements associés à la **warfarine**.

Médicament-aliments : Les **aliments** réduisent l'absorption du zafirlukast.

VOIES D'ADMINISTRATION ET POSOLOGIE

PO (adultes et enfants ≥ 12 ans) : 20 mg, 2 fois par jour.

PRÉSENTATION

Comprimés : 20 mg[Pr].

PHARMACODYNAMIE (diminution des symptômes d'asthme)

	DÉBUT D'ACTION	PIC	DURÉE
PO	inconnu	1 semaine	inconnue

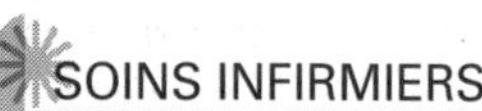

SOINS INFIRMIERS

ÉVALUATION DE LA SITUATION

Ausculter le murmure vésiculaire et la fonction respiratoire avant le traitement et à intervalles réguliers pendant toute sa durée.

Tests de laboratoire : Noter à intervalles réguliers pendant toute la durée du traitement les résultats des tests de l'exploration fonctionnelle hépatique. Le zafirlukast peut entraîner une élévation des concentrations d'ALT.

DIAGNOSTICS INFIRMIERS POSSIBLES

- Dégagement inefficace des voies respiratoires (Indications).
- Connaissances insuffisantes sur le traitement médicamenteux (Enseignement au patient et à ses proches).

INTERVENTIONS INFIRMIÈRES

Administrer le médicament à jeun, à intervalles réguliers, 1 heure avant ou 2 heures après les repas.

ENSEIGNEMENT AU PATIENT ET À SES PROCHES

- Recommander au patient de prendre ce médicament à jeun, à intervalles réguliers, même s'il ne présente pas de symptômes d'asthme. S'il n'a pu prendre le médicament au moment habituel, il doit le faire dès que possible sauf s'il est presque l'heure de prendre la dose suivante. L'avertir qu'il ne doit jamais remplacer une dose manquée par une double dose, ni cesser le traitement sans consulter un professionnel de la santé.

- Conseiller au patient de ne pas interrompre le traitement ni de réduire la dose des autres médicaments contre l'asthme sans consulter un professionnel de la santé au préalable.
- Informer le patient que le zafirlukast n'est pas destiné au traitement des crises aiguës d'asthme, mais qu'on peut continuer de le prendre lors d'une exacerbation aiguë.
- RECOMMANDER AU PATIENT DE SIGNALER À UN PROFESSIONNEL DE LA SANTÉ LA MANIFESTATION DES SYMPTÔMES SUIVANTS DU SYNDROME DE CHURG ET STRAUSS : SYNDROME GÉNÉRALISÉ DE TYPE GRIPPAL, FIÈVRE, DOULEURS MUSCULAIRES, PERTE DE POIDS, AGGRAVATION DES SYMPTÔMES RESPIRATOIRES. CES SYMPTÔMES, BIEN QUE RARES, PEUVENT METTRE LA VIE DU PATIENT EN DANGER. ILS SONT PLUS SUSCEPTIBLES DE SURVENIR LORS DU SEVRAGE DE CORTICOSTÉROÏDES (VOIE GÉNÉRALE).

VÉRIFICATION DE L'EFFICACITÉ THÉRAPEUTIQUE

L'efficacité du traitement peut être démontrée par : la prévention et la réduction des symptômes d'asthme.

ZALCITABINE

Synonyme : ddC

Hivid

CLASSIFICATION :

Antirétroviral (inhibiteur nucléosidique de la transcriptase inverse)

Grossesse – catégorie C

INDICATIONS

Traitement des infections au VIH en monothérapie ou en association avec d'autres agents antirétroviraux.

MÉCANISME D'ACTION

Après sa transformation intracellulaire en sa forme active, la zalcitabine inhibe la synthèse de l'ADN viral et, par conséquent, la réplication virale. ***Effets thérapeutiques :*** Ralentissement de l'évolution de l'infection due au VIH et diminution de ses séquelles ▪ Diminution de la charge virale et augmentation du nombre de cellules CD4.

PHARMACOCINÉTIQUE

Absorption : Bonne absorption par suite de l'administration par voie orale (80 %).

Distribution : La zalcitabine se répartit dans le liquide intracellulaire. Elle traverse la barrière hémato-encéphalique ; le reste de la distribution demeure inconnu.

Métabolisme et excrétion : Une fraction de 70 % de la zalcitabine est excrétée par les reins.

Demi-vie : 2 heures.

CONTRE-INDICATIONS ET PRÉCAUTIONS/ MISES EN GARDE

Contre-indications : Hypersensibilité.

Précautions/mises en garde : Insuffisance rénale (réduire la dose si la Cl_{Cr} est < 40 mL/minute) ▪ Signes de neuropathie périphérique (interrompre brièvement l'administration de la zalcitabine et amorcer le traitement de nouveau à la moitié de la dose antérieure si l'état du patient s'améliore) ▪ Antécédents de maladie hépatique, incluant l'hépatite B ou antécédents d'alcoolisme (risque accru d'anomalies hépatiques déclenchées par le médicament) ▪ Antécédents de pancréatite ou d'hypertriglycéridémie ▪ Grossesse, allaitement et enfants (l'innocuité de l'agent n'a pas été établie).

RÉACTIONS INDÉSIRABLES ET EFFETS SECONDAIRES

SNC : confusion, étourdissements, fatigue, céphalées, problèmes de concentration.

ORLO : pharyngite.

CV : CARDIOMYOPATHIE, INSUFFISANCE CARDIAQUE CONGESTIVE, douleurs thoraciques.

GI : PANCRÉATITE, HÉPATOMÉGALIE, STÉATOSE, aphtes buccaux, douleurs abdominales, anorexie, diarrhée, dysphagie, ulcérations de l'œsophage, résultats anormaux aux tests d'exploration de la fonction hépatique, nausées, vomissements.

Tég. : dermatite, prurit, rash.

HÉ : ACIDOSE LACTIQUE.

Hémat. : leucopénie, neutropénie.

Loc. : arthralgie, myalgie.

SN : neuropathie périphérique.

Divers : réactions d'hypersensibilité, perte pondérale.

INTERACTIONS

Médicament-médicament: Risque accru de neuropathie lors de l'administration concomitante de **médicaments qui induisent la neuropathie** (**chloramphénicol**, **cisplatine**, **disulfiram**, **éthionamide**, **glutéthimide**, **dérivés de l'or**, **hydralazine**, **iodoquinol**, **izoniazide**, **métronidazole**, **nitrofurantoïne**, **phénytoïne**, **ribavirine**, **vincristine**) ■ L'administration concomitante de **didanosine** n'est pas recommandée ■ Risque accru de pancréatite, si la zalcitabine est administrée en même temps que des **agents qui induisent la pancréatite** (**alcool**, **asparaginase**, **azathioprine**, **œstrogènes**, **furosémide**, **méthyldopa**, **nitrofurantoïne**, **pentamidine**, **sulfamides**, **tétracyclines**, **diurétiques thiazidiques**, **valproates**) ■ Risque accru de toxicité induite par la zalcitabine par suite d'une moindre élimination, lors de l'administration concomitante d'**aminosides**, d'**amphotéricine B**, de **cimétidine**, de **probénicide** et de **foscarnet**.

Médicament-aliments: Les **aliments** diminuent l'absorption de ce médicament.

VOIES D'ADMINISTRATION ET POSOLOGIE

- **PO (adultes)**: 0,75 mg, toutes les 8 heures.

Insuffisance rénale

- **PO (adultes)**: *Cl_{Cr} de 10 à 40 mL/minute* – 0,75 mg, toutes les 12 heures; *Cl_{Cr} < 10 mL/minute* – 0,75 mg, toutes les 24 heures.

PRÉSENTATION

Comprimés: 0,375 mg[Pr], 0,75 mg[Pr].

PHARMACODYNAMIE (concentrations sanguines)

	DÉBUT D'ACTION	PIC	DURÉE
PO	rapide	1 – 2 h	8 h

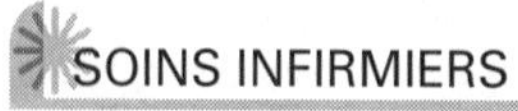

SOINS INFIRMIERS

ÉVALUATION DE LA SITUATION

- Examiner le patient, avant le traitement et pendant toute sa durée, pour déceler toute aggravation des symptômes de l'infection due au VIH ou l'apparition de symptômes d'infections opportunistes.
- Rester à l'affût des signes et des symptômes de neuropathie périphérique. Il faut arrêter le traitement par la zalcitabine si une gêne modérée découle des signes ou des symptômes suivants: engourdissement, sensation de brûlure, fourmillements ou douleurs au niveau des pieds ou des mains, perte du réflexe achilléen ou tout autre symptôme connexe, particulièrement s'ils durent plus de 3 jours et s'ils sont bilatéraux. Si l'on n'arrête pas immédiatement le traitement par la zalcitabine, la neuropathie périphérique peut évoluer vers des douleurs graves et pourrait être irréversible. Elle peut aussi évoluer malgré l'interruption du traitement, mais elle peut être inversée lentement si le traitement est arrêté immédiatement. Si la neuropathie régresse et qu'il ne subsiste que de légers symptômes, on peut recommencer le traitement par la zalcitabine à la moitié de la dose habituelle.
- À INTERVALLES RÉGULIERS, TOUT AU LONG DU TRAITEMENT, OBSERVER LE PATIENT À LA RECHERCHE DES SIGNES SUIVANTS DE PANCRÉATITE: NAUSÉES, VOMISSEMENTS ET DOULEURS ABDOMINALES. EN PRÉSENCE DE CES SYMPTÔMES OU DE RÉSULTATS ANORMAUX AUX TESTS DE LABORATOIRE, IL FAUT ARRÊTER L'ADMINISTRATION DE LA ZALCITABINE PUISQU'ON A DÉJÀ SIGNALÉ DES DÉCÈS.

Tests de laboratoire:

- Suivre de près la charge virale et le nombre de cellules CD4, avant le traitement et à intervalles réguliers pendant toute sa durée.
- NOTER À INTERVALLES RÉGULIERS PENDANT TOUTE LA DURÉE DU TRAITEMENT LES CONCENTRATIONS SÉRIQUES D'AMYLASE, DE LIPASE, DE TRIGLYCÉRIDES ET DE CALCIUM. L'ÉLÉVATION DES CONCENTRATIONS D'AMYLASE, DE LIPASE ET DE TRIGLYCÉRIDES ET LA BAISSE DES CONCENTRATIONS DE CALCIUM PEUVENT RÉVÉLER LA PRÉSENCE DE LA PANCRÉATITE. NOTER LES VALEURS DE BASE CHEZ LES PATIENTS AYANT DES ANTÉCÉDENTS DE PANCRÉATITE OU D'ÉLÉVATION DES CONCENTRATIONS D'AMYLASE, CHEZ CEUX SOUS ALIMENTATION PARENTÉRALE OU CHEZ CEUX AYANT DES ANTÉCÉDENTS D'ALCOOLISME. IL FAUT ARRÊTER L'ADMINISTRATION DE LA ZALCITABINE SI LES CONCENTRATIONS SÉRIQUES D'AMYLASE SONT DE 1,5 À 2 FOIS SUPÉRIEURES AUX LIMITES NORMALES.
- SUIVRE DE PRÈS LA FONCTION HÉPATIQUE. LA ZALCITABINE PEUT ENTRAÎNER UNE ÉLÉVATION DES CONCENTRATIONS D'AST, D'ALT ET DE PHOSPHATASE ALCALINE, MAIS LES VALEURS REVIENNENT HABITUELLEMENT À LA NORMALE APRÈS INTERRUPTION DU TRAITEMENT. L'ACI-

DOSE LACTIQUE PEUT SURVENIR EN PRÉSENCE D'UNE TOXICITÉ HÉPATIQUE ENTRAÎNANT UNE STÉATOSE HÉPATIQUE QUI PEUT ÊTRE D'ISSUE FATALE, PARTICULIÈREMENT CHEZ LES FEMMES.

DIAGNOSTICS INFIRMIERS POSSIBLES

- Risque d'infection (Indications, Effets secondaires).
- Connaissances insuffisantes sur le traitement médicamenteux (Enseignement au patient et à ses proches).

INTERVENTIONS INFIRMIÈRES

- La zalcitabine doit être administrée chez le patient à jeun, soit une heure avant ou deux heures après les repas, pour en maximiser l'absorption. Administrer toutes les 8 heures, 24 heures sur 24.
- Il ne faut pas prendre en même temps la zalcitabine et des antiacides.

ENSEIGNEMENT AU PATIENT ET À SES PROCHES

- Demander au patient de prendre la zalcitabine exactement comme elle lui a été prescrite, 24 heures sur 24. Insister sur le fait qu'il est important d'observer scrupuleusement le traitement, et de ne pas cesser de prendre le médicament sans consulter un professionnel de la santé au préalable. Prévenir le patient que s'il n'a pu prendre le médicament au moment habituel, il doit le prendre aussitôt que possible, à moins que ce ne soit presque l'heure prévue pour la dose suivante. Le prévenir aussi qu'il ne doit jamais remplacer une dose manquée par une double dose.
- Expliquer au patient que la zalcitabine ne guérit pas l'infection par le VIH ni ne réduit le risque de transmission de ce virus par les rapports sexuels ou par la contamination du sang. Lui conseiller d'utiliser un condom lors des rapports sexuels, de ne pas se servir des mêmes aiguilles que d'autres personnes et de ne pas faire de dons de sang afin de prévenir la transmission du virus à autrui.
- Recommander au patient de signaler immédiatement à un professionnel de la santé tout signe de neuropathie périphérique ou de pancréatite.
- Recommander à la patiente en âge de procréer d'utiliser une méthode de contraception non hormonale pendant toute la durée du traitement.
- Conseiller au patient de ne pas prendre d'autres médicaments, y compris des antiacides, en même temps que la zalcitabine sans consulter au préalable un professionnel de la santé.
- Insister sur l'importance des examens réguliers de suivi et des tests sanguins permettant de déceler l'évolution de la maladie et les effets secondaires de la zalcitabine.

VÉRIFICATION DE L'EFFICACITÉ THÉRAPEUTIQUE

L'efficacité du traitement peut être démontrée par : la diminution de la charge virale et l'accroissement du nombre de cellules CD4 chez les patients atteints d'une infection au VIH à un stade avancé. ✳

ZALEPLON

Starnoc

CLASSIFICATION :

Anxiolytique et hypnosédatif

Grossesse – catégorie C

INDICATIONS

Traitement de courte durée de l'insomnie ; médicament particulièrement utile lorsque le patient a du mal à s'endormir.

MÉCANISME D'ACTION

Dépression du SNC par liaison aux récepteurs de l'acide gamma-aminobutyrique du SNC ▪ Absence de propriétés analgésiques. ***Effets thérapeutiques :*** Sédation et induction du sommeil.

PHARMACOCINÉTIQUE

Absorption : Absorption rapide par suite de l'administration par voie orale.

Distribution : Le zaleplon pénètre dans le lait maternel.

Métabolisme et excrétion : Le médicament subit un métabolisme hépatique important (surtout par l'aldéhyde-oxydase et, à un plus faible degré, par les enzymes du cytochrome P450 3A4).

Demi-vie : Inconnue.

CONTRE-INDICATIONS ET PRÉCAUTIONS/ MISES EN GARDE

Contre-indications : Hypersensibilité.

Précautions/mises en garde : Insuffisance hépatique, patients ≥ 65 ans, poids ≤ 50 kg ou administration concomitante de cimétidine (amorcer la thérapie avec une dose plus faible) ■ Insuffisance respiratoire ■ Antécédents de tentatives de suicide ■ Enfants < 18 ans (l'innocuité du médicament n'a pas été établie) ■ Grossesse, allaitement.

RÉACTIONS INDÉSIRABLES ET EFFETS SECONDAIRES

SNC: amnésie, anxiété, dépersonnalisation, étourdissements, somnolence, hallucinations, céphalées, perte de mémoire (peu de temps après la prise de la dose), altération des fonctions psychomotrices (peu de temps après la prise de la dose), malaises, vertiges, faiblesse.

ORLO: vision anormale, douleurs aux oreilles, épistaxis, sensibilité auditive, douleurs oculaires, sens olfactif altéré.

CV: œdème périphérique.

GI: douleurs abdominales, anorexie, colite, dyspepsie, nausées.

GU: dysménorrhée.

Tég.: photosensibilité.

SN: hyperesthésie, paresthésie, tremblements.

Divers: fièvre.

INTERACTIONS

Médicament-médicament: La **cimétidine** ralentit le métabolisme et intensifie les effets du zaleplon (amorcer le traitement à une plus faible dose) ■ Dépression additive du SNC, lors d'un usage concomitant d'autres **dépresseurs du SNC**, incluant l'**alcool**, les **antihistaminique**, les **opiacés**, d'autres **hypnosédatifs**, les **phénothiazines** et les **antidépresseurs tricycliques** ■ Les effets du zaleplon peuvent être réduits par des médicaments qui induisent le système enzymatique CYP450 3A4 dont la **rifampine**, la **phénytoïne**, le **carbamazépine** et le **phénobarbital**.

Médicament-aliments: La consommation simultanée d'un **repas à teneur élevée en graisses** ralentit la vitesse d'absorption.

VOIES D'ADMINISTRATION ET POSOLOGIE

- **PO (adultes)**: 10 mg, au coucher.
- **PO (personnes âgées ou patients affaiblis)**: 5 mg, au coucher.

Insuffisance hépatique légère à modérée

- **PO (adultes)**: 5 mg, au coucher. Le zaleplon n'est pas indiqué en présence d'insuffisance hépatique grave.

PRÉSENTATION

Gélules: 5 mg[Pr], 10 mg[Pr].

PHARMACODYNAMIE

	Début d'action	Pic	Durée
PO	en quelques minutes	inconnu	3 – 4 h

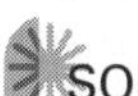

SOINS INFIRMIERS

ÉVALUATION DE LA SITUATION

- Évaluer l'état mental, les habitudes de sommeil et le risque d'abus avant l'administration du médicament. Si le médicament est administré pendant plus de 7 à 10 jours, il y a risque de dépendance physique et psychologique. Limiter la quantité de médicament dont le patient peut disposer.
- Noter l'état de la vigilance au pic de l'effet. Informer le médecin ou un autre professionnel de la santé si la sédation souhaitée ne se produit pas.
- Évaluer l'intensité de la douleur. Administrer les médicaments nécessaires, au besoin. Une douleur non traitée diminue les effets sédatifs du zaleplon.

DIAGNOSTICS INFIRMIERS POSSIBLES

- Habitudes de sommeil perturbées (Indications).
- Risque d'accident (Effets secondaires).
- Connaissances insuffisantes sur le traitement médicamenteux (Enseignement au patient et à ses proches).

INTERVENTIONS INFIRMIÈRES

- Avant l'administration, réduire les stimuli externes et assurer le confort du patient pour accroître l'efficacité du médicament.
- Protéger le patient contre les accidents. Le surveiller pendant ses déplacements et transferts. Retirer les cigarettes. Soulever les ridelles du lit et laisser la sonnette d'appel à portée de sa main en tout temps.
- Les comprimés doivent être avalés tels quels avec un grand verre d'eau, immédiatement avant le coucher ou après, si le patient n'arrive pas à s'endormir. Ne pas administrer en même temps ou immédiatement après un repas riche en graisses ou un repas lourd.

ENSEIGNEMENT AU PATIENT ET À SES PROCHES

- Inciter le patient à respecter scrupuleusement la posologie recommandée. Lui expliquer qu'il ne doit pas prendre une quantité de médicament plus grande que celle qui lui a été prescrite en raison du risque de dépendance. Il n'est pas recommandé de prendre le zaleplon pendant plus de 7 à 10 jours. Une insomnie rebond peut survenir (pendant 1 ou 2 nuits) après l'arrêt du traitement. Si le médicament est administré pendant 2 semaines ou plus, l'arrêt brusque du traitement peut entraîner la dysphorie, l'insomnie, des crampes abdominales ou musculaires, des vomissements, la transpiration, des tremblements et des convulsions.
- Recommander au patient de se coucher immédiatement après avoir pris le zaleplon en raison du début d'action rapide de ce médicament.
- Expliquer au patient que le zaleplon peut provoquer des étourdissements ou de la somnolence. Lui conseiller de ne pas conduire ou d'éviter les activités qui exigent sa vigilance jusqu'à ce qu'on ait la certitude que le médicament n'entraîne pas ces effets chez lui.
- Informer le patient que l'amnésie peut survenir. Toutefois on peut éviter cet effet si l'on administre le zaleplon seulement lorsque le patient peut dormir pendant plus de 4 heures.
- Recommander au patient d'éviter la prise concomitante d'alcool et de dépresseurs du SNC.

VÉRIFICATION DE L'EFFICACITÉ THÉRAPEUTIQUE

L'efficacité du traitement peut être démontrée par: le soulagement de l'insomnie. ✳

ZANAMIVIR

Relenza

CLASSIFICATION:

Antiviral (inhibiteur sélectif de la neuraminidase)

Grossesse – catégorie B

INDICATIONS

Traitement de la maladie aiguë non compliquée, induite par le virus de l'influenza chez les adultes et les enfants de 12 ans et plus qui présentent des symptômes depuis 2 jours au maximum.

MÉCANISME D'ACTION

Inhibition de l'enzyme neuraminidase, entraînant ainsi une altération de l'agrégation et de la libération des particules virales. ***Effets thérapeutiques:*** Diminution de la durée des symptômes grippaux.

PHARMACOCINÉTIQUE

Absorption: Une fraction de 4 à 17 % de la dose inhalée est absorbée par voie générale.

Distribution: Inconnue.

Liaison aux protéines: < 10 %.

Métabolisme et excrétion: Le zanamivir est surtout excrété par les reins sous forme inchangée ; la fraction non absorbée du médicament est excrétée dans les fèces.

Demi-vie: De 2,5 à 5,1 heures.

CONTRE-INDICATIONS ET PRÉCAUTIONS/ MISES EN GARDE

Contre-indications: Hypersensibilité.

Précautions/mises en garde: Bronchopneumopathie chronique obstructive ou asthme grave ou décompensé (risque accru d'altération de la fonction pulmonaire et de bronchospasmes) ▪ Grossesse, allaitement ou enfants de moins de 12 ans (l'innocuité de l'agent n'a pas été établie).

RÉACTIONS INDÉSIRABLES ET EFFETS SECONDAIRES

Resp.: Bronchospasme.

INTERACTIONS

Médicament-médicament: Aucune interaction n'a été signalée.

VOIES D'ADMINISTRATION ET POSOLOGIE

Inhalation (adultes et enfants ≥ 12 ans): 2 inhalations (à l'aide du DISKHALER), de 5 mg chacune, pour une dose totale de 10 mg, 2 fois par jour, pendant 5 jours.

PRÉSENTATION

Poudre pour inhalation: 5 mg/coque[Pr].

PHARMACODYNAMIE (concentrations sanguines)

	DÉBUT D'ACTION	PIC	DURÉE
Inhalation	rapide	1 – 2 h	12 h

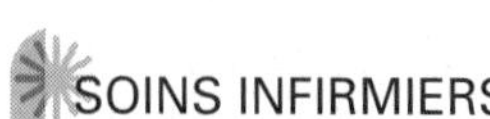

SOINS INFIRMIERS

ÉVALUATION DE LA SITUATION

Évaluer le patient à la recherche de signes et symptômes de grippe (fièvre, céphalées, myalgie, toux, maux de gorge) avant l'administration. Déterminer la durée des symptômes. N'administrer ce médicament qu'aux patients qui présentent des symptômes depuis 2 jours ou moins.

DIAGNOSTICS INFIRMIERS POSSIBLES

- Risque d'infection (Indications).
- Connaissances insuffisantes sur le traitement médicamenteux (Enseignement au patient et à ses proches).

INTERVENTIONS INFIRMIÈRES

Inhalation : Administrer, dans la mesure du possible, 2 doses le premier jour de traitement, pourvu qu'il y ait un intervalle de 2 heures entre les doses. Les jours suivants, administrer les doses à intervalles d'environ 12 heures.

ENSEIGNEMENT AU PATIENT ET À SES PROCHES

- Prévenir le patient qu'il doit respecter scrupuleusement la posologie recommandée et qu'il doit prendre toute la quantité de médicament qui lui a été prescrite (pendant 5 jours), même s'il se sent mieux.
- Montrer au patient comment se servir du DISKHALER. Lui recommander de lire le mode d'emploi destiné aux patients.
- Recommander au patient ayant des antécédents d'asthme d'avoir sous la main un bronchodilatateur à action rapide pour parer à un bronchospasme induit par le zanamivir. Lors de l'administration concomitante du zanamivir et d'un bronchodilatateur, il faut administrer d'abord le bronchodilatateur.

VÉRIFICATION DE L'EFFICACITÉ THÉRAPEUTIQUE

L'efficacité du traitement peut être démontrée par : la diminution des signes et des symptômes de grippe (fièvre, céphalées, myalgie, toux, maux de gorge).

ZIDOVUDINE

Synonyme: AZT

Apo-Zidovudine, Novo-AZT, Retrovir

CLASSIFICATION :

Antirétroviral (inhibiteur nucléosidique de la transcriptase inverse)

Grossesse – catégorie C

INDICATIONS

Traitement des infections dues au VIH en association avec d'autres antirétroviraux ■ Diminution du risque de transmission du VIH de la mère à l'enfant.

MÉCANISME D'ACTION

Par suite de la transformation intracellulaire en une forme active, blocage de la synthèse virale par inhibition de l'ADN-polymérase (transcriptase inverse) ■ Prévention de la réplication virale. ***Effets thérapeutiques :*** Action virostatique contre certains rétrovirus ■ Ralentissement de l'évolution de la maladie et diminution de ses séquelles ■ Diminution de la charge virale et augmentation du nombre de cellules CD4 ■ Diminution de la transmission du VIH aux nourrissons nés d'une mère infectée par le VIH.

PHARMACOCINÉTIQUE

Absorption : Bonne absorption par suite de l'administration par voie orale.

Distribution : La zidovudine se répartit dans tout l'organisme. Elle pénètre dans le SNC et traverse le placenta.

Métabolisme et excrétion : La zidovudine est surtout métabolisée par le foie (75 %). Une fraction de 15 à 20 % est excrétée à l'état inchangé par les reins.

Demi-vie : 1 heure.

CONTRE-INDICATIONS ET PRÉCAUTIONS/ MISES EN GARDE

Contre-indications : Hypersensibilité.

Précautions/mises en garde : Diminution de la réserve médullaire (réduire la dose en cas d'anémie ou de granulocytopénie) ■ Maladie hépatique ou rénale grave (une modification de la dose peut s'avérer nécessaire) ■ Allaitement.

RÉACTIONS INDÉSIRABLES ET EFFETS SECONDAIRES

SNC : CONVULSIONS, céphalées, faiblesse, anxiété, confusion, diminution de l'acuité mentale, étourdissement, insomnie, dépression, agitation, évanouissement.
GI : douleurs abdominales, diarrhée, nausées, anorexie, hépatite médicamenteuse, dyspepsie, vomissements.
Tég. : pigmentation des ongles.
Hémat. : anémie, granulocytopénie, thrombocytose.
Loc. : douleurs lombaires, myopathie.
SN : tremblements.

INTERACTIONS

Médicament-médicament : Aplasie médullaire additive lors de l'administration d'autres **agents entraînant l'aplasie médullaire**, d'**antinéoplasiques**, de **ganciclovir** ou d'une **radiothérapie** ■ Risque de neurotoxicité additive lors de l'administration concomitante d'**acyclovir** ■ Risque de toxicité accrue lors de l'administration concomitante de **probénicide** ou de **fluconazole** ■ La **clarithromycine** abaisse les concentrations de zidovudine.

VOIES D'ADMINISTRATION ET POSOLOGIE

Traitement de l'infection par le VIH

- **PO (adultes et enfants > 12 ans) :** 200 mg, toutes les 8 heures, ou 300 mg, toutes les 12 heures.
- **PO (enfants de 3 mois à 12 ans) :** 180 mg/m^2, toutes les 6 heures (ne pas dépasser 200 mg par dose).
- **IV (adultes et enfants > 12 ans) :** De 1 à 2 mg/kg, en perfusion pendant 1 heure, toutes les 4 heures (6 fois par jour). Passer à l'administration par voie orale dès que possible.
- **IV (enfants de 3 mois à 12 ans) :** 120 mg/m^2, en perfusion pendant 1 heure, toutes les 6 heures (ne pas dépasser 160 mg/dose).

Prévention de la transmission de l'infection par le VIH de la mère au fœtus

- **PO (mères – grossesse > 14 semaines) :** 100 mg, 5 fois par jour, jusqu'au déclenchement du travail.
- **IV (mères – pendant le travail et l'accouchement) :** 2 mg/kg, en 1 heure, puis 1 mg/kg/heure en perfusion continue jusqu'à ce que le cordon ombilical soit clampé.
- **IV (nourrissons) :** 1,5 mg/kg, en perfusion pendant 30 minutes, toutes les 6 heures, jusqu'à ce que la prise de zidovudine par voie orale soit possible.
- **PO (nourrissons) :** 2 mg/kg, toutes les 6 heures, à amorcer dans les 12 heures suivant la naissance ; maintenir ce traitement pendant 6 semaines.

PRÉSENTATION

Gélules : 100 mg[Pr] ■ **Comprimés :** 300 mg[Pr] ■ **Sirop :** 50 mg/5 mL[Pr] ■ **Solution pour injection :** 200 mg/20 mL[Pr] ■ **En association avec :** lamivudine (Combivir[Pr]).

PHARMACODYNAMIE (concentrations sanguines)

	DÉBUT D'ACTION	PIC	DURÉE
PO	inconnu	0,5 – 1,5 h	4 h
IV	rapide	fin de la perfusion	4 h

SOINS INFIRMIERS

ÉVALUATION DE LA SITUATION

Observer le patient pendant toute la durée du traitement pour déceler l'aggravation des symptômes de l'infection par le VIH ou les symptômes d'infections opportunistes.

Tests de laboratoire :

- Suivre de près la charge virale et le nombre de cellules CD4 avant le traitement et à intervalles réguliers pendant toute sa durée.
- Noter la numération globulaire toutes les 2 semaines, pendant les 8 premières semaines de traitement, chez les patients atteints d'une infection au VIH à un stade avancé, puis toutes les 4 semaines, si la zidovudine est bien tolérée, ou une fois par mois, pendant les 3 premiers mois, sauf si cela est indiqué chez les patients asymptomatiques ou chez ceux présentant des symptômes précoces. La granulocytopénie et l'anémie surviennent couramment lors du traitement par la zidovudine. L'anémie peut survenir de 2 à 4 semaines après le début du traitement. Elle peut répondre à l'administration d'époétine (voir Époétine). La granulocytopénie survient habituellement dans les 6 à 8 semaines suivant le début du traitement. Il faut envisager la réduction de la dose, l'arrêt du traitement ou des transfusions sanguines, si l'hémoglobine est inférieure à 75 g/L ou si elle chute de plus de 25 % par rapport aux valeurs initiales ; si le nombre de granulocytes est inférieur à

$0,75 \times 10^9$/L ou s'il chute de plus de 50 % par rapport aux valeurs initiales. Le traitement peut être repris graduellement lorsqu'on a la certitude que les réserves médullaires sont rétablies.

DIAGNOSTICS INFIRMIERS POSSIBLES

- Risque d'infection (Indications, Effets secondaires).
- Connaissances insuffisantes sur le traitement médicamenteux (Enseignement au patient et à ses proches).

INTERVENTIONS INFIRMIÈRES

Administrer le médicament 24 heures sur 24.

IV: Le patient devrait recevoir la perfusion IV seulement jusqu'à ce que le traitement PO puisse lui être administré.

Perfusion intermittente: Retirer la dose calculée de la fiole et la diluer dans une solution de D5%E ou de NaCl 0,9 % pour obtenir une concentration inférieure à 4 mg/mL. Ne pas utiliser une solution qui a changé de couleur. La solution est stable pendant 8 heures à la température ambiante et pendant 24 heures au réfrigérateur.

Vitesse d'administration: Administrer la solution par perfusion à un débit constant pendant 1 heure. Éviter la perfusion rapide ou l'injection de bolus.

Compatibilité (tubulure en Y): acyclovir ▪ amifostine ▪ amikacine ▪ amphotéricine B ▪ aztréonam ▪ céfépime ▪ ceftazidime ▪ ceftriaxone ▪ cimétidine ▪ clindamycine ▪ dexaméthasone ▪ dobutamine ▪ dopamine ▪ érythromycine, lactobionate d' ▪ filgrastim ▪ fluconazole ▪ fludarabine ▪ gentamicine ▪ héparine ▪ imipénem/cilastatine ▪ lorazépam ▪ melphalan ▪ métoclopramide ▪ morphine ▪ nafcilline ▪ ondansetron ▪ oxacilline ▪ paclitaxel ▪ pentamidine ▪ phényléphrine ▪ pipéracilline ▪ pipéracilline/tazobactam ▪ potassium, chlorure de ▪ ranitidine ▪ sargramostim ▪ téniposide ▪ thiotépa ▪ tobramycine ▪ triméthoprim/sulfaméthoxazole ▪ trimétrexate ▪ vancomycine ▪ vinorelbine.

Incompatibilité en addition au soluté: produits du sang et solutions protéiques.

ENSEIGNEMENT AU PATIENT ET À SES PROCHES

Z

- Inciter le patient à respecter scrupuleusement la posologie recommandée et à prendre la zidovudine aux intervalles prescrits, 24 heures sur 24, même s'il doit interrompre son sommeil. Souligner l'importance d'observer ce traitement, de ne pas prendre une quantité plus grande de médicament que celle qui lui a été prescrite et de ne pas abandonner le traitement sans consulter un professionnel de la santé au préalable. Prévenir le patient que s'il n'a pu prendre le médicament au moment habituel, il doit le prendre dès que possible à moins que ce ne soit presque l'heure prévue pour la dose suivante. Lui conseiller de ne jamais remplacer une dose manquée par une double dose. L'informer que les effets à long terme de la zidovudine demeurent inconnus.
- Expliquer au patient qu'il ne doit pas donner ce médicament à d'autres personnes.
- Prévenir le patient que la zidovudine peut provoquer des étourdissements ou des évanouissements. Lui conseiller de ne pas conduire et d'éviter les activités qui exigent sa vigilance jusqu'à ce qu'on ait la certitude que le médicament n'entraîne pas ces effets chez lui.
- Expliquer au patient que la zidovudine ne guérit pas l'infection par le VIH et qu'elle ne réduit pas le risque de transmission du VIH à d'autres personnes par les rapports sexuels ou par la contamination du sang. Inciter le patient à utiliser un condom durant les rapports sexuels, à ne pas se servir des mêmes aiguilles qu'une autre personne et à ne pas donner du sang afin de prévenir la transmission du virus du sida à autrui.
- Recommander au patient de signaler rapidement à un professionnel de la santé la fièvre, les maux de gorge ou les signes d'infections. Lui conseiller d'éviter les foules et les personnes contagieuses, d'utiliser une brosse à dents à poils doux, de faire attention lors de l'utilisation de cure-dents ou de soie dentaire. L'inciter à se soumettre à tout traitement dentaire avant de commencer le traitement par la zidovudine ou de le retarder jusqu'à ce que la numération globulaire retourne à la normale. Inciter le patient à communiquer avec un professionnel de la santé en cas d'essoufflements, de douleurs musculaires, de symptômes d'hépatite ou de pancréatite ou de toute autre manifestation inattendue.
- Recommander au patient d'éviter de prendre des médicaments en vente libre ou sur ordonnance sans consulter au préalable un professionnel de la santé.
- Insister sur le fait qu'il est important de se soumettre à intervalles réguliers à des examens de suivi et à des analyses de sang permettant de déceler les effets secondaires et les bienfaits du traitement.

VÉRIFICATION DE L'EFFICACITÉ THÉRAPEUTIQUE

L'efficacité du traitement peut être démontrée par: la diminution de la charge virale et l'augmentation du nombre de cellules CD4 chez les patients infectés par le VIH ▪ le ralentissement de l'évolution du sida et la diminution du nombre d'infections opportunistes chez les patients infectés par le VIH. ✳

ZINC, SULFATE DE

Micro Zn, PMS-Egozinc

CLASSIFICATION:

Minéral et électrolyte (oligo-élément)

Grossesse – catégorie C (voie parentérale)

INDICATIONS

Traitement de substitution et supplément diététique chez les patients prédisposés à une carence en zinc, incluant les patients recevant une nutrition parentérale à long terme. **Usages non approuvés:** Traitement du retard de la cicatrisation des plaies dû à la carence en zinc.

MÉCANISME D'ACTION

Cofacteur dans de nombreuses réactions enzymatiques ▪ Élément essentiel à la croissance normale et à la réparation des tissus, à la cicatrisation des plaies et au maintien du goût et du sens de l'odorat. ***Effets thérapeutiques:*** Traitement de substitution en cas de carence.

PHARMACOCINÉTIQUE

Absorption: Faible absorption depuis le tractus gastro-intestinal (de 20 à 30 %).

Distribution: Le sulfate de zinc se répartit dans tout l'organisme. On le retrouve à fortes concentrations dans les muscles, les os, la peau, les reins, le foie, le pancréas, la rétine, la prostate, les globules rouges et blancs.

Métabolisme et excrétion: Une fraction de 90 % est excrétée dans les fèces, le reste est excrété dans l'urine et la sueur.

Demi-vie: Inconnue.

CONTRE-INDICATIONS ET PRÉCAUTIONS/ MISES EN GARDE

Contre-indications: Hypersensibilité ou allergie à l'un des ingrédients de la préparation ▪ Grossesse ou allaitement (quantités supérieures à l'apport quotidien recommandé, chez les patientes enceintes et chez celles qui allaitent; voir l'annexe K) ▪ Nourrissons (ne pas administrer les préparations contenant de l'alcool benzylique).

Précautions/mises en garde: Insuffisance rénale.

RÉACTIONS INDÉSIRABLES ET EFFETS SECONDAIRES

GI: irritation gastrique (administration PO seulement), nausées, vomissements.

INTERACTIONS

Médicament-médicament: Le zinc administré par voie orale peut diminuer l'absorption des **tétracyclines** ou des **fluoroquinolones**.

Médicament-aliments: La **caféine**, les **produits laitiers** et le **son** peuvent diminuer l'absorption du zinc administré par voie orale.

VOIES D'ADMINISTRATION ET POSOLOGIE

RAR (adultes) = 15 mg. Sauf indication contraire, les doses sont exprimées en mg de zinc élémentaire. Le sulfate de zinc contient 23 % de zinc.

Carence

- **PO (adultes):** *Prévention de la carence* – de 15 à 19 mg par jour; *traitement de la carence* – dose adaptée à la gravité de la carence.

Supplément nutritionnel par voie IV – patients ayant un métabolisme stable

- **IV (adultes):** De 2,5 à 4 mg par jour; une dose plus élevée peut être nécessaire chez les patients accusant des pertes excessives.
- **IV (nourrissons et enfants ≤ 5 ans):** 100 µg/kg/jour.
- **IV (nourrissons prématurés pesant jusqu'à 3 kg):** 300 µg/kg/jour.

PRÉSENTATION (version générique disponible)

Comprimés: 220 mg[VL] ▪ **Solution pour injection:** 1 mg/mL, en fioles de 10 mL[Pr], 5 mg/mL, en fioles de 10 mL[Pr].

PHARMACODYNAMIE (concentrations sanguines)

	Début d'action	Pic	Durée
PO	inconnu	2 h	inconnue
IV	inconnu	inconnu	inconnue

Z

SOINS INFIRMIERS

ÉVALUATION DE LA SITUATION

Observer pendant toute la durée du traitement l'évolution des symptômes de carence en zinc: retard de la cicatrisation des plaies, retard de la croissance, perte du goût, perte du sens de l'odorat.

Tests de laboratoire:

- Les concentrations sériques de zinc peuvent ne pas refléter avec précision une carence.
- Le traitement prolongé par des doses élevées de zinc peut entraîner une baisse des concentrations sériques de cuivre.
- Surveiller mensuellement les concentrations sériques de phosphatase alcaline, lesquelles peuvent s'élever lorsqu'il y a un apport en zinc.
- Mesurer les concentrations de cholestérol HDL une fois par mois chez les patients recevant des doses élevées de zinc pendant une période prolongée, en raison du risque de diminution du taux de cholestérol HDL.

DIAGNOSTICS INFIRMIERS POSSIBLES

- Alimentation déficiente (Indications).
- Connaissances insuffisantes sur le traitement médicamenteux (Enseignement au patient et à ses proches).

INTERVENTIONS INFIRMIÈRES

PO: Administrer les doses PO avec des aliments afin de réduire l'irritation gastrique. La caféine, les produits laitiers ou le son peuvent entraver l'absorption du zinc.

IV: Le zinc est souvent inclus sous forme d'oligo-élément dans les préparations destinées à la nutrition parentérale faites par le pharmacien.

ENSEIGNEMENT AU PATIENT ET À SES PROCHES

- Inciter le patient à respecter scrupuleusement les recommandations diététiques du professionnel de la santé. Lui expliquer que la meilleure source d'oligo-éléments est une alimentation bien équilibrée comprenant des aliments des quatre principaux groupes alimentaires. Les aliments riches en zinc sont les fruits de mer, les abats et le germe de blé.
- Prévenir les patients qui s'auto-administrent des suppléments vitaminiques qu'ils ne doivent pas dépasser l'apport quotidien recommandé (voir l'annexe K). L'efficacité des mégadoses dans le traitement de divers troubles médicaux reste à prouver; par contre, elles peuvent entraîner des effets secondaires.
- Recommander au patient recevant le zinc par voie orale de signaler au professionnel de la santé les nausées et les vomissements graves, les douleurs abdominales ou les selles goudronneuses.
- Insister sur l'importance des examens de suivi permettant d'évaluer les bienfaits du traitement.

VÉRIFICATION DE L'EFFICACITÉ THÉRAPEUTIQUE

L'efficacité du traitement peut être démontrée par: Une cicatrisation plus rapide des plaies ■ l'amélioration du goût et du sens de l'odorat. De 6 à 8 semaines de traitement peuvent s'avérer nécessaires avant que les pleins effets du médicament puissent être observés.

ZOLMITRIPTAN

Zomig

CLASSIFICATION:

Agent utilisé dans le traitement des céphalées vasculaires (agoniste de la sérotonine)

Grossesse – catégorie C

INDICATIONS

Traitement de la migraine avec ou sans aura.

MÉCANISME D'ACTION

Effet agoniste au niveau des sites spécifiques des récepteurs de la 5-hydroxytryptamine (5-HT) dans les vaisseaux sanguins intracrâniens et dans les nerfs trijumeaux sensoriels. ***Effets thérapeutiques:*** Constriction des vaisseaux crâniens, ce qui diminue l'intensité des céphalées migraineuses.

PHARMACOCINÉTIQUE

Absorption: Bonne absorption (40 %) par suite de l'administration par voie orale.

Distribution: Inconnue.

Métabolisme et excrétion: Le métabolisme est surtout hépatique; une fraction est transformée en métabolites plus actifs que le zolmitriptan. Une fraction de 8 % est excrétée sous forme inchangée dans l'urine.

Demi-vie: 3 heures (zolmitriptan et métabolites actifs).

Z

CONTRE-INDICATIONS ET PRÉCAUTIONS/ MISES EN GARDE

Contre-indications: Hypersensibilité ■ Antécédents ou signes ou symptômes de maladies cardiovasculaires, dont ■ ischémie cardiaque ■ accident vasculaire cérébral ou vasculaire périphérique ■ valvulopathie ou arythmies cardiaques ■ toute autre maladie cardiovasculaire sous-jacente importante ■ Hypertension non maîtrisée ou grave ■ L'agent ne doit pas être administré en même temps que d'autres agonistes de la 5-HT, l'ergotamine ou des composés à base d'ergot ni dans les 24 heures qui suivent ■ Usage concomitant d'IMAO ou dans les deux semaines qui suivent un tel traitement ■ Migraine hémiplégique, ophtalmoplégique ou basilaire.

Précautions/mises en garde: Présence de facteurs de risque cardiovasculaires (hypertension, hypercholestérolémie, usage du tabac, obésité, diabète, antécédents familiaux certains, femmes ménopausées ou hommes > 40 ans); utiliser seulement si on a la certitude que l'état cardiovasculaire est satisfaisant; la première dose doit être administrée sous surveillance médicale ■ Insuffisance hépatique (administrer une dose réduite) ■ Grossesse, allaitement ou enfants (l'innocuité de l'agent n'a pas été établie).

RÉACTIONS INDÉSIRABLES ET EFFETS SECONDAIRES

SNC: étourdissements, somnolence, vertiges, faiblesse.

ORLO: douleur et sensation de pression ou de constriction au niveau de la gorge.

CV: douleur et sensation de lourdeur, de pression ou de constriction au niveau de la poitrine, hypertension, palpitations.

GI: sécheresse de la bouche (xérostomie), dyspepsie, dysphagie, nausées.

Tég.: transpiration, sensation de chaleur ou de froid.

Loc.: myalgie, myasthénie.

SN: hypo-esthésie, paresthésie.

Divers: sensation de lourdeur, douleurs.

INTERACTIONS

Médicament-médicament: EN RAISON DU RISQUE ACCRU DE VASOSPASMES, IL FAUT ÉVITER L'ADMINISTRATION CONCOMITANTE D'AUTRES **AGONISTES SÉROTONINERGIQUES** (**NARATRIPTAN** ET **SUMATRIPTAN**) OU DE **PRÉPARATIONS DE TYPE ERGOT** ■ L'administration concomitante d'**IMAO** élève les concentrations sanguines de zolmitriptan et le risque de toxicité (ne pas utiliser dans les deux semaines suivant l'administration d'un IMAO) ■ Les **contraceptifs oraux** peuvent élever les concentrations sanguines du zolmitriptan ■ Risque accru de réactions indésirables lors de l'administration d'**antidépresseurs de type ISRS**; l'utilisation concomitante d'**antidépresseurs de type ISRS** peut entraîner la faiblesse, l'hyperréflexie et un manque de coordination ■ La **cimétidine** prolonge la demi-vie du zolmitriptan et de ses métabolites.

VOIES D'ADMINISTRATION ET POSOLOGIE

PO (adultes): Initialement, 2,5 mg ou moins; si les symptômes de migraine récidivent, on peut répéter la dose après 2 heures (ne pas dépasser 10 mg/24 heures). L'innocuité du médicament n'a pas été établie lorsqu'on l'utilise pour le traitement de plus de 3 crises par mois.

PRÉSENTATION

Comprimés: 2,5 mg[Pr].

PHARMACODYNAMIE (soulagement des céphalées)

	Début d'action	Pic	Durée
PO	inconnu	2 h	inconnue

SOINS INFIRMIERS

ÉVALUATION DE LA SITUATION

Pendant une crise migraineuse, déterminer l'emplacement, l'intensité et la durée de la douleur et des symptômes associés (photophobie, phonophobie, nausées, vomissements).

DIAGNOSTICS INFIRMIERS POSSIBLES

- Douleur aiguë (Indications).
- Connaissances insuffisantes sur le traitement médicamenteux (Enseignement au patient et à ses proches).

INTERVENTIONS INFIRMIÈRES

La dose initiale est de 2,5 mg. Il est possible de scinder le comprimé pour administrer une dose plus faible.

ENSEIGNEMENT AU PATIENT ET À SES PROCHES

- Prévenir le patient que le zolmitriptan doit être utilisé seulement au cours d'une crise migraineuse. Il est destiné à soulager la douleur migraineuse, mais non pas à prévenir les crises ni à en réduire le nombre.

- Conseiller au patient de prendre le zolmitriptan dès que les premiers symptômes d'une crise migraineuse apparaissent. Toutefois, l'agent peut être administré à tout moment pendant la crise. Si les symptômes de migraine récidivent, le patient peut prendre une deuxième dose. Lui expliquer qu'il doit espacer les doses d'au moins 2 heures et qu'il ne doit pas prendre plus de 10 mg en 24 heures.
- Prévenir le patient qu'il ne doit pas prendre des doses additionnelles de zolmitriptan s'il n'éprouve pas de soulagement lors de la prise de la dose initiale, car les doses additionnelles ne seront probablement pas plus efficaces. Lui conseiller plutôt de communiquer avec un professionnel de la santé.
- Inciter le patient à se reposer dans une pièce sombre et tranquille après avoir pris le zolmitriptan afin de favoriser davantage le soulagement de la céphalée.
- Conseiller à la patiente de ne pas prendre le zolmitriptan si elle est enceinte, si elle pense l'être, si elle souhaite le devenir ou si elle allaite. L'inciter à utiliser une méthode de contraception adéquate pendant toute la durée du traitement.
- Prévenir le patient que le zolmitriptan peut parfois provoquer des étourdissements ou de la somnolence. Lui conseiller de ne pas conduire et d'éviter les activités qui exigent sa vigilance jusqu'à ce qu'on ait la certitude que le médicament n'entraîne pas ces effets chez lui.
- Conseiller au patient de prévenir un professionnel de la santé avant de prendre la dose suivante de zolmitriptan s'il a éprouvé des douleurs ou une sensation de gêne thoracique pendant l'utilisation de ce médicament. Si la douleur est forte et si elle ne disparaît pas, il doit prévenir immédiatement un professionnel de la santé. Lui recommander également de prévenir immédiatement un professionnel de la santé et d'arrêter de prendre le zolmitriptan si les symptômes suivants se manifestent: respiration sifflante, palpitations, tuméfaction des paupières, du visage ou des lèvres, rash, bosses sur la peau ou urticaire. Lui recommander d'informer un professionnel de la santé lors de son prochain rendez-vous des symptômes suivants: sensation de picotement, chaleur, rougeurs du visage, lourdeur, oppression, somnolence, étourdissements, fatigue ou malaise.
- Recommander au patient de ne pas boire d'alcool au cours du traitement par le zolmitriptan, car l'alcool aggrave la douleur migraineuse.

VÉRIFICATION DE L'EFFICACITÉ THÉRAPEUTIQUE

L'efficacité du traitement peut être démontrée par: le soulagement de la douleur migraineuse.

ZOLPIDEM

Ce médicament n'est pas commercialisé au Canada.

CLASSIFICATION:
Anxiolytique et hypnosédatif
Grossesse – catégorie B

INDICATIONS

Traitement de courte durée de l'insomnie.

MÉCANISME D'ACTION

Dépression du SNC par la liaison aux récepteurs GABA (acide gamma-aminobutyrique) ■ Absence de propriétés analgésiques. ***Effets thérapeutiques:*** Sédation et déclenchement du sommeil.

PHARMACOCINÉTIQUE

Absorption: Absorption rapide par suite de l'administration par voie orale.

Distribution: Une très faible fraction pénètre dans le lait maternel; le reste de la répartition est inconnu.

Liaison aux protéines: 92 %.

Métabolisme et excrétion: Le zolpidem est transformé en métabolites inactifs, qui sont excrétés par les reins.

Demi-vie: De 2,5 à 2,6 heures (accrue chez les personnes âgées et les insuffisants hépatiques).

CONTRE-INDICATIONS ET PRÉCAUTIONS/MISES EN GARDE

Contre-indications: Hypersensibilité ■ Apnée du sommeil.

Précautions/mises en garde: Antécédents de maladie psychiatrique, tentative de suicide, toxicomanie ou alcoolisme ■ Personnes âgées ou insuffisants hépatiques (réduire la dose initiale) ■ Maladie pulmonaire ■ Grossesse, allaitement ou enfant (l'innocuité de l'agent n'a pas été établie).

Z

RÉACTIONS INDÉSIRABLES ET EFFETS SECONDAIRES

SNC : amnésie, somnolence diurne, étourdissements, sensation droguée.

GI : diarrhée, nausées, vomissements.

Divers : réactions d'hypersensibilité, dépendance physique, dépendance psychologique, tolérance aux effets du médicament.

INTERACTIONS

Médicament-médicament : Risque de dépression additive du SNC lors de l'usage concomitant d'autres **hypnosédatifs**, d'**alcool**, de **phénothiazines**, d'**antidépresseurs tricycliques**, d'**opiacés** ou d'**antihistaminiques**.

Médicament-aliments : Les **aliments** réduisent et ralentissent l'absorption du zolpidem.

VOIES D'ADMINISTRATION ET POSOLOGIE

PO (adultes) : 10 mg, au coucher ; on peut majorer la dose jusqu'à concurrence de 20 mg.

PO (personnes âgées, patients débilités ou insuffisants hépatiques) : Initialement, 5 mg, au coucher ; on peut majorer la dose jusqu'à concurrence de 10 mg.

PRÉSENTATION

Comprimés : 5 mg^{Pr}, 10 mg^{Pr}.

PHARMACODYNAMIE (sédation)

	Début d'action	Pic	Durée
PO	rapide	30 min - 2 h	6 - 8 h

SOINS INFIRMIERS

ÉVALUATION DE LA SITUATION

- Évaluer l'état mental, les habitudes de sommeil et le risque d'abus avant l'administration du médicament. Si le médicament est pris pendant plus de 7 à 10 jours, il y a risque de dépendance physique et psychologique. Limiter la quantité de médicament dont le patient peut disposer.
- Noter l'état de la vigilance au pic de l'effet. Informer le médecin ou un autre professionnel de la santé si la sédation souhaitée ne se produit pas.
- Évaluer la douleur. Administrer les médicaments nécessaires, au besoin. Une douleur non traitée diminue les effets sédatifs du médicament.

DIAGNOSTICS INFIRMIERS POSSIBLES

- Habitudes de sommeil perturbées (Indications).
- Risque d'accident (Effets secondaires).
- Connaissances insuffisantes sur le traitement médicamenteux (Enseignement au patient et à ses proches).

INTERVENTIONS INFIRMIÈRES

- Avant l'administration, réduire les stimuli externes et assurer le confort du patient pour accroître l'efficacité du médicament.
- Protéger le patient pour éviter les accidents. Soulever les ridelles du lit. Surveiller le patient pendant ses déplacements. Retirer les cigarettes.
- Les comprimés doivent être avalés tels quels avec un grand verre d'eau. Pour accélérer l'effet sédatif, ne pas administrer en même temps ou immédiatement après un repas.

ENSEIGNEMENT AU PATIENT ET À SES PROCHES

- Inciter le patient à respecter scrupuleusement la posologie recommandée. Lui expliquer qu'il ne doit pas prendre une plus grande quantité de médicament que celle qui lui a été prescrite en raison du risque de dépendance. Il n'est pas recommandé d'utiliser le zolpidem pendant plus de 7 à 10 jours. Si le médicament est administrer pendant 2 semaines ou plus, l'arrêt brusque du traitement peut entraîner la fatigue, des nausées, des rougeurs du visage, une sensation de tête légère, des pleurs irrépressibles, des vomissements, des troubles gastro-intestinaux, des crises de panique ou la nervosité.
- En raison du début d'action rapide du zolpiderm, recommander au patient de se coucher immédiatement après la prise du médicament.
- Prévenir le patient que la zolpidem peut provoquer des étourdissements ou de la somnolence diurne. Lui conseiller de ne pas conduire ou d'éviter les activités qui exigent sa vigilance jusqu'à ce qu'on ait la certitude que le médicament n'entraîne pas ces effets chez lui.
- Recommander au patient de ne pas prendre en même temps de l'alcool et des dépresseurs du SNC.

VÉRIFICATION DE L'EFFICACITÉ THÉRAPEUTIQUE

L'efficacité du traitement peut être démontrée par : le soulagement de l'insomnie.

Bibliographie

Acute Pain Management Guideline Panel, *Acute Pain Management in Adults: Operative Procedures. Quick Reference Guide for Clinicians*, Agency for Health Care Policy and Research, Public Health Service, US Department of Health and Human Services, Rockville, MD, 1992.

American Hospital Formulary Service, *Drug Information 2003*, American Society of Health-System Pharmacists, Bethesda, MD, 2003.

American Pain Society, *Principles of Analgesic Use in the Treatment of Acute Pain and Cancer Pain*, 4e éd., American Pain Society, Skokie, IL, 1999.

Association des pharmaciens du Canada, *Compendium des produits et spécialités pharmaceutiques* (CPS), Ottawa, Association des pharmaciens du Canada, 2003.

Association des pharmaciens du Canada, *Compendium of Nonprescription Products* (CNP), Ottawa, Association des pharmaciens du Canada, 2001.

Association nord-américaine pour le diagnostic infirmier (ANADI), *Diagnostics infirmiers – Définitions et classification 2001-2002*, Paris, Masson, 2002.

Boulet, L.-P., « Comment of "What Is New Since the Last (1999) Canadian Asthma Consensus Guidelines ?" », *Canadian Respiratory Journal*, 2001, sept.-oct., vol. 8, nº 5, p. 382.

Boulet, L.-P, T.R. Bai et autres, « What Is New Since the Last (1999) Canadian Asthma Consensus Guidelines ? », *Canadian Respiratory Journal*, 2001, mars-avr., vol. 8, suppl. A, p. 5A-27A.

Boulet, L.-P., A. Becker et autres, pour le Canadian Asthma Consensus Group, « Canadian Asthma Consensus Report, 1999 », *Canadian Medical Association Journal*, 1999, 30 nov., vol. 161, suppl., p. 1S-61S.

Cavanaugh, B.M., *Nurses Manual of Laboratory and Diagnostic Tests*, 4e éd., F.A. Davis, Philadelphie, 2003.

Expert Panel Report 2, *Guidelines for the Diagnosis and Management of Asthma. National Asthma Education and Prevention Program. Update on Selected Topics 2002*, National Heart, Lung, and Blood Institute, 2002.

Facts & Comparisons (Wolters Kluwer), *Drug Facts and Comparisons 2003*, 57e éd., St. Louis, 2002.

Lacy, C.F., L.L. Armstrong, M.P. Goldman et L.L. Lance, *Drug Information Handbook 2002-2003*, 10e éd., Hudson, American Pharmaceutical Association, 2002.

Lutz, C.A et K.R. Przytulski, *Nutrition and Diet Therapy*, 3e éd., F.A. Davis, Philadelphie, 2001.

McCaffery, M. et C. Pasero, *Pain: Clinical Manual*, Mosby-Yearbook, 2e éd., St Louis, 1999.

Monographies officielles des médicaments ne figurant pas dans le CPS ni dans le CNP.

Oncology Nursing Society, *Cancer Chemotherapy Guidelines and Recommendations for the Practice*, Pittsburgh, PA, 1996.

Phelps, S.J. et E.B. Cochran, *Guidelines for Administration of Intravenous Medications to Pediatric Patients*, 4e éd., American Society of Health-System Pharmacists, Bethesda, 1993.

2003 Physicians' Desk Reference (PDR), Medical Economics (Thomson Medical Economics), Montvale, N.J., 2002.

Régie de l'assurance maladie du Québec, *Liste de médicaments*.

Santé Canada. Base de données sur les produits pharmaceutiques (BDPP), www.hc-sc.gc.ca/hpb/drugs-dpd

Trissel, L.A., *Handbook on Injectable Drugs*, 12e éd., American Society of Health-System Pharmacists, Bethesda, 2002.

Trissel, L.A., *Supplement to Handbook on Injectable Drugs*, 12e éd., American Society of Hospital Pharmacists, Bethesda, 2002.

USP Dispensing Information (USP-DI), *Advice for the Patient*, vol. II, 20e éd., United States Pharmacopeial Convention, Rockville, MD, 2000.

USP Dispensing Information (USP-DI), *Drug Information for the Health Care Professional*, vol. 1, 20e éd., Micromedex, Rockville, MD, 2000.

Annexes

ANNEXE A

Analgésiques opiacés

DOSES ÉQUIANALGÉSIQUES DES ANALGÉSIQUES OPIACÉS

MÉDICAMENT	VOIE	DOSE ÉQUIANALGÉSIQUE[1] (mg)	DURÉE (h)	DEMI-VIE PLASMATIQUE (h)	REMARQUES
AGONISTES					
MORPHINE, sulfate de, ou chlorhydrate de (Statex, MS-IR)	IM PO PR	10 20 – 30 30	4 – 6 4 – 7	2 – 3,5	Agent de référence. Autres présentations : comprimés ou capsules à libération prolongée et suppositoires rectaux.
CODÉINE, phosphate de, ou sulfate de	IM PO	130 200	4 – 6 4 – 6	3	Usage conseillé : analgésique narcotique de premier recours. Autres présentations : comprimés à libération prolongée.
OXYCODONE, chlorhydrate d' (Supeudol)	PO	10 – 15 – 30	3 – 5	—	Effet de courte durée. Présentation parentérale inexistante ; autres présentations : comprimés à 2,5 ou à 5 mg en association avec l'aspirine ou l'acétaminophène, suppositoires rectaux et comprimés à libération prolongée.
HYDROMORPHONE, chlorhydrate d' (Dilaudid)	IM PO	1,5 – 2 4 – 6 – 7,5	4 – 5 4 – 6	2 – 3	Présentation: suppositoires rectaux, capsules à libération prolongée et plusieurs préparations injectables très puissantes (2 mg/mL, 10 mg/mL, 20 mg/mL, 50 mg/mL), plus soluble que la morphine.
OXYMORPHONE, chlorhydrate d' (Numorphan)	IM	1	4 – 6	2 – 3	Présentation : préparation parentérale.
MÉPÉRIDINE, chlorhydrate de (Demerol)	IM PO	75 300	2 – 4 4 – 6	3 – 8 12 – 16	Usage non recommandé pour le soulagement de la douleur cancéreuse ou chronique. Contre-indication : maladie rénale ; l'accumulation du métabolite actif est toxique, la norméperidine entraîne la stimulation du SNC.
MÉTHADONE, chlorhydrate de (Methadol)	PO	Voir les références spécialisées en soins palliatifs ou en traitement de la douleur chronique	jusqu'à 24	15 – 30	Préparation orale très puissante ; il faut adapter très soigneusement la dose initiale pour éviter l'accumulation du médicament. S'utilise aussi pour les désintoxications.

AGONISTES-ANTAGONISTES					
PENTAZOCINE (Talwin)	IM PO	60 180	4 – 6 4 – 7	2 – 3	Usage non recommandé pour le soulagement de la douleur cancéreuse ou chronique ; les effets psychosomimétiques augmentent avec la dose ; risque de symptômes de sevrage chez les patients physicodépendants.
NALBUPHINE, chlorhydrate de (Nubain)	IM	10	4 – 6	5	Effets psychosomimétiques moins graves que ceux entraînés par la pentazocine ; risque de symptômes de sevrage chez les patients physicodépendants.
BUTORPHANOL, tartrate de (Stadol NS)	nasale				Ce médicament est commercialisé seulement en préparation nasale au Canada. Effets psychosomimétiques ; risque de symptômes de sevrage chez les patients physicodépendants.

1. Selon des études qui visaient à établir la puissance relative de chacun des médicaments énumérés, en comparant les effets d'une seule dose à ceux de la morphine. Par exemple, 10 mg de **morphine** IM procure une analgésie approximativement équivalente à 200 mg de **codéine** PO.

Attention : certaines doses PO équianalgésiques sont beaucoup trop élevées pour être administrées en une seule fois. Se référer à la monographie de chaque produit pour évaluer la dose initiale à administrer sans danger.

Ce tableau ne tient pas compte de la tolérance croisée incomplète entre les différents opiacés : certains ajustements de doses seront nécessaires.

Source: Adapté de P.G. Fine, « Cancer Pain: Assessment and Management », *Hospital Formulary*, vol. 22, n° 936, 1987.

DOSES DE FENTANYL (DURAGESIC), ADMINISTRÉES PAR VOIE TRANSDERMIQUE, CALCULÉES EN FONCTION DE LA DOSE QUOTIDIENNE DE MORPHINE[2]

MORPHINE PAR VOIE ORALE EN 24 HEURES (mg/jour)	DOSE DE FENTANYL, PAR VOIE TRANSDERMIQUE (µg/h)
45 – 134	25
135 – 224	50
225 – 314	75
315 – 404	100
405 – 494	125
495 – 584	150
585 – 674	175
675 – 764	200
765 – 854	225
855 – 944	250
945 – 1 034	275
1 035 – 1 124	300

2. Exemple : Une dose de morphine à 60 mg, par voie orale, administrée toutes les 4 heures, pendant 24 heures (dose totale de 360 mg/jour, par voie orale), est considérée comme approximativement équivalente à une dose de fentanyl à 100 µg/heure, administrée par voie transdermique.

ANALGÉSIQUES OPIACÉS ADMINISTRÉS COURAMMENT POUR SOULAGER LA DOULEUR LÉGÈRE À MODÉRÉE

NOM	DOSE INITIALE (courte action)[3] ADULTES (mg)	ENFANTS (mg/kg)	COMMENTAIRES	PRÉCAUTIONS ET CONTRE-INDICATIONS
AGONISTES[4]				
CODÉINE	15 – 60	0,5 – 1	De nombreuses préparations incluent des associations avec des analgésiques non opiacés[5].	Administrer avec précaution chez les patients souffrant de troubles respiratoires, d'asthme bronchique, de pression intracrânienne accrue, d'insuffisance hépatique.
HYDROCODONE (Hycodan, Robidone)	5 – 10	0,2	Certaines préparations renferment de l'acétaminophène, ce qui limite la dose quotidienne administrée.	Les mêmes que pour la codéine.
MÉPÉRIDINE (Demerol)	NR[6]	NR[6]	Action de plus courte durée ; biotransformation en norméperidine, un métabolite toxique.	La norméperidine s'accumule lors d'une administration répétée des doses, entraînant une excitation du SNC ; éviter l'administration chez les patients souffrant d'insuffisance rénale ou qui reçoivent des inhibiteurs de la monoamine oxydase ; éviter l'administration prolongée.
OXYCODONE (Supeudol, Oxy-IR)	5 – 10	0,05	Action de plus courte durée ; de nombreuses préparations renferment de l'acétaminophène, ce qui limite la dose à 12 comprimés/jour[3].	Les mêmes que pour la codéine.
PROPOXYPHÈNE, DEXTROPROPOXYPHÈNE (Darvon-N, Novo-Propoxyn, 642)	65 – 130	NR[6]	Analgésique peu puissant ; certaines préparations incluent des analgésiques non opiacés ; biotransformation en un métabolite qui peut être toxique (norpropoxyphène).	Le propoxyphène et son métabolite s'accumulent après l'administration répétée des doses ; le surdosage peut entraîner des convulsions.
AGONISTES-ANTAGONISTES[4]				
PENTAZOCINE (Talwin)	50	NR[6]	Certaines préparations renferment de la naloxone pour prévenir l'usage abusif par voie parentérale	Risque d'effets psychodysleptiques; risque d'apparition de symptômes de sevrage chez les patients ayant une dépendance aux opiacés.

3. Les doses initiales sont presque équivalentes à celles de l'aspirine à 650 mg (adultes) ou à 10 à 15 mg/kg (enfants). On doit déterminer la dose optimale pour chaque patient en adaptant la posologie suivant le poids, les fonctions rénale et hépatique, le type de douleur, l'âge, l'effet produit par un opiacé, etc.
4. Les produits sont indiqués à titre d'exemples.
5. Chez les enfants, les préparations d'opiacés avec de l'acétaminophène ne doivent pas dépasser la dose maximale recommandée d'acétaminophène de 75 mg/kg/jour.
6. NR = administration non recommandée.

Source : Adaptaté de American Pain Society, *Principles of Analgesic Use in the Treatment of Acute Pain and Cancer Pain*, 3e éd., 1992.

ANNEXE B

Résumé des règlements concernant les stupéfiants, drogues contrôlées, benzodiazépines et autres substances ciblées

CLASSIFICATION ET DESCRIPTION	FORMALITÉS LÉGALES
Stupéfiants[1] ■ 1 stupéfiant (p. ex. cocaïne, codéine, hydromorphone, morphine) ■ 1 stupéfiant + 1 ingrédient actif non stupéfiant (p. ex. Cophylac, Empracet-30, Tylenol No. 4) ■ Toutes formes injectables de stupéfiants (p. ex. fentanyl, péthidine) ■ Tout produit contenant de la diamorphine (hôpitaux seulement), hydrocodone, oxycodone, méthadone ou pentazocine ■ Dextropropoxyphène, propoxyphène (seul) (p. ex. Darvon-N, 642)	■ Ordonnance écrite requise. ■ Ordonnances verbales non permises. ■ Renouvellements non permis. ■ Ordonnances écrites peuvent être exécutées partiellement si le praticien l'indique. ■ Pour les ordonnances partiellement remplies, on devra rédiger des copies de ces ordonnances avec référence à l'ordonnance originale. Indiquer sur l'ordonnance originale : le nouveau numéro d'ordonnance, la date de l'exécution partielle, la quantité fournie et les initiales du pharmacien. ■ Aucun transfert d'ordonnances n'est permis. ■ Maintenir les registres requis et conserver tous les documents relatifs à toutes les transactions, de manière à en permettre la vérification. ■ Rapports de ventes requis, sauf pour dextropropoxyphène, propoxyphène. ■ Rapporter dans les 10 jours toute perte ou tout vol de stupéfiants ainsi que les fausses ordonnances au Bureau des substances contrôlées, à l'adresse indiquée sur les formulaires fournis à cet effet.
Préparations de stupéfiants[1] ■ Stupéfiants d'ordonnance verbale : 1 stupéfiant + 2 ingrédients actifs non stupéfiants ou plus dans une dose thérapeutique reconnue (p. ex. Cophylac Expectorant, Darvon-N Composé, Fiorinal avec Codéine, 282, 292, 692, Tylenol No. 2 et No. 3) ■ Composés de codéine exonérés : contiennent jusqu'à 8 mg de codéine/dose solide ou 20 mg/30 mL de liquide + 2 ingrédients actifs non stupéfiants ou plus (p. ex. Atasol-8, Robitussin avec codéine)	■ Ordonnances écrites ou verbales permises. ■ Renouvellements non permis. ■ Ordonnances écrites ou verbales peuvent être exécutées partiellement si le praticien l'indique. ■ Pour les ordonnances partiellement remplies, on devra rédiger des copies de ces ordonnances avec référence à l'ordonnance originale. Indiquer sur l'ordonnance originale : le nouveau numéro d'ordonnance, la date de l'exécution partielle, la quantité fournie et les initiales du pharmacien. ■ Aucun transfert d'ordonnances n'est permis. ■ Pour l'exécution d'ordonnances de composés exonérés, suivre les mêmes règlements que pour les stupéfiants d'ordonnance verbale. ■ Maintenir les registres requis et conserver tous les documents relatifs à toutes les transactions, de manière à en permettre la vérification. ■ Rapports de ventes non requis. ■ Rapporter dans les 10 jours toute perte ou tout vol de stupéfiants ainsi que les fausses ordonnances au Bureau des substances contrôlées, à l'adresse indiquée sur les formulaires fournis à cet effet.
Drogues contrôlées[1] ■ Partie I p. ex. amphétamines (Dexedrine) méthylphénidate (Ritalin) pentobarbital (Nembutal) sécobarbital (Seconal, Tuinal) préparations : 1 drogue contrôlée + 1 drogue active non contrôlée ou plus (Cafergot-PB)	■ Ordonnance écrites ou verbales permises. ■ Renouvellements non permis pour ordonnances verbales. ■ Renouvellements permis pour ordonnances écrites si le praticien a indiqué par écrit le nombre de renouvellements et les dates ou les intervalles entre les renouvellements. ■ Ordonnances écrites ou verbales peuvent être exécutées partiellement si le praticien l'indique. ■ Pour les renouvellements et pour les ordonnances partiellement remplies, on devra rédiger des copies de ces ordonnances avec référence à l'ordonnance originale. Indiquer sur l'ordonnance originale : le nouveau numéro d'ordonnance, la date du renouvellement ou de l'exécution partielle, la quantité fournie et les initiales du pharmacien.

CLASSIFICATION ET DESCRIPTION	FORMALITÉS LÉGALES
Drogues contrôlées[1] (suite)	■ Aucun transfert d'ordonnances n'est permis. ■ Maintenir les registres requis et conserver tous les documents relatifs à toutes les transactions, de manière à en permettre la vérification. ■ Rapports de ventes requis, sauf pour les préparations. ■ Rapporter dans les 10 jours toute perte ou tout vol de stupéfiants ainsi que les fausses ordonnances au Bureau des substances contrôlées, à l'adresse indiquée sur les formulaires fournis à cet effet.
■ Partie II p. ex. barbituriques (amobarbital, phénobarbital) butorphanol (Stadol NS) diéthylpropion (Tenuate) nalbuphine (Nubain) phentermine (Ionamin) préparations : 1 drogue contrôlée + 1 ingrédient actif non contrôlé ou plus (Fiorinal, Neo-Pause, Tecnal) ■ Partie III p. ex. stéroïdes anabolisants androgènes (méthyltestostérone, décanoate de nandrolone)	■ Ordonnances écrites ou verbales permises. ■ Renouvellements permis pour ordonnances écrites ou verbales si le praticien indique, par écrit ou verbalement (au moment d'émettre l'ordonnance), le nombre de renouvellements et les dates ou les intervalles entre les renouvellements. ■ Ordonnances écrites ou verbales peuvent être exécutées partiellement si le praticien l'indique. ■ Pour les renouvellements ou pour les ordonnances partiellement remplies, on devra rédiger des copies de ces ordonnances avec référence à l'ordonnance originale. Indiquer sur l'ordonnance originale : le nouveau numéro d'ordonnance, la date du renouvellement ou de l'exécution partielle, la quantité fournie et les initiales du pharmacien. ■ Aucun transfert d'ordonnances n'est permis. ■ Maintenir les registres requis et conserver tous les documents relatifs à toutes les transactions, de manière à en permettre la vérification. ■ Rapports de ventes non requis. ■ Rapporter dans les 10 jours toute perte ou tout vol de drogues contrôlées ainsi que les fausses ordonnances au Bureau des substances contrôlées, à l'adresse indiquée sur les formulaires fournis à cet effet.
Benzodiazépines et autres substances ciblées[1] p. ex. alprazolam (Xanax) bromazépam (Lectopam) chlordiazépoxide (Librium) clobazam (Frisium) ethchlorvynol lorazépam (Ativan) mazindol méprobamate oxazépam (Serax)	■ Ordonnances écrites et verbales permises. ■ Renouvellements autorisés pour les ordonnances verbales si le praticien l'indique. ■ Exécutions partielles autorisées selon les instructions du praticien. ■ Lors de renouvellements ou d'exécutions partielles, inscrire au registre les renseignements suivants : date du renouvellement ou de l'exécution partielle, numéro d'ordonnance, quantité servie et initiales du pharmacien. ■ Transfert d'ordonnances permis, sauf s'il s'agit d'un deuxième transfert. ■ Rapports de ventes non requis. ■ Rapporter dans les 10 jours toute perte ou tout vol de benzodiazépines et autres substances ciblées au Bureau des substances contrôlées, à l'adresse indiquée sur les formulaires fournis à cet effet.

1. Les produits sont indiqués à titre d'exemples.

Source : Association des pharmaciens du Canada, *Compendium des produits et spécialités pharmaceutiques (CPS)*, 37e éd., 2002, p. A5-A6.

ANNEXE C
Tableaux des vitesses de perfusion

ALTEPLASE (Activase) – perfusion accélérée en présence d'infarctus aigu du myocarde[1]

Dilution : fiole de 50 mg avec 50 mL de diluant ou fiole de 100 mg avec 100 mL de diluant = 1 mg/mL

	Dose (vol.)		
Alteplase	**bolus**	**30 minutes suivantes**	**60 minutes suivantes**
poids > 67 kg	15 mg (15 mL)	50 mg (50 mL)	35 mg (35 mL)
poids ≤ 67 kg	15 mg (15 mL)	0,75 mg/kg (0,75 mL/kg)	0,5 mg/kg (0,5 mL/kg)

1. La dose totale ne doit pas dépasser 100 mg.

ALTEPLASE (Activase) – perfusion de 3 heures en présence d'infarctus aigu du myocarde

Dilution : fiole de 50 mg avec 50 mL de diluant ou fiole de 100 mg avec 100 mL de diluant = 1 mg/mL

	Dose (vol.)		
Alteplase	**première heure**	**deuxième heure**	**troisième heure**
Poids ≥ 65 kg	60 mg (60 mL)[1]	20 mg (20 mL)	20 mg (20 mL)
poids < 65 kg	0,75 mg/kg (0,75 mL/kg)[2]	0,25 mg/kg (0,25 mL/kg)	0,25 mg/kg (0,25 mL/kg)

1. Administrer, au départ, de 6 à 10 mg (de 6 à 10 mL) en bolus IV en 1 ou 2 minutes.
2. Administrer, au départ, de 0,075 à 0,125 mg/kg de cette dose en bolus IV en 1 ou 2 minutes.

ALTEPLASE (Activase) – traitement des AVC ischémiques aigus

Dilution : fiole de 50 mg avec 50 mL de diluant ou fiole de 100 mg avec 100 mL de diluant = 1 mg/mL

	Poids du patient					
Dose d'alteplase	**50 kg**	**60 kg**	**70 kg**	**80 kg**	**90 kg**	**100 kg**
Dose totale en 60 min[1]	45 mg (45 mL)	54 mg (54 mL)	63 mg (63 mL)	72 mg (72 mL)	81 mg (81 mL)	90 mg (90 mL)
Dose en bolus pendant la 1re min	4,5 mg (4,5 mL)	5,4 mg (5,4 mL)	6,3 mg (6,3 mL)	7,2 mg (7,2 mL)	8,1 mg (8,1 mL)	9 mg (9 mL)
Dose restante pendant les 59 min suivantes	40,5 mg (40,5 mL)	48,6 mg (48,6 mL)	56,7 mg (56,7 mL)	64,8 mg (64,8 mL)	72,9 mg (72,9 mL)	81 mg (81 mL)
Vitesse pendant les 59 min restantes	0,69 mg/min (0,69 mL/min)	0,82 mg/min (0,82 mL/min)	0,96 mg/min (0,96 mL/min)	1,1 mg/min (1,1 mL/min)	1,24 mg/min (1,24 mL/min)	1,37 mg/min (1,37 mL/min)

1. La dose totale ne devrait pas dépasser 90 mg.

AMINOPHYLLINE

Dilutions : 250 mg dans 250 mL ; 500 mg dans 500 mL ; 1 000 mg dans 1 000 mL = 1 mg/mL.

La dose d'attaque chez les patients n'ayant pas reçu d'aminophylline au cours des 24 heures précédentes = 6 mg/kg (6 mL/kg) de la dilution ci-dessus, administrée en 20 à 30 minutes. L'aminophylline est constituée d'environ 85 % de théophylline.

AMINOPHYLLINE (suite)

Vitesses de perfusion de l'aminophylline (mL/h)
Concentration = 1 mg/mL

	Poids du patient					
Dose	**50 kg**	**60 kg**	**70 kg**	**80 kg**	**90 kg**	**100 kg**
Dose d'attaque (mg)[1]	**360 mg**	**360 mg**	**420 mg**	**480 mg**	**540 mg**	**600 mg**
0,9 mg/kg/h	45 mL/h	54 mL/h	63 mL/h	72 mL/h	81 mL/h	90 mL/h
0,8 mg/kg/h	40 mL/h	48 mL/h	56 mL/h	64 mL/h	72 mL/h	80 mL/h
0,7 mg/kg/h	35 mL/h	42 mL/h	49 mL/h	56 mL/h	63 mL/h	70 mL/h
0,6 mg/kg/h	30 mL/h	36 mL/h	42 mL/h	48 mL/h	54 mL/h	60 mL/h
0,5 mg/kg/h	25 mL/h	30 mL/h	35 mL/h	40 mL/h	45 mL/h	50 mL/h
0,4 mg/kg/h	20 mL/h	24 mL/h	28 mL/h	32 mL/h	36 mL/h	40 mL/h
0,3 mg/kg/h	15 mL/h	18 mL/h	21 mL/h	24 mL/h	27 mL/h	30 mL/h
0,2 mg/kg/h	10 mL/h	12 mL/h	14 mL/h	16 mL/h	18 mL/h	20 mL/h
0,1 mg/kg/h	5 mL/h	6 mL/h	7 mL/h	8 mL/h	9 mL/h	10 mL/h

1. La dose d'attaque doit être administrée en 20 à 30 minutes.

AMIODARONE (Cordarone)

Type de perfusion	Dose (vitesse)	Dilution (concentration)
Première perfusion, rapide (dose d'attaque)	150 mg en 10 min (15 mg/min)	150 mg dans 100 mL de D5%E (1,5 mg/mL)
Deuxième perfusion, lente (dose d'attaque)	360 mg pendant les 6 h suivantes (1 mg/min)	900 mg dans 500 mL de D5%E (1,8 mg/mL)
Perfusion de la dose d'entretien	540 mg pendant les 18 h suivantes (0,5 mg/min)[1]	900 mg dans 500 mL D5%E (1,8 mg/mL)

1. On peut poursuivre cette perfusion à une vitesse de 0,5 mg/min après les 24 premières heures, en administrant l'agent à une concentration de 1 à 6 mg/mL (si la concentration > 2 mg/mL, on doit administrer la solution par un cathéter veineux central). On peut traiter un nouvel épisode d'arythmies par des doses supplémentaires de 150 mg, diluées dans 100 mL d'une solution de D5%E et perfusées en l'espace de 10 minutes. Il peut s'avérer nécessaire d'accélérer la vitesse de perfusion par la suite.

BRÉTYLIUM

A. **En cas d'arythmies ventriculaires mettant la vie du patient en danger** (fibrillation ventriculaire ou tachycardie ventriculaire instable sur le plan hémodynamique) : administrer 5 mg/kg (0,1 mL/kg) du médicament non dilué par injection IV rapide. Concentration du médicament non dilué = 50 mg/mL. Si la fibrillation ventriculaire persiste, la dose peut être augmentée à 10 mg/kg et répétée à intervalles de 15 à 30 minutes, jusqu'à la dose totale maximale de 30 mg/kg.

Injection IV rapide du brétylium non dilué
La dose est indiquée en volume d'injection de brétylium non dilué (50 mg/mL)

	Poids du patient					
Dose	**50 kg**	**60 kg**	**70 kg**	**80 kg**	**90 kg**	**100 kg**
5 mg/kg	5 mL	6 mL	7 mL	8 mL	9 mL	10 mL

BRÉTYLIUM (suite)

B. **En cas d'autres arythmies ventriculaires:** dilution de 2 g/500 mL = 4 mg/mL. Administrer de 5 à 10 mg/kg (de 1,25 à 2,5 mL/kg) par voie IV en l'espace de 8 minutes ou plus. On peut répéter l'administration de cette dose toutes les 6 heures ou l'administrer en perfusion continue à raison de 1 à 2 mg/min.

Vitesses de la perfusion intermittente du brétylium
Volume de brétylium dilué à perfuser en l'espace de 8 minutes ou plus
Concentration = 4 mg/mL

	Poids du patient					
Dose	**50 kg**	**60 kg**	**70 kg**	**80 kg**	**90 kg**	**100 kg**
5 mg/kg	62,5 mL	75 mL	87,5 mL	100 mL	112,5 mL	125 mL
6 mg/kg	75 mL	90 mL	105 mL	120 mL	135 mL	150 mL
7 mg/kg	87,5 mL	105 mL	122,5 mL	140 mL	157,5 mL	175 mL
8 mg/kg	100 mL	120 mL	140 mL	160 mL	180 mL	200 mL
9 mg/kg	112,5 mL	135 mL	157,5 mL	180 mL	202,5 mL	225 mL
10 mg/kg	125 mL	150 mL	175 mL	200 mL	225 mL	250 mL

Vitesses de la perfusion continue du brétylium
Concentration = 4 mg/mL

Dose (mg/min)	Dose (mL/h)
1,0 mg/min	15 mL/h
1,5 mg/min	23 mL/h
2,0 mg/min	30 mL/h

DOBUTAMINE (Dobutrex)

Dilutions possibles: 250 mg/1 000 mL = 250 µg/mL
500 mg/1 000 mL = 500 µg/mL
1 000 mg/1 000 mL = 1 000 µg/mL

Pour calculer la vitesse de perfusion (mL/min), multiplier le poids (kg) du patient par la dose en mL/kg/min.

Pour calculer la vitesse de perfusion (mL/h), multiplier le poids (kg) du patient par la dose en mL/kg/min × 60.

Vitesses de perfusion de la dobutamine (mL/kg/min) à diverses concentrations

	Concentrations		
Dose (µg/kg/min)	**250 µg/mL**	**500 µg/mL**	**1 000 µg/mL**
2,5 µg/kg/min	0,01 mL/kg/min	0,005 mL/kg/min	0,0025 mL/kg/min
5 µg/kg/min	0,02 mL/kg/min	0,01 mL/kg/min	0,005 mL/kg/min
7,5 µg/kg/min	0,03 mL/kg/min	0,015 mL/kg/min	0,0075 mL/kg/min
10 µg/kg/min	0,04 mL/kg/min	0,02 mL/kg/min	0,01 mL/kg/min
12,5 µg/kg/min	0,05 mL/kg/min	0,025 mL/kg/min	0,0125 mL/kg/min
15 µg/kg/min	0,06 mL/kg/min	0,03 mL/kg/min	0,015 mL/kg/min

DOPAMINE (Intropin)

Dilutions possibles: 200 mg/500 mL = 400 µg/mL
400 mg/500 mL = 800 µg/mL
800 mg/500 mL = 1 600 µg/mL

Pour calculer la vitesse de perfusion (mL/min), multiplier le poids (kg) du patient par la dose en mL/kg/min.

Pour calculer la vitesse de perfusion (mL/h), multiplier le poids (kg) du patient par la dose en mL/kg/min x 60.

DOPAMINE (Intropin) (suite)

Vitesses de perfusion de la dopamine (mL/kg/min) à diverses concentrations

Dose (µg/kg/min)	Concentrations		
	400 µg/mL	**800 µg/mL**	**1 600 µg/mL[1]**
2 µg/kg/min	0,005 mL/kg/min	0,0025 mL/kg/min	0,00125 mL/kg/min
5 µg/kg/min	0,0125 mL/kg/min	0,00625 mL/kg/min	0,003125 mL/kg/min
10 µg/kg/min	0,025 mL/kg/min	0,0125 mL/kg/min	0,00625 mL/kg/min
20 µg/kg/min	0,05 mL/kg/min	0,025 mL/kg/min	0,0125 mL/kg/min
30 µg/kg/min	0,075 mL/kg/min	0,0375 mL/kg/min	0,01875 mL/kg/min
40 µg/kg/min	0,1 mL/kg/min	0,05 mL/kg/min	0,025 mL/kg/min
50 µg/kg/min	0,125 mL/kg/min	0,0625 mL/kg/min	0,03125 mL/kg/min

1. Concentration appropriée chez les patients dont l'apport hydrique est restreint.

ESMOLOL (Brevibloc)

Dilution : 5 g/500 mL = 10 mg/mL.

Traitement d'attaque : la dose d'attaque de 500 µg/kg (0,05 mL/kg) est administrée en 1 minute, suivie d'une perfusion de 50 µg/kg/min (0,005 mL/kg/min) en 4 minutes. En l'absence de réponse, administrer une nouvelle dose d'attaque en 1 minute et augmenter la vitesse de perfusion à 100 µg/kg/min, pendant 4 à 10 minutes. En l'absence de réponse, on peut répéter l'administration de la dose d'attaque avant d'augmenter de nouveau les vitesses de perfusion par paliers de 50 µg/kg/min.

Vitesses de perfusion de l'esmolol
Concentration = 10 mg/mL

Dose	Poids du patient					
	50 kg	**60 kg**	**70 kg**	**80 kg**	**90 kg**	**100 kg**
Dose d'attaque (mL)[1]	2,5 mL	3 mL	3,5 mL	4 mL	4,5 mL	5 mL
50 µg/kg/min	15 mL/h	18 mL/h	21 mL/h	24 mL/h	27 mL/h	30 mL/h
75 µg/kg/min	22,5 mL/h	27 mL/h	31,5 mL/h	36 mL/h	40,5 mL/h	45 mL/h
100 µg/kg/min	30 mL/h	36 mL/h	42 mL/h	48 mL/h	54 mL/h	60 mL/h
125 µg/kg/min	37,5 mL/h	45 mL/h	52,5 mL/h	60 mL/h	67,5 mL/h	75 mL/h
150 µg/kg/min	45 mL/h	54 mL/h	63 mL/h	72 mL/h	81 mL/h	90 mL/h
175 µg/kg/min	52,5 mL/h	63 mL/h	73,5 mL/h	84 mL/h	94,5 mL/h	105 mL/h
200 µg/kg/min	60 mL/h	72 mL/h	84 mL/h	96 mL/h	108 mL/h	120 mL/h

1. La dose d'attaque doit être administrée en 1 minute.

HÉPARINE

Dilution : 20 000 unités/1 000 mL = 20 unités /mL.

Dose d'attaque : de 5 000 à 10 000 unités sous forme de bolus IV (chez l'adulte).

Vitesses de perfusion de l'héparine (mL/h)
Concentration = 20 unités/mL

Dose (unités/h)	Dose (mL/h)
500 unités/h	25 mL/h
750 unités/h	37,5 mL/h
1 000 unités/h	50 mL/h
1 250 unités/h	62,5 mL/h
1 500 unités/h	75 mL/h
1 750 unités/h	87,5 mL/h
2 000 unités/h	100 mL/h

LIDOCAÏNE (Xylocaine)

Dilutions possibles : 1 g/1 000 mL = 1 mg/mL
2 g/1 000 mL = 2 mg/mL
4 g/1 000 mL = 4 mg/mL
8 g/1 000 mL = 8 mg/mL

Dose d'attaque : de 50 à 100 mg à une vitesse de 25 à 50 mg/min.

Vitesses de perfusion de la lidocaïne (mL/h)

	Concentrations			
Dose (mg/min)	**1 mg/mL**	**2 mg/mL**	**4 mg/mL**	**8 mg/mL**
1 mg/min	60 mL/h	30 mL/h	15 mL/h	7,5 mL/h
2 mg/min	120 mL/h	60 mL/h	30 mL/h	15 mL/h
3 mg/min	180 mL/h	90 mL/h	45 mL/h	22,5 mL/h
4 mg/min	240 mL/h	120 mL/h	60 mL/h	30 mL/h

MILRINONE (Primacor)

Dilutions possibles : 20 mg/200 mL (soit 180 mL de diluant + 20 mL de milrinone) = 100 µg/mL
20 mg/133 mL (soit 113 mL de diluant + 20 mL de milrinone) = 150 µg/mL
20 mg/100 mL (soit 80 mL de diluant + 20 mL de milrinone) = 200 µg/mL

Dose d'attaque : 50 µg/kg, administrée en 10 minutes.

Dose d'attaque administrée en 10 minutes

	Poids du patient					
Dose	**50 kg**	**60 kg**	**70 kg**	**80 kg**	**90 kg**	**100 kg**
Dose d'attaque (mg)	2,5 mg	3,0 mg	3,5 mg	4,0 mg	4,5 mg	5,0 mg

Vitesses de perfusion de la milrinone (mL/kg/min) à diverses concentrations

	Concentrations		
Dose (µg/kg/min)	**100 µg/mL**	**150 µg/mL**	**200 µg/mL**
0,375 µg/kg/min	0,00375 mL/kg/min	0,0025 mL/kg/min	0,001875 mL/kg/min
0,4 µg/kg/min	0,004 mL/kg/min	0,00267 mL/kg/min	0,002 mL/kg/min
0,5 µg/kg/min	0,005 mL/kg/min	0,0033 mL/kg/min	0,0025 mL/kg/min
0,6 µg/kg/min	0,006 mL/kg/min	0,004 mL/kg/min	0,003 mL/kg/min
0,7 µg/kg/min	0,007 mL/kg/min	0,00467 mL/kg/min	0,0035 mL/kg/min
0,75 µg/kg/min	0,0075 mL/kg/min	0,005 mL/kg/min	0,00375 mL/kg/min

NITROGLYCÉRINE (Nitroject)

Dilutions possibles : 5 mg/100 mL (25 mg/500 mL, 50 mg/1 000 mL) = 50 µg/mL
25 mg/250 mL (50 mg/500mL, 100 mg/1 000mL) = 100 µg/mL
50 mg/250 mL (100 mg/500 mL, 200 mg/1 000 mL) = 200 µg/mL

Remarque : puisque les divers produits sont présentés dans des solutions à diverses concentrations, il faudrait les administrer par les tubulures de perfusion appropriées. Le changement de tubulure peut modifier la réponse à une dose donnée.

NITROGLYCÉRINE (Nitroject) (suite)

Vitesses de perfusion de la nitroglycérine (mL/h)

	Concentrations		
Dose (µg/min)	**50 µg/mL**	**100 µg/mL**	**200 µg/mL**
2,5 µg/min	3 mL/h	1,5 mL/h	0,75 mL/h
5 µg/min	6 mL/h	3 mL/h	1,5 mL/h
10 µg/min	12 mL/h	6 mL/h	3 mL/h
15 µg/min	18 mL/h	9 mL/h	4,5 mL/h
20 µg/min	24 mL/h	12 mL/h	6 mL/h
30 µg/min	36 mL/h	18 mL/h	9 mL/h
40 µg/min	48 mL/h	24 mL/h	12 mL/h
50 µg/min	60 mL/h	30 mL/h	15 mL/h
60 µg/min	72 mL/h	36 mL/h	18 mL/h

NITROPRUSSIDE (Nipride)

Dilutions possibles : 50 mg/1 000 mL = 50 µg/mL
100 mg/1 000 mL = 100 µg/mL
200 mg/1 000 mL = 200 µg/mL

Pour calculer la vitesse de perfusion (mL/min), multiplier le poids (kg) du patient par la dose en mL/kg/min.

Pour calculer la vitesse de perfusion (mL/h), multiplier le poids (kg) du patient par la dose en mL/kg/min × 60.

Écart posologique : de 0,5 µg/kg/min à 8 µg/kg/min.

Vitesses de perfusion du nitroprussiate (mL/kg/min)

	Concentrations		
Dose (µg/kg/min)	**50 µg/mL**	**100 µg/mL**	**200 µg/mL**
0,5 µg/kg/min	0,01 mL/kg/min	—	—
1 µg/kg/min	0,02 mL/kg/min	0,01 mL/kg/min	—
2 µg/kg/min	0,04 mL/kg/min	0,02 mL/kg/min	0,01 mL/kg/min
3 µg/kg/min	0,06 mL/kg/min	0,03 mL/kg/min	0,015 mL/kg/min
4 µg/kg/min	0,08 mL/kg/min	0,04 mL/kg/min	0,02 mL/kg/min
5 µg/kg/min	0,1 mL/kg/min	0,05 mL/kg/min	0,025 mL/kg/min
6 µg/kg/min	0,12 mL/kg/min	0,06 mL/kg/min	0,03 mL/kg/min
7 µg/kg/min	0,14 mL/kg/min	0,07 mL/kg/min	0,035 mL/kg/min
8 µg/kg/min	0,16 mL/kg/min	0,08 mL/kg/min	0,04 mL/kg/min

PROCAÏNAMIDE

Dilution possible : 1 000 mg/500 mL = 2 mg/mL

Dose d'attaque : de 50 à 100 mg, toutes les 5 minutes jusqu'à la répression de l'arythmie, la survenue d'une réaction indésirable ou l'administration d'une dose de 1 000 mg ; on peut aussi administrer de 500 à 600 mg sous forme de perfusion d'attaque en l'espace de 25 à 30 minutes.

Vitesses de perfusion du procaïnamide (mL/h)
Concentration = 2 mg/mL

Dose (mg/min)	Dose (mL/h)
2 mg/min	60 mL/h
3 mg/min	90 mL/h
4 mg/min	120 mL/h
5 mg/min	150 mL/h
6 mg/min	180 mL/h

ANNEXE D

Médicaments et grossesse : catégories[1]

Puisque la Direction générale des produits de santé et des aliments (DGPSA) n'a pas publié de règles concernant l'administration des médicaments pendant la grossesse, nous avons retenu, à titre indicatif, la classification américaine. Les monographies du *Guide* contiennent les mentions de catégories qui indiquent le risque rattaché à la prise de chaque médicament pendant la grossesse.

Catégorie A

Lors d'études adéquates et dûment contrôlées, aucun risque pour le fœtus n'a été observé au cours du premier trimestre. Aucun risque apparent n'a été observé non plus au cours des deuxième et troisième trimestres. Les effets nocifs chez le fœtus sont probablement très faibles.

Catégorie B

Les études menées sur les animaux ont fait état de l'existence de certains risques dans certains cas, mais non pas dans d'autres. Même si un certain risque a été noté chez les animaux, les études menées chez l'humain n'ont fait état d'aucun risque semblable ; ou encore, même si l'on n'a pas signalé de risque chez les animaux, les données portant sur les femmes enceintes sont insuffisantes.

Catégorie C

On a noté des réactions indésirables chez les animaux, mais les données concernant les femmes enceintes sont insuffisantes. Dans certaines situations cliniques, les bienfaits du médicament pourraient dépasser les risques possibles.

Catégorie D

Selon les données recueillies au cours d'études cliniques ou d'études de pharmacovigilance (« surveillance post-marketing »), il existe un risque pour le fœtus humain. Dans certaines situations cliniques, les bienfaits du médicament pourraient dépasser les risques possibles.

Catégorie X

On a clairement établi le risque auquel est exposé le fœtus humain lors d'études menées sur l'humain ou sur les animaux, ou lors d'études cliniques ou d'études de pharmacovigilance (« surveillance post-marketing »). Les risques auxquels le fœtus est exposé sont beaucoup plus importants que les bienfaits possibles du traitement en question pour la femme enceinte. On doit éviter l'administration du médicament aux femmes enceintes ou aux femmes en âge de procréer.

---

1. Ces catégories ont été établies par la Food and Drug Administration (FDA) des États-Unis.

ANNEXE E

Formules mathématiques utilisées pour calculer les doses

RAPPORT ET PROPORTION

Un rapport est l'équivalent d'une fraction ; il peut donc être exprimé sous forme de fraction ($^1/_2$) ou sous forme algébrique (1:2). Il s'agit ici d'un rapport de 1 à 2.

En mathématiques, la proportion est une équation de deux fractions ou rapports égaux. Par exemple :

$$\frac{1}{2} = \frac{4}{8}$$

Pour calculer les doses, on applique la règle de trois. Cette méthode permet de trouver le quatrième terme d'une proportion quand les trois autres sont connus. Pour commencer le calcul, on inscrit d'un côté de l'équation les deux valeurs connues, par exemple 15 grains = 1 gramme (équivalence connue) ou 10 milligrammes = 2 millilitres (concentration disponible). On doit ensuite s'assurer que les unités de mesure du côté opposé de l'équation sont les mêmes que les unités des valeurs connues et qu'elles sont placées au même niveau de l'équation.

Problème A : $$\frac{15 \text{ grains}}{1 \text{ g}} = \frac{10 \text{ grains}}{x \text{ g}}$$

Problème B : $$\frac{10 \text{ mg}}{2 \text{ mL}} = \frac{5 \text{ mg}}{x \text{ mL}}$$

Une fois que la proportion est écrite correctement, on multiplie les valeurs opposées de la proportion.

Problème A : $$\frac{15 \text{ grains}}{1 \text{ g}} \times \frac{10 \text{ grains}}{x \text{ g}}$$

$$15x = 10$$

Problème B : $$\frac{10 \text{ mg}}{2 \text{ mL}} \times \frac{5 \text{ mg}}{x \text{ mL}}$$

$$10x = 10$$

Par la suite, pour trouver la réponse, il faut diviser les deux côtés de l'équation par le nombre accompagnant la valeur inconnue (x). On indique ensuite l'unité de mesure correspondant à x dans l'équation d'origine.

Problème A : $$\frac{15x}{15} = \frac{10}{15}$$

$$x = \frac{2}{3} \text{ ou } 0{,}6 \text{ g}$$

Problème B : $$\frac{10x}{10} = \frac{10}{10}$$

$$x = 1 \text{ mL}$$

CALCUL DE LA VITESSE D'ÉCOULEMENT D'UNE SOLUTION ADMINISTRÉE EN PERFUSION IV

Afin de calculer la vitesse d'écoulement d'une solution administrée en perfusion intraveineuse (en gouttes/min), on doit connaître trois valeurs :

1. La quantité de solution et la durée de la perfusion. Le médecin peut prescrire :

1 000 mL en 8 heures
ou
125 mL/h

2. Le nombre de minutes en une heure :

$$1\text{ h} = 60\text{ minutes}$$

3. Le nombre de gouttes contenues dans 1 mL de liquide (ce renseignement est indiqué sur le conditionnement des tubulures IV) :

$$10\text{ gouttes} = 1\text{ mL}$$

Pour résoudre le problème, on inscrit les trois valeurs sous forme de proportion.

$$\frac{125\text{ mL}}{1\text{ h}} \times \frac{1\text{ h}}{60\text{ min}} \times \frac{10\text{ gouttes}}{1\text{ mL}} = \frac{x\text{ gouttes}}{\text{min}}$$

On peut réduire le membre de gauche à sa plus simple expression.

Les chiffres annulés sont les suivants :

$$\frac{125\text{ mL}}{1\text{ h}} \times \frac{1\text{ h}}{\overset{}{\underset{6}{\cancel{60}}}\text{ min}} \times \frac{\overset{1}{\cancel{10}}\text{ gouttes}}{1\text{ mL}}$$

Les unités annulées sont les suivantes :

$$\frac{125\ \cancel{\text{mL}}}{1\ \cancel{\text{h}}} \times \frac{1\ \cancel{\text{h}}}{6\text{ min}} \times \frac{1\text{ goutte}}{1\ \cancel{\text{mL}}}$$

Pour obtenir la réponse, on multiplie tous les numérateurs entre eux et tous les dénominateurs entre eux et on fait ensuite la division.

$$\frac{125}{1} \times \frac{1}{6\text{ min}} \times \frac{1\text{ goutte}}{1} = \frac{125\text{ gouttes}}{6\text{ min}}$$

$$125 \div 6 = 20{,}8\text{ ou }21\text{ gouttes/min}$$

CALCUL DE LA CLAIRANCE DE LA CRÉATININE (Cl_{Cr}) CHEZ LES ADULTES À PARTIR DES CONCENTRATIONS DE CRÉATININE SÉRIQUE

Hommes : $$Cl_{Cr}(\text{mL/s}) = \frac{\text{poids (kg)} \times (140 - \text{âge})}{50 \times \text{créatinine sérique } (\mu\text{mol/L})}$$

Femmes : $$Cl_{Cr}(\text{mL/s}) = 0{,}85 \times \text{valeur calculée chez l'homme}$$

Pour convertir le résultat obtenu de mL/s à mL/min, multiplier la valeur en mL/s par 60.

CALCUL DU POIDS IDÉAL (kg) CHEZ LES ADULTES

Hommes : 50 kg + (2,3 kg × nombre de pouces au-delà de 5 pieds)

Femmes : 45,5 kg + (2,3 kg × nombre de pouces au-delà de 5 pieds)

CALCUL DE LA SURFACE CORPORELLE (SC) CHEZ LES ADULTES ET LES ENFANTS

Méthode de Dubois :

$$SC\ (cm^2) = poids\ (kg)^{0,425} \times taille\ (cm)^{0,725} \times 71,84$$

$$SC\ (m^2) = K \times \sqrt[3]{poids^2\ (kg)}$$

(la valeur courante de K est de 0,1 pour les jeunes enfants et de 0,103 pour les nouveau-nés)

Méthode simplifiée :

$$SC(m^2) = \sqrt{\frac{taille\ (cm) \times poids\ (kg)}{3\ 600}}$$

INDICE DE MASSE CORPORELLE (IMC)

$$IMC = poids\ (kg) \div taille^2\ (m)$$

ANNEXE F

Nomogrammes de la surface corporelle

Pour trouver la surface corporelle, on place l'extrémité d'une règle sur la graduation qui correspond à la taille du patient (colonne de gauche) et l'autre extrémité, sur la graduation qui correspond à son poids (colonne de droite). Le point où la règle croise la colonne du centre correspond à la surface corporelle.

CALCUL DE LA SURFACE CORPORELLE CHEZ LES ENFANTS

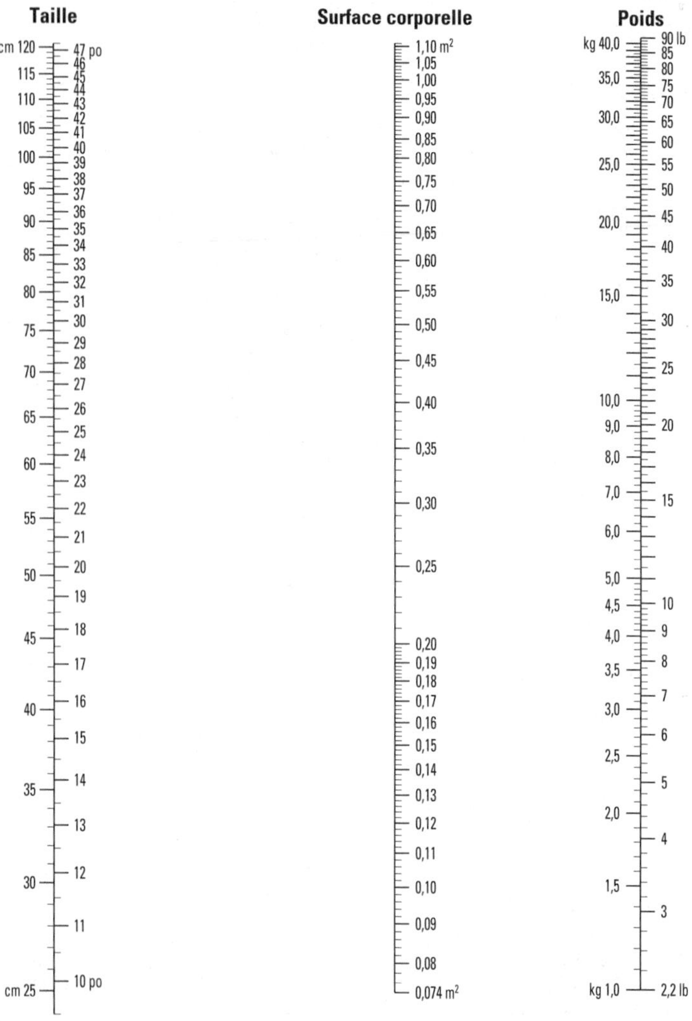

CALCUL DE LA SURFACE CORPORELLE CHEZ LES ADULTES

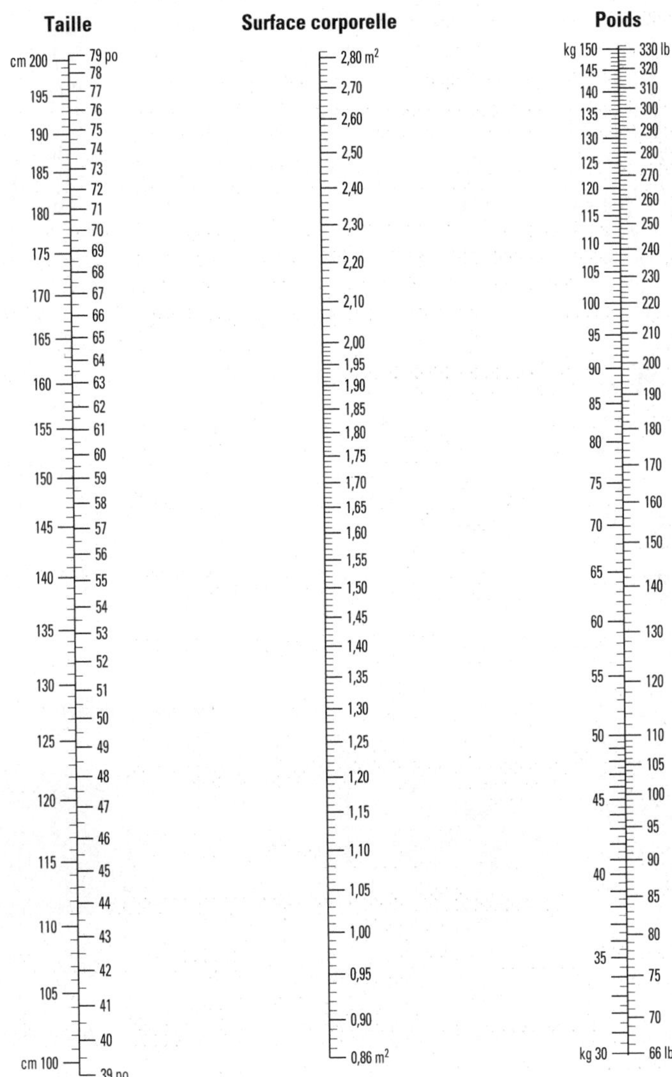

ANNEXE G
Méthodes d'administration

POINTS D'INJECTION SOUS-CUTANÉE

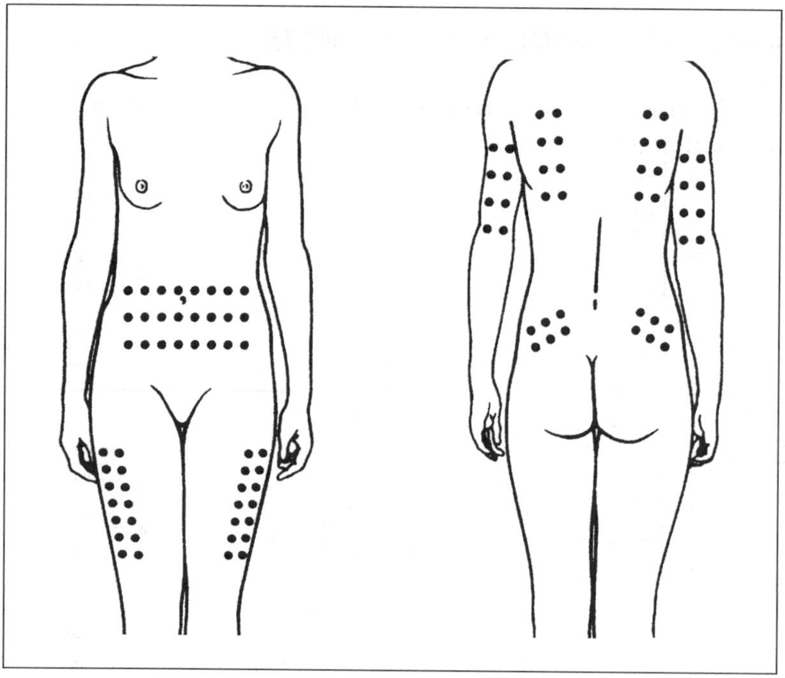

POINTS D'INJECTION INTRAMUSCULAIRE

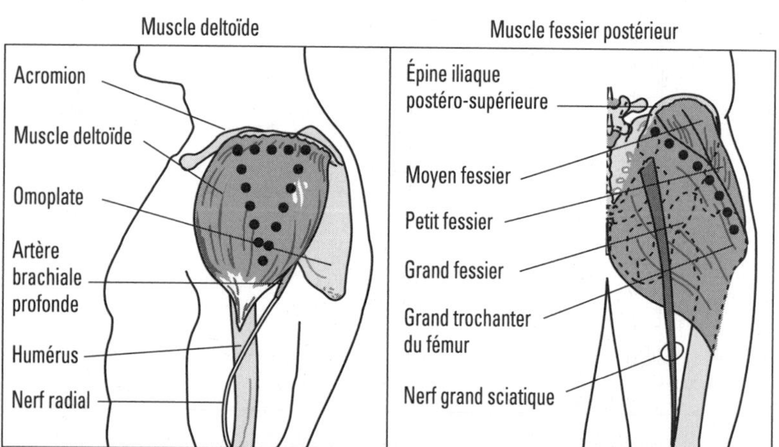

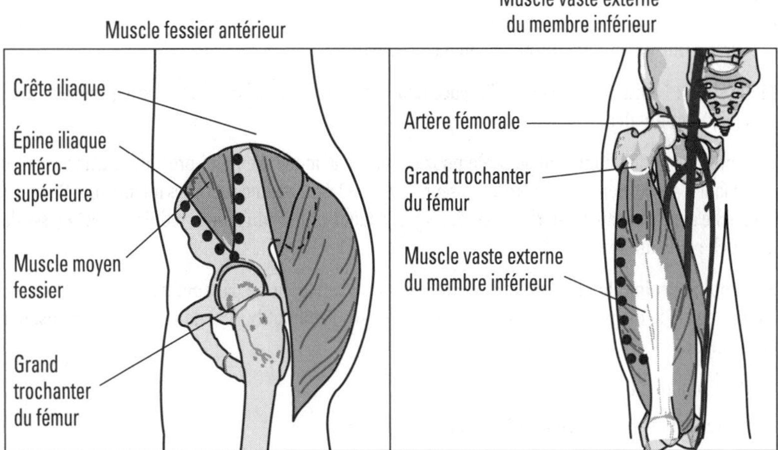

ADMINISTRATION DES PRÉPARATIONS OPHTALMIQUES

Pour instiller une **solution ophtalmique**, se coucher sur le dos ou pencher la tête vers l'arrière et regarder vers le haut. Ensuite, abaisser la paupière inférieure pour former un petit sac et y verser la solution. Dans le cas des médicaments à action générale, maintenir une légère pression sur le canthus interne (commissure des paupières) pendant 1 ou 2 minutes afin de réduire l'absorption. Fermer doucement les yeux. Attendre au moins 5 minutes avant d'instiller une deuxième goutte du médicament ou toute autre solution ophtalmique.

Dans le cas des **onguents ophtalmiques**, réchauffer le tube dans ses mains pendant quelques minutes. Puis, comprimer le tube pour faire sortir un petit ruban d'onguent (0,62 à 1,25 cm ou $^1/_4$ à $^1/_2$ po) et l'appliquer à l'intérieur de la paupière inférieure. Fermer doucement les yeux et bouger les globes oculaires dans toutes les directions en gardant les paupières fermées. Attendre 10 minutes avant d'appliquer tout autre onguent ophtalmique.

Pour une **suspension ophtalmique**, suivre les indications données pour la solution ophtalmique, mais au préalable, il faut agiter le contenu de la bouteille afin de bien disperser le principe actif dans la suspension.

Éviter tout contact entre le bouchon ou l'extrémité du tube ou de la bouteille et les yeux, les doigts ou toute autre surface.

ADMINISTRATION DES MÉDICAMENTS EN AÉROSOL-DOSEUR (POUR INHALATION)

Il existe trois méthodes d'utilisation d'un aérosol-doseur.

Méthode A : Bouche ouverte : Boire un peu d'eau pour humidifier la gorge. Placer l'embout buccal à une distance de deux doigts de la bouche et pencher la tête légèrement vers l'arrière et expirer. Pendant qu'on actionne l'aérosol-doseur, inspirer lentement et profondément pendant 3 à 5 secondes, retenir sa respiration pendant 10 secondes et expirer lentement.

Méthode B : Bouche fermée : Expirer et refermer les lèvres sur l'embout buccal. Administrer pendant la seconde moitié de l'inhalation, et retenir la respiration aussi longtemps que possible pour s'assurer d'une pénétration profonde du médicament.

Méthode C : Utiliser un **dispositif d'espacement** (Spacer^MD^, Aérochambre^MD^, Aérochambre^MD^ avec masque, Vent-ah-aler^MD^, etc).

Consulter un professionnel de la santé pour connaître le mode d'emploi préconisé. Dans tous les cas, il faut d'abord bien agiter l'aérosol-doseur. Attendre 1 ou 2 minutes entre les inhalations. Se rincer la bouche avec de l'eau ou un rince-bouche après chaque utilisation afin de réduire la sécheresse de la bouche et l'enrouement.

Si on utilise un **inhalateur à poudre sèche**, tourner la tête pour ne pas souffler dedans, et expirer. Ne pas agiter le dispositif. Bien refermer les lèvres sur l'embout buccal de l'inhalateur et inspirer rapidement.

Mode d'emploi d'un inhalateur

1. Retirer le bouchon et tenir l'inhalateur à la verticale.
2. Agiter l'inhalateur.
3. Pencher légèrement la tête vers l'arrière et respirer lentement.
4. Placer l'inhalateur de l'une des façons suivantes (les positions A et B sont celles qu'il faudrait privilégier, mais la position C est aussi acceptable si on n'est pas à l'aise avec les deux premières ; les inhalateurs activés par la respiration doivent être placés en position D) :

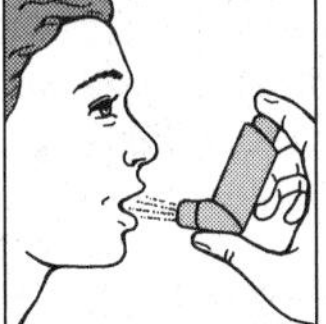

A. Ouvrir la bouche et placer l'inhalateur près des lèvres (de 2,5 à 5 cm)

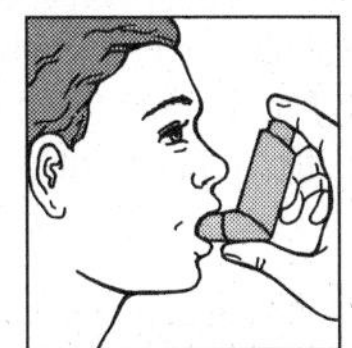

B. Placer l'inhalateur dans la bouche. Ne pas le placer dans cette position pour l'inhalation de corticostéroïdes.

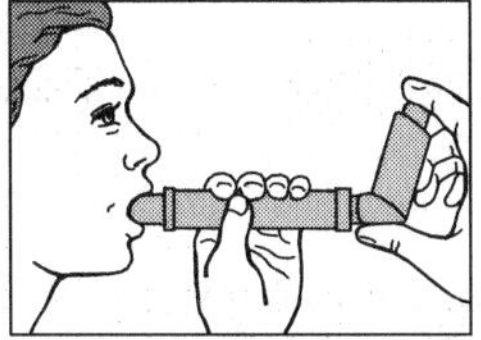

C. Utiliser un dispositif d'espacement (particulièrement chez les jeunes enfants et les personnes qui reçoivent des corticostéroïdes).

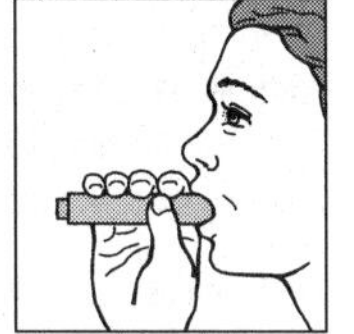

D. REMARQUE : Lorsqu'on utilise un inhalateur à poudre sèche, bien fermer les lèvres sur l'embout buccal et inspirer rapidement.

5. Comprimer l'inhalateur pour libérer le médicament tout en inspirant lentement.
6. Inspirer lentement (pendant 3 à 5 secondes).
7. Retenir la respiration pendant 10 secondes pour que le médicament puisse pénétrer profondément dans les poumons.
8. Répéter les inhalations selon les recommandations du professionnel de la santé. Espacer les inhalations d'au moins 1 minute pour que la deuxième dose de médicament puisse également bien pénétrer dans les poumons.
9. Les dispositifs d'espacement sont utiles pour tous les patients. Ils sont particulièrement recommandés chez les jeunes enfants et chez les personnes âgées et lorsqu'il faut prendre des corticostéroïdes par inhalation.

Pour éviter les erreurs courantes d'utilisation d'un inhalateur, suivre les conseils suivants :

- Expirer **avant** de comprimer l'inhalateur.
- Inspirer lentement.
- Inspirer par la bouche, non pas par le nez.
- Comprimer l'inhalateur au début de l'inhalation (ou au cours de la première seconde d'inhalation).
- Continuer d'inspirer tout en comprimant l'inhalateur.
- Comprimer l'inhalateur une seule fois pendant l'inhalation (une respiration par vaporisation).
- Prendre des respirations profondes et uniformes.

Il existe actuellement sur le marché d'autres modèles d'inhalateurs que celui illustré ici. Le mode d'emploi peut différer selon le modèle. Pour plus d'information, voir la monographie de chaque produit.

Les dispositifs pour inhalation Diskhaler^MD ou Diskus^MD sont d'autres appareils qui peuvent remplacer l'aérosol-doseur et sont particulièrement utiles chez les patients qui sont incapables d'utiliser correctement un aérosol-doseur ou qui préfèrent un autre mode d'administration.

ADMINISTRATION DES MÉDICAMENTS PAR NÉBULISEUR

Administrer le médicament dans un endroit où le patient peut rester confortablement assis pendant 10 à 15 minutes. Raccorder au compresseur. Mélanger le médicament selon les recommandations ou vider le contenu d'une fiole à dose unitaire dans le nébuliseur. Ne pas mélanger différents types de médicaments sans demander conseil à un professionnel de la santé. Assembler le masque ou l'embout buccal et en relier la tubulure à l'orifice du compresseur. Demander au patient de s'asseoir le dos bien droit. S'assurer que le masque couvre parfaitement le nez et la bouche et que le médicament ne pénètre pas dans les yeux, ou placer l'embout buccal dans la bouche du patient. Mettre en marche le compresseur. Demander au patient de respirer lentement et profondément. S'il peut le faire, le patient devrait retenir sa respiration pendant 10 secondes avant d'expirer lentement. Continuer ce processus jusqu'à ce que le compartiment qui renferme le médicament soit vide. Laver le masque dans de l'eau chaude savonneuse ; bien rincer et laisser sécher à l'air en attendant l'utilisation suivante.

ADMINISTRATION DES MÉDICAMENTS PAR VAPORISATEUR NASAL

Voici les conseils à donner au patient :

1. Agiter légèrement le flacon. Enlever le capuchon protecteur de l'embout nasal.
2. Si on utilise le vaporisateur pour la première fois, charger la pompe en pressant sur l'appuie-doigts plusieurs fois jusqu'à ce qu'une fine vaporisation apparaisse.
3. Se moucher le nez doucement. Tenir le vaporisateur en plaçant l'index et le majeur de chaque côté de l'embout nasal et le pouce sous le flacon.
4. Boucher une narine en appuyant avec un doigt, et insérer délicatement l'embout nasal dans l'autre narine. Pencher la tête légèrement vers l'avant tout en tenant le vaporisateur bien droit.
5. Inspirer par le nez et du même coup appuyer une fois sur la collerette avec les doigts afin de libérer une vaporisation.
6. Expirer par la bouche.

Si une deuxième vaporisation dans cette même narine est nécessaire, répéter les étapes 5 et 6.

7. Répéter les étapes 4, 5 et 6 pour l'autre narine.

Après utilisation :

8. Essuyer l'embout nasal à l'aide d'un papier mouchoir ou d'un linge propre et remettre le capuchon.

Entretien :

9. Soulever délicatement la collerette blanche pour libérer l'embout nasal et laver celui-ci à l'eau tiède.
10. Enlever l'excès d'eau et laisser sécher l'embout à la chaleur ambiante, sans le chauffer.
11. Remettre délicatement l'embout sur le flacon et replacer le capuchon protecteur.
12. Si l'embout nasal est obstrué, l'enlever et le laisser tremper dans de l'eau tiède. Le rincer ensuite à l'eau froide, le laisser sécher puis le replacer. Ne pas essayer de libérer l'embout nasal en y introduisant un objet pointu quelconque.

Il existe plusieurs formulations pharmaceutiques (par exemple la solution, la suspension, la poudre sèche) ou dispositifs variés pour l'administration intranasale. Se référer aux recommandations du fabricant pour chacun des produits.

PULVÉRISATEUR LINGUAL DE NITROGLYCÉRINE

Ne pas agiter le flacon. Vaporiser une dose sur ou sous la langue. **Ne pas inhaler**. Se référer aux recommandations du fabricant pour les explications détaillées.

ANNEXE H

Recommandations relatives à la manipulation sécuritaire des produits pharmaceutiques dangereux[1]

INTRODUCTION ET CATÉGORISATION

Voici un résumé des lignes directrices révisées portant sur la santé et la sécurité au travail en ce qui concerne la manipulation sécuritaire des produits pharmaceutiques dangereux. Auparavant, ces lignes directrices ne contenaient que des recommandations sur la manipulation des antinéoplasiques (cytotoxiques), mais elles ont été révisées et englobent maintenant tous les produits pharmaceutiques dangereux, tels que certains antiviraux et certaines hormones qui ont aussi un potentiel toxique, carcinogène, mutagène ou tératogène. Ces agents peuvent aussi entraîner une irritation de la peau, des yeux et des muqueuses de même que l'ulcération et la nécrose des tissus.

En raison de la toxicité des produits pharmaceutiques dangereux, les professionnels de la santé doivent s'exposer le moins possible à ce type de médicaments, quelles que soient les circonstances, et s'assurer en même temps que les exigences relatives au maintien d'un milieu aseptique pour la plupart des agents sont respectées.

PRODUITS PHARMACEUTIQUES DANGEREUX ET RISQUES PROFESSIONNELS

Il faut s'exposer le moins possible aux produits pharmaceutiques dangereux puisqu'ils se lient au matériel génétique et peuvent affecter la synthèse des protéines cellulaires. De plus, ils peuvent s'attaquer autant aux cellules normales qu'aux cellules cancéreuses. Des études menées chez l'homme et les animaux ont documenté ces risques.

Durant la préparation et l'administration de ces produits, c'est par l'inhalation de poussières ou de particules projetées par les aérosols, par l'absorption par la peau et par l'ingestion qu'on risque de s'exposer le plus souvent à leurs effets nocifs. Le risque d'exposition à ces produits dangereux est présent à tout moment lors de leur manipulation. Les sources d'exposition ont été documentées lors d'études qui ont révélé la présence de produits pharmaceutiques dangereux ou de leurs métabolites dans le sang ou les urines des professionnels de la santé les ayant manipulés, ainsi que des cas de toxicité des organes ou d'effets nocifs sur la reproduction. Ces suites peuvent être encore plus marquées chez les professionnels de la santé qui fument.

AIRES DE PRÉPARATION

Dans les grands centres hospitaliers spécialisés, les produits pharmaceutiques dangereux sont habituellement préparés à la pharmacie. Toutefois, dans bon nombre de petits hôpitaux, de cliniques ou de cabinets médicaux, ils sont systématiquement préparés dans des aires d'accès libre. Les infirmières qui travaillent dans les cliniques externes sont exposées au risque le plus élevé. Lors de la préparation de produits pharmaceutiques dangereux, même lorsqu'on prend d'énormes précautions, il y a toujours un risque d'éclaboussures, de pulvérisation et de dispersion lors du retrait de l'aiguille de la fiole, du transvasement du médicament, de l'ouverture des ampoules et de l'expulsion de l'air des seringues. Même si les hottes à flux horizontal permettent une préparation dans des conditions d'asepsie, le risque d'exposition pour le personnel est accru. Par conséquent, il faudrait en

1. Controlling occupational exposure to hazardous drugs. *Am J Health Syst Pharm,* 1996 ; 53 :1669-85.

bannir l'utilisation dans les aires où on prépare des produits pharmaceutiques dangereux. Le risque d'exposition est aussi accru s'il est permis de fumer, de boire, de se maquiller ou de manger dans les aires de préparation, d'entreposage ou d'administration de tels produits.

Il faudrait aussi interdire toutes les tâches qui peuvent accroître le risque d'exposition (par exemple, le personnel devrait s'abstenir de casser les aiguilles ou d'écraser les seringues). Les excreta des patients recevant des produits pharmaceutiques dangereux peuvent contenir des concentrations nocives de ces agents ou de leurs métabolites, raison pour laquelle il faudrait les manipuler prudemment. Lorsqu'on doit manipuler une matière contaminée par un produit pharmaceutique dangereux, il faudrait que le personnel soit dûment formé à cette tâche et qu'il utilise les contenants bien étiquetés, scellés et recouverts qui sont réservés à cette fin. Les employés devraient aussi prendre des précautions additionnelles s'il y a eu contamination par du sang ou des liquides organiques.

PROTECTION DES UTILISATEURS

Des recommandations écrites concernant la préparation des produits pharmaceutiques dangereux doivent être mises à la disposition du personnel dans toutes les aires de préparation. Elles devraient inclure les points suivants :

- Les précautions à prendre pour assurer la sécurité et pour préserver la santé du personnel exposé aux produits pharmaceutiques dangereux.
- Les mesures visant à réduire l'exposition aux produits pharmaceutiques dangereux.
- Les consignes relatives à la présence de ventilateurs et à leur entretien.
- Les directives concernant l'information et la formation.
- La marche à suivre lors de la manipulation de produits pharmaceutiques dangereux faisant l'objet d'une recherche.
- Les dispositions relatives aux soins médicaux prodigués au personnel exposé aux produits pharmaceutiques dangereux.
- Le nom des employés qui ont la responsabilité de faire respecter ces recommandations.

PRÉPARATION DES PRODUITS PHARMACEUTIQUES DANGEREUX

Dans la mesure du possible, la manipulation des produits pharmaceutiques dangereux devrait être centralisée dans des aires d'accès réservé où toute activité pouvant accroître le risque d'exposition devrait être défendue. Il est recommandé d'afficher dans ces aires les directives concernant les déversements et les mesures d'urgence. Dans des conditions idéales, la préparation des produits pharmaceutiques dangereux devrait se faire sous une hotte à flux laminaire de classe II de type B ou de classe III, qui permet l'évacuation de l'air vers l'extérieur. La hotte devrait être régulièrement entretenue et décontaminée. En l'absence d'une telle hotte, l'employé devrait porter un respirateur doté d'un filtre à rendement élevé, un masque qui recouvre le visage tout entier ou la moitié du visage et des lunettes de sécurité.

Le personnel qui manipule les produits pharmaceutiques dangereux doit porter un équipement de protection individuelle. Il est recommandé d'enfiler deux paires de gants en latex et de changer de gants toutes les heures ou, plus souvent, s'ils sont déchirés ou contaminés. Il est, par ailleurs, recommandé de porter des vêtements protecteurs et de glisser les manches entre la première et la deuxième paire de gants. (Il faudrait aussi enseigner aux employés la façon correcte de retirer l'équipement de protection individuelle.) Ces employés devraient aussi porter un masque et des lunettes de sécurité formant une barrière de protection contre les substances chimiques, chaque fois qu'il y a risque d'éclaboussures, de vaporisation ou de dispersion, et avoir accès à des postes de rinçage oculaire. Tout l'équipement protecteur doit être mis au rebut adéquatement ou nettoyé pour être réutilisé, lorsque les conditions s'y prêtent.

Durant la manipulation de produits pharmaceutiques dangereux, il faut protéger la surface de travail sous la hotte par une feuille de papier plastifié qui doit être changée régulièrement. Pour la préparation des produits pharmaceutiques dangereux, on devrait utiliser des seringues et des tubulures IV munies d'un embout Luer-Lock. Le calibre des seringues devrait être adapté aux volumes à administrer et les solutions en excès, mises au rebut dans des contenants couverts jetables. On devrait également mettre à la disposition des employés des contenants destinés à la mise au rebut des objets pointus et tranchants. Tous les produits pharmaceutiques dangereux devraient être jetés dans des sacs adéquatement étiquetés.

On devrait utiliser une technique aseptique adaptée au travail sous une hotte à flux laminaire. Avant de commencer le travail, le personnel devrait enfiler l'équipement de sécurité et déposer tout le matériel nécessaire sous la hotte. Toutes les seringues et les sacs IV devraient être munis d'une étiquette additionnelle de mise en garde, en plus de l'étiquette standard. Il faut jeter les aiguilles dans les contenants destinés aux objets pointus et tranchants (sans les casser, les couper ou les recouvrir d'un capuchon) et éviter les pressions extrêmes dans les fioles. Pour ce genre de travail, les dispositifs à usages multiples munis d'un filtre pourraient s'avérer plus appropriés que de simples aiguilles. Il faut aussi prendre toutes les précautions de rigueur afin de réduire le risque d'éclaboussures ou de fuites. Une fois que la solution a été préparée, on essuiera le sac ou le flacon avec une gaze humide et, son orifice, avec de l'alcool, avant de le refermer. On emballera l'unité dans un sac de plastique scellé, qui sera placé dans un contenant sécuritaire. Les produits qui ne sont pas sous forme liquide, doivent être comptés, préparés ou manipulés sous une hotte à flux laminaire réservée à cet usage.

ADMINISTRATION DES PRODUITS PHARMACEUTIQUES DANGEREUX

Pour administrer des produits pharmaceutiques dangereux, il faut porter le même équipement de sécurité que durant la préparation (gants, vêtements, lunettes de sécurité), plus un respirateur lorsqu'il s'agit de médicaments à inhaler. On devrait aussi garder à portée de la main le matériel suivant, utilisé lors de l'administration : carrés de gaze pour divers nettoyages, serviettes humides imbibées d'alcool, tissus absorbants jetables plastifiés, contenant pouvant accueillir des objets pointus ou tranchants (pour les aiguilles et les seringues), sacs de plastique qu'on peut fermer hermétiquement et qui portent une étiquette de mise en garde et des étiquettes additionnelles.

Il faut observer les consignes suivantes :

- Bien se laver les mains avant d'enfiler les gants et après les avoir enlevés. Mettre au rebut tout l'équipement contaminé et le remplacer immédiatement.
- S'assurer que toutes les pompes à perfusion et tubulures IV sont munies d'un embout Luer-Lock et vérifiées régulièrement. Placer sous la tubulure des tissus absorbants plastifiés. Recouvrir de gaze les points d'injection IV et coller les raccords avec du ruban adhésif.
- Amorcer les dispositifs et effectuer l'expulsion de l'air sous la hotte à flux laminaire. En l'absence d'une telle hotte, on amorcera les flacons avec une solution non médicamenteuse ou à l'aide d'un dispositif fermé anti-reflux. L'utilisation de dispositifs à évent devrait être défendue.

- Essuyer les seringues, les flacons IV, les sacs et les pompes avec de la gaze. Les aiguilles et les seringues doivent être placées dans les contenants destinés aux objets pointus ou tranchants, puis dans un sac de mise au rebut des produits pharmaceutiques dangereux. Il faudrait jeter les tubulures utilisées telles quelles. Suivre les directives relatives à la mise au rebut des sacs de déchets dans lesquels on jette des produits pharmaceutiques dangereux et retourner à la pharmacie tous les produits inutilisés. Suivre les consignes de mise au rebut du matériel jetable et les consignes de nettoyage du matériel réutilisable.
- Dans les aires où l'on administre des produits pharmaceutiques dangereux, garder à portée de la main les trousses d'urgence pour parer aux éclaboussures ou à la contamination des yeux et de la peau.
- Porter l'équipement de sécurité, s'il y a risque d'éclaboussures pendant qu'on administre des médicaments en solution par voie orale.
- Réserver l'administration des produits pharmaceutiques dangereux destinés à la recherche aux personnes expérimentées.

Il faut observer aussi scrupuleusement que possible ces directives lorsque de tels produits sont administrés au domicile du patient. Les patients et les soignants devraient pouvoir rejoindre facilement les professionnels de la santé et bien connaître les plans d'urgence.

L'administration des médicaments en aérosol doit se faire sous surveillance pour prévenir l'exposition à des produits dangereux de toute autre personne se trouvant à proximité. On peut utiliser des méthodes d'isolement et de ventilation particulières.

SOINS DES PATIENTS RECEVANT UN PRODUIT PHARMACEUTIQUE DANGEREUX

Il faut prendre des précautions universelles pour prévenir le contact avec tout matériel pouvant être dangereux ou infecté. Les vêtements protecteurs et les gants doivent être portés pendant les 48 heures qui suivent l'administration d'un tel produit et remplacés en cas de contamination. S'il y a risque d'éclaboussures, il faut porter des lunettes de sécurité. Le linge contaminé doit être mis dans un sac spécial et lavé séparément avant d'être lavé avec le reste du linge. Le personnel travaillant à la buanderie doit porter des vêtements protecteurs et des gants lorsqu'il manipule du linge contaminé. Les articles réutilisables doivent être lavés à deux reprises avec du détergent et le personnel chargé de cette tâche doit porter pendant cette opération des vêtements protecteurs et une double paire de gants.

Le matériel mis au rebut doit être introduit dans des sacs dûment étiquetés. Les aiguilles, les seringues et les articles fragiles, contaminés par du sang ou d'autres matières injectées, doivent être mis au rebut dans un contenant spécial destiné aux objets tranchants ou pointus. Ce contenant, qu'il faut placer à proximité de la chambre du patient, devrait être gardé hermétiquement fermé en tout temps et remplacé à intervalles réguliers. Il faudrait aussi protéger ses parois externes de la contamination et le placer, s'il venait à être contaminé, dans un autre contenant non contaminé. Conformément aux règlements en vigueur, les déchets de produits pharmaceutiques dangereux ne doivent pas être mis au rebut dans les mêmes contenants que les autres déchets.

Les déversements doivent être nettoyés par des employés portant un équipement protecteur approprié et qui suivent les directives de l'établissement à cet égard.

En cas de contamination du personnel, voici la marche à suivre :

- Retirer immédiatement les gants et les vêtements protecteurs.
- Nettoyer la peau atteinte avec de l'eau et du savon.

- Rincer l'œil touché au poste de secours pour le lavage des yeux ou le rincer avec de l'eau ou une solution isotonique spéciale pendant 15 minutes au moins.
- Consulter un médecin et suivre les directives qui s'appliquent à chaque cas particulier.
- Documenter l'incident.

Lorsque la quantité de produit dangereux déversé est faible (moins de 5 mL ou de 5 g), il peut être nettoyé par des membres du personnel portant des vêtements protecteurs, des gants, des lunettes de sécurité et un respirateur, au besoin. On essuiera les liquides avec une gaze absorbante, les solides avec une gaze humidifiée, puis on lavera la surface avec du détergent à trois reprises et on la rincera à l'eau. Les tessons seront ramassés à l'aide d'une cuillère et mis au rebut de façon appropriée.

On devrait isoler les secteurs où une grande quantité de produit dangereux a été déversée. Pour le nettoyage, on utilisera dans ce cas des draps ou des chiffons absorbants. Pour nettoyer de la poudre déversée, on utilisera des chiffons humides. Si on a déversé plus de 150 mL de liquide (ou le contenu d'une fiole) sous une hotte à flux laminaire, il faudrait la décontaminer complètement. Si le filtre de la hotte à flux laminaire est contaminé, il faut la fermer jusqu'à ce que le personnel d'entretien qualifié puisse la nettoyer.

Dans les aires où l'on manipule des produits pharmaceutiques dangereux, on devrait disposer en tout temps d'une trousse de nettoyage des déversements, facilement accessible. Cette trousse doit renfermer des lunettes de sécurité, deux paires de gants, des gants tout usage, des vêtements protecteurs, deux carrés de tissu absorbant, des coussins de nettoyage des déversements (deux tailles), un contenant destiné à la mise au rebut des objets pointus et tranchants et deux grands sacs destinés à la mise au rebut de produits pharmaceutiques dangereux.

SUIVI MÉDICAL

Le personnel qui manipule des produits pharmaceutiques dangereux doit se faire suivre régulièrement par un médecin pour prévenir toute lésion ou maladie attribuable à son travail. Tout employé doit se soumettre à un examen avant l'embauche, à intervalles fréquents pendant qu'il exerce ses fonctions, après une exposition accidentelle et au moment où il quitte cet emploi. Il faut accorder une attention particulière aux questions reliées à la reproduction. L'employeur doit élaborer et implanter un programme de communications sur les produits pharmaceutiques dangereux. Les employés doivent être mis au courant des risques associés à la manipulation de tels produits. Il faut aussi assurer leur formation pour minimiser les risques d'exposition et garder dans les archives de l'établissement des documents qui attestent que de telles séances ont été suivies.

ANNEXE I

Valeurs normales des résultats des tests de laboratoire courants

TESTS SÉROLOGIQUES

Hématologie	Hommes	Femmes
Hémoglobine	140 - 180 g/L	115 - 155 g/L
Hématocrite	0,39 - 0,49	0,33 - 0,43
Globules rouges (érythrocytes)	4,3 - 5,9 × 10^{12}/L	3,5 - 5,0 × 10^{12}/L
Volume globulaire moyen (VGM)	76 - 100 fL	76 - 100 fL
Teneur globulaire moyenne en hémoglobine (TGMH)	27 - 33 picogrammes	27 - 33 picogrammes
Concentration globulaire moyenne en hémoglobine (CGMH)	330 - 370 g/L	330 - 370 g/L
Vitesse de sédimentation globulaire	0 - 20 mm/h	0 - 30 mm/h
Globules blancs (leucocytes)	3,2 - 9,8 × 10^9/L	3,2 - 9,8 × 10^9/L
Neutrophiles	0,54 - 0,62 ou 3000 - 5800 × 10^6 cellules/L	0,54 - 0,62 ou 3000 - 5800 × 10^6 cellules/L
Éosinophiles	0,01 - 0,03 ou 50 - 250 × 10^6 cellules/L	0,01 - 0,03 ou 50 - 250 × 10^6 cellules/L
Basophiles	0 - 0,0075 ou 15 - 50 × 10^6 cellules/L	0 - 0,0075 ou 15 - 50 × 10^6 cellules/L
Monocytes	0,03 - 0,07 ou 285 - 500 × 10^6 cellules/L	0,03 - 0,07 ou 285 - 500 × 10^6 cellules/L
Lymphocytes	0,25 - 0,33 ou 1500 - 3000 × 10^6 cellules/L	0,25 - 0,33 ou 1500 - 3000 × 10^6 cellules/L
Lymphocytes T	60 - 80 % des lymphocytes	60 - 80 % des lymphocytes
Lymphocytes B	10 - 20 % des lymphocytes	10 - 20 % des lymphocytes
Plaquettes	130 - 400 × 10^9/L	130 - 400 × 10^9/L
Temps de prothrombine (PT)	9 - 12 s	9 - 12 s
Temps de céphaline (PTT)	22 - 37 s	22 - 37 s
Temps de saignement	3 - 9,5 min	3 - 9,5 min
RIN (patient sous anticoagulant oral)	variable selon l'indication et la protection voulue (2,0 - 3,0 à 2,5 - 3,5)	variable selon l'indication et la protection voulue (2,0 - 3,0 à 2,5 - 3,5)
Chimie	**Hommes**	**Femmes**
Sodium	135 - 147 mmol/L	135 - 147 mmol/L
Potassium	3,5 - 5,0 mmol/L	3,5 - 5,0 mmol/L
Chlorure	95 - 105 mmol/L	95 - 105 mmol/L
Bicarbonate (HCO_3)	22 - 28 mmol/L	22 - 28 mmol/L
Calcium total	2,2 - 2,56 mmol/L	2,2 - 2,56 mmol/L
Calcium ionisé	1 - 1,15 mmol/L	1 - 1,15 mmol/L
Phosphore/phosphate	0,8 - 1,6 mmol/L	0,8 - 1,6 mmol/L
Magnésium	0,8 - 1,2 mmol/L	0,8 - 1,2 mmol/L
Glucose (à jeun)	3,9 - 6,1 mmol/L	3,9 - 6,1 mmol/L
Osmolalité (plasma)	280 - 300 mmol/kg	280 - 300 mmol/kg
Ammoniaque (NH_4^+)	5 - 50 µmol/L	5 - 50 µmol/L
Amylase	0 - 130 U/L	0 - 130 U/L
Créatine-kinase totale (CPK)	0 - 150 U/L	0 - 150 U/L
Isoenzyme créatine-kinase	> 0,05 en cas d'IM	> 0,05 en cas d'IM
Lactate-déshydrogénase (LDH)	50 - 150 U/L	50 - 150 U/L
Protéines totales	60 - 80 g/L	60 - 80 g/L
Albumine	40 - 60 g/L	40 - 60 g/L
Exploration hépatique	**Hommes**	**Femmes**
AST	0 - 35 U/L	0 - 35 U/L
ALT	0 - 35 U/L	0 - 35 U/L
Bilirubine totale	2 - 18 µmol/L	2 - 18 µmol/L
Bilirubine conjuguée	0 - 4 µmol/L	0 - 4 µmol/L
Phosphatase alcaline	30 - 120 U/L	30 - 120 U/L

Tests sérologiques (suite)

Exploration rénale	Hommes	Femmes
Urée	3 - 6,5 mmol/L	3 - 6,5 mmol/L
Créatinine	50 - 110 µmol/L	50 - 110 µmol/L
Acide urique	120 - 420 µmol/L	120 - 420 µmol/L

Gazométrie artérielle

	Hommes	Femmes
pH	7,35 - 7,45	7,35 - 7,45
pO_2	75 - 100 mm Hg	75 - 100 mm Hg
pCO_2	35 - 45 mm Hg	35 - 45 mm Hg
Saturation en O_2	0,96 - 1,00	0,96 - 1,00
Excès basique	3 - -3	3 - -3
Bicarbonate (HCO_3)	24 - 26 mmol/L	24 - 26 mmol/L

Analyse des urines

Urine	Hommes	Femmes
pH	4,6 - 8,0	4,6 - 8,0
Densité	1,010 - 1,025	1,010 - 1,025

ANNEXE J
Guide alimentaire

Aliments riches en potassium		
avocats	haricots de lima	pommes de terre
bananes	haricots ronds blancs	pruneaux
brocoli	noix	rhubarbe
cantaloup	oranges	tomates
épinards	pamplemousse	viandes
fruits secs	pêches	
graines de tournesol	poisson	

Aliments riches en sodium		
babeurre	ketchup	sauce à spaghetti en conserve
beurre, margarine	macaroni au fromage	sauce barbecue
bretzels, croustilles	mélanges à muffins et à crêpes	soupe à l'oignon en sachet
chili en conserve	plats préparés pour four à micro-ondes	soupes en conserve
choucroute	plats surgelés	viandes salées, séchées ou fumées
cornichons	repas-minute	vinaigrettes préparées
fromage parmesan	salade de pommes de terre	
fruits de mer en conserve		

Aliments riches en calcium		
bok choy	lait et produits laitiers	soupes-crèmes
brocoli	mélasse	tofu
épinards	palourdes	
huîtres	saumon et sardines en conserve	

Aliments riches en vitamine K		
asperges	épinards	poisson
brocoli	fromage	riz
chou	haricots	viande de porc
chou-fleur	lait	yogourt
chou vert	moutarde (feuilles)	
choux de Bruxelles	navets	

Aliments riches en vitamine D		
céréales	pains	huiles de foie de poisson
lait enrichi	poisson	

Aliments riches en fer		
abats	fruits secs	légumes verts en feuilles
céréales	haricots et pois secs	viandes rouges maigres

Aliments pauvres en sodium		
citrouille en conserve	légumes frais	pommes de terre
confitures et gelées	macarons	riz et blé soufflés
fruits	mayonnaise allégée	sorbets
gruau de maïs (cuisson normale)	miel	viandes maigres
haricots rouges et de Lima	navet cuit	volaille cuite au four ou grillée
jaune d'œuf	noix sans sel	whisky

Aliments qui acidifient l'urine		
canneberges	œufs	prunes
fromages	poisson	viandes
grains entiers (pains et céréales)	pruneaux	volailles

Aliments qui alcalinisent l'urine		
lait	tous les fruits à l'exception des canneberges, des pruneaux et des prunes	tous les légumes

Aliments contenant de la tyramine		
avocats (particulièrement trop mûrs)	fruits trop mûrs	soupe à base de miso
bananes	levure	spiritueux distillés
bières et ales	pâte aux crevettes	tofu
boissons à base de caféine (café, thé, colas)	poissons fumés ou marinés	viandes préparées avec un sel attendrisseur
caviar	raisins secs	vin rouge (particulièrement le Chianti)
chocolat	sauce soya	vermouth
choucroute	saucissons et autres charcuteries (Bologne, salami, pepperoni, salami d'été)	yogourt
foie		xérès
fromage fondu		
fromages vieillis (bleu, Boursault, brick, brie, camembert, cheddar, emmental, gruyère, mozzarella, parmesan, romano, Roquefort, Stilton, suisse)		

ANNEXE K

Apports nutritionnels recommandés (ANR)[1], mise à jour de 2000

Âge (années) et sexe	Calcium (mg/jour)	Phosphore (mg/jour)	Magnésium (mg/jour)	Vitamine D (µg/ jour)[2]	Fluorure (mg/jour)	Thiamine (mg/jour)	Riboflavine (mg/jour)	Niacine (mg/jour)[3]	Vitamine B_6 (mg/jour)	Folate (µg/jour)[4]	Vitamine B_{12} (µg/jour)	Acide pantothénique (mg/jour)	Biotine (µg/jour)	Choline[5] (mg/jour)
Nourrissons														
0,0 – 0,5	210	100	30	5	0,01	0,2	0,3	2	0,1	65	0,4	1,7	5	125
0,6 – 1,0	270	275	75	5	0,5	0,3	0,4	4	0,3	80	0,5	1,8	6	150
Enfants														
1 – 3	500	460	80	5	0,7	0,5	0,5	6	0,5	150	0,9	2	8	200
4 – 8	800	500	130	5	1	0,6	0,6	8	0,6	200	1,2	3	12	250
Hommes														
9 – 13	1 300	1 250	240	5	2	0,9	0,9	12	1	300	1,8	4	20	375
14 – 18	1 300	1 250	410	5	3	1,2	1,3	16	1,3	400	2,4	5	25	550
19 – 30	1 000	700	400	5	4	1,2	1,3	16	1,3	400	2,4	5	30	550
31 – 50	1 000	700	420	5	4	1,2	1,3	16	1,3	400	2,4	5	30	550
51 – 70	1 200	700	420	10	4	1,2	1,3	16	1,7	400	2,4	5	30	550
71 +	1 200	700	420	15	4	1,2	1,3	16	1,7	400	2,4	5	30	550
Femmes														
9 – 13	1 300	1 250	240	5	2	0,9	0,9	12	1	300	1,8	4	20	375
14 – 18	1 300	1 250	360	5	3	1	1	14	1,2	400	2,4	5	25	400
19 – 30	1 000	700	310	5	3	1,1	1,1	14	1,3	400	2,4	5	30	425
31 – 50	1 000	700	320	5	3	1,1	1,1	14	1,3	400	2,4	5	30	425
51 – 70	1 200	700	320	10	3	1,1	1,1	14	1,5	400	2,4	5	30	425
71 +	1 200	700	320	15	3	1,1	1,1	14	1,5	400	2,4	5	30	425
Femmes enceintes														
≤ 18	1 300	1 250	400	5	3	1,4	1,4	18	1,9	600	2,6	6	30	450
19 – 30	1 000	700	350	5	3	1,4	1,4	18	1,9	600	2,6	6	30	450
31 – 50	1 000	700	360	5	3	1,4	1,4	18	1,9	600	2,6	6	30	450

Âge (années) **et sexe**	**Calcium** (mg/jour)	**Phosphore** (mg/jour)	**Magnésium** (mg/jour)	**Vitamine D** (µg/jour)[2]	**Fluorure** (mg/jour)	**Thiamine** (mg/jour)	**Riboflavine** (mg/jour)	**Niacine** (mg/jour)[3]	**Vitamine B_6** (mg/jour)	**Folate** (µg/jour)[4]	**Vitamine B_{12}** (µg/jour)	**Acide pantothénique** (mg/jour)	**Biotine** (µg/jour)	**Choline**[5] (mg/jour)
Femmes allaitantes														
≤ 18	1 300	1 250	360	5	3	1,5	1,6	17	2	500	2,8	7	35	550
19 – 30	1 000	700	310	5	3	1,5	1,6	17	2	500	2,8	7	35	550
31 – 50	1 000	700	320	5	3	1,5	1,6	17	2	500	2,8	7	35	550

1. Les apports nutritionnels recommandés sont exprimés sous forme d'apport moyen quotidien nécessaire pour la plupart des personnes en santé vivant au Canada dans des conditions normales. Le régime alimentaire doit être composé d'une variété d'aliments courants fournissant un apport suffisant de nutriments pour lesquels les besoins n'ont pas encore été bien établis chez l'humain. Veuillez vous rapporter aux monographies pour prendre connaissance des apports et des nutriments qui ne sont pas énumérés ici.
2. Sous forme de cholécalciférol ; 1 µg de cholécalciférol = 40 UI de vitamine D.
   En l'absence d'une exposition appropriée au soleil.
3. Sous forme d'équivalents en niacine ; 1 mg de niacine = 60 mg de tryptophane ; de 0 à 6 mois = niacine préformée.
4. Sous forme d'équivalents alimentaires en folate ; 1 équivalent alimentaire en folate = 1 µg de folate alimentaire = 0,6 µg d'acide folique (d'aliments enrichis ou de suppléments) pris avec des aliments = 0,5 µg d'acide folique synthétique (supplément) pris à jeun.
5. Bien qu'on ait recommandé l'apport de choline, il existe peu de données indiquant la nécessité d'un apport alimentaire à toutes les étapes de la vie ; il est possible que les besoins en choline soient comblés à certaines de ces étapes par une synthèse endogène.

ANNEXE L
Calendrier d'immunisation régulier du Québec

L'information présentée dans cette annexe est tirée du Protocole d'immunisation du Québec, qui est une référence incontournable pour ceux qui administrent des vaccins au Québec. Ce protocole fait l'objet de mises à jour périodiques. Le lecteur est donc invité à consulter la version la plus récente avant d'administrer un vaccin. Le Protocole de même que ses mises à jour peuvent être obtenus en s'adressant à la direction de la Santé publique de sa région ou en consultant le site Internet officiel (www.santepub-mtl.qc.ca/Mi/vaccination/protocole.html).

ÂGE	VACCINS
2 mois[1]	DCaT-Polio inactivé-Hib
4 mois[1]	DCaT-Polio inactivé-Hib
6 mois[1]	DCaT-Polio inactivé[2]-Hib
1 an	RRO[3] / Méningocoque[4]
18 mois[1]	DCaT-Polio inactivé-Hib / RRO
Entre 4 et 6 ans[5]	DCaT-Polio inactivé
4e année du primaire[6]	Hépatite B
Entre 14 et 16 ans	d_2T_5[7]
50 ans[8]	d_2T_5[7]
65 ans	Influenza[9] / Pneumocoque

Légende : DCaT : diphtérie-coqueluche-tétanos ;
Hib : *Haemophilus influenzae* de type B ;
RRO : rougeole-rubéole-oreillons ;
d_2T_5 : diphtérie-tétanos.

1. Le vaccin utilisé pour la vaccination contre DCaT-Polio-Hib à 2, 4, 6 et 18 mois est le Pentacel[md].
2. Cette dose est administrée en raison de l'utilisation d'un produit combiné. Toutefois, elle n'est pas requise pour assurer la protection.
3. Administrer ce vaccin le jour du premier anniversaire ou le plus tôt possible après ce jour.
4. Le vaccin utilisé pour la vaccination contre le méningocoque est le vaccin conjugué.
5. Le vaccin utilisé entre 4 et 6 ans est le Quadracel[md].
6. Un programme de vaccination contre l'hépatite B est appliqué en milieu scolaire pendant la 4e année du primaire par le réseau des CLSC.
7. Par la suite, rappel aux 10 ans.
8. Puisque la majorité des adultes ne reçoivent pas leur injection de rappel tous les 10 ans, il est recommandé, à cet âge, de mettre à jour le statut vaccinal.
9. Administrer ce vaccin annuellement.

CARACTÉRISTIQUES DES VACCINS INCLUS AU CALENDRIER D'IMMUNISATION RÉGULIER DU QUÉBEC

Vaccin contre la DIPHTÉRIE, la COQUELUCHE, le TÉTANOS, la POLIOMYÉLITE et les INFECTIONS À HAEMOPHILUS INFLUENZAE DE TYPE B (Pentacel)

VOIE D'ADMINISTRATION ET POSOLOGIE : Tout le contenu de la fiole administré par voie IM. La vaccination débute généralement à l'âge de 2 mois. Répéter la dose 2 mois après la 1re dose, 2 mois après la 2e dose et 12 mois après la 3e dose. On peut administrer le vaccin dans le muscle deltoïde dès l'âge de 12 mois, si la masse musculaire le permet.

CONTRE-INDICATIONS : Maladie fébrile aiguë. Allergie de type anaphylactique tant à une des composantes du vaccin qu'à une dose antérieure soit du même vaccin, soit d'un autre vaccin ayant la composante acellulaire de la coqueluche ou d'un vaccin ayant la composante à cellule entière de la coqueluche. Névrite brachiale à la suite d'une dose antérieure du vaccin. Syndrome de Guillain et Barré à la suite d'une dose antérieure du vaccin.

PRÉCAUTIONS/MISES EN GARDE : Le vaccin combiné $D_{15}CaT_5$-Polio ne doit pas être administré aux personnes âgées de 7 ans ou plus, en raison des risques de réactions défavorables liées à l'administration de concentrations plus élevées d'anatoxine diphtérique.

RÉACTIONS INDÉSIRABLES ET EFFETS SECONDAIRES : Sensibilité, nodule ≥ 2 cm, érythème ≥ 2 cm, fièvre ≥ 38 °C, pleurs persistants ≥ 1 heure, épisode d'hypotonie et d'hyporéactivité, réaction anaphylactique (rare), névrite brachiale (rare) survenue après l'administration d'autres vaccins comprenant la composante tétanique. La fréquence des réactions locales a tendance à augmenter avec le nombre de doses administrées.

Remarque : Il n'y a aucune interaction vaccinale connue.

Vaccin contre la ROUGEOLE, la RUBÉOLE et les OREILLONS (MMR-II et Priorix)

VOIE D'ADMINISTRATION ET POSOLOGIE : Tout le contenu de la fiole administré par voie SC à 1 an et à 18 mois.

CONTRE-INDICATIONS : Maladie fébrile aiguë. État d'immunosuppression secondaire à toute affection néoplasique généralisée pouvant altérer le mécanisme immunitaire, à une radiothérapie, à une chimiothérapie, à une corticothérapie immunosuppressive ou à un déficit immunitaire héréditaire. Grossesse. Allergie de type anaphylactique tant à une dose antérieure qu'à l'une ou l'autre des composantes du vaccin, autre que l'allergie aux œufs.

PRÉCAUTIONS/MISES EN GARDE : Un individu ayant une histoire personnelle ou familiale de convulsions devrait être informé des précautions à prendre pour atténuer une réaction fébrile postvaccinale. Vaccination des sujets infectés par le VIH. ▪ La grossesse doit être évitée au cours du mois suivant la vaccination.

RÉACTIONS INDÉSIRABLES ET EFFETS SECONDAIRES : Réactions locales : rougeur, gonflement, sensibilité habituellement de courte durée. **Réactions systémiques :** Fièvre légère et éruption passagère non contagieuse parfois, entre le 5e et le 12e jour après la vaccination. Fièvre modérée à forte (entre 38,5 et 39,5 °C) pouvant entraîner, quoique rarement, des convulsions fébriles (ce risque diminue avec l'âge). La composante antirubéoleuse peut causer une lymphadénopathie, une arthrite ou une arthralgie transitoire survenant 1 à 3 semaines après l'injection. De rares cas d'arthrite aiguë, récurrente ou chronique, ont été rapportés. La maladie entraîne beaucoup plus souvent ces complications. La composante des oreillons peut occasionnellement causer une parotidite. Thrombocytopénie transitoire (rare) rapportée à la suite de l'administration du vaccin RRO. Réaction allergique de type anaphylactique (très rare). Problèmes neurologiques (encéphalite) (rare).

Remarques: Il ne faut pas vacciner avant le premier anniversaire, même la veille. La protection contre ces trois maladies serait durable. Si l'épreuve de Mantoux (tuberculine) est indiquée, elle doit être faite avant, le même jour ou au moins 6 semaines après la vaccination, parce que le vaccin contre la rougeole peut diminuer la réaction à l'épreuve. Le vaccin RRO doit être administré deux semaines avant l'administration d'immunoglobulines humaines, de sang ou de dérivés du sang. Après l'administration d'immunoglobulines ou de produits sanguins, on devra respecter un intervalle pouvant aller jusqu'à dix mois avant d'administrer le RRO (consulter le Protocole). Les produits sanguins ou les immunoglobulines anti-Rh_0 (D) qui sont administrés antérieurement ou simultanément au vaccin n'entravent généralement pas la réponse immunitaire au vaccin contre la rubéole présent dans le RRO. Lorsque c'est le cas, le CCNI (Comité consultatif national de l'immunisation) suggère quand même une sérologie entre six et huit semaines après la vaccination afin de déterminer la réponse au vaccin. Toutefois, cette recommandation ne doit pas remettre en question la vaccination des femmes réceptives en post-partum immédiat. Le vaccin RRO peut être administré le même jour qu'un autre vaccin à virus vivants ou à quatre semaines d'intervalle.

Vaccin conjugué contre le MÉNINGOCOQUE DE SÉROGROUPE C (Menjugate et NeisVac-C)

VOIE D'ADMINISTRATION ET POSOLOGIE: 0,5 mL administré par voie IM. Administrer 3 doses si l'enfant a 2 ou 3 mois à la 1re dose, 2 doses si l'enfant a entre 4 et 11 mois et 1 dose s'il a 1 an ou plus. Les doses seront administrées à au moins 4 semaines d'intervalle. Toutefois, le calendrier d'immunisation régulier prévoit l'administration d'une seule dose du vaccin Menjugate à l'âge de 1 an. La nécessité de doses de rappel pour ce vaccin n'a pas été établie. On peut administrer le vaccin dans le muscle deltoïde dès l'âge de 12 mois, si la masse musculaire le permet.

CONTRE-INDICATIONS: Maladie fébrile aiguë ▪ Allergie de type anaphylactique tant à une des composantes du vaccin, incluant l'anatoxine diphtérique (Menjugate) et l'anatoxine tétanique (NeisVac-C), qu'à une dose antérieure soit du même vaccin, soit d'un autre vaccin ayant une composante analogue.

PRÉCAUTIONS/MISES EN GARDE: Les études animales n'ont pas démontré de risque pour le fœtus (Menjugate). L'innocuité des vaccins conjugués contre le méningocoque de sérogroupe C chez la femme enceinte n'a pas été évaluée. Ces vaccins étant inactivés, il n'est pas contre-indiqué de les administrer à la femme enceinte s'il existe un risque élevé d'infection méningococcique.

RÉACTIONS INDÉSIRABLES ET EFFETS SECONDAIRES: Érythème > 2,5 cm, fièvre, irritabilité, pleurs, céphalées. Autres: nausées, vomissements, éruptions cutanées mineures, fatigue, étourdissements, douleurs abdominales.

Remarques: Ne pas confondre avec le vaccin polysaccharidique contre le méningocoque de sérogroupes A, C, Y et W-135 (Menomune). Dans la mesure du possible, s'il est indiqué d'utiliser les deux types de vaccin (conjugué et polysaccharidique) chez une personne (ex.: asplénie, déficience en complément, manipulation de *Neisseria meningitidis* dans un laboratoire), le vaccin conjugué devrait être administré avant le vaccin polysaccharidique (minimum 2 semaines). Le vaccin conjugué entraîne une meilleure réponse immunitaire au sérogroupe C et permet d'éviter l'induction d'une tolérance immunitaire. Pour les cas où le vaccin polysaccharidique aurait été administré en premier, on suggère d'attendre 6 mois (minimum 2 semaines dans un contexte épidémiologique à haut risque) avant d'administrer le vaccin conjugué. Par ailleurs, il n'y a aucune autre interaction vaccinale connue. Le vaccin conjugué peut être administré en même temps qu'un autre vaccin, mais à un autre site d'injection.

Vaccin contre la DIPHTÉRIE, la COQUELUCHE, le TÉTANOS et la POLIOMYÉLITE (Quadracel)

VOIE D'ADMINISTRATION ET POSOLOGIE : 0,5 mL administré par voie IM entre l'âge de 4 et 6 ans (si le Pentacel a été administré antérieurement comme le suggère le Protocole).

CONTRE-INDICATIONS : Se référer au paragraphe du vaccin combiné avec celui de l'*Haemophilus influenzae* de type B (Pentacel).

PRÉCAUTIONS/MISES EN GARDE : Se référer au paragraphe du vaccin combiné avec celui de l'*Haemophilus influenzae* de type B (Pentacel).

RÉACTIONS INDÉSIRABLES ET EFFETS SECONDAIRES : Se référer au paragraphe du vaccin combiné avec celui de l'*Haemophilus influenzae* de type B (Pentacel).

Remarque : Il n'y a aucune interaction vaccinale connue.

Vaccin contre l'HÉPATITE B (Engerix-B et Recombivax HB)

VOIE D'ADMINISTRATION ET POSOLOGIE : Engerix-Bmd : ≤ 19 ans : 0,5 mL ; ≥ 20 ans : 1 mL. À administrer par voie IM. ▪ **Recombivax HBmd (10 mg/mL) :** ≤ 10 ans : 0,25 mL ; entre 11 et 19 ans : 0,5 mL ; ≥ 20 ans : 1 mL. À administrer par voie IM. ▪ **Engerix-B et Recombivax HB :** Répéter 1 mois après la 1re dose et 5 mois après la 2e dose. Utiliser le muscle deltoïde chez l'enfant et l'adulte, et le muscle vaste externe chez le nouveau-né et le nourrisson. Ne pas administrer dans le muscle dorsofessier.

CONTRE-INDICATIONS : Maladie fébrile aiguë. Allergie de type anaphylactique tant à une des composantes du vaccin qu'à une dose antérieure soit du même vaccin, soit d'un autre vaccin ayant une composante analogue.

PRÉCAUTIONS/MISES EN GARDE : Les personnes dialysées ou immunosupprimées répondent moins bien à la vaccination et doivent recevoir des doses plus élevées de vaccin (voir les calendriers d'immunisation qui les concernent). Une personne infectée par le VIH qui ignore son statut immunitaire devrait être considérée comme immunosupprimée aux fins d'établir son calendrier vaccinal.

RÉACTIONS INDÉSIRABLES ET EFFETS SECONDAIRES : Dans la majorité des cas, le vaccin ne provoque aucune réaction. Réactions rapportées : réactions locales, fièvre, céphalées, problèmes digestifs, étourdissements, fatigue et réactions allergiques anaphylactiques (rare).

Remarques : Les vaccins contre l'hépatite B sont interchangeables. Il est donc possible de substituer un vaccin à l'autre à condition de respecter la dose de chacun. L'administration systématique de doses de rappel à des personnes immunocompétentes n'est pas recommandée puisque la protection persiste pendant au moins 15 ans. Chez une personne ayant déjà eu des anticorps anti-HBs au-delà du seuil protecteur (≥ 10 UI/L), l'absence d'anticorps ne signifie pas l'absence de protection en raison de la persistance de la mémoire immunologique.

Vaccin contre la DIPHTÉRIE et le TÉTANOS (d_2T_5)

VOIE D'ADMINISTRATION ET POSOLOGIE : Après la primo-immunisation, une dose de rappel (0,5 mL administrée par voie IM) devrait être donnée à tous les 10 ans. Un premier rappel peut être administré entre l'âge de 14 et 16 ans, en respectant un intervalle minimal de 5 ans depuis la dernière dose. Dans des circonstances exceptionnelles (ex. : un long séjour dans une région où l'accès aux soins de santé est limité), un rappel peut être donné si plus de 5 ans se sont écoulés depuis la dernière dose.

CONTRE-INDICATIONS : Maladie fébrile aiguë. Allergie de type anaphylactique à une dose antérieure du même vaccin ou à l'une ou l'autre des composantes du vaccin. Réaction locale grave, accompagnée ou non d'une forte fièvre, à la suite d'une dose antérieure d'un vaccin antitétanique. Névrite brachiale à la suite d'une dose antérieure du vaccin. Syndrome de Guillain et Barré à la suite d'une dose antérieure du vaccin.

PRÉCAUTIONS/MISES EN GARDE : Les personnes chez qui l'administration d'une dose d'anatoxine tétanique a entraîné des réactions locales graves, accompagnées ou non d'une forte fièvre, ne doivent pas en recevoir une autre dose avant au moins 10 ans, et cette dernière se donnera sur ordonnance médicale individuelle. Cette manifestation pourrait être une réaction d'hypersensibilité de type Arthus.

RÉACTIONS INDÉSIRABLES ET EFFETS SECONDAIRES : Réactions locales : douleur, érythème, induration au site d'injection, abcès stérile. Réactions systémiques : fièvre, myalgies, céphalées et, rarement, réaction allergique importante, névrite brachiale. Les réactions d'hypersensibilité de type Arthus et les réactions locales graves peuvent survenir chez les personnes dont les taux d'anticorps contre le tétanos sont élevés avant la vaccination. L'intensité des réactions à l'anatoxine tétanique augmente avec le nombre de doses administrées.

Remarques : En ce qui concerne les mesures à prendre lors de la prophylaxie du tétanos en cas de blessures, se référer au Protocole. Il n'y a aucune interaction vaccinale connue.

Vaccin contre l'INFLUENZA (Fluviral S/F et Vaxigrip)

VOIE D'ADMINISTRATION ET POSOLOGIE : 6 à 35 mois : 0,25 mL. **3 ans :** 0,5 mL. À administrer par voie IM. Utiliser le muscle deltoïde pour vacciner les adultes et les enfants plus âgés, le muscle vaste externe pour les jeunes enfants et les nourrissons. Dans le contexte de l'immunisation, le muscle dorsofessier est réservé à l'injection des immunoglobulines ; pour plusieurs vaccins, ce site est moins immunogène. Chez les enfants de moins de 9 ans qui n'ont jamais reçu de vaccin contre la grippe, administrer deux doses à quatre semaines d'intervalle. Toutefois, la seconde dose est inutile si un enfant a reçu au moins une dose du vaccin au cours d'une saison grippale antérieure.

CONTRE-INDICATIONS : Maladie fébrile aiguë. Allergie de type anaphylactique à l'une ou l'autre des composantes du vaccin, incluant les œufs ou antécédent de réaction anaphylactique lors de l'administration d'un vaccin antigrippal.

PRÉCAUTIONS/MISES EN GARDE : Les personnes qui ont présenté un syndrome oculo-respiratoire sévère qui comportait des symptômes graves au niveau des voies respiratoires inférieures (ex. : difficulté à respirer, respiration sifflante, oppression thoracique) lors de leur dernière vaccination contre la grippe doivent être vaccinées sur ordonnance médicale individuelle, afin d'évaluer les risques et les bénéfices de la vaccination pour elles. Le vaccin contre l'influenza n'est pas recommandé aux enfants âgés de moins de 6 mois parce qu'il est moins immunogène à cet âge. Les personnes présentant des troubles de la coagulation devraient être vaccinées selon des précautions particulières. Il serait prudent d'éviter de redonner le vaccin à une personne ayant développé un syndrome de Guillain et Barré dans les 6 semaines suivant une vaccination contre l'influenza.

RÉACTIONS INDÉSIRABLES ET EFFETS SECONDAIRES : Réactions locales (le plus souvent de la douleur) au site d'injection qui peut durer jusqu'à 2 jours. Fièvre, malaises ou myalgies survenant dans les 6 à 12 heures et pouvant persister un ou deux jours après la vaccination, particulièrement chez ceux qui sont vaccinés pour la première fois contre l'influenza. Réaction allergique de type anaphylactique (très rare). Syndrome de Guillain et Barré. Vascularite systémique (rare). Syndrome oculo-respiratoire [yeux rouges, symptômes respiratoires (toux, mal de gorge, difficulté respiratoire, oppression dans la poitrine) et œdème facial].

Remarques : Aucune interaction vaccinale connue. Le vaccin contre la grippe peut être administré en même temps que d'autres vaccins, mais à des sites d'injection différents. Les vaccins contre l'influenza qui sont à virion fragmenté sont interchangeables.

Vaccin polysaccharidique 23-valent contre le PNEUMOCOQUE (Pneumovax 23, Pnu-Imune 23 et Pneumo 23)

VOIE D'ADMINISTRATION ET POSOLOGIE : 2 ans : 0,5 mL administré par voie SC ou IM. En général, on ne devrait pas recevoir plus d'une dose de ce vaccin. Toutefois, une revaccination est recommandée dans certaines circonstances (ex. : asplénie ou condition médicale liée à une immunosuppression).

CONTRE-INDICATIONS : Maladie fébrile aiguë. Allergie de type anaphylactique tant à une des composantes du vaccin qu'à une dose antérieure soit du même vaccin, soit d'un autre vaccin ayant une composante analogue.

PRÉCAUTIONS/MISES EN GARDE : Non recommandé aux sujets âgés de moins de 24 mois car il est très peu immunogène avant cet âge. La réponse immunitaire peut être sous-optimale chez les personnes immunosupprimées. Il est recommandé de vacciner au moins 10 à 14 jours avant le début d'un traitement immunosuppresseur. L'innocuité du vaccin pendant le premier trimestre de la grossesse n'a pas été évaluée ; cependant, les vaccins contre le pneumocoque étant inactivés, le risque est considéré comme négligeable. Ne vacciner une femme enceinte qu'en cas d'indication claire. La vaccination des personnes atteintes d'une infection à VIH (symptomatiques ou non) au moyen d'un vaccin polysaccharidique 23-valent doit être faite sur prescription médicale individuelle.

RÉACTIONS INDÉSIRABLES ET EFFETS SECONDAIRES : Sensibilité locale, érythème et gonflement, d'une durée inférieure à 48 heures. Fièvre légère à modérée et myalgies, d'une durée inférieure à 24 heures. Rares réactions systémiques (ex. : fièvre élevée, céphalée, malaise, adénite, myalgie, arthralgie, arthrite, éruption cutanée ou urticaire). Phénomènes d'Arthus. Réactions de type anaphylactique (très rares).

Remarques : Si possible, il faut administrer le vaccin au moins 10 à 14 jours avant une splénectomie. Ne pas confondre avec le vaccin conjugué 7-valent contre le pneumocoque (Prevnar). S'il est indiqué d'administrer le vaccin conjugué et un vaccin polysaccharidique 23-valent contre le pneumocoque chez un enfant, on doit, dans la mesure du possible, administrer le vaccin conjugué en premier. L'intervalle recommandé entre l'administration de ces deux produits est d'au moins 8 semaines. L'usage du vaccin polysaccharidique dans ce contexte ne constitue pas une revaccination. Il n'y a pas d'autres interactions vaccinales suspectées. Le vaccin polysaccharidique 23-valent contre le pneumocoque peut être administré en même temps que tout autre vaccin, mais à un autre site d'injection.

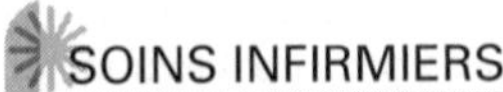

SOINS INFIRMIERS

ÉVALUATION DE LA SITUATION : S'informer de la vaccination antérieure du patient et des réactions d'hypersensibilité observées s'il y a lieu.

DIAGNOSTICS INFIRMIERS POSSIBLES : Risque d'infection (Indications). ■ Connaissances insuffisantes sur le traitement médicamenteux (Enseignement au patient et à ses proches).

INTERVENTIONS INFIRMIÈRES : Administrer chaque vaccin par la bonne voie d'administration.

ENSEIGNEMENT AU PATIENT ET À SES PROCHES : Informer les patients des réactions indésirables et des effets secondaires possibles. Le médecin devrait être avisé si le patient présente un des symptômes suivants : fièvre supérieure à 39,4 °C, difficulté à respirer, urticaire, démangeaisons, enflure des yeux, du visage ou de l'intérieur du nez, fatigue et faiblesse soudaines et intenses, convulsions. ■ Prévoir la prochaine séance de vaccination avec les parents.

VÉRIFICATION DE L'EFFICACITÉ THÉRAPEUTIQUE

L'efficacité du traitement peut être démontrée par : la prévention des maladies par la vaccination.

ANNEXE M
Prévention de l'endocardite bactérienne

Un bon nombre de médecins croient que l'administration d'un antimicrobien en prophylaxie avant une intervention pouvant entraîner une bactériémie passagère pourrait prévenir l'endocardite, chez les patients présentant une valvulopathie ou toute autre anomalie cardiaque ou chez les porteurs d'une prothèse valvulaire. Toutefois, l'utilité de cette pratique courante n'a pas été établie par des études contrôlées. Les médicaments et les posologies indiqués dans le tableau correspondent à ceux recommandés par l'American Heart Association.

PROPHYLAXIE DE L'ENDOCARDITE[1]

Chirurgie dentaire et interventions touchant les voies respiratoires supérieures[2]		
	Posologie – adultes	**Posologie – enfants[3]**
VOIE ORALE		
AMOXICILLINE[4] (Amoxil et autres)	2 g, 1 h avant l'intervention	50 mg/kg, 1 h avant l'intervention
Allergie à la pénicilline :		
CLINDAMYCINE (Dalacin et autres) ou	600 mg, 1 h avant l'intervention	20 mg/kg, 1 h avant l'intervention
CÉPHALEXINE[5] (Keflex et autres) ou CÉFADROXIL[5] (Duricef et autres) ou	2 g, 1 h avant l'intervention	50 mg/kg, 1 h avant l'intervention
AZITHROMYCINE (Zithromax) ou CLARITHROMYCINE (Biaxin)	500 mg, 1 h avant l'intervention	15 mg/kg, 1 h avant l'intervention
VOIE PARENTÉRALE		
AMPICILLINE (Ampicin et autres)	2 g, IM ou IV, dans les 30 min précédant l'intervention	50 mg/kg, IM ou IV, dans les 30 min précédant l'intervention
Allergie à la pénicilline :		
CLINDAMYCINE ou	600 mg IV, dans les 30 min précédant l'intervention	20 mg/kg IV, dans les 30 min précédant l'intervention
CÉFAZOLINE[5] (Ancef et autres)	1 g, IM ou IV, dans les 30 min précédant l'intervention	25 mg/kg, IM ou IV, dans les 30 min précédant l'intervention

1. On considère que le risque d'endocardite est élevé chez les patients ayant des antécédents d'endocardite, chez ceux atteints de cardiopathie congénitale cyanogène compliquée, telle que la tétralogie de Fallot, chez les porteurs d'une prothèse valvulaire, de shunts ou de conduits pulmonaires installés lors d'une intervention chirurgicale. Le risque est considéré comme modéré en présence d'autres formes de maladies cardiaques congénitales (à l'exception des cas non compliqués de communication interauriculaire de type *ostium secundum*), de valvulopathie acquise (rhumatismale, par exemple), de cardiomyopathie hypertrophique, de prolapsus valvulaire mitral accompagné de régurgitation ou d'épaississement des valvules. Les agents pathogènes le plus fréquemment responsables d'endocardite après une chirurgie dentaire ou une intervention touchant les voies respiratoires supérieures sont les *Streptococcus viridans* et, après des interventions touchant le tractus digestif ou l'appareil génito-urinaire, les entérocoques.
2. Pour obtenir de plus amples renseignements sur le risque d'endocardite et de bactériémie associées à diverses interventions, voir A.S. Dajani et autres, *The Journal of American Medical Association*, 1997, vol. 277, p. 1794-1801.
3. Ne pas dépasser la dose recommandée chez l'adulte.
4. L'amoxicilline est recommandée en raison de son excellente biodisponibilité et de sa bonne efficacité contre les streptocoques.
5. Agent déconseillé chez les patients ayant des antécédents de réaction allergique immédiate à la pénicilline (urticaire, angio-œdème, anaphylaxie).

Interventions touchant le tractus digestif ou l'appareil génito-urinaire[6]		
	Posologie – adultes	**Posologie – enfants[7]**
VOIE ORALE		
AMOXICILLINE[8]	2 g, 1 h avant l'intervention	50 mg/kg, 1 h avant l'intervention
VOIE PARENTÉRALE[9]		
AMPICILLINE	2 g, IM ou IV, dans les 30 min précédant l'intervention	50 mg/kg, IM ou IV, dans les 30 min précédant l'intervention
±GENTAMICINE (Garamycin et autres)	1,5 mg/kg (max. 120 mg), IM ou IV, dans les 30 min précédant l'intervention	1,5 mg/kg, IM ou IV, dans les 30 min précédant l'intervention
Allergie à la pénicilline[9] :		
VANCOMYCINE (Vancocin et autres)	1 g, IV, perfuser *lentement* en 1 h, en commençant 1 h précédant l'intervention	20 mg/kg, IV, perfuser *lentement* en 1 h en commençant 1 h avant l'intervention
±GENTAMICINE	1,5 mg/kg (max. 120 mg), IM ou IV, dans les 30 min précédant l'intervention	1,5 mg/kg, IM ou IV, dans les 30 min précédant l'intervention

6. Pour obtenir de plus amples renseignements sur le risque d'endocardite et de bactériémie associées à diverses interventions, voir A.S. Dajani et autres, *The Journal of American Medical Association*, 1997, vol. 277, p. 1794-1801.
7. Ne pas dépasser la dose recommandée chez l'adulte.
8. L'amoxicilline est recommandée en raison de son excellente biodisponibilité et de sa bonne efficacité contre les streptocoques et les entérocoques.
9. On devrait ajouter la gentamicine au traitement des patients exposés à un risque élevé d'endocardite (voir la note 1). Les patients adultes à risque élevé auxquels on administre l'ampicilline avant une intervention chirurgicale devraient recevoir une dose de 1 g d'ampicilline (25 mg/kg pour les enfants), par voie IM ou IV, ou de 1 g d'amoxicilline (25 mg/kg pour les enfants), par voie orale, 6 heures après cette intervention.

Source : A.S. Dajani et autres, *The Journal of American Medical Association*, 1997, vol. 277, p. 1794-1801, © 1997, American Medical Association.

ANNEXE N
Médicaments ophtalmiques

Renseignements généraux: Les méthodes d'administration des préparations ophtalmiques sont indiquées à l'annexe G.

Consulter un professionnel de la santé au sujet:

- du port de lentilles cornéennes (certains médicaments ou additifs peuvent être absorbés par les lentilles);
- de l'administration simultanée d'autres préparations ophtalmiques (l'ordre d'administration ainsi que les intervalles à respecter entre les administrations peuvent être importants).

AGONISTES DES PROSTAGLANDINES $F_{2\alpha}$

Indications: Traitement du glaucome à angle ouvert ou abaissement de la pression intra-oculaire (écoulement accru de l'humeur aqueuse) chez les patients qui sont intolérants à d'autres médicaments visant à diminuer la pression intra-oculaire ou chez lesquels ces médicaments se sont révélés insuffisants.

Précautions/mises en garde: Risque d'augmentation progressive de la pigmentation brune de l'iris; formation d'un précipité lors de l'utilisation simultanée de produit renfermant du thimérosal; on peut l'utiliser en association avec d'autres agents afin d'abaisser la pression intra-oculaire.

▪ LATANOPROST (Xalatan)

POSOLOGIE

Adultes: 1 goutte, 1 fois par jour, le soir.

Remarques: RI[1]: irritation locale, sensation de présence d'un corps étranger ▪ Conserver le flacon qui n'a pas été ouvert au réfrigérateur. Après ouverture du flacon, le conserver au frais (si possible au réfrigérateur) pendant un maximum de 6 semaines.

ANESTHÉSIQUES

Indications: Anesthésie locale de courte durée permettant de mesurer la pression intra-oculaire, de retirer les corps étrangers ou d'entreprendre toute autre intervention superficielle.

Précautions/mises en garde: L'usage répété peut accroître le risque de toxicité cardiovasculaire et de toxicité du SNC. Risque d'allergie croisée avec certains anesthésiques locaux.

▪ PROPARACAÏNE (AK-Taine, Alcaine, Diocaine, Ophthetic)

POSOLOGIE

Adultes et enfants: 1 ou 2 gouttes de solution à 0,5 % (une seule dose).

Remarques: Aucune interaction avec les inhibiteurs de la cholinestérase destinés à l'usage ophtalmique ▪ **RI:** *ophtalmiques* – irritation; *systémiques* – arythmies, dépression ou stimulation du SNC.

1. RI: réactions indésirables et effets secondaires.

■ TÉTRACAÏNE (Pontocaine, Minims Tetracaine)

Posologie

Adultes : 1 ou 2 gouttes de solution à 0,5 ou à 1 % (une seule dose).

Remarques : Interaction possible avec les inhibiteurs de la cholinestérase destinés à l'usage ophtalmique, ce qui pourrait en prolonger la durée d'action et accroître le risque de toxicité ■ **RI :** *ophtalmiques* – irritation ; *systémiques* – arythmies, dépression ou stimulation du SNC.

ANTIALLERGIQUES OPHTALMIQUES

Indications : Conjonctivite allergique.

Précautions/mises en garde : Les effets ne se manifestent qu'après plusieurs jours de traitement.

■ CROMOGLYCATE (Cromolyn, Opticrom, Solu-Crom)

Synonyme : cromolyn

Posologie

Adultes et enfants > 5 ans : 2 gouttes de solution à 2 %, 4 fois par jour dans chaque oeil.

Remarques : RI : chémosis, irritation ■ Le port de lentilles cornéennes pendant le traitement est déconseillé.

■ KÉTOTIFÈNE (Zaditor)

Posologie

Adultes et enfants > 3 ans : 1 goutte de solution à 0,025 % dans l'œil affecté, toutes les 8 à 12 heures.

Remarques : RI : infection de la conjonctive, céphalées, rhinite.

■ LODOXAMIDE (Alomide)

Posologie

Adultes et enfants > 4 ans : 1 ou 2 gouttes de solution à 0,1 %, 4 fois par jour, pendant 3 mois au maximum.

Remarques : RI : vision trouble, sensation de présence de corps étrangers, irritation.

■ NÉDOCROMIL (Alocril)

Posologie

Adultes et enfants > 3 ans : 1 goutte de solution à 2 % dans chaque œil, 2 fois par jour, pendant toute la période d'exposition.

Remarques : Le port de lentilles cornéennes pendant le traitement est déconseillé ■ **RI :** céphalées, brûlures oculaires, altération du goût, congestion nasale.

ANTIHISTAMINIQUES

Indications : Diverses formes de conjonctivite allergique.

▪ ÉMÉDASTINE (Emadine)

Posologie

Adultes : 1 goutte de solution à 0,05 % dans l'œil atteint, 2 à 4 fois par jour.

Remarques : RI : irritation locale, céphalées, somnolence, malaise.

▪ LÉVOCABASTINE (Livostin)

Posologie

Adultes : 1 goutte de suspension à 0,05 %, 2 à 4 fois par jour.

Remarques : RI : légère sensation passagère de brûlure ou de picotement, céphalées, œdème de la paupière, somnolence, xérostomie, nausées.

▪ OLOPATADINE (Patanol)

Posologie

Adultes : 1 ou 2 gouttes de solution à 0,1 %, 2 fois par jour.

Remarques : Une petite fraction est absorbée et excrétée dans l'urine ▪ **RI :** irritation de la conjonctive, céphalées.

ANTI-INFECTIEUX

Indications : Infections ophtalmiques superficielles et localisées.

Précautions/mises en garde : Risque d'absorption de petites quantités pouvant entraîner une réaction d'hypersensibilité.

▪ CHLORAMPHÉNICOL (AK-Chlor, Chloroptic, Diochloram, Pentamycetin, PMS-Chloramphenicol)

Posologie

Adultes et enfants : 1 goutte de solution ou un petit ruban d'onguent, toutes les 3 heures pendant les 48 premières heures, après quoi l'intervalle posologique peut augmenter.

Remarques : Risque rare de toxicité hématologique systémique en cas de traitement prolongé ou d'administration prolongée de doses très élevées.

▪ CIPROFLOXACINE (Ciloxan)

Posologie

Adultes et enfants > 1 an : *conjonctivite bactérienne – solution :* 1 ou 2 gouttes dans l'œil atteint, toutes les 2 heures pendant 48 heures, lorsque le patient est éveillé, puis 2 gouttes, toutes les 4 heures pendant 5 jours ; *onguent :* un petit ruban d'onguent 3 fois par jour, pendant 48 heures, puis 2 fois par jour, pendant 5 jours.

Adultes et enfants >12 ans : *ulcère de la cornée – solution :* 2 gouttes dans l'œil atteint, toutes les 15 minutes, pendant 6 heures, puis toutes les 30 minutes, pendant le reste de la journée, puis toutes les heures, pendant les 24 heures suivantes, puis, toutes les 4 heures, jusqu'à la ré-épithélisation de la cornée ; *onguent :* un petit ruban d'onguent toutes les 1 à 2 heures (nuit et jour) pendant 48 heures, puis toutes les 4 heures.

Remarques : Risque de formation d'un précipité blanc cristallin, inoffensif, qui disparaît avec le temps ▪ **RI :** altération du goût, réaction allergique généralisée, photophobie.

▪ ÉRYTHROMYCINE (AK-Mycin, Diomycin, Ilotycin, PMS-Érythromycine)

Posologie

Adultes et enfants : *traitement des infections* – un petit ruban, jusqu'à 6 fois par jour, au maximum, selon la gravité de l'infection.

Nourrissons : *prophylaxie de l'ophtalmie du nouveau-né* – un petit ruban dans chaque œil (une seule dose).

Remarques : RI : irritation.

▪ GENTAMICINE (Alcomicin, Diogent, Garamycin, Garatec, Gent-AK, Gentamicin, Minims Gentamicin, PMS-Gentamicin, Scheinpharm Gentamicin)

Posologie

Adultes et enfants : 1 ou 2 gouttes de solution, 3 ou 4 fois par jour, ou un petit ruban d'onguent, 3 ou 4 fois par jour.

Remarques : RI : irritation, sensation de brûlure, vision trouble (onguent).

▪ NORFLOXACINE (Noroxin)

Posologie

Adultes et enfants > 1 an : 1 ou 2 gouttes, 4 fois par jour (selon la gravité, le premier jour, on peut aussi l'administrer toutes les 2 heures, lorsque le patient est éveillé).

Remarques : RI : altération du goût, réactions allergiques systémiques, photophobie.

▪ OFLOXACINE (Ocuflox)

Posologie

Adultes : 1 ou 2 gouttes, toutes les 2 à 4 heures, pendant 2 jours, puis 4 fois par jour, pendant 8 jours.

Remarques : RI : altération du goût, réactions allergiques systémiques, photophobie.

▪ SULFACÉTAMIDE (AK-Sulf, Bleph, Cetamide, Diosulf, PMS-Sulfacetamide, Sulamyd Sodique)

Posologie

Adultes : 1 ou 2 gouttes de solution, toutes les 2 à 3 heures, lorsque le patient est éveillé (moins souvent la nuit) ou un petit ruban d'onguent, 4 fois par jour et au coucher.

Remarques : Risque de sensibilité croisée avec d'autres sulfamides (incluant les diurétiques thiazides) ▪ **RI :** irritation locale.

▪ TOBRAMYCINE (PMS-Tobramycin, Sab-Tobramycin, Tobramycin, Tobrex)

Posologie

Adultes et enfants > 2 ans : 1 ou 2 gouttes de solution, toutes les 1 à 4 heures, selon la gravité de l'infection, ou un petit ruban d'onguent, 2 ou 3 fois par jour.

…marques : RI : irritation, sensation de brûlure, vision trouble (onguent) ▪ Risque de ralentis-
…nt de la guérison de la cornée lors de l'utilisation de l'onguent ▪ Le port de lentilles cor-
… durant le traitement est déconseillé.

ANTI-INFLAMMATOIRES NON STÉROÏDIENS

Indications : Inflammation à la suite d'une chirurgie de la cataracte (diclofénac), d'une chirurgie du cristallin (kétorolac), inhibition du myosis périopératoire (flurbiprofène).

Précautions/mises en garde : Risque de sensibilité croisée avec les anti-inflammatoires non stéroïdiens ou l'aspirine, administrés par voie générale ; élévation possible du risque d'hémorragie lors de l'administration concomitante d'anticoagulants, d'autres AINS, de thrombolytiques, de certaines céphalosporines et de valproate.

▪ DICLOFÉNAC (Voltaren Ophta)

Posologie

Adultes et enfants > 16 ans : *états inflammatoires* – 1 goutte de solution à 0,1 %, 4 ou 5 fois par jour ; *chirurgie de la cataracte* – avant l'intervention, 1 goutte, jusqu'à 5 fois durant les 3 heures qui précèdent l'intervention ; après l'intervention, 1 goutte, 15, 30 et 45 minutes après l'intervention, et ensuite de 3 à 5 fois par jour.

Remarques : Le port de lentilles hydrophiles souples pendant le traitement est déconseillé ▪ **RI :** irritation, réactions allergiques.

▪ FLURBIPROFÈNE (Ocufen)

Posologie

Adultes : *inhibition du myosis périopératoire* – 1 goutte de solution à 0,03 %, toutes les 30 minutes environ, en commençant le traitement de 2 à 3 heures avant la chirurgie (de 4 à 6 gouttes au total) ; *trabéculoplastie au laser* – 1 goutte, toutes les 4 heures pendant 1 semaine, ou pendant 2 à 3 semaines après une autre intervention chirurgicale.

Remarques : RI : irritation, réactions allergiques.

▪ KÉTOROLAC (Acular)

Posologie

Adultes : 1 ou 2 gouttes de solution à 0,5 %, toutes les 6 à 8 heures, en commençant le traitement 24 heures avant l'intervention chirurgicale et en le poursuivant pendant 3 à 4 semaines, pour prévenir et pour soulager l'inflammation oculaire postopératoire.

Remarques : RI : irritation, réactions allergiques.

ANTIVIRAUX

Indications : Kératoconjonctivite primaire et kératite épithéliale récurrente, causées par les virus de l'herpes simplex de types 1 et 2.

Précautions/mises en garde : Ne pas dépasser la posologie ni la fréquence recommandées.

▪ TRIFLURIDINE (Viroptic)

Posologie

Adultes : 1 goutte, toutes les 2 heures (jusqu'à 9 gouttes par jour), lorsque le patient est éveillé, jusqu'à la ré-épithélisation de la cornée, puis 1 goutte, toutes les 4 heures (jusqu'à 5 fois par jour), pendant 7 jours.

Remarques : RI : sensation de brûlure, kératopathie (rare).

BÊTA-BLOQUANTS

Indications : Traitement du glaucome chronique à angle ouvert et d'autres formes d'hypertension oculaire (diminution de la formation d'humeur aqueuse).

Précautions/mises en garde : Risque minime d'absorption systémique, laquelle peut intensifier les effets cardiovasculaires indésirables (bradycardie, hypotension), particulièrement lors de l'administration concomitante d'agents cardiovasculaires (antihypertenseurs, antiarythmiques). D'autres réactions systémiques peuvent survenir, dont les bronchospasmes et le délire (patients âgés). Risque de diminution de l'efficacité en cas d'administration concomitante d'épinéphrine ophtalmique.

■ BÉTAXOLOL (Betoptic S, Sab-betaxolol)

POSOLOGIE

Adultes : 1 goutte de solution à 0,5 %, 2 fois par jour, ou 1 goutte de suspension à 0,25 %, 2 fois par jour.

Remarques : RI : conjonctivite, baisse de l'acuité visuelle, sensation de brûlure, rash (risque moindre de bronchospasmes en cas d'absorption systémique que lors de l'usage d'autres bêta-bloquants).

■ LÉVOBUNOLOL (Apo-Levobunolol, Betagan, Levobunolol, Novo-Levobunolol, Ophto-Bunolol, PMS-Levobunolol, Sab-Levobunolol)

POSOLOGIE

Adultes : 1 goutte de solution à 0,25 %, 2 fois par jour, ou 1 goutte de solution à 0,5 %, 1 ou 2 fois par jour.

Remarques : RI : conjonctivite, baisse de l'acuité visuelle, sensation de brûlure, rash.

■ TIMOLOL (Alti-Timolol, Apo-Timop, Dom-Timolol, Gen-Timolol, Med-Timolol, Novo-Timol, PMS-Timolol, Rhoxal-Timolol, Sab-Timolol, Tim-AK, Timoptic, Timoptic-XE)

POSOLOGIE

Adultes : 1 goutte, 1 ou 2 fois par jour, de solution à 0,25 % ou à 0,5 % ; 1 goutte, 1 fois par jour, de solution gélifiante (XE) à 0,25 % ou à 0,5 %.

Remarques : RI : conjonctivite, baisse de l'acuité visuelle, sensation de brûlure, rash ■ Effet pouvant durer jusqu'à 24 heures.

CHOLINERGIQUES (À ACTION DIRECTE)

Indications : Traitement du glaucome à angle ouvert (pour favoriser l'écoulement de l'humeur aqueuse) ; également, facilitation du myosis après une chirurgie ou un examen oculaire (pour contrer l'effet des mydriatiques).

Précautions/mises en garde : Toute affection au cours de laquelle il faut éviter la constriction de la pupille. En cas d'absorption systémique importante, risques de bronchospasmes, de transpiration ainsi que de mictions et de salivation accrues.

■ CARBACHOL (Carbastat, Isopto Carbachol, Miostat)

POSOLOGIE

…ultes : 1 goutte de solution allant de 0,01 à 3 %, de 1 à 3 fois par jour, ou pendant l'intervention …rgicale.

…s : RI : Vision trouble, altération de la vue, brûlures et douleurs oculaires.

- **PILOCARPINE** (Akarpine, Diocarpine, Isopto Carpine, Minims Pilocarpine, Miocarpine, Pilocarpine, Pilopine HS, Scheinpharm Pilocarpine)

Posologie

Adultes: *glaucome* – 2 gouttes de solution jusqu'à 4 fois par jour; dans certaines situations, des instillations plus fréquentes peuvent être indiquées.

Remarques: Chez les nourrissons, utiliser la solution à 1 % ou une quantité moins importante des autres teneurs ▪ **RI**: vision trouble, altération de la vue, brûlures et douleurs oculaires, céphalées, douleur aux sourcils ▪ Une solution plus concentrée peut s'avérer nécessaire chez les patients dont l'iris est foncé.

CORTICOSTÉROÏDES

Indications: Traitement des inflammations oculaires dont la conjonctivite allergique, la kératite superficielle non spécifique, la conjonctivite infectieuse (avec des anti-infectieux); traitement des lésions de la cornée; suppression du rejet du greffon après une kératoplastie, prévention de l'inflammation postopératoire.
Précautions/mises en garde: Infections oculaires (ne pas administrer en cas de kératite dendritique, particulièrement en présence d'infections fongiques ou virales (les symptômes risquent d'être masqués); diabète; glaucome.

- **DEXAMÉTHASONE** (AK-Dex, Diodex, Maxidex, PMS-Dexamethasone, Sab-Dexamethasone)

Posologie

Adultes: 1 ou 2 gouttes de solution, de 4 à 6 fois par jour (on peut administrer cette dose toutes les heures) ou un petit ruban d'onguent, 3 ou 4 fois par jour, au départ.

Remarques: Diminuer la fréquence des applications à mesure que l'infection guérit ▪ **RI**: amincissement de la cornée, pression intra-oculaire accrue, irritation.

- **FLUOROMÉTHOLONE** (Flarex, FML, FML Forte, PMS-Fluorometholone)

Posologie

Adultes: 1 ou 2 gouttes de suspension, de 2 à 4 fois par jour (en début de traitement, on peut administrer jusqu'à 1 ou 2 gouttes, toutes les 2 heures).

Remarques: Diminuer la fréquence des applications à mesure que l'infection guérit ▪ **RI**: amincissement de la cornée, pression intra-oculaire accrue, irritation ▪ Bien agiter le contenant avant l'emploi.

- **PREDNISOLONE, PHOSPHATE SODIQUE OU ACÉTATE DE** (AK-Tate, Diopred, Inflamase Forte, Inflamase Mild, Minims Prednisolone, PMS-Prednisolone, Pred Forte, Pred Mild, Ratio-Prednisolone, Sab-Prednisolone)

Posologie

Adultes: Initialement, 1 ou 2 gouttes de la solution ou de la suspension de 0,12 %, 0,125 %, 0,5 % ou 1 %, de 2 à 4 fois par jour (on peut aussi l'administrer plus souvent, soit toutes les heures au maximum, au cours des 24 – 48 premières heures).

Remarques: Diminuer la fréquence des applications à mesure que l'infection guérit ▪ **RI**: amincissement de la cornée, pression intra-oculaire accrue, irritation ▪ Bien agiter le contenant avant l'emploi.

▪ RIMEXOLONE (Vexol)

Posologie

Adultes: *inflammation post-opératoire* – 1 ou 2 gouttes de suspension à 1 %, toutes les 6 heures; *uvéite antérieure* – 1 ou 2 gouttes, toutes les heures lorsque le patient est éveillé pendant la 1re semaine; 1 goutte, toutes les 2 heures lorsque le patient est éveillé pendant la 2e semaine; 1 goutte, 4 fois par jour, durant la 3e semaine; 1 goutte, 3 fois par jour durant les 4 premiers jours de la 4e semaine; et 1 goutte, 2 fois par jour, durant les 3 derniers jours de la 4e semaine.

Remarques: Diminuer la fréquence des applications à mesure que l'infection guérit ▪ **RI:** amincissement de la cornée, pression intra-oculaire accrue, irritation ▪ Bien agiter le contenant avant l'emploi.

DÉCONGESTIONNANTS ET VASOCONSTRICTEURS OCULAIRES

Indications: Diminution de la congestion oculaire due à l'irritation par la vasoconstriction des vaisseaux sanguins de la conjonctive; risque d'effets mydriatiques lors de l'usage de solutions plus puissantes.
Précautions/mises en garde: L'absorption systémique peut entraîner des effets cardiovasculaires indésirables; l'usage prolongé ou excessif peut entraîner une hyperémie rebond; faire preuve de prudence chez les patients exposés à un risque de glaucome aigu par fermeture de l'angle; risque d'intensification des effets cardiovasculaires lors de l'administration simultanée d'IMAO; risque accru d'arythmies lors de l'administration d'anesthésiques par inhalation.

▪ NAPHAZOLINE (AK Con, Albalon, Allergy Drops, Clear Eyes, Collyre Bleu Laiter, Diopticon, Naphcon Forte, Red Away, Vasocon)

Posologie

Adultes: 1 ou 2 gouttes de solution à 0,012 %, 2 ou 3 fois par jour, selon les besoins, ou 1 ou 2 gouttes de solution à 0,1 %, toutes les 3 ou 4 heures, selon les besoins.

Remarques: RI: *ophtalmiques* – hyperémie rebond; *systémiques* – étourdissements, céphalées, nausées, transpiration, faiblesse.

▪ OXYMÉTAZOLINE (Claritin Eye Allergy Relief, OcuClear, Visine Workplace)

Posologie

Adultes et enfants > 6 ans: 1 ou 2 gouttes de solution à 0,025 %, toutes les 6 heures, selon les besoins.

Remarques: RI: *ophtalmiques* – hyperémie rebond; *systémiques* – céphalées, insomnie, nervosité, tachycardie.

▪ PHÉNYLÉPHRINE (AK-Dilate, Dionephrine, Minims Phenylephrine, Mydfrin, Prefrin)

Posologie

Adultes: *décongestionnant* – 1 goutte de solution à 0,12 %, toutes les 3 ou 4 heures, selon les besoins; *mydriase* – solution à 2,5 ou à 10 %, 1 goutte; à répéter au besoin, selon l'intervention ou la chirurgie.
Enfants: *mydriase* – solution à 2,5 %, 1 goutte, à répéter au besoin, selon l'intervention ou la chirurgie.

Remarques: RI: *ophtalmiques* – vision trouble, douleurs aux sourcils, irritation; *systémiques* – étourdissements, tachycardie, hypertension, pâleur, transpiration, tremblements.

- **TÉTRAHYDROZOLINE** (Eye Drops, Visine Eye Drops, Visine Moisturizing Eye Drops)

Posologie

Adultes : 1 ou 2 gouttes de solution à 0,05 %, 4 fois par jour, au maximum.

Remarques : RI : *ophtalmiques* – irritation ; *systémiques* – tachycardie, hypertension.

INHIBITEURS DE L'ANHYDRASE CARBONIQUE

Indications : Traitement du glaucome à angle ouvert et d'autres formes d'hypertension oculaire (diminution de la formation d'humeur aqueuse).
Précautions/mises en garde : Risque d'exacerbation de la lithiase rénale; ne pas administrer aux patients dont la $Cl_{Cr} < 30$ mL/minute.

- **DORZOLAMIDE** (Trusopt)

Posologie

Adultes : *monothérapie* – 1 goutte, 3 fois par jour ; *traitement d'appoint avec un bêta-bloquant* – 1 goutte, 2 fois par jour.

Remarques : RI : goût amer, sensibilité croisée avec les sulfamides, irritation oculaire ou allergie.

LARMES ARTIFICIELLES, LUBRIFIANTS OCULAIRES (solutions isotoniques ou onguents tamponnés et stériles)

(Akwa Tears, Artificial Tears, Bion Tears, Celluvisc, Dioptears, Duolube, Duratears Naturale, Eyelube, Genteal, HypoTears, Hypotears Eye Ointment, Isopto Tears, Lacril, Lacri-Lube, Lacrinorm, Lacrisert, Liquifilm Forte, Liquifilm Tears, Moisture Drops, Murine Supplemental Tears, Optilube PVA, PMS-Artificial Tears, Refresh, Refresh Plus, Refresh Tears, Tear Drops, Tear-Gel, Tears Naturale, Tears Naturale Free, Tears Naturale II, Tears Plus, Visine True Tears)

Chaque produit peut contenir les ingrédients actifs suivants : alcool polyvinylique, carboxyméthylcellulose sodique, dextran 70, hydroxypropylméthylcellulose, glycérine, huile minérale, hyaluronate sodique, hydroxypropylcellulose, hydroxypropylméthylcellulose, lanoline, polysorbate 80, vaseline.

Indications : *Larmes artificielles* – traitement de la xérophtalmie (solutions isotoniques et agents mouillants) ; lubrification des yeux. *Lubrifiants oculaires* – lubrification et protection, en présence de diverses affections dont la kératite, la sensibilité réduite de la cornée, l'érosion de la cornée, la kératite sèche, ou pendant ou après une chirurgie oculaire ou le retrait d'un corps étranger.

Posologie

Adultes et enfants : *larmes artificielles et lubrifiants oculaires* – 1 ou 2 gouttes, 3 ou 4 fois par jour, ou au besoin ; *pellet* (Lacrisert) – 1 ou 2 fois par jour ; *onguents* – un petit ruban d'onguent, au besoin.

Remarques : Risque de modification des effets d'autres médicaments ophtalmiques administrés en même temps ▪ **RI :** photophobie, œdème de la paupière, sensation de brûlure (pellets seulement), vue passagèrement brouillée, gêne oculaire.

MYDRIATIQUES CYCLOPLÉGIQUES

Indications : Préparation à la réfraction cycloplégique ; traitement de l'uvéite (à l'exception du tropicamide).
Précautions/mises en garde : Faire preuve de prudence chez les patients ayant des antécédents de glaucome ; l'absorption systémique peut entraîner des effets anticholinergiques tels que la confusion, un comportement inhabituel, des rougeurs du visage, des hallucinations, des troubles de l'élocution, la somnolence, le gonflement d'estomac (nourrissons), la tachycardie, la xérostomie.

▪ ATROPINE (Atropine AK, Dioptic's Atropine, Isopto Atropine, Minims Atropine)

POSOLOGIE

Enfants > 6 ans : *réfraction cycloplégique* –1 goutte de solution à 1 % la veille de l'examen, répéter 1 heure avant l'examen, ou un petit ruban d'onguent à 1 %, 2 fois par jour, pendant 2 ou 3 jours avant l'examen ; *uvéite* – 1 goutte de solution à 1 %, 3 fois par jour, ou un petit ruban d'onguent à 1 %, 2 fois par jour.
Adultes : *uvéite* – 1 goutte de solution à 1 %, 3 fois par jour, tous les jours, ou un petit ruban d'onguent à 1 %, 3 fois par jour ; *réfraction cycloplégique* – 1 goutte de solution à 1 % la veille de l'examen, à répéter 1 heure avant l'examen, ou un petit ruban d'onguent à 1 %, 3 fois par jour, une journée avant l'examen.

Remarques : Ne pas administrer aux enfants ayant des antécédents de réactions graves à l'atropine ▪ Effets sur l'accommodation pouvant durer jusqu'à 6 jours ; la mydriase peut durer jusqu'à 12 jours ▪ **RI :** irritation, vision trouble, photophobie.

▪ CYCLOPENTOLATE (AK-Pentolate, Cyclogyl, Diopentolate, Minims Cyclopentolate, PMS-Cyclopentolate)

POSOLOGIE

Adultes : 1 goutte de solution de 0,5 à 1 % ; répéter après 5 minutes, au besoin.
Enfants : 1 goutte de solution de 0,5 à 1 % ; répéter après 5 minutes, au besoin.

Remarques : Le pic de la cycloplégie est atteint dans les 25 à 75 minutes et l'effet dure de 6 à 24 heures ▪ Le pic de la mydriase est atteint dans les 30 à 60 minutes et l'effet peut durer plusieurs jours ▪ **RI :** irritation, vision trouble, photophobie.

▪ HOMATROPINE (Isopto Homatropine, Minims Homatropine)

POSOLOGIE

Adultes : *réfraction cycloplégique* – 1 ou 2 gouttes de solution de 2 à 5 % ; répéter après 20 minutes, au besoin ; *uvéite* – 1 goutte de solution de 2 à 5 %, 2 ou 3 fois par jour (on peut administrer à une plus grande fréquence, soit toutes les 3 ou 4 heures).

Remarques : La cycloplégie et la mydriase peuvent persister pendant 24 à 72 heures ▪ **RI :** irritation, vision trouble, photophobie.

▪ TROPICAMIDE (Diotrope, Minims Tropicamide, Mydriacyl, Tropicacyl)

POSOLOGIE

Adultes : 1 ou 2 gouttes de solution à 0,5 ou à 1 % ; répéter après 5 minutes.

Remarques : Une solution plus concentrée ou plusieurs applications peuvent s'avérer nécessaires chez les patients dont l'iris est foncé ■ L'effet maximal se manifeste dans les 20 à 40 minutes ■ La cycloplégie dure de 2 à 6 heures et la mydriase jusqu'à 7 heures ■ **RI** : irritation, vision trouble, photophobie.

SYMPATHOMIMÉTIQUES

Indications : Comme adjuvant au traitement du glaucome (baisse de la pression intraoculaire par la diminution de la formation d'humeur aqueuse) et agent destiné à maîtriser ou à prévenir les hausses postopératoires de la pression intraoculaire, qui apparaissent après les chirurgies ophtalmiques au laser du segment antérieur (apraclonidine).

Précautions/mises en garde : Une absorption systémique peut entraîner un risque de réactions cardiovasculaires et d'effets sur le SNC (particulièrement chez les patients atteints de cardiopathie) ; ne pas administrer aux patients prédisposés à un glaucome aigu.

■ APRACLONIDE (Iopidine)

POSOLOGIE

Adultes : *glaucome* – 1 ou 2 gouttes de solution à 0,5 %, 2 ou 3 fois par jour ; *usage préopératoire* – 1 goutte de solution à 1 %, 1 heure avant l'intervention chirurgicale et une seconde goutte immédiatement après l'opération.

Remarques : Agoniste alpha-adrénergique spécifique ■ **RI** : *ophtalmiques* – irritation, mydriase ; *systémiques* – réactions allergiques, arythmies, bradycardie, somnolence, sécheresse nasale, évanouissement, céphalées, nervosité, faiblesse ■ Vérifier le pouls et la pression artérielle ■ Ne pas administrer en concomitance avec un IMAO.

■ BRIMONIDINE (Alphagan)

POSOLOGIE

Adultes : 1 goutte, 2 fois par jour (à 12 heures d'intervalle).

Remarques : Agoniste alpha-adrénergique spécifique ■ **RI** : *ophtalmiques* – irritation ; *systémiques* – somnolence, étourdissements, xérostomie, céphalées, faiblesse, douleurs musculaires ■ Ne pas administrer en concomitance avec un IMAO ■ Risque de réduction de l'efficacité lors de l'administration simultanée d'antidépresseurs tricycliques ; risque de dépression accrue du SNC lors de l'administration simultanée d'autres dépresseurs du SNC, risque d'effets cardiovasculaires indésirables additifs lors de l'usage simultané d'autres agents cardiovasculaires.

■ DIPIVÉFRINE (Apo-Dipivefrin, PMS-Dipivefrin, Propine, Ratio-Dipivefrin)

POSOLOGIE

Adultes : 1 goutte, toutes les 12 heures.

Remarques : Transformation en épinéphrine dans les yeux ■ **RI** : *ophtalmiques* – irritation locale, œdème maculaire (patients aphaques) ; *systémiques* – arythmies, hypertension ■ Attendre 15 minutes avant de poser des lentilles cornéennes souples.

ANNEXE O
Médicaments peu utilisés

On peut trouver la monographie complète, mise à jour, de la plupart de ces médicaments dans le *Compendium des produits et spécialités pharmaceutiques (CPS)* de l'année en cours.

NOM GÉNÉRIQUE (NOM COMMERCIAL)	CLASSIFICATION	INDICATIONS	VOIES D'ADMINISTRATION ET POSOLOGIE	REMARQUES
ABCIXIMAB (ReoPro)[Pr]	Inhibiteur de l'agrégation plaquettaire	En concomitance avec l'héparine et l'aspirine pour prévenir les complications cardiaques ischémiques lors d'une intervention coronarienne percutanée (ICP) et en présence d'une angine instable réfractaire au traitement médical traditionnel, lorsqu'une ICP est prévue dans les 24 heures.	IV (adultes) : *Prévention des complications cardiaques ischémiques lors d'une ICP* – 0,25 mg/kg en bolus, de 10 à 60 minutes avant l'intervention, puis 0,125 µg/kg/minute (jusqu'à 10 µg/minute) pendant les 12 heures suivant l'ICP. *Stabilisation d'une angine instable* – bolus, suivi d'une perfusion, administrés jusqu'à 24 heures avant l'intervention prévue.	RI[1] : réactions d'hypersensibilité, risque accru d'hémorragie.
ACIDE AMINOCAPROÏQUE (Amicar)[Pr]	Inhibiteur de la fibrinolyse, hémostatique	Traitement de l'hémorragie induite par la fibrinolyse ■ Prévention des hémorragies sous-arachnoïdiennes récurrentes, prévention des saignements après chirurgie bucco-dentaire chez les patients hémophiles. Usage non approuvé : Répression de l'hémorragie induite par les thrombolytiques.	*Hémorragie induite par une fibrinolyse accrue* – PO, IV (adultes) : 5 g, la première heure, suivis de 1 à 1,25 g, toutes les heures, afin d'obtenir et de maintenir des concentrations plasmatiques de 0,130 mg/mL ; poursuivre pendant environ 8 heures ou jusqu'à l'arrêt de l'hémorragie (ne pas dépasser 30 g/24 heures). *Hémorragie sous-arachnoïdienne* – IV (adultes) : 18 g, toutes les 12 heures, pendant 10 jours, puis PO : 3 g, toutes les 2 heures jusqu'à l'intervention chirurgicale. En l'absence d'intervention chirurgicale, on peut continuer l'administration pendant les 21 jours suivant la dernière hémorragie, puis réduire la dose à 24 g/jour (2 g, toutes les 2 heures) pendant 3 jours, suivis de 1 g, toutes les 2 heures pendant 3 jours, puis cesser le traitement. *Répression de l'hémorragie après une extraction dentaire chez les patients hémophiles* – PO (adultes) : 6 g, immédiatement après l'intervention, puis toutes les 6 heures, pendant 9 ou 10 jours.	RI[1] : anorexie, arythmies, ballonnement, crampes, diarrhée, diurèse, hypotension (IV seulement), myopathie, enchifrènement nasal, nausées, insuffisance rénale, acouphènes.

1. RI = Réactions indésirables et effets secondaires.

NOM GÉNÉRIQUE (NOM COMMERCIAL)	CLASSIFICATION	INDICATIONS	VOIES D'ADMINISTRATION ET POSOLOGIE	REMARQUES
ACIDE TRANEXAMIQUE (Cyklokapron)[Pr]	Antifibrinolytique	Œdème angioneurotique héréditaire. Fibrinolyse locale accrue lorsque le diagnostic indique une hyperfibrinolyse, comme dans les cas d'une conisation du col utérin, d'une extraction dentaire chez les patients présentant des troubles de coagulation, (reliés au facteur antihémophilique), d'une épistaxis, d'un hyphéma, et d'une ménorragie (hyperménorrhée).	PO (adultes): *Conisation du col utérin* – de 1 000 à 1 500 mg, toutes les 8 à 12 heures, durant les 12 jours de la période postopératoire. *Épistaxis* – de 1 000 à 1 500 mg, toutes les 8 à 12 heures, durant 10 jours. *Hyphéma* – de 1 000 à 1 500 mg, toutes les 8 à 12 heures, durant 7 jours. *Ménorragie (hyperménorrhée)* – de 1 000 à 1 500 mg, 3 ou 4 fois par jour, durant plusieurs jours. *Œdème angioneurotique héréditaire* – certains patients reconnaissent le début des crises et peuvent être traités par intermittence à raison de 1 000 à 1 500 mg, 2 ou 3 fois par jour, durant plusieurs jours. D'autres doivent être traités continuellement avec cette dose. PO, IV (adultes) : *Chirurgie dentaire chez les patients souffrant de coagulopathie* – 2 heures avant l'intervention, le facteur VIII et le facteur IX doivent être administrés en association avec l'acide tranexamique, 25 mg/kg par voie orale ou 10 mg/kg par voie IV. Après l'intervention, on administre 25 mg/kg d'acide tranexamique par voie orale, 3 ou 4 fois par jour, durant 6 à 8 jours. PO (enfants) : 25 mg/kg, 2 à 3 fois par jour.	RI : étourdissements, troubles gastro-intestinaux, hypotension, thromboembolie.
ALPROSTADIL, intracaverneux et transurétral (Caverject, Muse)[Pr]	Prostaglandine	Diagnostic et traitement des troubles de l'érection.	Adultes : *Voie intracaverneuse* – initialement, de 1,25 à 2,5 µg, dose qu'on peut majorer jusqu'à l'obtention de la réponse optimale. Ne pas dépasser 60 µg par jour. *Voie transurétrale* – de 250 à 1 000 µg.	RI : *Voie intracaverneuse* – douleur pénienne, ecchymoses, œdème, fibrose pénienne, priapisme. Ne pas utiliser plus de 1 fois en 24 heures ni plus de 3 fois par semaine. *Voie transurétrale* – douleur pénienne, sensation de brûlure urétrale, saignements urétraux ou tachetures, douleur testiculaire, étourdissements. Ne pas utiliser plus de 2 fois en 24 heures.
AMANTADINE (Amantadine, Dom-Amantadine, Endantadine, Gen-Amantadine, PMS-Amantadine, Symmetrel)[Pr]	Antiparkinsonien, antiviral	Traitement du syndrome de Parkinson et traitement à court terme des symptômes extrapyramidaux (SEP) d'origine médicamenteuse. Prophylaxie et traitement des infections dues au virus grippal (influenza de type A).	*Syndrome de Parkinson et SEP d'origine médicamenteuse* – PO (adultes) : 100 mg, 1 ou 2 fois par jour, maximum 300 mg par jour en doses fractionnées. *Virus grippal (influenza de type A)* – PO (adultes) : 200 mg par jour en une seule dose ou 100 mg, 2 fois par jour (100 mg/jour chez les personnes âgées) ; PO (enfants de 9 à 12 ans) : 100 mg, 2 fois par jour ; PO (enfants de 1 à 9 ans) : de 4,5 à 9,0 mg/kg/jour en 2 ou 3 portions égales (ne pas dépasser 150 mg/jour).	RI : nausées, ataxie, étourdissements, hypotension, insomnie, tachetures. Effets anticholinergiques additifs, risque accru d'effets indésirables sur le SNC lors de la prise simultanée d'alcool ou de stimulants du SNC

ANAGRÉLIDE (Agrylin)[Pr]	Réducteur plaquettaire	Thrombocytose essentielle.	PO (adultes) : 0,5 mg, 4 fois par jour, ou 1 mg, 2 fois par jour, pendant au moins 7 jours ; adapter ensuite la dose pour maintenir le nombre de plaquettes à < 600 000/µL (ne pas dépasser 10 mg/jour ou 2,5 mg/dose).	RI : douleurs abdominales, diarrhée, nausées, palpitations. L'effet sur la numération plaquettaire devrait se manifester dans les 7 à 14 jours. Administrer avec prudence aux patients atteints de maladie hépatique, cardiovasculaire ou rénale.
APROTININE (Trasylol)[Pr]	Hémostatique (inhibiteur de la protéinase)	Traitement des patients souffrant d'états causés par une hyperfibrinolyse.	IV (adultes) : *Dose d'épreuve* – 1 mL (10 000 UIK), au moins 10 minutes avant d'administrer le reste de la dose; en l'absence de réaction, administrer la dose thérapeutique. *Hémorragie causée par une hyperfibrinolyse* – Dose initiale de 200 000 à 500 000 UIK, dont 200 000 UIK par voie IV (à une vitesse n'excédant pas 5 mL/min) ; administrer le reste de la dose, au besoin, par perfusion lente. Administrer un maximum de 1 000 000 UIK/jour jusqu'à l'arrêt de l'hémorragie. La durée du traitement ne doit pas dépasser 5 jours.	RI : réactions d'hypersensibilité, phlébite, nécrose tubulaire rénale. L'incidence des réactions d'hypersensibilité augmente en cas d'exposition répétée, particulièrement, au cours des 6 premiers mois.
ATTAPULGITE (Kaopectate)[VL]	Antidiarrhéique (adsorbant)	Soulagement rapide de la diarrhée et des crampes.	PO (adultes) : De 1,2 à 1,5 g après chaque selle molle (ne pas dépasser 9 g/24 heures). PO (enfants de 6 à 12 ans) : De 600 à 750 mg après chaque selle molle (ne pas dépasser 4,2 g/24 heures). PO (enfants de 3 à 6 ans) : 300 mg après chaque selle molle (ne pas dépasser 2,1 g/24 heures).	RI : constipation. L'attapulgite est un silicate de magnésium et d'aluminium hydraté.
BACITRACINE (Bacitracin)[VL]	Anti-infectieux	Pneumonie ou empyème du nourrisson, induits par des souches sensibles de staphylocoques.	IM (nourrissons > 2,5 kg) : 1 000 U/kg/jour en 2 ou 3 doses fractionnées. IM (nourrissons < 2,5 kg) : 900 U/kg/jour en 2 ou 3 doses fractionnées.	RI : insuffisance rénale. Médicament très souvent remplacé par des agents moins toxiques.
BCG, SOUCHE CONNAUGHT (ImmuCyst)	Antinéoplasique	Traitement du cancer superficiel de la vessie à cellules transitionnelles. Traitement et prophylaxie du cancer *in situ* primitif ou récurrent de la vessie, et pour la prophylaxie des tumeurs papillaires de la vessie de stades T_A ou T_1 après résection transurétrale.	Voie intravésicale (adultes) : 81 mg par instillation, à retenir aussi longtemps que possible (jusqu'à un maximum de 2 heures), toutes les semaines, pendant 6 semaines. Ensuite, après une pause de 6 semaines, on instille une dose à 1 semaine d'intervalle, pendant 1 à 3 semaines. Par la suite, on démarre un traitement d'entretien : de 1 à 3 instillations à 1 semaine d'intervalle au 6e mois, puis, tous les 6 mois jusqu'au 36e mois.	RI : irritation de la vessie, symptômes pseudo-grippaux, nausées. Les produits de souche Connaught, de souche Tice et de sous-souche Montréal ne sont pas interchangeables.

NOM GÉNÉRIQUE (NOM COMMERCIAL)	CLASSIFICATION	INDICATIONS	VOIES D'ADMINISTRATION ET POSOLOGIE	REMARQUES
BCG, SOUCHE TICE (Oncotice)	Antinéoplasique	Traitement du carcinome primaire ou récidivant des cellules urothéliales plates de la vessie et traitement d'appoint après la résection transurétrale d'un carcinome *in situ* primaire ou récidivant des cellules urothéliales superficielles de la vessie de stade T_A (grade 1, 2 ou 3) ou T_1 (grade 1, 2 ou 3).	Voie intravésicale (adultes) : De 1 à 8 x 10^8 UFC par instillation, à retenir pendant 2 heures, toutes les semaines, pendant 6 semaines, suivies d'instillations supplémentaires à la semaine 8 et à la semaine 12, puis, mensuellement entre le 4e et le 12e mois.	RI : irritation de la vessie, symptômes pseudo-grippaux, nausées. Les produits de souche Connaught, de souche Tice et de sous-souche Montréal ne sont pas interchangeables.
BCG, SOUS-SOUCHE MONTRÉAL (Pacis)	Antinéoplasique	Traitement intravésical de l'épisode initial ou des récidives du carcinome *in situ* et du carcinome *in situ* associé aux tumeurs papillaires de la vessie. Traitement des tumeurs papillaires de la vessie qui suivent une résection chirurgicale ou dans le cas où le carcinome *in situ* ou les tumeurs papillaires de la vessie n'ont pas réagi à d'autres traitements.	Voie intravésicale (adultes) : 120 mg par instillation, à retenir aussi longtemps que possible (jusqu'à un maximum de 2 heures), toutes les semaines, pendant 6 semaines.	RI : irritation de la vessie, symptômes pseudo-grippaux, nausées. Les produits de souche Connaught, de souche Tice et de sous-souche Montréal ne sont pas interchangeables.
BERACTANT (Survanta)[Pr]	Surfactant pulmonaire	Traitement et prévention du syndrome de détresse respiratoire chez les enfants prématurés.	Voie intratrachéale (nourrissons) : 100 mg/kg; on peut répéter l'administration de cette dose à 4 reprises, à au moins 6 heures d'intervalle, pendant les 2 premiers jours suivant la naissance.	Chaque dose est administrée en 2 demi-doses ou en 4 quarts de dose, à l'aide d'une technique précise.
CABERGOLINE (Dostinex)	Agoniste dopaminergique	Traitement de l'hyperprolactinémie ; inhibition de la lactation physiologique.	PO (adultes) : *Hyperprolactinémie* – Dose initiale de 0,5 mg par semaine en 1 dose ou en 2 doses fractionnées. Augmenter graduellement jusqu'à l'obtention de la réponse thérapeutique optimale. La dose thérapeutique habituelle est de 1 mg par semaine, mais peut varier entre 0,25 et 2 mg par semaine en 1 ou plusieurs prises. Il est recommandé d'administrer des doses supérieures à 1 mg par semaine en plusieurs prises. *Inhibition de la lactation physiologique* – 1 mg, administré en une seule dose le premier jour qui suit l'accouchement.	RI : étourdissements, céphalées, hypotension, nausées. L'efficacité peut être réduite lors de l'administration concomitante d'antagonistes des récepteurs dopaminergiques (phénothiazines, métoclopramide).
CALCIPOTRIOL (Dovonex)[Pr]	Antipsoriasique (local)	Traitement du psoriasis bénin à modéré.	Topique (adultes) : Appliquer 2 fois par jour. Une application moins fréquente peut être indiquée pour un traitement d'entretien.	RI : brûlures, démangeaisons et irritation cutanée.
CARBOPROST (Hemabate)	Ocytocique (prostaglandine), abortif	Traitement de l'hémorragie du post-partum, due à une atonie utérine qui ne réagit pas favorablement aux méthodes thérapeutiques habituelles. Induction de l'avortement (usage non approuvé).	IM (adultes) : *Traitement de l'hémorragie du post-partum* – 250 µg ; répéter toutes les 15 à 90 minutes, au besoin (ne pas dépasser 2 mg, ou 8 doses).	RI : diarrhée, nausées, vomissements. On peut administrer la dose d'épreuve de 100 µg avant de provoquer l'avortement.

CHLORPROPAMIDE (Apo-Chlorpropamide, Chlorpropamide, Diabinese, Novo-Propamide)[Pr]	Hypoglycémiant oral	Traitement du diabète de type 2 (non insulinodépendant).	PO (adultes) : De 100 à 500 mg/jour en 1 dose ou en 2 doses fractionnées.	RI : réactions allergiques, hypoglycémie, photosensibilité, syndrome d'antidiurèse inappropriée (SIADH).
CLADRIBINE (Leustatin)[Pr]	Antinéoplasique (antimétabolite)	Traitement de la leucémie à tricholeucocytes.	IV (adultes) : 0,09 mg/kg/jour, pendant 7 jours.	RI : aplasie médullaire, diarrhée, syndrome pseudo-grippal, réactions au point d'injection, nausées, vomissements, syndrome de la lyse tumorale.
COLFOSCÉRIL (Exosurf Néonatal)[Pr]	Surfactant pulmonaire	Traitement et prévention du syndrome de détresse respiratoire chez les nouveau-nés.	Voie intratrachéale (nourrissons) : *Prophylaxie* – 67,5 mg/kg, à répéter 12 et 24 heures plus tard. *Traitement* – 67,5 mg/kg, à répéter 12 heures plus tard.	Chaque dose est administrée en 2 demi-doses (33,75 mg/kg) à l'aide d'une technique précise.
COSYNTROPHINE (Cortrosyn)	Hormone adénocorticotrope	Diagnostic de l'insuffisance corticosurrénale.	IM, IV (adultes et enfants > 2 ans) : 0,25 mg. IM (enfants ≤ 2 ans) : 0,125 mg.	RI : réactions d'hypersensibilité.
CROMOLYN, voie orale (Nalcrom)[Pr]	Antiallergique, stabilisant mastocytaire	Traitement de l'allergie gastro-intestinale.	*Maladies chroniques inflammatoires des intestins* – Doses d'attaque et d'entretien : PO (adultes) : 200 mg, 4 fois par jour. PO (enfants de 2 à 14 ans) : 100 mg, 4 fois par jour. *Allergie alimentaire* – Doses d'attaque : PO (adultes) : 200 mg, 4 fois par jour. PO (enfants de 2 à 14 ans) : 100 mg, 4 fois par jour. Si les symptômes ne sont pas maîtrisés de façon satisfaisante en l'espace de 2 à 3 semaines, la dose pourra être doublée sans toutefois dépasser 40 mg/kg/jour. Doses d'entretien : Une fois la réponse thérapeutique obtenue, la dose pourra être réduite au minimum nécessaire pour maintenir le patient à l'abri des symptômes.	RI : douleurs abdominales, diarrhée, myalgie, irritabilité.
DAPSONE (Avlosulfon)[Pr]	Antifongique, anti-infectieux, antiprotozoaire	Lèpre, dermatite herpétiforme, mycétome actinomycosique. Usages non approuvés : Prophylaxie de la malaria, traitement et prophylaxie de la pneumonie à *Pneumocystis carinii*.	PO (adultes) : *Lèpre* – 100 mg, 1 fois par jour (1 à 2 mg/kg). *Dermatite herpétiforme* – de 50 à 100 mg, 1 fois par jour. *Mycétome actinomycosique* – 100 mg, 2 fois par jour.	RI : dyscrasie, anémie hémolytique, faiblesse motrice périphérique, lésions hépatiques. L'utilisation concomitante de la didanosine peut diminuer les concentrations plasmatiques de dapsone.

NOM GÉNÉRIQUE (NOM COMMERCIAL)	CLASSIFICATION	INDICATIONS	VOIES D'ADMINISTRATION ET POSOLOGIE	REMARQUES
DELAVIRDINE (Rescriptor)[Pr]	Antirétroviral (inhibiteur non nucléosidique de la transcriptase inverse)	Traitement de l'infection par le VIH en association avec d'autres antirétroviraux.	PO (adultes) : 400 mg, 3 fois par jour.	RI : nausées, neutropénie, rash. Interactions médicamenteuses avec de nombreux médicaments : diminution de l'absorption de la delavirdine par les antiacides ; concentrations plasmatiques de la delavirdine accrues lors de l'administration simultanée de clarithromycine, de fluoxétine, de kétoconazole ; la delavirdine accroît les concentrations plasmatiques d'indinavir ; la didanosine, certains anticonvulsivants et la rifampine diminuent les concentrations plasmatiques de la delavirdine ; la delavirdine diminue les concentrations plasmatiques de didanosine.
DÉMÉCLOCYCLINE (Declomycin)[Pr]	Anti-infectieux (tétracycline)	Traitement des infections ; traitement du syndrome d'antidiurèse inappropriée (usage non approuvé).	PO (adultes) : *Infections* – 150 mg, toutes les 6 heures, ou 300 mg, toutes les 12 heures.	RI : photosensibilité, réactions allergiques, diabète insipide. La prise simultanée d'antiacides, de suppléments de calcium ou de fer ou de produits laitiers en réduit l'absorption.
DÉSIPRAMINE (Apo-Desipramine, Desipramine, Dom-Desipramine, Norpramin, Novo-Desipramine, Nu-Desipramine, PMS-Desipramine)[Pr]	Antidépresseur (tricyclique)	Traitement de la dépression. Usages non approuvés: douleurs neurogènes chroniques, trouble panique, prophylaxie des céphalées vasculaires.	PO (adultes) : De 100 à 200 mg/jour en une seule dose ou en doses fractionnées (jusqu'à 300 mg par jour). PO (personnes âgées et débilitées) : De 25 à 100 mg/jour en une seule dose ou en doses fractionnées (jusqu'à 150 mg/jour).	RI : arythmies, vision trouble, constipation, sécheresse de la bouche (xérostomie), hypotension.
DEXTROAMPHÉTAMINE (Dexedrine)[C]	Sympathomimétique, stimulant du SNC	Traitement d'appoint de la narcolepsie et de l'hyperactivité avec déficit de l'attention.	*Narcolepsie* – PO (adultes) : de 5 à 60 mg par jour, selon la réponse du patient. PO (enfants de 6 à 12 ans) : initialement, 5 mg/jour, puis augmenter la dose, s'il y a lieu, de 5 mg/jour à intervalles hebdomadaires, jusqu'à l'obtention de l'effet optimal. PO (patients de 12 ans et plus) : commencer avec une dose de 10 mg/jour, puis l'augmenter, s'il y a lieu, de 10 mg/jour à intervalles hebdomadaires, jusqu'à l'obtention d'un effet optimal.	RI : insomnie, hypertension, tachycardie Utiliser avec prudence chez les patients hypertendus ou diabétiques.

			Hyperactivité avec déficit de l'attention chez les enfants – PO (moins de 6 ans) : de 2,5 à 40 mg/jour, bien que chez certains enfants plus âgés, on doive administrer plus de 40 mg/jour pour obtenir un effet optimal. PO (6 ans et plus) : 5 mg, 1 ou 2 fois par jour, puis augmenter la dose, s'il y a lieu, de 5 mg/jour à intervalles hebdomadaires jusqu'à l'obtention d'un effet optimal. Seuls des cas exceptionnels nécessitent plus de 40 mg/jour.	Si des réactions indésirables gênantes se manifestent (p. ex., l'insomnie ou l'anorexie), il faut réduire la posologie. Si possible, on peut prescrire des capsules Spansule en une seule prise quotidienne. Pour les comprimés, la première prise a lieu au réveil, puis les autres prises (1 ou 2) à intervalles de 4 à 6 heures.
DIÉNESTROL (Ortho Dienestrol)[Pr]	Hormone (œstrogènes)	Traitement de la vaginite sénile, de la vaginite atrophique ou d'autres affections vaginales associées à l'hypo-œstrogénie.	Voie vaginale (adultes) : Le contenu de 1 applicateur, 1 ou 2 fois par jour, pendant 1 ou 2 semaines, puis réduire progressivement à la moitié de la dose, pendant 1 ou 2 semaines. *Dose d'entretien* – le contenu de 1 applicateur, de 1 à 3 fois par semaine.	RI : hémorragies utérines de l'œstrogénothérapie, sensibilité mammaire, œdème, céphalées.
DORNASE ALFA (Pulmozyme)[Pr]	Enzyme	Traitement des patients atteints de fibrose kystique, afin de diminuer la fréquence des infections des voies respiratoires nécessitant l'administration parentérale d'antibiotiques et afin d'améliorer la fonction pulmonaire.	Inhalation (adultes et enfants > 5 ans) : 2,5 mg, 1 ou 2 fois par jour.	RI : dysphonie, pharyngite.
ÉPOPROSTÉNOL (Flolan)[Pr]	Prostaglandine (vasodilatateur)	Traitement de l'hypertension artérielle pulmonaire primitive chez certains patients.	IV (adultes) : *Phase de détermination de la dose initiale* – 2 ng/kg/minute ; on peut majorer cette dose de 2 ng/kg/minute, toutes les 15 minutes ou plus, jusqu'à l'apparition d'effets limitant la dose. *Perfusion continue à long terme* – initialement, une dose de 4 ng/kg/minute de moins que le débit maximal toléré, établi lors de la phase de détermination de la dose initiale. Si le débit maximal initial toléré était inférieur à 5 ng/kg/minute, amorcer le traitement à la moitié du débit maximal toléré. On peut ensuite majorer la dose de 1 ou de 2 ng/kg/minute, à au moins 15 minutes d'intervalle, ou la réduire de 2 ng/kg/minute, à des intervalles d'au moins 15 minutes (ne pas arrêter brusquement l'administration).	RI : anxiété, céphalées, symptômes pseudo-grippaux, hypotension, nausées, paresthésie, tachycardie, vomissements.
ESTRAMUSTINE (Emcyt)[Pr]	Antinéoplasique (hormone, alkylant)	Traitement des carcinomes métastatiques de la prostate (stade D) dans les cas réfractaires à l'hormonothérapie.	PO (adultes) : 14 mg/kg/jour, en 3 ou 4 doses fractionnées (écart de 10 à 16 mg/kg/jour).	RI : œdème, gynécomastie, nausées, baisse de la libido, diarrhée.
ÉTHOSUXIMIDE (Zarontin)[Pr]	Anticonvulsivant	Maîtrise des crises de petit mal.	PO (enfants de 3 à 6 ans) : 250 mg/jour. PO (patients plus âgés) : 500 mg/jour en doses fractionnées. Au besoin, on peut augmenter graduellement la dose, selon la réaction et la tolérance du patient, jusqu'à 1 ou 1,5 g/jour en doses fractionnées. La dose optimale chez la plupart des enfants est de 20 mg/kg/jour.	RI : anorexie, problèmes gastriques.

NOM GÉNÉRIQUE (NOM COMMERCIAL)	CLASSIFICATION	INDICATIONS	VOIES D'ADMINISTRATION ET POSOLOGIE	REMARQUES
FLUDARABINE (Fludara)[Pr]	Antinéoplasique (antimétabolite)	Traitement de deuxième ligne de la leucémie lymphoïde chronique chez les patients ne répondant pas au traitement standard. Usage non approuvé : Traitement des lymphomes non hodgkinien.	IV (adultes) : 25 mg/m^2/jour pendant 5 jours ; répéter la cure tous les 28 jours.	RI : aplasie médullaire, diarrhée, nausées, neurotoxicité, hypersensibilité pulmonaire, vomissements.
HYOSCYAMINE (Levsin)	Anticholinergique, antispasmodique	Thérapie auxiliaire pour le traitement de l'ulcère gastroduodénal. Pour contrôler les sécrétions gastriques, les spasmes viscéraux et l'hypermotilité de la colite, les spasmes de la vessie, la cystite, les pylorospasmes et les crampes abdominales associées. Contre les désordres de fonctionnement (p. ex. les diverticulites). Thérapie auxiliaire en cas de syndrome intestinal (p. ex. côlon irritable), de désordres neurogènes de la vessie et des intestins, et pour les coliques d'enfants (sous forme de gouttes). En combinaison, pour le soulagement symptomatique de coliques biliaires et rénales et pour tarir les sécrétions dans la rhinite aiguë ; en cas de parkinsonisme, pour réduire la rigidité et l'hyperhidrose ; pour le traitement de l'empoisonnement par agents anticholinestérasiques. Peut servir à réduire les douleurs et l'hypersécrétion dans la pancréatite. Dans certains cas de pouls permanent partiel associé à une activité pneumogastrique.	PO (adultes) : De 0,125 à 0,25 mg, toutes les 4 heures ou selon les besoins.	RI : constipation, vision trouble, xérophtalmie, sécheresse de la bouche (xérostomie).
IMIGLUCÉRASE (Cerezyme)	Enzyme de substitution	Traitement substitutif de longue durée, indiqué chez les patients atteints de la maladie de Gaucher de type 1 confirmée et qui présentent l'un ou plusieurs des symptômes suivants : anémie, thrombocytopénie, troubles osseux, hépatomégalie ou splénomégalie.	IV (adultes et enfants) : La dose initiale peut être de 2,5 U/kg, 3 fois par semaine jusqu'à 60 U/kg, à une fréquence d'administration pouvant aller jusqu'à une dose toutes les 2 semaines. La posologie initiale peut varier, cependant ; une dose de 60 U/kg, toutes les 2 semaines constitue celle qui a été la mieux documentée.	RI : réactions d'hypersensibilité. Chez certains patients, on doit administrer ce médicament plusieurs fois par semaine.
INHIBITEUR DE L'ALPHA$_1$-PROTÉINASE HUMAINE (Prolastin)[Pr]	Inhibiteur enzymatique	Traitement de substitution de longue durée en présence d'emphysème panlobulaire induit par un déficit congénital en alpha$_1$-antitrypsine.	IV (adultes) : 60 mg/kg, 1 fois par semaine.	RI : fièvre à retardement, étourdissements, sensation de tête légère, leucocytose passagère.

ISOTRÉTINOÏNE (Accutane Roche, Isotrex)[Pr]	Traitement de l'acné	Traitement de l'acné nodulaire ou inflammatoire grave, de l'acné conglobata et de l'acné réfractaire.	PO (adultes) : *Dose initiale* – 0,5 mg/kg/jour en 1 seule dose ou en 2 doses fractionnées, pendant 2 à 4 semaines. *Traitement d'entretien* – De 0,1 à 1 mg/kg/jour en 1 seule dose ou en 2 doses fractionnées (jusqu'à 2 mg/kg/jour). Une cure complète comporte l'administration d'isotrétinoïne pendant 12 à 16 semaines.	RI : irritation cutanée, dépression. Femmes en âge de procréer : effectuer un test de grossesse avant l'administration. Grossesse – catégorie X.
MERCAPTOPURINE (Purinethol)[Pr]	Antinéoplasique (antimétabolite), antileucémique	Leucémies aiguës : induction de la rémission, consolidation de la rémission et traitement d'entretien. La mercaptopurine est également indiquée comme traitement palliatif de la leucémie myélogène (granulocytaire) chronique.	*Traitement d'induction et de consolidation* – PO (adultes et enfants) : 2,5 mg/kg (de 50 à 75 mg/m^2) par jour ; majorer au besoin jusqu'à 5 mg/kg/jour après 4 semaines (arrondir la dose aux 25 mg les plus près). *Traitement d'entretien* – PO (enfants) : De 1,5 à 2,5 mg/kg/jour.	RI : aplasie médullaire, hépatotoxicité.
MINOXIDIL TOPIQUE (Apo-Gain, Gen-Minoxidil, Hairgro, Hair Regrowth Treatment, Rogaine)[VL]	Stimulant pour la pousse des cheveux	Traitement de l'alopécie androgénogénétique.	Topique (adultes) : Appliquer la solution 2 fois par jour.	RI : irritation locale ; en cas d'absorption il y a risque de rétention liquidienne et d'hypotension. Il faut traiter pendant au moins 4 mois avant d'observer un résultat.
MITOTANE (Lysodren)[Pr]	Antinéoplasique	Traitement des corticosurrénalomes inopérables de type fonctionnel et non fonctionnel. Usage non approuvé : traitement du syndrome de Cushing dû à des troubles pituitaires.	PO (adultes) : *Corticosurrénalome* – de 9 à 10 g par jour, en 3 ou 4 doses fractionnées ; au besoin, majorer selon la tolérance (de 2 à 16 g/jour).	RI : troubles gastro-intestinaux, léthargie, rash, somnolence.
NORÉPINÉPHRINE (Levophed, Norepinephrine bitartrate)	Vasopresseur sympathomimétique	Rétablissement et maintien de la pression artérielle dans tous les états d'hypotension aiguë ou de choc, pouvant survenir à la suite de chirurgie, trauma, infarctus du myocarde, ablation d'un phéochromocytome, sympathectomie, anesthésie rachidienne, septicémie, réactions médicamenteuses, poliomyélite, réactions à une transfusion sanguine et hémorragie. Traitement d'appoint en cas d'arrêt cardiaque et d'hypotension profonde.	IV : Initialement, de 8 à 12 µg/minute, selon la pression artérielle. La dose moyenne d'entretien peut aller de 2 à 4 µg/minute.	RI : angine, hypertension, tachycardie. Corriger le déséquilibre hydrique avant d'administrer cet agent.
ORPHÉNADRINE (Norflex, Orfenace, Rhoxal-Orphenadrine citrate extended release)	Décontractant des muscles striés (action centrale)	Spasme aigu des muscles striés.	PO (adultes) : 100 mg, 2 fois par jour, sous forme de comprimés à libération retard.	RI : vision trouble, constipation, xérophtalmie, sécheresse de la bouche (xérostomie), tachycardie. Personnes âgées : risque de sensibilité accrue aux effets du médicament.
PAPAVÉRINE	Vasodilatateur – spasmolytique de la musculature lisse	Soulagement des ischémies cérébrale et périphérique dues à un spasme artériel.	IM, IV, SC : De 30 à 65 mg.	Selon la FDA, la papavérine ne s'est pas avérée efficace dans le traitement de l'ischémie cérébrale ou périphérique.

NOM GÉNÉRIQUE (NOM COMMERCIAL)	CLASSIFICATION	INDICATIONS	VOIES D'ADMINISTRATION ET POSOLOGIE	REMARQUES
PAROMOMYCINE (Humatin)[Pr]	Anti-infectieux, antibiotique	Amibiase intestinale aiguë ou chronique. Usages non approuvés : coma hépatique ; cryptosporidiose chez les patients infectés par le VIH.	PO (adultes et enfants) : *Amibiase* – de 25 à 35 mg/kg/jour, en 3 doses fractionnées pendant 5 à 10 jours.	Absorption systémique minime par suite de l'administration par voie orale.
PIMOZIDE (Orap)[Pr]	Antipsychotique, neuroleptique	Traitement des symptômes de la schizophrénie chronique dont les principales manifestations ne comprennent pas l'excitation, l'agitation ni l'hyperactivité. Usage non approuvé : Traitement du syndrome de Gilles de la Tourette.	PO (adultes) : *Schizophrénie* – de 2 à 4 mg, 1 fois par jour, puis augmentations hebdomadaires de 2 à 4 mg, jusqu'à obtention d'un effet thérapeutique satisfaisant ou apparition d'effets nocifs excessifs. La dose d'entretien moyenne est de 6 mg/jour, mais peut varier de 2 à 12 mg/jour. Des doses quotidiennes supérieures à 20 mg ne sont pas recommandées.	RI : arythmies, vision trouble, xérophtalmie, sécheresse de la bouche (xérostomie), réactions extrapyramidales, dyskinésie tardive. Risque accru d'arythmies lors de l'administration concomitante d'azithromycine, de clarithromycine, d'érythromycine, d'antifongiques de type azole ou d'agents cardioactifs.
PODOFILOX (Condyline, Wartec)[Pr]	Antimitotique	Traitement topique des verrues génitales externes (condylome accuminé) se limitant aux régions pénienne et vulvaire. L'efficacité du podofilox pour traiter les verrues périanales ou des muqueuses n'a pas été établie.	Topique (adultes) : Appliquer la solution à 0,5 %, 2 fois par jour pendant 3 jours, arrêter pendant 4 jours ; on peut administrer jusqu'à 4 cures de ce type.	RI : irritation locale.
PORFIMER (Photofrin)	Photosensibilisant, antinéoplasique	Traitement en deuxième intention après une résection transurétrale chez les patients atteints d'un cancer papillaire superficiel et récurrent de la vessie qui n'ont pas répondu à un traitement intravésical type. Réduction de l'obstruction et traitement de la dysphagie chez les patients atteints d'un cancer de l'œsophage provoquant une obstruction complète ou partielle.	IV (adultes) : *Cancer de la vessie* – 2 mg/kg, suivis après 40 à 50 heures d'un traitement au laser. *Cancer de l'œsophage* – 2 mg/kg, suivis après 40 à 50 heures d'un traitement au laser ; un deuxième traitement au laser peut être effectué de 96 à 120 heures après l'administration du porfimer. On peut administrer, au besoin, jusqu'à 2 cycles supplémentaires de médicament et de lumière, avec un intervalle d'au minimum 30 jours entre les injections.	RI : photosensibilité. Ne pas administrer en même temps que d'autres agents photosensibilisants.
PRIMAQUINE[Pr]	Antipaludéen	Traitement de la malaria. Usage non approuvé : traitement d'association de la pneumonie à *Pneumocystis carinii* (PPC).	PO (adultes) : *Malaria* – 26,3 mg/jour, pendant 14 jours.	RI : anémie hémolytique. N'administrer dans le traitement de la PPC que si l'on ne peut utiliser de triméthoprime-sulfaméthoxazole et de la pentamidine.
PROGESTÉRONE, GEL À 8 % (Crinone)[Pr]	Hormone (progestatif)	Soutien de la phase lutéale dans les cycles induits, tels que les cycles de fécondation *in vitro*, y compris les dons d'ovocytes.	Voie vaginale (adultes) : 90 mg, 1 ou 2 fois par jour. En cas de grossesse, le traitement peut être prolongé pendant 10 à 12 semaines.	RI : augmentation du volume des seins, somnolence, troubles gastro-intestinaux, céphalées.

PROTIRÉLINE (Relefact TRH)[Pr]	Agent diagnostique, hormone régulatrice de la thyréotrophine synthétique	Évaluation de l'axe hypothalamo-hypophyso-thyroïdien.	IV (adultes) : De 200 à 400 µg (de 0,2 à 0,4 mg). IV (enfants) : 7 µg (0,007 mg)/kg, jusqu'à l'atteinte de la dose pour adultes.	RI : bouffées vasomotrices, céphalées, nausées, sensation de mauvais goût. Arrêter l'administration d'hormones thyroïdiennes avant d'effectuer les épreuves.
PYRAZINAMIDE (PMS-Pyrazinamide, Tebrazid)[Pr]	Antituberculeux	Traitement d'association de la tuberculose.	*Tuberculose* – PO (adultes) : de 15 à 30 mg/kg, 1 fois par jour ou encore, de 50 à 70 mg/kg, 2 ou 3 fois par semaine, selon le schéma thérapeutique. La dose normale administrée aux patients atteints du VIH est de 20 à 30 mg/kg/jour pendant les 2 premiers mois du traitement. On peut administrer des doses allant au maximum jusqu'à 2 g lorsqu'il s'agit d'un traitement quotidien, jusqu'à 3 g, si on administre 3 doses/semaine et jusqu'à 4 g, dans le cas de 2 administrations/semaine. PO (enfants) : 30 mg/kg/jour ou moins. La dose normale maximale chez l'enfant est de 2 g lorsqu'il s'agit d'un traitement quotidien, de 3 g si on administre 3 doses/semaine, et de 4 g dans le cas de 2 administrations/semaine.	RI : arthralgie.
RILUZOLE (Rilutek)[Pr]	Antiglutamate	L'emploi du riluzole peut allonger la survie et retarder la trachéotomie, chez des personnes atteintes de sclérose latérale amyotrophique.	PO (adultes) : 50 mg, toutes les 12 heures.	RI : troubles gastro-intestinaux, aggravation des symptômes.
STREPTOZOCINE (Zanosar)[Pr]	Antinéoplasique (antibiotique antitumoral)	Traitement de l'adénome langerhansien métastatique du pancréas.	IV (adultes) : 500 mg/m^2/jour pendant 5 jours, toutes les 6 semaines jusqu'à l'obtention de résultats optimaux ou jusqu'à l'apparition de signes de toxicité justifiant l'arrêt du traitement ou 1 g/m^2/semaine, pendant 2 semaines ; on peut ensuite majorer la dose jusqu'à 1,5 g/m^2 par semaine.	RI : aplasie médullaire, hépatotoxicité, hypoglycémie, néphrotoxicité, phlébite au point d'injection IV.
SUBSTITUTS DE SALIVE (Moi-Stir, Mouth Kote, Sialgen)[VL]	Substitut salivaire	Traitement de la sécheresse de la bouche (xérostomie) ou de la gorge, qui peut être induite par certains médicaments (antidépresseurs tricycliques, antihistaminiques, anticholinergiques), la radiothérapie, certaines maladies et des facteurs affectifs.	PO (adultes) : Vaporiser ou appliquer sur la muqueuse buccale, selon les besoins.	RI : absorption excessive d'électrolytes (certaines préparations).
SULFADIAZINE D'ARGENT (Dermazin, Flamazine, SSD)[Pr]	Anti-infectieux (topique), antibactérien	Traitement des ulcères de la jambe, des brûlures, des greffes cutanées, des incisions et des autres lésions propres, des abrasions, des coupures et des blessures légères. La sulfadiazine d'argent est particulièrement indiquée pour le traitement et la prévention de l'infection chez les victimes de brûlures graves.	Topique : *Brûlures* – appliquer la crème à 1 %, au moins toutes les 24 heures, en une couche de 3 à 5 mm.	RI : cristallurie, leucopénie, réactions locales.

NOM GÉNÉRIQUE (NOM COMMERCIAL)	CLASSIFICATION	INDICATIONS	VOIES D'ADMINISTRATION ET POSOLOGIE	REMARQUES
THIOGUANINE (Lanvis)[Pr]	Antinéoplasique (antimétabolite), antileucémique	Traitement de la leucémie aiguë. La thioguanine a aussi été utilisée pour traiter la leucémie myéloïde chronique (myélocytaire, granulocytaire, myélogène).	De nombreux protocoles ont été utilisés PO : *Dose initiale* – 2 mg/kg par jour, arrondir aux 20 mg près. On peut administrer l'agent en une seule dose ; après 4 semaines, majorer au besoin jusqu'à 3 mg/kg par jour. *Dose d'entretien* – 2 mg/kg par jour.	RI : aplasie médullaire, hépatotoxicité.
THIOTÉPA (Thiotépa)[Pr]	Antinéoplasique (alkylant)	Traitement de l'adénocarcinome du sein, de l'adénocarcinome de l'ovaire, du carcinome papillaire superficiel de la vessie, pour limiter les épanchements intracavitaires secondaires aux affections néoplasiques diffuses ou localisées de diverses cavités séreuses.	Adultes : *Voie intravésicale* – 60 mg, à faire retenir dans la vessie pendant 2 heures, toutes les semaines, pendant 4 semaines ; répéter au besoin. *IV* – de 300 à 400 µg/kg, on peut répéter cette dose toutes les 1 à 4 semaines. *Voie intracavitaire* – de 600 à 800 µg/kg ; on peut répéter cette dose toutes les 1 à 4 semaines.	RI : aplasie médullaire, irritation locale.
THIOTHIXÈNE (Navane)[Pr]	Antipsychotique	Traitement de la schizophrénie et des autres affections psychotiques.	PO (adultes) : La posologie optimale habituelle varie entre 15 et 30 mg/jour. Dans la plupart des états, la dose d'attaque devrait se situer entre 5 et 10 mg/jour. Augmenter graduellement la dose selon la réponse du patient (ne pas dépasser 60 mg/jour). Les malades qui reçoivent la dose thérapeutique moyenne peuvent être maintenus avec une seule dose par jour. Les doses plus élevées peuvent être administrées en 2 ou 3 prises égales. Diminuer la posologie pour la faire passer jusqu'à la plus faible dose d'entretien aussitôt que possible.	RI : les plus courantes sont les suivantes – vision trouble, constipation, sécheresse de la bouche (xérostomie), effets extrapyramidaux, hypotension, dyskinésie tardive.
TOLBUTAMIDE (Apo-Tolbutamide, Novo-Butamide, Tolbutamide)[Pr]	Hypoglycémiant oral	Équilibrage de la glycémie chez les malades souffrant d'une forme légère de diabète sucré, stable, non cétonique, ayant débuté à l'âge adulte, ou de type adulte, ne pouvant pas être équilibré par la diétothérapie et les exercices, ou lorsque le traitement à l'insuline est inapproprié.	PO (adultes) : *Nouveaux diabétiques* – de 1 à 2 g/jour, en une seule dose, le matin, ou en doses divisées, durant 4 semaines ou jusqu'à ce que le malade réagisse. Ajuster ensuite la dose d'entretien (généralement de 0,5 à 2 g) à la dose minimale nécessaire pour maintenir la glycémie dans les limites désirées.	RI : réactions allergiques, hypoglycémie, photosensibilité.
TOXINE BOTULINIQUE DE TYPE A (Botox)[Pr]	Paralytique neuromusculaire	Traitement du blépharospasme ou du strabisme. Traitement de l'équinisme. Pour réduire les symptômes subjectifs et les signes objectifs de la dystonie cervicale (torticolis spasmodiques).	IM (adultes) : *Dystonie cervicale* – de 140 à 360 U (maximum 6 U/kg, tous les 2 mois). *Blépharospasme* – de 1,25 à 2,5 U injectées dans l'orbiculaire prétarsien médian et latéral de la paupière supérieure et dans l'orbiculaire prétarsien latéral de la paupière inférieure (maximum 5 U par point d'injection et pas plus de 200 U en 2 mois). *Strabisme* – de 1,25 à 5 U/muscle (maximum 25 U/muscle). IM (enfants ≥ 2 ans) : *Équinisme* : 4 U/kg.	Pour administration intramusculaire seulement.

TOXINE BOTULINIQUE DE TYPE A (Botox Cosmétique)[Pr]	Paralytique neuromusculaire	Traitement des lignes glabellaires associées à l'activité du muscle sourcilier ou procerus.	IM (adultes) : Une dose de 4 unités devrait être administrée à l'aide d'une aiguille 30, dans chacun des 5 points d'injection, soit dans 2 points dans chacun des muscles sourciliers et dans le muscle procerus, pour une dose totale de 20 unités.	RI : douleur, sensibilité localisée, ecchymoses, céphalées, blépharoptose.
TRÉTINOÏNE (orale) (ACIDE TOUT-TRANS RÉTINOÏQUE) (Vesanoid)[Pr]	Antinéoplasique (rétinoïde), inducteur de la différenciation	Induction de la rémission chez les patients atteints de leucémie aiguë promyélocytaire. Les patients non traités antérieurement ainsi que les patients qui faisaient une rechute après une chimiothérapie classique ou qui étaient réfractaires à celle-ci peuvent être traités par l'acide tout-trans rétinoïque.	PO (adultes et enfants) : 45 mg/m^2/jour en 2 doses fractionnées; continuer le traitement pendant 30 à 90 jours jusqu'à l'obtention d'une rémission complète. Après avoir obtenu une rémission complète, il faut instaurer immédiatement une chimiothérapie classique.	RI : aplasie médullaire, réactions du SNC, œdème, troubles gastro-intestinaux, hypertension.
TRÉTINOÏNE (topique) (Rejuva-A, Renova, Retin-A, Retisol-A, StieVA-A, Vitamine A acid)[Pr]	Antiacnéique (rétinoïde), agent destiné au traitement des photolésions cutanées et de l'héliodermatose.	Traitement de l'acné vulgaire. Traitement de l'héliodermatose (peau endommagée par les rayons solaires). Traitement des ridules, de l'hyperpigmentation tachetée et de la rugosité cutanée, chez les patients qui n'arrivent pas à soigner ces problèmes malgré de bons soins de la peau et en évitant de s'exposer au soleil.	Topique (adultes et adolescents) : Appliquer une fois par jour au coucher.	RI : irritation locale.
URSODIOL, ACIDE URSODÉOXYCHOLIQUE (URSO)[Pr]	Agent litholytique, maladies hépatiques cholestatiques	Dissolution des lithiases biliaires. Traitement des maladies hépatiques cholestatiques, telles que la cirrhose biliaire primitive.	PO (adultes) : *Dissolution des lithiases biliaires* – de 8 à 10 mg/kg/jour en 2 doses fractionnées. *Maladies hépatiques cholestatiques* – de 13 à 15 mg/kg/jour en 2 à 4 doses fractionnées.	RI : diarrhée. Ne pas utiliser en concomitance avec des chélateurs des acides biliaires, des antiacides renfermant de l'aluminium, des œstrogènes, des contraceptifs oraux ou du clofibrate.
VASOPRESSINE (Vasopressin)[Pr]	Hormone (antidiurétique)	Prévention et traitement des distensions abdominales postopératoires, et de l'élimination des gaz provoquant des ombres sur les radiographies abdominales et la régulation des symptômes du diabète insipide. Traitement des hémorragies gastro-intestinales, graves et rebelles (IA, IV ; usage non approuvé).	IM, SC (adultes) : *Distension abdominale* – de 5 à 10 unités IM. *Radiographie abdominale* – 10 unités, 2 heures et 1/2 heure avant la radiographie. *Diabète insipide* – de 5 à 10 unités, 2 ou 3 fois par jour. IM, SC (enfants) : la posologie doit être réduite en conséquence.	RI : crampes abdominales, angine, infarctus du myocarde.

ANNEXE P — Notification d'un effet indésirable d'un produit pharmaceutique

Santé Canada Health Canada

Programme canadien de surveillance des effets indésirables des médicaments

Programme des produits thérapeutiques

- Voir au verso pour l'adresse de retour.
- The english version of this document is available upon request. See reverse for list of centres.

Notification concernant un effet indésirable présumé dû à un produit pharmaceutique commercialisé au Canada (Vaccins exclus)

PROTÉGÉ

A. Données relatives au patient

1. Identification	2. Âge au moment de la réaction ____ ou	3. Sexe	4. Taille	5. Poids
Numéro de dossier	Date de naissance JJ / MM / AAAA	☐ Homme ☐ Femme	____ pi ou ____ cm	____ lb ou ____ kg

B. Effet indésirable

1. Suites de l'effet indésirable (cocher toutes les cases pertinentes)

- ☐ Décès ____ (jj / mm / aaaa)
- ☐ Met la vie en danger
- ☐ Hospitalisation
- ☐ Hospitalisation prolongée
- ☐ Incapacité
- ☐ Malformation congénitale
- ☐ Besoin d'intervention pour prévenir lésions / invalidités permanentes
- ☐ Autre : ____

2. Date et heure de l'effet		3. Date de la présente notification
JJ / MM / AAAA		JJ / MM / AAAA

4. Description de l'effet ou du problème

C. Produit(s) pharmaceutique(s) suspect(s).

(Voir section «Comment déclarer un EIM» au verso)

1. Nom (préciser la teneur indiquée sur l'étiquette et le nom du fabricant, si connus)

N° 1

N° 2

2. Dose, fréquence et voie d'administration	3. Dates du traitement (si inconnues, donner la durée)
N° 1	N° 1 Du (jj / mm / aaaa) - Au (jj / mm / aaaa)
N° 2	N° 2

4. Indications relatives au produit pharmaceutique suspect	5. Effet disparu après arrêt de l'administration ou réduction de la dose
N° 1	N°1 ☐ Oui ☐ Non ☐ ne s'applique pas
N° 2	N°2 ☐ Oui ☐ Non ☐ ne s'applique pas

6. N° de lot (si connu)	7. Date d'exp. (si connue)	8. Effet réapparu après réadministration
N° 1	N° 1 (jj / mm / aaaa)	N°1 ☐ Oui ☐ Non ☐ ne s'applique pas
N° 2	N° 2	N°2 ☐ Oui ☐ Non ☐ ne s'applique pas

9. Médication concomitante (nom, dose, fréquence et voie d'administration) et dates du traitement (jj / mm / aaaa) (exclure le traitement de l'effet)

5. Données (tests, analyses de laboratoire) pertinentes (avec les dates (jj / mm / aaaa)

6. Histoire médicale pertinente, y compris les facteurs préexistants
(p. ex. allergies, grossesse, consommation de tabac et d'alcool, dysfonctionnement hépatique / rénal)

Une déclaration n'équivaut pas à reconnaître que le personnel médical ou le produit a causé ou contribué à causer l'effet indésirable.

SC/HC 4016 (12-98)

10. Traitement de l'effet indésirable (médicaments et / ou traitement), avec les dates (jj / mm / aaaa)

D. Déclarant (voir section «Confidentialité» au verso)

1. Nom, adresse et numéro de téléphone

2. Professionnel de la santé? ☐ Oui ☐ Non	**3. Profession**	**4. Également déclaré au fabricant?** ☐ Oui ☐ Non

Réservé au PPT

Canada

Expédiez ce formulaire à l'adresse indiquée pour votre région

DIRECTIVES CONCERNANT LA DÉCLARATION DES EFFETS INDÉSIRABLES DES MÉDICAMENTS

Effets indésirables à déclarer
Un effet indésirable à un médicament (EIM) est défini comme étant une «réaction nocive et non intentionnelle à une drogue qui survient lorsque la drogue est utilisée selon les doses normales ou selon des doses expérimentales, aux fins du diagnostic, du traitement ou de la prévention d'une maladie ou de la modification d'une fonction organique». Il peut s'agir de tout effet indésirable observé chez un patient, que l'on présume être associé à l'emploi d'un médicament. Les effets indésirables associés à des médicaments d'ordonnance, à des produits vendus sans ordonnance, à des produits biologiques (notamment à des produits sanguins), à des produits de la médecine douce (notamment à des produits à base de plantes médicinales) et à des produits radiopharmaceutiques font l'objet d'une surveillance. L'abus de médicaments, la surdose de médicaments, les interactions médicamenteuses et l'absence inhabituelle d'efficacité thérapeutique sont également considérés comme des EIM qui doivent être déclarés.

Les effets indésirables signalés sont, dans la plupart des cas, uniquement des associations *soupçonnées*. Une simple association temporelle ou possible peut justifier une déclaration, laquelle n'implique pas nécessairement un lien de cause à effet.

Les EIM qui doivent être signalés comprennent tous les effets indésirables présumés associés à un médicament, qui sont :

- **imprévus** (c'est-à-dire, pas conformes aux renseignements fournis sur le produit ou selon les normes d'étiquetage), peu importe leur gravité, ou
- **graves**, qu'ils soient prévus ou non, ou
- des réactions à des **médicaments récemment mis sur le marché** (ou qui se trouvent sur le marché depuis moins de cinq ans), peu importe leur nature ou leur gravité.

Le règlement canadien régissant la notification des effets indésirables des médicaments offerts sur le marché définit une «réaction indésirable grave à un médicament» comme étant une «réaction nocive et non intentionnelle à une drogue qui est provoquée par toute dose de celle-ci et qui nécessite ou prolonge l'hospitalisation, entraîne une malignité, une malformation congénitale ou une invalidité ou incapacité persistante ou importante, met la vie en danger ou entraîne la mort».

Confidentialité de l'information ayant trait à l'EIM
Les données recueillies sur l'identification du déclarant et le patient sont tenus confidentielles.

Comment déclarer un EIM
Pour signaler un effet indésirable présumé associé à un médicament offerts sur le marché au Canada, les professionnels de la santé doivent remplir une copie du **Formulaire de déclaration des EIM (Notification concernant un effet indésirable présumé dû à un produit pharmaceutique commercialisé au Canada (vaccins exclus) (SC/HC 4016 (12-98))**. Vous pouvez vous procurer ce formulaire en vous adressant à votre centre régional ou à l'unité nationale des EIM (voir les adresses ci-dessous), ou encore en consultant le Compendium des produits et spécialités pharmaceutiques (CPS) du Canada.

Il s'agit de remplir les parties du formulaire qui concernent la déclaration en fournissant le plus de détails possible et en utilisant un formulaire distinct pour chaque patient. Des pages supplémentaires peuvent être jointes au formulaire au besoin. Le succès du programme dépend de la qualité et de l'exactitude des données fournies.

On peut déclarer jusqu'à deux(2) produits pharmaceutiques soupçonnés ou suspects sur un même formulaire (n° 1 = premier produit pharmaceutique suspect n° 2 = deuxième produit pharmaceutique suspect). S'il y a plus de deux produits présumés responsable de l'effet indésirable, il faut joindre un autre formulaire.

Que faire si l'on obtient des renseignements additionnels sur un EIM déjà déclaré?
Tout renseignement concernant le suivi d'un EIM qui a déjà été signalé peut être communiqué sur un autre formulaire, ou par téléphone, par télécopieur ou par courriel à l'adresse de votre centre régional (voir la liste d'adresses ci-après). Afin que l'on puisse faire le lien entre cette information et la déclaration initiale, il importe de signaler qu'il s'agit d'un suivi, d'indiquer la date de la déclaration initiale et le numéro du dossier, si vous le connaissez. Il est très important que les données de suivi soient clairement désignées comme telles et soient rattachées à la déclaration initiale.

Peut-on signaler un EIM au fabricant du produit pharmaceutique?
Les professionnels de la santé peuvent également signaler les EIM au fabricant. Veuillez indiquer, dans votre déclaration faite à Santé Canada, si le cas a également été signalé au fabricant.

Pour obtenir des renseignements supplémentaires sur le programme de surveillance des EIM ou d'autres exemplaires du formulaire de déclaration, ou pour déclarer un EIM, les médecins, pharmaciens et autres professionnels de la santé sont invités à communiquer avec les centres régionaux suivants :

Colombie-Britannique
Centre régional des EIM de la Colombie-Britannique
Centre d'information sur les médicaments et les poisons de la Colombie-Britannique
1081 rue Burrard
Vancouver (Colombie-Britannique) V6Z 1Y6
Tél : (604) 631-5625 Téléc. : (604) 631-5262
adr@dpic.bc.ca

Ontario
Centre régional des EIM de l'Ontario
Centre d'information pharmaceutique LonDIS
London Health Sciences Centre
339 rue Windermere
London (Ontario) N6A 5A5
Tél : (519) 663-8801 Téléc. : (519) 663-2968
adr@lhsc.on.ca

Nouveau-Brunswick, Nouvelle-Écosse, l'Île-du-Prince-Édouard et Terre-Neuve
Centre régional des EIM de l'Atlantique
Centre d'information sur les médicaments
Queen Elizabeth II Health Sciences Centre
1796 rue Summer, Ste. 2421
Halifax (Nouvelle-Écosse) B3H 3A7
Tél : (902) 473-7171 Téléc. : (902) 473-8612
rxkls1@qe2-hsc.ns.ca

Saskatchewan
Centre régional SASK EIM
Service téléphonique d'information sur les médicaments
Collège de pharmacie et nutrition
Université de Saskatchewan
110 Science Place
Saskatoon (Saskatchewan) S7N 5C9
Tél : (306) 966-6340 ou (800) 667-3425
Téléc. : (306) 966-6377
vogt@duke.usask.ca

Québec
Centre régional des EIM du Québec
Centre d'information pharmaceutique
Hôpital du Sacré-Coeur de Montréal
5400, boul. Gouin ouest
Montréal (Québec) H4J 1C5
Tél : (514) 338-2961 ou (888) 265-7692
Téléc. : (514) 338-3670
cip.hscm@sympatico.ca

Autres provinces et territoires
Unité nationale des EIM
Division de l'évaluation continue
Bureau de la surveillance des médicaments
Programme des produits thérapeutiques
Édifice Finance
Pré Tunney
Indice de l'adresse : 0201C2
Ottawa (Ontario) K1A 1B9
Tél : (613) 957-0337 Téléc. : (613) 957-0335
cadrmp@hc-sc.gc.ca

Réservé au Programme des produits thérapeutiques

ANNEXE P (suite) – Notification d'un effet indésirable d'un vaccin

RAPPORT DE MANIFESTATIONS CLINIQUES SURVENUES APRÈS UNE VACCINATION

ENVOYER À :

Unité Maladies infectieuses
Direction de la santé publique de Montréal-Centre
1301, rue Sherbrooke Est
Montréal (Québec) H2L 1M3 **Télécopieur: (514) 528-2461**

À L'USAGE DE LA DSP : NO «ESPRI»

obligatoirement la section remplí par

IDENTIFICATION DE LA PERSONNE VACCINÉE

NOM, PRÉNOM	# TÉLÉPHONE	DATE DE NAISSANCE	ANNÉE	MOIS	JOUR	SEXE	DATE DE VACCINATION	ANNÉE	MOIS	JOUR
						☐[1] Masculin ☐[2] Féminin				

VACCINS

VACCIN(S) ADMINISTRÉ(S)	NUMÉRO DE DOSE	SITE D'ADMINISTRATION	VOIE D'ADMINISTRATON	QUANTITÉ ADMINISTRÉE	FABRICANT	NUMÉRO DE LOT

INTERVALLE ENTRE LA VACCINATION ET LE DÉBUT DE LA MANIFESTATION CLINIQUE PRINCIPALE MOTIVANT LA DÉCLARATION	MIN	HEURES	JOURS

MANIFESTATIONS CLINIQUES

Ne pas signaler les manifestations cliniques qui sont clairement attribuables à une infection ou à une autre étiologie concomitante.
Les manifestations cliniques marquées d'un astérisque (*) doivent être diagnostiquées par un médecin.
Tout autre renseignement concernant les manifestations cliniques rapportées, y compris la durée, peut être fourni dans la case RENSEIGNEMENTS COMPLÉMENTAIRES au verso.

FIÈVRE

Température la plus élevée enregistrée

☐ 1 **40,5 C (105 F)**
☐ 2 **39,0-40,4 C (102,2-104,9 F)**
☐ 3 **Température jugée très élevée mais non mesurée**
(doit être accompagnée d'autres symptômes)

RÉACTIONS LOCALES AU SITE D'ADMINISTRATION

☐ 1 **ABCÈS INFECTÉ** (cocher un ou deux des éléments ci-dessous)
Coloration de gram ou culture positive ☐ 1
Écoulement purulent avec signes d'inflammation ☐ 2
Sans écoulement, avec signes d'inflammation ☐ 3

☐ 2 **ABCÈS STÉRILE / NODULE** (aucun signe d'infection)
Durant plus d'un mois et mesurant plus de 2,5cm de diamètre
Culture non faite ☐ 1 **Culture négative** ☐ 2

☐ 8 **ÉPISODE DE CRIS OU PLEURS PERSISTANTS**
Inconsolable pendant 3 heures ou plus; OU type de pleurs vraiment anormal pour l'enfant et jamais observé antérieurement par les parents

SIGNES NEUROLOGIQUES

☐ 2 **CONVULSIONS ***
Fébriles ☐ 1 **Afébriles** ☐ 2 **Ne sais pas** ☐ 3

Ne pas tenir compte des évanouissements, convulsions qui surviennent en dedans des 30 minutes qui suivent l'immunisation, ni des convulsions qui entrent dans le cadre d'une encéphalopathie ou d'une méningite/encéphalite

Antécédents personnels de convulsions :
Non ☐ 1 **Antécédents inconnus** ☐ 2
Fébriles ☐ 3 **Afébriles** ☐ 4 **Type inconnu** ☐ 5

☐ 3 **ENCÉPHALOPATHIE ***
Apparition rapide d'une condition neurologique grave caractérisée par au moins deux des signes suivants :

Lire les consignes au verso et comp

☐ 3 **RÉACTION LOCALE IMPORTANTE**
(cocher un ou plusieurs des éléments ci-dessous)
Qui dure 4 jours ou plus ☐ 1
Qui s'étend au delà de l'articulation la plus proche ☐ 2
Autre (décrire dans la case "renseignements complémentaires") ☐ 3

☐ 4 **CELLULITE** *
Infection cutanée avec prescription d'antibiotiques

MANIFESTATIONS CLINIQUES SYSTÉMIQUES

☐ 1 **ADÉNOPATHIE GRAVE** (cocher l'un des éléments ci-dessous)
Tuméfaction ganglionnaire sans écoulement ☐ 1
Tuméfaction ganglionnaire avec écoulement ☐ 2
(s.v.p. décrire dans la case "renseignements complémentaires") (VERSO)

☐ 2 **ALLERGIE** (cocher un ou plusieurs des éléments ci-dessous)
Difficulté respiratoire due à un bronchospasme ☐ 1
Oedème au niveau de la bouche ou de la gorge ☐ 2
Oedème du visage ou généralisé ☐ 3
Manifestations cutanées prurigineuses (décrire dans la case "renseignements complémentaires")
Urticaire ☐ 4
Autre (décrire dans la case "renseignements complémentaires") (VERSO) ☐ 5

☐ 3 **ÉRUPTION CUTANÉE (sans prurit)**
Qui dure 4 jours ou plus
(décrire dans la case "renseignements complémentaires") (VERSO)
Généralisée ☐ 1
Localisée ☐ 2
Qui dure < 4 jours (décrire dans la case "renseignements complémentaires") (VERSO)
Généralisée ☐ 3
Localisée ☐ 4

☐ 4 **CHOC ANAPHYLACTIQUE** *
Dans les 30 minutes suivant l'immunisation, associé habituellement à une réaction allergique et évoluant rapidement vers un collapsus cardio-vasculaire. Requiert l'administration d'adrénaline

☐ 5 **ÉPISODE D'HYPOTONIE-HYPORÉACTIVITÉ** (enfant <2 ans seulement)
Présence de toutes les caractéristiques suivantes :
i: Diminution/perte généralisée du tonus musculaire ET
ii: baisse du niveau de conscience ou perte de conscience ET
iii: pâleur ou cyanose Ne devrait pas être confondu avec un évanouissement, un choc vagal, un état post-convulsif, une anaphylaxie ou un état léthargique dû à la fièvre

☐ 6 **ARTHRALGIE / ARTHRITE**
Douleur ou inflammation articulaire qui dure au moins 24 heures
S'il s'agit d'une poussée évolutive d'une maladie préexistante, fournir les détails dans la case "renseignements complémentaires" (verso)

☐ 7 **VOMISSEMENTS ET/OU DIARRHÉES SÉVÈRES**
Doivent être assez sévères pour nuire aux activités quotidiennes

i: Convulsions
ii: Changement marqué dans le niveau de conscience ou l'état mental (comportement et/ou personnalité) qui dure 24 heures ou plus
iii: Signes neurologiques en foyer qui persistent pendant plus de 24 heures

☐ 4 **MÉNINGITE ET/OU ENCÉPHALITE** *
Résultats anormaux du LCR et installation rapide de :
i: Fièvre avec raideur de la nuque ou signes d'atteinte méningée OU
ii: Signes et symptômes d'encéphalopathie (voir ENCÉPHALOPATHIE ci-dessus)
(Inscrire le résultat de l'analyse du LCR dans la case "renseignements complémentaires" (VERSO)

☐ 5 **ANESTHÉSIE / PARESTHÉSIE** *
Qui dure plus de 24 heures
Généralisée ☐ 1
Localisée ☐ 2 (décrire dans la case "renseignements complémentaires") (VERSO)

☐ 6 **PARALYSIE** * (Ne pas cocher si syndrome de Guillain-Barré déjà coché)
Paralysie des membres ☐ 1
Paralysie faciale ou des nerfs crâniens ☐ 2
(décrire dans la case "renseignements complémentaires") (VERSO)

☐ 7 **SYNDROME DE GUILLAIN-BARRÉ** *
Diminution progressive et subaiguë de la force musculaire de plus d'un membre (habituellement symétrique) avec hyporéflexie / aréflexie

DIVERS

☐ 1 **PAROTIDITE**
Glande(s) parotide(s) tuméfiée(s) douloureuse(s) ou sensible(s)

☐ 2 **THROMBOCYTOPÉNIE** *
(Inscrire le résultat de l'analyse dans la case "renseignements complémentaires" (VERSO))

AUTRES MANIFESTATIONS CLINIQUES GRAVES OU INHABITUELLES

☐ **Inclure toute manifestation clinique susceptible d'être associée à l'immunisation, qui ne peut être classée dans aucune des catégories énumérées ci-dessus ni être clairement reliée à une autre cause.**
Signaler les manifestations cliniques présentant un intérêt clinique et pour lesquelles il faut consulter un médecin, en particulier celles qui (une seule est suffisante) :
i: sont mortelles
ii: menacent le pronostic vital
iii: requièrent une hospitalisation
iv: entraînent une incapacité permanente

FORMULER SOUS FORME DE DIAGNOSTIC : ______________________

____

____

____

G.D.100397.fr (form.recto)bis

Ce formulaire s'inspire essentiellement du formulaire canadien (HC/SC 4229 (03-96)-PQ). **MSSS 14 nov 1997**

☞ **VERSO**

ÉVOLUTION DES MANIFESTATIONS CLINIQUES AU MOMENT DU RAPPORT (Veuillez transmettre toute information subséquente)

RÉCUPÉRATION ☐[1] SÉQUELLES (Décrire) ☐[2] NE SAIS PAS ☐[4] DÉCÈS ☐[5] DATE DE DÉCÈS ANNÉE MOIS JOUR

CONSULTATION MÉDICALE (Urgence, Clinique externe, Clinique médicale, Etc.)

OUI ☐[1] NON ☐[2] NE SAIS PAS ☐[3] (Si OUI, inscrire les détails pertinents du traitement dans la case "renseignements complémentaires" ci-dessous)

HOSPITALISATION SUITE À L'APPARITION DES MANIFESTATIONS CLINIQUES

OUI ☐[1] NON ☐[2] NE SAIS PAS ☐[3] DATE D'ADMISSION ANNÉE MOIS JOUR DATE DE SORTIE ANNÉE MOIS JOUR

Un séjour de moins de 24 heures n'est pas une hospitalisation

RENSEIGNEMENTS COMPLÉMENTAIRES Indiquer toute information pertinente dans cette section (ex.: durée de l'incident, résultats de laboratoire, antécédents médicaux (voir instruction #5 ci-dessous) et médications pertinentes, etc. en précisant la date de mise à jour (An / Mois / Jour)

CONSIGNES POUR REMPLIR LE RAPPORT DE MANIFESTATIONS CLINIQUES

1. Signaler uniquement les manifestations cliniques survenues après l'administration d'un vaccin et qui ne peuvent être clairement attribuées à une ou des conditions coexistantes et tenir compte des définitions proposées. **Il n'est pas nécessaire d'établir une relation de cause à effet entre l'immunisation et les manifestations cliniques. La soumission d'un rapport ne met pas nécessairement en cause le vaccin**. Inscrire **tous les vaccins** administrés lors de la séance de vaccination.

2. Les manifestations cliniques marquées d'un astérisque (*) doivent être diagnostiquées par un médecin. Fournir les détails pertinents dans la case RENSEIGNEMENTS COMPLÉMENTAIRES.

3 Inscrire l'intervalle entre l'administration du ou des vaccin(s) et l'apparition de la manifestation clinique principale motivant la déclaration (en minutes, heures ou jours). Noter la durée de la manifestation clinique dans la case RENSEIGNEMENTS COMPLÉMENTAIRES.

4 Fournir au besoin tous les renseignements pertinents dans la case RENSEIGNEMENTS COMPLÉMENTAIRES, notamment : détails des diagnostics du médecin (voir 2 ci-dessus), résultats des tests diagnostiques ou de laboratoire, traitements à l'hôpital et diagnostics au moment du congé lorsque la personne vaccinée a été hospitalisée à cause des manifestations cliniques rapportées. Si on le juge indiqué ou si l'on préfère, des photocopies des dossiers originaux peuvent être soumises.

5 Fournir des renseignements pertinents sur les antécédents médicaux qui se rapportent aux manifestations cliniques signalées, par exemple : antécédents d'allergie, épisodes antérieurs ou maladies concomitantes.

REMPLI PAR : (S.V.P. compléter en lettres moulées)

NOM, PRÉNOM			# TÉLÉPHONE ( ) –
ÉTABLISSEMENT, ADRESSE (Établissement, N[o], rue, etc...)	VILLE	PROVINCE	CODE POSTAL
PROFESSION : MD ☐[1] INF ☐[2] AUTRE ☐[3]	SIGNATURE :		DATE ANNÉE MOIS JOUR

NOTES (Réservé à la direction de la santé publique)

SUIVI : OUI ☐ TERMINÉ ☐	RÉGISTRE DÉCISIONNEL : OUI ☐ NON ☐	
NOM DE LA PERSONNE RESSOURCE À LA D.S.P. :	SIGNATURE :	DATE ANNÉE MOIS JOUR

G.D.100397.fr (form.verso)

ANNEXE P (suite) – Rapport d'accident relié à la pharmacothérapie

RAPPORT D'INCIDENT / ACCIDENT

N° 3612901

Ce rapport doit être rempli selon les politiques et procédures en vigueur dans l'établissement

Nom de l'établissement ____________________

Usager ☐ Visiteur ☐ Autre : ____________ ☐

Sexe : ☐ M ☐ F

Curatelle : { oui ☐ non ☐ } { Privée ☐ Publique ☐ }

Année Mois Jour : Date — Heure

Date de naissance (Année, Mois, Jour) | N° chambre | N° de dossier

Nom et prénom à la naissance

Nom usuel ou nom du conjoint

Adresse

Code postal | Téléphone ind. rég. | Sexe M ☐ F ☐

N° d'assurance maladie | Nom du médecin traitant

1- ENDROIT

SALLES :

Accueil ☐ Escaliers ☐ à manger ☐ de réveil ☐

Ascenseurs ☐ Laboratoires ☐ collective ☐ de thérapie ☐

Chambre ☐ Local/sport ☐ d'isolement ☐ d'examen ☐

Corridor ☐ Stationnement ☐ d'opération ☐

Cour ☐ Terrain ☐ de bain/toilette ☐ de cours /atelier ☐

Préciser (unité, département, etc...) ____________

Autre endroit : ____________ ☐

2- OBJET

A- Services cliniques/soins

Complications ☐ Fugue ☐

Consentement ☐ Identification ☐

B- Médication

Heure d'administration ☐

Identification de l'usager ☐

Médicament ☐

3- SITUATION PRÉALABLE

A- État de la personne

Normal ☐ Somnolent ☐

Désorienté/confus ☐ Comateux ☐

Agité ☐ Inconnu ☐

Agressif/violent ☐

Autre : ____________ ☐

B- Capacité de déplacement

Autonomie totale ☐

Autonomie partielle ☐

Dépendance totale ☐

C- Surveillance requise

Usuelle ☐

Étroite ☐

Continuelle ☐

D- Considérations cliniques

Médication (prémédication, etc...) ☐

Préciser ____________

Altérations physiologiques (drainage, trachéo) ☐

Préciser ____________

Autre : ____________ ☐

E- Environnement

Plancher/rampe, etc... ☐

F- Lit

Décompte (compresses, instruments) ☐ Refus de traitement ☐ Report/retard ☐ Autre : ☐

Posologie ☐ Voie d'administration ☐ Autre : ☐

Contention, type : ☐ Autre : (Particularité) ☐

Position élevée ☐ Position baissée ☐ Freins enclenchés ☐ Freins non-enclenchés ☐ Ridelles levées : gauche ☐ droite ☐

C- Chute

Chaise ☐
Lit ☐
Civière ☐
En circulant ☐
Trouvé par terre ☐
Autre : ☐

D- Équipement/matériel

Choc électrique ☐ Fonctionnement ☐
Disponibilité ☐ Stérilité ☐
Autre : ☐
Identification et n° d'inventaire, le cas échéant

E- Divers

Agression ☐ Incendie ☐
Automutilation ☐ Inondation ☐
Bris de matériels/objets pers. ☐ Tentative de suicide ☐
Disparition de matériel/objets pers. ☐ Autre : ☐

F- Description des faits

Pas d'analyse, ni jugement, ni accusation

4- MESURES PRISES

A- Description brève des gestes posés

B- Personnes avisées

Nom	Titre	Heure	
		:	Visite faite ☐
		:	Visite faite ☐
		:	Visite faite ☐

5- DIAGNOSTIC CONSÉCUTIF *(versé au dossier par le médecin)*

6- TÉMOINS IDENTIFIÉS

oui ☐ non ☐

7- PLAINTE PRÉVISIBLE

oui ☐ non ☐

8- SIGNATAIRE DU RAPPORT

Nom		Titre	Direction
Signature	Poste tél.	Date du rapport (Année / Mois / Jour)	

AH-223-2 (rev. 99-10) **RAPPORT D'INCIDENT / ACCIDENT** **DOSSIER DE L'USAGER**

ANNEXE Q

Diagnostics infirmiers – Classification de l'ANADI, taxinomie II

PROMOTION DE LA SANTÉ

Connaissance de l'état de santé

Prise en charge de la santé

- Prise en charge efficace du programme thérapeutique
- Prise en charge inefficace du programme thérapeutique
- Prise en charge inefficace du programme thérapeutique par la famille
- Prise en charge inefficace du programme thérapeutique par une collectivité
- Recherche d'un meilleur niveau de santé (préciser les comportements)
- Maintien inefficace de l'état de santé
- Entretien inefficace du domicile

NUTRITION

Ingestion

- Mode d'alimentation inefficace chez le nouveau-né
- Trouble de la déglutition
- Alimentation déficiente
- Alimentation excessive
- Risque d'alimentation excessive

Digestion

Absorption

Métabolisme

Hydratation

- Déficit de volume liquidien
- Risque de déficit des volumes liquidiens
- Excès de volume liquidien
- Risque de déséquilibre des volumes liquidiens

ÉLIMINATION

Système urinaire

- Élimination urinaire altérée
- Rétention urinaire
- Incontinence urinaire complète (vraie)
- Incontinence urinaire fonctionnelle
- Incontinence urinaire à l'effort
- Incontinence urinaire par besoin impérieux
- Incontinence urinaire réflexe
- Risque d'incontinence urinaire par besoin impérieux

Système gastro-intestinal

- Incontinence fécale
- Diarrhée
- Constipation
- Risque de constipation
- Pseudo-constipation

Système tégumentaire

Système respiratoire

- Échanges gazeux perturbés

ACTIVITÉ ET REPOS

Sommeil et repos

- Habitudes de sommeil perturbées
- Privation de sommeil

Activité et exercice

- Risque de syndrome d'immobilité
- Mobilité physique réduite
- Mobilité réduite au lit
- Mobilité réduite en fauteuil roulant
- Difficulté lors d'un transfert
- Difficulté à la marche
- Activités de loisirs insuffisantes
- Errance
- Déficit de soins personnels : se vêtir et soigner son apparence
- Déficit de soins personnels : se laver et effectuer ses soins d'hygiène
- Déficit de soins personnels : s'alimenter
- Déficit de soins personnels : utiliser les toilettes
- Rétablissement post-opératoire retardé

Équilibre énergétique

- Champ énergétique perturbé
- Fatigue

Réponses cardio-vasculaires ou respiratoires

- Débit cardiaque diminué
- Respiration spontanée altérée
- Mode de respiration inefficace
- Intolérance à l'activité
- Risque d'intolérance à l'activité
- Intolérance au sevrage de la ventilation assistée
- Irrigation tissulaire inefficace (préciser : cardio-pulmonaire, cérébrale, gastro-intestinale, périphérique, rénale)

PERCEPTIONS ET COGNITION

Attention

- Négligence de l'hémicorps

Orientation

- Syndrome d'interprétation erronée de l'environnement

Sensation et perception

- Trouble de la perception sensorielle (préciser: visuelle, auditive, kinesthésique, gustative, tactile, olfactive)

Cognition

- Connaissances insuffisantes (préciser)
- Confusion aiguë
- Confusion chronique
- Troubles de la mémoire
- Opérations de la pensée perturbées

Communication

- Communication verbale altérée

PERCEPTION DE SOI

Conception de soi

- Identité personnelle perturbée
- Sentiment d'impuissance
- Risque de sentiment d'impuissance
- Perte d'espoir
- Risque de sentiment de solitude

Estime de soi

- Diminution chronique de l'estime de soi
- Diminution situationnelle de l'estime de soi
- Risque de diminution situationnelle de l'estime de soi

Image corporelle

- Image corporelle perturbée

RELATIONS ET RÔLE

Rôles de l'aidant naturel

- Tension dans l'exercice du rôle de l'aidant naturel
- Risque de tension dans l'exercice du rôle de l'aidant naturel
- Exercice du rôle parental perturbé
- Risque de perturbation dans l'exercice du rôle parental

Relations familiales

- Dynamique familiale perturbée
- Dynamique familiale dysfonctionnelle: alcoolisme
- Risque de perturbation de l'attachement parent-enfant

Performance dans l'exercice du rôle

- Allaitement maternel efficace
- Allaitement maternel inefficace
- Allaitement maternel interrompu
- Exercice du rôle perturbé
- Conflit face au rôle parental
- Interactions sociales perturbées

SEXUALITÉ

Identité sexuelle

Fonction sexuelle

- Dysfonctionnement sexuel
- Habitudes sexuelles perturbées

Reproduction

ADAPTATION ET TOLÉRANCE AU STRESS

Réactions post-traumatiques

- Syndrome d'inadaptation à un changement de milieu
- Risque de syndrome d'inadaptation à un changement de milieu
- Syndrome de traumatisme de viol
- Syndrome de traumatisme de viol: réaction silencieuse
- Syndrome de traumatisme de viol: réaction mixte
- Syndrome post-traumatique
- Risque de syndrome post-traumatique

Stratégies d'adaptation

- Peur
- Anxiété
- Angoisse face à la mort
- Chagrin chronique
- Déni non constructif
- Deuil anticipé
- Deuil dysfonctionnel
- Inadaptation à un changement dans l'état de santé
- Stratégies d'adaptation inefficaces
- Stratégies d'adaptation familiale invalidantes
- Stratégies d'adaptation familiale compromises
- Stratégies d'adaptation défensives
- Stratégies d'adaptation inefficaces d'une collectivité
- Stratégies d'adaptation familiale: motivation à s'améliorer
- Stratégies d'adaptation d'une collectivité: motivation à s'améliorer

Réactions neuro-comportementales au stress

- Dysréflexie autonome
- Risque de dysréflexie autonome
- Désorganisation comportementale chez le nouveau-né/nourrisson
- Risque de désorganisation comportementale chez le nouveau-né/nourrisson
- Organisation comportementale du nouveau-né/nourrisson: réceptivité à progresser
- Capacité adaptative intra-crânienne diminuée

PRINCIPES DE VIE

Valeurs

Croyances

- Bien-être spirituel : motivation à s'améliorer

Congruence entre les valeurs, les croyances et les actes

- Détresse spirituelle
- Risque de détresse spirituelle
- Conflit décisionnel (préciser)
- Non-observance (préciser)

SÉCURITÉ ET PROTECTION

Infection

- Risque d'infection

Lésions

- Atteinte de la muqueuse buccale
- Risque d'accident
- Risque de blessure en péri-opératoire
- Risque de chute
- Risque de trauma
- Atteinte à l'intégrité de la peau
- Risque d'atteinte à l'intégrité de la peau
- Atteinte à l'intégrité des tissus
- Dentition altérée
- Risque de suffocation
- Risque de fausse route (aspiration)
- Dégagement inefficace des voies respiratoires
- Risque de dysfonctionnement neurovasculaire périphérique
- Mécanismes de protection inefficaces

Violence

- Risque d'automutilation
- Automutilation
- Risque de violence envers les autres
- Risque de violence envers soi-même
- Risque de suicide

Dangers environnementaux

- Risque d'intoxication

Processus défensifs

- Réaction allergique au latex
- Risque de réaction allergique au latex

Thermorégulation

- Risque de température corporelle anormale
- Thermorégulation inefficace
- Hypothermie
- Hyperthermie

BIEN-ÊTRE

Bien-être physique

- Douleur aiguë
- Douleur chronique
- Nausée

Bien-être dans l'environnement

Bien-être au sein de la société

- Isolement social

CROISSANCE ET DÉVELOPPEMENT

Croissance

- Risque de croissance anormale
- Perte d'élan vital chez l'adulte

Développement

- Retard de la croissance et du développement
- Risque de retard du développement

Source : Élaboré à partir de l'Association nord-américaine pour le diagnostic infirmier (ANADI), *Diagnostics infirmiers – Définitions et classification 2001-2002*, Paris, Masson, 2002.

Index

- Les **NOMS GÉNÉRIQUES** sont en **PETITES MAJUSCULES NOIRES**.
- Les noms commerciaux sont en caractères ordinaires.
- Les CLASSES DE MÉDICAMENTS sont en PETITES MAJUSCULES.

C

J

K

L

M

N

O

P

Q

R

T

U

V